Le sein

3e édition

Illustration de couverture :
© Photo RMN/© Nicolas Lorusso
La naissance de Vénus
Botticelli Sandro (1444/1445-1510)

ISBN 978-2-7472-1047-2

Éditions ESKA – 12, rue du Quatre-Septembre 75002 Paris
Tél. : 01 42 86 55 73 – Fax : 01 42 60 45 35
http://www.eska.fr

Le sein

Sous la direction de Marc ESPIÉ et André GORINS

EDITIONS ESKA

SOMMAIRE

LES MALADIES BÉNIGNES, LES MASTOPATHIES À RISQUE. PRÉVENTION DU CANCER DU SEIN

LE CANCER DU SEIN

Anatomopathologie

Imagerie, dépistage, diagnostic précoce

Aspects fondamentaux

Épidémiologie, traitements hormonaux, SERM et cancer

Facteurs pronostiques du cancer du sein et marqueurs prédictifs

Classification

Traitements loco-régionaux, prise en charge de leurs séquelles, chirurgie réparatrice, chirurgie esthétique

Traitements adjuvants des cancers du sein et traitement des métastases

Bilan d'extension et suivi

Formes particulières

Vivre pendant le traitement d'un cancer et après son traitement...

SEIN ET PSYCHISME, PRISE EN CHARGE PSYCHOLOGIQUE

Pages hors texte en couleur : en fin d'ouvrage

Au beau Tétin

Tétin refait, plus blanc qu'un œuf,
Tétin de satin blanc tout neuf,
Tétin qui fait honte à la rose,
Tétin plus beau que mille choses,
Tétin dur ; non pas tétin, voire,
Mais petite boule d'ivoire,
Au milieu duquel est assise
Une fraise ou une cerise,
Que nul ne voit, ne touche aussi.
Mais je gage qu'il en soit ainsi :
Tétin donc au petit bout rouge,
Tétin qui jamais ne se bouge,
Soit pour venir, soit pour aller,
Soit pour courir, soit pour baller,
Tétin gauche, tétin mignon,
Toujours loin de son compagnon,
Tétin qui porte témoignage
Du demeurant du personnage,
Quand on te voit, il vient à maints
Une envie de dedans les mains,
De te tâter, de te tenir ;
Mais il se faut bien contenir
D'en approcher, bon gré ma vie !
Car il viendrait une autre envie.
Ô tétin ni grand, ni petit,
Tétin mûr, tétin d'appétit,
Tétin qui nuit et jour criez :
« Mariez-moi tôt, mariez ! »
Tétin qui t'enfles, et repousses
Ton gorgias de deux bons pouces.
A bon droit heureux on dira
Celui qui de lait t'emplira,
Faisant d'un tétin de pucelle
Tétin de femme entière et belle.

Clément MAROT (vers 1495 – 1544)

PRÉFACE

Bien plus qu'un organe destiné à l'allaitement des nouveau-nés, le sein joue un rôle essentiel dans l'identité féminine. Il constitue sans conteste, dans les sociétés humaines, un élément féminin de séduction et de charme. Indice de fécondité et de maternité, le sein a de tout temps inspiré les sculpteurs, les peintres et les artistes. Outre sa fonction biologique initiale de lactation, le sein féminin joue donc un rôle important dans la séduction, l'érotisme et la sexualité. Malheureusement, il est vulnérable au cancer, qui est de loin le cancer féminin le plus fréquent.

Cette nouvelle édition 2007 de l'ouvrage « LE SEIN » coordonnée par Marc ESPIÉ et André GORINS représente une remarquable actualisation des nombreuses facettes qui concernent les aspects médicaux du sein.

Les aspects anatomiques et cliniques à travers les âges, les modalités de dépistage, de diagnostic, de traitement aux différents âges de la vie féminine sont abordés dans près d'une centaine d'articles mis à jour. Outre les aspects classiques liés à la description des cancers du sein, le lecteur puisera dans cette mine d'informations de judicieuses mises à jour sur les diverses formes d'hormonothérapie, de cancers rares, sur les aspects génétiques et psychologiques des affections néoplasiques mammaires. La pathologie bénigne et fonctionnelle est également abordée.

Il s'agit sans conteste d'une contribution essentielle dans un domaine en évolution rapide tant sur le plan du diagnostic que des modalités de traitement. La fréquence élevée des cancers mammaires dans le Monde Occidental a entraîné d'intenses efforts de recherches cliniques et fondamentales. L'apport de la génétique moléculaire, par la mise en évidence des gènes impliqués, permet des développements thérapeutiques nouveaux. Simultanément, des essais cliniques multicentriques ont permis d'accumuler une information considérable sur les modalités de la détection précoce et du traitement des cancers du sein en utilisant de la chirurgie conservatrice, de la radiothérapie et des traitements systémiques mieux tolérés.

Il est très probable que de nouvelles avancées en biologie moléculaire permettront une amélioration des traitements anti-angiogènes et l'application de molécules stimulant l'apoptose des cellules néoplasiques.

Il apparaît dès lors essentiel que les cliniciens qui traitent les affections mammaires soient parfaitement informés des progrès des connaissances fondamentales. Les nombreux nouveaux chapitres rédigés par des experts dans leur domaine assurent une information actualisée et encyclopédique.

Nous espérons que cette édition 2007 sera une source utile d'information et de réflexion pour les cliniciens et les chercheurs, et stimulera la compréhension et la communication nécessaires à l'optimalisation des traitements de nos patientes.

Professeur J.-M. FOIDART, M.D., Ph.D.

AVANT-PROPOS

Nous sommes heureux d'offrir à nos lecteurs et lectrices la troisième édition du livre « LE SEIN ». L'ample succès qu'il a rencontré lors des deux premières éditions nous a incités à une véritable remise à jour de l'ouvrage. Cette troisième édition n'est pas ordinaire car elle est innovante et apporte un grand nombre de chapitres inédits ou complètement remaniés qui en font une référence « up to date ». Elle pourra être consultée tant par les Généralistes que par les Spécialistes. Ils pourront, nous l'espérons, y trouver les solutions à leurs recherches cliniques, fondamentales, bibliographiques.

L'innovation vient aussi et surtout de l'extension de cet ouvrage à des auteurs de réputation apportant une contribution de qualité. « LE SEIN » est devenu Européen, avec des articles issus, en dehors de l'hexagone, de Belgique, d'Italie, du Portugal et de Suisse.

Nous tenons à remercier l'Éditeur pour son apport à la présentation de ce livre, et tous ceux et celles qui ont collaboré à sa rédaction.

Marc ESPIÉ **André GORINS**

LE SEIN NORMAL ET SES EXPLORATIONS

LE SEIN DANS LES MUSÉES

Michel FAURE

Dans les musées, la représentation des seins peints ou sculptés existe sur trois modes. D'une part la représentation du corps humain déshabillé, ou du nu, nécessite le mode anatomique, où le sein, les seins féminins n'ont d'autre signification que d'être deux glandes recouvertes de tissu cutané. Mais même alors leur charge érotique sait être manifeste [1].

Parfois, les seins signifiés sont eux-mêmes signifiants. Les seins ne représentent qu'eux mêmes alors. Ainsi les sculptures de César (Fondation Giannada, Martigny) (figure 1), ou les gorges de plâtre des ateliers peints par Menzel (Mur d'atelier, Kunsthalle, Hambourg), ou encore la vision réaliste et surréaliste à la fois des poitrines de chair et de drapé peintes par

Figure 1 : Cesar, sein,
Martigny, Fondation Giannada.

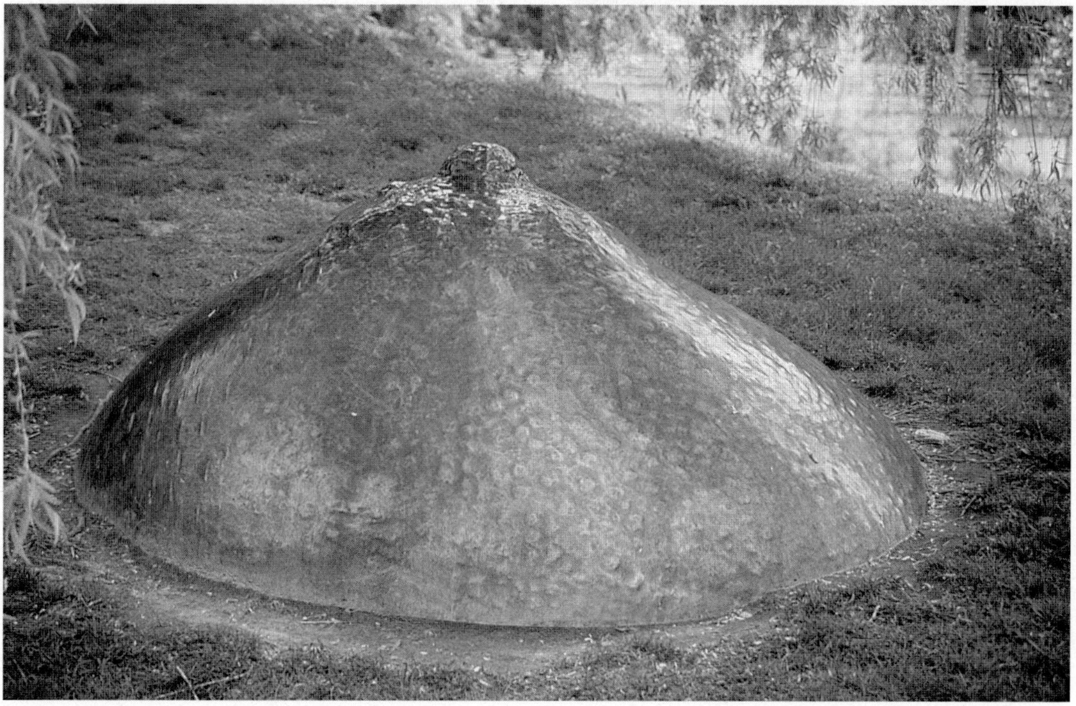

Magritte (La philosophie dans le boudoir, collection particulière ; en hommage à Mack Sennet, collection de la ville, La Louvière) (figure 2), mais même là, et surtout là, la signification symbolique d'ordre sexuel est manifeste.

Figure 2 :
R. Magritte, en hommage à Max Sennet (détail),
1937, La louvière, collection de la ville de Louvière.

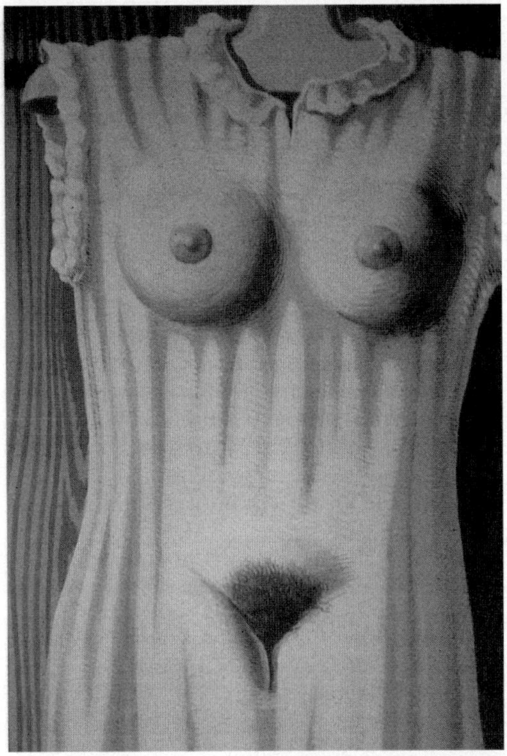

En fait le troisième mode est le plus important, et fera l'objet de cette revue, qui est le mode allégorique, ou symbolique, où le sein féminin, chargé de sens, est certes un attribut du corps, mais surtout une image de la femme, de la mère, de l'amante, un objet de désirs et de fantasmes. Bien plus souvent qu'un simple attribut érogène pour l'oeil et la psyché du spectateur, c'est le sein nourricier des allaitements et des maternités sacrés et profanes. C'est le sein source de vie, de lait, le sein fontaine, mais aussi la source de sang et de mort parfois. C'est le sein emblème de beauté. C'est le sein multiplié des polythélies mythiques ou le sein manquant des divinités androgynes. C'est l'image des charités. C'est aussi, à défaut du sein malade, le sein meurtri et torturé, le sein palpé, percé, vieilli, ravagé, détruit, mourant que les artistes se sont complus à peindre ou à sculpter.

Certes, le sein caché existe, le sein caché et vêtu, mais essentiellement celui des nus où la main droite tente de cacher la gorge, et la gauche le sexe, dans la fameuse et antique pose de la Venus des Médicis conservée aux Offices à Florence. C'est cette sculpture qui a inspiré une multitude de chefs-d'œuvre à partir de la renaissance, la Venus céleste sortant des eaux de Botticelli aux Offices par exemple, ou, avec un geste non plus de pudeur mais de honte, Eve chassée du paradis, dans la fresque de Masaccio, à la chapelle Brancacci, toujours à Florence.

C'est cependant du sein montré que nous analyserons les diverses métamorphoses.

ALLAITEMENTS ET MATERNITÉS

Une mère donnant le sein à son enfant est un emblème universel de la maternité. C'est une image que l'on retrouve dans les différentes cultures, autant dans les arts dits primitifs, en Afrique, en Océanie, en Amérique, que dans les traditions asiatiques, orientales et occidentales. Les musées sont pleins de statuettes de bois, d'ivoire, de terre cuite ou de métal représentant une mère allaitant. En occident, c'est Marie donnant le sein à Jesus qui est le plus souvent représentée, mais même cette image tout à fait classique de la tradition chrétienne n'est qu'empruntée. Marie et Jésus ont pris la place d'Isis et d'Horus enfant, si présents non seulement dans l'art égyptien, mais aussi dans tout l'art hellénistique antique.

Ce fut tout d'abord une représentation chrétienne de la grande déesse primitive et de son fils, mais ce fut aussi en occident chrétien le prétexte et la seule possibilité pour l'artiste de représenter un sein féminin. Quand Agnes Sorel, la maîtresse du roi Charles VII, prêtera ses traits à Marie, le pas sera franchi qui conduit du sein sacré et autorisé au sein profane: Marie n'allaite

Figure 3 :
J. Fouquet, La vierge et l'enfant (détail), Anvers, Musée Royal des Beaux Arts.

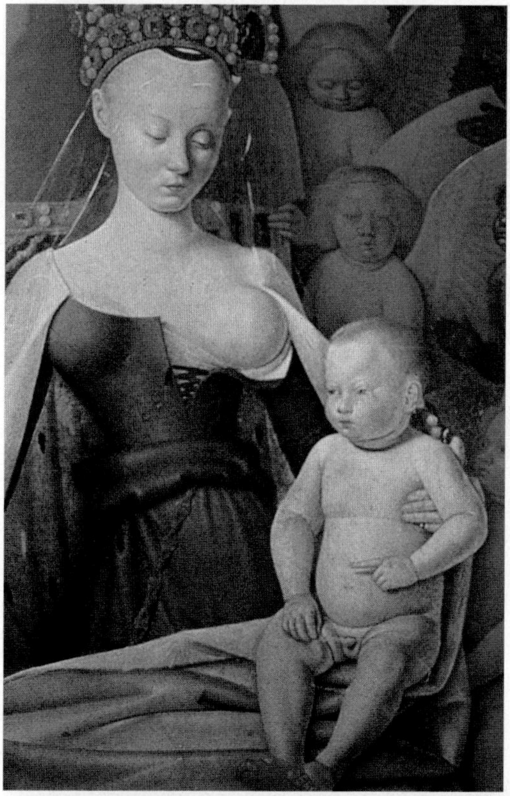

plus, mais le sein est à l'air (J. Fouquet, La vierge et l'enfant, Musée Royal des Beaux Arts, Anvers) (figure 3). Ensuite viendront les nus féminins triomphants avec leur gorge découverte de la fin du XVe siècle mais surtout du XVIe siècle à Venise, dans les pays de tradition nordique et, bien sûr, en France avec le maniérisme bellifontain [2]. Le sein, partie essentielle du blason érogène féminin, n'est pas uniquement montré, il est pointé, indiqué, pincé comme celui, fameux, de la belle Gabrielle, au baquet, par sa sœur (Ecole de Fontainebleau, Gabrielle d'Estrée et sa sœur, Musée du Louvre, Paris) (figure 4).

Viendront aussi les gorges profanes donnant le sein, nymphes et déesses nourrissant les dieux et les héros (c'est une explication possible de la fameuse Tempête de Giorgione de l'Académie à Venise), Eve et ses chers petits (C. Cornelisz van Haarlem, musée des Beaux Arts, Quimper), les maternités bourgeoises et paysannes de la peinture plus récente, et les versions moins réalistes de l'art moderne comme cette sculture de Moore avec l'enfant qui semble mordre le sein maternel (H. Moore, maternité, Musée Ohara, Kurashiki) (figure 5).

Figure 4 : Ecole de Fontainebleau, Gabrielle d'Estrées et sa sœur (détail), Paris, Musée du Louvre.

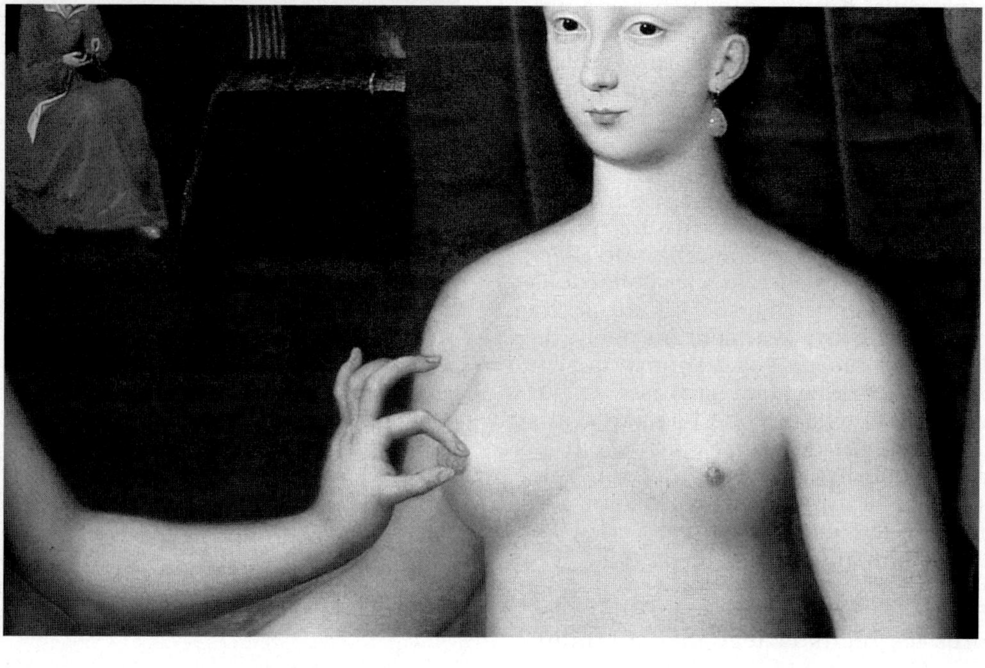

Figure 5 :
H. Moore, Maternité, Kurashiki, Musée Ohara.

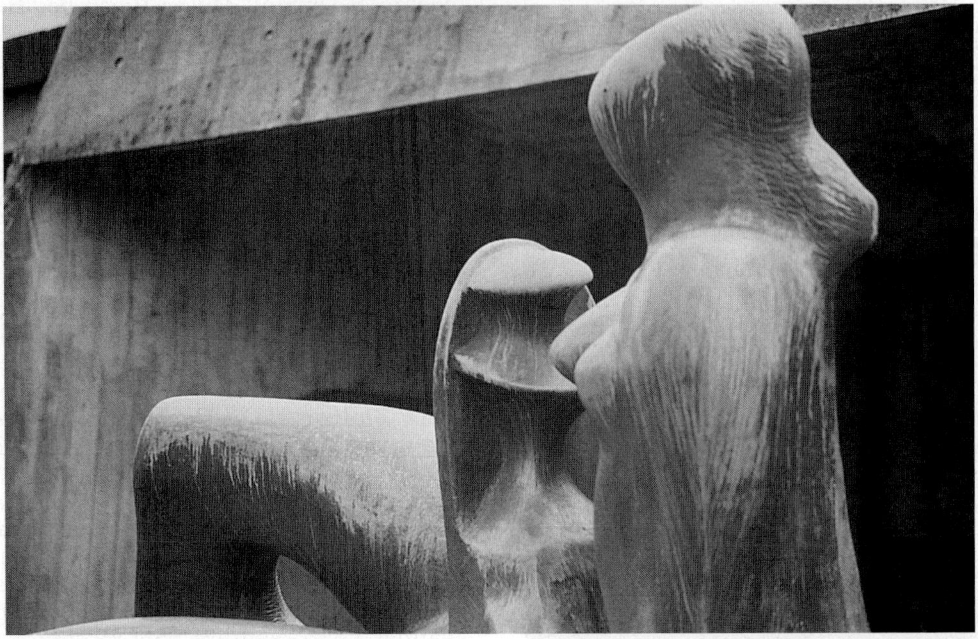

Figure 6 :
Art allemand, XVIe siècle, Sainte famille, retable, Lubeck, Musée Sainte-Anne.

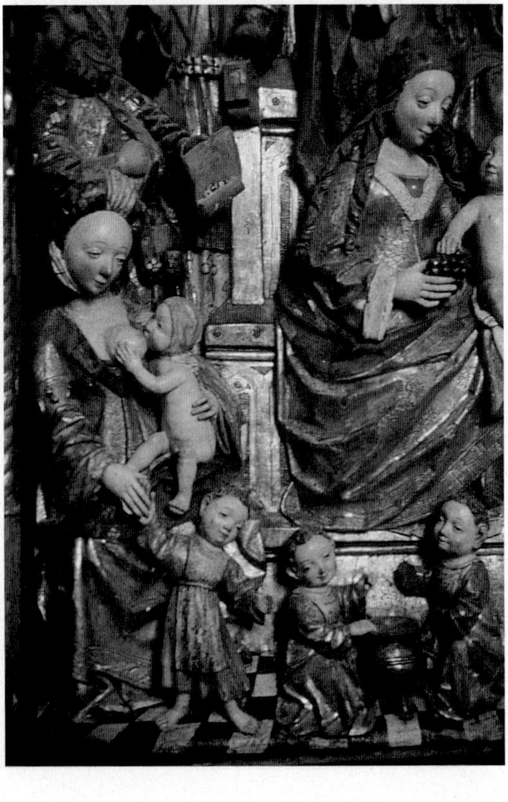

Un thème assez spécifique à la tradition germanique figure dans les retables sculptés du XVe siècle dans le nord de l'allemagne, celui des saintes familles aux multiples tétons. Non seulement Jésus et sa mère y sont représentés, mais aussi les cousins, petits cousins, tous bébés et nourrissons, avec leurs parents, et donc leurs mères donnant le sein, ce qui est le prétexte sur le même tryptique à de multiples représentations de poitrines féminines dénudées (figure 6).

Et comme pastiche de sainte famille, faux Jésus, fausse Marie, faux Joseph, la fameuse femme à barbe allaitant de Ribera, conservée à Tolède dans les collections des ducs de Lerme (figure 7). Cette jeune mère barbue exista vraiment au début du XVIIe siècle: Magdalena Ventura, qui vit sa barbe pousser pendant sa grossesse, qui accoucha et allaita barbue. Il s'agit vraissemblablement de l'observation par le peintre d'une hyperandrogénie tumorale bénigne de la grossesse, un lutéome par exemple avec comme conséquence l'apparition d'un hirsutisme chez la mère.

Enfin les allaitements animaliers, d'après les récits et légendes mytholo-

Figure 7 : J. Ribera, La femme à barbe (détail), Tolède, Fondation des ducs de Lerme, Hopital Tavera.

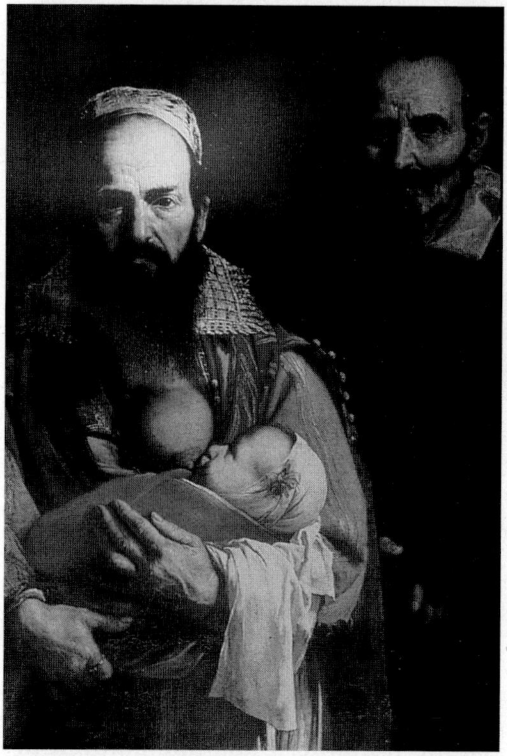

giques [3]. Mais ce n'est plus là l'image d'une maternité sacrée ou profane, mais la représentation de la fertilité. C'est le lait source de vie renvoyant à l'idée primitive de la nature fécondante nourrissant le genre humain.

GALACTORRHÉES ET AUTRES ÉCOULEMENTS

Robert Campin en peignant sa « Vierge à l'écran d'osier » (National Gallery, Londres) est le premier à montrer le lait en gouttes sortant du sein droit de Marie, qu'elle presse entre deux doigts (figure 8). Frida Kahlo cinq siècles plus tard lui répond sur le mode profane en peignant son « autoportrait à la nourrice ». Elle se montre enfant, avec une figure d'adulte, tenue par sa nourrice, la face cachée par un masque d'indien, quelques gouttes de lait sortant du sein droit, le gauche allaitant l'enfant, avec une très schématique représentation anatomique de la glande mammaire (F. Kahlo, Ma nourrice et moi, ou Je tête, collection particulière, Mexico) (figure 9).

Figure 8 : R. Campin, La vierge à l'écran d'osier (détail), Londres, National Gallery.

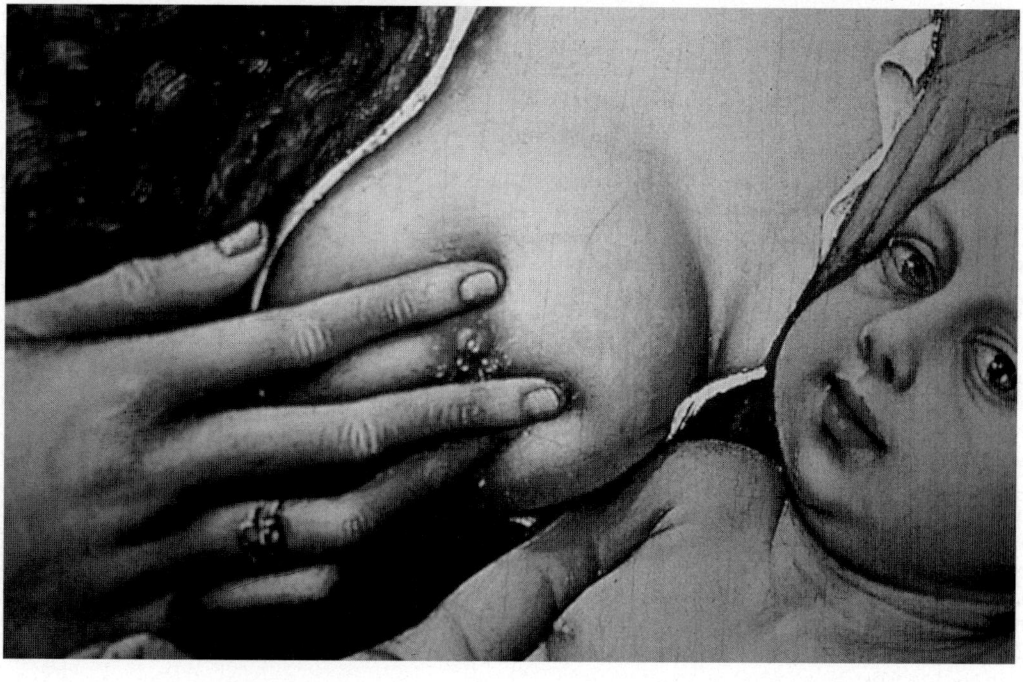

Figure 9 : F. Kahlo, Ma nourrice et moi (détail), Mexico, collection Dolores Olmedo.

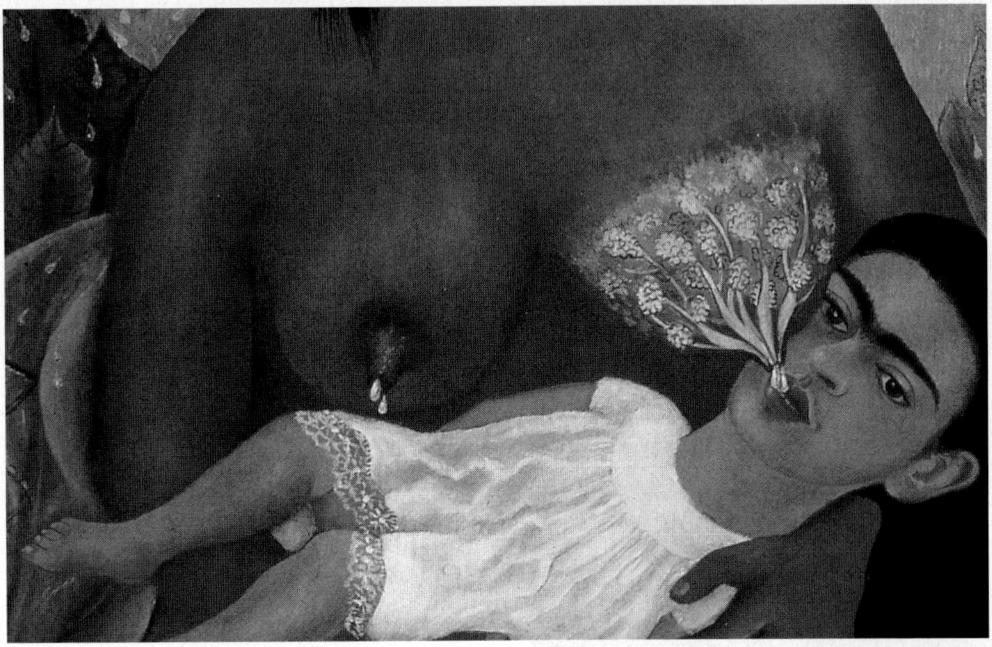

Le lait sortant du sein, ou des seins de Marie n'est cependant pas très fréquent. Il figure pourtant dans les quelques représentations des âmes du purgatoire, où Marie, entourée de saints ou d'angelots, verse son lait pour nourrir les malheureux en attendant leur rédemption dans cet espace intermédiaire entre le ciel et l'enfer. Tel est le thème du tableau de Pedro Machuca, 1517, « les âmes du purgatoire » du musée du Prado à Madrid, et peut être aussi celui de Rubens, « la Vierge pressant son sein droit entourée de divers saints », conservé également à Madrid, à l'Académie des Beaux Arts de San Fernando (figure 10).

Il existe des versions païennes de ces giclées de lait: La nymphe Antiope surprise par Jupiter déguisé en satyre par Hendrick Goltzius (Jupiter et Antiope, Musée du Louvre, Paris) (figure 11) et le grand tableau mythologique « la naissance de la voie lactée » du Tintorêt (National Gallery, Londres). Hercule enfant presse si fort les seins de Junon que le lait en jaillit loin dans les cieux, pour se transformer en une mutitude d'astres scintillants (figure 12).

La peinture allégorique fournit également plusieurs écoulements lactés d'une femme fontaine. Dans une enluminure française du début du XVIe siècle, la Prudence est une femme richement vêtue, la gorge dénudée. De ses deux seins coulent du lait qui remplissent une fontaine puis une rivière vers lesquels se dirigent putti, philosophes et le cortège de la reine de France (J. Thénaud, Livre du triomphe de la force et de la prudence, Bibliothèque Nationale de Russie, St Petersbourg) (figure 13). La Venus Médicis de Dali est un pastiche amusé et amusant, qui montre la fameuse sculpture, mais barbue, hirsute, le lait coulant en grand jet de son sein gauche (S. Dali, Teatre-Museu Dali, Figueres) (figure 14).

En revanche, dans la représentation par Antoine Caron (vers 1580) de « l'empereur Auguste et de la Sibylle de Tibur » (Musée du Louvre, Paris), c'est de l'huile qui coule de la femme fontaine, comme annoncé par la prophétesse (figure 15). C'est de la sève (figure 16) qui sort des seins de Daphné transformée en laurier peinte par Mantegna (A. Mantegna, Minerve chassant les vices du jardin de la

Figure 10 :
PP. Rubens, La vierge et divers saints (détail), Madrid, Académie des Beaux arts San Fernando.

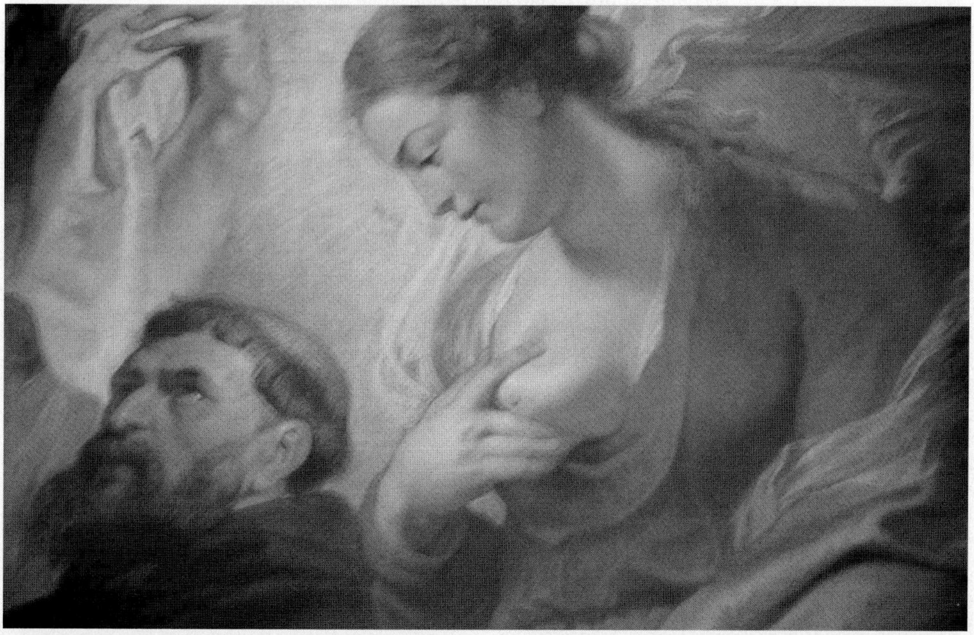

Figure 11 : H. Goltzius, Jupiter et Antiope (détail), Paris, Musée du Louvre.

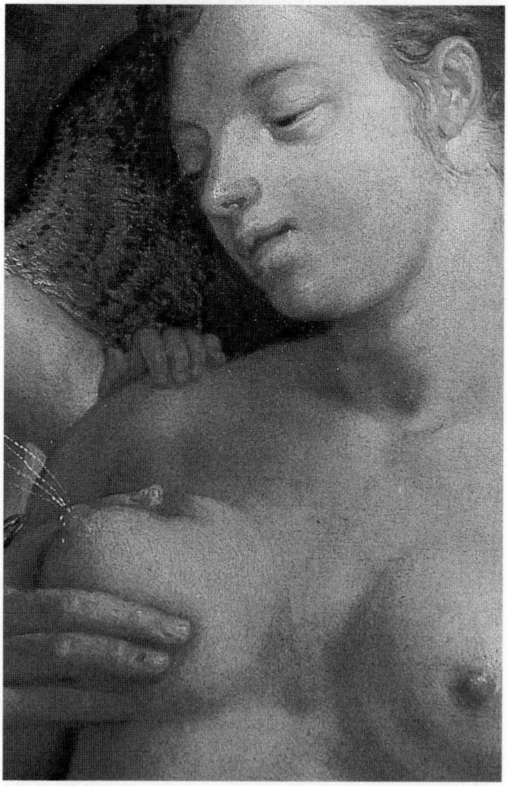

Figure 12 : Tintoret, La naissance de la voie lactée (détail), Londres, National Gallery.

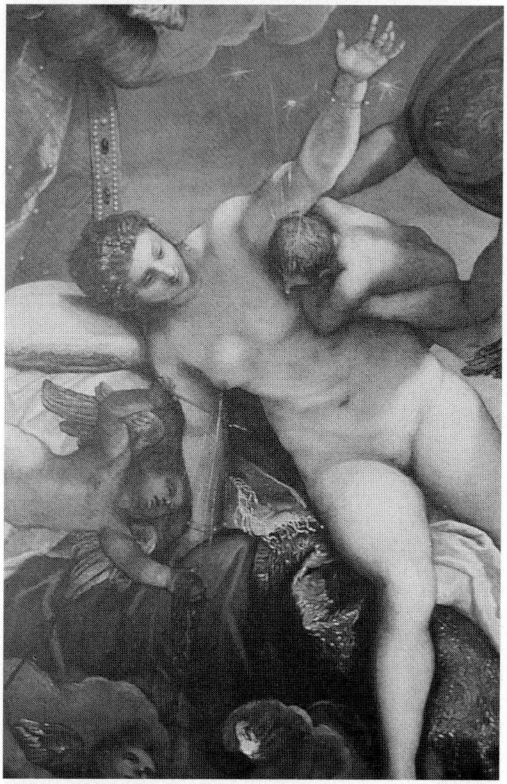

Figure 13 :
Prudence, Livre du triomphe de la Force et de la Prudence,
St-Petersbourg, Bibliothèque nationale de Russie.

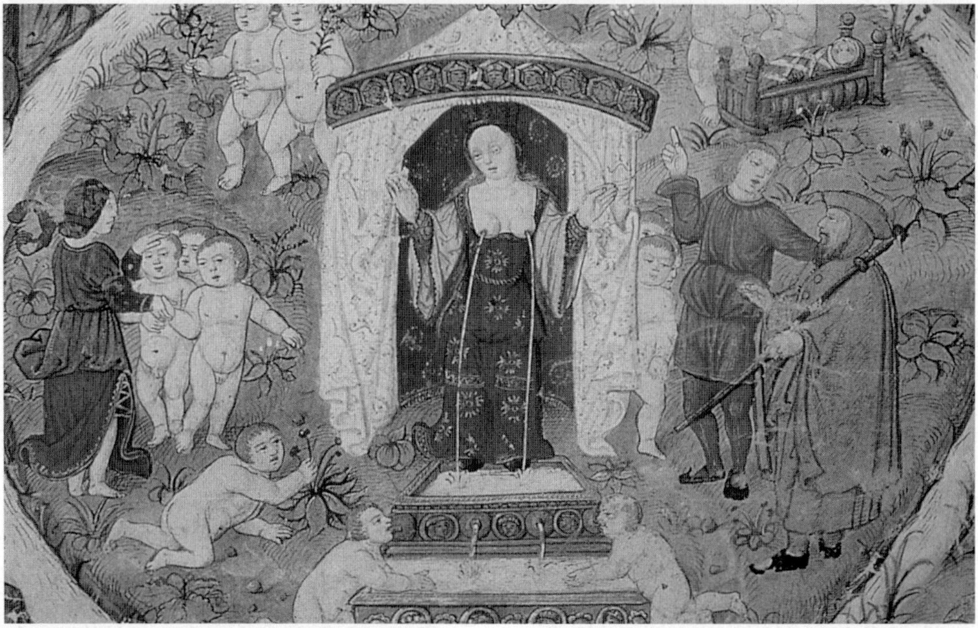

Figure 14 : S. Dali, Venus fontaine barbue (détail),
Figueres, teatre Museu Dali.

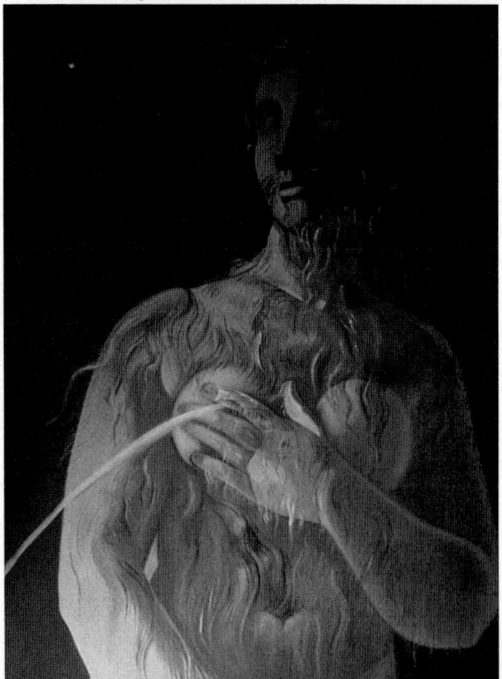

Figure 15 : A. Caron, Auguste et la Sibylle (détail),
Paris, Musée du Louvre.

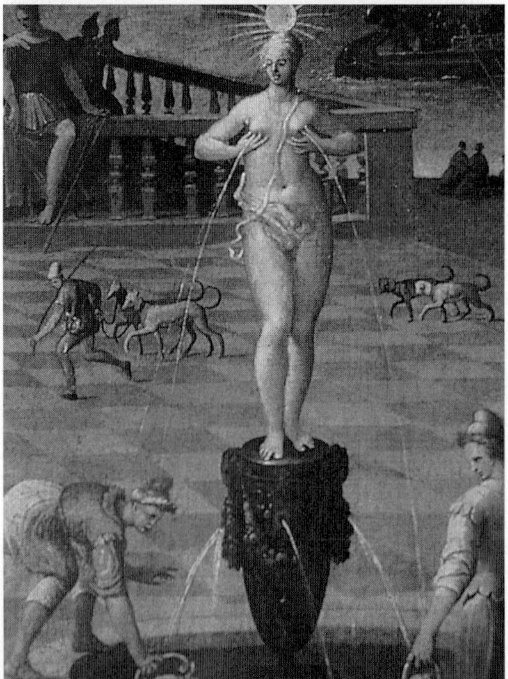

Figure 16 :
A. Mantegna, Minerve chassant les vices du jardin de la vertu (détail), Paris, Musée du Louvre.

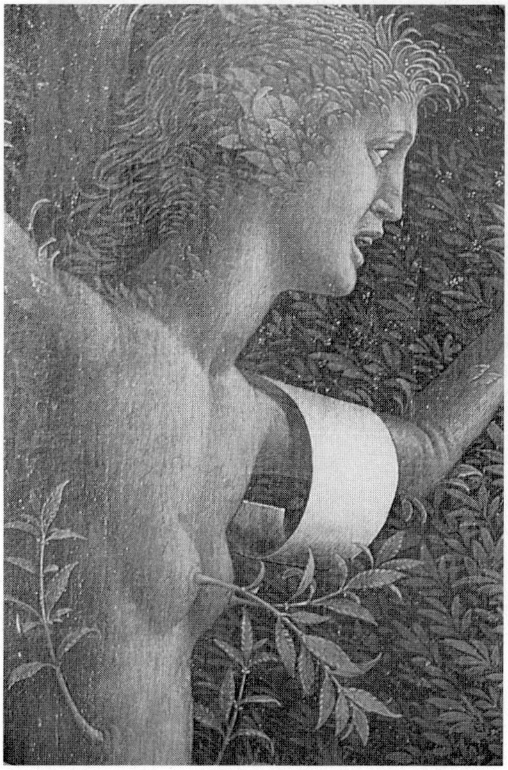

Figure 17 :
G. Lacombe, Isis,
Paris, Musée d'Orsay.

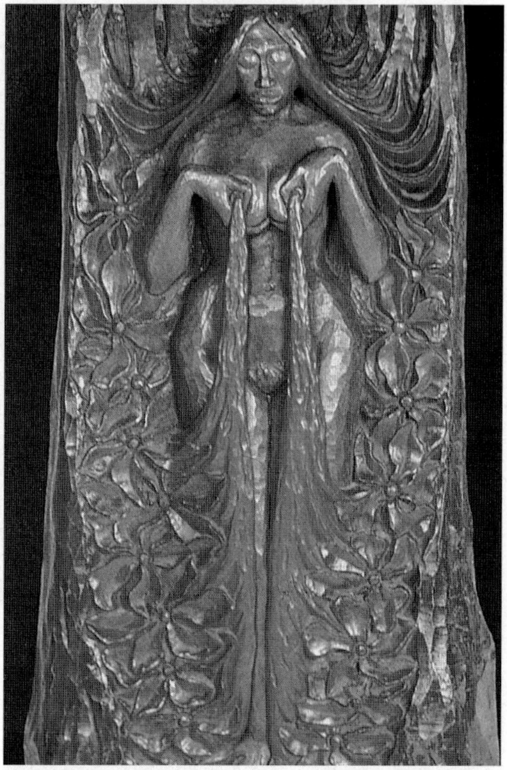

Vertu, Musée du Louvre, Paris). C'est enfin du sang (Eros et Thanatos) qui s'écoule en deux cascades de la poitrine de l'Isis sculptée (figure 17) par Georges Lacombe (Musée d'Orsay, Paris). La grande déesse est source de vie, mais aussi de mort...

C'est simplement de l'eau, donc de la vie, qui jaillit des seins fontaines, que l'on trouve un peu partout dans les jardins baroques et classiques d'Europe et que Rubens a peint à l'arrière plan de certaines œuvres (P.P. Rubens, le jardin d'amour, Musée du Prado, Madrid) (figure 18).

LA CHARITÉ ROMAINE

Le visiteur qui, en entrant au Louvre, se dirige vers le vieux Louvre de Charles V passe devant quelques panneaux mureaux sculptés du XVIe siècle illustrant des supplices et des peines judiciaires célèbres, du moins bien connues du public cultivé de l'époque. Il s'agit d'œuvres de l'atelier de Jean Goujon, de la période dite de la seconde renaissance française, de style antiquisant. Parmi ces épisodes tirés de l'histoire ancienne, on peut remarquer une très curieuse scène où une jeune femme donne le sein à un vieillard. Cette représentation, si elle est rarissime en sculpture, est très fréquente en peinture à l'âge baroque.

On la retrouve dans de nombreux musées, et même en extérieur, à Prague en particulier, comme sur cette fresque décorant la façade récemment restaurée d'une demeure de la vieille ville (figure 19). La peinture est une grisaille qui donne l'illusion d'une sculpture, le style fortement maniériste, ce qui permet de dater l'œuvre, de la fin du XVIe siècle ou du début du XVIIe. La scène est dans un cachot. Le vieillard est enchaîné, muscles puissants, corps contourné, la femme, vêtue d'un

Figure 18 : P.P. Rubens, Le jardin de l'amour, Madrid, Musée du Prado.

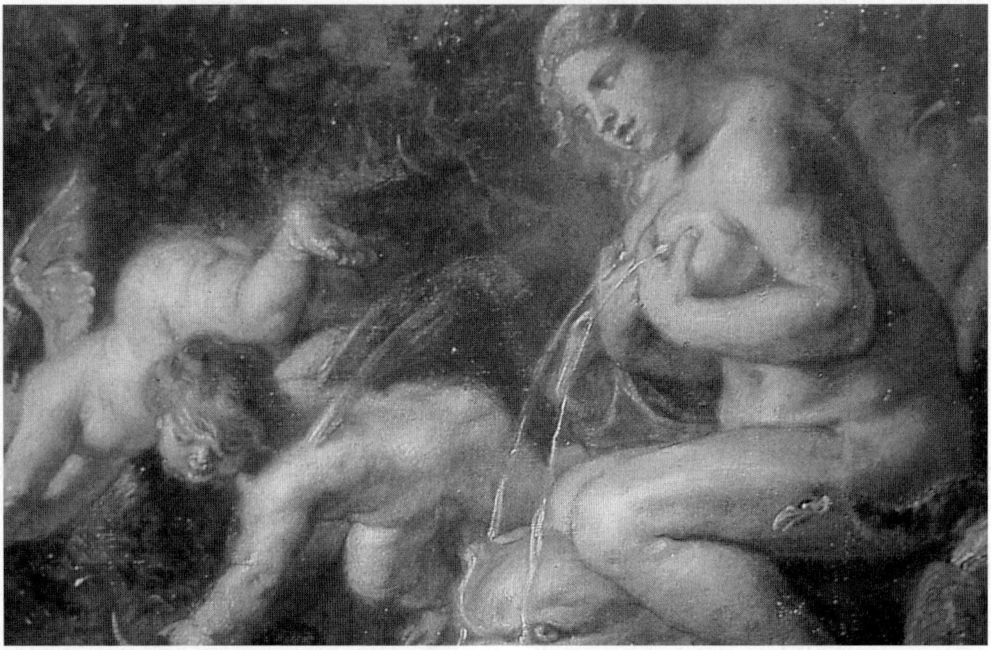

Figure 19 : Anonyme, La charité romaine, Prague, vieille ville.

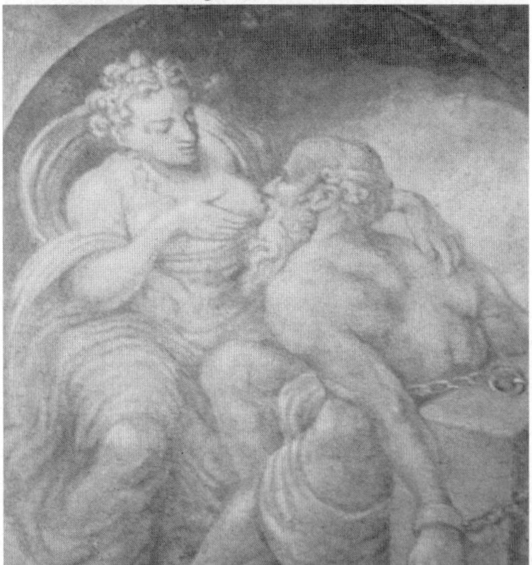

drapé classique, son collier de perles soulignant sa poitrine dénudée, la main droite cachant son sein droit, lui donne le sein gauche.

L'histoire est celle de Cimon et Péro, plus connue sous le titre de « Charité Romaine » (Caritas Romana). Elle est racontée par Valère Maxime: Factorum et Dictorum Memorabilium, livre IX, chapitre IV [4]. Son iconographie est très ancienne puisqu'on retrouve cette scène parmi les fresques de Pompei conservées au Musée National de Naples. L'histoire est la suivante. Cimon (aussi appelé parfois Milcon, ou Mycon, ou Micon), est un vieillard mis en prison, condammé à mourir sans nourriture. Or, sa fille Pero lui rend visite chaque jour, et le nourrit au sein. Cette anecdote est un bel exemple de piété filiale.

Ce sont surtout les peintres baroques qui au XVIIe siècle ont abordé ce thème de la Charité Romaine, qui fut l'un des grands classiques de la peinture de chevalet de cette époque. La scène figure dans la grand tableau de Caravage, les Sept Œuvres de Miséricorde, peint en 1607, conservé dans l'église du Pio Monte della Misericorda à Naples. La scène est excentrée au fond, sur la partie droite du tableau où la jeune femme donne le sein à son père à travers la fenêtre de sa geôle. L'ensemble du tableau montre en effet les différentes œuvres de miséricorde: nourrir les affamés, laver les corps, soigner les malades, vêtir les indigents, visiter les prisonniers...

La plupart des peintres ont représenté l'histoire de Cimon et Pero comme une scène de genre isolée [5] Le plus souvent, c'est, par convention iconologique, le sein gauche qui est offert, le sein droit dans les allaitements étant en peinture réservé à Marie allaitant Jésus. La Charité Romaine est également un prétexte à montrer un vieillard plus ou moins libidineux tétant un jeune sein. La charge érotique des seins n'est jamais absente en art.

La mode de la Charité Romaine disparaît au cours du XVIIe siècle et le thème est peu fréquent au siècle suivant: Jan Zick (Musée National Germanique, Nüremberg), Jean Babtiste Deshays (Musée des Beaux Arts, Rouen).

Rapprochons de ces Charités Romaines deux œuvres, différentes en terme de représentation, mais qui toutes deux soulignent les vertus nourricières de l'allaitement féminin, au premier degré certes, mais également d'un point de vue plus symbolique. D'abord une gravure tirée d'un traité d'alchimie, de la fin du XIVe siècle, où une jeune femme allaite deux vieillards. C'est Sophia, la sagesse, qui nourrit les philosophes (figure 20). Puis, de Nicolas Poussin, au premier plan des « Israelites recueillant la manne dans le désert » (Musée du Louvre), une vieille femme affamée, à qui sa fille donne le sein. C'est une variante de la piété filiale, différente de celle de la jeune femme qui nourrit son père enchaîné, mais que l'on retrouve aussi loin qu'en Chine, dans les peintures de certains sanctuaires taoïstes. La jeune femme qui nourrit sa vieille mère rappelle l'obligation de bien traiter ses vieux parents.

LES CHARITÉS

Le thème de la Charité Romaine doit être distingué de celui de la Charité. La Charité, l'une des trois vertus théologales, est représentée depuis la Renaissance par une jeune femme à la poitrine dévêtue, entourée de putti, petits bambins plus ou moins dénudés qui jouent avec elle et qu'elle peut parfois allaiter. Il s'agit, en art

Figure 20 : Sophia, miniature, XIVe siècle

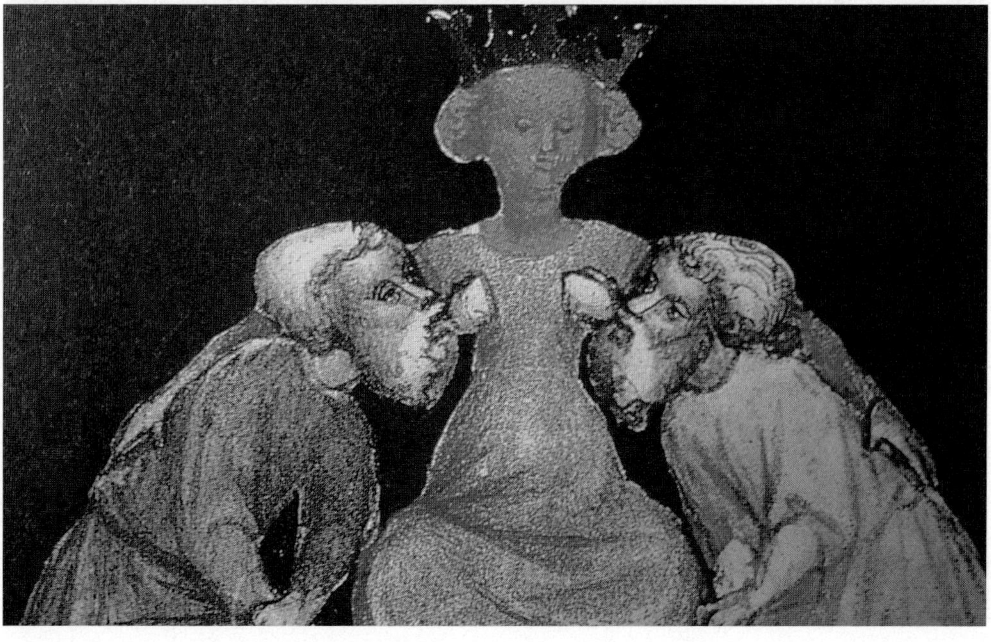

religieux, d'un avatar chrétien de la grande déesse primitive, dont les seins représentaient autant la fertilité, la prospérité et l'abondance qu'ils étaient un attribut érotique. C'est cependant donc l'une des vertus, avec la Foi et l'Espérance, chacune d'ailleurs se référant à l'une des trois religions du livre, la Charité représentant l'Eglise. D'ailleurs sur certains tableaux où la jeune femme est entourée de trois enfants seulement, celui qu'elle allaite est bien l'emblème de la Charité, les deux autres des deux autres vertus [6].

La fortune du thème de la Charité, à partir du XVIe siècle, est cependant liée au grand goût de l'allégorie à la cour des Valois sous François Ier et sa mère. La Charité faisait allusion aux thèmes artistiques associant les Vertus chrétiennes à la famille règnante. Il en était ainsi de la Prudence, véritable fontaine de lait (voir supra) et source de prospérité pour le royaume, à laquelle pouvait être assimilée la mère du roi, Louise de Savoie. Le thème de la charité apparaît en peinture en France au XVIe siècle avec le tableau d'Andréa del Sarto des collections de François Ier, conservé au Louvre (figure 21). Ce tableau eut une grande influence sur les artistes de l'école de Fontainebleau et fut à l'origine de la vogue de peintures illustrant ce thème au cours du XVIe et au XVIIe siècle [7].

Puis le thème disparaît. Il va réapparaître au XIXe siècle, mais dans une version laïque, mais tout aussi allégorique. C'est ainsi que Honoré Daumier va représenter la République de 1848, jeune femme offrant sa poîtrine aux enfants qu'elle nourrit dans le drapeau tricolore (Musée d'Orsay, Paris). Et c'est également sous les traits d'une moderne et laïque Charité que Bouguereau peindra l'Université quelques années plus tard (Alma Parens, collection Stuart Pivar, New York).

LE SEIN SOUFFRANT

Il n'est pas de représentation de maladie dans le corpus artistique du sein. Certes, quelques illustrations de traités médicaux médiévaux représentent bien la palpation mammaire, mais les quelques palpations qu'ont pu laisser des artistes comme Magritte (Le galet, 1948, Bruxelles, Musées

Figure 21 : A. del Sarto, Charité (détail), Paris, Musée du Louvre.

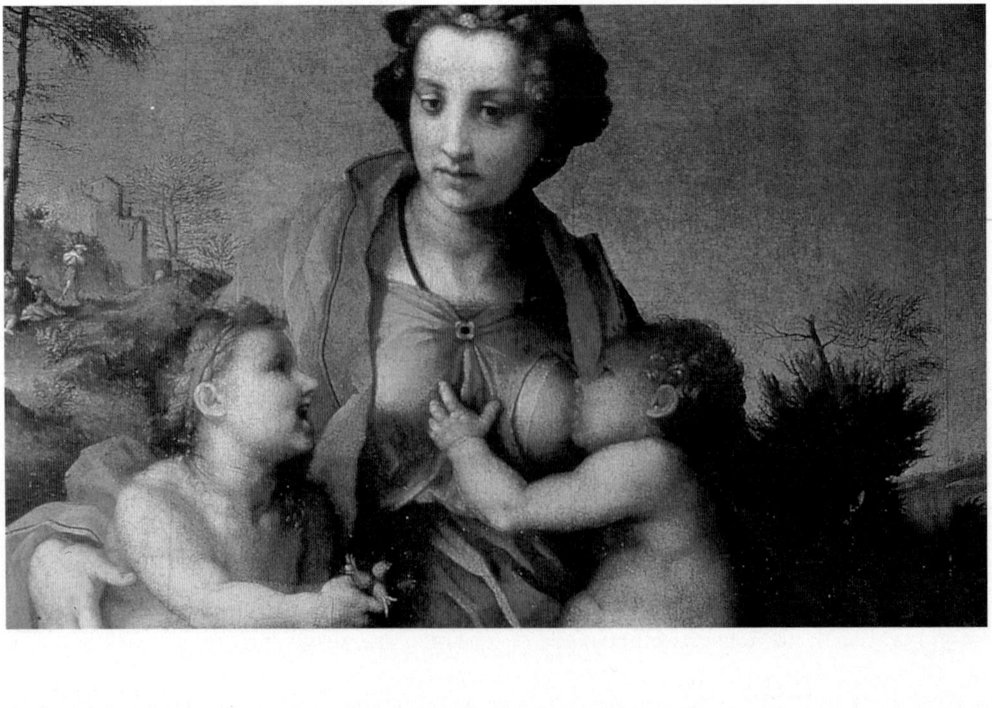

Royaux des Beaux Arts) ou Schiele à Vienne sont en fait des images de tentatives d'autosatisfaction érotique.

Le sein comme vanité figure en bonne place dans les images des femmes au miroir, à la bougie, aux bijoux et au crâne, courtisanes ou bourgeoises à la toilette, Madeleine repenties ou Venus mélancoliques guettant les effets de la fuite du temps [9]. Ces seins vanités [10] sont aussi représentés comme des mamelles vieillies, pendantes, ptosées, flétries, ridées, vidées, décharnées dans cette tradition expressionniste qui traverse l'école nordique et germanique de Dürer et de Baldung (figure 22) jusquà Otto Dix au XXe siècle [11]. C'est autant le sein flètri que le visage ridé qui va figurer les effets du temps qui fuit et de la mort qui survient dans la peinture allégorique du Nord (H. Gotzius, Le jeune homme et la vieille, Douai, Musée de la Chartreuse). A quelque quatre siècles de distance, l'équivalent des gorges ridées de Quentin Massys (Q. Massys, Vieille femme, Londres, National Gallery) se retrouve dans les chairs lardacées d' Ivan Albright (Memories of the past, Chicago, The Art Institute; Flesh, Chicago, The Art Institute; Woman, New York, The Museum of Modern Art). En sculpture aussi, ces seins vieillis sont particulièrement pitoyables [12].

En dehors de ces effets du temps, ce sont dans les musées les coups de la grande faucheuse qui attaquent ces malheureux seins. Parfois un serpent pique le sein d'une jeune femme, et un peu de sang coule: c'est le suicide de Cléopatre (Guido Reni, Cléopatre, Florence, Palais Pitti et Madrid, Musée du Prado). Plus souvent une jeune femme, plus ou moins, et plus souvent plus que moins, dévêtue, se transperce le sein d'un poignard: c'est le suicide de Lucrèce après qu'elle vient d'être violée par Tarquin [13] (figure 23). C'est aussi l'amazone meurtrie au combat, jeune femme nue qui tombe à terre, en pressant son sein de sa main droite, comme Von Stuck l'a représentée (figure 24) (Amazone blessée, Amsterdam, Musée Van Gogh). Lucrece pourraît servir de figure emblématique à la moderne chirurgie mammaire, mais en ce qui concerne cette chirurgie des seins, c'est sans conteste le martyre de

Figure 22 : O. Dix, Vieux amants (détail),
Berlin, Staatliche Museum

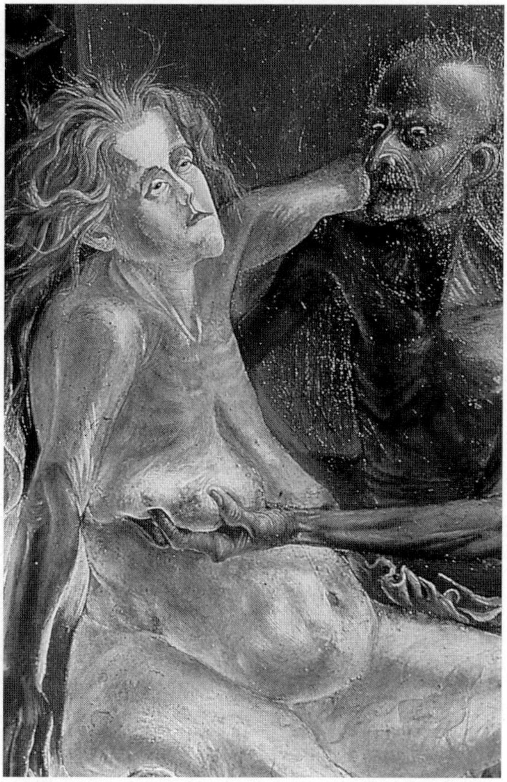

Sainte Agathe qui a occupé le premier rang dans l'imaginaire des artistes.

LES SEINS DE SAINTE AGATHE

Il existe au musée Fabre à Montpellier (figure 25) un petit tableau de Zurbaran (Espagne, XVIIe siècle) qui fait partie de sa série de représentations de vierges et martyres, montrant Sainte Agathe, debout, regardant le visiteur, et tenant devant elle un plat où figurent, comme deux pâtisseries prêtes à être croquées, ses deux seins après qu'on les lui a coupés. Ce tableau a un pendant, par le même peintre, la représentation d'une autre suppliciée, Sainte Lucie, avec sur un plat ses deux yeux, (Musée des Beaux Arts, Chartres). Ce tableau est en fait la plus connue des nombreuses représentations de Sainte Agathe, de ses seins et de l'histoire de son martyre.

Figure 23 :
L. Cranach, Le suicide de Lucrèce (détail), Besançon, Musée des Beaux Arts et d'Archéologie.

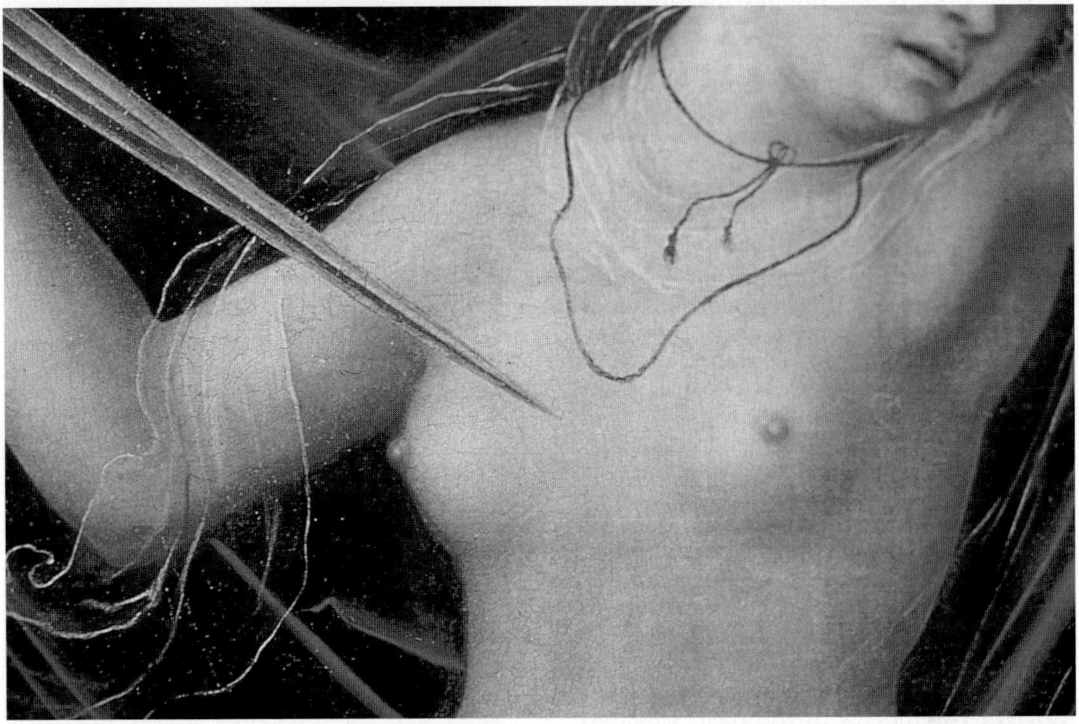

Figure 24 : F. von Stuck, Amazone blessée (détail), Amsterdam, Musée Van Gogh.

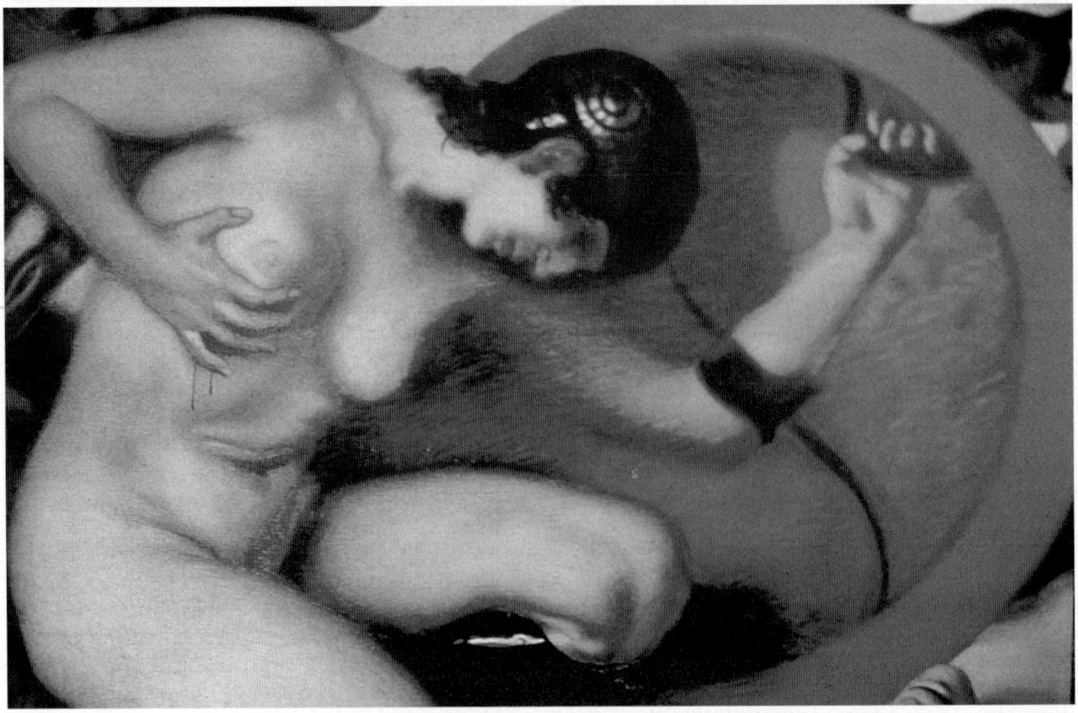

Figure 25 : F. Zurbaran, Sainte Agathe (détail),
Montpellier, Musée Fabre.

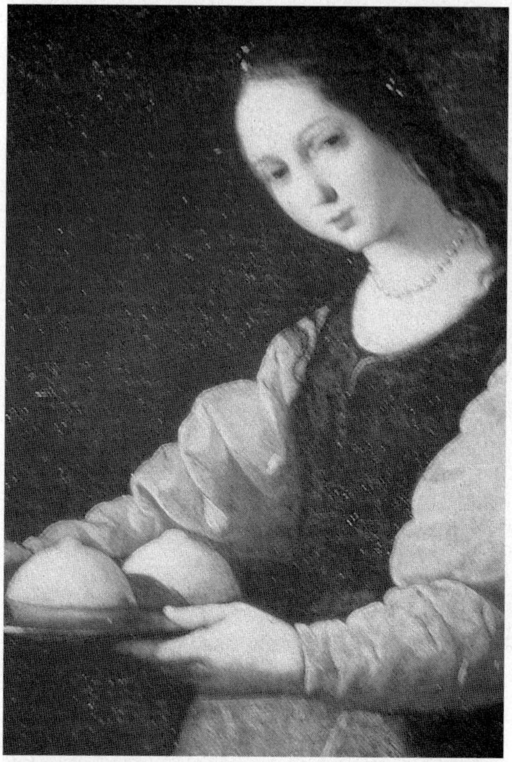

Agathe peut être considérée pour les gynécologues comme une figure emblématique de la chirurgie mammaire. C'est aussi la patronne des nourrices. C'est avant tout une sainte de la religion catholique, apostolique et romaine, dont la vie et le martyre furent rapportés au XIIIe siècle par Jacques de Voragine dans sa Légende Dorée [14], et dont le supplice permit au sadisme de certains artistes de s'exprimer librement. Originaire de Catane en Sicile, elle décide de rester vierge et de consacrer sa vie au Christ. Elle résiste aux tentatives de séduction du préfet romain. Elle reste vierge même dans le bordel où elle est envoyée en représailles. Elle est alors suppliciée, ses seins lui sont arrachés avec des tenailles. La nuit suivante, Saint Pierre la visite et guérit ses blessures. Elle mourra ensuite sur des charbons ardents en poussant un grand cri de joie pour remercier Dieu [15].

Les artistes l'ont donc souvent représentée après son supplice, ses seins devant elle sur un plateau comme dans le tableau de Zurbaran ou sur le retable baroque en bois peint, doré et polychrome de l'église de Zermatt, ou bien saignant encore, un linge ensanglanté couvrant sa poitrine. Ainsi en Italie au XVIIe siècle, Francesco Guarino (Naples, musée de Capodimonte) et au siècle suivant Tiepolo (Berlin, Gemäldegalerie). Ils ont pu aussi représenter Saint Pierre la soignant (C. Vu, Avignon, musée Calvet ; J. Vignali, Florence, Palais Pitti).

Plus nombreux sont les tableaux de son supplice lui-même, où les bourreaux lui écrasent et arrachent les seins. Certes, il en existe des représentations dans la peinture religieuse baroque (Baglione, la Valette, Musée des Beaux Arts), mais celles-ci sont plus nombreuses dans l'art du moyen-âge et de la renaissance flamande et germanique. Dans les catacombes de Ste Agathe, à Rabat, dans l'île de Malte, Agathe est peinte à plusieurs reprises, ses seins arrachés, ou tenant elle-même un sein avec sa tenaille, ou encore le portant devant elle sur un petit plateau. Dans un retable du musée de Philadelphie, l'artiste flamand anonyme l'a représentée debout, seins incisés, mamelons sectionnés, et deux ruisseaux de sang s'en écoulant sur le ventre.

Barbe est une autre sainte, convertie au christianisme malgré les précautions paternelles. Elle eut à subir différents supplices, dont celui de l'écorchement [15]. Contrairement à Sainte Agathe, elle a été très peu représentée avec ses seins arrachés et coupés. Le tableau de Jean Bellegambe du musée de la Chartreuse de Douai est donc une rareté, qui montre Barbe en Agathe, le sein gauche arraché, et le côté droit brûlé (figure 26).

Ces représentations de seins féminins torturés et meurtris sont bien le reflet d'un érotisme quelque peu pervers.

MONOTHÉLIES HERMAPHRODITES ET POLYTHELIES

Parmi les sculptures qui ornent les temples du Sud de l'Inde, il arrive de rencontrer une représentation d'un dieu androgyne, avec un sein féminin sur son côté gauche, la moitié droite étant un hémitho-

Figure 26 : J. Bellegambe, Le supplice de Sainte Barbe (détail), Douai, Musée de la Chartreuse.

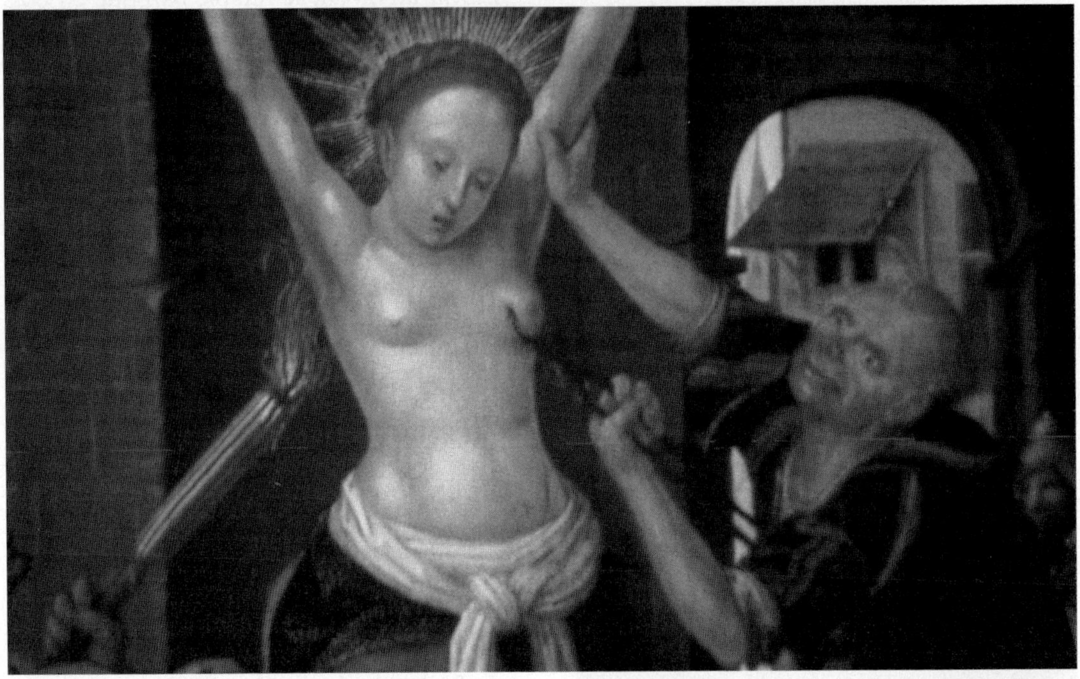

rax masculin. Les trois plus belles de ces représentations sont en fait à l'abri dans trois musées: une sculpture khmere en pierre conservée au Metropolitan Museum à New York, un bas relief indien classique de la collection Brundage à San Francisco, un bronze indien Chola du XIe siècle au musée de Madras (figure 27). Il s'agit du dieu indien Ardhanariswara, le « seigneur dont la moitié est féminine », union de Shiva et de sa shakti, son énergie active, cosmique, sous sa forme féminine bienveillante de Parvati. C'est en fait Shiva androgyne, masculin dans sa partie droite, féminin dans sa moitié gauche, de la coiffure jusqu'aux pieds,en passant par les bijoux et les vêtements, avec donc cette asymétrie mammaire.

Figure 27 : Inde, art Chola, Xe siècle : Shiva Androgyne, Madras, Musée de Madras.

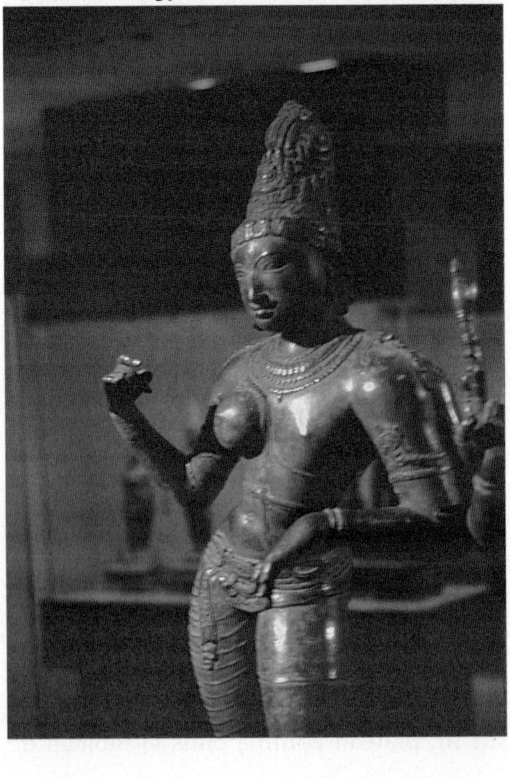

A l'opposé de ces seins manquants, s'il est permis de compter ainsi, bien sûr, les peintures et les sculptures représentant les seins surnuméraires des déesses de la nature et autres grandes déesses. Ces représentations prennent leur essor au XVIe siècle [16] avec la redécouverte de la statue antique de la fameuse Artémis d'Ephèse, actuellement conservée au Musée national d'Archéologie de Naples, où elle fait partie de la collection Farnèse (figure 28). Une autre version de cette sculpture hellénistique existe, conservée en Turquie, au musée de Selcuk. La poitrine de la déesse est ornée d'une vingtaine de seins, encore que la nature exacte des ornements reste mystérieuse, puisqu'il pourrait s'agir de testicules de taureau. C'était une Artémis bien différente de la chaste déesse sœur d'Apollon, l'Artémis grecque des forêts et de la chasse, assimilée à la Diane des latins et de la renaissance bellifontaine sous les Valois de France. Il s'agissait en fait à Ephèse du culte oriental de la grande déesse primitive, Cybèle, Ishtar, Astarté, Artémis, qui était un culte de fécondité agraire. D'où l'importance des attributs, qui ne pouvaient être, quel qu'en ait été le sexe d'ailleurs, ceux de Diane chasseresse.

Sur une version de la Renaissance, sculpture de Niccolo Trobolo, commandée par François Ier pour Fontainebleau, actuellement à Fontainebleau d'ailleurs, c'est bien semble-t-il des seins qui sont représentés non seulement sur la poitrine, mais en fait sur tout le corps de cette « déesse de la nature » cariatide (telle est l'appellation officielle de ce marbre italien). La découverte de la statue antique fut à l'origine de nombreuses représentations de ce type de déesse de fertilité. Elle fut ainsi reproduite par Raphaël pour les accoudoirs du trône de la Philosophie dans la Chambre de la Signature, puis dans la loge du Vatican. Elle devient motif ornemental avec les dessins du Primatice pour Fontainebleau [17]. Elle figure à chaque angle du piedestal du Persée de Benvenuto Cellini à Florence où la multiplication des seins équilibre symboliquement le glaive phallique du héros. Elle devient fontaine, et l'eau sort de ses cinq seins chez Rubens (Erichthonius dans sa corbeille, collection du prince de Liechtenstein, Vaduz) (figure 29). Elle domine, érigée et isolée, ses amants vaincus dans un panneau peint quelques siècles plus tard en Italie par Aristide Sartorio (Rome, Galleria Nazionale d'Arte Moderna). L'idole est bien là comme image du très antique culte de fécondité. Les seins ne sont plus fontaines ou source de lait, mais des attributs d'une femme fatale, de l'éternel féminin, de l'Ur-weib primitive, par delà les siècles, les modes et les artistes.

Figure 28 : Artemis d'Ephèse, art antique,
Naples, Musée national d'Archéologie.

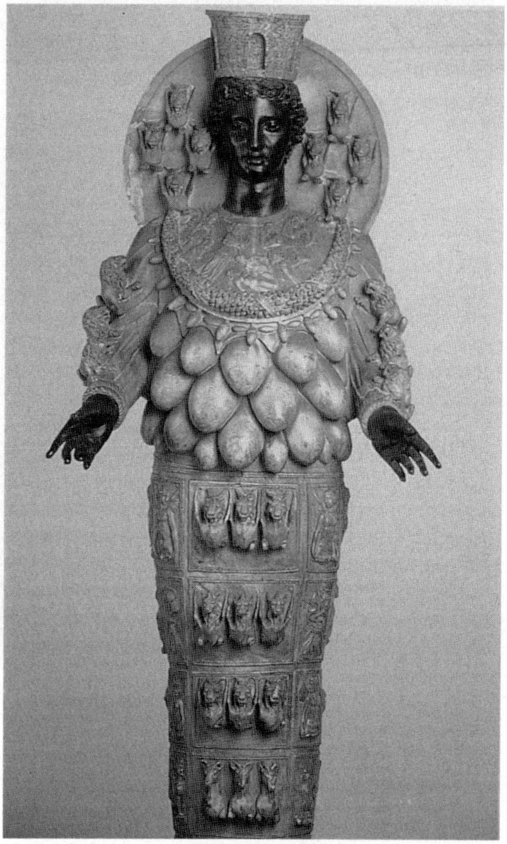

NOTES

1. Le nu est bien représenté en art avec toute sa poitrine, qu'il s'agisse du nu féminin ou du nu masculin. La charge érotique mammaire du nu féminin est évidente dans l'œuvre d'art. L'équivalent pour le nu masculin est bien sûr placé ailleurs (le visage, les épaules, le dos, les fesses souvent...). On pourra ainsi consulter l'agréable opuscule : *Les détails du corps, le sein, Paris, 1994, Booking international.* Il est certain que la charge érotique du sein féminin est constante, quelle que soit l'œuvre considérée. Notre propos est d'illustrer certains thèmes plus ou moins manifestes, plus ou moins fréquents quand on parcourt les musées, qui sont des illustrations de récits légendaires ou mythiques, ou les traductions artistiques de certains fantasmes, plus ou moins pervers d'ailleurs, du genre

Figure 29 : P.P. Rubens, *Erichthonius dans sa corbeille (détail)*, Vaduz, collection du Prince de Liechtenstein.

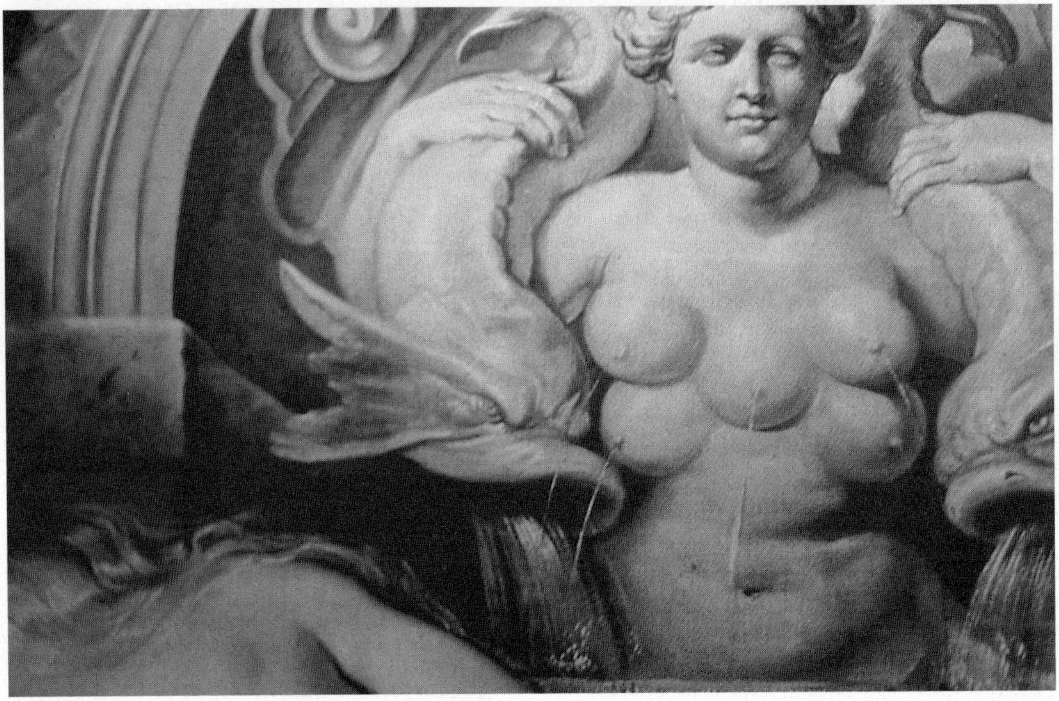

humain. Mais Eros y est toujours associé, peu ou prou, bien sûr.

2. On pourra consulter outre l'ouvrage précédemment cité, d'une part : *André Barret, Fontainebleau, le miroir des dames, Robert Laffont, Paris, 1984*, et : *Erich Lessing, Philippe Sollers, Femmes, mythologies, Imprimerie Nationale, Paris, 1994.*

3. Ainsi Jupiter tétant la chèvre (Poussin, La nourriture de Jupiter, Dulwich Picture Gallery, Londres), Les jumeaux romains leur louve (nombreuses mosaïques antiques et le fameux bronze du musée du Capitole à Rome), Cyrus une chienne (A.M. Vasallo, Musée de l'Ermitage, St Petersbourg), et dans la tradition nordique Ymir allaité par la vache primitive (N. Abildgaard, Audumla et Ymir, Statens Museum for Kunst, Copenhague).

4. Indispensable pour réapprendre ou apprendre la mythologie et l'histoire ancienne, car les œuvres des musées se lisent, plus qu'elles ne se voient: *Héros et dieux de l'antiquité. I. Aghion, C. Barbillon, F. Lissarrague, Flammarion, Paris, 1994*. La culture des temps anciens pouvait être l'apanage d'un petit nombre certes, mais les tableaux n'étaient compris que parce que les histoires étaient connues. Elles ne le sont plus guère, et les images surprennent ou laissent indifférent si on ne peut les comprendre. Voilà un ouvrage indispensable à toute visite intelligente d'une collection ou d'un musée.

5. Ainsi les caravesques nordiques, les peintres de l'école d'Utrecht, comme Dirck Van Baburen (York City Art Gallery, dont une copie par Jan Janssens existe à l'Académie de San Fernando à Madrid). La technique du clair obscur permet un subtil jeu entre la lumière des corps et l'obscurité du cachot. Parmi les Charités Romaines les plus célèbres de cette époque, le Rubens du musée de l'Ermitage à St Petersburg, le Régnier de la Galleria Estense à Modène, le Beaufort du Musée des Beaux Arts de Bordeaux.

6. Sur l'interprétation symbolique et l'historique de ce genre de tableau, on se reportera à l'ouvrage de *Janet Cox-Rearick: Chefs d'œuvre de la renaissance: la collection de François Ier, Fonds Mercator, Anvers 1995 et Albin Michel, Paris 1995*, et plus particulièrement les pages 185-189 consacrées, dans le

cadre de la peinture italienne, aux Charités et à leurs tentatives d'interprétation symbolique et allégorique.

7. Parmi les tableaux les plus célèbres et les plus accessibles citons une autre version d'Andrea del Sarto conservée à la National Gallery of Art à Washington, les versions de Jean Cousin (Musée Fabre, Montpellier), d'un collaborateur ou d'un élève resté anonyme de Niccolo dell'Abbate (Musée du Louvre), et au siècle suivant celle de Guido Reni (Metropolitan Museum of Art, New York) et les deux allégories de Jacques Blanchard (Musée du Louvre et the Toledo Museum of Art, Toledo).

8. Par exemple: Examen du sein, in: Chirurgia, de Théodoric de Cervia, XIIIe siècle, Leiden, Bibliothèque de l'Université, reproduit dans : *Medicine, a treasury of art and literature, A.G. Carmichael & RM Ratzan, Beaux Arts Editions, New York, 1991*, p. 44, ouvrage qui mérite d'être parcouru, à la recherche d'illustrations inattendues de l'art médical en art au cours des âges.

9. Luca Giordano, Madeleine renonçant aux vanités de ce monde, Dunkerque, Musées des Beaux Arts; Elisabetta Sirani, Madeleine au désert, Besançon, Musée des Beaux Arts et d'Archéologie; Guido Cagnacci, Allégorie de la Vanité et de la Pénitence, Amiens, Musée de Picardie; Paulus Moreelse, Jeune fille au miroir, Cambridge, Fizwilliam Museum).

10. La question dans son ensemble est traitée, illustrée et commentée dans: *Les Vanités dans la peinture au XVIIe siècle, Paris, Réunion des Musées Nationaux, 1990.*

11. A. Dürer, Vanité au sac d'or, Vienne, Kunsthistorisches Museum; O. Dix, Vieux amants, Berlin, Staatliche Museum zu Berlin; Couple, Vaduz, Fondation Otto Dix; Les sept pêchés capitaux, Karlsruhe, Staatliche Kunsthalle.

12. Et en sculpture donc, les poitrines décharnées de la renaissance germanique (Gregor Erhart, Vanitas, tilleul, Vienne, Kunsthistorisches Museum) se retrouvent dans les œuvres d'Auguste Rodin (Celle qui fut la belle Heaulmière, bronze, Paris, Musée Rodin) et de Camille Claudel (Clotho, plâtre, Paris, Musée Rodin).

13. Guido Cagnacci, Lucrece, Lyon, Musée des Beaux Arts; et surtout les nombreuses versions par Lucas Cranach l'ancien, par exemple: Munich, Alte Pinakothek; Varsovie, Musée Narodowe; Besançon, Musée des Beaux Arts et d'Archéologie.

14. *Jacques de Voragine, La Légende Dorée, Paris, Garnier-Flammarion, 1967, tome 1, 199-204.*

15. A consulter, et pour les mêmes raisons que: Héros et Dieux de l'antiquité, *G. Duchet-Suchaux, M. Pastoureau, La Bible et les saints, Paris, Flammarion, 1990;1994, 17-18.*

16. Voir *Janet Cox-Rearick: la collection de François Ier, op. cit.*, plus particulièrement sur la grande déesse et ses représentations les pages 52, 59, 316 et 317.

17. Frise avec l'histoire de Cupidon et de Psyché, et : La mascarade de Persépolis, Musée du Louvre, Département des arts graphiques.

ANATOMIE DU SEIN ET DE LA RÉGION AXILLAIRE

Jean-Rémi GARBAY

Dans ce chapitre, l'anatomie sera abordée essentiellement d'un point de vue chirurgical et pratique. Lorsqu'ils ne sont pas d'usage courant, les termes de la nomenclature internationale sont indiqués entre parenthèses à la suite du terme usuel.

LA GLANDE MAMMAIRE

La glande mammaire est un organe entièrement visible et palpable, d'une très grande importance psychologique, affective et sexuelle sans oublier son rôle vital dans le maintien de l'espèce.

Elle se caractérise par une très grande variabilité en consistance, en volume et en forme en fonction de chaque personne et aussi en fonction du temps chez la même personne : le sein évolue durant toute la vie de la femme.

De plus, sa forme varie beaucoup selon la position du corps et des mouvements du bras.

EMBRYOLOGIE

L'embryologie est essentielle à bien connaître, car elle explique beaucoup de signes cliniques en pathologie mammaire, elle explique l'anatomie vasculaire et lymphatique et finalement conditionne les techniques chirurgicales.

D'origine ectodermique, la glande mammaire correspond donc à une annexe cutanée, au même titre que les glandes sudoripares et sébacées. Comme pour ces dernières, il existe dans la paroi des canaux galactophores des cellules myoépithéliales.

Son développement chez l'embryon commence part un épaississement linéaire de l'ectoderme s'étendant sur sa face ventrale, de la future aisselle à la future aine : c'est la crête mammaire.

Dans l'espèce humaine, elle va régresser et ne laisser subsister que deux bourgeons pectoraux.

Ce bourgeon primitif est donc enchâssé dans le derme et le fascia superficialis. Lors de son développement, il va entraîner un dédoublement du fascia superficialis avec un feuillet antérieur et un feuillet postérieur (figure 1).

Figure 1
Le bourgeon mammaire primitif.

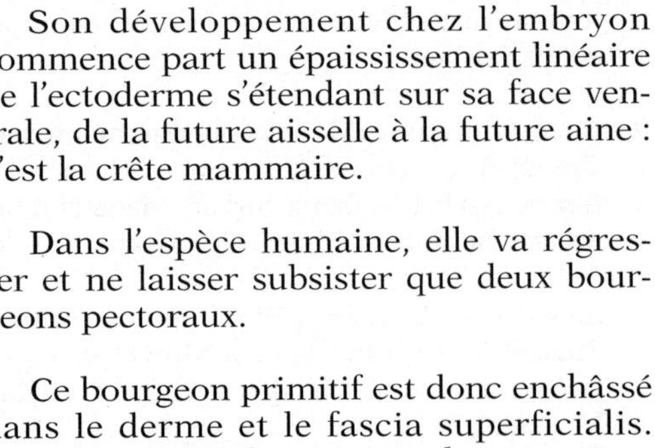

Au cinquième mois, le bourgeon primitif va émettre des prolongements cylindriques qui se ramifient et vers le huitième mois se creusent d'une lumière. Ils sont au nombre de 15 à 20 et constituent donc les futurs canaux galactophores terminaux. À la naissance, la glande est donc réduite à un court système de tubules qui s'ouvrent en surface au niveau du futur mamelon par 15 à 20 orifices distincts.

Chez le garçon, le sein restera à ce stade toute la vie.

L'origine ectodermique de la glande explique bien la forte solidarité entre peau et glande. La glande est tout entière incluse dans un dédoublement du fascia superficialis et rattachée à la peau par ses canaux excréteurs. Son système de fixation et de soutien est exclusivement cutané. Le vieillissement de la peau et l'effet de la pesanteur expliquent bien l'évolution de la forme du sein dans le temps.

L'embryologie explique aussi pourquoi les réseaux vasculaires et lymphatiques principaux du sein sont sous cutanés.

Enfin la régression incomplète de la crête mammaire primitive explique la topographie des mamelons ou des seins surnuméraires.

DÉVELOPPEMENT

À la puberté, l'accroissement glandulaire est important mais variable. L'augmentation de volume est à la fois due à un développement glandulaire mais aussi à une augmentation du tissu conjonctif et de la graisse.

Ce n'est qu'avec une grossesse menée à terme que la glande mammaire pourra achever son développement complet. La différenciation des acinis ne se fait qu'au cours des derniers mois de la grossesse. Cette différenciation tardive explique pourquoi une grossesse doit être menée à terme et survenir à un âge suffisamment jeune pour être un facteur de réduction du risque de cancer du sein.

Après l'accouchement, en l'absence d'allaitement le sein se modifie peu. Dans le cas contraire, à la fin de l'allaitement, la glande diminue nettement de volume.

Plus tard, la ménopause et le vieillissement s'accompagnent d'une involution glandulaire très variable dans son délai et dans son intensité. La graisse augmente proportionnellement ce qui explique que la diminution globale du volume mammaire soit souvent discrète voire absente. À l'inverse, toute prise de poids va s'accompagner d'une augmentation de volume mammaire.

Il existe de grandes variations individuelles dans les proportions entre glande et graisse. Certaines femmes jeunes ont d'emblée des seins à forte composante graisseuse et certaines femmes âgées gardent encore des seins très glandulaires.

ANATOMIE EXTERNE

Situés à la face antérieure du thorax, les seins présentent une base mammaire relativement constante, s'étendant de la deuxième côte jusqu'à la sixième et du bord latéral du sternum jusqu'à la ligne axillaire antérieure (figure 2). Ainsi la base est légèrement ovoïde avec une largeur de 10 à 14 cm légèrement supérieure à la

Figure 2
La base mammaire.

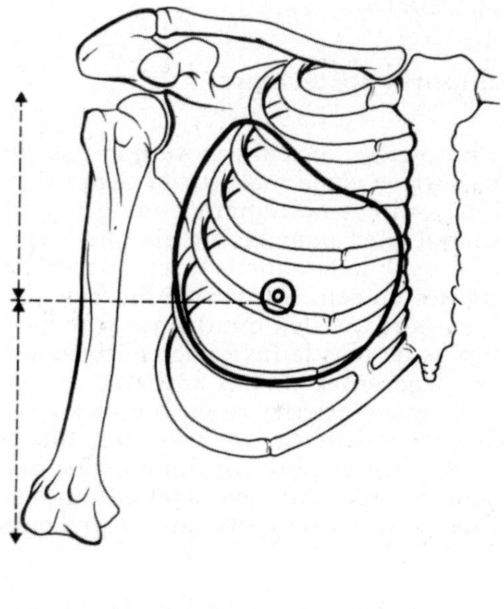

hauteur (10-12 cm). En fait la glande n'a aucune limite latérale précise, sauf en bas au niveau du sillon sous mammaire. Cette disposition anatomique explique les difficultés à retirer avec certitude la totalité du tissu mammaire.

Le sillon est le seul point fixe de la glande ; il va rester remarquablement fixe durant toute la vie. Il se situe sensiblement au niveau de la sixième côte mais son niveau est variable, lié au morphotype du thorax.

La projection antérieure, mesurée par la distance entre les côtes et le mamelon est très variable.

Le mamelon lui-même présente une position très variable en fonction du volume du sein, de l'âge et du degré de ptose. Chez une femme jeune il se situe habituellement au niveau du quatrième espace intercostal, sur la ligne horizontale qui passe par le pli du coude en position anatomique. Par contre il est toujours situé au sommet du cône mammaire et toute modification même mineure de sa position est rapidement très visible.

Ainsi après chirurgie partielle, une imperfection de volume voire même de forme du sein peuvent rester peu visibles mais une mauvaise position du sillon ou du mamelon seront très visibles.

RAPPORTS

Rapports postérieurs

En arrière, le sein repose non pas sur une surface plane mais sur la cage thoracique qui est nettement convexe. Ceci explique que, pour maintenir une forme antérieure harmonieuse, les quadrants externes du sein soient environ trois fois plus épais que les quadrants internes. Comme de plus le rayon de courbure des côtes s'accentue de bas en haut, le quadrant supéro-externe est encore plus épais que l'inféro-externe. On voit ainsi que le sein est un organe totalement asymétrique, avec des différences importantes de taille et de forme entre ses quatre quadrants. Ceci explique la fréquence plus élevée de la pathologie mammaire dans le quadrant supéro externe, simplement parce que la proportion de glande y est la plus grande.

La face profonde de la glande est limitée par le feuillet profond du fascia superficialis qui repose sur l'aponévrose antérieure du muscle grand pectoral. Il existe donc à ce niveau un plan de glissement et de décollement rétro-glandulaire aisé. Le sein est totalement indépendant du grand pectoral sous-jacent, avec un certain degré de liberté par rapport à lui. Une couche graisseuse variable s'observe dans cet espace qui est traversé par les vaisseaux perforants issus des pédicules intercostaux.

Le muscle grand pectoral ne recouvre que la moitié supérieure de la cage thoracique ; son bord inférieur est situé au niveau du sixième cartilage costal en dedans puis remonte de manière légèrement convexe en se dirigeant vers l'humérus. Ainsi ce bord inférieur est légèrement au-dessus du sillon en dedans mais ensuite il s'en éloigne franchement au fur et à mesure que l'on se dirige en dehors. En bas et en dehors, le sein déborde donc largement le bord inférieur du grand pectoral et repose directement sur le muscle grand dentelé (muscle dentelé antérieur). Ceci pose un problème pour confectionner la loge musculaire lors d'une reconstruction mammaire par prothèse.

Plus en arrière du grand pectoral se trouve directement le plan costal avec les muscles intercostaux et en haut le petit pectoral qui s'insère sur les troisième, quatrième et cinquième côte.

Rapports antérieurs

La peau

En avant et latéralement, le tissu glandulaire est étroitement uni au derme par les ligaments de Cooper.

Ce sont de véritables amarres conjonctives et vasculo-nerveuses qui suspendent littéralement la glande au plan cutané et constituent son principal moyen de fixité. Soulevée par ces ligaments, la glande dessine les crêtes de Duret. Entre chaque crête se trouvent des lobules adipeux. La solidarité de la glande avec la peau est d'autant plus intime que l'on s'approche de l'aréole, pour aboutir à une véritable fusion au niveau du mamelon, qui fait partie intégrante de la glande mammaire (figure 3).

Figure 3
Coupe parasagitale.

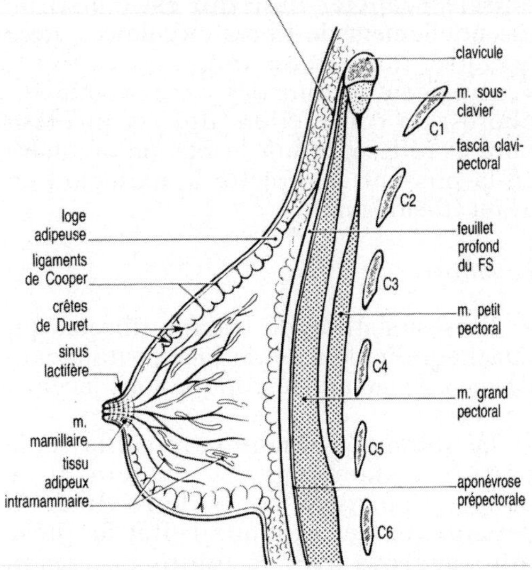

Ceci explique pourquoi la dissection cutanéo-glandulaire est toujours un geste délicat, car il n'y a aucun plan anatomique et la main du chirurgien oscille entre passer trop loin de la peau (résection glandulaire incomplète) ou trop près (dévascularisation et nécrose cutanée).

L'épaisseur et la tonicité de la peau sont variables, ainsi que la longueur des ligaments de Cooper et l'importance de la composante adipeuse.

Chez une femme jeune avec un sein très dense et une bonne trophicité cutanée, la dissection cutanéo-glandulaire est difficile alors qu'à l'inverse elle est aisée dans un sein graisseux chez une femme âgée.

Par ailleurs, toute modification pathologique du tissu graisseux sous cutané préglandulaire peut influer sur l'état cutané. Lors d'une prise de poids, la surcharge graisseuse va étirer les ligaments de Cooper et finalement va rendre la glande beaucoup plus mobile sur la peau. Il en est de même lors du vieillissement cutané. Inversement en cas de réaction inflammatoire (cancer inflammatoire ou infection) l'œdème distend les lobules graisseux ; la présence des ligaments de Cooper induit alors le classique aspect en « peau d'orange ».

La plaque aréolo-mamelonnaire (PAM)

Située au sommet du cône mammaire, elle en constitue aussi la clé de voûte en termes de stabilité et de fixation cutanée.

Le mamelon

De forme cylindro-conique, il mesure environ 1 cm de hauteur, mais est de taille très variable. Il est implanté sensiblement au centre de l'aréole. Il présente à son extrémité les orifices des 15 à 20 canaux galactophores terminaux (conduits lactifères), qui sont distinctement séparés les uns des autres. Il est essentiel de souligner que l'abouchement de chaque canal galactophore terminal se fait précisément du côté du territoire glandulaire qu'il draine. Ceci est essentiel en clinique comme en chirurgie pour la prise en charge d'un écoulement uniporique.

L'aréole

C'est une surface cutanée pigmentée, globalement circulaire mais parfois ovalaire. Elle est rendue irrégulière par la présence des tubercules de Morgani (glandes aréolaires), qui correspondent à de petites glandes apocrines. On y trouve aussi les tubercules de Montgomery qui sont de petites glandes mammaires et deviennent surtout visibles en fin de grossesse.

Son degré de pigmentation est variable ainsi que son diamètre (35 à 50 mm).

Ses limites latérales sont floues et discrètement irrégulières sur un à deux mm.

Sous la peau aréolaire se trouve le muscle mamillaire qui est étroitement uni à l'aréole et au mamelon. C'est un petit muscle peaucier lisse qui est constitué essentiellement de fibres circulaires, avec quelques rares fibres radiées. Ces fibres s'entrelacent autour des canaux galactophores. Sa contraction, qui est involontaire et réflexe, réduit la plaque aréolaire en la plissant et projette le mamelon en avant (thélotisme).

Le sillon

Il est constitué de tractus fibreux qui attachent directement la face profonde du derme au plan aponévrotique sous-jacent.

Le sillon sous-mammaire est la seule partie constamment fixe du sein. Il ne bougera jamais au cours de la vie de la patiente, ce qui explique l'effet de ptose qui s'aggrave avec le temps en raison d'une laxité cutanée croissante alors que le sillon reste fixe.

Les moyens de fixation

C'est donc la peau qui représente le seul moyen de fixation et de soutien du sein. On peut parler d'une véritable unité cutanéo-glandulaire. Cette unité est plus lâche en périphérie et aboutit à une véritable fusion tissulaire au niveau de la plaque aréolo-mamelonnaire. La seule partie fixe par rapport au reste du corps est le sillon. Le sein suit les déplacements de la peau induits par les mouvements de l'épaule, la position du corps et la pesanteur. Il pourra ainsi prendre une forme très différente selon la position assise ou couchée, le bras le long du corps ou en abduction. Il sera aussi considérablement déformé lors de la réalisation d'une mammographie. Tous ces éléments sont majeurs et bien connus des chirurgiens comme des radiologues, notamment dans la prise en charge des lésions infra-cliniques.

L'anatomie interne du sein

Du fait donc de sa situation sous cutanée et de son origine embryologique, la glande mammaire est étroitement intriquée avec le tissu adipeux sous cutané. Cette intrication est telle que des lobules adipeux sont présents en grande quantité à l'intérieur même de la glande, dès la puberté. C'est une situation tout à fait originale en anatomie, par comparaison avec d'autres organes (rein, foie, etc.).

L'ensemble du volume mammaire n'est pas constitué uniquement de tissu glandulaire (canalaire et lobulaire) mais aussi de tissu adipeux et de tissu conjonctif (figure 3).

Les travées conjonctives ne se limitent pas aux ligaments de Cooper mais traversent toute la glande de manière non systématisée.

La proportion entre ces trois éléments varie considérablement d'une femme à l'autre mais aussi chez une même femme en fonction de son âge, de son statut hormonal et de ses variations pondérales. Ceci explique bien les grandes variations de densité et de consistance de la glande mammaire. Ces variations vont considérablement compliquer ou faciliter le travail du radiologue comme du chirurgien. Schématiquement, le sein très graisseux est idéal pour le radiologue (excellent contraste) mais en partie seulement pour le chirurgien (la palpation d'une tumeur y est aisée, mais le remodelage est bien plus délicat). Le sein très glandulaire met en échec la mammographie, rend la palpation per-opératoire peu fiable mais permet des remodelages glandulaires de qualité.

Sur le plan glandulaire, il existe donc 15 à 20 lobes qui se terminent par un galactophore terminal lequel va s'aboucher au niveau du mamelon exactement en regard de son territoire d'origine. Cependant il n'existe pas anatomiquement de lobes distincts avec des cloisons fibreuses qui les sépareraient les uns des autres. Il s'agit d'une disposition fonctionnelle avec des anastomoses périphériques entre les canaux de deux lobes ou territoires galactophoriques voisins.

Il n'y a donc pas de chirurgie segmentaire réglée du sein. Mais cette disposition particulière explique la cohérence chirurgicale à réaliser des résections selon un dessin pyramidal à pointe mammelonaire, que ce soit pour des tumeurs ou l'exérèse d'un territoire galactophorique.

Vascularisation et innervation

Vascularisation artério-veineuse

L'embryologie explique bien que la vascularisation mammaire soit totalement intriquée avec la vascularisation cutanée. Comme le réseau veineux suit dans ses grandes lignes la disposition artérielle, nous les décrirons ensemble.

Le développement de la glande dans un dédoublement du fascia superficialis explique la disposition finale en trois réseaux :

• Le réseau antérieur ou cutanéo-glandulaire

Il est nettement prépondérant, riche, à larges mailles. Il est double, comprenant :

– le réseau sous-dermique, largement anastomosé en périphérie avec celui de la peau avoisinante. Il ne se distingue en fait du reste du réseau sous dermique de l'organisme que par l'existence de multiples anastomoses en profondeur qui empruntent les ligaments de Cooper pour rejoindre le réseau pré-glandulaire situé moins d'1 cm en dessous (figure 4). C'est ce réseau sous-dermique qui assure la vascularisation cutanée lorsque la glande est séparée de la peau ;

– le réseau pré-glandulaire est situé partiellement à la surface et à l'intérieur de la glande. Il constitue en regard de la PAM un cercle anastomotique de cinq à six centimètres de diamètre, qui se projette donc un peu au-delà des limites de l'aréole : le cercle artério-veineux de Haller (figure 5).

Ces deux réseaux superficiels constituent des mailles d'autant plus serrées que l'on se rapproche du mamelon (figure 6).

Figure 4
Réseau vasculaire sous-dermique et ligaments de Cooper.

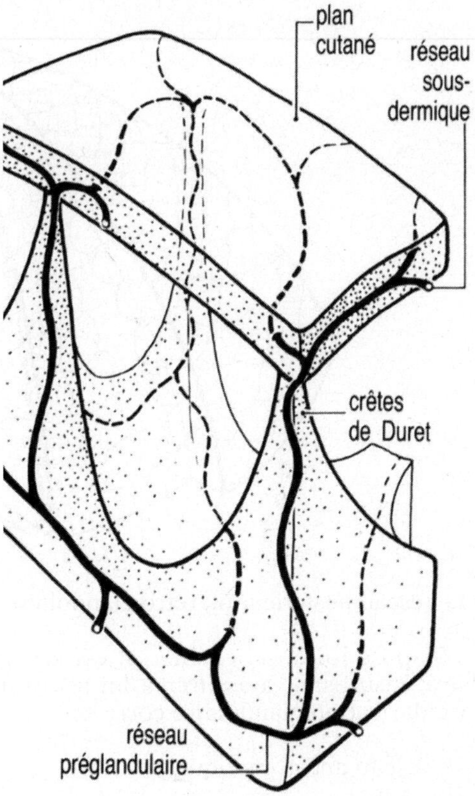

Figure 5
Cercle péri-aréolaire de Haller.

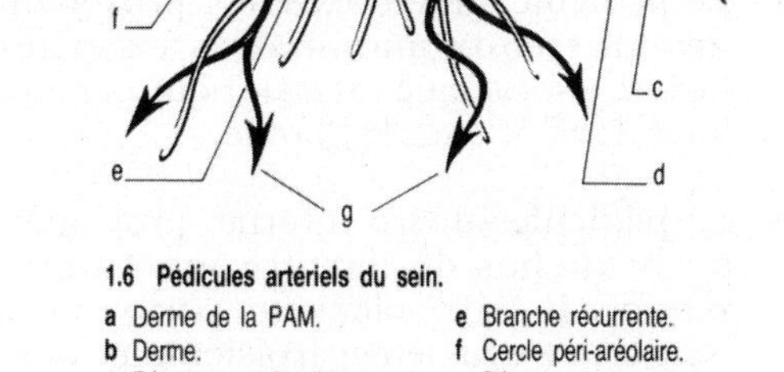

1.6 Pédicules artériels du sein.

a Derme de la PAM.
b Derme.
c Réseau sous-dermique.
d Réseau préglandulaire.
e Branche récurrente.
f Cercle péri-aréolaire.
g Réseau anastomotique.

Figure 6
Le double réseau vasculaire superficiel.

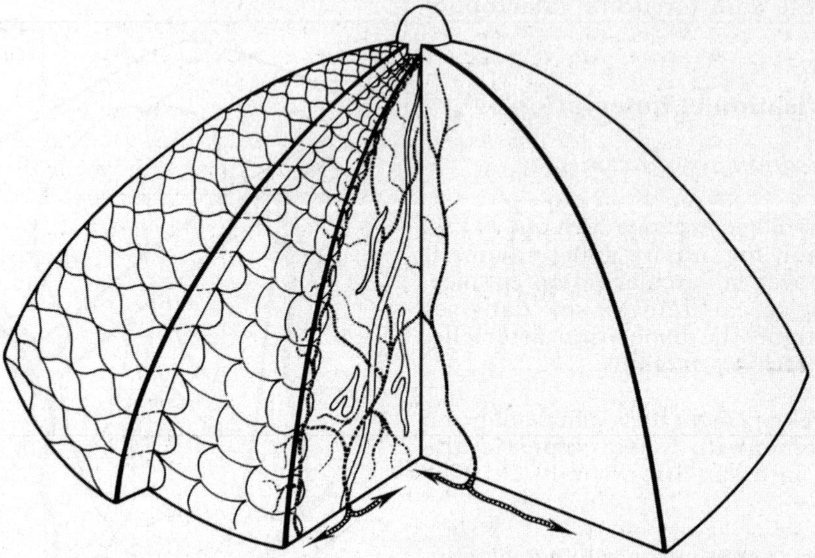

• Le réseau postérieur ou rétro-glandulaire

Disposé lui aussi en filet, il est secondaire, insuffisant à assurer à lui seul une vascularisation glandulaire correcte.

• Le réseau anastomotique

Il est essentiel, perpendiculaire aux deux précédents, assurant la distribution sanguine à l'ensemble de la glande. Les branches principales sont souvent satellites des canaux galactophores.

Apport sanguin

Ces trois réseaux sont alimentés par des pédicules d'importance inégale.

Les trois pédicules principaux sont :

- Le pédicule supéro externe, provenant des vaisseaux mammaires externes (artère thoracique latérale) qui pénètre latéralement dans la glande.
- Le pédicule supéro interne, provenant de branches de l'artère mammaire interne. Il existe plusieurs perforantes, issues des deuxième, troisième et quatrième espaces intercostaux, qui pénètrent donc par la face postérieure.
- Le pédicule inféro-externe est lui aussi postérieur. Il provient de branches performantes des septième, huitième et neuvième espaces intercostaux.

Les autres pédicules sont nettement secondaires :

- Pédicule supérieur constitué par une branche thoracique de l'artère acromio-thoracique.
- Autres branches perforantes inféro-internes issues des cinquième et sixième espaces intercostaux.

La richesse de ces pédicules explique la multiplicité des lambeaux glandulaires réalisables en chirurgie mammaire.

Vascularisation de la plaque aréolo-mammelonaire

Elle est très dépendante du cercle péri-aréolaire, issu du réseau pré glandulaire. Ce cercle est situé à moins de 1 cm de profondeur, légèrement au-delà des limites de l'aréole (figure 5). Il est richement anastomosé comme nous venons de le voir.

Le second apport vasculaire est constitué par le réseau sous dermique, qui est plus fin que le précédent. Il est en règle générale insuffisant pour assurer à lui seul une bonne vascularisation de la PAM.

De nombreux lambeaux dermo-glandulaires porteurs de la PAM sont possibles, dans la mesure où ils respectent le cercle péri-aréolaire et son alimentation par l'un ou l'autre des réseaux. Dans la mastectomie sous cutanée, ce cercle péri-aréolaire peut être volontairement sacrifié pour laisser le moins de glande possible en profondeur, mais la vascularisation de la PAM est alors fragile, reposant sur le seul réseau sous dermique.

Particularités du drainage veineux

L'ensemble du réseau veineux est donc calqué sur le réseau artériel. Tout ce réseau est totalement avalvulé. Le drainage profond rejoint les veines intercostales et donc par elles le système azygos. Or les veines azygos communiquent avec les plexus veineux péri et intrarachidiens. Ceci pourrait expliquer la propension bien connue des cancers du sein à constituer des métastases vertébrales.

Les lymphatiques du sein

L'anatomie des vaisseaux lymphatiques du sein est calquée sur la disposition artério-veineuse, comme cela est souvent le cas dans l'organisme. Les connaissances anatomiques sont anciennes et étaient considérées jusque ces dix dernières années comme acquises et définitives.

La technique du ganglion (lymphonoeud) sentinelle a induit de nombreux travaux fondamentaux qui ont fait évoluer nos connaissances en permettant de corriger des imprécisions et de mieux comprendre la réalité physiologique, fonctionnelle du drainage lymphatique du sein.

Réseaux glandulaires

Nous retrouvons donc le réseau lymphatique superficiel, double, sous-dermique et pré-glandulaire, qui est prépondérant.

Puis le réseau profond rétro-glandulaire, avec des anastomoses intra-parenchymateuses entre eux.

Le réseau superficiel est extrêmement riche et serré dans la région rétro-aréolaire. Sa partie pré-glandulaire correspond au plexus décrit pour la première fois par Michel Sappey en 1834. L'ensemble des lymphatiques intra-glandulaires converge vers ce plexus sous-aréolaire. Il émet en général deux collecteurs efférents, valvulés, qui se drainent en axillaire : un collecteur externe et un collecteur interne qui passe sous l'aréole avant de se diriger en axillaire (figure 7).

Le réseau lymphatique profond est accessoire ; il se draine surtout en mammaire interne et aussi en mammaire externe.

Drainage lymphatique de la glande mammaire

L'ensemble de la glande mammaire peut se drainer en mammaire externe comme en mammaire interne puisque les lymphatiques intra-glandulaires sont reliés aux réseaux superficiel et profond.

Mais 90 % du flux passe en mammaire externe, en utilisant le double réseau puis les collecteurs superficiels.

Figure 7
Drainage lymphatique du sein.

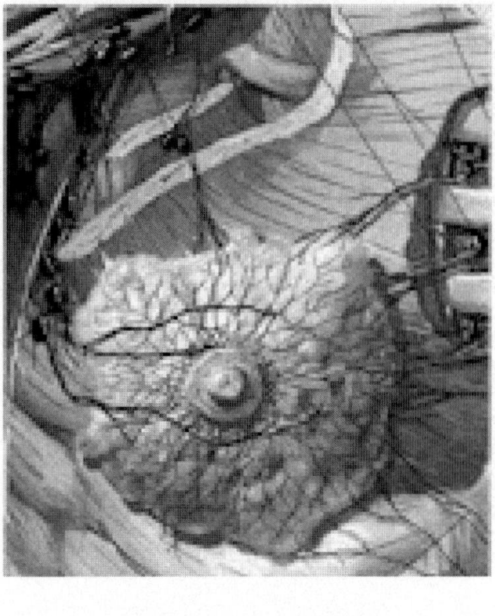

Les travaux sur le ganglion sentinelle ont montré que le passage des lymphatiques intra-glandulaires par la région péri-aréolaire n'est pas constant, contrairement à ce qu'avait décrit Michel Sappey.

Avec ou sans passage par le plexus péri-aréolaire, les deux collecteurs efférents aboutissent constamment à un ou deux ganglions axillaires de premier niveau, qui sont justement les ganglions sentinelles. Ce ne sont pas nécessairement les plus proches du sein. Ce n'est qu'à travers eux que les autres ganglions de la région seront rejoints, de manière plexiforme et non systématisable : il existe bien un ou quelques ganglions de premier niveau (les sentinelles) mais pas de second ou de troisième niveau. Ce concept est maintenant validé par de très nombreux travaux.

Les collecteurs issus du réseau rétro glandulaire profond se drainent vers la chaîne mammaire interne et externe.

Le fait très classique que les tumeurs des quadrants internes et centraux aient un drainage possible en mammaire interne s'explique par le fait que, comme la glande est peu épaisse dans ces quadrants, l'atteinte du réseau profond est précoce. Une tumeur profonde des quadrants externes présentera aussi un drainage en mammaire interne.

Cette disposition en réseau explique la fiabilité de la technique du ganglion sentinelle quel que soit le site d'injection.

Voies accessoires

Il existe plusieurs voies accessoires, secondaires par leur débit mais qui prennent toute leur importance en pathologie (figure 7) :

- Voie anastomotique du réseau sous dermique, qui communique largement en périphérie avec le réseau lymphatique de la peau thoracique avoisinante. Ceci explique bien la formation des nodules de perméation sous cutanés en cas de cancer.
- Voie sus-claviculaire directe, trans-pectorale, rejoignant les ganglions sous-claviers.
- Voie rétro pectorale, contournant le bord inférieur du grand pectoral et rejoignant les ganglions axillaires. Le rare ganglion de Rotter est le ganglion inter-pectoral, situé entre les deux muscles petoraux. Plus rarement le collecteur lymphatique monte directement vers les ganglions sous-claviers. Ceci explique la possibilité très rare d'une atteinte ganglionnaire sus-claviculaire directe sans atteinte axillaire.
- Voie épigastrique profonde, traversant la ligne médiane et pouvant rejoindre les ganglions axillaires contre latéraux. Ceci explique l'atteinte ganglionnaire axillaire controlatérale en cas de cancer du sein, sans atteinte du sein controlatéral.

Innervation

L'innervation de la glande mammaire est riche et provient entièrement de branches perforantes issues des nerfs intercostaux. Les nerfs sont satellites des vaisseaux perforants. On distingue deux groupes principaux.

Le groupe antéro-interne

Provenant de branches émergeant en latéro-sternal du deuxième au cinquième espace intercostal, il a une disposition superficielle pré-glandulaire et pénètre la glande de la superficie vers la profondeur. La branche issue du cinquième espace (et parfois du quatrième) se rend directement à la PAM., qui présente une innervation encore plus riche que le reste de la glande.

Le groupe postéro-externe

Provenant de branches émergeant latéralement du quatrième au sixième espace intercostal, il a une disposition profonde rétro-glandulaire et pénètre la glande par la profondeur.

CONCLUSIONS

La glande mammaire doit être considérée comme une véritable unité cutanéo-glandulaire pour tous les aspects de son anatomie.

Sa structure interne mixte, à la fois glandulaire et conjonctivo-adipeuse, explique les importantes variations de consistance et de densité radiologique que l'on peut observer. Ces variations sont à la fois interindividuelles et liées à l'âge chez une même femme.

La disposition vasculaire sanguine et lymphatique est très riche avec un double réseau superficiel prépondérant. Ceci est très avantageux sur le plan de la vascularisation, mais malheureusement très néfaste pour la dissémination métastatique en cas de cancer, que ce soit par voie veineuse ou par voie lymphatique. Ceci explique – au moins en partie – la précocité de cette dissémination à distance dans l'histoire naturelle des cancers du sein.

LE CREUX AXILLAIRE

Nous ne décrirons ici que les éléments anatomiques principaux, utiles à la compréhension de l'examen de l'aisselle, des techniques chirurgicales et de leurs éventuelles séquelles.

ANATOMIE EXTERNE

La morphologie extérieure de la région axillaire est importante à connaître car elle constitue les repères naturels des différentes voies d'abord de l'aisselle.

Le creux axillaire à la forme d'une pyramide quadrangulaire, qui se déforme avec les mouvements de l'épaule. Elle est naturellement masquée par deux piliers antérieur et postérieur, constitués par les pectoraux en avant et les muscles grand dorsal et grand rond en arrière. Ces deux piliers se terminent au sommet de l'aisselle à distance l'un de l'autre, délimitant une ligne antéropostérieure qui est toujours bien marquée par un ou deux plis cutanés, correspondant au pli du sommet de l'aisselle.

C'est à ce niveau que les cordes lymphatiques seront les plus fréquentes après curage, aisément décelables et naturellement accessibles au travail physiothérapeutique.

Le sommet réel de la région est naturellement beaucoup plus profond et interne puisque situé à la limite de la région sousclavière. Il est donc difficilement accessible à la palpation.

Ceci explique bien la technique de palpation du creux axillaire : lorsque le bras est en abduction, l'extrémité des doigts du clinicien viennent se poser sur le pli du sommet de l'aisselle. Puis le bras est abaissé le long du corps en demandant à la patiente de se détendre au maximum. Ceci permet la palpation en plaquant le tissu de la région contre le gril costal.

LA RÉGION AXILLAIRE : MUSCLES

Paroi antérieure

Elle est constituée par le muscle grand pectoral et plus en profondeur le petit pectoral, unis à l'aponévrose clavi-pectoro-axillaire (fascia clavi-pectoral).

Le grand pectoral s'insère en dedans par de multiples digitations sur la clavicule, le sternum, les côtes et les cartilages costaux (troisième à septième) et même la gaine du grand droit. Il converge à la manière d'un éventail pour se terminer sur la lèvre externe de la coulisse bicipitale de l'humérus. On voit ainsi que son bord inférieur à un trajet beaucoup plus oblique que son bord supérieur. Il est bien palpable sous la peau.

Le petit pectoral s'insère en dedans sur les troisième, quatrième et cinquième côtes pour rejoindre l'apophyse coracoïde. Il est donc totalement recouvert par le grand pectoral. Il se prolonge en bas et en dehors par l'aponévrose clavi-pectoro-axillaire. Ce plan aponévrotique constitue la limite superficielle de la région et sera donc incisé ou excisé lors d'un curage.

Le pathologiste Berg a utilisé le petit pectoral pour diviser la région en trois étages : le premier situé en dehors du muscle, le second en arrière et le troisième en dedans de lui.

Entre les deux muscles se trouve l'espace inter pectoral qui contient le classique ganglion de Rotter. C'est surtout en cas d'atteinte ganglionnaire macroscopique qu'il conviendra de ne pas oublier d'explorer cet espace au doigt pour ne pas risquer de laisser un ganglion envahi à ce niveau. Cet espace est traversé par des rameaux vasculonerveux destinés au grand pectoral, qui sont donc à respecter lors de son exploration (voir plus loin les nerfs des muscles pectoraux).

Paroi inférieure ou base

L'aponévrose clavi-pectoro-axillaire reste globalement parallèle à la peau. Vers le bas, elle change donc d'orientation et s'unit à l'aponévrose du grand pectoral pour former le ligament suspenseur de l'aisselle (Gerdy). Il s'agit d'un système aponévrotique complexe, s'étendant de la clavicule jusqu'à la face antérieure du thorax en dedans et l'aponévrose du muscle coracobrachial en dehors, descendant jusqu'à la base du creux axillaire, et partout intimement relié à la peau (figure 8). On peut le comparer aux sustentes d'un parachute ; il permet la grande mobilité de l'épaule sans bride cutanée mais aussi sans pli lorsque le bras est le long du corps. Schématiquement, le ligament suspenseur est tendu lorsque le bras est le long du corps, permettant le maintien de la peau de manière arciforme et harmonieuse. Il se détend avec l'élévation du bras, donnant la laxité cutanée nécessaire aux amples mouvements de l'épaule.

Cet élégant système est totalement détruit lors de la réalisation d'un curage axillaire, ce qui explique bien les séquelles fonctionnelles.

Il peut par contre être presque totalement respecté lors du prélèvement du ganglion sentinelle.

Paroi interne

Elle est constituée par la paroi thoracique (les cinq premières côtes) recouverte par le muscle grand dentelé (dentelé antérieur).

Figure 8
Creux axillaire en coupe.

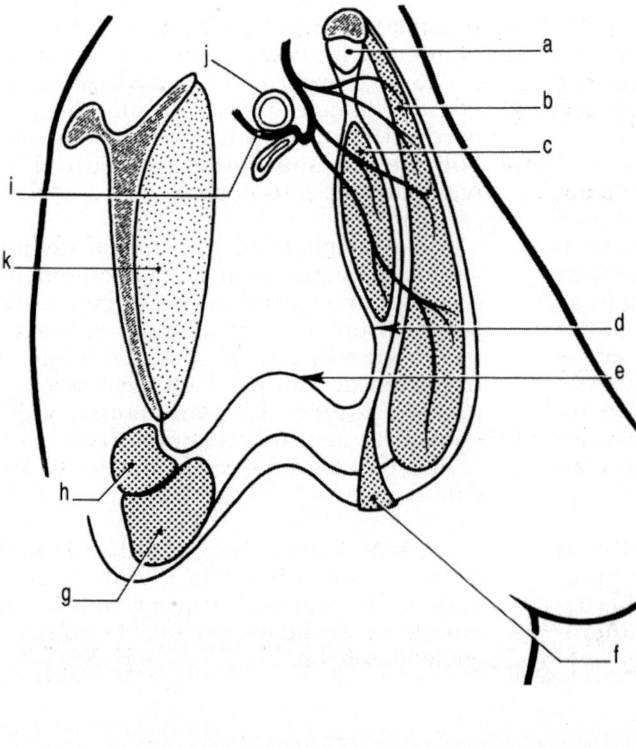

a Sous-clavier.
b Grand pectoral.
c Petit pectoral.
d Aponévrose clavipectoro-axillaire.
e Aponévrose profonde de l'aisselle.
f Ligament suspenseur de l'aisselle (Gerdy).
g Grand dorsal.
h Grand rond.
i Nerf du petit pectoral (ou pectoral médial).
j Vaisseaux sous-claviers.
k Muscle sous-scapulaire.

Ce muscle s'insère par de multiples digitations sur la partie moyenne des neuf premières côtes puis s'enroule en se dirigeant en arrière autour de la paroi thoracique et se termine sur le bord spinal de l'omoplate. Il a un rôle fonctionnel aussi original qu'essentiel. En effet l'articulation de l'épaule présente la particularité de ne pas être en appui direct sur le squelette axial, à la différence de l'articulation de la hanche. L'omoplate n'est maintenue en place par rapport au tronc que grâce à des systèmes musculo-aponévrotiques puissants dont les deux principaux sont la coiffe des rotateurs et justement le grand dentelé. Au moindre mouvement de l'épaule, la tête humérale appuie fortement sur la glène et l'omoplate se déplacerait en dedans si elle n'était pas retenue par le grand dentelé. Aucun autre muscle ne peut pallier à cette fonction essentielle. En cas de paralysie, on observe une diminution fonctionnelle de l'épaule avec une ascension et saillie disgracieuse de l'omoplate dite « en aile de papillon » (scapula alata).

Sommet de l'aisselle

Comme l'aisselle a la forme d'une pyramide tronquée, son sommet qui correspond au troisième étage de Berg est très haut situé et très interne ; il ne mesure que quelques centimètres, et se projette en dedans du bord interne du petit pectoral. Son accès chirurgical est barré par les muscles pectoraux et en haut la veine axillaire (figure 9).

Il ne doit pas être exploré lors d'un curage axillaire classique qui ne concerne que les deux premiers étages de Berg. Il sera évidé lors d'un curage axillaire complet, des trois étages, dont la morbidité est nettement plus importante.

Si une large exposition du sommet est nécessaire, ce qui est exceptionnel, elle sera obtenue par la section du muscle petit pectoral à sa partie supérieure ainsi que d'une partie du grand pectoral.

Figure 9
Nerfs du creux axillaire.

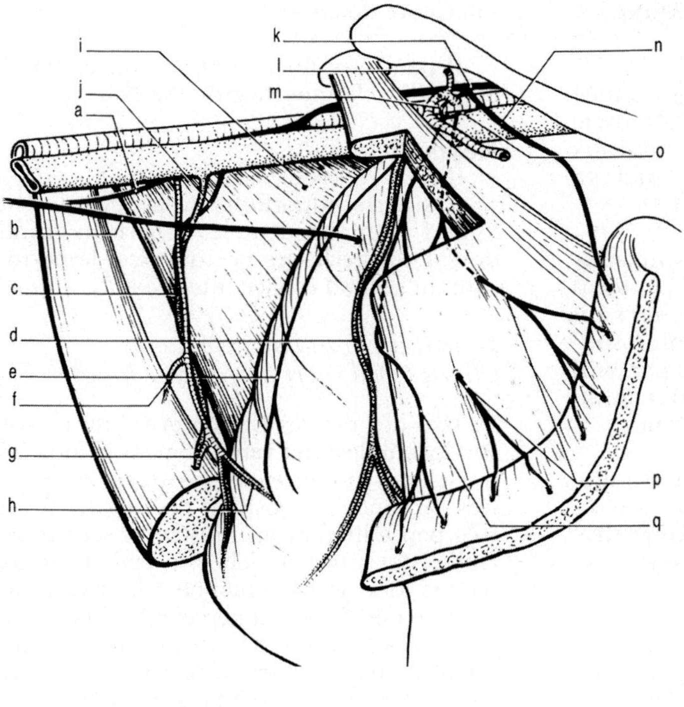

- **a** Accessoire du brachial cutané interne.
- **b** Perforant du 2e intercostal.
- **c** Vaisseaux scapulaires inférieurs.
- **d** Vaisseaux mammaires externes.
- **e** Nerf du grand dentelé.
- **f** Branche scapulaire vasculonerveuse.
- **g** Paquet vasculonerveux du GD.
- **h** Branche antérieure pour le grand dentelé (limite inférieure du curage).
- **i** Muscle sous-scapulaire.
- **j** Nerf du GD.
- **k** Tronc secondaire antéro-externe.
- **l** A. acromio-thoracique.
- **m** Anse des pectoraux.
- **n** Nerf pectoral latéral (NPL).
- **o** Nerf pectoral médial.
- **p** Branches perforantes du NPM destinées au grand pectoral.
- **q** Rameau inférieur du NPM.

LA RÉGION AXILLAIRE : VAISSEAUX ET NERFS

La région axillaire a donc une forme de pyramide tronquée, dans laquelle se trouvent à la partie supérieure les vaisseaux axillaires. Ceux-ci émettent différentes branches qui vont traverser la région, que nous allons détailler (figure 9).

Nous décrirons ensuite les collecteurs et ganglions lymphatiques, dans une optique chirurgicale et fonctionnelle.

Artères et veines

Vaisseaux axillaires

L'artère et la veine sont, en position opératoire, rectilignes et horizontales, juste sous le fascia clavi-pectoral. La veine, située plus bas que l'artère, constitue la limite supérieure de la dissection.

Lorsque le bras est replié au-dessus de la tête de la malade (installation chirurgicale en bras libre) la veine s'incurve et s'abaisse, devenant plus exposée.

L'artère axillaire donne essentiellement quatre branches dans la région (de dedans en dehors) :

- L'artère acromio-thoracique est située en regard du bord supérieur du muscle petit pectoral ; elle donne des rameaux pectoraux et mammaires par sa branche thoracique.
- Des branches directes pour les muscles pectoraux, dont le pédicule pectoral médial qui accompagne le nerf du même nom, contournant le plus souvent le bord externe du petit pectoral pour vasculariser le tiers externe du grand pectoral par sa face profonde.
- L'artère mammaire externe (artère thoracique latérale) qui est une des artères principales de la glande mammaire. Elle vascularise aussi les pectoraux et le grand dentelé.
- L'artère scapulaire inférieure (artère subscapulaire) qui mérite une description séparée.

Les veines sont partout satellites des artères.

Artère scapulaire inférieure (artère subscapulaire)

Lorsqu'elle apparaît dans la région, émergeant sous la veine axillaire à la partie externe du creux axillaire, elle a déjà donné plusieurs branches pour l'omoplate et le muscle grand dentelé. C'est donc en général la branche thoracique de cette artère que l'on découvre, ou artère thoraco-dorsale. En position opératoire, elle est nettement plus profonde que les vaisseaux mammaires externes et en règle deux centimètres environ plus externe. Elle va fournir essentiellement le pédicule principal du muscle grand dorsal, accompagnée par le nerf. Elle émet une ou plusieurs branches vers les ganglions du creux axillaire qui doivent être soigneusement liées lors du curage.

Elle émet aussi une branche antérieure constante vers le grand dentelé, qui constitue une anastomose entre les pédicules vasculaires du grand dorsal et du grand dentelé, au niveau du cinquième espace intercostal. Ce rameau constitue la limite inférieure du curage.

Il peut être utilisé comme un pédicule accessoire du muscle grand dorsal.

Nerfs

Les nerfs importants de la région sont le nerf du grand dentelé, le nerf du grand dorsal, les nerfs des pectoraux et le perforant du second espace inter-costal.

Le nerf du grand dentelé ou de Charles Bell (nerf thoracique long)

Issu des racines C5, C6 et C7 du plexus cervical, il descend verticalement le long du muscle en situation très postérieure donc très profonde en position opératoire. Il est très peu adhérent au muscle et sera donc facilement attiré en dehors avec le reste du curage lorsque l'on cherche à le découvrir. C'est de loin l'élément nerveux le plus essentiel à respecter étant donné les conséquences majeures de sa section (voir plus haut la fonction du muscle grand dentelé).

Le nerf du grand dorsal (nerf thoraco-dorsal)

Il émerge dans la région sous la veine axillaire, dans le tiers moyen de la partie exposée de cette veine. Il repose alors sur le muscle sous scapulaire (subscapulaire) qui constitue la paroi postérieure du creux donc le plancher de la région en position opératoire. Il est toujours situé en dedans mais à une distance variable du pédicule thoraco-dorsal qu'il rejoint un peu plus bas. Il dessine donc avec les vaisseaux un triangle de taille variable, puis il chemine avec eux pour pénétrer dans le muscle grand dorsal par sa face interne, profonde.

Les nerfs des muscles pectoraux

La nomenclature internationale a supprimé les termes de nerf grand et du petit pectoral, en donnant à chaque nerf un nom qui correspond à son origine sur le plexus brachial, soit respectivement, le nerf pectoral latéral pour le nerf du grand pectoral et nerf pectoral médial pour celui du petit (figure 10).

Il persiste cependant une double ambiguïté :

- en position opératoire, c'est le nerf pectoral médial est le plus externe et le seul dont les branches soient exposées lors de la dissection pour un curage.
- Il existe une anastomose entre ce nerf pectoral médial et la branche inférieure du nerf pectoral latéral, parfois appelée à tort anse des pectoraux (la véritable anse des pectoraux est une anastomose entre deux troncs secondaires du plexus brachial).

Cette anse nerveuse s'accompagne des vaisseaux du pédicule pectoral médial. Elle émet des rameaux qui pénètrent dans le muscle petit pectoral et d'autres rameaux qui contournent le plus souvent et parfois traversent le muscle petit pectoral pour se distribuer au grand pectoral dans sa partie moyenne et inférieure.

Cette anse nerveuse assure donc l'innervation du muscle petit pectoral et de la majeure partie du grand pectoral.

Figure 10
Nerfs du creux axillaire.

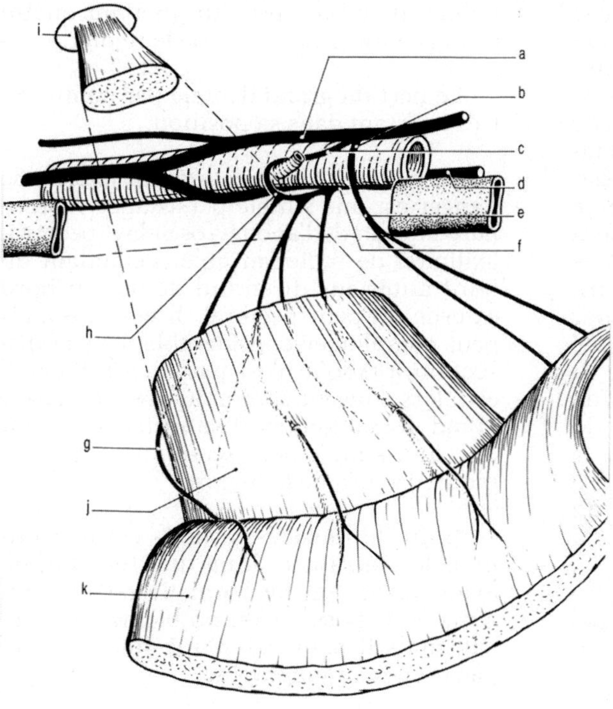

a Tronc secondaire antéro-externe (faisceau latéral).
b Nerf pectoral latéral (NPL).
c Branche inférieure du NPL.
d Tronc secondaire antéro-interne (faisceau médial).
e Branche supérieure du NPL.
f Nerf pectoral médial (NPM).
g Rameau inférieur du NPM.
h Anse des pectoraux.
i Coracoïde.
j Petit pectoral.
k Grand pectoral.

Le perforant du deuxième espace inter-costal (nerf intercosto-brachial)

C'est un nerf uniquement sensitif, issu du second nerf inter-costal au niveau de l'arc latéral des côtes, traversant le muscle grand dentelé puis l'ensemble du creux axillaire de manière arciforme pour rejoindre la peau sous axillaire puis, par un trajet en baïonnette, se distribuer à la face interne du bras dont il partage, avec l'accessoire du brachial cutané interne, la sensibilité. Ce nerf est parfois double, avec un nerf intercosto-brachial issu du troisième et plus rarement du premier espace intercostal. Il est assez souvent lui-même ramifié.

Il est conservé lors d'un curage dit fonctionnel, sans que sa conservation anatomique soit toujours corrélée avec la préservation de la sensibilité de la face interne du bras.

Lorsqu'il est trop ramifié, sa conservation devient très difficile.

Vaisseaux et ganglions lymphatiques

Le creux axillaire est rempli par du tissu fibro-adipeux qui est traversé par le complexe ligamentaire suspenseur de l'aisselle ; il contient les vaisseaux et ganglions (lymphonoeuds) lymphatiques. Ces ganglions sont en nombre très variable, entre 10 et 40, richement anastomosés entre eux. On distingue classiquement cinq groupes, mais cette distinction est très artificielle et ne sera pas détaillée ici. En pratique tous ces ganglions se présentent comme un groupe ganglionnaire unique, modelé par les contours du creux axillaire, constitué de ganglions noyés dans la graisse et constituant donc avec le tissu adipeux une masse homogène. Ils assurent le drainage lymphatique de la totalité de la glande mammaire, en recueillant 75 à 95 % du flux lymphatique originaire du sein.

Ils reçoivent aussi le drainage lymphatique de l'ensemble du membre supérieur, du dos et de la paroi thoraco-abdominale.

Ils convergent au niveau du troisième étage et se continuent dans la région sus-claviculaire.

Ce relais sus-claviculaire reçoit aussi les collecteurs mammaires internes.

VARIATIONS ANATOMIQUES

Elles ne sont pas exceptionnelles, décrites dans 5 à 10 % des cas. Elles portent le plus souvent sur des variations d'origine des différents pédicules vasculaires ou des nerfs. Elles doivent être bien connues des chirurgiens.

Les plus fréquentes sont le dédoublement de la veine axillaire, dont la branche inférieure doit naturellement être respectée et constituer la limite supérieure du curage.

Des nerfs intercosto-brachiaux peuvent être issus du premier ou troisième espace intercostal, avec des ramifications et des anastomoses variables entre eux dans le creux axillaire.

Le nerf du grand dorsal peut émerger nettement en dedans du pédicule thoraco-dorsal et ainsi dessiner un large triangle à pointe inférieure avec lui, mettant quatre à cinq centimètres avant de le rejoindre.

Le nerf du grand dentelé par contre est très constant dans sa position.

Le muscle axillo-pectoral ou muscle de Langer est une simple persistance musculaire au sein de l'aponévrose clavi-pectoro-axillaire, de taille variable, s'étendant du bord antérieur du grand dorsal au bord externe du petit pectoral. Il est rare mais peut compliquer considérablement la dissection lorsqu'il n'est pas identifié car il est alors souvent confondu avec le muscle grand dorsal auquel il se rattache. Il doit être tout simplement sectionné pour permettre l'abord de la région.

Enfin le muscle sternalis est un petit muscle courant le long du sternum, en avant du grand pectoral. Il est rare lui aussi et ne pose aucun problème chirurgical, mais il peut créer une image trompeuse en mammographie.

CONCLUSIONS

Véritable carrefour vasculo-nerveux et lymphatique du membre supérieur, du sein, de la paroi thoracique latérale et du dos, le creux axillaire se distingue aussi par un système ligamentaire sophistiqué, assurant l'amplitude des mouvements de l'épaule sans gêne mécanique. Toute agression chirurgicale va laisser une fibrose cicatricielle qui va désorganiser ce système.

C'est dire combien la chirurgie de cette région induit une morbidité dont l'importance est directement proportionnelle à l'étendue de la dissection. Ceci explique bien la très faible morbidité de la technique du ganglion sentinelle, et son succès. De multiples améliorations techniques sont actuellement à l'étude, dans le but de réduire cette morbidité.

Les dessins sont issus de « Anatomie du sein et de la région axillaire » J-R Garbay in « Cancer du sein » J-Y Petit, Medsi Mc Graw-Hill Paris 1991. ■

BIBLIOGRAPHIE

BORGSTEIN PJ, MEIJER S, PIJPERS RI, *et al.* Functional lymphatic anatomy for sentinel node biopsy in breast cancer. *Ann Surg* 2000; 232 (1): 81-89.

CHAPGAR A, CHAO C, WONG SL, *et al.* Validation of subareolar and periareolar injection techniques for breast sentinel node biopsy. *Arch Surg* 2004; 139: 614-20.

FENEIS H. *Répertoire illustré d'anatomie humaine.* 5e édition MEDSI Ed. Paris 1986

OLIVIER JB, VERHAEGHE JL, BUTARELLI M, *et al. Anatomie fonctionnelle du drainage lymphatique du sein : apport de la technique du lymphonoeud sentinelle.* Annales Chirurgie 2006 ;131 : 608-615 .

SAPPEY M, *Description et iconographie des vaisseaux lymphatiques.* Paris : Delahaye ; 1885.

SHIMAZU K, TAMAKI Y, TAGUCHI T, *et al.* Lymphoscintigraphic visualization of internal mammary nodes with subtumoral injection of radiocolloid in patients with breast cancer. *Ann Surg* 2003; 237 (3): 390-98.

TURNER-WARWICK RT. The lymphatics of the breast. *Br J Surg* 1959; 46: 574-582.

HISTOLOGIE DU SEIN

Philippe BERTHEAU, Anne de ROQUANCOURT

INTRODUCTION

La glande mammaire représente l'essentiel du volume du sein. C'est une glande sudoripare modifiée ayant pour fonction d'assurer l'apport nutritionnel au nouveau-né. Elle est constituée par le parenchyme mammaire proprement dit et par le complexe aréolo-mamelonnaire. Ces deux composants s'agencent autour de l'arbre canalaire mammaire qui sera détaillé plus loin.

Le revêtement cutané du sein est sans particularité à l'exception de sa partie centrale aréolo-mamelonnaire. En profondeur, le sein est en contact étroit avec la paroi thoracique (fascias, muscles, côtes).

Enfin, les ganglions axillaires et mammaires internes ont des rapports très étroits avec le sein notamment en pathologie tumorale.

HISTOLOGIE DU SEIN (EN DEHORS DES VARIATIONS HORMONALES)

GÉNÉRALITÉS SUR L'ARBRE CANALAIRE MAMMAIRE

L'arbre canalaire mammaire est retrouvé à tous les niveaux de la glande mammaire, du lobule (point de départ) jusqu'au mamelon où il s'achève.

Ainsi, 15 à 25 canaux collecteurs s'abouchent au niveau du mamelon. En amont de chaque canal collecteur, on trouve successivement : le sinus lactifère, des canaux galactophores segmentaires et sous segmentaires, des canaux terminaux et des canalicules constituant des lobules. À chaque canal collecteur correspond une arborisation en amont définissant un lobe. Ces 15 à 25 lobes n'ont pas de canaux en commun mais sont totalement intriqués sans individualisation anatomique possible.

Le système canalaire est partout tapissé par une double assise cellulaire comportant une couche épithéliale interne doublée par une couche discontinue externe de cellules myoépithéliales (Figure 1). Les cellules épithéliales cylindriques sont disposées perpendiculairement aux cellules myoépithéliales qui ont une forme allongée. Ces deux couches cellulaires reposent sur une membrane basale. L'ensemble est entouré par un manchon fibroblastique plus ou moins développé en fonction du calibre canalaire. Les cellules myoépithéliales peuvent présenter des variations morphologiques, en particulier un aspect clair (métaplasie à cellules claires).

Au plan immunohistochimique, les cellules épithéliales de l'arbre canalaire sont positives pour les cytokératines (Figure 2) et négatives pour l'actine de muscle lisse. Les cellules myoépithéliales réagissent de manière variable avec les cytokératines et sont positives pour l'actine de muscle lisse (Figure 3). Les membranes basales sont positives pour la laminine et le collagène de type IV.

Figure 1 :
L'arbre canalaire mammaire est partout revêtu par une double assise épithéliale (flèche) et myoépithéliale (tête de flèche) (coloration HES, grossissement original x400)

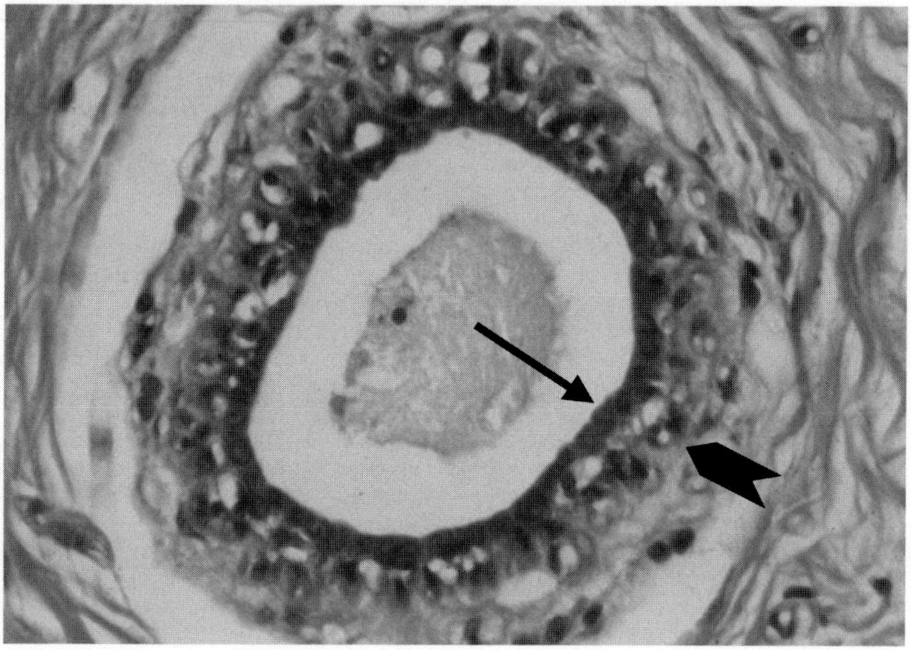

Figure 2 :
Mise en évidence immunohistochimique des cytokératines dans le cytoplasme des cellules épithéliales des canalicules mammaires (anticorps anti-pancytokératine, grossissement original x250)

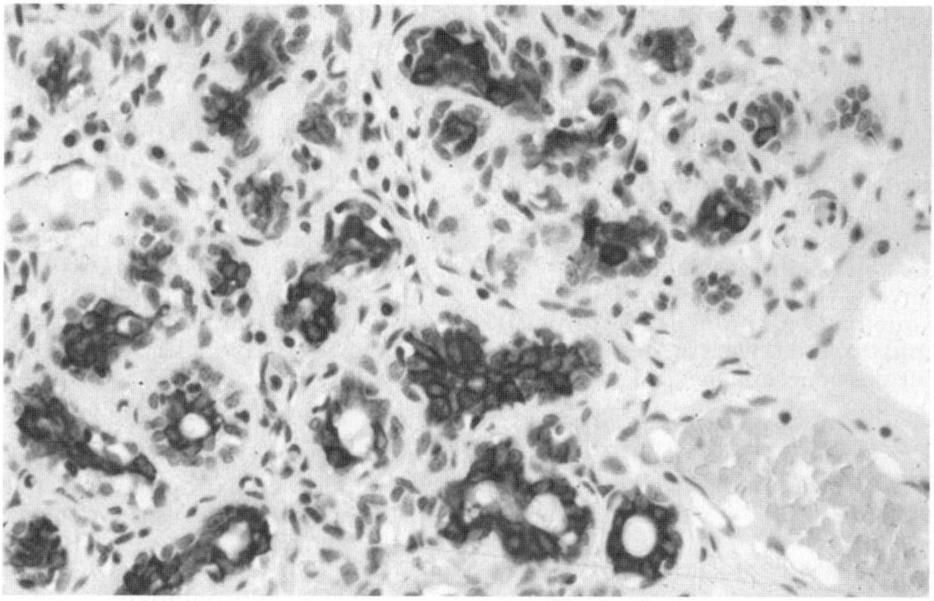

Figure 3 :
Mise en évidence immunohistochimique de l'actine de muscle lisse dans le cytoplasme des cellules myoépithéliales des canalicules mammaires (anticorps anti-actine de muscle lisse, grossissement original x250)

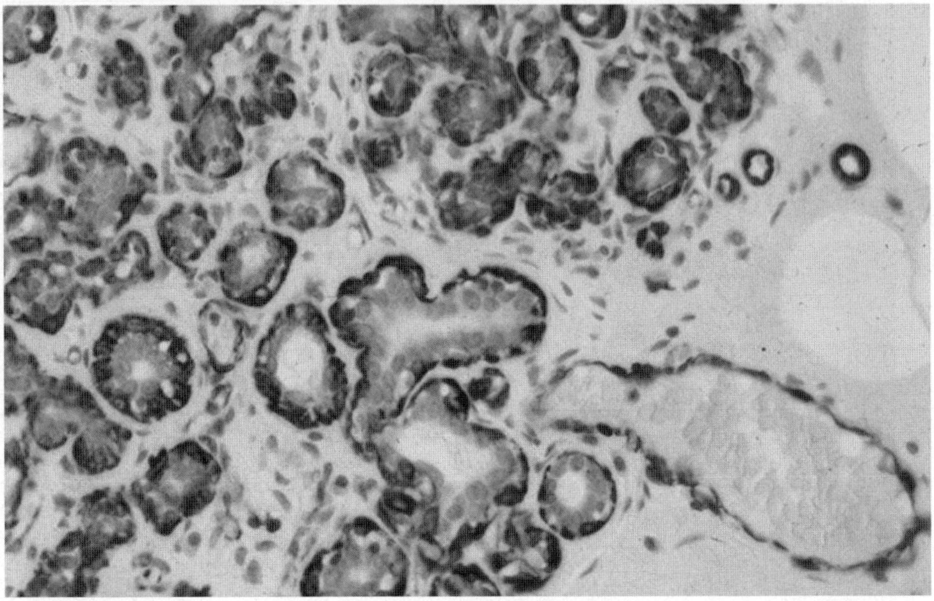

Au plan ultra-structural, les cellules épithéliales entourant la lumière ne sont au contact de la lame basale que dans les interstices situés entre les cellules myoépithéliales. Les cellules myoépithéliales contiennent des myofibrilles, des corps denses et des vésicules de pinocytose. Certaines cellules myoépithéliales contiennent des tonofilaments. Les cellules épithéliales et myoépithéliales adhèrent aux cellules voisines par des desmosomes et des « tight junctions ». Les modifications liées à l'activité sécrétoire intéressent en premier lieu les cellules épithéliales. Cependant, les cellules myoépithéliales renferment également quelques vacuoles sécrétoires. Il n'est pas rare d'observer des lymphocytes et des macrophages migrant dans l'épithélium.

HISTOLOGIE DU PARENCHYME MAMMAIRE

Le parenchyme mammaire est composé de canaux galactophores, de lobules et de tissu conjonctif (Figure 4).

Les canaux galactophores sont de calibre variable. Les plus petits s'appellent canaux terminaux et comportent une partie extra-lobulaire et une partie intralobulaire. Les canaux de calibre moyen ou grand ont une paroi conjonctive riche en fibres élastiques. Les canaux terminaux n'ont pas de paroi élastique.

Les lobules sont composés de 5 à 20 canalicules en moyenne. Ils ont une lumière de très petite taille sans paroi conjonctive propre. Le tissu conjonctif intralobulaire encore appelé tissu palléal entoure les canalicules. Ce tissu lâche, plus cellulaire que le tissu conjonctif interlobulaire, est sensible aux influences hormonales.

À noter une terminologie que l'on peut parfois rencontrer : l'UTDL (Unité Terminale Ductulo-Lobulaire) désigne l'ensemble constitué par le lobule et le canal terminal dans ses parties intra- et extra-lobulaires [1].

L'aspect morphologique des cellules épithéliales et myoépithéliales est variable

Figure 4 :
Le parenchyme mammaire : vue d'ensemble des canaux galactophores (flèche longue), des lobules (flèche courte) et du tissu conjonctif interlobulaire (astérisque)

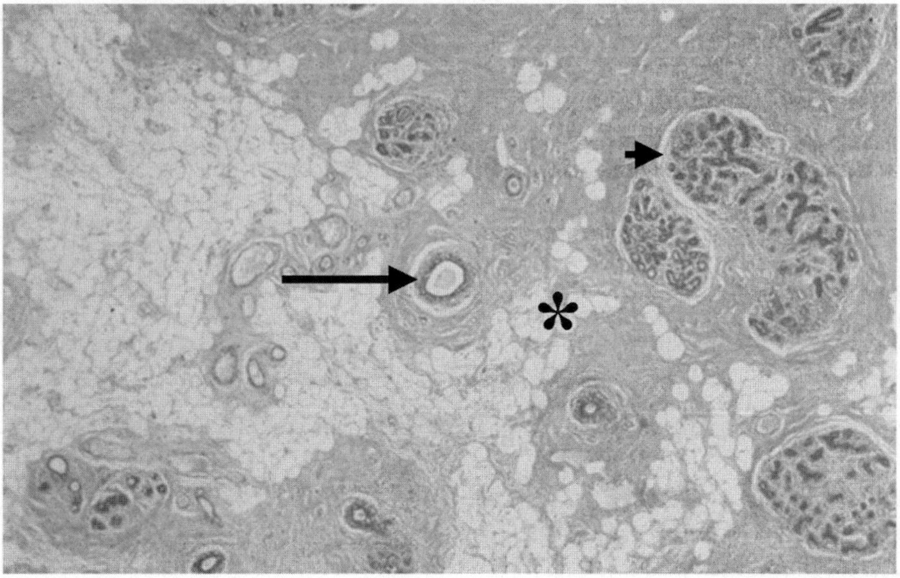

dans les lobules adjacents d'un même prélèvement. Dans la glande mammaire au repos, il existe une discrète activité sécrétoire équilibrée par un processus continuel de résorption évitant l'accumulation des produits sécrétés.

Les canaux et les lobules siègent au sein d'un tissu conjonctif de soutien (dit « interlobulaire »), constitué d'un collagène assez dense peu cellulaire et d'adipocytes. Parfois, on observe la présence de petits amas d'histiocytes pigmentés (« ochrocytes ») à proximité des galactophores (pigment probablement lipofushinique).

Dans 25 % des cas, on note la présence d'un ou plusieurs ganglions intramammaires, mesurant en règle moins de 5 mm et pouvant siéger n'importe où dans le sein.

HISTOLOGIE DU COMPLEXE ARÉOLO-MAMELONNAIRE

Il comporte 15 à 25 canaux collecteurs et sinus lactifères. La partie la plus distale du canal collecteur a un revêtement malpighien (seule exception à la double couche épithéliale/myoépithéliale). Plus en amont, le canal collecteur a une paroi formant des replis dans la lumière. Le sinus lactifère a une lumière dilatée sans replis.

Le tissu conjonctif mamelonnaire est riche en fibres élastiques et en faisceaux de fibres musculaires lisses parallèles ou circulaires par rapport aux galactophores du mamelon.

L'aréole correspond à la peau autour du mamelon : elle est pigmentée et abrite les glandes de Montgomery (glandes sébacées non appendues à des poils) qui assurent la protection du mamelon et de l'aréole pendant l'allaitement). Ces glandes s'ouvrent à la surface cutanée par des petites surélévations appelées tubercules de Morgagni.

HISTOLOGIE DE LA PEAU DU SEIN

À l'exception de la zone mamelonnaire qui est détaillée ci-dessus, le revêtement cutané du sein ne présente pas de particularité.

LES GANGLIONS LYMPHATIQUES

Les principales aires de drainage lymphatique de la glande mammaire sont la région axillaire et, à un moindre degré, la région mammaire interne. On rappelle en outre l'existence de ganglions intramammaires dans 25 % des cas.

Les ganglions lymphatiques sont constitués d'une capsule conjonctive entourant des lymphocytes distribués en plages ou en follicules. La lymphe circule dans le ganglion de dehors en dedans, rentrant dans le ganglion par un orifice dans la capsule, passant dans des sinus sous-capsulaires puis des sinus interfolliculaires et enfin arrivant dans la partie centrale dite médullaire du ganglion avant d'entrer dans les lymphatiques efférents.

VARIATIONS MORPHOLOGIQUES DURANT LA VIE GÉNITALE

VARIATIONS MORPHOLOGIQUES CYCLIQUES

Alors que les hormones sexuelles ont une influence profonde sur la morphologie de la glande mammaire chez les animaux de laboratoire, cette influence hormonale cyclique a une traduction morphologique beaucoup plus faible chez la femme. Ces variations morphologiques ont été divisées par Vogel et coll [2] en cinq phases correspondant aux cinq stades du cycle menstruel : phase proliférative (j 3 à j 7), phase folliculaire (j 8 à j 14), phase lutéale (j 15 à j 20), phase sécrétoire (j 21 à j 27), phase menstruelle (j 28 à j 2).

Pour ces auteurs, la phase proliférative se caractérise par des lumières étroites, des cellules présentant une intense activité mitotique, des cellules épithéliales non vacuolisées et un stroma cellulaire dense. À l'opposé, durant la phase sécrétoire, le stroma est œdémateux, les lumières des tubes sont larges et les cellules sont dépourvues d'activité mitotique et présentent une activité sécrétoire. Longacre et coll. [3] ont pu corréler l'aspect de la muqueuse endométriale et du parenchyme mammaire au cours du cycle menstruel. Pour ces auteurs, la phase proliférative se caractérise par des lobules de petite taille constitués de canalicules à lumière étroite tapissés de cellules épithéliales rarement en mitoses tandis que durant la phase sécrétoire, le nombre de canalicules constituant le lobule augmente, les cellules épithéliales vacuolisées à la base étant plus riches en mitoses.

MODIFICATIONS AU COURS DE LA GROSSESSE

Durant la grossesse, l'activité proliférative prédomine durant les vingt premières semaines de la gestation comme en témoignent les nombreuses mitoses et l'index de marquage élevé par la thymidine. Cette activité proliférative se traduit par une multiplication du nombre des acini constituant le lobule. À partir du deuxième trimestre se produit une accumulation de matériel sécrétoire dans les cellules épithéliales lobulaires. Les cellules myoépithéliales deviennent moins apparentes. Le tissu conjonctif interlobulaire s'amenuise au fur et à mesure que les lobules se développent. La sécrétion lactée apparaît surtout entre le deuxième et le cinquième jour après l'accouchement. Le sein lactant montre une distension des acini avec accumulation d'un abondant matériel sécrétoire dans la lumière et dans le cytoplasme des cellules épithéliales. Les cellules myoépithéliales sont peu visibles à ce stade. Le matériel lipidique accumulé dans la région supra nucléaire est sécrété selon le mode apocrine par amputation du pôle apical de la cellule. Le matériel protéique est sécrété selon le mode mérocrine.

Après arrêt de la lactation, trois à quatre mois sont nécessaires pour que la glande mammaire retourne à l'état de repos. Au cours des premiers stades de régression ou involution lobulaire, les lobules prennent un aspect irrégulier avec une distribution désordonnée des canalicules et des vestiges canaliculaires [4]. Le tissu palléal est infiltré de lymphoplasmocytes. L'involution post-gestationnelle peut se traduire par une augmentation de la quantité de tissu conjonctif adipeux et fibreux.

INVOLUTION POST-MÉNOPAUSIQUE

Après la ménopause, le sein subit une involution caractérisée par une atrophie des structures épithéliales : les lumières des canalicules se rétrécissent, la membrane basale s'épaissit et le tissu palléal se hyalinise [5]. Cette involution peut se traduire par la disparition complète de certaines structures lobulaires et par l'atrophie kystique de canaux galactophores interlobulaires. Environ un tiers des canalicules persistent (trois à quatre par lobule). L'assise myoépithéliale peut devenir hyperplasique. Le tissu conjonctif subit lui aussi des remaniements involutifs touchant les fibres élastiques et collagène aboutissant à une perte du tissu conjonctif de soutien et à une augmentation du tissu adipeux. Ce processus d'involution n'est pas uniforme dans tout le sein.

HISTOLOGIE DU SEIN CHEZ L'HOMME

La glande mammaire chez l'homme adulte est histologiquement comparable à celle de la jeune fille en période prépubertaire : l'arbre canalaire mammaire s'arrête en amont au niveau des galactophores et il n'y a pas de lobules. ■

BIBLIOGRAPHIE

[1] Wellings S.R., Jensen H.M. and Marcum, R.G. An atlas of subgross pathology of the human breast with spécial reference to possible precancerous lesions. *J Natl Cancer Inst*, 55: 231-273, 1975.

[2] Vogel P.M., Georgiade N.G., Fetter B.F., Vogel F.S. and McCarty, K.S. The correlation of histologic changes in the human breast with the menstrual cycle. *Am J Pathol*, 104: 23-34, 1981.

[3] Longacre T.A. and Bartow S.A. A correlative morphologic study of human breast and endometrium in the menstrual cycle. *Am J Surg Pathol*, 10: 382-393, 1986.

[4] Battersby S. and Anderson T.J. Histologic changes in breast tissue that characterize recent pregnancy. Histopathology, 15: 415-433, 1989.

[5] Hutson S.W., Lowen P.N., and Bird C.C. Morphologic studies of age related changes in normal human breasts and their significance in the evolution of mammary cancer. *J Clin Pathol*, 38: 281-287, 1985.

MÉTHODOLOGIE EN HISTOPATHOLOGIE MAMMAIRE

Philippe BERTHEAU, Anne de ROQUANCOURT

Ce chapitre aborde les principaux aspects méthodologiques rencontrés en anatomie pathologique mammaire. Les prélèvements adressés dans les laboratoires, même s'ils ne sont pas réalisés par les pathologistes, influent directement sur l'organisation du laboratoire selon qu'il s'agira plutôt de biopsies, en importante augmentation à l'heure actuelle, ou plutôt de pièces opératoires. La prise en charge de ces prélèvements doit être immédiate pour la congélation, étape indispensable dans la perspective de tests moléculaires. Les étapes de fixation, inclusion en paraffine et coupes sont suivies par des colorations standard ou des tests immunohistochimiques dont les principales applications seront exposées.

LES TYPES DE PRÉLEVEMENTS EN PATHOLOGIE MAMMAIRE

De multiples prélèvements mammaires peuvent être adressés au laboratoire de pathologie, allant de la ponction cytologique à l'aiguille fine jusqu'à la pièce de mastectomie avec curage axillaire. Certains de ces modes de prélèvement seront plus développés dans d'autres chapitres.

LA PONCTION CYTOLOGIQUE À L'AIGUILLE FINE

Réalisé sur une lésion palpable, ce geste permet de prélever des cellules et de proposer avec une très bonne fiabilité un diagnostic de bénignité ou de malignité. Le prélèvement est déposé sur une lame, fixé immédiatement (alcool éther), envoyé au laboratoire et coloré. L'interprétation peut être faite moins de 24 heures après la réalisation du prélèvement.

LA MICROBIOPSIE

Il s'agit d'un prélèvement tissulaire fait avec une aiguille 14G ou 16G. Ces prélèvements, malgré leur petite taille, sont très informatifs car ils sont faits sous contrôle radiologique. Plusieurs carottes peuvent être fixées pour l'étude histopathologique standard ou congelées pour la recherche de marqueurs pronostiques ou prédictifs.

LES MACROBIOPSIES

Le système le plus utilisé actuellement est la macrobiopsie stéréotaxique par aspiration avec des aiguilles 8G ou 11G (Mammotome®). L'intérêt des macrobiopsies est de permettre des prélèvements de plus grande taille et de garder la cohésion et la topographie des lésions. Les lésions nodulaires de 1 cm ou moins et les foyers de microcalcifications peuvent être étudiés par ces techniques.

LES BIOPSIES CHIRURGICALES

Les biopsies chirurgicales sont de moins en moins pratiquées. Elles ont été beaucoup utilisées pour les tumeurs localement avancées avant traitement néoadjuvant mais sont actuellement presque toujours remplacées par des microbiopsies à l'aiguille.

LES PETITES EXÉRESES CHIRURGICALES

Il s'agit de prélèvements chirurgicaux à visée diagnostique ou thérapeutique, éventuellement aidés par un repérage radiologique. Ils s'adressent à tous les types de lésions mammaires.

Il s'agit de tumorectomies, reprises de tumorectomie, exérèses sous repérage de foyers de microcalcifications, exérèses sous repérage de nodules infracliniques...

LA PYRAMIDECTOMIE

Ce prélèvement chirurgical est de forme pyramidale avec un sommet au niveau du mamelon. Il est effectué pour rechercher la cause et/ou traiter certains écoulements mamelonnaires d'étiologies diverses (ectasies canalaires, papillome, cancer...).

LA QUADRANTECTOMIE

Ce prélèvement permet une exérèse plus large de tout un quadrant mammaire. Ses indications sont discutées dans un autre chapitre.

MASTECTOMIE

L'ablation de toute la glande mammaire et de son revêtement cutané est nécessaire dans certaines pathologies cancéreuses. Une mastectomie accompagnée d'un curage axillaire correspond à l'intervention de Patey.

CURAGE AXILLAIRE

L'ablation des ganglions lymphatiques de drainage a un grand intérêt pronostique en pathologie cancéreuse et conditionne certains traitements complémentaires si des ganglions sont métastatiques. Le curage axillaire accompagne une tumorectomie ou une mastectomie. La technique du ganglion sentinelle permet de limiter l'étendue du curage ganglionnaire tout en restant très informative. Cette technique sera développée dans un autre chapitre.

TECHNIQUE STANDARD EN HISTOPATHOLOGIE DU SEIN

La technique histopathologique standard est exposée à l'aide d'un exemple de traitement chirurgical conservateur pour cancer du sein. À noter que la stratégie « tumorectomie avec examen extemporané puis curage axillaire » qui est exposée ci-dessous est actuellement souvent remplacée par une biopsie initiale à l'aiguille fine suivie par une tumorectomie et un curage axillaire souvent limité au ganglion sentinelle. Ces stratégies seront développées dans les chapitres consacrés à la pathologie cancéreuse.

Exemple : une patiente avec une tumeur palpable subit une tumorectomie. Un examen pathologique extemporané est demandé par le chirurgien pour trois raisons : *confirmer la malignité* afin de pouvoir poser l'indication d'un curage axillaire, *étudier les berges d'exérèse* afin de pratiquer une recoupe chirurgicale si la tumeur siège très prêt d'une berge et *mesurer précisément la tumeur* afin de poser l'indication d'une mastectomie pour une lésion dépassant 3 cm et si la patiente a été prévenue de cette éventualité.

Pour réaliser l'examen extemporané, la pièce de tumorectomie est adressée immédiatement à l'état frais au laboratoire de pathologie. Le médecin pathologiste ouvre la pièce et fait dans la lésion un prélèvement de quelques mm qui est congelé dans un cryostat. Des coupes sont réalisées et colorées puis interprétées au microscope par le pathologiste qui peut alors répondre aux questions du chirurgien. L'examen extemporané prend au total de 15 à 30 minutes Dans le même temps sont réalisés chaque fois que possible des prélèvements congelés pour la tumorothèque (voir ci-dessous).

Ensuite, les pièces opératoires entrent dans le cycle des techniques de pathologie sur tissus fixés : après 24 heures de fixation chimique en formol ou fixateur non formolique, la pièce de tumorectomie et le curage axillaire sont examinés par le pathologiste qui réalise des prélèvements orientés sur les lésions (examen macroscopique). Les techniques de macroscopie (encrage...) sont détaillées dans [1]. Les échantillons choisis par le pathologiste sont mis en cassettes, inclus en paraffine, coupés, étalés sur lame, colorés, recouverts par une lamelle et interprétés au microscope. Un compte rendu écrit est réalisé.

TECHNIQUES COMPLÉMENTAIRES EN PATHOLOGIE MAMMAIRE

À PARTIR DE TISSU FRAIS

La recherche de marqueurs pronostiques ou prédictifs de la réponse thérapeutique ne peut souvent être réalisée que sur du tissu congelé. En effet la plupart des analyses moléculaires sur les acides nucléiques (ADN, ARN) ou sur les protéines ont des rendements faibles à partir de tissus fixés. La congélation systématique de toutes les tumeurs dont la taille est suffisante est donc actuellement la règle lorsque l'infrastructure locale le permet.

La congélation doit être faite dans les délais les plus brefs (quelques minutes) après la biopsie ou l'intervention chirurgicale afin de conserver au mieux la composition moléculaire du tissu. Les biopsies à l'aiguille radioguidées sont congelées en azote directement dans la salle de radiologie et les pièces opératoires sont rapidement apportées du bloc au laboratoire de Pathologie où un médecin pathologiste choisit la zone à congeler. C'est le médecin pathologiste qui décide si une tumeur peut être congelée ou non car il faut que la partie restante non congelée soit de taille suffisante pour faire le diagnostic après inclusion en paraffine. Les tumeurs dont la taille est au moins égale à 1 cm peuvent habituellement faire l'objet de fragments congelés.

L'échantillon congelé peut être communiqué immédiatement aux laboratoires en charge de la recherche de marqueurs moléculaires tels que récepteurs hormonaux, HER2, p53, profils d'expression... L'échantillon peut aussi être gardé jusqu'à plusieurs années en azote liquide ou dans un congélateur à – 80° dans une structure dédiée à cette activité appelée tumorothèque. L'échantillon pourra alors être réutilisé ultérieurement si la maladie du patient le nécessite afin d'y rechercher d'éventuels nouveaux marqueurs moléculaires non encore connus au moment du diagnostic initial.

Si le patient en est informé et ne s'y oppose pas, des projets de recherche scientifique pourront être menés à partir d'échantillons frais ou à partir des échantillons congelés de la tumorothèque.

Il est possible de coupler à ces analyses moléculaires une étape préalable de microdissection tissulaire laser qui permet de sensibiliser de manière importante certaines analyses moléculaires [2].

À PARTIR DE TISSU FIXÉ

Il s'agit essentiellement de la technique d'immunohistochimie (IHC) qui est la principale technique complémentaire utilisée actuellement dans les laboratoires de Pathologie.

Son principe est simple : certains antigènes tissulaires sur coupes peuvent être reconnus par des anticorps spécifiques. Cette liaison antigène anticorps peut être détectée par un anticorps dit secondaire, lui-même détecté par un système d'amplification qui donne lieu à un précipité coloré sur la coupe tissulaire. Certains anticorps primaires ne fonctionnent que sur des coupes congelées mais à l'heure actuelle la plupart des anticorps peuvent être utilisés sur des tissus fixés et inclus en paraffine.

Le choix des anticorps utilisés dépend bien sûr de la lésion étudiée et plusieurs stratégies d'étude vont être exposées dans ce chapitre. Des revues détaillées consacrées à l'IHC en pathologie mammaire sont disponibles [3, 4, 5].

Apport de l'immunohistochimie pour le diagnostic différentiel des lésions bénignes, atypiques et malignes

Dans cette situation, l'IHC est utilisée pour affirmer la bénignité ou la malignité d'une lésion.

Immunomarquage des cellules myoépithéliales

La recherche d'une assise myoépithéliale au contact des cellules épithéliales peut être un élément déterminant pour distinguer une lésion bénigne et une lésion maligne. Il en est ainsi du carcinome tubuleux qui est une tumeur maligne extrêmement bien différenciée et pour laquelle il est parfois nécessaire de montrer la disparition des cellules myoépithéliales pour affirmer la malignité. L'examen d'une coupe colorée à l'HES étant souvent insuffisant pour faire cette démonstration, il est alors nécessaire de faire un immunomarquage des cellules myoépithéliales à l'aide d'un anticorps anti-actine de muscle lisse, ou anti-CD10 ou anti-p63.

Inversement, la cicatrice radiaire est une lésion bénigne pouvant parfois simuler une tumeur maligne et la persistance de l'assise myoépithéliale montrée par immunohistochimie sera alors un élément décisif pour affirmer la bénignité.

Les lésions papillaires du sein sont de diagnostic souvent difficile et peuvent également bénéficier de ces immunomarquages.

Cytokératines et hyperplasie épithéliale

Il a été proposé d'utiliser un immunomarquage avec l'anticorps anti-cytokératine 5/6 pour aider au diagnostic différentiel entre hyperplasie épithéliale canalaire simple et hyperplasie épithéliale canalaire atypique. Cet anticorps est plus souvent exprimé dans le premier cas [6].

Apport de l'immunohistochimie pour le typage et l'extension des lésions malignes

Dans cette situation, le diagnostic de malignité est déjà acquis et l'IHC va servir à préciser le type de cancer ou son degré d'extension.

Diagnostic différentiel entre carcinome canalaire infiltrant (CCI) et carcinome lobulaire infiltrant (CLI)

Le diagnostic différentiel entre CCI et CLI est habituellement facile sur des coupes avec coloration standard. Toutefois, certains cas peuvent être plus difficiles et on peut alors s'aider de l'anticorps anti-cadhérine E (positif dans le CCI, négatif dans le CLI) [7] ou de l'anticorps anti-cytokératine 903 (34betaE12) (négatif dans le CCI, positif dans le CLI).

Confirmer une maladie de Paget du mamelon

La maladie de Paget du mamelon se caractérise par la présence de cellules épithéliales tumorales dans l'épiderme mamelonnaire et peut poser un problème diagnostique avec notamment certaines tumeurs mélanocytaires intra-épidermiques. La positivité des immunomarquages anti-EMA, anti-CK7 et anti-HER2 (en faveur de la maladie de Paget), ainsi que la négativité de l'immunomarquage anti-protéine S100 (positif dans le mélanome) confirmeront le diagnostic de maladie de Paget.

Rechercher des micrométastases ganglionnaires

La recherche de métastases ganglionnaires est aisée sur des colorations standard sauf s'il s'agit de métastases de très petite taille, parfois limitées à une ou deux cellules dans un sinus sous-capsulaire ganglionnaire. Les métastases ganglionnaires d'un carcinome lobulaire infiltrant peuvent être également difficiles à déceler car il s'agit de petites cellules ressemblant aux lymphocytes adjacents. Dans ces situations, ainsi que dans le contexte de plus en plus fréquent de l'étude des ganglions sentinelles, il peut être nécessaire de rechercher des cellules épithéliales métastatiques en utilisant un anticorps anti-cytokératines, éventuellement sur plusieurs niveaux de coupes.

Identifier un carcinome de type basal

Le carcinome mammaire de type basal (CB) est une entité dont l'existence a été proposée en 2000 à partir d'approches moléculaires sur puces à ARN [8]. Depuis, de nombreux autres travaux ont confirmé l'existence d'un groupe de carcinomes n'exprimant ni les récepteurs hormonaux ni HER2 mais exprimant par contre des cytokératines dites basales. Les CB, souvent associés à une mutation de *TP53*, pourraient constituer un groupe de cancers agressifs mais très chimiosensibles.

Sur les coupes après coloration standard, les CB n'ont pas d'aspect caractéristique et l'on note seulement une grande fréquence de tumeurs de haut grade et un stroma souvent inflammatoire [9]. Il n'y a pas encore de consensus sur la méthode à utiliser pour faire un diagnostic de CB (moléculaire et/ou immunohistochimique). Le profil immunohistochimique est typiquement le suivant : négativité avec les anticorps anti-récepteurs hormonaux et anti-HER2, positivité avec les anticorps anti-CK5 et/ou anti-CK17 (cytokératines « basales ») et/ou anti-REGF [9].

Apport de l'immunohistochimie pour évaluer le pronostic d'une tumeur ou prédire la réponse à un traitement

Dans cette situation, le diagnostic de malignité et le type tumoral sont acquis et l'IHC va apporter des éléments supplémentaires pour la prise en charge thérapeutique.

Récepteurs hormonaux

La recherche des récepteurs hormonaux dans les cancers du sein est utilisée comme élément pronostique mais aussi comme indicateur dans le choix d'un traitement adjuvant tel que l'hormonothérapie.

La méthode immunohistochimique est actuellement considérée comme la méthode de première intention pour rechercher l'expression des récepteurs hormonaux [10]. Elle peut être complétée par une analyse moléculaire de l'ARNm du récepteur (Q-RT-PCR) ou par une analyse protéique (liaison du récepteur à l'hormone).

L'analyse de l'immunomarquage se fait en appréciant l'intensité du marquage nucléaire et le pourcentage de noyaux tumoraux marqués dans la composante tumorale infiltrante (Figure 1), un seuil de positivité de 10 % étant souvent retenu.

Les anticorps le plus souvent utilisés permettent de mettre en évidence le récepteur alpha des œstrogènes et le récepteur à la progestérone. On peut également rechercher l'expression du récepteur beta des œstrogènes. L'intérêt clinique et thérapeutique de ces détections est exposé dans d'autres chapitres plus spécialisés de cet ouvrage.

HER2

HER2 est un gène de la famille du récepteur de l'EGF codant pour une protéine transmembranaire intervenant dans la transduction du signal par son activité tyrosine kinase. Ce gène est amplifié dans 20 à 25 % des cancers du sein et la protéine correspondante est alors facilement détectable par immunohistochimie sur la membrane cellulaire. Cette anomalie moléculaire est connue depuis longtemps pour être associée à un pronostic défavorable. Elle est de plus fortement prédictive de la réponse au trastuzumab (Herceptine®), anticorps thérapeutique dirigé contre HER2 [11]. L'identification des patientes surexprimant/amplifiant HER2 est donc une étape cruciale avant traitement éventuel par trastuzumab.

Trois approches sont actuellement possibles pour rechercher cette anomalie : l'immunohistochimie, l'hybridation *in situ* fluorescente ou chromogénique (FISH ou CISH), et les techniques moléculaires *in vitro* de Q-PCR ADN ou ARN. Les deux dernières approches sortent du cadre de ce chapitre mais elles sont actuellement recommandées en deuxième intention, lorsque l'IHC ne permet pas de conclure de manière formelle.

La positivité en immunohistochimie (dite « marquage 3+ ») se définit par l'existence d'au moins 60 % de cellules tumorales ayant un fort marquage membranaire en cadre (12) (Figure 2). Les cas négatifs (dits « marquage 0 » ou « marquage 1+ ») rassemblent les tumeurs sans aucun marquage ou ne présentant qu'un marquage membranaire non circonférentiel. Les cas dits « marquage 2+ » concernent les immunomarquages membranaires en cadre mais d'intensité plus faible que le témoin 3+, ou les cas où peu de cellules tumorales sont marquées. Ces cas « 2+ » peuvent correspondre à des cas amplifiés ou non amplifiés et doivent donc faire l'objet d'une recherche d'amplification de HER2 par une autre méthode.

Il faut souligner l'importance des programmes d'assurance qualité et des contrôles qui doivent entourer la technique d'IHC HER2 avec notamment utilisation systématique de témoins calibrés sur une autre technique (FISH ou PCR) [12]. ■

Figure 1 :
Mise en évidence immunohistochimique du récepteur aux œstrogènes dans un carcinome canalaire infiltrant du sein : marquage nucléaire des cellules tumorales (anticorps 6F11, grossissement original x400)

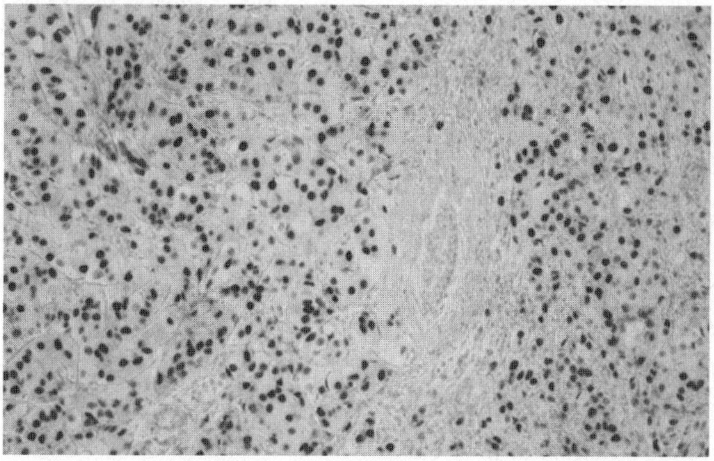

Figure 2 :
Mise en évidence immunohistochimique de HER2 dans un carcinome canalaire infiltrant du sein : intense marquage membranaire en cadre dans près de 100 % des cellules tumorales (T), et négativité des cellules normales résiduelles (N)

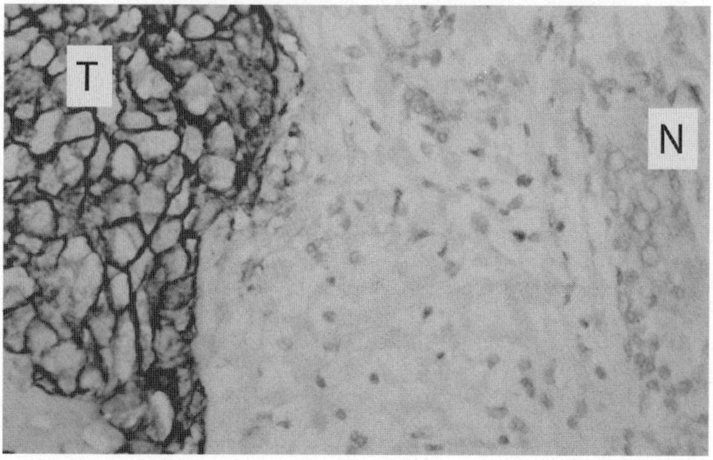

BIBLIOGRAPHIE

[1] DE ROQUANCOURT A., ZAFRANI B., BOURSTYN E., ESPIÉ M. and BROCHERIOU C. : Étude macroscopique des pièces d'exérèse mammaire. Arch Anat Cytol Path, 42: 206-210, 1994.

[2] BERTHEAU P., PLASSA L.F., LEREBOURS F., DE ROQUANCOURT A., TURPIN E., LIDEREAU R., DE THE H. and JANIN A.: Allelic loss detection in inflammatory breast cancer: improvement with laser microdissection. Lab Invest, 81: 1397-1402., 2001.

[3] BALATON A.J., GUINEBRETIERE J.M. and PENAULT-LLORCA F. : Applications de l'immunohistochimie dans le diagnostic des lésions épithéliales mammaires. Ann Pathol, 23: 570-581., 2003.

[4] LERWILL M. F.: Current practical applications of diagnostic immunohistochemistry in breast pathology. Am J Surg Pathol, 28: 1076-1091, 2004.

[5] MORIYA T., KASAJIMA A., ISHIDA K., KARIYA Y., AKAHIRA J., ENDOH M., WATANABE M. and SASANO H.: New trends of immunohistochemistry for making differential diagnosis of breast lesions. Med Mol Morphol, 39: 8-13, 2006.

[6] LACROIX-TRIKI M., MERY E., VOIGT J.J., ISTIER L. and ROCHAIX P.: Value of cytokeratin 5/6 immunostaining using D5/16 B4 antibody in the spectrum of proliferative intraepithelial lesions of the breast. À comparative study with 34betaE12 antibody. Virchows Arch, 442: 548-554, 2003.

[7] COWIN P., ROWLANDS T.M. and HATSELL S.J.: Cadherins and catenins in breast cancer. Curr Opin Cell Biol, 17: 499-508, 2005.

[8] PEROU C.M., SORLIE T., EISEN M.B., VAN DE RIJN M., JEFFREY S.S., REES C.A., POLLACK J.R., ROSS D.T., JOHNSEN H., AKSLEN L.A., FLUGE O., PERGAMENSCHIKOV A., WILLIAMS C., ZHU S.X., LONNING P.E., BORRESEN-DALE A.L., BROWN P.O. and BOTSTEIN D.: Molecular portraits of human breast tumours. Nature, 406: 747-752, 2000.

[9] LIVASY C.A., KARACA G., NANDA R., TRETIAKOVA M.S., OLOPADE O.I., MOORE D.T. and PEROU C.M.: Phenotypic evaluation of the basal-like subtype of invasive breast carcinoma. Mod Pathol, 19: 264-271, 2006.

[10] BALATON A.L., COINDRE J.M., COLLIN F., ETTORE F., FICHE M., JACQUEMIER J., LE DOUSSAL V., MANDARD A.M., MATHIEU M.C., MIGEON C., SIMONY-LAFONTAINE J., TREILLEUX I., VERRIELE V., VILAIN M.O. AND ZAFRANI B. Recommandations pour l'évaluation immunohistochimique des récepteurs hormonaux sur coupes en paraffine dans les carcinomes mammaires. Ann Pathol, 16: 144-148, 1996.

[11] PICCART-GEBHART M.J., PROCTER M., LEYLAND-JONES B., GOLDHIRSCH A., UNTCH M., SMITH I., GIANNI L., BASELGA J., BELL R., JACKISCH C., CAMERON D., DOWSETT M., BARRIOS C.H., STEGER G., HUANG C.S., ANDERSSON M., INBAR M., LICHINITSER M., LANG I., NITZ U., IWATA H., THOMSSEN C., LOHRISCH C., SUTER T.M., RUSCHOFF J., SUTO T., GREATOREX V., WARD C., STRAEHLE C., MCFADDEN E., DOLCI M.S. and GELBER, R.D.: Trastuzumab after adjuvant chemotherapy in HER2-positive breast cancer. N Engl J Med, 353: 1659-1672, 2005.

[12] PENAULT-LLORCA F. and CAYRE A. : Actualité des tests HER2 dans le cancer du sein. Bull Cancer, 91: S211-215., 2004.

LA PHYSIOLOGIE DU SEIN EN DEHORS DE LA LACTATION ET PHYSIOLOGIE DE LA LACTATION

Louis-Marie HOUDEBINE

INTRODUCTION

La lactation est une des dernières grandes fonctions biologiques que l'évolution a engendrée. Elle caractérise tellement les organismes qui en bénéficient qu'elle définie une classe spécifique d'animaux : les mammifères. La lactation confère en effet aux mammifères une série d'avantages spécifiques. Les nouveau-nés consommant à leur naissance essentiellement le lait de leur mère, ils peuvent survivre dans des lieux qui leur sont relativement hostiles dans la mesure où ils ne leur procurent aucune nourriture satisfaisante. La mère allaitante sert d'intermédiaire et ceci peut chez certaines espèces être nettement à ses dépends. Ainsi voit-on la femelle d'ours polaire allaiter ses oursons pendant l'hiver où la nourriture est quasi inexistante. Pendant cette période d'allaitement, la femelle peut perdre jusqu'à 50 % de ses réserves corporelles lipidiques. La composition du lait s'en trouve d'autant modifiée, en ne contenant que relativement peu d'hydrates de carbone. La lactation a ainsi permis aux mammifères d'occuper sur la terre des régions qui restent interdites à d'autres vertébrés.

Le lait est une nourriture riche et complexe. L'apport en calcium et en lipides qu'il procure aux nouveau-nés est essentiel pour leur développement. Le lait apporte par ailleurs les éléments essentiels pour tout organisme vivant : des protéines comme source d'acides aminés, des lipides et du lactose comme source d'énergie.

Le lien intime qui se crée entre la mère et le nouveau-né par l'intermédiaire de l'allaitement est également d'une importance capitale. On sait en effet que le cerveau des mammifères est particulièrement capable de bénéficier des bienfaits de l'éducation. L'allaitement, en favorisant les échanges adultes-jeunes, contribue à l'éducation des nouveau-nés. De ce point de vue, la glande mammaire joue un rôle tout à fait particulier. Elle reçoit de l'organisme maternel des éléments nutritifs qu'elle transforme en lait qui est sécrété intégralement à l'extérieur de cet organisme. Elle constitue donc un trait d'union exceptionnel entre deux organismes. Si la glande mammaire reçoit son lot d'information de l'organisme maternel, sous forme d'hormones en particulier, il semble qu'elle n'en renvoie que relativement peu à son hôte. L'ablation de la glande mammaire ne paraît pas modifier notablement la vie de l'organisme maternel. Certains considèrent que cette quasi-absence de rétroaction est une des raisons pour lesquelles des tumeurs se développent aussi aisément dans cet organe, les cellules tumorales ne renvoyant, elles aussi, à l'organisme maternel que relativement peu de signaux susceptibles de l'alerter.

Les avantages conférés par la lactation ont une contrepartie. La lactation est en effet une fonction biologique des plus exigeantes. En dehors de la période d'allaitement, la glande mammaire qui est très peu développée se fait discrète. Pendant la lactation au contraire elle consomme une partie importante de l'énergie de la mère (jusqu'à 25 % chez la femme) qui voit son métabolisme modifié et réorienté pour donner une priorité à la sécrétion lactée. Une étude comparée a même montré qu'en moyenne chez la plupart des mammifères, il naissait plus de petits que n'en pouvait nourrir la mère. Il semble donc que la nature n'hésite pas à faire du gaspillage en sacrifiant des nouveau-nés, le prix énergétique à payer pour le développement pendant la gestation étant beaucoup moins élevé que pendant la lactation.

Une étude comparée des différents mammifères a permis de les classer en deux catégories [1]. La première comprend les animaux dont les petits sont en quelque sorte prématurés. Ces animaux sont souvent des prédateurs carnivores. Ils se reproduisent très vite en ayant une gestation courte et de nombreux descendants. À la naissance, les petits ont les yeux clos et ils n'ont ni poils ni dents. Ils sont incapables de se déplacer et d'assurer leur thermorégulation. Cette catégorie de mammifères est particulièrement dépendante de l'allaitement maternel. Le lait leur apporte en effet des éléments nutritifs indispensables pour que leur développement puisse s'achever (facteurs de croissance, lipides...). L'EGF du lait est ainsi nécessaire pour que le jeune souriceau puisse ouvrir les yeux. La prolactine du lait est également indispensable pour que l'axe hypothalamo-hypophysaire du jeune rat puisse devenir normalement régulé. Ceci n'est possible que parce que la paroi intestinale des nouveau-nés reste perméable, pendant quelques jours, à beaucoup de macromolécules présentes dans le lait. La deuxième catégorie de mammifères dans laquelle se situe plutôt l'homme, donne naissance à des petits plus développés et plus autonomes. Chez ces espèces, la gestation est plus longue et la portée de taille plus limitée. La croissance post-natale est relativement lente. La dépendance des nouveau-nés vis-à-vis du lait maternel est moins stricte. Le lait constitue chez ces espèces surtout un apport nutritionnel et la paroi intestinale devient close dans les tous premiers jours qui suivent la naissance.

Une comparaison entre 829 espèces de mammifères fait par ailleurs ressortir le fait que la durée de la lactation est fonction de la masse corporelle de la femelle [2].

Il n'est pas certain que la fonction primitive de la sécrétion lactée ait été un apport nutritionnel. Certains pensent en effet que les produits sécrétés par la peau des pré-mammifères avaient essentiellement pour but d'apporter aux petits des substances protectrices contre des maladies, une fonction capitale que le lait a conservée.

Le lait contient des cellules du système immunitaire (lymphocyte B, macrophages, neutrophiles, lymphocytes T) qui inactivent divers pathogènes dans le tractus digestif par des mécanismes variés. Le lait contient également des immunoglobulines de types IgA et IgG en quantité variable selon les espèces. Les IgG proviennent du sérum tandis que les IgA sont synthétisés par les lymphocytes implantés dans la glande mammaire. Les IgA rejoignent le lait après avoir traversé la cellule épithéliale mammaire par un phénomène de transcytose. Les immunoglobulines maternelles sont dirigées contre les pathogènes auxquels les petits sont également exposés. Le lait contient, à des degrés variables selon les espèces, une protéine liant la vitamine B12, de la transferrine, de la lactoferrine, des acides gras, des mucines, des oligosaccharides et le facteur bifidus qui s'opposent d'une manière ou d'une autre au développement de bactéries pathogènes dans l'intestin du nourrisson. Certains de ces facteurs sont bactéricides ou bactériostatiques tandis que d'autres empêchent plus simplement l'attachement des bactéries pathogènes aux entérocytes.

La quantité de lait sécrétée et donc le succès d'une lactation dépendent de plusieurs facteurs. Il est bien établi que le volume de la sécrétion lactée est corrélé avec la masse de la glande mammaire dans son état développé et donc du nombre des cellules épithéliales sécrétrices. Les cellules épithéliales ne peuvent synthétiser du lait de manière abondante que si la femelle reçoit un apport nutritionnel approprié ou si elle est capable de puiser suffisamment sur ses réserves corporelles. La sécrétion lactée est également contrôlée par des hormones qui doivent respecter un certain équilibre pour stimuler à la fois convenablement la glande mammaire et le métabolisme maternel. Ce sont donc tous ces points qu'étudient les biologistes qui s'intéressent à la lactation. En plus des aspects appliqués, la glande mammaire constitue pour les expérimentateurs un modèle biologique assez complexe mais attractif à plusieurs titres. Une des propriétés les plus intéressantes de cet organe est certainement que sa croissance a lieu essentiellement chez l'adulte. La glande mammaire constitue donc un modèle exceptionnel pour l'étude de l'organogénèse.

Il est couramment admis que l'on peut faire une distinction très simple entre les différentes phases qui caractérisent la fonction mammaire : croissance du tissu sécréteur (mammogenèse), induction de la sécrétion lactée à la parturition (lactogenèse), entretien de la sécrétion lactée (galactopoïese), involution de la glande mammaire au sevrage. Ce chapitre se propose de résumer les faits importants qui caractérisent ces différentes étapes.

LA CROISSANCE DU TISSU MAMMAIRE SÉCRÉTEUR

LES DIFFÉRENTES PHASES DU DÉVELOPPEMENT MAMMAIRE

Chez tous les mammifères, le tissu sécréteur mammaire n'a qu'une existence transitoire et cyclique. La nature a en effet choisi de ne pas entretenir un organe qui ne fonctionne que de manière épisodique. Les premières ébauches de la glande mammaire apparaissent au cours de la vie fœtale (Fig. 1). Elles dérivent de l'ectoderme et des tissus qui constituent la peau du fœtus.

Chez certaines espèces comme la souris, les androgènes fœtaux induisent une nécrose partielle de l'ébauche mammaire. Ceci se traduit par l'absence de tétons chez le nouveau-né. Le mécanisme qui induit cette nécrose est complexe. Des travaux récents ont montré que les cellules épithéliales de l'ébauche mammaire sécrètent un facteur de la famille de l'hormone parathyroidienne qui induit l'activation des cellules du stroma. Celles-ci qui contiennent alors des récepteurs aux androgènes sont stimulées par ces stéroïdes. Elles sécrètent alors un facteur de nature inconnue qui induit une lyse des cellules épithéliales voisines [3]. Ce dimorphisme sexuel au niveau mammaire n'est en rien général et ce n'est pas en tant que telle l'absence de tissu mammaire qui interdit aux mammifères mâles d'allaiter. C'est plutôt l'absence de sécrétion d'hormones favorisant la lactation et en particulier de prolactine qui en est la cause. Les androgènes f?taux orientent en effet de manière irréversible le fonctionnement de l'axe hypothalamo-hypophysaire de manière telle que la prolactine ne puisse être sécrétée abondamment chez le mâle.

La croissance de la glande mammaire n'est pas particulièrement privilégiée chez la femelle jusqu'à la puberté. Sous l'influence des stéroïdes ovariens sécrétés plus abondamment à partir de la puberté, la glande mammaire s'engage dans un développement spécifique. Les changements des équilibres hormonaux de la puberté sont toutefois incapables d'induire le véritable développement de la glande mammaire. Entre la puberté et la première gestation, le développement mammaire concerne essentiellement les canaux et assez peu le tissu alvéolaire sécréteur. Le sein au repos ne comporte donc que relativement peu de cellules sécrétrices qui n'apparaissent massivement qu'au cours de la gestation. Selon les espèces, la quantité de cellules alvéolaires avant la première gestation est toutefois variable. Elle est très faible chez les animaux de laboratoire comme les rongeurs. Elle est plus abondante dans l'espèce humaine.

Figure 1 :
Les différentes phases de la croissance et du fonctionnement de la glande mammaire.

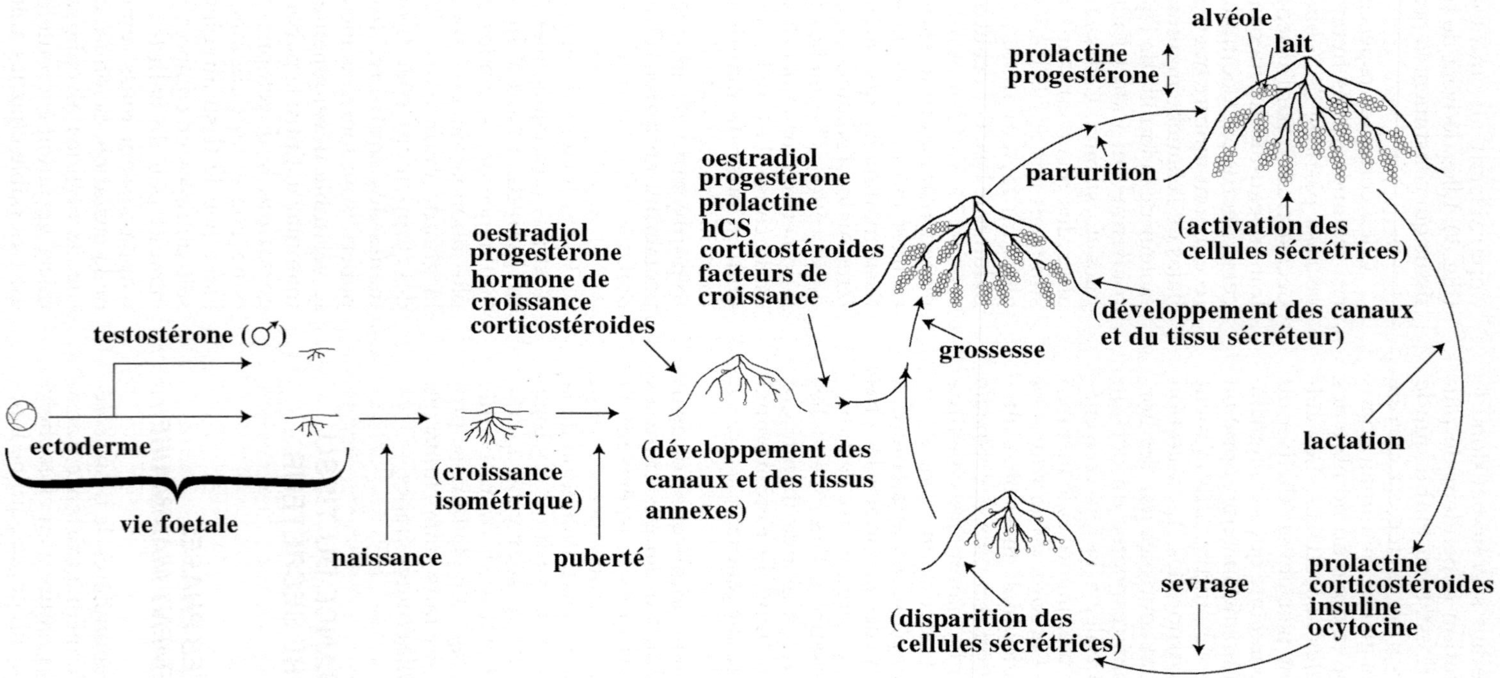

LES CELLULES SOUCHES MAMMAIRES

Par définition, les cellules souche ne sont que partiellement différenciées. Elles constituent une source de cellules d'organes fonctionnelles. Elles sont pour cela capables de s'autorépliquer à faible vitesse sans se différencier et de se multiplier rapidement lorsqu'un organe doit se développer ou se régénérer. Les cellules ainsi accumulées se différencient, s'organisent en organes et exercent leurs fonctions spécifiques. L'organe garde en permanence un lot de cellules souches prêtes à participer à une nouvelle organogenèse ou à une réparation d'organe. Chaque organe est supposé contenir ses propres cellules souches. Il n'a pas encore été possible de montrer que ce concept est généralisable ou non car les cellules souches sont peu nombreuses et de plus difficiles à caractériser et à cultiver.

Il est admis que la glande mammaire est formée de deux types de tissus : le stroma ou mésenchyme composé de fibroblastes et de cellules adipeuses, et le parenchyme qui contient essentiellement les cellules épithéliales sécrétrices organisées en alvéoles et les cellules myoépithéliales qui ceinturent les alvéoles et induisent l'éjection du lait en se contractant sous l'influence de l'ocytocine. Celle-ci est sécrétée par la post-hypophyse stimulée par un influx nerveux provenant du téton lui-même stimulé par la tétée.

Il est admis que le stroma et le parenchyme ont chacun leurs cellules souches. Une publication particulièrement impressionnante vient de montrer que les cellules souches du parenchyme mammaire ont été identifiées [4].

Cette démonstration repose sur l'utilisation d'un outil déjà ancien mais remis au goût du jour avec le développement de souris transgéniques modèles. Chez la souris de trois semaines vierge et sexuellement mature, il est possible d'enlever chirurgicalement le parenchyme de la glande mammaire composé essentiellement de canaux dont l'extrémité forment ce que l'on appelle le bourgeon terminal mammaire. Il reste alors le stroma composé à ce stade pour l'essentiel de cellules adipeuses. Il est alors possible de greffer le parenchyme d'une autre souris. Celui se développe jusqu'à donner une glande mammaire normale et fonctionnelle. Des parenchymes provenant de souris chez lesquelles un gène a été invalidé par recombinaison homologue (KO) ont été greffés dans des stroma de souris normales et réciproquement. Cet outil permet de déterminer certains des rôles du stroma et du parenchyme mammaire. Il est également exploité pour identifier les gènes exprimés dans le stroma ou le parenchyme et qui participent au développement mammaire et à la sécrétion lactée [5, 6].

Ce système de greffe a également été mis en œuvre pour créer de nouveaux modèles d'étude du cancer mammaire [7, 8]. Pour étudier le développement de tumeurs mammaires humaines, du parenchyme mammaire humain a été greffé dans du stroma mammaire de souris. Cette greffe ne suffit pas à induire une croissance du tissu mammaire. Pour atteindre ce but, il suffit d'introduire du stroma humain sous forme de fibroblastes mammaires immortalisés et du parenchyme humain dans un stroma mammaire de souris. Le stroma humain apporte donc des éléments que ne possède pas son homologue murin. Lorsque les fibroblastes du stroma humain ont reçu le gène du facteur de croissance HGF avec ou non, en plus, le gène du facteur TGF-β1, le tissu mammaire qui se développe présente les caractères d'un tissu pré-tumoral qui peut donner naissance à des tumeurs. Ce système simple permet d'évaluer les effets de multiples combinaisons d'oncogènes.

C'est ce même système de greffe qui a permis d'identifier les cellules souches du parenchyme mammaire de souris [4]. Des cellules souches mammaires présumées ont été caractérisées, isolées et cultivées. Ces cellules se caractérisent par la présence de divers marqueurs de surface qui permettent également leur isolement. Une seule cellule mammaire souche de souris exprimant le gène bactérien de la β–galactosidase bactérienne qui donne une couleur bleue aux cellules, a été greffée dans le stroma mammaire d'une souris adoptive. Après quelques semaines, il pu être constaté qu'une glande mammaire complète s'était développée et que ses cellules épithéliales ainsi que myoépithéliales étaient bleues. Ceci démontre sans conteste que les cellules en question sont bien des cellules souches pour les deux types cellulaires du parenchyme. Un mélange de cellules souches contenant ou non le gène bactérien a donné naissance à une glande mammaire dont une partie des cellules seulement portent la coloration bleue. La greffe de cellules souches provenant de souris transgéniques exprimant l'oncogène MMTV-Wnt1 dans leurs glandes mammaires a conduit au développement d'une glande mammaire dépourvue d'alvéole et contenant essentiellement des nodules tumoraux. Ces expériences mettent à la disposition des chercheurs des modèles particulièrement intéressants pour étudier les mécanismes de formation des tumeurs mammaires et mettre au point de nouvelles stratégies de lutte contre les cancers mammaires.

Une expérience surprenante a consisté à introduire des cellules de testicules de souris avec des cellules mammaires de souris dans le coussinet adipeux de souris dont on avait retiré l'ébauche mammaire d'origine. Ces cellules testiculaires ont participé au développement d'une glande mammaire normale et fonctionnelle. Ces résultats confirment la plasticité des cellules différenciées et l'influence essentielle de leur environnement tissulaire dans le contrôle de leur différenciation [6 bis].

Deux études récentes ont de plus démontré que le facteur de transcription GATA-3 était un inducteur essentiel de la différenciation précoce des cellules épithéliales mammaires. Ce facteur active entre autre le gène FoxA1 dont la protéine s'associe aux récepteur des œstrogènes pour activer les gènes cibles de cette hormone. Il est intéressant de noter qu'un taux élevé de GATA-3 dans une tumeur mammaire constitue un bon pronostic (cellules luminales de type A). Le facteur GATA-3 apparaît même comme un meilleur marqueur de l'état dune tumeur mammaire que le récepteur aux œstrogènes [6 ter].

LE RÔLE DES HORMONES DANS LA MAMMOGÉNÈSE

À chaque cycle sexuel, les stéroïdes ovariens présents pendant la phase lutéale commencent à induire un développement mammaire. Ce processus est arrêté à la fin du cycle si une gestation n'est pas engagée. Le tissu mammaire sécréteur qui était alors apparu, involue. La phase lutéale du cycle sexuel constitue donc en quelque sorte pour la glande mammaire comme pour la muqueuse utérine, un début de gestation.

La présence permanente des stéroïdes sexuels pendant la gestation induit le véritable développement du tissu épithélial mammaire sécréteur. Chez les espèces ayant une gestation longue, la mise en place du tissu sécréteur est achevée avant la parturition. Au contraire, chez des espèces à gestation courte comme la souris et le rat, la croissance mammaire n'a pas eu le temps de se dérouler complètement et elle s'achève pendant les dix premiers jours de la lactation. Une croissance et une sécrétion lactée ont donc alors lieu simultanément.

Au cours de la lactation, le tissu sécréteur ne se renouvelle pas chez la plupart des espèces. La mort progressive des cellules sécrétrices est une des raisons pour lesquelles la sécrétion lactée diminue d'intensité au cours de la lactation.

Au sevrage, le tissu sécréteur est disloqué et détruit en totalité. La glande mammaire retourne à son état initial qui était celui de la période précédant la gestation. Le réseau de canaux résiduel est toutefois plus dense que celui qui s'était formé entre la puberté et la première gestation. Le réseau de canaux permet un développement plus intense du tissu sécréteur au cours de la gestation suivante. C'est essentiellement pour cette raison que la sécrétion lactée est généralement plus abondante à partir de la deuxième lactation.

Les études des endocrinologistes réalisées il y a plusieurs dizaines d'années ont clairement établi le rôle de certaines hormones sur la croissance mammaire. Les stéroïdes ovariens et la prolactine jouent *in vivo* un rôle déterminant. Chez des ruminants en lactation, l'hypophysectomie induit un arrêt de la lactation et une involution dans la glande mammaire. Une réinduction de la croissance mammaire suivie d'une sécrétion lactée peut être obtenue par des injections de prolactine, d'hormone de croissance, de progestérone, d'œstrogènes et de glucocorticoïdes. Les œstrogènes n'ont chez la plupart des espèces qu'un rôle direct modeste voire inexistant sur la croissance des cellules épithéliales mammaires normales. Ces stéroïdes sont au contraire souvent essentiels pour la croissance des cellules mammaires tumorales. Le mécanisme d'action des œstrogènes n'est pas bien connu. Il ne fait pas de doute qu'ils agissent sur l'ensemble des tissus mammaires plutôt que strictement sur les cellules épithéliales [6, 9]. Les œstrogènes doivent agir sur stroma dans les phases précédant la croissance du parenchyme [6] Il semble toutefois que les récepteurs des œstrogènes soient localisés essentiellement dans les cellules épithéliales des canaux et des alvéoles dans la glande mammaire développée [10].

Il est vraisemblable que les œstrogènes agissent en partie au moins en modifiant la structure de la matrice extra-cellulaire (voir plus loin). Les œstrogènes sont également des inducteurs de la synthèse des récepteurs de la progestérone.

La progestérone accélère la multiplication des cellules épithéliales mammaires vraisemblablement par une action directe [11]. Des souris chez lesquelles le gène du récepteur de la progestérone a été inactivé par recombinaison homologue ont un développement mammaire réduit. Afin de déterminer le rôle du parenchyme (cellules épithéliales et myoépithéliales) et du mésenchyme (cellules adipeuses et fribroblastes) dans ce phénomène, des bourgeons mammaires d'animaux dépourvus de récepteurs à la progestérone ont été greffés dans le mésenchyme d'animaux normaux. Ceci a conduit à un développement canaliculaire mais à l'absence d'alvéole. À l'inverse le parenchyme normal greffé dans le mésenchyme d'animaux dépourvus de récepteurs de la progestérone conduit à un développement réduit des canaux [11].

La progestérone semble avoir un rôle complexe dans la croissance du tissu normal et tumoral mammaire. Des expériences récentes invitent à considérer que la progestérone stimule la cycline D1 et par là la division cellulaire. La progestérone augmente par ailleurs la concentration de facteur de transcription Stat 5 qui est activé par la prolactine. La progestérone augmente le nombre de récepteur de la prolactine et de l'EGF à la surface des cellules épithéliales. Le récepteur de la progestérone interagit enfin avec le facteur Stat5 activé en favorisant son transport vers le noyau et partant son activité anti-apoptose [12].

Les gènes ciblés induits par la progestérone dans la cellule mammaire sont peu connus. Le gène sox4 paraît faire partie de ces gènes [13].

La prolactine (et à un moindre degré l'hormone de croissance) est un facteur mammogène essentiel. Son action ne s'exerce toutefois qu'in vivo. Il faut donc admettre qu'elle contrôle la sécrétion d'un effecteur dont la nature reste inconnue. La réalité semble plus complexe. Il fait peu de doute qu'un relais de la prolactine agissant *in vivo* à la manière des somatomedines pour l'hormone de croissance reste à identifier. Toutefois, si la prolactine n'est pas directement mammogène *in vitro*, il semble que son action directe sur la cellule épithéliale soit indispensable pour que celle-ci se divise. Un des mécanismes essentiels de cette action de la prolactine emprunte la voie de transduction JAK2-Stat5 (figure 2). Des souris chez lesquelles les gènes codant pour les deux formes a et b du facteur Stat5 ont été inactivés par recombinaison homologue ont un développement mammaire très limité [14, 15]. Des souris chez lesquelles le récepteur de la prolactine a été inactivé par recombinaison homologue ne développent pas de glande mammaire normale. Les glandes mammaires précoces de ces souris transplantées chez des animaux normaux ont un développement non altéré jusqu'à la puberté. Au cours de

Figure 2 :

Les effets de différentes hormones sur la multiplication des cellules épithéliales mammaires.

Les œstrogènes déstabilisent partiellement la matrice extracellulaire et augmentent la concentration de récepteur de la progestérone (RPg). La progestérone augmente le nombre de récepteurs périphériques de l'EGF et de la prolactine. Elle s'associe également au facteur de transcription Stat5 induit par la prolactine. Le facteur Stat5 inhibe l'apoptose des cellules épithéliales. La prolactine active le facteur Stat5 (voir figure) dans les cellules épithéliales et elle induit la présence d'un facteur de croissance d'origine inconnu.

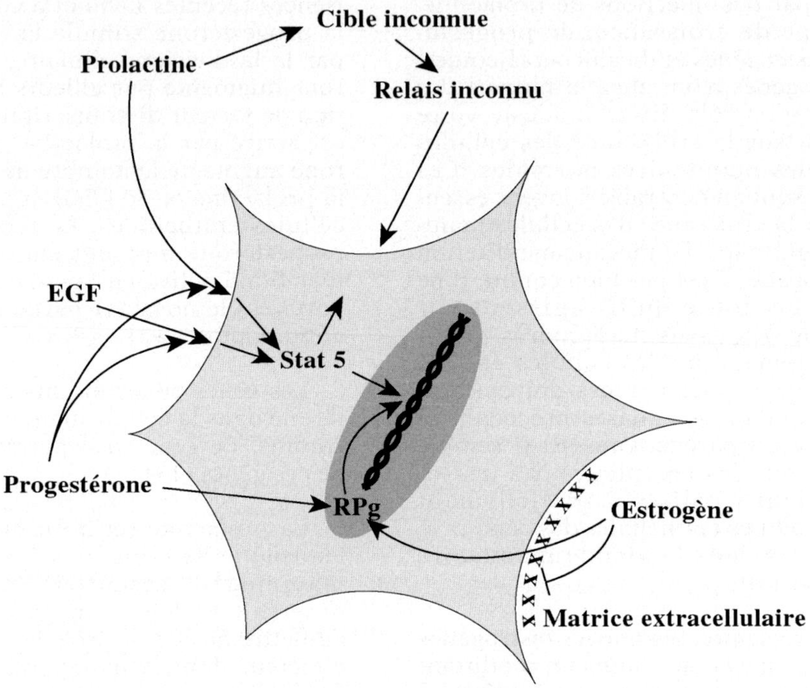

Cellule épithéliale mammaire

la gestation, le réseau de canaux se ramifie de manière quasi normale mais ce phénomène n'est pas accompagné de l'apparition des alvéoles mammaires. La prolactine semble donc bien jouer un rôle direct sur la croissance des alvéoles mammaires *via* le système JAK2-Stat5 en plus de son activation indirecte par l'intermédiaire d'un relais inconnu [16]. L'action directe de la prolactine via le facteur Stat5 ne semble pas favoriser la division des cellules épithéliales mais plutôt inhiber leur destruction par apoptose [5, 17].

Chez certaines espèces, le placenta sécrète une hormone ayant à des degrés divers des activités prolactine et hormone de croissance. L'intensité de la croissance mammaire pendant la gestation est corrélée avec le taux d'hormone placentaire circulant. Le rôle de cette hormone n'a pas été établi complètement. Le fait que l'hormone placentaire ovine se lie à un récepteur hybride formé d'une sous-unité du récepteur de la prolactine et d'une autre du récepteur de l'hormone de croissance pouvait rendre compte de l'effet mammogène probable de l'hormone d'origine placentaire [18].

LE RÔLE DES FACTEURS DE CROISSANCE DANS LA MAMMOGÉNÈSE

Si le schéma proposé il y a longtemps par les endocrinologistes n'a pas été remis en cause, il ne saurait rendre compte de l'ensemble des facteurs qui contrôlent la croissance du tissu sécréteur mammaire. Il est maintenant bien établi que chaque organe synthétise une partie essentielle des facteurs de croissance dont il a besoin et qui agissent par voie autocrines et paracrines et non plus endocrines. Ces régulations laissent évidemment plus d'autonomie aux organes vis-à-vis du système endocrinien.

Un certain nombre de ces facteurs ont été identifiés pour la glande mammaire. Ainsi le TGF, qui emprunte le récepteur de l'EGF, est produit par les cellules épithéliales, en particulier sous l'influence des œstrogènes. De même le MDGF-1 (Mammary Derived Growth Factor 1) est produit par les cellules épithéliales. Un facteur qui favorise la croissance des cellules épithéliales mammaires et hépatiques (le MFDMGF déjà connu sous le nom de HGF : hepatocyte growth factor) est sécrété par les fibroblastes mammaires [19]. De même, la somatomédine IGF-1 est sécrétée par les cellules myoépithéliales [20]. Les adipocytes mammaires sécrètent de la prostaglandine PGE2 sous l'influence de l'hormone de croissance. Ils peuvent être également des sources de lipides comme l'acide linoléique qui favorisent la croissance mammaire. L'AMPc favorisent la croissance des cellules épithéliales et il est vraisemblable que des facteurs mammaires non identifiés favorisent le développement des alvéoles mammaires par l'intermédiaire de ce mécanisme.

Plusieurs facteurs contrôlent négativement la multiplication des cellules épithéliales mammaires. C'est le cas du MDGF-1 (Mammary Derived Growth Factor Inhibitor) qui est synthétisé par la glande mammaire de vache pendant la gestation mais non pendant la lactation [21]. Le récepteur de ce facteur est induit par les œstrogènes pendant la lactation. La mammostatine est sensée jouer un rôle analogue dans l'espèce humaine. L'existence réelle de la mammostatine reste toutefois quelque peu incertaine. Le TGF-β1, qui jouent un rôle différenciateur et antimitogène pour beaucoup de cellules, inhibe effectivement le développement du tissu mammaire sécréteur [22, 23] (figure 3).

Le contrôle de la croissance mammaire ne se fait pas que par la modification des taux d'hormones ou de facteurs de croissance mais aussi par la modulation de la réceptivité des cellules épithéliales à ces sti-

Figure 3 :
Les principaux facteurs mammaires qui contrôlent la croissance du tissu épithélial mammaire.

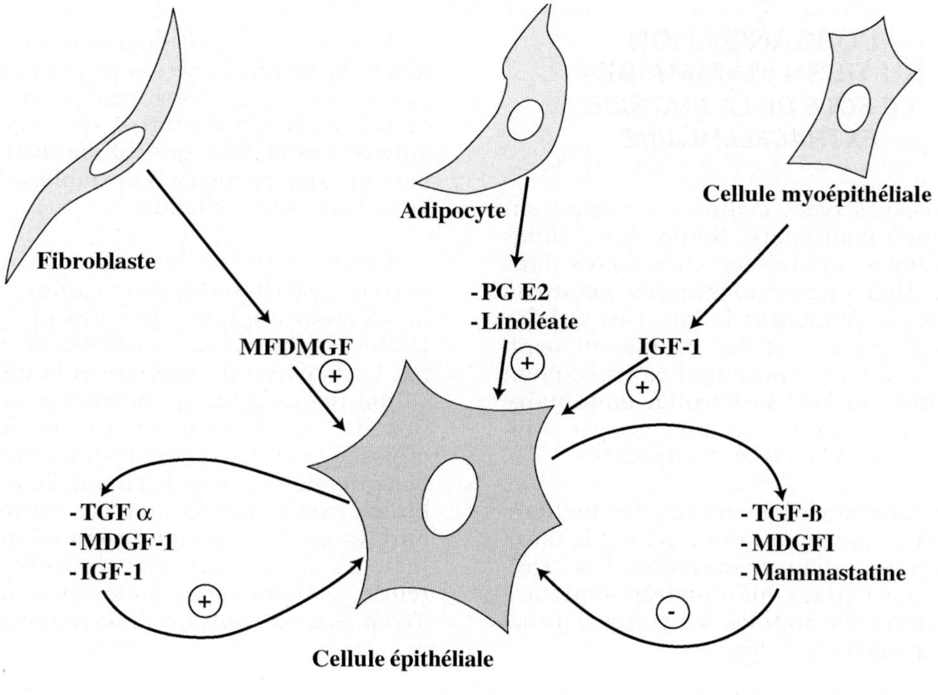

mulateurs. Ainsi, la prolactine réduit le nombre des récepteurs de l'EGF tandis que l'EGF réduit le nombre des récepteurs de la prolactine. L'EGF et son homologue le TGF favorisent donc résolument la croissance mammaire tout en freinant l'induction de la sécrétion lactée par la prolactine et réciproquement. De même, les œstrogènes induisent non seulement la sécrétion de TGF par les cellules épithéliales mais ils augmentent le nombre des récepteurs au MDGF-1.

Le développement de la glande mammaire comprend plusieurs événements distincts : le branchement des canaux, le développement des canaux et la transformation des bourgeons mammaires terminaux en alvéoles. Une partie des facteurs qui contrôlent ces différentes étapes du développement mammaire a été identifiée [5, 6]. Le FGF favorise le branchement des canaux. Le signal transmis via le récepteur de l'EGF (gène Erb1) induit le développement des canaux. L'inactivation du gène du récepteur $\alpha 2$ de la laminine (voir plus loin la section sur la matrice extra-cellulaire) réduit le branchement des canaux tandis que la suppression du récepteur $\beta 2$ freine le développement des canaux. La PTHrP agit sur le stroma et favorise le développement des canaux.

L'ORGANISATION DU TISSU MAMMAIRE - *LE RÔLE DE LA MATRICE EXTRACELLULAIRE*

Plusieurs types cellulaires composent la glande mammaire. Seules les cellules épithéliales, organisées en alvéoles dans lesquelles s'accumulent les produits sécrétés, synthétisent le lait. Ces cellules sont ceinturées par des cellules myoépithéliales qui se contractent et provoquent l'éjection du lait. Le stroma mammaire qui s'intercale entre les alvéoles est composé de fibroblastes et d'adipocytes.

Les adipocytes sécrètent des facteurs diffusibles inconnus qui favorisent la ramification des canaux mammaires. Les extrémités des canaux mammaires tendent à s'organiser en alvéoles au contact direct des adipocytes [24, 25].

Les fibroblastes, en particulier sous l'influence du TGF sécrété par les cellules épithéliales, sécrètent du collagène I qui est un des éléments essentiels de la matrice extra-cellulaire. Spontanément, les cellules épithéliales sécrètent d'autres éléments de la matrice extra-cellulaire qui s'assemblent à leur voisinage pour former la membrane basale. Ces principaux éléments sont : le collagène IV, la laminine, les protéoglycanes et la fibronectine. Le collagène I est indispensable pour que s'accumulent et s'assemblent les autres éléments de la matrice extra-cellulaire (figure 4).

Des expériences conduites *in vitro* ont montré sans ambiguïté que la matrice extra-cellulaire extraite de la tumeur de souris EHS (ENGELBRETH – HOLM-SWARM) était capable, en absence de toute hormone, d'organiser les cellules épithéliales pour former des alvéoles parfaites. Dans ces structures obtenues *in vitro*, les cellules épithéliales sont devenues polarisées mettant le pôle basal des cellules au contact de la matrice extra-cellulaire et le pôle apical du côté de la lumière. Dans ces conditions les cellules sont parfaitement sensibles aux hormones lactogènes et elles sécrètent les protéines du lait vectoriellement dans la lumière de l'alvéole [26].

La matrice extra-cellulaire réprime elle-même la sécrétion de ses propres composants par les cellules épithéliales. Les cellules myoépithéliales sécrètent par ailleurs un facteur qui inhibe la collagénase et donc participe à la stabilisation de la matrice extra-cellulaire.

Sous l'action des œstrogènes, la matrice extra-cellulaire mammaire est localement dégradée par des protéases. L'effet inhibiteur de la croissance exercé par la matrice est ainsi levé et la multiplication des cellules épithéliales peut avoir lieu. Les œstrogènes favorisent donc la croissance du tissu épithélial au moins de deux manières : en supprimant l'effet inhibiteur exercé par la matrice extra-cellulaire et en provoquant l'accumulation de facteurs de croissance et de leurs récepteurs. Les glucocorticoïdes et le facteur TGFβ, ont au contraire une action stabili-

Figure 4 :
Interactions cellules épithéliales-cellules myoépithéliales-fibroblastes-adipocytes-membrane basale et matrice extracellulaire dans la glande mammaire.

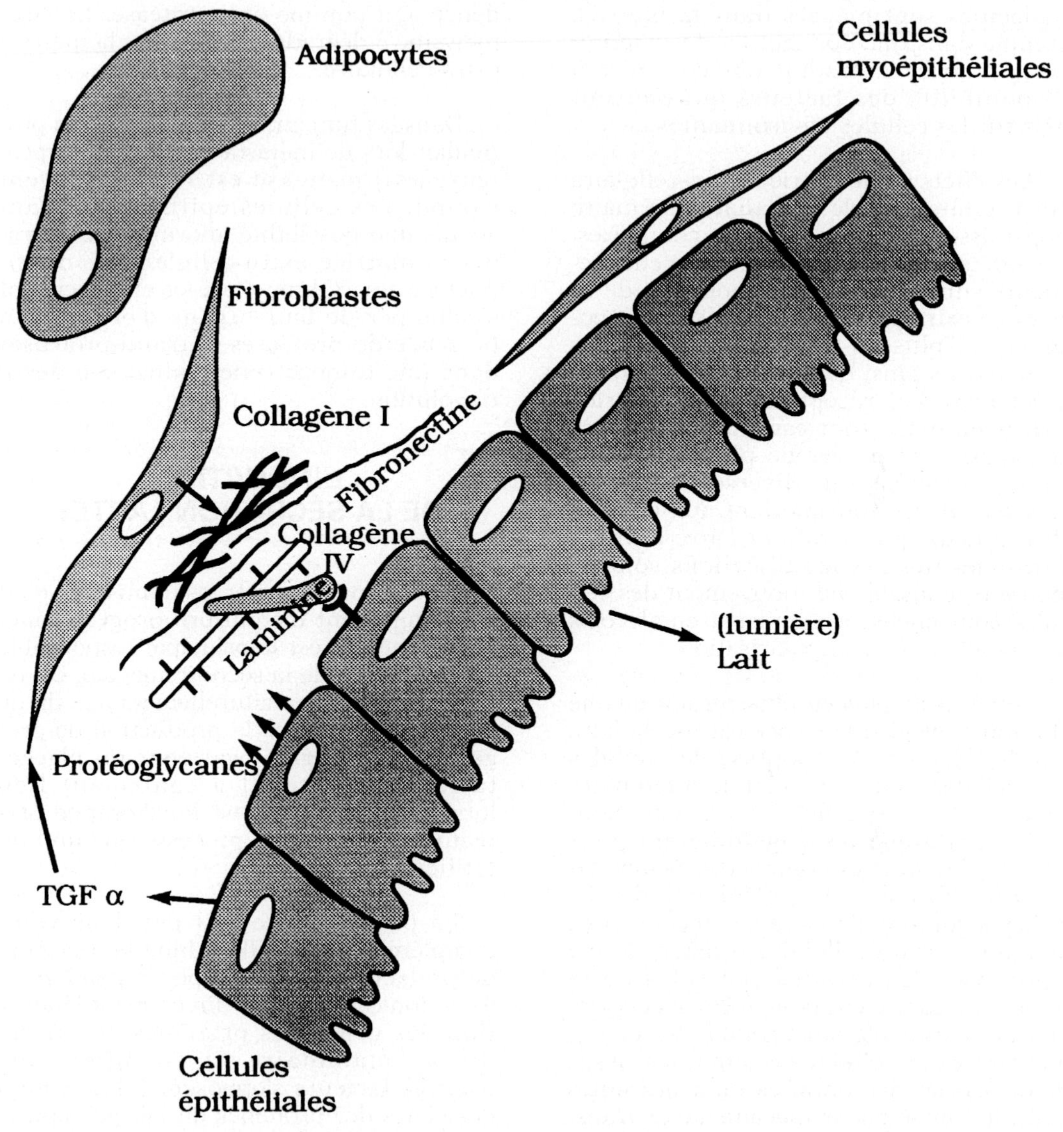

sante sur la matrice extra-cellulaire via l'α2-macroglobuline.

Le TGF-β qui favorise l'accumulation du collagène pourrait ainsi exercer son effet anti-croissance sur le tissu épithélial mammaire.

La matrice extra-cellulaire exerce donc des rôles multiples : elle inhibe la croissance mammaire, elle permet aux cellules épithéliales de s'organiser en alvéoles et elle sensibilise les cellules épithéliales vis-à-vis des hormones lactogènes. Pendant la gestation, notamment sous l'influence des œstrogènes, l'équilibre est déplacé en faveur de la croissance. Pendant la lactation au contraire, la stabilité de la matrice extra-cellulaire est maximum, empêchant toute multiplication du tissu et favorisant la synthèse et la sécrétion du lait [27]. Une partie des actions de la matrice extra-cellulaire repose sur le fait qu'elle joue le rôle de réservoir de facteurs solubles divers. Les molécules sont piégées dans la matrice comme dans une éponge. La destruction de la matrice se traduit par une mise à disponibilité des facteurs qui peuvent agir sur les cellules environnantes.

Les effets de la matrice extra-cellulaire sur l'architecture de la glande mammaire apparaissent donc multiples et complexes. Ces effets sont induits plus par des changements subtiles de la composition de la matrice extra-cellulaire que par une accumulation plus ou moins intense de ses composants ainsi que de leurs récepteurs cellulaires. Les récepteurs de la matrice extra-cellulaire sont essentiellement les intégrines composées de plusieurs sous-unités assemblées de diverses manières. Ces récepteurs transmettent aux cellules des signaux qui modifient entre autre le cytosquelette. Ces modifications sont en partie responsable du mouvement des cellules pour quelles s'organisent en alvéoles et en tout cas de leur polarisation.

Il paraît de plus en plus certain qu'une des fonctions de la matrice extra-cellulaire est de s'opposer à l'apoptose des cellules épithéliales. Dans une glande mammaire en croissance, les cellules épithéliales nouvellement apparues s'agglomèrent pour former des sphères compactes. Seules les cellules situées à la périphérie de ces sphères qui sont directement au contact de la matrice extra-cellulaire résistent à une apoptose. Les cellules centrales de la sphère disparaissent pour former la cavité des alvéoles. C'est ainsi semble-t-il que la matrice extra-cellulaire sculpte les tissus pour former des organes bien ordonnés [28]. Il semble que le mécanisme de transduction du récepteur insuline soit directement impliqué dans l'inhibition de l'apoptose par la matrice extra-cellulaire [29]. Ces faits pourraient expliquer pourquoi la matrice extra-cellulaire et l'insuline favorisent grandement la survie des cellules épithéliales mammaires *in vitro*.

La matrice extra-cellulaire exerce par ailleurs des effets essentiels sur l'induction des gènes des protéines du lait (voir plus loin).

La destruction de la matrice est contrôlée par des protéases et est antiprotéases [27]. La maspine récemment mise en évidence agit comme anti-protéase. La stromelysine 3 dégrade au contraire la matrice extra-cellulaire.

Dans les tumeurs mammaires et en particulier lors de métastases, l'équilibre protéase-anti-protéase est le plus souvent rompu. Les cellules épithéliales ayant acquis une possibilité anormale de dégrader la matrice extra-cellulaire se multiplient à un rythme élevé et elles peuvent s'échapper de leur organe d'origine. La présence de protéases et d'anti-protéases dans une tumeur reflète ainsi son degré d'évolution.

L'INDUCTION DE LA SÉCRÉTION LACTÉE

Il est depuis longtemps admis que c'est le changement d'équilibre progestérone-prolactine qui est le principal responsable de l'induction de la sécrétion lactée. Un tel phénomène a lieu naturellement à la fin de la gestation lorsque la production de progestérone d'origine ovarienne ou placentaire s'effondre. Il a également lieu lorsqu'une gestation est interrompue prématurément, par un processus naturel ou artificiel.

La progestérone agit par deux voies complémentaires. Elle inhibe la sécrétion de prolactine par l'hypophyse pendant la gestation et elle freine directement l'induction des gènes des protéines du lait au niveau mammaire. Il est admis que d'autres facteurs s'opposent à l'induction des gènes des protéines du lait pendant la gestation. C'est le cas notamment du facteur TGFβ3 et de l'EGF. Ce dernier a un rôle complexe et quelque peu contradictoire puisqu'il semble avoir un effet positif pendant la lactation (voir plus loin).

La prolactine est absolument essentielle pour l'induction de la lactation chez toutes les espèces. Ses effets sont modulés positivement par les glucocorticoïdes et l'insuline ou l'IGF-1. Une partie essentielle du mécanisme d'action de la prolac-

Figure 5 :
L'activation des gènes des protéines du lait par la prolactine et les glucocorticoïdes.
Le facteur Stat5 est phosphorylé par la kinase JAK2 activée par le récepteur de la prolactine et se lie dans la région promotrice des gènes des protéines du lait sur la séquence d'ADN Stat5 RE. Les récepteurs des glucocorticoïdes agissent directement sur les promoteurs en se liant à une région d'ADN appelée GRE mais aussi en s'associant au facteur Stat5.

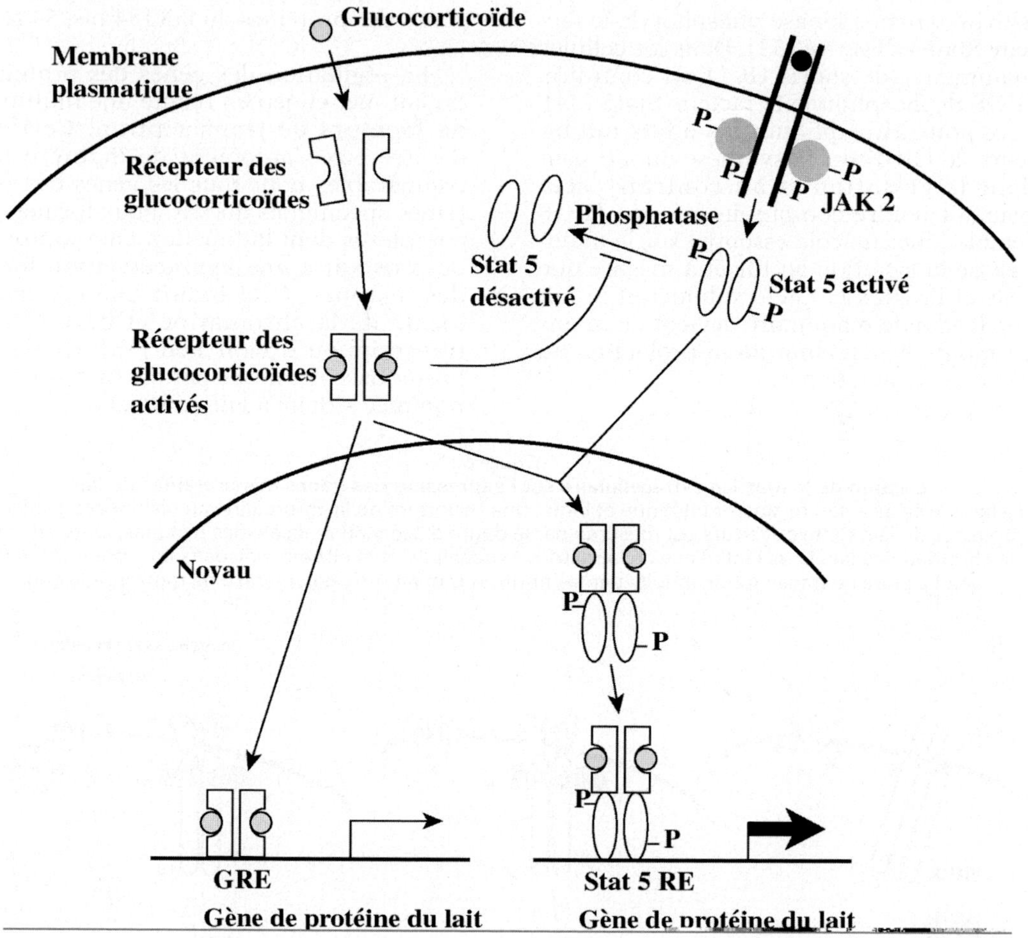

tine a été décryptée ces dernières années. La prolactine se lie à son récepteur et le dimérise. Ceci induit une tyrosine kinase intracellulaire associée au récepteur et appelée JAK2. Celle-ci phosphoryle un facteur de croissance cytoplasmique Stat5. Ce phénomène induit une dimérisation du facteur, sa migration vers le noyau et sa liaison sur des séquences régulatrices spécifiques situées dans la région régulatrice des gènes des protéines du lait, en amont de leur partie transcrite [30]. Tous les gènes des protéines spécifiques du lait empruntent ce mécanisme.

Les glucocorticoïdes agissent classiquement en se liant à leur récepteur qui dimérise, migre vers le noyau et se lie à des séquences régulatrices spécifiques. Ce mode d'action ne paraît pas le plus puissant pour les gènes des protéines du lait. Les récepteurs des glucocorticoïdes s'associent en effet au facteur Stat5 activé et amplifie ses effets. Les récepteurs des glucocorticoïdes stabilisent également le facteur Stat5 sous sa forme activée en inhibant une phosphatase qui déphosphoryle Stat5 (figure 5) [31, 32]. Les récepteurs de la progestérone en s'associant également avec le facteur Stat5 pourraient avoir un effet opposé à celui des glucocorticoïdes et cela pourrait expliquer une partie de ses effets inhibiteurs.

De manière quelque peu inattendu, le récepteur du facteur EGF qui possède une activité tyrosine kinase phosphoryle le facteur Stat5 et l'active [33]. Dans les cellules mammaires de souris HC11 au contraire, l'EGF déphosphoryle le facteur Stat5 [34]. Ceci pourrait expliquer les effets inhibiteurs de l'EGF sur la synthèse du lait pendant la gestation et au contraire cela pourrait rendre compte du fait que l'EGF semble jouer un rôle essentiel sur le maintien de la lactation au fur et à mesure que celle-ci progresse. Ceci expliquerait le fait que la glande mammaire devient de moins en moins dépendante de la prolactine au cours de la lactation.

La technique ChIP (chromatin immunoprécipitation) a récemment permis de déterminer la cinétique d'association des principaux facteurs (Stat5, récepteur des glucocorticoïdes et récepteur de la progestérone) qui contrôlent la transcription des gènes des protéines du lait [34 bis, 34 ter].

La régulation des gènes des protéines du lait met en jeu en réalité une multitude de facteurs de transcription. Certains d'entre eux s'associent de manière très comparables pour tous les gènes des protéines spécifiques du lait, pour former des complexes dont la fonction entre autre est de provoquer une hypracétylation locale des histones. Ceci induit une ouverture locale de la chromatine et permet à la transcription d'avoir lieu [35]. La région promotrice reconnue par ces facteurs a été nommée « boîte à lait » (milk box).

Figure 6 :
L'action de la matrice extracellulaire sur l'expression des gènes des protéines du lait.
La lamine se lie à son récepteur intégrine et induit une ouverture de la chromatine au niveau des gènes des protéines du lait. Cette ouverture est mesurée par le degré d'acétylation locale des histones. L'ouverture de la chromatine a lieu sous l'influence de la matrice extracellulaire et elle est indispensable pour permettre aux facteurs de transcription induits par les hormones et à l'ARN polymérase de transcrire le gène.

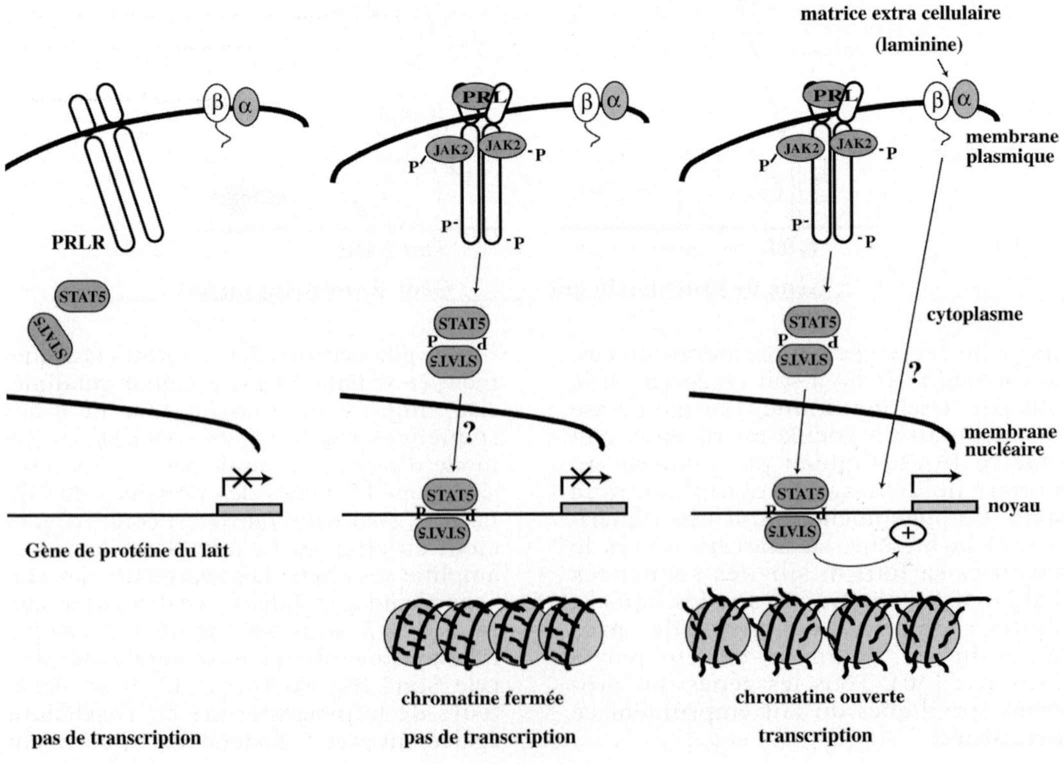

La matrice extra-cellulaire joue un rôle essentiel dans les mécanismes d'induction des gènes des protéines du lait. Un des mécanismes qui a été proposé consiste à inhiber une phosphatase dont la fonction est de dephosphoryler le facteur Stat5. La matrice extra-cellulaire contribuerait donc, chez la souris, à maintenir le facteur Stat5 sous une forme active [36, 37]. Ce mécanisme n'a pas été confirmé chez le lapin. Le facteur Stat5 est en effet induit par la prolactine dans les cellules mammaires de lapin aussi bien en présence qu'en absence de la matrice extra-cellulaire. La matrice extra-cellulaire induit par contre une ouverture de la chromatine au niveau des amplificateurs du gène de la caséine α–s1 indépendamment des hormones. La chromatine se trouve ainsi dans une structure qui lui permet d'être accessible au complexe d'initiation de la transcription induit par les hormones (figure 6) [38].

L'ENTRETIEN DE LA SÉCRÉTION LACTÉE

Chez la plupart des espèces la prolactine reste essentielle tout au long de la lactation pour maintenir la sécrétion lactée. Il a toutefois été observé chez plusieurs espèces que la prolactine circulante était de moins en moins nécessaire au fur et à mesure que la lactation s'installe. Des travaux récents ont montré que la glande mammaire synthétise de la prolactine pendant la lactation. Il semble donc qu'elle s'affranchisse ainsi, en partie au moins, du contrôle endocrinien de la mère. Ce fait n'a toutefois pas été clairement établi sur le plan physiologique.

Cette indépendance vis-à-vis de la prolactine est particulièrement marquée chez les ruminants dont la sécrétion lactée est surtout stimulée par l'hormone de croissance (GH). La différence entre les ruminants et les autres espèces est peut être moins marquée qu'on ne l'imaginait. En effet chez la rate allaitante, l'absence d'hormone de croissance diminue notablement la sécrétion lactée.

La sécrétion lactée chez la femme peur être augmentée quelque peu par des injections répétées d'hGH [39]. Ce résultat est toutefois un peu ambigu dans la mesure où cette hormone a la double fonction GH et prolactine.

Un moyen qui permet d'augmenter la sécrétion lactée consiste à administrer par voie orale certains extraits de plantes. Une étude récente a montré que les pectines que l'on trouve dans beaucoup de plantes et les β-glucanes qui sont abondants dans la bière et le malt stimulent la sécrétion lactée en augmentant la sécrétion de prolactine et de GH [40]. Une meilleure utilisation de ces substances permettrait sans doute de stimuler plus efficacement la sécrétion lactée des monogastriques.

La GH agit par des mécanismes encore mal décryptés en favorisant l'arrivée des nutriments précurseurs du lait jusqu'aux cellules épithéliales et en atténuant l'accumulation des réserves corporelles. D'autres mécanismes et d'autres hormones ont des effets de même nature ce qui explique pourquoi les femelles accumulent peu de réserves corporelles ou même les épuisent en partie pendant qu'elles allaitent.

La lactation induit toute une série de modifications métaboliques qui donnent une priorité à la glande mammaire. Le tractus digestif est modifié sous l'influence de la gastrine, de la cholecystokinine et de la sécrétine. Il devient ainsi plus apte à assimiler la nourriture absorbée par la mère. Au cours de la lactation, les récepteurs de l'insuline sont très réactifs dans les cellules épithéliales mais pas dans les adipocytes. Ceux-ci n'ont alors qu'une faible activité lipoprotéine lipase et ils sont peu aptes à stocker des graisses. Tous ces phénomènes sont rapidement réversibles après le sevrage.

L'ocytocine est bien connue pour augmenter la sécrétion lactée. On sait maintenant que cette hormone n'est pas exclusivement d'origine hypophysaire mais que le corps jaune en sécrète des quantités notables. Aussi voit-on les vaches allaitantes augmenter leur production laitière lorsqu'elles ont un corps jaune fonctionnel.

Une bonne vidange de la glande mammaire est nécessaire pour que du lait puisse s'accumuler de nouveau. L'ocytocine n'agit pas seulement sur la glande mammaire en provoquant l'éjection du lait stocké mais aussi en favorisant sa sécrétion à partir des cellules.

Un bon fonctionnement de la glande mammaire peut difficilement se concevoir sans un puissant système de rétroaction. En effet, cet organe a par essence une activité très intense de biosynthèse et il est incapable de stocker d'importantes quantités de lait. Une vidange incomplète de la glande qui se produit inévitablement de temps à autre en fonction de la demande des petits pourrait conduire à un engorgement que l'on sait induire une altération en grande partie irréversible de la glande.

Des études menées pendant des années ont permis d'identifier dans le lait des facteurs nommés FIL exerçant de puissants effets inhibiteurs sur la synthèse de lait [41]. L'existence du facteur FIL n'a toutefois pas été confirmée.

Des facteurs formés d'acides gras à courtes chaînes exercent un effet inhibiteur sur la synthèse des acides gras par la glande mammaire [42].

L'INVOLUTION DE LA GLANDE MAMMAIRE

Lorsque le lait n'est plus évacué de la glande mammaire, sa synthèse se ralentit. Lorsque le lait s'accumule plus longtemps, l'épithélium mammaire commence à se disloquer, laissant s'échapper dans la circulation sanguine une partie des composants du lait. Des enzymes protéolytiques et en particulier des gélatinases sont activées tandis que leurs inhibiteurs sont inactivés. La matrice extra-cellulaire est démantelée et les cellules épithéliales s'engagent dans un processus d'apoptose. L'arrivée massive de macrophages accélère le processus de dégradation du tissu sécréteur. Après quelques jours, la glande mammaire a repris sa structure de repos. Elle ne contient plus qu'un réseau de canaux qui attendent les stimuli d'une nouvelle gestation pour redonner naissance à une glande mammaire fonctionnelle.

Après le sevrage, la glande mammaire s'engage dans un processus d'involution que l'on a pu diviser en trois phases [27]. Dans une première étape qui se limite à deux jours, l'accumulation du lait induit la synthèse de plasmine qui provoque l'apoptose de quelques cellules épithéliales. Au cours de la phase suivante, la diminution des inhibiteurs de protéases et l'induction de protéases se traduit par une dégradation massive de la matrice extra-cellulaire qui provoque une disparition des cellules épithéliales. La troisième étape se caractérise par une haute activité de la protéase MMP-3 qui induit une différenciation des adipocytes et une reconstitution du stroma mammaire.

L'apoptose est précédée d'une diminution du facteur de transcription Stat5 et d'une induction intense des facteurs Stat3 [43] et C/EBP δ [44]. Comme attendu les gènes apoptotiques (Bax, Bak et Bad) sont induits tandis que les gènes antiapoptotiques (Bcl2, Bclx, Bclw) sont desinduits [45]. Ceci confirme le rôle antiapoptotique du facteur Stat5 et les fonctions complexes des facteurs C/EBP dans la mise en place, l'activation et la destruction de la glande mammaire. L'involution s'accompagne également d'une vive expression du gène codant pour la protéine IGFBP5 dont la fonction est de se lier et d'inactiver le facteur de croissance IGF1.

Pendant sa phase d'involution, la glande mammaire est plus vulnérable vis-à-vis des bactéries pathogènes. Chez certaines espèces et c'est le cas chez la vache, la lactoferrine que l'on sait non seulement être un transporteur mais aussi un capteur de fer libre, s'accumule aussitôt après le sevrage. En captant le fer libre, la lactoferrine réduit les chances que certaines bactéries pathogènes dont la croissance est dépendante des ions fer libres, ne s'installent. Cette même lactoferrine et chez certaines espèces la transferrine se trouve être également présentes en quantité abondante dans le colostrum, à un moment où la glande mammaire est également vulnérable aux bactéries pathogènes.

CONCLUSION

Au cours des dernières années une quantité importante d'informations nouvelles concernant la biologie de la lactation se sont accumulées. Ceci a été rendu possible par l'utilisation de nouveaux outils mais aussi d'anciens. Les techniques de génie génétique font désormais des moyens qu'utilisent aussi bien les biologistes cellulaires et les physiologistes que les biologistes moléculaires. Ceci est vrai notamment pour la transgenèse qui permet d'addition de gènes étrangers mais également l'inactivation spécifique de gènes endogènes. La remise en œuvre d'une technique très ancienne, la greffe de rudiments mammaires d'une souris dans une autre, permet d'évaluer finement et globalement *in vivo* le rôle de tel ou tel gène normal exprimé dans les cellules du stroma ou du parenchyme mammaire. Ces techniques vont de plus en plus être exploitées. Ceci va être d'autant plus nécessaire que la recherche systématique de gènes impliqués dans telle ou telle étape du développement mammaire ou de sa différenciation ainsi que dans les processus de tumorisation est devenue une réalité grâce à des puces à ADN. Le système de greffe de parenchyme et de stroma humains dans les coussinets adipeux mammaires est de ce point de vue particulièrement prometteur. La possibilité de disposer de véritables cellules souches mammaires ne l'est pas moins.

L'étude du rôle de la matrice extra-cellulaire propose de nouvelles approches pour tenter de contrôler le développement des tumeurs mammaires et en particulier les métastases.

La mise en évidence des mécanismes de transduction des signaux qui sont impliqués dans le développement mammaire, la différenciation des cellules épithéliales et l'involution qui suit le sevrage est également d'une très grande importance pratique potentielle. Elle peut en effet conduire à la synthèse de substances capables de mimer ou au contraire d'inhiber les cascades de phosphorylation qui sont souvent dérégulées dans les cellules tumorales.

Le lait n'est pas naturellement qu'un fluide ayant des propriétés nutritives. Il contient de nombreux autres facteurs qui ont des activités biologiques diverses. Les techniques de transgenèse (et notamment celles qui s'appuient sur le clonage des animaux) permettent de faire sécréter dans le lait d'animaux transgéniques des protéines ou d'autres substances qui ne s'y trouvent pas naturellement. Le lait d'animaux transgéniques est ainsi devenu une source essentielle de protéines recombinantes d'intérêt pharmaceutique [46]. Ces mêmes techniques peuvent être mises en œuvre pour modifier la composition du lait en l'optimisant ou en y ajoutant des substances ayant des effets bénéfiques sur les consommateurs et que l'on peut donc qualifier d'alicaments. Des travaux sont ainsi en cours pour réduire la concentration de lactose, de β-lactoglobuline et de certaines caséines qui sont mal tolérées par certains consommateurs humains. Il est de même concevable de remplacer les gènes des caséines bovines par leurs homologues humains. La proportion de certaines caséines peut être modifiée pour optimiser la préparation d'aliments dérivés laitiers. Le lait peut être également un véhicule idéal pour des protéines vaccinantes actives par voie orale et plus simplement pour des anticorps monoclonaux recombinants, notamment des IgA humanisées voire humaines, dirigées contre des agents pathogènes du tractus digestif comme les rotavirus et les coronavirus [47].

GLOSSAIRE

- **Matrice extra-cellulaire** : ensemble de glycoprotéines insolubles sécrétées par les cellules et leur délivrant divers messages par l'intermédiaire de récepteurs spécifiques, les intégrines.

- **Membrane basale** : la partie de la matrice extra-cellulaire qui est le plus au voisinage des cellules. Les deux termes membrane basale et matrice extra-cellulaire sont souvent employés l'un pour l'autre.

- **Cellules souches** : cellules multipotentes donc non différenciées capable de d'autorépliquer indéfiniment et de se différencier en cellules spécialisées sous l'action de facteurs locaux. Les cellules souches mammaires précurseurs du parenchyme ont été identifiées.

- **Apoptose** : mécanisme de mort cellulaire programmée. Ce mécanisme se déclenche lorsqu'une cellule est soumise à un stress violent (chaleur, substances toxiques...). L'apoptose est également induite pour faire involuer un tissu mais également de manière plus fine pour sculpter un organe en éliminant sélectivement des cellules inutiles.

- **Promoteur** : région du génome qui précède la partie transcrite d'un gène et qui contient des séquences d'ADN spécifiques sur lesquelles viennent se fixer des facteurs de transcription.

- **Facteur de transcription** : protéine nucléaire qui se lie spécifiquement à une région du promoteur d'un gène ou à un autre facteur de transcription lui-même lié à l'ADN. Les facteurs de transcription sont actifs (ou inhibés) par divers stimuli cellulaires dont les hormones. Les facteurs de transcription forment des complexes protéiques qui activent ou répriment sélectivement les gènes dans les cellules.

- **Transgénèse** : opération qui consiste à ajouter un gène étranger à un organisme entier ou au contraire à inactiver spécifiquement un de ses gènes. L'addition de gène se fait traditionnellement par microinjection directe d'ADN isolé dans le noyau d'un embryon au stade une cellule. Il est également possible d'ajouter le gène dans une cellule fœtale en culture et d'utiliser le noyau de cette cellule pour reformer un embryon par transfert dans le cytoplasme d'un ovocyte énucléé. L'inactivation spécifique d'un gène se fait le plus souvent en remplaçant le gène par un homologue inactif. On dit alors que le gène a été invalidé. On qualifie également cette opération de K.-O. (knock out). Le remplacement de gènes est le résultat d'une recombinaison homologue entre l'ADN étranger introduit dans la cellule et le gène ciblé. La cellule dans laquelle le remplacement de gène a eu lieu doit pouvoir redonner un organisme entier. Ceci est possible chez la souris par la formation d'embryons chimères (en pratique par l'introduction des cellules pluripotentes modifiées dans un embryon précoce) ou *via* la technique de clonage par transfert de noyau. Ces mêmes techniques permettent de remplacer spécifiquement un gène d'un organisme par un autre gène fonctionnel. ■

BIBLIOGRAPHIE

[1] Weaver L.T. Egg, placenta, breast and gut. Comparative strategies for feeding the young. *Endocrine Regulations*, 1993; 27: 95-104.

[2] Hayssen V. Empirical and theoretical constraints on the evolution of lactation. *J. Dairy Sci.*, 1993; 3213-3233.

[3] Dunbar M.E., Dann P.R., Robinson G.W., Hennighausen L., Zhang J., Wysolmerski J.J. Parathyroid hormone related protein signaling is necessary for sexual dimorphism during embryonic mammary development. *Development*, 1999; 126: 3485-3493.

[4] Shackleton M, Vaillnat F, Simpson KJ, Stingl J, Smyth GK, Asselin-Labat ML, WuL, Lindeman GJ, Visvader JE. Generation of a functional mammary gland from a single stem cell. *Nature* 2006; 439: 84-88.

[5] Hennighausen L., Robinson G.W. Information networks in the mammary gland. *Nature Reviews/Molecular Cell Biology*, 2005, 6: 715-725.

[6] Sternlicht MD. Key stages in mammary gland development: the cues that regulate ductal branching morphogenesis. *Breast Cancer Res* 2006; 8: doi: 10.1186/bcr1368.

[6 bis] Boulanger C.A., Mack D.L., Booth B.W., Smith G.H. Interaction with the mammary microenvironment redirects spermatogenic cell fate in vivo. *Proc Natl Acad Sc* 2007; 104: 3871-76.

[6 ter] Tong Q., Hotamisligil G.S. Cell fate in the mammary gland. *Nature*, 2007; 445: 724-26.

[7] Medina D. Stromal fibroblasts influence human mammary epithelial cell morphoge-

nesis. *Proc Natl Acad Sc USA* 2004; 101: 4723-4724

[8] KUPERWASSER C, CAVARRIA T, WU MM MAGRANA G, GRAY JW, CAREY L, RICHARDSON A,WEINBERG RA. Reconstruction of functionally normal and malignant human breast tissues in mice. *Proc Ntl Acad Sc* 2004; 101: 4966-4971.

[9] SILBERSTEIN G.B., VAN HORN K., SHYAMALA G., DANIEL CHW. Essential role of endogenous estrogen in directly stimulating mammary growth demonstrated by implants containing pure antiestrogens. *Endocrinology*, 1994; 134: 84-90.

[10] SAPINO A., MACRI L., GUGLIOTTA P., PACCHIONI D., LIU Y.J., MEDINA D., BUSSOLATI G. Immunophenotypic properties and estrogen dependency of budding cell structures in the developing mouse mammary gland. *Differentiation*, 1993; 55: 13-18.

[11] HUMPHREYS R.C., LYDON J., O'MALLEY B.W., ROSEN J.M. Mammary gland development is mediated by both stromal and epithelial progesterone receptors. *Mol. Endocr.* 1997; 11: 801-811.

[12] LANGE C.A., RICHER J.K., HORWITZ K.B. Hypothesis: progesterone primes breast cancer cells for cross talk with proliferative or antiproliferative signals. *Mol. Endocr.*, 1999; 13: 829-836.

[13] GRAHAM J.D., HUNT S.M.N., TRAN N., CLARKE C.L. Regulation of the expression and activity by progestins of a member of the SOX gene family of transcriptional modulators. *Mol. Endocr.*, 1999; 22: 295-304.

[14] LIU X., GALLEGO M.I., SMITH G.H., ROBINSON G.W., HENNIGHAUSEN L. Functional rescue of Stat5a-null mammary tissue through the activation of compensating signals including Stat5β. *Cell Growth Different.,* 1998; 9: 795-803.

[15] TEGLUND S., MCKAY C., SCHUETZ E., VAN DEURSEN J.M., STRAVOPODIS D., WANG D., BROWN M., BODNER S., GROSVELD G., IHLE J.N. Stat5α and Stat5β proteins have essential and nonessential, or redundant, roles in cytokine responses. *Cell*, 1998 ; 93 : 841-850.

[16] BRISKEN C., KAUR S., CHAVARRIA T.E., BINART N., SUTHERLAND R.L., WEINBERG R.A., KELLY P.A., ORMANDY C.J. Prolactin controls mammary gland development via direct and indirect mechanisms. *Dev. Biol.*, 1999; 210: 96-106.

[17] HUMPHREYS R.C., HENNIGHAUSEN L. Signal transducer and activator of transcription 5a influences mammary epithelial cell survival and tumorigenesis. *Cell Growth Differen.*, 1999; 10: 685-694.

[18] HERMAN A., BIGNON C., DANIEL N., GROSCLAUDE J., GERTLER A., DJIANE J. Functional heterodimerization of prolactin and growth hormone receptors by ovine placental lactogen. *J. Biol. Chem.*, 2000.

[19] SASAKI M., NISHIO M., SASAKI T., ENAMI J. Identification of mouse mammary fibroblast-derived mammary growth factor as hepatocyte growth factor. *Biochem. Biophy. Res. Comm.*, 1994; 199: 772-779.

[20] MARCOTTY CH., FRANKENNE F., MEURIS S., HENNEN G. Immunolocalization and expression of insulin-like growth factor I (IGF-I) in the mammary gland during rat gestation and lactation. *Mol. Cell. Endocr.,* 1994; 99: 237-243.

[21] POLITIS I., GOREWIT R.C., MULLER T., GROSSE R. Mammary derived growth inhibitor protein and messenger RNA concentrations indifferent physiological states. *J. Dairy Sci.*, 1992; 75: 1423-1429.

[22] PIERCE JR. D.F., JOHNSON M.D., MATSUI Y., ROBINSON S.D., GOLD L.I., PURCHIO A.F., DANIEL C.W., HOGAN B.L.M. AND MOSES H.L. Inhibition of mammary duct development but not alveolar outgrowth during pregnancy in transgenic mice expressing active TGF-?1. *Genes & Development*, 1993; 7: 2308-2317.

[23] JHAPPAN C., GEISER A.G., KORDON E.C., BAGHERI D., HENNIGHAUSEN L., ROBERTS A.B., SMITH G.H., AND MERLINO G. Targeting expression of a transforming growth factor β1 transgene to the pregnant mammary gland inhibits alveolar development and lactation. *EMBO J.*, 1993; 12: 1835-1845.

[24] DANIEL C.W., BERGER J.J., STRICKLAND P. AND GARCIA R. Similar growth pattern of mouse mammary epithelium cultivated in collagen matrix in vivo and in vitro. *Dev. Biol.*, 1994; 104: 57-64.

[25] ZANGANI D., DARCY K.M., SHOEMAKER S., IP M.M. Adipocyte-epithelial interactions regulate the in vitro development of normal mammary epithelial cells. *Exp. Cell Res.,* 1999; 247: 399-409.

[26] STREULI C. Extracellular matrix remodelling and cellular differentiation. *Curr Opin Cell Biol* 1999; 11 634-640

[27] GREEN AK LUND LR. ECM degrading proteases and tissue remodelling in the mammary gland. *BioEssays* 2005; 27: 894-903.

[28] BLATCHFORD D.R., QUARRIE L.H., TONNER E., MCCARTHY C., FLINT D.J., WILDE C.J. Influence of microenvironment on mammary epithelial cell survival in primary culture. *J. Cell. Physiol.*, 1999; 181 304-311.

[29] FARRELLY N., LEE Y., OLIVER J., DIVE C., STREULI C.H. Extracellular matrix regulates apoptosis in mammary epithelium through a control on insulin signaling. *J. Cell Biol.*, 1999; 144: 1337-1347.

[30] BOLE-FEYSOT C., GOFFIN V., EDERY M., BINART N., KELLY P.A. Prolactin (PRL) and its receptor: actions, signal transduction pathways and phenotypes observed in PRL receptor knockout mice. *Endocrine Reviews*, 1998; 19: 225-268.

[31] PFITZNER E., JÄHNE R., WISSLER M., STOECKLIN E., GRONER B. p300/CREB-binding protein enhances the prolactin mediated transcriptional induction through direct interaction with the transactivation domain of Stat5, but does not participate in the Stat5-mediated suppression of the glucocorticoid response. *Mol. Endocr.,* 1998; 12: 1582-1593.

[32] WYSZOMIERSKI S.L., YEH J., ROSEN J.M. Glucocorticoid receptor/signal transducer and activator of transcription 5 (STAT5) interactions enhance STAT5 activation by prolonging STAT5 DNA binding and tyrosine phosphorylation. *Mol. Endocr.*, 1999; 13: 330-343.

[33] PIRCHER T.J., PETERSEN H., GUSTAFSSON J., HALDOSEN L. Extracellular signal-regulated kinase (ERK) interacts with signal transducer and activator of transcription (STAT) 5a. *Mol. Endocr.*, 1999; 13: 555-565.

[34] PETERSEN H., HALDOSEN L. EGF modulates expression of STAT5 in mammary epithelial cells. *Exp. Cell Res.*, 1998; 243: 347-358.

[34 bis] KABOTYANSKI E.B., HUETTER M., XIAN W., RIJNKELS M., ROSEN J.M. Integration of prolactin and glucocorticoid signaling at the β-casein promoter and enhancer by ordered recruitment of specific transcription factors and chromatin modifiers. *Mol. Endocr.*, 2006; 20 (10): 2355-68.

[34 ter] BUSER A.C., GASS-HANDEL E.K., WYSZOMIERSKI S.L., DOPPLER W., LEONHARDT S.A., SCHAACK J., ROSEN J.M., WATKIN H., ANDERSON S.M., EDWARDS D.P. Progesterone receptor repression of prolactin/signal transducer and activator of transcription 5-mediated transcription of the β-casein gene in mammary epithelial cells. *Mol. Endocr.*, 2007; 21 (1): 106-25.

[35] HOUDEBINE L.M. Le contrôle et l'utilisation des gènes des protéines du lait. *Medecine/Sciences*, 2000 ; 16 : 219-227.

[36] EDWARDS G.M., WILFORD F.H., LIU X., HENNIGHAUSEN L., DJIANE J., STREULI C.H. Regulation of mammary differentiation by extracellular matrix involves protein-tyrosine phosphatases. *J. Biol. Chem.*, 1998; 273: 9495-9500.

[37] LEE Y., STREULI C.H. Extracellular matrix selectively modulates the response of mammary epithelial cells to different soluble signaling ligands. *J. Biol. Chem.,* 1999; 274: 22401-22408.

[38] JOLIVET G, PANTANOT, HOUDEBINE LM. Regulation by the extracellular matrix (EMC) of prolactin-induced alpha-s1- casein gene expression in rabbit primary cells. Role of STAT5, C/EBP and chromatin structure. *J Cell Biochem* 2005; 95: 313-327.

[39] MILSOM S.R., BREIER B.H., GALLAHER B.W., COX V.A., GUNN A.J., GLUCKMAN P.D. Growth hormone stimulates galactopoiesis in healthy lactating women. *Acta Endocrinologica*, 1992; 127: 337-343.

[40] SAWADOGO L., THIBAULT J.F., ROUAU X., GUEGUEN J., BÉROT S., OLLIVIER-BOUSQUET M., SEPHERI H., HOUDEBINE L.M. Étude de l'action lactogène de certains extraits de plantes. Biologie de la lactation. Edité par J. Martinet et L.M. Houdebine.1991, pp. 477-489.

[41] WILDE C.J., ADDEY C.V., BODY-FINCH L.M., PEAKER M. Autocrine control of milk secretion: from concept to application. Intracellular signalling in the mammary gland. New York : Plenum Press 1995 pp. 227-237.

[42] WILLIAMSON D.H., ILIC V., LUND P. A role for medium-chain fatty acids in the regulation of lipid synthesis in milk stasis? Intracellular signaling in the mammary gland: New York Plenum press 1995 pp. 239-251.

[43] CHAPMAN R.S., LOURENCO P.C., TONNER E., FLINT D.J., SELBERT S., TAKEDA K., AKIRA S., CLARKE A.R., WATSON C.J. Suppression

of epithelial apoptosis and delayed mammary gland involution in mice with a conditional knockout of Stat3. *Genes & Development*, 1999; 13: 2604-2616.

[44] O'Rourke J., Newbound G.C., Hutt J.A., DeWille J. CCAAT/Enhancer binding protein d regulates mammary epithelial cell Go growth arrest and apoptosis. *J. Biol. Chem.*, 1999; 274: 16582-16589.

[45] Metcalfe A.D., Gilmore A., Klinowska T., Oliver J., Valentijn A.J., Brown R., Ross A., MacGregor G., Hickman J.A., Streuli C.H. Developmental regulation of Bcl-2 family protein expression in the involuting mammary gland. J. Cell Sci., 1999; 112: 1771-1873.

[46] Ripoll P.J., Houdebine L.M. Où en sont les bioréacteurs animaux ? *Biofutur* 2006 264 : 28-31.

[47] Houdebine L.M. Les applications de la transgénèse animale. *Bull Acad Vet* 2005, 158: 487-498.

ALLAITEMENT MATERNEL : PRISE EN CHARGE DES PROBLÈMES RENCONTRÉS

Nadia FARADJI

L'allaitement maternel est un des parents pauvres des études de médecine. Cette situation est le reflet des habitudes alimentaires des nourrissons en France. Environ 60 % seulement des bébés sont allaités à la naissance (contre 98 % en Norvège). La durée de l'alimentation au sein est en général courte. À 4 mois 65 % des enfants sont encore allaités en Suède alors que l'on estime qu'en France ce taux est de 5 %. (contre 86 % en Norvège). Pourtant de plus en plus d'études montrent que la faible proportion d'allaitement maternel et en particulier exclusif est bien un problème de santé publique dans les pays développés. Par exemple un allaitement maternel exclusif pendant plus de 3 mois diminue l'incidence des infections digestives, O.R.L. ou respiratoires y compris dans les pays industrialisés [1].

Pour ces raisons l'O.M.S. recommande un allaitement maternel exclusif de 6 mois et sa poursuite jusqu'à 2 ans après la diversification alimentaire [2]. Le P.N.N.S. (Plan National Nutrition Santé 2001) a pour la première fois en France présenté la promotion de l'allaitement maternel comme un objectif [3].

Notre rôle de soignant est d'accompagner les femmes qui ont fait le choix d'allaiter et de les aider à résoudre les problèmes qu'elles peuvent rencontrer autrement qu'en leur proposant le sevrage.

Il est certain que c'est au cours des premiers jours que la conduite de l'allaitement est la plus délicate et la plus décisive pour la suite : bonne mise au sein précoce, absence de tétine artificielle, allaitement à la demande, devraient être respectés pour toute femme désirant allaiter. Mais les sorties de plus en plus précoces de maternité (J3 très souvent) confrontent des « non spécialistes » de la lactation aux difficultés de l'allaitement. Il est bon alors d'avoir les idées claires sur la clinique et les conduites à tenir.

Il est important d'avoir à l'esprit qu'un biberon de lait artificiel administré à un enfant allaité peut avoir des conséquences autant par le contenu que par le contenant. Notamment on sait maintenant que l'introduction précoce de lait artificiel dans l'organisme de l'enfant augmente le risque de diarrhées, des infections O.R.L., de déclenchement de phénomènes allergiques [1]. La tétine artificielle peut d'autre part entraîner des problèmes de succion chez l'enfant qui l'empêchent de boire efficacement au sein par la suite [5].

La prise en charge des difficultés de l'allaitement est une des seules spécialités où l'on a à faire à deux patients : la mère et l'enfant. En effet dans la plupart des cas le diagnostic autant que le traitement nécessitent la présence des deux protagonistes ; observation d'une tétée, repositionnement d'un enfant au sein... Ceci implique bien sûr, du temps, de la disponibilité, car les repas du bébé correspondent rarement à l'heure du rendez-vous de consultation ! Il est souvent nécessaire de collaborer entre spécialistes de la mère et de l'enfant. Les difficultés relationnelles mère-enfant peuvent se cristalliser autour de l'allaitement maternel. Il n'est pas toujours facile de faire la part des problèmes techniques et des problèmes psychologiques. Dans ces cas délicats l'accompagnement des femmes passe par le respect de leur désir d'aller là où elles veulent, là où elles peuvent. Dans tous les cas, écoute, soutien et empathie sont indispensables.

Je me limiterai dans ce chapitre à présenter des situations qu'un médecin qui ne s'occupe pas principalement d'obstétrique ou de pédiatrie, est susceptible de rencontrer. L'abcès du sein et la galactocele sont traités dans un autre chapitre du livre.

PROBLÈMES AUX MAMELONS

LES MAMELONS DOULOUREUX

Les mamelons douloureux représentent la plainte la plus fréquente des femmes qui allaitent et sont une cause importante d'arrêt de l'allaitement. Bien qu'il soit généralement admis qu'il est normal de ressentir une sensibilité accrue les deux ou trois premiers jours, il est par contre certain qu'il ne doit pas s'agir de douleur et qu'en tout cas cette sensibilité ne doit pas persister. Il ne semble pas y avoir de lien entre la nature de la peau et la survenue de crevasses comme on le suppose souvent. Dans 90 % des cas elles sont liées à une mauvaise position du bébé au sein. Elles peuvent être apparentes et même sanglantes, mais parfois elles ne sont visibles qu'à la loupe. Elles se situent sur le bout du mamelon, à la jonction mamelon aréole ou sur l'ensemble du mamelon. La douleur est en général très vive au moment de la mise au sein et si aucun traitement n'est engagé, le moindre contact sur le sein peut devenir insupportable.

La première chose à faire est de vérifier la position du bébé au sein [4] (voir encadré « une bonne position au sein ») (figure 1). Après repositionnement correct, la mère ressent un soulagement immédiat. On peut éventuellement lui montrer d'autres positions afin de modifier les points de pressions exercées par la bouche de l'enfant : mère allongée sur le côté, bébé placé sous le bras en « ballon de rugby »... (figure 2).

Les soins locaux n'ont pas montré leur efficacité [4]. De plus, les différentes pommades habituellement utilisées ont l'inconvénient de ne pas être comestibles, de dégager une odeur qui peut gêner le bébé et de devoir être retirées avant chaque tétée. On peut toutefois utiliser la lanoline purifiée (Lansinoh®, Prelan®, Purelan®) qui ne présente pas ces inconvénients. Les séchages agressifs au sèche-cheveux doivent être proscrits car ils déshydratent la peau et ne favorisent pas la cicatrisation. Il n'est pas recommandé non plus d'utiliser les bouts de sein artificiels car ils risquent de perturber la succion du bébé. Dans les cas où la douleur

OBSERVATION D'UNE BONNE POSITION AU SEIN

- la mère est bien installée (dos, bras, pieds soutenus et sans tension) ;
- l'enfant doit être au niveau du sein (un coussin placé sur les genoux de la mère surélève l'enfant sans effort) ;
- le corps du bébé fait face à la mère et est contre elle (« estomac contre estomac ») ;
- l'oreille, l'épaule et la hanche du bébé forment une ligne droite ;
- le bébé est amené rapidement vers la mère (et non pas la mère vers l'enfant) dès qu'il ouvre grand la bouche ;
- le sein peut être soutenu, pouce au-dessus, autres doigts au-dessous loin de l'aréole, mais la mère ne doit pas mettre ses doigts « en ciseaux » ;
- le nez et le menton de l'enfant touchent le sein ;
- la bouche est grande ouverte : une grande partie de l'aréole est dans la bouche du bébé ;
- la lèvre inférieure doit être retroussée (la langue du bébé placée en gouttière sous le sein).

Figure 1 : Bonne position au sein

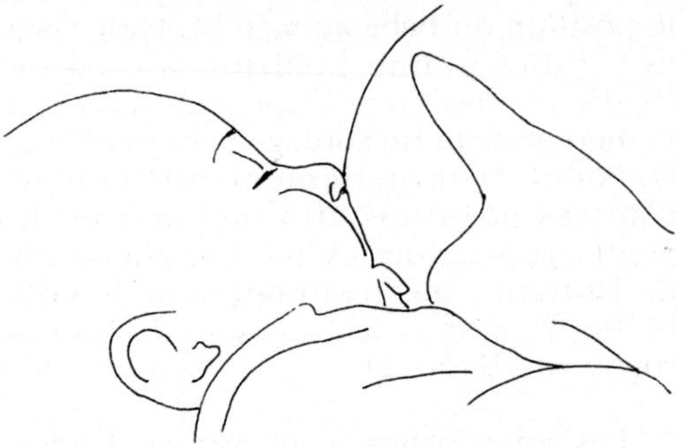

Figure 2 : Position allongée

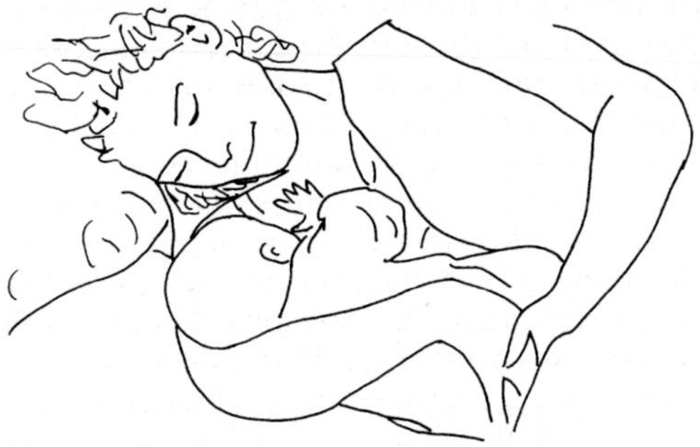

Figure 2 : Position « ballon de rugby »

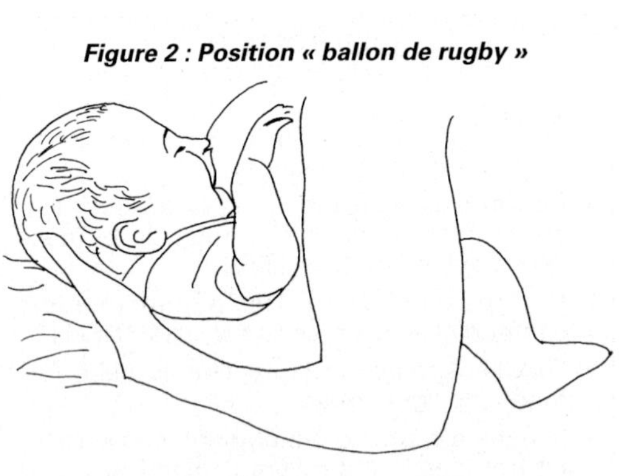

est très vive et les saignements abondants, on peut être amené à proposer temporairement de tirer le lait ; il faudrait dans ce cas donner ensuite le lait au bébé autrement qu'au biberon (tasse ou seringue).

Dans certaines situations malgré tout, les douleurs persistent et il faut alors évoquer des problèmes plus complexes [5, 6] :

- problème de succion du bébé très souvent lié à l'utilisation des biberons de

Figure 2 : Position madone

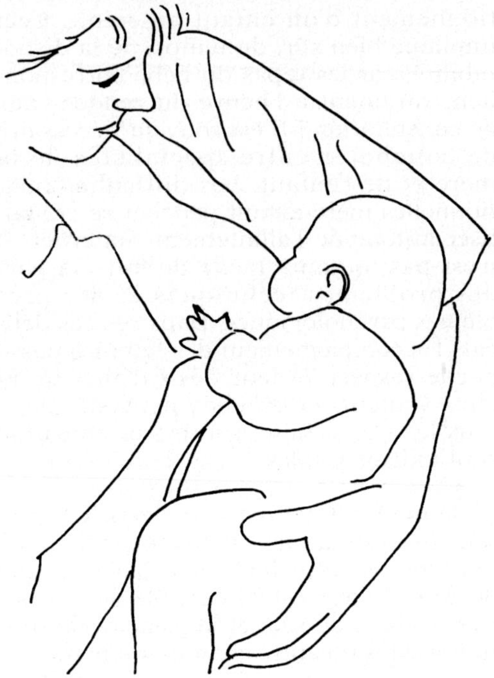

complément qui entraîne une « confusion sein-tétine » qu'il vaut mieux adresser à une consultante en lactation ou un spécialiste de l'allaitement ;

- frein de la langue du bébé trop court (le bébé ne pouvant positionner correctement sa langue) ;

- candidose ;

- surinfection de la crevasse.

CANDIDOSE MAMMAIRE

Le principal symptôme est une douleur qui apparaît à distance de l'accouchement. Cette douleur à type de brûlure peut être contemporaine des tétées mais peut aussi être continue. Elle peut prendre la forme de « coup d'aiguille » pénétrant dans le sein par le mamelon.

À l'examen il faut chercher des signes locaux : mamelons et aréoles irrités, rose vif, crevassés, lisses ou luisants chez la mère, muguet chez le bébé. Ceux-ci ne sont pas systématiquement présents, la douleur peut être isolée.

On doit traiter dans tous les cas la mère et l'enfant pendant 2 ou 3 semaines par un gel buccal ou une suspension fongicides. (On peut utiliser pour hâter la disparition des signes du violet de gentiane en solution aqueuse à 1 % pour la mère et l'enfant sur 3 jours) [7]. Il faudra bien sûr penser à donner des conseils d'hygiène pour les vêtements, les « sucettes », les jouets...

CLOQUES BLANCHES OU JAUNES

Ces cloques sont formées par une mince couche de peau qui bloque un pore lactifère. Elles sont proéminentes et parfaitement reconnaissables juste après la tétée. Ces cloques peuvent être douloureuses et si elles persistent, peuvent entraîner une mastite par blocage d'un canal. Le traitement consiste à conseiller à la mère de tremper le mamelon dans l'eau chaude juste avant de mettre l'enfant au sein. On peut aussi inciser la cloque d'un coup d'aiguille [8].

AUTRES PATHOLOGIES DERMATOLOGIQUES NON SPÉCIFIQUES DE L'ALLAITEMENT

Il faut y penser devant des crevasses persistantes. On peut se trouver en présence d'eczéma à la suite d'un traitement local par un médicament allergisant (par exemple lanoline non purifiée) ou au moment de la diversification de l'alimentation de l'enfant si celui-ci mange des aliments auxquels la mère est allergique. Dans certains cas il faut penser à évoquer le psoriasis ou l'impétigo. L'herpès représente une contre-indication formelle à l'allaitement maternel s'il est situé sur le mamelon ou l'aréole.

LES MAMELONS PLATS ET INVAGINÉS OU OMBILIQUÉS

Attention, un mamelon peut être plat en cas d'engorgement sans être un « vrai » mamelon plat. Les mamelons plats « vrai » restent plats à la stimulation et au froid. Les mamelons invaginés (qui concernent environ 1 % des femmes) se rétractent lorsque l'aréole est comprimée. En général les deux mamelons ne sont pas invaginés au même degré.

Les propositions de prise en charge de ce problème lorsque la femme veut allaiter sont très variées. Il semble de plus en plus établi qu'un traitement en prénatal s'avère inefficace et même néfaste car les femmes se mettent alors à douter de leur capacité. On ne conseille plus d'« exercices » plus ou moins barbares en prénatal mais on peut éventuellement proposer le port de coquilles forme-mamelon au dernier trimestre de la grossesse. Il est par contre certain que ces femmes doivent bénéficier en prénatal d'informations précises par une personne spécialisée, sur l'allaitement et en particulier sur la mise au sein. Elles doivent savoir que le nouveau né ne tète pas le mamelon mais le sein et que c'est en stimulant l'aréole que le lait sera produit.

Après la naissance il sera primordial que cet enfant soit mis au sein le plus tôt possible afin qu'il s'habitue à une aréole encore souple et que la mère et l'enfant soient entourés et soutenus par du personnel compétent ; si un complément s'avère nécessaire, il doit être donné à la tasse, jamais au biberon. Si l'enfant a du mal à attraper le sein, on peut utiliser, avant les tétées, pour tenter de faire saillir le mamelon, un tire-lait, des coquilles forme mamelon. Il faudra quelquefois plusieurs jours – pendant lesquels on tirera le lait – avant que l'enfant ne tête efficacement au sein [6, 8].

PROBLÈMES AUX SEINS

La terminologie, suivant les auteurs, est variée et généralement peu précise. Les limites entre les lymphangites, galactophorites, mastites, stases de lait, engorgement, sont souvent bien floues. Je me limiterai volontairement aux termes d'engorgement de la mastite.

ENGORGEMENT

Il existe au moment de la « montée de lait », généralement au troisième jour après l'accouchement, une certaine congestion du sein. Cet œdème du tissu interstitiel peut devenir pathologique, en particulier si l'allaitement est mal conduit et que l'augmentation de la pression dans les alvéoles accroît l'œdème des tissus. La meilleure prévention de cet engorgement est de permettre à l'enfant de téter sans restriction : un nouveau né peut téter très souvent et très longtemps sans risque pour la mère s'il est bien placé au sein. Une fois de plus il faut rappeler ici que la pratique des compléments systématiques surtout les premiers jours peut augmenter un engorgement, et même en être la cause.

La mère se plaint alors entre le 3e et le 6e jour d'une douleur importante dans les deux seins. À l'examen on trouve une peau luisante et tendue, une augmentation de la chaleur locale et une déformation de l'aréole qui empêche l'enfant de boire. Il peut déjà à ce stade exister une fièvre modérée.

Le traitement doit être rapide et efficace :

- dans l'idéal un massage avec expression manuelle du lait, pratiqué par un professionnel formé, a l'avantage de soulager immédiatement et d'assouplir l'aréole pour permettre au bébé de téter ;
- si le massage n'est pas possible, on peut utiliser de façon très douce, un tire-lait dans le même but ;
- il faut mettre l'enfant au sein, toutes les deux heures au minimum, en le réveillant si besoin, pour que les seins s'assouplissent [4].

Il n'existe pas de preuves de l'efficacité des différents traitements habituellement proposés mais certains peuvent apporter un confort à la mère [4] :

- avant les tétées, des compresses chaudes, douches chaudes ou bain des seins dans l'eau chaude ;
- après la tétée, des compresses froides ou de glace,
- dans certains cas l'ocytocine en I.M. permettrait l'éjection du lait bloquée par l'œdème et inhibée par la douleur (jamais plus de 48 heures d'utilisation).
- Il n'existe aucun avantage à restreindre les liquides dans ce cas.

S'il est mal traité, l'engorgement est une souffrance pour la mère et une cause d'abandon de l'allaitement, mais aussi une source de complications sérieuses :

- on sait maintenant que la quantité de lait produite par la mère dépend entre autres de la vidange régulière du sein. Ceci explique qu'une femme qui a cru avoir trop de lait au moment d'un engorgement risque en cas de stase prolongée de se trouver face à un problème de production insuffisante ;
- une mastite peut survenir dans les suites.

Le raccourcissement des séjours en maternité a considérablement augmenté le nombre de cas d'engorgement à domicile. Il concerne donc maintenant très souvent les médecins généralistes.

On peut retrouver une symptomatologie identique à distance de l'accouchement chez des femmes qui ont interrompu brusquement l'allaitement. Le traitement est alors le même.

LA MASTITE

La mastite est une inflammation localisée au sein due soit à une stase du lait consécutive à un canal galactophore bouché, soit à une infection.

Thomsen et Al ont décrit trois stades :

- la stase : leuco < 10_6/ml et germes < 10_3/ml de lait ;
- l'inflammation : leuco > 10_6/ml et germes < 10_3/ml ;
- la mastite infectieuse : leuco > 10_6/ml et germes > 10_3/ml [9].

Les germes retrouvés sont la plupart du temps des staphylocoques dorés (on retrouve aussi E. Coli et streptocoques). Ces définitions théoriques sont bien difficiles à utiliser dans le quotidien d'une consultation.

On a aussi décrit 3 phases : phase d'inflammation du tissu conjonctif entre les canaux, phase d'adénite avec infection des canaux et possibilité de présence de pus dans le lait, phase de collection avec la création d'un abcès.

En pratique, la femme se plaint d'une douleur intense apparue brutalement dans un sein. On observe une zone rouge (quelquefois on peut suivre les traînées rouges sur la peau), chaude, enflée, une fièvre qui peut être élevée, associée à un syndrome grippal.

L'examen du mamelon peut montrer une cloque ou un point blanc jaunâtre évoquant un canal bouché. Souvent on retrouve dans les jours précédents une conduite de l'allaitement inappropriée : sevrage brutal, introduction de biberon,... Mais aussi, bien souvent, la femme parle de sa fatigue, d'un changement de mode de vie (stress, départ en vacances ou mariage...). On peut aussi rechercher une pression régulière sur le sein : doigt en ciseaux au moment des tétées, coquilles recueil lait, soutien-gorge trop serré... Le tabac, en diminuant le réflexe d'éjection, favorise les mastites.

Le traitement doit là aussi être débuté très rapidement :

- En tout premier lieu, il faut drainer le sein et donc ne pas interrompre l'allaitement comme on le voit beaucoup trop souvent faire. Il faut insister sur le fait que la mastite n'est pas une contre-indication à l'allaitement maternel [4]. La fièvre ou la présence de pus dans le lait n'ont pas d'incidence retrouvée sur la santé des enfants [10]. La poursuite de l'allaitement est au contraire un facteur de guérison de la mastite par réduction de l'inflammation du sein. Il faut donc encourager le bébé à téter toutes les deux heures préférentiellement du côté atteint et en variant les positons d'allaitement, le menton de l'enfant orienté vers la zone touchée. Si la tétée est douloureuse, on peut donner des antalgiques à base de paracétamol, ou d'ibuprofène.
- En deuxième lieu, il est important que la mère soit mise en repos, au lit si possible.
- Comme pour l'engorgement, on utilisera une alternance de chaud et de froid avant et après les tétées qu'on pourra associer à des massages. La chaleur humide pourra aider à déboucher un canal galactophore.

Dans certains cas pourtant, il faudra instaurer un traitement antibiotique compatible avec l'allaitement maternel et efficace sur les staphylocoques dorés (cephalosporine et de la 1re génération par exemple), précédé si possible d'une culture de lait [4] :

- si au bout de 24 heures de prise en charge, on ne constate pas d'amélioration franche,
- si la mastite survient moins de deux semaines après l'accouchement, car on peut penser qu'il s'agit d'un germe hospitalier. Les études montrent que les mastites les plus graves surviennent dans les 2 ou 3 premières semaines [11] ;
- si la mastite est bilatérale ;
- si la mère a constaté la présence de pus dans le lait. Dans ce dernier cas un massage de drainage après les tétées jusqu'à la disparition du pus accélère la guérison et diminue les risques d'abcès [10] ;
- si une crevasse est visible sur le mamelon (possible porte d'entrée) ;
- s'il s'agit d'une récidive (en cas de mastites à répétition, il faut penser à évoquer une tumeur).

Il est bon de savoir que, pour quelques jours, le lait produit par le sein malade va avoir un goût salé qui peut faire que l'enfant le refuse. Il faudra dans ce cas en attendant tirer le lait régulièrement.

L'abcès du sein est une complication de mastite mal traitée. En particulier il faut souligner à nouveau ici le danger qu'il y a à prescrire un sevrage devant un tableau de mastite. Les études sont convergentes pour dire que cette interruption de l'allaitement augmente considérablement le risque d'abcès.

L'allaitement maternel peut être poursuivi si la femme le désire même après traitement.

(voir « Abcès du sein » dans un autre chapitre du livre) : chirurgie ou ponction sous échographie.

AUTRES SYNDROMES DOULOUREUX

Vasospasme

Certains enfants au moment des tétées présentent un puissant réflexe de morsure tonique entraînant un vasospasme du mamelon de la mère. Ceci provoque une douleur qui apparaît au moment des tétées et peut persister jusqu'à une heure après. Le mamelon est blanc après le repas de l'enfant. Il faudra pendant quelque temps appuyer sur la mâchoire inférieure du bébé au cours des tétées. Il vaudrait mieux dans ce cas adresser la mère et l'enfant à un spécialiste de l'allaitement.

Réflexe d'éjection du lait très puissant, spasme d'un canal lactifère

Ils peuvent provoquer des douleurs profondes irradiants parfois dans le dos au début des tétées. Ceci concerne surtout les femmes ayant une production importante de lait. Ce phénomène régresse spontanément au cours des premières semaines d'allaitement. On essaye ici pour améliorer les symptômes de réguler la production du lait, en ne donnant par exemple qu'un seul sein à chaque repas.

ALLAITEMENT APRÈS UNE CHIRURGIE DU SEIN

Pour qu'un allaitement puisse fonctionner, il faut bien sûr qu'il subsiste suffisamment de glande mammaire, que les canaux galactophores n'aient pas été sectionnés mais aussi que la sensibilité de l'aréole soit préservée.

Si l'incision a eu lieu sous le pli du sein, les chances de pouvoir allaiter complètement sont importantes. Si l'incision a eu lieu près de l'aisselle et si le chirurgien a pris soin de ne pas abîmer les nerfs, l'allaitement a de grandes chances de se dérouler normalement. En revanche, si l'incision contourne l'aréole, le risque de sectionnement des canaux et des nerfs est accru. Dans les cas où la sensibilité du mamelon est perdue, le circuit réflexe neuro-hormonal sera perturbé ; les faibles taux de prolactine et d'ocytocine ne permettront pas une fabrication et une éjection de lait suffisante.

MAMMOPLASTIE

Elle ne pose théoriquement pas de problème puisque dans ce cas les tissus sont intacts mais certains auteurs contre-indiquent l'allaitement maternel si les implants sont emplis de gel de silicone. Il faut dans tous les cas prévenir efficacement l'engorgement.

RÉDUCTION MAMMAIRE

L'allaitement maternel est possible mais il sera beaucoup plus difficilement exclusif ; son succès dépend de plusieurs facteurs :

- nombre de canaux intacts ;
- quantité de glande restante ;
- sensibilité du mamelon.

Ici encore, la conduite de l'allaitement doit absolument être adéquate : la mère doit bénéficier d'accompagnement et de conseils adaptés les premiers jours. Elle peut souffrir d'une stase dans les lobes dont les canaux ont été sectionnés. L'involution de ces zones engorgées se fera en quelques jours puisqu'elles ne seront pas vidangées. De la glace sur les parties douloureuses soulagera la mère. L'enfant doit absolument être suivi de près, car il peut avoir besoin de complément.

Dans tous les cas, il est bon de se souvenir que l'allaitement avec un seul sein est suffisant pour un enfant. Cette question se pose notamment pour une femme ayant été traité pour un cancer du sein. On peut citer en exemple une ethnie de Chine où les femmes n'allaitent traditionnellement qu'avec le sein droit (le gauche après la montée de lait involue spontanément), sans que cela ne pose de problème.

UN CAS PARTICULIER : LE SYNDROME DU « TUYAU ROUILLÉ »

Quelquefois, on découvre dans le *poste partum* immédiat, sans aucun signe associé, que le lait d'une femme est d'une couleur brunâtre. Cette femme a pu remarquer déjà pendant sa grossesse un écoulement sanglant mamellonnaire peu abondant. Ce phénomène peut être unilatéral ou bilatéral, on évoque habituellement des papillomes intra ductaux ou une simple rupture de capillaires. Dans presque tous les cas, cet écoulement sanglant va cesser en quelques jours. Il ne pose aucun problème à la poursuite de l'allaitement maternel. S'il persiste au-delà de deux semaines, il est souhaitable de pratiquer un bilan à la recherche d'une autre pathologie indépendante de la lactation [5].

LES CONTRE-INDICATIONS MATERNELLES À L'ALLAITEMENT

PERMANENTES

- sérologie H.I.V. positive ;
- infection par le H.T.L.V.1 ;
- prise au long cours de médicaments ou de substances contre-indiqués.

Du côté de l'enfant, seule la galactosémie est une contre-indication absolue au lait maternel. La phenylcetonurie, la maladie des urines à odeur de sirop d'érable sont des contre-indications partielles ou temporaires [4].

LE CHOIX D'UN MÉDICAMENT PENDANT LA PÉRIODE D'ALLAITEMENT

Il n'est pas toujours facile de conseiller une femme qui doit prendre un traitement car le VIDAL, par précaution, interdit beaucoup de spécialités. Une fois de plus le sevrage est beaucoup trop souvent proposé pour une grippe ou une extraction dentaire !

En fait, il est presque toujours possible de trouver un médicament compatible avec l'allaitement maternel.

Les questions suivantes doivent guider le prescripteur :

- ce traitement est-il vraiment nécessaire maintenant ?
- ce médicament est-il utilisé en pédiatrie ?
- lui connaît-on une toxicité ?

Certains centres de pharmacovigilance sont bien documentés et il existe un ouvrage de référence publié tous les 2 ans de T. Hale [12].

Les éléments qui augmentent les risques chez l'enfant sont :

- une demi-vie longue ;
- un poids moléculaire bas ;
- la liposolubilité ;
- un Ph élevé ;
- une faible liaison aux protéines plasmatiques ;
- un rapport lait/plasma élevé ;
- un traitement long ;
- un allaitement maternel exclusif ;

- un bébé jeune et de petit poids ;
- une grande biodisponibilité orale.

Attention, certains médicaments représentent un risque indirect pour l'enfant en modifiant la quantité de lait (par exemple les oestroprogestatifs ou les diurétiques qui en diminuent la quantité).

Si le traitement est de courte durée et présente un risque réel, l'allaitement peut être suspendu temporairement en tirant le lait régulièrement [5].

LA RELACTATION ET L'AUGMENTATION DE LA PRODUCTION LACTÉE

Certaines femmes souhaitent pour une raison ou pour une autre (par exemple après avoir interrompu l'allaitement pour prendre un traitement ou si leur enfant présente une intolérance au lait de vache), refaire partir une lactation totalement ou partiellement arrêtée. Souvent, si la mère est déterminée et si le professionnel est compétent on peut obtenir un résultat qui va de l'augmentation notable de la lactation ou rétablissement d'un allaitement exclusif. Il est sûr que plus l'interruption a été courte, plus l'allaitement était bien établi avant l'arrêt, plus cela sera facile. Il faudra quelquefois réapprendre à l'enfant à téter au sein.

La connaissance de la physiologie de la lactation est nécessaire pour une stimulation efficace. En premier lieu il importe de remettre l'enfant aux deux seins très souvent, toutes les deux heures si possible, afin de provoquer la sécrétion de prolactine et d'ocytocine la plus importante possible par stimulation de l'aréole et de vidanger les seins régulièrement pour que le contrôle autocrine ne freine pas la production de lait.

Il a été établi que la consommation excessive de liquide diminuait la quantité de lait, il faut donc conseiller à la mère de boire suffisamment, sans plus.

SEVRAGE

Le sevrage immédiat juste après l'accouchement utilise habituellement en France la bromocriptine (dont il faudrait mieux respecter les contre-indications : H.T.A. gravidique sévère, insuffisance coronarienne, association avec les macrolides, les vasoconstricteurs et la méthylergométrine « Methergin® »). Les effets secondaires sont relativement fréquents (nausées, malaises) et majorés par la restriction hydrique si souvent prescrite et parfaitement inutile ! [13]

Le sevrage brusque, une fois l'allaitement installé est beaucoup plus délicat. La bromocriptine aura ici un effet beaucoup moins radical et on doit utiliser le contrôle autocrine par la non-vidange des seins tout en surveillant qu'un engorgement ne s'installe pas : des compresses chaudes et froides et une vidange très partielle doivent être utilisées les premiers temps. Le persil et les tisanes de sauge ont ici un effet quelques fois surprenant.

Le sevrage progressif est recommandable dans tous les cas : il sera le mieux vécu pour l'enfant et la mère.

CONTRACEPTION ET ALLAITEMENT MATERNEL

Pendant longtemps on a refusé de prescrire une contraception aux femmes qui allaitaient en leur expliquant qu'elles étaient protégées de toute grossesse.

On sait maintenant que cette protection à 98 % n'est assurée les 6 premiers mois qu'à des conditions très strictes qui sont très rarement remplies en France :

- un allaitement exclusif ou quasi exclusif (pas plus de 30 ml/sem de complément le 1er mois, pas plus 60 ml à partir du 2e mois) ;
- un enfant qui tète au moins 100 minutes/jour ;

- pas plus de 4 heures entre 2 tétées le jour ;
- pas plus de 6 heures entre 2 tétées la nuit ;
- une aménorrhée au-delà des 56 premiers jour [14].

Les femmes qui remplissent ces conditions sont peu nombreuses en France, il paraît donc souhaitable de prescrire un autre moyen de contraception. Beaucoup d'équipes obstétricales ont choisi de prescrire une micropilule progestative. D'après certains auteurs, cette prescription pourrait induire une baisse du lait si elle était faite au premier mois. C'est pourquoi l'A.N.A.E.S. recommande donc une prescription après 5 semaines pour ces allaitements exclusifs. En cas d'allaitement mixte la prise de minipilule est plus précoce (environ 20e jour post natal). L'implant et les projestatifs injectables peuvent aussi être utilisés à partir de la 6e semaine.

Les oestroprogestatifs ont eux l'inconvénient majeur de provoquer une diminution importante de la quantité de lait mais aussi d'en modifier la composition (variation des graisses, du calcium...).

Les dispositifs intra-utériens et la contraception locale ne posent pas de problème particulier [4].

CONCLUSION

La prise en charge de l'allaitement maternel et de ses difficultés doit être l'affaire de tous les acteurs médicaux qui interviennent autour de la mère et de l'enfant quelle que soit leur expérience personnelle ou familiale.

En France l'allaitement maternel est traité par le corps médical comme un problème de société avec les « pour » et les « contre ». Il est indispensable qu'il soit remis à sa place de mode l'alimentation parfaitement adapté à l'enfant et dont beaucoup de qualités sont irremplaçables.

L'OMS après avoir fait le constat du déclin de l'allaitement maternel dans le monde a décidé de le promouvoir, de l'encourager et de le soutenir.

- En 1990 à Innocenti l'OMS et l'UNICEF ont déclaré conjointement : « *Dans le but d'assurer une santé et une nutrition optimales aux mères et aux enfants dans le monde entier, il faudrait que chaque femme ait la possibilité de nourrir son enfant au sein exclusivement et que chaque nourrisson soit nourri exclusivement au lait maternel de la naissance jusqu'à l'âge de 4 à 6 mois. Par la suite, il faudrait que les enfants continuent d'être nourris au sein tout en recevant une alimentation de complément appropriée et adéquate jusqu'à l'âge de deux ans et au-delà...* ».
- Les dix conditions pour le succès de l'allaitement maternel dans les maternités ont été proposées en 1989. Elles sont effectivement les conditions minimum pour que toute femme qui le souhaite ait toutes les chances de pouvoir allaiter son enfant :
  - adopter une politique d'allaitement maternel formulée par écrit et systématiquement portée à la connaissance de tous les personnels soignants ;
  - donner à tous les personnels soignants les compétences nécessaires pour mettre en œuvre cette politique ;
  - informer toutes les femmes enceintes des avantages de l'allaitement au sein et de sa pratique ;
  - laisser le bébé en peau à peau pendant au moins 1 heure et encourager la mère à allaiter quand le bébé est prêt ;
  - indiquer aux mères comment pratiquer l'allaitement au sein et comment entretenir la lactation même si elles se trouvent séparées de leur nourrisson ;
  - ne donner aux nouveaux nés aucun aliment ni aucune boisson autre que le lait maternel, sauf indication médicale ;
  - laisser l'enfant avec sa mère 24 heures par jour ;
  - encourager l'allaitement au sein à la demande de l'enfant ;
  - ne donner aux enfants nourris au sein aucune tétine artificielle ou sucette ;
  - encourager la constitution d'associations de soutien à l'allaitement maternel et leur adresser les mères dès leur sortie de l'hôpital ou de la clinique.

[Déclaration d'Innocenti 1990 OMS-UNICEF).

[Déclaration conjointe OMS-UNICEF « Protection, encouragement et soutien de l'allaitement maternel : le rôle spécial des services liés à la maternité » 1992 OMS].

Le personnel médical (médecins, sages-femmes) doit en connaître la clinique comme dans n'importe quel domaine de la médecine.

Lorsqu'une femme a choisi d'allaiter, elle doit pouvoir mener à bien son projet aussi loin qu'elle le désire et les soignants doivent pouvoir l'aider.

Nous agissons en premier lieu pour la santé physique de l'enfant mais n'oublions pas que la bonne prise en charge médicale des pathologies pourra éviter de perturber la relation mère-enfant dont l'alimentation est une part essentielle dans les premières semaines de vie. Il s'agit donc bien alors d'une mission de protection maternelle et infantile. J'espère avoir aidé les lecteurs de ce chapitre à la remplir. ■

BIBLIOGRAPHIE

[1] *L'allaitement maternel, les bénéfices pour la santé de l'enfant et de sa mère* : synthèse du Programme National Nutrition Santé (Ministère de la santé et Société Française de Pédiatrie – www.sante.gouv.fr) 2005.

[2] 54e Assemblée Mondiale de la Santé ; *la nutrition chez le nourrisson et le jeune enfant*. WHA 54.2, 18 mai 2001.

[3] Discours de Dominique Gillot, secrétaire d'état. *Présentation du P.N.N.S.* 31 janvier 2001 – www.sante.gouv.fr.

[4] A.N.A.E.S. *Allaitement maternel mise en œuvre est poursuite des 6 premiers mois de vie de l'enfant*. Recommandations pour la pratique clinique. Mai 2002.

[5] Lawrence R and Lawrence R. Breastfeeding: a guide for the medical profession. *Mosby Ed*, 1999.

[6] *Royal College of Midwives. Pour un allaitement réussi. Physiologie de la lactation et soutien aux mères*. Masson, 1998.

[7] Newman J. *Using Gentian Violet* : Feuillet n° 6. 1998.

[8] Mohrbacher N and Stock J. Traité de l'allaitement maternel. La Leche League International, 1999.

[9] Thomsen A.C., Espersen T, Maigaard S. *Am J Obstet Gynecol* 149: 492,1984.

[10] Bertrand H, Rosenglood LK. Stripping out pus in lactational mastitis: a means of preventing breast abcess. *B Review*, Nov 92; 145.

[11] Fetherston C. Characteristics if lactation mastitis in a Western Australian cohort. Management of lactation mastitis. *B. Rewiew*, 1997; 5(2): 5-18.

[12] Hale W.H. *Médications and Monthers' Milk* Twelfth Edition 2006. Pharmasoft Publishing.

[13] Montastruc JL, Lapeyre-Mestra M. Approche pharmacologique du rapport bénéfice/risque de la bromocriptine utilisée dans l'inhibition de la lactation. *La Revue du Praticien Gyn et Obs,* 1997 ; 15 : 25-26.

EXPLORATIONS HORMONALES ET PATHOLOGIES MAMMAIRES

Henri ROZENBAUM

« Des dogmes thérapeutiques ont été assez souvent basés sur des observations anecdotiques ou des études comparatives mal faites par des chercheurs enthousiastes ». Cette phrase, écrite en 1981 par Reid et Yen n'a rien perdu de son actualité.

À plusieurs reprises, des auteurs ont cru pouvoir déterminer un profil hormonal caractéristique de certaines mastopathies. Toutefois aucun de ces profils ne s'est finalement révélé constant ou significatif, qu'il s'agisse de pathologie mammaire bénigne ou maligne.

En présence d'une pathologie mammaire, des investigations hormonales peuvent se discuter :

- pour étayer le diagnostic ;
- pour évaluer d'éventuels facteurs de risque de cancer ultérieur du sein ou encore à visée pronostique devant un cancer déjà diagnostiqué.

PRÉAMBULE

Il n'est guère d'hormones pour laquelle un lien quelconque n'ait pas été établi avec le sein.

Les effets éventuels de nombreuses hormones sur le sein peuvent s'effectuer :

- soit directement, les cellules mammaires contenant de nombreux récepteurs : aux estrogènes, à la progestérone, aux androgènes, à la somathormone, à la prolactine, à l'insuline, etc.
- soit indirectement, *via* certains facteurs de croissance notamment au 1er rang desquels l'insuline growth factor I (IGF-I).
- soit après phénomènes de conversion *in vivo* : des estrogènes à partir des androgènes, du sulfate de déhydroépiandrostérone (SDHEA) en DHEA et vice-versa, du sulfate d'estrone en estrone (E1) puis en estradiol (E2), etc.

Si on ajoute à ces considérations les phénomènes hormonaux constatés au niveau des membranes de kystes mammaires, ou du tissu graisseux mammaire, activité aromatase par exemple, « l'exploration hormonale » *stricto sensu* en pathologie mammaire constitue un univers gigantesque.

Mais cet univers concerne surtout le chercheur. Paradoxalement en effet, le clinicien sera peu concerné par des explorations, incapables, sauf exception, de lui apporter une quelconque aide diagnostique ou thérapeutique.

EXPLORATIONS HORMONALES À VISÉE DIAGNOSTIQUE

MASTODYNIES

La survenue fréquente de ce symptôme en phase prémenstruelle a fait évoquer la possibilité d'un déséquilibre des sécrétions estrogéniques et progestatives au profit des premières.

En réalité, si certains auteurs ont observé une diminution des taux de progestérone plasmatique et/ou une élévation de ceux de l'estradiol chez des femmes se plaignant de mastodynies [1-2], la majorité des chercheurs n'a pas observé de différence significative par rapport à des femmes témoins [3-8]. Certains ont même constaté des taux élevés d'estradiol et de progestérone chez les femmes se plaignant de syndrome prémenstruel [9].

Enfin le fait qu'un syndrome prémenstruel ne réapparaisse, chez certaines femmes ménopausées recevant une hormonothérapie substitutive, qu'à partir de l'adjonction de progestatif [10-13] a également contribué à battre sévèrement en brèche l'hypothèse d'un déficit en sécrétion de progestérone à l'origine des mastodynies prémenstruelles.

Rappelons à ce propos qu'un dosage ponctuel de progestérone en phase lutéale constitue un reflet très infidèle des sécrétions lutéales en raison de fluctuations importantes des taux de cette hormone. Certains auteurs attribuent un peu plus de valeur à la moyenne de 3 déterminations, d'autres restent fidèles à l'aspect de l'endomètre pour évaluer les sécrétions du corps jaune.

La possibilité de doser la SBP avait fait naître une lueur d'espoir : étant donné la demi-vie prolongée de cette molécule, un seul dosage pouvait refléter un état d'hyperestrogénie. Rappelons que la SBP est la seule protéine dont la synthèse hépatique est freinée par les androgènes et stimulée par les estrogènes. Mais en définitive, il n'apparaît aucune différence entre femmes souffrant de mastodynies et témoins [14].

Les taux de FSH et de LH se sont également révélés normaux en cas de syndrome prémenstruel [15].

Aucune anomalie de base ou sous diverses stimulations n'a été observée en ce qui concerne les fonctions thyroïdiennes et prolactiniques [16-18].

Toutefois, en ce qui concerne la prolactine, certains auteurs ont observé des pics nocturnes un peu plus élevés, ou des réponses exagérées aux tests dynamiques par TRH ou inhibiteurs dopaminergiques [19].

L'élimination urinaire du cortisol n'est pas différente suivant la phase du cycle et n'est pas altérée chez les femmes se plaignant d'un syndrome prémenstruel. En revanche, chez ces dernières, il existe une réponse exagérée du cortisol et de l'ACTH sous CRF [20].

En ce qui concerne les androgènes, Rubinow *et coll.* (15) n'ont observé aucune modification significative de la dihydrotestostérone et du sulfate de DHEA. En revanche, Eriksson *et coll.* (20) ont constaté, en phase lutéale, un taux plus élevé de testostérone, DHEA et 170 H progestérone en cas de syndrome prémenstruel.

En définitive, *il n'existe aucun profil hormonal caractéristique des mastodynies : ce symptôme reste purement subjectif, et un dosage hormonal ne sera d'aucune aide au diagnostic ou au traitement.*

MASTOPATHIES BÉNIGNES

Le diagnostic d'une mastopathie bénigne repose sur des éléments cliniques, radiologiques, échographiques et cytologiques abordés dans d'autres chapitres de cet ouvrage. Nous n'y reviendrons pas ici.

Comme pour les mastodynies, *il n'existe aucune anomalie hormonale pouvant caractériser une mastopathie bénigne. Un dosage hormonal sera donc strictement inutile*, n'apportant rien au diagnostic ou à la thérapeutique.

Ici encore, de nombreuses hormones ont été dosées dans le plasma de femmes ayant une mastopathie bénigne. Les résultats publiés apparaissent totalement contradictoires : l'hypothèse d'un déficit en progestérone avait été défendue dans les années 70 par une école française [2], mais absolument pas retrouvée par la majorité des autres auteurs ayant étudié ce sujet [22-25]. Des dosages de progestérone salivaire n'ont pas non plus montré de différence entre femmes normales et femmes atteintes de mastopathie bénigne [26].

Un certain nombre d'autres hormones ont été dosées chez des femmes souffrant de mastopathie bénigne : E1, E2, FSH, LH, PRL, testostérone, androstenedione, S. DHA, hormones thyroïdiennes. Les taux de base de ces hormones se sont révélés normaux [22-27].

ÉCOULEMENTS MAMELONNAIRES NON SANGLANTS

Le caractère uni ou bilatéral de l'écoulement, les données de l'anamnèse, aideront au diagnostic.

Un dosage de la *prolactinémie* est bien entendu indispensable ici.

Mais avant d'affirmer le diagnostic d'hyperprolactinémie et d'entreprendre des investigations à la recherche d'un éventuel adénome galactophore, il importe d'éliminer :

- les hyperprolactinémies modérées simplement consécutives, chez certaines patientes, à un stress. On pourra, par exemple, en cas de doute, et si la prolactinémie est inférieure à 100 ng/ml, demander un deuxième dosage 20 à 40 minutes après l'introduction de l'aiguille, afin d'éliminer l'effet de « stress » éventuellement lié à la prise de sang ;
- les hyperprolactinémies iatrogènes : un certain nombre de médicaments sont susceptibles d'induire une hyperprolactinémie, d'où l'importance d'un interrogatoire soigneux avant d'entreprendre un dosage de prolactine et surtout de se lancer dans d'éventuelles investigations plus complexes [28].

EXPLORATIONS HORMONALES À VISÉE PRONOSTIQUE

S'il s'avère inutile, sauf exception, d'entreprendre des investigations hormonales en présence d'une affection mammaire existante, de nombreux auteurs ont tenté de dégager un profil hormonal de femmes à risque de cancer du sein.

Pratiquement toutes les sécrétions hormonales ont ainsi été explorées, au fil du temps, en fonction d'hypothèses pathogéniques variées et parfois parfaitement contradictoires.

Nous les résumerons brièvement ici.

ESTROGÈNES

Les responsabilités des estrogènes dans la genèse du cancer du sein furent évoquées dès la fin du XIXe siècle [29].

Schinzinger en 1889, puis Beaston en 1896, furent les premiers à conseiller une ovariectomie en cas de cancer du sein.

À la suite de ces publications, un certain nombre d'auteurs rapporteront effectivement un taux de 20 à 30 % de réponse après castration de femmes atteintes de cancer du sein à un stade avancé.

Puis vinrent les, désormais célèbres, travaux de Lacassagne, qui constata en 1932 l'apparition d'adénocarcinome mammaire chez des souris mâles après injection de « folliculine ».

Cet auteur proposa alors deux explications à ce phénomène :

- « ou bien la folliculine, en provoquant le maintien d'une glande mammaire chez le mâle, a également permis à un caractère héréditaire latent (la prédisposition au cancer du sein) de se manifester, en lui fournissant un substratum anatomique » ;

- « ou bien l'excitation, produite par l'hormone au niveau de la glande mammaire, a été la cause déterminante de la cancérisation ».

Ainsi le problème des relations cancer du sein-estrogènes fut-il clairement posé en 1932 :

- les estrogènes pouvant être un cofacteur ;
- ou bien se comportant directement comme un carcinogène.

Malheureusement ce problème devait se compliquer singulièrement par la suite.

Au cours des années 1950-1960, certains auteurs attribuèrent à l'estriol (E3) des vertus protectrices. Un déséquilibre du rapport E1 + E2/E3 au profit du numérateur était censé jouer un rôle aggravant. Cette hypothèse fut abandonnée à la fin des années 1970, Lippman *et coll.* (1977) ayant montré que l'E3 n'empêchait nullement l'effet stimulant de l'E2 sur le développement des cellules de cancer du sein en culture.

Il fut démontré à la même époque que la production et les taux circulants d'E3 étaient les mêmes chez les femmes atteintes de cancer du sein et chez des femmes normales.

La différence des taux urinaires d'E3 initialement observée entre femmes cancéreuses et témoins provenait, semble-t-il, de facteurs extrinsèques pouvant influencer le métabolisme des estrogènes : alimentation, fonctions hépatiques ou rénales, etc.

Un certain nombre d'études récentes et plus précises ont permis d'étudier les corrélations entre taux plasmatiques d'estrogènes et risque de cancer du sein. Chez les femmes non ménopausées, les résultats obtenus sont contradictoires, peut-être en raison des variations importantes des taux plasmatiques d'estrogènes au cours du cycle. Peut-être également parce que l'imprégnation estrogénique spontanée étant élevée, une légère élévation des taux plasmatiques n'intervient plus. Rappelons, à l'appui de cette hypothèse que l'augmentation légère du risque de cancer du sein sous THS s'observe essentiellement chez les femmes de poids normal ou bas [30-31], peut-être parce que les femmes obèses ont déjà un sur-risque en raison de leur imprégnation estrogénique plus importante.

Après la ménopause en revanche, les mesures des taux plasmatiques d'estrogènes apparaissent plus fiables, les taux de ces hormones étant relativement stables et bas. Malgré quelques divergences, un consensus semble se dessiner actuellement : des taux d'estrogènes circulants élevés constituent probablement un facteur de risque de cancer du sein.

Thomas *et coll.*, lors d'une revue générale publiée en 1997 [32] notent, sur 6 études prospectives, un taux plasmatique moyen d'E2 de 15 % supérieur chez les femmes développant ultérieurement un cancer du sein comparativement à des femmes témoins du même âge. Il s'agissait, le plus souvent, d'études cas témoins effectuées au sein d'études de cohortes.

Depuis, 2 études importantes de cohortes ont été publiées, confirmant les résultats précédents :

- la « Study of Osteoporotic Fractures Research Group » [33] : au sein de cette étude prospective, les auteurs ont comparé les taux plasmatiques de stéroïdes sexuels de 97 femmes ménopausées atteintes de cancer du sein à 244 contrôles : le RR de cancer du sein des femmes ayant les taux les plus élevés d'E2 biodisponible (non lié à la SBP) était de 3,6 (I.C. à 95 % : 1,3-10) par rapport aux femmes ayant les taux les plus bas ;
- la « Boston Nurses'Health Study » [34-35] : sur 156 cas de cancer du sein recensés au sein de 11 169 femmes ne prenant pas de THS, comparés à 312 témoins, les risques relatifs de cancer du sein pour

les taux plasmatiques les plus élevés furent de 1,91 (I.C. à 95 % : 1,06-3,46) pour l'E2, 1,96 (I.C. à 95 % : 1,05-3,65) pour l'E1, 2,25 (I.C. à 95 % : 1,23-4,12) pour le sulfate d'E1.

En revanche, contrairement à l'étude précédente, aucune corrélation significative ne fut observée entre risque de cancer du sein et taux d'E2 libre ou biodisponible.

D'autre part, lors de leur revue générale, Thomas *et coll.* calculent sur 16 études cas témoins analysées une augmentation moyenne de 24 % des taux plasmatiques d'E2 chez les femmes atteintes de cancer par rapport aux contrôles, mais avec ici, contrairement aux études de cohorte, une hétérogénéité importante.

Enfin, ces mêmes auteurs, sur 7 études cas-témoins et une étude prospective, calculent une augmentation moyenne de 50 % des taux des estrogènes urinaires chez les femmes atteintes de cancer du sein mais avec, ici encore, une hétérogénéité importante.

En 2002, l'Endogenous Hormones and Breast Cancer Collaborative Group [35] a réalisé une analyse de 9 études prospectives, publiées entre 1995 et 2000, ayant porté sur un total de 663 cas de cancer du sein comparés à 1 765 femmes saines, toutes ménopausées. Ils observent une augmentation du risque de cancer du sein proportionnelle aux taux plasmatiques d'E2 total, d'E2 libre : RR allant de 1,38 (I.C. à 95 % : 0,94-2,03), 1,84 (I.C. à 95 % : 1,24-2,74), 2,24 (I.C. à 95 % : 1,53-3,27) et 2,58 (I.C. à 95 % : 1,76-3,78) du quintile le plus bas au quintile le plus haut. Les mêmes constatations s'appliquèrent aux autres estrogènes dosés : E1, E1S.

En 2004, Zeleniuch-Jacquotte *et coll.* (36), sur une étude cas témoins nichée dans l'étude de cohorte « New York University Women's Health Study » aboutissent, sur 297 cas de cancer du sein comparés à 563 contrôles, à des résultats comparables : RR = 2,49 (I.C. à 95 % : 1,47-4,21) pour le quintile le plus élevé de E2 et de 3,24 (I.C. à 95 % : 1,87-5,58) pour celui d'E1.

Citons encore à ce propos les résultats de l'étude MORE : la prise de 60 ou 120 mg/j. de raloxifène en prévention de la perte osseuse post-ménopausique s'accompagna d'une diminution de fréquence des cancers du sein, cette réduction portant essentiellement sur les tumeurs RE+.

Une analyse ultérieure de cette même étude a montré qu'un taux d'estradiol plasmatique > 2,7 pg/ml augmentait de 6 à 8 fois le taux de cancer du sein par rapport aux femmes chez qui le taux d'E2 était indétectable. Dans ce groupe de femmes ayant un taux d'E2 > 2,7 pg/ml, la prise de raloxifène diminuait de 76 % le taux de cancer du sein par rapport aux femmes sous placebo [37].

Arguments indirects plaidant en faveur d'une relation entre taux circulants d'estrogènes et risque de cancer : sans entrer dans le détail de ce problème important, citons trois constatations plaidant pour une relation entre taux circulants d'estrogènes et risque de cancer du sein :

- les femmes ménopausées ayant une forte densité osseuse sont plus à risque que celle ayant une masse osseuse diminuée ; pour certains auteurs, ce fait résulterait d'une imprégnation estrogénique plus élevée [39-40] ;
- l'alcool constitue un facteur de risque de cancer du sein ; parmi les mécanismes invoqués figure l'augmentation des taux plasmatiques d'E2 observée après ingestion d'alcool [41] ;
- l'augmentation de poids constitue également, après la ménopause, un facteur de risque de cancer du sein, ici encore peut-être *via* une conversion accrue des androgènes en estrogènes dans le tissu adipeux [30-31].

ANDROGÈNES

Bulbrook *et coll.* ont cru pouvoir, en 1960, isoler chez la femme cancéreuse un « discriminant » : le rapport des taux urinaires d'étiocholanolone/17 OH stéroïdes serait perturbé par diminution de l'étiocholanolone (in 29).

En fait, comme pour l'hypothèse de l'E3, on se trouve confronté à un problème de métabolisme périphérique d'une hormone stéroïdienne pour lequel beaucoup d'éléments extérieurs peuvent intervenir : alimentation, fonction thyroïdienne, etc.

En réalité, il convient d'envisager le problème des androgènes sous deux aspects :

- effets directs sur la prolifération des cellules mammaires, hypothèse avancée pour la testostérone (T) ;
- effets indirects *via* une conversion en estrogènes, ce mécanisme pouvant s'appliquer à la testostérone ou aux androgènes surrénaliens DHEA et SDHEA et à l'androstènedione.

Testostérone : plusieurs auteurs ont observé un taux plus élevé de T chez les femmes atteintes de cancer du sein [42-47]. Mais, ici encore, les travaux publiés sont contradictoires, certains auteurs ne retrouvant pas de corrélation [48-50]. D'autre part, dans certaines études l'élévation observée était corrélée avec les taux d'E2 [34-46-47] faisant évoquer des phénomènes de conversion.

Cauley *et coll.* [33] ont récemment observé lors de leur étude cas (97)-témoins (244) effectuée à partir d'une étude de cohorte, une relation entre le taux de T libre et le risque de cancer du sein : RR = 3,3 (I.C. à 95 % : 1,1-10,3).

Lors de l'analyse poolée des 9 études de cohorte pré-citée [35], une augmentation du risque de cancer du sein fut observée, ce risque s'élevant proportionnellement aux taux plasmatiques de testostérone : 1 pour le quintile le plus faible, 1,34 (I.C. à 95 % : 0,96-1,87) pour le 2e, 1,61 (I.C. à 95 % : 1,16-2,24) pour le 3e, 1,59 (I.C. à 95 % : 1,13-2,23) pour le 4e et enfin 2,22 (I.C. à 95 % : 1,59-3,10) pour le 5e, c'est-à-dire le plus élevé.

Zeleniuch-Jacquotte *et coll.* [36] aboutissent à des résultats comparables : RR = 2,07 (I.C. à 95 % : 1,28-3,33) globalement, avec une augmentation progressive par quintile, mais cette augmentation ne fut plus significative après ajustement en fonction des taux d'E1.

DHEA et S. DHEA : Parlati *et coll.* (1992) [53] ne constatent pas de différence des taux plasmatiques de S. DHEA entre femmes ayant une affection bénigne des seins et témoins, la réponse des surrénales après stimulation par ACTH étant également identique.

En ce qui concerne le risque de cancer du sein, une augmentation du risque proportionnelle aux quintiles de DHEA et de S. SHEA fut observée lors de l'analyse poolée des 9 études de cohorte [35], le risque atteignant 2,04 (I.C. à 95 % : 1,21-3,45) et 1,75 (1,26-2,43) respectivement.

Zeleniuch-Jacquotte *et coll.* [36] observent également une augmentation des taux de DHEA et de S. DHEA en cas de cancer du sein, mais non significative après ajustement en fonction des taux d'E1.

Androstènedione : l'analyse poolée des 9 études de cohorte [35] aboutit ici encore à une augmentation du RR en fonction des quintiles des taux plasmatiques, passant de 1,33 (I.C. à 95 % : 0,88-2,03) pour le 2e à 2,15 (I.C. à 95 % : 1,44-3,21) pour le 5e.

Même constatation dans la publication de Zeleniuch-Jacquotte *et coll.* mais ici encore l'augmentation n'était plus significative après ajustement en fonction des taux d'E1.

SBP ou SHBG : Un certain nombre d'auteurs n'ont pas observé de corrélations entre taux plasmatiques de SBP et risque de cancer du sein.

L'analyse poolée des 9 études de cohorte [35] trouve une relation inverse entre taux plasmatiques de SBP et risque de cancer du sein à la limite de la significativité, mais avec un test de tendance significative : P trend = 0,41.

Ici encore, Zeleniuch-Jacquotte *et coll.* (36) font la même constatation, la diminution de la SBP observée : RR = 0,51 (I.C. à 95 % : 0,31-0,82) perdant sa significativité après ajustement en fonction des taux d'E1.

Plusieurs auteurs évoquent le rôle néfaste des androgènes en matière de risque de cancer du sein principalement en raison de la possibilité de conversion *in vivo* des androgènes en estrogènes, celle-ci étant plus importante pour la testostérone et l'androstènedione que pour la DHEA et son sulfate.

Ces constatations devraient cependant faire d'un antécédent de cancer du sein une contre-indication à la prise de DHEA.

PROGESTÉRONE

Nous avons vu les discordances, d'un auteur à l'autre, sur le rôle éventuellement joué par un déficit en progestérone dans la genèse des affections bénignes du sein.

Il en est de même à propos des facteurs de risque du cancer du sein.

Deux théories s'affrontent encore actuellement :

- celle de la « fenêtre estrogénique » de Korenman [56] : selon cet auteur, il se produirait dans l'existence deux périodes pendant lesquelles une imprégnation estrogénique non ou mal contrebalancée par la progestérone favoriserait l'induction du cancer du sein : la première vers 8-10 ans, avant l'apparition de cycles menstruels ovulatoires, la deuxième en période préménopausique.
  Cette hypothèse a été vivement critiquée par la suite : il ne semble pas notamment que les jeunes filles réglées tôt aient plus de cycles anovulatoires que celles réglées tard.
  D'autre part, si la fréquence du cancer de l'endomètre s'est élevée aux USA avec l'utilisation des estrogènes seuls, celle du cancer du sein, pourtant spontanément beaucoup plus fréquent, ne s'est pas modifiée.
  Ajoutons, contre l'argument du rôle de l'insuffisance lutéale, le fait que les Japonaises, peu touchées par le cancer du sein, ont un taux plasmatique de progestérone identique à celui des femmes anglaises, pourtant beaucoup plus souvent victimes de cette affection ;
- celle de Pike *et coll.* [57] qui estime au contraire que c'est la progestérone sécrétée en deuxième partie du cycle menstruel, ou les progestatifs de synthèse en thérapeutique, qui peut favoriser la survenue ultérieure d'un cancer du sein.

Ces auteurs font en effet remarquer :

- que l'activité mitotique des glandes mammaires, basse pendant la phase folliculaire, est maximum en phase lutéale ;
- que des antécédents de cycles irréguliers ou anovulatoires constituent un facteur de risque certain vis-à-vis du cancer de l'endomètre mais pas vis-à-vis de celui du sein.

Les données épidémiologiques disponibles sur ce point sont, une fois de plus, contradictoires.

Toutefois, plusieurs études épidémiologiques récentes ont particulièrement incriminé les progestatifs (*cf.* le chapitre Progestatifs et sein).

PROLACTINE

Le rôle de la prolactine (Prl) a été envisagé :

- soit comme éventuel facteur de risque de cancer du sein ;
- soit comme élément de pronostic sur des cancers du sein traités.

Taux de prolactine, facteur de risque de cancer du sein ?

De nombreux auteurs ont recherché d'éventuelles corrélations entre taux de Prl et risque ultérieur de cancer du sein. Ici encore, les résultats apparaissent contradictoires.

Ainsi Ingram *et coll.* (1990) (58), sur 424 femmes étudiées observent un risque relatif de 2 chez celles ayant un taux de Prl supérieur à la normale. Ils constatent également qu'une première grossesse s'accompagne d'une diminution du taux de Prl et qu'au contraire une alimentation riche en graisses saturées élève ce taux.

En revanche, lors de l'étude prospective de Guernesey (Wang 92) [59] ayant porté sur 2 596 femmes non ménopausées et 1 180 femmes ménopausées, il n'apparaît pas de différence des taux de Prl entre celles qui développèrent par la suite un cancer du sein et les autres.

D'autres études avaient également donné lieu à des résultats contradictoires certaines observant une corrélation entre taux de Prl et risque ultérieur de cancer du sein [60-61], d'autres non [62].

Le débat a été relancé par la dernière publication de la Nurses'Health Study (Hankinson *et coll.*, 1999) [63] : conduisant une étude cas-témoins au sein de leur étude de cohorte, les auteurs ont comparé les taux de Prl chez 306 femmes ménopausées qui développèrent ultérieurement un cancer du sein à 1 ou 2 témoins pour chaque cas, soit 448 témoins au total.

Les femmes ayant un taux de Prl situé dans le quartile supérieur avaient, comparativement au quartile le plus bas, un RR = 2,03 (I.C. à 95 % : 1,24-3,31). Ce risque était indépendant des taux plasmatiques de stéroïdes sexuels et non modifié par l'exclusion des cas diagnostiqués dans les 2 années suivant le prélèvement.

Taux de prolactine, facteur de pronostic d'un cancer du sein traité ?

Dès 1984, Holtkamp *et coll.* [64] avaient évoqué une corrélation entre taux de Prl élevé et pronostic défavorable. Sur 149 femmes atteintes de cancer du sein métastatique, celles ayant un taux de Prl élevé après mastectomie avaient une durée de vie inférieure à celles ayant un taux de Prl plus bas.

Mais si Wang *et coll.* [65], sur 739 femmes ayant subi une mastectomie pour cancer observent également un taux de survie plus court chez celles ayant un taux de Prl élevé, ces auteurs concluent toutefois à un faible pouvoir prédictif de ce dosage.

CONCLUSION

Il peut paraître paradoxal d'affirmer l'inutilité de pratiquer des investigations hormonales en cas de pathologie mammaire.

En pratique toutefois, dans l'état actuel de nos connaissances et malgré la masse considérable de travaux publiés, aucun dosage hormonal n'apparaît utile pour affirmer ou confirmer un diagnostic. Ce dernier, rappelons-le, devra toujours reposer sur des critères cliniques, d'imagerie, et au besoin histologiques.

En revanche, les perspectives dans le domaine de la recherche sont infinies. Mais ici encore aucune certitude ne se dégage nettement à l'heure actuelle. S'il est évident que le tissu mammaire apparaît comme « hormono-dépendant », les nombreuses études effectuées à partir de dosages plasmatiques ne permettent pas à l'heure actuelle, de dégager des certitudes. Tout au plus tend-on à considérer des taux élevés d'estrogènes comme un facteur de risque de cancer du sein.

En revanche, un certain nombre d'études épidémiologiques récemment publiées ont jeté un éclairage nouveau sur les relations entre progestérone, progestatif et risque de cancer du sein (*cf.* le chapitre Progestatifs et sein). ■

BIBLIOGRAPHIE

[1] Bäckström T, Cartensen A. Estrogen and progesterone in plasma in relation to premenstrual tension. *J. Steroïd Biochem*, 1974, 5: 257-260.

[2] Sitruk-Ware R, Sterkers N, Mowszowicz I, Mauvais-Jarvis P. Inadequate corpus luteum function in women with benign breast diseases. *J. Clin. Endocrinol. Metab.*, 1977, 44: 771-4.

[3] Dennerstein L, Brown JB, Gotts G, Morse CA, Farley TH, Pinol A. Mensrual cycle hormonal profiles in women with and without premenstrual syndrome. *J. Psychosomatic Obstet. Gynecol.*, 1993, 14: 259-68.

[4] Reame NE, Marshall JC, Kelch RP. Pulsatile LH secretion in women with menstrual

syndrome: evidence of normal neuroregulation of the menstrual cycle. *Psycho-neuro-endocrinology*, 1992, 17: 205-13.

[5] Rubinow DR, Hoban MC, Grover GN, Galloway DS, Roy-Byrne P et Coll. Changes in plasma hormones across the menstrual cycle in patients with menstrually related mood disorder and in control subjects. *Am. J. Obstet. Gynecol.*, 1988, 158: 5-11.

[6] Schmidt PJ, Purdy RH, Moore PH, Paul SH, Rubinow DR. Circulating levels of anxiolytic steroids in the luteal phase in women with premenstrual syndrome and in control subjects. *J. Clin. Endocrinol. Metab.,* 1994, 79: 1 256-60.

[7] Watts JF, Butt WR, Logan Edwards R, Holger G. Hormonal studies in women with premenstrual tension. *Brit. J. Obstet. Gynecol.*, 1985, 92: 247-55.

[8] Ying YY, Soto-Albors CE, Randolph JF et Coll. Luteal phase defect and premenstrual syndrome in an infertile population. *Obstet. Gynecol.*, 1987; 69: 96.

[9] Hammärback S, Damber JE, Backstrom T. Relationship between symptom severity and hormone changes in women with premenstrual syndrome. *J. Clin. Endocrinol. Metab.*, 1989; 68: 125.

[10] Tamborini A. Syndrome prémenstruel (SPM) : diagnostic et évaluation. *Reprod. Hum. Horm.*, 1995, 8, n° spécial 7, 22-6.

[11] Rozenbaum H. Existe-t-il un syndrome prémenstruel sous traitement hormonal substitutif ? *Reprod. Hum. Horm.,* 1997, 10, 215-220.

[12] Smith RNJ, Holland EFN, Studd JWW. The symptomatology of progestogen intolerance. *Maturitas*, 1994, 18: 87-91.

[13] Jamin C. Hormones et syndrome prémenstruel. *Reprod. Hum. Horm.*, 1995; 8: 13-8.

[14] Massil HY, Thomas M, O Brien MS. Sex hormone binding globulin concentrations in premenstrual syndrome. *Brit. J. Obstet. Gynaecol.*, 1993; 100: 697-698.

[15] Rubinow DR, Hoban MC, Grover GN *et Coll.* Changes in plasma hormones across the menstrual cycle in patients with menstrually related mood disorder and in control subjects. *Am. J. Obstet. Gynecol.*, 1988; 158: 5-11.

[16] Casper RF, Patel-Christopher A, Powell AM. Thyrotropin and prolactin responses to thyrotropin releasing hormone in premenstrual syndrome. *J. Clin. Endocrinol. Metab.*, 1989, 68: 608-12.

[17] Roy-Byrne PP, Rubinow DR, Hoban MC, Grover GN, Blanh D. TSH and prolactine responses to TRH in patients with premenstrual syndrome. *Am. J. Psychiat.*, 1987, 144: 480-4.

[18] Nikolai TF, Mulligan GM, Gribble RK, Harkins PG, Meier PR, Roberts RC. Thyroïd function and treatment in premenstrual syndrome. *J. Clin. Endocrinol. Metab.*, 1990, 70: 1108-13.

[19] Angeli A, Orlandi F, Caraci P. The role of prolactin in the pathophysiology of cyclical mastalgia and related breast disease. In An update on cyclical mastalgia. Edited by F. Peters, The Parthenon Publishing Group, Lancaster, U.K., 1989; 17-30.

[20] Rabin DS, Scmidt PJ, Campbell G, Gold PW, Jensvold M et Coll. Hypothalamic-pituitary-adrenal function in patients with premenstrual syndrome. *J. Clin. Endocrinol. Metab.*, 1990, 71: 1158-62.

[21] Eriksson E, Sundblad C, Lispo P, Modigh K, Andersch B. Serum levels of androgens are higher in women with premenstrual irritability and dysphoria than in controls. *Psychoneuro-endocrinology*, 1992, 17: 195-204.

[22] Gorins A. Profil hormonal des mastoses et des mastodynies prémenstruelles. *Horm. Reprod. Métab.*, 1984 ; 1 : 39-48.

[23] Rannevik G. Endocrinological aspects of benign breast disease. In Benign Breast Disease : Is it worth treating? 1 vol. edited by Clive Wood, Royal Society of medecine Services Round Table Series, Number 6, Londres, 1987; 17-27.

[24] Rozenbaum H. À propos de la pathogénie des mastoses et du syndrome prémenstruel. *in Actualités Gynécologiques*, 12e série, 1 vol., A. Netter et A. Gorins édit. Masson, Paris, 1981 ; 133-141.

[25] Walsh PV, Bulbrook RD, Stell PM *et Coll.* Serum progesterone concentration during the luteal phase in women with benign breast disease. *Eur. J. Cancer. Clin. Oncol.*, 1984; 20: 1339-43.

[26] Read GF, Bradley JA, Wilson DW *et Coll.* Evaluation of luteal phase salivary progesterone levels in women with benign breast disease. *Eur. J. Cancer. Clin. Oncol.*, 1985; 21: 9-17.

[27] Mancini A, Di Pietro C, De Marinis L *et Coll.* Endocrine evaluation of patients with

benign lumps of the breast. *Cancer Detection & Prevention*, 1992; 16: 27-30.

[28] ROZENBAUM H. La prolactine. *Reprod. Hum. Horm.*, 1990 : 3 ; N° spécial 1.

[29] ROZENBAUM H. Évolution des conceptions concernant les relations entre hormones et pathologie mammaire. *Horm. Reprod. Métab.*, 1985 ; 2 : 32-39.

[30] Collaborative Group On Hormonal Factors In Breast Cancer. Breast cancer and hormone replacement therapy : collaborative reanalysis of data from 51 epidemiologic studies of 52.705 women with breast cancer and 108.411 women without breast cancer. *Lancet*, 1997; 350: 1047-1059.

[31] BRETTES J.-Ph., MATHELIN C., GAIRARD B. Obésité, traitement hormonal substitutif et cancer du sein : le risque hormonal endogène et exogène de la post-ménopause. *Reprod. Hum. Horm.*, 1999 ; 12 : 355-62.

[32] THOMAS HV, REEVES GK, KEY TJ. Endogenous estrogen and postmenopausal breast cancer : a quantitative review. *Cancer Causes Control,* 1997; 8: 922-8.

[33] CAULEY JA, LUCAS FL, KULLER LH, STONE K, BROWNER W, CUMMINGS SR. Elevated serum estradiol and testosterone concentrations are associated with a high risk for breast cancer. *Ann. Intern. Med.,* 1999; 130: 270-7.

[34] HANKINSON SE, WILLETT WC, MANSON JE *et Coll.* Plasma sex stroid levels and risk of breast cancer in post-menopausal women. *J. Natl. Cancer. Inst.*, 1998; 90: 1292-9.

[35] The Endogenous Hormones And Breast Cancer Collaborative Group. Endogenous sex hormones and breast cancer in postmenopausal women : reanalysis of nine prospective studies. *J. Nat. Cancer Inst.* 2002; 94: 606-16.

[36] ZELENIUCH-JACQUOTTE A, SHORE RE, KOENIG KL *et Coll.* Postmenopausal levels of œstrogen, androgen, and SHBG and breast cancer : long-term results of a prospective study. *Brit. J. Cancer* 2004; 90: 153-159.

[37] CUMMINGS SR, DUONG T, KENYON E *et Coll.* For The Multiple Outcomes Of Raloxifene Evaluation (More) Trial. Serum estradiol level and risk of breast cancer during treatment with raloxifen. *JAMA*, 2002; 287: 216-220.

[38] COLDITZ G.A. Relationship between estrogen levels, use of hormone replacement therapy, and breast cancer. *J. Natl. Cancer Inst.*, 1998; 90: 814-23.

[39] CAULEY JA, LUCAS FL, KULLER LH, VOGT MT, BROWNER WS, CUMMINGS SR. Bone mineral density and risk of breast cancer in older women: the study of osteoporotic fractures. *JAMA*, 1996; 276: 1404-8.

[40] ZHANG Y, KIEL P, KREGER E *et Coll.* Bone mass and the risk of breast cancer among postmenopausal women. *N. Engl. J. Med.*, 1997; 336: 611-7.

[41] GORINS A. Estrogènes, alcool, cancer du sein : un trio infernal. *Reprod. Hum. Horm.*, 1999, 12, 363-366.

[42] ADAMI HO, JOHANSSON ED, VEGELIUS J, VICTOR A. Serum concentrations of estrone, androstenedione, testosterone and sex-hormone-binding globulin in postmenopausal women with breast cancer and in age-matched controls. *Ups J. Med., Sci.*, 1979; 84: 259-74.

[43] BERRINO F, MUTI P, MICHELI A, BOLETTI G, KROGH V, SCIAJNO R *et Coll.* Serum sex hormone levels after menopause and subsequent breast cancer. *J. Natl. Cancer. Inst.*, 1996; 88: 291-6.

[44] DORGAN JF, LONGCOPE C, STEPHENSON HE Jr, FALK RT, MILLER R, FRANZ C *et Coll.* Relation of prediagnostic serum estrogen and androgen levels to breast cancer risk. *Cancer Epidemiol. Biomarkers Prev.*, 1996; 5: 533-9.

[45] SECRETO G, TONIOLO P, BERRINO F, RECCHIONE C, CAVALLERI A, PISANI P *et Coll.* Serum and urinary androgens and risk of breast cancer in post-menopausal women. *Cancer Res.*, 1991: 51: 2572-6.

[46] THOMAS HV, KEY TJ, ALLEN D *et Coll.* A prospective study of endogenous serum hormone concentrations and breast cancer risk in post-menopausal women on the Island of Guernsey. *Br. J. Cancer.*, 1997; 76: 401-5.

[47] ZELENIUCH-JACQUOTTE A, BRUNING PF, BONFRER JM, KOENIG KL, SHORE RE, KIM MY *et Coll.* Relation of serum levels of testosterone and dehydroepiandrosterone sulfate to risk of breast cancer in postmenopausal women. *Am. J. Epidemiol.*, 1997; 145: 1030-8.

[48] GARLAND CF, FRIEDLANDER NJ, BARRETT-CONNOR E, KHAW KT. Sex hormones and postmenopausal breast cancer : a prospective study in an adult community. *Am. J. Epidemiol.*, 1992: 135; 1220-30.

[49] PEARCE S, DOWSETT M, MCKINNA JA. Albumin-bound and non-protein-bound estradiol and testosterone in post-menopausal disease. *Europ. J. Cancer.*, 1991; 27: 259-63.

[50] WYSOWSKI DK, COMSTOCK GW, HELSING KJ, LAU HL. Sex hormone levels in serum in relation to the development of breast cancer. *Am. J. Epidemiol.*, 1987; 125: 791-9.

[51] BARRETT-CONNOR E, FRIEDLANDER NJ, KHAW KT. Dehydroepiandrosterone sulfate and breast cancer risk. *Cancer Research*, 1990; 50: 6571-4.

[52] GORDON GB, BUSH TL, HELZLSOUER KJ, MILLER SR, COMSTOCK GW. Relationship of serum levels of dehydroepiandrosterone and dehydroepiandrosterone sulfate to the risk of developing postmenopausal breast cancer. *Cancer Res.*, 1990; 50: 3859-62.

[53] PARLATI E, LIBERALE I, MORELLI P *et Coll.* Dehydroepiandrosterone sulphate plasma levels in normal women and patients with benign breast disease. *J. Endocrinol. Invest.*, 1992; 15: 99-102.

[54] HELZLSOUER KJ, ALBERG AJ, BUSH TL, LONGCOPE C, GORDON GB, COMSTOCK GW. A prospective study of endogenous hormones and breast cancer. *Cancer Detect. Prev.*, 1994, 18: 79-85.

[55] SCHAPIRA DV, KUMAR NB, LYMAN CH. Obesity, body fat distribution, and sex hormones in breast cancer patients. *Cancer*, 1991; 67: 2215-8.

[56] KORENMAN S. Estrogen window hypothesis of the etiology of breast cancer. *Lancet*, 1980; 1: 700-1.

[57] KEY TJA, PIKE MC. The role of estrogens and progestagens in the epidemiology and prevention of breast cancer. *Eur. J. Cancer Clin. Oncol.*, 1988; 24: 29-43.

[58] INGRAM DM, NOTTAGE EM, ROBERTS AN. Prolactin and breast cancer risk. *Med. J. Australia*, 1990; 153: 469-73.

[59] WANG DY, DE STAVOLA BL, BULBROOK RD et Coll. Relasionsphip of blood prolactin levels and the risk of subsequent breast cancer. *Internat. J. Epidemiol.*, 1992; 21: 214-21.

[60] MADDOX PR et Coll. Prolactin and total lactogenic hormones measured by microbioassay and immunoassay in breast cancer. *Br. J. Cancer,* 1992; 65: 456-460.

[61] ROSE DP, PRUITT BT. Plasma prolactin levels in patients with breast cancer. *Cancer*, 1981; 48: 2687-91.

[62] LOVE RR, ROSE DR, SURAWICZ TS *et Coll.* Prolactin and growth hormone levels in premenopausal women with breast cancer. *Cancer*, 1991; 68: 1401-5.

[63] HANKINSON SE, WILLETT WC, MICHAUD DS, MANSON JE, COLDITZ GA, LONGCOPE C, ROSNER B, SPEIZER FE. Plasma prolactin levels and subsequent risk of breast cancer in postmenopausal women. *J. Natl. Cancer. Inst.*, 1999; 91: 629-34.

[64] HOLTKAMP W, NAGEL GA, WANDER HE, RAUSCHECKER HF, VON HEYDEN D. Hyperprolactinemia is an indicator of progressive disease and poor prognosis in advanced breast cancer. *Inst. J. Cancer.*, 1984; 34: 323-8.

EXAMEN CLINIQUE

Francine PERRET

INTRODUCTION

À l'heure de la mammographie numérisée, de l'écho-doppler à codage couleur et de l'IRM, l'examen clinique des seins peut sembler inutile et est d'ailleurs souvent négligé par bon nombre de campagnes de dépistage systématique. Si les clichés radiologiques restent inégalés pour dépister les foyers de microcalcifications permettant le traitement de microcarcinomes ou de cancer *in situ*, trop de lésions échappent à cet examen surtout chez les femmes jeunes [6, 5] et il est clair pour beaucoup qu'un bon examen clinique conduit avec méthode reste irremplaçable [13]. En complément de la mammographie, les campagnes de dépistage nord-américaines BCDDP [2] et Bances [3] en ont démontré l'intérêt. Rappelons d'ailleurs que 80 % des tumeurs palpables sont diagnostiquées par la patiente elle-même qui a perçu un nodule ou simplement un « changement » dans ses seins [9] [11], un écoulement par le mamelon ou qui se plaint de mastodynies, très fréquentes.

Selon l'étude canadienne NBSS2 l'adjonction d'une mammographie de dépistage à un examen clinique systématique n'abaisse pas les chiffres de mortalité à 7 ans des patientes atteintes de cancer du sein ainsi dépistées [16]. Dans la HIP Study [18] qui associait dépistage clinique et mammographie, la majorité des cancers furent détectés par l'examen clinique.

L'INTERROGATOIRE

En est le 1er temps, il vise à rechercher une étiologie au symptôme présenté et les facteurs de risque de survenue de cancer du sein incitant à une plus grande vigilance. Les antécédents gynécologiques et obstétricaux et les antécédents familiaux de mastopathie bénigne et maligne sont les plus notables, de même que les prises médicamenteuses (contraception orale, THS, hormones…) et l'habitus (tabagisme, alimentation, activité professionnelle). Rappelons ici que le sein est le siège du plus fréquent des cancers de la femme mais aussi l'organe psychosomatique par excellence qui incarne de façon visible sexualité, maternité et menace potentielle de mort et donc siège d'une riche pathologie fonctionnelle : douleurs, tensions, « brûlures », « picotements » seront évoqués. La tonalité psychologique de cet interrogatoire le plus ouvert possible sera donc tout aussi intéressant à recueillir que les éléments objectifs fournis par la patiente. On s'attachera à trouver un lien entre le symptôme présenté et les circonstances déclenchantes : phase du cycle, prise médicamenteuse, autre pathologie, problèmes familiaux ou professionnels.

L'EXAMEN CLINIQUE

Il doit être comparatif. Il se fera de préférence et idéalement en début de cycle pour les femmes jeunes et sera complété par un examen gynécologique et général précisant le contexte : obésité, autre pathologie ou la découverte d'un état de grossesse orienteront plus ou moins immédiatement le diagnostic. Chez la femme enceinte, les toutes premières semaines et le 6e mois de grossesse sont les périodes où l'examen est le plus praticable.

Il comporte **l'inspection dynamique**, en position assise, bras levés, buste droit puis penché en avant, des deux seins, recherchant des signes cutanés caractéristiques : voussure, attraction cutanée, modification du galbe ou simple ride peuvent témoigner d'une tumeur. État cutané parfois inflammatoire, au maximum peau d'orange, rétraction éventuelle, croûtelle ou ulcération récentes d'un mamelon précisent l'examen, évoquent un cancer. Cette inspection est plus difficile chez les femmes âgées aux seins ridés ou remplis de vergetures. Les femmes enceintes ont des seins turgescents et une circulation veineuse marquée, il est recommandé d'examiner leurs seins dès le début de la grossesse et au 6e mois ou l'examen est le moins malaisé [1].

On notera d'éventuels signes du revêtement cutané (naevus, mamelon surnuméraire) pouvant créer de fausses images en mammographies.

La palpation des deux glandes mammaires est le temps essentiel [7]. Il s'effectue les deux mains à plat sur une femme en position couchée (figure 1), les deux seins sont explorés quadrant par quadrant en notant la consistance de la glande et l'éventuelle asymétrie des 2 seins, la présence de nodules, de zones plus fermes « placards » de mastopathie bénigne, le mamelon exprimé à la recherche d'un écoulement provoqué. On notera l'emplacement du pore qui coule, rarement obstrué par un petit caillot, ou on recherchera l'écoulement par une palpation du sein, quadrant par quadrant, en repérant la zone dont l'expression reproduit l'écoulement Unipore, séreux ou sanglant, c'est un signe à explorer de façon plus précise plus particulièrement s'il est associé à une tumeur. Pluriorificiel, verdâtre ou bigarré, c'est un symptôme fréquent surtout chez les multipares en préménopause. La galactorrhée, écoulement bilatéral lactescent, est fréquente chez les femmes sous contraception

Photo 1 : Rétraction mamelonnaire.

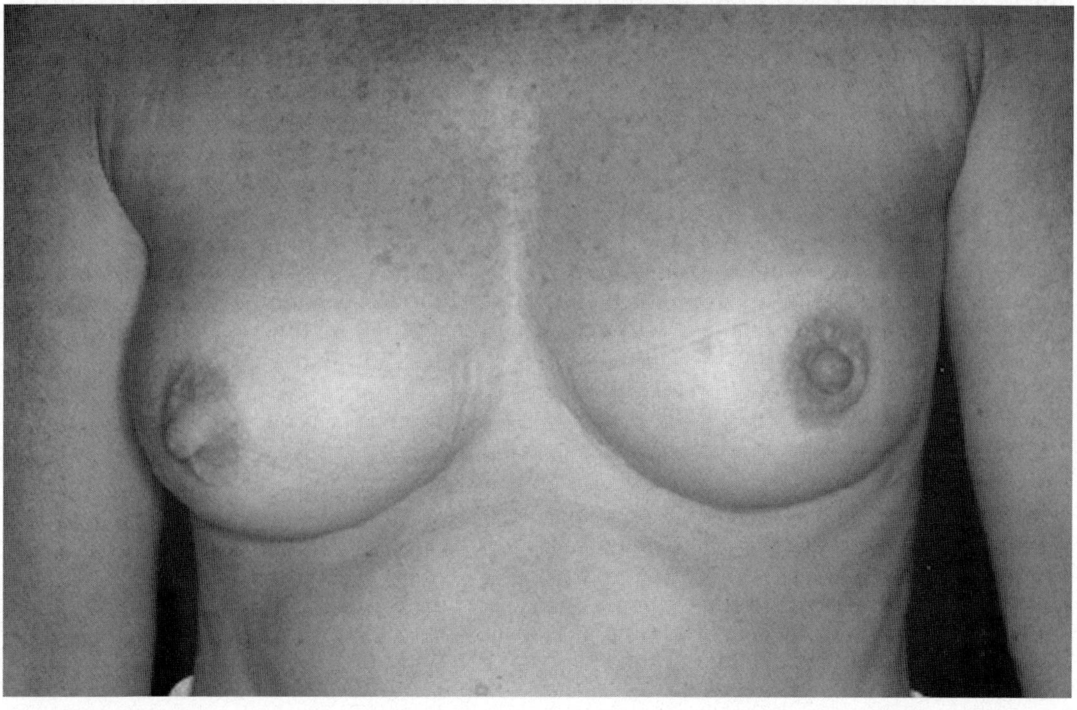

Figure 1.

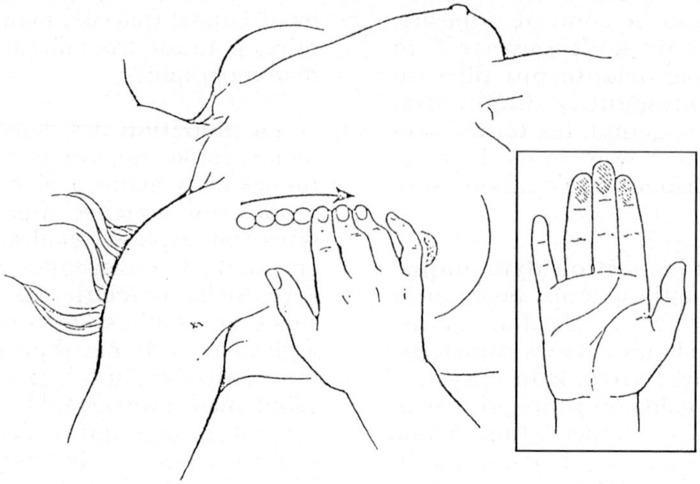

orale, prenant des anxiolytiques ou autres médications (*cf.* chapitre galactorrhée). L'attraction d'un nodule à la peau et au plan profond sera recherché par les manœuvres d'abduction contrariée.

La palpation des aires ganglionnaires axillaires et sus-claviculaires s'effectuera mieux sur une femme en position assise, le médecin lui faisant face pour explorer les creux axillaires avec la main opposée, doigts en crochet. Les bras de la femme sont levés à demi, sa main fixée sur l'épaule du médecin : cette position relâche le pectoral. La face antérieure du creux axillaire est mieux explorée si la femme est de dos. Sont suspects les ganglions de taille supérieure à 1 cm, empâtés ou peu mobiles. À noter qu'il est fréquent de palper de petits ganglions dus à de minimes lésions des doigts, des bras (griffures...) ou du creux axillaire (folliculite) ou parfois à la période prémenstruelle. Par contre, une adénopathie sus-claviculaire palpable est, *a priori,* suspecte et impose des explorations complémentaires. La palpation des deux glandes mammaires sera effectuée à nouveau dans cette position qui dégage les quadrants supérieurs et les prolongements axillaires.

Un schéma recueillant les données cliniques est vivement recommandé car il permet la comparaison d'un examen à l'autre. Y seront notés le lieu des anomalies repérées, leur taille, leur caractère : placard mal limité, nodule, ganglion, mobilité, adhérences... (figure 2).

L'évolutivité des lésions (apparition plus ou moins rapide, augmentation de volume, variabilité avec le cycle) sera également signalée.

À ce stade peuvent être évoqués plusieurs diagnostics :

- Tumeur bénigne : bien limitée, contours réguliers, lisses, parfois polylobée, sans adhérence cutanée ou profonde, unique ou multiple plus ou moins rénitente, s'il s'agit d'un kyste mais le diagnostic se fera avec certitude à la cytoponction, plus fréquent en préménopause. En cas de tumeur pleine, il s'agit le plus souvent d'un adénofibrome fréquent chez les jeunes femmes, d'un lipome, d'un adénome tubuleux pouvant régresser spontanément, d'une tumeur phyllode souvent à évolution rapide.

- Les zones scléreuses de mastopathie bénigne peuvent être associées à des kystes, à un écoulement mamelonnaire verdâtre, multipore, elles sont souvent fluctuantes avec le cycle et siège de phénomènes douloureux.

- Tumeur cliniquement maligne, mal limitée, irrégulière, plus ou moins adhérente à la peau ou au pectoral, ou

Figure 2.

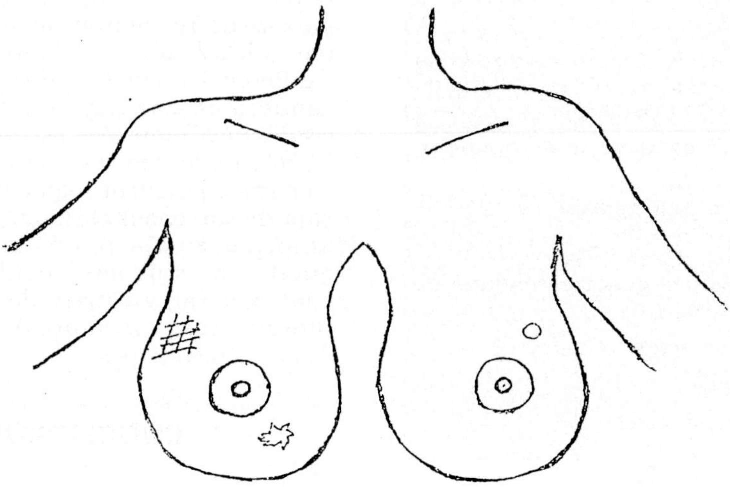

au mamelon. Elle s'accompagne parfois d'un ganglion axillaire satellite de plus de 1 cm de diamètre, peu mobile, « empâté ».

- Une asymétrie mammaire avec présence d'une zone empatée, « succulente » mal limitée doit faire évoquer un carcinome lobulaire surtout si elle s'associe à une moindre souplesse de la peau en regard un ganglion axillaire ou une rétraction du mamelon ; ces signes sont d'autant plus importants à détecter que ce type de tumeur est le plus souvent muet radiologiquement. En terme de dépistage des tumeurs malignes, la sensibilité de l'examen clinique a été estimée à 54 % et la spécificité à 94 % [4].

- La palpation de ganglions axillaires suspects permet d'évoquer la malignité, même en l'absence de tumeur palpable, ou dans les seins inflammatoires, avec un sensibilité de 82 % et une spécificité de 63 % [14].

- Une plaque infiltrée érythémateuse plus ou moins prurigineuse du mamelon est, *a priori*, suspecte de Malade de Paget et doit être biopsiée. Une néoplasie sous-jacente est toujours retrouvée.

À ce stade de l'examen, **le diagnostic différentiel** se fera avec une pathologie non glandulaire : abcès, hématomes (persistants longtemps après un traumatisme, ils peuvent néanmoins révéler une tumeur adjacente). Une pathologie de voisinage peut aussi être découverte : tuméfaction osseuse ou des plans cutanés, douleur d'origine extra-mammaire, (ex-névralgie cervico-brachiale). Une gynécomastie chez l'homme sera à différencier d'une pathologie tumorale.

Plus fréquente et plus angoissante, le cas des cancérophobes dont le sein est apparemment normal. Méfions-nous de ces patientes angoissées, parfois à raison en cas de pathologies familiales, dont le risque de survenue de cancer est au moins de 10 % (chiffre retrouvé dans la population générale), qui réclament des consultations fréquentes pour se rassurer et qu'il convient de dépister avec le plus grand soin sans pourtant majorer leur inquiétude.

L'examen clinique est parfois difficile, le volume du sein, sa consistance fibreuse ou nodulaire rendent la palpation malaisée, source de faux négatifs cliniques, surtout si la tumeur est très petite ou de siège inhabituel (sous mamelonnaire, difficile à palper, du prolongement axillaire confondu avec un ganglion) [17]. Les progrès de l'imagerie mettent de plus en plus fréquemment en évidence de très

Tableau I :
Difficultés cliniques.

FAUX NÉGATIFS	
•	petite taille de la tumeur - siège sous mamelonnaire par rapport au volume du sein dans un sein mastosique ;
•	infraclinique : découverte mammographique ou échographique ;
•	cancer colloïde ou médullaire.
FAUX POSITIFS	
•	cytostéatonécrose post-traumatique ou post-chirurgicale ;
•	mastite inflammatoire ;
•	tumeur phyllode ;
•	seins opérés ou irradiés.

petites tumeurs, infra-cliniques (le plus souvent < à 1 cm de diamètre) ou des foyers de microcalcifications, toujours impalpables dont 30 à 40 % traduisent une pathologie d'hyperplasie atypique, de cancer *in situ* ou micro-invasif de variété canalaire. Certains cancers *in situ* peuvent se traduire cliniquement par une zone dense, mal limitée, empatée : il s'agit le plus souvent de formes lobulaires d'autant plus difficiles à détecter que radiologiquement muettes le plus souvent [12].

Enfin certaines tumeurs malignes ont toutes les apparences de la bénignité : ce sont les cancers colloïdes ou médullaires, également rassurants en imagerie ; seule la cytologie redressera le diagnostic.

À l'inverse d'autres situations sont faussement inquiétantes. Plus que la cytostéatonécrose post-traumatique ou cicatricielle rétractant la peau mais pathognomonique en radiologie, nous évoquerons la tumeur phyllode, parfois volumineuse, bosselée, amincissant les plans cutanés en regard pouvant d'ailleurs présenter une évolution sarcomateuse, elle est rare. Plus fréquente également, la pathologie inflammatoire, galactophorite ou mastite plasmocytaire se présente souvent comme une mastite carcinomateuse : cytologie et biopsie seront nécessaires pour poser le diagnostic ; la cytoponction ganglionnaire trouve également là son intérêt.

Enfin soulignons, la difficulté de surveillance des seins opérés, irradiés, sièges parfois de rétraction ou placards adhérents cicatriciels et évolutifs bien difficiles à différencier d'une récidive locale. La survenue d'un cancer chez les femmes à risque déjà biopsiées est une éventualité fréquente, le dépistage clinique doit être ici particulièrement soigneux. Des nodules cutanés survenant chez une femme traitée antérieurement pour cancer du sein, quelle que soit leur localisation (sein controlatéral, cicatrice de mastectomie, thorax, crâne, membres) sont suspects d'être métastatiques.

CONCLUSION

« La clinique prime » nous enseignaient nos maîtres. Cet adage n'a rien perdu de son actualité et l'examen clinique fait maintenant partie du dépistage organisé en France. Un bon examen clinique prend du temps, nécessite la coopération de la patiente ; celle-ci est parfois performante pour détecter une petite tumeur et réclamer une consultation même si l'auto examen des seins par les femmes, préconisé à une époque s'est révélé difficile à réaliser et générateur de trop d'angoisse [8, 10]. Chez les femmes à risque génétique, l'innocuité de la mammographie annuelle commence à être remise en cause et l'IRM souvent moins performante qu'attendu. Certains cancers (lobulaires) échappent à la mammographie. Les seins des femmes enceintes doivent être examinés impérativement.

Un bon examen clinique annuel reste un dépistage irremplaçable pour toutes les femmes [15].

BIBLIOGRAPHIE

[1] ANAES. Comment mieux informer les femmes enceintes ? Recommandations pour les professionnels de santé. ANAES 2005 sur www.has-santé. fr

[2] Baker LH. The breast cancer detection demonstration project : five-year summary report. *CA cancer. J. Clin* 1982; 32: 194-225.

[3] Bances C, Decker K, Chiarelli A. Contribution of clinical breast examination to mammography screening in the early detection of breast cancer. *J. Med. Screen.* 2003 ; 10: 16-21.

[4] Barton MB, Harris R, Fletcher SW. Does this patient have breast cancer? JAMA 1999; 282: 1270-1280.

[5] Bobo JK, Lee NC, Thames SF. Findings from 752081 clinical breast examinations reported to a national screening program from 1995 through 1998. *J. Natl. Cancer Inst.* 2000; 92: 971-976.

[6] Coates JR, Uhler RJ, Brogan DJ. Patterns and predictors of the breast cancer detection methods in women under 45 years of age. *Cancer causes control.* 2001; 12: 431-442.

[7] Donegan WL. Evaluation of a palpable breast mass. *N. Engl. J. Med.* 1992; 237: 13: 937-942.

[8] Foster RS. Jr, Lang SP, Costanza MC, *et al.* Breast self-examination practices and breast cancer stage. *N Engl J Med* 1978; 299: 265.

[9] Haagensen CD. Diseases of the breast, pp. 466-477, Philadelphia, WB Saunders, 1971.

[10] Huguley CM, Brown RL. The Value of breast self-examination. *Cancer* 1981; 47: 989.

[11] Évaluation des moyens de diagnostic du cancer du sein. IIIes journées de la société de Sénologie et de pathologie mammaire. 1981 JMT Conseil Editeur p. 87-91.

[12] Kaplan HG, Malmgren JA, Atwood MK. Patients detected breast cancer not seen on mammography. Swedish cancer institute, Seattle WA, in (abstract) SABCS 2005.

[13] Mc Donald S, Saslow D, Alciati MH. Performance and reporting of clinical breast examination: a review of the literature. *C.A. Cancer J. Clin.* 2004; 54: 345-361.

[14] Martinelli G, Pilotti S, Coopmans de Yoldi G, Moglia D. Diagnostic efficacity of Physical examination, mammography, fine needle aspiration cytology (triple test) in solid breast lumps. Analysis of 1708 consecutive cases. *Tumori*, (1990): 476-479.

[15] Mahoney LJ, Bird BL, Cooke GM. Annual clinical examination : The beast available screening test for breast cancer. *N Engl J Med* 1979: 301: 315-316.

[16] Miller AB, Baines CJ, To T, Wall C. Canadian National Breast Screening Study 2. *C.M.A.J.* 1992: 147: 1477-1488.

[17] Oestreicher N, White E, Lehman CD. Predictors of sensitivity of clinical breast examination (CBE) *Breast Cancer Res. Treatment.* 2002; 76: 73-81.

[18] Shapiro S, Venet W, Strax P, Venet L. Periodic screening for breast cancer: The Health Insurance Plan Project and its sequelae: 1963-1986. Baltimore, Md: The John Hopkins University Press, 1988.

PLACE ET INTÉRÊT DE LA CYTOPONCTION EN SÉNOLOGIE

Francine PERRET, Anne de ROQUANCOURT

INTRODUCTION

Le cancer du sein est le cancer féminin le plus fréquent et représente à lui seul 36 % des tumeurs malignes chez les femmes. En France, surviennent 42 000 nouveaux cas par an.

Une femme sur 10 est ou sera concernée et l'âge au moment du diagnostic est de plus en plus jeune (figure 1). 10 % des cas en l'an 2000 sont détectés avant 45 ans soit 4 200 femmes. La tranche d'âge 45-64 ans représente la moitié des cas. L'examen clinique dans ces tranches d'âge doit impérativement être pratiqué à la moindre occasion (contraception, grossesse, médecine du travail, traitement de la ménopause).

La mammographie systématique est moins performante chez les jeunes femmes aux seins denses (30 % de faux négatifs). Elle doit néanmoins être

Figure 1 : Épidémiologie descriptive.

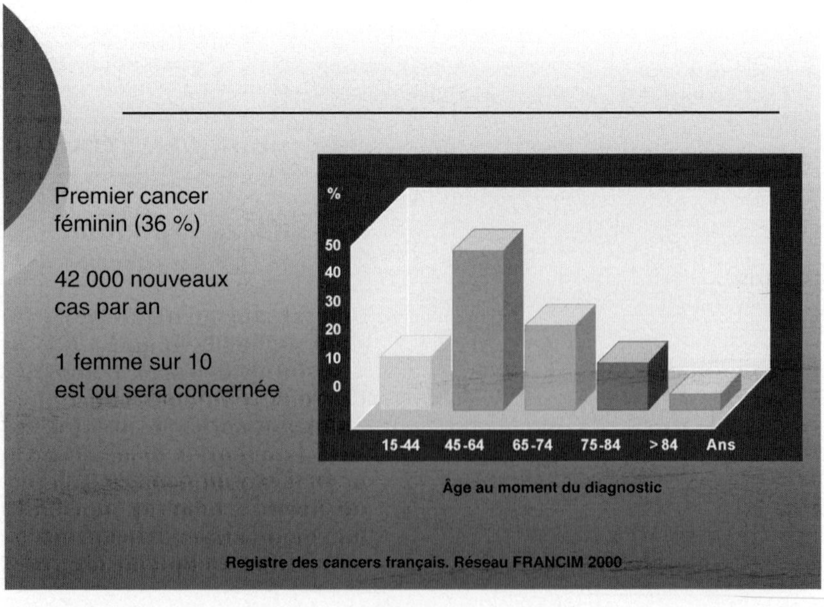

proposée au moindre doute ou en cas de facteurs de risque de cancer (antécédent familial de cancer du sein, antécédent personnel de mastopathie proliférante, première grossesse tardive ou nulliparité).

Toute anomalie palpatoire cliniquement constastée doit donner lieu à une cytologie car les erreurs des deux méthodes se compensent en partie [8] [23].

Devant une anomalie infraclinique dépistée à l'imagerie, on pourra proposer une cytologie sous échographie [7]. L'intérêt de cette méthode par rapport aux nouvelles techniques de biopsie sera discuté. En pratique, ces indications d'exploration non chirurgicales seront au mieux posées en staff pluri-disciplinaire qui réunit cliniciens, radiologues, chirurgiens et anatomopathologistes.

LA CYTOPONCTION

MATÉRIEL

Il figure sur le tableau I.

MÉTHODES

Les étapes de ce geste sont toujours les mêmes, sur une patiente confortablement allongée, la peau est désinfectée à l'alcool, la tumeur immobilisée d'une main entre deux doigts, l'aiguille introduite obliquement de l'autre main. Des mouvements de va-et-vient à l'intérieur de la tumeur sont effectués idéalement en rayons de roue, en aspirant légèrement avec la seringue. Puis l'aiguille est retirée, la seringue désolidarisée, remplie d'air, projette sur lames le contenu de l'aiguille qui sera ensuite étalé en couche mince sans écraser les cellules. Il faut apprendre à apprécier à l'œil la qualité du prélèvement et le répéter s'il est jugé insuffisant, uniquement graisseux, ou en cas de tumeur résiduelle après évacuation d'un kyste. En cas de ponction liquidienne, le recueil est placé dans un tube sec pour être porté rapidement au laboratoire où il sera centrifugé ; en cas d'expédition par la poste, une goutte de formol sera ajoutée au liquide pour sa conservation. Les lames d'étalement sont fixées dans l'alcool-ether une 1/2 heure, à defaut à l'aide d'une laque et expédiées avec une fiche de renseignement mentionnant les antécédents de la patiente.

Tableau I :
Cytoponction : Matériel – Méthodes.

• Aiguilles 22-25 G (surtout 22-23 G) Aiguilles plus fines si lésions plus fibreuses
• Prélèvements radiés (environ 4 passages) Avec ou sans aspiration mais douceur ++ Contrôle ++ du prélèvement avec les doigts controlatéraux
• Étalement sur lame délicat

Tableau I bis :
Cytoponction : Matériel – Méthodes.

• Fixation : à l'air → MGG laque ou alcool éther → Papanicolaou kyste → tube sec
• Ponction de ganglion axillaire : aiguille non montée sans aspirer : mouvement de rotation

Un pansement légèrement compressif est appliqué à la patiente.

Soulignons que ce prélèvement, très redouté des patientes est en fait peu douloureux comme elles nous le disent spontanément ensuite.

Une cytoponction peut être pratiquée sans problème sous anti-coagulants ou aspirine.

AVANTAGES

Le geste, simple et rapide, peut être effectué facilement en consultation. Son coût est particulièrement faible par rapport à celui de l'imagerie.

En cas de kyste, le geste est en même temps thérapeutique (un pansement compressif est recommandé).

INDICATIONS

Cette technique est indiquée dans toute anomalie palpatoire, qu'elle soit probablement bénigne cliniquement et radiologiquement ou maligne [19] [16]. Elle permet de confirmer le diagnostic évoqué, de préciser les indications opératoires, d'avertir la patiente du geste chirurgical qui sera pratiqué afin d'obtenir son consentement préalable surtout si une mastectomie est envisagée [9]. À l'inverse, une lésion bénigne chez une jeune fille peut être simplement surveillée si la ponction est rassurante [14].

MORBIDITÉ

Elle est très faible.

Un hématome toujours possible après ponction justifie de n'effectuer le geste qu'après l'imagerie.

L'inflammation ou l'infection sont exceptionnelles si les précautions d'asepsie habituelles sont observées. Signalons la possibilité très rare de pneumothorax dans les petits seins de patientes maigres qu'il est préférable de ponctionner tangentiellement au plan thoracique.

Cette technique *n'a pas de contre-indication*. Elle est *même particulièrement* indiquée dans les cas délicats où la clinique est difficile et l'imagerie non contributive ou impossible à réaliser (Tableau I *ter*) : femmes enceintes, seins opérés ou irradiés, seins inflammatoires, adénofibromes multiples de la jeune fille [14]. Les ganglions axillaires suspects d'envahissement [5] peuvent être facilement ponctionnés de même que les nodules de perméation cutanée.

La cytoponction permet de *redresser le diagnostic* dans les lésions où clinique et imagerie sont prises en défaut : faux négatif des cancers colloïdes muqueux ou médullaires, faux positif des tumeurs phyllodes, mastites inflammatoires et cytostéatonécrose [12] [9].

Certains ont proposé de doser les récepteurs hormonaux par immunohistochimie sur cytoblocs [6], cette technique demande à être validée.

Les difficultés et les échecs de cette technique sont imputables le plus souvent à une forme tumorale particulière : stroma très fibreux ou œdémateux qui favorise les ponctions « blanches », tumeur très vascularisée qui saigne d'emblée, taille de la tumeur (les

Tableau I ter :
Cytoponction : Indications particulières.

• Redresse le diagnostic : lésions d'allure bénigne Phyllode Cancer colloïde ou médullaire
• Ganglions axillaires
• Lésions cliniquement et radiologiquement suspectes Seins inflammatoires Seins irradiés – opérés
• Nodules cutanés de perméation

tumeurs non palpables peuvent être ponctionnées sous échographie ou stéréotaxie). Attention aux classiques kystes sentinelles masquant certaines lésions, d'où la nécessité de palper les seins après la ponction du kyste et de renouveler le prélèvement cytologique en cas de placard résiduel.

RÉSULTATS

- bénin (tableaux II) [8] [15] [3] ;
- hyperplasie ;
- cancer (tableau III) [8] [15] [20] ;
- Faux positifs 2,5 % ;
- Faux négatifs 3,9 %.

QUE RESTE-T-IL DES INDICATIONS DE LA CYTOPONCTION EN 2006 ?

LA TECHNIQUE DU GANGLION SENTINELLE

Les petites tumeurs malignes < 15 à 20 mm nécessitent un diagnostic histologique pré opératoire par microbiopsie.

Il ne peut s'agir que d'un stade précoce N0 (ASCO 2005) [2].

Dans ce tableau clinique, la palpation d'un ganglion axillaire d'allure bénigne doit faire pratiquer une cytologie de ce ganglion qui pourrait alors infléchir l'indication du ganglion sentinelle.

Tableau II :
Tumeurs bénignes.

Résultats cytologie/histologie				
	Nb	Exact	Faux +	Spécificité
		%	%	%
Cornillot	263	86	2	97
Kreuzer	355	86	1	86
Zajdela	4 766	90	0,3	96
Sneige	355	89	0,5	96

Tableau III :
Tumeurs malignes.

Résultats du triplet – Clinique – radio-cytologie			
	Nb	Cyto	Triplet
Cornillot	1 300	87,1 %	98,8 %
Ingenito	429	94,2 %	99 %
Kreuzer	209	86,6 %	99,5 %
Brifford	223	94,2 %	98,9 %
Powles	248	86 %	99 %

La cytoponction des petites tumeurs peut améliorer le rendement de la microbiopsie pré-opératoire [3].

CYTOPONCTION GUIDÉE DES IMAGES INFRACLINIQUES

Pour les tumeurs non palpables de découverte radiologique, des cytoponctions stéréo ou échoguidées sont proposées, à condition que l'image ne soit pas trop petite (> 5 à 10 mm suivant les séries) et qu'elles soient pratiquées par des mains expertes.

Les limites techniques sont essentiellement dues à la représentativité du matériel à la fois quantitative (matériel cellulaire insuffisant) et qualitative (bonne orientation de la cytoponction).

Sous échographie

La cytoponction est rapide et facile.

Son coût en est faible. Le suivi en temps réel du geste sur l'écran assure une excellente fiabilité.

La cytoponction confirme le diagnostic de kyste parfois un peu hésitant à l'échographie (kyste atypique ou à contenu épais).

Elle est possible chez la femme enceinte ou allaitante.

Résultats

La cytoponction échoguidée, pluridirectionnelle, est de bon rendement : le pourcentage de matériel insuffisant varie de 0 à 14 % en moyenne [7] :

- 0 à 7 % pour les lésions malignes ;
- 5 à 25 % pour les lésions bénignes.

Sous stéréotaxie

La résolution de l'image est plus fréquemment meilleure pour les lésions < 7 mm dont 1/3 ne sont pas vues en échographie.

Par contre, le geste est plus difficile car le matériel est moins maniable : les résultats sont donc moins performants avec 10 à 50 % de matériel insuffisant [18].

C'est surtout le type d'image radiologique rencontré qui conditionne les résultats [17] : 10 à 20 % de matériel insuffisant pour les opacités non palpables, ce qui est un chiffre acceptable.

Par contre, les ruptures architecturales sans traduction échographique et les microcalcifications isolées sans support tumoral conduisent à 50 % de matériel insuffisant et sont donc des limites à la cytoponction stéréoguidée [13].

Lorsque les indications sont bien respectées (pour nous, il s'agit uniquement des opacités), la fiabilité du diagnostic cytologique est identique à celle des tumeurs palpables en des mains entraînées : spécificité de 91 à 100 % valeur prédictive positive proche de 100 %, sensibilité de 86 à 100 %.

CYTOLOGIE ET/OU MICROBIOPSIE

La comparaison des deux méthodes : cytologie et microbiopsies est résumée dans les tableaux suivants IV et IV bis [10] [11].

Résultats

- **En matière de diagnostic des tumeurs malignes palpables**, la spécificité de la biopsie à l'aiguille est de 100 % et la valeur prédictive négative de 90 % [22]. Plusieurs études de la littérature montrent que la ponction cytologique est plus performante que la biopsie des masses palpables. Ainsi en est-il dans une série récente de 124 patientes où la sensibilité respective des deux méthodes est de 97 % pour la cytologie et seulement 90 % pour la biopsie à l'aiguille. De plus, lorsque la cytologie est négative le prélèvement biopsique à l'aiguille ne rattrape pas le diagnostic [3].
- **En matière de lésions non palpables**, l'association des ponctions cytologiques aux biopsies à l'aiguille automatique améliore le résultat de chaque méthode prise isolément. Sur une série de 142 carcinomes invasifs, Bellocq [4] rapporte une sensibilité de 77 à 94 % selon que l'on tient compte ou non des résultats insuffisants. La sensibilité est

Tableau IV :
Comparaison cytoponction/microbiopsies des lésions infracliniques

CYTOPONCTION	MICROBIOPSIES
• Facilité	• Plus lourde
• Coût moindre	• Coût plus élevé
• Moins invasif	• Risque d'hématome plus élevé
2 méthodes : résultats aussi bons dans des mains entraînées voire meilleures pour la cytoponction.	

Tableau IV bis :
Comparaison cytoponction/microbiopsies des lésions infracliniques

CYTOPONCTION	MICROBIOPSIES
• Ne permet pas de préciser le caractère infiltrant ou in situ d'un carcinome (mais contrôle histologique et traitement dans tous les cas)	• Utilisable si microcalcifications • Permet le diagnostic étiologique des lésions bénignes
• Ne permet pas le diagnostic étiologique des lésions bénignes	• Sous-estimation CIS et hyperplasies atypiques Risque de sous-traitement • Problème de l'image résiduelle : soit faussée, soit disparue (pas de clip)
Ces deux méthodes ne sont pas valables pour les ruptures architecturales.	

peu dépendante du diamètre tumoral pour ces auteurs : 92 % pour 30 carcinomes mesurant de 0,5 à 1 cm (sans les insuffisants). L'habileté de l'opérateur est bien sûr capitale dans ces prélèvements guidés de petite taille.

Il est à souligner que si la microbiopsie est bien une analyse histologique, le caractère très petit et très fragmenté de la pièce entraine un risque de sous-estimation des lésions hyperplasique et des carcinomes in situ et entraîne secondairement une modification de l'image qui peut pénaliser, en l'absence de clip (posé lors des macrobiopsies uniquement) le geste chirurgical, voire le rendre impossible.

Rupture architecturale et microcalcifications ne sont donc pas de bonnes indications des microbiopsies. Les images à type d'opacité bénéficieront au mieux pour un diagnostic plus fiable de l'association cytoponction – microbiopsies.

L'ANAES, en novembre 1998 (tableau V) [1] et l'ACR en 1997 (tableaux VI et VII) [21] ont précisé les indications et le champ d'application des deux méthodes.

CONCLUSION

En 2006, la place de la cytoponction n'est pas remise en question par les microbiopsies car les deux méthodes se complètent et la fiabilité diagnostique en est accrue.

La qualité du prélèvement, la rigueur de l'interprétation (opérateur et cytologistes expérimentés) conditionnent la fiabilité du diagnostic cytologique.

Une cytologie mammaire en faveur de la malignité doit être confirmée par un prélèvement histologique (microbiopsie ou examen extemporané) avant tout traitement chirurgical.

Tableau V :
ANAES Novembre 1998.

« La microbiopsie est préférable à la cytoponction seule (gr B) Toutefois, lorsqu'elle est effectuée et interprétée par un opérateur et un cytologiste expérimentés, dans des conditions établies comme fiables, la cytoponction première, complétée si besoin par une microbiopsie, peut être pratiquée. »

Tableau VI :
Cytoponctions et biopsies transcutanées échoguidées – Indications ACR (1997).

• Kystes atypiques • Masses solides ACR 4 ou 5 (à visée stratégique) • Masses multiples suspectes ou indéterminées • Lésions non analysées par autres méthodes • Repérage pré-opératoire

Tableau VII :
Conduite à tenir devant un ACR 3 – Indications ACR (1997).

Biopsie ou cytoponction sous échographie ou stéréotaxie si : – femme enceinte ou désirant l'être ; – femme anxieuse ; – femme peu susceptible d'un suivi régulier.

BIBLIOGRAPHIE

[1] ANAES – Recommandations pour la pratique clinique – Service recommandations et références professionnelles 1998.

[2] ASCO : Guideline recomendations for sentinel lymph node biopsy in early stage breast cancer JCO 2005 ; 23 (30).

[3] Ballo M S, Sneige N. Can core needle biopsy replace fine-needle aspiration cytology in the diagnosis of palpable breast carcinoma. Cancer, 1996, 78, 773-777.

[4] Bellocq J.P., Chenard-Neu M.P., Vaneenoge E., Dale G. Place des ponctions à l'aiguille dans la découverte des cancers mammaires. Bellocq, XVIIe Congrès International des Anatomopathologistes de Langue Française. Sauramps Medical Bruxelles 1994.

[5] Bibbo M, Abati A: the uniform aproach to breast fine-needle aspiration biopsy, Actacytol. 1996; 40: 465 – 471

[6] Briffod M., Le Doussal V. Spyratos F. Détermination des récepteurs hormonaux par immunohistochimie sur cytoblocs de cytoponctions de cancers du sein. Bull. Cancer 88(2001): 1028-1035.

[7] Ciatto S., Catarzi S., Morribe D., Rosselli Del Turco M. Échoguidage des cytoponctions à l'aiguille fine des lésions infracliniques. Gynécologie Internationale, 1994 ; 3, n° 8 : 237-241.

[8] Cornillot M., Cappelaere P., Granier A. M., Verhaeghe M. La cytoponction des tumeurs du sein (2260 confrontations histocytologiques). Arch Anat Cytol Pathol, 1977, 25, 334-340.

[9] De Maublanc M. La cytoponction mammaire. Jusqu'où ? Du palpable à l'impalpable. Du diagnostic au pronostic. Arch Anat Cytol Path, 1994, 42, 217-224.

[10] Dowlatshahi K, Yaremko ML, Kluskens LF, Jokich PM. Non palpable breast lesions: findings of stereotactic needle core biopsy and fine needle aspiration cytology. Radiology 1991; 181: 745-75.

[11] Guinebretiere J.M., Menet E., Briffod M.: Cytoponctions versus microbiopsies dans les tumeurs palpables. Pour qui, pour quoi ? Oncologie (2006) 8 : 220-225.

[12] Gupta RK, Dowlec C. Fine needle aspiration of breast carcinoma in a fibro-adenoma. Cytopathology 1992; 3: 49-53.

[13] Jackman RJ, Nowels KW, Shepard MJ, Finkelstein SI, Marzoni FA. Stereotactic large core needle biopsy of 450 non palpable breast lesions with surgical correlation in lesions with cancer or atypical hyperplasia. Radiology 94; 193: 91-95.

[14] KAR R, MOHANTY SK, DEY P : fine needle aspiration cytology of bilateral mammary fibroadenoma with multinucleated stromal giant cells. Diagn Cytopathol 2005; 32 (4): 247-8.

[15] KREUZER G, BAGNAIE KG. Aspiration biopsy, cytology, mammography and clinical exploration : a modern set-up in diagnosis of tumors of the breast. Acta Cytol, 1976, 20, 319-323.

[16] LAYFIELD LJ. Fine needle aspiration of the breast : review of the technique and comparison with excisional biopsy. Curr. Diagh. Pathol. 1995; 2: 138-145.

[17] LIBERMAN L, DERSHAW DD, GLASSMAN JR, ABRAMSON AF, MORRIS EA, LA TRENTA LR. Analysis of cancers not diagnosed at stereotactic core breast biopsy. Radiology 1997; 203: 151-157.

[18] LOFGREN M, ANDERSSON I, LINDHOLM F. Stereotactic fine-needle aspiration for cytologic diagnosis of non-palpable breast lesions. AJR, 1990, 154, 1191-1195.

[19] MARTINELLI G, PICOTTI S, COOPMANS DE YOLDI G, VIGANOTTI G, FARISELLI G, LEPERA P, MOGLIA D. Diagnostic efficacity of physical examination, mammography, fine needle aspiration cytology (triple test) in solid breast lumps: an analysis of 1708 consecutive cases. Tumori, 1990; 76: 476-479.

[20] O'NEILL S, CASTELLI M, GATTUSO P. :Fine needle aspiration of 697 palpable breast lesions with histopathologic correlation. Surgery 122 (1997): 824-828.

[21] OREL SG, SULLIVAN DC, DAMBRO JJ : BI RADS categorization as a predictor of malignancy. Radiology 1997; 205 (P): 447.

[22] SHAH VI, RAJU U, CHITALE D, DESHPANDE V: False negative core needle biopsies of the breast: an analysis of clinical, radiologic and pathologic findings in 27 consecutive cases of missed breast cancer. Cancer 97 (2003):1824-1831.

[23] SOUTOUL J.H., PIERRE F. Valeur médicolégale du triplet : mammographie-cytologie-clinique. in 10e journées de la société française de cytologie et pathologie mammaire (Grenoble), Masson Ed, Paris 1988, pp.

[24] THOMAS JM, FITZHARRIS BM, REDDING WH, WILLIAMS JE, TROTT PA, POWLES TJ, *et al.* Clinical examination, xeromammography and fine-needle aspiration cytology in diagnosis of breast tumors. Br Med J, 1978, 2, 1139-1142.

SÉNOLOGIE INTERVENTIONNELLE DIAGNOSTIQUE ET STRATÉGIQUE

Jean-Yves SÉROR

Le cancer du sein est le cancer féminin le plus fréquent et reste la première cause de mortalité par cancer chez la femme. Son incidence reste élevée avec 41 000 nouveaux cas par an et 11 000 décès. En l'absence de tout moyen de prévention primaire, le diagnostic précoce des lésions de petites tailles au stade infra clinique est un des éléments les plus significatifs qui apporte un gain pronostique significatif et une réduction de mortalité par cancer. En cas d'anomalie découverte après une mammographie de dépistage organisé ou dépistage de masse, un bilan diagnostique immédiat ou différé est effectué avec, selon le type d'anomalie détectée, des clichés complémentaires, une échographie voire une IRM. Le développement quantitatif et qualitatif des examens d'imagerie accroît indéniablement le nombre de cas d'anomalies infra cliniques (28 à 40 % des cancers seraient infra-cliniques) et donc le nombre d'examens complémentaires à effectuer. En effet, mammographie ou échographie des seins et plus récemment les IRM mammaires permettent de détecter des anomalies, sans toujours en préciser la nature bénigne ou maligne, d'où l'intérêt des prélèvements mammaires. L'objectif de la sénologie interventionnelle est de diminuer le nombre de biopsies chirurgicales pour lésion bénigne et de d'augmenter le taux de chirurgie de cancer ou de lésion histologique à risque. Ces anomalies peuvent être des microcalcifications, des nodules, des sur densités ou encore des désorganisations architecturales. *L'imagerie interventionnelle* représente une étape importante pour le diagnostic du cancer du sein. Il est donc essentiel pour prévenir certaines errances diagnostiques de bien en connaître les indications, principes techniques et limites de ces examens. Un élément essentiel commun à toutes ces techniques sera la représentativité et la fiabilité des prélèvements. La qualité des résultats dépendra de l'expérience de l'opérateur, de la qualité de l'indication, des prélèvements, de la lecture cyto-anatomopathologique et enfin de l'intégration des résultats à l'ensemble du dossier médico-radiologique (valider la corrélation entre le résultat cyto-histologique et l'indication initiale (+++).

La prise en charge de ces anomalies est codifiée par leur description selon la classification BIRADS de l'American College of Radiology (ACR). La codification BIRADS permet de standardiser une conduite à tenir, et en particulier de poser l'indication d'un prélèvement. Ces recommandations ont été reprises et adaptées à la France par l'ANAES. Ces prélèvements se font en fonction du type de l'anomalie, de sa visibilité (mode de guidage stéréotaxique ou échographique), du type de réponse attendue, et de la volonté ou non de retirer le signal de l'anomalie en cas de bénignité. Les images mammographiques sont classées en 5 catégories en fonction du degré de suspicion de leur caractère pathologique (Valeur Prédictive Positive de malignité d'une anomalie) :

Classification BI-RADS selon l'ACR pour les microcalcifications mammaires (V4.0 BI-RADS)

Catégorie 0 : Nécessité d'une *imagerie complémentaire* : Clichés en agrandissement, compression, autre incidence, échographie, comparaison avec les clichés antérieurs
Catégorie 1 : Aucune anomalie, mammographie normale : *Surveillance de routine*
Catégorie 2 : Il existe des anomalies bénignes ne nécessitant ni surveillance ni examen complémentaire
Catégorie 3 : Forte probabilité de bénignité mais *surveillance à court terme.* (Risque de malignité < à 2 %)
Catégorie 4 : il existe une anomalie indéterminée ou suspecte qui nécessite une vérification histologique (2 > VPP < 95 %) : *une biopsie est recommandée*
Catégorie 5 : Il existe une anomalie évocatrice d'un cancer. Forte probabilité de malignité (> 95 %) *Contrôle histologique*
Catégorie 6 : Malignité confirmée par un prélèvement avant toute confirmation chirurgicale ou prise en charge thérapeutique
Catégorie 4 : 3 sous-groupes de risque croissant (4 A, 4 B, 4 C)

Après découverte d'une anomalie en imagerie trois situations doivent être envisagées :

- *L'anomalie est typiquement bénigne* et l'imagerie permet une identification précise : Kyste typique, calcifications vasculaires, ganglion intra-mammaire typique. Toutes ces anomalies sont classées en BIRADS 2 et la patiente ne doit pas avoir de suivi sénologique spécifique en particulier pas de geste diagnostique complémentaire.

- *Les anomalies potentiellement malignes* : sont les anomalies codifiées BIRADS 4 et 5 et doivent être identifiées précisément : l'étape suivante sera le bon choix « technique-cible » : les éléments intervenant dans ces choix seront le type de cible (microcalcifications, nodule, désorganisation architecturale, ou surdensité), le choix du mode de guidage selon leur accessibilité (échographie, stéréotaxie ou IRM). Enfin le choix de l'examen le plus adapté cytologie ou histologie [1-8]. Ces choix sont le plus souvent discutés de façon multidisciplinaire en particulier au cours des Réunions de Concertation Pluridisciplinaires. La prise en charge d'une anomalie potentiellement maligne doit répondre à deux impératifs :
  - la confirmation de la malignité ;
  - établir les éléments qui interviendront dans le choix de la prise en charge thérapeutique (Invasif ou non, uni ou multifocal, envahissement ganglionnaire...).

- *Les anomalies sont probablement bénignes* (BIRADS3 et doivent classiquement être surveillée de façon répétés pendant 24 mois voire 36 mois. La stabilité dans le temps permettra de reclasser l'anomalie en BIRADS 2. Mais nous verrons dans un chapitre dédié aux ACR3 que depuis la large utilisation de l'imagerie interventionnelle, un diagnostic précoce et mini-invasif permettra dans certaines circonstances de confirmer la bénignité en évitant une surveillance rapprochée et anxiogène et parfois de rattraper certaines sous estimations de l'imagerie.

Le choix de la technique la plus adaptée représente une étape essentielle dans la prise en charge des anomalies. Trois types de problèmes se posent en pratique :

- Le type de prélèvement à réaliser : cytologie et d'histologie [9-23].

- Le type de guidage à proposer pour le prélèvement : mammographique ou échographique, plus rarement IRM.
- Sauter l'étape diagnostique mini invasive et proposer une chirurgie diagnostique et/ou thérapeutique d'emblée.

LA CYTOPONCTION

Les ponctions écho guidées (P.E.G.) ont participé à l'essor de l'imagerie interventionnelle, et ont très largement fait la démonstration de leur fiabilité lorsqu'elles sont appliquées à un champ d'investigation entrant dans leur domaine de compétence, et pratiquées par des opérateurs entraînés. Il s'agit d'un geste apparemment simple mais qui est en fait très technique. Nous nous bornerons donc à rappeler ces exigences fondamentales sans lesquelles il ne saurait y avoir de résultats corrects. Enfin nous rappellerons l'intérêt des cytoponctions sur les anomalies palpables.

EXIGENCES DANS LES INDICATIONS DES PEG

seules les lésions ayant une traduction échographique franche et indiscutable pourront faire l'objet de ponctions. Leurs petites tailles ou leurs profondeurs ne sont pas des facteurs limitant pour des équipes expérimentées. Les cytoponctions guidées par stéréotaxie ne sont plus pratiquées. Par définition les foyers de microcalcifications isolés sont exclus du champ des PEG. Seront récusées les images douteuses ou labiles ou celles pour lesquelles la correspondance à une anomalie mammographique n'est pas certaine. Il est du ressort de l'échographiste ou de l'équipe qui prélève, de savoir récuser une indication qui ne satisferait pas à ces conditions de validité.

EXIGENCES DANS LA RÉALISATION DES PEG

La « rentabilité diagnostique » des ponctions est très dépendante du savoir-faire des opérateurs, ce qui, pour certains, constitue le facteur limitant principal de ce type de prélèvement. La situation optimale est un travail à double équipe, échographiste et cytologiste réunis sur le même site. Pour le cytologiste, la ponction sous contrôle échographique apparaît ainsi comme le prolongement naturel des ponctions des lésions palpables. Les caractères de la lésion ponctionnée, sa consistance et l'aspect macroscopique des étalements sont autant d'éléments à prendre en compte pour évaluer la qualité du prélèvement. Un examen cytologique extemporané peut également être très aisément pratiqué, pas tant à titre diagnostic que pour estimer la cellularité des prélèvements. En tout état de cause, il ne saurait y avoir de PEG valable sans la visualisation constante en temps réel de l'extrémité de l'aiguille dans la cible et ce tout au long du prélèvement. On rappellera également que les cyto-ponctions se pratiquent avec un matériel très peu coûteux (simples aiguilles non-dédiées), que le geste est très peu traumatisant et pratiquement indolore (aiguilles de 26 à 23 G), ne nécessitant donc pas d'anesthésie locale, que les cytoponctions n'imposent en aucun cas l'arrêt ou la modification d'un éventuel traitement anti-coagulant et que les résultats sont très rapides (figure 1). La technique de capillarité sera préférée pour les nodules solides. En cas de kyste l'aspiration permettra en plus du diagnostic, une disparition de l'image plus ou moins complète par aspiration.

EXIGENCES DANS L'INTERPRÉTATION CYTOLOGIQUE

La quasi-totalité des lésions, bénignes ou malignes, peuvent être source de pièges diagnostiques. Il appartient au cytologiste d'exprimer dans son compte rendu ses éventuelles difficultés diagnostiques, comme de bien préciser le caractère non significatif des prélèvements insuffisants.

INDICATIONS DES CYTOPONCTIONS ÉCHO-GUIDÉES

Les anomalies avec faible valeur prédictive de malignité (ACR3 et ACR4 faible).

Figure 1 :
***Cytologie** : Aiguille de cytoponction [*] (calibre 25 Gauge 0.5 mm)*
***Histologie** : Aiguilles de microbiopsie pour pistolet automatique [**] (calibre 14 Gauge ; 2.1 mm)*
Aiguilles de macrobiopsie sous aspiration Mammotome® [***] (11 Gauge ; 3 mm - 8 Gauge ; 4 mm).

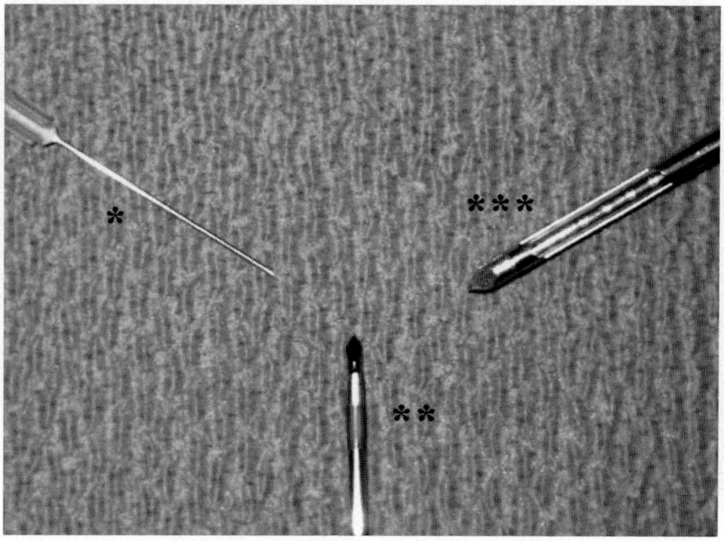

- Kystes complexes et autres anomalies visibles sous échographie.
- Kystes atypiques, à contenu épais.
- Kystes simples douloureux ou gênant la lecture mammographique.
- Images mixtes (sludge, caillot).
- Cytostéatonécroses, séro-hématomes, et lymphocèles.
- Adénofibromes et ganglions : la cytologie est un examen fiable avec une forte sensibilité pour le diagnostic des adénofibromes, technique, validée par le recul de ces indications. De plus, des critères diagnostiques strictes donnent une forte reproductibilité inter et intra-observateur.
- Exploration d'un nodule échographique chez une patiente avec prothèse mammaire.

Il est à noter que parmi les anomalies classées ACR3, probablement bénignes, la cytoponction représente pour les anomalies nodulaires échographiques, une alternative efficace et fiable à celle de la surveillance rapprochée et répétée (figure 2). Cette surveillance représente une situation coûteuse et anxiogène. Sous contrôle échographique, la cytologie est une technique très intéressante en particulier comme filtre simple, efficace, fiable et peu onéreux après dépistage à condition d'en respecter les conditions de réalisation optimales et d'en connaître les limites. Par ailleurs dans notre expérience, les cytoponctions écho guidées effectuées pour des anomalies initialement classées BIRADS 3 et adressées par le médecin traitant ont permis de rattraper 8 % de cancers [25] (figure 3). La place des cytoponctions dans la prise en charge des lésions avec fortes valeurs prédictives de malignité est un sujet très discuté. En effet les détracteurs ont souvent avancé d'une part le risque de faux positif - celui-ci reste exceptionnel (0,25 %) [26] et possible dans des circonstances cliniques particulières connues (adénofibromes très cellulaires chez une femme très jeune ou enceinte) et d'autre part l'impossibilité de faire un diagnostic théorique d'infiltration, élément important dans la stratégie de prise en charge des cancers. Ce dernier élément est discuté par certaines équipes [27]. Par ailleurs, le taux de faux négatifs est très variable estimé à moins de 10 % (0,2 % -

Figure 2 : Ponction écho-guidée.

Patiente de 52 ans ménopausée bilan de sénologie avant THS. Mammographie normale avec densité élevée (Type 4). Nodule découvert en échographie de 6 mm hypoéchogène à grand axe horizontale avec atténuation postérieure des ultrasons (ACR4). Cytoponction écho-guidée : spot échogène central correspondant à la visualisation de l'aiguille en échographie : la cytologie permet un diagnostic immédiat de kyste avec un contenu épais. Arrêt des investigations et prise de THS.

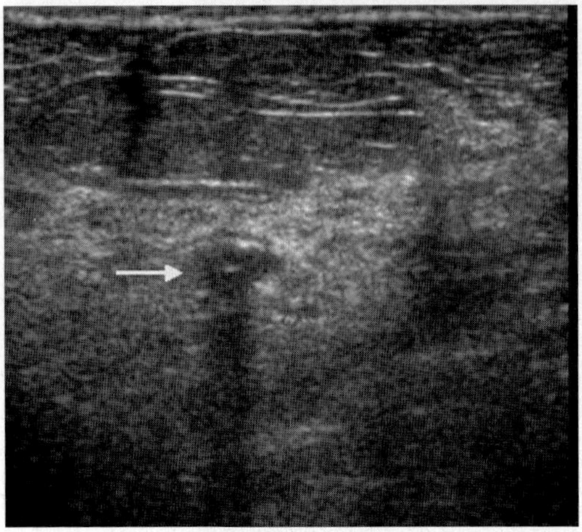

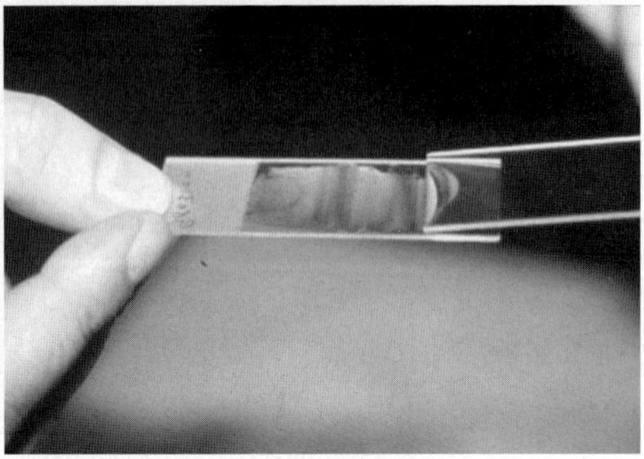

Figure 3 : Médullaire.

Femme de 50 ans. Apparition récente d'un nodule du quadrant interne du sein gauche. Contours réguliers en mammographie. Échographie : nodule hypoéchogène de 11 mm de grand diamètre horizontal, avec contenu finement échogène et renforcement postérieur : Kyste à contenu épais ? Cytoponction écho-guidée : Carcinome medullaire ; Histologie après chirurgie : carcinome medullaire mesurant 12 mm RH- Cer2 B2+.

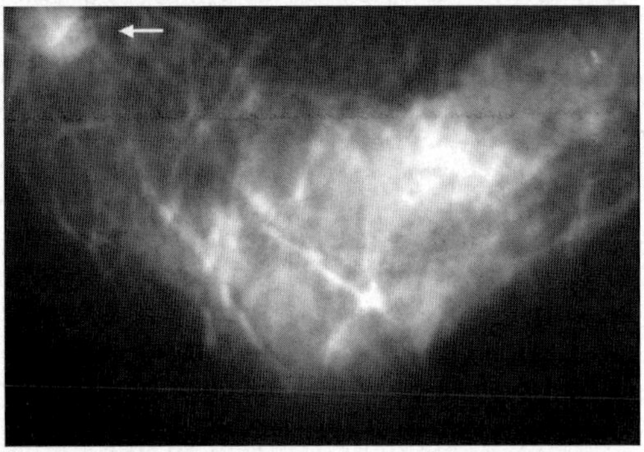

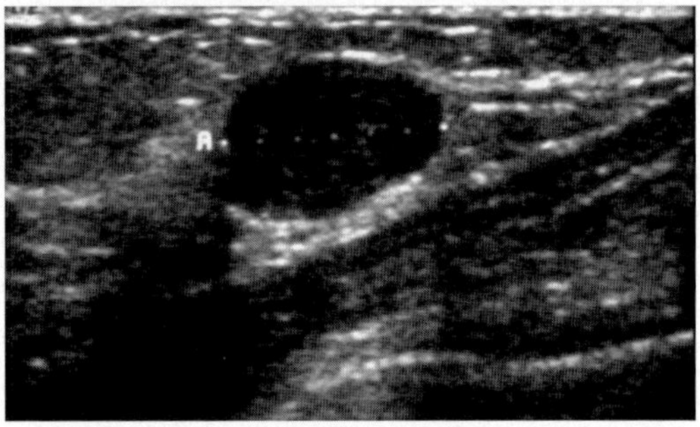

11,4 %) pour les lésions de moins de 10 mm selon les auteurs et le type d'image cible [28]. Ces sous-évaluations diagnostiques ne sont pas liées à la technique de cytologie, mais aux difficultés de mise en œuvre de cette technique (lésions fibreuses, prélèvements mal ciblés) et à la rareté des experts.

Enfin, dans le cadre des lésions malignes, la PEG permet :

- l'exploration très aisée et peu coûteuse des adénopathies axillaires, et ainsi de préciser les indications du ganglion sentinelle, en permettant un diagnostic d'envahissement ganglionnaire en préopératoire [29] ;
- elle permet également l'affirmation d'une localisation secondaire modifiant radicalement le schéma thérapeutique ou inversement en affirmant la bénignité ;
- enfin l'obtention d'un matériel cellulaire optimal pour l'évaluation des paramètres biologiques tumoraux :

récepteurs hormonaux, étude immuno-cyto-chimique de CerB2, et surtout étude de la ploïdie et de la phase S qui explorent plus finement la cinétique cellulaire que le Ki 67.

LES MICROBIOPSIES

Les microbiopsies permettent des prélèvements histologiques et sont utilisées en sénologie sous contrôle stéréotaxique ou échographique.

MICROBIOPSIES DES ANOMALIES ÉCHOGRAPHIQUES

Les microbiopsies réalisées avec un pistolet automatique trouvent toute leur dimension dans l'exploration des lésions nodulaires visibles en échographie. Technique plus invasive que la ponction écho guidée à l'aiguille fine, la microbiopsie est un examen très fiable, facile permettant un diagnostic histologique. Les microbiopsies nécessitent un environnement stérile, une anesthésie locale superficielle et pour plus d'efficacité des aiguilles de calibre suffisant (18 à 14 Gauge). Pour les microbiopsies effectuées avec des aiguilles de gros calibre (14 Gauge), une micro-incision au point d'entrée peut être nécessaire. Les prélèvements sont réalisés sous contrôle échographique. La rapidité de prélèvement, grâce à l'utilisation d'un pistolet automatique, permet de traverser les lésions fermes et fibreuses ainsi que la plupart des lésions mobiles. (figures ci-après)

PRINCIPALES INDICATIONS DES M.B.E.G. (MICROBIOPSIES ÉCHO-GUIDÉES)

1. L'obtention d'un diagnostic histologique de malignité préopératoire et le

Figure : MBEG.

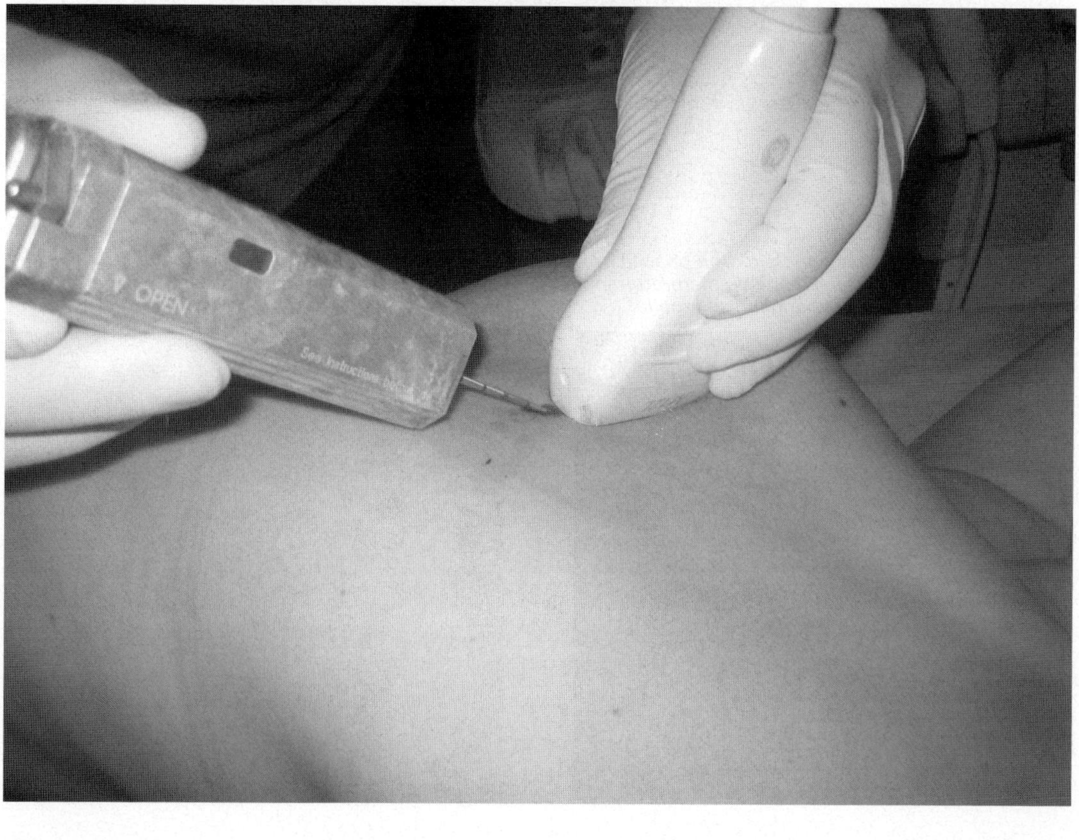

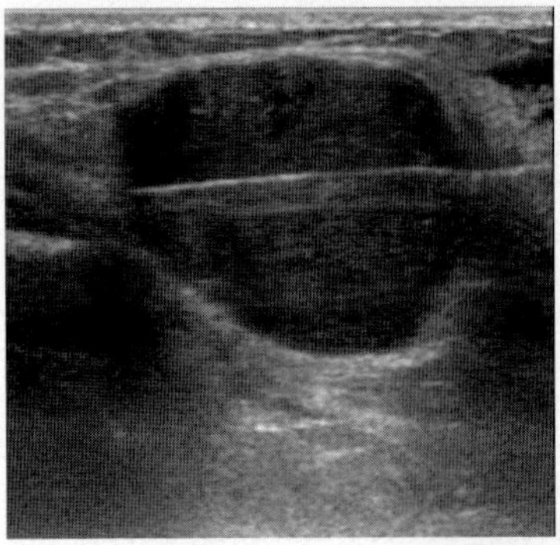

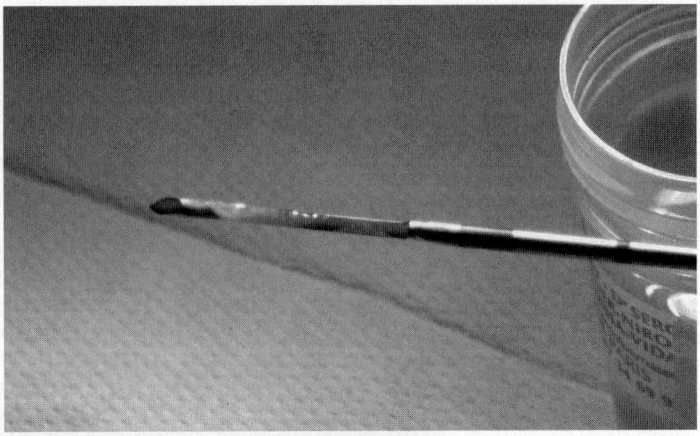

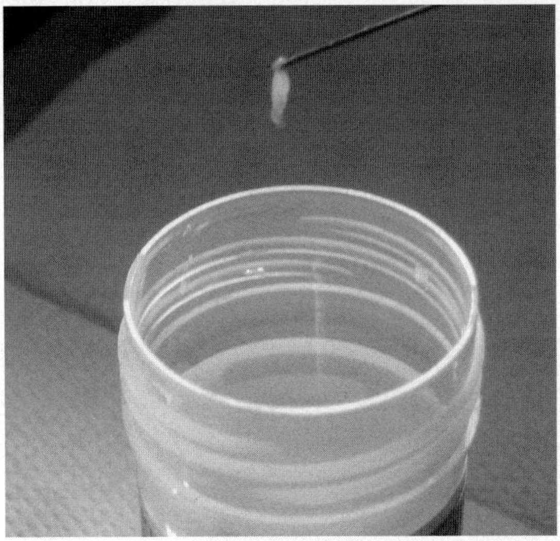

Figure 4 : BEG.
Mammographie de dépistage Sein droit opacité irrégulière ACR5. Biopsie écho-guidée d'un nodule irrégulier de 7 mm correspondant à l'image de mammographie. Histologie : Carcinome canalaire invasif. Chirurgie tumorectomie et ganglion sentinelle.

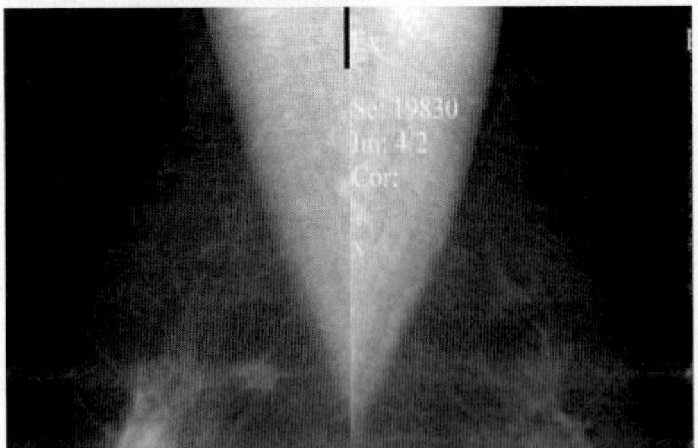

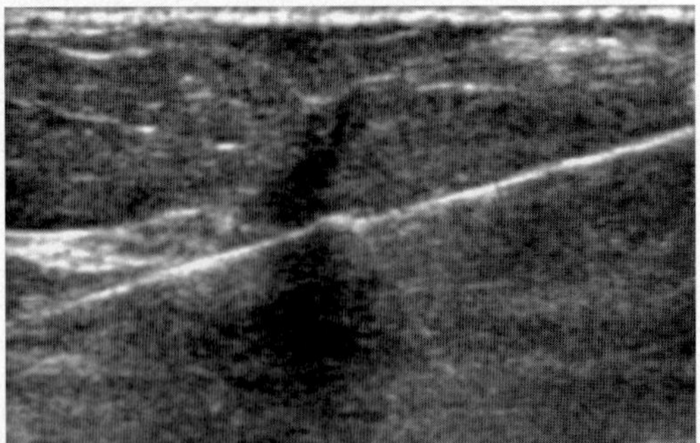

caractère invasif d'un cancer (figure 4). Ces informations sont essentielles pour l'indication d'un curage ganglionnaire lymphatique axillaire, pour la réalisation d'un ganglion lymphatique axillaire sentinelle ou pour la prise en charge des grosses lésions par une chimiothérapie première. Dans ces cas un repère pourra être positionné au centre de la tumeur en cas de risque de disparition complète après chimiothérapie [30].

2. La recherche de facteurs histo-pronostics : grade SBR, Récepteurs Hormonaux (Oestradiol et progesterone), index de prolifération (Ki67), HER2 neu...

3. La recherche de lésions multiples et permettre une meilleure planification chirurgicale en cas de lésion multiples homo ou controlatérales (figure 5).

4. Les insuffisances des P.E.G ainsi que l'impossibilité de leur interprétation y compris par un cytologiste entraîné. Ces insuffisances sont retrouvées dans certaines petites lésions très bien différenciées ou dans des lésions très fibreuses avec une extraction cellulaire difficile. Ces cas représentent pour des équipes entraînées moins de 6 %.

5. En cas de sein inflammatoire, la M.B.E.G. est associée à des prélèvements cutanés.

Néanmoins le choix entre les deux examens P.E.G. et M.B.E.G. est fonction des habitudes et de l'habileté technique de chacun, ainsi que du type de réponse (cytologie ou histologie) qu'attend le clinicien. Ainsi les biopsies écho-guidée sont actuellement préférées dans l'évaluation pré-opératoire des lésions suspectes de cancer du sein. Par contre la cytologie par sa simplicité, fiabilité et faible coût doit garder sa place dans l'identification d'anomalies à faible risque de malignité découverte après dépistage surtout avec un binôme cytologiste-radiologue expérimenté et rompus aux pièges de la cytologie en sénologie.

LES LIMITES DES MICROBIOPSIES

Elles sont rares, parfois en présence de lésions très fibreuses et très dures, y com-

Figure 5 : Lésion bifocale mammo (a) et écho (b).
Découverte d'une anomalie non palpable du quadrant interne après dépistage (ACR5 image de densité spiculaire de 5 mm). Demande de biopsie sous échographie avant réalisation d'un ganglion sentinelle. La relecture des clichés de mammographie montre une deuxième anomalie de 3 mm situé à 12 mm de la première et visible en échographie. Double biopsie écho guidée : histologie des deux anomalies : Carcinomes canalaires invasifs moyennement différenciés.

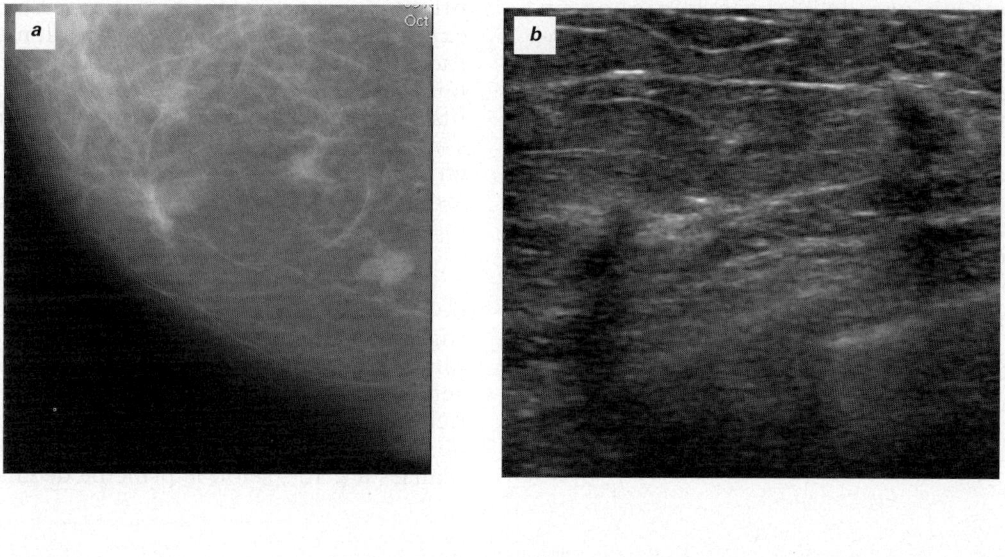

pris en cas de lésions malignes (carcinome lobulaire infiltrant) la pénétration de l'aiguille peut être très difficile. Dans ces cas les biopsies en bordure de lésion peuvent être informatives. De même comme tout prélèvement guidé certaines lésions très mobiles ou de petites tailles (inférieure à 4 mm) peuvent être difficile à explorer surtout en l'absence de contraste suffisant. Un contrôle de la position de l'aiguille dans la lésion, dans les deux plans de l'espace limite ce risque L'exploration des ganglions axillaires est une indication limite des microbiopsies, la cytoponction représentant une alternative fiable et techniquement moins risquée. En plus des risques de faux négatifs en cas de prélèvement hors de la cible, les autres causes de faux négatifs sont liées au type histologique de la lésion (fibreuse) et de leur complexité histologique. Dans ces cas une analyse histologique sur pièce plus importante est indispensable (chirurgie ou Mammotome®).

PLACE DES MICROBIOPSIES L'EXPLORATION DES ANOMALIES MAMMOGRAPHIQUES ?

La question se pose essentiellement pour les microcalcifications. Comme nous le verrons par la suite les macrobiopsies avec aspiration représentent un examen plus fiable et plus informatif que les microbiopsies sous stéréotaxie (principale limite à cette technique une VPN de 91 %, résultats insuffisants pour stopper les investigations en cas de lésions bénignes en histologie). Les microbiopsies du sein réalisées avec un pistolet automatique et une aiguille de 14 Gauge, en raison de leur bonne Valeur Prédictive Positive, ont montré leur intérêt dans un cadre strictement stratégique (Foyer étendu de microcalcifications très suspectes), mais restent actuellement plus rare en raison du large développement des sites de macrobiopsies et de l'amélioration à l'accessibilité de cette dernière technique.

LES MACROBIOPSIES AVEC ASPIRATION

La macrobiopsie avec aspiration est une technique utilisée en France depuis les années 1998-1999, De nombreuses équipes internationales et Françaises ont montré l'efficacité et la fiabilité de cette technique Mammotome® initiée et développée par Breast Care (Johnson and Johnson). La technique de macrobiopsie avec aspiration a bénéficié au cours des années, de nombreuses améliorations en particulier avec différents calibres d'aiguilles (14 Gauge, 11 Gauge et 8 Gauge). Plus récemment un pistolet avec aiguille de 10 Gauge Vacora® (Laboratoires BARD) a été introduit sur le marché. Quel que soit le calibre de l'aiguille, c'est le concept d'aspiration qui différencie les macrobiopsies des microbiopsies.

RAPPEL TECHNIQUE (figure 6)

Examen ambulatoire sous anesthésie locale, la macrobiopsie par aspiration est un examen rapide, non douloureux et bien toléré. L'évaluation de la faisabilité technique est une étape importante avant la réalisation d'une macrobiopsie Celle-ci est effectuée au cours d'une consultation prébiopsie (consultation de faisabilité) étudiant l'ensemble du dossier sénologique. Outre les questions techniques (balistique, accessibilité, prise médicamenteuse), l'éligibilité (évaluation de l'indication) est également confirmée, le radiologue étant responsable de son acte technique. Au cours de cette même consultation les informations concernant les risques et les complications possibles de l'examen sont expliqués à la patiente. Si initialement l'accessibilité à cet examen présentait certaines difficultés, actuellement avec la diffusion de la technique, les macrobiopsies s'intègrent aisément dans un plan de prise en charge rapide, en particulier pour les lésions suspectes (ACR4) ou probablement malignes (ACR5).

Les macrobiopsies sous stéréotaxie sont des examens réalisés en ambulatoire (figure 1). La patiente est installée en décubitus ventral sur la table d'examen qui présente un orifice pour le passage du sein. Celui-ci est alors immobilisé pour la prise de clichés numérisés (scout view, clichés réalisés à ± 15°, selon le principe de la sté-

Figure 6 :

Étapes des prélèvements d'un foyer de microcalcifications par la technique de macrobiopsie avec aspiration Mammotome® :

(0) *Positionnement de la patiente en procubitus.*

(1) *Pour certain foyer d'accès difficile le bras de la patiente est positionné dans le trou de la table.*

(2) *Repérage stéréotaxique (+ 15 et – 15 degrés) de la cible (foyer de microcalcifications).*

(3) *Anesthésie locale sous cutanée et profonde au contact du site de biopsie.*

(4) *Sonde d'aspiration Mammotome 11 gauge en place.*

(5) *Prélèvement récupéré après aspiration.*

(6) *Micro-incision cutanée de 2-3 mm en fin de procédure.*

(7) *Aucune suture nécessaire mais utilisation de sterilstrip®.*

(8) *Pansement final compressif.*

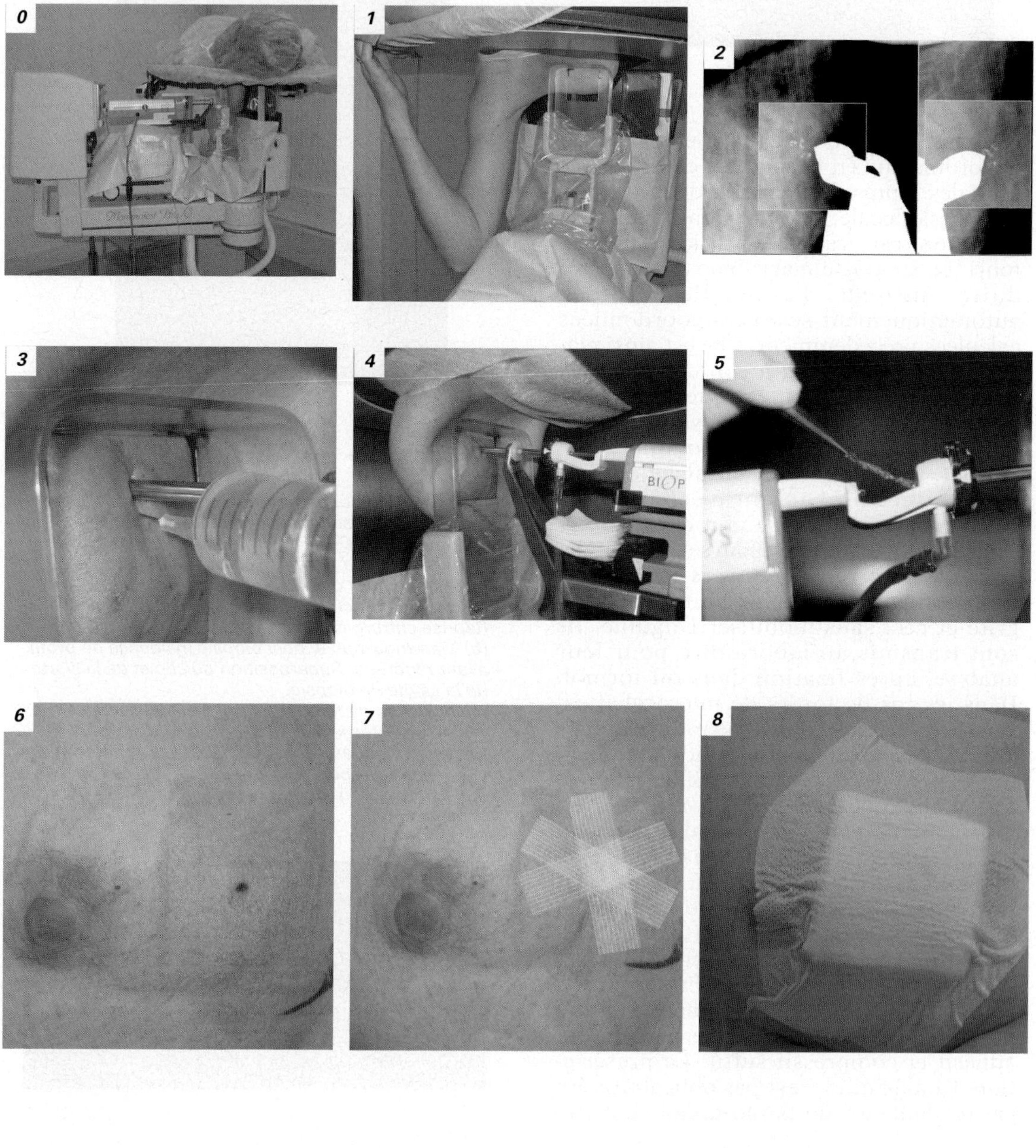

Figure 7 : Exérèse complète du signal calcique.
Mise en place en fin de procédure d'un clip de repérage en titane ***(a)****. Ce clip sera utile en cas de reprise chirurgical comme repère pré-opératoire* ***(b)****.*

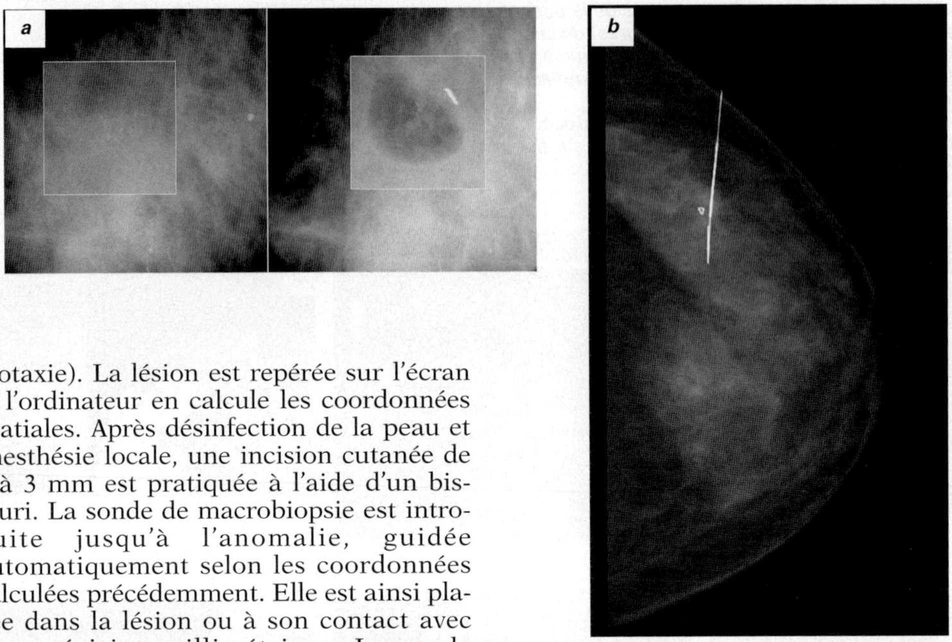

réotaxie). La lésion est repérée sur l'écran et l'ordinateur en calcule les coordonnées spatiales. Après désinfection de la peau et anesthésie locale, une incision cutanée de 2 à 3 mm est pratiquée à l'aide d'un bistouri. La sonde de macrobiopsie est introduite jusqu'à l'anomalie, guidée automatiquement selon les coordonnées calculées précédemment. Elle est ainsi placée dans la lésion ou à son contact avec une précision millimétrique. La sonde rotative abrite un couteau cylindrique et un mécanisme d'aspiration continue. Elle permet, tout en restant en place dans le sein, le recueil d'autant d'échantillons contigus que nécessaire afin d'être représentatifs de la lésion à analyser. Les prélèvements sont récupérés vers l'extérieur, protégés, pour conserver toute leur intégrité et ceci sans mobiliser l'aiguille. Ils sont transmis au laboratoire pour leur analyse, après fixation dans du formol. Dans les cas de foyers de microcalcifications, les échantillons sont radiographiés afin de contrôler que les microcalcifications ont bien été prélevées. Si le signal de l'anomalie a été entièrement retiré, il est nécessaire de placer un clip afin de faciliter ultérieurement le repérage du site de la biopsie (figure 7). Ce clip en titane peut rester dans le sein sans inconvénient et sans limite de temps [31, 32] (figure 8). En fin de procédure, le sein est comprimé pendant quelques minutes afin de limiter les saignements éventuels. Aucune suture n'est nécessaire. Un simple pansement adhésif et compressif suffit. La prescription d'antalgiques n'est pas obligatoire. En cas de douleurs, du paracétamol peut être

Figure 8 :
(a) *Nodule du quadrant interne non palpable, avec des contours discrètement irréguliers, peu visible en échographie (ACR4). Macrobiopsie Mammotome® sous stéréotaxie : exérèse complète du nodule. Positionnement d'un clip en fin de procédure. Histologie : Carcinome canalaire invasif Grade 2. Reprise chirurgicale à prévoir.*
(b) *Mammographie post biopsie incidence de profil avant repérage. Superposition du clip et de la clarté de la cavité de biopsie.*
(c) *Incidence de face : le clip (2 flèches) est positionné en externe à 40 mm de la clarté aérique correspondant au site de biopsie situé en interne (1 flèche). Le repérage devra se situer en interne à distance du clip pour une reprise carcinologique satisfaisante.*

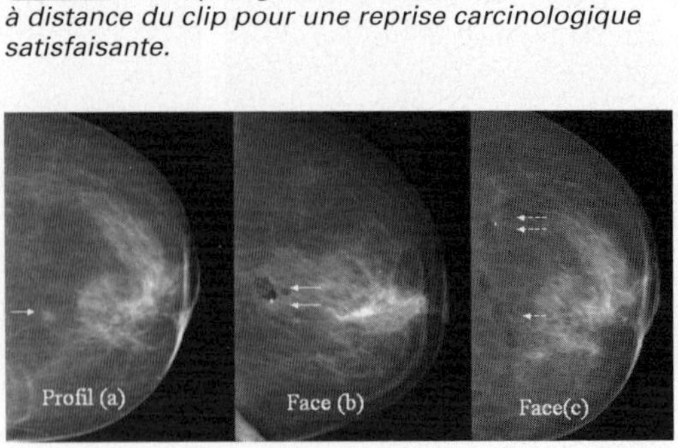

indiqué (pas d'aspirine) pendant les 24 heures qui suivent la biopsie. La durée totale de l'examen est estimée à 30 minutes Au cours de la consultation post biopsie à J8, un cliché mammographique de face et de profil est réalisé. Il permettra d'évaluer le résidu calcique et la position du clip.

Les prélèvements ainsi obtenus avec la méthode de macrobiopsie avec aspiration sont de très bonne qualité pour l'interprétation anatomo-pathologique ce qui assure la fiabilité de l'examen (Précision diagnostique 96-98 %) à condition de réaliser un nombre de prélèvements minimal (12) avec une sonde de 11 Gauge [33]. Nous rappellerons l'intérêt thérapeutique de cette technique pour les lésions bénignes de moins de 10 mm avec une exérèse complète dans 80 à 90 % des cas. Il faut souligner l'absence de difficultés d'interprétation mammographique ultérieure Récemment ont été introduites des sondes d'aspiration Mammotome® 8 Gauge permettant d'obtenir des prélèvements de 300 mg et l'exérèse d'un volume de 2 à 3 cm^3.

DIFFICULTÉS ET LIMITES

À côté de ces avantages, certaines difficultés et limites des macrobiopsies assistées par aspiration doivent être rappelées :

- **Limites de ciblage :** l'aspect et la répartition des lésions en mammographie telles que les microcalcifications diffuses et peu nombreuses ou surdensité floue non systématisée sur les clichés de repérage obliques. La topographie de certaines lésions (prolongement axillaire, lésions très superficielles ou profondes en avant de la paroi thoracique) ou des seins trop plats en compression (20 mm minimum). Les microcalcifications trop fines pour être visualisées sont également des limites aux prélèvements.

- **Les principaux incidents que nous avons constatés sont rares et mineurs :** le risque d'hématome indépendant de la qualité de la compression 3 et 7 % [34-37]. La présence d'une suffusion hémorragique immédiate, rendant parfois difficile l'évaluation de la lésion résiduelle. Nous avons noté quelques gênes cervicales pendant et en fin de procédure liées à la position de la patiente. Enfin si cet examen est réputé peu douloureux, il reste pour une grande partie des patientes très angoissant. Cette angoisse est liée en partie à la douleur potentielle de l'anesthésie locale mais surtout à l'attente des résultats. La qualité des explications et de la prise en charge par l'équipe médicale est un facteur essentiel dans le vécu de cette examen au total très bien supporté.

GESTION DES RÉSULTATS

La gestion des résultats avec corrélation entre le résultat histologique et le dossier sénologique initial est une étape essentielle, car elle permet d'identifier les faux négatifs ou les sous-estimations. Idéalement ce contrôle qualité devrait être normalisé [38]. Il ne faut jamais considérer que le diagnostic donné par le pathologiste, particulièrement pour les lésions bénignes, signifie que la lésion correspondante est à l'origine du signe radiographique et soit représentative de cette lésion. C'est une démarche supplémentaire.

- *La simple surveillance* en cas de bénignité avec prélèvements concordants et significatifs. Un prélèvement bénin sera représentatif s'il explore au minimum 50 % d'une lésion homogène en imagerie. Dans ces cas d'exérèse incomplète avec résultat bénin, un contrôle à 6 mois est impératif. La réalisation de plus de 20 prélèvements, avec aiguille de 11 Gauge, permet une exérèse complète du signal radiologique de moins de 10 mm dans 85 % des cas [39].

- *La reprise chirurgicale* est indispensable :

  - pour certaines anomalies histologiques : hyperplasie atypique canalaire ou lobulaire, toutes les néoplasies lobulaires, les lésions papillaires. Les lésions fibro-épithéliales à type d'adénofibrome associé à des anomalies d'hyperplasie atypique. Le taux de sous-estimation retrouvé

Figure 9 : Micro amorphes ACR4.
Calcifications de forme indescriptible (amorphes) nombreuses, regroupées : ACR4. Une macrobiopsie avec aspiration sous stéréotaxie est nécessaire. Histologie : hyperplasie canalaire atypique après Mammotome® et chirurgie.

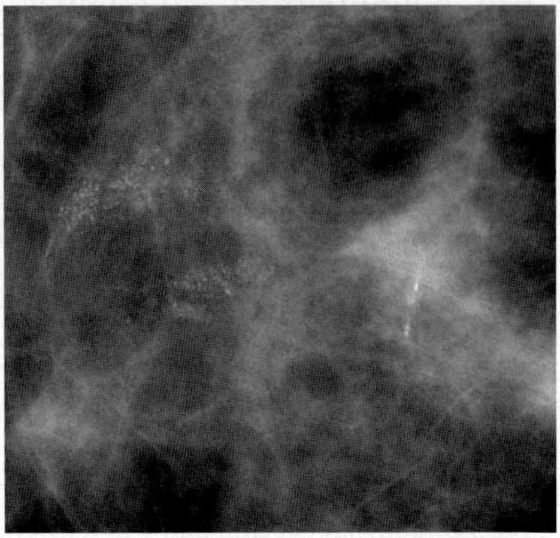

après macrobiopsie est selon les études de 10 à 25 % [40-44] avec un taux de base indépendant de tout autre facteur (résidu calcique, taille initiale de la lésion, nombre de prélèvements, type histologique canalaire ou lobulaire, âge de la patiente) (figure 9). En cas de microcalcifications, ce taux sera d'autant plus élevé que le foyer initial est étendu ou le résidu calcique important [45]. Le radial scar reste un facteur de risque estimé à 2 et augmente en cas de lésions histologiques prolifératives associées [46, 47]. Ainsi même si certains auteurs [48, 49] proposent une simple surveillance sans reprise chirurgicale de certaines lésions à risque, par contre en cas d'atypie associée, la règle est celle de la biopsie chirurgicale complémentaire ;

- en cas de malignité, même si le signal a été complètement retiré par macrobiopsie (information à donner à la patiente au cours de la consultation de faisabilité) une reprise chirurgicale reste indispensable. Des lésions résiduelles de carcinome *in situ* ou invasives sont retrouvées dans 73 % des cas. Ce geste complémentaire permettra de confirmer la malignité, de préciser la taille de la lésion et d'évaluer la qualité des marges [50] ;
- en cas de discordance entre l'histologie et l'anomalie initiale (ACR4C et ACR5) ;
- en cas de reprise chirurgicale, l'identification de la cicatrice de Mammotome® dans le compte rendu de la pièce opératoire est un élément de fiabilité essentiel et obligatoire. Enfin nous rappellerons le risque de « déplacement du clip » immédiat ou secondaire [51] qui en réalité correspond à mauvais positionnement initial et s'exprimant après décompression du sein. En pratique cette éventualité est très importante à connaître pour le repérage de la lésion cible qui nécessite une reprise chirurgicale ;
- Le problème du taux de faux négatifs après macrobiopsie avec aspiration est important à connaître mais reste peu élevé. Dans la littérature il est 1,2-2 % [52], valeurs proches de celui des cancers ratés après chirurgie 2 % (0 – 8 %) [53, 54].

INDICATIONS DES MACROBIOPSIES

Macrobiopsies sous stéréotaxie avec aspiration

Les indications actuelles semblent bien définies [55].

- **En fonction du degré de suspicion de l'image.** Notre objectif avec ces méthodes de biopsies est triple :
  - *lésion probablement bénigne* (ACR3 et ACR4 A), la macrobiopsie confirme ce diagnostic avec une fiabilité proche de la chirurgie. Cette procédure permet dans 80 % des cas d'éliminer complètement le signal symptôme en cas de bénignité et d'éviter toute intervention chirurgicale.
  - *foyer ambigu* (ACR4). Ce groupe représente l'indication majeure des macrobiopsies diagnostiques. Les macrobiopsies permettent un dia-

Figure 10 : Micro ACR5 cribriforme.
Mammographie. ***(a)*** *Foyer de microcalcifications nombreuses, irrégulières, polymorphes certaines sur un trajet à direction galactophorique :* ***(b)*** *Macrobiopsie par mammotome 11Gauge,* ***(c)*** *Microcalcifications retrouvées sur les radiographies des prélèvements ; histologie ; carcinome cribriforme.*

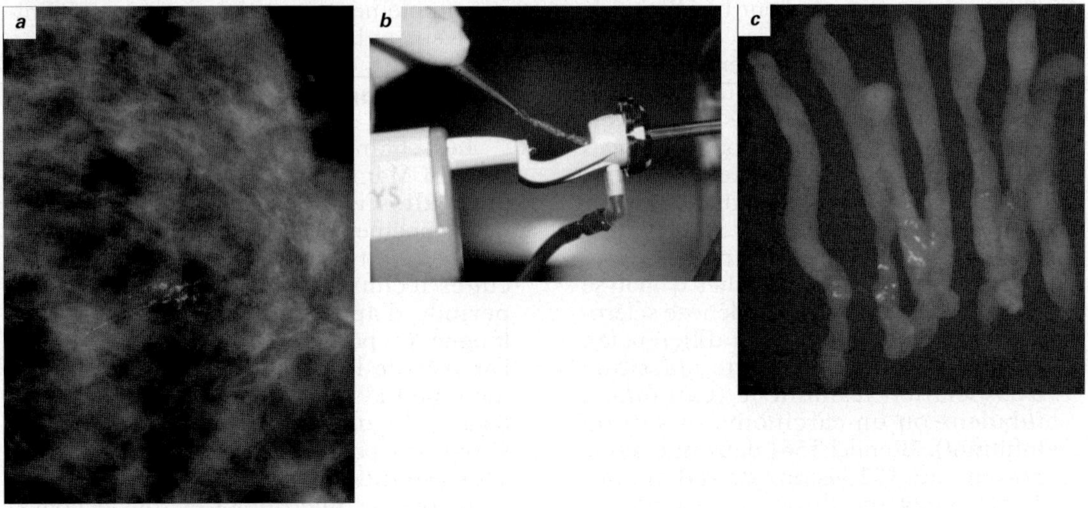

gnostic de bénignité avec une valeur prédictive négative supérieure à 95 % et d'opérer 60 % à 80 % d'anomalie correspondant à un cancer.

- *forte suspicion de malignité* (ACR5 ou ACR4 C). L'indication des macrobiopsies est diagnostique et stratégique (figure 10).

Si l'examen confirme la malignité, il permettra :

- de mieux planifier le geste chirurgical en effectuant une tumorectomie élargie,
- de réaliser pour les lésions infiltrantes ou micro infiltrantes, une exploration de creux axillaire d'emblée ou par méthode du ganglion sentinelle.
- de mieux préparer la patiente à une mammectomie avec ou sans reconstruction immédiate et réduire le nombre de temps opératoire, en cas de lésion étendue ou multifocale. En cas de réapparition de microcalcifications douteuses en cours d'une surveillance d'une femme traitée, la macrobiopsie fera facilement le diagnostic de malignité. Ou de bénignité (le plus souvent cytostéatonécrose) (figure 11).

- **En fonction du type d'image :** l'indication majeure des macrobiopsies avec aspiration sous stéréotaxie est l'exploration des **microcalcifications** (97 % dans notre expérience) en raison de l'absence d'examen extemporané. D'autres anoma-

Figure 11 :
Patiente suivie pour un carcinome intra-canalaire par tumorectomie et radiothérapie.
Surveillance annuelle. Découverte à 36 mois de microcalcifications sur le site de tumorectomie.
Macrobiopsie confirma la malignité. Mastectomie.

lies mammographiques telles que les **lésions nodulaires ou les sur densités** qui n'ont pas de traduction échographique peuvent également bénéficier de cette technique. Dans ces cas en fin de procédure un clip de repérage est fréquemment positionné pour valider le site de biopsie. **Les images de convergences** sans centre claire ou les images de désorganisation architecturales ne sont pas de très bonnes indications, car souvent difficile à repérer sur les incidences de stéréotaxie. De plus il existe pour ces lésions des difficultés d'analyse histologique (radial scar, adénose sclérosante, carcinome très bien différencié). Enfin rappelons le risque classique d'association lésionnelle (carcinome tubuleux ou un carcinome in situ ou infiltrant). Brenner [56] dans une étude portant sur 152 lésions de radial scar, confirmées par biopsie (au moins 12 prélèvements) propose en l'absence d'atypie, une simple surveillance sans reprise chirurgicale. Comme nous l'avons souligné précédemment, ces indications peuvent varier en fonction des observateurs et des difficultés de classification. La confrontation multidisciplinaire permet très probablement de limiter ces risques.

- **En fonction du contexte :** Bien entendu l'évaluation du risque de malignité de l'image est combinée aux facteurs de risque individuels de la patiente. Rappelons que les principaux facteurs sont : Les antécédents familiaux avec ou sans risque de mutation génétique à condition qu'ils soient du premier degré. Les antécédents personnels *a fortiori* s'il s'agit de lésions malignes ou de lésions d'hyperplasie avec atypies. Le traitement hormonal substitutif même s'il ne constitue pas un facteur de risque, n'en constitue pas moins un facteur de préoccupation légitime du médecin et de la patiente. Autre circonstance radio clinique particulière, celle d'une anomalie ACR3 découverte chez une patiente avant ou en cours de PMA. Dans ce groupe, les contrôles répétés sont très mal vécus, souvent refusés, sachant que le critère temps est si important pour ces femmes. C'est pourquoi en pratique de nombreuses lésions ACR3, malgré leur forte présomption de bénignité sur l'imagerie, sont explorées par un geste complémentaire pour confirmer définitivement la bénignité.

Macrobiopsie sous échographie

Les champs d'application et d'utilisation du Mammotome® ont été élargis aux anomalies visibles en échographie. Le développement confidentiel de cette technique était très probablement lié aux difficultés techniques et à la nécessité d'une période d'apprentissage plus ou moins longue. Ce point a été en partie résolu par l'arrivée de la dernière génération Mammotome Ex® utilisant des sondes de 11 ou 8 gauge (figure 12). En dehors de quelques situations particulières, la macrobiopsie sous aspiration ne semble pas plus pertinente que les microbiopsies sous échographie pour le diagnostic histologique des nodules [57]. Les indications essentielles sont les anomalies nodulaires après microbiopsies non contributives (complexité histologique ou limites de ciblage pour les lésions de petite taille < 5 mm, les discor-

Figure 12 : Adénofibrome diagnostiqué par cyto-ponction.
Contexte familial à très haut risque (mutation BRCA2 identifiée). Désir d'exérèse du nodule par Mammotome® EX sonde de 11 Gauge sous contrôle échographique. Après anesthésie locale, mise en place de la sonde au-dessous du nodule ***(a)****. Biopsie sous aspiration permettant la fragmentation du nodule et de son exérèse progressive* ***(b)****.*

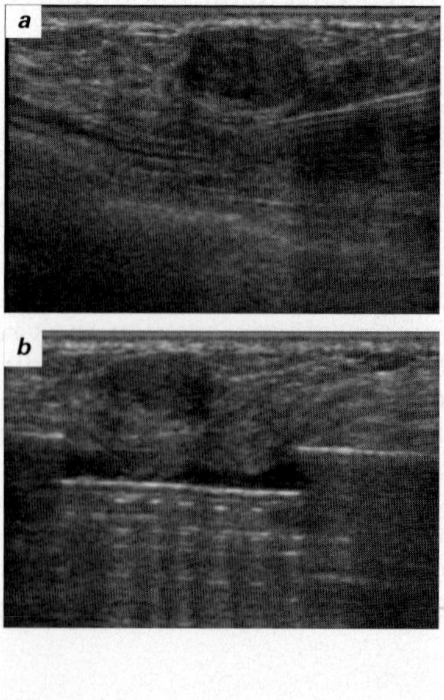

dances radio-histologiques, les lésions de fibroses ou lésions complexes pouvant sous estimer une lésion maligne. L'exérèse des lésions à risque (papillomes) est discutée [58, 59]. Le Mammotome Ex® permet dans ces cas une exérèse volumique, un diagnostic de bénignité de certitude et une exérèse complète du signal échographique [60]. Dans ces derniers cas, le risque de sous-estimation des lésions en cas d'atypie serait très faible [61]. Ces résultats intéressants sont à confirmer par d'autres études. À côté de ces indications diagnostiques existent des indications thérapeutiques d'exérèse [62] : les images nodulaires centimétriques (inférieures à 15-20 mm) d'aspect bénin dont l'exérèse est souhaitée (papillome solitaire, certains fibroadénomes...), contexte clinique qui demande une exérèse complète d'une anomalie bénigne par une technique non chirurgicale. Il s'agit d'une technique avec des indications relativement bien identifiées mais dont la principale limite reste son caractère opérateur-dépendant.

Macrobiopsie sous IRM

Après IRM mammaires, la découverte d'anomalies « incidentes » est un réel problème de stratégie sénologique. La grande majorité de ces images correspondent à des lésions bénignes. Cependant, pour certaines de ces anomalies, en fonction du contexte clinique de haut risque (mutation génétique, bilan carcinologique), ou de risque propre de l'anomalie (BIRADS 4 ou 5), des explorations complémentaires par prélèvement histologique sont nécessaires. L'accès aux biopsies sous IRM reste encore limité. La reprise du dossier sénologique guidée par la localisation de l'anomalie IRM, doit être la première étape : en cas de localisation sur une échographique de « second look » de l'anomalie IRM, une biopsie écho-guidée sera réalisée. Le dossier de mammographie, éventuellement complété par des clichés complémentaire, permettra de guider un prélèvement sous stéréotaxie. Dans les cas résiduels où l'anomalie n'est pas repérable (mammographie ou échographie), une macrobiopsie IRM peut être proposée (figure 13). C'est un examen encore peu développé en raison des difficultés techniques, du temps de réalisation et de l'accessibilité limité des machines. Mais l'avenir de cette technique semble extrêmement intéressant, en raison de la spécificité actuelle variable des IRM mammaires.

Les systèmes de biopsie chirurgicales sous stéréotaxie [63]

Les systèmes de biopsie exérèse stéréotaxique (Abbi® ou Site select®) sont des procédures ambulatoires radiologiques et chirurgicales combinant le repérage stéréotaxique d'une lésion et son exérèse en un seul fragment, sous forme d'un cylindre. L'utilisation de cette technique intéressante a été interrompue depuis la décision des industriels de stopper la fabrication des sondes. D'autres techniques à l'avenir pourront compléter l'arsenal diagnostique et thérapeutique interventionnel [64].

PLACE DE L'INTERVENTIONNEL DANS LA GESTION DES ACR3 ?

Dans la littérature le taux des BI-RADS 3 varie de 3 à 12 % avec une médiane à 7 % [65-67] pour l'ensemble des mammographies de dépistage. Cette catégorie est définie par un risque de malignité inférieur à 2 %. Les recommandations actuelles des ACR3 sont une surveillance unilatérale à court terme tous les 6 mois pendant 2 ans en cas de stabilité. Cette attitude de surveillance après découverte d'une anomalie probablement bénigne a été justifiée à la fin des années 1990 par les publications de Sickles [68] et Varas [69]. Les propositions basées sur des travaux un peu anciens sont-ils toujours d'actualité en particulier depuis la diffusion des techniques interventionnelles ? Actuellement la démarche de prise en charge des anomalies classées ACR3 tient compte d'éléments cliniques notamment les antécédents personnels et familiaux de cancer du sein, de la prise d'un THS et des difficultés de suivi. D'autres éléments vont influencer l'attitude de prise en charge comme l'expérience [70] du radiologue et le caractère anxiogène de la surveillance avec le risque de perdue de vue. Yabroff [71] évalue ce risque à 9 %, et souligne que ce phénomène est le plus souvent rencontré dans les populations de bas niveau socio-économique (les plus pauvres et les moins scolarisées) et chez les

Figure 13 : Patiente mutée BRCA2 - Mammographie et échographie normale.
IRM prise de contraste nodulaire suspecte - Macrobiopsie sous IRM : CCI Grade II.

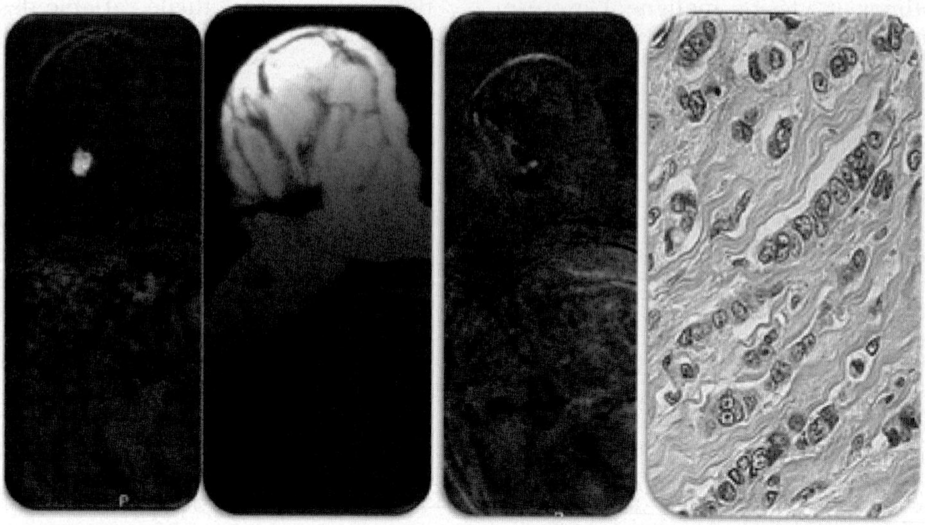

Tardivon A. Institut Curie

patientes les plus jeunes. D'autre part il est classique de rappeler les variations inter et intra-observateurs plus fréquentes pour les anomalies de la catégorie 3 [72]. Ainsi tous ces éléments plaident en faveur de l'utilisation de l'imagerie interventionnelle comme alternative à la surveillance et doit appartenir au bilan complémentaire initial ou différé. Ceci est envisageable à condition que ces examens répondent à une connaissance précise des indications, des limites et d'un contrôle de qualité. Cette attitude est souvent retrouvée pour les microcalcifications, pour lesquelles on connaît la faible spécificité de la mammographie y compris après comparaison avec les clichés antérieurs. Classiquement, à l'issue d'une analyse séméiologique précise des microcalcifications [73, 74], si le risque d'être en présence de microcalcifications signal-symptôme d'une lésion maligne est faible, une surveillance peut être proposée avec un contrôle à court terme à 6 mois par des clichés centrés sur les anomalies, si possible avec des clichés en agrandissement. En fonction de situation clinique particulière, en particulier un contexte à risque élevé (RR > 2), les foyers de microcalcifications ACR3 pourront être explorées par une macrobiopsie sous stéréotaxie, faute de quoi la problématique et l'angoisse de la patiente seront rarement solutionnées par une surveillance répétée et d'autre part l'évolutivité (stabilité ou augmentation) des microcalcifications ne doit pas être à elle seule un argument rassurant [75] ou inquiétant [76] (figure 14).

Pour les patientes à haut risque familial de cancer du sein (avec mutation génétique prouvée ou évoquée mais non identifiée) il est admis d'explorer toutes ces lésions ACR3 par un prélèvement. Cette attitude repose sur l'incidence élevée des cancers du sein dans ces groupes, leur forme parfois trompeuse [77], plus fréquemment ronds que stellaire à l'origine de faux négatifs et le caractère rapidement évolutif de ces cancers. Dans ces groupes la biopsie sera fréquemment réalisée sous stéréotaxie en cas de microcalcifications, sous contrôle échographique en cas de nodule, ou sinon accessible par les techniques mammo-échographique sous contrôle IRM.

CONCLUSION

La mise en place des stratégies actuelles de dépistage (de masse ou individuelle) conduira de plus en plus à la détection de lésions infra-cliniques. Cette

Figure 14 : Patiente suivie pour cancer du sein droit. *Modification récente d'un foyer de calcification à gauche évoquant antérieurement un adénofibrome calcifié ACR3. Macrobiopsie sous aspiration confirme l'adénofibrome calcifié. Résultat bénin , significatif et concordant. Arrêt des investigations. sein reclassé ACR2.*

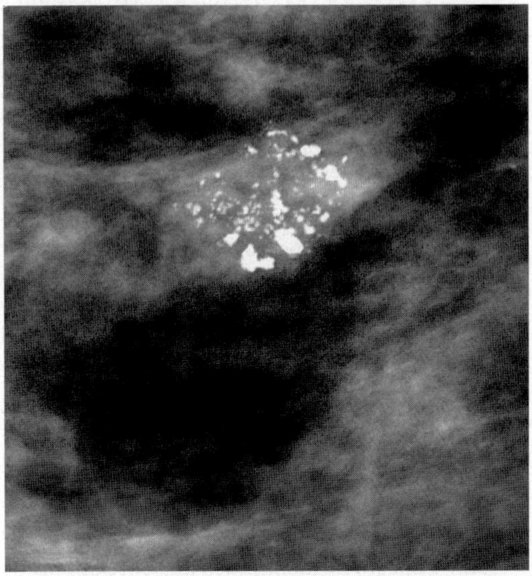

situation, toujours angoissante pour la patiente (et parfois pour le médecin), doit être gérée par une stratégie adaptée au cas par cas. Pour des anomalies découvertes, même minimes, il faudra poursuivre les investigations soit par un complément d'imagerie, soit par des explorations à visée cytologique ou histologique. L'introduction des classifications et l'amélioration de l'imagerie ont permis de rendre plus objective ces choix stratégiques. En revanche, la multiplication des explorations disponibles a également conduit à une inflation d'examens qui, outre leur caractère coûteux et inquiétant pour la patiente peut déboucher sur une « sur-surveillance » inutile. C'est tout le problème de la sensibilité de nos examens et de leur faible spécificité qui est posé à travers ces choix. Dans cette démarche, l'utilisation d'une conduite à tenir rigoureuse et la mise en place de structures multidisciplinaires permettent de prendre une décision collégiale sans perdre en sensibilité (c'est-à-dire en traitant des lésions de plus en plus précoces) et sans laisser se développer une inflation d'examens inutiles (figure 15). ■

BIBLIOGRAPHIE

[1] BURBANK F. Stereotactic breast biopsy: comparison of 14 and 11 gauge Mammotome probe performance and complication rates. *Am Surg* 1997 Nov; 63(11): 988 95.

[2] DIAZ LESLIE K, WILEY E L, VENTA LUZ A: Are Malignant cells displaced by large Gauge Needle Core Biopsy of the breast; AJR 1999; 1731303 1313.

[3] HEYWANG-KOBRUNNER SH, SCHAUMLOFFEL U, VIEHWEG P, HOFER H, BUCHMANN J,

Figure 15

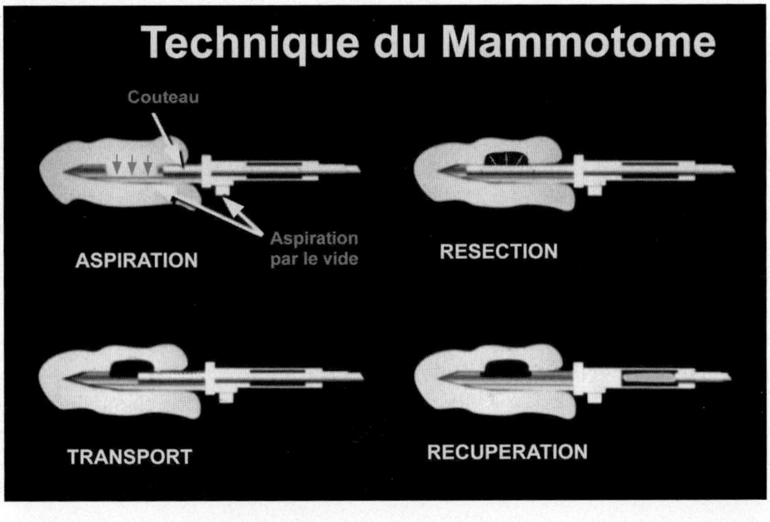

LAMPE D. Minimally invasive stereotaxic vacuum core breast biopsy. *Eur Radiol* 1998; 8(3): 377-85.

[4] JACKMAN RJ, MARZONI FA JR, NOWELS KW. Percutaneous removal of benign mammographic lesions: comparison of automated large core and directional vacuum assisted stereotactic biopsy techniques. AJR *Am J Roentgenol* 1998 Nov; 171(5): 1325 30.

[5] LAURA LIBERMANN, D. DAVID DERSHAW, PAUL PETER ROSEN, BETH M DEUTCH ANDREA F ABRAMSON, LUCY E. Hann stereotaxic 14 gauge breast biopsy: how many core biopsy specimens are needed. *Radiology* 1994: 192: 793 795.

[6] PARKER H. STEVE, WILLIAM E. JOBE, MARK A. DENNIS ET AI. US guided Automated Large core breast biopsy. *Radiology* 1993; 187: 507-511.

[7] SEROR J Y, SANANES S, NIZARD J, ANTOINE M, CHOPIER J, SCETBON FF, KADDOCH O, MERVIEL P, UZAN S. Modalités récentes de prise en charge diagnostique des microcalcifications mammaires. *Reproduction humaine et hormones* ; 1999, Vol. XII, n° 5, pp. 471 à 488.

[8] UZAN S, MERVIEL P, SEROR J Y, CHOPIER J, ANTOINE M, SANANES S. Place des microbiopsies dans la stratégie diagnostique et thérapeutique à l'égard des microcalcifications mammaires. XIes journées de techniques avançées en gynécologie obstétrique, PMA et pédiatrie Fort de France 11-18 Janv 1996 : AGPA éditions.

[9] BURBANK F, PARKER SH, FORGATY TJ. Stereotactic breast biopsy: improved tissue harvesting with the mammotome. *Am Surg* L996; 62: 343 347.

[10] BURBANK F. Stereotactic breast biopsy: comparison of 14 and 11 gauge mammotome probe performance and complication rates. *Am Surg* 1997 Nov; 63(11): 988-95.

[11] DIAZ LESLIE K, WILEY E L, VENTA LUZ A. Are malignant cells displaced by large gauge needle core biopsy of the breast; *Ajr* 1999; 173: 1303-1313.

[12] V FEILLEL, G LE BOUEDEC, C LAFAYE, M DE LATOUR *et al.* Le système A.B.B.I® : expérience du centre Jean-Perrin. Présentation aux IXes Journées du Dama Sein. Tenon Paris, Décembre 1999.

[13] FERZLI GS, HURWITZ JB, PUZA T *et coll.* Advanced brest biopsy instrumentation: a critique. *J Am Coll Surg* 1997; 145 151

[14] HEYWANG-KOBRUNNER SH, SCHAUMLOFFEL U, VIEHWEG P, HOFER H, BUCHMANN J, LAMPE D. Minimally invasive stereotaxic vacuum core breast bbiopsy. *Eur Radiol* 1998; 8(3): 377-85.

[15] JACKMAN RJ, MARZONI FA JR, NOWELS KW. Percutaneous removal of Benign mammographic lesions: comparison of automated large core and directional vacuum assisted stereotactic biopsy techniques. *Ajr Am J Roentgenol* 1998 Nov; 171(5): 1325-30.

[16] JACKSON VP, REYNOLDS HE. Stereotaxic needle core biopsy and fine needle aspiration cytologic evaluation of non palpable breast lesions. *Radiology* 1991; 81: 745-750.

[17] KELLEY WE, MELZIG E, KNAYASI G *et coll.* Stereotactic Automated Surgical Biopsy Of The Breast With The Abbi Device: Technique And Results 6th World Congress Of Endoscopie Surgury, Rome Italy, 3-4 June 1998.

[18] L LEVY, J MICHELIN, G TEMAN, A LACAN *et al.* Cancers infracliniques du sein : apport de l'échographie et de l'imagerie interventionnelle. Cancers du sein infraclinique : du dépistage au traitement. Actualités en cancérologie gynécologique et mammaire. IVe Session. Edition Eska 1997: 69-78.

[19] PARKER H. STEVE, WILLIAM E. JOBE, MARK A. DENNIS *et al.* Us Guided Automated Large Core Breast Biopsy. Radiology 1993 ; 187:507 511

[20] SEROR J Y, SANANES S, NIZARD J, ANTOINE M, CHOPIER J, SCETBON FF, KADDOCH O, MERVIEL P, UZAN S. Modalités récentes de prise en charge diagnostique des microcalcifications mammaires. *Reproduction Humaine et Hormones*; 1999, Vol. Xii, N° 5, pp. 471 à 488.

[21] UZAN S, MERVIEL P, SEROR J Y, CHOPIER J, ANTOINE M, SANANES S. Place des microbiopsies dans la stratégie diagnostique et thérapeutique à l'égard des microcalcifications mammaires. XIes Journées de Techniques Avançées en Gynécologie Obstétrique, PMA et Pédiatrie Fort-de-France 11-18 Janv. 1996 : Agpa Éditions.

[22] S UZAN, J Y SEROR, J CHOPIER, M ANTOINE, J.M. BIGOT. Lésions infra-cliniques du sein: microbiopsies, macro biopsies, chirurgie stéréotaxique, chirurgie conventionnelle ? *Seins actualités* Septembre 1999 : 1-4.

[23] S UZAN, J Y SEROR, M ANTOINE, J CHOPIER. Place des microbiopsies dans la prise en charge des microcalcifications du sein. Cancer du sein, Tribune Libre édité par Astra Zeneca Septembre 2000: 13-15.

[24] KOLLUR SM, EL HAG IA. FNA of breast fibroadenoma: observer variability and review of cytomorphology with cytohistological correlation. *Cytopathology*. 2006 Oct; 17(5): 239-44.

[25] COLLET J.F. Les possibilités et les difficultés de la cytopathologie mammaire. *Ann Pathol* 2004 : 24 : 1S81-1S82.

[26] KLIJANIENKO *et al.* Critical Clinicopathologic Analysis Of 23 Cases of fnac initially recorded as false positive the 44 years experiences of the institut Curie, *Cancer* 2001.

[27] KLIJANIENKO J, KATSAHIAN S, VIELH P, MASOOD S. Stromal infiltration as a predictor of tumor invasion in breast fine needle aspiration biopsy. *Diagn. Cytopathol* 2004; 30: 182-6.

[28] PFARL G, HELBICH TH, RIEDL CC, *et al.* Stereotactic 11-gauge vacuum-assisted breast biopsy: a validation study. *AJR Am J Roentgenol* 2002; 179: 1503-7.

[29] CIATTO S, BRANCATO B, RISSO G, AMBROGETTI D, BULGARESI P, MADDAU C, TURCO P, HOUSSAMI N. Accuracy of fine needle aspiration cytology (FNAC) of axillary lymph nodes as a triage test in breast cancer staging. *Breast Cancer Res Treat.* 2006 Oct 11.

[30] SEVER AR, O'BRIEN ME, HUMPHREYS S, SINGH I, JONES SE, JONES PA. Radiopaque coil insertion into breast cancers prior to neoadjuvant chemotherapy. *Breast.* 2005 Apr; 14(2): 108-17.

[31] F. BURBANK AND N. FORCIER. Tissue marking clip for stereotaxic breast biopsy: initial placement accuracy, long-term stability, and usefulness as a guide for wire localization, *Radiology* 205 (1997), pp. 407-415.

[32] L. LIBERMAN, D.D. DERSHAW AND E.A. MORRIS *et al.*, Clip placement after stereotaxic vacuum-assisted breast biopsy, *Radiology* 205 (1997).

[33] LOMOSCHITZ FM, HELBICH TH, RUDAS M, PFARL G, LINNAU KF, STADLER A, JACKMAN RJ. Stereotactic 11-gauge vacuum-assisted breast biopsy: influence of number of specimens on diagnostic accuracy. *Radiology.* 2004 Sep; 232(3): 897-903. Epub 2004 Jul 23.

[34] LAI JTW, BURROWES P, MCGREGOR JH. Vacuum-assisted large core breast biopsy: complications and their incidence. *Jacr* 1999; 51(4): 232-6.

[35] HEYWANG-KOBRUNNER SH, SCHAUMLOFFEL U, VIEHWEG P, HOFER H, BUCHMANN J, LAMPE D. Minimally Invasive Stereotaxic Vacuum Core Breast Biopsy. *Eur Radiol* 1998; 8(3): 377-85.

[36] DEUTCH Bm. Stereotactic core breast Biopsy of a minimal carcinoma complicated by hematoma: a management dilemna. *Radiology* 1997; 202: 431-3.

[37] MELOTTI MK, BERG WA. Core needle biopsy in patients undergoing anticoagulation therapy: preliminary results *Ajr* 2000; 174: 245-9.

[38] HEYWANG-KOBRUNNER SH, SCHREER I, DECKER T, BOCKER W. Interdisciplinary Consensus on the use and technique of vacuum-assisted stereotactic breast biopsy. *Eur J Radiol.* 2003 Sep; 47(3): 232-6.

[39] SEROR JY, ANTOINE M, SCETBON F, CHOPIER J, SANANES S, GHENASSIA C, UZAN S. Use of stereotaxic aspiration macrobiopsies in managing breast microcalcifications: first series of 115 prospective cases gynecol Obstet fertil. 2000 Nov; 28(11): 806-19.

[40] LIBERMAN L, SMOLKIN JH, DERSHAW DD, MORRIS EA, ABRAMSON AF, ROSEN PP. Calcification retrieval at stereotactic, 11-gauge, directional, vacuum-assisted breast biopsy. *Radiology.* 1998 Jul; 208(1): 251-60.

[41] BURAK WE JR, OWENS KE, TIGHE MB, KEMP L, DINGES SA, HITCHCOCK CL, OLSEN J. Vacuum-assisted stereotactic breast biopsy: histologic underestimation of malignant lesions. *Arch Surg.* 2000 Jun; 135(6): 700-3.

[42] ADRALES G, TURK P, WALLACE T, BIRD R, NORTON HJ, GREENE F Is surgical excision necessary for atypical ductal hyperplasia of the breast diagnosed by Mammotome? *Am J Surg.* 2000 Oct; 180(4): 313-5.

[43] JACKMAN RJ, BIRDWELL RL, IKEDA DM. Atypical ductal hyperplasia: can some lesions be defined as probably benign after stereotactic 11-gauge vacuum-assisted biopsy, eliminating the recommendation for surgical excision? *Radiology.* 2002 Aug; 224(2): 548-54.

[44] SNEIGE N, LIM SC, WHITMAN GJ, KRISHNAMURTHY S, SAHIN AA, SMITH TL, STELLING

CB. Atypical ductal hyperplasia diagnosis by directional vacuum-assisted stereotactic biopsy of breast microcalcifications. Considerations for surgical excision. *Am J Clin Pathol.* 2003 Feb; 119(2): 248-53.

[45] LIBERMAN L, KAPLAN JB, MORRIS EA, ABRAMSON AF, MENELL JH, DERSHAW DD. To excise or to sample the mammographic target: what is the goal of stereotactic 11-gauge vacuum-assisted breast biopsy? *AJR Am J Roentgenol.* 2002 Sep; 179(3): 679-83.

[46] SANDERS ME, PAGE DL, SIMPSON JF, SCHUYLER PA, DALE PLUMMER W, DUPONT WD. Interdependence of radial scar and proliferative disease with respect toinvasive breast carcinoma risk in patients with benign breast biopsies. *Cancer*. 2006 Apr 1; 106(7): 1453-61.

[47] TIMOTHY W. JACOBS, M.D., JAMES L. CONNOLLY, M.D., STUART J. SCHNITT, M.D. *The American Journal Of Surgical Pathology* 2002; 26(9):1095-1110 Non Malignant Lesions In Breast Core Needle Biopsies: To Excise Or Not To Excise?

[48] P.Y. MARCY, M. MAGNÉ, J.M. HANNOUN-LÉVI, M. NAMER, Complications médicales et implications médicolégales après un geste percutané interventionnel sur le sein, *Bull. Cancer* 88 (2001), pp. 1159-1166.

[49] BRENNER RJ, JACKMAN RJ, PARKER SH, EVANS WP 3RD, PHILPOTTS L, DEUTCH BM,LECHNER MC, LEHRER D, SYLVAN P, HUNT R, ADLER SJ, FORCIER N. Percutaneous core needle biopsy of radial scars of the breast: when is excision necessary? *AJR Am J Roentgenol.* 2002 Nov; 179(5): 1179-84.

[50] CAWSON JN, MALARA F, KAVANAGH A, HILL P, BALASUBRAMANIUM G, HENDERSON M. Fourteen-gauge needle core biopsy of mammographically evident radial scars: is excision necessary? *Cancer.* 2003 Jan 15; 97(2): 345-51.

[51] J. PARIKH. Clip migration within 15 days of 11- gauge vacuum-assisted stereotaxic breast biopsy. Case report, *AJR* 184 (2005), pp. 43-46.

[52] BECK RM, GOTZ L, HEYWANG-KOBRUNNER SH. Stereotaxic vacuum core breast bbiopsy. Experience of 560 patients. *Swiss Surg* 2000; 6: 108-10.

[53] LEE CH, PHILPOTTS LE, HORVATH LJ, *et al.* Follow-up of breast lesions diagnosed as benign with stereotactic core-needle biopsy: frequency of mammographic change and false-negative rate. *Radiology* 1999; 212: 189-94.

[54] PFARL G, HELBICH TH, RIEDL CC, *et al.* Stereotactic 11-gauge vacuum-assisted breast biopsy: a validation study. *AJR Am J Roentgenol* 2002; 179: 1503-7.

[55] BUSSIERES E, BARREAU B, DE LA QUINTANE BD, DE LARA CT, LE TOUZE O, HENRIQUES C, GROGAN GM, DILHUYDY M. Breast Biopsies: stereotactic vacuum-assisted core biopsy and stereotactic surgical breast biopsy. *Gynecol obstet fertil.* 2003 Mar; 31(3): 256-64.

[56] BRENNER RJ, JACKMAN RJ, PARKER SH, EVANS WP 3RD, PHILPOTTS L, DEUTCH BM, LECHNER MC, LEHRER D, SYLVAN P, HUNT R, ADLER SJ, FORCIER N. Percutaneous core needle biopsy of radial scars of the breast: when is excision necessary? *Ajr Am J Roentgenol.* 2002 Nov; 179(5): 1179-84.

[57] PHILPOTTS LE, HOOLEY RJ, LEE CH. Comparison of automated versus vacuum-assisted biopsy methods for sonographically guided core biopsy of the breast. *AJR Am J Roentgenol.* 2003 Feb; 180(2): 347-51.

[58] DENNIS MA, PARKER SH, KASKE TI *et al.* Incidental treament of nipple discharge caused by benign intraductal papilloma though diagnostic Mammotome biopsy. *AJR* 2000; 174: 1263-8.

[59] SEBAG P, TOURASSE C, ROUYER N, LEBAS P, DENIER JF, MICHENET P. Value of vacuum assisted biopsies under sonography guidance: results from a multicentric study of 650 lesions. *J Radiol.* 2006 Jan; 87(1): 29-34

[60] FINE RE, WHITWORTH PW, KIM JA, HARNESS JK, BOYD BA, BURAK WE Jr. Low-risk palpable breast masses removed using a vacuum-assisted hand-held device. *Am J Surg.* 2003 Oct; 186(4): 362-7.

[61] GRADY I, GORSUCH H, WILBURN-BAILEY S. Ultrasound-guided, vacuum-assisted, percutaneous excision of breast lesions: an accurate technique in the diagnosis of atypical ductal hyperplasia. *J Am Coll Surg.* 2005 Jul; 201(1): 14-7.

[62] ALONSO-BARTOLOME Sonographically guided 11-G directional vacuum-assisted breast biopsy as an alternative to surgical excision: utility and cost study in probably benign lesions. *Acta Radiol.* 2004 Jul; 45(4): 390-6.

[63] FERZLI GS, HURWITZ JB, PUZA T *et coll.* Advanced brest biopsy instrumentation: a critique. *J Am coll Surg* 1997; 145-151.

[64] Sie A, Bryan DC, Gaines V, Killebrew LK, Kim CH, Morrison CC, Poller WR, RomillyAP, Schilling K, Sung JH. Multicenter evaluation of the breast lesion excision system, a percutaneous, vacuum-assisted, intact-specimen breast biopsy device. *Cancer*. 2006 Sep 1; 107(5): 945-9.

[65] Varas X, Leborgne F, Leborgne JH. Nonpalpable probably benign lesions: role of follow-up mammography. *Radiology* 1992; 184: 409-414

[66] Rosen EL, Baker JA, Soo MS. Malignant lesions initially subjected to short-term mammographic follow-up. *Radiology*. 2002 Apr; 223(1): 221-8.

[67] Poplack SP, Tosteson AN, Grove MR, Wells WA, Carney PA. Mammography in 53,803 women from the New Hampshire mammography network. *Radiology* 2000; 217: 832-40.

[68] Sickles E. A. Probably benign breast lesions: when should follow-up be recommanded and what is the optimal follow-up protocol? *Radiology* 1999; 213: 11-4.

[69] Varas X, Leborgne Jh, Leborgne F, Mezzera J, Jaumandreu S, Leborgne F. Revisiting the mammographic follow-up of BI-RADS category 3 lesions. *AJR* 2002; 179: 691-695.

[70] Monticciolo DL, Caplan LS. The American College of Radiology's BI-RADS 3 Classification in a Nationwide Screening Program: current assessment and comparison with earlier use. *Breast J.* 2004 Mar-Apr; 10(2): 106-10.

[71] Yabroff KR, Breen N, Vernon SW, Meissner HI, Freedman AN, Ballard-Barbash R. What factors are associated with diagnostic follow-up after abnormal mammograms? Findings from a U.S. National Survey. *Cancer Epidemiol Biomarkers Prev*. 2004 May; 13(5): 723-32.

[72] Caplan LS, Blackman D, Nadel M, Monticciolo DL. Coding mammograms using the classification "probably benign finding-short interval follow-up suggested". *AJR* 1999; 172: 339-42.

[73] Berg WA, Campassi C, Langenberg P, Sexton MJ. Breast imaging reporting and data system: inter- and intraobserver variability in feature analysis and final assessment. *AJR Am J Roentgenol* 2000; 174: 1769-1777.

[74] Baker JA, Kornguth PJ, Floyd CE, Jr. Breast imaging reporting and data system standardized mammography lexicon: observer variability in lesion description. *AJR Am J Roentgenol* 1996; 166: 773-77.

[75] Lev-Toaff S. Anna, Frieg A. Stephen, Saitas L. Vasiliki, Finkel C. Gerald, Schawrtz F. Gordon, Stability Of Malignant Breast Microcalcifications. *Radiology* 1994; 192: 153-156.

[76] Lanyi M. Microcalcifications In The Breast: A Blessing Or A Curse? *Diagn Imaging Clin Med* 1985; 54 :126-45.

[77] Tilanus-Linthorst M, Verhoog L, Obdeijn IM, Bartels K, Menke-Pluymers M, Eggermont A, Klijn J, Meijers-Heijboer H, van der Kwast T, Brekelmans C. Int J A BRCA1/2 mutation, high breast density and prominent pushing margins of a tumor independently contribute to a frequent false-negative mammography. *Cancer*. 2002 Nov1; 102(1): 91-5.

LES GRANDS SYNDROMES

MASTODYNIES

Bertrand TOURNANT

DÉFINITION

La mastodynie est une douleur localisée ou diffuse à l'un ou aux deux seins. Le terme est formé de deux racines grecques : ***mastos*** : mamelle et ***odune*** : douleur.

Il est retrouvé pour la première fois dans le langage médical en 1803 au début du XIXe siècle, siècle de la délatinisation de la langue Française et signifie une « névralgie » de la mamelle [1]. Les auteurs belges emploient également le terme de mastalgie (mastos, algos) et CUTLER parle de mazoplazia pour exprimer une mastodynie associée à des lésions seulement visibles au microscope (si l'on avait la curiosité de faire une biopsie) et qui, du reste, se situe entre le normal et le pathologique. Ce symptôme, le plus souvent subjectif, est d'une grande fréquence et peut accompagner ou non une lésion sous-jacente ou exprimer des situations pathologiques très variées.

Cette définition est, en fait, vague et imprécise. En effet :

- Est-ce une douleur de l'organe lui-même ?
- Est-ce une douleur projetée ou référée au sein ?
- Et si c'est une douleur de l'organe lui-même, d'où vient-elle ?
  - du tissu épithélial glandulaire qui renferme le plus grand nombre de récepteurs hormonaux ?
  - du tissu conjonctivo-fibreux qui contient les corpuscules de Meissner ?
  - du tissu graisseux, siège d'une aromatisation des androgènes ?
  - des vaisseaux (artères, veines, lymphatiques) ?
  - des nerfs... ?

Vous l'avez deviné, il n'existe pas une mais des ***Mastodynies***.

Ces mastodynies ne doivent pas se définir comme une douleur du sein mais comme une douleur « ressentie » au niveau du sein, si bien qu'avant de prescrire, il faut connaître la cause de cette douleur et savoir en rechercher une éventuelle organicité. Toute la pathologie mammaire et certaines affections extra-mammaires peuvent être découvertes à l'occasion d'une mastodynie.

Si vous n'avez pas le temps, si votre discours se résume à prescrire de la progestérone ou à dire que cette douleur du sein n'est pas grave car le cancer n'est pas douloureux, alors ceci ne vous concerne pas : dites que vous n'êtes pas compétent dans ce domaine et ne prenez pas en charge cette patiente.

« *Les hommes viennent de Mars, les femmes viennent de Vénus* » : John GRAY [2], dans son livre, nous explique pourquoi les deux sexes sont différents dans leur manière d'agir et surtout d'exprimer leurs sentiments.

Hommes et femmes communiquent différemment, mais la plupart des gens ne savent pas toujours en quoi ils sont différents. Le sein, chez la femme, fait partie de cette différence. Il est cet organe privilégié de communication.

Il n'a pas d'équivalent ni chez l'homme, où il reste, il faut bien le dire, à l'état rudimentaire, ni chez l'animal où sa seule fonction est d'être nourricière. La mamelle n'est développée chez l'animal qu'en période de lactation.

« *Quand une femme descend dans son puits, ses problèmes les plus profonds ont tendance à remonter à la surface* » [2] : chez la femme, cette surface est très souvent le sein.

Riche en récepteurs hormonaux et en terminaisons nerveuses, le sein est apte au plaisir mais aussi à la douleur. Plaisir et douleurs sont intimement liés : « lier douleur et plaisir, dans une complémentarité d'états d'être, qui participent de notre connaissance du monde, permet au biologiste de restituer la douleur dans sa réalité agissante » [3]. Un organe de plaisir est organe de douleur.

Alors me direz-vous, les mastodynies résulteraient uniquement de perturbations psycho-affectives et sociales majeures ?

Bien sûr que non, mais il est essentiel de comprendre que derrière ce sein douloureux, il y a une femme et qu'une femme n'est pas un homme.

La mastodynie est une douleur particulière, d'une part parce qu'elle touche un organe particulier sur lequel sans cesse plane l'ombre d'Eros et de Thanatos et d'autre part parce que chaque femme est particulière.

La douleur doit toujours être envisagée selon ses composantes physique, affective, cognitive et environnementale.

- Certaines femmes ne se plaignent jamais de mastodynies. Cependant, interrogez-les bien : souvent elles vous diront que les seules fois où elles ont ressenti une tension douloureuse des seins, c'était au début de leur grossesse. Celles-ci sont des femmes peut-être plus mères qu'épouses.
- D'autres ont des mastodynies permanentes et invalidantes depuis toujours, rebelles à toute thérapeutique et à tout thérapeute : elles sont souvent atteintes de troubles névrotiques (conversion hystérique) ou psychotique (cénesthésie). Parfois, elles ont été victimes d'un « traumatisme » indélébile et violent qui s'exprime ainsi faute de pouvoir l'exprimer autrement.

Ce sont là des cas extrêmes.

La plupart des femmes ont dans leur vie des mastodynies. Ce peut être des sensations simplement désagréables ou bien des sensations vraiment douloureuses.

La moitié environ des femmes consultant en sénologie se plaignent de douleurs [4]. Lors d'un dépistage de cancer du sein, 77 % des patientes interrogées déclarent avoir ressenti des douleurs mammaires dans les mois précédents. Mais parmi les patientes chez lesquelles on découvre un cancer du sein, il n'y en a que 7 % dont la seule plainte était une douleur mammaire [4].

La mastodynie existe aussi chez l'homme mais elle est presque toujours liée à une cause organique, physique ou hormonale ; elle ne m'a semblé être d'origine psychogène que dans des circonstances particulières, notamment chez les homosexuels. Chez l'homme la mastodynie est le plus souvent associée à une gynécomastie dont on recherchera la cause (et ce n'est pas notre propos ici) ; parfois il s'agit d'un mamelon fonctionnel (syndrome des mamelons douloureux déclenché par des facteurs climatiques comme le froid), d'un mamelon douloureux du sportif (coureur, planchiste, cycliste), plus rarement d'un cancer. Chez l'homme, le sein a moins de connotation psychosomatique, cela se passe ailleurs...

De tout temps les femmes ont dû avoir des souffrances mammaires... mais dans l'Histoire en général et dans l'Histoire de la médecine en particulier, on en parle peu. Si le sein est l'apanage des peintres et des sculpteurs où il est représenté selon trois modes (anatomique ou nu, érotique et sexuel, allégorique ou symbolique), il n'est pas ou peu de représentation de maladie ou de souffrance hors mis quelques exceptions telles le suicide de Cléopâtre ou de Lucrèce, l'Amazone blessée et surtout le martyr de Sainte Agathe ou le supplice de Sainte-Barbe.

Le sein est le véritable sexe de la femme et les récits des Amazones d'Hérodote au Ve siècle avant J.-C. en sont une illustration. Pour être homme c'est-à-dire cavalière et guerrière, la femme est sans sein : « amastos.. amazoz... amazone ».

Au XVIIe siècle, Madame de la Popelinière écrivait à son amant Richelieu : « Mon Cher Cœur, je me meurs de ne pas être avec toi, mes glandes ne vont pas bien, elles grossissent du double et j'en ai de nouvelles ; je commence un peu à m'inquiéter ». Elle associait l'état de tension de ses seins à l'absence de son amant... À l'époque on appelait ces seins des seins « cavagnole », du nom d'un jeu de boules, sorte d'ancêtre du loto.

Au XIXe siècle le traité de Mamillomancie de Jacobus décrivait les caractères, les vertus et les passions des femmes selon l'aspect de leurs seins...

Le sein, phénomène culturel ?

De nos jours, dans notre société occidentale, il semble que la plainte mammaire se soit intensifiée avec « la mise en liberté » du sein : mise en liberté par les médias, au cinéma, sur la plage... et probablement par l'augmentation importante de l'incidence du cancer du sein ces dernières décennies.

Dans la civilisation extrême-orientale et en particulier dans la médecine chinoise traditionnelle, le sein n'apparaît pas beaucoup : il semble avoir eu peu de valeur anatomique, esthétique et sexuelle. Dans les représentations picturales classiques, la poitrine féminine ne dépasse guère celle de l'homme ; d'ailleurs en dehors des périodes de lactation, le sein est relativement plat dans la plupart des groupes ethniques asiatiques. Quant à son aspect esthétique ou érotique, il est rarement évoqué dans l'iconographie extrême-orientale.

La **prise en charge d'une mastodynie** doit être attentive. En prenant le temps, il faut savoir interroger, regarder, palper, prescrire d'éventuels examens complémentaires (mammographie, échographie, ponction cytologique, voire biopsie) puis assurer la thérapie.

- Cette mastodynie est-elle cyclique ou non ?
- Est-elle survenue de façon aiguë ?
- S'est-elle déclarée sous traitement particulier : estroprogestatifs, hormonal ménopausique, substance hyperprolactinémiante, neuroleptique ou autre, substance homéopatique ou phytothérapique... ?
- Existe-t-il des antécédents de spasmophilie, de dysthyroïdie, d'autres maladies récentes personnelles, familiales ou survenues dans l'entourage ?
- On fera préciser la qualité des cycles menstruels, leur régularité, leur durée, l'existence d'un syndrome prémenstruel, de ménométrorragie (fonctionnelle) et on s'enquerra toujours d'un éventuel début de grossesse.
- On essaiera de se faire une idée du profil psycho-affectif, psycho-social et comportemental de la patiente et ce n'est jamais facile lors d'une première consultation.
- Symptôme subjectif, il faut savoir rechercher par l'examen clinique des signes objectifs de souffrance : variation de volume mammaire, tension, circulation veineuse exagérée, œdème, inflammation, ecchymose et bien sûr tout signe pouvant évoquer un début de cancer : ride, méplat, rétraction...
- On recherchera un écoulement uni ou multipore, uni ou bilatéral, une

galactorrhée, une masse rénittente ou non, un nodule douloureux ou non.

- On palpera soigneusement le gril costal, les cartilages chondro-costaux, les aires axillaires.
- Enfin, l'examen gynécologique doit faire partie de l'étude de toute mastodynie.

LA DOULEUR PEUT ÊTRE AIGUË

Elle fait alors souvent l'objet d'une consultation en « urgence » : cette douleur aiguë est habituellement liée à un facteur étiologique unique.

LA MALADIE DE MONDOR [5]

Il s'agit d'une thrombophlébite aiguë du réseau veineux superficiel, le plus souvent thoraco-épigastrique, dont le diagnostic est habituellement caractéristique : cordon superficiel, vertical, dur, douloureux et enchâssé dans le derme, de 3 à 5 mm de large = 3 à 30 cm de long. Ce cordon donne un aspect adhérent à la peau, la rétractant par endroits en « fil de fer », la ride cutanée s'accentuant au bras levé.

Le diagnostic est clinique, souvent dans un état d'anxiété. La maladie guérit spontanément en quelques semaines, avec parfois persistance d'une induration en gouttière plus ou moins douloureuse que l'on peut retrouver plusieurs semaines après. Un traitement anti-inflammatoire par AINS peut éventuellement être prescrit et il n'est pas nécessaire d'interrompre une contraception hormonale en cours.

La mammographie permet parfois, mais rarement, de voir l'image caractéristique du cordon veineux. Si elle est habituellement muette, elle doit cependant être impérativement demandée. Dans une série de 63 cas de maladies de Mondor, l'équipe de l'Institut National des Tumeurs à Milan [6] retrouve 8 cas (12,7 %) associés à un cancer du sein...

LA MASTITE INFLAMMATOIRE À PLASMOCYTES [7]

Elle est une étape évolutive de la **galactophorite ectasiante**.

La réaction inflammatoire entraîne une destruction puis une rupture de la paroi du canal galactophore, s'accompagnant d'une réaction à corps étranger au contact des débris de nécrose et du matériel lipidique provenant de la lumière du canal. Le tissu mammaire environnant est le siège d'un infiltrat inflammatoire riche en histiocytes, lymphocytes et surtout plasmocytes. Cliniquement, on perçoit une tuméfaction inflammatoire le plus souvent péri-aréolaire, dont les caractères peuvent ressembler au cancer inflammatoire localisé.

Douleurs et inflammations brutales inquiètent beaucoup la patiente qui demande à consulter rapidement.

À ce stade, le traitement doit être médical par anti-inflammatoires par voie locale et générale. La mise au repos ovarien est également favorable et il faut conseiller le sevrage tabagique.

L'évolution de ces mastites est capricieuse. Régression, guérison, récidive peuvent se succéder et évoluer vers les **« abcès » récidivants amicrobiens**.

LE KYSTE

Un kyste à développement rapide (en quelques heures), sous tension, peut provoquer une douleur aiguë ; il est parfois accompagné d'une petite réaction inflammatoire. La ponction évacuatrice amènera le soulagement de la douleur et de l'anxiété. Ces kystes à développement rapide sont très souvent secondaires à des perturbations psycho-affectives et psycho-sociales importantes. Pour certains auteurs comme HAAGENSEN [8], les gros kystes seraient associés à une augmentation de fréquence des cancers du sein avec un risque apparaissant multiplié par 3 ou 4. Les études de DUPONT et PAGE [9] ne retrouvent pas de corrélation entre l'existence de kystes sans autre lésion associée et la survenue ultérieure de cancer du sein et ceci quelle que soit leur taille.

Plus récemment, DIXON [10], dans une étude prospective, retrouve une augmentation du risque de cancer chez les femmes porteuses de kystes palpables [RR 2,81 (95 % CI 2,17 – 3,59)] et le risque est plus élevé chez les femmes âgées de moins de 45 ans [RR 5,94 (2,97 – 10,63)]. Ce risque est par ailleurs plus grand dans la 1re année après la ponction-aspiration [7,02 (3,73 – 12,00)].

Citons également la douleur aiguë de l'**infarctus mammaire** et plus particulièrement celui se produisant au sein d'un adénofibrome.

LES MASTODYNIES CHRONIQUES

C'est-à-dire les mastodynies persistantes et/ou rebelles aux traitements usuels et aux thérapeutes successifs...

La première question est de savoir si la douleur appartient bien au sein ou non.

LES DOULEURS EXTRA-MAMMAIRES

Les douleurs vertébrales, sternales ou costales

Elles peuvent être réveillées par la pression ou certains mouvements et être **projetées** au sein. Les douleurs costales sont extrêmement fréquentes chez la femme ménopausée (même chez celles qui sont hormonalement traitées) et doivent être recherchées par une palpation appuyée et minutieuse du gril costal.

Les névralgies cervico-brachiales sont une cause également fréquente de douleurs irradiant dans le sein. Ces douleurs sont expliquées par l'innervation somatique du sein provenant essentiellement des 3e, 4e, 5e nerfs intercostaux et par l'innervation végétative provenant de la partie cervicale et de la partie thoracique du tronc sympathique.

La chondrodynie ou le syndrome de Tietze

Affecte le plus souvent les 2e, 3e, 4e jonctions chondrosternales et plus fréquemment gauches. La douleur est localisée, réveillée par les manœuvres de l'épaule, la respiration forcée et la pression de la jonction chondrosternale. Dans le syndrome de Tietze, le tableau est enrichi d'une tuméfaction de la jonction douloureuse. Une infiltration locale de corticoïdes est parfois nécessaire pour soulager la douleur.

Le syndrome de Cyriax

Décrit sous le nom de « slipping rib syndrome » [11], [12], le syndrome de Cyriax est lié à la subluxation de l'articulation antérieure des 8e, 9e et 10e côtes (fausses côtes), le nerf intercostal se trouvant pris en pince entre les deux cartilages costaux. L'origine est traumatique par choc ou contusion directe ou micro-traumatismes répétés de la poitrine contre un plan dur ou par choc indirect lors de mouvements brusques de flexion-extension et de torsion du tronc au cours des activités sportives. On essaiera de reproduire la douleur par la méthode du crochetage : traction vers le haut du gril costal, avec les doigts en crochet. Le traitement est préventif en évitant les mouvements en cause.

Les douleurs myofasciales [13], [14]

Ces douleurs, fréquentes, sont méconnues des cliniciens. Elles ont leur origine dans les muscles (grand et petit pectoral, sternal, grand dentelé), leurs fascias ou leurs insertions tendineuses. Elles sont localisées et le diagnostic est avant tout clinique. Ces douleurs présentent deux caractéristiques : elles sont déclenchées par la pression de **zones gâchettes** et **référées** au sein selon une topographie stéréotypée. De multiples facteurs mécaniques mais aussi psychiques peuvent conduire à l'activation du point gâchette. La recherche des points gâchettes se fait en exerçant une pression sur les muscles et leurs insertions, en examinant l'ensemble de la zone, centimètre par centimètre. Le traitement antalgique (local ou général) a souvent peu d'effet sur ces douleurs myofasciales. Kinésithérapie passive (massages, élongations musculaires douces, parafangothérapie), relaxation, contre-stimulation sont souvent favorables. Il faut également agir sur les facteurs d'entretien (exercice musculaire actif à déconseiller) et les facteurs émotionnels (stress) souvent en premier plan.

Une (h)idrosadénite

C'est-à-dire une inflammation des glandes sudoripares, peut provoquer une irradiation douloureuse vers le prolongement axillaire de la glande.

La douleur n'appartient plus au sein

C'est la douleur post-mammectomie. Ces douleurs sont fréquentes. Dans une étude multicentrique [15], la prévalence observée est de 20 %, quel que soit le stade évolutif du cancer. Il s'agit d'une douleur chronique, stable, de longue durée, qui a le plus souvent débuté tôt après la chirurgie. Il s'y associe une douleur locale, neurogène et une sensation de « striction » de la région axillaire, de la partie médiane du bras et de la poitrine.

Ces douleurs seront bien sûr distinguées de la plexopathie brachiale dans les cancers du sein, radique et séquellaire ou bien tumorale et signe de récidive.

LES DOULEURS RÉELLEMENT MAMMAIRES

On peut schématiquement distinguer :

- les mastodynies liées à des lésions organiques bénignes ou malignes ;
- les mastodynies hormonales ;
- et les mastodynies fonctionnelles (ou psychogènes)

Les mastodynies liées à des lésions organiques

sans qu'il y ait de lien hormonal évident :

- En dehors de formes inflammatoires, le **cancer** peut se révéler par une douleur, mais il est toujours difficile de savoir s'il s'agit d'une douleur-coïncidence ou non. Parfois, la femme signale une douleur localisée, plus ou moins permanente, récidivante, parfois sensible à la palpation, pouvant s'accompagner de très discrets phénomènes inflammatoires vite résolutifs et la mammographie viendra nous révéler un petit foyer de micro-calcifications en rapport avec un cancer débutant, *in situ* ou déjà invasif.

- **La galactophorite ectasiante** (stade précédant la mastite) se manifeste parfois par une douleur persistante assez spécifique ; fourmillements, picotements fugaces de la région aérolo-mamelonnaire ou douleur plus profonde mais irradiant au mamelon, assez souvent nocturne et pouvant s'accompagner d'un écoulement uni ou multipore. Parfois palpable sous forme d'un « paquet de vers » elle est bien visualisée en échographie.

- **La cytostéatonécrose**
  Elle correspond à la saponification localisée des graisses du tissu adipeux avec réaction macrophagique irritative, plus souvent secondaire à un traumatisme accidentel ou chirurgical que spontané.
  Les cytostéatonécroses survenant après traitement conservateur (tumorectomie + irradiation) apparaissent plus douloureuses : la douleur est-elle majorée par l'angoisse d'une récidive ?

- **Une cellulite** ou une stase veino-lymphatique que l'on observe plus aisément dans des seins volumineux, ptosés ou en involution graisseuse, le plus souvent dans un contexte d'insuffisance veineuse périphérique et sur laquelle des thérapeutiques angiologiques sont plus ou moins efficaces.

Les mastodynies hormonales et fonctionnelles

Elles doivent être abordées ensemble. En effet, ces deux causes, hormonale et fonctionnelle (ou psychogène) de mastodynies sont souvent intriquées l'une à l'autre. Ainsi est-ce le stress ou les facteurs émotionnels qui vont retentir sur la sécrétion hormonale ou à l'inverse est-ce la sécrétion hormonale inadéquate qui va retentir sur la thymie ? Loin de les opposer, il faut les associer.

Ces mastodynies hormonales, liées aux tissus glandulaire, conjonctif et graisseux, sont habituellement cycliques et bilatérales mais pas toujours. Elles sont le reflet de la sensibilité du sein à toute une « galaxie » hormonale qui, quotidiennement, fluctue dans le corps et reflète les variations des états d'âme. Elles peuvent ne toucher parfois qu'un sein et peuvent s'étendre à tout le cycle. Ceci est probablement lié au fait que l'adipocyte mammaire est capable à la fois de synthèse [16] et de stockage-relargage des estrogènes [17]. Une importante activité aromatasique adipocytaire rend la concentration locale tissulaire en estrogènes supérieure à celle du plasma. D'autre part, ces estrogènes sont capables d'être stockés sous forme libre ou fixés à certains acides gras. Ils peuvent être libérés sous forme biologiquement active par l'action enzymatique. La concentration tissulaire du sulfate d'estrone, véritable hormone de stockage ou prohormone, joue probablement un rôle encore mal connu. L'action locale des estrogènes par mécanisme autocrine et paracrine apparaît donc comme un mécanisme important.

Actuellement, en effet, il semble que ces mastodynies hormonales soient plus le fait des réactions tissulaires locales aux hormones qu'à la concentration plasmatique même de ces hormones. L'hypothèse d'une insuffisance lutéale, longtemps soutenue en France, par certains, ne semble plus confirmée actuellement. Dans l'étude suédoise de Seippel [18], l'intensité des symptômes du syndrome prémenstruel à polarité mammaire serait liée à l'hyperestrogénie, les variations de la progestérone n'étant pas significatives. Les auteurs notent également une élévation de la LH.

Tout ceci expliquerait l'asymétrie et l'unilatéralité ou la quasi-permanence parfois étonnante de certaines mastodynies.

L'origine hormonale de certaines mastodynies ne fait aucun doute. Après la ménopause, l'absence de sécrétion estrogénique fait disparaître bien des mastodynies. Les mastodynies prémenstruelles ou de début de grossesse sont bien connues, de même celles liées à une hormonothérapie estroprogestative (mal équilibrée ?), qu'il s'agisse de contraception orale ou de traitement hormonal substitutif ménopausique et qui d'ailleurs sont variables d'une femme à l'autre pour une même association estroprogestative.

Il faut également savoir rechercher une origine iatrogène à ces mastodynies hormonales et plus particulièrement celle liée à des substances hyperprolactinémiantes, – sans qu'il y ait forcément de galactorrhée –, ou celle liée à des substances hormonales homéopathiques absorbées par voie locale ou générale, à des phytoestrogènes ou des xénoestrogènes.

Certaines mastodynies seraient également soulagées par la suppression de substances à base de methylxanthine (café, thé, cola, chocolat), ce qui n'est pas retrouvé par tous.

Après la ménopause, il faudra savoir évoquer une reviviscence ovarienne lorsque la ménopause est récente ou rechercher une tumeur ovarienne sécrétante.

Le schéma physiopathologique le plus communément proposé de ces mastodynies hormonales est le suivant : la vasodilatation est liée à l'apport estrogénique (endogène, exogène, local), les vaisseaux du tissu conjonctif mammaire comportant des récepteurs d'estradiol, sont sensibles à cette stimulation estrogénique, il en résulte un œdème qui va distendre les fibres conjonctives et créer des phénomènes d'irritation ou de compression des filets nerveux sensitifs, ce qui va déclencher et entretenir la douleur plus ou moins longtemps dans le cycle.

Certaines mastodynies sont permanentes et invalidantes et parfois depuis fort longtemps.

Ces mastodynies rebelles à toute thérapeutique hormonale, avec toutefois des améliorations passagères, deviennent de plus en plus angoissantes d'autant que ces patientes ont été souvent très médicalisées sans obtenir de soulagement.

Il est d'ailleurs parfois difficile de faire la part du fonctionnel et de l'hormonal qui s'intriquent souvent l'un à l'autre, l'un pouvant retentir sur l'autre et inversement. Le sein est ainsi, chez ces femmes, un véritable baromètre qui suit les fluctuations de l'état émotionnel.

Ce que recherche la femme, en réalité, c'est à comprendre le « **pourquoi** » de cette douleur.

Nul ne considère les larmes comme une maladie des glandes lacrymales : chacun y voit la manifestation physique d'un chagrin... ou d'une joie. Une voix « cassée » par l'émotion ne signifie pas non plus que les cordes vocales sont malades... De même les seins douloureux, les seins qui pleurent peuvent être anatomiquement normaux, tout en étant le reflet de phénomènes émotionnels divers.

Laissons parler les seins !

Prenez le temps d'écouter et surtout ne médicalisez plus ce sein qui **souffre**.

À travers ce sein laissez s'exprimer la femme : elle vous confiera des tas de choses que les hormones ne savent pas guérir.

« Le sein dévoile la noblesse de la femme, cache sa ruse, crie ses déceptions, enregistre ses craintes et ses émotions. Elle cherche dans le médecin un soutien, un conseiller, un confident, quelquefois un complice... » nous disait C.M GROS au début des années 1960 [19].

Mastodynies et maladie fibrokystique sont souvent associées mais pas toujours. Le tissu dystrophique fibrokystique est-il plus sensible à la douleur ? Le kyste mammaire à développement rapide est-il sensible par la distension alentour qu'il déclenche ou la douleur est-elle la conséquence de la cause qui a déclenché subitement ce kyste ?

La mastodynie est souvent étudiée dans le cadre nosologique des mastopathies bénignes dont elle ne fait cependant par partie et certains voudraient voir la mastodynie comme première étape vers la mastopathie puis vers la maladie cancéreuse or il n'y a pas d'études permettant de dire que la mastodynie est un marqueur favorisant l'évolution vers l'hyperplasie atypique.

Les seins douloureux sont souvent denses, mais pas toujours, à la mammographie. Cette densité radiologique est considérée [20] comme facteur de risque de cancer avec un risque relatif allant jusqu'à 6,5 pour certaines études.

Nous devons donc rester prudents devant ces seins douloureux et denses, d'autant que cette densité radiologique diminue la sensibilité du dépistage mammographique.

TRAITEMENT

La prise en charge thérapeutique va donc dépendre de la cause de la mastodynie et de la qualité de l'écoute du praticien.

En ce qui concerne les mastodynies hormonales et le syndrome prémenstruel à expression mammaire,

- Les progestatifs sont souvent prescrits en France, ce qui peut paraître paradoxal car :
  - aucune étude randomisée n'a pu prouver leur efficacité [21] ;
  - l'hypothèse d'une **insuffisance lutéale** n'est pas confirmée et l'étude Suédoise (18) très minutieuse permet de corréler la sévérité des symptômes à l'**hyperestrogénie**, les variations de la progestérone n'étant pas significatives et les auteurs notent également une élévation de la **LH** ;

- chez les femmes ménopausées, c'est l'adjonction d'un progestatif aux estrogènes qui fait parfois réapparaître les mastodynies. Et c'est en diminuant le dosage de l'estrogène que l'on obtient une amélioration de la mastodynie ;

- pour la majorité des auteurs anglo-saxons la progestérone et les **progestatifs** sont responsables du syndrome prémenstruel.

Toutefois, il faut cependant reconnaître que l'adjonction de progestérone permet d'obtenir parfois des améliorations, probablement par plusieurs mécanismes :

- l'activité anti-estrogène sur les **capillaires** avec action **anti-œdémateuse** ;

- les propriétés anti-inflammatoires conjonctives en diminuant l'activité fibroblastique et la fibrose réactionnelle ;

- l'activité **anti-gonadotrope** : ce freinage anti-gonadotrope paraît en tout cas le plus efficace.

Et la qualité de la réponse dépend probablement beaucoup de la qualité du tissu qui la reçoit et c'est peut-être pour cela que les réponses varient considérablement d'une femme à l'autre.

En fait lorsqu'il y a une gêne vraiment très douloureuse, il paraît plus logique de prescrire ces progestatifs 21 jours sur 28 ou en continu en utilisant leur activité anti-gonadotrope, de façon à réduire l'apport tissulaire en estrogènes. Certains dérivés pregnanes et les nor-pregnanes (Nomegestrol, promegestone...) occupent actuellement une place privilégiée.

L'essai thérapeutique doit être de courte durée (3 à 4 mois) et ne doit pas être poursuivi en cas d'inefficacité, de façon à ne pas médicaliser ces patientes.

Par ailleurs, jusqu'à ce jour aucune étude n'a démontrée que le traitement progestatif exerçait un **rôle** de prévention des cancers du sein.

- Quant à l'indication du Tamoxifène et des Agonistes de la LH-RH, ils n'ont pas d'indication et aucune recommandation pour la prescription du Tamoxifène en préventif ne peut être faite [22].

  Aucune donnée n'est actuellement disponible pour les autres SERM.

- La Tibolone, stéroïde d'action sélective, en s'opposant à la production d'estradiol intra-mammaire par des effets d'inhibition enzymatique et de stimulation de la Sulfotransférase [23] paraît indiquée en cas de persistance de mastodynies après la ménopause. La Tibolone entraîne, par ailleurs, une moindre augmentation de la densité mammaire mammographique.

- L'acide ganolénique, extrait de l'huile d'onagre est plus utilisé en Grande Bretagne [24] avec des résultats variables et très peu d'effets secondaires.

- La Bromocriptine a également été utilisée à la dose journalière de 1,25 à 2,5 mg mais les effets secondaires (nausées, céphalées, constipation, hypotension posturale) sont fréquents. Son efficacité n'est pas mauvaise même en l'absence d'hyperprolactinémie.

- Le Danazol, inhibiteur de la fonction gonadotrope est efficace à la dose de 200 mg [25] mais n'a pas l'autorisation d'AMM dans cette indication. Il peut parfois être utile pour désamorcer le processus douloureux en cas de mastodynie particulièrement intense ou invalidante.

- *D'autres médications apportent parfois un soulagement :*

  - les veinotoniques, en diminuant la stase veineuse, agissent sur l'œdème du tissu conjonctif. Leur efficacité est variable et ils ont l'avantage d'être dénués d'effets secondaires ;

  - les anti-inflammatoires non stéroïdiens, par inhibition des prostaglandines, sont efficaces sur les douleurs prémenstruelles et menstruelles ;

  - l'homéopathie est également souvent utile.

En fait, beaucoup de mastodynies hormonales ne nécessitent pas de traitement médicamenteux et la prise en charge « communicative » est essentielle : la façon dont on prescrit vaut bien souvent beaucoup mieux que ce que l'on prescrit. ■

BIBLIOGRAPHIE

[1] LITTRE E. *Dictionnaire de Médecine*. J.B. BAILLIERE et fils, Paris, 1893, 951-953 et 963.

[2] GRAY J. *Men are from Mars, women are from Venus*. Harper Collins Publishers, Inc., New York, 1992.

[3] VINCENT NT J.D. Biologie des passions. Odile Jacob Edit., Paris, 1986.

[4] DIXON J, MANSEL R. ABC of breast diseases. Symptoms, assessment and guidelines for referral. *BMJ*, 1994, 309, 722-6.

[5] MONDOR H. Tronculite sous-cutanée subaiguë de la paroi thoracique antéro-latérale. *Mém. Acad. Chir.*, 1939 ; 65,1271.

[6] CATANIA S, ZURRIDA S, † VERONESI P, † GALIMBERTI V, † BONO A, AND PLUCHINOTTA A. Mondor's disease and breast cancer. *Cancer*, 1992, 69, 2267-2270.

[7] TOURNANT B. Mastites inflammatoires – in *Le Sein* – Sous la direction de Marc ESPIE et André GORINS. Édition ESKA, 1995, Paris, 177-183.

[8] HAAGENSEN CD, BODIEN C, HAAGENSEN DE. *Breast carcinoma. Risk and detection gross cystic disease of the breast*, 1981, Saunder Company.

[9] DUPONT WD, PAGE DL. Risk factors for breast cancer in women with proliferative breast disease. *N. Engl. J. Med.*, 1985, 312, 146-151.

[10] DIXON JM, MCDONALD C, ELTON RA, MILLER WR. Risk of breast cancer in women with palpable breast cysts : a prospective study. *Lancet*, 1999, 353, 1742-45.

[11] CYRIAX E.F. On various conditions that may stimulate the reffired pain of visceral disease, and a consideration of these from the point of view of cause an effect. *Practiomes*, 1919, 102, 314-322.

[12] HEINZ GJ, ZAVAL DC. Slipping rib syndrome. *J. Am. Med. Assoc.*, 1977, 237 : 8, 794-795.

[13] SIMONS DG, TRAVELL JG. Myofascial pain syndromes. In: Wall P.D., Melzack R. Textbook of Pain (2e ed.), Churchill Livingston, New York, 1989, 368-385.

[14] MENSE S. Nociception from skeletal muscle in relation to clinical muscle pain (review). *Pain* 1993, 54(3), 241-289.

[15] STEVENS PA, DIBBLE SL, MIASKOWSKI C. Prevalence, characteristics, and impact of post mastectomy pain syndrome: an investigation of women's experience. *Pain* 1995, 61 (1), 61-68.

[16] MILLER WR. Uptake and synthesis of steroïd hormones by the breast. *Endocrine Related Cancer*, 1997, 4, 307-311.

[17] O'BRIEN SN, ANANDJIWALA J, PRICE TM. Differences in the estrogen content of breast adipose tissue in women by menopausal status and hormone use. *Obstet. Gynecol.*, 1997, 90, 244-248.

[18] SEIPPEL L, BACKSTROM T. Luteal-phase estradiol relates to symptom severity in patients with premenstrual syndrome. *J. Clin. Endocinol. Metab.*, 1998, 83, 1988-1992.

[19] GROS CM. Maladies du sein Masson Ed. Paris 1963.

[20] BOYD NF, BYNG JW, JONG RA et al. Quantitative classification of mammographie densities and breast cancer risk: results from the Canadian National Breast Screening Study. *J Natl Cancer Inst* 1995; 87: 670 - 5.

[21] WYATT K, DIMMOCK P, JONES P, OBHRAI M, O'BRIENS. Efficacy of progestérone and progestogers in management of premenstrual syndrome: systematic review. *BMJ* 2001; 323: 776-80.

[22] CHLEBOWSKI RT, COLLYAR DE, SOMERFIELD MR, PFISTER DG. American Society of Clinical Oncology, technology assessment on breast cancer risk reduction stratégies: Tamoxifène and Raloxifène. *J Clin Oncol* 1999; 17: 1939-55.

[23] COLACURCI N, MELE D, DE FRANCISCIS P, COSTA V, FORTUNATO N, DE SETA L. Effects of tibolone on the breast. *Eur J Obstet Gynecol Reprod Biol* 1998; 80: 235-238

[24] MANSEL R. Breast pain. *Brit. Med. J.*, 1994, 309, 866-868.

[25] GORINS A, PERRET F, TOURNANT B, ROGIER C, LIPSZYC J. A french double-blind crossover study (Danazol versus placebo) in the treatment of severe fibrocystic breast disease. *Eur J Gynaec Oncol*, 1984: 2: 85-89.

ÉCOULEMENTS MAMELONNAIRES

Francine PERRET

L'écoulement mamelonnaire représente 5 à 15 % des motifs de consultation en pathologie mammaire. En dehors de l'allaitement et du post-partum, il est toujours un signe anormal.

Des écoulements isolés ont une étiologie bénigne > 9 fois sur 10 [1]. Par contre, les écoulements associés à une tumeur palpable, sont nettement plus péjoratifs puisqu'ils correspondent à un cancer du sein dans 60 % des cas [2].

On distingue essentiellement les écoulements pluri-orificiels, souvent bilatéraux, signe d'une mastopathie bénigne ; le risque de cancer n'est ici pas différent de celui de la population générale [3]. À l'opposé, un écoulement uni-orificiel séreux ou sanglant peut révéler un cancer ou une lésion atypique dans environ 40 % des cas [4] [4 bis]. À part, la galactorrhée, souvent bilatérale, traduit un problème endocrinien dont l'étiologie est extra-mammaire.

CLINIQUE

L'INTERROGATOIRE

Capital car orientant le diagnostic, précise :

- l'âge : tous les âges peuvent être observés. Ce symptôme est *a priori* suspect après la ménopause ;
- La parité, les allaitements : certaines multipares ayant allaité longtemps présentent une galactorrhée des mois, voire des années après arrêt de l'allaitement ; le troisième trimestre, voire le début de grossesse peut également comporter une galactorrhée ;
- caractéristique du cycle menstruel par rapport à l'écoulement ;
- date et mode de début de l'écoulement (spontané, la patiente remarque fréquemment une tache dans son linge ; provoqué par un examen médical ou fréquemment par une mammographie). Le caractère intermittent de l'écoulement ne rassurera en rien si ses caractères sont par ailleurs suspects ;
- prises médicamenteuses = contraceptifs oraux ou autres traitements hormonaux, neuroleptiques et tranquillisants, certains antiulcéreux ou anti-hypertenseurs ;
- habitus : le tabagisme est le seul facteur retrouvé clairement associé à la mastite inflammatoire bénigne ;
- l'abondance, la localisation, l'aspect et la coloration seront précisés au cours de l'examen clinique ;
- des signes associés doivent être recherchés par principe : mastodynies, rougeur, prurit ou rétraction du mamelon, fièvre, céphalées, troubles visuels ;
- antécédents pathologiques personnels ou familiaux mammaires ou loco-régionaux (tuberculose, zona, traumatismes).

L'EXAMEN CLINIQUE

Il se pratique comme tout examen des seins sur une femme torse nu, assise puis couchée, en mobilisant le tronc et les bras.

L'inspection

Recherche un signe pouvant évoquer une tumeur : voussure (mais ce peut être un volumineux kyste), rétraction mamelonnaire acquise ou une érosion, rétraction cutanée, méplat, peau d'orange. Il peut également exister des signes inflammatoires locaux, des signes cutanés évoquant une pathologie locorégionale. On notera sur un schéma l'emplacement du pore qui coule, rarement obstrué par un petit caillot.

La palpation

Mains à plat, sera douce mais ferme et systématique de tout le sein, quadrant par quadrant de la périphérie vers le mamelon, sans oublier les aires ganglionnaires. On notera sur le schéma la zone dont l'expression reproduit l'écoulement. Si celui-ci n'est pas retrouvé d'emblée, on pratiquera une expression du mamelon plus appuyée pour localiser précisément le pore concerné. Il conviendra de préciser les *caractères de l'écoulement* :

- un écoulement bilatéral pluri-orificiel lactescent est une galactorrhée qui sera évoquée à un autre chapitre ;
- multipore, verdâtre, ou jaunâtre, éventuellement associé à des kystes, il s'agit plus probablement d'une dystrophie kystique bénigne fonctionnelle variable avec le cycle ou d'une ectasie galactophorique secrétante ;
- aqueux, séreux, sanglant, brunâtre, mais surtout uni-orificiel, l'écoulement est suspect d'organicité et devra être exploré chirurgicalement. Notons cependant que 39 % des écoulements hémorragiques sont bénins et que 29 % des carcinomes se traduisent par un écoulement non hémorragique [5]. Le caractère hémorragique de l'écoulement qui affole les patientes ne permet pas en lui-même de poser un diagnostic ;
- puriforme, associé à des signes inflammatoires éventuellement, il témoigne le plus souvent d'une mastite. Au premier stade, il s'agit le plus souvent d'une ectasie galactophorique secrétante. Au stade plus avancé, les poussées inflammatoires se répètent sur un mode intermittent et chronique, souvent rebelles au traitement surtout chirurgical et l'écoulement se traduit plus souvent par une fistule de siège péri-aréolaire. Il s'agit alors d'une mastite plasmocytaire.

Une tumeur rétro-aréolaire ou à distance peut être découverte

Dans 80 % des cas, cette tumeur associée à un écoulement sera maligne ; dans 10 % des cas, l'association à une rétraction mamelonnaire révèlera un cancer [6].

- le reste de l'examen clinique, mis à part l'écoulement, est le plus souvent normal ;
- l'examen gynécologique et général éliminera un état de grossesse et recherchera d'éventuels signes d'endocrinopathie associés.

L'examen clinique permet d'affirmer le diagnostic d'écoulement mamelonnaire et d'en préciser les caractères : il oriente la demande d'examens complémentaires et évoque d'emblée un ou plusieurs diagnostics.

Les signes de suspicion à rechercher devant un écoulement mamelonnaire sont résumés dans le tableau I et imposent un bilan complémentaire et le plus souvent l'intervention chirurgicale.

Tableau I :
Écoulement mamelonnaire suspect

- spontané,
- unilatéral
- uni-orificiel ++
- associé à une masse palpable ++
- aqueux, séreux, sanglant, séro-sanglant ++
- survenue chez une femme âgée
- survenue chez un homme

EXPLORATIONS COMPLÉMENTAIRES

LA CYTOLOGIE

L'écoulement est recueilli et étalé sur lames puis fixé à l'alcool-éther ou au dry-fix. Il importe d'épuiser l'écoulement par une palpation ferme et d'en recueillir la totalité ou la fin si l'écoulement est très abondant car les dernières gouttes sont souvent les plus riches en cellules [10]. La présence de cellules galactophoriques, même normales, signe l'organicité et impose la chirurgie [16]. Malheureusement, la cytologie est ici bien moins intéressante qu'il n'est habituel car les cellules ont souvent « souffert » de leur cheminement canalaire. Il existe 12 à 35 % de faux négatifs et 3 à 4 % de faux positifs [7] [8].

LA MAMMOGRAPHIE

Elle est systématique et fréquemment normale ou montre des seins mastosiques. Rarement, les gros galactophores rétromamelonnaires peuvent être spontanément visibles s'ils sont dilatés sous forme de cavités sinueuses se dirigeant vers le mamelon (ectasie galactophorique). La mammographie peut faire découvrir dans certains cas une petite tumeur non palpable suspecte ou un foyer de microcalcifications [16]. Les calcifications intragalactophoriques en bâtonnets réguliers, allongées, évoquent une ancienne mastite plasmocytaire et sont à différencier des microcalcifications traduisant un cancer en X ou Y. Parfois, la découverte se fait fortuitement dans l'autre sein.

L'ÉCHOGRAPHIE

Elle visualise bien l'ectasie galactophorique, d'éventuels kystes, voire un papillome intrakystique sous forme d'une petite image « en battant de cloche », un nodule échogène suspect. Sa VPP est actuellement estimée à 70 % contre 50 % à la galactographie [15].

LA GALACTOGRAPHIE

Elle s'impose en cas *d'écoulement uniorificiel*, séreux ou sanglant.

La technique doit être minutieuse et un examen doit être indolore, toute douleur traduisant une effraction du canal et une image inexploitable : injection dans le pore qui coule de quelques millilitres de produit de contraste hydrosoluble. Deux clichés orthogonaux sont pris.

Les images anormales peuvent être une dilatation des galactophores terminaux, correspondant à une ectasie secrétante ; une lacune endocanalaire ou une image d'amputation d'un canal peut correspondre à un papillome ou à un carcinome [14]. La concordance n'est cependant pas parfaite entre les images fournies et le diagnostic anatomopathologique de la lésion [9]. 30 % de faux négatif et 10 à 20 % de faux positif, toutes lésions confondues sont rapportées [10].

L'apport principal de la galactographie porte sur le nombre, la localisation précise et l'extension des lésions et guide ainsi le geste chirurgical [11] [18]. Cette technique évite les exérèses qui n'aboutissent pas à un diagnostic, laissant supposer une lésion laissée en place (33 % des cas [11]).

L'EXPLORATION HORMONALE

Elle est indispensable devant une galactorrhée et comporte un dosage plasmatique de base de la prolactine réalisé le matin (normale = 5 à 25 nanogrammes/millimètre^3 de plasma), éventuellement, un test dynamique de stimulation par la TRH.

AUTRES

Toute anomalie dans la secrétion de la prolactine, tout signe d'appel neuro-ophtalmologique font compléter le bilan par un scanner cérébral avec étude de la selle turcique, un fond d'œil, une campimétrie.

NOUVELLES TECHNIQUES D'EXPLORATION

Malgré les progrès de l'échographie, l'exploration des écoulements mamelonnaires reste difficile et de nouvelles techniques, non encore validées, ont été proposées. Il s'agit principalement de l'aspiration mamelonnaire [4], pratiquée depuis longtemps aux USA [9], associée à un lavage ductal [6] (injection par le pore suspect de quelques cc de sérum physiologique puis recueil par aspiration de liquide en retour), la technique vise à augmenter le recueil cellulaire en vue de cytologie. Cette méthode a même été proposée lors de tout écoulement pour le dépistage systématique du cancer. D'autres équipes proposent la détection de Cerb B2 par PCR sur les cellules recueillies afin d'augmenter les résultats de la cytologie [19].

La ductoscopie [5] à l'aide d'un endoscope souple ultrafin n'est envisageable que pour les gros galactophores terminaux.

L'IRM [13]

Très sensible et trop peu spécifique, ne paraît pas fiable sur de très petites lésions non plus que sur les carcinomes *in situ* où elle est reconnue maintenant comme en échec.

Elle serait intéressante couplée à la galactographie [12] et pour évaluer l'extension de la pathologie en pré-opératoire [17].

ÉTIOLOGIES ET CONDUITE À TENIR

ÉCOULEMENTS PLURI-ORIFICIELS

L'écoulement pluri-orificiel, surtout s'il est provoqué, est un symptôme fréquent chez la multipare (tableau II).

Il est souvent peu abondant, d'aspect variable. Il s'intègre parfois dans le cadre d'un syndrome prémenstruel ou d'une mastopathie fibrokystique.

L'examen clinique révèle des seins normaux, granuleux ou kystiques, aspect confirmé par la mammographie qui renseigne sur le degré de la mastopathie bénigne. L'écoulement est très variable d'aspect, de couleur (verdâtre ou brunâtre le plus souvent), d'abondance et fréquemment intermittent. Il s'agit alors d'un syndrome fonctionnel. L'abstention thérapeutique est de mise en conseillant à la femme de ne pas rechercher l'écoulement, geste qui pérennise le processus. Ces seins sont à surveiller attentivement car le diagnostic de cancer du sein y est souvent malaisé.

Le traitement essentiellement médical sera substitutif si besoin par les progestatifs en 2e phase de cycle ; sédatif doux car l'on sait le rôle joué par les perturbations neuropsychiques dans l'aggravation du processus mastosique (magnésium...). Enfin, les vasoprotecteurs améliorent l'œdème prémenstruel et les douleurs. Les anti-inflammatoires locaux vont dans le même sens.

ÉCOULEMENT DANS UN CONTEXTE DE POUSSÉES ÉVOLUTIVES +/- INFLAMMATOIRES AVEC PSEUDO-ABCÈS ET FISTULISATION PÉRI-ARÉOLAIRE ET TARDIVEMENT RÉTRACTION DU MAMELON

La mammographie, l'échographie montrent une ectasie galactophorique ; la présence de cellules inflammatoires lymphocytaires ou plasmocytaires en cytologie confirme le diagnostic d'ectasie galactophorique sécrétante évoluant vers une mastite lympho-plasmocytaire. Le tabac est favorisant.

Tableau II :
Écoulement pluri-orificiels

Ecoulement isolé pluri-orificiel = Symptôme fonctionnel
Bilan strictement normal ou révélant une dystrophie kystique = Simple surveillance

Le traitement chirurgical est contre-indiqué, il repose sur les AINS voire la corticothérapie à bonne dose et prolongée.

ÉCOULEMENTS UNI-ORIFICIELS

Ils doivent *toujours* être explorés chirurgicalement car nous avons vu que les divers examens complémentaires n'étaient pas toujours fiables dans ces cas (tableau III).

L'intervention emporte un cône glandulaire centré par ce galactophore repéré au préalable par injection de bleu de Méthylène [11], [12], dont le sommet est l'orifice mamelonnaire du canal et dont la base doit atteindre le grand pectoral. Si l'hémostase est soigneuse, le résultat esthétique est très satisfaisant.

D'autres techniques d'exérèse sous anesthésie locale ont été proposées : la ductoscopie si la lésion siège dans le galactophore terminal [20] ; l'exérèse par mammotome [8] pour les lésions infracentimétriques visibles radiologiquement [11]. Ces exérèses forcément limitées demandent à être validées sur de grande série pour que leur fiabilité soit établie. Les lésions sont souvent petites et fragiles et l'examen extemporané histologique n'est pas de mise ici [1].

On lui préférera une étude classique après inclusion en paraffine qui donnera un diagnostic de *lésion bénigne* [13] :

- simples dystrophies galactophoriques = kystes ou ectasie (17 à 36 % des cas). Cette dernière associe une perte de l'élastine de la paroi galactophorique à un infiltrat inflammatoire [8], (résolution spontanée à 5 ans dans 1/3 des cas) ;

- cystadénome papillaire ou papillome simple = c'est une lésion fréquente > 1/3 des cas). On distinguera les papillomes isolés des galactophores de premier ordre des petits micropapillomes des galactophores terminaux associés à la dystrophie fibrokystique [8].
  À part, l'adénomatose érosive du mamelon qui est un papillome développé dans la partie terminale du galactophore : le mamelon est épaissi, tuméfié, voire érosif, rappelant cliniquement une maladie de Paget. L'écoulement peut être associé ou se limiter à un suintement. L'exérèse simple de la lésion par voie trans-mamelonnaire réalise le traitement de choix ;

- les papillomes multiples associés à une hyperplasie épithéliale, simple ou contenant des atypies cellulaires ou papillomatose. Ces lésions sont souvent multifocales, voire diffuses à tout le sein, parfois bilatérales. Le R.R. de développer un carcinome dans les années suivantes, *in situ* ou invasif [14] est x 2 à 5 suivant le degré d'atypie. Si les lésions sont très diffuses, évoluées, associées à des antécédents familiaux, Le R.R. de cancer du sein est x 7 à 8 par la suite. La chirurgie élargie ou une surveillance très stricte est à discuter avec la patiente [15]. L'intervention est ici curative et suffit. Elle doit être suivie d'une surveillance.

L'association de formes familiales de cancer du sein chez les jeunes femmes (âge moyen 20 ans) porteuses de papillomatose a été rapportée dans 26 % des cas. La papillomatose juvénile pourrait ainsi être un marqueur de cancer du sein familial justifiant la surveillance étroite des patientes et de leurs apparentées [16].

DIAGNOSTIC DE LÉSIONS MALIGNES

- Le cystadénocarcinome est enclos dans une lésion atypique contenant des végétations.

Tableau III :
Écoulements uni-orificiels

Écoulement unipore +/- tumeur palpable Cytologie, mammographie +/- alarmantes Galactographie → localisation de la lésion	Pathologie organique à opérer en vue d'un diagnostic histologique = pyramidectomie

- L'épithélioma papillaire intragalactophorique est une lésion « *in situ* » de diagnostic parfois très difficile.

- L'épithélioma papillaire invasif est une lésion de bas grade de malignité (> 90 % de survie à 5 ans) [8].

- Le carcinome micropapillaire est souvent multicentrique.

- Le carcinome lobulaire *in situ* ou invasif volontiers multicentrique voire bilatéral est plus souvent de découverte fortuite car son expression clinique ou radiologique est pauvre.

- Le carcinome canalaire *in situ* a été classé par l'équipe de Van Nuys en 3 grades. La classification se fait en 2 groupes histopronostiques (haut grade – non haut grade avec ou sans nécrose) qui va orienter la thérapeutique [17].

Les difficultés diagnostiques que rencontre l'histologiste tiennent au caractère multifocal des lésions parfois. Il ne doit pas méconnaître une micro-invasion d'où la nécessité d'examiner la pièce en totalité. La nécessité de garantir des marges saines conditionne l'étendue de l'exérèse chirurgicale qui peut nécessiter deux interventions successives voire une mastectomie dans un troisième temps. La décision, difficile, sera au mieux prise en réunion pluridisciplinaire, fonction du type histologique et de la taille de la lésion, du risque familial, de la facilité ou non de la surveillance ultérieure.

La surveillance des deux seins sera très étroite toute la vie.

Le pronostic de ces lésions est variable. En principe, toute lésion bénigne opérée est guérie, en pratique la récidive est possible. 20 % de récidive locale pour un cancer *in situ* dont 40 % sur le mode invasif [15]. Les lésions malignes ont, quant à elles, un pronostic meilleur que celui des autres cancers du sein.

GLOSSAIRE

Mastopathies. Écoulements mamelonnaires. Galactographie. Pyramidectomie.

Ectasie galactophorique. Papillome. Adénomatose érosive. Hyperplasie canalaire.

Papillomatose juvénile. Carcinome intragalactophorique.

BIBLIOGRAPHIE

[1] FIORICA JV, Nipple discharge. Obs Gynecol Clin North Am 1994; 21: 453-460.

[2] GULAY H, BORA S, KILICTURGAY S, Hamaloglu E., Goksel H.A. J Am Coll Surg 1994, 178 (5), 471-4.

[3] CIATTO S, BRAVETTI P, CARIAGGI P. Significance of nipple discharge; clinical patterns in selection of cases for cytologic examination. Acta Cytol 1986, 30: 17-20.

[4] LEIS HP, CAMMARATA A LA RAJA RD HIGGINS H. Breast biopsy and guidance for occult lesions. Int Surg 1985 70 (2): 115-118.

[4 bis] DILIP KD, BUSHRA AA, TAREK AJRAWI MG. Cytodiagnosis of nipple discharge: A study of 602 samples. Diagnostic cytopathology 25 (1): 25-37.

[5] ZAJDELA A., VIELH P. DI BONITO L. MANUEL et atlas de cytologie mammaire. Padoue : Piccined, 1995 : 1-244.

[6] DEVITT JE. Management of nipple discharge by clinical findings. Am J Surg 1985; 149: 789-792.

[7] DANFORTH D, LICHTER A LIPPMAN M. The diagnosis of breast cancer. In: Lippman M, Lichter A. Danforth D. eds. Diagnosis and management of breast cancer. Philadelphia, WB Saunders 1988, 76.

[8] MURAD T.M, CONTESSO G, MOURIESSE H. Nipple discharge from the breast Ann. Surg. 1982; 195: 259-264.

[9] FOULOT H., DURAND J.C., VIELH P.H. Écoulement par le mamelon sans tumeur palpable. Presse Med. 1988 ; 17 : 1243-1246.

[10] DAWES LG, BOWEN C, VENTA LA. Morrow M. Ductography for nipple discharge: no replacement for ductal excision. Surgery, 1998, 124 (4) : 685-691.

[11] VAN ZEE KJ, ORTEGA P, PEREZ G, MINNARD E, COHEN MA. Pre-operative galactography increases the diagnostic yield of major duct excision for nipple discharge. Cancer 1998, 82 n°10: 1874-1880.

[12] Hou MF, Huang TJ, Huang YS; A simple method of duct cannulation and localisation for galactography before excision in patients with nipple discharge. Radiology 1995; 195: 568-569.

[13] Van Bogaert L.J., Histophysiologie et pathologie mammaire. Le sein : tumeurs bénignes. Monographie de la Revue Française de Gynécologie et d'Obstétrique, ES Paris, 1984; 1986 : 50-62.

[14] Carter D. Intraductal papillary tumors of the breast. A study of 78 cases. Cancer; 1977 : 39: 1689-1692

[15] Dupont WD, Page DL. Risk factor for breast cancer in women with proliferative breast disease. N Engl. J. Med. 1985; 312: 146-151.

[16] Rosen PP, Lyngholm B, Kinne D, Beattie E. Juvenile papillomatosis of the breast and family history of breast carcinoma. Cancer 1982 : 49; 2591-2595.

[17] Silverstein M.J., Poller D.N., Waisman J.R., Colburn W.J., Barth A., Gierson E.D., Lewinsky B., Gamagami P., Slamon D.J. Pronostic classification of breast ductal carcinoma *in situ*. Lancet 1995; 343: 1154-1157.

DERMATOSES DE L'ARÉOLE ET DU MAMELON

Florence CORDOLIANI, Michel RYBOJAD

INTRODUCTION

L'atteinte dermatologique de la région du mamelon et de l'aréole est un motif rare de consultation dermatologique. La plupart des problèmes dermatologiques rencontrés en pratique courante sont liés à une dermatose sans spécificité dans cette localisation et dont le diagnostic sera facilité par l'examen de tout le tégument. Parmi les atteintes spécifiques de cette région, la maladie de Paget devra être évoquée de principe devant toute dermatose unilatérale persistante. Les autres tumeurs, le plus souvent bénignes, sont le plus souvent de diagnostic histologique. La découverte d'un écoulement mamelonnaire ou d'une masse mammaire palpable devra faire recourir sans délai à une prise en charge gynécologique.

ANATOMIE ET VARIATIONS ANATOMIQUES

L'aréole et le mamelon forment la plaque aréolo-mamelonaire. L'aréole est pigmentée et sa surface est bordée de petites élevures liées à de volumineuses glandes sébacées. Les canaux galactophores se terminent dans le mamelon par les pores galactophores. Le derme sous jacent est riche en glandes sébacées apocrines, en terminaisons nerveuses et en fibres musculaires lisses du muscle aréolaire. Des cellules épidermiques particulières ont étés mises en évidence par Toker dans 10 % des mamelons normaux. Ces cellules à cytoplasme abondant, ont tendance à ébaucher des structures glandulaires et sont appelées cellules claires de Toker [63].

Les variations de forme des mamelons sont nombreuses. Ils peuvent être naturellement rétractés, ombiliqués s'ils sont fixés dans cette position ou invaginés s'ils sont extériorisables. Seule la rétraction acquise du mamelon doit faire craindre un cancer mammaire sous-jacent. L'hypertrophie mamelonnaire, peut-être corrigée chirurgicalement [19, 42].

La présence de tissu mammaire accessoire touche entre 1 % à 6 % de la population [12] et se présente sous une forme variable: mamelon seul, aréole seule, mamelon et aréole, isolés le plus souvent, parfois associés à une glande mammaire (photos 1 et 2). La présentation la plus courante est le mamelon surnuméraire qui siège sur la ligne mammaire embryonnaire (crête mammaire) allant de la partie antérieure du pli axillaire à la partie interne des plis inguinaux. Il peut être bilatéral. Son siège peut être ectopique, en dehors de la ligne mammaire embryonnaire [13]. cette anomalie est parfois familiale [12, 58, 66]. Dans les formes familiales, la présence de tissu mammaire accessoire peut varier selon les sujets d'un simple mamelon surnuméraire au sein surnuméraire complet (polymastie) [64]. Une association significative à diverses anomalies morphologiques des voies urinaires (polykystose rénale, sténose congénitale de la jonction pyélo-urétérale, agénésie rénale, kyste rénal unique...), le plus souvent homolatérales, a

Photo 1 : Mamelon surnuméraire

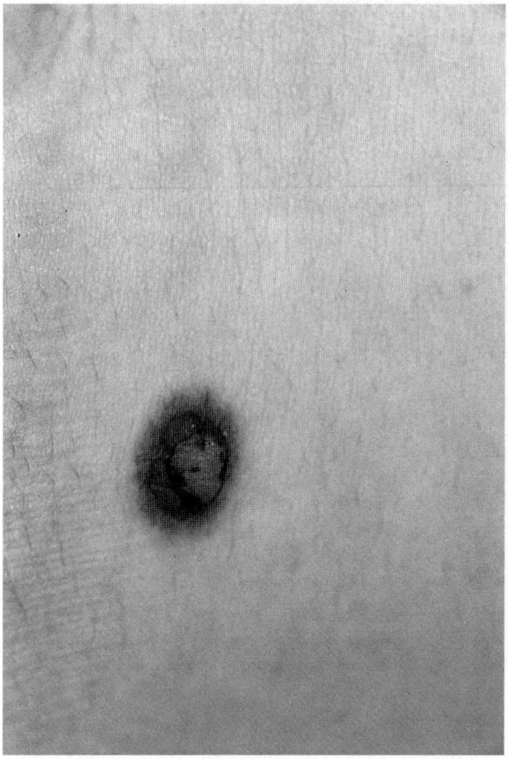

Photo 2 : Sein surnuméraire

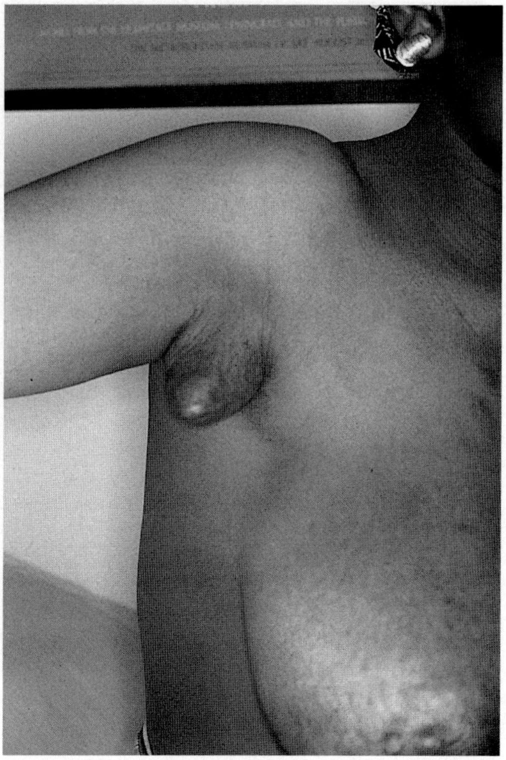

été retrouvée dans 7 % des cas d'une série [66]. Mais cette association est controversée [12, 33, 41]. Le risque de cancer urogénital serait peut-être augmenté [17, 41]. Le mamelon surnuméraire peut être ôté comme un naevus, avec lequel il est parfois confondu. L'aréole et le mamelon surnuméraire peuvent être le siège des mêmes pathologies que celles de la plaque aérolomammelonnaire [3, 34, 48].

TUMEURS MALIGNES ARÉOLO-MAMELONAIRES

MALADIE DE PAGET

Il s'agit d'un adénocarcinome intraépidermique de la région aréolo-mamelonaire, très fréquemment associé à un adénocarcinome mammaire intragalactophorique sous-jacent qui détermine le pronostic et dont la recherche doit être systématique.

L'affection a été décrite en 1874 par Sir James Paget. Elle représente 0,7 à 4 % des cancers mammaires [5]. Elle survient surtout chez la femme dans la sixième décennie. Moins de 60 cas ont été rapportés chez l'homme [9, 51]. La maladie de Paget (MP) peut aussi survenir sur un sein surnuméraire [34].

Description clinique (photos 3a, 3b et 4)

L'atteinte est toujours unilatérale et débute insidieusement par des modifications cutanées, débutant au mamelon et d'extension lente, centrifuge, vers l'aréole. Elle réalise alors une nappe érythémateuse, bien limitée, dont la surface peut être érosive, suintante, croûteuse ou encore hyperkératosique. Le mamelon peut être rétracté; il peut exister un écoulement mamelonnaire sérosanglant. Le prurit est absent ou discret. Des améliorations transitoires sont décrites et ne doivent pas faire éliminer le diagnostic [21]. Les formes pigmentées

Photo 3a : Paget du mamelon : atteinte limitée au mamelon.

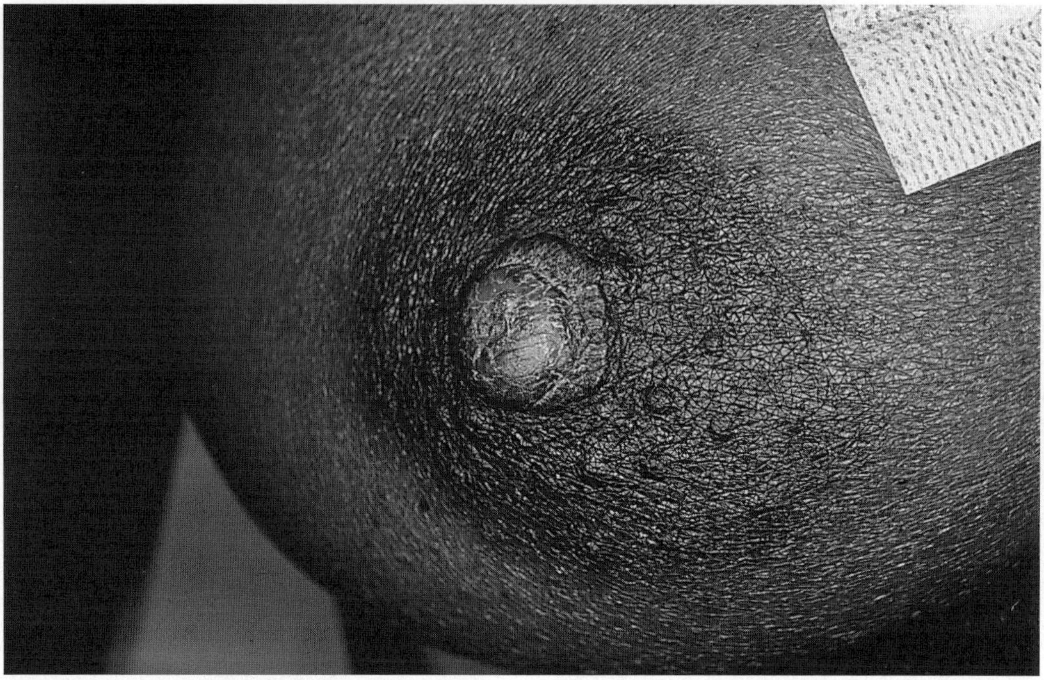

Photo 3b : Paget du mamelon : lésions étendues

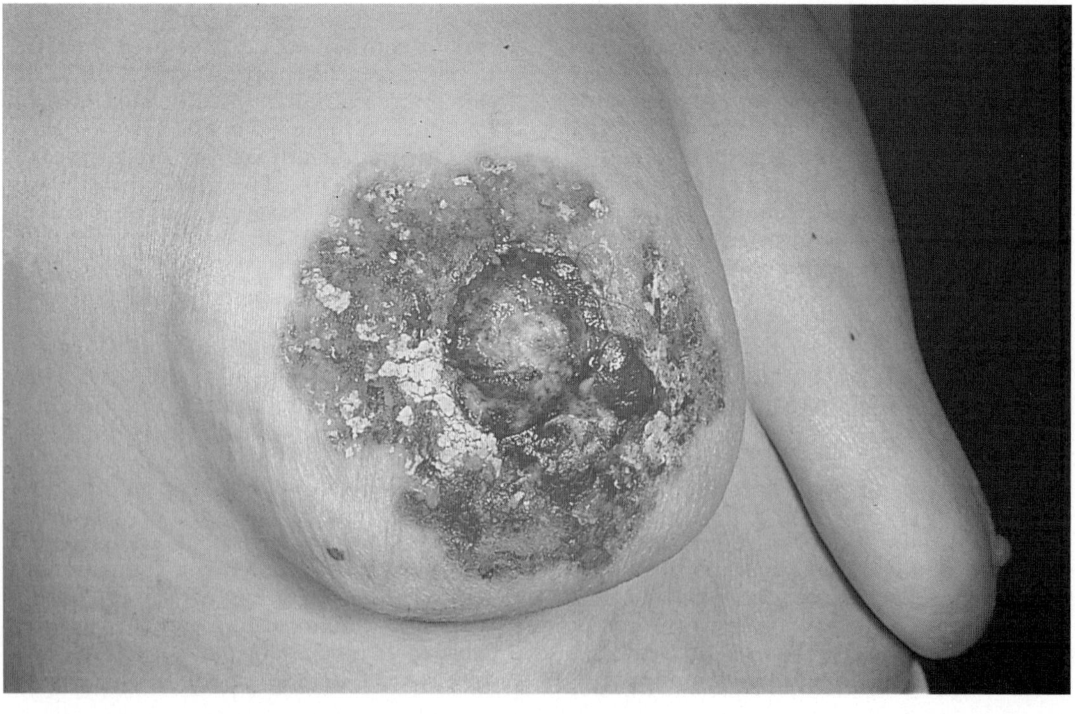

Photo 4 : Paget du mamelon : lésion étendue à l'aréole.

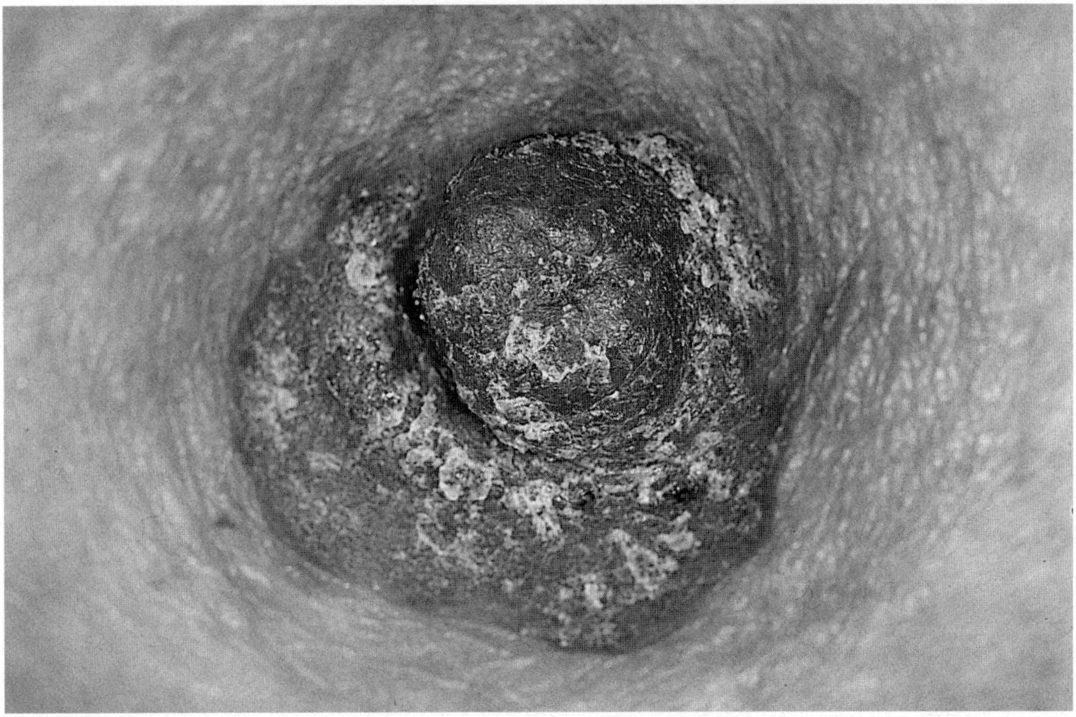

simulent un mélanome malin [51]. Parfois une MP vulvaire lui est associée [26].

Description histologique (photo 4a)

L'examen anatomo-pathologique de la biopsie cutanée montre dans l'épiderme de grandes cellules claires au cytoplasme abondant, à noyau large et nucléolé (cellules de Paget). Elles sont en nombre variable, isolées ou regroupées en amas. Elles prédominent au niveau des couches basales, mais peuvent envahir l'épiderme sur toute sa hauteur. Ces cellules peuvent contenir des mucopolysaccharides et être colorées par le PAS ou le bleu alcian. En immunohistochimie, les cellules expriment les cytokératines glandulaires de bas poids moléculaire dans 90 % des cas, notamment la cytokératine 7 [60] et l'antigène épithélial de membrane (EMA) dans 90 % à 100 % des cas [16, 73]. L'antigène carcino-embryonnaire (ACE) est exprimé dans 30 à 70 % des cas, la protéine S100 entre dans 0 % et 35 % des cas. La gross cystic disease fluid protein (GCDFP-15), marqueur des glandes apocrines, est positive dans 45 à 55 % des cas. Le marquage de l'oncoprotéine C-*erb* B2 est retrouvé dans la majorité des cas [30]. L'expression des cytokératines glandulaires, de l'EMA, de l'ACE et la négativité des cytokératines épidermiques de haut poids moléculaire orientent vers la nature glandulaire de la cellule de Paget.

Association à un cancer intragalactophorique sous-jacent

Cette association est très fréquente et ne doit pas être récusée si la palpation du sein et la mammographie sont normales. En effet, l'étude histologique des pièces de mastectomie retrouve un carcinome intragalactophorique sous-jacent dans plus de 80 % des cas [21, 37, 75]. Celui ci est le plus souvent in situ, plus rarement invasif. Il est multifocal dans 20 % à 73 % des cas [21, 75]. Cependant, la palpation du sein révèle une masse tumorale, sous l'aréole ou à distance, dans moins de 50 % des cas [53, 75]. La mammographie est anormale dans 60 % des cas en moyenne: 92 % s'il existe une masse palpable et 50 % en l'absence de masse palpable [31].

Photo 4a : Maladie de Paget du mamelon : histologie.

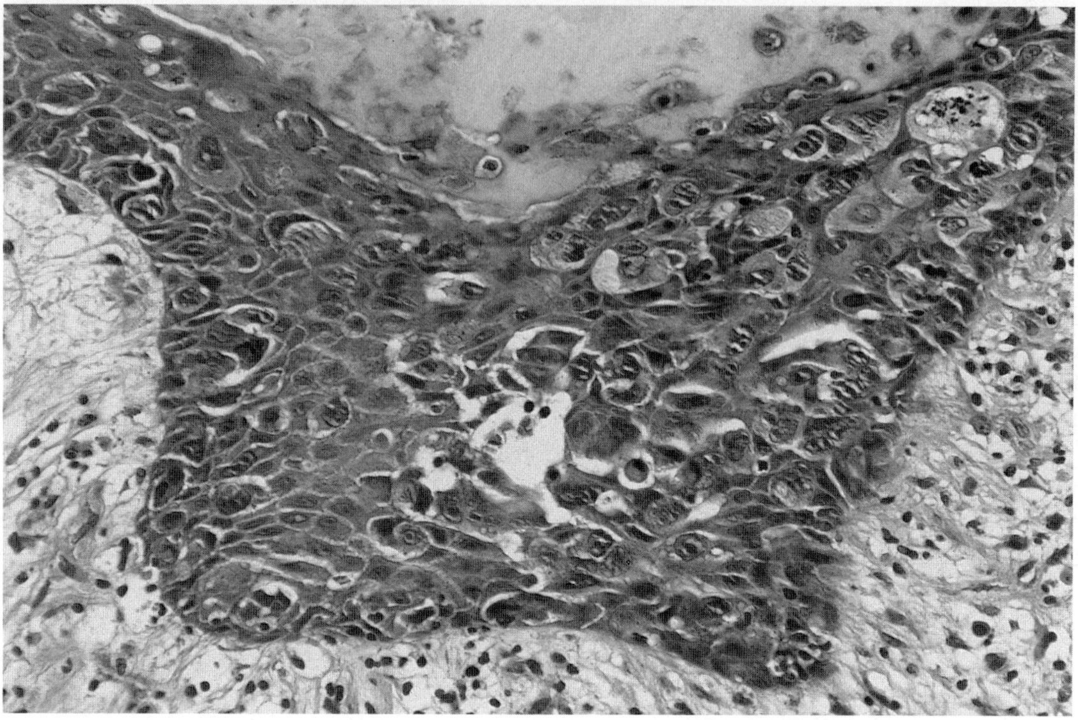

Origine de la cellule de Paget

Elle est encore controversée. Il est cependant probable que dans la majorité des cas, les cellules de Paget proviennent de la migration dans l'épiderme de cellules issues d'un carcinome des canaux galactophoriques contigu. Il n'est pas toujours possible de démontrer une continuité histologique entre la maladie de Paget et le carcinome mammaire sous-jacent [73] mais plusieurs études immunohistochimiques portant sur la lésion de Paget et le carcinome sous-jacent ont permis de mettre en évidence dans 90 % à 100 % des cas une bonne concordance pour les marqueurs exprimés : cytokératine 7 et oncoproteine Her/neu [43], EMA et ACE [16, 73], GCDFP-15 [16]. Les rares cas où le carcinome sous-jacent n'est pas retrouvé sur la pièce de mammectomie, font supposer que la cellule de Paget pourrait provenir de l'hyperplasie des cellules de Toker [67].

Diagnostic différentiel

L'eczéma est bien différent par la bilatéralité de ses lésions, le prurit, l'évolution par poussées et l'atteinte d'autres parties du corps (creux poplités, plis des coudes).

D'autres tumeurs, comme l'adénomatose érosive le plus souvent, et plus rarement le carcinome basocellulaire pagétoïde, la maladie de Bowen, le mélanome (pour les MP pigmentées) peuvent être difficiles à distinguer cliniquement et partagent avec la MP le caractère unilatéral et de l'évolution chronique. La biopsie cutanée permettra d'en faire le diagnostic. Histologiquement, la distinction avec la maladie de Bowen à cellules claires (pagétoïde) et le mélanome in situ peut parfois nécessiter une étude immunohistochimique complémentaire [30, 57, 70].

Pronostic

Il dépend surtout du caractère invasif ou non du carcinome intragalactophorique associé. La survie à 10 ans est supérieure à 90 % en l'absence de masse palpable, et inférieure à 40 % en cas de masse palpable [31]. Le pronostic serait plus sévère en cas de survenue avant la ménopause et chez l'homme [20].

Traitement

La maladie de Paget relève d'une prise en charge en milieu spécialisé en oncologie ou gynécologie qui ne sera pas détaillée ici. Le traitement chirurgical par une mastectomie qui était le traitement de référence, en raison du caractère fréquemment multicentrique de l'adénocarcinome intragalactophorique associé, pourrait être remplacé pour les formes sans masse palpable et à mammographie normale par un traitement radio-chirurgical plus conservateur [31, 56].

CARCINOME BASOCELLULAIRE

Cette localisation est extrêmement rare, 21 cas seulement étant rapportés en 1993 [7, 72]. La nette prédominance masculine serait liée à la plus grande exposition solaire de la poitrine que chez la femme [7]. L'aspect est celui d'une plaque infiltrée, érythémateuse, croutelleuse, bien limitée dans la forme pagétoide, entourée d'une bordure papuleuse perlée, ou bien d'une ulcération croûteuse ou encore d'une tumeur bourgeonnante et saignotante du mamelon. Le traitement consiste en une excision chirurgicale simple avec une marge de 3 à 5 mn.

AUTRES TUMEURS MALIGNES

Les mélanomes, carcinomes spinocellulaires et maladie de Bowen sont très rares [70]. Les maladie de Bowen et les mélanomes posent parfois des problèmes de diagnostic différentiel histologique avec la maladie de Paget, nécessitant le recours aux immunomarquages [30, 57, 70]. Le leiomyosarcome est exceptionnel. Seuls 6 cas mammaires étaient rapportés en 1981, dont 1 seul atteignant le mamelon [15]. Un cas a été rapporté sur une aréole ectopique [3]. L'extension cutanée d'un adénocarcinome mammaire à la plaque aréolo-mamelonnaire est un signe d'évolution avancée.

TUMEURS BÉNIGNES

ADÉNOMATOSE ÉROSIVE DU MAMELON (photo 5)

Cette tumeur bénigne, développée aux dépens des canaux galactophores du mamelon, aussi appelée papillomatose floride des canaux mamelonaires [22, 47, 48] est le principal diagnostic différentiel de la MP. Elle survient chez la femme avant l'âge de la ménopause. L'atteinte est unilatérale et se manifeste par un suintement mamelonaire. Le mamelon a un aspect érosif, croutelleux et peut être augmenté de volume. Parfois un nodule est palpable sous le mamelon. L'évolution se fait sur des mois voire des années, parfois émaillée de complications infectieuses loco-régionales (abcès du sein, adénopathies). L'affection a aussi été décrite chez l'enfant [2], chez l'homme, sur mamelon surnuméraire [48]. L'examen histologique montre une prolifération ductale bénigne superficielle, ulcérant l'épiderme, composée d'une double assise cellulaire avec une couche interne de cellules épithéliales, dénuées d'atypies cellulaires, bordant la lumière et une couche externe de cellules myoépithéliales. En immuno-histochimie, le marquage par l'anti-actine des cellules myoépithéliales en périphérie des structures canalaire est un signe de valeur [49].

Cliniquement, le diagnostic différentiel se pose avec la maladie de Paget et l'ectasie galactophorique [48].

Histologiquement, le diagnostic différentiel le plus important est celui de carcinome galactophorique bien différencié dont le marquage par l'anti-actine est négatif.

Le risque de carcinome mammaire ne semble pas être augmenté [2]. Le traitement consiste en une mamelonectomie

Photo 5 : Adénomatose érosive.

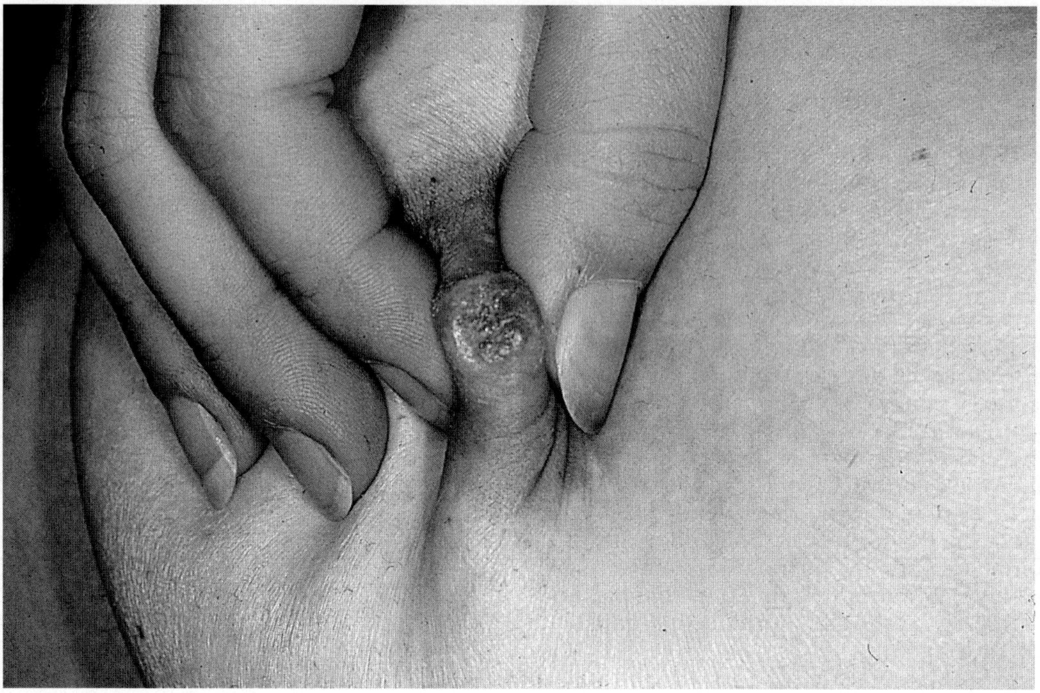

emportant le tissu sous-aréolaire atteint, suivi d'une reconstruction du mamelon [68]. L'allaitement est ensuite déconseillé en raison du risque d'engorgement [6]. En cas de mamelonectomie incomplète, la lésion peut récidiver [1].

TUMEUR SYRINGOMATEUSE DU MAMELON

Cette tumeur extrêmement rare est considérée comme bénigne, mais a un comportement local infiltrant [18, 65]. Elle se traduit par un nodule, ou une ulcération, ou encore une rétraction du mamelon, unilatéral, associé à un écoulement mamelonnaire. Une excision chirurgicale large est nécessaire pour éviter les récidives.

LYMPHOCYTOME CUTANÉ BÉNIN

L'atteinte aréolaire serait la localisation la plus fréquente chez l'adulte du lymphocytome cutané bénin de la borréliose de Lyme [62].

C'est un nodule unique érythémateux ou violine de l'aréole ou du mamelon, ferme et sensible, bien limité survenant au site d'une morsure de tique. Il est rarement précédé ou accompagné d'un érythème chronique migrateur [28]. La biopsie montre un infiltrat lymphocytaire dermique dense organisé en follicules lymphoïdes à centres clairs, sans monotypie en immunohistochimie. La sérologie des borrélioses peut être positive. L'évolution se fait vers la disparition spontanée en plusieurs mois. Elle est accélérée par le traitement antibiotique par cyclines, amoxicilline prescrit systématiquement afin de prévenir les complications tardives notamment neurologiques de la borréliose.

NEUROFIBROME

Les neurofibromes de l'aréole et du mamelon sont fréquents au cours de la neurofibromatose de Recklinghausen.

LÉIOMYOME SOLITAIRE DU MAMELON

Cette tumeur très rare est développée aux dépens des muscles lisses de l'aréole et du mamelon. Moins de 30 cas sont rapportés [29]. La tumeur se présente comme un nodule douloureux du mamelon [50]. Le traitement est chirurgical et peut être suivi d'une récidive locale.

AUTRES TUMEURS BÉNIGNES

Les tumeurs bénignes cutanées comme les naevus, les verrues séborrhéiques, molluscum pendulum sont courantes et de diagnostic évident. Un acanthome à cellules claires de siège mamelonnaire a été révélé par une lésion eczématiforme non améliorée par les dermocorticoïdes [36].

PATHOLOGIE NON TUMORALE PROPRE À LA PLAQUE ARÉOLO-MAMELONAIRE

HYPERKÉRATOSE NAEVOIDE DE L'ARÉOLE ET DU MAMELON

Dans sa forme idiopathique, naevoïde, elle touche plus fréquemment la femme et apparaît après la puberté ou lors d'une grossesse [4]. Chez l'homme, elle peut être favorisée par un traitement hormonal féminisant [24] ou être idiopathique [39, 46]. Les modifications sont en général bilatérales et touchent l'aréole et/ou le mamelon [74] et se manifestent par des excroissances hyperpigmentées filiformes, de 5 à 10 mn de hauteur. La biopsie montre une hyperkératose, une acanthose et une papillomatose. Le traitement est justifié par la gêne esthétique et fait appel aux rétinoïdes locaux, à la cryothérapie [39, 46], à la chirurgie voire au laser Co2 [10].

HYPERPLASIE SÉBACÉE ARÉOLAIRE

Il s'agit d'une aspect de connaissance récente, se manifestant par l'apparition de papules ou d'un épaississement diffus, de coloration jaunâtre, de l'une ou des deux aréoles, survenant chez la femme ou l'homme en état d'hyperœstrogénie [25]. La biopsie retrouve de nombreuses glandes sébacées dans le derme superficiel. Pour certains il pourrait s'agir de grains de Fordyce [11].

ECTASIE GALACTOPHORIQUE

Elle se traduit par un écoulement mamelonaire crémeux ou sanglant unilatéral, accompagné d'une tuméfaction douloureuse sous-aréolaire [48]. La biopsie montre une dilatation des canaux galactophores dont la lumière est emplie d'une substance amorphe. Cette affection peut aussi survenir dans l'enfance [44].

MAMELONS DOULOUREUX

Des douleurs mamelonaires en période d'allaitement doivent faire rechercher une surinfection candidosique [71] ou staphylococcique [55].

Un phénomène de raynaud peut toucher les mamelons et gêner l'allaitement [40]. Une douleur mamelonnaire est rarement révélatrice d'un cancer mammaire sous-jacent [71].

Des érosions mamelonaires bilatérales et douloureuses, d'origine mécanique, peuvent être déclenchées par le frottement des vêtements lors de la pratique de la course à pied ou avec la planche chez les adeptes du surf [8]. La prévention repose sur le port de soutien-gorge chez la femme et l'application de vaseline sur les mamelons lors de la course à pied.

DERMATOSES NON SPECIFIQUES DE L'ARÉOLE ET DU MAMELON

ECZÉMA

L'eczéma de la région aréolo-mamelonaire est surtout lié à l'atopie. L'atteinte est bilatérale, prurigineuse, sans déformation du mamelon. Les lésions sont mal limitées avec des contours émiettés. L'évolution se fait par poussées entrecoupées de rémissions. Parfois les lésions sont chroniques et lichénifiées. D'autres localisations sont associées, notamment dans les plis. Le traitement repose sur la corticothérapie locale intermittente.

Devant une atteinte unilatérale et chronique, une maladie de Paget sera impérativement éliminée par une biopsie.

HYPERKÉRATOSES SECONDAIRES

Diverses dermatoses peuvent occasionnellement être responsables d'une hyperkératose aréolaire secondaire comme l'acanthosis nigricans, les lymphomes épidermotropes [38], la gale norvégienne, certaines ichtyoses, la maladie de Darier [27]. L'atteinte n'est alors pas simplement limitée à la plaque aréolo-mamelonnaire.

MALADIE DE FOX-FORDYCE (photo 6)

Il s'agit d'une maladie rétentionelle des glandes sudoripares apocrines, rare, d'étiologie inconnue. Elle prédomine nettement chez la femme, après la deuxième décennie. Les lésions sont des petites papules folliculaires. L'atteinte des aisselles est constante et peut s'associer à l'atteinte des aréoles mammaires et de la région anogénitale. Le prurit intense évolue par poussées paroxystiques déclenchées par la sudation. La biopsie montre un accumulation de kératine dans la lumière dilatée de la portion intra épidermique du canal sudoral. En amont il peut y avoir une rupture de la glande sudorale, avec un infiltrat dermique inflammatoire. Le traitement est difficile et repose sur les dermocorticoides, la vitamine A acide, la clindamycine topique [45]. L'isotrétinoïne par voie orale est réservée aux formes invalidantes [23].

Photo 6 : Maladie de Fox Fordyce

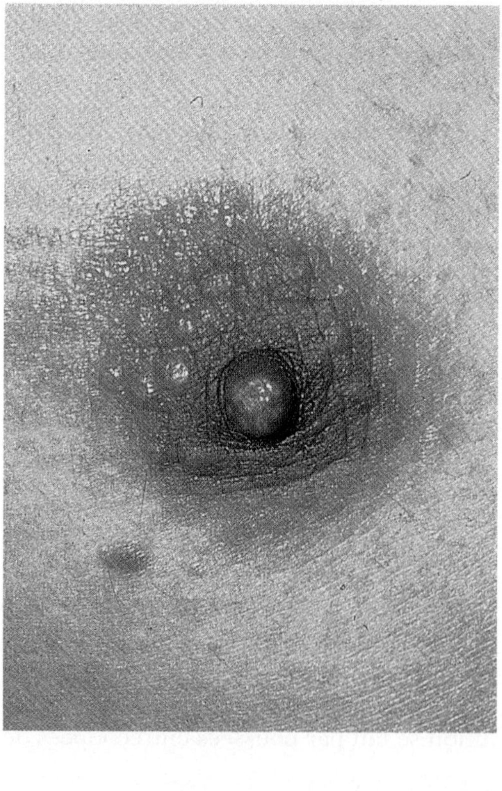

HIDROSADÉNITE ARÉOLAIRE

La région aréolaire comporte des glandes sudorales apocrines annexées aux follicules pilo-sébacés, qui peuvent être touchées par le processus inflammatoire chez les patients souffrant d'hidrosadénite. Cette localisation est rare et se traduit par des abcès aréolaires récidivants. Un traitement chirurgical radical consistant en l'excision des glandes apocrines aréolaires a été proposé [14].

DERMATOSES INFECTIEUSES

Verrues vulgaires, condylomes [59], molluscum contagiosum sont rares, et s'accompagnent en général d'autres localisations cutanées.

Une localisation d'une infection herpétique au mamelon peut survenir après un contage sexuel ou pendant l'allaitement d'un nourisson porteur d'une gingivostomatite herpétique [54, 76].

Chez la femme, la gale donne volontiers un prurit et des lésions de grattage, parfois des sillons, des mamelons et aréoles. Le prurit généralisé est à prédominance nocturne, familial. Les lésions cutanées associées ont une topographie évocatrice du diagnostic: espaces interdigitaux, face antérieure des poignets, flancs, fesses. Le traitement d'épreuve s'impose au moindre doute.

Pendant l'allaitement, la surinfection mamelonaire candidosique ou staphylococcique est fréquente et peut être prévenue par des soins locaux attentifs.

Le piercing des mamelons peut être compliqué d'eczéma de contact par allergie à l'anneau, et d'infections staphylococciques. Cette pratique est déconseillée chez les femmes porteuses de prothèses en raison du risque de dissémination de l'infection à la prothèse [32].

DIVERS

Des cas anecdotiques de lichen scléro-atrophique [61], nécrobiose lipoïdique [35], calcinose [52], mycosis fongoïde [69] ont été rapportés. En revanche, les morphées des seins épargnent la plaque aréolo-mamelonnaire.

CONCLUSION

Les tumeurs de l'aréole et du mamelon sont rares. Toute lésion unilatérale persistante doit faire pratiquer un biopsie cutanée. Les tumeurs malignes épidermiques habituelles (carcinomes spinocellulaires et basocellulaires, mélanomes) sont exceptionnelles dans cette localisation. La maladie de Paget doit bénéficier d'un diagnostic à un stade précoce en raison de son association fréquente à un adénocarcinome mammaire sous-jacent. L'ectasie galactophorique et l'adénomatose érosive sont bénignes mais peuvent simuler une maladie de Paget purement mamelonaire et seront diagnostiquée après biopsie cutanée. Elles posent un problème thérapeutique en raison des séquelles esthétiques possibles après traitement chirurgical. Dans la pathologie inflammatoire, seule l'hyperkératose naevoide est une affection spécifique de cette région. ■

BIBLIOGRAPHIE

[1] ADANT JP, PAQUET P, BLUTH F, NELISSEN X, PIERARD G. Adénomatose érosive du mamelon. *Ann Chir Plast Esthet* 1997; 42: 638-641.

[2] ALBERS SE, BARNARD M, THORNER P, KRAFCHIK BR. Erosive adenomatosis of the nipple in an 8-year-old girl. *J Am Acad Dermatol* 1999; 40: 834-837.

[3] ALESSI E, SALA F. Leiomyosarcoma in Ectopic Areola. *Am J Dermatopathol* 1992; 14:165-169.

[4] ALPSOY E, YILMAZ E, AYKOL A. Hyperkeratosis of the nipple: report of two cases. *J Dermatol* 1997; 24: 43-45.

[5] ASCENSAO A C, MARQUES M S J, CAPITAO-MOR M. Paget's Disease of the Nipple. *Dermatologica* 1985 ; 170 : 170-179.

[6] BASHIOUM RW, SHANK J, KAYE V, KUNECK P. Papillary Adenoma of the Nipple. *Plast Reconst Chir* 1992 ; 90: 1077-1078.

[7] BENHARROCH D, GEFFEN D, PEISER J, ROSENBERG L. Basal cell Carcinoma of the Male Nipple. *J Dermatol Surg Oncol* 1993 ; 19: 137-139.

[8] BISHOFF RO. Surf rider's dermatitis. *Contact dermatitis* 1995; 32: 247.

[9] BODNAR M, MILLER F, TYLER W. Paget's disease of the male breast associated with intraductal carcinoma. *J Am Acad Dermatol* 1999; 40: 829-831.

[10] BUSSE A, PESCHEN M, SCHÖPF E, VANDSCHEIT W. Treatment of hyperkeratosis areolae mammae naeviformis with the carbon dioxide laser. *J Am Acad Dermatol* 1999; 41: 274-276.

[11] BONAFÉ JL, PECH L, CAMBON L, JOUAS H. Fordyce spot on the areola. *Eur J Dermatol* 1997, 7: 601-602.

[12] CAMACHO FM, MORENO-GIMENEZ JC, GARCIA-HERNANDEZ MJ. Is aberrant mammary tissue a marker for chronic alcoholism or kidney-urinary tract malformations ? *Dermatology* 1998; 197: 132-136.

[13] CELLINI A, OFFIDANI A. Familial supernumerary nipples and breast. *Dermatology* 1992; 185: 56-58.

[14] CHAVOIN JJ, CHARASSON T, BERNARD J-D. Traitement chirurgical de l'hidrosadénite et de la maladie de Fox-Fordyce aréolaire. *Ann Chir Plast Esthét* 1994; 39: 233-238.

[15] CHEN KT, KUO T, HOFFMANN KD. Leiomyosarcoma of the breast. *Cancer* 1981; 47: 1883-1886.

[16] COHEN C, GUARNER J, DEROSE P. Mammary Paget's Disease and Associated Carcinoma. An Immunohistochemical Study. *Arch Pathol Lab Med* 1993;117:291-294.

[17] COHEN PR. The significance of familial polythelia. *J Am Acad Dermatol* 1995; 32: 688.

[18] CORRAL HP, GARBUIO P, ANGONIN R, TROPET Y. Tumeur syringomateuse du mamelon. *Ann Chir Plast Esthet* 1997, 42: 635-637.

[19] de FONTAINE S. Surgical correction of nipple hypertrophy. *Plast Reconstr Surg.* 1996; 97: 679-680.

[20] DESAI DC, BRENNAN EJ, CARP NZ. Paget's disease of the male breast. *Am Surg* 1996; 62: 1068-1072.

[21] DIXON AR, GALEA MH, ELLIS IO, ELSTON CW, BLAMEY RW. Paget's disease of the nipple. *Br J Surg* 1991;78:722-723.

[22] DOCTOR VM, SIRSAT MV. Florid papillomatosis (adenoma) and others begnin tumours of the nipple and areola. *Br J Cancer* 1971; 25: 1-9.

[23] EFFENDY I, OSSOWSLI B, HAPPLE R. Fox-Fordyce disease in a male patient-response to oral retinoid treatment. *Clin Exp Dermatol* 1994;19:67-69.

[24] ENGLISH JC, COOTS NV. A man with nevoid hyperkeratosis of the areola. *Cutis* 1996; 57: 354-355.

[25] FARINA MC, SORIANO ML, ESCALONILLA P, PIQUÉ H, MARTIN L, BARAT A et al. Unilateral areolar sebaceous hyperplasia in a male. *Am J Dermatopathol* 1996; 18: 417-419.

[26] FETISSOFF F, ARBEILLE-BRASSART B, LANSAC J, SAMGIAO M, GRANGER M, LORETTE G. Association d'une maladie de Paget mammaire et vulvaire. Etude optique, ultrastructurale et cytochimique. *Ann Dermatol Venereol* 1982; 19: 43-50.

[27] FITZGERALD DA, LEWIS-JONES MS. Darier's disease presenting as isolated hyperkeratosis of the breast. *Br J Dermatol* 1997; 136: 290.

[28] GAUTIER C, VIGNOLLY B, TAIEB A. Lymphocytome cutané bénin de l'aréole mamelonaire et erythema chronicum migrans: une association pathognomonique de borréliose. *Arch pediatr* 1995; 2: 343-346.

[29] HAIER J, HAENSCH W, SCHÖN M. Leiomyoma as a rare differential diagnosis of paget's disease of the nipple. *Acta Obstet Gynecol Scand* 1997; 76: 490-491.

[30] HITCHCOCK A, TOPHAM S, BELL J, GULLICK W, ELTSON CW, ELLIS IO. Routine diagnosis of mammary Paget's disease. A modern approach. *Am J Surg Pathol* 1992; 16: 58-61.

[31] JAMALI FR, RICCI A, DECKERS PJ. Paget's disease of the nipple-areola complex. *Surg Clin North Am* 1996; 76: 365-381.

[32] JAVAIG M, SHIBU M. Breast implant infection following nipple piercing. *Br J Plast Surg* 1999; 52: 676-677.

[33] JOGART G, SERES E. Supernumerary nipple and renal anomalies. *Int Urol Nephrol* 1994; 26: 141-144.

[34] KAO GF, GRAHAM JH, HELWIG EB. Paget's disease of the ectopic breast with an underlying intraductal carcinoma. *J Cutan Pathol* 1986; 13: 59-66.

[35] KAVANAGH GM, NOVELLI M, HARTOG M, KENNEDY CTC. Necrobiosis lipoidica. Involvement of atypical sites. *Clin Exp Dermatol* 1993; 18: 543-544.

[36] KIM DH, KIM CW, KANG SJ, KIM TY. A case of clear cell acanthoma presenting as nipple eczema. *Br J Dermatol* 1999, 141: 950-951.

[37] KOLLMORGEN DR, VARANASI JS, EDGE SB, CARSON WE. Paget's disease of the breast: A 33-year experience. *J Am Coll Surg* 1998; 187: 171-177.

[38] KU AHN S, CHUNG J, SOO LEE J, KIM S-C, HUN LEE S. Hyperkeratosis of the nipple and areola simultaneously developing with cutaneous T-cell lymphoma. *J Am Acad Dermatol* 1995; 32: 124-125.

[39] KUBOTA Y, KOGA T, NAYAKAMA J, KIRRYU H. Naevoid hyperkeratosis of the nipple and areola in men. *Br J Dermatol* 2000, 142: 382-384.

[40] LAYLOR-SMITH LS, LAYLOR-SMITH CL. Vasospasm of the nipple. A manifestation of Raynaud's phenomenon: case reports. *BMJ* 1997; 314: 644-645.

[41] LEWIS EJ, CRUTCHFIELD CE, PRAWER SE. Accessory nipples and associated conditions. *Ped Dermatol* 1997, 14: 333-4.

[42] LIEBAU J, MACHENS HG, BERGER A. Gynecomastia of the male nipple. *Ann Plast Surg* 1998;40:678-681.

[43] MAI KT. Morphological evidence for field effect as a mechanism for tumour spread in mammary Paget's disease. *Histopathogy* 1999, 35: 567-576.

[44] MILLER JD, BROWNELL MD, SHAW A. Bilateral breast masses and bloody nipple

discharge in a 4-year-old boy. *J Pediatr* 1993; 116: 744-747.

[45] MILLER ML, HARFORD RR, YEAGER JK. Fox-fordyce disease treated with clindamycin topical solution. *Arch Dermatol* 1995; 131: 1112-1113.

[46] MITXELENA J, RATON JA, BILBAO I, DIAZ-PEREZ JL. Nevoid hyperkeratosis of the areola in men: response to cryotherapy. *Dermatology* 1999; 199: 73-74.

[47] MONTEMARO AD, SAU P, JAMES WD. Superficial papillary adenomatosis of the nipple: Case report and review of the literature. *J Am Acad Dermatol* 1995; 33: 871-875.

[48] MOULIN G, DARBON P, BALME B, FRAPPART L. Adénomatose érosive du mamelon. A propos de 10 cas avec étude immunohistochimique. *Ann Dermatol Venereol* 1990;117: 537-545.

[49] MOULIN G. Superficial adenomatosis of the nipple. *J Am Acad Dermatol* 1997; 36: 133.

[50] NASCIMENTO AG, ROSEN PP, KARAS M, CARON AG. Leiomyoma of the nipple. *Am J Surg Pathol* 1979; 3: 151-154.

[51] NHUNG HO TC, JACQUES MSt, SCHOPFLOCHER P. Pigmented Paget's disease of the male breast. *J Am Acad Dermatol* 1990; 23:338-41.

[52] OH CK, KWON KS, CHO SH, JANG HS. Idiopathic calcinosis of the areola of the nipple. *J Dermatol* 2000; 27: 121-122.

[53] PAONE JF, BAKER RR. Pathogenesis and treatment of Paget's disease of the breast. *Cancer* 1981; 48 : 825-829.

[54] PARANT E, JUBERT K, FRAISSINET-GERNOT B, ESCANDE JP. Cas pour diagnostic. *Ann Dermatol Venereol* 1997,124: 335-336.

[55] PASLIN D. Staphylococcus aureus induction of inflammatory plaques of the nipples and areolae. *J Am Acad Dermatol* 1989; 20: 932-934.

[56] PIERCE LJ, HAFTY BG, SOLIN LJ, MCCORMICK B, VICINI FA, WAZER DE et al. The conservative management of Paget's disease of the breast with radiotherapy. *Cancer* 1997; 80: 1065-1072.

[57] RAMASHANDRA S, GILLETT CE, MILLIS RR. A comparative immunohisto-chemical study of mammary and extramammary Paget's disease and superficial spreading melanoma, with particular emphasis on melanocytic marker's. *Virchow's Arch* 1996; 429: 371-376.

[58] SCHMIDT H. Supernumerary nipples: prevalence, size, sex and side predilection. A prospective study. *Eur J Pediatr* 1998; 157: 821-823.

[59] SMITH KJ, SKELTON HG, HAWKS C, YEAGER J, WAGNER KF. Concurrent HPV-16 infection of the nipple and perianal area in an HIV1 patient. *Int J Dermatol* 1993; 32: 664-667.

[60] SMITH KJ, TUUR S, CORVETTE D, LUPTON G, SKELTON GP. Cytokeratin 7 staining in mammary and extramammary Paget's disease. *Mod Pathol* 1997; 10: 1069-1074.

[61] STARZYCKI Z. Lichen sclerosus and atrophicus confined to the areolae. *Br J Dermatol* 1993; 129: 748-749.

[62] STRLE F, MARASPIN V, PLETERSKLI-RIGLER D, LOTRIC-FURLAN S, RUZIC-SABLJIC E, JURCA T et al. Treatment of borrelial lymphocytoma. *Infection* 1996, 24: 80-84.

[63] TOKER C. Clear cells of the nipple epidermis. *Cancer* 1970: 25; 601-610.

[64] TOMBIS-IOANNOU E, COHEN PR. Familial polythelia. *J Am Acad Dermatol* 1994; 30: 667-668.

[65] TOYOSHIMA O, KANOU M, KINTAKA N, MIYASHITA M, SHIGEMATSU S, SANO J. Syringomatous tumous adenoma of the nipple: report of a case. *Surg Today* 1998; 28: 1196-1199.

[66] URBANI CE, BETTI R. Accessory mammary tissue associated with congenital and hereditary nephrourinary malformations. *Int J Dermatol* 1996; 35: 349-352.

[67] VAN DER PUTTE SCJ, TOONSTRA J, HENNINPMAN A. Mammary Paget's disease confined to the areola and associated with multifocal Toker cell hyperplasia. *Am J Dermatopathol* 1995; 17: 487-493.

[68] VAN MIERLO P, GEELEN GM, NEUMANN HAM. Mohs micrographic for an erosive adenomatosis of the nipple. *Dermatol Surg* 1998, 24: 681-683.

[69] VASQUES-DOVAL FJ, SOLA MA. Mucinosis of the mammary areola and mycosis fungoides. *Clin Exp Dermatol* 1996: 21: 374-376.

[70] VENKATASESHAN VS, BUDD DC, UN KIM D, HUTTER RV. Intraepidermal squamous carcinoma (Bowen's disease) of the nipple. *Hum Pathol* 1994; 25: 1371-1374.

[71] WARD KA, BURTON JL. Dermatologic disease of the breast in young women. *Clin Dermatol* 1997; 15: 45-52.

[72] WONG SW, SMITH G, THOMAS WO. Bilateral basal cell carcinoma of the breasts. *J Am Acad Dermatol* 1993 ; 28: 777.

[73] WOOD WS, HEGEDUS C. Mammary Paget's Disease and Intraductal Carcinoma. *Am J Dermatopathol* 1988; 10 : 183-188.

[74] XIFRA M, LAGODIN C, WRIGHT D, ABBRUZZESE M, WOSCOFF A. Nevoid hyperkeratosis of the nipple. *J Am Acad Dermatol* 1999; 41: 325-326.

[75] YIM JH, WICK MR, PHILPOTT GW, NORTON JA, DOHERTY GM. Underlying pathology in mammary Paget's disease. *Ann Surg Oncol* 1997; 4: 287-292.

[76] YOSHIDA M. Herpeticpharyngitis with mammary and genital herpes due to sexual contact. *Acta Derm Venereol* 1999; 79: 250.

LES MALADIES BÉNIGNES,
LES MASTOPATHIES À RISQUE.
PRÉVENTION DU CANCER DU SEIN

ÉPIDÉMIOLOGIE DES LÉSIONS BÉNIGNES DU SEIN

Bertrand TOURNANT

Les **épidémiologistes** [1] définissent le risque comme la probabilité qu'un individu développe une maladie donnée ou meure de cette maladie pendant une période donnée. Ce risque varie en fonction de très nombreux facteurs (période de l'étude, âge, sexe, ethnie...). Le risque est défini comme un danger éventuel plus ou moins prévisible et peut être relatif ou absolu.

En ce qui concerne les lésions dites bénignes du sein, il s'agit de savoir essentiellement si le fait d'être atteint de telle ou telle lésion apparemment bénigne ne comporte pas un risque ultérieur de développer un cancer du sein : il s'agit d'un risque relatif.

Ce risque relatif est le rapport du risque dans deux populations, en général une exposée et une non exposée appelée population de référence. Il mesure le risque lié à une exposition (tumeur bénigne du sein par exemple). Plus le risque relatif lié à une exposition est élevé, plus le risque chez les sujets exposés est différent de celui des sujets non exposés.

Parmi les lésions bénignes du sein, la **maladie fibro-kystique** et l'**adénofibrome** sont certainement celles qui ont été le plus étudiées afin d'en évaluer le risque de dégénérescence maligne.

La fréquence de la pathologie mammaire bénigne est difficile à apprécier. Les études autopsiques [2-4] laissent penser qu'environ une femme sur deux développera au cours de sa vie une dystrophie fibro-kystique et une femme sur cinq un adénofibrome ; mais les études cliniques montrent que l'incidence des dystrophies mammaires biopsiées avant l'âge de 65 ans est d'environ 8 à 9 % et celles des adénofibromes de 2,2 % [5] : il n'y aurait donc que 10 à 12 % de ces maladies confirmées microscopiquement.

Cependant les progrès de l'imagerie et l'extension du dépistage mammaire apportent de plus en plus aux pathologistes des images histologiques dont l'interprétation et l'évaluation du risque de dégénérescence maligne est difficile... et variable d'un pathologiste à l'autre. Par ailleurs dans tous les cas de lésions bénignes du sein, le risque de survenue d'un cancer est également lié aux **antécédents familiaux** de cancer du sein.

MALADIE FIBRO-KYSTIQUE

La maladie fibro-kystique (MFK) est habituellement définie histologiquement comme une association plus ou moins complexe et en quantité variable de lésions bénignes : kystes et micro-kystes, adénose, fibrose, certains auteurs y incluant les papillomes et les cicatrices radiaires (Centre Prolifératif d'Aschoff). Divers types de cellules les constituent, épithéliales et myo-épithéliales, tapissant canaux, kystes, lobules, entourées de tissu conjonctif. Le revêtement épithélial des kystes peut être en métaplasie idrosadénoïde, c'est-à-dire prendre un aspect de type sudoral apocrine. Surtout les structures canalaires ou lobulaires peuvent être le siège d'**hyperplasie épithéliale** sans ou avec atypie.

L'ÂGE DE SURVENUE DE LA MALADIE FIBRO-KYSTIQUE

Se fait habituellement après 35-40 ans. Néanmoins, on peut rencontrer des kystes chez les très jeunes filles (cela est rare). Après la ménopause des petits kystes peuvent persister longtemps après l'arrêt définitif des règles ; de gros kystes peuvent également apparaître en dehors de toute imprégnation hormonale exogène ou endogène [6].

RELATION AVEC LES HORMONES

Pour la majorité des auteurs [7-11], le profil hormonal (dosage urinaire et plasmatique, dosage de la TeBG ou SBP) de la dystrophie kystique n'est pas ou peu différent de celui des autres femmes et de celles qui feront ultérieurement un cancer du sein. Vouloir cependant nier le rôle des hormones serait probablement inexact et même absurde... sur un organe essentiellement hormono-dépendant. Mais ce rôle des hormones est certainement essentiellement tissulaire et local, lié à la réceptivité des différents tissus (glandulaire, adipeux, conjonctif) qui composent le sein.

Nulliparité et ménopause tardive augmenteraient pour COLE [12] le risque de développer une mastose kystique.

Les multipares développeraient moins de kystes [13] mais ceci n'est pas retrouvé dans d'autres études [14] et il ne semble pas y avoir de corrélation avec l'âge à la première grossesse. L'allaitement ne semble pas avoir d'effet protecteur.

De nombreuses études [15, 16, 17] retrouvent un effet protecteur de la contraception orale (CO) sur la maladie fibro-kystique. La majorité des études publiées (études cas-témoins) montre une absence d'effet ou une diminution du risque de 20 à 40 % avec un effet-durée significatif. Aucune étude n'a par ailleurs pris en compte le type de pilule utilisé.

Quatre études [15, 16, 17, 18] ont étudié le degré d'atypie :

- dans deux études cas-témoins [16, 17], la diminution du risque associé aux contraceptifs oraux est limité aux lésions sans atypie ;
- dans l'étude de Hsieh [15], la diminution du risque est identique quel que soit le degré d'atypie. En fait cette étude qui ne comporte pas de témoin sans dystrophie fibro-kystique permet surtout de dire que le degré d'atypie ne dépend pas de la contraception orale ;
- l'étude cas-témoins Française [18] a étudié l'effet de la contraception orale en prenant en compte la prolifération cellulaire (328 cas et 443 témoins) :

– une diminution du risque avec effet durée a été retrouvée de façon significative (p = 0,009). Une durée plus longue de la CO diminuant le risque de mastopathie bénigne. Cet effet est plus net chez les femmes ayant utilisé la CO avant la première grossesse menée à terme ;

– mais cette diminution du risque ne concerne que les lésions non proliférantes et il n'y a pas d'effet de durée dans le groupe des lésions proliférantes.

Il semble donc :

- que la pilule diminuerait le risque de mastopathie non proliférante, sans atypie, donc à faible risque de cancer du sein ;
- que la pilule resterait sans effet sur les mastopathies proliférantes avec atypies.

Par ailleurs, le traitement hormonal substitutif de la ménopause semblerait augmenter le risque de développer une mastose kystique qui serait corrélée pour certains à la durée d'utilisation [19, 20].

RELATION AVEC LE CANCER

Déjà en 1883, le risque de cancérisation est signalé par Reclus [21] qui préconise dans son traité sur la « maladie kystique des mamelles » la mastectomie bilatérale comme traitement préventif d'une possible évolution maligne.

Certains auteurs comme HAAGENSEN [22] distinguent les microkystes (< 3 mm) qui n'auraient pas de signification pathologique et les kystes de plus grande taille, qui seraient associés à une augmentation de fréquence de cancer du sein avec un risque apparaissant multiplié par 3 ou 4. Les études plus récentes de DUPONT et PAGE [23] ne retrouvent pas de corrélation entre l'existence de kyste sans autre lésion associée et la survenue ultérieure de cancer du sein et ceci quelle que soit leur taille.

En cas d'antécédent familial de cancer du sein, l'existence de kystes pourrait cependant augmenter légèrement ce risque [22, 24].

Plus récemment DIXON [25] dans une étude prospective, retrouve une augmentation du risque de cancer chez les femmes porteuses de kystes palpables [RR 2,81 (95 % CI : 2,17-3,59)] et le risque est plus élevé chez les femmes âgées de moins de 45 ans, le risque étant par ailleurs plus grand dans la première année qui suit la ponction-évacuation du kyste.

Enfin l'existence d'antécédent familial de cancer du sein ne semble pas augmenter le risque de mastose fibrokystique qu'elle soit associée à des lésions atypiques ou non [26].

RELATION AVEC D'AUTRES FACTEURS

L'obésité semble avoir un effet protecteur important par rapport à la survenue de kystes et ceci est retrouvé dans la quasi-totalité des publications [27].

Tabac et alcool ne semblent pas avoir d'effet sur le risque de mastose [28, 29].

Les données concernant les facteurs de l'alimentation sont contradictoires et ne permettent pas de conclusions actuellement. Le rôle du café et de la méthylxanthine a été évoqué également mais non retrouvé ultérieurement [30, 31].

Le rôle des facteurs psychogènes dans l'apparition des kystes mammaires est indéniable et est certainement le facteur prépondérant, mais ceci est difficile à quantifier. Il s'agit de patientes souvent introverties, angoissées, stressées, spasmophiles, en situation conflictuelle fréquente, chacune ayant son propre seuil de sensibilité.

CONTENU DES KYSTES

Le contenu des kystes a fait l'objet de diverses études [23, 32-34].

- des taux très élevés de S-DHA (déhydroépiandrostérone sulfate) et d'estrone sulfate ont été retrouvés dans les liquides de kystes alors que les autres hormones sont à des taux peu différents de ceux que l'on retrouve dans le plasma ;
- par ailleurs la paroi des kystes et le contenu ionique des liquides de kystes ont été également étudiés (rapport Sodium sur Potassium principalement) ;
- de grandes quantités d'EGF (Epidermal Growth Factor) et d'albumine ont également été retrouvées ;
- diverses glycoprotéines et en particulier la GCDFP 15 (Gross Cystic Disease Fluide Protein 15 000 Daltons) ont été identifiées dans certains kystes.

Il apparaît que les kystes à parois hyperplasiques ont un contenu ionique avec un rapport Na^+/K^+ inférieur à 3 et sont corrélés à des taux élevés d'EGF et de S-DHA.

Les kystes apocrines exprimant la GCDFP 15 pourraient être plus à risque pour HAAGENSEN Jr [24]. Cette GCDFP 15 est contenue dans les tissus apocrines de la dystrophie fibrokystique et dans les carcinomes mammaires présentant des aspects apocrines.

Enfin DIXON [32] a retrouvé un taux significativement plus élevé de cancer du sein chez des patientes à kystes dont les parois étaient hyperplasiques.

Ces kystes n'apparaissent donc pas comme de simples formations inertes et leur paroi semble dotée de pouvoirs enzymatique et métabolique. Il existe probablement des phénomènes locaux de réceptivité encore mal connus.

Ce ne sont pas les kystes eux-mêmes qui dégénèrent (le cystépithélioma est rare) ou qui augmentent le risque de cancer du sein mais ce sont bien les lésions alentour, périkystiques, et en particulier les foyers d'adénose et surtout d'hyperplasie épithéliale canalaire ou lobulaire qui accompagnent la dystrophie kystique.

Si la description de la maladie fibrokystique est européenne (COOPER 1846, VELPEAU et RECLUS 1880, SCHIMMELBUSCH 1890), c'est au Collège des Pathologistes Américains que revient le mérite d'avoir adopté en 1985 le terme de « modifications fibrokystiques » pour désigner ces lésions et surtout d'avoir isolé de ce cadre les lésions d'hyperplasie épithéliale (canalaire ou lobulaire) en raison du risque accru de développement ultérieur d'un cancer du sein qui leur est associé.

Depuis lors, on considère que :

- kystes et fibrose associés sont classés parmi les lésions de dystrophie simple ;
- kyste, fibrose et adénose sont classés parmi les lésions de dystrophie complexe ;
- les lésions d'hyperplasie épithéliale sont classées parmi les lésions proliférantes atypiques ou non.

ADÉNOSE

Elle correspond à une augmentation de taille des lobules liée à une augmentation du nombre des ductules [35]. Dans sa forme simple, cette lésion fait partie des modifications fibrokystiques. Elle peut être focale ou « floride » et diffuse. Elle peut réaliser des formations nodulaires, pseudotumorales. L'adénose peut aussi être « sclérosante » et simuler un cancer. JENSEN [36] a retrouvé une augmentation du risque de faire un cancer du sein en cas d'adénose sclérosante et ce d'autant qu'il existe une association avec de l'hyperplasie atypique. Le risque est modérément augmenté en cas d'adénose sclérosante isolée (R.R 1,5 à 2) mais serait de 6,7 en cas d'association.

BODIAN [37] note également une élévation statistiquement significative du risque à 2,2 en cas d'adénose isolée.

HYPERPLASIE ÉPITHÉLIALE

C'est surtout l'équipe de NASHVILLE [38, 39] qui a permis de montrer que l'augmentation du risque de cancer était liée à l'importance de la **prolifération épithéliale**, en particulier lorsque les atypies leur étaient associées.

Si pour des lésions sans prolifération épithéliale le risque relatif (RR) est de 1, DUPONT (1985) retrouve un risque relatif à 1,9 pour des lésions avec prolifération épithéliale mais sans atypie et à 5,3 lorsque s'ajoutent des atypies. Par ailleurs le RR passe à 11 en cas d'hyperplasie atypique avec antécédent familial (tableau I).

De nombreux auteurs ont corrélé l'hyperplasie épithéliale avec le risque ultérieur de survenue de cancer du sein et tous s'accordent à retrouver un risque augmenté [23, 30, 37, 40-42]. Le risque varierait également en fonction de l'âge lors de la découverte de l'hyperplasie atypique. Pour CARTER [40] par exemple ce risque est de 5,7 avant 46 ans et diminue à 2,3 après 55 ans. Par ailleurs MA et BOYD [34] ont fait en 1992 une méta-analyse de 15 études concernant l'hyperplasie atypique et ont retrouvé un risque relatif de 3,67 (IC : 3,16-4,26).

Du 3 au 5 octobre 1985 le « College of American Pathologists » s'est réuni à New

Tableau I :

Auteurs		Hyperplasies sans atypies (HSA) RR	Hyperplasies avec atypies (HA)	HA et âge <50> RR	HA et ATCD fam. RR
DUPONT (1985)	[23)	1,9	5,3		11
CARTER (1988)	[40]	1,9	3	5,7/2,3	5,4
LONDON(1992)	[44]	1,6	3,7	5,9/2,3	7,3
Mc DIVITT (1992)	[41]	1,8	2,6		–
PALLI (1991)	[42]	1,3	13		
BODIAN (1993)	[37]	1,6	2,2		

York à l'instigation de l'« American Cancer Society » pour définir un consensus sur le risque de cancérisation ultérieure de la maladie fibrokystique [43] et une mise à jour concernant le consensus sur les risques relatifs de cancer du sein basé sur l'examen histologique du tissu mammaire de la maladie fibrokystique a été publiée en 1998 [45].

Les conclusions de ce consensus classent la mastopathie fibrokystique en trois groupes de lésions en fonction de leur risque de développer un carcinome (tableau II).

Il apparaît dans ces conclusions que la MFK a été « épluchée » dans ses différents constituants en décrivant l'importance et le type (canalaire et/ou lobulaire) de prolifération épithéliale et des atypies. Ce sont elles qui augmentent le risque de cancer ultérieur.

Le terme de MFK tend donc à être remplacé dans l'avenir par celui de « maladie proliférante du sein », terme plus adapté et plus prédictif du risque ultérieur de dégénérescence maligne.

Enfin, il faut souligner que l'expérience du pathologiste est fondamentale dans ce domaine.

En effet, le diagnostic histologique de ces lésions allant de l'hyperplasie sans ou avec atypie au carcinome *in situ* est fait de nuances essentiellement subjectives... et une même image n'est pas toujours interprétée de la même façon par deux patholo-

Tableau II :
Risque relatif de carcinome infiltrant du sein basé sur l'examen *histologique* du tissu mammaire de la MFK.

Pas d'augmentation de risque

- adénose, simple, fibreuse ou floride
- fibroadénome
- fibrose
- galactophorite ectasiante
- hyperplasie épithéliale faible (> 2 à < 5 cellules)
- kystes grands et/ou petits
- mastite (inflammation)
- métaplasie apocrine, métaplasie épidermoide

Augmentation faible du risque (x 1,5 à 2 fois)

- hyperplasie épithéliale modérée ou floride (> 4 cellules), solide ou papillaire
- papillome avec axe fibrovasculaire
- adenofibrome complexe ?
- centre prolifératif d'Aschoff ?

Augmentation modérée du risque (x 5 fois)

- hyperplasie épithéliale canalaire avec atypie
- hyperplasie épithéliale lobulaire avec atypie

gistes de renom [46, 47]. Aussi, n'est-il pas étonnant que pour un même groupe de lésions, les résultats de différentes études épidémiologiques soient aussi variés (tableau I). Il est donc indispensable que le pathologiste utilise à la fois la même terminologie et les mêmes critères pour identifier le mieux possible ces lésions.

ADÉNOFIBROME

Les adénofibromes (AF) sont des tumeurs solides bénignes, à double composante épithéliale et conjonctive, fréquentes chez les femmes de moins de 40 ans, dont l'évolution est habituellement lente.

Classiquement les AF n'exposent pas particulièrement au risque ultérieur de survenue de cancer du sein [48].

Cependant cette affirmation doit être nuancée.

Déjà en 1940, Harrington [49] décrivait le cas de cancers développés dans un adénofibrome. Il est vrai que cela est rare mais il convient de distinguer :

- la survenue de cancers à l'intérieur d'un AF ;
- l'envahissement d'un AF par un carcinome de voisinage ;
- le risque de survenue à plus long terme après AF d'un cancer du sein.

AF ET CANCER

L'âge moyen de survenue de l'AF est de 30 ans environ [50]. Le risque de cancer augmenterait si l'AF survient plus tardivement en péri-ménopause ou lors de la ménopause [51].

Ceci est corroboré par Pick [52] qui retrouve un âge moyen de 40 ans pour les cancers *in situ* développés dans un AF et de 47 ans pour les cancers infiltrants.

Aucune particularité clinique n'a pu être décrite concernant l'association adénofibrome et cancer. Tout au plus peut-on remarquer que les cas rapportés font état d'une taille supérieure à 1 cm ou d'un accroissement de taille récent.

L'imagerie n'apporte pas non plus d'argument vraiment fiable [53].

La cytologie peut parfois orienter vers le diagnostic d'AF « suspect » sans que le diagnostic soit formel [54].

Ces cancers développés dans l'AF peuvent être de tout type, canalaires ou lobulaires, *in situ* ou infiltrants [52, 55] et l'association de ces deux lésions serait fortuite. Ceci va donc à l'encontre de l'hypothèse pathogénique d'une possible dégénérescence de l'AF : si tel était le cas, le cancer développé à l'intérieur de l'adénofibrome devrait être toujours lobulaire. En effet, selon les hyppothèses histogénétiques, les adénofibromes constitueraient l'aboutissement d'une hyperplasie d'un ou plusieurs lobules mammaires [55-57].

Par ailleurs, il semblerait que l'association d'un cancer du sein développé à l'intérieur d'un AF soit de meilleur pronostic [53, 54, 58].

Reste le difficile problème des AF multiples des seins, dans lesquels peuvent se développer des lésions d'hyperplasie épithéliale et des carcinomes. C'est le cas rapporté récemment par F. Perret [59] d'une jeune femme opérée à l'âge de 28 ans de 4 AF (3 à gauche et 1 à droite) dont l'un présentait une hyperplasie épithéliale lobulaire, le deuxième était le siège d'une adénose floride avec hyperplasie épithéliale canalaire, le troisième d'un cystadénome papillaire, de foyers d'adénose et d'hyperplasie épithéliale lobulaire et enfin le quatrième d'un carcinome lobulaire *in situ*.

ENVIRONNEMENT HISTOLOGIQUE

L'environnement histologique de l'AF est certainement très important à connaître pour apprécier le risque ultérieur de cancer.

- Pour Hutchinson [48], l'association d'un AF et d'une maladie fibro-kystique augmente le risque relatif de cancer de 2,1.

- Pour Mc Diwitt [41], l'existence d'un AF simple augmente légèrement le risque relatif de survenue de cancer de 1,7. Ce risque est encore augmenté si l'AF est associé à une hyperplasie épithéliale atypique ou non.
- Dupont et Page [58] en 1994, introduisent la notion d'AF « complexe » par l'association d'un ou plusieurs des facteurs suivants : métaplasie apocrine, gros kyste, adénose sclérosante, microcalcifications. Sur un suivi d'une série de 1 835 patientes, ils retrouvent un risque relatif de survenue de carcinome de 3,1 en cas d'AF complexe. Ce risque relatif passe à 3,88 s'il s'y associe une mastopathie proliférante de voisinage et à 3,72 s'il s'associe à des antécédents familiaux de cancer du sein.

AF ET CONTRACEPTION ORALE (CO)

11 études cas-témoins ont été publiées entre 1973 et 1994 concernant la contraception orale et le risque de fibro-adénome. Il est observé soit une diminution du risque, soit une absence d'effet ; la diminution du risque étant d'autant plus élevée que la durée d'utilisation est longue. Dans l'étude Française [60] la diminution du risque est de 50 % mais n'est significative que pour les pilules normodosées à 50 µg d'Ethinyl Estradiol.

Cependant, dans la majorité de ces études, il faut noter le faible nombre de cas et les durées courtes d'utilisation de la CO.

Certaines études ont par ailleurs inclus les femmes ménopausées.

D'autre part, les lésions associées au fibro-adénome sont rarement décrites dans les différentes publications et notamment les lésions proliférantes.

Tout ceci ne nous permet pas de conclure formellement quant au rôle de la pilule sur le risque de fibro-adénome.

Ces données épidémiologiques permettent de définir une attitude thérapeutique qui actuellement peut se résumer ainsi :

- l'éxérèse chirurgicale d'un AF se justifie à partir de l'âge de 30 ans et ce, d'autant que sa taille est supérieure à 1 cm ou que son accroissement est rapide ;
- si la survenue d'un carcinome dans un AF est rare, (1/1 000 environ), seule l'histologie peut en apporter une certitude. De même, seule l'histologie saura différencier l'AF d'un adénome phyllode ;
- l'éxérèse chirurgicale ne doit pas se limiter à une simple énucléation : il est nécessaire de faire une tumorectomie en retirant le tissu glandulaire qui se trouve en périphérie de la tumeur. L'AF simple comporterait un risque nul ou très faible de survenue de cancer ultérieur. Par contre la présence de lésions d'hyperplasie épithéliale lobulaire ou canalaire avec ou sans atypie, en situation intra ou péri-tumorale augmente considérablement le risque de survenue d'un carcinome mammaire et ce d'autant que s'y associent des antécédents familiaux ;
- il n'y a pas de contre-indication à prescrire des œstroprogestatifs chez une jeune femme ayant ou ayant eu un AF.

LES AUTRES LÉSIONS BÉNIGNES DU SEIN

Le terme de mastopathie bénigne regroupe habituellement les maladies bénignes du sein en général et peu d'études épidémiologiques concernent plus spécifiquement des lésions bénignes spécifiques.

LES TUMEURS PHYLLODES

Elles sont une entité à part. Elles sont constituées d'une double prolifération épithéliale et conjonctive et caractérisées par une plus grande cellularité de la composante conjonctive. Leur particularité est d'une part leur histologie et d'autre part leur évolution qui peut être bénigne, récidivante, maligne et métastatique. Elles ont été remarquablement clarifiées par

G. Contesso en 1978 [61] qui introduit la notion de tumeur phyllode à potentiel malin à partir de critères histologiques précis et distingue deux grands groupes de tumeurs : les tumeurs bénignes et les tumeurs à potentiel malin. Ces tumeurs se rencontrent à tout âge et les femmes sont concernées de manière quasi-exclusive mais en 1931 Lee et Pack [62] rapportent trois cas chez les hommes parmi 111 cas.

LES LIPOME, HAMARTOME, CYTOSTÉATONÉCROSE

Ne semblent pas être des lésions à risque ultérieur de cancer du sein.

L'ADÉNOMATOSE ÉROSIVE DU MAMELON OU ADÉNOME PAPILLAIRE [63]

Bien qu'histologiquement mal limitée, est une lésion bénigne. Elle peut être associée à de véritables papillomes développés soit dans la lumière des canalicules constituant l'adénome, soit dans la lumière de grands canaux galactophores de la région mamelonnaire. Le revêtement épithélial des canalicules peut être le siège de modifications métaplasiques de type sudoral apocrine, malpighien et d'une hyperplasie épithéliale qui peut présenter des caractères atypiques. La survenue d'un cancer dans un adénome mamelonnaire a été rapportée.

LES MASTITES INFLAMMATOIRES

Bien que les aspects évolutifs de ces mastites (galactophorite ectasiante, mastite à plasmocytes, abcès amicrobiens récidivants) posent de réels problèmes thérapeutiques, ces maladies inflammatoires du sein restent néanmoins bénignes et ne sont pas considérées comme pouvant être un facteur de risque de cancer ultérieur.

À côté des hypothèses pathogéniques immunitaires, du rôle des facteurs hormonaux et des facteurs psychogènes proposés pour expliquer la survenue de ces mastites, certaines études épidémiologiques [64-67] ont insisté sur le rôle du tabac dans la survenue de ces abcès péri-aréolaires. En effet, dans ces études 58 à 100 % de ces femmes sont des fumeuses alors que la prévalence du tabagisme dans la population féminine est estimée à 30 %. La nicotine favoriserait la métaplasie malpighienne au-delà du sinus lactifère, ce qui entrainerait une stase et une dilatation du canal par obstruction de débris de kératine puis une rupture du canal.

LES PAPILLOMES

- Le *papillome solitaire* qui survient habituellement après la ménopause vers 60 ans, est une lésion bénigne et ne semble pas associée à un risque accru de survenue de cancer du sein ultérieur. Lors de la conférence de consensus de New York en 1985, qui a établi la classification des mastopathies bénignes, le papillome unique n'a pas été pris en compte pour lui-même et le risque relatif de carcinome ultérieur a été évalué en fonction de l'importance de la prolifération épithéliale.

- Les *papillomes multiples* dont la survenue est plus précoce et qui peuvent être associés à une hyperplasie épithéliale canalaire de voisinage avec ou sans atypie ont un caractère récidivant et s'accompagnent d'un risque accru de survenue de cancer du sein concomittant ou ultérieur [68]

LA MALADIE DE MONDOR

La maladie de Mondor ou **thrombophlébite** superficielle thoraco-épigastrique est rarement associée à un cancer du sein. La cause est le plus souvent inconnue. L'influence d'un traumatisme (accidentel ou iatrogène) ou d'un processus inflammatoire a été évoquée. Dans une série de 63 cas de maladie de Mondor, l'équipe italienne de l'Institut National des Tumeurs à Venise [69] retrouve 8 cas associés à un cancer du sein. Bien que le diagnostic de maladie de Mondor soit clinique, il paraît nécessaire de pratiquer un examen mammographique.

TUBERCULOSE MAMMAIRE

Décrite pour la première fois en 1829 par Sir Astley Cooper [70], la tuberculose mammaire est rare dans les pays occidentaux et son incidence serait de 0,006 à 1,78 % de l'ensemble des lésions tumorales mammaires [71]. L'Afrique du Sud et l'Inde sont les pays où la maladie est la plus fréquente.

Les facteurs de risque le plus souvent identifiés sont la grossesse, la lactation, les antécédents de traumatisme ou d'abcès du sein, l'immuno-dépression chez les transplantées. Par contre, aucune publication de tuberculose mammaire n'a été recensée chez les patientes atteintes du SIDA ; mais compte tenu de la recrudescence de la maladie tuberculeuse au cours du SIDA, il semble que celui-ci puisse actuellement être considéré comme un facteur de risque [72].

CENTRE PROLIFÉRATIF D'ASCHOFF (CPA)

Encore appelée radial-scar ou cicatrice radiaire, cette lésion souvent fréquente dans sa forme microscopique est observée dans 2 à 27 % des pièces d'exérèse de lésion mammaire bénigne et dans 4 à 26 % des pièces de mastectomies pour cancer du sein. Les différentes variations sont probablement liées au nombre des prélèvements faits sur la pièce opératoire et la précision de l'analyse histologique.

Le CPA est constitué par un centre fibro-hyalin et élastosique autour duquel va s'agencer de façon radiaire des structures épithéliales constituant une couronne périphérique où existent des micro-kystes, des lésions d'adénose et des lésions d'hyperplasie épithéliale en quantité variable. Les lésions de CPA surtout de taille microscopique sont souvent multiples dans le sein, habituellement isolées les unes des autres [73].

Le diagnostic avec un carcinome tubuleux peut être difficile mais surtout, le risque de survenue d'un carcinome du sein chez les patientes ayant eu des CPA est discuté. Pour Fischer et Linnel [74] le CPA serait un stade précoce de développement d'un carcinome tubuleux.

Plusieurs études ne semblent pas montrer de risque accru de cancer du sein chez les femmes porteuses de CPA [75].

Lors de la conférence de consensus de New York en 1985, le risque de survenue d'un cancer du sein était considéré comme lié à la nature de la composante épithéliale du CPA. Ce risque est multiplié par 1,5 à 2 pour les hyperplasies sans atypie et par 5 pour les hyperplasies canalaires ou lobulaires avec atypie [43, 75].

Par ailleurs, dans une récente étude épidémiologique cas-témoins réunissant 1 396 femmes porteuses de lésions mammaires bénignes, la présence de CPA microscopique observée dans 7 % des cas a généré un risque de carcinome mammaire 1,8 fois supérieur à celui des femmes sans CPA [76]. Lorsque ce risque est calculé en fonction du type d'hyperplasie associée au CPA, il est significativement plus élevé quand il existe une hyperplasie sans atypie avec un CPA (RR = 3,0) que sans CPA (RR = 1,5, p = 0,02). Dans les hyperplasies avec atypies, ce risque est respectivement de 5,8 avec CPA et de 3,8 sans CPA (p = 0,22).

Ce risque augmenterait avec le nombre de CPA. Cependant, cette étude mérite confirmation mais il semble d'ores et déjà important que les pathologistes détaillent sur leur compte rendu la présence et le nombre de CPA microscopiques découverts lors d'examen des pièces d'exérèse mammaire. ■

BIBLIOGRAPHIE

[1] HILL C, BENHAMOU E, AUQUIER A. Comment mesurer le risque de cancer du sein dans une population ? *Bull Cancer* 1994 ; 81 : 785-787.

[2] BARTOW SA, PATHAK DR, BLACK WC. Prevalence of benign, atypical and malignant breast lesions in populations at different risk for breast cancer: a forensic autopsy study. *Cancer*, 1987; 60: 2751-60.

[3] NIELSEN M, JENSEN J, ANDERSEN J. Precancerous and cancerous breast lesions during

lifetime and at autopsy: a study of 83 women. *Cancer* 1984; 54: 612-615.

[4] NIELSEN M, THOMSEN J L, PRIMDAHL S. Breast cancer and atypia among young and middle aged women: a study of 110 medicolegal autopsies. *Br J Cancer* 1987; 56, 814-819.

[5] GOEHRING C, MORALIA A. Epidemiology of benign breast disease, with special attention to histologic types. *Epidemiol Rev* 1997; 19: 310-327.

[6] TOURNANT B, GORINS A. Maladie fibrokystique mammaire bilatérale dans la post-ménopause lointaine. À propos d'une observation personnelle. *Gynécologie* 1980 ; 31 : 161-169.

[7] GARLAND CF, FIEDLANDER NJ, BARRET-CONNOR E, *et coll.* Sex hormones and post-menopausal breast cancer. A prospective study in an adult community. *Am J Epidemiol* 1992; 135: 1220-1230.

[8] GORINS A, CORDRAY JM. Profil hormonal des mastoses et des mastodynies prémenstruelles, 12e série, Masson Edit., Paris, 1981, 119.

[9] GORINS A, NETTER A. Étude hormonale des mastoses. In les Mastopathies. Masson Edit., 1966, 149.

[10] RANNEVIK G. Endocrinological aspects of benign breast disease. In benign breast disease is it worth treating? 1 vol, edited by Clive Wood, Royal Society of Medecine Services Round.

[11] WALSH PV, BULBROOK RD, STELL PM. *et coll.* Serum progestérone concentration during the luteal phase in women with benign breast disease. *Eur J Cancer Clin Oncol* 1984, 20: 1339-1343.

[12] COLE P, ELWOOD JM, KAPLAN SD. Incidence rates and risk factors of benign breast neoplasms. *Am J Epidemiol* 1978; 108: 112-120.

[13] HSIEH CC, WALKER AM, TRAPIDO EJ. Age at first birth an breast atypia. *Int J Cancer* 1984; 33: 309-312.

[14] PASTIDES H, KELSEY JR, HOLFORD TR. An epidemiologic Study of fibrocystic breast disease with reference to ductal epithelial hyperplasie. *Am J Epidemiol* 1985; 121: 440-447.

[15] HSIEH CC, CROSSON AW, WALKER AM. Oral contraceptive use and fibrocystic breast disease of different histologie classifications. *J Natl Cancer Inst* 1984; 72: 285-290.

[16] LI VOLSI VA, STADEL BV, KELSEY JL. Fibrocystic breast disease in oral contraceptive users: a histopathological évaluation of epithelial atypia. *N Engl J Med* 1978; 299: 381-385.

[17] PASTIDES H, KELSEY JL, LI VOLSI VA. Oral contraceptive use and fibrocystic breast disease with special reference to its histopathology. *J Natl Cancer* 1983; 22: 700-707.

[18] CHARREAU I, PLU BUREAU G, BACHELOT A, CONTESSO G, GUINEBRETIERE JM, LE M. Oral contraceptive use and the risk of benign breast disease in a French case – control study of young women. *Eur J Cancer Prev* 1993; 2: 147-153.

[19] BERKOWITZ GS, KELSEY JL, HOLFORD TR. Estrogen replacement therapy and fibrocystic breast disease in post menopausal women. *Am J Epidemiol* 1985; 121: 238-245.

[20] JICK SS, WALKER AM, JICK H. Conjugated estrogens and fibrocystic breast disease. *Am J Epidemiol* 1986; 124: 746-751.

[21] RECLUS P. La maladie kystique des mamelles. *Rev chir* (Paris) 1883 ; 3: 761-775.

[22] HAAGENSEN CD, BODIAN C, HAAGENSEN DE. Breast carcinome. Risk and détection gross cytic disease of the breast, Saunder Company, 1981.

[23] DUPONT WD, PAGE DL. Risk factors for breast cancer in women with proliferative breast disease. *N Engl J Med* 1985; 312: 146-151.

[24] HAAGENSEN DE. Jr. Is cystic disease related to breast cancer? *Am J Surg Pathol* 1991; 15: 687-694.

[25] DIXON JM, MC DONALD C, ELTON RA, MILLER WR. Risk of breast cancer in women with palpable breast cysts: a propective study. *Lancet* 1999; 353: 1742-45.

[26] DUFFY SW, ROBERTS MM, ELTON RA. Risk factors relevant to cystic breast disease: a case-control study. *J Epidemiol Community Health* 1983; 37: 271-273.

[27] BRINTON LA, VESSEY M P, FLAVEL R. Risk factors for benign breast disease. *Am J Epidemiol* 1981; 113: 203-214.

[28] PARAZZINI F, FERRAMONI M, LA VECCHIA C. Smoking habits and risk of benign breast disease. INT J EPIDEMIOL 1991; 20: 430-434.

[29] ROHAN TE, COOK MG. Alcohol consumption and risk of benign proliferative epithe-

lial disorders of the breast in women. *Int J Cancer* 1989; 43: 631-636.

[30] LUBIN F, RONE E, WAX Y. A case-control study of cafeine and methylxanthines in benign breast disease. *JAMA* 1985; 253: 2388-2392.

[31] ROHAN TE, COOK MG, MC MICHAEL AJ, COOK MG, MC MICHAEL AJ. Methylxanthines and benign proliferative epithelial disorders of the breast in women. *Int J Epidemiol* 1989; 18: 626, 633.

[32] DIXON JM, LUMSDEN AB, MILLER WR. The relationship of cyst type to risk factors for breast cancer and the subsequent development of breast cancer in patients with breast cystic disease. *Eur J Cancer Clin Oncol* 1985; 21: 1047-1050.

[33] LAI CC, DUNKLEY SA, REED M J *et al.* Epidermmal growth factor and oestradiol in human breast cyst fluid. *Eur J Cancer* vol 26 n° 4, 481-484.

[34] MA L, BOYD NF. Atypical hyperplasie and reast cancer risk: a critique. *Cancer Causes Control*, 1992; 3: 517-525.

[35] MC DIVITT R, STEWART F, BERG J. Tumors or the breast. Atlas of Tumor Pathology, Washington D.C. Armed Forces. *Institute of Pathology*, 1968.

[36] JENSEN RA, PAGE DL, DUPONT WD *et al.* Invasive breast cancer risk in women with sclerosing adenosis. *Cancer* 1989; 64: 7-1983.

[37] BODIAN CA, PERZIN KH, LATTES R, HOFFRNANN P, ABERNATHY T.G. Pronostic signifiance of benign proliferative breast disease. *Cancer* 1993; 71: 3896-3907

[38] PAGE DL, DUPONT WD, ROGERS LW, RADOS MS. Atypical hyperplasic lesions of the female breast: a long term follow-up study. *Cancer* 1985; 55: 2698-2708.

[39] PAGE DL, VAN DER ZWAAG R, ROGERS LW, WILLIAMS LT, WALKER WE, HARTMANN WH. Relation between comportent parts of fibrocystic disease complec and breast cancer. *J. Nat Cancer Inst* 1978; 61: 055-1063.

[40] CARTER CL, CORLE DK, MICOZZI MS. Prospective study of the developpment of breast cancer in 16692 women with benign breast disease. Am J Epidemiol 1988; 128: 467-477.

[41] MC DIVITT RW, STEVENS JA, LEE NC. Histologic types of benign breast disease and the risk of breast cancer. *Cancer* 1992; 69: 1408-1414.

[42] PALLI D., ROSSELI DEL TURCO M, SIMONCINI R, BIANCHI S. Benign breast disease and breast cancer: a case-control study in a cohort in Italy. *Int J Cancer* 1991; 47: 703-706.

[43] HUTTER RVP. Consensus meeting New York, 3-5.X. 1985 « Is fibrocystic disease » of the breast precancerous? *Arch Pathol Lab Med* 1986; 110: 171-3.

[44] LONDON SJ, CONNOLLY JL; SCHNITT SJ, COLDITZ G A. Prospective study of benign breast disease and the risk of breast cancer. *JAMA* 1992; 267: 941-944.

[45] FITZGIBBONS PL, HENSON DE, HUTTER RVP. Benign Breast Changes and the Risk for Subsequent Breast Cancer: An update of the 1985 Consensus Statement. *Arch Pathol Cab Med* 1998; 122: 1053-55

[46] PAGE DL, ROGERS LW. Combined histologic and cytologic criteria for the diagnosis of mammary atypical ductal hyperplasia. *Hum Pathol* 1992; 23: 1095-1097.

[47] ROSAI J. Borderline Epithelial lesions of the Breast. *Am J Surg Pathol* 1991; 15: 209-221.

[48] HUTCHINSON WB, THOMAS DB, HAMLIN WB. Risk of breast cancer in women with benign breast of disease. *J Natl Cancer Inst* 1980; 65: 13-20.

[49] HARRINGTON SW, MILLER JM. Malignant changes in fibroadenoma of the mammary gland. *Surg Gyneco Obstet* 1940; 70: 615-619.

[50] HAAGENSEN CD. Diseases of the breast. W.B. Saunders ed. London, 1971, 213.

[51] MOSKOWITZ M, GARTSIDE F, WIRMAN JA, MC LAUGHLIN C. Proliferative disorders of the breast as risk factors for breast cancer in a self-selected screened population: pathologic markers. *Radiology* 1980; 134: 289-191.

[52] PICK PW, LOSSIFIDES L. Occurrence of breast carcinome with fibroadenoma. A review. *Arch Pathol Lab Med* 1984; 108: 590-594.

[53] BACKER KS, MONSEES BS, DESTOUET JM, MCDIWITT RW. Carcinoma within fibroadenomas: mammographic features. *Radiology* 1990; 176: 371-374.

[54] GUPTA RK, DOWLE C. Fine needle aspiration of breast carcinome in a fibroadenoma. *Cytopathology* 1992; 3 : 49-53.

[55] DENT DM, CANT PJ. Fibroadenoma. *World J Surg.* 1989; 13: 706-710.

[56] Fondo EY, Rosen PP, Francchia AA, Urban JA. The problem of carcinoma developping in a fibroadenoma. Recent experience at Memorial Hospital. *Cancer* 1979; 43: 536-567.

[57] Wang DY, Fentiman IS. Epidemiology and Endocrinology of benign breast disease. *Breast Cancer Res Treat* 1985; 6 : 5-36.

[58] Dupont WD, Page DL, Parl FF, Jones CL, Plummer WD, Rados MS. Long term risk of breast cancer in women with fibroadenoma. *New Engl J Med* 1994; 331: 10-15

[59] Perret F. Les Adénofibromes exposent-ils à un risque accru de cancer du sein ? À propos d'un cas clinique. *Reproduction Humaine et Hormones* 1999 ; vol. XII, n° 5, 431-434.

[60] Sitruk-Ware R, Thalabard JC, Benotmane A, Mauvais-Jarvis P. Risk factors for breast fibroadenoma in young women. *Contraception* 1989; 40: 251-268.

[61] Contesso G, Genin J, Lasser Ph. Tumeurs phyllodes du sein. *Rev Prat* 1978 ; 28 : 1031-37.

[62] Lee BJ, Pack GT. Giant intra-canicular fibro-adeno-myxoma of the breast, the socalled cystosarcoma mammae of J. Muller. *Ann Surg* 1931; 43: 2583-2609.

[63] Moulin G, Darbon P, Balme B, Frappart L. Adénomatose érosive du mamelon. À propos de 10 cas avec étude immuno-histochimique. *Ann Dermatol Venereol* 1990 ; 117: 537-545.

[64] Bunred NJ, Dover MS, Coley S., Morisson J.M. Breast abcess and cigarette smoking. *Br J Surg* 1992; 79: 58-59.

[65] Meguid MM, Oler A, Numann PJ, Khan S. Pathogenis-based treatment of recurring subareolar breast abcess. *Surgery*, 1995; 118: 775-782.

[66] Salmon RJ. Abcès récidivants du sein. Rôle du tabac. *J Gynécol Obstet Biol Reprod* 1996 ; 25 : 242-243.

[67] Schafer P, Furrer C, Mermillod B. An association of cigarette smoking with recurrent subareolar breast abscess. *Int J Epidemiol* 1988; 17: 810-813.

[68] Rosen PP, Oberman HA. Tumors of the mammary gland. Atlas of Tumor Pathology Washington D.C. *Armed Forces Institute ot Pathylogy*, 1993.

[69] Catania S, Zurrida S, Veronesi P, Galimberti V, Bono A, Pluchinotta A. Mondor's disease and Breast Cancer. *Cancer* 1992; 69: 2267-2270.

[70] Cooper A. In illustrations of the diseases of the breast. London: Longman, Orme, Brown and Green, 1829 : 73.

[71] Wilson JP, Chapman SW. Tuberculosis mastitis. *Chest* 1990; 98: 1505-1509.

[72] Claverie C. La tuberculose du sein et les autres granulomatoses mammaires. Thèses Med Univ Paris VII. Faculté de Médecine Lariboisière St Louis, 1992.

[73] D'Amore E, Montes E, Le MG *et coll.* Le centre de prolifération d'Aschoff : expérience de l'Institut Gustave-Roussy. *Ann Pathol* 1985 ; 5 : 173-82.

[74] Linell F. Radial scars of the breast and their significance for diagnosis and prognosis. *Verh Dtsch Ges pathol* 1985; 69: 108-118.

[75] Andersen JA, Gram JB. Radial scar in the female breast. A long-term follow-up study of 32 cases. *Cancer* 1984; 53: 2557-60.

[76] Jacobs TW, Byrne C, Colditz G *et coll.* Radial scars in benign breast-biopsy specimens and the risk of breast cancer. *N Engl J Med* 1999; 340: -6.

MASTOPATHIES BÉNIGNES ET CONTRACEPTION

David SERFATY

INTRODUCTION

Entre la contraception hormonale et le sein normal ou pathologique, les relations sont naturellement étroites.

Indépendamment de toute contraception, les mastopathies bénignes sont certainement très fréquentes bien que cette fréquence soit difficile à apprécier.

L'incidence des fibroadénomes a été estimée à 32,8 pour cent mille femmes par an et celles des mastopathies fibrokystiques à 89,4 pour cent mille femmes par an (P. Cole *et al.* 1978 cités par Serfaty, 2001).

Selon des études autopsiques, citées par B. Tournant, 1999, une femme sur deux développe au cours de sa vie une dystrophie mammaire kystique et une femme sur cinq un fibroadénome. L'incidence des dystrophies kystiques mammaires biopsiées avant l'âge de 65 ans serait d'environ 8 à 9 % et celle des adénofibromes de 2,2 % selon des études cliniques citées également par B. Tournant.

D'autre part, la contraception hormonale, notamment estroprogestative orale, est très fréquemment utilisée (plus de 100 millions de femmes dans le monde ; plus de 5 millions en France). L'utilisation de la pilule estroprogestative (EP) dans le monde figure au tableau I, et celle en France figure au tableau II.

Tableau I :
Estimation de la fréquence d'utilisation des diverses méthodes de contraception dans le monde en 1994 (en millions d'utilisateurs)* et en 2003 (en % des femmes d'âge reproductif).**

Méthodes	2000	2003
Dispositif intra-utérin	144	14 %
Pilule estroprogestative	108	7 %
Condom	56	5 %
Injectables	16	3 %***
Stérilisation féminine	213	21 %
Vasectomie	54	4 %
Autres	98	8 %
Total	**689**	

* Nations Unis 1994.
** World Contraceptive Use 2003, Wall Chart. United Nations, Population Division.
*** Injectables et implants.

Toujours en France et selon Toulemon, 90 % des femmes nées avant 1952 ont utilisé la pilule au moins une fois dans leur vie, l'âge moyen de la première utilisation est de 21 ans et la durée moyenne d'utilisation est estimée à 10 ans.

Les effets des contraceptifs oraux sur la croissance des cellules mammaires, normales ou pathologiques, ont fait l'objet d'études *in vitro* dont les résultats sont contradictoires (effet soit stimulateur soit neutre des EP ou des progestatifs de synthèse) (Vigon *et al.*, 1983 ; Longman *et al.*,

Tableau II :
Principale méthode contraceptive pour 100 femmes de chaque groupe d'âge en France (%), année 2000*.
D'après l'Ined, 2002 et Bajos *et al.*, 2003

Méthode contraceptive	Tranche d'âge (ans)						
	18-19	20-24	25-29	30-34	35-39	40-44	18-44
Pilule	53,9	68,3	56,7	43,8	33,2	28,0	45,8
Dispositif intra-utérin	0,0	0,9	7,5	18,3	27,6	29,6	16,1
Préservatifs	9,2	8,6	7,7	8,0	6,2	6,7	7,5
Retrait	0,0	0,2	3,2	1,4	3,5	2,6	2,1
Contraception vaginale	0,2	0,0	0,1	0,4	0,5	0,9	0,4
Abstinence périodique	0,0	0,8	0,8	0,4	2,9	1,7	1,3
Autres méthodes	0,0	0,4	0,1	0,2	0,7	1,1	0,5
Stérilisation féminine	0,0	0,0	0,3	0,9	5,7	16,3	4,5
Sans-méthode contraceptive	**36,7**	**20,7**	**23,6**	**26,7**	**19,7**	**13,0**	**22,0**
dont - stérile	0,0	0,0	0,6	0,5	1,7	4,2	1,4
dont - grossesse en cours	1,5	1,8	7,1	6,9	3,3	0,4	3,8
dont - tentative de conception en cours	0,0	1,4	7,0	6,9	4,5	1,9	4,1
dont - pas de relation en cours	33,3	17,1	6,6	8,4	6,5	3,4	10,0

* Résultats issus d'un échantillon de 2 863 femmes de l'enquête Cocon, après pondération sur l'âge, le statut marital, l'activité professionnelle et le niveau scolaire atteint.
ANAES – AFSSAPS / INPES Service des Recommandations Professionnelles de l'ANAES, décembre 2004.

1987 ; Poulin *et al.*, 1990 ; Jourdan *et al.*, 1993 ; Laidlaw *et al.*, 1995, cités par Serfaty, 2001).

L'étude *in vivo* d'Anderson *et al.* 1989, semble en faveur d'un effet prolifératif des contraceptifs oraux sur les cellules mammaires normales. « Ceci ne veut pas dire forcément que la contraception orale estroprogestative a un effet délétère sur le sein chez les utilisatrices de cette contraception » (Tournant, 1999).

Selon M. Espié (Hôpital Saint-Louis, Paris, 2006) « *Les stéroïdes contraceptifs ont une forte affinité pour les récepteurs hormonaux en particulier mammaires et une demi-vie plus longue que celles des stéroïdes naturels. Ils ont donc un effet propre différent des stéroïdes naturels nécessitant des études spécifiques… Les études* in vitro *(ou* in vivo*) chez l'animal étant difficilement extrapolables à l'homme, il faut se tourner vers des études épidémiologiques nord-américaines pour la plupart d'entre elles…* »

S'agissant de contraception en particulier hormonale et de pathologie bénigne du sein, il est nécessaire de se poser trois questions :

– la contraception hormonale a-t-elle un effet délétère ou bénéfique sur les mastopathies bénignes ?

– la contraception hormonale augmente-t-elle le risque de cancer du sein chez les utilisatrices sans pathologie mammaire pré-existante ?

– quelle contraception pour les femmes atteintes de mastopathies bénignes ?

CONTRACEPTION ORALE ET MASTOPATHIES BÉNIGNES

Le risque de mastopathie bénigne, tous types histologiques confondus, semble diminuer chez les utilisatrices de pilule,

Tableau III :
Contraception orale et mastopathies bénignes.

Monique Lé *et al.*, (*Bull Cancer* 1991 ; 78:357-363) (études de cohortes et études cas-témoins).
Contraception orale = diminution du risque de mastopathie bénigne, tous types histologiques confondus.
Effet durée :
– Kelsey, 1974
– Ory, 1976
– Hislop, 1984
– Odenheimer, 1984

d'après un grand nombre d'études épidémiologiques répertoriées par M. Lé *et al.*, 1991 (tableau III).

Une autre revue d'études épidémiologiques (RT. Burkman *et al.* 2001) dont celle de I. Charreau *et al.* (*Eur J Cancer Prévention* 1993 ; 2 : 147-154) suggère également une réduction du risque de mastopathies bénignes sous contraception orale estroprogestative.

Il en est de même d'une importante étude de cohorte, la BNSS (Canadian National Breast Screening Study) concernant 56 537 femmes dont je cite les conclusions « *Il y a une relation inverse entre les contraceptifs oraux et le risque de mastopathie bénigne tous types confondus. Il y a une réduction du risque de mastopathies bénignes proliférantes [sous pilule estroprogestative] en particulier de mastopathies bénignes proliférantes sans atypies histologiques dans lesquelles il y a une réduction progressive du risque avec l'augmentation de la durée d'utilisation [de la pilule] (risque relatif = 0,64 (0,47 – 0,87) (IC 95 %) après 7 ans d'utilisation). Quant au risque de mastopathies bénignes proliférantes avec atypies histologiques il est augmenté [selon cette étude de cohorte] (risque relatif = 1,43 (0,68 – 3,01) (IC = 95 %) mais pas d'une manière dose-dépendante* » (TE. Rohan *et al.*, 1990).

Il est probable que cet effet protecteur des pilules estroprogestatives, variable avec la durée d'utilisation des EP et avec la nature de la mastopathie bénigne, s'exerce en substituant un bon climat hormonal au déséquilibre estroprogestatif endogène éventuellement pré-existant.

Il faut rappeler cependant que cet effet bénéfique des pilules EP a été constaté le plus souvent sous pilules normodosées (50 µg d'éthinyl-estradiol) généralement également fortement dosées en progestatifs. Il faut espérer que cet effet protecteur demeure sous minipilules EP (de très loin les plus prescrites actuellement).

Fibroadénomes et dystrophies fibrokystiques des seins constituent les deux mastopathies bénignes les plus fréquentes chez les femmes d'âge reproductif.

PILULE ET FIBROADÉNOMES MAMMAIRES

Les fibroadénomes sont des tumeurs bénignes encapsulées, fréquentes surtout chez les femmes avant 30 ans. Leur hormonodépendance est démontrée par la mise en évidence de récepteurs des estrogènes et de la progestérone. Parfois multiples et parfois bilatéraux, les fibroadénomes dans leur forme pure ne constituent pas un facteur de risque de cancer du sein.

La fréquence des fibroadénomes diminue, ou n'augmente pas, chez les utilisatrices de pilules estroprogestatives (tableau IV d'après M. Lé *et al.*). L'effet protecteur semble augmenter avec la durée d'utilisation et paraît lié au composé progestatif de la pilule. Une différence en fonction de la dose du progestatif n'est cependant pas retrouvée dans toutes les études.

PILULE ET DYSTROPHIES FIBROKYSTIQUES DES SEINS

La dystrophie fibrokystique des seins (DFK) est la plus fréquente des maladies bénignes du sein. Elle se manifeste généralement vers la quarantaine et disparaît habituellement à partir de la ménopause.

Au plan anatomopathologique, la DFK peut associer à des degrés divers :

– des kystes de diverses tailles ;

Tableau IV :
Contraception orale et mastopathies bénignes : risque de fibroadénome*.

– 11 études cas-témoins (1973-1994) (Monique Lé *et al. Bull Cancer* 1991 ; 78 : 357-363) = Diminution du risque (effet durée) ou pas d'effet. – Étude française (Sitruk-Ware *et al., Contraception* 1989 ; 40 : 251-268). = Diminution du risque de 50 % (significative seulement pour les estroprogestatifs normodosés).

* Tenir compte de la coexistence possible de lésions associées (fibroadénome + lésions proliférantes (atypiques ou non) (Dupont *et al.*, 1994).

– des zones d'hyperplasie épithéliale pouvant parfois présenter des atypies nucléaires ;

– une sclérose du tissu conjonctif, une adénose...

Conséquence d'un déséquilibre estroprogestatif ou/et de caractère génétique (terrain familial), les lésions épithéliales de la maladie fibrokystique répondent généralement (mais pas toujours) au traitement progestatif. La réponse au traitement serait liée à la richesse en récepteurs stéroïdiens de ces lésions. La diversité des aspects histologiques des maladies fibrokystiques explique la grande diversité des formes cliniques de cette affection et explique probablement la variabilité des résultats des études consacrées à l'appréciation du risque de DFK sous pilule.

La majorité des études épidémiologiques, mais pas toutes, montre une absence d'effet ou une diminution significative du risque de DFK sous pilule avec un effet durée significatif.

CONTRACEPTION ORALE ET RISQUE DE CANCER DU SEIN

L'influence de la contraception orale sur le risque de cancer du sein a fait l'objet de très nombreuses études épidémiologiques, prospectives ou cas-témoins.

Il faut retenir d'une part une méta-analyse ayant fait la synthèse de cinquante-quatre études ayant inclus au total plus de 150 000 femmes dont 53 000 cancers du sein (Collaborative Groupe on Hormonal Factors in Breast Cancer, *Lancet* 1996 ; 347 : 1713-1727). Les résultats de cette analyse suggèrent une augmentation légère mais significative du risque relatif de cancer du sein dans la population générale des utilisatrices anciennes ou actuelles de la contraception orale (RR = 1,07). Dans cette méta-analyse, le risque relatif chez les femmes en cours d'utilisation est de 1,24 et passe à 1,59 en cas de début avant l'âge de 20 ans. Il diminue progressivement après l'arrêt de la contraception. Cette modification de l'incidence, encore hypothétique, ne signifie pas forcément une modification du risque de mortalité par cancer du sein ; le suivi prolongé d'une importante cohorte d'infirmières américaines n'a montré aucune relation entre la contraception orale et la mortalité par cancer du sein, y compris après utilisation prolongée (Nurses'Health Study Research Group, 1994).

Ces résultats soulignent la nécessité de poursuivre les investigations et n'ont pas de valeur définitive car les biais méthodologiques sont particulièrement importants dans ce genre d'études en raison notamment du caractère multifactoriel du cancer du sein et de sa grande période de latence. Les méta-analyses ne sont il faut le rappeler qu'une sommation d'études assez hétérogènes et parfois discordantes.

Il faut retenir d'autre part la déclaration du CIRC (Centre International de Recherche contre le Cancer) rapportée par Cogliano *et al.* 2005 : plus de 10 études de cohorte et 60 études cas-contrôle incluant plus de 60 000 femmes permettent de conclure à un risque de cancer du sein discrètement augmenté chez les utilisatrices actuelles et récentes de pilule EP. Dix années après arrêt de cette contraception le risque semble similaire à celui des non utilisatrices. Commentant cette déclaration l'OMS, l'IPPF et les principales sociétés savantes gynécologiques françaises ont conclu ainsi « *pour la plupart des femmes les bénéfices pour la santé [de la pilule] excèdent clairement les risques* » (voir en annexe la déclaration de la Société Française de Gynécologie, du Collège National des Gynécologues et Obstétriciens Français et de la Fédération Nationale des Collèges de Gynécologie Médicale).

Par ailleurs, si on se réfère aux publications de MP. Vessey *et al.* 1989, de GA. Golditz, 1994 et de V. Beral *et al.*, 1999, la mortalité par cancer du sein ne semble pas augmentée chez les utilisatrices de pilule.

Au total les conclusions de ces différentes études ne paraissent pas de nature à modifier les habitudes de prescription en contraception orale.

QUELLE CONTRACEPTION POUR LES FEMMES ATTEINTES DE MASTOPATHIES BÉNIGNES ?

CONTRACEPTION CHEZ LES FEMMES À HAUT RISQUE DE CANCER DU SEIN

Les trois facteurs essentiels de risque de cancer du sein qui pourraient influencer le choix d'une contraception sont : un antécédent personnel de cancer du sein, un antécédent familial de cancer du sein, les mastopathies bénignes dites à risque. Parmi les différentes mastopathies bénignes, ne sont pas à risque : les ectasies galactophoriques, le fibroadénome banal, les adénoses sans atypie, le papillome intracanalaire solitaire. Sont à risque en général, les mastopathies prolifératives avec atypies cellulaires ; il s'agit de lésions avec hyperplasie des cellules épithéliales bordant normalement la paroi des structures canalaires du sein. Ces lésions sont d'autant plus préoccupantes que l'hyperplasie est atypique ; hyperplasies lobulaires atypiques, hyperplasies canalaires (épithélioses) atypiques.

Ces trois facteurs de risque sont d'autant plus à prendre en considération qu'ils sont associés.

Quelle que soit la contraception adoptée, il faut soumettre ces femmes à une surveillance mammaire particulièrement attentive.

Antécédent personnel du cancer du sein

Sont contre-indiquées en principe les pilules estroprogestatives, les anneaux vaginaux estroprogestatifs, les patchs estroprogestatifs, les micropilules progestatives pures (risque d'hyperstrogénie ?) ainsi que les méthodes assimilables (anneaux vaginaux aux progestatifs, implants progestatifs, DIUs diffusant des progestatifs) (se reporter cependant également au tableau V).

Concernant le DIU au lévonorgestrel *Mirena*® on peut se référer d'une part à l'OMS, 2004 (tableau V) qui conclut à une contre-indication de ce dispositif en cas de cancer du sein en cours ou en rémission depuis 5 ans et d'autre part à G. Boutet (*Gynécologie, Obstétrique et Fertilité*, 2006 vol. 34, n° 1 : 1015-1023), que je cite.

« ...*À la question de savoir si porter un DIU au LNG augmente le risque de cancer du sein, il n'existe pour l'instant pas de réponse de grade A disponible. Les résultats publiés permettent de répondre de façon rassurante avec un degré de preuve de grade C.*

À la question de savoir s'il faut poser un stérilet au LNG pour contrebalancer les effets endométriaux du TMX, on peut répondre, avec un niveau de preuve cependant limité que ce DIU est capable de s'opposer aux modifications bénignes de l'endomètre mais qu'on ne dispose d'aucune étude quant à son impact sur la prévention de l'adénocarcinome, pourtant le véritable problème, avec de nombreuses incertitudes quant à l'impact systémique du passage plasmatique du LNG.

À la question de savoir si une femme avec un antécédent personnel de cancer du sein peut porter un DIU au LNG, les recommandations officielles prescrivent le retrait de ce dispositif dès la suspicion ou le diagnostic du cancer du sein, contre-indiquent sa pose en cas de cancer actuel et soulignent qu'en cas de cancer en rémission depuis plus de cinq ans, les risques théoriques ou avérés l'emportent sur les avantages attendus, cette méthode n'étant en règle générale pas recommandée à moins de cas particuliers et au prix d'un suivi régulier... »

Tableau V :
Indications des différentes méthodes contraceptives dans les mastopathies selon l'OMS.

	Pilule EP	EP injectable	P/A	MPP	Progestatifs injectables retards	Implants ETG/LNG	DIU-Cu	DIU-LNG
Lésion mammaire non diagnostiquée	2	2	2	2	2	2	1	2
Mastopathies bénignes	1	1	1	1	1	1	1	1
Antécédent familial de cancer du sein	1	1	1	1	1	1	1	1
Antécédent personnel de cancer du sein								
- Actuel	4	4	4	4	4	4	1	4
- Datant de 5 ans sans récidive	3	3	3	3	3	3	1	3

EP = estroprogestatifs ; P = patchs EP ; A = anneaux vaginaux EP ; ETG = étonogestrel ; LNG = lévonorgestrel ; MPP = micropilules progestatives pures en continu ; DIU-Cu = dispositif intra-utérin au cuivre ; DIU-LNG = dispositif intra-utérin au lévonorgestrel.
1 = Indication sans restriction.
2 = Les avantages de la méthode dépassent généralement ses risques théoriques ou prouvés.
3 = Les risques théoriques ou prouvés de la méthode dépassent habituellement ses avantages.
4 = Méthode associée à un risque inacceptable.
Source : *Medical Eligibility Criteria for Contraceptive Use*. Third edition 2004. World Health Organization, Geneva, 2004.

Je fais totalement miennes ces conclusions de G. Boutet.

Si on se réfère au Dictionnaire *Vidal* 2006, le cancer du sein ne figure pas parmi les contre-indications du DIU-LNG. Il figure dans les mises en garde et précautions d'emploi de ce dispositif : « *Le retrait du DIU [Mirena] devra être envisagé en cas de suspicion ou diagnostic d'une tumeur hormonodépendante, y compris cancer du sein* ».

Enfin si on se réfère à l'étude de Backman *et al.*, 2005, relative à 17 360 femmes finlandaises, il n'y a pas de différence quant au risque de cancer du sein entre les utilisatrices de DIU-LNG et la moyenne des femmes finlandaises âgées de 30 à 54 ans. Mais il s'agit d'une simple étude de suivi post-commercialisation qui ne prend en compte aucun des facteurs confondants connus (antécédents familiaux, antécédents hormonaux, ou de reproduction). Il faut de plus tenir compte que seules 72,7 % des femmes ont répondu au questionnaire servant de base à cette étude. Des études de meilleur niveau de preuve sont nécessaires.

La méthode de choix est en fait ici le dispositif intra-utérin au cuivre en l'absence de contre-indication vraie.

Une contraception progestative normodosée en méthode discontinue est-elle permise ? La prudence voudrait que l'on s'abstienne de toute hormone sexuelle quelle qu'elle soit (progestatifs inclus). Il faut en effet tenir compte de l'effet stimulant (déjà évoqué) de nombreux progestatifs *in vitro* sur des cultures de cellules mammaires malignes et de la possibilité chez la femme ayant eu un cancer du sein d'en avoir un autre, infraclinique, controlatéral ou homolatéral (en cas de conservation mammaire) ou de micrométastases latentes susceptibles d'évoluer sous l'influence des estrogènes ou/et des progestatifs. Selon A. Gorins, une contraception progestative normodosée discontinue « *est possible, même raisonnable, après traitement du cancer du sein mais nous n'avons aucune preuve formelle de son innocuité* ».

Antécédent familial de cancer du sein

Les pilules estroprogestatives, si elles sont souhaitées par la patiente, semblent pouvoir être permises selon l'OMS, 2005 (tableau V) tout en tenant compte que selon Grabrick *et al.* de la *Mayo Clinic* (*Jama* 2000 ; 284 : 1791-1798), les sœurs et les filles de femmes ayant eu un cancer du sein auraient une augmentation du risque de cancer du sein (RR = 3,3 ; IC : 1,6-1,7) en cas d'utilisation de pilules fortement dosées (utilisées avant 1975). Cette notion n'a pas à ma connaissance été confirmée depuis cette publication.

Mastopathies bénignes à risque

Sous surveillance étroite, les pilules estroprogestatives ne sont pas contre-indiquées dans les mastopathies avec hyperplasie épithéliale avec ou sans atypies, si on se réfère à l'ACOG (American College of Obstetricians and Gynecologisis), 2001 et à l'OMS, 2005. Cette attitude mérite cependant d'être nuancée (voir plus loin). Une contraception progestative normodosée discontinue est par ailleurs, en principe, possible dans ces cas.

Quant aux femmes avec mutation des gènes de susceptibilité de cancer du sein BRCA 1 ou BRCA 2, il ne semble pas exister actuellement d'argument pour refuser les pilules estroprogestatives (faiblement dosées) aux femmes avec mutations du BRCA 2. Pour celles avec mutations du BRCA 1 il y a peut-être un risque de cancer du sein légèrement plus élevé que chez les femmes non utilisatrices (OMS, 2005).

CONTRACEPTION DANS LES DIFFÉRENTES MASTOPATHIES BÉNIGNES

D'après l'Organisation mondiale de la Santé, 2005 la place des différentes méthodes de contraception en cas de mastopathies est celle qui figure au tableau V.

Il semble en tous les cas exister actuellement en France un consensus chez les oncologues pour admettre qu'**aucune mastopathie bénigne ne contre-indique la pilule hormis les néoplasies lobulaires avec atypies (HLA) et les carcinomes lobulaires *in situ* (CLIS)** ; la pilule est-elle permise dans les hyperplasies lobulaires simples (HLS) ? La question mérite d'être posée si on considère, après Haagensen, qu'il y a continuum entre l'HLS, l'HLA et le CLIS.

Une autre question reste actuellement sans réponse définitive : les progestatifs de synthèse ont-ils un effet bénéfique ou délétère sur les hyperplasies épithéliales ?

Schématiquement, on peut envisager la contraception dans les cas suivants :

- mastodynies ;
- fibroadénomes et quelques autres tumeurs solides du sein ;
- dystrophies fibrokystiques du sein (DFK) qu'il n'est pas possible d'envisager ici dans toutes ses différentes formes cliniques ; kyste solitaire du sein, mastopathies polykystiques, écoulements mamelonnaires (en sachant que ces lésions peuvent coexister) mais qui sera abordée dans ses deux variétés : DFK mineures et DFK majeures ;
- contraception en cas d'hypertrophie mammaire de l'adolescente ou d'autres problèmes morphologiques des seins.

Mastodynie

D'intensité et de durée très variables, la mastodynie ou douleur des seins, est un symptôme extrêmement fréquent qu'il faut toujours prendre au sérieux. Il faut :

- affirmer la mastodynie (éliminer les douleurs extra-mammaires référées au sein par la patiente : douleurs vertébrales, névralgies inter-costales, douleurs chondro-costales, syndrome de Tietze (2e, 3e et 4e jonctions chondrosternales), syndrome de Cyriax (subluxation de l'articulation antérieure des 8e, 9e et 10e côtes), douleurs musculaires, affections cardio-pulmonaires...) ;
- éliminer une mastopathie : toutes les mastopathies bénignes ou malignes

peuvent être révélées et/ou accompagnées de mastodynie ;

- penser constamment à la possibilité très fréquente d'une mastodynie psychogène résultant de troubles psycho-affectifs (stress, problèmes affectifs ou émotionnels...).

La femme ne désire pas la pilule

Il faut assurer la contraception, soit par un dispositif intra-utérin au cuivre (en l'absence de contre-indication), soit par une contraception vaginale classique ou moderne.

Il faut par ailleurs traiter la mastodynie selon son intensité :

- bon soutien-gorge, adapté à la morphologie des seins et de préférence sans armature ;
- progestérone locale par voie percutanée (*Progestogel*) ;
- en cas d'inefficacité de ce traitement local, ajouter ou ne prescrire qu'un traitement progestatif par voie orale en deuxième phase du cycle : soit des progestatifs norstéroïdes (*Orgametril, Primolut-nor*) ; soit des progestatifs norprégnanes (promégestone, (*Surgestone*) 0,25 ou 0,50 mg/vingt-quatre heures ; nomégestrol acétate (*Lutenyl*) 5 mg/vingt-quatre heures) ; soit, dans les mastodynies essentielles peu sévères, des progestatifs dérivés de la 17-hydroxyprogestérone ; par exemple, acétate de chlormadinone (*Lutéran*) 10 mg/vingt-quatre heures, ou de la dydrogestérone (*Duphaston*) 10 ou 20 mg/vingt-quatre heures. Les progestatifs se justifient dans les mastopathies bénignes du fait de « *leur action anti-estrogène sur les capillaires avec action anti-œdémateuse, de leurs propriétés anti-inflammatoires conjonctives diminuant l'activité fibroblastique et la fibrose réactionnelle et leur activité anti-gonadotrope (lorsqu'ils sont administrés à doses suffisantes)* » Tournant, 1999.

Si le trouble fonctionnel persiste, il faut refaire un bilan mammaire complet à la recherche d'une mastopathie apparue depuis la consultation précédente et, en son absence, intensifier le traitement progestatif en le prolongeant dans le cycle ou, au besoin en changeant le progestatif ou en augmentant la posologie. On peut également faire appel aux thérapeutiques médicales non hormonales dont l'efficacité est variable : veinotropes, de préférence ceux possédant en outre une activité lymphokynétique, antalgiques, anti-inflammatoires non stéroïdiens, sédatifs nervins, en évitant les drogues mammotropes (chlorpromazine, réserpine, sulpiride), diurétiques que certains continuent d'utiliser à petites doses en seconde phase du cycle quand existent des signes nets de rétention. Phytothérapie, acupuncture et homéothérapie peuvent être également utiles. Un certain nombre de mastodynies sont toutefois rebelles à tout traitement (y compris les analogues de la LH-RH et les anti-estrogènes très exceptionnellement utilisés et sur de très courtes durées dans cette indication). Certains pensent qu'il faut considérer ces mastopathies prolongées et rebelles comme un marqueur du risque de cancer du sein (Plu-Bureau, 1997). Ici, l'abord psycho-thérapeutique est particulièrement précieux.

La femme désire la pilule

Les micropilules progestatives pures en continu et les pilules estroprogestatives combinées à climat estrogénique dominant (pilules EP fortement dosées en estrogène ou triphasiques ou peut-être celles à base d'acétate de cyprotérone...) sont en principe déconseillées parce qu'elles n'auront pas *a priori* d'effet thérapeutique sur la mastodynie. Le dispositif estroprogestatif transdermique *Evra*® qui s'accompagne parfois de mastodynie, ne semble pas non plus à conseiller dans cette indication.

Si la mastodynie est **sévère**, une contraception progestative normodosée discontinue (par norstéroïdes ou norprégnanes) vingt ou vingt et un jours sur vingt-huit, pendant une période plus ou moins courte (trois à six mois) peut être proposée. Il faut passer ensuite à une pilule estroprogestative normodosée ou minidosée à climat progestatif dominant (*Planor, Miniphase*, pilule EP à ≤ 20 µg d'éthinylestradiol (EE)...). On pourrait également préconiser d'abord des estroprogestatifs à climat progestatif dominant du fait de leur meilleure tolérance clinique et de leur meilleur contrôle du cycle par rapport aux progestatifs seuls à dose antigonadotrope, puis ne passer aux progestatifs antigonadotropes qu'en cas de persistance de la mastodynie.

En cas de mastodynie sévère associée à un haut risque vasculaire et d'inefficacité des norprégnanes sur la douleur, on pourrait prescrire pendant une courte période (trois mois ?) des analogues de la GnRH en tenant compte des inconvénients de ce traitement. Ce traitement est alors contraceptif. Si les seins sont devenus indolores, la contraception orale sera ensuite choisie selon les critères habituels.

Dans les **autres mastodynies essentielles**, sont indiqués de préférence les estroprogestatifs à climat progestatif dominant, (*Planor, Miniphase, Adepal* ou les pilules contenant ≤ 20 µg d'EE ou celles à base de drospirénone (Jasminelle® par exemple) du fait de l'effet antirétention de ce progestatif (effet antiminéralocorticoïde).

Quant aux **mastodynies cycliques prémenstruelles**, elles pourraient elles aussi bénéficier de ce type de pilules (en particulier des EP à base de drospirénone (une pilule EP à 20 µg d'EE et de drospirénone (Yaz®) vient d'être approuvée aux États-Unis dans l'indication du traitement du SPM) et également des nouvelles pilules dites avec « **extension** » voire « **en continu** » (Serfaty *et al.*, 2007).

Enfin les **mastodynies d'intervalle** survenant pendant les jours d'arrêt de la pilule pourraient elles aussi bénéficier des régimes d'EP avec « extension » (Serfaty *et al.*, 2007).

Les mastodynies rebelles résistant à une contraception progestative normodosée discontinue sont rares et pourraient relever temporairement du traitement progestatif continu entraînant une aménorrhée thérapeutique. On pourrait ici aussi prescrire des agonistes de la GnRH pendant une courte période. Au besoin l'effet bénéfique sur la mastodynie sera obtenu en prescrivant en outre du *Progestogel* ou/et des médications adjuvantes non hormonales.

La mastodynie est apparue sous pilule

Il faut éliminer d'abord une mastopathie apparue depuis la consultation précédente et penser ensuite à une hyperestrogénie, surtout tissulaire locale, constatée parfois sous pilules en particulier minidosées ou sous micro-pilules progestatives pures, puis prescrire soit une pilule estroprogestative minidosée (ou temporairement normodosée), à climat progestatif dominant, soit, momentanément et, en fonction du terrain et de la sévérité de la mastodynie, une contraception progestative normodosée discontinue relayée ensuite par une contraception estroprogestative à climat progestatif dominant.

Il faut, ici aussi, penser à la survenue d'une mastodynie psychogène, liée en particulier à une maladie récente personnelle ou familiale. En particulier, la notion d'une mastopathie récente maligne dans l'environnement de la patiente est tout à fait à prendre en considération...

Contraception hormonale dans quelques cas de mastopathies bénignes

Cette contraception est résumée pour ce qui concerne la contraception hormonale orale des adénofibromes mammaires, des dystrophies fibrokystiques du sein et des tumeurs phyllodes, dans le tableau VI où l'on remarque que la contraception hormonale et le traitement des mastopathies bénignes sont interdépendants.

Trois notions dominent la contraception hormonale des mastopathies bénignes :

- la contraception hormonale ne doit pas générer de mastopathie ;
- la contraception hormonale ne doit pas aggraver une mastopathie pré-existante ;
- la contraception hormonale devrait, dans la mesure du possible, avoir un effet thérapeutique sur la mastopathie.

Tableau VI :
Contraception hormonale orale dans quelques mastopathies bénignes.

Fibroadénomes

Si demande de contraception orale : EP de préférence (faiblement ou très faiblement dosés en EE (à climat progestatif ?) d'emblée ou, temporairement, après progestatifs normodosés anti-gonadotrophes).

Tumeurs phyllodes**

Tumeurs phyllodes bénignes (types 1 et 2 (Contesso)) = EP après chirurgie*

Tumeurs phyllodes à potentiel malin (types 3 et 4) = place des EP ? ? ? ?

Dystrophies fibrokystiques

DFK silencieuses et pas de demande de contraception hormonale orale : pas de traitement mais surveillance.

DFK mineures et demande de contraception orale :
- EP à climat progestatif ;
- ou P. temporairement puis EP

DFK majeures et demande de contraception orale : selon douleurs et évolutivité :
- Progestatifs discontinus (ou temporairement continus)
- Progestatifs + traitement non hormonal
- GnRH analogues (temporairement) puis progestatifs
- P. + TMX (temporairement) ? puis progestatifs
- ...

P = Progestatifs normodosés anti-gonadotropes ; EP = Pilules estroprogestatives ; TMX = Tamoxifène ; DFK = Dystrophie fibrokystique.

* Cependant selon A. de Rouqancourt (Hôpital Saint-Louis, Paris), si les récidives des tumeurs phyllodes conservent, le plus souvent, l'aspect histologique de la tumeur primitive, une transformation maligne peut survenir pour certaines tumeurs phyllodes initialement bénignes.

** Pour Marc ESPIE, Hôpital Saint-Louis, Paris, « il n'y a pas de contre-indications à la pilule estroprogestative dans les tumeurs phyllodes malignes puisque ces tumeurs ne sont pas hormono-dépendantes » (13-12-2006).

Hypertrophies mammaires de l'adolescente

Ces hypertrophies par leur volume peuvent être invalidantes (altération de la statique vertébrale) et par leur retentissement psychologique (altération du schéma corporel dont on connaît l'importance toute particulière à cet âge).

Pour *l'hypertrophie graisseuse de la jeune fille*, le plus souvent obèse, une chirurgie plastique est à proposer, après l'âge de 15 ans, sans trop de délai, à l'adolescente préalablement bien informée, en particulier sur l'existence de cicatrices post-opératoires. S'il y avait une demande contraceptive, les progestatifs normodosés discontinus (les norprégnanes semblent préférables dans cette situation) sont indiqués temporairement en attendant la chirurgie. S'ils ne sont pas tolérés, on pourrait faire appel, sous surveillance étroite, aux estroprogestatifs très faiblement dosés en EE.

Pour *l'hypertrophie virginale ou juvénile*, beaucoup plus rare (développement précoce, rapide, parfois explosif et asymétrique des seins en période péripubertaire) et peut-être d'origine immune (Touraine *et al.*, 2005), un traitement médical, actuellement, mal codifié, est à entreprendre d'abord. Il facilitera et évitera peut-être la chirurgie dans un deuxième temps. Des corticoïdes ont également été essayés. Ce traitement pourrait associer un progestatif antigonadotrope et, pendant une très courte période, un anti-estrogène (tamoxifène) (Duflos-Cohade, 1997). Des corticoïdes ont également été essayés. Ce traitement progestatif est en même temps contraceptif, mais la demande contraceptive est tout à fait exceptionnelle à cet âge. Un traitement médical (progestatif) et une surveillance post-opératoires sont nécessaires car les récidives sont possibles.

Esthétique des seins et demande de contraception hormonale

La contraception hormonale orale doit aussi tenir compte dans la mesure du possible de l'esthétique des seins, surtout en fonction de la demande des patientes dans ce domaine et du terrain en particulier psychologique.

Seins hypotrophiques ou/et hypotoniques

Il faut préférer (sans garantir de résultat), en l'absence de mastopathie associée, et plus ou moins momentanément, des estroprogestatifs à climat estrogénique dominant *(Milli-Anovlar, Varnoline...)* ou très dominant (soit 2 comprimés d'EP minidosés par jour soit 1 comprimé d'EP normodosé + 1 comprimé d'EP minidosé par jour) pendant une durée déterminée (six mois ?) et sous surveillance mammaire étroite.

Seins hypertrophiques

Il faut préférer *a priori* les estroprogestatifs très minidosés (pilules à 15 ou 20 µg d'éthinyl-estradiol) voire un anneau vaginal estroprogestatif (*Nuvaring*®) diffusant 15 µg d'EE par jour. On peut également essayer sans garantir de résultat et plus ou moins momentanément, une contraception orale progestative pure, normodosée discontinue*.

CONCLUSION

Une contraception hormonale bien adaptée à chaque mastopathie bénigne devrait dans la mesure du possible assurer le traitement de celle-ci. La prise en charge d'une contraception, grâce à la surveillance régulière des seins qu'elle permet, est une circonstance privilégiée de dépistage, de traitement et de surveillance des mastopathies bénignes, et notamment des mastopathies bénignes à risque. Dans ce sens, la contraception orale a rendu un service considérable aux patientes atteintes de mastopathies bénignes. Cependant, lorsqu'il s'agit de stéroïdes contraceptifs et du sein, il faut, dans l'état actuel de nos connaissances, éviter toute opinion définitive : « *Je n'écris plus une phrase affirmative sans être tenté d'y ajouter "peut-être"* » (André Gide). ■

BIBLIOGRAPHIE

[1] Anderson TJ, Battersby S, King RJB, McPherson K, Going JJ Oral contraceptive use influences resting breast proliferation. Hum Pathol 1989; 20-12: 1139-1144.

[2] Backaman T, Rauramo I, Jaakkola K, Inki P *et al.*, Use of the levonorgestrel-releasing intrauterine system and breast cancer. *Obstet Gynecol* 2005; 106: 813-7.

[3] Boutet G. Dispositif intra-utérin au lévonorgestrel (*Mirena*®) et cancer du sein : Que nous apporte la littérature pour la pratique quotidienne ? *Gynécologie, obstétrique et fertilité* 2006, vol. 34 ; n° 11 : 1014-1023.

[4] Burkman RT, Collins JA, Shulman LP, Williams JK. Current perspectives on oral contraceptive use. *Am J Obstet Gynecol* 2001; 185: 4-12.

[5] Cogliano V, Grosse Y, Baan R, *et al.*; WHO International Agency for Research on Cancer. Carcinogenicity of combined oestrogen-progestagen contraceptives and menopausal treatment. *Lancet Oncol*, 2005; 6 (8): 552-3.

[6] Organisation Mondiale de la Santé. Medical Eligibility Criteria for Contraceptive Use. Third edition 2004, World Health Organization, Geneva, 2004.

[7] Rohan TE, Miller AB. A cohort study of oral contraceptive use and risk of benign breast disease. *Int J Cancer* 1999; 82: 191-196.

[8] Serfaty D. Mastopathies bénignes et contraception. In : *Le sein : du normal au pathologique : état de l'art.* M. Espié, A. Gorins. Eska, 2001 : 213-222.

[9] Serfaty D., d'Arcangues C. : Contraception du futur, in « *Contraception* » Masson, 3e édition 2007, sous presse.

[10] Toulemon L., Leridon H. Les pratiques contraceptives en France. *La Revue du Praticien* 1995 ; 45 : 2395-2400.

[11] Touraine P, Youssef N, Alvanakian MA *et al.* Breast inflammatory gigantomastia in a context of immune-mediated diseases. *J Clin Endocrinol Metab* 2005; 90: 5 287-94.

[12] Tournant B. Sein et Pilule. *Médecine au féminin* 1999 ; 19 (mai-juin) : 15-19.

ANNEXE : LE CENTRE INTERNATIONAL DE RECHERCHE CONTRE LE CANCER (CIRC), LA PILULE, LE CNGOF, LA FNCGM ET LA SFG

David SERFATY

Le centre international de la recherche contre le cancer (CIRC) a déclenché cet été [1] une vive émotion en annonçant que les pilules contraceptives estroprogestatives devaient être officiellement considérées comme des substances cancérogènes.

Les représentants du Collège national des gynécologues et obstétriciens français (CNGOF), de la Fédération nationale des collèges de gynécologie médicale (FNCGM) et de la Société française de gynécologie-(SFG) craignant une lecture caricaturale des données scientifiques rappelées par le CIRC, tiennent à faire la déclaration suivante.

Face à l'augmentation des cancers du sein sous pilule relevée par les travaux du CIRC, les responsables du CNGOF, de la FNCGM et de la SFG précisent que celle-ci est faible et que ce risque disparaît 10 ans après la fin de l'utilisation de cette contraception. II faut, par ailleurs, souligner que le risque d'avoir un cancer du sein est plus important si on vit dans un pays à haut niveau économique comme le nôtre et, probablement, si on n'a pas d'enfant ou si on a des enfants après 30 ans.

S'agissant de l'augmentation du risque du cancer du col de l'utérus, les responsables du CNGOF, de la FNCGM et de la SFG rappellent que ce dernier est surtout un cancer lié à la présence de certains papillomavirus humains sexuellement transmissibles (HPV) potentiellement cancérogènes même si les hormones peuvent jouer un rôle de promotion dans son évolution. Ils insistent enfin sur le fait que la vie sexuelle, le nombre de partenaires et le tabagisme sont des facteurs directement à l'origine d'une augmentation du risque de cancer du col de l'utérus, une augmentation significativement plus importante que celle pouvant être associée à la prise de pilule.

Les responsables du CNGOF, de la FNCGM et de la SFG estiment que les risques cancérogènes des pilules, certes réels mais assez faibles, doivent être mis en balance avec les avantages de la contraception orale : diminution de moitié du taux de cancer de l'endomètre (qui est en fréquence le troisième cancer génital chez la femme, soit environ 4 800 nouveaux cas en France en 2000), diminution de moitié du taux de cancer de l'ovaire (4 488 nouveaux cas en France en 2000), peut-être diminution du cancer colo-rectal, espacement des naissances et donc des pathologies liées à la grossesse et à l'accouchement (hypertension, diabète, hémorragies, accidents thrombo-emboliques...).

Cet avantage est d'autant plus précieux dans les pays en développement que 8 femmes sur 1 000 y meurent en donnant la vie.

Il faut encore compter avec la diminution des grossesses extra-utérines, des fausses-couches, des interruptions volontaires de grossesse (IVG) et de leurs conséquences...

Enfin, le fait d'arrêter la pilule priverait les femmes de plusieurs avantages (espacement des naissances, examens systématiques et dépistages faits à l'occasion de la prescription d'une contraception...).

Pour conclure, le CNGOF, la FNCGM et la SFG font leur la déclaration de l'OMS datant du 21 Septembre 2005 : « il est important de noter que le CIBC, dans sa déclaration de juin 2005 n'a pas évalué le profil global des bénéfices et des risques des contraceptifs oraux en matière de santé publique ».

Comme l'a souligné le CIRC, les contraceptifs oraux modifient légèrement le risque de cancer, ce risque augmentant au niveau de certains sites (sein, col utérin, foie) et diminuant au niveau de certains autres (endomètre, ovaire).

Différentes équipes de l'OMS évaluent régulièrement la sécurité et la balance risques-bénéfices des contraceptifs oraux. Elles ont conclu que pour la plupart des femmes, les bénéfices pour la santé excèdent clairement les risques » (WHO, Family Planning Home, Evidence-based Guidance, 21 Septembre 2005).

Pour le CNGOF, pour la FNCGM et pour la SFG, la pilule a été et est bien plus qu'un dispositif médical. Les bénéfices acquis par la pilule concernent la société tout entière. Évitons donc tout alarmisme injustifié.

CNGOF – FNCGM -SFG

BIBLIOGRAPHIE

[1] Cogliano V, Grosse Y, Baan R *et al.* WHO International Agency for Research on Cancer. Carcinogenicity of combined œstrogen-progestagen contraceptives and menopausal treatment. *Lancet Oncol.* 2005; 6 (8): 552-3. http://oncology.thclancet.com

Référence des chiffres cités: Remontet L *et al.* Évolution de l'incidence et de la mortalité par cancer en France de 1978 à 2000. Institut de Veille Sanitaire, Août 2003. *www.invs.sante.fr*

Le communiqué ci-dessus concernant la pilule et les cancers est important par son contenu médical et social (il concerne plus de 5 millions d'utilisatrices de la pilule en France) et par sa valeur symbolique. C'est la première fois que les trois instances les plus représentatives de la gynécologie française adoptent consensuellement un texte auquel les médecins pourront se référer. On ne peut que souhaiter qu'une telle démarche se renouvelle chaque fois que cela mérite de l'être.

n° 99 – 15 janvier 2006 – La Revue du Praticien Gynécologie et Obstétrie.

LÉSIONS BÉNIGNES DU SEIN
ANATOMIE PATHOLOGIQUE

Anne de ROQUANCOURT

LÉSIONS PSEUDOTUMORALES

GALACTOPHORITES

Cette maladie primitive du canal galactophore de siège souvent rétro-mamelonnaire peut affecter secondairement les lobules.

Il peut s'agir :

- soit d'une simple *ectasie canalaire* où les canaux dilatés sont occupés par un matériel acidophile correspondant à la rétention de produits de sécrétion ;
- soit d'une *galactophorite ectasiante* où les canaux dilatés ont une paroi épaissie, siège d'un infiltrat lymphoplasmocytaire [1] ;
- enfin, la *mastite à plasmocytes* représenterait l'évolution ultime de la galactophorite ectasiante. La progression de la réaction inflammatoire entrainerait une destruction de la paroi des canaux s'accompagnant d'une réaction à corps étranger au contact des débris de nécrose et du matériel lipidique provenant de la lumière du canal. Le tissu mammaire environnant est le siège d'un infiltrat inflammatoire mononucléé très riche en plasmocytes.

MASTITE GRANULOMATEUSE

Cette lésion atteignant des femmes plus jeunes que la mastite à plasmocytes est de siège plutôt périphérique que juxta-aréolaire. Elle se caractérise sur le plan histologique par des lésions folliculaires de topographie lobulaire sans dilatation des canaux, sans cristaux d'acides gras ni savon.

MASTOPATHIE LYMPHOCYTAIRE

Les mastopathies lymphocytaires sont des lésions inflammatoires non infectieuses du parenchyme mammaire. Elles se caractérisent par un infiltrat lymphocytaire d'intensité variable, de topograghie lobulaire péricananalaire, périvasculaire et par une sclérose collagène avec atrophie progressive du lobule. Cet infiltrat lymphocytaire est de nature B lymphocytaire. Le tissu conjonctif, densément collagène peut contenir des myofibroblaste à cytoplasmes globuleux, eosinophile, exprimant l'actine muscle lisse. L'évolution de ces lésions, se fait progressivement vers l'atrophie lobulaire et la sclérose correspondant alors à ce que l'on nomme « mastopathie fibreuse ». Cette lésion peut être associée avec un diabète insulino-dépendant, une thyroïdite d'Hashimoto, un syndrome de Sjögren, un lupus érythémateux disséminé, suggérant une origine auto-immune. Le traitement en est l'exérèse chirurgicale large et complète pour éviter les récidives.

CYTOSTÉATONÉCROSE

La plupart des cytostéatonécroses sont d'origine traumatique, se traduisant histologiquement par la présence de vacuoles optiquement vides correspondant à des corps gras avec à leur contact présence d'un granulome inflammatoire fait de volumineux histiocytes à cytoplasme spumeux, de cellules géantes et de lymphoplasmocytes. En périphérie de cet infiltrat inflammatoire, il existe une fibrose extensive évoluant avec le temps. La nécrose peut secondairement se calcifier.

Des réactions à corps étrangers peuvent s'observer dans le sein au contact de différentes substances prothétiques : silicone, paraffine...

HAMARTOME

Cette lésion pseudotumorale, bien limitée, mesure de 1 à 20 cm. Son aspect macroscopique est fonction de la proportion des différents constituants de la lésion.

Histologiquement, l'hamartome est constitué de structures glandulaires comportant galactophores et lobules et de tissu conjonctif collagène et adipeux en quantité variable. Ces différentes structures sont organisées de façon normale mais constituent une formation bien limitée, indépendante du tissu mammaire de voisinage. Au sein de l'hamartome peuvent exister des remaniements dystrophiques à type de kyste, métaplasie apocrine, adénose...

GYNÉCOMASTIE

Définie comme une hypertrophie uni ou bilatérale réversible de la glande mammaire chez l'homme, la gynécomastie est une affection soit idiopathique soit en relation avec un hyperœstrogénisme, soit le plus souvent d'origine iatrogène.

Histologiquement, cette lésion se caractérise par une prolifération de canaux habituellement sans lobule. Les canaux galactophores sont revêtus par une double assise de cellules épithéliales internes souvent hyperplasiques doublées d'une assise myoépithéliale externe aplatie. L'assise épithéliale peut prendre un aspect végétant ou en « touffes ». Le tissu conjonctif péricanalaire est myxoïde ou très dense. Certains produits comme l'Aldactone peuvent provoquer des atypies cellulaires.

TUMEURS BÉNIGNES

TUMEURS ÉPITHÉLIALES

Papillomes

Le papillome *solitaire* survient le plus souvent dans la région rétro-aréolaire mais peut s'observer partout ailleurs dans le sein. Lorsque ce papillome siège dans un canal dilaté, il prend le nom de cystadénome papillaire. Survenant aux alentours de l'âge de 60 ans, ce papillome est habituellement révélé par un écoulement mamelonnaire hémorragique, plus rarement par une masse palpable. Siégeant dans les grands canaux galactophores, il peut atteindre trois ou quatre centimètres de diamètre. Histologiquement, il s'agit d'une *formation arborescente constituée* de papilles possédant des axes conjonctifs fibreux, par endroits épais, sclérohyalins parfois coalescentes. Les axes conjonctifs ainsi que les formations glanduliformes réalisées sont revêtues par une double assise cellulaire, épithéliale interne cylindrique ou cubique, myoépithéliale externe prenant parfois un aspect clair (figure 1) Les cellules épithéliales peuvent être en métaplasie sudorale apocrine. Des phénomènes de nécrose hémorragique sont parfois observés. Ces papillomes peuvent être le siège d'une hyperplasie épithéliale simple ou atypique.

Le papillome solitaire est une lésion bénigne qui n'est pas associée à un risque accru de survenue de cancer du sein.

Les papillomes *multiples* surviennent dix ans plus tôt que le papillome solitaire et se traduisent par des masses palpables de siège périphérique. Du point de vue histologique, ces papillomes multiples peuvent présenter une hyperplasie épithéliale et myoépithéliale et être associés à une hyperplasie épithéliale canalaire de voisinage

Figure 1 :
Papillome intragalactophorique - HE × 100.

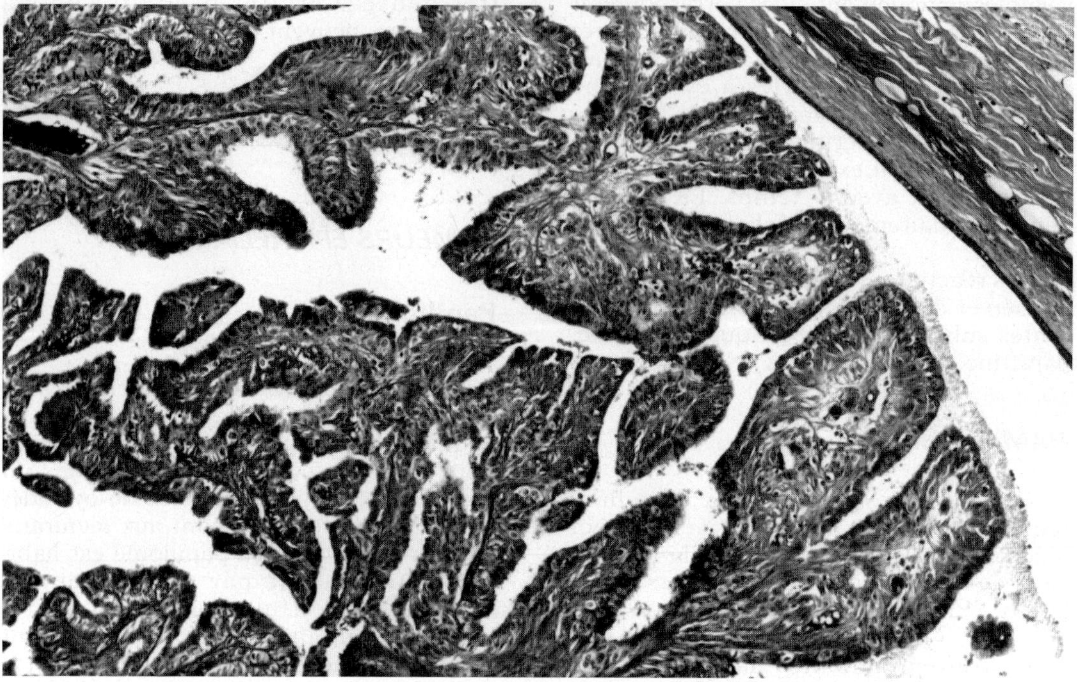

avec ou sans atypie. Les papillomes multiples ont un caractère récidivant et s'accompagnent d'un risque accru de survenue de cancer du sein concommitant ou ultérieur [2].

Ces papillomes multiples récidivants ne doivent pas être dénommés « papillomatose », le terme papillomatose étant synonyme pour certains d'hyperplasie épithéliale de type canalaire ou épithéliose.

Il convient en outre de distinguer les papillomes multiples des papillomes microscopiques de siège toujours distal, fréquemment associés à l'hyperplasie épithéliale de type canalaire dont ils ne modifient pas le pronostic.

Adénome ductal

Lésion rare développée dans les canaux galactophores dont l'indidualité est discutée. Tavassoli ne la considére pas comme une entité séparée des papillomes. Cette lésion comblant plus ou moins la lumière d'un canal dilaté, réalise un nodule adénomateux remanié par des secteurs fibreux.

Adénome du mamelon

Cette lésion bénigne du mamelon, peu fréquente, est rapportée dans la littérature sous de multiples vocables : adénomatose érosive, adénose érosive, adénome papillaire...

Elle se présente macroscopiquement comme une masse bien limitée pouvant entraîner une dilatation des canaux galactophores sous-jacents.

Histologiquement, la lésion est mal limitée, constituée d'une prolifération de multiples petits canalicules se développant dans le tissu conjonctif du mamelon qui apparaît très réduit, siège de remaniements scléreux. Ces remaniements du tissu conjonctif ont pour conséquence une déformation de la lumière des canalicules. Les canalicules possèdent une double assise cellulaire épithéliale interne, myoépithéliale externe (PS100 positive, actine positive) ce qui confirme le caractère bénin de cette lésion. Cette prolifération tumorale peut ulcérer le revêtement cutané. Elle peut être associée à de véritables papillomes développés soit dans la lumière des canalicules constituant l'adénome, soit dans la lumière de grands canaux galactophores de la région mamelonnaire. Le revêtement épithélial des canalicules peut être le siège de modifications métaplasiques de type sudoral apocrine, malpighienne ou d'une hyperplasie épithéliale qui peut présenter des caractères atypiques. La survenue d'un cancer dans un adénome mamelonnaire a été rapportée.

Sur le plan histologique, cette tumeur bénigne ne doit pas être prise à tort pour un cancer. Le diagnostic différentiel se fera également avec un exceptionnel syringome localisé au mamelon.

Une grande variété d'adénomes est décrite dans le sein : les plus fréquents sont les adénomes tubuleux et les adénomes lactants.

Adénome tubuleux

Cette tumeur nodulaire bien limitée est constituée de canalicules réguliers entre lesquels le tissu conjonctif est peu abondant.

Adénome lactant

Cette tumeur nodulaire bien limitée est constituée de formations tubulo-acineuses comportant des signes sécrétoires analogues à ceux observés au cours de la grossesse et de la lactation. Les canalicules ont une lumière large et sont bordés par des cellules épithéliales comportant des vacuoles claires intracytoplasmiques situées au pôle apical des cellules.

Adénome pléomorphe

Cette tumeur analogue à celle des glandes salivaires est très rare dans le sein. Cliniquement elle est palpable, bien limitée, lobulée, blanchâtre un peu translucide à la coupe. Elle est constituée d'une double composante épithéliale et myoépithéliale disposée dans un stroma chondroïde renfermant fréquemment des plages d'ossification. La composante épithéliale réalise des structures tubuliformes. Cette lésion d'évolution bénigne doit être traitée par simple exérèse.

TUMEURS ÉPITHÉLIALES ET CONJONCTIVES

Adénofibrome

Cette tumeur bénigne survient essentiellement chez l'adulte jeune souvent avant 25 ans. Macroscopiquement, le fibroadénome de type adulte correspond à un nodule bien limité de consistance ferme, mesurant généralement entre 2 et 4 cm de diamètre. À la coupe, ce nodule blanchâtre fait discrètement saillie par rapport au parenchyme mammaire de voisinage. La tranche de section a un aspect variable en fonction du caractère hyalin ou myxoïde du tissu conjonctif. Le fibroadénome géant mesure plus de 8-10 cm.

Histologiquement, cette lésion comporte une double composante épithéliale et conjonctive (figure 2). Selon l'architecture, certains individualisent des adénofibromes intracanalaires et péricanalaires : cette distinction n'a pas d'intérêt pronostic. L'aspect des adénofibromes est variable selon la quantité et l'aspect du tissu conjonctif qui peut être œdémateux ou hyalin voire renfermer des calcifications. Les adénofibromes œdémateux présentant des zones hypercellulaires auraient une propension à la récidive. Les modifications de la composante épithéliale peuvent consister en des remaniements métaplasiques de type apocrine, de type secrétant au cours de la grossesse, enfin en des lésions d'hyperplasie épithéliale qui peuvent être marquées (floride) ou présenter des caractères atypiques.

Dupont et Page [3] font état d'un risque relatif augmenté de survenue ultérieure de cancer du sein (RR3) associé au fibroadénome complexe. Les fibroadénomes complexes sont définis par la présence de kystes, d'une adénose sclérosante, de calcifications épithéliales ou d'une métaplasie épithéliale de type gynécomastoïde.

Les modifications de la composante conjonctive correspondent en des remaniements myxoïdes ou hyalins. De rares cas de métaplasie osseuse ou musculaire lisse ont été décrits. Des cellules géantes multinucléées peuvent être observées dans le tissu conjonctif.

Figure 2 : Adénofibrome
canaux déformés étirés enchâssés dans un tissu conjonctif collagène modérément cellulaire - HE × 100.

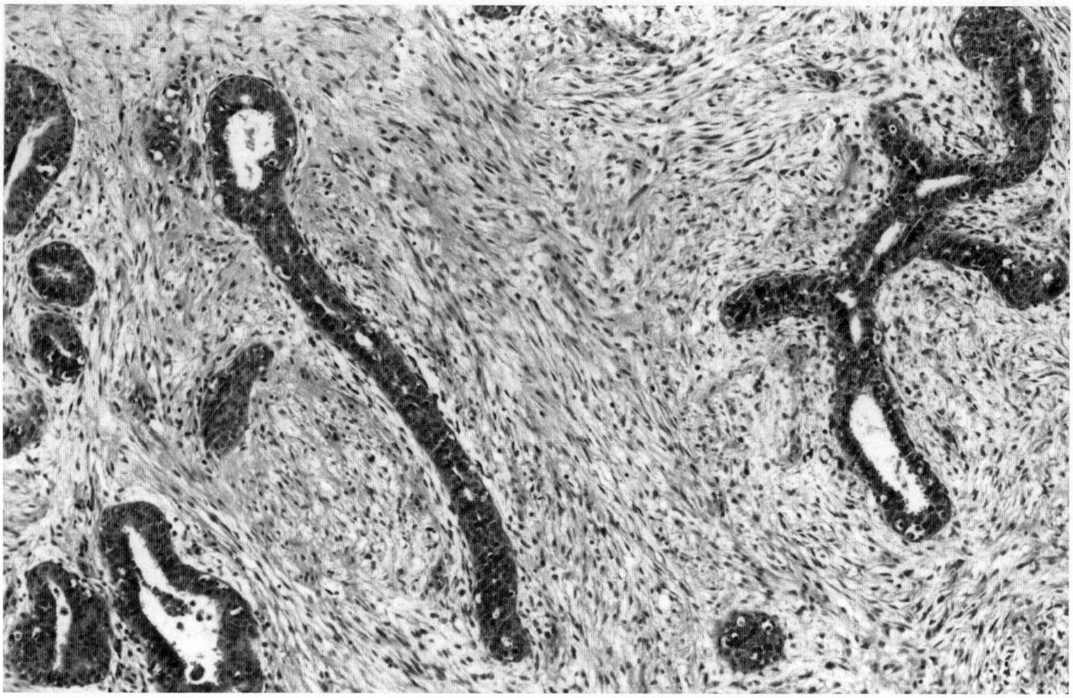

Des lésions de néoplasie lobulaire ou de carcinome canalaire « *in situ* » peuvent se rencontrer dans un adénofibrome : ces lésions sont rares (0,02 % dans une population dépistée). L'âge moyen de survenue est de 43 ans. Le pronostic et le traitement de ces lésions développées au sein d'un fibroadénome sont identiques à ceux des lésions habituelles de même type.

Adénofibrome juvénile

L'adénofibrome juvénile représente 5 à 10 % des fibroadénomes survenant chez l'adolescente ; il peut se rencontrer chez l'adulte. C'est un adénofibrome à croissance rapide pouvant atteindre un vingtaine de centimètres et dont la composante conjonctive est richement cellulaire.

Les structures épithéliales sont régulièrement réparties, elles sont parfois hyperplasiques, réalisant des aspects analogues à ceux observés dans la gynécomastie. Il peut être difficile, voire impossible de distinguer un fibroadénome juvénile d'une tumeur phyllode.

Tumeurs phyllodes

Ces tumeurs présentant une double composante épithéliale bénigne et conjonctive richement cellulaire représentent 0,3 % de toutes les tumeurs du sein et 2,5 % des tumeurs fibro-épithéliales du sein. L'âge moyen de survenue est de 45 ans.

Macroscopiquement, ces tumeurs plus ou moins bien limitées, de taille très variable, peuvent atteindre un volume important. Elles se caractérisent par une structure folliaire. Leur aspect est charnu, leur coloration blanc grisâtre. Lorsqu'elles sont très volumineuses, ces tumeurs sont le siège de remaniements nécrotiques et hémorragiques.

Histologiquement, ces tumeurs se distinguent des adénofibromes par la richesse cellulaire de la composante conjonctive. La composante épithéliale bénigne est plus ou moins développée, faite de canaux déformés, étirés, réalisant des aspects foliaires (figure 3). Le revêtement épithélial de ces

Figure 3 : Tumeur phyllode
aspect foliaire - HE × 100.

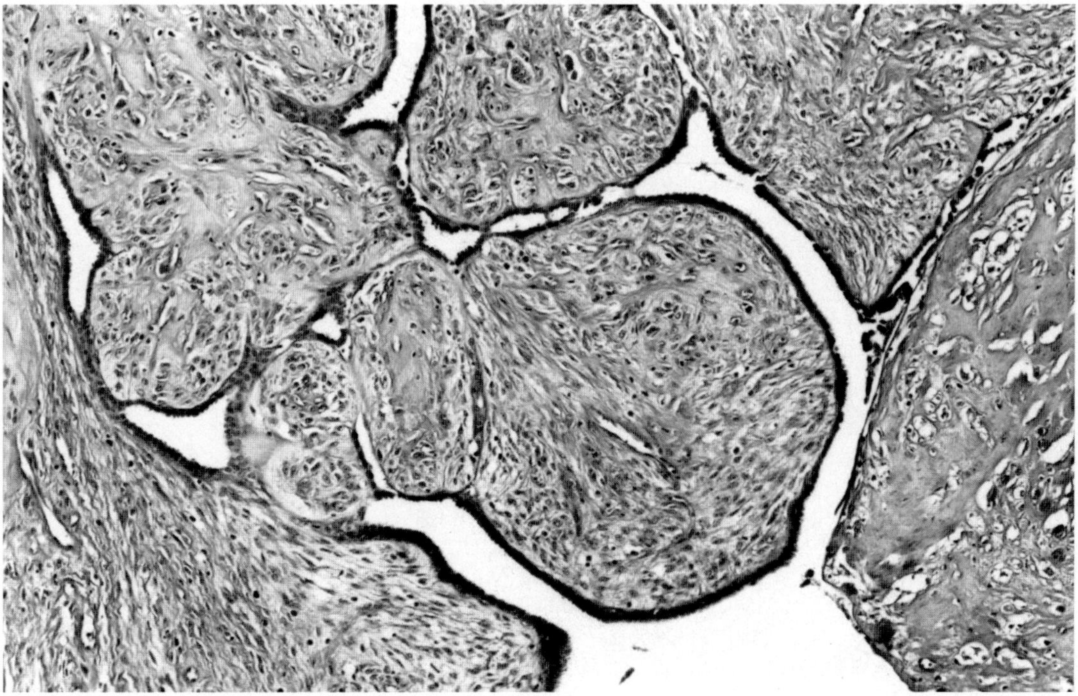

canaux peut présenter des phénomènes de métaplasie ou être hyperplasique. La composante conjonctive hétérogène présente des zones richement cellulaires, le plus souvent de type fibroblastique avec parfois des atypies cyto-nucléaires (figure 4). Des foyers myxoïdes, adipeux, chondroïdes ou osseux peuvent exister.

Le pronostic de ces tumeurs est incertain, dominé par le risque de récidive qui s'observe dans 30 % des cas. Le comportement de ces tumeurs est difficile à prévoir sur l'aspect histologique. Il est cependant possible de distinguer des tumeurs de bas grade et de haut grade [4, 5]. Les tumeurs de bas grade sont circonscrites, présentent des atypies modérées et moins de 3 mitoses pour dix champs au fort grossissement. Les tumeurs de haut grade sont mal limitées en périphérie, présentent des atypies plus ou moins marquées et trois mitoses ou plus pour dix champs au fort grossissement.

L'aspect histologique des récidives peut être identique à celui de la tumeur initale ou être plus richement cellulaire et comporter des atypies.

Carcinome dans un adénofibrome

La survenue d'un carcinome dans un adénofibrome est une éventualité rare qu'il convient de distinguer de l'envahissement d'un adénofibrome par un carcinome de voisinage. L'âge moyen de survenue du cancer sur adénofibrome est de 43 ans (vingt ans plus tard que l'âge moyen des adénofibromes). Plus de 50 % des tumeurs sont des carcinomes lobulaires in situ. Viennent ensuite les carcinomes canalaires in situ puis d'autres variétés de carcinome invasif.

MASTOSE FIBROKYSTIQUE

La mastose fibrokystique est une entité confuse regroupant des lésions de significations différentes, décrites sous de multiples vocables dans la littérature : maladie fibrokystique, fibro-adénose kystique, maladie de Reclus ou de Schimmelbush, dysplasie mammaire... Après de longues années de débats entre chirurgiens et pathologistes, le Collège des Pathologistes

Figure 4 : Tumeur phyllode de grade II
conjonctif avec fibroblastes présentant des atypies cyto-nucléaires - HE × 250.

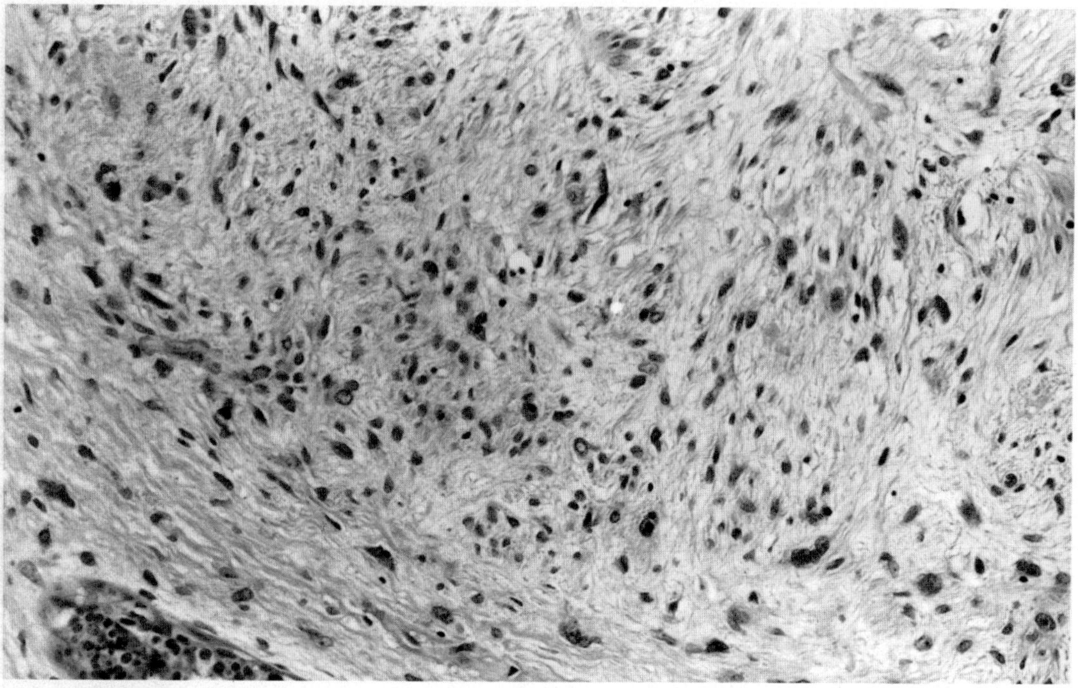

Américains a adopté en 1986 le terme de « modifications fibrokystiques » pour désigner ces lésions considérant qu'il s'agissait non pas d'une maladie mais de l'exagération de phénomènes physiologiques. Ce groupe de travail décida en outre de faire sortir de ce cadre les lésions d'hyperplasie épithéliale en raison du risque accru de développement ultérieur d'un cancer du sein qui leur est associé.

LÉSIONS ÉLÉMENTAIRES

La sclérose ou fibrose est difficile à apprécier quant à son intensité.

Les kystes sont très fréquents. La plupart mesurent 1 à 2 mm de diamètre mais ils peuvent atteindre plusieurs centimètres. Les kystes mammaires sont uniloculaires et se développent à partir de structures lobulaires (ductules ou canaux terminaux). Histologiquement, ils possèdent un revêtement épithélial cylindrique prenant souvent un aspect cubique ou aplati. Ce revêtement épithélial peut être en métaplasie idrosadénoïde, c'est-à-dire prendre un aspect de type sudoral apocrine avec parfois formation de papilles endoluminales n'ayant aucun caractère péjoratif. Ces kystes peuvent être le siège de remaniements : l'épithélium de revêtement est alors abrasé, la paroi siège d'un infiltrat inflammatoire mononucléé souvent riche en macrophages.

L'adénose correspond à une augmentation de taille des lobules liée à une augmentation du nombre des ductules [5] (figure 5). Dans sa forme simple, également rapportée sous le terme de « Blunt Duct Adenosis », cette lésion fait partie des « modifications fibrokystiques » de la glande mammaire. L'adénose peut réaliser des formations nodulaires, elle est alors dénommée adénose nodulaire ou pseudo-tumorale.

L'adénose sclérosante

Cette lésion peut simuler un cancer du point de vue macroscopique, histologique et même radiologique du fait de sa richesse en microcalcifications. L'adénose est retrouvée sur un peu plus de

12 % des pièces d'exérèse chirurgicale de lésions bénignes et sur 5,3 à 7 % des pièces d'exérèse de cancer du sein. L'adénose sclérosante peut être une lésion focale ou être plus floride et diffuse. Elle peut aussi réaliser des formations nodulaires palpables pouvant atteindre 2,5 cm de diamètre.

Histologiquement, il s'agit d'une lésion organoïde, constituée de nombreux canalicules ou ductules à lumière déformée, étirée, parfois collabée. Les canalicules enchâssés dans la sclérose sont revêtus par une double assise de cellules épithéliales internes, myoépithéliales externes aplaties. La couche myoépithéliale peut être mise en évidence à l'aide des anticorps anti-actine muscle lisse, anti CD 10, anti p 63. Au sein des lésions d'adénose sclérosante s'observe dans 3 % des cas une métaplasie sudorale apocrine. Il est également possible de trouver au sein des lésions d'adénose sclérosante une hyperplasie épithéliale soit de type canalaire soit de type lobulaire ou des lésions de carcinome « *in situ* ».

L'adénose microglandulaire

L'adénose microglandulaire est une variante très rare d'adénose se traduisant le plus souvent par une masse palpable de taille variable, parfois importante.

Cette lésion peut se présenter sur le plan macroscopique soit comme un foyer irrégulier blanc grisâtre, soit comme une masse vaguement circonscrite de consistance ferme ou caoutchouteuse.

Histologiquement, cette lésion est constituée de nombreuses formations glandulaires de petite taille à lumière arrondie, ouverte, occupée par un matériel sécrétoire acidophile, PAS + diastase résistante. Ces tubes, disposés de manière anarchique au sein d'un tissu conjonctif pauvrement cellulaire d'aspect particulier, peuvent infiltrer le tissu adipeux. Ils sont revêtus par une seule assise de cellules épithéliales cubiques à cytoplasme vacuolaire. Ces cellules expriment les cytokératines, la protéine S100, mais pas l'EMA.

Figure 5 : Adénose
multiplication des structures canaliculaires - HE × 200.

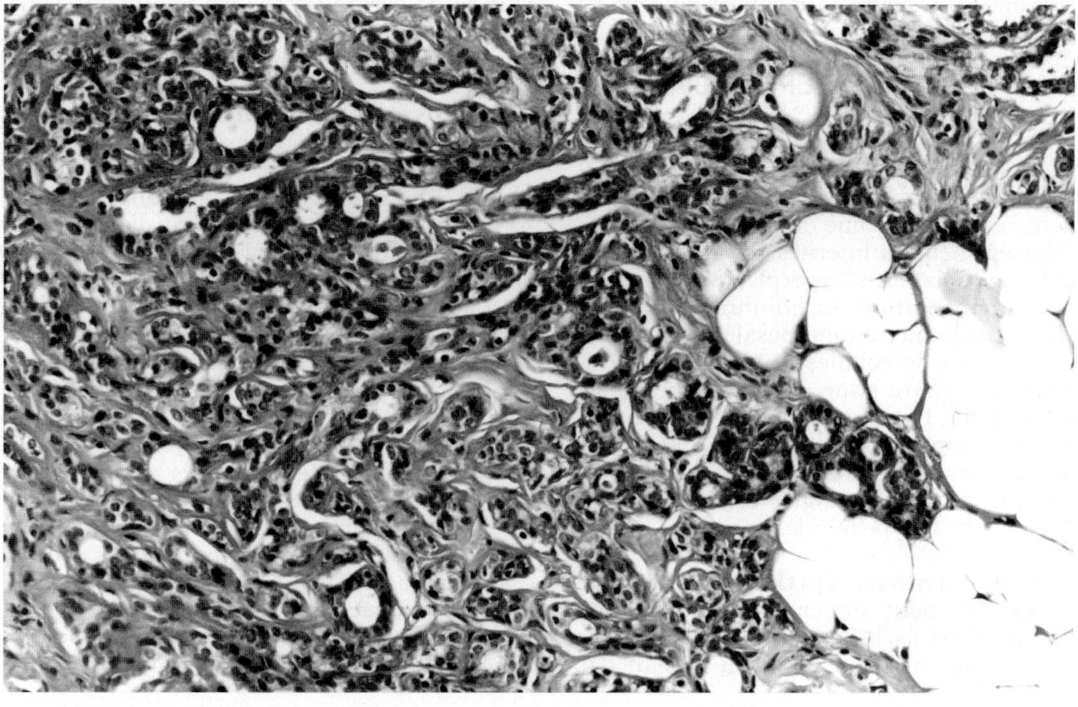

Le diagnostic différentiel de cette lésion avec un carcinome tubuleux est difficile, reposant uniquement sur l'analyse morphologique. En effet, l'immunohistochimie ne solutionne pas le problème car l'assise myoépithéliale (actine +) est manquante dans ces deux lésions.

MÉTAPLASIE CYLINDRIQUE

La Métaplasie cylindrique consiste en un remplacement de l'épithélium normal par un épithélium uni stratifié constitué de **cellules cylindriques hautes** à noyau basal à cytoplasme comportant une hernie apicale. Les cellules myoépithéliales sont bien visibles. La présence de microcalcifications dans la lumière des canalicules explique le mode de révélation de cette lésion par la mammographie [6]

Lorsqu'il existe une pluri-stratification des noyaux, la métaplasie cylindrique est dite « atypique ».

Ces lésions d'atypies épithéliales dites « planes » pourraient évoluer vers un cancer mais les données épidémiologiques sont actuellement insuffisantes pour qu'il soit possible d'évaluer le risque relatif de survenue ultérieure d'un cancer du sein.

HYPERPLASIE ÉPITHÉLIALE

Les structures canalaires quel que soit leur niveau dans l'arbre galactophorique sont revêtues par une double assise de cellules épithéliales internes, myoépithéliales externes aplaties. L'hyperplasie consiste en une augmentation du nombre de cellules tapissant la membrane basale. Le nombre de couches de cellules doit être au minimum de quatre pour parler d'hyperplasie épithéliale. Deux types d'hyperplasie épithéliale sont décrits en fonction de leur aspect morphologique : l'hyperplasie épithéliale de type canalaire et l'hyperplasie épithéliale de type lobulaire.

L'hyperplasie épithéliale de type canalaire peut siéger à n'importe quel niveau dans l'arbre galactophorique mais dans la majorité survient au niveau des lobules ou des canaux terminaux intralobulaires. Elle est constituée de cellules rappelant celles de l'arbre galactophrique. Ces cellules d'aspect très polymorphe se chevauchent, les limites cytoplasmiques sont mal visibles. Des aspects de « courant cellulaire » sont parfois réalisés où les cellules se disposent parallèlement les unes aux autres. Les espaces cellulaires ont des contours irréguliers, d'aspects fenestrés (figure 6).

L'hyperplasie est dite *légère* lorsque la lumière des galactophores est bordée par trois ou quatre couches de cellules, *modérée*, par 5 à 6 couches, « *floride* » ou florissante, plus de 6 couches. L'hyperplasie peut être d'architecture papillaire

L'hyperplasie est qualifiée *d'atypique* sur des critères architecturaux et cytologiques : apparition de plages de cellules monomorphes, noyaux parfois irréguliers, modification du rapport nucléocytoplasmique avec hyperchromatisme [7].

L'hyperplasie épithéliale canalaire est dénommée par de nombreux auteurs *épithéliose*. Aux USA, cette lésion est décrite sous le vocable de « papillomatose » : ce terme de papillomatose prête à confusion avec de véritables lésions papillaires comportant un axe conjonctif revêtu d'une double assise cellulaire.

L'hyperplasie épithéliale lobulaire intéresse les structures distales canaliculaires du lobule dont la lumière est distendue. Elle peut s'étendre au canal intra ou sus-lobulaire. Lorsqu'il s'agit d'une hyperplasie simple, les cellules épithéliales monomorphes se disposent sur deux ou trois couches. L'hyperplasie lobulaire est dite *atypique* lorsque la lumière des canalicules distendue à un moindre degré que dans le carcinome lobulaire in situ est occupée par une prolifération de cellules claires, monomorphes, dépourvues d'atypies. Il persiste souvent de petites lumières au sein de la prolifération tumorale. Cette lésion est très proche du carcinome lobulaire *in situ* dans lequel les lésions sont plus étendues et où la distension des lumières canaliculaires est plus marquée. Pour Haagensen [8], il existerait un continuum entre les lésions d'hyperplasie épithéliale lobulaire simple, atypique

Figure 6 : Hyperplasie épithéliale canalaire simple
architecture fenestrée de la prolifération endocanalaire - HE × 200.

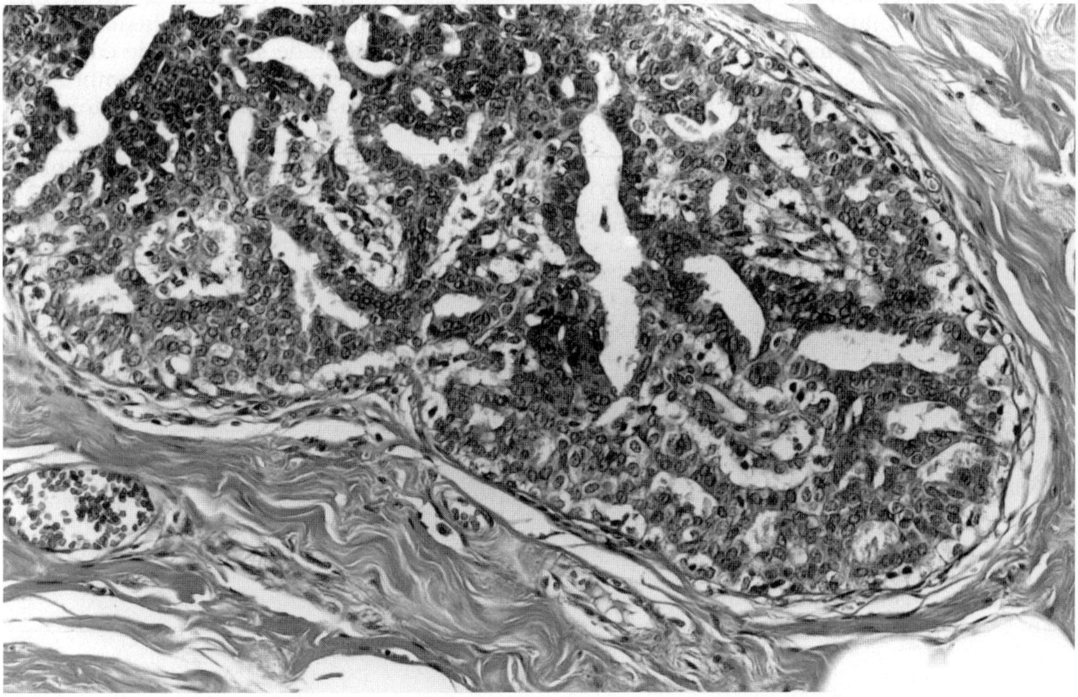

et le carcinome lobulaire *in situ* ; cet auteur propose de regrouper l'ensemble de ces lésions sous le terme de néoplasie lobulaire : l'hyperplasie lobulaire atypique répondant à la *néoplasie lobulaire* de grade 1.

La papillomatose juvénile

Individualisée par Rosen et coll. [9] comme une entité clinique et histologique distincte. Cette dénomination « papillomatose juvénile » bien que retenue par l'usage est impropre, car il ne s'agit pas d'une lésion papillaire mais d'une lésion hyperplasique et que si elle est observée dans 2/3 des cas avant 25 ans, elle a été décrite après 40 ans

Cliniquement, elle se présente soit sous l'aspect d'un placard, soit comme un nodude peu spécifique. L'aspect macroscopique est particulier avec présence de multiples kystes enchassés dans un tissu blanc jaunâtre, réalisant un aspect de « fromage de gruyère ».

Histologiquement, cette lésion se caractérise par l'association d'une fibrose, de nombreux kystes et d'une hyperplasie épithéliale canalaire floride. L'hyperplasie épithéliale peut être atypique. L'association d'un carcinome intracanalaire avec une papillomatose juvénile est rare.

Le traitement de cette affection est chirurgical, assorti d'une surveillance chez les patientes présentant des lésions bilatérales, récidivantes ou multifocales et des antécédents familiaux de carcinome mammaire ; en effet, seules ces patientes présentent un risque accru de survenue ultérieure d'un cancer du sein.

CENTRE PROLIFÉRATIF D'ASCHOFF OU CICATRICE RADIAIRE

La plupart des cicatrices radiaires [10, 11] n'excèdent pas quelques millimètres de diamètre et sont de découverte microscopique ; néanmoins, cette lésion peut être plus volumineuse, pseudotumorale, pouvant être supérieure à 1 cm de diamètre. Lorsqu'elle est visible à l'œil nu, elle peut simuler un cancer en raison de sa fermeté, du caractère rétracté du centre avec présence de stries jaunâtres correspondant aux remaniements élascéiniques.

Histologiquement, cette lésion stellaire possède un centre scléreux riche en substance élascéinique, renfermant des formations glanduliformes réparties de façon irrégulière. En périphérie, galactophores et lobules siège de lésions d'adénose et d'hyperplasie épithéliale, forment une couronne à disposition radiaire (figure 7). À ces lésions peuvent s'associer des kystes. Une grande variété d'aspects morphologiques peut s'observer selon l'abondance relative du centre scléro-élascéinique et de la couronne périphérique. Lorsqu'une cicatrice radiaire mesure plus de 1 cm elle est dénommée « lésion sclérosante bénigne ». Le risque relatif RR attribué à la cicatrice radiaire est de 1,5-2 ; toutefois, la présence d'une cicatrice radiaire associée à des lésions d'hyperplasie double le risque attribué à ces lésions. Ainsi, l'association : hyperplasie modérée ou floride et cicatrice radiaire aurait un RR de 3, le risque passant à 5,8 lorsque l'hyperplasie est atypique. Le risque de survenue de cancer du sein augmente encore avec le nombre et la taille (> 4 mm) des cicatrices radiaires.

Le centre prolifératif d'Aschoff ne doit pas être confondu avec un cancer infiltrant notamment lors de l'examen extemporané.

Il convient de ne pas méconnaître l'association d'une cicatrice radiaire avec un carcinome infiltrant à un stade débutant, de type tubuleux ou autre. ■

Fibrose et kystes associés sont classés parmi les lésions de ***dystrophie simple***.
Fibrose, kystes et adénose sont classés parmi les lésions de ***dystrophie complexe***.
Les lésions d'hyperplasie épithéliale sont classées parmi les ***lésions proliférantes atypiques ou non***.

Figure 7 : Cicatrice radiaire
lésion à centre scléro-élascéinique ; couronne périphérique avec kystes et hyperplasie canalaire - HE × 200.

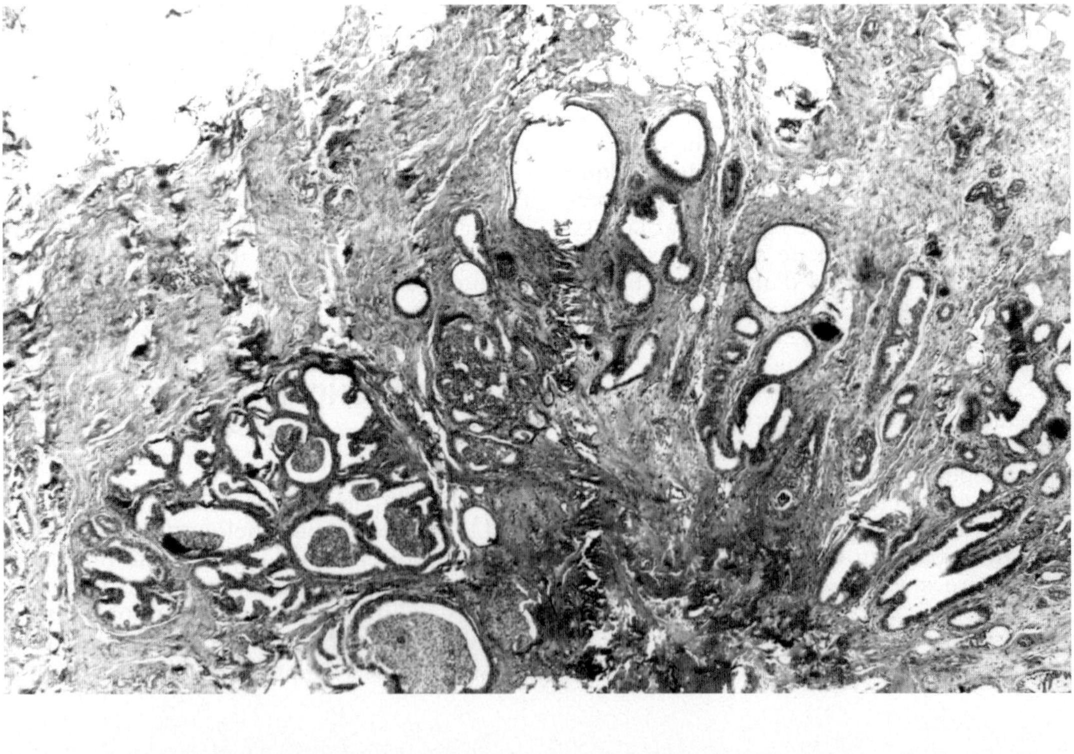

BIBLIOGRAPHIE

[1] Azzopardi JG. Problems in breast pathology. Philadelphie WB SAUNDERS 1979.

[2] Rosen PP, Oberman HA. Tumors of the Mammary gland. Atlas of Tumor Pathology. Washington DC. Armed Forces Institute of Pathology 1993.

[3] Dupont WD, Page DL, Parl FF. Long-term risk of breast cancer in women with fibroadenoma. *N. Engl. J. Med.* 1994; 331: 10-15.

[4] Norris HJ, Taylor HB. Relationship of histologic features to behavior of cytosarcoma phyllodes. *Cancer* 1967; 20: 2090-2099.

[5] Mc Divitt R, Stewart F, Berg J. Tumors of the breast. Atlas of Tumor Pathology, Washington D.C. Armed Forces. Institute of Pathology. 1968.

[6] Fraser JL, Raza S, Chorny K, Connolly JL, Schnitt SJ. Colomnar alteration with prominent apical snouts and secretions: a spectrum of changes frequently present in breast biopsies performed for microcalcifications. *Am. Surg. Pathol 1998*; 22:1521-7.

[7] Dupont WD, Page DL. Risk factorrs for breast cancer in women with proliferative disease. *N. Engl. J. Med.* 1985; 312: 146-151.

[8] Haagensen CD. Disease of the breast ed 3. Philadelphie WB SAUNDERS 1986.

[9] Rosen PP, Holmes G, Lesser ML *et al.* Juvenile papillomatosis of the breast. A follow-up study of 41 patients having biopsies before 1979. *Am. J. Clin. Pathol.* 1990; 95: 599-603.

[10] Linnel F, Ljungberg O., Andersson T. Breast carcinoma : aspects of early stages progression and related problems. *Acta Pathol. Scand.* (sect A). 1980 (suppl); 272: 1-2333.

[11] D'Amore E., Montes E., Le M.-G., Lacombe M.-J., Bertin F., Castaigne D., Contesso G. Le Centre de Prolifératión d'Aschoff. Expérience de l'Institut Gustavé-Roussy. *Ann. Pathol.* 1985 ; 5 ; 173-182.

IMAGERIE DE LA PATHOLOGIE MAMMAIRE BÉNIGNE

Marcela ALBITER, Cédric de BAZELAIRE

INTRODUCTION

Le but de la surveillance sénologique est de dépister le cancer à un stade précoce cepdendant la majorité de la pathologie mammaire est bénigne, d'où l'importance de reconnaître les lésions bénignes pour éviter une surveillance anxiogène et des biopsies inutiles.

L'analyse du tissu mammaire au microscope montre des anomalies dans 9 cas sur 10. Le tissu mammaire est hormono-sensible et les anomalies histologiques peuvent se modifier en fonction du cycle hormonal [1]. Certaines anomalies bénignes diagnostiquées par biopsie peuvent signaler une augmentation du risque de cancer du sein, qui persiste 25 ans après le geste. Ainsi, le risque relatif (RR) est estimé entre 4,2 et 5,9 en cas d'hyperplasies avec atypies, et entre 1,7 et 1,88 pour les lésions prolifératives sans atypies, il peut augmenter en cas de facteurs familiaux associés. Le RR en cas de pathologie non proliférative est très controversé passant de 1,2 à 1,6 selon les études. Il est probablement lié aux facteurs familiaux associés [2, 3, 4, 5].

Les anomalies bénignes les plus fréquentes sont : la maladie fibro- kystique, les tumeurs bénignes (fibroadénome) et les lésions inflammatoires. Elles surviennent à tous les âges et peuvent être la cause de douleurs ou d'écoulement mamelonnaire. Elles sont détectées, au cours de l'examen clinique ou en imagerie de dépistage.

TECHNIQUES D'IMAGERIE MAMMAIRE

Les techniques d'imagerie mammaire sont par ordre de fréquence d'utilisation : la mammographie, l'échographie et l'imagerie par résonance magnétique (IRM).

MAMMOGRAPHIE

La mammographie est la technique de base de l'imagerie mammaire. Elle est réalisée en première intention sauf chez les jeunes femmes de moins de 30 ans, les femmes enceintes, en postopératoire ou après un traumatisme. L'échographie est dans ces situations le premier examen. La sensibilité de la mammographie est très variable estimée entre 40 est 90 % et dépend de la densité mammaire. La sensibilité est élevée dans un sein entièrement graisseux ou graisseux hétérogène, elle baisse dans un sein de densité mixte ou dense.

La réalisation d'une mammographie nécessite la compression de la glande mammaire qui permet un bon étalement du tissu mammaire pour faciliter la détection des lésions et évite le flou lié aux mouvements. Elle peut être analogique (sur film argentique) ou numérique (plusieurs types de détecteurs). Les performances de dépistage des deux méthodes sont équivalentes dans la population générale mais la mammographie numérique présente un meilleur contraste chez les femmes jeunes (< 50 ans) avec des seins denses [6, 7].

La mammographie comporte 2 séries de clichés : l'incidence cranio-caudale (face) à 0° et l'incidence médio-latéral oblique (oblique externe) à 45°. Elle peut être complétée si besoin par des incidences complémentaires :

Compression localisée

Elle permet de confirmer l'existence d'une distorsion architecturale et de démasquer les contours d'une masse.

Face tournée en externe ou en interne

Les faces tournées permettent également de dévoiler des lésions profondes prépectorales non visibles sur les incidences de base.

Profil

Le profil à 90° sert à démontrer le caractère sédimentant de certaines microcalcifications bénignes et à localiser avec précision une lésion avant biopsie ou repérage.

Agrandissements

Les agrandissements permettent de mieux analyser la morphologie des microcalcifications et les contours des masses.

Après avoir éliminé les lésions et artefacts cutanées (naevus cutané, pommades, spray...), les artefacts liés à la technique d'imagerie (film, cassette, développement), la sémiologie mammographique distingue : les masses (anomalie tissulaire occupant de l'espace), les calcifications, les distorsions architecturales (modification de l'orientation harmonieuse du tissu glandulaire), les asymétries de densité (anomalie visible sur une seule incidence).

ÉCHOGRAPHIE

L'échographie est réalisée avec une sonde superficielle de 7,5 à 15 MHz. L'examen balaye l'ensemble de la glande mammaire en insistant sur les zones suspectes en mammographie. Elle améliore la détectabilité des lésions dans les seins denses. L'association mammographie – échographie augmente la sensibilité jusqu'à 80-90 %. Les principales indications de l'échographie sont la distinction entre un kyste et une lésion tissulaire, l'analyse des masses palpables sans traduction mammographique, les patientes de moins de 30 ans, les suites post chirurgicales précoces et les abcès. Elle permet en plus la réalisation des gestes de sénologie interventionnelle [8]. La sémiologie échographique distingue : les masses en précisant leur forme (ronde, ovale, macrolobulée, irrégulière), les contours (circonscrits, microlobulés, flous, spiculé), le contenu (liquidien anéchogène, tissulaire hypoéchogène), l'orientation (parallèle ou perpendiculaire au plan cutané) et les modifications du faisceau ultrasonore postérieur (atténuant ou renforçant) et les désorganisations architecturales. Les critères de bénignité inclues les masses kystiques anéchogène circonscrites, les masses graisseuses hyperéchogènes franches, et les masse hypoéchogènes homogènes, ovales ou macrolobulée à grande axe parallèle à la peau et circonscrites [9].

IRM

L'imagerie par résonnance magnétique est une technique de plus en plus utilisée. Elle est réalisée à l'aide d'un haut champ magnétique (1,5 à 3T). La patiente est allongée en procubitus avec les seins comprimés dans une antenne dédiée. Pour limiter les prises de contraste physiologiques glandulaires, il est souhaitable de réaliser l'examen entre le 6e et le 16e jour du cycle menstruel. Les séquences utilisées doivent optimiser la résolution spatiale et les protocoles doivent incluent 1 séquence en pondération T2 et 6 à 8 séquences en pondération T1. La première séquence T1 sert de référence les autres sont obtenues après injection intraveineuse de gadolinium pour pouvoir juger la cinétique de rehaussement. L'analyse des images comporte une étude morphologique des lésions suivie de l'étude des cinétiques de rehaussement. Les lésions bénignes ont des prises de contraste variables : typiquement bénigne avec un rehaussement progressif et peu intense ou franchement suspect avec prise de contraste intense et précoce.

La sensibilité de l'IRM est excellente supérieure à 95 %, mais la spécificité est moins bonne estimée entre 75 et 85 %. L'avantage de l'IRM est sa valeur prédictive négative qui est de 99 %. Ainsi, en cas d'IRM négative, le risque cancer est inférieur à 1 % [10,11]. L'IRM a peu d'indication dans la pathologie bénigne. Les lésions bénignes sont généralement des découvertes fortuites lors de bilans préthérapeutiques pour cancer de sein ou d'IRM de dépistage chez des femmes à risque génétique [12].

La sémiologie IRM distingue les prise de contraste focale de moins de 5 mm, les masses en précisant la forme (ronde, ovale, macrolobulée, irrégulière), les contours (circonscrits, microlobulés, flous, spiculés) et le contenu (homogène, hétérogène, prise de contraste annulaire), et les non-masses en précisant la répartition dans l'espace (canalaire, linéaire, segmentaire, régionale) et le contenu (homogène, hétérogène, micronodulaire, nodulaire, dendritique). Les aspects IRM suggérant la bénignité sont les masses circonscrites, rondes, ovales ou macrolobulées avec un rehaussement absent, homogène, peu intense (< 70 % à 100 %), progressif [13]. La glande mammaire peut présenter plusieurs prises de contraste focales diffuses ou régionales. L'atteinte diffuse et bilatérale est plutôt rassurante [12].

CLASSIFICATION BI-RADS

Pour faciliter la comparaison et la compréhension des comptes rendus radiologiques le Collège Américain de Radiologie (ACR) a développé la classification BI-RADS (Breast Imaging and Reporting Data System) des anomalies radiologiques. Ce système a été développé lors des campagnes de dépistages pour la mammographie, utilisé ce jour à large échelle même dans le diagnostic. Il existe aujourd'hui une classification pour l'échographie et l'IRM. Ces lexiques et classifications sont susceptibles d'évoluer dans le temps [14]. Le système de classification ACR permet d'orienter la conduite à tenir.

ACR 0

Examen incomplet nécessitant un complément d'exploration.

ACR 1

Sein normal.

ACR 2

Aspect typiquement bénin ne nécessitant aucune surveillance particulière.

ACR 3

Aspect probablement bénin avec un risque de cancer accepté inférieur à 2 %. Une surveillance rapprochée pendant 2 ans.

ACR 4

Aspect probablement malin (risque de cancer entre 15 à 40 %) – biopsie.

ACR 5

Aspect typiquement malin (> 95 % de cancer). Les biopsies sont réalisées pour optimiser le traitement (chirurgie avec ganglion sentinelle, chimiothérapie néoadjuvante).

ACR 6

Cancer connu avant traitement.

CORRÉLATION RADIO-HISTOLOGIQUE

Les anomalies histologiques et la traduction radiologique de la pathologie bénigne sont liées.

MALADIE FIBRO-KYSTIQUE

La maladie fibro-kystique associe des kystes, de la fibrose, de l'adénose et de l'hyperplasie épithéliale, dans différentes proportions.

Kystes

Les kystes sont des dilatations des canalicules terminaux du lobule par accumulation de secrétions non-résorbées [15]. Ils se traduisent par des masses circonscrites en mammographie (figure 1a), pouvant changer d'aspect selon l'incidence (s'ils ne sont pas sous tension). En échographie ils se présentent comme des masses circonscrites, parallèles au plan cutané, anéchogènes (aspect typique) (figure 1b), avec renforcement postérieur du faisceau ultrasonore. En IRM le signal liquidien est caractéristique : hyposignal T1 (noir), hypersignal T2 (blanc), sans rehaussement après injection de produit de contraste. Les calcifications sont fréquentes et sont dues à la précipitation du phosphate de calcium ou de l'oxalate de calcium (voir chapitre calcifications) [16]. Le kyste est atypique s'il existe des échos internes, des septa, des végétations intrakystiques, une paroi épaisse. Le kyste peut contenir des échos internes (aspect hypoéchogène) dus au contenu protéique ou au débris cellulaires, réalisant le même aspect qu'une lésion tissulaire. La cytoponction évacuatrice fait le diagnostic. Il existe aussi des kystes complexes associant des composantes liquidiennes et tissulaires parfois vascularisés en échographie Doppler couleur. Elles se présentent comme des masses avec un contenu hypoéchogène et anéchogène. Le diagnostic différentiel inclut : le papillome intrakystique, le carcinome intrakystique (la masse est bien délimité) ou carcinome invasif nécrosé (contours irrégulière) et nécessite un contrôle histologique [17, 18, 19]. L'amas de microkystes dans les différentes études publiées avec histologie s'avèrent être bénignes [18, 20].

Fibrose

La fibrose remplace le tissu palléal par des fibres de collagène, entraînant une atrophie et une déformation des structures épithéliales. Elle peut se traduire en mammographie par des surcroîts de densité qui s'étalent plus ou moins en compression localisée avec un aspect hypoéchogène diffus du placard glandulaire plus ou moins atténuant. L'atteinte diffuse et d'habitude bilatérale est rassurante.

Figure 1 : Kyste.

a. masse circonscrite partiellement masquée par le tissu glandulaire en mammographie.

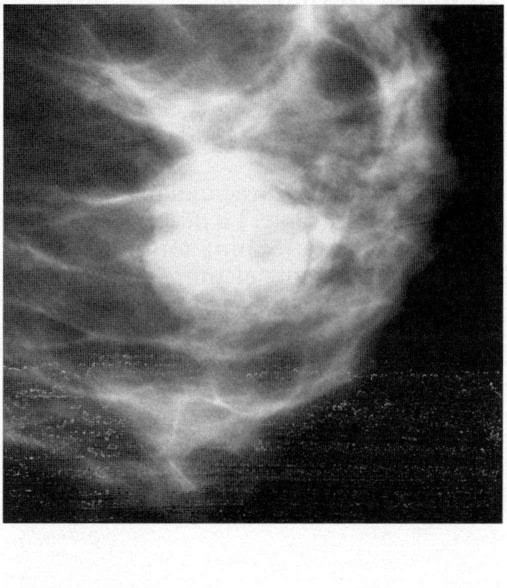

b. en échographie : masse circonscrite, anéchogène, avec renforcement postérieur.

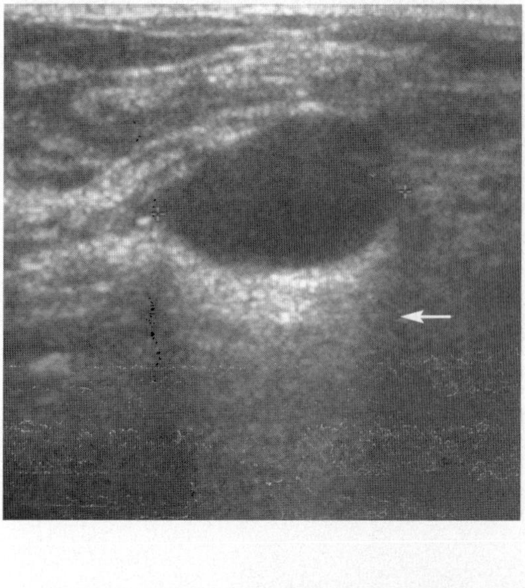

Adénose

L'adénose est une augmentation en taille et/ou en nombre des lobules avec hyperplasie des composantes épithéliale et conjonctive. Le calcium peut précipiter dans les lobules se traduisant en mammographie par des microcalcifications nombreuses ponctiformes ou amorphes [15]. Dans la forme sclérosante il existe une désorganisation de l'hyperplasie lobulaire par une sclérose interstitielle qui se traduit en mammographie comme une masse mal limitée associée à une désorganisation des travées glandulaires formant des spicules. Cet aspect est suspect et impose un contrôle histologique. Les autres aspects mammographique incluent : des masses circonscrites, des foyers de microcalcifications amorphes, polymorphes ou ponctiformes [21]. L'adénose sclérosante est une des pathologies bénignes qui se rehaussent en IRM sous forme de foci de distribution régionale ou diffuse [22].

Hyperplasie épithéliale

L'hyperplasie épithéliale corresponde à une prolifération intracanalaire ou intralobulaire des cellules épithéliales. Elle peut être simple (légère, modérée ou floride) ou atypique quand elle présente des critères architecturaux et/ou cellulaires de carcinome intracanalaire mais insuffisants pour porter le diagnostic. L'hyperplasie lobulaire est difficile à caractériser en histologie. Elle peut être simple, atypique ou à la limite du carcinome lobulaire *in situ*. Cette anomalie est désignée comme néoplasie lobulaire. Il n'y a pas de traduction clinique ou radiologique spécifique, souvent il s'agit d'une découverte histologique fortuite.

La maladie fibro-kystique est classée selon le degré d'hyperplasie épithéliale en trois groupes avec un risque relatif de développer un cancer différent : mastopathie non proliférante sans risque accru, mastopathie proliférante sans atypie avec un RR multiplié par 1,5 – 2 et mastopathie proliférante avec atypie dont le RR est de 4 – 5 [3, 4].

CICATRICE RADIAIRE

La cicatrice radiaire (centre prolifératif d'Aschoff) se caractérise par des lésions de mastopathie fibro-kystique avec un développement plan de forme étoilée avec un centre fibro-élastosique. Elle est bénigne dans 60 % des cas : simple sans prolifération ou associée à des lésions proliférantes bénignes (hyperplasie épithéliale, adénose sclérosante, micropapillome). Elle peut être associée à un cancer, de type tubulaire habituellement, surtout si la lésion fait plus de 2 cm, chez une patiente de plus de 50 ans. Le diagnostic histologique est difficile et nécessite l'analyse d'une tranche complète de la lésion imposant une exérèse chirurgicale complète. Seules les lésions de plus de 10 mm sont détectées en imagerie sous forme d'une masse spiculée ou d'une désorganisation architecturale avec des longues travées fines convergentes [15, 16] (figure 2). L'IRM est peu contributive car l'aspect est celui d'une masse spiculée ou irrégulière avec un rehaussement suspect semblable à celui d'un cancer [22].

TUMEURS BÉNIGNES

On distingue 3 types de tumeurs bénignes en fonction de la prolifération tissulaire : épithéliales, mixtes (épithéliales et conjonctives) ou mésenchymateuses.

Tumeurs épithéliales

Les tumeurs épithéliales sont les papillomes et les adénomes.

Papillome intracanalaire

Le papillome intracanalaire peut être solitaire ou multiple. La découverte se fait devant un écoulement mamelonnaire séreux ou sanglant et unipore en cas de papillome solitaire. L'écoulement est bilatéral et récidivant en cas de lésions multiples. Il s'agit d'une prolifération intracanalaire avec une architecture papillaire. La forme solitaire de siège proximal est détectée par la galactographie sous forme d'une image lacunaire intracanalaire (figure 3a) ou une image

Figure 2 : cicatrice radiaire : image de convergence à longues spicules fins avec un centre claire (flèche).

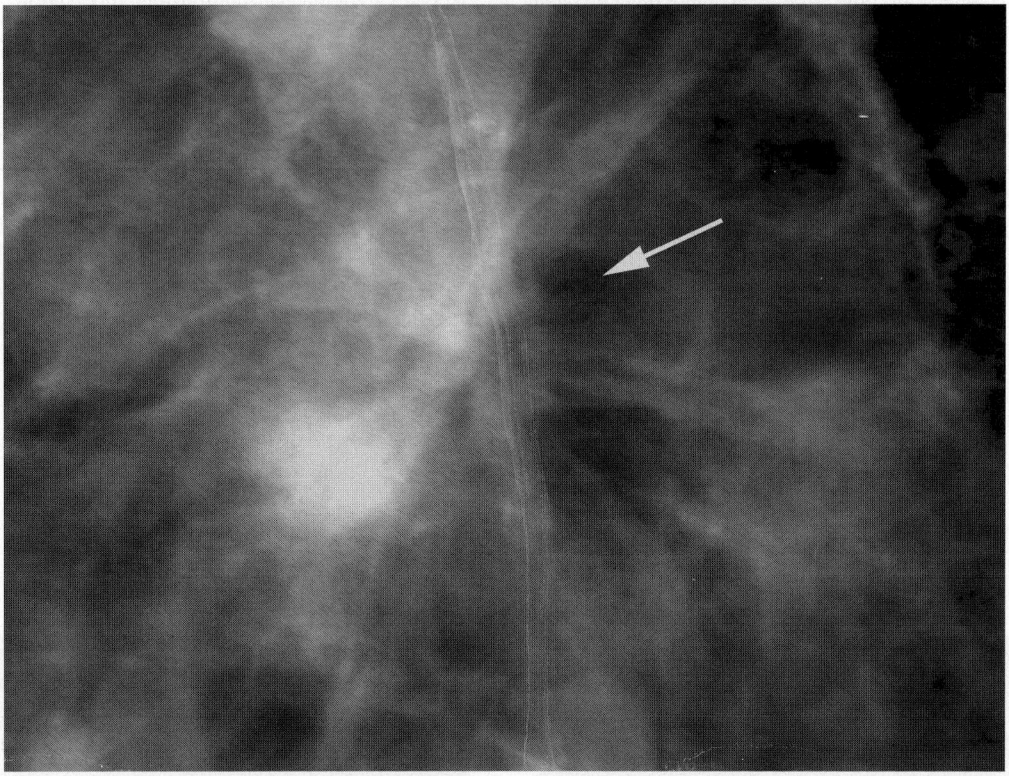

d'arrêt, parfois visible en échographie dans un galactophore dilaté, petite masse hypoéchogène endocanalaire ou intrakystique, circonscrite (figure 3b). La mammographie est souvent normale, parfois elle montre une masse circonscrite (figure 3c), un surcroît de densité rétro aréolaire, des opacités rubanées rétro aréolaires correspondant à des galactophores dilatés, rarement des microcalcifications [23, 24]. La forme multiple, du fait du siège distal n'a pas de traduction en imagerie, la galactographie n'est pas réalisable car l'écoulement est pluriorificiel. En IRM l'aspect est celui d'une masse en hyposignal T1, hypersignal T2, circonscrite, avec un rehaussement intense, [13] parfois dans un canal dilaté [22, 25]. La conduite à tenir habituelle est une résection chirurgicale, mais plusieurs études récentes ont démontré qu'une histologie de papillome bénigne après une biopsie percutanée est rarement associée au risque de malignité (3 %) et qu'une simple surveillance est suffisante. Par contre une histologie de papillome atypique dont le risque de cancer est de 67 % nécessite la résection chirurgicale [26, 27].

Adénomes

Les adénomes sont des tumeurs circonscrites, constituées de tubes glandulaires à double assise (épithéliale et myoépithéliale) et de stroma peu abondant. La traduction mammographique est une masse circonscrite. En échographie les adénomes apparaissent comme des masses circonscrites, hypoéchogènes et homogènes.

Tumeurs mixtes

Les tumeurs mixtes sont des proliférations fibro-épithéliales. Elles comprennent le fibroadénome (le plus fréquent) et la tumeur phyllode. La différence est donnée par l'hypercellularité du stroma dans la tumeur phyllode.

Figure 3 : Papillome.

a. galactographie - image lacunaire dans un canal secondaire d'un galactophore opacifié par du produit de contraste (flèche).

b. kyste atypique avec composante mixte liquidienne et tissulaire en échographie.

c. en mammographie – masse circonscrite entouré par un halo claire du au liquide qui l'entoure dans le galactophore dilaté (flèche).

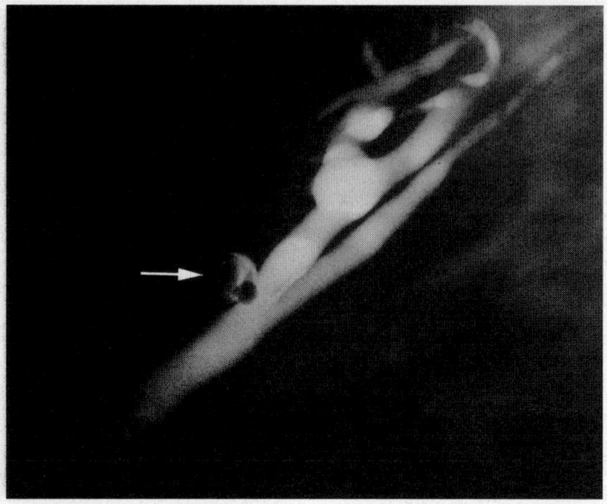

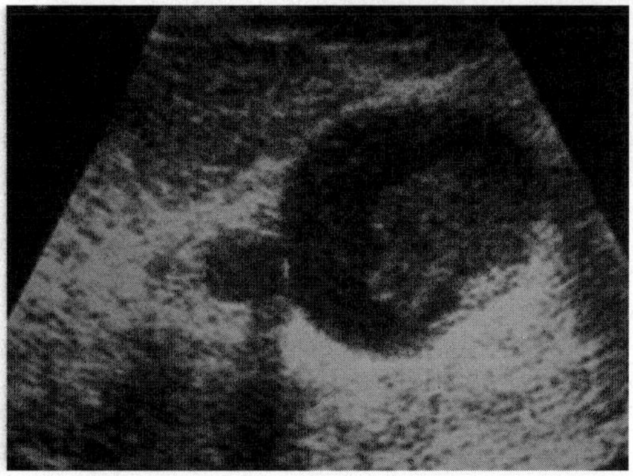

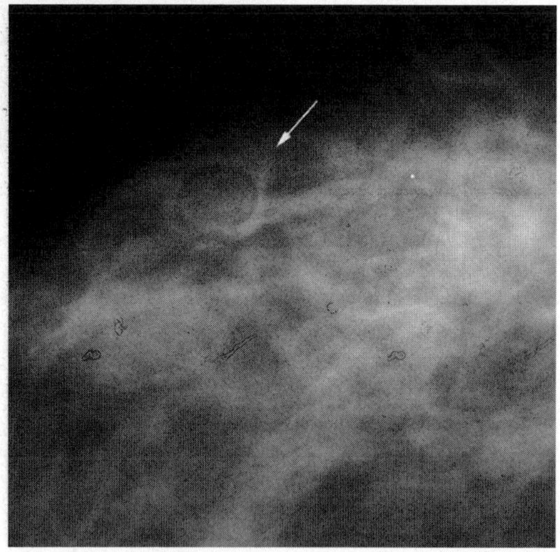

Fibroadénome

En mammographie le fibroadénome se traduit par une masse circonscrite, unique ou multiple souvent ovalaire (figure 4a). En échographie on retrouve une masse hypoéchogène, circonscrite, homogène, sans modification du faisceau ultrasonore postérieur ou avec renforcement postérieur pour les lésions jeunes hypercellulaires (figure 4b). En IRM l'aspect du fibroadénome est celui d'une masse circonscrite en hyposignal T1 (figure 4c), en hypersignal T2 pour les lésions hypercellulaires chez la femme jeune. Les adénofibromes anciens à composante fibreuse prédominante apparaissent en signal intermédiaire (figure 4d) ou en hyposignal T2. Le rehaussement est homogène (figure 4e) parfois avec des

Figure 4 : Fibroadénome.

a. mammographie : masse circonscrite, ovalaire, homogène (flèche).

b. échographie : masse ovalaire, circonscrite, hypoéchogène, homogène, sans modification du faisceaux ultrasonore (flèche).

c. en IRM : masse bien délimitée, ovalaire en hyposignal T1-flèches.

d. signal intermédiaire T2- flèches.

e. avec un rehaussement homogène.

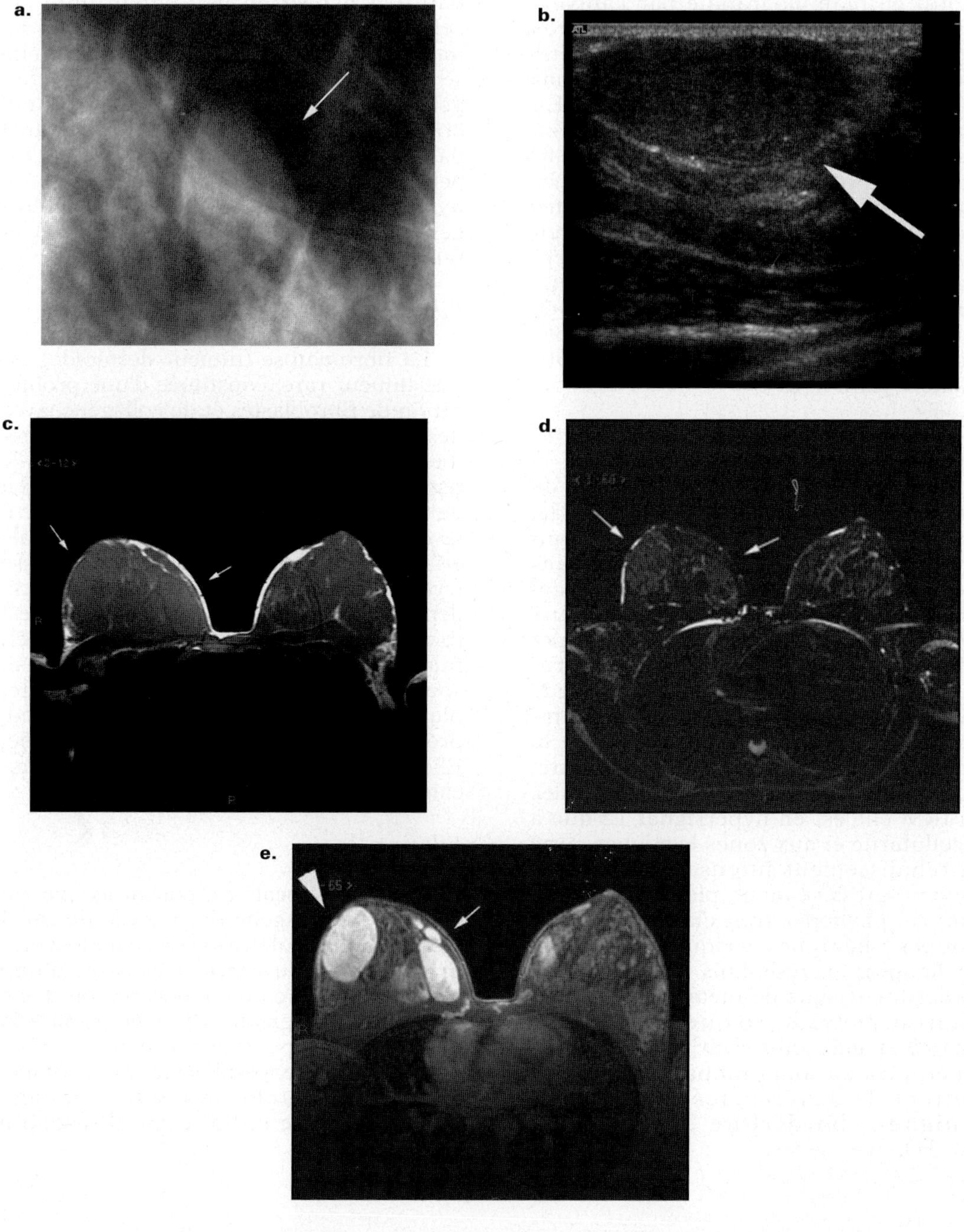

septa internes en hyposignal T1 et T2, ne se rehaussant pas, spécifiques, mais présentes seulement dans la moitié des fibroadénomes [15, 28]. La cinétique de rehaussement est variable souvent progressive, d'intensité moyenne ou en plateau. [25] Il peut augmenter en taille ou peut présenter une involution fibreuse avec des calcifications. L'involution se traduit en mammographie par l'apparition de calcifications qui peuvent êtres irrégulières initialement. L'évolution ultérieure se fait vers des macrocalcifications grossières typiquement bénignes. En échographie, on retrouve une atténuation postérieure due à la fibrose et aux calcifications, qui peuvent poser des problèmes diagnostic lorsqu'elles sont découvertes chez une patiente non suivie. Le carcinome dans un fibroadénome est exceptionnel 0,03-00,7 %, souvent de type lobulaire in-situ. Il existe des formes de fibroadénomes de grande taille : adénofibrome de type « juvénile » et l'adénofibrome « géant » [29].

Tumeur phyllode

La tumeur phyllode est rare, de grande taille avec une croissance rapide, presque toujours bénigne chez l'enfant et l'adolescente, par contre après 50 ans elle est plus souvent maligne. Macroscopiquement c'est une tumeur à contours nets, tissulaire, avec parfois une composante kystique. L'aspect mammographique est celui d'une masse de grande taille, isodense au parenchyme mammaire, circonscrite. En échographie la masse est hypoéchogène, circonscrite, lobulaire avec quelques zones kystiques. En IRM elle est en hypersignal T2 due à la cellularité et aux zones kystiques, avec un rehaussement intense et une cinétique progressive ou en plateau. [22] Les tumeurs phyllodes sont classées en trois groupes : bénignes (risque de récidive locale après exérèse dans 20 % des cas), borderline (risque de métastase < 5 % et environ 25 % de risque de récidive locale) et malignes. [29] Des markers génétiques en anatomopathologie permettent de différencier ces tumeurs bénignes, borderline et malignes [30, 31].

Les tumeurs mésenchymateuses

Hyperplasie stromale pseudo-angiomateuse

L'hyperplasie stromale pseudo-angiomateuse est constituée du tissu collagène dense avec des fentes pseudo-vasculaires. Elle touche les femmes en pré-ménopause. L'aspect en mammographie est celui d'une masse non calcifiée, plus ou moins circonscrite. En échographie elle se présente comme une masse hypoéchogène, légèrement hétérogène, circonscrite. La lésion peut augmenter en taille dans le temps. [32] En IRM l'aspect est celui d'une masse circonscrite avec un hyposignal T1, un hypersignal T2 hétérogènes et un rehaussement progressif et tardif [13].

Fibromatose

La fibromatose (tumeur desmoïde) est une tumeur rare, constituée d'une prolifération de fibroblastes et de collagène, avec des limites irrégulières et des prolongements stellaires, signe d'extension, dans le tissu adipeux ou glandulaire. L'âge moyen de découverte est 37 ans. Elle a tendance à se développer dans le fascia pré-pectorale et se traduit cliniquement par une masse ferme ou dure. Parfois il existe un antécédent de plastie mammaire. L'imagerie est inquiétante évoquant un carcinome en mammographie : masse non calcifiée, ronde ou irrégulière, mal circonscrite, plus ou moins spiculée, de siège profond, pré-pectoral, atténuante en échographie. Elle peut récidiver après excision chirurgicale [29, 33].

Fibrose

La fibrose focale est constituée par un stroma de collagène dense avec de rares éléments glandulaires ou vasculaires. En mammographie l'aspect et celui d'une masse irrégulière ou circonscrite ou d'une asymétrie de densité. En échographie la fibrose focale peut se présenter comme une masse ovale, parallèle au plan cutané, à contours microlobulés, sans modification postérieure du faisceau ultrasonore [29, 34].

Tumeur à cellules granuleuses

La tumeur à cellules granuleuses (tumeur d'Abrikossof) est constituée de grandes cellules à cytoplasme granuleux, éosinophile, d'origine neurale ou neuro-éctodermique. Elle se traduit comme une masse suspecte dense, irrégulière, mal circonscrite en mammographie avec atténuation du faisceau ultrasonore en échographie. L'aspect en IRM reste suspect avec une prise de contraste intense en périphérie [13].

Myofibroblastome

Le myofibroblastome est un nodule ferme, bien délimité, correspondant à une prolifération de cellules fusiformes séparées en faisceaux par du collagène hyalinisé ; il touche les deux sexes avec une prédominance masculine. L'aspect est celui d'une masse circonscrite en mammographie et en échographie.

Lipome

Le lipome est une prolifération de cellules adipeuses. L'aspect mammographique est celui d'une masse hypodense avec un liséré fin en périphérie qui refoule le parenchyme mammaire de voisinage. En échographie l'aspect du lipome est variable. Il peut se présenter comme une masse hyperéchogène dans les formes pluricellulaires avec réfraction intense des ultrasons ou comme une masse hypoéchogène difficile à différencier par rapport aux lobules graisseux dans les formes pauci cellulaires. En IRM, le signal de la graisse est caractéristique : hypersignal T1 et T2, disparaissant après suppression du signal de la graisse. Les lipomes ne se rehaussent pas après injection.

Autres tumeurs bénignes

Les angiolipomes, les neurofibromes et les léiomyomes se présentent comme des masses circonscrites en imagerie.

LÉSIONS INFLAMMATOIRES

Galactophorite éctasiante

La galactophorite éctasiante est une ectasie canalaire avec inflammation péricanalaire à prédominance lymphocytaire puis plasmocytaire (anciennement appelée mastite à plasmocytes). Elle peut évoluer vers la fibrose.

Il n'y a pas de traduction radiologique évidente au stade inflammatoire, le diagnostic est clinique : masse indurée, douloureuse, avec signes inflammatoires locaux.

Par contre au stade séquellaire la stagnation des secrétions dans les galactophores peut conduire à l'apparition de calcifications longues linéaires dans la lumière ou dans la paroi. Les mammographies montrent des calcifications à contours lisses, en bâtonnet, longues, parfois ramifiées, dessinant des canaux [15].

Pseudotumeurs inflammatoires

Mastite

La mastite est une infection de la glande mammaire avec atteinte diffuse ou focale. Elle touche les femmes jeunes souvent en période de lactation. Elle est le plus souvent aseptique et résulte d'une stase de lait ou de produit sécrétoire. Plus rarement il s'agit d'une surinfection par des germes de la peau ou d'une contamination iatrogène après geste chirurgical ou biopsie percutanée. Le diagnostic est clinique avec des signes inflammatoires locaux et généraux associés à des adénopathies axillaires. En mammographie il existe une augmentation diffuse de la densité mammaire par rapport au sein controlatéral due à l'œdème et un épaississement cutané semblable au carcinome inflammatoire. En échographie on retrouve l'épaississement cutané et du fluide anéchogène dans le tissu graisseux sous-cutané correspondant à l'œdème. Parfois un abcès est retrouvé sous forme de masse mal limité à contenu anéchogène ou légèrement échogène avec des parois épaisses et un renforcement postérieur. L'IRM n'est pas spécifique montrant un revêtement cutané épaissi et rehaussé, un œdème sous-cutané, un tissu glandulaire prenant le contraste de façon intense et diffuse, et un abcès avec rehaussement annulaire. Elle n'a donc pas d'indication en cas de sein inflammatoire [15, 22, 35]. Si les signes inflammatoires ne disparaissent pas après traitement antibiotique une biopsie est nécessaire pour éliminer un carcinome inflammatoire.

Inflammations granulomateuses

La tuberculose, la sarcoïdose et les réactions sur corps étranger (souvent silicone) sont les causes les plus fréquentes. Il faut savoir y penser en cas d'atteinte systémique devant des masses mal circonscrites en mammographie et échographie, sachant que seule la preuve histologique permettra le diagnostic. L'aspect en IRM peut être suspect dans les formes inflammatoires avec rehaussement intense ou plus rassurant dans les formes fibreuses en hyposignal T1 et T2 sans rehaussement [15].

Cytostéatonécrose

La cytostéatonécrose est une grande mimétique avec une clinique et une imagerie inquiétante simulant le cancer. L'étiologie est souvent chirurgicale, traumatique ou post radiothérapie [36]. C'est une inflammation aseptique due à la saponification du tissu graisseux par la lipase tissulaire ou sanguine libérée lors du traumatisme ou de la chirurgie avec formation de zones pseudo-kystiques à contenu lipidique. La guérison se fait par la fibrose qui peut toucher seulement la périphérie de la cavité réalisant l'aspect de kyste huileux ou la remplacer complètement. En mammographie l'aspect est variable : masse hypodense (graisseuse) ou mixte (tissulaire et graisseuse) entourée par une capsule fine, dans une zone de distorsion architecturale (figure 5a) ; parfois masse tissulaire circonscrite ou même masse spiculée (rare) [16]. Des calcifications dystrophiques peuvent apparaître au cours de l'évolution avec un aspect inquiétant au début. Elles se transforment par la suite en macrocalcifications typiques, bénignes (figure 5b). Devant un aspect typique en mammographie il est souhaitable d'éviter l'échographie qui est souvent inquiétante : masse hétérogène plus ou moins circonscrite, atténuante (figure 5c) ou kyste atypique avec masse intrakystique qui évoluent dans le temps, ou parfois aspect de masse anéchogène avec renforcement postérieur. L'aspect en IRM est lui aussi très variable : baisse de signal en T1 et T2 due à la présence de sidérophages, œdème périlésionnel en hypersignal T2, le kyste huileux est en hypersignal T1 (figure 5d) et peut présenter une prise de contraste périphérique (figure 5e) ; dans la forme tissulaire l'aspect est celui d'une masse irrégulière avec prise de contraste périphérique qui peut être très intense dans la phase inflammatoire difficile à différencier d'une récidive nécessitant un contrôle histologique [22, 37, 38, 39, 40].

Mastopathie lymphocytaire

La mastopathie lymphocytaire (ou mastopathie fibreuse diabétique) apparaît dans un contexte de diabète (insulinedépendant suivant) ou d'autres maladies auto-immunes, sous forme de foyer localisé de fibrose avec disparition de la structure glandulaire et infiltrat lymphocytaire. La traduction mammographique est une masse mal limitée, irrégulière, atténuante en échographie. En IRM le rehaussement est peu intense ou modéré avec une dynamique progressive ou en plateau [29, 41, 42, 43].

HAMARTOME

L'hamartome est une lésion bien circonscrite, constituée d'un mélange en proportions variables des constituants tissulaires mammaires normaux, correspondant plutôt à une anomalie de développement de la glande mammaire. L'aspect mammographique est caractéristique (figure 6a) associant toutes les composante du tissu mammaire (tissu glandulaire dense et tissu graisseux hypodense voir transparent) entouré par une capsule fine. Il réalise une impression de « sein dans le sein ». Il est souvent comparé à une tranche de « Salami ». L'aspect peut-être variable selon le rapport entre la composante glandulaire et graisseuse. Il existe un effet de masse sur la glande mammaire avoisinante. En échographie l'aspect est celui d'une masse encapsulée avec la même structure que le tissu mammaire. L'échographie a peu d'intérêt devant un aspect mammographique évident. L'aspect en IRM est celui d'une masse avec une

Figure 5 : Cytostéatonécrose.

a. en mammographie : masse hypodense du au contenu graisseux et calcifications, entouré par un liséré fin.
b. macrocalcifications coralliformes tardivement.
c. en échographie – masse mixte, hétérogène, avec atténuation postérieure.
d. en IRM : le contenu graisseux est en hypersignal T1 (blanc) – flèche.
e. après injection de contraste très faible rehaussement périphérique (flèche).

a.

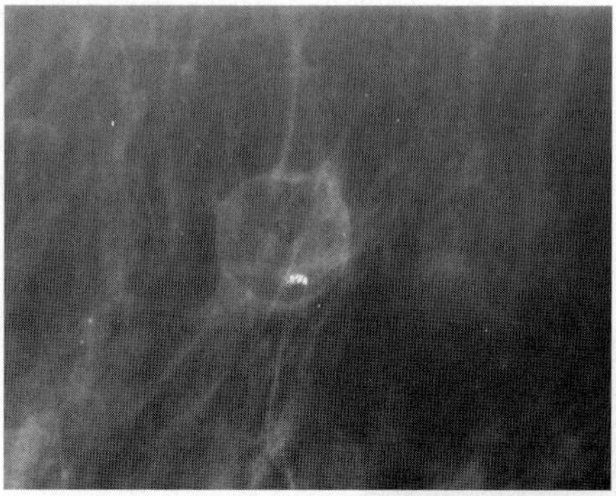

b.

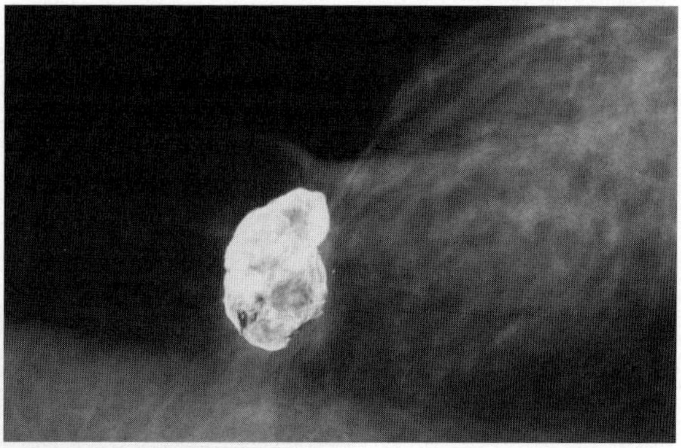

c.

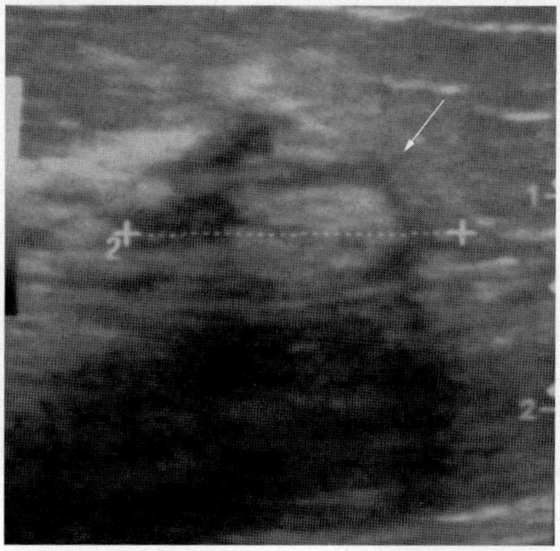

d.

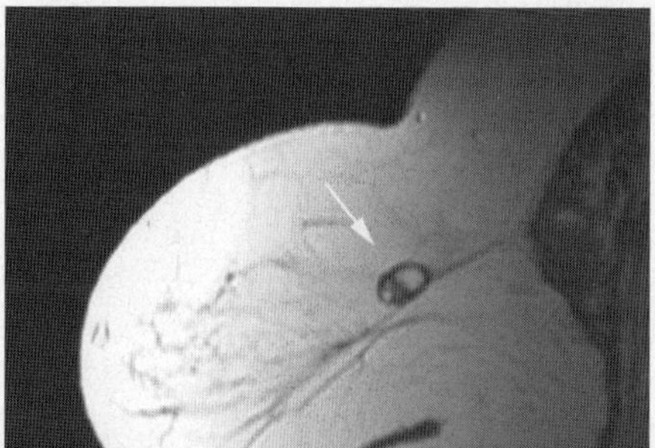

e

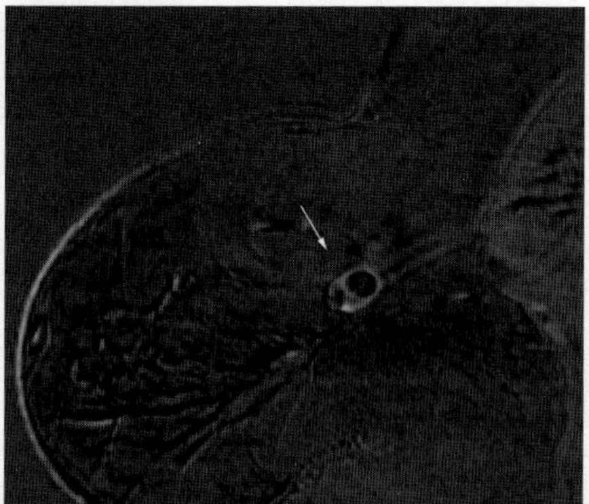

capsule en hyposignal et un contenu hétérogène avec contenu graisseux, en mélange hyposignal T1 (figure 6b). Le rehaussement est de même intensité (figure 6c) ou parfois légèrement supérieure au reste de la glande, mais restant toujours dans une dynamique bénigne. Le diagnostic histologique est difficile et la biopsie doit être évitée devant une imagerie typique. En cas de prélèvement, l'hypothèse diagnostique doit être signalée au pathologiste [22, 44, 45].

Figure 6. Hamartome

a. masse hétérogène avec contenu graisseux (flèche) en mammographie.

b. en IRM – séquence T1 –masse circonscrite avec capsule fine et des zones en hypersignal correspondant au contenu graisseux (flèche).

c. après contraste –même rehaussement que la glande mammaire autour – dans ce cas très faible

a.

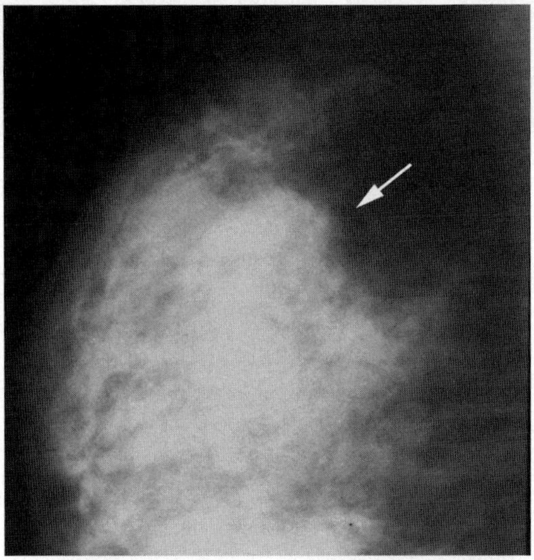

b.

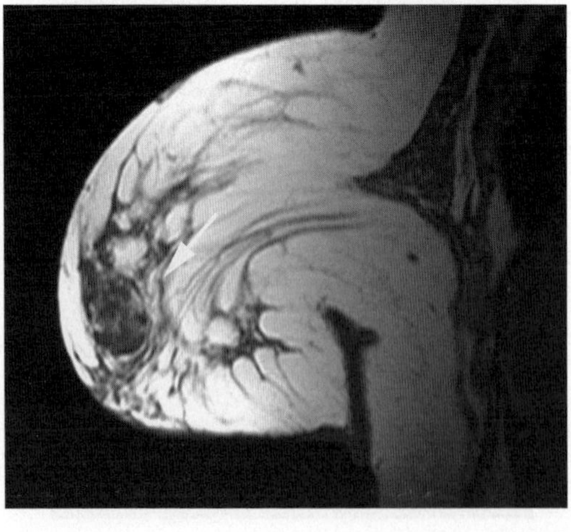

c.

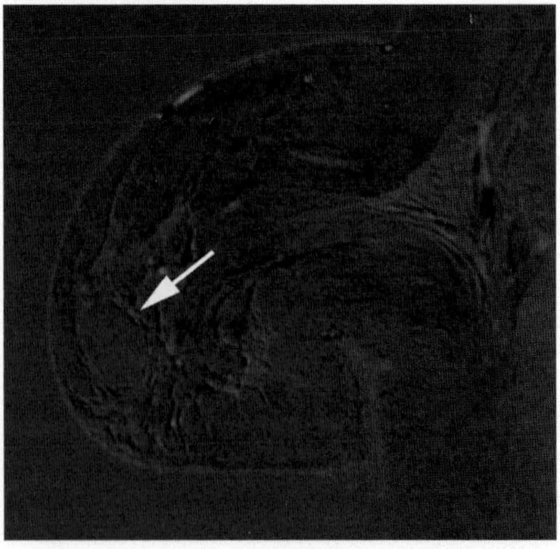

COMPLICATIONS POST-CHIRURGICALES, POST-BIOPSIQUES OU POST-TRAUMATIQUES

Hématome

L'hématome correspond à une extravasation de sang avec apparition d'une masse mal limitée initialement hyperéchogène, hétérogène. Ensuite, l'hématome se liquéfie et apparaît en échographie (examen de référence) sous la forme d'une une masse kystique, anéchogène, avec renforcement postérieur, qui diminue progressivement de taille. Parfois il peut persister une cicatrice fibreuse atténuante, mal limitée qui peut se calcifier avec formation de macrocalcifications dystrophiques.

Lymphocèle

Le lymphocèle est une accumulation de lymphe dans une cavité opératoire qui se traduit en mammographie et en échographie comme un kyste. Il peut persister jusqu'à 2 ans après l'intervention.

CALCIFICATIONS BÉNIGNES

Les calcifications bénignes regroupent toutes les macrocalcifications et certaines microcalcifications (taille < 1 mm). Les microcalcifications bénignes peuvent être d'origine sécrétoire, cicatricielle ou ischémique.

Les microcalcifications intrakystiques présentant un phénomène de sédimentation sur l'incidence de profil sont typiquement bénignes. En mammographie elles présentent une variabilité de densité et de forme selon l'incidence : rondes avec un centre hypodense sur l'incidence de face ; linéaires, denses, en une forme de « tasse de thé » sur l'incidence de profil. Elles se traduisent en échographie par des images hyperéchogènes, déclives, intrakystiques. La précipitation intrakystique d'oxalate de calcium entraîne l'apparition de calcifications losangiques ou carrées (cristaux de Weddellite) typiquement bénigne en mammographie. Ils ne sont détectés qu'en lumière polarisée en histologie.

Les microcalcifications sécrétoires de siège lobulaire sont rondes, régulières, regroupées dans un foyer rond sur deux incidences orthogonales, avec des éléments nets de même densité (aspect en « rosette »). Si la taille est < 0,5 mm avec des contours nets les microcalcifications sont dites « fines ». Elles sont dites « amorphes » (ou pulvérulentes) lorsque les contours apparaissent flous. Les microcalcifications amorphes sont visibles en mammographie par effet de sommation. Les microcalcifications fines et amorphes sont théoriquement bénignes si elles sont de siège lobulaire (foyer de forme ronde). Elles sont suspectes en cas de siège canalaire (foyer de forme linéaire ou segmentaire).

Les microcalcifications d'origine ischémique ont un aspect péjoratif. Elles sont polymorphes, irrégulières et de taille variables. Elles peuvent être retrouvées en cas d'ischémie débutante dans un fibroadénome, un papillome ou post-thérapeutique (radiothérapie). [16]

GANGLION INTRA-MAMMAIRE

L'image mammographique typique (figure 7a) est une masse circonscrite, ovalaire (réniforme) avec un centre hypodense (hile graisseux), souvent au voisinage d'une structure vasculaire dans le QSE. Le centre graisseux doit être formellement visible car le QSE et le prolongement axillaire sont les localisations les plus fréquentes du cancer du sein. En cas de doute la lésion doit être classée ACR 3 probablement bénigne.

En échographie l'aspect typique (figure 7b) est celui d'une masse circonscrite, ovalaire à grand axe parallèle au plan cutané avec un centre hyperéchogène correspondant au hile graisseux.

En IRM l'aspect peut être trompeur car la dynamique de prise de contraste est suspecte souvent intense. Les ganglions se présentent comme des masses en hyposignal T1, hypersignal T2 avec un hile graisseux en hypersignal T1 et T2 en hypersignal après saturation de la graisse [13, 22].

Figure 7 : Ganglion intra-mammaire.

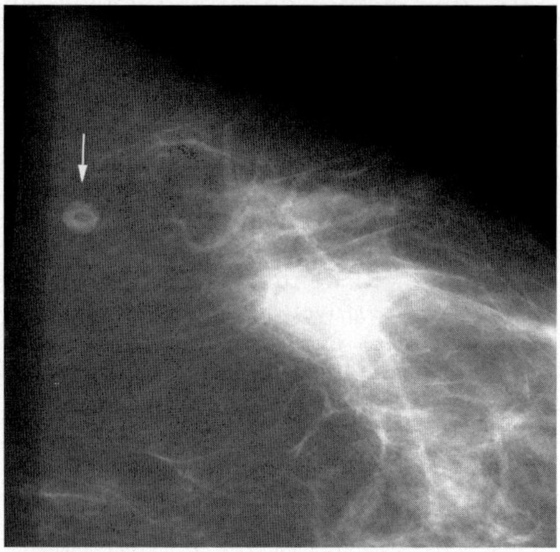

a. masse circonscrite avec un hile graisseux près d'une structure vasculaire (flèche).

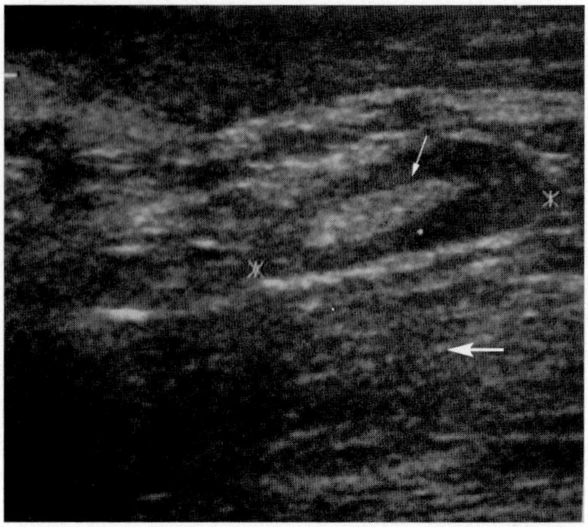

b. masse circonscrite avec un cortex hypoéchogène et un hile hyperéchogène (flèche).

CLASSIFICATION BI-RADS

Cette classification permet de passer en revue toute la pathologie bénigne sous un autre angle : celui du caractère plus ou moins suspecte de malignité et de donner une conduite à tenir.

ACR 1 – NORMAL

Les examens d'imagerie sont classés dans cette catégorie lorsqu'aucune anomalie n'est retrouvée.

ACR 2 – BÉNIN

Dans cette catégorie sont incluses :

Masse

Avec contenu graisseux ou mixte :

a. ganglion intramammaire ;

b. lipome ;

c. galactocèle ;

d. hamartome ;

e. kyste huileux, cytostéatonécrose.

Ronde ou ovale, circonscrite qui correspond en échographie à un kyste simple.

Ronde ou ovale, circonscrite avec macrocalcifications :

a. fibroadénome calcifié ;

b. kyste calcifié.

Asymétrie globale de densité

Sans masse palpable ou autre anomalie clinique. Elle correspond à une variante de la normale.

Cicatrice

Un antécédent chirurgical doit être retrouvé à l'interrogatoire. La cicatrice se présente comme une distorsion architecturale avec aspect divergent des fibres glandulaires, qui change selon l'incidence et en compression localisée (figure 8a, b). En IRM, il n'y a plus de prise de contraste 12 à 18 mois après la fin du traitement (figures c, d, e). Dans la phase post-

Figure 8 : Cicatrice post-chirurgicale.

La cicatrice change d'aspect selon l'incidence en mammographie.

a. médio-oblique (flèche).

b. de face (flèche).

En IRM

c. distorsion architecturale à l'union des quadrants externes du sein droit en pré-pectoral en hyposignal T1.

d. en hyposignal T2.

e. sans rehaussement après contraste (flèche).

a.

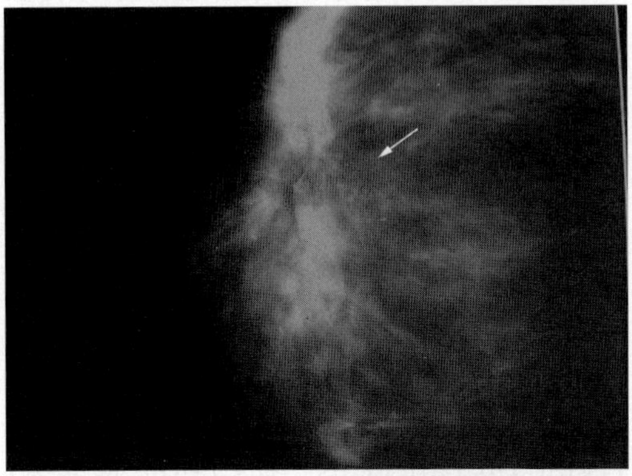

b.

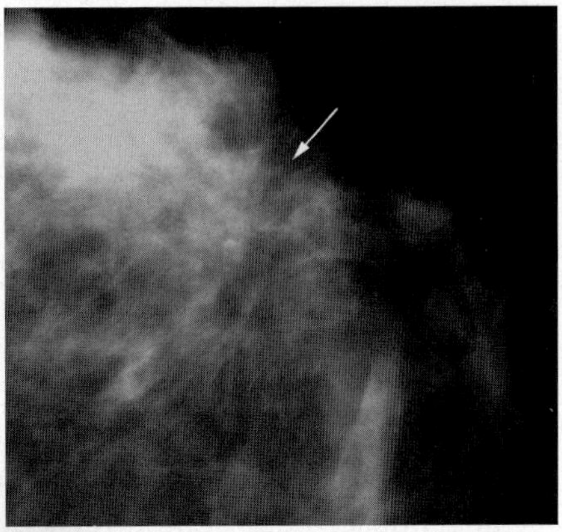

c.

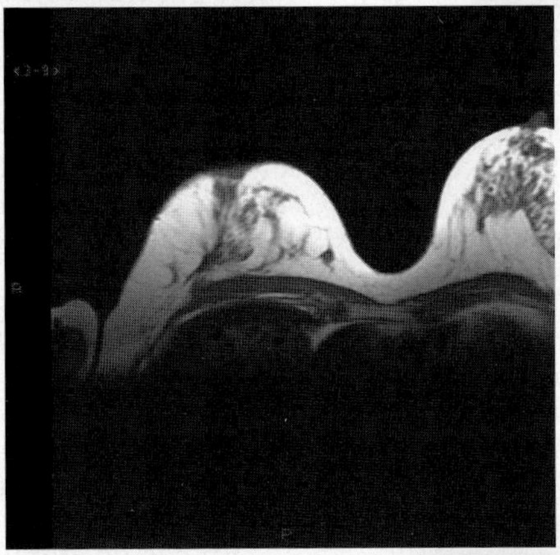

d.

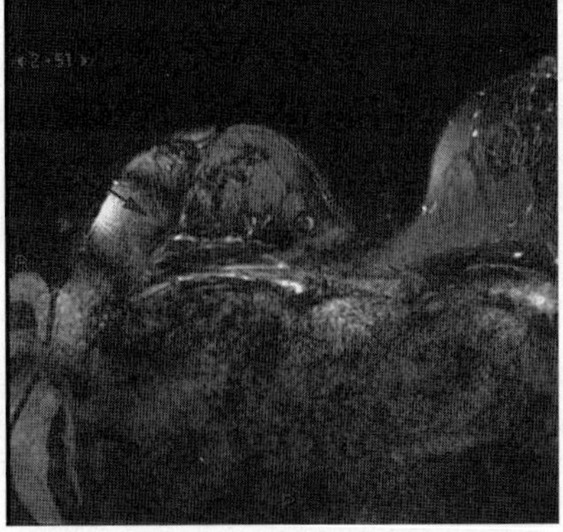

e

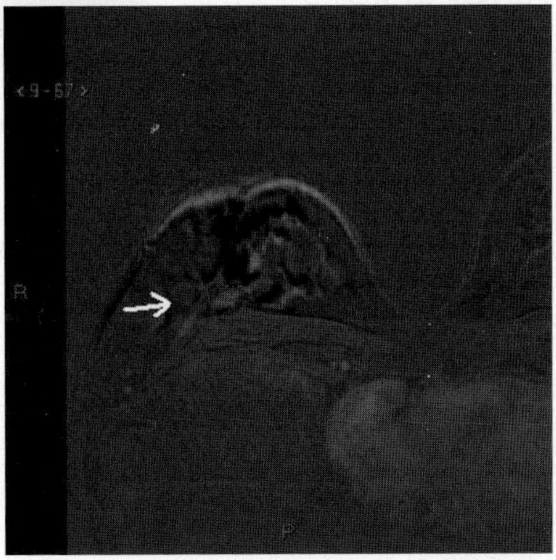

thérapeutique précoce il existe un rehaussement périphérique faible ou modéré du lit opératoire. [22]

Calcifications bénignes (figure 9)

1. Grandes calcifications en bâtonnets de 1-2 mm diamètre avec des contours lisses, orientées vers le mamelon (séquelle de galactophorite éctasiante) (figure 9a).

2. Sur fils de suture.

3. Rondes ou ponctiformes régulières, diffuses, bilatérales (figure 9a).

4. A centre clair et en « coquille d'œuf » correspondant à des calcifications kystiques (figures 9a et b) ou de cytostéatonécrose.

5. Cutanées de faible densité, à centre clair, parfois nécessitant des incidences tangentielles pour démontrer leur siège dans la peau.

6. Vasculaires, faciles à identifier sous forme linéaire parallèle, tubulaire, dessinant des structures vasculaires (figure 9c).

7. Grossières ou « coralliformes » correspondant aux calcifications d'adénofibrome ou de cytostéatonécrose.

8. Dystrophiques de forme irrégulière et grossière retrouvée dans des seins irradiés ou post-traumatiques (figure 9d) [46].

Conduite à tenir devant une lésion classée ACR 2

Les lésions classées ACR 2 sont typiquement bénignes, il n'y a pas d'augmentation du risque de cancer et une surveillance normale tous les deux ans est suffisante.

ACR 3 – PROBABLEMENT BÉNIN (< 2 à 3 % de cancers)

Masse

Masse circonscrite, ronde ou ovale non liquidienne en échographie. Elles correspondent aux tumeurs bénignes ou aux kystes à contenu épais.

Masse circonscrite correspondant en échographie à un kyste atypique avec septa internes, ou à un amas de microkystes.

Asymétrie focale de densité

Surcroît focal de densité (figure 10) qui ne s'étale que partiellement sous compression localisée, sans anomalie clinique palpable.

Calcifications

- Rondes ou ponctiformes dans un foyer rond isolé ou bilatéral (figure 11).

- Amorphes éparses bilatérales.

Conduite à tenir devant une lésion classée ACR 3

Pour les lésions classées ACR 3, le risque du cancer est très faible (< 2 %), mais pas nul. Une surveillance initiale rapprochée est donc nécessaire. Les lésions malignes pouvant se présenter comme une masse circonscrite sont le cancer colloïde ou mucineux, les métastases, les sarcomes et les lymphomes. [16] La surveillance repose sur un contrôle à 6 mois. Au bout de 6 mois il existe 2 possibilités :

- anomalie stable : un nouveau contrôle à 6 mois avec examen du sein controlatéral ;

- modification suspectes : nécessité d'un contrôle histologique.

En cas de stabilité au bout d'un an une nouvelle mammographie bilatérale sera réalise à un an (2 ans après la découverte). En revanche, tout changement à un an nécessitera une analyse histologique.

Une lésion classée ACR 3 peut être biopsiée, pour éviter l'anxiété liée à la surveillance, ou lors d'un bilan lésionnel préthérapeutique chez une patiente prise en charge pour un cancer du sein. Elle ne doit en aucun cas être surclassée pour « justifier » la biopsie.

Si une biopsie confirme la nature bénigne de la lésion, sans discordance avec l'imagerie, la surveillance reprend un rythme tous les deux ans.

Figure 9 : Microcalcifications bénignes.

a. en bâtonnets épais –séquellaires de galactophorite éctasiante (flèches), à centre claire (tête de flèche blanche), ponctiformes, régulières éparses (tête de flèche noire).

b. calcifications bilatérales certaines sédimentant –aspect de « tasse de thé ».

c. calcifications vasculaires qui moulent la paroi vasculaire (têtes de flèche noires) qui croisent un kyste huileux (flèche blanche).

d. macrocalcifications dystrophiques.

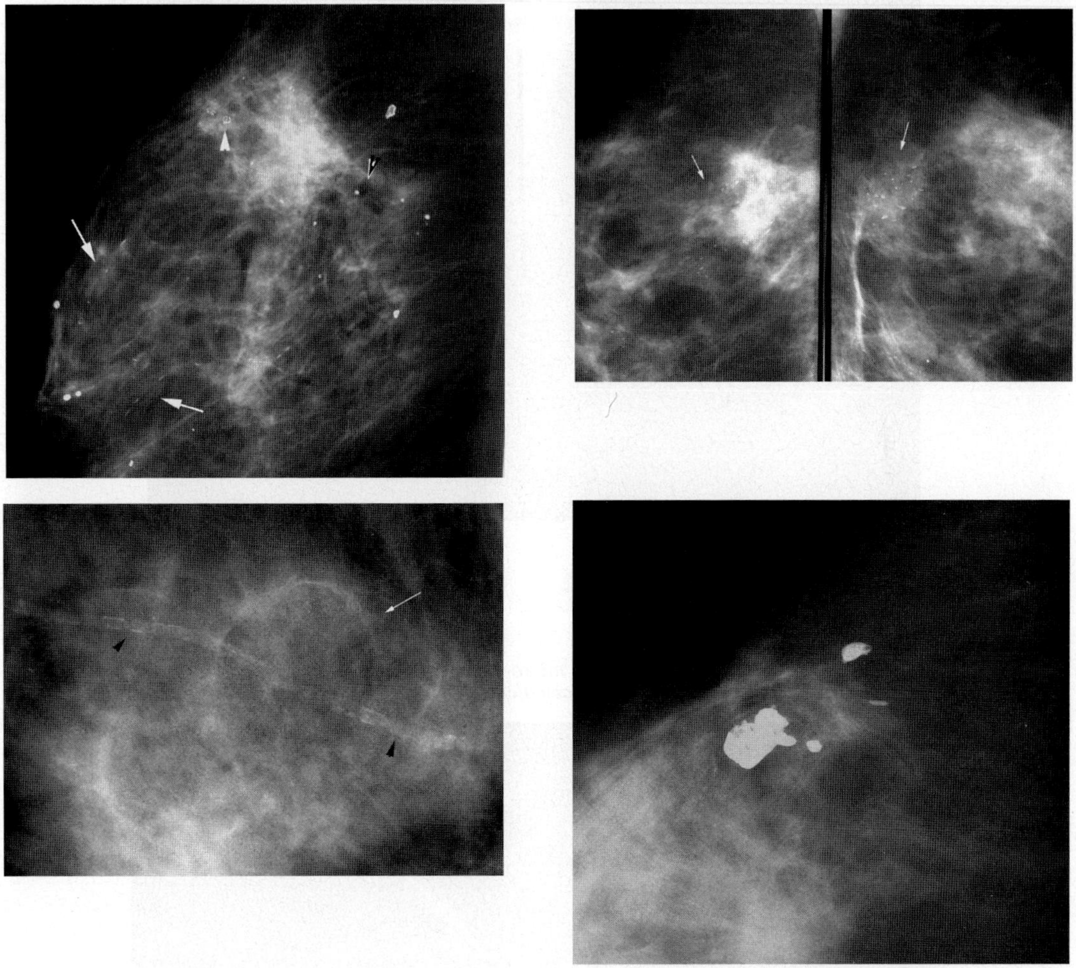

Figure 10. Asymétrie focale de densité
Surcroît de densité dans les quadrants supérieurs en faveur du sein droit.

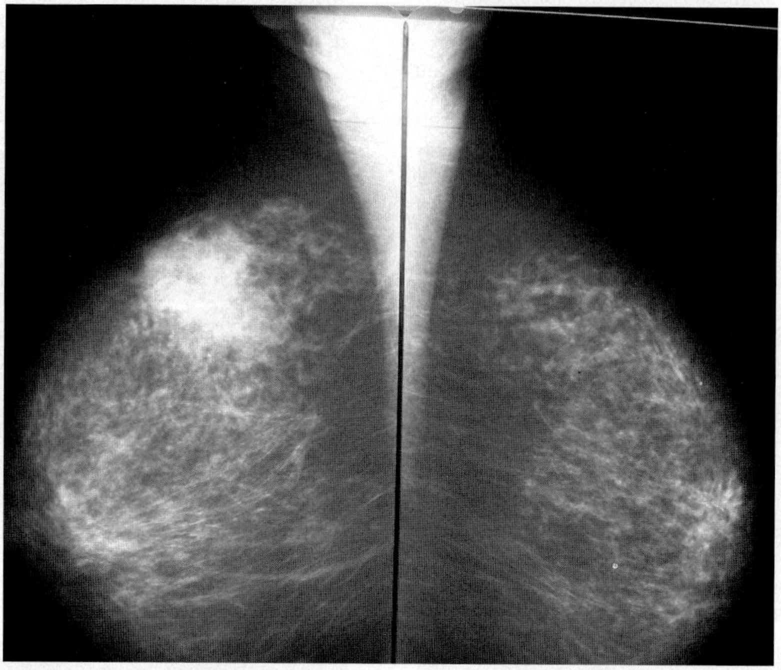

Figure 11. Foyer de micro-calcifications ACR3
Foyer rond de microcalcifications ponctiformes.

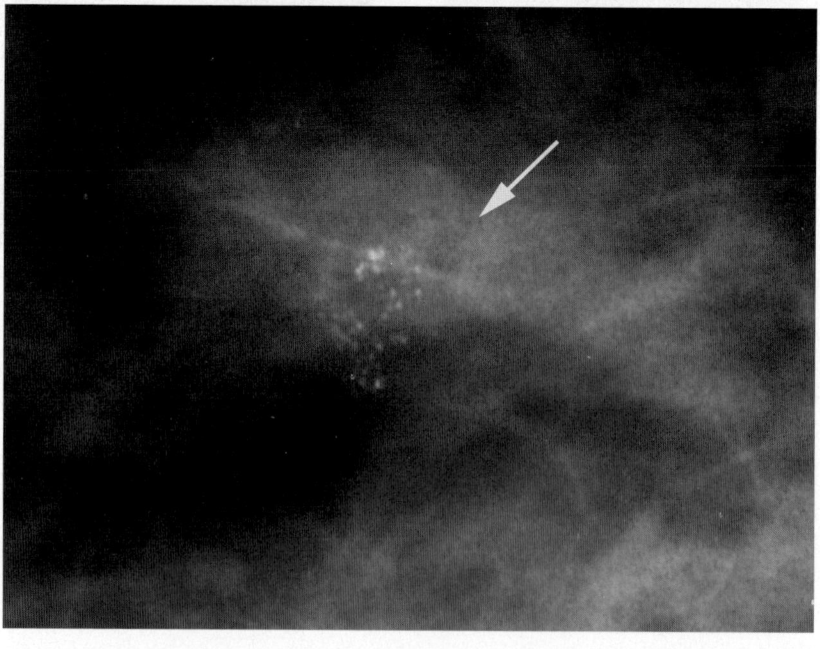

ACR 4 – PROBABLEMENT MALIN (risque entre 40 – 95%)

Les lésions bénignes qui entrent dans cette catégorie sont :

- celles qui ont une morphologie suspecte souvent lié à une composante fibrotique importante qui se traduisent par une distorsion architecturale, ou par une masse irrégulière, avec ou sans microcalcifications associées, ou
- des lésions souvent bénignes mais avec une diagnostic histologique difficile nécessitant une analyse de l'ensemble de l'anomalie pour ne pas méconnaître un cancer associé - papillome, cicatrice radiaire, etc.

Seul le contrôle histologique permettra le diagnostique. Le pourcentage d'anomalies bénignes lors des biopsies des lésions classées ACR 4 est estimé entre 70 et 80 % de cas.

CONCLUSION

La pathologie bénigne est la plus fréquente dans la pratique courante. Elle peut présenter une imagerie variable qui passe des lésions typiquement bénignes ne nécessitant aucune surveillance particulière aux anomalies suspectes mimant un cancer et nécessitant un contrôle histologique. ■

BIBLIOGRAPHIE

[1] GUINEBRETIERE JM, MENET E, TARDIVON A, CHEREL P, VANEL D. Normal and pathological breast, the histological basis. *Eur J Radiol*, 2005; 54(1): 6-14.

[2] HARTMANN LC, GHOSH K. Benign breast disease: emerging findings in a diverse population. *Breast J*, 2007; 13(2):113-4.

[3] HARTMANN LC, SELLERS TA, FROST MH et al. Benign breast disease and the risk of breast cancer. *N Engl J Med*, 2005; 312: 146-51.

[4] LONDON SJ, CONNOLLY JL, SCNOTT SJ, COLDITZ GA. A prospective study of benign breast disease and risk of breast cancer. *JAMA*, 1992; 267: 941-4.

[5] ASHBECK EL, ROSENBERG RD, STAUBER PM, KEY CR. Benign breast biopsy diagnosis and subsequent risk of breast cancer. *Cancer Epidemiol Biomarkers Prev*, 2007; 16 (3): 467-72.

[6] PISANO ED, GATSONIS C, HENDRICK E, YAFFE M *et al.* Diagnostic performance of digital versus film mammography for breast – cancer screening. *N Engl J Med*, 2005; 353(17): 1773-83.

[7] BICK U, DIEKMANN F. Digital mammography: what do we and what don't we know? *Eur Radiol*, 2007

[8] JACKSON VP. The current role of ultrasonography in breast imaging. *Radiol Clin North Am*, 1995; 33(6): 1161-70.

[9] STAVROS AT, THICKMAN D, RAPP CL, DENNIS MA *et al.* Solide breast nodules: use of sonography to distinguish between benign and malignant lésions. *Radiology* 1995, 196: 123-34.

[10] GREENSTEIN OREL S. MR Imaging of the breast. *Radiol Clin North Am*, 2000; 38(4): 899-913.

[11] KUHL CK. MRI of breast tumors. *Eur Radiol*, 2000; 10: 46-58.

[12] KUHL CK, SCHMUTZLER RK, LEUTNER CC, KEMPE A, WARDELMANN E. Breast MR Imaging screening in 192 women proved or suspected to be carriers of a breast cancer susceptibility gene: preliminary results. *Radiology*, 2000; 215: 267-79.

[13] IGLESIAS A, ARIAS M, SANTIAGO P, RODRIGUEZ M, MANAS J *et al.* Benign breast lesions that simulate malignancy: magnetic resonance imaging with radiologic-pathologic correlation. *Curr Probl Diagn Radiol* 2007, 36: 66-82.

[14] La classification BI-RADS. BI-RADS Breast Imaging Reporting and data systeme American College of Radiology 2003.

[15] SEWELL CW. Pathology of benign and malignant breast disorders. *Radiol Clin North Am*, 1995; 33(6): 1067-80.

[16] A. Tardivon, JM Guinebretière, C. Dromain. Corrélations radio-histologiques en pathologie mammaire. J Radiol (FMC) 2002, 83: 555-63.

[17] BASSET LW. Imaging of breast masses. *Radiol Clin North Am*, 2000; 38(4): 669-91.

[18] BERG WA, CAMPASSI CI, IOFFE OB. Cystic lesions of the breast: sonographic-

pathologic correlation. *Radiology*, 2003; 227(1): 183-91.

[19] VENTA LA, KIM JP, PELLOSKI CE, MORROW Management of duplex breast cysts. *AJR*, 1999; 173(5): 1331-6.

[20] BERG WA. Sonographically depicted breast clustered microcysts: is follow-up appropriate? *AJR*, 2005; 185(4): 952-9.

[21] GILL HK, IOFFE OB, BERG WA. When is a diagnosis of sclerosing adenosis acceptable at core biopsy? *Radiology*, 2003; 228(1): 50-7.

[22] ABRAMSON AF. Benign lesions.

[23] YANG WT, SUEN M, METREWELI C. Sonographic features of benign papillary neoplasm of the breast: review of 22 patients. *J Ultrasound Med*, 1997; 16(3): 161-8.

[24] WOODS ER, HELVIE MA, IKEDA DM, MANDELL SH, CHAPEL KL, ADLER DD. Solitary breast papilloma: comparison of mammographic, galactographic and pathological findings. *AJR*, 1992; 159(3): 487-91.

[25] ROVNO SHD, SIEGELMAN ES, REYNOLDS C *et al.* MR imaging and MR galactography of solitary intraductal papilloma. *AJR* 1999, 172: 151-5.

[26] SYNDOR MK, WILSON JD, HIJAZ TA, MASSEY HD *et al.* Underestimation of the presence of breast carcinoma in papillary lesions initially dignosed at core-needle biopsy. *Radiology* 2007, 242(1): 58-62.

[27] ROSEN EL, BENTLEY RC, BAKER JA, SOO MS. Imaging-guided core needle biopsy of papillary lesions of the breast. *AJR*, 2002; 179(5): 1185-92.

[28] NUNES LW, SCHNALL MD, SIEGELMAN ES *et al.* Diagnostic performance characteristics of architectural features revealed by high spatial-resolution MR imaging of the breast. *AJR* 1997, 169: 409-15.

[29] GOEL NB, KNIGHT TE, PANDEY S, RIDDICK-YOUNG M, *et al.* Fibrous lesions of the breast: imaging- pathologic correlation. *Radiographics*, 2005; 25: 1547-59.

[30] ESPOSITO NN, MOHAN D, BRUFSKY A, LIN Y *et al.* Phyllodes tumor: A clincopathologic and immunohistochemical study of 30 cases. *Arch Pathol Lab Med*, 2006; 130: 1516-22.

[31] LAE M, VINCENT-SALOMON A, SAVIGNONI A, HUON I *et al.* Phyllodes tumors of the breast segregate in two groups according to genetic criteria. *Mod Pathol*, 2007.

[32] POLGER MR, DENISON CM, LESTER S, MEYER JE. Pseudoangiomatous stromal hyperplasia: mammographic and sonographic appearances. *AJR* 1996, 166: 349-53.

[33] PRIVETTE A, FENTON SJ, MONE MC, KENNEDY AM, NELSON EW. Desmoid tumor: a case of mistaken identity. *Breast J*, 2005; 11(1): 60-4.

[34] YOU JK, KIM EK, KWAK JY, KIM MJ, OH KK. Focal fibrosis of the breast diagnosed by a sonographically guided core biopsy of nonpalpable lesions: imaging findings and clinical relevance. *J Ultrasound Med*, 2005; 24(10): 1377-84.

[35] KWAK JY, KIM EY, CHUNG SY, YOU JK *et al.* Unilateral breast edema: spectrum of etiologies and imaging appearances. *Yonsei Medical J*, 2005; 46(1): 1-7.

[36] OTT OJ, SCHULTZ-WENDTLAND R, UTERW, PHALBERG A, *et al.* Fat necrosis after conserving surgery and interstitial brachytherapy and/or external-beam radiation in women with breast cancer. *Strahlenter Onkol* 2005, 181(10): 638-44.

[37] TAN P.H., LAI L.M., CARRINGTON E.V., OPALUWA A.S., RAVIKUMAR K.H. Fat necrosis of the breast – A review. *Breast* 2006, 15: 313-8.

[38] CHALA LF, DE BARROS N, DE CAMARGO MORAES P, ENDO E, KIM SJ. Fat necrosis of the breast: mammographic, sonographic, computed tomography and magnetic resonance imaging findings. *Curr Probl Diagn Radiol* 2004, 33(3): 106-26.

[39] KINOSHITA T, YASHIRO N, YOSHIGI J, IHARA N, NARITA M. Fat necrosis of breast: a pontential pitfall in breast MRI. *Clin Imaging* 2002, 26(4): 250-3.

[40] BILGEN IG, USTUN EE, MEMIS A. Fat necrosis of the breast: clinical, mammographic and sonographic features. *Eur J Radiol* 2001, 39(2): 92-9.

[41] SOTOME K, OHNISHI T, MIYOSI R, NAKAMARU M *et al.* An uncommon case of diabetic masthopathy in type II non-insulin dependent diabetes melitus. *Breast Cancer*, 2006; 13(2): 205-9.

[42] TUNCBILEK N, KARAKAS HM, OKTEN O. Diabetic fibrous mastopathy: dynamic contrast-enhanced magnetic resonance imaging findings. *Breast J*, 2004; 10(4): 359-62.

[43] WONG KT, TSE GM, YANG WT. Ultrasound and MR imaging of diabetic mastopathy. *Clin Radiol*, 2002; 57(8): 730-5.

[44] Tse GM, Law BK, Ma TK, Chan AB, Phan LM *et al.* Hamartoma of the breast: a clinicopathological review. *J Clin Pathol*, 2002; 55(12): 951-4.

[45] Daya D, Trus T, D'Souza TJ, Minuk T, Yemen B. Hamartoma of the breast, an underrecognized breast lesion. A clinicopathologic and radiographic study of 25 cases. *Am J Clin Pathol,* 1995; 103(6): 685-9.

[46] Monsees BS. Evaluation of breast microcalcification. *Radiol Clin North Am*, 1995, 33(6): 1109-19.

LA MALADIE FIBROKYSTIQUE DU SEIN OU SOI-DISANT TELLE. NOUVEAUX CONCEPTS

André GORINS

Le terme de maladie fibrokystique du sein (MFK) mérite-t-il toujours d'être maintenu ? Décrite dès 1846 par l'Anglais **Sir Ashley Cooper** [1], elle a fait l'objet de publications de la part des français **Velpeau** (1846) et **Reclus** (1880) [2], de l'allemand **Schimmelbusch** (1890) [3], **Bloodgood** a décrit des petits kystes bleutés [4].

DÉFINITION

Le MFK porte aussi divers noms : dystrophie mammaire, maladie polykystique de Reclus, maladie de Schimmelbusch, mastose etc....

Le terme de mastose est entré dans la pratique courante en France. Désignant la maladie bénigne dystrophique des seins, à prédominance fibrokystique, non infectieuse, non cancéreuse, il n'est pas unanimement accepté. Il a néanmoins le mérite d'être simple, compréhensible sans équivoque.

Geschickter [5] avait parfaitement montré que le tissu mammaire se modifiait considérablement en vieillissant.

- irrégularité des lobules dès 35-40 ans (surtout en l'absence de grossesse qui favorise le développement lobulaire) ;
- aplatissement des structures épithéliales entre 40-45 ans ;
- dilatation kystique des canaux entre 45-50 ans ;
- Sclérose es oblitération des canaux et des vaisseaux de petit calibre après 50 ans.

Il existe assez fréquemment des altérations de la morphologie du tissu noble mammaire chez la femme relativement jeune, sans qu'on puisse leur accorder d'autre signification que celle d'un processus involutif [6].

Au cours de 225 autopsies de femmes décédées sans manifestation clinique mammaire. **Frantz** a trouvé 53 % de remaniements kystiques et de prolifération épithéliale [7].

Ainsi, si on reprend les caractères histologiques classiques de la MFK :

- formation de kystes (micro et/ou macro nodulaires) aux dépens de l'extrémité distale des canaux galactophores ;
- processus de sclérose du conjonctif avoisinant ;
- hyperplasie épithéliale ;
- métaplasie idrosadénoïde

Il faut d'abords se référer à l'âge, ces lésions étant anormales chez une femme de moins de 30 ans, alors qu'à partir de l'âge de 35-40 ans il convient d'être plus nuancé. Cependant, il existe une appréciation quantitative, et l'importance et la diffusion des lésions peuvent être retenues comme critères.

Par ailleurs, depuis **Haagensen** [8] chacun s'accorde à distinguer les microkystes de taille égale ou inférieure à 3 mm de diamètre et qui n'ont aucune signification pathologique et les kystes de taille supérieure, dépassant 5, 10, 30 mm de diamètre et plus qu'on considère comme anormaux.

En réalité, toutes ces descriptions s'effacent et sont en grande partie caduques depuis les remarquables travaux de **W. Dupont** et **D. Page** [9] qui ont effectué une étude conjointe anatomopathologique (Page) et épidémiologique (Dupont), en démontrant que le risque relatif (RR) de cancer du sein (CS) dépend essentiellement de l'état du tissu épithélial mammaire, définissant par ordre de gravité croissante : les lésions non prolifératives, les lésions prolifératives sans atypie, les lésions prolifératives avec atypie.

ÉPIDÉMIOLOGIE

En résumant une enquête réalisée par le GERM (Groupe d'Étude et de Réflexion sur les Mastopathies) (10), on peut situer à environ 1 % la fréquence du kyste mammaire pour une population toute venante chez les gynécologues.

On ne retrouve pas un profil gynécologique particulier :

- puberté, ménopause (éventuelle) à des âges normaux, cycles menstruels réguliers, parité à 1,85/femme, âge au premier enfant à 25 ans ;
- l'association au fibrome utérin apparaît assez fréquente (20 %)
- le contexte psychologique est assez souvent particulier. Nous en reparlerons.
- On trouve des antécédents familiaux directs du cancer du sein dans 5,6 % des cas, ce qui ne paraît pas fondamentalement différent du reste de la population.

Ajoutons que le kyste mammaire est très souvent cliniquement muet et asymptomatique et que la pratique des échographies mammaires a pu montrer qu'un pourcentage considérable de femmes âgées de 40 à 50 ans étaient porteuses d'un ou plusieurs kystes mammaires, de taille variable, asymptomatiques et non connus.

SYMPTOMATOLOGIE

La MFK peut être totalement silencieusement, découverte d'examen physique, de mammo et/ou d'échographies.

Elle peut donner lieu à :

- des nodosités plus ou moins douloureuses ;
- des mastodynies d'intensité variable, intermittentes ou permanentes volontiers à recrudescence prémenstruelle.
- des écoulements mamelonnaires d'aspect plus ou moins lactescent, ou verdâtre ou brunâtre, pluriorificiels – exceptionnellement sanglants.

À l'examen, les aspects constatés sont divers :

- granulations diffuses ;
- multiples nodosités de taille variable ;
- placards, bosselures.

de sensibilité variable à la palpation, indolores ou presque ou hyperesthésiques.

Les lésions sont souvent concentrées dans les quadrants supéro-externes des seins, mais peuvent intéresser les autres quadrants et la région centrale. Elles sont volontiers bilatérales, avec assez souvent une prédominance gauche ou droite.

Les mammographies fournissent des images très variées : souvent seins à texture hétérogène, avec des zones de densité différente, des aspects micro ou macro nodulaires localisés ou diffus. Il est des aspects particuliers : seins hyperdenses, véritablement marmoréens (mastose fibreuse) ; seins multikystiques avec images arrondies, régulières ; seins d'adénose sclérosante souvent parsemés de nombreuses micro-calcifications petites et régulières.

L'échographie très utile en la matière, permet d'objectiver des images kystiques, sous forme d'images anéchogènes, régulières, circulaires avec renforcement postérieur.

Il est évident qu'on recherche avec la plus grande attention toute image suspecte, toute zone irrégulière, toute rupture architecturale localisée, tout foyer de micro calcifications groupées.

De même, on se méfiera particulièrement, à l'échographie d'un contour non parfaitement régulier, d'une image hypo- ou anéchogène, d'un grand axe vertical, de l'existence d'un cône d'ombre postérieur, de formations papillaires intra luminaires.

L'écho-doppler couleur peut fournir des renseignements complémentaires intéressants.

La cytoponction sera réalisée en présence de tout nodule accessible mais toute image suspecte visible à la mammo et/ou l'échographie pourra faire l'objet d'une ponction ou d'un prélèvement biopsique radio-guidés.

Quoi qu'il en soit, la simple ponction permet de discriminer les lésions liquides (kystes) le plus souvent bénignes et les lésions solides qui peuvent être bénignes ou malignes.

Les liquides de kystes sont caractérisés par leur aspect macroscopique, thé sale ou verdâtre, parfois noirâtre (kystes anciens), plus rarement clair, exceptionnellement sanglant (suspicion de cystépithélioma).

On retire ainsi en moyenne 5 à 10 cc de liquide. Le microscope retrouve des macrophages, des histiocytes, des cellules spumeuses et l'absence de cellules malignes (sauf exception).

Un doute diagnostique peut aboutir à une indication opératoire, avec repérage radiologique en cas de lésion infra-clinique.

Nous avons pris l'habitude, en tant que clinicien, de distinguer des formes mineures et des formes majeures.

FORMES MINEURES	**FORMES MAJEURES**
... formes de transition →	
• fréquentes	• plus rares
• asymptomatiques (découverte possible lors d'un examen systématique)	• mastodynie fréquente S.P. à polarité mammaire
• microkystes ou placards des QSE	• formations multikystiques, adénomateuses ou fibreuses écoulement lactoïde ou verdâtre possible
• mammographies : petites images arrondies, pommelées, fixes ou aspect nuageux, hétérogène	• aspect multi-hétéro-nodulaire évolutif
• échographies : microkystes peu nombreux ou 1 ou 2 kystes	• macrokystes disséminés
N.B. Une biopsie peut montrer des lésions « non parallèles » aux constatations cliniques.	

PHYSIO-PATHOGÉNIE

Certains avaient avancé qu'un déséquilibre hormonal, d'origine ovarienne, donnant lieu à une hyperestrogénie absolue ou plus souvent relative par insuffisance lutéale présidait à la constitution de la MFK [11, 12, 13]. D'autres ont réfuté cette hypothèse [14, 15]. Nous-mêmes avons réalisé de nombreux dosages au cours des « mastoses majeures », notamment kystiques et n'avons trouvé que très inconstamment un tel déséquilibre. Les 3/4 des patientes n'ont pas de déséquilibre estrogéno-lutéal [16]. Celui-ci n'est ni nécessaire ni suffisant à la formation d'une MFK.

D'autres insistent sur l'hyperprolactinémie, soit trouvée à l'état basal ; soit révélée par des épreuves dynamiques (tests à la TRH, au sulpiride IV) [17] – ce qui nous avons trouvé encore de façon très inconstante.

D'autres recherches paraissent prometteuses [18] :

- l'étude de la SHBG plasmatique que nous avons constatée souvent plutôt élevée dans la maladie polykystique mammaire ;
- le contenu hormonal (et autres) des kystes eux-mêmes.

On a trouvé notamment des taux très élevés (multipliés parfois par 20 ou 30) de déhydroépiandrostérone sulfate (DHEAS) et d'autres stéroïdiens sulfatés (estrone sulfate) alors que les autres composés se trouvent à des taux à peu près identiques ou inférieurs à ceux observés dans le plasma.

Des études ont montré qu'il existait 2 types de kystes : les premiers à paroi hyperplasique, les autres à paroi plate.

- dans les kystes à paroi hyperplasique, le contenu liquidien Na + / K + et inférieur à 3 ;
- au contraire, les kystes à paroi plate ont un rapport Na + / K + supérieur à 3.

On a aussi retrouvé de plus grandes quantités d'Epidermal Growth Factor (EGF) de facteur libre du PSA [19] etc., sans qu'on en connaisse encore la réelle signification.

Ajoutons que certains kystes sont riches en albumine, d'autres non ; que certains auteurs comme **Haagensen Jr** ont pu identifier diverses glycoprotéines dont la GCDFP 15 (Gross Cystic Disease Fluid Protein 15 000 Daltons). Elle est contenue dans des tissus apocrines de la MFK et dans des carcinomes mammaires présentant des aspects apocrines.

Avec **Degrelle**, nous avons pu mettre aussi en évidence la présence SHBG dans certains liquides intra kystiques.

En bref, en dépit de nombreuses inconnues, les recherches progressent dans ce domaine : le kyste n'est pas une simple formation inerte. Certains liquides apparaissent comme de simples transsudats, mais d'autres comme des exsudats, et la paroi de certains kystes semble douée de pouvoir enzymatique et métabolique à définir.

Pour terminer, **Dixon** et Coll. [in 18] ont trouvé un taux significativement plus élevé de cancers du sein chez les patientes à kystes dont les parois étaient hyperplasiques. Cela doit être rapproché des constatations faites plus tard par W. Dupont et D. Page (voir plus loin).

En conclusion, nous croyons qu'il n'existe pas de sécrétion hormonale viciée à la base de la maladie kystique des seins. Celle-ci n'est ni nécessaire ni suffisante à sa production. Un déséquilibre estro-progestatif pourrait avoir un rôle favorisant lorsqu'il est présent. En revanche, il est probable qu'existent des phénomènes locaux de réceptivité de la cible mammaire, et cela justifie l'importance des travaux en cours (métabolisme *in situ* de l'estradiol, de la progestérone – rôle des activités enzymatiques diverses, phénomènes d'angiogenèse...).

Si les problèmes hormonaux, restent discutés, il nous apparaît qu'il faut faire une place prépondérante aux PROBLÈMES PSYCHOGÈNES [20] : ne fait pas de MFK qui veut...

On est souvent en présence de femmes nerveuses, neurotoniques, parfois spasmophiles.

Les poussées douloureuses et kystiques apparaissent volontiers à l'occasion de problèmes d'entourage, et notamment familiaux : soucis avec les enfants, conflits conjugaux, maladie grave chez un(e) parent(e) ou une amie.

Les anecdotes ne manquent pas à cet égard, mais la filiation avec l'apparition de kystes et de mastodynies risque de passer complètement inaperçue si on ne prend pas soin d'orienter (délicatement) l'interrogatoire dans ce sens.

Enfin, un facteur local est à signaler : l'exposition intempestive au soleil. Nous avons vu se constituer avec une vitesse surprenante des kystes volumineux dans ces conditions : cela donne à penser qu'il peut se produire des phénomènes vasomoteurs brutaux dans l'éclosion de ces formations liquidiennes.

Quelques formes cliniques méritent d'être citées :

• ***La forme du sujet jeune est rare***

Nous avons néanmoins rencontré des kystes chez des adolescentes de 13 à 14 ans.

• ***Après la ménopause***, les kystes sont rares (encore que la pratique des échographies permette de mettre en évidence des micro-kystes plusieurs années après l'arrêt définitif des règles).

Il nous est néanmoins arrivé d'en observer quelques cas, cliniquement importants, authentiques, ne cachant pas un cancer, et en dehors de toute hyperestrogénie, endogène ou exogène.

• ***Kyste et grossesse***

L'association est aussi très rare.

On observe au décours de la lactation des formations kystiques empâtées, prenant classiquement le godet, les galactocèles – sortes de kystes où s'est déversée une sécrétion lactée.

• ***Kystes apparus chez des femmes déjà atteintes de cancer du sein***

Ils peuvent survenir au niveau du sein controlatéral. Plus surprenante est la survenue de kystes dans la zone avoisinant le foyer de tumorectomie pour cancer du sein et ne signant nullement une récidive locale.

• ***Kystes inflammatoires***

Ils surviennent soit spontanément, soit à la suite d'une ponction. La douleur et vive, la peau est rose et chaude.

Nombreux sont ceux qui pensent qu'il s'agit d'abcès infectieux et prescrivent des antibiotiques. C'est une erreur ! Le liquide est puriforme mais ne contient pas de germes. Lors de la constitution souvent rapide du kyste, s'est produite une réaction locale à polynucléaires et lymphocytes. La prescription d'antiphlogistime, d'anti-inflammatoires vient aisément à bout de ces formes.

• ***Kyste récidivant rapidement après ponction***

Bien sûr, cela peut cacher un cancer mais cela peut être dû à une mauvaise technique de ponction (aspiration importante intempestive par l'intermédiaire du piston de la seringue).

Toutefois, un certain nombre de kystes récidivent *in situ* sans qu'il y ait erreur technique de ponction, ou tumeur sous jacente, et sans qu'on puisse apporter d'explication satisfaisante à ce fait.

• ***Kyste sanglant***

(En dehors de la présence de sang due à une piqûre accidentelle d'un petit vaisseau – qui se tarit rapidement) la teinte peut être rosée ou franchement hématique. Il faut immédiatement penser au carcinome et plus particulièrement à un CYSTEPITHELIOMA, éventualité rare :

- la cytologie du liquide est souvent positive :
- il reste volontiers une induration notable après évacuation correcte du kyste ;

- l'échographie montre des anomalies, parfois des végétations ;
- enfin, la reproduction rapide du liquide intra kystique (*cf.* SUPRA) est fréquente.

L'ÉVOLUTION DE LA MFK

Elle est capricieuse.

Telle femme fera une seule poussée kystique dans sa vie ; telle autre en fera trois ou quatre.

Mais certaines patientes sont véritablement empoisonnées par des poussées qui se succèdent plusieurs fois par an, pouvant exiger des ponctions réitérées fréquentes.

Dans ces poussées, il faut tenir compte de plusieurs facteurs : le terrain dystonique, les facteurs environnementaux et psychogènes, les désordres hormonaux inconstants.

Après la ménopause, la MFK s'éteint progressivement, encore que des poussées spontanées de mastose puissent survenir dans les années suivant l'installation de l'aménorrhée définitive.

Par ailleurs, une estrogénothérapie mal équilibrée est susceptible de ré-allumer une MFK éteinte.

LES RELATIONS AVEC LE CANCER DU SEIN

Elles constituent un des problèmes cruciaux.

Rappelons que la majorité des auteurs considèrent que les macrokystes sont associés à une augmentation de fréquence de cancer du sein [21]. Le risque relatif apparaîtrait multiplié par 3 ou 4. Cependant W. Dupont et D. Page estiment que le risque relatif n'est pas augmenté sauf en cas d'antécédents familiaux directs associés [22].

Quoi qu'il en soit, ce ne sont pas les kystes eux-mêmes qui dégénèrent et, comme nous l'avons vu, le cystépithélioma est rare. Il est même contesté par certains qui pensent qu'il s'agit en fait d'un cancer du sein né dans le voisinage et qui a envahi le kyste par contiguïté.

En fait, le cancer naît en dehors des kystes, à partir de foyers adénomateux, d'hyperplasie, épithéliale, de certains aspects dysplasiques que beaucoup qualifient de « précancéreux ».

C'est le grand mérite de **W. Dupont** et **D. Page** [22, 23] d'avoir suivi une large population à Nashville aux États-Unis.

Une première publication [22] distinguait clairement entre :

- des lésions épithéliales non proliférantes (RR : 1) ;
- des lésions proliférantes sans cellule atypique (RR : 1,9) ;
- des lésions proliférantes avec cellules atypiques (RR : 4,5).

Le travail portait sur 3 303 femmes ayant « bénéficié » au total de plus de 10 000 biopsies mammaires avec un suivi moyen de 17 ans.

La récente publication des mêmes auteurs [28] confirme entièrement les précédentes données et montre de surcroît, de façon significative, que le Traitement Hormonal Substitutif de ménopause (THS) – à base d'estrogènes sulfo-conjugués – Premarin 0,625 mg/jour - n'accroît pas le risque préexistant dans tous les cas de figures (sans prolifération, prolifération sans ou avec atypie, adénofibromes).

Cela veut dire en clair que pour ces auteurs chez une femme porteuse de MKF, portant même des lésions d'hyperplasie atypique, l'estrogènothérapie peut être prescrit, cela ne majorera pas le risque relatif basal, préexistant.

Il va sans dire que cette prescription se fera avec une extrême prudence, en expliquant bien aux femmes le degré de RR de cancer du sein au départ, et en exerçant un suivi rigoureux.

À cet égard, il ne faut pas confondre avec les lésions mammaires susceptibles d'apparaître et constatées sous THS.

Des travaux peu convaincants ont été publiées dans cette optique. Citons l'étude canadienne de **Rohan** [24] portant sur 59 837 femmes, avec un contrôle à 8 ans du RR de maladie proliférante – risque à 1,70 (1,06 – 2,72), ne recueillant que 16 cas d'hyperplasie avec atypie.

Et l'étude de **Cahn** [25] rétrospective « cas-témoins) portant seulement sur 156 cas, 65 sous THS versus 90 sans THS avec biopsie mammaire réalisée en moyenne au bout de 7,6 ans. On a constaté que 57 patientes avaient des lésions proliférantes dont 36 patientes (63 %) recevaient un THS.

En fait, dans ces 2 études, on ne connaît pas le type de THS : estrogènes seuls ou estroprogestatifs – lesquels ? à quelle posologie ? et surtout on trouve un « mélange » de lésions proliférantes prédisposant au cancer du sein, adénose sclérosante, papillome intra-ductal, hyperplasie avec atypie laissant une confusion sur la gradation du risque.

Une récente publication de **L. Hartmann** et coll. [26] – 9 087 femmes suivies pendant une moyenne de 15 ans – confirme globalement des données statistiques de RR de cancer du sein dans la maladie proliférante, établies par W. Dupont et D. Page avec cependant des restrictions importantes :

- le risque concernant une histoire familiale de cancer du sein est un facteur fort, indépendant des constations histologiques ;
- contrairement à ce qu'ont affirmer W. Dupont et D. Page, on a observé ici que le RR de cancer du sein dans la maladie proliférante persistait aussi fort au-delà de 10 et de 15 ans de suivi, d'autant plus que les femmes étaient plus jeunes. Ceci était particulièrement net pour les formes proliférantes avec atypie ;
- dans ce risque de cancer du sein, au cours des 10 premières années, c'était surtout le sein ipsi-latéral qui était concerné.

Enfin, concernant une lésion de mastopathie particulière, le RADIAL. SCAR (= cicatrice radiaire ou nodule d'Aschoff), l'équipe de **Colditz** et coll. de Boston [27] avait montré que ce type histologique représentait une augmentation du RR de cancer du sein, aussi bien au niveau du sein ipsi que du sein contro-latéral.

Une récente mise au point de l'Équipe de Nashville, **Sanders** et coll. [28] sous la conduite de W. Dupont et D. Page portant sur 9 556 femmes ayant subi une biopsie mammaire avec un suivi de 20 ans, explique et démontre que ce RR de RADIAL SCAR doit être intégré dans le cadre de la maladie proliférante dont il n'augmente pas de façon significative le RR, le RADIAL SCAR apparaissant exceptionnel en l'absence de la maladie proliférante.

TRAITEMENTS

QUELS SONT LES OBJECTIFS ?

- Calmer la douleur quand elle est présente : c'est le plus souvent possible.
- Améliorer les signes physiques : c'est plus difficile (on agira particulièrement sur l'œdème, l'hyperplasie, sur les kystes de façon inconstante, et non sur les lésions organisées, la sclérose).
- Prévenir le cancer : c'est un sujet actuellement hautement débattu et qui fait l'objet de vastes recherches « expérimentales ».

On dispose de traitements médicaux et de la chirurgie.

TRAITEMENTS MÉDICAUX

Ils peuvent être :
- non hormonaux ;
- hormonaux.

TRAITEMENTS NON HORMONAUX ++

- Ponction évacuatrice des kystes d'un certain volume, sous tension et/ou douloureux. Un kyste ponctionné est en principe guéri (voir exception supra). Ne pas faire plus de 3 à 4 ponctions par séance.

  Certains injectent un produit sclérosant dans le kyste après l'avoir vidé et prétendent obtenir ainsi un pourcentage infime de rechute de kystes [29] ;

- Essayer de connaître les conditions d'apparition d'une poussée mastosique et/ou d'un kyste-stress psychologique notamment.

- Prescription au besoin de sédatifs doux (extraits de plantes, barbituriques à doses filées), de Ca, Mg.

- En certains cas, il peut être fait appel à un psychologue, exceptionnellement un psychiatre.

- Enfin des séances de relaxation peuvent être bénéfiques.

Les angiotoniques

Il n'est pas rare que la MFK s'accompagne de troubles de la circulation locale avec circulation veineuse superficielle exagérée. Autrefois, la pratique de la thermographie – aujourd'hui abandonnée – avait permis d'objectiver parfois une véritable VARICOSE MAMMAIRE.

Les dérivés de la vitamine P, dont il existe de nombreuses spécialités, ont la propriété de diminuer l'œdème et la stase en améliorant la perméabilité capillaire et en favorisant la circulation de retour.

Les anti inflammatoires

Ils peuvent être utilisés en cas de poussées mastosiques douloureuses avec réaction inflammatoire locale.

De même, l'antiphlogistine à titre local peut rendre de réels services.

Citons aussi : les dérivés du silice, les vitamines des groupes A et B, etc.

NB : Savoir reconnaître l'effet réel de l'effet PLACEBO souvent présent (intérêt des études en double insu).

TRAITEMENTS HORMONAUX

Les progestatifs de synthèse (PS)

Ils sont utilisés pour la MFK, surtout en France, peu à l'étranger, à la suite d'indications posées par certaines écoles françaises [30, 31].

Les PS ont été au début des nortestostérones (lynestrenol) et, plus tard, des dérivés de la Progestérone ou la Progestérone elle-même (rétro-progestérone – Duphaston* – progestérone micronisée – Utrogestan*) de la 170 H-progestérone ou des Nor-Pregnanes (Promegestone, Surgestone*, Nomegestrol acétate – Lutényl*....). la gestrinone, le gestodène.

Les résultats sont positifs dans environ 2/3 des cas, à des degrés variables, sans parallélisme réel avec l'insuffisance lutéale si elle est présente. Mais, il existe souvent à la longue un phénomène d'échappement, la « lune de miel » pouvant s'épuiser au bout de quelques mois.

Différents modes d'administration sont possibles :

- 16e-25e jours, (ou 15-26e jours) destinée à pallier une insuffisance lutéale éventuelle ;

- 10e-25e jours ajoutant un effet anti-estrogénique avant l'ovulation ;

- 5e-24e jours, ou en continu, ayant un effet de blocage de l'ovulation et de mise au repos ovarien, en créant en même temps un climat progestatif.

Il faut aussi signaler la Progestérone en application per-cutanée (Progestogel*) qui a une action anti-oedémateuse. L'effet quoique non négligeable, est inférieur à celui des PS oraux.

Le Danazol

[32] a pu être donné à petites doses : 100 à 200 mg/jour avec une bonne efficacité et

un effet de rémanence à l'arrêt du traitement. Mais ses effets androgéniques – modérés – l'ont fait abandonner dans cette indication.

Les analogues de LH-RH [33]

(Décapeptyl*, Zoladex*, Enantone*) entraînent par désensitivation hypophysaire une carence ovarienne sévère. Ils peuvent avoir un effet remarquable sur les SF et les SP. On a même pu constater des régressions au plan histologique [33].

Toutefois, en raison des effets secondaires possiblement sévères des analogues, il ne faut pas se dissimuler le caractère exceptionnel (sur une courte durée : 3 à 6 mois) de leur emploi.

Les anti-estrogènes

Les anti-estrogènes dont le chef de fil est le Tamoxifène (Tamofene*, Nolvadex*....) n'ont pas d'indication en France pour des mastopathies bénignes. Rappelons qu'en raison de leur effet de rétro-contrôle négatif avec hypersécrétion gonadotrope hypophysaire, ils entraînent chez la femme en période d'activité génitale, une stimulation estrogénique considérable [34].

Les anti-prolactiniques (2 bromo α ergocryptine = Parlodel*). Ils agissent sur les mastodynies pré-mentruelles comme l'ont montré des études en double insu avec placebo [35]. La posologie habituelle est de 5 mg/jour.

On connaît les inconvénients de ce composé : nausées, vertiges, hypotension artérielle obligeant à commencer par des doses faibles, puis croissantes.

On voit ainsi le large éventail des traitements médicaux non hormonaux et hormonaux de la MFK, tout en sachant que,dans bon nombre de cas, aucun traitement ne s'avère nécessaire et qu'une simple surveillance périodique est de mise.

TRAITEMENTS CHIRURGICAUX

La place de la chirurgie dans la MFK nous apparaît limitée. La chirurgie est souvent ponctuelle et modifie les données anatomiques de la glande mammaire (hématome, schlérose) ce qui rend par la suite la surveillance clinique et paraclinique plus difficile. Il existe deux types essentiels d'indication [36].

Chirurgie de principe

Mastectomie unie ou bilatérale accompagnée de reconstruction mammaire.

Cette indication doit rester exceptionnelle, en cas de seins dystrophiques, denses, très difficiles à surveiller, chez des femmes à haut risque (antécédents familiaux directs de cancer du sein et/ou intervention antérieure ou biopsie faisant état d'une hyperplasie atypique, de carcinome lobulaire *in situ*).

L'appui d'une consultation d'oncogénétique, la recherche de mutations portant sur BRCA1, BRCA2... doivent beaucoup aider dans la décision qui doit être prise en plein accord avec la patiente.

C'est une mutilation plus ou moins maquillée.

Chirurgie de nécessité

En cas de lésions « douteuses », cliniques ou infra cliniques (image nodulaire irrégulière, rupture architecturale localisée, microcalcifications ± groupées et/ou image « hypoéchogène » d'allure non bénigne).

On peut s'aider actuellement de l'apport de l'IRM (grande sensibilité, mais spécificité plus faible) et de macro biopsie (mammotome).

PROBLÈMES ANNEXES

LA CONTRACEPTION ORALE (CO)

Dans le contexte de MFK, on a prétendu qu'il fallait prescrire de préférence une pilule à climat progestatif dominant.

À notre sens, les micropilules progestatives sont à proscrire : elles engendrent 1 fois sur 2 une insuffisance lutéale iatrogène. Il faut savoir qu'une pilule à climat progestatif ne répond pas toujours aux espoirs escomptés.

Ainsi certaine CO à climat progestatif dit dominant donnent-elles lieu à des mastodynies. Peut-être faut-il parler de l'activité estrogénique de certains PS utilisés dans les CO. Ils agiraient en activant le récepteur d'estrogène [37].

Il nous semble qu'en cas de MFK, on peut utiliser une pilule de 3ᵉ génération, faiblement dosée un éthinyl oestradiol (≤ 20 µgr/pilule) avec un progestatif moderne et suivre attentivement les réactions locales aux plans fonctionnel et physique.

Enfin, on pourra lire la mise au point de **Monique G. Lé** *et Coll* [38] concernant des relations entre mastopathies bénignes, CO et RR du cancer du sein. Les études cas-témoins et celles de cohortes y sont minutieusement analysées. Elle innocente la pilule, dégageant un effet bénéfique de la pilule vis-à-vis des mastopathies bénignes, ne présentant pas de risque net avec le CS, et une absence d'effet sur les mastopathies bénignes à risque (proliférantes, avec atypie cellulaire).

Sur les relations entre contraception hormonale et risque de cancer du sein, en général – se reporter au chapitre « CONTRACEPTION ESTRO-PROGESTATIVE ET CANCER DU SEIN ».

LE TRAITEMENT HORMONAL SUBTITUTIF DE MENOPAUSE (THS)

Le lecteur pourra se reporter au chapitre consacré à « SEIN ET MENOPAUSE ».

Nous indiquons ici l'essentiel des données récentes qui lient possiblement la MFK et le THS. À cet égard les travaux ne sont pas nombreux.

En cas d'antécédent de MFK sévère, le THS est-il susceptible de provoquer un réveil de la maladie mastosique ? Ce qui paraissait jusque là rassurant, c'était que le THS ne semblait pas augmenter le RR de cancer du sein pour des durées d'utilisation inférieures à 5 ans et que si ce risque existait à 10, 15 ans ou plus, il était faible (1,023 par année d'utilisation après 5 ans) [39].

De surcroît, et c'est ce qui nous intéresse plus particulièrement W. Dupont et D. Page [23] ont démontré sur une très longue série de 9 903 femmes dont une partie recevait un THS (essentiellement Prémarin à la dose de 0,625 mg/jour) avec un suivi moyen de 20 ans, que le RR du cancer du sein n'était pas aggravé à partir du risque préexistant y compris pour les hyperplasies sans et avec atypies cellulaires. Mais il faut bien souligner qu'il ne s'agit que d'estrogénothérapie ***isolée***.

Concernant le rôle des progestatifs, il est hautement discuté, favorables pour certaines écoles françaises, alors que la majorité des auteurs anglo-saxons leur trouve plutôt un effet délétère.

Mais des publications récentes ont fait rebondir le problème :

- D'abord celle de la WHI [40] qui a le label d'une étude randomisée en double insu. 8 506 femmes : Prémarin 0,625 mg = Medroxyprogestérone acétate 2,5 mgr /Jour en pilule quotidienne versus 8 102 femmes recevant un placebo.

Au bout de 4 ans 1/2, il est trouvé un RR de CS à 1,26 (IC : 1,04 – 1,54) – donc modérément augmenté, et recoupant des chiffres antérieurement connus.

Mais, ce travail n'est pas exempt de critiques : la moyenne d'âge des femmes au départ est élevée à 63 ans, elles sont obèses, hypertendues dans 1/3 des cas... Et surtout les molécules utilisées semblent désuètes, très rarement prescrites en France.

Quant à la One Million Study [41], elle est certes impressionnante par son nombre, mais c'est une étude observationnelle, comportant des erreurs indiscutables et dont la validité n'est pas évidente. Elle montre une élévation du RR de cancer du sein avec toutes les molécules progestatives, et aussi avec les estrogènes seuls.

C'est le mérite de l'étude française de cohorte, dite E3N, menée par **Françoise Clavel** [42] dans le cadre des femmes suivies à l'Education Nationale, d'avoir montré que le choix du progestatif est capital. En effet, l'administration simultanée de l'Estradiol et de Progestérone naturelle n'augmente pas le RR du cancer du sein, alors que les autres PG induisent une élévation de ce risque entre 1,3 et 1,8. Enfin l'Estradiol donné seul augmenterait aussi de façon modérée, ce risque – ce qui est infirmé par une récente mise au point de la WHI qui trouve, chez les femmes hystérectomisées recevant le Prémarin seul, un RR du cancer du sein significativement abaissé au bout de 7 ans de traitement.

Mais, aucune de ces trois dernières publications n'étudie le RR de cancer du sein dans le sous-groupe des mastopathies bénignes, type MFK.

Finalement, pour conclure, on serait tenté d'autoriser avec prudence le THS au cours de la MFK, mais en s'orientant vers l'estradiol et la progestérone naturelle.

LE TROISIÈME PROBLÈME EST CELUI DES FEMMES À ANTÉCÉDENT PERSONNEL DU CANCER DU SEIN (TUMORECTOMIE, MASTESTOMIE)

Des poussées mastosiques (avec kystes) sont possibles au niveau du sein controlatéral ou du sein opéré, s'il y a eu opération conservatrice. Peut-on prescrire des progestatifs de synthèse ? Beaucoup le font, sans certitude d'être utile ou nuisible !

Les anti-estrogènes nous paraissent une mauvaise solution (*cf.* SUPRA) et, ainsi que nous l'avons vu, les analogues de LH-RH ont des effets secondaires sévères, qui en limitent l'utilisation.

On ne peut finalement s'empêcher d'évoquer le traitement dit « préventif du cancer du sein ». Des études ont été entreprises, notamment chez les femmes à haut risque de cancer du sein, en raison de lésions épithéliales mammaires sévères (hyperplasie atypique, néoplasie lobulaire *in situ*...).

Le Tamoxifène a été choisi. Finalement, l'expérience américaine de la NSABP menée par **Fisher** apparaît très positive avec réduction nette des cancers du sein au bout de quatre ans, pour un minimum d'effets secondaires [43]. Mais l'expérience anglaise, de moins grande ampleur, n'exprime pas ces résultats positifs [44].

Les arbres de décision sont exposés dans les 3 tableaux suivants :

Tableau I.

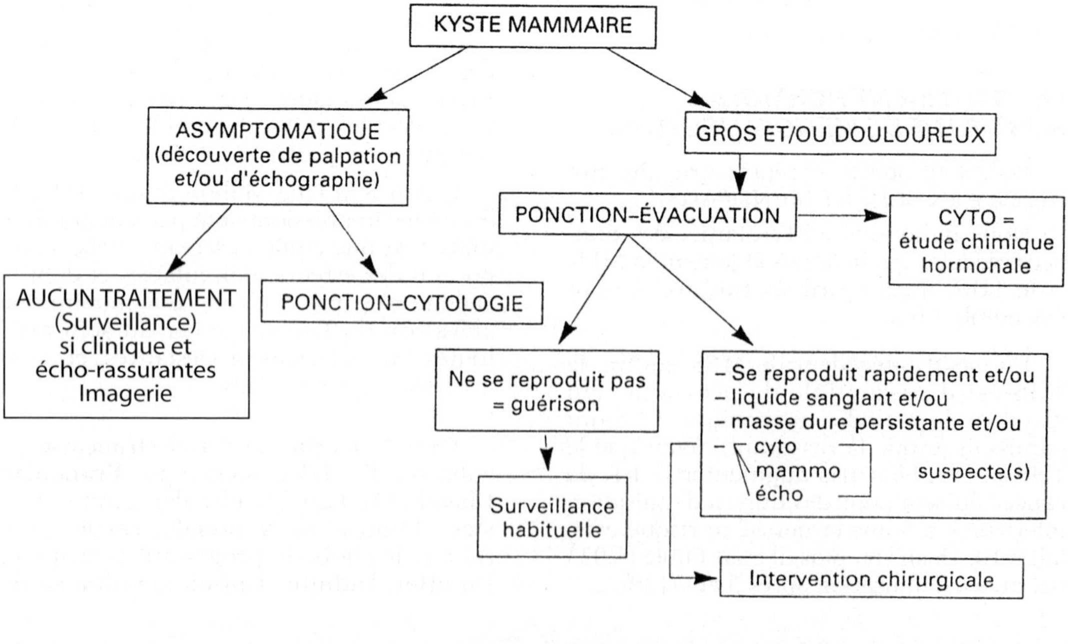

Tableau II.

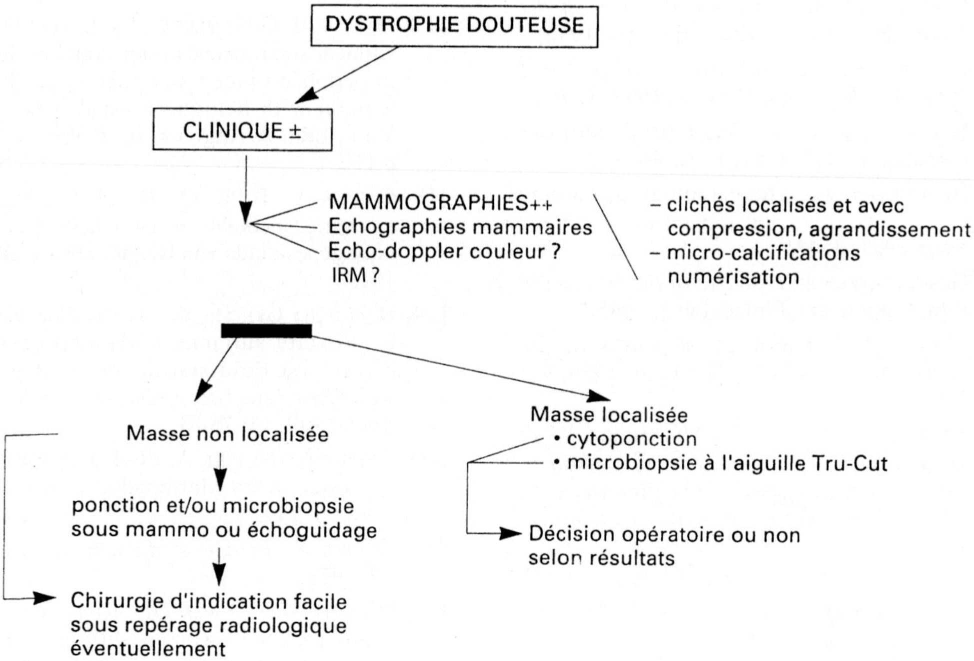

Tableau III.

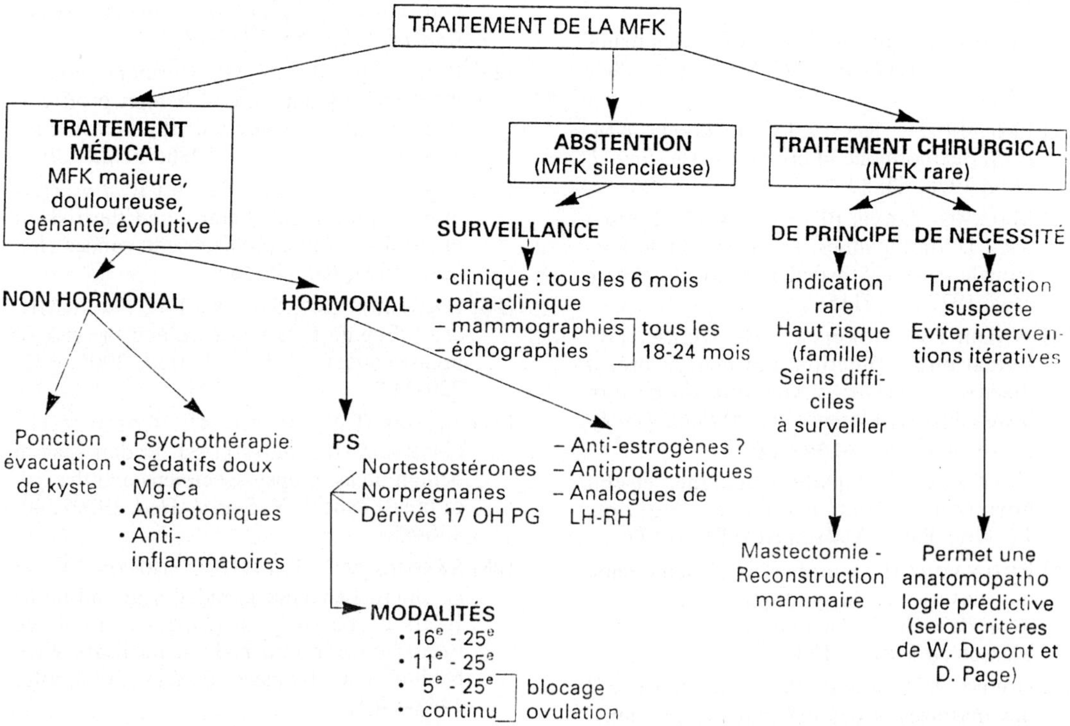

BIBLIOGRAPHIE

[1] Cooper AP. *Anatomy and diseases of the breast*. Philadelphie. Lea and Blend, 1946.

[2] Reclus P. La maladie kystique des mamelles, *Rev. De Chirurgie*, 1892; 3: 761.

[3] Schimmelbusch C. Das cystadenom der mamma, *Arch. F. Chir*. 1892; 44: 117.

[4] Bloodgoog JC. The pathology of chronic cystic mastitis of the female breast, *Arch. Surg*. 1921; 3: 445

[5] Geschickter CF. *Diseases of the breast.* 2nd Edit. Lippincott – Philadelphia, 1945.

[6] Parkes A.T. The micro-anatomy of the breast, *Ann Royal Coll Sur Engl.* 1959; 25: 235.

[7] Fratnz VK, Picken AW, Melchior GW. *et al.* Incidence of chronic cystic disease in so called « normal breasts ». (Studies based on 225 post-mortem examinations). *Cancer,* 1951; 4: 762.

[8] Haagensen CD, Bodien C, Haagensen DE. Breast carcinoma. Risk and detection gross cystic disease of the breast. *Saunder Compagny*, 1981.

[9] Dupont WD, Page DL. Risk factors for breast cancer in women with proliferative breast disease. *Eng. J. Med*, 1985; 312: 146-151.

[10] Gorins. A. Épidémiologie des kystes mammaires, *Gynécologie*, 1994, Vol 2, n° 5 : 284-290.

[11] England PC, Kinner LG, Lottrell KM. *et al.* Sex hormone in breast disease, *Brit. J. Surg*, 1975; 62: 806.

[12] Mauvais- Jarvis PF, Kutten F, Mowsowicz I. Mastopathies bénignes : étude hormonale chez 125 malades, *Nouvelle Presse Méd.* 1977 ; 6 : 4115.

[13] Walsh PV, Morris K, Mc Dicken IW. Luteal phase function and benign breast disease. Internat Symposium on benign breast disease. Florence, 1983. *Published by the Royal Society of Med.*, p 53.

[14] Netter A. Mastopathies bénignes et état hormonal, *Actualités Gynécologiques* 12e série. Paris : Masson éd 1981 : p 127.

[15] Rozenbaum H. À propos de la pathogénie des mastoses et du syndrome prémenstruel. *Actualités Gynécologiques* 12e série. Paris : Masson éd 1981 : p 133.

[16] Gorins A, Cordray JM. Profil hormonal des mastoses et des mastodynies prémenstruelles, *Actualités Gynécologiques* 12e série. Paris : Masson éd 1981 : p 119.

[17] Melis GB, Guarneri G. Pauletti FD *et al.* Clinical significance of hormonal evaluation in peripheral blood and breast cyst fluid of women with benign breast disease. New York, Edit. À Angeli *et al.* R Press - 1983: p 110.

[18] Gorins A., Tournant B., Perret F., *et al. Les kystes mammaires*. Ou Kliske Academic voor geneskunde van Belgie, 1991 ; LIII : 2, 101.

[19] Borchert GH, He Yu, Tomlinson G *et al.* F. prostate antigene molecular forms in breast cyst fluid and in serum of women with fibrocystic breast disease. *J. Clin. Lab. Anat*, 1999; 13: 75-81.

[20] Gorins A., Netter A. Étude hormonale des mastoses, in les Mastopathies, *Masson Ed*, 1966 : p. 149.

[21] Gorins A., *Le cancer du sein*, Flammarion Ed, 1975.

[22] Dupont WD., Page DL. Risk factors for breast cancer in women with proliferative breast disease, *N. Engl. J. Med*, 1985; 312: 146.

[23] Dupont WD., Page DL., Parl FF *et al.* Estrogen replacement therapy in women with a history of proliferative breast disease, *Cancer*, 1999 ; 85: 1277-1283.

[24] Rohan TE., Miller AP., Hormone replacement therapy and risk of benign proliferative epithelial disorders of the breast, *Eur. J of Cancer Prevention*, 1996; 8: 123-130.

[25] Cahn MD., T. Tran, Theur CR *et al.* Hormone replacement therapy and the risk of breast lesions that predispose to cancer, *Am. Surg*, 1997; 63: 858-860.

[26] Hartmann LC., Sellers TA., Frost MH. *et al.* Begnin breast disease and the risk of breast cancer, *N. Eng. J. Med*, 2005; 353: 229-237.

[27] Jacobs TW., Byrne C., Colditz G., Connolly JL., Schnitt SJ. Radial scar in benign breast biopsy specimens and the risk of breast cancer. *N. Eng. J. Med*, 1999; 340: 430-436.

[28] Sanders ME., Page DL., Simpson J.F., *et al.* Interdependance cj radial scar and proliferative disease with respect to invasive breast carcenoma risk in patients with benign breast biopsies, *Cancer,* 2006; 106: 1453-1461.

[29] GOMES C., AMARA L., MARQUES C. Scleroses of gross cysts of breast: A three-year study, *Eur. J Gyneco Oncol*, 2002; 23: 191-194.

[30] MAUVAIS-JARVIS P., KUTTEN F., GOMPEL A. *et al.* Action antiestrogène de la progestérone dans le sein, *Pathol. Biol*, 1987 ; 35 : 1081.

[31] UZAN S., DENIS C., POMI V., *et al.* Double blind trial of promegeston (R 5020) and lynestrenol in the treatment of begnin breast disease. *Europ J of Obst and Gyn and Reproduction Biology*, 1992; 43: 219.

[32] GORINS A., PERRET F., TOURNANT B., *et al.* Étude française en double aveugle et administration croisée Danazol/placebo dans le traitement de la maladie fibrokystique sévère du sein, *Gynécologie*, 1983 ; 34 : 351.

[33] MONSONEGO J., DESTABLE MD., DE SAINT-FLORENT, *et al.* Fibrocystic disease of the breast in premenopausal women : histo-hormonal and response to the luteinizing hormone releasing hormone analog treatment. *Am. J. Obstet. Gynecol*, 1991;164: 1189.

[34] NAMER M. Prévention des cancers du sein, *Lettre QS Oncologie* n° 102, Bellon Ed.

[35] MANSEL RE., DOGLIOTTI L., European multicentre trial of bromocryptine in cyclical mastalgia, *Lancet*, 1990; 335: 190.

[36] GORINS A., Quand faut-il opérer une mastopathie à risque ? Le point de vue du clinicien. *Rev. Fr Gynecol Obstet*, 1991 ; 86 : 1-15.

[37] JORDAN VC., ENG MH., CATHERINO WH *et al.* The estrogenic activity of synthetic progestins used in oral contraceptives, *Cancer,* 1993; 71: 1501.

[38] LE MG., PLU-BUREAU G. Contraception orale et risque de mastopathie bénigne : Revue de la littérature. *Reprod. Hum Horm,* 1999, vol. XII, n° 5 : 457-463.

[39] Collaborative group on hormonal factors in beast cancer. Breast cancer and hormone replacement therapy: collaborative reanalysis of data from 51 epidemiological studies of 52 705 women with breast cancer and 108 411 women without breast cancer. *Lancet*, 1997; 350: 1047-1056.

[40] WITRING GROUP FOR THE WOMEN'S HEALTH INITIATIVE INVESTIGATORS. Risks and benefits of estrogen plus progestin on healthy post-menopausal women: principal results from the women's health initiative randomized controlled trial, *JAMA*, 2002; 288: 321-333.

[41] MILLION WOMEN STUDY COLLABORATORS (V. BERAL). Breast cancer and hormone-replacement therapy in the Million women study, *The Lancet*, 2003; 362: 419-427.

[42] CLAVEL-CHAPELON F. *et al.* Breast cancer risk in relation to different types of hormone-replacement therapy: update of the E3N cohort study results (communication). 11e Congrès Mondial de la Ménopause Buenos Aires – Octobre 2005.

[43] FISHER B., COSTANTINO JP., WICHERHAM D. *et al.* Tamoxifen for prevention of breast cancer – report of the national surgical adjuvant breast and bowel project. *J. Nat Cancer inst.* 1998; 90: 1371-1388.

[44] POWLES T., EELES R., ASHLEY S. *et al.* Interim analysis of the incidence of breast cancer in the Royal Mardsen Hospital. Tamoxifen randomized chemo-prevention trial. *Lancet.* 1998; 352: 98-101.

TUMEURS BÉNIGNES DU SEIN

Bertrand TOURNANT

ADÉNOFIBROME

GÉNÉRALITÉ

L'adénofibrome est une tumeur solide habituellement bénigne. C'est la plus fréquente chez la femme jeune depuis l'âge des premières règles jusqu'à la quarantaine.

L'adénofibrome apparaît d'origine lobulaire et comporte deux contingents cellulaires épithélial et conjonctif. Selon les hypothèses histo-génétiques, les fibro-adénomes constitueraient l'aboutissement d'une hyperplasie d'un ou plusieurs lobules mammaires [1, 2, 3].

Il serait plus fréquent dans la race noire.

Il évolue souvent lentement mais peut parfois subir une croissance importante et aboutir à l'adénofibrome géant.

Enfin, il peut parfois être multiple et réaliser la polyadénofibromatose.

CLINIQUE

Il s'agit habituellement d'une tumeur bien circonscrite, arrondie, ovalaire ou légèrement bosselé, mobile, ferme, sans réaction de voisinage, de taille variable de quelques millimètres à plusieurs centimètres, habituellement indolore, fluctuant parfois avec le cycle menstruel.

L'adénofibrome ne s'accompagne pas d'adénopathie axillaire.

IMAGERIE

Mammographie

L'adénofibrome réalise une opacité ovalaire, régulière, et homogène, souvent entourée d'un petit liseré clair (le halo graisseux dit de sécurité), témoin d'une croissance lente et régulière de la tumeur, refoulant les tissus adipeux adjacents sans les infiltrer.

Cette opacité sera plus ou moins visible selon que le tissu mammaire environnant est plus ou moins dense. Si le tissu conjonctif est œdémateux la tumeur sera mieux visible (plus opaque), s'il est plus hyalin l'opacité sera moindre.

Des calcifications peuvent apparaître au cours de l'évolution et se projeter alors à l'intérieur de l'opacité tumorale. Ces calcifications sont grossières voire volumineuses, de forte densité, uniques ou multiples, parfois coralliformes et alors typiques. Des micro-calcifications à l'intérieur de l'opacité peuvent faire évoquer un adéno-fibrome complexe ou même suspecter l'association à un carcinome.

Échographie

L'échographie retrouve une image lacunaire, ovalaire, dont les bords antérieurs et postérieurs sont nettement définis.

L'échostructure interne est généralement hypo-échogène et bien homogène, excepté dans les adénofibromes de grande taille où elle peut être hétérogène.

Habituellement, il n'y a pas de renforcement postérieur. Cependant, cette transmission postérieure est variable selon la cellularité de la tumeur : l'adénofibrome « cellulaire » donnera un renforcement postérieur net avec des cônes d'ombre de bonne limitation, tandis que l'adénofibrome contenant peu de cellules et beaucoup de collagène ne donnera aucun renforcement postérieur, parfois même une discrète atténuation.

Imagerie par Résonance Magnétique (IRM)

Typiquement, il s'agit de masses rondes ou ovales, à contours nets, bien circonscrits et réguliers. Le ré-haussement est homogène dans toute la masse ; la cinétique de prise de contraste est lente, progressive, sans pic, ni plateau et avec un maximum de faible amplitude par rapport à la prise de contraste initiale.

Cependant, ces caractéristiques peuvent faire défaut incitant en cas de doute à des prélèvement tissulaires.

Cytologie

La cytoponction permet d'affirmer le caractère solide de la tumeur.

L'aspect cytologique typique retrouve des débris de tissu conjonctif, de nombreux noyaux nus et de nombreux amas de cellules épithéliales régulières, souvent groupées en placard.

La cytologie ne permet cependant pas habituellement de trancher avec un nodule dystrophique ou une tumeur phyllode [4] ou avec un cancer nodulaire très bien différencié.

Histologie

En cas de tumeur non palpable, infraclinique, il peut être nécessaire de s'assurer du diagnostic histologique par microbiopsie échoguidée ou par macrobiopsie stéréotaxique.

ÉVOLUTION ET ÉPIDÉMIOLOGIE

- L'adénofibrome peut parfois s'infarcir et être le siège d'infarctus mammaire par nécrose ischémique, en particulier en période prémenstruelle ou au cours de la grossesse, entraînant à la longue, probablement par ce mécanisme, des macrocalcifications.

- Classiquement, l'adénofibrome n'expose pas au risque ultérieur de survenue de cancer du sein [5]. Cependant cette affirmation mérite d'être nuancée.

Déjà en 1940, Harrington [6] décrivait le cas de cancers développés dans un adénofibrome. Il est vrai que cela est rare (1 à 2 % environ), mais il convient de distinguer :

- la survenue de cancers à l'intérieur d'un adénofibrome ;

- l'envahissement d'un adénofibrome par un carcinome de voisinage ;

- le risque de survenue à plus long terme après adénofibrome d'un cancer du sein.

Les cancers développés dans l'adénofibrome peuvent être de tout type, canalaires ou lobulaires, *in situ* ou infiltrants. Par ailleurs, l'association d'un cancer du sein développé à l'intérieur d'un adénofibrome serait de meilleur pronostic.

L'environnement histologique de l'adénofibrome est également très important à connaître pour apprécier le risque ultérieur de cancer : hyperplasie épithéliale sans ou avec atypies.

Ainsi en 1994, Dupont et Page [7] introduisent la notion d'AF complexe et retrouvent un risque relatif de survenue de carcinome plus élevé en cas d'AF complexe. Dans ces adénofibromes dits « complexes » peuvent s'observer des kystes ainsi que des lésions d'adénose sclérosante, des microcalcifications. La composante épithéliale peut être hyperplasique et présenter des caractères atypiques : le risque relatif de survenue ultérieure d'un cancer est alors de 3,88.

ADÉNOFIBROME ET CONTRACEPTION ORALE

Les études épidémiologiques publiées ne semblent pas montrer d'effet délétère concernant la contraception orale et le risque de fibroadénome. Dans les onze études cas-témoins publiées entre 1973 et 1994, il est observé soit une diminution du risque, soit une absence d'effet. Cependant, dans la plupart de ces études, il faut tenir compte du faible nombre de cas, des durées courtes d'utilisation de la contraception orale et du fait que ces études ne concernent pas les pilules les plus faiblement dosées utilisées actuellement. D'autre part, les lésions associées au fibroadénome sont rarement décrites et notamment les lésions proliférantes : tout ceci ne nous permet pas de conclure formellement quant au rôle de la pilule sur le risque de fibroadénome.

FORMES CLINIQUES

- **L'adénofibrome géant** de la jeune fille **ou adénofibrome juvénile** réalisant une tumeur volumineuse à croissance rapide avec parfois des signes locaux inflammatoires mécaniques. Il ne faudra pas le confondre avec une hypertrophie virginale unilatérale ou une tumeur phyllode de bas grade.
- **L'adénofibrolipome** dont la masse tumorale est souvent moins bien individualisée avec une consistance en « éponge ». À la mammographie, il s'agit d'une clarté avec à l'intérieur des opacités peu denses, bien individualisées.
- La **polyadénofibromatose** réalisant la présence d'adéno-fibromes multiples dans un même sein ou parfois dans les deux seins. Elle est plus fréquente dans la race noire et pose le problème d'intervention sur des sites multiples. L'association avec une autre pathologie est toujours possible et en particulier avec une tumeur phyllode.
- **L'adénofibrome calcifié** que l'on découvre plus fréquemment chez la femme plus âgée. Souvent la découverte est uniquement mammographique et l'adénofibrome n'est pas palpable.
- **L'adénofibrome phyllode**, plus riche en cellules stromales que le fibro-adénome banal, qui représente le grade 1 de la classification de Contesso [8].

DIAGNOSTIC DIFFÉRENTIEL

- **Les kystes** ne posent habituellement pas de difficulté diagnostique. Les hésitations cliniques sont rapidement redressées par la cyto-ponction et/ou l'échographie.
- **Les lipomes** se constituent aux dépens du tissu adipeux, repoussant en périphérie le tissu conjonctif qui lui forme alors une fine capsule. Le lipome se présente sous forme d'une nodosité ovalaire, habituellement indolore, plus molle que l'adénofibrome, bien limitée, facilement palpable lorsqu'il est superficiel mais parfois non palpable lorsqu'il est situé profondément [9].

Le liposarcome est extrêmement rare : sa fréquence serait d'environ 6 % de l'ensemble des sarcomes qui eux-mêmes représenteraient 1 % de l'ensemble des cancers du sein.

L'imagerie va retrouver une image radiotransparente à limite régulière en mammographie ; elle est finement cerclée par un liseré dense correspondant à la fausse capsule conjonctive qui peut d'ailleurs parfois être partiellement calcifiée.

L'échographie retrouve une lacune ovalaire, hypo-échogène, homogène à limites nettes et régulières avec des cônes d'ombre latéraux et parfois un petit renforcement postérieur.

La cytologie met en évidence de nombreux amas de cellules adipeuses tout à fait typiques.

- **Le myoblastome ou tumeur à cellules granuleuses ou tumeur d'Abrikossof** [10] est une tumeur rare au niveau du sein et le diagnostic opératoire habituel est celui d'adénofibrome. Elle est habituellement bénigne et peut très exceptionnellement dégénérer vers la malignité.

C'est l'histologie qui en fera le diagnostic.

Macroscopiquement, il s'agit d'une formation ovoïde, bien limitée, montrant à la coupe un aspect blanc, ferme mais non dur.

L'étude histologique montre qu'il s'agit d'une formation assez bien limitée mais non encapsulée, faite de cellules disposées en lobules ou en travées. Ces cellules de forme polyédriques ou ovalaires, mesurant de 30 à 60 µ parfois plus, ont des limites cytoplasmiques bien visibles. Leur cytoplasme renferme de nombreuses et fines granulations, faiblement éosinophiles, PAS positives, donnant à la cellule un aspect plus "neigeux" que granuleux. Le noyau de ces cellules de petite taille a une chromatine fine, un petit nucléole, le plus souvent central. Les mitoses sont absentes. Entre ces travées de cellules, il existe un tissu conjonctif assez pauvre en fibroblastes. En périphérie de la tumeur les ductules de certains canaux sont dissociés par des cellules granuleuses.

L'histogénèse de cette tumeur a été longtemps controversée. À l'aide d'arguments tirés de nombreuses études en microscopie optique, certains auteurs plaidaient en faveur d'une origine musculaire d'où le nom de myoblastome, d'autres en faveur d'une origine histiocytaire ou nerveuse.

L'hypothèse retenue actuellement est celle d'une origine nerveuse. Les arguments ultra-structuraux, plaident en faveur de la nature schwannienne de cette tumeur. Les études histo-chimiques et histo-enzymologique apportent également des arguments dans ce sens [11].

Enfin, s'agit-il d'une véritable tumeur au sens oncologique du terme ou d'un processus de dédifférenciation de la cellule de Schwann engendré par un trouble métabolique, la question reste posée.

- **Enfin certains épithéliomas** tubulo-acineux ou même colloïde peuvent parfois avoir les mêmes caractéristiques cliniques et para-cliniques que l'adénofibrome.

Pour toutes ces raisons, **le développement** d'un adénofibrome après l'âge de 30 ans, justifie son exérèse chirurgicale.

Dans certains cas où l'opacité nodulaire n'est pas palpable (nodule mis en évidence à la mammographie et/ou échographie) un diagnostic histologique par micro-biopsie ou macro-biopsie peut être proposé : cela permet un abord chirurgical plus serein et évite l'examen ex-temporané.

TRAITEMENT

Chirurgical

L'adénofibrome est une tumeur et doit en principe être traité chirurgicalement.

Cette exérèse chirurgicale nous paraît nécessaire lorsque l'adénofibrome se développe à partir de l'âge de 30 ans, que sa taille est supérieure à 1 cm, que son accroissement est rapide ou s'il est douloureux ou s'il contient des micro-calcifications. En effet, si la survenue d'un carcinome dans un adénofibrome est rare, seule l'histologie peut apporter une certitude. De même, seule l'histologie saura différencier l'adénofibrome simple d'un adénome phyllode.

Cette tumorectomie est habituellement aisée mais ne doit pas se limiter à une simple énucléation. Il est primordial de connaître la qualité du tissu mammaire environnant l'adénofibrome (normal, simplement dystrophique ou hyperplasique avec ou sans atypie). **L'exérèse chirurgicale doit comporter une collerette de tissu glandulaire autour de cet adénofibrome**. En effet, si l'adénofibrome simple comporte un risque nul ou très faible de survenue de cancer ultérieur, par contre, la présence d'hyperplasie canalaire ou lobulaire sans et surtout avec atypies en situation *in situ* ou péri-tumorale augmente le risque de survenue ultérieure de carcinome mammaire et ce d'autant que s'y associent des antécédents familiaux.

L'examen anatomo-pathologique confirmera le diagnostic. **Macroscopiquement**, il s'agit d'une tumeur blanchâtre, humide, à section convexe à la coupe.

D'origine lobulaire, elle associe **microscopiquement** une double prolifération à la fois épithéliale et conjonctive dans des proportions variables. Classiquement on distingue le fibro-adénome intra-canaliculaire où la prolifération conjonctive prédomine déformant jusqu'à la rendre virtuelle la lumière canalaire avec un épithélium réduit à de minces travées et le fibro-adénome péricanaliculaire où la prolifération est mixte avec des ramifications épithéliales au sein d'un tissu conjonctif très cellulaire et riche en fibres collagènes. Cette distinction est actuellement considérée comme sans intérêt par les anatomopathologistes. Dans tous les cas les deux composantes ne présentent aucune atypie.

Médical

Le geste chirurgical peut ne pas être considéré comme obligatoire lorsque le bilan clinique, l'imagerie médicale et la cytologie sont parfaitement concordants et que la femme est âgée de moins de 25 ans.

Les progestatifs de synthèse n'ont habituellement que peu d'effet mais ils permettent parfois d'obtenir une petite diminution volumique probablement par réduction de l'œdème péri-tumoral, d'où l'impression de diminution de taille de la tumeur.

Le traitement anti-estrogénique par le Tamoxifène associé à un progestatif antigonadotrope prescrit du 5e au 25e jour du cycle basé sur la présence de récepteurs aux œstrogènes et à la progestérone dans la tumeur n'ont pas donné les résultats escomptés et ne doivent plus guère être proposés.

Par ailleurs, contrairement à ce qui est souvent dit, il n'y a pas de contre-indication à prescrire des estroprogestatifs chez une jeune fille ayant eu ou ayant un adénofibrome pour lequel on n'a pas décidé l'intervention chirurgicale [12]. Il conviendra seulement d'utiliser des combinaisons estro-progestatives faiblement dosées en œstrogènes. Les pilules à 15 µg paraissent convenir parfaitement.

Sous estroprogestatifs, il y aurait une tendance à la diminution de l'hyperplasie épithéliale au profit de la prolifération conjonctive. L'adénofibrome peut par ailleurs se développer au cours des traitements estro-progestatifs : l'architecture péri-canalaire y serait plus rarement observée, l'hyperplasie épithéliale moins fréquente et l'hyper-cellularité conjonctive plus abondante.

TUMEUR PHYLLODE

HISTORIQUE

En 1838, J. MULLER [13] a fait une première description précise des tumeurs phyllodes et définit les caractéristiques cliniques, anatomiques et pronostiques de ces tumeurs qu'il dénomme alors « cystosarcoma phyllode », le terme de cystosarcome (sarkous) désignant l'aspect de kyste et de chair, et n'ayant pas le sens de malignité d'aujourd'hui.

En 1931, LEE et PACK [14] les appellent fibro-adéno-myxomes intra-canalaires géants et insistent sur leur bénignité.

En 1938, FUNCK-BRENTANO [15] propose le terme de fibro-adéno-myxome phyllode.

Jusqu'aux environs de 1950, la bénignité de ces tumeurs est quasiment reconnue par tous et ce n'est qu'après cette date que la malignité de la tumeur primitive ou des récidives a été posée par de nombreux auteurs.

En 1961, VERHAEGHE [16] les considère comme *a priori* bénignes, mais signale qu'il peut en exister de malignes d'emblée.

En 1967 NORRIS et TAYLOR [17] proposent une classification histo-pronostique et distinguent 3 types de tumeur : bénignes, malignes, et borderline.

Enfin en 1978, CONTESSO [8] introduit la notion de tumeur phyllode à potentiel malin à partir de critères histologiques précis et distingue deux grands groupes de tumeurs : les tumeurs bénignes et les tumeurs à potentiel malin. C'est cette classification qui prévaut actuellement.

DÉFINITION

La tumeur phyllode est une tumeur solide, nodulaire, constituée comme le fibro-adénome d'une double prolifération épithéliale et conjonctive qui est caractérisée par une plus grande cellularité de la composante conjonctive lui donnant classiquement à la coupe une structure en feuille à l'origine de son nom.

La particularité de ces tumeurs phyllodes est d'une part leur histologie et d'autre part leur évolution qui peut être bénigne, récidivante, maligne et métastatique. Leur fréquence est estimée à environ 1 % des tumeurs du sein.

Ces tumeurs peuvent se rencontrer à tout âge, de l'adolescence jusqu'à la ménopause, l'âge moyen étant cependant d'environ 45 ans.

Les femmes sont concernées de manière quasi-exclusive mais en 1931 LEE et PACK [14] rapportent trois cas chez des hommes parmi 111 cas.

PHYSIOPATHOLOGIE

La genèse des tumeurs phyllodes reste encore inexpliquée.

Certains pensent que ces tumeurs sont un mode d'évolution des fibro-adénomes, la prolifération de la composante conjonctive ne suivant plus en parallèle celle de la composante épithéliale pour des raisons qui restent inconnues. Cette composante conjonctive deviendrait autonome et prépondérante.

La ressemblance sur le plan histologique entre une tumeur phyllode de grade I et un fibro-adénome d'une part et une tumeur phyllode de grade III et un sarcome d'autre part sont également en faveur d'une évolution dans le temps, selon une séquence fibro-adénome, tumeur phyllode, sarcome sur tumeur phyllode.

CLINIQUE

L'examen clinique retrouve habituellement un nodule solide dont la taille peut être très variable. Il s'agit le plus souvent d'une tumeur arrondie, ferme, indolore, parfois bosselée à la palpation.

Les tumeurs de petite taille sont habituellement bien mobiles, les tumeurs de grande taille peuvent être fixées au fascia du grand pectoral.

La peau en regard est habituellement normale mais des tumeurs plus volumineuses peuvent étirer et amincir le revêtement cutané et provoquer des nécroses ou des ulcérations de façon mécanique.

Le volume tumoral n'a pas de valeur prédictive sur le caractère bénin ou malin de la tumeur phyllode et ne permet pas non plus de prévoir la survenue d'une récidive locale ou à distance après exérèse [18].

IMAGERIE

Il n'existe pas de sémiologie pathognomonique des tumeurs phyllodes en dehors des grosses tumeurs mais dans ces cas la clinique est également évocatrice.

Mammographie

L'opacité tumorale est dense, relativement homogène, de taille superposable à la tumeur palpée cliniquement. Elle est arrondie, souvent polycyclique mais à contours réguliers. Le liseré clair dit de sécurité n'est pas toujours visible dans sa totalité. La lésion refoule en périphérie le reste de la glande mammaire.

Des calcifications intra-tumorales de type nécrotique peuvent se rencontrer.

L'aspect radiologique n'a le plus souvent rien de spécifique et peut tout à fait correspondre à un banal adénofibrome, surtout en cas de petites tumeurs.

Échographie

L'image échographique retrouve une lacune, ovalaire ou polylobée, échogène, à limite plus ou moins nette, sans ombre latérale et atténuant les échos postérieurs. L'échostructure interne peut être hétérogène avec des zones de kystisation pouvant dans ce cas entraîner un petit renforcement postérieur. Mais dans l'ensemble l'image est assez comparable à celle d'un fibro-adénome. En cas de tumeur phyllode suspectée, l'échographie ne permet pas de faire la différence entre tumeur bénigne et maligne.

CYTOLOGIE

L'examen cytologique par ponction-aspiration ne constitue pas habituellement un élément de diagnostic. En effet sur le plan cytologique, la tumeur phyllode possède des aspects morphologiques comparables à ceux des adénofibromes. Cependant la cytologie peut parfois orienter en montrant des cellules conjonctives à noyaux augmentés de volume, un peu irréguliers.

En fait, seule l'étude histologique va permettre d'établir le diagnostic. Cet examen histologique peut être réalisé par micro-biopsie à condition que le prélèvement soit suffisant. Mais ce sera le plus souvent lors de l'examen histologique définitif après inclusion à la paraffine que le diagnostic et le grade seront établis.

HISTOLOGIE

La composante épithéliale est identique à celle des fibro-adénomes mais la composante conjonctive donne un aspect dysharmonieux à la prolifération tissulaire, la composante conjonctive prenant le pas sur la composante épithéliale et devenant progressivement plus dense et atypique. Elle est beaucoup plus riche en fibroblastes avec un pleïomorphisme cellulaire plus important et une activité mitotique plus marquée. Ce sera l'importance de cette cellularité qui permettra le diagnostic.

Macroscopie

Il s'agit d'une masse tumorale, de taille variable (d'un à plusieurs cm de diamètre), bosselée, à limites irrégulières, plus ou moins ferme.

Cette masse refoule la glande sans l'envahir, mais il n'existe cependant pas de véritable capsule.

La coloration est habituellement blanc-grisâtre, parfois chamois ou rougeâtre.

Il peut exister des plages de remaniements kystiques, nécrotiques et hémorragiques et par endroits des zones de consistance cartilagineuse voire osseuse.

Dans leur ensemble ces tumeurs ont une lobulation assez nette, un aspect évocateur en feuille à la coupe et une tendance à l'énucléation.

Microscopie

L'examen microscopique retrouve cet aspect en feuille résultant de l'hypertrophie considérable du tissu conjonctif laminant les tubes galactophores et les réduisant à l'état de fentes virtuelles.

Composante épithéliale

Elle comporte comme dans l'adénofibrome une double assise cellulaire faite de cellules épithéliales et de cellules myo-épithéliales bordant la lumière des galactophores et adossées sur une membrane basale, fine et régulière.

On peut retrouver une hyperplasie épithéliale mais elle est bénigne, sans atypie, floride et responsable d'une pluri-stratification à l'intérieur des galactophores.

Une métaplasie épithéliale peut également être retrouvée de type malpighien, idrosadénoïde ou mucineux au sein des kystes.

On a également pu retrouver au sein de certaines tumeurs phyllodes des carcinomes lobulaires *in situ* [17].

Composante conjonctive

La composante conjonctive est l'élément fondamental qui va conditionner le pronostic ultérieur. Il s'agit en majorité de fibroblastes dispersés dans une substance fondamentale abondante. Ces fibroblastes sont de petite taille, fusiformes, à noyaux basophiles et à conjonctif acidophile. Leur disposition est responsable de l'aspect des tumeurs phyllodes : axes vasculaires au conjonctif hyalinisé couvert d'un manchon assez épais de tissu conjonctif jeune, mixoïde parfois et tapissé de l'épithélium glandulaire étiré. Les cellules conjonctives sont disposées le plus souvent de manière concentrique autour des galactophores, parfois leur disposition devient perpendiculaire, voire parallèle, donnant un aspect tourbillonnant caractéristique. L'aspect du stroma et la densité cellulaire sont très variables d'une tumeur à l'autre et au sein d'une même tumeur, ce qui impose d'effectuer de nombreux prélèvements avec une étude en coupe sériée.

En 1978 CONTESSO a distingué 4 types histologiques basés sur :

- la densité cellulaire et l'architecture globale ;
- la présence et l'importance des anomalies cyto-nucléaires ;
- les modifications de la substance fondamentale.

Ce grading histologique permet de distinguer 4 types dont le pronostic péjoratif est croissant.

- **Type 1** : encore appelé fibro-adénome phyllode. Il correspond à un fibro-adénome végétant intra-canalaire, plus riche en cellules stromales que le fibroadénome banal et pouvant comporter des remaniements œdémateux.
- **Type 2** : Il correspond aux tumeurs ayant une grande densité de cellules conjonctives réparties régulièrement et ne comportant pas d'atypie. La disposition fasciculée est très fréquente et on peut noter la présence de remaniements nécrotiques ou mixoïdes.
- **Type 3** : La disposition architecturale des cellules conjonctives devient anarchique et surtout ce type 3 est marqué par la présence d'atypies cytonucléaires plus ou moins prononcées avec des mitoses restant normales entre 4 et 10 par champs. Des foyers métaplasiques peuvent également se rencontrer.
- **Type 4** : il s'agit du sarcome phyllode au caractère malin indiscutable. La composante conjonctive est très monomorphe, fibroblastique le plus souvent, parfois lipoblastique. Les mitoses sont très nombreuses supérieures à 10 par champs, anormales et les atypies cytonucléaires sont très marquées.

La présence d'atypies nucléaires permet donc de séparer deux grands groupes :

- Les tumeurs phyllodes bénignes de type 1 et 2 ;
- Les tumeurs phyllodes à potentiel malin de type 3 et 4.

AZZOPARDI [19] définit les critères histologiques de malignité de la façon suivante :

- Limites mal définies ;
- Prolifération conjonctive importante et très supérieure à la prolifération épithéliale ;
- Plus de 3 mitoses par champs au grossissement de 10 ;
- Présence d'atypies cyto-nucléaires.

ATTEINTE GANGLIONNAIRE

Les métastases ganglionnaires sont rares, les tumeurs phyllodes métastasant essentiellement **par voie sanguine**.

Lorsqu'existe un ganglion palpable, l'aspect histologique correspond le plus souvent à une stimulation ganglionnaire non spécifique, secondaire à une tumeur infectée ou nécrosée ou une ulcération cutanée.

ÉVOLUTION

L'évolution des tumeurs phyllodes est marquée par deux possibilités :

- Les récidives locales.
- Les métastases.

Les récidives locales

Le risque de récidive locale est fonction d'une part de la qualité de l'exérèse chirurgicale de la tumeur et d'autre part du type histologique, le type 1 récidivant moins fréquemment que les types 2 et 3.

Ces récidives sont en général situées au niveau de la zone d'exérèse tumorale et peuvent être itératives.

Sur le plan histologique, la récidive est en général identique à la tumeur primitive mais une transformation vers un grade plus agressif est toujours possible.

Métastases

Les métastases peuvent apparaître d'emblée ou au décours du traitement d'une tumeur phyllode. Elles sont d'autant plus fréquentes que le grade histologique est plus élevé et n'apparaissent que dans les tumeurs de grade 3 et surtout 4.

Ces métastases peuvent également apparaître après récidive locale.

Elles peuvent siéger au niveau de tous les organes mais ont une plus particulière affinité pour le parenchyme pulmonaire et pour le tissu osseux.

Sur le plan histologique, il s'agit d'une prolifération sarcomateuse exclusive avec disparition de la composante épithéliale.

TRAITEMENT

Le traitement des tumeurs phyllodes doit en principe rester exclusivement chirurgical.

Il consiste en l'exérèse large de la tumeur et doit tenir compte du volume tumoral et du type histologique.

En cas de petite tumeur de grade 1 et 2, une tumorectomie large est souvent suffisante. Si la tumorectomie passe au ras de la tumeur, il conviendra de compléter par une quadrantectomie voir une mastectomie s'il s'agit d'une grosse tumeur avec petit sein.

En cas de tumeur de grade 4, il faudra pratiquer une mastectomie totale qui pourra être suivie d'une reconstruction immédiate ou différée.

Pour beaucoup d'auteurs, le curage ganglionnaire n'est pas utile. Le traitement des récidives locales est toujours possible avec reprise de tumorectomie voir mastectomie secondaire de nécessité. Une association radiothérapie-chimiothérapie pourra également être proposée dans certains cas (sarcome phyllode d'emblée ou évolution récidivante, métastase ganglionnaire) avec des résultats qui seraient meilleurs que la chirurgie seule.

Le traitement des métastases est également d'abord chirurgical.

HAMARTOME

L'hamartome représente une entité particulière que l'on retrouve également dans d'autres tissus que la glande mammaire.

Il s'agit en fait d'une « fausse tumeur » constituée par une inclusion d'un tissu identique à celui de l'environnement mais isolé de celui-ci [20].

CLINIQUE

La palpation retrouve une masse plutôt molle, de taille variable de type bénin, arrondie, régulière et mobile sur tous les plans.

EXAMENS COMPLÉMENTAIRES

Mammographie

L'aspect mammographique est le plus souvent caractéristique, montrant une image mixte avec un agencement hétérogène de plages opaques et transparentes, confluantes, bien limitées par une pseudocapsule lipomateuse. Cet aspect réalise la typique tranche de « saucisson ».

L'hamartome est parfois bien palpable, mais parfois, il n'est découvert que sur la mammographie.

Échographie

L'aspect échographique n'a rien de spécifique. Il correspond à une zone arrondie, difficile à dissocier du tissu environnant dont l'échostructure n'est pas homogène mais n'entraîne pas non plus d'atténuation du faisceau postérieur.

Cytologie

La ponction cytologique n'apporte rien de plus car elle ne retrouve que du tissu normal, ou plus ou moins dystrophique.

En cas de doute : histologie par **microbiopsie**.

ÉVOLUTION

L'hamartome paraît s'individualiser mieux au fur et à mesure que l'âge augmente. Il peut subir une augmentation de volume lors de la grossesse ou de l'allaitement et même devenir inflammatoire et prendre un aspect de mastite carcinomataire.

TRAITEMENT

L'hamartome est habituellement laissé en place. Plus rarement on peut être amené à intervenir chirurgicalement du point de vue esthétique ou lorsqu'il y a un doute diagnostique.

ANATOMO-PATHOLOGIE

L'histologie montre qu'il s'agit d'un tissu mammaire normal organisé en nodule « indépendantiste », séparé du reste de la glande, sans capsule et sans liaison avec le tissu avoisinant.

CYTOSTÉATONÉCROSE

Autre lésion du tissu adipeux intramammaire, la cytostétonécrose est encore appelée adiponécrose.

La cytostéatonécrose survient plus volontiers chez la femme ménopausée, pouvant apparaître spontanément ou plus souvent à la suite d'un traumatisme mammaire ou de micro-traumatismes par enkystement du tissu lésé [21].

Cette cytostétonécrose peut également survenir à la suite d'une intervention chirurgicale pour lésion bénigne ou maligne, et apparaître au cours du suivi ultérieur et poser, surtout au début, des difficultés diagnostiques.

CLINIQUE

Succédant habituellement à une petite ecchymose douloureuse au départ et qu'il faut rechercher, c'est plutôt au stade de tumeur qu'on la découvre : on palpe une petite masse mal limitée, arrondie ou ovalaire, superficielle, parfois adhérente à la peau, pouvant même entraîner une rétraction aréolaire d'aspect fortement suspect.

EXAMENS COMPLÉMENTAIRES

Mammographie

La mammographie va infirmer l'impression clinique en montrant alors une image radio-transparente, arrondie ou ovalaire, parfois associée à de fins prolongements fibreux périphériques ou même contenant quelques calcifications amorphes. L'image typique est une image claire, finement cerclée en « bulle de savon ».

Plus rarement, le diagnostic est plus difficile réalisant une image de type pseudo-stellaire sans opacité centrale nette pouvant nécessiter un contrôle histologique.

Les calcifications de cytostéatonécrose semblent s'accentuer avec le temps. Elles peuvent apparaître particulièrement importantes et très réfringentes après certaines tumorectomies conservatrices (chirurgie + radiothérapie) pour cancer du sein. Elles sont alors extrêmement dures à la ponction.

Échographie

L'aspect échographique révèle une lacune peu échogène, isolée, ovalaire ou polycyclique à contours réguliers sans modification du faisceau ultrasonore postérieur, sans signe de malignité.

Cytologie

La ponction cytologique ramène une sérosité, plus ou moins huileuse, mêlée à des macrophages.

En cas de doute une histologie par micro-biopsie ou la réalisation d'une imagerie par IRM sera parfois nécessaire.

ÉVOLUTION ET TRAITEMENT

Cette lésion est parfaitement bénigne et correspond à une véritable saponification du tissu graisseux mammaire. Il peut y avoir résorption spontanée de cette lésion mais on sera parfois amenés à intervenir chirurgicalement et à réaliser une tumorectomie, soit dans un but esthétique, soit lorsque l'on aura un doute sur la nature exacte de la tumeur.

CENTRE PROLIFÉRATIF D'ASCHOFF (CPA) OU RADIAL SCAR (RS)

Depuis 1985 [22], les lésions de dystrophie mammaire sont classées en 3 groupes :

- la dystrophie simple associant fibrose et kystes ;
- la dystrophie complexe associant fibrose, kystes et adénose ;
- la dystrophie proliférante lorsqu'il existe des lésions d'hyperplasie épithéliale, atypique ou non.

Le centre prolifératif d'Aschoff (CPA) fait partie de ces lésions proliférantes.

Cette lésion a été initialement décrite au microscope en 1895 par Aschoff [23], anatomopathologiste allemand sur coupe histologique, puis un peu oubliée et remise « à la mode » outre-Atlantique avec les progrès de la mammographie sous le terme de Radial Scar, traduction de l'allemand Stralighe Narben (1975).

Nous lui préférons le terme de centre prolifératif d'Aschoff, car la lésion n'a rien à voir ave une « cicatrice »... si ce n'est son aspect mammographique étoilé.

La plupart des CPA sont de découverte microscopique lors d'examens histologiques et n'excèdent pas quelques millimètres de diamètre : ils sont observés dans 2 à 27 % des cas d'exérèse de lésion mammaire bénigne et dans 4 à 26 % de pièces de mastectomies pour cancer. Les différentes variations sont probablement liées au nombre de prélèvements faits sur la pièce opératoire et la précision de l'analyse histologique.

Le CPA peut également être évoqué sur le cliché mammographique devant l'existence d'une image radiaire, sans opacité associée, ne correspondant à rien de palpable le plus souvent. Elle peut simuler un carcinome infiltrant mais les spicules sont fins et longs, sans infiltrer les plans cutanés ; le centre est de petite taille ou inexistant, ou même parfois remplacé par une image claire centrale.

L'échographie n'apporte habituellement pas de renseignement décisif : l'image mammographique peut n'avoir aucune traduction échographique ou se traduire par une petite lacune hyperéchogène, à contours plus ou moins réguliers, avec ou sans atténuation postérieure.

L'IRM, basée sur la détection d'une angiogenèse tumorale anormale, et se caractérisant par une prise de contraste précoce et intense, fait le plus souvent défaut du fait que ces lésions sont peu vascularisées.

Le diagnostic définitif repose sur l'exérèse après repérage radiologique.

La ponction cytologique et les microbiopsies ne sont pas indiquées, car le diagnostic ne se fait pas sur la cytologie, et l'histologie est difficile à interpréter sur des microprélèvements.

L'exérèse chirurgicale invasive classique sous repérage mammographique, en passant bien au large pour avoir des berges saines, est la technique de référence.

Toutefois, les macrobiopsies par mammotome peuvent être acceptables par des équipes bien entraînées : il s'agit en effet de prélèvements multiples et fragmentaires qui peuvent contribuer à accentuer la difficulté du diagnostic histologique.

Dans tous les cas, il ne faut pas faire d'examen extemporané mais uniquement un examen définitif à la paraffine, le bloc étant adressé au pathologiste en entier.

HISTOLOGIE

Histologiquement, le CPA se caractérise par un centre scléro-élascéinique et une couronne radiaire. Au sein de la sclérose centrale sont enchâssés des canaux et des canalicules à lumière déformée, tantôt collabée, tantôt dilatée. La couronne périphérique comporte des lésions diverses : kystes, adénose, hyperplasie épithéliale qui peut présenter un caractère atypique ou non.

L'expression « **lésion sclérosante complexe bénigne** » est réservée aux lésions volumineuses de plus de 1 cm, comportant des lésions d'adénose sclérosante, des micropapillomes et de l'hyperplasie épithéliale.

Le CPA ne doit pas être confondu avec un carcinome infiltrant.

L'association concomitante d'un centre prolifératif d'Aschoff et d'un carcinome, en particulier tubuleux, a été rapportée par plusieurs auteurs ; cette association est significativement plus élevée pour des lésions dépistées par mammographie que pour les lésions de découvertes histologiques fortuites.

Pour Linnel *et al.* [24] le CPA serait un stade précoce de développement d'un carcinome tubuleux.

Le pronostic de cette lésion est lié au caractère atypique ou non de l'hyperplasie épithéliale, ou son association avec un carcinome infiltrant.

CPA et risque de cancer du sein

Wellings et Alpers [25] en 1984, retrouvent un risque relatif (RR) accru de cancer du sein chez les femmes présentant un CPA.

Anderson et Battersbry [26] publiaient la même année une série de 32 cas de CPA suivis sur un long terme et concluaient que les femmes atteintes de CPA ne semblaient pas avoir de risque accru de cancer du sein.

Lors de la conférence de New York en 1985, le risque de survenue de cancer du sein était considéré comme lié à la nature de la composante épithéliale du CPA : RR x 1,54 à 2 en cas d'hyperplasie épithéliale sans atypie (HSA) ; RR x 5 en cas d'hyperplasie épithéliale avec atypie (HA).

Dans une étude rétrospective épidémiologique récente cas-témoins [27] portant sur 1 396 femmes suivies pendant 12 ans, biopsiées pour des lésions apparemment bénignes, 7,1 % des femmes biopsiées étaient porteuses de CPA dont la dimension moyenne était de 4 mm. Globalement, la présence de CPA augmente le risque de cancer du sein de 1,8.

Mais dans les sous-groupes :

- HSA + CPA le RR est de 3 ;
- HSA sans CPA le RR est de 1,5 ;
- HA + CPA le RR est de 5,8 ;
- HA sans CPA le RR est de 3,6.

Le CPA est donc un facteur indépendant d'augmentation de risque relatif de cancer du sein.

Par ailleurs, la répartition du cancer du sein est faite de façon égale dans le sein ipsilatéral et dans le sein controlatéral, par rapport au siège du CPA. Le RR augmente par ailleurs avec le nombre de CPA.

CONCLUSION

Le CPA est donc une lésion à bien connaître des gynécologues, des radiologues et des pathologistes. Il est important que les pathologistes détaillent sur leur compte rendu la présence et le nombre de CPA microscopiques découverts lors de l'examen des pièces d'exérèse mammaire. ■

BIBLIOGRAPHIE

[1] DENT DM, CANT PJ. Fibroadenoma. *World J. Surg.*, 1989, 13, 706-710.

[2] FONDO EY, ROSEN PP, FRACCHIA AA, UUBAN JA. The problem of carcinoma developping in a fibroadenoma. Recent experience at Memorial Hospital. *Cancer*, 1979, 43 – 563-567.

[3] WANG DY, FENTIMAN IS. Epidemiology and Endocrinology of benign breast disease. *Breast Cancer Res. Treat.* 1985, 6: 5-36.

[4] MARSAN C. Cytodiagnostic en pathologie mammaire. Acquisitions récentes. EMC, *Gynécologie,* 12-1984, 810 F10.

[5] HUTCHINSON WB, THOMAS DB, HAMLIN WB. Risk of breast cancer in women with benign breast of disease. *J Natl Cancer Inst* 1980; 65: 13-20.

[6] HARRINGTON SW, MILLER J-M. Malignant changes in fibroadenoma of the mammary gland. *Surg Gyneco Obstet* 1940; 70: 615-619.

[7] DUPONT WD, PAGE DL, PARL FF, JONES CL, PLUMMER WD, RADOS MS. Long term risk of breast cancer in women with fibroadenoma. New Engl. J. Med., 1994; 331: 10-15.

[8] CONTESSO G, GÉNIN J, LASSER Ph. Tumeurs phyllodes du sein. *Rev. Prat.*, 1978, 28, 1031-1037.

[9] SPALDING JE. Adenolipoma and lipoma of the breast. *Guy's Hosp. Rep.*, 1945, 94: 80-84.

[10] ABRIKOSSOF A. Weitere Untersuchungen über Myoblasten Myome. Virchows Arch. *Path. Anat.*, 1931, 289, 723-740.

[11] CHOMETTE G, AURIOL M, TEREAU Y, GUILBERT F. La tumeur à cellules granuleuses : schwannome granulo-cellulaire ? Étude histoenzymologique et ultrastructurale. *Arch. Anat. Cytol. Path.*, 1980, 28, n° 6, 365-370.

[12] LIVOLSI VA, STADEL BV, KELSEY JL, HOLFORD TR. Fibroadenoma in oral contraceptives users. *Cancer*, 1979, 44: 1778-1781.

[13] MULLER J. Uber den feinerm Bann und die Formen der Kraukhaften Geschmülste, 1838, p. 56, G. Reimer, Berlin.

[14] LEE BJ, PACK GT. Giant intra-canicular fibro-adeno-myxoma of the breast, the so-called cystosarcoma mammae of J. Muller. *Ann. Surg.,* 1931, 43, 2583-2609.

[15] FUNCK-BRENTANO, BERTRAND, POILEUX. Les tumeurs phyllodes du sein. *J. Chir.*, 1954, 70, 16-29.

[16] VERHAEGHE M., CLAY A., DUPONT A., ADENIS, DEMAILLE. Les tumeurs phyllodes du sein : à propos de 4 observations. Lille Chir., 1961, 3, 134-147.

[17] NORRIS HJ, TAYLOR HB. Relationship of histologic features to behavior cystosarcoma phyllodes – Analysis of 94 cases. *Cancer,* 1967, 20, 2090-2099.

[18] WARD R, EVANS HL. Cytosarcoma Phyllodes. A chimicopathologie study of 26 cases. *Cancer*, 1986, 58, 2282-2289.

[19] AZZOPARDI JG. Problems in breast Pathology, vol. II, London – Philadelphia – Toronto, WB Sanders, 1979, 174-188.

[20] ARRIGONI MG, DOCKERTY MB, JUDD ES. The identification and treatment of mammary hamartoma. *Surg. Gynécol. Obstret.*, 1971, 133: 577-582.

[21] Serin D., *et col.* Cytostéatonécrose mammaire localisée spontanée. *J. Gyncécol. Obstet. Biol. Reprod.*, 1985, 14, 205-207.

[22] Hutter RVP. Consensus meeting New York, 3-5.X. 1985. Is fibrocystic disease. of the breast precancerous? *Arch Pathol Lab Med* 1986; 110: 171-3.

[23] Aschoff L. Zystem Erg Pazth 1895; II: 515.

[24] Linnel F, Ljunberg O, Anderson I. Breast carcinoma. Aspects of early stages. Progression an related problems. Acta Pathol Microbiol Scand (A) 1980; 272 (Suppl.): 1-233.

[25] Wellings SR, Alpers CE. Subrogs Pathologic features and incidence of radial scars in the breast. Human Pathol 1984; 15: 475-9.

[26] Anderson TJ, Battersbry S. Radial Scars of begign and malignant breasts; comparative features and significance. *J Pathol* 1985; 147: 23-32.

[27] Jacobs TW, Byrnec, Colditz G *et al.* Radial scars in benign breast biopsies specimens and the risk of breast cancer 1999; 340: 430-6.

MASTOPATHIES PROLIFÉRANTES ET RISQUE DE CANCER DU SEIN

Marc ESPIÉ, A. De ROQUANCOURT, F. PERRET

INTRODUCTION

On entend par lésions à risque les mastopathies proliférantes qui sont caractérisées par une hyperplasie épithéliale atypique ou non. En l'absence de traitement, la survenue d'un cancer du sein est plus fréquemment retrouvée chez ces patientes que dans la population générale.

Histologiquement, il n'existe pas de frontière bien tracée entre les anomalies cellulaires et architecturales de ces états, et celles caractéristiques du cancer au point que les pathologistes, même entraînés, éprouvent parfois des difficultés à classer ces lésions en termes de « bénin-malin » et qu'il n'existe pas de reproductibilité diagnostique absolue entre pathologistes. Le qualificatif de « précancéreux » qui leur était autrefois appliqué se justifiait donc aussi bien par leur nature anatomique que par leur devenir. À l'heure actuelle, de telles lésions sont plutôt qualifiées de « facteurs de risque histologique » de survenue de cancer car leur histoire naturelle n'en est peut-être pas aussi linéaire que l'on a pu le croire [1]. Les mastopathies proliférantes sont actuellement plus fréquentes en raison du dépistage mammographique et de l'exérèse des foyers de microcalcifications. L'hyperplasie canalaire atypique représente 10 à 17 % des diagnostics de biopsies effectuées chez les femmes dépistées, elle ne représentait auparavant que 2 % des biopsies [1, 2, 3].

Les difficultés du diagnostic histologique des lésions infra-cliniques sont telles qu'il est déconseillé d'en pratiquer une analyse extemporanée.

C'est le grand mérite de Page [4] et de Carter [5] entre autres que d'avoir décrit et classé ces différentes lésions et d'avoir tenté plus précisément de chiffrer le risque ultérieur de développer un cancer du sein pour les patientes atteintes.

Nous verrons que l'attitude thérapeutique à proposer à ces patientes, souvent jeunes, porteuses de lésions diffuses, est très difficile et peut conduire dans de rares cas à proposer une chirurgie mutilante qui contraste avec la relative bénignité de l'affection dont le pronostic, à ce stade, est toujours favorable.

Les mastopathies proliférantes peuvent s'associer à d'autres lésions : kystes, adénose... dont elles modifient alors le pronostic.

ÉPIDEMIOLOGIE, DIAGNOSTIC CLINIQUE ET EXAMENS COMPLÉMENTAIRES

ÉPIDÉMIOLOGIE

Il est très difficile d'apprécier la fréquence de la pathologie mammaire bénigne et encore plus celle des lésions frontières. Il existe des données grâce aux rapports d'autopsie qui laissent à penser qu'environ une femme sur deux pourra développer au cours de sa vie une dystrophie fibrokystique et une femme sur cinq un fibroadénome [6, 7, 8], mais, si l'on s'intéresse aux études cliniques, la prévalence des dystophies mammaires biopsiées avant l'âge de 65 ans est d'environ 8 à 9 % et des adénofibromes de 2,2 % [9]. Il n'y a donc environ que 10 % de maladies bénignes des seins diagnostiquées histologiquement.

Nous avons peu de données sur le risque de mastopathies et les antécédents familiaux de cancer du sein. Hoogerbrugge N [10] a repris 106 femmes à risque (dont 68 avec des mutations BRCA1, 14 BRCA2 et 24 avec des antécédents multiples mais sans mutation identifiée) qui avaient eu des mastectomies préventives. Il n'a pas retrouvé de risque majoré de diagnostiquer une pathologie bénigne à risque en cas de mutation identifiée, mais à l'inverse un sur-risque en l'absence de mutation (HLA 67 % vs 26 % (p = 0,001), HCA 42 % vs 17 % (p = 0,01), CLIS 29 % vs 15 %, CCIS 17 % vs 9 %). Collins LC [11] a mis en évidence un risque accru de mastopathie à risque en cas d'antécédents familiaux de cancer du sein mais sans renseignement sur l'existence ou non de mutations BRCA. Il a noté, en cas de lésion proliférante sans atypie et d'antécédent familial, un Odd Ratio à 2,45 (1,6-3,7) et à : 1,51 (1,12- 2,06) en l'absence d'antécédent. Pour les lésions proliférantes avec atypies le risque semblait plus marqué : OR = 4,38 (2,93-6,55) en l'absence d'antécédent et OR = 5,37 (3,01-9,58) en présence d'antécédents.

Aucune étude épidémiologique n'a retrouvé de corrélation entre l'âge des premières règles et la survenue ultérieure d'une pathologie mammaire bénigne, mais elles ne prennent généralement pas en compte l'existence ou non d'une éventuelle hyperplasie. Il en est de même pour l'âge de la ménopause, certaines études cependant notant d'avantage de dystrophie kystique en cas de ménopause tardive [12]. La nulliparité augmente pour Cole [12] le risque de mastose kystique chez les femmes jeunes, ceci n'est pas retrouvé pour les adénofibromes. Les femmes multipares développeraient moins de kystes [13] mais ceci n'est pas retrouvé par tous [14] et il ne semble pas y avoir de corrélation avec l'âge de la première grossesse. L'allaitement ne semble pas avoir d'effet protecteur.

L'existence d'antécédent familial de cancer du sein ne semble pas augmenter le risque de mastose fibrokystique, qu'elle soit associée à des lésions atypiques ou non [13], [15], [16], [17]. Il faut noter que Dupont et Page n'ont pas retrouvé de risque ultérieur de cancer du sein majoré par les estrogènes chez des femmes avec hyperplasie atypique et antécédent familial de cancer du sein par rapport aux femmes n'ayant pas pris de THSM [18].

L'obésité semble avoir un effet protecteur important tant par rapport à la survenue de kystes que d'adénofibromes. Ceci est retrouvé dans la quasi-totalité des publications [19], [20].

Baer HJ [21], par exemple, a repris 901 patientes avec une mastopathie proliférante et s'est intéressé à leurs variations pondérales dès l'enfance. Il a retrouvé qu'une surcharge pondérale entre l'âge de 5 et 10 ans était associée à une réduction du risque : RR = 0,61 (0,44-0,86) p < 0,0001, qu'un IMC élevé à 18 ans était également associé à une réduction du risque RR = 0, 67 (0,52-0,88) p = 0,001 (> 25 kg/m^2/ < 19 Kg/m et qu'il n'y avait pas de lien évident avec l'exercice physique, l'allaitement et le poids de naissance

De nombreuses études retrouvent un rôle protecteur de la contraception orale sur la maladie fibrokystique qui semble corrélé à la durée d'utilisation ; cet effet de la durée serait plus important en cas d'atypies. [22, 23, 24]. Il n'a jamais été noté dans la littérature d'augmentation du risque.

En ce qui concerne le traitement hormonal substitutif de la ménopause, on note une élévation du risque de développer une mastose kystique corrélée pour certains à la durée d'utilisation [25, 26]. Berkowitz [27] ne retrouve pas de différence en fonction de l'existence de lésions atypiques ou non. Il faut noter cependant que Rohan [28] retrouve un risque augmenté de maladies mammaires bénignes proliférantes chez les femmes sous THS pendant plus de huit ans avec un risque relatif de 1,70 (IC : 1,06-2,72). Il n'a pas été possible en raison du faible nombre de cas de différencier les résultats en fonction de l'existence d'atypies ou non.

L'intoxication tabagique ne semble pas avoir d'effet sur le risque de mastose quel que soit le degré d'atypie éventuellement associée [28-31].

Les données concernant les facteurs de l'alimentation sont contradictoires, Rohan [32] et Lubin [33] retrouvent un lien entre les lésions atypiques et les fortes consommations caloriques à la différence de Ingram [34] et de Vobecky [35]. Baghurst [36] retrouve un effet protecteur des fortes consommations de fibres à la différence d'Ingram [34]. Quant aux vitamines, les études randomisées en double aveugle d'Ernster [37] et de London [38] n'ont montré aucun effet bénéfique de la vitamine E.

Rohan n'a pas montré de corrélation avec la consommation d'alcool, y compris en cas d'atypies [39]. Le rôle du café et des méthylxanthines a été évoqué mais non retrouvé ultérieurement [40, 41].

Gallicchio L [42] a regardé si la prise d'anti-inflammatoires non stéroidiens réduisait le risque de cancer du sein chez 1467 femmes qui avaient eu une biopsie mammaire bénigne. Elle a noté une réduction ultérieure de la survenue d'un cancer du sein chez celles qui avaient pris de l'aspirine (OR = 0,46 IC : 0,22-0,98) avec un effet lié à la durée du traitement. Il n'y a malheureusement pas de données sur le type de maladies bénignes

Au total, il ne semble donc pas y avoir de facteur exposant plus particulièrement au risque de mastopathie, Tokunaga [43] a cependant retrouvé une plus grande prévalence d'hyperplasie atypique chez les patientes ayant été exposées aux irradiations provoquées par l'explosion des bombes atomiques d'Hiroshima et de Nagasaki.

EXAMEN CLINIQUE

Il est bien difficile de définir cliniquement un sein normal. Ici, toute anomalie doit être prise en compte, car les signes d'appels sont généralement non spécifiques, identiques à ceux retrouvés dans les mastopathies bénignes.

- **La symptomatologie** le plus souvent absente est lorsqu'elle existe variable : mastodynies, particulièrement fréquentes chez les patientes anxieuses et cancérophobes, poussées congestives prémenstruelles plus ou moins importantes.
- **L'examen clinique** peut retrouver diverses anomalies :
- tuméfactions mal limitées en « placards »
- impression de nodule plus ou moins bien limité, mobile.
- écoulement mamelonnaire pluriorificiel.
- écoulement mamelonnaires uniorificiel séreux, citrin, ou séro-sanglant d'emblée plus suspect, surtout s'il est associé à des nodosités palpables.
- le sein peut être cliniquement strictement normal.

Aucun élément clinique particulier ne peut donc être retenu chez ces femmes, et les examens complémentaires s'imposent.

EXAMENS RADIOLOGIQUES

Leurs intérêts sont d'autant plus grands ici que les lésions sont non palpables ou non spécifiques et que les progrès techniques en radiologie (cliché Low-dose, grilles améliorant la définition des images, numérisation en cas de seins denses) permettent à la fois une répétition des examens de surveillance et une vision beaucoup plus fine des anomalies.

Les signes radiologiques ne sont pas non plus spécifiques mais plusieurs éléments de suspicion peuvent être retenus présents le plus souvent au sein d'une trame glandulaire dense où peuvent s'individualiser des opacités plus ou moins limitées. Il faut noter qu'il existe un accroissement du risque de cancer du sein en fonction de la densité du parenchyme mammaire Le risque relatif entre les seins de densités extrêmes est de 6.5 (IC 95 % : 2.82-12.87) [44, 45].

Plus intéressante est la découverte de microcalcifications décrites et classifiées dès 76 par Le Gall [46]. Pour Helvie [47], l'anomalie mammographique la plus fréquemment associée à l'hyperplasie atypique est un foyer de microcalcifications qui n'est cependant pas spécifique et peut tout aussi bien évoquer un cancer.

On en retiendra qu'elles sont d'autant plus suspectes qu'elles sont nombreuses et groupées, de taille inégale, punctiformes, irrégulières « en grain de sel » ou vermiculaires ou réparties en plusieurs foyers isolés au sein d'une opacité.

Les tentatives de numérisation des microcalcifications à l'aide d'un analyseur d'image pour dégager des signes de suspicion demandent à être validées [48].

Un aspect étoilé non centré par une opacité évoque en premier lieu la « cicatrice radiaire » de Linnel ou centre prolifératif d'Aschoff [49]. L'image a tendance à s'estomper sous compression et l'échographie ne retrouve pas d'anomalie.

L'échographie est de peu d'apport diagnostic dans les mastopathies proliférantes.

La galactographie est un complément utile en cas d'écoulement mamelonnaire unipore uniorificiel. Elle permet de mettre en évidence une ectasie galactophorique avec une image d'arrêt cupuliforme ou de sténose plus ou moins complète, le produit de contraste pouvant s'infiltrer le long des parois et objectiver un papillome parfois sous la forme d'une lacune intra-canalaire ou de microlacunes multiples. Cette opacification permet également de préciser le site de l'exérèse nécessaire qui sera de type pyramidectomie même si des essais d'exérèse sous mammotome se développent.

CYTOLOGIE

Son intérêt est bien moindre que devant une tumeur palpable bien individualisée.

En effet, l'examen clinique des seins peut être normal et la cytologie est impossible faute de point d'appel. Elle peut être effectuée en cas de lésion palpable, nodosité ou placard. Elle est parfois d'interprétation difficile car les critères de diagnostic de ces lésions sont plus souvent architecturaux que cellulaires. Elle permet dans les mains de cytologistes entraînés d'attirer l'attention devant certaines images : différence de taille entre les placards cellulaires avec, au niveau des placards les plus petits, apparition d'une discrète anisonucléose et surtout d'une augmentation du cytoplasme qui devient nettement visible.

LES PRÉLÈVEMENTS BIOPSIQUES

Par microbiopsies, ces prélèvements ne nous paraissent pas suffisants. En effet, ils n'intéressent qu'une infime partie de ces lésions souvent diffuses, mal limitées et difficiles à caractériser sur le plan histologique. Les limites de ces biopsies sont liées à la taille du prélèvement qui ne possède pas toutes les qualités d'un prélèvement chirurgical et peut avoir un caractère faussement rassurant. Moore [50] a étudié la corrélation entre le diagnostic d'hyperplasie canalaire atypique (HCA) porté sur des prélèvements à l'aiguille et le diagnostic définitif après intervention chirurgicale. Sur 510 biopsies à l'aiguille 23 ont mis en évidence des lésions d'HCA (4,5 %), 21 patientes sur 23 ont été opérées secondairement et les auteurs ont retrouvé 33,3 % de cancer canalaire in situ associé dans un cas à un cancer tubuleux. Liberman [51] retrouve de même 52 % de cancers dont 14 % sont infiltrants. Jackman [52] et Dahlstrom [53] arrivent aux mêmes conclusions. (tableau I).

Tableau I :
Nombre de cancers trouvés secondairement à une biopsie à l'aiguille ayant mis en évidence une hyperplasie canalaire atypique.

Équipes	Hyperplasie canalaire atypique	carcinome canalaire *in situ*	carcinome canalaire infiltrant	nombre total de cancers (%)
Moore [50]	21	7	0	7 (33)
Liberman [51]	21	8	3	11 (52)
Jackman [52]	16	6	3	9 (56)
Dahlstrom [53]	8	6	1	7 (88)
Total	66	27	7	34 (52)

Le mammotome est donc l'examen de choix en présence de microcalcifications car il va permettre d'avoir un bien meilleurs échantillonage de la lésion et une anatomopathologie de qualité. Il sera cependant nécessaire d'opérer les patientes en cas de diagnostic d'hyperplasie atypique, car il existe une sous-estimation de la lésion dans environ 15 à 20 % des cas. Ce risque semble cependant moindre si l'ensemble des microcalcifications ont été retirées [54, 55] Cette sous-estimation est retrouvée également en cas de néoplasie lobulaire comme l'a mis en évidence Mahoney MC [56] avec 19 % de cancers retrouvés lors de la biopsie chirurgicale. La pose d'un clip au cours de la procédure est donc indispensable en cas d'exérèse complète d'un foyer de microcalcifications afin de permettre secondairement une exérèse sous repérage radiologique.

DIAGNOSTIC ANATOMOPATHOLOGIQUE. ÉLÉMENTS DE PRONOSTIC

Force est donc de recourir dans certains cas à l'exploration chirurgicale pour éliminer un cancer débutant, porter un diagnostic et établir un pronostic fiable. Les progrès récents de la radiologie ont permis d'attirer l'attention sur ces lésions mais cette technique est parfois insuffisante pour porter un diagnostic à elle seule.

Il sera donc proposé à la patiente une biopsie chirurgicale si un doute persiste. En cas de lésion non palpable on aura recours aux différentes techniques de repérage aidées par la radiologie. Un cliché de la pièce sera toujours effectué en per-opératoire pour vérifier que le prélèvement a bien intéressé la lésion. En cas de biopsie insuffisante, cette technique permet de compléter l'exérèse. Le diagnostic histologique ne sera fourni qu'après inclusion en paraffine de la totalité de la pièce. En effet une analyse extemporanée, trop peu précise et partielle, entraînant une perte et une altération du matériel, n'est pas indiquée devant de telles lésions difficiles à caractériser sur le plan histologique. De même l'examen de la totalité de la pièce nous parait ici justifié pour ne pas méconnaître en un endroit, parfois, des lésions de carcinome débutant. La tâche dévolue au pathologiste est ici lourde de conséquence puisque de son diagnostic va dépendre le plus souvent le pronostic et une attitude thérapeutique parfois mutilante. La qualité de l'anatomopathologiste est fondamentale, deux des conditions étant qu'il soit plus particulièrement formé à la pathologie mammaire et qu'il rencontre avec une fréquence suffisante ce type de lésion.

Nous allons passer en revue les différentes lésions élémentaires qui peuvent être rencontrées, en soulignant que plusieurs anomalies sont fréquemment intriquées, que les foyers hyperplasiques sont fréquemment multiples dans un même sein, voire bilatéraux pour les lésions lobulaires. Pour chaque type de pathologie nous préciserons les éléments pronostiques qui peuvent être dégagés de la littérature en relation avec les autres facteurs de risque de survenue de cancer du sein, en particulier les facteurs familiaux et la présence de calcifications mammographiques.

LÉSIONS ÉLÉMENTAIRES

Hyperplasie épithéliale

L'hyperplasie consiste en une augmentation du nombre des couches cellulaires bordant la membrane basale. Ces couches normalement au nombre de deux (cellules épithéliales et myo-épithéliales) sont ici supérieures à quatre. L'hyperplasie épithéliale peut être de type canalaire siégeant dans les galactophores de petit calibre inter- ou intralobulaires où elle réalise des aspects :

- de courant cellulaire.
- des projections épithéliales en flammèches.
- de fausses images en arche de pont.
- des aspects fenestrés ou pseudo-cribriformes.

En fonction d'une part des aspects architecturaux de la prolifération intraluminale et d'autre part de la présence ou de l'absence d'anomalie cytonucléaire, l'hyperplasie est qualifiée d'atypique ou non, ce qui détermine le pronostic de la lésion. L'hyperplasie atypique se caractérise soit par une augmentation du nombre de couches de cellules épithéliales associées à des atypies cytonucléaires, soit par des modifications architecturales et cytologiques analogues à celles du cancer canalaire in situ de bas grade mais de trop petites dimensions pour retenir le diagnostic de cancer [deux canaux pour Page [57], et deux millimètres pour Tavassoli [58].

L'hyperplasie épithéliale canalaire est dénommée par de nombreux auteurs épithéliose. Aux USA, cette lésion est décrite sous le vocable de « papillomatose » : ce terme de papillomatose prête à confusion avec de véritables lésions papillaires comportant un axe conjonctif revêtu d'une double assise cellulaire. Ces micropapillomes de siège distal dans la glande mammaire sont fréquemment associés aux lésions d'hyperplasie canalaire et en partagent la signification.

L'hyperplasie épithéliale peut être lobulaire : ces lésions intéressent les structures distales canaliculaires du lobule dont la lumière est distendue. Elles peuvent s'étendre au canal intra- ou sus-lobulaire. Lorsqu'il s'agit d'une hyperplasie simple, les cellules épithéliales se disposent sur 2 ou 3 couches prenant un aspect pseudo-stratifié. L'hyperplasie lobulaire est dite atypique lorsque la lumière des canalicules distendues à un moindre degré que dans le carcinome lobulaire in-situ est occupée par une prolifération de cellules claires, monomorphes, dépourvues d'atypie. Il persiste souvent des petites lumières au sein de la prolifération tumorale. Cette lésion est très proche du carcinome lobulaire in-situ dans lequel les lésions sont plus étendues et où la distension des lumières canaliculaires est plus marquée.

De nombreux auteurs ont corrélé l'hyperplasie et l'hyperplasie atypique avec le risque ultérieur de survenue de cancer du sein, y compris en fonction des antécédents familiaux et/ou la présence de microcalcifications sur la mammographie (tableau II),

Tous s'accordent à retrouver un risque augmenté. En cas d'hyperplasie sans atypie, ce risque varie de 1,3 à 2 et en cas d'atypies de 2,2 à 13 (2-9). Ma et Boyd [59] ont effectué en 1992 une méta-analyse de 15 études concernant l'hyperplasie atypique et ont retrouvé un risque relatif de 3,67 (IC : 3,16-4,26).

Dupont retrouve un RR de 11 en cas d'hyperplasie atypique avec antécédent familial et un RR de 8,3 en cas d'hyperplasie atypique avec microcalcifications retrouvées à la mammographie [4] (tableau III).

Tableau II :
Hyperplasies et risque relatif de survenue d'un cancer du sein.

AUTEURS	Hyperplasies sans atypies (HSA)	Hyperplasies avec atypies (HA)	HA et âge <50>	HA et ATCD fam. Cancer sein
	RR	RR	RR	RR
Dupont (1985)	1,9	5,3	-	11
Carter (1988)	1,9	3	5,7/2,3	5,4
London (1992)	1,6	3,7	5,9/2,3	7,3
Mc Divitt (1992)	1,8	2,6	-	-
Palli (1991)	1,3	13	-	-
Bodian (1993)	1,6	2,2	-	-
Dupont (1993)	1,3	4,3	12/3,3	22
Hartmann (2005)	1,88	4,24	6,99/3,37	-

Tableau III :
Risque relatif de cancer du sein chez les femmes ayant une mastopathie proliférante.

	risque relatif
Hyperplasie sans atypie	1,6
Hyperplasies avec atypies	4,4
Calcifications	1,8
Hyperplasies sans atypie et :	
Cancer familial	2,1
Pas de cancer familial	1,5
Calcifications	1,9
Pas de calcification	1,5
Hyperplasies atypiques et :	
Cancer familial	8,9
Pas de cancer familial	3,5
Calcifications	6,5
Pas de calcification	4,0

Ce risque varierait également en fonction de l'âge lors de la découverte de l'hyperplasie atypique. Pour Carter avant 46 ans, le risque sera de 5,7 alors qu'il ne sera que de 2,3 après 55 ans [5].

Ces différences en fonction de l'âge expliquent peut-être en partie les discordances suivant les populations étudiées par les différents auteurs, de même que les difficultés diagnostiques entre hyperplasie, hyperplasie atypique et cancer *in situ*.

Il est fort probable que des lésions classées comme hyperplasie atypique par Dupont et Page auraient été classées comme cancer *in situ* par Bodian [60] ou par Carter [5]. Dans la série de Carter par exemple, on note 8 % d'hyperplasie atypique alors qu'il n'y en a que 4 % dans la série de Dupont et Page. Enfin tous les auteurs n'utilisent pas la même population de référence : patientes avec « seins normaux » ou, pour d'autres, patientes avec maladie bénigne non proliférante... La Mayo Clinic [61] a repris sa série de patientes suivies pour lésions bénignes du sein. 9 087 femmes ont été suivies pendant 15 ans (médiane). 707 cancers du sein sont apparus. Les patientes présentaient des lésions non proliférantes dans 67 % des cas, des lésions proliférantes sans atypies dans 30 % et des lésions proliférantes avec atypies : dans 4 % des cas. Il a été observé un risque relatif global de cancer du sein de 1,56 (1,45-1,68). En l'absence de prolifération, le risque relatif était de 1,27 (1,15-1,41), en cas d'hyperplasie sans atypie de 1,88 (1,66-2,12) et en cas d'hyperplasie atypique de 4,24 (3,26-5,41). La médiane de survenue des cancers du sein a été de 10 ans après la biopsie initiale mais le risque a persisté pendant 25 ans. Les antécédents familiaux étaient un facteur de risque indépendant (Il n'a pas été mis en évidence de risque accru pour les lésions non proliférantes en l'absence d'antécédents familiaux importants).

En cas d'hyperplasie atypique, le risque relatif était plus important chez les femmes jeunes : 6,99 avant 45 ans contre 3,37 après 55 ans. L'excès de cancer du sein homolatéral était important dans les dix premières années.

Bodian, par ailleurs, a pris en compte dans son analyse à la fois l'hyperplasie lobulaire et canalaire atypique. S'il isole l'hyperplasie canalaire le risque ultérieur de survenue d'un cancer du sein est plus élevé (RR : 3,9). Marshall [62] a également séparé l'hyperplasie canalaire atypique de l'hyperplasie lobulaire atypique, le risque relatif associé à la première est de 2,4 (IC : 1,3- 4,5) et à la seconde de 5,3 (IC : 2,7-10,4). En ce qui concerne l'hyperplasie lobulaire atypique, l'élévation du risque était plus importante chez les femmes pré-ménopausées : RR 9,6 (IC : 3,3-27,8) que chez les femmes ménopausées : RR 3,7 (1,3-10,2).

Page D [63] a publié une étude rétrospective de cohorte de 261 biopsies ayant mis en évidence une hyperplasie lobulaire atypique effectuées entre 1950 et 1985 chez 252 patientes. 20 % des patientes (traitées par biopsie) ont développé un cancer infiltrant : RR = 3,1 (IC : 2,3-4,3) p < 0,0001. La moyenne de survenue a été de 14,8 ans. Dans 68 % des cas le cancer infiltrant est survenu dans le sein biopsié et dans 24 % au niveau du sein controlatéral. Les auteurs concluaient que L'HLA était un état précancéreux non obligatoire, mais pas seulement un marqueur de risque.

La même équipe, avec semble-t-il la même population [64], a repris le devenir des patientes qui avaient développé un cancer. Ces cancers étaient majoritairement de bon pronostic. Cependant Le taux de mortalité par cancer du sein pour cette population de patientes avec hyperplasie lobulaire atypique a été multiplié par 2,48 (IC : 1,4-4,5) par rapport à la population de référence.

Il faut bien sûr également tenir compte du recul pour chaque étude et de l'importance de la population observée.

Ce risque varie également en fonction du temps. En effet, toujours selon Dupont et Page, en cas d'hyperplasie atypique dans les 10 premières années après le diagnostic, le risque relatif est de 9,8 il n'est que de 3,6 après dix ans. Alors qu'en cas d'hyperplasie sans atypie, il sera de 3,8 pendant les dix premières années puis de 1,1 après 10 ans, c'est-à-dire identique à celui des femmes de la même tranche d'âge [65].

Enfin ces auteurs se sont intéressés à la prise d'estrogènes comme traitement substitutif de la ménopause chez ces patientes avec hyperplasie et n'ont pas retrouvé d'augmentation du risque de faire un cancer du sein accru par les estrogènes, y compris en cas d'antécédent familial, ce risque étant même diminué [18]. En 1999 [66] ces mêmes auteurs ont repris une série de plus de 9 000 femmes biopsiées pour un problème bénin entre 1952 et 1978 et suivies pendant 20 ans (médiane) et concluent que le THS n'est pas contre-indiqué en cas hyperplasie (atypique ou non) ou d'adénofibrome complexe. Ce lien éventuel a également été étudié dans l'étude des infirmières américaines [67]. Aucune augmentation du risque ni effet durée n'a été mis en évidence. Il n'y a donc pas de contre-indication évidente à la prescription d'estrogènes chez ces patientes.

Associations lésionnelles

Mastopathies complexes

Cette dénomination recouvre l'association de plusieurs lésions dystrophiques (fibrose, kystes, adénose). Ces mastopathies complexes peuvent parfois être associées à des lésions proliférantes (hyperplasie épithéliale) [68].

L'adénose consiste en une augmentation du nombre des structures ductulaires constituant le lobule. Elle peut prendre une « forme tumorale » et être prise à tort pour un cancer. Histologiquement, l'adénose peut revêtir deux aspects, soit « floride », soit sclérosante.

Jensen [69] a retrouvé une augmentation du risque de faire un cancer du sein en cas d'adénose sclérosante, et ce d'autant qu'il existe une association avec de l'hyperplasie atypique. Le risque est modérément augmenté en cas d'adénose sclérosante isolée (1,5 à 2) il serait de 6,7 en cas d'association. Bodian [70] note également une élévation statistiquement significative du risque à 2,2 (1,2-4) en cas d'adénose isolée.

Le centre prolifératif d'Aschoff encore appelé « radial scar » ou cicatrice radiaire :

Son diagnostic est tout d'abord évoqué par la mammographie, devant l'existence d'une image stellaire sans opacité associée. Cette image ne correspond souvent à rien de palpable. Une exérèse chirurgicale est cependant nécessaire afin d'avoir un diagnostic histologique, et ce d'autant qu'il peut y être associé un authentique adénocarcinome.

Sur le plan histologique, le centre prolifératif d'Aschoff ne doit pas être confondu avec un cancer infiltrant.

Il s'agit d'une lésion stellaire à centre scléreux, riche en substance élascéinique où sont enchâssées des formations glanduliformes (tubulaires) réparties de façon irrégulière. En périphérie, galactophores et lobules, siège de lésions d'adénose et d'hyperplasie épithéliale, forment une couronne à disposition radiaire. Des kystes peuvent en outre s'observer. Le pronostic de cette lésion est lié au caractère atypique ou non de l'hyperplasie épithéliale. Il convient de ne pas méconnaître l'association d'une telle lésion avec un carcinome infiltrant à un stade débutant, en particulier de type tubuleux.

Jacobs *et coll.* [71] ont effectué une étude cas témoins à partir de l'étude prospective des infirmières nord-américaines et ont montré que le nodule d'Aschoff augmentait le risque de développer un cancer du sein : RR = 1,8 (IC : 1,1 – 2,9). S'il existait des lésions prolifératives sans atypies, le risque de développer un cancer du sein en cas de cicatrice radiaire associée était de 3 (IC : 1,7-5,5) et de 1,5 (IC : 1,1-2,1) en son absence. En présence d'hyperplasie atypique, le risque relatif en cas de nodule d'Aschoff associé s'élevait à 5,8 et était sinon de 3,8 (IC : 2,4-5,9). La cicatrice radiaire semble donc être en elle-même un facteur de risque indépendant de survenue ultérieure de cancer du sein.

L'équipe de Nashville [72] a repris 880 patientes pour lesquelles un diagnostic de cicatrice radiaire avait été porté parmi une cohorte de 9 556 femmes biopsiées avec 20,4 ans de médiane de suivi. Ils ont retrouvé un risque relatif de 1,82 (1,2-2,7), plus important avant 49 ans (RR = 2,14 ; IC : 0,6-2,8). Le risque diminuait après 10 ans et était surtout lié à l'hyperplasie associée notamment en cas d'atypies.

L'adénofibrome

Cette lésion bénigne, de taille variable, comporte une double composante épithéliale et conjonctive. La composante épithéliale peut-être hyperplasique et présenter des caractères atypiques.

Elle survient essentiellement chez l'adulte jeune et classiquement n'augmente pas le risque ultérieur de faire un cancer du sein. Cependant, plusieurs auteurs, dont Mc Divitt, ont remis en cause cette donnée notant un risque relatif de 1,7 lié à l'adénofibrome, le risque étant encore augmenté s'il s'associe à l'adénofibrome une hyperplasie épithéliale atypique ou non [73]. Levi [74] a également retrouvé un risque augmenté par 1,6 (IC : 1,1-2,1) en corrélant une importante population de 1 461 femmes opérées d'un adénofibrome et le registre des cancers du canton de Vaud en Suisse. Dupont et Page reprenant le suivi d'une série de 1 835 patientes [75] ont montré que ce qu'ils définissaient comme fibroadénome « complexe » était un facteur de risque de survenue de cancer du sein à long terme. Le risque relatif est de 3,1 s'il s'agit d'un fibroadénome complexe, de 3,88 lorsqu'au fibroadénome est associée une mastopathie proliférante de voisinage et de 3,72 s'il existe en outre des antécédents familiaux de cancer du sein. Ciatto [76] a contrario en corrélant 3 938 diagnostics cliniques et/ou histologiques d'adénofibromes au registre toscan des cancers ne retrouve pas de risque augmenté pour les adénofibromes non opérés (SIR = 0,97, IC = 0,7-1,4) et un risque multiplié par 2 (IC = 1,4-2,7) pour les adénofibromes opérés. Ces résultats soulèvent l'ambiguïté du diagnostic clinique d'adénofibrome.

Des carcinomes peuvent se développer au sein d'un adénofibrome. Ces cancers peuvent être de tout type, canalaires ou lobulaires, infiltrants ou « *in situ* » [77], [78]. Aucun envahissement ganglionnaire n'a été retrouvé dans la série de Diaz.

Les Papillomes

Ces proliférations papillaires bénignes se développent dans les canaux. La plupart du temps, ils siègent dans les canaux lactifères de la région aréolaire mais ils peuvent siéger n'importe où ailleurs dans le sein ; parfois dans un canal dilaté prenant alors la dénomination de cystadénome papillaire intra-galactophorique. Les papillomes solitaires surviennent dans les canaux lactifères et sont révélés dans 70 % des cas par un écoulement mamelonnaire, ou par une masse sous-aréolaire. Le papillome solitaire intra-kystique se présente soit comme une masse palpable périphérique soit comme une opacité à la mammographie. L'âge moyen de survenue est 50 à 60 ans.

Carter retrouve pour les papillomes isolés une augmentation du risque ultérieur de faire un cancer du sein [79], de même que Bodian [70] (RR : 1,7). Page [80] retrouve une élévation du risque multipliée par 4 en cas de papillome avec une hyperplasie atypique en son sein ou à son pourtour et ce risque de survenue serait localisé à l'endroit du papillome. La Mayo Clinic [81] a rapporté une série de 480 papillomes et a étudié le risque ultérieur de survenue de cancer du sein. En cas de papillome simple le risque relatif a été de 2,04 (1,43-2,81), de papillome simple avec atypies de 5,11 (2,64-8,92), en cas de papillomes multiples (> 5) de 3,01 (1,10-6,55) et en cas de papillomes multiples avec atypies de 7,01 (1,91-17,97)

Les papillomes multiples se présentent comme des masses périphériques et ont une propension à la récidive et au développement de cancer soit concomitamment soit ultérieurement. Ils surviennent à un âge plus jeune 40-50 ans.

Il existe d'autre part de minuscules papillomes souvent associés aux lésions d'hyperplasie épithéliale canalaire simple ou atypique. Ces micropapillomes souvent multiples rejoignent le risque lié aux hyperplasies épithéliales canalaires.

CONDUITE A TENIR

L'attitude thérapeutique vis-à-vis de ces patientes est essentiellement basée sur l'évaluation de risque ultérieur de survenue de cancer du sein.

Nous avons vu que ce risque est fonction du diagnostic histologique précis, porté par la biopsie, et de l'association à d'autres facteurs, familiaux en particulier.

L'étendue des lésions est bien entendu également à prendre en compte. Un petit foyer de microcalcifications isolé ne sera pas traité de la même façon qu'une large plage de microcalcifications correspondant à des lésions proliférantes présentant des atypies envahissant la totalité de la biopsie. En règle générale, les hyperplasies lobulaires sont plus diffuses, plurifocales (>50 % des cas), voire bilatérales (30-40 % des cas), que les hyperplasies canalaires. Pour certains, les hyperplasies lobulaires moins fréquentes que les canalaires pourraient régresser après la ménopause.

Les hyperplasies canalaires sont, quant à elles, parfois multicentriques (environ 30 %, rarement bilatérales (15-20 %).

Le risque de cancer du sein est plus fréquemment associé aux hyperplasies atypiques chez les femmes préménopausées [82].

Kramer [83] a autopsié systématiquement des femmes de plus de 70 ans et a trouvé 32 % d'hyperplasies atypiques. Cette pathologie est donc probablement beaucoup plus fréquente que ne le laisse présager le nombre de biopsies pratiquées.

SURVEILLANCE OU TRAITEMENT CHIRURGICAL

La facilité de surveillance et donc de dépistage précoce d'un petit cancer est à prendre en compte. À une femme ayant compris la nécessité d'une surveillance régulière, facilement examinable et aux seins radiotransparents, on proposera un simple suivi radio-clinique. À une femme aux seins volumineux et dystrophiques, opaques ou remplis de calcifications à la mammographie, on proposera parfois une thérapeutique chirurgicale. Il est nécessaire de tenir compte des choix de la patiente, de son contexte psychologique, de son environnement et des éventuels antécédents familiaux. Une atteinte cancéreuse du sein controlatéral constitue également un facteur de risque.

Une mammographie annuelle est recommandée, ainsi qu'un examen clinique bisannuel. Il est nécessaire d'expliquer à la patiente que la surveillance n'empêche pas la survenue du cancer. Son but est de détecter le plus précocement possible un éventuel cancer.

À l'inverse, chez les femmes atteintes de lésions franchement atypiques éventuellement plurifocales atteignant les limites d'exérèse, associées à des antécédents familiaux, le risque de survenue de cancer du sein devient très élevé. On sera alors amené à proposer parfois un geste chirurgical allant jusqu'à la mastectomie simple avec conservation de l'étui cutané et de la plaque aréolomamelonnaire [84]. Une reconstruction, immédiate ou secondaire, est toujours proposée. Un suivi de l'autre sein est indispensable.

Les adénofibromes complexes, les centres prolifératifs d'Aschoff bénéficieront d'une exérèse simple emportant la lésion et un peu de parenchyme adjacent.

THÉRAPEUTIQUES MÉDICALES

Des essais d'hormonothérapie sont en cours, eu égard à l'éventuelle hormonodépendance de ces lésions. Les récepteurs hormonaux aux estrogènes et à la progestérone ont en effet été retrouvés élevés surtout en cas de lésions lobulaires [85].

Les analogues de la LH-RH ont été essayés par plusieurs auteurs [86] mais la preuve de leur effet thérapeutique se heurte à des difficultés méthodologiques et n'est pas encore établie. Se pose de plus le problème de leur tolérance au long cours.

Le tamoxifène a été utilisé dans la chimioprévention du cancer du sein chez des femmes à risque. Son efficacité a été démontrée en cas d'hyperplasie lobulaire ou canalaire atypique avec un risque ratio de 0,14 (0,03-0,47) Fisher B JNCI 1998 ; 90 : 1371-1388) Le problème du tamoxifène est au rapport bénéfice risque en raison, pour l'essentiel, des accidents thromboemboliques et de l'excès de cancers de l'endomètre ainsi qu'à l'excès de mortalité ($p = 0,02$) observé sous tamoxifène lors de l'essai de chimioprévention IBIS 1 [87] Le raloxifène a également été proposé en chimioprévention du cancer du sein, sans efficacité supérieure au tamoxifène mise en évidence dans l'essai STAR [88]. Là encore un excès d'accidents thromboemboliques a été observé sous cette molécule.

Des essais de chimioprévention sont en cours avec les inhibiteurs de l'aromatase.

Au total il n'est pas actuellement recommandé de prescrire ces molécules en dehors d'un essai thérapeutique

CONCLUSION

Il n'y a actuellement aucun examen paraclinique qui permette de distinguer avec certitude l'hyperplasie atypique du cancer *in situ*, ni de prédire l'évolution éventuelle de l'un vers l'autre.

La surexpression de Her 2 neu est rarement observée au niveau des lésions prolifératives bénignes [89, 90]. Rohan [91] n'a pas retrouvé que la surexpression de cerbB-2 à leur niveau était associée à une augmentation du risque ultérieur de cancer du sein (OR = 0,65 ; IC : 0,27-1,53) Stark [92], dans une étude cas témoins, a retrouvé que, s'il existait une surexpression de HER-2/neu au niveau de lésions bénignes mammaires, on notait un risque accru de survenue de cancer du sein (OR = 2,2 ; IC : 0,9-5,8). En cas d'hyperplasie atypique ou non et de surexpression de

HER-2/neu le risque relatif était de 7,2 (IC : 0,9-60,8). Il convient de noter l'importance de l'intervalle de confiance lié au faible nombre de cas, mais ces études méritent d'être poursuivies.

L'angiogénèse est en cours d'étude, mais il reste à démontrer que la capacité à produire des facteurs de l'angiogénèse est corrélée aux différents aspects morphologiques observés.

L'analyse en cytométrie de flux ne semble pas pouvoir faire de manière suffisante la différence entre ces deux lésions [93, 94]. Cependant pour Crissman *et coll* [95] 36 % des hyperplasies atypiques qu'il a analysées auraient un contenu en DNA aneuploïde ou hétérogène et ces lésions auraient un potentiel de transformation plus important que les lésions diploïdes.

L'étude de la phase S par la bromodeoxyuridine *in vivo* ne permet pas de différencier l'hyperplasie atypique de l'hyperplasie non atypique dans le travail de Christov [96].

Eriksson [97] n'a pas retrouvé d'expression de P 53 dans une série de 89 lésions bénignes et/ou hyperplasiques, de même que Bartek [98] et Hall [99]. Younes [100] a par contre retrouvé un marquage nucléaire dans 16 % des cas d'une série de 248 prélèvements de lésions bénignes. Ce marquage était le plus fréquemment retrouvé pour les adénofibromes (30 %). Le suivi de cette série a retrouvé une survenue ultérieure de cancer du sein dans 12 % des cas si l'immunomarquage était positif et dans 7 % des cas en l'absence de marquage, la différence n'étant pas significative. Rohan [91], par contre, a retrouvé un risque significativement augmenté de cancer du sein pour les lésions bénignes, montrant une accumulation de p53 (OR = 2,55 ; IC : 1,01-6,40). Ces cancers sont survenus tôt après le diagnostic initial de maladie bénigne (médiane : 2,1 ans), l'accumulation de p53 pouvant donc être liée à une maladie rapidement évolutive. Il a confirmé ces données en 2006 avec un Odd Ratio à 2,55 (1,01-6,40) [101]. Il existe peu de données concernant l'EGF, l'EGF-R et l'IGF pour les lésions prolifératives mammaires. L'expression de l'EGF-R semble nettement moins importante que dans les cancers du sein [87], [102].

Le TGFb participe à la régulation de la division cellulaire et la perte d'expression du récepteur de type II du TGFb est liée à la prolifération cellulaire et à la progression tumorale. Gobbi [103] a mené une étude cas témoins avec 169 femmes présentant des lésions d'hyperplasie épithéliale sans atypie, dont certaines développèrent ultérieurement un cancer du sein. Il conclut que la perte de l'expression du récepteur de type II du TGFb est associée avec un risque accru de cancer du sein (p = 0,003) qui est d'autant plus élevé que cette perte d'expression est importante.

Les récepteurs hormonaux sont parfois mis en évidence au niveau des lésions bénignes mammaires mais il ne semble pas y avoir de différence fondamentale dans leurs taux en fonction du diagnostic histologique [104]. Giri retrouve des récepteurs des estrogènes positifs dans 11 % des adénofibromes, dans 12 % des papillomes, dans 6,8 % en cas d'adénose sclérosante et dans 9 % des cas d'hyperplasie épithéliale. pS2 ne semble pas non plus être très discriminant [105].

Des recherches d'anomalies génétiques en analysant l'ADN par PCR (« polymerase chain reaction ») d'hyperplasie atypique associée à des cancers du sein ont mis en évidence le caractère monoclonal des altérations suggérant un lien direct dans la progression tumorale [106]. Chuaqui [107] évoque la possibilité d'un gène suppresseur de tumeurs localisé au niveau du chromosome 11q13 qui pourrait être impliqué dans la progression de l'hyperplasie atypique vers le cancer. Ces auteurs ont retrouvé une perte d'hétérozygotie dans 27 % de leurs cas de cancers *in situ* et dans 9 % des hyperplasies canalaires atypiques. Cette perte d'hétérozygotie semble surtout retrouvée pour les cancers canalaires *in situ* de haut grade (35 %). Lakhani [108], [109], avait, quant à lui, retrouvé une perte d'hétérozygotie au niveau des chromosomes 16q et 17p et suggérait également pour les hyperplasies canalaires atypiques une anomalie clonale.

O'Connell [110] a analysé les pertes d'hétérozygotie dans une série de 399 lésions à type d'hyperplasie atypique ou non et de carcinomes canalaires *in situ*. Il concluait que les délétions étaient rares en cas d'hyperplasie (0-15 %), même si l'on objectivait la perte d'un locus pour 37 % des hyperplasies sans atypies et 42 % des hyperplasies atypiques, ce qui évoquait pour cet auteur que le développement des lésions d'hyperplasie nécessitait la participation de plusieurs gènes suppressifs de tumeurs.

Il semble probable que, dans l'avenir, ces techniques de biologie moléculaire nous permettent de mieux comprendre les mécanismes de progression tumorale, il nous restera alors à valider en clinique la reproductibilité de ces résultats pour pouvoir en tenir compte d'un point de vue thérapeutique. ■

BIBLIOGRAPHIE

[1] DUPONT W, PARL FF, HARTMANN WH, *et al.* Breast cancer risk associated with proliferative breast disease and atypical hyperplasia. *Cancer* 1993; 71: 1258-1265.

[2] RUBIN E, VISSCHER DW, ALEXANDER RW, URIST MM, MADDOX WA. Proliferative disease and atypia in biopsies performed for nonpalpable lesions detected mammographically. *Cancer* 1988; 61: 2077-2082.

[3] PAGE DL, DUPONT WD, ROGERS LW, RADOS MS. Atypical hyperplastic lesions of the female breast: a long-term follow-up study. *Cancer* 1985; 55: 2698-2708.

[4] DUPONT WD, PAGE DL. Risk factors for breast cancer in women with proliferative breast disease. *N. Engl. J. Med.* 1985; 312: 146-151.

[5] CARTER CL, CORLE DK, MICOZZI MS, *et al.* Prospective study of the development of breast cancer in 16, 692 women with benign breast disease. *Am J Epidemiol* 1988; 128: 467-477.

[6] NIELSEN M, JENSEN J, ANDERSEN J. Precancerous and cancerous breast lesions during lifetime and at autopsy: a study of 83 women. *Cancer* 1984; 54: 612-615.

[7] BARTOW SA, PATHAK DR, BLACK WC, *et al.* Prevalence of benign, atypical, and malignant breast lesions in populations at different risk for breast cancer: a forensic autopsy study. *Cancer* 1987; 60: 2751-2760.

[8] NIELSON M, THOMSEN JL, PRIMDAHL S, *et al.* Breast cancer and atypia among young and middle-aged women: a study of 110 medicolegal autopsies. *Br J Cancer* 1987; 56: 814-819.

[9] GOEHRING C, MORABIA A. Epidemiology of benign breast disease, with special attention to histologic types. *Epidemiol Rev* 1997; 19: 310-327.

[10] HOOGERBRUGGE N, BULT P, BONENKAMP JJ, *et al.* Numerous high-risk epithelial lesions in familial breast cancer. *Eur J Cancer* 2006; 42: 2492-8.

[11] COLLINS LC, BAER HJ, TAMIMI RM, CONNOLLY JL, COLDITZ GA, SCHNITT SJ. The influence of family history on breast cancer risk in women with biopsy-confirmed benign breast disease: results from the Nurses' Health Study. *Cancer* 2006; 107: 1240-7.

[12] COLE P, ELWOOD JM, KAPLAN SD. Incidence rates and risk factors of benign breast neoplasms. *Am J Epidemiol* 1978; 108: 112-120.

[13] HSIEH CC, WALKER AM, TRAPIDO EJ, *et al.* Age at first birth and breast atypia. *Int J Cancer* 1984; 33: 309-312.

[14] PASTIDES H, KELSEY JR, HOLFORD TR, LIVOLSI VA. An epidemiologic study of fibrocystic breast disease with reference to ductal epithelial hyperplasia. *Am J Epidemiol* 1985; 121: 440-447.

[15] RAVNIHAR B, SEIGEL DG, LINDTNER J. An epidemiologic study of breast cancer and benign breast neoplasias in relation to oral contraceptive and estrogen use. *Eur J Cancer* 1979; 15: 395-405.

[16] LONDON SJ, STEIN EA, HENDERSON IC, *et al.* Carotenoids, retinol, and vitamin E and risk of proliferative benign breast disease and breast cancer. *Cancer causes Control* 1992; 3: 503-512.

[17] DUFFY SW, ROBERTS MM, ELTON RA. Risk factors relevant to cystic breast disease: a case-control study. *J Epidemiol Community Health* 1983; 37: 271-273.

[18] DUPONT WD, PAGE DL, ROGERS L, PARL FF. Influence of exogenous estrogens, proliferative breast disease, and other variables on breast cancer risk. *Cancer* 1989; 63: 948-957.

[19] YU H, ROHAN TE, COOK MG, HOWE GR, MILLER AB. Risk factors for fibroadenoma: a case-control study in Australia. *Am J Epidemiol* 1992; 135: 247-258.

[20] Brinton LA, Vessey MP, Flavel R, Yeates D. Risk factors for benign breast disease. *Am J Epidemiol* 1981; 113:203-214.

[21] Baer HJ, Schnitt SJ, Connolly JL, *et al.* Early life factors and incidence of proliferative benign breast disease. *Cancer Epidemiol Biomarkers Prev* 2005; 14:2889-97.

[22] Pastides H, Kelsey JL, Li Volsi VA, *et al.* Oral contraceptive use and fibrocystic breast disease with special reference to its histopathology. *J Natl Cancer* 1983; 22:700-707.

[23] Hsieh CC, Crosson AW, Walker AM, *et al.* Oral contraceptive use and fibrocystic breast disease of different histologic classifications. *J Natl Cancer Inst* 1984; 72:285-290.

[24] LiVolsi VA, Stadel BV, Kelsey JL, *et al.* Fibrocystic breast disease in oral-contraceptive users: a histopathological evaluation of epithelial atypia. *N Engl J Med* 1978; 299:381-385.

[25] Jick SS, Walker AM, Jick H. Conjugated estrogens and fibrocystic breast disease. *Am J Epidemiol* 1986; 124:746-751.

[26] Berkowitz GS, Kelsey JL, Holford TR, *et al.* Estrogen replacement therapy and fibrocystic breast disease in post-menopausal women. *Am J Epidemiol* 1985; 121:238-245.

[27] Berkowitz GS, Kelsey JL, Livolsi VA, *et al.* Exogenous hormone use and fibrocystic breast disease by histopathologic component. *Int J Cancer* 1984; 34:443-449.

[28] Rohan TE, Miller AB. Hormone replacement therapy and risk of benign proliferative epithelial disorders of the breast. *Eur J Cancer Prev* 1999; 8:123-130.

[29] Rohan TE, Cook MG, Baron JA. Cigarette smoking and benign proliferative epithelial disorders of the breast in women: a case-control study. *J Epidemiol Community Health* 1989; 43:362-368.

[30] Parazzini F, Ferraroni M, La Vecchia C, *et al.* Smoking habits and risk of benign breast disease. *Int J Epidemiol* 1991; 20: 430-434.

[31] Berkowitz GS, Canny PF, Vivolsi VA, Merino MJ, O'Connor TZ, Kelsey JL. Cigarette smoking and benign breast disease. *J Epidemiol Community Health* 1985; 39: 308-313.

[32] Rohan TE, Cook MG, Potter JD, *et al.* A case-control study of diet and benign proliferative epithelial disorders of the breast. *Cancer Res* 1990;50:3176-3181.

[33] Lubin F, Wax Y, Ron E. Nutritional factors associated with benign breast disease etiology: a case-control study. *Am J Clin Nutr* 1989; 50:551-556.

[34] Ingram DM, Nittage E, Roberts T. The role of diet in the development of breast cancer: a case-control study of patients with breast cancer, benign epithelial hyperplasia, and fibrocystic disease of the breast. *Br J Cancer* 1991; 64:187-191.

[35] Vobecky J, Simard A, Vobecky JS, Ghadirian P, Lamothe-Guay M, Falardeau M. Nutritional profile of women with fibrocystic breast disease. *Int J Epidemiol* 1993; 22:989-999.

[36] Baghurst PA, Rohan TE. Dietary fiber and risk of benign proliferative epithelial disorders of the breast. *Int J Cancer* 1995: 481-485.

[37] Ernster VL, Goodson WHI, Hunt TK, Petrakis NL, Sicklers EA, Miike R. Vitamin E and benign breast "disease": a double-blind, randomized clinical trial. *Surgery* 1985; 97:490-494.

[38] London RS, Sundaram GS, Murphy L, Manimekalai S, Reynolds M, Goldstein PJ. The effect of vitamin E on mammary dysplasia: a double-blind study. *Obstet Gynecol* 1985; 65:104-106.

[39] Rohan TE, Cook MG. Alcohol consumption and risk of benign proliferative epithalial disorders of the breast in women. *Int J Cancer* 1989; 43:631-636.

[40] Lubin F, Rone E, Wax Y, *et al.* A case-control study fo caffeine and methylxanthines in benign breast disease. *JAMA* 1985; 253:2388-2392.

[41] Rohan TE, Cook MG, Mc Michael AJ. Methylxantines and benign proliferative epithelial disorders of the breast in women. *Int J Epidemiol* 1989; 18:626-633.

[42] Gallicchio L, McSorley MA, Newschaffer CJ, *et al.* Nonsteroidal antiinflammatory drugs, cyclooxygenase polymorphisms, and the risk of developing breast carcinoma among women with benign breast disease. *Cancer* 2006; 106:1443-52.

[43] Tokunaga M, Land CE, Aoki Y, *et al.* Proliferative and nonproliferative breast disease in atomic brom survivors. *Cancer* 1993; 72:1657-1664.

[44] Boyd NF, Byng JW, Jong RA, *et al.* Quantitative classification of mammographic densities and breast cancer risk: results from the Canadian National Breast Screening Study. *J Natl Cancer Inst* 1995; 87:670-675.

[45] WOLFE JN. Risk for breast cancer development determined by mammographic parenchymal pattern. *Cancer* 1976; 37: 2486-2492.

[46] LE GALL M, DURAND J, LAURENT M, PELLIER D. Conduite à tenir devant une mammographie révélatrice de microcalcifications groupées sans tumeur palpable. *Nouv Presse Méd* 1976; 5:1623-1627.

[47] HELVIE MA, HESSLER C, FRANK TS, IKEDA DM. Atypical hyperplasia of the breast: mammographic appearance and histologic correlation. *Radiology* 1991; 179:759-764.

[48] CHAN HP, DOI K, METZ CE, LAM KL, SCHMIDT RA. Feature-extraction technics for a computer aided system for detection of microcalcifications in digital mammograms. *Med Phys* 1987; 14:493.

[49] LINELL F. Précursors lésions of breast carcinoma. *The Breast* 1993; 2:220-223.

[50] MOORE MM, HARGETT CW, HANKS JB, *et al.* Association of breast cancer with the finding of atypical ductal hyperplasia at core breast biopsy. *Ann Surg* 1997; 225:726-733.

[51] LIBERMAN L, COHEN MA, DERSHAW DD, ABRAMSON AF, HANN LE, ROSEN PP. Atypical ductal hyperplasia diagnosed at stereotaxic core biopsy of breast lesions: an indication for surgical biopsy. *AJR* 1995; 164:111-1113.

[52] JACKMAN RJ, NOWELS KW, SHEPARD MJ, FINDELSTEIN SI, MARZONI FA. Stereotaxic large-core needle biopsy of 450 nonpalpable breast lesions with surgical correlation in lesions with cancer or atypical hyperplasia. *Radiology* 1994; 193:91-95.

[53] DAHLSTROM JE, SUTTON S, JAIN S. Histological precision of stereotactic core biopsy in diagnosis of malignant and premalignant breast lesions. *Hystolpathology* 1996; 28:537-541.

[54] TRAVADE A, ISNARD A, BOUCHET F, BAGARD C. [Non-palpable breast lesions and core needle biopsy with Mammotome 11G: is surgery required in patients with atypical ductal hyperplasia?]. *J Radiol* 2006; 87:307-10.

[55] PLANTADE R, HAMMOU JC, FIGHIERA M, AUBANEL D, SCOTTO A, GUERET S. [Underestimation of breast carcinoma with 11-gauge stereotactically guided directional vacuum-assisted biopsy]. *J Radiol* 2004; 85:391-401.

[56] MAHONEY MC, ROBINSON-SMITH TM, SHAUGHNESSY EA. Lobular neoplasia at 11-gauge vacuum-assisted stereotactic biopsy: correlation with surgical excisional biopsy and mammographic follow-up. *AJR Am J Roentgenol* 2006; 187:949-54.

[57] PAGE D, ANDERSON T, ROGERS L. EPITHELIAL HYPERPLASIA. IN: PAGE D, ANDERSON T, eds. Diagnostic histopathology of the breast. Edinburgh: Churchill Livingstone, 1987: 120-156.

[58] TAVASSOLI FA. Intraductal hyperplasias, ordinary and atypical. In: Tavassoli FA, ed. Pathology of the breast. Norwalk Connecticut: Appleton & Lange, 1992: 155-191.

[59] ALLAN DJ, HOWELL A, ROBERTS SA, *et al.* Reduction in apoptosis relative to mitosis in histologically normal epithelium accompanies fibrocystic change and carcinoma of the premenopausal human breast. *J Pathol* 1992; 167:25-32.

[60] BODIAN CA, PERZIN KH, LATTES R, HOFFMANN P. Reproducibility and validity of pathologic classifications of benign breast disease and implications for clinical applications. *Cancer* 1993; 71:3908-3913.

[61] HARTMANN LC, SELLERS TA, FROST MH, *et al.* Benign breast disease and the risk of breast cancer. *N Engl J Med* 2005; 353:229-37.

[62] MARSHALL LM, HUNTER DJ, CONNOLLY JL, *et al.* Risk of breast cancer associated with atypical hyperplasia of lobular and ductal types. *Cancer Epidemiol Biomarkers prev* 1997; 6:297-301.

[63] PAGE DL, SCHUYLER PA, DUPONT WD, JENSEN RA, PLUMMER WD, JR., SIMPSON JF. Atypical lobular hyperplasia as a unilateral predictor of breast cancer risk: a retrospective cohort study. *Lancet* 2003; 361:125-9.

[64] MCLAREN BK, SCHUYLER PA, SANDERS ME, *et al.* Excellent survival, cancer type, and Nottingham grade after atypical lobular hyperplasia on initial breast biopsy. *Cancer* 2006; 107:1227-33.

[65] DUPONT WD, PAGE DL. Relative risk of breast cancer varies with time since diagnosis of atypical hyperplasia. *Human Pathol* 1989; 20:723-725.

[66] DUPONT WD, PAGE DL, PARL FF, *et al.* Estrogen replacement therapy in women with a history of proliferative breast disease. *Cancer* 1999; 85:1277-1283.

[67] BYRNE C, CONNOLLY JL, COLDITZ GA, SCHNITT SJ. Biopsy confirmed benign breast disease, postmenopausal use of exogenous

female hormones, and breast carcinoma risk. *Cancer* 2000:2046-2052.

[68] RUBIN E, MAZUR MT, URIST MM, MADDOX WA. Clinical, radiographic and pathologic correlation of atypical hyperplasia, ductal carcinoma *in situ*, and ductal carcinoma *in situ* with microinvasion. *The Breast* 1993; 2:21-26.

[69] JENSEN RA, PAGE DL, DUPONT WD, ROGERS LW. Invasive breast cancer risk in women with sclerosing adenosis. *Cancer* 1989: 1977-1989.

[70] BODIAN CA, PERZIN KH, LATTES R, HOFFMANN P, ABERNATHY TG. Prognostic significance of benign proliferative breast disease. *Cancer* 1993; 71:3896-3907.

[71] JACOBS TW, BYRNE C, COLDITZ G, CONNOLLY JL, SCHNITT SJ. Radial scars in benign breast-biopsy specimens and the risk of breast cancer. *N Eng J Med* 1999; 340:430-436.

[72] SANDERS ME, PAGE DL, SIMPSON JF, SCHUYLER PA, DALE PLUMMER W, DUPONT WD. Interdependence of radial scar and proliferative disease with respect to invasive breast carcinoma risk in patients with benign breast biopsies. *Cancer* 2006; 106:1453-61.

[73] MCDIVITT RW, STEVENS JA, LEE NC, *et al.* Histologic types of benign breast disease and the risk for breast cancer. *Cancer* 1992; 69:1408-1414.

[74] LEVI F, RANDIMBISON L, TE V-C, LA VECCHIA C. Incidence of breast cancer in women with fibroadenoma. *Int J Cancer* 1994; 57:681-683.

[75] DUPONT WD, PAGE DL, PARL FF, *et al.* Long-term risk of breast cancer in women with fibroadenoma. *N Engl J Med* 1994; 331:10-15.

[76] CIATTO S, BONARDI R, ZAPPA M, GIORGI D. Risk of breast cancer subsequent to histological or clinical diagnosis of fibroadenoma - retrospective longitudinal study of 3938 cases. *Ann Oncol* 1997; 8:297-300.

[77] DIAZ NM, PALMER JO, MCDIVITT RW. Carcinoma arising within fibroadenomas of the breast. *Am J Clin Pathol* 1991; 95:614-622.

[78] PICK PW, Iossifides IA. Occurrence of breast carcinoma within a fibroadenoma. *Arch Pathol Lab Med* 1984; 108:590-594.

[79] CARTER D. Intraductal papillary tumors of the breast. *Cancer* 1977; 39:1689-1692.

[80] PAGE DL, SALHANY KE, JENSEN RA, DUPONT WD. Subsequent breast cancer risk after biopsy with atypia in a breast papilloma. *Cancer* 1996; 78:258-266.

[81] LEWIS JT, HARTMANN LC, VIERKANT RA, *et al.* An analysis of breast cancer risk in women with single, multiple, and atypical papilloma. *Am J Surg Pathol* 2006; 30:665-72.

[82] LONDON SJ, CONNOLLY JL, SCHNITT SJ, COLDITZ GA. A prospective study of benign breast disease and the risk of breast cancer. *JAMA* 1992; 267:941-944.

[83] KRAMER WN, RUSH JR BF. Mammary duct prolifération in the elderly. A histopathologic study. *Cancer* 1973; 31:130-137.

[84] GORINS A, DILHUYDY MH, PETIT JY, CONTESSO G. Quand faut-il opérer une mastopathie à risque ? Le point de vue du clinicien. *Rev Fr Gynécol Obstét* 1991; 86:15-20.

[85] JACQUEMIER J, GANDILHON PH, CHARPIN C, POURREAU-SCHEIDER N, HASSOUN J, MARTIN PM. Tissu mammaire : récepteurs oestrogéniques, analyse immunohistochimique et biochimique du tissu normal, hyperplasique et du carcinome in-situ. *Bull Cancer* 1987; 74:129-149.

[86] MONSONEGO J, ISRAEL L. Mastopahies évolutives à haut risque. Corrélation histo-hormonales et traitements par analogues de la LH-RH chez les femmes en activité génitale. IXe journées de la Société Française de Sénologie et de Pathologie mammaire 1987, Avignon.

[87] CUZICK J, FORBES J, EDWARDS R, *et al.* First results from the International Breast Cancer Intervention Study (IBIS-I): a randomised prevention trial. *Lancet* 2002; 360:817-24.

[88] VOGEL VG, COSTANTINO JP, WICKERHAM DL, *et al.* Effects of tamoxifen vs raloxifene on the risk of developing invasive breast cancer and other disease outcomes: the NSABP Study of Tamoxifen and Raloxifene (STAR) P-2 trial. *Jama* 2006; 295:2727-41.

[89] ALLRED DC, CLARK M, MOLINA R, *et al.* Overexpression of HER-2/neu and its relationship with other prognostic factors change during the progression of *in situ* to invasive breast cancer. *Human Pathol* 1992; 23:974-979.

[90] LODATO RF, MAGUIRE JR HC, GREENE MI, WEINER DB, LIVOLSI VA. Immunohistochemical evaluation of c-erbB-2 oncogene expression in ductal carcinoma *in situ* and atypical ductal hyperplasia of the breast. *Mod Pathol* 1990; 3:449-454.

[91] Rohan TE, Hartwick W, Miller AB, Kandel RA. Immunohistochemical detection of c-erbB-2 and p53 in benign breast disease and breast cancer risk. *J Natl Cancer Inst* 1998; 90:1262-1269.

[92] Stark A, Hulka BS, Joens S, *et al. HER-2/neu* amplification in benign breast disease and the risk of subsequent breast cancer. *J Clin Oncol* 2000; 18:267-274.

[93] King EB, Chew KL, Hom JD, *et al.* Characterization by image cytometry of duct epithelial proliferative disease of the breast. *Mod Pathol* 1991; 4:291-296.

[94] Norris HJ, Bahr G, Mikel UV. A comparative morphometric and cytophotometric study of intraductal hyperplasia and intraductal carcinoma of the breast. *Annal Quant Cytol Histol* 1988; 10:1-9.

[95] Crissman JD, Visscher DW, Kubus J. Image cytophotometric DNA analysis of atypical hyperplasias and intraductal carcinomas of the breast. *Arch Pathol Lab Med* 1990; 114:1249-1253.

[96] Christov K, Chew KL, Ljung BM, *et al.* Cell proliferation in hyperplastic and *in situ* carcinoma lesions of the breast estimated by *in vivo* labeling with bromodeoxyuridine. *J Cell Biochem* 1994; 19 (suppl):165-172.

[97] Eriksson ET, Schimmelpenning H, Aspenblad U, Zetterberg A, Auer GA. Immunohistochemical expression of the mutant p53 protein and nuclear DNA content during the transition from benign to malignant breast disease. *Human Pathol* 1994; 25:1228-1233.

[98] Bartek J, Bartkova J, Vojtesek B, *et al.* Patterns of expression of the p53 tumor suppressor in human breast tissues and tumors *in situ* and *in vitro*. *Int J Cancer* 1990; 46:839-844.

[99] Hall PA, Ray A, Lemoine NR, Midgley CA, Krausz T, Lane DP. p53 immunostaining as a marker of malignant disease in diagnostic cytopathology. *Lancet* 1991; 338:513.

[100] Younes M, Lebovitz RM, Boomer KE, *et al.* p53 accumulation in benign breast biopsy specimens. *Human Pathol* 1995; 26:155-158.

[101] *Rohan TE, Li SQ, Hartwick R, Kandel RA.* p53 Alterations and protein accumulation in benign breast tissue and breast cancer risk: a cohort study. *Cancer Epidemiol Biomarkers Prev* 2006; 15:1316-23.

[102] Van Agthoven T, Timmermans M, Foekens JA, Dorssers CJ, Henzen-Logman SC. Differential expression of estrogen, progesterone, and epidermal growth factor receptors in normal, benign, and malignant human breast tissues using dual staining immunohistochemistry. *Am J Pathol* 1994; 144:1238-1246.

[103] Gobbi H, Dupont WD, Simpson JF, *et al.* Transforming growth factor-b and breast cancer risk in women with mammary epithelial hyperplasia. *J Natl Cancer Inst* 1999; 91:2096-2101.

[104] Giri DD, Dundas SAC, Nottingham JF, Underwood JCE. Oestrogen receptors in benign epithelial lesions and intraductal carcinomas of the breast: an immunohistological study. *Histopathology* 1989; 15:575-584.

[105] Luqmani YA, Campbell T, Soomro S, Shousha S, Rio MC, Coombes RC. Immunohistochemical localisation of pS2 protein in ductal carcinoma *in situ* and benign lesions of the breast. *Br J Cancer* 1993; 67:749-753.

[106] Rosenberg CL, Larson PS, Romo JD, De Las Morenas A, Faller DV. Microsatellite alterations indicating monoclonality in atypical hyperplasias associated with breast cancer. *Human Pathol* 1997; 28:214-219.

[107] Chuaqui RF, Zhuang Z, Emmert-Buck MR, Liotta LA, Merino MJ. Analysis of loss of heterozygosity on chromosome 11q13 in atypical ductal hyperplasia and *in situ* carcinoma of the breast. *Am J Pathol* 1997; 150:297-303.

[108] Lakhani S, Slack D, Hamoudi R, Collins N, Stratton M, Sloane J. Detection of allelic imbalance indicates that a proportion of mammary hyperplasia of usual type are clonal, neoplastic proliferations. *Lab Invest* 1996; 74:129-135.

[109] Lakhani SR, Collins N, Stratton MR, Sloane JP. Atypical ductal hyperplasia of the breast: clonal proliferation exhibiting loss of heterozygosity on chromosome 16q and 17q. *J Clin Pathol* 1995; 48:611-615.

[110] O'Connell P, Pekkel V, Fuqua SAW, Osborne CK, Clark GM, Allred DC. Analysis of loss of heterozygosity in 399 premalignant breast lesions at 15 genetic loci. *J Natl Cancer Inst* 1998; 90:697-703.

PATHOLOGIE BÉNIGNE DU SEIN AU COURS DE LA GROSSESSE ET DE LA LACTATION

Jean-Philippe BRETTES, Renaud HABERSTICH, Carole MATHELIN

INTRODUCTION

L'examen clinique des seins fait partie de chaque consultation pré et postnatale, même si les modifications gravidiques rendent cet examen moins performant.

La découverte d'un écoulement mamelonnaire sanglant, d'une gigantomastie gravidique ou d'un infarcissement mammaire est exceptionnelle. A l'inverse, la mise en évidence d'un nodule est assez fréquente et justifie la pratique d'examens complémentaires, aux premiers rangs desquels il faut placer l'échographie et le prélèvement microbiopsique ou cytologique.

Les tumeurs bénignes les plus souvent diagnostiquées sont les fibroadénomes et les galactocèles. Les autres lésions sont plus rares : adénomes tubuleux, lactants, tumeurs phyllodes, etc.

Pendant l'allaitement, la pathologie mammaire est plus variée. Une bonne information des patientes allaitantes et la constitution de réseaux d'aide à l'allaitement dans la plupart des pays a permis une nette régression des complications non infectieuses (crevasses, engorgement, lymphangite, troubles de la sécrétion lactée) et septiques (galactophorite, mastite).

PATHOLOGIE BÉNIGNE NON TUMORALE DU SEIN AU COURS DE LA GROSSESSE

Modifications gravidiques normales

Pendant la grossesse, le sein augmente de volume. Simultanément, la pigmentation aréolaire s'accroît et les tubercules de Montgomery s'hypertrophient. Un second front de pigmentation péri-aréolaire peut apparaître. Le réseau veineux superficiel devient visible et des vergetures peuvent se former.

LES ÉCOULEMENTS MAMELONNAIRES

Il peut exister pendant la grossesse des écoulements séreux multi-orificiels, voire une véritable galactorrhée. Celle-ci est généralement bilatérale et peu abondante.

Beaucoup plus rarement, on peut observer des écoulements multi-orificiels sanglants ou brunâtres. Les circonstances d'apparition ont été décrites par O'CALLAGHAN [1]. Ils surviennent plus souvent chez la primipare, sont bilatéraux et apparaissent dès la deuxième moitié de la grossesse. Ils cessent généralement dans les premiers jours qui suivent l'accouchement. Pour HAAGENSEN, il s'agit de l'expression d'une prolifération exagérée mais physiologique de l'épithélium mammaire au cours de la grossesse [2]. Aucune investigation complémentaire n'est justifiée, mais une surveillance est généralement proposée [3].

Ces écoulements bilatéraux et multiporiques doivent être différenciés des écoulements uni-orificiels sanglants qui témoignent généralement d'une pathologique de l'arbre galactophorique et nécessitent un bilan lésionnel (cytologie, galactographie) [4].

LA GIGANTOMASTIE GRAVIDIQUE

Il s'agit d'une pathologie gravidique exceptionnelle [5, 6].

Sur le plan clinique, elle se traduit par un développement hypertrophique de la glande mammaire affectant généralement les deux seins, pouvant survenir indifféremment chez une primipare ou une multipare et récidiver lors des grossesses successives [7, 8]. Elle apparaît généralement à la fin du premier trimestre, augmente progressivement tout au long de la grossesse et se stabilise ou régresse dans la période post-natale. Dans les cas extrêmes, la peau recouvrant le sein peut s'ulcérer. La gêne liée au poids des seins et à la tension cutanée est constante.

Différents traitements ont été proposés. La testostérone, la progestérone et les corticoïdes [9] semblent sans efficacité. La bromocriptine paraît utile dans certains cas [10, 11]. Les réductions chirurgicales d'urgence sont habituellement réservées aux gigantomasties gravidiques avec rupture de l'étui cutané. Les ulcérations peuvent en effet être le point de départ de complications septiques graves à la suite des ruptures de l'étui cutané [12].

LES INFARCISSEMENTS MAMMAIRES GRAVIDIQUES

Les infarcissements mammaires gravidiques sont exceptionnels. Ils surviennent plus volontiers au 3e trimestre de la grossesse ou dans les suites de couches. Leur étiologie n'est pas connue avec précision. Des thromboses veineuses, favorisées par la grossesse sont généralement suspectées [13-18].

Sur le plan clinique, les infarcissements se présentent sous la forme de masses uniques ou multiples, fermes, sensibles voire douloureuses. La taille des infarcissements est variable (1 à 10 cm). Le diagnostic de ces infarcissements est difficile et conduit le plus souvent à une exérèse chirurgicale diagnostique.

Après un infarcissement mammaire, un traitement préventif par héparine de bas poids moléculaire doit être discuté.

PATHOLOGIE BÉNIGNE NON TUMORALE DU SEIN AU COURS DE LA LACTATION

LA PRATIQUE DE L'ALLAITEMENT EN FRANCE

En France, on constate depuis plusieurs années, un déclin de la pratique de l'allaitement maternel, même s'il semble se manifester, depuis le milieu des années 1970 un certain regain d'intérêt pour l'allaitement maternel dans les classes les plus favorisées de la société [19].

La dernière grande enquête nationale française (1977) sur la prévalence de l'allaitement maternel rapportait des chiffres de 36 % d'allaitement maternel à la sortie des maternités, avec de fortes disparités régionales, en partie liées au mode de suivi des grossesses, les taux pouvant varier de 39 à 64 % selon les cas [20]. Le fossé qui sépare la France d'un certain nombre de pays industrialisés paraît considérable. A titre d'exemple, les récentes statistiques norvégiennes [21] font état de 98 % de mères allaitant à la naissance, 86 % allaitant à 3 mois, 68 % allaitant plus de 6 mois, 42 % plus de 9 mois et 14 % plus de 12 mois.

La situation de l'allaitement en France est également très éloignée des objectifs proposés par l'Académie américaine de pédiatrie : pour les années 2000, l'objectif est d'atteindre 75 % d'allaitement maternel dans le post-partum et 50 % à 6 mois [22].

Ces données épidémiologiques expliquent en partie la rareté des publications françaises concernant la pathologie de l'allaitement.

PATHOLOGIE BÉNIGNE NON INFECTIEUSE DE L'ALLAITEMENT [23]

Les crevasses mamelonnaires

Ce sont des fissures ou des gerçures qui apparaissent sur le mamelon dans les premiers jours de l'allaitement et sont le point de départ possible des complications mammaires septiques.

Étiologie

La primipare y est plus exposée. Les crevasses sont favorisées par :

- la fragilité particulière de la peau de certaines femmes ;
- l'existence d'anomalies mamelonnaires : mamelons trop courts, rétractiles ou ombiliqués ;
- le défaut de propreté du sein, des mains de la mère ou de l'équipe soignante ou au contraire l'excès d'hygiène avec des produits irritants ;
- le mélange de lait et de salive stagnant dans les plis cutanés lorsque le mamelon n'est pas soigneusement nettoyé et séché après chaque tétée ;
- une mauvaise position du bébé au sein

Il est habituellement conseillé aux mères de limiter la durée et la fréquence des tétées pour prévenir les douleurs aux mamelons ainsi que les crevasses. Cependant dans certaines publications [24, 25], il n'apparaît pas de différence significative d'apparition des crevasses entre le groupe des mères qui restreignent le temps des tétées et celui sans limitation de durée.

Symptomatologie

La douleur souvent vive est le signe clinique dominant. Elle est contemporaine de la tétée, pouvant se prolonger pendant toute la tétée ou s'atténuer progressivement.

Les crevasses peuvent siéger à tous les niveaux du mamelon (base, sommet). Elles peuvent être uniques, multiples ou même radiées. Parfois, c'est le mamelon tout entier qui est érodé.

Évolution

La plupart des crevasses bien traitées guérissent en quelques jours. Non traitées, elles peuvent entraver l'allaitement et nécessiter son abandon. En effet, la quantité de lait peut diminuer considérablement par la mise en jeu d'un réflexe neuro-hormonal inhibiteur.

Le plus grand danger des crevasses est qu'elles peuvent être le point de départ des complications septiques mammaires.

Traitement

Le traitement des crevasses est d'abord prophylactique (hygiène, éducation de la mère et du personnel soignant). Le mamelon doit être correctement séché après chaque tétée et protégé par une compresse stérile.

Le traitement des crevasses constituées fait appel à des pommades cicatrisantes, parfois, à l'utilisation pendant quelques jours d'un tire-lait.

L'engorgement mammaire

C'est un trouble de l'excrétion lactée. Les seins se vident mal, sont en permanence tendus et douloureux et les tétées sont insuffisantes [26].

Cet engorgement mammaire ne doit pas être négligé, en raison des douleurs qu'il occasionne et du risque d'apparition des complications septiques qu'il favorise. Non traité, cet engorgement a tendance à s'aggraver, du fait d'un véritable réflexe neuro-hormonal : l'engorgement entraîne une douleur qui conduit à une diminution de la sécrétion de l'ocytocine, qui elle-même diminue l'excrétion lactée, ce qui majore la longueur des tétées et favorise l'apparition des crevasses.

Les thérapeutiques utilisées dans l'engorgement mammaire sont diverses :

- douches ou compresses chaudes avant la tétée pour favoriser l'excrétion du lait ;
- vidange manuelle du sein ou tire-lait électrique ;
- utilisation de faibles doses d'ocytociques un quart d'heure à une demiheure avant les tétées.

Ces thérapeutiques doivent être répétées à chaque tétée et la guérison s'observe en quelques jours.

La lymphangite aiguë

C'est une inflammation superficielle du réseau dermo-épidermique de la glande qui débute généralement brutalement la première semaine de l'allaitement. On observe concomitamment une hyperthermie maternelle élevée avec frissons.

L'examen du sein met en évidence un placard rouge plus ou moins étendu de siège variable avec traînées inflammatoires se dirigeant vers le creux axillaire, où l'on palpe des adénopathies. Les signes cliniques sont purement cutanés sans infiltration profonde.

L'examen macroscopique du lait sur une compresse ne retrouve pas de dépôt de pus (signe de Budin négatif).

L'évolution sous traitement est rapidement favorable conduisant à la guérison en 24 à 48 heures. Le traitement repose sur des anti-inflammatoires, parfois associés à des antalgiques et des anti-pyrétiques. Les traitements antibiotiques ne sont pas indiqués. L'allaitement peut être poursuivi.

Les troubles de la sécrétion lactée

Les insuffisances de sécrétion lactée

- **les insuffisances totales** de sécrétion lactée, encore appelées agalacties sont exceptionnelles. Elles s'observent dans la nécrose hypophysaire totale (syndrome de Sheehan). On peut également les rencontrer après radiothérapie mammaire [27] ;
- **les insuffisances partielles** de sécrétion lactée, encore appelées hypogalacties, sont tantôt primitives et précoces, tantôt secondaires et tardives.

Les hypogalacties primitives ne doivent pas être confondues avec simples difficultés de mise en route de l'allaitement, ce qui est un phénomène fréquent et transitoire. Elles s'observent plus volontiers chez les femmes âgées, qu'elles soient primipares ou multipares. Elles peuvent également s'observer lorsqu'il existe une anomalie majeure du développement mammaire (hypertrophie importante, hypoplasie). Elles sont parfois le fait d'importantes carences nutritionnelles (anorexie, régime très déséquilibré). Enfin, on les rencontre dans certaines circonstances obstétricales particulières : grande prématurité ou grossesses nombreuses et rapprochées [28].

Les hypogalacties secondaires correspondent à une baisse quantitative de la sécrétion de lait faisant suite à une phase d'allaitement normal. Certaines hypogalacties sont transitoires. Dans d'autres cas, cette diminution de la sécrétion lactée est définitive. Des causes locales et générales doivent être systématiquement recherchées. Parmi les étiologies générales, il faut citer les carences nutritionnelles sévères et les déshydratations de diverses origines. Dans les pays d'endémie palustre, les hypogalacties peuvent s'observer lorsque les crises palustres sont répétées. Parmi les autres causes parasitaires d'hypogalacties, il faut également citer la trypanosomiase et la leishmaniose. Certaines prises médicamenteuses peuvent également être incriminées (contraception orale, diurétiques, laxatifs, bromocriptine). L'engorgement mammaire et les crevasses constituent les principales causes locales de l'hypogalactie secondaire.

Lorsque l'hypogalactie est d'étiologie indéterminée, le recours à des drogues lactogènes est possible. La plupart de ces traitements augmentent la sécrétion de la prolactine par blocage des récepteurs dopaminergiques. Plusieurs molécules ont été évaluées : Sulpirid [29-32], métoclopramide [33]. Sous traitement, on a observé des modifications de la composition du lait (plus riche en lactose et en matière grasse, moins riche en protéines), ainsi qu'un faible passage de ces molécules dans le lait [30]. L'hormone de croissance a également été utilisée dans certaines indications [34]. Ces traitements doivent être réservés à des cas particuliers. En aucun cas, ils ne doivent être recommandés à titre systématique. Des traitements phytothérapiques d'appoint associés à des suppléments minéraux sont également proposés pour les insuffisances modérées de sécrétion lactée.

Les excès de sécrétion lactée

Encore appelée hypergalactie, la sécrétion exagérée de lait n'est pas un phénomène pathologique. On signale sa fréquence dans les diabètes et les grossesses multiples [35].

La galactorrhée, ou persistance de la sécrétion lactée après le sevrage est habituellement discrète. Elle est généralement transitoire et n'a alors aucun caractère pathologique. Elle disparaît le plus souvent avec la réapparition des cycles menstruels, mais elle peut se prolonger sans que la fertilité soit altérée. L'exploration de la galactorrhée est conseillée si celle-ci persiste l'année qui suit le retour de couches ou dans les 3 mois qui suivent le sevrage ou l'accouchement en l'absence d'allaitement si l'aménorrhée persiste [36]. Elle est parfois liée à la prescription de certains médicaments hyperprolactinémiants ou à la stimulation des mamelons. Rarement, elle peut être le signe d'un adénome hypophysaire, ou d'autres dysfonctions endocriniennes (hypothyroïdies auto-immunes du post-partum, etc.)

LA PATHOLOGIE INFECTIEUSE AU COURS DE L'ALLAITEMENT

Les germes en cause

En cas de complications septiques, le lait n'est plus stérile à son émission. Les bactéries en cause dans les phénomènes infectieux du sein sont principalement les staphylocoques (dorés, coagulase-). Les streptocoques, les colibacilles et les germes anaérobies sont plus rarement en cause [37]. Des infections à candida albicans ont été décrites [38].

La provenance des germes est variable : mère (seins, mains), nouveau-né (région naso-pharyngée) ; personnel soignant (mains).

Les abcès du sein ou mastites

Les abcès du sein se constituent généralement par voie canalaire ascendante. La contamination par voie hématogène est exceptionnelle et ne se voit que dans des états septiques sévères. Les abcès sont favorisés par les crevasses du mamelon et l'engorgement. Ils sont deux fois plus fréquents chez la primipare et deviennent de plus en plus rares avec le nombre des accouchements [39-43]. Ils évoluent généralement en deux phases :

Phase de galactophorite

La tension douloureuse des seins est modérée. La fièvre est discrète. Il n'y a pas de modifications tégumentaires. Le signe de Budin est caractéristique de cette phase. Il est essentiel de prélever le pus pour examen bactériologique et antibiogramme. On observe en effet depuis les années 1990, l'émergence de bactéries multi-résistantes aux antibiotiques et de staphylocoques résistants à la méticilline (SARM).

Le traitement à ce stade comprend l'arrêt de l'allaitement et l'instauration d'une antibiothérapie adaptée au moins pendant 10 jours (selon les recommandations du National Health and Medical Research Concil [42]).

L'évolution est généralement favorable. Dans certains cas toutefois, la galactophorite évolue vers la mastite aiguë.

Phase de mastite aiguë

Au stade pré-suppuratif, les signes fonctionnels sont très maqués. La douleur mammaire est vive. Les signes généraux s'accentuent et la fièvre s'élève progressivement. Lorsque l'abcès n'est pas collecté, on parle du stade pré-suppuratif. La collection, qui apparaît au stade suppuratif se traduit par une masse fluctuante au niveau du sein. La peau en regard est fixe, rouge, luisante. Les douleurs mammaires sont lancinantes, pulsatiles. L'hyperthermie est élevée. Sur le plan biologique, on observe fréquemment une hyperleucocytose avec polynucléose.

À ce stade, le traitement est chirurgical. Il consiste à inciser l'abcès, effondrer les logettes et drainer largement la zone abcédée. Généralement la cicatrisation s'obtient en 2 à 3 semaines. Les récidives sont possibles.

La pathologie virale au cours de l'allaitement

Des mastites sont décrites chez les patientes porteuses d'une infection à HIV : le risque de transmission du virus HIV par le lait maternel est maintenant bien établi. Lorsqu'une mère est infectée par le virus HIV, un consensus tend à s'établir [44] pour contre-indiquer l'allaitement maternel dans les pays développés [45-47]. En revanche, dans les populations où le niveau socio-économique est tel que le risque de maladie infectieuse ou de malnutrition est source d'une mortalité infantile élevée, le risque lié à l'alimentation au lait industriel peut être supérieur à celui de la contamination par le virus HIV par le biais de l'allaitement. La transmission de l'infection HIV de la mère à l'enfant est estimée en Europe à 14-25 % et en Afrique à 25-35 % [48, 49].

Une étude a estimé que lorsque la mère acquiert le virus HIV en période post-natale [50], le risque de transmission à l'enfant est de 29 %. Lorsque la mère est déjà infectée en période pré-natale, le risque supplémentaire de transmission par l'allaitement est de 14 %. La probabilité pour l'enfant de contracter la maladie est majeure si l'on note, à 15 jours du post-partum, la présence de cellules infectées par le virus, coexistant dans le lait avec un défaut de persistance des anticorps spécifiques de type IgM et IgA [51]. Lorsque la patiente porteuse d'une infection à HIV a une mastite, le risque de transmission du virus à l'enfant est majoré [52-53].

PATHOLOGIE TUMORALE BÉNIGNE AU COURS DE LA GROSSESSE ET DE L'ALLAITEMENT

PARTICULARITÉS DU DIAGNOSTIC AU COURS DE LA GROSSESSE ET DE L'ALLAITEMENT

Toute tumeur découverte au cours de la grossesse ou de l'allaitement doit faire l'objet d'un bilan sénologique diagnostique.

La mammographie peut être réalisée pendant la grossesse avec une protection abdominale. Ainsi, la dose d'irradiation délivrée au fœtus est négligeable. Son rendement diagnostique est faible en raison de la densité mammographique du sein gravide. Elle est toutefois utile pour les lésions calcifiées et les microcalcifications.

L'échographie mammaire est une méthode diagnostique non invasive qui apporte des renseignements précieux sur les masses diagnostiquées en cours de grossesse en précisant les caractéristiques de leurs contours et leur contenu. Elle permet également de diriger les prélèvements cytologiques ou micro-biopsiques qui sont toujours possibles au cours de la grossesse, en prenant garde toutefois à bien comprimer le sein après leur réalisation pour éviter les hématomes plus fréquents en raison de l'hypervascularisation mammaire.

Le pathologiste doit toujours être informé de la grossesse (en mentionnant le terme précis) ou de la lactation pour éviter une interprétation erronée des modifications gravidiques histologiques.

Les différentes tumeurs bénignes rencontrées au cours de la grossesse et de l'allaitement sont les galactocèles et les adénomes. Les tumeurs conjonctives sont plus rares [54].

LES PRINCIPALES TUMEURS BÉNIGNES DE LA GROSSESSE ET DE L'ALLAITEMENT

Les galactocèles

Les galactocèles sont rares, mais leur fréquence est probablement sous estimée. Elles sont rarement diagnostiquées pendant la grossesse ou l'allaitement. Leur découverte a généralement lieu au moment du sevrage, parfois même quelques mois ou années plus tard. Les galactocèles correspondent à une dilatation galactophorique, remplie de lait ou d'un contenu butyrique, secondaire à une obturation de ce galactophore.

Sur le plan clinique, il s'agit d'une masse molle, généralement unique, bien individualisable, qui peut atteindre plusieurs centimètres. Les galactocèles sont situées avec prédilection dans les régions supéro-externes ou centrales du sein. La pression de la masse peut faire sourdre du lait par le mamelon.

Le diagnostic des galactocèles est généralement aisé. La diaphanoscopie objective une opacité à contours nets. L'aspect échographique est celui d'un kyste. Lorsque le contenu de la galactocèle est butyrique, il peut apparaître de fins échos à l'intérieur du kyste. La ponction ramène un liquide laiteux ou butyrique [55].

La complication principale des galactocèles non traitées est l'abcédation. Il apparaît alors des signes inflammatoires en regard de la galactocèle, qui devient très douloureuse.

Le traitement des galactocèles non infectées n'est pas chirurgical : une simple ponction évacuatrice suffit [56]. En cas d'infection, la ponction à visée bactériologique suivie d'une antibiothérapie adaptée suffit généralement. En cas d'échec, il faut avoir recours à une incision chirurgicale et un drainage.

Les adénomes

Il s'agit de tumeurs bien circonscrites de consistance ferme et de couleur blanchâtre, faites d'une juxtaposition de tubes bordés par une double couche de cellules épithéliales et myo-épithéliales séparées par un stroma peu abondant, de type « d'accompagnement » à la différence de celui du fibroadénome qui est actif, prolifératif. Mais la frontière est souvent ténue entre ces deux entités [57].

La composante épithéliale peut être identique à celle du sein environnant, c'est l'adénome tubuleux, ou présenter des signes de sécrétion ou de lactation, c'est l'adénome lactant.

L'adénome tubuleux

Il peut être multiple et/ou bilatéral. Pour F. TAVASSOLI, pendant la grossesse, le nodule doit mesurer plus de 1 cm ou doit être encapsulé pour être différencié d'une adénose nodulaire [58-59]. Cette tumeur bénigne n'est pas associée à une augmentation de risque de cancer.

L'adénome lactant

Il survient généralement chez la femme jeune, avant 40 ans, enceinte ou allaitant.

Il est cliniquement bien circonscrit, plus mou que l'adénome tubuleux. Il peut être unique ou multiple et sa taille est généralement de quelques centimètres. Des localisations ectopiques (axillaires) ont été décrites [60]. Leurs caractéristiques propres immunohistochimiques (vacuolisations cytoplasmiques des cellules, éléments myo-épithéliaux moins visibles que dans l'adénome tubuleux, matériel de sécrétion contenant des lipides...) en font de véritables entités histologiques.

Le fibroadénome

Le fibroadénome est la tumeur la plus fréquente de la femme jeune. C'est une tumeur hormono-dépendante dont l'évolution est le plus souvent lente. Son diagnostic est généralement fait avant la grossesse.

Pendant la grossesse et la lactation, il peut augmenter de volume ou être le siège d'une nécrose ischémique responsable de phénomènes douloureux. Habituellement, une simple surveillance suffit. En cas de doute diagnostique ou de complication, une exérèse chirurgicale peut être réalisée. Les fibroadénomes de grande taille devraient idéalement être opérés avant la mise en route d'une grossesse.

Les tumeurs phyllodes

Ce sont des tumeurs assez peu fréquentes qui s'observent exceptionnellement pendant la grossesse. Bien que quelques tumeurs phyllodes aient subi une croissance importante en cours de grossesse [61], il ne semble pas que ce soit la grossesse elle-même qui influe réellement leur développement.

Le traitement des tumeurs phyllodes est toujours chirurgical. Il semble justifié de les prendre en charge dès leur diagnostic, sans attendre la fin de la grossesse.

Les hamartomes

L'hamartome est un nodule constitué de lobules glandulaires dans une atmosphère fibro-adipeuse. Les hamartomes sont souvent de grande taille. Lorsque le tissu graisseux est prédominant, l'hamartome ne subit qu'une croissance modérée au cours de la grossesse. En revanche, quant le contingent épithélial est prédominant, une croissance importante peut s'observer au cours de la grossesse.

Lorsque le diagnostic d'hamartome est posé, seule une surveillance s'impose. Exceptionnellement, les hamartomes peuvent être révélateurs d'une maladie de Cowden.

Les tumeurs conjonctives

Ce sont des tumeurs bénignes non hormono-dépendantes dont l'évolution et la prise en charge ne sont pas modifiées par la grossesse (lipome, myoblastome, hémangiome, etc.)

PARTICULARITÉS DE LA CHIRURGIE AU COURS DE LA GROSSESSE ET DE L'ALLAITEMENT

La grande majorité des tumeurs du sein chez la femme enceinte ou allaitant sont bénignes. Le bilan sénologique complet (mammographie, échographie, microbiopsie) précise le diagnostic dans la plupart des cas [62].

Rarement une tumorectomie diagnostique ou thérapeutique (fibroadénome infarci, tumeur phyllode...) doit être réalisée. L'anesthésie locale, quand elle est techniquement possible est préférée à l'anesthésie générale. L'hémostase doit être minutieuse en raison de l'hypervascularisation cutanée. Pour cette même raison, le drainage du lit tumoral est systématique. Lorsque l'intervention a lieu dans les suites de couches, il est impératif de bloquer l'allaitement pour éviter des fistules laiteuses. Enfin, la cicatrisation est plus volontiers chéloïde pendant la grossesse.

CONCLUSION

Les difficultés de l'examen clinique des seins gravides ou lactants sont minorées par une méthodologie parfaite qui peut être acquise par une pratique régulière. Devant toute tumeur mammaire diagnostiquée en cours de grossesse ou pendant la lactation, un bilan sénologique diagnostique doit être entrepris sans retard pour ne pas méconnaître une lésion cancéreuse. Les pathologies bénignes les plus souvent rencontrées sont les fibroadénomes et les galactocèles. Pendant l'allaitement, il est important de diagnostiquer le plus précocement possible les diverses complications qui peuvent survenir (crevasses, engorgement, complications septiques, troubles de la sécrétion lactée). Leur traitement précoce permet le plus souvent la poursuite d'un allaitement maternel de bonne qualité si important dans la relation mère-enfant. ■

BIBLIOGRAPHIE

[1] O'Callaghan. Atypical discharge from the breast during pregnancy and/or lactation. Aust. N.Z.J. *Obstet.Gynecol.*, 1981; 21: 214-6.

[2] Haagensen C. Diseases of the breast. Philadelphia, W.B. Saunders Company, 1971.

[3] Kottler M.L., Gorins A. Incidents et accidents de la lactation. *Rev. Prat.*, 1986 ; 27 : 1538-45

[4] LEFRAND J.P., SALET-LIZEE D., BLONDON J. Les écoulements mamelonnaires. *Encycl. Méd. Chir.,* 3-1989 ; 3 : 812 A20.

[5] ANASTASSIADES O.T., CHOREFTAKI T., IOANNOVICH J., GOGAS J., PAPADIMITRIOU C.S. Megalomastia: histological, histochemical and immunohistochemical study. *Virchows Archiv. A. Pathol. Ant.*, 1992; 420: 337-44.

[6] BEISHER N.A., HUESTON J.H., PEPPERELL R.J. Massive hypertrophy of the breast in pregnancy. *Obstet. Gynecol. Surv.*, 1989; 44: 234-43.

[7] LEVISON E.F., JONES G.S, TRIMBLE F.H., DA COSTA L. Gigantomastia complicating pregnancy. *Surg. Gynecol. Obstet.*, 1960; 110 215-23.

[8] WOLNER-HAUSSEN P., PALMER B., SJOBERG N.O. Gigantomastia. *Acta. Obstet. Gynecol. Scand.*, 1981; 60: 525-7.

[9] STRAVIDES S., HACKIN A., TILTMAN A., DENT D.M. Gigantomastia in pregnancy. Br. J. Surg., 1987; 74: 585-6.

[10] EBEN F., CAMERON M.D., LOWY C. Successful treatment of mammary hyperplasia in pregnancy with bromocriptin. *Br. J. Obstet. Gynecol.,* 1993; 100: 95-8.

[11] HEDBERG K., KARLSON K., LINDSTEDT G. Gigantomastia during pregnany: effect of a dopamine agonist. *Am. J. Obstet. Gynecol.*, 1979; 133: 928-31.

[12] GARGAN T.J., GOLDWYN R. Gigantomastia complicating pregnancy Plast. Reconstr. Surg., 1987; 80: 121-4.

[13] Hasson J., Pope C. Mammary infarcts associated with pregnancy presenting as breast tumors. *Surg.,* 1961; 49: 313-6.

[14] JIMENEZ J.F., RYALS R.O., COHEN C. Spontaneous breast infarction associated with pregnancy presenting as a palpable mass. *J. Surg. Oncol.*, 1986; 32: 174-8.

[15] LUCEY J.L. Spontaneous infarction of the breast. *J. Clin. Path.*, 1975; 28: 937-44.

[16] PAMBAKIAN H., TIGHE J.R. Mammary infarction. *Br. J. Surg.*, 1971; 38: 601-2.

[17] RICKERT R., RAJAN S. Localized breast infarcts associated with pregnancy. *Arch. Pathol.,* 1974; 97: 159-61.

[18] WILKINSON L., GREEN W. Infarction of the breast lesions during pregnancy and lactation. *Cancer,* 1964; 17: 1567-72.

[19] VOLUMENIE J.L., JANKY E., RISSELIN S. Allaitement maternel en Guadeloupe. Enquête prospective sur 1 152 patientes en 1997. Prévention des RCIU Césariennes en France. Naissance en maternité et son environnement. Allaitement maternel et nutrition du nouveau-né. 28es Journées Nationales de la Société française de Médecine Périnatale.Vélizy-Villacoublay, Arnette Initiatives Santé, 1998 ; 209-18.

[20] RUMEAU-ROUQUETTE C., DENIEL M. L'allaitement maternel au cours de la période néonatale. *Arch. Franc. Ped,* 1977 ; 34 : 771-80.

[21] NYLANDER G. Gestion de l'allaitement pour un démarrage réussi. Pourquoi tant de femmes allaitent en Norvège ? Prévention des RCIU Césariennes en France. Naissance en maternité et son environnement. Allaitement maternel et nutrition du nouveau-né. 28es Journées Nationales de la Société française de Médecine Périnatale.Vélizy-Villacoublay, Arnette Initiatives Santé, 1998 ; 229-38.

[22] Healthy People 2000. National Health Promotion and Disease Prevention Objectives Washington, DC. Government printing office. 1990 379-80.

[23] BAUDET J.H., COLLET D., MARCOU A.P. Suites de couches normales et pathologiques. *Encycl. Méd. Chir.,* 12-1984 ; 5110 A10.

[24] SLAVEN S., HARVEY D. Unlimited suckling time improves breast-feeding. *Lancet,* 1981; 1: 392-3.

[25] DE CARVALHO M., ROBERTSON S., KLAUS M.H. Does the duration and frequency of early breastfeeding affect pain? *Birth,* 1984; 11: 82-4.

[26] GLOVER R. The engorgement enigma. *Breastfeeding Review*, 1998; 6: 31-4.

[27] RODGER A., CORBETT P.J., CHETTY U. Lactation after breast conserving therapy, including radiation therapy, for early breast cancer. *Radiother. oncol,* 1989; 15: 243-4.

[28] POWERS N.G. Slow weight gain and low milk supply in the breastfeeding dyad. *Clin. Perinatol.,* 1999; 26: 399-430.

[29] ASSUS M.A. Le sulpiride inducteur de la lactation. *Bull. Fed. Soc. Gyn. Obst.*, 1970 ; 22 : 314-5.

[30] FENICHEL P., DONTEVILLE L., VIGNE E., TRAN D.K., HARTER M., GILLET J.Y. Amélioration de l'allaitement maternel par le Sulpiride. *Rev. Franç. Gyn. Obst.,* 1982 ; 77, 2 : 121-6.

[31] BERTRAND P., MALASSAGNE J., LAM D., LEULIER J. Action du Dogmatil sur l'allaitement maternel. *J. Med. Nord et Est,* 1974 ; 11 : 88-92.

[32] FONDU F. Sulpiride et allaitement. *Bruxelles Médicale*, 1975 ; 3 : 147-58.

[33] KAUPPILA A., KOVINEN S., YLIKORKALA O. A dose response relation between improved lactation and metoclopramide. *Lancet,* 1981; 30: 1175-7

[34] GUNN A.J., GUNN T.R., RABONE D.L., BREIER B.H., BLUM W.F., GLUCKMANN P.D. Growth hormone increases breast milk volumes in mothers of preterm infants. *Pediatrics,* 1996, 98: 279-82.

[35] LIVINGSTONE V. Too much of a good thing. Maternal and infant hyperlactation syndromes. *Can. Fam. Physician,.* 1996; 42: 89-99.

[36] FOSSATI P., DEWAILLY D., LEROY-BILLIARD M. Les galactorrhées du post-partum. *Rev. Prat.,* 1986; 27: 1546-53.

[37] HEGG R., BARROS A.C.S.D., PINOTTI M. Breast infections Bonilla-Musoles F., ed. Benign breast tumors. FIGO Committee for the study of female breast, Valencia, University School of Medicine, 1994.

[38] THOMASSEN P., JOHANSSON V.A., WASSBERG C., PETRINI B. Breast-feeding, pain and infection. *Gynécol. Obstet. Inves.*, 1998; 46: 73-4.

[39] FETHERSON C. Management of lactation mastitis in a Western Australian cohort. *Breastfeeding Review,* 1997; 5: 13-9.

[40] FETHERSON C. Characteristics of lactation mastitis in a Western Australian cohort. *Breastfeeding Review,* 1997; 5: 5-11.

[41] FETHERSON C. Risk factors for lactation mastitis. *J. Hum. Lactation* 14, 1998; 101-9.

[42] KINLAY J.R., O'CONNEL D.L., KINLAY S. Incidence of mastitis in breastfeeding women during the six months after delivery: a prospective cohort study. *Med. J. Australia*, 1998; 169: 310-2.

[43] JONSSON S., PULKKINEN M.O. Mastitis today: incidence, prevention and treatment. *Ann. Chir. Gynaecol.,* 1994; 208: 84-7.

[44] O.M.S. L'alimentation infantile – bases physiologiques Suppl au vol 67, *Bull O.M.S.* chap. 3, 1989 ; 44-57.

[45] American Academy of Pediatrics, Committee on Pediatric Aid Human milk, breastfeeding and transmission of human immunodeficiency virus in the United States Pediatrics 96, 1995; 977-9.

[46] Centers for Disease Control and Prevention Recommendations for assisting in the prevention of perinatal transmission of human T-lymphotropic virus type III/lymphadenopathy-associated virus and acquired immunodeficiency syndrome MMWR 34, 1985; 721-32.

[47] World Health Organisation Consensus statement from the consultation on HIV transmission and breastfeeding. *J. Hum. Lactation* 8, 1992 ; 173-4.

[48] NEWELL M.L., PECKAM C. Vertical transmission of HIV infection. *Acta Paediatr.,* Suppl. vol. 400, 1994; 43-5.

[49] Working Group on Mother-to-child Transmission of HIV Rates of mother-to-child transmission of HIV-1 in Africa, America and Europe: results from 13 perinatal studies. *J. Acq. Immun. Def. Synd.,* vol. 8, 1995; 5: 506-10.

[50] DUNN D.T., NEWELL M.L., ADES A.E. *et al.* Risk of human immuno-deficiency virus

type 1 transmission through breastfeeding. *Lancet,* 1992; 340: 585-8.

[51] De Ajuruaguerra M. Allaitement et SIDA en 1994. *Dossiers de l'obstétrique,* 1994 ; 216 : 54.

[52] Semba R.D., Neville M.C. Breast-feeding, mastitis, and HIV transmissio: nutritional implications. *Nutr. Rev.,* 1999; 57: 146-53.

[53] Semba R.D., Kuwenda N., Hoover D.R., Taha T.E., Quinn T.C., Mtimavalye L., *et al.*, Human immunodeficiency virus load in breast milk, mastitis, and mother-to-child transmission of human immunodeficiency virus type 1. *J. Infect. Dis.,* 1999; 180: 93-8.

[54] Jourdain O., Dallay D., Cambon D., Roux D. Pathologie mammaire bénigne au cours de la grossesse et de la lactation; Les mastopathies bénignes. 17es Journées Nationales de la Société Française de Sénologie et de Pathologie Mammaire. Paris, Arnette, 1995 ; 107-13.

[55] Novotny D.B., Maygarden S.J., Shermer R.W., Frable W.J. Fine needle aspiration of benign and malignant breast masses associated with pregnancy; *Acta. Cytol.,* 1991; 35: 676-86;

[56] Bottles K., Taylor R. Diagnosis of breast masses in pregnant and lactating women by aspiration cytology. *Obstet. Gynecol.,* 1985; 66 : 76-8.

[57] Contesso G., Zemoura L. Les tumeurs bénignes rares du sein Les mastopathies bénignes. 17es Journées Nationales de la Société Française de Sénologie et de Pathologie Mammaire. Paris, Arnette, 1995 ; 179-90.

[58] Moross T. *et al.* Tubular adenoma of breast. *Arch. Pathol. Lab. Med.*, 1983; 107: 84-6.

[59] Rosen P.P., Oberman H.A. Tumors of the mammary gland. *Atlas of Tumor Pathology*, 1992 ; AFIP.

[60] O'Hara M.F., Page D.L. Adenomas of the breast and ectopic breast under lactational influences. *Hum. Pathol.*, 1985; 16: 707-12.

[61] Verhaeghe M., Clay A., Dupont A., Beylis-Noel I. Tumeur phyllode. Les maladies du sein en 1985. Formation Médicale Continue en sénologie. 7es Journées de la Société Française de Sénologie et de Pathologie Mammaire. Paris, Masson, 1985 : 128-39.

[62] Dey P., Karmakar T. Fine needle aspiration cytology of accessory axillary breasts and their lesions. *Acta Cytologica*, 1994; 38: 915-6.

LES MALADIES INFLAMMATOIRES BÉNIGNES DU SEIN

Bertrand TOURNANT

GÉNÉRALITÉS

Les maladies inflammatoires du sein apparaissent souvent comme une urgence et sont dominées par deux grandes étiologies :

- d'une part le cancer du sein inflammatoire (PEV2 et mastite carcinomateuse ou PEV3) ;
- d'autre part, les mastites inflammatoires bénignes et leurs aspects évolutifs : galactophorites ectasiantes, mastites plasmocytaires et/ou granulomateuses – abcès récidivants.

Nous nous limiterons ici aux mastites cliniquement inflammatoires, non infectieuses et bénignes.

Le terme de mastite apparaît en 1814 et signifie selon E. LITTRE [1] « *une inflammation du parenchyme glandulaire de la mamelle et de son tissu cellulaire interlobulaire. Des coups, des chutes, peuvent causer l'inflammation aiguë ou chronique d'une mamelle mais c'est surtout à la suite des couches, pendant l'allaitement que la mastite aiguë est fréquente...* ».

Actuellement, on parle de mastite lorsque le sein est inflammatoire, qu'elle qu'en soit l'origine.

Un sein est inflammatoire s'il est rouge, chaud, douloureux.

De nos jours, le plus souvent encore, le terme de mastite a une connotation infectieuse et est fréquemment confondue avec celui d'**abcès infectieux**.

- or il faut bien reconnaître que les abcès de la lactation ont perdu de leur fréquence depuis qu'on les diagnostique précocement et que l'antibiothérapie enraye leur développement ;
- en dehors du post-partum, les abcès véritablement infectieux sont rares [2]. Il s'agit de tuméfactions chaudes, rouges, douloureuses, fébriles, s'accompagnant de leuco-polynucléose et d'adénopathie(s) axillaire(s) de type inflammatoire, siégeant plus fréquemment à distance de l'aréole. Au stade pré-suppurant, ils guérissent par antibiothérapie. Au stade collecté, leur traitement consiste en une incision-draînage et l'évolution est habituellement satisfaisante, sans récidive. Les germes sont variés : staphylocoque, streptocoque, protéus, etc. L'inversion mamelonnaire peut les favoriser et une porte d'entrée locale cutanée doit toujours être recherchée : kyste sébacé, furoncle, auto-mutilation...
- nous laisserons également de côté les infections mycosiques ou les exceptionnelles infections parasitaires (kystes hydatiques, filariose), les infections faisant suite à des injections ou intrusions mammaires de corps étrangers (prothèse) ou les exceptionnelles infections après ponction ou biopsie.

- La tuberculose mammaire est rare en France mais il faut toujours savoir y penser. Elle peut simuler un cancer ou une galactophorite [3] Elle est rarement primaire, plus souvent secondaire à un foyer pulmonaire ou osseux, par contiguïté.

Nous éliminerons de ce cadre, certaines lésions dont **l'aspect inflammatoire clinique est trompeur ou inconstant** et seulement présent à un certain moment de leur évolution.

- la maladie de **Lyme**, mais l'érythème chronique migrant cutané et centrifuge est tout à fait caractéristique, faisant rechercher une notion de morsure de tique ; parfois, c'est le **lymphocytome cutané**, apparaissant dans la phase secondaire de la maladie de Lyme (2 à 12 semaines après l'étythème chronique migrant qui peut passer inaperçu) qui révèle la maladie : nodule pourpre ou violacé, ferme, de siège habituellement aréolaire, la biopsie est parfois nécessaire au diagnostic. L'antibiothérapie par Amoxicilline ou Ceftriaxone permet la guérison.

- **la cytostéatonécrose** dont l'origine traumatique n'est pas toujours retrouvée, pouvant se présenter comme une tuméfaction douloureuse, plus ou moins ferme avec des lésions inflammatoires en regard dans environ 10 % des cas [4] ;

- **la thrombophlébite de Mondor** [5] se reconnaît facilement cliniquement à son cordon induré, vertical, adhérent à la peau, pouvant simuler un cancer lorsque le cordon est de petite taille ;

- les **kystes et galactocèles** peuvent être inflammatoires, surtout s'ils se développent rapidement en périphérie de l'aréole ;

- **L'hamartome** peut exceptionnellement devenir inflammatoire, en particulier lors de la grossesse et être de diagnostic très difficile ;

- **une tumeur phyllode**, volumineuse, peut également par distension mécanique donner un aspect pseudo-inflammatoire ;

- quant à **la mastite ou lobulite lymphocytaire**, il s'agit d'une entité histologique (**mastopathie fibreuse**) avec présence d'infiltrats lymphocytaires périlobulaires et périvasculaires. Elle survient volontiers chez la femme jeune, diabétique et se révèle par un nodule douloureux, sans spécificité radio-échographique, donnant l'aspect d'un adénofibrome douloureux. Elle est parfois bilatérale. Une origine auto-immune (association avec une thyroïdite d'Hashimoto) est mentionnée [6], [7]. Elle guérit habituellement bien après exérèse chirurgicale, sans récidive, ni douleurs séquellaires à condition que l'exérèse soit complète.

La **possibilité de mastites non infectieuses** est moins souvent évoquée et c'est pourtant là la cause la plus fréquente des mastites actuelles et celle qui pose le plus d'énigmes tant du point de vue clinique, anatomopathologique, pathogénique que du devenir évolutif et des modalités thérapeutiques.

LES MASTITES INFLAMMATOIRES BÉNIGNES

Ces mastites inflammatoires bénignes sont des mastites non cancéreuses, non infectieuses, survenant en dehors de la gravidité et de la lactation, **dont l'évolution capricieuse peut se faire vers l'abcès amicrobien récidivant**.

DIAGNOSTIC

Bien sûr, devant cette inflammation dermique et parenchymateuse localisée ou généralisée au sein, il faut d'abord éliminer **un cancer inflammatoire ou une mastite carcinomateuse**.

Ce n'est jamais facile.

L'examen clinique s'efforcera d'orienter vers la bénignité ou la malignité. En faveur de la malignité, les signes cliniques les plus importants sont certainement :

- une augmentation rapide du sein, sans tumeur vraiment individualisable, paradoxalement peu ou modérément douloureux, sans fièvre notable ;
- un œdème infiltrant et épaississant la peau, plus marqué à la partie inférieure du sein et au niveau de la plaque aréolo-mamelonnaire avec aspect spontané en « peau d'orange ;
- une induration généralisée au sein ;
- des adénopathies d'allure métastatique, axillaire ou sus-claviculaire.

Mais tous ces signes cliniques ne sont pas toujours caractéristiques et il faut savoir parfois se donner un peu de temps et revoir le sein après quelques jours de traitement anti-inflammatoire qui n'aura que peu ou pas d'effet sur le cancer inflammatoire.

L'imagerie n'est pas non plus décisive :

- la mammographie recherchera l'épaississement cutané déclive, favorisé par les emboles lymphatiques, une augmentation globale de la densité parenchymateuse avec opacité irrégulière tumorale ou microcalcifications malignes ;
- l'échographie recherchera la présence de zones hypoéchogènes irrégulières et hétérogènes d'aspect tissulaire pouvant guider une ponction, précisera la mesure de l'épaississement cutané et la dilatation des canaux lymphatiques sous-cutanés ;
- l'analyse de la mastite en Imagerie par Résonance Magnétique (IRM) est également délicate. Quelle que soit l'origine, on observe des prises de contraste diffuses, intenses, mal systématisées avec des prises de contraste au niveau du revêtement cutané, de la plaque aréolo-mamelonnaire ; de façon inconstante on peut voir des adénopathies y compris sur les chaînes mammaires internes. Toutefois, il n'y a, a priori, pas de signes distinctifs en IRM permettant de différencier une origine carcinomateuse d'une origine inflammatoire bénigne.

En définitive :

- Le diagnostic repose sur les prélèvements percutanés :
  - la ponction cytologique reste un geste indispensable. Elle doit être réalisée en plusieurs sites et/ou sur un ganglion. Elle peut ramener des cellules carcinomateuses, du pus, des cellules inflammatoires. Le matériel retiré sera donné d'une part en cytologie et d'autre part en bactériologie avec recherche de germes habituels et d'anaérobies ;
  - les micro-biopsies, à condition que les prélèvements soient suffisants ;
  - finalement, lorsque la malignité est suspectée, la biopsie chirurgicale (avec biopsie cutanée pour étude des lymphatiques du derme) sera nécessaire pour le diagnostic et l'étude des paramètres histo-pronostiques.

Deux tableaux cliniques sont habituellement distingués dans ces **mastites amicrobiennes bénignes** survenant en dehors du post-partum, sur lesquels nous voudrions insister :

- d'une part ***l'ectasie galactophorique secrétante* (EGS) et la mastite à plasmocytes** ;
- d'autre part, ***la mastite granulomateuse***.

Ces maladies ont en commun leur possible évolution vers le stade ***d'abcès amicrobien récidivant***.

ECTASIE GALACTOPHORIQUE SECRÉTANTE ET MASTITE À PLASMOCYTES – MASTITE GRANULOMATEUSE ABCÈS RÉCIDIVANTS

ECTASIE GALACTOPHORIQUE SECRÉTANTE ET MASTITE À PLASMOCYTES

L'ectasie galactophorique secrétante a été décrite de façon magistrale en 1951 par C.D. HAAGENSEN [8].

De nombreuses autres dénominations avaient été données à l'affection auparavant :

- tumeur varicocèle, BLOODGOOD [9] ;
- mastite plasmocytaire, ADAIR [10] ;
- comédo-mastite, CROMAR et DOCKERTY [11] ;
- mastite oblitérante PAYNE [12].

Dans un premier temps,

les canaux galactophores terminaux situés sous la plaque aréolaire vont se dilater avec accumulation dans leur lumière de débris riches en matière lipoïdes. La dilatation ductale atteint 3 à 5 mm et au fur et à mesure qu'elle progresse, cette dilatation va s'étendre à la périphérie. La bilatéralité simultanée ou successive est fréquente.

L'origine congénitale paraît la plus probable. Certains ont cependant émis l'hypothèse qu'elle soit acquise par un mécanisme de métaplasie malpighienne d'un ou plusieurs canaux. En effet, normalement, la partie haute des galactophores terminaux est recouverte d'un épithélium malpighien qui descend jusqu'aux sinus lactifères, puis les canaux sont tapissés par deux assises cellulaires glandulaires et myo-épithéliales. Dans les cas d'abcès sous-aréolaires, on retrouve assez souvent une métaplasie malpighienne s'étendant plus ou moins dans le canal [13], [14]. La lumière du canal est obstruée par cet épithélium malpighien et par des débris de kératine ce qui va entraîner une stase et une dilatation de ce canal.

En fait, il est plus vraisemblable que cette métaplasie malpighienne soit une conséquence et non une cause de ces abcès, l'inflammation entraînant une métaplasie.

À ce stade, le symptôme clinique le plus précoce est un écoulement mamelonnaire jaunâtre ou brunâtre, souvent intermittent.

Dans un deuxième temps,

les parois des canaux vont s'épaissir. Il se produit une fibrose et une infiltration de lymphocytes. L'intérieur des canaux est souvent occupé par des débris amorphes de type « cristaux lipidiques ». Il n'y a pas de prolifération épithéliale mais plutôt une **atrophie** de l'épithélium. Ce processus aboutit à un **raccourcissement** des canaux et va entraîner progressivement une **rétraction mamelonnaire** : l'invagination mamelonnaire est donc une **conséquence** et non une cause de la maladie.

Le troisième temps,

est celui de la rupture de la paroi des canaux et l'aspect réalisé est alors celui de la « **mastite à plasmocytes** ».

Le matériel contenu dans le canal se comporte comme un corps étranger, entraînant la formation d'un granulome inflammatoire. Il se produit alors une large infiltration d'histiocytes, de lymphocytes, de plasmocytes et c'est la prédominance de ces plasmocytes qui a fait donner à cette affection le nom de **mastite à plasmocytes**. Ainsi, cette mastite représente-t-elle le stade évolutif de l'ectasie ductale.

À ce stade, on perçoit cliniquement une tuméfaction inflammatoire, péri-aréolaire, juxta-aréolaire ou rétro-aréolaire dont les caractères peuvent ressembler au cancer inflammatoire. Ces poussées inflammatoires peuvent être régressives et transitoires, atteindre l'autre sein ou évoluer ultérieurement vers un véritable abcès amicrobien et récidiver.

MASTITE GRANULOMATEUSE

Elle est décrite en 1966 par SMADJA [15] par analogie à la prostatite granulomateuse de TANNER et Mc DONALD décrite en 1943

Le terme de mastite granulomateuse est repris par KESSLER et WOLLOCH en 1972 [16] qui définissent un autre type d'abcès à propos de cinq observations.

Il s'agit d'une lésion inflammatoire survenant chez des femmes plus jeunes (entre 27 et 40 ans), à distance de tout allaitement d'aspect nodulaire, de siège plutôt périphérique que péri-aréolaire.

Surtout, cette lésion inflammatoire est confinée aux lobules s'étendant peu en dehors d'eux, sans dilatation des canaux, sans cristal lipidique dans la lumière des tubes et est caractérisée par un granulome inflammatoire. On note également des cellules géantes, des cellules de type cellule de Langhans, des zones de nécrose mais pas de caséification. Malgré l'aspect tuberculoïde, aucun bacille alcoolo-acido-résistant n'a été retrouvé et le diagnostic de sarcoïdose a été écarté.

Une origine auto-immune [17] et une origine virale [18] ont été évoquées mais en fait, aucune preuve formelle n'a pu être apportée à l'appui de ces hypothèses.

En fait, l'opposition entre ces deux tableaux d'ectasie galactophorique secrétante – mastite à plasmocytes et de mastite granulomateuse apparaît artificielle à bien des auteurs.

On peut se demander en effet s'il ne s'agit pas en fait de la même affection sous des formes cliniques différentes, toutes deux ayant pour dénominateur commun à un moment donné de leur évolution la formation d'un **granulome inflammatoire**.

La mastite à plasmocytes serait plus spécifiquement liée à la dilatation des galactophores et la mastite granulomateuse serait le fait d'une dilatation acineuse sous l'effet par exemple de substance prolactinogène, les produits de secrétion s'accumulant dans les acini (et probablement un peu aussi dans les canaux) et étant responsable des ruptures puis du granulome inflammatoire.

Par ailleurs, la survenue à un âge différent (plutôt en péri-ménopause pour l'ectasie galactophorique secrétante et en pré-ménopause pour la mastite granulomateuse) de ces deux maladies n'est pas confirmé par tous et beaucoup d'auteurs ont retrouvé dans la mastite granulomateuse une dilatation également des canaux galactophores. Pour beaucoup d'entre eux, une vue uniciste apparaît actuellement la plus probable.

ABCÈS RÉCIDIVANTS

L'évolution de ces mastites est extraordinairement capricieuse avec régression et récidive, variable dans le temps et d'une femme à l'autre.

L'aspect clinique est assez exemplaire, se faisant sous forme d'une tuméfaction inflammatoire, mal limitée, d'allure aiguë, siégeant soit à proximité de la plaque aréolo-mamelonnaire, ou au dessous d'elle et rétractant alors le mamelon, soit à distance d'elle avec rougeur, chaleur, douleur, oedématiant la peau, pouvant la rider ou même lui donner l'aspect en peau d'orange sur une petite surface.

L'évolution terminale se fait vers l'abcès collecté amicrobien, la lésion se fistulisant spontanément à la peau.

La ponction à la grosse aiguille, lorsqu'elle est faite avant le stade de fistulisation va retirer un liquide épais puriforme dont la bactériologie ne met en évidence aucun germe.

Puis la fistule va s'effacer, la patiente semble guérie puis quelques semaines ou mois plus tard survient une nouvelle poussée d'abcédation avec un tableau identique et une fistulisation au même endroit.

Le siège de cette fistule est très caractéristique et survient le plus souvent soit en bordure immédiate de la plaque aréolaire ou dans le sillon aréolo-mamelonnaire au pied du mamelon (mastite à plasmocytes), soit à distance (mastite granulomateuse)

Poussée inflammatoire, fistulisation, fermeture de la fistule avec guérison apparente, récidive itérative, vont marquer inexorablement l'évolution de cette maladie, qui devient chronique.

PATHOGÉNIE

L'origine primitive congénitale de l'ectasie canalaire est probable.

La relative fréquence de l'ectasie ductale sur des séries post-mortem variant de 11 à 33 % [19, 20, 21], et la relative rareté de ces mastites reste cependant énigmatique.

Un grand nombre d'auteurs [22, 23, 24, 25] a montré par ailleurs que les femmes faisant des abcès péri-aréolaires sont souvent **fumeuses** : 58 à 100 % alors que la prévalence du tabagisme dans la population féminine est estimée à 30 %.

Des hypothèses pathogéniques de réactions **auto-immunitaires** ont été proposées [26]. La fréquence des terrains **allergiques** : (asthme, eczéma) et une amélioration des récidives pendant les grossesses est notée. L'association à des **maladies auto immunes** (thyroïdite, lupus, polyarthrite, rhumatoïde, etc.) est également assez fréquente.

Biologiquement il a été retrouvé une élévation des IgG, la présence de C réactive protéine, une diminution des facteurs 3 et 4 du complément, une élévation des facteurs antinucléaires et une importance particulière des IgA en immunofluorescence sur coupes fixées. Cependant d'autres auteurs [27] n'ont pas retrouvé de substratum immunitaire.

Contraceptifs et substances prolactigènes n'ont pas fait la preuve de leur rôle favorisant [28].

Enfin la survenue de ces mastites est plus fréquente en phase prémenstruelle et est également favorisée par des facteurs psychogènes. La consommation d'alcool a également un rôle favorisant.

Par ailleurs des cas, certes exceptionnels, de mastites inflammatoires ont été rapportés chez l'homme [29].

TRAITEMENT

Le traitement de ces mastites est difficile mais il doit d'abord et avant tout être médical.

- Au stade d'ectasie canalaire ou de galactophorite secrétante, il n'y a pas de traitement à proposer, l'affection étant muette.
- Au stade de mastite inflammatoire précédent l'abcès, le traitement doit être médical par anti-inflammatoire, l'antibiothérapie n'étant utile qu'en cas de surinfection. La mise au repos ovarien permet de diminuer la fréquence des récidives prémenstruelles. Il faudra impérativement conseiller le sevrage tabagique et alcoolique.
- Au stade « d'abcès collecté », l'évacuation du pus amicrobien pourra être tenté à la grosse aiguille avec asepsie rigoureuse. L'évolution spontanée vers la fistulisation est bien préférable à tout acte chirurgical et assurera une cicatrisation beaucoup plus esthétique... mais la guérison sera longue, souvent obtenue après plusieurs années. La prise en charge médicale est essentielle. La chirurgie n'a d'indication qu'en cas de doute diagnostique avec un cancer inflammatoire.
- Enfin en cas d'abcès récidivants avec fistulisation certains auteurs ont obtenu de bons résultats avec la corticothérapie [30, 31]

Ces aspects évolutifs de ces mastites posent souvent de réels problèmes thérapeutiques difficiles à accepter par les patientes qui vivent cela comme un véritable handicap. Elles doivent être parfaitement accompagnées médicalement.

Cependant, bien qu'invalidantes, ces maladies inflammatoires restent néanmoins bénignes et ne sont pas considérées comme pouvant être un facteur de risque de cancer ultérieur. ■

BIBLIOGRAPHIE

[1] LITTRE E. *Dictionnaire de Médecine.* Baillière et fils Ed. pairs, 1893, 963.

[2] COLASSON F., COSTES G., LEMOINE P., GIRAUD J.R., BARBIER J. TOURRIS DE H. les mastites infectieuses aiguës de la femme en dehors de la période de lactation. À propos de sept nouvelles observations. *Rev Franç Gynéc* 1979, 74 : 671.

[3] KHALED A, SAADIA A, JAZIRI M. *et al.* La tuberculose mammaire : aspects radiocliniques. À propos de 70 cas. *Rev Im Med* 1992, 4 : 755-758.

[4] Vanel D., Bergeron C., Contesso G. Kokotek G, Pietarski J.D. Markovitz P. Étude radio-clinico-pathologique de 29 cytostéatonécroses mammaires primitives. *J. Radiol* 1981, 62 : 7-11.

[5] Mondor H. Tronculite sous-cutanée subaiguë de la paroi thoracique antéro-latérale. *Mem. Acad. de Chir.* 1939, 65 : 1271.

[6] Schwartz I, Strauchen J. lymphocytic mastopathy: an autoimmune disease of the breast. *Am J Clin Pathol* 1990; 93: 725-730.

[7] Lammie G, Bobrow L, Stauton M, Levison D, Page G, Millis R. Sclerosing lymphocytic lobulitis of the breast, evidence for an autoimmune pathogenesis. *Histopathology* 1991; 19: 13-20.

[8] Haagensen CD. Mammary - Duct ectasia. A disease that may simulate carcinoma. *Cancer* 1951, 4: 749-761.

[9] Bloodgood JC. The clinical picture of dilated ducts beneath the nipple frequently to be palpated as a doughy worm like mass the varicocoele tumor of the breast. *Surg Gynecol. Obstet,* 1923, 36, 486-495.

[10] Adair FE. Plasma cell mastitis. A lesion simulating mammary carcinoma; a clinical an pathological study a report of ten cases. *Arch Surg*, 1933, 26, 735.

[11] Cromar CDL, Dockerty MB. Plasma cell mastitis. *Proc. Staff Meet Mayo Clin.* 1941, 16: 775-782.

[12] Payne RL, Strauss AF, Glasser R. Mastitis obliterans. *Surg*. 1943; 14: 719.

[13] Habif DV, Perzin KH, Lipton R, Lattes R. Subareolar abcess associted with squamous metaplasia of lactiferous ducts. *Am J Surg* 1970, 119: 253-256.

[14] Powell BL, Maull KI, Schatello C. Recurrent sub areolar abscess of the breast and squamous metaplasia of the lactiferous ducts: a clinical syndrome. *South Med J.* 1977, 70: 935-937.

[15] Smadja A., Hoang-Ngoc Ming, Nguyen Thi Long, Bove N. La mastite granulomateuse (à propos de sept cas). *Gynécologie.* 1977, 28, 2, 208-11.

[16] Kessler F, Wolloch Y. Granulomatous mastitis. A lesion clinically simulating carcinoma. *Am J Clin Path* 1972, 58, 642.

[17] Pons J.Y. Legros R. La mastite granulomateuse périgalactophorique. Signification nosologique dans le cadre de l'auto-immunité mammaire. *Gynécologie.* 1982, 33, n° 6, 493.

[18] Carmalt HL, Ramsey-Stewart G. Granulomatous mastitis. *Med J Austr.* 1981, 1 356.

[19] Dixon JM. Periductal mastitis duct ectasia. *World J. Surg* 1989; 13: 715-720.

[20] Frantz VK, Pickren JW, Melcher AW, Auchincloss H Jr. Incidence of chronic cystic disease in so-called "normal breast. A study based on 225 post-mortem examinations. *Cancer* 1951; 4: 762-783.

[21] Sandison AT, Walker JC. Inflammatory mastitis, mammary duct ectasia and mammilary fistula. Br. J. Sur 1962; 50: 57-64.

[22] Schafer P, Furrer C, Mermillod B. An association of cigarette smoking with recurrent subareolar breast abscess. *Int. J. Epidemiol* 1988; 17: 810-813

[23] Bundred NJ, Dover MS, Coley S, Morisson JM. Breast abscess and cigarette smoking. *Br. J. Surg* 1992; 79: 58-59.

[24] Meguid MM, Oler A, Numann PJ, Khan S. Pathogenis-based treatment of recurring subareolar breast abscess. *Surgery* 1995; 118: 775-782.

[25] Salomon R.J. Abcès récidivants du sein : rôle du tabac. *J. Gynecol Obstet. Biol Reprod* 1996 ; 25 : 242-243.

[26] Pons J.Y., Legros R. La mastite granulomateuse péri galactophorique. Signification noslologique dans le cadre de l'auto-immunité mammaire. *Gynécologie* 1982 ; 33 : n° 6, 493.

[27] Carmalt HL, Ramsey-Stewart G. Granulomatous mastitis. *Med. J. Austr* 1981; 1: 356.

[28] Loubet R., Loubet A., Lavres J.C., Pichereau D., Leboutet M.J. Mastite granulomateuse à plasmocytes iatrogénique. Gynécologie 1982 ; 33 : 1-2, 91.

[29] Le Strat N., Espié M., De Roquancourt A., Gorins A. Un cas exceptionnel de mastite inflammatoire chez l'homme. *Gynécologie* 1983 ; 34 : 6, 541-543.

[30] Gorins A., Le Strat N. Les mastites non post-gravidiques. *Act. Gynecol.*, 14e série 1983 ; 67-77.

[31] Hertoch de DA, Russof AH, Harris AA, Economou SG. Prednisone management of granulomatis mastitis. *N. Engl. J of Med* 1980; 303: 799.

GLANDE MAMMAIRE CHEZ LA FILLETTE ET L'ADOLESCENTE

Sylvie BONFILS

Le développement de la glande mammaire comporte trois étapes essentielles : au cours de la vie embryonnaire, à la puberté et pendant la lactation.

Toute anomalie de l'embryogenèse ou du déroulement de la puberté peut donc entraîner des malformations du sein et par là affecter le symbole essentiel de la féminité et altérer sa fonction principale que représente la lactation.

Des indications chirurgicales intempestives peuvent avoir les mêmes graves conséquences et la plus grande prudence est donc nécessaire devant toute pathologie tumorale, infectieuse ou inflammatoire de la fillette et de l'adolescente. En effet, à cet âge, la pathologie est presque toujours bénigne.

PHYSIOLOGIE [1][2]

DÉVELOPPEMENT EMBRYONNAIRE

- Les glandes mammaires sont des annexes cutanées d'origine ectodermique.
- Entre 4 à 6 semaines, apparaît de chaque côté de la ligne médiane un épaississement épidermique linéaire depuis la racine du membre supérieur jusqu'à celle du membre inférieur : c'est la bande galactique ou ligne lactéale.
- Vers la 5e-6e semaine, ces lignes involuent pour ne persister que dans la région thoracique où elles forment la crête mammaire.
- Celle-ci va se développer en profondeur à partir de la 7e semaine pour donner le bourgeon mammaire primitif qui ensuite va se ramifier.

Entre la 12e et la 20e semaine, le bourgeon mammaire primitif prolifère en 15 à 20 bourgeons secondaires accompagnés d'ébauches sébacées, pileuses et de fibres musculaires lisses (futur mamelon) dans un conjonctif qui se condense.

Au cours du 2e trimestre, la canalisation des bourgeons secondaires débute pour aboutir à la formation de canalicules de façon plus marquée chez le fœtus féminin. Ces formations ne sont pas palpables puisqu'à la 34e semaine et mesurent environ 4 à 10 mm à la 40e semaine.

Aux 8e et 9e mois, ces conduits lactifères s'ouvrent par un pore au mamelon tandis que l'extrémité distale est encore pleine.

Le mécanisme de la spécialisation des tissus de la glande mammaire au cours de la différenciation embryonnaire fait appel à des phénomènes d'interactions tissulaires (notamment induction mésenchymateuse et rôle du tissu adipeux) [3].

Le dimorphisme sexuel existe chez l'embryon humain, bien que peu marqué ; il est contrôlé par des Androgènes (qui induisent une insuffisance de sécrétion de la Prolactine) et par la Testostérone (qui entraîne une nécrose partielle des canalicules).

À la naissance

- Le développement mammaire est identique et peu marqué dans les deux sexes – 15 à 20 canaux courts s'ouvrent au mamelon.
- La période néonatale est souvent marquée par une poussée congestive limitée à l'aréole (stade 1) ou étendue à l'ensemble de la glande mammaire (stade 2) et parfois accompagnée d'une sécrétion de type lactée dite « lait de sorcière » (stade 3). Elle apparaît vers le 4e jour et disparaît spontanément en quelques jours à quelques semaines. Ce phénomène n'existe pas chez le prématuré, il est dû essentiellement à l'action de la prolactine dont le taux est élevé chez le nouveau-né et dont l'action est libérée par la privation des stéroïdes maternels après l'accouchement.

Dans l'enfance

- La glande mammaire est quiescente cliniquement.
- Histologiquement, l'architecture lobulaire s'accentue mais les cellules ne présentent pas de signe d'activité sécrétoire.

La puberté

- Elle se définit par l'acquisition de la différenciation sexuelle et de la fonction de reproduction [4].
- Son déclenchement n'est possible que si la mise en place de la fonction hypothalamo-hypophysaire s'est faite de façon conforme dès le début de la vie intra-utérine et pendant la période post-natale [5].
- Sa régulation fait également intervenir des mécanismes génétiques en particulier le gène GPR54, récepteur couplé à la protéine G.
- Une cascade d'événements se produit :
  - augmentation de la sécrétion de GnRh dans les cellules hypothalamiques ;
  - pulsatilité de la sécrétion et augmentation de la réserve hypophysaire en FSH et LH et augmentation de leur taux circulant ;
  - apparition des sécrétions gonadiques.
- Chez la fille, la puberté débute dans les 2/3 des cas par un développement des seins, souvent asymétrique, en général gauche prédominant, entre les âges de 8 ans 1/2 et 13 ans (moyenne 10 ans 1/2 – 11 ans d'âge chronologique). Elle se poursuit pendant les 3 ou 4 années suivantes.
  Dans 1/3 des cas, la puberté débute par la pilosité pubienne : les règles apparaissent en général en dernier.
- Des phénomènes douloureux, voire pseudo-inflammatoires se rencontrent parfois sans qu'ils aient de caractère pathologique. Ils sont à respecter et surtout ne doivent pas être biopsiés chirurgicalement.
- Les modifications morphologiques successives ont été décrites par TANNER : en fait, il existe de très grandes variations individuelles dans la chronologie.

S1	(prépubertaire)	– Saillie simple du mamelon
S2	(9-10 ans)	– Apparition du bourgeon mammaire – Soulèvement du sein et de l'aréole – Augmentation du diamètre de l'aréole
S3	(11-12 ans)	– Augmentation de l'élargissement et de la saillie du sein et de l'aréole qui restent dans un même plan
S4	(13 ans)	– Sein piriforme : l'aréole saille en avant du sein
S5	(15-16 ans)	– Sein adulte hémisphérique avec l'aréole et le sein sur un même plan : seul le mamelon fait saillie.

- Les hormones qui contrôlent le développement et la différenciation de la glande mammaire sont nombreuses et agissent en séquence [6]. C'est entre 12 et 18 ans que la cellule mammaire se multiplie le plus.
- L'importance des stéroïdes ovariens, de la prolactine, de l'hormone de croissance, du cortisol, de la thyroxine et de l'insuline a été démontré sur la mammogenèse.
- Les œstrogènes induisent le développement des galactophores et du stroma. La pigmentation de l'aréole et la croissance du mamelon sont sous leur dépendance.
- La progestérone est nécessaire au développement lobulo-alvéolaire et donc à la différenciation sécrétoire de la glande mammaire.
- L'interaction entre les différentes hormones reste encore imprécise et pourrait faire intervenir des facteurs biologiques souvent synthétisés localement.

  Parmi ces facteurs de croissance, on peut citer la Somatomédine C ou IGF-1 (Insuline-like Growth Factor) et le facteur de croissance de l'épiderme (FCE) ou EGF (Epithelial Growth Factor).
- Enfin, les hormones et les facteurs de croissance mammogènes atteignent la glande mammaire par voie vasculaire et la réponse des cellules exige la présence de récepteurs spécifiques. Les œstrogènes stimulent positivement la synthèse de leurs récepteurs et ceux de la progestérone.

LA STRUCTURE TYPIQUE DE LA GLANDE MAMMAIRE

Ne s'observe qu'en fin de grossesse et pendant la lactation.

Puis au fil des années, on assistera à une diminution progressive de la structure glandulaire du sein au profit du tissu adipeux.

PATHOLOGIE

DYSMORPHIES

Elles peuvent être congénitales, pubertaires ou acquises [7].

Les anomalies congénitales

❑ Elles peuvent n'intéresser que le mamelon[8].

Hypertrophie mamelonnaire

Hypoplasie ou athélie uni ou bilatérale.

Mamelons rétractés

- soit invaginés donc réductibles lors de la contraction du muscle aréolaire ;
- soit ombiliqués, fixés par la brièveté des galactophores sous-jacents.

De nombreuses techniques chirurgicales peuvent en améliorer l'aspect mais les résultats ne sont pas toujours durables et la possibilité d'allaiter n'est pas toujours rétablie.

Polythélie

Avec présence d'un ou plusieurs mamelons sur-numéraires : ceci est assez fréquent (environ 2 % des femmes). Ils se reconnaissent facilement par leur aspect et leur position sur la ligne axillo-inguinale. Pour des raisons esthétiques, leur exérèse chirurgicale peut se faire comme pour un nævus cutané.

Dystopie aréolaire rare

La plaque aréolo-mamelonnaire est trop haute ou trop basse sur le sein. L'indication de chirurgie esthétique doit être prudente car les cicatrices séquellaires peuvent être importantes.

Les anomalies congénitales peuvent aussi concerner la glande mammaire dans son ensemble.

Amastie

L'absence totale et bilatérale est très rare.

Isolée, elle peut être due à une agénésie ovarienne ou seules sont présentes les PAM de petite taille (amasie)

Unilatérale, elle est plus fréquente et affecte le plus souvent le côté droit. Elle est alors dans 90 % des cas associée à une agénésie du faisceau inférieur du grand pectoral : l'inverse n'est pas vrai car 92 % des femmes avec anomalies musculaires ont une glande mammaire normale.

Cette association peut s'intégrer dans le cadre du syndrome de POLAND, décrit en 1841, et dont les manifestations sont variables selon les auteurs : cette malformation congénitale est rare (1 pour 30 000 naissances) et comporte dans sa forme complète une agénésie du faisceau sterno-costal du grand pectoral et de la glande mammaire associée à des malformations de la main (syndactylie), voire de l'avant-bras du même côté [9]. Un bilan radiologique préopératoire très précis est nécessaire afin de diagnostiquer toutes les anomalies associées (scanner, IRM)[11].

Polymastie

Avec un ou plusieurs seins surnuméraires souvent dans le sillon sous-mammaire ou dans le prolongement axillaire. Le tissu glandulaire ectopique a la même physiologie et la même pathologie que le tissu mammaire normal.

Seins tubéreux

Ils sont liés à la présence de tissus fibreux anormaux qui vont brider partiellement ou complètement le développement de la glande, de la peau et modifier la morphologie et la position de l'aréole [9].

Les dysmorphies pubertaires

L'asymétrie mammaire

Est fréquente, le plus souvent constitutionnelle et probablement due à un trouble de la réceptivité.

Plus rarement, elle s'intègre dans le syndrome de l'hamartome de BECKER ; il s'agit d'une lésion cutanée du thorax associée à d'autres malformations (hypoplasie mammaire ipsilaterale, parfois hypoplasie musculaire et osseuse de la ceinture scapulaire, malformation du bras, scoliose, atrophie dermo-hypodermique en regard de la zone pigmentée [10].

Importante, elle peut avoir un retentissement psychologique tel qu'elle nécessite un traitement chirurgical visant à réduire, à équilibrer ou à augmenter le volume glandulaire. Dans tous les cas, il ne s'agit ni d'une chirurgie obligatoire, ni d'une chirurgie urgente [12]. Cela nécessite une information précise sur les cicatrices, les suites et le devenir des prothèses en particulier.

L'hypotrophie mammaire

Est en général constitutionnelle, la puberté s'étant par ailleurs déroulée normalement. Elle ne saurait être l'indication d'une hormonothérapie avec fortes doses d'œstrogènes en raison des effets secondaires de ces derniers et de leur manque d'efficacité.

Elle peut parfois résulter d'une insuffisance ovarienne ou d'une hyper androgénie telle l'hyperplasie congénitale des surrénales : un traitement hormonal adapté à la cause est alors proposé. [13]

Dans les deux cas, une mise en place de prothèses peut être envisagée après la fin de la période de croissance mammaire, voire à l'age adulte.

Les prothèses en silicone sont à nouveau autorisées, d'excellente qualité avec l'avantage d'une bonne adaptation de volume et d'une cicatrice d'introduction discrète. Néanmoins une bonne information doit être donnée à la patiente notamment sur la durée de vie des prothèses et sur les possibilités de re-interventions.

L'hypertrophie mammaire

Sa définition est difficile car la normalité est ici très dépendante des phénomènes de société et de mode. On peut retenir comme normal un volume mammaire de 250 à 300 mm^3 et situer les hypertrophies entre 600 et 1500 mm^3 (gigantomastie) [14].

Elle peut être glandulaire pure (en général constitutionnelle, familiale, avec un rapport staturo-pondéral normal), graisseuse (dans un contexte d'obésité) ou mixte. Elle entraîne à des degrés divers une ptose mammaire.

Lorsqu'elle est très importante, elle peut créer un retentissement vertébral avec cyphose dorsale et entraver la vie quotidienne.

Le traitement chirurgical se justifie avec cependant un délai minimum de 18 mois entre la fin de la croissance mammaire et la mammoplastie de réduction. De plus, il faut s'assurer que le poids est stable et obtenir une réduction pondérale chez toute jeune fille présentant un surpoids en la prévenant des cicatrices [15].

Une forme particulière est représentée par « l'hypertrophie virginale ou juvénile ».

Elle apparaît dans la période pubertaire (1 à 2 ans avant ou après les premières règles), évolue rapidement sur 3 à 9 mois. Cliniquement, elle est en général bilatérale et symétrique mais pas toujours. À la palpation, aucune masse tumorale n'est perçue, les seins sont fermes et tendus avec amincissement cutané, lacis veineux apparent mais l'aréole et le mamelon reste centré.

Histologiquement, l'hyperplasie porte sur le tissu conjonctif et sur le tissu glandulaire.

L'étiologie est inconnue (hyperréceptivité aux œstrogènes ?).

Il est possible de proposer dans un premier temps un traitement médical (progestatifs – anti-œstrogènes) mais le recours à la chirurgie est en général nécessaire de façon plus ou moins urgente. Il a été décrit des récidives après réduction ayant pu conduire à une mastectomie sous-cutanée avec remplacement prothétique [16].

Les anomalies acquises

Les amasties ou hypoplasies de développement après biopsie ou chirurgie intempestive ne devraient plus se voir. Toute intervention sur l'aréole, un drainage pour abcès ou l'exérèse d'un nævus dans l'enfance peut aboutir à une absence de développement du sein à la puberté par lésion du fragile bourgeon mammaire.

Les radiations en prépubertaire peuvent avoir les mêmes conséquences.

Enfin, les traumatismes, les plaies et les brûlures peuvent également entraver le développement harmonieux de la glande mammaire.

DYSHARMONIES ENDOCRINIENNES

Elles accompagnent la pathologie de la puberté avancée ou retardée [17].

Les pubertés précoces sont définies par le développement des caractères sexuels avant l'âge de 8 ans mais il existe de grandes variations et un certain nombre de pubertés avancées ne sont pas pathologiques. De plus, on note depuis une dizaine d'années une augmentation des précocités pubertaires, ayant entraîné aux États-Unis une redéfinition de la puberté précoce (< 7ans). Des facteurs ethniques, sociologiques, économiques interviennent mais probablement aussi l'influence des xéno œstrogènes notamment synthétiques (pesticides organochlorés) utilisés dans les pays en voie de développement .

La « Premature Thelarche » (PT[1]) (ou puberté dissociée) est la puberté précoce mammaire isolée, sans apparition des autres caractères sexuels secondaires ni accélération de la vitesse de croissance ni avance de la maturation osseuse. Elle ne correspond pas à une entité pathologique mais pose parfois des problèmes de diagnostic différentiel avec les pubertés précoces pathologiques.

Elle survient chez les filles entre 2 et 8 ans avec un développement uni ou plus souvent bilatéral.

Aucune exploration n'est utile et aucun traitement n'est justifié. Cependant la surveillance clinique est nécessaire, au besoin aidée de l'échographie pelvienne (HU < 35 mm et diamètre ovarien < 25 mm).

Le développement mammaire peut régresser spontanément et totalement, notamment lorsqu'il a débuté tôt.

Il y aura parfois persistance de la PT jusqu'au déroulement de la puberté normale. La pathologie reste incertaine. On évoque un trouble de maturation de l'axe gonadotrope responsable de sécrétion transitoire de FSH et d'œstrogènes, probablement associé à une réceptivité mammaire accrue à ces mêmes œstrogènes.

Dans certains cas cependant, une évaluation de l'évolution staturale et de la maturation osseuse est nécessaire afin de dépister d'autres éléments d'une puberté précoce dont le développement mammaire, un temps isolé, serait le premier signe [18]. 14 % de ces thelarches précoces évolueraient vers une puberté précoce centrale [19].

Les pubertés précoces périphériques (ou pseudo-pubertés précoces iso ou hétérosexuelles)

- par apport exogène d'œstrogènes ou d'androgènes.
- Par activité ovarienne autonome non tumorale liée :
  - soit à un kyste fonctionnel apparemment isolé ;
  - soit à un syndrome de Mac CUNE-ALBRIGHT dont l'aspect est caractéristique lorsqu'il regroupe [20] :
    - → des tâches café au lait apparaissant en général entre 2 et 10 ans, uni ou bilatérales, sur le thorax essentiellement ;
    - → une dysplasie fibreuse des os se révélant en général à partir de 8 ans par des douleurs, une boiterie, des déformations osseuses, voire une fracture. Une dégénérescence sarcomateuse peut être observée (1 à 6 % des cas) ;
    - → une puberté précoce qui peut être le symptôme majeur révélant le syndrome – d'autres manifestations endocriniennes, moins fréquentes, peuvent être observées.

La génétique semble être impliquée dans ce syndrome par mutation du gène codant pour la sous-unité α de la protéine G.[21]

Les analogues de la LH-RH sont ici inactifs à la différence d'antigonadotropes comme l'Androcur.

- par tumeurs ovariennes sécrétantes (tumeurs de la granulosa, de la thèque, tératomes, arrhénoblastomes.
- par tumeurs de la surrénale ou par hyperplasie congénitale surrénalienne due à un déficit en 21 hydroxylase (mais en général il s'agit d'un bloc incomplet de révélation plus tardive par irrégularités menstruelles, stérilité, petite taille.

Les pubertés précoces centrales (ou vraies) (PPC)

Elles sont liées à une activation prématurée de l'axe hypothalamo-hypophyso-ovarien, responsable du développement de tous les caractères sexuels secondaires avant l'âge de 8 ans chez la fille.

La principale conséquence pathologique d'une sécrétion précoce des stéroïdes sexuels est l'accélération de la vitesse de croissance et de la maturation osseuse, ce qui va pénaliser la taille définitive. Mais il ne faut pas oublier les troubles psychologiques et comportementaux liés à cette précocité pubertaire.

Une anomalie intra-crânienne est retrouvée dans 20 % des cas :

- soit évidente et déjà connue avant la survenue de la PP souvent attendue. C'est le cas dans :
  - dans les syndromes pluri-malformatifs (syndrome de Silver – sclérose tubéreuse de Bourneville) ;
  - dans les hydrocéphalies de diverses origines ;

- dans les séquelles méningées de traumatismes crâniens, d'hémorragies ou d'irradiation pour tumeurs cérébrales.

- soit non encore diagnostiquée : la PP étant le signe révélateur conduisant à réaliser un examen neuro-radiologique cérébral (IRM centrée sur la région hypothalamo-hypophysaire et sur les voies optiques).
  Les causes tumorales les plus fréquentes sont les gliomes du chiasma optique, les hamartomes hypothalamiques et les neurofibromes (dans le cadre de la maladie de Recklinghausen).

Dans 80 % des cas chez la fille (inverse chez le garçon), les explorations neuro-radiologiques seront négatives : le risque de voir se développer ultérieurement une tumeur semble être nul. Le diagnostic de Puberté Précoce Centrale idiopathique est alors retenu.

L'évolutivité de ces PPC est variable :

Le plus souvent (50 à 60 % des cas) elles sont rapidement évolutives avec des signes d'imprégnation œstrogéniques très nets (S2-S3 – Avance de la MO > 20 % - HU > 35 mm – pic de LH sous LH-RH > 15 m UI/ml).

Le traitement freinateur avec les analogues de LH-RH s'impose pour une durée d'au moins 2 ans. L'amélioration du pronostic statural est d'autant plus nette que le traitement a été instauré tôt. La récupération gonadotrope à l'arrêt du traitement s'observe en 6 à 12 mois. Une surveillance prolongée de ces adolescentes est nécessaire pour le dépistage d'un syndrome des ovaires micro-polykystiques ultérieur [22].

Il existe 30 % de formes peu évolutives pour lesquelles l'indication d'un traitement freinateur est très discutée. Néanmoins, une surveillance de l'âge osseux tous les six mois est nécessaire en cas d'abstention.

Enfin, 10 % des formes sont régressives spontanément, éventuellement après plusieurs poussées évolutives sans effet sur la maturation osseuse.

Les retards pubertaires se définissent chez la fille par l'absence de développement mammaire au-delà de l'âge de 13 ans.

Le diagnostic étiologique est essentiellement orienté par le dosage des gonadotrophines de base (FSH et LH) et par la mesure de l'âge osseux.

Hypogonadismes hypergonadotropes

concernent 40 à 50 % des retards pubertaires chez la fille. Dans ce cas, le caryotype s'impose :

- soit congénitaux :

  - Syndrome de Turner :
    Se caractérise par un phénotype féminin, un retard statural, un impubérisme, une dysmorphie plus ou moins marquée et diverses malformations associées.
    Le caryotype est 45X0 mais parfois il s'agit de mosaïque ou de délétion du bras court d'un X expliquant la variabilité des signes cliniques : tous les intermédiaires peuvent se voir entre l'ovaire en bandelette fibreuse (impubérisme) et l'ovaire macroscopiquement normal avec parfois un développement pubertaire normal et des cycles ovulatoires sur une période plus ou moins longue en fonction du stock folliculaire résiduel.

  - Dysgénésies gonadiques pures :
    46 XX caractérisée par un phénotype féminin, l'absence d'anomalie morphologique, un impubérisme et des ovaires en bandelette.
  - 46 XY (syndrome de Swyer-James) avec phénotype féminin normal, organes génitaux féminins, impubérisme et gonades en bandelette : il existe un risque important de gonadoblastome ou dysgerminome après la puberté justifiant l'exérèse des gonades.

  - Syndrome des ovaires résistants aux gonadotrophines.(par mutation du gène du récepteur de la FSH et de la LH codé par le chromosome 2).

– Syndromes polymalformatifs.

• soit acquis :

– toxiques :

→ après radiothérapie : les séquelles sont âge et dose dépendantes (définitives au-delà de 20 grays), la transposition ovarienne est possible et peut limiter les effets en cas d'irradiation pelvienne seule ;

→ après chimiothérapie (agents alkylants) ; le risque est fonction de la dose et surtout de l'age auquel sont administrées les drogues.

→ galactosémie ; l'insuffisance ovarienne est secondaire à l'accumulation intracellulaire du galactose et de ses métabolites par déficit enzymatique.

– auto-immunes : souvent dans le cadre d'une poly-endocrinopathie mais il s'agit parfois d'une insuffisance ovarienne isolée.

Pour les insuffisances ovariennes primitives, le traitement substitutif est indiqué afin de développer les caractères sexuels secondaires, d'entraîner une accélération de la vitesse de croissance (avec des doses faibles au départ afin de ne pas provoquer une progression trop rapide de l'âge osseux) et d'améliorer la constitution du potentiel calcique osseux. La fécondation in vitro avec dons d'ovocytes peut permettre l'obtention de grossesses dans les insuffisances gonadiques avec utérus [23].

Hypogonadismes hypogonadotropes

Dans ce cas, une mesure de l'âge osseux est nécessaire. S'il est supérieur à 12 ans, un bilan s'impose à la recherche d'un déficit gonadotrope (test LH-RH – prolactine – IRM de la région hypothalamo-hypophysaire – olfactométrie).

• soit congénitaux :

– déficit isolé en gonadotrophines ;

– syndrome de De Morsier-Kallman (avec troubles de l'olfaction) ;

– syndromes malformatifs divers (syndrome de Willi-Prader ; syndrome de Laurence-Moon-Biedl-Bardet) ;

– panhypopituitarismes où l'insuffisance gonadotrope est associée à d'autres déficits hypophysaires (en GH, TSH, ACTH).

• soit acquis :

– tumeurs hypothalamo-hypophysaires (le plus souvent craniopharyngiomes mais aussi gliomes, astrocytomes, voire adénome à prolactine) ;

– après chirurgie ou radiothérapie pour tumeur.

Le retard pubertaire simple

Il est peu fréquent chez la fille et ne sera qu'un diagnostic d'élimination.

En sa faveur, la coexistence d'un âge osseux inférieur à l'âge chronologique et la notion d'antécédents familiaux de puberté tardive.

Parfois, il s'intègre dans une maladie chronique telle que maladie de Crohn, cardiopathie ou néphropathie. L'anorexie mentale est elle aussi susceptible de contrarier le développement des seins mais il s'agit plus souvent d'une aménorrhée avec un début de puberté normale.

PATHOLOGIE TUMORALE

Chez la petite fille et l'adolescente, les tumeurs sont rares mais leur diagnostic nécessite un examen clinique minutieux car les examens complémentaires, en particulier la mammographie, sont souvent de peu d'aide.

Les mastodynies peuvent être le motif de consultation, souvent dans un contexte d'anxiété maternelle – en fait elles sont rarement liées à une pathologie sousjacente.

Elles accompagnent souvent les phénomènes inflammatoires de la période néonatale ou la croissance mammaire pubertaire et peut alors être cyclique. Les traitements locaux sont suffisants (crème anti-inflammatoire et/ou progestative).

Comme chez l'adulte, elle peut également traduire l'existence de conflits psycho-affectifs qu'il ne faut pas méconnaître car ils peuvent être à l'origine de manifestations plus graves (anorexie – boulimie).

Lawrence S. Neinstein [24] a fait une revue de 15 études chirurgicales rétrospectives chez la femme jeune de moins de 22 ans.

Sur 1791 jeunes filles, 1227 (soit 68,3 %) présentaient un adénofibrome. La pathologie cancéreuse ne concernait que 16 patientes (0,9 %) dont 5 cancers mammaires primitifs.

Les tumeurs bénignes

Adénofibrome commun

C'est la tumeur la plus fréquemment rencontrée à l'adolescence, en général après 14 ans (deux fois plus fréquente dans la race noire).

Elle mesure de 1 à 3 cm et la clinique ne diffère pas de celle de l'adulte.

La mammographie n'est en général d'aucune aide diagnostique – elle peut être faite initialement mais ne sera pas à répéter.

L'échographie au contraire est évocatrice, révélant un nodule ovalaire, hypoéchogène, homogène, à grand axe parallèle à la peau avec renforcement postérieur net.

L'examen cytologique doit compléter la démarche diagnostique mais sans urgence, après en avoir bien expliquer les modalités et l'innocuité.

En effet, dans la plupart des cas, les arguments cliniques, échographiques et cytologiques réunis en faveur de ce diagnostic d'adénofibrome, on proposera une abstention thérapeutique avec surveillance clinique à 6 mois puis annuelle.

Il n'y a pas de traitement médical efficace. Les adénofibromes sont d'ailleurs susceptibles de régresser spontanément surtout à cet âge.

Ils ne sont pas une contre-indication à une contraception œstro-progestative : on choisira de préférence des pilules à 20 ou 15 gamma d'éthinyl – estradiol.

Une décision d'exérèse chirurgicale pourra être prise :

- soit d'emblée pour des nodules de taille supérieure à 3 cm : certaines formes sont qualifiées d'Adénofibromes Géants (≥ 10 cm) ;
- soit ultérieurement lors d'une franche augmentation de taille ou avant une éventuelle grossesse (susceptible d'entraîner une poussée évolutive).

La voie périaréolaire, presque toujours possible, sera préférée à l'incision directe en regard du nodule, car les adénofibromes s'énucléent bien. Cependant Dupont et Page [25] conseillent d'inclure du parenchyme adjacent afin d'évaluer le risque ultérieur.

Polyadénofibromatose

Chez une même patiente, on peut retrouver plusieurs nodules de taille variable, de façon concomitante ou successive dans un ou les deux seins.

La surveillance est ici beaucoup plus difficile tant cliniquement qu'échographiquement.

Il faut éviter les interventions successives mais rester néanmoins vigilant devant toute modification de l'un d'entre eux : l'association avec une autre pathologie en particulier avec une tumeur phyllode est toujours possible.

Adénofibrome juvénile

C'est une forme rare, survenant à l'adolescence, à croissance rapide et souvent importante (> 5 cm).

La peau peut devenir tendue, amincie avec un lacis veineux superficiel, dilaté et le diagnostic différentiel clinique avec une hypertrophie virginale unilatérale n'est pas toujours aisé.

Histologiquement, le stroma est richement cellulaire et la composante épithéliale peut également être hyperplasique. Le diagnostic différentiel avec une tumeur phyllode de bas grade peut se poser.

L'augmentation rapide de la taille justifie l'exérèse chirurgicale avec excision simple de la tumeur en général bien encapsulée. Les tissus comprimés reprennent en général leur place normalement : une chirurgie plastique est rarement nécessaire et toujours différée.

Tumeurs conjonctives

Les angiomes, en fait plus souvent sous-cutanés qu'intra-parenchymateux et dont beaucoup disparaissent spontanément chez l'enfant.

Ils peuvent être plans ou caverneux, nécessitant parfois un acte chirurgical souvent difficile, au mieux aidé par l'IRM afin de préciser ses rapports avec le bourgeon mammaire chez la fillette.

Les autres tumeurs

Les tumeurs phyllodes : sont très rares chez l'adolescente et en majorité de grade I.

Les hamartomes : à cet âge, ils peuvent être diagnostiqués dans le cadre d'une maladie de Cowden (pathologie génétique rare associant hamartomes et cancers multiples).

Maladies fibro-kystiques et proliférantes

- Les kystes simples sont très rares à l'adolescence. Néammoins, ils peuvent survenir en période post-pubertaire, souvent brutalement sous forme d'un nodule bien rond, mobile, sensible parfois inflammatoire. Un traitement anti-inflammatoire de première intention peut être complété par une cytoponction à visée cytologique mais surtout évacuatrice.
  De même les lésions de mastopathie complexe sont rarement diagnostiquées à cet âge.

- **La papillomatose juvénile** est par contre de plus en plus individualisée depuis sa description par Rosen et Coll. [26].
  Cliniquement, elle se traduit par une tumeur unique, localisée, plus ou moins bien limitée.
  La mammographie peut objectiver des microcalcifications dans un surcroît d'opacité.
  La cytologie est souvent ambiguë.
  Le traitement est chirurgical et permet d'affirmer le diagnostic par l'examen histologique différé, retrouvant l'association de fibrose, de kystes et d'une hyperplasie épithéliale canalaire floride, parfois atypique.
  La surveillance ultérieure est nécessaire car les lésions multifocales et les récidives sont possibles, surtout lorsqu'il existe des antécédents familiaux de carcinome mammaire.

- **L'hyperplasie papillaire ductale** de l'enfant et de l'adolescente est une autre mastopathie proliférante décrite par Rosen [27].
  Elle peut être révélée par un écoulement isolé.
  Elle associe papillome solitaire proximal, papillomes multiples de siège distal et hyperplasie épithéliale parfois atypique : les kystes et la métaplasie idrosadénoïde sont absents.
  Le traitement est aussi chirurgical mais parfois plus discuté du fait des lésions plus diffuses.

Pathologie infectieuse et inflammatoire

- Les abcès n'existent pas chez l'enfant et l'adolescente en dehors d'un contexte précis (traumatisme – infections générales). Ils concernent le plus souvent les tissus cutanés et non la glande mammaire elle-même.

- Les galactophorites avec ses différents stades évolutifs (ectasie simple – galactophorite ectasiante – mastite à plasmocytes) peuvent concerner des femmes jeunes mais souvent après l'adolescence.

- La mastite granulomateuse peut survenir au décours de la puberté : elle est plus souvent périphérique plutôt que juxta-aréolaire. Cette lésion inflammatoire est confinée aux lobules et est caractérisée par un granulome inflammatoire.

Le traitement en est difficile, et le recours à la chirurgie doit rester exceptionnel car souvent voué à l'échec avec augmentation des récidives inflammatoires et fistulisations plus fréquentes.

Tumeurs malignes

- Le cancer du sein est rare chez l'enfant : moins de 1 % des cancers à cet âge et moins de 0,1 % des cancers du sein.
- Le « carcinome sécrétoire juvénile » est une tumeur rare, initialement décrite chez l'enfant en 1966 par Mac Diwitt mais ensuite reconnue comme entité histologique pouvant exister chez l'adulte [28]. Elle se caractérise par des phénomènes sécrétoires dans les cellules tumorales.
Le pronostic semble meilleur que celui des autres types de cancer avec d'exceptionnelles métastases à distance. Des métastases ganglionnaires peuvent se voir et des rechutes locorégionales survenir très à distance en cas de traitement conservateur [29].
- Des carcinomes infiltrants peu différenciés ou des formes inflammatoires ont également été décrites [30].
- Les formes bien différenciées sont encore plus exceptionnelles.
- Les sarcomes du sein sont très rares chez l'enfant (les sarcomes phyllodes sont les moins rares – rhabdomyosarcomes – angiosarcomes).
- Des lymphomes malins primitifs du sein ont été décrits chez l'enfant (maladie de Hogdkin).
- Enfin, des localisations mammaires secondaires de lymphome, de leucémie, de neuroblastome ou autres tumeurs sont possibles.

CONCLUSION

La vie intra-utérine et la puberté sont deux étapes essentielles au développement harmonieux de la glande mammaire.

Les pathologies rencontrées chez la fillette et l'adolescente sont d'inégale importance.

Il peut s'agir d'anomalies esthétiques trouvant souvent une solution par le biais de la chirurgie plastique.

Mais on peut également rencontrer des maladies endocriniennes et des syndromes malformatifs plus graves nécessitant une prise en charge en milieu spécialisé.

La pathologie tumorale est essentiellement représentée par l'Adénofibrome bénin mais des lésions variées y compris cancéreuses ont été décrites chez l'enfant et l'adolescente. ■

BIBLIOGRAPHIE

[1] GORINS A., PERRET F., TOURNANT B. : Physiologie et physiopathologie de la glande mammaire. *EMC Endocrino*, 9, 1983 ; tome 2, 10034, E 10.

[2] HARRIS & HELLAN : *Breast diseases* – Chap 1 – By Michael Osbone. Breast development an anatomy.

[3] BOISSERIE-LACROIX M., BOUTET G. : *Embryologie dans Sénologie de l'enfant et de l'adolescente*. Médecine-Sciences – Flammarion Ed, 1998 : pp 6-7-8.

[4] TOUBLANC J.E. *La puberté humaine*. GUTTON P., MIALOT J.P., TOUBLANC J.E. La puberté. Paris, Presses Universitaires de France, 1993 : 81-103.

[5] COLLE M., BOISSERIE-LACROIX M. Développement clinique et physiologique en période prépubertaire et pubertaire dans Sénologie de l'enfant et de l'adolescente. *Médecine – Sciences* Flammarion Ed, 1998, chap 3.

[6] BERNARD P., MOLLARD J., SKAFI K., SCHWARTZ BLATT C. *Croissance mammaire et puberté in : Gynécologie de l'adolescence* : Bernard BLANC – Charles SULTAN. Édition ESKA, 1998 : pp. 189-199.

[7] FLAGEUL G. : Disgrâces et malformations du sein. *EMC gynéco*, 12, 1986 ; tome 4, 811, A10.

[8] MEYER M., GROSSHANS E. : Les anomalies cutanées aréolo-mamelonnaires. *La revue de Médecine*, n° 9, 26 février 1979.

[9] PAULHE P., MAGALON G. : Chirurgie plastique mammaire chez l'adolescente. *Gyn-Obs* n° 386 – 15 avril 1998, p 16-18.

[10] Happle Becker naevus syndrome : *Am-J-Med. Genet* 1997 ; 68 .357-61.

[11] HOCKÉ C., BOISSERIE-LACROIX M. : *Dysmorphies in Sénologie de l'enfant et de l'adolescente*. Médecine – Sciences Flammarion Ed, 1998, chap. 10.

[12] BRICOUT N. : Asymétrie mammaire : aspects chirurgicaux. *Réalités en gynécologie – obstétrique*. N° 46 – Décembre 1999.

[13] THIBAUD E., DUFLOS-COHADE C., PLU-BUREAU G. : *Réalités en gynecologie-obstétrique* – n° 82-juin, 2003, 13 à 18.

[14] CORRIVEAU S., JACOBS J.S. : Macromastia in adolescence. *Clin Plast Surg*, 1990 ; 17 : 151.

[15] DUFLOS-COHADE C. : Pathologie mammaire à l'adolescence. *La Revue du Praticien Gynécologie et Obstétrique*, 1er juin 1997, n° 9.

[16] NEINSTEIN L.S., MD. B*reast diseases in adolescents and young women in Adolescent Gynecology*, part 1 : Common disorders 0031 – 3955/99, p. 610-611.

[17] BRAUNER R., LIMAL J.M., RAPPAPORT R. : La puberté normale et pathologique chez la fille. *EMC gynécolo*, 12, 1984 ; tome 1, 36, A10.

[18] COLLE M. *Anomalies du développement mammaire in Sénologie de l'enfant et de l'adolescente*. Médecine – Sciences Flammarion Ed, 1998, chap 4.

[19] GASNAULT J.P. Les désordres de la puberté féminine. *Gyn-Obs* n° 400 – 15 février 1999, p 12-14.

[20] RAYR C. Quand la puberté est précoce. *Gyn-Obs*, n° 370 – 15 mai 1997, p. 9-10.

[21] PETRUS M., LUMBROSO S., MANIEL J.L., VERDIER C., MIALHE F., SULTAN C. Puberté précoce isolée et kyste de l'ovaire : diagnostic d'un syndrome de Mac Cune-Albright par identification de la mutation du gêne Gsα dans le liquide de ponction. Ref *Gynecol obstet* 10 : 199-201.

[22] SULTAN C., ATTAL G., LEGASAL P., MOLINIER A., FEKI M., RASANDRATANA A., *et al* : Pubertés précoces centrales et analogues du LH-RH : indications et résultats. *Genesis*, juin 1998, n° 37 : p. 11-14.

[23] PRIMARD-PINTO G. Retard pubertaire de la fille. *La Revue du Praticien Gynécologie et Obstétrique* – 15 janvier 2000, n° 39, p. 19-22.

[24] NEINSTEIN L.S., M.D. *Breast disease in adolescents and young women. In Adolescent Gynecology*, part 1 : Common disorders 0031 – 3955/99, p. 611-612.

[25] DUPONT W.D., PAGE D.L., PARL F.F. *et al* : Long-term risk of breast cancer in women with fibroadenoma. *N Engl J Med*, 1994 ; 331 : 10-15.

[26] ROSEN P.P., CANTRELL B., MULLEN D., DE PALO A. : Juvenile papillomatosis (Swiss cheese disease) of the breast. *Am J Surg Pathol*, 1980 ; 4 : 3-12.

[27] WILSON M., CRANOR L., ROSEN P.P. : Papillary duct hyperplasia of the breast in children and youn women. *Med Patho*, 1993 ; 6 : 570-574.

[28] TOURNEMAINE N., AUDOUIN A.F., ANGUILL C., GORDEEFF S. : Le carcinome sécrétoire juvénile – cinq nouveaux cas chez des femmes d'âge adulte. *Arch Anat Cytol Path*, 1986 ; 34, n° 3.

[29] BEN ROMDHANE K., BEN AYED M., LABBANE N., TABBANE F. *et al* : Carcinome sécrétant juvénile du sein : à propos d'une observation chez une fille de 4 ans. *Ann Pathol*, 1987 ; 7, n° 3 : pp. 227-230, Masson.

[30] BRUNEL P., LOUVET C., ESPIÉ M., DE ROQUANCOURT A., DIERAS V., TOURNANT B., *et al* : Cancer du sein chez l'enfant. *Gynécologie*, 1989 ; *40*, 5 : 420-423.

GYNÉCOMASTIE

Patrick VEXIAU

INTRODUCTION

La gynécomastie correspond à une hyperplasie non tumorale de la glande mammaire chez l'homme. C'est une pathologie très fréquente, en particulier à la naissance, à l'adolescence, et lors du 3e pic chez le sujet au-delà de 50 ans, avec une augmentation de fréquence avec l'âge [1, 2]. Bien que le plus souvent d'origine idiopathique ou quasi-physiologique, le pronostic est dominé par la recherche d'une étiologie curable. Son traitement repose sur l'élimination des causes iatrogènes, les traitements des étiologies lorsqu'elles sont retrouvées et enfin sur le traitement médical hormonal et surtout chirurgical d'exérèse en cas de persistance et de gêne pour le patient.

DÉFINITION ET PHYSIOPATHOLOGIE

La gynécomastie est une hyperplasie du tissu glandulaire mammaire, elle peut être uni ou bilatérale, ce qui ne préjuge pas de son étiologie en particulier hormonale. On évoque des différences de sensibilité loco régionale aux estrogènes pour expliquer cette possible asymétrie. Il s'agit d'une prolifération galactophorique et conjonctivale sous la dépendance des estrogènes, sans acini et avec une ébauche de pseudo-lobules. Dans la classification de Williams [3, 4], on définit plusieurs types de gynécomastie :

- le type 1 correspond à une prolifération floride avec une hyperplasie des canaux et de l'épithélium avec un tissu conjonctif lâche et oedémateux, avec peu de collagène ;
- le type 2 le plus fréquent montre une hyperplasie des canaux avec un tissu conjonctif riche en collagène qui est beaucoup plus présent et dense, sans hyperplasie épithéliale ;
- le type 3 monte une hyperplasie des canaux et une hyperplasie épithéliale avec un collagène dense.

Sur le plan physiopathologique dans tous les cas la gynécomastie est liée à un effet prédominant des estrogènes par rapport à la testostérone avec soit une augmentation des estrogènes libres soit une diminution de la testostérone libre soit souvent les deux associées [5, 6, 7]. Ces modifications sont souvent amplifiées par les variations de la SHBG (Sex Hormon Binding Globulin) qui lie les stéroïdes androgéniques et estrogéniques, protéine dont la synthèse est augmentée sous l'effet des estrogènes et diminuée sous l'effet des androgènes. Une augmentation de cette protéine conduit à une diminution plus marquée de la testostérone libre qui se lie plus que les estrogènes à celle-ci. Ces anomalies hormonales peuvent être d'origine congénitale, défaut de production de testostérone, défaut de sensibilité des récepteurs aux androgènes, de façon beaucoup plus exceptionnelle ou bien plus souvent de façon acquise. Les modifications hormonales peuvent être transitoires, chez le nouveau-né par passage des estrogènes maternels. À l'adolescence, elles sont aussi très fréquentes (30 % des adolescents entre 14 et 17 ans) mais régressent dans la grande majorité des cas [5, 8]. Elles sont liées à la mise en place de la stéroïdogénèse et en particulier la production d'androgènes lors de l'adrénarche qui conduit à une production d'estrogènes par les aromatases périphériques, non suffisamment contrebalancée par la production débutante de testostérone testiculaire. Enfin elles sont fréquentes chez le sujet de plus de 50 ans, d'autant plus fréquentes qu'on avance en âge, favorisé par un hypogonadisme d'apparition progressive et majoré par la diminution de la masse maigre au profit de la masse grasse, ce qui entraîne une augmentation de l'activité des aromatases qui transforme la delta 4 androstènedione en estrone et la testostérone en estradiol [6, 7, 9].

En dehors des causes iatrogènes, l'hyperproduction d'estrogènes peut provenir des cellules des Leydig qui sécrètent 15 % de l'estradiol circulant, le reste des estrogènes étant produit par conversion périphérique des androgènes par les aromatases du tissu adipeux.

L'hyperestrogénie peut être absolue en cas de tumeur Leydigienne soit primitive, soit secondaire à une hyperproduction d'HCG (Human Chorionique Gonadotrophine) qui stimule cette production. L'hyperestrogénie peut être relative en cas de diminution de la production d'androgènes ce qui majore encore l'activité de synthèse de la protéine vectrice, diminuant d'autant les formes libres d'androgènes qui ont une plus forte affinité pour la SHBG que les estrogènes.

Enfin, il existe de nombreuses hormones qui interfèrent avec la production d'androgènes en particulier la prolactine, (*cf.* chapitre galactorrhée et prolactine) mais aussi les hormones thyroïdiennes qui augmentent la production de la SHBG, les gonadotrophines hypophysaires LH et FSH, l'hormone de croissance...

ASPECT CLINIQUE

Le motif de consultation est le plus souvent la découverte d'une masse au niveau mammaire, le plus souvent bilatéral mais parfois asymétrique, plus rarement unilatéral. Il peut aussi s'agir d'une découverte d'examen systématique ou lors d'un examen pour des symptômes concomitants comme des troubles sexuels, une baisse de la libido ou encore de présence de phénomènes douloureux [1, 2].

D'emblée il faut éliminer une adipomastie liée à une hyperplasie de la graisse sans glande individualisable. Très exceptionnellement il faut éliminer un cancer du sein chez l'homme en particulier dans les formes unilatérales [10].

L'interrogatoire oriente d'emblée le diagnostic, gynécomastie apparue à la puberté, s'il s'agit d'un adolescent il faut savoir que celle-ci est très fréquente et qu'elle va régresser dans la très grande majorité des cas et donc rassurer rapidement les parents [5, 8]. Souvent il s'agit d'un adulte jeune, chez qui la persistance de cette gynécomastie devient gênante esthétiquement et motive la consultation. L'interrogatoire doit rechercher aussi des antécédents familiaux de gynécomastie.

La palpation permet de retrouver des éléments glandulaires, d'apprécier l'importance du développement et du volume de la tuméfaction. Il faut aussi rechercher également s'il existe un écoulement mammelonaire spontané ou provoqué.

L'examen clinique doit être complet pour évaluer les caractères sexuels secondaires, avec un examen tout particulier des testicules pour en apprécier le développement ou l'involution d'une part et d'autre part rechercher un nodule suspect orientant vers une forme tumorale rare mais importante à diagnostiquer. Il peut exister de façon beaucoup plus exceptionnelle des anomalies péniennes traduisant le caractère génétique de l'étiologie (micropénis, hypospadias...).

L'examen clinique doit être complété par un examen de la glande thyroïde, du foie et enfin de l'évaluation de l'ensemble des caractères sexuels secondaires en particulier chez l'adolescent (hypogonadisme primitif ou puberté normale ?) et chez l'homme de plus de 50 ans (hypogonadisme secondaire ?).

Cette démarche diagnostique doit faire réaliser une mammographie qui permettra d'une part de confirmer le diagnostic et d'éliminer une adipomastie, de rechercher de façon beaucoup plus rare un cancer du sein, et enfin la mammographie permettra de préciser le volume glandulaire pour les éventuelles indications thérapeutiques en particulier chirurgicales. Cette mammographie peut être complétée par une échographie mammaire.

Enfin, le bilan biologique dont l'importance est dominée par le diagnostic étiologique, doit être envisagé à ce stade.

BILAN

Dans la majorité des cas le bilan étiologique est négatif et aboutit au diagnostic de gynécomastie physiologique ou idiopathique. Il s'agit en particulier des gynécomasties pubertaires dont on sait qu'elles régressent dans la très grande majorité des cas. Il s'agit aussi des gynécomasties survenant chez les sujets âgés par hypoandrogénie naturelle. Cependant ce sont des diagnostics d'élimination qui ne peuvent être retenus qu'après avoir éliminé toutes les autres causes.

CAUSES IATROGÈNES

Elles représentent environ 15 % des gynécomasties et doivent être recherchées par un interrogatoire approfondi. La liste des produits responsables est longue, il s'agit avant tout des estrogènes d'origines médicamenteuses (lotions capillaires) ou parfois d'origine alimentaire (cou de poulet...), des antiandrogènes en particulier dans le traitement du cancer de la prostate (acétate de cyprotérone, finastéride, flutamide...) [11, 12, 13]. Les autres produits antiandrogénes, les spironolactones, la cimétidine, le kétoconasol [14, 15, 16].

Les digitalliques, l'izoniazide, l'alpha méthyl dopa, la D pénicilamine, des produits plus rarement ont été rapportés comme le captopril ou l'énalapril, l'amiodarone, l'allopurinol et certains inhibiteurs calciques.

Les antidépresseurs tricycliques responsables d'hyperprolactinémie et de gynécomastie sont une classe thérapeutique importante. Il faut citer aussi le métoclopramide largement utilisé et la rispéridone.

Enfin, les produits à activité morphinique médicamenteux ou non peuvent être responsables. On peut citer en particulier les antalgiques donnés au long cours comme le Topalgic®. Enfin, de façon indirecte, les traitements chimiothérapiques ou radiothérapiques par les hypogonadismes qu'ils peuvent induire, peuvent être responsables de l'apparition secondaire d'une gynécomastie. Enfin, un dernier mot sur les antiviraux dont le mécanisme est complexe et peut s'associer à l'hypogonadisme lié directement à l'infection par le VIH. [17, 18]

BILAN BIOLOGIQUE À RÉALISER

Bilan hépatique, transaminases, gamma GT ; glycémie ; bilan lipidique ; bilan thyroïdien créatinine sanguine constituent le bilan métabolique de base.

Sur le plan radiologique il faut réaliser une mammographie et éventuellement une échographie mammaire pour confirmer le diagnostic, une radiographie des poumons, une échographie des testicules éventuellement surrénalienne en fonction des orientations biologiques, de même pour l'échographie hépatique.

Le bilan hormonal outre le bilan thyroïdien déjà évoqué doit comporter le dosage de la testostérone totale éventuellement testostérone libre ou non liée, si possible le dosage de la SHBG, le dosage du 17 bêta estradiol, la FSH, la LH, la delta 4 androstènedione. La recherche de cause paranéoplasique doit faire doser les HCG et les bêta HCG. Enfin, qu'il existe ou non une galactorrhée associée il faut rechercher une hyperprolactinémie.

Éventuellement d'autres examens plus approfondis pourront être justifiés en fonction des orientations diagnostiques.

BILAN ÉTIOLOGIQUE ORGANIQUE

Certaines causes sont très fréquentes et la gynécomastie est présente dans plus de 50 % des cas. Il s'agit en particulier de l'insuffisance rénale terminale chez les patients en dialyse. La gynécomastie est liée aux modifications de la SHBG qui est augmentée, secondaires à l'hypogonadisme et à l'hyperprolactinémie qui sont très fréquents.

La cirrhose hépatique, s'accompagne dans la moitié des cas d'une gynécomastie par modification de la SHBG et par diminution de la production d'androgènes. Il existe aussi une toxicité propre de l'alcool [19, 20].

ÉTIOLOGIE ENDOCRINIENNE DES GYNÉCOMASTIES

Hyperthyroïdie

Au cours de l'hyperthyroïdie la gynécomastie est liée à la modification par les hormones thyroïdiennes de la synthèse de la SHBG qui est augmentée [21].

Tumeur sécrétant de l'HCG

Il s'agit d'un syndrome paranéoplasique avec en particulier les cancers testiculaires (choriocarcinome testiculaire) ; plus rarement il s'agit de tumeurs hypothalamiques de type germinome. Ceci justifie le dosage systématique des HCG et bêta HCG, l'échographie testiculaire et dans les formes très rares de germinomes hypothalamiques de l'IRM hypothalamo-hypophysaire.

Il peut enfin s'agir de tumeurs de type bronchique (tumeurs à petites cellules) ou enfin de tumeurs du foie ou du rein [22].

Hypogonadisme périphérique

Il s'agit d'une cause fréquente de gynécomastie par diminution de la production d'androgènes en particulier de testostérone testiculaire. Sur le plan biologique, elle s'accompagne donc d'une diminution de la testostérone et d'une augmentation de la LH et de la FSH. Cliniquement il existe fréquemment une diminution de volume des testicules associée à une diminution des caractères sexuels secondaires, des troubles sexuels, une diminution de la libido. Cependant ces symptômes sont inconstants surtout dans les formes débutantes.

Il peut s'agir d'une cause génétique avec un hupogonadisme primaire en particulier dans le syndrome de Klinefelter (Caryotype XXY ou XXXY), près de la moitié des patientes atteintes d'un syndrome de Klinefelter présente une gynécomastie. Le diagnostic est affirmé par l'existence d'un hypogonadisme périphérique avec diminution de la testostérone et forte augmentation des gonadotrophines hypophysaires, LH et FSH, diagnostic confirmé par le caryotype [23].

Exceptionnellement, il s'agit du syndrome de La Chapelle qui est lié à des transpositions de gènes du Chromosome Y sur un X. Le caryotype de ces hommes est donc 46 XX [24].

Les autres causes d'hypogonadismes sont multiples, il peut s'agir d'une maladie par surcharge comme l'hémochromatose, des antécédents traumatiques, torsion de testicule, cryptorchidie, orchite infectieuse, bactérienne ou virale (oreillons), mais ces étiologies restent rares. L'hypogonadisme peut être aussi secondaire à une irradiation ou à des chimiothérapies en particulier dans le cadre de maladies cancéreuses hématologiques. L'hypogonadisme périphérique est fréquent après greffe de moelle et conditionnement par chimio ou radiothérapie [25].

Photo 1 :
Gynécomastie modérée unilatérale.

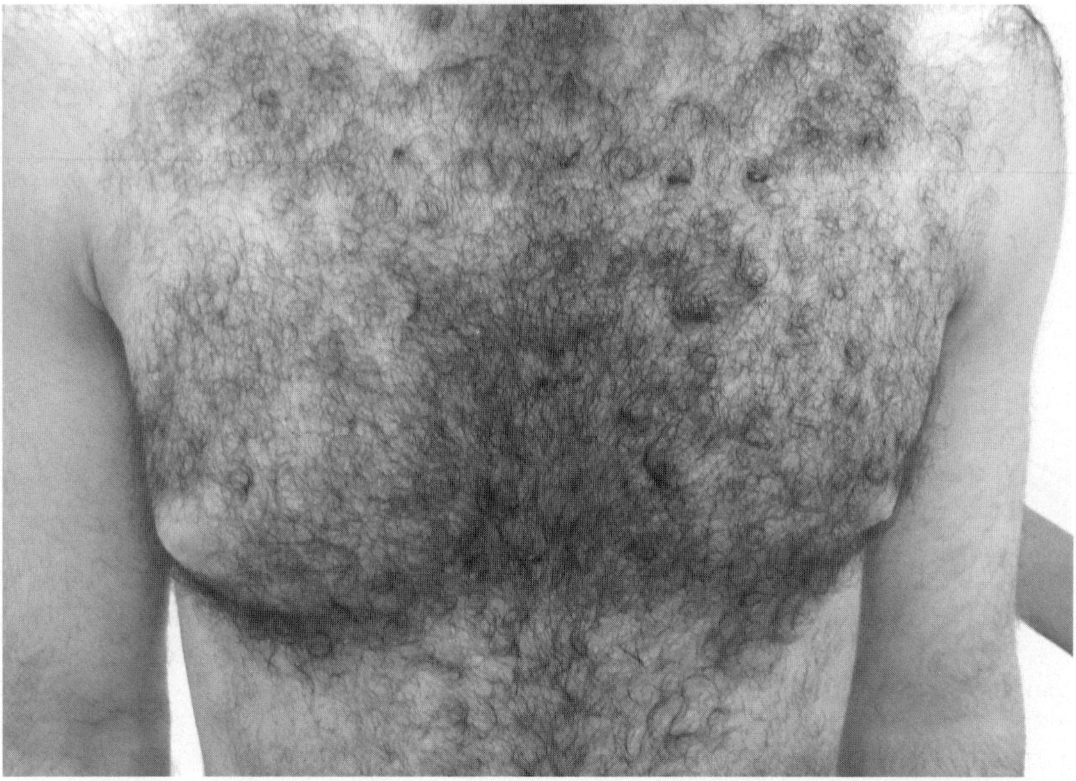

Hypogonadisme d'origine hypothalamo hypophysaire

Un taux diminué de testostérone associé à un taux normal de gonadotrophines LH FSH ou un taux bas de testostérone associé à un taux bas de gonadotrophines LH FSH, évoquent une insuffisance gonadique d'origine haute. Il peut s'y associer ou non, une hyperprolactinémie iatrogène, fonctionnelle ou adénomateuse ou d'autres origines (voir chapitre galactorrhée et prolactine). L'hyperprolactinémie freine la production de gonadotrophines et donc de testostérone d'une part et d'autre part l'hyperprolactinémie stimule la glande mammaire, l'hyperprolactinémie doit être fortement évoquée s'il existe une galactorrhée associée à la gynécomastie. Cependant ceci est relativement rare chez l'homme.

Tumeurs sécrétant les estrogènes

Un taux élevé d'estradiol doit faire évoquer le diagnostic. Les principales causes sont les tumeurs productrices d'estrogènes au niveau testiculaire en particulier à cellule de Leydig (Leydigome). L'échographie testiculaire doit être systématique car ces tumeurs peuvent être de très petits volumes et ne pas être détectées cliniquement [26].

Il peut aussi s'agir de tumeurs à cellules de Sertoli responsables d'une hyperaromatisation des androgènes avec transformation en estrogènes.

Plus rarement, l'origine est surrénalienne, il peut s'agir d'une cause tumorale et plus exceptionnellement de cause génétique et en particulier de bloc de la stéroïdogénèse par anomalie et déficit de la

Photo 2 :
Gynécomastie importante bilatérale (patient 2).

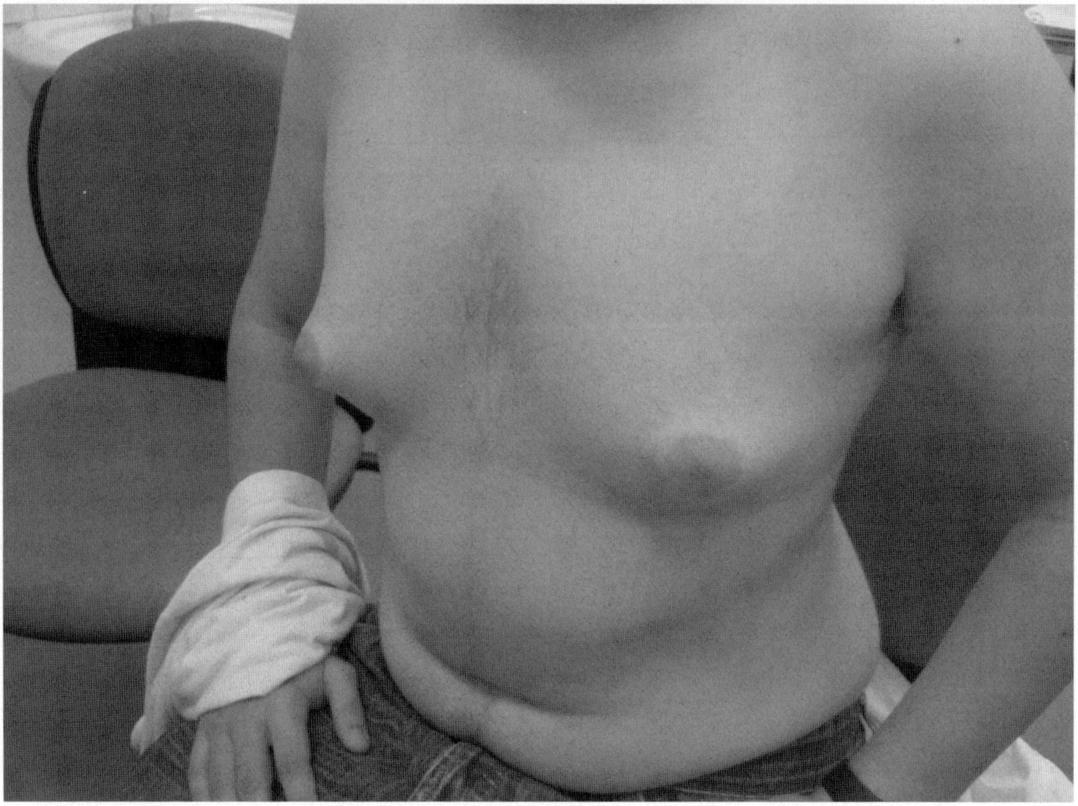

17 bêta-hydroxy-stéroïde déshydrogénase. Dans ce cas il s'y associe des modifications importantes avec souvent une cryptorchidie, dans les formes plus sévères, il peut exister une ambiguïté sexuelle.

Syndrome de résistance aux androgènes

Récemment plusieurs mutations du récepteur aux androgènes ont été mises en évidence expliquant ce syndrome qui reste rare. Il est évoqué devant des signes avec gynécomastie, fréquemment hypospadias avec biologiquement de façon paradoxale des taux de testostérone très élevés ainsi que des taux augmentés de LH et de FSH. Il existe souvent un caractère familial qui doit être recherché par l'interrogatoire [27, 28]. Des modifications de l'activité de la 5 alpha réductase, enzyme clé de la transformation de la testostérone en dihydrotestostérone, forme active des androgènes, ont aussi été décrites [29].

La gynécomastie est fréquente chez les sujets atteints du VIH. La physiopathologie est multiple. Il peut exister un hypogonadisme périphérique. Des hyperprolactinémies ont pu être décrites chez des sujets atteints de VIH. Enfin, le rôle possible des antiprotéases a été évoqué avec une action sur la production d'androgènes et les modifications potentielles des protéines vectrices des androgènes. Il faut aussi se rappeler que les causes iatrogènes (en particulier médicamenteuses ou toxiques) sont extrêmement fréquentes dans cette même population [17, 18].

Photo 3 :
Mammographie du patient 2.

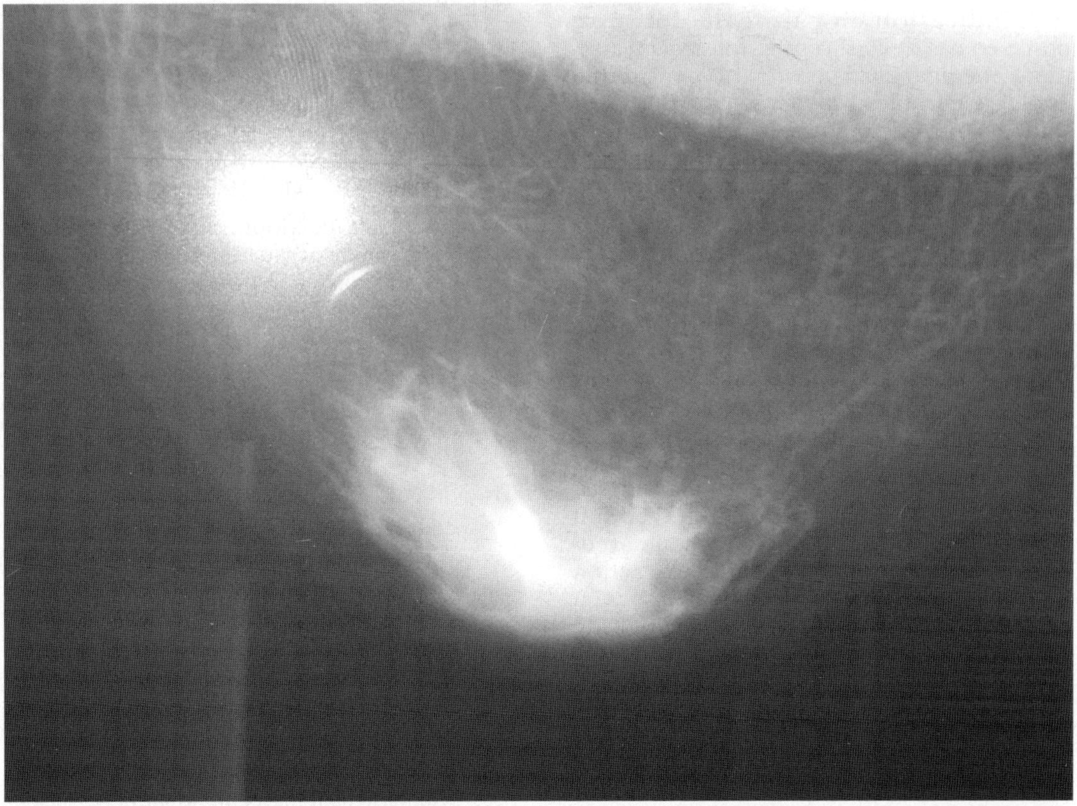

Cependant, fréquemment aucune étiologie ne sera retrouvée et le traitement sera purement symptomatique.

TRAITEMENT DES GYNÉCOMASTIES

Le traitement doit d'abord être étiologique chaque fois qu'une étiologie a pu être mise en évidence avec suppression des causes iatrogènes, suppression des sécrétions pathologiques tumorales si elles sont possibles.

En l'absence d'étiologie curable, le traitement est symptomatique. En cas d'hypogonadisme d'origine haute ou basse, c'est le traitement compensateur qui doit être mis en route de première intention, il comporte l'administration d'androgènes. On peut utiliser, en l'absence de contre-indication, les androgènes localement en particulier à base de gel de testostérone, (Androgel®) ou de dihydrotestostérone (Andractim®). L'avantage de la dihydrotestostérone est de ne pas pouvoir être aromatisée et donc il n'y a pas de risque d'aggravation de la gynécomastie [30]. On peut être amené à utiliser les androgènes par d'autres voies, orales (Pantestone®), intramusculaires (Androtardyl®) ou percutanées (patch de testostérone) [31]. Cependant l'utilisation de la testostérone peut avoir un effet paradoxal par aromatisatiobn en estrogènes. Chez l'adulte, ce traitement nécessite la surveillance régulière (tous les six mois) des PSA [32].

Cependant le traitement médical ne peut être efficace que s'il est institué précocement, moins de 2 ans après l'apparition de la gynécomastie. En cas de constitution d'une fibrose au niveau de celle-ci, elle ne régresse plus. Le traitement est alors essentiellement chirurgical.

Chirurgie de la gynécomastie

L'indication chirurgicale doit être posée en cas de non-régression sous traitement médical ou après traitement d'une étiologie curable. En cas de cause idiopathique ou physiologique, la persistance au-delà de 2 ans chez l'adolescent, si elle reste gênante doit aussi faire poser l'indication chirurgicale.

La lipoaspiration n'est pas envisageable dans les vraies gynécomasties mais seulement dans les adipomasties.

Le geste chirurgical dépend de l'importance de la gynécomastie, et de l'atteinte cutanée (élasticité de la peau et volume de la glande). En cas de gynécomastie modérée et en l'absence de nécessité d'intervention de plastie sur la peau, l'intervention consiste en une petite incision sous aréolaire en demie lune permettant l'extraction de la glande. Ce geste peut être associé à une liposuccion en cas de présence de tissu adipeux abondant.

Lorsqu'il existe un excès important de peau il faut alors envisager des incisions horizontales plus ou moins longues pour permettre la réduction cutanée. En cas de volume important de la glande les aréoles doivent être amputées et regreffées après ablation du surplus cutané.

CONCLUSION

La gynécomastie est une pathologie fréquente, elle traduit un déséquilibre hormonal de la balance androgènes/estrogènes.

Elle est dominée par la recherche d'une étiologie même si celle-ci n'est pas toujours retrouvée, en particulier dans les causes idiopathiques à la naissance, surtout à l'adolescence qui doivent dans la majorité des cas régressées et enfin chez le sujet plus âgé.

Le traitement doit être étiologique chaque fois que possible sinon c'est un traitement symptomatique hormonal et/ou chirurgical qui est indiqué. ■

BIBLIOGRAPHIE

[1] Braunstein GD. Gynecomastia. *N Engl J Med*, 1993, 328, 490-495.

[2] Carlson HE. Gynecomastia. *N Engl J Med* 1980; 303: 795-799.

[3] Williams MJ. Gynecomastia: its incidence, recognition and host characterization in 447 autopsy cases. *Am J Med* 1963; 34: 103-112

[4] Nicolis GL, Modlinger RS, Gabrilove JL. A study of the histopathology of human gynecomastia. *J Clin Endocrinol Metab* 1971; 32: 173-178.

[5] Moore DC, Schlaepfer LV, Paunier L, Sizonenko PC. Hormonal changes during puberty. V. Transient pubertal gynecomastia: abnormal androgen-estrogen ratios. *J Clin Endocrinol Metab* 1984; 58: 492-499.

[6] Mathur R, Braunstein GD. Gynecomastia: pathomechanisms and treatment strategies. *Horm Res*, 1997, 48, 95-102.

[7] Wilson JD, Aiman J, MacDonald PC. The pathogenesis of gynecomastia. *Adv Intern Med* 1980; 25: 1-32.

[8] Fara GM, Del Corvo G, Bernuzzi S, *et al.* Epidemic of breast enlargement in an Italian school. *Lancet* 1979; 2: 295-297.

[9] Kuhn J., Sibert L. Les pathologies du vieillissement masculin. Montrouge, F, John Libbey Eurotext, 2002, p. 165.

[10] Fentiman IS, Fourquet A, Hortobagyi GN. Male breast cancer. *Lancet.* 2006; 367: 595-604.

[11] Gottswinter JM, Korth-Schutz S, Ziegler R. Gynecomastia caused by estrogen containing hair lotion. *J Endocrinol Invest* 1984; 7: 383-386

[12] CarlinB.I., Seftel A.D., Resnick M.I., Findlay J. Finasteride induced gynecomastia. *J Urol*, 1997, 158, 547.

[13] Leibovitch I. Incidence and management of gynecomastia in men treated for prostate. *J Urol.* 2006; 175: 1962-3.

[14] Rose LI, Underwood RH, Newmark SR, Kisch ES, Williams GH. Pathophysiology of spironolactone-induced gynecomastia. *Ann Intern Med* 1977; 87: 398-403.

[15] Rifka SM, Pita JC, Vigersky RA, Wilson YA, Loriaux DL. Interaction of digitalis and spironolactone with human sex steroid receptors. *J Clin Endocrinol Metab* 1978; 46: 338-344.

[16] GROSSO DS, BOYDEN TW, PAMENTER RW, JOHNSON DG, STEVENS DA, GALGIANI JN. Ketoconazole inhibition of testicular secretion of testosterone and displacement of steroid hormones from serum transport proteins. *Antimicrob Agents Chemother* 1983; 23: 207-212.

[17] Caeiro J.P., Visnegarwala F., Rodriguez-Barradas M.C. Gynecomastia associated with indinavir therapy. Clin Infect Dis, 1998, 27, 1539-1540.

[18] SCHURMANN D., BERGMANN F., EHRENSTEIN T., PADBERG J. Gynaecomastia in a male patient during protease inhibitor treatment for acute HIV disease. *Aids*, 1998, 12, 2232-2233.

[19] EDMONDSON HA, GLASS SJ, SOLL SN. Gynecomastia associated with cirrhosis of the liver. *Proc Soc Exp Biol Med* 1939; 42: 97-99.

[20] GORDON GG, OLIVO J, RAFIL F, SOUTHREN AL. Conversion of androgens to estrogens in cirrhosis of the liver. *J Clin Endocrinol Metab* 1975; 40: 1018-1026.

[21] CARON P, BENNET A, BAROUSSE C, NISULA BC, LOUVET JP. Effects of hyperthyroidism on binding proteins for steroid hormones. *Clin Endocrinol* (Oxf). 1989; 31: 219-24.

[22] KEW MC, KIRSCHNER MA, ABRAHAMS GE, KATZ M. Mechanism of feminization in primary liver cancer. *N Engl J Med* 1977; 296: 1084-1088.

[23] WANG C, BAKER HWG, BURGER HG, DE KRETSER DM, HUDSON B. Hormonal studies in Klinefelter's syndrome. *Clin Endocrinol* (Oxf) 1975; 4: 399-411.

[24] DUPUY O., PALOU M., MAYAUDON H., SARRET D., BORDRES L., GARDIN J.M., BANDUCEAU B. Le syndrome de La Chapelle. Presse Med., 2001, 30: 369-72.

[25] SOCIE G., MARY J.Y., ESPEROU H., VEXIAU-ROBERT D., ARACTINGI S., RIBAUD P., DEVERGIE A., TOUBERT M.E., BOUDOU P., CATHELINEAU B., GLUCKMAN E., VEXIAU P. Health and functional status of adult recipients one year after allogeneic haematopoietic stem cell transplantation. *Br J Haematol.* 113: 194-201, 2001.

[26] GANA B.M., WINDSOR P.M., LANG S., MACINTYRE J., BAXBY K. Leydig cell tumour. *Br J Urol*, 1995, 75: 676-678.

[27] AHMED SF, CHENG A, DOVEY L, HAWKINS JR, MARTIN H, ROWLAND J, SHIMURA N, TAIT AD, HUGHES IA. Phenotypic features, androgen receptor binding, and mutational analysis in 278 clinical cases reported as androgen insensitivity syndrome. *J Clin Endocrinol Metab*. 2000; 85: 658-65.

[28] SAMMARCO I, GRIMALDI P, ROSSI P, CAPPA M, MORETTI C, FRAJESE G, GEREMIA R. Novel point mutation in the splice donor site of exon-intron junction 6 of the androgen receptor gene in a patient with partial androgen insensitivity syndrome. *J Clin Endocrinol Metab*. 2000; 85: 3256-61.

[29] BOEHMER AL, BRINKMANN AO, NIJMAN RM, VERLEUN-MOOIJMAN MC, DE RUITER P, NIERMEIJER MF, DROP SL. Phenotypic variation in a family with partial androgen insensitivity syndrome explained by differences in 5 alpha dihydrotestosterone availability. *J Clin Endocrinol Metab*. 2001; 86: 1240-6.

[30] KUHN J-M, ROCA R, LAUDAT M-H, RIEU M, LUTON J-P, BRICAIRE H. Studies on the treatment of idiopathic gynaecomastia with percutaneous dihydrotestosterone. *Clin Endocrinol* (Oxf) 1983; 19: 513-52.

[31] NIESCHLAG E. Testosterone treatment comes of age: new options for hypogonadal men. 2: *Clin Endocrinol* (Oxf). 2006, 65: 275-81.

[32] MORALES A. Monitoring androgen replacement therapy: testosterone and prostate safety. *J Endocrinol Invest*. 2005; 28: 122-7.

LE PROGRAMME FRANÇAIS DE DÉPISTAGE DES CANCERS DU SEIN

Brigitte SÉRADOUR

Le cancer du sein représente en France un enjeu de santé publique, car c'est le premier des cancers féminins en fréquence et comme cause de mortalité par cancer. Le nombre de cancers du sein est passé de 21 000 à 42 000 entre 1980 et 2000, et le nombre de décès de 8 600 à 11 600, ce qui correspond après correction pour les changements démographiques à une augmentation de 60 % de l'incidence sur 20 ans pour une augmentation de 5 % de la mortalité [1].

Le dépistage de la maladie dans sa phase préclinique et l'amélioration de la prise en charge thérapeutique ont été les deux voies qui ont été conjointement développées pour améliorer le pronostic des cancers du sein. Le dépistage a certainement eu un effet sur l'incidence de la maladie.

Dès 1963, différents essais ont débuté aux États-Unis [2], puis dans les années 1970 en Europe du Nord [3]. Ils ont montré que le dépistage organisé du cancer du sein pouvait conduire à une réduction de la mortalité liée à cette maladie. À la suite de ces résultats, dans les années 1980, des expériences nombreuses de dépistage organisé ont vu le jour, de méthodologies variables selon le système de santé de chaque pays. Le passage du projet pilote au programme national a été de durée inégale entre les pays, mais actuellement en Europe, les Pays-Bas, le Royaume-Uni, la Suède, la Norvège, la Finlande et l'Islande ont des programmes nationaux. Le programme français a été généralisé en 2004.

Nous décrirons l'évolution de la situation en France de 1989 à 2006.

LE PROGRAMME DE DÉPISTAGE FRANÇAIS DE 1989 À 2001

En France dès 1989, dans le cadre du Fonds National de Prévention, d'Éducation et d'Information Sanitaire (FNPEIS), six programmes expérimentaux de dépistage du cancer du sein ont été mis en place puis quatre autres en 1991. En 1994, le Ministre de la santé a décidé d'étendre graduellement ce programme aux autres départements. Un Comité National de Pilotage a été créé, dont la mission a été d'homogénéiser l'organisation et les pratiques des divers programmes, de promouvoir l'assurance de qualité et l'évaluation. Pour passer de l'étape expérimentale à un programme national, un cahier des charges a été établi, et en 1996, vingt départements participaient puis en 1999 trente départements. Deux programmes départementaux (Bas-Rhin et Bouches du Rhône) ont fait partie comme projets pilotes du programme « Europe Contre le Cancer » et ont bénéficié d'échanges d'expériences entre les 16 projets de 10 pays différents.

La particularité du programme français a été de faire appel aux structures médicales existantes, en particulier de radiologie, sans créer d'unités spécialisées. Ce modèle décentralisé a été adapté à notre système de soins, mais plus difficile à organiser et à gérer [4]. Cette organisation devait se substituer au dépistage opportuniste auquel la population française avait eu accès avant le démarrage du programme. En effet le dépistage spontané avait atteint auparavant une importance considérable puisque le nombre des sénographes était passé de 900 à 2 300 entre 1989 et 1993.

Le programme de dépistage du cancer du sein a eu en France une gestion départementale. Chaque programme, coordonné par une équipe locale, possédait son centre de gestion, son système d'invitation, ses centres de radiologie. Deux programmes sur trente-deux ont utilisé des unités mobiles en plus des centres fixes. La population concernée était âgée de 50 à 69 ans. Un radiologue du programme, librement choisi par la femme, effectuait l'examen de dépistage qui consistait en un cliché oblique externe par sein sans examen clinique ; les films étaient adressés à la structure de gestion pour relecture, les modalités retenues pour la deuxième lecture étant variables selon les sites. En cas d'avis discordant, une troisième lecture décidait de l'interprétation définitive. Les radiologues des programmes avaient ainsi des niveaux de formation et un volume d'activité différents. Les résultats étaient communiqués aux femmes et à leur médecin traitant (là aussi selon des modalités variables selon les départements).

En cas d'examen « négatif » la femme était invitée à nouveau trois ans plus tard. En cas d'examen dit « positif » (anomalie sur la mammographie méritant des examens complémentaires), la femme s'adressait à son médecin traitant, qui l'orientait vers un bilan diagnostique et une éventuelle prise en charge thérapeutique. Le programme n'intervenait pas dans le choix de la filière de soins et ne contrôlait pas les modalités du diagnostic et du traitement, mais il devait en recueillir les résultats. Le suivi épidémiologique d'évaluation du programme de dépistage était assuré par la structure organisatrice. Les départements disposaient, pour certains, de registres de cancers et, plus rarement, de recueils anatomopathologiques de biopsies mammaires.

Des programmes d'assurance qualité de la chaîne radiologique ont été aussi mis systématiquement en place à partir de 1994. Le protocole français a suivi les recommandations européennes de 1992 puis de 1996 [5]. Des programmes spécifiques de formation pour les radiologues et les manipulateurs de radiologie ont été développés. De même une démarche d'assurance qualité en anatomocytopathologie s'est mise en place très progressivement pour encourager la standardisation des résultats et le contrôle de qualité interne et externe [6].

L'analyse des premiers résultats de cinq départements ayant démarré en 1989-1990 a été publiée en 1997 [7]. Elle concernait les données exhaustives sur 380 000 dépistages réalisés entre 1989 et 1994. Ces résultats étaient globalement satisfaisants mais la participation variait de 21 à 46 %.

À partir de 1998, l'Institut National de Veille Sanitaire (INVS) a été chargé de l'évaluation. Les indicateurs précoces d'efficacité définis à l'échelon européen ont permis de guider et de surveiller l'impact, la qualité et l'efficacité potentielle du dépistage. Les résultats de 1989 à 2000 ont été hétérogènes mais globalement les indicateurs précoces d'efficacité ont été conformes aux standards européens bien que le système de santé soit décentralisé [8].

Les résultats ont montré aussi une amélioration au cours du temps entre 1990 et 1998 : le taux de dépistages positifs est passé en prévalence de 9 % à 6,6 %, le nombre de biopsies chirurgicales de 1,1 % à 0,9 % et la valeur prédictive positive de la biopsie de 48 % à 57 %. Le pourcentage de cancers invasifs de taille inférieure ou égale à 10 mm est passé de 30 à 35 %. La deuxième lecture systématique a permis de détecter selon les départements de 10 à 25 % de cancers supplémentaires [9].

Le point négatif a été le faible taux de participation des femmes au programme, qui a varié entre 30 et 50 %, alors que dans les départements ayant un programme organisé le taux de couverture de la population a atteint ou même dépassé largement les 60 %. De plus, les femmes répondantes n'ont pas participé régulièrement au programme : 40 % seulement d'entre elles ont accepté deux invitations consécutives.

En 1999, de nouvelles recommandations sur les modalités du dépistage ont été publiées par l'ANAES [10] : la mammographie devait comprendre 2 incidences par sein (face et oblique externe), la 2e lecture devait être de préférence centralisée et le rythme entre 2 examens devait passer de 3 à 2 ans. Ces recommandations étaient en accord avec les « *European Guidelines for Quality Assurance in Mammography Screening* ».

Les 32 départements ont modifié progressivement à partir de 2000 le nombre d'incidences et l'intervalle entre deux dépistages.

Un premier groupe technique a été constitué en 1999 auprès du Directeur Général de la Santé. Il a été chargé d'apporter son expertise sur les aspects de l'assurance de qualité dans le dépistage du cancer du sein. Son rôle était de proposer une mise à jour et une adaptation des protocoles des examens de dépistage, de définir des objectifs pour la formation des professionnels, et de participer à l'interprétation des résultats épidémiologiques en proposant des mesures d'amélioration.

Un nouveau cahier des charges a été rédigé par le groupe entre 1999 et 2000. Son objectif était de conserver les bénéfices acquis par les anciens programmes mais de mieux s'adapter au système de soins français. En effet, le protocole précédent avait été inspiré par des programmes étrangers se déroulant dans des systèmes de santé non libéraux, très centralisés, ne permettant pas un accès libre des femmes à la mammographie en particulier avant 50 ans. En France, les femmes et les médecins considéraient ce modèle de dépistage comme un service de moindre qualité [11].

La participation au programme restait insuffisante et une compétition entre dépistage organisé et dépistage par prescription individuelle s'accentuait au cours des ans. L'évolution progressive vers un acte unique de dépistage est apparue souhaitable.

LES NOUVELLES MODALITÉS DU PROGRAMME EN VUE DE SA GÉNÉRALISATION (2001-2003)

En 2001, les cahiers des charges concernant la future organisation des dépistages et les protocoles radiologiques ont été publiés (Journal Officiel du 03/10/2001). En 2002 un nouveau groupe technique a été mis en place auprès de la Direction Générale de la Santé. Il a eu, par sa composition, des compétences organisationnelles et scientifiques lui permettant de piloter le programme.

Dans le nouveau cahier des charges l'organisation du programme a compris trois niveaux :

- un niveau national, chargé de l'impulsion, de la surveillance et de la coordination (Ministère, Comité National du Cancer, Institut National de Veille Sanitaire) ;
- un niveau régional de pilotage (Comité Régional des politiques de santé et Comité régional des dépistages des cancers), chargé de l'appel à candidature des structures de gestion, du plan de formation et d'information, du suivi des indicateurs de qualité ;
- un niveau départemental de mise en œuvre par la structure de gestion, en charge des invitations, de la deuxième lecture et du suivi des femmes dépistées.

La population concernée par le programme national a été étendue de 50 à 74 ans. Les invitations sont envoyées par le programme à la population cible à partir d'un fichier centralisé mais les femmes ou les médecins peuvent aussi obtenir de la structure de gestion une invitation sur leur demande à la date souhaitée par rapport à la dernière mammographie. Ce double mode d'entrée doit permettre d'améliorer le taux de participation tout en gérant les invitations avec rigueur.

La mammographie de dépistage est prise en charge à 100 % tous les deux ans dans le dispositif.

Pour s'assurer de la qualité des actes de radiologie, un Accord pour le Bon Usage des Soins (ACBUS JO mars 2002, avenant JO juillet 2003) relatif à la mammographie a été négocié entre les professionnels et les caisses d'assurance maladie. Il a institué un débit minimum par radiologue de 500 mammographies réalisées par an. La formation des professionnels au dépistage est devenue obligatoire. Un enseignement spécifique de trois journées a été mis en place pour les radiologues, portant sur la lecture des clichés, le contrôle du matériel et les aspects épidémiologiques. Un autre enseignement s'est adressé aux manipulateurs de radiologie pour valider leurs compétences en dépistage.

Les centres de radiologie volontaires doivent être accrédités par le programme s'ils répondent aux critères concernant la formation des personnels et la qualité des matériels.

Le contrôle des matériels radiologiques est de la compétence de l'Agence Française de Sécurité Sanitaire des Produits de Santé (A.F.S.S.A.P.S.) qui a dû valider les protocoles techniques. À partir d'octobre 2003, les appareils de mammographie qui n'ont pas satisfait au contrôle de qualité n'ont plus dû être utilisés quel que soit le cadre de la prescription (Journal Officiel n° 83 du 8 avril 2003).

Dans le nouveau cahier des charges, la mammographie de dépistage organisé est devenue identique à celle du dépistage individuel : elle comprend un examen clinique par le médecin radiologue et 2 clichés par sein (+ un cliché complémentaire si nécessaire). La seule différence est la deuxième lecture systématique en cas d'examen normal. Cette deuxième lecture centralisée est clairement préconisée par les experts européens pour les pays où les examens de dépistage sont réalisés dans des centres non dédiés. Elle doit se dérouler dans des conditions optimales pour la lecture et la saisie des résultats. Elle est effectuée par des radiologues désirant se spécialiser dans cette procédure et lisant au moins 2 000 mammographies par an. Elle tend à améliorer la sensibilité du programme sans générer trop de faux positifs. Le taux souhaitable d'examens anormaux en 2e lecture ne doit pas dépasser 3 %, il correspond au taux de femmes réellement « rappelées ». Ces clichés peuvent faire l'objet d'un consensus entre deuxièmes lecteurs. Dans les programmes européens, la deuxième lecture a permis de détecter 10 à 15 % de cancers supplémentaires [12, 13]. En France, dans le nouveau protocole, le nombre de cancers détectés uniquement par le second lecteur peut être plus faible car le premier lecteur dispose de deux incidences et s'aide de l'examen clinique et de clichés complémentaires au moment du dépistage. Par ailleurs, si un bilan de diagnostic immédiat est réalisé et qu'il infirme le caractère suspect d'une image détectée en 1re lecture, le dossier est aussi adressé en 2e lecture. Ce deuxième avis après diagnostic est une démarche nouvelle et doit contribuer à éviter encore quelques faux négatifs.

La formation des professionnels à la 2e lecture a fait l'objet d'un enseignement spécifique car la deuxième lecture est un point essentiel pour améliorer la qualité des résultats. Enfin la deuxième lecture permet aussi de surveiller la qualité des clichés qui doivent être refaits gratuitement par le premier radiologue en cas de défaut technique.

Les clichés sont rendus aux femmes après la 2e lecture. Si l'examen de dépistage est anormal, le bilan de diagnostic complémentaire est réalisé par le radiologue le même jour pour éviter une perte de temps et une angoisse liée à l'attente du résultat. Du fait de la nouvelle organisation certaines définitions des indicateurs de qualité décrits dans les recommandations européennes ont été légèrement modifiées, par exemple le taux de rappel. [14].

Contrairement à l'ancien, le nouveau cahier des charges permet d'évaluer les résultats des diagnostics et les modalités de prise en charge des cas anormaux en standardisant les interprétations radiologiques (classification Bi-Rads de l'American College of Radiology). Ceci conduit à mieux évaluer les pratiques pour les améliorer. D'autres modifications induisent certains inconvénients ou risques déjà connus dans le cadre du dépistage hors programme : absence d'archivage des clichés utiles pour étudier les cancers d'intervalle, absence de deuxième lecture des examens anormaux pour partage des décisions entre premier et deuxième lecteur, et enfin, prescriptions de bilans de diagnostic immédiats plus nombreux ou d'échographies dans les seins normaux, mais de densité élevée, avec avance de frais pour les femmes.

Au niveau organisationnel, ce nouveau protocole est plus complexe que le précédent pour les professionnels et les organisateurs. Il augmente la charge de travail des structures et une collaboration étroite entre les coordinateurs et les radiologues est indispensable.

PREMIER BILAN DE LA GÉNÉRALISATION DU PROGRAMME (2004-2006)

En mars 2004 l'ensemble des départements français avait mis en place le dépistage organisé hormis la Guyane qui a demandé quelques mois supplémentaires. Le Plan Cancer, dès 2003, a joué un rôle moteur décisif dans cette généralisation. Nous rappellerons les principales étapes concernant l'évolution du dispositif entre 2004 et 2006 avant d'énumérer et de commenter les premiers résultats du programme français.

LES ASPECTS ORGANISATIONNELS ET RÉGLEMENTAIRES

Les Comités régionaux des dépistages ont désigné les structures de gestion départementales ou interdépartementales (89 pour le cancer du sein) en charge du programme. Progressivement, les fichiers des différents régimes d'Assurance Maladie, qui sont plus de 30, ont été centralisés, les outils informatiques départementaux ont été adaptés pour inviter et relancer les femmes et pour suivre les cas suspects. L'organisation de la deuxième lecture centralisée a été réalisée rapidement dans 85 départements, plus lentement dans 13, avec persistance de quelques difficultés liées aux particularismes géographiques.

Les radiologues ont été associés aux programmes pour obtenir une homogénéité des centres de dépistage. Plus de 5 000 lecteurs ont suivi les formations spécifiques pour le dépistage ou le diagnostic et 1 700 pour la deuxième lecture. L'ACBUS de 2002, signé entre l'Assurance Maladie et les radiologues libéraux, fixant les conditions de réalisation des mammographies de dépistage organisé et individuel a été reconduit en 2006 pour maintenir l'égale qualité des actes sur tout le territoire. L'AFSSAPS a désigné les sociétés accréditées pour assurer le contrôle obligatoire des matériels radiologiques (plus de 3 000 appareils analogiques ont été contrôlés 2 fois par an). L'application du protocole de contrôle a entraîné une amélioration générale du niveau de qualité sans provoquer trop d'arrêts pour défauts graves dès la première année. La Fédération Nationale des Médecins radiologues (FNMR) a développé un observatoire de sénologie permettant le recueil informatique de toute l'activité des centres de radiologie à l'aide du logiciel SENOLOG mais tous les radiologues ne transmettent pas encore leurs données.

Le Groupe Technique National (GTN) a aidé les régions à mettre en place le programme mais la principale action du GTN en 2004 et 2005 a été la réécriture des Cahiers des Charges publiés en 2001. Ceux-ci méritaient des précisions et des éclaircissements demandés par les structures de gestion et les professionnels. Un travail pédagogique important a été réalisé pour répondre aux attentes de tous les acteurs sans modifier le protocole et les objectifs de départ. Ces nouveaux Cahiers des Charges pour les structures de gestion et les radiologues, publiés en 2006 [15] insistent encore sur l'intérêt d'homogénéiser l'organisation et les pratiques et donnent les outils pour suivre les résultats détaillés par départements. Ils définissent mieux des indicateurs d'activité pour le pilotage et des indicateurs de qualité pour l'évaluation épidémiologique réalisée par l'InVS. Le cahier des charges des radiologues développe aussi les points techniques et le suivi des professionnels. La standardisation des résultats sur une fiche nationale d'interprétation permet de mesurer leurs performances au niveau individuel, ou à l'échelle du département ou de la région. Enfin, le protocole de contrôle qualité des mammographes analogiques a été complété en collaboration avec l'AFSSAPS.

LES PREMIERS RÉSULTATS DU PROGRAMME NATIONAL

Nous commenterons les résultats obtenus entre 2003 et 2005 qui sont déjà globalement analysables [16] puis les points du protocole qui restent encore à approfondir en raison de données soit incomplètes soit difficilement interprétables dans l'état actuel.

Les indicateurs de qualité mis en place pour suivre le programme de dépistage comprennent des indicateurs classiques issus des indicateurs européens [17] et des indicateurs spécifiques au programme français. L'évolution dans le temps des principaux indicateurs est rappelée dans le tableau I.

Le taux de participation

Il est calculé sur la population INSEE qui est au total de 6 680 000 femmes. 4 371 662 mammographies de dépistage ont été réalisées entre 2003 et 2005 et le taux de participation a augmenté de 33 % à 45 %. Plus de la moitié des femmes dépistées sont âgées de plus de 60 ans.

En 2005, 40 départements avaient un taux de participation égal ou supérieur à 50 %. Le nombre exact de mammographies de dépistage individuel n'a pas été publié mais la couverture de la population dépasse 60 % et doit se rapprocher de l'objectif des 70 % souhaité pour le programme. [18] Des stratégies locales ont été développées pour améliorer la participation des femmes les moins informées ou en situation de précarité, mais d'autres gains restent encore possibles si l'adhésion des médecins augmente, en particulier là où le dépistage individuel reste très actif. La participation de la population pour être élevée doit aussi être régulière et on constate lors de la 2e vague du programme que le taux de fidélisation des femmes est encore très hétérogène variant de 40 à 70 % ce qui pénalise certains départements.

Le médecin traitant devrait dans l'avenir les inciter à respecter l'intervalle de 2 ans entre 2 dépistages en évitant de prescrire des examens de dépistage organisé et de dépistage individuel sans tenir compte du rythme conseillé.

Tableau I :
Taux de participation, taux de dépistages positifs du programme français, VPP du dépistage et taux de détection des cancers.

	Nombre de départements	Taux de participation %	Dépistages positifs %	VPP dépistage %	Taux de détection des cancers ‰	
1993	6	41,4	10,1	4,8	5,5	Ancien Cahier des Charges Femmes de 50 à 69 ans
2000	32	39	6,1	7,5	4,6	
2001	32	28,5	6,2	8,3	5,1	
2002	21	24,4	12,2	5	6,2	Nouveau Cahier des Charges Femmes de 50 à 74 ans
2003	59	34	13,8	4,2	6,3	
2004	94	40	12,5	5,3	6,6	

Les indicateurs de qualité du programme (données Invs 2003-2004)

- Le pourcentage des femmes ayant nécessité un bilan complémentaire immédiat après la première lecture a été de 11,4 % sur 2 439 842 dépistées. Il a varié de 12,7 % à 8,9 % entre prévalence et incidence. Le cahier des charges préconise un taux inférieur à 10 % au début, puis inférieur à 7 % aux vagues suivantes. Ce taux plutôt élevé est cependant prévisible car 66 départements ont démarré entre 2003 et 2004 et le taux de dépistages positifs est toujours plus élevé au début par défaut d'expérience. Cependant, les variations interdépartementales sont très importantes et reflètent des pratiques très hétérogènes : par exemple, en 2004, 16 départements ont des taux supérieurs ou égaux à 15 % et 42 ont des taux inférieurs à 10 %.

- Le pourcentage de femmes « anormales » ou suspectes après bilan de diagnostic immédiat a été par contre assez homogène et se situe à 4,2 %. Il a varié de 4,8 % en prévalence à 3 % en incidence. (61 % des départements ont un taux ≤ 5 %). Dans 79 % des cas le bilan s'est résumé à une échographie.

- Le pourcentage de femmes rappelées pour une anomalie détectée en 2e lecture a été de 1,6 %. Ce résultat est conforme au cahier des charges (taux souhaité < 3 %). Il a été inférieur à 2 % pour 73 départements et égal ou supérieur à 3 % pour 4 départements. Ce taux de rappel a été identique entre prévalence et incidence et n'a pas été influencé par l'âge. Ce résultat est rassurant, car les effets anxiogènes des reconvocations après dépistage doivent être minimisés mais ce taux est difficilement comparable au taux de rappel des recommandations européennes qui ne comportent pas de bilan diagnostique immédiat. [15]

- Le taux de biopsies chirurgicales a été de 0,8 % parmi les femmes dépistées. Ce taux est assez homogène sur l'ensemble des programmes et est comparable à celui obtenu avec l'ancien cahier des charges. Cependant, la proportion de cancers dans les biopsies atteint 82 % contre 57 % en 2000 vraisemblablement en raison de la fréquence accrue des biopsies percutanées préopératoires.

- Le taux de cancers détectés a été de 6,9 ‰ en 2003 et de 6,7 ‰ en 2004. Il était de 4,6 ‰ en 2000 et a augmenté également dans toutes les tranches d'âge d'environ 40 %. Le taux de cancers détectés par le 1er lecteur (15 136 cas) est de 6,3 ‰ en 2003 et de 6,1 ‰ en 2004. Dans 77 départements il est supérieur à 5 ‰. Il varie globalement de 3 à 10 ‰, mais les taux très bas sont peut-être liés à un suivi incomplet.

  - Le taux de cancers détectés par les 2es lecteurs (1 232 cas) a été de 0.5 ‰ en 2003 et 2004. La proportion de cancers dépistés par la 2e lecture est hétérogène, elle varie de 0 à 18 %. En 2004, elle est supérieure à 10 % dans 16 départements pour se situer en moyenne à 6,7 %.

  - Les performances des premiers et deuxièmes lecteurs sont difficiles à mesurer car en France des dépistages individuels ont été associés au programme et l'intervalle entre 2 mammographies a été variable. Or, les taux de détection sont d'autant plus faibles que le délai entre 2 mammographies est plus court et que les femmes sont plus jeunes. De plus, les résultats des 2es lecteurs étant liés à ceux des premiers, pour comparer l'efficacité des seconds lecteurs entre eux, il faudrait les tester dans des conditions identiques.

  - Des analyses complètes devront être réalisées pour mieux expliciter l'ensemble des variations départementales, mais les résultats montrent déjà des différences significatives entre les 32 anciens programmes qui représentent 47 % de la population cible, et les programmes plus récents. La pratique prolongée du dépistage organisé semble avoir induit dans les anciens programmes moins d'examens complémentaires, sans que cela se traduise par de grandes variations du taux de cancers détectés.

- Le taux de cancers in situ (CIS) a peu varié : il a été de 13,5 % en 2004 contre 15,5 % en 2001. Le taux de cancers invasifs de taille ≤ 10 mm a été de 37 % et 15 % des cas mesuraient plus de 20 mm. Les tailles des cancers sont assez homogènes sur l'ensemble des programmes.

  Ces indicateurs sont globalement en conformité avec les indicateurs européens, mais doivent être étudiés de façon précise par département.

- Les effets délétères liés aux faux positifs du programme ont été faibles (0,2 % de biopsies chirurgicales bénignes) et le risque de surdiagnostic est resté dans les limites prévues par les indicateurs européens avec un taux de CIS de 13,5 %. [16]

- Cependant, les comparaisons internationales sur les indicateurs de qualité des programmes sont difficiles à établir car chaque pays a une organisation et un système de santé différents. De plus, la coexistence du dépistage organisé et du dépistage individuel en France rend complexes les mesures d'impact du programme en population.

Les données complémentaires à analyser dans le contexte français

a) L'examen clinique des seins fait partie du dépistage mais aucune recommandation ne concerne les résultats. En 2004, il a été renseigné chez 94 % des femmes. Il a été jugé suspect dans 0,2 % des dépistages et a permis de détecter 0,4 % des cancers (44 sur 10 640 cancers). Cette pratique n'était pas systématique chez les radiologues auparavant, et il faudra s'attacher à mieux signaler ses résultats pour mesurer son impact précis. Actuellement l'examen clinique ne paraît pas induire un nombre élevé de faux positifs.

b) La pratique de l'échographie

Elle est autorisée par le cahier des charges, en l'absence d'anomalie radiologique ou clinique, si les seins sont très denses et difficiles à analyser. Ceci devait correspondre à moins de 10 % des femmes compte tenu de l'âge de la population dépistée par le programme. Les résultats 2003-2004 ont mis en évidence des pratiques très hétérogènes, en particulier des échographies systématiques pratiquées beaucoup plus souvent dans les nouveaux programmes : 21/62 ont eu des taux d'échographies supérieurs à 20 % alors que la moyenne pour les anciens programmes a été de 4,4 %.

Ces échographies systématiques doivent être bien isolées des échographies de diagnostic réalisées chez des femmes suspectes. Le nombre de cancers détectés par échographie seule en 2004 a été très faible (52/10 640 soit 0,5 % des cancers), mais en revanche l'impact des échographies systématiques sur les faux positifs est à surveiller. Le coût de cette pratique qui n'est pas prise en charge par le programme devra être évalué et une réflexion conduite pour mieux préciser les indications. Actuellement, l'échographie ne fait pas partie des examens de dépistage dans les programmes étrangers.

c) La prise en charge des images suspectes (classées Bi-Rads 4 et 5) nécessite souvent des prélèvements percutanés. Ils sont réalisés dans un but diagnostique ou stratégique pour les cancers. L'impact de ces nouvelles pratiques sur le programme mérite un suivi particulier. Les centres de radiologie pratiquant ces micro ou macro biopsies étant peu nombreux par rapport aux centres de dépistage, chaque région devrait pouvoir réaliser un bilan des modalités de la prise en charge des images suspectes détectées par le programme (indications des biopsies, qualité technique, délais...). À titre d'exemple, les recommandations européennes 2006 préconisent un taux de prélèvements percutanés de qualité insuffisante inférieur à 20 %.

d) Les surveillances : Le suivi des femmes « anormales » après bilan complémentaire permet d'identifier un pourcentage de demandes de surveillances à la suite du diagnostic du 1er ou du 2e lecteur. Le plus souvent c'est une surveillance radiologique qui est prescrite à 6 ou

12 mois. Ce pourcentage de femmes surveillées est un indicateur très important si on veut limiter à la fois les effets délétères anxiogènes et les risques de faux positifs ou de faux négatifs. De plus, les surveillances entraînent des exclusions à plus ou moins long terme du programme, sans compter le coût des bilans répétés.

En 2004, sur 94 départements, 3 % des femmes dépistées ont nécessité une surveillance après 1re lecture, ce qui correspond aux dépistages classés Bi-Rads 3. [16]

Dans les 32 anciens programmes le taux a été de 2,3 % contre 3,7 % dans les 62 nouveaux. 4 % des cancers (423/10 640) ont été détectés lors de surveillances. La version 2006 du cahier des charges préconise un pourcentage total de femmes mises en surveillance ≤ 3 % au démarrage. Actuellement, il reste encore à préciser le pourcentage de surveillances après 2e lecture positive, ou après échographie systématique.

À titre indicatif, le pourcentage des femmes de 50 à 74 ans dont le dépistage individuel a été classé Bi-Rads 3 s'élève à 5 % parmi les examens renseignés dans SENOLOG.

Dans le cadre des indicateurs européens, il est conseillé de surveiller au maximum 1 % des femmes dépistées mais les systèmes de santé modifient largement le contexte des pratiques. [19]

e) Les cancers de l'intervalle

Ces cancers surviennent après un résultat négatif du dépistage ou du diagnostic dans l'intervalle des 24 mois qui sépare deux mammographies. Ils sont un indicateur de la qualité du programme à moyen terme. Leur nombre doit être maintenu au minimum pour assurer l'efficacité du programme. En France, l'absence de registres des cancers sur l'ensemble des départements, ne permettra pas un recueil exhaustif de ces cas. En dehors des registres certains départements ont organisé un recueil global des résultats anatomopathologiques de tous les cancers du sein, d'autres recueillent uniquement les cas du programme. Ces recueils de données s'amélioreront dans l'avenir grâce à l'organisation des soins de cancérologie en réseaux. Les structures de gestion devraient bénéficier de ces résultats pour le suivi des programmes et la connaissance des cancers de l'intervalle, tout en collaborant mieux avec les laboratoires d'anatomopathologie. Un premier état des lieux en ce qui concerne le nombre des cancers d'intervalle pourra être fait grâce aux résultats obtenus par les registres sur les données 2003-2004. Les résultats pourront être comparés à ceux obtenus avec l'ancien cahier des charges dans quelques anciens programmes. Le taux moyen de cancers de l'intervalle sur 24 mois était de 1,5‰ dans les données publiées en 2000 par l'Invs sur 7 départements.

Par ailleurs, l'absence d'archivage systématique des clichés par les structures de gestion, rend la classification de ces cancers le plus souvent impossible par manque de relecture comparative a posteriori. Les recommandations européennes sont de maintenir les cas classés comme faux négatifs à moins de 20 % des cancers d'intervalle. [17] Pour pallier à cet inconvénient du protocole français, lié à notre système de santé, la formation des radiologues pour le dépistage doit comprendre des revues de cancers de l'intervalle pour apprendre à mieux détecter des modifications subtiles sur les films.

f) Le délai entre le dépistage et la prise en charge des cancers détectés

Il reflète la qualité de l'organisation après dépistage et l'adaptation du système de soins au programme. En effet, un délai trop long entre le dépistage et le traitement annule en partie le bénéfice d'une détection précoce. Le délai moyen en France en 2004 entre le dépistage et le 1er traitement a été de 2,4 mois. Un bilan 2003-2006 par région et par département sera nécessaire pour mieux identifier les priorités concernant ces délais.

g) Les indicateurs économiques : le coût par cancer détecté par le programme

Des données nationales seront nécessaires pour connaître l'ensemble des coûts du programme et comparer ces coûts par région, non seulement au niveau de l'organisation mais aussi en termes d'efficacité. En 2006 une seule étude départementale a été publiée avec le nouveau cahier des charges dans les Bouches du Rhône. Le coût par cancer détecté a été de 16 919 €. [20] Le coût par cancer détecté avait déjà été calculé dans le Bas Rhin et les Bouches du Rhône avec l'ancien protocole sur la période 1990-97. Il était de 13 867 € dans les Bas du Rhin et de 11 610 € dans les Bouches du Rhône. [21] Ces coûts n'ont pas pris en compte les traitements.

CONCLUSION

Le programme a été généralisé début 2004, 15 ans après les 1res expériences pilotes. Entre 2003 et 2004, 66 départements, représentant 53 % de la population cible, ont mis en place le dispositif de dépistage organisé. Au cours de l'année 2005, 2 millions de femmes ont été dépistées, et plus de 10 000 cancers ont été diagnostiqués par le programme.

La participation a atteint 45 % et doit augmenter, mais le taux de dépistages par prescriptions individuelles est encore élevé en particulier dans les régions urbaines. L'objectif d'un taux de participation de 80 % ne sera pas accessible rapidement malgré des efforts soutenus en raison de notre système de santé, même si on réussit à sensibiliser les femmes les moins bien informées. Ensuite, les médecins traitants devront s'assurer surtout de la régularité de la participation. En même temps, il est nécessaire de fournir aux femmes une information équilibrée sur l'intérêt de se faire dépister.

Pour être efficace, il faut parvenir à un haut niveau de qualité, car un dépistage médiocre est dangereux pour la population. Cette entreprise est très complexe, et mérite une évaluation continue qui a été bien décrite dans les recommandations européennes. Une mise au point française vient d'être publiée à ce sujet pour rappeler les risques et les bénéfices des programmes de dépistage. [22]

Le programme de dépistage français est un exemple unique, basé sur les structures de radiologie existantes, dans un pays où le système de santé est libéral. Les radiologues jouent un rôle de premier plan en étant responsables de la qualité image et de l'interprétation. Leurs pratiques sont auditées par le programme et peuvent s'améliorer régulièrement grâce à des indicateurs. Le premier bilan des résultats nationaux montre des indicateurs de qualité globalement satisfaisants mais des analyses détaillées par département sont nécessaires pour proposer des actions correctrices sur les points défectueux relevés. Ceci fera l'objet d'un pilotage continu du programme.

L'analyse des données de mortalité française suggère que la mortalité a amorcé sa décroissance [23], mais il est encore impossible actuellement de savoir quelle est la contribution exacte du dépistage à cette évolution. Par ailleurs, dans le contexte français, la coexistence du dépistage organisé et du dépistage individuel rend impossible une mesure d'impact précise du programme dans la population. Il sera plus aisé de surveiller l'évolution des stades des cancers dans les départements ayant des recueils de données histologiques ou des registres.

Le programme est à ses débuts, et aucun autre pays n'a testé avant nous ce protocole original en population. Des échanges scientifiques avec les programmes européens en cours permettront de comparer les stratégies adoptées et les résultats obtenus.

L'arrivée de nouvelles technologies comme la mammographie numérique ne devra pas mettre en péril le programme en modifiant trop rapidement les règles de l'organisation. L'adaptation du programme aura pour but de maintenir une égale qualité du dépistage pour toutes les femmes quel que soit le matériel des centres de radiologie. Pour cela, un protocole de contrôle qualité numérique a été publié par l'AFSSAPS en mars 2006.

Ce programme de santé publique ambitieux a bénéficié d'une collaboration fructueuse entre l'État, les caisses d'Assurance

Maladie, et les professionnels dans l'intérêt des femmes. Depuis 15 ans il a eu un énorme impact sur la qualité du dépistage, et la prise en charge des lésions mammaires. La dynamique qui a été accélérée par le Plan Cancer devra se poursuivre. Il est encore trop tôt pour attribuer au dépistage une influence précise sur le déclin amorcé de la mortalité par cancer du sein en France. Les nouvelles modalités de la gouvernance des programmes de dépistage, associant l'Institut National du Cancer et la DGS, devront consolider les premiers résultats obtenus et les améliorer. ■

BIBLIOGRAPHIE

[1] REMONTET L, ESTEVE J, BOUVIER AM, GROSCLAUDE P, LAUNOY G, MENEGOZ F *et al.* (2003) Cancer incidence and mortality in France over the period 1978-2000. *Rev Epidemiol* Santé Publique 51: 3-30.

[2] SHAPIRO S, VENET W, STRAX P, VENET L. Periodic screening for breast cancer. In: The Health Insurance Plan Project an its sequelae 1963-1986. John Hopkins University Press, Baltimore, 1988.

[3] TABAR L. FAGERBERG G, DUFFY SW, DAY NE (1989) The Swedish two-county trial of mammographic screening for breast cancer: recent results ans calculation of benefit. *J Epidemiol. Commun Health* 43: 107-114.

[4] SÉRADOUR B, ALLEMAND H (1994) Dépistage de masse du cancer du sein : particularités françaises. *Press Med* 23 : 1056-1060.

[5] DE WOLF C, PERRY NM (eds) European guidelines for quality assurance in mammography screening – 2nd Ed. June 1996, Europe against cancer programme. Commission of the EC.(ISBN 92 – 827-7430-9).

[6] Rapport des anatomopathologistes du Groupe de Travail : « dépistage du cancer du sein » de l'Union Européenne (1996) Recommandations européennes pour l'assurance de qualité dans le cadre du dépistage mammographique du cancer du sein. *Ann Pathol* 5: 315-333.

[7] SÉRADOUR B, ALLEMAND H, SCHAFFER P (1997) Programme français de dépistage du cancer du sein. Résultats de cinq départements (1989-1994). *Bull. Cancer* 84(8): 822-828.

[8] ANCELLE-PARK R, NICOLAU J, PATY AC, et les Coordinateurs des centres de dépistage départementaux du cancer du sein. (2003) Programme de dépistage organisé du cancer du sein : tendances des indicateurs précoces. *BEH/Invs* 4:14-16.

[9] SÉRADOUR B, WAIT S, JACQUEMIER J, DUBUC M, PIANA L (1997) Modalités de lecture des mammographies de dépistage du programme des Bouches du Rhône : résultats et coûts 1990-1995. *J Radiol* 78 : 49-54.

[10] Agence Nationale d'Accréditation et d'Évaluation en Santé. (1999) Le dépistage du cancer du sein par mammographie dans la population générale. Étude d'évaluation technologique. Paris: ANAES.

[11] SANCHO-GARNIER H, GALLOPEL K et le groupe de pilotage de la Ligue nationale contre le cancer. (2003) Connaissances, opinions et comportements des médecins généralistes et des gynécologues vis-à-vis du dépistage organisé : analyse d'une enquête par sondage. *BEH/InVS* 4 : 26-27.

[12] THURFJELL EL, LERNEVALL KA, TAUBE AA (1994) Benefit of independent double reading in a population-based mammography screening program. *Radiol* 191: 241-244.

[13] ANTTINEN I, PAMILO M, SOIVA M, ROIHA M (1993) Double reading of mammography screening films - one radiologist or two? *Clin Radiol* 48: 414-421.

[14] SÉRADOUR B, ALLEMAND H (2005) Le nouveau protocole français de dépistage organisé des cancers du sein a-t-il modifié les indicateurs de performance ? *Presse Médicale*, 34 : 1349-1350.

[15] Cahier des Charges du dépistage organisé du cancer du sein : Journal Officiel, 21 décembre 2006, NOR : SANP06238771.

[16] PATY AC, ANCELLE-PARK R, JULIEN M., BLOCH J et les coordonnateurs départementaux. Programme de dépistage du cancer du sein en France : Résultats 2004. Institut de veille sanitaire, Août 2006.

[17] Fourth Edition. European Communities 2006. Europe Against Cancer. European Guidelines for Quality Assurance in Mammography Screening.

[18] GUILBERT P, GAUTIER A. Baromètre Santé 2005 : Premiers résultats. Édition INPES 2006.

[19] SÉRADOUR B, ANCELLE-PARK R. (2006) Dépistage des cancers du sein : peut-on comparer les résultats du programme français aux résultats internationaux ? *J Radiol* 87 : 1009-1014.

[20] GIORGI R, REYNAUD J, WAIT S, SÉRADOUR B. Evaluation économique du nouveau programme de dépistage du cancer du sein en France : application dans les Bouches-du-Rhône. *Bull Cancer* 2005; 92(11): 995-1001.

[21] WAIT S, SCHAFFER P, SÉRADOUR B, GULDENFELS C, GAIRARD B, MORIN F, PIANA L (2000) Le Coût du dépistage du cancer du sein en France. *J Radiol* 81: 799-806.

[22] INCA et INVS (2006) Dépistage du cancer du sein : que peut-on dire aujourd'hui des bénéfices attendus ? *J Radiol* 87 : 1902-6.

[23] ESTEVE J. Cancer du sein : 25 000, 33 867, 41 845 nouveaux cas par an. D'où viennent ces chiffres ? Dogmes et Doutes, Revue critique des standards en sénologie. 27es Journées Nationales de la Société Française de Sénologie et de Pathologie Mammaire Deauville-Caen, 16/18 Novembre 2005.

LA PRÉVENTION DES CANCERS DU SEIN

Moïse NAMER et Joseph GLIGOROV

INTRODUCTION

Le cancer du sein est une pathologie fréquente surtout dans le monde occidental. En France, le Réseau Français des Registres de Cancer en a dénombré 25 000 nouveaux cas en 1985, 30 000 en 1990, 36 000 en 1995 et 42 000 en 2000 [1]. En 15 ans, le taux d'incidence du cancer du sein a augmenté de plus de 40 %. Durant la même période, le taux de mortalité a augmenté de 17 % : 9 310 décès par cancer du sein en 1985, 10 830 en 1995 et 10 950 en 2000. Dans les 25 pays de l'Union Européenne, en 2006, [2], sur 100 000 habitants, 110,3 ont fait un cancer du sein et 25 sont décédés suite à cette maladie (tableau I). La répartition de cette pathologie dans le monde est hétérogène : certains pays ont un taux annuel standardisé au-dessus de 120 tandis que, pour d'autres pays, il est inférieur à 100.

Que peut-on faire pour enrayer cette augmentation continuelle du nombre de cancers du sein découverts chaque année ?

On ne pourra faire diminuer le nombre de cancers découverts cliniquement chaque année que si on peut agir sur la cause de cette pathologie ou sur une des étapes de son développement préclinique.

RECHERCHE DE LA CAUSE PAR L'ANALYSE DES FACTEURS FAVORISANT LA SURVENUE D'UN CANCER DU SEIN

La probabilité de développer un cancer du sein durant toute la vie d'une femme est de 13,3 % environ : soit 1 femme sur 8 [3]. Cette probabilité est d'une part nettement surestimée et, par ailleurs, inégalement

Tableau I :
Taux standardisé d'incidence et de mortalité pour 100 000 habitants des pays de l'union européenne.

Pays à haute fréquence			Pays à basse fréquence		
Pays	**Incidence**	**Mortalité**	**Pays**	**Incidence**	**Mortalité**
Belgique	137,8	33,5	Malte	94,5	23,0
Ireland	131,4	29,3	Espagne	93,6	19,2
France	**127,4**	**25,9**	Autriche	91,5	24,6
Pays-Bas	128,0	29,8	Slovénie	87,5	28,6
Suède	125,8	21,1	R Tchèque	84,5	26,5
Danemark	122,6	34,5	Grèce	81,8	21,7
G.B.	122,0	27,3	Pologne	74,1	20,9

répartie suivant les personnes considérées. La connaissance des facteurs qui favorisent la survenue des cancers du sein va nous permettre d'individualiser les populations où le risque est plus important que la moyenne et peut être de cibler des causes éventuelles.

Certains facteurs sont essentiels comme l'âge, les antécédents familiaux et la présence d'anomalies histologiques D'autres facteurs sont moins importants comme les antécédents gynéco-obtétricaux, l'obésité, les habitudes alcooliques, l'hormonothérapie de substitution de la ménopause et la densité mammaire

FACTEURS ESSENTIELS

Âge : L'augmentation progressive de la probabilité (tableau II) de faire un cancer du sein, suivant un intervalle d'âge donné, montre l'importance de ce facteur [4]

Tableau II :
Probabilité de faire un cancer du sein suivant la période de vie considérée.

Intervalle d'âge	Probabilité de développer un cancer du sein
< 40 ans	1/218 femmes
40 – 49 ans	1/62 femmes
50 – 59 ans	1/40 femmes
60 – 69 ans	1/26 femmes
70 – 79 ans	1/23 femmes
70 – décès	1/14 femmes

L'évaluation du risque est encore plus proche de la réalité si on la calcule par période de 10 ans et avec un suivi de 30 ans (tableau III).

Il est clair que le risque augmente avec l'âge du début de l'observation et la longueur du suivi. Il n'atteint néanmoins jamais le risque communément donné de « 1 sur huit » : on peut dire tout au plus qu'a partir de 50 ans, une femme sur 10 aura un cancer du sein durant les 30 ans qui lui restent à vivre [5].

Antécédents familiaux

Les membres de la famille du 1er degré [6] d'une personne ayant eu un cancer du sein, ont un risque plus élevé de faire un cancer du sein (tableau IV). Certains paramètres associés comme un âge de < 40 ans, un cancer du sein bilatéral, un cancer du sein chez un homme, un antécédent personnel ou familial de cancer de l'ovaire feront rechercher une mutation des gênes BRCA1 ou BRCA2.

Facteurs histologiques

Certaines découvertes histologiques sont des marqueurs d'un risque élevé de faire un cancer du sein : les carcinomes lobulaires *in situ*, qu'ils soient réguliers ou pléomorphes et les hyperplasies avec atypies.

Certains paramètres sont intriqués (tableau V) : ainsi, si l'on associe les anomalies histologiques et les antécédents familiaux, le risque relatif peut varier de 1,0 à 22 [7].

Deux méthodes permettent de calculer le risque à partir des antécédents familiaux des facteurs histologiques : les scores de Gail [8] et de Claus [9].

Tableau III :
Calcul du risque suivant l'âge de la patiente et la longueur du suivi.

Âge actuel	+ 10 ans	+ 20 ans	+ 30 ans	Global %
30	1/250	1/54	1/22	13,48
40	1/68	1/24	1/13	13,24
50	1/35	1/15	1/10	12,16
60	1/27	1/14	1/10	10,00

Tableau IV :
Risque relatif de la famille du 1er degré d'une personne ayant un cancer du sein.

Caractéristiques du sujet ayant le cancer	R.R. de famille 1er degré
Pré-ménopausée (avant 50 ans)	3,1
Ménopausée (après 50 ans)	1,5
Unilatéral, pré-ménopausée	1,8
Unilatéral, ménopausée	1,2
Bilatéral, pré-ménopausée	8,8
Bilatéral, ménopausée	4,0

Tableau V :
Association de facteurs de risque.

Anomalies histologiques	R.R. brut	R.R. sans AF	R.R. avec A.F.
Pas d'Hyperplasie	1	1	3,6
Hyperplasie sans Atypie	1,7	1,3	2,6
Hyperplasie avec Atypie	4,3	4,2	22
AF : antécédents familiaux, R.R. : risque relatif			

FACTEURS SECONDAIRES

Ils sont moins déterminants. On y trouve des facteurs liés

- aux antécédents gynéco-obstétricaux [10] : puberté précoce, ménopause tardive, première grossesse après 32 ans ;

- au mode de vie : surpoids pour les personnes ménopausées, consommation d'alcool.

Tous ces facteurs influencent d'une manière plus ou moins importante le risque de faire un cancer du sein comme on peut le voir dans le tableau VI.

Il est clair que ces paramètres accompagnent les cancers du sein. Aucune démonstration ne peut prouver qu'ils sont responsables de la survenue du cancer du sein. Par ailleurs ils sont subits et ne sont pas modifiables volontairement. Comme on ne connaît pas la cause des cancers du sein, on ne peut pas, comme pour les cancers du poumon, mettre en place des mesures de « prévention primaire » qui, passant par la diminution de la consommation du tabac, aboutiraient à la réduction de l'incidence de ce cancer. Seules des mesures de « prévention secondaires », qui ont pour but de diminuer les conséquences de cette affection, sont possibles. La mesure de prévention secondaire la plus validée est le

Tableau VI :
Évaluation du risque de cancer du sein par les paramètres connus.

Risque relatif < 2	Risque relatif 2-4	Risque relatif > 4
Puberté précoce	ATCD Famille 1er degré	2 ATCD famille 1er degré
Ménopause tardive	Exposition radiation	Mutation gènes
Nulliparité	ATCD Cancer du sein	Car lobulaire in situ
Grossesse > 35 ans	Seins denses	Car canalaire in situ
THS ménopause		Hyperplasie + atypies
Obésité		
Alcool		
Hyperplasie épith.		

dépistage radiologique des cancers du sein. Elle est basée sur le diagnostic précoce, gage d'une meilleure efficacité de la prise en charge. Ce dépistage consiste à la recherche des cancers, non-palpables cliniquement, mais visibles à la mammographie. Cette action a certes amélioré la survie des malades, mais n'a pas modifié, bien au contraire, l'accroissement progressif de son incidence. Le dépistage est responsable d'un sur diagnostic de cancers du sein : en effet, 10 % des anomalies détectées sont des cancers in situ. La moitié de ces lésions n'auraient peut-être pas évolué si elles n'avaient pas été découvertes.

Comme on ne peut pas agir sur les causes de cette affection, la seule façon de réduire l'incidence serait d'empêcher l'éclosion des lésions microscopiques qui sont à un stade infra radiologique.

Quand une personne est à risque élevé de faire un cancer du sein, elle va faire l'objet d'une surveillance renforcée clinique et radiologique.

La surveillance clinique va consister à des autopalpations mensuelles et à des examens cliniques biannuels des seins. Ces méthodes ont une spécificité intéressante (93,4 %) mais présentent une sensibilité médiocre (58,8 %) qui diminue avec l'âge.

La surveillance radiologique consiste à faire tous les ans une mammographie, une échographie et dans certaines conditions une IRM [11]. La performance de ces examens est variée (tableau VII). Si l'on considère que la mammographie et l'échographie, leurs valeurs prédictives positives sont très faibles. Ce qui veut dire que même si tous ces examens sont normaux, on ne pourra pas être complètement rassuré. En effet, un cancer peut être présent mais non diagnosticable parce qu'il est infra clinique et infra radiologique.

À ce jour, il n'existe pas d'examen permettant d'assurer à une personne qu'elle n'a pas un cancer non perceptible à la radiographie. Pourtant, cette éventualité est théoriquement fréquente : en effet, si l'on estime que 40 000 cancers du sein sont diagnostiqués tous les ans en France, et que chaque cancer évolue pendant 6 à 8 ans avant qu'il ne soit radiologiquement perceptible, on peut supposer qu'il y a en France, une prévalence de 250 000 cancers du sein infra radiologique.

Peut-on proposer un traitement à ce genre de situation dans le but d'éradiquer ces tumeurs microscopiques ? En d'autres termes, y a-t-il dans la pathologie mammaire des situations identiques où il existe une augmentation du risque de voir apparaître un cancer, où tous les examens de diagnostics radiologiques semblent normaux et où un traitement arrive à diminuer la probabilité de le voir apparaître ? Oui : C'est le cas des cancers du sein controlatéral dont le nombre sera diminué par la prise d'une hormonothérapie adjuvante.

LE CANCER DU SEIN CONTROLATÉRAL

INCIDENCE DU CANCER DU SEIN CONTROLATÉRAL

La survenue d'un cancer dans le sein controlatéral est une constatation fréquente dans le suivi des cancers du sein :

Tableau VII :
Performances des examens réalisés aux personnes à haut risque.

Index diagnostic	Mammographie	Échographie	IRM
Sensibilité	33 %	33 %	100 %
Spécificité	93 %	80 %	95 %
VPP	30 %	14 %	64 %
VPN	94 %	93 %	100 %
Précision diagnostic	88 %	76 %	95 %
VPP : Valeur Prédictive Positive. VPN : Valeur Prédictive Négative.			

l'incidence a été estimée à 0,7 % par an. Cette éventualité est favorisée par le jeune âge de la patiente, la présence d'antécédents familiaux, la multifocalité de la tumeur primitive, son type histologique (cancer lobulaire) ou l'association avec du carcinome in situ. Quand une femme a eu un cancer du sein, son risque de faire un cancer dans le sein controlatéral est cinq à six fois plus important que l'incidence de cette pathologie chez une femme normale [12] : le sein controlatéral est donc à risque comme le sont les femmes qui ont des facteurs favorisants de survenue de cancers.

INFLUENCE DE L'HORMONOTHÉRAPIE ADJUVANTE SUR L'INCIDENCE DES CANCERS DU SEIN CONTROLATÉRAL

Influence du Tamoxifène adjuvant

Les résultats de la méta-analyse d'Oxford [13] qui a regroupé tous les essais thérapeutiques qui ont comparé le devenir des patientes, opérées d'un cancer du sein, ayant reçu du Tamoxifène ou un placebo dans le cadre du traitement adjuvant, ont confirmé que cet antiœstrogène est responsable d'une amélioration de leur survie sans rechute et de leur survie globale. Cette méta-analyse a aussi montré que la prise de 5 ans de Tamoxifène est responsable d'une réduction de moitié du risque de voir survenir un cancer dans le sein controlatéral. Ce bénéfice est indépendant de l'âge et de l'état ménopausique

Influence des inhibiteurs de l'aromatase adjuvante

L'aromatase est l'enzyme responsable de la dernière étape de la synthèse des œstrogènes par la conversion des androgènes, androstènedione et testostérone en estrogènes E1 et E2. Les inhibiteurs de l'aromatase vont provoquer une baisse substantielle des œstrogènes circulants. Depuis quelques années ces produits ont démontré leur supériorité sur le Tamoxifène chez la patiente ménopausée ayant un cancer du sein en situation métastatique et néoadjuvante.

Deux essais de grande dimension ont comparé la prise de 5 ans de tamoxifen, avec 5 ans d'inhibiteurs de l'aromatase : soit l'anastrozole [14] (ATAC # 3 000 patientes/bras) soit le létrozole [15] (BIG # 4 000 patientes/bras) en situation adjuvante. Bien que nous ayons déjà vu que le tamoxifen divisait par 2 le risque de rechute dans le sein contro-latéral, les 2 inhibiteurs de l'aromatase montrent qu'ils peuvent obtenir une protection supplémentaire de 40 % environ

Moyen non-hormonal d'influencer l'incidence des cancers du sein controlatéral

Les rétinoïdes, qui sont des analogues synthétiques et naturels de la vitamine A, ont montré qu'ils avaient un pouvoir oncostatique et qu'ils pouvaient inhiber la carcinogenèse dans le sein. Parmi ces produits, le Fénrétinide a été sélectionné pour sa grande activité et sa faible toxicité.

L'équipe du Centre des tumeurs de Milan a commencé en 1987, une étude prospective, ouverte, de phase III ayant pour but d'évaluer l'influence de la fenrétinide, sur la survenue de cancer dans le sein controlatéral dans le suivi post-opératoire des cancers du sein sans atteinte

Comparaison des nombres de Cancers du sein controlatéral dans les bras Tamoxifène ou inhibiteur de l'aromatase.

	ATAC Nbre CS CL	BIG Nbre CS CL
Tamoxifène	35	27
Inhibiteur Aromatase	Anastrozole = 20	Létrozole = 16
% de diminution	↘ 42 %	↘ 41 %
Nbre CS CL = Nombre de cancers du sein contro-latéral.		

ganglionnaire [16]. Il est important de noter qu'a cette période, la prise de Tamoxifène n'était pas encore validée pour les patientes N-, qui ne recevaient aucun traitement complémentaire après la chirurgie d'exérèse.

De 1987 à 1993, 2 972 patientes, âgées de 30 ans à 70 ans, ayant un cancer canalaire ou lobulaire infiltrant, N-, ont été randomisées entre la prise de 200 mg/jour de fenrétinide pendant 5 ans et une abstention thérapeutique. Parmi les patientes recrutées, il y a eu quelques carcinomes canalaires in situ et quelques cancers infiltrants avec un seul ganglion atteint. La moitié des patientes avaient été opérées antérieurement, depuis moins de 10 ans, et ont été recrutées parce qu'elles ne présentaient aucune rechute. L'autre moitié a été inclue immédiatement après l'intervention.

Après un suivi médian de 97 mois, il a été noté 65 cancers du sein controlatéral dans le groupe traité et 71 dans le groupe non traité (NS). L'analyse des sous-groupes caractérisés par l'état de la ménopause, la localisation de la tumeur primitive ou le type histologique montre que la prise de fenrétinide a provoqué un bénéfice à la limite de la signification pour les patientes non-ménopausées et a été presque délétère pour les patientes ménopausées. La même tendance est retrouvée pour les récidives homolatérales.

La conclusion de cet essai est que le fenrétinide n'a qu'un effet marginal sur les patientes non ménopausées et pas d'effet sur les patientes ménopausées.

LA PRÉVENTION HORMONALE DES CANCERS DU SEIN : JUSTIFICATIONS

Si le Tamoxifène peut efficacement faire diminuer l'incidence de nouveaux cancers dans un site à risque comme l'est le sein controlatéral, on pourrait peut-être espérer qu'il puisse aussi diminuer l'incidence de nouveaux cancers du sein dans une population à risque comme nous l'avons défini plus haut. Cela nous conduirait à prescrire ce produit à des femmes certes à risque élevé, mais apparemment non atteinte.

L'idée de prévenir les cancers du sein par une action hormonale n'est pas récente. Antoine Lacassagne [17], après avoir démontré en 1936, l'importante contribution des œstrogènes, secrétés par les ovaires, dans la pathogénie de cette affection, suggère qu'on pourra bientôt reconnaître les femmes qui sont à risque spécifique, afin de contrer l'action de ces hormones et diminuer ce risque. Il conclut dans cet article que « si l'on accepte que l'adénocarcinome du

Tableau VIII :
Efficacité de Fénrétinide sur les rechutes controlatérales et homolatérales.

	Événements			
	Fénrétinide	Contrôle	RR (IC)	P stat
Cancer du sein controlatéral				
Global	65	71	0,92 (0,66 – 1,29)	0,642
Préménopausées	27	42	0,66 (0,41 – 1,07)	0,045
Ménopausées	38	29	1,32 (0,82 – 2,15)	
Récidives dans le sein homolatéral				
Global	100	121	0,83 (0,64 – 1,09)	0,177
Préménopausées	58	87	0,65 (0,46 – 0,92)	0,045
Ménopausées	42	34	1,19 (0,75 – 1,89)	

RR : Risque relatif, IC : Intervalle de confiance

sein est la conséquence d'une sensibilité héréditaire à l'action proliférative de l'œstrone, on peut imaginer une thérapeutique préventive de ces sujets prédisposés ».

De nombreux faits cliniques semblent donner raison à cette hypothèse : depuis les travaux de Georges Beatson, on sait que l'arrêt de la fonction ovarienne est bénéfique aussi bien en situation métastatique [18] qu'en situation adjuvante [19]. L'incidence des cancers du sein est nettement moins importante chez les femmes qui ont eu une ménopause précoce qu'elle soit naturelle ou secondaire à une ovariectomie. La diminution du risque relatif varie de 54 % à 10 % suivant la précocité de l'arrêt de la fonction ovarienne (tableau IX) [20].

Mais la castration ne s'adresse qu'aux femmes qui ne sont pas ménopausées. Par ailleurs, même si on peut espérer contrôler les effets secondaires de cette thérapeutique, comme l'ostéoporose, il est certain qu'elle sera très mal tolérée physiquement et psychologiquement.

Le Tamoxifène a lui aussi démontré son intérêt dans le cancer du sein métastatique. En situation adjuvante [13], le Tamoxifène améliore la survie sans rechute et la survie globale et diminue, comme on l'a vu, l'incidence des rechutes dans le sein controlatéral. Peut-on sur la foi de ces données, le prescrire aux femmes qui ont un risque élevé de faire cancer du sein ?

PRÉVENTION HORMONALE AVEC LES ANTIŒSTROGENES : LE TAMOXIFÈNE ET LE RALOXIFÈNE

PHARMACOLOGIE DES ANTIŒSTROGÈNES

Le Tamoxifène est une molécule complexe : il a une double potentialité : antagoniste et agoniste des œstrogènes. On dit que c'est un antiœstrogène mixte.

Son action antagoniste est responsable de l'action oncostatique de ce produit. Elle est responsable, par son impact sur l'hypothalamus, d'une augmentation des bouffées de chaleur et par son impact sur la muqueuse vaginale, d'une certaine sécheresse responsable de dyspareunie

Son action agoniste s'exerce sur l'utérus en favorisant une augmentation des cancers de l'endomètre, sur le squelette en augmentant la densité osseuse et en diminuant l'ostéoporose, sur les lipides circulants en favorisant une baisse du cholestérol et enfin sur les vaisseaux en provoquant une augmentation du taux des manifestations thromboemboliques. D'autres actions agonistes ont été constatées, mais ont été moins prouvées comme celles sur le myocarde, le foie ou les yeux.

Cette double action classe le Tamoxifène dans une famille thérapeutique particulière nommée : Selective Estrogen receptor modulator ou SERM.

Tableau IX :
Influence de l'arrêt de la fonction ovarienne sur le risque relatif de faire un cancer du sein.

Âge	Ménopause naturelle	Risque relatif	Ovariectomie bilatérale	Risque relatif
< 35	64/168	0,46	88/268	0,48
35 – 39	230/544	0,51	122/295	0.65
40 – 44	1 125/2 655	0,62	225/464	0,65
45 – 49	3 597/7 552	0,70	303/570	0,72
50 – 54	5 363/9 135	0,81	256/376	0,90
≥ 55	1 094/1 541	0,85		

À côté du Tamoxifène, le SERM le plus connu, est le raloxifène : c'est un antiœstrogène non-stéroïdien qui se caractérise par une action agoniste puissante sur le squelette favorisant la densité osseuse et par le manque d'action agoniste sur l'utérus.

EFFETS SECONDAIRES DU TAMOXIFÈNE

Effet sur l'utérus

Depuis 10 ans environ, de nombreuses publications ont rapporté des modifications survenant sur l'utérus de patiente prenant du Tamoxifène et qui semblaient être dû à une influence œstrogénique tels que des aspects de prolifération endométriale allant jusqu'au cancer de l'endomètre. Mais ces publications étaient toujours rétrospectives et l'on ne pouvait pas exclure l'existence d'un biais de sélection ou de pathologie de l'endomètre préexistante. Ces réticences ont été levées par l'analyse des cancers secondaires retrouvés dans les nombreux essais thérapeutiques, randomisés, qui ont été réalisés dans le but de démontrer l'action bénéfique du Tamoxifène sur la survie des patientes. Cette analyse a retrouvé une augmentation du nombre de cancer de l'endomètre [21] chez la patiente ayant reçu du Tamoxifène adjuvant (tableau X). Cette augmentation du risque de faire un cancer de l'endomètre a été retrouvée dans les résultats de la méta-analyse d'Oxford [13]. Le risque relatif de faire un cancer de l'endomètre est augmenté globalement à 2,58. Ce risque varie avec la durée de la prise de Tamoxifène puisqu'il est de 2,2 pour une prise de 1 an et de 4,2 pour une prise de 5 ans.

Autres effets

L'action agoniste du Tamoxifène préserve ou améliore la densité minérale osseuse [22]. Sur les vaisseaux, il provoque une augmentation des manifestations thromboemboliques [23]. La prise de Tamoxifène s'accompagne d'une diminution du taux de cholestérol total de 17 % et du cholestérol LDL de 19 %. Il n'y a pas d'effet démontré sur le cholestérol HDL qui reste stable [24]. Les modifications du profil lipidique sont à la base d'une diminution de la pathologie coronarienne des patientes traitées par le Tamoxifène. Une étude rétrospective réalisée en 1991 [25] par McDonald et Stewart et actualisée en 1995, rapporte que les patientes qui prennent le Tamoxifène ont présenté une baisse de 50 % des décès par maladie coronarienne.

Tableau X :
Risque relatif de faire un cancer de l'endomètre après la prise de Tamoxifène pris dans le cadre d'un traitement adjuvant.

	Posologie et durée de prescription	Risque relatif
Hardell (1988)	40 mg pdt 2 à 7 ans + castration radiothérapique	2,6 7,1
Fornander (1989)	40 mg pdt 2 à 5 ans	6,4
Andersson (1992)	30 mg pdt < 1 an	1,9
Uziely (1993)	20 mg pdt > 1 an	2,6
Fisher (1994)	20 mg pdt 5 ans	7,5
Van Leeuwen (1994)	20 – 40 mg pdt < 2 ans	1,3
	> 2 ans	2,3
Rutqvist (1995)	30 – 40 mg pdt 1 à 2 ans	4,1
Essai de Stockholm	40 mg pdt 2 à 5 ans	5,6
Essai Suède - Sud	30 mg pdt 1 an	2,0
Essai Danois	30 mg pdt 1 an	3,3

EFFETS SECONDAIRES DES AUTRES ANTIŒSTROGÈNES

Le Raloxifène diffère du Tamoxifène par son action antagoniste plutôt qu'agoniste sur l'endomètre. Les premières publications sur ce produit ont démontré son action sur le squelette [26] : il augmente la densité osseuse de 2,0 ± 0,4 % de tout le corps quelle que soit la posologie utilisée : 30, 60 ou 150 mg/jour. Comme pour le Tamoxifène, les taux de cholestérol total et de LDL cholestérol diminuent tandis que les taux de cholestérol HDL et de triglycérides ne sont pas modifiés. Il n'y a pas de variation de l'épaisseur de l'endomètre.

Le Torémifène est un autre SERM non-stéroïdien très proche du Tamoxifène. Il s'en distingue par une action différente sur les lipides. Les premières constatations ont semblé trouver une diminution du taux de cancers secondaires de l'endomètre. Ce bénéfice relatif n'a pas été démontré dans les publications ultérieures.

CONCLUSIONS

Il est évident que la prise d'un antiœstrogène dans le but de prévenir les cancers du sein d'une population à risque peut avoir des conséquences complexes où se mélangent les effets bénéfiques recherchés et les effets délétères indésirables. Est-il éthique de donner un traitement à toute une population non-malade pour éviter à certains la survenue d'une affection ? Les risques induits par ce traitement ne seront-ils pas plus importants que le bénéfice escompté ? C'est pour répondre à cette question que des essais thérapeutiques ont été effectués afin d'évaluer cette hypothèse.

ESSAIS THÉRAPEUTIQUES DE PRÉVENTION UTILISANT LES ANTIŒSTROGÈNES

Quatre essais thérapeutiques ont été initiés afin d'évaluer les propriétés de prévention des cancers du sein des antiœstrogènes.

- Dès 1986, une étude préliminaire prospective randomisée en double aveugle, comparant 20 mg/j de Tamoxifène à un placebo a été mis en place au Royaume-Uni par Trevor Powles du Royal Marsden Hospital de Londres. Les femmes sélectionnées avaient un risque élevé de cancer du sein dû à leurs antécédents familiaux ou à la présence d'anomalies histologiques lors d'une biopsie.

- En 1990, l'équipe du Centre anticancéreux de Milan en Italie, prenant en compte, la notion que l'effet secondaire le plus redouté était l'augmentation du nombre de cancer de l'endomètre a sélectionné les femmes, non sur leur risque de faire un cancer du sein mais seulement parce qu'elles avaient eu dans leurs antécédents une hystérectomie. Ici aussi l'essai a consisté à comparer 20 mg/j de Tamoxifène à un placebo.

- En 1992, le groupe coopérateur américain NSABP a lancé le 3e essai de prévention. Les critères d'inclusion ont été basés sur le choix d'une population à risque élevé de faire un cancer du sein : âge > 60 ans, antécédents familiaux, critères histologiques (hyperplasie avec ou sans atypie ou carcinome lobulaire in situ) et critères gynéco-obstétricaux (nulliparité, âge au premier enfant, âge à la puberté). Un logiciel basé sur le score de Gail permettait de calculer le risque global et le risque pour les 5 ans à venir. Les femmes reconnues à risque élevé (> 1,6 durant les 5 ans suivants), ont été randomisées entre TAM 20 mg/j et placebo. Le nombre d'inclusion prévue était de 16 000.

- Enfin, un groupe américain, qui travaillait sur le raloxifène, était impliqué dans un essai, nommé MORE (Multiple Outcomes of Roloxifene Evaluation), dont le but était d'évaluer l'effet de ce produit sur des femmes définis comme ayant une ostéoporose. L'inclusion a concerné 7 705 personnes ménopausées qui ont été randomisées pour recevoir 60 mg ou 120 mg de raloxifène ou un placebo. Après avoir constaté que ces femmes, qui n'avaient pas particulièrement un risque élevé de cancer du sein, avaient amélioré leur densité minérale osseuse, ce groupe a voulu rechercher, *a posteriori*, l'influence de cette thérapeutique sur l'incidence des cancers du sein.

Ces 4 essais ont eu leur épilogue durant le second semestre 98 par la diffusion des premiers résultats qui montrent des différences d'événements qu'il est nécessaire de connaître.

RÉSULTATS DES ESSAIS DE PRÉVENTION HORMONALE

EFFETS SUR L'INCIDENCE DES CANCERS DU SEIN

Les premiers résultats ont été rapportés par le *groupe NSABP* dans une publication d'abord sur Internet puis dans un journal scientifique [27]. Ils ont clos l'étude, précocement, après avoir recruté 13 388 femmes. Cet arrêt prématuré était dû au fait que les personnes recrutées avaient un risque plus élevé que prévu et que le nombre d'événements attendus était déjà atteint. La prise de Tamoxifène a été responsable d'une réduction du nombre de cancer de tous types : il y a eu 175 cancers dans le groupe placebo et 89 dans le groupe Tamoxifène ($p < 0{,}00001$) pour les formes invasives. Tous les sous-groupes de cette population ont bénéficié, d'une façon presque identique, de ce traitement (tableau XI). Il est intéressant de mentionner la très grande réduction du risque relatif des personnes qui avaient une hyperplasie avec atypie.

Après 69 mois, le taux d'incidence cumulé est passé de 43,4 à 22 pour mille femmes. Le risque relatif des femmes traitées est de 0,51 (0,39-0,66). Ce bénéfice est constant dans le temps : les réductions d'incidence sont de 33 %, 55 %, 39 %, 49 %, 69 % et 55 % durant chacune des 6 années d'observation. Pour les cancers non invasifs les résultats sont identiques. Il y a eu 69 cas dans le groupe placebo et 35 dans le groupe Tamoxifène ($p < 0{,}002$). Le taux d'incidence est passé de 15,9 à 7,7 pour milles femmes. Le risque relatif des femmes traitées est de 0,50 (0,33-0,77) et la réduction de 50 %.

L'incidence des cancers dans chaque bras est différente suivant leurs caractéristiques. Il y a une réduction de 69 % des cancers RE + (l'incidence, pour mille femmes, est de 5,02 dans le groupe placebo et de 1,58 dans le groupe Tamoxifène) et pas de différence pour les cancers RE négatifs. La taille des cancers découverts et leurs statuts ganglionnaire ne sont pas influencés par le traitement effectué (tableau XII).

Il y a eu 9 décès dus aux cancers du sein : 6 dans le groupe placebo et 3 dans le groupe Tamoxifène. Suivant la promesse qu'ils avaient donnée, le double-aveugle a été permettant aux femmes sous placebo de prendre le Tamoxifène si elles le désiraient. Cette mesure annule définitivement la possibilité de calculer les effets à plus long terme (> 72 mois) et la survie comparative.

Quelques semaines plus tard, les coordonnateurs des essais anglais et italiens publient leurs résultats qui sont fondamentalement différents.

Dans l'essai anglais [28], le nombre de cancer du sein est identique dans les 2 bras. Il y a eu 30 + 4 cancers invasifs et non invasifs dans le groupe sous Tamoxifène et 32 + 4 dans le groupe placebo.

Dans l'essai italien [29], il y a eu 19 cancers du sein dans le bras Tamoxifène et 22 dans le bras placebo. La différence n'est pas significative. Néanmoins, pour les femmes qui ont pris le traitement pendant au moins 1 an, il a été découvert 11 cancers dans le groupe Tamoxifène et 19 dans le groupe placebo ($p = 0{,}16$). Le risque relatif de la population traitée est de 0,87.

Dans ces 2 essais, la prise d'hormonothérapie de substitution de la ménopause (HSM) était autorisée. Il n'y a pas eu d'interaction entre l'utilisation d'HSM et la prise de Tamoxifène pour l'essai anglais. À l'inverse, pour l'essai italien, parmi les 39 cas de cancers invasifs qui ont été diagnostiqués, 30 n'avaient pas d'HSM (17 dans le groupe Tamoxifène et 13 dans le

Tableau XI :
Nombre de cancers du sein invasifs et risques relatifs.

Caractéristiques pop.		Nombre événements Placebo	Tam	Risque relatif	95 % IC
Global		175	89	0,51	0,39-0,66
Âge (ans)	≤ 49	68	38	0,56	0,37-0,85
	50-59	50	25	0,49	0,29-0,81
	≥ 60	57	26	0,45	0,27-0,74
CLIS	non	157	81	0,51	0,39-0,68
	oui	18	8	0,44	0,16-1,06
H + A	non	152	86	0,56	0,42-0,73
	oui	23	3	0,14	0,03-0,47
Probabilité de faire un cancer du sein dans les 5 ans %					
	≤≤ 2 %	35	13	0,37	0,18-0,72
	2 - 3 %	42	29	0,68	0,41-1,11
	3 – 5 %	43	27	0,66	0,39-1,09
	≥ 5 %	55	20	0,34	0,19-0,58
Nombre de famille 1er degré présentant un cancer du sein					
	0	38	17	0,46	0,24-0,84
	1	90	46	0,51	0,35-0,73
	2	37	20	0,55	0,30-0,97
	≥ 3	10	6	0,51	0,15-1,55

CLIS : carcinome lobulaire in situ, H + A : hyperplasie avec atypie

Tableau XII :
Répartition des cancers du sein suivant paramètres pronostiques.

	Placebo	Tam	Ganglion	Placebo	Tam
Taille ≤≤ 1 cm	53	37	N –	118	50
1.1 – 2,0 cm	58	27	N 1 à 3	36	14
2,1 – 3,0 cm	22	14	N ≥ 4	11	12
≥ 3,0 cm	19	11			

groupe placebo) tandis que 9 en avaient eu (1 dans le groupe Tamoxifène et 8 dans le groupe placebo) (tableau IX). La différence est à la limite de la signification.

Dans l'essai MORE [30], où la randomisation a été faite avec un ratio de 2/1, il y a eu 54 cas de cancer du sein : 40 étaient invasifs, 12 non invasifs et 2 indéterminés. Le risque relatif de faire un cancer invasif de la population traitée est de 0,24 (0,13-0,44) soit une réduction de 76 % (tableau X).

EXPLICATIONS DES DIFFÉRENCES DES RÉSULTATS DES DIFFÉRENTS ESSAIS SUR L'INCIDENCE DES CANCERS DU SEIN

Comment peut-on expliquer ces différences ?

Bien que ces essais soient semblables, de nombreux points les différentient :

Tableau XIII :
Femmes prenant une hormonothérapie de substitution de la ménopause.

	Tamoxifène	Placebo
	Cancer/population	**Cancer/population**
Essai Anglais	12/523	13/507
Essai Italien	1/390	8/362

Tableau XIV :
Nombre de cancers du sein et risques relatifs de l'essai MORE.

	Placebo	Raloxifène	Risque relatif
Nombre sujets	2 576	5 129	
Années/femmes	7 484	15 007	
Cancers invasifs	27	13	0,24 (0,13-0,44)
« RE +	20	4	0,10 (0,04-0,24)
« RE -	4	7	–
« RE ?	3	2	–
Cancers *in situ*	5	7	–

- Le nombre de femmes inclues est beaucoup plus important avec l'essai du groupe NSABP qu'avec les 2 autres essais réunis. D'un point de vue statistique, seuls les chiffres de l'étude NSABP peuvent êtres considérés comme significatifs.

- Les critères d'inclusion de ces quatre essais sont différents : Les essais anglais et du NSABP sont basés sur la sélection des femmes ayant un risque élevé de faire un cancer du sein. L'essai italien et celui avec le Raloxifène ont une population où le risque est moindre : en effet, les femmes qui avaient subi une hystérectomie avaient eu souvent une castration associée et pour l'étude MORE, l'ostéoporose était souvent accompagnée d'une hypoœstrogénie.

- La répartition des âges est différente suivant les essais comme le montre le tableau XV suivant.

- La compliance est différente : 25 à 40 % des femmes des essais anglais et italiens ont arrêté précocement leur traitement.

- La durée de suivi a été différente : elle a été de 55 mois pour l'étude NSABP, de 70 mois pour l'étude anglaise, de 46 mois pour l'étude italienne et de 40 mois pour l'étude MORE.

LES EFFETS SECONDAIRES (EN DEHORS DE L'INCIDENCE DES CANCERS)

Les cancers de l'endomètre

Dans l'essai du NSABP, il y a eu 15 cancers de l'endomètre dans le bras placebo et

Tableau XV :

Âge à l'inclusion	≤≤ 49 ans	50 – 59 ans	≥≥ 60 ans	Total
E. Anglais	66 %	33 %		2 471
E. Italien	38 %	50 %	12 %	5 408
NSABP	39 %	31 %	30 %	13 388
MORE	0	100 %		7 704

36 dans le bras Tamoxifène. (risque relatif : 2,5 (1,35-4,97). Cette augmentation de risque a été mise en évidence surtout pour les femmes de ≥ 50 ans (RR : 4,01 (1,70-10,9) et n'a pas été retrouvée chez les femmes de < 49 ans. Les cancers étaient presque tous de stade 1.

Dans l'essai anglais, il y a eu 1 cancer de l'endomètre dans le groupe placebo et 4 dans le groupe Tamoxifène. Ces chiffres ne sont pas assez importants pour pouvoir tirer des conclusions.

Dans l'essai MORE, parmi les 5 957 femmes qui n'avaient pas eu d'hystérectomie, il y a eu 4 (0,20 %) pour le groupe placebo et 6 (0,25 %) pour le groupe traité. Les 1 781 échographies transvaginales qui ont été effectuées ont montré que l'épaisseur moyenne de l'endomètre était augmentée de 0,1 mm pour les personnes qui prenaient le Raloxifène et était diminuée de 0,27 mm pour le groupe placebo (p < 0,01). Dix pour cent du groupe placebo et 14 % du groupe traité ont vu cette épaisseur dépasser 5 mm.

Manifestations thromboemboliques

Dans l'essai du NSABP, si l'on ajoute les ictus cérébraux, les embolies pulmonaires et les thromboses veineuses profondes, il y a eu 77 événements dans le groupe placebo et 110 dans le groupe Tamoxifène. Cette augmentation du nombre d'événement ne concerne pas les femmes qui ont ≤ 49 ans (17 *vs* 19). Ces événements sont plus fréquents chez les femmes ménopausées traitées par Tamoxifène (60 *vs* 91). Il y a eu 3 fois plus d'embolie pulmonaire (5 → 16) et 75 % d'augmentation de phlébite profonde (14 → 24)

Dans l'essai anglais, il y a eu 2 thromboses veineuses profondes et 2 embolies pulmonaires dans le groupe placebo et respectivement 4 et 3 dans le groupe Tamoxifène.

Dans l'essai italien, il y a eu 18 événements thromboemboliques dans le groupe placebo et 46 dans le groupe Tamoxifène (p = 0,005). La différence se situe surtout au niveau des phlébites superficielles.

Dans l'essai MORE, il y a eu 3 (0,1 %) embolies pulmonaires dans le groupe placebo et 17 (0,3 %) dans le groupe traité (p = 0,08). Il y a eu 5 (0,2 %) thromboses veineuses profondes dans le groupe placebo et 38 (0,7 %) dans le groupe traité (p < 0,008)

En conclusion, quelle que soit l'étude considérée, quel que soit l'antiœstrogène utilisé, il a une nette augmentation des événements thrombo-emboliques.

Fractures

Dans l'essai NSABP, Il y a eu 111 fractures pour le groupe Tamoxifène et 137 dans le groupe placebo. Le risque relatif est de 0,81 (0,63-1,05). Le bénéfice a été plus important chez les femmes qui avaient ≥ 50 ans.

Dans l'essai anglais, le Tamoxifène a amélioré la densité osseuse des femmes ménopausées tandis qu'il détériore celle des femmes non ménopausées.

Dans l'essai MORE, le bénéfice obtenu avec le Raloxifène sur le squelette n'a pas été rapporté dans la communication qui a signalé l'impact de cette hormonothérapie sur l'incidence des cancers du sein.

Cataractes

Dans l'étude du NSABP, parmi les femmes qui ne présentaient pas de cataracte au moment de l'inclusion, on a vu apparaître 21,7 ‰ cas nouveaux pour le groupe placebo et 24,82 ‰ pour le groupe traité (RR : 1,4 (1,01-1,29). Trois personnes sur mille ont été opérées dans le groupe placebo contre 4,72 ‰ pour le groupe traité (RR : 1,57 (1,16-2,14).

Qualité de vie

L'étude du NSABP a comporté une évaluation précise de la qualité de vie. Elle a impliqué une sous-population de 11 064 femmes soit 82,6 % des personnes qui ont été randomisées durant les 24 premiers mois, de cet essai. Elle a consisté à explorer et à évaluer la qualité de vie durant les 36 premiers mois qui suivaient la randomisation. Durant cette période, 3 421 femmes ont arrêté le traitement pour des raisons diverses comme l'apparition d'un cancer invasif, une dépression, une anxiété ou une thrombose veineuse profonde. Ceci s'est fait d'une manière homogène entre les 2 groupes, sauf pour les bouffées de chaleur qui ont été plus fréquents pour les personnes qui avaient pris du Tamoxifène (28,7 % *versus* 45,7 %). Il n'y a pas eu de perturbation notable de l'équilibre sexuel des personnes recevant le Tamoxifène.

ESSAI THÉRAPEUTIQUE COMPARANT LE TAMOXIFÈNE ET LE RALOXIFÈNE

L'analyse des résultats des essais de prévention par le Tamoxifène montre que cet antiœstrogène a démontré son pouvoir de prévention de 1 tiers des cancers infiltrants et non infiltrants du sein. Ces bénéfices sont malheureusement contre balancés par des effets secondaires importants parmi lesquels en premier lieu il faut citer les cancers de l'utérus qui est multiplié par 2,41. Le raloxifène a montré de très bons résultats sur l'incidence sans augmentation du nombre de cancers de l'endomètre. Ces constatations ont abouti à la nécessité de réaliser un essai comparant ces 2 antiœstrogènes. Ce qui a été fait par l'étude STAR (Study of Tamoxifen and Raloxifene), intitulé aussi P-2 et dont les résultats ont été publiés en 2006 [31].

Cet essai, débuté en juillet 1999, a impliqué 19 747 femmes ménopausées, ayant un âge moyen de 58,5 ans et qui avaient un risque de faire un cancer du sein dans les 5 ans augmenté à 4,03 %. Elles ont été randomisées entre 20 mg de Tamoxifène et 60 mg de Raloxifène.

Le 31 décembre 2005, 163 cancers du sein invasifs pour le bras Tamoxifène et 168 pour le bras Raloxifène (4,30 *vs* 4,41‰ : RR : 1,02 NS) ont été découverts. Aucune des caractéristiques suivantes n'a influencé les résultats.

- Caractéristiques liées à la patiente : âge à l'inclusion, présence de carcinome lobulaire in situ, antécédents d'hyperplasie avec atypie, niveau de risque de survenue d'un cancer ou nombre d'antécédents familiaux de 1er degré.
- Caractéristiques liées à la tumeur : taille, état ganglionnaire, état des récepteurs d'œstrogènes.

Il y a eu 57 cancers non invasifs (tableau XVI) pour le bras Tamoxifène et 80 pour le bras raloxifène (1,51 *vs* 2,11 ‰ : RR : 1,40). La différence est presque significative.

Il y eu moins de cancers de l'endomètre (36 *vs* 23 : RR : 0,62, IC à 95 % de 0,35 à 1,08) La différence presque significative : tableau XVII.

Il n'y a pas eu de différence dans le cadre de l'incidence des autres cancers invasifs, Il y a eu moins de thrombo-embolies avec le raloxifène (141 *vs* 100 : RR : 0,70, IC à 95 % de 0,54 à 0,91 Significatif) et pas de différence pour les cardiopathies ischémiques (114 *vs* 126) et pour les accidents vasculaires cérébraux (53 *vs* 51). Le nombre des fractures ostéoporotiques est identique. Le groupe qui a pris le raloxifène a eu moins de cataractes (396 *vs* 313. RR 0,79. Il n'y a pas de différence sur le nombre de décès : 101 pour le Tamoxifène et 96 pour le raloxifène.

Tableau XVI :

	Nombre d'événements		RR	95 % IC
	Tamoxifène	Raloxifène		
CCIS	30	44	1,46	0,90-2,41
CLIS	21	29	1,37	0,76-2,4
Mixte	6	7	1,16	0,33-4,18
Total	57	80	1,40	0,98-2,00

Tableau XVII :

	Nombre d'événements		RR	95 % IC
	Tamoxifène	Raloxifène		
C invasifs	36	23	0,62	0,35-1,08
Hyperplasies	84	14	0,16	0,09-0,29
Hystérectomies	244	111	0,44	0,35-0,56

Comme la comparaison entre ces 2 antiœstrogènes ne montre pas de grande différence, et comme cette étude était en double aveugle, il est important de rapporter les résultats de l'étude comparative de la qualité de vie de ces 2 groupes [32] : Il n'y a pas de différence dans la mesure de la santé physique, mentale et de dépression entre les 2 groupes. Le groupe traité par le Tamoxifène a présenté d'une manière plus importante des symptômes gynécologiques (0,29 *vs* 0,19 ; p < ,001), des troubles vaso-moteurs (0,96 *vs* 0,85, p < ,001), des crampes musculaires (1,10 *vs* 0,91, p < ,001) et des problèmes vésicaux (0,88 *vs* 0,73, p < ,001). Le groupe traité par le raloxifène a présenté plus de problèmes musculaires (1,15 *vs* 1,10, p = 0,02), plus de dyspareunie (0,78 *vs* 0,68, p < ,001) et plus de prise de poids (0,82 *vs* 0,76, p < ,001)

ACTION NON HORMONALE : LA MASTECTOMIE PROPHYLACTIQUE

La seule méthode non hormonale qui peut être proposée à une femme qui a un risque très élevé de faire un cancer du sein est la mastectomie prophylactique bilatérale qu'elles soient sous-cutanées ou totales. Cette thérapeutique a été réalisée depuis de nombreuses années.

Les premières mastectomies prophylactiques ont concerné le sein controlatéral des patientes traitées pour un cancer du sein et qui avaient un antécédent familial. L'étude de McDonnel s'est adressée à 556 personnes. Une mastectomie sous cutanée a été réalisée à 40 % des patientes alors que le reste subissait une mastectomie totale. Après 10 ans de suivi, on a pu déplorer pour les patientes préménopausées 6 cancers du sein au lieu des 106 prévus et pour les patientes ménopausées 2 au lieu des 50 prévus.

Des mastectomies prophylactiques ont été réalisées chez des personnes n'ayant pas eu de cancer préalable. L'étude la plus documentée a été faite par Hartmann : c'est une étude rétrospective qui concerne 639 femmes qui avaient des antécédents familiaux et qui ont subi une mastectomie prophylactique de 1960 à 1993. Suivant l'importance des antécédents familiaux et la possibilité d'une mutation de gènes associée, elles ont été classées en personne de haut risque [214] ou de risque moyen [425]. L'âge moyen de la mastectomie a été de 42 ans et le suivi moyen de 14 ans. Six cancers ont été découverts au cours de cette mammectomie prophylactique. Pour les personnes de risque modéré, 4 cancers sont apparus au lieu des 37 prévus (réduction de 89,5 %). Pour les personnes de haut risque, 3 cancers sont apparus (1.4 %) tandis que 156 (38.7 %) cancers survenaient chez leurs sœurs. Le nombre de décès a été réduit de 85 à 100 % suivant le groupe considéré.

La Société Américaine des Chirurgiens Plasticiens et de Reconstruction a établi les recommandations suivantes : La mastectomie prophylactique peut être totale (simple) ou sous-cutanée. Elle peut être proposée pour les symptômes mammaires ou pour prévenir la survenue de cancer chez les femmes à risque. Ils ont listé les indications principales de ce genre de chirurgie : antécédents personnels de cancer du sein, cancer du sein bilatéral chez un parent du 1er degré, 2 cancers du sein chez des parents du 1er degré survenant avant la ménopause, carcinome canalaire ou lobulaire in situ, hyperplasie avec atypie ou sévère dysplasie [25].

CONCLUSIONS

Il y a chaque année, 500 000 nouveaux cancers du sein dans le monde. La publication en 1998 des résultats de l'essai du NSABP P1 a relancé l'espoir de pouvoir enfin agir sur cette incidence. Les bénéfices obtenus dans l'essai de prévention ont permis à la FDA d'autoriser l'utilisation du Tamoxifène chez les personnes à risque. Afin de confirmer les premiers résultats, le NSABP a réalisé un second essai (STAR ou P2) où le Tamoxifène a été comparé au raloxifène, avec des résultats identiques sur l'incidence et différents au niveau des effets secondaires.

En Europe, l'essai anglais, nommé IBIS, qui compare le Tamoxifène à un placebo a retrouvé les mêmes résultats que l'essai PI : diminution de l'incidence de 35 %.

En France, le Tamoxifène n'a pas l'indication de traitement préventif des cancers du sein.

Une nouvelle classe thérapeutique, les inhibiteurs de l'aromatase, présente une activité plus puissante que le Tamoxifène sur les résultats cliniques en général et sur la diminution des cancers du sein controlatéral en particulier. Leurs effets secondaires sont différents. Une étude (IBIS 2) est en cours pour évaluer l'intérêt de l'utilisation des inhibiteurs de l'aromatase pour les personnes à risque et pour les carcinomes in situ

BIBLIOGRAPHIE

[1] Hill C et Doyan F. La fréquence des cancers en France en 2000 et son évolution depuis 1950. *Bull cancer* 2005; 92(1): 7-11.

[2] Ferlay J, Autier P, Boniol M *et al.* Estimates of cancer incidence and mortality in Europe in 2006. *Ann Oncol* 2007; 18: 581-592.

[3] Phillips KA, Glendon G, Knight JA. Putting the risk of breast cancer in perspective. *N Engl J Med* 1999; 340:141-144.

[4] Feuer EJ, Wun LM, Boring CC *et al.* The lifetime of developing breast cancer. *J Natl Cancer Inst* 1993; 85: 892-897.

[5] Tchou J, Morrow M. Overview of clinical risk assessment. In "Managing Breast Cancer Risk". Monica Morrow & V. Craig Jordan. *BC Decker Inc Hamilton London*. 2003.

[6] Kelsey JL. A review of the epidemiology of human breast cancer. *Epidemiol. Rev* 1979; 1: 74.

[7] Dupont WD, Parl FF, Hartmann WH *et al.* Breast cancer risk associated with proliferative disease and atypical hyperplasma. *Cancer* 1993; 71: 1258-1265.

[8] Gail MH, Brinton LA, Byar DP *et al.* Projecting individualized probabilities of developping breast cancer for white females who are being examined annually. *J Natl Cancer Inst* 1989; 81: 1979-86.

[9] Claus EB, Risch N, Thompson WD. Autosomal dominant inheritance of early-onset breast cancer. Implications for risk prediction. *Cancer* 1994; 73: 643-51.

[10] Layde PM, Webster LA, Baughman AL *et al.* The independant association of parity age at first full term pregnancy, and duration of breastfeeding with the risk of breast cancer. *J Clin Epidemiol* 1989; 42: 963-73.

[11] Warner E, Plewes DB, Shumak RS *et al.* Comparison of breast magnetic resonance imaging, mammography and ultrasound for surveillance of women with a hereditary breast cancer. *J Clin Oncol* 2001; 19: 3524-31.

[12] Kinne D. Management of the controlateral breast in Breast Diseases Ed.: J.R. Harris, S. Hellman, I.C. Henderson, D.W. Kinné. J.B. Lippincott company Philadelphia, New-York, London, Hagerstown 1991: 827-834.

[13] Early Breast Cancer Trialists'Collaborative Group. Tamoxifen for early breast cancer: an overview of the randomised trials. *The Lancet*; 1998; 1451-67.

[14] The ATAC Trialits'group. Arimidex, tamoxifen alone or in combination.: first results of the ATAC randomized trial. *Lancet* 2002; 359; (9324):2131-9.

[15] A comparison of Letrozole and tamoxifen in postmenopausal women with early breast cancer. The BIG 1-98 Collaborative trial. *N Engl J Med* 2005; 353: 2747-57.

[16] Veronesi U, De Palo G, Marubini E *et al.* Randomized trial of Fenretinide to prevent second breast malignancy in women with early breast cancer. *J Natl Cancer Inst* 1999; 91: 1847-56.

[17] LACASSAGNE A. Hormonal pathogenesis of adenocarcinoma of the breast. *Am J Cancer*, 1936, 27: 217-225.

[18] BEATSON GW. On the treatment of inoperable cases of carcinoma of the mamma: suggestions for a new method of treatment with illustrative cases. *Lancet* 1986; 2: 104-7, 102-105.

[19] Ovarian ablation in early breast cancer: overview of the randomised trials. Early Breast Cancer Trialists'Collaborative Group. *Lancet*; 1996; 348: 1189-1196.

[20] Breast cancer and hormone replacement therapy: collaborative reanalysis of data from 51 epidemiological studies of 52.705 women with breast cancer and 108.411 women without breast cancer. Collaborative group on hormonal factors in breast cancer. *Lancet* 1997; 350: 1047-57.

[21] OBWEGESER R, AUERBACH L et KUBISTA E. Gynaecological aspects ot tamoxifen treatment in breast cancer patients. Cancer treatment Reviews, 1997; 23, 289-304.

[22] LOVE RR, MAZESS RB, BARDEN PD *et al.* Effects of tamoxifen on bone mineral density in postmenopausal women with breast cancer. *N Engl J Med* 1992, 326: 852-856.

[23] SAPHNER T, TORMEY DL, GRAY R. Venous and arteiral thrombosis in patients who received adjuvant therapy for breast cancer. *J Clin Oncol* 1991, 9: 286-294.

[24] LOVE RR, NEWCOMB PA, WIEBE DA *et al.* Effects of tamoxifen therapy on lipid and lipoprotein levels in postmenopausal patients with node negative breast cancer. *J Natl Cancer Inst* 1990, 82: 1327-1332.

[25] MCDONALD CC, STEWART HJ. Fatal myocardial infarctions in the Scottish adjuvant tamoxifen trial. *Br Med J*, 1991, 303: 435-437.

[26] DELMAS PD, BJARNASSON NH, MITLAK BH *et al.* Effect of raloxifene on bone mineral density, serum cholesterol concentrations and uterine endometium in postmenopausal women. *N Engl J Med* 1997; 337: 1641-7.

[27] FISHER B, COSTANTINO JP, WICKERHAM DL *et al.* Tamoxifen for prevention of breast cancer: report of the National Surgical Adjuvant Breast and Bowel Project P-1 Study. *Journal of the National Cancer Institute*, 1998; 90, 1371-88.

[28] POWLES T, EELES R, ASHLEY S, EASTON D *et al.* Interim analysis of the incidence of breast cancer in the Royal Marsden Hospital tamoxifen randomised chemoprevention trial. *Lancet* 1998; 352: 98 - 101.

[29] VERONESI U, MAISONNEUVE P, COSTA A *et al.* Prevention of breast cancer with tamoxifen: preliminary findings from Italian randomised trial among hysterectomised women. *Lancet* 1998; 352: 93-97.

[30] CUMMINGS SR, ECKERT S, KRUEGER KA *et al.* The effect of Raloxifene on risk of breast cancer in post-menopausal women. Results from the MORE randomized trial. *JAMA*, 1999; 281: 2189-2197.

[31] VOGEL VG, COSTANTINO JP, WICKERHAM DL *et al.* Effects of Tamoxifen vs Raloxifene on the risk of developing invasive breast cancer and other disease outcomes. The NSABP Study of Tamoxifen and Raloxifene (STAR) P-2 Trial. *JAMA* 2006; 295: 2727-2741.

[32] LAND SR, WICKERHAM DL, COSTANTINO JP *et al.* Patient-reported symptoms and quality of life during treatment with tamoxifen or Raloxifene for Breast cancer prevention. The NSABP Study of Tamoxifen and Raloxifene (STAR) P-2 Trial. *JAMA* 2006; 295: 2742-2751.

[33] MC DONNELL SK, SCHAID DJ, MYERS JL *et al.* Efficacy of controlateral prophylactic mastectomy in women with a personal and family history of breast cancer. *J Clin Oncol* 2001; 19: 3938-43.

[34] HARTMANN LC, SCHAID DJ, WOODS JE *et al.* Efficacy of bilateral prophylactic mastectomy in women with a family history of breast cancer. *N Engl J Med* 1999; 340: 77-84.

[35] American Society of Plastic and Reconstructive Surgeons: Position paper: Prophylactic mastectomy. *Arlington Heights*, IL, June 1994.

LE CANCER DU SEIN

• Anatomopathologie
• Imagerie, dépistage, diagnostic précoce
• Aspects fondamentaux
• Epidémiologie, traitements hormonaux, SERM, et cancer
• Facteurs pronostics du cancer du sein
Classification
• Traitements loco-régionaux, prise en charge de leurs séquelles,
chirurgie réparatrice, chirurgie esthétique
• Traitements adjuvants des cancers du sein et traitement des métastases
• Bilan d'extension et suivi
• Formes particulières
• Vivre pendant le traitement d'un cancer et après son traitement...

HISTOIRE NATURELLE DU CANCER DU SEIN

May MABRO

On ne peut aborder l'histoire naturelle du cancer du sein sans songer en premier lieu à la diversité et à l'hétérogénéité des cancers du sein. Peut-on parler de l'histoire naturelle du cancer du sein ou plutôt des diverses histoires de cancers du sein. Les femmes que nous soignons sont toutes différentes, par leur physique, par leur caractère, par leur histoire personnelle et ses multiples facettes. Ce cancer qui les touche revêt lui aussi de multiples facettes. Cent femmes, dix cancers du sein, dix histoires différentes.

Certes, des facteurs pronostiques ont été identifiés : envahissement ganglionnaire, taille tumorale, grade de différenciation, récepteurs hormonaux, marqueurs de prolifération, récepteurs d'EGF. Pourtant, dans une population de patientes qui présentent des facteurs de mauvais pronostic comme un envahissement ganglionnaire massif, 1 sur 5 sera en vie à 10 ans. À l'inverse, parmi celles présentant un petit cancer, centimétrique, sans envahissement ganglionnaire, dit de bon pronostic, près de 10 % rechuteront dans les 10 ans.

L'histoire naturelle des cancers du sein se distingue aussi par sa « longévité » et la capacité de ses métastases à sommeiller parfois plusieurs années avant de se révéler. En effet, il n'est pas rare que les métastases se révèlent 15 ou 20 ans après le traitement du cancer primitif. On peut également observer des survies prolongées de 5, 10 voire 15 ans après le diagnostic d'une maladie métastatique.

L'histoire naturelle des cancers du sein se caractérise par la diversité : existence de tumeurs d'évolution lente compatibles avec une survie prolongée, de tumeurs agressives au potentiel métastatique en dépit de leur petite taille et d'une multitude de situations intermédiaires.

L'étude de l'histoire naturelle des cancers du sein peut revêtir plusieurs aspects. Aussi, l'étude des facteurs pronostiques (ou prédictifs du risque de rechute), celle des facteurs favorisant et celle des différentes étapes de l'oncogénèse sont développées dans d'autres chapitres de ce livre. Nous exposerons ici d'autres aspects : le cancer du sein à travers l'histoire, les données cliniques obtenues à partir de l'observation de cohortes de patientes non traitées, les informations recueillies à travers le dépistage et les données épidémiologiques posant la question de la curabilité du cancer du sein.

APPROCHE HISTORIQUE

Avant de parler de l'histoire naturelle du cancer du sein nous aborderons le cancer du sein à travers l'histoire. Il s'agit probablement d'un des cancers les plus connus. Il doit sa célébrité à sa forte incidence et surtout à sa localisation. Le cancer du sein fait parler de lui car il se montre et car il touche au symbole de la féminité. Il a ainsi fait couler beaucoup d'encre surtout scientifique, parfois littéraire. De nombreuses théories se sont succédé, parfois opposées, concernant l'histoire naturelle du cancer du sein, ses origines, et la meilleure façon de le prendre en charge. Jusqu'au début du

XIXe siècle, il était déconseillé d'y toucher, ni pour tenter un traitement, ni même pour l'examiner, par crainte de « réveiller le monstre » de faire flamber la tumeur, ou de favoriser l'essaimage : « primum non nocere ». Ainsi, au quatrième siècle av. J.-C., bien avant que B. Fisher ne défende le postulat de maladie systémique [1], Hippocrate proposait déjà une théorie systémique : il déconseillait l'exérèse des petits cancers, soutenant que le pronostic des cancers laissés en place était meilleur que celui des cancers retirés [2]. Quelques siècles plus tard, Galen avait supposé que le cancer du sein était la manifestation locale d'une maladie systémique ou « trouble de l'humeur » : les menstruations, étant une façon d'éliminer l'excès de mauvaise humeur, les femmes ménopausées devenaient le terrain privilégié du cancer du sein. Il proposait toutefois l'exérèse des tumeurs, geste qu'il fallait associer aux purges et aux saignées ou tout autre moyen visant à débarrasser l'organisme de l'excès de mauvaise humeur (humeur, à comprendre dans le sens de liquide biologique) [3, 4]. Au XVIIIe siècle, LeDran fut un des premiers à militer pour le curage axillaire en complément du geste d'exérèse, en s'appuyant sur l'hypothèse de la dissémination par les lymphatiques [5]. Il fut peu entendu et avait des opposants comme Boerhave et Hunter qui soutenaient que le cancer du sein était une inflammation locale, manifestation d'une maladie systémique [3]. C'est surtout une meilleure connaissance de l'anatomie du sein et de la dissémination des cancers le long des canaux galactophoriques, décrite par Virchow [3] au XIXe siècle qui a donné du poids à la théorie locorégionale et au concept de Halsted [6]. Halsted a proposé l'intervention qui porte son nom et qui consiste en une exérèse large, en bloc, du sein, des 2 muscles pectoraux et des ganglions axillaires. Le concept locorégional a alors dominé la fin du XIXe siècle et une bonne partie du vingtième siècle.

Les 2 théories continuent de s'affronter et toutes les questions qu'elles soulèvent sont loin d'être résolues : les traitements adjuvants s'adressent-ils à tous les cancers du sein, même les plus petits ? Est-il légitime de limiter l'agressivité des traitements locorégionaux en s'appuyant sur le postulat de maladie systémique ? Existe-t-il une taille tumorale en dessous de laquelle le cancer du sein est curable et pour laquelle le dépistage pourrait réduire la mortalité ?

Les réponses se trouvent dans le concept d'hétérogénéité [7] : le cancer du sein est parfois une maladie locorégionale, potentiellement curable par le seul traitement locorégional, c'est parfois une maladie systémique, disséminée avant d'être détectable et seul le traitement systémique pourra éventuellement en modifier l'évolution alors que le traitement locorégional serait inutile, voire délétère en rompant l'équilibre entre le primitif et les métastases comme le suggérait Hippocrate. Le plus souvent, c'est une maladie à évolution progressive, qui reste locale quand le cancer est de petite taille et qui acquiert son potentiel métastatique au fil des divisions cellulaires et de sa croissance tumorale. C'est dans cette situation que le dépistage des tumeurs infracliniques peut réduire la mortalité.

En attendant que les progrès de la biologie moléculaire et de la génomique nous éclairent sur l'histoire naturelle et personnelle de chaque cancer, et nous permettent de reconnaître chaque forme, nous devrons être pragmatiques, assimiler les 2 postulats ainsi que le concept d'hétérogénéité et se battre activement sur tous les fronts : le dépistage et le traitement optimal de la maladie locorégionale ainsi que celui de la maladie systémique.

HISTOIRE NATURELLE : MÉTHODOLOGIE

Que savons-nous de l'histoire naturelle du cancer du sein ? Ce que l'on peut en voir, palper, mesurer, voir avec les yeux lorsqu'on n'osait pas le toucher, voir avec les mains. Et plus tard voir avec l'imagerie : la mammographie, l'échographie, l'IRM, le scanner et aussi l'imagerie métabolique comme la TEP-FDG. Mais que savons-nous de toute son histoire cachée ? La phase « occulte », celle que l'on ne voit pas. Que se passe-t-il entre la (ou les) cellule(s) primitives malignes occultes et la tumeur qui se montre ? Comment mieux connaître son histoire « naturelle » ?

On ne retrouve dans la littérature qu'une seule publication concernant l'évolution de cancers du sein n'ayant eu aucun traitement, même chirurgical [8]. Nous disposons de plusieurs séries de patientes suivies sur 1 à plusieurs décennies. Il s'agit soit de données épidémiologiques de registre, soit de la population témoin des essais randomisés de traitement adjuvant. Malgré une grande disparité et de nombreuses présentations atypiques, l'analyse de ces populations peut nous apporter des informations sur l'évolution naturelle du cancer du sein.

ÉVOLUTION DES CANCERS DU SEIN NON TRAITÉS

En 1962, Bloom *et al.* ont publié les données de 250 patientes prises en charge au Middlesex Hospital (Angleterre) de 1805 à 1933 et qui n'avaient bénéficié d'aucun traitement, même chirurgical [8]. Il s'agissait de formes avancées : 74 % de cancers (cliniquement) métastatiques et 23 % de stade III. Dans 60 % des cas, les symptômes évoluaient depuis plus d'un an avant la première consultation. La médiane de survie de cette population était de 2,7 ans. On notera que malgré les stades avancés, 18 % des patientes étaient en vie à 5 ans et 4 % à 10 ans. La comparaison, après appariement, de la survie de ces patientes à celle de patientes traitées par mastectomie de type Halsted, de 1889 à 1933 n'a pas retrouvé de différence [9]. Avant de conclure hâtivement à l'inefficacité de la chirurgie, on notera d'une part qu'il ne s'agit que d'une comparaison historique et d'autre part, que dans ces 2 séries, les cancers étaient très avancés, probablement déjà métastatiques et donc peu sensibles au seul traitement chirurgical. Bien que des survies prolongées soient possibles malgré des maladies avancées, les rémissions spontanées de cancer du sein restent exceptionnelles [10].

RAPPORT ENTRE LA TAILLE TUMORALE ET LE POTENTIEL MÉTASTATIQUE

De nombreuses séries de patientes traitées par chirurgie et sans traitement systémique ont permis de préciser les rapports entre le stade initial et le risque de rechute. La taille tumorale est un facteur indépendant de rechute métastatique. Dans le modèle décrit par Koscielny et Tubiana, qui reposait sur les données de 3 000 patientes traitées sans chimiothérapie adjuvante, à l'Institut Gustave Roussy, de 1953 à 1975, la survenue des métastases est une fonction continue de la taille de la tumeur primitive [11-13]. La taille correspondant à la survenue de métastases chez 50 % des patientes (T50 %) était de 3,5 cm. Pour les tumeurs de plus de 8 cm, la survenue des métastases approchait les 100 %, sans les atteindre. La survenue de métastases était également corrélée à la présence d'un envahissement ganglionnaire : la T50 % était d'autant plus petite que les ganglions étaient envahis. Le délai de survenue des métastases cliniques était d'autant plus long que la tumeur primitive était petite. Le rythme de survenue des métastases, représenté dans le tableau I, était de 2,5 % par an pour les tumeurs de moins de 2,5 cm (médiane 4 ans) et de 10 % par an pour les tumeurs de plus de 5 cm.

Des données similaires ont été retrouvées par Tabar *et al.* [14]. La survie à 10 ans est fonction de la taille tumorale au diagnostic : 97 % pour T < 10 mm, 91 % de 10 à 19 mm, 65 % de 20 à 49 mm et 50 % de survie pour T de 5 cm ou plus. Pour les

Tableau I :
Potentiel métastatique en fonction de la taille tumorale [selon 12].

Taille tumorale (diamètre en cm)	Estimation de la survenue annuelle des métastases (%)
1 à 2,5	2,5
2,5 à 3,5	5
3,5 à 4,5	7
4,5	9
5,5	12
6,5 à 7,5	15
7,5 à 8,5	15
plus de 8,5	22

tumeurs de plus de 15 mm, la survie était corrélée au grade de différenciation. Elle était respectivement de 90 %, 75 % et 60 % à 10 ans, pour les tumeurs de grade 1, 2 et 3. Le pronostic des tumeurs de moins de 15 mm avec envahissement ganglionnaire rejoignait celui des tumeurs de plus de 15 mm sans envahissement ganglionnaire : 80 % de survie à 12 ans.

HISTOIRE NATURELLE DES CANCERS LOCALEMENT AVANCÉS

Zucali *et al.* ont publié en 1976 une étude rétrospective milanaise de 454 patientes traitées par radiothérapie ± chirurgie pour des gros cancers du sein (28 % de stade T3 et 72 % de stade T4). La majorité se présentait avec des adénopathies cliniques et 21 % étaient classées inflammatoires. Près de la moitié des patientes avait rechuté à 2 ans. La médiane de survie sans rechute était de 12 mois pour les tumeurs inflammatoires. Les rechutes étaient plus précoces en cas d'adénopathies. Il n'y avait pas de différences entre les T3 et les T4 ni selon le type d'irradiation. La survie médiane de la population était de 2,5 ans, atteignait 4 ans en cas de cancer classé N0, et était inférieure à 15 mois en cas de cancer inflammatoire ou en cas d'atteinte ganglionnaire sus-claviculaire. Cette étude ancienne est actuellement critiquable en de nombreux points : série rétrospective, métastases probablement sous-estimées par un bilan radiologique très succinct, 200 patientes traitées par des rayons-X, 34 patientes présentaient des ganglions sus-claviculaires et auraient été considérées aujourd'hui comme des stades métastatiques, évaluation uniquement clinique du stade TNM et de la réponse tumorale.

Toutefois, en dépit de ses lacunes et de son ancienneté, cette étude a apporté des arguments forts en faveur des traitements médicaux adjuvants et a précisé le mauvais pronostic des formes inflammatoires et de la présence d'un ganglion sus-claviculaire pathologique. Elle a permis de distinguer 2 formes de cancers localement avancés : 1° les cancers ulcérés avec nodules de perméations, tumeurs lentement évolutives, sensibles à la radiothérapie et à l'hormonothérapie, 2° les cancers inflammatoires, tumeurs rapidement évolutives, de mauvais pronostic, au fort potentiel métastatique. Enfin, on notera que 133 patientes considérées en réponse complète clinique après la radiothérapie ont bénéficié d'une mastectomie : la réponse complète n'a été confirmée histologiquement que dans 10 % des cas [15].

HISTOIRE NATURELLE ET ENVAHISSEMENT GANGLIONNAIRE

L'atteinte ganglionnaire axillaire et le nombre de ganglions envahis sont des facteurs fortement corrélés à la rechute [16-21]. Pendant de nombreuses années on a considéré que l'envahissement ganglionnaire était une étape obligatoire dans le processus de dissémination métastatique. Toutefois, la survenue de métastases chez 20 à 30 % des patientes traitées pour des cancers sans atteinte ganglionnaire a renforcé le concept de maladie systémique et de dissémination

Tableau II :
Probabilité de survie en fonction de l'atteinte ganglionnaire [selon 17, 18, 20, 21, 22, 27].

	Survie sans rechute (%)		**Survie globale (%)**	
	à 5 ans	**à 10 ans**	**à 5 ans**	**à 10 ans**
pas de ganglions envahis	80-85	73	83	65 à 80
ganglions envahis	60	–	65	25 à 48
- 1 à 3 ganglions	50-60	35-40	60-70	38 à 63
- 4 à 10 ganglions	30-44	15-20	52	13 à 42
- plus de 10 ganglions	25 à 40	15	35	29

Tableau III :
Survie des cancers avancés sans traitements adjuvants.

Auteurs	Période de suivi *(nombre de ptes)*	Stades	Survie médiane *(mois)*	Survivants à 5 ans (%)
Bloom *et al.* [8]	1805-1933 *(250)*	III (23 %) IV (74 %)	32	18
Zucali *et al.* [15]	1968-1972 *(454)*	T3 (28 %) T4 (72 %)	30	n.d.
Walker *et al.* [22]	1969-1991 *(141)*	> 10 N+	48	40 (29 % à 10 ans)

métastatique par voie hématogène. La relation entre le pronostic des cancers du sein et l'envahissement ganglionnaire est résumée dans le tableau II.

Dans une étude récente, Weiss *et al.* rapportent la survie à 20 ans de 905 patientes traitées pour un cancer du sein avec atteinte ganglionnaire et ayant reçu une chimiothérapie de type CMF. À 20 ans, 599 patientes étaient décédées dont 80 % à cause d'une rechute du cancer. Dans 8,5 % des cas le décès était dû à une autre cause : second cancer ou toxicité de la chimiothérapie. Quarante-neuf patientes (6 %) ont présenté un cancer du sein controlatéral. Les rechutes sont survenues après 10 ans dans 18 % des cas [22].

CAS DES CANCERS AVEC ENVAHISSEMENT GANGLIONNAIRE MASSIF

Selon les données de fichiers américains et européens, la survie à 5 ans des cancers du sein avec plus de 10 ganglions envahis non traités par une chimiothérapie adjuvante serait de 35 à 49 %, et la survie sans rechute de 35 % à 3 ans [23]. Walker *et al.* se sont intéressés, de façon rétrospective, au devenir de 141 patientes prises en charge de 1969 à 1991 pour des cancers du sein avec atteinte ganglionnaire massive (plus de 10 ganglions envahis), 60 % avaient plus de 15 ganglions positifs [23]. Plus de 90 % des patientes avaient subi une mastectomie et n'avaient pas reçu de radiothérapie. Seulement 28 % des patientes avaient bénéficié d'une chimiothérapie adjuvante non intensifiée. La médiane de survie était de 52 mois, avec 29 % de survie à 10 ans. Dans cette étude, le traitement adjuvant (chimiothérapie ou hormonothérapie) ne modifiait pas la survie. Toutefois, il s'agit d'une étude rétrospective de faible effectif et les chimiothérapies ne comportaient alors pas d'anthracyclines. Il serait donc hâtif de conclure à l'inefficacité des chimiothérapies adjuvantes dans les cancers à haut risque.

Plus récemment, Montero *et al.* ont repris les données de 882 patientes traitées de 1954 à 1998 pour des cancers du sein avec plus de 10 ganglions métastatiques. De 1954 à 1983, 314 patientes n'avaient pas eu de traitement adjuvant, de 1983 à 1998, 568 patientes avaient reçu une chimiothérapie comportant des anthracyclines avec ou sans tamoxifène. Avec un recul médian de 140 mois, la survie sans rechute des patientes n'ayant pas reçu de chimiothérapie adjuvante était de 30 % à 5 ans, 20 % à 10 ans et 17 % à 15 ans (contre 39 %, 30 et 26 % dans le groupe avec chimiothérapie) et la survie globale de 58 %, 20 % et 14 % à 5, 10 et 15 ans [24].

Bien que l'atteinte ganglionnaire massive soit fortement corrélée à un risque de rechute et une mortalité élevée, on notera qu'environ 20 % des patientes n'ayant pas reçu de chimiothérapie adjuvante sont en vie à 10 ans sans rechute [23-24].

HISTOIRE NATURELLE DES PETITS CANCERS DU SEIN

Nous exposerons les données de 3 séries de patientes avec un suivi médian de plus de 10 ans. Les résultats de ces 3 études sont résumés dans le tableau IV.

1. de 1927 à 1984, 826 patientes ont été traitées par mastectomie (Université de Chicago), pour un cancer du sein N–. Avec un suivi médian de 13,5 ans, la survie sans rechute était corrélée à la taille tumorale : 79 % à 20 ans pour les tumeurs de moins de 2 cm et 64 % pour celles de plus de 2 cm. La médiane de survie sans rechute était respectivement de 48 et de 37 mois [25]. Plus de la moitié des rechutes sont survenues dans les 5 ans et 12 % après 10 ans, avec un délai de 24 ans pour la rechute la plus tardive.

2. Sur la même période et dans le même centre, 501 patientes ont été traitées par mastectomie pour un cancer du sein N+. Seules 48 patientes ont reçu une chimiothérapie adjuvante, et 118 patientes une hormonothérapie. Avec un suivi médian de 10 ans, la survie sans rechute à 20 ans était corrélée au nombre de ganglions envahis et à la taille tumorale : 69 % de survie sans rechute à 20 ans avec un ganglion envahi (1 N+), (respectivement 81 % et 59 % selon que la taille tumorale était inférieure ou supérieure à 2 cm), 73 % avec 2 ou 3 N+ et une taille tumorale inférieure à 2 cm, 53 % avec 2 ou 3 N+ et une taille supérieure à 2 cm. Avec au moins 4 N+, la survie sans rechute était de 42 % à 10 ans sans influence de la taille. Pour les tumeurs de moins de 2 cm, le pronostic était identique avec 0 ou 1 N+ [26].

3. De 1964 à 1970, 644 patientes ont été traitées par mastectomie (New York), pour un cancer du sein T1 (74 % N– et 26 % N+). Avec un recul médian de 18 ans, la survie sans rechute était de 74 % et la mortalité liée au cancer de 23 %. La survie sans rechute était corrélée à la taille : 86 % versus 69 % à 20 ans selon que la taille tumorale était inférieure ou supérieure à 1 cm. Les courbes de survie n'ont montré de plateau dans aucun des sous-groupes [27].

Ces données soulignent la forte corrélation entre la taille et le pronostic, même pour les petites tumeurs, avec une taille limite à 1 cm. Cette taille tumorale serait (pour une certaine partie des cancers du sein), le point de non-retour, la limite entre maladie locale et maladie systémique. Ce sont probablement ces tumeurs qui bénéficient du dépistage par la mammographie. On notera, d'autre part, la survenue tardive des métastases, la majorité des rechutes des petits cancers survenant dans la deuxième décennie.

CAS DES PETITS CANCERS ET DU DÉPISTAGE

L'opposition de la théorie progressive et de la théorie systémique, qui pose en fait la question du moment où naissent les métastases revêt toute son importance dans la justification du dépistage [28]. Celui-ci n'a de sens que s'il permet de traiter les cancers avant qu'ils n'aient essaimé les métastases. Les fervents défenseurs du dépistage s'appuient sur les données des études randomisées norvégienne et suédoise pour soutenir le concept de maladie progressive accessible au dépistage. Dans ces études ayant respectivement inclus près de 15 000 et 8 000 femmes, le dépistage par la mammographie a permis de réduire de 30 % la mortalité par cancer du sein en comparaison au groupe témoin [29, 30]. L'analyse des cancers détectés par

Tableau IV :
Probabilité de survie sans rechute des petits cancers [selon 14 et 25-27].

Taille tumorale	Probabilité de survie sans rechute (%) à 10 ans [14]	à 20 ans, selon le statut ganglionnaire [25, 26] N0	1 N+	2 ou 3 N+	à 20 ans [27]
< 1 cm	97				86
< 2 cm	91	79	81	73	69
2 – 4,9 cm	65	64	59	53	

le dépistage comparée aux cancers survenus dans la population témoin a permis de déterminer le meilleur pronostic des formes détectées. Peut-on pour autant conclure que le dépistage permet de détecter des cancers avant qu'ils n'aient acquis un potentiel métastatique ou est-ce simplement la conséquence d'un biais de sélection de cancers peu évolutifs ? La réduction de mortalité de 30 % observée dans cette étude plaide fortement pour la première hypothèse. Dans le modèle décrit par Tubiana *et al.*, où le risque métastatique est une fonction linéaire de la taille tumorale [11], les auteurs avaient estimé qu'un diagnostic fait 12 mois auparavant aurait permis de réduire le risque de rechute métastatique de 30 %. Cette hypothèse repose sur une croissance tumorale prétendue connue et fixe au cours de l'évolution. Il existe en fait des formes évolutives très différentes, dont la cinétique n'est pas toujours compatible avec un dépistage efficace, comme en témoignent certains cancers dits « de l'intervalle », cancers diagnostiqués quelques mois après une mammographie de dépistage normale. Il est probable que le dépistage par mammographie diminue la mortalité due aux cancers d'évolution lente et/ou survenant sur des lésions pré-cancéreuses. L'impact du dépistage de masse sur la mortalité, en termes de santé publique, est par contre très difficile à préciser. Il dépend de la population ciblée, de la qualité du dépistage et de la proportion de cancers devenus « curables » grâce au dépistage.

LE CANCER DU SEIN EST-IL UNE MALADIE CURABLE ?

Tout dépend selon quel point de vue on se place. À l'échelle individuelle, une femme traitée pour un cancer du sein et qui décède quelques années plus tard d'une autre cause médicale ou accidentelle, sera considérée « guérie » bien que potentiellement atteinte de métastases infracliniques. À l'échelle des études cliniques, la notion de guérison est remplacée par celle de survie sans récidive. Ce critère varie avec le recul et avec les examens utilisés pour rechercher les éventuelles métastases. La définition épidémiologique ou statistique de la guérison correspond à la proportion de patients dont le taux de mortalité n'excède pas celui de la population générale appariée sur l'âge. Selon cette définition, les données de 3 séries de patientes [30-32] ont abouti aux mêmes conclusions : 1/ on estime à 30 % la proportion de cancers du sein « curables », 2/ même après 20 ans de recul, il persiste une surmortalité dans la population ayant eu un cancer du sein par rapport à la population appariée. Cette surmortalité était également retrouvée pour le sous-groupe de 6 743 patientes avec un stade I, de la série norvégienne de 14 731 patientes [30]. Ceci signifie qu'il n'y a pas un délai suffisant qui permettrait de dire qu'un cancer du sein est guéri. Toutefois, plus de 90 % des patientes avec un cancer du sein précoce sont sans récidive à 10 ans.

HISTOIRE NATURELLE DU CANCER DU SEIN DANS SA PHASE OCCULTE

Il est difficile de savoir exactement ce qui se passe pendant la phase pré-clinique. Les premiers modèles de croissance tumorale étaient basés sur des extrapolations de la cinétique des tumeurs palpables ou de leurs métastases [33]. Ces modèles supposaient une croissance constante au fil de l'évolution de la tumeur, une cinétique identique de la tumeur et de ses métastases et ne tenaient pas compte de la proportion de cellules en cycles ni de la proportion de mort cellulaire. L'étude des modèles murins et des lignées tumorales *in vitro* a permis de mieux connaître les composants de la croissance tumorale : temps de division des cellules, pourcentage de cellules latentes et de cellules en cycles, taux de perte cellulaire [34-36].

En fait, il existe pour chaque cancer des phases de croissance rapide et des phases de latence. La vitesse de prolifération est corrélée à la vitesse de croissance et à la probabilité de dissémination métastatique. Les tumeurs à temps de doublement rapide n'auraient pas la même histoire naturelle que les tumeurs à temps de doublement lent [36, 37]. En fait, on ne peut pas séparer ces 2 types de tumeur. Chaque cancer est composé de cellules prolifératives éventuellement responsables de la croissance tumorale rapide et également de cellules quiescentes. Au fil du temps, la proportion de ces cellules peut varier au sein de la tumeur. Les caractéristiques des cellules malignes diffèrent au sein de chaque tumeur : grade de différentiation, expression des récepteurs hormonaux, index de prolifération, ploïdie, anomalies caryotypiques [38-44].

Certains petits cancers ont une croissance lente et peuvent acquérir un potentiel plus rapide au fil des divisions cellulaires. Une population cellulaire proliférative peut ne pas donner un phénotype de croissance rapide, si elle subit une forte proportion de mort cellulaire. Il n'y a pas forcément de corrélation entre croissance tumorale et potentiel métastatique. Toutefois, plus une tumeur est grosse, plus son potentiel évolutif est susceptible d'augmenter. Nous avons déjà vu plus haut que la survenue des métastases était une fonction continue de la taille de la tumeur primitive [11, 14].

Il existe également une corrélation entre la taille et le degré de différentiation (les petites tumeurs sont plus souvent bien différenciées et les grosses tumeurs peu différenciées) et, à taille égale, entre le degré de différentiation et le potentiel métastatique. Tout se passe comme si au cours de la croissance tumorale le grade histologique diminue et le risque métastatique augmente. On peut émettre 2 hypothèses : 1/ la tumeur devient agressive en grossissant (l'accumulation au fil du temps de nouvelles divisions cellulaires finit par donner naissance à des cellules de bas grade et à des cellules au potentiel métastatique). 2/ les grosses tumeurs sont intrinsèquement plus agressives car constituées d'emblée de cellules à temps de doublement plus court. Ces 2 hypothèses ne sont pas contradictoires et permettent d'expliquer l'existence de plusieurs formes cliniques de cancers : les cancers d'évolution lente au faible potentiel métastatique et dont les métastases se dévoilent tardivement, des années après le cancer primitif et les cancers d'évolution rapide et ayant acquis un fort potentiel métastatique. Les métastases précoces seraient issues des populations cellulaires à croissance rapide, et les métastases tardives des populations cellulaires à croissance lente. Le potentiel métastatique n'est pas forcément corrélé à la croissance tumorale. Certains auteurs ont suggéré que la survenue précoce de métastases de petits cancers, à faible risque de rechute, était favorisée par le geste chirurgical qui rompait l'équilibre entre la tumeur primitive et les micrométastases (théorie de la sécrétion d'inhibiteurs de la croissance tumorale et/ou de l'angiogénèse par la tumeur primitive) [45]. Cette hypothèse plaide pour le développement des inhibiteurs de l'angiogénèse dans le traitement adjuvant.

L'étude des facteurs pronostiques a permis de déterminer un certain nombre de critères prédictifs de risque métastatique. Toutefois les données intrinsèques à la cellule maligne, la variabilité du temps de doublement, de la cinétique de prolifération, de la cinétique de dédifférentiation, du potentiel métastatique sont encore mal connues. Les progrès de la biologie moléculaire devraient nous apporter de nouvelles réponses (et de nouvelles questions) dans les années à venir.

DÉLAI DE SURVENUE DES MÉTASTASES

Le délai de survenue des métastases est d'autant plus long que le risque de rechute est faible [27]. Dans le modèle de Tubiana et Koscielny le délai de survenue des métastases est fonction de la taille tumorale [12]. Plus la taille tumorale est élevée, plus l'intervalle avant la rechute est court. En d'autres termes, les facteurs de mauvais pronostic sont non seulement prédictifs du risque de rechute, par définition, mais également de la précocité de la rechute. En cas d'atteinte ganglionnaire, le taux annuel de rechute est supérieur à 15 % les 3 premières années, puis chute à 4 % les années suivantes [20, 21].

Toutefois, au sein des tumeurs à faible risque de rechute comme celles sans envahissement ganglionnaire, on reconnaît 2 pics de rechute : un pic précoce représenté par un taux annuel de rechute de 5 % les 3 premières années, qui chute à 2,5 % les 2 années suivantes puis à 1,4 % de 5 à

10 ans, et un pic tardif qui n'est mis en évidence que dans les études ayant un recul suffisant [27]. Il semble ainsi exister une hétérogénéité au sein des populations cellulaires à l'origine des rechutes : certaines de croissance tumorale rapide se révèlent dans les premières années, d'autres de croissance tumorale lente se révèlent parfois très tardivement.

HISTOIRE NATURELLE DES CANCERS MÉTASTATIQUES

La médiane de survie des cancers du sein métastatiques est d'environ 2 ans et s'est peu modifiée en dépit des progrès thérapeutiques. Il existe toutefois une hétérogénéité de présentation et d'évolution des formes métastatiques, non reflétée par la médiane. On estime à 10 % la proportion de longs survivants dans cette population. Tous les sites métastatiques et toutes les associations de sites sont possibles reflétant l'hétérogénéité du cancer du sein. Les sites les plus fréquents sont l'os, le poumon, le foie [46]. Certains sites se distinguent par leur évolutivité, comme les métastases osseuses exclusives, les métastases cérébrales ou les rares métastases uniques.

La médiane de survenue des métastases osseuses est de 2 ans. Elles peuvent être révélatrices dans 10 % des cas, environ. La médiane de survie est de 15 mois. Elle est supérieure quand l'intervalle libre est supérieur à 2 ans et en l'absence d'autres sites métastatiques [47]. Avec une incidence autopsique de 70 %, c'est le site métastatique le plus fréquent. Lorsque les métastases sont exclusivement osseuses, le pronostic vital semble plus longtemps préservé avec une médiane de survie de 3 à 4 ans et des extrêmes à plus de 10 ans. Toutefois la qualité de la survie peut être très altérée par les événements osseux.

Les métastases cérébrales sont une cause fréquente de morbidité. Elles surviennent chez plus de 20 % des patientes avec cancer du sein métastatique. Bien que le risque soit plus important en cas de tumeurs primitives avancées, 30 % des métastases cérébrales surviennent après des petits cancers (T1 et/ou N–) [48]. La survie sans traitement est de quelques semaines [48, 49]. En dehors de rares cas de rémission prolongée après irradiation de l'encéphale et/ou exérèse chirurgicale de lésion unique, les métastases progressent dans les 2 à 3 mois qui suivent leur traitement. Les métastases cérébrales sont plus souvent le premier site de la rechute chez les patientes qui ont reçu une chimiothérapie adjuvante par rapport à celles qui n'en ont pas reçu. Les drogues utilisées ne passant pas la barrière hémato-encéphalique lorsqu'elle est intacte, les traitements adjuvants ont peu ou pas d'action sur la survenue des métastases cérébrales [48].

CANCERS DU SEIN ET TERRAIN

Le jeune âge est un facteur indépendant de mauvais pronostic. Toutefois l'étude de l'histoire naturelle des cancers du sein de la femme jeune ne fait pas apparaître de différences avec les cancers du sein de la population générale [50-52]. On peut supposer que la plupart des cancers du sujet jeune sont favorisés par des altérations génétiques congénitales. Le corollaire serait que ces altérations pourraient conférer une histoire naturelle particulière à ces cancers. Les données concernant les cancers du sein qui surviennent dans un contexte BRCA-1 sont contradictoires. La présentation initiale, dépistage exclu, n'est pas différente des autres cancers et le pronostic, à stade égal semble meilleur, comparé aux cancers sporadiques [53-54]. Il est encore trop tôt pour tirer des conclusions de données le plus souvent rétrospectives concernant une population très sélectionnée.

CONCLUSION

En dépit de l'étude de nombreuses séries de patientes, l'histoire naturelle du cancer du sein reste mal connue. Malgré une meilleure connaissance cellulaire et moléculaire du processus d'oncogénèse et de dissémination métastatique, la connaissance de l'histoire intrinsèque du cancer du sein a peu évolué depuis le concept radical d'Halsted : la mastectomie radicale en contrôlant la maladie locale permettrait de contrôler le cancer et donc d'améliorer la survie, le cancer évoluant progressivement de la tumeur vers les ganglions puis vers les métastases. Ce n'est qu'en 1980 que le concept de maladie systémique s'est imposé : dès les stades précoces le cancer du sein est métastatique, le traitement local est insuffisant et devrait toujours être associé à un traitement général, seul garant du contrôle de la maladie et de l'amélioration de la survie. On peut facilement admettre que le cancer du sein est une maladie systémique. Toutefois, 80 % des cancers précoces ne rechuteront pas dans les 10 ans. À quel moment le cancer du sein passe-t-il de maladie locale à maladie systémique ? Le propre du cancer du sein est son hétérogénéité, qui concerne la diversité des cellules au sein même de la tumeur primitive, entre les différents sites de la maladie et entre les individus. Cette hétérogénéité explique la grande diversité de présentation et d'évolution des cancers du sein. Il ne paraît pas raisonnable de considérer le cancer du sein uniquement comme une maladie qui progresse d'un stade à un autre (théorie de Halsted) ni comme une maladie purement systémique en négligeant le traitement local. Les progrès de la biologie moléculaire et de la génomique devraient nous permettre de mieux connaître le potentiel évolutif de chaque cancer et peut-être un jour de personnaliser la prise en charge de chaque patiente. ■

BIBLIOGRAPHIE

[1] Fisher B. Personal contributions to progress in breast cancer research and treatment. *Semin Oncol* 1996; 23: 414-27.

[2] Baum M. Breast cancer 2000 BC to 2000 AD. Time for a paradigm shift? *Acta Oncol* 1993; 32: 3-8.

[3] Jatoi I. Breast cancer: a systemic or local disease? *Am J Clin Oncol* 1997; 20: 536-9.

[4] Jatoi I. The natural history of breast cancer. *Surg Clin North Am* 1999; 79: 949-60.

[5] Le Dran HF. Mémoires avec un précis de plusieurs observations sur le cancer. Mémoires de l'Académie Royale de Chirurgie 1757 ; 3 : 1-54.

[6] Halsted WS. The results of radical operations for the cure of carcinoma of the breast. *Ann Surg* 1907; 46: 1-19.

[7] Hellman S. Karnofsky Memorial Lecture. Natural history of small breast cancers. *J Clin Oncol* 1994; 12: 2229-34.

[8] Bloom HJG, Richardson WW, Harries EJ. Natural history of untreated breast cancer (1805-1933). *Br Med J* 1962; 2: 213-21.

[9] Henderson IC, Canellos EP. Cancer of the breast: the past decade. *N Engl J Med* 1980; 302: 17-30.

[10] Larsen SU, Rose C. Spontaneous remission of breast cancer. A literature review. *Ugeskr Laeger* 1999; 161: 4001-4.

[11] Tubiana M., Chauvel P., Renaud A., Malaise E.-P. Croissance tumorale et histoire naturelle du cancer du sein. *Bull Cancer* 1975 ; 62 : 341-58.

[12] Tubiana M., Koscielny S. Histoire naturelle du cancer et facteurs pronostics. L'exemple du cancer du sein. *Bull Cancer* 1987 ; 74 : 43-57.

[13] Tubiana M, Koscielny S. Natural history of human breast cancer: recent data and clinical implications. *Breast Cancer Res Treat* 1991; 18: 125-40.

[14] Tabar L, Duffy SW, Vitak B, Chen HH, Prevost TC. The natural history of breast carcinoma: what have we learned from screening? *Cancer* 1999 Aug 1; 86(3): 449-62.

[15] Zucali R, Uslenghi C, Kenda R, Bonadonna G. Natural history and survival of inoperable breast cancer treated with radiotherapy and radiotherapy followed by radical mastectomy. *Cancer* 1976; 37: 1422-31.

[16] Carter CL, Allen C, Henson DE. Relation of tumor size, lymph node status, and survival in 24,740 breast cancer cases. *Cancer* 1989; 63: 181-7.

[17] Fisher B, Bauer M, Wickerham DL, Redmond CK, Fisher ER, Cruz AB, *et al.* Relation of number of positive axillary nodes to the prognosis of patients with primary breast cancer. An NSABP update. *Cancer* 1983; 52: 1551-7.

[18] Nemoto T, Natarajan N, Bedwani R, Vana J, Murphy GP. Breast cancer in the medial half. Results of 1978 National Survey of the American College of Surgeons. *Cancer* 1983; 51: 1333-38.

[19] KOSCIELNY S, LE MG, TUBIANA M. The natural history of human breast cancer. The relationship between involvement of axillary lymph nodes and the initiation of distant metastases. *Br J Cancer* 1989; 59: 775-82.

[20] VALAGUSSA P, BONADONNA G, VERONESI V. Patterns of relapse and survival following radical mastectomy. Analysis of 716 consecutive patients. *Cancer* 1978; 41: 1170-8.

[21] COCCONI G. The natural history of operable breast cancer after primary treatment. *Ann Oncol* 1995; 6 Suppl 2: 11-21.

[22] WEISS RB, WOOLF SH, DEMAKOS E, HOLLAND JF, BERRY DA, FALKSON G, *et al.* Natural history of more than 20 years of node-positive primary breast carcinoma treated with cyclophosphamide, methotrexate, and fluorouracil-based adjuvant chemotherapy: a study by the cancer and leukemia Group B. *J Clin Oncol* 2003; 21: 1825-35.

[23] WALKER MJ, OSBORNE MD, YOUNG DC, SCHNEEBAUM S, LA VALLE GJ, FARRAR WB. The natural history of breast cancer with more than 10 positive nodes. *Am J Surg* 1995; 169: 575-9.

[24] MONTERO AJ, ROUZIER R, LLUCH A, THERIAULT RL, BUZDAR AU, DELALOGE S, *et al.* The natural history of breast carcinoma in patients with > 10 metastatic axillary lymph nodes before and after the advent of adjuvant therapy. A multiinstitutional retrospective study. *Cancer* 2005; 104: 229-35.

[25] QUIET CA, FERGUSON DJ, WEICHSELBAUM RR, HELLMAN S. Natural history of node-negative breast cancer: a study of 826 patients with long-term follow-up. *J Clin Oncol* 1995; 13: 1144-51.

[26] QUIET CA, FERGUSON DJ, WEICHSELBAUM RR, HELLMAN S. Natural history of node-positive breast cancer: the curability of small cancers with a limited number of positive nodes. *J Clin Oncol* 1996; 14: 3105-11.

[27] ROSEN PR, GROSHEN S, SAIGO PE, KINNE DW, HELLMAN S. A long-term follow-up study of survival in stage I (T1N0M0) and stage II (T1N1M0) breast carcinoma. *J Clin Oncol* 1989; 7: 355-66.

[28] COURAY J. Histoire naturelle des cancers minimes et occultes du sein. Survie à long terme et dépistage de masse. *Rev Fr Gynecol Obstet* 1992 ; 87 : 548-60.

[29] RUTQVIST LE. On the utility of the lognormal model for analysis of breast cancer survival in Sweden 1961-1973. *Br J Cancer* 1985; 52: 875-83.

[30] RUTQVIST LE, WALLGREN A, NILSSON B. Is breast cancer a curable disease? A study of 14,731 women with breast cancer from the Cancer Registry of Norway. *Cancer* 1984; 53: 1793-800.

[31] TABAR L, FAGERBERG G, DAY NE, DUFFY SW, KITCHIN RM. Breast cancer treatment and natural history: new insights from results of screening. *Lancet* 1992; 339: 412-4.

[32] BRINKLEY D, HAYBITTLE JL. The curability of breast cancer. *Lancet* 1975; 2: 95-7.

[33] TUBIANA M, PEJOVIC MH, KOSCIELNY S, CHAVAUDRA N, MALAISE E. Growth rate, kinetics of tumor cell proliferation and long-term outcome in human breast cancer. *Int J Cancer* 1989; 44: 17-22.

[34] FOURNIER D, WEBER E, HOEFFKEN W, *et al.* Growth rate of 147 mammary carcinomas. *Cancer* 1980; 45: 2198.

[35] NORTON L. A Gompertzian model of human breast cancer growth. *Cancer Res* 1988; 48: 7067-74.

[36] DEMICHELLI R, RETSKY M, SCWARTZENBURGER D, *et al.* Proposal for a new model of breast cancer metastatic development. *Ann Oncol* 1997; 8: 1075-80.

[37] FELDSTEIN M, ZELEN M. Inferring the natural time history of breast cancer: implications for tumor growth rate and early detection. Breast Cancer Res Treat 1984; 4: 3-10.

[38] WALKER RA, JONES JL, CHAPPELL S, WALSH T, SHAW JA. Molecular pathology of breast cancer and its application to clinical management. *Cancer Metastasis Rev* 1997; 16: 5-27.

[39] MEYER JS, WITTLIFF JL. Regional heterogeneity in breast carcinoma : thymidine labelling index, steroid hormone receptors, DNA ploidy. *Int J Cancer* 1991; 47: 213-20.

[40] SAVARESE A, VECCHIONE A. Breast cancer heterogeneity assessed by flow cytometry. *In Vivo* 1993; 7: 631-4.

[41] SILVESTRINI R, DAIDONE MG, DEL BINO G, MASTORE M, LUISI A, DI FRONZO G, BORACCHI P. Prognostic significance of proliferative activity and ploidy in node-negative breast cancers. *Ann Oncol* 1993; 4: 213-9.

[42] TEIXEIRA MR, PANDIS N, BARDI G, ANDERSEN JA, MITELMAN F, HEIM S. Clonal heterogeneity in breast cancer: karyotypic comparisons of multiple intra- and extra-

tumorous samples from 3 patients. *Int J Cancer* 1995; 63: 63-8.

[43] Romain S, Chinot O, Guirou O, Soulliere M, Martin PM. Biological heterogeneity of ER-positive breast cancers in the post-menopausal population. *Int J Cancer* 1994; 59: 17-9.

[44] Thorpe SM, Christensen IJ, Rasmussen BB, Rose C. Short recurrence-free survival associated with high œstrogen receptor levels in the natural history of postmenopausal, primary breast cancer. *Eur J Cancer* 1993; 29A: 971-7.

[45] Gullino PM. Natural history of breast cancer. Progression from hyperplasia to neoplasia as predicted by angiogenesis. *Cancer* 1977; 39 (6 Suppl): 2697-703.

[46] Kamby C, Rose C, Ejlertsen B. Stage an patterns of metastases in patient with breast cancer. *Eur J Cancer* 1987; 23: 1925-34.

[47] Conroy T., Malissard L., Dartois D., Luporsi E., Stines J., Chardot C. Histoire naturelle et développement des métastases osseuses. À propos de 429 cas. *Bull Cancer* 1988 ; 75 : 845-57.

[48] Boogerd W, Vos VW, Hart AA, Baris G. Brain metastases in breast cancer; natural history, prognostic factors and outcome. *J Neurooncol* 1993; 15: 165-74.

[49] Di Stefano A, Yong Yap Y, Hortobagyi GN, Blumenschein GR. The natural history of breast cancer patients with brain metastases. *Cancer* 1979; 44: 1913-8.

[50] De la Rochefordiere A, Asselain B, Campana F, Scholl SM, Fenton J, Vilcoq JR, *et al.* Age as prognostic factor in premenopausal breast carcinoma. *Lancet* 1993; 341: 1039-43.

[51] Kollias J, Elston CW, Ellis IO, Robertson JF, Blamey RW. Early-onset breast cancer-histopathological and prognostic considerations. *Br J Cancer* 1997; 75: 1318-23.

[52] Malone KE, Daling JR, Weiss NS, McKnight B, White E, Voigt LF. Family history and survival of young women with invasive breast carcinoma. *Cancer* 1996; 78: 1417-25.

[53] Yuan ZQ, Begin LR, Wong N, Brunet JS, Trifiro M, Gordon PH, *et al.* The effect of the I1307K APC polymorphism on the clinicopathological features and natural history of breast cancer. *Br J Cancer* 1999; 81: 850-4.

[54] Verhoog LC, Brekelmans CT, Seynaeve C, Van den Bosch LM, Dahmen G, Van Geel AN, *et al.* Survival and tumour characteristics of breast-cancer patients with germline mutations of BRCA1. *Lancet* 1998; 351: 316-21.

TUMEURS MALIGNES DU SEIN TUMEURS RARES

Anne de ROQUANCOURT, Philippe BERTHEAU

CARCINOMES INFILTRANTS

Parmi les formes infiltrantes, on distingue la forme commune et les formes particulières.

CARCINOME CANALAIRE INFILTRANT DE FORME COMMUNE

Cette forme représente 80 % des carcinomes infiltrants.

L'étude macroscopique est une étape fondamentale. Elle permet de mesurer la taille de la tumeur selon son plus grand axe, d'en apprécier la consistance le plus souvent dure et d'en préciser l'aspect qui peut être soit celui d'un nodule mal limité, stellaire, de coloration blanc grisâtre déprimé par rapport au tissu voisin, soit celui d'un nodule assez bien limité.

L'aspect histologique de ces tumeurs est très varié : les cellules carcinomateuses se disposent en lobules, en travées ou forment des tubes. Selon l'aspect réalisé, on distingue des formes très bien différenciées d'architecture papillaire ou tubulaire (10 %) (figure 1), des formes atypiques (20 %) où les cellules se disposent en massifs ou en travées (figure 2) sans différenciation tubuleuse et des formes polymorphes (70 %) associant travées et tubes. Fréquemment, il existe des foyers carcinomateux intracanalaires et/ou intralobulaires. La morphologie des cellules tumorales ainsi que le nombre des mitoses sont essentiellement variables. Ces différents caractères morphologiques : différenciation, caractères cytonucléaires et nombre de mitoses sont la base de divers gradings histopronostiques. Actuellement, le grading le plus utilisé est celui de Scarff-Bloom et Richardson [1] qui pour être reproductible nécessite d'obéir à des règles plus strictes que celles érigées initialement par les auteurs. Les trois items pris en compte [2] dans ce grading modifié sont cotés de 1 à 3.

Formation de tubes

- score 1 : tubes dans au moins 75 % de la tumeur ;
- score 2 : tubes entre 10 et 75 % de la tumeur ;
- score 3 : tubes dans moins de 10 % de la tumeur.

Pléomorphisme nucléaire

- score 1 : variations de taille et de forme des noyaux très discrètes ;
- score 2 : variations de taille et de forme des noyaux modérées ;
- score 3 : variations importantes de taille et de forme des noyaux.

Figure 1 : Adénocarcinome infiltrant de forme habituelle.
Cellules tumorales disposées autour de cavités glandulaires - HE x 300.

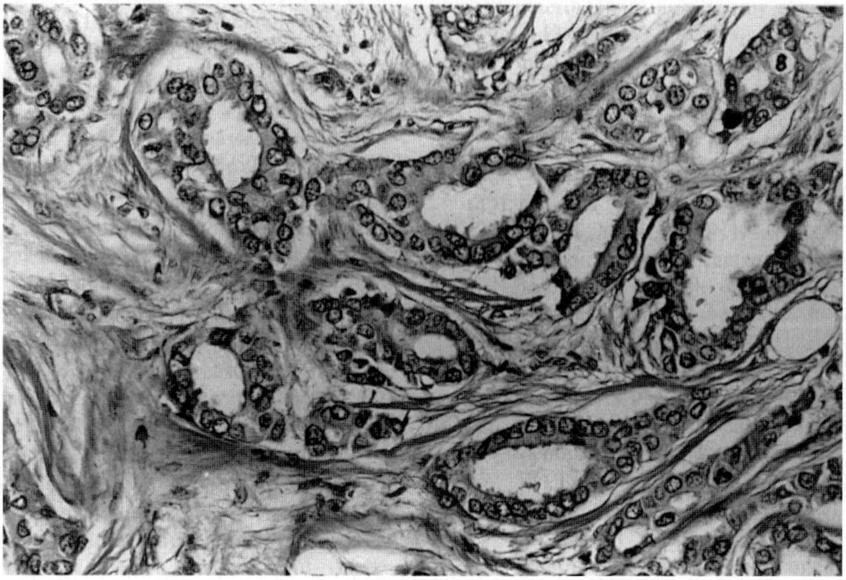

Figure 2 : Adénocarcinome infiltrant de forme habituelle.
Cellules tumorales disposées en massifs ou en travées - HE x 200.

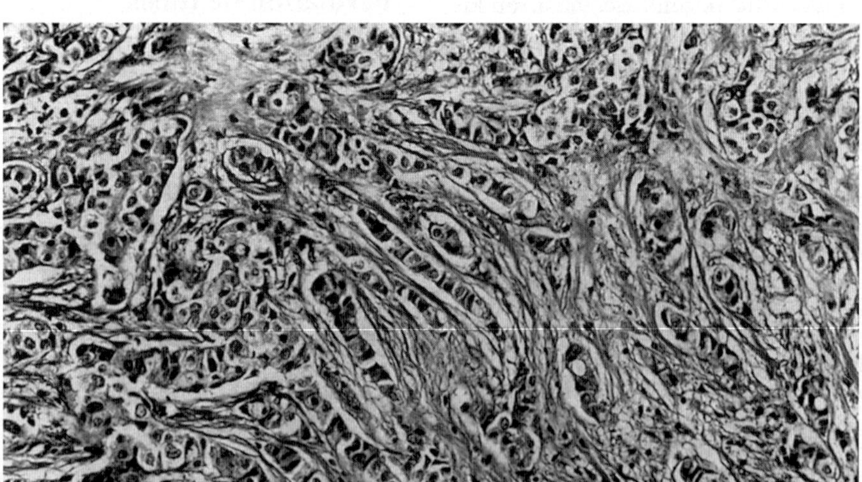

Mitoses (comptées au niveau de la zone la plus active)

- score 1 : moins de dix mitoses pour dix champs au grossissement 400 ;
- score 2 : entre 10 et 20 mitoses pour dix champs au grossissement 400 ;
- score 3 : plus de vingt mitoses pour dix champs au grossissement 400.

La somme des différents scores obtenus aboutit à un total de 3 à 9 à partir duquel la tumeur est classée en trois grades ayant une signification pronostique :

Grade I (3-4-5)
Grade II (6-7)
Grade III (8-9)

Le stroma est d'abondance variable, lié à l'aspect macroscopique de la tumeur ; il est fibreux, plus ou moins hyalinisé et peut être le siège de remaniements élascéiniques ou œdémateux, d'un infiltrat inflammatoire, de microcalcifications.

L'importance de la composante intracanalaire dans le CCI a une valeur pronostique :

- Sa présence sous forme extensive est corrélée à une augmentation du taux de récidives locales après traitement conservateur.
- Son absence est corrélée à un plus mauvais pronostic.

L'OMS, dans son édition ancienne, reconnaît des *Carcinomes canalaires infiltrants avec composante intracanalaire prédominante* : la composante intracanalaire y est très étendue, représentant 80 % ou plus du volume tumoral. Les foyers d'infiltration sont sans particularité. La nouvelle édition de l'OMS recommande de quantifier l'importance de la composante intracanalaire associée à la composante in filtrante.

Schnitt *et al.* [3] définissent les *Carcinomes canalaires infiltrants avec composante intracanalaire extensive* (extensive intraductal component : EIC) par l'association de CIC représentant 25 % ou plus **dans** la zone infiltrante et de CIC **en dehors** de la zone infiltrante, quelle que soit sa quantité.

CARCINOME LOBULAIRE INFILTRANT

Ils représentent 4 % des carcinomes infiltrants.

Macroscopiquement, ces tumeurs mal limitées, difficilement mesurables ne sont reconnues qu'à la palpation.

Histologiquement, la forme typique est constituée de cellules rondes isolées ou disposées en « file indienne » (figure 3), plus rarement en plages. Les cellules sont monomorphes à noyaux ronds presque dépourvus d'anisocaryose ; leur cytoplasme acidophile peu abondant est souvent creusé d'une vacuole de sécrétion PAS ou Bleu Alcian positive, déjetant le noyau en périphérie. Une composante lobulaire *in situ* (figure 4) est retrouvée dans 70 % des cas. L'extension canalaire se fait selon un mode « pagétoïde ». Les cellules tumorales du carcinome lobulaire infiltrant n'expriment pas E-cadhérine.

Cette variété tumorale est souvent diffuse ou multifocale.

Certaines formes sont moins typiques, soit sur le plan architectural, réalisant des cordons, des alvéoles parfois même des tubes, soit sur le plan cytologique, **variété pleiomorphe**, les cellules pouvant présenter des atypies cytonucléaires. Ces carcinomes lobulaires atypiques auraient un pronostic plus défavorable que la forme typique [4].

Il existe des formes « mixtes » de classification difficile entre lobulaire et canalaire dites « carcinome tubulo-lobulaire » dont le pronostic rejoint celui du carcinome lobulaire infiltrant.

CARCINOME MUCINEUX OU COLLOIDE MUQUEUX

Ces carcinomes survenant plutôt chez la femme âgée représentent 1 % des carcinomes mammaires infiltrants.

Figure 3 : Carcinome lobulaire infiltrant :
aspect en file indienne - HE x 400.

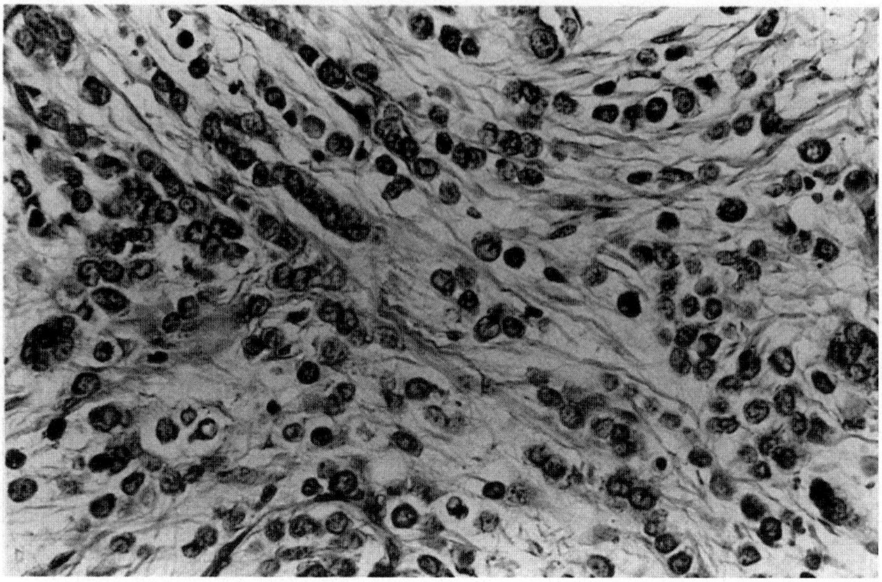

Figure 4 : Carcinome lobulaire infiltrant :
composante lobulaire infiltrante associée à la composante lobulaire « *in-situ* » - HE x 200.

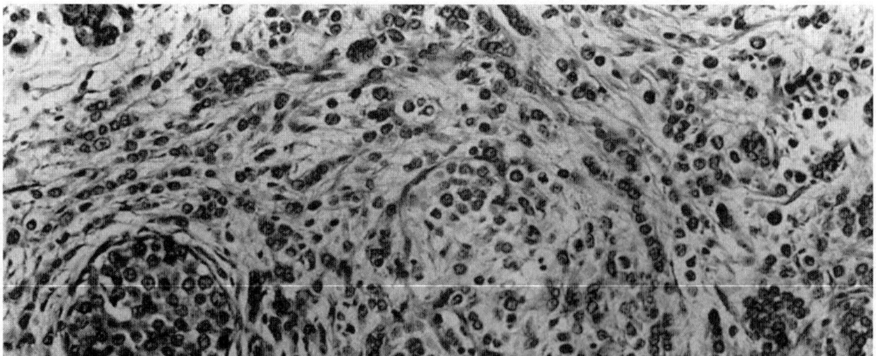

Macroscopiquement, cette tumeur nodulaire bien limitée est d'aspect translucide.

Histologiquement, les cellules tumorales habituellement pauvres en atypies et en mitoses sont disposées en lobules ou réalisent des tubes au sein de plages de substance mucoïde (figure 5) lobulée par de fins tractus collagènes. L'importance de la cellularité est un facteur de mauvais pronostic. Une composante intracanalaire colloïde peut être observée.

Seule la forme colloïde pure, ne comportant pas de composante infiltrante de type habituel doit être classée à part parmi les formes particulières car elle seule bénéficie d'un pronostic relativement favorable [4].

CARCINOME MÉDULLAIRE

Seule la forme typique (figure 6), répondant aux critères de Ridolfi [5] mérite d'être individualisée du fait de son pronostic favorable (84 % de survie à dix ans pour Ridolfi).

Macroscopiquement, il s'agit d'un nodule bien limité de coloration beige de consistance non dure.

Les cinq critères de Ridolfi sont :

- une bonne limitation histologique ;
- une architecture syncytiale ;
- l'absence de différenciation tubuleuse ;
- un pléomophisme nucléaire modéré ou élevé avec des monstruosités ou des éléments plurinucléés ;
- un stroma inflammatoire diffus constitué essentiellement de lymphocytes B.

L'activité mitotique est souvent élevée, il peut y avoir des remaniements nécrotiques et hémorragiques.

Figure 5 : Carcinome colloïde muqueux :
plages de mucus renfermant des cellules tumorales disposées en lobules - HE x 200.

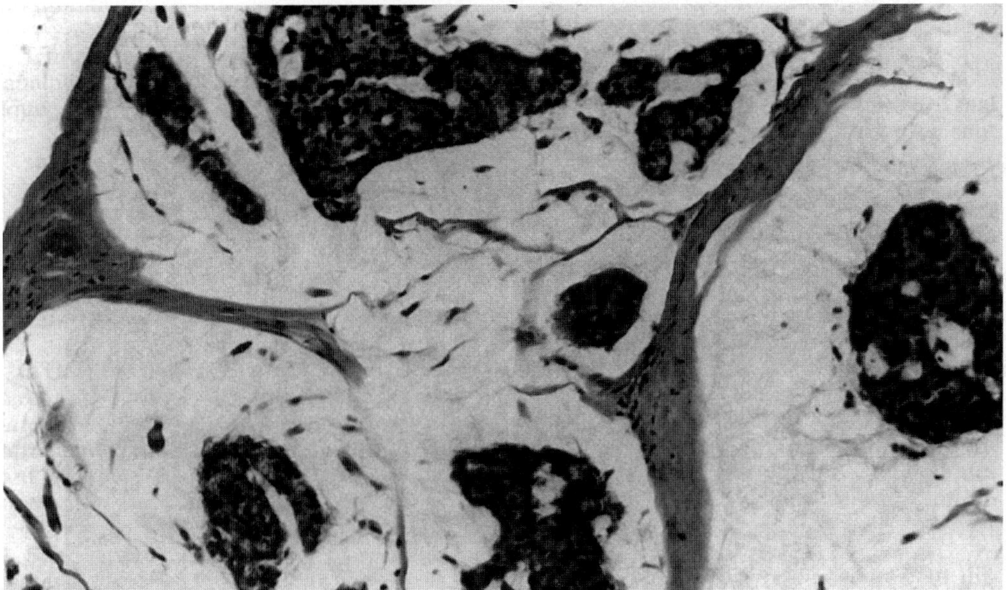

Figure 6 : Carcinome médullaire :
prolifération tumorale d'architecture syncitiale - stroma lymphoïde - HE x 200.

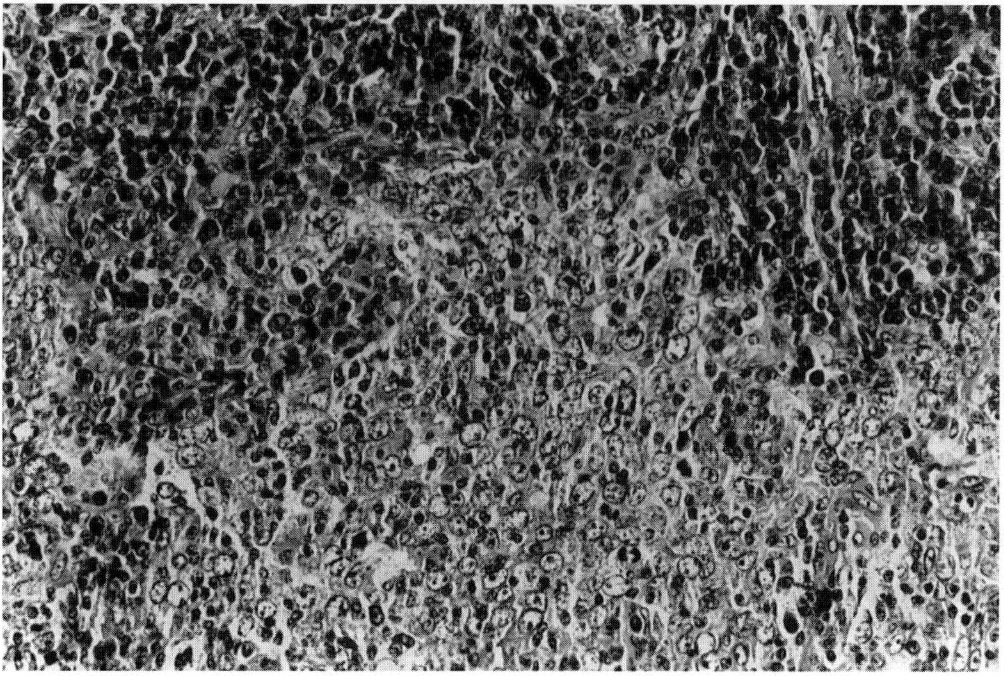

Les carcinomes d'architecture syncitiale à stroma inflammatoire ne répondant pas aux cinq critères de Ridolfi, dits carcinomes médullaires « atypiques », rejoignent le pronostic des carcinomes canalaires infiltrants de forme commune [4].

CARCINOME TUBULEUX

Cette forme de carcinome très différencié représente 3 à 5 % de tous les cancers invasifs du sein.

Macroscopiquement, cette tumeur stellaire est de petite taille, inférieure à 1 cm de diamètre.

Histologiquement, les cellules tumorales cylindriques ou cubiques d'aspect monomorphe, presque dépourvues d'anisocaryose et de figures de mitoses réalisent des formations tubulaires ouvertes à contour anguleux (figure 7). Ces structures tubuleuses sont dépourvues d'assise myoépithéliale. Une composante intragalactophorique est observée dans 70 % des cas. Le stroma est généralement abondant, de type scléro-élascéinique avec parfois présence de microcalcifications.

Le carcinome tubuleux bénéficie d'un excellent pronostic ; seules les tumeurs présentant plus de 90 % de tubes doivent être classées parmi les carcinomes tubuleux [4].

CARCINOME CRIBRIFORME INFILTRANT

Cette variété tumorale partage le même pronostic que le carcinome tubuleux auquel il peut être associé au sein de la même lésion.

CARCINOMES PAPILLAIRE INFILTRANT

Cette tumeur est très rare dans sa forme pure. Macroscopiquement, il s'agit d'une lésion généralement bien circonscrite, friable, siège d'intenses remaniements hémorragiques et nécrotiques. Histologiquement, l'architecture est papillaire ; les papilles ont un axe conjonctif très grêle,

Figure 7 : Carcinome tubuleux :
tubes à lumière ouverte, à contour anguleux - HE x 200.

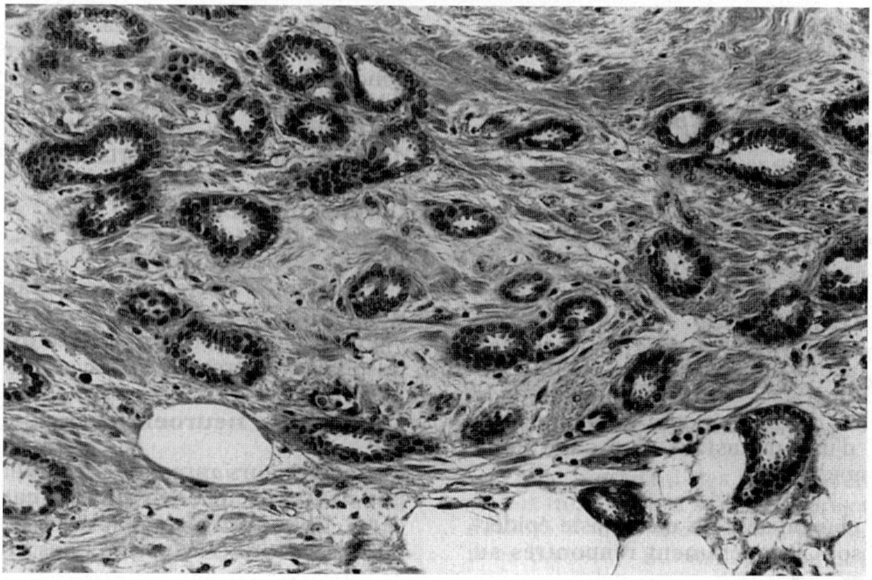

tapissé par des cellules cylindriques ou cubiques présentant des caractères de malignité.

CARCINOME INTRA KYSTIQUE

Cette lésion, très rare, survient aux environs de l'âge de 65 ans. Il s'agit d'une variante de carcinome papillaire intracanalaire développé dans la lumière dilatée d'un grand canal galactophore. Histologiquement, on observe des papilles avec un axe conjonctif fibro-vasculaire grêle, dépourvu d'assise myoépithéliale. La prolifération épithéliale est habituellement analogue à celle des carcinomes intracanalaires de bas grade. En l'absence de composante intracanalaire associée ou d'infiltration du parenchyme mammaire avoisinant, le pronostic de cette tumeur est favorable ; en particulier, il n'est pas rapporté de métastase ganglionnaire. Ces tumeurs doivent être différenciées des *carcinomes survenant sur papillome ou « papillomes cancérisés »*.

CARCINOME APOCRINE

Il s'agit d'une variété tumorale rare dans sa forme pure. Les cellules tumorales présentant une différenciation sudorale apocrine contiennent une protéine, la GCDFP 15 qui est retrouvée à l'état normal dans les cellules apocrines. Le pronostic de cette forme n'est pas différent de celui des carcinomes canalaires infiltrants de type habituel.

CARCINOME SECRÉTANT (JUVÉNILE)

Il s'agit d'une tumeur rare, de pronostic favorable, habituellement rapportée chez l'enfant, mais pouvant se rencontrer chez l'adulte. Histologiquement, les cellules tumorales pâles présentent une intense activité sécrétoire intra et extracellulaire de même type que celle observée au cours de la grossesse et de la lactation. Cette sécrétion est PAS positive, diastase résistante. Les cellules tumorales expriment fréquemment l'EMA et la protéine S100. Cette tumeur n'exprime habituellement pas le récepteur à l'œstrogène. Son pronostic est extrêmement favorable chez l'enfant et chez l'adolescent.

CARCINOMES MÉTAPLASIQUES

Différents types de remaniement métaplasique peuvent s'observer dans les carcinomes.

Carcinomes métaplasiques de *type épidermoïde*

Le carcinome épidermoïde pur est exceptionnel dans le sein. Il convient de le distinguer d'un carcinome d'origine cutanée ou d'une métastase d'un carcinome épidermoïde.

Des phénomènes de métaplasie épidermoïde sont fréquemment rencontrés au contact des zones de nécrose dans les carcinomes de forme commune.

Carcinome à *cellules fusiformes* (carcinomes sarcomatoïdes)

Ce type de tumeur associe un contingent adénocarcinomateux et un contingent à cellules fusiformes. La composante glandulaire maligne doit être recherchée avec soin afin de ne pas porter à tort le diagnostic de sarcome à cellules fusiformes. Bien que les cytokératines ne soient pas toujours exprimées dans la composante à cellules fusiformes, l'immunohistochimie est utile au diagnostic.

Carcinomes avec *métaplasie ostéoïde et/ou chondroïde*

AUTRES CARCINOMES

Carcinomes riches en lipides

Cette tumeur rare est constituée de cellules claires contenant dans leur cytoplasme des vacuoles optiquement vides correspondant à des lipides. Cette variété tumorale qui serait agressive n'est individualisée que lorsque le contingent des cellules riches en lipides est important.

Carcinomes à cellules en bague-à-chaton

Seules les tumeurs présentant une importante composante de cellules en bague-à-chaton sont individualisées en raison de leur pronostic défavorable.

Carcinomes neuroendocrines

Ces tumeurs rares ne s'accompagnent pas dans le sein de syndrome carcinoïdien. Elles ont les caractères histologiques, immunohistochimiques et ultrastructuraux des tumeurs neuro-endocrines. Les cellules (20 à 100 %) sont positives pour le grimelius ou pour un marqueur de différenciation neuroendocrine : chromogranine ou synaptophysine. Ces tumeurs peuvent correspondre à des carcinomes canalaires infiltrants, lobulaires infiltrants ou mucineux.

MALADIE DE PAGET

Cette affection présente dans 2 % des cancers du sein, qu'ils soient canalaires ou lobulaires, correspond à une colonisation de l'épiderme du mamelon par de volumineuses cellules isolées ou réalisant de petits massifs. Ces cellules peuvent contenir des pigments mélaniques ; leur cytoplasme est faiblement et de façon inconstante coloré par le Bleu Alcian. En immunohistochimie, elles expriment la cytokératine, l'antigène épithélial membranaire mais pas la protéine S100. Il convient de distinguer la maladie de Paget de l'envahissement cutané direct par un carcinome mammaire. Le pronostic de la maladie de Paget est fonction du cancer mammaire qui lui est toujours associé.

AUTRES TUMEURS MALIGNES DU SEIN

Les tumeurs malignes en dehors des carcinomes primitifs du sein sont rares, représentant moins de 1 % de toutes les tumeurs malignes du sein et constituent un groupe de lésions disparates comportant :

- les sarcomes phyllodes,
- les sarcomes mésenchymateux ou sarcome du stroma,
- les angiosarcomes,
- les lymphomes malins non hodgkiniens primitifs du sein.

Les sarcomes mammaires peuvent se voir à tout âge chez la femme. Quelques rares cas ont été décrits chez l'homme.

Les sarcomes phyllodes

La présentation clinique et les caractères macroscopiques des sarcomes phyllodes et des sarcomes du stroma sont analogues. Ces deux types de lésion se présentent comme des nodules bien limités, mobiles par rapport aux plans superficiel et profond ayant rapidement augmenté de volume ce qui est le motif de la consultation. Ces tumeurs apparemment bien limitées sont de taille très variable, de coloration blanc grisâtre, présentant d'autant plus de remaniements hémorragiques et nécrotiques qu'elles sont volumineuses.

Histologiquement, les sarcomes phyllodes comportent un double contingent épithélial et conjonctif. Seule la composante conjonctive est maligne, d'aspect sarcomateux. La composante épithéliale bénigne est très réduite devant être recherchée avec soin afin de ne pas être méconnue.

Les sarcomes du stroma

Les différents types de sarcomes rencontrés dans la glande mammaire sont identiques à ceux observés dans les tissus mous dont ils suivent la classification [6]. Le grading histopronostique des tumeurs des parties molles tenant compte de la différenciation, de la nécrose et de l'activité mitotique peut être appliqué aux sarcomes primitifs du sein. Ce grading histopronostique est corrélé au taux de survie sans métastase. L'évolution des sarcomes phyllodes est analogue à celle des sarcomes du stroma, dominée par l'extension locale d'où l'importance du caractère complet de l'exérèse initiale. Le curage ganglionnaire axillaire de principe est inutile en raison de la rareté des métastases ganglionnaires.

Le diagnostic différentiel des sarcomes à cellules fusiformes se fera avec les fibromatoses, les carcinomes métaplasiques et les sarcomes phyllodes.

Les angiosarcomes mammaires encore appelés hémangiosarcomes, hémangio-endothéliome malin.

Le sein est l'un des sites préférentiels de ces tumeurs qui sont très rares (moins de 0,05 % des tumeurs malignes primitives du sein). Survenant chez la femme jeune, elles sont rapidement d'évolution fatale.

Macroscopiquement, ces tumeurs se présentent comme des nodules hémorragiques de taille variable souvent importante.

Histologiquement, l'architecture est variable avec présence de cavités vasculaires ou de fentes bordées par des cellules endothéliales malignes. Ces cellules malignes peuvent réaliser des formations papillaires se projetant dans les lumières vasculaires. Au sein de la tumeur peuvent exister des zones plus denses. Un grading histopronostic [7, 8] basé sur la différenciation distingue trois classes :

- Classe I (bien différencié) d'évolution relativement favorable.
- Classe II d'évolution intermédiaire.
- Classe III (peu différencié) d'évolution péjorative.

Les angiosarcomes observés après radiothérapie au niveau du sein sont pour la plupart de siège cutané. Ils surviennent à partir de 2 ans après l'irradiation. Leur pronostic est extrêmement péjoratif.

Lymphomes malins non hodgkiniens primitifs du sein

En dehors de l'extension d'un lymphome connu à la glande mammaire, les localisations mammaires primitives d'un lymphome sont rares (0,12 à 0,53 % de toutes les tumeurs malignes du sein). L'âge moyen de survenue est analogue à celui des carcinomes. Les localisations bilatérales d'emblée sont plus fréquentes pour les lymphomes que pour les carcinomes. Cliniquement, ces tumeurs se présentent soit comme une masse polycyclique ou comme un nodule bien limité mais de croissance rapide, soit comme une tumeur inflammatoire.

Macroscopiquement, il s'agit d'une masse bien limitée, blanc grisâtre, de consistance molle mesurant en moyenne 2 à 3 cm de diamètre. Histologiquement, la prolifération tumorale est dense, détruisant totalement les structures épithéliales préexistantes. La classification des lymphomes primitifs du sein suit celle des lymphomes primitifs ganglionnaires. Dans la plupart des séries de lymphomes mammaires rapportés dans la littérature, il existe une nette prédominance de lymphomes malins à grandes cellules de type B [9].

Le traitement de ce type de tumeur faisant essentiellement appel à la chimiothérapie, il convient d'éviter une chirurgie délabrante ; aussi la cytologie et/ou les prélèvements biopsiques doivent orienter le diagnostic afin que soient réunies les conditions nécessaires à un diagnostic de certitude et à un typage du lymphome (biopsie chirurgicale large avec prélèvements en congélation).

Le pronostic est lié au type histologique du lymphome et au stade d'extension de la tumeur lors du bilan initial.

Métastases

Les métastases mammaires sont rares, survenant généralement à un stade tardif de l'évolution de la maladie. Les tumeurs d'origine le plus souvent rencontrées sont le mélanome, les tumeurs pulmonaires, du tractus digestif, de l'appareil uro-génital. Chez l'homme, le carcinome prostatique est connu comme pouvant donner des localisations mammaires secondaires.

Les métastases se présentent souvent comme un nodule bien limité stimulant une tumeur bénigne.

Du point de vue histologique, le problème est différent selon que la tumeur primitive est connue ou non. Le principal problème est de distinguer un adénocarcinome primitif mammaire et une métastase ; l'étude immunohistochimique peut permettre de solutionner ce problème.

TUMEURS RARES DU SEIN

LÉSIONS MYOÉPITHÉLIALES DU SEIN

Ces lésions dérivent ou sont composées d'une population prédominante de cellules myoépithéliales identifiables par méthode immunohistochimique (PS100+, AML+...)

Elles comportent le carcinome adénoïde kystique, l'adénome pléomorphe, la myoépithéliose, l'adénomyoépithéliome (bénin ou malin) et le myoépithéliome malin [10].

La **myoépithéliose** est une lésion multifocale de siège périphérique sans traduction clinique d'évolution bénigne. On en distingue 2 types, intra ou péri canalaires et canaliculaires.

Parmi les lésions tumorales on individualise les **adénomyoépithéliomes** et le myoépithéliome malin ou carcinome à cellules myoépithéliales.

En fonction de leur aspect histologique on démembre trois types **d'adénomyoépithéliome** (AME) :

AME à cellules fusiformes solide ou papillaire.

AME de type tubuleux à cellules claires ou à cellules éosinophiles.

AME de type lobulé à cellules claires ou à cellules éosinophiles.

La majeure partie de ces tumeurs est d'évolution bénigne. Le caractère mal limité et/ou un index mitotique élevé sont des éléments devant faire émettre des réserves pronostiques. En effet certains de ces AME ont un comportement agressif avec récidives locales et même métastase ganglionnaire.

Ces AME au comportement agressif sont à distinguer des tumeurs malignes survenant au sein d'un AME.

Ces lésions doivent donc être réséquées en totalité avec marge de sécurité, en particulier pour la forme lobulée lorsque l'activité mitotique est élevée et qu'il existe des nodules satellites à la lésion principale.

On décrit ainsi des **carcinomes développés à partir de la composante épithéliale, de la composante**

myoépithéliale ou des deux composantes épithéliale et myoépithéliale. Ces lésions sont traitées comme des carcinomes mammaires habituels.

Des sarcomes et des carcinosarcomes.

Le **myoépithéliome malin ou carcinome à cellules myoépithéliales** est une tumeur mal limitée infiltrante à cellules myoépithéliales, fusiformes, avec importante activité mitotique. Elles ont un comportement agressif avec métastase ganglionnaire et même viscérale (osseuses et cérébrales).

Le **carcinome adénoïde kystique** est une variété de carcinome rare dans le sein, de pronostic favorable. L'architecture en est solide, cribriforme ou trabéculaire. Il se compose de deux types cellulaires, basaloïdes périphériques (myoépithéliales) et d'une variété de cellules épithéliales (CK903+) situées autour des lumières. Ces tumeurs peuvent récidiver et les métastases ganglionnaires sont rares.

L'**adénome pléomorphe** du sein est une lésion rare, bénigne (*cf.* tumeurs bénignes du sein - anapath). ■

BIBLIOGRAPHIE

[1] BLOOM HJG, RICHARDSON WW. Histological grading and prognosis in breast cancer: a study of 1409 cases of which, 539 habe been followed for 15 years. *Br. J. Cancer* 1957; 11: 359-377.

[2] ELSTON CW, ELLIS IO. Pathological prognostic factors in breast cancer I. The value of histologic grade in breast cancer: experience from a large study with long-term follow up. *Histopathology* 1991; 19: 403-410.

[3] SCHNITT. Pathologic predictors of early local recurrence in stage I et II breast cancer treated by primary radiation therapy. *Cancer* 1984; 53: 1049-1057.

[4] SIMPSON JF, PAGE DL. Status of breast cancer prognostication based on histopathologic date. *Am. J. Clin. Pathol.* 1994; 102 (supl 1): S3-S8.

[5] RIDOLFI RL, ROSEN RR, POR A, KINNE D, MIKE V. Medullary carcinoma of the breast. A clinico-pathologic study with 10 years follow-up. *Cancer* 1977; 40: 1365-1385.

[6] ENZINGER FM, WEISS SW. Soft tissue tumors – 2nd Ed. Mosby Ed. Saint Louis 1988.

[7] DONNEL RM, ROSEN RP, LIEBERMAN RH *et al.* Angiosarcoma on other vascular tumors of the breast: Pathologic analysis as a guide to prognostis. *Am. J. Surg. Pathol.* 1981; 5: 629-642.

[8] MERINO M, CARTER D, BERMAN M. Angiosarcoma of the breast. A clinicopathologic study. *Am. J. Surg. Pathol.* 1983; 7: 53-60.

[9] COHEN PL, BRROKS JJ. Lymphomas of the breast – A clinicopathologic and immunohistochemical study of primary and secondary cases. *Cancer* 1991; 67: 1359-1369.

[10] TAVASSOLI FA. Myoepithelial lesions of the breast. Myoepitheliosis, adenomyoepithelioma and myoepithélial carcinoma. *Am. J. Surg. Pathol.* 1991; 15: 554-568.

SIGNES RADIOLOGIQUES DU CANCER DU SEIN

Cédric de BAZELAIRE, Marcella ALBITER, Olivier MATHIEU, Cécile FARGES, Coralie SICARD, Ali SAKSOUK, Pierre BOURRIER, Jacques FRIJA

INTRODUCTION

Le but du dépistage est de découvrir le cancer dans une population de femmes asymptomatiques si possible à un stade précoce, infra-clinique. Le résultat d'un dépistage précoce réduit la mortalité d'environ 32 % [1]. Le taux de détection du cancer du sein en mammographie de dépistage est estimé à 3,91 pour mille mammographies avec une grande variabilité inter observateur (de 0,25 à 13,75 ‰) [2]. Ce taux reflète la faible prévalence du cancer du sein infra clinique dans une population à risque modéré [3]. La mammographie est la méthode de base dans le dépistage sénologique, mais elle présente une sensibilité très variable entre 40 et 90 % selon la densité mammaire. L'utilisation d'un logiciel d'aide au diagnostic (CAD) ne semble pas améliorer les performances. Ainsi dans une étude multicentrique incluant plus de 220 000 femmes, Fenton et al. retrouvent, une baisse de la spécificité (de 90 % à 87 %), de la valeur prédictive positive (de 4,1 % à 3,2 %) et une augmentation de la morbidité par augmentation des biopsies inutiles estimé à +4 % [4]. D'autres techniques en imagerie mammaire émergent : en mammographie avec l'imagerie numérique, en IRM avec l'étude dynamique du rehaussement et l'analyse spectroscopique, en échographie avec l'imagerie d'harmonique et l'utilisation des microbulles. Devant la rareté du cancer du sein en dépistage et la multiplicité des techniques d'imagerie, un rappel des signes radiologiques du cancer du sein apparaît utile.

CORRÉLATION RADIO-HISTOLOGIQUE

MASSES

Une masse est définie comme une lésion occupant un volume c'est-à-dire visible dans différents plans de l'espace. Lorsqu'une lésion n'est visible que dans un plan de l'espace on parle d'asymétrie de densité. Il faut savoir utiliser toutes les possibilités techniques mammographique (compressions, clichés localisés, agrandissements) pour démasquer une masse non visible sur une des incidences et pour la caractériser (figure 1).

Forme et contours

Le tissu mammaire est soutenu par le ligament de Cooper, tissu fibreux reliant les fascias pectoraux profonds et superficiels situés sous la peau. Ce ligament divise le tissu mammaire en lobules allongés, parallèles au plan cutané. Ces lobules allongés se distinguent des tumeurs, qui présentent une forme ronde, ovale, lobulée ou irrégulière (figure 2). Ces différentes formes traduisent une rupture du ligament de Cooper (figure 3). Le caractère vertical (perpendiculaire au plan cutané)

Figure 1 :
Masse masquée (Face, compression, agrandissement, échographie). Désorganisation architecturale dans les quadrants externes du sein droit. La compression permet de dégager la lésion du tissu glandulaire. Elle se présente en agrandissement comme une masse irrégulière, spiculée (ACR5). L'échographie dirigée permet de retrouver une masse verticale et permet de diriger la microbiopsie.

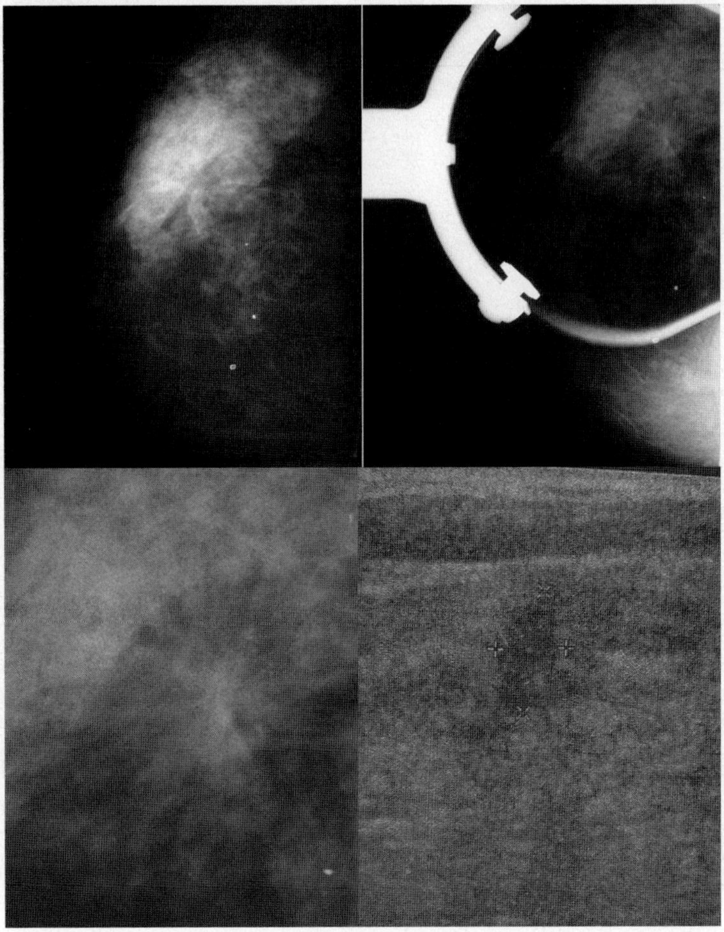

Figure 2 :
Masse de forme irrégulière (Face, MLO, agrandissement).

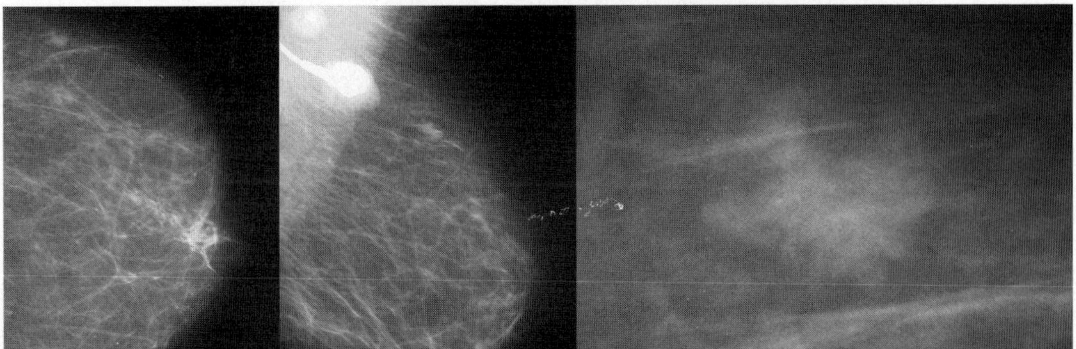

Figure 3 :
Masse microlobulée (Face, MLO, Echo, agrandissement). La masse est située à UQS du sein gauche. Il s'agit d'une masse ovalaire, microlobulée, avec rupture du ligament de Cooper et envahissement des lobules graisseux sous cutanés.

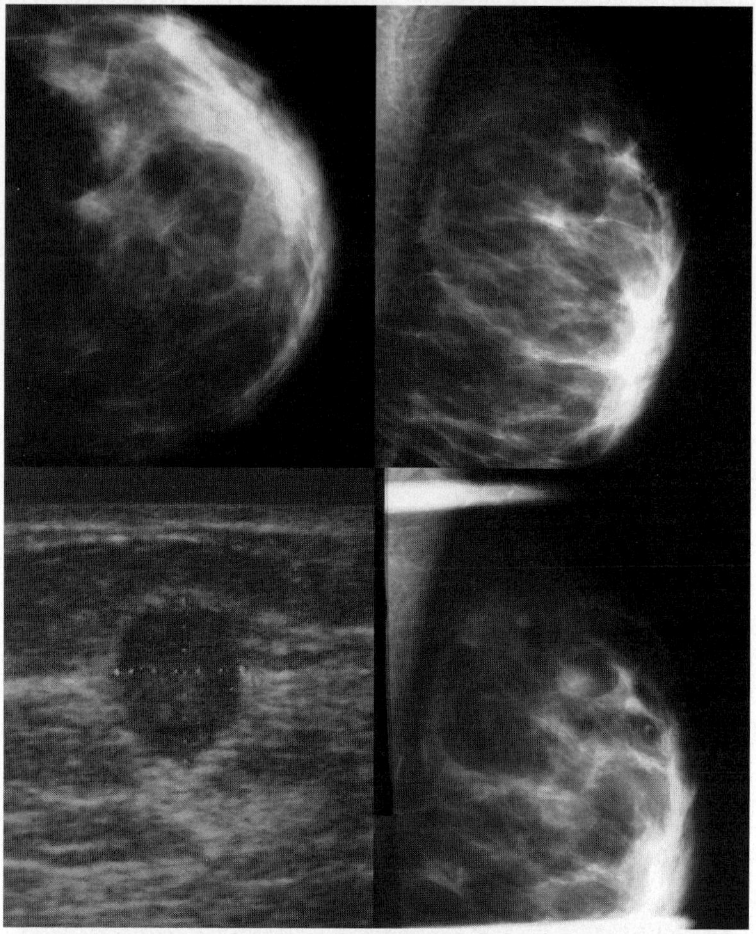

Figure 4 :
Masse à contours spiculés et indistincts (Face D et G, Agrandissement). La masse est de forme ovale, avec des contours indistincts difficile à délimiter précisément. Elle présente également des spicules (ACR 5).

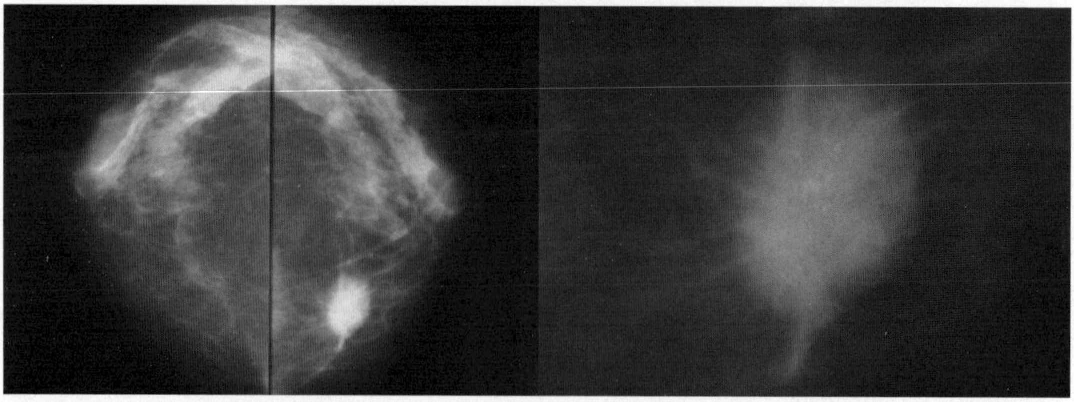

décrit en échographie, témoigne aussi de la rupture du ligament de Cooper. L'extension anarchique du cancer lui confère des contours anguleux, irréguliers, microlobulés avec des envahissements intra canalaires [5]. Lorsque le développement est très rapide il n'existe plus de limite nette entre le tissu tumoral et le tissu normal et les contours apparaissent flous (figure 4). Le pourcentage de discordance inter observateurs pour caractériser les bords d'une masse est estimé à 63 % [6].

Contenu

Il peut être liquidien pur (lésion bénigne), tissulaire ou mixte (liquidienne et tissulaire).

Lésion tissulaire

En échographie, l'aspect est hypoéchogène. Plus la lésion est cellulaire plus elle apparaît hypoéchogène. L'imagerie d'harmoniques permettrait d'améliorer la détection des lésions hypoéchogènes dans les seins denses [7, 8]. Mais l'imagerie d'harmonique avec sa faible pénétration ne permet pas l'exploration des seins volumineux.

En IRM les lésions malignes apparaissent dans 87 % des cas en hypo ou isosignal T2 [9]. L'hypersignal T2, qui témoigne d'une teneur en eau élevée, serait plutôt retrouvé dans les lésions bénignes telles que les adénofibromes ou les tumeurs phyllodes de bas grade. Les cancers en hypersignal T2 sont des lésions hypersécrétantes comme les carcinomes mucineux.

Lésion mixte

L'association de composante tissulaire et liquidienne peut être rencontrée dans les kystes atypiques ou des tumeurs nécrosées (figure 5). Les lésions kystiques atypiques ont une paroi épaisse ou irrégulière, des septa internes, parfois des végétations visibles en échographie comme en IRM qui

Figure 5 :
Masse à contenu mixte (Echographie). Masse de forme irrégulière, à contours lobulés et flous. Le contenu est mixte liquidien et solide. On note une renforcement postérieur en regard de la portion liquidienne (ACR 4).

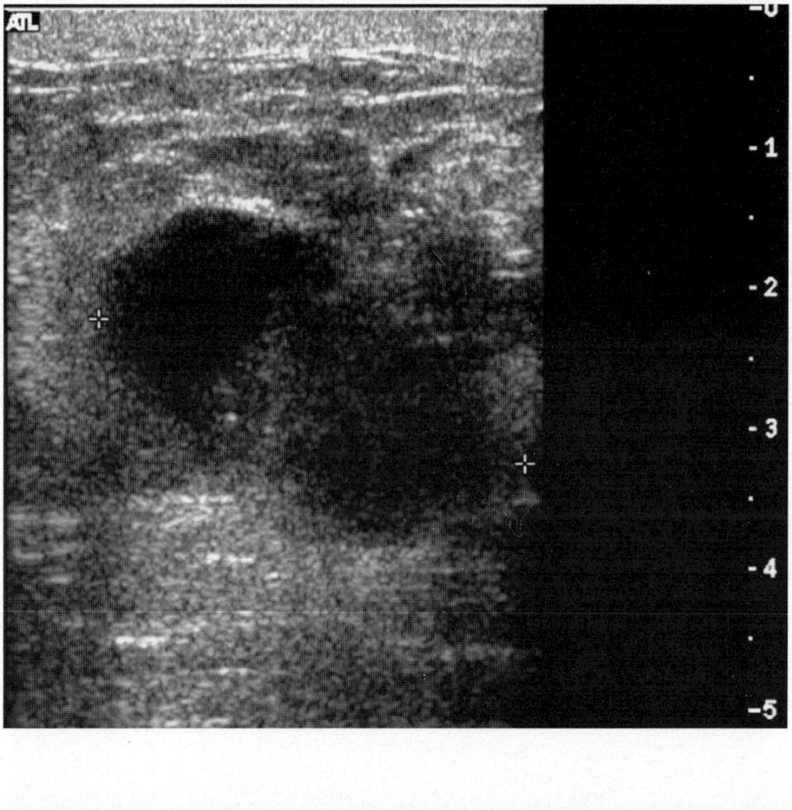

témoignent d'une prolifération tissulaire suspecte. Certains cancers hyper-sécrétant peuvent également se présenter sous la forme de tumeur mixte comme le carcinome mucineux. Un aspect hétérogène est dit « complexe », témoignant de l'association de différents composants (tissu, nécrose, graisse, calcifications...). Certaines tumeurs à croissance rapide présentent souvent une nécrose centrale [10]. Parmi les cancers présentant classiquement une composante nécrotique on note les carcinomes canalaires infiltrant, les tumeurs phyllodes de haut grade et les métastases. La composante liquidienne est responsable en échographie d'un renforcement postérieur du faisceau ultrasonore faussement rassurant.

Autres composantes

Les nouvelles techniques IRM améliorent la spécificité de l'IRM. L'IRM est capable de tester la présence d'un contenu lipidique et liquidien grâce à des séquences spéciales qui permettent de supprimer sélectivement le signal de la graisse (STIR, FAT-SAT) ou de l'eau (FLAIR). Elles sont utiles pour l'analyse des foyers de cytostéatonécrose. Il existe également de nouvelles séquences en IRM permettant d'observer exclusivement la silicone pour améliorer la détection des ruptures de prothèses [11]. La spectroscopie permet de mesurer et de cartographier la concentration dans le sein de métabolites tels que la choline qui reflète la production membranaire et qui augmente dans les cancers [12, 13]. Cette technique n'est pas utilisée couramment en pratique.

Atténuation en échographie

En échographie, l'interface située entre deux tissus différents renvoie une certaine quantité d'ultrasons vers la sonde. Ainsi une ombre acoustique peut être observée en arrière des cancers dont la structure est très différente du tissu mammaire environnant (figure 6). Les liquides atténuent moins les ultrasons que le tissu mammaire normal. C'est pour cette raison que l'on observe un renforcement en profondeur des kystes mais également en arrière des

Figure 6 :
CLI (Echographie). Masse ovalaire, microlobulée, verticale avec aténuation postérieure (ACR 5).

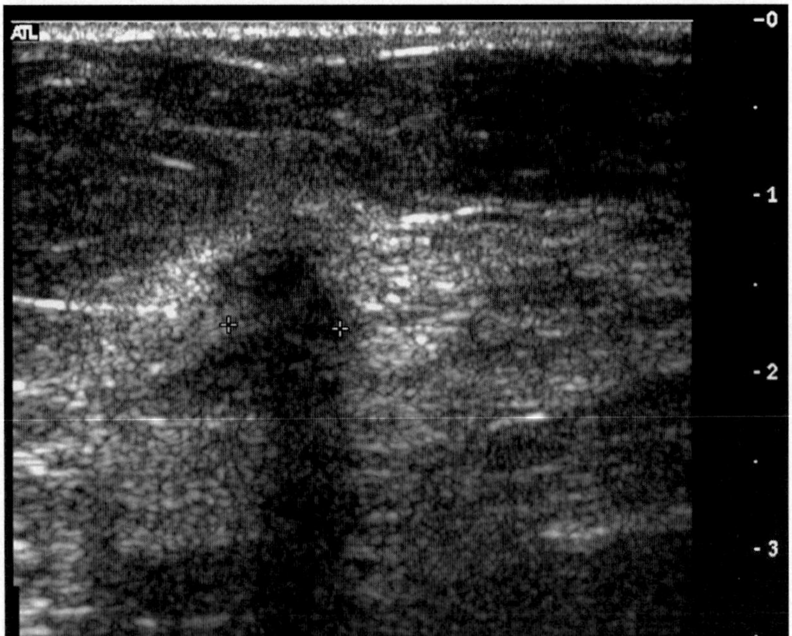

lésions nécrosées, des tumeurs mucineuses ou des cancers de haut grade, riches en cellules.

FIBROSE

Spicule

Les spicules correspondent à une réaction du tissu conjonctif en regard des lésions. Les auteurs s'accordent pour affirmer que plus une lésion est stellaire, plus la cellularité est faible et plus la part du tissu conjonctif est grande. Les carcinomes canalaires invasifs et les carcinomes tubuleux se présentent classiquement comme des masses spiculées. Les cicatrices et l'adénose sclérosante (lésion bénigne) présentent également un aspect spiculé. La présence de la fibrose réduit le passage des ultrasons avec pour conséquence un cône d'ombre postérieur (figure 7).

Distorsion

La distorsion architecturale peut traduire pratiquement toutes les formes de carcinomes : carcinome canalaire invasif, carcinome canalaire in situ, carcinome tubuleux. La distorsion correspond à une réaction plus ou moins rétractile du tissu conjonctif. Elle déforme les contours et l'orientation du tissu glandulaire normal (figure 8). La distorsion architecturale est également observée sur seins traités par chirurgie [14].

MICROCALCIFICATIONS

La morphologie des microcalcifications peut orienter vers leur origine et un diagnostic étiologique.

Les microcalcifications développées dans les *canaux galactophoriques* sont généralement linéaires, rondes (> 0,5 mm,

Figure 7 :
Masse spiculée prépectorale (Faces, MLO, Agrandissement, Echographie).
La masse est située dans la graisse prépectorale en dehors du tissu glandulaire.
L'agrandissement montre une masse ovale, spiculée avec des microcalcifications grossières ACR 5.
L'échographie montre une masse ovale, microlobulée, verticale avec atténuation postérieure. Il s'agit d'un CCI.

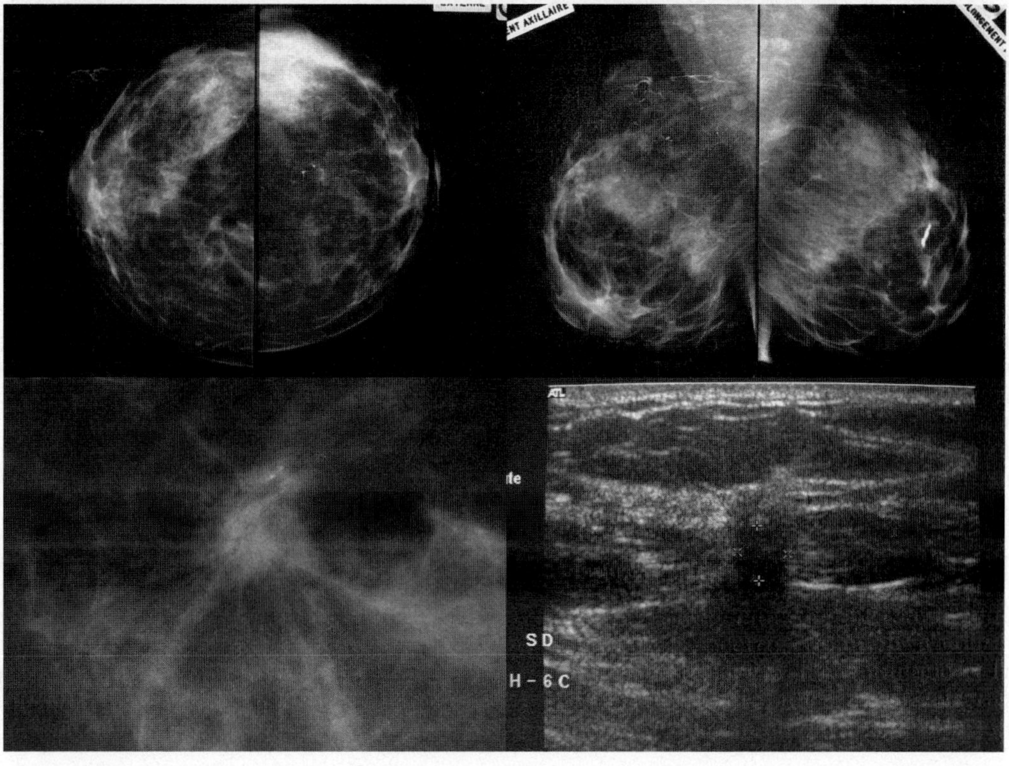

Figure 8 :
Masse spiculée avec microcalcifications linéaires (Face, MLO, Agrandissement).
Masse ronde, spiculée avec désorganisation architecture du QSE du sein droit et des microcalcifications linéaires (ACR5). Le bord antérieur de la masse est masqué.

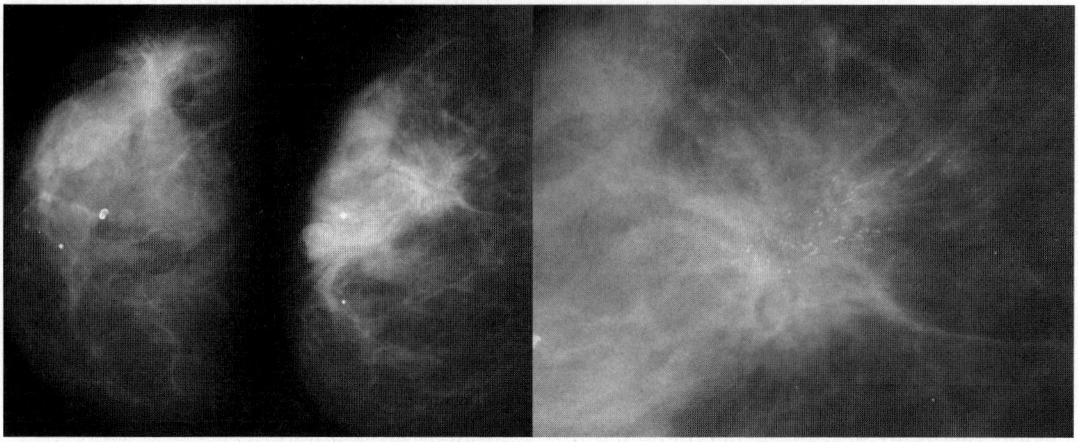

Figure 9 :
Microcalcifications amorphes (Face, MLO, Agrandissements, clichés des prélèvements) :
Les microcalcifications sont à la limite de la visibilité situées à union des quadrants supérieurs du sein gauche.

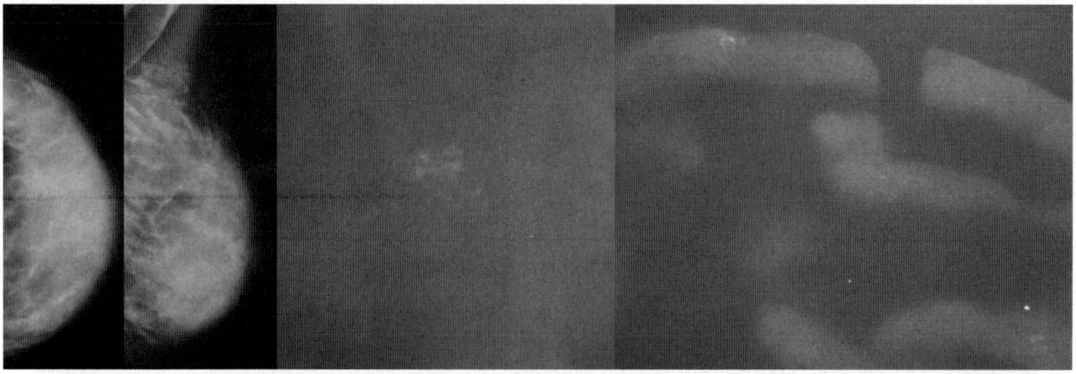

contours nets), fines (< 0,5 mm à contours nets) ou amorphes (< 0,5 mm à contours flous) (figure 9) avec une distribution canalaire ou segmentaire (selon le trajet d'un lobe) (figure 10). Elles apparaissent petites et de densités variables dans les canaux proches des lobules.

Les microcalcifications développées dans les *acini* apparaissent rondes, fines ou amorphes.

Les microcalcifications développées dans le *tissu conjonctif* n'adoptent aucune forme particulière et apparaissent grossières hétérogène (> 0,5 mm), de densité variable avec une tendance à fusionner (figure 11). On les rencontre souvent dans les cicatrices et les adénofibromes. On parle de microcalcifications dystrophiques.

Les calcifications peuvent correspondre à une suspension de calcium dans les processus sécrétoires (adénose, hyperplasie épithéliale, carcinome canalaire *in situ* de bas grade), à des débris cellulaires calcifiés dans les processus nécrotiques (carcinome canalaire in situ de haut grade, carcinome canalaire invasif) ou à une fibrose hyalinisée (cicatrice, cytostéatose, adénofibrome). Les calcifications sécrétoires sont généralement rondes, fines ou

Figure 10 :
Microcalcifications linéaires segmentaires (Face, MLO, agrandissement).
Certaines microcalcifications sont en bâtonnet, formant un foyer orienté vers le mamelon (ACR 5). Il s'agit d'un CCIS.

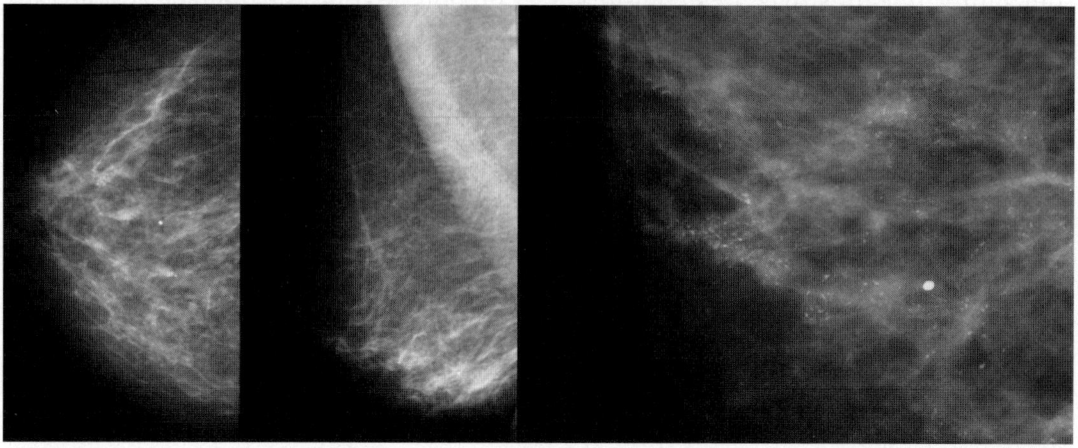

Figure 11 :
Microcalcifications grossières hétérogènes (Face, agrandissement, MLO, IRM coupe axiale T1 avec injection).
Le foyer est rétroaréolaire, constitué de microcalcifications grossières hétérogènes typiques.
Il présente une répartition canalaire (ACR 4).
L'IRM montre une prise de contraste canalaire dans le même territoire (ACR 4).

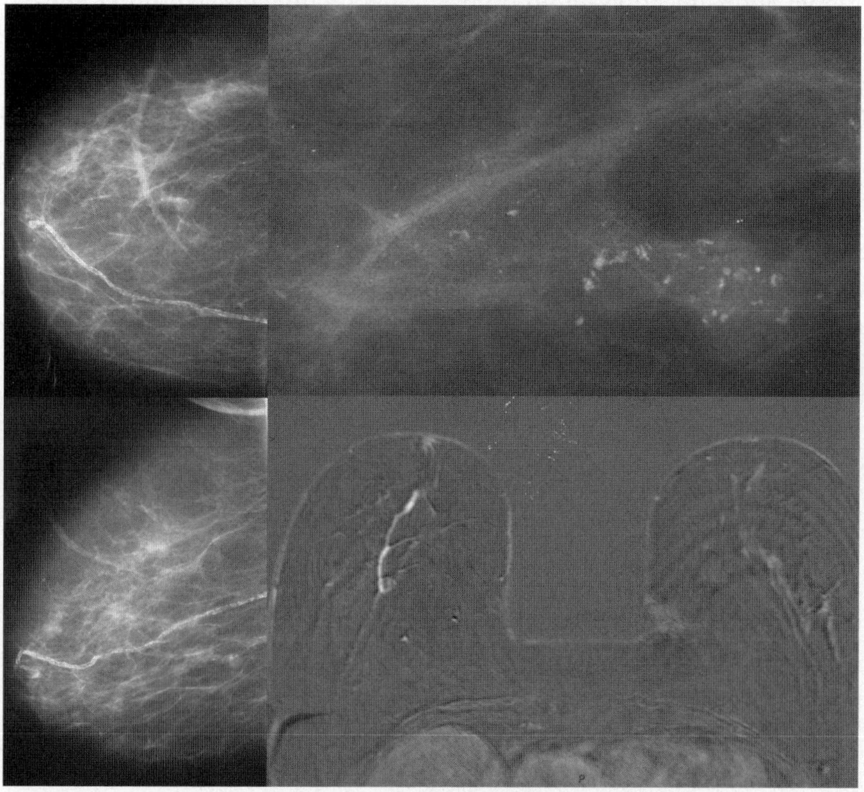

amorphes moulant les espaces (cribriformes) délimités par la prolifération cellulaires. Les débris cellulaires calcifiés sont plutôt linéaires avec des contours irréguliers, correspondant à l'empreinte de la prolifération cellulaire en regard. Les remaniements liés à la prolifération stromale peuvent déformer les acini et les canaux. Les microcalcifications endoluminales apparaissent alors déformées, polymorphes (adénose sclérosante et carcinome canalaire *in situ*) (figure 12). Il existe une grande variabilité inter observateur dans la description de la morphologie des microcalcifications avec une discordance estimée selon Berg à 75 % [6].

VASCULARISATION

En 1961, Folkman a démontré que les cancers produisaient une néovascularisation tumorale indispensable pour se développer [15, 16]. Cette néovascularisation est responsable d'une prise de contraste bien visible sur les images IRM, TDM ou en échographie après injection de produit de contraste.

La perméabilité anormale des néovaisseaux tumoraux explique le rehaussement précoce, le lavage tardif et l'œdème périlésionnel. Le produit de contraste traverse la paroi capillaire et pénètre dans le tissu interstitiel. Il en résulte un rehaussement précoce de la lésion. La concentration du produit de contraste diminue ensuite rapidement dans le sang, par dilution dans le volume sanguin total, suivie d'un retour du produit de contraste depuis l'interstitium tumoral vers le plasma. Ce phénomène est responsable d'une chute rapide du rehaussement dans la tumeur appelée lavage ou « washout » (figure 13). Le phénomène du washout serait présent dans 70 % des carcinome canalaire invasif et 9 % des carcinome canalaire in situ [17]. Un halo périlésionnel hyperintense en T2 serait évocateur de malignité. Il correspond à l'œdème lié à l'augmentation de la perméabilité des néo-vaisseaux péritumoraux [18].

L'absence de rehaussement élimine une lésion maligne avec une VPN de 88 à 96 %. Cependant, parmi les lésions malignes ne se rehaussant pas on note les carcinomes canalaires *in situ* dans 48 % (remaniements inflammatoires et néoangiogénèse limités) mais également certains cancers invasifs dans 52 % [19, 20].

Il est également possible d'analyser la prise de contraste en scanner ou en échographie. Ainsi Ricci retrouve une bonne

Figure 12 :
Microcalcifications fines polymorphes (Face, MLO, Agrandissement).
Microcalcifications d'aspect fines polymorphes, de répartition régionale à UQE du sein gauche (ACR 4b).

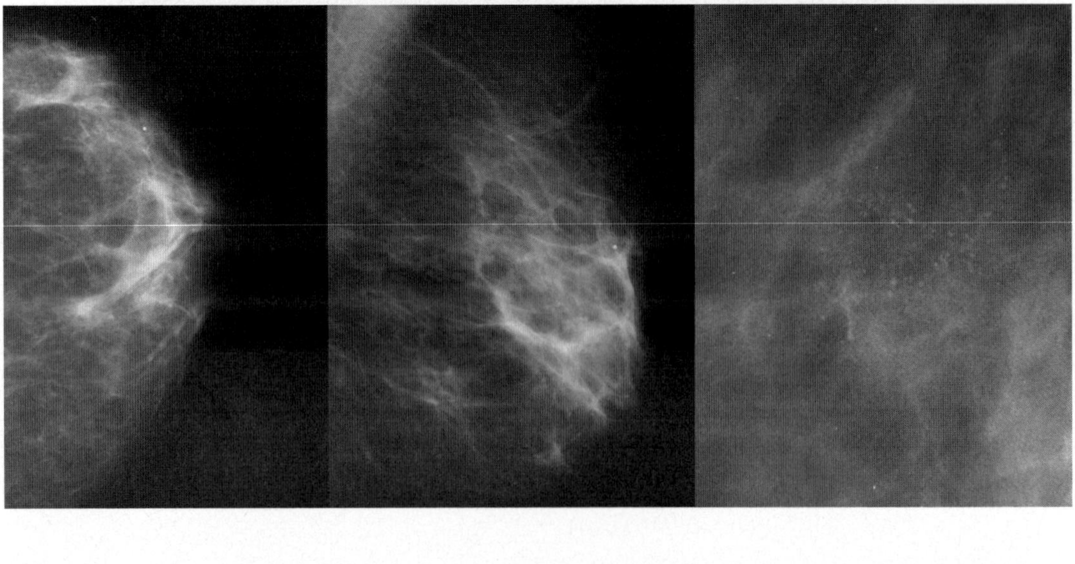

Figure 13 :
Masse à rehaussement annulaire, hétérogène (IRM, coupe axiale T1 aprés injection et courbes de rehaussements). La masse du sein gauche est de forme irrégulière, avec un rehaussement hétérogène, annulaire dans sa portion postérieure. Les courbes de rehaussement montre des prise de contraste intenses et rapides avec un washout dans la portion centrale et un plateau en périphérie de la lésion. Le tissu glandulaire normal se rehausse peu et progressivement.

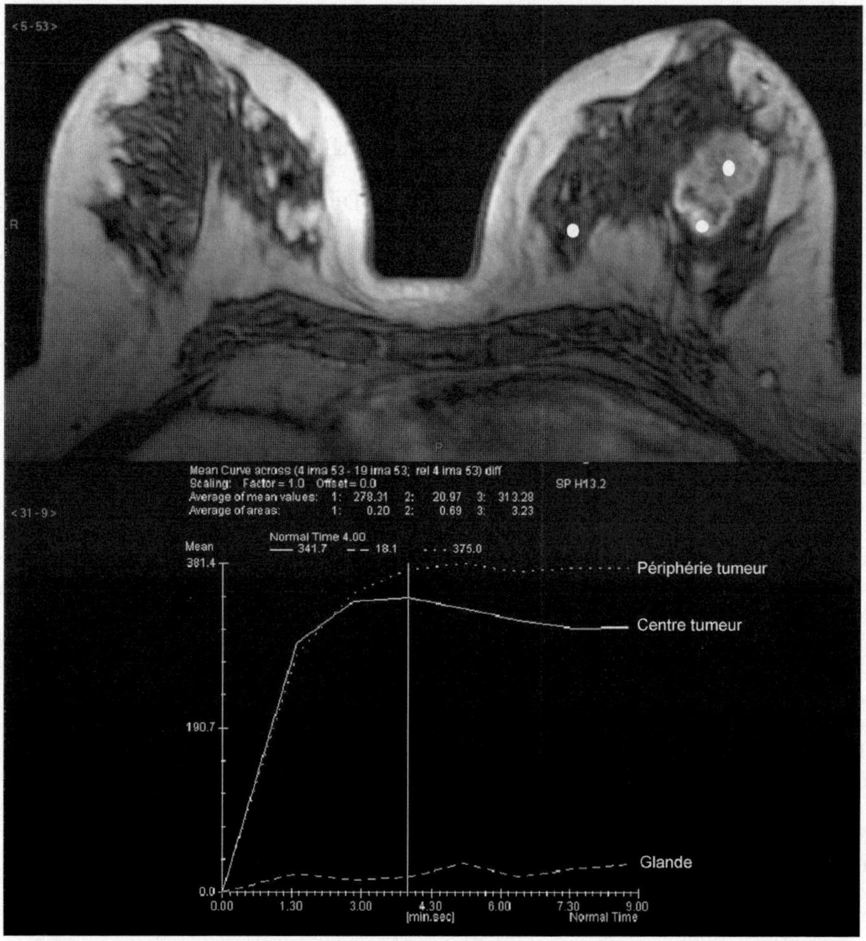

corrélation entre l'aspect des rehaussements obtenus en échographie (injection de microbulles) et en IRM (injection de chélates de gadolinium) [21]. L'utilisation de microbulles semble augmenter la sensibilité de l'échographie. La spécificité est limitée par les lésions bénignes hypervascularisées comme l'adénofibrome.

D'après Teifke *et al.*, le ratio densité vasculaire centrale/densité vasculaire périphérique serait corrélé au grade de malignité ($p < 0,007$). La valeur prédictive en faveur d'une lésion maligne d'un réhaussement annulaire serait estimée entre 79 et 92 % [19, 22-25]. Le rehaussement annulaire indiquerait un haut grade SBR ($p = 0,003$) et un statut de récepteurs hormonaux négatif ($p = 0,006$) [10, 26].

DISCUSSION

FORMES FRÉQUENTES

Carcinome canalaire *in situ* (20 %)

On distingue les carcinomes canalaires *in situ* (CCIS) de bas grade et de haut grade. Les premiers proviennent de l'évolution de lésion d'hyperplasie épithéliale, vers l'hyperplasie épithéliale avec atypie puis vers le carcinome canalaire in situ et éventuellement le carcinome canalaire invasif de bas grade [27]. L'hyperplasie est associée à une augmentation des secrétions. Les sécrétions moulent les espaces cribriformes irréguliers donnant des microcalcifications rondes, ovales ou amorphes avec une distribution canalaire ou segmentaire [28]. Le mécanisme de sécrétion étant lié à des lésions différentes (HEA ou CCIS), les microcalcifications ne reflètent pas précisément l'extension de la tumeur [29].

Les carcinomes canalaires *in situ* de haut grade semblent se former *de novo* avec une évolution rapide vers le carcinome canalaire invasif de haut grade. Les microcalcifications correspondent dans ce cas à des débris cellulaires calcifiés. Elles apparaissent linéaires, irrégulières avec des encoches et polymorphes moulées par une prolifération cellulaire intense (figure 14). La distribution des microcalcifications est généralement canalaire ou segmentaire. L'extension des microcalcifications reflète précisément les limites de la lésion [30]. Les CCIS de haut grade avec nécrose centrale évoluant rapidement se modifient vite d'un contrôle à l'autre ce qui les distingue des CCIS de bas grade plutôt lentement évolutifs.

Le carcinome canalaire in situ se traduit **en mammographie** par des microcalcifications de distribution galactophorique mais aussi sous des formes plus surprenante : masse non calcifiée, masse spiculée ou macrolobulée, distorsion ou asymétrie.

Le carcinome canalaire *in situ* de bas grade serait associé au carcinome tubuleux dans 65 % expliquant la fréquence des microcalcifications amorphes ou rondes associées à une masse spiculée ou une distorsion architecturale.

Dans une étude portant sur 70 carcinomes canalaires in situ en **échographie**, Moon montre que cette tumeur se présente souvent sous la forme d'une masse microlobulée, discrètement hypoéchogène, avec des infiltrations canalaires, sans atténuation (figure 15). La présence de spicules, une hypoéchogénicité marquée, un halo hyperéchogène et une atténuation postérieure serait en faveur d'une forme invasive [31].

En **IRM** le carcinome canalaire *in situ* peut se manifester sous différentes formes : non masse avec distribution linéaire, canalaire, régionale ou segmentaire micronodulaire ou nodulaire ; masse à contours lisses, lobulés, irréguliers ou spiculés ; rehaussement focal ; pas de rehaussement dans 23 % [32].

Étant donné les performances de l'IRM, elle doit être discutée dans le bilan d'extension du CCIS, la multicentricité étant de 30 % et la bilatéralité de 10 %.

Figure 14 :
Microcalcifications grossières hétérogènes (Face, MLO, agrandissement).
Les microcalcifications sont > 0,5mm. Elles sont irrégulières avec des encoches.
La répartition est segmentaire (ACR 4). Il s'agit d'un CCIS.

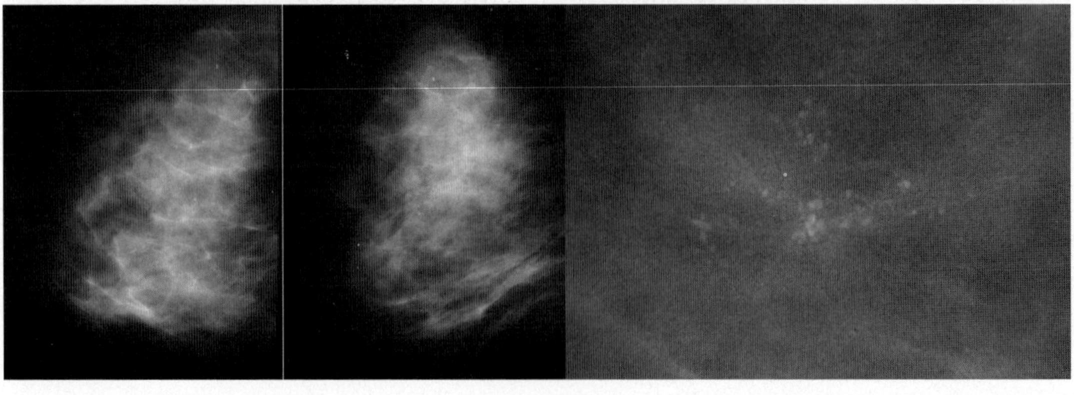

Figure 15 :
Infiltration canalaire en échographie (ACR 5). Il s'agit d'un CCIS.

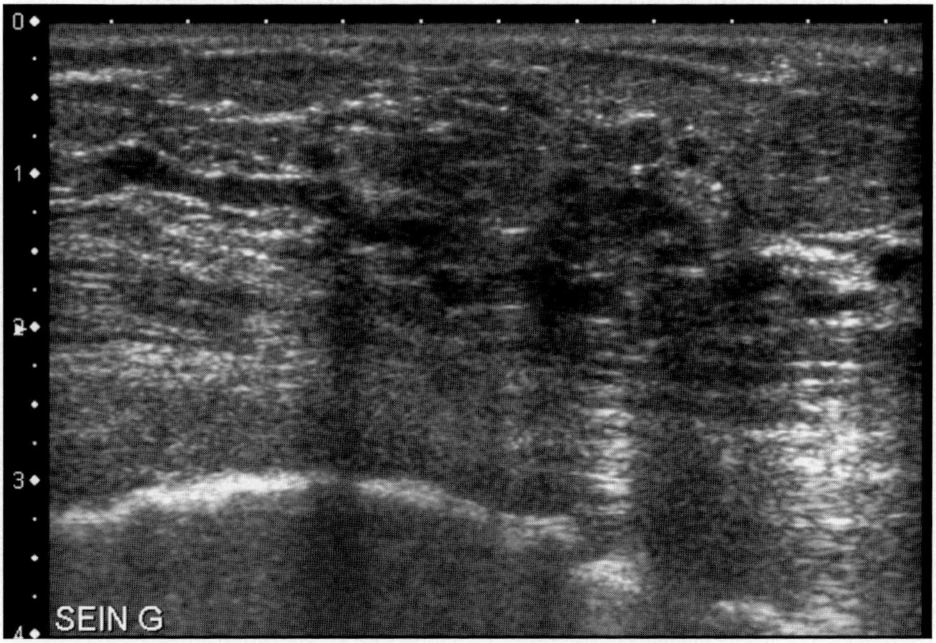

Carcinome canalaire infiltrant (80 %)

Le carcinome canalaire infiltrant (NOS – Non Otherwise Specified n'entrant dans aucune catégorie dite particulière) se présente en **mammographie** généralement sous la forme d'une masse spiculée éventuellement associée à une distorsion architecturale et de microcalcifications. Certains carcinomes canalaires invasifs apparaissent comme des masses bien limitées, des distorsions architecturales ou de simples asymétries.

En **échographie** le carcinome canalaire invasif se présente classiquement comme une masse irrégulière aux contours mal limités. Les spicules, les microlobulations, l'orientation verticale, les contours anguleux, l'extension intracanalaire et l'atténuation postérieure sont des signes suspects.

En **IRM** le carcinome canalaire infiltrant peut prendre différentes formes : masse lobulée à contours lisses, irréguliers ou spiculés ; non masse de distribution segmentaire nodulaire [32].

FORMES RARES

Carcinome lobulaire infiltrant

Le carcinome lobulaire invasif représente 6 à 10 % des cancers invasifs du sein. Il se développe par prolifération et migration en file indienne de petites cellules à travers le stroma (le long des ligaments de Cooper, en toile d'araignée) sans réaction fibrosante, calcification ni nécrose. Par conséquent il reste peu visible voir invisible (5 %) [33]. Du fait de son évolution à bas bruit il est généralement de plus grande taille qu'un carcinome canalaire invasif et souvent multifocal au moment du diagnostic. En revanche on note moins d'atteinte ganglionnaire en cas de carcinome lobulaire infiltrant [34]. Le carcinome lobulaire infiltrant a tendance à métastaser dans le péritoine, le rétropéritoine et les organes gynécologiques [35]. Il faut ainsi inclure le carcinome lobulaire infiltrant dans la gamme diagnostique différentielle chez une femme présentant une ascite, une hydronéphrose, ou une masse pelvienne.

Figure 16 :
CLI bilatéral (IRM, coupe axiale sur les deux seins).
Infiltration diffuse du sein gauche avec envahissement cutané probable (ACR 5).
Rehaussement régional nodulaire étendu du sein droit (ACR 4).

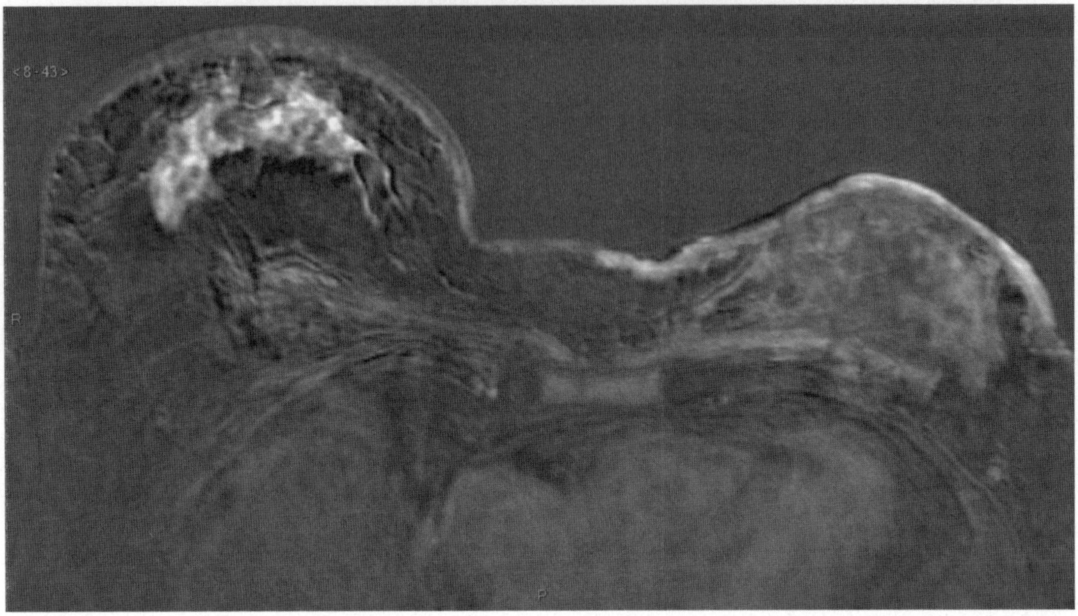

Lorsque le carcinome lobulaire infiltrant est visible en mammographie, c'est-à-dire dans 57 à 76 % des cas [36, 37], sa progression « en toile d'araignée » se présente le plus souvent sous la forme d'une distorsion [38], d'asymétrie ou de rétrécissement du volume mammaire [39] généralement sans masse associée.

Les carcinomes lobulaires infiltrants ne produisent classiquement pas de microcalcifications. La mammographie sous-estime souvent le volume tumoral. Il faut savoir y penser devant une masse palpable discordante avec des anomalies mammographiques minimes.

La sensibilité de l'échographie pour détecter le carcinome lobulaire infiltrant varie entre 25 à 87 % [40, 41]. L'aspect échographique n'est pas spécifique associant une distorsion architecturale et des atténuations postérieures généralement sans masse associée [42].

Le carcinome lobulaire infiltrant a donc une tendance à être multicentrique ou bilatéral. L'IRM semble plus performante pour détecter le carcinome lobulaire infiltrant et en faire le bilan d'extension. Pour Rodenko, la sensibilité de l'IRM pour détecter le carcinome lobulaire infiltrant serait de 85 % contre 32 % en mammographie [43]. L'IRM délimiterait également mieux le carcinome lobulaire infiltrant souvent sous estimée en échographie ou en mammographie [44]. L'IRM détecterait 22 % de lésions homolatérales associées et 9 % de lésions controlatérales [45]. Les carcinomes lobulaires infiltrants se présentent en IRM sous la forme de masses irrégulières uniques ou multiples, de rehaussement segmentaire ou régional réticulaire ou nodulaire correspondant au file de cellules en migration dans le stroma (figure 16).

Carcinomes canalaires infiltrants bien différenciés

Les carcinomes bien différenciés produisent des éléments tels que la mucine ou des tubules, qui leur donnent des aspects morphologiques particuliers. Ils progressent généralement lentement (à l'exception du carcinome médullaire) et sont généralement bien limités (à l'exception du carcinome tubuleux).

Carcinome tubuleux (1 %)

Le carcinome tubuleux se présente en mammographie comme une masse avec de longs spicules et en échographie comme une masse solide mal limitée avec atténuation postérieure [46]. Il est de bon pronostic avec 97 % de survie à 10 ans.

Carcinome mucineux (2 %)

Le carcinome mucineux est une prolifération tumorale de faible cellularité entouré de mucus extra-cellulaire. L'évolution est lente, et l'aspect en imagerie plutôt rassurant. Il se présente en mammographie comme une masse de densité liquidienne, de forme ovale avec des contours bien limités mais généralement mal définis en compression. En échographie, le carcinome mucineux est souvent hétérogène avec des composantes solides et kystiques et un renforcement postérieur. En IRM il se distingue par un franc hypersignal T2 (signal liquidien lié à la mucine) sans rehaussement significatif [47].

Carcinome médullaire (2 %)

Ils se développent rapidement chez la femme jeune et sont souvent palpables. Leur pronostic est bon malgré leur aspect indifférencié en histologie. Ils se présentent sous la forme d'une masse ronde avec des contours plus ou moins bien limités. En échographie la masse est hypoéchogène, homogène ou discrètement hétérogène [48].

Carcinome papillaire (1 %)

Le carcinome papillaire se présente comme une masse développée dans un kyste ou un canal. Un écoulement mammaire est souvent retrouvé. En mammographie, c'est une masse ronde, bien limitée iso ou hyper dense par rapport au tissu glandulaire. En échographie on observe une masse intrakystique [49]. Le diagnostic différentiel avec un papillome simple est impossible.

Carcinomes d'origine stromale

Tumeur Phyllode (1 %)

Les tumeurs phyllodes représentent moins de 1 % des cancer du sein [50]. Elles se développent rapidement en quelques mois. Les tumeurs phyllodes se présentent sous la forme de volumineuses masses de forme ronde ou ovale avec des contours lisses [51]. L'analyse en agrandissement peut montrer des contours indistincts. L'échographie révèle un contenu mixte kystique et solide [42]. L'âge d'apparition de ces masses à développement rapide peut aider à différencier un adénofibrome de la femme jeune d'une tumeur phyllode qui apparaît généralement plus tard. Elles sont classées en bénignes, borderline et malignes. Selon les données de l'AFIP (Armed Forces Institute of Pathology), environ 20 à 50 % des tumeurs phyllodes sont des sarcomes. Aucun critère mammographique ou échographique ne permet de distinguer le grade [52, 53]. Les critères classiques de malignité en IRM (forme, contours, courbe de rehaussements) ne permettent pas non plus de reconnaître les formes malignes. L'étude de Yabuuchi montre qu'un hypersignal T1 (témoignant de remaniements hémorragiques), un aspect kystique à contours irréguliers (en faveur d'une nécrose), un hyposignal T2 associé à un coefficient de diffusion apparent bas (séquence de diffusion en IRM reflétant la cellularité) sont évocateur de lésions malignes [51]. Les tumeurs phyllodes malignes métastasent par voie hématogène généralement vers le poumon (intérêt de la radio de thorax pour le bilan d'extension initial). Il n'y a pas d'extension par voie lymphatique et le curage ganglionnaire inutile [54].

Angiosarcome (< 1 %)

Les angiosarcomes se développent généralement à partir de tissus irradiés. Ils surviennent 5 ans après traitement. Ils sont situés en dehors de la zone de tumorectomie et se présentent sous la forme de masses irrégulières, à contours indistincts, hypervascularisées [55].

Carcinome adénoïde kystique

Le carcinome adénoïde kystique est une tumeur des glandes excrétoires. C'est une tumeur à développement lent, se présentant donc sous la forme d'une masse ronde à contours plus ou moins bien définis. Le pronostic est excellent [56].

CANCERS MULTIPLES

Le risque de cancer synchrone dans le même sein est estimé à 50 % [57] environ (entre 20 et 60 % selon les auteurs). Les lésions associées seraient situées dans le même quadrant dans 75 % des cas. Le risque de développer une tumeur synchrone dans le sein controlatéral est estimé entre 2 % et 10 % [58, 59]. Pour Liberman *et al.* l'IRM retrouverait chez 25 % des patientes une lésion ipsilatérale synchrone et dans 3 à 5 % une lésion controlatérale occulte cliniquement, en mammographie [60] et en échographie [61]. La sensibilité et la spécificité de l'IRM pour détecter une lésion controlatérale serait de 91 % et 88 % respectivement avec une VPN de 99 % [60]. La découverte de tumeurs synchrones, au moment du diagnostic de la lésion principale, éviterait aux patientes de subir deux traitements successifs.

CANCERS INFLAMMATOIRES

La forme inflammatoire du cancer du sein s'accompagne d'un œdème du tissu glandulaire et de la peau. En cas d'œdème le sein apparaît dense en mammographie et l'infiltration cellulaire et liquidienne le long des ligaments de Cooper donne un aspect trabéculaire. En échographie le parenchyme glandulaire inflammatoire est dense, hétérogène avec de multiples zones d'atténuation. En cas d'œdème cutané la peau dépasse 2 mm d'épaisseur (mesurable en mammographie, échographie et IRM) et présente cliniquement un aspect de « peau d'orange ».

EXTENSION RÉGIONALE

Les carcinomes canalaires disséminent par voie lymphatique et envahissent les ganglions axillaires et moins fréquemment la chaîne ganglionnaire mammaire interne avant de métastaser à distance. Les techniques d'imagerie (scanner, IRM et échographie) utilisent les mêmes critères pour détecter un envahissement ganglionnaire. Le petit diamètre > 5 à 10 mm est le critère le plus souvent utilisé avec des sensibilités variant en échographie entre 49 % et 87 % et des spécificités entre 56 % et 97 % [62] (figure 17). La sensibilité et la spécificité de détection des ganglions pathologiques en IRM sont estimées à 55 % et 81 % respectivement [63]. Les critères morphologiques incluent entre autres la disparition du hile graisseux, un cortex irrégulier, le regroupement de plusieurs ganglions [64, 65]. Un rehaussement après injection de gadolinium en IRM est également un critère suspect mais non spécifique d'envahissement ganglionnaire. L'utilisation de nouveaux produits de contraste (USPIO) améliore la sensibilité et la spécificité de l'IRM pour reconnaître les ganglions pathologiques. Ces nanoparticules (USPIO) sont absorbées par les macrophages dans les ganglions normaux qui apparaissent en hyposignal sur la séquence en pondération T2*. Lorsque les cellules tumorales envahissent un ganglion, elles remplacent les macrophages et la fixation des nanoparticules disparaît. Le ganglion envahit apparaît en signal intermédiaire ou en hypersignal en T2*. La sensibilité et la spécificité de détection des ganglions pathologiques atteint avec les nanoparticules 100 et 98 % respectivement [63]. Les microbiopsies ganglionnaires en pathologie mammaire sont techniquement possibles. Elles présentent des sensibilités variant entre 30 et 63 % [62] et ne sont pas utilisées en pratique courante.

FORMES DIFFICILES

Le taux de cancers manqués en mammographie varie selon les auteurs entre 10 et 30 % [66]. Les raisons sont multiples : techniques d'imagerie non optimales,

Figure 17 :
Nodules bénin et malin (MLO et agrandissements). Deux nodules dans le QSE du sein gauche. Le premier est de forme irrégulière, homogène et spiculé (ACR 5). Le second est ovalaire, circonscrit avec un hile graisseux en faveur d'un ganglion intramammaire (ACR 2).

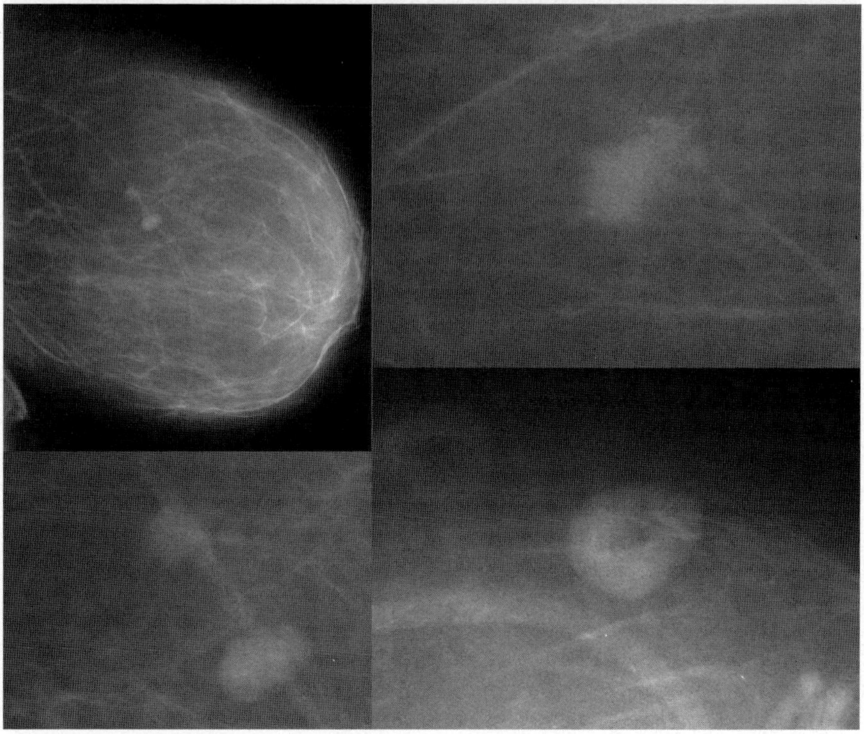

seins difficiles en raison de la densité, erreur d'interprétation (cancers manqués ou d'allure bénigne)...

Seins denses

Les seins denses (densité Bi-Rads 3 ou 4) gênent la détection des masses et des microcalcifications. Or une densité élevée des seins en mammographie est associé à un risque relatif de cancer du sein > 5 %, soit plus de deux fois plus qu'un antécédent familial au premier degré > 2 % [67]. Pour Bird, 24 % des cancers sont ratés en dépistage principalement en raison de la densité des seins. Les microcalcifications, les signes de distorsions (signe de la tente, modification de l'orientation du tissu glandulaire) et les asymétries sont particulièrement utiles pour détecter une lésion. Les incidences complémentaires peuvent aider (agrandissement, compression), mais c'est généralement l'échographie qui permet d'éliminer une lésion avec une VPN estimée entre 97 et 100 % [68-70] (figure 18). La mammographie numérique serait plus performante que la mammographie classique chez les femmes de moins de 50 ans, les femmes aux seins extrêmement denses ou de densité hétérogène (densité Bi-Rad 3 et 4), les femmes en pré- et péri- ménopause [71].

Patientes mutées BRCA1, BRCA2

Le risque cumulé de cancer du sein chez les patientes porteuses des mutations BRCA1 et BRCA2 est de 50 et 85 %. Les cancers apparaissent tôt au cours de la vie des patients porteuse d'une mutation. La mammographie chez ces patientes détecte moins de la moitié des cancers en raison de la densité des seins de ces femmes jeunes. Ces cancers évoluent vite. La moitié d'entre eux apparaissent entre deux dépistages (réalisés à 1 an d'intervalle) mesurant en moyenne 1,7 cm au moment du diagnostic avec envahissement

Figure 18 :
Masse dans un sein dense (Face, MLO, agrandissement MLO, échographie). Masse de forme irrégulière à l'UQE du sein droit, à contours lobulés, avec des microcalcifications grossières hétérogènes (ACR 5).

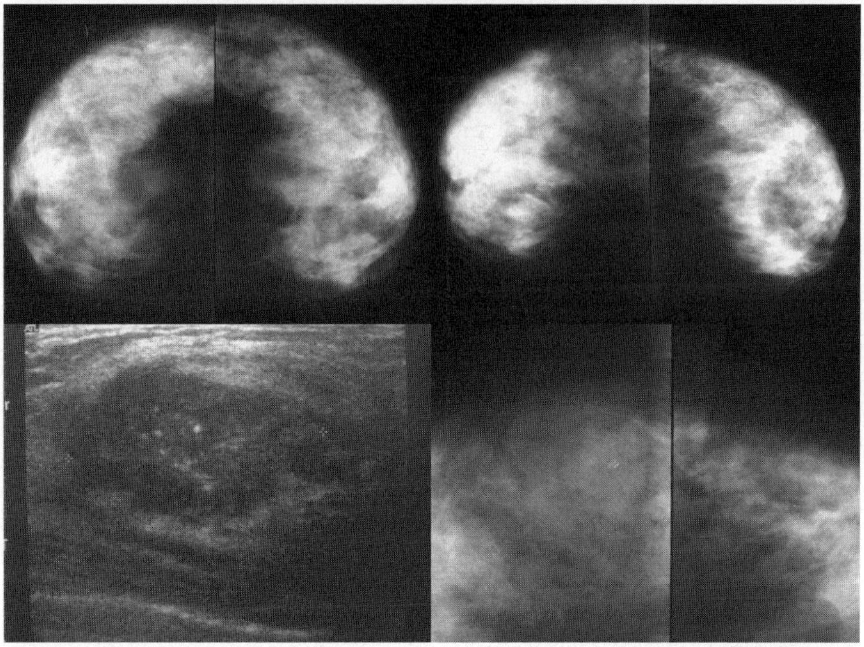

ganglionnaire dans la moitié des cas. Kriege a comparé dans une étude prospective les performances de la mammographie et de l'IRM chez 1 909 femmes présentant un risqué génétique ou familiale prédisposant au cancer du sein. Parmi ces patientes 358 étaient porteuses d'une mutation BRCA. Le taux de découverte de cancer du sein était estimé à 26,5‰ chez les patientes mutées. La moitié des cancers dépistés n'était visible qu'en IRM, 20 % étaient visibles en mammographie et en IRM, 20 % n'étaient visibles qu'en mammographie, 10 % n'étaient pas visibles mais palpables. L'utilisation de l'IRM dans le dépistage des femmes à risque semble diminuer le nombre de cancer de l'intervalle (17 %) ainsi que le risque d'atteinte ganglionnaire. Dans leur analyse, l'IRM présente une sensibilité supérieure à la mammographie (71 % *vs* 40 %) mais une spécificité moindre (90 % *vs* 95 %) [72]. Depuis 2007, la société américaine de cancérologie recommande une IRM annuelle de dépistage chez les patientes à haut risque (mutation BRCA, nombreux antécédents familiaux au premier degré, irradiation pour maladie de Hodgkin) [73].

Cancers d'allure bénigne

D'après Sickles, seuls 39 % des cancers infra cliniques présentent des signes caractéristiques de malignité tels que les spicules ou les microcalcifications linéaires [74]. Selon les auteurs, 2 à 11 % des lésions rondes en mammographie correspondent à des tumeurs malignes. On retrouve ainsi classiquement les carcinomes canalaires bien différenciés (tableau 1), mais également certains carcinomes canalaires non différenciés, dont la forme ronde, qui n'est pas typique, se rencontre en raison de la fréquence de ce type de cancer.

Tableau I :
Cancers de forme ronde ou ovale bien limité.

Carcinome canalaire non différencié
Carcinome mucineux
Carcinome médullaire
Carcinome tubulaire
Carcinome papillaire
Tumeur phyllode
Carcinome adénoïde kystique

Les métastases doivent être évoquées devant des adénopathies axillaires nombreuses ou des masses intra mammaires multiples en dehors de remaniements fibrokystiques. Les métastases se présentent généralement sous la forme de masses rondes ou ovales bien limitées. Les tumeurs primitives sont par ordre de fréquence : lymphomes, mélanomes, cancers pulmonaires, ovaires, reins et sphère ORL [75].

En mammographie, les contours observés en agrandissement et/ou sous compression permettent de redresser le diagnostic en retrouvant des microlobulations ou de fins spicules. Une lésion à contours strictement lisses est dans moins de 2 % des cas un cancer. En IRM les contours lisses ne peuvent être utilisés comme critère pour éliminer un cancer car 17 % des lésions à contours lisses sont malignes [17]. Un âge avancé de la patiente, des antécédents de cancer du sein personnels ou familiaux, une topographie extra glandulaire (pré pectorale, inféro-interne) de la lésion inciteront à réaliser des prélèvements biopsiques.

Lésions bénignes d'allure suspecte

Toutes les lésions stellaires ne correspondent pas à des cancers. La connaissance des antécédents permet souvent de redresser le diagnostic. Parmi les lésions stellaires bénignes on note les images construites qui disparaissent sous compression, les cicatrices (traumatiques ou chirurgicales) et les séquelles d'infections. Les dystrophies mammaires à expression stellaire comme l'adénose sclérosante, les cicatrices radiaires (Aschoff), les adénofibromes hyalinisés sont souvent prises pour des lésions suspectes. La réalisation de biopsies se justifie pleinement devant des lésions stellaires car la prévalence de ces lésions bénignes reste rare comparativement aux carcinomes canalaires.

Évolution lente faussement rassurante

Le temps de doublement moyen des cancers du sein est de 100 jours, variant entre 44 et 1 869 jours [76]. Comme la plupart des lésions malignes, le cancer du sein demande 6 à 10 ans pour passer de la première cellule cancéreuse à une tumeur de 2 cm de diamètre. Les masses et les microcalcifications malignes peuvent rester longtemps stables, jusqu'à 63 mois comme l'a montré Lev-Toaff [77]. Une lésion de bas grade peut rester stable pendant l'intervalle d'un an entre deux contrôles. Il faut savoir examiner les clichés anciens (lorsqu'ils sont disponibles) et prendre 2, 3 ou 5 ans de recul pour détecter de discrètes modifications.

Les lésions présentant des caractères suspectes doivent être biopsiées même si ces dernières semblent stables. De même, il faut savoir se méfier des lésions régressant sous traitement (Tamoxifène® par exemple) correspondant à des cancers hormono-sensibles.

CLASSIFICATION BI-RADS – ACR 4 ET 5

La classification Bi-Rads (ou ACR) a pour objectif la standardisation du compte rendu en sénologie grâce à un lexique précis pour décrire les lésions. Une attitude claire est ensuite définie par l'intermédiaire de cette classification. Pour une lésion classée ACR 3 ayant moins de 2 % de risque d'être un cancer, la classification Bi-Rads recommande une surveillance rapprochée.

Pour les lésions classées ACR 4 (probablement maligne) et 5 (maligne), un prélèvement biopsique est indiqué. Une lésion classée ACR 4 risque d'être un cancer dans 20 à 30 % des cas environ. Un contrôle histologique est indiqué pour éliminer les faux positifs et diminuer le nombre d'interventions chirurgicales inutiles. En cas de résultat bénin (70 % à 80 % théoriquement) une surveillance sera recommandée.

Devant une lésion classée ACR 5, le risque de cancer est nettement plus élevé (95 % par définition). Le diagnostic de cancer étant quasi certain, la biopsie a pour objectif de caractériser le cancer afin d'optimiser le traitement (geste chirurgical, technique du ganglion sentinelle et adaptation de la chimiothérapie). Une histologie « bénigne » obtenue sur une lésion classée ACR 5 doit être considérée comme un faux négatif et confirmée par de nouveaux prélèvements histologiques. La pratique démontre que l'utilisation de ce système Bi-Rads permet d'augmenter la sensibilité, la spécificité et la valeur prédictive positive de la mammographie [6, 78-80].

LEXIQUE BI-RADS

Mammographie

Le lexique décrit les **masses** (forme et contours), les microcalcifications (aspect et répartition) et les **distorsions**.

Les masses de catégorie 4 et 5 présentent des formes généralement irrégulières et des contours microlobulés, irréguliers ou spiculés.

Parmi les microcalcifications suspectes, on distingue les microcalcifications **amorphes** (< 0,5 mm à contours flous), les microcalcifications **grossières hétérogènes** (irrégulières et bien visibles, > 0,5 mm), les microcalcifications **fines polymorphes** (variable en taille et en forme, < 0,5 mm), les microcalcifications **fines linéaires ou branchées**. Les microcalcifications de catégorie 4 et 5 sont généralement regroupées en foyer canalaire (le long d'un canal) ou segmentaire (le long d'un lobe). La progression dans le temps des microcalcifications est également un critère Bi-Rads en faveur de la malignité.

Les désorganisations correspondent à des images stellaires à centre clair, des modifications des contours du tissu glandulaire (rétraction, signe de la tente).

Les principaux critères de malignité en mammographie sont résumés tableau II. Les VPP sont publié par Burnside *et al.* [81].

Échographie

Le lexique décrit des **masses** en précisant : la forme, l'orientation (verticale ou parallèle au plan cutané), les contours, l'échogénicité (hypoéchogène, liquidien), l'échostructure (homogène, hétérogène), la modification du faisceau ultrasonore postérieur (atténuation, renforcement postérieur), l'existence d'une capsule, la présence de microcalcifications. Les caractères péjoratifs (Bi-Rads 4 et 5) sont : une forme irrégulière, une orientation verticale, des contours micro lobulé, indistincts ou spiculés, un aspect hypoéchogène, une structure hétérogène, une atténuation postérieure, un halo échogène épais (pseudo capsule), la présence de microcalcifications.

Le tableau III résume les principaux critères de malignité en échographie.

IRM

Le lexique Bi-Rad décrit des lésions **focales** de moins de 5 mm, des **masses** et des **non masses**.

Les masses de catégorie 4 et 5 sont typiquement de forme lobulée ou irrégulière, les contours sont microlobulés, irréguliers ou spiculés et le rehaussement interne hétérogène, annulaire ou avec des septa prenant le contraste (figure 19).

Les non masses suspectes ont une distribution plutôt canalaire ou segmentaire, le rehaussement interne hétérogène, nodulaire ou réticulaire (figure 20).

Il faut préciser la forme de la courbe de rehaussement (intensité en fonction du temps) typiquement rapide ou moyennement rapide dans les lésions suspectes pendant les deux premières minutes, suivie d'un washout (type III, 76 % malin, Se 20 %, Sp 90 %) ou d'un plateau (type II, 40 % malin, Se 42 %, Sp 75 %) pendant les 6 minutes suivantes. Le rehaussement progressif (type I) n'est retrouvé que dans 9 % des lésions malignes. L'analyse de la forme de la courbe de rehaussement nécessite une résolution temporelle inférieure à 2 minutes.

Le tableau IV résume les principaux critères de malignité en IRM. Les VPP sont rapportées par Macura *et al.* [32].

Conduite à tenir devant une lésion classée ACR 4 ou 5

Devant une anomalie suspecte à l'examen clinique ou en imagerie un contrôle histologique s'impose. En cas de micro-

Tableau II :
Critères Bi-Rads 4 et 5 en mammographie. VPP publié par Burnside *et al.*

	Bi-Rads 4	Bi-Rads 5
Microcalcifications	• Rondes, fines monomorphes **nombreuses** et groupées • Amorphes (VPP 13 %) • Grossières hétérogènes (VPP 7 %) • Répartition en foyer • Stable (VPP 13 %)	• Fines linéaires, branchées (VPP 53 %), trajet linéaire (VPP 85 %) • Fines polymorphes (29 %), trajet linéaire ou segmentaire (VPP 66 %) • Répartition linéaire (VPP 68 %), segmentaire (VPP 74 %) • Associées à une distorsion ou une masse • Augmentation en nombre (VPP 32 %)
Masse	• Forme ronde ou ovale à contours **microlobulés** ou **masqués** • Forme ronde ou ovale ayant **augmenté de taille**	• Forme **irrégulière** • Contours **irréguliers** (VPP 73 %), **indistincts** ou **spiculés** (VPP 81 %)
Architecture	• Image spiculée à **centre claire** • Distorsion en dehors d'une cicatrice stable	• Distorsion associée à une masse ou à des microcalcifications

Tableau III :
Critères Bi-Rads 4 et 5 en écographie.

	Bi-Rads 4	Bi-Rads 5
Masses hypoéchogènes	• Forme ronde ou ovale à contours **microlobulés** ou **indistincts** • Contenu **hétérogène** • Orientation **verticale** • Avec atténuation postérieure • Développée dans un kyste ou un canal galactophorique	• Forme irrégulière • Contours irréguliers et spiculés • Modification de la taille et de la forme suspecte
Architecture	• Distorsion (dédifférenciation graisse, stroma et glande)	

calcifications une macrobiopsie (8 ou 11G) sous contrôle stéréotaxique est indiquée. En cas de masse (avec ou sans calcifications), l'échographie permet de guider la microbiopsie (14 ou 16G).

En cas de distorsion, on recherchera à l'aide des incidences complémentaires en mammographie, de l'échographie et éventuellement de l'IRM une lésion pouvant être biopsiée (masse ou microcalcifications). La conduite à tenir devant une désorganisation architecturale sans masse centrale est controversée car la gamme diagnostique inclut les carcinomes lobulaires infiltrants et la cicatrice radiaire. Certains prônent la chirurgie car ces lésions sont associées plus ou moins à distance à une carcinome canalaire invasif ou un carcinome canalaire in situ qui peut être manqué au cours d'une macrobiopsie [82]. Cependant 29 % des lésions évoquant une cicatrice radiaire sont en réalité des cancers [83]. La macrobiopsie peut donc être justifiée afin d'optimiser la prise en charge thérapeutique notamment le geste chirurgical.

La microbiopsie des papillomes est possible et semble fiable. Les papillomes bénins diagnostiqués à la microbiopsie sont rarement (3 %) associés à des lésions malignes après exérèse de contrôle. Une simple surveillance mammographique et échographique est donc raisonnable. En cas de papillome atypique, une lésion maligne est souvent (67 %) retrouvée sur la pièce opératoire justifiant l'intervention chirurgicale systématique [84].

Figure 19 :
Masse en IRM (coupe axiale T1 aprés injection).
Masse de forme irrégulière, spiculée, à contenu hétérogène à UQE du sein droit (ACR 5).

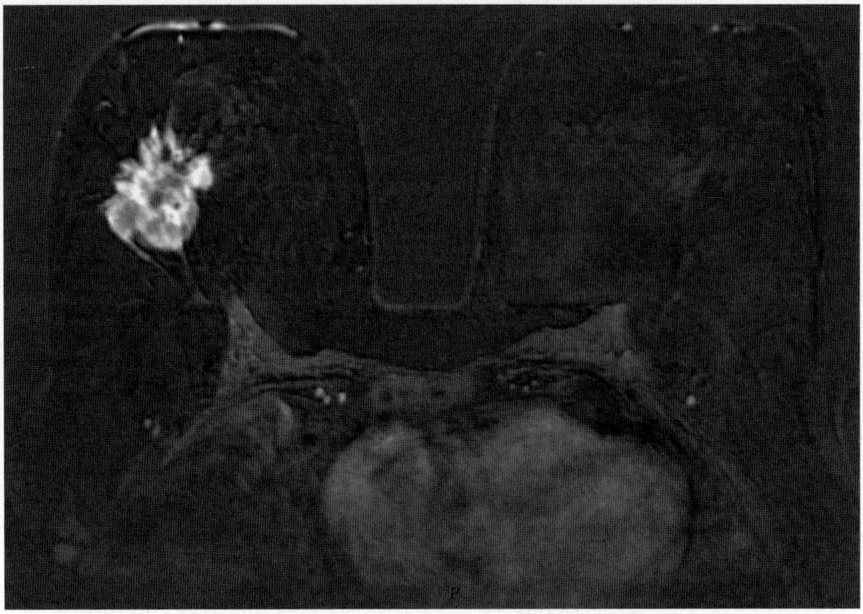

Figure 20 :
Rehaussement segmentaire (IRM, coupe axiale T1 aprés injection).
Prise de contraste segmentaire, nodulaire, du QIE du sein droit.
Franche assymétrie par rapport au sein gauche (ACR 4).

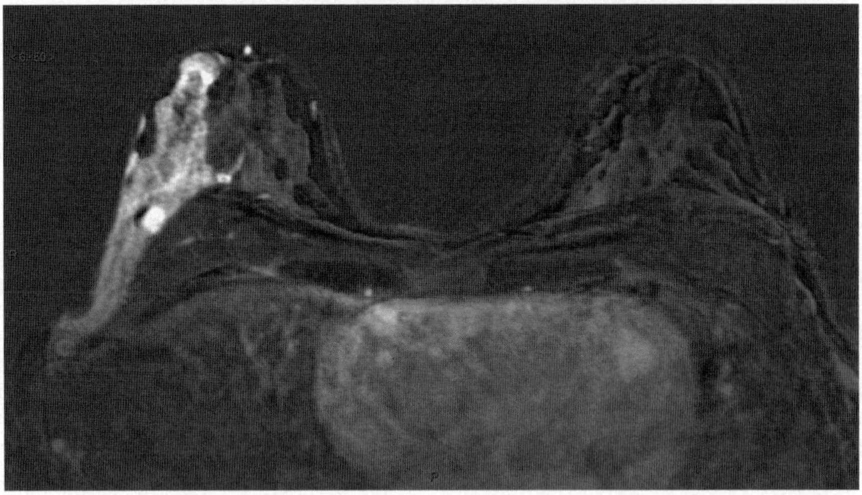

Les indications de l'IRM doivent être posées avec discernement. L'IRM se présente comme l'examen le plus sensible pour le dépistage de cancer du sein chez les patientes à risque de cancer du sein par mutation génétique ou par irradiation pour maladie de Hodgkin [72]. En revanche il n'y a pas encore suffisamment de données pour recommander une IRM de dépistage chez les patientes aux antécédents personnel de cancer du sein, de carcinome in situ, de lésions atypiques ou de seins denses [73]. L'IRM ne semble pas encore avoir d'indication devant la découverte de micro-

Tableau IV :
Critères Bi-Rads 4 et 5 en IRM. VPP publié par Macura *et al.*

	Bi-Rads 4	Bi-Rads 5
Masse	• Masse à contours **lobulés** avec rehaussement **modéré** à **intense** • Rehaussement **hétérogène** • Rehaussement rapide, intense suivi d'un plateau • Rehaussement intense en **hyposignal T2** (élimine lésion kystique)	• Forme **irrégulière** (VPP 80-83 %) • Contours **irréguliers** ou **spiculés** (VPP 84 %-91 %) • Modification de la taille et de la forme suspecte • Rehaussement **annulaire** (VPP 84 %), **cloisons rehaussées** • Rehaussement rapide, intense suivi d'un **washout**
Non masse	• Distribution **canalaire** (VPP 24-85 %), **segmentaire** (VPP 75 %), régionale (VPP 21 %) • Rehaussement régional modéré à intense (VPP 59 %) • Rehaussement **hétérogène** (VPP 53 %), **micronodulaire** (VPP 25 %), **nodulaire** (VPP 60 %), homogène (VPP 63 %)	
Architecture	• Asymétries de rehaussement • Distorsion architecturale, image stellaire **se rehaussant** • Épaississement cutané • Adénopathie (< 10 mm) sans	• Rétraction cutanée, rétraction du mamelon, infiltration de la peau (en dehors d'une cicatrice connue)

calcifications isolées (Se = 80%) [85]. L'IRM mammaire trouve également des indications pour rechercher des formes multifocales chez les patientes prises en charge pour un cancer du sein [60] ou pour la découverte d'une métastases de cancer du sein sans primitif retrouvé [86], la surveillance de l'efficacité de chimiothérapie [87, 88] et la récidive sur cicatrice.

Sur une population à risque normal, la sensibilité de l'IRM pour détecter un cancer du sein est élevée 90 % [59] mais varie entre 40 et 100 % [89] selon le type de cancer (carcinome canalaire *in situ*, CLIS). La spécificité est basse variant entre 50 et 70 % [90]. Une mauvaise indication d'IRM mammaire conduit souvent à la découverte de faux positifs et à l'augmentation de la morbidité par excès de gestes et angoisses inutiles.

IMAGERIE INTERVENTIONNELLE

Objectifs

1. Faire le diagnostic histologique et réduire le nombre de gestes chirurgicaux.

2. Obtenir un matériel de référence pour le diagnostic histologique définitif avant la mise en route de la chimiothérapie néoadjuvante. Le matériel histologique est en effet fortement remanié après traitement. Il faut donc des prélèvements de bonne taille.

3. Permettre aux pathologistes une exploitation optimale des prélèvements avec étude en anatomopathologie, immunohistochimie et en biologie moléculaire. Le conditionnement des prélèvements est déterminant pour l'exploitation de prélèvements.

Matériels et méthodes

Technique de guidage

Les prélèvements peuvent être réalisés sous contrôle échographique pour les masses ou sous stéréotaxie (rayons X) pour les foyers de microcalcifications et les désorganisations architecturales ou sous IRM pour les anomalies visibles seulement en IRM sans traduction en mammographie ou en échographie.

Matériel utilisé

Tous les prélèvements sont réalisés après désinfection cutanée et anesthésie locale à la Xylocaïne® 1 % ou 2 %. Deux techniques de prélèvement peuvent être utilisées : les microbiopsies échoguidées et les macrobiopsies sous stéréotaxie.

Microbiopsie

Les prélèvements sont réalisés à l'aide d'un système de biopsie coaxial avec un introducteur et un pistolet à biopsie automatique (Achieve®, Allegiance™). L'introducteur est placé en regard de la lésion sous contrôle échographique. Le pistolet à biopsie est ensuite placé dans l'introducteur. Après le tir, un contrôle de l'aiguille de prélèvement dans l'axe de l'aiguille et dans un plan perpendiculaire à l'aiguille est réalisé en échographie pour confirmer la position des prélèvements au sein de la lésion. On choisira un calibre de prélèvement compris entre 14G et 16 G.

Macrobiopsie

Les patientes sont allongées en décubitus ventral sur une table dédiée. Avec cette technique le calibre des prélèvements est compris entre 8 et 11G. La réalisation des prélèvements est guidée par stéréotaxie. La technique est assistée d'une aspiration du tissu dans la zone de prélèvement ce qui permet d'augmenter la taille et d'améliorer la qualité des prélèvements (Mammotome®, Vacora™).

Conditionnement des prélèvements

Pour les microbiopsies

Deux à trois prélèvements doivent être fixés dans de l'AFA (alcool formolé acétique), ils permettront l'étude anatomopathologique et immunohistochimique. Un ou deux prélèvements doivent être congelés dans les 10 minutes après la biopsie. Ils permettent l'étude en biologie moléculaire avec extraction d'ARN. Les prélèvements doivent être répartis de façon alternée entre la fixation et la congélation.

Pour les macrobiopsies

Douze à 24 prélèvements doivent être réalisés et fixés dans l'AFA sans congélation.

Remarques concernant les patientes

Avant la biopsie

Pour les macrobiopsies, selon l'équipes les patientes peuvent réaliser un bilan d'hémostase (TP > 0,6 et Plaquette > 50 000). Pour toutes les biopsies, les antiagrégants plaquettaires doivent être arrêtés une semaine avant le geste et repris 1 jour après la biopsie. Pour les anticoagulants, un relais par héparine de bas poids moléculaire sera réalisé avec interruption le jour de la biopsie.

Avant chaque procédure le déroulement de l'examen et les éventuelles complications (surtout hémorragiques) sont expliqués à la patiente.

Pendant la procédure

Les patientes sont averties que le geste est indolore grâce à l'anesthésie locale. Elles doivent rester immobiles pendant les prélèvements surtout en cas de macrobiopsies. Il est important de prendre le temps en début de procédure de bien s'installer, le plus confortablement possible.

Après la biopsie

Des clichés mammographiques de contrôle sont réalisés pour les macrobiopsies.

Conseils pour l'entretien du pansement et pour le traitement de la douleur si besoin par des médicaments à base de paracétamol.

Rassurer la patiente en cas d'hématome et lui expliquer l'évolution de celui-ci.

Rester à sa disposition pour toute question.

Contrôle de la cicatrice après 6 ou 7 jours. ■

BIBLIOGRAPHIE

[1] TABAR L, VITAK B, CHEN HH *et al.* The Swedish Two-County Trial twenty years later. Updated mortality results and new insights from long-term follow-up. *Radiol Clin North Am* 2000; 38:625-651.

[2] JIANG Y, MIGLIORETTI DL, METZ CE, SCHMIDT RA. Breast cancer detection rate:

designing imaging trials to demonstrate improvements. *Radiology* 2007; 243:360-367.

[3] JEMAL A, MURRAY T, WARD E *et al.* Cancer statistics, 2005. *CA Cancer J Clin* 2005; 55:10-30.

[4] FENTON JJ, TAPLIN SH, CARNEY PA *et al.* Influence of computer-aided detection on performance of screening mammography. *N Engl J Med* 2007; 356:1399-1409.

[5] STAVROS AT, THICKMAN D, RAPP CL, DENNIS MA, PARKER SH, SISNEY GA. Solid breast nodules: use of sonography to distinguish between benign and malignant lesions. *Radiology* 1995; 196:123-134.

[6] BERG WA, CAMPASSI C, LANGENBERG P, SEXTON MJ. Breast Imaging Reporting and Data System: inter- and intraobserver variability in feature analysis and final assessment. *AJR Am J Roentgenol* 2000; 174:1769-1777.

[7] CHA JH, MOON WK, CHO N *et al.* Characterization of benign and malignant solid breast masses: comparison of conventional US and tissue harmonic imaging. *Radiology* 2007; 242:63-69.

[8] JUNG EM, CLEVERT DA, LUTZ R, KETT H, RUPP N. [Preoperative wire localisation of breast lesions by tissue harmonic imaging (THI) sonography]. *Rofo* 2002; 174:1121-1125.

[9] KUHL CK, KLASCHIK S, MIELCAREK P, GIESEKE J, WARDELMANN E, SCHILD HH. Do T2-weighted pulse sequences help with the differential diagnosis of enhancing lesions in dynamic breast MRI? *J Magn Reson Imaging* 1999; 9:187-196.

[10] TEIFKE A, BEHR O, SCHMIDT M *et al.* Dynamic MR imaging of breast lesions: correlation with microvessel distribution pattern and histologic characteristics of prognosis. *Radiology* 2006; 239:351-360.

[11] AMANO Y, AOKI R, KUMITA S, KUMAZAKI T. Silicone-selective multishot echo-planar imaging for rapid MRI survey of breast implants. *Eur Radiol* 2007.

[12] JACOBS MA, BARKER PB, ARGANI P, OUWERKERK R, BHUJWALLA ZM, BLUEMKE DA. Combined dynamic contrast enhanced breast MR and proton spectroscopic imaging: a feasibility study. *J Magn Reson Imaging* 2005; 21:23-28.

[13] JACOBS MA, BARKER PB, BOTTOMLEY PA, BHUJWALLA Z, BLUEMKE DA. Proton magnetic resonance spectroscopic imaging of human breast cancer: a preliminary study. *J Magn Reson Imaging* 2004; 19:68-75.

[14] KRISHNAMURTHY R, WHITMAN GJ, STELLING CB, KUSHWAHA AC. Mammographic findings after breast conservation therapy. *Radiographics* 1999; 19 Spec No:S53-62; quiz S262-263.

[15] FOLKMAN J. TUMOR ANGIOGENESIS: THERAPEUTIC IMPLICATIONS. *N Engl J Med* 1971; 285:1182-1186.

[16] FOLKMAN J. The role of angiogenesis in tumor growth. *Semin Cancer Biol* 1992; 3:65-71.

[17] LIBERMAN L, MORRIS EA, LEE MJ *et al.* Breast lesions detected on MR imaging: features and positive predictive value. *AJR Am J Roentgenol* 2002; 179:171-178.

[18] MALICH A, FISCHER DR, WURDINGER S *et al.* Potential MRI interpretation model: differentiation of benign from malignant breast masses. *AJR Am J Roentgenol* 2005; 185:964-970.

[19] NUNES LW, SCHNALL MD, OREL SG. Update of breast MR imaging architectural interpretation model. *Radiology* 2001; 219:484-494.

[20] SCHNALL MD, BLUME J, BLUEMKE DA *et al.* Diagnostic architectural and dynamic features at breast MR imaging: multicenter study. *Radiology* 2006; 238:42-53.

[21] RICCI P, CANTISANI V, BALLESIO L *et al.* Benign and malignant breast lesions: efficacy of real time contrast-enhanced ultrasound vs. magnetic resonance imaging. *Ultraschall Med* 2007; 28:57-62.

[22] KINKEL K, HELBICH TH, ESSERMAN LJ *et al.* Dynamic high-spatial-resolution MR imaging of suspicious breast lesions: diagnostic criteria and interobserver variability. *AJR Am J Roentgenol* 2000; 175:35-43.

[23] NUNES LW, SCHNALL MD, SIEGELMAN ES *et al.* Diagnostic performance characteristics of architectural features revealed by high spatial-resolution MR imaging of the breast. *AJR Am J Roentgenol* 1997; 169:409-415.

[24] NUNES LW, SCHNALL MD, OREL SG *et al.* Breast MR imaging: interpretation model. *Radiology* 1997; 202:833-841.

[25] NUNES LW, SCHNALL MD, OREL SG *et al.* Correlation of lesion appearance and

histologic findings for the nodes of a breast MR imaging interpretation model. *Radiographics* 1999; 19:79-92.

[26] Szabo BK, Aspelin P, Kristoffersen Wiberg M, Tot T, Bone B. Invasive breast cancer: correlation of dynamic MR features with prognostic factors. *Eur Radiol* 2003; 13:2425-2435.

[27] Poplack SP, Wells WA. Ductal carcinoma in situ of the breast: mammographic-pathologic correlation. *AJR Am J Roentgenol* 1998; 170:1543-1549.

[28] Dinkel HP, Gassel AM, Tschammler A. Is the appearance of microcalcifications on mammography useful in predicting histological grade of malignancy in ductal cancer in situ? *Br J Radiol* 2000; 73:938-944.

[29] Holland R, Hendriks JH. Microcalcifications associated with ductal carcinoma in situ: mammographic-pathologic correlation. *Semin Diagn Pathol* 1994; 11:181-192.

[30] Holland R, Hendriks JH, Vebeek AL, Mravunac M, Schuurmans Stekhoven JH. Extent, distribution, and mammographic/histological correlations of breast ductal carcinoma in situ. *Lancet* 1990; 335:519-522.

[31] Moon WK, Myung JS, Lee YJ, Park IA, Noh DY, Im JG. US of ductal carcinoma in situ. *Radiographics* 2002; 22:269-280; discussion 280-261.

[32] Macura KJ, Ouwerkerk R, Jacobs MA, Bluemke DA. Patterns of enhancement on breast MR images: interpretation and imaging pitfalls. *Radiographics* 2006; 26:1719-1734; quiz 1719.

[33] Berg WA, Gutierrez L, NessAiver MS *et al.* Diagnostic accuracy of mammography, clinical examination, US, and MR imaging in preoperative assessment of breast cancer. *Radiology* 2004; 233:830-849.

[34] Yeatman TJ, Cantor AB, Smith TJ *et al.* Tumor biology of infiltrating lobular carcinoma. Implications for management. *Ann Surg* 1995; 222:549-559; discussion 559-561.

[35] Winston CB, Hadar O, Teitcher JB *et al.* Metastatic lobular carcinoma of the breast: patterns of spread in the chest, abdomen, and pelvis on CT. *AJR Am J Roentgenol* 2000; 175:795-800.

[36] Hilleren DJ, Andersson IT, Lindholm K, Linnell FS. Invasive lobular carcinoma: mammographic findings in a 10-year experience. *Radiology* 1991; 178:149-154.

[37] Le Gal M, Ollivier L, Asselain B *et al.* Mammographic features of 455 invasive lobular carcinomas. *Radiology* 1992; 185:705-708.

[38] Newstead GM, Baute PB, Toth HK. Invasive lobular and ductal carcinoma: mammographic findings and stage at diagnosis. *Radiology* 1992; 184:623-627.

[39] Harvey JA, Fechner RE, Moore MM. Apparent ipsilateral decrease in breast size at mammography: a sign of infiltrating lobular carcinoma. *Radiology* 2000; 214:883-889.

[40] Rissanen T, Tikkakoski T, Autio AL, Apaja-Sarkkinen M. Ultrasonography of invasive lobular breast carcinoma. *Acta Radiol* 1998; 39:285-291.

[41] Paramagul CP, Helvie MA, Adler DD. Invasive lobular carcinoma: sonographic appearance and role of sonography in improving diagnostic sensitivity. *Radiology* 1995; 195:231-234.

[42] Harvey JA. Unusual breast cancers: useful clues to expanding the differential diagnosis. *Radiology* 2007; 242:683-694.

[43] Rodenko GN, Harms SE, Pruneda JM *et al.* MR imaging in the management before surgery of lobular carcinoma of the breast: correlation with pathology. *AJR Am J Roentgenol* 1996; 167:1415-1419.

[44] Weinstein SP, Orel SG, Heller R *et al.* MR imaging of the breast in patients with invasive lobular carcinoma. *AJR Am J Roentgenol* 2001; 176:399-406.

[45] Quan ML, Sclafani L, Heerdt AS, Fey JV, Morris EA, Borgen PI. Magnetic resonance imaging detects unsuspected disease in patients with invasive lobular cancer. *Ann Surg Oncol* 2003; 10:1048-1053.

[46] Sheppard DG, Whitman GJ, Huynh PT, Sahin AA, Fornage BD, Stelling CB. Tubular carcinoma of the breast: mammographic and sonographic features. *AJR Am J Roentgenol* 2000; 174:253-257.

[47] Kawashima M, Tamaki Y, Nonaka T *et al.* MR imaging of mucinous carcinoma of the breast. *AJR Am J Roentgenol* 2002; 179:179-183.

[48] Yilmaz E, Lebe B, Balci P, Sal S, Canda T. Comparison of mammographic and sonographic findings in typical and atypical

medullary carcinomas of the breast. *Clin Radiol* 2002; 57:640-645.

[49] Liberman L, Feng TL, Susnik B. Case 35: intracystic papillary carcinoma with invasion. *Radiology* 2001; 219:781-784.

[50] Rowell MD, Perry RR, Hsiu JG, Barranco SC. Phyllodes tumors. *Am J Surg* 1993; 165:376-379.

[51] Yabuuchi H, Soeda H, Matsuo Y *et al.* Phyllodes tumor of the breast: correlation between MR findings and histologic grade. *Radiology* 2006; 241:702-709.

[52] Liberman L, Bonaccio E, Hamele-Bena D, Abramson AF, Cohen MA, Dershaw DD. Benign and malignant phyllodes tumors: mammographic and sonographic findings. *Radiology* 1996; 198:121-124.

[53] Chao TC, Lo YF, Chen SC, Chen MF. Sonographic features of phyllodes tumors of the breast. *Ultrasound Obstet Gynecol* 2002; 20:64-71.

[54] Asoglu O, Ugurlu MM, Blanchard K *et al.* Risk factors for recurrence and death after primary surgical treatment of malignant phyllodes tumors. *Ann Surg Oncol* 2004; 11:1011-1017.

[55] Glazebrook KN, Morton MJ, Reynolds C. Vascular tumors of the breast: mammographic, sonographic, and MRI appearances. *AJR Am J Roentgenol* 2005; 184:331-338.

[56] Santamaria G, Velasco M, Zanon G *et al.* Adenoid cystic carcinoma of the breast: mammographic appearance and pathologic correlation. *AJR Am J Roentgenol* 1998; 171:1679-1683.

[57] Anastassiades O, Iakovou E, Stavridou N, Gogas J, Karameris A. Multicentricity in breast cancer. A study of 366 cases. *Am J Clin Pathol* 1993; 99:238-243.

[58] Hungness ES, Safa M, Shaughnessy EA *et al.* Bilateral synchronous breast cancer: mode of detection and comparison of histologic features between the 2 breasts. *Surgery* 2000; 128:702-707.

[59] Bluemke DA, Gatsonis CA, Chen MH *et al.* Magnetic resonance imaging of the breast prior to biopsy. *Jama* 2004; 292:2735-2742.

[60] Lehman CD, Gatsonis C, Kuhl CK *et al.* MRI evaluation of the contralateral breast in women with recently diagnosed breast cancer. *N Engl J Med* 2007; 356:1295-1303.

[61] Liberman L, Morris EA, Kim CM *et al.* MR imaging findings in the contralateral breast of women with recently diagnosed breast cancer. *AJR Am J Roentgenol* 2003; 180:333-341.

[62] Alvarez S, Anorbe E, Alcorta P, Lopez F, Alonso I, Cortes J. Role of sonography in the diagnosis of axillary lymph node metastases in breast cancer: a systematic review. *AJR Am J Roentgenol* 2006; 186:1342-1348.

[63] Memarsadeghi M, Riedl CC, Kaneider A *et al.* Axillary lymph node metastases in patients with breast carcinomas: assessment with nonenhanced versus uspio-enhanced MR imaging. *Radiology* 2006; 241:367-377.

[64] Shetty MK, Carpenter WS. Sonographic evaluation of isolated abnormal axillary lymph nodes identified on mammograms. *J Ultrasound Med* 2004; 23:63-71.

[65] Shin JH, Choi HY, Moon BI, Sung SH. In vitro sonographic evaluation of sentinel lymph nodes for detecting metastasis in breast cancer: comparison with histopathologic results. *J Ultrasound Med* 2004; 23:923-928.

[66] Majid AS, de Paredes ES, Doherty RD, Sharma NR, Salvador X. Missed breast carcinoma: pitfalls and pearls. *Radiographics* 2003; 23:881-895.

[67] Veronesi U, Boyle P, Goldhirsch A, Orecchia R, Viale G. Breast cancer. *Lancet* 2005; 365:1727-1741.

[68] Soo MS, Rosen EL, Baker JA, Vo TT, Boyd BA. Negative predictive value of sonography with mammography in patients with palpable breast lesions. *AJR Am J Roentgenol* 2001; 177:1167-1170.

[69] Skaane P. Ultrasonography as adjunct to mammography in the evaluation of breast tumors. *Acta Radiol Suppl* 1999; 420:1-47.

[70] Moy L, Slanetz PJ, Moore R *et al.* Specificity of mammography and US in the evaluation of a palpable abnormality: retrospective review. *Radiology* 2002; 225:176-181.

[71] Pisano ED, Gatsonis C, Hendrick E *et al.* Diagnostic performance of digital versus film mammography for breast-cancer screening. *N Engl J Med* 2005; 353:1773-1783.

[72] Kriege M, Brekelmans CT, Boetes C *et al.* Efficacy of MRI and mammography for breast-cancer screening in women with a

familial or genetic predisposition. *N Engl J Med* 2004; 351:427-437.

[73] SASLOW D, BOETES C, BURKE W *et al.* American Cancer Society guidelines for breast screening with MRI as an adjunct to mammography. *CA Cancer J Clin* 2007; 57:75-89.

[74] SICKLES EA. Mammographic features of 300 consecutive nonpalpable breast cancers. *AJR Am J Roentgenol* 1986; 146:661-663.

[75] MIHAI R, CHRISTIE-BROWN J, BRISTOL J. Breast metastases from colorectal carcinoma. *Breast* 2004; 13:155-158.

[76] VON FOURNIER D, WEBER E, HOEFFKEN W, BAUER M, KUBLI F, BARTH V. Growth rate of 147 mammary carcinomas. *Cancer* 1980; 45:2198-2207.

[77] LEV-TOAFF AS, FEIG SA, SAITAS VL, FINKEL GC, SCHWARTZ GF. Stability of malignant breast microcalcifications. *Radiology* 1994; 192:153-156.

[78] LIBERMAN L, ABRAMSON AF, SQUIRES FB, GLASSMAN JR, MORRIS EA, DERSHAW DD. The breast imaging reporting and data system: positive predictive value of mammographic features and final assessment categories. *AJR Am J Roentgenol* 1998; 171:35-40.

[79] D'ORSI CJ, GETTY DJ, SWETS JA, PICKETT RM, SELTZER SE, MCNEIL BJ. Reading and decision aids for improved accuracy and standardization of mammographic diagnosis. *Radiology* 1992; 184:619-622.

[80] GETTY DJ, PICKETT RM, D'ORSI CJ, SWETS JA. Enhanced interpretation of diagnostic images. *Invest Radiol* 1988; 23:240-252.

[81] BURNSIDE ES, OCHSNER JE, FOWLER KJ *et al.* Use of microcalcification descriptors in BI-RADS 4th edition to stratify risk of malignancy. *Radiology* 2007; 242:388-395.

[82] KENNEDY M, MASTERSON AV, KERIN M, FLANAGAN F. Pathology and clinical relevance of radial scars: a review. *J Clin Pathol* 2003; 56:721-724.

[83] FARSHID G, RUSH G. Assessment of 142 stellate lesions with imaging features suggestive of radial scar discovered during population-based screening for breast cancer. *Am J Surg Pathol* 2004; 28:1626-1631.

[84] SYDNOR MK, WILSON JD, HIJAZ TA, MASSEY HD, SHAW DE PAREDES ES. Underestimation of the presence of breast carcinoma in papillary lesions initially diagnosed at core-needle biopsy. *Radiology* 2007; 242:58-62.

[85] BAZZOCCHI M, ZUIANI C, PANIZZA P *et al.* Contrast-enhanced breast MRI in patients with suspicious microcalcifications on mammography: results of a multicenter trial. *AJR Am J Roentgenol* 2006; 186:1723-1732.

[86] MORRIS EA, SCHWARTZ LH, DERSHAW DD, VAN ZEE KJ, ABRAMSON AF, LIBERMAN L. MR imaging of the breast in patients with occult primary breast carcinoma. *Radiology* 1997; 205:437-440.

[87] PARTRIDGE SC, GIBBS JE, LU Y *et al.* MRI measurements of breast tumor volume predict response to neoadjuvant chemotherapy and recurrence-free survival. *AJR Am J Roentgenol* 2005; 184:1774-1781.

[88] YEH E, SLANETZ P, KOPANS DB *et al.* Prospective comparison of mammography, sonography, and MRI in patients undergoing neoadjuvant chemotherapy for palpable breast cancer. *AJR Am J Roentgenol* 2005; 184:868-877.

[89] IKEDA DM, BIRDWELL RL, DANIEL BL. Potential role of magnetic resonance imaging and other modalities in ductal carcinoma in situ detection. *Magn Reson Imaging Clin N* Am 2001; 9:345-356, vii.

[90] LEE CH. Problem solving MR imaging of the breast. *Radiol Clin North* Am 2004; 42:919-934, vii.

LA TOMODENSITOMÉTRIE MAMMAIRE

Charles HAGAY, Charles de MAULMONT, Olivier OUHIOUN,
Corinne BALLEYGUIER, Pascal CHEREL

INTRODUCTION

Les études sur la tomodensitométrie mammaire datent de la fin des années 70. Elles évaluent ses performances dans le diagnostic de cancer du sein sur des appareils dédiés, en comparaison à la mammographie.

Cette technologie coûteuse est abandonnée. Les recherches reprennent sur les scanners corps entiers. Nous présentons dans ce chapitre les différentes étapes technologiques de la TDM mammaire ainsi que les travaux concernant ses grandes indications : diagnostique dans un premier temps, puis d'évaluation de l'efficacité thérapeutique locale des traitements néo-adjuvants. Le bilan d'extension local pré-opératoire et les indications interventionnelles, essentiellement le repérage préopératoire sont ensuite abordés. Enfin, les nouvelles recherches et avancées technologiques en cours sont présentées.

LA TOMODENSITOMÉTRIE DIAGNOSTIQUE

LES ÉTUDES HISTORIQUES

En 1977 et 1978, deux auteurs Américains ont évalué un prototype de scanner dédié au sein, patiente en procubitus, le sein examiné dans un récipient d'eau (CT/M, General Electric). L'exploration se fait dans un plan horizontal à raison de 10 secondes par coupe de 10 mm d'épaisseur avant et après perfusion de contraste iodé. Le critère de positivité est une prise de contraste lésionnelle de 40 unités Houndsfield ou plus. Pour CHANG, la sensibilité dans le diagnostic de cancer est de 100 % pour sa première étude comportant 6 cancers [1] et de 97 % dans sa seconde étude comportant 31 cancers sur 74 lésions. La spécificité est de 79 % [2].

GISVOLD a utilisé le même équipement et une technique comparable. [3] Son évaluation de 79 lésions dont 33 cancers montre une sensibilité de 82 % et une spécificité de 80 %. Mais dans cette étude, l'injection de contraste est limitée à 50 cc d'Hypaque (75 %) et le rehaussement apprécié subjectivement sans mesure des densités.

La technologie du scanner dédié est abandonnée du fait de son coût, de l'irradiation importante, de la longueur de l'examen (10 secondes par coupe et 90 secondes de reconstruction différée par coupe) enfin des doses importantes de contraste iodé injectées.

Ces études sont reprises sur scanner corps entier en 1980 par CHANG [4] sur une série de 30 lésions dont 17 cancers. La sensibilité est de 97 % et la spécificité de 46 %. Il remarque que la sensibilité est bonne même pour les lésions non palpables (7/13) et que l'irradiation mesurée à la peau est de 7.5 mGy avant et après contraste (dose totale 15 mGy).

MULLER en 1983 évalue 33 patientes porteuses de lésions le plus souvent palpables avec anomalie mammographique et corrélation anatomopathologique [5]. L'examen est fait en procubitus par coupes de 6 mm d'épaisseur avant puis après injection d'un bolus de 60 ml de contraste iodé (ISOPAQUE 440). Le temps d'acquisition est de 4,8 secondes par coupe et la dose de 864 mAs. Le rehaussement est quantifié mais il n'y a pas de seuil déterminé. L'auteur utilise également des critères morphologiques. La sensibilité pour le diagnostic de cancer est de 71 % (17/24) et la spécificité de 50 % (5/10). Du fait de la faible spécificité, les auteurs concluent à l'absence de différence statistiquement significative entre le rehaussement des lésions bénignes et malignes. Ils pressentent par contre bien l'intérêt de la technique dans les seins remaniés, les seins denses et les mammographies équivoques.

FARKAS étudie 17 patientes porteuses de cancer du sein [6]. Les coupes sont de 8 mm d'épaisseur, passant à 4 mm au niveau de la zone lésionnelle. Il parle de rehaussement mais une seule exploration est faite d'emblée après injection de 60 ml de contraste iodé à 30 % suivi d'une perfusion de 250 ml à 12 %. Tous les cancers (17/17) prennent le contraste avec une densité de 50 à 106 Unités Houndsfield. (Se = 100 %). Cette étude ne portant que sur des cancers ne peut évaluer la spécificité. Les auteurs notent l'intérêt de la technique dans l'extension pariétale ou à la chaîne mammaire interne mais sont déçus par l'évaluation du ganglion axillaire par le seul critère de taille.

L'étude de TOHNOSU compare la mammographie, l'échographie le scanner et l'angiographie numérisée dans 44 cas de cancers du sein [7]. Les auteurs affichent des sensibilités excellentes pour l'échographie et le scanner, respectivement 100 % et 94 % mais l'absence de lésions bénignes et surtout l'absence de produit de contraste en scanner relativise fortement son intérêt.

Toutes ces études sur corps entier ont des originalités qui expliquent par exemple leur sensibilité parfaite (et leur faible spécificité) avec des injections considérables de produit de contraste [6]. Certaines ont une sensibilité médiocre mais possiblement due à des caractéristiques techniques d'examen à très haut kilovoltage associées à des quantités de contraste iodé faibles [5].

LES ÉTUDES PLUS RÉCENTES EN TOMODENSITOMÉTRIE SÉQUENTIELLE

Elles commencent au début des années 90 se distinguant par la définition d'indications plus spécifiques et en premier lieu, le diagnostic de récidives dans les seins traités de façon conservatrice.

Les études du CENTRE RENÉ HUGUENIN sur l'intérêt de la TDM dans le diagnostic de récidive locale des cancers du sein.

Elles ont débuté en 1992 [8] prolongées en 1993 [9 ; 10]. L'ensemble a fait l'objet d'une publication sur 118 lésions sur seins traités pour cancer par traitement conservateur [11]. Les examens sont faits sur scanner (Sommatom Plus Siemens Erhlangen) par coupes de 5 mm d'épaisseur jointives avant et après IV manuelle (en 30 à 40 secondes) de 90 cc de contraste iodé (38 gr I/100 ml). Une première zone de 4 à 6 cm est explorée d'emblée après injection. Puis après réinjection de 60 cc de contraste, exploration de tout le sein par coupes jointives de 5 mm (les paramètres d'acquisition sont de 120 Kv, deux secondes par coupe et 210 mA (420 mAs). Le critère de positivité est un rehaussement de 45 unités Houndsfield. Sur les 52 lésions vérifiées histologiquement, (9 bénignes et 43 malignes) la sensibilité du scanner est de 93 % et sa spécificité de 67 %. Si l'on inclut les 66 lésions surveillées de 18 à 23 mois, moyenne de 28 mois, les résultats de la technique pour le total de ces lésions est de 91 % de sensibilité et 85 % de spécificité (figure 1). On remarque d'emblée que la spécificité est bonne dans les seins traités (du fait de l'âge des patientes, et surtout des effets de

Figure 1 : **Prise de contraste nodulaire précoce correspondant à une récidive d'un carcinome mammaire suspecté sur une modification de la cicatrice. Reconstruction en 3D MIP.**

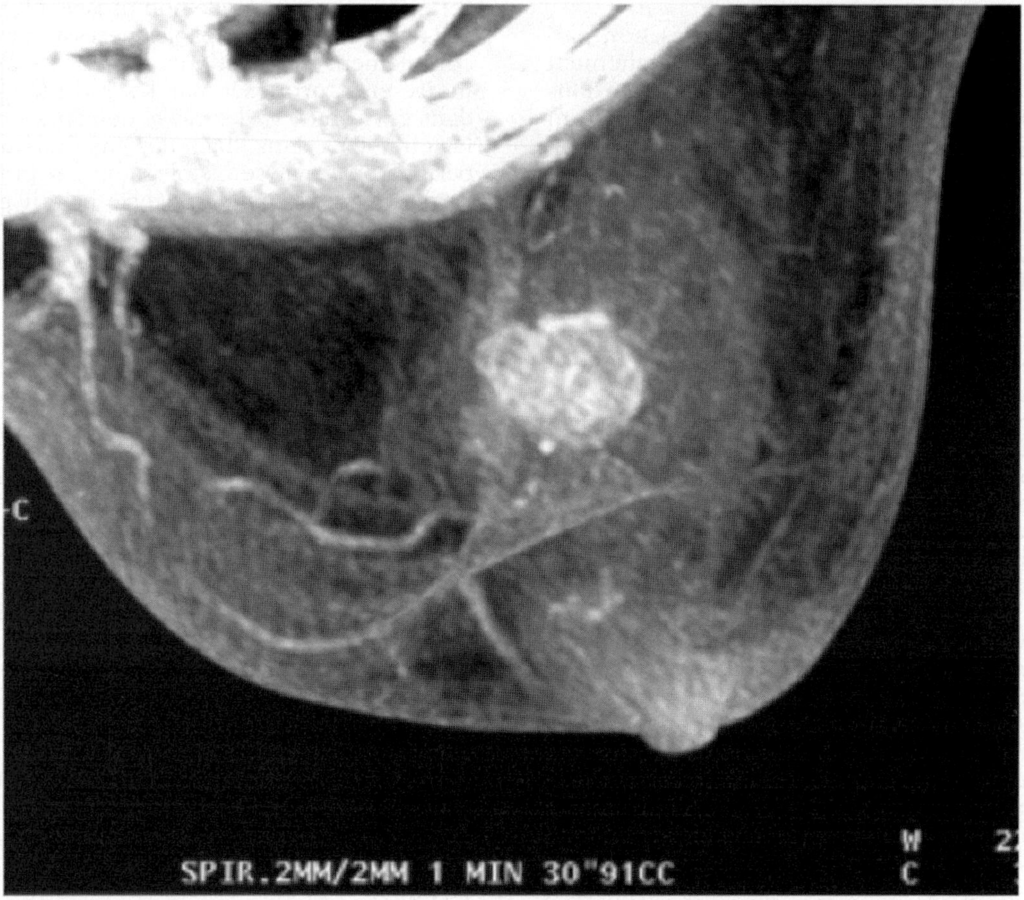

la radiothérapie). Le fait que 14 des 17 récidives non palpables soient correctement vues en TDM (Se = 87 %) sera à l'origine de la suite de nos études sur les lésions non palpables.

SAMARDZIJA évalue le TDM séquentielle et l'Echodoppler dans le diagnostic de récidive locale sur sein traité [12]. L'étude comporte 21 lésions (16 récidives et 5 lésions bénignes). Les coupes d'épaisseur non précisées sont faites avant et après injection d'iode à 35 gr/100 ml. Avec un seuil de positivité de rehaussement supérieur ou égal à 45 UH, la sensibilité dans le diagnostic de récidive est de 93 %.

LES ÉTUDES EN TOMODENSITOMÉTRIE HÉLICOÏDALES

Les premières études concernant l'évaluation de la tomodensitométrie dans le diagnostic des lésions non palpables ont été encouragées par les résultats obtenus en TDM séquentielle sur ce type de lésions [4, 5, 8, 11]. Elles furent inspirées par les études sur l'angiogénèse tumorale [13-18] et plus particulièrement celles portant sur la dynamique de prise de contraste en IRM mammaire [19-24].

En effet, l'apparition de la technique de TDM hélicoïdale va permettre au scanner d'évaluer la prise de contraste précoce, gage d'amélioration de la spécificité.

Première étude prospective du CENTRE RENÉ HUGUENIN

Elle comporte 72 anomalies non palpables, toutes vérifiées histologiquement [25-27]. Le scanner utilisé (Somatom Plus Siemens Erlhangen 1991) ne permettant d'effectuer qu'une seule acquisition hélicoïdale, l'exploration avant contraste et tardive à 4 minutes 30 secondes sont faites en coupes séquentielles de 5 mm. L'injection manuelle de 1,3 cc/kg de contraste iodé (38 g/100 ml) est suivie entre 50 et 60 secondes après début d'injection d'une acquisition hélicoïdale de 5 mm d'épaisseur, avancée de table de 3 mm par tour et qui représente l'acquisition précoce. La séquence tardive sur tout le sein est précédée d'une réinjection de 0,7 ml/kg (dose totale 2 cc/kg). Les critères de positivité sont de 20 UH de rehaussement en spirale précoce ou/et de 45 UH en séquentiel tardive. Les résultats pour la spirale précoce sont de 23/28 lésions malignes positives (Se = 85 %) et de 34/44 lésions bénignes négatives (Sp = 77 %). La séquence tardive a une sensibilité et une spécificité respectivement de 89 % et de 64 %. On note que dans cette étude 52 des 72 lésions correspondent à des foyers de microcalcifications. En technique hélicoïdale s'il existe une légère baisse de la sensibilité précoce (85 % *versus* 89 % en tardif) la spécificité est nettement améliorée passant à 77 % contre 64 %. Ces résultats encourageants nous ont incité a poursuivre cette étude sur un mode non prospectif, sur des anomalies non palpables nécessitant un complément diagnostique. La TDM mammaire était proposée par les radiologues dans environ 60 % des cas et demandée par les cliniciens dans 40 % des cas dans une période où l'analyse histologique par prélèvements guidés par l'imagerie n'était pas encore à l'ordre du jour (biopsie sous échographie, biopsie stéréotaxique).

Deuxième étude du CENTRE RENÉ HUGUENIN sur les lésions non palpables de 1992 à 1995 [27-31]

Les résultats de la TDM hélicoïdale précoce à 1'30" (même technique que dans l'étude précédente) sont présentés pour 260 lésions non palpables dont 180 ont été opérées et 80 surveillées de 6 à 36 mois avec une moyenne de 22 mois. Pour les 180 lésions opérées, 72 malignes et 108 bénignes, la sensibilité est de 92 % et la spécificité de 78 % (tableau I).

Lorsque l'on inclut les 80 lésions surveillées, la spécificité s'améliore passant à 83 % avec une sensibilité identique de 91 % (tableau II).

Tableau I [27, 28, 30]
Résultats de la TDM hélicoïdale de 180 lésions mammaires non palpables vérifiés histologiquement (seuil 20 UH).

Vrai +	66/72	Sensibilité : 0,92
Vrai –	84/108	Spécificité : 0,78
Faux +	24	Valeur prédictive positive : 0,73
Faux –	6	Valeur prédictive négative : 0,93

Efficacité globale : 0,83

Tableau II [27, 28, 30]
Résultats de la TDM hélicoïdale de 264 lésions mammaires non palpables opérées (n = 180) ou surveillées (n = 84) (seuil 20 UH)

Vrai +	67/74	Sensibilité : 0,91
Vrai –	158/190	Spécificité : 0,83
Faux +	32	Valeur prédictive positive : 0,68
Faux –	7	Valeur prédictive négative : 0,96

Efficacité globale : 0,83

En TDM séquentielle tardive, la sensibilité est légèrement améliorée à 95 % mais avec une très forte diminution de la spécificité à 59 %. Cette étude montre également une très forte baisse de la spécificité chez les femmes non ménopausées passant de 66 % en hélicoïdale précoce à 37 % en séquentielle tardif. On retient donc de ces études la bonne sensibilité de la TDM hélicoïdale précoce qui s'améliore peu en tardif en perdant beaucoup de sa spécificité. On rappelle de plus que les microcalcifications isolées représentaient 125 lésions sur les 180 opérées.. Dès 1995 les études sur la TDM mammaire sont toutes faites sur des scanners hélicoïdaux permettant d'effectuer la totalité des examens par hélices successives.

Étude de TEIFKE 1995 [32]

Cette étude comporte 190 lésions vérifiées histologiquement par deux hélices avant et 50 secondes après injection automatique de 200 cc de contraste iodé. Tous les cancers sont rehaussés mais l'auteur ne donne pas les résultats des anomalies bénignes. L'importante dose de contraste injectée explique en partie la parfaite sensibilité.

Étude SARDANELLI 1998 [33]

Cette étude comporte 39 lésions mais les explore avant IV puis 1 minute, 3 minutes et 8 minutes après début d'injection. Cette technique est calquée sur les techniques d'exploration en IRM mammaire. Les résultats sont exprimés en pourcentage de rehaussement par rapport à la densité initiale. Le critère de positivité est un rehaussement de 100 % ou plus à 1' ou 3' avec diminution de ce rehaussement à 8 minutes (wash-out). L'épaisseur de coupe est de 5 mm avec un pitch 1. Les lésions sont malignes dans 54 % des cas (22/39), et sont palpables dans 67 % des cas (26/39). La sensibilité globale de 100 % implique une parfaite sensibilité également pour les 13 lésions non palpables. L'hélice tardive à 8 minutes montrant une baisse de rehaussement permet d'atteindre une spécificité de 83 %.

La TDM HR des lésions non palpables

CENTRE RENÉ HUGUENIN 1996 [28] [34] Cette étude comporte 255 lésions non palpables dont 153 opérées et 102 surveillées de 6 à 18 mois (moyenne 12 mois). La technique est faite en haute résolution (épaisseur de coupe de 2 mm, pitch 1) avant puis 1 minute et 4 minutes après le début d'injection de contraste (1,5 ml/kg à 3 ml/seconde). La sensibilité est de 96 % avec un seuil de +20 UH à 1'30".

La spécificité est de 65 %. La moitié soit 47 % des anomalies sont des foyers de microcalcifications. Cette étude confirme la bonne sensibilité de la TDM en haute résolution dans les invasifs (98 %) comme dans les *in situ* (92 %). L'efficacité globale est de 78 % et la VPN de 96 %. Cependant une étude spécifique de CHEREL [35] sur les carcinomes *in situ* strictes montre des résultats plus modestes avec une sensibilité de la TDM de 77 %.

Étude de MURGO 2000 [36]

Il explore 82 lésions chez 54 patientes et compare la TDM à la mammographie et l'échographie. Ses critères de positivité sont le rehaussement de 20 UH à 1'30" et de 30 UH à 4'30". Aucun cas de microcalcifications n'est inclus. La sensibilité est de 97 % pour la TDM et 59 % et 76 % respectivement pour la mammographie et l'échographie. Lorsque l'on tient compte du « wash out » ou lavage sur l'hélice tardive à 8 minutes, la spécificité est de 80 %. De plus, 5 lésions « occultes » malignes ont été visualisées et repérées grâce à la TDM.

En 2003, INOUE a exploré 173 lésions de 149 patientes par TDM hélicoïdale double ou multi détecteurs [29]. Son étude est originale car elle s'attache à définir les valeurs prédictives positives et négatives des caractères morphologiques des masses et des courbes de prise de contraste. Les caractères morphologiques les plus suspects sont les contours flous, les formes irrégulières et les rehaussements en anneaux. Le wash out et l'aspect en plateau des courbes de prises de contraste ont une VPP élevée de 93 et 91 % mais une faible VPN et spécificité de 42 % et 48 %.

TERNIER a examiné 103 patientes traitées pour cancer du sein (traitement conservateur). Deux hélices sont effectuées avant et 90 secondes après injection de contraste. Quarante-sept des cinquante-deux récidives sont positives en TDM (rehaussement supérieur à 20 UH). Cinq lésions bénignes vérifiées prenaient le contraste. La surveillance des anomalies non opérées est égale ou supérieure à 2 ans. La sensibilité du scanner est de 90 % et la spécificité de 90 % dans le diagnostic de récidive locale [37].

La majorité des études sur la TDM mammaire diagnostique montre une très bonne sensibilité dans le diagnostic de malignité de 95 % à 100 % pour les lésions invasives et de 70 à 92 % pour les carcinomes in situ. Les problèmes posés par l'irradiation mais surtout l'apparition des techniques de biopsies guidées par l'imagerie ont entraîné une baisse des indications de la TDM diagnostique.

TOMODENSITOMÉTRIE MAMMAIRE PRÉ ET/OU POST-CHIMIOTHERAPIQUE

Le bilan d'extension intra-mammaire pré-opératoire sera abordé plus loin mais il est évident que ces bilans ont des points communs avec les bilans post-chimiothérapiques et pré-opératoires.

ÉTUDE DU CENTRE RENÉ HUGUENIN : 1994 [38] ET 1995 [39]

Le matériel, les techniques et les résultats de ces deux études sont décrits en détail [28] [40]. Cette étude porte sur 24 cancers du sein T2 supérieurs à 3 cm et T3-T4. L'évaluation est faite avant et après 3 à 6 cures de chimiothérapie. La technique est séquentielle avec une étude dynamique stationnaire après IV de 1,3 cc/kg de contraste de 0 à 4 minutes 30 secondes, immédiatement suivie d'une étude séquentielle de 5 mm jointives après ré-injection de 0,7 ml/kg explorant tout le sein. Les deux plus grands diamètres D et d sont mesurés. Une parfaite corrélation est retrouvée sur la persistance de tumeur vérifiée en anapath (22/22) ou de sa disparition (2/2). La TDM a sous-estimé deux multifocalités sur 9 et surestimé 3 multicentricités non retrouvées en anapath. L'évolution des tumeurs montrait en TDM une diminution dans 13 cas, une stabilité dans 7 cas et une augmentation dans 2 cas. Dans les 2 derniers cas la lésion avait disparu en TDM et en anatomopathologie. Les corrélations TDM / histologie sur les reliquats tumoraux sont bonnes. Les courbes de rehaussement sont le plus souvent en plateau avant chimiothérapie avec rehaussement précoce avant 2 minutes. Après chimiothérapie, il existe une diminution de la prise de contraste surtout nette entre 2 et 3 minutes (figure 1). La diminution de la taille tumorale D x d est corrélée à la diminution des rehaussements tumoraux de façon significative à 2 minutes.

ÉTUDE DU CENTRE RENÉ HUGUENIN SUR LES CANCERS INFLAMMATOIRES 1994-1995 [28, 40, 41]

Cette étude évalue 16 cancers du sein en poussée évolutive avant et après 3 à 6 cycles de chimiothérapie. La technique est identique à l'étude vue précédemment. Un travail à la console a par contre ajouté un calcul du volume tumoral par segmentation des zones fortement rehaussées au-dessus de 70 Unités Houndsfield. Cette procédure effectuée sur chacune des coupes séquentielles « tardives » permet de calculer les surfaces de « lésion » pour chaque coupe. La somme des surfaces multipliée par la distance entre les coupes ou incrément donne le « volume tumoral TDM » de la lésion. La régression des surfaces tumorales D × d est retrouvée. Mais les calculs de volumes montrent mieux ces évolutions avec des volumes moyens passant de 43,7 cc (médiane 24,5 cc) à 12,8 cc (médiane 8,5 cc) après 3-4 cycles de chimiothérapie. Une troisième évaluation TDM est faite pour 7 cancers après 5 à 8 cycles de chimiothérapie, le volume résiduel moyen étant alors de 5,7 cc (médiane 1,6 cc). L'étude dynamique

Figure 2 : **Reconstruction en 3D surfacique d'un cancer du sein avant (A) et après (B) 3 cures de chimiothérapie .Son volume passe de 8 cc à 4 cc.**

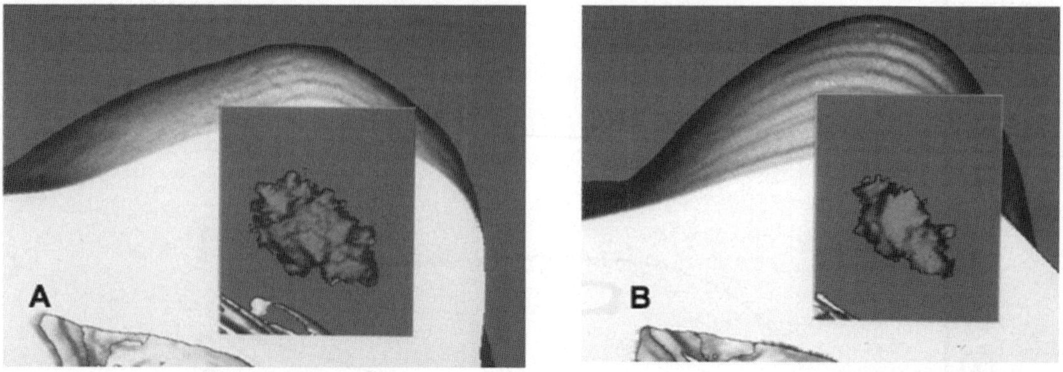

Figure 3 : **Recontruction en 3D en Rendu de Volume permettant également une extraction par seuillage de la composante tumorale et du calcul de son volume de 47 cc.**

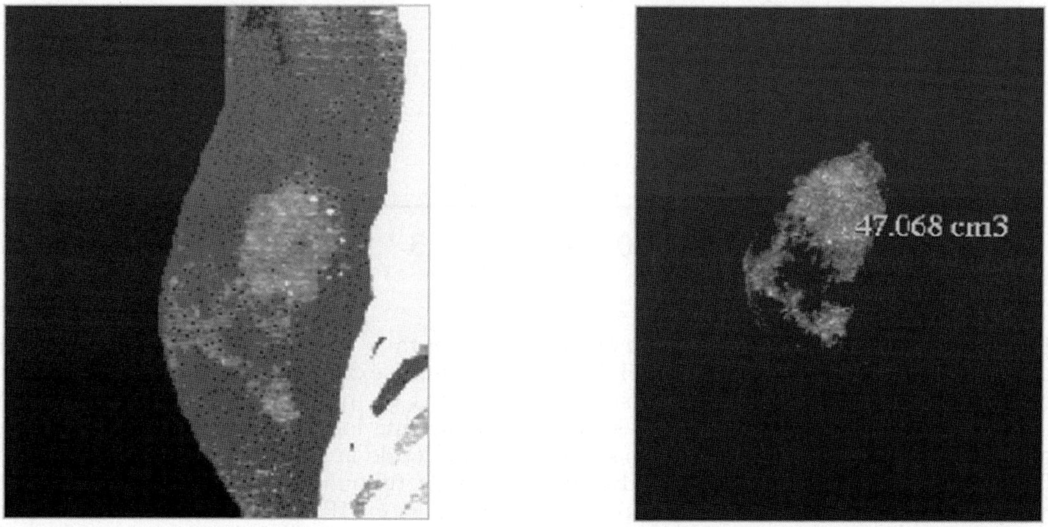

retrouve le même abaissement des rehaussements tumoraux post-chimiothérapiques et dans cette étude la diminution des volumes tumoraux TDM est corrélée à la baisse du rehaussement quelle que soit le temps de 1' à 4' 30".

ÉTUDE DU CENTRE RENÉ HUGUENIN C. BALLEYGUIER 1998 [42-44, 28, 40]

Cette étude évalue 58 cancers du sein localement avancées et/ou inflammatoires avant et après chimiothérapie néoadjuvante. Elle inclut les cancers évalués dans les 2 études précédentes et conserve la même technique d'exploration exclusivement séquentielle pour permettre la poursuite des inclusions. La seule modification est l'adjonction en fin d'examen à partir de janvier 1997 d'une acquisition hélicoïdale tardive (collimation 2 ou 3 mm et Pitch 1, incrément 1). Cette acquisition permet la présentation des images en 3 D (figures 2-3). Les résultats des précédentes études sont confirmées. Parmi les 40 tumeurs opérées la moyenne des reliquats tumoraux est de 7,37 cc en TDM et de 7,99 cc en anapath ($P \leq 0,05$). Les études dynamiques confirment la tendance à la baisse des rehaussements après chimiothérapie quel que soit le temps de la courbe ($P \leq 0,03$) (figure 4).

Figure 4 : **Évolution des valeurs moyennes des prises de contraste tumorale de 0 à 4 minutes Avant (1) et Après (2) trois cures de chimiothérapie.**

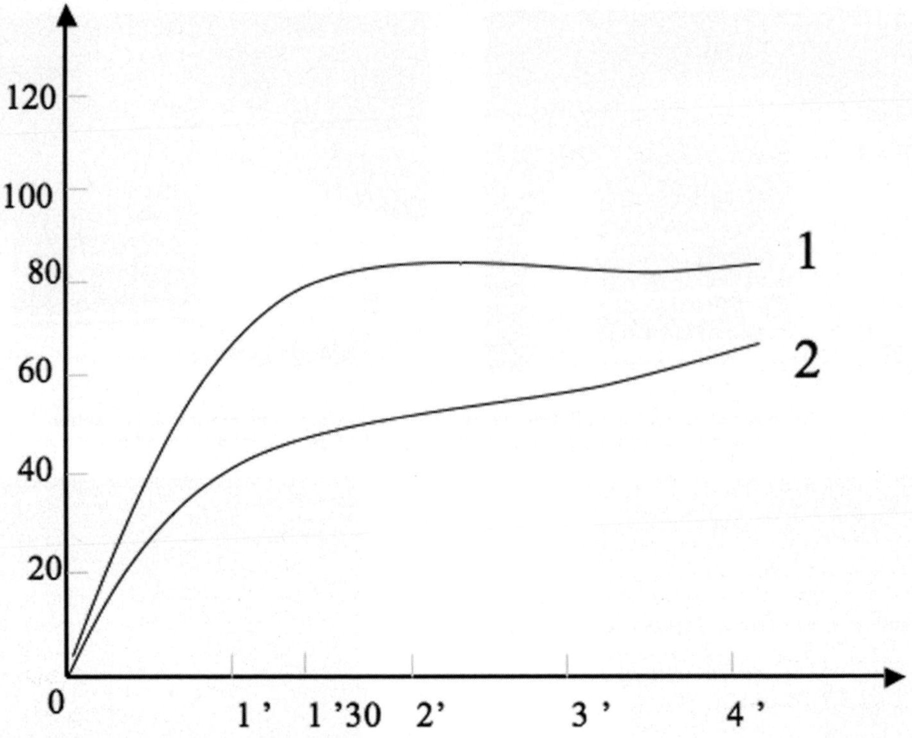

Le plus grand nombre de cas de cette étude a permis de rechercher une corrélation entre la baisse d'intensité des prises de contraste après chimiothérapie et la survie globale : Il n'a pas été retrouvé de lien significatif. De même aucun lien significatif n'est mis en évidence entre la diminution du volume tumoral après chimiothérapie et la survie globale. Ces constations sont en contradiction avec les travaux de Feldman [45].Cependant cette étude comporte des tumeurs évoluées mais traitées par des protocoles hétérogènes et contenant un nombre important de lésions en PEV (20/58) à forte mortalité (20 %) par rapport aux autres tumeurs non PEV (10 %). Ces éléments peuvent influer sur l'absence de corrélation entre les paramètres physiques étudiés et la survie globale.

L'ÉTUDE DE WATTEAU [46]

Elle a l'originalité de comparer la TDM et l'IRM dans l'évaluation des reliquats tumoraux après chimiothérapie néoadjuvante. L'examen TDM se fait en séquentiel avant et après injection de 120 cc de contraste iodé (25 g iode/100 ml). La sensibilité de la TDM pour le diagnostic positif de reliquat tumoral est de 71 % et de 61,5 % en IRM si l'on prend comme critère de positivité le rehaussement de 45 UH en TDM et le rehaussement précoce de 100 % en IRM. Par contre la sensibilité de l'IRM passe à 88 % si l'on tient compte du rehaussement tardif en IRM.

LES ÉTUDES DE MOYSES 1999-2001 [47-49]

Elles évaluent 50 tumeurs après chimiothérapie néoadjuvante en technique hélicoïdale par une seule hélice de collimation 3 mm (Pitch de 1 et l'incrément 1,6). 60 secondes après injection de 120 ml de contraste iodé (30 gr I/100 ml). L'interprétation est faite sur les images natives explorant les 2 seins en procubitus ou sur les images 3D MIP (Projection d'Intensité Maximale). Le critère de positivité est le rehaussement subjectif et la comparaison des densités avec les tissus normaux. Les reliquats tumoraux de forme ronde ont une parfaite corrélation avec l'anatomopathologie (17/17). L'auteur note une sous-estimation dans les cancers multinodulaires ou diffus.

TOMODENSITOMÉTRIE MAMMAIRE DANS LE BILAN D'EXTENSION LOCALE INTRA MAMMAIRE DES CANCERS DU SEIN

L'efficacité du traitement des cancers du sein est liée à la qualité de l'exérèse avec marges saines. La délimitation des cancers par l'imagerie conventionnelle et la clinique est imparfaite surtout dans les tumeurs non circonscrites et en particulier pour la composante intra canalaire.

- UEMATSU en 1997 recherche l'extension canalaire et la multicentricité de 84 cancers mammaires invasifs [50]. Sa technique comporte une seule hélice de 3 mm de collimation débutant 70 secondes après IV de 90 cc de contraste iodé. Toutes les lésions principales sont vues et rehaussées (Se = 100 %). En ce qui concerne la multicentricité la sensibilité est de 89 % (16/18) et la spécificité de 91 % (60/66). L'extension canalaire est correctement visualisée dans 18 sur 30 cas (Se = 60 %) et correctement exclue dans 48/54 cas (Sp = 89 %). Les mêmes auteurs publient en 2001 deux études d'évaluation de la multifocalité et multicentricité des cancers du sein T1-T2 avant chirurgie [51 ; 52]. Les corrélations anatomiques sont effectuées à partir de reconstructions 3D des images et coupes anatomiques (tous les 5 mm) des pièces orientées, comparées aux images reconstruites en multiplanaire dans les mêmes plans. Dans le diagnostic de multifocalité, la sensibilité est de 65 % et la spécificité de 86 %. Cependant la corrélation entre l'anatomopathologie et la TDM n'est pas bonne pour la composante intra canalaire. Ces études intéressantes représentent un travail considérable de corrélation pour les radiologues comme pour les anatomopathologistes. Le problème posé par les faux positifs est mieux abordé par les auteurs en 2002 [53].

- AKASHI TANAKA 1998. Il a évalué la composante intra canalaire de 122 cancers du sein justiciables d'un traitement conservateur [54]. L'examen comporte deux hélices avant et 60 secondes après injection intra veineuse de 100 ml de contraste iodé. Les résultats sont obtenus par corrélation anatomopathologique et comparés à ceux de la mammographie et de l'échographie. La sensibilité pour le diagnostic d'extension intra canalaire est de 35 % pour les ultrasons, 61 % pour la mammographie et 88 % pour la TDM. La spécificité est respectivement de 83 % pour l'échographie, 86 % la mammographie et 79 % pour la TDM. L'auteur conclut à l'utilité de la technique en pré-opératoire lorsqu'on suspecte une extension canalaire.

- OZAKI évalue 144 tumeurs en TDM HR (Haute résolution) par une seule hélice 30 secondes après IV de 100 ml de contraste iodé [55]. La collimation est de 2 à 3 mm. La concordance de taille avec l'anapatomopathologie est bonne dans 58 % des cas (différences ≤ 1 cm). La TDM sous estime l'extension dans 22 % des cas et la surestime dans 30 % des cas.

- AKASHI-TANAKA en 2001 évalue en pré-opératoire et après chimiothérapie 42 patientes avec cancer mammaire ≥ 3 cm [56]. Il effectue deux hélices de 5 mm pitch 1 avant et 60 secondes après IV de 100 cc de produit de contraste iodé : les résultats sont donnés en comparaison avec l'anatomopathologie. En ce qui concerne la persistance des lésions malignes la TDM comporte deux faux positifs et 7 faux négatifs. Les corrélations en extension sont moyennes mais les résultats sont bons si l'on exclut les deux cancers inflammatoires et les cinq carcinomes lobulaires infiltrants (1/2 des cancer inflammatoire et 3/5 des

Figure 5 : **Cliché mammographique de profil et reconstruction 3 D MIP montrant bien l'extension tumorale d'un cancer du sein droit T 3 avant chimiothérapie.**

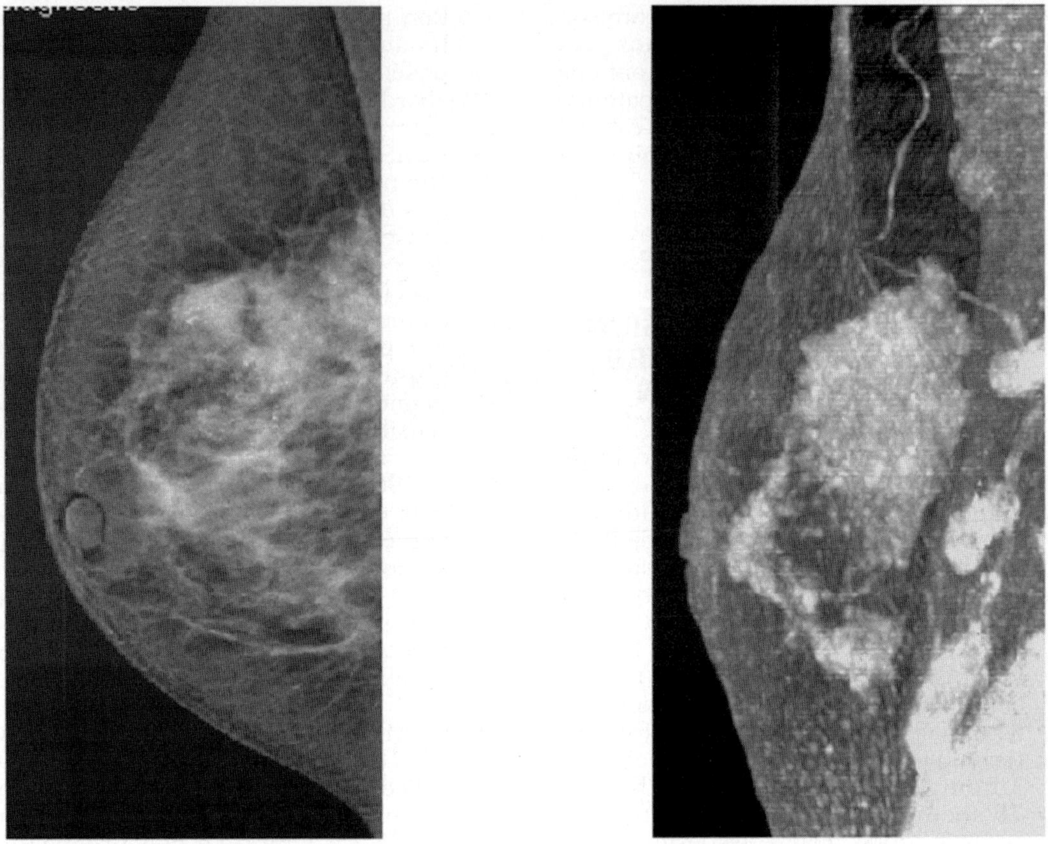

cancers lobulaires infiltrant ne prennent pas le contraste).

- BOLACCHI a présenté un travail original comparant la TDM HR (64 détecteurs) l'IRM à 3 Tesla et l'échographie dans la détermination pré-opératoire des reliquats tumoraux après chimiothérapie néo-adjuvante [57]. Les résultats montrent pour la TDM une très bonne corrélation à l'anapathomologie (r = 0,913) avec une efficacité de 86 %. Pour l'IRM 3 Tesla, la corrélation est de 0,798 avec 80 % d'efficacité. Pour l'échographie les résultats sont de 72 % d'efficacité avec corrélation de 0,42.

- UEMATSU T a étudié l'extension locale de 210 cancers en mammographie, échographie, scanner multi-détecteurs et l'IRM [58]. L'IRM a une meilleure efficacité (74 %) que la TDM (69 %). La spécificité de la TDM est meilleure avec 7 % de faux positifs contre 13 % pour l'IRM. Pour l'extension intra canalaire, l'efficacité de la TDM est de 64 % contre 88 % pour l'IRM. L'auteur conclut que l'IRM est plus efficace dans le bilan d'extension des cancers du sein, mais est moins spécifique que la TDM.

On peut retenir de ces différentes études, la très bonne sensibilité de la TDM dans le bilan d'extension pour la composante invasive mais avec des sensibilités plus discordantes pour l'extension intracanalaire allant de 68 % à 88 % (Figures 5-6). L'existence de faux positifs dans toutes les études explique la limitation de cette technique dans le bilan pré-opératoire. Une prise de contraste à distance peut entraîner des chirurgies radicales abusives. Par

Figure 6 : **Carcinome canalaire invasif et in situ de l'union des quadrants internes gauches.**
– sur coupes de 3 mm en (A-B) – en reconstruction 3D MIP (C).

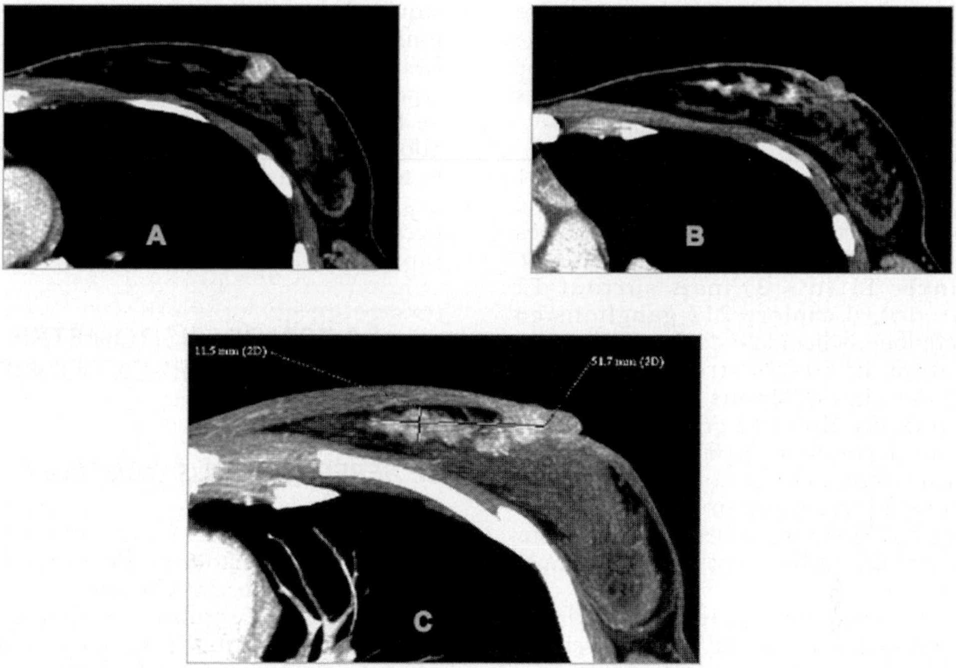

conséquent, cette technique (comme pour l'IRM) devra être suivie d'un diagnostic histologique des prises de contraste distantes de la lésion principale. Par contre, dans la simple détermination des marges de tumorectomie, ces prises de contraste peuvent éventuellement être intégrées si elles ne changent pas le type de chirurgie et ne compromettent pas le résultat esthétique.

LA TOMODENSITOMÉTRIE DES GANGLIONS AXILLAIRES ET DES CHAINES LYMPHATIQUES

DIAGNOSTIC DES MÉTASTASES AXILLAIRES

De nombreuses études concernant le diagnostic de malignité des ganglions axillaires dans le bilan pré-thérapeutique ont été effectuées. La plupart de ces études comportent comme seul critère de positivité la taille des ganglions.

- Dans l'étude de MARCH en 1991, trente-cinq patientes sont évaluées [59]. La taille seuil est de 1 cm. La TDM est positive 8 fois sur 16 ganglions malins (Se = 50 %) et négative 3 fois sur 4 (Sp = 75 %) mais 8 des 8 métastases ganglionnaires inférieures à 1 cm ne sont pas vues. L'auteur conclut à la médiocrité de la technique dans cette indication.

- Dans l'étude de TOHNOSU de 1993 avec une technique séquentielle, des coupes de 10 mm d'épaisseur et des critères de positivité similaires (taille transversale du ganglion de 1 cm ou contours irréguliers) l'auteur trouve sur 47 patientes explorées puis opérées une sensibilité de 82 %, une spécificité de 88 % et une efficacité de 83 %. Les examens sont faits sans injection de contraste [7].

- En 1998 HATA explore 71 patientes porteuses de cancer du sein par coupes séquentielles de 5 mm sans contraste dans un premier temps puis avec contraste et TDM hélicoïdale après

1994 jusqu'en 1997 [60]. Le seuil de positivité est ramené à 5 mm de diamètre transversal. La TDM est positive dans 30/32 cas (Se = 94 %) et négative dans 32/39 cas (Sp = 82 %). Il n'y a pas de différence sur l'étude avant et après utilisation du contraste.

- L'étude *in vitro* de UEMATSU en 2001 évalue différents critères de positivité [61]. A partir de 19 curages axillaires (niveau I et II) de patientes porteuses de cancer T1 (n = 3) mais surtout T2 (n = 16), il explore 212 ganglions en technique hélicoïdale de 3 mm de collimation avec reconstruction tous les 1,5 mm. Les différents critères comme la présence d'un hile graisseux, la taille et en particulier le petit diamètre, la forme, l'épaisseur et la forme du cortex sont évalués. L'auteur conclut cependant à l'absence de critère suffisant pour prévoir l'envahissement ganglionnaire.

En ce qui concerne le diagnostic de ganglion métastatique, la TDM ne semble pas pouvoir être utilisée dans cette indication d'autant que les micro métastases ne sont pas visibles.

Par contre, la recherche d'une lésion mammaire primitive chez une patiente porteuse de ganglions axillaires métastatiques d'un adénocarcinome semble très utile lorsque l'examen clinique, la mammographie et l'échographie sont normales.

- AKASHI TANAKA rapporte en 1999 cinq cas de cancers du sein occultes chez des patientes porteuses de ganglions axillaires métastatiques [62]. Quatre des cinq cas sont correctement diagnostiqués par TDM hélicoïdale de 3 mm de collimation. Les 4 cancers mesurent 6 à 10 mm et prennent le contraste.

LA TECHNIQUE DU GANGLION SENTINELLE EN TDM MAMMAIRE

C'est une technique abordée par des équipes japonaises depuis 2003 par SUGA K [63] poursuivie par TANGOKU [64] MINATO [65] et enfin par SUGA et TANGOKU en 2005 [66]. Cette technique permet en pré-opératoire immédiat d'effectuer une lymphographie TDM par injection comme dans la technique classique, de produit de contraste iodé non ionique en péri tumoral et péri-aréolaire. Les différentes voies lymphatiques et leur type sont bien visualisées et la sensibilité de la technique dans le repérage du ganglion sentinelle est de 93 % comparable à la technique isotopique et colorimétrique. Les auteurs proposent cette technique qui permet le repérage du ganglion sentinelle sans utilisation d'isotopes radio-actifs.

LA TOMODENSITOMÉTRIE MAMMAIRE INTERVENTIONNELLE

LE REPÉRAGE SOUS CONTRÔLE TDM

La découverte de prises de contraste en TDM mais surtout en IRM mammaire qui n'ont pas de corrélation clinique ou d'imagerie conventionnelle est une problématique à laquelle sont confrontées assez fréquemment les équipes de sénologie. L'idéal est de pouvoir en faire un prélèvement sous contrôle de l'imagerie qui a dépisté l'anomalie. En fait les prélèvements guidés sous IRM sont très chronophages, réalisés dans de rares sites. On peut par contre repérer ces anomalies en vue d'une exérèse sous IRM, mais bien plus facilement sous contrôle TDM. Plusieurs études sont toutes concordantes sur cette technique de repérage sous TDM.

- SPILLANE en 1996 a repéré 24 lésions chez 22 patientes [67]. La technique est séquentielle sans injection par coupe de 10 mm. Dans un premier temps puis par coupes de 1,5 à 3 mm pour suivre la progression de l'aiguille de repérage. Toutes les 15 lésions bénignes et les 9 cancers ont pu être opérés.

- SLANETZ a pu repérer sous TDM 16 lésions sans substratum clinique ou mammo-échographique découvertes lors d'examens IRM mammaire [68]. Les coupes sont sans contraste dans un premier temps puis avec contraste de 3 à 5 mm d'épaisseur. Le repérage se fait par mise en place d'un guide métallique. Toutes les 16 lésions ont pu être exérèsées.

- CLOUET repère sous TDM et par guide métallique 15 lésions occultes découvertes en IRM [69]. Toutes les lésions sont visibles et prennent le contraste.

- GIAGOUNIDIS en 2001 repère 39 lésions occultes chez 24 patientes [70]. L'exploration est hélicoïdale à double détecteur, collimation de 3 mm avant puis 60 secondes après injection de 150 cc de contraste iodé. La mise en place du guide se fait après anesthésie locale. Les 11 lésions malignes et les 28 lésions bénignes sont correctement repérées et exérèsées.

- On peut citer TARDIF De GERY qui démontre la possibilité de repérer les sites de tumorectomie avant radiothérapie interstitielle [71].

- AU CENTRE RENÉ HUGUENIN nous avons effectué 64 repérages TDM de lésions occultes ou non repérables en stéréotaxie [72]. La technique séquentielle est utilisées avant 1997 puis remplacée par la technique hélicoïdale. Le repérage se fait avant et après contraste à l'aide d'un simple repère cutané puis marquage à la peau. Seul 4 cas sur 60 ont été repérés avec un guide métallique. Toutes les anomalies ont pu être exérèsées.

On peut en conclure que le repérage sous TDM des anomalies mammaires de prise de contraste est très efficace (100 % dans toutes les séries). Il peut se faire dans un temps très court (de l'ordre de 15 à 20 minutes) si l'on utilise le repérage cutané

PONCTIONS ET BIOPSIES SOUS TDM

La biopsie sous contrôle TDM est difficile pour les lésions occultes, non palpables découvertes par une prise de contraste IRM ou TDM. Les biopsies sous contrôle TDM sont à la rigueur réalisables sur des prises de contraste étendues. Il n'existe malheureusement pas comme en IRM, de système de contention du sein et de support de pistolet ou dispositif de biopsie par aspiration. Par contre, les prélèvements cytologiques à main levée sont réalisables après repérage sous TDM de ce type de lésion [72 ; 73]

RECHERCHES ET ÉVOLUTIONS TECHNIQUES

Les progrès techniques du scanner hélicoïdal avec l'amélioration de la résolution temporelle due aux rotations rapides (inférieures ou égales à 0,5 seconde) associées à la multiplication des détecteurs (16 à 64) a permis à HIRAISHI d'explorer 15 cancers et de détecter le meilleur timing de scanner après injection qui se situerait entre 40 et 60 secondes après le début de l'injection de 1,5 cc/kg de contraste iodé (300 mg I/100 ml à 3 ml/sec) [74]. BOONE en 2000 étudie sur fantôme et sur sein de cadavre les doses reçues au centre du sein lors d'une exploration en coupe de 1 mm (Voxel = 0,3 × 0,3 × 1 mm) à différent kilovoltage de 30 à 140 Kv et en utilisant un milli-ampérage décroissant pour conserver le même rapport signal sur bruit au niveau du détecteur. Les doses sont très élevées en dessous de 40 Kv. A 80 Kv, 100 et 120 Kv les doses sont de 3,87 mGy, 3,56 mGy et 3,47 mGy comparables à 2 clichés mammographiques. Cette étude est faite sur un scanner corps entier. L'auteur conclut à la viabilité d'un scanner dédié au sein [75]. NELSON co-auteur du travail de BOONE présente des résultats intéressant sur fantômes et sein de cadavre sur le même équipement et avec la même technique. Les images obtenues reconstruites en 3D MIP et Rendu de Volume sont spectaculaires et les études sur fantôme ACR MQSA montrent une amélioration de la visualisation des masses et des fibres et une bonne visualisation des microcalcifications à l'exception des deux groupes les plus fins [76].

NING évalue un détecteur plan de 25 × 20 cm monté sur une scanner corps entier (GE 8 800 CT). Des études faites sur fantômes et sur spécimens en comparaison aux images obtenues en mammographie conventionnelle montre que la TDM avec détecteur plan peut visualiser des cancers de quelques millimètres, des microcalcifications de 0,2 mm avec des doses inférieures ou égales à un cliché mammographique conventionnel [77].

Ces études ont ouvert la voie aux principales recherches sur la possibilité d'explorer les seins en TDM sur des scanners dédiés en utilisant un détecteur plan avec, autre importante innovation, remplacement du tube classique à rayons X par un canon à électrons (CONE BEAM CT). Les nombreuses publications sur le sujet sont entre 2001 et 2007 essentiellement le fait de physiciens qui vont vérifier l'efficacité de cette technique en terme de dose et de résolution spatiale. [78-86]

L'évaluation de ces prototypes a commencé en 2004 avec GONG sur des fantômes dédiés à l'étude des microcalcifications. Les microcalcifications supérieures ou égale à 0,175 mm sont visualisées dans 95 % des cas avec un détecteur de 0,1 à 0,2 mm de pixel. L'étude conclut que la meilleure taille de pixel, compte-tenu du temps de calcul nécessaire est de 0,2 mm [87].

BOONE annonce en 2006 le début d'une étude de phase II pour vérifier la capacité de détecter et faire le diagnostic de cancer du sein sur ce scanner dédié. La dose est équivalente à deux clichés mammographiques [88].

GONG a comparé en 2006, l'efficacité de détection de ce scanner dédié au sein à la Tomosynthèse et à la Mammographie Numérique [89]. Cette étude est faite sur un modèle de sein 3D spécifique. La dose délivrée en TDM est de 4 mGy, équivalente à deux clichés de mammographie. L'efficacité de détection des anomalies par 5 lecteurs est faite par étude ROC. Les surfaces moyennes sous la courbe (Az ou AUC) sont de 0,76 pour la Mammographie Numérique, 0,93 pour la Tomosynthèse et de 0,94 pour le Scanner Dédié (CT BI).

L'étude conclut à la nette supériorité du scanner dédié et de la Tomosynthèse dans la visualisation des anomalies (masses) sur la mammographie numérique.

Enfin, lors du dernier congrès RSNA à Chicago, SEIGERT P. a présenté les images obtenues sur un appareil de TDM mammaire dédié, utilisant un détecteur plan et un canon à électrons. Le système ressemble un peu à une table de biopsie dédiée mais avec carénage. Le temps d'acquisition annoncé est de 10 secondes pour l'acquisition de 300 expositions d'un sein sur 360°. La dose est de 4 mGy et la résolution est de 0,4 à 0,7 mm. La société constructrice était présente sur l'exposition technique. (KONING CORPORATION, Rochester).

CONCLUSION

Les indications diagnostiques de la TDM mammaire ont évolué dans le temps. L'apparition de l'IRM mammaire non irradiante a représenté un frein à son développement. Cependant, les meilleures indications que sont le diagnostic de récidive locale après traitement conservateur, les bilans pré et post chimiothérapie néoadjuvante, la recherche d'un primitif en présence de ganglions axillaires métastatiques représentent des contextes où l'irradiation a peu d'importance. Enfin le repérage des lésions occultes découvertes en IRM ou en TDM sans traduction mammographique et échographique sont des situations où l'irradiation (par ailleurs en nette diminution) devient un problème négligeable. L'apparition dans les années 80 et 90 de dispositifs de biopsies guidées par échographie ou stéréotaxies de lésions non palpables de plus en plus performants a fortement diminué l'intérêt diagnostique des lésions non palpables de la TDM (comme d'ailleurs de l'IRM). Cependant, la TDM très accessible garde sa valeur lorsque ces anomalies non palpables ne sont pas accessibles en stéréotaxie ou en échographie et lorsque leur situation dans le sein est ambiguë : par exemple lorsqu'une image n'est vue que sur une seule incidence et n'est pas visible ou non corrélée avec certitude avec une image échographique. La TDM en décubitus peut alors avoir un intérêt à la fois diagnostique et de repérage pré-opératoire.

L'évaluation de l'efficacité locale des traitements néo-adjuvants devra se faire en utilisant des protocoles parfaitement reproductibles, si possible sur le même équipement et par la même équipe.

Les bilans post-chimiothérapiques et pré-opératoires, comme les bilans d'extension sont à interpréter avec prudence étant donné les insuffisances de sensibilité et de spécificité de cette technique dans le diagnostic de multi-focalité et multi-centricité comme dans le diagnostic d'extension intra canalaire. Elle permet cependant de conforter dans un certain nombre de cas un traitement conservateur. Par contre, une chirurgie radicale (mastectomie) ne devrait pas être posée sur une simple imagerie de contraste sans confirmation histologique de l'extension lésionnelle.

On assiste avec les recherches récentes à un retour historique intéressant par la mise au point d'un scanner dédié au sein. Les technologies actuelles utilisées comme le canon à électrons en remplacement du tube à rayons X et le détecteur plan permettent d'obtenir des irradiations faibles avec une excellente résolution spatiale. Cet appareil dédié, comme la Tomosynthèse se positionnent en concurrents de la mammographie dans le dépistage. Leur évaluation est à faire en particulier sur la visibilité des microcalcifications les plus fines. On peut également s'attendre à ce que l'utilisation de produit de contraste soit évaluée en diagnostique dans un second temps. ■

NOTE AUX LECTEURS

Les descriptions détaillées des techniques d'examen TDM du Sein sont à paraître en 2007 sous forme de fiches dans : « Savoir faire en imagerie médicale » publié par la SFR.

BIBLIOGRAPHIE

[1] Chang CH, Sibala JL, Gallagher JH, Riley RC, Templeton AW, Beasley PV, Porte RA. Computed tomography of the breast. A preliminary report. *Radiology* 1977, 124: 827-829.

[2] Chang CH, Sibala JL, Fritz SL, Gallagher JH, Dwyer SJ, Templeton AW. Computed tomographic evaluation of the breast. *AJR Am J Roentgenol* 1978, 131: 459-464.

[3] Gisvold JJ, Karsell PR, Reese EC. Clinical evaluation of computerized tomographic mammography. *Mayo Clin Proc* 1977, 52: 181-185.

[4] Chang CH, Nesbit DE, Fisher DR, Fritz SL, Dwyer SJ, Templeton AW, Lin F, Jewell WR. Computed tomographic mammography using a conventional body scanner. *AJR Am J Roentgenol* 1982, 138: 553-558.

[5] Muller JW, van Waes PF, Koehler PR. Computed tomography of breast lesions: comparison with x-ray mammography. *J Comput Assist Tomogr* 1983, 7: 650-654.

[6] Farkas B, Dagnelie J, Coibion M, Nogaret JM. Computed tomographic mammography: diagnostic approach to breast cancer. *J Belge Radiol* 1990, 73: 383-385.

[7] Tohnosu N, Okuyama K, Koide Y, Kikuchi T, Awano T, Matsubara H, Sano T, Nakaichi H, Funami Y, Matsushita K.. A comparison between ultrasonography and mammography, computed tomography and digital subtraction angiography for the detection of breast cancers. *Surg Today* 1993, 23: 704-710.

[8] Hagay C., Cherel P, and De Maulmont C. La tomodensitométrie (TDM) avant et après injection de produit de contraste iodé dans le cancer du sein et son suivi : intérêts potentiels. *Rev.Imagerie Méd.*, 1992, 5.

[9] Hagay C, Cherel P and De Maulmont C. Iodinated enhanced CT of the breast cancer and local recurrence. In Abstracts Book 8th European Congress of Radiology. Berlin, Springer International. *J.Radiol*, 1993, A205.

[10] Hagay C, Cherel P, De Maulmont C, Mayras C, Plantet MM and Garbay JR. Contrast-enhanced CT mammography: evaluation in local breast recurrence. *Radiology(rsna)*, 1993, 189: A406.

[11] Hagay C, Cherel PJ, de Maulmont CE, Plantet MM, Gilles R, Floiras JL, Garbay JR, Pallud C. Contrast-enhanced CT: value for diagnosing local breast cancer recurrence after conservative treatment. *Radiology* 1996, 200: 631-638.

[12] Samardzija,V., Tranquart,F., and Gallay,X. Diagnostic positif des récidives locales de cancer du sein par échodoppler et CT-Scan. *J Radiol*, 1995, 76 : A806.

[13] Brem SS, Jensen HM, Gullino PM. Angiogenesis as a marker of preneoplastic

lesions of the human breast. *Cancer* 1978, 41: 239-244.

[14] COHEN FM, KUWATSURU R, SHAMES DM, NEUDER M, MANN JS, VEXLER V, ROSENAU W, BRASCH RC. Contrast-enhanced magnetic resonance imaging estimation of altered capillary permeability in experimental mammary carcinomas after X-irradiation. *Invest Radiol* 1994, 29: 970-977.

[15] FOLKMAN J, WATSON K, INGBER D, HANAHAN D. Induction of angiogenesis during the transition from hyperplasia to neoplasia. *Nature* 1989, 339: 58-61.

[16] FROUGE C, GUINEBRETIERE JM, CONTESSO G, DI PAOLA R, BLERY M. Correlation between contrast enhancement in dynamic magnetic resonance imaging of the breast and tumor angiogenesis. *Invest Radiol* 1994, 29: 1043-1049.

[17] FROUGE C., GUINEBRETIERE J.M., MIQUEL M., CONTESSO G., BLERY M. Possibilités de caractérisation tissulaire en irm du sein. *J Le Sein* 1996, 6 : 173-180.

[18] GUINEBRETIERE JM, LE MONIQUE G, GAVOILLE A, BAHI J, CONTESSO G. Angiogenesis and risk of breast cancer in women with fibrocystic disease. *J Natl Cancer Inst* 1994, 86: 635-636.

[19] GILLES R, GUINEBRETIERE JM, SHAPEERO LG, LESNIK A, CONTESSO G, SARRAZIN D, MASSELOT J, VANEL D. Assessment of breast cancer recurrence with contrast-enhanced subtraction MR imaging: preliminary results in 26 patients. *Radiology* 1993, 188: 473-478.

[20] HEYWANG-KOBRUNNER SH, SCHLEGEL A, BECK R, WENDT T, KELLNER W, LOMMATZSCH B, UNTCH M, NATHRATH WB. Contrast-enhanced MRI of the breast after limited surgery and radiation therapy. *J Comput Assist Tomogr* 1993, 17: 891-900.

[21] HEYWANG SH, HAHN D, SCHMIDT H, KRISCHKE I, EIERMANN W, BASSERMANN R, LISSNER J. MR imaging of the breast using gadolinium-DTPA. *J Comput Assist Tomogr* 1986, 10: 199-204.

[22] HEYWANG SH, WOLF A, PRUSS E, HILBERTZ T, EIERMANN W, PERMANETTER W. MR imaging of the breast with Gd-DTPA: use and limitations. *Radiology* 1989, 171: 95-103.

[23] KAISER WA, ZEITLER E. MR imaging of the breast: fast imaging sequences with and without Gd- DTPA. Preliminary observations. *Radiology* 1989, 170: 681-686.

[24] STACK JP, REDMOND OM, CODD MB, DERVAN PA, ENNIS JT. Breast disease: tissue characterization with Gd-DTPA enhancement profiles. *Radiology* 1990, 174: 491-494.

[25] HAGAY C., CHEREL,P. and DE MAULMONT C.E. TDM avant et après contraste iodé dans les lésions mammaires non palpables; premiers résultats. *Rev.Imagerie Méd.*, 1993, 5 : S65.

[26] HAGAY C, CHEREL P, DE MAULMONT C.E. and *et al.* Conventional and spiral CT: evaluation in diagnosing non palpable breast lesions. *Radiology(rsna)*, 1995, 197P: A459.

[27] HAGAY C., OUHIOUN O., CHEREL P., DE MAULMONT C., PLANTET M.M., BOUDINET A., LE DOUSSAL V. La tomendensitométrie hélicoïdale en pathologie mammaire. *J Le Sein* 1997, 7 : 142-147.

[28] HAGAY C. Évolution des techniques et des indications de la tomodensitométrie mammaire. *J Le Sein* 2002, 12 : 112-129.

[29] INOUE M, SANO T, WATAI R, ASHIKAGA R, UEDA K, WATATANI M, NISHIMURA Y. Dynamic multidetector CT of breast tumors: diagnostic features and comparison with conventional techniques. *AJR Am J Roentgenol* 2003, 181: 679-686.

[30] OUHIOUN O., HAGAY C., CHEREL P., DE MAULMONT C., PLANTET M.M., LE DOUSSAL V., and GARBAY J.R. Intérêt de la tomodensitométrie hélicoidale et séquentielle dans le diagonstic des lésions mammaires infra-cliniques. *J.Radiol*, 1997, 78 : A886.

[31] OUHIOUN O., HAGAY C., CHEREL P., DE MAULMONT C., PLANTET M.M. Intéret de la tomodensitométrie dans l'exploration des lésions non palpables du sein. *Sem Hop* Paris 1998, 74 : 1182-1183.

[32] TEIFKE A., SCHWEDEN F., KAUCZOR HU., HEUBEL J., JAEGER U., and MAINZ D. CT-mammography: Experience with 1990 histological correlated examinations. *Eur Radiol*, 1995, 5 Suppl: S281.

[33] SARDANELLI F, CALABRESE M, ZANDRINO F, MELANI E, PARODI R, IMPERIALE A, MASSA T, PARODI G, CANAVESE G. Dynamic helical CT of breast tumors. *J Comput Assist Tomogr* 1998, 22: 398-407.

[34] HAGAY C., OUHIOUN O., CHEREL P., DE MAULMONT C., PLANTET M.M. and *et al.* Évaluation de la TDM hélicoidale en coupes fines pré et post-contraste dans le diagnostic des lésions mammaires non palpables. *J.Radiol*, 1998, 79 : A1016.

[35] CHEREL P., BECETTE V., NODIOT P., DE MAULMONT C., PLANTET M.M., OUHIOUN O., and HAGAY C. Carcinomes canalaires in situ du sein:résultats de la TDM hélicoidale et corrélations histologiques. *J.Radiol*, 1999, 80 : A1264.

[36] MURGO S, WHYSHOFF H, FAVERLY D, VANDAM P and LENAERTS L. Breast cancer: Value of multiphasic enhanced helical computed tomography. *Radiology(rsna),* 2000, 217P: A634.

[37] TERNIER F, HOUVENAEGHEL G, LECRIVAIN F, BRIGAND BL, MARGAIN D, BRUNELLE S, STEFANO DD. Computed tomography in suspected local breast cancer recurrence. *Breast Cancer Res Treat* 2006, 100: 247-254.

[38] HAGAY C., BRIFFOD M., CHEREL P.J., FLOIRAS J.L., DE MAULMONT C., MAYRAS C., and PLANTET M.M. Intéret potentiel de la TDM mammaire dans l'évaluation thérapeutique locale non chirurgicale des cancers du sein (14èmes journées francophones de radiologie). *J Radiol*, 1994, 75 : A155.

[39] HAGAY C., BRIFFOD M., CHEREL P., FLOIRAS J.L., DE MAULMONT C., and PLANTET M.M. La TDM mammaire dans l'évaluation thérapeutique locale non chirurgicale des cancers du sein (15e forum de cancérologie). *Bull.Cancer*, 1995, 82 : A009.

[40] HAGAY C. Imagerie 3D: application au cancer du sein ; in: Bruneton JN, Stines J, Padovani J, Drouillard J, Roy C (eds): Imagerie et surveillance post-thérapeutique en oncologie. Paris, Masson, 2000, pp 7-26.

[41] HAGAY C., BRIFFOD M., CHEREL P., DE MAULMONT C., PLANTET M.M and GILLES R. Évaluation thérapeutique locale par TDM des chimiothérapies des cancers du sein inflammatoires (43e journée françaises de radiologie). *J. Radiol,* 1995, 76 : A806.

[42] BALLEYGUIER, C. Intérêt de la tomodensitométrie mammaire dans la quantification tumorale tumorale des cancers du sein localement avancés et inflammatoires avant et après chimiothérapie adjuvante. Thèse de Doctorat en Médecine. Université Paris-XI - Faculté de médecine. 1998, p1-135.

[43] BALLEYGUIER C., HAGAY C., OUHIOUN O., CHEREL P., DE MAULMONT C., PLANTET M.M., BRIFFOD M., BERLIE J. and TUBIANA M. Intéret de la tomodensitométrie dans l'évaluation des cancers du sein non opérables d'emblée : étude volumique et aide au pronostic. *J Radiol*, 1998, 79 : A1015.

[44] BALLEYGUIER C, MALAN S, TAOUREL P, PUJOL J, FERMANIAN J, DJEN G and *et al.* Computer assisted diagnosis in mammography: does it help the junior and/or the senior radiologist? *Eur Radiol*, 2001, 11: A B-0414.

[45] FELDMAN LD, HORTOBAGYI GN, BUZDAR AU, AMES FC, BLUMENSCHEIN GR. Pathological assessment of response to induction chemotherapy in breast cancer. *Cancer Res* 1986, 46: 2578-2581.

[46] WATTEAU,N., MOREAU,L., BERTRAND,P., ASQUIER,E., AND ROULEAU,P. Mesure par TDM et IRM de la taille résiduelle des cancers du sein après chimiothérapie neoadjuvante: comparaison avec l'anatomie pathologique (JFR98). *J. Radiol*, 1998, 79 : A1036.

[47] MOYSES,B., HAEGELE,P., AND RODIER,JF. Scanographie mammaire haute résolution. Intérêt dans la réévaluation de la chimiothérapie néoadjuvante. *J Radiol*, 1999, 80: A1265.

[48] MOYSES,B., LEHMAN,S., AND PETIT,T. Assessment by breast helical CT of response to neoadjuvant chemotherapy in large, inflammatory breast cancer. *Proc ASCO*, 2000, 19: A353.

[49] MOYSES B: Intérêt et limite du scanner en imagerie du sein. XXIIIes Journées Nationales de la Société Française de Sénologie et de Pathologie Mammaire, Palais des Congrès, Strasbourg 10-12 octobre) ; in: Renaud R, Bellecocq JP, *Et al.* (eds) : *Les preuves ou l'épreuve de la qualité en sénologie.* Paris, Arnette, 2001, pp 439-444.

[50] UEMATSU T, SHIINA M, KOBAYASHI S, SHIMIZU K, SANO M, MAKINO H, HOMMA K. [Helical CT of the breast: detection of intraductal spread and multicentricity of breast cancer]. *Nippon Igaku Hoshasen Gakkai Zasshi* 1997, 57: 85-88.

[51] UEMATSU T, SANO M, HOMMA K, SHIINA M, KOBAYASHI S. Three-dimensional helical CT of the breast: accuracy for measuring extent of breast cancer candidates for breast conserving surgery. *Breast Cancer Res Treat* 2001, 65: 249-257.

[52] UEMATSU T, SANO M, HOMMA K, MAKINO H, SHIINA M, KOBAYASHI S, SHIMIZU K. Staging of palpable T1-2 invasive breast cancer with helical CT. *Breast Cancer* 2001, 8: 125-130.

[53] UEMATSU T, SANO M, HOMMA K. FALSE-Positive Helical CT Findings of Multifocal and Multicentric Breast Cancer: Is Attenuation of Tumor Useful for Diagnosing Enhanced Lesions? *Breast Cancer* 2002, 9: 62-68.

[54] AKASHI-TANAKA S, FUKUTOMI T, MIYAKAWA K, UCHIYAMA N, TSUDA H. Diagnostic value of contrast-enhanced computed tomography for diagnosing the intraductal component of breast cancer. *Breast Cancer Res Treat* 1998, 49: 79-86.

[55] OZAKI,Y., SHINDOH,N., AND MINOWA,O. Efficacy of helical CT in localizing breast cancer: a prospective study of 144 consecutive patients. *Radiology(rsna)*, 2000, 217P: A104.

[56] AKASHI-TANAKA S, FUKUTOMI T, WATANABE T, KATSUMATA N, NANASAWA T, MATSUO K, MIYAKAWA K, TSUDA H. Accuracy of contrast-enhanced computed tomography in the prediction of residual breast cancer after neoadjuvant chemotherapy. Int *J Cancer* 2001, 96: 66-73.

[57] BOLACCHI F, COSSU E, AND ROSELLI M *and.al.* Diagnostic accuracy of dynamic G-4 slice CT, Us and 3-D dynamic MRI in the dtermination of tumor extent after neoadjuvant chemotherapy. *Radiology* (rsna), 2007, 241: A485.

[58] UEMATSU,T. AND YUEN,S.E.a. Comparing MR imaging, Us, Mammography and MDCT in the local staging breast cancer. *Radiology* (rsna), 2006, 241: A651.

[59] MARCH DE, WECHSLER RJ, KURTZ AB, ROSENBERG AL, NEEDLEMAN L. CT-pathologic correlation of axillary lymph nodes in breast carcinoma. *J Comput Assist Tomogr* 1991, 15: 440-444.

[60] HATA Y, OGAWA Y, NISHIOKA A, INOMATA T, YOSHIDA S. Thin section computed tomography in the prone position for detection of axillary lymph node metastases in breast cancer. *Oncol Rep* 1998, 5: 1403-1406.

[61] UEMATSU T, SANO M, HOMMA K. In vitro high-resolution helical CT of small axillary lymph nodes in patients with breast cancer: correlation of CT and histology. *AJR Am J Roentgenol* 2001, 176: 1069-1074.

[62] AKASHI-TANAKA S, FUKUTOMI T, MIYAKAWA K, UCHIYAMA N, NANASAWA T, TSUDA H. Contrast-enhanced computed tomography detection of occult breast cancers presenting as axillary masses. *Breast Cancer Res Treat* 1999, 55: 97-101.

[63] SUGA K, OGASAWARA N, OKADA M, MATSUNAGA N. Interstitial CT lymphography-guided localization of breast sentinel lymph node: preliminary results. Surgery 2003, 133: 170-179.

[64] TANGOKU A, YAMAMOTO S, SUGA K, UEDA K, NAGASHIMA Y, HIDA M, SATO T, SAKAMOTO K, OKA M. Sentinel lymph node biopsy using computed tomography-lymphography in patients with breast cancer. *Surgery* 2004, 135: 258-265.

[65] MINATO M, HIROSE C, SASA M, NISHITANI H, HIROSE Y, MORIMOTO T. 3-dimensional computed tomography lymphography-guided identification of sentinel lymph nodes in breast cancer patients using subcutaneous injection of nonionic contrast medium: a clinical trial. *J Comput Assist Tomogr* 2004, 28: 46-51.

[66] SUGA K, YAMAMOTO S, TANGOKU A, OKA M, KAWAKAMI Y, MATSUNAGA N. Breast sentinel lymph node navigation with three-dimensional interstitial multidetector-row computed tomographic lymphography. *Invest Radiol* 2005, 40: 336-342.

[67] SPILLANE RM, WHITMAN GJ, MCCARTHY KA, HULKA CA, HALL DA, KOPANS DB. Computed tomography-guided needle localization of nonpalpable breast lesions: review of 24 cases. *Acad Radiol* 1996, 3: 115-120.

[68] SLANETZ PJ, JAIN R, KLINE JL, MCCARTHY KA, GOLDENBERG JL, EDMISTER WB, FOLEY MT, CAMPBELL TA, WEISSKOFF RM, KOPANS DB. CT-guided preoperative needle localization of MR imaging-detected mammographically occult lesions. *AJR Am J Roentgenol* 1999, 172: 160-162.

[69] CLOUET,M., THIBAULT,F., MEUNIER,M., BRISSE,H., BOULAY,I., SERVOIS,V., AND NEUENSCHWANDER,S. Lésions mammaires détectées uniquement en IRM: diagnostic après repérage pré-opératoire sous contrôle tomodensitométrique. *J.Radiol*, 1999, 80: A1264.

[70] GIAGOUNIDIS EM, MARKUS R, JOSEF L, WEMER A, MAHDI R, BERNWARD K. CT-guided preoperative needle localization of MRI-detected breast lesions. *Eur J Radiol* 2001, 39: 100-103.

[71] TARDIF DE GERY,S., MERZOUG,V., HENNEQUIN,C., DELOFFRE,V., MAYLIN,C., AND FRIJA,J. SPIRAL CT without contrast injection: a simple method to localize

lumpectomy site before brachytherapy after conservative surgery for breast cancer. *Radiology(rsna)*, 1999, 213P: A506.

[72] Hagay C, Thevenin F, Cherel P, De Maulmont C, Plantet MM, Coste V, Langer A, Talma V, Ouhioun O, Briffod M, yacoub S: Tomodensitométrie mammaire: du repérage pré-opératoire au prélèvement. Versailles 3-4 juin ; in: Hagay C, Cherel P, Guinebretiere JM, Tardivon A (eds): SOFMIS 2005 ; Certitudes et incertitudes en sénologie: de l'observation à l'action. *Nancy, Bialec*, 2005, pp 229-242.

[73] Hagay,C., Briffod,M., De Maulmont,C., Mayras,C., Plantet,M.M., Floiras,J.L., and Garbay,J.R. Tomodensitométrie et cytoponctions guidées par TDM des lésions mammaires. *Rev.Imagerie Méd.*, 1994, 6: A154.

[74] Hiraishi,K., Awai,K., Eguchi,N., Onishi,H., Takada,K., and Hori,S. Evaluation of hemodynamics of breast cancer by 4-slice Cine Scan with multi-detector row CT. *Radiology(rsna)*, 2000, 217P: A1008.

[75] Boone,JM. and Nelson,TR. The case for dedicated CT screening for breast cancer. *Radiology(rsna)*, 2000, 217P: A601.

[76] Nelson,TR. and Boone,JM. Visualization of breast tissues and architecture using volumetric high-resolution. *Radiology(rsna)*, 2000, 217P: A602.

[77] Ning,R., Chen,B., Corover,D., and Mchugh,L. Flat panel detector-based cone beam volume CT breast iamging: Phantom study. *Radiology(rsna)*, 2001, 221P: A1286.

[78] Boone JM, Nelson TR, Lindfors KK, Seibert JA. Dedicated breast CT: radiation dose and image quality evaluation. *Radiology* 2001, 221: 657-667.

[79] Boone JM, Shah N, Nelson TR. A comprehensive analysis of DgN(CT) coefficients for pendant-geometry cone-beam breast computed tomography. *Med Phys* 2004, 31: 226-235.

[80] Chen B, Ning R. Cone-beam volume CT breast imaging: feasibility study. *Med Phys* 2002, 29: 755-770.

[81] Chen Z, Ning R. Why should breast tumour detection go three dimensional? *Phys Med Biol* 2003, 48: 2217-2228.

[82] Kwan AL, Boone JM, Shah N. Evaluation of x-ray scatter properties in a dedicated cone-beam breast CT scanner. *Med Phys* 2005, 32: 2967-2975.

[83] Kwan AL, Boone JM, Yang K, Huang SY. Evaluation of the spatial resolution characteristics of a cone-beam breast CT scanner. *Med Phys* 2007, 34: 275-281.

[84] Shaw C, Chen L, Altunbas M, Tu S, Wang TP, Lai CJ, Cheenu KS, Meng Y, Liu X. Cone Beam Breast CT with a Flat Panel Detector- Simulation, Implementation and Demonstration. Conf Proc IEEE *Eng Med Biol Soc* 2005, 4: 4461-4464.

[85] Zeng K, Yu H, Fajardo LL, Wang G. Cone-beam mammo-computed tomography from data along two tilting arcs. *Med Phys* 2006, 33: 3621-3633.

[86] Zhong J, Ning R, Conover D. Image denoising based on multiscale singularity detection for cone beam CT breast imaging. *IEEE Trans Med Imaging* 2004, 23: 696-703.

[87] Gong X, Vedula AA, Glick SJ. Microcalcification detection using cone-beam CT mammography with a flat-panel imager. *Phys Med Biol* 2004, 49: 2183-2195.

[88] Boone JM, Lindfors KK. Breast CT: potential for breast cancer screening and diagnosis. *Future Oncol* 2006, 2: 351-356.

[89] Gong X, Glick SJ, Liu B, Vedula AA, Thacker S. A computer simulation study comparing lesion detection accuracy with digital mammography, breast tomosynthesis, and cone-beam CT breast imaging. *Med Phys* 2006, 33: 1041-1052.

IRM EN SÉNOLOGIE

Patrick BOULET

L'IRM n'est et ne sera probablement jamais une technique de dépistage en dehors de patientes à haut risque génétique de cancer du sein !

La mammographie encore conventionnelle ou numérisée est en 2007 l'examen complémentaire référent d'imagerie médicale après l'examen clinique. Le dépistage du cancer du sein maintenant clinique et mammographique est pratiquement uniforme en France, complété ou non par l'échographie mammaire depuis le 01/01/2006.

Les récents progrès des ultra-sons n'ont pas encore imposé cette deuxième technique en dépistage mais valident son usage quotidien en consultation de mastologie.

L'IRM mammaire est la troisième imagerie sénologique : ses qualités de détection et d'analyse sont très supérieures aux deux techniques pré-citées : en dépistage par mammographie, si le signal est unique : 63 % des cancers du sein détectés ont un signal fibreux, 13 % ont un signal mixte fibro-calcique et 24 % répondent à un signal calcique pur.

Cette technique d'imagerie non irradiante, en coupe ne visualise pas les micro-calcifications mais permet de mettre tôt en évidence une néo-angiogénèse (figure 1) au niveau d'un signal fibreux suspect : stroma-réaction péritumorale physio-pathologique, elle peut être utilisée au décours de la consultation de sénologie depuis plus de 15 ans [1, 2, 3, 4] à Montpellier.

BASES PHYSIQUES

Des coupes anatomiques millimétriques permettent de visualiser les différents tissus du sein, distincts selon leur charge hydrique, en protons d'hydrogène, proportionnelle à leur vascularisation et donc à leur hydratation. Des séquences appropriées montrent les divers tissus fibro-lipo-glandulaires mammaires en avant du cadre ostéomusculaire et entre les creux axillaires visibles en totalité. Une injection intraveineuse d'un agent paramagnétique est nécessaire (IRM Dynamique) pour rechercher les rehaussements des tissus normaux ou pathologiques.

BASES TECHNIQUES

MATÉRIEL

L'équipement d'IRM utilisé comprend :

- un aimant « corps entier « d'un champ de 1.5 Tesla (figure 2) ;
- une double antenne permettant l'étude simultanée des 2 seins (figure 3) en diagnostic ;
- une antenne mono-sein dédiée aux ponctions et repérages (figure 4) ;
- un injecteur automatique.

Figure 1 : Schéma de la néo-angiogénèse.

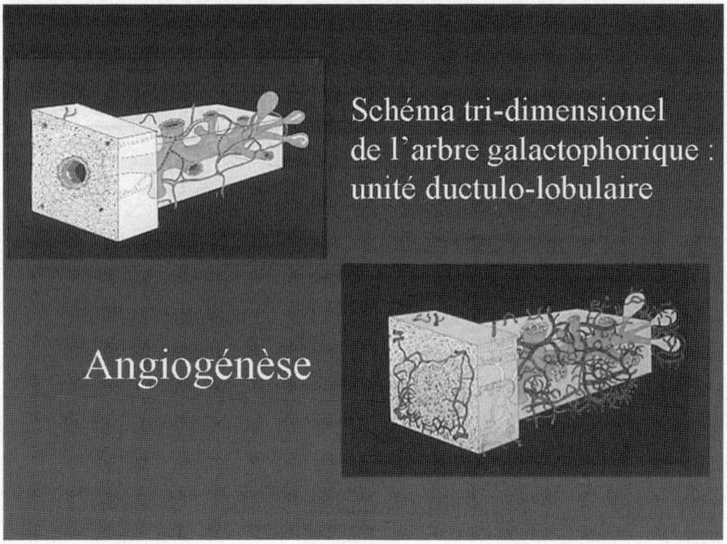

Figure 2 : Patiente en procubitus, perfusée, sur le lit d'examen devant l'aimant.

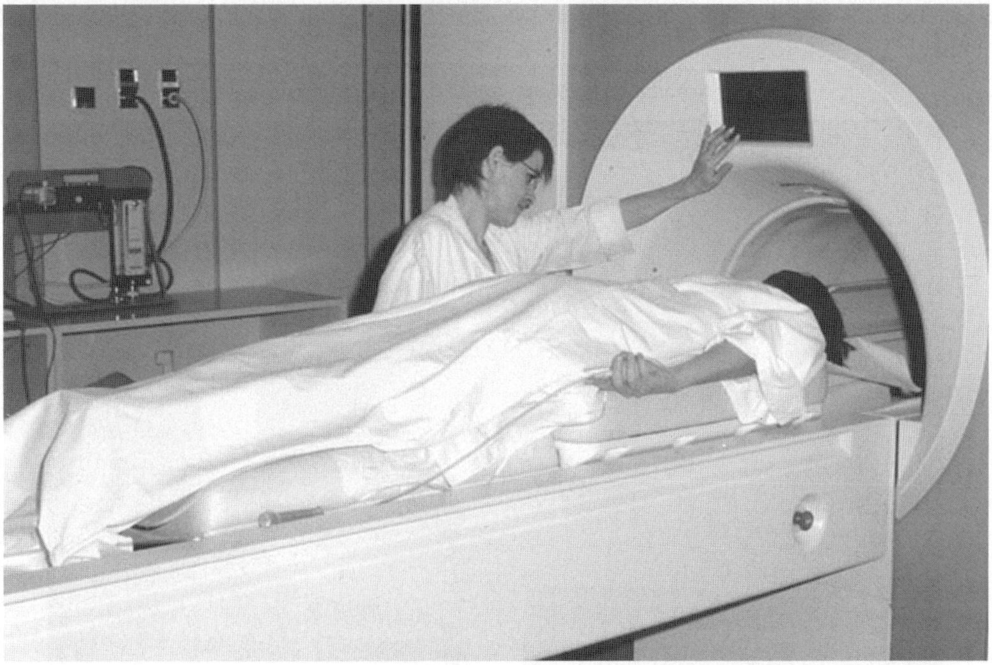

Figure 3 : Schéma de l'antenne de diagnostic bi-sein.

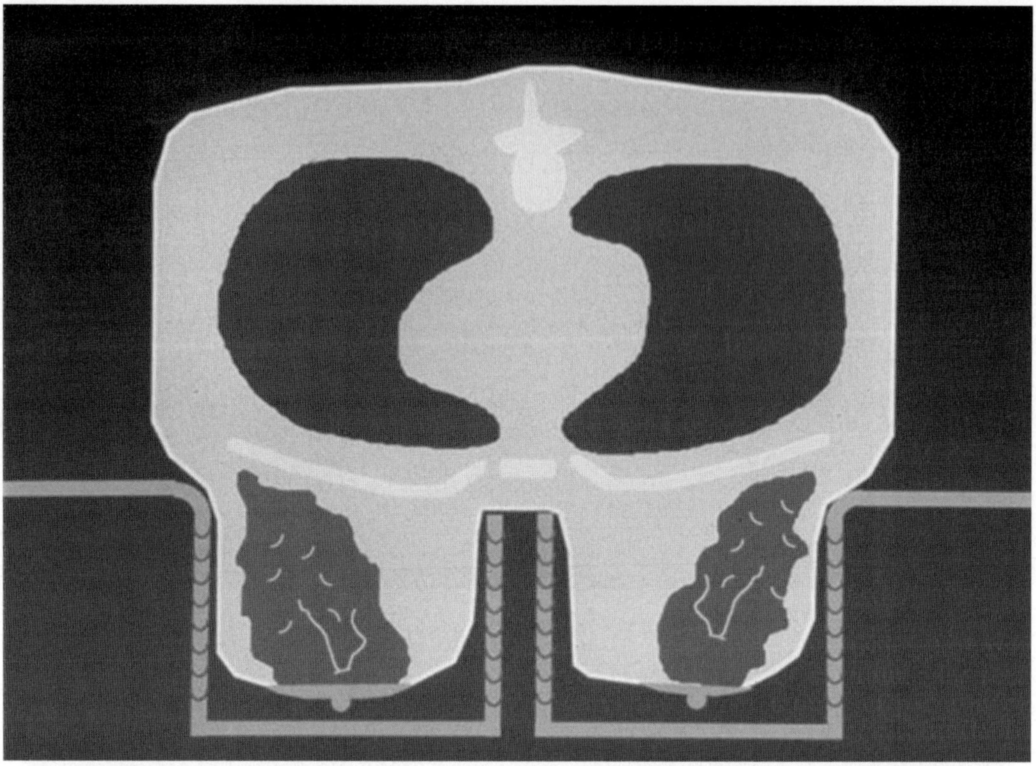

Figure 4 : Schéma de l'antenne mono-sein de ponction/repérage.

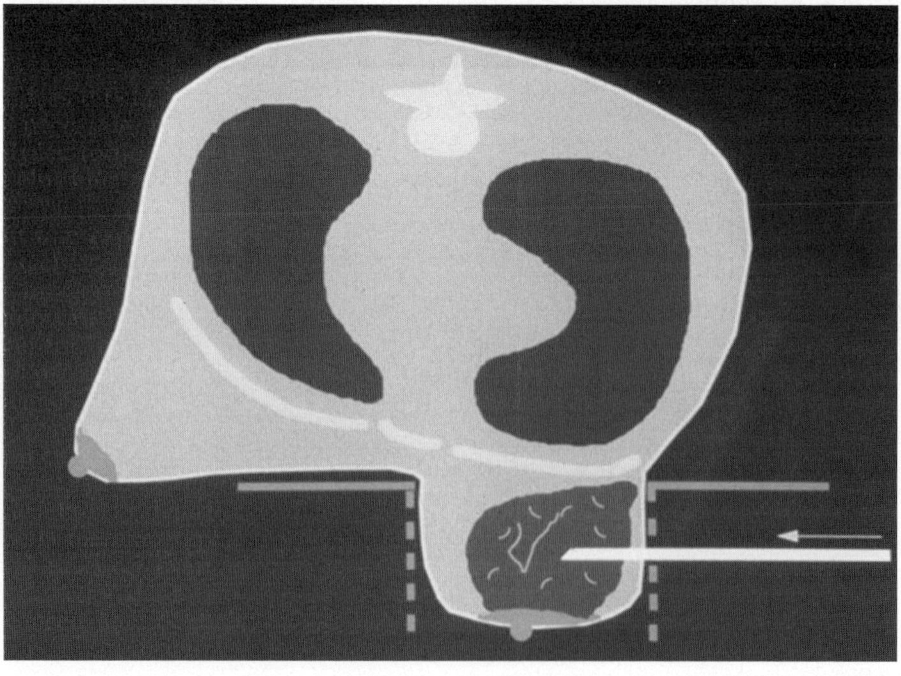

PROTOCOLE

Avant la ménopause l'examen est effectué en première partie de cycle (J 5 à J 15) en phase de déplétion hydrique et 2 mois après arrêt du traitement hormonal substitutif pour les femmes ménopausées traitées surtout si des tensions mammaires sont présentes.

La patiente est allongée sur le lit d'examen en procubitus, après mise en place d'un cathéter intra-veineux, les bras le long du corps, les seins pendant dans les orifices de la double antenne dédiée (figure 5).

Diverses séquences sont utilisées après repérage, les deux premières, avant injection, sont anatomiques :

- T2 Turbo Spin Echo (TSE) ;
- T1 flash 3D chaque minute pendant 5 minutes, avant puis, après injection intra-veineuse de gadopentate dimeglumine de Gadolinium (séquences dynamiques) puis soustractions.

Le temps d'acquisition est de 15 minutes pour un examen standard, 20 minutes si la patiente a des prothèses en silicone, du fait d'une séquence spéciale supplémentaire TIRM (Turbo Inversion Récupération en Magnitude).

L'analyse et le traitement des coupes axiales millimétriques (2 à 3 mm) en fin d'acquisition sont effectués sur une deuxième console pendant l'installation de la patiente suivante.

À l'aide de logiciels, des reconstructions dans les trois plans de l'espace peuvent facilement être réalisées.

BASES DE L'ANGIOGÉNÈSE

L'IRM permet une évaluation anatomique précise par l'étude d'une imagerie

Figure 5 : Antenne bi-sein dédiée.

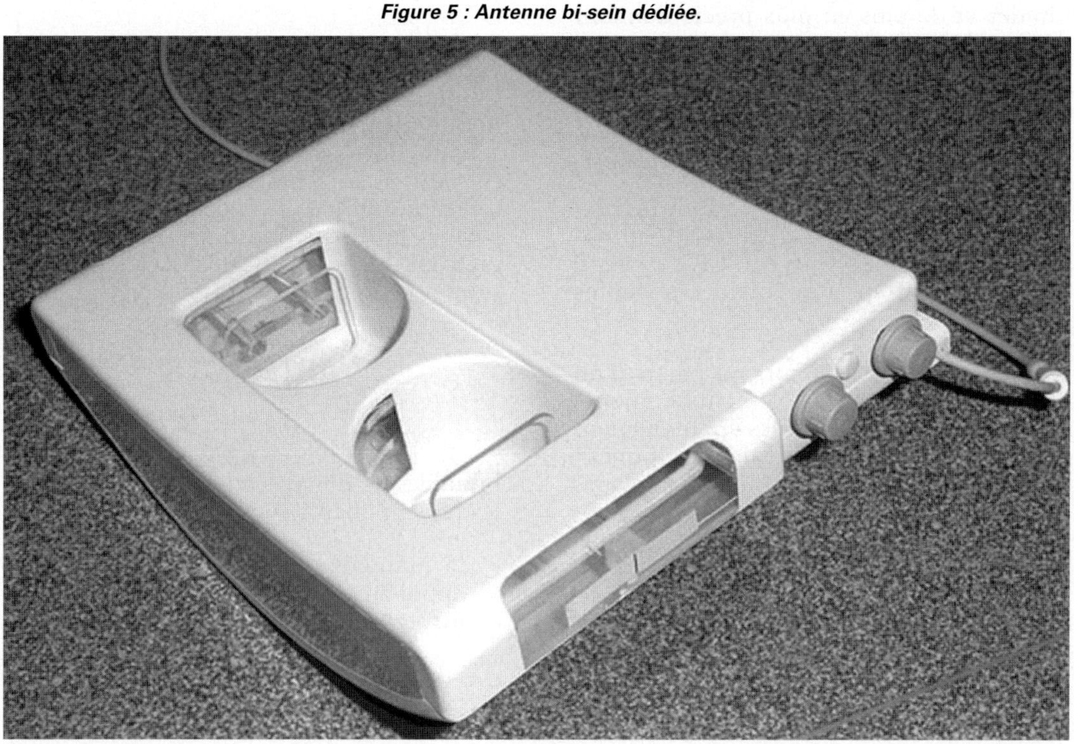

vasculaire et conjonctivo-vasculaire complète des deux plages mammaires en avant des plans musculaires pectoraux et inter-costaux entre les prolongements axillaires visualisés ensemble.

Des coupes axiales millimétriques – anatomiques – sont réalisées avant (TSE T2, T1) puis – dynamiques – après injection d'un agent paramagnétique par voie intra veineuse et peuvent mettre en évidence une angiogénèse tumorale.

Pour les petites lésions plus vascularisées que le tissu glandulaire normal et dont le diamètre est égal ou supérieur à 5 millimètres, un développement tumoral peut être détecté tôt par l'apparition d'un peloton de néo-vaisseaux capillaires à perméabilité élevée = foyer de néo-angiogénèse = rehaussement focalisé.

Des études morphologiques puis dynamiques de cette prise de contraste sont effectuées sur une deuxième console de traitement d'image : des soustractions d'image facilitent la détection de ces rehaussements et permettent une analyse dynamique grâce à des logiciels adaptés, rapides et de plus en plus précis donnant des courbes de rehaussement.

SIGNAL IRM

Des hyper-intensités vasculaires, hydriques kystiques ou fibro-adénomateuses hydratées, parfois avec septa (figure 6) sont spontanément décelables en SPE T2.

Les éléments vasculaires à partir d'un certain diamètre et les éléments conjonctivo-vasculaires sont visibles spontanément hyper-intenses en T2, linéaires ou punctiformes selon le plan de coupe ; les plages conjonctivo-glandulaires richement vascularisées apparaissent également en T2 sous forme de zones ou de plages congestives.

Elles sont rehaussées après injection IV de Gadolinium en fonction de leur hydratation.

L'angiogénèse des lésions malignes se traduit par un pic, une prise de contraste focalisée, précoce, rapide et intense (PRI) (figure 7) :

- précoce : ce rehaussement est au niveau du signal référent de la graisse en 1 minute (75 %) ;
- rapide : cette prise de contraste atteint ou dépasse ce signal en trois minutes ;
- intense : au cours des cinq premières minutes le rehaussement atteint ou est supérieur à ce signal.

Cette prise de contraste (PRI) caractéristique d'un tissu ou d'une lésion hypervascularisée, dépend de l'âge de la patiente, de son statut hormonal : préménopause ou patiente sous traitement hormonal substitutif on non.

Les protocoles choisis privilégient l'étude des coupes obtenues au cours des cinq premières minutes : « wash in » et peuvent mettre en évidence un éventuel « wash out » précoce, si celui-ci débute avant la cinquième minute.

Des prises de contraste d'intensité variable sont induites après Gadolinium. Leurs aspects morphologique et dynamique sont plus facilement étudiés après soustractions. Six mois à un an après chirurgie et 12 à 18 mois après traitement par radio-thérapie d'un cancer du sein l'IRM permet la distinction entre tissus fibreux cicatriciel non rehaussant et récidive tumorale prenant le contraste.

ARTEFACTS

Sources d'erreur ou d'examen ininterprétable, ils doivent être connus et évités, les plus fréquents sont :

- la mauvaise position de la patiente : appui trop important des seins, inconfort entraînant des mouvements ;
- les mouvements respiratoires trop amples : explication insuffisante avant

Figure 6 : Signal hyper intense spontané en T2 : fibroadénome.

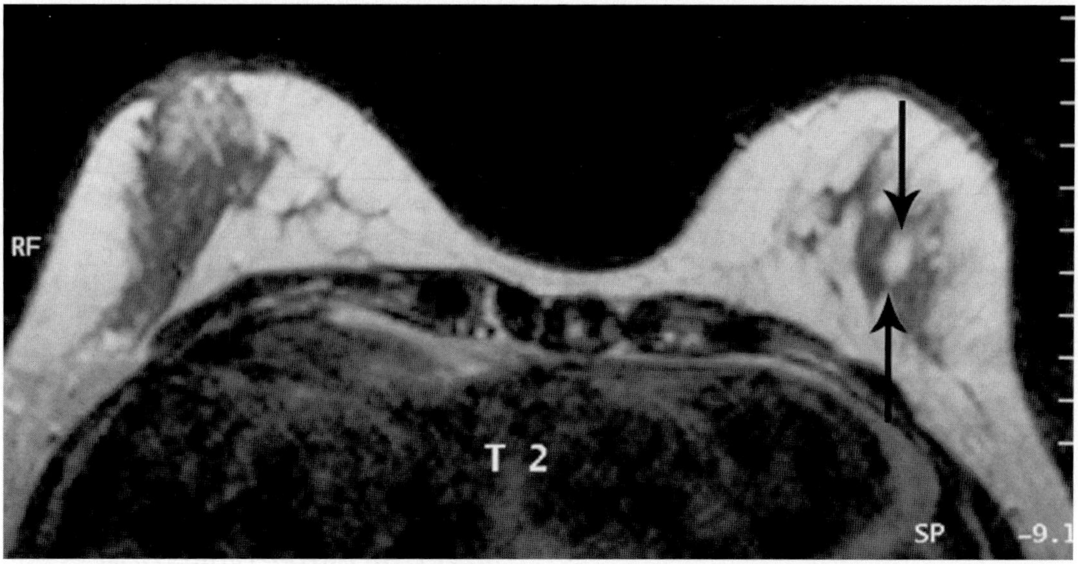

Figure 7 : Prise de contraste précoce, rapide et intense PRI avec « wash out ».

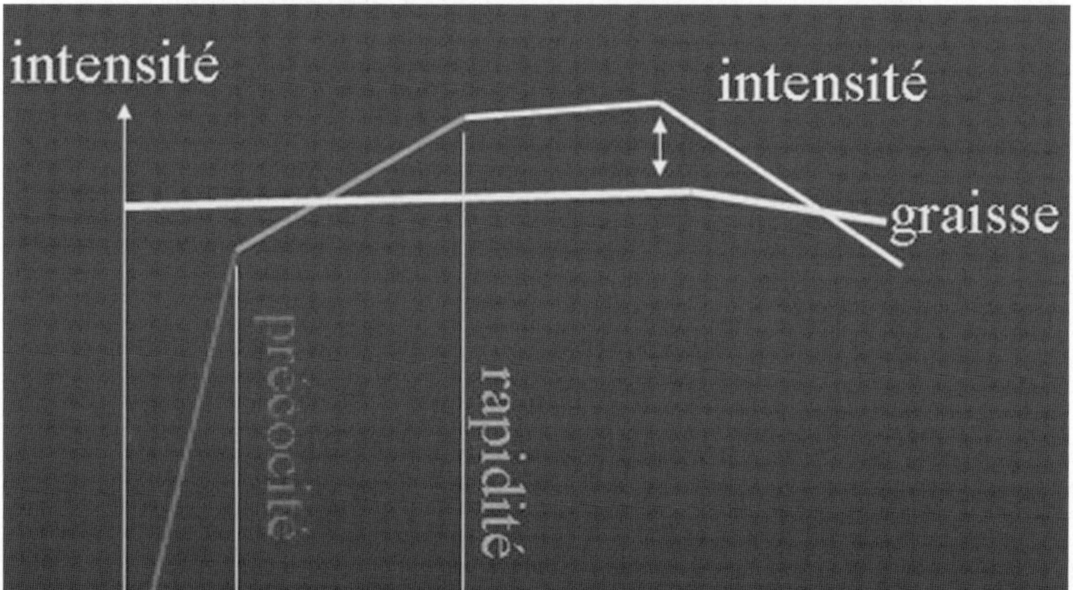

Figure 8 : Petit hypo-signal gris en T2 avec rehaussement correspondant : CCI.

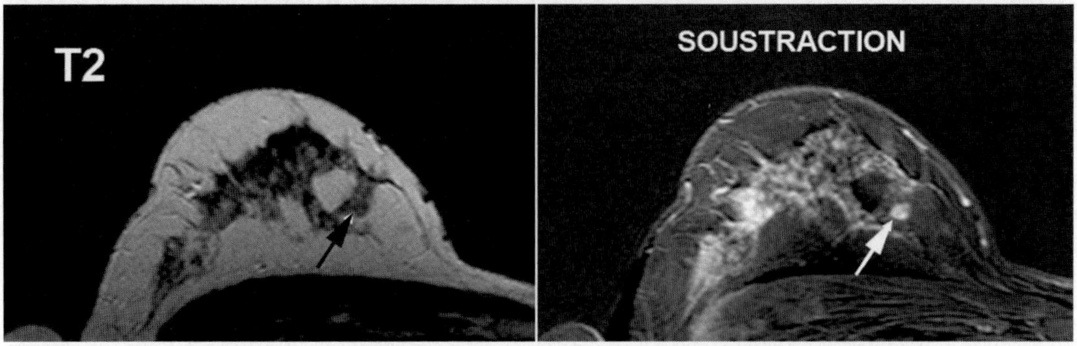

le début de l'examen, claustrophobie, stress... ;

- la contraction involontaire d'un muscle pectoral ;
- la présence de clips métalliques, de chambre d'injection... ;
- l'hétérogénéité du champ, volume partiel, déplacements chimiques... ;
- le défaut d'injection ou de coordination des séquences.

L'expérience de l'équipe réalisant des protocoles standards suivant un contrôle de qualité et la lecture des coupes natives et des soustractions des premières séries injectées (1' et 2') préviennent ou résolvent la plupart de ces problèmes.

INDICATIONS ACTUELLES DE L'IRM

PHASE DE DÉTECTION

Chez des patientes avec risque génétique établi (BRCA1, BRCA2) l'IRM a une sensibilité de 71 à 77 % pour la recherche d'un cancer du sein [5, 6]. Après découverte d'une métastase (ganglionnaire ou d'un autre site) le diagnostic d'un cancer primitif du sein est établi dans la moitié des cas par l'IRM quand la mammographie est négative [7].

Pour les patientes « à risque » dont les seins denses sont difficiles à lire en mammographie (risque relatif de cancer du sein compris entre 6/1 000 et 26/1 000) l'IRM est également indiquée (figure 7).

PHASE DE CARACTÉRISATION

- Pour les micro-calcifications la sensibilité de l'IRM est d'environ 45 % et sa spécificité de 72 % [8], un contrôle histologique est le plus souvent indiqué devant des micro-calcification ACR 4.
- Pour les signaux fibreux (opacité = masse) la sensibilité est de 90 % et sa spécificité de 61 % [9].
- Pour les lésions tissulaires suspectes classées ACR3 la valeur prédictive négative de l'IRM permet d'éviter des ponctions inutiles.
- Pour un nodule perceptible cliniquement sans support écho-mammographique, la valeur prédictive de l'IRM peut éviter un contrôle histologique en l'absence de facteur de risque mammaire connu.
- Pour un écoulement mamelonnaire hémorragique avec mammographie normale, échographie non contributive et galactographie non réalisée l'IRM [10] peut définir le siège de l'exérèse.
- Pour des images mammographiques difficiles réelles ou construites (surdensité) l'IRM peut éliminer une lésion évolutive d'un diamètre supérieur à 5 mm grâce à sa haute VPN.

– Pour caractériser certaines images mammographiques (asymétrie de densité [11], distorsion architecturale, image vue sur une seule incidence...) en 1988 l'ANAES n'indiquait pas l'IRM [12] mais c'est une indication fréquente de pratique sénologique quotidienne.

BILAN AVANT TRAITEMENT

La qualité des thérapeutiques actuelles du cancer du sein doivent faire bénéficier les patients de bilans pré-opératoires de plus en plus précis.

Quand l'approche mammographique est négative pour les CLI, l'IRM détecte 30 % de multifocalité ou de bilatéralité (figure 9) [13, 14].

SUIVI POST-THÉRAPEUTIQUE

Après cancer du sein traité, la haute VPN de l'IRM permet d'éliminer les récidives (1 à 2 % par femme et par année), toujours plus nombreuses dans le lit tumoral des seins traités (Sensibilité = 98 % notamment en raison de la régression après radiothérapie des rehaussements éventuellement masquant des mastopathies congestives).

– Pour les foyers de cyto-stéato-nécrose rehaussant l'IRM ne sera pas toujours décisive, des micro-biopsies à l'aiguille sont quelquefois nécessaires mais elles sont moins fréquemment pratiquées si la surveillance clinique et mammo-échographique est complétée par l'IRM.

– Pour le suivi des tumeurs traitées par chimiothérapie néo-adjuvante [15] et le bilan à distance de l'exérèse de marges envahies sans reprise chirurgicale sont de bonnes indications de l'IRM.

– Pour le suivi des prothèses siliconiques qu'elles soient en position pré-pectorale ou rétro-pectorale après chirurgie radicale : les éléments prothétiques et leurs loges sont étudiés de façon exhaustive : une séquence particulière (TIRM) ne visualise que la silicone et montre de façon évidente une fuite de gel extra-prothétique (rupture extra-capsulaire) ou en T2 un flottement de membranes (« linguine sign » = rupture intra-capsulaire) (figures 10, 11).

Figure 9 : Doubles prises de contraste : CLI bifocal.

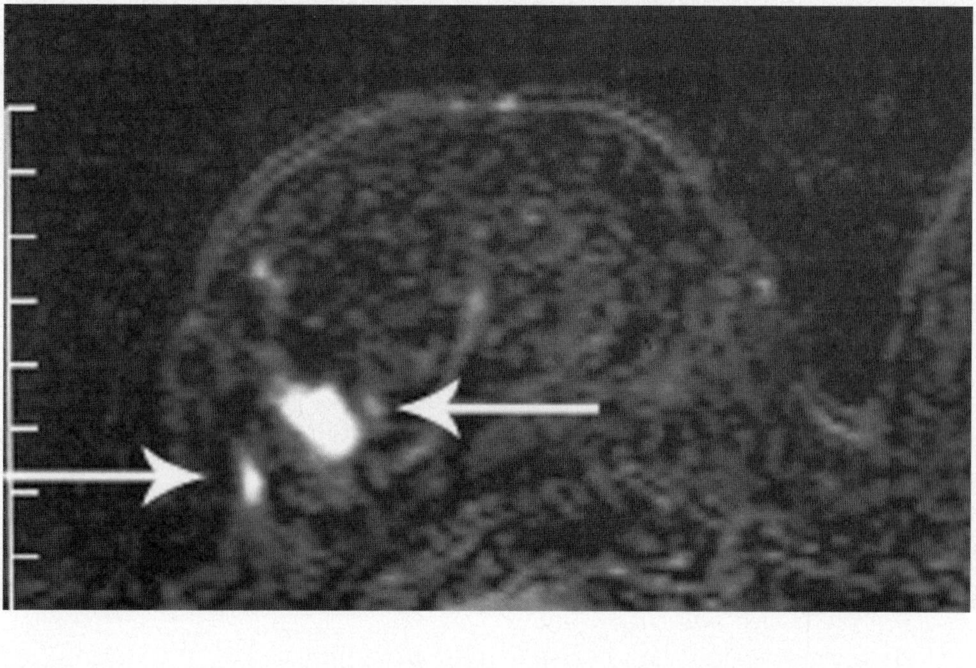

Figure 10 :
Prothèses siliconiques vues en totalité en séquence TIRM sans fuite extra-capsulaire.

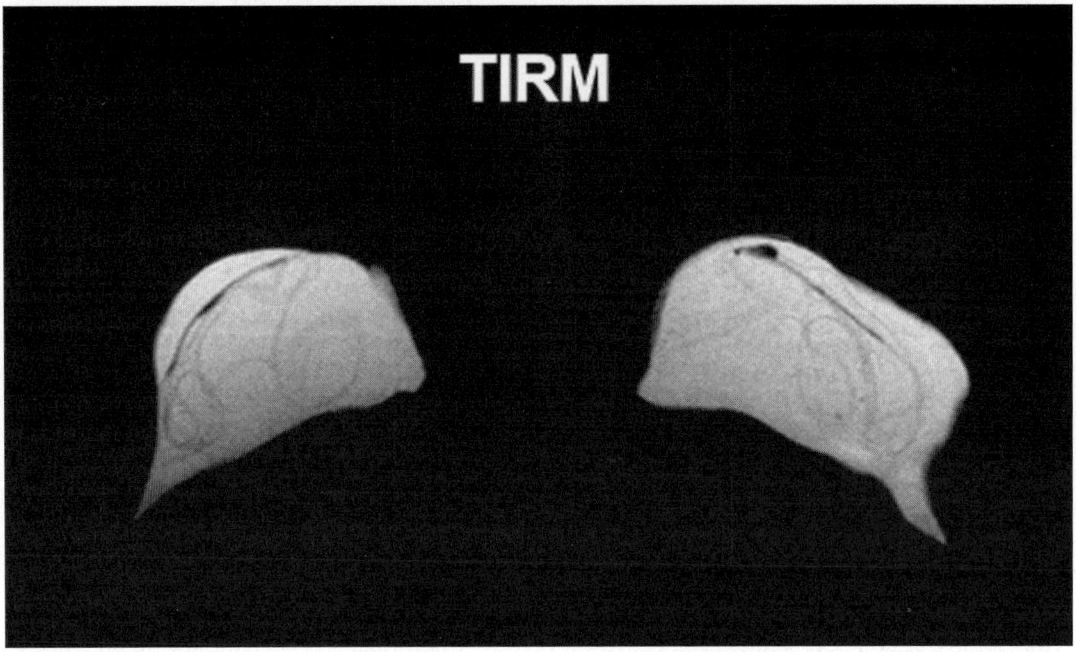

Figure 11 :
Prothèses siliconiques vues en totalité en T2 : flottement de membranes = rupture intra-capsulaire.

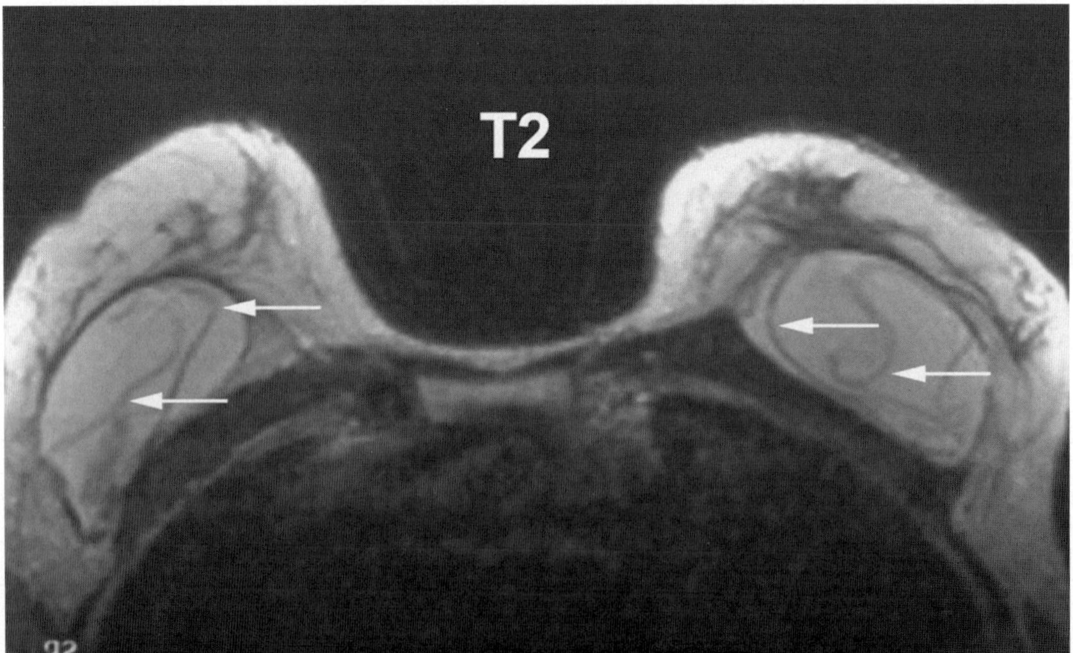

Figure 12 : Repérage après ponction sous IRM.

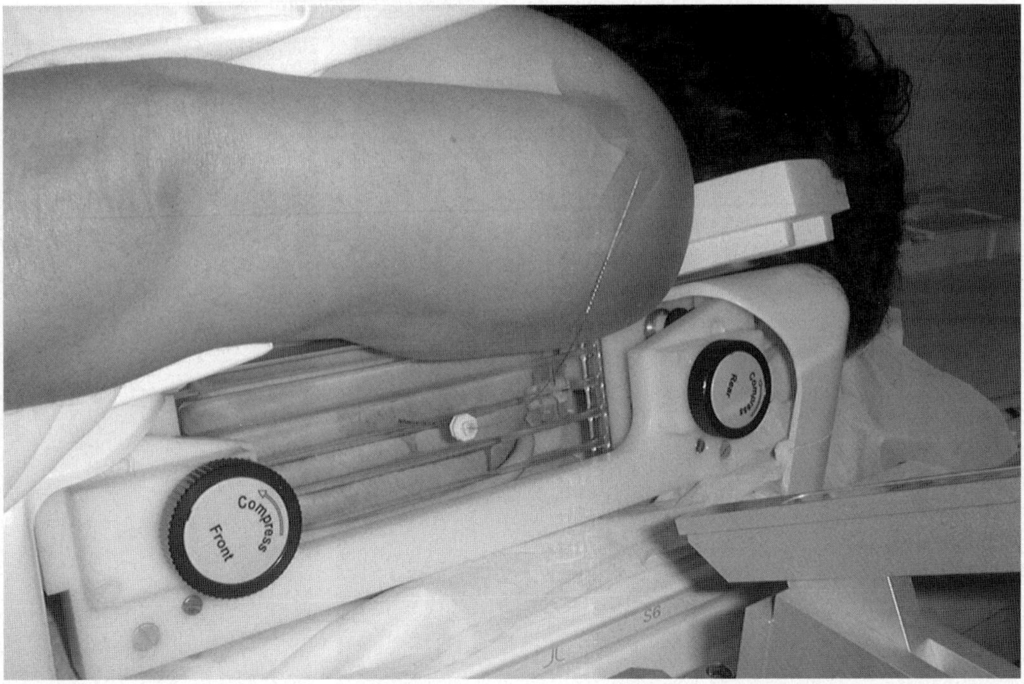

Les mammographies utilisant la technique de ECKLUND ne montrent que la partie antérieure des prothèses salines ou siliconiques : celles-ci masquent une partie des plages fibro-glandulaires mammaires et peuvent également bénéficier d'une exploration complète par IRM.

PRINCIPALES ET ACTUELLES CONTRE-INDICATIONS DE L'IRM

Elles doivent être respectées mais sont peu nombreuses :

- grossesse ;
- clips métalliques intra-cérébraux et/ou intra-oculaires ;
- pace-maker, pompes à insuline…

AVENIR DE L'IRM

- De nouveaux agents de contraste paramagnétique à rémanence vasculaire et ganglionnaire vont encore améliorer la qualité des images.
- Les repérages et ponctions guidés par IRM (figures 12 et 13) sont indiqués pour la caractérisation de signaux suspects non retrouvés dans 60 % des cas après relecture des autres documents d'imagerie médicale et ces indications augmentent avec le nombre d'IRM pratiquées.
- Les IRM « ouvertes » facilitent et raccourcissent les procédures de ces gestes interventionnels guidées par l'IRM.
- Les IRM par perfusion, diffusion et la spectro IRM devraient encore améliorer les performances de cette technique.

DISCUSSION

Le cancer du sein reste une pathologie fréquente : plus de 40 000 nouveaux cas en France, et grave plus de 11 000 décès en 2007 : c'est une affection polymorphe avec

Figure 13 : Protocole de ponction : 6 séquences réalisées successivement.
(C– : T1 sans contraste C+ : T1 avec Gadolinium)

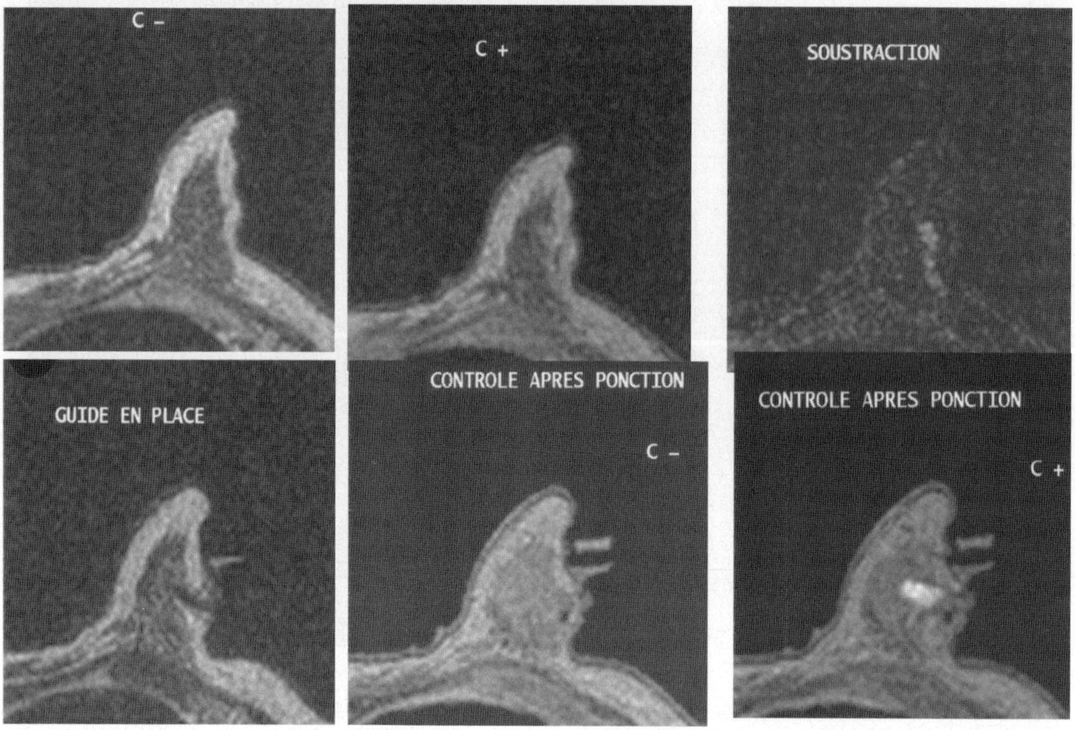

une évolution le plus souvent lente qui permet et bénéficie d'un dépistage précoce : celui-ci est établi en France depuis le 01/01/2006 : clinique, mammographique et éventuellement échographique.

Pour une femme née en 1953, le risque tumoral à 74 ans est de 12,9 % (une femme sur huit) [16, 17, 18].

La détection de très petits cancers ou de lésions frontières pré-cancéreuses (validées ou en évaluation) par des ponctions et des repérages guidés par IRM, devant des prises de contraste suspectes isolées, sans support mammo-échographique et bien sûr clinique, est la preuve actuelle de son efficacité !

En fonction de l'expérience du médecin et des difficultés de réalisation et de lecture des documents d'imagerie sénologique, des macro-biopsies à l'aiguille pour les micro-calcifications et des ponctions écho-guidées des nodules suspects, solutionneront la plupart des cas difficiles.

Dans ces cas difficiles ou devant des images subtiles l'IRM permettra d'éviter des ponctions voire encore des interventions inutiles.

Les indications validées d'IRM le sont toujours avec le retard nécessaire à la réalisation de méta-analyses toujours plus lourdes, plus chères et plus longues.

Les praticiens ayant une expérience et un accès direct à cette technique sont souvent séduits par cette imagerie en coupe non irradiante, anatomiquement complète et très sensible, chaque fois qu'une difficulté diagnostique est présente : femme jeune anxieuse avec facteurs de risque personnel et/ou familiaux, seins denses, multi-opérés et/ou hétérogènes en échographie…

L'IRM est plus simple à lire et exhaustive (imagerie en coupe) que la mammographie (imagerie en projection) mais cet examen reste nécessaire pour la détection des micro-calcifications (1/3 des cancers sont détectés par ce signal pur ou mixte : fibro-calcique).

Tableau I :
Principales et actuelles indications de l'IRM.

1 Haut risque génétique de cancer du sein très probable (ou prouvé)
2 Adénopathie(s) axillaire ou sus claviculaire métastatique(s) isolée(s)
3 Bilan pré-opératoire (femme jeune, CLI, seins denses...)
4 Surveillance des seins traités
5 Suivi d'un nodule après chimiothérapie néo-adjuvante
6 Écoulement mamelonnaire hémorragique sans signal écho-mammographique
7 Surveillance de prothèses
8 Nodule ACR 3/4 sans support écho-mammographique
9 Masse (opacité) ACR 3 avec discordance entre écho et mammographie (la haute VPN de l'IRM permet d'éviter des ponctions inutiles dans ces deux derniers cas).

Tableau II :
Principales et actuelles contre-indications de l'IRM.

1 Grossesse
2 Clips intraoculaires, intracérébraux
3 Pace maker, pompe à insuline...

Au terme de ce bref rappel de notions de mastologie pratique, deux plans peuvent s'opposer ou être associés :

1. Utilisation en dépistage-diagnostic des données validées de l'imagerie mammo-échographique après l'examen clinique et détection de la plupart des carcinomes déjà présents (micro-calcifications, masse-opacité...) : 5 cancers du sein pour 1 000 femmes de 45 à 74 ans examinées à un instant t !

2. Isolement de quelques patientes surexposées au risque de développer prochainement un cancer et ajout chez celles-ci d'une « IRM de dépistage » rendant ce bilan plus exhaustif et visant à :

   - rechercher un petit foyer de néo-angiogénèse, témoin d'un très petit cancer infra-clinique, écho-mammographique ou d'une lésion frontière pré-cancéreuse (hyperplasie canalaire atypique, néoplasie lobulaire pléomorphe...) et ainsi
   - établir le diagnostic ;
   - gagner du temps ;
   - alléger le pretium-doloris ;
   - améliorer encore le pronostic du cancer du sein [19, 20, 21].

CONCLUSION

L'antériorité, l'efficacité du couple écho-mammographie, ses progrès et le grand nombre d'installations efficientes – plus de 2 500 en France – ne sont pas encore à remettre en cause, mais l'IRM reste en 2007 l'imagerie la plus sensible en sénologie : son accessibilité encore limitée, son coût et la persistance d'une certaine méconnaissance limitent encore ses indications. Cette technique déjà ancienne, non irradiante a toujours un avenir très prometteur [22, 23, 24] et du fait des progrès informatiques, une marge de progression intéressante ; l'augmentation programmée du nombre d'installations devrait permettre d'élargir les indications d'IRM du sein toujours mieux définies. ■

BIBLIOGRAPHIE

[1] Lamarque J.L., Prat X., Boulet P., Martin J.M. IRM du sein et Gadolinium. Synthèse des acquis. *J le Sein* 1994; 4(4) : 313 321.

[2] Le SEIN 1996, T. 6, n° 2, n° 3 et n° 4 « Du bon usage de l'IRM dans les maladies du sein. Valeur et limites. Progrès ou révolution ? ».

[3] Tardivon A., Gilles R. La lettre du sénologue n° 5 sept. 1999 fiche technique : IRM du sein.

[4] Lamarque J.L., Prat X., Laurent J.C., Boulet P., *et al.* Imagerie par résonance magnétique du sein. *Encycl Méd Chir Radiodiagnostic Urologie Gynécologie*, 34-810-A10, 2000.

[5] Kriege M, Brekelans C, Boetes C *et al.* Efficacy of MRI and mammography for breast cancer screening in women with a familial genetic disposition. *N Engl J Med* 2004; 351: 42737

[6] Warner E, Plewes DB, Hill KA *et al.* Surveillance of BRCAI and BRCA2 mutations carriers with MRI, ultrasound, mammography and clinical breast examination. *JAMA* 2004; 292: 13172

[7] Boetes C, Strijk S P, Holland R, Barentz JO *et al.* False negative MR imaging of malignant breast tumors. *Eur Radiol* 1997; 7: 1231-34.

[8] Liberman L. Breast cancer screening with MRI: what are the data for the patient at high risk? *N Engl J Med* 2004; 351: 497-500.

[9] Bluemke DA, Gatsonis CA, Chen MH *et al.* MRI of the breast prior to biopsy. *JAMA* 2004; 292: 2735-42.

[10] Orel SG, Dougherty CS, Reynold C, Schnall MD *et al.* MR imaging in patient with nipple discharge : initial experience. *Radiology* 2000; 216: 248-54.

[11] Brenner RJ Asymetric densifies of the breast : strategies for imaging evaluation. *Seminar Roentgenol* 2001; 36: 201-216.

[12] ANAES. Recommandations pour la pratique clinique. Synthèse des recommandation cancer du sein Novembre 1998; ANAES, 159 rue Nationale, 75640 Paris Cedex 13.

[13] Berg WA, Gutierrez L, Nessaiver MS, *et al.* Diagnostic accuracy of mammography, clinical examination, US and MRI in pre operative assessment of breast cancer. *Radiology* 2004; 233: 830-849.

[14] Liberman L. Morris EA, Dershaw DD *et al.* MR imaging of the ipsi lateral breast in women with percutaneously proven breast cancer. *AJR* 2003; 180: 90-910.

[15] Thibault F, Nos C, Meunier M et al MRI for surgical planning in patient with breast cancer who undergo preoperative chimiotherapie. *AJR* 2004; 1153: 1159-68.

[16] Hill C, Doyon F The frequency of cancer in France in year 2000, and trends since 1950 Bull. *Cancer* 92(2005) 1: 7-11.

[17] Coupier I., Pujol P. Prédispositions héréditaires aux cancers gynécologiques Gynécologie. *Obstétrique & Fertilité* vol. 33 Nov 2005: 851-856.

[18] Eisinger F. Le dépistage des cancers du sein chez les femmes à haut risque familial Bull. *Cancer* 2005 ; 92(10) : 874-84.

[19] Espie M., Gorin A. Le cancer du sein. Apport de l'échographie du scanner et de l'IRM. In le sein. Du normal au pathologique: état de l'art ESKA 2001: 411-431.

[20] Taourel P., Boulet P., Prat X., Lesnik A., Laffargue G., Uriot C., Pujol J. Indications de l'IRM de la théorie à la pratique in SOFMIS 2005. *Certitudes et incertitudes en Sénologie*:183-195.

[21] Lehman CD. Role of MRI in screening women at high risk for breast cancer *J. Magn. Reson. Imaging* 2006; 24: 964-70.

[22] Kaiser W. MRI of the female breast. First clinic results. *Arch. Int. Physiol. Biochim.* 1985; 93(5): 67-76.

[23] Boulet P., Prat X., Pujol J., Taourel P. Les apports de l'IRM en matière de dépistage et de diagnostic des lésions mammaires. *Genesis* sept. 2002, n° 78 : 31-34.

[24] Heywang-Köbrunner S H, Beck R. Contrast-enhanced MRI of the breast Springer 1990 229 p.

IMAGERIE FONCTIONNELLE DU CANCER DU SEIN

Jean-Luc MORETTI, Elif HINDIÉ, David GROHEUX
avec la collaboration amicale de Jean-Didier RAIN

INTRODUCTION

L'intervention de l'imagerie fonctionnelle utilisant des radio-traceurs concerne :

1/ La scintimammographie avec le ^{99m}Tc-Sestamibi.

2/ L'immunoscintigraphie avec des anticorps monoclonaux marqués (ACE, MUC1, EGF-R, HER2/neu), ou scintigraphie de récepteurs par des molécules ciblées encore en développement.

3/ Le repérage du ganglion sentinelle par lymphoscintigraphie.

4/ La scintigraphie osseuse qui reste une technique de choix dans la recherche de métastases osseuses.

5/ La tomoscintigraphie par émission de positons (TEP) utilisant le 18 FDG.

LA SCINTIMAMMOGRAPHIE (S.M.M.)

Différents radiopharmaceutiques ont été utilisés dans la détection du cancer du sein. Les trois les plus courants dans la pratique clinique sont le ^{99m}Tc-Sestamibi et la ^{99m}Tc-Tétrofosmine (marqueurs de la perfusion myocardique), et le ^{99m}Tc-MDP (Methylene Diphosphonate) marqueur de la scintigraphie osseuse.

Bien que non indiqué comme une procédure de dépistage habituel du cancer du sein, la S.M.M. pourrait jouer un rôle utile dans des indications cliniques spécifiques comme les mammographies difficiles ou non diagnostiques, l'évaluation des patients à haut risque, l'évaluation de la réponse tumorale à la chimiothérapie et, l'étude de l'envahissement ganglionnaire [1].

LE ^{99M}TC-SESTAMIBI

Le ^{99m}Tc-Sestamibi (Cardiolite) a été commercialisé et proposé comme radiopharmaceutique pour l'étude de la perfusion myocardiaque en remplacement du ^{201}Thallium. Muller [2] fut le premier à utiliser le Sestamibi pour la détection de tumeurs. Les premiers cas de détection de cancer du sein par Sestamibi sont dus à Aktolun [3]. Ce n'est qu'en 1997 que ce radiopharmaceutique a été approuvé par le Food and Drug Administration (F.D.A.) dans l'indication de l'imagerie du cancer du sein.

Le mécanisme de captation cellulaire du Sestamibi dans les cancers a été étudié par Chiu [4]. Le ^{99m}Tc-Sestamibi^{+}, petit cation lipophile, pénètre à l'intérieur du cytoplasme et se fixe à l'intérieur des mitochondries des fibroblastes en culture. La captation cellulaire et la rétention du Sestamibi surviennent en réponse à des séries de potentiels électriques successifs de type Nernst généré à travers les bicouches membranaires cellulaire et mitochondriales. Delmon-Moingeon [5] a mis en évidence une captation augmentée du Sestamibi par les cellules cancéreuses. Omar [6], étudiant la cinétique de captation du Sestamibi dans une tumeur, a montré que sa fixation précoce était liée au degré d'angiogenèse, au pourcentage de vaisseaux sanguins malformés, au métabolisme oxidatif [7], à l'activité mitotique élevée reflétée par un haut grade de la tumeur et un pourcentage élevé de P.C.N.A. (Proliferating Cell Nuclear Antigen) et de Ki-67. Le Sestamibi est un marqueur du caractère invasif du cancer du sein. Sa captation est liée au degré d'angiogenèse et pour Buscombe [8] le type histologique de la tumeur est un facteur déterminant de la captation dans les carcinomes ductaux. Dans le carcinome papillaire mucineux avec une faible cellularité et un taux de croissance bas, la captation du Sestamibi est insignifiante.

LA TECHNIQUE DE LA S.M.M. AVEC LE ^{99M}TC-SESTAMIBI

L'examen doit être fait 7 à 10 jours après aspiration à l'aiguille, 4 à 6 semaines après une biopsie et au moins 2 à 3 mois après la chirurgie ou la radiothérapie. La dose de 740 MBq est à injecter dans le bras opposé à la lésion ou au niveau d'une veine du pied en cas de lésions bilatérales. Les images sont acquises en position ventrale et dorsale durant 10 minutes, 5 à 15 minutes après l'injection du traceur. L'usage en routine de la tomographie est très débattu.

LES RÉSULTATS CLINIQUES

Les résultats publiés de la S.M.M. au ^{99m}Tc-Sestamibi entre 1994 et 1998 ont été rassemblés par Taillefer [1] à partir de 20 équipes. Sur 2 009 patientes explorées, la sensibilité est de 85 % (écarts de 50 à 95 %), la spécificité est de 89 % (écarts de 67 à 100 %), la V.P.P. est de 89 % (écarts de 67 à 100 %), la V.P.N. est de 84 % (écarts de 60 à 96 %). Les résultats de la première étude pilote importante de Khalkhali [9] portant sur 59 femmes avec mammographie anormale étaient très prometteurs. La sensibilité était de 95,8 %, la spécificité de 86,8 %, la V.P.P. de 82,1 %, la V.P.N. de 97,1 %. La S.M.M. pourrait ainsi améliorer la spécificité de la mammographie et réduire le nombre de biopsie indiquée par la mammographie.

Un important essai clinique multicentrique [10] dans 30 hôpitaux nord-américains, portant sur 673 patientes, a tempéré l'optimisme de l'étude de Khalkhali. Dans cet essai multicentrique, il y avait 286 masses palpables et 387 lésions non palpables décelées par la mammographie. La lecture de la scintigraphie a été faite sans connaissance du dossier clinique. La sensibilité globale était de 80 % et la spécificité de 81 %. Pour les lésions palpables les chiffres étaient respectivement de 95 % et 74 %, pour les lésions non palpables de 72 % et de 86 %.

Plusieurs conclusions peuvent être tirées de l'ensemble de ces études portant sur plus de 2 000 patientes, sans compter les essais multicentriques.

La sensibilité dans la détection du cancer du sein varie de 80 à 90 % avec une moyenne de 85 %. La sensibilité est nettement plus élevée s'il s'agit de masse palpable. La sensibilité pour les lésions inférieures à 10 mm est basse et aucune lésion de moins de 5 mm n'a été détectée.

La spécificité de la S.M.M. est un peu plus élevée que sa sensibilité avec une moyenne de 89 %. La figure 1 illustre l'intérêt de la S.M.M. par le MIBI. Bien que le ^{99m}Tc-Sestamibi soit plus avidement concentré dans les cancers du sein que dans les lésions bénignes, ces dernières peuvent fixer néanmoins le traceur et être responsables de faux positifs, en particulier les lésions fibrokystiques prolifératives. Dans les lésions bénignes, la fixation est faiblement ou modérément augmentée, plus hétérogène, elle est plus diffuse que focalisée, souvent bilatérale, avec des contours moins bien délimités. Un rapport d'activité tumeur sur bruit de fond supérieur à 1,4 suggère la présence

Figure 1 : Mammoscintigraphie mammaire au Tc^{99m} MIBI (A, B, D) avec la courtoisie du Pr. Hervé Azaloux CHU Martinique et au MDP Tc^{99m} (C).

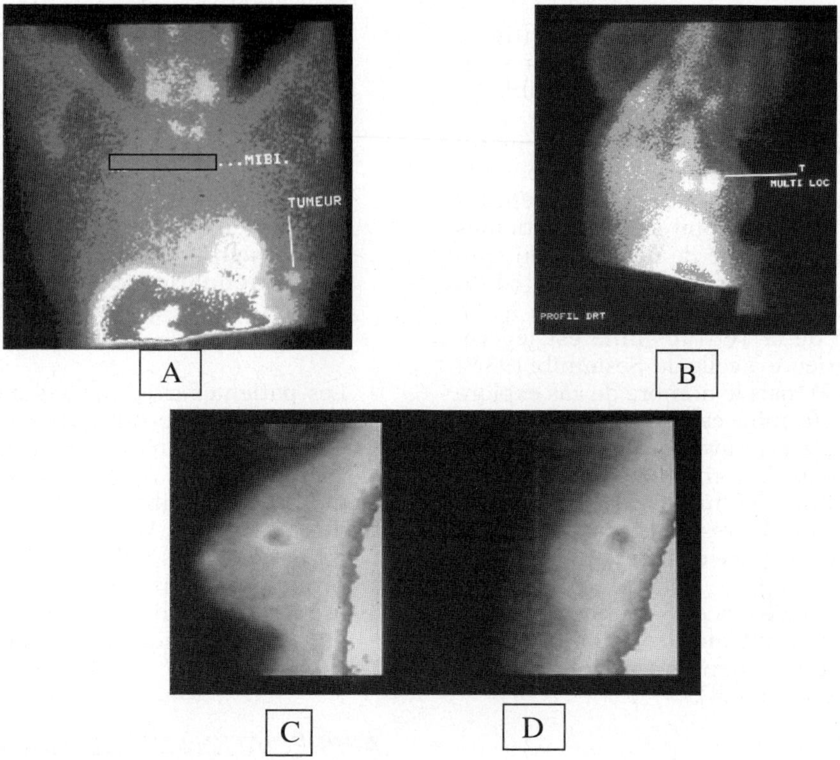

d'une lésion maligne mais il existe quelques tumeurs bénignes qui dépassent aussi ce seuil. Tiling [11] a comparé la scintigraphie avec l'I.R.M. chez 56 patientes avec suspicion de cancer du sein. Bien que l'I.R.M. soit un peu plus sensible que la scintigraphie (91 % *versus* 88 %), sa spécificité est beaucoup plus faible (52 % *versus* 83 %) particulièrement chez les patientes avec mammographie indéterminée.

L'IMAGERIE GANGLIONNAIRE

Du fait du rôle pronostique majeur de l'atteinte ganglionnaire axillaire dans le cancer du sein, différentes équipes ont étudié la fixation du Sestamibi dans les ganglions axillaires [12]. Les résultats de 10 équipes colligés par Taillefer [1] portant sur 350 patientes donnent une sensibilité de 77 %, une spécificité de 89 %, une V.P.P. de 86 % et une V.P.N. de 84 %. La propre série de Taillefer [13] ne donne pas des paramètres meilleurs. Aucune patiente avec plus de 4 ganglions atteints n'a été manquée par la scintigraphie. Il n'y a pas de corrélation entre le nombre de ganglions positifs en scintigraphie et le nombre de ganglions histologiquement atteints. Ceci n'est pas étonnant car les ganglions sont de petit volume, proches les uns des autres, captant faiblement le traceur avec une résolution spatiale limitée.

LA ^{99M}TC-TETROFOSMINE

Un autre cation lipophilique semblable au Sestamibi, la Tetrofosmine+ (Myoview) est utilisé comme marqueur de perfusion myocardique. Rambaldi [14] en 1996 a rapporté également la fixation de ce traceur dans le cancer du sein.

Le mécanisme de captation de la ^{99m}Tc-Tetrofosmine est très proche de celui du Sestamibi, mais fait intervenir en plus la pompe Na-K ATPase [15]. Comme le Sestamibi, la Tetrofosmine est un substrat de la p-glycoprotéine [16].

La technique de la mammoscintigraphie avec la ^{99m}Tc-Tetrofosmine est semblable à celle utilisée avec le Sestamibi.

Les résultats cliniques portent sur un nombre d'études moins élevé que pour le Sestamibi. Le regroupement de 7 études [17-23] portant au total sur 281 patientes donne une sensibilité de détection du cancer de 93 % avec une spécificité de 84 %, une V.P.P. de 83 %, une V.P.N. de 94 %. La sensibilité de la Tetrofosmine est légèrement supérieure à celle du Sestamibi (93 % versus 85 %) mais le nombre de cas exploré par la Tetrofosmine est plus limité et la plupart des patientes avaient des lésions palpables de plus de 1 cm, donc plus faciles à détecter. Pour les métastases ganglionnaires axillaires les résultats sont identiques pour la Tetrofosmine et le Sestamibi.

Certains radiotraceurs technétiés à tropisme osseux ont montré dans quelques cas des fixations dans les nodules malins de cancer du sein [24].

APPLICATIONS CLINIQUES DE LA S.M.M.

Tous les investigateurs sont d'accord pour reconnaître que cette technique, du fait de sa mauvaise sensibilité pour les lésions de moins de 10 mm, ne doit pas être utilisée comme test de dépistage chez des patients asymptomatiques. La S.M.M. doit être considérée comme une procédure diagnostique complémentaire à la mammographie quand celle-ci est non diagnostique ou difficile à interpréter. Les indications reposent essentiellement sur les données acquises avec le ^{99m}Tc-Sestamibi de beaucoup le plus employé.

Les principaux sous-groupes de patientes pouvant bénéficier de la scintigraphie ont été identifiés :

- les patientes avec tissu mammaire dense à la mammographie. En effet, la sensibilité du Sestamibi est alors meilleure que celle de la mammographie.
- Les patientes avec des modifications iatrogéniques du sein. La spécificité de la mammographie est dans ces cas moins bonne que dans les seins non traités. Les changements morphologiques n'affectent pas les images scintigraphiques.
- Les patientes avec implants mammaires. La mammographie est souvent difficile à interpréter dans ce cas, tandis que la scintigraphie n'est pas affectée par l'atténuation due à l'implant qui parfois même améliore la qualité de l'image.
- Les patientes avec masses palpables et mammographie normale ou douteuse. Cette situation n'est pas exceptionnelle, surtout en cas de seins denses ou de modifications fibrokystiques. En raison des V.P.P. et V.P.N. élevées de la S.M.M. dans les masses palpables, cette procédure peut être employée après mammographie au lieu d'attendre durant une période de surveillance de 6 à 12 mois.

APPRÉCIATION D'UNE MALADIE MULTIFOCALE DU SEIN

L'existence de plusieurs foyers de fixation à la scintigraphie voire d'une lésion controlatérale, peut modifier l'indication d'une tumorectomie en celle d'une intervention plus large mais mieux adaptée. La mise en application de caméras de haute définition et dédiés avec semi conducteurs peut modifier les limites de l'indication.

ÉVALUATION DES GANGLIONS AXILLAIRES

Pour l'instant, l'exactitude de la scintigraphie dans le diagnostic d'envahissement des ganglions axillaires est trop faible pour éviter la dissection axillaire. Les progrès techniques récents de la Médecine Nucléaire avec l'apparition du repérage nucléaire pré et per-opératoire du ganglion sentinelle et la T.E.P. ont modifié la place de la S.M.M.

IMAGERIE DES CIBLES TUMORALES FONCTIONNELLES

L'évolution vers les thérapeutiques spécifiques ciblées en cancérologie demande une évaluation préalable de l'expression des cibles tumorales et de leur hétérogénéité spatiale [25]. Ces cibles peuvent être des transporteurs, des récepteurs ou des fonctions biologiques [26].

Concernant les récepteurs ou des sites accepteurs de substrats, la tumeur mammaire et ses métastases peuvent être reconnues par :

- L'imagerie des récepteurs œstradiol.
- L'imagerie de l'angiogenèse. Cette imagerie s'effectue en mesurant le flux sanguin intra tumoral par $H_2{}^{15}O$ [27] ou en ciblant les integrines $\alpha_v\beta_3$ des tissus de soutien présentes sur les parois des neovaisseaux par des peptides RGD marqués avec des radioéléments γ [28] ou Fluoré F18 [29]. Ce type d'imagerie en développement permettra de connaître le pouvoir métastasiant de la tumeur primitive.
- L'imagerie des protéines présentes à la surface des membranes cellulaires par immunodétection. La reconnaissance de ces glycoprotéines permet la mise en œuvre de radio-immunothérapies.
- L'imagerie identifiant les facteurs de résistance comme les pompes Multi Drug Resistance, expulsant certains cytotoxiques provoquant des résistances à la doxorucine, taxanes et autres [30] ou l'hyper expression de HER-2 constituant une résistance à la thérapie hormonale [31] ou l'hypoxie tissulaire provoquant une résistance large à la radiothérapie et la chimiothérapie cytotoxique [32, 33].
- L'imagerie de l'apoptose cellulaire qui peut-être effectuée par l'annexine ^{99m}Tc [34] ou marquée par le 18F [35]. La mise en évidence de la résistance à l'apoptose pourrait se marquer par la concentration du ^{18}FDG qui serait plus importante car la cellule mettrait en place une glycolyse augmentée pour empêcher l'apoptose provoquée par des facteurs de stress environnementaux [36]. La forte fixation de 18FDG pourrait être associée à certains produits géniques surexprimés comme PI3K/AKT et à des taux de glycolyse élevés [37].

  Ces hypothèses pourraient exprimer en partie les résultats obtenus montrant qu'une fixation tumorale élevée de ^{18}FDG est corrélée à un mauvais pronostic [38]

- L'imagerie des facteurs de prolifération qui permettra le suivi thérapeutique précoce car l'actualité montre que même avec le seul ^{18}FDG il est possible de mesurer précocement la réponse thérapeutique [39].

Certains points énumérés sont explicités ci-après.

L'IMAGERIE DES RÉCEPTEURS DES ŒSTROGÈNES (ER)

Il est déjà connu la possibilité de suivre la réponse à la thérapie anti-oestrogénique type Tamoxifène par imagerie ^{18}FDG TEP après 10 jours de traitement où l'effet agoniste provoque une augmentation du métabolisme glucidique cellulaire avec « flare effect » à l'imagerie ^{18}FDG. [40].

Plusieurs radiomarqueurs ont été testés pour imager les ER [41] la plupart étant des analogues proches de l'estradiol comme le 16-0[F-18] Fluoroestradiol 17β, (FES) [42, 43].

De nouveaux ligands, analogues du cyclofenil, de meilleure affinité, ont été récemment proposés [44].

Des modèles de cancer du sein chez la souris ont été proposés avec des tumeurs murines à partir de cellules Balb/c MC7-L1 et MC4-L2 permettant l'imagerie animale par micro-TEP et la mesure de l'efficacité de thérapeutiques ciblées. [45]. En imagerie humaine, la concentration de ^{18}FES dans la tumeur primitive et ses métastases est correlée au niveau d'expression des récepteurs estrogéniques [46]. Ce résultat

Figure 2 :
En haut : *Patiente ayant une extension osseuse importante du rachis et du pelvis très bien démontrée par le ^{18}-FDG TEP et montrant également une grande fixation au ^{18}FES TEP.*
Cette patiente ER+ a démontré une excellente réponse à la thérapie hormonale.
En bas : *La patiente montre des localisations du rachis au niveau thoracique sur le ^{18}FDG TEP qui ne fixe pas le ^{18}FES TEP. Cette patiente a ensuite démontré une progression de sa maladie.*
D'après WB EUBANK Semin Nucl Med *2005 ; 35 : 84-99.*

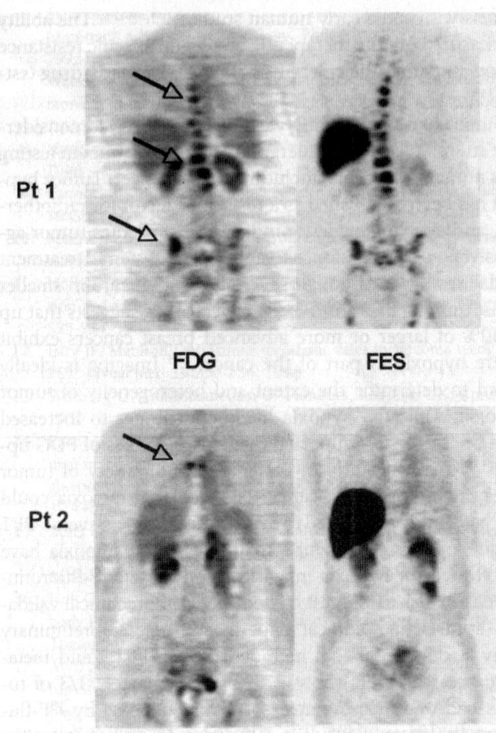

Figure 3 : Flux du Tc^{99m} MIBI des cellules tumorales MDR^{+}.

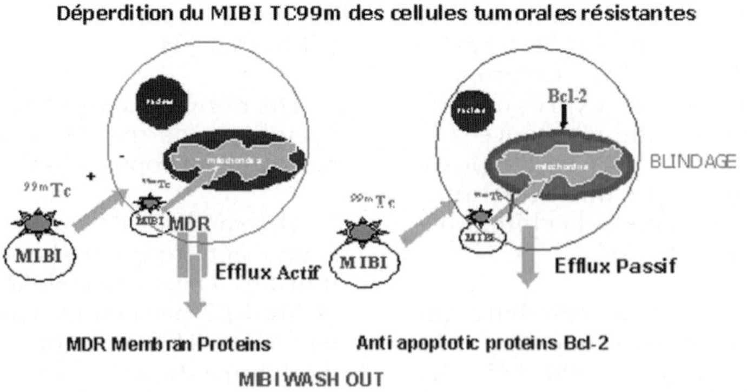

Figure 4 : Eflux du MIBI Tc^{99m} de cellules tumorales résistantes en situation d'anti apoptose.

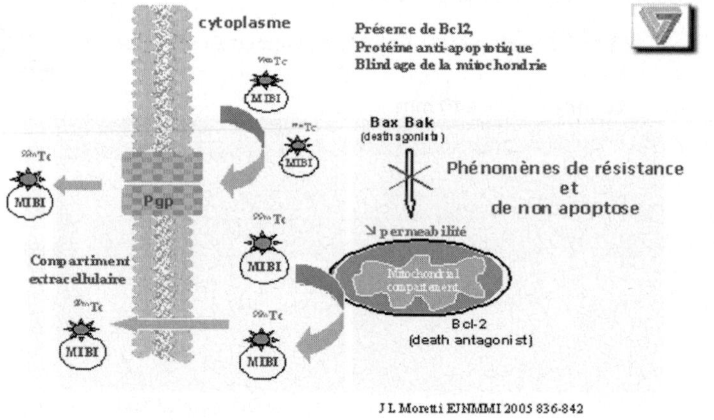

est exploré, en mesurant par l'image, le taux d'expression d'ER qui est prédictif de la réponse à la thérapie hormonale [47, 48]. L'imagerie ^{18}FES TEP permet également de suivre la réponse fonctionnelle à la thérapie hormonale [49].

Une étude récente [50] permet avec le ^{18}FES une mesure de type SUV et du flux de fixation de l'estradiol et ainsi de prédire l'efficacité de la réponse thérapeutique hormonale et enfin d'effectuer une sélection du traitement adéquat. Cette réponse a été plus forte chez les patientes ne surexprimant pas HER 2/Neu.

L'IMAGERIE DES σ2 RÉCEPTEURS PAR DES ^{76}Bromo BENZAMIDES

Ces traceurs de haute affinité et sélectifs ont été étudiés par D J Rowland [51] à l'aide d'un microTEP sur des souris BALB/c tumorées (EMT 6 ADK mammaire murin) et ont montré leur potentiel pour évaluer le caractère prolifératif des tumeurs.

L'IMAGERIE DES RÉCEPTEURS DE EGF PAR L'^{111}IN DTPA- hEGF

Une étude expérimentale diligentée par R.M. Reilly [52] sur souris et lapin a montré que la cinétique était favorable et la dosimétrie acceptable pour initier une étude phase I chez les patientes atteintes de cancer du sein. La translocation nucléaire et la radiotoxicité du traceur dans des tumeurs MDA-MB-468 en font un candidat à une imagerie et un traitement ciblés.

L'IMAGERIE DES FACTEURS DE RÉSISTANCE À LA THÉRAPIE.

L'oncotraceur ^{99m}TcMIBI qui permet de visualiser les tumeurs mammaires est également le substrat de glycoprotéines de résistance qui expulsent le traceur des cellules comme certaines drogues cytotoxiques. Piwnica-Worms et d'autres auteurs [53-55] ont été les premiers à montrer que le Sestamibi était un substrat de la glycoprotéine P transmembranaire (Pgp 170) présente dans les cellules surexprimant le gène de résistance multidrogue (MDR1) agissant comme une pompe protectrice en expulsant des cellules tumorales de nombreuses molécules toxiques mitochondriales dont le Sestamibi. Il a été également démontré par J.L. Moretti [56] que ce traceur est un substrat d'autres protéines de résistance comme la MRP1 avec son co-facteur GSH.

Figure 5 :
Image de gauche *: Faible efflux du MIBI Tc*^{99m} *du nodule mammaire après 4 heures de délai. Dans une tumeur PgP négatif (sensible à la chimiothérapie).*
Image de droite *: Efflux important du MIBI Tc*^{99m} *d'un nodule mammaire après 4 heures de délai dans une tumeur PgP positive (résistante à la chimiothérapie).*

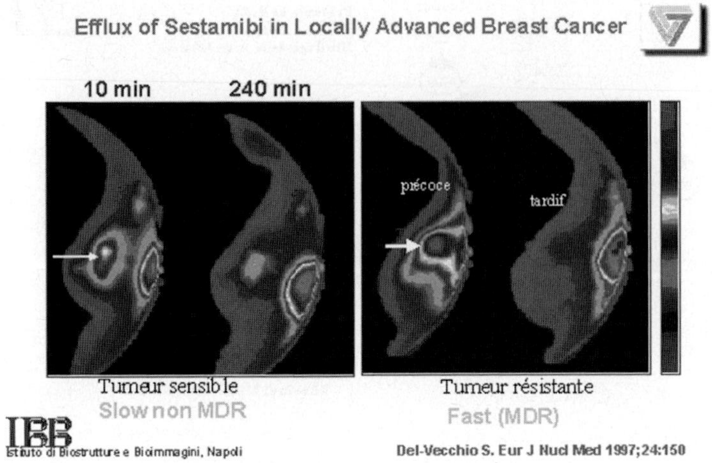

Cette observation a un grand intérêt clinique puisque la S.M.M. avec le ^{99m}Tc-Sestamibi pourrait permettre la mise en évidence in vivo de la surexpression de MDR1 qui est un facteur pronostique important dans l'évaluation des patients sous chimiothérapie [55]. Les études faites chez l'homme ont montré que chez tumeur ayant un taux élevé de Pgp membranaire, l'efflux de Sestamibi était nettement plus rapide que chez un groupe contrôle sans Pgp. [57]

L'induction de MDR1 est rapide et la résistance induite par la chimiothérapie est associée à une accumulation intracellulaire mitochondriale réduite de Sestamibi. Le MIBI après s'être concentré précocement dans la tumeur (image à 10 min) s'efflux et l'imagerie plus tardive (2 heures) constate la baisse d'activité [58]. L'efflux cellulaire du MIBI est également important quand le traceur ne peut s'accumuler au niveau mitochondrial en raison d'un effet « Shelter » provoqué par la protéine antiapoptotique Bcl2 [59, 60]. Ainsi l'absence de concentration durable du MIBI peut être le témoin de résistances dues soit à des pompes soit à une anti apoptose cellulaire.

L'alternative à l'imagerie γ est l'imagerie β+ par le ^{11}C Verapamil qui peut estimer la présence et la fonctionnalité de la pompe Pgp [61].

Par ailleurs l'hypoxie tumorale, facteur important de résistance à la thérapie peut-être mise en évidence par des radiotraceurs. Les principaux sont des dérivés des nitroimidazoles. Le phénomène d'hypoxie est rare dans les petites tumeurs mais présent pour un tiers des cas dans les tumeurs avancées [62].

L'hypoxie tissulaire comme l'inhibition de l'apoptose génère, non pas une augmentation de la glycolyse, mais une augmentation du nombre des transporteurs de glucose ce qui peut expliquer que les grosses tumeurs très actives en ^{18}FDG ont par ce biais une mauvaise réponse thérapeutique et un plus mauvais pronostic. Le traceur de base utilisé est le ^{18}Fluoromisonidazole [63] qui possède de nombreux analogues ainsi qu'un chelate de cuivre, le ^{64}Cu-ATSM qui parait très supérieur en contraste aux dérivés imidazolés [64].

Cette imagerie permet de déterminer à l'intérieur de la masse tumorale les zones hypoxiques qui seront plus difficiles à traiter et proposer des thérapies alternatives.

L'IMAGERIE DE PROLIFÉRATION CELLULAIRE

Une diminution de la prolifération tumorale est un événement précoce dans la réponse à un traitement efficace. Ce fait sous entend la possibilité d'utiliser des analogues de la Thymidine qui s'incorpore dans l'ADN et non à l'ARN. Aussi la concentration intranucléaire de Thymidine est spécifique de la croissance cellulaire [65].

Deux traceurs β+ sont actuellement utilisés pour suivre un vivo la prolifération tumorale, la ^{11}C Thymidine [66] et la ^{18}Fluoro L Thymidine ^{18}FLT [67]. Ce dernier radio traceur a été testé et trouvé corrélé avec des paramètres de matériel biopsique [68]. Pour les cancers mammaires, les travaux préliminaires se sont intéressés à la détection tumorale lors du bilan initial [69] et à suivre la réponse thérapeutique précoce par la ^{18}FLT [70].

La thérapie ciblée des inhibiteurs de la thymidylate synthetase (Capecitabine XELODA®) augmente le flux thymidine qui peut être mesuré par la ^{11}C Thymidine [71].

L'IMAGERIE DES CIBLES MOLÉCULAIRES TUMORALES PAR IMMUNODÉTECTION

Une longue histoire et des perspectives.

La cible récepteur de HER-2/neu

La surexpression du proto oncogène HER-2/neu est corrélée à un mauvais pronostic dans le cancer du sein. Le gène encode une phosphoglycoprotéine transmembranaire homologue structurellement du récepteur EGF. L'EGF-R a été impliqué dans le contrôle de la croissance du cancer du sein [72]. Il a été montré que HER-2 ou C-erbB-2 est amplifié dans 25 à 35 % des cancers, mammaires et il est associé à l'expression de la protéine oncogène P et à un mauvais pronostic [73]. Un anticorps monoclonal humanisé anti-HER-2 (Herceptin®) a été développé et appliqué au cancer du sein [74]. Des anticorps marqués dirigés contre ces récepteurs ont été testés avec succès sur des tumeurs du sein greffées ou dans des essais cliniques. Ce sont des travaux de recherche de grand intérêt plus que de résultats cliniques de routine.

Des marquages au ^{99m}Tc de cet anticorps et du Sc FV dérivé de CIB Cgp185, pour la SPECT [75, 76] et à l'Iode 124 et au Cuivre 64 pour la TEP ont été développés sous forme dimerisée (diabodies) et ces traceurs démontrent une forte affinité pour HER-2 [77]. Ces traceurs ont comme perspective de pouvoir sélectionner les localisations des cancers mammaires HER-2 classés 2+ ou 3+ en histologie pour un traitement efficace à l'Herceptine, car les métastases peuvent ne pas exprimer l'oncogène comme la tumeur primitive.

La cible Antigène Carcino Embryonnaire (ACE)

La première immunoscintigraphie du sein à l'aide d'un anticorps anti-ACE marqué est due à Goldenberg [78] en 1978. Compte tenu de l'expression de l'ACE dans le cancer du sein, plusieurs anticorps monoclonaux ont été utilisés pour la détection du cancer du sein en Immuno Scintigraphie (I.S.) [79-82]. Ces anticorps, soit entiers, soit sous forme de fragments, étaient d'origine murine et marqués par ^{131}I, ^{123}I, ^{111}In ou ^{99m}Tc. Ils étaient dirigés contre le MUC1 ou l'ACE. Le CEA-scan (Arcitumomab) a donné des résultats intéressants dans des populations ciblées. Chez des patientes avec mammographies suspectes ou très suspectes dont la biopsie a prouvé que les lésions étaient bénignes dans 90 % des cas, 75 % des patientes auraient pu éviter une biopsie non nécessaire du fait de vrais négatifs du CEA-scan. À l'inverse, un CEA-scan positif a une V.P.P. pour le cancer nettement supérieure à celle de la mammographie (75 % *versus* 44 %) et pourrait conduire directement à la tumorectomie sans recours à la biopsie dans la mesure où le CEA-scan n'a que 3 % de faux positifs [83]. Goldenberg [83], dans une série de 89 femmes avec lésions mammaires non palpables, a obtenu une spécificité de 94 % avec le CEA-scan contre 28 % pour la mammographie avec une V.P.P. de 76 % pour l'I.S. versus 31 % pour la mammographie. Dans l'étude de l'envahissement axillaire l'I.S., malgré quelques résultats intéressants [84], n'a pas encore fait ses preuves.

Dans la série de Lind [85] utilisant un anti-ACE entier marqué au ^{99m}Tc,

46 femmes suspectes de cancer du sein, soit primitif, soit en rechute, ont eu une I.S. Chez 30 d'entre elles, un cancer a été prouvé histologiquement. La sensibilité de l'examen était de 83 % et la spécificité de 69 %. Les patientes avaient un ACE sanguin modérément élevé et 5 sur 30 seulement étaient positives pour l'ACE en immunohistochimie. D'après d'autres auteurs, la fréquence de l'ACE dans les tissus de cancer du sein est en règle beaucoup plus grande quelle que soit la méthode de détection : immunohistochimie [86-88], autoradiographie [89], RT-PCR [90].

Le NP14 appartenant à une sous classe de IgG_1 est spécifique de l'ACE et a été utilisé marqué à l'Iode 131 en imagerie et en phase I/II d'un essai thérapeutique [82, 91].

Une forme chimérique humanisée de l'anticorps monoclonal T84.66 et sa forme réduite ScFV a été utilisée radio iodée en essai clinique pour immunodétection et marquée à l'Yttrium 90 (β^-) pour la thérapie. L'évolution s'est faite vers une imagerie avec des dimères [77].

La cible antigène MUC-1

L'augmentation des mucines, polypeptide multioligosaccharidique, sur les tumeurs dans l'espace extracellulaire est favorable au ciblage. La protéine MUC-1 contient des épitopes dans un motif de 20AA et de nombreux anticorps [92] ont pu être réalisés contre ce motif ainsi qu'au niveau des résidus carbohydratés [82]. Certains anticorps ont une forte affinité pour les deux types d'épitopes et des radioimmuno-conjugués marqués ont été réalisés [93]. Différents anticorps fabriqués contre MUC1 comme HMFG-1 et HMFG-2 [94], SM3 [95], DF3 [96], 12H12 [97], BM2 [98], BM7 [99], EBA-1 [100] et MA5 [101] ont été utilisés en I.S. du cancer du sein. La sensibilité et la spécificité de ces différents anticorps pour la détection du cancer du sein ou des métastases sont modestes de 50 à 90 %.

Un anticorps humanisé /BrE-3/ a été dérivatisé et marqué pour un essai thérapeutique avec le ^{90}Y-MX-DTPA /BrE3/, mais la forte myélotoxicité limitait les doses [102] même si la scintigraphie préalable avec le ^{111}In-BrE-3 avait été réalisée pour optimiser la dosimétrie.

L'émergence de fortes concentrations circulantes d'anticorps HAMA (Human Anti Monoclonal Antibodies) limitait le ciblage. L'humanisation des fractions V_L et V_H de BrE-3 permit de réaliser des traceurs (^{111}In) et des produits de thérapie (^{90}Y) pour les cancers du sein métastatiques réfractaires. Une petite série de patients avec des doses différentes furent étudiées avec l'^{90}Y MX – DTPA-hu/Br E-3 sans réponse convaincante (102). Un anticorps monoclonal dirigé contre un épitope saccharidique le MUC-1 MoAb 170 H.82 fut réalisé [103] et montra marqué à l'Indium111 ou le Technetium 99 m des scintigraphies de très bonne précision (92 %). Son analogue Yttrié, le ^{90}Ym 170 fut ensuite utilisé par De Nardo. [104].

Le traitement effectué avec la perfusion de cellules souches (PBSC ou Peripheral Blood Stem Cell) se révéla efficace en évitant une trop longue myélosuppression [105]. Le changement de chelateur, DOTA en place de DTPA, permit d'améliorer le rapport d'irradiation tumeur/foie [104]. Des fragments d'anticorps (Sc Fv) furent recherchés par Phage Display et sélectionnés puis multimerisés pour obtenir une distribution tumeur sur cibles secondaires plus optimale [106]. Un anticorps bispécifique le MUC-1 MAb 12H12 a été developpé en préciblage avec une révélation par un haptene marqué au ^{68}Ga [107].

La cible Antigène L6

Le L6 est surexprimé abondamment dans un certain nombre de tumeurs, c'est une protéine de surface de 24kDa exprimé également à la surface de l'endothélium vasculaire ce qui oblige à une saturation par des anticorps froids. Des anticorps monoclonaux chimériques ont été marqués par l'Iode 131 (^{131}I-ChL6) utilisé en clinique avec une certaine irradiation pulmonaire, moins de myélotoxicité mais une émergence rapide de HAMA [93, 105].

La cible Antigène TAG-72

L'anticorps pancarcinome B 72-3 dirigé contre la cible antigénique TAG 72 a donné les meilleurs résultats. Lamki [108] avec cet anticorps marqué à l'Indium-111 a détecté 14 cancers du sein sur 14 mais aucune des métastases ganglionnaires axillaires. Crippa [109], utilisant des images tomographiques a obtenu une sensibilité de détection des métastases axillaires de 91 %. Les anticorps 155HF et 17OH82 développés contre les antigènes type Thomsen-Friedenreich ont aussi été évalués en I.S. [110].

L'anticorps murin B72.3 obtenu par immunisation d'une souris au TAG-72 d'un cancer du sein a été marqué à l'Indium111 et mis sur le marché (Satumomab, Onco-Scint) pour l'immunoscintigraphie diagnostique des adénocarcinomes. La version iodée 131 fut utilisée pour la thérapie de cancers du sein et du côlon avec une réponse faible et une production forte de HAMA [111, 112]. Un nouvel anticorps murin le CC49, dirigé contre un épitope different du TAG-72.3 a été marqué à l'Iode 131 pour l'imagerie et au Lutetium 177 pour la thérapie avec des régressions tumorales mammaires notables quand le radio vecteur était injecté conjointement à l'Interféron α [113].

Au total : Cette longue énumération d'anticorps monoclonaux étudiés ces 15 dernières années, pour cibler une radio immunothérapie vectorisée et ciblée, montre que son utilisation est le fait d'un petit nombre d'équipes. Les espoirs demeurent pour des thérapies synergiques, car la radiothérapie vectorisée est continue et a faible niveau de débit de dose provoquant particulièrement l'apoptose. Cette apoptose tumorale est souvent malheureusement bloquée par un taux de Bcl2 élevé et un p53 inactif. Des agents comme le Taxol pourrait arrêter les cycles cellulaires en phase G2 radiosensible et p53 indépendant de l'apoptose et pourraient être couplés avec synergie à la radiothérapie vectorisée.

LA TECHNIQUE DU GANGLION SENTINELLE DANS LE CANCER DU SEIN

INTRODUCTION

La connaissance du statut ganglionnaire reste un élément central de la stadification et de l'évaluation du pronostic chez une patiente porteuse d'un cancer du sein [114, 115], et un élément déterminant dans le choix des traitements. Ceci a longtemps fait accepter le curage systématique devant tout cancer invasif, malgré sa morbidité au long terme [116]. L'amélioration des techniques d'imagerie, la sensibilisation des patientes et la généralisation du dépistage par mammographie, fait que ces cancers sont découverts à des stades de plus en plus précoces. Or la probabilité d'envahissement ganglionnaire axillaire dépend de la taille de la tumeur. Elle est de l'ordre de 5-10 % pour les tumeurs T1a (≤ 5 mm), 15 % pour les tumeurs T1b (> 5-10 mm) et 30 % pour les tumeurs T1c (> 10-20 mm), alors qu'elle dépasse 40 % dans les tumeurs de plus grande taille [114, 115, 117].

Le prélèvement du ganglion sentinelle a pour objectif d'obtenir la même information sur le statut ganglionnaire, tout en évitant aux patientes indemnes de métastases un curage axillaire [118].

Le ganglion sentinelle est le premier ganglion qui draine le flux lymphatique provenant de la tumeur. S'il n'est pas envahi, il a été établi que les autres ganglions du territoire de drainage sont dans la très grande majorité des cas indemnes de métastases. Le curage ganglionnaire n'apporte dès lors aucun bénéfice. La proportion de patientes avec tumeur invasive de petite taille au moment du diagnostic ayant considérablement augmenté, on comprend l'enthousiasme des cliniciens, et des patientes, pour la technique du ganglion sentinelle (Sentinel Lymph Node Biopsy ; SLN). Elle est maintenant utilisée dans beaucoup de centres pour la prise en charge chirurgicale des petites tumeurs invasives du sein sans adénopathies palpables et à faible prévalence d'envahissement ganglionnaire.

La technique du ganglion sentinelle a largement contribué à la dernière révision de la stadification TNM et a introduit de nouvelles terminologies, utilisées dans cette dernière édition [119, 120]. Ainsi, l'additif (sn) doit être utilisé lorsque le statut ganglionnaire a été déterminé uniquement par la technique du ganglion sentinelle, sans curage complémentaire. L'attention portée à l'examen histologique approfondi du ganglion sentinelle a augmenté la découverte de toutes petites métastases. Les « micrométastases », classées pN1mi, sont des métastases de plus de 0,2 mm et ne dépassant pas 2 mm, alors que les « dépôts » de taille égale ou inférieure à 0,2 mm sont désignés « CTI (cellules tumorales isolés) et classés pN0i+ quelque soit le mode de détection, par coloration classique ou par immunohistochimie. La lymphoscintigraphie souvent associée à la technique a aussi ravivé l'attention portée aux voies de drainage extra-axillaires.

Si la technique du ganglion sentinelle est maintenant très largement utilisée, plusieurs points restent sujets à débats et controverses : – Quelle est la patiente candidate à cette technique ? – Quelle est la méthodologie optimale ? – Quelle est la valeur pronostique réelle des micrométastases, et celle des cellules tumorales isolées « CTI » ? Quelle attention porter aux voies de drainage extra-axillaires ? etc.

Après un rappel du principe général de la technique, nous donnerons les résultats internationaux obtenus avec un recul au moyen terme, et nous discuterons de quelques unes des diverses questions soulevées et qui n'ont pas pour l'instant trouvé de réponses définitives.

PRINCIPE

L'utilisation de la technique du ganglion sentinelle repose sur le principe d'une progression ordonnée de l'invasion lymphatique ganglionnaire, qui suit l'ordre de drainage à partir d'un site tumoral, permettant de prédire l'absence de métastases ganglionnaires si le premier relais ganglionnaire est indemne. Parmi les pionniers de cette technique on note le travail de Cabanas dans le cancer de la verge [121], celui de Morton dans le mélanome [122], et plus spécifiquement dans le cancer du sein les travaux de Krag [123] et de Giuliano [124].

L'identification de ce premier relais ganglionnaire peut se faire en injectant à proximité du lit tumoral soit des particules colorées (bleu patenté, bleu isosulfan, bleu de méthylène) ou des radiopharmaceutiques (sulfure de rhénium colloïdal marqué au technétium-99m, nanocolloïdes d'albumine humaine marquées au technetium-99m). Suite à la migration de ces particules au niveau des voies lymphatiques, les (ou le) ganglions appartenant au premier relais ganglionnaire sont identifiés par le chirurgien soit visuellement par leur coloration ou par leur radioactivité détectée à l'aide d'une sonde peropératoire. Il est courant dans le cancer du sein d'associer ses deux techniques. Les traceurs radioactifs permettent en plus un repérage préopératoire par scintigraphie qui sera suivi d'un marquage cutané, fournissant ainsi au chirurgien une cartographie du (ou des) ganglion(s) sentinelle(s). Dans ce cas ils sont injectés la veille (ou le matin de l'intervention). Le colorant est injecté avant de débuter la dissection. En fonction des résultats de l'examen pathologique des ganglions sentinelles (fournis pendant l'intervention, ou le plus souvent après l'intervention) la patiente peut être soumise au curage ganglionnaire axillaire. Pour la majorité des patientes avec ganglion sentinelle positif, il en résulte une intervention en deux temps. À l'heure actuelle, dans le cancer du sein, cette technique est surtout utilisée dans les tumeurs invasives à faible prévalence d'atteinte ganglionnaire, essentiellement les T1N0 cliniques.

La technique du ganglion sentinelle nécessite une bonne coordination entre le chirurgien, le médecin nucléaire, l'anatomopathologiste et le clinicien spécialiste en cancérologie mammaire. Les performances de la technique varient grandement [125]. Pour les équipes ayant terminés la courbe d'apprentissage, durant laquelle le curage axillaire est maintenu quelque soit le résultat du ganglion sentinelle, le taux d'identification d'un ganglion sentinelle dépasse le plus souvent 90 % et le taux de faux-négatifs (nombre de patientes avec ganglion sentinelle sans métastase, alors que le curage est métastatique/nombre total de patients N+) doit être inférieur à 5 %. La lymphadénectomie sélective fondée sur le repérage du « ganglion sentinelle » s'est particulièrement développée au cours des dix dernières années.

Figure 6 : Visualisation de 2 ganglions sentinelles (flèches). L'image montre aussi les points d'injection.

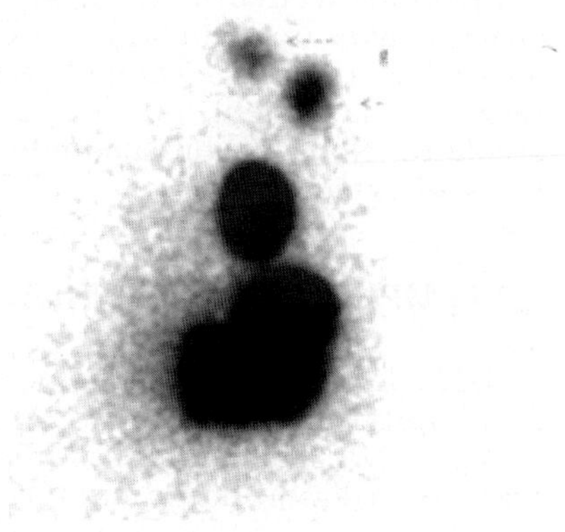

QUELQUES ASPECTS SUR LES COLORANTS ET RADIOPHARMACEUTIQUES UTILISÉS

Les colorants les plus fréquemment utilisés sont le bleu patenté « patent blue V », le bleu isosulfan, et le bleu de méthylène [126]. Après injection locale, ces colorants se lient aux protéines locales, essentiellement l'albumine et sont absorbés par les lymphatiques. Ces colorants ont des caractéristiques diverses. Leurs effets indésirables sont une coloration de la peau, une éventuelle interférence avec la lecture de l'oxymètre, des réactions allergiques voire rarement anaphylactiques.

Les radio-traceurs du système lymphatique sont des radiocolloïdes dont la taille doit idéalement être voisine de 50 nm. Après leur passage au travers des collecteurs lymphatiques, et leur migration dans les canaux lymphatiques vers les sinus périphériques des ganglions, ils sont phagocytés par les cellules histiomonocytaires [127].

Les radiotraceurs les plus utilisés sont :

- le sulfure de rhénium colloïdal marqué au technétium-99m. Le diamètre est dépendant des techniques de chauffage utilisées pendant la préparation ;
- les nanocolloïdes d'albumine humaine marquées au technetium-99m. Granulométrie stable, mais produit dérivé du sang (nécessité de traçabilité individuelle).

Figure 7 : Repérage des ganglions à la peau avec le bras en position chirurgicale et comptage avec une sonde manuelle qui sera ensuite également utilisée au bloc opératoire.

Repérage à la peau

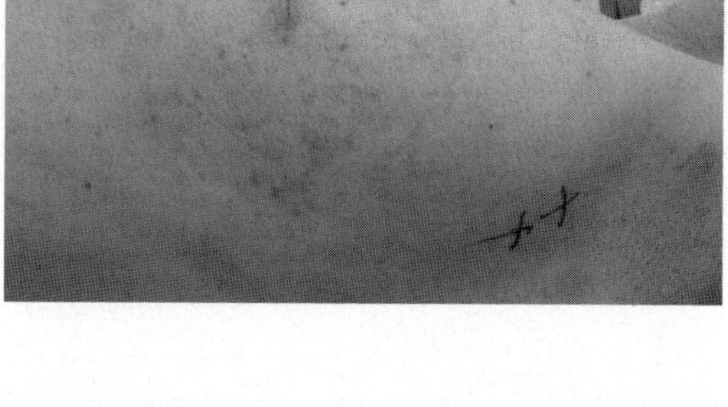

Repérage avec la sonde peropératoire des glanglions « chauds »

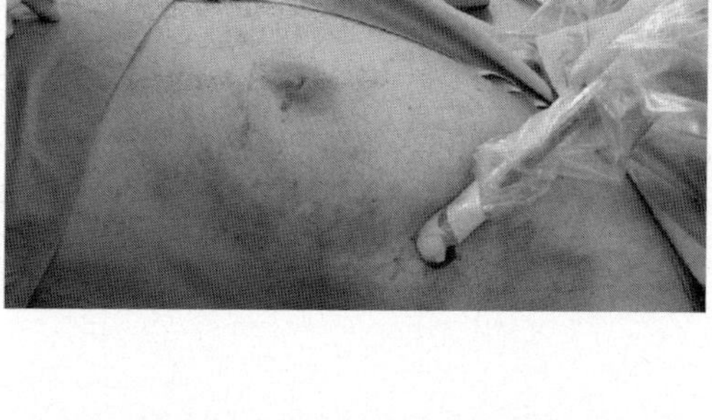

L'activité injectée, le site d'injection et le nombre d'injection, varient selon les équipes. Beaucoup d'équipes réalisent 4 injections d'environ 15 MBq (0,4 mCi) chacune dans un volume d'environ 0,2 ml, autour de la tumeur, ou en sous-cutané en regard de la tumeur, ou en sous ou péri-aréolaire. Nous n'avons pas noté de réactions allergiques.

LA LYMPHOSCINTIGRAPHIE

Dans le service de médecine nucléaire de l'hôpital Saint-Louis, les images sont enregistrées 3 heures après injection du traceur, à l'aide d'une caméra double-tête.

- Avec les deux détecteurs positionnés à angle droit enregistrement simultané d'une image de face incluant la chaîne mammaire interne et la région axillaire et d'une image de profil ; la patiente étant en décubitus dorsal, bras levé.
- Le marquage au feutre de la peau en regard des foyers est ensuite effectué avec le détecteur positionné en oblique antérieur et le bras en position chirurgicale.

Dans le cas d'une patiente ayant un sein volumineux, on peut améliorer la détection au niveau axillaire en demandant à la patiente de s'allonger sur le côté (opposé au sein atteint). L'imagerie, et le repérage cutané de l'aisselle sont alors réalisés avec le bras levé.

Le clinicien ou le chirurgien qui prescrivent l'examen informent la patiente des modalités pratiques : pas de nécessité d'être à jeun, délai d'environ 3 heures entre l'injection et la réalisation des images, absence de réaction allergique. La patiente est aussi informée que la scintigraphie montre le ganglion sentinelle mais que seul l'examen pathologique permettra de répondre à la présence ou non d'envahissement. (En cas de grossesse, l'indication devra être discutée par un staff multidisciplinaire.)

REPÉRAGE AVEC LA SONDE PEROPÉRATOIRE

Le repérage nucléaire se fait d'abord à travers la peau puis après l'incision du creux axillaire. Certains chirurgiens préfèrent réalisés le repérage du ganglion après la tumorectomie pour être moins gêné par la radioactivité parasite au niveau du site d'injection, d'autres repèrent le ganglion d'abord.

Les sondes de détection gamma utilisent soit des détecteurs de type semi-conducteurs (CdTe, CdZnTe) ou à scintillation (NaI(Tl), CsI, BgO, GSO, LSO, YAP). L'appréciation du niveau de l'activité se fait par un affichage lumineux et par un signalement sonore. La performance des sondes peut être évaluée en tenant compte d'un certain nombre de paramètres, tel que le pouvoir séparateur (ou résolution spatiale), la sensibilité, et la maniabilité de l'instrument [128]. Une bonne orientation de la sonde et la reclinaison du sein sont nécessaires pour s'affranchir de l'activité parasite en provenance du point d'injection. Après prélèvement des ganglions « chauds », le chirurgien doit vérifier que l'activité résiduelle dans l'aire ganglionnaire n'excède pas celle du bruit de fond. Des gamma-caméras miniaturisées, permettant de réaliser une image du creux axillaire pendant l'intervention, ont aussi été développées [128].

RADIOPROTECTION

Les niveaux de radiations aux professionnels de la santé sont faibles. Dans l'étude de Nejc [129], comprenant l'injection la veille de l'intervention d'une activité totale de 1 mCi (37MBq) du radiotraceur et scintigraphie, les doses les plus élevées sont reçues par le médecin nucléaire lors de l'injection, au niveau de la partie distale de l'index, du pouce, et du troisième doigt de la main tenant la seringue. Les valeurs par examen oscillent entre 26 et 49 μSv, soit plus de 1 000 fois inférieure à la limite annuelle admissible à la peau pour le public (et 10 000 fois pour les travailleurs en zone contrôlée). Lors de l'intervention, le lendemain, la dose la plus élevée pour le chirurgien concerne l'index de la main dominante, avec une valeur moyenne par intervention de 7 μSv [129], soit une dose faible. Les doses au reste du corps sont très faibles.

EXAMEN ANATOMOPATHOLOGIQUE DU GANGLION SENTINELLE

Intérêt et limites de l'examen extemporané

Une méthode rapide et fiable qui permettrait d'informer sur l'envahissement du ganglion sentinelle permettrait de procéder au curage dans le même temps opératoire. L'analyse de coupes en congélation est techniquement difficile, consommateur de temps, et expose à une perte de matériel pour l'analyse finale. La cytologie d'apposition « touch imprint cytology » est plus rapide, préserve le tissu, mais nécessite un cytopathologiste expérimenté. Dans l'expérience de Chicken et al. [130], l'empreinte cytologique a une sensibilité de 81 % et une spécificité de 100 %. Les faux négatifs sont souvent associés à des micrométastases, ou à un carcinome lobulaire. Ils en concluent que la méthodologie est fiable, notamment dans le cancer canalaire. D'autres sont plus réservés quant à l'utilité pratique [131].

Examen après fixation

Le ganglion sentinelle, inclus en totalité, est examiné sur plusieurs niveaux de coupe en coloration classique. Cet examen approfondi diminue le taux de faux négatifs (métastases occultes). Beaucoup d'équipes complètent l'examen par une étude immunohistochimique, qui augmente encore la détection des petites métasatases.

L'INTRODUCTION DE LA TECHNIQUE DU GANGLION SENTINELLE A RÉDUIT LA MORBIDITÉ OPÉRATOIRE

La technique du ganglion sentinelle s'est développée dans le but d'éviter aux patientes la morbidité d'un curage axillaire lorsque celui-ci est inutile. Cette morbidité comporte dans les suites immédiates les risques de : lymphocèle, dysesthésies et limitation des mouvements de l'épaule, et au plus long terme : lymphoedème, douleurs chroniques et enraidissement de l'épaule [116]. Il était toutefois nécessaire de vérifier la réalité du gain au sein d'une population de patientes opérées, ce d'autant plus que pour les patientes avec ganglion positif la procédure se traduit par une intervention en deux temps augmentant le risque de morbidité par rapport à un curage d'emblée [132]. L'étude de Mansel [133] vient d'apporter des éléments de réponse. Les 1 031 patientes ont été randomisées pour subir soit un curage axillaire de principe ou la technique du ganglion sentinelle suivie d'une réintervention (ou radiothérapie axillaire) si ganglion positif. À 12 mois, le risque de lympoedème était de 13 % dans le groupe curage axillaire de principe et de 5 % pour le groupe avec technique du ganglion sentinelle. Le risque d'engourdissement (et/ou dysesthésie axillaire) était de 31 % dans le groupe curage et 11 % pour le groupe ganglion sentinelle. Les auteurs notent aussi une amélioration de différents autres paramètres : temps opératoire, utilisation de drains, temps d'hospitalisation, retour à l'activité, « qualité de vie » et « scores fonctionnels ».

LA TECHNIQUE DU GANGLION SENTINELLE NE S'ACCOMPAGNE PAS D'UNE AUGMENTATION DU TAUX DE RECHUTE AXILLAIRE

La technique du ganglion sentinelle permet d'attirer l'attention du chirurgien sur un ganglion « sentinelle » bas situé qui aurait pu échapper au curage systématique. Elle permet aussi de porter l'attention de l'anatomopathologiste sur le ganglion le plus suspect d'envahissement qui sera donc étudié de manière approfondie en pratiquant des coupes sériées, et en complétant l'observation morphologique en coloration HES par une étude en immunohistochimie après marquage. D'autre part, même pour les équipes les plus entraînées, il existe un faible pourcentage de faux-négatifs. Une plus grande difficulté d'identification anatomopathologique a été rapporté pour les métastases ganglionnaires de certaines formes histologiques : carcinome lobulaire, forme micropapillaire du carcinome canalaire [131]. Certains faux-négatifs peuvent aussi être dus à des macrométastases au niveau d'un ganglion, qui probablement auparavant était le « ganglion sentinelle » mais dont l'envahissement à fait perdre la capacité de phagocytose, et à possiblement rediriger le flux lymphatique vers un autre ganglion [131].

Plusieurs équipes ont examiné le taux de rechute axillaire à moyen terme chez les patients qui avaient un ganglion sentinelle négatif. Dans l'étude randomisée de Veronesi [134] comparant le curage axillaire à la technique du ganglion sentinelle (complétée par un curage en cas de ganglion positif ou non détecté), avec un suivi moyen de 32 mois, aucune des 167 patientes sans curage n'a présenté de récidive axillaire. Dans des études avec un suivi à plus long terme, les pourcentages de rechute axillaire étaient de : 0,6 % (2/335) à 33 mois pour Palesty [135] ; 0,6 % (1/180) à 47 mois pour Haid [136] ; 2,7 % (4/149) à 65 mois pour deKanter [137]. Il semblerait donc que les patientes avec ganglion sentinelle négatif sans curage complémentaire ne présentent pas de risque accrue de rechute axillaire en comparaison avec des séries classiques de patientes avec curage classique négatif.

Une étude non-randomisée n'a pas montré de différence de survie entre les patientes ayant reçu un curage complet négatif et celles avec ganglion sentinelle négatif non suivi de curage [138].

COMMENT OPTIMISER LA TECHNIQUE DU GANGLION SENTINELLE ?

Malgré les résultats très satisfaisants rapportés par certaines équipes, la technique du ganglion sentinelle dépend lourdement de l'expérience et du degré de coordination entre différentes équipes responsables de la prise en charge et nécessite une vigilance permanente pour maintenir une qualité optimale. Ainsi, dans la métanalyse de Kim [139] portant sur 69 essais publiés comparant les résultats de la technique à ceux du curage axillaire, et totalisant 8 059 patients, si le taux d'identification moyen est de 96 %, celui-ci était néanmoins < 90 % dans plus de 50 % des études. De même, si le taux moyen de faux-négatif est de 7,3 %, celui-ci était supérieur à 10 % dans 38 % des essais. Les auteurs notent que le taux de faux-négatifs varie inversement avec le nombre de patients inclus et avec le taux d'identification. Nous citons quelques aspects qui peuvent aider à maintenir les critères de qualité.

La combinaison des deux techniques, colorimétrique et isotopique, semble supérieure à chacune de ces techniques utilisées isolément

La majorité des études, y compris les plus récentes, montrent que la combinaison des deux techniques augmente le taux global d'identification et réduit le taux de faux-négatif. Dans une phase de validation d'une étude prospective multicentrique portant sur 815 patientes et associant les deux techniques, le taux d'identification était de 85,6 % par le bleu, 85,6 % par le radioélement, et de 96 % par les deux techniques combinées [140, 141]. Parmi les 276 patientes avec envahissement ganglionnaire, le taux de faux-négatif était de 10 % pour le bleu, 11 % pour le radioélement, et 6,5 % en prenant en compte les deux techniques [140]. Donc, malgré le risque rare de réactions sévères (anaphylaxie) pouvant résulter de l'utilisation du bleu au cours de l'intervention [126, 142], les données actuelles plaident pour le maintien de la double détection.

Tous les ganglions bleus ou chauds doivent être analysés

On ne peut se limiter au ganglion le plus chaud. Dans l'étude de Goyal [140] par exemple, parmi 62 patients avec ganglions métastatiques détectés par le radioisotope, six (10 %) auraient été considérés négatifs si l'on s'était limité au ganglion le plus chaud, alors que le deuxième ganglion en niveau d'activité était atteint. Après prélèvement des ganglions, le chirurgien doit vérifier que l'activité résiduelle dans l'aire ganglionnaire n'excède pas celle du bruit de fond. De même, une palpation soigneuse du champ résiduel permet de s'assurer de l'absence de ganglion morphologiquement suspect (rappelons que certains ganglions massivement envahis peuvent être source de faux-négatifs).

La réalisation de la scintigraphie préopératoire augmente les performances

Le repérage scintigraphique préopératoire, avec marquage cutané, fourni au chirurgien une cartographie du nombre et de l'emplacement des ganglions sentinelles permettant de mieux orienter l'incision et de réduire l'étendu de la dissection. Elle permet de reconnaître un ganglion sentinelle intramammaire, ou un drainage extra-axillaire. Elle permet de se préparer aux situations difficiles (ganglions multiples par exemple). L'introduction des machines hybrides SPECT-CT pourrait encore augmenter les atouts de la scintigraphie préopératoire [143], notamment dans les cas difficiles.

L'utilisation de la scintigraphie préopératoire s'emble s'accompagner d'une réduction supplémentaire en morbidité en comparaison à la seule utilisation de la sonde comme le montre une métanalyse [144, 145].

L'absence de visualisation d'un ganglion sentinelle en scintigraphie est aussi une information utile

Elle permet au chirurgien d'envisager un repérage plus difficile. L'absence de visualisation d'un ganglion sentinelle en scintigraphie doit surtout attirer l'attention vers la possibilité d'un obstacle sur la voie de drainage (envahissement ganglionnaire massif). L'équipe de l'Institut Paoli-Calmettes a noté sur une étude rétrospective portant sur des tumeurs T1 et T2 (< 3 cm) que le pourcentage d'envahissement ganglionnaire est de 31,6 % sur l'ensemble de la série et de 63 % chez le sous groupe de patients ou la scintigraphie ne visualisait pas de ganglion [146]. En pratique, devant une scintigraphie négative faite par une équipe expérimentée, il est probablement souhaitable d'envisager un curage d'emblée.

Utiliser des sites différents d'injection pour les deux traceurs pourrait augmenter la fiabilité

L'utilisation de deux sites différents pour l'injection pourrait augmenter la fiabilité. Dans une étude récente, [147] les auteurs ont utilisé deux colorants différents chez les mêmes patients en associant injection sous-aréolaire (bleu) et injection péritumorale (vert). Le taux de faux négatif en prenant en compte l'un ou l'autre des marquages était de 4,9 % (2/41). En se fondant uniquement sur une des deux colorations, le taux de faux négatif était le double (4/39 pour la technique subaréolaire et 4/40 pour la technique péritumorale). Ceci peut être le fait de variations dans les routes de drainage lymphatique chez certains patients ou être induits par des modifications dans le drainage suite aux gestes effectués (biopsie, etc.).

Quel site d'injection est préférable pour le radiotraceur ?

Parmi les multitudes de sites différents, les plus fréquemment utilisés sont l'injection sous-aréolaire (ou à la jonction aréolo-cutanée) et l'injection péritumorale, chacune ayant ses supporters. L'injection sous-aréolaire permet une plus grande reproductibilité et un taux plus élevé de radioactivité au niveau du ganglion [148]. Elle nécessite la pose préalable d'une crème anesthésiante de type Emla. L'injection péritumorale (ou simplement en intraparenchymateux au niveau du quadrant si la tumeur n'est pas palpable) est conceptuellement un meilleur reflet du drainage du site tumoral. C'est surtout la seule qui permette d'identifier la présence de voies de drainage autre que axillaire, et notamment vers la chaîne mammaire interne [148]. Un drainage vers la chaîne mammaire interne est rencontrée dans environ 20 % des scintigraphies [149], avec une fréquence un peu moins élevée pour le quadrant supéro-externe (15 %), par rapport aux autres quadrants (24-29 %).

Ces éléments de réflexion (utilité d'utiliser un site d'injection différent pour le bleu et pour l'isotope, souhait ou non de mise en évidence les voies de drainage supplémentaire) doivent permettre à chaque centre de faire son choix.

QUESTIONS DIVERSES

Faut-il utiliser la technique pour les tumeurs de plus grande taille ?

À l'heure actuelle, la technique du ganglion sentinelle est surtout utilisée en France dans les tumeurs invasives T1N0 clinique. Les raisons pour lesquels cette technique est peu utilisée pour les tumeurs de plus grande taille, et notamment au-delà de 3 cm sont multiples. D'une part, le risque d'envahissement ganglionnaire étant élevé, ceci exposerait un pourcentage substantiel de patientes à une deuxième intervention, et le curage sera alors réalisé dans un terrain déjà opéré. Par ailleurs, le taux de faux négatifs peut augmenter en cas d'envahissement massif.

Est-il utile de pratiquer une échographie du creux axillaire (et cytoponction échoguidée) pour éviter à certaines patientes une procédure du ganglion sentinelle inutile ?

L'échographie préopératoire est dans ces cas complétée par un cytoponction en cas de ganglion suspect (150, 151). En cas d'envahissement, on évite à la patiente une procédure du ganglion sentinelle inutile et la chirurgie avec curage est réalisée en un seul temps. Dans l'étude de van Rijk [150], parmi les 271 patientes avec atteinte ganglionnaire axillaire, l'échographie préopératoire en a reconnu 58 (21 %). L'échographie peut paraître utile lorsque la technique du ganglion sentinelle est utilisée chez des patientes avec tumeur de plus de 2 cm. C'est aussi une précaution utile si la technique du ganglion sentinelle est maintenue malgré une scintigraphie négative (risque plus élevé d'envahissement massif).

Est-il utile de pratiquer un examen ^{18}FDG TEP pour détecter un envahissement ganglionnaire ?

La sensibilité de la ^{18}FDG TEP est insuffisante pour déterminer le statut axillaire. Cette sensibilité varie entre 40 et 80 % selon les études [152, 153] et la population étudiée. La spécificité est toutefois bonne, supérieure à 90 % [152, 153]. Donc, si un examen TEP réalisé avant la chirurgie montre une fixation au niveau du creux axillaire, la procédure du ganglion sentinelle ne parait plus souhaitable. Toutefois, la TEP est rarement demandée pour le « stagging » initial de tumeurs de moins de 3 cm (*cf.* le chapitre dédié à la TEP)

Problématique des micrométastases

L'examen des coupes sériées permet de révéler la présence de métastases occultes, classés en « micro-métastases » pN1mi si elles sont de taille égale ou inférieure à 2 mm, mais supérieure à 0,2 mm [120]. Les « dépôts » de taille égale ou inférieure à 0,2 mm sont désignés « CTI (cellules tumorales isolés) et classés pN0i+ quelque soit le mode de détection, par coloration classique ou par immunohistochimie. Ceci s'est traduit (à taille de tumeur égale) par une augmentation du pourcentage de patientes avec atteinte ganglionnaire. Dans une étude rétrospective [154], le pourcentage global de patientes avec atteinte ganglionnaire est passé de 30 % avant l'introduction de la technique à 40 % après l'introduction. Cette augmentation étant principalement due à une augmentation de patients avec diagnostique de « micrométastase(s) » et de cellules tumorales isolées « CTI », dont la valeur pronostique sur la survie à long terme est encore mal-connue. Les questions qui en découlent sont multiples : faut-il compléter par un curage chez une patiente avec une « micrométastase » ou « CTI » au niveau du ganglion sentinelle ? quelle thérapeutique post-opératoire pour éviter les récidives, mais en même temps éviter un excès thérapeutique chez ces patientes ? Enfin, certaines « CTI » détectées en immunocytochimie, ou par RT-PCR sont-elles des faux-positifs ?

– *Faut-il faire un curage en cas de « micrométastases » au niveau du ganglion sentinelle ?* Plusieurs études ont analysé les facteurs prédictifs d'un envahissement ganglionnaire supplémentaire pour savoir si le curage peut être évité chez certaines patientes. Dans une étude portant sur 116 patientes avec « micrométastase » du ganglion sentinelle, le curage axillaire a identifié 16 patientes avec atteinte ganglionnaire supplémentaire, dont 10 « macrométastases » et 6 « micrométastases ». Aucune patiente avec « micrométastase » du ganglion sentinelle et tumeur de moins de 1 cm (n = 19) n'avait d'envahissement autre (155). Dans une étude par la Fédération des Centres de Lutte Contre le Cancer (156), portant sur 700 observations, la micrométastase était visible en coloration HE dans 55 % des cas et uniquement en immunohistochimie dans 45 %. Concernant la taille, 62 % étaient > 0,2 mm et 38 % < 0,2 mm. 13,4 % des patients présentaient une atteinte ganglionnaire supplémentaire sur le curage. En analyse multivariée, la probabilité d'une atteinte supplémentaire dépendait du moyen qui a permis de mettre en évidence la micrométastase HES ou IHC, de la taille de la tumeur du sein, et de l'invasion angio-lymphatique. Les auteurs pensent que le curage peut être omis avec un risque minimal dans le cas de tumeur du sein de moins de 1 cm.

Certaines « micrométastases » sont-elles des faux-positifs ? Certaines « CTI » détectées uniquement par marquage de cellules épithéliales en immunocytochimie (anti-cytokératines), pourrait être lié à un déplacement et transport de cellules vers les ganglions lymphatiques induit par les biopsies mammaires [131]. Dans l'étude récente de Bleiweiss [157], les auteurs montrent que certaines micrométastases présentent un phénotype différent de celui de la tumeur (par exemple négatif pour les récepteurs de l'œstrogène alors que la tumeur est positive, ou négatif pour le marquage Her-2/neu alors que la tumeur était fortement positive), et que leur aspect cytologique ressemblait à celui de papillomes intracanalaires qui étaient présents sur la biopsie du sein. Ainsi, il est important d'analyser l'aspect cytologique des micrométastases et de confronter leur phénotype à celui de la lésion mammaire. De même il convient d'être très vigilant dans l'analyse des résultats positifs donnés uniquement par biologie moléculaire (RT-PCR) fondée sur la détection de cytokératine.

Existe-t-il une place pour la technique du ganglion sentinelle dans le carcinome intracanalaire ?

La technique du ganglion sentinelle est utile lorsqu'il existe un risque élevé que le diagnostic final soit transformé en cancer invasif au moment de la chirurgie, par exemple chez les patientes avec masse palpable ou visible sur la mammographie [158], ou lorsqu'une mastectomie est prévue (car le ganglion sentinelle ne pourra pas être pratiqué après si une tumeur invasive est diagnostiquée). Toutefois il convient de considérer avec vigilance les résultats d'un examen immunohistochimique du ganglion sentinelle. Le marquage cytokératine indique la présence de cellules épithéliales, mais n'est pas spécifique de cellules tumorales. De même, il ne permet pas d'indiquer si des cellules tumorales détectées reflètent réellement une composante invasive de la tumeur, ou sont le faite d'un transport « mécanique » à partir des sites de biopsie [131, 157].

Lymphoscintigraphie et drainage mammaire interne

La lymphoscintigraphie associée à la technique a ravivé l'attention portée aux voies de drainage extra-axillaire (avec pour certains auteurs examen de ces ganglions). Lorsque l'injection est effectuée en peritumoral, un drainage mammaire interne peut être mis en évidence par lymphoscintigraphie chez environ 15 à 20 % des patientes [149, 158,159] avec des variation en fonction des quadrants [149, 159]. L'intérêt d'effectuer le prélèvement du ganglion sentinelle mammaire interne est débattu. Dans l'étude de Leidenius sur des patientes de stade T1/2N0, un prélèvement du ganglion sentinelle mammaire interne a été réalisé chez 121 patientes avec drainage extra-axillaire (14 % de la série). Le ganglion parasternal était envahi dans 18 cas (14,9 %) et dans 8 de ces cas (6,8 %), l'aisselle était négative [159]. Des résultats similaires ont été publiés par Hong et al. Parmi les 138 cas avec drainage mammaire interne et ou le prélèvement a été réalisé, 25 (18,1 %) présentaient un envahissement (24 avec macrométastase et 1 avec micrométastase) dont 6 (4,3 %) avec aisselle négative [158].

Technique du ganglion sentinelle et chimiothérapie néoadjuvante

La chimiothérapie néoadjuvante est utile pour juger de l'efficacité d'une chimiothérapie, et peut, en réduisant la taille de la tumeur, rendre possible une chirurgie conservatrice. Diverses études ont montré que les performances de la technique du ganglion sentinelle sont diminuées après chimiothérapie néoadjuvante, avec un taux d'identification de 90 % et un taux de faux-négatif voisin de 12 % [131]. C'est pourquoi, certains auteurs pensent que si l'on devait se baser sur la technique du ganglion sentinelle pour décider du curage chez ces patientes, cet examen doit être réalisé avant de démarrer la chimiothérapie [15, 160].

Technique du ganglion sentinelle et tumeurs multicentriques.

Certaines équipes utilisent la technique du ganglion sentinelle, même en cas de tumeurs multicentriques [161,162]. Toutefois, le pourcentage de patientes avec ganglion positif est élevé dans ces cas (61 % dans l'étude de Knauer). La majorité des équipes préfèrent le curage axillaire d'emblée dans cette situation.

CONCLUSION

Beaucoup de centres font maintenant appel à la technique du ganglion sentinelle dans la prise en charge des petites tumeurs invasives du sein, essentiellement les T1N0 clinique. Lorsqu'elle est utilisée dans des conditions optimisées, elle permet : une amélioration de la stratification ganglionnaire, une meilleur sélection des thérapeutiques adjuvantes, et une réduction de la durée d'hospitalisation et de la morbidité à court et à long terme en comparaison avec le curage axillaire systématique.

MÉTASTASES OSSEUSES DU CANCER DU SEIN ET IMAGERIE NUCLÉAIRE

Les métastases osseuses touchent près de 70 % des patientes à un stade avancé du cancer du sein. Elles sont responsables d'une nette augmentation de la mortalité, de la morbidité et des coûts du cancer du sein. La scintigraphie aux diphosphonates de ^{99m}Tc a joué et joue encore un rôle important dans l'évaluation de l'atteinte osseuse du cancer du sein.

LA SCINTIGRAPHIE OSSEUSE

La grande sensibilité et la possibilité d'examiner le corps entier en un seul examen font que la scintigraphie osseuse reste l'examen le plus performant dans l'évaluation des métastases osseuses du cancer du sein. Des controverses ont eu lieu pour savoir à quel temps de la maladie il fallait faire une scintigraphie osseuse et chez quelle catégorie de patientes. Bien que très sensible, la scintigraphie planaire peut comporter des faux négatifs en particulier dans les lésions lytiques très agressives sans réponse ostéoblastique de réparation et les lésions de petite taille. Les lésions uniquement froides sont difficiles à identifier.

Un superscan actif malin avec métastases ostéomédullaires diffuses et fixation homogène très augmentée du traceur, notamment rachidienne, n'est maintenant plus confondu avec une scintigraphie normale. La tomographie peut non seulement augmenter la sensibilité, en particulier au niveau du rachis, mais elle peut aussi améliorer la spécificité en montrant la position des anomalies dans les vertèbres surtout quand la tomoscintigraphie « SPECT » est associée fusionnée avec la TDM X apportant la sémiologie fine du scanner X.

La sensibilité de la scintigraphie osseuse est indiscutable. Le taux de faux négatifs sur une grande série de 1 200 patientes [163] est de seulement 0,08 %. Par contre, la spécificité est médiocre en l'absence d'argument évolutif ou de corrélations avec d'autres méthodes d'imagerie. Une hyperactivité focale n'est pas spécifique de métastase. D'autres lésions focales, comme une ostéoarthrite, des fractures et contusions de côte, peuvent donner la même image scintigraphique et rendre le diagnostic difficile. La connaissance de la distribution des métastases peut être une aide indirecte. Les lésions métastatiques solitaires ne sont pas exceptionnelles : 21 % pour Boxer [164], 11 % pour Jacobson [165]. Une anomalie costale isolée a un risque très variable d'être métastatique suivant les séries de 10 à 41 % [166-168]. Un foyer unique sur l'arc antérieur des premières côtes chez une patiente ayant eu à ce niveau de la radiothérapie, est souvent dû à une fracture ostéonécrotique.

L'évolution dans le temps peut aider à différencier les lésions bénignes et malignes. La fixation des métastases devient plus intense tandis que les lésions bénignes régressent mais lentement (12 à 24 mois) ou restent également fixantes en particulier au niveau du crâne et du rachis [165]. L'atteinte du manubrium sternal est fréquente dans le cancer du sein sans doute en liaison avec l'envahissement de la chaîne mammaire interne sous-jacente. Si une lésion sternale est située à distance de l'angle de Louis, est irrégulière, asymétrique, excentrée, sa nature maligne doit être suspectée. Dans une série de 1 104 patientes avec cancer du sein, 3,1 % avaient une lésion sternale isolée qui s'est révélée être une métastase dans 76 % des cas [169]. La sensibilité de la scintigraphie osseuse dans le dépistage des métastases est voisine de 100 % la spécificité n'est que de 70 %. Une atteinte multifocale est habituelle, celle des membres inférieurs est de mauvais pronostic.

L'interprétation des hyperfixations uniques ou multiples au niveau du rachis est particulièrement difficile en raison de la fréquence des lésions dégénératives

Figure 8 : Image de gauche Scintigraphie osseuse planaire réalisée avec du MDT Tc^{99m} démontrant des points actifs signant des métastases multiples au niveau rachidien, costal et bassin.
***Image de droite** : Scintigraphie osseuse réalisée au TEP avec du ^{18}FNa démontrant des métastases osseuses disséminées.*

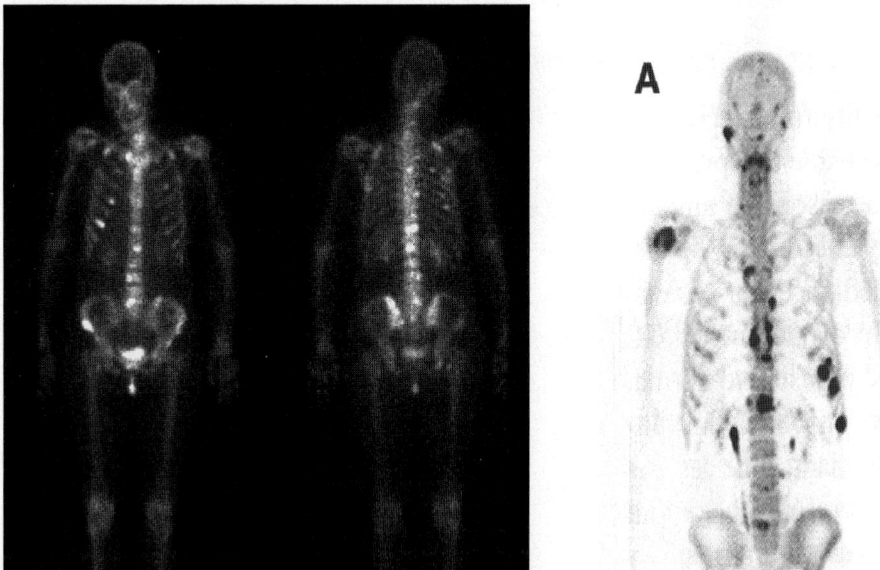

rachidiennes. L'hyperfixation isolée est d'interprétation plus délicate et demande des clichés complémentaires en incidences multiples, ou une tomoscintigraphie et une anamnèse sérieuse des antécédents rhumatologiques et traumatiques En cas de point chaud unique sur le rachis, un peu plus de la moitié des cas (57 %) se révèle être bénin [170] (figure 8).

De nombreuses hyperfixations de la scintigraphie osseuse restent de nature indéterminée et requièrent une confrontation avec d'autres modes d'imagerie pour pouvoir trancher. Les radiographies osseuses ne sont pas d'une grande aide car pour être visible, la lésion doit avoir plus d'1 cm avec une perte de 50 % de l'os trabéculaire. De plus la lésion scintigraphique précède la lésion radiographique de 4 à 18 mois [171-175]. Pour ces raisons il est souhaitable de recourir à la tomoscintigraphie (SPECT) soit seule soit couplée à la TDM [176] ou à l'I.R.M. (figure 9) pour diagnostiquer les lésions indéterminées de la scintigraphie osseuse. La T.E.P. avec le 18-FDG a aussi un rôle important pour distinguer une lésion osseuse bénigne ou maligne. Les localisations secondaires osseuses peuvent être aussi détectées par le 18 FDG avec le TEP en notant que l'activité se concentre dans les cellules tumorales et non dans l'os réactionnel péri tumoral cible du traceur osseux [177, 178]. Les métastases ostéolytiques fortement prolifératives peuvent avoir une fixation dissociée, hyper en 18 FDG, hypo ou normale avec les phosphonates de ^{99m}Tc [179].

Figure 9 :
Meilleure constraste et sensibilité des méthodes tomographiques émergentes couplées à la TDM.

Sur la partie haute de l'image. Scintigraphie osseuse corporelle totale traditionnelle.

Sur la partie basse de l'image à gauche, visualisation par SPECT TDM tomographique de la vertèbre active et de sa correspondance au scanner.

Sur la partie droite de l'image, la même patiente avec la lésion vertébrale thoracique détectée par PET-CT avec du 18 F Na.

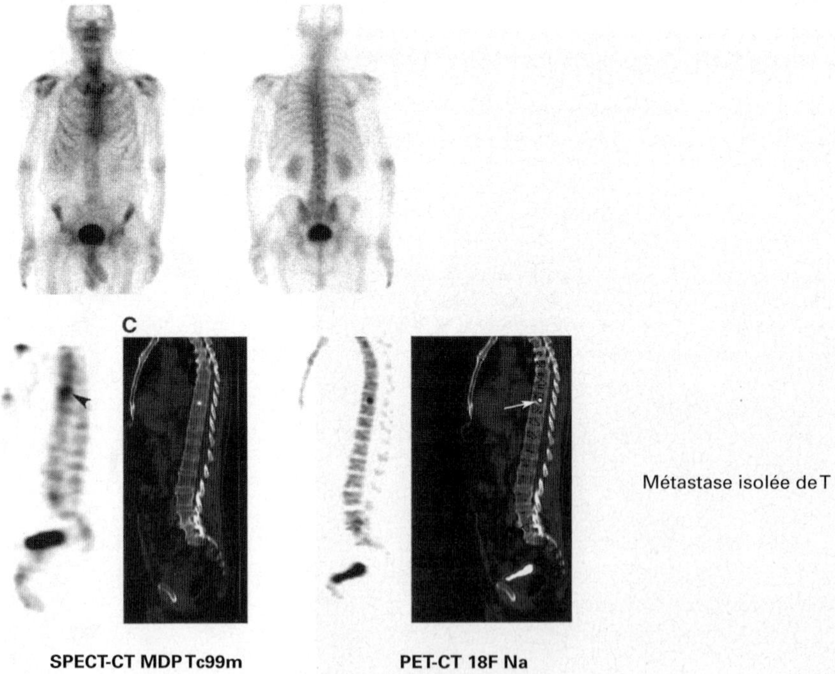

Even SapirJ Nucl Med 2006 287-297

L'utilisation du 18 FDG se trouve en démarche diagnostique associée car l'avidité des métastases ostéolytiques est supérieure à celle des lésions ostéocondensantes. La sensibilité du 18 FDG parait ainsi plus élevée dans les cancers mammaires que dans les cancers prostatiques. Plusieurs facteurs peuvent expliquer cette différence et notamment la cellurarité tumorale qui est plus importante dans les métastases lytiques que dans les condensantes et l'hypoxie cellulaire qui crée une augmentation réactionnelle du nombre des transporteurs du Glucose [178-183].

Un autre traceur osseux le 18FNa utilisé en recherche voici 40 ans possède un tropisme osseux similaire à celui des biphosphonates 99 m Tc avec une concentration double dans les lésions et une clairance plus rapide [184]. La TEP étant plus résolutive que la scintigraphie planaire même doublée d'une tomoscintigraphie, les images des métastases obtenues avec le 18FNa sont de grande qualité et supérieures en spécificité à l'IRM de la moelle osseuse avec un hyposignal en séquence pondérée T1 ; un hyper signal en T2 et un rehaussement par le Gadolinium [185] (figure 9).

LA SCINTIGRAPHIE OSSEUSE DANS LE BILAN INITIAL DU CANCER DU SEIN

La pratique d'une scintigraphie osseuse lors du bilan initial d'un cancer du sein est controversée, surtout dans les stades I et II de la maladie. En effet le taux de métastases osseuses est de 0 à 6 % au stade I et de 0,2 à 10 % au stade II [163, 173, 174]. L'utilité à ces stades de la scintigraphie osseuse est d'obtenir un document de base pour la surveillance ultérieure. Au stade III, où le taux de métastases osseuses varie de 6 à 62 %, l'utilité de la scintigraphie n'est pas évidente sauf pour identifier des lésions osseuses faisant courir le risque de fracture ou de compression médullaire, qui pourraient justifier un traitement prophylactique (radiothérapie, cimentoplastie). Dans la grande série de Coleman [163] portant sur 1 267 patientes, le taux de positivité de la scintigraphie est de 0 % au stade I, 3 % au stade II, 7 % au stade III et 47 % au stade IV.

Il recommande de faire une scintigraphie osseuse au stade II, III, IV, mais pas au stade I. Une scintigraphie osseuse positive lors du bilan initial a une signification pronostique péjorative avec une médiane de survie de 2 ans [174].

LA SCINTIGRAPHIE OSSEUSE DANS LA SURVEILLANCE DE L'ÉVOLUTION

La scintigraphie osseuse régulièrement répétée à la recherche de métastases chez les patientes asymptomatiques est jugée par beaucoup d'équipes comme non nécessaire et non rentable économiquement. Une scintigraphie osseuse tous les 6 mois détecte plus de métastases que la simple surveillance clinique mais la survie à 5 ans n'est pas changée [175]. Certains groupes de patientes avec mauvais pronostic (T4, plus de 4 ganglions atteints, tumeur inopérable) ont un taux de conversion de la scintigraphie assez élevé (>6%) pouvant justifier des scintigraphies tous les 6 mois [171]. L'impact psychologique d'une scintigraphie de surveillance normale n'est cependant pas à sous-estimer.

Le meilleur argument pour demander une nouvelle scintigraphie osseuse durant la surveillance est l'apparition de nouveaux signes cliniques, biologiques ou radiologiques. La scintigraphie peut être utile pour prévoir et prévenir des complications osseuses. Les patientes avec hypercalcémie ont habituellement des métastases osseuses diffuses.

LA SCINTIGRAPHIE OSSEUSE DANS L'ÉVALUATION DE LA RÉPONSE AU TRAITEMENT

L'appréciation de l'effet des traitements sur les métastases osseuses se fait habituellement sur les documents radiologiques successifs. Une réponse radiologique significative au traitement peut prendre 6 mois à 1 an [186]. La scintigraphie osseuse, pour évaluer la réponse au traitement, a un inconvénient du fait de la fréquence des images de réactivation (Flare response). Une augmentation dans l'intensité de fixation des métastases osseuses ou dans leur nombre ne signe pas obligatoirement, dans les 6 premiers mois d'un traitement hormonal ou chimiothérapique, une progression de la maladie. C'est parfois même un bon indice d'efficacité thérapeutique. L'augmentation de l'activité ostéoblastique en réponse au traitement est la cause de cette réactivation et explique aussi que des lésions, non visibles initialement, apparaissent [184]. Le maximum de cette réactivation scintigraphique se situe après trois mois de traitement et s'observe chez la majorité des patientes répondeuses [187, 188]. Une diminution de la fixation des métastases peut à l'inverse signifier une non réponse ostéoblastique au traitement des lésions lytiques qui progressent. Malgré ces difficultés d'interprétation, la scintigraphie osseuse reste une technique utile de mesure de l'efficacité thérapeutique et d'appréciation du pronostic.

LA TEP-TDM AU 18 FDG EN ONCOLOGIE MAMMAIRE

PRINCIPES DE LA TOMOGRAPHIE PAR ÉMISSION DE POSITONS

La tomographie par émission de positons au 2-[18F]-fluoro-2-désoxy-D-glucose (TEP 18 FDG) constitue une technique d'imagerie fonctionnelle. Son principe réside en la détection de paires de photons gamma de 511 Kev. Ces photons gamma résultent d'une réaction d'annihilation entre un positon et un électron du corps humain. Le positon est un électron positif issu d'un atome radioactif présentant un excès de protons au sein de son noyau. Habituellement, l'atome radioactif utilisé est le Fluor 18 mais d'autres éléments à durée de vie plus courte peuvent également convenir (Carbone 11 par exemple).

Le Fluor 18 (le traceur) est habituellement associé à un vecteur, correspondant le plus souvent à une molécule de glucose. En effet, les cellules cancéreuses présentent un hypermétabolisme glucidique en raison d'une augmentation des transporteurs du glucose et d'une synthèse accrue des enzymes glycolytiques [189,190]. Le 18 FDG est ainsi le radiotraceur habituel en TEP. Il faut toutefois savoir que d'autres radiotraceurs précedemment évoqués peuvent être utilisés : le Fluorure de sodium (FNa), la 3'-désoxy-3'-[18F]-fluoro-thymidine (FLT), le 16α[18F]-fluoro 17β-estradiol (FES)...

La TEP 18 FDG est habituellement couplée à un scanner (TEP-TDM), nécessaire d'une part à la reconstruction des images TEP et permettant d'autre part une localisation précise des foyers hypermétaboliques.

FACTEURS POUVANT MODIFIER LA SENSIBILITÉ ET LA SPÉCIFICITÉ DE LA TECHNIQUE

Pour les machines les plus performantes, la résolution spatiale de la TEP se situe aux alentours de 7 mm. Il est donc inutile de chercher à mettre en évidence une maladie micro-métastatique. Pour cette raison, la TEP 18 FDG ne peut pas se substituer au curage ganglionnaire axillaire. Rose montre bien que la TEP 18 FDG manque de sensibilité pour la détection des cancers du sein de petite taille et pour la détection des micro-métastases [191].

Pour Kumar, les limites de la technique pour le cancer du sein sont non seulement la petite taille tumorale, mais également le caractère bien différencié, le bas grade tumoral et la forme lobulaire [192]. L'index prolifératif joue aussi probablement un rôle sur la fixation du 18 FDG. En 1994, Crowe a montré que la fixation du 18 FDG par les tumeurs mammaires est plus intense en cas de lésions de haut grade et de cellules en phase S [193]. D'autres retrouvent également que le taux de fixation du 18 FDG apparaît corrélé au grade tumoral [194-196]. La sensibilité de l'examen semble aussi dépendre de la forme histologique. Dans son étude (n = 65), Buck montre que le taux de fixation du 18 FDG est plus élevé pour les carcinomes canalaires que pour les formes lobulaires [197]. Il retrouve également qu'il existe une corrélation positive entre le taux de fixation et l'index de prolifération cellulaire (représenté par le Ki 67). Par contre, il note l'absence de corrélation significative avec le statut C-erbB-2, le statut P53, le grade tumoral et le statut des récepteurs hormonaux (RO et RP). Au contraire, pour Avril, la fixation du 18 FDG est inversement corrélée au statut des récepteurs hormonaux [198].

Par ailleurs, en raison d'un phénomène de sidération cellulaire, une chimiothérapie peut entraîner un examen faussement négatif. L'examen TEP 18 FDG ne doit donc pas être effectué juste à la fin du traitement systémique. Classiquement, on préconise d'attendre au moins une quinzaine de jours après la fin d'une cure à base de cytotoxiques. Le délai après une thérapeutique ciblée, par exemple un anti-corps monoclonal comme le trastuzumab n'est pas clairement établi. Actuellement, ce type de traitement étant systématiquement associé à un cytotoxique, en pratique courante, on applique le délai habituel des 15 jours. L'interférence avec l'hormonothérapie n'est pas prouvée. En règle générale, la TEP 18 FDG est effectuée sans fenêtre thérapeutique. Cette assertion est bien entendue fausse, si le radio-traceur utilisé est le 16α[18F]-fluoro 17β-estradiol (FES). Ce dernier traceur permet de détecter les foyers RE+ avec une sensibilité de 93 % [199]. La captation du FES diminue sous traitement anti-hormonal et notamment sous Tamoxifen [200]. Toutefois, en pratique clinique, le FES n'est pas utilisée actuellement en France.

Pour rechercher une récidive en territoire irradié, il faut attendre 3 à 4 mois après la fin du traitement systémique. En effet, un examen trop précoce risque d'être faussement positif en raison d'une inflammation locale. Bien entendu, si l'on recherche un site métastatique en dehors du champ de radiothérapie, le délai n'a aucune importance.

De même, la chirurgie peut être à l'origine de phénomènes inflammatoires. Un délai d'attente de 3 mois apparaît raisonnable pour rechercher une récidive sur le site opéré.

Le 18 FDG n'est pas un traceur spécifique de la maladie cancéreuse. Les foyers inflammatoires, les processus infectieux peuvent fixer le radio-traceur de façon intense.

Enfin, de façon exceptionnelle, certaines lésions mammaires bénignes peuvent fixer le 18 FDG [201].

DIAGNOSTIC POSITIF DU CANCER DU SEIN ET CARACTÉRISATION D'UNE LÉSION MAMMAIRE

Le tableau 1 reprend les résultats de la majorité des études ayant cherché à caractériser une lésion mammaire par la TEP 18 FDG.

Une des plus grosses séries de la littérature a été publiée en 2001 par Schirrmeister. L'effectif étudié est composé de 117 tumeurs [202]. Dans cette étude, la sensibilité et la spécificité de la TEP 18 FDG pour mettre en évidence la tumeur primitive sont respectivement de 93 % et de 75 %. La TEP 18 FDG apparaît plus efficace pour détecter les tumeurs multi-focales (sensibilité = 63 %, spécificité = 95 %) que la combinaison de l'échographie et de la mammographie (sensibilité = 32 %, spécificité = 93 %).

Par contre, comparativement à l'IRM, chez 36 patientes, Heinisch [203] montre le manque de sensibilité de la TEP 18 FDG (68 % pour la TEP *versus* 92 % pour l'IRM). Dans cette étude, la supériorité de l'IRM est surtout vraie pour les tumeurs infra-centimétriques et pour les formes lobulaires [203].

Une méta-analyse effectuée sur 606 patientes a évalué les performances de la TEP 18 FDG pour le diagnostic de malignité d'une lésion suspecte chez des patientes présentant une mammographie anormale ou une masse palpable au niveau du sein [204]. Au total, la méta-analyse a porté sur 13 études (dont 9 études prospectives) publiées entre janvier 1966 et mars 2001. Cette méta-analyse a permis d'estimer la sensibilité de la TEP 18 FDG à 88 % et la spécificité à 79 %. Le risque de conclure à tort à l'absence de malignité sur la base d'un examen TEP 18 FDG négatif apparaît de 12 %.

Au total, la TEP 18 FDG ne semble donc pas indiquée pour caractériser une lésion mammaire.

Tableau I :
Détection de la tumeur primitive mammaire par la TEP 18 FDG.

Références	Nombre de patientes	sensibilité	Spécificité	Exactitude
[Wahl 1991] (205)	10	100 %	~~	~~
[Tse 1992] (206)	14	80 %	100 %	86 %
[Uno 1992](207)	21	95 %		
[Nieweg 1993](208)	11	91 %	100 %	95 %
[Hoh 1993](209)	26	85 %	86 %	85 %
[Crowe 1994](210)	28	100 %	100 %	100 %
[Jacobs 1994](211)	31	78 %	89 %	~~
[Jannson 1995](212)	12	100 %	~~	~~
[Bruce 1995](213)	15	93 %	~~	~~
[Avril 1995](195)	71	88 %	78 %	~~
[Scheidhauer 1995](214)	30	91 %	~~	~~
[Dehdashti 1995](200)	32	88 %	100 %	91 %
[Avril 1996](198)	72	83 %	84 %	83 %
[Palmedo 1997](215)	20	92 %	86 %	90 %
[Hubner 2000](216)	35	96 %	91 %	94 %
[Yutani 2000](217)	40	79 %	~~	80 %
[Schirrmeister 2001](218)	117	93 %	75 %	89 %
[Samson 2002](204)	606	88 %	79 %	~~
[Heinisch 2003](203)	36	68 %	~~	~~

BILAN D'EXTENSION INITIAL

Évaluation ganglionnaire

Évaluation du creux axillaire

Le tableau 2 reprend les principales études ayant évalué l'intérêt de la TEP 18 FDG pour l'analyse du creux axillaire.

Dans l'étude de Schirrmeister (n = 117), la sensibilité et la spécificité de la TEP 18 FDG pour rechercher un envahissement axillaire sont respectivement de 79 % et 92 % [218].

Dans le travail prospectif de Zornoza, 200 patientes présentant un cancer du sein sans envahissement ganglionnaire clinique sont incluses [219]. Deux stratégies différentes sont évaluées : ou bien un curage systématique indépendamment du résultat de l'examen TEP, ou bien l'exérèse du ganglion sentinelle en cas de TEP négative (bien entendu suivie d'un curage si celui-ci est envahi). Dans la première situation, les sensibilité et spécificité sont évaluées à 91 % et à 100 % alors que dans la seconde situation, elles sont respectivement de 77 % et de 96 %. Pour les petites tumeurs présentant à l'évidence un foyer ganglionnaire hypermétabolique, l'auteur propose de surseoir à l'étude du ganglion sentinelle et d'effectuer d'emblée un curage axillaire. Si l'examen TEP est négatif, l'étude du ganglion sentinelle et/ou le curage ne peuvent pas être évités [219].

De nombreuses autres études montrent que la TEP présente des performances intéressantes pour évaluer le statut ganglionnaire axillaire. Dans son travail

Tableau II :
Principales études évaluant l'intérêt de la TEP 18 FDG pour l'analyse du creux axillaire.

Références	Nombre de patientes	sensibilité	Spécificité	Exactitude
[Wahl 1991] 205	8	83 %	100 %	88 %
[Tse 1992] 206	10	57 %	100 %	70 %
[Hoh 1993] 209	12	75 %	~~	~~
[Nieweg 1993] 208	11	100 %	~~	~~
[Crowe 1994] 210	28	90 %	100 %	95 %
[Jacobs 1994] 211	16	100 %	93 %	94 %
[Avril 1995] 195	15	73%	96%	~~
[Scheidhauer 1995] 214	9	89 %	93 %	94 %
[Bassa 1996] 224	16	76 %	100 %	81 %
[Scheidhauer 1996] 225	18	100 %	100 %	94 %
[Avril 1996] 198	51	79%	96%	88%
[Utech 1996] 226	124	100 %	75 %	84 %
[Adler 1997] 194	52	95 %	66 %	80 %
[Smith 1998] 227	45	88 %	97 %	93 %
[Hubner 2000] 216	22	100 %	100 %	100 %
[Schirrmeister 2001] 218	113	79 %	92 %	88 %
[Greco 2001] 196	167	94 %	86 %	90 %
[Guller 2002] 220	31	43 %	94 %	80 %
[Barranger 2003] 221	32	20 %	100 %	~~
[Fehr 2004] 222	24	20 %	93 %	~~
[Wahl 2004] 223	360	61 %	80 %	~~
[Zornoza 2004] 219	200	84 %	98 %	91 %

rétrospectif, Hubner va même retrouver une sensibilité de 100 % [216]. Pour autant, la TEP ne peut se substituer au curage chirurgical dont l'intérêt n'est pas seulement diagnostique mais également pronostique et thérapeutique. Par ailleurs, les études les plus récentes, effectuées sur des tumeurs primitives de plus petite taille, retrouvent une sensibilité beaucoup plus faible pour la détection d'un envahissement axillaire. Dans l'étude de Barranger, dans un groupe de 32 femmes, la sensibilité de la TEP pour rechercher un envahissement axillaire n'est que de 20 % [221]. En 2004, dans un groupe de 24 femmes, Fehr retrouve également une sensibilité de 20 %. Dans son étude, le diamètre moyen des adénopathies faussement négatives est mesuré à 7,5 mm (de 1 à 15 mm) [222]. La même année, aux États-Unis, Wahl a publié son étude multi-centrique dans laquelle 360 femmes sont incluses. Les sensibilités, spécificités, valeurs prédictives positives et valeurs prédictives négatives sont respectivement de 61 % (de 54 % à 67 % selon les centres d'inclusion), de 80 % (79 % à 81 %), de 62 % (60 % à 64 %) et de 79 % (76 % à 81 %) [223].

Ces mauvaises performances s'expliquent par les limites de l'examen en cas de « maladie millimétrique » voire

« microscopique ». À l'instar de la tumeur primitive, la sensibilité de la TEP 18 FDG pour la détection de l'envahissement ganglionnaire dépend de la taille de la lésion. Les performances de l'examen sont essentiellement limitées par la résolution intrinsèque de la technique.

Évaluation des autres chaînes ganglionnaires

Le statut ganglionnaire extra-axillaire est probablement sous évalué par les techniques d'imagerie conventionnelle. De plus, il n'est pas évalué par la chirurgie. Or, des ganglions sus claviculaires et mammaires internes peuvent être envahis même si le creux axillaire est indemne de maladie. Cela est probablement plus fréquent pour les tumeurs localisées au niveau des quadrants internes du sein. Dans l'étude de Tran, 141 femmes présentant des cancers du sein sont suivies pendant une moyenne de 3 ans [228]. 42 tumeurs sont localisées au niveau des quadrants internes et 99 tumeurs en regard des quadrants externes. Les résultats montrent que le risque relatif de présenter des métastases ganglionnaires extra-axillaires ou une maladie à distance est significativement augmenté dans le groupe de patientes présentant des tumeurs localisées au niveau des quadrants internes.

Il n'est pas impossible qu'une meilleure évaluation initiale des aires ganglionnaires extra-axillaires puisse permettre d'effectuer un traitement loco-régional plus adapté (notamment en ajustant les champs de radiothérapie) et peut être ainsi de diminuer le risque d'évolution métastatique.

Plusieurs études semblent justement montrer les bonnes performances de la TEP pour évaluer le statut ganglionnaire extra axillaire et notamment la chaîne mammaire interne [198, 219, 229, 230].

Chez 46 patientes, Danforth a cherché à évaluer l'intérêt de la TEP 18 FDG pour le bilan d'extension loco-régional [230]. Pour les stades I et II (18 patientes), les sensibilités ont été de 83 % pour la détection de la tumeur primitive et de 43 % pour la détection de l'envahissement ganglionnaire axillaire. Chez ces 18 patientes, l'examen TEP n'a détecté aucune tumeur du sein contro-

Figure 10a :
Prise en charge initiale d'une patiente ayant bénéficié d'une tumorectomie et curage axillaire (9N+/11) pour un carcinome médullaire de 25 mm du sein droit (RO < 10 %, RP < 10 %, C-erbB-2 négatif). La TEP-TDM est demandée pour réévaluer la maladie avant de débuter le traitement adjuvant. L'examen montre clairement la persistance d'adénopathies pathologiques hypermétaboliques en région sous pectorale droite. Le champ de radiothérapie va être adapté au résultat de l'examen.

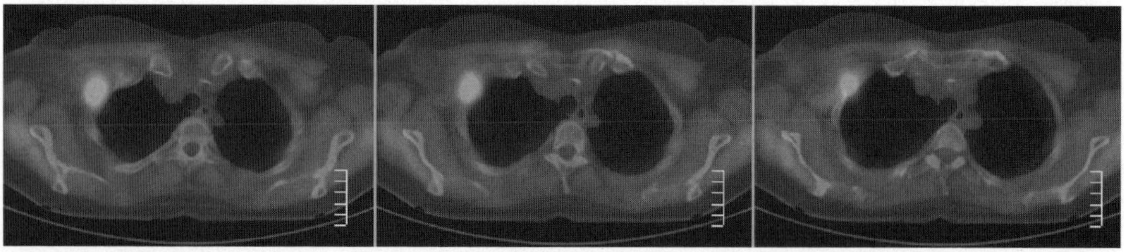

Figure 10b :
Même patiente 6 mois plus tard, à l'issu du traitement systémique et d'une surimpression de radiothérapie. Les foyers hypermétaboliques axillaires ont disparu.

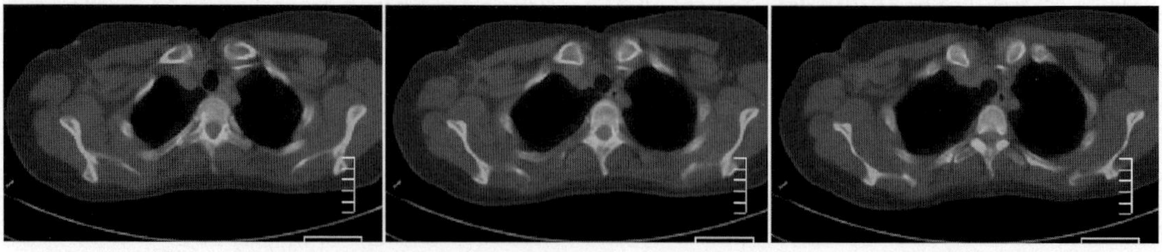

latéral ou de la chaîne mammaire interne. Pour les stades III et IV (28 patientes), la sensibilité a été de 90,5 % pour la mise en évidence de la tumeur primitive et de 83 % pour le staging axillaire. Parmi ces 28 patientes, 25 % ont présenté un examen positif pour l'envahissement de la chaîne mammaire interne. Concernant l'envahissement du sein controlatéral, la TEP a été négative pour l'ensemble des 28 femmes.

Au total, pour les cancers du sein localement avancés, la TEP 18 FDG semble être une technique d'imagerie prometteuse pour l'évaluation du statut ganglionnaire extra-axillaire (figure 10a – 10b).

Recherche de métastases à distance

Dans un travail prospectif, Van der hoeven s'est intéressé à la place de la TEP 18 FDG pour rechercher des métastases à distance chez 48 patientes présentant un cancer du sein localement avancé [231]. Pour chaque femme, le bilan conventionnel (radiographie pulmonaire, scintigraphie osseuse, échographie hépatique, scanner abdominal) effectué initialement ne montre pas de métastases. Parmi les 48 patientes, 14 présentent des foyers hypermétaboliques dont 10 sont considérés comme pathologiques. 4 lésions se révélent effectivement être d'origine secondaires. Un foyer faux positif se révéle en fait correspondre à une sarcoïdose. Chez les 5 autres patientes, les foyers hyperfixants restent indéterminés [231].

Dans, l'étude de Landheer, en bilan initial, parmi 17 femmes présentant un cancer du sein a priori localisé, la TEP permet de découvrir 5 foyers métastatiques [232]. Selon l'auteur, la TEP 18 FDG est une méthode sensible pour la détection de la maladie métastatique chez les patientes présentant un cancer du sein à risque élevé de dissémination.

Dans l'étude de Dose (n = 50), les performances de la TEP 18 FDG sont confrontées à celles de l'imagerie conventionnelle (radiographie thoracique, échographie hépatique et scintigraphie osseuse) [233]. Pour identifier une maladie métastatique, la sensibilité et la spécificité de la TEP sont respectivement de 86 et 90 % contre 36 et 95 % pour le bilan traditionnel. Pour détecter les métastases pulmonaires et les ganglions médiastinaux, la TEP est significativement plus sensible que la radiographie pulmonaire. Par contre, pour la mise en évidence des métastases osseuses et hépatiques, les performances de la TEP semblent similaires à celles de la scintigraphie osseuse et de l'échographie hépatique.

Dans l'étude de Nakai, les sensibilités de la TEP 18 FDG et de la scintigraphie osseuse pour la détection des métastases osseuses du cancer du sein sont respectivement de 80 % et de 78 % (n = 89). Pour les lésions ostéolytiques, la sensibilité de la TEP apparaît égale à 100 % alors que celle de la scintigraphie osseuse est de 70 %. Mais pour les métastases ostéoblastiques, la sensibilité de la TEP chute à 55 %. Les formes mixtes sont détectées par la TEP dans 95 % des cas [234].

Pendant 24 mois, Moon a suivi 57 femmes suspectées de présenter une récidive de cancer du sein [235]. La TEP lui permet de mettre en évidence des métastases chez 29 patientes (41 sites au total). Il note que les localisations osseuses sont significativement plus souvent prises à défaut par la TEP que les autres métastases.

Dans l'étude d'Uematsu, la TEP semble également manquer de sensibilité pour la détection des métastases osseuses [236]. Dans son travail prospectif, 15 patientes bénéficient successivement d'une scintigraphie osseuse et d'une TEP 18 FDG. En analysant chaque lésion, il trouve une sensibilité de 85 % pour la scintigraphie osseuse et de seulement 17 % pour la TEP. Il explique ses résultats par la présence élevée de métastases ostéoblastiques. Dans son étude, la TEP ne retrouve en fait que 6 % des lésions blastiques. Pourtant, elle retrouve 90 % des lésions lytiques. À l'inverse, si la scintigraphie osseuse retrouve 92 % des métastases ostéoblastiques, elle ne permet de distinguer que 35 % des formes ostéolytiques.

Dans l'étude de Gallowitsch, la TEP apparaît également moins sensible que la scintigraphie osseuse (61 % *versus* 97 %). Là encore, ce résultat est expliqué par la nature sclérotique des lésions [237].

En raison de sa faible sensibilité pour la détection des métastases ostéoblastiques, la TEP 18 FDG ne peut probablement pas se substituer à la scintigraphie osseuse. Ces deux examens apparaissent être des techniques complémentaires. Toutefois, à l'avenir, il n'est pas impossible que les bonnes performances de la TEP au fluorure de sodium (TEP FNa) soient mises à profit pour la détection des métastases ostéoblastiques.

Pour la recherche des métastases pulmonaires, la TEP 18 FDG est vraisemblablement intéressante mais elle souffre de sa résolution spatiale insuffisante. L'imagerie hybride TEP-TDM effectuée avec un scanner en coupes fines et en fenêtre parenchymateuse doit permettre d'améliorer la sensibilité de détection. Pour la maladie ganglionnaire médiastinale, la TEP est un examen intéressant. Il faut toutefois se méfier des examens faussement positifs, par exemple en rapport avec une tuberculose ou une sarcoïdose. Pour la détection des métastases hépatiques supra-centimétriques, la TEP est un examen de choix mais en cas de lésions de petite taille, sa résolution spatiale apparaît là encore comme un facteur limitant (figure 11a-d).

Au total, pour les tumeurs du sein localement avancées, la TEP 18 FDG est probablement un examen de choix pour rechercher une maladie métastatique. Pour autant, il faut en connaître les limites. Les faux négatifs sont essentiellement représentés par les métastases osseuses condensantes et par les lésions de petites taille, notamment au niveau des parenchymes pulmonaires et hépatiques. Quant aux foyers faussement positifs, ils constituent essentiellement l'apanage des phénomènes infectieux et/ou inflammatoires.

MODIFICATION DU STAGING ET DE L'ATTITUDE THÉRAPEUTIQUE EN TENANT COMPTE DES DONNÉES DE LA TEP

Une méta analyse publiée en 2001 a estimé l'impact thérapeutique de la TEP 18 FDG à 24 % [238].

Cette même année, Yap a effectué une enquête prospective auprès des médecins référents de 160 patientes atteintes d'un cancer du sein [239]. La nature des changements de prise en charge a été classée en 2 groupes : les changements « intra-traitement » qui définissent des changements concernant les modalités de traitement (champs de radiothérapie, type de chirurgie, type de chimiothérapie...) et les changements « inter-traitement » qui correspondent à une modification du traitement (radiothérapie, chirurgie, chimiothérapie, pas de traitement, etc.). Suite aux résultats de l'examen TEP, le stade clinique a été modifié chez 36 % des patientes, dont 28 % ont été sur-stadifiées et 8 % sous-stadifiées. Les taux de modifications intra et inter-traitement ont été respectivement de 30 % et de 28 % [239].

Plus récemment, Eubank a également montré que le résultat de la TEP entraîne une modification du planning thérapeutique [240]. Comparativement à l'imagerie standard, le bilan d'extension de la maladie a été réévalué à la hausse dans 43 % des cas, est apparu similaire dans 33 % des cas et est réévalué à la baisse dans 24 % des cas. Au total, pour Eubank, le résultat de la TEP entraîne une modification de l'attitude thérapeutique dans 32 % des cas.

ÉVALUATION THÉRAPEUTIQUE

Smith a étudié l'intérêt de la TEP 18 FDG pour évaluer l'efficacité de la chimiothérapie néo-adjuvante dans un groupe de 30 patientes présentant un cancer du sein localement avancé. Pour chaque patiente, il a successivement effectué une TEP après la première, la deuxième et la cinquième cures. Il montre que la réponse à la chimiothérapie peut être prédite dès la fin de la première cure avec une sensibilité de 90 % et une spécificité de 74 % [241].

De la même manière, pour Schelling, la TEP 18 FDG peut prédire précocement la réponse à la chimiothérapie néo-adjuvante. Dans un groupe de 22 patientes, il retrouva une sensibilité de 100 % et une spécificité de 85 % [242].

Figure 11 : Évaluation pré-thérapeutique en raison de l'apparition de nodules de perméations chez une patiente suivie pour une néoplasie mammaire.

La TEP-TDM permet de retrouver de nombreux foyers hypermétaboliques cutanées et sous cutanées correspondant aux nodules de perméations. La TEP-TDM montre de plus des foyers hypermétaboliques en regard d'adénopathies régionales (chaînes axillaires et mammaires internes gauches), et des lésions osseuses secondaires hypermétaboliques.

Figure 11a : TEP coupes coranales.

Nombreuses métastases sous cutanées et ganglionnaires (notamment axillaires gauches et médiastinales).

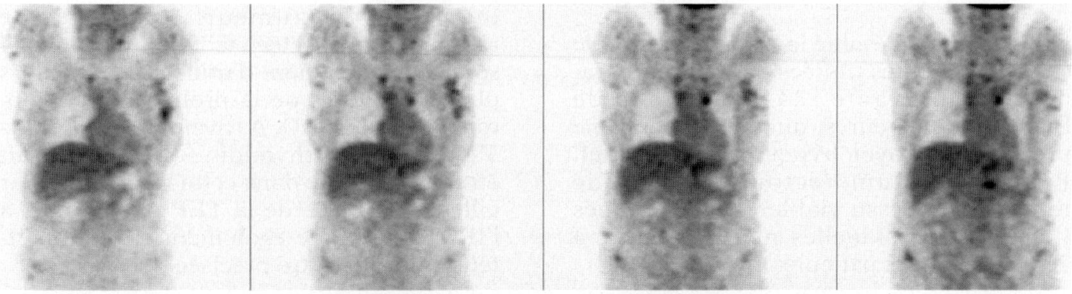

Figure 11b : TEP-TDM coupes transversales thoraciques hautes.

Métastases sous cutanées, métastases ganglionnaires axillaires gauches et médiastinales.

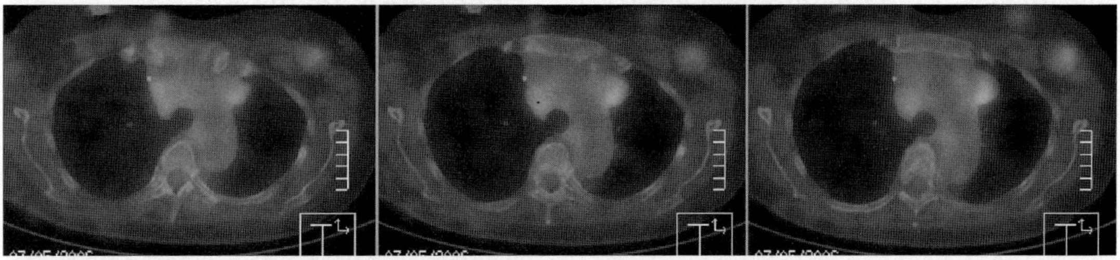

Figure 11c : TEP-TDM coupes tranversales pelviennes.

Métastases osseuses (sacrées et coxales).

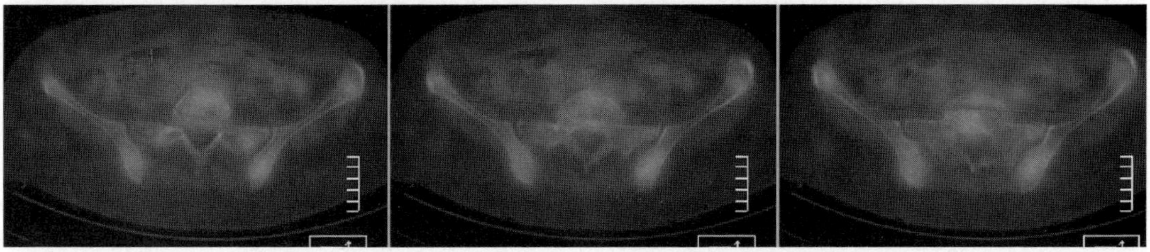

Figure 11d : TDM, TEP et images de fusion en coupes sagittales.

Nombreuses métastases rachidiennes.

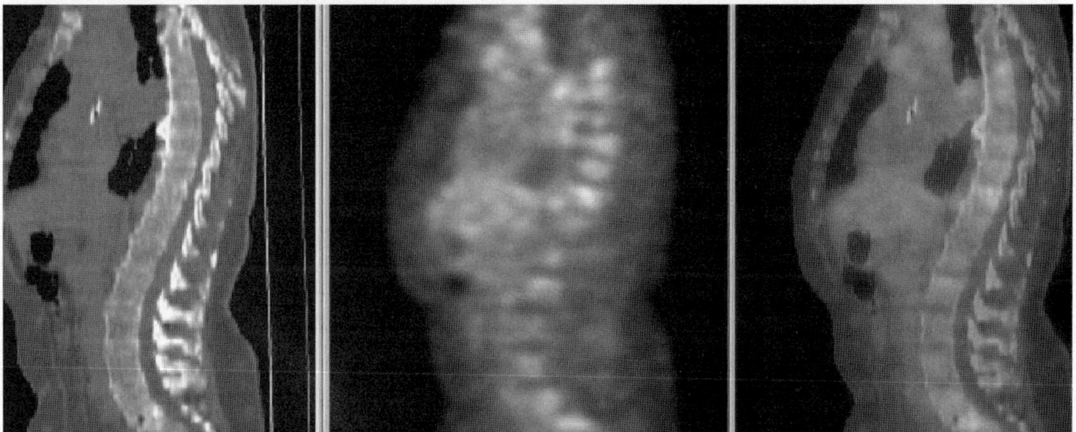

Par contre, dans un groupe de 30 patientes, Mortimer n'a pas mis en évidence de relation entre la diminution de la captation du 18 FDG ou du FES (TEP au 16alpha-[18F]fluoro-17beta-estradiol) et la réponse tumorale [243].

Burcombe a évalué la réponse tumorale chez 10 patientes traitées par chimiothérapie néo-adjuvante [244]. À l'issue de l'ensemble des cures, aucune patiente ne présente de foyer hyperfixant résiduel. Pourtant, la tumorectomie permet de retrouver du tissu viable chez 9 femmes (les lésions résiduelles mesurant de 2 à 20 mm selon les patientes).

À l'inverse dans un groupe de 50 patientes, Kim a montré que le SUV s'abaisse de façon plus importante en cas de réponse histologique qu'en l'absence de réponse ($p < 0,004$). Pour une réduction du SUV de 79 %, la sensibilité et la spécificité sont respectivement de 85,2 % et de 82,6 %. Lorsqu'il choisit 88 % comme seuil de diminution du SUV, il calcule une sensibilité de 100 % et une spécificité de 56,5 % [245].

Concernant l'évaluation des autres modalités thérapeutiques, à notre connaissance, il n'existe pas d'études s'intéressant spécifiquement à l'intérêt de la TEP pour montrer l'efficacité de la chirurgie ou de la radiothérapie. Rappelons qu'il faut attendre environ 3 mois après une chirurgie et 4 mois après une radiothérapie pour évaluer l'efficacité du traitement. Rappelons également que la TEP, de par sa résolution intrinsèque, est inutile pour rechercher une maladie résiduelle microscopique.

Au total, l'intérêt de la TEP 18 FDG pour évaluer la chimiothérapie néo-adjuvante est une indication reconnue par la FDA (Foods and Drug Administration, États-Unis). Pour autant, en France, si pour certains cancers (LMNH de haut grade), l'utilité de l'examen pour évaluer l'efficacité des chimiothérapies est clairement admise, cela n'est pas le cas pour les tumeurs mammaires [246]. Personne ne peut dire clairement à partir de quelle diminution d'intensité de la fixation, la thérapeutique peut être jugée comme efficace. Il apparaît vraisemblable que ce problème de quantification soit difficile à déterminer de façon absolue étant donné le nombre de paramètres devant être pris en compte : type de chimiothérapie, nombre de cures effectuées, délais par rapport à la cure, biologie de la tumeur, histologie de la tumeur, quantité de radiotraceur injectée etc... Pour certains, il serait plus pertinent d'utiliser des traceurs plus spécifiques de la prolifération tumorale que le 18 FDG. A l'avenir, la 3'-désoxy-3'-[18F]-fluoro-thymidine (FLT) pourrait être intéressante dans cette indication. Par ailleurs, la place de la TEP par rapport à l'IRM, technique également très prometteuse, mérite d'être précisée.

RECHERCHE DE RÉCIDIVES

Gallowitsch a évalué l'intérêt de la TEP en cas de suspicion clinique et/ou biologique (augmentation des marqueurs) de récidive [237]. Chez 62 patientes, il a comparé les résultats de la TEP 18 FDG au bilan d'imagerie conventionnelle incluant une mammographie, une échographie, un scanner, une IRM, une radiographie thoracique et une scintigraphie osseuse. Selon une base par patient, pour détecter une récidive loco-régionale ou métastatique, il calcule une sensibilité à 97 % (*versus* 84 % pour le bilan conventionnel), une spécificité à 82 % (*versus* 60 % pour le bilan conventionnel), une VPP à 87 % (*versus* 73 % pour le bilan conventionnel), une VPN à 96 % (*versus* 75 % pour le bilan conventionnel), et une exactitude à 90 % (*versus* 74 % pour le bilan conventionnel). Selon une base par lésion, la TEP 18 FDG apparait particulièrement performante pour retrouver les récidives ganglionnaires (84 % *versus* 23 %). Par contre pour les métastases osseuses sclérotiques, la scintigraphie aux biphosphonates marqués s'avère plus performante [237].

75 patientes suspectes de récidive ont été incluses dans le travail rétrospectif de Grahek [247]. L'examen TEP a été effectué soit en raison d'une augmentation isolée d'un marqueur (CA15-3 ou ACE) soit en raison d'une imagerie ou d'un examen clinique suspect. Dans les 2 situations, la TEP s'avère plus performante que l'imagerie conventionnelle. Les sensibilités et

spécificités sont respectivement de 84 % et 78 % pour la TEP et de 63 % et 61 % pour le bilan conventionnel (mammographie, échographie, scanner et scintigraphie osseuse). Le résultat de la TEP entraîne une modification de l'attitude thérapeutique dans 44 % des cas (figure 12).

Landheer a également évalué les performances de la TEP 18 FDG pour rechercher une récidive de cancer mammaire. Dans un groupe de 25 femmes, 43 foyers d'hyperfixations ont été mis en évidence par l'examen, 22 confirmant des sites métastatiques suspectés par l'imagerie conventionnelle et 21 montrant des nouveaux sites [232].

Isasi a publié une méta-analyse évaluant la place de la TEP 18 FDG dans cette indication [248]. Ce travail reprend 18 études publiées entre 1997 et 2004 comprenant au total 808 femmes (1 013 lésions). En réalisant une analyse par patiente, l'auteur calcule une sensibilité de 90 % et une spécificité de 87 %. Selon une analyse par lésion, la sensibilité et la spécificité sont respectivement de 85 % et de 93 %.

Au total, qu'elle soit effectuée en raison de l'augmentation d'un marqueur ou à cause d'une suspicion clinique de récidive, les performances de la TEP 18 FDG sont tout à fait intéressantes (figure 13). Dans cette indication, le groupe de travail SOR conduit par le Pr Bourguet recommande cet examen en option selon un niveau de preuve A [246].

FACTEURS PRONOSTIQUES

Dans son étude, Vranjesevic a suivi par TEP et par imagerie conventionnelle 61 femmes ayant été traitées pour un cancer du sein [249]. Le bilan d'imagerie a été effectué en moyenne à 0,4 années après la fin du traitement (minimum : 0 années ; maximum : 16 années). Les données des différents examens sont confrontées à la surveillance. La VPP et la VPN sont respectivement de 93 % et 84 % pour la TEP et de 85 % et 59 % pour le bilan conventionnel. L'exactitude est de 90 % pour la TEP et de 75 % pour l'imagerie conventionnelle. Les courbes de Kaplan Meier montrent que la survie sans récidive apparaît significativement différente selon que la TEP soit positive ou négative (log-rank test = 0,001).

En évaluation pré-thérapeutique, Inoue a effectué une TEP 18 FDG à 81 patientes [250]. L'intensité de la fixation du 18 FDG (SUVmax) par la tumeur primitive et le cas échéant par les ganglions axillaires (80 % des patientes ont présenté une hyperfixation axillaire) a été comparée à la survie sans récidive. Le pronostic apparaît moins bon dans le groupe présentant un SUVmax élevé (n = 40) par rapport au groupe ayant un SUVmax bas (p = 0,011). Le taux de survie sans récidive est mesuré à 75 % dans le premier groupe et à 95,1 % dans le second groupe. La combinaison du SUV max et de la fixation du 18 FDG au niveau de la chaîne axillaire (TEP N +) apparaît être un facteur pronostique indépendant du T et du N clinique. Les patientes présentant un

Figure 12 : Élévation du CA 15.3 chez une patiente ayant été traitée pour une néoplasie mammaire gauche. La TEP montre un foyer hépatique hypermétabolique (segment V) hautement suspect d'une origine secondaire.

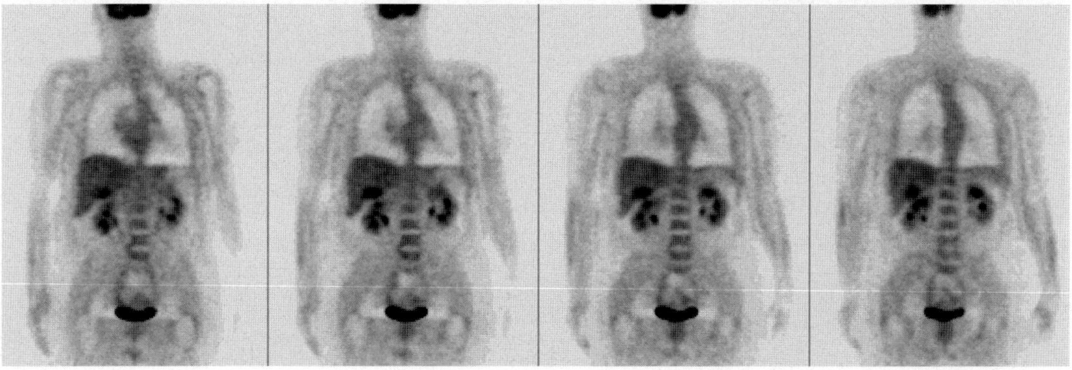

Figure 13 : En raison de l'élévation de l'ACE, un nouveau bilan d'extension est effectué à 3 mois de la fin du traitement d'un cancer du sein (tumorectomie et curage axillaire gauche).
La TEP-TDM permet de mettre en évidence la présence d'adénopathies pathologiques hypermétaboliques en région axillaire gauche profonde, sous pectorale et rétro claviculaire. À noter par ailleurs la présence de foyers hyperfixants d'origine artefactuelle en regard d'un muscle de l'épaule droite et au niveau de l'uretère droit.

Figure 13a : TEP coupes coronales.

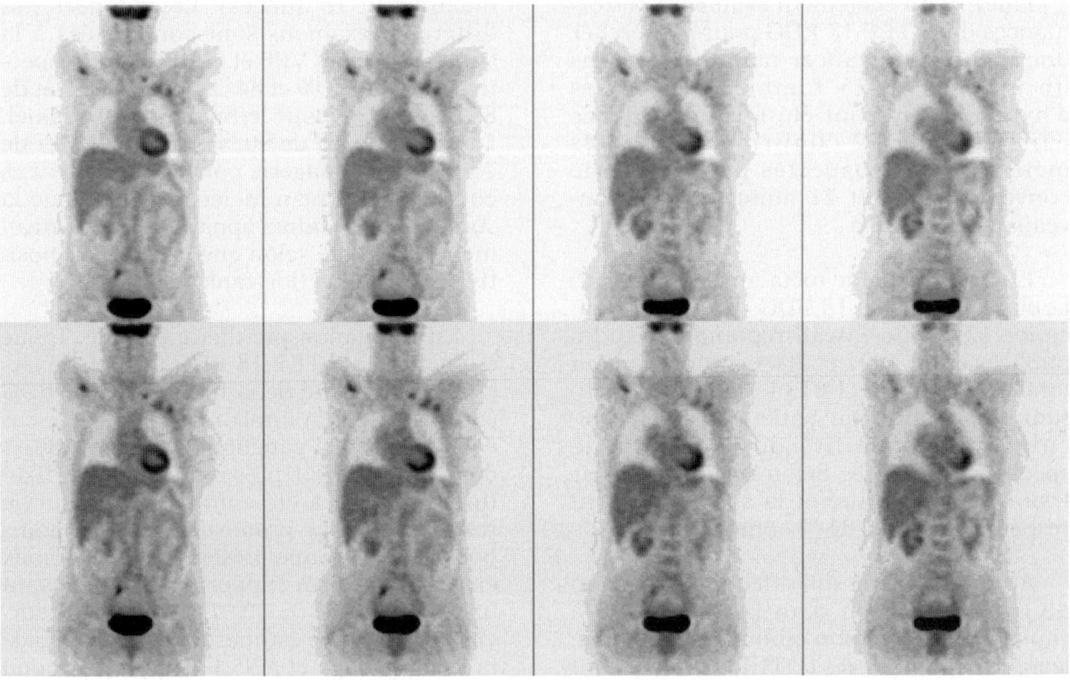

Figure 13b : TDM, TEP et fusion TEP-TDM coupes coronales.

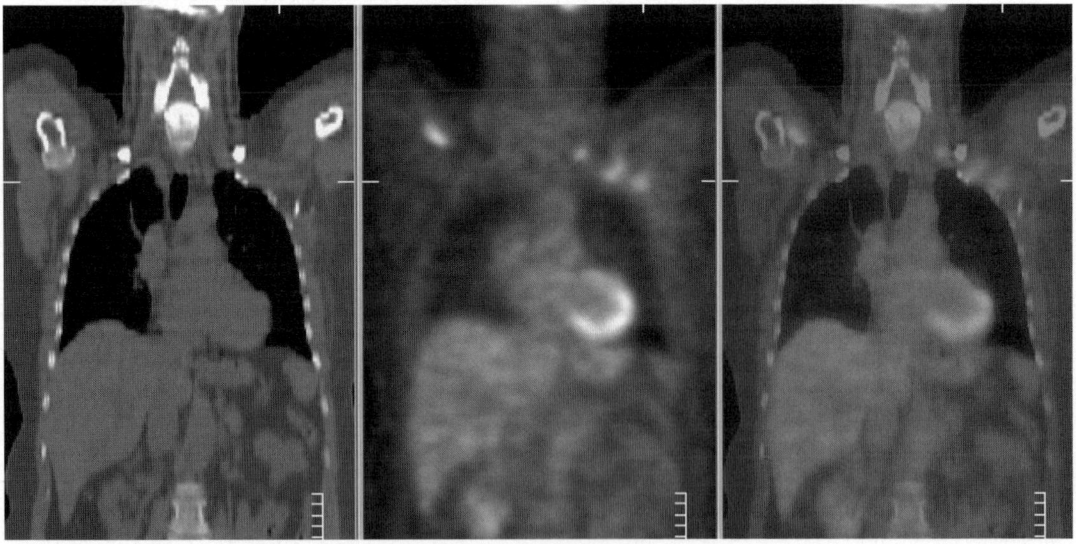

Figure 13c : récidive axillaire et sous pectorale gauche (TEP-TDM coupes transverses).

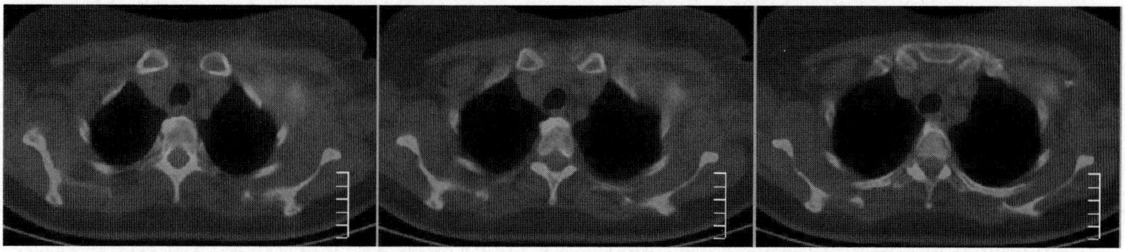

SUVmax élevé associé à un foyer hypermétabolique au niveau du creux axillaire ont clairement présenté un moins bon pronostic que les autres femmes (p < 0,001). Les survies sans récidive à 5 ans ont été respectivement de 44,4 % et de 96,8 % [251].

Ces résultats suggèrent que la TEP 18 FDG pourrait etre utile pour l'évaluation pronostique pré-thérapeutique. Ils demandent à être confirmés par de nouvelles études.

CONCLUSION

La TEP 18 FDG apparaît être un examen diagnostique performant pour rechercher la malignité des lésions mammaires supracentimétriques. En raison des faux positifs et surtout des faux négatifs, elle ne peut toutefois pas se substituer à l'étude histologique. Par conséquent, la TEP 18 FDG n'est pas recommandée pour la caractérisation d'une lésion mammaire. Outre la petite taille tumorale, les causes de faux négatifs sont essentiellement représentées par les formes histologiques lobulaires, par les tumeurs à faible prolifération, par les tumeurs de bas grade et par les lésions bien différenciées. Les causes de faux positifs sont essentiellement en rapport avec les phénomènes inflammatoires et/ou infectieux.

Pour des raisons similaires, la TEP 18 FDG ne peut pas se substituer à l'analyse anatomo-pathologique du creux axillaire.

Toutefois, pour l'évaluation initiale du cancer du sein localement avancé (lésion primitive étendue, N+ axillaire...), la TEP peut probablement trouver sa place. Elle permet d'évaluer les chaînes ganglionnaires extra axillaires, notamment la chaîne mammaire interne et de rechercher des métastases à distance. La sensibilité de l'examen apparaît néanmoins faible pour les lésions secondaires de petite taille et pour les métastases osseuses de forme blastique, pour lesquelles les performances de la scintigraphie aux bisphosphonates sont supérieures.

Pour évaluer l'efficacité d'une chimiothérapie néo-adjuvante, les données de la littérature n'apparaissent pas suffisantes pour recommander l'utilisation de la TEP. Plusieurs questions restent en suspend : à partir de quel niveau de baisse de fixation doit-on retenir l'efficacité du traitement ? Quelle est la place de la TEP par rapport à l'IRM ? D'autres traceurs plus spécifiques de la prolifération tumorale que le 18 FDG (comme la FLT) doivent ils être utilisés ?

En ce qui concerne la recherche d'une récurrence loco-régionale ou à distance, les performances de la TEP 18 FDG sont franchement intéressantes, y compris en cas de normalité du bilan biologique. L'impact de la TEP sur la prise en charge thérapeutique est indéniable et semble estimé à au moins 20 %. La TEP 18 FDG pourrait enfin présenter un intérêt pronostique mais les données de la littérature ne sont pas suffisantes pour définir son rôle dans cette indication. ■

BIBLIOGRAPHIE

[1] TAILLEFER R. The role of ^{99m}Tc-Sestamibi and other conventionnal radiopharmaceuticals in *breast* cancer diagnosis. *Sem Nucl Med*, 1999; 29: 16-40.

[2] MULLER ST, GUTH-TOUGELIDS B, CREUTZIG GH. Imaging of malignant tumors with Tc-99m MIBI SPECT. *Eur J Nucl Med*, 1987; 28: 562.

[3] AKTOLUN C, BAYHAN H, KIR M. Clinical experience with Tc-99m MIBI imaging in patients with malignant tumors: preliminary results and comparison with T1-201. *Clin Nucl Med,* 1992; 17: 171-176.

[4] CHIU ML, KRONANGE JF, PIWNICA-WORMS D. Effect of mitochondrial and plasma membrane potentials on accumulation of hexakis (2 methoxy-isobutyl isonitrile) technetium in cultured mouse fibroblasts. *J Nucl Med,* 1990; 31: 1646-1653.

[5] DELMON-MOINGEON LI, PIWNICA-WORMS D, VAN VEN ABBEELE AD, HOLMAN BL, DAVISON A, JONES AG. Uptake of the cation hexakis (2-methoxyisobutylisonitrile)-technetium-99m by human carcinoma cell lines in vitro. *Cancer Res,* 1990; 50: 2198-2202.

[6] OMAR WS, EISSA S, MOUSTAFA H, FARAG H, EZZAT I, ABDEL-DAYEM HM. Role of thallium-201 chloride and Tc-99m methoxy-isobutyl-isonitrile (sestamibi) in evaluation of breast masses: correlation with the immunohistochemical characteristic parameters (Ki-67, PCNA, Bcl-2 and angiogenesis) in malignant lesions. *Anticancer Res,* 1997; 17: 1639-1644.

[7] SCOPINARO F, SCHILLACI O, SCARPINI M, MINGAZZIN PL, DI MACIO L, BIANCI M, *et al.* Technetium-99m sestamibi: an indicator of breast cancer invasiveness. *Eur J Nucl Med,* 1994; 21: 984-987.

[8] BUSCOMBE JR, CWIKLA JB, THAKRAR DS, HILSON AJ. Uptake of Tc-99m MIBI related to tumor size and type. *Anticancer Res,* 1997; 17: 1693-1694.

[9] KHALKHALI I, MENA I, JOUANNE E, DIGGLES L, VENEGAS R, BLOCK J, *et al.* Prone scintimammography in patients with suspicion of carcinoma of the breast. *J Am Coll Surg,* 1994; 178: 491-497.

[10] WAXMAN AD. The role of 99 m Tc methoxyisobutylisonitrile in imaging breast cancer. *Semin Nucl Med,* 1997; 27: 40-54.

[11] TILING R, SOMMER H, PECHMANN M, MOSER R, KRESS K, PFLUGER T, *et al.* Comparison of technetium-99m-sestamibi scintimammography with contrast-enhanced MRI for diagnosis of breast lesions. *J Nucl Med,* 1997; 38: 58-62.

[12] MAUBLANT J, DE LATOUR M, MESTAS D, CLEMENSON A, CHARRIER S, FEILTEL V, *et al.* Technetium-99m-Sestamibi uptake in breast tumor and associated lymph nodes. *J Nucl Med,* 1996; 37: 922-925.

[13] TAILLEFER R, ROBIDOUX A, TURPIN S, LAMBERT R, CANTIN J, LEVEILLE J. Metastatic axillary lymph node technetium-99m-MIBI imaging in primary breast cancer. *J Nucl Med,* 1998; 39: 459-464.

[14] RAMBALDI PF, MANSI L, PROCACCINI E, DI GREGORIO F, DEL VECCHIO E. Breast cancer detection with Tc-99m tetrofosmin. *Clin Nucl Med,* 1995; 20: 703-705.

[15] ARBAB AS, KOIZUMI K, TOYAMA K, ARAKI T. Uptake of technetium-99m tetrofosmin, technetium-99m-MIBI and thallium-201 in tumor cell lines. *J Nucl Med,* 1996; 37: 1551-1556.

[16] BALLINGER JR, BANNEMAN J, BOXEN I, FIRBY P, HARTMAN NG, MOORE MJ. Tc-99m-tetrofosmin as a substrate for p-glycoprotein: in vivo studies in multidrug-resistant breast tumor cells. *J Nucl Med,* 1996; 37: 1578-1581.

[17] MANSI L, RAMBALDI PF, PROCACCINI E, DI GREGORIO F, LAPROVITERA A, PECORI B, *et al.* Scintimammography with technetium-99m tetrofosmin in the diagnosis of breast cancer and lymph node metastases. *Eur J Nucl Med,* 1996; 23: 932-939.

[18] BATTISTA JF, SOLANO ME, OLIVA JP, RODRIGUEZ JL, GOMEZ J, STUSSER RJ, *et al.* Usefulness of 99mTc-tetrofosmin scintimammography in palpable breast tumors. *Nucl Med Comm,* 1997; 18: 338-340.

[19] ADALET I, DEMIRKOL MO, MUSLUMANOGLU M, BOZFAKIOGLU Y, CANTEZ S. 99mTc-tetrofosmin scintigraphy in the evaluation of palpable breast masses. *Nucl Med Comm,* 1997; 18: 118-121.

[20] FENLON HM, PHELAN NC, O'SULLIVAN P, TIERNEY S, GOREY T, ENNIS JT. Benign versus malignant breast disease: comparison of contrast-enhanced MR imaging and 99mTc-tetrofosmin scintimam-mography. *Radiology,* 1997; 205: 214-220.

[21] MADARIAGA P, ALMOGUERA I, ALONSO A, ESCAT JL, VEGAZO O, MARTINEZ ML *et al.* Technetium-99m tetrofosmin scintigraphy to evaluate breast lesion. *Anticancer Res,* 1997; 17: 1619-1622.

[22] SCHILLACI O, SCOPINARO F, DANIELI R, PICARDI V, TAVOLARO R, CANNAS P, *et al.* Scintimammography with technetium-99m tetrofosmin in suspected breast cancer. *Anticancer Res,* 1997; 17: 1623-1626.

[23] LIND P, UMSCHADEN HW, FORSTHUBER E, OMAN J, KERSCHBAUMER K, GALLOWITSCH

HJ, *et al.* Scintimammography using Tc-99m-tetrofosmin. *Acta Med Austrica*, 1997; 24: 50-54.

[24] Lastoria S, Piccolo S, Muto P. Breast imaging with 99mTc-methylene diphosphonate. in: Taillefer R, Khalkhali I, Waxman A, Biersack H. Radionucleide imaging of the breast. New-York: Marcel Dekker Inc Ed, 1998: pp. 299-323.

[25] Van Den Bossche B, Van de Wiele C. Receptor imaging in oncology by means of nuclear medicine; current status. *J Clin Oncol.* 2005 May 1; 23(13) , 3170-1 ; author reply 3171.

[26] Buck AK, Schirrmeister H, Mattfeldt T, *et al.* S.N. Biological characterisation of breast cancer by means of PET. *Eur J Nucl Med Mol Imaging* 31: S80-S87, 2004 (suppl 1).

[27] Wilson CB, Lammertsma AA, McKenzie CG, Sikora K, Jones T. Measurements of blood flow and exchanging water space in breast tumors using positron emission tomography; A rapid and noninvasive dynamic method. *Cancer Res* 52; 1592-1597, 1992.

[28] Haubner R, Wester HJ, Burkhart F, *et al.* Glycosylated RGD-containing peptides; Tracer for tumor targeting and angiogeneses imaging with improved biokinetics. *J Nucl Med* 42: 326-336, 2001.

[29] Beer AJ. Haubner R, Sarbia M, Goebel M, Luderschmidt S, Grosu AL, Schnell O, Niemeyer M, Kessler H, Wester HJ, Weber WA, Schwaiger M. Positron emission tomography using [18F] Galacto-RGD identifies the level of integrin alpha(v)beta3 expression in man. *Clin Cancer Res.* 2006 Jul 1; 12(13):3942-9.

[30] Kaye SB. Multidrug resistance: clinical relevance in solid tumours and strategies for circumvention. *Curr Opin Oncol.* 10: S15-S19, 1998 (suppl 1).

[31] Dowsett M, Harpet-Wynne C, Boeddinghaus I, *et al.* HER-2 amplification impedes the antiproliferative effects of hormone therapy in estrogen receptor-positive primary breast cancer. *Cancer Res* 61: 8452-8458, 2001.

[32] Sutherland RM. Tumor hypoxia and gene expression – implications for malignant progression and therapy. *Acta Oncol* 37; 567-574, 1998.

[33] Teicher BA. Hypoxia and drug resistance. *Cancer Metastasis Rev* 13: 139-168, 1994.

[34] Blankenberg F, Ohtsukl K, Strauss HW. Dying a thousand deaths. Radionuclide imaging of apoptosis. *Q J Nucl Med* 43; 170-176, 1999.

[35] Zijlstra S, Gunawan J, Burchert W. Synthesis and evaluation of a 18F-labelled recombinant annexin-V derivative, for identification and quantification of apoptotic cells with PET. *Appl Radiat Isot* 58:201-207, 2003.

[36] Mathapala SP. Rempel. A, Pederson PL. Aberrant glycolytic metabolism of cancer cells; A remarkable coordination of genetic, transcriptional, post-translational, and mutational events that lead to a critical role for type II hexokinase. *J Bioenerg Biomembr* 29; 339-343, 1997.

[37] West KA, Castillo SS. Dennis PA. Activation of the P13k/Akt pathway and chemotherapeutic resistance. *Drug Resist.* Update 6: 234-248, 2002.

[38] Oshida M. Uno K. Suzuki M. *et al.* Predicting the prognoses of breast carcinoma patients with positron emission tomography using 2-deoxy-2-[18F] fluoro-D-glucose. *Cancer* 82: 2227-2234, 1998.

[39] Schelling M, Avril N, Nahrig J, *et al.* Positron emission tomography using [18F]-fluorodecoxyglucose for monitoring primary chemotherapy in breast cancer *J Clin Oncol* 18: 1689-1695, 2000.

[40] Mortimer JE, Dehdashti F, Siegel BA, *et al.* Metabolic flare: indicator of hormone responsiveness in advanced breast cancer. *J Clin Oncol* 19:2797-2803, 2001.

[41] Katzenellenbogen JA, Welch MJ, Dehdashti F. The development of estrogen and progestin radiopharmaceuticals for imaging breast cancer. *Anticancer Res* 17: 1573-1576, 1997.

[42] Kiesewetter DO, Kilbourn MR, Landvatter SW, *et al.* Preparation of four fluorine-18-labeled estrogens and their selecive uptakes in target tissue of immature rats. *J Nucl Med* 25; 1212-1221, 1984.

[43] Seimbille Y, Rousseau J, Bernard F, *et al.* 18F-labeled difluoroestradiols: preparation and preclinical evaluation as estrogen receptor-inding radiopharmaeceuticals Steroids 67: 765-775, 2002.

[44] Seo JW, Comninos JS, Chi DY, Kim DW, Carlson KE, Katzenellenbogen JA. Fluorine-substituted cyclofenil derivatives as estrogen receptor ligands: synthesis and

structure-affinity relationship study of potential positron emission tomography agents for imaging estrogen receptors in breast cancer. *J Med Chem*, 2006 Apr 20; 49(8): 2496-511.

[45] ALIAGA A. ROUSSEAU JA, OUELLETTE R, CADORETTE J, VAN LIER JE, LECOMTE R, BENARD F. Breast cancer models to study the expression of estrogen receptors with small animal PET imaging. *Nucl Med Biol*, 2004 Aug; 31(6): 761-70.

[46] MINTUN MA, WELCH MJ, SIEGEL BA, *et al.* Breast cancer PET imaging of estrogen receptors. *Radioloy* 169; 45-48, 1998.

[47] CAMPBELL FC, BLAMERY RW, ELSTON CW, *et al.* Qantitative oestradiol receptor values in primary breast cancer and response of metastases to endocrine therapy. *Lancet* 1; 1317-1319, 1981.

[48] DEHDASHTI F, FLANAGAN FL, MORTIMER JE, *et al.* Positron emission tomographie assessment of « metabolic flare » to predict response of metastatic breast cancer to antiestrogen therapy, *Eur J Nucl Med* 26-51-56, 1999.

[49] MCGUIRE AH, DEHDASHTI F, SIEGEL BA, *et al.* Positron tomographie assessment of 16alpha-[F-18]-fluoro-17beta-estradiol uptake in metastatic breast carcinoma. *J Nucl Med* 32; 1526-1531, 1991.

[50] LINDEN HM, STEKHOVA SA, LINK JM, GRALOW JR, LIVINGSTON RB, ELLIS GK, PETRA PH, PETERSON LM, SCHUBERT EK, DUNNWALD LK, KROHN KA, MANKOFF DA. Quantitative fluoroestradiol positron emission tomography imaging predicts response to endocrine treatment in breast cancer. *J Clin Oncol* 2006. Jun 20; 24(18): 2793-9. Epub 2006 May 8.

[51] ROWLAND DJ , TU Z, XU J, PONDE D, MACH R H, WELCH MJ. Synthesis and in vivo evaluation of 2 high-affinity 76Br-labeled σ2-receptor ligands. *J Nucl Med* 2006; 47: 1041-1048.

[52] REILLY RM, CHEN P, WANG J, SCOLLARD D, CAMERON R, VALLIS K A. Preclinical pharmacokinetic, biodistribution toxicology, and dosimetry studies of 111IN-DTPA-Human epidermal growth factor: an Auger electron-emitting radiotherapeutic agent for epidermal growth factor receptor-positive breast cancer. *J Nucl Med* 2006; 47: 1023-1031.

[53] PIWNICA-WORMS D, CHIU ML, BUDDING M, KEONAUGE JF, KRAMER RA, CROOP JM. Functionnal imaging of multidrug resistant P-glycoprotein with an organotechnetium complex. *Cancer Res*, 1993; 53: 977 -984.

[54] CORDOBES MD, STRAZEC A, DELMON-MOINGEON L, BLANCHOT C, KOUYOUNDJIAN JC, PREVOST G, *et al.* Technetium-99m-sestamibi uptake by human benign and malignant breast tumor cells: correlation with mdr gene expression. *J Nucl Med*, 1996; 37: 286-289.

[55] MORETTI JL, AZALOUX H, BOISSERON D, KOUYOUNDJIAN JC, VILCOQ J. Primary breast cancer imaging with technetium-99m sestamibi and its relation with P-glycoprotein over expression. *Eur J Nucl Med*, 1996; 23: 980-986.

[56] MORETTI JL, DURAN CORDOBES M, STARZEC A, DE BECO V, VERGOTE J, BENAZZOUZ F, *et al.* Involvement of glutathione in loss of technetium-99m-MIBI accumulation related to membrane MDF protein expression in tumor cells. *J Nucl Med.* 1998; 39(7) : 1214-8.

[57] DEL VECCHIO S, CIARMIELLO A, POTEMA MI, CARRIERO MV, MAINOLFI C, BOTTI G, *et al.* In vivo detection of multidrug-resistant (MDR1) phenotype by technetium-99m sestamibi scan in untreated breast cancer patients. *Eur J Nucl Med* 1997; 24: 150-9…

[58] CIARMIELLO A. VECCHIO SD, SILVESTRO P, *et al.* Tumor clearance of technetium 99m-sestamibi as a predictor of response to neoadjuvant chemotherapy for locally advanced breast cancer. *J Clin Oncol* 16; 1677-1683, 1998.

[59] DEL VECCHIO S, ZANNETTI A, ALOJ L, CARACO C, CIARMIELLO A, SALVATORE M. Inhibition of early ^{99m}Tc-MIBI uptake by Bcl-2 anti-apoptotic protein overexpression in untreated breast carcinoma. *Eur J Nucl Med Mol Imaging* 2003; 30 :879-87.

[60] MORETTI JL, HAUET N, CAGLAR M, REBILLARD O, BURAK Z. To use MIBI or not to use MIBI? That is the question when assessing tumour cells; *Eur J Nucl Med Mol* 2005; 32: 836-842.

[61] MUZI M. LINK JM, MANKOFF DA *et al.* Quantitative esimation of P-glycoprotein transport using [C-11]-verapamil. *J Nucl Med* 44: 365P. 2003.

[62] VAUPEL P. HOCKEL M. Oxygenation status of breast cancer: The Mainz experience, in Vaupel P, Kelleher (eds); Tumor Hypoxia. Stuttgart, Germany, Wissenschalfliche Veragsgesellschaft mbH, 1999, pp. 1-11.

[63] RAJENDRAN JG, MANKOFF DA, O'SULLIVAN F, *et al.* Hypoxia and glucose metabolism in malignant tumors: Evaluation by FMISO and FDG PET imaging. *Clin Cancer Res* 10: 2245-2252, 2004.

[64] DEHDASHTI F, GRIGSBY PW, MINTUN MA, *et al.* Assessing tumor hypoxia in cervical cancer by positron emission tomography with 60CuATSM; Relationship to therapeutic response-a preliminary report. *Int J. Radiat Oncol Biol Phys* 55; 1233-1238, 2003.

[65] LIVINGSTON RB, HART JS. The clinical applications of cell kinetics in cancer therapy, *Annu Rev Toxicol* 17: 529-543, 1977.

[66] SHIELDS AF, MANKOFF DA, LINK JM, *et al.* [Carbon-11]-thymidine and FDG to measure therapy response. *J Nucl Med* 39; 1757-1762, 1998.

[67] GRIERSON JR, SHIELDS AF. Radiosyntheses of 3'-deoxy-3'-[(18)F]fluorothymidine; [(18)F]FLT for imaging of cellular proliferation in vivo. *Nucl Med Biol* 27; 143-156, 2000.

[68] MANKOFF DA, SHIELDS AF, KROHN KA. PET imaging of cellular proliferation, *Radiol Clin North Am* 43; 153-168, 2005.

[69] SMYCZEK-GARGYA B, FERSIS N, DITTMANN H. *et al.* PET with [18F]fluorothymidine for imaging of primary breast cancer: A pilot study, *Eur J Nucl Med Mol Imaging* 31; 720-724, 2004.

[70] Pio BS, Park CK, Satyamurthy, *et al.* PET with Fluoro-L-thymidine allows early prediction of breast cancer response to chemotherapy. *J Nucl Med* 44; 76P, 2003 (abstract)

[71] WELLS P, ABOAGYE E, GUNN RN, *et al.* 2-[^{11} C] thymidine positron emission tomography as an indicator of thymidylate synthase inhibition in patients treated with AG337. *J Natl Cancer Inst* 95: 675-682, 2003.

[72] SLEDGE JR GW. Implications of the new biology for therapy in breast cancer. *Semin Oncol*, 1996; 23: 76-81.

[73] PAULETTI G, GODOLPHIN W, PRESS MF, SLAMON DJ. Detection and quantitation of HER-2/neu gene amplification in human breast cancer archival material using fluorescence in situ hybridization. *Oncogene*, 1996; 12: 63-72.

[74] BIRNER P, OBERHUBER G, STANI J *et al.* Evaluation of the United States Food and Drug administration-approved scoring and test system of HER-2 protein expression in breast cancer. *Clin cancer Res* 2001 jun; 7(6): 1669-1675.

[75] MEENASKI A, KUMAR RS, GANESH V, KUMAR NS. Preliminary study on radioimmunodiagnosis of experimental tumor models using technetium-99m-labeled anti-C-erbB-2 monoclonal antibody. Tumori, 2002 Nov-Dec; 88(6): 507-12.

[76] KOTTS CE, SU FM, LEDDY C, *et al.* 186Re-labeled antibodies to p185HER2 as HER2-targered radioimmunopharmaceutical agents comparison of physical and biological characteristics with 1251 and 1311-labeled counterparts. *Cancer Biother Radiopharm.* 11: 33-144, 1996.

[77] OLAFSEN T. TAN GJ, PARK JM, *et al.* Tumor targeting, biodistribution and micro-PET imaging of engineered anti-her2/Neu antibody fragments in xenograft-bearing mice. *J Nucl Med* 44: 363P, 2004.

[78] GOLDENBERG DM, DELAND F, KIM E, BENNETT S, PRIMUS FJ, VAN NAGELL JR JR, *et al.* Use of radiolabeled antibodies to carcinoembryonic antigen for the detection and localization of diverse cancers by external photoscanning. *N Engl J Med*, 1978; 298: 1384-1388.

[79] THOR AD, EDGERTON SM. Monoclonal antibodies reactive with human breast or ovarian carcinoma: in vivo applications. *Semin Nucl Med*, 1989; 19: 295-308.

[80] GOLDENBERG DM, LARSON SM. Radioimmunodetection in cancer identification. *J Nucl Med*, 1992; 33: 803-814.

[81] BAUM RP, BRÜMMENDORF TH. Radioimmunolocalization of primary and metastatic breast cancer. *Quart J Nucl Med,* 1998; 42: 33-42.

[82] NABI HA. Antibody imaging in breast cancer. *Semin Nucl Med*, 1997; 27: 30-39.

[83] GOLDENBERG DM, NABI HA. Breast cancer imaging with radiolabeled antibodies. *Semin Oncol,* 1999; 29: 41-48.

[84] BOMBARDIERI E, CRIPPA F, MAFFIOLI L, DRAISMA A, CHITI A, AGRESTI R, *et al.* Nuclear medecine approaches for detection of axillary lymph node metastases. *Quart J Nucl Med*, 1998; 42: 54-65.

[85] LIND P, SMOLA MG, LECHNER P, RATSCHEK M, KLIMA G, KOLTRINGER P, *et al.* The immunoscintigraphic use of Tc-99m-labelled monoclonal anti-CEA antibodies (BW

431/26) in patients with suspected primary, recurrent and metastatic breast cancer. *Int J Cancer*, 1991; 47: 865-869.

[86] SHOUSHA S, LYSSIOTIS T, GODFREY VM, SCHEUER PJ. Carcinoembryonic antigen in breast cancer tissue: a useful prognostic indicator. *Br Med J*, 1979; 1: 777-779.

[87] ESTEBAN JM, FELDER B, AHN C, SIMPSON JF, BATTIFORA H, SHIVELY JE. Prognostic relevance of carcinoembryonic antigen and estrogen status in breast cancer patients. *Cancer*, 1994; 74: 1575-1583.

[88] SCHMITT FC, ANDRADE L. Spectrum of carcinoembryonic antigen immunoreactivity from isolated ductal hyperplasia to atypical hyperplasia associated with infiltrating ductal breast cancer. *J Clin Pathol*, 1995; 48: 53-58.

[89] CHUNG JK, JANG JJ, LEE DS, LEE MC, KOH CS. Tumor concentration and distribution of carcinoembryonic antigen measured by in vitro quantitative autoradiography. *J Nucl Med*, 1994; 35: 1499-1505.

[90] SALMON MA, JURDAN M, BRASSEUR F, FEYENS AF, SYMANN M. CEA RT-PCR is a sensitive method to detect breast tumor cells in peripheral blood and in progenitor cell collections prior to and following CD34+ cell selection. *Blood*, 1997; 90: 3546, [Abstract].

[91] GOLDENBERG DM. New developments in monoclonal antibodies for cancer detection and therapy. *CA Cancer J Clin* 44; 43-64, 1994

[92] FONTENOT JD, TJANDRA N, BU D, HO c, MONTELARO RC, FINN OJ. Biophysical characterization of one-, two-, and three- tandem repeats of human mucin (muc-1) protein core *Cancer Res* 1993 Nov 15; 53 (22): 5386-94.

[93] DeNardo SJ, O'Grady LF, Richman CM, *et al.* Radioimmunotherapy for advanced breast cancer using I-131-ChL6 antibody. *Anticancer Res* 17; 1745-1752, 1997

[94] ATHANASSIOU A, PECTASIDES D, PATENIOTIS K, TZIMIS L, NATSIS P, LAFI A, *et al.* Immunoscintigraphy with ^{131}I labeled HMFG-2 and HMFG-1 F(ab')$_2$ in the pre-operative detection of clinical and sub-clinical lymph node metastases in breast cancer patients. *Int J Cancer*, 1988; 9: 89-95.

[95] GRANOWSKA M, BIASSONI L, CARROLL MJ, HOWELL R, MATHER SJ, ELLISON D. Breast cancer ^{99m}Tc SM3 radioimmunoscintigraphy. *Acta Oncol*, 1996; 35: 319-321.

[96] HAYES DF, NOSKA MA, KUFE DW, ZALUTSKY MR. Effect of radioiodination on the binding of monoclonal antibody DF3 to breast carcinoma cells. *Nucl Med Biol*, 1988; 15: 235-241.

[97] BRÜMMENDORF TH, KAUL S, BAUM RP. Immunoscintigraphic imaging of breast cancer with 99m-Tc labeled anti-mucin antibody 12H12: experimental and first clinical results. *Tumor Targeting*, 1996; 2: 29-36.

[98] BRÜMMENDORF TH, KAUL S, SCHUHMACHER J, BAUM RP, MATYS R, KLIVENYI G, *et al.* Immunoscintigraphy of human mammary carcinoma xenografts using monoclonal antibodies 12H12 and BM2 labeled with 99m-Tc and radioiodine. *Cancer Res*, 1994; 54: 4162-4168.

[99] BRÜMMENDORF TH, KAUL S, SCHUHMACHER J, BAUM RP. Imaging studies of breast cancer xenografts in nude mice: monoclonal anti-mucin antibodies BM7 and 12H12 labeled with 99mTc. *Nucl Med*, 1995; 34: 197-202.

[100] YEMUL S, LEON JA, POZNIAKOFF T, ESSER PD, ESTABROOK A. Radioimmunoimaging of human breast carcinoma xenografts in nude mice model with ^{111}In labeled new monoclonal antibody EBA-1 and F(ab')$_2$ fragments. *Nucl Med Biol*, 1991; 20: 325-335.

[101] MAJOR PP, DION AS, WILLIAMS CJ, MATTES MJ, WANG T, ROSENTHALL L. Breast tumor radioimmunodetection with a ^{111}In labeled monoclonal antibody (MA5) against a mucin-like antigen. *Cancer Res*, 1990; 50: 927-931.

[102] CAGNONI PJ, CERIANI RL, COLE WC, *et al.* Phase I study of high-dose radioimmunotherapy with 90-Y-hu-BrE-3 followed by autologous stem cell support (ASCS) in patients with metastatic breast cancer. *Cancer Biother Radiopharm* 13: 328, 1998.

[103] McEwan AJB, MacLean GD, Hooper H, *et al.* Mab 170H. 82; An evaluation of a novel panadenocarinoma monoclonal antibody labeled with ^{99}Tc^{m} and with ^{111}In. *Nucl Med Commun* 13; 11-19, 1992.

[104] DENARDO SJ, YUAN A, RICHMAN C, *et al.* Therapeutic index enhancement by DOTA peptide linkange in 111In90Y DOTA-Lym-1 and m170MAbs in clinical trials. *J Nucl Med* 43: 117P, 2002.

[105] RICHMAN CM, DENARDO SJ, O'GRADY LF, *et al.* Radioimmunotherapy for breast can-

cer using escalating fractionated doses of 131I-labeled chimeric L6 antibody with peripheral blood progenitor cell transfusions. *Cancer Res* 55: 5916-5920. 1995 (suppl).

[106] Albrecht H, Burke PA, Natarajan A, *et al.* Production of soluble ScFvs with C-terminal-free thiol for site-specific conjugation of stable dimeric ScFvs on demand. *Bioconjug Chem* 15: 16-26, 2004.

[107] Schuhmacher J, Klivenyi G, Kaul S, Henze M, Matys R, Hauser H, Clorius J. Pretargeting of human mammary carcinoma xenografts with bispecific anti-MUC1/anti-Ga chelate antibodies and immunoscintigraphy with PET. *Nucl Med Bio* 2001 Oct; 28 (7): 821-8.

[108] Lamki LM, Buzdar AU, Singletary E, Rosenblum MG, Bhadkamkar V, Esperza L. Indium-111 labeled B72.3 monoclonal antibody in the detection and staging of breast cancer: a phase I study. *J Nucl Med*, 1991; 32: 1326-1332.

[109] Crippa F, Agresti R, Bombardieri E. Preliminary results of pre-axillary radioimmunoscintigraphy with In-111 B7w.3 in breast cancer. *Int J Oncol*, 1995; 6: 791 -795.

[110] MacEwan A, MacLean GD, Golberg L. Evaluating radioimmunoscintigraphy in patients with breast cancer *Eur J Nucl Med*, 1994; 21: 748P [Abstract].

[111] Khazaeli MB, Saleh MN, Liu TP, *et al.* Pharmacokinetics and immune response of 131I-chimeric mouse/human B72.3 (human gamma 4) monoclonal antibody in humans. *Cancer Res* 51; 5461-5466, 1991.

[112] Meredith RF, Khazaeli MB, Liu T, *et al.* Dose fractionation of radiolabeled antibodies in patients with metastatic colon cancer. *J Nucl Med* 33: 1648-1653, 1992.

[113] Murray JL, Macey DJ, Grant EJ, *et al.* Enhanced TAG-72 expression and tumor uptake of radiolabeled monoclonal antibody CC49 in metastatic breast cancer patients following alpha-interferon treatment. *Cancer Res* 55; 5925s-5928s, 1995.

[114] Carter CL, Allen C, Henson DE. Relation of tumor size, lymph node status, and survival in 24,740 breast cancer cases. *Cancer*. 1989 Jan 1; 63(1):181-187.

[115] Michaelson JS, Silverstein M, Sgroi D, Cheongsiatmoy JA, Taghian A, Powell S, Hughes K, Comegno A, Tanabe KK, Smith B. The effect of tumor size and lymph node status on breast carcinoma lethality. *Cancer*. 2003 Nov 15; 98(10): 2133-2143.

[116] Ivens D, Hoe AL, Podd TJ, Hamilton CR, Taylor I, Royle GT. Assessment of morbidity from complete axillary dissection. *Br J Cancer*. 1992 Jul; 66(1):136-138.

[117] Maibenco DC, Weiss LK, Pawlish KS, Severson RK. Axillary lymph node metastases associated with small invasive breast carcinomas. *Cancer*. 1999 Apr 1; 85(7): 1530-1536.

[118] Newman LA, Kuerer HM. Lymphatic mapping and sentinel lymph node biopsy for breast cancer: developments and resolving controversies. *J Clin Oncol.* 2005 Mar 10; 23(8): 1698-1705. Review.

[119] Greene FL, Page DL, Fleming ID, *et al.* AJCC Cancer Staging Manual. 6th ed. New York: Springer; 2002.

[120] Singletary SE, Connolly JL. Breast cancer staging: working with the sixth edition of the AJCC Cancer Staging Manual. *CA Cancer J Clin.* 2006 Jan-Feb; 56(1): 37-47; quiz 50-1. Review.

[121] Cabanas RM. An approach for the treatment of penile carcinoma. *Cancer*. 1977 Feb; 39(2): 456-66.

[122] Morton DL, Wen DR, Wong JH, Economou JS, Cagle LA, Storm FK, Foshag LJ, Cochran AJ. Technical details of intraoperative lymphatic mapping for early stage melanoma. *Arch Surg*. 1992 Apr; 127(4): 392-9.

[123] Krag DN, Weaver DL, Alex JC, Fairbank JT. Surgical resection and radiolocalization of the sentinel lymph node in breast cancer using a gamma probe. *Surg Oncol.* 1993 Dec; 2(6): 335-9; discussion 340.

[124] Giuliano AE, Kirgan DM, Guenther JM, Morton DL. Lymphatic mapping and sentinel lymphadenectomy for breast cancer. *Ann Surg.* 1994 Sep; 220(3): 391-8.

[125] Kim T, Giuliano AE, Lyman GH. Lymphatic mapping and sentinel lymph node biopsy in early-stage breast carcinoma: a metaanalysis. *Cancer*. 2006 Jan 1; 106(1): 4-16. Review.

[126] Masannat Y, Shenoy H, Speirs V, Hanby A, Horgan K. Properties and characteristics of the dyes injected to assist axillary sentinel node localization in breast surgery. *Eur J Surg Oncol.* 2006 May; 32(4): 381-4. Epub 2006 Mar 2. Review.

[127] Corone C. Ganglion sentinelle et cancer du sein. Médecine Nucléaire – Imagerie

fonctionnelle et métabolique. 2004 (N° 9): 453-461.

[128] Mathelin C, Piqueras I, Guyonnet JL. Technologies en développement pour l'identification des ganglions sentinelles en chirurgie mammaire. Gynecol Obstet Fertil. 2006 Jun; 34(6): 521-5.

[129] Nejc D, Wrzesien M, Piekarski J, Olszewski J, Pluta P, Kusmierek J, Jeziorski A. Sentinel node biopsy in patients with breast cancer-evaluation of exposure to radiation of medical staff. *Eur J Surg Oncol.* 2006 Mar; 32(2):133-8. Epub 2006 Jan 18.

[130] Chicken DW, Kocjan G, Falzon M, Lee AC, Douek M, Sainsbury R, Keshtgar MR. Intraoperative touch imprint cytology for the diagnosis of sentinel lymph node metastases in breast cancer. *Br J Surg.* 2006 May; 93(5): 572-6.

[131] Bleiweiss IJ. Sentinel lymph nodes in breast cancer after 10 years: rethinking basic principles. *Lancet Oncol.* 2006 Aug; 7(8): 686-92.

132] Husen M, Paaschburg B, Flyger HL. Two-step axillary operation increases risk of arm morbidity in breast cancer patients. *Breast.* 2006 Feb 28; [Epub ahead of print].

[133] Mansel RE, Fallowfield L, Kissin M, Goyal A, Newcombe RG, Dixon JM, Yiangou C, Horgan K, Bundred N, Monypenny I, England D, Sibbering M, Abdullah TI, Barr L, Chetty U, Sinnett DH, Fleissig A, Clarke D, Ell PJ. Randomized multicenter trial of sentinel node biopsy versus standard axillary treatment in operable breast cancer: the ALMANAC Trial. J Natl Cancer Inst. 2006 May 3; 98(9):599-609. Erratum in: *J Natl Cancer Inst.* 2006 Jun 21; 98(12): 876.

[134] Veronesi U, Paganelli G, Viale G, Luini A, Zurrida S, Galimberti V, Intra M, Veronesi P, Robertson C, Maisonneuve P, Renne G, De Cicco C, De Lucia F, Gennari R. A randomized comparison of sentinel-node biopsy with routine axillary dissection in breast cancer. *N Engl J Med.* 2003 Aug 7; 349(6): 546-53.

[135] Palesty JA, Foster JM, Hurd TC, Watroba N, Rezaishiraz H, Edge SB. Axillary recurrence in women with a negative sentinel lymph node and no axillary dissection in breast cancer. *J Surg Oncol.* 2006 Feb 1; 93(2): 129-32.

[136] Haid A, Knauer M, Koberle-Wuhrer R, Ammann K, Koller L, Eiter H, Lang A, Wenzl E. Medium-term follow-up data after sentinel node biopsy alone for breast cancer. *Eur J Surg Oncol.* 2006 May 31; [Epub ahead of print].

[137] de Kanter AY, Menke-Pluymers MM, Wouters MW, Burgmans I, van Geel AN, Eggermont AM. 5-Year follow-up of sentinel node negative breast cancer patients. *Eur J Surg Oncol.* 2006 Apr; 32(3):282-6. Epub 2006 Jan 24.

[138] Cox C, White L, Allred N, Meyers M, Dickson D, Dupont E, Cantor A, Ly Q, Dessureault S, King J, Nicosia S, Vrcel V, Diaz N. Survival outcomes in node-negative breast cancer patients evaluated with complete axillary node dissection versus sentinel lymph node biopsy. *Ann Surg Oncol.* 2006 May; 13(5):708-11. Epub 2006 Mar 16.

[139] Kim T, Giuliano AE, Lyman GH. Lymphatic mapping and sentinel lymph node biopsy in early-stage breast carcinoma: a metaanalysis. *Cancer.* 2006 Jan 1; 106(1): 4-16. Review.

[140] Goyal A, Newcombe RG, Chhabra A, Mansel RE.On behalf of the ALMANAC Trialists Group. Factors affecting failed localisation and false-negative rates of sentinel node biopsy in breast cancer-results of the ALMANAC validation phase. *Breast Cancer Res Treat.* 2006 Sep; 99(2):203-8. Epub 2006 Mar 16.

[141] Lyman GH, Giuliano AE, Somerfield MR, Benson AB 3rd, Bodurka DC, Burstein HJ, Cochran AJ, Cody HS 3rd, Edge SB, Galper S, Hayman JA, Kim TY, Perkins CL, Podoloff DA, Sivasubramaniam VH, Turner RR, Wahl R, Weaver DL, Wolff AC, Winer EP. American Society of Clinical Oncology. American Society of Clinical Oncology guideline recommendations for sentinel lymph node biopsy in early-stage breast cancer. *J Clin Oncol.* 2005 Oct 20; 23(30): 7703-20. Epub 2005 Sep 12.

[142] Dewachter P, Mouton-Faivre C, Benhaijoub A, Abel-Decollogne F, Mertes PM. Anaphylactic reaction to patent blue V after sentinel lymph node biopsy. *Acta Anaesthesiol Scand.* 2006 Feb; 50(2): 245-7.

[143] Lerman H, Metser U, Lievshitz G, Sperber F, Shneebaum S, Even-Sapir E.

Lymphoscintigraphic sentinel node identification in patients with breast cancer: the role of SPECT-CT. *Eur J Nucl Med Mol Imaging.* 2006 Mar; 33(3):329-37. Epub 2005 Oct 12.

[144] KIM SC, KIM DW, MOADEL RM, KIM CK, CHATTERJEE S, SHAFIR MK, TRAVIS A, MACHAC J, KRYNYCKYI BR. Using the intraoperative hand held probe without lymphoscintigraphy or using only dye correlates with higher sensory morbidity following sentinel lymph node biopsy in breast cancer: a review of the literature. *World J Surg Oncol.* 2005 Sep 29; 3: 64.

145] KRYNYCKYI BR, SHAFIR MK, KIM SC, KIM DW, TRAVIS A, MOADEL RM, KIM CK. Lymphoscintigraphy and triangulated body marking for morbidity reduction during sentinel node biopsy in breast cancer. *Int Semin Surg Oncol.* 2005 Nov 8; 2: 25.

[146] BRENOT-ROSSI I, HOUVENAEGHEL G, JACQUEMIER J, BARDOU VJ, MARTINO M, HASSAN-SEBBAG N, PASQUIER J. Nonvisualization of axillary sentinel node during lymphoscintigraphy: is there a pathologic significance in breast cancer? *J Nucl Med.* 2003 Aug; 44(8): 1232-7.

[147] ANAN K, MITSUYAMA S, KUGA H, SAIMURA M, TANABE Y, SUEHARA N, MATSUNAGA H, NISHIHARA K, ABE Y, IWASHITA T, IHARA T, TAMAE K, ONO M, TOYOSHIMA S. Double mapping with subareolar blue dye and peritumoral green dye injections decreases the false-negative rate of dye-only sentinel node biopsy for early breast cancer: 2-site injection is more accurate than 1-site injection. *Surgery.* 2006 May; 139(5): 624-9.

[148] MAZA S, VALENCIA R, GEWORSKI L, ZANDER A, GUSKI H, WINZER KJ, MUNZ DL. Peritumoural versus subareolar administration of technetium-99m nanocolloid for sentinel lymph node detection in breast cancer: preliminary results of a prospective intra-individual comparative study. *Eur J Nucl Med Mol Imaging.* 2003 May; 30(5): 651-6. Epub 2003 Mar 1.

[149] KAWASE K, GAYED IW, HUNT KK, KUERER HM, AKINS J, YI M, GRIMES L, BABIERA GV, ROSS MI, FEIG BW, AMES FC, SINGLETARY SE, BUCHHOLZ TA, SYMMANS WF, MERIC-BERNSTAM F. Use of lymphoscintigraphy defines lymphatic drainage patterns before sentinel lymph node biopsy for breast cancer. *J Am Coll Surg.* 2006 Jul; 203(1): 64-72. Epub 2006 May 26.

[150] VAN RIJK MC, DEURLOO EE, NIEWEG OE, GILHUIJS KG, PETERSE JL, RUTGERS EJ, KROGER R, KROON BB. Ultrasonography and fine-needle aspiration cytology can spare breast cancer patients unnecessary sentinel lymph node biopsy. *Ann Surg Oncol.* 2006 Jan; 13(1): 31-5. Epub 2006 Jan 1.

[151] VAN RIJK MC, NIEWEG OE, RUTGERS EJ, OLDENBURG HS, OLMOS RV, HOEFNAGEL CA, KROON BB. Sentinel node biopsy before neoadjuvant chemotherapy spares breast cancer patients axillary lymph node dissection. *Ann Surg Oncol.* 2006 Apr; 13(4): 475-9. Epub 2006 Feb 17.

[152] KUMAR R, ZHUANG H, SCHNALL M, CONANT E, DAMIA S, WEINSTEIN S, CHANDRA P, CZERNIECKI B, ALAVI A. FDG PET positive lymph nodes are highly predictive of metastasis in breast cancer. *Nucl Med Commun.* 2006 Mar; 27(3): 231-6.

[153] GIL-RENDO A, ZORNOZA G, GARCIA-VELLOSO MJ, REGUEIRA FM, BEORLEGUI C, CERVERA M. Fluorodeoxyglucose positron emission tomography with sentinel lymph node biopsy for evaluation of axillary involvement in breast cancer. *Br J Surg.* 2006 Jun; 93(6): 707-12.

[154] VAN DER HEIDEN-VAN DER LOO M, BEZEMER PD, HENNIPMAN A, SIESLING S, VAN DIEST PJ, BONGERS V, PEETERS PH. Introduction of sentinel node biopsy and stage migration of breast cancer. *Eur J Surg Oncol.* 2006 Sep; 32(7): 710-4. Epub 2006 Jun 9.

[155] GIPPONI M, CANAVESE G, LIONETTO R, CATTURICH A, VECCHIO C, SAPINO A, FRIEDMAN D, CAFIERO F. The role of axillary lymph node dissection in breast cancer patients with sentinel lymph node micrometastases. *Eur J Surg Oncol.* 2006 Mar; 32(2): 143-7. Epub 2005 Nov 21.

[156] HOUVENAEGHEL G, NOS C, MIGNOTTE H, CLASSE JM, GIARD S, ROUANET P, LORCA FP, JACQUEMIER J, BARDOU VJ. Groupe des Chirurgiens de la Federation des Centres de Lutte Contre le Cancer. Micrometastases in sentinel lymph node in a multicentric study: predictive factors of nonsentinel lymph node involvement-Groupe des Chirurgiens de la Federation des Centres de Lutte Contre le Cancer. *J Clin Oncol.* 2006 Apr 20; 24(12): 1814-22. Epub 2006 Mar 27.

[157] BLEIWEISS IJ, NAGI CS, JAFFER S. Axillary sentinel lymph nodes can be falsely

positive due to iatrogenic displacement and transport of benign epithelial cells in patients with breast carcinoma. *J Clin Oncol.* 2006 May 1; 24(13):2013-8. Epub 2006 Apr 10.

[158] Goyal A, Douglas-Jones A, Monypenny I, Sweetland H, Stevens G, Mansel RE. Is there a role of sentinel lymph node biopsy in ductal carcinoma in situ?: analysis of 587 cases. *Breast Cancer Res Treat.* 2006 Aug; 98(3):311-4. Epub 2006 Mar 22.

[158] Hong J, Chog E, Soni N, Carmalt H, Gillett D, Spillane AJ. Extra-axillary sentinel node biopsy in the management of early breast cancer. *Eur J Surg Oncol.* 2005 Nov; 31(9):942-8. Epub 2005 Oct 17.

[159] Leidenius MH, Krogerus LA, Toivonen TS, Leppanen EA, von Smitten KA. The clinical value of parasternal sentinel node biopsy in breast cancer. *Ann Surg Oncol.* 2006 Mar; 13(3):321-6. Epub 2006

[160] Cox CE, Cox JM, White LB, Stowell NG, Clark JD, Allred N, Meyers M, Dupont E, Furman B, Minton S. Sentinel node biopsy before neoadjuvant chemotherapy for determining axillary status and treatment prognosis in locally advanced breast cancer. *Ann Surg Oncol.* 2006 Apr; 13(4):483-90. Epub 2006 Mar 7.

[161] Knauer M, Konstantiniuk P, Haid A, Wenzl E, Riegler-Keil M, Postlberger S, Reitsamer R, Schrenk P. Multicentric breast cancer: a new indication for sentinel node biopsy-a multi-institutional validation study. *J Clin Oncol.* 2006 Jul 20; 24(21):3374-80.

[162] Gentilini O, Trifiro G, Soteldo J, Luini A, Intra M, Galimberti V, Veronesi P, Silva L, Gandini S, Paganelli G, Veronesi U. Sentinel lymph node biopsy in multicentric breast cancer. The experience of the European Institute of Oncology. *Eur J Surg Oncol.* 2006 Jun; 32(5):507-10. Epub 2006 Apr 3.

[163] Coleman RE, Rubens RD, Fogelman I. Reappraisal of the baseline bone scan in breast cancer. *J Nucl Med*, 1988; 29: 1045-1049.

[164] Boxer DI, Todd CE, Coleman RE, Fogelman I : Bone secondaries in breast cancer: the solitary metastasis. *J Nucl Med*, 1989; 30: 1318-1320.

[165] Jacobson AF, Cronin EB, Stomper EC, Kaplan WB. Bone scans with one or two abnormalities in cancer patients with no known metastases: frequency and serial scintigraphic behaviour of benign and malignant lesions. *Radiology*, 1990; 175: 229-232.

[166] Tumeh SS, Beadle G, Kaplan WD. Clinical significance of solitary rib lesions in patients with extraskeletal malignancy. *J Nucl Med*, 1985; 26: 1140-1143.

[167] Jacobson AF, Stomper PC, Jochelson MS, *et al.* Association between number and sites of new bone scan abnormalities and presence of skeletal metastases in patients with breast cancer. *J Nucl Med*, 1990; 31: 387-392.

[168] BaxterAD, Coakley FV, Finlay DB, West C. The aetiology of solitary hot spots in the ribs on planar bone scans. *Nucl Med Commun*, 1995; 16: 834-837.

[169] Kwai AH, Stomper PC, Kaplan WD : Clinical significance of isolated scintigraphic sternal lesions in patients with breast cancer. *J Nucl Med*, 1988; 29: 324-328.

[170] Coakley FV, Jones AR, Finlay DB, Belton IP. The aetiology and distinguishing features of solitary spinal hot spots on planar bone scans. *Clin Radiol*, 1995; 50: 327-330.

[171] Galasko CSB. The significance of occult skeletal metastases detected by scintigraphy in patients with otherwise early breast cancer. *Br J Surg,* 1975; 56: 757-764.

[172] Coleman RE, Fogelman I, Habibollahi F, North WR, Rubens RD. Selection of patients with breast cancer for routine follow up bone scans. *Clin Oncol* (R Coll Radiol), 1990; 2: 328-332.

[173] Ciatto S, Pacini P, Bravetti P, Cataliotti L, Cardona G, Crescioli R, *et al.* Staging breast cancer – Screening for occult metastases. *Tumori*, 1985; 71: 339-344.

[174] Kunkler IH, Merrick MV, Rodger A. Bone scintigraphy in breast cancer: a nine year follow up. *Clin Radiol,* 1985; 36: 279-282.

[175] Rosselli Del Turco M, Palli D, Cariddi A, Ciatto S, Pacini P, Distante V. Intensive diagnostic follow up after treatment of primary breast cancer. A randomised trial (National Research Council Project on Breast Cancer Follow Up). *JAMA*, 1994; 271: 1593-1597.

[176] HORGER.M, BARES R. The role of single-photon emission computed tomography/ computed tomography in benign and malignant bone disease. *Semin Nucl Med* 2006; 36: 286-294.

[177] MOON DH, MADDAHI J, SILVERMAN DH, GLASPY JA, PHELPS ME, HOH CK. Accuracy of whole body fluorine-18-FDG PET for the detection of recurrent or metastatic breast carcinoma. *J Nucl Med*, 1998; 39: 431-435.

[178] COOK GJR, HOUSTON S, RUBENS RD, MAISEY MN, FOGELMAN I. Detection of bone metastases in breast cancer by 18FDG PET: differing metabolic activity in osteoblastic and osteolytic lesions. *J Clin Oncol*, 1998; 16: 3375-3379.

[179] LIND P, IGERC I, BEYER T, REINPRECHT P, HAUSEGGER K. Advantages and limitations of FDG PET in the follow-up of breast cancer. Eur *J Nucl Med Mol Imaging*, 2004 Jun; 31 Suppl 1: S125-34.

[180] ABE K, SASAKI M, KUWABARA Y, KOGA H, BABA S, HAYASHI K, TAKAHASHI N, HONDA H. Comparison of 18FDG-PET with 99 m Tc-HMDP scintigraphy for the detection of bone metastases in patients with breast cancer. *Ann Nucl Med* 2005 Oct; 19(7): 573-9.

[181] NAKAI T, OKUYAMA C, KUBOTA T, YAMADA K, USHIJIMA Y, TANIIKE K, SUZUKI T, NISHIMURA T. Pitfalls of FDG-PET for the diagnosis of osteoblastic bone metastases in patients with breast cancer. *Eur J Nucl Med Mol Imaging*. 2005 Nov; 32(11) : 1250-2.

[182] TAKAYOSHI UEMATSU, SACHIKO YUEN, SEIGO YUKISAWA, TAKESHI ARAMAKI, NAOKI MORIMOTO, MASAHIRO UCHIDA AND JUNICHIRO WATANABE. Comparison of FDG PET and SPECT for Detection of Bone Metastases in Breast Cancer. *AJR* 2005; 184 : 1266-1273.

[183] PFISTER DG, JOHNSON DH, AZZOLI CG, *et al.* American Society of Clinical Oncology treatment of unresectable non-small-cell lung cancer guideline; update 2003. *J Clin Oncol* 2004; 22: 330-353.

[184] LANGSTEGER W, HEINISCH M, FOGELMAN I. The role of fluorodeoxyglucose, 18F-dibydroxiphenylalanine, 18F-choline, and 18F-fluoride in bone imaging with emphasis on prostate and breast. *Semin Nucl Med* 2006; 36: 73-92.

[185] ALTEHOEFER C, GHANEM N, HOGERLE S, MOSER E, LANGER M. Comparative detectability of bone metastases and impact on therapy of magnetic resonance imaging and bone scintigraphy in patients with breast cancer. *Eur J Radiol.* 2001 Oct; 40(1): 16-23.

[186] BITRAN JD, BECKERMAN C, DESSER RK. The predictive value of serial bone scans in assessing response to chemotherapy in advanced breast cancer. *Cancer*, 1980; 45: 1562-1568.

[187] S25 DUNKER CM, CARRIO I, BERNA L. Radioimmune imaging of bone marrow in patients with suspected bone metastases from primary breast cancer. *J Nucl Med*, 1990; 31: 1450-1455.

[188] RESKE SN, KARSTENS JH, GLOEKNER W, STEINSTRASSER A, SCHWARZ A, AMMON J, *et al.* Radioimmunoimaging for diagnosis of bone marrow involvement in breast cancer and malignant lymphoma. *Lancet*, 1989; 1: 299-301.

[189] WARBURG O, WIND F, NEGLERS E. On the metabolism of tumors in the body. In: *Metabolism of tumors* (Warburg O, ed). Constable, London, 1930: 254-270.

[190] HATANAKA M. Transport of sugar in tumor cell membrannes. *Biochem Biophys Acta* 1974, 355: 77-104.

[191] ROSE C, DOSE J, AVRIL N. Positron emission tomography for the diagnosis of breast cancer. *Nucl Med Commun*. 2002 Jul; 23(7): 613-8.

[192] KUMAR R, ALAVI A. Fluorodeoxyglucose-PET in the management of breast cancer. *Radiol Clin North Am*. 2004 Nov; 42(6): 1113-22.

[193] CROWE JP JR, ADLER LP, SHENK RR, SUNSHINE J. Positron emission tomography and breast masses: comparison with clinical, mammographic, and pathological fingings. *Ann Surg Oncol.* 1994, 1(2): 132-40.

[194] ADLER LP, CROWE JP, AL-KAISI NK, SUNSHINE JL. Evaluation of breast masses and axillary lymph nodes with2-deoxy-2-fluoro-D-glucose PET. *Radiology* 1993; 187(3): 743-50.

[195] AVRIL N, JANICKE F, DOSE J. PET Imaging of breast tumors: Munich experience. *J Nucl Med*, 1995; 36: 82P.

[196] GRECO M, CRIPPA F, AGRESTI R, SEREGNI E, GERALI A, GIOVANAZZI R *et al.* Axillary lymph node staging in breast cancer by 2-fluoro-2-deoxy-D- glucose-positron emis-

sion tomography: clinical evaluation and alternative management. *Journal of the National Cancer Institute* 2001; 93(8): 630-5.

[197] Buck A, Schirrmeister H, Kuhn T, Shen C, Kalker T *et al.* FDG uptake in breast cancer: correlation with biological and clinical prognostic parameters. *Eur J Nucl Med Mol Imaging*. 2002 oct; 29(10): 1317-23.

[198] Avril N, Dose J, Janicke F, Ziegler S, Romer W, Weber W *et al.* Assessment of axillary lymph node involvement in breast cancer patients with positron emission tomography using radiolabeled 2-(fluorine-18)-fluoro-2-deoxy-D-glucose. Journal of the National Cancer Institute 1996; 88(17): 1204-9.

[199] McGuire AH, Dehdashti F, Siegel BA, Lyss AP, Brodack JW *et al.* Positron tomographic assessment of 16 alpha-[18F] fluoro-17 beta-estradiol uptake in metastatic breast carcinoma. *J Nucl Med.* 1991 Aug; 32: 1526-31.

[200] Dehdashti F, Mortimer JE, Siegel BA, Griffeth LK *et al.* Positron tomographic assessment of estrogen receptors in breast cancer: Comparison with FDG-PET and in vitro receptor assays. *J Nucl Med.* 1995 Oct; 36: 1766-74.

[201] Avril N, Rose CA, Schelling M, Dose J, Kuhn W, Bense S *et al.* Breast imaging with positron emission tomography and fluorine-18 fluorodeoxyglucose: use and limitations. *Journal of Clinical Oncology* 2000; 18(20): 3495-502.

[202] Schirrmeister H, Kuhn T, Guhlmann A, Santjohanser C, Horster T, Nussle K *et al.* Fluorine-18-2-deoxy-2-fluoro-D-glucose PET in the preoperative staging of breast cancer: comparison with the standard staging procedures. *European Journal of Nuclear Medicine* 2001; 28(3):351-

[203] Heinisch M, Gallowitsch HJ, Mikosch P, Kresnik E *et al.* Comparison of FDG-PET and dynamic contrast-enhanced MRI in the evaluation of suggestive breast lesions. *Breast*. 2003 Feb; 12(1): 17-22.

[204] Samson DJ, Flamm CR, Pisano ED, Aronson N. Should FDG PET be used to decide whether a patient with an abnormal mammogram or breast finding at physical examination should undergo biopsy? *Academic Radiology* 2002; 9(7): 773-83.

[205] Wahl RL, Cody RL, Hutchins GD, Mudgett EE. Primary and metastatic breast carcinoma: initial clinical evaluation with PET with the radiolabeled glucose analogue 2-[F-18]-fluoro-2-deoxy-D-glucose. *Radiology*. 1991 Jun; 179(3):765-70.

[206] Tse NY, Hoh CK, Hawkins RA, Zinner MJ, Dahlbom M, Choi Y, Maddahi J, Brunicardi FC, Phelps ME, Glaspy JA. The application of positron emission tomographic imaging with fluorodeoxyglucose to the evaluation of breast disease. *Ann Surg.* 1992 Jul; 216(1): 27-34.

[207] Uno K, Yoshikawa K, Imazeki K, Okada J, Minoshima S, Arimizu N. FDG-PET evaluation of breast cancer: A diagnostic role for primary or metastatic and recurrent lesions. *Radiology*, 1992; 185-108P.

[208] Nieweg OG, Kim EE, Wong WH *et al.* Positron emission tomography with fluorine-18-deoxyglucose in the detection and staging of breast cancer. *Cancer*, 1993; 71: 3920-3925.

[209] Hoh CK, Lee MH, Rege S, Glaspy J, Basset LW, Hawkins RA. Whole-body PET with FDG: A potential complementary technique to mammography for detection of primary, recurrent, and metastatic breast carcinoma. *Radiology*, 1993; 189 :148P.

[210] Crowe JP Jr, Adler LP, Shenk RR, Sunshine J. Positron emission tomography and breast masses: comparison with clinical, mammographic, and pathological findings. *Ann Surg Oncol.* 1994 Mar; 1(2):132-40.

[211] Jacobs M, Mantil J, Peterson C. FDG PET in breast cancer. *J Nucl Med*, 1994; 35: 142P.

[212] Jannson T, Westlin JE, Ahlstrom H, Lilja A, Langstrom B, Bergh J. Positron emission tomography studies in patients with locally advanced and/or metastatic breast cancer: A method for early therapy evaluation. *J Clin Oncol*, 1995; 13 : 1470-1477.

[213] Bruce DM, Evans NT, Heys SD, Needham G, BenYounes H, Mikecz P, Smith FW, Sharp F, Eremin O. Positron emission tomography: 2-deoxy-2-[18F]-fluoro-D-glucose uptake in locally advanced breast cancers. *Eur J Surg Oncol.* 1995 Jun; 21(3): 280-3.

[214] Scheidhauer K, Scharl A, Pietrzyk U. Quantitation of [F-18]-FDG-PET in breast tumor. *Eur J Nucl Med.* 1995; 22: 734.

[215] Palmedo H, Bender H, Grunwald F, Mallmann P, Zamora P, Krebs D *et al.*

Comparison of fluorine-18 fluorodeoxyglucose positron emission tomography and technetium-99m methoxyisobutylisonitrile scintimammography in the detection of breast tumours. *European Journal of Nuclear Medicine* 1997; 24(9):1138-45.

[216] HUBNER KF, SMITH GT, THIE JA, BELL JL, NELSON HS, HANNA WT. The Potential of F-18-FDG PET in Breast Cancer. Detection of Primary Lesions, Axillary Lymph Node Metastases, or Distant Metastases. *Clin Positron Imaging.* 2000 Sep; 3(5): 197-205.

[217] YUTANI K, SHIBA E, KUSUOKA H, TATSUMI M, UEHARA T, TAGUCHI T *et al.* Comparison of FDG-PET with MIBI-SPECT in the detection of breast cancer and axillary lymph node metastasis. *Journal of Computer Assisted Tomography* 2000; 24(2): 274-80.

[218] SCHIRRMEISTER H, KUHN T, GUHLMANN A, SANTJOHANSER C, HORSTER T, NUSSLE K, KORETZ K, GLATTING G, RIEBER A, KREIENBERG R, BUCK AC, RESKE SN. Fluorine-18 2-deoxy-2-fluoro-D-glucose PET in the preoperative staging of breast cancer: comparison with the standard staging procedures. *Eur J Nucl Med.* 2001, 28(3): 351-8.

[219] ZORNOZA G, GARCIA-VELLOSO MJ, SOLA J, REGUEIRA FM, PINA L, BEORLEGUI C. 18F-FDG PET complemented with sentinel lymph node biopsy in the detection of axillary involvement in breast cancer. *European Journal of Surgical Oncology* 2004; 30(1):15-9.

[220] GULLER U, NITZSCHE EU, SCHIRP U, VIEHL CT, TORHORST J, MOCH H, LANGER I, MARTI WR, OERTLI D, HARDER F, ZUBER M. Selective axillary surgery in breast cancer patients based on positron emission tomography with 18F-fluoro-2-deoxy-D-glucose: not yet!. *Breast Cancer Res Treat.* 2002, 71(2):171-3.

[221] BARRANGER E, GRAHEK D, ANTOINE M, MONTRAVERS F, TALBOT JN, UZAN S. Evaluation of fluorodeoxyglucose positron emission tomography in the detection of axillary lymph node metastases in patients with early-stage breast cancer. *Ann Surg Oncol.* 2003 Jul; 10(6): 622-7.

[222] FEHR MK, HORNUNG R, VARGA Z, BURGER D, HESS T, HALLER U, FINK D, VON SCHULTHESS GK, STEINERT HC. Axillary staging using positron emission tomography in breast cancer patients qualifying for sentinel lymph node biopsy. *Breast J.* 2004 Mar-Apr; 10(2):89-93.

[223] WAHL RL, SIEGEL BA, COLEMAN RE, GATSONIS CG. PET Study Group. Prospective multicenter study of axillary nodal staging by positron emission tomography in breast cancer: a report of the staging breast cancer with PET Study Group.*J Clin Oncol.* 2004 Jan 15; 22(2): 277-85.

[224] BASSA P, KIM EE, INOUE T, WONG FC, KORKMAZ M, YANG DJ, WONG WH, HICKS KW, BUZDAR AU, PODOLOFF DA. Evaluation of preoperative chemotherapy using PET with fluorine-18-fluorodeoxyglucose in breast cancer. *J Nucl Med.* 1996, 37(6):931-8.

[225] SCHEIDHAUER K, SCHARL A, PIETRZYK U, WAGNER R, GOHRING UJ, SCHOMACKER K, SCHICHA H. Qualitative [18F]FDG positron emission tomography in primary breast cancer: clinical relevance and practicability. *Eur J Nucl Med.* 1996, 23(6): 618-23.

[226] UTECH CU, YOUNG CS, WINTER PF. Prospective evaluation of fluorine-18 fluorodeoxyglucose positron emission tomography in breast cancer for staging of the axilla related to surgery and immunocytochemistry. *Eur J Nucl Med.* 1996, 23(12): 1588-93.

[227] SMITH IC, OGSTON KN, WHITFORD P, SMITH FW, SHARP P, NORTON M, MILLER ID, AH-SEE AK, HEYS SD, JIBRIL JA, EREMIN O. Staging of the axilla in breast cancer: accurate in vivo assessment using positron emission tomography with 2-(fluorine-18)-fluoro-2-deoxy-D-glucose. *Ann Surg.* 1998, 228(2): 220-7.

[228] TRAN A, PIO BS, KHATIBI B, CZERNIN J, PHELPS ME, SILVERMAN DH. 18 F-FDG PET for staging Breast Cancer in Patients with inner-quadrant versus outer-quandrant tumors: comparison with long-term clinical outcome. *J Nucl Med.* 2005 Sep; 46(9): 1455-9.

[229] FLANAGAN FL, DEHDASHTI F, SIEGEL BA. PET in breast cancer. *Semin Nucl Med.* 1998 Oct; 28(4): 290-302.

[230] DANFORTH DN JR, ALOJ L, CARRASQUILLO JA, BACHARACH SL, CHOW C, ZUJEWSKI J, WHATLEY M, GALEN B, MERINO M, NEUMANN RD. The role of 18F-FDG-PET in the local/regional evaluation of women with breast cancer. *Breast Cancer Res Treat.* 2002 Sep; 75(2): 135-46.

[231] Van der hoeven JJ, Krak NC, Hoekstra OS, Comans *et al.* 18F-2-fluoro-2-deoxy-d-glucose positron emission tomography in staging of locally advanced breast cancer. *J Clin Oncol.* 2004 Apr 1; 22(7): 1253-9.).

[232] Landheer ML, Steffens MG, Klinkenbijl JH, Westenberg AH, Oyen WJ. Value of fluorodeoxyglucose positron emission tomography in women with breast cancer. *Br J Surg.* 2005; 92(11): 1363-1367.

[233] Dose J, Bleckmann C, Bachmann S, Bohuslavizki *et al.* Comparison of fluorodesoxyglucose positron emission tomography and « conventional diagnostic procedures » for the detection of distant metastases in breast cancer patients. *Nucl Med Commun.* 2002 Sep; 23(9): 857-64.

[234] Nakai T, Okuyama C, Kubota T, Yamada K, Ushijima Y, Taniike K, Suzuki T, Nishimura T. Pitfalls of FDG-PET for the diagnosis of osteoblastic bone metastases in patients with breast cancer. *Eur J Nucl Med Mol Imaging.* 2005; 32(11): 1253-1258.

[235] Moon DH, Maddahi J, Silverman DH, Glaspy JA, Phelps ME, Hoh CK. Accuracy of whole body fluorine-18-FDG PET for the detection of recurrent or metastatic breast carcinoma. *J Nucl Med.* 1998 Mar; 39(3): 431-5.

[236] Uematsu T, Yuen S, Yukisawa S, Aramaki T, Morimoto N, Endo M, Furukawa H, Uchida Y, Watanabe J. Comparison of FDG PET and SPECT for detection of bone metastases in breast cancer. *AJR Am J Roentgenol.* 2005 Apr; 184(4): 1266-73.

[237] Gallowitsch HJ, Kresnik E, Gasser J, Kumnig G, Igerc I, Mikosch P, Lind P. F-18 fluorodesoxyglucose positron-emission tomography in the diagnosis of tumor recurrence and metastases in the follow-up of patients with breast carcinoma: a comparison to conventional imaging. *Invest Radiol.* 2003 May; 38(5): 250-6.

[238] Gambhir SS, Czernin J, Schwimmer J, Silverman D-HS, Coleman RE, Phelps ME. A tabulated summary of the FDG PET literature. *Journal of Nuclear Medicine* 2001; 42(5SUPPL.):1S-93S.

[239] Yap CS, Seltzer MA, Schiepers C, Gambhir SS, Rao J, Phelps ME *et al.* Impact of whole-body 18F-FDG PET on staging and managing patients with breast cancer: the referring physician's perspective. *J Nucl Med* 2001; 42(9): 1334-7.

[240] Eubank WB, Mankoff D, Bhattacharya M, Gralow J, Linden H, Ellis G, Lindsley S, Austin-Seymour M, Livingston R. Impact of FDG PET on defining the extent of disease and on the treatment of patients with recurrent or metastatic breast cancer. *AJR Am J Roentgenol.* 2004 Aug; 183(2): 479-86.

[241] Smith IC, Welch AE, Hutcheon AW, Miller ID, Payne S, Chilcott F *et al.* Positron emission tomography using [(18)F]-fluorodeoxy-D-glucose to predict the pathologic response of breast cancer to primary chemotherapy. *Journal of Clinical Oncology* 2000; 18(8): 1676-88.

[242] Schelling M, Avril N, Nahrig J, Kuhn W, Romer W, Sattler D *et al.* Positron emission tomography using [(18)F]Fluorodeoxyglucose for monitoring primary chemotherapy in breast cancer. *Journal of Clinical Oncology* 2000; 18(8): 1689-95.

[243] Mortimer JE, Dehdashti F, Siegel BA, Katzenellenbogen JA, Fracasso P, Welch MJ. Positron emission tomography with 2-[18F]Fluoro-2-deoxy-D-glucose and 16alpha-[18F]fluoro-17beta-estradiol in breast cancer: correlation with estrogen receptor status and response to systemic therapy. *Clinical Cancer Research* 1996; 2(6): 933-9.

[244] Burcombe RJ, Makris A, Pittam M, Lowe J, Emmott J, Wong WL. Evaluation of good clinical response to neoadjuvant chemotherapy in primary breast cancer using [18F]-fluorodeoxyglucose positron emission tomography. *European Journal of Cancer* 2002; 38(3): 375-9.

[245] Kim SJ, Kim SK, Lee ES, Ro J, Kang S. Predictive value of [18F]FDG PET for pathological response of breast cancer to neoadjuvant chemotherapy. *Annals of Oncology* 2004; 15(9): 1352-7.

[246] Bourguet P, Hitzel A, Houvenaeghel G, Vinatier D, Bosquet L, Bonichon F, Corone C, Giard-Lefevre S, Moretti JL, Touboul E. Standards Options et Recommandations; Institut National du Cancer; Federation Nationale des Centres de Lutte contre le Cancer; Ligue Nationale contre le Cancer; SFMN; Federation Hospitaliere de France; Federation Nationale de Cancerologie des CHRU; Federation Francaise de Cancerologie.[Synthesis bulletin of 2005 surveillance. Clinical practice recommendations: the use of PET-FDG in cancers of

the breast, ovary and uterus] *Bull Cancer*. 2006 Apr 1; 93(4): 385-90.

[247] GRAHEK D, MONTRAVERS F, KERROU K, AIDE N, LOTZ JP, TALBOT JN. [18F]FDG in recurrent breast cancer: diagnostic performances, clinical impact and relevance of induced changes in management. *European Journal of Nuclear Medicine & Molecular Imaging* 2004; 31(2): 179-88.

[248] ISASI CR, MOADEL RM, BLAUFOX MD. A meta-analysis of FDG-PET for the evaluation of breast cancer recurrence and metastases. *Breast Cancer Research & Treatment* 2005; 90(2): 105-12.

[249] VRANJESEVIC D, FILMONT JE, META J, SILVERMAN DH, PHELPS ME, RAO J *et al.* Whole-body (18)F-FDG PET and conventional imaging for predicting outcome in previously treated breast cancer patients. *Journal of Nuclear Medicine* 2002; 43(3): 325-9.

[250] INOUE T, YUTANI K, TAGUCHI T, TAMAKI Y, SHIBA E, NOGUCHI S. Preoperative evaluation of prognosis in breast cancer patients by [(18)F]2-Deoxy-2-fluoro-D-glucose-positron emission tomography. *J Cancer Res Clin Oncol*. 2004 May; 130(5): 273-8.

GLOSSAIRE

A.C.E. :

B 72-3 :

CEA-scan :

Calcifications microscopiques :

Chaîne mammaire interne :

Colorant bleu :

D.A.R. (Differential Absorption Ratio) :

E.R.+(Estrogen Receptor +) :

EGF-R :

18-FDG (18F-fluorodésoxyglucose) :

F.E.S. (16·-[18F]fluoro-17,estradiol) :

Ganglion sentinelle (G.S.) :

GLUT1 :

Glycoprotéine P (Pgp 170) :

HER2/neu :

Hypercalcémie :

Immunoscintigraphie (I.S.) :

Implants mammaires :

Irradiation :

Lésions fibro-kystiques :

Lymphoscintigraphie (L.S.) :

M.D.P.- ^{99m}Tc

MDR1 :

Métastases osseuses :

MUC1 :

Radioimmunothérapie (R.I.T.) :

Réaction tumorale (Flare reaction) :

Récepteurs hormonaux :

S.U.V. (Standard Uptake Value) :

Scintigraphie osseuse :

Scintimammographie (S.M.M.) :

Seins denses :

Sestamibi-^{99m}Tc (M.I.B.I) :

Sonde de détection per-opératoire :

Superscan :

T.E.P. (Tomographie par Emission de Positons) :

TAG 72 :

Tamoxifen :

Tétrofosmin-^{99m}Tc :

APPORT DE L'ÉCHOGRAPHIE-DOPPLER EN PATHOLOGIE MAMMAIRE

Chantal FÉGER

L'échographie, avec l'amélioration des appareillages, a pris une place importante en pathologie mammaire, permettant du fait de l'augmentation des résolutions spatiale et en contraste, la détection de lésions de petite taille même au sein du tissu graisseux et une meilleure caractérisation tissulaire (diagnostic de kystes millimétriques et meilleure analyse des critères de bénignité ou malignité des lésions solides). Le doppler pulsé et surtout les doppler couleur et énergie permettent d'affiner le diagnostic par la mise en évidence de la vascularisation intra-lésionnelle.

TECHNIQUE

Comme en échographie bi-dimensionnelle, l'analyse doppler en pathologie mammaire nécessite l'utilisation de sondes de hautes fréquences (sondes linéaires à large bande, de 5-6 à 12-13 Mhtz et fréquence doppler de 5-6 Mhtz) [16]. La technique d'examen doit être rigoureuse, adaptée à la lésion à analyser, avec diminution du gain global, diminution de la porte, échelle de vitesse et filtre au minimum, gain doppler maximal pour permettre l'analyse des flux lents et faibles, et pression minimale de la lésion afin d'éviter l'obturation des petits vaisseaux et des modifications spectrales.

CARACTÉRISATION TISSULAIRE DES ANOMALIES MAMMAIRES

Elle repose sur la détection de l'angiogénèse tumorale, qui se traduit par l'existence de vaisseaux en périphérie et/ou au sein de la lésion cancéreuse. Ce n'est possible le plus souvent que s'il existe une anomalie échographique, ce qui n'est pas toujours le cas dans les cancers infracliniques, notamment ceux qui sont découverts devant un foyer de microcalcifications. Ceci devient néanmoins moins exceptionnel avec l'aide des sondes de hautes fréquences (13 Mhtz) et du doppler énergie [11, 18]. En effet Milz *et al.* [11] rapportent dans leur série trois cas de cancers visibles en doppler, non visualisés en échographie bi-dimensionnelle.

Dans les différentes études publiées [2-5, 9, 13-15], on retrouve une sensibilité comprise entre 70 % et presque 100 % et une spécificité comprise entre 60 % et presque 100 %, les résultats étant meilleurs dans les études les plus récentes. La grande variation des résultats s'explique par l'hétérogénéïté des séries, que ce soit en terme de taille, topographie (superficielle ou non), type de lésions (histologie, caractère infraclinique ou non,) et de critères diagnostiques utilisés. Dans l'étude totalisant le plus grand nombre de cas (826 lésions), 32 % des cancers ne présentaient pas de vascularisation détectable, alors que 34 % des lésions bénignes étaient vascularisées [3].

Les critères de positivité utilisés sont essentiellement la mise en évidence d'une vascularisation en périphérie et ou au sein de la lésion en doppler couleur ou surtout énergie.

Le doppler énergie permet en effet une meilleure visualisation des vaisseaux de petit calibre et d'améliorer l'analyse spectrale. La détection de cette vascularisation est très utile pour faire le diagnostic différentiel entre kyste atypique ou sécrétions intra-galactophoriques et lésion tissulaire. Des index de résistance et de pulsatilité élevés sont suggestifs de lésions malignes. Ces altérations du flux artériel par rapport à un flux normal sont en rapport avec les caractéristiques particulières des néovaisseaux. En effet, ceux-ci sont irréguliers, sténosés occlus ou présentent des fistules artério-veineuses [8]. L'analyse spectrale en doppler pulsé est toutefois peu contributive du fait d'un chevauchement important entre lésions bénignes et malignes. Le seul signe très spécifique est l'inversion ou la disparition du flux diastolique. Malheureusement, celui-ci n'est retrouvé que rarement (14 % des cancers de la série de Del Cura *et al.* [3]).

Le type de néovascularisation dépend de la taille, de l'architecture du cancer et de sa nature histologique. Ainsi les lésions les plus volumineuses sont les plus vascularisées, les tumeurs avec bourgeons charnus ont des vaisseaux intratumoraux alors que les squirrhes n'en ont pas, et les carcinomes canalaires sont plus souvent hyperhémiques que les formes lobulaires. Ceci explique que les faux négatifs soient quelles que soient les séries, le plus souvent des tumeurs infracentimétriques ou des carcinomes lobulaires. Toutefois dans l'étude de Özdemir *et al.* [13], l'apport du doppler dans la différentiation des lésions bénignes et malignes semble plus important pour les lésions infracentimétriques.

Dans les différentes séries, les faux positifs correspondent le plus souvent à des fibroadénomes notamment chez les femmes jeunes, des papillomes et plus exceptionnellement à des pathologies inflammatoires.

Dans certaines études, la vascularisation intratumorale, mise en évidence en doppler énergie semble fortement corrélée à l'envahissement ganglionnaire et à l'envahissement des vaisseaux lymphatiques avec une sensibilité de plus de 70 % [3, 6, 10]. Son absence ne permet pas toutefois d'écarter un envahissement ganglionnaire avec une fiabilité suffisante, un envahissement ganglionnaire étant retrouvé jusque dans 62 % des cancers non vascularisés [3].

Quelques études sur l'utilisation de produits de contraste (injection intra-veineuse de microbulles) ont montré des résultats intéressants [7, 12, 17]. Elle améliore la visualisation des petits vaisseaux, jusqu'à 100 μm. Des critères de perfusion comme le pic et la durée du réhaussement apparaissent différents en cas de tumeurs bénignes et malignes. Son utilisation dans le suivi post-traitement conservateur, permettrait de détecter les récidives locales avec une sensibilité de 94 % et une spécificité de 67 %. Les études 3D doppler semblent plus informatives, montrant le caractère chaotique de la vascularisation des lésions malignes. Toutefois compte tenu des performances et des faibles risques des prélèvements per-cutanés, son utilisation en pratique clinique risque d'être limitée.

RÔLE DANS LE BILAN D'EXTENSION GANGLIONNAIRE

En ce qui concerne la caractérisation des adénopathies axillaires dans les cas de cancers, elle repose essentiellement sur l'échographie bi-dimensionnelle (diagnostic obtenu sur l'analyse de la taille, de la forme et de l'échostructure des ganglions, la perte du hile graisseux étant le signe le plus spécifique). En 1994, Walsh *et al.* [20] retrouvent, en utilisant une sonde doppler de 5 Mhtz, une sensibilité de 70 % et une spécificité de 98 %, similaires à celles de l'échographie 2D. D'autres études réalisées avec des sondes de plus haute fréquence, plus sensibles aux flux lents dans les structures superficielles retrouvent une vascularisation dans 83-85 % des ganglions normaux, 73-86 % des ganglions bénins et 85-98 % des ganglions malins. Tschammer *et al.* [19] décrivent en faveur de la bénignité, une vascularisation centrale, hilaire ou pédiculaire, centrifuge et harmonieuse ou de spots vasculaires intra-ganglionnaires, et en faveur de la malignité, l'existence de vaisseaux périphériques, de vaisseaux hilaires déplacés ou amputés, de vaisseaux aberrants type perforants et l'absence focale de vascularisation. Yang *et al.* [22] ne retrouvent pas ses critères dans les ganglions infra-centimétriques. De même qu'au niveau des lésions mammaires, l'analyse spectrale n'est pas discriminante.

Compte tenu des performances des prélèvements per-cutanés écho-guidés, la contribution diagnostique du doppler est limitée. En effet, la réalisation de cytoponction à l'aiguille fine ou éventuellement de microbiopsie écho-guidée, fournit un diagnostic de certitude dans la plupart des cas. Ceci permet de limiter les faux négatifs et les reprises chirurgicales après technique du ganglion sentinelle en optimisant les indications de cette technique en pré-opératoire.

ROLE DANS LE SUIVI THÉRAPEUTIQUE

En cas de traitement par hormonothérapie ou chimiothérapie, l'échographie permet de suivre l'évolution en terme de taille, mais également en terme d'intensité de vascularisation pouvant témoigner au préalable de la qualité de le réponse.

L'analyse doppler dans le suivi post-thérapeutique peut aider à différencier des modifications post-thérapeutiques, notamment à type d'hématome ou de récidives tumorales [1, 21].

En conclusion alors que l'échographie bidimensionnelle prend une place de plus en plus importante, l'échographie doppler a un rôle marginal, d'appoint. En effet, compte tenu de sa relative faible sensibilité, elle n'est contributive qu'en cas de positivité, sa négativité ne permettant pas de décider seule d'une biopsie ou d'une surveillance. Son rôle majeur est en détectant une vascularisation intra-lésionnelle d'orienter vers une lésion solide plutôt que vers un kyste atypique, un hématome ou de simples sécrétions intracanalaires et ainsi de pousser à la poursuite des investigations. ■

BIBLIOGRAPHIE

[1] Balu-Maestro C, Bruneton JN, Geoffray A *et al.* Ultrasonographic posttreatment follow-up of breast cancer patients. *Ultrasound Med* 1991; 10: 1-7.

[2] Cosgrove DO, Kedar RP, Bamber JC *et al.* Breast diseases: color doppler US in differential diagnosis. *Radiology* 1993; 189: 99-104.

[3] Del Cura JL, Elizagaray E, Zabala R *et al.* The use of unenhanced doppler sonography in the evaluation of solid breast lesions. *AJR* 2005; 184: 1788-1794.

[4] Dixon JM, Walsh J, Paterson D *et al.* Colour Doppler ultrasonography studies of benign and malignant breast lesions. *Br J Surg* 1992; 79: 259-260.

[5] Escolano E, Finck B, Allouch JM *et coll.* Intérêt de l'échographie Doppler couleur dans l'exploration des tumeurs du sein. *J Gynecol Obstet Biol Reprod* 1992; 21: 868-876.

[6] Hubek KA, Chan L, Frazier TG. Color Doppler flow as a indicator of nodal metastasis in solid breast masses. *J Ultrasound Med* 1996; 15: 835-841.

[7] Huber S, Helbich T, Kettenbach J *et al.* Effects of a microbubble contrast agent on breast tumors : Computer-assisted quantitative assessment with color doppler US-early experience. *Radiology* 1998: 208: 485-489.

[8] Less JR, Skalak TC, Sevick Em *et al.* Microvascular architecture in a mammary carcinoma : branching patterns and vessel dimensions. *Cancer Res* 1991; 51: 256-273.

[9] McNicholas MM, Mercer PM, Miller JC *et al.* Color Doppler sonography in the evaluation of palpable breast masses. *AJR* 1993; 161: 765-771.

[10] Metha TS, Raza S. Power doppler sonography of breast cancer : does vascularity correlate with node status or lymphatic vascular invasion? *AJR* 1999; 173: 303-307.

[11] MILZ P, LIENEMANN A, KESSLER M *et al.* Evaluation of breast lesions by power doppler sonography. *Eur Radiol* 2001; 11: 547-554.

[12] MOON WK, IM JG, NOH DY *et al.* Nonpalpable breast lesions : evaluation with power Doppler US and a microbubble contrast agent-initial experience. *Radiology* 2000; 217: 240-246.

[13] ÖZDEMIR A, ÖZDEMIR MD, MARAL I *et al.* Differential diagnosis of solid breast lesions. Contribution of doppler studies to mammography and gray scale imaging. *J Ultrasound Med* 2001; 20: 1091-1101.

[14] RAZA S, BAUM JK. Solid breast lesions: evaluation with power doppler US. *Radiology* 1997; 203: 164-168.

[15] SAHIN-AKYAR G, SUMER H. Color doppler ultrasound and spectral analysis of tumor vessels in the differential diagnosis of solid breast masses. *Invest Radiol* 1996; 31: 72-79.

[16] STAVROS AT. *Doppler evaluation of the breast in Breast Ultrasound*, Lippincott Williams&Wilkins Ed, Philadelphia, 2004, 877-946.

[17] STURHMAN M, ARONIUS R, SCHIETZEL M. Tumor vascularity of breast lesions: potentials and limits of contrast-enhanced Doppler sonography. *AJR* 2000; 175: 1585-1589.

[18] TEH WL, WILSON AR, EVANS AL *et al.* Ultrasound guided core biopsy of suspicious mammographic calcifications using high frequency and power Doppler ultrasound. *Clin Radiol* 2000; 55: 390-394.

[19] TSCHAMMLER A, OTT G, SCHANG T *et al.* Lymphadenopathy : differentiation of benign from malignant disease-color Doppler US assessment of intranodal angioarchitecture. *Radiology* 1988; 208: 117-123.

[20] WALSH JS, DIXON JM, CHETTY U *et al.* Colour Doppler studies of axillary node metastases in breast cancer carcinoma. *Clin Radiol* 1994; 49: 189-191.

[21] WINEHOUSE J, DOUEK M, KOTZ K *et al.* Contrast-enhanced colour doppler ultrasonography in suspected breast cancer recurrence. *Br J Surg* 1999; 86: 1198-1201.

[22] YANG WT, CHANG J, METREWELI C. Patients with breast cancer: differences in color Doppler flow and gray-scale US features of benign and malignant axillary lymph nodes. *Radiology* 2000; 215: 568-573.

Figure 1
Étude doppler caractéristique d'une lésion maligne : nombreux vaisseaux centraux et périphériques pénétrant, irréguliers et variables en taille.
Analyse spectrale montrant des index de résistance élevés.

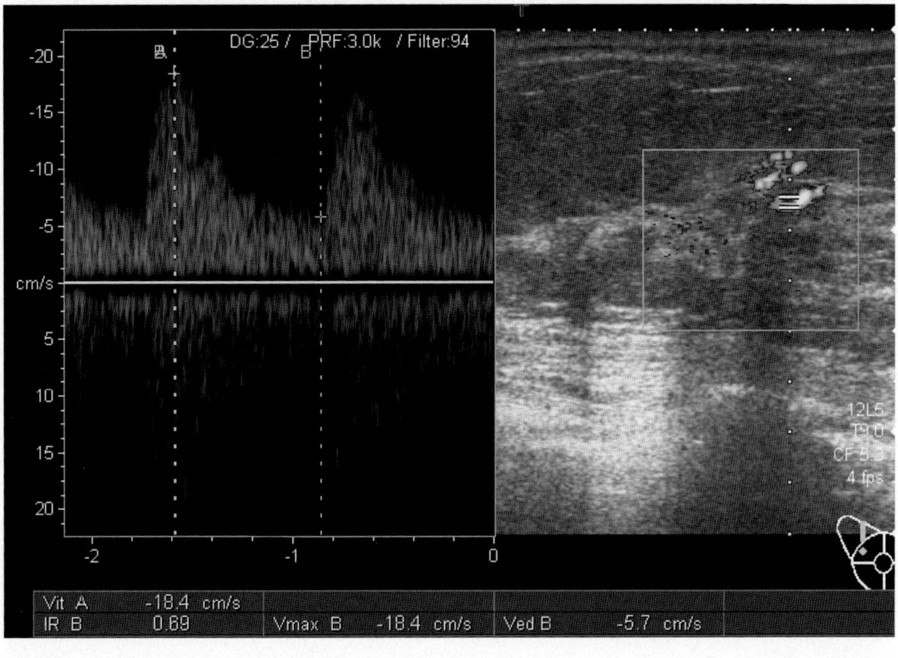

Figure 2
Étude doppler caractéristique d'une lésion bénigne : vaisseaux périphériques réguliers de taille identique, curvilignes.
Analyse spectrale montrant des index de résistance faibles.

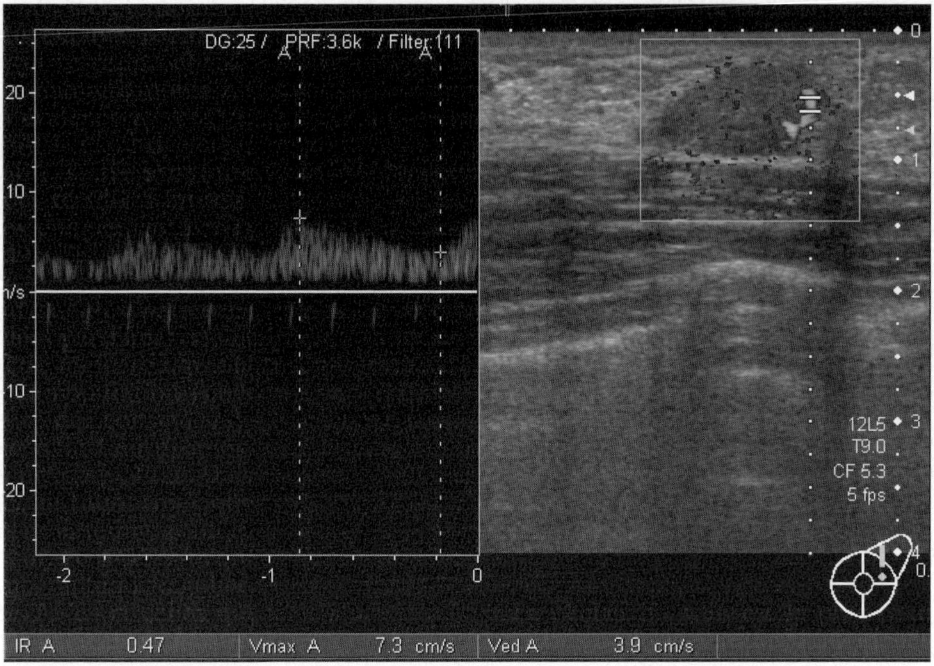

Figure 3
Lésion bénigne, possiblement kystique en 2D (lésion bien limitée hypoéchogène, à renforcement postérieur), la détection d'une vascularisation intra-lésionnelle en doppler permet d'affirmer le caractère non kystique de cette lésion : il s'agissait d'une deuxième localisation d'un cancer infiltrant.

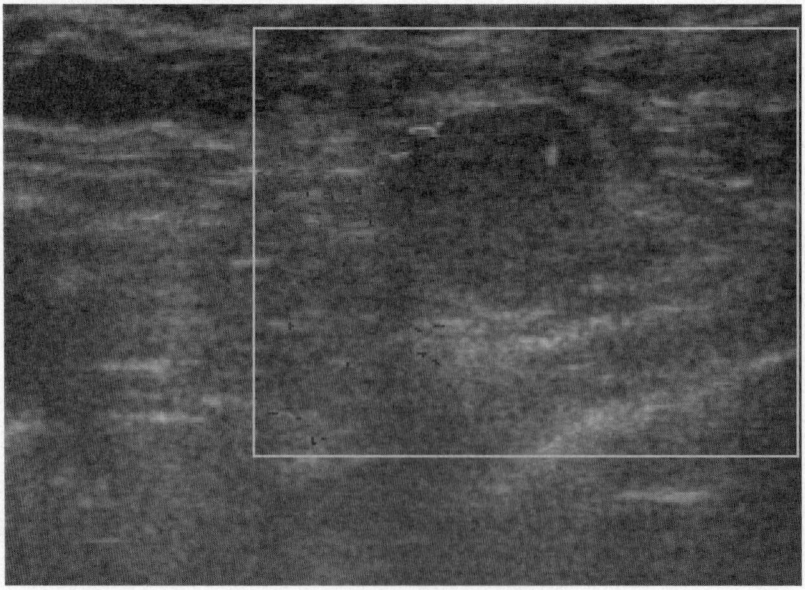

Figure 4
Volumineuse lésion kystique avec nodules muraux multiples (Figure 4A) non vascularisés en doppler (figure 4B) : il s'agissait d'un kyste avec métaplasie papillaire apocrine à l'histologie.

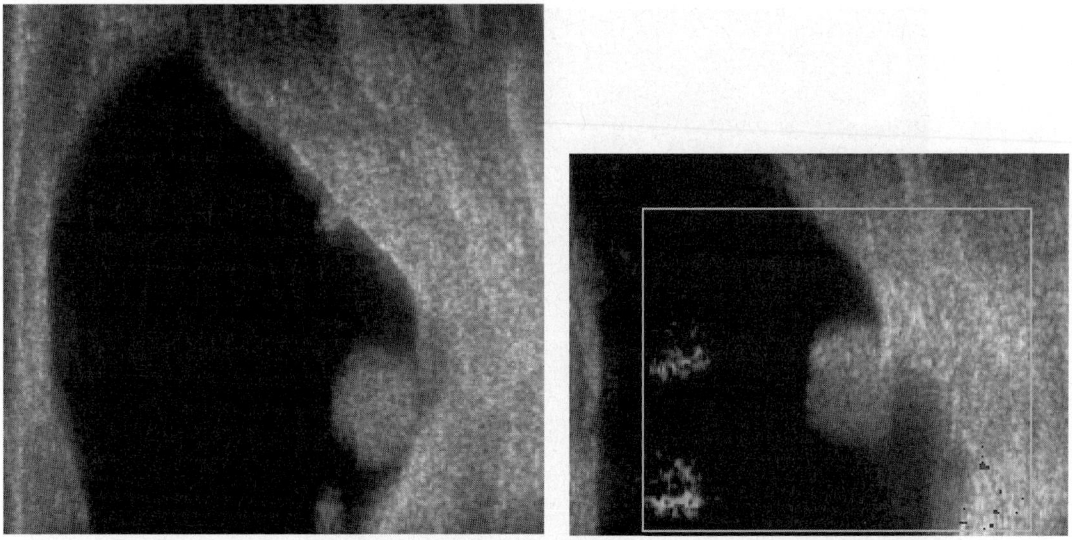

(A) (B)

Figure 5
Lésion kystique avec nodules muraux vascularisés en doppler : il s'agissait d'un carcinome papillaire intrakystique à l'histologie.

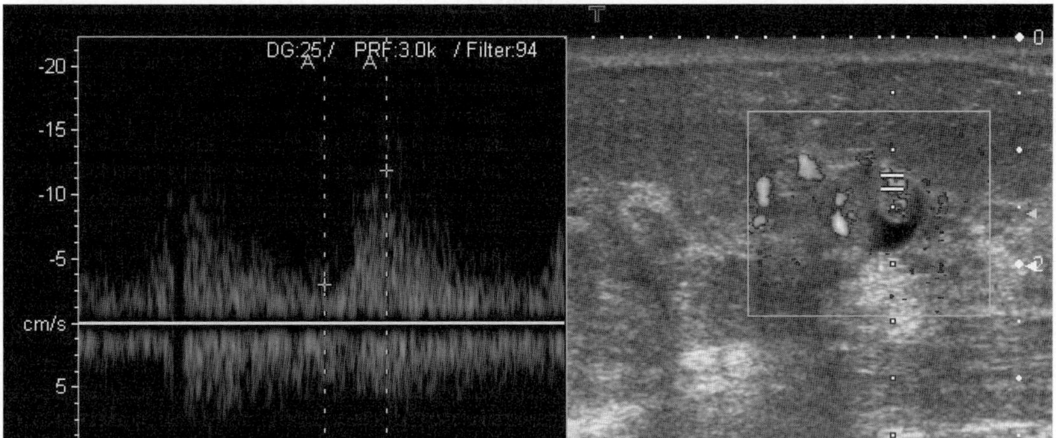

Figure 6
Lésion intragalactophorique échogène vascularisée, correspondant à un papillome intragalactophorique à l'histologie.

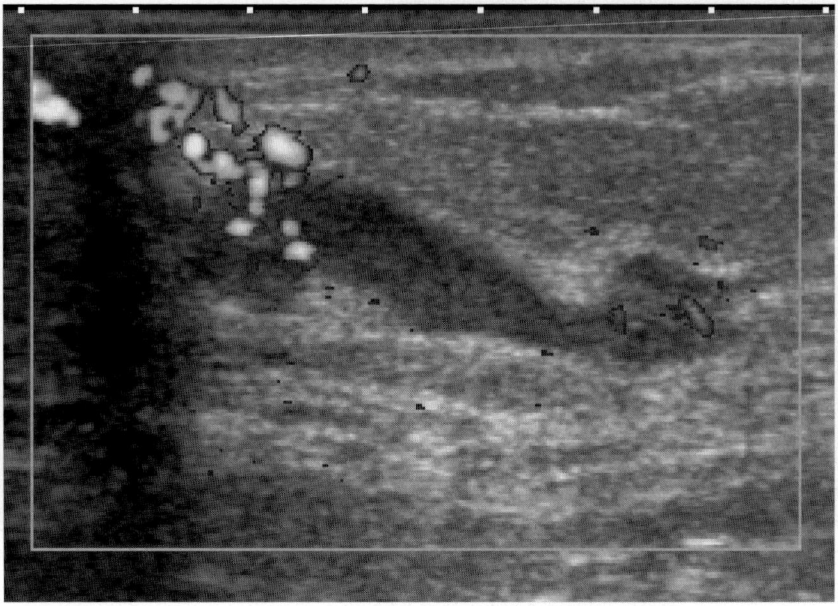

Figure 7
Lésion intragalactophorique échogène hétérogène vascularisée, correspondant à un carcinome intra-canalaire à l'histologie.

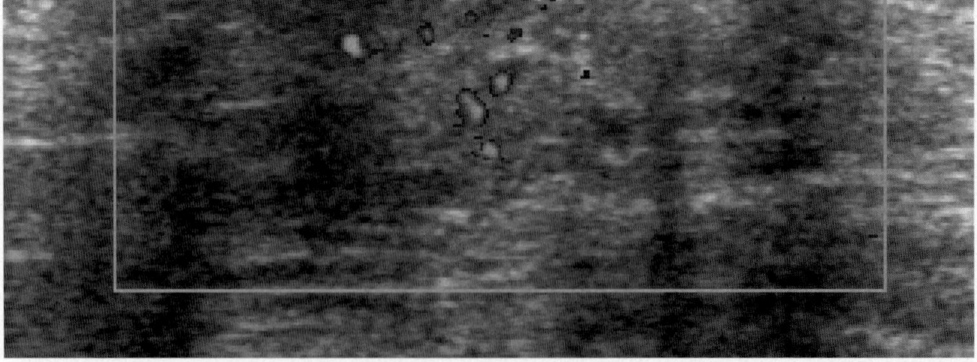

Figure 8
Lésion irrégulière non vascularisée en doppler, correspondant à un carcinome canalaire infiltrant à l'histologie: l'analyse morphologique prime sur l'analyse doppler.
Noter en arrière la prothèse rétro-pectorale.

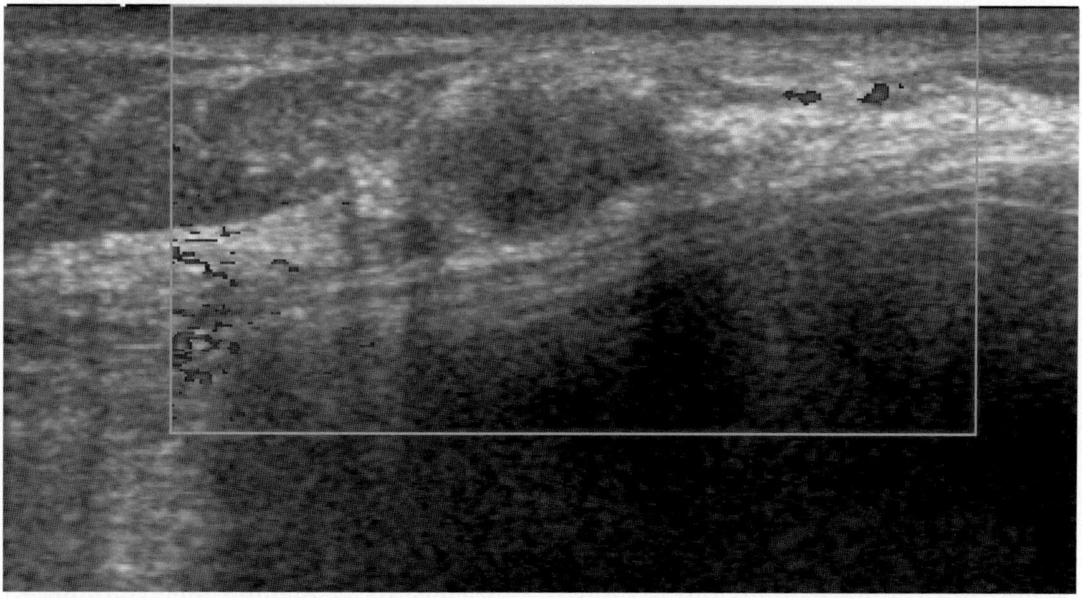

SURVEILLANCE RADIOLOGIQUE DU SEIN TRAITÉ ET DU SEIN CONTROLATÉRAL PENDANT L'INTERVALLE LIBRE APRÈS TRAITEMENT CONSERVATEUR DU CANCER DU SEIN

M.H. Dilhuydy, J.M. Dilhuydy, F. Valentin, M. Asad-Syed

La surveillance en cancérologie est définie comme l'ensemble des contrôles périodiques programmés à la suite du traitement initial. Ses objectifs sont d'aider le malade à vivre plus longtemps et à vivre mieux [1, 2], par le diagnostic anticipé de la rechute, par la prise en charge des complications et séquelles et par une réassurance personnalisée pour une meilleure autonomie [3]. La surveillance de cohortes de patientes traitées permet aussi d'établir des statistiques afin d'évaluer les résultats de nouveaux traitements ou de nouvelles stratégies [4, 5, 6].

Après traitement d'un cancer du sein la notion de surveillance, dans le contexte psycho affectif de mort et de mutilation qui est attaché à la rechute, est revendiquée par les malades pour lesquelles les visites périodiques représentent « un pélerinage rituel synonyme de guérison » [7]. L'enquête « Parcours de Femme » [8] montre que la première requête concerne des consultations fréquentes auprès d'un cancérologue. La surveillance apparaît également légitime aux yeux des soignants, dont les habitudes de prescription sont basées sur le sentiment intuitif d'être utile [4, 9].

Dans l'esprit des femmes la détection précoce de la rechute métastatique est un objectif majeur de la surveillance, alors qu'en l'état actuel des possibilités du diagnostic et des traitements il n'est pas démontré qu'elle ait une incidence favorable en terme d'intervalle libre et de survie globale [4]. Ce sont en fait d'autres objectifs qui en font tout l'intérêt [4, 10] : la détection précoce d'une rechute locale accessible à un traitement curatif augmente le confort pendant la durée de rémission en permettant le contrôle local [11, 12, 13]. Elle a probablement une incidence favorable sur la survie [11, 14, 15, 16] si l'on se base sur les données du dépistage en général [4], même si certaines rechutes reflètent l'agressivité du cancer et le risque métastatique. La détection précoce d'un cancer controlatéral, dont le risque de survenue est sept fois plus élevé que dans la population générale [17], devrait avoir un impact favorable sur la survie si l'on se base sur les données du dépistage [4, 18]. Enfin l'évaluation fonctionnelle et cosmétique, la prise en charge des complications et séquelles, la réadaptation psychologique, socioprofessionnelle et familiale sont des objectifs majeurs de la surveillance [19].

Dans ce contexte, à la lumière d'une revue de la littérature et des conclusions des conférences de consensus et des expertises collectives, nous discuterons de la place de l'imagerie dans la surveillance du sein traité de façon conservatrice et du sein controlatéral. Nous limiterons notre propos à la surveillance loco-régionale pendant l'intervalle libre entre le traitement conservateur initial et la première rechute, sans aborder le suivi sous traitement, ni les moyens du diagnostic et le suivi de la maladie métastatique. Nous n'aborderons pas non plus la surveillance après mastectomie avec ou sans reconstruction.

POURQUOI SURVEILLER APRÈS TRAITEMENT CONSERVATEUR D'UN CANCER DU SEIN ?

DONNÉES ÉPIDÉMIOLOGIQUES GÉNÉRALES

Le cancer du sein est le plus fréquent des cancers de la femme. L'incidence est plus élevée dans les pays à fort développement socio-économique, qui disposent d'une infrastructure médicale et technologique performante et de moyens multiples, et dans lesquels la consommation médicale est la plus élevée [1].

En France, une estimation de l'incidence des cancers du sein à partir de l'association des registres FRANCIM permet de situer le taux d'incidence standardisé pour la population mondiale à 89 pour 100 000 femmes en 2000, soit plus de 40 000 nouveaux cas par an [20, 21]. Le nombre de cas a pratiquement doublé entre 1980 et 2000, le taux standardisé, qui tient compte des changements démographiques, a augmenté de 60 % [22], cette croissance étant cependant moins marquée dans la deuxième décennie. Elle affecte de manière similaire les différentes tranches d'âges, il n'y a en particulier pas d'augmentation plus importante chez les femmes de moins de 50 ans [22, 23]

Dans les vingt dernières années, dans les pays où se développent des campagnes de dépistage (États-Unis, Europe), on observe une forte augmentation de l'incidence chez les femmes de plus de 50 ans au profit des petits cancers et des cancers *in situ*, attribuée au dépistage [21, 24]. L'augmentation de l'incidence au profit des formes de bon pronostic est évidente lorsque l'on examine le taux de mortalité en France standardisé pour la population mondiale [20, 22] : il était de 19,4 pour 100 000 femmes en 1990, il est de 19,7 en 2000. Alors que l'incidence est en augmentation, la mortalité est stable, ce qui peut être attribué aux progrès des traitements et à un diagnostic plus précoce [21].

Le nombre de traitements conservateurs réalisés (70 % des cas dans les pays ou existe un dépistage du cancer du sein) et le nombre de femmes qui vont nécessiter tout au long de leur vie une surveillance loco-régionale augmente donc régulièrement.

C'est la prévalence de la maladie qui permet au mieux d'estimer quantitativement la population globale à surveiller, dont elle représente une borne supérieure. Estève [22] a évalué à 370 000 femmes de moins de 80 ans cette prévalence pour l'année 2000, et souligne que « ces chiffres suggèrent que l'ampleur du travail de surveillance pourrait être considérable si on ne mettait pas en place une stratégie sélective ».

Le cancer du sein est cependant ressenti par le public et le monde médical comme un cancer grave, dont le pronostic est dominé par les rechutes métastatiques. Dans les cas de cancer infiltrant la moitié des patientes rechutent dans les 10 années qui suivent le traitement initial, le quart de ces rechutes sont loco-régionales, les 3/4 sont des rechutes métastatiques. Les femmes restent exposées à très long terme au risque de rechuter, des récidives peuvent survenir 20 ans après le traitement initial [25]. Il y a donc une forte demande pour une surveillance ininterrompue [8].

La surveillance du cancer du sein traité est un problème majeur de santé publique qui doit être envisagé en termes de faisabilité tenant compte de l'évolution de la démographie médicale et du contexte de l'économie de la santé (surcharge des consultations dans les centres de traitement multidisciplinaires, prise en charge par la société des coûts induits, rapport coût efficacité). Il faut déterminer avec précision quelle surveillance doit être pratiquée, à quel rythme, pour qui, et quels sont les intervenants susceptibles de la prendre en charge.

LE RISQUE DE RECHUTE LOCALE APRÈS TRAITEMENT CONSERVATEUR

Traitements conservateurs, conséquences sur la surveillance après traitement

Les traitements conservateurs de première intention sont réservés aux petites tumeurs opérables d'emblée, sous réserve que la topographie de la lésion et les volumes respectifs du sein et de la tumeur permettent un résultat cosmétique correct et un contrôle carcinologique satisfaisant [2, 11, 26]. Ces indications concernent en général les T1 et T2 de moins de 30 mm N0, N1, M0, voire des tumeurs de 40 ou 50 mm si le volume mammaire le permet [2, 13]. Avec les progrès de la chirurgie oncoplastique qui permet l'exérèse d'un quadrant entier ou de la région centrale du sein avec un bon résultat cosmétique, les indications se sont élargies à des tumeurs de 5 cm, et les tumeurs de la région centrale proches de l'aréole ne représentent plus une contre-indication au traitement conservateur [27]. Les indications doivent cependant être bien posées, les cancers lobulaires infiltrants et les tumeurs associées à une composante intracanalaire extensive ne relèvent pas en principe de ces techniques.

Le traitement associe une exérèse partielle *in sano* avec curage axillaire et une radiothérapie qui intéresse toujours l'ensemble de la glande mammaire et dont les champs, les volumes et la dose sont adaptés aux critères tumoraux et aux facteurs prédictifs de la rechute.

Les carcinomes intracanalaires stricts (CICS) limités peuvent bénéficier dans des conditions définies (exérèse en marges saines, absence d'anomalie mammographique résiduelle) d'un traitement conservateur dont les indications dépendent du type histologique, du grade et de l'étendue des lésions [28, 29].

Ces associations radio chirurgicales offrent en terme de survie les mêmes résultats que les traitements mutilants [13, 14, 30] d'autant qu'une surveillance systématique permet la détection précoce d'une rechute locale accessible à un traitement chirurgical de rattrapage. La survie sans rechute est de 85 % à 5 ans et de 75 % à 10 ans. Le taux de conservation mammaire est de 88 % à 10 ans.

Au cours des dernières décennies d'importants progrès techniques et dosimétriques ont permis une désescalade des volumes et des doses [2], diminuant les séquelles et facilitant la surveillance clinique et mammographique [26]. Le dépistage permet d'augmenter le pourcentage de cancers de petite taille dont le traitement conservateur est possible au prix de séquelles minimes.

Les tumeurs qui ne peuvent pas bénéficier d'un traitement conservateur d'emblée peuvent recevoir un traitement néoadjuvant (chimiothérapie, hormonothérapie, exceptionnellement radiothérapie préopératoire). Si la réduction tumorale est suffisante on peut réaliser un traitement conservateur de deuxième intention modulé en fonction de la réponse thérapeutique et des critères initiaux, qui va de la radiothérapie exclusive à l'association radio chirurgicale. Initialement réservée aux cancers localement évolués ou évolutifs à haut risque métastatique, cette stratégie s'est élargie à des tumeurs opérables d'emblée mais dont le volume justifiait classiquement une mastectomie [2, 31].

Les volumes et les doses de radiothérapie sont plus importants, une surimpression est souvent nécessaire parfois réalisée en curiethérapie. Les séquelles post-thérapeutiques sont plus marquées, surtout quand il persiste un reliquat en imagerie après radiothérapie exclusive, et la surveillance est souvent difficile [26]. La survie sans rechute à 5 ans est de 50 %, le taux de conservation mammaire se situe entre 50 et 60 % [31].

La rechute mammaire homolatérale

Le taux de récidive locale après traitement conservateur de première intention est de 6 à 15 % à 5 ans avec un risque cumulé de 1 % par an à partir de 5 ans [13, 14, 30, 32, 33]. La courbe de risque cumulé n'atteint jamais de plateau, les femmes restent exposées à ce risque toute leur vie, alors qu'après 10-15 ans le risque de rechute métastatique diminue [25, 34, 19]. Pour les tumeurs plus volumineuses après traitement médical néoadjuvant, le taux de récidives loco-régionales est de 20 à 35 % à 5 ans [31, 32].

Les récidives précoces (moins de 5 ans après le traitement initial) surviennent dans 80 % des cas dans le lit tumoral initial, et ont le même type histologique que la lésion primitive [35]. On peut considérer que ce sont des échecs du traitement. Après 10 ans les récidives surviennent dans 60 % des cas à distance du site primitif, et à partir de 15 ans les proportions s'équilibrent [36]. Elles peuvent être d'un type histologique différent. Ces données font soulever l'hypothèse d'une seconde localisation plutôt que d'une rechute de la lésion traitée, peut être à partir d'une multicentricité ignorée au moment du traitement initial [12, 25, 33]. Cependant, si l'on considère l'ensemble des récidives, 70 % se situent dans ou à proximité du site lésionnel initial [37], dont la surveillance devra être particulièrement attentive, surtout pendant les premières années.

Les cancers infiltrants rechutent dans plus de 80 % sous forme infiltrante, plus de 90 % sont de même type histologique que la lésion primitive [25, 35, 38].

Les CICS accessibles à un traitement conservateur (formes infracliniques limitées révélées par des calcifications) rechutent dans plus de 90 % des cas dans le site lésionnel [37, 39, 40] et sous forme infraclinique. La rechute est strictement intracanalaire dans la moitié des cas [29] Dans des séries récentes bénéficiant d'un suivi mammographique rigoureux et optimal sur le plan technique, la rechute des CICS est strictement intracanalaire dans 65 à 100 % des cas [12, 29, 37, 39].

Critères prédictifs de la rechute locale

Le risque de rechuter localement, en particulier dans les dix premières années, dépend de facteurs de risques initiaux dont le principal est l'âge au diagnostic [25, 29, 30, 34, 41] : l'âge inférieur à 40 ans multiplie le risque par 4 ou 5 par rapport à un âge de survenue supérieur à 50 ans [42]. Ce facteur influence surtout la rechute précoce [43]. Bien que lié aux caractéristiques des cancers de la femme jeune (multifocalité, haut grade, composante intracanalaire plus fréquente) [33], c'est aussi un critère indépendant, y compris pour les petits cancers [42] et chez les femmes traitées pour un CICS [44].

Le risque génétique est un facteur de risque de rechute locale précoce ou tardive [45], dans la mesure où la multifocalité et la multicentricité sont plus fréquentes, ce qui pose le problème du bilan d'extension de ces lésions avant traitement (IRM) et d'une surveillance spécifique.

La taille tumorale rapportée au volume du sein [25, 43], la multifocalité [43, 46], le grade [47], le grade des CICS [48, 49], l'existence d'embolies lymphatiques [13, 30, 47, 50], la prolifération élevée et l'absence de récepteurs hormonaux [3] le type lobulaire et l'existence d'un contingent intracanalaire [25, 33, 35, 41, 46, 47, 49] sont corrélés au risque de rechute locale avec cependant un impact très variable selon les séries dans la littérature.

L'envahissement des berges d'exérèse [28, 29, 35, 41, 46, 49, 51] est un critère prédictif péjoratif, en particulier après traitement conservateur d'un CICS [48, 52]. D'une manière plus générale, la qualité du traitement initial (exérèse incomplète, radiothérapie inadaptée, délai trop long entre la chirurgie et la radiothérapie) influence directement le résultat local [33, 46, 51].

Enfin, il n'y a pas en l'état actuel des connaissances de valeur prédictive des autres critères biologiques à l'étude qui puisse faire modifier les stratégies de surveillance [53, 54].

À noter qu'une série récente [55] montre que le fait que la tumeur ait été dépistée par la mammographie est corrélé à un moindre risque de rechute locale. Une autre série montre que le fait qu'un prélèvement percutané ait été réalisé avant le traitement n'aggrave pas le risque de rechute locale [56].

Les critères prédictifs de la rechute locale devraient permettre d'adapter la surveillance du sein traité [33] tant au niveau les techniques employées (place de l'IRM systématique ?) que du rythme des contrôles. Cependant il n'y a pas de réel consensus sur la stratégie spécifique ni sur l'impact sur la survie [4, 19, 27]

Mode de détection et signification pronostique de la rechute locale

Il est classique de dire que le diagnostic de la rechute est, selon les séries [15, 25, 35, 57], clinique dans 30 à 70 % des cas, mammographique dans 25 à 40 % des cas et fait par les deux méthodes dans 20 à 35 % des cas. La découverte de la rechute est faite par la patiente elle-même dans 23 à 56 % des cas [34, 58, 59].

La sensibilité de la mammographie est moins bonne après traitement conservateur que pour la détection de la tumeur primitive, en raison des remaniements post-thérapeutiques. Elle est de 55 à 68 % pour les études de référence [12, 60], la zone d'exérèse et/ou de surimpression étant souvent plus difficile à examiner.

Les tumeurs initialement infracliniques peuvent rechuter sous la forme de lésions cliniquement palpables [37, 61]. Les rechutes cliniquement palpables sont dans 90 % des cas des formes infiltrantes [35], même lorsque le primitif était un CICS [39].

Cependant, ces données sont issues de séries anciennes où 35 à 55 % des rechutes et des localisations controlatérales n'ont été détectées que par l'examen clinique [58, 59, 62]. Une revue complète de la littérature [63] montre que la sensibilité de la mammographie de surveillance est très variable selon les études [de 8 à 50 %] mais qu'elle augmente dans le temps. Les séries les plus récentes, qui bénéficient des progrès technologiques de l'imagerie mammaire et d'une meilleure analyse après désescalade des doses en radiothérapie, redonnent à la surveillance par l'imagerie une efficacité qui se rapproche de celle du dépistage : la mammographie est capable de mettre en évidence 85 à 90 % des récidives locales, 70 % étant détectées par la mammographie seule au stade infraclinique ; 92 % des récidives intracanalaires sont détectées uniquement par la mammographie [37, 39].

Ces séries portent sur des patientes régulièrement surveillées par l'imagerie et ces données doivent être tempérées par la notion d'observance en population générale. La non-observance des consignes de surveillance induit un retard au diagnostic. Des enquêtes effectuées aux États-Unis et au Canada [64, 65, 66] montrent que dans une population de femmes traitées pour un cancer du sein, 20 à 30 % n'ont pas eu de suivi mammographique régulier, en particulier les plus âgées et celles qui avaient des tumeurs de mauvais pronostic, les plus à même de rechuter. Il est cependant difficile d'extrapoler à partir de ces études pour appréhender l'observance des consignes de suivi en France, du fait d'un contexte et d'une disponibilité du réseau de soins différents.

Lorsqu'elles sont détectées par la mammographie seule les rechutes sont plus petites et ont de meilleurs critères de pronostic [15, 57]. Lorsque l'on compare les patientes porteuses d'une rechute locale infraclinique à celles dont la récidive est cliniquement palpable [57], la survie globale à 10 ans (82 % *vs* 68 %) et la survie sans métastase (87 % *vs* 75 %) sont significativement améliorées par la détection mammographique. L'analyse multivariée montre qu'il s'agit d'un critère de pronostic indépendant, la différence reste significative chez les femmes de moins de 50 ans.

Devant une récidive limitée un second traitement conservateur par exérèse *in sano* peut être discuté [37, 67]. Il s'agit d'indications très précises, réservées à des récidives de petit volume et de survenue tardive, à distance du site initial, sans signe de multifocalité au bilan complet d'imagerie [68] et dans un contexte psychologique particulier (difficulté d'acceptation de la mastectomie, possibilité d'assurer une surveillance rigoureuse ultérieure). Le taux de récidive après deuxième conservateur est de 25 à 35 % à 5 ans.

La survie après diagnostic d'une rechute locale est de 65 à 80 % à 5 ans et la survie sans métastase est de 56 % [34, 57]. Les séries ayant un long recul montrent que la rechute locale n'aggraverait pas le risque de récidive métastatique tardive [36]. En fait, le pronostic varie avec les critères propres à la récidive : outre sa taille et son mode de détection, la précocité de la rechute (moins de 2 ans) et le grade sont des critères péjoratifs [43, 30].

La rechute locale est un marqueur de l'agressivité du cancer et un critère de pronostic général défavorable [11, 30]. Cependant, la rechute locale est en elle-même responsable d'une surmortalité après traitement conservateur [14, 15, 69], étant susceptible de donner des métastases : en cas de rechute locale, le risque relatif (RR) de décès est de 3,6 et le RR d'avoir des métastases est de 5,1, l'analyse multivariée montre qu'il s'agit d'un critère de pronostic indépendant [34, 69]. Une rechute évoluée est un facteur de risque métastatique [5, 58, 70]. La détection précoce par l'imagerie d'une rechute accessible à une chirurgie de rattrapage à visée curative est donc parfaitement justifiée, pour augmenter la qualité de la survie en permettant le contrôle local [11, 12, 13] et dans l'espoir d'augmenter la survie [15] même si l'influence de la surveillance sur la mortalité n'est pas démontrée [16] et ne repose que sur un niveau de preuve indirect [64] par assimilation aux données du dépistage. La détection précoce de la rechute est probablement d'autant plus efficace que les critères de pronostic du premier cancer étaient favorables, en évitant d'aggraver le pronostic par une rechute aux critères plus défavorables que la tumeur primitive [5, 71].

LE RISQUE DE CANCER CONTROLATÉRAL

Le risque d'avoir un cancer controlatéral après traitement d'un cancer du sein est 5 fois plus élevé que celui d'avoir un cancer du sein dans la population générale [17, 72], l'incidence varie de 7 à 20 % selon les études [73, 74]. Ces variations dans la littérature s'expliquent par les différentes définitions du cancer controlatéral : bilatéral d'emblée, controlatéral diagnostiqué dans un délai inférieur à 6 mois, 2 ans ou 5 ans, ou survenant en dehors de tout contexte évolutif du premier. Le risque dépend aussi de l'âge des femmes dans la population examinée : plus elles sont âgées, moins le risque de bilatéralisation est élevé alors que le risque d'avoir un cancer du sein pour la population générale augmente [71].

Des travaux d'autopsie de femmes décédées d'un cancer du sein [75] montrent que l'atteinte controlatérale est bien plus fréquente mais que la plupart de ces lésions restent occultes pendant la durée de vie de la patiente : 68 % ont un cancer controlatéral, 33 % sont invasifs et 35 % *in situ*.

L'incidence du cancer controlatéral est de 1,75 % pendant les deux premières années puis de l'ordre de 1 % par an ensuite ; 50 % des cancers controlatéraux apparaissent pendant les sept premières années de suivi [76] mais le risque reste ensuite constant et implique un suivi sans limitation dans le temps.

Les critères de pronostic liés à un risque plus important d'avoir une localisation controlatérale son essentiellement le jeune âge au diagnostic du premier cancer [17, 50, 72] et le risque génétique : le risque relatif est plus élevé en présence d'antécédents familiaux de cancer du sein liés au premier degré surtout en cas d'antécédent survenu avant 46 ans et/ou bilatéral [77, 78].

Certaines caractéristiques histologiques du premier cancer sont significativement liées à un risque plus élevé : le type lobulaire infiltrant [17, 77, 79], le haut grade, l'association à un carcinome lobulaire in situ, et la multifocalité [17, 74, 80].

Le traitement par radiothérapie du premier cancer serait susceptible d'élever modérément ce risque, surtout si l'irradiation a été faite avant 45 ans [81], à l'inverse les traitements médicaux adjuvants du premier cancer diminuent le risque [17, 79].

La survenue d'un cancer controlatéral modifie peu le pronostic s'il est détecté à un stade plus précoce que le premier cancer [34, 79, 80, 82]. Il y a d'autant plus d'intérêt à découvrir le cancer controlatéral à un stade précoce que le pronostic du premier cancer est favorable [5, 71]. Il est donc recommandé d'associer l'imagerie du sein à l'examen clinique dans la surveillance, car les cancers controlatéraux détectés par la mammographie ont de meilleurs critères de pronostic que ceux qui sont révélés par la clinique [58, 70, 79]. L'influence sur la survie d'une telle surveillance n'est pas démontrée [83] mais repose sur un niveau de preuve indirect par assimilation aux résultats du dépistage [18, 65] même s'il n'est pas évident qu'ils puissent s'appliquer aux populations à risque [84].

QUELLE SURVEILLANCE APRÈS TRAITEMENT CONSERVATEUR D'UN CANCER DU SEIN ?

Les enquêtes effectuées dans la phase préliminaire des conférences de consensus [85] ont montré que les patientes surestiment la valeur des examens dans la détection des rechutes. Elles revendiquent une surveillance intensive dans l'espoir d'une amélioration des conditions de vie et d'un allongement de la durée de vie, persuadées que le succès du traitement de la rechute métastatique dépend de la précocité du diagnostic.

Cependant leurs exigences ne sont pas univoques : bien informées, elles souhaitent éviter l'anxiété liée à une surveillance trop attentive, les examens inutiles et les déplacements multiples [85, 86]. L'étude de la qualité de vie par des échelles d'évaluation [7] montre que malgré la demande initiale, une surveillance intensive n'a pas d'impact favorable sur l'auto appréciation de la qualité de vie, par comparaison avec une surveillance allégée.

Dans les années 90, l'impact de cette surveillance sur la santé publique a justifié une réflexion de fond, en Europe et aux États-Unis. À côté de la qualité de vie des patientes qui reste l'élément essentiel, le bénéfice réel obtenu et le coût des examens pour la collectivité doivent être évalués [4, 10, 87]. L'évolution se fait vers une meilleure utilisation des ressources disponibles, une meilleure analyse éthique afin d'éviter angoisse et examens inutiles, et une connaissance accrue afin de donner des bases scientifiques à la décision. Des essais randomisés comparant des modalités différentes de surveillance, des conférences de consensus et des expertises collectives ont permis d'éditer des recommandations afin de rationaliser et d'homogénéiser les pratiques.

Deux essais multicentriques italiens, publiés dans le même numéro du JAMA en 1994, ont eu une influence majeure sur la rationalisation de la surveillance des cancers du sein traités.

- Celui de l'Interdisciplinary Group for Cancer Care Evaluation (GIVIO) [88] porte sur 1 320 patientes randomisées, un bras bénéficiant à intervalles réguliers d'un examen clinique avec mammographie, scintigraphie osseuse, radiographie pulmonaire, échographie hépatique et bilan biologique, l'autre bras bénéficiant aux même intervalles d'un examen clinique et d'une mammographie. Avec un suivi moyen de 71 mois la survie globale est identique dans les deux bras. La qualité de vie a été évaluée et il n'est apparu aucune différence significative.

- Celui du National Research Council Project of Breast Cancer Follow-up [8] porte sur 622 patientes. Un bras a eu pendant cinq ans un examen clinique tous les trois mois les deux premières années puis tous les 6 mois, une radiographie pulmonaire et une scintigraphie osseuse tous les 6 mois, et une mammographie annuelle. L'autre bras a bénéficié d'une surveillance identique mais sans radiographie pulmonaire ni scintigraphie osseuse. À cinq ans la survie sans rechute est significativement meilleure dans le bras allégé en raison d'une détection anticipée des rechutes dans le bras lourd, et la survie globale est identique dans les deux bras.

Certes ces deux essais datent de 1994, et ils ne comportent dans le bras de surveillance intensive que des examens d'imagerie standard. Cependant aucun marqueur, aucun examen d'imagerie n'apporte, en l'état actuel de nos connaissances, d'élément déterminant qui puisse faire reconsidérer ces résultats.

Parallèlement, des conférences de consensus sont organisées, la première à Lyon en 1991 par la Société Française de Sénologie et de Pathologie Mammaire, basée sur la réflexion collégiale d'un panel d'experts après étude de la littérature. Des recommandations sur le bilan initial et les modalités de la surveillance ont été éditées [90].

Trois ans plus tard, une autre conférence est organisée à Bari [85], basée sur le travail simultané de trois groupes : un panel de cliniciens experts pour une revue de la littérature et une réflexion sur la pertinence des examens, un panel d'économistes pour l'étude des coûts et des associations de malades, pour une réflexion psychosociale. À la fin de cette période de travail, la conférence a duré près de six mois, avec des exposés de conférenciers, une discussion tout public et une délibération à huis clos du jury.

Les résultats des deux conférences sont à peu près similaires : l'objectif de la surveillance est de permettre aux patientes de vivre plus longtemps et/ou de vivre mieux, par la détection des rechutes, la prise en charge des complications et le support social et psychologique. Seuls l'examen clinique et les examens permettant le diagnostic de récidive locale ou de cancer controlatéral atteignent ces objectifs. Le diagnostic précoce de la rechute métastatique n'influence pas la survie, mais il est bien précisé que cela serait remis en question si des progrès diagnostiques et thérapeutiques permettaient la guérison de rechutes métastatiques de petit volume.

Le seul examen qui est recommandé de façon systématique est la mammographie semestrielle la première année puis annuelle. Le sein controlatéral doit être radiographié annuellement. Des examens complémentaires peuvent être demandés devant un symptôme, une anomalie clinique et/ou mammographique, ou en raison d'effets secondaires des traitements, seulement si leur résultat peut influencer la stratégie thérapeutique ou faciliter l'évaluation de l'efficacité du traitement. Les examens et techniques dont l'efficacité n'est pas démontrée ne peuvent être pratiqués que dans le cadre de protocoles de recherche méthodologiquement et éthiquement indiscutables, portant sur des sous-groupes de malades dont le risque de rechute est bien déterminé, après information et recueil du consentement éclairé des patientes.

Plus récemment, une conférence de consensus sur le traitement conservateur du sein a réuni à Milan un panel d'experts [27]. Elle donne les mêmes standards : les examens systématiques pour la surveillance se limitent à l'examen clinique et à la mammographie bilatérale, la première étant réalisée à 6 mois voire un an, car il y a très peu de rechutes la première année, les suivantes étant annuelles. Il n'y a pas actuellement de données fiables permettant de recommander en routine la surveillance systématique des seins par IRM, ni la prescription d'examens d'imagerie à la recherche de métastases. Cependant, la réalisation de ces examens peut être discutée au cas par cas.

À la lueur des essais randomisés et des conclusions des conférences de consensus, plusieurs sociétés savantes, fédérations professionnelles ou comités d'évaluation et d'expertise en Santé publique ont émis des recommandations sur la surveillance après traitement d'un cancer du sein sur la base d'une revue de la littérature et de consensus d'experts : l'American Society of Clinical Oncology (ASCO) en 1997 [91], le Scottish Intercollegiate Guidelines Network [92], la

Canadian Medical Association et la Canadian Association of Radiation Oncologists en 1998 [93] émettent des recommandations identiques.

En France, la Fédération Nationale des Centres de lutte Contre le Cancer (FNCLCC) édite des Standards, Options et Recommandations (SOR) en cancérologie, dont le volume consacré aux cancers du sein infiltrants non métastatiques, édité en 1996 et réédité en 2001 [2], consacre un large chapitre à la surveillance. L'analyse de deux cohortes de patientes suivies dans un CLCC avant et après l'introduction de ces recommandations montre qu'elles ont été respectées et qu'elles ont permis la suppression des examens programmés sans justification dans la surveillance. Le coût a été diminué par un facteur de 2,2 à 3,6 [94].

L'Agence Nationale d'Accréditation et d'Évaluation en Santé, actuellement Haute autorité de Santé (HAS) a édité en 1999 des recommandations sur le « Suivi des patientes traitées pour un cancer du sein non métastasé » [86] qui font office de référence officielle.

Enfin, plus récemment, des recommandations européennes (ESMO) viennent confirmer en 2005 [95] la validité des travaux précédents.

Tous ces travaux concluent que seuls l'entretien avec la patiente, l'examen clinique et la mammographie, réalisés systématiquement à intervalles réguliers, sans autre limitation dans le temps que des événements intercurrents, répondent aux objectifs de la surveillance. D'autres examens peuvent être prescrits en seconde intention. Le rôle de la surveillance dans l'information des patientes, la réhabilitation psychosociale et la recherche clinique appliquée est souligné. Les modalités et le rythme de la surveillance sont précisés. La délégation de cette prise en charge, en particulier au généraliste, est envisagée.

Ces conclusions, même si elles doivent régulièrement être réexaminées à la lumière des progrès dans le diagnostic et le traitement de la rechute, sont encore valables en 2006.

LES MODALITÉS DE LA SURVEILLANCE LOCO-RÉGIONALE APRÈS TRAITEMENT CONSERVATEUR

ENTRETIEN AVEC LA PATIENTE ET EXAMEN CLINIQUE

C'est l'étape fondamentale de la consultation de surveillance, elle répond aux objectifs généraux de la surveillance et à l'attente des malades [1, 4, 8, 96, 97, 98]. Des examens complémentaires peuvent être prescrits au cours de la consultation, mais aucun examen ne peut être prescrit sans cette rencontre clinique qui comporte une phase essentielle de dialogue et d'écoute et doit offrir à la patiente un espace de confiance [89].

La consultation

La patiente est invitée à décrire ses symptômes, ses doléances, ses angoisses, ses problèmes, les questions qu'elle se pose. Un temps suffisant doit être donné à l'écoute.

L'examen clinique comporte l'inspection et la palpation du sein traité, de la paroi thoracique, des aires ganglionnaires et du sein controlatéral. L'examen du site lésionnel doit être particulièrement attentif car c'est une zone parfois difficile à examiner cliniquement et radiologiquement. Il est souhaitable dans la mesure du possible que ce soit le même praticien qui fasse les examens comparatifs et que ses conclusions soient consignées sur un schéma daté.

L'examen clinique général à la recherche d'une rechute à distance est probablement peu rentable mais il fait partie du rituel de communication lié à cette rencontre entre la patiente et son médecin. Il est essentiellement basé sur l'écoute, d'autant plus importante que 80 % des rechutes métastatiques sont décelées par un symptôme décrit par la patiente lors d'une consultation médicale et/ou par l'examen clinique [97].

Toutes les présentations cliniques habituelles des cancers du sein peuvent révéler une récidive locale : masse d'apparition récente en zone irradiée ou en bordure des champs, déformation du galbe mammaire, rétraction cutanée, œdème et érythème, nodules de perméation cutanés, ganglions axillaires ou sus claviculaires. L'apparition d'une maladie de Paget du mamelon peut être observée.

Le diagnostic différentiel est parfois difficile avec les séquelles thérapeutiques, surtout lorsque les critères initiaux du pronostic ont justifié un traitement plus lourd et des séquelles plus marquées [26]. Une masse mammaire dans le site lésionnel peut correspondre à une récidive, mais aussi à une fibrose post thérapeutique ou une cytostéatonécrose. Le diagnostic est plus évident lorsque la tuméfaction apparaît à distance du site initial : elle est alors évocatrice d'une rechute, même s'il s'agit d'une petite masse ronde et bien limitée, car on n'observe pas de manifestation clinique de mastopathies bénignes dans les seins irradiés. En présence de signes inflammatoires, le diagnostic entre lymphangite carcinomateuse et dystrophie post radique est souvent difficile.

La présentation clinique des cancers controlatéraux ne diffère pas de celle des cancers du sein en général.

Au cours de la consultation seront évoqués au cas par cas la tolérance des traitements adjuvants, les séquelles, les aspects fonctionnels et esthétiques, le désir de correction morphologique, la contraception, le désir de grossesse, les troubles de la ménopause, les besoins psychologiques, sociaux, professionnels, familiaux [100]. La femme peut être orientée si besoin vers une consultation sociale ou vers un psychothérapeute. L'orientation vers un conseil génétique en cas d'agrégation familiale de cancers peut faire également partie de cet entretien.

Enfin, la consultation de surveillance peut être l'occasion de rencontrer et d'entendre les proches de la patiente, personne de confiance ou autre [101].

Des examens d'imagerie peuvent être prescrits, soit à titre systématique pour la surveillance du sein traité et du sein controlatéral (mammographie), soit en raison d'un symptôme ou d'une anomalie clinique. La patiente doit être clairement et loyalement informée des conséquences possibles et les résultats des examens devront lui être et commentés. Une deuxième consultation peut être nécessaire.

Recommandations concernant le rythme des consultations de surveillance

Elles peuvent varier en fonction des ressources d'un pays et des habitudes des filières de soin [56], mais l'évolution se fait vers l'homogénéisation des recommandations et des pratiques. L'ANAES/HAS [86] recommande une première consultation quatre mois après la fin du traitement pour apprécier les effets secondaires des traitements et l'état psychologique de la patiente, puis une consultation semestrielle pendant 5 ans, puis annuelle sans interruption dans le temps. Ce rythme peut être modifié en fonction des constatations cliniques et de l'état psychologique. Ces recommandations ne présentent pas de divergence fondamentale avec les conclusions des conférences de consensus et des autres expertises collectives. Tous s'accordent sur le fait que cette surveillance n'a pas de limitation dans le temps, en dehors d'éventuels événements intercurrents.

Puisqu'il existe des critères prédictifs liés au risque de rechute, il serait souhaitable que le rythme des consultations de surveillance puisse être personnalisé, en fonction du risque et de l'état psychologique des patientes [4]. En pratique, compte tenu de l'importance de la population à surveiller, il est plus réaliste de proposer un schéma standardisé [6, 86], d'autant que la rentabilité des examens de surveillance ne diffère pas en fonction des critères du pronostic [5]. Le rythme des consultations proposé ne diffère d'ailleurs pas chez les femmes à risque génétiques qui ont eu un cancer du sein [86, 102]. Dans ces cas de très haut risque, le sujet de réflexion n'est pas le rythme des consultations, mais plutôt les examens complémentaires à utiliser (échographie et IRM systématiques).

Par contre les implications psychoaffectives et socioprofessionnelles du cancer du sein, l'évolution de la maladie et des séquelles, l'impact psychologique de la surveillance sont variables et peuvent faire envisager une adaptation individuelle des recommandations et des informations données [3, 4, 5]. Le « coping » de chaque patiente face à la maladie, que l'on peut définir comme « la somme des efforts comportementaux qui permettent de faire face à une agression qui dépasse les ressources individuelles » [3], dépend du stade de la maladie et de son évolution, des traitements reçus et de leurs séquelles, des ressources personnelles de la patiente et de son vécu familial, social et professionnel, ainsi que de l'attitude de son entourage. Il dépend aussi de l'attitude de l'environnement médical, en particulier au cours des consultations de surveillance [100]. Des mécanismes d'adaptation insuffisants ou pathologiques (agressivité, déni, projection délirante...) peuvent faire intensifier le rythme des rencontres afin d'aider la patiente à mieux mobiliser ses ressources [3] en exprimant ses craintes concernant le cancer. Une prise en charge psychologique peut être nécessaire.

La place de l'auto-examen des seins [AES]

Les rechutes locales et les localisations controlatérales étant souvent détectées par les patientes elles-mêmes entre deux consultations, l'apprentissage de l'AES et sa réalisation mensuelle ont été recommandés par plusieurs auteurs et expertises collectives [6, 59, 62, 91, 93]. Ces recommandations sont basées sur des séries anciennes où plus de 30 % des rechutes et localisations controlatérales n'ont été détectées que par l'examen clinique. La plupart des patientes de ces séries n'ont pas bénéficié d'une mammographie annuelle de qualité complétée si besoin par une échographie [64], qui permet pour les séries plus récentes la détection au stade infraclinique de la plupart des récidives et des localisations controlatérales [15, 37].

L'inefficacité de l'AES sur la mortalité dans le dépistage des cancers du sein a été par ailleurs largement démontrée par des essais contrôlés aux USA, au Canada et en Europe. Il est fort peu probable qu'il soit efficace pour le sein controlatéral, et *a fortiori* pour le sein traité plus difficile à examiner. Les patientes traitées pour un cancer du sein ayant un risque relatif élevé d'avoir un autre cancer du sein, il est logique de leur appliquer par assimilation les recommandations concernant les femmes à risque génétique : l'expertise collective de l'INSERM [102] ne recommande pas l'apprentissage systématique de l'AES pour cette population, du fait de l'absence d'efficacité démontrée et de l'effet délétère psychologique de faire porter à une femme à risque le poids de sa surveillance. Par ailleurs, l'AES pourrait être pratiqué au détriment de la surveillance clinique et radiologique. Il paraît donc plus important d'insister sur un suivi clinique et radiologique régulier [103] et de donner à chaque patiente des informations claires et adaptées sur les signes et symptômes qui peuvent traduire la récidive [98].

Cependant, si des femmes motivées expriment la demande de pratiquer l'AES, elles doivent recevoir un apprentissage adapté, techniquement complet, au besoin répété. Ces recommandations pour un apprentissage de l'AES seulement dans ces cas particuliers sont formulées par l'ANAES/HAS [104].

Qui doit assurer la consultation de surveillance ?

La réflexion collégiale lors des conférences de consensus [85, 90] ainsi que des enquêtes [8] ont dégagé la demande de la patiente à avoir une structure de référence en laquelle elle puisse avoir toute confiance, mais aussi un parcours médical simple, en diminuant au maximum les attentes, les transports et les cascades d'intervenants [100]. Elle a droit à une information loyale et compréhensible, non contradictoire, humainement dispensée. Cela implique en particulier une bonne coopération entre le médecin traitant de la patiente et la structure spécialisée de référence.

Les visites régulières dans un centre de référence pluridisciplinaire, offrant sur le même site toutes les techniques de diagnostic et de traitement des maladies du sein, sont restées traditionnelles, le corps médical étant persuadé qu'elles sont efficaces et qu'elles sécurisent les patientes [10, 98]. Les patientes elles-mêmes en expriment la demande [8].

Cependant, compte tenu du nombre de patientes à surveiller [22] et de la capacité d'accueil de ces structures qui n'est pas illimitée, compte tenu du souhait des patientes d'un parcours allégé et d'un suivi de proximité, il est proposé de déléguer tout ou partie de cette surveillance [105] sous réserve qu'il y ait une régularité dans le suivi [87] et un recours rapide à la structure de référence en cas d'anomalie.

Cette attitude est justifiée par le fait que la plupart des rechutes étant des événements d'intervalle survenant entre deux consultations, la moitié des récidives sont d'abord vues par un généraliste avant d'être adressées au centre de référence. Le seul examen systématique devant être prescrits étant la mammographie annuelle, il peut l'être par le médecin traitant. Cette surveillance de proximité permettrait peut-être aussi un meilleur suivi des 20 % de femmes qui échappent à la surveillance post-thérapeutique [66]. Un essai randomisé [106] a montré que la délégation de la surveillance au médecin généraliste ne modifie ni la précocité du diagnostic de la rechute, ni le confort psychologique de la patiente apprécié par trois échelles différentes. Lorsqu'ils sont interrogés [107, 108], les généralistes souhaitent se responsabiliser dans cette surveillance tout en restant en contact avec la structure de référence à laquelle ils communiqueront les données concernant le suivi. Ils en attendent une aide dans des délais rapides en cas d'événement nouveau, ainsi qu'une formation adéquate. Ils souhaitent disposer de supports écrits ou en réseau, qui se développent actuellement grâce à l'informatisation de tous les praticiens, à l'extension des réseaux de soin [109] et aux projets nationaux de dossier médical informatisé.

Cependant 30 % des patientes préfèrent continuer à être suivies dans des centres de référence et cette demande doit être satisfaite pour une meilleure réassurance.

MAMMOGRAPHIE

La mammographie est l'examen complémentaire de base, presque toujours suffisant, de la surveillance du sein traité de façon conservatrice et du sein controlatéral. Elle permet la détection de rechutes locales de petit volume accessibles à une chirurgie de rattrapage à visée curative ou la détection d'un cancer controlatéral de petite taille. L'objectif est d'éviter qu'une rechute, une deuxième localisation dans le sein traité ou une localisation controlatérale ayant des critères de pronostic plus péjoratifs que la première tumeur, ne vienne aggraver le pronostic [5, 11, 18].

Tous les auteurs [12, 25, 35, 57, 110, 111, 112] s'accordent à recommander la mammographie systématique réalisée à intervalle régulier après traitement conservateur car les rechutes et les localisations controlatérales détectées par la mammographie seule sont plus petites et ont de meilleurs critères de pronostic que celles détectées par l'examen clinique, avec une incidence directe sur le contrôle local et un impact favorable espéré sur la survie [15, 18]. Tout comme pour le suivi des femmes à risque génétique [102], l'efficacité sur la mortalité de cette surveillance mammographique n'a jamais été directement démontrée [16, 83] mais elle repose sur un niveau de preuve indirect par extrapolation des données du dépistage [18, 65], même si, comme dans le cas des femmes à risque génétique, cette extrapolation peut être contestée, surtout si l'avance au diagnostic est faible [16, 84].

La recommandation d'une surveillance mammographique à intervalle régulier reste consensuelle dans les analyses récentes de la littérature [113].

La mammographie de surveillance

Elle requiert une exigence de qualité au niveau du matériel, de la surface sensible, du développement et des conditions de lecture, telle qu'elle a été définie et rendue opposable par les Cahiers des Charges du programme national de dépistage récemment publié au JO en annexe d'un arrêté fixant les conditions du dépistage [114]. Les référentiels nationaux, en accord avec les recommandations européennes [115] y figurent. Ils fixent les normes du contrôle de la qualité et de la dose en mammographie, chaque installation étant soumise à une visite de certification semestrielle par un organisme spécifique. Ces exigences de qualité ne se limitent pas à la mammographie de dépistage mais concernent toutes les mammographies, la matériovigilance étant sous le contrôle de l'AFSSAPS. Les manipulateurs doivent avoir été formés, en particulier au positionnement, tous les radiologues ont également reçu une formation spécifique en particulier à la lecture des images difficiles, à la prise en charge des anomalies détectées et au processus d'annonce. Toutes les conditions sont donc réunies en France pour que les mammographies de surveillance puissent être réalisées dans de bonnes conditions de qualité et d'exposition, éventuellement à proximité du domicile des patientes, dans le contexte d'une délégation de la surveillance.

Les films de dernière génération, analysables dans les densités optiques élevées, sont adaptés à la mammographie du sein traité.

La mammographie numérique peut faciliter la surveillance des seins denses et difficiles à analyser en raison de sa capacité à visualiser l'architecture mammaire au sein des zones denses grâce à sa large gamme dynamique. Il n'y a pas d'études comparant la mammographie numérique à la mammographie analogique dans la surveillance après traitement, mais on peu se fonder sur des preuves indirectes issues des séries comparatives réalisées en situation clinique [116] ou en situation de dépistage [117]. Le vaste essai de l'American College of Radiology Imaging Network (ACRIN) digital mammographic imaging screening trial (DMIST) porte sur 50 000 femmes qui ont eu une double mammographie de dépistage numérique et analogique, dans les mêmes conditions de réalisation, entre 2001 et 2003. Les résultats ont été publiés en 2005 [118]. Ils montrent que la mammographie numérique est plus efficace que la mammographie analogique dans la détection des cancers dans trois sous-groupes : les femmes de moins de 50 ans, les femmes pré ou péri ménopausées et les femmes ayant des seins denses ou hétérogènes.

La mammographie numérique peut donc faciliter la surveillance des seins traités lorsqu'il s'agit de seins très denses ou hétérogènes ou chez les femmes jeunes. Elle a en plus l'avantage de faciliter le positionnement et de permettre une diminution de la dose d'exposition.

La réalisation de la mammographie de surveillance ne peut pas être standardisée [26]. Elle doit être précédée d'un examen clinique fait par le radiologue. Elle comporte au moins trois incidences (face, profil et oblique externe) sur le sein traité et deux incidences (face et oblique externe) sur le sein controlatéral. Le positionnement doit être adapté. Il requiert une formation spécifique des manipulateurs. Le radiologue en examinant la patiente et le manipulateur en palpant le sein apprécient la souplesse du sein en particulier au niveau du site lésionnel, détectent les zones indurées ou fixées et en déduisent le positionnement dégageant au maximum le sein et facilitant l'étalement et la compression de la cicatrice.

La compression doit être douce et progressive, suffisante mais non douloureuse, son efficacité dépend plus du choix de l'incidence et de l'étalement que de la pression appliquée. L'incidence oblique externe peut être difficile à réaliser en fonction de l'emplacement de la cicatrice et de l'abord axillaire et l'inclinaison doit être adaptée. Les documents précédents doivent être disponibles au moment de l'examen afin que les incidences soient exactement comparables. La mammographie de surveillance doit être reproductible, les constantes d'exposition doivent figurer sur chaque film.

Le radiologue juge extemporanément de la nécessité d'incidences complémentaires : obliques pour dissocier les superpositions ou dégager une zone excentrée, incidences tangentielles à la cicatrice ou clichés localisés comprimés. Des agrandissements sont nécessaires lorsqu'il y a des calcifications groupées [37], par contre l'agrandissement géométrique systématique du site lésionnel n'a pas fait la preuve de son utilité [119].

Lorsque le traitement conservateur a été fait sur un sein porteur de prothèse la réalisation et l'interprétation de la mammographie peuvent être difficiles. Il faut tenter d'exposer la glande en avant de la prothèse par la manœuvre d'Eklund [120], parfois impossible après chirurgie et radiothérapie. La mammographie numérique peut faciliter l'exposition et l'analyse, mais des examens complémentaires (échographie, IRM) sont presque toujours nécessaires.

Du fait des progrès thérapeutiques (qualité de la chirurgie, désescalade des champs et des doses en radiothérapie) et de l'augmentation du taux de très petits cancers issus du dépistage, la plupart des mammographies de surveillance sont en fait aussi faciles à réaliser et à interpréter que les mammographies standards (figures 1a et b). Ce n'est que dans le cas de traitement conservateur de deuxième intention de tumeurs volumineuses et/ou évolutives que l'on rencontre des difficultés [36]. La lecture de la mammographie reste cependant difficile pour les seins denses et chez les femmes jeunes.

La sensibilité de la mammographie dans la détection de la récidive s'est améliorée par rapport aux séries anciennes [63] mais elle reste inférieure à celle de la mammographie de dépistage : elle est de 60 à 85 % contre 85 à 90 % pour la mammographie de dépistage [111, 121, 122]. Elle est cependant plus élevée dans la détection de la rechute des CICS, et atteint 90 % pour la détection des rechutes intracanalaires se traduisant par des calcifications [37, 39].

Au moment de l'interprétation le radiologue doit disposer du dossier clinique complet afin de connaître les caractéristiques de la lésion initiale, le traitement réalisé et les critères du pronostic. Il doit disposer de tous les documents d'imagerie

Figures 1a et b :
Traitement conservateur d'une petite lésion infraclinique du sein droit. Bon résultat esthétique et fonctionnel, l'analyse radiologique est facile, la mammographie est performante.

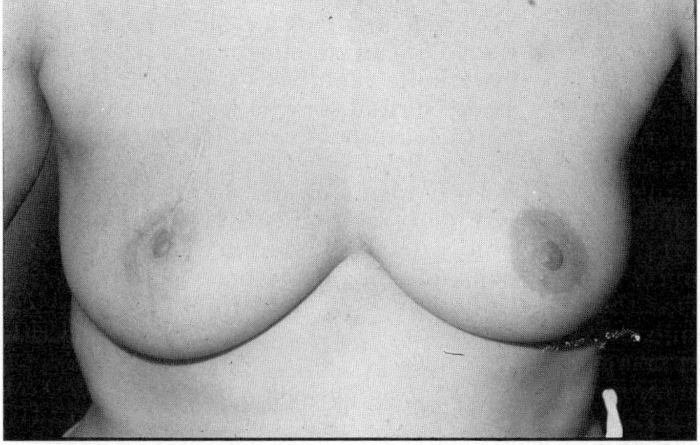

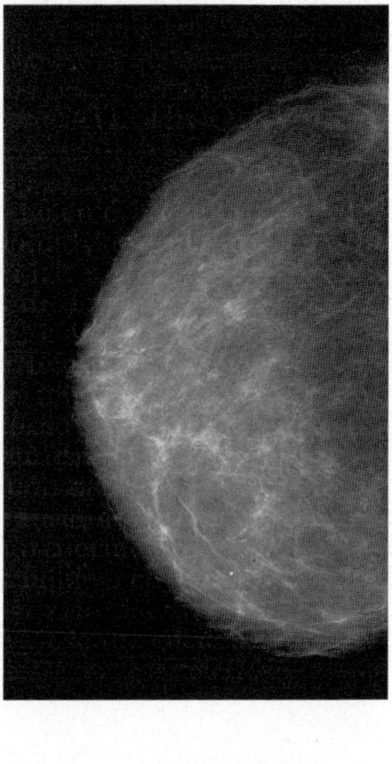

y compris préthérapeutiques, d'autant que l'aspect radiologique de la rechute peut être similaire à celui de la lésion primitive [37, 38], en particulier dans le cas de calcifications isolées [123]. La première mammographie post-thérapeutique montre le remaniement post-thérapeutique et sert de référence.

La mammographie de surveillance est intégrée à un contexte carcinologique et elle doit toujours être comparée à la mammographie précédente [2, 86], l'évolution des images étant souvent plus significative que leur analyse purement séméiologique [124]. Il faut parfois revoir les documents de référence plus anciens pour ne pas méconnaître une récidive d'évolution lente qui peut donner une fausse impression de stabilité d'un contrôle à l'autre.

Lorsque dans le contexte de la délégation de la surveillance la mammographie est prescrite par le médecin traitant de la patiente et effectuée dans un cabinet de radiologie public ou privé, il est nécessaire que le centre de référence remette à la patiente l'ensemble de son dossier mammographique afin que le radiologue puisse en disposer au moment de la réalisation de l'examen et de la lecture. Une orientation vers le centre de référence est alors recommandée en cas d'anomalie ou de symptôme clinique, pour avis sur le diagnostic et la conduite à tenir.

Les recommandations émises sur le rythme de la surveillance mammographique après les conférences de consensus et les expertises collectives sont concordantes. Elles permettent de définir un rythme de surveillance standard qui peut être modifié en fonction des critères prédictifs de la rechute et surtout des difficultés d'analyse clinique et mammographique. En France, les recommandations de l'ANAES/HAS [86] et les SOR [2] font office de référence officielle.

La mammographie post opératoire n'a d'indication que s'il y a un doute sur l'existence de calcifications résiduelles [12]. En dehors de ce cas, la surveillance des complications post-opératoires relève de la clinique et de l'échographie [125].

Le premier contrôle mammographique est réalisé 6 mois après la fin du traitement locorégional, après régression des séquelles immédiates. Il sert à apprécier les aspects post-thérapeutiques et servira de base à la surveillance comparative ultérieure. Il doit donc être techniquement parfait et reproductible. Un nouveau contrôle, bilatéral, est réalisé un an après le traitement, puis les contrôles suivants sont annuels. Compte tenu du risque élevé le sein controlatéral sera radiographié annuellement [12], en rappelant qu'il s'agit d'une attitude consensuelle dont l'efficacité sur la survie n'est pas démontrée.

Compte tenu de la possibilité de rechutes tardives au-delà de 20 ans [25], cette surveillance n'aura pas d'autre limitation dans le temps que la survenue d'éléments intercurrents [2, 86]. Du fait de l'allongement de la durée de vie et de l'amélioration des conditions de vie des personnes âgées, il n'a pas été fixé de limite d'âge supérieure dans les recommandations, l'état général et la comorbidité doivent être pris en considération.

La surveillance après traitement d'un carcinome intracanalaire strict est identique à celle des formes infiltrantes [2, 86].

Les modifications liées au traitement

Tous les auteurs s'accordent à reconnaître l'importance de la première mammographie post-thérapeutique réalisée 6 mois après le traitement [2, 86, 125, 126]. Elle sert plus à évaluer les modifications liées au traitement qu'à détecter une éventuelle récidive, exceptionnelle à ce stade, surtout lorsque les critères du pronostic local sont favorables [12, 126]. Dans ce cas, il importe de ne pas faire de faux positifs même en cas de difficulté d'analyse mais de donner à cette mammographie valeur de référence : la régression dans le temps des aspects post-thérapeutiques ou leur stabilité sont signes de rémission.

L'exérèse partielle entraîne une réduction volumétrique plus ou moins harmonieuse, avec ou sans déformation du galbe mammaire. Les plans superficiels sont modifiés, avec un épaississement, un méplat ou une rétraction plus ou moins marqués, des modifications de l'interface entre graisse sous-cutanée et conjonctif, ainsi que de l'orientation des crêtes de Duret [127]. La réaction fibro-cicatricielle plus ou moins intense se traduit chez 50 % des patientes par une distorsion architecturale dont le centre est plus ou moins dense. Les techniques de chirurgie oncoplastique peuvent entraîner un bouleversement de l'architecture de tout un quadrant, de la zone centrale, voire de la totalité du sein, avec essentiellement un déplacement des zones denses, qui gène rarement l'analyse.

L'évolution post-opératoire se fait vers l'atténuation lente et progressive des images en 6 mois à deux ans. Elle peut être incomplète avec dans 20 à 25 % des cas une distorsion cicatricielle persistante [12, 128]. La stabilité de ces images doit être étudiée sur des incidences comparatives dissociant au mieux les superpositions, l'incidence tangentielle à la cicatrice est souvent utile. Les cicatrices sont variables d'une incidence à l'autre et apparaissent moins denses et mieux dissociées sur une des incidences [26, 128], ce qui les différencie des masses dont l'aspect et la densité varient peu selon l'incidence.

Des phénomènes de cytostéatonécrose [CSN] peuvent se surajouter [12], évoluant soit vers la fibrose qui vient aggraver la densité focale et la distorsion, soit vers la constitution de kystes huileux de diagnostic aisé lorsqu'ils se présentent sous forme d'images rondes claires cerclées. Certaines CSN enkystées n'ont pas une traduction radiologique aussi franche, le kyste est parfois mal cerclé, avec une cloison fine et discontinue. Son contenu peut être intermédiaire entre les densités hydrique et graisseuse, ou hétérogène, sédimenté ou en cocarde. Des calcifications peuvent apparaître dans la CSN ou dans les parois des kystes huileux. Elles sont alors arciformes et discontinues [127], mais lorsque le processus de calcification débute elles peuvent être difficiles à caractériser (figure 2).

Figure 2 :
Cytostéatonécrose : calcification progressive des parois des kystes butyriques.

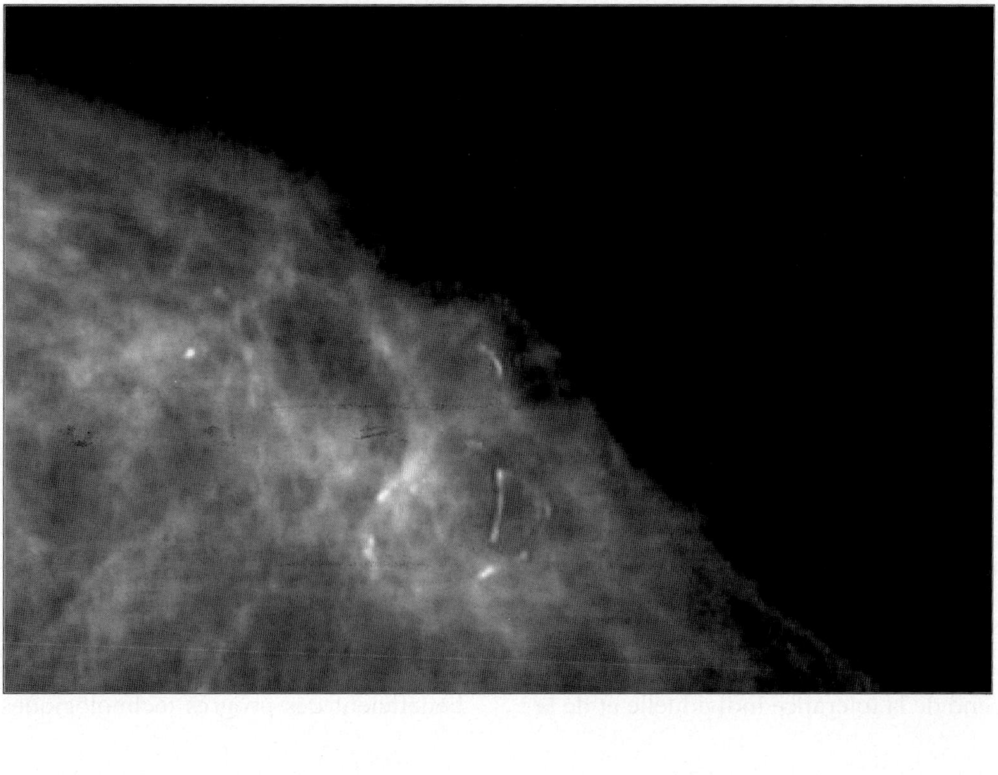

Ces séquelles sont souvent plus marquées s'il y a eu des complications post-opératoires [125].

Les modifications liées à la radiothérapie [26, 126, 128] se superposent aux séquelles de la chirurgie. L'œdème et la réaction inflammatoire, avec épaississement cutané, aspect dense et grillagé du tissu cellulaire sous-cutané et épaississement flou du conjonctif, sont à leur apogée à la fin de l'irradiation et régressent en quelques mois ou un an.

L'œdème et l'inflammation laissent ensuite la place à la fibrose qui se traduit par un épaississement et une densification du conjonctif et des crêtes de Duret, dont les contours sont mieux « tracés » et dont les sommations peuvent construire des aspects spiculés. Des phénomènes de rétraction peuvent se produire, avec réduction volumétrique du sein, ombilication ou méplat de la plaque aréolaire. Le tissu cellulaire sous cutané peut rester plus dense, avec un aspect grillagé qui se superpose à l'image du conjonctif.

Des poussées tardives de radiodystrophie inflammatoire peuvent survenir plusieurs années après le traitement, posant de difficiles problèmes cliniques et radiologiques de diagnostic différentiel avec une rechute inflammatoire.

Enfin la radiothérapie facilite la calcification de lésions préexistantes (kystes, adénofibromes, ectasie canalaire) ou cicatricielles (trajet des fils de suture, cytostéatonécrose). De petites calcifications sous-cutanées rondes ou annulaires peuvent apparaître, qui correspondent à des zones de liponécrose superficielle [26]. Ces calcifications sont regroupées sous le terme de « calcifications dytrophiques » dans le lexique du Breast Imaging Reporting And Data System (BI-RADS) de l'American College of Radiology (ACR) et dans sa traduction française par la Société Française de Radiologie [129, 130]. Elles sont toutes regroupées dans la catégorie d'évaluation 2 du BI-RADS, correspondant aux images certainement bénignes.

L'intensité des séquelles post-radiques dépend de la tolérance individuelle et de la dose reçue. Du fait des progrès techniques en radiothérapie elles ne sont pratiquement plus observées après traitement conservateur des petites tumeurs lorsque la dose distribuée à l'ensemble du sein ne dépasse pas 50 grays.

En cas de radiothérapie exclusive (tumeurs ayant bien répondu au traitement médical d'induction, critères d'inopérabilité) la surveillance mammographique devra contrôler la stabilité d'un « squelette » lésionnel [13, 26] qui peut se présenter sous la forme d'une distorsion architecturale ou d'une masse à contours flous ou spiculés plus ou moins dense. Des calcifications sont parfois mieux visibles et plus nombreuses que sur les examens pré thérapeutiques [127]. Elles peuvent se resserrer, se fragmenter ou s'épaissir, traduisant un contingent intracanalaire préexistant qui se calcifie sous radiothérapie. Chez ces patientes dont le pronostic est dominé par le risque métastatique et dont le risque de rechute locale est élevé, la surveillance est souvent difficile d'autant que les doses distribuées sont plus élevées et les séquelles plus importantes. La surveillance mammographique ne peut être que comparative sur des incidences rigoureusement comparables, le recours à l'IRM est nécessaire en cas de doute.

Dans les catégories d'évaluation en fonction du degré de suspicion du BI-RADS [129, 130] les aspects post-thérapeutiques entrent dans la catégorie 2 (ACR 2 dans la « classification ACR » couramment utilisée en France).

Les signes radiologiques de la récidive

Nous avons vu que le diagnostic de la rechute locale est, selon les séries, assuré par la mammographie seule dans 25 à 40 % des cas et par la clinique et la mammographie dans 20 à 35 % des cas. La sensibilité de la mammographie, moins bonne après traitement conservateur en raison des remaniements post thérapeutiques, est de 55 à 68 % pour les études de référence [12, 25, 57, 60].

Cependant, les séries plus récentes, qui bénéficient des progrès technologiques de l'imagerie mammaire, d'une meilleure analyse radiologique après désescalade des doses en radiothérapie et d'une bonne observance des consignes de surveillance à rythme régulier [37, 39, 63, 121, 122] montrent que la mammographie est capable de mettre en évidence 85 à 90 % des récidives locales et que 70 % d'entre elles (92 % pour les récidives intracanalaires) sont détectées au stade infraclinique. Une étude qui compare la sensibilité et la spécificité de la mammographie de surveillance à celles de la mammographie de dépistage [111] montre une sensibilité de 86 % (qui reste en deçà de la sensibilité en dépistage) et une spécificité de 98 %.

Les rechutes locales dans ou près du site primitif ont une présentation radiologique similaire à celle de la tumeur primitive dans 59 % à 80 % des cas, alors qu'elles sont différentes, plus volontiers sous la forme d'une masse ronde, lorsqu'elles surviennent dans un autre quadrant [37, 38]. Lorsque le primitif est un CICS révélé par des calcifications, la rechute est dans 80 % des cas révélée par des calcifications du même type situées dans le même quadrant [37, 39]. Près de 40 % de ces rechutes sont infiltrantes [37].

Les signes mammographiques de la récidive [26, 131] sont ceux des cancers en général, mais la valeur prédictive positive (VPP) des anomalies détectées dépend plus de critères évolutifs basés sur la comparaison d'examens successifs que de critères purement descriptifs. À image égale, la VPP des anomalies apparues est plus élevée que dans un sein non traité car il n'y a en principe pas de mastopathie bénigne évolutive dans un sein irradié, y compris chez la femme jeune [71]. Le sein traité est un sein à risque, et l'incidence des lésions malignes y est plus élevée qu'en population générale.

Dans les catégories d'évaluation du BI-RADS [129, 130] la plupart des anomalies observées seront rangées dans la catégorie 4 ou 5 du fait de la plus forte VPP des images apparues. La surveillance (catégorie 3) est rarement recommandée, des examens complémentaires et une confirmation histologique par prélèvement percutané sont souvent indiqués afin d'affirmer ou d'infirmer la récidive.

La détection d'une masse dans le site tumoral ou à distance, que ses contours soient réguliers, flous ou spiculés, a une VPP plus élevée qu'en dépistage car l'apparition d'un kyste ou d'un adénofibrome dans un sein irradié est peu vraisemblable. La plupart de ces images seront rangées dans la catégorie 5 du BI-RADS surtout si elles apparaissent à côté ou à distance du lit tumoral [37, 38, 132]. L'échographie est systématiquement réalisée devant une masse en mammographie, la microbiopsie échoguidée permet le diagnostic pré chirurgical de la récidive dans la grande majorité des cas [59, 132, 133]. Lorsque les images sont évocatrices, cette séquence peut très bien se passer de l'IRM pour assurer le diagnostic de la récicidive.

Lorsqu'une masse apparaît dans le site initial, le seul diagnostic différentiel est la CSN enkystée de présentation atypique, mais l'image est en général peu dense et régulièrement cerclée. Là encore l'échographie est déterminante, la ponction échoguidée permet si besoin d'évacuer partiellement ou totalement le contenu d'un kyste huileux à condition d'utiliser une aiguille de calibre suffisant (18-G) [125].

L'augmentation des dimensions d'une masse retrouvée *a posteriori* en dehors du site primitif sur les films préthérapeutiques, qui a pu régresser voire disparaître sous radiothérapie et qui se majore à nouveau, est évocatrice de la reprise évolutive d'une seconde localisation initialement méconnue. Le fait de retrouver l'image a posteriori n'a rien de rassurant devant ces critères évolutifs, ces images entrent dans la catégorie 5 du BI-RADS. À l'inverse, une masse ronde ou ovale à contours réguliers retrouvée *a posteriori* sur les clichés préthérapeutiques mais ne s'étant pas modifiée après radiothérapie, évoque une lésion bénigne préexistante (adénofibrome, hamartome) et rentre dans la catégorie 2 du BI-RADS.

La disponibilité des mammographies préthérapeutiques lors de l'interprétation des mammographies de surveillance est indispensable pour bien comprendre ces images.

Le renforcement de la densité d'une cicatrice ou d'un « squelette » lésionnel peut être difficile à interpréter car il peut d'agir de la constitution progressive d'une fibrose cicatricielle. Les examens doivent être rigoureusement reproductibles, en particulier sur le plan des constantes d'exposition. Avant de classer ces images dans les catégories 3 (surveillance rapprochée) ou 4 (un contrôle histologique est nécessaire) un bilan complémentaire comprenant une IRM est toujours nécessaire, l'échographie étant souvent aussi difficile à interpréter que la mammographie quand il s'agit de faire le diagnostic entre fibrose cicatricielle et récidive. Lorsque l'IRM est en faveur d'une récidive le diagnostic histologique préchirurgical peut être assuré, dans la majorité des cas, par la microbiopsie échoguidée.

L'apparition d'une densité focale ou d'une distorsion architecturale dans ou à distance du lit lésionnel est fortement évocatrice d'une récidive. Ces images peuvent être difficiles à détecter si le conjonctif est dense ; elles nécessitent des films d'une qualité et d'une reproductibilité parfaites. La mammographie numérique permet de mieux analyser l'architecture et de mieux visualiser d'éventuelles calcifications associées. Ces images entrent dans la catégorie 5 du BI-RADS après un bilan complémentaire dont la première étape est l'échographie, souvent suffisante lorsqu'elle permet de guider la microbiopsie.

L'apparition ou l'augmentation du nombre de calcifications dans le site tumoral ou à distance est une présentation fréquente des récidives en mammographie. Dans les séries rétrospectives de référence ce signe détectait 70 % des récidives infracliniques [12]. Dans les séries plus récentes, où les images non calciques sont mieux détectées sur des mammographies plus performantes et dans des seins moins remaniés par le traitement, la moitié des récidives sont détectées par la modification ou l'apparition de calcifications [37, 39, 132]. Lorsque la lésion initiale a été révélée par des calcifications, 80 % des rechutes se traduisent par des calcifications de même type, surtout lorsque la lésion initiale était un CICS [37, 38]. Lorsque la récidive d'un CICS se traduit uniquement par des calcifications il s'agit le plus souvent de lésions in situ [25] ; cependant les rechutes infiltrantes des CICS s'accompagnent dans 80 % des cas de calcifications comparables aux images initiales [37].

Les calcifications sont parfois difficiles à voir dans un sein dense et remanié par le traitement, l'agrandissement de face et de profil est systématique et fait partie des recommandations [2, 37, 86].

Devant le renforcement de calcifications typiquement canalaires, en particulier après traitement conservateur de deuxième intention, il est parfois impossible de faire le départ entre la calcification progressive d'un contingent intracanalaire stérilisé par la radiothérapie et l'évolution de lésions intracanalaires non contrôlées [9]. Ces images peuvent être rangées dans la catégorie 4 et doivent en principe bénéficier d'une vérification histologique. Une biopsie chirurgicale sur un sein lourdement irradié n'est pas un acte anodin, lorsqu'elle est techniquement possible la macrobiopsie sous stéréotaxie est indiquée. Exceptionnellement, lorsque le risque métastatique domine largement le risque local et que le prélèvement percutané s'avère difficilement réalisable, une surveillance rigoureuse de ces images peut être décidée de façon pluridisciplinaire, la patiente étant informée des raisons et des conséquences possibles de cette décision.

Le diagnostic peut être également difficile devant l'apparition de calcifications dans le site lésionnel quant elles sont pulvérulentes ou finement arciformes et peu nombreuses. Il peut s'agir du processus de calcification débutant d'une CSN ou de calcifications dystrophiques. L'agrandissement de face et de profil est déterminant. Ces images, selon leur aspect, peuvent être classées dans les catégories 3 ou 4 après qu'un bilan ait été réalisé (échographie, IRM). Le sein traité étant un sein à risque on aura plus facilement recours aux prélèvements percutanés qu'en situation de dépistage. Si les calcifications sont apparues précocement après le traitement, si elles sont peu nombreuses et peu suspectes et que l'IRM est négative, une surveillance rapprochée (catégorie 3 du BI-RADS) peut être proposée à 4 puis à 6 mois avec des agrandissements comparatifs. L'évolution peut être rassurante en montrant qu'elles se complètent et prennent une forme manifestement bénigne en faveur de calcifications dystrophiques. Toute modification péjorative conduit à un prélèvement.

En dehors de ces cas particuliers, l'apparition de calcifications dans un sein traité, surtout si elles sont associées à une autre anomalie mammographique, conduit en général à une catégorie d'évaluation 4 ou 5 et à un contrôle histologique [123], si possible par voie percutanée sous stéréotaxie. Une échographie est toujours réalisée au préalable, surtout si le sein est dense, afin de ne pas méconnaître une masse échographique associée permettant de cibler un prélèvement échoguidé [133].

Le sein controlatéral

L'objectif de la mammographie annuelle du sein controlatéral est de détecter une localisation controlatérale de petit volume, si possible au stade infraclinique. Les signes radiologiques du cancer controlatéral sont les mêmes que ceux du cancer du sein en général. Les conditions de réalisation et d'interprétation de la mammographie et la conduite à tenir en fonction du degré de suspicion des images observées sont bien définies dans les recommandations [104, 134], et détaillées par ailleurs dans le présent ouvrage.

Le risque de présenter un cancer du sein controlatéral est cependant plus élevé que celui de présenter un cancer du sein en population générale [17, 18, 72]. Devant une anomalie, le classement des images dans les catégories d'évaluation BI-RADS et la conduite à tenir se rapprocheront des recommandations émises pour les femmes à risque génétique [102], surtout si les critères prédictifs sont défavorables (jeune âge, type lobulaire, multifocalité de la lésion initiale, risque génétique associé). Le classement définitif ne sera porté qu'après réalisation d'un bilan comportant des agrandissements en cas de calcifications et une échographie, et presque toujours une IRM. L'attitude sera plus interventionniste à image égale : des images traditionnellement rangées dans la catégorie 3 (masses rondes ou ovales bien circonscrites non kystiques, calcifications peu nombreuses) feront plus volontiers l'objet d'une vérification histologique par voie percutanée.

Limites de la mammographie

La mammographie comparative de qualité est donc l'examen de base de la surveillance, toujours nécessaire et presque toujours suffisant.

Elle peut être mise en échec dans 10 à 20 % des cas en particulier dans la détection des masses sans calcification ou des images subtiles telles que distorsions ou densités focales dans les seins denses ou remaniés par le traitement. Il en est de même des rechutes survenant dans les zones excentrées, sous mammaire, para mammaires interne et externe, axillaire et sous claviculaire, parfois en bordure des champs d'irradiation [26]. Ces limites soulignent l'intérêt de l'échographie et de l'IRM en cas de difficulté d'analyse. Les données cliniques restent prépondérantes, une mammographie peu contributive ne permettant pas d'innocenter des modifications cliniques suspectes. Des examens complémentaires, en particulier l'échographie orientée, doivent être prescrits en cas de discordance radioclinique, des signes cliniques ambigus donnent une signification péjorative à des signes mammographiques peu spécifiques.

La mammographie a aussi des limites dans l'appréciation de l'extension des lésions, du contingent intracanalaire associé et de la multifocalité. L'IRM permet, mieux que toute autre méthode, d'en faire le bilan précis et est indiquée à chaque fois qu'elle peut apporter des éléments susceptibles de modifier la stratégie thérapeutique, en particulier quand on envisage un second traitement conservateur [67] pour une rechute tardive, loin du site initial et de petit volume par rapport à un volume mammaire suffisant.

Enfin, la mammographie est peu contributive en l'absence de masse ou de calcifications dans le diagnostic différentiel entre rechute inflammatoire et dystrophie post-radique. Le diagnostic de ces formes rares de rechute repose essentiellement sur la clinique et n'est parfois confirmé que par la biopsie cutanée.

ÉCHOGRAPHIE

L'échographie du sein après traitement conservateur obéit aux mêmes exigences techniques que l'échographie mammaire en général : elle doit être pratiquée avec un appareillage performant et une barrette de haute fréquence, pouvant émettre de 10 à 13 MHz, correctement focalisée. Une formation préalable à l'échographie mammaire est nécessaire, d'autant qu'il existe des difficultés d'analyse de l'échostructure liées aux remaniements thérapeutiques. Elle nécessite une bonne habitude de l'échographie mammaire, une bonne connaissance de l'imagerie et de la cancérologie mammaire en général, et une participation aux réunions de concertation pluridisciplinaire. Le praticien qui effectue l'examen doit avoir connaissance du dossier initial, des critères du pronostic et des traitements subis. Il doit connaître l'emplacement initial de la lésion, la zone d'exérèse chirurgicale et la voie d'abord. Il doit avoir examiné la patiente et éventuellement la réexaminer « les doigts sous la sonde » en fonction de ses constatations. Il doit disposer des mammographies et les avoir examinées. Il a posé lui-même ou confirmé l'indication de l'échographie complémentaire. Enfin il doit pouvoir procéder à un prélèvement percutané guidé sous échographie.

L'échographie du sein traité et du sein controlatéral n'est donc pas un examen que l'on peut déléguer à un opérateur non spécialisé *a fortiori* s'il ignore le contexte.

Complications post-opératoires

L'échographie n'est pas indiquée de façon systématique dans le suivi post-opératoire immédiat, l'existence d'une collection dans le lit de tumorectomie étant constante et sans conséquence pratique. Par contre s'il y a des signes cliniques évoquant une complication, l'échographie est l'examen de première intention [125, 132] : elle permet de caractériser les complications post-opératoires dans 95 % des cas, elle est largement supérieure à la mammographie dans cette indication et plus facile à réaliser.

Les hématomes, séromes ou lymphocèles volumineux et gênants peuvent être évacués sous échographie. L'échographie permet de faire le diagnostic d'une évolution vers l'abcédation (épaississement et flou des parois, cloisonnement, échogénicité du contenu).

L'échographie est déterminante dans le suivi et le traitement des abcès post-opératoires : lorsqu'elle montre de multiples petites cavités abcédées au sein d'une zone hypoéchogène, un traitement médical spécifique sera choisi, alors qu'un drainage chirurgical ou per-échographie sera préféré lorsqu'elle montre une collection unique franche [125].

Aspects post-thérapeutiques

Les collections post-opératoires se résorbent lentement et sont encore visibles dans 20 % des cas 9 à 10 mois après l'intervention [132]. Elles disparaissent au bout d'un an, laissant place à une cicatrice, visible sous la forme d'une rupture de l'échostructure dont la topographie dépend de la voie d'abord et du type d'intervention, avec de fines bandes d'atténuation. On peut suivre la cicatrice jusqu'à la peau à laquelle elle est reliée par une fine bande hypoéchogène. Après chirurgie oncoplastique l'échostructure peut être modifiée avec des aspects de déplacement, d'enroulement ou de drapé [125].

L'aspect est plus difficile à interpréter lorsque la cicatrice est épaisse, fibreuse, avec une plage hypoéchogène atténuante dont les aspects spiculés correspondent à l'image stellaire cicatricielle visible en mammographie [132]. Cependant les cicatrices ne sont pas des masses et la plage hypoéchogène, en général triangulaire, est moins épaisses et moins atténuante dans un des plans de coupe, qu'il faut rechercher. Leur régression ou leur stabilité dans le temps est un gage de bénignité.

La radiothérapie ne gêne pas l'interprétation de l'échographie. On observe d'abord un épaississement de la peau et un œdème du tissu cellulaire sous cutané avec parfois visibilité des lymphatiques dilatés sous la forme de petites lignes transsoniques [132]. Puis l'œdème laisse place à la fibrose, l'épaississement cutané peut persister plusieurs années, surtout dans la région sous mamelonnaire et dans les zones de surimpression. L'analyse peut être compliquée par la présence de calcifications dystrophiques.

Les CSN post-opératoires peuvent se présenter sous la forme de structures transsoniques de type kystique avec parfois une composante mixte plus échogène susceptible de sédimenter [125]. Les contours sont réguliers, le renforcement postérieur parfois discret [135]. L'aspect échographique des CSN peut être moins spécifique [135] : masse anéchogène ou hypoéchogène à parois épaisses ou avec des aspects de pseudo-végétations, masse iso ou hyperéchogène, masse à contours flous hypoéchogène atténuant fortement lorsque la CSN est en voie de calcification [125, 135]. L'échographie ne doit jamais être dissociée de son contexte, en particulier de l'aspect mammographique, pour ne pas alarmer inutilement devant ces aspects.

Lorsque la patiente n'a pas été opérée et qu'il existe un squelette lésionnel, il se traduit par une masse hypoéchogène atténuante, parfois inquiétante, spiculée dans tous les plans de coupe. L'interprétation échographique ne doit jamais être dissociée du contexte clinique et mammographique, l'évolution dans le temps est le critère essentiel. Les échographies successives doivent idéalement être faites par le même opérateur avec le même appareillage.

Diagnostic échographique de la récidive

L'échographie est peu performante dans la détection des récidives dans le lit cicatriciel [132] car il est difficile de faire la distinction entre fibrose cicatricielle et reprise évolutive. L'examen dynamique est ici d'un intérêt majeur, dépendant de la qualité du matériel et de l'expérience de l'opérateur : la variabilité des images en fonction de l'orientation de la sonde peut être le seul moyen de distinguer un élément tumoral d'un élément cicatriciel. Les signes échographiques faisant suspecter une reprise évolutive sont l'apparition ou le renforcement d'une ou plusieurs masses hypoéchogènes présentant des signes sémiologiques de malignité : contours flous, irréguliers ou spiculés, grand axe perpendiculaire aux plans superficiels, rupture des strates conjonctives et distorsion de l'échostructure [132]. La modification de la zone cicatricielle triangulaire qui devient convexe est également péjorative. L'échographie est indispensable dans le diagnostic en guidant le prélèvement percutané.

L'échographie est très contributive en cas de récidive nodulaire dans des seins denses, surtout à côté ou à distance du lit d'exérèse, parfois mal ou non visibles en mammographie. L'aspect échographique de ces récidives parfois tardives, qui sont souvent des secondes localisations, diffère significativement de l'aspect échographique habituel des cancers du sein de petite taille [38, 132] : dans 50 % des cas il s'agit d'une lacune hypoéchogène homogène, ronde ou ovale à grand axe parallèle au plan superficiel, à contours réguliers et sans absorption postérieure. La découverte d'une image pseudo-bénigne de ce type dans un sein irradié, même infraclinique et inframammographique, conduit à une vérification histologique échoguidée.

Plusieurs études portent sur la sensibilité et la spécificité de l'échographie dans la surveillance du sein traité par comparaison à la mammographie [122, 132, 136, 137]. La sensibilité de 50 à 80 % et la spécificité de 65 % sont pour tous les auteurs inférieure à celle de la mammographie mais meilleure que celle de l'examen clinique. Les séries les plus récentes, qui bénéficient des avancées techniques en échographie [138] montrent une sensibilité qui dépasse 70 % et une spécificité de l'ordre de 98 %, 1,2 % des rechutes n'étant vues qu'à l'échographie. Les études comparant les valeurs ajoutées de la mammographie, de l'échographie et de l'IRM [138, 139] dans la détection de rechutes de petite taille dans les seins denses montrent que l'échographie en complément de la mammographie porte la sensibilité à 85 % contre moins de 70 % pour la mammographie seule. Si le sein est dense, l'échographie peut montrer des lésions multifocales que l'examen clinique et la mammographie n'ont pu mettre en évidence [132, 138, 139], même si elle est moins sensible que l'IRM dans ce domaine.

L'échographie n'est cependant pas recommandée de façon systématique dans la surveillance du sein traité [86]. Nous avons vu que dans les séries récentes bénéficiant à la fois des progrès de la mammographie et de la désescalade thérapeutique l'examen clinique et la mammographie font le diagnostic de 90 à 95 % des récidives et que 40 à 45 % des rechutes locales se traduisent par des calcifications que l'échographie ne détecte pas [37, 132]. Par contre elle est pratiquée systématiquement si le sein traité est globalement dense, s'il existe des zones denses et d'analyse difficile, ou en deuxième intention, focalisée sur une anomalie clinique et/ou mammographique. L'échographie peut être le seul moyen d'imager des lésions très excentrées [122], parfois en bordure ou en dehors des champs d'irradiation. Enfin, elle est indiquée lorsque le sein traité est porteur d'une prothèse [140].

Il est exceptionnel que l'examen échographique des ganglions axillaires et/ou sus claviculaires vienne modifier les données de la clinique au point d'influencer les indications thérapeutiques. L'appréciation du statut ganglionnaire reste une notion clinique et l'échographie n'est pas systématique [86], même si elle peut préciser des incertitudes cliniques.

L'utilisation de l'écho doppler dans la surveillance du sein traité n'a pas fait la preuve de son efficacité et ne peut être recommandée en routine [86]. L'évolution technique des produits de contraste en échographie permettra peut-être de faire évoluer les recommandations.

Échographie du sein controlatéral

L'échographie est indiquée s'il existe une zone cliniquement ou radiologiquement ambiguë au niveau du sein controlatéral [2, 104]. Il s'agit alors d'une échographie orientée, examen minutieux à la recherche du plus petit signe direct ou indirect de cancer et permettant éventuellement de définir une cible pour un prélèvement percutané. Cette indication est évidente en présence d'une image non calcique, mais elle ne doit pas être négligée en présence de calcifications dans un tissu dense : l'échographie peut révéler une masse associée aux calcifications, non visualisée sur les mammographies.

L'échographie ciblée est également indiquée en cas de découverte d'une anomalie du sein controlatéral en IRM [141]. Elle permet alors une fois sur deux de trouver un signal échographique permettant de localiser avec précision l'anomalie suspecte et d'orienter un prélèvement et/ou un repérage préopératoire.

La place de l'échographie systématique du sein controlatéral lorsqu'il est cliniquement et mammographiquement normal est plus difficile à déterminer. Les recommandations de l'ANAES et les SOR [2, 86, 104] précisent que les indications de l'échographie sont à moduler en fonction de la densité des seins, de l'existence d'une anomalie et du type et du degré de suspicion de cette anomalie, mais ne retiennent pas une indication systématique.

Cependant, des séries récentes montrent l'intérêt de l'échographie systématique dans la détection des cancers du sein chez les femmes jeunes, les femmes à risque, et celles qui ont des seins denses. Dans les seins focalement ou globalement denses (types 3 et 4 dans la classification des densités mammaires de l'ACR), la sensibilité de l'échographie dépasse 90 % et est supérieure à celle de la mammographie [142]. Le fait de coupler l'échographie à la mammographie porte la sensibilité à 98 % (versus 64 % pour la mammographie seule) pour les seins de type 3 et à 93,5 % (versus 48 %) pour les seins de type 4 [143] ; 37 % des cancers détectés ne sont vus que par l'échographie et 70 à 90 % d'entre eux sont infracentimétriques [143, 144]. Le gain est par contre non significatif dans les seins de densité 1 ou 2. Les auteurs attirent l'attention sur la faible spécificité de l'examen en situation de dépistage [145], l'équilibre sensibilité/spécificité étant meilleur chez les femmes à risque qu'en population générale.

La conduite à tenir vis-à-vis de la surveillance du sein controlatéral après traitement d'un cancer du sein peut être déterminée par assimilation avec le modèle de la prédisposition génétique [102, 146] et se baser sur les recommandations émises pour le suivi de ces femmes à risque : la surveillance reste basée sur l'examen clinique et la mammographie annuelle, à laquelle l'échographie est systématiquement couplée si les seins sont focalement (type 3) ou globalement (type 4) denses, *a fortiori* si les critères prédictifs sont défavorables : femme jeune, risque génétique associé, type lobulaire ou multifocalité de la lésion primitive.

IRM

Considérations techniques

L'IRM du sein traité et du sein controlatéral nécessite une technique précise permettant d'obtenir une bonne résolution à la fois spatiale et temporelle, pour une étude dynamique [147]. Ces exigences ne peuvent être satisfaites qu'avec une machine de haut champ (1,5 T). L'analyse du sein traité repose sur des séquences rapides (< 2 mn) pondérées T1 en écho de gradient 3D en coupes axiales fines (2 mm) jointives, après injection de produit de contraste, couvrant l'ensemble des seins avec élimination du signal de la graisse (« fat sat » ou excitation sélective de l'eau). L'élimination du signal de la graisse ne permet pas toujours de se passer du traitement d'image (soustraction), qui doit être réalisé si elle est inhomogène. La séquence sera répétée au moins jusqu'à 5 mn après l'injection. Les appareils de dernière génération permettent l'exploration des deux seins avec une séquence pondérée T1 en moins d'une minute, ce qui permet d'opter pour une exploration plus dynamique avec une séquence courte, ou au contraire pour une séquence plus longue avec une meilleure résolution spatiale. Il est possible aussi de compléter une séquence dynamique par une séquence en très haute résolution spatiale en coupes sagittales centrées sur une zone d'intérêt [148, 149]. Ces séquences seront particulièrement intéressantes pour éviter les faux positifs en particulier dans le diagnostic entre récidive et CSN [150].

Des études dynamiques seront réalisées sur les zones d'intérêt.

Chez les femmes non ménopausées, même si le sein traité est peu sensible aux variations hormonales, l'IRM doit être réalisée dans la partie favorable du cycle (J7-J20) [151] afin d'améliorer la spécificité de l'IRM pour l'analyse du sein controlatéral.

IRM post-opératoire

S'il est recommandé d'attendre au moins 6 mois après la chirurgie pour réaliser une IRM du sein traité, il est possible de réaliser une IRM post-opératoire trois semaines après la chirurgie pour rechercher un résidu tumoral, retrouvé chez 30 % des patientes lorsque l'analyse des marges d'exérèse laisse planer un doute [152, 153, 154]. Dans d'excellentes conditions techniques avec une bonne résolution spatiale, la sensibilité de l'IRM dans cette indication est meilleure que celle de la mammographie post-opératoire, avec une spécificité acceptable [154, 155].

En dehors des cas ou la mammographie post-opératoire est suffisante en montrant des calcifications résiduelles, on peut retenir cette indication de l'IRM lorsqu'il a un doute sur l'état des berges d'exérèse, *a fortiori* s'il s'agit d'un cancer lobulaire infiltrant [156] ou s'il y a un contingent intracanalaire extensif.

IRM du sein traité

Le diagnostic différentiel entre fibrose cicatricielle et reprise évolutive locale a été la première indication validée de l'IRM mammaire, et la mieux éprouvée. L'intérêt majeur de cet examen est sa valeur prédictive négative (VPN) proche de 100 % [157, 158], c'est-à-dire que sa négativité permet pratiquement d'éliminer la récidive [159, 160].

En réalité, cette indication « originelle » concerne relativement peu de patientes, et en l'état actuel des connaissances l'IRM n'est pas recommandée de façon systématique dans le suivi du sein traité [2, 86]. La combinaison de l'examen clinique, de la mammographie réalisée dans des conditions optimales de qualité, et de l'échographie lorsque la densité mammaire est élevée, donne une sensibilité importante dans la détection de la rechute [139]. Pour affirmer le diagnostic de la rechute, les prélèvements percutanés ont l'avantage de fournir un diagnostic histologique précis, ce que ne fait pas l'IRM.

L'IRM reste donc un examen de seconde intention et doit être pratiquée seulement si l'imagerie traditionnelle ne peut conclure sur l'existence d'une rechute [160, 161] : image mammographique et/ou échographique en zone cicatricielle dont on ne peut pas faire la preuve (hyperdensité focale ou distorsion architecturale, calcifications peu spécifiques), anomalie clinique pour laquelle la mammographie et l'échographie ne sont pas contributives en raison de la densité ou du remaniement post thérapeutique, présence de prothèses gênant l'examen.

La fibrose cicatricielle ne prend pas le produit de contraste et apparaît en hyposignal, « noire » (figure 3 a et b), alors que la récidive présente les mêmes caractéristiques sémiologiques que les tumeurs mammaires primitives [161]. La sensibilité et la VPN de l'IRM sont alors proches de 100 % pour les récidives infiltrantes [155, 162, 163, 164, 165].

La sensibilité est moins bonne pour les rechutes *in situ* [50 à 80 %] bien qu'elle soit améliorée grâce à une meilleure résolution spatiale [166]. L'analyse est essentiellement morphologique à la recherche d'une prise de contraste systématisée en réseau ou en patch, significative dans un sein traité 18 mois après la fin de la radiothérapie ; il ne faut pas attendre dans ce cas de courbe dynamique significative pour poser le diagnostic de rechute intracanalaire [161]. Cependant, la négativité de l'IRM ne permet pas d'éliminer à 100 % une rechute *in situ*.

La spécificité et la VPP de l'IRM du sein irradié sont également excellentes, à condition de faire l'IRM 18 mois après la radiothérapie : le sein irradié est alors

Figure 3 a et b :
Devant une cicatrice dense, à contours irréguliers, intérêt de la forte VPN de l'IRM qui permet d'éliminer la récidive : la fibrose cicatricielle est hypointense après injection de produit de contraste.

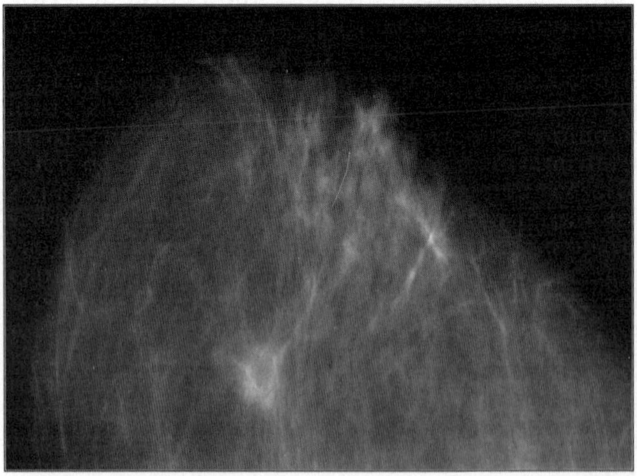

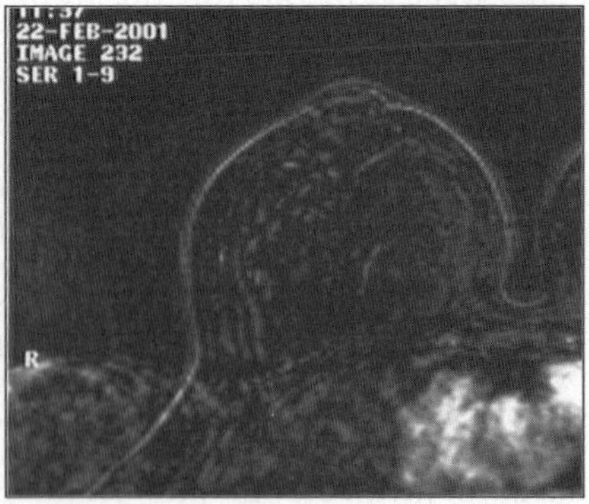

« éteint », une prise de contraste devenant bien plus spécifique surtout si elle apparaît par rapport à un contrôle précédent [160, 161]. La spécificité est meilleure que pour le sein non irradié, supérieure à 90 % [161, 165] et approchant 100 % dans les séries les plus récentes basées sur une bonne analyse morphologique [161, 167].

En dehors des adénofibromes préexistants qui seront éliminés par l'analyse sémiologique [168], les seuls problèmes de diagnostic différentiel sont posés par la CSN [150], qui peut donner un rehaussement plus de 18 mois après la radiothérapie. La possibilité d'obtenir une bonne analyse morphologique [169] en T1 séquence graisse de haute résolution spatiale avec coupes fines jointives permet de résoudre la plupart des problèmes posés, la CSN se traduisant par une prise de contraste hétérogène progressive avec de la graisse à l'intérieur [150, 161].

Les récidives intramammaires après traitement conservateur sont exceptionnelles dans les 18 mois qui suivent la fin du traitement [60, 158, 161, 165], ce qui laisse le temps à l'IRM de devenir un outil à la fois sensible et spécifique non seulement dans le diagnostic différentiel entre cicatrice et récidive, mais également dans la détection de rechutes à distance du lit cicatriciel dans les seins denses ou remaniés par le traitement, l'IRM permettant souvent de cibler une échographie [161] (figure 4).

Cependant, en cas de doute clinique ou radiologique, il est tout à fait possible de faire une IRM avant le 18e mois, la radiothérapie étant rarement gênante après 3 mois dans cette indication [154, 161] à condition d'une technique parfaite et d'une analyse séméiologique à la recherche d'images spécifiquement tumorales.

Enfin, lorsque l'on envisage, dans des conditions bien définies, un second traitement conservateur, la réalisation d'une IRM est indispensable car elle est l'examen le plus sensible dans la détection d'une multicentricité ou d'un contingent intracanalaire qui invaliderait l'indication [139, 161, 170, 171].

En dehors de ces cas exceptionnels, la présence d'une rechute locale fait poser l'indication d'une mastectomie. Nous avons vu que dans la majorité des cas on privilégie la séquence imagerie traditionnelle – prélèvements percutanés, la connaissance d'une éventuelle multicentricité ayant peu d'intérêt.

Cependant, les indications de l'IRM du sein traité dans ce contexte sont difficiles à dissocier de celles qui concernent le sein controlatéral.

IRM du sein controlatéral

L'IRM n'est pas recommandée à titre systématique dans la surveillance du sein controlatéral [2, 86]. Elle n'est pas recommandée non plus dans la stratégie diagnostique après détection d'une image mammographique infraclinique dans le sein controlatéral [104] : elle s'efface devant les prélèvements percutanés et ses indications concernent les rares cas où les autres méthodes ne peuvent conclure.

Par contre, les indications de l'IRM à la recherche d'une ou plusieurs localisations controlatérales lorsqu'il existe une rechute dans le sein traité, et avant le traitement chirurgical de cette rechute, méritent d'être analysées à la lumière des études sur la sensibilité de l'IRM dans la détection des tumeurs mammaires chez les femmes à risque [161]. Toutes les études portant sur la sensibilité et la spécificité de l'IRM dans la détection des tumeurs du sein chez les femmes à risque génétique ont montré que l'IRM est incontestablement la méthode la plus sensible, et que sa spécificité est acceptable dans ce contexte de risque [172, 173]. Les résultats sont supérieurs à l'imagerie traditionnelle, *a fortiori* chez les femmes jeunes et chez celles qui ont des seins denses. Les séries les plus récentes [174, 175], bénéficiant à la fois des progrès technologiques facilitant l'analyse morphologique et d'une meilleure sélectivité des indications de prélèvement (en acceptant de surveiller des foci non spécifiques) font état d'une sensibilité et d'une spécificité de 90 à

Figure 4 :
Examen clinique difficile, la zone cicatricielle paraît moins souple que précédemment. Mammographie : remaniement cicatriciel avec distorsion architecturale. Echographie difficile. L'IRM montre une prise de contraste nodulaire à la partie toute antérieure de la cicatrice. L'échographie ciblée permet d'orienter une microbiopsie : récidive.

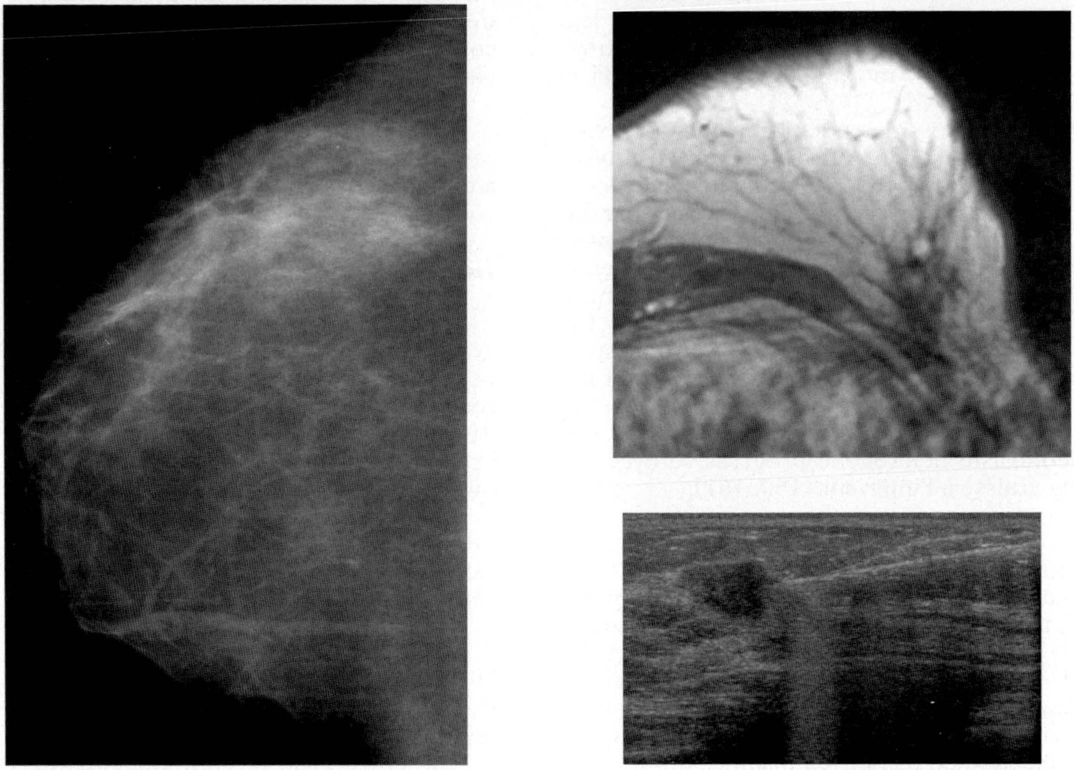

95 %, alors que la mammographie et l'échographie ont une sensibilité de l'ordre de 35 % dans cette population ; 50 % des tumeurs ne sont détectées que par l'IRM, et elles sont plus petites, avec de meilleurs critères de pronostic, que celles qui sont détectées par l'imagerie traditionnelle. Mais 6 % des tumeurs ne sont détectées que par la mammographie, en particulier des CICS se traduisant par des calcifications.

Nous avons suggéré que l'on pouvait définir la stratégie de surveillance des femmes traitées pour un cancer du sein par assimilation avec le suivi des femmes à risque. Dans ce cas, faut-il réaliser une IRM systématique à la recherche de localisations controlatérales avant le traitement de la rechute locale ? Le fait de rechuter dans le sein traité étant en soi un facteur de risque qui vient se surajouter au risque général de cancer controlatéral [176], il paraît logique de la recommander.

Faut-il recommander l'IRM dans la surveillance systématique du sein controlatéral en dehors d'une rechute [177] ? Il n'y a pas de consensus sur cette indication, les recommandations officielles ne la retiennent pas [86]. Cependant, à la lumière des résultats concernant les femmes à risque génétique, il paraît logique de la proposer au moins lorsqu'il existe un risque génétique associé, et lorsque les facteurs de risque de bilatéralité sont importants : multifocalité de la tumeur primitive, cancer lobulaire infiltrant, femmes jeunes. Compte tenu de la nette supériorité de l'IRM par rapport à la mammographie dans les seins denses [178], la densité du sein controlatéral parait représenter à elle seule une option raisonnable.

La pratique de l'IRM systématique à la recherche d'une localisation controlatérale ne se conçoit que couplée à la possibilité de prélever sous IRM.

PRÉLÈVEMENTS PERCUTANÉS GUIDÉS PAR L'IMAGERIE

Selon les recommandations en vigueur, le diagnostic histologique des lésions mammaires doit être acquis par prélèvement percutané à chaque fois que cela est techniquement possible [2, 104, 134]. En présence d'une image infraclinique classée 4 dans les catégories d'évaluation du BI-RADS, cette attitude permet d'éviter une chirurgie à visée diagnostique lorsque le résultat est bénin et contributif. Elle permet aussi, en cas de lésions malignes et en fonction du type histologique, de mieux adapter l'étendue de l'exérèse, qui est plus souvent réalisée en marge saine lorsque le diagnostic histologique est connu avant l'intervention, en particulier lorsqu'il s'agit de calcifications isolées [179, 180, 181]. Les prélèvements percutanés permettent le diagnostic histologique des CICS avec une fiabilité quasi chirurgicale et évitent le temps chirurgical à visée diagnostique [182], la plupart des équipes réfutant l'examen histologique extemporané des calcifications isolées.

En présence d'une image infraclinique manifestement maligne (catégorie 5) ou d'une lésion papable les prélèvements percutanés permettent d'acquérir en préopératoire les facteurs histologiques et biologiques du pronostic nécessaires à l'élaboration de la stratégie thérapeutique, qui pourra ainsi être programmée et expliquée à la patiente dans les meilleures conditions [179].

Ces indications sont confortées dans le cadre de la surveillance du sein traité et du sein controlatéral [86]. La VPP de la demande de biopsie chirurgicale sur un sein irradié doit être plus élevée qu'en situation de dépistage : une biopsie bénigne compromet le résultat esthétique et fonctionnel, peut donner lieu à des difficultés de cicatrisation et réalise une agression psychologique forte chez une femme qui a déjà eu un cancer du sein.

Le diagnostic préchirurgical permet d'informer la patiente sur la nécessité de réaliser une mastectomie [68, 179, 182], qui reste le traitement standard des récidives intrammaires, et sur les possibilités de la chirurgie oncoplastique immédiate ou différée. Les temps successifs de la prise en charge thérapeutique pourront être programmés. Cette séquence diagnostique se passe de l'IRM dans la grande majorité des cas.

Lorsqu'un second traitement conservateur est envisagé (refus de mastectomie, petite rechute tardive, à distance du site primitif dans un volume mammaire suffisant) le bilan d'extension des lésions doit être le plus précis possible, l'IRM est alors indispensable, et les prélèvements percutanés peuvent confirmer la multifocalité ou le contingent intracanalaire.

Nous avons vu que les indications des prélèvements percutanées à visée diagnostique seront étendues à des images infracliniques potentiellement rangées dans la catégorie 3 (calcifications groupées peu nombreuses en dehors des CSN évidentes, masses d'apparence bénigne), toute anomalie d'apparition récente devant être considérée comme suspecte dans le sein traité, en l'absence de mastopathie bénigne évolutive dans un sein irradié.

Au niveau du sein controlatéral, les indications des prélèvements percutanés sont identiques aux indications classiques en fonction du degré de suspicion d'une image infraclinique [104], qui sont décrites par ailleurs dans cet ouvrage : prélèvement à visée diagnostique d'une image classée 4, prélèvement à visée stratégique d'une image classée 5 ou d'une lésion palpable afin de planifier le traitement et d'informer la patiente. Le risque relatif élevé de survenue d'un cancer controlatéral et le retentissement psychologique de la surveillance d'une image suspecte chez une femme qui a déjà eu un cancer du sein vont cependant pousser à élargir les indications [183] à des images classées 3, par assimilation à la conduite à tenir chez les femmes à haut risque génétique [102, 146].

En dehors de l'évacuation sous échographie des collections post-opératoires et du diagnostic des CSN, la ponction à l'aiguille fine, guidée sous échographie ou en stéréotaxie a peu de place dans le diagnostic des lésions suspectes du sein traité et du sein controlatéral, d'autant que les progrès des matériels de prélèvement et des techniques de guidage ont rendu les biopsies percutanées fiables, de réalisation simple, et bien tolérées. Les limites de la cytologie, liées à un taux élevé de prélèvements non contributifs et de faux négatifs, sont majorées en zone cicatricielle, la cytologie étant souvent pauvre en tissu fibreux [184]. Aux faux négatifs se rajoutent 6 % de faux positifs dus aux atypies cellulaires secondaires à la radiothérapie ou à la chimiothérapie. La cytologie peut cependant donner des résultats rapides et contributifs entre les mains d'équipes très expérimentées [185, 186] lorsque la micro ou macrobiopsie est impossible ou réfutée par la patiente, lorsqu'il s'agit de faire le diagnostic d'une atteinte ganglionnaire, ou bien en présence de signes de multifocalité : l'une des localisations étant vérifiée par biopsie percutanée, une cytologie contributive sur une ou plusieurs autres localisations permet alors d'alléger le geste et d'affirmer la multifocalité avec une bonne fiabilité.

Si la lésion a une traduction échographique et qu'elle est techniquement accessible, la microbiopsie échoguidée est la méthode la plus simple et la plus rapide [68]. Trois prélèvements au minimum sont réalisés avec une aiguille automatique de 14-G.

La détection échographique d'une cible et la microbiopsie échoguidée permettent de faire le diagnostic d'environ 50 % des anomalies détectées par l'IRM [141].

Si la lésion est non ou mal repérable ou difficile à cibler en échographie, la microbiopsie d'une masse ou d'une densité focale peut être tentée sous stéréotaxie, avec un dispositif accessoire ou avec une table dédiée [187]. Les indications de la macrobiopsie sous aspiration échoguidée sont plus confidentielles et doivent être discutées au cas par cas, elles nécessitent une expérience particulière de la part de l'opérateur.

En présence de calcifications, une macrobiopsie 10 ou 8-G assistée par le vide est indiquée, guidée en stéréotaxie accessoire ou sur table dédiée, avec vérification radiologique de la présence des calcifications dans les carottes de biopsie [179, 187].

Enfin, le guidage sous IRM de microbiopsies à l'aiguille automatique ou de macrobiopsies assistées par le vide [188, 189] doit pouvoir être réalisé lorsqu'une anomalie suspecte est détectée en IRM et que ni la mammographie ni l'échographie focalisée ne permettent de retrouver une cible. Seules les installations d'IRM à champ fermé disposant de systèmes dédiés incluant une antenne spécifique et un mode de calcul automatique des coordonnées de la lésion permettent de réaliser ces prélèvements avec une bonne fiabilité [190]. En cas d'impossibilité technique, l'IRM peut guider le repérage préopératoire.

L'indication de l'IRM systématique en particulier dans la surveillance du sein controlatéral repose, comme pour les femmes à risque génétique, sur la possibilité technique de prélever sous IRM.

AUTRES EXAMENS

TDM

Le scanner spiralé en coupes fines après injection de produit de contraste peut donner des résultats approchant ceux de l'IRM [191]. Une prise de contraste se rehaussant fortement permet de faire le diagnostic entre fibrose cicatricielle et récidive. Les performances sont cependant moins bonnes que celles de l'IRM, avec une sensibilité de 90 % et une spécificité de 85 % [191]. De plus c'est un examen irradiant, que l'on ne peut recommander pour la surveillance du sein controlatéral, alors que dans les mêmes indications l'IRM a l'intérêt d'examiner les deux seins. Le Scanner peut aider au diagnostic de récidive en cas d'accès insuffisant à l'IRM, ou guider des prélèvements percutanés s'il n'y a pas de possibilité matérielle de prélever sous IRM, mais ces indications sont limitées. Cet examen est plus utile lors du bilan d'extension d'une rechute pariétale ou mammaire interne après mastectomie.

Mammoscintigraphie

La mammoscintigraphie utilise des traceurs qui sont des complexes cationiques lipophyles, le Technétium 99 SESTAMIBI ou le Technétium 99 TETRAPHOSMIN. Des résultats préliminaires portant sur des séries de rechutes volumineuses montrent une sensibilité proche de 100 % pour les lésions supérieures ou égales à 1 cm [192], avec une spécificité supérieure à celle de l'IRM [193]. Elle permettrait également de rechercher des signes de multifocalité ou d'atteinte des plans profonds. Il s'agit cependant de résultats préliminaires avec peut-être des biais de méthodologie et de recrutement, qui devront être confirmés sur des séries plus importantes. En l'état des connaissances cet examen reste en évaluation et n'a pas d'indication en routine dans la surveillance des cancers du sein traités.

PET Scan

La tomographie par émission de positons ou PET Scan est une méthode d'imagerie fonctionnelle utilisant un marqueur émetteur de positons fixé sur un composant biologique actif. Le traceur le plus utilisé en cancérologie est le 18 Fluoro-Déoxy-Glucose (18 FDG), traceur du métabolisme glucidique élevé dans la plupart des tissus tumoraux.

Son utilisation dans le diagnostic et la surveillance des tumeurs du sein a été longtemps limitée par une résolution spatiale insuffisante. L'évolution technologique des matériels de dernière génération haut de gamme (systèmes hybrides avec une caméra PET de haute résolution couplée à un scanner dans un seul ensemble) permet d'associer la résolution spatiale des scanners de dernière génération avec la sensibilité et la spécificité tissulaire potentielle de la 18FDG-PET [194, 195]. Cette avancée technologique permet d'élargir les indications, mais elle doit tenir compte du coût de ces matériels haut de gamme, et de la rareté ainsi que de la saturation des installations, privilégiant les indications les mieux validées en cancérologie.

En ce qui concerne la détection de la rechute après traitement des cancers du sein, des résultats préliminaires encourageants ont été publiés [196, 197, 198], la sensibilité dans la détection de la rechute serait de 93 %. L'avantage supplémentaire est de faire en même temps le bilan d'extension loco-régional et métastatique, en particulier de mieux identifier l'atteinte ganglionnaire que l'IRM [199]. Il s'agit cependant de séries limitées comprenant des lésions volumineuses, et la plupart des cas détectés en plus par la PET ne concernaient pas des récidives mammaires mais des rechutes loco-régionales ganglionnaires ou métastatiques.

La 18 FDG-PET pourrait cependant être une aide complémentaire au diagnostic entre fibrose et récidive lorsque l'IRM n'est pas probante (ce qui reste une situation exceptionnelle) en raison de sa grande spécificité dans cette indication : si la PET est négative, on peut conclure qu'il n'y a pas de récidive [196, 200]. En dehors de cette situation particulière à discuter au cas par cas, il n'y a pas de Standard ni de Recommandation pour l'utilisation en routine de la PET dans la surveillance du sein traité et du sein controlatéral [201].

Il semble qu'en ce qui concerne le suivi des cancers du sein deux approches méritent d'être explorées par des études prospectives multicentriques : devant une récidive locale apparemment isolée, ou en présence d'une élévation isolée des marqueurs, la PET pourrait être aussi performante voire plus performante que la stratégie combinée utilisant de multiples modalités d'imagerie pour détecter une rechute métastatique [194, 195, 202]. Les études préliminaires [194, 197, 203] montrent en effet que la PET permet de réévaluer l'extension de la maladie et de modifier les indications thérapeutiques dans près de la moitié des cas.

CONCLUSION

La réflexion consensuelle qui a conduit à une rationalisation des protocoles de surveillance après traitement des cancers du sein a permis une meilleure définition des moyens et des devoirs, le corps médical étant conscient qu'il doit continuer à faire tout ce qui est utile, mais à ne faire que ce qui est utile. Elle introduit une démarche d'évaluation et de contrôle de qualité à tous les niveaux pour le plus grand bénéfice des patientes. Elle a progressivement mieux pris en compte des droits de l'individu, pour qui l'écoute, l'information, l'accompagnement et la confiance apportent probablement plus que des prescriptions inutiles.

Dans ce contexte, des recommandations ont été éditées qui font office de référence. Elles définissent la place de l'imagerie dans la surveillance après traitement d'un cancer du sein : les seuls examens systématiques que l'on peut recommander sont l'examen clinique et la mammographie, dont le but est de détecter une rechute ou un cancer controlatéral qui ne vienne pas aggraver le pronostic de la lésion initiale. Le rythme de ces examens programmés est précisé. Devant une anomalie dans le sein traité ou dans le sein controlatéral, la conduite à tenir dépend du degré de suspicion.

Nous avons vu cependant que les performances de l'imagerie ne cessent de progresser, et que chez les femmes à risque et lorsque les seins sont denses, l'imagerie combinée associant à la mammographie l'échographie et l'IRM détecte plus de cancers et plus de lésions multifocales que la mammographie seule. Les modalités de la surveillance pourraient, au vu de ces résultats, tenir compte de l'âge des patientes, des facteurs de risques associés, du type histologique et de la multifocalité de la lésion primitive, ainsi que de la densité mammaire. Les performances des machines IRM de dernière génération améliorent la spécificité de la méthode ; une meilleure connaissance des seuils de décision permet de préserver l'équilibre entre la sensibilité et la spécificité ; ces progrès feront probablement évoluer et personnaliser les recommandations quand à la place de l'IRM dans le bilan préthérapeutique des cancers du sein et dans la surveillance après traitement.

Les recommandations précisent également qu'aucun examen n'est recommandé pour le dépistage des métastases à distance chez les patientes asymptomatiques en dehors de l'examen clinique. Cependant ces données doivent être régulièrement remises en question en tenant compte des progrès conjoints de la technologie, qui permet de détecter des rechutes de plus en plus petites, et des traitements, qui permettent d'entrevoir la notion de rémission de très longue durée et l'espoir de guérison des maladies métastatiques de faible volume. Il paraît logique que dans un avenir que l'on espère très proche, la surveillance après traitement d'un cancer du sein puisse être efficacement personnalisée et adaptée aux critères du pronostic. ■

BIBLIOGRAPHIE

[1] DILHUYDY MH, DILHUYDY JM. Surveillance après traitement du cancer du sein. *Lettre du gynécologue* 1995 ; 207 : 2-6.

[2] Fédération Nationale des Centres de Lutte Contre le Cancer. Standards, Options et Recommandations [SOR]. Cancers du sein infiltrants non métastatiques. 2e édition. *J. Libbey Eurotext*, Montrouge 2001 : 222-57.

[3] FRESCO R. *Doit-on personnaliser le suivi des cancers traités en fonction du malade ?* In LEFRANC JP, ROUESSÉ J, TRISTANT H, VILLET R Eds. Cancer du sein : controverses et convergences. Paris, Arnette, 1999 : 507-14.

[4] KERBRAT P. En 2005, pourquoi et comment surveiller ? Essai de synthèse. *La lettre du Sénologue* 2005 ; 29 [suppl n° 1] : 14-5.

[5] BRÉMOND A. *Doit on personnaliser le suivi des cancers du sein traités ? Personnalisation en fonction de la maladie intiale.* In LEFRANC JP, ROUESSÉ J, TRISTANT H, VILLET R Eds. Cancer du sein : controverses et convergences. Paris, Arnette, 1999 : 501-6.

[6] JACK WJL, CHETTY U. *Follow-up of breast cancer patients*. In Fentiman IS Ed. Challenges in Breast cancer. Blackwell Science, London 1999: 196-202.

[7] BRADA M. Is there a need to follow-up cancer patients? *Eur J Cancer* 1995, 31; 5: 655-7.

[8] SERIN D, PUJOL H, SCHRAUB S, CHEVALIER H. Parcours de Femme. *Bull Cancer* 1998 ; 85 [6] : 578-88.

[9] DILHUYDY MH, DILHUYDY JM, KIND M *et al. Du bon usage des examens d'imagerie dans la surveillance pendant l'intervalle libre après traitement du cancer du sein*. In NAMER M, TESSIER E, FERRERO JM. Eds. Les traitements médicaux des cancers du sein. Arnette-Blackwell Paris, 1996 : 511-22.

[10] TOMIAK E, PICCART M. Routine follow-up of patients after primary therapy for early breast cancer: changing concepts and challenges for the future. *Ann Oncol* 1993, 4: 199-204.

[11] BOBIN JY, GÉRARD JP. L'importance du contrôle local en cancérologie après traitement conservateur. *Bull Cancer* 1995, 82 : 29-35.

[12] DERSHAW DD, MAC CORMICK B, OSBORNE MP. Detection of local recurrence after conservative therapy for breast carcinoma. *Cancer* 1992; 70: 493-6.

[13] FISHER ER, ANDERSON S, REDMOND C, FISHER B. Ipsilateral breast tumor recurrence and survival following lumpectomy and irradiation : pathological findings from NSABP protocol B-06. *Semin Surg Oncol* 1992, 8: 161-6.

[14] TOMIN R DONEGAN WL. Screening for recurrent breast cancer. Its effectiveness and pronostic value. *J Clin Oncol* 1987, 5: 62-7.

[15] VOOGD AC, VAN TIENHOVEN G, PETERSE HL *et al.* Local recurrence after breast conservation therapy for early stage breast carcinoma: detection, treatment, and outcome in 266 patients. Dutch Study Group on Local Recurrence after Breast Conservation [BORST]. *Cancer* 1999; 85: 437-46.

[16] DE BOCK GH, BONNEMA J, VAN DER HAGE J *et al.* Effectiveness of routine visits and routine tests in detecting isolated locoregional recurrence after treatment for early-stage invasive breast cancer. A meta-analysis and systematic review. *J Clin Oncol* 2004; 22: 4010-8.

[17] BERNSTEIN JL, THOMSON WD, RISH N, WOLFORD TR. Risk factors predicting the incidence of second primary breast cancer among women diagnosed with a first primary breast cancer. *Am J Epidemiol* 1992, 136: 925-36.

[18] MELLINK WAM, HOLLAND R, HENDRIKS JHCL *et al.* The contribution of routine follow-up mammography to an early detection of asynchronous contralateral breast cancer. *Cancer* 1991, 67: 1844-8.

[19] KERBRAT P, BOTTON E, VAULÉON E. *Surveillance des patientes traitées pour cancer du sein : l'utile et l'inutile.* In CROUET H, DELOZIER T eds. Dogmes et doutes. Revue critique des standards en sénologie. DaTeBe, Courbevoie 2005 : 504-9.

[20] REMONTET L, ESTEVE J, BOUVIER AM *et al.* Cancer incidence and mortality in France over the period 1978-2000. *Rev Epidémiol Santé Pub* 2003; 51: 3-30.

[21] SANCHO-GARNIER H. Épidémiologie des cancers du sein, effet potentiel du dépistage organisé. *J Le Sein* 2000 ; 10 : 11-4.

[22] ESTEVE J. Surveillance après traitement du cancer du sein. Qui ? Combien ? Tentative de description démographique de la population concernée. *La lettre du Sénologue* 2005 ; 29 [suppl n° 1] : 4-6.

[23] SANCHO-GARNIER H. Épidémiologie des cancers du sein. *Bull Acad Natle Méd* 1998; 182: 1621-33.

[24] ERNSTER VL, BARCLAY J, KERLIKOWSKE K, GRADY D, HENDERSON JC. Incidence of and treatment for ductal carcinoma in situ of the breast. *JAMA* 1996; 275: 913-8.

[25] FOWBLE B, SOLIN LJ, SCHULTZ DJ, RUBENSTEIN J, GOODMAN RL. Breast recurrence following conservative surgery and radiation: patterns of failure, prognosis, and pathologic findings from mastectomy specimens with implications for treatment. *Int J Radiat Oncol Biol Phys* 1990; 19: 833-42.

[26] DILHUYDY MH, DILHUYDY JM, BARREAU B *et al.* Les traitements conservateurs du cancer du sein. Conséquences sur la surveillance mammographique. *J Le Sein* 1991; 1: 111-20.

[27] SCHWARTZ GF, VERONESI U, CLOUGH KB *et al* and the Consensus Conference Committee. Consensus conference on breast conservation. *J Am Coll Surg* 2006; 1: 1281-8.

[28] FISHER ER, LEEMING R, ANDERSON S, REDMOND C, FISHER B. Conservative management of intraductal carcinoma [DCIS] of the breast. *J Surg Oncol,* 1991; 47, n° 3: 139-47.

[29] SOLIN LJ, FOURQUET A, VICINI FA *et al.* Mammographically detected ductal carcinoma *in situ* of the breast treated with breast-conserving surgery and definitive breast irradiation. Long term outcome and pronostic significance of patient age and margin status. *Int J Radiat Oncol Biol Phys* 2001; 50 [4]: 991-1002.

[30] FOURQUET A, CAMPANA F, ZAFRANI B *et al.* Prognostic factors of breast recurrence in the conservative management of early breast cancer: A 25-years follow-up. *Int J Radiat Oncol Biol Phys* 1989, 17: 719-25.

[31] MAURIAC L, DURAND M, AVRIL A, DILHUYDY JM. Effects of primary chemotherapy in conservative treatment of breast cancer patients with operable tumours larger than 3 cm. *Ann Oncol* 1991, 2: 347-54.

[32] CLARKE DH, MARTINEZ AA. Identification of patients who are at high risk for locoregional breast cancer recurrence after conservative surgery and radiotherapy: a review article for surgeons, pathologists and radiation and medical oncologists. *J Clin Oncol* 1992; 10: 474-83.

[33] RECHT A, SILEN W, SCHNITT S J *et al.* Timecourse of local recurrence following conservative surgery and radiotherapy for early stage breast cancer. *Int J Radiat Oncol Biol* phys 1988;15: 255-61.

[34] FOURQUET A, RENARD A, SAVIGNONI A *et al.* Récidives locales après traitement du cancer du sein : implications pour le suivi des patientes traitées. *La lettre du Sénologue* 2005 ; 29 [suppl n° 1] : 7-9.

[35] SCHNITT SJ, CONNOLLY JR, RECHT A, SILVER B, HARRIS JR. Breast relapse following primary radiation therapy for early breast cancer: detection, pathologic features and prognostic significance. *Int J Radiat Oncol Biol phys* 1985; 11: 1277-84.

[36] FREEDMAN GM, ANDERSON PR, HANTON AL *et al.* Pattern of local recurrence after conservative surgery and whole breast irradiation. Int J Radiat *Oncol Biol phys* 2005; 61 [5]: 1928-36.

[37] GIESS CS, KEATING DM, OSBORNE MP, ROSENBLATT R. Local tumor recurrence following breast-conservation therapy: correlation of histopathologic findings with detection method and mammographic findings. *Radiology* 1999; 212: 829-35.

[38] PHILPOTTS LE, LEE CH, HAFFTY BG, LANGE RC, TOCINO I. Mammographic findings of recurrent breast cancer after lumpectomy and radiation therapy : comparison with the primary tumor. *Radiology* 1996; 201: 767-71.

[39] LIBERMAN L, VAN ZEE KJ, DERSHAW DD, MORRIS EA, ABRAMSON AF. Mammographic features of local recurrence in women who have undergone breast-conserving therapy for ductal carcinoma in situ. *AJR* 1997; 168: 489-93.

[40] STOMPER PC, MARGOLIN FR. Ductal carcinoma in situ : the mammographer's perspective. *AJR* 1994; 162: 585-91.

[41] BORGER J, KEMPERMAN H, HART A, PETERSE H, VAN DONGEN J, BARTELINK H. Risk factors in breast-conservation therapy. *J Clin Oncol* 1994; 12: 653-60.

[42] ARRIAGADA R, LE MG, CONTESSO G *et al.* Predictive for local recurrence in 2006 patients with surgically resected small cancer. *Ann Oncol* 2002; 13: 1404-13.

[43] KURTZ JM. Factors influencing the risk of local recurrence in the breast. *Eur J Cancer* 1992; 28: 660-6.

[44] VICINI FA, KESTIN LL, GOLDSTEIN NS *et al.* Impact of young age on outcome in patients with ductal carcinoma-in-situ treated with breast-conserving therapy. *J Clin Oncol* 2000; 18: 296-306.

[45] TURNER BC, HARROLD E, MATLOFF E *et al.* BRCa1/BRCa2 germline mutations in locally recurrent breast cancer patients after lumpectomy and radiation therapy : implications for breast conserving management in patients with BRCa1/BRCa2 mutations. *J Clin Oncol* 1999; 17: 3017-24.

[46] HOLLAND R, CONOLLY JL, GELMAN R *et al.* The presence of an extensive intraductal component following a limited excision correlates with prominent residual disease in the remainder of the breast. *J Clin Oncol* 1990; 8: 113-8.

[47] ZAFRANI, B, VIELH P, FOURQUET A,MOSSERI V *et al.* Conservative treatment of early breast cancer : pronostic value of the ductal in situ component and other pathological variables on local control and survival. Long term results. *Eur J cancer Clin Oncol* 1989, 25: 1645-50.

[48] LAGIOS MD, MARGOLIN FR, WESTDAHL PR, ROSE MR. Mammographically detected duct carcinoma in situ. Frequency of local recurrence following tylectomy and pronostic effect of nuclear grade on local recurrence. *Cancer* 1989; 63: 618-24.

[49] SMITT MC, NOWELS K, CARLSON RW, JEFFREY SS. Predictors of reexcision findings and recurrence after breast conservation. *Int J Radiat Oncol Biol phys* 2003; 57 [4]: 978-85.

[50] LEE CG, MAC CORMICK B, MAZUMDAR M, VETTO J, BORGEN PI. Infiltrating breast carcinoma in patients age 30 years and younger: long term outcome for life, relapse and second primary tumors. *Int J Radiat Oncol Biol Phys* 1992; 23: 969-75

[51] MERIC F, MIRZA NQ, VLASTOS G *et al.* Positive surgical margins and ispsilateral breast tumor recurrence predict disease specific survival after breast-conserving therapy. *Cancer* 2003; 97 [4]: 926-33.

[52] SILVERSTEIN MJ, POLLER DN, WAISSMAN JR A *et al.* Pronostic classification of breast ductal carcinoma in situ. *Lancet* 1995; 345: 1154-7.

[53] SILVERSTRINI R, DAIDONE MG, LUISI A *et al.* Biologic and clinicopathologic factors as indicators of specific relapse types in node-negative breast cancer. *J Clin Oncol* 1995; 13: 697-704.

[54] CORNFIELD DB, PALAZZO JP, SCHWARTZ GF *et al.* The prognosis significance of multiple morphologic features and biologic markers in ductal carcinoma in situ of the breast. A study of a large cohort of patients treated with surgery alone. *Cancer* 2004; 100: 2317-27.

[55] IMMONEN-RAHIA P, KAUHAVA L, PARVINENE J *et al.* Mammographic screening reduce risk of breast carcinoma recurrence. *Cancer* 2003; 103 [3]: 474-82.

[56] CHEN MA, HAFFTY BG, LEE CH. Local recurrence of breast cancer after breast conservation therapy in patients examined by means of stereotactic core-needle biopsy. *Radiology* 2002; 225: 707-12.

[57] HAFFTY BG, LEE C, PHILPOTTS L, HORVATH L, WARD B, MC KHANN C, TOCINO I. Prognostic significance of mammographic detection in a cohort of conservatively treated breast cancer patients. *Cancer J Sci Am* 1998; 4: 35-40.

[58] JACK WJL, KERR GR, KUNKLER IH. Long term follow up after breast conservation: the Edimburgh experience. *Breast* 1998; 7: 80-4.

[59] LOONG SM, WILKINS M, BBLISS JM. The effectiveness of the routine clinic visit in the follow up of breast cancer patinet cohort. *Clin Oncol* 1998 ; 10 :103-6.

[60] DERSHAW DD. Mammography in patients with breast cancer treated by breast conservation [lumpectomy with or whithout radiation]. *AJR* 1995 ; 164 : 309-16.

[61] SAMUELS JR, HAFFTY BG, LEE CH, FISCHER DB. Breast conservation therapy in patients with mammographically undetected breast cancer. *Radiology* 1992; 185: 425-7.

[62] OREL S, TROUPIN RH, PATTERSON EA. Breast cancer recurrence after lumpectomy and irradiation : role of mammography in detection. *Radiology* 1992; 183: 201-16.

[63] GRUNFELD E, NOORANI H, MC GAHAN L *et al.* Surveillance mammography after treatment of primary breast cancer: a systematic review. *The Breast* 2002; 11: 228-35.

[64] ANDERSEN MR, URBAN N. The use of mammography by survivors of breast cancer. *Am J Pub Health* 1998; 88: 1713-4.

[65] TEMPLE LK, WANG EE, MC LEOD RS. Preventive health care, 1999 Up Date: 3 – Follow-up after breast cancer. Canadian Task Force on Preventive Health Care. *CMAJ* 1999; 161: 1001-8.

[66] GELLER BM, KERLIKOWSKE K, CARNEY PA *et al.* Mammography surveillance following breast cancer. *Breast Cancer Res Treat* 2003; 81 [2]: 107-15.

[67] KURTZ JM, JACQUEMIER J, AMALRIC R *et al.* Is breast conservation after local recurrence feasible? *Eur J Cancer* 1991; 27: 240-4.

[68] LIBERMAN L, DERSHAW DD, DURFEE S *et al.* Recurrent carcinoma after breast conservation: diagnosis with stereotaxic core biopsy. *Radiology* 1995, 197: 735-8.

[69] FORTIN A, LAROCHELLE M, LAVERDIERE J, LAVERTU S, TREMBLAY D. Local failure is responsible for the decrease in survival for patients with breast cancer treated with conservative surgery and postoperative radiotherapy. *J Clin Oncol* 1999; 17: 101-9.

[70] CLARK RR, WILKINSON RM, MAHONET LJ, REID JG, MAC DONALD W. Breast cancer: a 21 year experience with conservation surgery and radiation. *Int J Radiat Oncol Biol Phys* 1982; 8: 967-75.

[71] DILHUYDY MH, DILHUYDY JM, LESUR A *et al.* Les examens d'imagerie dans la surveillance loco-régionale après traitement conservateur du cancer du sein. *La Lettre du Sénologue* 2001 ; 11 : 14-20.

[72] BRENNER H, SIEGLE S, STEGMAIR C, ZIEGLER H. Second primary neoplasm following breast cancer in Saarland, Germany, 1968-1987. *Eur J Cancer* 1993 ; 29 : 1410-4.

[73] FONTAINE F, CONTESSO G, MOURIESS H, TRAVAGLI JP, SARRAZIN D. Bilatéralisation des cancers du sein. *Bull Cancer* 1985 ; 72 : 127-38.

[74] FRACCHIA AA, BORGEN PI. Bilateral breast cancer. *Semin Surg Oncol* 1991 ; 7: 300-5.

[75] NIELSEN M, CHRISTENSEN L, ANDERSEN J. Contralateral cancerous breast lesions in women with clinical invasive breast carcinoma. *Cancer* 1986; 57: 897-902.

[76] ADAIR F, BERG J, JOUBERT L, ROBBINS GF. Long-term follow-up of breast cancer patients: the 30 years report. *Cancer* 1974; 33: 1145-50.

[77] BERNSTEIN JL, THOMSON WD, RISH N, WOLFORD TR. The genetic epidemiology of second primary breast cancer. *Am J Epidemiol* 1992, 136: 937-48.

[78] ANDERSON DE, BADZIOCH MD. Bilaterality in familial breast cancer patients. *Cancer* 1985; 56: 2092-98.

[79] CIATTO S, MICCINESI G, ZAPPA M. Prognostic impact of the early detection of metachronous contralateral breast cancer. *Eur J Cancer* 2004; 40 [10] : 1496-501.

[80] HEALEY EA, COOK EF, ORAV EJ, SCHNITT SJ, CONNOLLY JL, HARRIS JR. Contralateral breast cancer: clinical characteristics and impact on prognosis. *J Clin Oncol* 1993; 11: 1545-52.

[81] BOICE JD, HARVEY EB, BLETTNER M, STOVALL M, FLANNERY JT. Cancer in the contralateral breast after radiotherapy for breast cancer. N *Engl J Med* 1992; 326: 781-5.

[82] ROBINSON E, RENNERT G, RENNERT HS, NEUGUT AI. Survival of first and second primary breast cancer. *Cancer* 1993; 71: 172-6.

[83] JOHNSON RC, BANERJEE D, WEBSTER JT. Mastectomy follow-up by biennal mammography: it is worthwhile? *The breast* 2000; 9: 93-5.

[84] ELMORE JG, REISCH LM, BARFON MB *et al.* Efficacy of breast cancer screening in the community according to risk level. *J Natl Cancer Inst* 2005; 97: 1035-43.

[85] Conférence de consensus sur la surveillance des patientes traitées pour un cancer du sein. Bari, 7 octobre 1994.

[86] Agence Nationale d'Accréditation et d'Évaluation en Santé [ANAES]. Recommandations et Références Professionnelles. Suivi des patientes traitées pour un cancer non métastasé. Paris, 1999.

[87] SCHAPIRA DV. Breast cancer surveillance : a cost-effective strategy. *Breast Cancer Res Treat* 1993, 25: 107-11.

[88] LIBERATI A. For the GIVIO investigators. Impact of follow-up testing on survival and health-related quality of life in breast cancer patients. À multicenter randomised controled trial. *JAMA* 1994, 271; 20: 1587-92.

[89] ROSSELLI DEL TURCO M, PALLI D, CARIDDI A, CIATTO S, PACINI P, DISTANTE V. For the National Research Council Project on Breast Cancer Follow-up. Intensive diagnostic follow-up after treatment of primary breast cancer: a randomized trial. *JAMA* 1994, 271; 20: 1593-7.

[90] BRÉMOND A. Cancer du sein. Surveillance après traitement. Conférence de consensus. Société Française de Sénologie et de Pathologie Mammaire. Méditions, Paris 1991.

[91] SOMERFIELD MR, SCHAPIRA DV, DAVIDSON NE *et al.* A.S.C.O.: recommended breast cancer surveillance guidelines. *J Clin Oncol* 1997; 15: n° 5: 2149-56.

[92] Scottish Intercollegiate Guidelines Network. Breast cancer in women: a national clinical guideline. Edimburgh 1998.

[93] Canadian Medical Association and Canadian Association of Radiation Oncologists. Follow up after treatment for breast cancer. The Steering Committee on Clinical Practice guidelines for the care and treatment of breast cancer. *CMAJ* 1998; 158; Suppl. n° 3; 65-70.

[94] MILLE D, ROY T, CARRERE MO, RAY I *et al.* Economic impact of harmonizing medical practices: compliance with clinical practice guidelines in the follow-up of breast cancer in a french Comprehensive Cancer Center. *J Clin Oncol* 2000; 18: 1718-24.

[95] ESMO Guidelines Task Force. ESMO minimum clinical recommandations for

diagnosis, adjuvant treatment and follow-up of primary breast cancer. *Ann Oncol* 2005; 16 [suppl n° 1]: i7-i9.

[96] BELEN-OJEDA M, CARDEN ALONSO R, BASTU S. Follow-up of breast cancer stage I and II. An analysis of some common methods. *Eur J Cancer Clin Oncol* 1987, 23; 4: 419-29.

[97] FALLOWFIELD LJ. Psychosocial adjustment after treatment for early breast cancer. *Oncology* 1990; 4: 89-97.

[98] LOOMER L, BROCKSCHMIDT JK, MUSS HHB, SAYLOR G. Postoperative follow-up of patients with early breast cancer. Patterns of care among clinical oncologists and a review of the litterature. *Cancer* 1991; 67: 55-60.

[99] COLLINS RF, BEKKER HL, DODWELL DJ. Follow-up care of patients treated for breast cancer: a structured review. *Cancer Treat Rev* 2004; 30: 19-35.

[101] MORRIS S, CORDER AP, TAYLOR I. What are the benefits of routine breast cancer follow-up? *Postgrad Med J* 1992; 68: 904-907.

[113] DILHUYDY JM. Essai pour une définition des proches des patients. Le point de vue du cancérologue. *Rev Francoph Psycho-Oncologie* 2006 ; 4 : 195-9.

[102] EISINGER F. Expertise collective INSERM/FNCLCC – mise à jour 2004. Identification et prise en charge des prédispositions héréditaires aux cancers du sein et de l'ovaire. *Bull Cancer* 2004 ; 91 [31] : 219-37.

[103] KERBRAT P, LAGUERRE B, LEFEUVRE C. Surveillance post-thérapeutique des femmes pour cancer du sein : commentaires sur les recommandations de l'American Society of Clinical Oncology [ASCO]. *Bull Cancer* 1997; 84; n° 10 : 991-2.

[104] Agence Nationale d'Accréditation et d'Evaluation en Santé [ANAES]. *Recommandations et Références Professionnelles. Conduite à tenir diagnostique devant une image mammographique infraclinique anormale.* Paris, 1998.

[105] DRAVET F, BARBAROT V, MAHÉ MA, CLASSE JM. Mise en place d'un carnet de surveillance alternée pour le cancer du sein : l'expérience du Centre Régional de Lutte Contre le Cancer Nantes-Atlantique. *La Lettre du Sénologue* 2005 ; 29 [suppl n° 1] : 23-5.

[106] GRUNFELD E, MANT D, YUDKIN P *et al.* Routine follow up of breast cancer in primary care: randomised trial. *BMJ* 1996; 313: 665-9.

[107] GRUNFELD E, MANT D, VESSEY MP, FITZPATRICK R. Specialist and general practice views on routine follow up of breast cancer patients in general practice. *Fam Pract* 1995; 12: 60-5.

[108] WORSTER A, BASS MJ, WOOD ML. A willingness to follow breast cancer: a survey of family physicians. *Can Fam Phys* 1996; 42: 263-8.

[109] DAGOUSSET I, HOUZARD S, FOURQUET A. Réseaux Gynécomed Ile-de-France – Expérience d'un réseau ville-hôpital de suivi des cancers du sein. *La lettre du sénologue* 2005 ; 29 [suppl n° 1] : 17-22.

[110] BARR LC, SKENE AI, FISH S, THOMAS JM. Post-treatment mammography following the breast-conserving treatment of breast cancer: it is of value. *Breast* 1993; 2: 253-4.

[111] JAGGER JJ, LANGENDIJK JA, DOHMEN JP *et al.* Mammography in the follow-up after breast-conserving treatment in cancer of the breast: suitability for mammographic interpretation, validity and interobserver variation. *Br J Radiol* 1995; 68: 754-60.

[112] MOLLICK JA, CARLSON RW. Rational surveillance programs for early stage breast cancer patients after primary treatment. *Breast Dis* 2004; 21: 41-7.

[113] ROJAS M, TELARO E, RUSSO A *et al.* Follow-up strategies for women treated for early breast cancer. *Cochrane Database Syst Rev* 2003; 1: CD 001768.

[114] *Programmes de dépistage des cancers.* Annexes à l'arrêté du 29 septembre 2006. Journal Officiel de la République Française, Annexe au n° 295, 21 décembre 2006.

[115] Europe Against Cancer. *European guideliness for quality assurance in mammography screening.* European Commission; 4th Ed, Brussels, 2003.

[116] COLE E, PISANO ED, KISTNER ED *et al.* Diagnostic accuracy of digital mammography in patients with dense breasts who underwent problem solving mammography: effects of image processing and lesion type. *Radiology* 2003; 226: 153-60.

[117] SKAANE P, SKJENNALD A. Screen-film mammography versus full-field digital mammography with soft copy reading:

randomised trial in a population-based screening programm [the Oslo Study]. *Radiology* 2004; 232: 197-204.

[118] Pisano ED, Gatsonis C, Hendrick E *et al.* Diagnostic performance of digital versus film mammography for breast cancer screening. *N Engl J Med* 200; 353: 1773-83.

[119] Di Piro PJ, Meyer JE, Shaffer K, Denison CM, Frenna TH, Rolfs AT. Usefulness of the routine magnificatiion view after breast conservation therapy for carcinoma. *Radiology* 1996; 198: 341-3.

[120] Eklund GW, Gardenosa G. Art of mammographic positionning. *Radiol Clin North Am* 1992; 30; n° 1.

[121] Ashkanini F, Sarkar T, Needham G *et al.* What is achieved by mammographic surveillance after breast conservation treatment for breast cancer? *AJR* 2001; 182 [3]: 207-10.

[122] Dale G, Brettes JP. Les récidives après reconstruction mammaire. In Crouet H, Delozier T eds. Dogmes et doutes. *Revue critique des standards en sénologie.* DaTeBe, Courbevoie 2005 : 343-51.

[123] Vora SA, Wazer DE, Homer MJ. Management of microcalcifications that develop at the lumpectomy site after breast-conserving therapy. *Radiology* 1997; 203: 667-71.

[124] Buckley J H, Rosebuck E J. Mammographic changes following radiotherapy. *Br J Radiol* 1986; 59 : 337-44.

[125] Dilhuydy MH, Barreau B, Dilhuydy JM *et al.* Place de l'échographie mammaire dans l'étude des seins traumatiques, opérés et irradiés. *J Le Sein* 1994 ; 4 : 130-41.

[126] Holli K, Saaristo R, Isola J, Hyöty M, Hakama M. Effect of radiotherapy on the interpretation of routine follow-up mammography after conservative breast surgery: a randomized study. *Br J Cancer* 1998; 78: 542-5.

[127] Brenner RJ, Pfaff JM. Mammographic changes after excisional breast biopsy for benign disease. *AJR* 1996; 167: 1047-52.

[128] Mendelson EB. Evaluation of the postoperative breast. *Radiol Clin North Am* 1992, 30: 107-13.

[129] American College of Radiology. *Breast Imaging Reporting and Data System* [BI-RADS]. 4th Ed. Reston, VA, 2003.

[130] BI-RADS [Breast Imaging Reporting and Data System]. *Atlas d'imagerie du sein - Mammographie.* 2e édition française basée sur la 4e édition américaine. Société Française de Radiologie, Paris, 2004.

[131] Barbier C, Stines J, Luporsi E, Netter E, Troufléau P. Le suivi mammographique après traitement conservateur du cancer du sein. Étude rétrospective de 170 patientes traitées au Centre Alexis Vautrin de Nancy. Récidives locales et cancers du sein controlatéral. *J Le Sein* 1992 ; 2 : 84-94.

[132] Balu-Maestro C, Bruneton JN, Geoffray A, Chauvel C, Rogopoulos A, Héry MD. La surveillance échographique du sein traité. *J Radiol* 1991, 72 ; 12 : 655-61.

[133] Dilhuydy MH, Barreau B, Henriques C, Palussiere J, Labat MJ. Microbiopsies radio et échoguidées des anomalies mammaires infracliniques. *Rev Fr Gyn Obstet* 1998 ; 93 : 59-68.

[134] Dilhuydy MH, Valentin F, Asad-Syed M. *Le suivi des femmes dépistées : classification des images détectées et conduite à tenir*. In Séradour B Ed. Le dépistage du cancer du sein, 2e édition. Springer Verlag, Paris 2007 : 125-40

[135] Soo M, Kornguth P, Hertzberg B. Fat necrosis in the breast: sonographic features. *Radiology* 1998; 206: 261-9.

[136] Ciatto S, Cataliotti L, Pacini P. Cancer recurrence in the conserved breast: diagnostic features in a consecutive series of 102 cases. *Int J Oncol* 1993; 3: 337-9.

[137] Rissanen TJ, Makarainen HP, Mattila SI, Lindholm EL, Heikkinen MI, Kiviniemi HO. Breast cancer recurrence after mastectomy: diagnosis with mammography and US. *Radiology* 1993; 188: 463-7.

[138] Shin JH, Han BK, Choe YH *et al.* Ultrasonographic detection of occult cancer in patients after surgical therapy for breast cancer. *J Ultrasound Med* 2005; 24: 643-9.

[139] Kramer S, Schulz-Wendtland R, Hagedorn K, Bautz W, Lang N. Magnetic resonance imaging in the diagnosis of local recurrences in breast cancer. *Anticancer Research* 1998; 18; n°3: 2159-61.

[140] Fajardo LL, Harvey JA, Mc Aleese KA, Roberts CC, Granstrom P. Breast cancer diagnosis in women with subglandular silicone gel-filled augmentation implants. *Radiology* 1995; 194: 859-62.

[141] La Trenta LR, Menell JH, Morris EA *et al.* Breast lesions detected with MR imaging: utility and histopathologic importance of identification with US. *Radiology* 2003; 227: 856-61.

[142] Ho MF, Chang NY, Yang FO *et al.* Comparison of breast mammography, sonography and physical examination for screening women at high risk of breast cancer in Taiwan. *Ultrasound in Med and Biol* 2002; 28 [4]: 415-20.

[143] Kolb TM, Lichy J, Newhouse JH. Comparison of the performance of screening mammography, physical examination, and breast US and evaluation of factors that influence them: an analysis of 27 825 patients evaluations. *Radiology* 2002; 225 [1]: 165-75.

[144] Berg WA. Supplemental screening sonography in dense breasts. *Radiol Clin North Am* 2004; 42 [5]: 845-51.

[145] Buchberger W, Dekoekkoek-Doll P, Springer P *et al.* Incidental findings on sonography of the breast: clinical significance and diagnostic workup. *AJR* 1999; 173: 921-7.

[146] Dilhuydy MH, Gilles R, Barreau B, Lounici Z, Toulouse C. *Les femmes à plus haut risque de cancer du sein : quelle surveillance ?* In Lefranc JP, Rouessé J, Tristant H, Villet R. Eds. Cancer du sein : controverses et convergences. Arnette, Paris, 1999 : 477-86.

[147] Morris E, Liberman L. *Breast MRI. Diagnosis and intervention.* 1 Vol, Springer, New-York 2006.

[148] Wiener JL, Schilling KJ, Adami C, Obuchowski NA. Assessment of suspected breast cancer by MRI: a prospective clinical trial using a combined kinetic and morphologic analysis. *AJR* 2005; 184: 878-86.

[149] Vomweg TW, Teifke A, Kunz RP *et al.* Combination of low and high resolution sequences in two orientations for dynamic contrast-enhanced MRI of the breast : more than a compromise. *Eur J Radiol* 2004; 14: 1732-42.

[150] Solomon B, Orel S, Reynolds C, Schnall M. Delayed development of enhancement in fat necrosis after breast conservation therapy: a potential pitfalll of MR imaging of the breast. *AJR* 1998; 170: 966-8.

[151] Tardivon A, Dromain D. IRM du sein : techniques, sémiologie et indications. *Feuillets de Radiologie* 2000 ; 40 : 186-93.

[152] Sodestrom C, Harms S, Farrell RJ, Pruneda J, Flamig D. Detection with MR imaging of residual tumor in the breast soon after surgery. *AJR* 1997; 168: 485-8.

[153] Orel S, Reynolds C, Schnall M, Solin LJ, Fraker D, Sullivan D. Breast carcinoma: MR imaging before re-excisional biopsy. *Radiology* 1997; 205: 429-36.

[154] Morakkabati N, Leutner CC, Schmiedel A, Schild HH, Kulh CK. Breast MR imaging during or soon after radiation therapy. *Radiology* 2003; 229: 893-901.

[155] Viehweg P, Heinig A, Lampe D, Buchman J, Heywang-Köbrunner SH. Retrospective analysis for evaluation of the value of contrast-enhanced MRI en patients treated with breast conservative therapy. *MAGMA* 1998; 7: 141-52.

[156] Weinstein SP, Orel SG, Heller R *et al.* MR imaging of the breast in patients with invasive lobular carcinoma. *AJR* 2001; 176 [2]: 399-406.

[157] Muller RD, Barkhausen J, Sauerwein W Langer R. Assessment of local recurrence after breast-conserving therapy with MRI. *J Comput Assist Tomog* 1998; 22: 408-12.

[158] Rieber A, Merkle E, Zeitler H *et al.* Value of MR mammography in the detection and exclusion of recurrent breast carcinoma. *J Comput Assist Tomogr* 1997; 21: 780-4.

[159] Frierich M. MRI of the breast. State of the art. *Eur Radiol* 1998; 8: 707-25.

[160] Heywang-Köbrunner SH, Schlegel A, Beck R *et al.* Contrast-enhanced MRI of the breast after limited surgery and radiation therapy. *J Comput Assist Tomog* 1993; 17: 891-900.

[161] Kaplan JB, Dershaw DD. Posttherapeutic magnetic resonance imaging. In Morris E, Liberman L Eds. Breast MRI. Diagnosis and intervention. Springer, New-York 2006. pp. 227-37.

[162] Gilles R, Thiollier S, Guinebretiere JM *et al.* Diagnostic des récidives locales du cancer du sein par imagerie par résonance magnétique. *J Gynecol Obstet Biol* Reprod 1995 ; 24 : 788-93.

[163] DAO TH, RAHMOUNI A, CAMPANA F, LAURENT M, ASSELAIN B, FOURQUET A. Tumor recurrence versus fibrosis in the irradiated breast : differentiation with dynamic gadolinium-enhanced MR imaging. *Radiology* 1993; 187: 751-5.

[164] LEWIS-JONES HG, WHITEHOUSE GH, LEINSTER SJ. The role of magnetic resonance in the assessment of recurrent breast carcinoma. *Clin Radiol* 1991; 43: 197-204.

[165] DREW P, KERIN MJ, TURNBULL LW *et al.* Routine screening for local recurrence following breast-conserving therapy for cancer with dynamic contrast-enhanced magnetic resonance imaging of the breast. *Ann Surg Oncol* 1998; 5: 286-70.

[166] OREL S, GREENSTEIN S. MR Imaging of the breast. *Radiol Clin North Am* 2000; 38 [4]: 899-913.

[167] BELLI P, CONSTANTINI M, ROMANI M, MARANO P, PASTORE G. Magnetic resonance imaging in breast cancer recurrence. *Breast Cancer Res & treat* 2002; 73 [3]: 223-35.

[168] HICKMAN PF, MOORE NR, SHEPSTONE BJ. The indeterminate breast mass: assessment using contrast-enhanced magnetic resonance imaging. *Br J Radiol* 1994; 67: 14-20.

[169] BUCKLEY D, MUSSURAKIS S, HORSMAN A. Effect of temporal resolution on diagnostic efficacy of contrast-enhanced MRI in the conservatively treated breast. *J Comput Assist Tomogr* 1998; 22: 47-51.

[170] RODENKO GN, HARMS SE, PRUNEDA JM *et al.* MR imaging in the management before surgery of lobular carcinoma of the breast: correlation with pathology. *AJR* 1996; 167: 1415-9.

[171] LIBERMAN L, MORRIS EA, DERSHAW DD, ABRAMSON AF, TAN LK. MR imaging of the ipsilateral breast in women with percutaneously proven breast cancer. *AJR* 2003; 180 [4]: 901-10.

[172] KUHL CK, SCHMUTZLER RK, LEUTNER CC *et al.* Breast MR imaging screening in 192 women proved or suspected to be carriers of a breast cancer susceptibility gene: preliminary results. *Radiology* 2000; 215: 267-79.

[173] LIBERMAN L. Breast cancer screening with MRI.: What are the data for patients at high risk? *N Engl J Med* 2004; 351: 497-500.

[174] KRIEGE M, BREKELANS C, BOETES C *et al.* Efficacy of MRI and mammography for breast-cancer screening in women with a familial or genetic predisposition. *N Engl J Med* 2004; 351: 427-37.

[175] WARNER E, PLEWES DB, HILL KA *et al.* Surveillance of BRCA1 and BRCA2 mutation carriers with magnetic resonance imaging, ultrasound, mammography and clinical breast examination. *JAMA* 2004; 292: 1317-25.

[176] MURRAY AD, REDPATH TW, NEEDHAM G *et al.* Dynamic magnetic resonance mammography of both breasts following local excision and radiotherapy for breast carcinoma. *Br J Radiol* 1996; 69: 594-600.

[177] LIBERMAN L, MORRIS EA, KIM CM *et al.* MR imaging findings in the contralateral breast of women with recently diagnosed breast cancer. *AJR* 2003; 180 [2]: 333-41.

[178] SARDANELLI F, GUISEPPETTI GM, PANIZZA P *et al.* Sensitivity of MRI versus mammography for detecting foci of multifocal, multicentric breast cancer in fatty and dense breasts using the whole-breast pathologic examination as a gold standard. *AJR* 2004; 183: 1149-57.

[179] DILHUYDY MH, BAKHACH S, BARREAU B *et al.*. Les progrès dans l'évaluation préchirurgicale des anomalies infracliniques du sein : place des microbiopsies guidées par l'imagerie. *J Le Sein* 1998 ; 8, n° 1 : 16-28.

[180] MEUNIER M, BURON C, EL KHOURY C, THIBAULT F, DELANNOY T, CLOUGH K. Évaluation comparative de la prise en charge et des coûts des lésions infracliniques par macrobiopsie et par biopsie chirurgicale. *J Le Sein* 2002; 12 [1-2]: 149-56.

[181] DE ROOS MA, PIJNAPPEL RM, GROOTE AD *et al.* Ductal carcinoma in situ presenting as microcalcifications: the effect of stereotactic large core needle biopsy on surgical therapy. *Breast* 2004; 13 [6]: 461-7.

[182] DILHUYDY MH, HENRIQUES C, BARREAU B et al, pour l'IBBGS [Institut Bergonié Bordeaux Groupe Sein]. Le rôle de l'imagerie dans la prise en charge des carcinomes intracanalaires stricts [CICS] du sein. *La Lettre du Sénologue* 2000; 8: 17-24.

[183] LIBERMAN L, DERSHAW DD, ROSEN PP, MORRIS EA, COHEN MA, ABRAMSON AF. Core needle biopsy of synchronous ipsilateral breast lesions: impact on treatment.

AJR 1996; 166: 1429-32.

[184] Mitnick JS, Vazquez MF, Roses DF, Harris MN, Schechter S. Recurrent breast cancer: stereotactic localization for fine-needle aspiration biopsy. *Radiology* 1992; 182: 103-6.

[185] Zajdela A, de Maublanc MA. Valeur et intérêt de la ponction cytologique dans la surveillance des cancers mammaires irradiés. *Bull Cancer* 1979; 66: 107-112.

[186] Al Ghuzlan A, Vielh P. Place de la cytoponction dans le diagnostic des lésions mammaires non palpables. *La Lettre du Sénologue* 2006: 33: 15-6.

[187] Cherel P, Hagay C, Becette V, *et al.* Les macrobiopsies par aspiration sur table dédiée numérisée. *Ref Gyn Obstet* 2005; 11: 81-97.

[188] Liberman L, Bracero N, Morris E, Thornton C, Dershaw D. MRI-guided 9-Gauge vacuum-assisted breast biopsy: initial clinical experience. *AJR* 2005; 185: 183-93.

[189] Perlet C, Heywang-Köbrunner SH, Heinig A *et al.* Magnetic resonance-guided, vacuum-assisted breast biopsy. *Cancer* 2006; 106: 982-90.

[190] Taourel P, Prat X. IRM interventionnelle. *La Lettre du Sénologue* 2006; 33: 24-8.

[191] Hagay C, Cherel PJP, de Maulmont CE *et al.* Contrast-enhanced CT: value for diagnosing local breast cancer recurrence after conservative treatment. *Radiology* 1996; 200: 631-8.

[192] Hermans J, Bodart F, Francois D *et al.* Apport de la mammoscintigraphie 99m Tc MiBi dans le diagnostic et le suivi des cancers du sein. *Bull Cancer* 2000; 87: 334-40.

[193] Fenlon H, Phelan N, O'Sullivan P, Tierny S, Gorey T, Ennis J. Benign versus malignant breast disease: comparison of contrast-enhanced MR imaging and Tc-99m Tetrofosmin scintimammography. *Radiology* 1997; 205: 214-20.

[194] Grahek D, Montravers F, Kerrou K *et al.* La scintigraphie au 18 F - FDG réalisée à l'aide d'une gamma caméra hybride TEDC, un outil performant pour la détection des récidives du cancer du sien. *Médecine Nucléaire* 2001; 25 [5]: 279-88.

[195] Moretti JL, Weinmann P, Tamgac F, Rigo P. Imagerie PET Scan en oncologie nucléaire. 1 Vol, Springer, Paris 2005 : pp 123-6.

[196] Hathaway PB, Mankoff DA, Maravilla KR *et al.* Value of combined FDG-PET and MR imaging in the evaluation of suspected recurrent local-regional breast cancer: preliminary experience. *Radiology* 1999; 210: 807-14.

[197] Moon DH, Maddahi J, Silverman DH, Glaspy JA, Phelps ME, Hoh CK. Accuracy of whole-body fluorine-18-FDG PET for the detection of recurrent or metastatic breast carcinoma. *J Nucl Med* 1998; 39: 431-5.

[198] Eubank WB, Mankoff DA, Takasugi J *et al.* 18 fluorodeoxyglucose positron emission tomography to detect mediastinal or internal mammary metastases in breast cancer. *J Clin Oncol* 2001; 19 [15]: 3516-23.

[199] Bender H, Kirst J, Palmedo H *et al.* Value of 18 fluoro-deoxyglucose positron emission tomography in the staging of recurrent breast carcinoma. *Anticancer Research* 1997; 17: 1687-92.

[200] Sigglekow W, Zimmy M, Faridi A *et al.* The value of positron emission tomography in the follow-up for breast cancer. *Anticancer Res* 2003; 23: 1859-67.

[201] Bourguet P, Blanc-Vincent MP, Bosquet L *et al.*. Standards, Options et Recommandations 2002 pour l'utilisation de la tomographie par émission de positons au [18F]-FDG [TEP-FDG] en cancérologie [rapport intégral]. *Bull Cancer* 2003; 90: S5-S109.

[202] Pecking AP, Mechelany-Corone C, Bertrand-Kermogant F *et al.* Detection of occult disease in breast cancer using fluorodeoxyglucose camera based positron emission tomography. *Clinical Breast cancer* 2001; 2 [3]: 229-34.

[203] Talbot JN, Grahek D, Kerrou K *et al.* ^{18}F-fluoro-deoxyglucose PET in imaging of gynecologic cancers. *Gynecol Obstet Fertil* 2001: 29 [11]: 775-98.

ALTÉRATIONS GÉNÉTIQUES SOMATIQUES DANS LE CANCER DU SEIN

Florence LEREBOURS, I. BIÈCHE, R. LIDEREAU

LA CARCINOGENÈSE

La relation causale entre la survenue d'un cancer et l'existence d'altérations génétiques est établie. Dans les cancers du sein comme dans l'immense majorité des cancers, ces altérations sont somatiques, uniquement présentes dans les cellules tumorales. Dans 4 à 10 % des cancers du sein, il existe une mutation germinale qui va prédisposer alors à la survenue de cancers mammaires. Cette mutation constitutionnelle constitue une première étape vers la transformation maligne semblant favoriser la survenue d'altérations génétiques somatiques spécifiques.

Les altérations génétiques observées au cours de la transformation maligne sont diverses : délétions chromosomiques, translocations, amplifications et réarrangements géniques, duplications ou pertes de chromosomes entiers (aneuploïdie), et mutations ponctuelles. Ces altérations conduisent à la modification de l'expression et/ou de la structure du produit des gènes (ARN messager et protéine) impliqués par ces remaniements. Très schématiquement, ces altérations ont pour effet :

- d'activer des gènes selon un mécanisme dominant ; l'altération d'une seule des deux copies du gène est « oncogénique », et ces gènes ont été nommés oncogènes ou proto-oncogènes. L'activation d'un oncogène résulte d'une mutation ponctuelle et/ou d'une expression inappropriée de son produit par amplification (le niveau d'amplification est souvent de l'ordre de 20 à 100 fois, et aboutit théoriquement à une surexpression du(es) gène(s) de la région génomique amplifiée), plus rarement d'une translocation, d'insertions géniques... ;

- d'inactiver des gènes dont la perte de fonction est « oncogénique » ; ces gènes ont donc été nommés suppresseurs de tumeur. Les mécanismes d'inactivation de ces gènes sont la délétion d'une copie (perte d'hétérozygotie) et la mutation ponctuelle de l'autre copie du gène dans la majorité des cas, plus rarement des modifications épigénétiques notamment une hyperméthylation des séquences promotrices du gène (voir plus loin), voire une délétion homozygote (i.e. des 2 copies du gène) ;

- d'inactiver ou activer des gènes dont les produits interviennent dans la stabilité du génome : gènes régulant les processus de la mitose et enzymes de réparation de l'ADN, ce qui favorise la survenue d'altérations d'autres gènes de type oncogènes ou suppresseurs de tumeur ;

- enfin, des modifications de l'expression des gènes sus-cités peuvent résulter, non de leur altération directe, mais de l'altération de gènes agissant notamment sur le « modelage » de la chromatine ou sur le degré de méthylation de l'ADN. Ces altérations sont dites épigénétiques.

L'activation ou l'inhibition d'un seul de ces gènes ne suffit pas à convertir le phénotype normal d'une cellule en phénotype tumoral complet : de multiples événements mutationnels indépendants sont requis. L'accumulation de ces altérations génétiques, qui interagissent et coopèrent entre elles, est nécessaire pour accéder au phénotype tumoral. Au cours de ce processus multi-étapes, chaque nouvelle altération génétique causale acquise par la cellule lui confère de nouvelles propriétés participant au phénotype tumoral. La compréhension de ce phénomène complexe qu'est la carcinogenèse passe par l'identification de ces nombreuses altérations génétiques, dont tout ou partie est responsable de l'initiation ou de la progression tumorale. L'identification des altérations génétiques responsables a des retombées cliniques, d'aide au dépistage, au diagnostic, à la prédiction du pronostic et de la réponse aux traitements, et à la mise au point de nouvelles cibles thérapeutiques.

MÉTHODES D'ÉTUDE DES ALTÉRATIONS SOMATIQUES

Les anomalies génétiques somatiques dans le cancer du sein, comme dans la plupart des cancers solides, sont étudiées selon quatre approches :

MESURE DU CONTENU EN ADN

La cytométrie en flux (CMF) permet, après coloration des noyaux par un colorant spécifique de l'ADN, de mesurer la quantité d'ADN, proportionnelle à l'intensité de fluorescence émise par les cellules. Une forte proportion des tumeurs du sein (environ 70 %) est aneuploïde.

L'étude de la phase S (en CMF ou en analyse d'image) mesure le degré de prolifération de la tumeur. Cette méthode fiable mais lourde est supplantée par le marquage en IHC des coupes tumorales avec un anticorps dirigé contre les marqueurs de prolifération, notamment Ki67. Le pourcentage de cancers du sein « proliférants » est variable selon les méthodes et les seuils choisis. Un taux de prolifération élevé est souvent corrélé avec un grade histopronostique élevé et une aneuploïdie.

ANALYSE CYTOGÉNÉTIQUE

L'observation d'un caryotype de tumeur du sein montre un ensemble complexe d'anomalies chromosomiques (pertes et/ou gains de chromosomes, réarrangements) que l'on aurait tendance à prendre pour le reflet de perturbations non spécifiques. Pourtant, certaines de ces anomalies semblent récurrentes, apportant ainsi de précieux renseignements sur la localisation de gènes potentiellement impliqués dans ce cancer. En effet, les « gains » chromosomiques peuvent traduire l'activation d'oncogènes au sein des régions concernées et à l'inverse, les régions chromosomiques délétées peuvent contenir des gènes suppresseurs de tumeur, dont au moins une copie est inactivée par cette délétion.

Les caryotypes de cancer du sein ont identifié le chromosome 1 comme le chromosome le plus fréquemment altéré dans les tumeurs du sein (monosomies 1p, polysomies 1q, isochromosomes 1q, ainsi que des délétions télomériques du bras court) (http://cgap.nci.nih.gov/Chromosomes/Mitelman).

D'autres pertes (3p24-p26, 6q22-q27, 8p, 11q22-q25, 13q, 16q et 17p13.1) et gains (8q) sont aussi fréquemment observés.

HYBRIDATION IN SITU

Le fossé qui existe entre le pouvoir de résolution de l'analyse cytogénétique et moléculaire s'est considérablement réduit ces dernières années grâce au développement de nouvelles techniques d'hybridation *in situ* : hybridation génomique comparative (CGH pour *Comparative Genomic Hybridization*) et hybridation *in situ* fluorescente (technique FISH). Ces techniques permettent, de plus, d'éviter la culture cellulaire préalable, difficile et source d'un biais sélectif de cellules tumorales à haut index mitotique.

La CGH permet de mettre en évidence les régions amplifiées ou 'perdues'du génome. Cette technique a ainsi permis de caractériser une vingtaine de régions chromosomiques amplifiées et délétées dans les tumeurs du sein, dont certaines déjà identifiées en cytogénétique [1]. Outre le 1q (notamment en 1q21, 1q32, 1q41) et le 8q (en 8q24), amplifiés dans environ 40 % des cas, les régions les plus fréquemment amplifiées dans les cancers du sein sont la bande 11q13, les régions 16p11, 17q12 et 17q24, et 20q13, dans 15 à 20 % des cancers du sein.

Les régions chromosomiques les plus fréquemment « perdues » (dans plus de 20-25 % des cancers du sein) sont sur les bras 1p, 3p, 6q, 8p, 9p, 11q, 13q, 16q, 17p.

Certaines de ces régions semblent associées à des oncogènes [8p11 (*FGFR1*), 8q24 (*MYC*), 11q13 (*CCND1*) et 17q12 (*ERBB2*)] ou à des gènes suppresseurs connus [13q14 (*RB1*), 17p13 (*TP53*)]. De nouvelles altérations ont pu être identifiées, dont certaines, tels les amplicons en 17q23 (*PPM1D*) et 20q13 (*ZNF217*, *NCOA3/AIB1*, *Aurora-A*), ont permis de caractériser des gènes possiblement impliqués dans la tumorigenèse mammaire. Enfin, d'autres régions (gain en 1q, 8q22 et perte en 8p) ne contiennent aucun gène candidat à ce jour.

ANALYSE MOLÉCULAIRE

Les anomalies génétiques les plus fréquemment observées dans les tumeurs du sein sont des amplifications d'ADN, principalement au niveau d'oncogènes, de facteurs de croissance et de leurs récepteurs, mais aussi des mutations, des hyperméthylations, et des pertes d'hétérozygotie qui pourraient inactiver des gènes suppresseurs de cancer. Les autres mécanismes classiques d'activation des oncogènes (mutations ponctuelles, réarrangements et insertions géniques) ne semblent que très rarement observés dans le cancer du sein, ce qui ne leur attribue pas, à ce jour, un rôle crucial dans le développement de ce type de cancer. Il en est de même de l'instabilité des microsatellites (phénotype RER ou MSI), mise en évidence dans les cancers colorectaux. Par contre, le fort taux d'aneuploïdie observé dans les tumeurs du sein suggère que des altérations puissent exister au niveau de gènes impliqués dans le processus de ségrégation chromosomique au cours de la mitose dans ce cancer.

En comparant le tissu normal et le tissu tumoral, il est possible de mettre en évidence des altérations de la structure des gènes ou des modifications épigénétiques par différentes approches :

- la technique de Southern blot pour détecter des amplifications géniques ou des délétions ;
- l'utilisation des polymorphismes de l'ADN couplée à la PCR pour mettre en évidence des pertes d'hétérozygotie ou LOH (*Loss of heterozygosity*) ;
- les méthodes de criblage et de séquençage pour caractériser des mutations ponctuelles ou insertions ou délétions de petite taille ;
- le traitement au bisulfite de sodium (action différentielle sur les cytosines méthylées et non méthylées) couplé à la PCR pour décrire des profils aberrants de méthylation, corrélés au degré d'expression du gène.

La mise en évidence de remaniements génomiques bénéficie également actuellement de l'introduction des nouvelles techniques d'analyse moléculaire à grande échelle, en particulier la CGH-array. La CGH-array repose comme la CGH, sur une hybridation comparative du génome constitutionnel et tumoral. Mais la fixation sur la « puce » de milliers ou dizaines de milliers de sondes génomiques, permet de répertorier les gains et pertes dans l'ADN tumoral avec un meilleur degré de résolution que la CGH [2].

On a vu que si la nature des altérations géniques est variable (amplifications géniques, mutations, hyperméthylations, pertes d'hétérozygotie...), ces altérations ont principalement pour conséquence une modification quantitative de l'expression des gènes incriminés, qui peut se mesurer aussi bien au niveau de l'ARN messager que de la protéine, produits du gène (figure 1). Les modifications de l'expression des gènes à l'échelle individuelle ont initialement été mises en évidence par Northern blot. Cette méthode, lourde, et nécessitant de grandes quantités de matériel biologique, est actuellement supplantée par la RT-PCR quantitative en temps réel. L'introduction de la technologie des *cDNA microarrays* permet également d'analyser l'expression génique, non plus à l'échelle individuelle, mais à l'échelle du génome (transcriptome des cellules tumorales). Le mot array fait référence à un support solide sur lequel a été fixé ou synthétisé un « jeu » ordonné de milliers de gènes cibles. L'extraordinaire de la technologie est la miniaturisation du procédé puisque qu'on peut analyser l'ensemble du génome humain soit environ 30 000 gènes. On obtient ainsi un portrait moléculaire de chaque tumeur testée.

Pour appréhender de façon pertinente les altérations somatiques d'une cellule tumorale, il est maintenant indispensable de se pencher sur l'analyse des protéines qu'elle contient. En effet, les protéines sont les principes actifs doués de fonction dans la machinerie cellulaire, alors que les gènes ne sont que des supports de l'information. Le niveau d'expression des ARN messagers n'est pas forcément le reflet de l'abondance, ni de la nature, des protéines qui seront retrouvées dans la cellule tumorale. En effet, la traduction des ARN messagers en protéines est soumise à un grande nombre de régulations, en particulier à des modifications post-transcriptionnelles (épissages alternatifs...) et post-traductionnelles (glycosylation, phosphorylation, dégradation...) dont le rôle est déterminant pour leur fonctionnalité (ou bien leur pouvoir oncogénique). Les premières études de protéomique différentielle ont montré que de nombreuses modifications entre tumeurs malignes et bénignes sont dues à des modifications post-traductionnelles non détectées par l'analyse des ARN messagers. La protéomique (étude du protéome) doit son essor actuel en

Figure 1 :
Structure d'un gène et différents niveaux de régulation de son expression.
Les régions codantes (exons) sont séparées par les régions non-codantes (introns). Les flèches grises indiquent différentes possibilités de régulation de l'expression du gène.

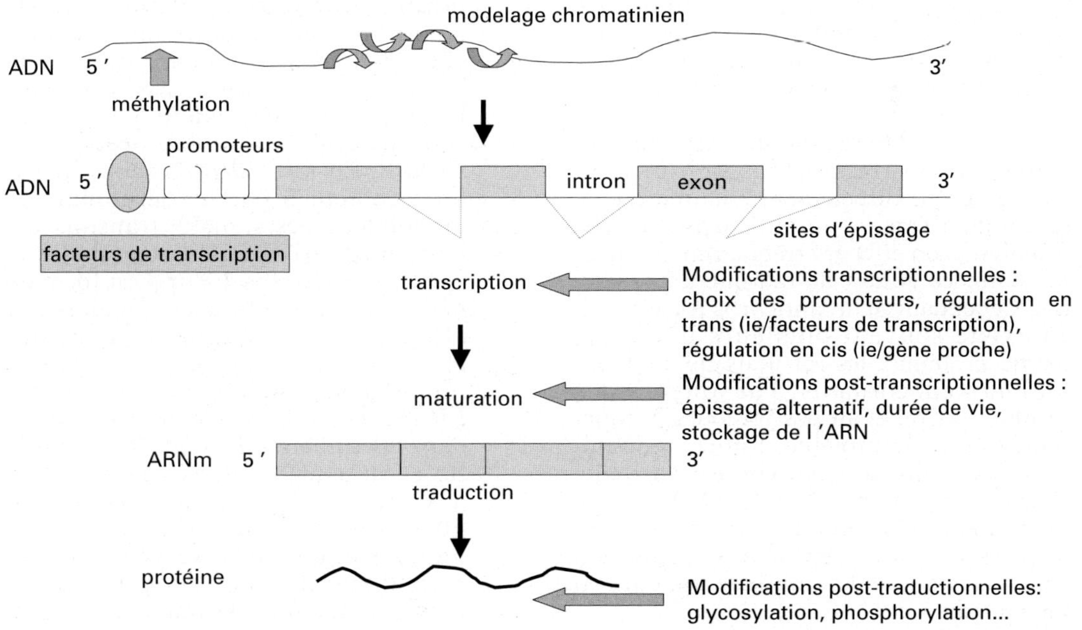

cancérologie à l'émergence de technologies analytiques performantes permettant d'analyser des milliers de protéines simultanément : électrophorèse bidimensionnelle et surtout spectrométrie de masse de type Maldi-Tof ou Seldi-Tof.

La dérégulation des voies de transduction – notamment PI3K/AKT/PTEN/mTOR – engage des cascades de réactions de phosphorylation-déphosphorylation des protéines intracellulaires intervenant dans des voies de signalisation multidirectionelles, des phénomènes de résistance aux drogues surviennent par l'activation de voies alternatives qui contournent les cibles de ces drogues. Ainsi, la détermination du statut de phosphorylation des protéines intracellulaires peut apporter de nombreuses informations sur le processus tumoral, permettre l'identification de nouveaux facteurs pronostiques et déterminer de manière plus précise les patients susceptibles de répondre à un traitement donné, en particulier pour les drogues ciblées sur des anomalies moléculaires causales. Il existe désormais des automates permettant d'appréhender le dosage des protéines et leur état de phosphorylation comme le Bio-Plex 200®.

L'analyse protéique à grande échelle constituera très certainement une technologie décisive pour identifier des protéines altérées dans la tumorigenèse mammaire (protéomique différentielle), puis pour étudier les interactions moléculaires de ces oncoprotéines (protéomique fonctionnelle).

Il convient de mentionner ici l'analyse protéique en immunohistochimie où l'étude se fait directement sur une coupe tumorale à l'aide d'un anticorps. Ce type d'analyse a en effet été fréquemment effectué dans les études de marqueurs prédictifs. Cependant, d'un anticorps à l'autre (il en existe souvent plusieurs pour une même protéine), les résultats ne sont pas toujours concordants. Par ailleurs, les résultats ne reflètent pas toujours la fonctionnalité de la protéine. Enfin, la définition des seuils de positivité est variable. Technique plus récente, le TMA (tissue microarray) a l'intérêt de permettre de tester l'expression en IHC d'un ou plusieurs gènes sur un grand nombre de tumeurs en même temps.

GÈNES ALTÉRÉS DANS LE CANCER DU SEIN

ACTIVATION DE PROTO-ONCOGENES

Amplification et surexpression de proto-oncogènes

Trois proto-oncogènes ont été trouvés amplifiés dans plus de 15 % des tumeurs mammaires :

- *Proto-oncogène MYC :* Ce gène, localisé en 8q24, forment, avec les gènes *MYCL1* et *MYCN*, la famille *MYC*. Seul *MYC* est amplifié dans le cancer du sein [3]. En fait, *MYC* est fréquemment altéré dans un grand nombre de cancers, amplifié de façon prévalente dans les tumeurs solides et réarrangé dans certaines hémopathies malignes. Le gène *MYC* code pour un facteur de transcription impliqué dans la croissance et la différenciation cellulaires et dans l'apoptose.

- *Proto-oncogène ERBB2 :* Ce gène appartient à la famille des gènes *ERBB* dont le premier découvert (*ERBB1* ou *EGFR*) est le récepteur de l'*EGF* (*Epidermal growth factor*). Plus récemment, deux autres gènes de cette famille, *ERBB3* et *ERBB4*, ont été identifiés. Cette famille multigénique code pour des récepteurs transmembranaires ayant une activité tyrosine kinase. Il n'est pas connu à ce jour de ligand spécifique du récepteur *ERBB2*. En fait, *ERBB2* ne serait pas un récepteur à part entière, mais un modulateur des signaux transmis par l'intermédiaire des récepteurs *ERBB1 (REGF)*, *ERBB3* et *ERBB4* en formant des hétérodimères avec ces derniers [4]. Bien que les 4 gènes de la famille *ERBB* semblent tous intervenir dans la tumorigenèse mammaire, seul le gène *ERBB2* est amplifié significativement dans les tumeurs du sein. Il est amplifié et surexprimé dans environ 20 % des cancers du sein invasifs et dans 60 % des comédocarcinomes. La haute fréquence observée dans les comédocarcinomes suggère que ce type histologique est une entité à part avec une évolution tumorale propre, faisant intervenir à un stade précoce et de façon prédominante la dérégulation du gène *ERBB2*.

- *Proto-oncogène CCND1 :* Ce gène code pour une protéine appartenant à la famille des cyclines, la cycline D1. Les cyclines sont des protéines de contrôle du cycle cellulaire, qui forment des complexes avec différentes kinases (CDK : cyclin-dependent kinase). La cycline D1 régule la transition G1-S en association avec la kinase *CDK4*. Des souris transgéniques ayant une surexpression du gène *CCND1* ciblée dans le tissu mammaire ont une prolifération cellulaire anormale et développent des adénocarcinomes mammaires [5]. D'autres gènes de la famille des cyclines, principalement le gène *CCNE1* codant pour la cycline E, sont surexprimés sans être amplifiés dans le cancer du sein.

D'autres gènes ont été trouvés amplifiés à un moindre taux (10 % et moins) dans des tumeurs mammaires. C'est le cas des gènes *FGFR1* (8p11) et *FGFR2* (10q26) qui codent pour 2 récepteurs membranaires de facteurs de croissance de la famille *FGF* (*Fibroblast Growth Factor*), et du gène *IGF1R* (15q26) codant pour le récepteur de l'*IGF1* (*Insulin-like Growth Factor 1*).

Cette première liste de gènes amplifiés ne doit absolument pas être considérée comme définitive car bien d'autres gènes sont très probablement amplifiés à un niveau élevé. C'est le cas de gènes, non encore identifiés à ce jour, localisés dans les régions fréquemment observées amplifiées par les techniques de cytogénétique ou de CGH. Ces régions d'amplification sont actuellement explorées plus finement par *CGH arrays* dans le but de caractériser les gènes responsables.

En dehors des amplifications de régions localisées d'ADN, on observe des gains de l'ensemble d'un bras de chromosome dans les cellules tumorales. Ces anomalies correspondent, soit à des isochromosomes, soit à l'acquisition de copies supplémentaires d'un bras ou d'un chromosome entier (trisomie, tétrasomie ou polysomie). L'observation de gains récurrents de chromosomes suggère l'existence d'un phénomène de dosage génique : la surexpression, même faible, du produit d'un grand nombre de gènes, serait une des causes du déséquilibre du métabolisme normal de la cellule. Dans les cellules tumorales mammaires, les gains des bras longs des chromosomes 1 et 8 sont fréquemment observés.

Mutation de proto-oncogènes

Les mutations d'oncogènes – comme celles des gènes de la famille *RAS* – sont rarement observées dans le cancer du sein. Seul l'oncogène *PIK3CA* codant pour la Phosphatydyl inositol 3-kinase est muté dans 25 % des cancers du sein environ, ainsi que dans d'autres types tumoraux [6]. Ces mutations surviennent fréquemment au niveau du domaine catalytique. Ces mutations activent entre autre la voie *AKT/mTOR* et inhibent donc l'apoptose, stimulent la croissance cellulaire et favorisent les processus d'angiogenèse et d'invasion (Figure 2). On notera par ailleurs que les mutations et la perte d'expression du gène suppresseur *PTEN* semblent exclusives [7].

Autres gènes activés

Parallèlement aux gènes sus-cités lesquels une/des altération(s) génétique(s) sont identifiée(s), d'autres gènes sont activés et surexprimés fréquemment dans le cancer du sein sans que les mécanismes génétiques à l'origine soient élucidés. Une hypothèse est que la régulation transcriptionnelle de ces gènes explique leur expression anormale dans les tumeurs du sein. Un faisceau d'arguments (comme le pouvoir transformant *in vitro* ou chez l'animal, ou le rôle pronostique de l'anomalie) permet d'affirmer leur rôle dans la carcinogenèse mammaire. On observe ainsi dans un certain pourcentage de cancers du sein des surexpressions d'*EGFR/ERBB1* codant pour un récepteur de type tyrosine-kinase de la famille *ERBB*, *hTERT* qui code pour la télomérase, de gènes d'apoptose comme *BCL2/BAX*, du facteur de croissance angiogénique *VEGF*, de gènes d'invasion comme *uPA/PAI1* ou des métalloprotéases (*MMPs*), etc...

Figure 2 :
Voies de transduction des signaux des récepteurs de type tyrosine kinase (RTK).

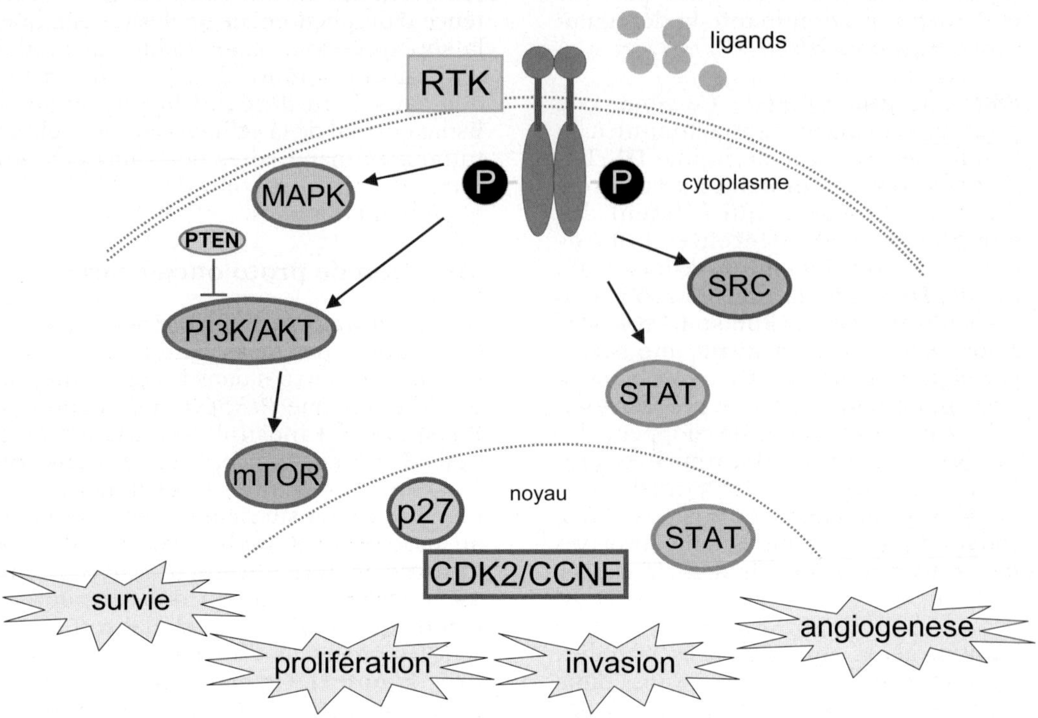

INACTIVATION DE GÈNES SUPPRESSEURS DE CANCER

Plusieurs gènes suppresseurs ont été découverts en étudiant les familles atteintes de cancers héréditaires à la recherche d'une liaison génétique entre le locus morbide à identifier et un marqueur génotypique polymorphe. Cette approche a permis d'identifier des gènes de prédisposition candidats pour être des gènes suppresseurs [8]. Cependant, les formes familiales de cancers étant rares, l'identification de tels gènes, par cette approche, sera de moins en moins fructueuse. Une seconde approche pour identifier de tels gènes, recourant à une stratégie indirecte, est basée sur la détection de délétions somatiques orientées par la mise en évidence de pertes d'allèles, dans l'ADN des cellules tumorales. Le gène suppresseur localisé dans cette région est identifié dans un second temps par les techniques classiques de clonage positionnel, ou par l'analyse de gènes candidats caractérisés grâce au séquençage récent du génome humain.

Dans le cancer du sein, la localisation de gènes suppresseurs, par la recherche de pertes d'allèles reste un problème complexe, l'ADN des tumeurs mammaires étant extrêmement remanié. Les premières études systématiques de l'ensemble du génome ont permis de détecter de fréquentes pertes d'allèles sur de nombreux bras de chromosomes dans le cancer du sein [9]. De plus, l'étude plus fine des bras de chromosomes les plus fréquemment délétés a permis d'identifier plusieurs régions de délétion pour un même bras de chromosome, compliquant encore l'identification de gènes suppresseurs dans le cancer du sein. Par exemple, pas moins de six régions délétées ont été décrites sur le chromosome 17, deux sur le bras court et 4 sur le bras long. Ces données suggèrent l'implication de plusieurs autres gènes suppresseurs dans la tumorigenèse mammaire, en plus du gène *TP53* pour ce chromosome.

La plupart des régions altérées sont communes au cancer du sein et à d'autres cancers [10]. Un même gène suppresseur pourrait avoir un rôle dans la genèse de différents cancers, mais peut-être à différents niveaux de la progression tumorale. Certains gènes suppresseurs connus pour être impliqués dans certains types de cancer sont localisés dans des régions délétées dans les tumeurs du sein (*VHL, RB1, NME1, NF1*, etc.), mais la mise en cause de ces gènes dans le cancer du sein n'est pas démontrée.

Si un grand nombre de gènes suppresseurs ont été suspectés avoir un rôle dans le cancer du sein à la suite d'études de pertes d'hétérozygotie, seuls quelques uns ont clairement été reconnus. C'est principalement le cas du gène *TP53* qui a pour mécanisme essentiel d'inactivation, des mutations ponctuelles [11]. En effet, outre des pertes de matériel génétique de la région 17p13, des mutations du gène *TP53* sont retrouvées dans environ 25-30 % des cas de cancer du sein. La transfection du gène normal *TP53* dans des cellules tumorales mammaires inhibe leur division, démontrant ainsi son rôle suppresseur. Ce taux de 25-30 % place le cancer du sein dans les tumeurs à incidence moyenne de mutations du gène *TP53*. Les altérations de *TP53* (constitutionnelles ou sporadiques) constituent l'événement génétique le plus fréquent dans les cancers chez l'homme [12]. On s'accorde à penser qu'il s'agit de mutations dites naturelles (ou spontanées) dans le cancer du sein. En effet, il ne semble pas exister de sites préférentiels de mutations ni de modes de mutation dominants qui auraient suggéré l'intervention d'un facteur étiologique important (facteur génotoxique) dans les tumeurs du sein, comme pour les hépatocarcinomes liés à l'aflatoxine B1 ou les cancers cutanés liés aux rayons UV.

Peu d'autres gènes suppresseurs de cancer montrent la présence d'un taux non négligeable de mutations somatiques dans les tumeurs. On peut cependant noter, le gène *CDH1* codant la Cadhérine E qui semble muté spécifiquement dans les carcinomes lobulaires invasifs [13] et *PTEN*, reponsable de la maladie de Cowden, inactivé dans environ 40 % des cancers du sein sporadiques, rarement par mutation ponctuelle ou délétion du locus du gène (10q23), mais plutôt par dérégulation transcriptionelle, notamment hyperméthylation des séquences promotrices du gène [14].

Du reste, de nombreux travaux suggèrent l'importance majeure des altérations épigénétiques pour inactiver des gènes suppresseurs dans les tumeurs du sein [15]. Ce mécanisme a été mis en évidence pour plusieurs gènes suppresseurs, qui dans certaines tumeurs du sein, ne montraient aucune expression transcriptionnelle tout en étant indemne de toute mutation. L'analyse de la région 5' de ces gènes, tout particulièrement au niveau des régions riches en dinucléotides CpG (îlots CpG) montrait des profils aberrants de méthylation. Dans la plupart des cas, une hyperméthylation de ces régions régulatrices est associée à l'absence du produit du gène. La relation entre méthylation et inactivation de ces gènes est renforcée par des travaux sur des lignées cellulaires. La culture de lignées en présence de désoxyazacytidine, un inhibiteur de la méthylation permet la réexpression de ces gènes. Les premiers gènes décrits pouvant être inactivés par un tel mécanisme dans les tumeurs du sein sont les gènes *FHIT* (3p14.2), *RASSF1A* (3p21.3), *CDH1* (16q22.1), *p16/CDKN2A* (9p21), Maspin (18q21.3), *HIC1* (17p13.3) dont l'expression serait régulée par le gène *TP53*, et *SFN* (1p35.3) codant la stratifine (également nommée 14-3-3 sigma) appartenant à la famille des protéines 14-3-3. Le gène de prédisposition au cancers du sein et de l'ovaire *BRCA1* est inactivé dans 15-30 % des tumeurs du sein sporadiques par ce même mécanisme [16]. C'est également le cas des gènes *RE* et *RP* codant pour les récepteurs aux œstrogènes et à la progestérone dont la modification des profils de méthylation est corrélée au manque d'expression protéique.

AUTRES GÈNES INACTIVÉS

Enfin, on observe aussi dans un certain pourcentage de cancers du sein des modifications de l'expression en ARN ou protéine – plus souvent des sous-expressions – d'autres gènes suppresseurs de tumeur sans que les mécanismes génétiques à l'origine de ces baisses d'expression soient toujours élucidés. Une fois encore, le caractère « suppresseur de tumeur » du gène *in vitro* et *in vivo*, et/ou le rôle pronostique de cette sous-expression permet de suspecter un rôle de ce gène dans la carcinogenèse mammaire. C'est le cas notamment de *CDKN1B/p27Kip1* qui code pour une protéine inhibitrice de kinase cycline-dépendante [17], ou de gènes dits « de métastases » identifiés à partir de données *in vitro* et *in vivo* comme *Nm23-H1, KAI1, KiSS1 et BRMS1* [18].

ALTÉRATIONS GÉNIQUES AFFECTANT LA STABILITÉ DU GÉNOME

L'altération des gènes impliqués dans la stabilité du génome peut être responsable soit d'une instabilité génétique (altération de gènes des systèmes de réparation de l'ADN) soit d'une instabilité chromosomique (altération de gènes impliqués dans les processus de ségrégation chromosomique). Il a ainsi été montré que des altérations au niveau des gènes du système de réparation des mésappariements (*hMLH1, hMSH2, hPMS1, hPMS2...*), objectivées par des altérations au niveau des microsatellites du génome (répétitions de mono-, di-, tri- et tétra-nucléotides), sont responsables de mutations spécifiques sur des oncogènes et des gènes suppresseurs. Ces instabilités de microsatellites ont été identifiées dans des tumeurs de sujets atteints du syndrome HNPCC, mais aussi dans des cancers colorectaux sporadiques ainsi que dans les cancers classiquement associés à ce syndrome. Dans le cancer du sein, en raison d'un faible taux d'instabilité des microsatellites observé dans les cellules tumorales, un rôle mineur des gènes des systèmes de réparation des mésappariements dans la tumorigenèse mammaire est admis.

Par contre, on peut faire l'hypothèse que dans le cancer du sein, cancer à fort taux d'aneuploïdie, puissent exister des anomalies des processus de ségrégation chromosomique. En effet, des anomalies du point de contrôle de l'intégrité du fuseau mitotique (*spindle checkpoint*) qui à l'état normal assure une séparation correcte des chromosomes au cours de la mitose, ont pour conséquence une instabilité chromosomique avec répartition anormale des chromosomes (aneuploïdie). Les gènes codant les constituants du spindle checkpoint ont tout d'abord été identifiés chez la levure *Saccharomyces cerevisiae* et plus récemment chez les eucaryotes supérieurs (gènes *Aurora-A, Aurora-B, MAD1, MAD2, BUB...* chez l'homme). *Aurora-A*, localisé en 20q13, est amplifié et surexprimé dans les tumeurs du sein [19]. Nous devrions connaître dans les toutes prochaines années l'importance du rôle du spindle checkpoint dans l'aneuploïdie des tumeurs du sein.

PERSPECTIVES CONCERNANT LES ALTÉRATIONS GÉNÉTIQUES DANS LES TUMEURS DU SEIN

Il est important de noter que la recherche dans le domaine des altérations génétiques dans le cancer du sein a subi des modifications profondes dans ses stratégies méthodologiques au cours de ces dernières années. Le développement des technologies issues des puces à ADN a permis de changer d'échelle de travail en réalisant des analyses exhaustives de l'ensemble des gènes de notre génome. La puissance de ces méthodologies a permis d'identifier un nombre considérable (plusieurs milliers) de nouveaux événements moléculaires associés à la tumorigenèse mammaire.

En particulier, les premières études de puces ont permis l'identification de sous-types moléculaires de cancer du sein sur la base de l'expression de quelques dizaines de gènes [20-22] : luminaux A, B et C, « normal-like », basaux, et ERBB2 +++. Chacun de ces sous-types est caractérisé par un profil d'expression génique particulier par ailleurs corrélé avec les données anatomocliniques. Les cancers de type luminal (nommé ainsi en raison d'un profil d'expression proche de celui des cellules luminales) expriment le RE, la cytokératine 18 et sont de faible grade histologique, à l'inverse de ceux de type basal (de haut grade, RE-, exprimant la cytokératine 5/6, avec de fréquentes mutations de *TP53*).

Les analyses de génomique descriptive seront suivies rapidement par des analyses de génomique fonctionnelle : localisation cellulaire et sub-cellulaire de ces oncoproteines, caractérisation de leurs interactants moléculaires, étude de l'effet de leur surexpression (ou de leur extinction) contrôlée dans des modèles *in vivo* (modèles animaux) ou in vitro (lignées cellulaires)...

HÉTÉROGÉNÉITÉ TUMORALE

Une difficulté importante dans l'analyse des altérations génétiques somatiques dans le cancer du sein est apportée par l'hétérogénéité cellulaire des tumeurs mammaires. Les tumeurs du sein sont principalement composées de cellules épithéliales cancéreuses, mais elles contiennent également d'autres types cellulaires comme des cellules épithéliales normales, des cellules myoépithéliales, des fibroblastes, des adipocytes et des cellules endothéliales. La présence de ces différentes catégories cellulaires complique fortement les analyses de génomique descriptive obtenue à partir d'une phase homogène (ADN, ARN, ou protéines obtenus à partir d'un broyat tumoral). Les techniques de microdissection laser rendent possible la séparation des différents constituants cellulaires des tumeurs avant leur analyse moléculaire. Cependant, des difficultés persistent pour l'utilisation de la microdissection, en particulier la quantité de cellules qu'il est nécessaire de microdisséquer avant analyse. Pour s'affranchir de l'hétérogénéité cellulaire, on peut également utiliser les technologies de *Tissue Array* citées plus haut qui permettent une analyse moléculaire *in situ* sur des centaines de tissus tumoraux simultanément. Cette technologie sera sans conteste un outil de choix pour les travaux de validation post-génomiques.

Par ailleurs, il ne faut pas négliger le rôle majeur des cellules non tumorales dans la tumorigenèse et la dissémination métastatique [23]. La formation de vaisseaux sanguins à partir des cellules endothéliales (l'angiogenèse) est un phénomène crucial pour le développement tumoral. De même, les métalloprotéases, qui interviennent dans la dégradation de la matrice extracellulaire et donc dans la dissémination métastatique, sont exprimées majoritairement par les fibroblastes.

MODÈLE GÉNÉTIQUE DE LA TUMORIGÉNÈSE MAMMAIRE

Plusieurs étapes génétiques jalonnent la progression tumorale, de la transformation d'une cellule jusqu'à sa prolifération clonale. Dans le cas des cancers solides, il semble que de nombreuses altérations génétiques soient nécessaires pour qu'un tissu puisse devenir hyperplasique, malin puis métastatique. Une ou deux de ces étapes peuvent être germinales, telle que l'altération des gènes *BRCA* dans les cancers du sein familiaux.

Existe-t-il un ordre particulier pour les altérations génétiques au cours de la tumorigenèse mammaire et comment un tel ordre influence-t-il le phénotype tumoral ? Le groupe de Vogelstein a montré que l'accumulation des événements génétiques est une notion plus importante que leur ordre d'apparition dans le cancer colorectal [24]. Néanmoins, il se pourrait que certains événements apparaissent plus spécifiquement dans les premiers stades de la tumorigenèse dans un type de cancer donné. Dans le cas du cancer du sein on ne peut, à ce jour, envisager un quelconque schéma des étapes successives de la tumorigenèse mammaire. De plus, on peut se poser la question de l'existence d'un tel schéma et de son unicité dans le cancer du sein, en fait peu probable, vu l'hétérogénéité de ces cancers, aussi bien, sur le plan biochimique, histologique, clinique que géographique. Par exemple, les mutations du gène *TP53*, qui semblent être des événements tardifs dans la plupart des cancers du sein, pourraient correspondre à une étape précoce dans des populations spécifiques telles que des noires américaines [25].

Une ébauche grossière de la multitude des différentes altérations génétiques qui balisent la progression tumorale mammaire, sans tenir compte de la variabilité à l'intérieur de ce cancer, est proposée sur la figure 3. Il n'y a pas d'évidence claire sur la filiation entre les hyperplasies atypiques du sein, les carcinomes *in situ* et les carcinomes invasifs, néanmoins, ces différentes altérations pourraient rapidement trouver leur place respective sur ce schéma grâce à l'utilisation de la microdissection laser et des puces à ADN.

APPLICATIONS CLINIQUES DES ALTÉRATIONS GÉNÉTIQUES SOMATIQUES

Les applications cliniques en oncologie mammaire ayant trait aux altérations génétiques somatiques sont actuellement limitées. En effet, très peu de marqueurs biologiques sont actuellement utilisés en routine pour le cancer du sein :

- le récepteur alpha aux œstrogènes comme marqueur prédictif de la réponse au traitement par les anti-œstrogènes ;
- l'oncogène *c-erbB2* comme marqueur prédictif de la réponse au traitement par le trastuzumab (Herceptin®), et depuis plus récemment comme marqueur pronostique (consensus de St Gallen 2005) ;
- une prolifération tumorale élevée telle que mesurée par Ki67 (AC dirigé contre MIB1) ou la phase S est probablement prédictive de la réponse à la chimiothérapie ;
- les marqueurs tumoraux sériques CA15.3 et ACE pour le suivi du traitement et la détection des rechutes. Du fait de leur manque de sensibilité et de spécificité, ces 2 marqueurs sériques ne peuvent être utilisés pour le dépistage ou le diagnostic du cancer du sein.

L'accroissement considérable de nos connaissances moléculaires dans la carcinogenèse mammaire va très probablement dans un proche avenir contribuer largement au diagnostic et au pronostic des

Figure 3 :
Modèle génétique de la tumorigenèse mammaire.

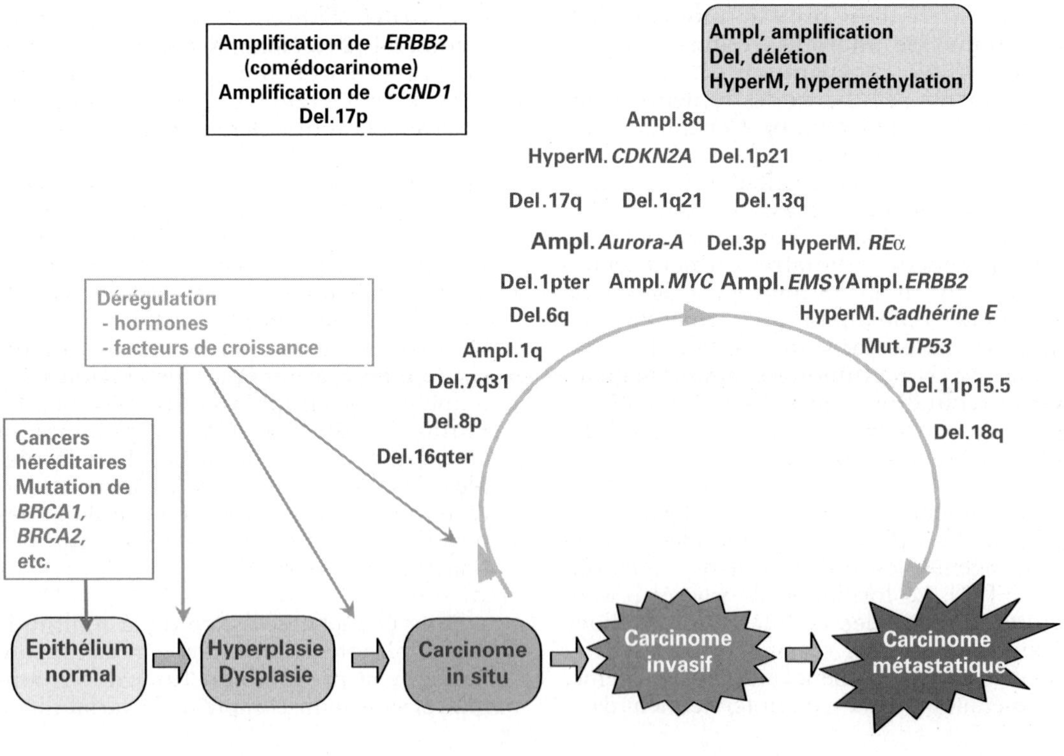

cancers du sein. Cependant, il apparaît aujourd'hui de plus en plus indispensable de disposer de méthodes simples, fiables, et standardisées permettant à moindre coût d'analyser au niveau moléculaire un grand nombre d'échantillons. Dans ce contexte, l'acquisition automatique et le traitement informatique des résultats sont pratiquement indispensables. On peut donner 3 exemples de méthodologies qui illustrent l'évolution des technologies et des possibilités de diagnostic :

- Les méthodes utilisées pour mettre en évidence des mutations ponctuelles diffèrent selon que l'anomalie moléculaire recherchée est ou non préalablement connue. Si une ou un faible nombre de mutations spécifiques sont recherchées, elles peuvent être facilement mises en évidence par des méthodes compatibles avec une analyse de routine (hybridation avec des sondes spécifiques d'allèles, amplification ou ligation d'oligonucléotides spécifiques d'allèles, séquençage direct). Cependant, à ce jour, aucun gène présentant un tel cas de figure dans le cancer du sein, ce qui impose d'analyser au moins la totalité de la séquence codante du gène. C'est le cas de plusieurs gènes suppresseurs de cancer impliqués dans le cancer du sein (*TP53, CDH1/E-Cadhérine*...) ou de l'oncogène *PIK3CA*. En conséquence, il est souvent nécessaire de recourir à des techniques de criblage adaptables à la recherche appliquée mais beaucoup moins au diagnostic de routine à grande échelle.

- La mise en évidence d'altérations génétiques quantitatives (amplifications géniques, modifications de l'expression de gène) au sein de la tumeur est maintenant largement fondée sur la PCR quantitative en temps réel, qui est réalisée en mesurant la quantité de produits formés durant la phase exponentielle de la courbe cinétique d'amplification (PCR quantitative en cinétique). Cette méthode est particulièrement performante car elle permet une mesure sur une échelle dynamique importante avec une bonne reproductibilité intra- et inter-laboratoires. Il est cependant probable qu'à plus long terme les puces à ADN (*cDNA microarrays*) permettant d'analyser simultanément 10 à 100 gènes sélectionnés à partir d'études d'expression pangénomiques, feront partie intégrante des outils du biologiste pour le diagnostic de routine. À l'heure actuelle, le développement de cette approche est limité par la faible sensibilité, le coût des puces et de l'équipement qui ne cessent d'évoluer.

- La mise en évidence de signatures protéiques à partir du sérum des patientes en utilisant la spectrométrie de masse. Cette technologie récente permet l'analyse rapide d'échantillons biologiques, par rétention sélective des protéines sur des surfaces chimiquement actives, suivie d'une détection en spectrométrie de masse de type Seldi-Tof. Cette méthode, très simple dans son utilisation, permet d'obtenir des profils d'expression protéiques, source de nombreuses applications en oncologie clinique.

DÉPISTAGE DU CANCER DU SEIN

La recherche de cancers du sein non palpables mais visibles à la mammographie, au cours du dépistage spontané ou du dépistage de masse organisé, a profondément amélioré la survie des malades, mais n'a pas ralenti l'accroissement progressif de l'incidence de cette maladie. La seule façon de réduire ce cancer pourrait être le traitement de cette pathologie au stade infraradiologique dans le but d'empêcher l'émergence de la tumeur. La stratégie de dépistage du cancer du sein basée sur la recherche de marqueurs tumoraux dans le sérum n'a pu être efficace du fait du manque de sensibilité et de spécificité des marqueurs utilisés à ce jour dans ce cancer (CA15.3 et ACE). Cependant, les marqueurs tumoraux pourraient connaître un regain d'intérêt en raison du développement de nouvelles approches technologiques en particulier la spectrométrie de masse qui a le potentiel d'identifier des profils protéiques sériques spécifiques de patientes atteintes de cancer du sein [26]. Les molécules identifiées peuvent dériver de la tumeur et/ou de son tissu hôte environnant. Les premiers résultats obtenus sont extrêmement prometteurs et à l'évidence la protéomique pourrait devenir un outil de dépistage performant, non invasif (1µl de sang), rapide (30 minutes pour obtenir un profil spectral) et peu onéreux.

AIDE AU DIAGNOSTIC

Les cancers du sein forment un groupe de maladies d'une grande hétérogénéité. L'identification de sous-groupes de tumeurs, grâce à l'utilisation de marqueurs moléculaires, va permettre une approche nouvelle dans le diagnostic de cancers considérés cliniquement et histologiquement équivalents, mais dont l'évolution est très variable. Les marqueurs moléculaires seront utiles pour la décision médicale dans des situations où l'analyse histopathologique n'est pas décisive, principalement dans les étapes précoces de la tumorigenèse mammaire. À terme, ces nouveaux marqueurs biologiques permettront un diagnostic présymptomatique du cancer du sein, et en association avec les caractéristiques anatomopathologiques reconnues, déboucher sur une nouvelle classification des lésions bénignes et des formes non infiltrantes.

D'autre part, le profil des altérations génétiques semble varier en fonction du type histologique du cancer du sein. Par exemple, la surexpression du gène *ERBB2* est observée dans la plupart des comédocarcinomes, les mutations du gène de la *Cadhérine E* semblent spécifiques des carcinomes lobulaires invasifs, et la translocation *ETV6-NTRK3* spécifique du carcinome secrétant, une tumeur du sein rare rapportée chez l'enfant [27]. Les premières analyses moléculaires à l'échelle pangénomique (par exemple par l'analyse du transcriptome des tumeurs) ne font que confirmer ces premiers exemples, et devraient déboucher sur une meilleure classification des tumeurs du sein en définissant de nouvelles catégories diagnostiques à stade histoclinique identique.

PRONOSTIC DE LA MALADIE

Les facteurs pronostiques cliniques et histologiques se révèlent insuffisants pour prévoir avec exactitude l'évolution du cancer du sein. Ainsi, environ 20 % des cancers sans envahissement ganglionnaire rechutent dans les 10 ans après le diagnostic. Pour accroître la fiabilité de cette prédiction, de nouveaux facteurs pronostiques moléculaires sont recherchés.

Les premières altérations suggérées pour avoir un intérêt pronostique utilisable en cancérologie clinique sont l'amplification et/ou la surexpression des proto-oncogènes (*ERBB2, Cyclines D1 et E, MYC , hTERT...*), ainsi que les altérations des gènes suppresseurs (*TP53, nm23, p27Kip1...*). Certains sites de mutations du gène *TP53* pourraient aussi être d'un intérêt pronostique. Il est clair que le marqueur pronostique idéal dans le cancer du sein n'a pas encore été identifié (si on fait l'hypothèse qu'il existe) et que nous ne sommes qu'au début de ces recherches. On s'est acharné à évaluer certains marqueurs, comme par exemple les gènes cités ci dessus, alors que 1 000 autres pourraient l'être tout aussi légitimement. De plus, un marqueur isolé ne fera pas le pronostic. Pour être plus déterminante, la recherche des altérations génétiques d'intérêt pronostique doit être plus globale au niveau du génome, en utilisant des techniques d'analyse moléculaire à grande échelle (*SNPs, CGH-arrays, cDNA microarrays*, spectrométrie de masse...). Plusieurs études ont déjà été effectuées dans le cancer du sein pour tenter d'identifier de nouveaux groupes pronostiques sur la base de leur profil transcriptionnel. Tout d'abord il convient de noter que les sous-types moléculaires de cancers du sein décrits plus haut correspondent à des évolutions pronostiques distinctes, les tumeurs de type basales (dites « triple négatives » i.e. RE-RP- et HER2-) et HER2+++ étant de plus mauvais pronostic, celles de type luminal A ayant le meilleur pronostic, suivies de celle de type luminal B [21, 22].

D'autres études ont été publiées, notamment celles de van't Veer *et al.* [28] et celle de Wang *et al.* [29], identifiant respectivement une signature de 70 et 76 gènes corrélées avec le risque de métastases. Un des buts essentiels de ces études est d'améliorer la classification pronostique des tumeurs par rapport à celle proposée dans les consensus de St Gallen, du NIH ou de Nottingham afin de décider du traitement adjuvant. De fait, la comparaison entre la valeur pronostique des signatures moléculaires et de ces critères standards est souvent en faveur du profil moléculaire.

L'approche semble donc de plus en plus valable, avec un pouvoir discriminant jamais atteint avec l'étude d'un marqueur unique. Des publications récentes mettent cependant l'accent sur la prudence avec laquelle il convient de considérer les résultats de ces études, compte-tenu des nombreux biais possibles [30-31]. Les divergences attendues sont en partie liées à l'hétérogénéité des tumeurs inclues dans les différentes études ainsi qu'à la diversité des traitements utilisés. Des problèmes techniques et le suivi des malades sont aussi incriminés. Il sera nécessaire de standardiser le mode de prélèvement ainsi que les méthodes d'analyse, que ce soit au niveau de l'ADN, de l'ARN ou de la protéine afin de valider l'intérêt pronostique de ces futures signatures pronostiques. De plus, il sera nécessaire d'augmenter les effectifs et d'être extrêmement rigoureux dans la définition de la population afin de pouvoir comparer les différentes études entre elles. Les auteurs devront s'attacher, plus particulièrement, à étudier le pronostic lui-même (incidence de rechutes, survie globale et survie sans métastase) plutôt que l'association aux facteurs classiques de mauvais pronostic (grade histo-pronostique, envahissement ganglionnaire, récepteurs hormonaux et taille tumorale). Enfin les études à engager devront être multiparamétriques, prospectives et intégrées à des essais cliniques comme l'essai MINDACT (Microarray for Node negative Disease May Avoid ChemoTherapy) par exemple ; elles ne seront donc informatives qu'après un recul de plusieurs années.

PRÉDICTION DE RÉPONSE À LA CHIMIOTHÉRAPIE

Les marqueurs moléculaires devraient prendre un essor considérable pour prédire la réponse à une chimiothérapie adjuvante. En effet, l'hétérogénéité évolutive du cancer du sein est mal appréhendée par les paramètres histologiques, cliniques et biologiques actuels, conduisant un certain nombre de patientes vers des thérapeutiques inadaptées, toxiques ou inefficaces. De plus, étant donné la disponibilité croissante de nouvelles molécules antitumorales, une caractérisation moléculaire plus approfondie de la maladie est indispensable pour en affiner les indications thérapeutiques.

Plusieurs études ont montré des résultats encourageants mais encore préliminaires, concernant l'association de certaines anomalies génétiques, analysées individuellement, avec la réponse thérapeutique. Elles concernent plus précisément la dérégulation de l'expression des gènes *ERBB2*, *TOP2A* fréquemment coamplifié avec *ERBB2* et qui code pour la Topoisomérase 2α, *TP53*, *mapTAU* qui code pour une protéine associée aux microtubules, *BCL2*, etc. [32-34]. Cependant, on peut penser une fois encore qu'un marqueur isolé ne pourra jamais pleinement prédire la réponse à une molécule cytotoxique et que l'on devra probablement avoir recours à un typage moléculaire de la tumeur en mesurant l'expression génique à grande échelle. À cet effet, de nombreux projets, utilisant la technologie des puces à ADN, sont en cours de réalisation pour étudier *in vitro* et *in vivo* l'effet des cytotoxiques utilisés dans le cancer du sein sur les programmes moléculaires transcriptionnels des cellules tumorales mammaires, dans le but d'identifier de potentiels facteurs contribuant au développement de la résistance à ces molécules.

Quelques unes de ces études corrélant le profil d'expression génique d'un patient et la réponse thérapeutique à une chimiothérapie néoadjuvante – par anthracyclines, Taxanes, ou association des 2 – ont été publiées [35, 36]. Les signatures moléculaires proposées n'étant pas confirmées dans des séries indépendantes, aucune application clinique n'est envisageable actuellement.

Par ailleurs l'efficacité de la chimiothérapie semble différente selon les soustypes moléculaires, les tumeurs de type basal ou HER2+++ présentant plus de réponse complète après traitement néoadjuvant que celles de type luminal ou « normal-like » [37].

À terme, l'analyse de ces profils moléculaires (ou d'un panel de gènes d'intérêt, sous forme de signatures moléculaires) pourrait déboucher sur des traitements individualisés pour chaque patiente, en déterminant le type de drogues à utiliser mais aussi les doses à administrer.

PRÉDICTION DE RÉPONSE À L'HORMONOTHÉRAPIE

Le traitement par le tamoxifène s'est montré depuis de nombreuses années très efficace dans l'hormonothérapie des cancers du sein. La principale valeur prédictive de la réponse au tamoxifène demeure la présence de récepteurs alpha aux œstrogènes (REα retrouvée dans environ 70 % des tumeurs du sein). Cependant, parmi ces tumeurs environ 40 % ne répondront pas à l'action du tamoxifène. Plusieurs mécanismes de résistance ont été proposés pour expliquer cette résistance en dehors de la perte d'expression du REα [38]. Il est à noter que les tumeurs résistantes au tamoxifène demeurent fréquemment sensibles à des hormonothérapies de deuxième intention utilisant par exemple des anti-aromatases, suggérant que les mécanismes de résistance impliqueraient spécifiquement la pharmacocinétique ou le mode d'action du tamoxifène.

Le dosage de protéines œstrogéno-induites tels le récepteur à la progestérone (RP) et la protéine pS2 a cherché à affiner la prédiction de la réponse au tamoxifène des tumeurs REα Cependant, l'expression de ces protéines œstrogéno-induites est fortement corrélée à la présence de REα, limitant l'intérêt clinique de ces paramètres. Plusieurs des mécanismes moléculaires qui ont été proposés pour expliquer la résistance au tamoxifène sont en cours d'évaluation comme marqueurs de la réponse au tamoxifène, plus particulièrement : voies métaboliques indépendantes du *REα*, en particulier la voie métabolique impliquant *REβ*, expression d'enzymes du métabolisme du Tamoxifène (familles des *CYPs*, *GSTs*, *NATs*...), corégulateurs du *REα*, voies de transduction pouvant interagir avec le *REα* (comme les gènes *ERBB*), altération de la circulation du *REα (HSPs)*, gènes de modelage de la chromatine modifiant l'accessibilité du *REα* aux gènes, expression du gène *CYP19* codant l'aromatase, responsable d'une production intratumorale accrue d'œstrogènes. Le gène CYP19 est bien évidemment également candidat comme marqueur de la réponse aux inhibiteurs de l'aromatase, la seconde grande classe de drogues utilisées dans l'hormonothérapie du cancer du sein.

Peu d'études à large échelle ont été effectuées. Des puces d'environ 200 gènes sélectionnés à partir de la littérature ont été testées sur plusieurs centaines de patientes traitées en adjuvant par Tamoxifène seul. Un set « prédicteur » de 21 gènes de « rechute » (OncoType DX) a été mis en évidence (*ER, PR, HER2, Ki67, STK15, survivin, CyclineB1, MYBL2, BCL2, GRB7, BAG1, GSTM1, GSTM3, Cathepsin L, Stromelysin 3, CD68, NME1, YB1, CA9...*) validé en prospectif dans le cadre de l'essai NSABP14 [39]. Deux études en microarrays de gènes de 'réponse'au Tamoxifène ont été effectuées en situation adjuvante dont l'une [40-41] permet de corréler la « réponse » au Tamoxifène au ratio de 2 gènes, *HOXB13* et *IL17BR*. En fait les taux d'expression de *HOXB13* et *IL17BR* semblent avoir également une valeur pronostique indépendante du traitement par Tamoxifène [42].

PERSPECTIVES THÉRAPEUTIQUES

Enfin, les progrès de la connaissance des mécanismes moléculaires des cancers du sein débouchent actuellement sur des stratégies thérapeutiques nouvelles. Maintenant que l'on a découvert et caractérisé des gènes dont les produits sont capables de déréguler une cellule normale, on met au point des médicaments innovants ciblant spécifiquement ces gènes (ou leurs produits) dans un but de « rééduquer » ces cellules tumorales ou de les éliminer sélectivement.

Les cibles moléculaires potentielles qui semblent avoir le plus grand intérêt actuellement en vue d'applications thérapeutiques dans le cancer du sein sont les récepteurs de surface à activité tyrosine kinase. Un anticorps monoclonal humanisé dirigé contre le domaine extracellulaire du récepteur *ERBB2*, l'Herceptin® (Trastuzumab), a obtenu une autorisation de mise sur le marché en France en mars 2001. Cette drogue est actuellement indiquée chez les patientes atteintes d'un cancer du sein dont la tumeur primitive surexprime *ERBB2* [43]. D'autres anticorps anti-*ERBB2* comme le Pertuzumab sont en cours de développement.

Une autre molécule, l'Iressa® (ZD1839), d'origine synthétique et dirigée contre le domaine tyrosine kinase de *ERBB1* (*REGF*) est actuellement en études cliniques dans le cancer du sein, seul ou en association. Enfin il existe des molécules inhibitrices de tyrosine-kinase agissant contre *ERBB2* et *ERBB1* comme le Lapatinib (Tykerb®).

Des essais, ciblant d'autres molécules dérégulées dans les cellules tumorales mammaires, sont également en cours : les kinases impliquées dans la transduction des signaux (anti-GRB2, anti-Ras-farnésyltransférase, anti-RAF...), les régulateurs du cycle cellulaire (anti-mTOR) et de l'apoptose, et les molécules agissant positivement dans la néoangiogenèse (anti-VEGF, anti-FLK1, anti-COX2...).

D'autres approches sont également en développement dans le cancer du sein telle la thérapie génique utilisant des gènes activateurs de drogues (gènes suicides) placés sous le contrôle d'un promoteur spécifique (promoteur de *ERBB2* par exemple) dans le but de pallier au manque de spécificité de la chimiothérapie classique.

Ces médicaments innovants, ayant un mécanisme d'action original et une mise sur le marché rapide (études de phase III généralement courtes), ont cependant l'inconvénient majeur d'être extrêmement coûteux, sans commune mesure avec les traitements de référence connus à ce jour. Chaque médicament nouvellement mis sur le marché est susceptible de faire monter de façon importante la courbe de progression des dépenses dans les établissements de santé. Une augmentation exponentielle de la mise sur le marché de ces nouveaux médicaments est projeté à court terme, il sera donc primordial d'évaluer les conditions optimales d'utilisation et les bénéfices attendus pour chacune de ces drogues. Les méthodes moléculaires de diagnostic pour cibler au mieux les patientes susceptibles de bénéficier le plus de ces différentes drogues nécessitent ainsi d'être standardisées.

Finalement, il est encore très difficile de préjuger de la faisabilité et de l'efficacité de ces nouvelles approches thérapeutiques à l'échelle d'un organisme entier. En effet, nous ne connaissons pas toutes les conséquences de la normalisation de la régulation d'une altération génétique, même précoce, sur un organisme dérégulé à la fois au niveau génétique et épigénétique. ■

BIBLIOGRAPHIE

[1] Tirkkonen M., Tanner M., Karhu R., *et al.* Molecular cytogenetics of primary breast cancer by CGH. *Genes Chromosomes Cancer* 1998, 21: 177-184.

[2] van Beers EH, Nederlof PM. Array-CGH and breast cancer. *Breast Cancer Res.* 2006, 8:210.

[3] Nass SJ., Dickson RB. Defining a role for c-Myc in breast tumorigenesis. *Breast Cancer Res. Treat.* 1997, 44: 1-22.

[4] Olayioye MA., Neve RM., Lane HA., Hynes NE. The ErbB signaling network: receptor heterodimerization in development and cancer. *EMBO J* 2000, 19: 3159-3167.

[5] Wang TC., Cardiff RD., Zukerberg L., *et al.* Mammary hyperplasia and carcinoma in MMTV-cyclin D1 transgenic mice. *Nature* 1994, 369: 669-671.

[6] Samuels Y, Wang Z, Bardelli A, *et al.* High frequency of mutations of the PIK3CA gene in human cancers. *Science* 2004, 304:554.

[7] Saal LH, Holm K, Maurer M, *et al.* PIK3CA mutations correlate with hormone receptors, node metastasis, and ERBB2, and are mutually exclusive with PTEN loss in human breast carcinoma. *Cancer Res.* 2005, 65:2554-9.

[8] Macleod K. Tumor suppressor genes. *Curr. Opin. Genet. Dev.* 2000, 10: 81-93.

[9] Kerangueven F., Noguchi T., Coulier F., *et al.* Genome-wide search for loss of heterozygosity shows extensive genetic diversity of human breast carcinomas. *Cancer Res.* 1997, 57: 5469-5474.

[10] RODRIGUEZ E., SREEKANTAIAH C., CHAGANTI RSK. Genetic changes in epithelial solid neoplasia. *Cancer Res.* 1994, 54: 3398-3406.

[11] BORRESEN-DALE AL. TP53 and breast cancer. *Hum Mutat.* 2003, 21:292-300.

[12] SOUSSI T., DEHOUCHE K., BÉROUD C. L'analyse des mutations du gène P53 dans les cancers humains : le lien entre l'épidémiologie et la carcinogenèse. *Med. Sci.* 2000, 16: 1387-1396.

[13] CLETON-JANSEN AM. E-Cadherin and loss of heterozygosity at chromosome 16 in breast carcinogenesis: different genetic pathways in ductal at lobular breast cancer? *Breast Cancer Res* 2002, 4: 5-8.

[14] KHAN S, KUMAGAI T, VORA J, *et al.* PTEN promoter is methylated in a proportion of invasive breast cancers. *Int J Cancer.* 2004, 112:407-10

[15] TYCKO B. Epigenetic gene silencing in cancer. *J. Clin. Invest.* 2000, 105: 401-407.

[16] ESTELLER M, SILVA JM, DOMINGUEZ G, *et al.* Promoter hypermethylation and BRCA1 inactivation in sporadic breast and ovarian tumors. *J Natl Cancer Inst.* 2000, 92:564-9

[17] PORTER PL, BARLOW WE, YEH IT, *et al.* p27(Kip1) and cyclin E expression and breast cancer survival after treatment with adjuvant chemotherapy. *J Natl Cancer Inst.* 2006, 98 :1723-31.

[18] STEEG PS, OUATAS T, HALVERSON D, PALMIERI D, SALERNO M. Metastasis suppressor genes: basic biology and potential clinical use. *Clin Breast Cancer.* 2003, 4:51-62.

[19] SEN S., ZHOU H., WHITE RA. A putative serine/threonine kinase encoding gene BTAK on chromosome 20q13 is amplified and overexpressed in human breast cancer cell lines. *Oncogene* 1997, 14: 2195-2200.

[20] PEROU CM., SORLIE T., EISEN MB., *et al.* Molecular portraits of human breast tumours. *Nature* 2000, 406: 747-752.

[21] SORLIE T, PEROU CM, TIBSHIRANI R, *et al.* Gene expression patterns of breast carcinomas distinguish tumor subclasses with clinical implications. *Proc Natl Acad Sci U S A* 2001 ; 19: 10869-74.

[22] SORLIE T, TIBSHIRANI R, PARKER J, *et al.* *Proc Natl Acad Sci U S A* 2003 ; 14: 8418-23

[23] BISSELL MJ., RADISKY D. Putting tumours in context. Nat. Rev. Cancer 2001, 1: 46-54.

[24] FEARON ER., VOGELSTEIN B. A genetic model for colorectal tumorigenesis. *Cell* 1990, 61: 759-767.

[25] BLASZYK H., VAUGHN CB., HARTMANN A., *et al.* Novel pattern of p53 gene mutations in an american black cohort with high mortality from breast cancer. *Lancet* 1994, 343: 1195-1197.

[26] LI J., ZHANG Z., ROSENZWEIG J., *et al.* Proteomics and bioinformatics approaches for identification of serum biomarkers to detect breast cancer. *Clin. Chem* 2002., 48: 1296-1304.

[27] TOGNON C., KNEZEVICH SR., HUNTSMAN D., *et al.* Expression of the ETV6-NTRK3 gene fusion as a primary event in human secretory breast carcinoma. *Cancer Cell* 2002, 2: 367-376.

[28] VAN'T VEER LJ., DAI H., VAN DE VIJVER MJ., *et al.* Gene expression profiling predicts clinical outcome of breast cancer. *Nature* 2002, 415: 530-536.

[29] WANG Y, KLIJN JG, ZHANG Y, *et al.* Gene-expression profiles to predict distant metastasis of lymph-node-negative primary breast cancer. *Lancet* 2005, 9460: 671-9.

[30] MICHIELS S, KOSCIELNY S, HILL C. Prediction of cancer outcome with microarrays: a multiple random validation strategy. *Lancet* 2005 ; 9458: 488-92.

[31] BRENTON JD, CAREY LA, AHMED AA, CALDAS C. Molecular classification and molecular forecasting of breast cancer: ready for clinical application? *J Clin Oncol* 2005, 29: 7350-60.

[32] Scandinavian Breast Group Trial 9401 ; Topoisomerase IIalpha gene amplification predicts favorable treatment response to tailored and dose-escalated anthracycline-based adjuvant chemotherapy in HER-2/neu-amplified breast cancer: Scandinavian Breast Group Trial 9401.*J Clin Oncol.* 2006, 24:2428-36.

[33] BERTHEAU P, PLASSA F, ESPIE M. *et al.* Effect of mutated TP53 on response of advanced breast cancers to high-dose chemotherapy. *Lancet.* 2002, 360:852-4.

[34] ROUZIER R, RAJAN R, WAGNER P, *et al.* Microtubule-associated protein tau: a marker of paclitaxel sensitivity in breast cancer. *Proc Natl Acad Sci U S A.* 2005, 102:8315-20.

[35] AYERS M, SYMMANS WF, STEC J, *et al.* Gene expression profiles predict complete pathologic response to neoadjuvant paclitaxel and fluorouracil, doxorubicin, and cyclophosphamide chemotherapy in breast cancer. *J Clin Oncol* 2004, 12: 2284-93.

[36] Chang JC, Wooten EC, Tsimelzon A, *et al.* Gene expression profiling for the prediction of therapeutic response to docetaxel in patients with breast cancer. *Lancet* 2003, 9381: 362-9.

[37] Rouzier R, Perou CM, Symmans WF, *et al.* Breast cancer molecular subtypes respond differently to preoperative chemotherapy. *Clin Cancer Res* 2005, 16: 5678-85.

[38] Ali S., Coombes C. Endocrine-responsive breast cancer and strategies for combating resistance. *Nat. Rev. Cancer* 2002, 2: 101-112.

[39] Paik S, Shak S, Tang G, *et al.* A multigene assay to predict recurrence of tamoxifen-treated, node-negative breast cancer. *N Engl J Med* 2004, 27: 2817-26.

[40] Ma XJ, Wang Z, Ryan PD, *et al.* A two-gene expression ratio predicts clinical outcome in breast cancer patients treated with tamoxifen. *Cancer Cell* 2004, 6: 607-16.

[41] Jansen MP, Foekens JA, van Staveren IL, *et al.* Molecular classification of tamoxifen-resistant breast carcinomas by gene expression profiling. *J Clin Oncol* 2005, 4: 732-40.

[42] Ma XJ 2006, Hilsenbeck SG, Wang W, *et al.* The HOXB13:IL17BR expression index is a prognostic factor in early-stage breast cancer. *J Clin Oncol.* 2006, 24:4611-9.

[43] Baselga J, Perez EA, Pienkowski T, Bell R. Adjuvant trastuzumab: a milestone in the treatment of HER-2-positive early breast cancer. *Oncologist.* 2006, 11 Suppl 1:4-12.

RÉCEPTEURS HORMONAUX ET MODE D'ACTION DES HORMONES STÉROIDES

Anne GUIOCHON-MANTEL

INTRODUCTION

Les récepteurs des hormones stéroïdes sont des protéines intracellulaires liant l'hormone avec une forte affinité et une grande spécificité. Il existe un nombre limité de récepteurs (sites de liaison de l'hormone) par cellule. Ils servent d'intermédiaire entre l'hormone produite à distance et véhiculée par la circulation et la machinerie intracellulaire. Ils se comportent comme des facteurs de transcription hormono-régulés. Les hormones stéroïdes interviennent dans la régulation du développement, de la différenciation cellulaire et la réponse physiologique à différents stimuli. L'étude de leurs récepteurs a débuté il y a plus de 40 ans par les observations de Jensen et Jacobsen portant sur l'action des œstrogènes [1] mais leur existence ne fut établie que 10 ans plus tard pour les récepteurs de la progestérone, des androgènes et des glucocorticostéroïdes. La difficulté de ces études tient à la rareté des récepteurs dans les tissus et à leur sensibilité à la protéolyse. Elles sont devenues possibles essentiellement grâce à l'apparition d'agonistes de synthèse de haute affinité ne reconnaissant pas les protéines de transport plasmatique des hormones.

Les progrès dans la purification de ces récepteurs et l'obtention d'anticorps monoclonaux ont maintenant permis le clonage des récepteurs d'hormones stéroïdes connus dans des espèces aussi variées que l'homme, les rongeurs, les oiseaux, les batraciens mais aussi les insectes. Les récepteurs des glucocorticostéroïdes, des œstrogènes, de la progestérone, des minéralocorticostéroïdes et des androgènes ont été clonés depuis maintenant plus de 20 ans (figure 1).

L'étude des homologies de séquence a permis de rattacher à la famille des récepteurs des hormones stéroïdes proprement dite des protéines liant des molécules qui ne sont pas des dérivés du cholestérol mais qui sont également de petites molécules hydrophobes. L'ensemble de ces protéines définit la famille des récepteurs nucléaires [revue : 2]. Il s'agit des récepteurs des hormones thyroïdiennes et des récepteurs de l'acide rétinoïque. Le récepteur de la vitamine D3 peut leur être rattaché. Dans un second temps, une nouvelle protéine, indispensable pour l'action du récepteur de l'acide rétinoïque a été identifiée, et son ADN complémentaire cloné. Il a été montré que cette protéine, appelée RXR, appartient à la famille des récepteurs des hormones stéroïdes, puis que son ligand endogène est le 9-cis acide rétinoïque. Cette protéine s'associe également à d'autres récepteurs tels que ceux des hormones thyroïdiennes ou de la vitamine D3 (VDR), pour permettre leur action.

D'autres protéines ont été identifiées et rattachées à la famille des récepteurs nucléaires, définissant une superfamille de protéines liant l'ADN et régulant la trans-

Figure 1
La famille des récepteurs des hormones stéroïdes chez l'homme.
Les récepteurs sont alignés par le domaine central, responsable de la liaison à l'ADN.
Les bornes des domaines dont l'homologie est significative sont indiquées. L'homologie des séquences protéiques de ces domaines est calculée par rapport au récepteur de la progestérone.
hPR : récepteur de la progestérone (isoforme B) ; hGR : récepteur des glucocorticostéroïdes ;
hMR : récepteur des minéralocorticostéroïdes ; hAR : récepteur des androgènes ;
hER : récepteur des œstrogènes (forme alpha).

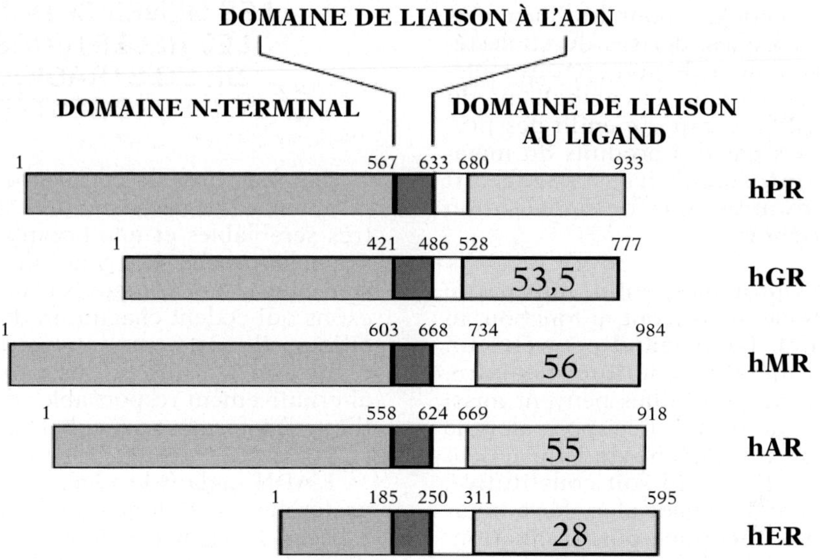

cription [revue : 3]. Aucun ligand n'a jusqu'alors été identifié. Elles sont donc communément appelées récepteurs orphelins. On connaît maintenant plus de récepteurs dits « orphelins » que de récepteurs d'hormones stéroïdes classiques. Le séquençage du génome humain a maintenant établit que cette superfamille comporte 49 membres [4]. Elle inclut des facteurs de transcription, tels que le facteur COUP-TF liant des séquences régulatrices en amont du gène de l'ovalbumine ou le facteur TAK1 impliqué dans le contrôle de la spermatogenèse. D'autres facteurs tels que ERRα, ERRβ, Rev-erb, ROR, Knirps, Odr7... en font aussi partie. ERRα et ERRβ, sont des protéines homologues au récepteur des œstrogènes et restent les récepteurs orphelins les plus anciens connus à ce jour. ERRα agit également sous forme de monomère, et reconnaît la même cible au niveau de l'ADN que SF1. Cette famille inclut aussi des facteurs réprimant la transcription tels que DAX1 ou SHP. Elle inclut également des protéines induites par des agents provoquant la prolifération des péroxysomes (PPAR α, β et γ). Ces protéines sont activées par les acides gras libres et induisent la transcription de gènes codant différentes enzymes de la β-oxydation des acides gras. Certaines prostaglandines, dérivées de l'acide arachidonique, et certains leucotriènes entraînent également leur activation. D'autres protéines appartenant à cette famille sont impliquées dans le contrôle de l'homéostasie du cholestérol [revue : 5]. Il s'agit d'une part de FXR, initialement identifié comme activé par le farnésol, et qui en fait lie un acide biliaire, le chénodésoxycholate. D'autre part de LXR, qui lie les oxystérols, dérivés du cholestérol, et précurseurs du chénodésoxycholate. Enfin de CPF, récepteur orphelin, qui joue également un rôle dans le catabolisme du cholestérol. De façon intéressante, CPF est proche de SF1, récepteur orphelin également, qui est impliqué dans la transformation du cholestérol en hormone stéroïde au niveau des surrénales et des gonades. La plupart de ces protéines agissent sous formes d'hétérodimères avec RXR. Ce n'est pas le cas de CPF et de SF1 qui agissent sous forme de monomères. Enfin, les benzoates, mais aussi d'autres stéroïdes comme la prégnénolone et des métabolites des androgènes sont de nouveaux ligands (PXR, CAR...).

Il est donc intéressant de noter que cette large famille de protéines comporte à la fois des récepteurs pour les hormones stéroïdes classiques, dérivés du cholestérol, mais aussi pour de nombreuses molécules impliquées dans le catabolisme du cholestérol. Elle comporte enfin des protéines activées par des produits du métabolisme intermédiaire, suggérant l'existence d'autres voies de signalisation chez les vertébrés.

Certaines protéines, enfin, font partie de cette famille, mais n'ont ni fonction, ni ligand connu. Leur ligand peut être un produit du métabolisme intermédiaire, encore non identifié. Elles peuvent aussi ne pas avoir de ligand. Ceci pose alors le problème du mécanisme de leur activation. Celle-ci peut être soit constitutive, soit inductible. Elle peut alors faire intervenir des modifications post-traductionnelles telles que la phosphorylation.

Une famille homologue a également été décrite chez la drosophile [revue : 6]. Cette famille comporte de nombreuses protéines jouant un rôle dans le développement embryonnaire et la segmentation. Parmi ces protéines, le récepteur de l'ecdysone, seul stéroïde connu chez les insectes, a été identifié. Il existe également chez la drosophile un analogue de RXR, la protéine ultraspiracle (USP), qui sert de partenaire d'hétérodimérisation pour d'autres récepteurs.

Des études utilisant des algorithmes pour détecter des séquences similaires ont montré que tous les récepteurs connus dérivent d'un ancêtre commun qui contenait un domaine de liaison à l'ADN avec deux doigts de zinc non homologues et un domaine de liaison à l'hormone [7]. Les études de modélisation moléculaire ont montré que cet ancêtre commun n'avait pas de ligand et que la capacité à lier un ligand a été acquise secondairement, au cours de l'évolution. Il n'existe pas d'ancêtre commun entre les récepteurs des hormones stéroïdes et d'autres facteurs de transcription ou protéines liant le zinc. Une nomenclature unifiée a été proposée [8]. Dans cette nouvelle nomenclature, les récepteurs stéroïdiens appartiennent au sous-groupe NR3.

LES GÈNES CODANT LES RÉCEPTEURS DE L'ŒSTRADIOL ET DE LA PROGESTÉRONE

Les membres de cette superfamille de récepteurs ont des structures génomiques très semblables et une organisation fonctionnelle proche. Les gènes des récepteurs stéroïdiens sont composés d'au moins huit exons qui codent chacun un domaine spécifique. Il existe très souvent un premier exon non traduit et des exons épissés alternativement responsables de la biosynthèse d'isoformes particulières.

L'ADN codant le récepteur de la progestérone a été cloné dans la plupart des espèces. La structure du gène en a été étudiée chez l'homme. Il existe une seule copie, qui comprend plus de 90 kbp et est composé de 8 exons. Il est localisé sur le chromosome 11q22-23. Trois protéines PR-A (85 kDa), PR-B (115 kDa) et PR-C (60 kDa) ont été décrites, toutes trois codées par ce même gène (Figure 2A). PR-B est la forme la plus longue et la plus active dans la plupart des modèles étudiés. PR-A ne diffère de PR-B que par le fait qu'il ne contient pas les 164 premiers acides aminés. PR-A et PR-B sont codés par le même gène mais leur production est contrôlée par deux promoteurs différents, aboutissant à la synthèse de deux ARN messagers différents [9]. PR-A ne présentant pas le domaine transactivateur AF3 localisé en N-terminal dans PR-B (voir paragraphe « Domaine de transactiation ») peut moduler l'action de PR-B par hétérodimérisation et joue également un rôle de dominant négatif d'autres récepteurs nucléaires par interaction avec les coactivateurs [10]. Le domaine inhibiteur ID localisé dans la région N-terminale est également démasqué dans PR-A contribuant à ce rôle répresseur. L'initiation de la traduction de PR-C se fait à partir de la méthionine 595 aboutissant à la produc-

Figure 2

Les différentes formes des récepteurs de la progestérone et des œstrogènes humains.

Les limites des différents domaines sont indiquées. Les récepteurs sont alignés sur le domaine central.
A- Récepteurs de la progestérone : seule l'initiation de la traduction varie. Les différents domaines homologues sont strictement identiques car ils sont traduits à partir du même gène.
B- Récepteurs des oestrogènes : les homologies des domaines du récepteur beta sont indiquées par rapport au récepteur alpha.
ATG : site d'initiation de la traduction. DBD : domaine de liaison à l'ADN. LBD : domaine de liaison au ligand. AF1, AF2, AF3 : domaines de transactivation, ID : domaine inhibiteur.

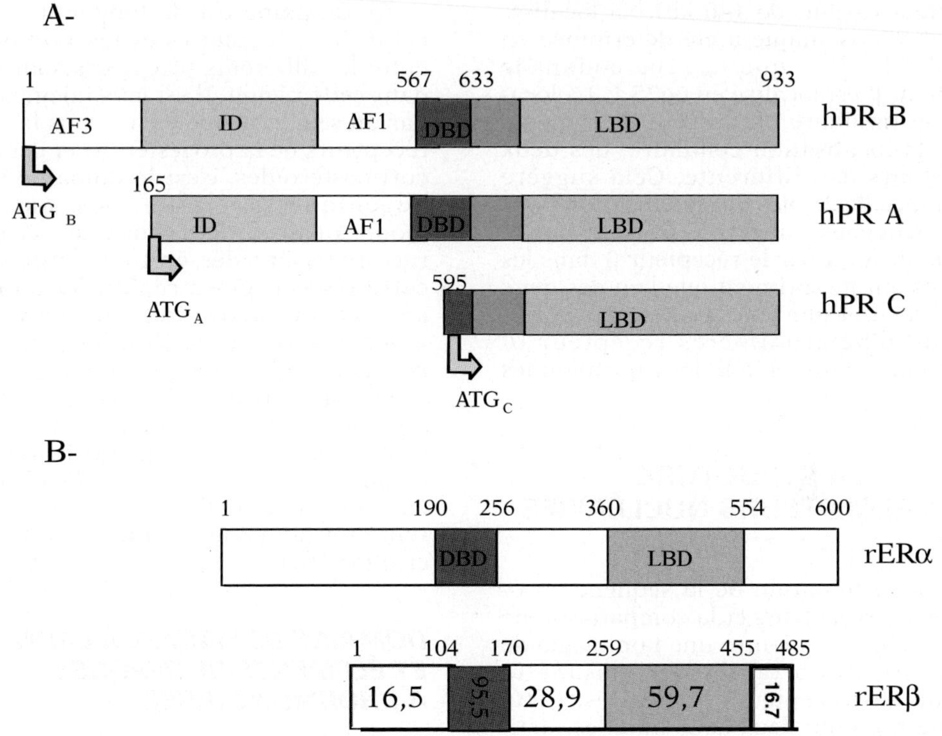

tion d'une protéine transcriptionnellement inactive car ne pouvant lier l'ADN. PR-C joue un rôle dominant négatif sur PR-B soit par hétérodimérisation, soit en trappant la progestérone libre. Dans les cellules de cancer du sein en culture, les deux protéines PR-A et PR-B sont produites en quantité équivalente. Dans les cancers du sein, le niveau d'expression relatif des deux protéines est très variable d'un sujet à l'autre. L'existence de PR-C est connue depuis plus de 10 ans et a été mise en évidence également dans les cellules de cancer du sein en culture [11]. Cependant, son rôle physiologique potentiel n'a été montré que récemment, dans le déclanchement du travail chez la femme [12]. Son implication dans d'autres phénomènes est maintenant à l'étude.

Le récepteur des œstrogènes présente deux formes, α et β, codées par deux gènes différents (figure 2B). Le récepteur β a été découvert il y a 10 ans à partir de prostate de rat. Il a ensuite été retrouvé chez l'homme et dans de nombreuses espèces. Cette découverte est venue bouleverser les théories sur le mécanisme d'action des œstrogènes, impliquant un récepteur unique [revue : 13]. Les 2 récepteurs sont très homologues dans leur domaine de liaison à l'ADN, mais divergent dans leur domaine de liaison au ligand. Les homologies dans cette région sont du même ordre qu'entre le récepteur des glucocorticostéroïdes et celui de la progestérone. Cela implique qu'il peut exister des ligands spécifiques de l'un des deux récepteurs. Ils sont de plus très différents dans leur domaine N-terminal, le récepteur β étant beaucoup plus court. La caractérisation du gène codant le récepteur β a été effectuée. Il est également structuré en 8 exons, dont les frontières sont les mêmes que celles du récepteur α. Sa taille (environ 40 kb) est en revanche beaucoup plus petite que celle du gène du récepteur α (plus de 140 kb). Sa localisation chromosomique a été déterminée en 14q22-24, alors que le gène codant le récepteur β est localisé en 6q25.1. La localisation tissulaire et, au sein d'un même tissu, la localisation cellulaire, des deux récepteurs est différente. Cela suggère l'existence de 2 voies de signalisation pour les œstrogènes : une voie passant par le récepteur α ou par le récepteur β dans les cellules qui n'expriment que l'un des deux récepteurs, et une voie passant par la formation d'hétérodimères récepteur α/récepteur β dans les cellules exprimant les deux.

LA STRUCTURE DES RÉCEPTEURS NUCLÉAIRES

La détermination de la séquence protéique des récepteurs et la comparaison de ces séquences a montré une homologie de structure importante, définissant la famille des récepteurs nucléaires. Cette famille présente deux sous-familles, définies par leurs homologies de séquence : la sous-famille des récepteurs des hormones stéroïdes, ou type I (progestérone, glucocorticostéroïdes, minéralocorticostéroïdes et androgènes) et la sous-famille des récepteurs des hormones thyroïdiennes et de l'acide rétinoïque, ou type II. Le récepteur de l'œstradiol est rattaché à la seconde sous-famille en raison de son homologie plus grande avec les membres de cette famille, et de son absence d'effet sur les sites d'ADN spécifiquement reconnus par les membres de la première sous-famille. Les études biochimiques avaient déjà montré la structure en domaines des récepteurs [14]. Celle-ci a été confirmée par les homologies de séquence, tous les récepteurs ayant la même configuration. Ils comportent 3 domaines principaux séparés par des régions moins bien définies. Le rôle de ces différents domaines est maintenant bien connu grâce à la combinaison des techniques de mutagenèse dirigée et d'expression cellulaire par transfection.

DOMAINE N-TERMINAL

Ce domaine est de longueur variable selon les récepteurs et les homologies entre les différents récepteurs sont faibles dans cette région. Il est généralement codé par un seul et même exon. Dans le cas des récepteurs de la progestérone et des glucocorticostéroïdes, c'est le domaine immunogénique. En effet, les anticorps monoclonaux dirigés contre ces récepteurs reconnaissent des épitopes situés dans cette région. Cette région joue un rôle dans la transactivation (voir paragraphe « Domaine de transactivation ») et est responsable de l'interaction avec des facteurs tissu-spécifiques. En effet, certaines séquences de cette région sont indispensables pour que le récepteur de la progestérone ou de l'œstradiol soit actif dans certains types cellulaires. Enfin, il présente un domaine inhibiteur de la transcription (ID).

DOMAINE DE LIAISON À L'ADN ET ÉLÉMENTS DE RÉPONSE À L'HORMONE (HRE)

Le domaine central est de taille constante, 66 acides aminés, et spécifie le positionnement du récepteur sur le promoteur [revue : 15]. Les récepteurs des hormones stéroïdes appartiennent à la famille des protéines liant l'ADN ayant une structure en « doigts de gant ». Le premier doigt est responsable de la spécificité de liaison à l'ADN et le second de la dimérisation entre deux monomères de récepteur sur l'ADN (Figure 3A).

De nombreuses séquences d'ADN spécifiquement reconnues par les récepteurs ont été caractérisées à proximité de gènes régulés [revue : 16]. Ces séquences ont été définies par des études d'interaction *in vitro* et par des études fonctionnelles. Les HREs sont de courtes séquences d'ADN, généralement composées de 2 éléments de 6 paires de bases orientés tête à tête

Figure 3
Domaine de liaison à l'ADN (A) et éléments de réponse à l'hormone (B).
La boîte P est impliquée dans la reconnaissance du HRE. La boîte D est impliquée dans la dimérisation du récepteur ainsi que dans l'interaction avec les groupements phosphate de l'ADN.

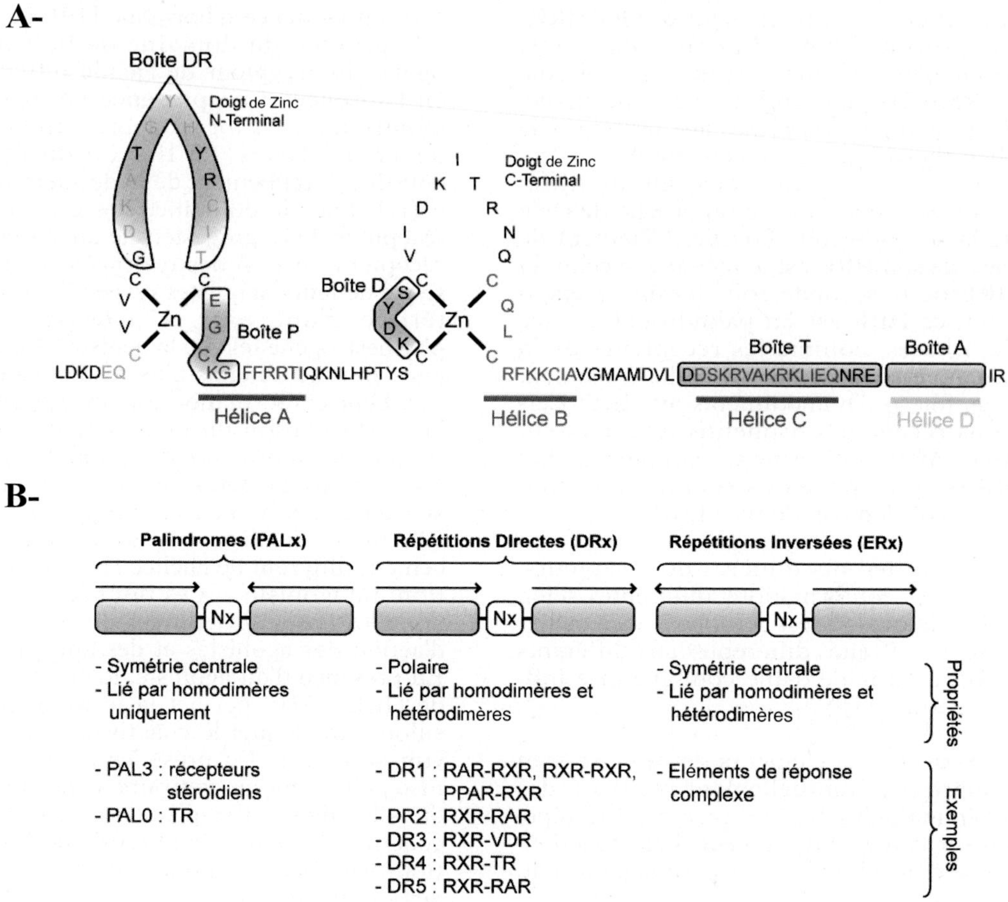

(palindrome) et espacés par un nombre donné de bases (Figure 3B). Ils sont le plus souvent regroupés avec des séquences d'ADN fixant d'autres facteurs de transcription, dans les régions régulatrices des gènes. Les récepteurs des glucocorticostéroïdes, des minéralocorticostéroïdes, des androgènes et de la progestérone lient et activent la transcription à partir du même HRE (GRE/PRE). Il s'agit d'un HRE palindromique où 3 paires de bases séparent 2 éléments de 6 paires de bases. Tous ces récepteurs lient le HRE sous forme d'homodimères, chaque monomère liant un des éléments du palindrome. En l'absence d'hormone, les récepteurs de cette famille sont complexés avec des protéines de choc thermique, ou hsp (heat shock protein). Les acides aminés du récepteur impliqués dans la liaison spécifique de l'ADN ont été identifiés. Ils sont localisés à la base du premier doigt du domaine de liaison à l'ADN et définissent la « boite P ». Cette « boîte P » est spécifique du HRE. Sa séquence permet de définir différentes sous familles de récepteurs nucléaires. Ainsi, les récepteurs des glucocorticostéroïdes, des minéralocorticostéroïdes, des androgènes et de la progestérone, qui lient le même HRE, appartiennent à la même sous famille et ont la même « boîte P ». Les récepteurs des hormones thyroïdiennes, des acides rétinoïques et de la vitamine D définissent une autre sous famille, caractérisée par une « boîte P » différente et un HRE différent [revue : 17]. Leur HRE n'est pas un palindrome, mais une séquence répétée directe formée de 2 éléments de 6 paires de bases séparés par un nombre de bases variant de 1 à 5. Ils ne lient pas les HREs sous forme d'homodimères, mais sous forme d'hétérodimères avec une molécule de RXR. De plus, en l'absence d'hormone, ils ne sont pas complexés aux protéines de choc thermique. Le récepteur des œstrogènes constitue une sous-famille différente. Sa « boîte P » se rapproche de celle de la seconde sous famille. L'élément de base de son HRE est le même que celui du HRE de la seconde sous famille. Cependant, ce HRE est un palindrome, espacé de 3 bases, comme les récepteurs de la première sous famille. Il se lie également sous forme d'homodimères au HRE. Certains récepteurs orphelins interagissent avec l'ADN sous forme de monomères. Les HREs correspondants sont alors formés d'un seul élément, de type ERE.

Les différents dimères de récepteurs, ayant des conformations différentes selon le ligand qui leur est complexé, vont se lier avec des affinités différentes aux différents HRE, à l'origine d'une combinatoire infinie [revue : 17].

Souvent ces éléments de réponse sont imparfaits, éventuellement réduits à des « hémipalindromes » et peuvent être répétés sur le même promoteur. Leur fonctionnalité doit être prouvée expérimentalement.

DOMAINE DE LIAISON À L'HORMONE

Le domaine C-terminal est moins conservé et sa fonction est complexe. Il se comporte comme un « interrupteur moléculaire » et contrôle de multiples fonctions du récepteur. Il contient le domaine de transactivation hormono-dépendant AF2 (Activation Function 2). En l'absence d'hormone, il permet l'interaction avec la protéine de choc thermique, hsp 90 [18]. Il permet la liaison de l'hormone. Après cette liaison, la hsp90 se dissocie, et ce domaine acquiert différentes propriétés telles que l'interaction avec une autre molécule de récepteur (dimérisation hormono-dépendante) et l'interaction avec des protéines intermédiaires, les coactivateurs, permettant alors la transactivation hormono-dépendante. Dans plusieurs modèles la délétion de ce domaine entraîne l'apparition d'un mutant constitutif, c'est-à-dire actif en l'absence d'hormone [19]. La cristallographie du domaine de liaison du ligand du récepteur de l'acide rétinoïque en l'absence et en présence de ligand a montré qu'il est formé d'un « sandwich » de 12 hélices α. La liaison du ligand entraîne le repliement de la dernière hélice α (H12) sur le domaine. Des cristaux du récepteur de la progestérone ainsi que des récepteurs α et β des œstrogènes en présence de leurs agonistes respectifs (progestérone d'une part, 17β œstradiol et phytoestrogène tel que la génistéine d'autre part) ont été obtenus plus récemment [20, 21]. Leur conformation est superposable à la conformation du récepteur de l'acide rétinoïque en présence de ligand. L'interaction avec un antagoniste a pu être modélisée dans les deux cas (respectivement RU486 et raloxifène) et entraîne un déplacement différent de l'hélice H12, dit « position antagoniste ». Ces données donnent donc les bases structurales du mécanisme d'action des agonistes et des antagonistes. En présence d'un agoniste, le déplacement de l'hélice H12 permet la formation d'un sillon dans lequel le coactivateur va pouvoir se placer. En présence d'un antagoniste, elle vient au contraire se positionner dans le sillon où se place normalement le coactivateur, empêchant ainsi son interaction. Elle permet alors l'interaction avec des corépresseurs.

DOMAINES DE TRANSACTIVATION

Les domaines de transactivation sont des domaines permettant l'interaction du récepteur avec les coactivateurs, et donc l'activation de la transcription des gènes cibles [22]. La région N-terminale contient un domaine de transactivation constitutif, AF1. Il est actif en l'absence d'hormone et est responsable de l'activité constitutive des mutants délétés du domaine de liaison à l'hormone. Le domaine de liaison du ligand contient le domaine de transactivation AF2, hormono-dépendant. Ces deux domaines activent la transcription différemment selon le type cellulaire et le promoteur concerné. Un troisième domaine de transactivation, AF3, a été mis en évidence dans la région N-terminale de la forme B du récepteur de la progestérone, absente dans la forme A. Ce domaine est actif dans des cellules et sur des promoteurs très précis [10].

RELATIONS ENTRE LES DIFFÉRENTS DOMAINES

Les différents domaines des récepteurs sont autonomes et interchangeables. Il a été ainsi montré que les domaines de liaison à l'ADN du récepteur des œstrogènes et du récepteur des glucocorticostéroïdes pouvaient être échangés [23]. Des chimères entre récepteur des glucocorticostéroïdes et récepteur des hormones thyroïdiennes produites par différentes combinaisons des différents domaines sont fonctionnelles. Ces domaines sont actifs si on les combine avec des domaines de facteurs de transcription d'autres organismes que la cellule eucaryote, tels que la levure ou *Escherichia coli*. En particulier, une chimère comportant la région de liaison à l'hormone du récepteur des glucocorticostéroïdes ou du récepteur des œstrogènes et la région de liaison à l'ADN du facteur de transcription de levure GAL4 confère une inductibilité hormonale à la régulation de séquences d'ADN spécifiques de GAL4. La structure modulaire du récepteur suggère qu'aucune information spécifique ne doit passer directement entre les domaines, mais plutôt que le positionnement de certains de ces domaines entraîne l'intervention des autres domaines. De plus, elle présente des applications intéressantes utilisées notamment pour l'invalidation conditionnelle de gènes.

MÉCANISME D'ACTION DES HORMONES STÉROÏDES

Sous l'effet de l'hormone, les récepteurs changent de conformation, se dimérisent et acquièrent une forte affinité pour l'ADN. Ils se fixent sous forme de dimères aux HREs situés dans les régions régulatrices de gènes et induisent ou répriment la transcription de gènes spécifiques [revues : 16, 24].

TRANSCONFORMATION DES RÉCEPTEURS

Il a été montré dans le cas des récepteurs des glucocorticostéroïdes, de la progestérone et de l'œstradiol que les récepteurs inactifs existent sous forme de complexes hétéro-oligomériques [25]. Ces complexes font intervenir, outre une molécule de récepteur, des protéines de choc thermique, de poids moléculaire 90 kDa (hsp90) et 70 kDa (hsp70). Une protéine de 59 kDa, la p59, appartenant à la famille des immunophilines, a été également identifiée dans ce complexe. L'interaction de la hsp90 avec les récepteurs fait intervenir la région C-terminale du récepteur ainsi que la région charnière entre le domaine de liaison à l'hormone et le domaine de liaison à l'ADN. Sous l'effet de l'hormone, le récepteur se dissocie du complexe et prend une forme dite « activée ». Celle-ci s'accompagne des modifications de conformation du domaine de liaison au ligand vues plus haut et notamment de la transconformation de l'hélice H12.

MODULATION DE LA TRANSCRIPTION PAR LES RÉCEPTEURS STÉROIDIENS

Les connaissances sur les mécanismes de l'activation de la transcription des gènes par les récepteurs stéroïdiens ont connu un bon durant ces 10 dernières années, grâce au développement des techniques d'étude des interactions protéines-protéines, telles que le clonage par double-hybride dans la levure et des techniques de protéomique. Il est aujourd'hui possible de proposer le modèle suivant pour le mécanisme moléculaire d'activation de la transcription par les stéroïdes (figure 4). Le positionnement des dimères de récepteur activés sur l'ADN leur permet d'interagir par leurs domaines de transactivation avec le complexe d'initiation de la transcription du gène cible par l'intermédiaire d'autres protéines, les coactivateurs et les corépresseurs [revue : 26]. Il a été montré que les coactivateurs recrutent une protéine à activité histone acétyltransférase. La fonction de ces enzymes est d'acétyler les histones qui

Figure 4
Mécanisme de l'activation de la transcription par les récepteurs nucléaires.
Voir paragraphe « Modulation de la transcription par les récepteurs stéroïdiens ».
(d'après ref 24).

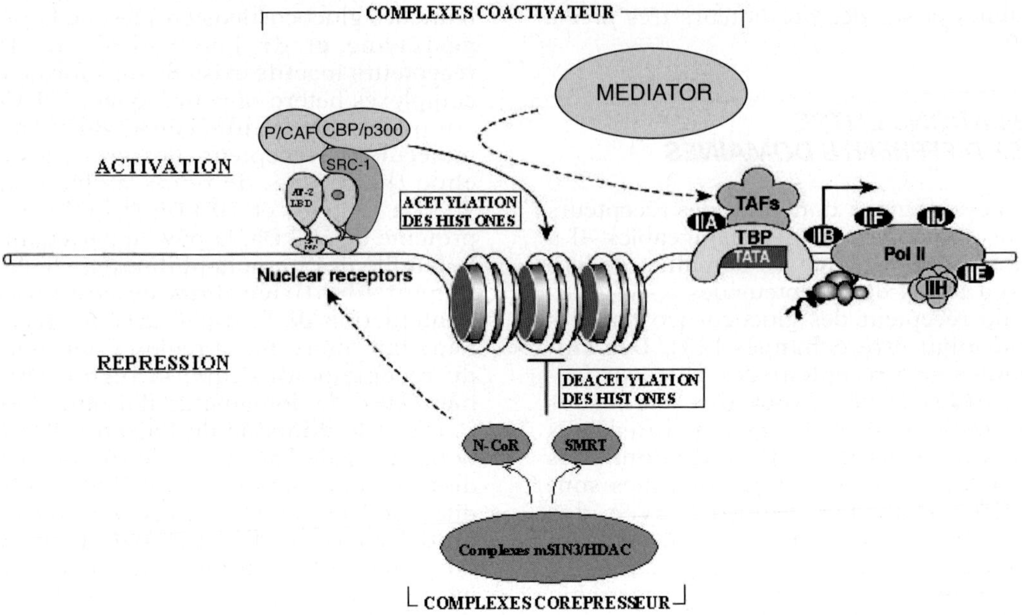

constituent les nucléosomes, aboutissant à une activation de la transcription du gène avoisinant [revue : 27]. Les coactivateurs ont par ailleurs une activité histone acétyltransférase intrinsèque. Inversement, les corépresseurs recrutent une protéine à activité histone déacétylase et ont une activité histone déacétylase intrinsèque. Cette déacétylation des histones aboutit à une inhibition de la transcription du gène avoisinant. L'interaction du récepteur activé avec une région spécifique de la chromatine va donc permettre de recruter dans cette région une cascade de protéines aboutissant à l'acétylation des histones puis à l'activation de la transcription du gène correspondant. À ce jour, une interaction des récepteurs stéroïdiens a été montrée avec plusieurs coactivateurs. Le premier coactivateur du récepteur de la progestérone décrit a été la protéine SRC-1 (steroid receptor coactivator 1) [28]. Initialement décrit comme coactivateur du récepteur de la progestérone, il active également la transcription à partir des récepteurs des œstrogènes, des glucocorticostéroïdes, des hormones thyroïdiennes et de l'acide rétinoïque et définit une famille plus large de protéines, la famille p160 [revue : 29]. Plusieurs corépresseurs ont également été décrits, dont les protéines NCoR et SMRT. Initialement décrits comme interagissant avec les récepteurs constitutivement liés à l'ADN (récepteurs de l'acide rétinoïque et des hormones thyroïdiennes), pour inhiber la transcription en l'absence de ligand, ils se dissocient du récepteur en présence de ligand, permettant alors la liaison du coactivateur et l'activation de la transcription. Ils ont plus récemment été retrouvés en association avec les récepteurs d'hormones stéroïdes proprement dits, en présence d'antagoniste, expliquant alors l'inhibition de la transcription [revue : 30]. La protéine CBP/p300 interagit d'une part avec les coactivateurs, mais aussi avec d'autres voies de transduction cellulaire induites par d'autres hormones ou par des facteurs de croissance (AMPc, STAT, fos-jun...). Elle présente également une activité histone acétyltransférase intrinsèque. Elle joue donc un rôle de cointégrateur des différentes voies de transduction dans la cellule [revue : 31].

L'ensemble de ces protéines, récepteurs stéroïdiens, coactivateurs et corépresseurs, cointégrateurs, histone acétyltransférases et déacétylases, constitue donc un réseau autour du complexe de transcription.

À ces protéines qui modulent l'acétylation des histones et donc la conformation du nucléosome viennent s'associer d'autres protéines telles que les remodeleurs de la chromatine (SWI/SNIF) et le complexe médiator qui interagit directement avec les facteurs généraux de transcription. C'est la modulation subtile de ces interactions et surtout la dynamique cyclique extrêmement rapide et bien codifiée et leur renouvellement qui aboutit à la modulation de la transcription [revues : 32, 33].

LOCALISATION SUBCELLULAIRE DES RÉCEPTEURS DES HORMONES STÉROIDES

La production d'anticorps monoclonaux dirigés contre les récepteurs des hormones stéroïdes a permis d'étudier leur localisation subcellulaire sans détruire les parois cellulaires par les techniques d'immunocytochimie et ainsi de démontrer que les récepteurs de l'œstradiol et de la progestérone sont des protéines nucléaires en l'absence de ligand. Des techniques biochimiques plus « douces » de séparation des noyaux ont donné le même résultat. Dans le cas du récepteur des glucocorticostéroïdes les résultats sont moins nets et varient suivant les techniques utilisées. Certains auteurs le retrouvent totalement nucléaire, d'autres partiellement cytoplasmique et partiellement nucléaire. En présence d'hormone, le récepteur des glucocorticostéroïdes se localise complètement dans le noyau.

Cette localisation nucléaire est due à l'existence dans la séquence de la protéine d'un signal de localisation nucléaire. Ces signaux sont constitués de regroupements de courtes séquences d'acides aminés basiques (lysine et arginine). Dans le cas des récepteurs stéroïdiens il s'agit de signaux très complexes qui font intervenir plusieurs groupements d'acides aminés basiques localisés dans le second doigt du domaine de liaison à l'ADN et dans la région charnière entre ce domaine et le domaine de liaison au ligand, tous indispensables pour une localisation nucléaire efficace [34]. À ce premier signal complexe s'associe dans le cas du récepteur des glucocorticostéroïdes et de la progestérone un autre signal également complexe localisé dans le domaine de liaison de l'hormone. Ce second signal est hormono-dépendant.

Cette localisation nucléaire des récepteurs n'est pas une situation statique, mais le résultat d'un équilibre dynamique entre le noyau et le cytoplasme [34]. Le récepteur sort en permanence du noyau et est activement pompé vers le noyau, grâce au signal de localisation nucléaire. Ce phénomène, tout d'abord montré dans le cas du récepteur de la progestérone, a été généralisé à tous les récepteurs stéroïdiens [revue : 35]. Il implique que ces molécules puissent avoir des effets biologiques dans le cytoplasme ou y interagir avec d'autres voies de transduction. Des composés anti-oestrogènes, tels que le ICI 182780 agissent en partie en bloquant la réentrée du récepteur des œstrogènes.

INTERRELATIONS AVEC LES VOIES DE SIGNALISATION DES FACTEURS DE CROISSANCE

Différentes types d'interrelations sont possibles entre ces différentes voies, dans le noyau ou dans le cytoplasme. Ces dernières sont rendues possible par la navette nucléocytoplasmique des récepteurs.

Les facteurs de transcription se liant sur un promoteur donné sont nombreux et dépendent de la séquence du promoteur. De nombreuses autres séquences d'ADN spécifiques permettant l'interaction avec des facteurs de transcription existent. Parmi ceux-ci, plusieurs sont activés par les voies de transduction des facteurs de croissance. C'est le cas des éléments de réponse à l'AMPc, qui permettent l'interaction avec la protéine CREB activée par l'AMPc, et donc activée par certains facteurs de croissance, ou des sites AP1 qui permettent l'interaction avec les protéines de type fos/jun également activées par les mitogènes, ou enfin des éléments reconnus par les STATs, activés par les cytokines etc. La proximité de ces différents sites sur l'ADN va entraîner une interaction entre les facteurs de transcription correspondants qui va aboutir soit à une coopération entre ces protéines, soit au contraire à un déplacement de l'une des protéines par une autre si les sites se chevauchent. Les facteurs de transcription peuvent également interagir entre eux « en solution », avant la liaison à l'ADN, aboutissant à un effet inhibiteur, ou « interférence transcriptionnelle ».

Il existe également un mécanisme d'activation des récepteurs indépendant de l'hormone. En effet, la phosphorylation des récepteurs peut interférer avec leur activité. Dans le cas du récepteur des œstrogènes, il a été montré que sa phosphorylation par différents types de kinases, MAP kinase ou tyrosine kinase, elles-mêmes activées par les facteurs de croissance, entraîne une activation du récepteur, en l'absence de ligand. La phosphorylation des corégulateurs intervient également dans ces interrelations (revue : 36).

Enfin, les récepteurs nucléaires de l'œstradiol, de la progestérone mais aussi des androgènes peuvent interagir directement avec différents acteurs des voies de la cascade de Src, ras, et des MAP kinases comme cela a été montré dans différents modèles de cancer du sein et de la prostate [37].

NOTION DE MODULATEURS SÉLECTIFS DES RÉCEPTEURS (SRMS)

Les antistéroïdes sont des molécules liant spécifiquement les récepteurs mais n'entraînant pas d'activation de la transcription. Ils peuvent théoriquement agir à tous les niveaux de l'action hormonale : activation des récepteurs, oligomérisation, liaison à l'ADN ou activation de la transcription. Mais deux types principaux d'antistéroïdes ont été décrits. Les composés du premier type, qui comportent en particulier les anti-oestrogènes purs, empêchent la liaison du récepteur activé à l'ADN. Les composés du second type agissent au dernier niveau en permettant sa liaison aux HREs. Mais cette liaison aux HREs ne permet pas d'activer normalement la transcription car elle entraîne une conformation empêchant l'interaction avec les coactivateurs et permettant l'interaction avec des corépresseurs. Dans certaines conditions ces antagonistes peuvent d'ailleurs avoir une activité agoniste. C'est le cas en particulier du tamoxifène et de la mifépristone (RU 38486). L'existence d'antagonistes à effet agoniste dans certaines situations (promoteur, type cellulaire) a amené la notion de modulateurs de l'action du récepteur. C'est ainsi qu'on ne parle plus d'antagonistes partiels des œstrogènes, mais de SERMs (Selective Estrogen Receptor Modulators). Leur action antagoniste ou agoniste dépend du type de récepteur, du tissu, du gène cible et de sa structure. Les proportions relatives de coactivateurs et de corépresseurs, variant d'une cellule à l'autre, vont donc jouer un rôle essentiel dans la réponse aux SERMs et sa spécificité tissulaire [38]. Ces molécules ont l'avantage potentiel de pouvoir être antagonistes sur les tissus où un effet antiœstrogénique est souhaité (utérus, sein...) et agoniste sur ceux où il serait délétère (os, système cardio-vasculaire, système nerveux central...). L'existence de deux récepteurs des œstrogènes dont la distribution tissulaire est différente, et pour lesquels des ligands spécifiques devraient pouvoir être obtenus rend théoriquement possible la résolution de cette « quadrature du cercle ».

Des modulateurs sélectifs des autres récepteurs stéroïdiens (AR, PR, MR, GR) ont été décrits plus récemment et sont également utilisés ou en développement [39], qu'il s'agissent de dérivés stéroïdiens ou plus récemment de composés non–stéroïdiens. L'ensemble de ces dérivés permet d'envisager un ciblage tissulaire plus spécifique tout en minimisant les effets secondaires potentiels inhérents à ce type de classe thérapeutique. ■

BIBLIOGRAPHIE

[1] JENSEN EV, JACOBSEN HI. Basic guides to the mechanism of estrogen action. *Recent Prog Horm Res*, 1962; 18: 387-414.

[2] EVANS RM. The nuclear receptor superfamily: a rosetta stone for physiology. *Mol Endocrinol*, 2005, 19:1429-38.

[3] MANGELSDORF DJ, THUMMEL C, BEATO M, HERRLICH P, SCHUTZ G, UMESONO K, *et al*. The nuclear receptor superfamily: the second decade. *Cell*, 1995; 83: 835-839.

[4] BOOKOUT AL, JEONG Y, DOWNES M, YU RT, EVANS RM, MANGELSDORF DJ. Anatomical profiling of nuclear receptor expression reveals a hierarchical transcriptional network. *Cell*, 2006; 126: 789-799.

[5] BLUMBERG B, EVANS RM. Orphan nuclear receptors-new ligand and new possibilities. *Genes Dev*, 1998; 12: 3149-3155.

[6] SEGRAVES WA. Something old, some things new: the steroid receptor superfamily in drosophyla. *Cell*, 1991; 67: 225-228.

[7] AMERO SA, KRETSINGER RH, MONCRIEF ND, YAMAMOTO KR, PEARSON WR. The origin of nuclear receptor proteins: a single precursor distinct from other transcription factors. *Mol Endocrinol*, 1992; 6: 3-7.

[8] NUCLEAR RECEPTOR NOMENCLATURE COMMITTEE. A unified nomenclature system for the nuclear receptor superfamily. *Cell*, 1999; 97: 161-163.

[9] KASTNER P, KRUST A, TURCOTTE B, STROPP U, TORA L, GRONEMEYER H, CHAMBON P. Two distinct estrogen-regulated promoters generate transcripts encoding the two functionally different human progesterone receptor forms A and B. *EMBO J*, 1990; 9: 1603-1614.

[10] GIANGRANDE PH, POLLIO G, MCDONNELL DP. Mapping and characterization of the functional domains responsible for the differential activity of the A and B isoforms of the human progesterone receptor. *J Biol Chem*, 1997; 272: 32889-32900.

[11] WEI LL, MINER R. Evidence for the existence of a third progesterone receptor protein in human breast cancer cell line T47D. *Cancer Res*, 1994; 54: 340-343.

[12] CONDON JC, HARDY DB, KOVARIK K, MENDELSON CR. Up-regulation of the progesterone receptor (PR)-C isoform in labouring myometrium by activation of nuclear factor-κB may contribute to the onset of labor through inhibition of PR function. *Mol Endocrinol*, 2006; 20: 764-775.

[13] GUSTAFSSON JA. Estrogen receptor β-a new dimension in estrogen mechanism of action. *J Endocrinol*, 1999; 163: 379-383.

[14] CARLSTEDT-DUKE J, OKRET S, WRANGE O, GUSTAFSSON J-A. Immunochemical analysis of the glucocorticoid receptor: identification of a third domain separate from the steroid-binding and DNA binding domains. *Proc Natl Acad Sci USA*, 1982; 79: 4260-4264.

[15] EVANS RM, HOLLENBERG SM. Zinc fingers: Gilt by association. *Cell*, 1988; 52: 1-3.

[16] KUMAR R, JOHNSON BH, THOMPSON EB. Overview of the structural basis for transcription regulation by nuclear hormone receptors. *Essays Biochem*, 2004; 40: 27-39.

[17] GLASS CK. Differential recognition of target genes by nuclear receptor monomers, dimers, and heterodimers. *Endocr Rev*, 1994; 15: 391-407.

[18] SULLIVAN WP, TOFT DO. Mutational analysis of hsp90 binding to the progesterone receptor. *J Biol Chem*, 1993; 268: 20373-20379.

[19] GUIOCHON-MANTEL A, LOOSFELT H, RAGOT T, BAILLY A, ATGER M, MISRAHI M, PERRICAUDET M, MILGROM E. Receptors bound to antiprogestin form abortive complexes with hormone responsive elements. *Nature*, 1988; 336: 695-698.

[20] TANENBAUM DM, WANG Y, WILLIAMS SP, SIGLER PB. Crystallographic comparison of the estrogen and progesterone receptor's ligand binding domains. *Proc Natl Acad Sci USA*, 1998; 95: 5998-6003.

[21] PIKE ACW, BRZOZOWSKI AM, HUBBARD RE, BONN T, THORSELL AG, ENGSTROM O, *et al*. Structure of the ligand binding domain of oestrogen receptor beta in the presence of a partial agonist and a full antagonist. *EMBO J*, 1999; 18: 4608-4618.

[22] WARNMARK A, TREUTER E, WRIGHT AP, GUSTAFSSON JA. Activation functions 1 and 2 of nuclear receptors: molecular strategies for transcriptional activation. *Mol Endocrinol*, 2003; 17:1901-9.

[23] GREEN S, CHAMBON P. Oestradiol induction of a glucocorticoid-responsive gene by a chimaeric receptor. *Nature*, 1987; 325: 75-78.

[24] GLASS CK, ROSENFELD MG. The coregulator exchange in transcriptional functions of nuclear receptors. *Genes Dev*, 2000; 14: 121-141.

[25] SEGNITZ B, GEHRING U. Subunit structure of the non activated human estrogen receptor. *Proc Natl Acad Sci USA*, 1995; 92: 2179-2183.

[26] FREEDMAN LP. Multimeric coactivator complexes for steroid/nuclear receptors. *Tr Endocrinol Metab*, 1999; 10: 403-407.

[27] PAZIN MJ, KADONAGA JT. What's up and down with histone deacylation and transcription? *Cell*, 1997; 89: 325-328.

[28] ONATE SA, TSAI SY, TSAI MJ, O'MALLEY BW. Sequence and characterization of a coactivator for the steroid hormone receptor superfamily. *Science*, 1995; 270: 1354-1357.

[29] MC KENNA NJ, O'MALLEY BW. Nuclear receptors coactivators: an update. *Endocrinology*, 2002; 143: 2461-2465.

[30] HU X, LAZAR MA. Transcriptional repression by nuclear hormone receptors, *Tr Endocrinol Metab*, 2000; 11: 6-10.

[31] KAMEI Y, XU L, HEINZEL T, TORCHIA J, KUROKAWA R, GLOSS B, *et al.* A CBP integrator complex mediates transcriptional activation and AP-1 inhibition by nuclear receptors. *Cell*, 1996; 85: 403-414.

[32] PERISSI V, ROSENFELD MG. Controlling nuclear receptors: the circular logic of cofactor cycles. *Nat Rev Mol Cell Biol*, 2005; 6:542-54.

[33] MÉTIVIER R, REID G, GANNON F. Transcription in four dimensions: nuclear receptor-directed initiation of gene expression. *EMBO Rep*, 2006; 7: 161-167.

[34] GUIOCHON-MANTEL A, LESCOP P, CHRISTIN-MAITRE S, LOOSFELT H, PERROT-APPLANAT M, MILGROM E. Nucleo-cytoplasmic shuttle of the progesterone receptor. *EMBO J*, 1991; 12, 3851-3859.

[35] DE FRANCO DB. Navigating steroid hormone receptors through the nuclear compartment. *Mol Endocrinol*, 2002; 16: 1449-55.

[36] WU RC, SMITH CL, O'MALLEY BW. Transcriptional regulation by steroid receptor coactivator phosphorylation. *Endocr Rev*, 2005; 26: 393-9.

[37] MIGLIACCIO A, PICCOLO D, CASTORIA G, DI DOMENICO M, BILANCIO A, LOMBARDI M, GONG W, BEATO M, AURICCHIO F. Activation of the Src/p21ras/Erk pathway by progesterone receptor via cross talk with estrogen receptor. *EMBO J*, 1998; 17: 2008-2018.

[38] SMITH CL, O'MALLEY BW. Coregulator function: a key to understanding tissue specificity of selective receptor modulators. *Endocr Rev*, 2004; 25: 45-71.

[39] CHABBERT-BUFFET N, MEDURI G, BOUCHARD P, SPITZ IM. Selective progesterone receptor modulators and progesterone antagonists: mechanisms of action and clinical applications. *Hum Reprod Update*, 2005; 11: 293-307.

SEIN, CARCINOGENÈSE ET ESTROGÈNES

Thierry MAUDELONDE, Nathalie BOULE

INTRODUCTION

Le cancer du sein est, avec plus de 40 000 nouveaux cas par an, le plus fréquent des cancers féminins en France. Bien que stabilisée, sa mortalité reste la première cause de décès par cancer (> 11 500 décès en 2000). La particularité biologique du sein c'est la grande dépendance estro-progestative de son développement et de sa différenciation terminale. Cette dépendance paraît encore très importante dans les cancers du sein et près de 70 % des cancers du sein ont des récepteurs aux estrogènes (RE+). Soixante pour cent de ce groupe de cancers RE+ répond au traitement anti-hormonal conventionnel. L'observation récente que les anti aromatases ont une plus grande efficacité que le tamoxifène met en évidence le rôle potentiel de la production locale d'estrogène dans la croissance tumorale et la résistance anti-hormonale. Une connaissance plus approfondie des mécanismes de la cancérogenèse et de l'action des estrogènes par la voie génomique (nucléaire) mais aussi par des voies non génomiques notamment celle des récepteurs membranaires amène à envisager des associations thérapeutiques permettant de mieux maîtriser la croissance des cellules tumorales et de prévenir des résistances aux traitements utilisés.

LA CANCÉROGENÈSE

MÉCANISMES GÉNÉRAUX

Le cancer est une maladie du génome [190] le plus souvent acquise par la création d'altérations successives de la structure de l'ADN par des agents mutagènes. Ils amènent à l'acquisition progressive de propriétés anormales représentant le phénotype cancer. Celui-ci se caractérise par une perte du contrôle de la croissance, une résistance à la mort cellulaire programmée, la faculté de créer un réseau vasculaire (angiogenèse tumorale), celle d'envahir les tissus voisins et de pouvoir coloniser un environnement ectopique (métastases). Il peut exister des facteurs génétiques prédisposant à une transmission germinale du risque de cancer. Deux grandes familles de gènes sont impliquées dans les mécanismes de la cancérogenèse :

- *les oncogènes* qui sont des gènes présents dans le génome de la cellule normale et dont l'expression est habituellement contrôlée. L'apparition de mutations ou d'une dérégulation de leur expression induit des altérations de leur expression qui vont modifier les fonctions et la morphologie de la cellule. La fréquence de mutations spontanées survenant lors de la replication de l'ADN (10^{-6}-10^{-7} par gène et par génération) [47] est insuffisante à expliquer l'incidence des cancers [120]. Mais de nombreux agents externes sont capables de provoquer des lésions de l'ADN et d'augmenter la fréquence de mutation. Ils peut s'agir de virus, de substances environnementales telles que les radiations UV, le tabac ou bien des produits du métabolisme normal de la cellule tels que les agents du stress oxydant (anions superoxydes, les radicaux hydroxylés) lorsqu'ils atteignent des concentrations suffisantes pour être actifs [25, 88] ;

- *les gènes suppresseurs* dont les produits répriment le développement du cancer [voir revue : 173] (figure 1). On peut définir deux grandes catégories de gènes suppresseurs [105] :
  - ceux qui codent pour des protéines qui préviennent ou réparent les altérations génétiques. Ceux-ci agissent en préservant l'intégrité de la cellule et sa survie. Ils sont impliqués dans le remplacement de l'ADN endommagé, dans la correction des erreurs de la réplication de l'ADN ainsi que dans le maintien de la longueur des télomères ;
  - l'autre catégorie de gènes suppresseurs code pour des protéines qui empêchent le développement des cellules potentiellement cancéreuses dans le cadre d'une régulation au niveau du tissu ou de l'organisme. Ce sont des gènes qui contrôlent la prolifération, la mort cellulaire programmée ou le vieillissement [106] et ils ne semblent s'exprimer que dans les organismes multicellulaires dits évolués.

INITIATION ET PROGRESSION

La cancérogenèse nécessite l'apparition de plusieurs mutations somatiques. On dissocie classiquement deux étapes : l'initiation qui correspond à la première mutation et la progression qui est l'étape de constitution et de développement de la tumeur [130]. Il semblerait qu'une altération de l'expression d'un ou de plusieurs gènes suppresseurs est une étape précoce et nécessaire [96]. Des tentatives de modèles mathématiques ont été faites pour expliquer les mécanismes de la progression du cancer tel que l'angiogenèse [5], la réponse immune contre les tumeurs [144], l'instabilité génétique [33, 180] et la résistance aux drogues [69] mais elles se sont révélées décevante.

MÉCANISMES MOLÉCULAIRES

Ils sont schématiquement au nombre de deux (figure 2) :

Figure 1 :
Mécanismes de suppression de tumeur (d'après Campisi J, 2003).

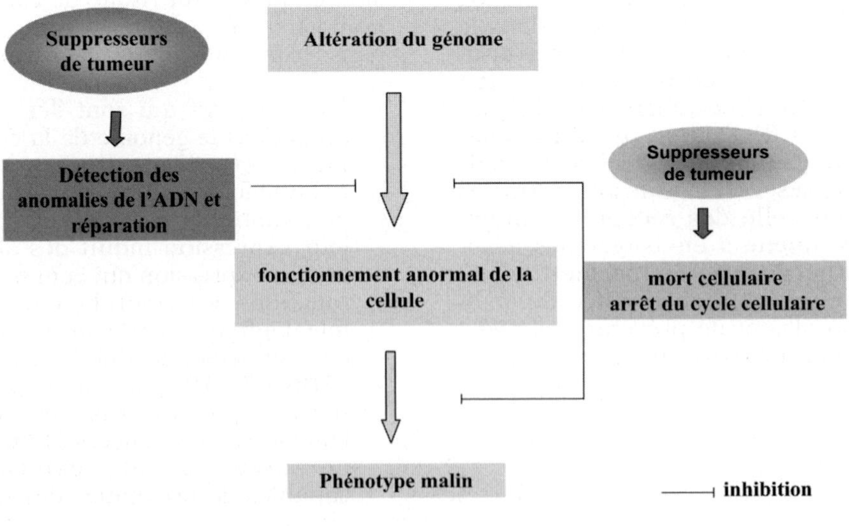

Figure 2 :
D'après Molecular Biology of the cell. Alberts et al. (4th Ed) p. 1338.

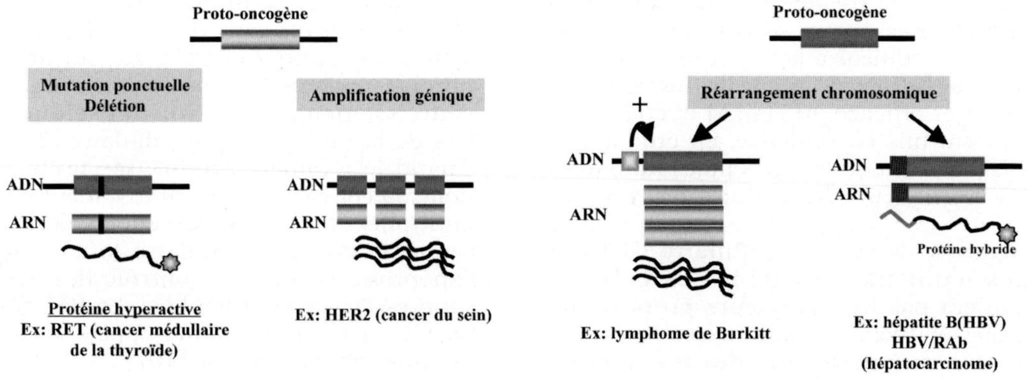

- l'un est génétique et consiste en une altération de la séquence d'un gène ou d'une partie plus importante d'un chromosome sous l'effet d'agents mutagènes (virus, radiations, produits environnementaux...) ;

- l'autre est épigénétique et, de façon schématique, englobe tout ce qui est héréditaire et qui ne correspond pas à la séquence de l'ADN. Il s'agit de la méthylation de l'ADN, de l'empreinte parentale et de la modification des histones qui sont les protéines nucléaires auxquelles s'associe l'ADN pour former les nucléosomes. Des altérations de l'empreinte parentale ont été mises en évidence dans des maladies tel que la tumeur de Wilms [141] et le syndrome de Wiedemann Beckwith [122] qui s'accompagne d'une augmentation de l'incidence de néoplasies. Des hypométhylations des régions promotrices de gènes tel que l'oncogène HRAS [60], la cycline D2 [142] ou l'HPV16 dans les cancers du col utérin [14] entraînent leur hyperexpression. *A contrario*, des hyperméthylations anormales des régions promotrices de gènes suppresseurs sont retrouvées dans les cancers [98] conduisant à leur hypo expression.

La transmission germinale de mutation de gènes suppresseurs augmente l'incidence des cancers.

L'expression d'un gène suppresseur ne nécessite la présence que d'un seul allèle de type sauvage pour donner une protéine normalement fonctionnelle. Pour ne plus exprimer la protéine normale il faut une mutation sur chaque allèle ou une hyperméthylation sur celui qui n'est pas muté [72]. Le risque de cancer s'en trouve alors très augmenté [109].

L'hyperméthylation des régions promotrices des gènes suppresseurs est un mécanisme épigénétique qui paraît essentiel dans les stades précoces de la cancérogenèse [84].

Il existe maintenant de nombreux arguments, *in vitro*, pour penser qu'une baisse de l'expression de gènes suppresseurs est aussi un mécanisme important dans les formes somatiques [148]. Cette diminution d'expression se ferait, au moins pour partie, par hyperméthylation de sa région promotrice [54] contrastant avec l'hypométhylation générale de l'ADN de la cellule cancéreuse. La présence de cette hyperméthylation dans les formes somatiques de cancers du sein a été retrouvé dans un nombre croissant d'études [55, 178].

QUELLE CELLULE DEVIENT CANCÉREUSE ?

Il est reconnu que dans les tumeurs solides, très peu de cellules cancéreuses sont capables de former des colonies dans un test de développement clonal *in vitro*. Une explication possible est que chaque cellule de la tumeur est capable de proliférer et de former de nouvelles tumeurs mais que la probabilité qu'une cellule isolée soit capable d'assurer toutes les étapes nécessaires est très faible. Une explication alternative est qu'un sous groupe de cellules de la tumeur a la capacité de proliférer et de former de nouvelles tumeurs de façon très efficace. Al-Hajj M et collaborateurs ont mis en évidence, en étudiant la croissance tumorale des cellules humaines chez le rongeur, des cellules qui présentent ces propriétés. Elles expriment le marqueur de surface cellulaire CD44 et elles n'ont pas le CD24. Ces cellules n'avaient pas les marqueurs propres aux cellules épithéliales mammaires et avaient une capacité de former des tumeurs en xénogreffes 10 à 50 fois grande que les autres cellules cancéreuses. Ces propriétés correspondent à celles des cellules souches qui ont une longue vie et un fort potentiel de multiplication. Elles représentent d'excellentes candidates pour des cellules originelles de cancer. La glande mammaire adulte nécessite des cellules souches ou des cellules ayant cette activité pour répondre à la demande d'intense développement du tissu glandulaire durant la grossesse et pour remplacer les cellules disparues au cours des renouvellements cellulaires rythmés par les cycles menstruels. Les cellules qui sont les meilleures candidates à être des cellules souches épithéliales mammaires adultes paraissent être les cellules suprabasales des bourgeons terminaux, indifférenciées avec un taux de prolifération très lent. Il existe des arguments issus des expériences de transplantation de sous populations de cellules tumorales et des modèles animaux pour un rôle des cellules souches mammaires dans l'initiation du cancer du sein [175]

FACTEURS FAVORISANTS

Relation entre le vieillissement et le cancer

Le vieillissement est étroitement lié à la taille de l'ADN qui porte à ses extrémités des structures ADN-protéines appelées télomères. La structure des télomères protège la dégradation de l'extrémité terminale des chromosomes [121]. Chez l'humain, la télomérase qui permet de maintenir constante la taille des télomères lors de la réplication de l'ADN, est présente dans les cellules germinales mais elle ne s'exprime plus dans la plupart des cellules somatiques [102]. En culture de fibroblastes humains, on assiste à un raccourcissement progressif des télomères lors de la multiplication cellulaire [2, 79]. Quand le télomère atteint une taille critique, la cellule arrête définitivement de se multiplier. C'est la sénescence cellulaire. Cet arrêt du cycle cellulaire tout comme l'apoptose est sous le contrôle des gènes suppresseurs P53 et RB [27]. La P53 qui a un rôle majeur est même appelé gardien de l'intégrité du génome [107].

Le vieillissement pourrait protéger du cancer.

Le vieillissement est associé à un arrêt définitif de la prolifération cellulaire. En cas d'altération du génome survenant dans un processus de cancer, la P53 pourrait se trouver activer induisant un vieillissement prématuré associé à l'arrêt définitif de la prolifération cellulaire [172, 189]. Cependant ce mécanisme potentiel de protection n'a, à ce jour, pas été mis en évidence, *in vivo*, dans les tissus qui font des cancers.

Le vieillissement est surtout un facteur de risque de cancer.

L'age est le premier facteur de risque de cancer et, en pathologie humaine, le syndrome de Werner qui entraîne un vieillissement prématuré de l'individu est associé à une incidence élevée de cancers épithéliaux [56, 113]. Le processus de vieillissement modifie les fonctions cellulaires. En culture cellulaire de fibroblastes, le vieillissement entraîne la sécrétion de protéines de la matrice extra cellulaire, des enzymes de dégradation de la matrice, des cytokines inflammatoire et des facteurs de croissance [28]. Dans un organisme vieillissant, ces cellules sénescentes deviennent nombreuses [46] et leurs sécrétions anormales pourraient perturber la physiologie et l'intégrité des tissus [101] favorisant l'émergence d'une tumeur [145]. De plus, lors du vieillissement cellulaire apparaît aussi une augmentation de la fréquence des aberrations chromosomiques [171] détectable en cultures de cellules embryonnaires humaines [15] amenant ainsi une instabilité génétique. Il existe en effet une relation entre le raccourcissement des télomères et l'apparition d'une instabilité génomique [12]. Dans des études utilisant une technique d'hybridation in situ, un raccourcissement des télomères a été montré dans 97 % des lésions pré-invasives en général [126]. Ainsi au cours du vieillissement, l'instabilité génomique provoquée par le raccourcissement des télomères peut entraîner des mutations de la P53 ou de RB qui peuvent supprimer la réponse « sénescence » au raccourcissement des télomères [103]. Le génome devenu instable amène très vraisemblablement à la mort cellulaire ou au cancer.

L'instabilité génomique doit être limité pour que la cellule cancéreuse puisse se multiplier

Elle donne à une tumeur sa grande diversité génétique. Cependant trop d'aberrations génétiques peuvent nuire à la croissance tumorale [26]. Parmi ces cellules cancéreuses certaines vont limiter leur instabilité de façon précoce [11] et acquérir la possibilité de proliférer sans contrôle [40]. Si l'instabilité génétique est liée au raccourcissement des télomères, alors la réactivation de la télomérase [102] pourrait, en rallongeant la taille des télomères, limiter l'instabilité génomique [75]. Une expression de la télomérase a été effectivement retrouvée dans de nombreux cancers [31, 170]. Chez le rongeur, une expression constitutive de la télomérase favorise la carcinogenèse mammaire [13].

Particularités de la cancérogenèse mammaire

Les cancers du sein ont une signature biologique très hétérogène [186] mais la cancérogenèse mammaire semble dépendre de l'action des hormones sexuelles (estrogènes et progestérone). Les études de profil d'expression génique ont permis de dissocier 5 grandes familles de cancers du sein [177]. Celles qui sont RE+ sont la forme luminale A de très bon pronostic et les formes luminales B et C de pronostic moins bon. La forme Basal like qui est le plus souvent RE-, RP- et Her2- avec sur expression des cytokératine 5 et 7 est de très mauvais pronostic. La cinquième famille présente une amplification d'Her2. Dans les formes familiales la cancérogenèse dépend de la perte de la fonction de 2 gènes suppresseurs que sont BRCA1 (BReast CAncer 1) et BRCA2 localisés respectivement sur les chromosomes 17 en q21 [49] et 13 en p12 [195]. Bien que leur expression soit ubiquitaire, les mutations constitutionnelles de ces deux gènes n'augmentent fortement le risque de cancer qu'au niveau des tissus mammaires et ovariens [182]. Monteiro a proposé récemment que la perte d'hétérozygotie de BRCA1 soit plus fréquente dans ces tissus [129]. L'explication de cette fréquence anormale demeure inconnue. L'influence des estrogènes sur ces organes cibles pourrait jouer un rôle majeur dans cette spécificité tissulaire. Les protéines brca1 et brca2 sont impliquées dans la réparation des altérations de l'ADN [135, 188]. Brca1 a un rôle de contrôle du cycle cellulaire en interférant notamment avec c-Myc et avec le récepteur des estrogènes [133,101]. Il inhiberait aussi l'apoptose en interagissant avec le facteur nucléaire κB (NF κB). Brca2 est impliquée de façon plus spécifique dans la réparation de cassure double-brin par recombinaison homologue ; son partenaire protéique majeur est la protéine Rad51.

Hétérogénéité génétique des formes héréditaires de cancer du sein

Les formes héréditaires de cancer du sein constituent un groupe hétérogène. Parmi elles, les prédispositions transmises selon un mode monogénique sont à l'origine d'environ 5 % des cancers du sein [20, 151]. Environ 40 % des cas familiaux [63] s'explique par des mutations de BRCA1 et BRCA2 transmise selon un mode de transmission autosomique dominant et il existe vraisemblablement un ou plusieurs autres gènes responsables de prédispositions génétiques encore non identifiés. Il existe un grand nombre de mutations constitutionnelles connues des gènes BRCA1 et BRCA2. Elles sont inactivatrices. Au niveau tumoral, on retrouve généralement une inactivation du deuxième allèle du gène BRCA concerné, soit par une perte de la région chromosomique portant le gène, soit par une mutation ou bien encore à une méthylation du promoteur de BRCA1 [18]. De façon inattendue, les mutations BRCA1 et BRCA2 sont quasi exclusivement constitutionnelles et ne paraissent pas impliquées dans la progression tumorale des cancers du sein sporadiques (c'est-à-dire survenant en dehors d'un contexte familial). Pourtant 30 à 40 % des formes sporadiques de cancer du sein exprime peu ou pas du tout BRCA1 [194]. Cela s'explique possiblement par une hyperméthylation de sa région promotrice. Une étude, faite *in vitro* sur 70 lignées cellulaires, recherchant l'hyperméthylation d'ilôts CpG dans des régions promotrices d'une série de gènes suppresseurs est en faveur de cette hypothèse. Ce travail a retrouvé une hyperméthylation de la région promotrice de BRCA1 uniquement dans les lignées de cellules mammaires cancéreuses provenant de formes somatiques de cancers du sein [148]. Dans la tumeur, les mutations de BRCA1 et celles de BRCA2 induisent des profils d'expression géniques différents [81] et des réponses différentes aux estrogènes [16] confirmant que ces cancers ne sont pas identiques et ne peuvent pas obligatoirement faire l'objet d'une même attitude thérapeutique.

LE MICRO-ENVIRONNEMENT TUMORAL

La tumeur est composée de multiples cellules telles que les fibroblastes, les cellules épithéliales, les cellules du système immunitaire, les cellules qui forment les parois des vaisseaux et des lymphatiques. Le stroma du sein participe à la régulation de la croissance et de la différenciation des cellules mammaires normales et cancéreuses. De nombreux travaux montrent que les cellules stromales comprenant non seulement les fibroblastes mais aussi les myoblastes, les leucocytes et les cellules myofibroblastes interviennent dans le potentiel d'invasion et de métastases des cellules cancéreuses. Le profil d'expression génique de ces cellules dans l'environnement d'un cancer du sein est différent de celui des mêmes cellules dans le tissu normal [2]. Notamment les chimiokines CXCL14 et CXCL12 sont surexprimés respectivement dans les cellules myo-épithéliales et les myofibroblastes et, en liant leur récepteurs sur les cellules épithéliales, favorisent leur prolifération leur migration et leur pouvoir d'invasion. Certaines publications ont aussi trouvé des altérations génétiques dans les cellules stromales entourant la tumeur mais ces résultats demeurent controversés et leur rôle dans la tumorigenèse mammaire est inconnu.

LE RÔLE PARADOXAL DU SYSTEME IMMUNITAIRE DURANT LA CANCÉROGENÈSE

Alors que l'activation des cellules de l'immunité en réponse à une tumeur peut détruire les cellules malignes, une activation chronique des cellules immunitaires autour du tissu précancéreux peut faciliter le développement de la tumeur. L'association entre les cellules immunitaires et le cancer est connue depuis plus d'un siècle. Initialement, les infiltrats leucocytaires présents dans la tumeur étaient supposés représenter une réaction de l'organisme pour détruire les cellules cancéreuses. Certes, les infiltrats de lymphocytes NK sont associés à un bon pronostic mais la présence des autres cellules de l'immunité tel que les macrophages et les mastocystes est associée à un mauvais pronostic des cancers et notamment du sein. Il existe de nombreux arguments indirects qui étayent cette théorie. L'utilisation fréquente d'antibiotiques qui est généralement sous tendue par des déficits de l'immunité du sujet est associée à une augmentation de l'incidence des cancers. D'autre part l'utilisation d'anti-inflammatoire tel que l'aspirine, les inhibiteurs de COX-2 réduisent significativement le risque de cancer.

Alors que le système immunitaire est supposé détruire les cellules ou les tissus endommagés, pourquoi la réaction inflammatoire chronique potentialise le développement du cancer plutôt que de protéger contre ? Plusieurs processus physiologiques nécessaires au développement tumoral tel que la survie cellulaire, le remodelage tissulaire, l'angiogenèse et la suppression de la réponse immunitaire anti tumorale sont régulés par les infiltrats leucocytaires présent dans l'environnement néoplasique. Des études ont retrouvé une corrélation entre le nombre de macrophages ou de granulocytes et le développement de la néo-angiogenèse tumorale. Des données expérimentales ont bien démontré que la diminution de l'infiltration du tissu tumoral par des cellules immunitaires réduit la néo-angiogenèse et limite le développement tumoral.

Ces cellules agissent par diverses voies :

- *la production de métalloprotéases* qui régulent l'homéostasie tissulaire en remodelant les composants solubles et insolubles de la matrice extra cellulaire ainsi que les molécules d'adhésion cellule -cellule et matrice – cellule. Notamment la MMP-9 qui est produite par les macrophages joue un rôle important dans la régulation de l'angiogenèse en mobilisant le VEGF (facteur de croissance de l'endothélium vasculaire) séquestré par la matrice extra cellulaire et en stimulant la prolifération des cellules endothéliales vasculaires.

- *la voie des prostaglandines* et de nombreuses études épidémiologiques ont montré que l'utilisation de produits anti-inflammatoires réduit le risque de cancer. Le mécanisme passe vraisemblablement par l'inhibition de COX2 qui est une enzyme multifonctionnelle impliquée dans la synthèse des prostaglandines. Chez le rongeur, la surexpression de COX2 induit la cancérogenèse mammaire alors que son inhibition pharmacologique réduit le risque de cancer. Les cellules stromales et les cellules immunitaires en particulier sont connues pour stimuler la production de COX2. Celui-ci agirait en favorisant la survie cellulaire et en régulant les différentes voies métaboliques de l'angiogenèse.

- *les cytokines pro-inflammatoires :* l'environnement tumoral est riche en cytokines produites par les cellules de l'immunité, notamment celles qui sont des médiateurs pro-angiogéniques telles que le TNF alpha, le TGF beta, le VEGF et les interleukines IL-1 et IL-6. Le TNF alpha favorise directement la tumorigenèse en régulant la prolifération et la survie des cellules cancéreuses et indirectement en stimulant l'angiogenèse dans le micro environnement tumoral. Les souris qui sont déficientes en TNF α ou en son récepteur réduisent leur capacité de faire un cancer ou de développer des métastases. Il agirait en partie en stimulant le NF κ B qui bloque l'apoptose favorisant ainsi la survie des cellules cancéreuses.

Au total, le rôle de l'immunité dans la cancérogenèse varierait en fonction du tissu et de l'étiologie du cancer. En clinique, il y a une très vaste littérature qui décrit la présence d'auto-anticorps dans le sérum de patients atteints de cancer. La signification de ces anto-anticorps demeure cependant inconnue.

LA NÉO-ANGIOGENESE TUMORALE

L'angiogenèse est essentiel pour la progression tumorale. Ainsi, dans les années 1970, Folkmann utilisant des modèles *in vivo* d'explants tumoraux chez la souris a pu conclure qu'une tumeur solide ne peut pas se développer au-delà d'une certaine taille (1 à 2 mm^3) en l'absence de vascularisation. Inversement, l'utilisation de substances inhibant l'angiogenèse parvient à bloquer le développement tumoral. L'angiogenèse tumorale est liée aux cellules endothéliales bordant les vaisseaux. En réponse à différents signaux provenant des cellules tumorales et du stroma environnant, ces cellules vont migrer et proliférer pour former de nouveaux tubes capillaires. Cette néovascularisation, si elle est indispensable au développement des tumeurs solides n'est cependant pas normale sur le plan structural.

Les tumeurs sont caractérisées par un déséquilibre de la balance facteurs angiogéniques/facteurs anti-angiogéniques en faveur de l'angiogenèse. L'expression des VEGF, FGF, PDGF et de leurs récepteurs est augmentée dans de nombreux modèles tumoraux (cancer du colon, du rein, du sein, du poumon...). À l'inverse, la thrombospondine, molécule anti-angiogénique, est diminuée dans certaines tumeurs. Plusieurs facteurs contribuent au déséquilibre de la balance facteurs angiogéniques/facteurs anti-angiogéniques : l'hypoxie, les oncogènes, l'inactivation du gène suppresseur de tumeur p53 et les protéases extracellulaires. Ces dernières agissent de différentes façons pour stimuler l'angiogenèse, par exemple en contrôlant la biodisponibilité de facteurs angiogéniques séquestrés sous forme inactive dans la matrice extracellulaire.

En ce qui concerne le cancer du sein, de nombreux travaux ont montré que la présence d'une vascularisation tumorale était un indicateur de mauvais pronostique indépendant pour la survie sans métastases et la survie globale [67]. La présence de certains facteurs angiogéniques a également été évaluée. Parmi ceux-ci, le VEGF a fait l'objet de plusieurs d'études, utilisant des techniques différentes. Ces études concordent pour indiquer qu'une surexpression de VEGF est un marqueur de mauvais pronostic dans les tumeurs du sein. Ces données ont amené à proposer des essais thérapeutiques utilisant des drogues anti-angiogéniques [43]. Les premiers essais utilisant le Bevacizumab (anticorps monoclonal anti-VEGF) en association avec la chimiothérapie ont donné des résultats très encourageant dans le cancer du colon métastatique mais se sont révélés très décevant chez des patientes ayant des cancers du sein métastatiques. Une hypothèse permettant d'expliquer cet échec est que le traitement concernait des femmes déjà multi-traitées, ayant acquis une résistance aux thérapies anti-angiogéniques. Des essais thérapeutiques impliquant des patientes ayant des cancers du sein pris en charge plus précocement permettront peut-être d'obtenir une réponse thérapeutique plus marquée. De tels protocoles sont actuellement en cours.

LE RÔLE DES ESTROGÈNES

Il est établi depuis longtemps que la durée d'exposition aux estrogènes était associée au risque de cancer du sein. L'incidence des cancers du sein est étroitement liée à l'âge de la ménarche, de la ménopause, à un traitement hormonal de la ménopause. Cet effet dépend beaucoup de la différenciation terminale du sein. En effet une première grossesse précoce va diminuer le risque de cancer du sein alors qu'une première grossesse tardive, prolongeant le temps d'exposition d'une glande mammaire non totalement différenciée à l'action des agents carcinogènes augmente ce risque. Ces informations cliniques sont d'ailleurs utilisées dans la plupart des indices qui évaluent le risque de cancer du sein (indice de Gail...).

LE DÉVELOPPEMENT NORMAL DU SEIN EST SOUS LA DÉPENDANCE DES HORMONES STÉROIDIENNES SEXUELLES

C'est l'élévation des estrogènes, au moment de la puberté, qui provoque le développement du bourgeon mammaire puis de la glande mammaire proprement dite chez la jeune fille. Si les estrogènes sont nécessaires à la croissance des canaux mammaires puis, en association avec la progestérone, au développement des unités ductulo-lobulaires [145], d'autres facteurs jouent un rôle important comme les facteurs de croissance, la prolactine... Le développement de la glande mammaire se caractérise aussi par des relations étroites entre le tissu glandulaire et le stroma environnant. Au cours de la vie, la proportion de tissu glandulaire et de tissu de soutien va varier en fonction de la situation hormonale de la femme. Pendant la grossesse, la glande mammaire achève sa différenciation et le tissu glandulaire va constituer plus de 90 % du sein. À la ménopause, c'est au contraire le tissu de soutien qui forme 95 % du sein.

Les études chez le rongeur ont permis d'établir une séquence chronologique de l'action des acteurs biologiques principaux du développement de la glande mammaire [21, 160]. Les estrogènes agissent d'abord pour développer les canaux et induisent la production des récepteurs à la progestérone (RP). Ceux ci, via l'expression d'un certain nombre de gènes (Wnt4, myc, cycline D1...) vont induire la différenciation ductulo-lobulaire. Lors de la grossesse, l'apparition de la sécrétion lactée va se faire grâce à la synthèse de récepteur de la prolactine qui permet l'action de cette dernière. Par l'étude d'explants tissulaires humain dans la glande mammaire de la souris nue, il a été montré qu'il existait un contrôle hormonale paracrine du tissu mésenchymateux sur les cellules épithéliales nécessaire à la bonne différenciation ductulo-lobulaire de l'arbre galactophorique [145]

L'ACTION DES STÉROIDES SEXUELS PASSE PRINCIPALEMENT PAR DES RÉCEPTEURS NUCLÉAIRES

Les estrogènes induisent la synthèse d'un grand nombre de protéines impliquées dans les diverses fonctions de la cellule [140]. L'action des stéroïdes est médiée principalement par des facteurs de régulation transcriptionnelle appartenant à une superfamille de protéines nucléaires appelés récepteurs nucléaires. Deux RE ont été identifiés. Le premier appelé RE α est codé par le bras long du chromosome 6 [73] et le RE β est codé par la région q22-24 du chromosome 14 [52, 131]. Leur structure linéaire se répartie en 8 exons correspondant, au niveau de la protéine, à des domaines fonctionnels (A à F) [111]. Les extrémités NH2 (A/B) et COOH (E/F) sont nécessaires à l'activité de régulation transcriptionnelle du récepteur et sont respectivement appelées AF1 [185] et AF2 [82, 128]. AF1 serait fonctionnel dès que le récepteur activé se fixe sur l'ADN alors que l'activité d'AF2 serait fonction du ligand (la molécule ayant liée le récepteur). Le domaine C assure la liaison à l'ADN au niveau de régions spécifiques appelés éléments de réponse (ER) situées dans la zone régulatrice des gènes contrôlés. C'est sur la région E/F que se lie le ligand spécifique, mais ce domaine a aussi d'autres fonctions : il est nécessaire à la dimérisation des récepteurs, à la translocation nucléaire et aux interactions avec les cofacteurs nucléaires (co-activateurs et co-inhibiteurs) [112]. Le domaine C des 2 iso formes du RE est quasi identique (96 % d'homologie) alors que leur domaine de liaison à l'hormone diffère de façon significative (55 % d'homologie) et que leur domaine de régulation transcriptionnelle sont différents (< 20 % d'homologie pour le domaine A/B). Il en résulte que leur effet biologique peut être différent et que les affinités des ligands naturels ou de synthèse ne sont pas identiques pour les 2 isoformes. Elles sont présentes dans la plupart des tissus cibles mais avec des proportions relatives différentes. L'ERα est un activateur transcriptionnel plus puissant et l'ERβ est actuellement considéré comme un inhibiteur du ERα [39].

Il existe aussi 2 récepteurs à la progestérone (PR-A et PR-B) qui sont issus du même gène par le fonctionnement de promoteurs alternatifs [99]. Ils sont de structure identique à l'exception de la région NH2 terminale qui est plus courte dans PR-A (164 acides aminés de moins). Malgré leur quasi identité ils ont des activités transcriptionnelles différentes. Dans la plupart des modèles c'est PR-B qui a la plus forte activité biologique, PR-A serait un répresseur de la forme B et celui d'autres récepteurs nucléaires tel que le RE. PR-B possède un troisième domaine d'activation transcriptionnelle situé dans la partie NH2 terminale que ne possède pas la forme A [117]. Les 2 formes sont présentes dans tous les tissus cibles mais leur proportion relative varie en fonction du tissu. Les manipulations génétiques faites chez la souris ont montré que PR-B a un rôle prépondérant dans la glande mammaire alors que celui de la forme A est majeur dans l'utérus et l'ovaire [132].

Le mécanisme d'action des récepteurs stéroïdiens et plus particulièrement des ER est complexe.

Lorsque l'estradiol pénètre dans la cellule il se lie au récepteur qui s'active en modifiant sa conformation. Les complexes ER-E2 se dimérisent et ils acquièrent une haute affinité pour des régions très spécifiques de l'ADN appelées « élément de réponse aux estrogènes » (ERE) situés dans la région promotrice des gènes estrogéno- sensibles. Une fois lié à l'ADN, le RE va moduler l'expression des gènes cibles. Des protéines, jouant le rôle d'intermédiaire entre la machinerie transcriptionnelle et le récepteur activé, sont parfois nécessaires. En cas d'activation de la transcription, ces protéines sont appelées coactivateurs, dans le cas contraire ce sont des co-inhibiteurs (figure 3). La plupart de ces cofacteurs sont multi-fonctionnels et ils ne semblent pas spécifiques d'un récepteur nucléaire. Ils agissent le plus souvent en complexe multi protéique qui possèdent notamment une activité de remodelage de la chromatine, de ré initiation de la transcription et d'histone acétyltransferase quand il s'agit de co-activateurs [85]. Cette dernière activité favorise l'acétylation des histones qui, alors, se dissocient. L'ADN se linéarise, ce qui permet l'action des protéines impliquées dans la transcription en ARN messager. Les co-inhibiteurs ont au contraire une activité désacétylase ou bien ils recrutent des protéines à activité désacétylases (HDAC) [34, 134] amenant la reconstitution du nucléosome par ré-association des histones. La proportion variable de ces cofacteurs dans les cellules des divers tissus cibles permet d'expliquer, pour partie, la spécificité tissulaire des réponses aux estrogènes [163]. L'activation des REs s'accompagne aussi de la phosphorylation de sérines et de tyrosines de la région A/B [1].

Bien qu'on ne puisse être sûr de la similitude des régulations stéroïdiennes entre l'humain et les rongeurs, la dépendance estrogénique du développement mammaire est commune aux 2 espèces. L'inactivation des REs chez le rongeur a permis de mettre en évidence l'importance du RE dans le sein. La glande mammaire des souris ayant une inactivation du REα (ERKOα) est normale lors de la période néonatale et prépubère. Mais, à l'âge adulte, le sein demeure prépubère. Le REα est donc nécessaire pour la maturation de la glande mammaire. Il est possible que cette absence de développement soit liée à une diminution locale du taux de récepteurs à la progestérone et de la production de prolactine au niveau hypophysaire [38]. La glande mammaire des souris homozygotes pour ERKOβ apparaît avoir une différenciation normale à l'age adulte avec une structure lobulo-alvéolaire normale durant les grossesses, montrant bien que, dans le sein, c'est l'activité du REα qui paraît prédominante.

Il existe d'autres voies d'action des estrogènes :

- *voie génomique indépendante du ligand :* l'activation du récepteur nucléaire peut se faire par la voie des facteurs de croissance. La phosphorylation de certains acides aminées de la région A/B

Figure 3 :
Rôle des cofacteurs dans l'activité estrogénique.
En présence d'estradiol (E2) les coactivateurs sont reconnus et vont favoriser le fonctionnement du complexe de pré-initiation de la transcription (CPI) en dissociant les histones ce qui va linéariser l'ADN. Lorsqu'un anti-estrogène (AE) se lie aux RE, ce sont des co-inhiiteurs qui sont reconnus et le message hormonal est bloqué.

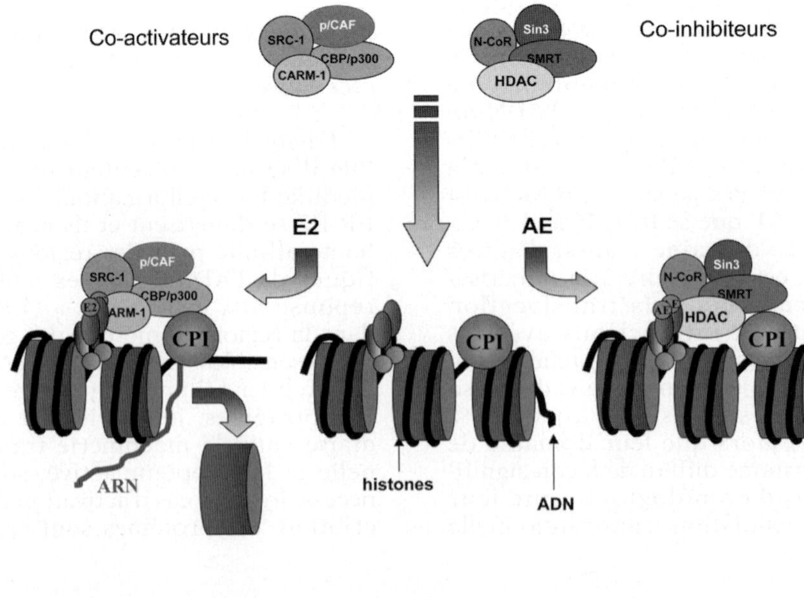

(AF1) par la liaison du l'estradiol peut aussi se faire par des kinases de la voie de transduction du signal des facteurs de croissance. La voie des MAPKinase contrôlée par la famille du récepteur de l'EGF est capable d'activer le RE en l'absence d'estradiol. L'IGF-1 est aussi impliqué dans un tel mécanisme [94]. Plus en aval de l'action des REs, certains coactivateurs (SRC-1, AIB1) peuvent être phosphorylés par la voie des MAPK [62, 165] ;

- *une voie génomique indépendante de l'ERE* [94] : l'effet génomique estrogénique peut passer par une action différente que celle de la liaison à l'ERE en particulier au niveau du gène Cycline D1. Le complexe activé E2-RE peut inter agir directement avec le complexe fos-jun au niveau des sites AP-1 ou bien au niveau des régions promotrices riches en séquences GC en se liant à la protéine régulatrice SP1. À ce niveau les récepteurs REα et les REβ auraient des effets opposés [119, 149] ;
- *une voie non génomique qui serait responsable des effets rapides de l'estradiol.* Ces effets seraient membranaires et plusieurs mécanismes ont été suggérés. Une petite partie des récepteurs nucléaires (< 5 %) serait cytoplasmique ou liée à la membrane cellulaire [45] et stimulerait notamment les voies des PI3K et ERK [108, 174, 179]. Pour Richard Santen et col. [176] le récepteur de l'IGF1 et Shc joueraient un rôle important dans l'activité membranaire du REα. L'existence d'autre récepteurs a aussi été évoqué : un récepteur membranaire différent des récepteurs nucléaires dont l'activité serait modulée par les hormones stéroïdes ; une forme variante du récepteur conventionité.

LA PRODUCTION D'ESTROGENES

Les estrogènes circulants

En pré-ménopause, ils sont produits principalement par les ovaires et leurs taux plasmatiques est fonction du cycle menstruel et de la qualité des ovulations. En post ménopause, la source d'estrogène est essentiellement la conversion périphérique des androgènes qui s'effectue principalement dans le stroma adipeux. Cette source peut varier en fonction des apports d'androgènes et de la surface corporelle.

La synthèse des estrogènes dans les tissus cibles est une source importante d'estrogènes à la ménopause.

Il existe plusieurs enzymes qui ont un rôle important dans le métabolisme intracellulaire des estrogènes. L'aromatase ou CYP19, une enzyme de type cytochrome P-450, qui transforme les androgènes circulants en estrogènes est présente dans le sein normal et cancéreux. Elle contribue fortement à la concentration intracellulaire d'estrogènes qui peut être un facteur favorisant la croissance tumorale, *via* les RE. Elle agit par son activité de conversion de l'androstènedione en estrone et de la testostérone en estradiol. Cette activité augmente avec l'âge, l'obésité et elle est importante dans le tissu graisseux péritumoral et les cellules mammaires cancéreuses [35]. Il existe plusieurs formes variantes de l'ARN messager de l'aromatase issues d'épissage différentiel. Plusieurs présentent une spécificité tissulaire d'expression et sont sous la dépendance de promoteur eux-même tissu-spécifique. Sa régulation transcriptionnelle est soumise à l'influence de nombreux facteurs, parmi lesquels certaines cytokines (IL-1 et IL-6), la FSH, les prostaglandines et des facteurs de croissance (TNFα). Une augmentation de son activité a été observée dans le sein cancéreux et une fréquence élevé de certains polymorphismes de la CYP19 ont été retrouvé dans les cancers du sein [137]. De plus, l'estradiol et l'estrone peuvent s'interconvertir, de même que l'androstènedione et la testostérone par la 17β-hydroxystéroide deshydrogénase (17β-HSD).

Les estrogènes exogènes

L'alimentation occidentale est de plus en plus riche en substances "estrogen-like" tel que les phytœstrogènes et l'environnement est riche en substance de synthèse pouvant avoir un effet estrogénique (les xénœstrogènes) comme les poly phénols les dérivés du benzène... Ces substances ont souvent des demi vie très longue du fait, pour partie, d'un stockage préférentiel dans le tissu adipeux dont celui de la glande mammaire. Ils ont en général une très faible affinité pour les RE et, lors de la chute de la production estrogénique ovarienne ils pourraient avoir un impact non négligeable.

RÔLE DES ESTROGÈNES DANS LA CANCÉROGÉNÈSE MAMMAIRE

Les estrogènes ont un effet promoteur

Ce rôle est bien démontré, *in vitro*, en culture cellulaire où il stimulent la prolifération des cellules mammaires cancéreuses RE+ et, *in vivo*, puisque les modulateurs sélectifs des estrogènes (SERM) ainsi que les anti aromatases, utilisés en traitement adjuvant du cancer du sein diminue de prêt de 50 % l'incidence d'apparition de nouveau cancer du sein controlatéral. De nombreuses études ont montré que le risque de cancer du sein, chez la femme ménopausée était corrélé au taux plasmatique des estrogènes. Il est aussi possible que le sur risque lié aux lipides alimentaires passe par une augmentation des taux circulants d'estrogènes. Néanmoins ce qui semble prévaloir c'est la concentration intra mammaire d'estrogènes qui est plus de 20 fois supérieure à celle du plasma et qui, dans les tissus mammaires cancéreux est supérieure à celle du tissu mammaire sain. L'aromatase a son activité très souvent augmentée dans les cancers du sein [23, 24]. Il est possible qu'il s'agisse même d'un des évènements précoces de la cancérogenèse mammaire comme le suggère le fait que la transfection du gène de l'aromatase chez le rongeur entraîne une hyperplasie canalaire associée à une augmentation des RE et des RP, des protéines du cycle cellulaire, des protéines anti apoptotiques telles que Bcl2 et une diminution de protéines suppressives (P53, RB...).

Les études épidémiologiques rétrospectives sont contradictoires et concernent surtout les conjugués équins associées à l'acétate de médroxyprogestérone [138, 198]. Parmi les 8 méta-analyses effectuées sur le sujet, 3 ne montrent aucune différence et 5 objectivent un risque augmenté lors des traitements de longue durée. La plus importante (CGHFBC, 1997) qui regroupe près de 90 % des études épidémiologiques publiées a collecté les données individuelles de 52 705 femmes avec cancer du sein et de 108 411 femmes sans, correspondant à 51 études épidémiologiques faites dans 21 pays. Les auteurs trouvèrent une augmentation statistiquement significative du risque de cancer du sein pour les femmes en cours de traitement par les estrogènes ou l'ayant pris récemment (1-4 ans). Par rapport au groupe contrôle, il y a 2 cancers du sein de plus sur mille femmes sous THS depuis 5 ans, 6 pour 10 ans et 12 pour 15 ans. Cette augmentation du risque disparaît 5 ans après l'arrêt du traitement. Il existe une importante interaction avec le poids, le risque diminuant lorsque le poids augmente. De façon globale le risque augmente de 2,3 % par année d'utilisation du THS.

Des biais sont possibles dans cette méta-analyse. Par exemple, le risque de cancer du sein sous THS peut-être sous-estimé chez les femmes minces qui ont un risque théorique plus faible de faire un cancer du sein de même que chez celles qui ont été traitées après avoir eu une mammographie négative.

Les études épidémiologiques prospectives montrent qu'il existe une augmentation faible mais réelle du risque de cancer du sein sous estro-progestatif et plus faible sous estrogène seul. La majorité des études du risque de cancer du sein sous traitement hormonal de la ménopause ont été rétrospectives. Qu'il s'agisse d'études rétrospectives [30], d'études de cohorte [17, 64] ou d'études prospectives [36, 89, 164, 192], prises dans leur ensemble, elles indiquent que les associations d'œstrogènes, qu'ils soient oraux ou transdermiques, aux progestatifs (essentiellement synthétiques) augmentent le risque relatif de 1,3 à 2 environ pour des durées d'utilisation supérieures à 5 ans, ce qui représente 4 à 6 cas supplémentaires sur 1 000 femmes traitées pendant 5 ans. Seule, l'étude française E3N [64, 65] montre une absence de risque d'une association 17β-estradiol percutané et de la progestérone naturelle dans les 7-8 premières années de traitement. Par contre, l'utilisation d'estrogènes seuls qui se prescrit chez les femmes hystérectomisées montrent une absence de sur risque significatif avant 5 ans : 2 études, la WHI [183] et E3N [65], rapportent un risque non significativement différent de celui de la population des femmes qui ne prenaient pas de THS, 2 autres études, la méta-analyse d'Oxford [30] et la Million Women Study (MWS) [17], rapportent un sur-risque significatif de cancer du sein, notamment pour des durées d'utilisation de plus de 5 ans [17]. Dans l'étude MWS, pour les utilisatrices de THS par œstrogènes seuls, il passait de 0,81 [0,55-1,20] pour moins d'1 an d'utilisation à 1,37 [1,22-1,54] pour plus de 10 ans d'utilisation. Dans la méta-analyse d'Oxford, qui comprend un grand nombre d'études avec œstrogènes seuls, le risque augmente, tous THS confondus, en moyenne de 2,3 % par an lorsque l'ancienneté du traitement date de moins de 5 ans (1,023 [1,011-1,036]) [30]. Les augmentations étaient significatives pour des durées d'utilisation ≥ 5 ans. Dans l'essai WHI avec THS œstroprogestatif, l'augmentation de l'incidence des cancers dans le bras THS relativement au placebo ne démarre qu'après plus de 4 ans de suivi [7, 36]. Le sur risque de cancer du sein apparaît totalement réversible au delà de 5 ans d'arrêt du traitement [30] confirmant le rôle essentiellement promoteur du traitement hormonal de la ménopause.

Les cancers du sein stimulés par les estrogènes paraissent de meilleur pronostic

Des études plus récentes ont permis de découvrir une nouvelle facette de l'action des œstrogènes. D'une part, les cancers survenant sous traitement hormonal substitutif de la ménopause sont bien différenciés et semblent de meilleur pronostic que les autres [92,150]. Certains auteurs ont tenté de traiter par les œstrogènes, dans des études à la méthodologie discutable, des femmes ayant un antécédent de cancer du sein et n'ont pas retrouvé d'augmentation de fréquence des récidives.

Plusieurs hypothèses sont à considérer pour expliquer le risque présent en post ménopause et pas en préménopause :

- L'age auquel est pris le traitement est probablement important. Une méta-analyse récente montre que le traitement hormonal de la ménopause améliore la survie globale entre 50 et 60 ans mais que ce bénéfice disparaît après [168]. Il est possible que le vieillissement qui est génétiquement contrôlé entraîne des modifications du fonctionnement cellulaire. Ainsi Hofseth et coll. ont montré en étudiant des marqueurs de prolifération sur des biopsies mammaires que la réponse proliférative des cellules mammaires aux estro-progestatifs augmentait avec la durée du traitement et, par conséquent avec l'age chez la femme ménopausée [87]. Ces indices de prolifération étaient moins élevés sous estrogène seul.
- Il est aussi possible qu'avec l'age un effet prolifératif des progestatifs apparaisse à partir d'un certain degré de vieillissement [6]. Les progestatifs paraissent avoir un effet, via leurs récepteurs nucléaires. Une étude faite chez le rongeur montre qu'un agent carcinogène (DMBA) induisait 4 fois moins de cancers du sein chez des rates ayant une inactivation des RP [90]. Toujours chez le rongeur, le vieillissement est associé à des modifications des réponses aux stéroïdes. En particulier la progestérone est capable d'induire directement la synthèse de la cycline D1 (inducteur de la phase G1 du cycle cellulaire).
- Les cancers du sein sont en grande majorité localisés près des jonctions ductulo-lobulaire [193]. L'association d'un effet age à celui de l'induction d'une différenciation ductulo-lobulaire par les progestatifs après un effet primaire des estrogènes peut créer les conditions favorables à l'émergence d'une tumeur.

Les cathécholestrogènes ont un rôle initiateur

Les estrogènes pourraient avoir un rôle initiateur via leurs métabolites, les cathécholestrogènes. *In vivo*, l'œstradiol peut aussi être hydroxylé (2-OH ou 16-OH) en métabolites qui sont génotoxiques par la formation de semi quinones qui vont se fixer de façon covalente sur l'ADN et entraîner des anomalies lors de sa réplication. Lorsque les enzymes d'inactivation de ces cathécholestrogènes (COMT, GST...) sont actives ils sont rapidement inactivés et ils sont donc peu dangereux. Par contre, en cas de faible activité de ces enzymes, due par exemple à un polymorphisme [66], leur concentration anormalement élevée peut entraîner un sur risque de cancer du sein. Certaines femmes ayant un risque héréditaire de cancer du sein auraient une augmentation de la 16 hydroxylation de l'œstradiol [76].

Le rôle des RE

Le REα n'est présent que dans 5 à 10 % des cellules épithéliales du tissu mammaire normal et surtout dans les cellules luminales alors que le REβ est présent dans la plupart des cellules épithéliales et même dans les cellules stromales du tissu sain. Le taux d'expression du REα s'élève lors des étapes successives de la cancérogenèse et il est retrouvé par immunohistochimie en abondance dans la plupart des cancer in situ de bas grade et dans près de 70 % des cancers du sein. Au contraire le REβ diminue progressivement au fil des étapes de la cancérogenèse pour disparaître dans la plupart des cancers invasifs. Une des explications proposée est que le REα, responsable de la prolifération cellulaire, n'est exprimé que dans les cellules en phase G0 du cycle cellulaire et qu'elles émettent, de façon paracrine, un message de prolifération aux cellules RE – qui les entourent soit directement soit via les cellules du stroma [37]. Les cellules cancéreuses mammaires deviennent autocrines, produisent leurs propres facteurs de croissance et expriment le REα bien qu'elles prolifèrent (figure 4). Par contre le REβ, inhibiteur de l'effet du REα probablement par hétérodimérisation ou en inhibant son expression, voit son expression baissée ce qui fait que le ratio REα/REβ augmente au cours de la cancérogenèse mammaire tout comme dans la plupart des cancérogenèses estrogéno dépendantes (ovaire, poumon...) [153]. Une forme tronquée du REβ (REβcx) semble, contrairement à la forme sauvage du REβ, s'exprimer de façon plus importante dans les cancers invasifs par rapport au tissu normal et serait associée à un mauvais pronostic [53]. La fonction de ce récepteur demeure encore inconnue. L'étude des profils d'expression génique a montré que la plupart des tumeurs exprimait le REα et plus spécifiquement les sous groupes luminal A, B et C. Le sous groupe luminal A semble déjà être présent dans les carcinomes *in situ* [177].

Figure 4 :
D'après Clarke et al., Cancer Res., 57: 4987-4991, 1997.

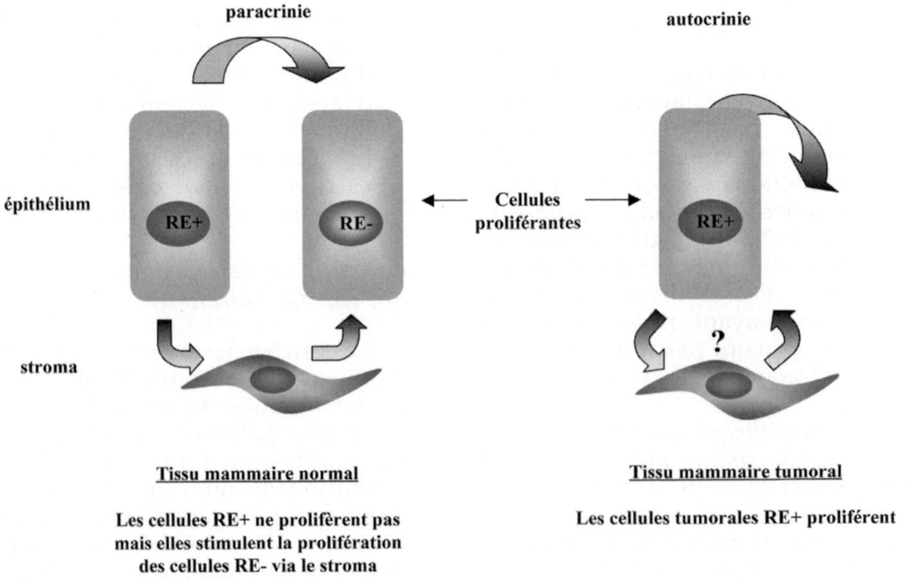

Les récepteurs des œstrogènes sont pourtant un facteur de bon pronostic

La présence de RE dans la tumeur est le reflet d'une bonne différenciation tumorale et constitue un facteur prédictif de la réponse à l'hormonothérapie [82]. Les récepteurs de la progestérone (RPA et B) sont sous le contrôle des RE et leur présence est un bon test de fonctionnalité des RE. Lorsque les récepteurs des estrogènes et de la progestérone sont en concentrations suffisantes au sein de la tumeur, environ 70 % des patientes répondent à l'hormonothérapie. Les tumeurs RE positives (RE+) sont souvent mieux différenciées sur le plan histologique, sont diploïdes et ont une fraction en phase S plus faible. En analyse multivariée, le statut en RE est souvent un facteur pronostique indépendant.

Le rôle du RE dans la cancérogenèse mammaire reste encore incertain

Des études faites *in vitro* permettent d'envisager différentes fonctions au RE. Sous l'effet des œstrogènes le RE va stimuler la synthèse de protéines comme la cathepsine D ou le TGFα qui sont des facteurs de mauvais pronostic [42] mais aussi la synthèse de protéines telles que le récepteur de la progestérone, le pS2, le BRCa1 ou l'inhibiteur de l'a1-antichymotrypsine dont certains sont des gènes suppresseurs de tumeurs [73, 55]. D'autre part, *in vivo*, chez la souris nude, les lignées de cellules mammaires cancéreuses RE négatives (RE-) sont beaucoup plus invasives que les lignées RE+. L'étude de la migration des cellules au travers d'un matrigel montre que les cellules RE- migrent plus que les cellules RE+. Le rajout d'œstrogène aux lignées RE+ diminue aussi la migration. La transfection du REα dans une lignée RE- entraîne une diminution de la migration de cette lignée. Si on transfert le chromosome 6 (porteur du gène du REα) dans une lignée métastatique humaine de mélanome on supprime les métastases mais pas la croissance tumorale montrant que ces deux phénotypes sont distincts. Ainsi la présence du REα paraît diminuer le potentiel de migration et d'invasion des cellules tumorales. En empêchant l'expression d'un phénotype « métastase » les œstrogènes, *via* le RE, pourraient améliorer le pronostic des cancers du sein.

RELATION EXISTANT ENTRE DES GÈNES DE PRÉDISPOSITION FAMILIALE ET LES HORMONES

L'augmentation du risque de cancer du sein sporadique en fonction de facteurs de la vie reproductive tels qu'une puberté précoce, une ménopause tardive, une nulliparité, une première grossesse menée à terme tardive, ou un index de masse corporelle élevé est bien établie. Cependant, l'influence des estrogènes d'origine endogènes ou exogènes reste peu connue chez les femmes porteuses d'une mutation du gène BRCA1. Ces cancers liés à des mutations de BRCA1 ou de BRCA2 présentent des caractéristiques tumorales sensiblement différentes de celles des tumeurs sporadiques. Ils présentent plus souvent un grade SBR III [50, 115]. Une histologie de type médullaire est plus fréquemment retrouvée dans les formes BRCA1 que dans les cancers sporadiques [50, 51] et près de 80 % ont des mutation de la P53 [162]. Le pronostic des formes BRCA1 pourrait être, par ailleurs, plus réservé [180]. Près de 70 % des tumeurs du sein, survenant chez des femmes porteuses d'une mutation de BRCA1, n'expriment pas les RE [50, 104], alors que le taux de positivité des RE, dans les cas sporadiques et les tumeurs liées à une mutation de BRCA2, est de l'ordre de 60 à 70 % [104, 156]. Cette expressivité tumorale moindre des RE dans les cancers du sein liés à BRCA1 par rapport aux cancers sporadiques serait surtout présente avant l'âge de cinquante ans [187].

Plusieurs hypothèses concernant la négativité des RE retrouvée dans les cancers du sein liés à des mutations BRCA1 peuvent être évoquées :

- d'une part, il est établi que les cellules épithéliales mammaires normales et cancéreuses régulent négativement l'expression des RE sous l'effet des estrogènes [154]. L'hypothèse d'une régulation négative des RE sous l'effet des estrogènes peut être étayée par l'observation d'une négativité des RE des cancers du sein BRCA1 muté observée uniquement en période d'activité génitale [188] ;

- il pourrait s'agir d'une hyperméthylation de la région promotrice de l'ERα qui a été retrouvé dans un travail d'Archey WB et coll. deux fois plus fréquemment dans les cancers avec mutation de BRCA1 que dans les autres [10] ;
- enfin, la perte d'expression des RE dans les tumeurs mutées pour BRCA1 pourrait correspondre à un événement moléculaire tardif de la progression tumorale. Cette perte d'expression des RE serait alors elle-même facilitée par l'instabilité génomique favorisée par la perte de fonction de BRCA1.

a) Rôle de la grossesse

Les données de la littérature sont contradictoires et ne peuvent permettre de conclure. Dans deux études, les femmes porteuses d'une mutation de BRCA1 ayant eu un enfant (en particulier avant 30 ans) ont plus de risque de développer un cancer du sein que les femmes nullipares [92, 93]. À l'opposé, dans l'étude de Rebbeck, les femmes nullipares porteuses d'une mutation des gènes BRCA1 ou 2, comme aussi celles qui avaient eu une première grossesse après 30 ans, semblaient avoir un risque de cancer du sein augmenté [159].

b) Index de masse corporelle

Un index de masse corporelle (IMC) élevé très souvent associé à un taux élevé d'estrogène circulant est un facteur de risque indépendant de cancer du sein sporadique [155]. Chez les femmes ayant des antécédents familiaux évocateurs d'une prédisposition génétique, un IMC élevé à l'âge de 12 ans augmenterait d'un facteur 4 le risque de cancer du sein [70].

c) Ovariectomie

L'ovariectomie prophylactique chez les femmes porteuses d'une mutation de BRCA1 diminue le risque de cancer du sein [100, 157, 158] avec une réduction significative du risque de 47 à 68 %. Dans l'étude prospective de Kauff qui porte sur 170 femmes porteuses d'une mutation de BRCA1 ou de BRCA2, la réduction du risque de cancer du sein ou de cancers gynécologiques liés à BRCA1 atteint 75 % (RR : 0,34 ; IC 95 % : 0,08-0,74) [100]. Dans l'étude de Rebbeck [158] portant sur 241 femmes porteuses d'une mutation des gènes BRCA1 ou BRCA2, on observe une diminution du risque de cancer du sein de 53 % (RR : 0,47 ; IC 95 % : 0,29-0,77) après ovariectomie prophylactique. Cette intervention semble également retarder l'âge d'apparition des cancers du sein d'environ 3 ans. Enfin, l'ovariectomie comme le tamoxifène en traitement adjuvant d'un premier cancer du sein chez des femmes BRCA1 ou 2 diminuent le risque de cancer controlatéral [127].

d) Contraception orale

L'attitude classique consistait à ne pas contre indiquer la contraception orale en cas de forme familiale de cancer du sein. Cependant il existe un faisceau d'arguments qui amènent à réviser cette position. Tout d'abord l'ovariectomie prophylactique des femmes porteuses de mutations de BRCA1 diminue l'incidence de cancers du sein. D'autre part les études publiées montrent une tendance à l'augmentation du risque de cancer sous contraception orale chez les femmes porteuses de mutations de BRCA1. Une première étude a suggéré que la contraception orale (CO), utilisée avant la première grossesse, augmenterait le risque de cancer du sein chez les femmes porteuses d'une mutation BRCA1 ou BRCA2 [186]. Une étude plus importante a portée sur des patientes ayant un risque familial élevé sans que des mutations aient été caractérisées. Les apparentées au premier degré (sœurs et filles) de patientes atteintes de cancer du sein qui avaient utilisé la CO avaient un risque plus élevé que les apparentées de second degré (petites-filles et nièces) [71]. Ces observations paraissent confortées par une étude cas-témoins multicentrique incluant 1 311 femmes porteuses d'une mutation des gènes BRCA1 ou BRCA2 atteintes de cancer du sein, appariées à 1 311 femmes également prédisposées génétiquement mais indemnes [136]. Les résultats montrent que parmi les femmes porteuses d'une mutation de BRCA1, celles qui utilisaient la contraception avant 30 ans (ou pour une durée de 5 ans ou plus) ont un risque accru de cancer du sein précoce (RR : 1,2 ; IC 95 % : 1,02-1,4). Cette augmentation du risque n'est pas retrouvée pour les femmes porteuses d'une mutation de BRCA2. Outre le fait que les échantillons sont souvent petits, la contraception orale actuelle utilise des produits plus faiblement dosés en estrogène (< 30 µg d'éthinyl estradiol) et sont très souvent monophasique permettant probablement une mise au repos de la glande mammaire et une possible protection contre le cancer [4]. Aussi il paraît nécessaire de faire des études randomisées prospectives avant de conclure. À l'heure actuelle, il n'existe pas de mesure préventive médicale adaptée à ce risque, alors que près de 1 000 décès par an en France pourraient être liés à ces situations de prédisposition.

La cancérogenèse est un processus comportant plusieurs étapes et plusieurs acteurs. L'impact du stroma environnant a été longtemps négligé alors qu'il paraît très important. Le rôle essentiel des estrogènes dans la cancérogenèse mammaire permet d'espérer une thérapie préventive ciblée sur leur mécanisme d'action. Les résultats récent des études RUTH et STAR portant sur le raloxifène et la tamoxifène, de même que les publications récentes du suivi à plus de 8 ans des premières études de prévention du cancer du sein avec le tamoxifène (NSABP, MARSDEN Hospital) sont plus qu'encourageantes démontrant, à plus de 8 ans le maintien d'une baisse de l'incidence de 50 %. Un essai national prospectif, randomisé étudiant l'impact d'un traitement préventif par les anti-aromatases chez les femmes ménopausées ayant un risque familial de cancer du sein a été récemment initié en France.

BIBLIOGRAPHIE

[1] Ali S, Metzger D, Bornert JM, Chambon P. (1993) Modulation of transcriptional activation by ligand-dependent phosphorylation of the human œstrogen receptor A/B region. *EMBO J*, 12: 1153-1160.

[2] Allinen M, Beroulkim R, Cai L, Brennan C *et al.* Molecular characterization of the tumor microœnvironment in breast cancer. Cancer Cell. 2004 Jul; 6 (1): 17-32.

[3] Allsopp RC, Chang E, Kashefi-Aazam M, Rogaev EI, Piatyszek MA, Shay JW, Harley CB. (1995). Telomere shortening is associated with cell division in vitro and in vivo. *Exp Cell Res.* 220, 194-200.

[4] Althuis MD, Brogan DR, Coates RJ, Daling JR, Gammon MD, Malone KE, Schœnberg JB. (2003) Hormonal content and potency of oral contraceptives and breast cancer risk among young women. *Br J Cancer*. 88: 50-57.

[5] Anderson AR, Chaplain MA. (1998) Continuous and discrete mathematical models of tumor-induced angiogenesis. *Bull Math Biol.* 60: 857-899.

[6] Anderson E. (2004) Cellular homeostasis and the breast. *Maturitas* 48 Suppl.1: S13-S17.

[7] Anderson GL, Judd HL, Kaunitz AM, Barad DH, Beresford SA, Pettinger M *et al.* (2003) Women's Health Initiative Investigators. Effects of estrogen plus progestin on gynecologic cancers and associated diagnostic procedures: the Women's Health Initiative randomized trial. JAMA 290: 1739-48.

[8] Anzick SL, Kononen J, Walker RL, Azorsa DO, Tanner MM, Guan XY, Sauter G, Kallioniemi OP, Trent JM, Meltzer PS. (1997) AIB1, a steroid receptor coactivator amplified in breast and ovarian cancer. *Science*. 277 (5328): 965-8.

[9] Arai T, Esaki Y, Sawabe M, Honma N, Nakamura K, Takubo K. (2004) Hypermethylation of the hMLH1 promoter with absent hMLH1 expression in medullary-type poorly differentiated colorectal adenocarcinoma in the elderly. *Mod Pathol.* 17 (2): 172-9.

[10] Archey WB, McEachern KA, Robson M, Offit K, Vaziri SA, Casey G, Borg A, Arrick BA. (2002) Increased CpG methylation of the estrogen receptor gene in BRCA1-linked estrogen receptor-negative breast cancers. *Oncogene*. 21 (46): 7034-41.

[11] Artandi SE. (2003) Complex roles for telomeres and telomerase in breast carcinogenesis. *Breast Cancer Res*. 5: 37-41.

[12] Artandi SE, Chang S, Lee SL, Alson S, Gottlieb GJ, Chin L, DePinho RA. (2000). Telomere dysfunction promotes non-

reciprocal translocations and epithelial cancers in mice. *Nature*, 406: 641-645.

[13] Artandi SE, Alson S, Tietze MK, Sharpless NE, Ye S, Greenberg RA, Castrillon DH, Horner JW, Weiler SR, Carrasco RD, DePinho RA. (2002). Constitutive telomerase expression promotes mammary carcinomas in aging mice. *Proc Natl Acad Sci USA*. 99: 8191-8196.

[14] Badal V, Chuang LS, Tan EH, Badal S, Villa LL, Wheeler CM, Li BF, Bernard HU. (2003) CpG methylation of human papillomavirus type 16 DNA in cervical cancer cell lines and in clinical specimens: genomic hypomethylation correlates with carcinogenic progression. *J Virol.* 77: 6227-6234.

[15] Benn PA. (1976) Specific chromosome aberrations in senescent fibroblast cell lines derived from human embryos. *Am. J. Hum. Genet* 28: 465-473.

[16] Bennett LM, McAllister KA, Malphurs J, Ward T, Collins NK, Seely JC *et al.* (2000) Mice heterozygous for a Brca1 or Brca2 mutation display distinct mammary gland and ovarian phenotypes in response to diethylstilbestrol. *Cancer Res*. 60: 3461-9.

[17] Beral V. (2003) Breast cancer and hormone-replacement therapy in the Million Women Study. *Lancet* 362 (9382): 419-27.

[18] Bianco T, Chenevix-Trench G, Walsh DC, Cooper JE, Dobrovic A. (2000) Tumour-specific distribution of BRCA1 promoter region methylation supports a pathogenetic role in breast and ovarian cancer. *Carcinogenesis* 21: 147-51.

[19] Blasco MA, Lee HW, Hande MP, Samper E, Lansdorp PM, DePinho RA, Greider CW. (1997) Telomere shortening and tumor formation by mouse cells lacking telomerase RNA. *Cell*; 91: 25-34.

[20] Bonadona V, Lasset C. (2003) Inherited predisposition to breast cancer: after the BRCA1 and BRCA2 genes, what next? *Bull Cancer* 90: 587-94.

[21] Brisken C, Heineman A, Chavarria T, Elenbaas B, Tan J, Dey SK, McMahon JA, McMahon AP, Weinberg RA. (2000) Essential function of Wnt-4 in mammary gland development downstream of progesterone signaling. *Genes Dev.*; 14 (6): 650-4.

[22] Brzozowski AM, Pike AC, Dauter Z, Hubard RE, Bonn T, Engstrom O, Ohman L, Greene GL, Gustafsson JA, Carlsquist M. (1997) Molecular basis of agonism and antagonism in the œstrogen receptor. *Nature* 389: 753-758.

[23] Bulun SE, Sebastian S, Takayama K, Suzuki T, Sasano H, Shozu M. (2003). The human CYP19 (aromatase P450) gene: update on physiologic roles and genomic organization of promoters. *J Steroid Biochem Mol Biol*. 86 (3-5): 219-24.

[24] Bulun SE, Lin Z, Imir G, Amin S. *et al.* (2005) Regulation of aromatase expression in estrogen-responsive breast and uterine disease: from bench to treatment. *Pharmacol Rev.*; 57 (3): 359-83.

[25] Cadet J, Berger M, Douki T, Ravanat JL. (1997) Oxydative damage to DNA: formation, measurement and biological significance. *Rev. Physiol Biochem Pharmacol.* 131: 1-87,

[26] Cahill DP, Kinzier KW, Vogelstein B, Lengauer C. (1999) Genetic instability and Darwinian selection in tumours. *Trends Cell Biol.* 9: M57-M60.

[27] Campisi J. (2004) Fragile fugue: p53 in aging, cancer and IGF signaling. *Nature* Med.10, 231-232.

[28] Campisi J, Dmiri GP and Hara E. (1996). Handbook of the Biology of Aging. E Schneider, J. Rowe (eds), Academic Press: New York. pp 121-149.

[29] Catteau A, Morris JR. (2002) BRCA1 methylation: a significant role in tumour development? *Semin Cancer Biol*; 12: 359-371.

[30] Collaborative Group on Hormonal Factors in Breast Cancer. (1997) Breast cancer and hormone replacement therapy: collaborative reanalysis of data from 51 epidemiological studies of 52,705 women with breast cancer and 108,411 women without breast cancer. *Lancet*; 350 (9084): 1047-59.

[31] Chadeneau C, Hay K, Hirte HW, Gallinger S, Bacchetti S. (1995) Telomerase activity associated with acquisition of malignancy in human colorectal cancer. *Cancer Res*. 55: 2533-2536.

[32] Chang S, Khoo C, De Pinho RA. (2001) Modeling chromosomal instability and epithelial carcinogenesis in the telomerase – deficient mouse. *Sem Cancer Biol.*11: 227-239.

[33] Chang S, Khoo C, Naylor ML, Maser RS, De Pinho RA. (2003) A telomere-based

crisis: functional differences between telomerase activation and ALT I tumor progression. *Genes Dev.* 17: 88-100.

[34] CHEN JD, EVANS RM. (1995) A transcriptional co-repressor that interacts with nuclear hormone receptors. *Nature.* 377 (6548): 454-7.

[35] CHEN S, ZHOU D, OKUBO T, KAO YC, YANG C. (1999) Breast tumor aromatase: functional role and transcriptional regulation. Endocrine-related *Cancer* 6: 149-156.

[36] CHLEBOWSKI RT, HENDRIX SL, LANGER RD, STEFANICK ML, GASS M, LANE D *et al.* (2003) Influence of estrogen plus progestin on breast cancer and mammography in healthy postmenopausal women: the Women's Health Initiative Randomized Trial. *JAMA* 289 (24): 3243-53.

[37] CLARKE RB, HOWELL A, POTTEN CS, ANDERSON E. (1997). Dissociation between steroid receptor expression and cell proliferation in the human breast. *Cancer Res.*, 57: 4987-4991, 1997.

[38] COUSE JF, KORACH KS. (1999) Estrogen receptor null mice: what have we learned and what will they lead us. *Endocrine Rev.* 20 (3): 358-417.

[39] COWLEY SM, PARKER MG. (1999) A comparison of transcriptional activation by ER alpha and ER beta. *J Steroid Biochem Mol Biol.* 69 (1-6): 165-75.

[40] DA COSTA LT, LENGAUER C. (2002) Exploring and exploiting instability. *Cancer Biol Ther.* 1: 2; 12-225.

[41] DAUVOIS S, DANIELAN PS, WHITE R, PARKER MG. (1992) Antiestrogen ICI 164,384 reduces cellular estrogen receptor content by increasing its turn over. *Proc Natl Acad Sci USA* .89:4037-4041.

[42] DAUVOIS S, WHITE R, PARKER MG. (1993) Antiestrogen ICI 164,384 disrupts estrogen receptor nucleocytoplasmic shuttling. *J Cell Sci.* 106: 1377-1388.

[43] DE CASTRO JUNIOR G, PUGLISI F, DE AZAMBUJA E, EL SAGHIR NS, AWADA A. (2006) Angiogenesis and cancer: A cross-talk between basic science and clinical trials (the "do ut des" paradigm). *Crit Rev oncol Hematol*; 59 (1): 40-50.

[44] DICKSON RB, STANCEL GM. (2000) Estrogen receptor-mediated processes in normal and cancer cells. *J Natl Cancer Inst Monogr.* 27: 135-45.

[45] DI DOMENICO M, CASTORIA G, BILANCIO A, MIGLIACCIO A, AURICCHIO F. (1996) Estradioll activation of human colon carcinoma-derived Caco-2 cell growth. *Cancer Res.* 56: 4516-4521.

[46] DIMRI GP, LEE X *et al.* (1995). A biomarker that identifies senescent human cells in culture and in aging skin in vivo. *Proc Natl Acad Sci USA*, 92, 9663-9367.

[47] DRAKE JW, CHARLESWORTH B, CHARLESWORTH D, CROW JF. (1998) Rates of spontaneous mutation. *Genetics.* 148: 1667-1686.

[48] DULAIMI A, HILLINCK J, DE CACERES II, AL-SALEEM T, CAIRNS P. (2004) Tumor suppressor gene promoter hypermethylation in serum of breast cancer patients. *Clin cancer Res.* 10: 6189-6193.

[49] EASTON DF, BISHOP DT, FORD D, CROCKFORD GP. (1993) Genetic linkage analysis in familial breast and ovarian cancer: results from 214 families. The Breast Cancer Linkage Consortium. *Am J Hum Genet.* 52 (4): 678-701.

[50] EISINGER F, NOGUES C, GUINEBRETIERE JM, PEYRAT JP, BARDOU VJ, NOGUCHI T *et al.* (1999) Novel indications for BRCA1screening using individual clinical and morphological features. *Int J Cancer* 84: 263-7.

[51] EISINGER F, NOGUES C, BIRNBAUM D, JACQUEMIER J, SOBOL H. (1998) BRCA1 and medullary breast cancer. *JAMA* 280: 1227-8.

[52] ENMARK E, PELTO-HUIKKO M, GRANDIEN K, LAGERCRANTZ S, LAGERCRANTZ J, FRIED G, NORDENSKJOLD M, GUSTAFSSON JA. (1997) Human estrogen receptor beta-gene structure, chromosomal localization, and expression pattern. *J Clin Endocrinol Metab.* 82 (12): 4258-65.

[53] ESSLIMANI-SAHLA M, KRAMAR A, SIMONY-LAFONTAINE J, WARNER M, GUSTAFSSON JA, ROCHEFORT H. Increased Estrogen Receptor {beta}cx Expression during Mammary Carcinogenesis. *Clin cancer Res.* 2005 May 1; 11 (9): 3170-3174.

[54] ESTELLER M. (2003) Relevance of DNA methylation in the management of cancer. *Lancet Oncology*; 4: 351-358, review.

[55] ESTELLER M, SILVA JM, DOMINGUEZ G, BONILLA F, MATIAS-GUIU X, LERMA E, BUSSAGLIA E, PRAT J, HARKES IC, REPASKY EA, GABRIELSON E, SCHUTTE M, BAYLIN SB, HERMAN JG. (2000) Promoter hypermethylation and BRCA1 inactivation in sporadic

breast and ovarian cancer tumors. *J Natl Cancer Inst.* 92: 564-569.

[56] Epstein CJ, Martin GM, Schultz AL, Motulsky AG. (1966) Werner's syndrome: a review of its symptomatology, natural history, path features, genetics and relationship to the natural aging process. *Medicine* (Baltimore); 45: 177-221. Review.

[57] Fan S, Ma YX, Wang C, Yuan RQ, Meng Q, Wang JA, Erdos M, Goldberg ID, Webb P, Kushner PJ, Pestell RG, Rosen EM. (2002) p300 modulates the BRCA1 inhibition of estrogen receptor activity. *Cancer Res.* 62 (1): 141-51.

[58] Fan S, Ma YX, Wang C, Yuan RQ, Meng Q, Wang JA, Erdos M, Goldberg ID, Webb P, Kushner PJ, Pestell RG, Rosen EM. (2001) Role of direct interaction in BRCA1 inhibition of estrogen receptor activity. *Oncogene.* 20 (1): 77-87.

[59] Fan S,Wang J, Yuan R, Ma Y, Meng Q, Erdos MR, *et al.* (1999) BRCA1 inhibition of estrogen receptor signaling in transfected cells. *Science* 284: 1354-6.

[60] Feinberg AP, Vogelstein B. (1983) Hypomethymation of ras oncogenes in primary human cancers. *Bichem Biophys Res Commun.* 111: 47-54.

[61] Fisher B, Costantino JP, Wickerham DL, Redmond CK, Kavanah M, Cronin WM *et al.* (1998) Highlights from recent National Surgical Adjuvant Breast and Bowel Project studies in the treatment and prevention of breast cancer. *J Natl Cancer Inst* 90: 1371-88.

[62] Font de Mora J, Brown M. (2000) AIB1 is a conduit for kinase-mediated growth factor signaling to the estrogen receptor. *Mol Cell Biol.* 20: 5041-5047.

[63] Ford D, Easton DF, Stratton M, Narod S, Goldgar D, Devilee P *et al.* (1998) Genetic heterogeneity and penetrance analysis of the BRCA1 and BRCA2 genes in breast cancer families. The Breast Cancer Linkage Consortium. *Am J Hum Genet* 62: 676-89.

[64] Fournier A, Berrino F, Riboli E, Avenel V, Clavel-Chapelon F. (2004) Breast cancer risk in relation to different types of hormone replacement therapy in the E3N-EPIC cohort. *Int J Cancer.* Nov 18.

[65] Fournier A, Berrino F, Clavel-Chapelon F. Unequal risks for breast cancer associated with different hormone replacement therapies: results from the E3N cohort study. *Breast Cancer Res Treat.* 2007 Feb 27.

[66] Fowke JH, .Shu Xo, Dai Q, Jin F *et al.* Oral contraceptive use and breast cancer risk: modification by NAD (P)H: quinone oxoreductase (NQO1) genetic polymorphisms. Cancer Epid. *Biomarkers Prev.*13: 1308-1315, 2004.

[67] Gasparini G, Biganzoli E, Bonoldi E, Morabito A, Fanelli M, Boracchi P. Angiogenesis sustains tumor dormancy in patients with breast cancer treated with adjuvant chemotherapy. *Breast Cancer Res Treat.* 2001 Jan; 65 (1): 71-5.

[68] Gisselsson D, Pettersson L, Hoglund M, Heidenblad M, Gorunova L, Wiegant J, Mertens F, Dal Cin P, Mitelman F, Mandahl N. (2001) Telomere dysfunction triggers extensive DNA fragmentation and evolution of complex chromosome abnormalities in human malignant tumors. *Proc Natl Acad Sci USA* 98: 12683-12688.

[69] Goldie JH, Coldman AJ. (1983) Quantitative model for multiple levels of drug resistance in cinical tumors. *Cancer Treat Rep.* 67: 923-931.

[70] Grabrick DM, Anderson VE, King RA, Kushi LH, Sellers TA. (1999) Inclusion of risk factor covariates in a segregation analysis of a population-based sample of 426 breast cancer families. *Genet Epidemiol* 16: 150-64.

[71] Grabrick DM, Hartmann LC, Cerhan JR, Vierkant RA, Therneau TM, Vachon CM *et al.* (2000) Risk of breast cancer with oral contraceptive use in women with a family history of breast-cancer. *JAMA* 11; 284 (14): 1791-8.

[72] Grady WM, Willis J, Guilford PJ, Dunbier AK, Toro TT, Lynch H, Wiesner G, Ferguson K, Eng C, Park JG, Kim SJ, Markowitz S. (2000) Methylation of the CDH1 promoter as the second genetic hit in hereditary diffuse gastric cancer. *Nature Genet.* 26: 16-17.

[73] Green S, Walter P, Kumar V, Krust A, Bornet JM, Argos P, Chambon P. (1986) Human œstrogen receptor cDNA: sequence, expression and homology to v-erb-A. *Nature*, 320: 134-139.

[74] Gudas JM, Nguyen H, Li T, Cowan KH. (1995) Hormone-dependent regulation of

BRCA1 in human breast cancer cells. *Cancer Res* 55: 4561-5

[75] HACKETT JA, GREIDER CW. (2002) Balancing instability: dual roles for telomerase and telomere dysfunction in tumorigenesis. *Oncogene*. 21: 619-626.

[76] HACKETT JA, FEIDSER DM, GREIDER CW. (2001) Telomere dysfunction increases mutation rate and genomic instability. *Cell* 106: 275-286.

[77] HAMILTON SA, MACK TM. (2003) Puberty and Genetic Susceptibility to Breast Cancer in a case-control study in twins. *N Engl J Med* 348: 2313-22.

[78] HARADA N, UTSUMI T, TAKAGI Y. (1993) Tissue-specific expression of the human aromatase cytochrome P-450 gene by alternative use of multiple exons 1 and promoters, and switching of tissue-specific exons 1 in carcinogenesis. *Proc Natl Acad Sci U S A*. 90 (23): 11312-6.

[79] HARLEY CB, FUTCHER AB, GREIDER CW. (1990) Telomeres shorten during ageing of human fibroblasts. *Nature*. 345: 458-460.

[80] HASTY P, CAMPISI J, HŒIJMAKERS J, VAN STEEG H, VIJG J. (2003). Aging and genome maintenance: lessons from the mouse? *Science*. 299, 1355-1359.

[81] HEDENFALK I, DUGGAN D, CHEN Y, RADMACHER M, BITTNER M, SIMON R, MELTZER P, GUSTERSON B, ESTELLER M, KALLIONIEMI OP, WILFOND B, BORG A, TRENT J. (2001) Gene expression profiles in hereditary breast cancer. *N Engl J Med*. 344: 539-54,

[82] HENTTU PM, KALKHOVEN E, PARKER MG. (1997) AF-2 activity and recruitment of steroid receptor coactivator 1 to the estrogen receptor depend on a lysine residue conserved in nuclear receptors. *Mol Cell Biol*, 17: 1832-1839.

[83] HERMAN JG (2004) Circulating methylated DNA. *Ann N Y Acad Sci*. 1022:33-9.

[84] HERMAN JG, BAYLIN SB. (2003) Gene silencing in cancer in association with promoter hypermethylation. *N Engl J Med*. 349 (21): 2042-54. Review.

[85] HERMANN MT, STRONG MA, HAO LY, GREIDER CW. (2001) The shortest telomere, not average length, is critical for cell viability and chromosome stability. *Cell*; 107: 67-77.

[86] HILAKIVI-CLARKE L. (2000) Estrogens, BRCA1, and breast cancer. *Cancer Res* 60: 4993-5001.

[87] HOFSETH LJ, RAAFAT AM, OSUCH JR, PATHAK DR, SLOMSKI CA, HASLAM SZ. (1999) Hormone replacement therapy with estrogen or estrogen plus medroxyprogesterone acetate is associated with increased epithelial proliferation in the normal postmenopausal breast. *J Clin Endocrinol Metab*. 84 (12): 4559-65.

[88] HŒIJMAKERS JHJ. (2001) Genome maintenance mechanisms for preventing cancer. Insight review article. *Nature*. 411; 366-374.

[89] HULLEY S, FURBERG C, BARRETT-CONNOR E, CAULEY J, GRADY D, HASKELL W *et al.* (2002) Noncardiovascular disease outcomes during 6.8 years of hormone therapy. Heart and estrogen/progestin replacement study. Follow-up (HERS II). *JAMA* 288 (1): 58-66.

[90] ISMAIL PM, AMATO P, SOYAL SM, DEMAYO FJ, CONNEELY OM, O'MALLEY BW, LYDON JP. (2003) Progesterone involvement in breast development and tumorigenesis as revealed by progesterone receptor "knockout" and "knockin" mouse models. *Steroids*. 68 (10-13): 779-87. Review.

[91] JERNSTROM H, FRENANDER J, FERNO M, OLSSON H. Hormone replacement therapy before breast cancer diagnosis significantly reduces the overall death rate compared with never-use among 984 breast cancer patients. *Br J Cancer*. 1999 Jul; 80 (9): 1453-8.

[92] JERNSTROM H, LERMAN C, GHADIRIAN P, LYNCH HT, WEBER B, GARBER J *et al.* (1999) Pregnancy and risk of early breast cancer in carriers of BRCA1 and BRCA2. *Lancet* 354: 1846-50.

[93] JOHANNSSON O, LOMAN N, BORG A, OLSSON H. (1998) Pregnancy-associated breast cancer in BRCA1 and BRCA2 germline mutation carriers *Lancet*; 352: 1359-60.

[94] JOHNSTON SR, HEAD J, PANCHOLI S, DETRE S, MARTIN LA, SMITH IE, DOWSETT M. (2003) Integration of signal transduction inhibitors with endocrine therapy: an approach to overcoming hormone resistance in breast cancer. *Clin cancer Res*. 9 (1 Pt 2): 524S-32S. Review.

[95] JONES KA, KADONAGA JT. Exploring the transcription-chromatin interface. *Genes Dev*. 2000. 14 (16): 1992-6.

[96] JONES PA, BAYLIN SB. (2002) The fundamental role of epigenetic events in cancer. Nature Rev. *Genetics*, 3: 415-427.

[97] JORDAN VC. (2004) Selective estrogen receptor modulation: concept and consequences in cancer. *Cancer Cell.* 5: 207-213.

[98] KANE MF, LODA M, GAIDA GM, LIPMAN J, MISHRA R, GOLDMAN H, JESSUP JM, KOLODNER R. (1997) Methylation of the hMLH1 promoter correlates with lack of expression of hMLH1 in sporadic colon tumors and mismatch repair- defective human tumor cell lines. *Cancer Res*. 57: 808-811.

[99] KASTNER P, KRUST A, TURCOTTE B, STROPP U, TORA L, GRONEMEYER H, CHAMBON P. (1990) Two distinct estrogen-regulated promoters generate transcripts encoding the two functionally different human progesterone receptor forms A and B. *EMBO J*. 9 (5): 1603-14.

[100] KAUFF ND, SATAGOPAN JM, ROBSON ME, SCHEUER L, HENSLEY M, HUDIS CA *et al.* (2002) Risk-reducing salpingo-oophorectomy in women with a BRCA1 or BRCA2 mutation. *N Engl J Med* 346: 1609-15.

[101] KENNEDY RD, GORSKI JJ, QUINN JE, STEWART GE *et al.* BRCA1 and c-Myc associate to transcriptionally repress psoriasin, a DNA damage-inducible gene. *Cancer Res*. 2005 Nov 15; 65 (22): 10265-72.

[102] KIM NW, PIATYSZEK MA, PROWSE KR, HARLEY CB, WEST MD, HO PL, COVIELLO GM, WRIGHT WE, WEINRICH SL, SHAY JW. (1994). Specific association of human telomerase activity with immortal cells and cancer. *Science*. 266: 2011-2015.

[103] KIM SH, KAMINKER P, CAMPISI J. (2002) Telomeres, aging and cancer: in search of a happy end. *Oncogene*, 21, 503-511.

[104] KING MC,WIEAND S, HALE K, LEE M,WALSH T, OWENS K *et al.* National Surgical Adjuvant Breast and Bowel Project. (2001) Tamoxifen and breast cancer incidence among women with inherited mutations in BRCA1 and BRCA2: National Surgical Adjuvant Breast and Bowel Project (NSABP-P1) Breast Cancer Prevention Trial. *JAMA* 286: 2251-6.

[105] KINZLER KW, VOGELSTEIN B. (1997) Gatekeepers and caretakers. *Nature*. 386: 761-763.

[106] KIRKWOOD TB, AUSTAD SN. (2000). Why do we age? *Nature* 408, 233-238.

[107] KOHN KW. (1999). Molecular interaction map of the mammalian cell cycle control and DNA repair systems. *Mol Biol Cell*, 10, 2703-2734.

[108] KOUSTENI S, HAN L, CHEN JR, ALEMIDA M, PLOTKIN LI, BELLIDO T, MANOLAGAS SC. (2003) Kinase-mediated regulation of common transcription factors accouts for the bone-protective effects of sex steroids. *J Clin Inves.* 111: 1651-1664.

[109] KNUDSON AG. (1971) Mutation and cancer: statistical study of retinoblastoma. *Proc Natl Acad Sci USA*. 68: 820-823.

[110] KRTOLICA A, PARRINELLO S, LOCKETT S, DESPREZ PY, CAMPISI J. (2001) Senescent fibroblasts promote epithelial cell growth and tumorigenesis: a link between cancer and aging. *Proc Natl Acad Sci USA*. 98, 12072-12077.

[111] KUMAR V, GREEN S, STAUB A, CHAMBON P. (1986) Localisation of the œstradiol-binding and putative DNA-binding domains of the human œstrogen receptor. *EMBO J*, 5: 2231-2236.

[112] KUMAR V, CHAMBON P. (1988) The estrogen receptor binds tightly to its responsive element as a ligand-induced homodimer. *Cell*. 55 (1): 145-56.

[113] Kyng KJ, May A, Kolvraa S, Bohr VA. (2003) Gene expression profiling in Werner syndrome closely resembles that of normal aging. *Proc Natl Acad Sci USA*, 100, 12259-12264.

[114] LAIRD PW. (2003) The power and the promise of DNA methylation markers. *Nat Rev Cancer.* 3 (4): 253-66. Review.

[115] LAKHANI SR, JACQUEMIER J, SLOANE JP, GUSTERSON BA, ANDERSON TJ, VAN DE VIJVER MJ *et al.* (1998) Multifactorial analysis of differences between sporadic breast cancers and cancers involving BRCA1 and BRCA2 mutations. *J Natl Cancer Inst* 90: 1138-45.

[116] LEYGUE E, DOTZLAW H, WATSON PH, MURPHY LC. (1998) Altered estrogen receptor alpha and beta messenger RNA expression during human breast tumorigenesis. *Cancer Res*. 58 (15): 3197-201.

[117] LI X, O'MALLEY BW. (2003) Unfolding the action of progesterone receptors. *J Biol Chem*. 278 (41): 39261-4.

[118] LIEHR JG. (2000) Is estradiol a genotoxic muta-genic carcinogen? *Endocr Rev*; 21:40-54.

[119] LIU MM, ALBANESE C, ANDERSON CM, HILTY K, WEBB P, UHT R, PRICE RH, PESTELL RG, KUSHNER PJ. (2002) Opposing action of estrogen receptors alpha and beta on cyclin D1 gene expression. *J Biol Chem* 277: 24353-24360.

[120] LŒB I. (1991) Mutator phenotype may be required for multistage carcinogenesis. *Cancer Res*. 51; 3075-3079.

[121] MAKAROV VL, HIROSE Y AND LANGMORE JP. (1997). Long G tails at both ends of human chromosomes suggest a C strand degradation mechanism for telomere shortening. *Cell*, 88, 657-666.

[122] MANNENS M, HOOVERS JM, REDEKER E, VERJAAL M, FEINBERG AP, LITTLE P, BOAVIDA M, COAD N, STEENMAN M, BLIEK J, *et al*. (1994) Parental imprinting of human chromosome region 11p-15.3-pter involved in ten Beckwith-Wiedelmann syndrome and various human neoplasia. *Eur J Hum Genet*. 2: 3-23.

[123] MARKS JR, HUPER G, VAUGHN JP, DAVIS PL, NORRIS J, MCDONNELL DP *et al.* (1997) BRCA1 expression is not directly responsive to estrogen. *Oncogene* 14: 115-21.

[124] MARQUIS ST, RAJAN JV,WYNSHAW-BORIS A, XU J, YIN GY, ABEL KJ *et al.* (1995) The developmental pattern of Brca1 expression implies a role in differentiation of the breast and other tissues. *Nat Genet* 11: 17-26.

[125] MARTINO S, CAULEY JA, BARRETT-CONNOR E, POWLES TJ, MERSHON J, DISCH D, SECREST RJ, CUMMINGS SR; CORE Investigators. (2004) Continuing outcomes relevant to Evista: breast cancer incidence in postmenopausal osteoporotic women in a randomized trial of raloxifene. *J Natl Cancer Inst.* 96 (23): 1751-61.

[126] MEEKER AK, HICKS JL, IACOBUZIO-DONAHUE CA, MONTGOMERY EA, WESTRA WH, CHAN TY, RONNETT BM, DE MARZO AM. (2004) Telomere length abnormalities occur early in the initiation of epithelial carcinogenesis. *Clin cancer Res*. 10 (10): 3317-26.

[127] METCALFE K, LYNCH HT, GHADIRIAN P, TUNG N, OLIVOTTO I, WARNER E, OLOPADE OI, EISEN A, WEBER B, MCLENNAN J, SUN P, FOULKES WD, NAROD SA. (2004) Controlateral breast cancer in BRCA1 and BRCA2 mutation carriers. *J Clin Oncol* 15: 22 (12): 2328-35.

[128] MONTANO MM, MULLER V, TROBAUGH A, KATZENELLENBOGEN BS. (1995) The carboxy-terminal F domain of the human estrogen receptor: role in the transcriptional activity of the receptor and the effectiveness of antiestrogens as estrogen antagonists. *Mol Endocrinol*, 9: 814-825.

[129] MONTEIRO AN. (2003) BRCA1: the enigma of tissue-specific tumor development. *Trends Genet* 19: 312-5.

[130] MOOLGAVKAR SH, KNUDSON AG. (1981) Mutation and cancer: a model for human carcinogenesis. *J Natl Cancer Inst.* 66: 1037-1052.

[131] MOSSELMAN S, POLMAN J, DIJKEMA R. (1996) ER beta: identification and characterization of a novel human estrogen receptor. FEBS Lett. 392 (1): 49-53.

[132] MULAC-JERICEVIC B, CONNEELY OM. (2004) Reproductive tissue selective actions of progesterone receptors. *Reproduction*. 128 (2): 139-46. Review.

[133] MULLAN PB, QUINN JE, HARKIN DP. The role of BRCA1 in transcriptional regulation and *cell* cycle control. *Oncogene*. (2006); 25: 5854-5863.

[134] NAGY L, KAO HY, CHAKRAVARTI D, LIN RJ, HASSIG CA, AYER DE, SCHREIBER SL, EVANS RM. Nuclear receptor repression mediated by a complex containing SMRT, mSin 3A and histone deacetylase. *Cell*. 1997. 89 (3): 373-80.

[135] NAROD SA, FOULKES WD. (2004) BRCA1 and BRCA2: 1994 and beyond. *Nature Rev Cancer*. 4: 665-676.

[136] NAROD SA, DUBE MP, KLIJN J, LUBINSKI J, LYNCH HT, GHADIRIAN P *et al.* (2002) Oral Contraceptives and the Risk of Breast Cancer in BRCA1 and BRCA2 Mutation Carriers. *J Natl Cancer Inst* 94: 1773-9.

[137] NEDELCHEVA KRISTENSEN V, HARADA N, YOSHIMURA N *et al.* (2000) Genetic variants of CYP19 (aromatase) and breast cancer risk. *Oncogene.19*: 1329-1333.

[138] NELSON HD, HUMPHREY LL, NYGREN P, TEUTSCH SM, ALLAN JD. (2002) Postmenopausal hormone replacement therapy: scientific review. *JAMA* 288: 872-81.

[139] NOWAK MA, SIGMUND K. (2004) Evolutionary dynamic of biological games. *Science*. 303: 793-799.

[140] O'LONE R, FRITH MC, KARLSSON EK, HANSEN U. (2004) Genomic targets of

nuclear estrogen receptors. *Mol Endocrinol.* 18 (8): 1859-75.

[141] Ogawa O, Eccles MR, Szeto J, McNœ LA, Yun K, Maw MA, Smith PJ, Reeve AE. (1993) Relaxation of insulin-like growth factor II gene imprinting implicated in Wilms'tumour. *Nature*. 362: 749-751.

[142] Oshimo Y, Nakayama H, Ito R, Kitadai Y, Yoshida K, Chayama K, Yasui W. (2003) Promoter methylation of cyclin D2 gene in gastric carcinoma. *Int J Oncol.* 6: 1663-1670.

[143] Ottaviano YL, Issa JP, Parl FF, Smith HS, Baylin SB, Davidson NE. (1994) Methylation of the estrogen receptor gene CpG island marks loss of estrogen receptor expression in human breast cancer cells. *Cancer Res*. 54 (10): 2552-5.

[144] Owen MR, Sherratt JA. (1999) Mathematical modelling of macrophage dynamics in tumors. *Math Models Methods Appl Biol Chem.* 377: 675-684.

[145] Parmar H, Cunha GR. (2004) Epithelial-stromal interactions in the mouse and human mammary gland in vivo. *Endocrine-Related Cancer* 11: 437-458.

[146] Park CC, Bissel MJ, and Barcellos-Hoff MH. (2000). The influence of the microenvironment on the malignant phenotype. *Molec Med Today*; 6: 324-329.

[147] Pasqualini JR, Chetrite G, Blacker C, Feinstein MC, Delalonde L, Talbi M, Maloche C. (1996) Concentrations of estrone, estradiol, and estrone sulfate and evaluation of sulfatase and aromatase activities in pre- and postmenopausal breast cancer patients. *J Clin Endocrinol Metab.* 81 (4): 1460-4.

[148] Paz MF, Fraga MF, Avila S, Guo M, Pollan M, Herman JG, Esteller M. (2003) A systematic profile of DNA methylation in human cancer cell lines. *Cancer Res*. 63 (5): 1114-21.

[149] Paech K, Webb P, Kuiper GG, Nilsson S, Gustafsson J, Kushner PJ, Scanlan TS. (1997) Differential ligand activation of estrogen receptors ER alpha and ER beta at AP1 sites. *Science*; 277: 1508-1510.

[150] Persson I, Yuen J, Bergkvist L, Schairer C. Cancer incidence and mortality in women receiving estrogen and estrogen-progestin replacement therapy-long-term follow-up of a Swedish cohort. *Int J Cancer*. 1996 Jul 29; 67 (3): 327-32.

[151] Pharoah PD, Antoniou A, Bobrow M, Zimmern RL, Easton DF, Ponder BA. (2002) Polygenic susceptibility to breast cancer and implications for prevention. *Nat Genet* 31: 33-6.

[152] Pike AC, Brzozoswki AM, Walton J, Hubbard RE, Thorsell A, Li Y, Gustafsson J, Carlquist M (2001). Structural insights into the mode of action of a pure antiestrogen. *Structure* 9: 145-153.

[153] Pujol P, Nirde P, Roger F, Laffargue F, Rochefort H, Maudelonde T. (1998) Differential expression of estrogen receptor alpha and beta as a potential marker of ovarian carcinogenesis. *Cancer Res*, 58: 5367-5373.

[154] Pujol P, Daures JP, Thezenas S, Guilleux F, Rouanet P, Grenier J. (1998) Changing estrogen and progesterone receptor patterns in breast carcinoma during the menstrual cycle and menopause. *Cancer* 15: 83(4): 698-705.

[155] Pujol P, Galtier-Dereure F, Bringer J. Obesity and breast cancer risk. (1997) *Hum Reprod* 12; Suppl.1: 116-25.

[156] Pujol P, Hilsenbeck SG, Chamness GC, Elledge RM. (1994) Rising levels of estrogen receptor in breast cancer over 2 decades. *Cancer* 74: 1601-6

[157] Rebbeck TR, Levin AM, Eisen A, Snyder C, Watson P, Cannon-Albright L *et al.* (1999) Breast cancer risk after bilateral prophylactic oophorectomy in BRCA1 mutation carriers. *J Natl Cancer Inst* 91: 1475-9.

[158] Rebbeck TR, Lynch HT, Neuhausen SL, Narod SA, Van't Veer L, Garber JE *et al.* (2002) The Prevention and Observation of Surgical End Points Study Group. Prophylactic oophorectomy in carriers of BRCA1 or BRCA2 mutations. *N Engl J Med* 346: 1616-22.

[159] Rebbeck TR, Wang Y, Kantoff PW, Krithivas K, Neuhausen SL, Godwin AK, *et al.* (2001) Modification of BRCA1- and BRCA2-associated breast cancer risk by AIB1 genotype and reproductive history. *Cancer Res* 61: 5420-4.

[160] Robinson GW, Hennighausen L, Johnson PF. (2000) Side-branching in the mammary gland: the progesterone-Wnt connection. *Genes Dev.* 14 (8): 889-94.

[161] Roger P, Sahla ME, Makela S, Gustafsson JA, Baldet P, Rochefort H. (2001)

Decreased expression of estrogen receptor beta protein in proliferative preinvasive mammary tumors. *Cancer Res.* 61 (6): 2537-41

[162] ROSEN EM, FAN S, PESTEL RG, GOLDBERG ID. (2003) BRCA1 in hormone-responsive cancers. TRENDS *Endocrinol Metab.*14: 378-385.

[163] ROSENFELD MG, GLASS CK. (2003) Coregulator codes of transcriptional regulation by nuclear receptors. *J Biol Chem.* 276: 36865-36868.

[164] ROSSOUW JE, ANDERSON GL, PRENTICE RL, LACROIX AZ, KOOPERBERG C, STEFANICK ML *et al.* (2002) Writing Group for the Women's Health Initiative Investigators. Risks and benefits of estrogen plus progestin in healthy postmenopausal women: principal results From the Women's Health Initiative randomized controlled trial. *JAMA* 288: 321-33.

[165] ROWAN BG, WIEGEL NL, O'MALLEY BW. (2000) Phosphorylation of steroid receptor coactivator-1. Identification of the phosphorylation sites and phosphorylation through the mitogen-activated protein kinase pathway. *J Biol Chem.* 275: 4474-4483.

[166] RUDOLPH KL, CHANG S, LEE HW, BLASCO M, GOTTLIEB GJ, GREIDER C, DEPINHO RA. (1999) Longevity, stress response, and cancer in aging telomerase-deficient mice. *Cell*, 96, 701-712.

[167] RUDOLPH KL, MILARD M, BOSENBERG MW, DE PINHO RA. (2001) Telomere dysfunction and evolution of intestinal carcinoma in mice and human. *Nature Genet.* 28: 155-159.

[168] SALPETER SR, WALSH JM, GREYBER E, ORMISTON TM, SALPETER EE. (2004) Mortality associated with hormone replacement therapy in younger and older women: a meta-analysis. *J Gen Intern Med.* 19 (7): 791-804.

[169] SEERY LT, KNOWLDEN JM, GEE JM, ROBERTSON JF, KENNY FS, ELLIS IO, NICHOLSON RI. (1999) BRCA1 expression levels predict distant metastasis of sporadic breast cancers. *Int J Cancer*; 84: 258-62.

[170] SHAY JW, BACCHETTI S. (1997) A survey of telomerase activity in human cancer. *Eur J Cancer.* 33: 787-791.

[171] SHAY JW and RONINSON IB. (2004) Hallmarks of senescence in carcinogenesis and cancer therapy. *Oncogene*, 23, 2919-2933.

[172] SHERR CJ and DEPINHO RA. (2000). Cellular senescence: mitotic clock or culture shock? *Cell*, 102, 407-410.

[173] SHERR CJ. (2004) Principles of tumor suppression. *Cell* 116: 235-246.

[174] SIMONCINI T, HAFEZI-MOGHADAM A, BRAZIL DP, LEY K, CHIN WW, LIAO JK. (2000) Interaction of œstrogen receptor with the regulatory subunit of phosphatidylinositol-3-OH kinase. *Nature* 407: 538-541.

[175] SMALLEY M, ASHWORTH A. (2003) Stem cells and breast cancer: a field in transit. *Nature Rev Cancer*; 3: 832-844.

[176] SONG RX, BARNES CJ, ZHANG Z, BAO Y, KUMAR R, SANTEN RJ. (2004) The role of Shc and insulin-like growth factor 1 receptor in mediating the translocation of estrogen receptor alpha to the plasma membrane. *Proc Natl Acad Sci USA* 99: 2076-2081.

[177] SORLIE T, WANG Y, XIAO C, JOHNSEN H *et al.* (2006) Distinct molecular mechanisms underlying clinically relevant subtypes of breast cancer: gene expression analyses across three different platforms. *BMC Genomics* 7: 127-

[178] STAFF S, ISOLA J, TANNER M. (2003) Haploinsufficiency of BRCA1 in sporadic breast cancer. *Cancer Res.* 63 (16): 4978-83.

[179] STOICA GE, FRANKE TF, MORONI M, MUELLER S, MORGAN E, IANN MC, WINDER AD, REITER R, WELLSTEIN A, MARTIN MB, STOICA A. (2003) Effect of estradiol on estrogen receptor-alpha gene expression and activity can be modulated by the ErbB2/PI 3-K/Akt pathway. *Oncogene.* 22 (39): 7998-8011.

[180] STOPPA-LYONNET D, ANSQUER Y, DREYFUS H, GAUTIER C, GAUTHIER-VILLARS M, BOURSTYN E *et al.* (2000) Familial invasive breast cancers: worse outcome related to BRCA1 mutations. *J Clin Oncol* 18: 4053-9.

[181] STRAUSS BS. (1998) Hypermutability in carcinogenesis. *Genetics.*148: 1619-1626.

[182] STRUEWING JP, HARTGE P, WACHOLDER S, BAKER SM, BERLIN M, MCADAMS M, TIMMERMAN MM, BRODY LC, TUCKER MA. (1997) The risk of cancer associated with specific mutations of BRCA1 and BRCA2 among Ashkenazi Jews. *N Engl J Med.* 336 (20): 1401-8.

[183] The Women's Health Initiative Steering Committee. (2004) Effects of conjugated

equine estrogen in postmenopausal women with hysterectomy. The women's health initiative randomized controlled trial. *JAMA* 291 (14): 1701-12.

[184] THIJSSEN JH, VAN LANDEGHEM AA, POORTMAN J. (1986) Uptake and concentration of steroid hormones in mammary tissues. *Ann N Y Acad Sci*. 464: 106-16.

[185] TORA L, WHITE J, BROU C, TASSET D, WEBSQTER N, SHEER E, CHAMBON P. (1989) The human estrogen receptor has two independent nonacidic transcriptional activation functions. *Cell*, 59: 477-487.

[186] URSIN G, HENDERSON BE, HAILE RW, PIKE MC, ZHOU N, DIEP A, BERNSTEIN L. (1997) Does oral contraceptive use increase the risk of breast cancer in women with BRCA1/BRCA2 mutations more than in other women? *Cancer Res*; 57: 3678-81.

[187] VAN'T VEER LJ, DAI H, VAN DE VIJVER MJ, HE YD, HART AA, MAO M, PETERSE HL, VAN DER KOOY K, MARTON MJ, WITTEVEEN AT, SCHREIBER GJ, KERKHOVEN RM, ROBERTS C, LINSLEY PS, BERNARDS R, FRIEND SH. (2002) Gene expression profiling predicts clinical outcome of breast cancer. *Nature*. 2002 Jan 31; 415 (6871): 530-6.

[188] VENKITARAMAN AR (2002) Cancer susceptibility and the functions of BRCA1 and BRCA2. *Cell* 25,108 (2): 171-82.

[189] VIJG J AND DOLLE ME. (2000) Large genome rearrangements as a primary cause of aging. *Mech Ageing Dev.* 123, 907-915.

[190] VOLGESTEIN B, KINZLER KW. (1998) The genetic basis of human cancer. (Mc Graw-Hill).

[191] WANG C, HORIUCHI A, IMAI T, OHIRA S, ITOH K, NIKAIDO T, KATSUYAMA Y, KONISHI I. (2004) Expression of BRCA1 protein in benign, borderline, and malignant epithelial ovarian neoplasms and its relationship to methylation and allelic loss of the BRCA1 gene. *J Pathol.*; 202 (2): 215-23.

[192] WARREN MP. (2004) A comparative review of the risks and benefits of hormone replacement therapy regimens. *Am J Obstet Gynecol.* 190 (4): 1141-67. Review.

[193] WELLINGS SR, JENSEN HM, MARCUM RG. (1975) An atlas of subgross pathology of the human breast with special reference to possible precancerous lesions. *J Natl Cancer Inst.* 55: 231-273.

[194] WILSON CA, RAMOS L, VILLASENOR MR, ANDERS KH, PRESS MF, CLARKE K, KARLAN B, CHEN JJ, SCULLY R, LIVINGSTON D, ZUCH RH, KANTER MH, COHEN S, CALZONE FJ, SLAMON DJ. (1999) Localization of human BRCA1 and its loss in high-grade, non- inherited breast carcinomas. *Nat Genet*. 21: 236-240.

[195] WOOSTER R, NEUHAUSEN SL, MANGION J, QUIRK Y, FORD D, COLLINS N, NGUYEN K, SEAL S, TRAN T, AVERILL D, *et al.* (1994) Localization of a breast cancer susceptibility gene, BRCA2, to chromosome 13q12-13. *Science*. 265 (5181): 2088-90.

[196] YAN L, YANG X, DAVIDSON NE. (2001) Role of DNA methylation and histone acetylation in steroid receptor expression in breast cancer. *J Mammary Gland Biol Neoplasia*. 6 (2): 183-92. Review.

[197] ZHANG X, MAR V, ZHOU W, HARRINGTON L, ROBINSON MO. (1999). Telomere shortening and apoptosis in telomerase-inhibited human tumor cells. *Genes Dev.*, 13, 2.

[198] ZUMOFF B (1993) Biological and endocrinological insights into the possible breast cancer risk from menopausal estrogen replacement therapy. *Steroid* 58:196-204.

CANCER DU SEIN, RISQUES GÉNÉTIQUES

Florence LEREBOURS, C. NOGUES

RISQUE FAMILIAL DE CANCER DU SEIN

L'existence de formes familiales de cancer du sein est anciennement connue puisque le Traité des Tumeurs de Broca en fait état dès 1866. Les études d'épidémiologie sur de larges populations et notamment aux États-Unis, ont permis de collecter et d'analyser un grand nombre de familles présentant plusieurs cas de cancer. Elles ont défini le risque de développer un cancer au regard des antécédents familiaux. Ces études ont conclu à des risques augmentés de développer un cancer lorsqu'existe une histoire familiale, de l'ordre de 3 à 4 fois selon les antécédents [1]. En fait il est apparu que ce risque est d'autant plus élevé qu'il existe de sujets atteints dans une même famille, que ces sujets ont des degrés de parenté proches, et que l'âge de survenue du/des cancer(s) est précoce. Ces études épidémiologiques ont permis de chiffrer ce risque en fonction du nombre de collatéraux atteints, de l'âge de survenue du cancer chez ces collatéraux ainsi que de leur degré de parenté avec le sujet à risque [2-4].

HISTOIRE FAMILIALE ET PRÉDISPOSITION GÉNÉTIQUE

ÉPIDÉMIOLOGIE GÉNÉTIQUE

Les comparaisons entre les données épidémiologiques sur le risque de cancer dans une famille, et les modèles génétiques de transmission des traits héréditaires ont permis d'établir les prédispositions génétiques au cancer. Certaines de ces histoires familiales sont effectivement dues à l'existence d'une anomalie génétique constitutionnelle prédisposant au cancer. Soulignons qu'agrégation familiale et prédisposition génétique héritée ne sont pas synonymes. La détermination du risque génétique est une situation complexe lorsqu'elle repose sur la notion d'agrégation familiale de cancers aussi fréquents que le cancer du sein. Au moment du diagnostic de cancer du sein, on a la notion d'une apparentée au premier degré elle-même atteinte dans 15 à 20 % des cas, mais il ne s'agira d'une prédisposition héritée au cancer que dans 5 % des cas au plus. Cela peut paraître faible mais correspond pourtant au fait qu'environ une femme sur quatre cents est porteuse d'une anomalie d'un gène de prédisposition au cancer du sein *BRCA1/BRCA2*, ce qui représente en France trente-cinq mille femmes âgées de 30 à 69 ans.

GÈNES DE PRÉDISPOSITION AUX CANCERS

À partir de l'analyse épidémiologique de familles présentant des cas multiples de rétinoblastome, A. Knudson a proposé que deux événements mutationnels consécutifs soient nécessaires pour l'apparition de cette tumeur chez les sujets sans antécédent familial [5]. Si l'un des deux événements mutationnels est déjà présent à l'état constitutionnel, un seul deuxième événement somatique est nécessaire. Comings a par la suite suggéré que ces deux mutations concernent les deux allèles (les deux copies) du même gène [6]. Dans les familles à cas multiples, la mutation transmise constitue la première étape de la tumorigénèse, la deuxième étape est l'altération de l'autre allèle parental normal dans la tumeur : cette cancérogenèse accélérée explique l'apparition précoce de tumeurs parfois bilatérales ou multiples. Dans les cas non héréditaires, les deux allèles sont conjointement altérés dans la tumeur : cet événement rare explique l'apparition tardive d'une tumeur généralement unique. Ce type de gène sera appelé gène suppresseur de tumeur car l'apparition de la tumeur semble nécessiter l'absence complète d'expression du gène (Figure 1). À la suite du clonage du gène du rétinoblastome *RB1* en 1986, plusieurs gènes de prédisposition au cancer ont été identifiés. Il en existe une vingtaine connus à ce jour. La majorité de ces gènes se sont révélés être des gènes suppresseurs de tumeur caractérisés par ce mode d'action récessif, validant la théorie de Knudson.

PRÉDISPOSITIONS MAJEURES DE TRANSMISSION AUTOSOMIQUE DOMINANTE

Dans les cancers héréditaires, toutes les cellules de l'organisme, y compris les cellules germinales, portent donc une mutation constitutionnelle génétiquement transmissible (figure 1). Cette transmission se fait majoritairement sur un mode autosomique dominant. Il existe donc 50 % de risque pour la descendance d'un sujet porteur d'hériter de la mutation. La présence de cette mutation héritée représente alors une initiation favorisant les étapes ultérieures de la tumorigenèse. Les sujets porteurs de l'anomalie génétique considérée ont un risque élevé de développer un cancer au cours de leur vie car la pénétrance de ces gènes – c'est-à-dire la fréquence avec laquelle la mutation va s'exprimer- est forte, de l'ordre de 80 % des cas en moyenne. Le sujet porteur a donc 80 % de risque de développer un cancer au cours de sa vie, autrement dit un risque cumulé de développer ce cancer de 80 % à l'âge de 80 ans.

Figure 1 : Représentation de la théorie de la double inactivation allélique d'un gène suppresseur de tumeur ; l'existence de la mutation constitutionnelle dans les formes familiales explique les différences entre les formes familiales et non familiales de ce cancer dans l'âge de survenue, la pénétrance de ce cancer, et le nombre de tumeurs observées. Les x représentent la mutation de la copie du gène.

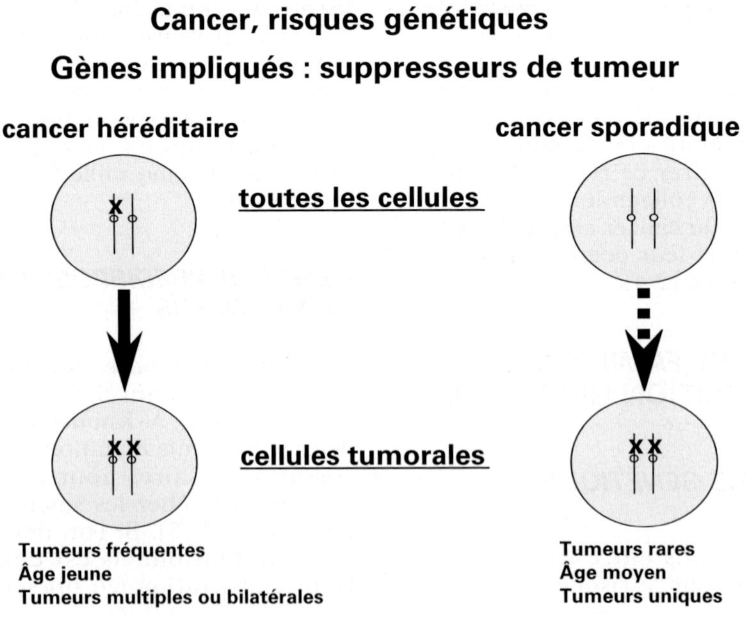

PRÉDISPOSITIONS MINEURES

Parallèlement à ces prédispositions majeures, il existe des prédispositions génétiques dites « mineures », car conférant un risque plus faible de développer un cancer. Ces prédispositions génétiques « mineures » au cancer font intervenir des gènes de faible pénétrance avec l'absence d'agrégation familiale évidente. Il existe une composante héréditaire non perceptible par la généalogie qui interagit avec l'environnement dans la genèse du cancer du sein. Ces facteurs mineurs de prédisposition pourraient moduler l'effet de l'environnement sur notre organisme, et donc moduler, de façon très fine, le risque de développer un cancer du sein. C'est la notion de terrain ou de « susceptibilité individuelle ». Parmi les gènes qui ont été suspectés pour être impliqués dans la prédisposition mineure au cancer du sein, on peut citer des gènes impliqués dans la régulation du cycle cellulaire (*CHEK2*...), dans la réparation de l'ADN (*ATM, TP53*...), dans le métabolisme des hormones stéroïdiennes (*CYP17, CYP19*, récepteurs aux œstrogènes, à la progestérone, et aux androgènes...) et dans les systèmes métaboliques de détoxification des carcinogènes (*GSTM1, GSTP1, NAT2*...) [7].

Un polymorphisme particulier d'un gène mineur de prédisposition aux cancers du sein pourrait augmenter très modérément le risque de développer une tumeur (risque cumulé < 5 %) (figure 2). Cependant, comme les polymorphismes observés pour ces gènes sont fréquents dans la population générale, ces gènes pourraient être impliqués dans 100 % des cancers du sein.

Du fait que ces gènes n'augmentent que de façon très modérée le risque de développer un cancer du sein, l'analyse multiparamétrique de l'ensemble de ces gènes, par exemple par des approches de recherche de SNP (*single nucleotide polymorphism*) sur puces à ADN (*cDNA microarrays*) devrait être plus informative sur la prédisposition individuelle à développer un cancer.

PRÉDISPOSITIONS GÉNÉTIQUES MAJEURES AUX CANCERS DU SEIN

Le gène d'une maladie peut être localisé par analyse de liaison dans des familles où l'incidence de cette maladie est élevée [8]. Les études de liaison consistent à associer la forme alternative d'un

Figure 2 : Relation entre risque de cancer, classe de gènes impliqués et fréquence de mutations/polymorphismes.
Le haut risque de cancer du sein observé dans les familles ayant une mutation germinale d'un gène majeur de prédisposition tel que BRCA1 est compensé par la rareté des mutations. En revanche, la fréquence importante des polymorphismes des gènes mineurs de prédisposition est compensée par le faible risque associé à ces allèles.

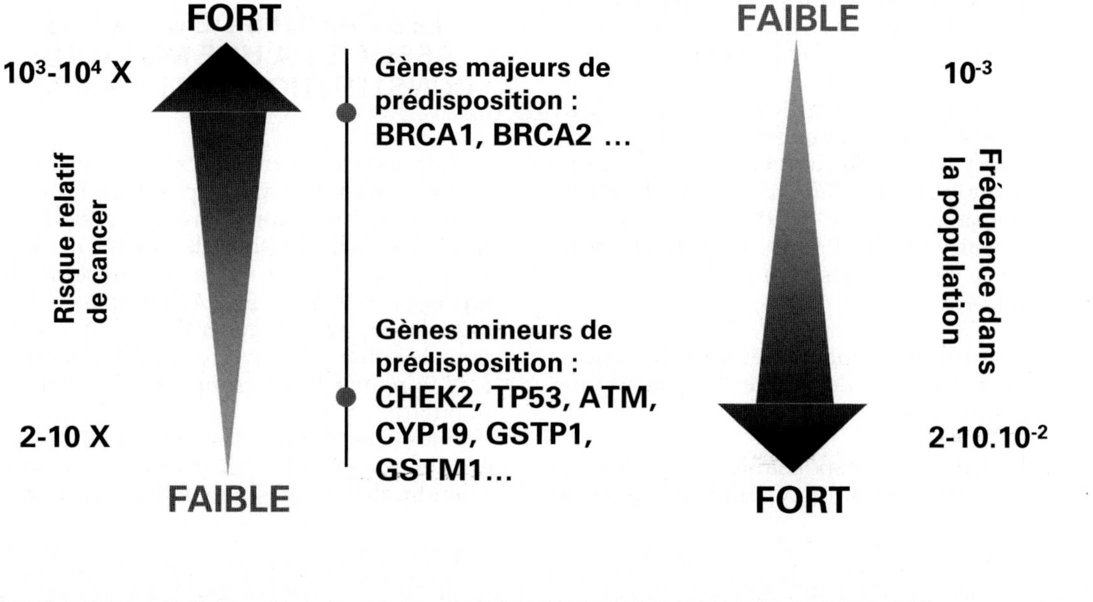

marqueur polymorphe (une sonde d'ADN localisée sur le génome et dont la « forme » est variable selon les individus) avec la survenue de la maladie. La « forme » du marqueur indique en quelque sorte où se trouve l'allèle du gène. À terme cette liaison entre un locus et une maladie mène au clonage ou identification du gène.

Les études de liaison dans des familles présentant de multiples cas de cancers du sein ont permis de localiser, puis d'identifier deux gènes majeurs de prédisposition au cancer du sein : *BRCA1 et BRCA2*.

Le gène *BRCA1* (pour *BReast CAncer 1*) fut localisé en 1990 sur le bras long du chromosome 17 puis identifié 4 ans plus tard [9-10]. Ce gène est impliqué majoritairement dans les formes familiales du syndrome sein-ovaire.

Le gène *BRCA2*, localisé sur le bras long du chromosome 13, a été identifié en 1995 [11-12]. Ce gène est plus particulièrement impliqué dans le syndrome sein seul, ainsi que dans la majorité des familles présentant des cas de cancer du sein chez l'homme. Il est à noter que le gène *BRCA2* prédispose également à certaines formes d'anémie de Fanconi lorsque ce gène est muté à l'état homozygote (atteinte constitutionnelle des deux allèles) [13]. L'anémie de Fanconi est une maladie très rare, autosomale récessive qui présente un tableau clinique complexe, associée à un risque accru de leucémies dues à une hypersensibilité cellulaire aux rayonnements ionisants et à certains agents chimiques.

Il ressort de familles recensées (au moins 4 cas de cancer du sein avant 60 ans) par le Breast Cancer Linkage Consortium, que *BRCA1* et *BRCA2* sont responsables d'environ 95 % des familles sein/ovaire (80 % et 15 % respectivement), et 70 % des familles sein seul (50 % chacun) [14].

D'autres syndromes héréditaires comportent un excès de risque de cancers du sein mais sont exceptionnels :

- le gène *TP53* responsable du syndrome de Li-Fraumeni (agrégation de cancers du sein, de sarcomes, d'hémopathies malignes, de tumeurs cérébrales et de cortico-surrénalomes). Ce syndrome est lié dans 50 % des cas à une mutation constitutionnelle du gène suppresseur de tumeur *TP53* localisé en 17p13 [15]. Une mutation de ce gène rendrait compte de 1 % des cas de cancer du sein survenus avant l'âge de 40 ans.
- le gène *PTEN* responsable de la maladie de Cowden ou syndrome des hamartomes multiples. La part des cancers du sein héréditaires liés à ce syndrome ne serait que de 0,1 %. Cette pathologie associe des hamartomes multiples cutanés et muqueux, et des tumeurs le plus souvent bénignes, notamment du tractus digestif. La moitié des femmes atteintes présentent des mastopathies, qui dans 50 % des cas s'associent à un cancer du sein. Le gène *PTEN*, muté à l'état constitutionnel dans cette maladie, et localisé en 10q23, a été cloné en 1997 [16].

Enfin, les études de liaison dans des familles présentant des cas multiples de cancer du sein non liés à *BRCA1* ni *BRCA2* suggèrent l'existence d'au moins un troisième gène majeur de prédisposition au cancer du sein familial. Par ailleurs, les analyses de ségrégation suggèrent la possibilité d'une transmission selon un modèle récessif, et/ou selon un modèle oligogénique.

LES RISQUES DE CANCERS ASSOCIÉS À UNE MUTATION CONSTITUTIONNELLE DE *BRCA*

Les estimations du risque cumulé (pénétrance) de cancer pour les femmes ayant une mutation constitutionnelle de *BRCA1* et *BRCA2* sont de l'ordre de 40 à 80 % de développer un cancer du sein à 70 ans pour *BRCA1* et *BRCA2* comparé à 8 % dans la population générale, de 20 à 60 % pour le cancer de l'ovaire et *BRCA1* et de 6 à 27 % pour *BRCA2* comparé à 1 % dans la population générale. Les études familiales donnent les risques les plus élevés et les études en population donnent, comme attendu, des risques plus faibles. Le risque ovarien lié à *BRCA1* est nettement plus élevé avant 50 ans que celui associé à *BRCA2* [2, 14, 17-18].

Il est important de retenir, d'après les données d'Antoniou *et al.* [18], que le risque de développer un cancer précocement, avant l'âge de 45 ans, est de 25 % pour le sein et de 10 % pour les ovaires, en cas d'implication du gène *BRCA1*. Pour le gène *BRCA2*, ce risque est estimé à 7 % pour le cancer du sein et à 1 % pour le cancer des ovaires. Autrement dit, l'âge d'apparition des cancers dans les familles liées au gène *BRCA2* est plus tardif que dans les familles liées au gène *BRCA1*. Il faut retenir également qu'il existe un risque très important de cancer des trompes de Fallope associé à ce risque de cancer ovarien.

Il n'y a actuellement pas de données utilisables sur l'existence de corrélations génotype-phénotype, en dehors des risques différents liés à l'implication de *BRCA1* et *BRCA2*. Il n'est donc pas possible aujourd'hui d'établir de lien entre telle mutation et la survenue de tel type de cancer (sein, ovaire...), ni d'estimer les risques en fonction de la lourdeur de l'histoire familiale, notamment par rapport à l'âge de survenue.

Le risque relatif d'autres cancers que ceux du sein et de l'ovaire est faible, hormis le cancer de la trompe. Il est très probable qu'il existe un excès de risque de cancer de la prostate chez les hommes porteurs d'une mutation. Par ailleurs, pour un homme porteur d'une mutation *BRCA2*, le risque cumulé de cancer du sein à 70 ans a été estimé à 5 %.

STRUCTURE DE *BRCA1* ET *BRCA2*, ET RÔLES DANS LA TUMORIGÉNÈSE

BRCA1 et *BRCA2* sont des gènes de très grande taille (respectivement 5 et 10 kb) présentant de grandes similitudes ; un grand nombre d'exons codants (respectivement 22 et 26 exons) et un exon 11 représentant plus de la moitié de la séquence codante. Il s'agit de gènes suppresseurs de tumeur exprimés dans de nombreux tissus (sein, ovaire, thymus, testicule...). Leur rôle de gène suppresseur de tumeur est étayé par la délétion fréquente de l'allèle parental normal dans la tumeur chez les sujets prédisposés.

Les similitudes à la fois de structures entre les gènes *BRCA1* et *BRCA2* et les phénotypes chez les souris invalidées pour ces deux gènes, et le fait que les protéines BRCA1 et BRCA2 forment un complexe dans les cellules en mitose, ont très vite suggéré que ces deux protéines seraient impliquées dans des voies métaboliques communes [19]. De plus, l'observation de structures chromosomiques anormales dans des cellules déficientes en BRCA1 ou BRCA2 a fortement suggéré que ces deux gènes puissent participer au maintien de l'intégrité du génome. *BRCA2* jouerait un rôle majeur dans les réparations des cassures double-brin de l'ADN par recombinaison homologue via un contrôle direct de la recombinase RAD51, tandis que *BRCA1* aurait un rôle plus général de lien entre les détecteurs et les effecteurs de la réponse aux dommages de l'ADN.

CARACTÉRISTIQUES ANATOMOPATHOLOGIQUES DES TUMEURS « *BRCA1* ET *BRCA2* »

Comme les cancers du sein sporadiques, la majorité des tumeurs se développant dans un contexte BRCA1 et BRCA2 sont des carcinomes canalaires infiltrants. Il existe cependant plus de types médullaires dans les cancers *BRCA1* (10 % environ vs 1 % dans les formes sporadiques) [20]. Par ailleurs, les tumeurs *BRCA1* sont plus souvent de grade histopronostique SBR 3 et plus proliférantes que dans les formes sporadiques [20]. Les tumeurs sont souvent moins bien différenciées, et plus fréquemment négatives pour les récepteurs aux œstrogènes et à la progestérone (surtout pour *BRCA1* plus que pour *BRCA2*) [21].

D'une façon plus générale, les mécanismes moléculaires mis en jeu semblent différents entre les tumeurs *BRCA1*, *BRCA2* et les tumeurs mammaires sporadiques [22].

LA CONSULTATION D'ONCOGÉNÉTIQUE

Les analyses moléculaires sont proposées actuellement lorsque l'histoire d'une famille est compatible avec la transmission autosomique dominante d'un gène de prédisposition. Elles permettent dans un certain nombre de cas de préciser le risque.

C'est à la fois pour pouvoir répondre aux patients qui, compte tenu de leur histoire familiale, s'interrogent sur le risque qu'ils ont de développer à leur tour un cancer et les informer des modalités de prévention et de dépistage adaptées, que des consultations d'oncogénétique se sont développées dans les pays occidentaux. En France, les consultations d'oncogénétique sont réparties sur tout le territoire afin de permettre de répondre à la demande (*www.fnclcc.fr, www.orphanet*).

Les analyses moléculaires des gènes impliqués sont réalisées dans un cadre diagnostique défini. Il faut en effet souligner que l'examen des caractéristiques génétiques des personnes à des fins médicales est encadré par la législation française, notamment par les lois dites de bioéthique du 29 juillet 1994 complétées par la loi du 4 février 1995 puis le décret du 23 juin 2000 et ses arrêtés : « Chez une personne asymptomatique mais présentant des antécédents familiaux, la prescription d'un examen des caractéristiques génétiques ne peut avoir lieu que dans le cadre d'une consultation médicale individuelle effectuée par un médecin œuvrant au sein d'une équipe pluridisciplinaire rassemblant des compétences cliniques et génétiques. Cette équipe doit se doter d'un protocole de prise en charge et être déclarée au ministre chargé de la santé. La personne doit être informée des caractéristiques de la maladie recherchée, des moyens de la détecter, des possibilités de prévention et de traitement. » Le Comité Consultatif National d'Éthique Français avait souligné dès 1995 les problèmes spécifiques concernant les règles d'information, de confidentialité et de consentement des personnes se soumettant à ces tests. Ce cadre est mis en place dans les consultations d'oncogénétique [23].

Pour réaliser ces analyses, les oncogénéticiens font appel à des laboratoires spécialisés dans la recherche d'altérations génétiques. Le cadre légal est, là aussi, celui des lois et du décret précédemment cités fixant les conditions d'autorisation des laboratoires et d'agrément des praticiens biologistes.

LES INDICATIONS POUR UNE CONSULTATION D'ONCOGÉNÉTIQUE

Les objectifs de la consultation sont d'une part, d'évaluer la probabilité de l'existence d'une prédisposition héréditaire que les tests génétiques peuvent permettre d'objectiver, et d'autre part, d'évaluer les risques de cancer et d'y adapter la prise en charge.

L'indication d'une consultation d'oncogénétique repose sur l'identification des formes familiales de cancer du sein et des ovaires.

Il n'y a pas de caractéristique individuelle ou tumorale spécifique des cancers du sein survenant dans un cadre de prédisposition. On retient seulement des éléments d'orientation : l'âge jeune au diagnostic (la moitié des cancers du sein surviennent avant 50 ans), l'atteinte bilatérale, l'association à un cancer de l'ovaire (ou à une carcinose péritonéale primitive), la présence d'un cancer très rare comme un cancer de la trompe ou du sein chez un homme.

La reconstitution de l'histoire familiale est donc primordiale, impliquant la connaissance précise des diagnostics des tumeurs des apparentés tant dans la branche paternelle que maternelle. Des critères de sélection de recherche de mutation constitutionnelle ont été proposés en France par l'expertise collective INSERM-FNLCC en 1998 [24] puis revus en 2004 [25]. Il est licite de proposer une analyse moléculaire *BRCA* si la probabilité de prédisposition héréditaire est de 25 %, ce qui correspond à un taux de détection d'une mutation de 10 à 15 %.

Des exemples de situations familiales correspondant à l'expertise de 1998 sont décrits dans le tableau 1.

La mise à jour de 2004 a préféré l'établissement d'un score initialement utilisé comme base d'orientation d'une personne vers une consultation d'oncogénétique, mais qui peut également servir de base d'indication d'une recherche de mutation (tableau 2).

Calculer ce score familial peut permettre de poser l'indication d'une consultation sur des critères volontairement simples pour être facilement utilisables en pratique. Diverses situations personnelles et familiales sont envisagées ; à chaque situation correspond un poids, coté de 1 à 5. Il faut additionner les poids respectifs de chaque situation pour obtenir le score, en comptabilisant uniquement les situations de personnes ayant ont des gènes en commun. Ceci veut dire qu'il faut bien séparer chaque branche d'hérédité et ne pas comptabiliser dans le même score, par exemple, un cas de cancer du sein chez une tante paternelle et chez une tante maternelle. Si une personne est atteinte de plusieurs cancers primitifs différents, les poids de chaque situation s'ajoutent en tenant compte de l'âge de survenue. Des scores différents peuvent être obtenus s'il existe des cas de cancers du sein et des ovaires dans les deux branches d'hérédité. Le score le plus élevé sera retenu. Selon le score familial obtenu, l'indication d'une consultation d'oncogénétique est excellente, possible ou d'utilité médicale faible.

Il faut néanmoins souligner que toutes les indications retenues par le calcul de ce score ne correspondront pas à une prédisposition héréditaire et que de bonnes indications ne seront pas repérées par ce calcul.

De plus, la demande de la personne doit être considérée en premier lieu, aussi bien dans une indication un peu limite et si la demande est nettement formulée que si, a contrario la consultante est réticente vis-à-vis de cette démarche, même si le risque familial est très élevé.

Lorsque l'indication d'une consultation est posée, il n'est pas nécessaire, dans un premier temps, que plusieurs membres de la famille se rendent à la consultation.

Dans la mesure du possible, il est souhaitable que ce soit la personne atteinte le plus précocement d'un cancer du sein ou de l'ovaire qui vienne en consultation en premier, sous réserve bien évidemment de son accord, dans la mesure où c'est elle qui a le risque le plus élevé d'être porteuse d'une anomalie génétique constitutionnelle.

LES TESTS GÉNÉTIQUES

Ces examens sont réalisés en général à partir d'une prise de sang par étude de l'ADN génomique lymphocytaire.

Tableau I :
Exemples de situations familiales ayant une probabilité d'au moins 10 % de détection d'une mutation.

Au moins trois cas de cancer du sein ou de l'ovaire appartenant à la même branche parentale et survenant chez des personnes apparentées au premier ou au second degré, si transmission par un homme.
Deux cas de cancer du sein chez des apparentées du premier degré dont l'âge au diagnostic d'au moins un cas est inférieur ou égal à 40 ans.
Deux cas de cancer du sein chez des apparentés du premier degré dont au moins un cas est masculin.
Deux cas chez des apparentées du premier degré dont au moins un cas est un cancer de l'ovaire.
Association d'un cancer du sein et d'un cancer primitif de l'ovaire.
Cancer du sein chez un homme.
Cancer du sein diagnostiqué à moins de 35 ans.

Tableau II :
Indication de consultation de génétique [25-26].

Mutation de BRCA identifiée dans la famille	5
Cancer du sein chez une femme avant 30 ans	4
Cancer du sein chez une femme entre 30 et 39 ans	3
Cancer du sein chez une femme entre 40 et 49 ans	2
Cancer du sein chez une femme entre 50 et 70 ans	1
Cancer du sein chez un homme	4
Cancer de l'ovaire	3

Additionnez chaque cas de la même branche parentale.
5 : excellente indication
4 ou 3 : indication possible
2 ou 1 : utilité médicale faible

LE TEST DIAGNOSTIQUE POUR CONFIRMER LA PRÉDISPOSITION HÉRÉDITAIRE FAMILIALE

C'est la recherche de la mutation en cause dans la famille. Son but est de caractériser la mutation germinale responsable de l'agrégation familiale de cancers (chaque famille ayant en quelque sorte sa mutation « privée »).

Pour des raisons d'organisation, les prélèvements sont traités par série. Le délai d'obtention des résultats est encore à l'heure actuelle de plusieurs mois. En effet, la taille de *BRCA1* et *BRCA2* est grande et il existe une grande diversité et une grande dispersion des mutations au niveau de ces deux gènes.

Une éthique bien codifiée

La première analyse est réalisée chez la personne dont l'histoire clinique est la plus évocatrice de l'existence d'une prédisposition héréditaire. Si ce n'est pas le proposant, l'information lui est transmise par ce dernier ; cette personne vient à son tour en consultation pour recevoir une information précise. On doit insister sur les limites des tests, les enjeux personnels et sociaux (risque tumoral, prise en charge médicale, problème de la diffusion de l'information dans la famille). Il est aussi souhaitable de préciser les délais de réalisation. Les analyses ne sont effectivement débutées qu'après un délai de réflexion et l'obtention d'un consentement éclairé.

Deux prélèvements indépendants sont nécessaires.

Quels que soient les résultats, ils seront rendus à la personne concernée lors d'une nouvelle consultation d'oncogénétique et non par courrier ou directement à un médecin. Les résultats ne sont transmis qu'à la personne concernée, sauf mention contraire de celle-ci, à charge pour elle d'en informer ses apparentés.

Cette consultation est aussi l'occasion de reparler de l'histoire familiale et des risques tumoraux, des possibilités de prise en charge dans un contexte multidisciplinaire. En cas de résultat positif, on invite la personne à diffuser cette information dans sa famille.

Résultat positif : le seul valable

L'interprétation des résultats est difficile dans certains cas, notamment pour faire la part entre un polymorphisme génétique sans conséquence fonctionnelle et une mutation délétère. Seul un résultat positif de prédisposition est informatif et peut être retenu pour la prise en charge de la famille.

Si une mutation délétère a été mise en évidence, on dispose alors d'un test biologique facile à mettre en œuvre chez les autres membres de la famille. Les analyses suivantes recherchent cette altération spécifique chez les autres sujets testés. Outre une rapidité beaucoup plus grande (quelques semaines au plus), le fait de ne pas retrouver cette mutation chez la personne testée signifie qu'elle n'a pas hérité de l'anomalie familiale et donc que son risque tumoral rejoint celui de la population générale. Un résultat négatif à ce stade prend donc toute sa valeur.

Résultat négatif : le doute persiste

En revanche, si aucune mutation n'est retrouvée après la toute première analyse des gènes impliqués, il n'est pas possible pour autant d'éliminer l'existence d'une prédisposition héréditaire, soit par manque de sensibilité des techniques utilisées, soit par implication d'un autre gène non encore identifié. Le risque résiduel de prédisposition est à évaluer en fonction de la nature de l'histoire familiale et de sa fiabilité.

LE TEST CHEZ LES APPARENTÉS

Si une anomalie est retrouvée dans une famille, la recherche de cette anomalie peut être proposée aux apparentés. Il s'agit là de diagnostic pré-symptomatique. Les tests de prédisposition chez les apparentés se déroulent maintenant de façon assez codifiée : consultation d'information générale et centrée sur l'histoire familiale, déroulement du test et enjeux, délai de réflexion, choix éclairé authentifié par la signature d'un consentement lors d'une nouvelle consultation, test avec deux prélèvements sanguins indépendants, résultat rapide (le test étant ciblé sur l'altération identifiée ne demande que quelques semaines) en consultation, prise en charge multidisciplinaire. Un soutien psychologique doit pouvoir être proposé à tout moment.

Ce test permet de rassurer et d'écarter de la surveillance intensive les femmes qui ne présentent pas la mutation identifiée dans leur famille (leur risque est celui de la population générale) et de proposer aux autres femmes une prise en charge optimale.

Mutations *BRCA1* et *BRCA2*

Une banque de données internationale s'est constituée où l'ensemble des mutations germinales de ces deux gènes sont répertoriées (*http://www.nhgri.nih.gov/Intramural_research/Lab_transfer/Bic/*). Il existe une grande diversité (plus de 1 000 mutations différentes actuellement identifiées) et une grande dispersion des mutations au niveau de ces deux gènes. Il est cependant à noter que dans certaines populations, une mutation unique est à l'origine de la majorité des formes familiales de cancer du sein. La théorie la plus communément admise est celle de l'effet fondateur : un ancêtre était porteur d'une mutation qui a été transmise aux générations suivantes. C'est le cas de trois mutations spécifiques rapportées dans la population juive ashkénase [27]. Un autre exemple est la mutation *BRCA2 (999del5)* à l'origine de la majorité des cas de prédisposition au cancer du sein en Islande [28].

Dans la majorité des cas, les mutations de *BRCA1* et *BRCA2* sont clairement délétères et responsables de la survenue de la maladie, puisqu'elles aboutissent à la production d'une protéine tronquée, non fonctionnelle : il s'agit en majorité des décalages du cadre de lecture et des mutations non-sens. En revanche, la valeur pathogène des mutations faux-sens (environ 30 % de l'ensemble des mutations observées), est toujours délicate à interpréter puisqu'il peut s'agir de variants neutres du gène sans conséquence phénotypique. Il n'existe pas de test fonctionnel qui permettrait de dire si ces mutations ont un caractère délétère. Seules celles observées dans les domaines RING et BRCT de *BRCA1*, domaines nécessaires à la fonction normale de la protéine, sont *a priori* délétères.

La détection des mutations repose en général sur la mise en évidence d'un mésappariement entre les deux allèles (ou copies) du gène, initialement par des techniques de criblage comme le SSCP (Single-Strand Conformation Polymorphism) et DGGE (Denaturating Gradient Gel Electrophoresis), CSGE (Conformation Sensitive Gel Electrophoresis) et HA (Heteroduplex Analysis), et actuellement par dHPLC (denaturing High-Performance Liquid Chromatography, chromatographie liquide haute performance en conditions dénaturantes (sur appareil Wave®, ou Varian®). L'alternative à ces criblages est le séquençage direct du gène. Au total, le taux de détection des mutations est de 70 à 95 % selon les méthodes.

Enfin, on observe dans près de 10 % des familles liées à *BRCA1* et *BRCA2*, des réarrangements de grandes tailles (délétions ou duplication d'un ou plusieurs exons) non détectables par ces techniques moléculaires classiques.

SURVEILLANCE DES SUJETS À RISQUE

La surveillance des sujets « à risque » s'effectue après la quantification du risque de cancer. D'une façon générale ces mesures s'adressent aux femmes porteuses d'une mutation constitutionnelle *BRCA* ou à celles dont la probabilité d'être porteuse est importante.

MODALITÉS DE LA SURVEILLANCE MAMMAIRE

Les recommandations actuelles pour la surveillance des femmes prédisposées ont été proposées par un groupe d'experts français en 1998. La mise à jour de cette expertise a abouti en 2004 à des recommandations de bonnes pratiques professionnelles à la demande du ministre de la Santé [24-25]. Le suivi doit s'effectuer dans un centre ayant une expérience et une pratique suffisantes en sénologie.

- Un examen clinique mammaire biannuel ou triannuel, dès l'âge de 20 ans.
- Mammographie bilatérale annuelle (couplée à l'examen clinique) dès l'âge de 30 ans voire 25 ans, avec au moins deux incidences par sein (face et oblique externe) et double lecture comparative des clichés.
- Échographie mammaire couplée à la mammographie, notamment en cas de densité mammaire élevée.
- IRM mammaire annuelle. Compte-tenu de sa sensibilité par rapport à la mammographie, l'IRM mammaire bilatérale annuelle est devenue en quelques années un examen de pratique courante [29-30].

L'utilisation d'une contraception orale est possible, puisque aucune augmentation du risque de cancer du sein n'a été clairement démontrée, y compris chez des patientes avec antécédents familiaux.

La prescription d'un traitement substitutif de ménopause doit être prudente dans cette population. On doit vraisemblablement éviter de provoquer une hyperoestrogénie mais l'impact exact de l'utilisation des hormones chez des femmes présentant une mutation délétère reste à identifier.

CHIMIOPRÉVENTION HORMONALE

Les résultats des études de prévention de la survenue d'un cancer du sein par le tamoxifène chez des femmes « à risque » ont été contradictoires et on ne dispose pas de résultats d'études prospectives. Rien ne prouve actuellement que le tamoxifène peut être bénéfique chez les femmes porteuses de mutations des gènes *BRCA1* et *BRCA2*. Cette molécule n'a reçu aucune AMM en France dans cette situation et en conséquence, en France, l'utilisation du tamoxifène n'est pas recommandée. Les autres chimiopréventions hormonales (SERM, antiaromatases, analogues LHRH...) ne sont envisagées actuellement que dans des protocoles d'études.

PLACE DE LA CHIRURGIE PROPHYLACTIQUE

Mastectomie bilatérale prophylactique

La chirurgie prophylactique (mastectomie bilatérale prophylactique avec conservation de l'étui cutané et exérèse de la plaque aréolomammelonnaire et reconstruction mammaire immédiate) peut être envisagée en respectant une liste de critères définis (probabilité de cancer du sein supérieure à 25 %, pas avant l'âge de 30 ans, concertation d'un groupe multidisciplinaire, délai de 6 mois de réflexion, consultation avec un psychologue de l'équipe...) et sous réserve d'une qualité de vie post intervention compatible avec le niveau de protection attendue. Cette chirurgie a démontré clairement son efficacité, avec une réduction du risque de cancer du sein de plus de 85 % [31].

Chirurgie prophylactique ovarienne

Indépendamment de la réduction du risque de cancer ovarien, l'efficacité de la chirurgie prophylactique ovarienne (annexectomie bilatérale) sur le risque de cancer du sein chez les femmes porteuses d'une mutation constitutionnelle BRCA a été démontrée et quantifiée [32-33]. Ce geste est recommandé pour les femmes de plus de 40 ans si le projet parental est complet. La réduction de fréquence du cancer du sein est d'environ 50 %. La prise d'une hormonothérapie substitutive ne semble pas modifier cette réduction du risque [34].

TRAITEMENTS

Les conclusions des études pronostiques des cancers du sein *BRCA* sont contradictoires. Quoiqu'il en soit actuellement, les patientes sont traitées de façon similaire aux autres patientes, à stade égal, notamment en ce qui concerne le(s) traitement(s) adjuvant(s). La présence d'une mutation *BRCA* ne semble pas modifier l'efficacité ni la toxicité des traitements radio-chimiothérapiques. Un traitement conservateur est possible. Compte-tenu d'un risque peut-être plus élevé de cancer ipsilatéral, il est possible que les indications de mastectomie soient plus fréquentes.

Le risque élevé de cancer du sein controlatéral, d'environ 60 % à 60 ans [14], peut faire envisager une mastectomie prophylactique si le traitement du cancer a été une mastectomie totale et selon le pronostic du cancer traité.

LEXIQUE

Allèle : versions alternatives d'un même gène différent par leur séquence nucléotidique. Par extension, désigne les **variants** de l'ADN non codant en un même locus (**polymorphisme** anonyme).

Locus : emplacement d'un gène ou d'une séquence connue, sur un chromosome défini par son contenu informationnel (gène) ou sa séquence, qu'elle soit ou non polymorphe (segment anonyme).

Mésappariement : non-appariement entre un ou plusieurs couple(s) de bases non-complémentaires des deux brins d'ADN.

Polymorphisme : variation de la séquence en bases nucléotidiques de l'ADN.

BIBLIOGRAPHIE

[1] Offit K, and Brown K. Quantitating familial cancer risk: a resource for clinical oncologists. *J Clin Oncol* 1994, 12:1724-1736.

[2] Claus EB, Risch NJ, Thomson WD. Genetic analysis of breast cancer in the cancer and steroid hormone study. *Am J Hum Genet* 1991, 48:232-242.

[3] Gail MH, Brinton LA, Byar DP, *et al.* Projecting individualized probabilities of developing breast cancer for white females who are being examined annually. *J Natl Cancer Inst* 1989, 24:1879-1886.

[4] Familial breast cancer: collaborative reanalysis of individual data from 52 epidemiological studies including 58 209 women with breast cancer and 101 986 women without the disease. *Lancet* 2001, 358:1389-99.

[5] Knudson AG. Mutation and cancer: statistical study of retinoblastoma. *Proc Natl Acad Sci USA* 1971, 68:820-823.

[6] Comings DE. A general theory of carcinogenesis. *Proc Natl Acad Sci USA* 1973, 70:3324-3328.

[7] Dunning AM, Healey CS, Pharoah PD, *et al.* A systematic review of genetic polymorphisms and breast cancer risk. *Cancer Epidemiol Biomarkers Prev* 1999, 8: 843-54.

[8] Morton NE. Sequential tests for the detection of linkage. *Am J Hum Genet* 1955, 7:277-318.

[9] Hall JM, Lee MK, Newman B, *et al.* Linkage of early-onset familial breast cancer to chromosome 17q21. *Science* 1990, 250: 1684-1689.

[10] Miki Y, Swensen J, Shattuck-Eidens D, *et al.* A strong candidate for the breast and ovarian cancer susceptibility gene BRCA1. *Science* 1994, 266: 66-71.

[11] Wooster R, Neuhausen L, Mangion J, *et al.* Localization of breast cancer susceptibility gene BRCA2, to chromosome 13q 12-13. *Science* 1994, 265: 2088-1090.

[12] Wooster R, Bignell G, Lancaster J, *et al.* Identification of the breast cancer susceptibility gene BRCA2. *Nature* 1995, 378: 789-792.

[13] D'Andrea AD, Grompe M. The Fanconi anaemia/BRCA pathway. *Nat Rev Cancer* 2003, 3 :23-34

[14] Ford D, Easton D, Stratton M, *et al.* Genetic heterogeneity and penetrance analysis of BRCA1 and BRCA2 genes in breast

cancer families. *Am J Hum Genet* 1998, 62: 676-689.

[15] SRIVASTAVA S, ZOU ZQ, PIROLLO K, *et al.* Germline transmission of a mutated p53 gene in a cancer-prone family with Li-Fraumeni syndrome. *Nature* 1990, 348: 747-749.

[16] LIAW D, MARSH DJ, LI J, *et al.* Germline mutation of the PTEN gene Cowden disease in inherited breast and thyroid cancer syndrome. *Nat Genet* 1997, 16: 64-67.

[17] FORD D, EASTON D, BISHOP DT, *et al.* The Breast Cancer Linkage Consortium: Risks of cancer in BRCA1-mutation carriers. *Lancet* 1994, 343: 692-695.

[18] ANTONIOU A, PHAROAH PD, NAROD S, *et al.* Average risks of breast and ovarian cancer associated with BRCA1 or BRCA2 mutations detected in case series unselected for family history: a combined analysis of 22 studies. *Am J Hum Genet* 2003, 72: 1117-30.

[19] VENKITARAMAN AR. Cancer susceptibility and the functions of BRCA1 and BRCA2. *Cell* 2002, 108: 171-82.

[20] BREKELMANS CT, SEYNAEVE C, MENKE-PLUYMERS M, et al. Survival and prognostic factors in BRCA1-associated breast cancer. *Ann Oncol* 2006, 17: 391-400.

[21] KING MC, WIEAND S, HALE K, *et al.* National Surgical Adjuvant Breast and Bowel Project. Tamoxifen and breast cancer incidence among women with inherited mutations in BRCA1 and BRCA2: National Surgical Adjuvant Breast and Bowel Project (NSABP-P1) Breast Cancer Prevention Trial. *JAMA* 2001, 286: 2251-6.

[22] HEDENFALK I, DUGGAN D, CHEN Y *et al.* Gene-expression profiles in hereditary breast cancer. *N Engl J Med* 2001, 344: 539-48.

[23] EISINGER F, THOUVENIN D, BIGNON YJ *et al.* Réflexions sur l'organisation des consultations d'oncogénétique (première étape vers la publication de bonnes pratiques cliniques). *Bull Cancer* 1995, 82: 865-78.

[24] Expertise collective FNCLCC-INSERM. – Risques héréditaires de cancers du sein et de l'ovaire. Quelle prise en charge ? Expertise collective INSERM, Fédération Nationale des Centres de Lutte Contre le Cancer. Paris : Éditions INSERM, 1998 : 635 pp.

[25] Identification et prise en charge des prédispositions aux cancers du sein et de l'ovaire. Coordonné par Eisinger F, Lefranc JP. Paris, Éditions John Libbey, 2005, 172 pp.

[26] EISINGER F, BRESSAC B, CASTAIGNE D, *et al.* Identification et prise en charge des prédispositions héréditaires aux cancers du sein et de l'ovaire (mise à jour 2004). *Bull Cancer* 2004, 91: 219-237.

[27] STRUEWING J, HARTGE P, WACHOLDER S, *et al.* The risk of cancer associated with specific mutations of BRCA1 and BRCA2 among Ashkenazi Jews. *N Engl J Med* 1997, 336: 1401-1408.

[28] THORLACIUS S, OLAFSDOTTIR G, TRYGVADOTTIR L, *et al.* A single BRCA2 mutation in male and female breast cancer families from Iceland with varied cancer phenotypes. *Nat Genet* 1996, 13: 117-119.

[29] KRIEGE M, BREKELMANS CT, BOETES C, *et al.* Efficacy of MRI and mammography for breast-cancer screening in women with a familial or genetic predisposition. *N Engl J Med* 2004, 351: 427-37.

[30] LEACH MO, BOGGIS CR, DIXON AK *et al.* Screening with magnetic resonance imaging and mammography of a UK population at high familial risk of breast cancer: a prospective multicentre cohort study (MARIBS). *Lancet* 2005, 365: 1769-78.

[31] REBBECK TR, FRIEBEL T, LYNCH HT, *et al.* Bilateral prophylactic mastectomy reduces breast cancer risk in BRCA1 and BRCA2 mutation carriers: the PROSE Study Group. *J Clin Oncol* 2004, 22: 1055-62.

[32] EISEN A, LUBINSKI J, KLIJN J, *et al.* Breast cancer risk following bilateral oophorectomy in BRCA1 and BRCA2 mutation carriers: an international case-control study. *J Clin Oncol.* 2005, 23: 7491-6.

[33] KAUFF ND, SATAGOPAN JM, ROBSON ME, *et al.* Risk-reducing salpingo-oophorectomy in women with a BRCA1 or BRCA2 mutation. *N Engl J Med* 2002, 346: 1609-15.

[34] ARMSTRONG K, SCHWARTZ JS, RANDALL T, *et al.* Hormone replacement therapy and life expectancy after prophylactic oophorectomy in women with BRCA1/2 mutations: a decision analysis. *J Clin Oncol* 2004, 22: 1045-54.

APOPTOSE ET CANCER DU SEIN

J. DESREUX, J.M. FOIDART

INTRODUCTION

L'apoptose, ou mort cellulaire programmée, fait partie intégrante de la physiologie de tout tissu, puisqu'elle permet l'élimination des cellules endommagées ou vieillies. Dans un tissu en homéostasie parfaite, l'apoptose compense exactement la prolifération, maintenant ainsi constant le nombre de cellules tout en assurant un renouvellement cellulaire permanent et harmonieux. Ainsi, un déficit en apoptose provoquera une accumulation de cellules endommagées ou vieillies, menant à l'apparition d'une hyperplasie puis éventuellement d'un cancer. C'est dire si l'apoptose est un champ de recherche extrêmement important, au même titre que la prolifération, dans le cadre de la prévention du cancer.

De même, la stimulation de l'apoptose a un rôle capital dans le traitement du cancer puisqu'elle mène à l'élimination des cellules cancéreuses. L'inhibition de la prolifération, mieux connue car étudiée depuis plus longtemps, n'a pourtant théoriquement qu'un effet stabilisateur de la progression tumorale. Ce domaine de recherche est aussi très prometteur.

Ce chapitre a pour but de résumer les connaissances actuelles sur l'apoptose et de passer en revue ses implications connues dans le sein normal et cancéreux. Les effets des œstrogènes et des progestatifs seront décrits et les implications cliniques potentielles évoquées.

L'APOPTOSE

En résumé, l'apoptose est un suicide cellulaire très finement régulé, consommant de l'énergie sous forme d'ATP, et mobilisant de nombreuses chaînes enzymatiques aboutissant à la destruction complète de la cellule. Elle se distingue très nettement de la nécrose par son caractère actif, sa morphologie, sa distribution dans les tissus et ses stimuli. Contrairement à la nécrose, phénomène passif provoqué par une agression importante (anoxie, traumatisme, agents toxiques puissants), l'apoptose est induite par des stimuli plus « subtils », comme une perte de facteurs de croissance ou une déplétion nutritive, une perte de l'adhésion à la matrice extracellulaire, une altération de l'ADN, un vieillissement cellulaire ou un contact avec une cellule tueuse.

La morphologie de l'apoptose est très différente de celle de la nécrose : les premiers signes sont une condensation de la chromatine le long de la membrane nucléaire, le clivage spécifique de l'ADN au niveau des espaces inter-nucléosomaux, puis l'apparition de boursouflures de la membrane plasmique qui finit par se fragmenter par évaginations en corps apoptotiques renfermant des organites cellulaires pratiquement intacts. Cette fragmentation cellulaire a lieu sans interruption de la membrane plasmique, évitant ainsi le déversement de cytoplasme dans l'espace extracellulaire, ce qui explique l'absence de réaction inflammatoire (figure 1 et 2). Ces

Figure 1 :
Apoptose d'une cellule épithéliale mammaire humaine normale mise en évidence par la technique TUNEL.

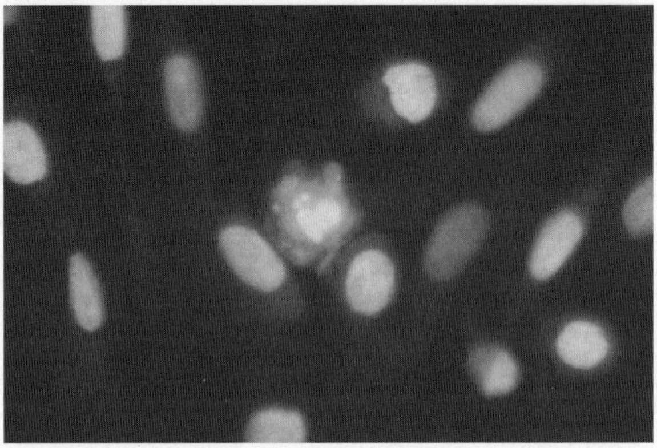

Figure 2 :
Comparaison morphologique entre la nécrose et l'apoptose.

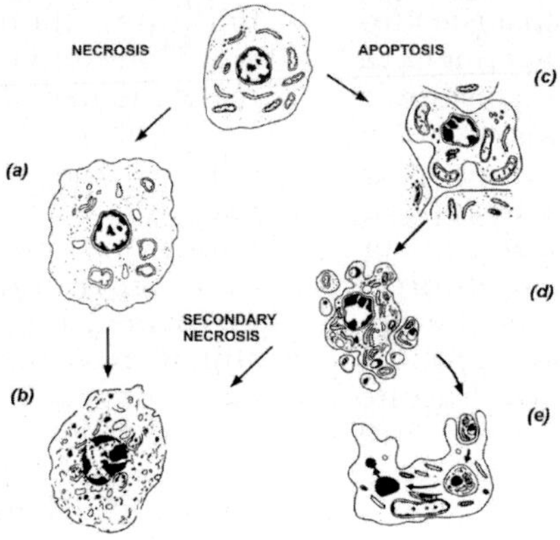

corps apoptotiques sont ensuite phagocytés par des macrophages infiltrant le tissu ou par des cellules voisines [1].

L'apoptose est provoquée par deux voies principales : la voie extrinsèque et la voie intrinsèque (figure 3). La première est induite par le contact direct entre une cellule tueuse, armée du ligand Fas à sa surface cellulaire, et une cellule victime porteuse du récepteur Fas. Le contact du ligand Fas et du récepteur Fas va induire dans la cellule victime l'activation extrêmement rapide d'une cascade enzymatique (« la cascade des caspases »), tronc commun des deux voies d'induction de l'apoptose. Cette cascade des caspases provoque l'activation d'une DNase qui va fragmenter l'ADN et à l'activation d'autres enzymes clivant les protéines du cytosquelette, aboutissant à la formation des corps apoptotiques. Le ligand Fas permettrait aux cellules cancéreuses de faciliter la destruction du tissu sain au cours de l'invasion [2, 3].

La voie intrinsèque est activée lors d'un stress cellulaire, en cas d'irradiation, d'infection virale, d'endommagement de l'ADN, de pH bas. Elle commence par l'apparition de pores dans la membrane mitochondriale externe, permettant la sortie de cytochrome c dans le cytoplasme, qui va se complexer avec l'apaf-1 et la caspase 9 pour former un complexe enzymatique appelé « apoptosome », qui

Figure 3 :
Schéma des voies de régulation de l'apoptose.

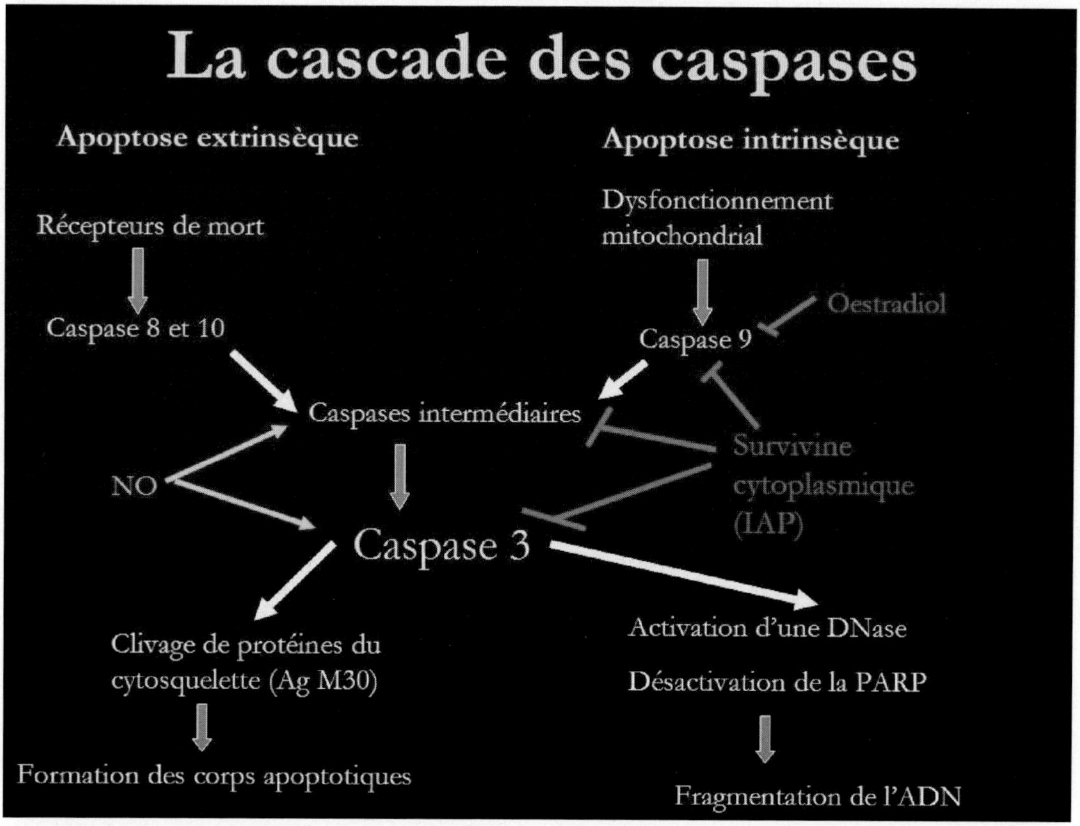

déclenche la cascade des caspases. La perméabilité de la membrane mitochondriale externe est contrôlée par une série de petites molécules régulatrices, certaines l'augmentant et donc favorisant l'apoptose (Bad, Bax), et d'autres la diminuant et donc inhibant l'apoptose (Bcl-2).

Les altérations de l'ADN sont le stimulus le plus fréquent de l'apoptose. Dans ce cas, le gène p53 (surnommé « le gardien du génome ») est activé, et la protéine p53 qui en résulte va stopper le déroulement du cycle cellulaire, permettant à une enzyme réparatrice de l'ADN d'intervenir. Si les lésions de l'ADN sont trop importantes ou trop nombreuses, les quantités de protéine p53 dans le cytoplasme vont dépasser un certain seuil et la cellule va s'engager dans la voie intrinsèque de l'apoptose. Le BRCA1 est un co-activateur de la transcription des gènes régulés par le p53. En cas de mutation du BRCA1, le blocage du cycle cellulaire lors d'une altération de l'ADN est compromis, menant à l'émergence de cellules mutées [4].

L'apoptose ne peut se produire que si la cellule est en cycle. Une cellule en phase G0 est pratiquement insensible aux stimuli de l'apoptose comme à ceux de la mitose. C'est pourquoi la grande majorité des études ont montré une corrélation directe entre mitoses et apoptoses : plus un tissu prolifère, plus l'apoptose est intense.

L'APOPTOSE DANS LE SEIN NORMAL

La glande mammaire est l'un des rares organes à terminer son développement morphologique après la naissance au cours de deux étapes physiologiques distinctes : la puberté et la grossesse. Chez la souris de 4 semaines, la glande mammaire devient de plus en plus sensible à l'élévation des hormones ovariennes, qui stimulent la prolifération des bourgeons terminaux. Ceux-ci forment progressivement des cordons cellulaires qui dépassent la surface du mamelon et colonisent le coussinet graisseux. Les cellules situées au centre de ces cordons disparaissent par apoptose pour former la lumière des canaux galactophores primitifs [5, 6].

L'involution mammaire après le sevrage est modèle remarquable d'étude de l'apoptose, puisque environs 90 % des cellules épithéliales disparaissent en quelques semaines, et ce dès 24 heures après la dernière tétée. Cette apoptose massive est accompagnée de remaniements colossaux de la matrice extracellulaire. Jusqu'à ce jour, pas moins de 7 voies de régulation de l'apoptose ont été mises en évidence dans ce modèle chez la souris, certaines procédant d'activations en cascade et les autres, plus indirectes, consistant en inhibitions d'inhibitions enzymatiques. Ceci reflète bien la complexité et la redondance remarquables de l'apoptose, preuve supplémentaire de son importance dans la survie d'un tissu normal [7].

Chez la femme n'allaitant pas et en cycles menstruels spontanés, les glandes mammaires « au repos » sont également l'objet d'un renouvellement cellulaire cyclique, avec un pic de prolifération au jour 25 du cycle menstruel et un pic d'apoptose 3 jours plus tard, soit au moment des règles [5]. Les taux d'apoptose (comme ceux de mitose) sont cependant extrêmement variables d'une femme à l'autre et d'un moment à l'autre de la vie. L'amplitude de variation des taux d'apoptose et de prolifération en fonction du cycle menstruel a tendance à s'atténuer avec l'âge et avec la contraception orale [8]. Ce pic d'apoptose a été confirmé par le marquage de la protéine Bcl-2 (protéine inhibitrice de l'apoptose) sur des pièces de mammoplastie de réduction effectuées à différents moments du cycle menstruel et qui s'est révélé maximal en phase ovulatoire et minimal en phase menstruel [9]. Des expérimentations *in vitro* sur des cultures de cellules épithéliales mammaires humaines normales ont montré que l'acétate de nomégestrol provoquait un pic d'apoptose environs 24 heures après l'arrêt de ce traitement, alors qu'un traitement continu ne modifie pas sensiblement l'activité apoptotique par rapport aux cultures contrôle (Desreux, figure 4) [10]. Il semblerait donc que la chute des taux de progestérone liée à l'involution du corps jaune soit le principal stimulant du pic d'apoptose observé en fin de cycle menstruel. Cette hypothèse est compatible avec l'effet biphasique de la progestérone sur le cycle cellulaire démontré sur des cellules mammaires cancéreuses T47D : après un pic de prolifération durant les premières 48 heures du traitement, la progestérone bloque le cycle cellulaire en administration continue, mais si l'administration est interrompue, le cycle cellulaire reprend et la cellule s'engage soit vers la mitose, soit vers l'apoptose, soit vers la différenciation [11]. Par contre, dans un milieu de culture pauvre en sérum, le progestatif Org2058 a stimulé l'apoptose en administration continue dans des cellules mammaires humaines normales. De même, l'absence d'effet sur l'apoptose de l'œstradiol en milieu de culture normal, et par contre un effet inhibiteur en milieu de culture pauvre en sérum, met en évidence une sensibilité accrue des cellules aux stimuli de l'apoptose lorsqu'elles sont privées de facteurs de croissance [12]. Certains arguments suggèrent même que l'apoptose est un état alternatif (par défaut) de toute cellule, qui ne doit sa survie qu'à la présence continuelle de facteurs et de gènes de survie.

À l'heure actuelle, aucune conclusion ne peut cependant être étendue aux contraceptions orales ou aux hormonothérapies de substitution de la ménopause : en principe, il est hasardeux d'extrapoler des résultats obtenu sur des cultures cellulaires à la clinique humaine. De plus, cet effet biphasique montre qu'un traitement discontinu par la progestérone ou par un progestatif, s'il favorise l'apoptose à l'arrêt du traitement, provoque aussi un pic de prolifération au démarrage de celui-ci, alors qu'un traitement continu bloque le cycle cellulaire durablement. Mais est-il souhaitable de bloquer le cycle cellulaire ? Dans l'optique d'une prévention de l'hyper-

Figure 4 :
L'arrêt de l'administration d'acétate de nomégestrol à des cellules épithéliales mammaires humaines provoque 24 heures après un pic d'apoptoses. Un traitement continu ne modifie pas les taux d'apoptose.

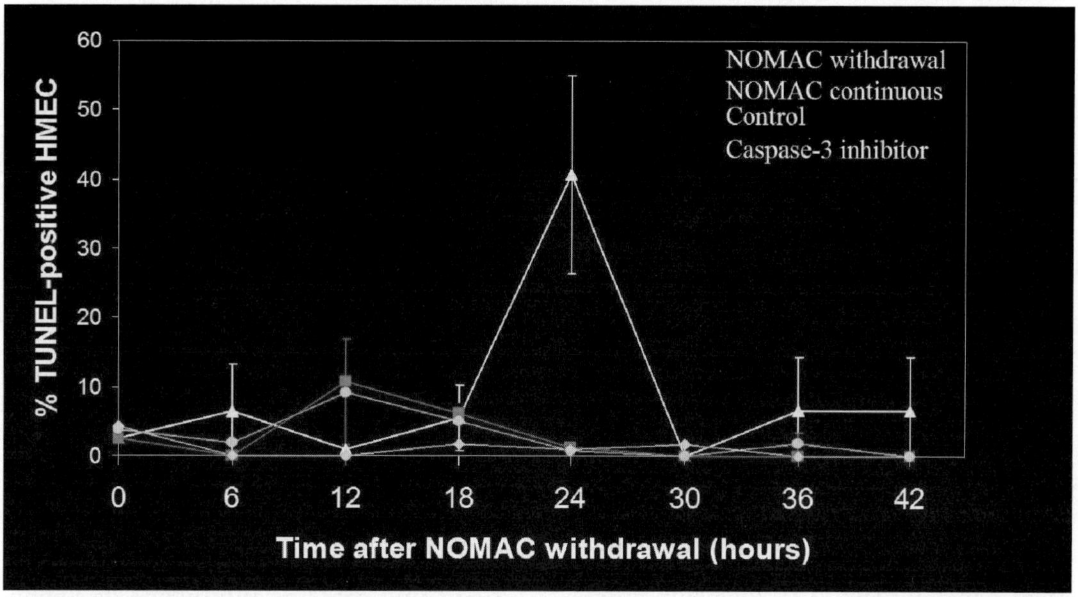

plasie et du cancer, l'essentiel est que l'apoptose compense toujours exactement la prolifération.

Le sein, au cours de la vie d'une femme, passe donc par une série d'étapes au cours desquelles l'équilibre entre prolifération et apoptose est modifié : la prolifération l'emporte sur l'apoptose au cours de la puberté et la grossesse, l'apoptose est plus importante que la prolifération au cours du sevrage et de la ménopause. Il est intéressant de constater que le risque de cancer du sein est plus élevé chez les femmes qui ne vivent pas ou tardivement ces différentes étapes (nulligestes, première grossesse et ménopause tardives, pas d'allaitement...), en quelque sorte comme si l'équilibre entre prolifération et apoptose au cours du cycle menstruel était fragile.

L'APOPTOSE DANS LE SEIN CANCÉREUX

En règle générale, l'apoptose est directement corrélée à la prolifération dans les cancers du sein : plus une tumeur est indifférenciée, plus le taux de prolifération est élevé, de même que celui d'apoptose. Cela est probablement lié au fait que les cellules en phase G0 du cycle cellulaire sont plus rares dans les tumeurs indifférenciées et/ou à l'émergence de nombreux sous-clones de cellules peu adaptées aux conditions de survie et subissant alors l'apoptose [13]. Il semble que l'apoptose soit moins bien contrôlée et plus autonome dans les tumeurs peu différenciées puisque l'expression de Bcl-2 et de Bax y est plus faible que dans les tumeurs bien différenciées. L'expression de Bcl-2 est positivement corrélée à l'expression des récepteurs aux œstrogènes et est stimulée par les œstrogènes et inhibée par le tamoxifène. Enfin, dans les tumeurs indifférenciées, les cellules exprimant le ligand Fas sont plus nombreuses que celles exprimant le récepteur Fas, alors que le rapport s'inverse dans les tumeurs bien différenciées. En effet, les cellules indifférenciées sont capables d'induire l'apoptose des lymphocytes T cytotoxiques par l'intermédiaire de leur ligand Fas, retournant en quelque sorte les armes du système immunitaire contre lui [13].

Plusieurs études ont évalué la valeur de l'apoptose comme facteur pronostique sur la survie ou comme facteur prédictif de la réponse à un traitement. Leurs résultats sont contradictoires et le rôle de l'apoptose reste encore peu clair.

En ce qui concerne l'index apoptotique comme facteur pronostique, l'étude la plus importante a repris 422 cas de cancers chez des femmes japonaises ayant un suivi de 20 ans. En analyse multivariée, l'index apoptotique n'a pas été démontré comme étant un facteur pronostique indépendant, ni en survie sans récidive ni en survie globale. L'index mitotique élevé a par contre été confirmé comme un facteur indépendant de mauvais pronostic pour la survie globale chez toutes les patientes. La surexpression du p53 muté était elle aussi un facteur indépendant de mauvais pronostic sur la survie sans récidive pour les tumeurs T1 et de survie globale et sans récidive pour les tumeurs sans envahissement ganglionnaire [14]. Plusieurs autres études ont montré en analyse multivariée que l'expression de Bcl-2 n'était pas un facteur pronostique indépendant ni en survie sans récidive in en survie globale chez les patientes n'ayant reçu qu'un traitement locorégional [15-18].

Les recherches sur l'index apoptotique, le p53 muté et le Bcl-2 comme facteurs prédictifs de la réponse à la chimiothérapie dans les tumeurs solides se sont révélées décevantes. En plus de l'apoptose, les cellules peuvent être éliminées par d'autres mécanismes déclenchés par les altérations de l'ADN : la nécrose, les catastrophes mitotiques (cellules géantes ou multinucléées), l'autophagie (autodigestion cellulaire par des vacuoles intracellulaires contenant des ribosomes) et la sénescence prématurée. De plus, les réponses peuvent varier selon les tissus, les agents anticancéreux et le statut de mutations de la tumeur [19].

L'apoptose étant en principe plus importante dans un tissu cancéreux que dans un tissu normal, des tentatives de mise au point d'un dosage sérique de marqueurs de l'apoptose ont été rapportées. Un anticorps monoclonal, M30, reconnaissant spécifiquement un fragment de la cytokératine 18, faisant partie du cytosquelette des cellules glandulaires et spécifiquement clivé lors de l'apoptose, a été utilisé dans les sera de 82 femmes saines et de 201 patientes atteintes d'un cancer du sein. Les taux circulants d'antigène M30 étaient effectivement plus élevés chez les patientes porteuses d'un cancer du sein et étaient corrélés au nombre d'organes atteints et au statut de performance. Cependant, ce test s'est révélé peu sensible et peu spécifique, et aucune association avec le pronostic des patientes n'a pu être mis en évidence [20]. Cette méthode pourrait cependant être prometteuse dans le cadre du monitoring de la réponse thérapeutique, à condition d'y associer un test permettant de suivre l'évolution de la nécrose (l'apoptose n'étant pas exclusive dans la régression tumorale) [21].

La survivine nucléaire est un facteur prédictif prometteur de la réponse à la chimiothérapie et à l'hormonothérapie. Il s'agit une protéine inhibitrice de l'apoptose par inactivation des caspases, pour autant qu'elle soit exprimée dans le cytoplasme. Elle est exprimée durant le développement fœtal, n'est habituellement pas trouvée dans les tissus adultes normaux et est une des protéines le plus souvent exprimées dans les cancers. Dans une étude reprenant 293 cas de cancer du sein, la survivine séquestrée dans le noyau, et donc incapable d'agir sur les caspases, s'est même révélée être un puissant facteur indépendant de bon pronostic, que ce soit en survie sans récidive ou en survie globale [22]. De plus, des taux élevés de survivine cytoplasmique permettrait de prévoir une mauvaise réponse à l'hormonothérapie mais une bonne réponse à la chimiothérapie. En effet, l'hormonothérapie agit principalement sur les tumeurs en provoquant l'apoptose, alors que le mécanisme d'action prédominant de la chimiothérapie est l'inhibition de la prolifération, non influencée par la survivine [23]. La survivine urinaire a aussi été utilisée avec succès dans le diagnostic de cancers occultes de la vessie. La famille des protéines inhibitrices de l'apoptose, dont fait partie la survivine, est une cible thérapeutique intéressante et des développements de molécules inhibitrices sont en cours [24].

Les effets de la chimiothérapie néoadjuvante sur l'apoptose ont été évalués par quatre études contradictoires portant sur des petits nombres de patientes. La première, portant sur 28 patientes par prélèvements successifs à l'aiguille fine effectués avant la première cure, et 1, 3, 7 et 21 jours après celle-ci, a montré que chez les patientes ayant répondu cliniquement à la chimiothérapie, celle-ci augmente l'apoptose, réduit l'expression du Ki67 et augmente paradoxalement celle du Bcl-2, reflétant probablement un meilleur contrôle de l'apoptose. Les patientes n'ayant pas répondu à cette chimiothérapie n'ont pas eu de modification significative de l'apoptose sur les prélèvements [25]. Une autre étude effectuée sur 57 patientes, utilisant des biopsies tru-cut avant et 24 heures après la première cure a montré une augmentation significative de l'index apoptotique et une diminution de l'index mitotique, mais l'ampleur de ces changements n'était pas en relation avec la réponse clinique ni avec la survie. Un index de croissance (équivalent au rapport entre l'expression du Ki 67 et l'index apoptotique) élevé avant la chimiothérapie était cependant prédictif d'une mauvaise survie [26]. Les deux autres études, l'une comptant 25 patientes et l'autre 44, selon un protocole semblable, ont montré une corrélation positive entre l'augmentation de l'index apoptotique induite par la chimiothérapie et la réponse clinique. L'expression du Bcl-2 était diminuée chez les patientes répondeuses dans l'une des deux études [27] et non modifiée dans l'autre [28].

Il semble donc à l'heure actuelle difficile de tirer des conclusions sur la valeur pronostique ou prédictive de Bcl-2. De plus, les études concernant l'implication de l'apoptose dans les effets de la chimiothérapie demeurent assez décevantes par rapport aux données sur la prolifération.

Une seule étude à notre connaissance concerne l'impact de l'apoptose sur l'efficacité de la radiothérapie. Elle suggère que le bénéfice de la radiothérapie après mastectomie serait plus important si la tumeur n'exprime pas le Bcl-2 et exprime le Bax, caractéristiques reflétant une plus haute sensibilité aux inducteurs de l'apoptose. Cela doit cependant encore être confirmé par de plus grandes études avant d'être appliqué à la pratique clinique courante [29, 30].

Les données sont plus fournies concernant l'impact de l'apoptose dans l'hormonothérapie du cancer du sein.

Comme décrit plus haut, les œstrogènes, par stimulation de l'expression du Bcl-2 et d'autres mécanismes complexes dans lesquels interviennent les récepteurs membranaires aux œstrogènes, rendent les cellules cancéreuses moins susceptibles d'entrer en apoptose lors de la radiothérapie et de la chimiothérapie [31]. La déplétion en œstrogènes (par agonistes de la LHRH ou par inhibiteurs de l'aromatase), les anti-œstrogènes purs (fulvestrant) et le tamoxifène sont capables d'empêcher cette protection contre l'apoptose conférée par les œstrogènes. Les anti-œstrogènes purs ont même un effet stimulateur direct et puissant de l'apoptose, indépendant de Bcl-2 et non influencé par les œstrogènes [32].

Les résultats de l'étude IMPACT (Immediate Preoperative Anastrozole, Tamoxifen or Combined with Tamoxifen trial), qui consistait à administrer à 330 patientes pendant les 3 mois qui précédaient leur intervention chirurgicale pour cancer du sein hormono-dépendant soit de l'anastrozole, soit du tamoxifène, soit l'association des deux médicaments, sont très surprenants : chez les patientes cliniquement répondeuses, plus nombreuses dans le groupe anastrozole que dans les deux autres groupes (observation similaire à l'étude ATAC où ces traitements étaient administrés en adjuvant), les index apoptotiques mesurés sur des biopsies effectuées avant le début et après 15 jours de traitement ont diminué. De surcroît, plus la diminution de l'apoptose était intense, plus la régression de la tumeur était importante. Les auteurs expliquent ce résultat paradoxal par le fait que l'anastrozole a probablement entraîné une inhibition de la prolifération largement dominante par rapport aux effets sur l'apoptose dans les tumeurs à turn-over rapide [33].

Les œstrogènes stimulent également l'expression du ligand Fas par les cellules cancéreuses mammaires, et le tamoxifène est capable d'inhiber cet effet, suggérant un mécanisme passant par le récepteur aux œstrogènes. De façon intéressante, le tamoxifène continue à inhiber l'expression du ligand Fas en cas de déplétion en œstrogènes. Le tamoxifène diminue donc la capacité des cellules cancéreuses à échapper au système immunitaire [34].

Enfin, dans des cultures de cellules cancéreuses mammaires hormono-dépendantes privées d'œestrogènes, la prolifération diminue drastiquement pendant 3 à 5 mois, puis reprend activement sous l'influence d'autres facteurs de croissance présents dans le milieu et auxquels les cellules se sont adaptées. Elles parviennent à un état d'hypersensibilité aux œstrogènes, qui stimulent alors drastiquement l'apoptose par augmentation de l'expression du ligand Fas. Les cellules cancéreuses porteuses à la fois du récepteur Fas et du ligand Fas s'induisent alors mutuellement l'apoptose. Ce modèle peut expliquer l'efficacité relative des œstrogènes à haute dose utilisés jadis dans le traitement des cancers du sein chez les femmes post-ménopausées et ouvre de nouvelles perspectives dans les traitements cycliques, alternant privation en œstrogènes (par inhibiteurs de l'aromatase) et administration d'œstrogènes [35].

Les effets des progestatifs sur l'apoptose des cellules cancéreuses sont contradictoires et dépendent des lignées cellulaires, des conditions de culture, des doses, de la durée du traitement et du type de progestatif utilisé [36]. Il est bien difficile de tirer des conclusions à l'heure actuelle, mais la prudence est de mise en pratique clinique, puisqu'un étude récente a montré in vitro un effet freinateur par un progestatif de l'apoptose induite par deux agents chimiothérapiques différents, ainsi que de celle induite par une privation en facteurs de croissance [37]. Dans ce modèle, la stimulation de l'apoptose par les agents chimiothérapiques a été restaurée par l'antiprogestatif RU486, donnant un argument supplémentaire à la pertinence de la recherche concernant la place des antiprogestatifs dans le traitement des cancers du sein.

Enfin, l'herceptine, lorsqu'elle est administrée en combinaison avec une chimiothérapie, comme le taxol ou l'etoposide, provoque une réaction apoptotique synergique dans les cancers du sein. Les mécanismes de cette synergie sont encore mal compris, mais une étude a montré que l'administration d'herceptine à des cellules cancéreuses surexprimant le Erb-B2 les sensibilisait à l'apoptose induite par la chimiothérapie en inhibant l'expression de Mcl-1, protéine antiapoptotique de la famille du Bcl-2 [38].

CONCLUSIONS ET APPLICATIONS CLINIQUES

Bien que de découverte plus récente que la prolifération, l'apoptose est un phénomène physiologique aussi important puisqu'un équilibre parfait entre les deux phénomènes est nécessaire à l'homéostasie d'un tissu adulte normal. Un déséquilibre en défaveur de l'apoptose provoque une accumulation de mutations favorable à l'apparition d'un cancer. Il est donc primordial d'essayer de comprendre les mécanismes qui contrôlent l'apoptose aussi bien que ceux qui contrôlent la prolifération pour aboutir à des stratégies préventives.

Dans le sein normal « au repos », il semblerait, d'après des données *in vitro*, que le pic d'apoptose observé au 28e jour du cycle menstruel soit induit principalement par la chute des taux de progestérone liée à l'involution du corps jaune. Il est cependant abusif d'extrapoler ces résultats aux contraceptions hormonales et aux traitements substitutifs de la ménopause, car les conditions exactes pour obtenir un équilibre parfait entre prolifération et apoptose sont encore mal comprises.

Bien que ce sujet soit très prometteur, les applications cliniques actuelles de l'apoptose dans les cancers du sein sont encore rares. L'impact de l'apoptose sur le pronostic n'est pas encore démontré, contrairement à celui de la prolifération. Par contre, la survivine nucléaire s'est révélé être un puissant facteur pronostique indépendant. Les protéines inhibitrices de l'apoptose, dont fait partie la survivine cytoplasmique, sont une cible thérapeutique très prometteuse. Les tentatives d'utilisation de marqueurs de l'apoptose (Antigène M30) pour la détection de cancers occultes se sont jusqu'à présent révélées décevantes, mais ces marqueurs pourraient être utilisés pour le monitoring de la réponse thérapeutique. L'apoptose comme facteur prédictif d'une meilleure réponse à l'hormonothérapie qu'à la chimiothérapie a été évoqué récemment par une étude préliminaire, mais doit encore faire l'objet d'une confirmation par une étude clinique à grande échelle.

La plupart des effets de l'hormonothérapie passent par une stimulation de l'apoptose et sont de mieux en mieux compris, permettant d'élaborer de nouvelles stratégies expérimentales, comme les antiprogestatifs et les thérapeutiques cycliques, alternant privations œstrogéniques et œstrogènes à haute dose.

Il ne fait aucun doute que les modulateurs de l'apoptose prendront dans un avenir proche de plus en plus de place dans le traitement et la prévention du cancer du sein. ■

BIBLIOGRAPHIE

[1] Desreux J, Noel A, Foidart JM. Chronique d'une mort annoncée. *Reproduction humaine et hormones*, 2000, 13 (3), 297-303.

[2] Guttierez LS, Eliza M, Niven-Fairchild T *et al.* The Fas/Fas-ligand system: a mechanism for immune evasion in human breast carcinomas. *Breast Cancer Res Treat*, 1999, 54, 245-253.

[3] Mullauer L, Mosberger I, Grusch M *et al.* Fas ligand is expressed in normal breast epithelial cells an dis frequently up-regulated in breast cancer. *J Pathology*, 2000, 190, 20-30.

[4] Kiyotsugu Y, Miki Y. Role of BRCA1 and BRCA2 as regulators of DNA repair, transcription, and cell cycle in response to DNA damage. *Cancer Sci*, 2004, 95 (11), 866-871.

[5] Kumar R, Vadlamudi RK, Adam L. Apoptosis in mammary gland and cancer. *Endocrine-related Cancer*, 2000, 7, 257-269.

[6] Green KA and Streuli CH. Apoptosis regulation in the mammary gland. *Cell Mol Life Sci*, 2004, 61, 1867-1883.

[7] Ferguson D.J.P, Anderson T.J. Morphological evaluation of cell turnover in relation to the menstrual cycle in the «resting» human breast. *Br. J. Cancer*. 1981; 44: 177.

[8] Anderson TJ, Thomas J, Battersby Sharon, King Roger, J.B., McPherson Klim, and Going James J. Oral contraceptive use influences resting breast proliferation. *Human Pathology*. 1989; 20: 1139-1144.

[9] Sabourin J, Martin A, Baruch J, Truc J, Gompel A, Poitout P. Bcl-2 expression in normal breast tissue during the menstrual cycle. *Int J Cancer* 1994; 59: 1-6.

[10] Desreux J, Kebers F, Noel A, Francart D, Van Cauwenberge H, Heinen V, Peyrollier K, Thomas J.L, Bernard A.M, Paris J, Delansorne R, Foidart J.M. Effects of a progestogen on normal human breast epithelial cell apoptosis *in vitro* and *in vivo*. *The breast*. 2003; 12: 142-149.

[11] Lange C, Richer J, Horwitz K. Hypothesis: progesterone primes breast cancer cells for cross-talk with proliferative or antiproliferative signals. *Mol Endocrinol* 1999; 13 (6), 829-836.

[12] Gompel A, Somai S, Chaouat M, Kazem A, Kloosterboer H J, Beusman , Forgez P, Mimoun M, Rostene W. Hormonal regulation of apoptosis in breast cells and tissues. *Steroids*. 2000; 65: 593-598.

[13] Jager JJ, Jansen RLH, Arends JW. Clinical relevance of apoptotic markers in breast cancer not yet clear. *Apoptosis*, 2002, 7, 361-365.

[14] Kato T, Kameoka S, Kimura T *et al.* P53, mitosis, apoptosis and necrosis as prognostic indicators of long-term survival in breast cancer. *Anticancer Res*, 2002, 1105-1112.

[15] Silvestrini R, Veronesi S, Daidone MG *et al.* The Bcl-2 prontein: a prognostic indicator strongly related to p53 protein in node negative breast cancer. *J Natl Cancer Instit.* 1994, 86, 499-504.

[16] Hellemans P, van Dam PA, Weyler J *et al.* Prognostic value of Bcl-2 expression in invasive breast cancer. *Br J Cancer* 1995, 72, 354-360.

[17] Lipponen P, Pietilainen T, Kosma VM *et al.* Apoptosis suppressing protein Bcl-2 is

expressed in well-differentiated breast cancer with favourable prognosis. *J Pathol* 1995, 177, 49-55.

[18] JOENSUU H, PYLKKANEN L, TOIKANEN S. Bcl-2 protein expression and long-term survival in breast cancer. *Am J Pathol* 1994, 145, 1191-1198.

[19] CHUTHAPISITH S, EREMIN JM, EL-SHEEMY M *et al.* Neo-adjuvant chemotherapy with large and locally advanced breast cancer: chemoresistance and prediction of response to drug therapy. *Surgeon*, 2006, 4 (4), 211-219.

[20] UENO T, TOI M, BIVEN K *et al.* Measurement of an apoptotic product in the sera of breast cancer patients. *Eur J Cancer*, 2003, 39, 769-774.

[21] LINDER S, MANDIC HAVELKA A, UENO T *et al.* Determining tumor apoptosis and necrosis in patient serum using cytokeratin 18 as a biomarker. *Cancer Letters* 2004, 214, 1-9.

[22] KENNEDY SM, O'DRISCOLL L, PURCELL R. Prognostic importance of surviving in breast cancer. *Br J Cancer* 2003, 88, 1077-1083.

[23] SPAN PN, TJAN-HEIJNEN V, MANDERS P *et al.* High survivin predicts a poor response to endocrine therapy, but a good response to chemotherapy in advanced breast cancer. *Breast Cancer Res Treat.* 2006, 98, 223-230.

[24] SCHIMMER AD. Inhibitor of apoptosis proteins: translating basic knowledge into clinical pratice. *Cancer Res.* 2004, 64, 7183-7190.

[25] CHANG J, ORMEROD M, POWLES TJ *et al.* Apoptosis and proliferation as predictors of chemotherapy response in patients with breast carcinomas. *Cancer* 2000, 89, 2145-2152.

[26] ARCHER CD, PARTON M, SMITH IE *et al.* Early changes in apoptosis and proliferation following primary chemotherapy for breast cancer. *Br J Cancer* 2003, 89, 1035-1041.

[27] BUCHHOLZ TA, DAVIS DW, MCCONKEY DJ *et al.* Chemotherapy-induced apoptosis and bcl-2 levels correlate with breast cancer response to chemotherapy. *Cancer J* 2003, 9 (1), 33-1.

[28] GUIMARAES TEZZI D, MOREIRA DE ANDRADE J, CANDIDO DOS REIS FJ *et al.* Apoptosis induced by neoadjuvant chemotherapy in breast cancer. *Pathology* 2006, 38 (1), 21-27.

[29] DAIDONE MG, LUISI A, VERONESI S *et al.* Clinical studies of bcl-2 a&nd treatment benefit in breast cancer patients. *Endocr Relat Cancer* 1999, 6, 61- 68.

[30] JAGER JJ, JANSEN RLH, ARENDS JW *et al.* Anti-apoptotoic phenotype is associated with decreased loco-regional recurrence rate in breast cancer. *Anticancer Res* 2000, 20, 1269-1275.

[31] RAZANDI M, PEDRAM A, LEVIN ER. Plasma membrane estrogen receptors signal to anti-apoptosis in breast cancer. *Mol Endocr* 2000, 14 (9), 1434-1447.

[32] SOMAI S, CHAOUAT M, JACOB D *et al.* Anti-estrogens are pro-apoptotic in normal human breast epithelial cells. *In J Cancer*, 2003, 105, 607-612.

[33] DOWSETT M, SMITH IE, EBBS SR *et al.* Proliferation and apoptosis as markers of benefit in neoadjuvant endocrine therapy of breast cancer. *Clin Cancer Res* 2006, 12 (3 suppl), 1024s-1030s.

[34] MOR G, KOHEN F, GARCIA-VELASCO J *et al.* Regulation of Fas ligand expression in breast cancer cells by estrogens: functional differences between estradiol and tamoxifen. *J Steroid Biochem Mol Biol* 2000, 73, 185-194.

[35] SONG R, SANTEN RJ. Apoptotic action of estrogen. *Apoptosis* 2003, 8, 55-60.

[36] FRANKE HR, VERMES I. Differential effects of progestogens on breast cancer cell lines. *Maturitas* 2003, S55-S58.

[37] MOORE M, SPENCE JB, KININGHAM KK. Progestin inhibition of cell death in human breast cell lines. *J Steroid Biochem Mol Biol* 2006, 98, 218-227.

[38] HENSON ES, HU X, GIBSON SB. Hercepitn sensitizes erb-B2-overexpressing cells to apoptosis by reducing antiapoptotic Mcl-1 expression. *Clin Cancer res.* 2006, 12(3 Pt 1), 845-53.

ANGIOGENÈSE ET CANCER DU SEIN : UNE CIBLE THÉRAPEUTIQUE PROMETTEUSE

J.M. FOIDART, J. DESREUX, S. LORQUET

INTRODUCTION

La néo-angiogenèse ou formation de néo-vaisseaux à partir de vaisseaux préexistants est essentielle à la croissance tumorale mammaire. Naguère préoccupation exclusive des biologistes cellulaires, ce domaine de grand intérêt physiologique, pathologique et thérapeutique a envahi la clinique oncologique. Le premier anticorps anti-VEGF développé en clinique a une efficacité démontrée dans le traitement des cancers coliques, mammaires, rénaux... Plus de 100 molécules à action anti-angiogène sont en cours d'évaluation clinique.

LE « SWITCH ANGIOGÉNIQUE » DE FOLKMAN

L'angiogenèse tumorale participe à la croissance tumorale et au développement des métastases. Sous l'influence de diverses molécules angiogéniques sécrétées par les cellules cancéreuses mammaires, les cellules vasculaires endothéliales et les péricytes sont activés, prolifèrent, migrent et envahissent les tissus conjonctifs avoisinants en direction des cellules sécrétant ces cytokines et chimiokines. La réorganisation des cellules musculaires lisses et des cellules endothéliales en vaisseaux assure ensuite le succès de l'oxygénation tissulaire et de la fourniture de nutriments aux cellules cancéreuses.

En outre, les cellules progénitrices d'origine médullaire sont activement recrutées au site tumoral par plusieurs cytokines (VEGF et PLGF) où elles se différencient en cellules endothéliales et musculaires lisses, capables de s'intégrer dans les vaisseaux préexistants [1]. Ce processus est appelé vasculogenèse. Finalement, les vaisseaux néoformés facilitent l'effraction de boyaux de cellules cancéreuses dans la lumière vasculaire et la dissémination métastatique par voie hématogène.

Selon la conception de Folkman, la stimulation ou l'inhibition de la croissance des vaisseaux résulte de la balance entre de nombreuses molécules angiostimulantes ou inhibitrices (figure 1). Lorsque les cellules cancéreuses mammaires produisent de grandes quantités de VEGFs, FGFs, EGF,... le switch angiogénique engendre l'activation de nombreux gènes qui collectivement modifient le comportement des cellules vasculaires.

LES CIBLES THÉRAPEUTIQUES

Les mécanismes régulant l'angiogenèse et la vasculogenèse sont en fait plus complexes qu'initialement imaginé par J. Folkman dans les années 70. De très nombreuses cytokines angiogènes ou angio-inhibitrices ont été décrites au cours des trois dernières décennies. Elles jouent un rôle essentiel dans le développement embryonnaire et l'organisation d'un système vasculaire harmonieux. Par exemple,

Figure 1.

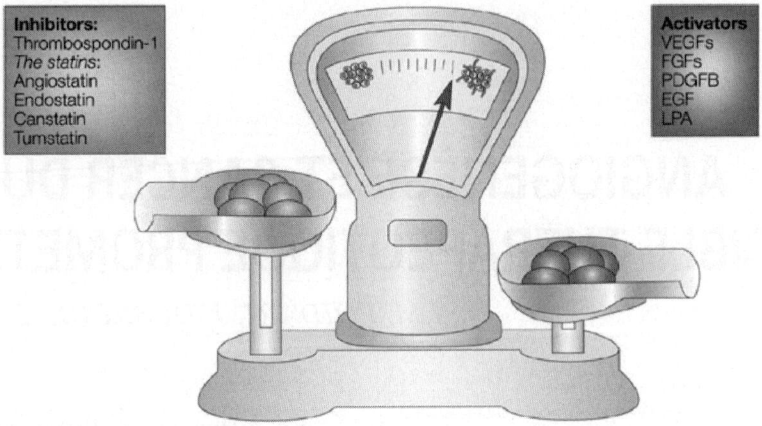

Figure 2.

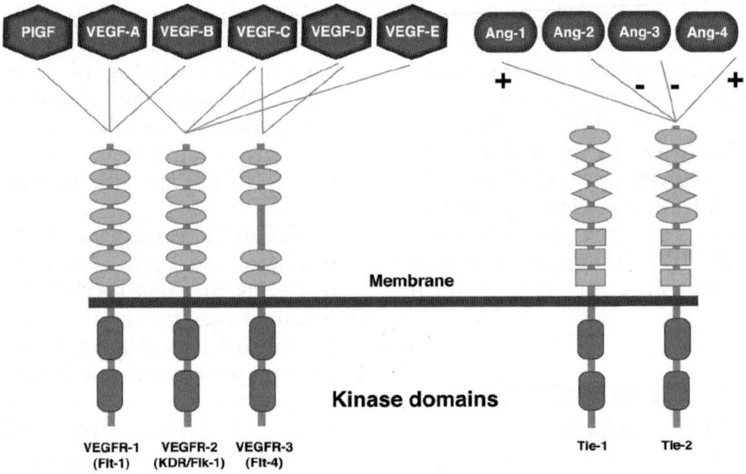

les VEGFs jouent un rôle majeur dans le développement de l'arbre vasculaire et la différenciation artério-veineuse chez l'embryon [2].

Ils se lient à divers récepteurs appelés VEGFR1, VEGFR2, VEGFR3 qui sont présents à la surface des cellules endothéliales (figure 2).

En outre, les interactions entre ces cytokines et leurs récepteurs sont modulées par des co-récepteurs présents également à la surface des cellules endothéliales, les neuropilines. Outre les cytokines « endothéliales », il existe également des angiopoïéines (1 à 4) et leurs récepteurs, les Ties 1 et 2 qui se lient à la surface des cellules musculaires lisses de la media, dont elles contrôlent l'assemblage et l'interaction avec les cellules endothéliales.

Les propriétés spécifiques des cytokines et leurs activités biologiques sont décrites en détail dans d'excellentes revues récentes [3-6].

Au cours du développement, l'activation de gènes spécifiques exprimés par les cellules des vaisseaux contrôle la différenciation artério-veineuse. En dehors de la famille des VEGF, les études génétiques chez la souris ont montré que d'autres familles de gènes NOTCH et EPHRINE jouent un rôle important dans la mise en place de l'arbre vasculaire et dans la différenciation artério-veineuse [2]. Il existe actuellement quatre récepteurs Notch (Notch 1à 4) et cinq ligands identifiés (Delta 1,3,4, et Jagged 1 & 2). Ce sont des protéines membranaires présentes à la surface des cellules endothéliales qui peuvent ainsi interagir [7].

Des études récentes suggèrent que Delta 4 aussi appelé DLL4 qui n'est présent que dans les vaisseaux des tumeurs, serait impliqué dans l'angiogenèse tumorale sans effet majeur sur la vascularisation normale quiescente [8]. C'est pourquoi cette protéine est actuellement l'objet d'intenses recherches destinées à inhiber sélectivement son expression et donc l'angiogenèse tumorale sans affecter les vaisseaux normaux quiescents.

En effet, actuellement les traitements anti-angiogènes disponibles ciblent le VEGF (anticorps anti VEGF-Avastin®) mais entraînent une déplétion généralisée en cette cytokine indispensable à l'intégrité endothéliale. Les effets secondaires de ces traitements sont donc de la protéinurie, de la dysfonction endothéliale, des microangiopathies thrombotiques et parfois de l'hypertension.

UN ESPOIR : LA « NORMALISATION DES VAISSEAUX TUMORAUX »

Par comparaison aux vaisseaux normaux des tissus sains, les vaisseaux tumoraux sont structurellement et fonctionnellement différents. Ils sont caractérisés par leur grande taille, leur tortuosité, et l'épaisseur variable de leurs membranes basales [9, 10]. Les cellules musculaires lisses dans le microenvironnement tumoral subissent des modifications morphologiques et fonctionnelles. Leur nombre est réduit, elles s'associent peu avec les cellules endothéliales, leurs extensions cytoplasmiques s'enfoncent en profondeur dans le stroma tumoral, elles expriment de nouveaux marqueurs. Il en résulte de l'hypoxie et de profondes anomalies fonctionnelles de la perméabilité vasculaire et de la pression interstitielle. Certains vaisseaux dénués de péricytes sont de grande taille, écrasés et donc non fonctionnels.

Ces caractéristiques des vaisseaux tumoraux compromettent la délivrance et l'efficacité des thérapies cytotoxiques classiques et l'efficacité de la radiothérapie.

Le concept de la normalisation des vaisseaux a été introduit par Rakesh Jain suite aux résultats des traitements ciblant le VEGF ou le VEGFR2 [9]. En effet leur blocage à l'aide d'anticorps entraîne l'inhibition de l'angiogenèse et la régression tumorale. Simultanément, on observe une normalisation des vaisseaux qui se manifeste par un taux accru de cellules musculaires lisses, qui adhèrent davantage aux cellules endothéliales, une restauration d'un calibre et d'une perméabilité normales ainsi qu'une oxygénation adéquate.

Normaliser la vascularisation tumorale est devenu une approche thérapeutique innovante qui pourrait permettre une meilleure distribution des agents anticancéreux et une meilleure efficacité de la radiothérapie et de la chimiothérapie. Plusieurs possibilités sont actuellement explorées afin de stimuler l'ancrage des cellules progénitrices médullaires dans les tumeurs afin qu'elles s'y différencient en cellules musculaires lisses vasculaires. D'autre part, l'expression accrue d'angiopoïétines est de nature à favoriser la normalisation des vaisseaux.

CONCLUSION

Au cours des trois dernières décennies, de nombreux progrès ont été accomplis dans l'élucidation des gènes responsables de l'angiogenèse normale et/ou pathologique. Ces connaissances ont permis le développement des premières thérapies anti-angiogènes et plus de cent essais cliniques distincts évaluent d'autres cibles vasculaires.

L'intérêt de ces traitements visant non plus la cellule cancéreuse, siège de mutations fréquentes et de résistances thérapeutiques, mais plutôt la cellule endothéliale et/ou musculaire lisse dont le génome stable devrait assurer une réponse chronique au traitement. ■

BIBLIOGRAPHIE

[1] Li B, Sharpe EE, Maupin AB, Teleron AA, Pyle AL, Carmeliet P, Young PP. VEGF and PlGF promote adult vasculogenesis by enhancing EPC recruitment and vessel formation at the site of tumor neovascularisation. *FASEB J 2006*, 20, 1495-1497.

[2] Rossant J, Hirashima M. Vascular development and patterning: making the right choices. *Curr Opin Genet Dev* 2003, 13, 408-412.

[3] Carmeliet P. Manipulating angiogenesis in medicine *J Intern Med* 2004, 255, 538-561.

[4] Carmeliet P. Angiogenesis in life, disease, and medicine. *Nature* 2005, 438, 932-936.

[5] Jain RK. Normalization of tumor vasculature: an emerging concept in antiangiogenic therapy. *Science* 2005, 307, 58-62.

[6] Fischer C, Schneider M, Carmeliet P. Principles and therapeutic implications of angiogenesis, vasculogenesis and arteriogenesis. *Handb Exp Pharmacol* 2006, 176, 157-212.

[7] Mumm JS, Kopan R. Notch signaling from the outside. *Dev Biol* 2000, 228, 151-165.

[8] Patel NS, Li JL, Generali D, Poulsom R, Cranston DW, Harris AL. Up-regulation of delta like 4 ligand in human tumor vasculature and the role of basal expression in endothelial cell function. *Cancer Res* 2005, 65, 8690-8697.

[9] Jain RK. Normalization of tumor vasculature with antiangiogenic therapy: a new paradigm for combination therapy. *Nat Med* 2001, 7, 987-989.

[10] Baluk P, Hashizume H, McDonald DM. Cellular abnormalities of blood vessels as targets in cancer. *Curr Opin Genet Dev* 2005, 15, 102-111.

PROLACTINE ET SEIN

Carine COURTILLOT, Vincent GOFFIN et Philippe TOURAINE

La prolactine (PRL) est une hormone connue avant tout pour son rôle dans le déclenchement de la lactation chez les mammifères, jouant ainsi une part importante dans le maintien des espèces. Mais outre son action sur la lactation, la PRL est également impliquée dans de nombreuses fonctions biologiques, notamment dans la glande mammaire, où elle paraît de plus jouer un rôle dans le développement de pathologies bénignes et malignes.

LA PROLACTINE

SYNTHÈSE DE LA PROLACTINE

La PRL est une hormone peptidique synthétisée et sécrétée par les cellules lactotropes, qui représentent environ 20 % de la population cellulaire antéhypophysaire. Dans l'espèce humaine, l'hormone mature est composée de 199 acides aminés, pour une masse moléculaire de 23 kDa. Sa structure tridimensionnelle, constituée de 4 hélices α anti-parallèles [1], est similaire à celle de l'hormone de croissance (GH) ou encore de l'érythropoïétine, toutes membres de la superfamille des cytokines hématopoïétiques [2].

Le gène de la PRL humaine est situé sur le chromosome 6, et comporte 5 exons [3]. La synthèse de la PRL se fait sous forme d'une molécule précurseur, ou pré-PRL, possédant une séquence signal de 28 acides aminés, nécessaire pour le transport de l'hormone dans la cellule, aboutissant à la libération des granules de sécrétion dans la circulation sanguine par exocytose. Des isoformes de PRL peuvent également résulter de la protéolyse de la PRL, conduisant alors à des fragments protéolytiques de taille variable. L'un d'eux, appelé PRL 16K, sera traité plus loin dans ce chapitre.

De nombreux facteurs sont impliqués dans la régulation de la synthèse de la PRL hypophysaire, mais le principal est la dopamine, d'origine hypothalamique, qui exerce un tonus inhibiteur sur sa production. Cependant, outre la PRL d'origine hypophysaire, l'existence d'une sécrétion périphérique de PRL a également été mise en évidence depuis plus d'une vingtaine d'années. Au cours de la dernière décennie, la liste des tissus et des types cellulaires identifiés comme sources extra-hypophysaires de PRL n'a cessé de s'allonger, et inclut à ce jour notamment la glande mammaire, mais aussi la prostate, le cerveau, la decidua ou encore les cellules lymphocytaires, pour ne citer que les principales [4]. De plus en plus d'études attribuent à la PRL extra-hypophysaire un rôle physiologique important, mais il reste très difficile de le quantifier et d'évaluer les éventuelles fluctuations de son expression dans la mesure où la proportion de la PRL produite localement qui se retrouve dans la circulation n'est pas connue. Ainsi, des études sur des rats hypophysectomisés ont été réalisées pour tenter d'évaluer l'importance de cette PRL locale. Elles ont montré que ces rats présentaient un taux résiduel sérique de PRL de 10-20 % par rapport aux rats témoins [5]. Néanmoins, cette PRL produite localement recèle encore de nombreux mystères. Par exemple, la synthèse extra-hypophysaire de PRL ne répond pas aux mêmes facteurs de régulation que dans l'hypophyse et, à vrai dire, les facteurs régulant l'expression du gène de la PRL dans ces tissus sont encore inconnus. Il est possible que cette différence de régulation selon les tissus soit liée au fait que le gène de la PRL humaine possède deux promoteurs distincts [3], qui seraient actifs pour l'un dans l'hypophyse, et pour l'autre dans les autres tissus producteurs de PRL. Il est cependant probable que la réalité physiologique soit plus complexe que cette simple dichotomie, car l'usage de ces deux promoteurs dans des cellules mammaires n'apparaît pas mutuellement exclusif. Ce domaine reste donc très certainement un champ d'investigations futur.

FONCTIONS BIOLOGIQUES DE LA PROLACTINE

Les diverses activités biologiques de la PRL sont transmises par son récepteur, le RPRL. C'est un récepteur qui comporte un domaine extracellulaire interagissant avec l'hormone, un seul domaine transmembranaire et un domaine cytoplasmique impliqué dans la transmission du signal hormonal dans la cellule. Bien que le gène du RPRL soit unique, il existe plusieurs isoformes du récepteur qui se différencient par la longueur, et parfois la composition, de leur domaine cytoplasmique. Le RPRL fait partie, en compagnie notamment des récepteurs de l'érythropoïétine, de la GH, de la chaîne β du récepteur de l'interleukine-6 et de la chaîne , du récepteur de l'interleukine-2, de la superfamille des récepteurs de cytokines hématopoïétiques. Le RPRL est, comme l'ensemble de la superfamille, dépourvu de toute activité enzymatique intrinsèque : la transmission du signal fait appel à diverses kinases associées. À l'heure actuelle, on considère que l'activation de JAK2 est requise pour l'expression de la majorité, sinon de toutes les activités biologiques transmises par ce récepteur [6].

Que ce soit la distribution du récepteur ou le mode d'action de la PRL, il est important de souligner d'emblée que la plupart des études ont été menées chez l'animal ou dans des systèmes *in vitro* sans qu'on puisse nécessairement transposer ces données à l'espèce humaine. Les récepteurs de la PRL sont présents dans un grand nombre de tissus comme principalement la glande mammaire, le rein ou l'ovaire, qui sont tous des organes cibles connus. Au début des années 1970, Charles Nicoll décrivait 85 actions différentes pour la PRL, les mieux connues étant son activité biologique sur le développement mammaire et l'induction de la sécrétion lactée [7]. En 1998, nous avons recensé dans la littérature quelques 300 fonctions différentes attribuées à cette hormone, toutes espèces confondues, ce qui dépasse de loin l'ensemble des actions de toutes les autres hormones hypophysaires réunies [6]. Ces fonctions biologiques de la PRL regroupent les actions liées à la reproduction, aux échanges hydro-électrolytiques, aux fonctions endocriniennes et métaboliques, aux effets sur la croissance et le développement, au contrôle du comportement (essentiellement maternel), et enfin, à l'immunomodulation. La réalité physiologique de certaines de ces fonctions doit cependant être regardée avec prudence, notamment lorsqu'elles ont été observées dans des contextes éloignés de la physiologie, mais sans doute plus encore lorsqu'elles ont été déduites de modèles animaux classiques dont on connaît aujourd'hui les limites, voire les biais.

L'objet de ce chapitre est de s'intéresser plus particulièrement aux fonctions biologiques de la PRL dans la glande mammaire, qui représente l'organe cible de la PRL par excellence.

RÔLE DE LA PRL DANS LA PHYSIOLOGIE MAMMAIRE

ANATOMIE MAMMAIRE

Deux compartiments composent la glande mammaire : l'épithélium et le tissu conjonctif qui l'entoure. L'épithélium se compose d'un réseau canalaire, qui se développe principalement à la puberté, et d'un compartiment lobulo-alvéolaire, qui se développe pendant la gestation. Les canaux excréteurs se ramifient deux par deux en structures de plus en plus petites, appelées canalicules ou ductules. Ces derniers se terminent dans les lobules qui constituent les unités fonctionnelles majeures de la glande mammaire [8]. Plusieurs lobules se regroupent pour former une alvéole. L'épithélium alvéolaire est organisé en deux couches cellulaires : une couche interne ou luminale épithéliale et une couche externe ou basale myoépithéliale. Les cellules luminales synthétisent et sécrètent les protéines du lait, tandis qu'en réponse à l'ocytocine, les cellules myoépithéliales se contractent permettant l'expulsion du lait dans la lumière des canalicules [9]. À la fin de la lactation, le tissu sécrétoire involue. Les alvéoles sont séparées par du tissu conjonctif dense et entourées par du tissu adipeux abondant, de même les lobules sont entourés par du tissu conjonctif dense alors que le tissu conjonctif intra-lobulaire (tissu conjonctif palléal) est lâche.

RÉGULATION HORMONALE DE LA GLANDE MAMMAIRE

C'est au niveau de la glande mammaire et de la lactation en particulier, que le rôle physiologique de la PRL dans la reproduction apparaît le mieux établi (figure 1). La glande mammaire est un organe complexe soumis au développement et à la différenciation sous le contrôle d'hormones et de facteurs de croissance en rapport avec la sexualité et la reproduction. La croissance des canaux galactophores débute au moment de la puberté sous l'influence des œstrogènes qui agissent en synergie avec la GH, la PRL, les glucocorticoïdes surrénaliens et l'insuline [10]. La progestérone, associée à l'œstradiol, est responsable du développement lobulo-alvéolaire, en synergie avec les mêmes hormones. Il a été par ailleurs montré en culture de cellules mammaires du rat, que la PRL était le principal facteur de stimulation du tissu mammaire. C'est au cours de la grossesse que l'effet combiné de ces différentes hor-

Figure 1 :
Régulation hormonale de la croissance mammaire.

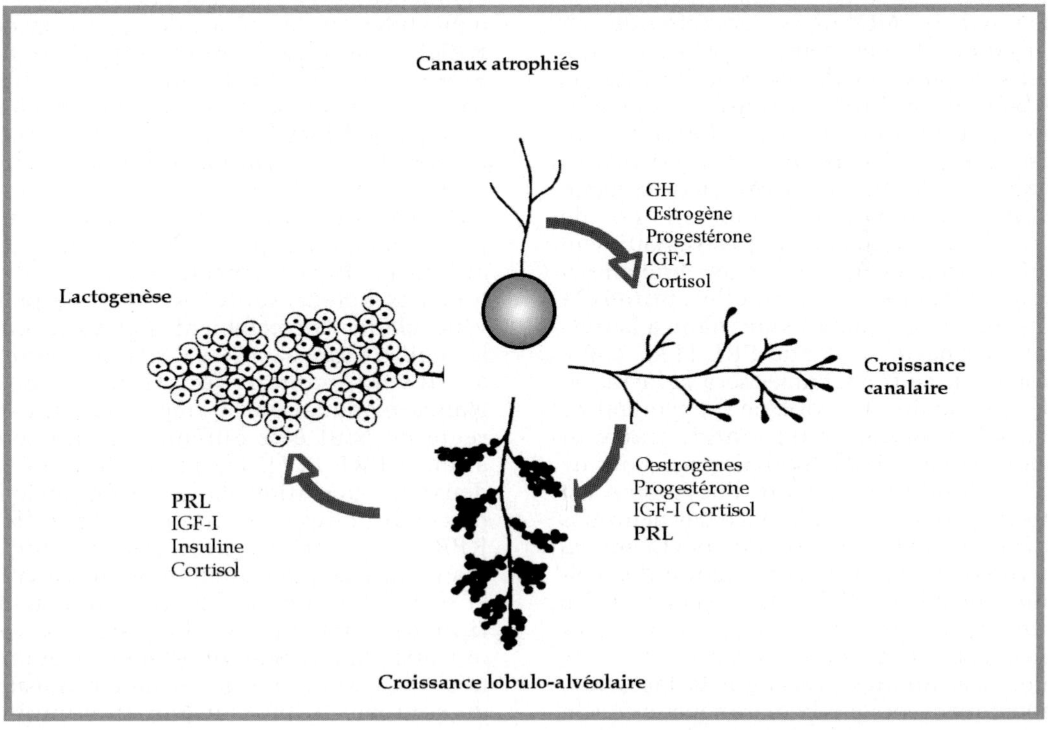

Lyons, (1958) Proc. R. Soc.

mones est maximal pour permettre la différenciation complète du tissu mammaire et le phénomène de la lactogenèse. Cependant, la lactation est inexistante, probablement du fait de l'effet inhibiteur de la progestérone à cette étape. Cette action passerait à la fois par une diminution de la capacité de la PRL à stimuler son propre nombre de récepteurs mais aussi de la liaison de la PRL à son récepteur. Après la délivrance, les taux d'estradiol et de progestérone chutent avec alors une levée de l'inhibition induite par la progestérone sur la sécrétion lactée. Le déclenchement de la lactation et son maintien surviennent sur une glande mammaire préparée par ces différentes hormones et dépendent essentiellement de la PRL. Au niveau de la cellule mammaire, la PRL stimule la biosynthèse des protéines, des lipides et des glucides du lait, ainsi que les transports d'ions. La régulation de la biosynthèse des protéines du lait (caséine, lactalbumine, β-lactoglobuline, protéine acide du lait ou WAP) est la plus étudiée [11]. L'association PRL/insuline/cortisol assure l'expression optimale des gènes des protéines du lait [12]. La PRL augmente la transcription de ces gènes, mais aussi la demi-vie des ARN messagers (effet de stabilisation). Il a été montré que les promoteurs de plusieurs de ces gènes (β-caséine, β-lactoglobuline) contiennent des éléments qui conditionnent l'expression tissulaire et la sensibilité aux glucocorticoïdes et à la PRL. Le maintien de la lactation est dépendant de mécanismes de stimulation du mamelon. Des signaux sensitifs partent de la région mamelonnaire et sont transmis par la mœlle épinière à l'hypothalamus, aboutissant alors à la libération d'ocytocine et de PRL [13]. Toute lésion sur ce trajet empêchera la lactation de se produire. L'ocytocine est synthétisée dans les noyaux paraventriculaire et supraoptique de l'hypothalamus. Lors de la succion du mamelon, l'ocytocine est libérée, aussi sous l'influence des neurones à activine [14]. L'action de l'ocytocine va permettre alors une contraction des cellules myopépithéliales des alvéoles et des canaux, permettant l'excrétion du lait. Des pics d'ocytocine sont couramment notés dans les minutes précédant la lactation, notamment lorsque la mère joue avec son enfant, suggérant que le contrôle neuroendocrinien de la sécrétion lactée fait probablement appel aussi à un ensemble de connexions neuronales cérébrales [15] et la PRL s'élève parallèlement à la libération d'ocytocine.

APPORT DES MODÈLES ANIMAUX

Le rôle de la PRL dans la lactation est connu depuis longtemps. Cependant, au cours de la dernière décennie, des modèles animaux bien contrôlés ont été développés et analysés : des souris « *knockout* » (KO) dont les gènes codant pour la PRL [16] ou son récepteur [17] ont été invalidés. L'analyse phénotypique de ces modèles animaux a permis de confirmer les actions historiquement décrites de la PRL sur la lactation et la reproduction, mais aussi de mettre en lumière de nouvelles actions et tissus cibles de la PRL et de replacer certaines actions précédemment attribuées à la PRL au rang de fonctions sans doute modulées, mais certainement pas contrôlées par l'hormone. La fonction lactotrope, historiquement reconnue pour la PRL, a été confirmée non seulement par les modèles d'invalidation des gènes de la PRL et du RPRL, mais également par celui de Stat5a, une des molécules essentielles dans la transmission du signal intracellulaire par le RPRL [18]. Les femelles $PRL^{-/-}$ ou $RPRL^{-/-}$ ($^{-/-}$ symbolise l'absence des deux allèles codant pour la protéine concernée) étant stériles, la lactation ne peut évidemment pas s'observer chez ces animaux. Plus surprenant, les jeunes femelles hétérozygotes $RPRL^{+/-}$ ne peuvent allaiter correctement, indiquant que le seuil d'expression du RPRL nécessaire au développement fonctionnel de la glande mammaire et à une lactation correcte ne peut être obtenu avec un seul allèle RPRL [17]. En revanche, dès la deuxième gestation, la lactation devient possible chez ces mêmes femelles $RPRL^{+/-}$, ce qui suggère que la glande mammaire acquiert un nombre de canaux et d'alvéoles compatible avec une lactation efficace après plusieurs cycles œstraux d'imprégnation hormonale et une nouvelle gestation, soit par un mécanisme de compensation, soit par un stimulus hormonal continu [19].

RÔLE DE LA PRL DANS LA PATHOLOGIE MAMMAIRE

Si aucune situation pathologique en rapport avec un déficit de sécrétion de PRL n'a été décrite, on en connaît par contre où il existe un excès de PRL, comme par exemple dans le cas des adénomes hypophysaires à PRL. Cependant, si certaines des conséquences de l'hyperprolactinémie sur la reproduction sont bien connues (syndrome aménorrhée-galactorrhée), son implication dans le développement de pathologies, notamment mammaires, l'est beaucoup moins. Elle est en effet difficile à évaluer, et une des limites à une telle connaissance tient au fait qu'aucune anomalie génétique de la PRL et/ou de son récepteur n'a été à ce jour individualisée et associée à un phénotype particulier, laissant supposer une action précise de la PRL. On peut cependant penser que du fait de l'action reconnue de la PRL sur la lactation mais aussi sur le développement de la glande mammaire, c'est dans les pathologies mammaires humaines, malignes et bénignes, que le rôle de la PRL devrait être mieux disséqué et compris.

PROLACTINE ET CANCER DU SEIN

Modèles animaux

Les données accumulées depuis de nombreuses années sur l'implication de la PRL dans la pathologie mammaire maligne chez le rongeur sont relativement probantes, ce qui n'est pas forcément le cas dans l'espèce humaine.

Il a en effet été démontré chez le rongeur que la progression des tumeurs mammaires induites par des carcinogènes (MNU ou DMBA), était notoirement accélérée si les souris étaient conjointement traitées par la PRL et que, logiquement, la prolifération se voyait au contraire freinée en présence d'analogues dopaminergiques, qui diminuent les taux de PRL circulante. Plus récemment, cette hypothèse a été confirmée par des modèles de souris transgéniques où la PRL est surexprimée de façon systémique et continue. En effet, à l'inverse des phénotypes observés chez les animaux KO (qui mettent en lumière les déficiences résultant de l'absence d'activation du RPRL), les souris transgéniques pour la PRL reflètent les conséquences d'une surexpression de l'hormone et, en corollaire, de la suractivation de son récepteur. Chez ces animaux, on observe la formation de tumeurs mammaires entre 11 et 15 mois, alors qu'il n'y en a aucune chez les animaux témoins [20, 21]. Ces quelques données, puisées dans une littérature très abondante [22], ont démontré de manière incontournable que la PRL exerçait un rôle promoteur sur les tumeurs mammaires chez le rongeur, et pourrait même agir comme initiateur chez les souris transgéniques pour la PRL, bien que les mécanismes sous-jacents à l'apparition des tumeurs dans ce modèle particulier restent à être élucidés.

Implication dans l'espèce humaine

La place que prennent diverses hormones dans la cancérogenèse mammaire chez la femme est indéniable. Les facteurs hormonaux ont été décrits comme associés au cancer du sein il y a très longtemps. Les œstrogènes exerceraient un rôle plutôt promoteur qu'initiateur sur la cancérogenèse mammaire ; quant au rôle de la progestérone dans le cancer du sein, il est actuellement assez mal défini, avec toujours une controverse sur son rôle synergique, ou au contraire, antagoniste de l'œstradiol. Si les données concernant l'implication de la PRL dans la tumorigénèse mammaire chez le rongeur sont, comme nous venons de le voir, assez concluantes, elles restent par contre plus controversées dans l'espèce humaine. D'une façon générale, l'extrapolation des résultats d'études expérimentales au contexte pathologique *in vivo* n'est pas évidente, et de plus la plupart des études cliniques sont décevantes. En effet, bien que nombre d'entre elles aient eu pour but de définir la relation entre taux de PRL, incidence et pronostic du cancer, aucune conclusion claire, générale ou définitive n'a pu être à ce jour proposée.

Sur le plan expérimental, un certain nombre de données laissent suggérer que dans l'espèce humaine aussi, la PRL joue un rôle dans la prolifération des cellules mammaires tumorales. En effet, chez l'Homme, la PRL est synthétisée par les cellules mammaires épithéliales saines, mais aussi par les cellules épithéliales tumorales [23] et ce de manière continue, contrairement au rongeur, où la PRL n'est synthétisée par les cellules mammaires que pendant la gestation et la lactation. De plus, il a été montré, dans une étude menée dans notre laboratoire, que le RPRL était surexprimé dans des échantillons de tumeur mammaire humaine en comparaison de son expression dans le tissu mammaire sain adjacent [23]. Ces résultats soulèvent l'hypothèse d'une augmentation de la prolifération des cellules mammaires tumorales en rapport avec une sensibilité accrue à la PRL par le biais d'une surexpression de son récepteur (figure 2). Enfin, l'action mitogène de la PRL humaine sur des lignées tumorales mammaires (T-47D, MCF-7, etc.) a été décrite par de nombreuses équipes, et même si l'effet prolifératif n'est pas toujours d'une grande amplitude, il n'en demeure pas moins unanimement reconnu.

D'un point de vue clinique, par contre, les résultats ont longtemps failli à montrer de façon solide un lien entre PRL et cancer du sein. Les quelques études cliniques au cours desquelles des patientes atteintes de cancer du sein étaient traitées par des analogues dopaminergiques (bromocriptine) n'ont pas montré d'amélioration apparente quant à la progression tumorale et la survie à long terme, malgré un abaissement des taux circulants de PRL [22]. Dans le même ordre d'idée, plusieurs études épidémiologiques n'ont pu mettre en évidence une quelconque corrélation entre les taux de PRL circulante et le risque de cancer du sein chez les femmes pré-ménopausées [24-26] ou ménopausées [24, 26, 27]. Bien que ces quelques données cliniques et épidémiologiques soient critiquables, notamment par les effectifs réduits sur lesquels elles ont porté, elles ont contribué largement à alimenter l'idée selon laquelle la PRL ne jouait aucun rôle majeur dans la prolifération des tumeurs mammaires dans l'espèce humaine. Cependant, en 1999, une étude épidémiologique d'envergure, la Nurse Health Study [28], incluant plus de 30 000 femmes dont 306 cas de

Figure 2 :
***Sensibilité accrue à la PRL dans les cellules mammaires tumorales** [23].*

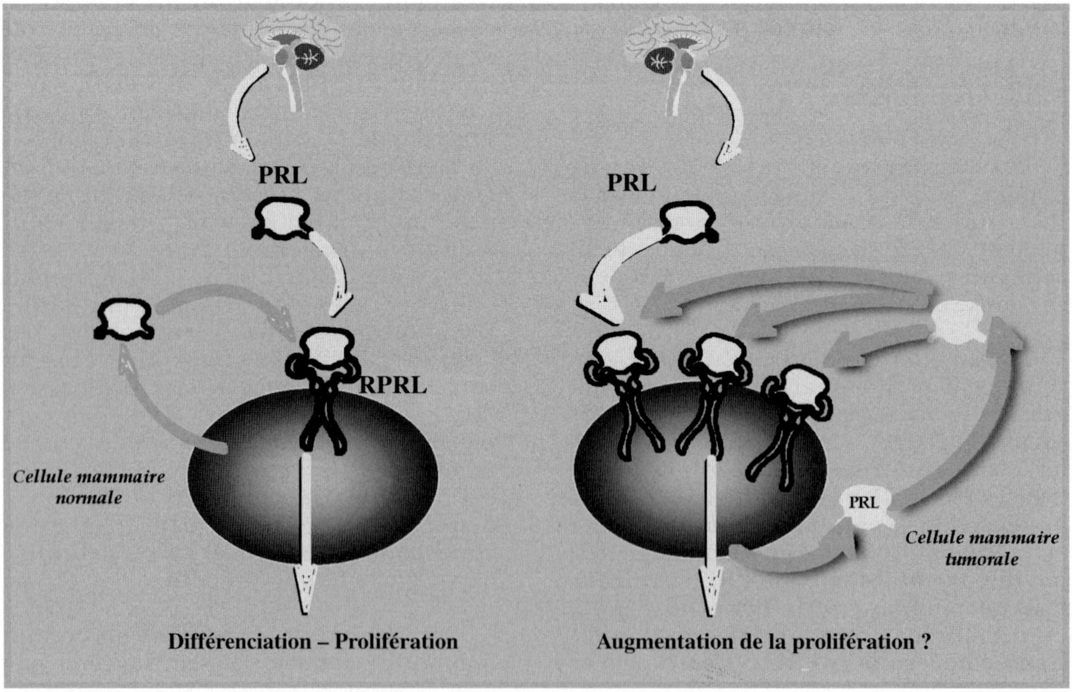

cancer du sein diagnostiqués sur 5 années de suivi, a établi une corrélation entre des taux élevés (mais cependant normaux) de PRL circulante et le risque de développer un cancer du sein, avec un risque relatif (RR) significatif égal à 2 entre le quartile le plus bas et le quartile le plus élevé des taux de PRL. Ces données ont été confirmées quelques années plus tard, avec une mise à jour permettant d'analyser 851 cas de cancer du sein sur un suivi de plus de 10 ans, tant chez les femmes ménopausées [29] que pré-ménopausées [30]. Le risque relatif retrouvé chez les femmes ménopausées et pré-ménopausées était cependant légèrement plus faible, de 1,3 et 1,5 respectivement, mais s'élevant à 1,8 et 1,9 respectivement pour les tumeurs exprimant les récepteurs aux œstrogènes et à la progestérone. Bien que d'autres études prospectives soient nécessaires pour confirmer ces résultats, il est tout de même important de noter que ces études épidémiologiques ont montré, pour la première fois, un rôle potentiel de la PRL dans le cancer du sein chez la femme, supporté par des observations *in vivo*, et ne résultant pas d'extrapolations plus ou moins hasardeuses d'études réalisées *in vitro*.

La PRL autocrine

La co-expression de l'hormone et de son récepteur au sein d'une même cellule a naturellement conduit à suspecter que la PRL puisse agir sur la prolifération tissulaire par un mécanisme de type autocrine-paracrine [4, 31]. En effet, il a été montré que des anticorps anti-PRL avaient la capacité d'inhiber la prolifération de cellules tumorales mammaires humaines induite par la PRL autocrine, produite par les cellules elles-mêmes [32]. Cette hypothèse a été confortée par des observations récentes faites sur des souris transgéniques surexprimant la PRL de manière spécifique dans le tissu mammaire. Par un tel mécanisme autocrine-paracrine, l'hormone induit progressivement un ensemble d'atypies histologiques dans la glande mammaire, conduisant à l'apparition de tumeurs bénignes [33] ou d'adénocarcinomes mammaires [34]. Ces phénotypes démontrent de manière très claire que la PRL autocrine a une réelle potentialité fonctionnelle pouvant conduire, tout comme l'hormone systémique, à des phénotypes pathologiques lors d'une surexpression.

De fait, cette notion est importante à considérer lorsque l'on analyse les résultats des études cliniques précédemment décrits. En effet, comme nous l'avons vu, l'expression du gène de la PRL dans les sites extra-hypophysaires ne répond pas aux mêmes agents régulateurs que dans l'hypophyse et la dopamine, principal facteur inhibiteur de la synthèse hypophysaire de PRL, n'a aucun effet sur son expression extra-hypophysaire. Or, c'est essentiellement à la lumière de l'absence d'effet bénéfique de traitements dopaminergiques, que l'implication de la PRL dans certaines pathologies comme le cancer du sein a été progressivement écartée, et ce malgré la pléiade d'arguments expérimentaux plaidant le contraire [35]. Si l'hypothèse de la boucle autocrine-paracrine reflète effectivement la situation rencontrée *in vivo*, on comprend mieux que l'approche dopaminergique, omettant l'inhibition de la PRL extra-hypophysaire, n'était pas adéquate. C'est l'une des bases scientifiques justifiant le besoin de trouver d'autres molécules anti-prolactiniques, comme par exemple les antagonistes de l'hormone, qui inhibent l'activation du RPRL par tous ses ligands, quelle que soit leur origine [36].

PROLACTINE ET ANGIOGÉNÈSE TUMORALE

Il est important de noter que l'un des rôles de la PRL sur le tissu mammaire pourrait également passer par le contrôle du processus de l'angiogénèse et donc de la prolifération cellulaire. En effet, parmi les isoformes de la PRL, un fragment protéolytique comprenant la partie N-terminale de la PRL mature et dont le nom, PRL 16K, s'accorde avec sa masse moléculaire apparente (16 kDa), retient notre attention [37]. Les études relatives à la PRL 16K ont été essentiellement menées sur l'hormone de rat. Ce fragment protéolytique peut être généré *in vitro* lorsque de la PRL mature (23 kDa) est incubée quelques heures en présence d'extraits de divers tissus cibles de la PRL, comme notamment la glande mammaire, mais aussi le rein ou encore la prostate. La protéolyse n'intervient cependant qu'à pH acide (entre 3 et 4), ce qui a notamment conduit à l'identification de la Cathepsine D comme la protéase impliquée dans le clivage de la PRL de rat, cette enzyme n'étant catalytiquement active qu'en conditions acides. De manière quelque peu attendue, la PRL 16K a perdu la faculté d'activer le RPRL, une partie du site de liaison de la PRL à son récepteur étant absente dans la PRL 16K. Celle-ci n'a donc plus rien d'une PRL. Par contre, et de manière plus surprenante, la troncation C-terminale lui confère des propriétés anti-angiogéniques. L'acquisition de *novo* de telles propriétés demeure totalement incomprise, dans la mesure où le récepteur potentiellement impliqué dans cette action biologique est inconnu, et où les bases moléculaires (structure-fonction) récemment proposées pour expliquer son activité anti-angiogénique demandent à être confirmées [38]. Quoi qu'il en soit, ses propriétés anti-tumorales ont été clairement établies par quelques publications très élégantes qui ont montré que des cellules tumorales de côlon ou de prostate injectées à des souris immunodéficientes avaient une croissance fortement limitée en présence de PRL 16K recombinante, et ces observations on pu être corrélées à une densité réduite de vascularisation, confirmant *in vivo* les propriétés anti-angiogéniques préalablement observées *in vitro* [39]. La PRL ayant, comme nous l'avons vu, une action globalement pro-tumorale, les propriétés anti-tumorales d'un de ses fragments protéolytiques laissent entrevoir que l'action ultime de la PRL dans un contexte tissulaire soit finement régulée. Cette hypothèse reste néanmoins encore très spéculative, puisque l'existence même de la PRL 16K dans l'espèce humaine est loin d'être démontrée. Nous avons récemment montré que la protéolyse de la PRL humaine ne génère pas de PRL 16K N *stricto sensu*, mais trois fragments de 15 à 17 kDa (regroupés néanmoins sous le vocable générique de « PRL 16K »), dont les propriétés anti-angiogéniques ont été également démontrées [40]. Enfin, si l'identification de fragments protéolytiques similaires dans des prolactinomes suggère l'existence de la PRL 16K humaine *in vivo*, d'autres arguments se doivent d'être apportés pour confirmer cette hypothèse.

PRL ET PATHOLOGIE MAMMAIRE BÉNIGNE

Définition des pathologies mammaires bénignes

La pathologie mammaire bénigne est peu connue et a été beaucoup moins étudiée que le cancer du sein, bien qu'elle soit encore plus fréquente. Les pathologies mammaires humaines bénignes regroupent un large éventail de lésions physiopathologiques des divers composants du sein. En 1985, sur la base des travaux de Dupont et Page, un consensus international de classification histologique a été adopté [41]. Le concept de maladie proliférative épithéliale bénigne identifie les caractéristiques histologiques des maladies bénignes mammaires ayant un potentiel d'évolution vers le cancer du sein. Trois groupes de maladies bénignes ont ainsi été déterminés : les lésions non prolifératives, les lésions prolifératives sans atypie cellulaire et les lésions hyperplasiques avec atypies cellulaires. Plus tard, en 1987, une seconde classification a été établie : la classification ANDI (Aberrations of Normal Development and Involution) qui offre une vue d'ensemble de toute la pathologie mammaire bénigne, prenant en compte à la fois la physiopathologie et le degré d'anomalie des lésions [42].

Rôle des facteurs hormonaux « classiques »

L'origine des maladies bénignes du sein semble être multifactorielle. Bien que les mécanismes des modifications histologiques mammaires restent mal déterminés, les facteurs hormonaux semblent jouer un rôle majeur [43]. Depuis de nombreuses années, sur la base à la fois d'études animales et d'expériences *in vitro* sur les cellules mammaires bénignes ou malignes, l'hyperœstrogénie a été admise comme le déterminant majeur d'une prolifération cellulaire mammaire excessive.

Quant au rôle de la progestérone, il reste difficile à évaluer, mais il est certain qu'un équilibre harmonieux entre œstrogènes et progestérone pourrait éviter l'apparition de ces pathologies.

Rôle de la Prolactine

On connaît mal le rôle physiopathologique joué par la PRL dans le développement des maladies bénignes mammaires, mais compte tenu de son action proliférative sur le sein, il semble probable qu'elle puisse être impliquée. D'un point de vue expérimental, il a été montré que le RPRL était exprimé dans un certain nombre de tumeurs bénignes, et notamment dans la moitié environ des fibroadénomes [44]. D'autre part, des études cliniques menées dans les années 80 se sont intéressées à la sécrétion de PRL chez des patientes souffrant de mastodynies cycliques ou de tumeurs bénignes diverses. Ces études ont parfois retrouvé des anomalies de l'axe lactotrope, bien que les résultats soient contradictoires. Certains décrivent des taux de PRL de base et après stimulation par le TRH plus élevés chez les femmes ayant des maladies bénignes du sein que chez les témoins [45-48]. D'autres au contraire, retrouvent chez les patientes atteintes, des taux de PRL parfaitement physiologiques, répondant normalement à la stimulation par le TRH [49, 50]. Une étude a même retrouvé une amélioration clinique des mastodynies cycliques et des lésions bénignes après 3 mois de traitement par bromocriptine permettant de diminuer les taux de PRL [51]. De même, bien que le rôle des hormones dans le développement des kystes mammaires soit incertain, une équipe a retrouvé chez les femmes en souffrant, des taux de PRL de base et après stimulation élevés [52].

Plus récemment, un nouveau modèle de souris transgénique pour la PRL a permis d'observer le développement de diverses lésions mammaires bénignes. Cette étude visait à comprendre l'impact de la PRL produite localement, sur la glande mammaire, une fois celle-ci différenciée, car les souris exprimaient la PRL humaine sous le contrôle du promoteur d'un gène codant pour une protéine du lait, normalement exprimé dans la glande mammaire à la fin de la gestation et pendant toute la durée de la lactation, jusqu'au début de l'involution de la glande mammaire [53]. Ces souris présentaient des anomalies marquées de la glande mammaire, comprenant des anomalies histologiques à type de lésions bénignes : canaux galactophoriques dilatés avec épithélium aplati, hyperplasie du tissu avec épithélium multi-couches, dysplasies et papillomes (figure 3) ; et des défauts de la lactation. Dans cette étude, il n'a pas été observé de tumeurs malignes, mais les souris n'ont peut-être pas été étudiées jusqu'à un âge assez avancé pour observer ce type de pathologie, soulignant également l'importance de l'existence d'un tissu bien différencié comme prévention du développement de tumeurs. Il existe un autre modèle de souris transgénique plus ancien, où les animaux surexpriment en permanence un RPRL constitutivement actif dans la glande mammaire [54]. Ces souris présentent un surdéveloppement des canaux et des alvéoles, conduisant à une absence de lactation. Cette étude suggère qu'une suractivation du RPRL débutant tôt dans la vie, empêche plus tard une différenciation mammaire correcte pendant la gestation, conduisant finalement à une absence de lactation. Par contre, la potentielle évolution de ces anomalies vers des tumeurs mammaires n'a pas pu être déterminée, car seules des souris très jeunes ont été étudiées. Ces deux expériences montrent que la PRL produite localement a des effets différents sur la glande mammaire selon son stade de différenciation. Une de nos perspectives importantes de recherche est donc la meilleure compréhension des mécanismes sous le contrôle de la PRL autocrine, qui peuvent aboutir au développement de tumeurs mammaires bénignes, avec potentiellement des extrapolations aux pathologies similaires dans l'espèce humaine, dont les étiologies restent encore en grande partie inconnues [55].

CONCLUSION

Les données expérimentales, *in vitro* et *in vivo* chez l'animal, montrent de façon indiscutable que la PRL joue un rôle dans

Figure 3a :
***Anomalies histologiques mammaires des souris WAP-hPRL** [53].*

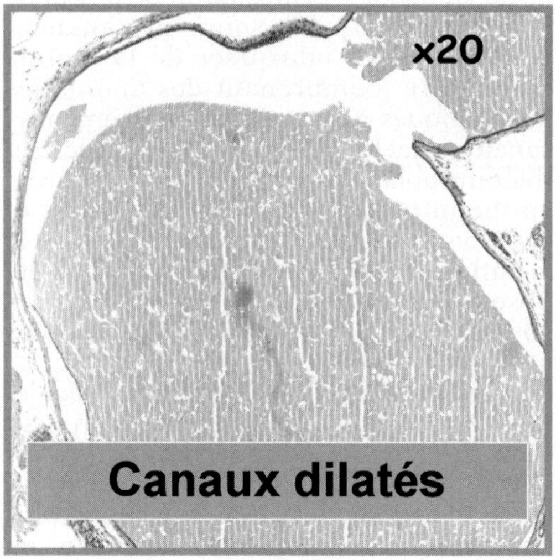

Figure 3c :
***Anomalies histologiques mammaires des souris WAP-hPRL** [53].*

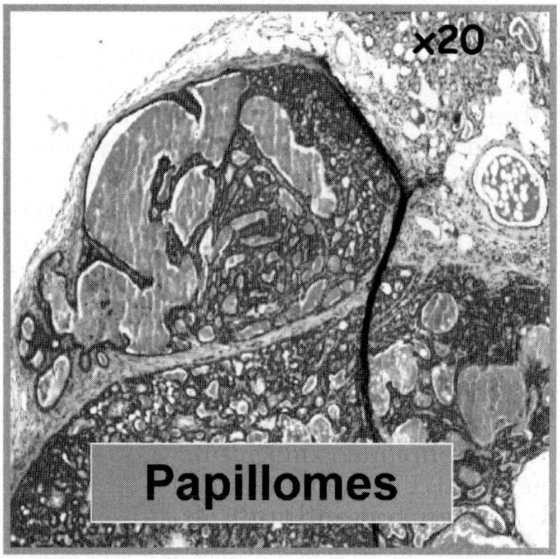

le développement de la glande mammaire, dans la lactation et dans la tumorigénèse mammaire. Concernant son implication dans le cancer du sein *in vivo* chez la femme, les résultats restent controversés, bien que de nouvelles données plaidant en faveur d'un tel rôle affluent actuellement.

D'une part, les études épidémiologiques les plus récentes retrouvent, contrairement aux études plus anciennes, un risque relatif significativement plus élevé, chez

Figure 3b :
***Anomalies histologiques mammaires des souris WAP-hPRL** [53].*

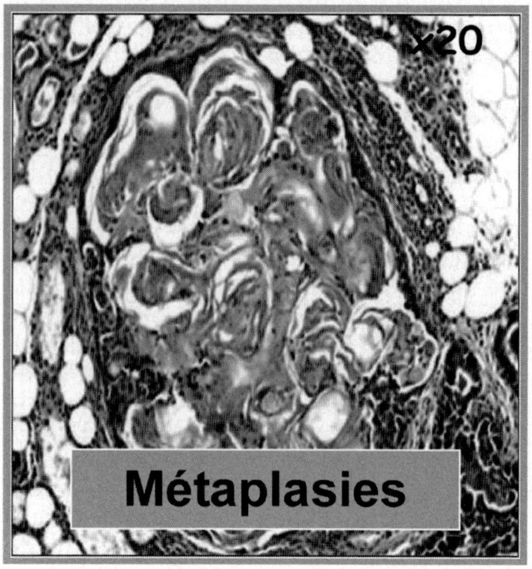

les femmes ayant des taux de PRL dans les valeurs hautes de la normale, de développer un cancer du sein. En pratique, la mise en place d'un traitement par agonistes dopaminergiques chez les femmes non ménopausées présentant une hyperprolactinémie est souvent à préconiser, même si son efficacité en terme de prévention ou de traitement adjuvant du cancer du sein est loin d'avoir été démontrée, et même si la question du taux cible de PRL reste entière. De même, la question de savoir s'il faut traiter l'hyperprolactinémie après la ménopause reste débattue. C'est pourquoi la poursuite du suivi des cohortes prospectives existantes est indispensable, pour confirmer ces résultats et surtout pour tenter de mieux définir la relation entre PRL et risque de cancer du sein.

D'autre part, la découverte d'une boucle autocrine-paracrine d'action de la PRL dans le sein remet sur l'avant de la scène la forte suspicion d'un rôle de cette hormone dans les mécanismes de tumorigénèse mammaire. En effet, il a été écarté principalement devant l'absence d'efficacité des agonistes dopaminergiques chez les femmes ayant un cancer du sein. Or l'on sait à présent que la PRL synthétisée dans la glande mammaire ne répond pas à la régulation négative par la dopamine. Dans ce contexte, le développement d'agonistes de la PRL, bloquant le RPRL quelles que soient l'origine ou la nature de son ligand, est une voie de recherche nécessaire pour tenter de mieux comprendre le rôle de la PRL autocrine et représente un espoir dans l'arsenal thérapeutique contre le cancer du sein.

À présent, la PRL ne peut plus être considérée comme une hormone agissant uniquement par voie endocrine. Il n'est plus pensable de ne pas tenir compte du rôle joué par la PRL autocrine dans le développement de pathologies mammaires malignes ou bénignes. Cependant, la part relative jouée par la PRL hypophysaire et par la PRL produite localement reste à déterminer, de même que les facteurs régulant la synthèse de la PRL extra-hypophysaire. ■

BIBLIOGRAPHIE

[1] KEELER C, DANNIES PS, HODSDON ME. The tertiary structure and backbone dynamics of human prolactin. *J Mol Biol.* 2003; 328: 1105-21.

[2] HORSEMAN ND, YU-LEE LY. Transcriptional regulation by the helix bundle peptide hormones: growth hormone, prolactin, and hematopoietic cytokines. *Endocr Rev.* 1994; 15: 627-49.

[3] MULLER M, BERWAER M, CACCAVELLI L, MANFROID I, NALDA A, PENDEVILLE *et al.* Régulation transcriptionnelle du gène de la prolactine humaine. *Med Sci* 1998 ; 14 : 580-6.

[4] BEN-JONATHAN N, MERSHON JL, ALLEN DL, STEINMETZ RW. Extrapituitary prolactin: distribution, regulation, functions, and clinical aspects. *Endocr Rev.* 1996; 17: 639-69.

[5] NAGY E, BERCZI I. Hypophysectomized rats depend on residual prolactin for survival. *Endocrinology*. 1991;128(6): 2776-84.

[6] BOLE-FEYSOT C, GOFFIN V, EDERY M, BINART N, KELLY PA. Prolactin and its receptor: actions, signal transduction pathways and phenotypes observed in prolactin receptor knockout mice. *Endocr Rev.* 1998; 19: 225-68.

[7] NICOLL CS. Physiological actions of prolactin. In: Knobil E, Sawyer W (eds) Handbook of physiology: *Endocrinology IV*. Williams and Wilkins, Baltimore, 1974, p. 253-292.

[8] ANDERSON E, CLARKE RB. Steroid receptors and cell cycle in normal mammary epithelium. *J Mammary Gland Biol Neoplasia.* 2004; 9(1): 3-13.

[9] HENNIGHAUSEN L, ROBINSON GW. Signaling pathways in mammary gland development. *Dev Cell.* 2001; 1(4): 467-75.

[10] TOURAINE P, KELLY PA. Physiologie de la prolactine. Traité de Médecine de la Reproduction, P. Mauvais-Jarvis, G. Schaison et P. Touraine Eds, Flammarion Médecine/ Sciences, Paris 1997, p. 115-136.

[11] DJIANE J, KELLY PA. La prolactine. In: C Thibault, MC Levasseur. La Reproduction chez les mammifères et l'homme. *INRA-Ellipses*, 1991, p. 113-126.

[12] GUYETTE WA, MATUSIK RJ, ROSEN JM. Prolactin-mediated transcriptional and post-transcriptional control of casein gene expression. *Cell.* 1979; 17: 1013-23.

[13] VOLOSCHIN LM, DOTTAVIANO EJ. The channeling of natural stimuli that evoke the ejection of milk in the rat: effect of transections in the midbrain and hypothalamus. *Endocrinology*. 1976; 99: 49-58.

[14] SAWCHENKO PE, PLOTSKY PM, PFEIFFER SW, CUNNINGHAM ET JR, VAUGHAN J, RIVIER J *et al.* Inhibin β in central neural pathways involved in the control of oxytocin secretion. *Nature* 1988; 334: 615-7.

[15] NOEL GL, SUH HK, FRANTZ AG. Prolactin release during nursing and breast stimulation in postpartum and nonpostpartum subjects. *J Clin Endocrinol Metab.* 1974; 38: 413-23.

[16] Horseman ND, Zhao W, Montecino-Rodriguez E, Tanaka M, Nakashima K, Engle SJ, *et al.* Defective mammopoiesis, but normal hematopoiesis, in mice with a targeted disruption of the prolactin gene. EMBO J. 1997; 16: 6926-35.

[17] ORMANDY CJ, CAMUS A, BARRA J, DAMOTTE D, LUCAS BK, BUTEAU H *et al.* Null mutation of the prolactin receptor gene produces multiple reproductive defects in the mouse. *Genes Dev.* 1997; 11: 167-78.

[18] BOLE-FEYSOT C, GOFFIN V, EDERY M, BINART N, KELLY PA. Prolactin and its receptor: actions, signal transduction pathways and phenotypes observed in prolactin receptor knockout mice. *Endocr Rev.* 1998; 19: 225-68.

[19] ORMANDY CJ, BINART N, KELLY PA. Mammary gland development in prolactin receptor knockout mice. *J Mammary Gland Biol Neoplasia.* 1997; 2(4): 355-64.

[20] WENNBO H, KINDBLOM J, ISAKSSON OG, TORNELL J. Transgenic mice overexpressing the prolactin gene develop dramatic enlargement of the prostate gland. *Endocrinology.* 1997; 138(10): 4410-5.

[21] WENNBO H, TORNELL J. The role of prolactin and growth hormone in breast cancer. *Oncogene.* 2000; 19(8): 1072-6.

[22] CLEVENGER CV, FURTH PA, HANKINSON SE, SCHULER LA. The role of prolactin in mammary carcinoma. *Endocr Rev.* 2003; 24: 1-27.

[23) TOURAINE P, MARTINI JF, ZAFRANI B, DURAND JC, LABAILLE F, MALET C, NICOLAS A, TRIVIN C, POSTEL-VINAY MC, KUTTENN F, KELLY PA. Increased expression of prolactin receptor gene assessed by quantitative polymerase chain reaction in human breast tumors versus normal breast tissues. *J Clin Endocrinol Metab.* 1998; 83(2): 667-74.

[24] WANG DY, DE STAVOLA BL, BULBROOK RD, ALLEN DS, KWA HG, FENTIMAN IS, *et al.* Relationship of blood prolactin levels and the risk of subsequent breast cancer. *Int J Epidemiol.* 1992; 21(2): 214-21.

[25] HELZLSOUER KJ, ALBERG AJ, BUSH TL, LONGCOPE C, GORDON GB, COMSTOCK GW. A prospective study of endogenous hormones and breast cancer. *Cancer Detect Prev.* 1994; 18(2): 79-85.

[26] KABUTO M, AKIBA S, STEVENS RG, NERIISHI K, LAND CE. A prospective study of estradiol and breast cancer in Japanese women. *Cancer Epidemiol Biomarkers Prev.* 2000; 9(6): 575-9.

[27] MANJER J, JOHANSSON R, BERGLUND G, JANZON L, KAAKS R, AGREN A, LENNER P. Postmenopausal breast cancer risk in relation to sex steroid hormones, prolactin and SHBG (Sweden). *Cancer Causes Control.* 2003; 14(7): 599-607.

[28] HANKINSON SE, WILLETT WC, MICHAUD DS, MANSON JE, COLDITZ GA, LONGCOPE C *et al.* Plasma prolactin levels and subsequent risk of breast cancer in postmenopausal women. *J Natl Cancer Inst.* 1999; 91: 629-34.

[29] HANKINSON SE, WILLETT WC, MICHAUD DS, MANSON JE, COLDITZ GA, LONGCOPE C, ROSNER B, SPEIZER FE. Plasma prolactin levels and subsequent risk of breast cancer in postmenopausal women. *J Natl Cancer Inst.* 1999; 91: 629-34.

[30] TWOROGER SS, SLUSS P, HANKINSON SE. Association between plasma prolactin concentrations and risk of breast cancer among predominately premenopausal women. *Cancer Res.* 2006; 66: 2476-82.

[31] BEN JONATHAN N, LIBY K, MCFARLAND M, ZINGER M. Prolactin as an autocrine/paracrine growth factor in human cancer. *Trends Endocrinol Metab* 2002; 13: 245-50.

[32] GINSBURG E, VONDERHAAR BK. Prolactin synthesis and secretion by human breast cancer cells. *Cancer Res.* 1995; 55: 2591-5.

[33] WENNBO H, GEBRE-MEDHIN M, GRITLI-LINDE A, OHLSSON C, ISAKSSON OG, TORNELL J. Activation of the prolactin receptor but not the growth hormone receptor is important for induction of mammary tumors in transgenic mice. *J Clin Invest.* 1997; 100: 2744-51.

[34] ROSE-HELLEKANT TA, ARENDT LM, SCHROEDER MD, GILCHRIST K, SANDGREN EP, SCHULER LA. Prolactin induces ERalpha-positive and ERalpha-negative mammary cancer in transgenic mice. *Oncogene* 2003; 22: 4664-74.

[35] VONDERHAAR BK. Prolactin: the forgotten hormone of human breast cancer. *Pharmacol Ther.* 1998; 79:169-78.

[36] Goffin V, Touraine P, Culler MD, Kelly PA. Drug Insight: prolactin-receptor antagonists, a novel approach to treatment of unresolved systemic and local hyperprolactinemia? *Nat Clin Pract Endocrinol Metab.* 2006; 10: 571-81.

[37] CORBACHO AM, LAS ESCALERA GM, CLAPP C. Roles of prolactin and related members of the prolactin/growth hormone/placental lactogen family in angiogenesis. *J Endocrinol.* 2002; 173: 219-38.

[38] NGUYEN NQ, TABRUYN SP, LINS L, LION M, CORNET AM, LAIR F, RENTIER-DELRUE F, BRASSEUR R, MARTIAL JA, STRUMAN I. Prolactin/growth hormone-derived antiangiogenic peptides highlight a potential role of tilted peptides in angiogenesis. *Proc Natl Acad Sci U S A.* 2006; 103: 14319-24.

[39] BENTZIEN F, STRUMAN I, MARTINI JF, MARTIAL J, WEINER R. Expression of the antiangiogenic factor 16K hPRL in human HCT116 colon cancer cells inhibits tumor

growth in Rag1(-/-) mice. *Cancer Res.* 2001; 61: 7356-62.

[40] Piwnica D, Touraine P, Struman I, Tabruyn S, Bolbach G, Clapp C, Martial JA, Kelly PA, Goffin V Cathepsin D. Processes Human Prolactin into Multiple 16K-like N-terminal Fragments: Study of their Anti-Angiogenic Properties and Physiological Relevance. *Mol Endocrinol.* 2004; 18: 2522-42.

[41] Dupont WD, Page DL. Risk factors for breast cancer in women with proliferative breast disease. *N Engl J Med.* 1985; 312: 146-51.

[42] Hughes LE, Mansel RE, Webster DJT. Aberrations of normal development and involution (ANDI): a new perspective on pathogenesis and nomenclature of benign breast disorders. *Lancet.* 1987; 2: 1316-9.

[43] Plu-Bureau G, Touraine P, Mauvais-Jarvis P. Interactions between estradiol and progesterone in normal breast: implications for mammary carcinogenesis. In Endocrinology of Breast Cancer, Ed A. Manni, (Humana Press Inc., Totowa), 199; 21-38.

[44] Di Carlo R, Muccioli G, Bellussi G, Lando D, Mussa A. Presence and characterization of prolactin receptors in human benign breast tumors. *Eur J Cancer Clin Oncol.* 1984; 20(5): 635-8.

[45] Parlati E, Travaglini A, Liberale I, Menini E, Dell'Aqua S. Hormonal profile in benign breast disease. Endocrine status of cyclical mastalgia patients. J Endocinol Invest. 1988; 11(9): 679-83.

[46] Walsh PV, McDicken IW, Bulbrook RD, Moore JW, Taylor WH and George WD. Serum œstradiol-17 beta and prolactin concentrations during the luteal phase in women with benign breast disease. *Eur J Cancer Clin Oncol.* 1984; 20(11): 1345-51.

[47] Kumar S, Mansel RE, Scanlon MF, Hughes LE, Edwards CA, Woodhead JS, Newcombe RG. Altered responses of prolactin, luteinizing hormone and follicle stimulating hormone secretion to thyrotrophin releasing hormone/gonadotrophin releasing hormone stimulation in cyclical mastalgia. *Br J Surg.* 1984; 71(11): 870-3.

[48] Kumar S, Mansel RE, Hughes LE, Woodhead JS, Edwards CA, Scanlon MF, Newcombe RG. Prolactin response to thyrotropin-releasing hormone stimulation and dopaminergic inhibition in benign breast disease. *Cancer.* 1984; 53(6): 1311-5.

[49] Sitruk-Ware R, Clair F, Sterkers N, Ulmann A, Mauvais-Jarvis P. Prolactin secretion in benign breast diseases. *Gynecol Endocrinol.* 1987; 1(2): 195-200.

[50] Gorins A and Cordray JP. Hormonal profile of benign breast disease and premenstrual mastodynia. *Eur J Gynaecol Oncol.* 1984; 5(1): 1-10.

[51] Parlati E, Polinari U, Salvi G, Giorlandino C, Liberale I, Fiorella G, Dell'Acqua S. Bromocriptine for treatment of benign breast disease. A double-blind clinical trial versus placebo. *Acta Obstet Gynecol Scand.* 1987; 66(6): 483-8.

[52] Gately CA, Maddox PR, Jones DL. Biologically active prolactin in patients with macroscopic breast cysts. British Journal of Surgery 1992; 79: 1238.

[53] Manhes C, Kayser C, Bertheau P, Kelder B, Kopchick JJ, Kelly PA, Touraine P, Goffin V. Local over-expression of prolactin in differentiating mouse mammary gland induces functional defects and benign lesions, but no carcinoma. *J Endocrinol.* 2006; 190(2): 271-85.

[54] Gourdou I, Paly J, Hue-Beauvais C, Pessemesse L, Clarke J and Djiane J. Expression by transgenesis of a constitutively active mutant form of the prolactin receptor induces premature abnormal development of the mouse mammary gland and lactation failure. *Biology of Reproduction.* 2004; 70: 718-28.

[55] Hughes LE, Mansel RE and Webster DJT. Benign disorders and diseases of the breast – Concepts and Clinical Management. W.B. Saunders, Second Edition, 2000; chap. 7, pp. 73-94.

ÉPIDÉMIOLOGIE DU CANCER DU SEIN

Marc ESPIÉ

INCIDENCE ET MORTALITÉ DU CANCER DU SEIN

Le cancer du sein, par sa fréquence, représente un problème de santé publique. En effet, on estime qu'entre 40 000 et 50 000 femmes sont atteintes chaque année en France [1] et que plus de 11 000 en meurent. Les taux d'incidence (après standardisation sur la structure par âge de la population mondiale) est de 88,9 pour 100 000 femmes et par an [2]. Certaines régions ont une incidence particulièrement élevée chez les femmes jeunes [3]. Le taux reste faible avant l'âge de 30 ans, puis croit jusqu'à 60-69 ans où il dépasse les 320 pour 100 000 femmes par an. Les taux diminuent légèrement après 85 ans (245 pour 100 000).

L'incidence du cancer du sein augmente régulièrement (de l'ordre de + 2,42 % par an entre 1978 et 2000). Le nombre de nouveaux cas a doublé en 20 ans passant de 22 211 cas en 1980 à 41 845 en 2000. Il faut noter qu'il en est de même pour le cancer de la prostate.

En termes de mortalité, le cancer du sein est responsable de plus de 11 000 décès par an (38,5 pour 100 000 femmes en taux brut et 19,7/100 000 en données standardisées sur la population mondiale). Ces chiffres font du cancer du sein la première cause de mortalité par cancer chez la femme. Les taux de mortalité augmentent avec l'âge : 10/100 000 femmes entre 35 et 40 ans, 80/100 000 vers 65 ans 102/100 00 entre 70 et 74 ans et 245 pour 100 000 après 85 ans. En 2000, parmi les 11 637 femmes décédées d'un cancer du sein en France, 4 000 avaient moins de 65 ans [4]. Ces chiffres soulignent l'importance du problème chez les femmes ménopausées, ce d'autant que la mortalité continue à augmenter actuellement essentiellement chez les femmes âgées.

En 2000 en France, on notait que les départements avec la plus faible incidence étaient la Manche et le Tarn et les départements avec la plus faible mortalité le Tarn, l'Isère et le Bas Rhin [4].

L'étude EUROCARE a mis en évidence en France une survie à 5 ans de 82 %, ce qui la place au troisième rang en Europe. La différence de survie entre les différents pays est directement liée au stade lors du diagnostic [5, 6]. L'absence d'aggravation de la mortalité par cancer du sein est très certainement liée aux politiques de dépistage précoce de cette affection et aux moyens thérapeutiques [7].

LES FACTEURS DE RISQUE

ÂGE

L'âge est le facteur de risque le plus important du cancer du sein, avec une courbe d'incidence augmentant de 30 à 70 ans et tendant à décroitre légèrement après 80 ans [8]. L'âge moyen au diagnostic est de 61 ans. Il existe un pic entre 60 et 69 ans avec un taux d'environ 320 pour 100 000 [4]. Le risque de développer un cancer du sein n'est pas le même en fonction de l'année de naissance, l'incidence augmente nettement entre les femmes nées en 1913 et celles nées en 1953. Si l'on prend l'année de naissance 1928 comme référence (risque 1), le risque relatif de développer un cancer du sein est de 0,69 pour les femmes nées en 1913, de 1,17 pour l'année 1933 et de 1,80 pour les femmes nées en 1953, la mortalité restant par contre globalement stable [4].

Il existe cependant des cancers du sein survenant à un âge jeune (environ 15 à 20 % sont diagnostiqués avant 50 ans) et c'est parmi ces cancers que la fréquence d'une mutation chromosomique de type BRCA1 ou BRCA2 est la plus fréquente.

LE SEXE

Le cancer du sein est un cancer quasi exclusif de la femme. Il est 100 fois moins fréquent chez l'homme. La mortalité liée au cancer du sein chez l'homme est proche de celle induite par le cancer des glandes salivaires. Le pronostic est identique à celui des cancers de la femme à stade égal et à âge égal.

Dans les familles regroupant de nombreux cancers du sein, lorsqu'il y a une atteinte masculine, c'est une mutation du gène BRCA2 qui est la plus fréquemment observée. Un homme apparenté à une femme ayant un cancer du sein voit son risque multiplié par 2,8 [9].

COMPARAISON INTER-PAYS

Les chiffres d'incidence et de mortalité varient avec la situation géographique ; l'incidence la plus élevée étant notée en Amérique du nord et en Europe du Nord, la plus basse dans les pays en voie de développement et au Japon. Dans ce pays, cependant, depuis 1990 on observe une élévation importante de l'incidence du cancer du sein et parallèlement une modification d'un certain nombre de facteurs de risque : premières règles plus précoces, moins de grossesses, durée d'allaitement plus courte, taille plus importante, apport calorique global plus élevé... expliquant probablement en partie cette modification d'incidence [10]. On a noté plus d'un million de nouveaux cas de cancer du sein dans le monde par an en 2002, dont plus de la moitié dans les pays industrialisés. Le cancer du sein représente chez la femme environ un quart des nouveaux cas de cancer au niveau mondial. Il est trois fois plus fréquent dans les pays économiquement développés que dans les pays en développement [11].

Au niveau mondial, on note 411 093 décès par an par cancer du sein. En Europe, la mortalité par cancer du sein commence à décroître. On a observé une diminution de 8 % entre 1987 et 1997 et de 10 % en 2002 [12]. La mortalité par cancer du sein reste cependant la première cause de mortalité par cancer chez les femmes européennes (132 000 femmes en 2006) [13]. Les migrations géographiques ont également permis de montrer le rôle des facteurs de l'environnement dans l'incidence des cancers du sein. Aux États-Unis d'Amérique, les Japonais présentent au bout de 2 à 3 générations le même profil épidémiologique que le reste de la population ; et il en est de même pour les personnes jeunes ayant émigré d'un pays à bas risque (« Hispanics »), ce qui traduit une exposition liée à l'environnement en début de vie [14] [15]. Ce phénomène a également été observé en Israël pour les juifs originaires d'Afrique ou d'Asie dont le taux observé au bout d'une génération a rejoint celui des juifs originaires d'Europe ou d'Amérique, l'incidence chez les palestiniens restant la plus faible [16].

CANCER DU SEIN ET VIE GÉNITALE

Il est très vraisemblable que les premières années de la vie soient importantes pour l'étiologie du cancer du sein et peut-être même *in utero* où l'embryon est soumis à d'importantes stimulations hormonales, notamment celle des estrogènes. Michels et Trichopoulos [17] retrouvent qu'il existe une corrélation entre le poids de naissance et la survenue ultérieure de cancer du sein, les « petits poids » développant moins de cancer du sein. Ces données ont été confirmées par Ahlgren [18] Michels KB [19] a effectué une revue de 26 publications sur le sujet et retrouve un RR à 1,23 (1,13-1,34). Le risque est principalement lié aux cancers du sein qui surviennent avant la ménopause. L'hypothèse est qu'un poids de naissance élevé est lié à des taux élevés de facteurs de croissance.

Ekbon [20] note une réduction significative du risque de faire un cancer du sein (OR = 0,41 ; IC : 0,22-0,79) en cas de toxémie gravidique chez la mère et par contre un risque augmenté en cas d'ictère néonatal. Ces pathologies étant associées avec des modifications hormonales (taux bas d'estrogènes dans un cas, taux élevé dans l'autre), les auteurs évoquent un rôle possible des facteurs hormonaux pendant la vie intra-utérine. Le poids du placenta a également été corrélé au risque ultérieur de survenue d'un cancer du sein, un placenta de poids élevé augmentant le risque [21].

Âge des premières règles

Plusieurs études incriminent l'âge des premières règles comme facteur de risque. Plus les règles sont survenues tôt, plus le risque est augmenté [22]. Il semble que les premières années d'installation de la vie reproductive soient tout à fait importantes dans la genèse du cancer du sein.

Il faut toutefois noter :

1) que l'âge des premières règles a varié au cours des décennies ;

2) qu'il est parfois difficile de faire dater rétrospectivement avec précision cet âge pour la grande majorité des patientes ;

3) il existe au plan international une assez bonne corrélation entre âge des premières règles et incidence du cancer du sein.

F. Clavel-Chapelon a repris l'évolution de l'âge de survenue des premières règles dans la cohorte de la MGEN et a observé un rajeunissement dans l'âge de survenue des premières règles entre les femmes nées en 1930 et celles nées en 1950 (13,2 *versus* 12,6 ans) et a également retrouvé que les femmes nées en 1950 étaient réglées régulièrement plus tard que celles nées à la fin des années 1920 [23]. Les différences observées en fonction de ce critère ne sont pas, en tout état de cause, très importantes et ce facteur semble relativement marginal si l'on ne tient pas compte des extrêmes. Des études ont essayé de quantifier le risque lié à ce facteur. Hsieh [24] a retrouvé que, pour chaque délai de deux ans dans l'installation des règles, le risque de cancer du sein était diminué de 10 %. Kvale [22] en Suède a noté une augmentation du risque de 4 % par an en fonction de la précocité de l'âge des premières règles. Brinton [25] retrouve une diminution du risque de 23 % lorsqu'il compare les femmes qui ont été réglées après quinze ans à celles qui l'ont été avant 12 ans.

Cet effet est noté par la majorité des auteurs à tout âge aussi bien pour les cancers survenant avant qu'après la ménopause. Kampert [26] et Negri [27], cependant, n'ont retrouvé ce facteur de risque que pour les cancers du sein survenant avant la ménopause, mais il peut s'agir d'un biais lié à la plus grande difficulté de faire préciser l'âge des premières règles aux femmes âgées.

Certaines études récentes ne retrouvent aucune relation entre âge de survenue des premières règles et le risque de cancer peut-être en raison d'un effectif insuffisant et en raison de faibles différences dans l'âge de survenue.

Une explication donnée a été que les jeunes filles réglées tôt présentaient des cycles anovulatoires pendant de nombreuses années, cycles pendant lesquels l'exposition aux œstrogènes n'était donc pas contrebalancée par les progestatifs [28]. Cette hypothèse est cependant loin d'être admise puisque certains ont trouvé au contraire que les patientes qui avaient des cycles anovulatoires présentaient un risque de cancer du sein inférieur à celui des patientes réglées régulièrement. De nombreux auteurs pensent que des règles précoces sont en fait associées à des cycles ovulatoires précoces. Le même argument a été avancé pour ceux qui ont observé une moindre incidence de cancer du sein chez les sportives que chez les autres femmes [29, 30, 31]. Dans l'étude des infirmières américaines on retrouve que ce sont les femmes qui ont les cycles les plus longs et les plus irréguliers qui sont le moins à risque de développer un cancer du sein (RR = 0,41 IC : 0,18-0,93) et on évoque l'hypothèse que la réduction de l'exposition à des cycles ovulatoires a un effet protecteur vis à vis du cancer du sein, ce qui avait déjà été rapporté par den Tonkelaar en 1996. MacMahon [32] propose que l'élévation du risque soit liée à une longue durée d'exposition aux œstrogènes, du fait des règles précoces, à une période du développement mammaire sensible aux différents carcinogènes. Il ne retrouve pas d'association avec le caractère ovulatoire ou non des cycles.

Adami [33] suggère que les facteurs liés au début de la puberté ne constituent pas des facteurs de risque indépendants mais sont en fait associés à des facteurs environnementaux tels que l'alimentation dans l'enfance. Kvale [22] note que l'âge des premières règles est lié aux conditions socio-économiques pendant l'enfance et que c'est cet environnement de l'enfance qui est peut être corrélé à une augmentation du risque ultérieur de cancer du sein.

En France, les données de la cohorte de la MGEN montrent un RR à 0,84 (0,70-1,02) pour les femmes ayant eu leur premières règles à 15 ans et plus par rapport à celles les ayant eues avant 12 ans, avec 3 % de réduction du risque par an : RR = 0,97 (0,93-0,99) [34]. Ce sur-risque est surtout observé pour les cancers survenant avant la ménopause avec une réduction de 7 % par an ($p < 0,05$). Dans une revue de 21 études sur le même sujet F. Clavel-Chapelon [35] avait retrouvé des données similaires avec une diminution du risque de 9 % (7-11 %) pour chaque année supplémentaire dans l'âge de survenue des premières règles pour les cancers survenant avant la ménopause et de 4 % (2-5 %) pour ceux survenant après la ménopause.

Colditz [36], chez les patientes avec antécédents familiaux de cancer du sein, ne retrouve pas d'effet délétère lié à des premières règles précoces à la différence de ce qu'il observe chez les femmes sans antécédent.

En conclusion : des premières règles précoces semblent induire un sur-risque de cancer du sein, l'explication biologique est encore discutée et sans doute difficile à résoudre en raison de très nombreux facteurs confondants nécessitant un nombre important de femmes pour aboutir à une réponse non discutable.

Âge à la ménopause

Un âge avancé à la ménopause ressort souvent aussi comme facteur de risque de développer un cancer du sein.

Là encore il semble s'agir d'un facteur relativement peu important ; Trichopoulos [37], par exemple, retrouve pour un risque relatif de 1 pour les femmes ménopausées avant 45 ans, un risque relatif de 2,1 pour celles qui le sont après 55 ans. Brinton [25], Kvale [22], Negri [27] et Tao [38] rapportent des observations similaires.

Brinton [25], trouve une diminution du risque de 20 % en comparant la survenue de la ménopause après 54 ans à celle survenant avant 45 ans. Il semble cependant que, pour chaque année d'élévation de l'âge de la ménopause, on note une augmentation du risque de survenue de cancer du sein d'environ 3 à 4 %. Cette élévation du risque est retrouvée par ces mêmes auteurs après 65 ans.

En comparant des femmes de même âge ménopausées ou non, on note un risque relatif de 1,4 pour les patientes toujours réglées par rapport à celles qui ne le sont plus. Alexander [39] suggère que des tumeurs infracliniques préexistantes ont une croissance accélérée lorsqu'elles sont soumises à des taux d'hormones ovariennes de préménopause.

Trichopoulos [37], Brinton [25], Kelsey [40], Petrakis [41] retrouvent un rôle protecteur réel de l'ovariectomie après une période de latence de 10-20 ans. En comparant les femmes ayant eu une ovariectomie avant 40 ans aux femmes ayant eu leur ménopause entre 50 et 54 ans, Trichopoulos

[37] et Brinton [25], retrouvent une diminution de 50 % du risque de faire un cancer du sein. La réduction maximale du risque s'observe si la castration a eu lieu avant 35 ans. Si en revanche l'ovariectomie a lieu après 40 ans l'effet protecteur est moindre. Cet effet protecteur est de longue durée et s'observe même jusqu'à 30 ans après l'ovariectomie [37].

Il semble donc qu'une longue vie génitale expose à un risque accru de cancer du sein ; il n'est pas prouvé que l'âge des premières règles et l'âge de survenue de la ménopause participent d'un même facteur causal.

Là encore dans l'étude prospective des infirmières américaines Colditz [36] retrouve un profil épidémiologique différent chez les femmes ayant des antécédents familiaux ; un âge tardif de survenue de la ménopause chez ces patientes ne semblant pas élever le risque de cancer.

Âge de la première grossesse et parité

Les données de la littérature sont concordantes pour accorder à l'âge lors de la première grossesse et au nombre d'enfants un rôle important dans la genèse du cancer du sein.

Alors que le risque de cancer du sein augmente lors d'une première grossesse tardive, il semble diminuer si cette première grossesse est menée avant trente ans. MacMahon [32] a montré que par rapport à une nullipare le risque relatif de cancer du sein pour une femme ayant eu sa première grossesse à terme avant 20 ans est de 0,5. Le risque est plus important chez les femmes ayant eu une première grossesse après 35 ans que chez les nullipares (RR = 1,2). La grande majorité des études ultérieures ont confirmé ces données [27, 38, 42, 43, 44, 45]. Plus récemment l'étude de Layde [46] et la méta-analyse d'Ewertz [47] ont conclu qu'une femme qui avait présenté sa première grossesse après 35 ans avait un risque relatif de 1,5 par rapport à une femme qui l'avait présentée à 20 ans. Trichopoulos [42] retrouve une élévation du risque de 3,5 % pour chaque année supplémentaire à l'âge de la première grossesse. Il retrouve également un rôle de l'âge lors des grossesses ultérieures, cependant moindre avec une augmentation du risque de 0,9 % par année d'élévation.

Le nombre d'enfants, ce d'autant que la patiente les a eus jeunes, semble également avoir un rôle protecteur. Le risque relatif pour cinq grossesses menées à terme est de 0,5 par rapport à une nulliparité et également par rapport à une ou deux grossesses menées à terme [44, 46, 48]. Rosero-Bixby [48], rapporte une diminution du risque de 9 % pour chaque grossesse supplémentaire et ceci en tenant compte de l'âge à la première grossesse. Certains, cependant, retrouvent comme facteur de risque le fait d'avoir un enfant après 38 ans, et ce quel que soit le nombre d'enfants antérieurs [49, 50, 51].

F. Clavel-Chapelon confirme ces données avec la cohorte de la MGEN et retrouve un effet protecteur d'une première grossesse précoce par rapport aux grossesses tardives. En cas de première grossesse après 30 ans, elle retrouve un RR à 1,63 (1,12-2,38) pour les cancers du sein survenant avant la ménopause et de 1,35 (1,02-1,78) pour ceux survenant après la ménopause. Elle ne retrouve un effet protecteur des grossesses multiples que pour les cancers survenant après la ménopause [34]. Une méta-analyse de 47 études a été publiée en 2002 [52]. Elle conclut que le risque diminue de 7 % (IC : 5-9) $p < 0,0001$) pour chaque naissance (en dehors de la réduction de risque liée à l'allaitement) Plus la femme est jeune lors de ses grossesses, plus le risque décroît (3 % par année plus jeune $p < 0,0001$)

Les études concernant les fausses couches spontanées ou provoquées étaient contradictoires. Pike [53] avait retrouvé un risque augmenté en cas de fausse couche pendant le premier trimestre de la grossesse, si elle est survenue avant une première grossesse menée à terme. Ce résultat n'avait pas été confirmé par une large étude suédoise [54] portant sur 49 000 femmes ayant avorté et démontrait un risque relatif de 0,8 (IC : 0,58-0,99), ni par une étude cas-témoins regroupant 6 centres Italiens et menée par Tavani

[55]. Enfin, une étude de cohorte scandinave ne retrouvait également pas d'augmentation du risque [56]. Une méta-analyse a donc été effectuée et publiée dans le *Lancet* en 2004 portant sur 53 études. Elle n'a pas retrouvé de risque augmenté : RR = 0,98 (0,92-1,04) pour les fausses couches spontanées et RR = 0,93 (0,89-0,96) pour les interruptions de grossesse [57]. Dans l'étude EPIC portant sur 4 805 patientes, il n'y a pas non plus d'augmentation du risque lié à l'avortement : RR = 0,95 (0,87-1,03) ni aux fausses couches spontanées : RR = 1,07 (0,99-1,14) [58].

Il faut noter cependant que Parazzini [59] et Andrieu [60] ont retrouvé une augmentation du risque de survenue de cancer du sein lié à l'avortement chez les femmes ayant des antécédents familiaux de cancer du sein. Andrieu a regroupé six études cas-témoins et retrouve un risque ayant tendance à augmenter avec le nombre d'avortements, le risque le plus important semblant lié à un avortement survenant avant la première grossesse à terme (RR : 2,7 [1,6-4,6]). L'hypothèse avancée est qu'un avortement qui survient généralement pendant le premier trimestre au moment où les cellules mammaires sont les plus indifférenciées empêche leur différenciation ultérieure et les laisse plus vulnérables à l'action des carcinogènes. Cependant Friedman E [61] n'a pas retrouvé de lien entre les fausses couches spontanées et le risque de cancer du sein chez les femmes mutées. Dans cette étude, une réduction du risque en cas d'interruption de grossesse a été observée chez les femmes présentant une mutation BRCA2 : OR = 0,36 (0,16-0,83) pour deux interruptions ou plus.

Ce rôle « protecteur » de la grossesse est en fait un rôle protecteur pour les cancers survenant après la ménopause. Il est par contre observé avant 40 ans et immédiatement après une grossesse une petite élévation du risque [44, 62]. Bruzzi [44] a retrouvé que le risque de cancer du sein est augmenté pendant 10 ans après une grossesse avec un risque relatif de 2 à 3 dans les trois premières années suivant une naissance. Lambe [63] a également retrouvé cette élévation transitoire du risque avec secondairement un effet protecteur. Adami [33] n'a pas en revanche retrouvé d'élévation du risque immédiatement après une grossesse. Certains [64], [65] ont émis l'hypothèse que l'élévation des taux d'œstradiol et de progestérone associés à la grossesse exerçait un effet délétère immédiat qui faisait place après 10 ans à un effet protecteur de la grossesse.

La grossesse exercerait un effet protecteur à long terme en raison de la différenciation qu'elle entraîne au niveau de la glande mammaire la rendant moins sensible à l'action des carcinogènes. Une longue période d'immaturité c'est à dire une longue période avant une première grossesse faciliterait donc l'action des carcinogènes [66, 67]. L'augmentation de la fréquence des cancers du sein observée juste après une grossesse serait par contre liée à une stimulation hormonale de la croissance tumorale de cancers déjà existants [63].

Ces notions ne semblent pas confirmées en cas d'antécédent familial de cancer du sein : Haile [68] a mené une étude cas témoins chez des patientes préménopausées ayant eu un cancer du sein bilatéral, population où le risque génétique est plus fréquent qu'en population tout-venant ; il retrouve chez les patientes avec des antécédents familiaux un risque diminué en cas de nulliparité (OR : 0,2 [0,1-0,8]) ou de grossesse tardive. De même, Colditz [36], pour les femmes ayant des antécédents familiaux de cancer du sein, ne retrouve pas d'effet protecteur d'un jeune âge lors de la première grossesse ni d'effet protecteur lié aux grossesses multiples. Au contraire il conclut à une augmentation du risque de cancer du sein par une première grossesse chez ces patientes ayant des antécédents familiaux, cette élévation du risque persistant jusqu'à un âge de 70 ans. Johannssonn [69] a rapporté une plus grande association de cancer du sein survenant pendant la grossesse en cas de mutation BRCA1 ou BRCA2 (OR = 4,46 IC : 1,95-10,2) et Jernström [70] retrouve que les patientes qui ont une mutation BRCA1 ou BRCA2 authentifiée ont un risque majoré de cancer du sein en cas de grossesse : OR = 1,71 (IC : 1,13-2,62). Le risque semble augmenter avec le nombre de grossesse et ne diminue pas avec le temps. Kotsopoulos J [71] ne retrouve également pas d'effet protecteur à une grossesse précoce en cas de mutation BRCA, Cullinane CA [72] avait retrouvé une action différente entre les femmes ayant une mutation BRCA1 ou BRCA2 : peu d'effet de la grossesse par rapport au risque en cas de mutation BRCA1 : OR = 0,94 (0,75-1,19), un risque accru de cancer du sein pour deux grossesses et plus par rapport à une nullipare en cas de mutation BRCA2 : OR = 1,53 (1,01-2,32).

Allaitement

L'allaitement a souvent été présenté comme facteur protecteur. Ceci ne semble cependant démontré que pour les allaitements de plus de un an ou deux. Le bénéfice de l'allaitement serait surtout observé pour certains chez les femmes avant la ménopause mais Layde [73], Siskind [74] et Yoo [75] retrouvent un effet protecteur quel que soit le statut ménopausique. Parmi les études qui ont rapporté un bénéfice le risque relatif est compris entre 0,6 et 1,0. Dans la Cancer and Steroid Hormone Study [76], pour un allaitement de 24 mois et plus, on notait un risque relatif de 0,67. Rosero-Bixby [48] rapporte une diminution du risque pour la durée de l'allaitement, chaque douze mois supplémentaires réduisant en moyenne le risque de 8 %. Enger [77] note un risque relatif de 0,66 pour les femmes qui ont allaité au moins seize mois par rapport à celles qui n'ont pas allaité. Toutes les études ne concordent pas et de nombreuses publications (Brinton [78], Brignone [43], Byers [79], London [80] ne retrouvent pas de facteur protecteur lié à l'allaitement ni à sa durée).

Il faut noter que dans l'étude prospective des infirmières américaines [80, 81], qui ne retrouve pas d'effet bénéfique de l'allaitement, il n'y avait que 6 % d'allaitement supérieur à 12 mois, ce qui reflète cependant assez la réalité des pays occidentaux, même en cas d'allaitement d'une durée de deux ans ou plus ces auteurs ne retrouvent pas de rôle protecteur. En Chine, en revanche, où environ la moitié des femmes allaitent pendant au moins trois ans, Tao [38] a retrouvé une réduction du risque de 64 % pour les femmes ayant allaité 10 ans par rapport aux femmes n'ayant jamais allaité. Romieu de même [82] retrouve une réduction du risque de 69 % chez les femmes mexicaines ayant allaité plus de 60 mois.

La méta-analyse publiée dans le *Lancet* en 2002 [52] retrouve que le risque de cancer du sein diminue de 4,3 % (IC : 2,9-5,8) p < 0,0001 par année d'allaitement. Cette réduction du risque existe indépendamment du nombre d'enfants, et de 10 autres cofacteurs

En cas de mutation BRCA Jernstrom [83] retrouve un effet protecteur de l'allaitement chez les femmes BRCA1, mais pas chez les femmes BRCA2.

Plusieurs hypothèses ont été émises sur l'effet possible de la lactation. Au niveau hormonal on note une élévation de la prolactine et une diminution de la production œstrogènes, ce qui diminue la durée d'exposition globale aux œstrogènes et ainsi leur effet promoteur au niveau des mécanismes de la carcinogénèse mammaire [65, 79]. Il faut noter également que l'allaitement diffère la reprise de l'ovulation et réduit donc le nombre de cycles ovulatoires, ce qui pourrait expliquer pour Henderson [84] un rôle protecteur. Pour Russo [82], la lactation nécessite une différenciation complète de la glande mammaire et cette différenciation la mettrait ainsi à l'abri des carcinogènes.

Contraception orale et cancer du sein

La majorité des études publiées n'ont pas retrouvé, toutes femmes confondues, d'élévation du risque de cancer du sein liée à la contraception orale. Plusieurs études se sont particulièrement attachées à l'élévation du risque de cancer du sein avant 45 ans. Certaines ont retrouvé une légère élévation du risque pour une durée globale de la prise plus longue et en particulier pour une longue durée avant la première grossesse à terme. En ce qui concerne les femmes plus âgées, aucune élévation du risque avec la contraception orale n'a été retrouvée, certaines études évoquant même une possible réduction du risque. Il faut cependant noter que nous manquons encore de recul pour ces tranches d'âge.

C'est en 1996 qu'une méta-analyse regroupant les principales publications antérieures a été publiée :

- Le Collaborative group on hormonal factors in breast cancer [85] a repris donc 54 études et a retrouvé un risque relatif global de 1,07 (± 0,017). Le risque semblait majoré pour les utilisatrices en cours de contraception RR = 1,24 (IC : 1,15-1,33) et pour les dix ans qui suivaient. Il n'y avait plus d'élévation du risque après 10 ans d'arrêt. Cette méta-analyse n'a pas permis de répondre au risque en fonction de la durée d'utilisation, en fonction du type ou de la dose de la pilule. Le risque semblait plus important en cas de prise avant 20 ans (RR = 1,22 ± 0,04). Les tumeurs survenant sous pilules ont été plus fréquemment localisées : RR = 0,88 (0,81-0,95) et s'accompagnaient moins souvent de métastases : RR = 0,70.

- Cette méta-analyse suggérait un éventuel phénomène promoteur de la contraception orale sur des tumeurs déjà initiées. Elle ne pouvait éliminer les biais des études antérieures colligées et notamment celui d'une surveillance accrue permettant donc une avance au diagnostic qui pourrait également expliquer le stade plus précoce observé des tumeurs survenant sous pilule. La contraception orale pourrait cependant promouvoir des tumeurs moins agressives. Elle évoquait également la possibilité d'un rôle particulier des hormones exogènes pendant l'adolescence, période où le sein est le plus sensible à l'action des carcinogènes ou, chez certaines femmes jeunes plus susceptibles, éventuellement en cas de mutation de type BRCA1 ou BRCA2.

- Depuis la méta-analyse de 1996 du « Collaborative group », Newcomb [86] a publié une étude cas témoins regroupant 6 751 femmes atteintes de cancer du sein appariées à 9 311 témoins. Le risque relatif observé a été de 1,1 (1,0-1,2), il n'a pas été noté d'augmentation du risque en fonction de la durée, mais le risque de cancer du sein était à nouveau plus élevé chez les femmes de moins de 45 ans en cas d'utilisation récente de la pilule (RR = 2 IC : 1,1-3,9). En 1997 Brinton [87] a rapporté les données d'une étude cas témoins concernant les cancers du sein survenus chez 1 647 femmes de moins de 45 ans appariées à 1 501 témoins. En cas de prise de contraception orale de plus de six mois, elle a retrouvé un risque relatif à 1,3 (IC : 1,1-1,5) et, pour les cancers du sein survenus avant 35 ans, un risque relatif plus élevé de 1,8 (1,2-2,7). Hankinson [88] a publié les résultats de la Nurses'health study. 3 383 cas de cancers du sein ont été observés de 1976 à 1992 (16 ans de suivi) ; il n'a pas été retrouvé d'élévation du risque lié à la prise de la pilule (RR = 1,11 ; IC : 0,94-1,32) y compris en cas de prise de plus de dix ans. Cette étude n'a pas mis en évidence d'élévation du risque chez les femmes de moins de 45 ans, y compris en cas de contraception d'une durée supérieure à dix ans (RR = 1,07 ; IC : 0,7-1,65) ni pour cinq ans ou plus d'utilisation avant une première grossesse : RR = 0,57 (IC : 0,24-1,31). Aucune différence n'a été retrouvée en fonction de la parité. Une élévation, jugée marginale, a été notée dans les cinq années suivant l'utilisation RR = 1,20 (IC : 1-1,44). Ursin [89] a apparié 744 femmes de moins de 40 ans atteintes d'un cancer du sein à des témoins en tenant compte de leurs âge, parité, lieu de résidence et ethnie. Pour une durée de contraception orale supérieure ou égale à 12 ans il n'y a pas d'augmentation significative du risque de cancer du sein : RR = 1,4 (IC : 0,8-2,4) Marchbanks [90] en 2002 a rapporté une étude menée chez des femmes de 35 à 64 ans. 4 575 femmes atteintes ont été appariées à 4 682 témoins, il n'a retrouvé aucune élévation du risque en cours d'utilisation RR = 1 (0,8-1,3), ou après arrêt de la prise de la contraception orale RR = 0,9 (0,8-1). Il n'a pas retrouvé de lien avec la durée d'utilisation ou les doses d'estrogènes, pas de risque accru en cas d'antécédent familial de cancer du sein, ni en cas d'utilisation à un jeune âge.

- Il existe cependant des résultats discordants. Il faut noter le travail de Kumle [91] également publié en 2002. C'est une étude prospective menée en Norvège et en Suède de 1991/1992 à 1999. 103 027 femmes avaient rempli un questionnaire et ont été suivies en prospectif. 1 008 cancers infiltrants sont apparus au cours de ce suivi avec un risque relatif en cas de prise de pilule à 1,6 (IC : 1,2-2,1) Les risques n'ont pas été différents en fonction des différents types de pilule : RR = 1,5 (IC : 1-2) pour la CO estro-progestative et RR = 1,6 (IC : 1-2,4) pour la CO progestative. Les auteurs ont mis en évidence un effet durée (p = 0,005) Dumeaux de même en 2003 a retrouvé une petite élévation du risque avec un risque relatif à 1,25 (1,07-1,46)
- Une nouvelle méta-analyse a été menée en 2006, cette fois consacrée au risque de survenue de cancers du sein avant la ménopause (Kahlenborn C, Mayo Clin Proc 2006 ; 81 : 1290-1302) Seules les études cas/témoins publiées après 1980 ont été reprises. Sur 60 études recensées 26 ont été exclues, de plus toutes les études prospectives ont également été exclues. Les auteurs ont choisi de retenir des Odd Ratios non ajustés ! Il retrouve une petite augmentation avec un OR = 1,19 (1,09-1,29) le risque semble surtout augmenté en cas de prise de la contraception orale pendant plus de 4 ans avant une première grossesse menée à terme : OR = 1,52 (1,25-1,82) Cette méta-analyse va donc dans le sens d'un effet promoteur de la contraception orale sur des cancers pré existants.

Traitement hormonal substitutif et cancer du sein

C'est la méta-analyse du « collaborative group de 1997 » qui fait référence. Cette méta-analyse a repris 51 études effectuées dans 21 pays regroupant 52 705 femmes atteintes comparé à 108 411 témoins.

Les femmes en pré-ou péri-ménopause ont été exclues de cette étude et elle a donc comparé 17 949 cas à 35 916 témoins. Elle a retrouvé une légère augmentation significative du risque de diagnostiquer un cancer du sein sous T.H.S. avec un R.R. à 1,14 [92]. Ce risque variait avec la durée d'utilisation mais restait faible avec un R.R. à 1,31 pour 5 à 9 ans de traitement. Il passait à 1,24 pour 10 à 14 ans de traitement et s'élevait à un peu plus de 1,5 pour 15 ans de traitement. Cette méta-analyse avait montré que l'élévation du risque disparaissait à l'arrêt du T.H.S. Les cancers diagnostiqués sous T.H.S. l'ont été à un stade plus précoce avec moins d'envahissement ganglionnaire. Les auteurs concluaient donc qu'en cas de T.H.S., on noterait 2 cancers du sein en plus pour 5 ans de prise (0,2 %), 6 pour 10 ans (0,6 %) et 12 pour 15 ans (1,2 %).

L'étude randomisée WHI a depuis apporté de nouveaux éléments et a fait couler beaucoup d'encre... Cette étude a donc randomisé 16 608 femmes ménopausées âgées de 50 à 79 ans (moyenne 63 ans) entre un placebo et une association d'œstrogène conjugué à 0,625 mg et d'acétate de médroxyprogestérone 2,5 mg. Le suivi minimum a été de 3,5 ans, maximum de 8,6 ans avec un moyenne de 5,6 ans [93,94].

Il faut noter que les patientes traitées l'on été avec un délai depuis la ménopause d'environ 15 ans et que 26 % avaient déjà eu un traitement hormonal substitutif antérieurement. 47 % des femmes sous ECE + AMP ont arrêté le traitement en cours d'étude et 38 % sous placebo.

Il a donc été observé un H.R. à 1,24 (p < 0,001). En valeur absolue, cela signifie qu'il y a eu 245 cas de cancer du sein sous T.H.S. contre 185 cas sous placebo parmi les 16 608 femmes de l'étude. Les auteurs ont donc extrapolé que cela allait amener à diagnostiquer huit cas de cancer du sein supplémentaires pour 10 000 femmes traitées.

Il s'agissait d'un essai randomisé et il y a donc eu le même taux de surveillance par mammographie dans les deux groupes. Il faut cependant noter qu'environ 40 % des patientes traitées ont eu des saignements, ce qui a bien sûr levé le caractère de double aveugle de l'étude. Il n'est pas précisé si ces patientes ont eu de ce fait une surveillance gynécologique ou radiologique plus importante. Ceci induit cependant une possibilité de biais.

Il n'a pas été observé d'excès de cancer du sein *in situ*, ce qui signifie probablement que ce traitement hormonal n'a pas accéléré la croissance d'états pré-cancéreux et n'a donc probablement pas d'effet initiateur dans la carcinogénèse.

Il n'a pas été observé de risque accru de cancer du sein en cas d'antécédent familial de cancer du sein et il n'a pas été observé de différence de mortalité par cancer du sein entre les deux groupes. Le risque majoré de cancer du sein n'a donc finalement été observé que chez les patientes qui avaient pris antérieurement un T.H.S. puisque en l'absence d'utilisation antérieure, le H.R. était à 1,06 [I.C. : 0,81 – 1,38] pour 3 à 7 ans d'utilisation dans l'étude. Il était mis en avant par les auteurs un effet durée du T.H.S. lors de la publication de 2002 qui n'pas été confirmé lors de la publication spécifique de 2003 sur le cancer du sein ($p = 0,15$).

En effet, dans la première publication on notait que s'il commençait à exister une élévation notable du nombre de cancers du sein pour 4 et 5 ans de prise, le risque semblait diminuer pour six ans et plus ce qui pouvait traduire l'effet de promotion sur des cancers du sein infracliniques pré-existants, l'effet s'épuisant au bout d'un certain temps de traitement.

Il a été mis en avant une taille plus importante des cancers survenus sous THS. En fait, d'un point de vue cancérologique, cette moyenne de taille n'a pas grand sens. La taille moyenne a donc été de 1,7 cm sous THS contre 1,5 cm sous placebo ($p = 0,04$). Cette différence n'a pas de valeur pronostique, il n'est pas précisé comment les cancers ont été mesurés, taille clinique ? radiologique ? anatomopathologique ? Une relecture centrale des lames a-t-elle été effectuée ?

En fait si l'on reprend la taille réelle observée des tumeurs il n'y a pas de différence statistiquement significative entre les deux groupes. Il a été retrouvé 45 cas où la tumeur s'accompagnait d'un envahissement ganglionnaire contre 21 sous placebo. Dans plus de 12 % des cas le statut ganglionnaire n'est pas précisé. C'est la seule étude à ce jour qui montre des tumeurs s'accompagnant d'un plus grand pourcentage de ganglions atteints, y compris dans la méta-analyse de 1997 qui regroupait 51 études, les cancers diagnostiqués sous THS l'étaient à un stade plus précoce.

Il est par contre inexact de dire qu'il y a eu plus de cancers métastasés observés sous THS comme on pourrait le supposer à une lecture rapide du résumé de cette étude, en fait il y a eu 1 % de survenue de métastases sous THS *versus* 2 % sous placebo.

Dans cette étude, il était pratiqué une mammographie de référence, puis une mammographie annuelle dans les deux bras, mais dans 40 % des cas il y a eu une levée du double aveugle, les femmes étant réglées sous ECE + AMP. On ne sait pas si ces femmes ont alors eu la même surveillance et si un biais de dépistage n'a pas pu jouer.

Quoi qu'il en soit, à un an il a été observé 9,4 % d'anomalies mammographiques sous ECE + AMP contre 5,4 % sous placebo ($p < 0,001$) et au total 31,5 % de modifications radiologiques contre 21,2 % ($p < 0,001$).

Les auteurs évoquent donc la possibilité d'un retard au diagnostic lié à la densité des mammographies ou la possibilité que cette association ait sélectionné des cancers de plus mauvais pronostic.

L'étude WHI comportait une deuxième population. Il s'agissait de femmes ayant eu une hystérectomie et qui ont été randomisées entre un placebo et des estrogènes conjugués équins seuls. Les résultats ont été publiés à 7 ans de moyenne de suivi. Concernant le cancer du sein, on note une tendance à la réduction du risque de survenue avec un risque relatif à 0,77 (0,59-1,01). L'arrêt prématuré de l'essai ne nous permettra pas de savoir si cette différence serait franchement devenue statistiquement significative [95].

Étude Million Women Study [96].

Il s'agit d'une étude de cohorte menée en Grande Bretagne chez des femmes de 50 à 64 ans participant à un programme volontaire de dépistage mammographique du cancer du sein tous les trois ans. 1 084 110 femmes ont été volontaires et ont été recrutées entre 1996 et 2001, dont 828 923 femmes ménopausées.

Concernant l'incidence du cancer du sein, la moyenne de suivi a été de 2,6 ans et pour la mortalité de 4,1ans. Les données ont été recueillies par un questionnaire rempli avant la mammographie de référence.

Les données recueillies ont été confrontées au dossier du médecin traitant et 90 à 97 % de concordance selon les items ont été observés, ce qui est satisfaisant mais laisse cependant une marge d'erreur pour des résultats à la limite de la signification statistique. Il y a surtout que les modifications de traitements postérieurs à l'inclusion n'ayant pas été prises en compte, les durées d'utilisation des différentes associations sont donc approximatives.

Les cancers du sein ont été en moyenne diagnostiqués 1,2 an après l'inclusion. Il s'agissait donc de cancers pré-existants à l'étude.

Cette étude a mis en évidence un risque accru avec tous les traitements : œstrogènes seuls : RR = 1,3 (1,22-1,38) œstro-progestatifs : RR = 2 (1,91-2,09) et Tibolone RR = 1,45 (1,27-1,67) Le risque n'est pas augmenté chez les femmes qui ont arrêté le traitement (RR = 1,01).

Concernant les estrogènes, cette étude est donc en contradiction avec l'essai randomisé de la WHI et avec les publications antérieures qui, dans leur grande majorité, ne retrouvaient pas d'augmentation du risque liée à leur utilisation seule. Concernant les estro-progestatifs, les auteurs retrouvent un effet durée, le risque relatif étant de 2,31 pour plus de 10 ans d'utilisation.

Pour les estrogènes seuls, le risque est le même quels que soient la dose et le type d'estrogènes prescrits (estrogènes conjugués équins ou éthinylestradiol). Le risque est également le même en fonction des modalités d'administration orales ou trans-cutanées.

Pour les progestatifs utilisés en association avec les estrogènes, là encore aucune différence n'a été retrouvée entre l'acétate de médroxyprogestérone, la noréthistérone, le nor ou le levonorgestrel. Le risque est également le même en cas d'administration séquentielle ou continue.

La mortalité a été évaluée dans cette étude sur une moyenne de suivi de 4,1 ans. 517 décès ont été observés chez les femmes ménopausées avec un risque relatif de 1,22 (IC : 1-1,48) en cas d'utilisation en cours et de 1,05 (0,85-1,34) en cas d'utilisation antérieure. Cette tendance à l'élévation en cours d'utilisation n'est pas *stricto sensu* significative et est en contradiction avec les données antérieures de la littérature.

Cette étude a un atout majeur, c'est le nombre de femmes étudiées, mais elle a des limites. Il s'agit d'une étude d'observation et non d'un essai randomisé, avec tous les biais inhérents à ce genre d'études, la durée du suivi est très courte (2,6 ans), les données ont été recueillies sans tenir compte des changements de traitements ultérieurs, la population étudiée est particulière et des biais de surveillance ne peuvent être exclus, le pourcentage de mammographies effectuées hors dépistage n'est pas connu, les indications des différents traitements ne sont pas connus (estrogènes seuls, estro-progestatifs, tibolone) et les risques observés sont supérieurs à ceux de l'étude WHI qui, elle, était randomisée.

Quoi qu'il en soit, cette étude évoque la possibilité de la survenue de cancers d'intervalle sous THS. Le rythme de dépistage tous les trois ans n'est certainement pas le bon rythme. Il existe une diminution de la sensibilité de la mammographie sous estro-progestatifs [97] mais ce ne sont pas les résultats observés dans les études antérieures sous tibolone ou estrogènes [98, 99]. La possibilité de cancers du sein plus agressifs est également évoquée mais à nouveau en contradiction avec tous les travaux antérieurs.

Étude MGEN E3N [100, 101]

Il s'agit également d'une étude cas-témoins concernant 98 997 femmes de la MGEN dont 54 548 femmes ménopausées ont été prises en compte. 7 questionnaires leur ont été adressés entre 1990 et 2002. Les informations concernant les THS ont été recueillies entre janvier 1992 et avril 1997 et celles concernant les cancers entre 1992 et 2000. Il faut noter que près de 10 000 femmes ont été exclues de l'analyse, ce sont les femmes pour lesquelles un cancer du sein a été diagnostiqué dans l'année suivant l'entrée dans l'étude, celles pour lesquelles un CCIS a été diagnostiqué et celles qui avaient pris un THS avant l'étude. Un des buts était d'éliminer des femmes qui, par définition, n'étaient pas à risque par rapport au THS puisqu'elles n'avaient pas développé de cancer du sein alors qu'elles avaient été exposées au traitement.

1 516 cancers du sein sont apparus parmi les 80 377 femmes suivies pendant une durée moyenne de 8,1 ans. Les résultats ont été ajustés sur la fréquence des mammographies pour éviter les biais de dépistage et les résultats correspondent au THS utilisé le plus longtemps lorsqu'il y a eu plusieurs traitements. La durée moyenne du traitement a été de 7 ans.

Le risque sous estrogènes seuls est de 1,29 (1,02-1,65). Pour les estrogènes associés à la progestérone, le risque est de 1 (0,83-1,22), pour les estrogènes associés à la dydrogestérone l'élévation du risque n'est pas statistiquement significative : RR = 1,16 (0,94-1,43). Pour les associations avec les autres progestatifs, l'élévation du risque est confirmée : RR = 1,69 (1,50-1,91).

Il n'a pas été mis en évidence de différence en fonction du mode d'administration des estrogènes ni d'effet durée, tous traitements confondus. Il faut noter que le risque augmente dès la deuxième année, ce qui confirme bien à nouveau l'effet d'accélération de la croissance de certains cancers préexistants.

Cette étude est très intéressante car elle correspond à une population, certes sélectionnée (MGEN) mais correspondant à notre épidémiologie et à nos traitements.

L'étude Mission va dans le même sens et ne retrouve pas d'augmentation du risque de cancer du sein lié au THS tel qu'il est prescrit en France par les gynécologues [102].

Diethylsilbestrol et grossesse

Entre 1940 et 1960 le diethylstilbestrol a été fréquemment prescrit pendant la grossesse. En 1993, a été actualisée une cohorte de 3 029 femmes [103] qui avaient été exposées à cette hormone. On observe une augmentation du risque ultérieur de faire un cancer du sein modérée mais certaine avec un risque relatif de 1,33 (IC : 1,05-1,74). Palmer en 2002 puis en 2006 a mis en évidence dans le cadre d'une étude prospective un risque relatif de 1,40 (0,89-2,22) mais qui est de 1,91 (1,09-3,33) pour les cancers survenant après 40 ans et de 3 (1,01-8,98) pour les cancers survenant après 50 ans [104, 105]. Troisi R [106] confirme ces données avec un risque relatif de 1,83 (1,1-3,2) pour les cancers du sein survenant après 40 ans.

Traitements inducteurs de l'ovulation et cancer du sein

Venn [107] a étudié l'incidence de survenue du cancer du sein chez 10 358 femmes suivies pour des problèmes de fertilité, parmi celles-ci 5 564 ont eu des traitements inducteurs de l'ovulation. Il n'a pas été retrouvé de risque augmenté de survenue de cancer du sein, Braga [108] n'a également pas retrouvé d'association évidente. Il n'a d'ailleurs également pas été retrouvé d'association entre une infertilité et le cancer du sein, ni avec un déficit en progestérone [109]. Venn à nouveau [110] a élargi sa cohorte à 29 700 femmes dont 20 656 ont été traitées pour infertilité. A nouveau, il ne retrouve pas de sur-risque de cancer du sein chez les patientes traitées (SIR = 0,91 IC : 0,74-1,13), il existe par contre dans la première année après les traitements une élévation transitoire du risque de cancer du sein (RR = 1,96 IC : 1,22-3,15) probablement par un effet promoteur sur des cancers pré-existants.

En Israel 5 788 femmes suivies pour infertilité ont été enregistrées entre 1964 et 1984 puis suivies. Il n'a pas été observé d'excès de survenue de cancer du sein SIR = 1,1 (0,9-1,4). Cependant, en cas de traitement par clomiphène il existe un risque semble-t-il accru : SIR = 1,4 (1-1,8) Les auteurs concluent que les femmes infertiles traitées par clomiphène ont un risque accru [111].

A contrario l'étude prospective des infirmières américaines [112] ne retrouve aucune augmentation du risque de cancer du sein chez les femmes infertiles en raison de problèmes ovariens : HR = 0,75 (0,59-0,96) ni chez les femmes infertiles traitées HR = 0,60 (0,42-0,85), y compris par le clomiphène : HR = 0,42 (0,25-0,73) L'hypothèse évoquée est qu'une réduction du nombre d'ovulation réduit le risque de cancer du sein.

TAILLE, SURCHARGE PONDÉRALE ET ACTIVITÉ PHYSIQUE

Plusieurs études prospectives retrouvent une faible association entre la taille et le risque de cancer du sein. Cette association a été bien étudiée dans les pays Scandinaves [113, 114, 115, 116] et au Pays -bas [117]. Van den Brandt rapporte un risque multiplié par deux pour les patientes de plus de 1,75 m par rapport à celles de moins de 1,55 m ($p < 0,001$). La surcharge pondérale joue un rôle différent en fonction du statut ménopausique ; en effet, les femmes ménopausées présentant une surcharge pondérale ont un risque accru de cancer du sein à l'inverse des femmes non ménopausées [118, 119]. Swanson [120] dans une étude cas témoins retrouve chez des femmes de moins de 45 ans que le risque est multiplié par 2,1 (IC : 1,2-3,8) chez les femmes grandes et minces par rapport aux femmes petites et fortes. Une méta-analyse de 23 études a confirmé cette observation RR = 0,7 (0,54-0,91) pour les études de cohortes et RR = 0,8 (0,76-1,02) pour les études rétrospectives [121] en cas de surcharge pondérale avant la ménopause. L'excès de cancer du sein chez les femmes minces est d'autant plus net que les femmes sont plus jeunes (≤ 35 ans). L'excès pondéral chez l'adolescente protégerait contre le cancer du sein en préménopause [108].

L'étude de la MGEN [122] a mis en évidence (90 509 femmes, 3 491 cancer du sein apparus en 11,4 ans de suivi) que le risque de cancer du sein est inversement corrélé au volume de la silhouette corporelle tant à huit ans : RR = 0,73 (0,53-0,99) qu'à la puberté : RR = 0,82 (0,66-1,02) les auteurs évoquent un effet protecteur de la surcharge pondérale à l'adolescence sur le risque de cancer du sein avant et après la ménopause lié aux cycles anovulatoires ?

Une étude danoise de cohorte [18] a porté sur 117 415 femmes nées entre 1930 et 1975, 3 340 cas de cancers du sein sont apparus. Il a été observé un risque majoré de cancer du sein en cas de fort poids de naissance, de pic de croissance rapide et de grande taille et d'index de masse corporelle bas à l'âge de 14 ans. Une grande taille à 8 ans et un accroissement rapide de la taille entre 8 et 14 ans sont des facteurs de risque. Les auteurs ont calculé que les risques attribuables sont de 7 % pour le poids de naissance, 15 % pour la taille à 14 ans, 15 % pour l'IMC bas à 14 ans et 9 % pour le pic de croissance.

Cependant, pour Kumar [123], l'augmentation de poids, surtout entre 20 et 30 ans, serait liée à un sur risque de cancer du sein (OR = 1,3).

Chez les femmes ménopausées par contre, on estime qu'il existe un sur-risque de 18 % par 5 kg/m^2 d'élévation de l'IMC [124]. Une méta-analyse a retrouvé des données similaires : 16 % de sur risque par 5 kg/m^2 d'élévation de l'IMC [125]. Il existe cependant, semble-t-il, un plateau, les très fortes obésités ne majorant plus le risque, comme si la protection acquise avant la ménopause compensait le sur-risque ultérieur.

L'étude prospective du « breast cancer detection demonstration project » [126] confirme ces données en retrouvant un risque augmenté de cancer du sein chez les femmes ménopausées, ce d'autant que leur surcharge pondérale est importante (RR 1,3 ; IC : 1,1-1,6) et qu'elles sont plus âgées. Avant la ménopause ces auteurs ne retrouvent pas d'élévation du risque liée à la surcharge pondérale.

Les variations pondérale au cours de la vie semblent également importantes, une étude cas témoins (3 345/3 454) menée en Suède [127] chez des femmes de 50-74 ans a retrouvé que les femmes les plus minces à l'âge de 7 ans ont eu un risque de cancer du sein x 3 par rapport aux plus fortes au même âge (p = 0,0009) et qu'un surpoids à l'âge de 18 ans a eu un effet protecteur, par contre les femmes qui ont pris 30 kg et plus depuis l'âge de 18 ans ont eu un risque accru avec un Odd Ratio = 2,02 (1,20-3,48) par rapport à celles qui ont gardé un poids stable.

Ce serait surtout l'adiposité abdominale (rapport taille/hanche) qui majorerait le risque [128] mais peut-être uniquement chez les femmes ayant une histoire familiale de cancer du sein [129, 130]. De même un déséquilibre taille/épaule où un morphotype androïde favorise l'apparition du cancer du sein [131]. Une méta-analyse sur le « waist to hip ratio » a été publiée en 2002 [132]. Globalement, il a été mis en évidence un RR = 1,62 (1,28-2,04) confirmant que la répartition des graisses pourrait être plus importante que la surcharge pondérale en soi. L'actualisation de la cohorte des infirmières américaines [133] ne confirme cependant pas ces données et, avec 20 ans de recul, les auteurs concluent que ce sont au contraire les femmes qui présentent un syndrome de résistance à l'insuline et qui consomment de fortes quantités de matières grasses qui sont le moins à risque de développer un cancer du sein ! Et ce, à l'inverse de leurs publications antérieures.

L'explication la plus classique est une hyperœstrogénie liée à la conversion des androgènes en œstrogènes par l'aromatase au niveau des tissus graisseux. Cette élévation du risque chez les femmes ménopausées obèses est essentiellement retrouvée lorsqu'il existe une surcharge pondérale de type masculin localisée au niveau abdominal. Certains ont retrouvé [134], [135] chez ces femmes des taux élevés de testostérone et une hyperinsulinémie. Outre les phénomènes d'aromatisation, il est possible d'évoquer une élévation de l'œstradiol libre liée à une diminution des taux de SHBG souvent retrouvée en cas d'obésité de type abdominal, ou une stimulation androgénique directe du tissu mammaire après liaison aux récepteurs des androgènes, ou encore un effet synergique entre les hormones sexuelles et l'IGF 1 (insulin like growth factor) entraînant une stimulation de l'activité proliférative de l'épithélium mammaire chez certaines femmes. Certains privilégient cette dernière hypothèse [136]. L'excès d'androgènes pourrait favoriser la cancérogenèse uniquement chez les femmes ménopausées en raison d'une sélection clonale à cette période de cellules à sensibilité hormonale différente.

Les modifications du rapport androgènes/œstrogènes à des moments critiques de la croissance ou de l'involution du tissu mammaire pourraient déterminer le potentiel malin [134]. La ménopause qui entraîne une régression de la production hormonale ovarienne au profit du cortex surrénalien pourrait induire une croissance plus importante de cellules particulièrement sensibles à la stimulation androgénique.

Il a été avancé que le rôle néfaste de la surcharge pondérale après la ménopause pourrait être atténué par la consommation importante de phytœstrogènes. Ceux-ci pourraient entre autre avoir un effet antiœstrogène partiel en diminuant de manière compétitive la liaison des œstrogènes endogènes au niveau des récepteurs hormonaux. Cette liaison phytœstrogènes-récepteurs n'entraînerait pas de réponse de type œstrogénique [137].

L'activité physique réduit-elle le risque de développer un cancer du sein ? Gammon *et al.* [138, 139] ont effectué une revue de la littérature. La majorité des études retrouvent un risque diminué en cas d'activité physique généralement pour un sous-groupe de femmes. Il faut noter cependant que ce sont les études rétrospectives plus sujettes au biais que les études prospectives qui retrouvent ce bénéfice. Rockill [140] par exemple ne retrouve aucun bénéfice corrélé à l'activité physique dans l'étude de cohorte des infirmières américaines. De plus la significativité statistique est rarement atteinte. La quantification de l'activité physique est par ailleurs difficile et une relation « dose-effet » n'a pas été mise en évidence.

Une revue récente a cependant été menée regroupant 19 études de cohorte et 29 études cas témoins. Elle retrouve une réduction du risque nette pour les cancers du sein survenant après la ménopause et beaucoup moins significative pour les cancers survenant avant la ménopause. Elle souligne l'hétérogénéité des résultats dans les différentes études et les problèmes méthodologiques qui ont empêché la réalisation d'une méta-analyse. En regroupant les cancers du sein en pré-et post-ménopause elle estime que la réduction du risque est de l'ordre de 15 à 20 %. Une réduction de 6 % (3-8 %) du risque de cancer du sein pourrait être obtenue par heure d'activité physique par semaine. [141].

ALIMENTATION

Les graisses

Chez les rongeurs, les régimes riches en matières grasses augmentent la survenue de tumeurs mammaires. Cependant l'interprétation de ces données n'est pas simple car il est difficile de faire la part du rôle des matières grasses et de celui de l'apport calorique global.

Il semble bien que ce soit plutôt l'apport calorique global qui soit responsable de cette augmentation du risque tumoral [142, 143].

Dans ces travaux expérimentaux, les rongeurs étaient par ailleurs exposés à de fortes doses de carcinogènes et il est donc difficile d'extrapoler aux cancers humains.

L'hypothèse du rôle des matières grasses est également liée au fait qu'il existe une corrélation entre la consommation nationale de matières grasses par individu et la mortalité par cancer du sein [144]. Cependant, cette consommation de matières grasses est extrêmement corrélée au niveau de développement économique, à la faible parité, aux grossesses tardives, à la grande taille... constatations épidémiologiques prédominant dans les pays occidentaux et étant des facteurs confondants avec la consommation de matières grasses.

En fait, les calculs sur les consommations de matières grasses à l'échelle d'une nation sont fondés sur la quantité de matières grasses disponibles plutôt que sur la quantité réellement consommée à l'échelon individuel. En fait, les études fondées sur les consommations par individu montrent plutôt une diminution de la consommation de matières grasses sur ces dernières décennies.

Si l'on s'intéresse à certains groupes, pour l'essentiel religieux, tels les adventistes du septième jour qui consomment peu de graisses d'origine animale, on constate que ces populations n'ont pas un taux de cancer du sein très différent des autres femmes américaines [145]. Il en est de même pour les religieuses Britanniques [146], ce qui évoque qu'il n'existe pas une corrélation forte entre les matières grasses d'origine animale et le risque de cancer du sein.

Études cas-témoins

Howe [147] a mené une méta-analyse de 12 études cas témoins regroupant 4 312 femmes atteintes. Le risque relatif pour 100 g d'augmentation par jour de consommation de matières grasses a été de 1,35. Ce risque est statistiquement significatif chez les femmes ménopausées (RR = 1,48) mais pas chez les femmes préménopausées (RR = 1,13). Il faut cependant noter que la consommation totale de matières grasses par jour aux États-Unis est de l'ordre de 70 g. Une réduction de 100 g est donc complètement irréaliste.

La notion de consommation de matières grasses pendant l'enfance est certainement importante. Elle est cependant très difficile à étudier de manière rétrospective ainsi d'ailleurs que de manière prospective.

Dans l'étude des infirmières Nord-Américaines analysée en rétrospectif, il n'a pas été mis en évidence d'excès de cancer du sein en cas de forte consommation de matière grasse pendant la période scolaire [148].

Étude prospective

Les études prospectives permettent d'éliminer de nombreux biais, notamment ceux liés à la mémoire des individus. Dix études prospectives [149, 150, 151, 152, 153, 154, 155, 156, 157, 158] ont été publiées. Aucune ne retrouve une association positive entre la consommation totale de matières grasses et le risque de cancer du sein. Une analyse poolée regroupant 4 980 cancers du sein parmi 337 819 femmes a été publiée. Là encore, aucune association n'a été mise en évidence, que ce soit pour les acides gras saturés, mono-insaturés ou poli-insaturés.

Aucune réduction du risque n'a été observée lors d'une moindre consommation, y compris lorsque les matières grasses ne représentaient pas plus de 20 % de la consommation totale d'énergie [159]. Dans l'étude des infirmières américaines, des analyses complémentaires ont été effectuées après 14 ans de suivi.

Là encore, aucune corrélation n'a été mise en évidence entre les consommations de matières grasses et le risque de cancer du sein. Aucune réduction du risque pour les très faibles consommations de matières grasses n'a été observée [149]. Ainsi donc les études prospectives permettent de conclure qu'il n'y a pas de lien important entre la consommation totale de matières grasses vers la cinquantaine et le risque de cancer du sein.

Boyd [160] a publié une nouvelle méta-analyse en 2003. Pour les 14 études de cohorte reprises le RR = 1,1 (IC : 0,99-1,25) et l'élévation n'est également pas significative pour les 31 études cas-témoins : RR = 1,14 (IC : 0,99-1,32) Cependant si on regroupe les deux types d'études on obtient un risque plus élevé : RR = 1,13 (1,03-1,25) mais qui reste cependant très faible. Boyd a observé des différences en fonction des différents types d'acides gras : acides gras saturés : RR = 1,19 (1,06-1,35), acides gras mono-insaturés : RR = 1,11 (0,96-1,28) et acides gras poly-insaturés : RR = 0,94 (0,80-1,10).

Études d'intervention

Des études randomisées testant la réduction de la consommation de matières grasses ont été proposées aux États-Unis. L'étude WHI [161] randomisait des femmes en deux groupes : un groupe dont l'apport calorique représenté par les matières grasses était inférieur à 20 % et un autre groupe dans lequel les femmes poursuivaient leur alimentation habituelle. Deux autres études sont en cours chez des femmes ayant eu un cancer du sein pour tester la capacité d'un régime pauvre en graisses à réduire leur risque de rechute et leur mortalité [162, 163]. Il est cependant très difficile de maintenir l'observance de tels régimes qui sont très différents des habitudes alimentaires des femmes concernées. Par ailleurs, comme nous l'avons déjà dit, les femmes aujourd'hui réduisent spontanément leurs apports caloriques liés aux matières grasses.

Tout ceci va donc diminuer la différence attendue de consommation de matières grasses entre les deux populations observées.

Par ailleurs, dans l'étude WHI il a également été demandé aux femmes d'avoir un régime riche en fruits, en légumes et en céréales, ce qui va interférer avec le problème spécifique des matières grasses. Quoi qu'il en soit, cette étude d'intervention est négative et le risque de survenue de cancer du sein n'a pas été diminué en réduisant les consommations de matières grasses : HR = 0,91 (0,83-1,01) [164].

Types de matières grasses

Toutes les matières grasses n'interfèrent peut-être pas de la même manière avec le risque de cancer du sein. Si, chez l'animal, une alimentation riche en acides gras poly-insaturés a clairement augmenté le risque de tumeurs mammaires, une corrélation positive n'a pas été retrouvée dans les études épidémiologiques humaines [165]. Dans une analyse de plusieurs études prospectives, les acides gras saturés ont été associés très faiblement avec une élévation du risque de cancer du sein (RR = 1,09) (IC = 1 – 1,19).

Dans l'étude le Nurse's Health Study [166] la consommation de graisses d'origine animale et de matières grasses liées aux produits laitiers a été associée à une élévation de 30 à 36 % du risque de cancer du sein pour les plus fortes consommations par rapport aux plus faibles, mais la consommation totale de matières grasses en elle-même n'a pas été associée à cette élévation du risque, ce qui suggère que d'autres constituants des produits laitiers peuvent éventuellement augmenter le risque de cancer du sein.

Viande rouge/Poisson

La viande rouge a parfois été incriminée, mais dans une étude poolée regroupant 7 379 femmes atteintes aucune association n'a été mise en évidence entre la consommation de viande rouge, de viande blanche ou de produits laitiers avec le cancer du sein [167].

Il faut probablement prendre en compte la façon dont est cuite la viande. Une étude a mis en évidence que ce sont les viandes très cuites qui augmentent le risque [168] probablement en liaison avec les dérivés du nitrosamine.

Dans l'imaginaire de chacun le poisson a bonne réputation car il est moins gras que la viande. Dans l'étude européenne EPIC [169], cependant, aucun bénéfice n'a été mis en évidence pour les fortes consommations de poisson par rapport aux faibles : HR = 1,01 (0,99-1,02) Il n'a pas été mis en évidence de différence en fonction de la ménopause. Dans cette étude, les rôles éventuels du mode de cuisson et des xénœstrogènes sont discutés.

Produits laitiers

Ils sont souvent incriminés dans la genèse des cancers du sein. Une forte consommation est corrélée à une forte consommation de matières grasses. Les produits laitiers contiennent des pesticides qui pourraient agir comme des xénœstrogènes et ils contiennent également des facteurs de croissance (IGF1) qui peuvent favoriser la croissance tumorale. Le calcium, la vitamine D et l'acide linoléique pourraient à l'inverse avoir des effets « anti-carcinogènes ».

Plusieurs méta-analyses ont été effectuées qui ne retrouvent pas d'association statistiquement significative. Pour le lait : RR = 1,12 (0,88- 1,23) et pour le fromage RR = 1,26 (0,96-1,66) [160]. Une autre publication a regroupé 8 études prospectives comportant 351 041 femmes, dont 7 379 atteintes. Les auteurs ont conclu que pour 100 g de consommation en plus par jour les RR variaient en fonction des produits laitiers entre 0,97 et 1,03 et atteignaient 1,16 pour les fromages (NS) [167].

Fibres et hydrates de carbone

On a supposé que les alimentations riches en fibres réduisaient le risque de cancer du sein en inhibant la ré-absorption des œstrogènes excrétés par la bile. Les études épidémiologiques sont contradictoires [150, 170, 171, 172, 173, 174]. Là encore, il est possible que toutes les fibres n'aient pas la même action, mais ceci n'est pas démontré [173, 175]. Des études récentes ont évoqué le rôle des apports en hydrate de carbone, notamment chez les femmes préménopausées. Des études prospectives sont nécessaires. Une étude a rapporté une élévation du risque de cancer du sein pour des consommations importantes de boissons sucrées (OR = 2,6) (IC : 1,2 – 5,8) [176]. Une étude italienne a retrouvé que les patientes atteintes avaient un index glycémique élevé comparé aux témoins (OR = 1,36) (IC : 1-14 – 1,64) [177].

Vitamines et Oligo éléments, fruits et légumes

Certaines données évoquent un effet protecteur de la vitamine A chez les femmes préménopausées [178] mais cela n'a pas été retrouvé par d'autres auteurs [179, 180].

Deux études ont mis en évidence que les femmes qui présentaient des taux bas de β-carotène dans le sang avaient un risque multiplié par deux de cancer du sein [181, 182].

Ces données suggèrent qu'il pourrait y avoir un effet protecteur des dérivés de la vitamine A, en particulier de type β-carotène. Les études de supplémentation ont été cependant arrêtées aux États-Unis en raison de la mise en évidence d'un risque accru de cancer du poumon chez les fumeurs.

Des études ont également été menées avec la vitamine E sans aucun bénéfice mis en évidence [171, 178, 180, 183] de même qu'avec la vitamine C [171, 178, 183, 184]. Il n'a également pas été mise en évidence dans les études prospectives d'association entre sélénium et cancer du sein [185, 186].

De nombreuses études cas témoins ont été menées pour tenter de trouver des corrélations entre la consommation de fruits, de légumes et le cancer du sein. Les résultats sont généralement en faveur d'un effet protecteur, notamment pour les crudités [187]. La méta-analyse de Howe [147] regroupant 12 études cas-témoins conclut à un effet aussi important des fortes consommations de fruits et de légumes que des fortes consommations de graisses saturées, mais en sens inverse, protecteur cette fois. Freudenheim [188] propose au vu des résultats de son étude cas témoin que l'effet protecteur éventuel est lié à la consommation globale de légumes et non à tel ou tel nutriment expliquant de ce fait l'inefficacité de la supplémentation en vitamines. Zhang [189] note cet effet protecteur essentiellement pour les cancers du sein survenant avant la ménopause, en cas d'antécédents familiaux et s'il existe une consommation d'alcool de plus de 15 g par jour. Ambrosone [190] avait déjà observé que l'effet protecteur des antioxydants d'origine alimentaire semblait plus marqué en cas d'antécédents familiaux de cancer du sein. Gandini [191] a conduit une nouvelle méta-analyse reprenant 26 études s'étant intéressées à des degrés divers aux consommations de fruits et de légumes en association avec le risque de cancer du sein. Pour les légumes, en reprenant 17 études, il a retrouvé une réduction du risque pour les fortes consommations (RR = 0,75 IC : 0,66-0,85). Par contre, pour les fruits, en reprenant 12 études il ne note pas de modification statistiquement significative du risque (RR = 0,94 IC : 0,79-1,11). Il semble exister un effet protecteur pour les fortes consommations de vitamine C (RR = 0,80 IC : 0,68-0,95) et de béta-carotène (RR = 0,82 IC : 0,76-0,91). Une revue [192] de 8 études prospectives portant sur 7 377 femmes atteintes parmi 351 825 femmes étudiées n'a retrouvé aucun bénéfice significatif en comparant les fortes consommations par rapport aux faibles consommations, pour les fruits : RR = 0,93 (0,86-1,00) et pour les légumes : RR = 0,96 (0,89-1,04) Quant à l'étude EPIC [193] regroupant 285 526 femmes âgées de 25 à 70 ans et suivies entre 1992-1998 et 2002, parmi lesquelles 3 659 cancers du sein sont apparus, aucune association entre forte consommation de fruits et de légumes et réduction du risque n'a été observée : légumes : RR = 0,98 (0,84-1,14), fruits : RR = 1,09 (0,94-1,25) et jus de fruits et de légumes : RR = 1,05 (0,92-1,2).

Cette approche nutriment par nutriment ne permet pas de conclure et ne correspond de toutes façons pas à la réalité de ce qui se produit dans notre organisme. Il est illogique de raisonner en noir et blanc, bien et mal puisqu'il s'agit d'une alchimie où il est sûrement important qu'il existe un équilibre entre les différents aliments mais où la diabolisation de tel ou tel ne fait en rien avancer nos connaissances. Des approches se développent s'intéressant à la qualité alimentaire globale [194, 195].

Les phytœstrogénes pourraient avoir un effet protecteur par rapport au cancer du sein. La majorité des études montrent une tendance à un effet protecteur semblant surtout net pour les fortes doses et lors d'une consommation dès l'enfance. Cet aspect sera détaillé par ailleurs dans cet ouvrage (*cf.* Ch Quereux).

Consommation d'alcool

Il existe vraisemblablement un effet-dose entre consommation d'alcool et incidence du cancer du sein. Longnecker [196] a effectué une méta-analyse de 28 études portant sur le sujet et montre une association modeste mais semble-t-il réelle et dose dépendante avec un risque relatif de 1,24 (IC : 1,15-1,34). Smith-Warner [197], regroupant les résultats de 6 études prospectives, confirment ces résultats (RR = 1,41 ; IC : 1,18-1,69).

Le rôle de l'alcool est probablement différent suivant les périodes de la vie et/ou du cycle. Nous ne savons pas actuellement quelle est la dose qui augmente le risque, de même que nous ne savons pas si une petite dose quotidienne a un effet identique à une dose totale identique consommée en une seule prise en fin de semaine. Nous ignorons également si les différents types de boissons alcoolisées jouent le même rôle (place de l'éthanol ?). Howe [198] a repris six études cas témoins sur le sujet et a retrouvé une association positive uniquement pour les consommations supérieures à 40 g d'alcool par jour avec un risque relatif significatif de 1,69. Une méta-analyse de 53 études incluant 58 515 femmes atteintes et 95 067 témoins a été publiée en 2002 [199]. Elle a mis en évidence un RR = 1,32 (1,19 – 1,45) p < 0,00001 pour 35 à 44 g d'alcool par jour, RR = 1,46 (1,33-1,61) pour 45 g et plus. Les auteurs concluent à une élévation du risque de 7 % par 10 g d'alcool. Key J [200] a mené également une méta-analyse, mais à partir de 98 études sélectionnées sur des critères de qualité. Il retrouve une augmentation du risque de cancer du sein de 22 % (9-37 %). Il estime que, par 10 g d'éthanol par jour, il existe un risque majoré de 10 % (5-15 %) L'étude EPIC [201] regroupant 4 285 cancers du sein et un suivi de 6,4 ans retrouve pour une consommation quotidienne de 10 g par jour un risque légèrement élevé à 1,03 (1,01-1,05) sans association ni avec le THS, l'index de masse corporelle ou les folates. Après ajustement, il n'y a cependant pas d'association retrouvée entre la consommation totale d'alcool au cours d'une vie et le risque de cancer du sein.

Les résultats concernant les associations avec le statut ménopausique sont discordants. Le rôle de l'alcool pourrait être plus significatif chez les femmes prenant un traitement hormonal substitutif de la ménopause [202]. Enger [203] ne retrouve une corrélation entre alcool et cancer du sein que chez les femmes ménopausées et uniquement pour les tumeurs RE +, ce qui renforce l'idée d'une interférence entre alcool et médiation hormonale, ce que confirme Suzuki qui retrouve que la consommation d'alcool est associée aux cancers du sein RE +. Colditz [36] ne retrouve pas d'effet délétère de l'alcool en cas d'antécédent familial dans la cohorte des infirmières américaines, et il n'a pas été mis en évidence entre l'alcool et le cancer du sein en cas de mutation BRCA [204].

Le café et le thé

Il n'apparait pas d'élévation du risque de cancer du sein avec la caféine [205, 206, 207]. Une étude a même mis en évidence un hypothétique effet protecteur du café chez les femmes présentant une mutation BRCA-1 – BRCA-2 [208]. Ce travail retrouve une diminution linéaire du risque de cancer du sein en cas de mutation BRCA et de forte consommation de café OR = 0,9 pour 1 à 3 tasses, 0,75 pour 4 à 5 tasses et 0,31 pour 6 tasses et plus (p = 0,02).

Une méta-analyse [209] a été publiée sur le thé vert et le thé noir. Pour le thé vert on retrouve un risque diminué pour les fortes consommations par rapport aux faibles consommations : OR = 0,78 (0,61-0,98). Par contre, pour le thé noir les résultats sont discordants entre les études cas témoins et les études prospectives avec une petite réduction du risque pour les études cas témoins OR : 0,91 (0,84-0,98) et une augmentation du risque pour les études prospectives : OR = 1,15 (1,02-1,31).

TABAC

Les études sont contradictoires et ne permettent pas d'obtenir des certitudes. Pour certains, le tabac avance l'âge de la ménopause et serait responsable d'hypoœstrogénie et, par ce biais, pourrait avoir un rôle protecteur. Il ne semble pas en tout cas à ce jour exister de corrélation démontrée entre cancer du sein et intoxication tabagique [210]. Braga [211] a mené une importante étude cas-témoins multicentrique qui ne retrouve aucune association entre tabac et cancer du sein, que ce soit avec le nombre de cigarettes, la durée de l'intoxication ou l'âge de début. Cependant, [212] il semblerait qu'il existe un sous groupe de femmes génétiquement défini au niveau du gène codant pour la N-acétyltransferase, chez lesquelles la consommation de tabac serait délétère (RR = 3,9). La méta-analyse publiée en 2002 [199] regroupant 53 études incluant 58 515 femmes atteintes et 95 067 témoins n'a pas mis en évidence d'association avec un RR global de 1,03 (0,98-1,07) et pour les fumeuses en cours un RR = 0,99 (0,92-1,05). Band, cependant, dans le *Lancet*, toujours en 2002 [213], évoquait des effets variables en fonction de l'âge, de la ménopause et de la grossesse. Il a mené une étude rétrospective sur 700 patientes appariées à 685 témoins. Avant la ménopause il a observé un risque accru en cas de tabagisme avant une première grossesse mais uniquement si le tabac avait été débuté dans les cinq premières années suivant la puberté : RR = 1,69 (1,13-2,51) et parmi les nullipares fumant plus de 20 cigarettes par jour RR = 7,08 (1,63-30,8). Par contre, après la ménopause, il n'a retrouvé de lien entre tabac et cancer du sein dans aucun sous-groupe. Il a rapporté une réduction du risque de cancer du sein chez les femmes ayant débuté le tabac après une grossesse RR = 0,58 (0,36-0,91) et chez celles qui ont présenté une augmentation de leur IMC depuis leur jeunesse RR = 0,49 (0,27-0,89). Lawlor DA [214] n'a cependant pas confirmé ce risque augmenté chez les femmes qui fument avant une première grossesse. Cet auteur a effectué une méta-analyse et retrouve un RR à 1,07 (0,94-1,22). Depuis cette méta-analyse l'étude de Gram, cependant, retrouve à nouveau un risque accru en cas de tabagisme débuté à l'adolescence et poursuivi pendant plus de 20 ans [215].

Brunet et coll. [216] ont conduit une étude cas-témoins chez des femmes ayant une mutation BRCA1 ou BRCA2 prouvée. Les non-fumeuses ont développé plus de cancers du sein que les fumeuses (p = 0,007). En étude multivariée les femmes ayant fumé plus de 4 paquets année ont un risque relatif de cancer du sein de 0,46 (IC : 0,27-0,80) par rapport aux non-fumeuses. Les travaux restent à poursuivre pour expliquer ces résultats.

RADIATIONS

Le rôle des radiations ionisantes a été clairement établi suite à l'explosion de bombes atomiques au Japon [217]. Il a également été démontré chez les patientes ayant eu des radioscopies itératives dans le cadre du suivi de leur tuberculose [218]. Cela a également été évoqué pour les patientes soumises à de multiples examens radiologiques dans le cadre du suivi de leur scoliose [219]. Le rôle néfaste des radiations semble surtout important lorsque l'irradiation a été effectuée dans l'enfance et l'adolescence. Il a également été noté après irradiation du thymus [220] et en cas d'irradiation en mantelet pour une maladie de Hodgkin [221, 222, 223, 224].

Il a également été évoqué une augmentation de l'incidence du cancer du sein controlatéral liée à l'irradiation du premier cancer du sein [225]. Mattsson [226] a repris une cohorte de 3 090 femmes suivies pour une mastopathie bénigne. Parmi celles-ci 1 216 ont été traitées par radiothérapie à une dose moyenne de 5,8 gys (0-50 gys). Il a été observé 278 cancers du sein (RR : 3,58 [IC 2,77-4,63]) et le risque de survenue est proportionnel à la dose d'irradiation reçue. Lundell [227] a également noté un excès de risque de cancer du sein chez des femmes irradiées dans l'enfance pour des hémangiomes. Il a observé un effet dose linéaire et une augmentation du risque avec le temps. L'effet délétère de la mammographie a également été évoqué, ce problème est d'importance. Il semble marginal pour les femmes de plus de trente ans. On estime que pour 100 000 femmes ayant effectué une mammographie par an pendant 10 ans à partir de l'âge de 40 ans il existe au plus un sur-risque de 8 décès par cancer du sein [228]. Une intéressante revue a été publiée en 2005 sur cette association [229]. Nous n'avons pas de données concernant la population héréditairement prédisposée au cancer du sein chez qui la sensibilité aux irradiations pourrait être plus importante.

DDT, PCB ET PBB

Les xénœstrogènes organochlorés peuvent se comporter comme des perturbateurs endocriniens, ils sont ubiquistes, ils persistent dans l'environnement (eau, air, chaîne alimentaire...), ils peuvent exercer *in vitro* et chez l'animal un pouvoir carcinogène, ils s'accumulent dans le tissu adipeux et ont une longue demi-vie. Un pouvoir génotoxique a été mis en évidence pour certains au niveau de l'ADN chez l'animal et sur des lignées cellulaires [230]. Une altération de la communication intercellulaire a été mise en évidence sur cellules MCF 7 [231], des métabolites délétères (voie 16α hydroxyestrone) sont connus [230, 232] et ceux-ci pourraient avoir une action délétère sur certaines femmes prédisposées ? (polymorphismes de gènes P 450, CYP 1A1 et 1A2, GST...) [230]. Le moment de l'exposition à ces agents est certainement important et il n'est pas exclu qu'une exposition prolongée à faible dose puisse aboutir à une accumulation délétère notamment chez l'enfant et l'adolescente? [233]. Ce problème du moment de la fenêtre d'exposition a pu être illustré avec le distilbène *in utero* et la modification induite du génome avec un risque persistant à la génération suivante Comme on le sait, il a été mis en évidence chez l'animal des phénomènes d'accumulation : Le PCB dans l'eau d'un lac est absorbé par le plancton qui est absorbé par les crustacés qui sont absorbés par les poissons qui sont mangés par des mouettes ou des cormorans et, en bout de chaîne alimentaire, la concentration en PCB a été multipliée par 25 000 000 par rapport à l'eau du lac, ce qui a induit des troubles du comportement sexuel des mouettes et des malformation des cormorans [234]. Par ailleurs, nous ne sommes pas exposés à une molécule mais à un ensemble de molécules et il est donc illusoire de faire des dosages de concentration molécule par molécule.

Le rôle possible du DDT lié à son rôle inducteur du cytochrome P450 lui-même modifiant le métabolisme des œstrogènes a été évoqué comme pouvant jouer un rôle important dans le risque de cancer du sein [235]. Les résultats sont cependant contradictoires [236]. Il a également été retrouvé des concentrations plus élevées de dérivés biphenyles dans le sang ou dans le tissu adipeux des patientes ayant un cancer du sein [237]. Hunter [238], dans une étude prospective, n'a cependant pas retrouvé de taux plasmatiques élevés d'organochlorines (DDT, PCB) chez des patientes atteintes d'un cancer du sein par rapport aux témoins de même que Van't Veer [239] dans une étude européenne cas/témoins. Globalement, dans la littérature il y a autant d'études allant dans le sens d'une action délétère que d'études remettant en cause cette notion. Pour la première fois en France, L'INVS (http://www.ins.sante.fr) a mis en évidence un excès de cancers à proximité des usines d'incinération des ordures ménagères (dioxine). Ceci avait déjà été mis en évidence en 1991 par Manz en Allemagne avec par exemple un SMR (standard mortality ratio) de 2,15 pour le cancer du sein.

TEINTURE POUR CHEVEUX, DÉODORANTS ET ANTI-TRANSPIRANTS

Les teintures pour cheveux ont été incriminées dans plusieurs études. Aussi une méta-analyse a été effectuée qui ne retrouve pas d'augmentation du risque pour les 14 études reprises : RR = 1,04 (0,98-1,09) Le risque relatif est de 1,01 (0,95-1,08) pour les études de cohorte et de 1,07 (0,98-1,15) pour les études cas-témoins [240].

Ce sont donc essentiellement le parabens et les sels d'aluminium qui sont incriminés. Le Parabens : « p-hydroxybenzoic acid » est ajouté comme conservateur antimicrobien dans les produits cosmétiques. Il a été retrouvé à des concentrations de 20 ng par g de tissu dans des cancers du sein [241]. Darbre a émis l'hypothèse que cette concentration était liée aux déodorants et que la molécule via l'aisselle avait pénétré et s'était accumulée dans le tissu mammaire. Le parabens a une activité estrogénique démontrée *in vitro* et *in vivo*, il existe une absorption rapide par le tractus digestif et par la peau et il pourrait agir comme un perturbateur endocrinien. Ces hypothèses restent cependant à étayer.

Les sels d'aluminium sont incriminés par le même auteur car l'aluminium serait génotoxique : l'aluminium chloride et l'aluminium chloridrate peuvent interférer avec les RE (Métallœstrogènes), les sels d'Aluminium sont utilisés dans les anti-transpirants, les taux plasmatiques sont × 40 après rasage de l'aisselle et atteindraient des niveaux toxiques (4 µMol/l) et enfin l'absorption des sels d'aluminium augmente avec l'âge [242]. McGraph retrouve qu'un âge plus précoce du cancer du sein serait lié à un usage fréquent des anti-transpirants et au rasage des aisselles [243]. Il faut cependant noter que Murick [244] n'a retrouvé aucun lien. Des études complémentaires restent donc nécessaires.

CHAMPS MAGNÉTIQUES

Des études épidémiologiques ont mis en évidence une augmentation du risque de faire un cancer du sein chez les hommes travaillant au contact de l'électricité et plus particulièrement exposés aux champs magnétiques. Ceci serait lié au fait que cette exposition réduit la production nocturne de mélatonine qui expérimentalement chez l'animal a un effet protecteur par rapport au cancer du sein [245, 246]. Plusieurs publications retrouvent cette petite élévation du risque également chez les femmes [247]. Cependant une revue publiée par Feychting M [247] conclut qu'il n'y a pas de sur-risque démontré.

ANTÉCÉDENT DE PATHOLOGIE MAMMAIRE BÉNIGNE

Ce sont essentiellement les hyperplasies atypiques qui majorent le risque ultérieur de cancer du sein avec un risque relatif variable suivant les séries publiées mais toujours significatif. Ce risque est souvent plus important chez les femmes avant la ménopause et pour certaines en cas d'antécédent familial de cancer du sein. Ce risque relatif pour Colditz [248] est de 3,7 en cas d'hyperplasie atypique, de 5,9 chez les femmes ayant une hyperplasie atypique avant la ménopause et de 7,3 en cas d'hyperplasie atypique et d'antécédent familial de cancer du sein. L'étude de la Mayo Clinic a repris 9 087 femmes présentant des lésions bénignes suivies pendant 15 ans (médiane) parmi lesquelles 707 cancers du sein sont apparus. Elles présentaient des lésions non proliférantes (67 % des cas) des lésions proliférantes sans atypies (30 %) et des lésions proliférantes avec atypies (4 %). Pour l'ensemble de la population, le RR de cancer du sein a été de 1,56 (1,45-1,68). En l'absence de prolifération, le RR était légèrement élevé à 1,27 (1,15- 1,41) ; en cas d'hyperplasie sans atypie : 1,88 (1,66-2,12) et en cas d'hyperplasie atypique de 4,24 (3,26-5,41) [249]. La médiane de survenue du cancer du sein a été de 10 ans après la biopsie initiale mais le risque a persisté pendant 25 ans. Les antécédents familiaux étaient un facteur de risque indépendant (pas de risque accru pour les lésions non proliférantes en l'absence d'ATCD familiaux importants) de même que l'âge au diagnostic. En effet en cas d'HA diagnostiquée avant 45 ans le RR était 6,99 alors qu'il etait de 3,37 après 55 ans. L'excès de cancer du sein homolatéral a été important dans les dix premières années. Ce chapitre est détaillé par ailleurs (*cf.* Espié mastopathies à risque).

ANTÉCEDENT DE CARCINOME LOBULAIRE IN SITU

Les carcinomes lobulaires *in situ* sont des tumeurs qui sont généralement découvertes de manière fortuite à l'occasion d'une biopsie d'une zone mastosique ou devant des microcalcifications qui ne sont d'ailleurs pas spécifiques. Cette tumeur survient deux fois sur trois avant la ménopause et représente 1 à 8 % des cancers du sein. Cette lésion est considérée par certains comme un simple marqueur de risque d'un cancer ultérieur, pour d'autres comme un stade de transition vers la survenue d'un cancer infiltrant. En faveur de cette dernière hypothèse, on note que l'âge de survenue du cancer lobulaire *in situ* est généralement entre 44 et 57 ans, 5 à 15 ans avant l'âge du cancer invasif alors que l'on observe que les cancers lobulaires infiltrants associés aux *in situ* sont notés vers 54 ans. En faveur d'un simple marqueur de risque milite le fait que l'évolution vers l'invasion n'est pas obligatoire, que le cancer infiltrant ultérieur est parfois canalaire et que le risque touche les deux seins. Les données de biologie moléculaire actuelles plaident en faveur d'un état précancéreux non obligatoire. En cas de biopsie-exérèse seule et de suivi ultérieur on note suivant les séries et le recul de celles-ci de 10 à 25 % de cancers infiltrants ultérieurs [250], la survenue est tardive parfois plus de 15 ans après la biopsie initiale. Il faut noter qu'il existe un pourcentage important de cancers invasifs ultérieurs avec envahissement ganglionnaire (entre 20 et 50 %) avec une mortalité secondaire oscillant suivant les séries entre 0 et 20 % [251, 252, 253].

ANTÉCÉDENTS FAMILIAUX

Il est donc démontré qu'un antécédent familial matri-ou patrilinéaire de cancer du sein augmente le risque ultérieur de faire un cancer du sein. Le risque est d'autant plus important que l'antécédent familial est apparu jeune, ou qu'il était bilatéral. Eu égard à la grande fréquence spontanée du cancer du sein, il semble nécessaire pour évoquer une « famille à cancer du sein » qu'il existe trois antécédents au premier degré de cancer du sein. Ainsi, 5 à 10 % des cancers du sein sont probablement d'origine familiale [254, 255]. La localisation du gène BRCA1 sur le chromosome 17 et la localisation de BRCA2 sur le chromosome 13, ainsi que l'identification du gène P53 dans le syndrome de Li et Fraumeni, ont ouvert des perspectives pour la prédiction du risque de survenue de cancer du sein chez les membres des familles concernées. L'étude de Claus [256] a bien montré que cette probabilité de risque variait en fonction du temps. Le risque relatif des femmes prédisposées est d'environ 80 avant 30 ans, 50 avant 40 ans, et 30 avant 50 ans. Offit et Brown [257] ont montré que les risques relatifs estimés sont dépendants du degré et du type de parenté, de la bilatéralité, du caractère pré- ou post-ménopausique et de l'âge d'apparition chez l'apparentée atteinte. Antoniou [258] a mis en évidence qu'en cas de mutation BRCA1 il y avait 65 % (44-78) de risque de développer un cancer du sein jusqu'à l'âge de 70 ans et qu'il existait un risque accru de cancer du sein controlatéral. Il a également mis en évidence 40 % de risque de développer un cancer de l'ovaire. Pour BRCA2 le risque est de 45 % pour le cancer du sein et de 11 % pour le cancer de l'ovaire (*cf*. chapitre F. Lerebours).

CONCLUSION

L'épidémiologie est essentielle dans notre quête de l'étiologie du cancer du sein. Il faut regretter qu'elle soit en France le parent pauvre de la santé et que nous soyons souvent obligé de nous servir des données nord-américaines, britanniques ou scandinaves qui ne correspondent pas à nos habitudes culturelles, alimentaires, à notre mode de vie ou à nos us de prescriptions médicales.

Il faut garder en mémoire que la grande majorité des patientes qui développent un cancer du sein n'ont pas de facteur de risque actuellement connu.

La description d'une association entre un facteur de risque éventuel et le cancer du sein ne signifie pas, dans la grande majorité des cas, une causalité et il convient d'être toujours prudent dans l'interprétation des résultats. Si un risque relatif est inférieur à 2, le premier réflexe doit être de rechercher les biais inhérents à ces études en dépit de toutes les précautions prises par leurs auteurs.

L'épidémiologie n'est pas plus que la médecine une science exacte. Travaillant avec du « matériel humain », elle n'en est que le reflet avec toutes ses qualités et ses imperfections. Les préjugés idéologiques ou culturels la traversent tout aussi bien. Il semble parfois tentant pour certains de penser que le cancer du sein est somme toute la faute des femmes qui veulent avoir une sexualité épanouie (pilule, THS), qui prennent du plaisir dans l'alimentation, qui sont trop grosses ou ne font pas de sport... ■

BIBLIOGRAPHIE

[1] Esteve J. [Incidence of breast cancer in France and other industrialized countries]. *Presse Med* 2007; 36: 315-21.

[2] Parkin DM, Muir CS, Whelan SI. Cancer Incidence in five continents. In: *ARC scientific publications*, ed, 1992.

[3] SASCO AJ, FONTANIERE B, CHARBAUT-LAGARDE MO. A systematic survey of breast cancer incidence in the department of Rhone, France. *Eur J Cancer* 1991; 27: 1696-1701.

[4] TRÉTARRE B, *et al. BEH* 2004; 44.

[5] COLEMAN MP, GATTA G, VERDECCHIA A, *et al.* EUROCARE-3 summary: cancer survival in Europe at the end of the 20th century. *Ann Oncol* 2003; 14 Suppl 5: v128-49.

[6] SANT M, ALLEMANI C, CAPOCACCIA R, *et al.* Stage at diagnosis is a key explanation of differences in breast cancer survival across Europe. *Int J Cancer* 2003; 106: 416-22.

[7] BERRY DA, CRONIN KA, PLEVRITIS SK, *et al.* Effect of screening and adjuvant therapy on mortality from breast cancer. *N Engl J Med* 2005; 353: 1784-1792.

[8] The WHO collaborative study of neoplasia and steroid contraceptives. Breast cancer and combined oral contraceptives: results from a multinational study. *Br J Cancer* 1990; 61: 110-119.

[9] TULINIUS H, SIGVALDASON H, OLAFSDOTTIR G, TRYGGVADOTTIR L. Epidemiology of breast cancer in families in Iceland. *J Med Genet* 1992; 29: 158-164.

[10] MINAMI Y, TSUBONO Y, NISHINO Y, OHUCHI N, SHIBUYA D, HISAMICHI S. The increase of female breast cancer incidence in Japan: emergence of birth cohort effect. *Int J Cancer* 2004; 108: 901-6.

[11] KAMANGAR F, DORES GM, ANDERSON WF. Patterns of cancer incidence, mortality, and prevalence across five continents: defining priorities to reduce cancer disparities in different geographic regions of the world. *J Clin Oncol* 2006; 24: 2137-50.

[12] LEVI F, LUCCHINI F, NEGRI E, LA VECCHIA C. Continuing declines in cancer mortality in the European Union. *Ann Oncol* 2007; 18: 593-5.

[13] FERLAY J, AUTIER P, BONIOL M, HEANUE M, Colombet M, Boyle P. Estimates of the cancer incidence and mortality in Europe in 2006. *Ann Oncol* 2007; 18: 581-92.

[14] STANFORD JL, HERRINTON L, SCHWARTZ S. Breast cancer incidence in Asian migrants to the United States and their descendants. *Epidemiology* 1995; 6: 181-183.

[15] JOHN EM, PHIPPS AI, DAVIS A, KOO J. Migration history, acculturation, and breast cancer risk in Hispanic women. *Cancer Epidemiol Biomarkers Prev* 2005; 14: 2905-13.

[16] PARKIN DM, STEINITZ R, KHLAT M, KALDOR J, KATZ L, YOUNG J. Cancer in Jewish migrants to Israel. *Int J Cancer* 1990; 45: 614-21.

[17] MICHELS KB, TRICHOPOULOS D, ROBINS JM. Birthweight as a risk factor for breast cancer. *Lancet* 1996; 348: 1542-1546.

[18] AHLGREN M, MELBYE M, WOHLFAHRT J, SORENSEN TI. Growth patterns and the risk of breast cancer in women. *N Engl J Med* 2004; 351: 1619-26.

[19] MICHELS KB, XUE F. Role of birthweight in the etiology of breast cancer. *Int J Cancer* 2006; 119: 2007-25.

[20] EKBOM A, HSIEH C, LIPWORTH L. Intrauterine environment and breast cancer risk in women: a population-based study. *J Natl Cancer Inst* 1997; 88: 71-76.

[21] CNATTINGIUS S, TORRANG A, EKBOM A, GRANATH F, PETERSSON G, LAMBE M. Pregnancy characteristics and maternal risk of breast cancer. *Jama* 2005; 294: 2474-80.

[22] KVALE G, HEUCH I. Menstrual factors and breast cancer risk. *Cancer* 1988; 62: 1625-1631.

[23] CLAVEL-CHAPELON F. Evolution of age at menarche and at onset of regular cycling in a large cohort of French women. *Hum Reprod* 2002; 17: 228-32.

[24] HSIEH C, TRICHOPOULOS D, KATSOUYANNI K, *et al.* Age a menarche, age at menopause, height and obesity as risk factors for breast cancer: associations and interactions in an international case-control study. *Int J Cancer* 1990; 46: 796-800.

[25] BRINTON LA, SCHAIRER C, HOOVER RN, *et al.* Menstrual factors and risk of breast cancer. *Cancer Invest* 1988; 6: 245-254.

[26] KAMPERT JB, WHITTMORE AS, PAFFENBARGER RS. Combined effect of childbearing, menstrual events and body size on age specific breast cancer risk. *Am J Epidemiol* 1988; 128: 962-979.

[27] NEGRI E, LA VECCHIA C, BRUZZI P, *et al.* Risk factors for breast cancer: pooled results from three Italian case-control studies. *Am J Epidemiol* 1988; 128: 1207-1215.

[28] KORENMAN SG. Oestrogen window hypotheses of the aetiology of breast cancer. *Lancet* 1980; 1: 700-701.

[29] MARGUGLIO N. Lower incidence of breast cancer and cancers of the reproduction sys-

tem among former college athletes compared to non-athletes. Soc. for gynecologic investigation meeting 1985, Phoenix (Arizona): 20.

[30] HENDERSON BE, ROSS RK, JUD HL, *et al.* Do regular ovulatory cycle increase breast cancer risk? *Cancer* 1985; 56: 1206-1208.

[31] GARLAND M, HUNTER DJ, COLDITZ GA, *et al.* Menstruel cycle characteristics and history of ovulatory infertility in relation to breast cancer risk in a large cohort of US women. *Am J Epidemiol* 1998; 147: 636-643.

[32] MACMAHON B, COLE P., T.M. L. Age at first birth and breast cancer risk. *Bull WHO* 1970; 43: 209-221.

[33] ADAMI HO, BERGSTROM R, LUND E, *et al.* Absence of association between reproductive variables and the risk of breast cancer in young women in Sweden and Norway. *Br J Cancer* 1990; 62: 122-126.

[34] CLAVEL-CHAPELON F. Differential effects of reproductive factors on the risk of pre- and postmenopausal breast cancer. Results from a large cohort of French women. *Br J Cancer* 2002; 86: 723-7.

[35] CLAVEL-CHAPELON F, GERBER M. Reproductive factors and breast cancer risk. Do they differ according to age at diagnosis? *Breast Cancer Res Treat* 2002; 72: 107-15.

[36] COLDITZ GA, ROSNER B, SPEIZER F. Risk factors for breast cancer according to family history of breast cancer. *J Natl Cancer Inst* 1996; 88: 365-371.

[37] TRICHOPOULOS D, MACMAHON B. Menopause and breast cancer risk. *J Natl Cancer Inst* 1972; 48: 605-613.

[38] TAO SC, YU MC, ROSS RK, *et al.* Risk factors for breast cancer in Chinese women of Beijing. *Int J Cancer* 1988; 42: 495-498.

[39] ALEXANDER FE, ROBERTS MM. The menopause and breast cancer. *Epidemiol Commun Health* 1987; 41: 94-100.

[40] KELSEY JL, HORN-ROSS PL. Breast cancer: magnitude of the problem and descriptive epidemiology. *Epidemiol Rev* 1993; 15: 7-16.

[41] PETRAKIS NL, V.L. E,. KMC. Breast. In: Fraumeni JF, Saunder WB, eds. Cancer epidemiology and Prevention. Philadelphia: Schottenfeld, 1982: 855-870.

[42] TRICHOPOULOS D, HSIEH CC, MACMAHON B, *et al.* Age at any birth and breast cancer risk. *Int J Cancer* 1983; 31: 701-704.

[43] BRIGNONE G, CUSIMANO R, DARDANONI G, *et al.* A case-control study on breast cancer risk factors in a southern European population. *Int J Epidemiol* 1987; 16: 356-361.

[44] BRUZZI P, NEGRI E, LA VECCHIA C, *et al.* Short-term increase in risk of breast cancer after full term pregnancy. *Br Med J* 1988; 297: 1096-1098.

[45] LEON DA. A prospective study of the independant effects of parity and age at first birth on breast cancer incidence in England and Wales. *Int J Cancer* 1989; 43: 986-991.

[46] LAYDE PM, WEBSTER LA, BAUGHMAN AL, *et al.* The independent associations of parity, age at first full term pregnancy, and duration of breastfeeding with the risk of breast cancer. *J Clin Epidemiol* 1989:963-973.

[47] EWERTZ M, DUFFY SW, ADAMI HO, *et al.* Age at first birth, parity and risk of breast cancer: a meta-analysis of 8 sudies from the Nordic countries. *Int J Cancer* 1990; 46: 597-603.

[48] ROSERO-BIXBY L, OBERLE MW, LEE NC. Reproductive history and breast cancer in a population of high fertility. Costa Rica. 1984-1985. *Int J Cancer* 1987; 40: 747-754.

[49] VATTEN LJ, KVINSLAND S. Pregnancy - related factors and risk of breast cancer in a prospective study of 29 981 Nowegian women. *Eur J Cancer* 1992; 28 A 6/7: 1148-1153.

[50] BAINT C, WILLET W, ROSNIER B, *et al.* Early age at first birth and decreased risk of breast cancer. *Am J Epidemiol* 1981; 114: 705-709.

[51] KALACHE A, MAGUIRE A, THOMPSON WS. Age at last full term pregnancy and risk of breast cancer. *Lancet* 1993; 341: 32-35.

[52] Breast cancer and breastfeeding: collaborative reanalysis of individual data from 47 epidemiological studies in 30 countries, including 50302 women with breast cancer and 96973 women without the disease. *Lancet* 2002; 360: 187-95.

[53] PIKE MC, HENDERSON BE, CASAGRANDE JT, *et al.* Oral contraceptive use and early abortion as risk factors for breast cancer in young women. *Br J Cancer* 1981; 43: 72-76.

[54] VINDEFORS HARRIS B/M, EKLUND G., MEIRIKO, *et al.* Risk of cancer of the breast after legal abortion during first trimester: a swedish register study. *Br Med J* 1989; 299: 1430-1432.

[55] Tavani A, La Vecchia C, Franceschi S. Abortion and breast cancer risk. *Int J Cancer* 1996; 65: 401-405.

[56] Melbye M, Wohlfahrt J, Jorgen H. Induced abortion and the risk of breast cancer. *N Engl J Med* 1997; 336: 81-85.

[57] Beral V, Bull D, Doll R, Peto R, Reeves G. Breast cancer and abortion: collaborative reanalysis of data from 53 epidemiological studies, including 83.000 women with breast cancer from 16 countries. *Lancet* 2004; 363: 1007-16.

[58] Reeves GK, Kan SW, Key T, *et al.* Breast cancer risk in relation to abortion: Results from the EPIC study. *Int J Cancer* 2006; 119: 1741-5.

[59] Parazzini F, La Vecchia C, Negri E. Menstrual and reproductive factors and breast cancer in women with familiy history of the disease. *Int J Cancer* 1992; 51: 677-681.

[60] Andrieu N, Duffy SW, Rohan TE. Familial risk, abortion and their interactive effect on the risk of breast cancer - a combined analysis of six case-control studies. *British Journal of Cancer* 1995; 72: 744-751.

[61] Friedman E, Kotsopoulos J, Lubinski J, *et al.* Spontaneous and therapeutic abortions and the risk of breast cancer among BRCA mutation carriers. *Breast Cancer Res* 2006; 8: R15.

[62] Pathah D, F. S, W.C. W. Parity and breast cancer risk: possible effect on age at diagnosis. *Int J Cancer* 1986; 37: 21-25.

[63] Lambe M, Hsieh C, Trichopoulos D. Transient increase in the risk of breast cancer after giving birth. *N Engl J Med* 1994; 331: 5-9.

[64] Bernstein L, Pike MC, Ross RK, *et al.* Estrogen and sex-hormone binding globulin levels in nulliparous and parous women. *JNCI* 1985; 74: 741-745.

[65] Key TJA, Pike MC. The role of estrogens and progestagens in the epidemiology and prevention of breast cancer. *Europ J Cancer Clin Oncol* 1988; 24: 29-43.

[66] Russo J, Russo IH. Toward a physiological approach to breast cancer prevention. Biomarkers Prev 1994; *Cancer Epidemiol*: 353-364.

[67] Russo J, Moral R, Balogh GA, Mailo D, Russo IH. The protective role of pregnancy in breast cancer. *Breast Cancer Res* 2005; 7: 131-42.

[68] Haile RW, Witte JS, Ursin G. A case control study of reproductive variables, alcohol, and smoking in premenopausal bilateral breast cancer. *Breast Cancer Res*earch and Treatment 1996; 37: 49-56.

[69] Johannsson O, Loman N, Borg A, Olsson H. Pregnancy-associated breast cancer in BRCA1 and BRCA2 germline mutation carriers. *Lancet* 1998; 352: 1359-1360.

[70] Jernström H, Lerman C, Ghadirian P, *et al.* Pregnancy and risk of early breast cancer in carriers of BRCA1 and BRCA. *Lancet* 1999: 1846-1850.

[71] Kotsopoulos J, Lubinski J, Lynch HT, *et al.* Age at first birth and the risk of breast cancer in BRCA1 and BRCA2 mutation carriers. *Breast Cancer Res Treat* 2007; 24: 24.

[72] Cullinane CA, Lubinski J, Neuhausen SL, *et al.* Effect of pregnancy as a risk factor for breast cancer in BRCA1/BRCA2 mutation carriers. *Int J Cancer* 2005; 117: 988-91.

[73] Newcomb P, Storer B, Longnecker M, *et al.* Lactation and a reduced risk of premenopausal breast cancer. *Engl J* 1994; 330: 81-87.

[74] Siskind V, Schofield F, Rice D, *et al.* Breast cancer and breast-feeding results from an Australian case-control study. *Am J Epidemiol* 1989; 130: 229-236.

[75] Yoo KY, Tajima K, Kuroishi T. Independent protective effect of lactation against breast cancer: a case-control sutdy in Japan. *Am J Epidemiol* 1992; 135: 726-733.

[76] Cancer and Steroid Hormone Study of the Centers for Disease Control and the National Institute of Child Health and Human Development. Oral contraceptive use and the risk of breast cancer. *N Eng J Med* 1986; 315: 405-411.

[77] Enger SM, Ross RK, Henderson B, Bernstein L. Breastfeeding history, pregnancy experience and risk of breast cancer. *Br J Cancer* 1997; 76: 118-127.

[78] Brinton LA, Hoover R., Fraumeni JF. Reproductive factors in the aetiology of breast cancer. *Br J Cancer* 1983; 47: 757-762.

[79] Byers T, Graham S, Rzepka T. Lactation and breast cancer: evidence for a negative association in premenopausal women. *Am J Epidemiol* 1985; 121: 664-674.

[80] London SJ, Colditz GA, Stampfer MJ. Lactation and risk of breast cancer in a

cohort of US women. *Am J Epidemiol* 1990; 133: 17-26.

[81] MICHELS KB, WILLET WC, ROSNER BA. Prospective assesment of breastfeeding and breast cancer incidence among 89887 women. *Lancet* 1996; 347: 431-436.

[82] ROMIEU I, HERNANDEZ-AVILA M, LAZCANO E, LOPEZ L, ROMERO-JAIME R. Breast cancer and lactation history in Mexican women. *Am J Epidemiol* 1996; 143: 543-552.

[83] JERNSTROM H, LUBINSKI J, LYNCH HT, *et al.* Breast-feeding and the risk of breast cancer in BRCA1 and BRCA2 mutation carriers. *J Natl Cancer Inst* 2004; 96: 1094-8.

[84] HENDERSON BE, PAGANINI-HILL A, ROSS RK. Decreased mortality in users of estrogen replacement therapy. *Arch Intern Med* 1991; 151: 75-78.

[85] Collaborative Group on Hormonal Factors in Breast Cancer. Breast cancer and hormonal contraceptives: further results. *Contraception* 1996; 54 (Suppl.): 1S-106S.

[86] NEWCOMB PA, LONGNECKER MP, STORER BE, *et al.* Recent oral contraceptive use and risk of breast cancer (United States). *Cancer Causes Control* 1996; 7: 525-532.

[87] BRINTON LA, GAMMON MD, MALONE KE, SCHOENBERG JB, DALING JR, COATES RJ. Modification of oral contraceptive relationships on breast cancer risk by selected factors among younger women. *Contraception* 1997; 55: 197-203.

[88] HANKINSON SE, COLDITZ GA, MANSON JE, *et al.* A prospective study of oral contraceptive use and risk of breast cancer (Nurses'Health Study, United States). *Cancer Causes Control* 1997; 8: 65-72.

[89] URSIN G, ROSS RK, SULLIVAN-HALLEY J, HANISCH R, HENDERSON B, BERNSTEIN L. Use of oral contraceptives and risk of breast cancer in young women. *Breast Cancer Res Treat* 1998; 50: 175-184.

[90] MARCHBANKS PA, MCDONALD JA, WILSON HG, *et al.* Oral contraceptives and the risk of breast cancer. *N Engl J Med* 2002; 346: 2025-32.

[91] KUMLE M, WEIDERPASS E, BRAATEN T, PERSSON I, ADAMI HO, LUND E. Use of oral contraceptives and breast cancer risk: The Norwegian-Swedish Women's Lifestyle and Health Cohort Study. *Cancer Epidemiol Biomarkers Prev* 2002; 11: 1375-81.

[92] Collaborative Group on Hormonal Factors in Breast Cancer. Breast cancer and hormone replacement therapy: collaborative reanalysis of data from 51 epidemiological studies of 52 705 women with breast cancer and 108 411 women without breast cancer. *Lancet* 1997; 350: 1047-1059.

[93] Women's Health Initiative (W.H.I). Risks and benefits of estrogen plus progestin in healthy postmenopausal women. Principal results from the Women's health initiative randomized controlled trial. *JAMA* 2002; 288: 321-333.

[94] CHLEBOWSKI RT, HENDRIX SL, LANGER RD, *et al.* Influence of estrogen plus progestin on breast cancer and mammography in healthy postmenopausal women: the Women's Health Initiative Randomized Trial. *Jama* 2003; 289: 3243-53.

[95] ANDERSON GL, LIMACHER M, ASSAF AR, *et al.* Effects of conjugated equine estrogen in postmenopausal women with hysterectomy: the Women's Health Initiative randomized controlled trial. *Jama* 2004; 291: 1701-12.

[96] BERAL V. Breast cancer and hormone-replacement therapy in the Million Women Study. *Lancet* 2003; 362: 419-27.

[97] BANKS E, REEVES G, BERAL V, *et al.* Influence of personal characteristics of individual women on sensitivity and specificity of mammography in the Million Women Study: cohort study. *Bmj* 2004; 329: 477.

[98] GREENDALE GA, REBOUSSIN BA, SIE A, *et al.* Effects of estrogen and estrogen-progestin on mammographic parenchymal density. Postmenopausal Estrogen/Progestin Interventions (PEPI) Investigators. *Ann Intern Med* 1999; 130: 262-9.

[99] LUNDSTRÖM E, CHRISTOW A, KERSEMAEKERS W, SVANE G. Effects of tibolone and continuous combined hormone replacement therapy on mammographic breast density. *Am J Obstet Gynecol* 2002; 186: 717-722.

[100] Fournier A. A *Int J Cancer* sous presse.

[101] FOURNIER A, BERRINO F, CLAVEL-CHAPELON F. Unequal risks for breast cancer associated with different hormone replacement therapies: results from the E3N cohort study. *Breast Cancer Res Treat* 2007; 27: 27.

[102] ESPIE M, MARES P, DE REILHAC P, CHEVALLIER T, DAURES JP. Breast cancer in postmenopausal women with and without

hormone replacement therapy: Preliminary results of the MISSION study. *Gynecol Endocrinol* 2006; 22: 423-31.

[103] Colton TH, Greenberg ER, Noller K. Breast cancer in mothers prescribed diethylstilbestrol in pregnancy. Further follow up. *JAMA* 1993; 269: 2096-2100.

[104] Palmer JR, Wise LA, Hatch EE, *et al.* Prenatal diethylstilbestrol exposure and risk of breast cancer. *Cancer Epidemiol Biomarkers Prev* 2006; 15: 1509-14.

[105] Palmer JR, Hatch EE, Rosenberg CL, *et al.* Risk of breast cancer in women exposed to diethylstilbestrol *in utero*: prelimiinary results (United States). *Cancer Causes Control* 2002; 13: 753-8.

[106] Troisi R, Hatch EE, Titus-Ernstoff L, *et al.* Cancer risk in women prenatally exposed to diethylstilbestrol. *Int J Cancer* 2007; 27: 27.

[107] Venn A, Watson L, Lumley J. Breast and ovarian cancer incidence after infertility and *in vitro* fertilisation. *Lancet* 1995; 346: 995-1000.

[108] Braga C, Negri E, La Vecchia. Fertility treatment and risk of breast cancer. Human reproduction. *Human Reproduction* 1996; 2: 300-303.

[109] Brinton L, Melton L, Malkasian. Cancer risk after evaluation for infertility. *Am J Epidemiol* 1989; 129: 712-722.

[110] Venn A, Watson L, Bruinsma F, Giles G, Healy D. Risk of breast cancer after use of fertility drugs with *in vitro* fertilisation. *Lancet* 1999; 354: 1586-1590.

[111] Lerner-Geva L, Keinan-Boker L, Blumstein T, *et al.* Infertility, Ovulation Induction Treatments and the Incidence of Breast Cancer-a Historical Prospective Cohort of Israeli Women. *Breast Cancer Res Treat* 2006; 100: 201-212.

[112] Terry KL, Willett WC, Rich-Edwards JW, Michels KB. A prospective study of infertility due to ovulatory disorders, ovulation induction, and incidence of breast cancer. *Arch Intern Med* 2006; 166: 2484-9.

[113] Tornberg SA, Holm LE, Carstensen JM. Breast cancer risk in relation to serum cholesterol, serum beta-lipoprotein, height, weight, and blood pressure. *Acta Oncolog* 1988; 27: 31-37.

[114] Tretli S. Height and weight in relation to breast cancer morbidity and mortality. A prospective study of 570 000 women in Norway. *Int J Cancer* 1989; 44: 23-30.

[115] Vatten LJ, Kvinnsland S. Body mass index and risk of breast cancer. A prospective study of 23,826 Norwegian women. *Int J Cancer* 1990; 45: 440-444.

[116] Vatten LJ, Kvinnsland S. Prospective study of height, body mass index and risk of breast cancer. *Acta Oncologica* 1992; 31: 195-200.

[117] Van den Brandt FC, Van den Brandt PA. Height, weight, weight change, and postmenopausal breast cancer risk: the Netherlands cohort study. *Cancer Causes Control* 1997; 8:39-47.

[118] Albanes D. Caloric intake, body weight and cancer: a review. *Nutr. Cancer* 1987; 9: 199-217.

[119] London SJ, Colditz GA, Stampfer MJ. Prospective study of relative weight, height and risk of breast cancer. *J. Am. Med. Assoc.* 1989; 262: 2853-2858.

[120] Swanson C, Coates R, Schoenberg J. Body size and breast cancer risk among women under age 45 years. *Am J Epidemiol* 1996; 143: 698-706.

[121] Ursin G, Longnecker MP, Haile RW, Greenland S. A meta-analysis of body mass index and risk of premenopausal breast cancer. *Epidemiology* 1995; 6: 137-41.

[122] Tehard B, Kaaks R, Clavel-Chapelon F. Body silhouette, menstrual function at adolescence and breast cancer risk in the E3N cohort study. *Br J Cancer* 2005; 92: 2042-8.

[123] Kumar NB, Lyman GH, Allen K, Cox CE, Schapira DV. Timing of weight gain and breast cancer risk. *Cancer* 1995: 243-249.

[124] Key TJ, Appleby PN, Reeves G, *et al.* Body mass index, serum sex hormones, and breast cancer risk in postmenopausal women. *J Natl Cancer Inst* 2003; 95: 1218-1226.

[125] Bergstrom A, Pisani P, Tenet V, Wolk A, Adami HO. Overweight as an avoidable cause of cancer in Europe. *Int J Cancer* 2001; 91: 421-30.

[126] Yong LC, Brown CC, Schatzkin A, Schairer C. Prospective study of relative weight and risk of breast cancer: the breast cancer detection demonstration project follow-up study, 1979 to 1987-1989. *Am J Epidemiol* 1996:985-995.

[127] Magnusson C, Baron J, Persson I, *et al.* Body size in different periods of life and breast cancer risk in post-menopausal women. *Int J Cancer* 1998; 76: 29-34.

[128] Folsom AR, Kaye SA, Prineas RJ, Potter JD, Gapstur SM, Wallace RB. Increased incidence of carcinoma of the breast associated with abdominal adiposity in postmenopausal women. *Am J Epidemiol* 1990; 131: 794-803.

[129] Sellers T, Kushi L, Potter J. Effect of family history, body-fat distribution, and reproductive factors on the risk of postmenopausal breast cancer. *N Eng J Med* 1992; 326: 1323-1329.

[130] Sellers TA, Gapstur SM, Potter JD, Kushi LH, Bostick RM, Folsom AR. Association of body fat distribution and family histories of breast and ovarian cancer with risk of postmenopausal breast cancer. *Am J Epidemiol* 1993 1993; 138: 799-803.

[131] Schapira DV, Kumar NB, Lyman GH, Cox CE. Abdominal obesity and breast cancer risk [published erratum appears in Ann Intern Med 1990 may 15; 112 (10): 798 - see comments]. *Ann Intern Med* 1990; 112: 182-186.

[132] Connolly BS, Barnett C, Vogt KN, Li T, Stone J, Boyd NF. A meta-analysis of published literature on waist-to-hip ratio and risk of breast cancer. *Nutr Cancer* 2002; 44: 127-38.

[133] Kim EH, Willett WC, Colditz GA, *et al.* Dietary fat and risk of postmenopausal breast cancer in a 20-year follow-up. *Am J Epidemiol* 2006; 164: 990-7.

[134] Kirschner M, Samoligh E, Drejka M. Androgen estrogen metabolism in women with upper body versus lower body obesity. *J Clin Endocrinol Metab* 1990; 70: 473-479.

[135] Schapira DV, Kumar NB, Lyman GH. Obesity body fat distribution and sex hormones in breast cancer patients. *Cancer* 1991; 67: 2215-2218.

[136] Stoll BA. Breast cancer: the obesity connection. *Br J Cancer* 1994; 69: 799-801.

[137] Horn-Ross P. Phytœstrogens, body composition, and breast cancer. *Cancer Causes Control* 1195; 6: 567-573.

[138] Gammon MD, John EM, Britton JA. Recreational and occupational physical activities and risk of breast cancer. *J Natl Cancer Inst* 1998; 90: 100-117.

[139] Gammon MD, Schoenberg JB, Britton JA, *et al.* Recreational physical activity and breast cancer risk among women under 45 years. *Am J Epidemiol* 1998; 147: 273-280.

[140] Rockhill B, Willett WC, hunter DJ, *et al.* Physical activity and breast cancer risk in a cohort of young women. *J Natl Cancer Inst* 1998; 90: 1155-1160.

[141] Monninkhof EM, Elias SG, Vlems FA, *et al.* Physical activity and breast cancer: a systematic review. *Epidemiology* 2007; 18: 137-57.

[142] IP C. Quantitative assessment of fat and calorie as risk factors in mammary carcinogenesis in an experimental model. Recent progress in Research on Nutrition and Cancer. Proceedings of a workshop Sponsored by the International Union Against Cancer, Japon; 1- november 1989. New York: Mettlin, CJ. Aoki, K., 1990: 107-117.

[143] Beth M, Berger MR, Aksoy M, Schmahl D. Comparison between the effects of dietary fat level and of calorie intake on methylnitrosourea-induced mammary carcinogenesis in female SD rats. *Int J Cancer* 1987; 39: 737-744.

[144] Armstrong B, Doll R. Environmental factors and cancer incidence and mortality in different countries, with special reference to dietary practices. *Int J Cancer* 1975; 15: 617-631.

[145] Phillips RL, Garfinkel L, Kuzma JW, Beeson WL, Lotz T, Brin B. Mortality among California Seventh-Day Adventists for selected cancer sites. *Natl Cancer Inst* 1980; 65: 1097-1107.

[146] Kinlen LJ. Meat and fat consumption and cancer mortality: a study of strict religious orders in Britain. *Lancet* 1982; i: 946-949.

[147] Howe GR, Hirohata T, Hislop TG. Dietary factors and risk of breast cancer: combined analysis of 12 case-control studies. JNCI 1990; 561-569.

[148] Frazier AL, Li L, Cho E, Willett WC, Colditz GA. Adolescent diet and risk of breast cancer. *Cancer Causes Control.* 2004; 15: 73-82.

[149] Holmes MD, Hunter DJ, Colditz GA, *et al.* Association of dietary intake of fat and fatty acids with the risk of breast cancer. *JAMA* 1999; 281: 914-920.

[150] WILLETT WC, HUNTER DJ, STAMPFER MJ, *et al.* Dietary fat and fiber in relation to risk of breast cancer: an eight-year follow-up. *JAMA* 1992; 268: 2037-2044.

[151] HOWE GR, FRIEDENREICH CM, JAIN M, MILLER AB. A cohort study of fat intake and risk of breast cancer. *J Natl Cancer Inst* 1991; 83: 336-340.

[152] GRAHAM S, HELLMANN R, MARSHALL J, *et al.* Nutritional epidemiology of postmenopausal breast cancer in western New York. *Am J Epidemiol* 1991; 134: 552-566.

[153] KUSHI LH, SELLERS TA, POTTER JD, NELSON CL, MUNGER RG, KAYE SA. Dietary fat and post menopausal breast cancer. *J Natl Cancer Inst* 1992; 84: 1092-1099.

[154] VAN DEN BRANDT PA, VAN'T VEER P, GOLDBOHM RA, *et al.* A prospective cohort study on dietary fat and the risk of postmenopausal breast cancer. *Cancer* 1993; Cancer Res: 75-82.

[155] WOLK A, BERGSTRÖM R, HUNTER D, *et al.* A prospective study of association of monounsaturated fat and other types of fat with risk of breast cancer. *Arch Intern Med* 1998; 158: 41-45.

[156] VELIE E, KULLDORFF M, SCHAIRER C, BLOCK G, ALBANES D, SCHATZKIN A. Dietary fat, fat subtypes, and breast cancer in postmenopausal women: a prospective cohort study. *J Natl Cancer Inst* 2000; 92: 833-9.

[157] HORN-ROSS PL, HOGGATT KJ, WEST DW, *et al.* Recent diet and breast cancer risk: the California Teachers Study (USA). *Cancer Causes Control* 2002; 13: 407-415.

[158] MILLS PK, ANNEGERS JF, PHILIPS RL, FRASER GE. Dietary habits and breast cancer incidence among seventh-day adventist. *Cancer* 1989; 64: 582-590.

[159] HUNTER DJ, SPIEGELMAN D, ADAMI HO, *et al.* Cohort studies of fat intake and the risk of breast cancer - a pooled analysis. *N Eng J Med* 1996; 334: 356-361.

[160] BOYD NF, STONE J, VOGT KN, CONNELLY BS, MARTIN LJ, MINKIN S. Dietary fat and breast cancer risk revisited: a meta-analysis of the published literature. *Br J Cancer* 2003; 89: 1672-85.

[161] Anonymous. Design of the Women's Health Initiative clinical trial and observational study. The Women's Health Initiative Study Group. *Control Clin Trials* 1998; 19: 61-109.

[162] CHLEBOWSKI RT, GROSVENOR M. The scope of nutrition intervention trials with cancer-related endpoints. *Cancer* 1994; 74: 2734-2738.

[163] ROCK C. Can lifestyle modification increase survival in women diagnosed with breast cancer? *J Nutri* 2002; Suppl: 3504S-3507S.

[164] PRENTICE RL, CAAN B, CHLEBOWSKI RT, *et al.* Low-fat dietary pattern and risk of invasive breast cancer: the Women's Health Initiative Randomized Controlled Dietary Modification Trial. *Jama* 2006; 295: 629-42.

[165] SMITH-WARNER SA, SPIEGELMAN D, ADAMI HO, *et al.* Types of dietary fat and breast cancer: a pooled analysis of cohort studies. *Int J Cancer* 2001; 92: 767-774.

[166] CHO E, SPIEGELMAN D, HUNTER DJ, *et al.* Premenopausal fat intake and risk of breast cancer. *J Natl Cancer Inst.* 2003; 95: 1079-1085.

[167] MISSMER SA, SMITH-WARNER SA, SPIEGELMAN D, *et al.* Meat and dairy food consumption and breast cancer: a pooled analysis of cohort studies. *Int J Epidemiol.* 2002; 31: 78-85.

[168] ZHENG W, GUSTAFSON DR, SINHA R, *et al.* Well-done meat intake and the risk of breast cancer. *J Natl Cancer Inst* 1998; 90: 1724-1729.

[169] ENGESET D, ALSAKER E, LUND E, *et al.* Fish consumption and breast cancer risk. The European Prospective Investigation into Cancer and Nutrition (EPIC). *Int J Cancer* 2006; 119: 175-82.

[170] MATTISSON I, WIRFALT E, JOHANSSON U, GULLBERG B, OLSSON H, BERGLUND G. Intakes of plant foods, fibre and fat and risk of breast cancer--a prospective study in the Malmo Diet and Cancer cohort. *Br J Cancer* 2004; 90: 122-127.

[171] ROHAN TE, HOWE GR, FRIEDENREICH CM, JAIN M, MILLER AB. Dietary fiber, vitamins A, C, and E, and risk of breast cancer: a cohort study. *Cancer Causes Control.* 1993; 4:29-37.

[172] GRAHAM S, ZIELEZNY M, MARSHALL J, *et al.* Diet in the epidemiology of postmenopausal breast cancer in a New York state cohort. *Am J Epidemiol* 1992; 136: 1327-1337.

[173] TERRY P, JAIN M, MILLER AB, HOWE GR, ROHAN TE. No association among total

dietary fiber, fiber fractions, and risk of breast cancer. *Cancer Epidemiol Biomarkers Prev* 2002; 11: 1507-1508.

[174] CHO E, SPIEGELMAN D, HUNTER D, CHEN WY, WILLETT WC. Premenopausal Dietary Charbohydrate, Glycemic Index, Glycemic Load, and Fiber in Relation to Risk of Breast Cancer. Toronto, 2003.

[175] HOLMES MD, LIU S, HANKINSON SE, COLDITZ GA, HUNTER DJ, WILLETT WC. Dietary carbohydrates, fiber, and breast cancer risk. *Am J Epidemiol* 2004; 159: 732-739.

[176] WITTE JS, URSIN G, SIEMIATYCKI J, THOMPSON WD, PAGANINI-HILL A, HAILE RW. Diet and premenopausal bilateral breast cancer: a case-control study. *Breast Cancer Res Treat* 1997; 42: 243-251.

[177] AUGUSTIN LS, DAL MASO L, LA VECCHIA C, *et al.* Dietary glycemic index and glycemic load, and breast cancer risk: a case-control study. Ann Oncol. 2001; 12: 1533-1538.

[178] ZHANG S, HUNTER DJ, FORMAN MR, *et al.* Dietary carotenoids and vitamins A, C,and E and risk of breast cancer. *J Natl Cancer Inst* 1999; 91: 547-556.

[179] TERRY P, JAIN M, MILLER AB, HOWE GR, ROHAN TE. Dietary carotenoids and risk of breast cancer. Am J Clin Nutr 1999; 76: 883-888.

[180] MICHELS KB, HOLMBERG L, BERGKVIST L, LJUNG H, BRUCE A, WOLK A. Dietary antioxidant vitamins, retinol, and breast cancer incidence in a cohort of Swedish women. *Int J Cancer* 2001; 91: 563-567.

[181] TONIOLO P, VAN KAPPEL AL, AKHMEDKHANOV A, *et al.* Serum carotenoids and breast cancer. *Am J Epidemiol* 2001; 153: 1142-1147.

[182] SATO R, HELZLSOUER KJ, ALBERG AJ, HOFFMAN SC, NORKUS EP, COMSTOCK GW. Prospective study of carotenoids, tocopherols, and retinoid concentrations and the risk of breast cancer. *Cancer Epidemiol Biomarkers Prev* 2002; 11: 451-457.

[183] VERHOEVEN DT, ASSEN N, GOLDBOHM RA, *et al.* Vitamins C and E, retinol, beta-carotene and dietary fibre in relation to breast cancer risk: a prospective cohort study. *Br J Cancer* 1997; 75: 149-155.

[184] KUSHI LH, FEE RM, SELLERS TA, ZHENG W, FOLSOM AR. Intake of vitamins A, C, and E and postmenopausal breast cancer. The Iowa Women's Health Study. *Am J Epidemiol.* 1997:165-174.

[185] HUNTER DJ, MORRIS JS, STAMPFER MJ, COLDITZ GA, SPEIZER FE, WILLETT WC. A prospective study of selenium status and breast cancer risk. *JAMA* 1990; 264: 1128-1131.

[186] VAN DEN BRANDT PA, GOLDBOHM RA, VAN'T VEER P, *et al.* Toenail selenium levels and the risk of breast cancer. *Am J Epidemiol* 1994; 140: 20-26.

[187] FRANCESCHI S, FAVERO A, LA VECCHIA C. Influence of food groups and food diversity on breast cancer risk in Italy. *Int J Cancer* 1995; 63: 785-789.

[188] FREUDENHEIM J, MARSHALL J, VENA J. Premenopausal breast cancer risk and intake of vegetables, fruits, and related nutrients. *J Natl Cancer Inst* 1996; 88: 340-348.

[189] ZHANG Y, KREGER BE, DORGAN JF, SPLANSKY GL, CUPPLES LA. Alcohol consumption and risk of breast cancer: the Framingham study revisited. *Am J Epidemiol* 1999; 149: 93-100.

[190] AMBROSONE CB, MARSHALL JR, VENA JE, *et al.* Interaction of family history of breast cancer and dietary antioxidants with breast cancer risk (New York, United states). *Cancer Causes Control* 1995; 6: 407-415.

[191] GANDINI S, MERZENICH H, ROBERTSON C, BOYLE P. Meta-analysis of studies on breast cancer risk and diet: the role of fruit and vegetable consumption and the intake of associated micronutrients. *Eur J Cancer* 2000; 36: 636-646.

[192] SMITH-WARNER SA, SPIEGELMAN D, YAUN SS, *et al.* Intake of fruits and vegetables and risk of breast cancer: a pooled analysis of cohort studies. *JAMA*. 2001; 285: 769-776.

[193] VAN GILS CH, PEETERS PH, BUENO-DE-MESQUITA HB, *et al.* Consumption of vegetables and fruits and risk of breast cancer. *Jama* 2005; 293: 183-93.

[194] FUNG TT, HU FB, MCCULLOUGH ML, NEWBY PK, WILLETT WC, HOLMES MD. Diet quality is associated with the risk of estrogen receptor-negative breast cancer in postmenopausal women. *J Nutr* 2006; 136: 466-72.

[195] SIERI S, KROGH V, PALA V, *et al.* Dietary patterns and risk of breast cancer in the

ORDET cohort. *Cancer Epidemiol Biomarkers Prev* 2004; 13: 567-72.

[196] LONGNECKER M, NEWCOMB P. Risk of breast cancer in relation to lifetime alcohol consumption. *J Natl Cancer Inst* 1995; 87: 923-929.

[197] SMITH-WARNER S, SPIEGELMAN D, YAUN SS, *et al.* Alcohol and breast cancer in women. A pooled analysis of cohort studies. *JAMA* 1998; 279: 535-540.

[198] HOWE G, ROHAN T, DECARLI A. The association between alcohol and breast cancer risk: evidence from the combined analysis in six dietary case-control studies. *Int J Cancer* 1991; 47: 707-710.

[199] HAMAJIMA N, HIROSE K, TAJIMA K, *et al.* Alcohol, tobacco and breast cancer--collaborative reanalysis of individual data from 53 epidemiological studies, including 58,515 women with breast cancer and 95,067 women without the disease. *Br J Cancer* 2002; 87: 1234-45.

[200] KEY J, HODGSON S, OMAR RZ, *et al.* Meta-analysis of studies of alcohol and breast cancer with consideration of the methodological issues. *Cancer Causes Control* 2006; 17: 759-70.

[201] TJONNELAND A, CHRISTENSEN J, OLSEN A, *et al.* Alcohol intake and breast cancer risk: the European Prospective Investigation into Cancer and Nutrition (EPIC). *Cancer Causes Control* 2007; 18: 361-73.

[202] ZUMOFF B. The critical role of alcohol consumption in determining the risk of breast cancer with postmenopausal estrogen administration. *J Clin Endocrinol Metab* 1997; 82: 1656-1658.

[203] ENGER SM, ROSS RK, PAGANINI-HILL A, LONGNECKER MP, BERNSTEIN L. Alcohol consumption and breast cancer œstrogen and progesterone receptor status. *Br J Cancer* 1999; 79: 1308-1314.

[204] MCGUIRE V, JOHN EM, FELBERG A, *et al.* No increased risk of breast cancer associated with alcohol consumption among carriers of BRCA1 and BRCA2 mutations ages < 50 years. *Cancer Epidemiol Biomarkers Prev* 2006; Aug; 15: 1565-1567.

[205] FOLSOM AR, MCKENZIE DR, BISGARD KM, *et al.* No association between caffeine intake and postmenopausal breast cancer incidence in the lowa women's health study. *Am J Epidemiol* 1993; 138: 380-383.

[206] VATTEN LJ, SOLVOLL K, LOKEN EB. Coffee consumption and the risk of breast cancer. A prospective study of 14,593 Norwegian women. *Br J Cancer* 1990; 62: 267-270.

[207] MICHELS KB, HOLMBERG L, BERGKVIST L, WOLK A. Coffee, tea, and caffeine consumption and breast cancer incidence in a cohort of Swedish women. *Ann Epidemiol* 2002; 12:21-6.

[208] NKONDJOCK A, GHADIRIAN P, KOTSOPOULOS J, *et al.* Coffee consumption and breast cancer risk among BRCA1 and BRCA2 mutation carriers. *Int J Cancer* 2006; 118: 103-107.

[209] SUN CL, YUAN JM, KOH WP, YU MC. Green tea, black tea and breast cancer risk: a meta-analysis of epidemiological studies. *Carcinogenesis* 2006; 27: 1310-5.

[210] LONDON SJ, COLDITZ GA, M.J. S. A prospective study of smoking and the risk of breast cancer. *J. Natl. Cancer Inst.* 1989; 81: 1625-1631.

[211] BRAGA C, NEGRI E, LA VECCHIA. Cigarette smoking and the risk of breast cancer. European journal of cancer prevention. *European journal of cancer prevention* 1996; 5: 159-164.

[212] AMBROSONE CB, ARK J, FREUDENHEIM JL. Cigarette smoking, Nacetyltransferase 2 genetic polymorphisms, and breast cancer risk. *JAMA* 1996; 276: 1494-1501.

[213] BAND PR, LE ND, FANG R, DESCHAMPS M. Carcinogenic and endocrine disrupting effects of cigarette smoke and risk of breast cancer. *Lancet* 2002; 360: 1044-9.

[214] LAWLOR DA, EBRAHIM S, SMITH GD. Smoking before the birth of a first child is not associated with increased risk of breast cancer: findings from the British Women's Heart and Health Cohort Study and a meta-analysis. *Br J Cancer* 2004; 91: 512-8.

[215] GRAM IT, BRAATEN T, TERRY PD, *et al.* Breast cancer risk among women who start smoking as teenagers. *Cancer Epidemiol Biomarkers Prev* 2005; 14: 61-6.

[216] BRUNET S, GHADIRIAN P, REBBECK TR, *et al.* Effect of smoking on breast cancer in carriers of mutant BRCA1 or BRCA2 genes. *J Natl Cancer Inst* 1998; 90: 761-766.

[217] TOKUNAGA M, LAND CE, TOKUOKA C. Incidence of female breast cancer among atomic bomb survivors. *Radiat Res* 1994; 138: 209-223.

[218] MILLER AB, HOWE GR, SHERMAN GJ. Mortality from breast cancer after irradiation during fluoroscopic examination in patients being treated for tuberculosis. *N Engl J Med* 1989; 321: 1285-1289.

[219] HOFFMAN DA, LONSTEIN JE, MORIN MM, *et al.* Breast cancer in women with scoliosis exposed to multiple diagnostic and mays. *J Natl Cancer Inst* 1989; 81: 1307-1312.

[220] HILDRETH NG, SHORE RE, DVORETSKY PM. The risk of breast cancer after irradiation of the thymus in infancy. *N Engl J Med* 1989; 321: 1281-1284.

[221] HANCOCK S, TUCKER M, HOPPE R. reast cancer after treatment of Hodgkin's disease. *J Natl Cancer Inst* 1993; 85: 25-31.

[222] YAHALOM J, PETREK JA, BRIDDINGER PW. Breast cancer in patients irradiated for Hodgkin's disease: a clinical and pathologic analysis of 45 events in 37 patients. *J Clin Oncol* 1992; 10: 1674-1681.

[223] BHATIA S, ROBISON L, OBERLIN O. Breast cancer and other second neoplasms after childhood hodgkin's disease. *N Eng J Med* 1996; 334: 745-751.

[224] AISENBERG AC, FINKELSTEIN DM, DOPPKE KP, KOERNER FC, BOIVIN JF, WILLETT CG. High risk of breast carcinoma after irradiation of young women with Hodgkin's disease. *Cancer* 1997; 79: 1203-1210.

[225] STORM H, JENSEN OM. Risk of controlateral breast cancer in Denmark. *Br J Cancer* 1986; 54: 483-492.

[226] MATTSSON A, RUDEN BI, PALMGREN J, RUTQVIST LE. Dose - and time-response for breast cancer risk after radiation therapy for benign breast disease. *Br J Cancer* 1995; 72: 1054-1061.

[227] LUNDELL M, MATTSSON A, HAKULINEN T, HOLM LE. Breast cancer after radiotherapy for skin hemangioma in infancy. *Radiat Res (United States)* 1996; 145: 225-230.

[228] FEIG SA, HENDRICK RE. Radiation risk from screening mammography of women aged 40-49 years. *J Natl Cancer Inst* 1997; 22: 119-124.

[229] RONCKERS CM, ERDMANN CA, LAND CE. Radiation and breast cancer: a review of current evidence. *Breast Cancer Res* 2005; 7: 21-32.

[230] MUSGRAVE MA, ARONSON KJ, NAROD S, HANNA W, MILLER AB, MCCREADY DR. Breast cancer and organochlorines: a marker for susceptibility? *Surg Oncol* 1998; 7:1-4.

[231] HOTZ-WAGENBLATT A, SHALLOWAY D. Gap junctional communication and neoplastic transformation. *Crit Rev Oncog* 1993; 4: 541-58.

[232] RUSSO J, RUSSO IH. Genotoxicity of steroidal estrogens. *Trends Endocrinol Metab* 2004; 15: 211-4.

[233] ARDIES CM, DEES C. Xenœstrogens significantly enhance risk for breast cancer during growth and adolescence. *Med Hypotheses* 1998; 50: 457-64.

[234] COLBORN T, DUMANOVSKY D, MYERS JP. Outr Stolen Future. New York: A Dutton Book, 1996.

[235] WOLFF M, TONIALO P, LEE E, *et al.* Blood levels of organochlorine residues and risk of breast cancer. *J Natl Cancer Inst* 1993; 85: 648-652.

[236] KRIEGER N, WOLFF M, HIATT R. Breast cancer and serum organochlorines: a prospective study among white, black, and Asian women. *J Natl Cancer Inst* 1994; 86: 589-599.

[237] HENDERSON AK, ROSEN D, MILLER G. Breast cancer among women exposed to polybrominated biphenyls. *Epidemiology* 1995; 6: 544-546.

[238] HUNTER DJ, HANKINSON SE, LADEN F, *et al.* Plasma organochlorine levels and the risk of breast cancer. *N Eng J Med* 1997; 337: 1253-1258.

[239] VAN'TVEER P, LOBBEZOO IE, MARTIN-MORENO JM, *et al.* DDT (dicophane) and postmenopausal breast cancer in Europe: a case-control study. *Br Med J* 1997; 315: 81-85.

[240] TAKKOUCHE B, ETMINAN M, MONTES-MARTINEZ A. Personal use of hair dyes and risk of cancer: a meta-analysis. *Jama* 2005; 293: 2516-25.

[241] DARBRE PD, ALJARRAH A, MILLER WR, COLDHAM NG, SAUER MJ, POPE GS. Concentrations of parabens in human breast tumours. *J Appl Toxicol* 2004; 24: 5-13.

[242] DARBRE PD. Aluminium, antiperspirants and breast cancer. *J Inorg Biochem* 2005; 99: 1912-9.

[243] McGrath KG. An earlier age of breast cancer diagnosis related to more frequent use of antiperspirants/deodorants and underarm shaving. *Eur J Cancer Prev* 2003; 12: 479-85.

[244] Mirick DK, Davis S, Thomas DB. Antiperspirant use and the risk of breast cancer. *J Natl Cancer Inst* 2002; 94: 1578-80.

[245] Stevens RG. Breast cancer and electric power. *Biomed and Pharmacother* 1993; 47: 435-438.

[246] Tynes T. Electromagnetic fields and male breast cancer. *Biomed and Pharmacother* 1993; 47: 425-427.

[247] McElroy JA, Egan KM, Titus-Ernstoff L, *et al.* Occupational exposure to electromagnetic field and breast cancer risk in a large, population-based, case-control study in the United States. *J Occup Environ Med* 2007; 49: 266-74.

[248] Colditz GA. Epidemiology of breast cancer findings from the nurses health study. *Cancer* 1993; 71: 1480-1489.

[249] Hartmann LC, Sellers TA, Frost MH, *et al.* Benign breast disease and the risk of breast cancer. *N Engl J Med* 2005; 353: 229-37.

[250] Gump FE. Lobular carcinoma *in situ*: pathology and treatment. *Journal of Cellular Biochemistry* 1993; 17G: 53-58.

[251] Rosen PP, Lieberman PH, Braun DW, Kosloff C, Adair F. Lobular carcinoma *in situ* of the breast. Detailed analysis of 99 patients with average follow-up of 24 years. *Am J Surg Pathol* 1978; 2: 225-251.

[252] Page DL, Kidd TE, Dupont WD, Simpson JF, Rogers LW. Lobular neoplasia of the breast: higher risk for subsequent invasive cancer predicted by more extensive disease. *Hum Pathol* 1991; 22: 1232-1239.

[253] Trojani M. Carcinomes *in situ*. Facteurs pronostiques. *Arch Anat Cytol Path* 1994; 42: 234-250.

[254] Ottman R, Pike MC, King MC, *et al.* A practical guide for estimating risk for familial breast cancer. *Lancet* 1983; 2: 556-558.

[255] Lynch HT, Watson P, Conway T. Breast cancer family history as a risk factor for early onset breast cancer. *Breast Cancer Res Treat* 1988; 11: 263-267.

[256] Claus EB, Risch N, Thompson W. Genetic analysis of breast cancer in the cancer and steroid hormone study. *A J Human Genet* 1991; 48: 232-242.

[257] Offit K, Brown K. Quantitating familial cancer risk: a resource for clinical oncologists. *J Clin Oncol* 1994; 12: 1724-1736.

[258] Antoniou A, Pharoah PD, Narod S, *et al.* Average risks of breast and ovarian cancer associated with BRCA1 or BRCA2 mutations detected in case Series unselected for family history: a combined analysis of 22 studies. *Am J Hum Genet* 2003; 72: 1117-30.

CONTRACEPTION ESTRO-PROGESTATIVE ET CANCER DU SEIN

André GORINS, Marc ESPIÉ

Les données épidémiologiques concernant la contraception orale (CO) et le risque ultérieur de survenue d'un cancer du sein (CS) sont essentiellement anglo-saxonnes et scandinaves, et ne reflètent donc pas obligatoirement notre pratique hormonale.

PLUSIEURS MÉTA-ANALYSES ONT ÉTÉ PUBLIÉES À CE JOUR

Romieu (1990) [1] a repris 27 études cas témoins, 24 d'entre elles ne retrouvaient pas d'association entre pilule et cancer du sein alors que trois notèrent une augmentation de risque. Il n'y a pas eu d'augmentation de risque relatif (RR) observé en fonction de la durée d'utilisation (> 10 ans RR : 1,14 – IC : 0,9-1,4). On notait par contre une majoration du RR de Cancer du sein chez des femmes jeunes de moins de 46 ans en cas de prise de plus de 4 ans avant une première grossesse (RR : 1,72 – IC : 1,3-2,1). Il n'a pas non plus été observé d'élévation du risque en cas d'antécédent familial de Cancer du sein.

Cet auteur avait également repris 5 études prospectives et n'a pas trouvé d'effet délétère lié à l'utilisation de la pilule (RR : 1,06 – IC : 0,92-1,22). Là encore aucune corrélation n'a été observée avec la durée d'utilisation.

Thomas (1991) [2], sur 15 études cas témoins n'a pas noté d'élévation significative du risque RR : 1,0 – il en a été de même pour 5 études prospectives étudiées RR : 1,04. Cet auteur n'a pas non plus retrouvé de risque majoré en fonction de la durée d'utilisation. RR : 1,1.

Il n'a pas été retrouvé de risque à long terme, ni d'augmentation du risque en cas d'antécédent familial ni de cas de pathologie mammaire bénigne.

En 1996, a été publiée une méta analyse regroupant les principales publications antérieures. Le Collaborative Group on Hormonal Factors in Breast Cancer a repris 54 études [3] et a trouvé un RR global de 1,07 (± 0,017). Le risque semblait majoré pour les utilisatrices en cours de contraception RR : 1,24 (IC 1,15-1,33) et pour les 10 ans qui suivaient. Il n'y avait plus d'élévation du risque après 10 ans d'arrêt.

Cette méta-analyse n'a pas permis de répondre au risque en fonction de la durée d'utilisation, en fonction du type ou de la dose de pilule.

Le risque semblerait plus important en cas de prise avant l'âge de 20 ans. RR : 1,22 (± 0,04). Les tumeurs survenues sous pilules ont été plus fréquemment localisées RR : 0,88 (0,81-0,95) et s'accompagnaient moins souvent de métastases RR : 0,70.

Cette méta-analyse suggérait un éventuel phénomène promoteur de la CO sur les tumeurs déjà initiées. Elle ne pouvait éliminer les biais des études antérieures colligées et notamment celui d'une surveillance accrue permettant une avance du diagnostic qui pourrait également expliquer le stade plus précoce des tumeurs survenant sous CO.

Elle évoquait également la possibilité d'un rôle particulier des hormones exogènes pendant l'adolescence, période où le sein est plus sensible à l'action des carcinogènes ou chez certaines femmes jeunes plus susceptibles et éventuellement en cas de mutation de type BRCA1 ou BRCA2.

RÉSULTATS RÉCENTS

Depuis cette méta-analyse de 1996, **Newcomb** [4] a publié une étude cas témoins 6 751 femmes atteintes de CS versus 9 311 témoins, avec un RR à 1,1 – sans augmentation de risque en fonction de la durée.

Cependant le RR de CS était à nouveau plus élevé chez les femmes de moins de 45 ans en cas d'utilisation récente de la pilule. RR : 2 – (IC 1,1-3,9).

De même **Brinton** [5] dans une étude cas témoins de femmes de moins de 45 ans a trouvé un RR pour les C.S survenus avant 35 ans RR : 1,8 – (IC : 1,2-2,7).

En revanche **Hankinson** [6] a publié les résultats de la Nurses' Health study – 3 383 cas de C.S observés de 1976 à 1992 (16 ans de suivi) : il n'a pas été retrouvé d'élévation du risque lié à la prise de la pilule. RR : 1,11 (IC : 0,94-1,32) y compris en cas de prise depuis plus de 10 ans. Cette étude n'a pas mis en évidence de risque chez les femmes de moins de 45 ans y compris en cas de contraception orale d'une durée supérieure à 10 ans, ni pour 5 ans ou plus d'utilisation avant une première grossesse RR : 0,57.

Ursin [7] dans son étude cas témoins n'a pas trouvé d'augmentation de risque pour une durée de Contraception orale supérieure à 12 ans.

Marchbanks [8] en 2002 a rapporté une étude menée chez des femmes de 35 ans à 64 ans.

4 575 cancers du sein appariés à 4 682 témoins. Il n'a retrouvé aucune élévation de risque en cours d'utilisation RR : 1 (0,8-1,3) ou après l'arrêt de la prise de CO RR : 0,9.

Il n'a pas été retrouvé de lien avec la durée d'utilisation et les doses d'estrogènes, pas de risque accru en cas d'antécédent familial de CS, ni en cas d'utilisation à un jeune âge.

Il existe cependant des résultats discordants :

Le travail de **Kumlé** [9], également publié en 2002, porte sur une étude prospective menée en Norvège et en Suède. Il a trouvé un RR en cas de prise de CO à 1,6 (IC : 1,2-2,1), avec un effet durée (p = 0,005).

CONTRACEPTION ORALE ET FORMES PARTICULIÈRES DE CANCER DE SEIN

Existe-t-il un lien entre la contraception orale et certains types de cancer du sein.

Newcomer [10] dans son étude cas témoins, semble le prouver. Il a trouvé une proportion de C.S lobulaires significativement plus élevée que les canalaires en cas de prise de C.O – RR : 2,6 (1-7,1). (*Ce qui se retrouve aussi en cas de T.H.S*).

CONTRACEPTION ORALE ET ÂGE DU DIAGNOSTIC

Si donc, une élévation du risque a parfois été retrouvée, c'est essentiellement chez les femmes jeunes, comme cela a été démontré par **Wingo** [11] qui trouve un RR à 1,4 entre 35 et 44 ans, alors que si le diagnostic est posé entre 45 et 54 ans, avec plus de 20 ans d'utilisation le RR passe à 0,6 (0,3-0,8).

Dans l'étude de **Magnusson** [12], il n'a pas été retrouvé de lien entre pilule et cancer du sein survenant après la ménopause (étude suédoise cas témoins chez les femmes âgées de 50 à 74 ans).

PILULE ET ANTÉCÉDENTS FAMILIAUX DE CANCER DU SEIN

Le sujet est important. Peut-on prescrire sans arrière-pensée, une contraception normale chez une femme qui présente des antécédents familiaux de CS (mère, sœur, tante, etc.)

Disons d'emblée que la grande majorité des publications n'a pas retrouvé de lien CO et RR de CS en fonction d'antécédents familiaux.

C'est l'étude de **Murray** [13] portant sur la cohorte de CASH (Cancer and Steroïd Hormone Study) y compris chez les femmes jeunes et quelle que soit la durée de la contraception ; elle est toutefois contredite par l'étude de **Grabuck** [14] RR : 3,3 IC : 1,6-6,7), **Ursin** [15] a publié les premiers résultats chez des femmes présentant une mutation BRCA1 ou BRCA2 authentifiées. Il s'agissait d'une étude portant sur 50 femmes juives originaires d'Europe de l'Est dont 14 présentaient une mutation. Elles ont été appariées à 36 témoins. Pour une durée de contraception supérieure à 49 mois, le RR est à 6,4 mais sans être statistiquement significatif (IC : 0,8-49,4). Il le devient cependant si cette prise de contraception est intervenue avant une première grossesse à terme : RR 7,3 (IC 1-54,9). Il faut noter que l'intervalle de confiance est très important, lié au faible nombre de patientes prises en compte pour cette étude. Pour l'**Équipe d'Ursin**, ces résultats soulèvent de nombreuses questions : la pilule augmenterait – elle la prolifération cellulaire de cas de mutation BRCA ? Empêcherait-elle l'effet protecteur des cycles anovulatoires de l'adolescence (effet d'ailleurs contesté) ? Le sein serait-il plus sensible à l'action des carcinogènes entre 10 et 20 ans comme cela a pu être démontré pour les radiations ionisantes ?

On citera encore le travail de **Heimdal** [16] en 2002, étude norvégienne cas témoins qui n'a pas retrouvé d'augmentation significative en cas de BRCA1, RR : 2 (IC 0,36-10,9).

Cependant **Narod** [17] a retrouvé en une étude cas témoins 1 311 femmes avec mutations authentiques *versus* 1 311 témoins, une légère élévation de RR en cas de BRCA1, 1,2 (1,02-14,0) – non pour les BRCA2.

Quant à **Milne** [18] il a constaté une relation plutôt négative avec BRCA1 et l'utilisation de la pilule. RR : 0,22 (0,10-0,49), mais pas de relation avec BRCA2.

En pratique, la contraception orale n'est pas contre-indiquée en cas de mutation BRCA1 ou 2 comme l'a notifié la conférence de consensus publiée en France en 2004 [19].

CONTRACEPTION PROGESTATIVE

Skegg [20] a mené une étude cas témoins chez les femmes atteintes de cancer du sein qui avaient pris un contraceptif oral. par Levonorgestrel 0,03 mgr/jour ou par Norethisterone 0,35 µg/jour et a trouvé globalement un RR non augmenté 1,1. Il a observé cependant un risque plus élevé en cas de contraception progestative prise avant 34 ans, RR : 2,3 (1,2-4,3), risque semblant lié à la durée (p : 0,06) en cas d'utilisation dans les 10 années précédant le cancer du sein.

Des résultats similaires ont été constatés par **Paul** [21] avec la medroxyprogesterone injectable (dépôt DMPA). La WHO [22] avait noté un RR à 2 (1,5-2,8) en cas de prise avant 35 ans ou en cas d'utilisation dans les 5 dernières années.

Là encore, ces études peuvent simplement refléter une surveillance accrue chez les femmes ou un éventuel effet promoteur sur des cancers infracliniques.

On citera les publications plus récentes de **Shapiro** [23]. Etude cas témoins avec la DMPA RR : 0,9 sans effet durée, avec toutefois une majoration en cours d'utilisation RR : 2,3 – et celle de Strom [24] en 2004 concernant la DMPA, mais aussi le Norplant. Cette étude, également cas témoins relève un RR à 0,9 sans augmentation chez les utilisatrices en cours ou utilisatrices dans les 5 ans.

Il n'y a donc pas semble-t-il de risque accru lié à la contraception progestative (sauf peut-être pour certains sous groupes), ou d'effet protecteur mis en évidence.

Nous n'avons aucune donnée quant à la contraception progestative per os qui est souvent prescrite en France avec notamment des Norpregnanes, donnés 20 jours/mois, voire en continu. Cette lacune est dommageable.

Enfin, concernant contraception et mortalité par Cancer du sein, les études de l'**Oxford family planning association** [25], celle du **Royal College of General Practioners** [26] n'ont pas retrouvé d'augmentation de mortalité par cancer du sein, ce qui est rassurant.

Nous voulons apporter QUELQUES REFLEXIONS PERSONNELLES à cette analyse de cette abondante littérature.

La concentration des estrogènes, représentés par l'Ethinyl-oestradiol (le mestranol n'est plus utilisé) a varié avec le temps dans le sens d'un allégement substantiel des doses ; passant progressivement de 50 à 30, 20 voire 15 µg/pilule. Il est assez vraisemblable que ces réductions de 40 %, 60 %, 70 % dans cette posologie estrogénique ait des répercussions sur le RR du CS. Mais, il n'y a rien de précis qui soit publié à cet égard.

Les enquêtes sont d'autant plus difficiles que les femmes changent souvent de pilules avec le temps, et parfois même plusieurs fois ou qu'elles peuvent interrompre momentanément, opter pour une contraception d'autre nature (dispositif intra-utérin par exemple), etc. On comprend que dans ces conditions, l'établissement de données statistiques soit particulièrement ardu.

Il en est de même pour les progestatifs de synthèse (PS) associés : autrefois Norethisterone, puis Levonorgestrel, Desogestrel, Gestatène, etc. L'impact de la molécule du PS utilisé est sûrement différent sur la cible mammaire comme l'ont montré diverses études *in vitro* [27].

Il ne faut pas oublier que la contraception retarde la date de survenue des grossesses, souvent au-delà de l'âge de 30 ans – entraînant de ce fait un risque accru de cancer du sein.

Ajoutons le foisonnement de nouvelles spécialités contraceptives hormonales qui ont sûrement leur intérêt et leurs qualités, mais dont on note l'absence d'étude approfondie clinique, biologique, histologique sur le sein, et particulièrement une éventuelle relation, positive ou négative, avec le carcinogenèse mammaire. Nous citerons entre autres : la Drospirenone (Jasmine*), l'Etonogestrel (Implanon*), le levonorgestrel (DIU : Mirena*), les anneaux vaginaux Nuvaring*), les patchs hebdomadaires. Il ne s'agit pas de critique, mais d'un souhait pour que diverses spécialités puissent bénéficier ultérieurement de données solides concernant leur impact mammaire.

Il en est de même pour la contraception macro ou micro progestative largement diffusée en France et qui manque cruellement de bases statistiques.

Reste la récente déclaration du **CIRC (Centre International de Recherche sur le Cancer)** annonçant que les pilules contraceptives estroprogestatives devaient être officiellement considérées comme des substances cancérigènes [28].

L'émoi a été considérable : sachant que si vis-à-vis d'un cancer du sein, il existe une faible augmentation dans certains sous-groupes de femmes – et encore celle-ci est loin d'être toujours retrouvée ! (cf SUPRA) – en revanche, il existe un effet protecteur vis-à-vis du cancer de l'endomètre, du cancer de l'ovaire. Cette annonce a donc justifié une mise au point solennelle de Sociétés Savantes françaises CNGOF, FNCGM, et SFG : « *La pilule a été et est bien plus qu'un dispositif médical.*

Les bénéfices acquis par la pilule concernent la Société tout entière. Évitons donc tout alarmisme injustifiée » [29].

QUELLE CONTRACEPTION PEUT-ON UTILISER APRÈS UN CANCER DU SEIN ?

Cette question est importante, d'autant plus qu'on rencontre à présent avec fréquence des femmes atteintes de cancer du sein jeunes, en âge de procréer.

Il apparaît impératif de leur assurer une contraception sûre, si elles ne souhaitent pas de grossesse.

Or la littérature est parfaitement muette à cet égard. À notre connaissance, aucune étude rétrospective ou prospective n'a été publiée. On est dans la même situation qu'il y a deux décennies. En 1983, le rapport de Renaud aux Journées de pathologie mammaire montrait l'absence de toute donnée statistique à ce sujet [30].

On ne peut faire que des supputations. On pourrait cependant être autorisé à dire que du fait que la contraception orale n'augmente pas (ou peu) globalement le RR du cancer du sein, il semble licite de la prescrire chez une femme qui a eu un antécédent personnel de cancer du sein.

Rappelons à ce propos, les anciennes expériences de Welsch et Meites. Ils induisaient un cancer de la mamelle chez le rat femelle à l'aide de Dimethylbenzanthracène (DMBA). Si l'Enidril (mélange de mestranol + norethynodrel) est donné avant l'induction du cancer par la DMBA, il le prévient partiellement. En revanche, donné après l'induction par DMBA, l'Enidril a une action accélératrice à petites doses, mais toujours freinatrice à fortes doses dans le processus de carcinogenèse mammaire. Ainsi, selon la date par rapport au processus de cancérogenèse et selon la posologie hormonale des effets diamétralement opposés peuvent être observés.

En bref, les pratiques des Gynécologues français restent parfaitement empiriques en ce domaine. Pour en savoir plus, le GERM[1] avec l'appui d'autres Sociétés Gynécologiques Savantes a entrepris une étude auprès de Gynécologues français [32]. Sur 2 500 questionnaires adressées, 200 observations ont été reçues dont 185 (92,5 %) exploitables.

On a pu constater que la contraception utilisée après cancer du sein a été la suivante :

- pilules EP : 3 ;
- progestatifs (micro ou macro dosés) : 37 ;
- stérilet : 135 (120 en cuivre, 15 au Levonorgestrel) ;
- autres méthodes : préservatifs, ligature des trompes, etc.) : 22.

Par ailleurs, on n'a pu faire aucun lien entre les rechutes de CS et le type de contraception, les effectifs étant trop faibles pour établir une étude statistique.

26 rechutes soit 14 %

* 20 sous stérilet au cuivre	17 %	(20/120)
* 1 sous Mirena	7 %	(1/ 15)
* 1 sous progestatif	3 %	(1/ 37)
* 4 sous autres méthodes	18 %	(4/ 22)

On pourra souligner qu'on privilégie indiscutablement le stérilet au cuivre (inerte au plan hormonal), que les Progestatifs de synthèse seuls sont parfois employés et que, par contre, la pilule estroprogestative n'est qu'exceptionnellement prescrite en ces circonstances. Cette attitude semble « raisonnable », mais il apparaît impératif que de vastes études prospectives soient entreprises afin de sortir de l'empirisme qui règne en la matière et qui relève actuellement d'une entente entre patiente et Gynécologue – non réellement documentée au plan scientifique. ■

1. GERM : Groupe d'Étude et de Réflexion sur les Mastopathies.

BIBLIOGRAPHIE

[1] ROMIEU I., BERLIN J.A, COLDITZ G. Oral contraceptives and breast cancer, *Cancer* 1990; 66: 2253-2263.

[2] THOMAS DB. Oral contraceptives and breast cancer: review of the epidemiologic literature. *Contraception*, 1991; 43: 597-642.

[3] COLLABORATIVE GROUP OON HORMONAL FACTOR IN BREAST CANCER. Breast cancer ans hormonal contraceptives : collaborative reanalysis of individual data on 53 297 women with breast cancer and 100 239 women without breast cancer from 54 epidemiological studies. *Lancet,* 1996; 347: 1713-1727.

[4] NEWCOMB P.A, LOGNECKER M.P, STORER BE *et al.* Recent oral contraceptive use and risk of breast cancer (United states), *Cancer Causes Control*, 1996; 7: 525-532.

[5] BRINTON L.A, GAMMON M.D, MALONE K.E *et al.* Modification of oral contraceptive relationships on breast cancer risk by selected factors among younger women, *Contraception,* 1997; 5 : 197-203.

[6] HANKINSON SE, COLDIZT G.A, MANSON JE *et al.* A prospective study of oral contraceptive use and risk of breast cancer (Nurses' Health Study, United States), *Cancer Causes Control,* 1997; 8 :65-72.

[7] URSIN G., ROSS R.K, SULLIVAN–HALLEY *et al.* Use of oral contraceptives and risk of breast cancer in young women. *Breast Cancer Res. Treat,* 1998; 50: 175-184.

[8] MARCHBANKS P.A, MC DONALD J.A, WILSON H.G *et al.* Oral contraceptives and the risk of breast cancer. *N. Engl. J. Med,* 2002; 346 (26): 2 025-2032.

[9] KUMLE M, WEIDERPASS E., BRAATON T *et al.* Use of oral contraceptives and breast cancer risk : The Norvegian – Swedish women's lifestyle and health cohort study. *Cancer Epidemiol Bioharkers Proc,* 2002; 11 (11): 1375-1381.

[10] NEWCOMER L.M, NEWCOMB P.A, TRENTHAM-DIETZ A *et al.* Oral contraceptive use and risk of breast cancer by histologic type. *Int. J. Cancer*, 2003; 106 (6): 961-964.

[11] WINGO P.A, LEE N.C, ORY H.W *et al.* Age specific differences in the relatanship between oral contraceptive use and breast cancer, *Cancer*, 1993; 15 (71 (4suppl)): 1506-1517.

[12] MAGNUSSON C.M, PERSSON I.R, BARON J.A *et al.* The role of reproductive factors and use of oral contraceptives in the aetiology of breast cancer in women aget 50 to 74 years. *Int . J. Cancer*, 1999; 80: 231-236.

[13] MURRAY P.P, STADEL BV, SCHLESSELMAN J.S. Oral contraceptive use in women with a family history of breast cancer, *Obstet. Gynecol*, 1989; 73: 977-983.

[14] GRABICK D.M, HARTMANN L.C, CERHAN J.R *et al.* Risk of breast cancer with oral contraceptive use in women with a family history of breast cancer, *JAMA*, 2000; 284 (14): 1791-1798.

[15] URSIN G., HENDERSON B, HALLE R.N *et al.* Does oral contraceptive use increase the risk of breast cancer in women with BRCA1 / BRCA2 mutations more than in other women ? *Cancer Research*, 1997; 57: 3678 -3681.

[16] HEIMDAL K., SKOVLUND E., HOLLER P. Oral contraceptive and risk of familial breast cancer, *Cancer Detect. Prev*, 2002; 26 (1): 23-27.

[17] NAROD S.A, DUBE M.P, KLIJN J. *et al.* Oral contraceptives and the risk of breast cancer in BRCA1 and BRCA2 mutation carriers. *J. Natl. Cancer Inst*, 2002; 94 (23): 1773-1779.

[18] MILNE R.L, KNIGHT J.A, JOHN EM. *et al.* Oral contraceptive use and risk of early onset breast cancer in carriers and noncarriers of BRCA1 and BRCA2 mutations, *Cancer Epidemiol Biomakers Prev.,* 2005; 14 (2): 350-356.

[19] EISENGER F, BRESSAC B, CASTAIGNEE D *et al.* Identification and management of hereditary predisposition to cancer of the breast and the ovary (update 2004). *Bull Cancer*, 2004; 91 (3): 219-237.

[20] SKEGG DCG, PAUL C., SPEARS GFS *et al.* Progestogen - only oral contraceptives and risk of breast cancer in New Zeland, *Cancer Causes Control*, 1996; 7: 513-515.

[21] PAUL C., SKEGG DCG, SPEARS GFS, Depo-medroxyprogesterone (Depo-Provera) and risk of breast cancer, *Br. Med. J*, 1989; 299: 759-762.

[22] WHO Collaborative study of neoplasia and steroid contraceptives. Breast cancer and depot medroxyprogesterone acetate : a multinational study, *Lancet,* 1993; 338: 833-838.

[23] Shapiro S., Rosenberg L., Hoffman M. *et al.* Risk of breast cancer relation to the use of injectable progestogen contraceptives and combined estrogen progestogen contraceptives. *Am. J. Epidemiol*, 2000; 151 (4): 396-403.

[24] Strom B.L, Berlin J.A, Weber AL *et al.* Absence of an effect of injectable and implantable progestin-only contraceptives on subsequent risk of breast cancer, Contraception, 2004; 69 (5): 353-360.

[25] Vessey M.P, Villard – Mackintosh V., Mc Pherson K. *et al.* Mortality among oral contraceptive users: 20 years follow up of women in a cohort study, *Br J Cancer*, 1989; 299: 1487-1491.

[26] Beral V., Hermon C., Kay C. *et al.* Mortality associated with oral contraceptive use: 25 years follow up of cohort of 46 000 women from Royal College of General Practitioners'oral contraceptive study. *Br. Med. J*, 1999; 318: 96-100.

[27] Gorins A. Effet de la progestérone et des progestatifs de synthèse sur le sein, *Reproduction Humaine et Hormones*, 1999; 12 n° 3 : 271-276.

[28] The Lancet oncology – Current Insue, 2005 ; 6 n° 8 : 552-553.

[29] Cancers et pilule : Réponse des CNGOF, FNCGM et SFG AUX DECLARATIONS DU CIRC, *Gynécologie Obstétrique et Fertilité*, 2006 ; 34 : 92-93.

[30] Renaud R., Gairard B., Andre G., *et al.* Grossesse et contraception après traitement d'un cancer du sein, 5e Journées de la Société Française de Sénologie et de Pathologie Mammaire, Paris : Masson éd 1983 : 148-165.

[31] Welsch C.W, Meites J. Effects of norethymodrel mestranol combination (enovid) on development and growth of carcinogen induced mammarey tumors in female rats. *Cancer,* 1969; 23: 601.

[32] Gorins A. Les résultats d'une Enquête Nationale rétrospective sur la contraception après cancer du sein. Le Journal Faxé de Gynécologie – REGIFAX Paris 3 Avril 2003.

LA DENSITÉ MAMMOGRAPHIQUE

Gabriel ANDRÉ

La quantité de sein dense sur une radiographie est variable suivant la composition du tissu mammaire, elle est proportionnelle à la quantité de tissu fibro-épithélial de la glande. Une densité mammographique élevée est un facteur de risque de cancer du sein bien plus puissant que beaucoup d'autres, les femmes avec une densité 75 % ayant un risque 4 à 5 fois supérieur à celles ayant une densité faible. Le risque attribuable pour une densité 50 % se situe autour de 30 %. Ce risque est indépendant de l'âge et des autres facteurs de risques, il est pour sa plus grande part génétiquement déterminé. Les méthodes de mesure quantitatives sont les plus performantes mais plus difficiles à mettre en œuvre que l'appréciation qualitative. Toute évaluation, pour pouvoir être interprétée, doit être rapportée à l'âge, à l'âge de la ménopause et au BMI. La densité mammaire est corrélée à un excès de facteurs de croissance tissulaire et/ou plasmatique. Le THS estroprogestatif augmente la densité mammaire, mais est aussi (tout comme les estrogènes seuls) à l'origine de modifications anatomiques localisées ayant pour conséquence une diminution de sensibilité et de spécificité de lecture mammographique. Aucune différence significative n'a pu être montrée concernant les séquences ou les voies d'administration d'un traitement estroprogestatif. Avec la Tibolone et les estrogènes administrés seuls, la densité ne varie pas significativement. Les antiestrogènes diminuent légèrement la densité.

DONNÉES GÉNÉRALES

LES VARIATIONS PHYSIOLOGIQUES

L'aspect radiologique du sein de la femme est fonction de la quantité relative de tissu radio dense et de tissu radio transparent. Le tissu radio dense, tel qu'il apparaît sur la mammographie, représente l'essentiel du tissu fibro-épithélial de la glande, en fait tissu cible pour le cancer du sein [1]. Ce tissu dense est donc du fibrocollagène avec de nombreux acinis glandulaires et très peu de tissu adipeux. Les plages radio transparentes représentent essentiellement le tissu graisseux avec quelques très fins tractus fibreux et quelques ilots éparses de tissu glandulaire.

Chez la femme jeune, le sein est soumis aux variations hormonales cycliques. La prolifération cellulaire de la phase folliculaire augmente encore durant la phase lutéale [2]. Durant cette période, le sein gagne en contenu aqueux et devient plus volumineux. La chute des estrogènes et de la progestérone s'accompagne d'une apoptose cellulaire contemporaine des règles. La densité mammographique est donc majorée en phase lutéale, et la fin des règles est certainement le meilleur moment pour réaliser l'examen radiologique des seins.

En préménopause, la densité est au maximum en post-pubertaire. À l'âge de 20 ans, 65 % des femmes ont une densité mammaire (exprimée en % de tissu dense par rapport à la totalité de la glande) d'au moins 50 %, mais à 40 ans elles ne sont plus que 50 % à avoir des seins denses.

En ménopause, la chute des hormones sexuelles entraîne une régression progressive du tissu lobulaire et entre 75 et 79 ans 30 % des femmes ont une densité mammaire supérieure à 50 % [3]. Les seins apparaissent alors plus transparents et 34 % des femmes, âgées de 75 à 79 ans, ont des seins radio transparents alors que cette proportion n'est que de 11 % entre 25 et 29 ans.

LES MÉTHODES DE MESURES

Il n'y a pas à ce jour de méthode universellement acceptée et c'est là un problème, car il n'est pas toujours possible de comparer différents travaux réalisés avec des méthodes de mesures qui ne sont pas les mêmes. Si l'on veut faire de la densité mammaire un marqueur individuel de risque, le risque peut varier grandement suivant le critère de mesure retenu.

a – les méthodes qualitatives sont les plus anciennes. En 1976, WOLFE a proposé un classement en 4 catégories : N1 pour les seins graisseux avec un risque de cancer bas, DY pour les seins les plus denses où le risque de cancer est le plus élevé. Les catégories intermédiaires P1 et P2 tiennent compte de l'aspect du parenchyme mammaire. Cette classification est ancienne, mais beaucoup d'études épidémiologiques y font encore référence. Elle est peu précise, la variabilité inter-observateur étant de 52 à 97 % et intra-observateur de 69 à 97 % [4].

Une autre classification qualitative est celle des radiologues américains : le système BIRADS. Ce système est également peu précis, ses 4 catégories étant mal définies. Il permet par contre, comme avec les critères de WOLFE, la réalisation d'études sur de très larges populations.

b – les méthodes quantitatives sont apparues au début des années 80. La plus ancienne est l'estimation visuelle, directement par le radiologue, du pourcentage de tissu dense au niveau du sein. Le nombre des catégories est variable (de 5 à 20), mais la méthode la plus employée est celle proposée par BOYD en 6 catégories [5]. Les méthodes les plus performantes sont la planimétrie et les mesures assistées par ordinateur. Elles permettent une plus grande précision avec un chiffrage continu s'affranchissant des catégories. La planimétrie « manuelle » est utilisée depuis 1987. Le radiologue définit au crayon le contour des zones denses et celui de la totalité de la glande mammaire. L'ordinateur calcule le pourcentage de sein dense ; c'est ce pourcentage qui permet d'apprécier le risque avec un gradient de risque plus élevé que pour les méthodes qualitatives. La reproductibilité de cette méthode est bonne avec une variabilité intra-observateur estimée à 0,9 [6]. La comparaison d'un même groupe de patientes avec mesure absolue (pourcentage de densité) et relative (critères de WOLFE), classe différemment 37 % des patientes suivant l'une ou l'autre méthode. Une seule étude [7] a comparé dans une même cohorte (1 060 cancers et 2 352 témoins) la pertinence de ces 2 méthodes de mesure. Le risque de cancer du sein augmente progressivement avec le % de densité, et est multiplié par 5 ou 6 pour les seins les plus denses (densités supérieures à 85 %) vs les seins les moins denses. Avec les critères de WOLFE, l'amplitude d'augmentation du risque est bien plus faible, comprise entre 2 et 3. En étude multivariée, le pourcentage de densité a une valeur prédictive nettement plus importante et rajouter une indication qualitative est sans effet sur la prédiction du risque.

Les mammographies numérisées permettent maintenant un calcul automatique du pourcentage de densité, avec toutefois une limite qui tient dans l'appréciation de la valeur du pixel au-delà duquel il s'agira de parenchyme et en deçà duquel il s'agira de tissu gras. Faire varier le pixel « limite » fera varier la proportion de seins denses.

Les autres limitations concernant l'ensemble des techniques radiographiques sont le temps d'exposition, la compression, la qualité même du film : autant de facteurs susceptibles d'influer sur le résultat.

Un autre problème est celui du pourcentage de densité calculé qui est une représentation en 2 dimensions d'un phénomène en 3 dimensions. Une femme maigre, avec de petits seins et relativement peu de tissu glandulaire, pourra avoir un pourcentage de tissu dense relativement élevé. À l'inverse, une femme très obèse, avec des seins volumineux ayant la même quantité de tissu dense, se verra affectée d'un faible pourcentage de densité mammaire. Si le risque est proportionnel à la quantité totale de tissu fibro-glandulaire, son appréciation par le seul calcul du pourcentage de densité est à l'évidence très inexacte. L'évaluation précise du volume tissulaire peut être faite à partir des mammographies grâce à une reconstruction 3D par ordinateur ou par IRM. L'estimation de la quantité totale de tissu fibro-épithélial, représentée par le tissu dense, détermine probablement le risque de cancer. Cette idée que la quantité totale du tissu fibro-glandulaire est déterminante pour le risque carcinologique, est soulignée par l'étude du risque de cancer du sein après mammoplastie de réduction. Une méta-analyse de 5 études épidémiologiques [8] trouve un lien direct entre la quantité de sein enlevé et le risque de cancer ultérieur. Dans une étude de cohorte danoise, le Risque Relatif (RR) de cancer est à 0,3 (0,1-0,7) pour une réduction de plus de 600 g au niveau de chaque sein.

Au total, l'idéal serait de pouvoir réaliser l'évaluation de la **quantité totale** de tissu fibro-glandulaire, paramètre plus pertinent que le pourcentage **de densité**, trop dépendant de l'indice de masse corporelle (BMI) [9].

Il ressort de ces 2 premiers chapitres qu'une densité mammaire ne peut être correctement interprétée si elle n'est pas rapportée à l'âge, au BMI et à l'état hormonal.

DENSITÉ MAMMOGRAPHIQUE ET CANCER DU SEIN

Le travail le plus important est la méta analyse récente de Mac CORMAC [10] portant sur 42 études totalisant 226 000 témoins et plus de 14 000 cancers du sein. Pour les études retenant une classification qualitative, le risque de cancer du sein est 2 à 3 fois plus élevé pour la catégorie la plus dense vs la catégorie la moins dense. Pour les études s'intéressant au pourcentage de densité, le risque relatif (RR et IC 95 %) de cancer du sein incident est respectivement de : 1,79 (1,48-2,16), 2,11 (1,70-2,63), 2,92 (2,49-3,42) et 4,64 (3,64-5,91) pour les catégories de densité 5 à 24 %, 25 à 49 %, 50 à 74 % et supérieur à 75 %, et ce comparé à une surface de densité inférieure à 5 %. Cette évaluation est valable quelle que soit l'âge de la ménopause et l'ethnie des patientes. L'augmentation du risque associée à la densité mammaire est indépendante des autres facteurs de risques connus, mais étroitement dépendante de l'âge et du BMI. Beaucoup d'études n'ont pas, dans leur évaluation, tenu compte du BMI. C'est pour partie l'explication de l'hétérogénéité des résultats. Un ajustement à ce facteur confondant, renforce encore le lien entre densité mammaire et cancer du sein.

Les données disponibles suggèrent que ce marqueur de risque est pertinent en pré et en postménopause, et ne semble pas dépendant de l'âge.

L'hypothèse de « l'effet masquant » de la densité mammaire a été avancée pour expliquer cette augmentation de risque après une première mammographie négative, un petit cancer pouvant passer inaperçu au milieu d'une plage très dense. Un surcroît de cancer peut alors apparaître lors de la vague de dépistage suivante. Le risque de cancer du sein est dans ces conditions artificiellement majoré. Si cette hypothèse peut être avancée pour des études à court terme, elle ne peut être retenue pour un suivi à long terme, « l'effet masquant » disparaissant au fur et à mesure de la répétition des mammographies. En fait, l'augmentation de risque liée à une surdensité mammaire, demeure constante dans les études de cohorte pour un suivi d'au moins 10 ans [11]. La très récente étude cas-témoins de BOYD [12], portant sur plus de 1 000 femmes, a été menée pour répondre à cette question. Chez les femmes ayant, en début d'étude, un % de densité $\geq$ 75 % le surrisque de cancer [ici OR = 4,7 (3,0-7,4)] persiste durant au moins 8 ans, comparativement à celles dont la densité est $\leq$ 10 %. L'étude de la Mayo Clinic [13] trouve également un risque majoré chez des femmes avec des seins denses, la quantification étant faite 7 ans avant le diagnostic de cancer. Elle a également cherché à savoir si le microenvironnement des plages denses pouvait favoriser l'apparition d'un cancer invasif, préférentiellement dans les zones denses. Il n'y a, en fait, pas de relation entre les plages mammaires les plus denses et la localisation tumorale. Ce résultat important conforte la densité mammaire comme un marqueur général de risque sans lien anatomique avec cette densité, et rend caduque le biais d'« effet masquant ».

Le **risque attribuable**, secondaire à une densité mammaire élevée, représente probablement un % important de tous les cas de cancer du sein. Il a été évalué dans 2 études et le risque attribuable à une densité de 50 % ou plus est de 28 à 30 % [14]. Le risque attribuable aux mutations BRCA1 et BRCA2 est lui inférieur à 5 %. Ce risque attribuable à la densité mammaire pourrait encore être plus important dans le futur : une étude longitudinale [15] a évalué la diminution spontanée de la densité mammaire avec le temps chez des femmes âgées de 50 à 59 ans. Par rapport aux années 1980, il y a pour les années 1990 une diminution nette et significative de l'involution lipomateuse sur 5 ans dans ces 2 cohortes de femmes suédoises. Cette diminution n'est pas expliquée par le THS, mais peut- être qu'une parité plus faible, un âge tardif, une première grossesse à un âge tardif ou l'augmentation du BMI (tous ces facteurs étant en augmentation) pourraient y contribuer.

Quelles que soient les limites ou les difficultés d'évaluation de la densité mammaire, il n'en demeure pas moins que le RR de cancer du sein qui lui est associé, lorsqu'elle est élevée, apparaît plus important que pour beaucoup d'autres facteurs de risque. Il persiste après ajustement à ces autres facteurs et son risque attribuable est élevé autour de 30 % pour une densité ≥ à 50 % [14].

LE PROBLÈME DES SEINS DENSES

Les seins denses s'accompagnent d'une diminution de la sensibilité, d'où une difficulté de lecture mammographique et le risque de laisser passer, comme nous l'avons vu, un cancer « masqué » par la densité (faux négatif). Ce problème est particulièrement préoccupant en préménopause où les seins denses sont en plus grande proportion. L'étude de BUIST [16] a comparé plus de 500 femmes avec un diagnostic de cancer du sein invasif entre 1988 et 1993. Les cancers d'intervalle diagnostiqués dans les 12 mois après une radiographie sont apparus chez 27,7 % des femmes jeunes (entre 40 et 49 ans) et chez seulement 13,9 % chez les femmes au-delà de 50 ans. L'augmentation de la densité mammaire explique les 2/3 (67 %) de la diminution de la sensibilité mammographique chez ces femmes jeunes. Le 1/3 restant étant attribuable à une augmentation de la croissance tumorale et à une distribution différente de facteurs de risque.

Une autre population de femmes jeunes particulièrement étudiées, sont celles à histoire familiale de cancer du sein et à haute probabilité de mutation BRCA1, BRCA2 ou TP53. Ces patientes à haut risque de cancer ont des seins souvent denses et l'évaluation mammographique, lorsqu'elle est insuffisante, peut être complétée par une IRM. LEACH [17] a comparé dans cette situation la pertinence des 2 examens chez 649 femmes de 35 à 49 ans, chez lesquelles 35 cancers ont été diagnostiqués. La sensibilité de l'IRM apparaît supérieure à celle de la mammographie 77 % vs 40 % ($p = 0{,}01$). L'association des 2 méthodes donne une sensibilité à 94 %. Par contre, la spécificité de la mammographie reste supérieure à celle de l'IRM 93 % vs 81 % ($p < 0{,}0001$).

Sur le plan pratique, que proposer pour les seins denses ?

L'utilisation de la mammographie numérisée pourrait trouver ici une bonne indication. La grande étude de PISANO [18], portant sur plus de 49 000 femmes asymptomatiques, a montré une plus grande pertinence de la mammographie numérisée sur le film classique chez les patientes à seins extrêmement denses et chez les patientes en pré et en périménopause. Dans ces situations, la mammographie numérisée pourrait constituer un plus.

L'échographie mammaire est un adjuvant indispensable pour corriger cette diminution de sensibilité mammographique. Elle devrait être systématique dès lors qu'une surdensité empêche une bonne lecture mammographique. L'étude la plus intéressante est celle de KOLB [19]. Plus de 11 000 femmes asymptomatiques ont été évaluées sur 5 ans dans un programme de dépistage et 221 femmes ont présenté un cancer du sein. La performance de la mammographie associée à l'examen clinique est étroitement dépendante de la densité mammaire (BIRADS). Sa pertinence est de 100 %, 87 %, 74 %, 63 % pour les stades 1, 2, 3 et 4 respectivement. L'association mammographie + échographie améliore considérablement la sensibilité diagnostic qui est alors de 100 %, 98 % et 93 % pour les stades 2, 3 et 4 respectivement. Pour les seins les plus denses (stade 3 et 4), mammographie et échographie ont une sensibilité de 97 %, alors qu'elle n'est que de 74 % pour la mammographie avec examen clinique. Une autre étude [20] portant sur plus de 400 000 patientes belges, avec une évaluation BIRADS, confirme l'intérêt d'une échographie complémentaire dans le diagnostic des cancers non palpables pour les grades 3 et 4 ; elle n'apparaît pas pertinente pour les seins peu denses (grade 1 et 2).

LES VARIATIONS DE LA DENSITÉ NON HORMONALE

L'ÂGE DE LA MÉNOPAUSE

Nous sommes là devant un paradoxe apparent : le risque de cancer du sein augmente avec l'âge, alors que la prévalence de la densité mammaire diminue avec les années. BOYD [14] a proposé l'hypothèse de « l'exposition cumulée pour la densité mammaire », hypothèse basée sur le modèle de PIKE. La densité mammographique peut être considérée comme le reflet d'un ensemble de facteurs agissant sur le sein depuis la puberté. L'exposition « cumulée » aux hormones et aux facteurs de croissance stimule d'autant les divisions cellulaires du stroma et de l'épithélium mammaire, influençant alors le risque de cancer du sein.

L'étude longitudinale de MASKARINEC [9] a précisé ces variations de densité :

- La décroissance de la densité mammaire avec l'âge n'est pas linéaire. Le déclin maximum apparaît entre 45 et 55 ans, après 65 ans la densité change peu.
- La chute de densité, secondaire à la ménopause, est estimée à 3 % [14].
- Avec l'âge, l'aire mammaire totale augmente : elle est de 25 % plus importante à 75 ans qu'à 40 (augmentation de la graisse mammaire et facilité de compression mammographique), alors que l'aire de densité diminue dans le même temps de 34 %.
- La diminution de densité est d'autant plus importante que la densité initiale du sein est importante.

Le sein est soumis à des modifications anatomiques permanentes. L'âge et l'âge de la ménopause sont deux déterminants importants conditionnant les variations des tissus fibro-épithélial et graisseux. La prise en compte de ces deux éléments est absolument nécessaire pour interpréter une valeur de densité ou sa variation.

LE BMI

Voilà un autre paradoxe apparent. Les femmes obèses ont un risque de cancer majoré, alors qu'elles ont une densité mammographique plus faible (exprimée en pourcentage de densité).

Les femmes, ayant un BMI supérieur à 25 kg/m^2, ont un % de densité, au moment de leur ménopause, bien plus bas que les patientes avec un BMI normal. Ce déficit de densité atteint 11 % et 20 % pour les femmes avec un BMI compris entre 25 à 30 et supérieur à 30 kg/m^2 respectivement [9].

Nous touchons là à la limite de l'évaluation quantitative de la densité mammaire en pourcentage qui doit impérativement être rapportée au BMI pour une évaluation correcte du risque du cancer mammaire. Chez les patientes obèses, l'appréciation du volume absolu du tissu dense (ou à la rigueur de la surface) offrirait une prédiction plus exacte du risque, l'excès lipidique sous estimant la quantité de tissu fibro-épithélial dans le calcul en % alors que le risque est, nous l'avons vu, proportionnel à la quantité absolue de ce tissu.

Quoi qu'il en soit, cet excès de graisse entourant les aires denses est un facteur supplémentaire de risque de cancer du sein, cet excès s'accompagnant d'une augmentation d'activité aromatase (convertissant les androgènes en estrogènes) et d'un surcroît de peroxydation lipidique [21]. Autre facteur aggravant : les patientes en surpoids ont une diminution plus faible de la densité avec le temps.

Ainsi, les femmes obèses avec des seins denses sont particulièrement à risque. L'étude de VACEK [22] a évalué les effets du BMI et de la densité mammaire sur le risque de cancer. Pour un BMI supérieur à 30 kg/m^2 en postménopause, le risque est à 1,67 (1,22-2,31). Si ces mêmes femmes ont en plus des seins extrêmement denses (BIRADS-4), le RR est à 3,9 (2,6-5,8) par rapport à BIRADS-1.

LES AUTRES FACTEURS

La vie reproductive modifie aussi la glande mammaire. Un surcroît de densité est associé à la nulliparité et à un âge tardif de la première grossesse. En fait, les facteurs de risque n'ont pas forcément le même impact suivant la composition du sein : Jennifer HARVEY [23] rapporte une étude où les nullipares avec des seins graisseux n'ont pas de risque augmenté. Par contre, avec une densité mammaire supérieure à 25 %, les nullipares ont 6 × plus de risque de développer un cancer du sein, alors que ce risque est seulement × par 3,6 pour les femmes ayant accouché.

Les facteurs de risque peuvent aussi affecter différemment le tissu fibro-glandulaire et le tissu graisseux dont nous avons vu précédemment l'importance. L'âge de la puberté et l'âge de la ménopause ont uniquement un effet sur la quantité absolue de sein dense sans aucune influence sur la quantité de sein graisseux. L'âge au moment de l'examen et la parité, ont une relation inverse avec la quantité absolue de seins denses et augmentent la quantité de seins non denses. Même si les variations absolues et relatives vont dans le même sens, il s'ensuit une surestimation de l'effet direct de ces paramètres sur la densité mammaire [6].

Les variations de densité observées avec le temps, ont-elles un impact sur le risque de cancer du sein ?

Une étude montre que ces 2 paramètres varient dans le même sens [24]. Ce travail évalue, sur une période de 8 ans, une cohorte de femmes avec une densité initiale comprise entre 5 et 25 % :

- Si la densité demeure inchangée durant ces 8 années d'observation, le risque de faire un cancer du sein est RR 5,7 (2,2-15,2) comparativement aux femmes avec une densité inférieure à 5 %.
- Si la densité diminue au moins de 5 % durant la période d'observation, le risque de développer un cancer du sein n'est plus que de 1,9 (0,6-6,1).
- Par contre, celles qui ont une augmentation de densité, ont un risque encore majoré à 6,9 (2,1-22,6).

Ces données mériteraient d'être confirmées par une plus grande étude, mais elles soulignent l'implication de l'involution adipeuse et de sa rapidité de progression dans la diminution de risque de cancer du sein.

Les variations en fonction de **l'histoire familiale de cancer du sein** ne font que confirmer l'importance de la composante génétique dans la densité mammaire. Par rapport à celles qui n'ont aucun parent touché par le cancer du sein, le RR de sein dense est de 1,14 (1,07-1,22), de 1,25 (1,08-1,45) et de 1,46 (1,06-2,01) pour celles qui ont 1, 2 ou plus de 3 parents atteints [25].

L'étude française E3N a trouvé une diminution du risque de cancer du sein proportionnelle à l'intensité de **l'activité physique** [26]. Mais chez la femme en postménopause, aucune variation n'a été trouvée entre activité physique et densité mammaire [27].

Nous insisterons davantage sur **les facteurs nutritionnels**. Une alimentation riche en graisse et la consommation d'alcool pourrait augmenter la densité. L'effet d'un régime riche en hydrate de carbone et pauvre en graisse sur la densité mammaire a été étudié dans une étude contrôlée randomisée. 817 femmes avec une densité d'au moins 50 % ont été évaluées. Après 2 ans de régime, l'aire radiologique dense a diminué de 6,1 % vs 2,1 % dans le groupe contrôle (p = 0,02). Cet effet est indépendant d'une éventuelle perte de poids, du statut ménopausique et d'un traitement hormonal. Nous n'avons bien entendu pas la preuve qu'un tel effet diminue le risque de cancer du sein [28]. Une étude longitudinale plus récente portant sur 2 000 femmes suivies 5 ans a montré qu'un régime méditerranéen riche en fromage, en légumes et huile d'olive s'accompagnait d'une réduction plus rapide de la densité mammaire. L'effet inverse a été observé avec une consommation régulière de vin [29].

Concernant les phyto-œstrogènes, les données sont plus contrastées. Certaines études ne trouvent aucune augmentation de la densité avec une forte consommation de soja ou de clou rouge en postménopause [30,31]. Une consommation régulière de clou rouge ne modifie pas non plus la diminution de densité liée à l'âge en postménopause [31]. Mais STUEDAL [32] trouve qu'un taux plasmatique élevé d'entérolactone est associé à une petite augmentation du pourcentage de densité mammaire. Une étude de population a montré en post-ménopause un lien significatif entre une consommation élevée de soja et un plus fort % de densité mammaire [33]. À l'inverse, le soja est probablement impliqué dans la plus faible proportion de japonaises en préménopause avec des seins denses par comparaison aux européennes [34]. Une consommation faible en calcium et en vit. D est un facteur de risque important de cancer du sein. Une très importante étude suggère qu'une alimentation riche en vit. D et en calcium s'accompagne de seins plus radio-transparents. Une consommation croissante de vit. D s'accompagne d'une réduction du risque de seins denses à 0,51, 0,37 et 0,24 (p trend = 0,0005). De même pour le calcium, ce risque est à 0,63, 0,25 et 0,24 (p trend = 0,0006) pour les quartiles 2 à 4. Ces données suggèrent qu'une alimentation riche en vit. D et en calcium pourrait réduire le risque de cancer du sein en modifiant la morphologie tissulaire mammaire [35]. Une 2e étude de la même équipe a montré qu'un supplément alimentaire quotidien de 400 UI de vit. D et de 100 mg de calcium était associé à une diminution de la densité mammaire de 8,5 %, mais uniquement en préménopause. En postménopause, calcium et vit. D étaient sans effet sur la modification de la densité mammaire. Tout ceci va dans le sens de la physiologie, puisque la vit. D diminue l'effet prolifératif de l'IGF1 et de l'œstradiol 17β et rétro régule les récepteurs aux œstrogènes. Le calcium est aussi un régulateur de la prolifération et de la différenciation cellulaire [36].

EXPLICATION DU LIEN DENSITÉ ET CANCER DU SEIN

L'HISTOLOGIE DES SEINS DENSES

La plupart des études ont retrouvé dans les tissus mammaires denses une prolifération épithéliale et stromale plus importante. Les prélèvements étant faits à partir de biopsies chirurgicales ou de mastectomies, il n'est pas certain que ces résultats puissent être applicables à une population normale. L'étude de LI [37] contourne le problème en utilisant du tissu mammaire prélevé à partir d'autopsies. Un % élevé de densité mammaire est associé à une plus grande surface occupée par les noyaux des cellules épithéliales et non épithéliales, à une plus grande proportion de collagène et à une plus grande surface des structures glandulaires. La quantité de collagène rend compte de 29 % de la variance de la densité mammaire, alors que celle-ci n'est que de 4 à 7 % pour le tissu épithélial. L'augmentation du risque de cancer du sein associé à une densité mammographique élevée pourrait n'être que la conséquence d'un plus grand nombre de cellules épithéliales sans qu'il n'y ait de surcroît *d'activité proliférante* [38]. L'impact tissulaire des différents facteurs de risque associés à la densité mammaire (BMI, nombre d'enfants, parité, statut ménopausique) n'est pas univoque. Chaque facteur a une influence sur la quantité de tissu collagène ou épithélial qui lui est propre [37]. Voilà qui ouvre bien des perspectives, mais ne va pas simplifier le problème...

Une étude en immuno-histochimie [39] a retrouvé au niveau des seins denses cette prolifération cellulaire stromale et épithéliale. Au niveau du stroma, le marquage pour l'IGF1 et l'inhibiteur de la Métaloprotéinase 3 était augmenté, alors qu'il ne l'était pas dans l'épithélium. Il est alors logique d'avancer l'hypothèse que l'excès tissulaire stromal et épithélial contribuant à la densité mammaire pourrait être secondaire à une activité majorée en facteur de croissance intra mammaire. En plus de son rôle traditionnel de tissu de soutien, la matrice possède un rôle déterminant sur le fonctionnement des cellules épithéliales, contribuant à l'apoptose, à l'adhésion et à la migration cellulaire, à la croissance et à la survie des cellules, ainsi qu'à l'angiogénèse [39]. Cette impression est encore renforcée par plusieurs études qui montrent en préménopause une corrélation entre un taux élevé de IGF1 et IGFBP3 et une densité mammaire élevée [39,43]. Par contre, la densité mammographique est sans lien avec le taux d'œstradiol 17β plasmatique [21]. Une relation inverse a même été trouvée [40]. En postménopause, une prolactine élevée est associée à une augmentation de densité mammaire [21]. Les agonistes de la prolactine, comme la Domperidone, sont susceptibles d'augmenter la densité mammaire [44]. En postménopause, la prolactine est probablement aussi un facteur de croissance pour le cancer du sein : les anti-psychotiques dopaminergiques sont associés à un risque significativement plus élevé de cancer du sein [45] et la Nurse Health Study [46] trouve une association significative entre taux de prolactine et risque de cancer du sein : RR = 2,3 (1,24-3,31) pour le quartile le plus élevé par rapport au quartile le plus bas. Au total, ces liens entre densité mammaire et facteurs de croissance, accréditent l'idée que ceux-ci pourraient être responsables de la prolifération du tissu fibro-épithélial mammaire et du risque concomitant de cancer qui s'y rattache. Ils permettent également d'expliquer la gravité particulière de certaines situations en présence de seins denses : chez les patientes atteintes d'un carcinome canalaire in situ, le risque d'un 2e cancer est étroitement lié au % de densité. Les femmes qui ont une densité supérieure à 75 % ont un risque 3x plus élevé de développer par la suite un cancer invasif, comparativement à celles ayant une densité mammaire inférieure à 25 % [47]. Dans une autre étude, les patientes BIRADS-4, avec un cancer du sein ER^-, ont un pronostic extrêmement sévère avec un risque de métastase 10x supérieur aux patientes BIRADS-4 ER^+ [48]. Une relation directe a été montrée entre densité mammaire et anomalies cytologiques au niveau du fluide mamelonnaire [49]. Dans une importante série canadienne, BOYD [1] a trouvé une relation nette entre anomalie histologique à la biopsie et densité mammaire élevée. Comparées à des patientes avec des seins graisseux, celles qui ont une densité supérieure à 75 %, ont un risque de carcinome in situ ou d'hyperplasie atypique 9× plus élevé, un risque d'hyperplasie sans atypie ×12 et un risque de développer une maladie non proliférative ×3. Enfin, lorsqu'on examine la distribution en fonction du récepteur aux estrogènes des cancers du sein associés à une densité mammaire élevée, celle-ci apparaît associée à un surcroît de risque de cancer à la fois ER^+ et ER^-. Cela renforce encore l'idée que les surdensités sont plus dépendantes des facteurs de croissance que des hormones sexuelles [50].

GÉNÉTIQUE ET DENSITÉ MAMMAIRE

La densité mammaire peut être perçue comme un phénotype intermédiaire pour le cancer du sein [14]. L'étude des gènes qui la détermine est particulièrement importante pour au moins 2 raisons :

- les études de jumeaux indiquent que la part héritable dans la densité mammographique est, pour les 2 études dont nous disposons de 61 et 67 % (en moyenne 63 %). Pour le cancer du sein, la part héritable n'est que de 27 %. Ainsi pour la densité mammographique, la génétique l'emporte sur le facteur d'environnement alors que c'est le contraire pour le cancer du sein [14,51].

– La densité mammaire étant un phénotype intermédiaire pour le cancer du sein, les gènes qui la déterminent, devraient être en plus petit nombre et probablement plus faciles à identifier que ceux impliqués dans la susceptibilité pour le cancer du sein [52]. L'identification des gènes déterminant la densité mammaire pourrait aussi renseigner sur la biologie mammaire et identifier des cibles potentielles pour une stratégie préventive. De très nombreuses études se sont attachées aux différents polymorphismes de gènes pouvant être impliqués dans le cancer du sein et la densité mammographique : ont été incriminés des gènes impliqués dans la synthèse stéroïdienne hormonale [53,54], le métabolisme des hormones stéroïdiennes [55-58], l'action des hormones stéroïdiennes, que ce soit au niveau des gènes promoteurs, des récepteurs aux estrogènes de la progestérone [59-62], du récepteur des androgènes [63] ou des facteurs de croissance [64]. Toutes ces études ont identifié des polymorphismes qui jouent probablement chacun un rôle modeste au niveau du cancer du sein. C'est un ensemble qu'il faudrait pouvoir évaluer. Aussi l'isolement d'un seul ou d'un petit groupe de polymorphismes ne peut donner que des résultats décevants et peu reproductibles, car leur action est modulée par des dizaines d'autres gènes qui sont autant de facteurs confondants.

Il n'en demeure pas moins que les déterminants génétiques de la densité mammaire pourraient être utiles dans l'élaboration de modèles multi géniques [65] très intéressants pour la compréhension et la prédiction du risque de cancer du sein.

LE PROBLÈME DES FEMMES BRCA-1 ET BRCA-2

Les femmes porteuses des mutations BRCA1 et BRCA2 ont des seins plus denses avec des contrastes plus faibles [66] à l'origine de difficultés mammographiques supplémentaires. Mais une autre étude plus récente [67] n'a pas trouvé de différence de % de densité moyenne entre porteurs de la mutation et sujets témoins. Chez les porteurs de la mutation, une densité mammographique élevée est associée à une augmentation de risque de cancer du sein. Pour une surface de densité supérieure à 50 %, le risque est à 2,29 (p = 0,009). Le risque n'est pas dépendant du statut ménopausique. Une densité élevée chez les porteurs de mutation est donc associée à un surcroît de risque de cancer du sein comparable à celui observé dans la population générale. Aussi l'appréciation de la densité mammaire, dans cette situation, peut-elle également contribuer à améliorer la prédiction individuelle [67].

ÉVOLUTION SOUS TRAITEMENT DE LA MÉNOPAUSE

Le THS au contraire des anti-estrogènes et de la Tibolone, augmente la densité mammaire chez bon nombre de femmes. Nous allons examiner les conséquences de cette augmentation, voir s'il y a une influence de la séquence et de la composition du THS, discuter l'éventuel intérêt du traitement avant la mammographie, examiner l'opportunité de la prescription d'un THS en cas de seins très denses, et enfin nous verrons l'effet des anti-estrogènes et de la Tibolone sur la densité. Pour ce faire, nous allons répondre à 6 questions.

QUELS SONT LES EFFETS DU THS SUR LA DENSITÉ MAMMAIRE

Le THS a deux effets principaux bien distincts sur cette densité :

a – *une augmentation de la densité mammaire* (augmentation de densité « dynamique » qui s'oppose à la densité de base densité dite « statique ») et cette augmentation de la densité touche 13 à 73 % des femmes suivant les méthodes de mesure [68]. Disons de suite que cette densité sous THS est d'autant plus marquée que la femme est âgée et que la densité de base est plus faible [68]. Un THS introduit avant 60 ans s'accompagne d'une augmentation de densité chez 17,9 % et après 70 ans chez 43 % des femmes. Nous n'avons aujourd'hui pas de preuve que ce surcroît de densité soit un facteur de risque de cancer du sein, au contraire de la densité statique spontanée, en dehors de tout traitement, où le risque de cancer du sein, nous l'avons vu, augmente de 1 à 4 voire même de 1 à 7 pour les seins les plus denses vs les seins les moins denses dans toutes les séries publiées [5,12]. Cette densité « dynamique » est en fait **réversible** [69,70]. Nous ne savons pas exactement ce qu'elle recouvre sur le plan anatomique, mais il y a sans aucun doute une très forte composante oedémateuse, mais aussi un excès de prolifération [71].

b – *Le THS empêche ou retarde l'involution adipeuse de la glande mammaire*, involution qui se produit progressivement à partir de la ménopause. La non-involution parenchymateuse de la glande mammaire sous THS est bien mise en évidence dans toutes les études. Citons celle de CHRISTODOULAKOS [72] : il s'agit d'une étude prospective de 121 femmes en postménopause où ont été comparés, sur 1 an, 3 traitements hormonaux différents à un groupe contrôle. Les 3 traitements hormonaux augmentaient tous peu ou prou la densité mammaire moyenne. Aucune involution parenchymateuse n'a été observée chez les patientes traitées, au contraire du groupe contrôle. Dans la grande étude prospective de CARNEY [73] portant sur plus de 300 000 femmes, la densité mammaire spontanée et sous THS, est évaluée en fonction de l'âge. Dans cette étude, sont considérés comme denses, des seins classés BIRAD-3 et 4 vs BIRAD-1 et 2. La proportion de seins denses en pré-ménopause atteint 61 %, au moment de la ménopause 47,7 %. Elle diminue progressivement avec le temps pour atteindre 29,8 % dans la tranche d'âge 80-89 ans. Au contraire, sous THS on observe un retard considérable à l'éclaircissement des seins et dans la tranche d'âge 80-89 ans il y a encore 44,1 % de seins denses, pratiquement autant que dans la tranche 50-54 ans qui n'était pas traitée.

c – Le THS a aussi d'autres effets sur le sein qui méritent d'être soulignés. Il peut *modifier l'anatomie ou l'apparence de lésions localisées* occasionnant ainsi des difficultés supplémentaires de lecture mammographique indépendamment d'éventuelles modifications de densité associées.

Une fois sur 4 avec un THS, une lésion mammaire va augmenter de taille ou apparaître de novo, qu'il s'agisse de kystes, d'adénofibromes, de nodules ou de micro calcifications [3,74,75]. Il s'agit là d'un fait important, ces remaniements étant à l'origine de difficultés d'interprétation mammographique. Il en résulte, et nous y reviendrons, une diminution de sensibilité et de spécificité sous THS indépendante de celle pouvant être occasionnée par une surdensité.

ROHAN [76] trouve sous THS une augmentation de l'incidence des lésions prolifératives avec un RR = 1,70 pour au moins 8 ans d'utilisation. CAHN [77], étudiant l'histologie mammaire de femmes ayant eu des biopsies, trouve davantage de lésions prolifératives chez celles qui ont utilisé un THS, RR = 3,9 (p = 0,01) ; il s'agissait d'adénose sclérosante, de papillome intracanalaire ou d'hyperplasie atypique.

Par contre, le risque de cancer du sein n'est pas augmenté lorsqu'une estrogénothérapie substitutive est administrée à des patientes ayant eu antérieurement une biopsie pour des lésions prolifératives même avec atypie. Cette donnée importante et rassurante résulte de l'important travail de DUPONT et PAGE [78] qui ont suivi une cohorte de 9 494 femmes sur 20 ans.

QUELLES EN SONT LES CONSÉQUENCES ?

Tous ces effets du THS sur la glande mammaire s'accompagnent à l'évidence de difficultés de lecture mammographique. Ces difficultés ont été bien soulignées dans l'important travail de LAYA [79].

- *Une diminution de la spécificité* (davantage de faux positifs), 82 % avec THS vs 85 % sans THS. En présence de lésions suspectes, la spécificité est à 92 % avec

THS vs 95 % sans THS. Il en résulte 30 % de suivis en plus et 80 % de biopsies en plus.

- *Une diminution de la sensibilité* (davantage de faux négatifs), 69 % avec THS vs 94 % sans THS. Ce grand nombre de faux négatifs est particulièrement gênant. Un certain nombre de cancers du sein n'étant pas diagnostiqués par la mammographie.

Cette difficulté de lecture mammographique sous traitement est parfaitement illustrée par l'étude de SERADOUR [80] qui concerne la campagne de dépistage mammographique des Bouches du Rhône. Il s'agissait là d'une campagne basée sur la seule mammographie (comme c'était le cas, à l'époque, pour la plupart des campagnes de dépistage en France) avec 2 incidences obliques tous les 3 ans. Dans ces conditions, le THS s'accompagnait d'une diminution nette de sensibilité (71 % vs 92 % sans THS). La conséquence était une augmentation des cancers d'intervalle, 3,5 fois plus fréquents la première année avec THS que sans THS. On peut en conclure que la mammographie, *utilisée seule*, perd en pertinence diagnostic en présence d'un traitement hormonal. Les campagnes de dépistage basées sur la seule mammographie ont donc d'importantes limites, et c'est ce qui a conduit en France à leur adjoindre l'échographie, qui permet de palier dans une très large mesure, comme nous l'avons vu, à l'insuffisance diagnostic de la mammographie en cas de seins denses.

À noter toutefois dans l'étude de SERADOUR, et ceci est important pour le THS, une proportion plus importante de petits cancers invasifs < 10 mm, en cas de traitement hormonal (46 % vs 12 %) et davantage de grade 1 (28 % vs 13 %).

Toutes les études retrouvent cette diminution de sensibilité. *La West off Scotland Breast Scrining Program* comprend 180 000 femmes âgées de 50 à 64 ans ayant eu une mammographie tous les 3 ans de 1988 à 1995 ; 1 441 cancers ont été détectés à la mammographie et 372 cancers d'intervalle dénombrés [81]. Là aussi, comme dans l'étude française, avec un THS le risque de cancer d'intervalle la première année est significativement augmenté (RR = 2,27) et ce risque est encore majoré avant 60 ans.

L'étude australienne de KAVANAGH [75] a évalué 103 770 femmes avec des mammographies de dépistage tous les 2 ans. Elle conclut également à une diminution significative de la sensibilité mammographique dans la tranche d'âge 50-69 ans, la sensibilité est à 64 % avec THS vs 80 % sans THS. Les risques de faux négatifs et de faux positifs sont, dans ce travail, globalement plus élevés sous THS : RR = 1,60 (1,04-2,21) et RR = 1,12 (1,05-1,19) respectivement.

En fait, l'amplitude de réduction de la sensibilité et de la spécificité sous traitement est difficile à appréhender, la plupart des études n'étant pas ajustées à des facteurs confondants aussi importants que l'âge, la ménopause et la durée du traitement.

Après ajustement, LITHERLAND [81] a montré que le THS s'accompagnait d'une augmentation de 79 % des cancers d'intervalle. La probabilité de cancers d'intervalle est donc très étroitement liée à la densité mammaire et c'est d'ailleurs le facteur de risque le plus important en analyse multivariée [82].

Cet effet du THS sur la densité mammaire permet d'expliquer des résultats apparemment contradictoires de la *Women's Health Initiative (WHI)* [83]. Dans cette étude randomisée comparant un traitement substitutif associant les Estrogènes Conjugués Equins (ECE) 0,625 mg/j à la Médroxyprogestérone Acétate (MPA) 2,5 mg/j en continu versus un placebo, la moyenne d'âge des patientes était 63 ans et la durée du traitement 5,2 ans. La diminution des cancers du sein diagnostiqués la première et la deuxième année du traitement hormonal (RR = 0,48 et 0,65 respectivement) est tout à fait paradoxale. Cette réduction est très probablement secondaire à une surdensité « masquante » du traitement (dans la *WHI*, un examen clinique et mammographique étaient pratiqués annuellement).

a – On pensait jusqu'à présent que la *diminution de sensibilité* mammographique, entraînée par le THS, était secondaire à une augmentation de densité « dynamique » conséquence du traitement hormonal. En effet, le plus souvent, aucune diminution de la sensibilité n'a été notée lorsque la densité était inchangée après l'introduction du THS [70,73,84]. Il semble qu'il faille nuancer cette affirmation. Dans une étude minutieuse, s'intéressant aux faux négatifs, et tenant compte d'un grand nombre de facteurs confondants, KAVANAGH [85] a montré que si le fait de prendre un THS augmentait le risque de faux négatifs [OR 1,99 (1,4-2,9) pour la première vague de dépistage et OR 2,29 (1,4-3,8) pour les vagues suivantes], cet effet n'était que modérément atténué après ajustement à la densité mammaire [OR 1,54 (1,0-2,3) et OR 1,97 (1,2-3,3) respectivement]. Le programme de dépistage de l'Ontario [86] a récemment revu tous les cancers d'intervalle : chaque élévation de 25 % de la densité double la probabilité de cancer d'intervalle. En cas de traitement hormonal, après ajustement pour la densité mammaire, le risque de cancer d'intervalle n'est que légèrement atténué et demeure significatif quel que soit le traitement, estrogène ou estroprogestatif. La densité mammaire pourrait donc n'expliquer que partiellement l'effet délétère du traitement hormonal sur la sensibilité mammaire. Probablement faut-il voir là, comme nous l'avons déjà évoqué, des effets plus subtils du traitement sur la glande mammaire [85] : apparition d'œdèmes, de dilatations vasculaires, modification de lésions bénignes ; à cela s'ajoute aussi la difficulté d'obtenir une bonne compression sous traitement pouvant être à l'origine de difficultés de lecture des clichés. Le THS a très probablement des effets plus complexes sur la glande mammaire et on ne peut que souhaiter des études pour mieux comprendre les modifications histologiques et radiologiques entraînées par le traitement.

La diminution de la spécificité

Elle est unanimement reconnue. Nous avons vu précédemment les chiffres avancés par LAYA [79] avec pour résultats 30 % de suivis en plus et 80 % de biopsies en plus, susceptibles de renchérir le coût financier et psychologique du dépistage. La grosse étude anglaise de LITHERLAND [81] s'est intéressée aux taux de rappels des patientes suivant la prise ou non de THS. Pour la première vague, il n'y a dans cette étude aucune différence de rappels que les femmes prennent ou non un THS. Par contre, lors des vagues suivantes, les taux de rappels diminuent significativement chez les femmes sans traitement, mais ne varient pas et restent équivalents à celui de la première vague chez celles qui sont traitées. Il est intéressant de souligner que cet excès de rappels chez les patientes sous traitement ne s'est pas accompagné d'une augmentation de diagnostics de cancer. Dans une autre étude, la valeur prédictive du cancer chez les femmes sous THS rappelées lors des vagues successives, n'est que de 3,7 %, alors qu'elle est de 12,9 % pour les femmes sans traitement [87].

Cette diminution de spécificité semble, elle aussi, d'avantage liée au THS qu'à une augmentation de densité. LAYA [79] avait déjà trouvé un risque de faux négatifs comparable chez les femmes prenant un traitement estroprogestatif combiné ou un traitement par estrogène seul. Dans ce dernier groupe, la densité mammaire ne s'élève que très modestement et ne peut être responsable de la réduction de la spécificité. Cette impression est confirmée par l'analyse des données de la *WHI*. Pour le bras estroprogestatif [83], on note pour le groupe traité un % plus élevé de mammographies anormales 9,4 % vs 5,4 % ($p < 0,001$) que pour le groupe placebo la première année. Le phénomène se poursuit et pour toute l'étude, il est de 31,5 % pour le groupe traité vs 21,2 % pour le groupe placebo ($p < 0,001$). Il touche toutes les tranches d'âge. De façon étonnante, pour le bras *WHI* estrogène seul [88], la situation est tout à fait superposable : 9,2 % de mammographies anormales pour le groupe ECE seul vs 5,5 % pour le groupe placebo ($p < 0,001$) et pour toute la durée de l'étude 36,2 % pour le groupe traité vs 28,1 % pour le groupe placebo ($p < 0,001$). Ces résultats, comparables dans les deux groupes, ne sont très probablement pas explicables par une modification de densité mammaire, car encore une fois celle-ci n'est pratiquement pas modifiée dans le bras estrogène seul. Par ailleurs, contrairement au bras estroprogestatif, le risque de cancers du sein observé sous estrogène seul diminue progressivement et graduellement tout au long des 8 années de l'étude comparativement au placebo. Il n'y a donc pas là, au contraire de ce qui est observé avec le traitement estroprogestatif, de surdensité « masquante », susceptible de gêner la lecture mammographique et de retarder un diagnostic de cancer les premières années du traitement.

Il faut donc conclure qu'estrogènes et estroprogestatifs sont tous 2 susceptibles, comme nous l'avons déjà souligné, d'entraîner des modifications locales, parfois au sein de lésions bénignes existantes, à l'origine de difficultés d'appréciation radiologiques et sans lien direct avec une augmentation globale de densité. La multiplication des incidences, la mammographie numérisée et surtout l'échographie peuvent aider à résoudre ces difficultés.

FAUT-IL ARRÊTER LE THS AVANT LA MAMMOGRAPHIE ?

Deux courtes études [89,90] pourraient le laisser entendre. L'étude de COLARUCCI est sans doute la plus intéressante. Il s'agit d'une étude prospective de 97 femmes ménopausées et les densités ont été artificiellement distribuées en 3 classes : < 25 %, > 75 % ou intermédiaires. Les traitements utilisés sont de l'estradiol transdermique 0,5 mg/j + Acétate de Nomégestrol 5 mg/j en séquentiel et de l'estradiol transdermique à 0,5 mg/j en continu, et un groupe de femmes était sans traitement hormonal. Une mammographie a été réalisée avant traitement et après 12 mois sans arrêt du THS et un nouveau cliché a été pratiqué après 3 semaines d'arrêt du traitement hormonal. 7 patientes sur 19 dans le groupe estroprogestatif et 4 sur 19 dans le groupe estrogène seul présentaient une surdensité mammaire après 1 an de traitement. Après 3 semaines d'arrêt ces surdensités ne concernaient plus qu'1 patiente sur 20 et 1 sur 18 respectivement. Il est donc possible qu'un arrêt court du THS puisse réduire la surdensité mammaire « dynamique » liée au traitement ainsi d'ailleurs que les mastodynies et les tensions mammaires. Mais ce court arrêt n'est sans doute pas suffisant pour réverser très significativement les effets délétères du THS sur la sensibilité et la spécificité mammographique. Nous l'avons déjà vu, même pour les patientes n'augmentant pas leur densité, l'éclaircissement naturel des seins avec l'âge ne se produit pas sous THS [73] et ce n'est pas quelques semaines d'arrêt qui vont modifier cette situation. L'examen des faux positifs (excès de rappels de la Million Study) est très instructif : le RR d'excès de rappels chez les patientes sous traitement est de 1,64 ($p < 0,0001$). Si le risque de faux positifs, donc d'excès de rappels, diminue avec le temps, il est encore significativement élevé à 1,42 et 1,23 après 6 mois et 2 ans d'arrêt. Là aussi, les excès de rappels apparaissent indépendants de la composition du traitement (estrogène ou estroprogestatif) et sont donc sans lien avec la densité [91]. Les modifications architecturales locales déjà évoquées, probablement moins rapidement réversibles, peuvent être une explication.

L'EFFET EST-IL DIFFÉRENT SUIVANT LA SÉQUENCE ET LA COMPOSITION DU THS ?

Il est difficile de se faire une idée précise de cette question, car les groupes de patientes et les traitements sont rarement comparables. Les travaux de LUNDSTRÖM [92,93] sont sans doute les plus homogènes. Des femmes suédoises ménopausées, âgées de 40 à 74 ans, ont été évaluées après une première radio sans traitement et après 12 mois de traitement. Il apparaît que les traitements continus augmentent davantage la densité que les traitements cycliques [42 % avec la MPA et 52 % avec le NETA (Acétate de Norethistérone)]. Par contre, les traitements avec la MPA cyclique n'augmentent la densité que pour 13 % des patientes. En fait, ce distinguo, traitements cycliques et traitements continus, est probablement artificiel, car l'âge moyen des patientes évaluées en traitement continu est de 5 à 10 ans plus élevé que celles ayant un traitement cyclique, la sensibilité du sein augmentant avec l'âge...

L'étude *PEPI* est la seule étude randomisée en double aveugle *vs* placebo. La densité mammaire a été appréciée avant et après 12 mois de traitement hormonal [94]. il ressort 3 faits essentiels :

- Que le traitement soit cyclique ou continu (il s'agissait ici de la MPA), il n'y a aucune différence significative et 20 % des patientes ont vu leur densité mammaire augmenter. La variation moyenne en % de densité est de 4,76 % pour le traitement cyclique et 4,58 % pour le continu [95].
- L'augmentation moyenne de densité est plus faible pour la progestérone naturelle (3,08 %) que pour la MPA, mais cette différence n'est pas significative.
- Les estrogènes seuls ont peu d'effet sur la densité mammaire : 3,5 % des patientes sous ECE ont une densité augmentée, et l'augmentation moyenne est de 1,17 % ce qui n'est pas différent du groupe placebo (– 0,007 %).

En conclusion, il n'y a actuellement aucune démonstration d'une différence de variation de la densité mammaire suivant les séquences ou suivant les différents progestatifs.

D'autres études viennent encore souligner la responsabilité des progestatifs et de la progestérone dans l'augmentation de la densité mammographique.

- Celle de NOH [96] montre, chez des femmes en préménopause, que le % de densité mammographique est associé bien plus étroitement au taux de progestérone plasmatique qu'au taux d'estrogène.
- L'étude de TOPAL [97] indique qu'à un taux d'estrogène égal (ECE 0,625 mg/j), l'augmentation de densité mammaire est étroitement dépendante de la quantité de progestatif : 60 % des patientes avec 5 mg/j de MPA ont une augmentation de densité mammaire vs 16 % avec 2,5 mg/j.
- CHRISTODOULAKOS [98] dans une étude randomisée comparant KLIOGEST* (2 mg/j E_2 + 2 mg/j NETA) et ACTIVELLE* (1 mg/j E_2 + 0,5 mg/j NETA), trouve une augmentation de densité mammaire dans 32 % vs 12 % des cas.
- Enfin, LUNDSTRÖM [99] s'est intéressé à l'effet sur la densité mammaire d'un stérilet délivrant 20 µg/24 heures de Lévonorgestrel en intra utérin associé à 2 mg d'estradiol valérate. Il y a une corrélation entre le taux de Norgestrel plasmatique, l'augmentation de densité mammaire et la prolifération épithéliale après aspiration à l'aiguille fine.

Qu'en est-il de la voie d'administration ?

2 études randomisées donnent des résultats apparemment contradictoires :

- Celle de DECENZI [100] ne trouve pas de différence sur la densité mammaire après 1 an d'un traitement par ECE 0,625 mg/j, E_2 transdermique 50 µg/j, les 2 traitements étant associés à de la MPA.
- Jennifer HARVEY par contre, évaluant le combi-patch ESTALIS* : 50 µg E_2 + NETA vs KLIOGEST* : 2 mg E_2 + NETA, trouve une incidence moindre de surdensité mammaire et de mastodynie avec le patch transdermique qu'avec la voie orale. Mais l'administration transcutanée du progestatif pourrait également, pour partie, expliquer ces résultats. Quoi qu'il en soit, nous ne savons toujours pas aujourd'hui si la voie transcutanée pourrait avoir un avantage sur la voie per os.

LA DENSITÉ MAMMAIRE : LES APPORTS DE LA WHI

Il ne faut d'abord pas perdre de vue qu'il s'agit d'une étude expérimentale caricaturale pour le THS, un même traitement trop fortement dosé étant administré à une cohorte de femmes très âgées. Cela n'a rien à voir avec les études précédemment citées où le traitement est ajusté dans les conditions de la vraie vie.

Malheureusement, ces dernières comportent un trop petit nombre de femmes et ne sont, le plus souvent, pas randomisées.

Dans la *WHI*, toutes les mammographies ont été évaluées en BIRADS. Mais pour une étude plus fine de la densité, 413 femmes ont été évaluées 2 ans avec des mammographies numérisées permettant d'apprécier un pourcentage de densité [101].

Les résultats sont les suivants :

- La densité mammaire augmente de 6 % après 1 an (– 0,9 % avec placebo) et de 4,9 % après 2 ans (– 0,8 % avec placebo). L'étude n'a malheureusement pas été au-delà et nous ne savons pas si cette atténuation persiste ou s'amplifie. Chez les patientes de plus de 70 ans, la différence moyenne de densité entre THS et placebo est encore plus marquée, elle est de 11,7 %.

- 75 % des patientes sous THS ont une augmentation de densité.

- L'augmentation de densité est d'autant plus importante qu'elle est faible au départ.

- La diminution significative de diagnostic de cancer du sein la première année, est le reflet direct de la diminution de la sensibilité mammographique secondaire au THS. Ce retard au diagnostic est probablement responsable de la diminution de taille et du grading plus élevé des tumeurs diagnostiquées.

- Le risque d'avoir une mammographie anormale après 1 an de THS est x4 comparé au placebo ($p < 0,003$). Ce risque est indépendant de la densité. La diminution de spécificité secondaire au THS ne dépend donc pas, comme nous l'avons déjà évoqué, de la densité mammaire.

Une question importante et jusqu'à présent non résolue et de savoir, parmi les femmes augmentant leur densité sous THS, si cette modification et son amplitude pourraient être, en soit, un sur risque de cancer. Il faut pour cela disposer d'une mammographie en ménopause confirmée, avant tout traitement, et quantifier l'élévation de densité sous traitement.

La WHI est la seule étude pouvant répondre à cette question et son examen est en cours [102].

PEUT-ON PRESCRIRE UN THS EN CAS DE SEINS TRÈS DENSES ?

La question mérite d'être posée compte tenu du surrisque de cancers du sein en cas de densité mammaire élevée. Un excès de densité mammaire s'accompagne, nous l'avons vu, d'une augmentation de facteurs de croissance : IGF-1, Prolactine et d'une diminution de la SHBG [21,103,104]. Les estrogènes et les progestatifs sont eux aussi des facteurs de croissance pour la glande mammaire et on peut craindre un effet additif ou synergique lorsqu'ils sont administrés en cas de densité élevée. L'étude de SALMINEN [105] a évalué 4 163 femmes finlandaises ménopausées dépistées par mammographie tous les 2 ans de 1982 à 1990 et 68 cancers du sein ont été diagnostiqués. En cas de seins très denses (classification DY ou N-1 de Wolfe), le risque de cancer du sein est multiplié par 2 avec le THS par rapport à un même traitement administré à des femmes avec des seins clairs. L'étude de CARNEY [73] a évalué 463 372 mammographies de dépistage, dans 7 registres US, où ont été diagnostiqués 2 233 cancers du sein. Là aussi, en cas de seins denses, le THS augmente le risque de cancers du sein d'environ 50 %.

Les seins très denses devraient inciter à la prudence pour la prescription d'un THS. Il faudrait peut-être dans cette situation préférer des traitements plus neutres sur le sein.

LES ANTI-ESTROGÈNES ET LA TIBOLONE MODIFIENT-ILS LA DENSITÉ ?

Six études se sont intéressées à l'effet de la Tibolone sur la densité mammaire. Une des plus intéressantes est celle de KILICDAG [106] portant sur 171 femmes en postménopause, 102 ont débuté un THS après une mammographie et l'évolution de la densité a été évaluée après 12 mois de traitement. L'élévation de la densité sous Tibolone est de 9 %, mais cette augmentation n'est pas significative et est tout à fait comparable à celle obtenue avec de l'estradiol 17 β administré seul. L'étude de VALDIVIA [107] est une étude randomisée de 37 femmes ménopausées âgées de 51 ans, sans traitement hormonal depuis au moins 6 mois, recevant 2,5 mg/j de Tibolone vs ECE 0,625 mg/j + MPA 5 mg/j sur 1 an. En classification BIRADS après 1 an, les patientes sous Tibolone avaient une diminution de – 0,56 alors que les patientes sous THS avaient une augmentation des densités à + 0,79 ($p = 0,0005$). 8 patientes sur 18 ont eu une diminution de la densité mammaire avec la Tibolone.

Pour la Tibolone, plusieurs questions restent cependant en suspend :

- La densité diminue-t-elle avec le temps ? Une seule étude est disponible [108]. Elle ne retrouve pas, après 10 ans de suivi, de différence d'évolution de la densité comparativement à un groupe sans traitement. Il n'est, bien sûr, pas possible de conclure avec cette seule étude, compte tenu du faible effectif et de l'appréciation seulement qualitative (WOLFE). Aucune diminution significative de densité sur 10 ans n'a d'ailleurs été trouvée pour le groupe témoin non traité...

- Qu'en est-il de la sensibilité et de la spécificité de lecture mammographique ? Nous avons vu que la densité n'était pas, loin s'en faut, le seul facteur à envisager. Y a-t-il avec la Tibolone, comme avec les estrogènes, des modifications mammaires localisées qui pourraient gêner l'interprétation des clichés ?

- Qu'en est-il des 5 à 10 % de femmes qui augmentent leur densité sous Tibolone ?

Les données mammographiques de l'étude LIBERATE pourraient permettre de répondre à ces questions.

L'effet du Tamoxifène (TAM) sur la densité mammaire a été évalué chez des patientes à risque élevé de cancers du sein. Cet effet est très marqué en préménopause avant 45 ans et la densité mammaire diminue de 13,7 % en 54 mois. En postménopause, lorsque le taux d'estradiol est bas, le TAM a peu d'effet sur l'involution glandulaire spontanée et la diminution de densité n'est que de 1,1 % en 54 mois [109]. L'étude de BRISSON [110] a évalué la densité chez 69 femmes à haut risque âgées de 50 ans. Après 3,5 ans de TAM, la densité mammaire a diminué de 9,4 % et sous placebo de 3,6 %.

L'étude la plus pertinente concernant le Raloxifène (RLX) est celle de FRIEDMANN [111]. Il s'agit en fait d'une sous-analyse de l'étude *MORE* (étude de prévention de l'ostéoporose, randomisée en double aveugle). Sur 2 ans, 93 % des patientes sous RLX ont une stabilisation ou une diminution de leur densité mammaire *vs* 89 % avec le placebo. La densité moyenne était diminuée de 1,5 % sous traitement. L'étude de LASCO [112] retrouve les mêmes résultats, – 1,9 % sur 2 ans. Elle s'est accompagnée d'une évaluation biologique et comme pour le TAM, le RLX augmente l'IGFBP-3 et la SHBG, tandis que l'IGF-1 est significativement réduite par rapport au groupe contrôle. De plus, une corrélation négative significative a été trouvée entre IGF-1/IGFBP-3 et diminution de la densité chez les patientes traitées par le RLX.

Au total, la relative faible réduction de densité mammaire sous anti-estrogène n'explique pas l'importante diminution du risque de cancer du sein observée avec ces traitements. Ils sont efficaces via d'autres mécanismes. La réduction des facteurs de croissance est l'explication probable de leur effet sur la densité.

CONCLUSION

La densité mammaire a encore aujourd'hui du mal à s'imposer. Les études qui l'associent au cancer du sein sont hétérogènes en raison de la multiplicité des classifications retenues et des populations différentes envisagées (à risque ou tout venant). Quoi qu'il en soit, le lien est plus fort avec les % de densité qu'avec les classifications qualitatives les plus couramment utilisées (WOLFE ou BIRADS). Aucune différence n'est observée selon l'âge, le moment de la ménopause ou selon les différentes populations. Une méta-analyse des études d'incidence suggère que l'augmentation de la densité mammaire est associée à un risque d'augmentation de cancer du sein et que le risque est × 4,6 (3,64-5,91) plus important pour les seins les plus denses (> 75 %) vs les seins les moins denses (< 5 %). Le risque attribuable de cancer du sein revenant une densité mammaire ≥ 50 % est de 30 %.

Compte tenu de son importance la densité devrait trouver sa place dans la prévision individuelle du risque ; il n'y a malheureusement pas de consensus sur le mode de mesure. L'idéal, nous l'avons vu, serait l'évaluation du volume absolu de sein dense. Il nous faut attendre un mode de mesure standardisé, fiable et reproductible pour que la densité mammographique puisse être utilisée en routine comme marqueur individuel de risque et permette d'envisager des stratégies thérapeutiques (voir des études d'intervention visant à la réduire) et des modalités de surveillance particulières. Enfin, l'étude de ce facteur intermédiaire pourrait faire progresser les connaissances concernant l'étiologie du cancer du sein. Le THS augmente le plus souvent la densité mammaire, mais nous avons vu la complexité des liens entre hormone et tissu mammaire. La diminution de sensibilité et de spécificité liée au traitement devrait conduire à optimiser les moyens d'investigation (incidences multiples, mammographie numérisée, échographie). Là aussi, des études plus approfondies pourraient permettre de progresser dans la relation existant entre hormones et cancer du sein. ■

BIBLIOGRAPHIE

[1] Boyd NF, Jensen HM, Cooke G, Han HL. Relationship between mammographic and histological risk factors for breast cancer. *J Natl Cancer Inst* 1992; 84 (15): 1170-9.

[2] Hargreaves DF, Knox F, Swindell R, Potten CS, Bundred NJ. Epithelial proliferation and hormone receptor status in the normal post-menopausal breast and the effects of hormone replacement therapy. *Br J Cancer* 1998; 78 (7): 945-9.

[3] Stomper PC, DJ DS, DiNitto PA, Arredondo MA. Analysis of parenchymal density on mammograms in 1353 women 25-79 years old. *AJR Am J Roentgenol* 1996; 167 (5): 1261-5.

[4] Oza AM, Boyd NF. Mammographic parenchymal patterns: a marker of breast cancer risk. *Epidemiol Rev* 1993; 15 (1): 196-208.

[5] Boyd NF, Byng JW, Jong RA, et al. Quantitative classification of mammographic densities and breast cancer risk: results from the Canadian National Breast Screening Study. *J Natl Cancer Inst* 1995; 87 (9): 670-5.

[6] Haars G, van Noord PA, van Gils CH, Grobbee DE, Peeters PH. Measurements of breast density: no ratio for a ratio. *Cancer Epidemiol Biomarkers Prev* 2005; 14 (11 Pt 1): 2634-40.

[7] Brisson J, Diorio C, Masse B. Wolfe's parenchymal pattern and percentage of the breast with mammographic densities: redundant or complementary classifications? *Cancer Epidemiol Biomarkers* Prev 2003; 12 (8): 728-32.

[8] Tarone RE, Lipworth L, Young VL, McLaughlin JK. Breast reduction surgery and breast cancer risk: does reduction mammaplasty have a role in primary prevention strategies for women at high risk of breast cancer? *Plast Reconstr Surg* 2004; 113 (7): 2104-10; discussion 2111-2.

[9] Maskarinec G, Pagano I, Lurie G, Kolonel LN. A longitudinal investigation of mammographic density: the multiethnic cohort. *Cancer Epidemiol Biomarkers Prev* 2006; 15 (4): 732-9.

[10] McCormack VA, dos Santos Silva I. Breast density and parenchymal patterns as markers of breast cancer risk: a meta-analysis. *Cancer Epidemiol Biomarkers Prev* 2006; 15 (6): 1159-69.

[11] Byrne C, Schairer C, Wolfe J, *et al.* Mammographic features and breast cancer risk: effects with time, age, and menopause status. *J Natl Cancer Inst* 1995; 87 (21): 1622-9.

[12] Boyd NF, Guo H, Martin LJ, *et al.* Mammographic density and the risk and detection of breast cancer. *N Engl J Med* 2007; 356 (3): 227-36.

[13] Vachon CM, Brandt KR, Ghosh K, *et al.* Mammographic breast density as a general marker of breast cancer risk. Cancer Epidemiol Biomarkers Prev 2007; 16 (1): 43-9.

[14] Boyd NF, Rommens JM, Vogt K, *et al.* Mammographic breast density as an intermediate phenotype for breast cancer. *Lancet Oncol* 2005; 6 (10): 798-808.

[15] Blane CE, Fitzgerald JT, Gruppen LD, Oh MS, Helvie MA, Andersson I. Decreasing rate of fatty involution at screening mammography. *Acad Radiol* 2002; 9 (8): 895-8.

[16] Buist DS, Porter PL, Lehman C, Taplin SH, White E. Factors contributing to mammography failure in women aged 40-49 years. *J Natl Cancer Inst* 2004; 96 (19): 1432-40.

[17] LEACH MO, BOGGIS CR, DIXON AK, *et al.* Screening with magnetic resonance imaging and mammography of a UK population at high familial risk of breast cancer: a prospective multicentre cohort study (MARIBS). *Lancet* 2005; 365 (9473): 1769-78.

[18] PISANO ED, GATSONIS C, HENDRICK E, *et al.* Diagnostic performance of digital versus film mammography for breast-cancer screening. *N Engl J Med* 2005 ; 353 (17): 1773-83.

[19] KOLB TM, LICHY J, NEWHOUSE JH. Comparison of the performance of screening mammography, physical examination, and breast US and evaluation of factors that influence them: an analysis of 27,825 patient evaluations. *Radiology* 2002; 225 (1): 165-75.

[20] LECONTE I, FEGER C, GALANT C, *et al.* Mammography and subsequent whole-breast sonography of nonpalpable breast cancers: the importance of radiologic breast density. *AJR Am J Roentgenol* 2003; 180 (6): 1675-9.

[21] BOYD NF, STONE J, MARTIN LJ, *et al.* The association of breast mitogens with mammographic densities. *Br J Cancer* 2002; 87 (8): 876-82.

[22] VACEK PM, GELLER BM. A prospective study of breast cancer risk using routine mammographic breast density measurements. *Cancer Epidemiol Biomarkers Prev* 2004; 13 (5): 715-22.

[23] HARVEY JA, BOVBJERG VE. Quantitative assessment of mammographic breast density: relationship with breast cancer risk. *Radiology* 2004; 230 (1): 29-41.

[24] VAN GILS CH, HENDRIKS JH, HOLLAND R, *et al.* Changes in mammographic breast density and concomitant changes in breast cancer risk. *Eur J Cancer Prev* 1999; 8 (6): 509-15.

[25] CREST AB, AIELLO EJ, ANDERSON ML, BUIST DS. Varying levels of family history of breast cancer in relation to mammographic breast density (United States). *Cancer Causes Control* 2006; 17 (6): 843-50.

[26] TEHARD B, FRIEDENREICH CM, OPPERT JM, CLAVEL-CHAPELON F. Effect of physical activity on women at increased risk of breast cancer: results from the E3N cohort study. *Cancer Epidemiol Biomarkers Prev* 2006; 15 (1): 57-64.

[27] SUIJKERBUIJK KP, VAN DUIJNHOVEN FJ, VAN GILS CH, *et al.* Physical activity in relation to mammographic density in the dutch prospect-European prospective investigation into cancer and nutrition cohort. *Cancer Epidemiol Biomarkers Prev* 2006; 15 (3): 456-60.

[28] BOYD NF, GREENBERG C, LOCKWOOD G, *et al.* Effects at two years of a low-fat, high-carbohydrate diet on radiologic features of the breast: results from a randomized trial. Canadian Diet and Breast Cancer Prevention Study Group [see comments]. *J Natl Cancer Inst* 1997; 89 (7): 488-96.

[29] MASALA G, AMBROGETTI D, ASSEDI M, GIORGI D, DEL TURCO MR, PALLI D. Dietary and lifestyle determinants of mammographic breast density. À longitudinal study in a Mediterranean population. *Int J Cancer* 2006; 118 (7): 1782-9.

[30] MASKARINEC G, TAKATA Y, FRANKE AA, WILLIAMS AE, MURPHY SP. A 2-year soy intervention in premenopausal women does not change mammographic densities. *J Nutr* 2004; 134 (11): 3089-94.

[31] ATKINSON C, WARREN RM, SALA E, *et al.* Red-clover-derived isoflavones and mammographic breast density: a double-blind, randomized, placebo-controlled trial [ISRCTN42940165]. *Breast Cancer Res* 2004; 6 (3): R170-9.

[32] STUEDAL A, GRAM IT, BREMNES Y, ADLERCREUTZ H, VEIEROD MB, URSIN G. Plasma levels of enterolactone and percentage mammographic density among postmenopausal women. *Cancer Epidemiol Biomarkers Prev* 2005; 14 (9): 2154-9.

[33] MASKARINEC G, WILLIAMS AE, CARLIN L. Mammographic densities in a one-year isoflavone intervention. *Eur J Cancer Prev* 2003; 12 (2): 165-9.

[34] ATKINSON C, BINGHAM SA. Mammographic breast density as a biomarker of effects of isoflavones on the female breast. *Breast Cancer Res* 2002; 4 (1): 1-4.

[35] BERUBE S, DIORIO C, VERHOEK-OFTEDAHL W, BRISSON J. VITAMIN D, calcium, and mammographic breast densities. *Cancer Epidemiol Biomarkers Prev* 2004; 13 (9): 1466-72.

[36] BERUBE S, DIORIO C, MASSE B, *et al.* Vitamin D and calcium intakes from food or supplements and mammographic breast density. *Cancer Epidemiol Biomarkers Prev* 2005; 14 (7): 1653-9.

[37] LI T, SUN L, MILLER N, *et al.* The association of measured breast tissue characteristics with mammographic density and other risk factors for breast cancer. *Cancer Epidemiol Biomarkers Prev* 2005; 14 (2): 343-9.

[38] HAWES D, DOWNEY S, PEARCE CL, *et al.* Dense breast stromal tissue shows greatly increased concentration of breast epithelium but no increase in its proliferative activity. *Breast Cancer Res* 2006; 8 (2): R24.

[39] GUO YP, MARTIN LJ, HANNA W, *et al.* Growth factors and stromal matrix proteins associated with mammographic densities. *Cancer Epidemiol Biomarkers Prev* 2001; 10 (3): 243-8.

[40] AIELLO EJ, TWOROGER SS, YASUI Y, *et al.* Associations among circulating sex hormones, insulin-like growth factor, lipids, and mammographic density in postmenopausal women. *Cancer Epidemiol Biomarkers Prev* 2005; 14 (6): 1411-7.

[41] DOS SANTOS SILVA I, JOHNSON N, DE STAVOLA B, *et al.* The insulin-like growth factor system and mammographic features in premenopausal and postmenopausal women. *Cancer Epidemiol Biomarkers Prev* 2006; 15 (3): 449-55.

[42] DIORIO C, BERUBE S, BYRNE C, *et al.* Influence of insulin-like growth factors on the strength of the relation of vitamin D and calcium intakes to mammographic breast density. *Cancer Res* 2006; 66 (1): 588-97.

[43] DIORIO C, POLLAK M, BYRNE C, *et al.* Insulin-like growth factor-I, IGF-binding protein-3, and mammographic breast density. *Cancer Epidemiol Biomarkers Prev* 2005; 14 (5): 1065-73.

[44] HARVEY JA, COWAN JH, 3rd, LORUSSO AP. Increase in mammographic breast density associated with the use of domperidone. *Breast J* 2004; 10 (3): 256-8.

[45] WANG PS, WALKER AM, TSUANG MT, *et al.* Dopamine antagonists and the development of breast cancer. *Arch Gen Psychiatry* 2002; 59 (12): 1147-54.

[46] HANKINSON SE, WILLETT WC, MICHAUD DS, *et al.* Plasma prolactin levels and subsequent risk of breast cancer in postmenopausal women. *J Natl Cancer Inst* 1999; 91 (7): 629-34.

[47] HABEL LA, DIGNAM JJ, LAND SR, SALANE M, CAPRA AM, JULIAN TB. Mammographic density and breast cancer after ductal carcinoma in situ. *J Natl Cancer Inst* 2004; 96 (19): 1467-72.

[48] MORISHITA M, OHTSURU A, HAYASHI T, *et al.* Clinical significance of categorisation of mammographic density for breast cancer prognosis. *Int J Oncol* 2005; 26 (5): 1307-12.

[49] LEE MM, PETRAKIS NL, WRENSCH MR, KING EB, MIIKE R, SICKLES E. Association of abnormal nipple aspirate cytology and mammographic pattern and density. *Cancer Epidemiol Biomarkers Prev* 1994; 3 (1): 33-6.

[50] ZIV E, TICE J, SMITH-BINDMAN R, SHEPHERD J, CUMMINGS S, KERLIKOWSKE K. Mammographic density and estrogen receptor status of breast cancer. *Cancer Epidemiol Biomarkers Prev* 2004; 13 (12): 2090-5.

[51] BOYD NF, DITE GS, STONE J, *et al.* Heritability of mammographic density, a risk factor for breast cancer. *N Engl J Med* 2002; 347 (12): 886-94.

[52] CARLSON MC, ZANDI PP, PLASSMAN BL, *et al.* Hormone replacement therapy and reduced cognitive decline in older women: the Cache County Study. *Neurology* 2001; 57 (12): 2210-6.

[53] HAIMAN CA, BERNSTEIN L, BERG D, INGLES SA, SALANE M, URSIN G. Genetic determinants of mammographic density. *Breast Cancer Res* 2002; 4 (3): R5.

[54] HAIMAN CA, HANKINSON SE, DE VIVO I, *et al.* Polymorphisms in steroid hormone pathway genes and mammographic density. *Breast Cancer Res Treat* 2003; 77 (1): 27-36.

[55] LURIE G, MASKARINEC G, KAAKS R, STANCZYK FZ, LE MARCHAND L. Association of genetic polymorphisms with serum estrogens measured multiple times during a 2-year period in premenopausal women. Cancer Epidemiol Biomarkers Prev 2005; 14 (6): 1521-7.

[56] MASKARINEC G, LURIE G, WILLIAMS AE, LE MARCHAND L. An investigation of mammographic density and gene variants in healthy women. *Int J Cancer* 2004; 112 (4): 683-8.

[57] SMALL CM, MARCUS M, SHERMAN SL, SULLIVAN AK, MANATUNGA AK, FEIGELSON HS. CYP17 genotype predicts serum hormone levels among pre-menopausal women. *Hum Reprod* 2005; 20 (8): 2162-7.

[58] HONG CC, THOMPSON HJ, JIANG C, *et al.* Val158Met Polymorphism in catechol-O-methyltransferase gene associated with risk factors for breast cancer. *Cancer Epidemiol Biomarkers Prev* 2003; 12 (9): 838-47.

[59] SHEN Y, LI DK, WU J, ZHANG Z, GAO E. Joint effects of the CYP1A1 MspI, ERalpha PvuII, and ERalpha XbaI polymorphisms on the risk of breast cancer: results from a population-based case-control study in Shanghai, China. *Cancer Epidemiol Biomarkers Prev* 2006; 15 (2): 342-7.

[60] VAN DUIJNHOVEN FJ, BEZEMER ID, PEETERS PH, *et al.* Polymorphisms in the estrogen receptor alpha gene and mammographic density. *Cancer Epidemiol Biomarkers Prev* 2005; 14 (11 Pt 1): 2655-60.

[61] VAN DUIJNHOVEN FJ, PEETERS PH, WARREN RM, *et al.* Influence of estrogen receptor alpha and progesterone receptor polymorphisms on the effects of hormone therapy on mammographic density. *Cancer Epidemiol Biomarkers Prev* 2006; 15 (3): 462-7.

[62] POOLEY KA, HEALEY CS, SMITH PL, *et al.* Association of the progesterone receptor gene with breast cancer risk: a single-nucleotide polymorphism tagging approach. *Cancer Epidemiol Biomarkers Prev* 2006; 15 (4): 675-82.

[63] LILLIE EO, BERNSTEIN L, INGLES SA, *et al.* Polymorphism in the androgen receptor and mammographic density in women taking and not taking estrogen and progestin therapy. *Cancer Res* 2004; 64 (4): 1237-41.

[64] LAI JH, VESPRINI D, ZHANG W, YAFFE MJ, POLLAK M, NAROD SA. À polymorphic locus in the promoter region of the IGFBP3 gene is related to mammographic breast density. *Cancer Epidemiol Biomarkers Prev* 2004; 13 (4): 573-82.

[65] TAMIMI RM. Single nucleotide polymorphisms and breast cancer: not yet a success story. *Breast Cancer Res* 2006; 8 (4): 108.

[66] HUO Z, GIGER ML, OLOPADE OI, *et al.* Computerized analysis of digitized mammograms of BRCA1 and BRCA2 gene mutation carriers. *Radiology* 2002; 225 (2): 519-26.

[67] MITCHELL G, ANTONIOU AC, WARREN R, *et al.* Mammographic density and breast cancer risk in BRCA1 and BRCA2 mutation carriers. *Cancer Res* 2006; 66 (3): 1866-72.

[68] LITHERLAND JC. The effects of HRT on screening mammography. *Breast* 2000; 9 (3): 117-24.

[69] LAYA MB, GALLAGHER JC, SCHREIMAN JS, LARSON EB, WATSON P, WEINSTEIN L. Effect of postmenopausal hormonal replacement therapy on mammographic density and parenchymal pattern. Radiology 1995; 196 (2): 433-7.

[70] RUTTER CM, MANDELSON MT, LAYA MB, Seger DJ, Taplin S. Changes in breast density associated with initiation, discontinuation, and continuing use of hormone replacement therapy. *Jama* 2001; 285 (2): 171-6.

[71] HOFSETH LJ, RAAFAT AM, OSUCH JR, PATHAK DR, SLOMSKI CA, HASLAM SZ. Hormone replacement therapy with estrogen or estrogen plus medroxyprogesterone acetate is associated with increased epithelial proliferation in the normal postmenopausal breast. *J Clin Endocrinol Metab* 1999; 84 (12): 4559-65.

[72] CHRISTODOULAKOS GE, LAMBRINOUDAKI IV, Panoulis KP, *et al.* The effect of various regimens of hormone replacement therapy on mammographic breast density. *Maturitas* 2003; 45 (2): 109-18.

[73] CARNEY PA, MIGLIORETTI DL, YANKASKAS BC, *et al.* Individual and combined effects of age, breast density, and hormone replacement therapy use on the accuracy of screening mammography. *Ann Intern Med* 2003; 138 (3): 168-75.

[74] STOMPER PC, VAN VOORHIS BJ, RAVNIKAR VA, MEYER JE. Mammographic changes associated with postmenopausal hormone replacement therapy : a longitudinal study. *Radiology* 1990; 174 (2): 487-90.

[75] KAVANAGH AM, MITCHELL H, GILES GG. Hormone replacement therapy and accuracy of mammographic screening. *Lancet* 2000; 355 (9200): 270-4.

[76] ROHAN TE, MILLER AB. Hormone replacement therapy and risk of benign proliferative epithelial disorders of the breast. *Eur J Cancer Prev* 1999; 8 (2): 123-30.

[77] CAHN MD, TRAN T, THEUR CP, BUTLER JA. Hormone replacement therapy and the risk of breast lesions that predispose to cancer. *Am Surg* 1997; 63 (10): 858-60.

[78] DUPONT WD, PAGE DL, PARL FF, *et al.* Estrogen replacement therapy in women with a history of proliferative breast disease. Cancer 1999; 85 (6): 1277-83.

[79] LAYA MB, LARSON EB, TAPLIN SH, WHITE E. Effect of estrogen replacement therapy on the specificity and sensitivity of screening mammography [see comments]. *J Natl Cancer Inst* 1996; 88 (10): 643-9.

[80] SERADOUR B, ESTEVE J, HEID P, JACQUEMIER J. Hormone replacement therapy and screening mammography: analysis of the results in the Bouches du Rhone programme. *J Med Screen* 1999; 6 (2): 99-102.

[81] LITHERLAND JC, STALLARD S, HOLE D, CORDINER C. The effect of hormone replacement therapy on the sensitivity of screening mammograms. *Clin Radiol* 1999; 54 (5): 285-8.

[82] CIATTO S, VISIOLI C, PACI E, ZAPPA M. Breast density as a determinant of interval cancer at mammographic screening. *Br J Cancer* 2004; 90 (2) : 393-6.

[83] CHLEBOWSKI RT, HENDRIX SL, LANGER RD, *et al.* Influence of estrogen plus progestin on breast cancer and mammography in healthy postmenopausal women: the Women's Health Initiative Randomized Trial. *Jama* 2003; 289 (24): 3243-53.

[84] BANKS E. Hormone replacement therapy and the sensitivity and specificity of breast cancer screening: a review. *J Med Screen* 2001; 8 (1): 29-34.

[85] KAVANAGH AM, CAWSON J, BYRNES GB, *et al.* Hormone replacement therapy, percent mammographic density, and sensitivity of mammography. *Cancer Epidemiol Biomarkers Prev* 2005; 14 (5): 1060-4.

[86] CHIARELLI AM, KIRSH VA, KLAR NS, *et al.* Influence of patterns of hormone replacement therapy use and mammographic density on breast cancer detection. *Cancer Epidemiol Biomarkers Prev* 2006; 15 (10): 1856-62.

[87] LITHERLAND JC, EVANS AJ, WILSON AR. The effect of hormone replacement therapy on recall rate in the National Health Service Breast Screening Programme. *Clin Radiol* 1997; 52 (4): 276-9.

[88] STEFANICK ML, ANDERSON GL, MARGOLIS KL, *et al.* Effects of conjugated equine estrogens on breast cancer and mammography screening in postmenopausal women with hysterectomy. *Jama* 2006; 295 (14): 1647-57.

[89] COLACURCI N, FORNARO F, DE FRANCISCIS P, MELE D, PALERMO M, DEL VECCHIO W. Effects of a short-term suspension of hormone replacement therapy on mammographic density. Fertil Steril 2001; 76 (3): 451-5.

[90] HARVEY JA, PINKERTON JV, HERMAN CR. Short-term cessation of hormone replacement therapy and improvement of mammographic specificity. *J Natl Cancer Inst* 1997; 89 (21): 1623-5.

[91] BANKS E, REEVES G, BERAL V, *et al.* Impact of use of hormone replacement therapy on false positive recall in the NHS breast screening programme: results from the Million Women Study. *Bmj* 2004; 328 (7451): 1291-2.

[92] LUNDSTROM E, WILCZEK B, VON PALFFY Z, SODERQVIST G, VON SCHOULTZ B. Mammographic breast density during hormone replacement therapy: differences according to treatment. *Am J Obstet Gynecol* 1999; 181 (2): 348-52.

[93] LUNDSTROM E, WILCZEK B, VON PALFFY Z, SODERQVIST G, VON SCHOULTZ B. Mammographic breast density during hormone replacement therapy: effects of continuous combination, unopposed transdermal and low-potency estrogen regimens. *Climacteric* 2001; 4 (1): 42-8.

[94] GREENDALE GA, REBOUSSIN BA, SIE A, *et al.* Effects of estrogen and estrogen-progestin on mammographic parenchymal density. Postmenopausal Estrogen/Progestin Interventions (PEPI) Investigators. *Ann Intern Med* 1999; 130 (4 Pt 1): 262-9.

[95] GREENDALE GA, REBOUSSIN BA, SLONE S, WASILAUSKAS C, PIKE MC, URSIN G. Postmenopausal hormone therapy and change in mammographic density. *J Natl Cancer Inst* 2003; 95 (1): 30-7.

[96] NOH JJ, MASKARINEC G, PAGANO I, CHEUNG LW, STANCZYK FZ. Mammographic densities and circulating hormones: a cross-sectional study in premenopausal women. *Breast* 2006; 15 (1): 20-8.

[97] TOPAL NB, AYHAN S, TOPAL U, BILGIN T. Effects of hormone replacement therapy regimens on mammographic breast density : the role of progestins. *J Obstet Gynaecol Res* 2006; 32 (3): 305-8.

[98] CHRISTODOULAKOS GE, LAMBRINOUDAKI IV, VOURTSI AD, *et al.* The effect of low dose hormone therapy on mammographic breast density. *Maturitas* 2006; 54 (1): 78-85.

[99] LUNDSTROM E, SODERQVIST G, SVANE G, *et al.* Digitized assessment of mammographic breast density in patients who received low-dose intrauterine levonorgestrel in continuous combination with oral estradiol valerate: a pilot study. Fertil Steril 2006; 85 (4): 989-95.

[100] DECENSI A, BONANNI B, BAGLIETTO L, *et al.* À two-by-two factorial trial comparing oral with transdermal estrogen therapy and fenretinide with placebo on breast cancer biomarkers. *Clin Cancer Res* 2004; 10 (13): 4389-97.

[101] MCTIERNAN A, MARTIN CF, PECK JD, *et al.* Estrogen-plus-progestin use and mammographic density in postmenopausal women: women's health initiative randomized trial. *J Natl Cancer Inst* 2005; 97 (18): 1366-76.

[102] URSIN G, PIKE M. Mammographic density, hormone therapy, and risk of breast cancer.

Cancer Epidemiol Biomarkers Prev 2006; 15 (9): 1750; author reply 1750.

[103] BYRNE C, COLDITZ GA, WILLETT WC, SPEIZER FE, POLLAK M, HANKINSON SE. Plasma insulin-like growth factor (IGF) I, IGF-binding protein 3, and mammographic density. *Cancer Res* 2000; 60 (14): 3744-8.

[104] ALOWAMI S, TROUP S, AL-HADDAD S, KIRKPATRICK I, WATSON PH. Mammographic density is related to stroma and stromal proteoglycan expression. *Breast Cancer Res* 2003; 5 (5): R129-35.

[105] SALMINEN TM, SAARENMAA IE, HEIKKILA MM, HAKAMA M. Is a dense mammographic parenchymal pattern a contraindication to hormonal replacement therapy? *Acta Oncol* 2000; 39 (8): 969-72.

[106] KILICDAG EB, BAGIS T, POURBAGHER A, TARIM E. Hormone replacement therapy and mammographic density. *Int J Gynaecol Obstet* 2004; 86 (1): 56-8.

[107] VALDIVIA I, CAMPODONICO I, TAPIA A, CAPETILLO M, ESPINOZA A, LAVIN P. Effects of tibolone and continuous combined hormone therapy on mammographic breast density and breast histochemical markers in postmenopausal women. *Fertil Steril* 2004; 81 (3): 617-23.

[108] BRUCE D, ROBINSON J, MCWILLIAMS S, REDDY M, FENTIMAN I, RYMER J. Long-term effects of tibolone on mammographic density. *Fertil Steril* 2004; 82 (5): 1343-7.

[109] CUZICK J, WARWICK J, PINNEY E, WARREN RM, DUFFY SW. Tamoxifen and breast density in women at increased risk of breast cancer. *J Natl Cancer Inst* 2004; 96 (8): 621-8.

[110] BRISSON J, BRISSON B, COTE G, MAUNSELL E, BERUBE S, ROBERT J. Tamoxifen and mammographic breast densities. *Cancer Epidemiol Biomarkers Prev* 2000; 9 (9): 911-5.

[111] FREEDMAN M, SAN MARTIN J, O'GORMAN J, *et al.* Digitized mammography: a clinical trial of postmenopausal women randomly assigned to receive raloxifene, estrogen, or placebo. *J Natl Cancer Inst* 2001; 93 (1): 51-6.

[112] LASCO A, GAUDIO A, MORINI E, *et al.* Effect of long-term treatment with raloxifene on mammary density in postmenopausal women. Menopause 2006; 13(5): 787-92.

THÉRAPEUTIQUE HORMONALE DE LA MÉNOPAUSE ET SON INCIDENCE SUR LE SEIN – MASTOPATHIES BÉNIGNES ET CANCERS DU SEIN

T. SIMONCINI, MD, PHD, C. BALDACCI, MD,
A.R. GENAZZANI, MD, PHD, FRCOG

LA MÉNOPAUSE

Le climatère constitue une période critique de la vie d'une femme. La réduction progressive de l'activité ovarienne due à la diminution folliculaire et à la réduction de la sensibilité des follicules restants aux gonadotrophines conduit à une défaillance progressive de l'ovulation. Moins d'oestradiol est émis dans la circulation et il y a une chute encore plus dramatique du taux de progestérone. L'augmentation des gonadotrophines qui s'ensuit constitue le marqueur biochimique de la ménopause avérée. Cette modification hormonale qui s'opère dans un délai relativement court a de nombreux effets, provoquant une altération de la réactivité et de la trophicité des tissus, des modifications métaboliques accompagnées de changements psychologiques et sexuels qui sont diversement appréciés par les femmes.

Les modifications liées à la ménopause touchent le corps féminin dans son ensemble, avec toute une série d'événements qui se manifestent chez la majorité des femmes ménopausées, mais de manière variée. Les premières manifestations liées à la chute des concentrations d'oestradiol dépendent de la perception rapide de ces changements par les cellules du cerveau. Il s'agit des symptômes vasomoteurs typiques, des sueurs nocturnes et de l'instabilité psychique, souvent dominée par l'anxiété ou la dépression. D'autres symptômes fréquents liés aux premiers sont : l'insomnie, la fatigue, l'irritabilité, la nervosité, les maux de tête. Peu de temps après ces premières manifestations se développent des changements atrophiques uro-génitaux et des modifications du métabolisme et de la composition du corps. Une atrophie vaginale est relativement fréquente et s'accompagne d'un dysfonctionnement sexuel dû à une lubrification insuffisante et aux rapports douloureux. De nombreuses femmes souffrent d'infections récurrentes du vagin et de la vessie à cause de l'atrophie muqueuse ; chez certaines d'entre elles se développera une incontinence urinaire. De même la peau manifeste un vieillissement accéléré associé à la ménopause avec une réduction progressive de l'épaisseur dermique et épidermique due à une perte d'hydratation et du contenu en fibres élastiques. Des changements du profil lipidique et de la répartition et de la quantité de la graisse corporelle sont associés à la privation d'œstrogène, accompagnés d'une modification plutôt rapide du métabolisme de la femme ménopausée vers un état plus « masculin ».

Cependant, ce ne sont que les premières conséquences d'une longue série d'événements. Puisque les structures fondamentales du corps de la femme sont la cible des hormones sexuelles au cours des années de la fécondité, tous ces appareils subiront des changements après la ménopause. Chez la plupart des individus le système musculo-squelettique sera fortement touché par une perte osseuse accélérée après la ménopause qui peut conduire à une ostéopénie ou une ostéoporose. Les changements dans la circulation des hormones sexuelles ont des répercussions importantes sur le fonctionnement du système cardiovasculaire, avec une augmentation de la dégénérescence athérosclérotique et une vasodilatation amoindrie [1-3]. Le système nerveux central semble également touché à terme par la carence en œstrogène, avec une diminution de la fonction cognitive ainsi qu'un risque accru de développement de maladies neuro-dégénérescentes, telles que la démence.

LA MÉNOPAUSE ET LE SEIN

Le climatère est également associé à des modifications majeures des seins. La première conséquence évidente de l'absence de l'exposition cyclique aux œstrogènes et à la progestérone est le fait que la composante glandulaire du sein subit une atrophie progressive, la majeure partie du sein étant constituée désormais de tissu adipeux. Ces changements sont visibles du point de vue morphologique ainsi d'un point de vue radiologique, le sein devenant progressivement plus « transparent » pour les rayons X lors de mammographies et ainsi plus facile à examiner.

Bien que la glande mammaire perde la majeure partie de son activité après la ménopause, cette période est le moment de la vie d'une femme où les maladies du sein deviennent souvent évidentes cliniquement ou par ailleurs soulèvent des inquiétudes plus importantes. En effet, alors que les maladies bénignes du sein telles que les fibroadénomes ou les kystes du sein se développent rarement après la ménopause, il n'est pas rare que des lésions bénignes préexistantes se fassent remarquer au cours de cette période, parce que les femmes deviennent plus conscientes de la structure du sein ou simplement parce que les lésions sont à présent appréciées à cause de l'involution de la glande environnante, posant ainsi un problème clinique. D'un autre côté, on sait bien que les troubles bénins du sein les plus courants ont tendance à s'améliorer après la ménopause, avec fréquemment un rétrécissement des fibroadénomes. De même les kystes ne subissent plus l'augmentation périodique de taille associée antérieurement au cycle menstruel, et les canaux dilatés cessent de provoquer des sécrétions mammaires.

Cependant, cette période de la ménopause est également la période de la vie d'une femme où le risque de voir se développer un carcinome du sein est plus fort. Cette association est largement perçue par les femmes comme un lien entre les hormones sexuelles et le cancer du sein, malgré le fait que l'augmentation du risque n'est pas liée à la ménopause mais plutôt au vieillissement. En effet, l'analyse classique du Collaborative Group of Hormonal Factors in Breast Cancer a établi clairement qu'en dépit du fait que l'incidence du cancer du sein augmente avec l'âge, les femmes post-ménopausiques ont un risque moins élevé du cancer du sein par rapport aux femmes pré-ménopausiques de même âge et ayant les mêmes facteurs de risque, et que le risque relatif du cancer du sein augmente avec une augmentation de l'âge à la ménopause [4]. Ceci suggère clairement que les changements hormonaux qui ont lieu à la ménopause ne sont pas associés à un risque accru du cancer du sein, mais plutôt que l'exposition réduite des cellules du sein aux hormones sexuelles diminue peut-être la prolifération causée par les hormones et l'éventuelle augmentation de la croissance exercée par ces hormones sur des tumeurs préexistantes qui ne sont pas encore évidentes cliniquement. Cependant, on sait moins quelle hormone joue le rôle principal dans ce phénomène. En effet, alors que traditionnellement les œstrogènes étaient indiqués comme acteur principal, des constatations récentes indiquent que ceci n'est peut-être pas le cas, et que la progestérone ou les androgènes ovariens pourraient être bien plus pertinents, ce qui soulève un débat passionné avec des implications profondes pour le traitement hormonal substitutif après la ménopause.

THS : OBJECTIFS ET TYPES DE THÉRAPIE

Le THS (traitement hormonal substitutif) est beaucoup utilisé pour soulager les symptômes de la ménopause ainsi que pour la prévention des maladies dans le long terme liées à la privation d'hormones. L'utilisation du THS a augmenté rapidement ces dernières années mais actuellement elle suscite un débat à cause d'une possible augmentation de l'incidence du cancer du sein et des difficultés associées à la détection du cancer du sein [5]. Le THS est le traitement le plus efficace pour les symptômes de la ménopause tels que les bouffées de chaleur, les sueurs nocturnes, l'anxiété et les sautes d'humeur. En principe il constitue également la bonne thérapie pour la prévention des conséquences à long terme d'une insuffisance oestrogénique telles que la perte de la masse osseuse, les maladies cardiovasculaires et éventuellement les troubles neurologiques dégénératifs. Il existe de nombreux types de THS. Les hormones sexuelles (oestrogène et progestérone) sont utilisées le plus couramment mais d'autres composés ont été mis au point pour traiter les symptômes du climatère ou pour la prévention ou le traitement de l'ostéoporose. On recherche très activement d'autres stratégies thérapeutiques dans ce domaine en vue de mettre au point une sécurité et une sélectivité accrues de l'action des drogues. Dans le cadre de cette gamme très large d'actions cliniques, l'impact sur le sein est extraordinairement important et représente le champ de bataille le plus crucial pour parvenir à une réussite thérapeutique.

LES HORMONES SEXUELLES

Comme la perte de la fonction ovarienne conduit à la privation d'œstrogène et de progestérone, le remplacement des hormones a été mis au point sous forme d'administration d'œstrogènes exogènes, en général associés à la progestérone naturelle ou synthétique (6). Il y a deux formes d'œstrogène disponibles pour le THS. Le 17 β–estradiol est fourni par voie transdermique ou transmuqueuse ou par voie orale sous sa forme conjuguée hémihydrate ou valérate. La plupart des thérapies oestrogéniques orales sont, cependant, réalisées à l'aide d'un complexe d'œstrogènes équins purifiés que l'on appelle œstrogènes conjugués équins. Ce complexe est composé de plus de 30 composés oestrogéniques différents, y compris le 17 β-estradiol. Toutes ces préparations sont bien différentes de l'œstrogène synthétique utilisé pour la contraception hormonale, le 17α-ethinylestradiol, qui se caractérise par une biodisponibilité orale élevée, une demi-vie plasmatique longue et surtout par une activité biologique bien plus élevée par rapport au 17 β-estradiol.

Les femmes ayant un utérus doivent recevoir une thérapie combinée d'œstrogènes plus un progestatif, afin d'éviter le risque d'une hyperplasie de l'endomètre ou d'un cancer lié à l'exposition prolongée à l'œstrogène non opposé [7, 8]. Le progestatif peut être associé aux œstrogènes soit de manière « séquentielle », typiquement pendant 12 à 16 jours par mois, ou de manière « continue », c'est-à-dire que la femme reçoit chaque jour la même quantité d'œstrogène et la même quantité de progestatif. Le premier système d'administration est typique chez les femmes nouvellement ménopausées et donne un saignement mensuel qui imite le cycle menstruel. Les essais cliniques montrent que toute administration d'un progestatif au moins 11 jours par mois donne une protection complète de l'endomètre. L'administration continue du progestatif résulte en une thérapie sans saignement. En général, les femmes jeunes ménopausées ont des saignements fréquents plus ou moins importants avec ce type d'administration, qui est, de ce fait, préféré dès 2-3 ans après les dernières règles.

La progestérone naturelle peut être utilisée pour le THS par voie orale ou transvaginale, sous sa forme micronisée. Il existe plusieurs progestatifs synthétiques alternatifs qui sont utilisés pour le THS ; tous sont disponibles sous forme orale. Certains progestatifs peuvent être administrés par voie transdermique, associés à l'estradiol sous forme de patch. L'administration locale d'un progestatif synthétique à l'aide d'un appareil intra-utérin s'avère également très efficace dans la protection de l'endomètre et peut conduire à une réduction des effets secondaires systémiques [9].

Alors que les œstrogènes sont nécessaires pour traiter les symptômes de la ménopause, les progestatifs seraient moins pertinents, du moins en ce qui concerne de nombreuses cibles thérapeutiques. Ceci, avec les indications que les progestatifs [10] plutôt que les œstrogènes expliqueraient les effets secondaires au niveau du sein, tels qu'une densité mammaire accrue lors de radiographies ou même le développement ou la progression d'un cancer du sein, révèle le besoin d'une meilleure compréhension de la manière dont les progestatifs fonctionnent et de la manière dont leur impact systémique pourrait être minimisé dans un souci de sécurité.

AUTRES THÉRAPIES

D'autres molécules ont été étudiées comme alternatifs à l'hormonothérapie substitutive standard.

ISOFLAVONES

Les isoflavones, aussi appelées phytoœstrogènes, sont des composés naturels que l'on trouve à de fortes concentrations dans certaines plantes. Les isoflavones agissent comme de faibles œstrogènes sur les récepteurs d'œstrogènes [11], favorisant la formation osseuse, ayant peut-être une action cardio-protectrice et réduisant les bouffées de chaleur [12, 13]. Il a été démontré que la génistéine, une molécule oestrogénique, bloque la prolifération des cellules mammaires in vitro, inhibe les cellules du cancer du sein humain dans la culture et protège contre les effets de l'œstrogène exogène qui favorise les tumeurs dans les tissus de l'endomètre et du sein chez les singes [14]. Il a été prétendu que certains de ces effets sont dus au fait que la génistéine et d'autres phytoœstrogènes se lient de préférence au récepteur d'œstrogène β, plutôt que le récepteur d'œstrogène α. Ces molécules n'ont pas d'effets secondaires pertinents et, étant donné leur effet plus faible sur les symptômes vasomoteurs, elles sont en général administrées à des femmes qui n'ont pas de symptômes gênants ou qui, pour des raisons personnelles, ne souhaitent pas suivre un THS.

TIBOLONE

La Tibolone est un stéroïde synthétique disponible sous forme orale qui, après absorption, est converti rapidement en deux métabolites ayant une activité œstrogénique et en un troisième métabolite qui se caractérise par une activité mixte progestatif/androgène. La métabolisation est dans une certaine mesure sélective quant aux tissus, et la conversion en métabolite de progestérone est particulièrement active au niveau de l'endomètre, ce qui explique pourquoi les femmes qui reçoivent ce composé ne manifestent pas de prolifération de l'endomètre. La Tibolone prévient la perte osseuse et soulage les symptômes climatériques aussi efficacement que les œstrogènes, mais elle ne stimule pas l'endomètre et, grâce à sa composante androgène, elle a un meilleur effet dans l'amélioration de la libido [15]. L'analyse combinée d'essais cliniques randomisés sur la tibolone n'indique aucune augmentation du risque de développement d'un cancer du sein par rapport au placebo. Quant aux effets liés au sein, le traitement à la tibolone n'est pas associé à une augmentation de la densité mammaire lors d'une mammographie lorsque l'on le compare aux classiques thérapies substitutives à base d'hormones orales combinées à administration continue [16]. Ceci s'associe à une réduction de la prolifération et à une stimulation de l'apoptose dans des cellules mammaires normales qui pourrait être attribuée à l'impact de ce composé sur l'activité des enzymes mammaires qui métabolisent l'œstrogène [16]. Grâce à ces constats, l'administration de la tibolone est actuellement en cours d'évaluation pour le traitement des symptômes climatériques chez des patientes avec un cancer du sein dans le cadre de l'essai LIBERATE.

RALOXIFÈNE

Le Raloxifène est un SERM (Selective Estrogen Receptor Modulator) non-stéroïdien [17]. Ce composé est disponible sous forme orale et il induit une action œstrogénique ou anti-oestrogénique selon les tissus [18]. Le Raloxifène agit comme un œstrogène puissant au niveau des os, prévenant la perte osseuse et fournissant un traitement efficace de l'ostéoporose [19, 20]. Le Raloxifène n'est pas efficace sur les symptômes vasomoteurs, qui peuvent même s'aggraver au cours de l'administration du Raloxifène ; par conséquent, il s'avère être un agent qui ne convient pas pour la prévention de la perte osseuse chez les femmes ménopausées symptomatiques. Cependant, les constats récents obtenus lors de grands essais indiquent que l'administration du raloxifène chez des femmes après la ménopause débouche sur une réduction du risque du cancer du sein d'importance clinique [21].

De nouveaux SERM ayant des caractéristiques partiellement différentes sont actuellement mis au point par l'industrie pharmaceutique et bon nombre d'entre eux sont à un stade de développement clinique avancé.

THS ET MALADIES DU SEIN

THS ET MALADIES BÉNIGNES DU SEIN

La vaste majorité des lésions que l'on peut trouver dans le sein sont bénignes. Près de 50 % des femmes subissent une altération bénigne du sein au cours de leur vie [22]. L'incidence des lésions mammaires bénignes commence à s'élever au cours de la deuxième décennie de la vie et atteint son maximum au cours des quatrième et cinquième décennies, à la différence des maladies malignes, pour lesquelles l'incidence continue d'augmenter après la ménopause [23-25]. Le terme « maladies bénignes du sein » couvre une large gamme de lésions qui ont été classées dans le passé par rapport à la période de la vie de la femme. Ces dernières années, la classification a changé ; à présent les lésions bénignes sont divisées en lésions prolifératives et non-prolifératives, typiques et atypiques, et carcinome in situ [22]. Cette classification souligne le risque relatif croissant d'un carcinome du sein associé à ces différentes lésions. Après la ménopause, les lésions bénignes du sein sont moins fréquentes, alors que l'incidence de l'hyperplasie atypique augmente de manière notable avec le temps, ainsi que celle du carcinome in situ [26, 27].

Il est important de savoir si les lésions bénignes elles-mêmes, avec ou sans hormonothérapie, posent un risque accru de développement d'un cancer du sein. Une étude a suivi presque 9 000 femmes sur une période moyenne de 15 ans et a trouvé que le risque du cancer du sein dépend fortement de l'histoire familiale et des caractéristiques histologiques de la lésion bénigne. En particulier, le risque relatif du développement d'un carcinome invasif du sein associé à une hyperplasie atypique était de 4,4 comparé à un risque relatif de 1,8 associé à des changements prolifératifs sans atypie et de 1,2 pour les lésions non-prolifératives. Des antécédents familiaux de cancer du sein contribuent un facteur de risque qui est indépendant de l'aspect histologique [28]. L'incidence du diagnostic d'une hyperplasie atypique semble augmenter après la ménopause et est plus élevée chez les femmes traitées par hormonothérapie substitutive [27].

En général, les femmes qui ont des lésions bénignes non-prolifératives, comme des fibroadénomes ou des kystes mammaires bénins n'ont pas de contre-indications au THS. Normalement l'hormonothérapie substitutive n'a pas d'effet sur ces lésions, bien que dans certains cas les kystes et les fibroadénomes puissent augmenter de volume au cours de l'administration du THS [29]. On ne constate aucun risque supplémentaire de développement d'un carcinome du sein chez les femmes ayant des lésions non-prolifératives du sein et recevant un THS.

Après la ménopause la mammographie est la méthode de dépistage classique pour la détection précoce de tumeurs du sein. Le THS provoque des changements au niveau de la mammographie dont une augmentation généralisée de la densité mammographique qui peut réduire la sensibilité de la mammographie dans la détection des tumeurs du sein [5]. Ceci s'observe surtout avec des hormonothérapies combinées continues orales et plus fréquemment avec des progestérones androgènes. Il existe, pourtant, beaucoup de variabilité d'une personne à l'autre. Les femmes ménopausées, surtout si elles reçoivent un THS doivent subir un examen mammographique tous les ans, et si la densité du sein augmente au cours de l'hormonothérapie l'examen est à refaire après une suspension de 2 semaines du THS. Des lésions détectées antérieurement doivent être soumises à une surveillance clinique, pourtant, les femmes doivent être informées que le développement d'un carcinome du sein ne dépend pas de l'action du THS sur des lésions mammaires non-prolifératives.

LE THS ET LE CANCER DU SEIN

La crainte du cancer du sein constitue la principale limite à la diffusion du THS en dépit du fait que l'impact de l'administration d'hormones sexuelles après la ménopause a un impact limité sur le risque global de développement d'un cancer. Dans ce domaine, pour une variété de raisons, la perception publique de l'effet de ces hormones sur le sein est très largement surestimée. Les principales études épidémiologiques et les méta-analyses indiquent que les femmes qui reçoivent une hormonothérapie substitutive avec des doses standards combinées d'œstrogènes et de progestérone pour un laps de temps suffisant (au moins plus de 5 ans) ont une augmentation du risque relatif d'environ 20 % [30-33]. Cependant, l'augmentation absolue du nombre est très limitée et moins pertinente que l'impact d'autres troubles courants tels qu'un léger surpoids, la consommation modérée d'alcool ou l'absence d'activité physique.

Les œstrogènes et la progestérone sont d'importance fondamentale pour la formation et le développement mammaires. La glande mammaire exprime des récepteurs pour ces hormones sexuelles. Des études in vitro ont démontré un effet prolifératif des œstrogènes sur les cellules mammaires [34]. Les œstrogènes ont une activité proliférative certaine *in vivo* et *in vitro* ; il est donc biologiquement possible qu'une exposition prolongée aux œstrogènes augmenterait le risque de cancer du sein. Cependant, bien qu'il soit clair que les œstrogènes augmentent la prolifération des cellules mammaires normales et des cellules mammaires cancéreuses ER-positives, il n'est pas évident que l'exposition aux œstrogènes produit un effet sur le développement du cancer *per se*. La majeure partie des preuves disponibles actuellement suggère que la transformation du cancer ne serait peut-être pas liée à l'exposition aux œstrogènes, mais qu'une fois que cet événement premier a eu lieu, l'œstrogène pourrait promouvoir la croissance de la tumeur et éventuellement sa diffusion. Si tel est le cas, l'implication clinique fondamentale en serait que le développement d'une tumeur mammaire chez une femme ménopausée sous THS se serait produit de toute façon et que, à terme, l'administration d'hormones aurait fait croître plus tôt la tumeur jusqu'à une taille susceptible d'être diagnostiquée. Ceci correspond à l'absence d'excès dans la morbidité ou la mortalité pour le cancer du sein dans les essais cliniques qui ont démontré un excès de diagnostic du cancer du sein au cours de l'administration du THS [32, 35].

D'autre part, les progestatifs ont été considérés comme ayant un effet protecteur contre le développement du cancer du sein [36, 37] en dépit de l'absence de raisons biologiques fortes en faveur d'un effet anti-œstrogène des progestatifs sur le sein. Dans un passé récent, quelques rapports ont souligné le fait que non seulement les progestatifs ne protègent pas le sein contre les effets supposés carcinogènes de l'œstrogène, mais également ils augmentent considérablement la petite augmentation liée à l'œstrogène du risque de cancer du sein [38]. Cette observation a été reproduite récemment par l'important essai Women's Health Initiative, qui réclame davantage de recherche sur les effets mammaires des progestatifs.

La corrélation entre l'utilisation du THS et le risque de cancer du sein a été étudiée lors de nombreuses études épidémiologiques. Une importante méta-analyse publiée dans The Lancet en 1997 par le Collaborative Group on Hormonal Factors in Breast Cancer a indiqué que pour les utilisatrices actuelles ou récentes du THS le risque relatif de cancer du sein augmente avec l'augmentation de la durée d'utilisation, mais que pour les utilisatrices passées il n'y a pas d'augmentation significative du risque relatif de cancer du sein, ni globalement ni par rapport à la durée d'utilisation [32]. Comparées aux tumeurs chez celles qui ne l'avaient jamais utilisé, les tumeurs chez celles qui avaient utilisé le THS étaient moins susceptibles de s'être étendues aux ganglions axillaires ou à des sites distants ; elles étaient plutôt plus fréquemment localisées dans le sein. Il y avait une augmentation significative du risque relatif de métastase avec une durée accrue d'utilisation du THS. Les constats principaux sont que le risque de cancer du sein est accru chez les femmes utilisant le THS et qu'il augmente avec l'augmentation de la durée d'utilisation, mais que ce risque accru est réduit après cessation de l'utilisation et disparaît dans les 5 ans après cessation [39]. L'augmentation du risque relatif de cancer du sein chez les utilisatrices actuelles ou récentes est plus importante pour les femmes de poids corporel moins élevé. Les résultats de cette méta-analyse marquante proviennent de l'étude principalement de thérapies combinées œstrogène/progestérone, et il y a peu d'informations sur la différence relative de l'administration d'œstrogènes seuls.

Récemment, l'étude Women's Health Initiative (WHI) a rapporté une augmentation de 26 % du risque relatif de cancer du sein pour une association œstrogène-progestérone par rapport à un placebo [35]. Cependant, la partie parallèle de l'étude WHI qui examinait l'effet de l'administration d'œstrogènes seuls à des femmes sans utérus, a montré que l'œstrogène seul n'augmente pas le risque de cancer du sein [40] ; il est plutôt associé à une réduction du risque de cancer du sein chez ces femmes.

Mis à part la différence considérable entre les effets de l'œstrogène seul et des combinaisons œstrogène-progestérone, domaine dans lequel il y aurait besoin de faire de nouvelles recherches, les résultats de l'étude WHI indiquent en général que l'impact de l'hormonothérapie sur l'incidence du cancer du sein est limité et associé uniquement à des administrations prolongées. Le risque de cancer du sein que court une femme est associé à de nombreux autres facteurs indépendants qu'il faut considérer cliniquement avant de décider si le THS est contre-indiqué (Figure 1).

Le poids corporel est un facteur important : de nombreuses études ont montré un lien très fort entre l'obésité et le cancer du sein [41]. Cela pourrait s'expliquer par le fait que dans les tissus adipeux, les hormones androgènes sont partiellement transformées par l'activité de l'aromatase en oestrone, une molécule d'œstrogène qui a une faible activité œstrogénique. Un autre facteur à considérer est l'histoire familiale par rapport au cancer du sein, et en particulier l'éventuelle présence des mutations de gènes BRCA1/BRCA2. Ces femmes ont un risque très élevé de voir se développer un cancer du sein et ceci indépendamment de l'hormonothérapie [42]. En général leur cancer se déclare plus précocement que chez des femmes normales et la plupart d'entre elles sont exclues du THS à cause des antécédents familiaux [43].

Le risque d'un cancer du sein est de quatre à six fois plus élevé chez les femmes qui ont des seins denses. Il se peut que la densité des seins réduise la sensibilité et donc l'exactitude de la mammographie. Des tissus mammaires denses

Figure 1

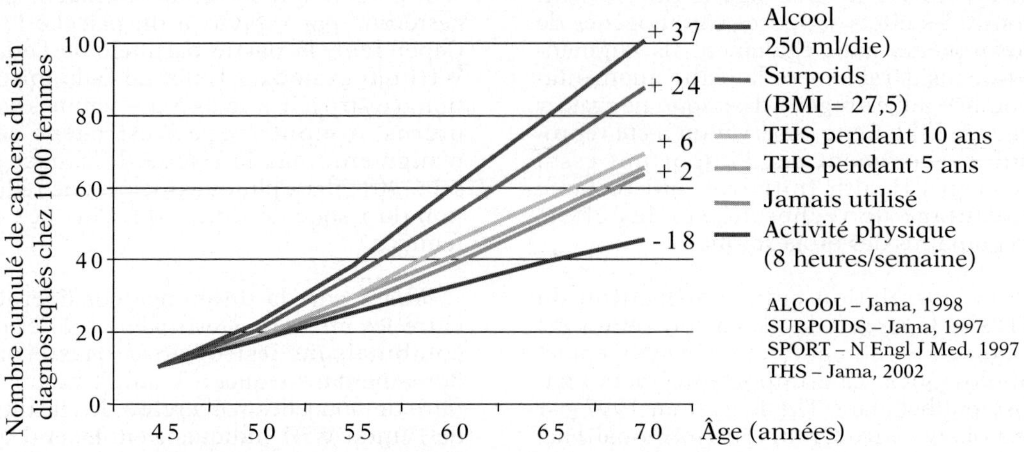

Chiffres estimés pour 1000 femmes, dans l'hypothèse où l'utilisation du THS a démarré à l'âge de 50 ans

d'un point de vue radiographique peuvent cacher des tumeurs, ce qui augmente la difficulté de la détection du cancer du sein. De surcroît, des tissus mammaires denses peuvent ressembler à un cancer du sein à la mammographie, ce qui augmente les taux de rappel, réduit la spécificité, et compromet l'avantage du dépistage chez les femmes aux seins denses (telles que les femmes sous THS ou qui sont dans la période pré-ménopause) [5]. La densité des seins varie selon l'âge, l'utilisation de l'hormonothérapie (THS), la phase du cycle menstruel, le nombre de grossesses, l'indice de masse corporelle, et les tendances familiales ou génétiques [29].

LE THS APRÉS UN CANCER DU SEIN

Souvent le traitement du cancer du sein nécessite des thérapies endocrines annexes qui réduisent la synthèse de l'œstrogène (suppression ovarienne chez des femmes avant la ménopause ou inhibiteurs d'aromatase chez des femmes ménopausées) ou l'activité de l'œstrogène (le SERM tamoxifène, quel que soit le stade d'avancement de la ménopause). De nombreuses femmes souffrent de problèmes de santé et de qualité de vie liés à la carence en œstrogène, notamment des symptômes vasomoteurs et la sécheresse vaginale.

Dans un passé récent des études d'observation ont indiqué des risques moins élevés de rechute et de mortalité chez des femmes qui ont utilisé le THS après un diagnostic de cancer du sein que chez des femmes qui ne l'ont pas utilisé, ce qui suggère que le THS après un cancer du sein n'a peut-être pas d'impact néfaste sur la rechute et la mortalité [44]. Des essais plus récents sont arrivés à des résultats contradictoires, et ont été publiés de manière plutôt confuse [45]. Bien que ce problème soit à présent difficile à traiter, il a été suggéré récemment qu'il fallait revoir le dogme selon lequel le cancer du sein constitue une contre-indication absolue pour le THS étant donné qu'il existe un besoin considérable d'utiliser des hormones chez ces femmes. Ceci pourrait conduire à une ré-évaluation de l'utilisation de l'hormonothérapie au moins chez des groupes sélectionnés de patientes, qui sont en bonne santé après la chirurgie, ont un risque peu élevé de rechute, et ont des symptômes sévères de la ménopause qui ne peuvent être traités efficacement par des thérapies non-hormonales [46]. Malgré les conflits d'opinion à ce sujet, il est important que les médecins de premiers recours soient à l'aise dans la prise en charge du nombre croissant de femmes ayant survécu au cancer du sein. Dans le sous-groupe de femmes avec des symptômes sévères de la ménopause, les options THS sont à revoir si les méthodes non-hormonales sont inefficaces [46]. Des essais pour tester l'impact de l'administration hormonale chez des patientes avec un cancer du sein grâce à des composés différents sont actuellement en cours, et pourront peut-être conduire à des indications cliniques dans un avenir proche.

CONCLUSION

La principale indication pour l'hormonothérapie substitutive est le traitement des symptômes de la ménopause et la prévention ou le traitement de l'ostéoporose chez les jeunes femmes ménopausées. Chez cette population, l'impact du THS sur l'incidence des maladies du sein est minime ; par conséquent, l'utilisation des hormones ne doit pas être limitée par la crainte du développement d'un cancer. La bonne prise en charge des femmes ménopausées doit être basée sur une correction générale des facteurs qui ont un impact considérable sur le risque du cancer du sein, tels que le surpoids et le manque d'activité physique. Il faut conseiller un programme d'examens diagnostiques, comprenant un dépistage mammographique annuel et il faut sensibiliser les femmes pour qu'elles respectent ces programmes. Dans ce contexte, l'utilisation du THS à long terme ne pose pas de danger majeur pour la santé et doit être discutée avec les femmes selon leurs besoins personnels et les conditions cliniques. ■

BIBLIOGRAPHIE

[1] Simoncini T, Genazzani AR. 2003, Non-genomic actions of sex steroid hormones. *Eur J Endocrinol*, 148: 281-92.

[2] Simoncini T, Hafezi-Moghadam A, Brazil DP, Ley K, Chin WW, Liao JK. 2000, Interaction of oestrogen receptor with the regulatory subunit of phosphatidylinositol-3-OH kinase. *Nature*, 407: 538-41.

[3] Simoncini T, Scorticati C, Mannella P, Fadiel A, Giretti MS, Fu X-D, Baldacci C, Garibaldi S, Caruso A, Fornari L, Naftolin F, Genazzani AR. 2006, Estrogen Receptor {alpha} Interacts with G{alpha}13 to Drive Actin Remodeling and Endothelial Cell Migration via the RhoA/Rho Kinase/Moesin Pathway. *Mol Endocrinol*, 20: 1756-1771.

[4] Beral V. 2003, Breast cancer and hormone-replacement therapy in the Million Women Study. *Lancet*, 362: 419-27.

[5] Vernet Mdel M, Checa MA, Macia F, Casamitjana M, Carreras R. 2006, Influence of hormone replacement therapy on the accuracy of screening mammography. *Breast J*, 12: 154-8.

[6] Nelson HD. 2004, Commonly Used Types of Postmenopausal Estrogen for Treatment of Hot Flashes: Scientific Review. *JAMA*, 291: 1610-1620.

[7] Vehkavaara S, Hakala-Ala-Pietila T, Virkamaki A, Bergholm R, Ehnholm C, Hovatta O, Taskinen MR, Yki-Jarvinen H. 2000, Differential Effects of Oral and Transdermal Estrogen Replacement Therapy on Endothelial Function in Postmenopausal Women. *Circulation*, 102: 2687-2693.

[8] Weiderpass E, Adami HO, Baron JA, Magnusson C, Bergstrom R, Lindgren A, Correia N, Persson I. 1999, Risk of endometrial cancer following estrogen replacement with and without progestins. *J Natl Cancer Inst*, 91: 1131-7.

[9] Sitruk-Ware R. 2002, Progestogens in hormonal replacement therapy: new molecules, risks, and benefits. *Menopause*, 9: 6-15.

[10] The Women's Health Initiative Steering Committee. 2004, Effects of Conjugated Equine Estrogen in Postmenopausal Women With Hysterectomy: The Women's Health Initiative Randomized Controlled Trial. *JAMA* 291: 1701-1712.

[11] Brzezinski A, Debi A. 1999, Phytoestrogens: the "natural" selective estrogen receptor modulators? *Eur J Obstet Gynecol Reprod Biol*, 85: 47-51.

[12] Clarkson TB, Anthony MS, Williams JK, Honore EK, Cline JM. 1998, The potential of soybean phytoestrogens for postmenopausal hormone replacement therapy. *Proc Soc Exp Biol Med*, 217: 365-8.

[13] Wood CE, Kaplan JR, Stute P, Cline JM. 2006, Effects of soy on the mammary glands of premenopausal female monkeys. *Fertil Steril*, 85 Suppl 1: 1179-86.

[14] Usui T. 2006, Pharmaceutical prospects of phytoestrogens. *Endocr*, J 53: 7-20.

[15] Modelska K, Cummings S. 2002, Tibolone for Postmenopausal Women: Systematic Review of Randomized Trials. *J Clin Endocrinol Metab,* 87: 16-23.

[16] Valdivia I, Campodonico I, Tapia A, Capetillo M, Espinoza A, Lavin P. 2004, Effects of tibolone and continuous combined hormone therapy on mammographic breast density and breast histochemical markers in postmenopausal women. *Fertil Steril,* 81: 617-23.

[17] Riggs BL, Hartmann LC. 2003, Selective estrogen-receptor modulators – mechanisms of action and application to clinical practice. *N Engl J Med*, 348: 618-29.

[18] Shang Y, Brown M. 2002, Molecular determinants for the tissue specificity of SERMs. *Science,* 295: 2465-8.

[19] Delmas PD, Bjarnason NH, Mitlak BH, Ravoux AC, Shah AS, Huster WJ, Draper M, Christiansen C. 1997, Effects of raloxifene on bone mineral density, serum cholesterol concentrations, and uterine endometrium in postmenopausal women. *N Engl J Med* 337: 1641-7.

[20] Ettinger B, Black DM, Mitlak BH, Knickerbocker RK, Nickelsen T, Genant HK, Christiansen C, Delmas PD, Zanchetta JR, Stakkestad J, Gluer CC, Krueger K, Cohen FJ, Eckert S, Ensrud KE, Avioli LV, Lips P, Cummings SR. 1999, Reduction of vertebral fracture risk in postmenopausal women with osteoporosis treated with raloxifene: results from a 3-year randomized clinical trial. Multiple Outcomes of Raloxifene Evaluation (MORE) Investigators. *JAMA*, 282: 637-45.

[21] Vogel VG, Costantino JP, Wickerham DL, Cronin WM, Cecchini RS, Atkins JN, Bevers TB, Fehrenbacher L, Pajon ER, Jr., Wade JL, 3rd, Robidoux A, Margolese RG, James J, Lippman SM, Runowicz CD, Ganz PA, Reis SE, McCaskill-Stevens W, Ford LG, Jordan VC, Wolmark N. 2006, Effects of tamoxifen vs raloxifene on the risk of developing invasive breast cancer and other disease outcomes: the NSABP Study of Tamoxifen and Raloxifene (STAR) P-2 trial. *JAMA*, 295: 2727-41.

[22] Friedenreich C, Bryant H, Alexander F, Hugh J, Danyluk J, Page D. 2000, Risk factors for benign proliferative breast disease. *Int J Epidemiol*, 29: 637-44.

[23] Cook MG, Rohan TE. 1985, The pathoepidemiology of benign proliferative epithelial disorders of the female breast. *J Pathol,* 146: 1-15.

[24] London SJ, Connolly JL, Schnitt SJ, Colditz GA. 1992, A prospective study of benign breast disease and the risk of breast cancer. *JAMA*, 267: 941-4.

[25] Shaaban AM, Sloane JP, West CR, Moore FR, Jarvis C, Williams EM, Foster CS. 2002, Histopathologic types of benign breast lesions and the risk of breast cancer: case-control study. *Am J Surg Pathol*, 26: 421-30.

[26] Olsson H, Jernstrom H, Alm P, Kreipe H, Ingvar C, Jonsson PE, Ryden S. 1996, Proliferation of the breast epithelium in relation to menstrual cycle phase, hormonal use, and reproductive factors. *Breast Cancer Res Treat,* 40: 187-96.

[27] Gayet A, Esteve J, Seradour B, Piana L, Jacquemier J. 2003, Does hormone replacement therapy increase the frequency of breast atypical hyperplasia in postmenopausal women? Results from the Bouches du Rhone district screening campaign. *Eur J Cancer,* 39: 1738-45.

[28] Hartmann LC, Sellers TA, Frost MH, Lingle WL, Degnim AC, Ghosh K, Vierkant RA, Maloney SD, Pankratz VS, Hillman DW, Suman VJ, Johnson J, Blake C, Tlsty T, Vachon CM, Melton LJ, 3rd, Visscher DW. 2005, Benign breast disease and the risk of breast cancer. *N Engl J Med,* 353: 229-37.

[29] Carney PA, Miglioretti DL, Yankaskas BC, Kerlikowske K, Rosenberg R, Rutter CM, Geller BM, Abraham LA, Taplin SH, Dignan M, Cutter G, Ballard-Barbash R. 2003, Individual and combined effects of age, breast density, and hormone replacement therapy use on the accuracy of screening mammography. *Ann Intern Med,* 138: 168-75.

[30] Adami HO, Persson I, Hoover R, Schairer C, Bergkvist L. 1989, Risk of cancer in women receiving hormone replacement therapy. *Int J Cancer*, 44: 833-9.

[31] Bergkvist L, Adami HO, Persson I, Hoover R, Schairer C. 1989, The risk of breast cancer after estrogen and estrogen-progestin replacement. *N Engl J Med,* 321: 293-7.

[32] Collaborative Group on Hormonal Factors in Breast Cancer. 1997, Breast cancer and

hormone replacement therapy: collaborative reanalysis of data from 51 epidemiological studies of 52,705 women with breast cancer and 108,411 women without breast cancer. *Lancet*, 350: 1047-59.

[33] Speroff L. 1999, Postmenopausal hormone therapy and the risk of breast cancer. *Maturitas,* 32: 123-9.

[34] Prest SJ, May FE, Westley BR. 2002, The estrogen-regulated protein, TFF1, stimulates migration of human breast cancer cells. *Faseb J,* 16: 592-4.

[35] The Writing Group for the Women's Health Initiative Investigators 2002 Risks and benefits of estrogen plus progestin in healthy postmenopausal women: principal results From the Women's Health Initiative randomized controlled trial. *JAMA*, 288: 321-33.

[36] Gambrell RD, Jr. 1982, Clinical use of progestins in the menopausal patient: dosage and duration. *J Reprod Med*, 27: 531-8.

[37] Gambrell RD, Jr. 1982, The menopause: benefits and risks of estrogen-progestogen replacement therapy. *Fertil Steril*, 37: 457-74.

[38] Ross RK, Paganini-Hill A, Wan PC, Pike MC. 2000, Effect of hormone replacement therapy on breast cancer risk: estrogen versus estrogen plus progestin. *J Natl Cancer Inst,* 92: 328-32.

[39] Schairer C, Lubin J, Troisi R, Sturgeon S, Brinton L, Hoover R. 2000, Menopausal estrogen and estrogen-progestin replacement therapy and breast cancer risk. *JAMA*, 283: 485-91.

[40] Stefanick ML, Anderson GL, Margolis KL, Hendrix SL, Rodabough RJ, Paskett ED, Lane DS, Hubbell FA, Assaf AR, Sarto GE, Schenken RS, Yasmeen S, Lessin L, Chlebowski RT. 2006, Effects of conjugated equine estrogens on breast cancer and mammography screening in postmenopausal women with hysterectomy. *JAMA*, 295: 1647-57.

[41] Carmichael AR. 2006, Obesity as a risk factor for development and poor prognosis of breast cancer. *Bjog*, 113: 1160-6;

[42] Domchek SM, Stopfer JE, Rebbeck TR. 2006, Bilateral risk-reducing oophorectomy in BRCA1 and BRCA2 mutation carriers. *J Natl Compr Canc Netw,* 4: 177-82.

[43] Domchek SM, Armstrong K, Weber BL. 2006, Clinical management of BRCA1 and BRCA2 mutation carriers. *Nat Clin Pract Oncol,* 3: 2-3;

[44] O'Meara ES, Rossing MA, Daling JR, Elmore JG, Barlow WE, Weiss NS. 2001, Hormone replacement therapy after a diagnosis of breast cancer in relation to recurrence and mortality. *J Natl Cancer Inst,* 93: 754-62.

[45] Holmberg L, Anderson H. 2004, HABITS (hormonal replacement therapy after breast cancer--is it safe?), a randomised comparison: trial stopped. *Lancet*, 363: 453-5.

[46] Biglia N, Gadducci A, Ponzone R, Roagna R, Sismondi P. 2004, Hormone replacement therapy in cancer survivors. *Maturitas*, 48: 333-46.

LE TRAITEMENT HORMONAL SUBSTITUTIF (THS) ET LA TIBOLONE APRÈS CANCER DU SEIN

J.-M. FOIDART, J. DESREUX, V. BLERET, A. PINTIAUX

INTRODUCTION

Plus de 300 000 femmes sont atteintes annuellement de cancer mammaire dans l'Union Européenne. Avec une probabilité de survie d'au moins 5 ans pour 86 % des patientes, on peut calculer que plus de trois millions de patientes ménopausées sont atteintes de cancer mammaire. L'amélioration des méthodes et les campagnes de dépistage systématique entraînent des diagnostics plus précoces à un âge plus jeune, chez des femmes en péri ménopause. Le traitement des plaintes climatériques de ces patientes (bouffées de chaleur, troubles de l'humeur et du sommeil, irritabilité, ostéoporose...) constitue un problème essentiel pour la qualité de vie.

Les symptômes ménopausiques après un cancer mammaire résultent de l'arrêt brutal du traitement hormonal de substitution (THS), des traitements chirurgicaux (ovariectomie) ou médicaux (suppression ovarienne et insuffisance ovarienne induite par la chimiothérapie, les SERMs, les inhibiteurs d'aromatase ou les anti-estrogènes), ou d'une combinaison de ces facteurs.

En 1994, Oldenhave et Netelenbos [1] ont montré que les bouffées de chaleur persistent plus de 10 ans, chez 50 % des patientes, après une ménopause spontanée. La rapidité de la chute plasmatique et tissulaire des stéroïdes sexuels en cas de castration chirurgicale ou chimio-induite accélère et aggrave la symptomatologie. Un tiers des patientes abandonnent même leur traitement adjuvant par Tamoxifène ou inhibiteurs d'aromatase, en raison de plaintes climatériques insupportables détériorant leur qualité de vie [2]. Par rapport aux femmes ménopausées sans cancer du sein, celles qui survivent à une affection néoplasique mammaire ont 5 fois plus de symptômes ménopausiques et utilisent 7 fois plus de traitements alternatifs au THS (vitamines, herbes, dérivés de Soja) [3]. 96 % des femmes sous chimio- ou hormono-thérapie souffrent de bouffées de chaleur ou de sudations nocturnes [4].

LES THS SONT-ILS CONTRE-INDIQUÉS CHEZ LES PATIENTES AYANT UN ANTÉCÉDENT DE CANCER MAMMAIRE ?

Les études épidémiologiques prospectives (WHI) [5, 6] et observationnelles [7] suggèrent un rôle promoteur modéré sur le risque de cancer mammaire, des combinaisons orales d'œstrogènes et de progestatifs de synthèse, mais pas des estrogènes seuls, de la progestérone ni de la didrogestérone associées à de l'estradiol administré par voie orale ou percutanée [8, 9].

De nombreux travaux expérimentaux indiquent aussi que les stéroïdes sexuels, particulièrement les combinaisons estro-progestatives, mais pas la progestérone naturelle et l'estradiol percutanés, stimulent la prolifération des cellules canalaires et surtout lobulaires [10, 11].

Le THS contenant des estrogènes et un progestatif de synthèse apparaît donc contre-indiqué chez les femmes ayant un antécédent de cancer du sein, en raison de l'impact de ces stéroïdes, sur la prolifération cellulaire épithéliale mammaire et de leur effet promoteur sur les tumeurs [12].

LES ÉTUDES OBSERVATIONNELLES SUGGÈRENT QUE LE THS N'AUGMENTE PAS LE RISQUE DE RÉCIDIVE DU CANCER DU SEIN

En dépit de l'efficacité démontrée des traitements anti-estrogéniques (Tamoxifène, inhibiteurs d'aromatase) sur la survie des patientes atteintes de cancer mammaire et la diminution des récidives, des THS ont été administrés empiriquement à des femmes sans symptômes de récidives, pour traiter leurs bouffées de chaleur invalidantes.

Les études observationnelles qui rapportent ces traitements sont peu nombreuses, réalisées sur un petit nombre de patientes, souvent rétrospectives, pour des périodes de traitement courtes et selon des schémas thérapeutiques variables.

Durna et collaborateurs décrivent un risque relatif de récidive de 0,62 (0,43-0,87) chez 286 utilisatrices d'un THS par rapport à 836 femmes sans traitement [13]. Le Group Health Cooperative, (1977-1996) a estimé la relation entre le taux de récidive et la prise de THS. Celles-ci étaient de 50 % inférieures dans le groupe recevant un THS [14].

Vassilopoulou-Sellin et collaborateurs ont également montré une diminution significative des récidives chez les femmes dont les tumeurs étaient dénuées de récepteurs stéroïdiens et qui recevaient un THS [15].

Une revue récente des 15 études totalisant 1 416 femmes ayant survécu à un cancer mammaire a réévalué le rapport risque/bénéfices du THS après cancer du sein [16]. Sept d'entre elles incluaient un groupe contrôle totalisant 1 998 patientes. Une récidive a été observée chez 10 % des femmes ayant un antécédent de cancer mammaire (IC 95 % : 8,4-11,6 %). La mortalité liée au cancer mammaire était de 2,6 % (IC 95 % : 1,8-3,7 %). La mortalité globale était de 4,5 % (IC 95 % : 3,4-5,8 %). Par rapport aux femmes n'utilisant pas de THS, celles sous traitement hormonal présentaient un risque inférieur de 50 % (IC 95 % : 0,2-0,7) de récidive et de 70 % de mortalité par cancer (IC95 % : 0-0,6). Bien que rassurantes, ces études sont entachées de multiples biais méthodologiques dont notamment le « healthy user effect » (le THS n'est administré qu'à des femmes sans récidives décelables par un nouveau bilan dont ne bénéficient pas les contrôles non traitées). Elles sont donc peu contributives en raison de leurs limitations.

LES ESSAIS RANDOMISÉS CHEZ LES PATIENTES AYANT UN ANTÉCÉDENT DE CANCER DU SEIN NE PERMETTENT PAS DE CONCLURE

Plusieurs essais randomisés ont tenté d'évaluer l'impact du THS sur le taux de récidive de cancer du sein. L'essai HABITS (HRT after breast cancer-is it safe ?) compare un groupe recevant un THS à un groupe placébo. L'essai, initié en mai 1997, avait pour objectif de recruter 1 300 femmes avec un antécédent de tumeur au stade Tis jusqu'au stade TII, recevant ou non du Tamoxifène. Il a été arrêté en 2003 [17]. 434 femmes seulement avaient pu être randomisées (33,8 %) dont seulement 345 (25 %) avec un suivi médical documenté et correct. 26 nouveaux cancers avaient été mis en évidence après un suivi moyen de 2,1 ans dans le groupe THS contre 7, dans le groupe sans THS [(Risque relatif = 3,3 (95% CI 1,5-7,4)].

Ces données diffèrent de celles de l'essai randomisé de Stockholm (n=359) [18].

Dans cette étude Suédoise, le suivi moyen était de 4,1 ans. 24 récidives sont survenues dont seulement 11 dans le groupe THS (n=188) et 13 dans le groupe contrôle (n=190). Le risque relatif était donc de 0,82 (95 % CI 0,35-1,9).

Les données des deux études ont été combinées avec un risque relatif global de 1,8 (95 % CI 1,03-3,1). Des tentatives d'explication ont été suggérées :

1) différences de taux de patientes ayant des ganglions envahis et donc à plus haut risque de récidive (HABITS 26 %, contre 16 % dans l'essai Stockholm).

2) taux plus élevé d'utilisatrices de Tamoxifène dans l'essai Stockholm (52 % contre 21 %).

3) exposition plus courte aux progestatifs dans l'essai de Stockholm (10 jours tous les 3 mois) [19].

Le troisième essai prospectif, au Royaume-Uni en 2000 (Cancer – UK – HRT Trial 2000) a lui aussi été arrêté en 2003, après avoir seulement inclus 178 patientes sur les 3 000 prévues !

Quelles que soient les tentatives d'explication *a posteriori*, il faut constater qu'à ce jour aucun essai randomisé n'a validé l'usage des THS dans cette indication.

L'ESSAI LIBERATE (*Livial Intervention following Breast cancer; Efficacy, Recurrence, And Tolerability Endpoints*)

L'objectif primaire de cette étude était sécuritaire : montrer la non infériorité de la tibolone par rapport à un placebo sur le taux de récidive de cancers mammaires (récidives locales, nouveaux cancers controlatéraux, métastases à distance ou décès lié au cancer). Plus de 3 000 patientes post ménopausées de moins de 75 ans issues de 31 pays (Union Européenne, Europe de l'Est, Asie-Australie, Amérique Latine) atteintes d'un cancer mammaire invasif, survenu depuis moins de 5 ans participaient à l'essai dans 245 centres. Les tumeurs étaient au stade T1-3 N0-2 M0, (T2, 3 : 46,3 % ; N1,2 : 58,3 %, M0 :100 %). La survenue de bouffées de chaleur et de symptômes climatériques était indispensable, puisque le second objectif évaluait l'efficacité de la tibolone sur la qualité de vie des patientes dont la plupart bénéficiaient d'un traitement néo-adjuvant par Tamoxifène (74 %) ou inhibiteurs de l'aromatase (7,6 %).

Compte tenu du pourcentage élevé de femmes ayant un cancer avec positivité ganglionnaire, le taux attendu de récidives se situait à 15 % après 3 ans de suivi.

L'IMPACT DE LA TIBOLONE SUR LES MARQUEURS BIOLOGIQUES CELLULAIRES, ANIMAUX ET HUMAINS

LA TIBOLONE

La tibolone est un STEAR (*selective tissue estrogenic activity regulator*), dont l'efficacité sur l'amélioration des plaintes climatériques est démontrée. Après administration orale, il est converti en 3 métabolites essentiels. Les 3 alpha- et 3 bêta-hydroxy-tibolone ne se lient qu'au récepteur estrogénique alpha tandis que le dérivé Delta 4 isomère se lie aux récepteurs androgénique et progestéronique. Le métabolisme est spécifique de chaque tissu : la tibolone exerce des effets estrogéniques dans l'os, le cerveau, et le système uro-génital mais ne stimule pas la croissance de l'endomètre ni la prolifération mammaire [20].

LES ÉTUDES PRÉCLINIQUES

Il a été suggéré que l'absence d'impact mammaire de la tibolone serait la conséquence d'une inhibition de la sulfatase et d'une stimulation de la sulfo-transférase mammaire, entraînant une augmentation locale de la fraction d'estrogènes sulfatés inactifs [21, 22].

Les données biologiques et les études expérimentales chez le rat présentant des tumeurs mammaires induites par le DMBA suggèrent que la tibolone n'augmente pas la prolifération cellulaire tumorale et au contraire réduit la croissance tumorale [23].

La tibolone augmente *in vitro*, l'apoptose des cellules mammaires normales ou cancéreuses, suggérant un effet anti-estrogénique local [24].

Chez le singe, la tibolone réduit la prolifération épithéliale mammaire [25].

LES DONNÉES CLINIQUES

En clinique humaine, la tibolone n'augmente pas la densité radiologique des seins contrairement au THS classique [26], ne stimule pas la prolifération épithéliale mammaire des cellules obtenues par aspiration à l'aiguille et n'entraîne pas de mastodynie [27]. En outre, elle entraîne une chute des taux plasmatiques de SHBG et une augmentation de la testostérone libre, ce qui pourrait expliquer l'absence de stimulation de la prolifération cellulaire mammaire [27].

L'étude épidémiologique observationnelle de la Million Women Study indiquait une augmentation du risque de cancer du sein de 1,45 (IC de 1,25 à 1,68), ce risque étant intermédiaire entre celui des estrogènes seuls (1,3 IC de 1,21 à 1,4) et des THS combinés (2, IC de 1,88 à 2,12) [28]. Toutefois diverses critiques ont été formulées à l'encontre de ces données. L'augmentation du risque se manifestait dès la première année, ce qui est biologiquement peu plausible. Un tiers des patientes avaient changé de traitement au cours de l'étude, le risque associé à la densité du parenchyme mammaire n'avait pas été enregistré et les patientes ayant reçu de la tibolone auraient eu un profil particulièrement à haut risque de cancer du sein.

L'ensemble des données cliniques sont revues dans l'article d'Erel et collaborateurs [29].

Finalement, une étude récente (2007) menée chez 102 femmes présentant un cancer du sein a évalué l'impact de deux semaines de traitement par Tibolone sur la prolifération cellulaire épithéliale mammaire cancéreuse [30]. L'expression médiane de KI-67 (un marqueur de prolifération) était avant traitement de 13 %, dans les cellules cancéreuses du groupe tibolone (2,5 mg/j) et de 17,8 % dans le groupe placébo. Après deux semaines de traitement, il était de 12 % dans le groupe tibolone et de 19 % dans le groupe placébo ($p > 0,3$). L'angiogenèse au sein des cancers mammaires n'était pas modifiée (résultats non publiés).

Ces données, *a priori* rassurantes, permettaient de formuler l'hypothèse d'un effet spécifique de la tibolone sur le sein cancéreux. Cette hypothèse a été évaluée dans l'essai Liberate. Cet essai commencé en 2002 a été arrêté prématurément en mai 2007 après une évaluation soigneuse des bénéfices liés à la suppression des symptômes de ménopause et des risques potentiels pour la santé des patientes. Le DSMB (data safety monitoring board) qui supervise la sécurité de l'essai a conclu qu'il serait impossible de démontrer que la tibolone n'augmente pas le risque de cancer du sein bien que les données actuelles ne démontrent pas d'augmentation statistiquement significative du taux de récidive. En d'autres termes, les données accumulées depuis le début de l'essai montrent une tendance non significative à une augmentation du risque de récidive chez les patientes traitées par Tibolone.

CONCLUSIONS

Les symptômes climatériques sont fréquents et sévères chez les femmes ménopausées, particulièrement après un traitement pour cancer du sein. Ils détériorent la qualité de vie au point d'entraîner l'arrêt des traitements adjuvants chez un tiers des patientes. Les études observationnelles et randomisées actuelles ne permettent pas de conclure à l'innocuité des traitements hormonaux substitutifs classiques.

L'essai Liberate ne permet pas non plus de recommander la prescription de Tibolone. Les informations dont nous disposons sur l'efficacité et la sécurité de ce traitement des troubles climatériques de la femme ayant un antécédent de cancer du sein suggèrent que l'augmentation du risque de récidive est modérée. La prudence et l'abstention s'imposent. Il paraît sage de réévaluer individuellement le risque des patientes non cancéreuses avant d'autoriser la prescription de ce traitement stéroïdien. ■

BIBLIOGRAPHIE

[1] OLDENHAVE A, NETELENBOS C. Pathogenesis of climacteric complaints: ready for the change? *Lancet* 1994, 12, 649-653.

[2] FISHER B, COSTANTINO JP, WIEKERHAM DL. Tamoxifen for prevention of breast cancer: report of the National Surgical Adjuvant Breast and Bowel Project P -1 study. *J Natl Cancer Inst* 1998, 90, 1371-1376.

[3] HARRIS PF, REMINGTON PL, TRENTHAM-DIETZ A, ALLEN CI, NEWCOMB PA. Prevalence and treatment of menopausal symptoms among breast cancer survivors. *J Pain Symptom Manage* 2002, 23, 501-509.

[4] GUPTA P, STURDEE DW, PALIN SL, MAJUMDER K, FEAR R, MARSHALL T, PATERSON I. Menopausal symptoms in women treated for breast cancer: the prevalence and severity of symptoms and their perceived effects on quality of life. *Climacteric* 2006, 9, 49-58.

[5] ROSSOUW JE, ANDERSON GL, PRENTICE RL, LACROIX AZ, KOOPERBERG C, STEFANICK ML, JACKSON RD, BERESFORD SA, HOWARD BV, JOHNSON KC, KOTCHEN JM, OCKENE J. Risks and benefits of estrogen plus progestin in healthy postmenopausal women: principal results from the Women's Health Initiative randomized controlled trial. *JAMA* 2002, 288, 321-333.

[6] ANDERSON GL, LIMACHER M, ASSAF AR, BASSFORD T, BERESFORD SA, BLACK H, BONDS D, BRUNNER R, BRZYSKI R, CAAN B, CHLEBOWSKI R, CURB D, GASS M, HAYS J, HEISS G, HENDRIX S, HOWARD BV, HSIA J, HUBBELL A, JACKSON R, JOHNSON KC, JUDD H, KOTCHEN JM, KULLER L, LACROIX AZ, LANE D, LANGER RD, LASSER N, LEWIS CE, MANSON J, MARGOLIS K, OCKENE J, O'SULLIVAN MJ, PHILLIPS L, PRENTICE RL, RITENBAUGH C, ROBBINS J, ROSSOUW JE, SARTO G, STEFANICK ML, VAN HORN L, WACTAWSKI-WENDE J, WALLACE R, WASSERTHEIL-SMOLLER S. Effects of conjugated equine estrogen in postmenopausal women with hysterectomy: the Women's Health Initiative randomized controlled trial. *JAMA* 2004, 291, 1701-1712.

[7] FOURNIER A, BERRINO F, RIBOLI E, AVENEL V, CLAVEL-CHAPELON F. Breast cancer risk in relation to different types of hormone replacement therapy in the E3N-EPIC cohort. *Int J Cancer* 2005, 114, 448-454.

[8] CHLEBOWSKI RT, HENDRIX SL, LANGER RD, STEFANICK ML, GASS M, LANE D, RODABOUGH RJ, GILLIGAN MA, CYR MG, THOMSON CA, KHANDEKAR J, PETROVITCH H, MCTIERNAN A. WHI Investigators. Influence of estrogen plus progestin on breast cancer and mammography in healthy postmenopausal women: the Women's Health Initiative Randomized Trial, *JAMA* 2003, 289, 3243-3253.

[9] FOIDART JM, DESREUX J, GOMPEL A, PINTIAUX A. Hormone therapy and breast cancer risk. *Climacteric* 2007, sous presse.

[10] FOIDART JM, COLIN C, DENOO X, DESREUX J, BELIARD A, FOURNIER S, DE LIGNIERES B. Estradiol and progesterone regulate the proliferation of human breast epithelial cells. *Fertil Steril* 1998, 69, 963-969.

[11] HOFSETH LJ, RAAFAT AM, OSUCH JR, PATHAK DR, SLOMSKI CA, HASLAM SZ. Hormone replacement therapy with estrogen or estrogen plus medroxyprogesterone acetate is associated with increased epithelial proliferation in the normal postmenopausal breast. *J Clin Endocrinol Metab* 1999, 84, 4559-65.

[12] HICKEY M, SAUNDERS CM, STUCKEY BG. Management of menopausal symptoms in patients with breast cancer: an evidence-based approach. *Lancet Oncol* 2005, 6, 687-695.

[13] DURNA EM, WREN BG, HELLER GZ, LEADER LR, SJOBLOM P, EDEN JA. Hormone replacement therapy after a diagnosis of breast cancer: cancer reoccurrence and mortality. *Med J Aust* 2002, 177, 347-351.

[14] O'MEARA ES, ROSSING MA, DALING JR, ELMORE JG, BARLOW WE, WEISS NS. Hormone replacement therapy after a diagnosis of breast cancer in relation to reoccurrence and mortality. *J Natl Cancer Inst* 2001, 93, 754-762.

[15] VASSILOPOULOU-SELLIN R, COHEN DS, HORTOBAGYI GN, KLEIN MJ, MCNEESE M, SINGLETARY SE, SMITH TL, THERIAULT RL. Estrogen replacement therapy for menopausal

women with a history of breast carcinoma : results of a 5-year, prospective study. *Cancer* 2002, 95, 1817-1826.

[16] Batur P, Blixen CE, Moore HCF,Thacker HL, Xu M. Menopausal hormone therapy (HT) in patients with breast cancer. *Maturitas* 2006, 53, 123-132.

[17] Holmberg L, Anderson H. HABITS (hormonal replacement therapy after breast cancer–is it safe?), a randomised comparison: trial stopped. *Lancet* 2004, 363, 453-455.

[18] von Schoultz E, Rutqvist LE. Menopausal hormone therapy after breast cancer: the Stockholm randomized trial. *J Natl Cancer Inst* 2005, 97, 533-535.

[19] Brown S. The Stockholm trial of HRT in breast cancer survivors. *J Br Menopause Soc* 2005, 11, 41-42.

[20] Reed MJ, Kloosterboer HJ. Tibolone: a selective tissue estrogenic activity regulator (STEAR). *Maturitas* 2004, 48 (Suppl 1), S4-6.

[21] Kloosterboer HJ. Tissue-selective effects of tibolone on the breast. *Maturitas* 2004, 49, S5-S15.

[22] Pasqualini JR, Chetrite GS. Recent insight on the control of enzymes involved in estrogen formation and transformation in human breast cancer. *J Steroid Biochem Mol Biol* 2005, 93, 221-236.

[23] Kloosterboer HJ, Schoonen WG, Deckers GH, Klijn JG. Effects of progestagens and Org OD 14 in *in vitro* and *in vivo* tumor models. *J Steroid Biochem Mol Biol* 1994, 49, 311-318.

[24] Klooosterboer HJ. Tibolone: a steroid with a tissue-specific mode of action. *J Steroid Biochem Mol Biol* 2001, 76, 231-238.

[25] Cline JM, Register TC, Clarkson B. Effects of tibolone and hormone replacement therapy on the breast of cynomologus monkeys. *Menopause* 2002, 9, 422-429.

[26] Valdivia I, Campodonico I, Tapia A, Capetillo M, Espinoza A, Lavin P. Effects of tibolone and continuous combined hormone therapy on mammographic breast density and breast immunohistochemical markers in postmenopausal women. *Fertil Steril* 2004, 81, 617-623.

[27] Conner P, Christow A, Kersemaekers W. A comparative study of breast cell proliferation during hormone replacement therapy : effects of tibolone and continuous combined estrogen-progestogen treatment. *Climacteric* 2004, 7, 50-58.

[28] MillionWomen Study Collaborators. Breast cancer and hormone replacement therapy in the Million Women Study. *Lancet* 2003, 362, 419-427.

[29] Erel CT, Senturk LM, Kaleli S. Tibolone and breast cancer. A review. *Postgrad Med J* 2006, 82, 658-662.

[30] Kubista E, Planellas Gomez JVM, Dowsett M, Foidart JM, Pohlodek K, Serreyn R, Nichuzhkin M, Manikhas AG, Semiglazov VF, Hageluken CCM, Singer CF. Effect of Tibolone on breast cancer cell proliferation in postmenopausal ER+ patients: Results from a double blind, placebo-controlled, randomized trial (STEM). 2007, sous presse.

LE RALOXIFÈNE ET SEIN : PEUT-ON TRAITER L'OSTÉOPOROSE ET DIMINUER LE RISQUE DE CANCER DU SEIN ?

Patrice LOPES

Le tamoxifène, qui est utilisé depuis de nombreuses années dans le traitement adjuvant du cancer du sein, est une molécule qui module les récepteurs estrogéniques, c'est un SERM (selective estrogenic receptor modulator). Son utilisation à long terme a été marquée par un risque d'hyperplasie et de cancer de l'endomètre. Ce risque a conduit au développement de nouvelles molécules qui seraient dépourvues de cet effet secondaire. Parmi celles-ci, le raloxifène, dont l'indication est la prévention de l'ostéoporose et des fractures vertébrales chez les femmes ménopausées, a fait l'objet d'un développement pré clinique et clinique majeur.

Les effets du raloxifène dans la prévention de la fracture vertébrale, sa bonne tolérance gynécologique ainsi que sa facilité d'utilisation peuvent constituer des arguments de choix pour la prévention de l'ostéoporose chez la femme ménopausée. Les avantages extra osseux de cette molécule font poser la question, d'une indication privilégiée chez les patientes présentant des facteurs de risque de cancer du sein. Nous rapporterons dans le cadre de l'indication du raloxifène, les autres effets de cette molécule, en nous appuyant sur les résultats de 2 récentes études : RUTH (Raloxifene Use for The Heart-1) et STAR (Study of Tamoxifene And Raloxifene-2) publiées en 2006 dans le New England journal et dans le JAMA.

LE RALOXIFÈNE EST UN MODULATEUR DES RÉCEPTEURS ESTROGÉNIQUES, UN SERM

Les SERMs sont des dérivées non-stéroïdiens, dont la structure est fondée sur le triphényléthylène pour la plupart d'entre eux et notamment le tamoxifène, ou de type benzothiophène pour le raloxifène. La différence structurale entre ces différents composés explique certaines actions biologiques, en particulier l'absence d'effet sur l'endomètre qui semble être une caractéristique spécifique au raloxifène.

L'INDICATION DU RALOXIFÈNE EST LE TRAITEMENT DE L'OSTÉOPOROSE POST-MÉNOPAUSIQUE ET LA PRÉVENTION DES FRACTURES VERTÉBRALES

Le raloxifène est commercialisé pour la prévention de l'ostéoporose et des fractures vertébrales, nous disposons à la fois

Tableau I :
Classification des SERMs en fonction de leur action agoniste ou antagoniste sur certains tissus cibles (d'après Audran [3]).

	Estrogènes	SERM 1re génération	SERM 2e génération	SERM 3e génération
Molécule	17 β Estradiol	Clomiphène	Tamoxifène	Raloxifène
Tissu osseux	+	+	+	+
Lipides	+	?	+	+
Utérus	+	+	+	–
Sein	+	–	–	–

de données concernant son effet préventif de la perte osseuse en début de ménopause [4] et également son efficacité anti-fracturaire [5]. L'AMM a été obtenue pour la « prévention des fractures vertébrales non-traumatiques chez les femmes ménopausées à risque accru d'ostéoporose ». Le traitement est remboursé depuis 2006, « chez les femmes dont le T score est inférieur à moins 3 et chez les femmes ayant une ostéoporose densitométrique (T score < – 2,5) associé à un facteur de risque de fracture ostéoporotique ».

Ses effets dans la prévention de la perte osseuse post-ménopausique et des fractures vertébrales ont été établis par plusieurs études randomisées en double-aveugle contre placebo. Dès lors, la question qui se pose est l'indication du raloxifène par rapport aux autres agents anti-ostéoporotiques et en particulier par rapport aux molécules n'ayant qu'une action osseuse. Les effets favorables que le raloxifène exerce sur le profil lipidique, sa tolérance endométriale et surtout la réduction significative de l'incidence du cancer du sein chez la femme âgée ostéoporotique doivent-ils en faire un argument pour le choix du traitement anti-ostéoporotique ?

LE RALOXIFÈNE A DES ACTIONS EXTRA-OSSEUSES QUI DOIVENT ÊTRE PRISES EN COMPTE POUR LA PRESCRIPTION

Nous détaillerons les arguments qui s'opposent ou sont en faveur de la prescription de cette molécule.

LA MAJORATION DES SYMPTÔMES CLIMATÉRIQUES ET L'AUGMENTATION DU RISQUE THROMBO-EMBOLIQUE PEUVENT EN LIMITER LA PRESCRIPTION

Les symptômes climatériques et d'autres effets secondaires limitent la prescription en particulier en début de ménopause

Le raloxifène est responsable d'une augmentation modérée des bouffées vasomotrices (BVM) chez la femme ménopausée. Il s'agit d'un point qui a été particulièrement étudié au cours des études prospectives randomisées double aveugle contre placebo [4, 5, 6]. Soulignons cependant le fait que pour toutes ces études et notamment l'étude MORE [4], la présence de BVM importantes étaient un critère d'exclusion de l'essai. De plus, dans cet essai, la prévalence des BVM apparaît faible, ce qu'il faut rapprocher de l'âge moyen des femmes incluses et dans tous les cas nettement supérieur à ce qu'il est habituel d'observer en début de ménopause.

Dans toutes les études, il existait une augmentation modérée bien que significative de l'incidence des BVM chez les femmes traitées par le raloxifène, même si leur intensité apparaissait très modérée et non différente de celle du groupe placebo.

D'autres effets secondaires ont été notés de façon significative dans l'étude MORE [4] comme les crampes. Le tableau II compare l'incidence des effets les plus significatifs survenus chez les femmes traitées

Tableau II :
Effets du Raloxifène sur les bouffées vasomotrices.

	Étude MORE [4]		Étude en prévention [6]	
Bouffées vasomotrices	Placebo (N = 2 576)	RLX 60 mg (N = 2 557)	Placebo (N = 584)	RLX 60 mg (N = 581)
Incidence	6,4 %	9,7 %	18,3 %	24,6 %
BVM sévères	0,1 %	0,5 %	1,9 %	2,1 %
Arrêt du Tt	0,1 %	0,7 %	2,2 %	1,7 %

Tableau III :
Effets significatifs sur des signes cliniques du raloxifène vs placebo dans l'étude RUTH [1].

Effets indésirables (% des participants)	RLX 60 mg N = 5 044	Placebo N = 5 057	p
BVM	401 (8,0)	244 (4,8)	< 0,001
Crampes	489 (9,7)	341 (6,7)	< 0,001
Œdèmes périphériques	725 (14,4)	610 (12,1)	< 0,001
Affections vésicule biliaire	230 (5,6)	186 (4,5)	0,03

par raloxifène en comparaison à celles recevant le placebo.

Ces effets secondaires ont été retrouvés dans l'étude RUTH comme l'indique le tableau III.

Les risques thrombo-emboliques sont significativement augmentés

Tout comme les estrogènes donnés par voie orale [7], le raloxifène majore significativement le risque thrombo-embolique veineux [1, 4] et en ce sens un antécédent de thrombose veineuse profonde ou d'embolie pulmonaire constitue une contre-indication du raloxifène (ce qui était également le cas avec le tamoxifène [8]). Dans l'étude RUTH [1], récemment publiée, le risque d'accident thrombo-embolique veineux était, certes significativement augmenté : RR = 1,44 (95 % IC : 1,06-1,95), mais moins que dans les études avec estro-progestatifs par voie orale où le RR est souvent entre 2 et 3.

Le risque absolu du risque thrombo-embolique (les femmes incluses dans cet essai avaient un âge moyen de 67 ans) est chiffré à 1,2 pour 1000 AF [1].

L'ABSENCE D'EFFETS DÉLÉTERES SUR L'UTÉRUS ET LE SYSTEME CARDIOVASCULAIRE DOIT ETRE PRIS EN CONSIDÉRATION

Sur l'utérus

L'inconvénient majeur du tamoxifène est d'augmenter le risque de cancer de l'endomètre comme l'a montré Bergman [9]. Le risque relatif d'observer un cancer de l'endomètre sous tamoxifène augmente de 50 % (RR = 1,5 ; IC 95 % 1,1 - 2,0) avec une augmentation du risque avec la durée d'utilisation. Le risque relatif passe ainsi de 2,0 (IC 95 % 1,2 - 3,2) pour 2 à 5 ans de traitement à 6,9 (IC 95 % 2,4 - 19,4) en cas d'un traitement de 5 ans ou plus. On pouvait craindre les mêmes conséquences avec le raloxifène.

Contrairement à l'effet du tamoxifène, le raloxifène a des effets sur l'endomètre qui apparaissent beaucoup plus neutres (tableaux IV et V). Une telle différence pourrait être en rapport avec une structure moléculaire différente de celle du tamoxifène ou d'autres SERMs (dont le développement clinique a été interrompu en

Tableau IV :
Effets du raloxifène sur l'utérus (MORE 1997 - 4).

Effets indésirables	Placebo	RLX 60 mg	RLX 120 mg	p
Fluidité Cavité Utérine	43 (5,7 %)	60 (8,1 %)	66 (8,7 %)	0,02
Métrorragies	62 (3,1 %)	67 (3,4 %)	56 (2,8 %)	0,99
Cancer endomètre	4 (0,2 %)	4 (0,2 %)	2 (< 0,1 %)	0,67

Tableau V :
Conséquences utérines du tamoxifène et du raloxifène (STAR 2006-2).

Effets indésirables Utérins Suivi médian de 5,6 ans	Tamoxifene N = 9 726	RLX 60 mg N = 9 745	RR (95 % IC)
Cancer invasif	36	23	0,62 (0,35-1,08)
Hyperplasie	84	14	0,16 (0,09-0,29)
Sans atypies	72	13	0,18 (0,09-0,32)
Avec atypies	12	1	0,08 (0-0,55)
Hystérectomies durant le suivi	244	111	0,44 (0,35-0,56)

raison de leurs effets endométriaux), puisque le raloxifène est le seul composé de type benzothiophène. Dans l'étude MORE [4], au terme des 4 années de l'étude, aucune augmentation de l'incidence des saignements n'a été notée. L'épaisseur de l'endomètre n'était pas également majorée et était comparable à celle des femmes recevant le placebo. Enfin, seuls 6 cas de cancers de l'endomètre (pour 3 958 femmes) ont été identifiés dans le groupe raloxifène contre 4 cas (pour 1 999 femmes) dans le groupe placebo (RR = 0,8 ; IC 95 % 0,21-2,67).

On pouvait émettre des doutes sur les effets à long terme en particulier sur les inter-actions stroma-endomètre. Les études de suivi à long terme confirment l'absence d'effets secondaires utérin et rassurent contre des effets secondaires endométriaux pour les utilisations du raloxifène à 8 ans (étude CORE : Continuing outcomes relevant to Evista).

Dans l'étude STAR [2], étude prospective randomisée comparant 9726 femmes prenant du tamoxifène (20 mg/j) à 9 745 femmes prenant 60 mg de tamoxifène, 36 cancers utérins ont été observés dans le groupe tamoxifène vs 23 dans le groupe raloxifène, soit un taux d'incidence annuelle à 1,25 pour 1 000 femmes pour le raloxifène (RR = 0,62 ; 95 % IC, 0,35-1,08). L'incidence cumulée à 7 ans est de 14,7‰ pour le tamoxifène vs 8,1 ‰ pour le raloxifène. 91 % des cancers de l'endomètre étaient au stade I.

Sur le système cardio-vasculaire

Comme les estrogènes, le raloxifène a un effet favorable sur le profil lipidique de la femme ménopausée. Il diminue de manière modérée le cholestérol total et la fraction LDL tout en n'augmentant pas, contrairement aux estrogènes par voie orale le HDL-cholestérol et les triglycérides [4, 10, 11].

• En expérimentation animale, le raloxifène prévient de manière comparable aux estrogènes la progression de l'athérosclérose aortique dans le modèle de la lapine castrée [12]. Par contre, un tel effet n'est pas retrouvé dans le modèle de la guenon castrée de Clarkson [13], ce qui soulève la question des différences potentielles du raloxifène et des estrogènes sur le risque cardio-vasculaire.

Les résultats de l'essai clinique « Raloxifene Use for The Heart » [1] impliquant près de 10 000 femmes ménopau-

Tableau VI :
Étude comparative du Raloxifène et du THS (voie orale) sur les marqueurs biologiques lipidiques.

Critères intermédiaires	RLX 60 mg	THS - oral
LDL-C	– 11 % *	– 13 % *
HDL-C	+ 1%	+ 11% *
HDL2-C	+ 15%	+ 33% *
Triglycérides	– 4 %	+ 20% *
Fibrinogène	– 12 % *	– 3 %
Lp(a)	– 4 % *	– 16 % *
PAI-1	– 2 %	– 29 % *

* variation significative par rapport aux valeurs initiales.

Tableau VII :
Incidence des AVC (RUTH 2006 - 1).

Effets indésirables (% des participants)	RLX 60 mg N = 5 044	Placebo N = 5 057	HR IC 95 %
AVC	249 (0,95)	224 (0,86)	1,10 (0,92-1,32)
Hémorragiques	18 (0,07)	30 (0,11)	0,59 (0,33-1,06)
Ischémiques	198 (0,75)	171 (0,65)	1,15 (0,93-1,41)
Indéterminées	39 (0,15)	30 (0,11)	1,28 (0,80-2,07)
Décès	59 (0,22)	39 (0,15)	1,49 (1,00-2,24)

sées à haut risque vasculaire viennent d'être publiés. Dans cet essai sont comparées 5 044 femmes prenant 60 mg de raloxifène à 5 057 femmes prenant un placebo, les résultats concernant les effets sur les évènements coronariens et le risque de cancer du sein étaient les objectifs principaux de l'étude, d'autres événements comme les accidents cérébro-vasculaires (AVC) ont été rapportés.

Le raloxifène n'augmente pas le risque coronarien (RR = 0,95 ; 95 % IC ; 0,84-1,07).

Bien qu'il n'y ait pas d'augmentation significative d'AVC, l'étude RUTH a objectivé une augmentation du risque de décès par AVC. Il y a eu 59 décès par AVC dans le groupe raloxifène contre 39 dans le groupe placebo (RR = 1,49 ;95%IC 1,00-1,24). L'interprétation de ce taux de décès augmenté n'est pas simple si on considère qu'il n'y a pas d'augmentation significative du nombre d'AVC.

LA RÉDUCTION DU RISQUE DE CANCER MAMMAIRE DEVRAIT ÊTRE PRIS EN CONSIDÉRATION POUR LA PRESCRIPTION DU RALOXIFÈNE

De nombreuses études témoignent de l'amélioration du pronostic des femmes recevant du tamoxifène dans le cadre du traitement adjuvant du cancer du sein. Il diminue le risque de récurrence locale, la survenue d'un cancer controlatéral et l'apparition de métastases. Cependant, en prévention primaire seule le Breast Cancer Prevention Trial [8] a montré une efficacité du tamoxifène sur l'incidence des nouveaux cancers du sein. L'étude STAR [2] confirme une efficacité comparable du raloxifène comme le montre le tableau X.

Sur le sein, les résultats rapportés, avec le raloxifène dans l'étude MORE [4], étaient très encourageants. Une diminution significative de l'incidence des

Tableau VIII :
Raloxifène et cancer du sein en fonction de la présence de récepteurs estrogéniques (RE) MORE 1997 - 4.

Récepteurs	PLACEBO	RALOXIFENE	RR (IC 95 %)
RE +	20 (0,8 %)	4 (0,1 %)	0,10 (0,04-0,24)
RE -	4 (0,2 %)	7 (0,1 %)	0,88 (0,26-3,00)
RE inconnus	3 (0,1 %)	2 (0,1 %)	

Tableau IX :
Incidence des Cancers du sein (RUTH 2006 - 1).

Cancers du Sein (% des participants)	RLX 60 mg N = 5 044	Placebo N = 5 057	HR IC 95 %
Cancers du sein invasifs	40 (0,15)	70 (0,27)	0,56 (0,38-0,83)
RE+	25 (0,09)	55 (0,21)	0,45 (0,28-0,72)
RE –	13 (0,05)	9 (0,03)	1,44 (0,61-3,36)
RE inconnus	2 (0,007)	6 (0,02)	0,33 (0,07-1,63)
Cancer du sein non invasif	11 (0,04)	5 (0,02)	2,17 (0,75-6,24)
Tous les cancers du sein	52 (0,20)	76 (0,29)	0,67 (0,47-0,96)

nouveaux cancers du sein de 70 % était mise en évidence chez les femmes traitées pendant en moyenne 40 mois par le raloxifène. Cet effet apparaît essentiellement marqué pour les tumeurs présentant des récepteurs aux estrogènes (tableau VIII) avec dans ce cas une diminution du risque de 90 % (RR = 0,10 ; IC 95 % 0,04-0,23).

L'efficacité préventive du raloxifène vis-à-vis du cancer du sein vient d'être confirmée par les publications de l'essai RUTH [1]. Les auteurs rapportent une diminution de 33 % des cancers du sein et de 55 % des cancers invasifs RE+.

L'étude STAR [2] débuté en 1999 a permis de comparer l'effet du tamoxifène et du raloxifène chez les femmes à risque de cancer du sein. Parmi les 19 747 femmes dont le risque de cancer du sein à 5 ans était en moyenne de 4,03 %, 9726 femmes ont pris du tamoxifène et ont été comparés aux 9 745 femmes qui ont pris du raloxifène. 163 cancers invasifs du sein ont été observés dans le groupe tamoxifène (4,30 ‰) et 168 dans le groupe raloxifène (4,41 ‰). Il y a eu moins d'accident thrombo-emboliques veineux dans le groupe raloxifène (RR = 0,70 ; IC 95 %: 0,54-0,91), moins de cataracte (RR = 0,79 ; 0,68-0,92). Le raloxifène est donc aussi efficace que le tamoxifène dans la prévention du cancer invasif du sein chez les femmes à risque de cancer avec moins de risque thrombo-embolique veineux et moins de cataracte.

DISCUSSION

Le traitement de l'ostéoporose fait appel à diverses molécules efficaces. Ainsi les bisphosphonates, le ranélate de strontium, et pour certaines indications la parathormone sont proposés.

Ces molécules, qui ont une action osseuse exclusive, sont peu prescrites en ménopause immédiate compte tenu du recul insuffisant pour des durées de traitement prolongées.

Le traitement hormonal de la ménopause reste indiqué mais les durées de traitement prolongées exposent au risque de légère augmentation de cancer du sein ce qui a amené la HAS à privilégier les autres molécules pour la prévention des fractures

Tableau X :
Incidence des cancers du seins invasifs et *in situ* chez les femmes à risque de cancer du sein et prenant du tamoxifène ou du raloxifène (STAR 2006 - 2).

Cancers du Sein	Tamoxifene N = 9726	RLX 60 mg N = 9745	RR IC 95 %
Cancers invasifs	163 4,30‰	168 4,41‰	1,02 (0,82-1,28)
Cancers non invasifs	57 1,51 ‰	80 2,11‰	1,40 (0,98-2,00)

ostéoporotiques. Ainsi les dernières recommandations de 2006 continuent à privilégier l'utilisation des bisphosphonates ou du raloxifène dans la prévention et le traitement de l'ostéoporose, le THS ne devant être discuté que lorsqu'il existe des signes du climatère

L'efficacité du raloxifène pour freiner la perte osseuse post-ménopausique et diminuer l'incidence des fractures vertébrales a été démontrée chez la femme ménopausée à risque d'ostéoporose en 1997 sur plusieurs milliers de femmes dans l'étude MORE [4]. Ces résultats ont été confirmés chez des femmes plus âgées et ostéoporotiques [14]. La raloxifene agit en diminuant la résorption ostéoclastique. Il diminue l'incidence des nouvelles fractures vertébrale chez la femme ostéoporotique [4].

Le raloxifène permet en outre, du fait de la multiplicité de ses cibles d'action tissulaire, d'envisager une prise en charge plus globale de la femme ménopausée. Sa bonne tolérance endométriale et cardiovasculaire fait que ce traitement apparaît particulièrement approprié pour la prévention de l'ostéoporose chez la femme aux alentours de l'âge de 60 ans (Trémollières 2006- 15).

Malgré l'augmentation du risque thrombo-embolique, la réduction du risque de cancer du sein peut être donc être mise en balance pour le choix thérapeutique. Dans l'étude MORE [4], après un suivi moyen de 40 mois, une réduction de 76 % de l'incidence des nouveaux cancers du sein invasifs (RR = 0,24 [0,13-0,44]) a été observée chez les femmes traitées pendant 3 ans. Cet effet était surtout marqué pour les tumeurs avec des récepteurs aux estrogènes (RE+) où la réduction du risque était de 90 % (RR = 0,10 [0,04-0,24]). Par contre, le risque de cancer sans récepteur aux estrogènes (RE-) n'a pas été modifié (RR = 0,88 [0,26-3,0]). Ces résultats sont retrouvés dans l'étude RUTH [1] publiée en 2006. Devant la crainte d'une re-augmentation secondaire de l'incidence des cancers du sein, voire de la sélection de clones plus agressifs, les données de l'étude CORE (16) , avec un suivi complémentaire de 4 ans chez 5 213 femmes de la cohorte MORE, apparaissent rassurantes [17]. La réduction du risque de cancer invasif RE + est confirmée chez les femmes qui ont reçu le raloxifène au long cours (7 ans). Une réduction de 59 % est observée pour les cancers RE + (RR = 0,41 [0,24-0,71]) et au terme des 8 ans, le raloxifène a réduit de 66 % l'incidence des cancers par rapport au placebo (RR = 0,43 [0,23-0,50]).

L'étude STAR [2] a également démontré un rôle préventif identique au tamoxifène pour les femmes ayant des risques de cancer du sein (antécédent familial de cancer du sein et score de Gail permettant d'évaluer à plus de 3 le risque de cancer du sein à 5 ans).

L'absence d'efficacité du raloxifène sur les symptômes climatériques, voir l'augmentation de ces symptômes, en fait une limite de prescription chez la femme récemment ménopausée qui présente des symptômes climatériques.

Ainsi, c'est à distance de la ménopause que le raloxifène peut trouver une place préférentielle, soit en 1re intention chez une femme à risque d'ostéoporose vertébrale, soit en relais du THS, quelque soit la raison de son interruption (mauvaise observance, lassitude du THS, effets secondaires, risque mammaire...). En plus de son efficacité dans la prévention des fractures vertébrales, sa très bonne tolérance endométriale et ses effets préventifs contre le cancer du sein, ainsi que sa facilité d'utilisation à cet âge donne des arguments de choix non négligeable.

Il faut cependant rappeler que paradoxalement, les nouvelles données que constituent les résultats des études RUTH [1] et STAR [2] ne modifient en rien les contre-indications ou précautions d'emploi chez les femmes traitées ou ayant été traitées pour un cancer du sein, car, la sécurité d'emploi du raloxifène n'a pas été suffisamment étudiée chez les femmes ayant un cancer du sein. Pour l'instant, le raloxifène ne peut être utilisé, en traitement ou prévention de l'ostéoporose, seulement si le traitement pour le cancer du sein, incluent les thérapies adjuvantes, est terminé.

CONCLUSION

S'il n'y a pas lieu de mettre en concurrence les indications du THS et du raloxifène, il faut conclure que leurs effets mammaires sont différents. À l'opposé des bisphosphonates et du ranélate de strintium, la prescription de raloxifène permet d'offrir au médecin un traitement permettant non seulement la prévention et le traitement de l'ostéoporose mais également la réduction de l'incidence des cancers mammaires invasifs récepteurs estrogéniques positifs. Cette complémentarité d'action pourrait contribuer à contrer un des principaux problèmes de santé publique associé à la phase post-ménopausique. ■

BIBLIOGRAPHIE

[1] BARRETT-CONNOR E, MOSCA L, COLLINS P *et al.*, for the Raloxifene Use for The Heart (RUTH) Trial Investigators. Effects of raloxifene on cardiovascular events and breast cancer in postmenopausal women. *N Engl J Med* 2006; 355:125-37.

[2] VOGEL VG, COSTANTINO JP, WICKERHAM DL *et al.* Effects of tamoxifene vs raloxifene on the risk of developing invasive breast cancer and other disease outcomes. The NSABP Study of Tamoxifen and raloxifene (STAR) P-2 trial. *JAMA* 2006; 295: E3-E15.

[3] AUDRAN M. Le Raloxifène, modulateur sélectif du récepteur des estrogènes (SERM). *Rev Rhum* 2000 ; 67 (S1) : 3-6.

[4] DELMAS PD, BJARNASSON NH, MITLAK BH *et al.* Effects of raloxifene on bone mineral density, serum cholesterol concentrations, and uterine endometrium in postmenopausal women. *N Engl J Med* 1997 ; 337:1641-7.

[5] ETTINGER B, BLACK D, MITLAK BH *et al.* Reduction of vertebral fracture risk in postmenopausal women with osteoporosis treated with raloxifene. Results from a 3-year randomized clinical trial. *JAMA* 1999; 282: 637-645.

Indications préférentielles du Raloxifène pour le traitement de l'ostéoporose et la prévention des fractures vertébrales

- Femme ménopausée.
- Ostéoporose avec T < – 3 ou T < – 2,5 + 1 FdR de fracture (ex : âge > 60 ans, antécédent maternel de fracture vertébrale ou de hanche, antécédent personnel de fracture par fragilité, BMI < 19, antécédent d'hypogonadisme précoce et/ou prolongé, tabagisme, corticothérapie prolongée).
- Pas ou peu de signes climatériques.
- Pas de facteurs de risque thrombo-embolique.
- Facteurs de risque de cancer du sein :
  - antécédents familiaux de cancers mammaires ;
  - antécédents personnels de chirurgie mammaire (adéno-fibrome, hyperplasie avec atypie).

Autres éléments à prendre en considération : ménarche précoce, ménopause tardive, âge du premier accouchement après 35 ans, pas d'allaitement. Antécédents de mastodynies. Seins denses.

[6] DAVIES G *et al.* Adverse events reported by postmenopausal women in controlled trial with raloxifene. *Obstet Gynecol* 1999; 93: 558-65.

[7] HULLEY S, GRADY D, BUSH T *et al.* Randomized trial of estrogen plus progestin for secondary prevention of coronary heart disease in postmenopausal women. *JAMA* 1998; 280: 605-13.

[8] FISCHER B, COSTANTINO JP, WICKERHAM DL *et al.* Tamoxifen for prevention of breast cancer. Report of the national surgical adjuvant breast and bowel project P-1 study. *J Natl Cancer Inst* 1998; 90: 1371-88.

[9] BERGMAN L, BEELIN MLR, GALLEE MPW *et al.* Risk and prognosis of endometrial cancer after tamoxifen for breast cancer. *Lancet* 2000; 356: 881-887.

[10] WALSH BW, KULLER LH, WILD RA *et al.* Effects of raloxifene on serum lipids and coagulation factors in healthy postmenopausal women. *JAMA* 1989; 279: 1445-51.

[11] WALSH BW, PAUL S, WILD RA *et al.* The effects of hormone replacement therapy and raloxifene on C-Reactive protein and homocysteine in healthy postmenopausal women: a randomized controlled trial. *J Clin Endocrinol Metabol* 2000; 85: 214-8.

[12] BJARNASSON NH. Raloxifene inhibit aortic accumulation of cholesterol in ovariectomized, choleterol-fed rabbits. *Circulation* 1997; 96: 1964-9.

[13] CLARKSON TB, ANTHONY MS, JEROME CP. Lack of effect of raloxifene on coronary artery atherosclerosis of postmenopausals monkeys. *J Clin Endocrinol Metab* 1998; 83: 721-6.

[14] LUFKIN EG, WHITAKER MD, NICKELSEN T *et al.* Treatment of established osteoporosis with raloxifene: a randomized trial. *J Bone Miner Res* 1998; 13: 1747-54.

[15] TREMOLLIERES F, RIBOT C. Indications du raloxifène chez la femme ménopausée. *Gynecol Obstet Fertil* ; 2006 ; 34(2): 147-53.

[16] SIRIS ES, HARRIS ST, EASTELL R *et al.* for the Continuing Outcomes Relevant to Evista (CORE) Investigators. Skeletal Effects of Raloxifene After 8 Years: Results from the Continuing Outcomes Relevant to Evista (CORE) Study. *J Bone Miner Res* 2005; 20: 1514-24.

[17] MARTINO S, CAULET JA, BARRETT-CONNOR E *et al.* Continuing Outcomes Relevant to Evista: breast cancer incidence in postmenopausal osteoporotic women in a randomized trial on raloxifene. *J Natl Cancer Inst* 2004; 96: 1751-1761.

PROGESTATIFS ET SEIN

Henri ROZENBAUM

INTRODUCTION

Les effets de la progestérone et des progestatifs sur le sein sont encore mal connus et souvent controversés. À l'inverse de l'endomètre, pour lequel il est facile d'évaluer les effets de ces hormones à l'aide de prélèvements effectués à différentes périodes du cycle menstruel, le sein constitue un organe difficile à étudier. Aussi un certain nombre de conclusions ont-elles été tirées par divers auteurs à partir de cultures cellulaires *in vitro*, effectuées soit sur des cellules tumorales, soit sur des cellules prélevées à proximité de tumeurs bénignes. Ces conclusions sont doublement critiquables :

- extrapoler *in vivo* des résultats observés *in vitro* constitue déjà un exercice périlleux ;
- *a fortiori*, il apparaît difficile d'extrapoler à des cellules saines des phénomènes observés sur des cellules pathologiques.

Les expérimentations animales doivent également être admises avec réserve : à l'exception des primates, leur cycle menstruel est en effet fort différent de celui des femmes.

D'autre part, la multiplicité des produits utilisés en thérapeutique et la diversité des schémas de traitement compliquent l'interprétation des données histologiques et épidémiologiques : soulignons toutefois que la majorité des études récentes indique un risque majoré par l'utilisation de certains progestatifs.

Enfin, plusieurs études d'intervention récentes, randomisées et en double insu, nous ont appris à nous méfier des marqueurs intermédiaires de risque, incitant une fois de plus à la prudence avant toute extrapolation de résultats de laboratoires à l'espèce humaine.

Aussi tout article portant sur les relations progestatifs et sein doit-il désormais comporter un versant épidémiologique, les données de la « médecine basée sur les preuves » ne concordant pas toujours avec les résultats d'études *in vitro* ou *in vivo* menées sur l'animal.

LA POINTE DE L'ICEBERG

Lorsqu'on connaît la complexité des mécanismes impliqués dans le processus de mitose cellulaire au niveau du tissu mammaire, force est d'admettre que nous ne connaissons qu'une partie très fragmentaire des mécanismes d'action des stéroïdes sexuels dans ce domaine.

Estrogènes et progestatifs agissent essentiellement au niveau intracellulaire, se fixant sur leurs récepteurs respectifs. Ceux-ci, une fois activés, régulent l'expression d'un certain nombre de gènes. Toutefois, le mécanisme par lequel ces molécules exercent un effet mitogène et/ou de différenciation n'est pas clairement établi. Au moins 94 gènes sont stimulés ou réprimés *via* les récepteurs A et B de la progestérone : 4 uniquement par le récepteur A, 65 par le B seulement et 25 par les 2 récepteurs [1].

Les estrogènes contrôlent le développement ductal précoce *via* le récepteur ERa localisé dans le stroma [2]. Des expérimentations sur des souris « Knock out » (K.O.) ont montré que l'isoforme PR-B était suffisant pour induire une réponse proliférative et de différenciation de la glande mammaire en l'absence du PR-A. D'autre part, PR-A se conduit comme un répresseur de PR-B. Toujours sur des souris K.O., une surexpression du récepteur PR-A aboutit à une hyperplasie épithéliale. PR-A inhiberait ainsi l'activité du PR-B qui, lui-même, inhiberait celui du récepteur des estrogènes [3].

Nous connaissons encore très mal les affinités des progestatifs utilisés en traitement hormonal de la ménopause (THM) vis-à-vis des récepteurs PR-A et PR-B ; d'autre part, comme nous le verrons plus bas, l'affinité de certains d'entre eux pour les récepteurs gluco-corticoïdes ou surtout estrogéniques vient encore compliquer le problème.

Isakson *et coll.* [4] ont montré, chez des macaques femelles castrées que les estrogènes conjugués (CEE) stimulaient le nombre total de récepteurs de la progestérone tandis que l'association CEE + acétate de médroxyprogestérone (MPA) provoquait une diminution du PR-A et une augmentation du PR-B alors que la prise de MPA seul n'affectait ni les taux de PR-A ni ceux de B.

EFFETS PHYSIOLOGIQUES DE LA PROGESTÉRONE SUR LE SEIN NORMAL LORS DU CYCLE MENSTRUEL

L'ASPECT HISTOLOGIQUE ET FONCTIONNEL DU SEIN ÉVOLUE EN FONCTION DES ÉTAPES DE LA VIE GÉNITALE DE LA FEMME [6]

À la puberté, le sein apparaît immature, avec des lobules de type 1, c'est-à-dire indifférenciés. Au cours des cycles menstruels apparaissent des lobules de type 2. Les lobules de type 3 se constituent lors de la grossesse. Ils apparaissent nettement différenciés, de même que les lobules de type 4, qui n'apparaissent qu'au cours de la lactation.

La croissance des lobules de type 1 et 2 est plus rapide que celle des lobules du type 3. Les lobules de type 1 contiennent également un pourcentage des récepteurs aux estrogènes et à la progestérone plus élevé que ceux de type 2, 3 ou 4 [6] ; ils sont également beaucoup plus sensibles aux carcinogènes, tout au moins *in vitro* [6].

On peut ainsi supposer que l'effet de la progestérone et des progestatifs puisse varier en fonction de l'état de différenciation de la glande mammaire.

IL CONVIENT DE DISTINGUER LES EFFETS SUR LES CANAUX ET CEUX SUR L'UNITÉ TERMINALE DUCTULO-LOBULAIRE

Les premiers peuvent se développer en l'absence de progestérone, comme l'ont démontré les expériences menées sur des souris mutantes dépourvues de récepteur de la progestérone. En revanche, le développement lobulo-alvéolaire ne peut s'effectuer qu'en présence de progestérone [7].

Celle-ci joue un rôle majeur dans les processus de **différenciation cellulaire**. Lors de la grossesse, l'action conjointe des estrogènes, de la progestérone et de la prolactine induit un degré de différenciation maximale ; ainsi s'expliquerait l'effet protecteur (relatif) induit par une première gestation précoce menée à terme.

Selon Russo *et coll.* [8], les femmes atteintes d'un cancer du sein n'auraient pas subi l'action différenciatrice de la grossesse, ces auteurs ayant constaté une prédominance de lobules peu différentiés même après une grossesse, contrairement aux femmes indemnes.

UNE QUESTION NON RÉSOLUE : L'EFFET DE LA PROGESTÉRONE SUR LA PROLIFÉRATION CELLULAIRE

Au niveau de l'endomètre

La progestérone a un effet antagoniste vis-à-vis des estrogènes, arrêtant les mitoses cellulaires induites par ceux-ci. Ainsi l'index, mitotique est-il maximum en phase folliculaire et décroît nettement en phase lutéale.

Dans le sein

Le phénomène inverse se produit, l'index mitotique étant maximum entre le 21e et le 25e jour du cycle [9, 10, 11], bien que pour certains auteurs l'index mitotique soit plus élevé en phase folliculaire [12]. Navarette *et coll.* [13] ont étudié les mitoses cellulaires et le phénomène d'apoptose sur du tissu mammaire prélevé chez 42 femmes âgées de 14 à 38 ans et opérées pour adénofibrome. 21 étaient en phase folliculaire du cycle et autant en phase lutéale. L'indice de prolifération fut plus élevé en fin de cycle, celui d'apoptose s'élevant en début et en fin de cycle, le maximum de ces deux indices se situant au 24e jour du cycle. Enfin « l'indice de renouvellement des cellules », c'est-à-dire le rapport indice de prolifération sur indice d'apoptose fut maximum au 28e jour du cycle. Les auteurs insistent cependant sur le faible nombre de cellules en prolifération ou en apoptose dans les lobules tout au long du cycle.

La progestérone favorise la prolifération des cellules alvéolaires, qui se transforment en cellules sécrétoires. On admet actuellement que la progestérone favorise le développement de l'unité terminale ductulo-lobulaire et pas celui des canaux [11]. Toutefois, l'effet de la progestérone pourrait s'avérer limité, comme l'ont montré un certain nombre de travaux.

EFFETS DE LA PROGESTÉRONE SUR LE CYCLE CELLULAIRE

L'évolution du cycle cellulaire s'effectue sous l'influence des estrogènes : les cellules au repos (phase GO ou de quiescence) évoluent vers la phase G1, suivie par la phase S caractérisée par la duplication de l'ADN, puis survient une deuxième phase de croissance (G2) suivie de mitose.

Les progestatifs s'avèrent capables de favoriser le cycle cellulaire vers la phase active S, mais selon certains auteurs [14], cet effet serait transitoire, les progestatifs, en supprimant l'action des cyclines, stoppent les divisions cellulaires en phase G, ou encore orientent les cellules vers une différentiation, les faisant sortir définitivement du cycle cellulaire.

Pour Clarke et Sutherland [15], l'effet mitogène de la progestérone sur le tissu épithélial du sein serait transitoire, affectant tout au plus une seule division cellulaire.

D'autre part, l'implantation de tissu mammaire sain sur des souris athymiques nudes a permis de démontrer que les estrogènes étaient mitogènes sur l'épithélium et que l'adjonction de progestérone ne provoquait pas de stimulation supplémentaire [16].

PROGESTÉRONE, PROGESTATIFS ET MITOSES CELLULAIRES CANCÉREUSES : MÉCANISMES THÉORIQUES D'ACTION

Il est possible qu'une grande partie des contradictions relevées dans la littérature à propos de l'effet des progestatifs sur la glande mammaire provienne du fait que de nombreux travaux *in vitro* ont été effectués sur des cellules cancéreuses. Il est évident que toute extrapolation à des cellules mammaires normales est plus que hasardeuse, et qu'une substance quelconque, progestatifs ou autre, puisse induire des effets totalement différents sur des cellules normales et sur des cellules pathologiques.

Les résultats publiés sur l'effet des différents progestatifs sur des cultures de cellules cancéreuses du sein *in vitro* sont contradictoires :

- effet stimulant pour certains auteurs [7, 11] ;
- effet inhibiteur pour d'autres [17] ;
- ou encore pas d'effet [12].

Ces divergences proviennent probablement :

- des conditions de culture : présence ou non d'estrogènes, de facteurs de croissance, etc. ;
- de la diversité des progestatifs étudiés et de leur posologie.

MÉTABOLISME DE LA PROGESTÉRONE DANS LES CELLULES MAMMAIRES SAINES ET PATHOLOGIQUES

La progestérone est métabolisée selon deux voies principales :

- *via* la 5α réductase, réduisant la double liaison Δ4, aboutissant aux dérivés 5α prégnanes ;
- *via* la 3α hydroxystéroïde – oxydoréductase, donnant les dérivés prégnènes.

En 1979, Lloyd [18], à partir de cultures de cellules mammaires provenant de sein normal, de pathologie bénigne ou de cancer, observe une prépondérance de la voie 5α réductase aboutissant à une proportion plus importante de dérivés 5α réduits en cas de cancer.

Wiebe qui a longuement travaillé sur ce sujet avec son équipe, a récemment réalisé une synthèse de l'état de nos connaissances [19] ; les divers métabolites de la progestérone, et probablement des progestatifs, peuvent induire une régulation positive ou négative des mitoses et de l'adhérence tissulaires : les dérivés 5α de la progestérone stimulent la prolifération cellulaire et le détachement des cellules alors que les dérivés 3α de la progestérone induisent des effets inverses. Dans les tissus cancéreux, l'activité de la 5α réductase est plus importante tandis que celle des 3α et 20α réductases est diminuée. Les dérivés 5α de la progestérone et 3α de la progestérone agissent par l'intermédiaire d'un récepteur membranaire et non nucléaire.

RÉCEPTEUR À PROTÉINE G

Ahola *et coll.* [20, 21] constatent que selon la présence ou l'absence d'un récepteur à protéine G (GPR30), récemment individualisé dans des lignées de cellules de cancer du sein T47-D et MCF-7, les progestatifs inhibent ou stimulent la prolifération cellulaire.

EFFETS DES PROGESTATIFS SUR LES ENZYMES IMPLIQUÉS DANS LA SYNTHESE IN SITU D'E2

(cf. *revue générale in Pasqualini [22]*)

L'E2 constitue un facteur important dans la genèse et l'évolution des tumeurs du sein, puisque 95 à 97 % des cellules en stade I dépendent des estrogènes. L'effet des estrogènes est indirect. Il s'effectue par la stimulation ou l'inhibition des proto-oncogènes, oncogènes et facteurs de croissance, mais jusqu'à présent, il n'a pas été observé de cancérisation directe par les estrogènes. Deux tiers des cancers du sein apparaissent chez les femmes post-ménopausiques, période où les ovaires ont cessé leur activité.

Dans le tissu cancéreux mammaire, la concentration des estrogènes : estrone (E1), estradiol (E2), et de leurs sulfates (E1S, E2S) est nettement plus importante que celle trouvée dans le plasma ou dans les tissus du sein considérés comme normaux [22].

Il se produit par conséquent une synthèse *in situ* d'estrogènes dans le tissu tumoral, s'effectuant par processus enzymatiques :

- aromatases, transformant les androgènes en estrogènes ;
- sulfatases, transformant les sulfates d'estrogènes en estrogènes actifs, cette voie étant plus importante que la précédente. L'étape finale de cette stéroïdogénèse est la conversion de l'E1 en E2 biologiquement actif, par l'action d'une activité 17β-hydroxysteroïde déshydrogénase réductrice (type 1) (17β-HSD).

Certains progestatifs s'avèrent capables de diminuer la synthèse *in situ* des estrogènes en inhibant l'activité des enzymes impliqués :

Estrone sulfatase

Un certain nombre de progestatifs diminuent significativement la formation d'E2 lorsque des concentrations physiologiques de sulfate d'E1 sont incubées avec des cellules cancéreuses MCF7 et T-47D. C'est le cas notamment des dérivés prégnanes (médrogestone par exemple), de la rétro-progestérone (dydrogestérone) et surtout de la 20-dihydro-dydrogestérone, son principal métabolite [23], des norprégnanes : acétate de nomégestrol, promégestone et des dérivés norandrostanes (norethistérone par exemple).

L'effet de la tibolone est encore plus marqué.

Sulfo transférases

La médrogestone a un effet biphasique : ce progestatif stimule la formation d'E1S à faibles concentrations, mais n'a pas d'effet ou un effet contraire à fortes concentrations. D'autres progestatifs, promégestone et acétate de nomégestrol notamment, stimulent la formation d'E1S sur des cultures de cellules cancéreuses T-47D.

La tibolone a un effet biphasique sur cette enzyme : stimulant à faibles doses, inhibiteur à fortes doses.

17 β hydroxy deshydrogénase (17 β HSD)

Cette enzyme dont il existe plusieurs isoformes peut favoriser l'oxydation de l'E2 en E1 ou au contraire réduire l'E1 en E2, l'activité oxydative étant prédominante dans le sein normal, plus particulièrement en phase sécrétoire.

Sur le sein normal, la promégestone augmente l'activité oxydative de la 17 β HSD sur du tissu préalablement sensibilisé par les estrogènes. Sur des cellules tumorales le lynestrénol stimule l'activité oxydative de la 17 β HSD. L'acétate de nomegestrol, la médrogestone et la tibolone diminuent l'activité réductrice de la 17 β HSD sur des cellules de tumeurs hormonodépendantes, surtout sur celles riches en récepteurs de la progestérone. La promégestone n'induit pas cet effet mais stimule l'activité oxydative (E2 → E1) de la 17 β HSD sur des cellules T-47D.

La dydrogestérone et, ici encore, surtout son métabolite 20-dihydro diminue également la conversion E1 → E2 [23].

Une stimulation de l'activité réductrice et oxydative a été observée avec la progestérone, le MPA, le levonorgestrel et la norethindrone sur des cellules MCF7.

EFFETS SUR LES RÉCEPTEURS DES HORMONES STÉROÏDES

Les progestatifs réduisent le contenu cellulaire en récepteurs des estrogènes en diminuant la transcription du gène de ce récepteur. L'acétate de nomegestrol, la promégestone et l'acétate de norethindrone diminuent également de 80 % le taux des récepteurs de la progestérone dans des cellules T-47D et MCF-7.

Mais, il existe, en réalité, deux récepteurs nucléaires de la progestérone : le A, induisant des effets prolifératifs et le B favorisant la différentiation des cellules mammaires [24].

On ne sait rien, pour l'instant, des affinités respectives des différents progestatifs sur ces deux formes de récepteur.

EFFETS SUR LES FACTEURS DE CROISSANCE ET LEURS RÉCEPTEURS ET SUR DIVERS ONCOGÈNES

Les résultats publiés sur ces sujets sont contradictoires : inhibition de l'effet mitogène des insulin growth factors (IGF) sur les cellules cancéreuses en diminuant l'expression des récepteurs de l'IGF ou en augmentant le taux de la protéine 1 liant l'IGF [25]. Toutefois, une potentialisation de l'effet stimulant de l'insuline sur la croissance de cellules T-47D par augmentation du contenu en récepteurs à l'insuline a également été rapportée [26], ainsi que l'induction des facteurs de croissance EGF et TGF α et du récepteur de l'EGF [27]. Enfin une diminution de l'ARN messager du TGF-β, facteur de croissance doué d'effets anti-prolifératifs, a également été publiée [28].

Les effets contradictoires des progestatifs sur l'IGF-1 pourraient être liés aux propriétés androgéniques de certains d'entre eux : Campagnoli *et coll.* [29] ont ainsi observés que l'acétate de NET s'opposait à la diminution de la sécrétion hépatique induite par les estrogènes lors du traitement hormonal de la ménopause alors que la dydrogestérone, dénuée d'effet androgénique, ne s'opposait pas à cette action.

EFFETS SUR CERTAINS PROTO-ONCOGÈNES

Les progestatifs stimulent l'expression de certains proto-oncogènes : c-myc, c-fos et c-jun [30-31]. L'expression de la protéine p53, protéine répressive vis-à-vis de la prolifération cellulaire, est diminuée par les progestatifs [32].

MITOSE – APOPTOSE

Les effets des progestatifs que nous venons de résumer ne permettent malheureusement pas de préjuger réellement d'une action éventuellement bénéfique ou maléfique vis-à-vis du risque de cancer du sein.

L'étude des mitoses et des phénomènes d'apoptose, et le rapport mitose/apoptose des cellules mammaires constitue peut-être un test plus fidèle. Il existe, à cet égard, des différences notables d'un progestatif à l'autre.

APOPTOSE, PROGESTÉRONE ET PROGESTATIFS

L'apoptose, ou mort cellulaire programmée, semble jouer un rôle compensateur de la prolifération épithéliale. Un pic d'apoptose se produit dans le sein en fin de cycle menstruel [33].

L'arrêt de la division cellulaire et l'évolution vers l'apoptose peut se produire à n'importe quel moment du cycle cellulaire soit en raison de conditions extérieures défavorables à sa survie soit parce que l'ADN a été endommagé, le gène p53 jouant ici un rôle décisif (*cf.* l'excellente revue de Desreux *et coll.* [34].

On insiste, actuellement, sur l'importance de l'équilibre entre les protéines favorisant (Bax, Bak, Bok...) et les protéines inhibant les phénomènes d'apoptose (Bcl2, Bcl XL, Bcl W...). La progestérone [35] et divers progestatifs [36] se sont avérés capables de favoriser l'apoptose de cellules cancéreuses mammaires en culture, notamment en inhibant l'expression de Bcl.2.

Foidart *et coll.*, à partir d'études *in vitro* et *in vivo* [37] ont mis en évidence une stimulation de l'apoptose de cellules normales survenant après retrait d'un progestatif norprégnane : l'acétate de nomégestrol du milieu de culture ou après application *in vivo* pendant 14 jours d'un gel contenant ce même progestatif.

Lors des études *in vitro* en revanche, la présence constante d'acétate de nomégestrol s'accompagna d'un taux d'apoptose réduit.

Ce phénomène d'apoptose favorisée par le retrait du progestatif ne fut plus observé en cas de fibro-adénome ou de cancer.

Sur des cellules cancéreuses T47-D, ce fut au contraire un traitement continu par progestatif qui favorisa l'apoptose [35, 36].

MITOSES, PROGESTÉRONE ET PROGESTATIFS

Les résultats publiés sont contradictoires, reflétant la diversité des protocoles, des progestatifs étudiés et de la séquence thérapeutique utilisée.

Les effets observés sont en effet souvent différents selon que le progestatif est administré seul ou associé à un estrogène.

Effets sur l'animal

Il n'existe pas de modèle animal transposable à l'homme. Pour une revue sur ce sujet, *cf.* la référence 38, pp. 81-114.

Citons simplement les travaux de Clarkson et son équipe sur les singes cynomolgus, espèce la plus proche de l'homme, chez qui les femelles ont également un cycle de 28 jours : lors de plusieurs séries d'expérimentation portant sur des animaux traités pendant 2 à 3 années, un traitement par estrogènes conjugués seuls induisit une prolifération modérée et non significative des alvéoles de l'ordre de 30 %, alors que l'adjonction de MPA produisit un effet prolifératif nettement plus marqué du tissu alvéolaire : 110 %, tandis que la tibolone était sans effet [39].

Très récemment, Wood et coll. ont constaté sur des femelles macaques, que l'association E2 + MPA stimulait la prolifération cellulaire mammaire, alors que l'association E2 + progestérone micronisée n'induisait pas d'effet stimulant [39 bis].

Effets chez la femme

- *in vivo*, application locale de progestérone :

  2 études ont montré une diminution des mitoses cellulaires après application locale de progestérone par rapport à l'application d'E2 ou d'un placebo [40, 41].

  Lors d'une étude en double insu, Foidart *et coll.* [42] ont observé une réduction de la prolifération induite par l'E2 lorsque de la progestérone était adjointe au traitement. La progestérone seule induisait une activité légèrement supérieure à celle du placebo.

  Au total, l'application locale de progestérone s'oppose efficacement à l'augmentation de l'activité mitotique induite par l'E2 ; mais comparativement à l'effet d'un placebo, force est de reconnaître ici encore le caractère contradictoire des 3 études publiées, 2 montrant une légère réduction des mitoses par rapport au placebo [40, 41], la 3e [42] montrant au contraire une augmentation discrète

- Effets des progestatifs sur la prolifération de cellules cancéreuses mammaires *in vitro* :

  Les résultats publiés sur l'effet des différents p.s. sur des cultures de cellules cancéreuses du sein *in vitro* sont contradictoires :

  - effet stimulant pour certains auteurs [43] ;
  - effet inhibiteur pour d'autres [44, 45] ;
  - ou encore pas d'effet [46].

  Ces divergences proviennent probablement des conditions de culture et de la diversité des p.s. étudiés :

  - selon que le milieu de culture contient ou non des estrogènes et/ou des facteurs de croissance : insuline, EGF, etc., l'effet observé pourra être différent ;
  - un effet stimulant a parfois été observé avec certains dérivés de la 19 nortestostérone, attribué, à tort ou à raison, à un effet estrogénique : ces progestatifs s'avèrent en effet capables de stimuler le récepteur des estrogènes des cellules mammaires [47, 48] ;
  - un effet inhibiteur a, en revanche, été constaté avec des dérivés prégnanes [49] ou norprégnanes : travaux de Botella *et coll.* avec l'ac. de nomégestrol [50] ; travaux de Gompel *et coll.* [44, 45] avec la progestérone, la promégestone et la tibolone.

- Un effet biphasique a été observé avec plusieurs progestatifs :

  - avec le MPA, un effet inhibiteur bloquant les cellules en phase G0-G1 succède à une période de stimulation initiale de 12 à 48 heures [51] ;
  - un effet semblable a été observé avec la promégestone et la progestérone, ou plus exactement une administration unique peut stimuler la croissance cellulaire *via* une augmentation de sensibilité à l'EGF, phénomène qui ne se produit plus en cas d'administration répétée [52].

Ainsi une observation portant sur une durée trop brève pourrait faire conclure à tort à un effet stimulant.

Citons encore le récent travail de Lippert *et coll.* [53] : étudiant, *in vitro*, les effets sur la prolifération de cellules MCF 7 induites par l'E2, ces auteurs observent une inhibition de la prolifération cellulaire supérieure avec la présence en continu de MPA qu'avec une séquence E2 seul puis E2 + MPA. Ils en concluent qu'*in vivo*, les traitements continus devraient être préférés (*cf. infra* le paragraphe épidémiologie).

Enfin plusieurs auteurs estiment désormais que la progestérone et les progestatifs exercent un effet biphasique sur le cycle cellulaire. Ainsi Grosshong *et coll.* [52] ont-ils constaté une stimultation de la prolifération de cellules cancéreuses accompagnée d'une augmentation transitoire des cyclines D1, D3 et E et des protéines kinases (cdk2) cycline-dépendantes. Puis apparaît un effet inhibiteur, pouvant résulter d'une diminution des cdk2 et des taux de cyclines D1, D3 et E, une disparition des cyclines A et B et l'induction d'inhibiteurs de la kinase cycline-dépendants p 21 et p 27 KipI. Les auteurs concluent que la progestérone n'exerce ni effet prolifératif, ni effet antiprolifératif mais est capable de stimuler ou d'inhiber la croissance cellulaire en fonction du caractère transitoire ou continu du traitement, le 1e exerçant un effet stimulant, le 2e un effet inhibiteur.

Horwitz et ses *coll.* [54, 55, 56] avaient également insisté sur la complexité des mécanismes impliqués : facteurs de croissance, cyclines D, protéines kinases mitogènes telles que la kinase p 38, la kinase c-jun, et en avaient conclu qu'il n'est pas possible d'établir si l'effet prédominant des progestatifs était d'inhiber ou de stimuler la prolifération cellulaire.

Enfin soulignons, une fois de plus, que tous les progestatifs ne se comportent probablement pas de la même façon vis-à-vis du tissu mammaire.

Travaux effectués, in vivo, *chez les femmes traitées par progestatifs*

Certains auteurs ont observés une augmentation de l'activité proliférative du sein sous contraceptifs oraux [56], notamment chez les femmes jeunes et chez les nullipares [57], sans qu'il soit toutefois possible de distinguer un effet propre au progestatif ou un effet synergique des estrogènes et des progestatifs.

Toutefois, lors de ce travail, les progestatifs microdosés stimulaient également la prolifération mammaire.

Chez les femmes ménopausées, les résultats publiés apparaissent, une fois de plus, contradictoires :

- pas d'effet stimulant pour Hargreaves *et coll.* [58] chez 185 femmes ayant subi une biopsie ou une intervention chirurgicale pour mastopathie bénigne ou maligne alors que le contenu en récepteur de la progestérone augmentait ;
- effet stimulant pour Hofseth *et coll.* [59] chez 86 femmes ménopausées ayant subi une biopsie pour lésion suspecte du sein : les auteurs, par 2 méthodes d'étude : antigène antiprolifératif du noyau cellulaire (anti-PCNA) et anticorps Ki 67 observent une stimulation épithéliale plus importante avec estrogènes + MPA qu'avec estrogènes seuls.

Ils observent également une densité épithéliale plus importante avec estrogènes + MPA qu'avez estrogènes seuls.

RAPPORT APOPTOSE/MITOSE

Les phénomènes d'apoptose et de mitose cellulaire apparaissent intimement liés. Toute stimulation de l'apoptose par exemple ne saurait être considérée comme favorable s'il se produit en même temps une augmentation des mitoses.

Aussi paraît-il intéressant d'étudier l'effet des progestatifs sur le rapport apoptose/mitose, considérant que toute augmentation de ce rapport peut être considérée comme favorable. Les figures 1 et 2 indiquent les résultats obtenus par Franke *et coll.* [60] avec des progestatifs seuls : figure 1 ou associés à l'E2 : figure 2. Sur des cellules MCF-7, on notera que le MPA et le NETA diminuent significativement le rapport apoptose/mitose ; la progestérone inhibe les mitoses cellulaires lorsqu'elle est administrée seule, alors qu'avec l'addition d'E2 seule la dydrogestérone induit un effet inhibiteur, semblable à celui observé avec la tibolone.

CONCLUSION

Malgré de très nombreux travaux de laboratoires, il n'est toujours pas possible de définir clairement le rôle de la progestérone et des progestatifs sur le sein et, encore moins, sur les tumeurs de cette glande.

On ne peut que constater le caractère parfois contradictoire des résultats observés : la majorité de ceux-ci tendent à montrer un effet bénéfique des progestatifs sur la patologie mammaire, les récentes études épidémiologiques nous incitent cependant à la plus extrême prudence.

Soulignons simplement :

- que l'effet de la progestérone et des progestatifs n'est certainement pas le même sur des cellules mammaires normales ou pathologiques ;
- qu'il existe de telles différences d'un progestatif à l'autre qu'il est rigoureusement impossible, contrairement aux estrogènes, d'effectuer un amalgame de leurs propriétés ;
- qu'enfin, il convient certainement de distinguer les effets des progestatifs utilisés seuls, ou associés à un estrogène.

LES DONNÉES DE L'ÉPIDÉMIOLOGIE HUMAINE

Si les progestatifs sont largement utilisés en France dans diverses indications, il n'en est pas de même à l'étranger, et particulièrement aux USA, d'où le peu d'études épidémiologiques disponibles avec les produits que nous utilisons quotidiennement. Cette remarque s'applique à la pathologie mammaire bénigne, à la contraception par les progestatifs macro-dosés et au THM.

PATHOLOGIE MAMMAIRE BÉNIGNE

Mastodynies

La progestérone et les progestatifs pourraient en théorie soulager les mastodynies par plusieurs mécanismes :

Figure 1 : Moyenne ± écart type du rapport apoptose/prolifération après 144 h d'incubation de ps seuls de cellules mammaires cancéreuses MCF-7.

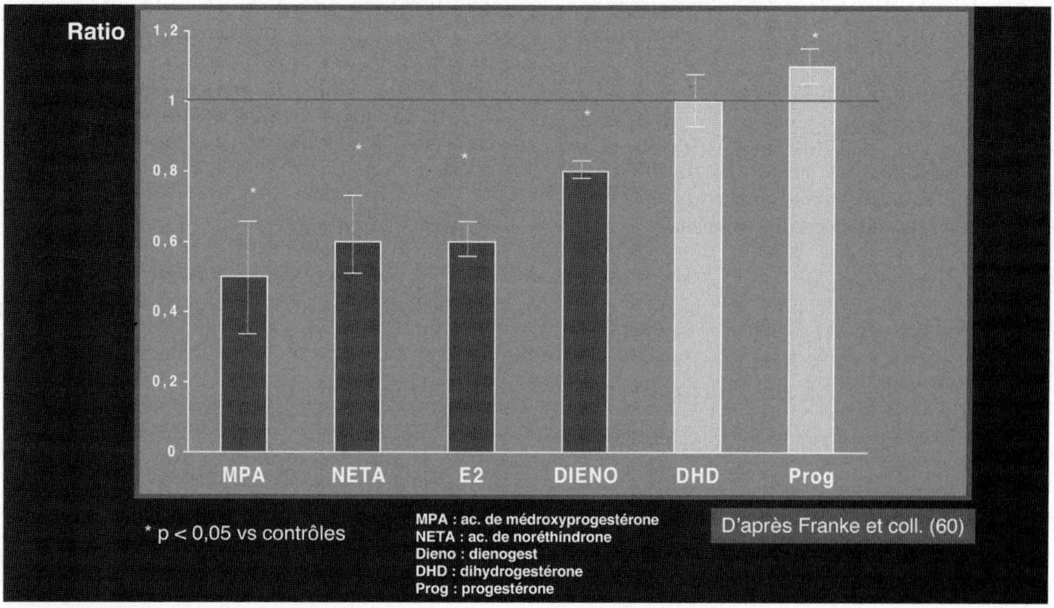

Figure 2 : Moyenne ± écart type du rapport apoptose/prolifération après 144 h d'incubation de tibolone et de MPA+E2, NETA+E2, Dieno+E2, Prog+E2, DHD+E2.

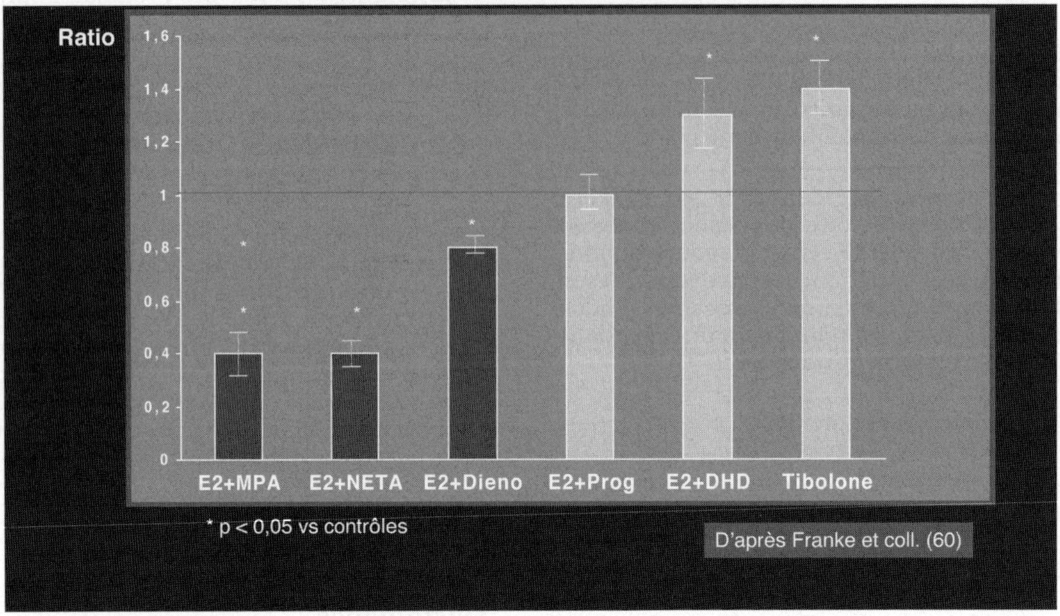

- effet anti-estrogènes sur les capillaires et effet anti-œdémateux ;
- effet anti-inflammatoire sur le conjonctif, diminuant l'activité fibroblastique et la fibrose ;
- effet anti-gonadotrope, mécanisme paraissant le plus efficace, probablement *via* une diminution des sécrétions estrogéniques ovariennes.

Les résultats publiés apparaissent souvent contradictoires, reflétant peut-être la diversité étiologique des mastodynies et la variété des molécules et des schémas utilisés.

Études d'observation

Les études effectuées avec les norprégnanes ont abouti à des résultats favorables : 60 à 80 % d'amélioration dans l'ensemble.

Tel fut le cas de l'étude de Cohen *et coll.* [61] avec l'acétate de nomégestrol.

Berdah [62], lors d'une étude multicentrique ouverte ayant porté sur 1 974 femmes âgées de 14 à 62 ans traitées par promégestone a observé une amélioration ou une disparition des tensions mammaires et des mastodynies dans 80 % des cas.

Lavieille *et coll.* [63], lors d'une étude multicentrique ouverte ayant porté sur 364 femmes âgées de 35 à 45 ans se plaignant de mastodynies importantes depuis au moins 2 mois, obtiennent, par un traitement de 0,5 mg de promégestone pris du 5e au 25e jour du cycle, une amélioration dans 23 % des cas et une disparition dans 64 %.

Études contrôlées

Les résultats d'une 1re étude contrôlée [64] observant 80 % d'amélioration avec le produit à la progestérone contre 40 % sous placebo, n'ont pas été confirmés par une étude rendomisée plus récente comparant ce gel à un gel contenant une solution hydroalcoolique simple : sur 32 femmes, aucune différence significative ne fut observée [65].

Administrée *per os* chez 25 femmes à la dose de 300 mg/j., la progestérone micronisée ne s'est pas non plus avérée supérieure au placebo [66].

Il en fut de même de la progestérone prescrite par voie vaginale à la dose de 400 mg/j. 12 jours/cycles [67].

Le MPA injectable utilisé en contraception à la dose de 150 mcg par trimestre s'est révélé efficace : 9 % de mastodynies chez 671 femmes traitées contre 21 % chez 1433 témoins [68].

En revanche, pris *per os* à la dose de 20 mg en phase lutéale, lors d'un essai en double insu mené chez 26 femmes, le MPA n'a pas été plus efficace qu'un placebo [69].

Le lynestrénol, à la posologie de 10 mg du 16e au 25e jour du cycle a été comparé, lors d'une étude en double insu ayant porté sur 161 femmes à un soluté d'extraits de plantes et à un placebo, pendant 4 mois.

Les 2 traitements actifs s'avérèrent supérieurs au placebo, mais sans différence entre le progestatif et l'extrait de plantes [70].

Uzan *et coll.* [71] ont comparé, lors d'une étude randomisée multicentrique en double insu effectuée chez 132 femmes âgées de 19 à 50 ans les effets de 10 mg de lynestrénol, de 0,5 et de 1 mg de promégestone pris du 11e au 25e jour du cycle pendant 3 mois.

92 à 95 % des femmes éprouvèrent un soulagement des mastodynies spontanées, et 83 à 89,5 % une amélioration de la tension mammaire spontanée. Aucune différence significative ne fut observée entre les trois traitements.

Mastopathies bénignes

Si de nombreux travaux ont porté sur les relations entre mastopathies bénignes et contraceptifs oraux, très peu ont porté sur les progestatifs seuls.

Associations estro-progestatives contraceptives et mastopathies bénignes

La majorité des études épidémiologiques a permis de conclure que la prise d'un contraceptif oral diminuait le risque de mastopathie bénigne, risque relatif entre 0,3 et 0,7 [72].

Cette propriété serait liée au contenu en progestatifs de synthèse des contraceptifs oraux [73].

Peu d'études ont porté sur les contraceptifs minidosés. Une étude cas-témoins effectuée en France sur 286 femmes âgées de moins de 46 ans et 382 témoins observe un effet protecteur uniquement si les contraceptifs oraux sont pris avant la 1re grossesse à terme. Lors de cette étude, cet effet protecteur fut constaté aussi bien avec les contraceptifs oraux contenant 50 mcg d'estrogènes ou plus qu'avec ceux en contenant moins de 50 [74].

La durée de prise des contraceptifs oraux semble constituer un élément important, l'effet protecteur n'apparaissant qu'après 2 à 5 ans d'utilisation dans la majorité des études. Cet effet protecteur porterait sur les mastopathies fibro-kystiques et les fibro-adénomes. 4 études seulement ont inclus des biopsies et les résultats publiés apparaissent contradictoires : pas d'effet protecteur des contraceptifs oraux en cas de mastose avec atypie cellulaire [74, 75, 76] ou au contraire effet bénéfique plus marqué dans ce cas [77].

Progestatifs seuls

Peu d'études ont porté sur les effets des progestatifs seuls. Uzan *et coll.* [71], lors de l'étude randomisée en double insu précitée comparant les effets de 10 mg de lynestrenol, de 0,5 et 1 mg de promégestone du 11e au 25e jour du cycle pendant 3 mois, observent, en fin de traitement, une régression des secteurs mastosiques dans 77,7 %, 77,7 % et 72,4 % des cas respectivement. L'effet sur les nodules fut encore plus prononcé : 100 %, 89 % et 50 % respectivement dans les 3 groupes.

Regrettons toutefois la brièveté de l'étude et l'absence de mammographies avant et après traitement.

Lors de l'étude ouverte multicentrique pré-citée de Lavieille *et coll.* [63] une disparition des nodules et/ou des placards de mastose fut observée chez 25 % des 321 femmes traitées par 0,5 mg de promégestone 21 jours sur 28 pendant 3 cycles, tandis qu'une amélioration ou un état inchangé étaient constatés dans 66 % des cas. Une aggravation fut observée dans 9 % des cas.

Pour certains auteurs, les progestatifs pourraient être efficaces à condition d'être pris précocément, c'est-à-dire avant la constitution de lésions de fibrose définitive. D'autre part, seuls les progestatifs ayant des effets anti-estrogéniques directs ou surtout indirects, inhibant les sécrétions estrogéniques ovariennes *via* un effet anti-gonadotrope, pourraient s'avérer actifs [78].

Conclusion

Les progestatifs possédant des propriétés anti-estrogéniques améliorent incontestablement les mastodynies, à condition de commencer le traitement suffisamment tôt dans le cycle. Leurs effets sur les mastopathies bénignes n'ont pas fait l'objet d'études suffisamment longues à ce jour pour permettre de conclure sur ce sujet.

CANCER DU SEIN

Prévention

Une seule équipe française a cru pouvoir établir un effet préventif de la prise de progestatifs vis-à-vis du cancer du sein : l'étude [79] a porté sur 1 150 femmes non ménopausées dont 80 % ont été suivies pendant plus de 10 années.

Les progestatifs ont été prescrits 15 à 20 jours/mois en raison d'une mastopathie bénigne.

44 cas de cancer du sein sont apparus lors du suivi, sans modification du risque sous progestatifs. Cependant une diminution a été notée avec les dérivés de la 19 nortestostérone : RR = 0,48 (I.C. à 95 % : 0,25-0,90). Toutefois, cette étude souffre de nombreux biais : petit nombre de cas, durée des traitements non précisée, traitements progestatifs hétérogènes, peu de données histologiques, certaines femmes ont suivi par la suite un THM.

Une deuxième publication par la même équipe [80] est venue compléter ces résultats, en étudiant cette fois les effets de la progestérone percutanée seule (10 % des femmes) ou associée aux progestatifs (48 % des femmes). Ici encore, aucun effet délétère n'a été observé et une diminution du risque a été observée uniquement avec l'association progestérone percutanée – progestatifs. Mais cette étude souffre des mêmes biais méthodologiques que la précédente.

Citons enfin la récente publication de l'étude E3N [80 bis] sur les relations entre traitement par progestatifs avant la ménopause et risque de cancer du sein : globalement pas d'effet : RR = 1,01 (I.C. à 95 % : 0,93-1,11), mais légère augmentation du risque après 4,5 ans de traitement : RR = 1,44 (I.C. à 95 % : 1,03-2), sans distinction des progestatifs utilisés.

Progestatifs utilisés en contraception

Aborder en détail les relations entre contraceptifs oraux (c.o.) et risque de cancer du sein sortirait du cadre de cet article.

L'essentiel des données disponibles portent sur les progestatifs associés aux estrogènes : ce sont tous des dérivés de la 19 nortestostérone.

Plus de 60 études cas-témoins, 10 études de cohorte, 5 méta-analyses et une analyse poolée de 54 études ont été publiées sur ce sujet.

La méta-analyse la plus récente, émanant de la Mayo Clinic et publiée en 2006 [81], rejoint et confirme les données publiées en 1996 par le Lancet [82].

Elle a le mérite de porter sur les produits actuellement utilisés en contraception, progestatifs dits de troisième génération notamment et posologies plus réduites que dans l'analyse de Lancet. Elle concerne également le plus souvent des femmes plus jeunes.

Dans l'ensemble, les résultats sont sensiblement comparables : RR = 1,24 (I.C. à 95 %) : 1,15-1,33) pour les utilisatrices actuelles dans l'analyse du Lancet, OR =

1,19 (I.C. à 95 % : 1,09-1,29) dans la méta-analyse de la Mayo Clinic.

Toutes deux observent également une augmentation plus prononcée en cas de prise de contraceptifs oraux avant la première grossesse menée à terme : OR = 1,33 dans l'analyse du Lancet, OR = 1,44 (I.C. à 95 % : 1,28-1,62) dans la méta-analyse de la Mayo Clinic.

Bien entendu, il est impossible ici de dissocier les effets respectifs des estrogènes et des progestatifs. En revanche, ces deux importantes synthèses confirment la sensibilité particulière du tissu mammaire vis-à-vis d'éventuels agents carcinogènes chez la jeune fille avant la première grossesse menée à terme [83-84].

Progestatifs seuls

Aucune donnée n'est disponible sur l'utilisation, courante en France, des macro-progestatifs (acétate de chlormadinone, acétate de nomégestrol, promégestone) en contraception.

Les études ont porté sur le lévonorgestrel et l'acétate de noréthindrone en micro-doses et sur l'acétate de médroxyprogestérone injectable.

- *microdoses :* en 1996, une synthèse des quelques études publiées jusqu'à cette date [85], aboutissait à une augmentation non significative du risque : RR = 1,12 ± 0,064.

  Depuis, une étude effectuée en Nouvelle Zélande portant sur 891 cas de cancer du sein et 1.864 témoins [86] a abouti à un résultat comparable : RR 1,1 (I.C. à 95 % : 0,73-1,5). Toutefois, le risque paraissait majoré avant 34 ans : RR = 2,3 (I.C. à 95 % : 1,2-4,3), et lié à la durée d'utilisation. Il était également majoré lors des 10 années suivant la prise du contraceptif oral : RR = 1,6 (I.C. à 95 % : 1-2,4) mais diminué en revanche en cas d'utilisation plus de 10 années auparavant : RR = 0,44 (I.C. à 95 % : 0,22-0,9). Cette dissociation a fait évoquer soit un biais de surveillance, soit un effet promoteur à long terme des progestatifs.

- *MPA injectable :* la synthèse parue dans la revue Contraception en 1996 [85] ne montrait pas de modification du risque : RR = 1,05 ± 0,083. Toutefois ce risque parut augmenté pour une utilisation récente, diminuant par la suite, la tendance apparaissant significative. Certaines études avaient également trouvé un risque accru chez les femmes âgées de moins de 34 ans.

  Plus récemment Shapiro [87] lors d'une étude cas-témoins comparant 419 femmes ayant un cancer à 1 625 témoins n'a pas observé d'augmentation du risque : RR = 0,9 (I.C. à 95 % : 0,7-1,2), ni d'effet durée ou d'effet en fonction du délai par rapport à la dernière utilisation, mais à nouveau un risque accru en cours d'utilisation chez les femmes entre 35 et 44 ans : RR = 2,3 (1,3-4,1). Strom [88] a publié en 2004 les résultats d'une étude concernant l'utilisation du DMPA ou du Norplant : 4 575 cas de cancer du sein ont été diagnostiqués entre 1994 et 1998 et appariés à 4.682 témoins. Aucune augmentation du risque de cancer du sein n'a été constatée : OR = 0,9 (I.C. à 95 % : 0,7-1,2) y compris en cas d'utilisation avant 35 ans : OR = 0,9 (I.C. à 95 % = 0,6-1,3). Il n'a pas été mis en évidence d'effet durée. Il n'a pas été observé d'augmentation du risque avec les progestatifs implantables.

Conclusion

La contraception par progestatifs seuls en microdoses ou sous forme retard ne semble pas dans l'ensemble majorer le risque de cancer du sein, avec toutefois une réserve en cas d'utilisation avant 35 ans, ce qui rejoint les constatations effectuées chez les femmes utilisant une association estrogènes + progestatifs avant leur première grossesse à terme.

Progestatifs utilisés lors du traitement hormonal de la ménopause (THM)

Si les premières données épidémiologiques concernaient essentiellement les relations entre estrogénothérapie isolée et risque de cancer du sein, un certain nombre de travaux, essentiellement publiés dans les années 2000, ont établi une distinction et une comparaison entre estrogènes seuls et estrogènes + progestatifs.

En 1997, la méta-analyse parue dans le Lancet [89], et qui fait toujours autorité, avait essentiellement porté sur les estrogènes seuls. Toutefois, elle avait inclus quelques études comportant un traitement par estrogènes + progestatifs.

Le risque relatif (RR) pour 5 années ou plus de traitement était de 1,34 pour les estrogènes seuls et de 1,53 pour les traitements par estrogènes + progestatifs.

Les principales études publiées depuis ont été des études d'observation (cas-témoins ou cohortes) et une étude d'intervention : l'étude WHI.

Études d'observation

Les résultats des principales études récentes sont résumés dans le tableau I (bibliographie dans la remarquable revue de Campagnoli *et coll.* [90].

Pour la majorité des auteurs, le RR observé avec les estrogènes + progestatifs est supérieur à celui constaté avec les estrogènes seuls. Cette différence, dans certaines études, n'apparaît qu'après 5 ou 10 années de traitement.

Études d'intervention

Les résultats de l'étude d'intervention WHI sont résumés dans le tableau II.

Cette étude a comporté deux bras différents : estrogènes seuls [91] : 10 735 femmes suivies pendant 6,8 années en moyenne, et estrogènes + progestatifs [92] : 16 608 femmes suivies pendant 5,2 années en moyenne.

Le bras estrogènes seuls a montré une diminution non significative du risque de cancer du sein : RR = 0,77 (0,59-1,01) alors que le bras estrogènes + progestatifs abou-

Tableau I :
THM ET RISQUE DE CANCER DU SEIN
Comparaisons des résultats observés lors de traitements par estrogènes seuls ou estroprogestatifs (études d'observation).

Auteurs	Type d'études	Nb de femmes ou de cas	Estrog. seuls RR (I.C. à 95 %)	Estrog. + progestatif RR (I.C. à 95 %)
Schairer *et coll.* (USA)	Cohorte	46 335 femmes	1,20 (1,00-1,40)	1,40 (1,10-1,80)
Ross et coll (USA)	Cas témoins	1 897 cas	1,06 (0,97-1,15) (1)	1,24 (1,07-1,45) (1)
Moorman *et coll.* (USA)	Cas témoins	397 cas	0,80 (0,50-1,20)	0,70 (0,40-1,10)
Chen *et coll.* (USA)	Cas témoins	705 cas	1,17 (0,85-1,60)	1,49 (1,04-2,12)
Newcomb. *et coll.* (USA)	Cas témoins	5 298 cas	1,23 (1,09-1,39)	1,43 (1,18-1,74)
Porch *et coll.* (USA)	Cohorte	411 cas	0,96 (0,65-1,42)	1,37 (1,05-1,78)
Weiss *et coll.* (USA))	Cas témoins	1 870 cas	0,84 (0,67-1,06)	1,22 (0,99-1,50)
Kerlikowske *et coll.* (USA))	Cohorte	374 465 femmes	0,92 (0,84-1,00) (2)	1,49 (1,36-1,63) (2)
Li *et coll.* (USA)	Cas témoins	975 cas	1,00 (0,70-1,30)	1,90 (1,40-2,60)
Kirsh *et coll.* (Canada)	Cas témoins	404 cas	1,74 (0,93-3,24)	3,48 (1,00-12,10) (2)
Etude Million Women (RU)	Cohorte	975 cas	1,30 (1,21-1,40)	2,00 (1,88-2,12)
Magnusson *et coll.* (Suède)	Cas témoins	9 364 cas	1,94 (1,47-2,55) 2,70 (1,47-4,96) (3)	1,63 (1,37-1,94) 2,95 (1,84-4,72) (3)
Olsson *et coll.* (Suède)	Cohorte	556 cas	0,71 (0,40-1,26)	1,22 (0,74-2,00) (4) 2,45 (1,61-3,71) (5)
Stahlberg *et coll.* (Danemark)	Cohorte	10 874 femmes	1,96 (1,16-3,35)	2,70 (1,96-3,73)
Bakken *et coll.* (Norvège)	Cohorte	31 451 femmes	1,80 (1,10-1,90)	2,50 (1,90-3,20)
Ewertz *et coll.* (Danemark)	Cohorte	1 462 cas	1,35 (1,01-1,80)	0,57 à 1,5 (6)

1 – Pour chaque tranche de 5 années de traitement ; 2 – > 5 années de traitement ;
3 – > 10 années de traitement ; 4 – Traitement séquentiel ; 5 – Traitement combiné-continu ;
6 – *cf.* texte.

Tableau II :
THM ET RISQUE DE CANCER DU SEIN
Étude d'intervention WHI, États-Unis.

Auteurs	Nb de cas	Estrog. seuls RR (I.C. à 95 %)	Estrog. + progestatif RR (I.C. à 95 %)
Chlebowsli *et coll.*	430		1,24 (1,01-1,54)
WHI Steering Committee	218	0,77 (0,59-1,01)	

Tableau III :
TRAITEMENT ESTROPROGESTATIF ET RISQUE DE CANCER DU SEIN :
Conséquences du schéma thérapeutique séquentiel et combiné-continu (études d'observation).

Auteurs	Traitements séquentiels RR (I.C. à 95 %)	Traitements combinés continus RR (I.C. à 95 %)
Ross *et coll.* (USA)	1,38 (1,13-1,68) (1)	1,09 (0,88-1,35) (1)
Newcomb. *et coll.* (USA)	1,57 (0,95-2,60) (2)	1,54 (1,15-2,07) (2)
Weiss *et coll.* (USA)	0,91 (0,67-1,24)	1,29 (1,02-1,64)
	0,98 (0,74-1,30)	1,45 (1,09-1,91) (2)
Porch *et coll.* (USA)	1,04 (0,74-1,46)	1,82 (1,34-2,48)
	0,57 (0,26-1,28)	
Li *et coll.* (USA)	2,00 (1,10-3,70)	1,80 (1,30-2,50)
Etude Million Women (RU)	1,77 (1,59-1,97) (3)	1,57 (1,37-1,79) (3)
	2,12 (1,95-2,30) (2)	2,40 (2,15-2,67) (2)
Magnusson *et coll.* (Suède)	1,48 (1,08-2,04) (4)	1,41 (1,09-1,83) (4)
	1,89 (0,88-4,09) (2) (4)	2,89 (1,66-5,00) (2) (4)
Olsson *et coll.* (Suède)	1,22 (0,74-2,00)	2,45 (1,61-3,71)
Stahlberg *et coll.* (Danemark)	1,94 (1,26-3,00) (4)	4,16 (2,56-6,75) (4)
Bakken *et coll.* (Norvège)	1,70 (1,00-2,80) (3)	2,60 (1,90-3,70) (3)
	2,20 (1,30-3,80) (2)	3,20 (2,20-4,60) (2)
Ewertz *et coll.* (Danemark)	1,52 (1,21-1,93) (4)	0,99 (0,57-1,72) (5)

1 – Pour un incrément de 5 ans ; 2 – > 5 années d'utilisation ; 3 – < 5 années d'utilisation ;
4 – Progestatifs dérivés de la 19-nortestostérone seulement ;
5 – Progestatifs dérivés de la progestérone seulement.

tissait à une légère augmentation : RR = 1,24 (1,01-1,54).

Risque de cancer du sein en fonction du schéma de traitement

Un certain nombre d'auteurs ont tenté d'établir une distinction en fonction du schéma de traitement utilisé : séquentiel, le progestatif n'étant administré que 12 à 14 jours chaque mois, ou combiné continu, estrogènes et progestatifs étant pris tous les jours sans interruption (tableau III).

Quatre études [93 à 96] n'observent pas de différence entre les deux schémas d'administration tandis que six autres notent un risque plus élevé lors des traitements combinés continus [82-97 à 101].

Risque de cancer du sein en fonction du progestatif utilisé

Très peu d'auteurs ont étudié les effets des différents progestatifs utilisés en THM sur le risque de cancer du sein. Dans l'immense majorité des cas, les études effectuées aux États-Unis n'ont concerné que le MPA. Seuls quelques auteurs européens ont tenté d'établir une distinction.

Ewertz *et coll.*, en 2005 [102], lors de l'étude de cohorte danoise ayant porté sur 1 462 cas de cancer, observent une augmentation du risque de cancer avec les progestatifs dérivés de la 19 nortestostérone et non avec ceux dérivés de la progestérone : RR = 1,52 (I.C. à 95 % : 1,21-1,93) contre 0,57 (I.C. à 95 % : 0,26-1,28) lors des traitements séquentiels. Lors de cette étude cependant le RR de cancer du sein ne fut pas augmenté lors des traitements combinés continus utilisant un progestatif dérivé de la nortestostérone.

Clavel-Chapelon *et coll.* [103], dans le cadre de l'étude de cohorte E3N ayant porté sur 80 377 femmes ménopausées suivies pendant 8,1 années en moyenne, la durée moyenne du THS étant de plus de 6 années, ont colligé 2 354 cas de cancer du sein.

Ils n'observent pas d'augmentation du risque de cancer du sein lors des traitements utilisant la progestérone naturelle et la dydrogestérone : RR : 1 (I.C. à 95 % : 0,83-1,22) et 1,16 (I.C. à 95 % : 0,94-1,43) respectivement tandis que ce risque apparaît augmenté avec les autres progestatifs : RR = 1,69 (I.C. à 95 % : 1,5-1,91) sans différence statistiquement significative entre les différents progestatifs étudiés. Deux autres études européennes [95-100] n'avaient pas non plus observé de différence entre les dérivés de la 19 nortestostérone et le MPA. (tableau IV et figure 3).

Figure 3 : ETUDE E 3 N
Résultats en fonction du type et de la durée du traitement.

Type de THM et durée (années)	cas / a.f.	RR (I.C. à 95 %) (1)
Pas de THM	**766/244,632**	**1 (ref)**
Estrogènes seuls	**76/20,347**	**1.29 (1.02-1.65)**
< 2	24/6,747	1.26 (0.83-1.89)
2-4	18/5,705	1.13 (0.70-1.81)
4-6	14/3,172	1.50 (0.88-2.56)
6+	13/3,301	1.31 (0.76-2.28)
p pour la tendance		0.73
Estrogènes + progestérone	**129/40,537**	**1.00 (0.83-1.22)**
< 2	18/8,697	0.71 (0.44-1.14)
2-4	33/11,647	0.95 (0.67-1.36)
4-6	30/7,619	1.26 (0.87-1.82)
6+	43/10,111	1.22 (0.89-1.67)
p pour la tendance		0.04
Estrogènes + dydrogestérone	**108/31,045**	**1.16 (0.94-1.43)**
< 2	16/6,923	0.84 (0.51-1.38)
2-4	28/8,697	1.16 (0.79-1.71)
4-6	21/5,590	1.28 (0.83-1.99)
6+	35/7,876	1.32 (0.93-1.86)
p pour la tendance		0.16
Estrogènes + autres progestatifs	**527/104,243**	**1.69 (1.50-1.91)**
< 2	86/22,792	1.36 (1.07-1.72)
2-4	134/30,189	1.59 (1.30-1.94)
4-6	106/19,942	1.79 (1.44-2.23)
6+	156/23,817	1.95 (1.62-2.35)
p pour la tendance		0.01
Estrogènes faibles	**56/17,091**	**0.90 (0.68-1.18)**
Autres, THM inconnu	**82/21,071**	**1.27 (1.01-1.60)**
Changement de THM	**538/130,594**	**1.25 (1.11-1.41)**

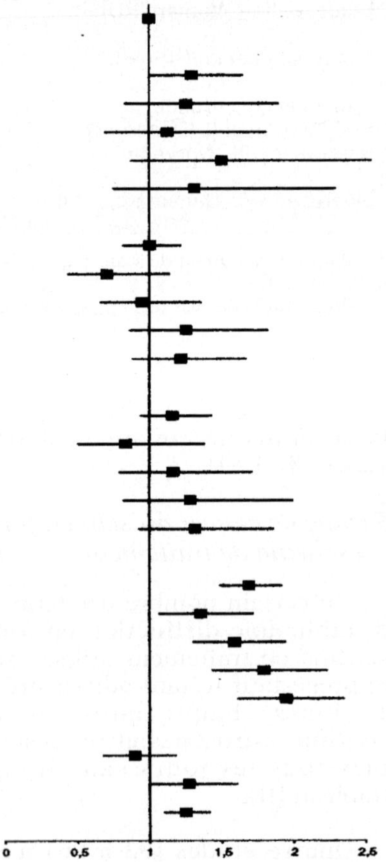

(1) Ajusté pour les mêmes éléments qu'au tableau ...

FOURNIER A., BERRINO F., CLAVEL-CHAPELON F.
Breast Cancer Res. treat. sous presse

Tableau IV :
RR DE CANCER INVASIF DU SEIN
en fonction de la voie d'administration des estrogènes et du type de progestatifs utilisés.

	Estrogènes oraux		**Estrogènes transdermiques/percutanées**		**Valeur de p pour les tests d'homogénéité entre les voies d'administration des estrogènes**
	cas / a.f.	**RR (IC 95 %) (1)**	**cas / a.f.**	**RR (IC 95 %) (1)**	
Estrogènes seuls	13/3.598	1,32 (0,76-2,29)	56/14, 826	1,28 (0,98-1,69)	0,93
Estrogènes + :					
Progestérone		*	121/35, 513	1,08 (0,89-1,31)	-
Dydrogestérone	7/3.217	0,77 (0,36-1,62)	90/25, 405	1,18 (0,95-1,48)	0,27
Médrogestone	9/1.104	2,74 (1,42-5,29)	28/4, 590	2,03 (1,39-2,97)	0,43
Acétate de chlormadinone	8/1.431	2,02 (1,00-4,04)	35/7, 774	1,48 (1,05-2,09)	0,43
Acétate de cyprotérone	34/4.779	2,57 (1,81-3,65)			-
Promégestone	13/2.814	1,62 (0,94-2,82)	69/14, 910	1,52 (1,19-1,96)	0,84
Acétate de nomégestrol	8/2.623	1,10 (0,55-2,21)	91/18, 826	1,60 (1,28-2,01)	0,30
Acétate de Noréthisterone	46/7.401	2,11 (1,56-2,86)		*	-
Acétate de Médroxy-progestérone	29/7.035	1,48 (1,02-2,16)		*	-
		0,03		0,01	
Valeur de P pour l'homogénéité parmi les p.s. d'après Fournier		0,16		0,59	
Valeur de P pour l'homogénéité parmi les p.s. autres que P et dydrogestérone					

a.f. : années femmes : le nombre de cas et d'a.f. ne reflète pas le total (2 354 et 652 972 respectivement) car les résultats sont présentés uniquement pour les THM les plus utilisés.

* : résultats non présentés car moins de 5 cas dans cette catégorie.

(1) : ajusté pour le temps écoulé depuis la ménopause, l'âge de la puberté, la parité, l'âge de la 1re grossesse à terme, l'allaitement, l'âge de la ménopause, le type de ménopause, les antécédents de mastopathie bénigne, les antécédents familiaux de cancer, l'IMC, l'activité physique, les mammographies antérieures. Stratification en fonction de l'année de naissance.

Progestatifs et densité mammaire

Des seins denses reflètent un organe riche en tissu glandulaire. Une densité mammaire spontanément élevée est considérée comme un facteur de risque de cancer du sein et rend plus difficile le dépistage par mammographie.

65 % des femmes âgées de 35 ans ont des seins denses ; cette proportion passe à 35 % à 50 ans et à 15-20 % à 65 ans [104].

En freinant l'involution mammaire, le THM augmente la densité des seins à la mammographie, rendant souvent nécessaire un complément échographique. Cet effet est plus prononcé avec les traitements estro-progestatifs qu'avec les estrogènes seuls, surtout à faibles doses ou la tibolone [105]. Signalons également que lors de l'étude PEPI [106], l'augmentation de densité mammaire fut identique chez les femmes traitées par estrogènes conjugués + MPA et celles recevant estrogènes conjugués + progestérone.

Mais, l'augmentation de densité mammaire sous THM pouvant être simplement liée à des phénomènes congestifs, rien ne permet à l'heure actuelle de considérer que ce phénomène puisse impliquer une augmentation du risque de cancer du sein

CONCLUSION

Les relations entre progestatifs et sein apparaissent de plus en plus complexes au fur et à mesure où nos connaissances sur les processus contrôlant les mitoses cellulaires progressent. Nous découvrons petit à petit l'immensité de l'iceberg dont nous ne connaissions que la partie émergée.

Deux enseignements sont essentiellement à retenir :

- se méfier des marqueurs intermédiaires de risque : un effet favorable sur l'un d'eux, enzyme dégradant l'E2 par exemple, ne suffit pas pour conclure à un effet favorable du progestatif étudié vis-à-vis du risque de cancer du sein ;
- ne pas raisonner en « effet classe », les résultats récents de quelques études épidémiologiques au premier rang desquelles l'étude E3N ont clairement démontré les effets différents des molécules utilisées vis-à-vis du risque de cancer du sein. ■

BIBLIOGRAPHIE

[1] RICHER JK, JACOBSEN BM, MANNING NG. *et coll.* Differential gene regulation by the two progesterone receptor isoforms in human breast cancer cells. *J. Biol. Chemist.*, 2002; 277: 5209-5218.

[2] CONNEELY OM, LYDON JP. Progesterone receptors in reproduction: functional impact of the A and B isoforms. *Steroids* 2000; 65: 571-7.

[3] SHYAMALA G, YANG X, SILBERTEIN G, BARCELLOS-HOFF MH, DALE E. Transgenic mice carrying an imbalance in the native ratio of A to B forms of progesterone receptor exhibit developmental abnormalities in mammary glands. *Proc. Natl. Acad. Sci USA* 1998; 95: 696-701.

[4] ISAKSSON E, WANG H, SAHLIN B. VON SCHOULTZ B, CLINE JM, VON SCHOULTZ E. Effects of long-term HRT and tamoxifen on the expression of progesterone receptors A and B in breast tissue from surgically postmenopausal cynomolgus macaques. *Breast Cancer Res. Treat.*, 2003; 79: 233-9.

[5] PASQUALINI J.R., CHETRITE G.S. Influence des hormones dans la carcinogenèse mammaire. *Reprod. Hum. Horm.*, 2005 ; 18 : 19-27.

[6] RUSSO J, RUSSO IH. Development of the human breast. *Maturitas* 2004; 49: 2-15.

[7] SHYAMALA G. Progesterone signaling and mammary gland morphogenesis. *J. Mammary Gland Biol. Neoplasia*, 1999; 4: 89-104.

[8] RUSSO J, HU YF, SILVA ID, RUSSO IH. Cancer risk related to mammary gland structure and development. *Microsc. Res. Tech.* 2001; 52: 204-23.

[9] ANDERSON TJ, FERGUSON DJP, RAAB GM. Cell turnover in the "resting" human breast : influence of parity, contraceptive pill, age and laterality. *Br. J. Cancer.*, 1982, 46, 376-382.

[10] SODERQVIST G, ISAKSSON E, VON SCHOULTZ B, CARLSTROM K, TAIN E, SKOOG L. *et coll.* Proliferation of breast epithelial cells in healthy women during the menstrual cycle. *Am. J. Obstet. Gynecol.*, 1997; 176: 123-8.

[11] HOFSETH LJ, RAAFAT AM, OSUCH JR, PATHAK DR, SLOMSKI CA, HASLAM SZ. Hormone replacement therapy with estrogen or estrogen plus medroxyprogesterone acetate is associated with increased epithelial proliferation in the normal postmenopausal breast. *J. Clin. Endocrinol. Metab.,* 1999; 84: 4559-4565.

[12] LINARES-CRUZ G, FOURNIER S, SIMONY J, LALARDRIE JP, DE LIGNIERES B. Human breast growth dynamics during menstrual cycle. 22nd Congress of the International Association for Breast Cancer Research, Athens, Greece 25-28 September, 1998, Monduzzi ed., Bologne, 1998.

[13] NAVARETE MH, MAIER CM, FALZONI R *et coll.* Assessment of the proliferative, apoptotic and cellular renovation indices of the human mammary epithelium during the follicular and luteal phases of the menstrual cycle. *Breast Cancer Research* 2005; 7: R306-R313.

[14] MUSGROVE EA, LEE CS, SUTHERLAND RL. Progestins both stimulate and inhibit breast cancer cell cycle progression while increasing expression of transforming growth factor, epidermal growth factor receptor, c-fos and c-myc genes. *Molec. Cell. Biol*, 1991; 11: 5032-5043.

[15] CLARKE CL, SUTHERLAND RL. Progestin regulation of cellular proliferation. *Endocrine Rev.*, 1990, 11, 266-301.

[16] LAIDLAW J, CLARKE RB, HOWEL A, OWEN AWM.C, POTTEN CS, ANDERSEN E *et coll.*

The proliferation of normal human breast tissue implanted into athymic nude mice is stimulated by estrogen but not progesterone. *Endocrinol.*, 1995; 136: 164-71.

[17] RUSSO J, MILLS MJ, MOUSSALLI MJ, RUSSO IH. Influence of human breast development on the growth properties of primary cultures. *In Vitro Cell Develop*, 1989; 5: 643-649.

[18] LLOYD RV. Studies on the progesterone receptor content and steroid metabolism in normal and pathological human breast tissues. *J. Clin. Endocrinol. Metab.* 1979; 48: 585-593.

[19] WIEBE JP. Progesterone metabolites in breast cancer. *Endocrine-Related Cancer* 2006; 13: 717-738.

[20] AHOLA TM, MANNINEN T, ALKIO N, YLIKOMI T. G protein coupled receptor 30 is critical for a progestin induced growth inhibition in MCF-7 breast cancer cells. *Endocrinology* 2002; 143: 3376-84.

[21] AHOLA TM, MANNINEN T, ALKIO N, YLIKOMI T. Progestin and G protein coupled receptor 30 inhibit mitogen activated kinase activity in MCF-7 breast cancer cells. *Endocrinology* 2002; 143: 4620-6.

[22] PASQUALINI JR. The selective estrogen enzyme modulators in breast cancer: a review. *Biochimica et Biophysica Acta* 2004; 1654: 123-143.

[23] CHETRITE GS, THOLE HH, PHILIPPE JCL, PASQUALINI JR. Dydrogesterone (Duphaston) and its 20-dihydro-derivative as selective estrogen enzyme modulators in human breast cancer cell lines. Effect on sulfatase and on 17b-Hydroxysteroid dehydrogenase (17b-HSD) activity. *Anticancer Research* 2004; 24: 1433-1438.

[24] CONNEELY OM, LYDON JP. Progesterone receptors in reproduction: functional impact of the A and B isoforms. *Steroids* 2000; 65: 571-7.

[25] YEE D. The insulin-like growth factor system as target in breast cancer. *Breast Cancer Res. Treat.*, 1994; 32: 85-95.

[26] PAPA V, REESE CC, BRUNETTI A, VIGNERI R, SIITERI PK, GOLDFINE ID. Progestins increase insulin receptor content and insulin stimulation of growth in human breast carcinoma cells. *Cancer Res.*, 1900; 50: 7858-7862.

[27] PASQUALINI JR, PARIS J, SITRUK-WARE R, CHTRITE G, BOTELLA J. Progestins and breast cancer. *J. Steroid Bioch. Molec. Biol.*, 1998, 65: 225-35.

[28] JENG MH, JORDAN VC. Growth stimulation and differential regulation of transforming growth factor-β1 (TGFβ1), TGFβ2, and TGFβ3 messenger RNA levels by norethindrone in MCF-7 human breast cancer cells. *Molec. Endocrinol.*, 1991; 5: 1120-1128.

[29] CAMPAGNOLI C, BIBLIA N, LANZA MG, LESCA L, PERIS CL, SISMONDI P. Androgenic progestogens oppose the decrease of insulin-like growth factor I serum level induced by conjugated oestrogens in postmenopausal women. Preliminary report. *Maturitas*, 1994; 19: 25-31.

[30] MUSGROVE EA, LEE CS, SUTHERLAND RL. Progestins both stimulate and inhibit breast cancer cell cycle progression while increasing expression of transforming growth factor alpha, epidermal growth factor receptor, c-fos and c-myc genes. *Molec. Cell. Biol*, 1991; 11: 5032-5043.

[31] ALKHALAF M, MURPHY IC. Regulation of C-jun and jun-B by progestins in T-47D human breast cancer cells. *Molec. Endocrinol.*, 1992; 6: 1625-1633.

[32] HURD C, KHATTREE N, ALBAN P, NAG K, JHANWAR SC, DINDA S, MOUDGIL VK. Hormonal regulation of the p53 tumor suppressor protein in T-47D human breast carcinoma cell line. *J. Biol. Chem.*, 1995; 270: 28507-28510.

[33] FERGUSON DJP, ANDERSON TJ. Morphological evaluation of cell turnover in relation to the menstrual cycle in the "resting" human breast. *Br. J. Cancer*, 1981; 44: 177-187.

[34] DESREUX J., NOEL A., FOIDARD J.M. Chronique d'une mort annoncée. *Reprod. Hum. Horm.*; 2000: 13: 297-303.

[35] FORMBY B, WILEY TS. Bcl-2, survivin and variant CD44 v7-v10 are downregulated and p53 is upregulated in breast cancer cells by progesterone: inhibition of cell growth and induction of apoptosis. *Mol. Cell. Bioch.*, 1999; 202: 53-61.

[36] KANDOUZ M, LOMBET A, PERROT JY *et coll.* Proapoptotic effects of antiestrogens, progestins and androgen in breast cancer cells. *J. Steroid Bioch. Molec. Biol.*, 1999, 69: 463-471.

[37] DESREUX J, KEBERS F, NOEL A *et coll.* Effects of a progestogen on normal humain breast epithelial cell apoptosis in vitro and in vivo. *The Breast* 2003; 12: 142-149.

[38] ROZENBAUM H. Les progestatifs : effets sur le sein in H. Rozenbaum, *Les Progestatifs*, 1 vol., Eska édit., Paris 2001, pp. 81-114.

[39] Clarkson TB, Appt SE, Wood CE, Cline JM. Lessons to be learned from animal studies on hormones and the breast. *Maturitas* 2004; 49: 79-89.

[39 bis] Wood Ch.E., Register T.C. et coll. Effects of estradiol with micronized progesterone or medroxyprogesterone acetate on risk markers for breast cancer in postmenopausal monkeys. *Breast Cancer Res. Treat.* 2007; 101: 125-134.

[40] Barrat J., De Lignieres B., Marpeau L., Larue L., Fournier S., Nahoul K. *et coll.* Effet *in vivo* de l'administration locale de progestérone sur l'activité mitotique des galactophores humains. *J. Gynecol. Obstet. Biol. Reprod.*, 1990; 19 : 269-74.

[41] Chang KJ, Lee TTY, Linares-Cruz G, Fournier S. De Lignières B. Influences of percutaneous administration of estradiol and progesterone on human breast epithelial cell cycle in vivo. *Fertil. Steril.*, 1995; 63: 785-91.

[42] Foidart JM, Colin CL, Denoo X *et coll.* Estradiol and progesterone regulate the proliferation of human breast epithelial cells. *Fertil., Steril.,* 1998; 69: 963-9.

[43] Catherino WH, Jeng MH, Jordan VC. Norgestel and gestoden stimulate breast cancer cell growth through an oestrogen receptor mediated mechanism. *Br. J. Cancer.*, 1993, 67, 945-952.

[44] Gompel A, Malet C, Spritzer P. *et coll.* Progestin effect on cell proliferation and 17β-hydroxysteroid dehydrogenase activity in normal human breast cells in culture. *J. Clin. Endocrinol. Metab.*, 1986; 63: 1174-80.

[45] Gompel A, Kandouz M, Siromachkova M *et coll.* The effect of tibolone on proliferation, differentiation and apoptosis in normal breast cells. *Gynecol. Endocrinol.*, 1997; 11: 77-9

[46] Klevjner-Anderson P, Buehring GC. Effect of hormones on growth rates of malignant and nonmalignant human mamary epithelia in cell culture. *In vitro*, 1980, 16, 491-501.

[47] Jeng MH, Parker CJ, Jordan VC. Estrogenic potential of progestins in oral contraceptives to stimulate human breast cancer cell proliferation. *Cancer Res.*, 1992, 52, 6539-6546.

[48] Jordan VC, Jeng MH, Catherino WH, Parker CJ. The estrogenic activity of synthetic progestins used in oral contraceptives. *Cancer*, 1993; 71: 1501-5.

[49] McManus MJ, Welsch CW. The effects of estrogen, progesterone, thyroxine, and human placental lactogen on DNA synthesis of human breast ductal epithelium maintained in athymic nude mice. *Cancer*, 1984, 54, 1920-1927.

[50] Botella J, Duranti E, Duc I, Cognet Am, Delansorne R, Paris J. Inhibition by nomegestrol acetate and other synthetic progestin on proliferation and progesterone receptor content of T47-D human breast cancer cells. *J Steroid Bioch. Molec. Biol.* 1994, 50, 41-47.

[51] Sutherland RL, Hall RE, Pang GYN *et coll.* Effect of medroxyprogesterone acetate on proliferation and cell cycle kinetics of human mammary carcinoma cells. *Cancer Res.*, 1988, 48, 5084-5091.

[52] Groshong SD, Owen GL, Grimison B *et coll.* Biphasic regulation of breast cancer cell growth by progesterone: role of the cyclin-dependant kinase inhibitors, p21 and p27 Kipl. *Mol. Endocrinol.*, 1997; 11: 1593-607.

[53] Lippert C, Seeger H, Wallwiener D, Mueck AO. Comparison of the effects of continuous combined and sequential combined medroxyprogesterone acetate-estradiol treatment on the proliferation of MCF-7 cells. *Climacteric*, 2000; 3: 271-277.

[54] Lange C.A., Richer J.K., Horwitz K.B. Hypothesis: progesterone primes breast cancer cells for cross-talk with proliferative or antiproliferative signals. *Mol. Endocrinol.*, 1999; 13: 829-836.

[55] Lange CA, Richer JK, Shen T, Horwitz KB. Convergence of progesterone and epidermal growth factor signaling in breast cancer. Potentiation of mitogen-activated protein kinase pathways. *J. Biol. Chem.,* 1998; 273: 31308-31316.

[56] Richer JK, Lange CA, Manning NG, Owen G, Powell R, Horwitz KB. Convergence of progesterone with growth factor and cytokine signaling in breast cancer. Progesterone receptors regulate signal transducers and activators of transcription expression and activity. *J. Biol. Chem.*, 1998; 273: 31317-313126.

[57] Anderson TJ, Battersby S, King RJB, Mcpherson K, Going JJ. Oral contraceptive use influences resting breast proliferation. *Hum. Pathol.*, 1989; 20: 1139-1144.

[58] Hargreaves DF, Knox F, Swindell R, Potten CS, Bundred NJ. Epithelial proliferation and hormone receptor status in the

normal post-menopausal breast and the effects of hormone replacement therapy. *Brit. J. Cancer*, 1998; 78: 945-9.

[59] Hofseth LJ, Raafat AM, Osuch JR, Pathak DR, Slomski CA, Haslam SZ. Hormone replacement therapy with estrogen or estrogen plus medroxyprogesterone acetate is associated with increased epithelial proliferation in the normal postmenopausal breast. *J. Clin. Endocrinol. Metab.*, 1999; 84: 4559-4565.

[60] Franke HR, Vermes I. Differential effects of progestogens on breast cancer cell lines. *Maturitas* 2003; 4651: 555-558.

[61] Cohen A., Denis C., Thomas J.L. Traitement des femmes en périménopause par 5 mg/j. d'acétate de nomégestrol, 20 jours par cycle. Contracept. *Fertil. Sex.*, 1992, 20 : 1054-1057.

[62] Berdah J. Syndrome prémenstruel : traitement par la promégestone. À propos de 1974 cas. *Gynécologie*, 1990 ; 41 (Suppl. 2) : 27-33.

[63] Lavieille F., Gentric V., Le Nestour E. Traitement des mastodynies permanentes et des mastopathies bénignes par progestatifs. Résultats d'une étude multicentrique française réalisée par les collèges de gynécologie. *Act. Reprod. Hum.*, 1998 : 53-59.

[64] Sitruk-Ware R, Seradour B, Lafaye C. Treatment of benign breast disease by progesterone applied topically in P. Mauvais-jarvis, C.F.H. Vickers, J. Wepierre (eds), Percutaneous Absorption of Steroids, Academic Press, London, 1980; 219-29.

[65] McFadyen IJ, Raab GM, Macintyre CCA, Forrest APM. Progesterone cream for cyclic breast pain. *Br. Med. J.*, 1989; 298: 931.

[66] Dennerstein L, Spencer-Gardner C, Gotts G, Brown JB, Smith MA, Burrows D. Progesterone and the premenstrual syndrome: a double-blind cross-over trial. *Br. Med. J.*, 1985; 290: 1617.

[67] Maddocks S, Hahn P, Moller F, Reid RL. A double-blind placebo-controlled trial of progesterone vaginal suppositories in the treatment of premenstrual syndrome. *Am. J. Obstet. Gynecol.*, 1986; 154 (3): 573-81.

[68] Euhus DM, Facs MD, Uyehara C. Influence of parenteral progesterones on the prevalence and severity of mastalgia in premenopausal women: a multi-institutional cross-sectional study. *J. Am. Coll. Surg.*, 1997; 184: 596-604.

[69] Maddox PR, Mansel RE, Harrison B *et coll.* A randomised controlled trial of medroxyprogesterone acetate in mastalgia. *Annals of the Royal College of Surgeons of England*, 1990; 72: 71-6.

[70] Kubista E, Müller G, Spona J. Traitement de la mastopathie avec mastodynie cyclique. *Rev. Fr. Gynécol. Obstét.*, 1987 ; 82 : 221-7.

[71] Uzan S, Denis C, Pomi V, Varin C. Double-blind trial of promegestone (R5020) and lynestrenol in the treatment of benign breast disease. *Eur. J. Obstet. Gynecol. Reprod. Biol.*, 1992; 43: 219-227.

[72] OMS. Contraception orale et tumeurs. Série de Rapports Techniques, Genève, 1992 : pp. 17-19.

[73] Royal College Of General Practitioners Oral Contraception Study. Effect on hypertention and benign breast disease of progestagen component in combined oral contraceptives. *Lancet*, 1977: i: 624.

[74] Charreau I, Plu Bureau G, Bachelot A, Contesso G, Guinebretiere JM, Le M. Oral contraceptive use and the risk of benign breast disease in a French case-control study of young women. *Eur. J. Cancer Prev.*, 1993; 2: 147-153.

[75] Li Volsi VA, Stadel BV, Kelsey JL. Fibrocystic breast disease in oral contraceptive users: a histopathological evaluation of epithelial atypia. *N. Engl. J. Med.*, 1978; 299: 381-385.

[76] Pastides H, Kelsey JL, Li Volsi VA. Oral contraceptive use and fibrocystic breast disease with special reference to its histopathology. *J. Natl. Cancer.*, 1983; 22: 700-707.

[77] Hsieh CC, Crosson AW, Walker AM. Oral contraceptive use and fibrocystic breast disease of different histologic classifications. *J. Natl. Cancer. Inst.*, 1984; 72: 285-290.

[78] Mauvais-Jarvis P, Sitruk-Ware R, Kuttenn F, Sterkers N. Luteal phase insufficiency: a common pathophysiologic factor in development of benign and malignant breast diseases. In: commentaries on research in breast disease. Bulbrook R.D. and Taylor D.J. ed. Alan Liss. New York, 1979 p. 25-59.

[79] Plu-Bureau G, Sitruk-Ware R. Progestogen use and decreased risk of breast cancer in a cohort study of premenopausal women with benign breast disease. *Brit. J. Cancer* 1994: 70: 270-7

[80] PLU-BUREAU G, LE MG, THALABARD JC, SITRUK-WARE R, MAUVAIS-JARVIS P. Percutaneous progesterone use and risk of breast cancer: results from a french cohort study of premenopausal women with benign breast disease. *Cancer Detect Prev.* 1999; 23: 290-6.

[80 bis] FABRE A, FOURNIER A, MESRINE S, DESREUX J, GOMPEL A, BOUTRON-RUAULT MC, CLAVEL-CHAPELON F. Oral progestagens before menopause and breast cancer risk. *British J. Cancer* 2007: 1-4.

[81] KAHLENBORN C, MODUGNO F, POTTER DM, SEVERS WB. Oral contraceptive use as a risk factor for premenopausal breast cancer: a meta-analysis. *Mayo Clinic Proc* 2006; 81: 1290-1302.

[82] COLLABORATIVE GROUP ON HORMONAL FACTORS In Breast Cancer. Breast cancer and hormonal contraceptives: collaborative reanalysis of individual cata on 53.297 women with breast cancer and 100.239 women without breast cancer from 54 epidemiological studies. *Lancet*, 1996: 347: 1713-1727.

[83] COLDITZ GA, FRAZIER AL. Models of breast cancer show that risk is set by events of early life: prevention efforts must shift focus. *Cancer Epidemiol. Biomarkers Prev.* 1995; 4: 567-571.

[84] RUSSO J, HU YF, SILVA ID, RUSSO IH. Cancer risk related to mammary gland structure and development. *Microsc. Res. Tech.* 2001; 52: 204-223.

[85] COLLABORATIVE GROUP ON HORMONAL FACTORS In Breast Cancer. Breast cancer and hormonal contraceptives: further results. *Contraception* 1996; 54: Suppl. au n° 3.

[86] SKEGG DCG, PAUL C, SPEARS GFS, WILLIAM SM. Progestogen-only oral contraceptives and risk of breast cancer in New Zeland. *Cancer Causes Control* 1996; 7: 513-5.

[87] SHAPIRO S, ROSENBERG L HOFFMAN M *et coll.* Risk of breast cancer in relation to the use of injectable progestogen contraceptives and combined estrogen/progestogen contraceptives. *Am. J. Epidemiol.* 2000; 151: 396-403.

[88] STROM BL, BERLIN JA, WEBER AL *et coll.* Absence of an effect of injectable and implantable progestin-only contraceptives on subsequent risk of breast cancer. *Contraception* 2004; 69: 353-60.

[89] CAMPAGNOLI C., CLAVEL-CHAPELON F., KAAKS R. *et coll.* Progestatifs et progestérone dans le traitement hormonal substitutif et risque de cancer du sein. *J. Steroid Bioch. Mol. Biol.* 2005; 96: 1-15.

[90] CHLEBOWSKI RT, HENDRIX SL, STEFANICK ML *et coll.* FOR THE WHI INVESTIGATORS. Influence of estrogen plus progestin on Breast Cancer and mammography in healthy postmenopausal women. The Women's Health Initiative Randomized Trial. *JAMA*, 2003; 289: 3243-3253.

[91] STEFANICK ML, ANDERSON GL, MARGOLIS KL *et coll.* Effects of conjugated equine estrogens on breast cancer and mamography screening in postmenopausal women with hysterectomy. *JAMA* 2006; 295: 1647-57.

[92] ROSS RK, PAGANINI-HILL A, WAN PC, PIKE MC. Effect of hormone replacement therapy on breast cancer risk: estrogen versus estrogen plus progestin. *J. Natl Cancer Inst.* 2000; 92: 328-33.

[93] NEWCOMB PA, TITUS-ERNSTOFF L, EGAN KM *et coll.* Postmenopausal estrogen and progestin use in relation to breast cancer risk. *Cancer Epidemiol. Biomarkers Prev.*, 2002; 11: 593-600.

[94] LI CI, MALONE KE, PORTER PL, WEISS NS, TANG K. Relationship between long duration and different regimens of hormone therapy and risk of breast cancer. *JAMA* 2003; 289: 3254-3263.

[95] BERAL V. Breast cancer and hormone-replacement therapy in the Million Women Study. *Lancet* 2003; 362: 419-427.

[96] WEISS LK, BURKMAN RT, CUSHING-HAUGEN KL *et coll.* Hormone replacement therapy regimens and breast cancer risk. *Obstet. Gynecol.*, 2002; 100: 1148-1158.

[97] PORCH JV, LEE IM, COOK *et coll.* Estrogen-progestin replacement therapy and breast cancer risk: the Women's Health Study (United States). *Cancer Causes and Control.*, 2002; 13: 847-854.

[98] OLSSON HL, INGVAR CH, BLADSTROÖM A. Hormone replacement therapy containing progestins and given continuously increases breast carcinoma risk in Sweden. *Cancer*, 2003; 97: 1387-92.

[99] MAGNUSSON C, BARON JA, CORREIA N, BERGSTROM R, ADAMS MO. Breast cancer risk following long term oestrogen and oestrogen-progestin: replacement therapy. *Int. J. Cancer*, 1999, 81; 339-344.

[100] STAHLBERG C, PERDERSEN AT, LYNGE E *et coll.* Increased risk of breast cancer follo-

wing different regimens of hormone replacement therapy frequently used in Europe. *Int. J. Cancer* 2004; 112: 130-134.

[101] BAKKEN K, ALSAKER E, EGGEN AE, LUND E. Hormone replacement therapy and incidence of hormone-dependent cancers in the norwegian women and cancer study. *Int. J. Cancer* 2004; 112: 130-134.

[102] EWERTZ M, MELLEMKJAER L, POULSEN AH *et coll.* Hormone use for menopausal symptoms and risk of breast cancer. A Danish cohort study. *Br. J. Cancer* 2005; 92: 1293-1297.

[103] FOURNIER A, BERRINO F, CLAVEL-CHAPELON F. Unequal risks for breast cancer associated with different hormone replacement therapies: results from the E3N cohort study. *Breast Cancer Res. treat. sous presse.*

[104] SEROR J.Y., SCETBON F., SCHEUER-NIRO B., GHENASSIA-VIDAL C., ROUSSEAU L., VIE M.A. Densité mammaire : définition, évaluation, valeur prédictive. *Reprod. Hum. Horm.* 2005; 18: 194-203.

[105] ANDRE G. « Les densités mammaires » évolution sous traitements de la ménopause. *Reprod. Hum. Horm.* 2005 ; 18 : 204-8.

[106] GREENDALE G.A., REBOUSSIN B.A., SLONE S., WASILAUSKAS C., PIKE C., URSIN G. Postmenopausal hormone therapy and change in mammographic density. *J. Natl. Cancer Inst.* 2003; 95: 30-7.

PHYTŒSTROGÈNES ET SEIN

Philippe TERROSI, Frédéric GROLIER, Olivier GRAESSLIN et Christian QUÉREUX

INTRODUCTION

Les réticences au traitement hormonal substitutif (THS) sont multiples : crainte du cancer du sein, peur de la prise de poids, ou encore médiocre tolérance au traitement. Il est dès lors apparu nécessaire de rechercher des alternatives à la prise en charge hormonale classique de la ménopause : les phytoestrogènes en sont une.

À l'heure actuelle l'utilisation d'extraits de soja est un *phénomène de société* de premier plan dans certains pays. Par exemple, 48 % des femmes américaines ménopausées « éduquées » ont recours à des nutriments, en particulier à base de soja. Mais sait-on réellement leurs effets chez la femme en général et notamment sur la pathologie mammaire. On dispose de très nombreuses publications depuis 25 ans pour tenter de cerner les liens entre phytoestrogènes et sein... mais les niveaux de preuve restent modestes.

LES PHYTOESTROGÈNES

L'observation des femmes asiatiques ménopausées souffrant spontanément moins de bouffées de chaleur, de maladies cardio-vasculaires et de cancer du sein par rapport aux occidentales a conduit à retenir des pratiques alimentaires différentes. L'alimentation des Asiatiques est en effet très riche en aliments végétaux dont les métabolites sont doués de propriétés estrogéniques ou antiestrogéniques : les phytoestrogènes.

STRUCTURE ET ORIGINE, SOURCES PRINCIPALES ET MÉTABOLISME

On englobe sous ce terme un grand nombre de nutriments d'origine végétale (plus de 300), de structure phénolique comparable à E2 et tamoxifène expliquant bien leurs propriétés estrogéniques ou antiestrogéniques après liaison avec le récepteur aux œstrogènes (RE). Il existe trois catégories de phytoestrogènes biologiquement actifs : les isoflavones (IF), les lignanes et les coumestanes (tableau I) :

- Les **isoflavones** (IF) forment le groupe le plus important : on les trouve dans le soja sous toutes ses formes, mais aussi dans les pois chiches, le thé ou le trèfle.

  La génistéine est le représentant majeur et le plus étudié des phytoestrogènes.

  La daidzéine en est un autre. Elle est métabolisée en équol par les bactéries de la flore intestinale.

- Les **lignanes** sont en quantité dans les céréales, graines de légumineuses (lentilles, sésame), fruits, et algues. Le *matairesinol* et le *sécosoilarésinol* appartiennent à ce groupe. Ils sont métabolisés par la flore intestinale en deux produits actifs : entérolactone et entérodiol.

- Citons enfin les **coumestanes** proches des isoflavones.

Tableau I :
Phytoestrogènes et alimentation.

	Composés majeurs	Sources principales
Isoflavones	Génistéine Daidzéine Equol	Soja (farine, lait,...), thé, Pois chiches, trèfle.
Lignanes	Entérodiol Entérolactone	Céréales, légumineuses (lentilles), Fruits rouges, algues
Coumestanes	Coumestrol	Pousses de soja

Les phytoestrogènes sont retrouvés principalement dans l'alimentation. Ils sont également de plus en plus utilisés en cosmétique [1]. Ainsi l'Aloe Vera utilisé dans les soins pour le corps et ses composants, dont les anthraquinones, sont connues pour leurs propriétés estrogéniques. Les PE 8-prenylnaringenin et miroestrol/deoxymiroestrol sont présents dans de nombreux produits cosmétiques et sont connus pour leur haut potentiel estrogénique, dans les cellules cancéreuses mammaires humaines [2].

Des différences structurelles minimes entre ces différents composés sont responsables d'effets qui leur sont propres (figure 1).

Une même plante peut contenir plusieurs dérivés phytoestrogéniques. Ces dérivés sont essentiellement sous forme de glucosides inactifs mais sont ensuite métabolisés par les enzymes digestives en composés actifs (génistéine et daidzéine) ayant une étroite similarité de structure avec les estrogènes. La daidzéine est métabolisée chez 70 % des sujets en équol, composé à la puissance œstrogénique proche de celle de la génistéine [4].

Figure 1 :
Structure de l'estradiol et des phytoestrogènes.
D'après Magee PJ *et al.* [3]

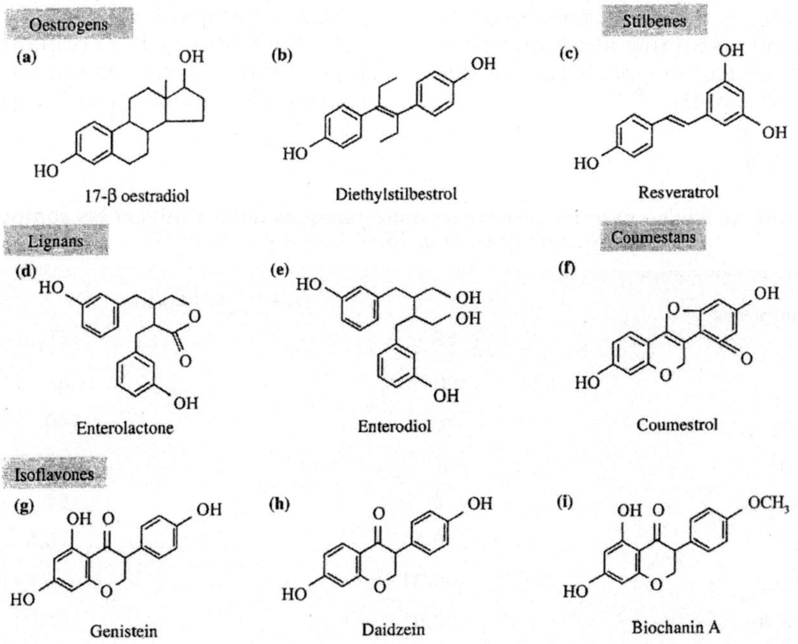

Ainsi la concentration en phytoestrogènes et métabolites varie beaucoup d'un individu à l'autre pour une même quantité absorbée puisque la métabolisation en dérivés actifs fluctue selon la flore intestinale du sujet, la prise d'antibiotique ou l'existence d'une pathologie digestive.

MÉCANISMES D'ACTION

Les mécanismes d'action des IF sont complexes et encore mal connus. Elles interfèrent avec deux voies métaboliques essentielles, celle des récepteurs nucléaires et celle des facteurs de croissance. D'autres modes d'action sont également avancés, bien que moins connus.

La voie des récepteurs nucléaires

Par analogie de structure avec E2, il est logique que les IF se comportent comme un ligand avec le récepteur aux estrogènes (RE). On connaît aujourd'hui deux types de récepteurs aux estrogènes : le récepteur α (REα) et le récepteur β (REβ) [5, 6].

Les isoflavones ont une affinité préférentielle pour le REβ : chez le rat et chez l'homme, l'affinité de la génistéine est 30 fois supérieure pour REβ que pour REα [5]. Cette affinité semble jouer un rôle particulier dans les activités estrogéniques de différenciation tissulaire alors que REα intervient dans l'action proliférative des estrogènes (tableau II).

L'affinité des IF pour les récepteurs aux estrogènes reste cependant *plus faible* que celle d'E2.

De plus l'activité biologique du récepteur est spécifique du ligand (E2, génistéine ou autre) car la liaison du ligand à son récepteur lui donne une structure tridimensionnelle spécifique. Il est probable que les IF puissent avoir une action qui leur est propre se comportant ainsi comme des SERM (Selective Estrogen Receptor Modulator) [6].

La voie des facteurs de croissance

L'action antiproliférative de la génistéine dans des cellules mammaires humaines cancéreuses dépourvues de RE passe par un mécanisme non génomique : l'inhibition des fonctions tyrosines-kinases portées par les récepteurs membranaires des facteurs de croissance [8, 9]. Ce rôle pourrait être essentiel dans la protection des cancers.

Autres modes d'action moins connus

Ils ont seulement été démontrés *in vitro* pour la plupart, surtout pour la génistéine et ne peuvent donc être extrapolés aux autres composés.

Les principaux effets de la génistéine sont l'inhibition de l'aromatase et de la topo-isomérase, enzymes assurant la prolifération des cellules transformées [10, 11],

Tableau II :
L'affinité de liaison pour les récepteurs estrogéniques diffère suivant les composés.
D'après Kuiper G. *et al.* [6] et Cassidy A. *et al.* [7]

Composés	Affinité de liaison	
	ER α	ER β
17 β E2	100	100
Coumestrol	20	140
Zéaralénone	7	5
Génistéine	4	87
Daidzéine	0,1	0,5
Formononétine	< 0,01	< 0,01
Biochanine A	< 0,01	< 0,01

l'induction de l'apoptose [12, 13, 14] et l'inhibition de l'angiogenèse et d'autres mécanismes cellulaires [12, 13, 15].

Ces effets ont surtout été observés pour des doses toxiques de génistéine (> 100 µmol) ou au moins pharmacologiques expliquant mal leur impact en clinique humaine par la seule alimentation. Certaines études ont également rapporté un effet antioxydatif des IF *in vitro* et *in vivo* [16], restant cependant plus faible que celui exercé par d'autres composés retrouvés dans les régimes végétariens : quercétine en particulier.

Les IF (génistéine) interfèrent également avec différentes étapes du métabolisme des œstrogènes et en diminuent la production. Ces effets sont essentiellement observés sur des modèles expérimentaux [16].

EFFET BIPHASIQUE DE LA GÉNISTÉINE

Il faut aussi tenir compte d'un effet variable selon la concentration ce qui a été démontré avec la génistéine sur les cellules mammaires *in vitro* (tableau III). La génistéine exerce un effet biphasique dose dépendante démontré *in vitro* à partir de travaux sur des lignées cellulaires mammaires en culture (cellules MCF-7) :

- À faible concentration (5-10 µmol/l) elle exerce un effet de type estrogénique en stimulant la prolifération des cellules MCF-7 estrogénodépendantes [6, 17, 18, 19, 20, 21].
- À forte concentration (> 10 µmol/l) elle exerce un effet antiprolifératif et inhibe différents mécanismes de la cancérogenèse [22, 23]. Ces doses dites pharmacologiques ne sont jamais atteintes par l'alimentation. Le début de l'exposition aux phytoestrogènes (pendant ou après l'adolescence) serait peut-être la clé de leur effet protecteur suggéré par les données épidémiologiques [3].

Certaines études [25, 26, 27, 28, 29] laissent penser que cet effet serait modulé par la concentration du milieu en estradiol : la présence d'E2 supprime alors l'effet stimulant de la prolifération cellulaire observé avec de faibles concentrations de génistéine. Au contraire d'autres théories affirment que la génistéine garde son effet stimulant à faible concentration en présence d'E2 sur la prolifération des cellules MCF-7, et que ces effets pourraient même être additifs [30, 31, 32].

Toutes ces données observées essentiellement sur modèles expérimentaux ne sont pas nécessairement transposables au tissu mammaire de la femme.

Il est encore difficile aujourd'hui de déterminer avec précision les mécanismes qui permettent à la génistéine d'exercer *in vivo* l'effet anticancéreux suggéré par les données épidémiologiques. Cet effet biphasique de la génistéine doit nous conduire cependant à la plus grande prudence quant à son utilisation en clinique humaine.

Tableau III :
***In vitro* : effet biphasique de la génistéine.**
D'après Drapier-Faure [24]

Effets œstrogéniques	Effets anti-œstrogéniques
Elle stimule la prolifération des cellules mammaires en culture avec des doses dites « faibles » 0,01-1,0µM (ou 10 à 100 nM)	Elle inhibe la prolifération des cellules mammaires estrogéno-dépendantes avec des doses « fortes » > 10 µM/l
Ces doses sont équivalentes à celles de l'alimentation asiatique (25 à 50 mg IF/j) les taux plasmatiques sont alors ≈ 0,1 à 2 µM/l	Ces doses sont dites « pharmacologiques » (elles ne sont jamais atteintes par l'alimentation) ; pour obtenir 10 µM dans le plasma il faudrait ≈ 250 mg IF

EFFETS ESTROGÉNIQUE ET ANTI-ESTROGÉNIQUE DES PHYTOESTROGÈNES

Bien qu'ils ne s'exercent pas seulement au niveau de la glande mammaire, ils sont intéressants à connaître et aident à mieux comprendre le mode d'action des phytoestrogènes.

LES ACTIONS ESTROGÉNIQUES SONT MULTIPLES

- Les phytoestrogènes ont d'abord été « regardés de travers » car impliqués dans les stérilités chez les brebis australiennes : elles avaient des ovaires polykystiques et broutaient du trèfle... L'étude de **Cassidy** (33) a bien démontré l'impact des phytoestrogènes chez la femme en période d'activité ovarienne avec cycles réguliers. L'administration de 60 g de protéines de soja (contenant 45 mg d'isoflavones) allonge la phase folliculaire, retarde l'apparition des règles et diminue FSH et LH sans changer la progestéronémie.

- **L'impact du soja sur la diminution des bouffées de chaleur** a beaucoup été étudié. 25 % des Japonaises ménopausées se plaignent de bouffées de chaleur contre 85 % de Nord-Américaines ; ce n'est pas que culturel car si elles occidentalisent leurs menus, elles souffrent des mêmes maux que les occidentales.

L'étude de **Wilcox** [34] a montré chez les femmes ménopausées qu'une supplémentation par soja, trèfle rouge et graines de lin durant 6 semaines avait des effets significatifs sur l'inhibition des bouffées de chaleur passant par un mécanisme estrogénique dont témoigne la maturation de l'épithélium vaginal même si l'effet à 12 semaines s'estompe.

L'étude randomisée de **Washburn** [35] contre placebo montre que l'ingestion de 20 g de protéines de soja deux fois par jour réduit significativement les bouffées de chaleur.

D'autres auteurs se sont intéressés aux bouffées de chaleur ou à la cytologie vaginale avec des avis divers (tableau IV).

L'étude référente est celle d'**Albertazzi** [38]. Il s'agit d'une étude randomisée sur l'activité de 60 g de protéines de soja ingérés par jour versus placebo chez 104 femmes ménopausées. Il constate une réduction significative plus importante des bouffées de chaleur dans le groupe soja : moins 45 % versus moins 30 % chez les sujets contrôles au bout de 3 mois ($p < 0,001$).

L'étude de Drapier-Faure [39] avec 70 mg d'isoflavones montre une diminution des bouffées de chaleur quotidiennes de 61 % dans le groupe traité versus 21 % dans le groupe placebo. Le nombre de répondeuses est de 65 % dans le groupe PE versus 34 % dans le groupe placebo.

Ces différentes études montrent un certain impact sur les bouffées de chaleur, néanmoins moindres qu'avec le THS. Il est difficile de savoir si cela est dû à une moindre action sur ce paramètre, à des variations des préparations diététiques ou encore au rôle de la flore intestinale. Il faut enfin remarquer l'absence d'action sur les autres paramètres du syndrome climatérique, anxiété, insomnie, céphalées.

Tableau IV :
D'après O. Graesslin et C. Quéreux [36]

	Nombre de cas	Cytologie vaginale	Bouffées de chaleur
Murkies (1995) [37]	58	ns	diminuées ($p < 0,01$)
Baird (1995)	94	ns	
Dalais (1996)	52	améliorées ($p < 0,03$)	ns
Brezezenski (1996)	165	améliorées ($p < 0,05$)	diminuées (pp < 0,04)

LES ACTIONS ANTI-ESTROGÉNIQUES SONT MOINS BIEN CONNUES

La Génistéine aurait une action anti-estrogène sur l'endomètre par fixation compétitive sur les récepteurs estrogéniques de type II.

C'est le point de vue de Foth [28] chez le singe qui évoque une diminution de l'hyperplasie endométriale initiée par des estrogènes grâce à un régime riche en phytoestrogènes.

ISOFLAVONES ET RISQUE DE CANCER DU SEIN

L'incidence des cancers du sein, de la prostate et du colon est plus basse dans certains pays asiatiques qu'en Amérique du Nord et en Europe [40]. L'observation des migrants permet de rattacher cette différence à des facteurs environnementaux dont les habitudes alimentaires font partie, plutôt qu'à une détermination génétique [41, 42, 43]. En effet le risque de cancer du sein augmente chez les Asiatiques nées aux États-Unis ayant un mode de vie qui « s'occidentalise » [44, 43].

Les produits dérivés du soja (tofu et soupe miso) ont une place importante dans l'alimentation traditionnelle asiatique. On a donc été amené à penser qu'ils pouvaient participer à cela, d'autant plus que la diminution de leur consommation en Asie chez les plus jeunes, qui consomment désormais 20 à 30 % de soja de moins que leurs aînés [45, 46], s'accompagne d'une augmentation de l'incidence des cancers hormonodépendants [47].

Si l'on retient un effet anti carcinogène du soja, il pourrait être médié par les isoflavones puisqu'aucune autre étude ne permet d'impliquer de façon claire les deux autres composants du tofu : saponines et inhibiteur de Bowman-Birk [48].

Il ne faut néanmoins pas perdre de vue que l'alimentation traditionnelle asiatique ne se distingue pas seulement des autres par un apport important de soja. Elle est par ailleurs riche en poissons, en fibres et pauvre en graisses et protéines animales.

CHEZ L'ANIMAL

De nombreuses études montrent un effet protecteur des protéines de soja ou isoflavones contre les tumeurs mammaires chimio-induites chez le rongeur [48, 49, 50, 51].

Plusieurs études s'intéressent à **l'effet des isoflavones sur le développement** des tumeurs chimio-induites. L'animal supplémenté en protéines de soja est exposé à un carcinogène. Le délai entre l'exposition au carcinogène et la palpation de la première tumeur et le nombre total de tumeurs sont alors consignés.

Les effets pourraient varier suivant le produit testé, protéines de soja ou IF seules [52].

Les protéines de soja sont les plus étudiées : les groupes de rats ou de souris supplémentés développent moins de tumeurs s'ils sont soumis ultérieurement à un carcinogène par rapport à un groupe témoin [52, 53, 54, 55]. Quelques études cependant ne montrent aucun effet [56].

Plusieurs auteurs se sont intéressés de façon plus spécifique aux isoflavones : la génistéine et la daidzéine permettent ainsi de réduire de 20 % le nombre de tumeurs chimio-induites par rat comparé au groupe témoin [30]. Ce résultat n'est toutefois pas significatif. Dans une autre étude le nombre de tumeur par rat est de 2,6 +/– 0,5, 2,2 +/– 0,4 et 1,5 +/– 0,3 selon le régime alimentaire : régime sans isoflavones, régime avec 0,02 % d'IF et avec 0,04 % d'IF respectivement [57]. La diminution est très significative avec de la biochanine A : 0,7 tumeur par rat versus 2,2 dans le groupe témoin [53].

Mais ces résultats ne sont pas observés par tous, certains auteurs en effet rapportent une augmentation du nombre des tumeurs malignes après supplémentation en génistéine [58].

De plus il semble que cet effet soit en partie médié par l'équol, principal métabolite dosé dans le plasma des rongeurs après absorption de soja. Seulement un tiers des humains peuvent métaboliser la daidzéine en équol [59]. À partir de telles différences, les résultats des études animales ne sont donc pas forcément superposables à l'espèce humaine.

L'effet des isoflavones sur la croissance des tumeurs chimio-induites a également été étudié. L'animal reçoit d'abord le carcinogène ou les cellules tumorales avant de recevoir le produit testé une fois la première tumeur palpée.

Chez la rate, les résultats de ces études sont discordants avec diminution du volume tumoral dans le groupe protéines de soja pour certains [51], ou augmentation pour d'autres [60].

Hsieh *et al.* [19] ont étudié des souris nudes ovariectomisées porteuses de tumeurs mammaires après greffe de cellule MCF-7 RE+. Elles étaient ensuite exposées à de l'estradiol, nourries avec un régime standard ou avec un régime contenant 750 µg/g de génistéine. La génistéine a alors stimulé la prolifération des cellules tumorales, dans des proportions moindres cependant que ne l'a fait l'estradiol.

Ces résultats sont confirmés par Allred *et al.* [61] qui précisent que la stimulation des tumeurs par la génistéine est dose-dépendante.

En revanche Santell *et al.* [62] n'observent aucun effet stimulant avec 750 µg/g de génistéine sur des cellules tumorales dépourvues de RE.

Bien qu'il soit toujours difficile d'extrapoler des données animales à la femme, ces études et en particulier celle de Hsieh *et al.* [19] ont contribué **à déconseiller l'utilisation du soja par les femmes atteintes de cancer du sein**.

Les données expérimentales chez l'animal soulignent **l'importance de l'environnement estrogénique** dans le rôle joué par la génistéine sur les cellules mammaires.

La génistéine pourrait exercer des effets opposés selon les taux endogènes d'estradiol : effets estrogéniques (prolifératifs) sur le tissu mammaire en cas d'estradiol endogène bas (souris ovariectomisées et femmes ménopausées) ou antiprolifératifs si le taux d'estradiol endogène est élevé (souris intactes ou femme en période d'activité génitale) [63, 27].

La **concentration tissulaire** semble avoir une plus grande importance encore que la concentration plasmatique, surtout en cas de cancer du sein. Par exemple dans la glande mammaire du rat, les concentrations en génistéine peuvent être deux fois plus élevées que les concentrations plasmatiques [64]. Ainsi on peut penser par ce mécanisme, que la génistéine apportée par une alimentation traditionnelle asiatique pourrait suffire à exercer un effet antiprolifératif, d'autant plus que certaines données récentes laissent penser que dans les travaux les plus anciens, les doses de génistéine étudiées sont surévaluées compte tenu de problèmes de dosage résolus depuis. Pour inhiber l'apoptose, 10 µmol/l de génistéine semblent suffisants alors que les travaux anciens mentionnaient 100 à 150 µmol/l [12, 13].

Dans les modèles animaux, l'effet préventif de la génistéine semble **varier selon le moment d'exposition**.

L'équipe de Lamartinière est certainement celle qui a le plus étudié ce paramètre depuis 1995 [65, 66]. Elle a montré qu'une exposition des rates à la génistéine dès la naissance ou lors de la puberté les protège des tumeurs chimio-induites à l'âge adulte. La génistéine accélère en effet la différenciation de la glande mammaire : elle diminue le nombre de bourgeons terminaux très sensibles aux carcinogènes et augmente le nombre de lobules mammaires, un peu comme le serait l'effet protecteur d'une grossesse précoce [67]. Le même groupe [68] a mené une étude utilisant la méthode protéomique pour évaluer les mécanismes de la génistéine. Il en ressort que six protéines semblent être régulées par la génistéine dont GTP-CH1 (GTP-cyclohydrolase 1) fait partie. Une exposition précoce en période pubertaire induit la prolifération cellulaire en surexprimant GTP CH1, permettant ainsi la différenciation et la maturation des glandes mammaires (moins susceptibles de se cancériser).

La même équipe a par ailleurs démontré que cet effet protecteur de la génistéine est plus important si l'exposition à la génistéine est prolongée et se poursuit après la puberté plutôt qu'une exposition en période pubertaire seule [69]. Ces données semblent en accord avec les données épidémiologiques récentes et les observations des migrantes indiquant que seule une alimentation riche en soja pendant l'adolescence diminue le risque de cancer du sein.

En revanche si l'exposition n'a lieu qu'*in utero* ou à l'âge adulte, aucun effet protecteur n'est observé. De plus, toujours pour cette équipe et sur modèle expérimental animal, la génistéine donnée après l'apparition de tumeurs mammaires n'a aucun effet sur la survenue de nouvelles tumeurs, ni en terme de protection, ni en terme de stimulation [69].

Toutes ces données sont assez proches de ce qui est observé chez la femme dans les études épidémiologiques. L'exposition à la génistéine sur une glande mammaire encore en formation durant la puberté permet une maturation précoce et protège l'animal ultérieurement des tumeurs mammaires chimio-induites. C'est une exposition en continu dès la naissance et poursuivie à l'âge adulte qui permet un effet maximal. La différenciation des bourgeons terminaux en lobules moins sensibles aux carcinogènes permettrait cette protection [70, 71].

CHEZ LA FEMME

Une consommation élevée de produits dérivés du soja entraînerait **une diminution du risque de cancer du sein**. Cette association est suggérée par de nombreuses études épidémiologiques, variées et adoptant des méthodologies parfois très éloignées les unes des autres,donnant souvent par conséquent des résultats peu homogènes et très variables.

Une méta analyse récente réalisée par Trock (figure 2) reprend les résultats des principales d'entre-elles [72]. Elle retient

Figure 2 :
Association entre exposition au soja et risque de cancer du sein.
D'après Trock [72]

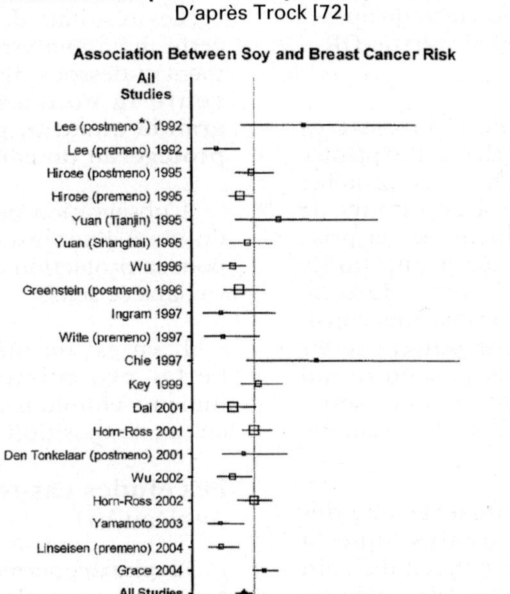

La taille relative des populations étudiées est représentée par une taille de symboles croissante : 200 cas ou moins ; 201 à 400 cas, 401 à 600 cas, 601 à 1 000 cas, et plus de 1 000 cas.

18 séries (12 cas-témoins et 6 études de cohorte) sur un total de 33 analysées, publiées de 1978 à décembre 2004 [44, 73-88]. Les quantités de soja ingérées variaient beaucoup d'une étude à l'autre. C'est pourquoi les auteurs essayent d'uniformiser les résultats en proposant une estimation de la dose de soja ingéré exprimée en grammes de protéine de soja consommés par jour à partir des données retrouvées dans chaque série.

Les résultats de ces différentes études sont très variables mais au final cette méta-analyse permet de montrer, toutes origines ethniques confondues, qu'une consommation régulière de soja s'accompagne **d'une diminution modeste du risque de cancer du sein de 14 %** (OR = 0,86 IC95 % 0,75-0,99). Les OR retrouvés dans ces différentes études vont de 0,4 à 2.

Ce résultat n'est pas significatif dans le sous-groupe des femmes asiatiques (OR = 0,89 IC95 % 0,71-1,12). Si l'on s'intéresse au statut hormonal de la femme, il apparaît dans les études ayant étudié ce critère que la diminution du risque de cancer du sein par l'apport régulier de soja soit plus importante avant la ménopause qu'après : OR = 0,70 IC95 % 0,58-0,85 versus OR = 0,77, IC95 % 0,60-0,98.

La consommation de soja est très variable selon les séries. Elle est exprimée dans le tableau V, en gramme de protéine de soja par jour estimé. Les auteurs de cette méta-analyse concluent que la prise de soja peut être associée à une faible diminution du risque de cancer du sein, mais que ces résultats doivent être considérés avec précaution et ne peuvent servir de recommandations à ce jour en ce qui concerne une supplémentation en isoflavones dans le but de réduire le risque de cancer du sein.

Il est intéressant d'observer également dans cette méta-analyse que la réduction du risque de cancer du sein par la prise de soja a été retrouvée de façon plus significative chez les occidentales que chez les asiatiques, alors même que ces premières prenaient des doses plus faibles de phytoestrogènes. Les auteurs expliquent ce résultat en partie par la plus grande incidence du cancer du sein chez les occidentales (133/100 000) [90] que chez les asiatiques (39/100 000) [91].

Cela est sans doute lié à d'autres facteurs de risque du cancer du sein beaucoup plus présents chez les femmes occidentales : l'âge avancé à la première grossesse, la ménarche précoce, l'obésité ou le manque d'activité physique, la consommation d'alcool, et d'autres facteurs environnementaux.

Ainsi, observer un effet protecteur du soja dans une population à bas risque de cancer du sein (asiatiques) sera très certainement plus difficile à mettre en évidence et une plus grande exposition sera nécessaire pour montrer une même réduction significative du risque de cancer du sein que chez les occidentales. De plus les femmes asiatiques sont exposées de façon beaucoup plus précoce aux IF dès la puberté sur une glande mammaire encore en formation, ce qui n'est pas sans importance, contrairement à leurs congénères occidentales.

Les résultats des principales études de cette méta-analyse sont repris succinctement ci-dessous. Ils semblent indiquer que **seule la consommation de soja en grande quantité pendant l'adolescence protégerait du cancer du sein**.

L'observation des migrantes où le style de vie à l'adolescence est fondamental pour la protection contre le cancer du sein va dans ce sens.

Il en est de même pour l'animal où l'effet protecteur du soja contre les tumeurs chimio-induites se voit seulement en cas d'exposition précoce.

Les études cas-témoins
(tableau VI)

La plupart permettent de penser qu'une consommation élevée de soja permet de diminuer le risque de cancer du sein, même si d'autres ne confirment pas cette hypothèse.

Tableau V :

Odds ratios (OR) pour le risque de cancer du sein par gramme de protéine de soja ingéré.

D'après Trock *et al.* [72]

Auteurs, année	Nombre de cas	Produit consommé (mesure de base)	Différence entre faible et forte expansion		
			Mesure de soja (de base)	Grammes de protéine de soja/j	OR (95 % CI) pour 1 g de protéine de soja/j
Lee 1992 (73)	200	Protéine de soja, g/j	0,8-4,5	1,00-5,00	0,95 (0,83-1,07)
Hirose 1995 (74)	1049	Tofu, par semaine	0,5-5	0,38-3,82	0,95 (0,90-1,01)
Yuan 1995 (Shangaï) (75)	534	Protéine de soja, g/j	1,0-19,0	1,00-19,00	0,99 (0,97-1,02)
Yuan. 1995 (Tianjin) (75)	300	Proteine de Soja, g/j	1,0-19,0	1,00-19,00	1,02 (0,98-1,06)
Wu 1996 (44)	596	Tofu, par an	6-104	0,04-0,68	0,52 (0,34-0,81)
Greensteein 1996 (76) (postménopausique)	1 018	Soja ou tofu	Néant, peu	0,00-0,57	0,62 (0,29-1,31)
Ingram 1997 (77)	144	Daidzéine, (taux urinaire), nmol/j	300-1500	0-0,165	0,63 (0,34-1,18)
Witte 1997 (78) (préménopausique)	140	Tofu/soja, par sem	néant, 1	0,00-1,13	0,54 (0,25-1,15)
Chie 1997 (79)	175	Tofu (frit), par sem	néant, 1	0,00-0,15	1,83 (0,93-3,61)
Key 1999 (80)	427	Tofu, par sem	0,5-6	0,38-4,58	1,02 (0,94-1,10)
Dai 2001 (81)	1 459	Protéine de soja, g/sem	9,3-157,3	1,33-10,30	0,95 (0,92-0,99)
Horn-Ross 2001 (83)	1 272	Isoflavones, µg/j	524-3339	0,20-1,20	1,00 (0,78-1,29)
Den Tonkelaar. 2001 (84)	88	Génistéine urinaire, µmol/mol de créatinine	48,4-196,6	1,1-5,8	0,96 (0,85-1,09)
Wu 2002 (85)	501	Tofu (pris à l'adolescence)	0,5/mois, 6/semaine	0,04-2,04	0,81 (0,62-1,05)
Horn-Ross 2002 (86)	711	Génistéine, % g/jour	321-2496	0,11- 0,89	1,00 (0,67- 1,49)
Yamamoto 2003 (87)	179	Isoflavones, mg/j	6,9-25,3	2,08-7,62	0,87 (0,78- 0,97)
Linseisen 2004 (88)	278	Isoflavones, mg/j	0,087-0,478	0,03-0,165	0,30 (0,01-8,45)
Grace 2004 (89)	111	Isoflavones, mg/j	0,149-0,736	0,05-0,25	3,05 (0,66-14,13)

Tableau VI :
Études cas-témoins sur le risque de cancer du sein en fonction de la quantité de soja ingérée et le statut ménopausique.

Auteurs	Nombre de cancers	Produits	Pré-ménopause	Post ménopause	Les deux groupes
LEE 1991 Singapour Chinoises (92)	200	> 55 g prot/j	0,4 (0,2 – 0,9)	1,1 (0,5-2,3) ns	–
YUAN 1995 (75) Shangai Chinoises	834	18 g protéines/j	–	–	1,0 (0,7-1,4) ns
HIROSE 1995 (74)	1 049	Purée de pois/s Miso/j	0,8 (0,6-1,0) s ? 1,2 (1,0-1,4) s ?	1,0 (0,7-1,3) ns 1,0 (0,8-1,2) ns	–
WU 1996 (44)	596	Tofu 1 fois/sem Miso	–	–	0,93 (0,73-1,18) ns 0,79 (0,66-0,94) s
Witte 1997 (78)	140	Tofu 1 fois/sem	0,5 (0,2-1,1) ns	–	–
Horn – Ross 2001 (83)	1 272	Isoflavones totales (4e quartile vs 1er)	1,20 (0,75-2,00)NS	0,96 (0,70-1,30)NS	1,00 (0,79-1,30) ns
Dai 2001 (81)	1459	Protéines soja (4e vs 1er quartile)	–	–	0,66 (0,46-1,02) ns
Linseisen *et al.* 2004 (89)	278	Isoflavones (4e vs 1er quart.) Génistéine (4e vs 1er) Daidzéine (4e vs 1er)	–	–	0,85 (0,54-1,33) ns 0,47 (0,29-0,74) s 0,62 (0,40-0,95) s

Dans les études les plus anciennes, l'objectif principal n'était pas d'étudier spécifiquement la relation entre la consommation de soja et le cancer du sein. De plus la quantité de soja consommée restait très imprécise. Certaines permettaient tout de même de supposer qu'une ***consommation régulière*** de produits dérivés du soja s'accompagnait d'une diminution du nombre de cancers du sein : diminution de 60 % chez les femmes en préménopause pour Lee (92) après 55 g de protéines de soja quotidiens chez des Chinoises de Singapour (OR = 0,4 ; CI90 % 0,2 – 0,9), diminution de 20 % pour Hirose [74] chez des Japonaises en préménopause consommant du tofu plus de trois fois par semaine. Dans cette étude, cet effet n'était pas retrouvé chez les femmes ménopausées.

Les études plus récentes en revanche tentent d'évaluer de façon plus précise la quantité de soja ingérée en utilisant des questionnaires spécifiques (questionnaire FFQ) séparant la quantité de protéines de soja et les quantités d'IF. La consommation d'autres aliments est également prise en considération. Les résultats de ces études laissent penser que la diminution du risque de cancer du sein n'interviendrait que pour ***des fortes quantités de soja ingérées***. En effet pour Horn-Ross [83] une faible consommation de 1,65 mg/j d'IF (soit une consommation 15 fois inférieure à celle des Japonaises) ne diminue pas le risque de cancer du sein entre les cas et les témoins. La répartition ethnique et les quantités d'IF, de coumestrol, de lignanes et de phytoestrogènes totaux étant comparables dans les deux groupes. La Shangai Breast Cancer Study [81] a en revanche observé une diminution du nombre de cancer du sein chez les femmes ayant une forte consommation de soja : ce risque est diminué de 34 % lorsque la consommation est d'au moins 19,87 g de protéines de soja / jour soit 79 mg d'IF.

Certaines études laissent penser qu'une consommation riche et régulière de soja est nécessaire ***dès l'adolescence*** pour réduire le risque de cancer du sein. (tableau VII).

Parmi elles, Shu en 2001 [82] montre que la consommation dès l'adolescence de plus de 11 g de protéines de soja par jour soit environ 30 mg d'IF par jour permet une diminution du risque de cancer du sein de 50 % par rapport aux témoins (OR = 0,51 ; CI95 % 0,4-0,65).

L'intérêt d'une consommation régulière de soja dès l'adolescence est souligné par l'étude de Wu [85], qui montre que l'effet protecteur du soja contre le cancer du sein reste maximal si sa consommation reste haute à l'âge adulte : les femmes qui ont consommé de façon régulière du soja dès l'adolescence et qui gardent un apport élevé d'IF à l'âge adulte (> 12 mg/j) ont un risque de cancer du sein diminué de 35 % (OR = 0,65 ; CI95 % 0,43-0,97) contre 12 % pour celles qui diminuent leur consommation de soja à l'âge adulte (OR = 0,88 ; CI95 % 0,58-1,36).

Tableau VII :
Études cas-témoins sur le risque de cancer du sein en fonction de la quantité de soja ingérée et la période d'exposition au soja.

Auteurs	Âge Nombre cas-témoins	Soja		OR ajusté	p
Shu 2001	< 45 ans	13-15 ans			
Shangai (82)	296 cas	Q1		1	
	359 témoins	Q2 2,20 g/j		0,75 (0,60-0,93) s	< 0,01
		Q3 4,41 g/j		0,69 (0,55-0,87) s	< 0,01
		Q4 6,61 g/j		0,69 (0,55-0,86) s	< 0,01
		Q5 11 g/j		0,51 (0,40-0,65) s	< 0,01
Wu 2002	25 à 74 ans	12-18 ans	Adultes		
USA (asiatiques)	au diagnostic	bas	Haut	1,02 (0,63-1,66) ns	
(85)	501 cas	haut	Haut	0,65 (0,43-0,97) s	
	594 témoins	haut	Bas	0,88 (0,58-1,36) ns	

Q : quintile - Tofu bas 1-3 fois/mois Haut > 4 fois/mois - IF totales bas 2 à 6 mg/j haut > 12 mg/j.

Les études de cohorte
(tableau VIII)

Les études les plus anciennes rapportent en général une diminution non significative du risque de cancer du sein en cas de consommation régulière de produits dérivés du soja, alors que cette diminution est significative dans l'étude plus récente de Yamamoto [87].

En revanche aucune relation entre consommation élevée de soja et cancer du sein n'est observée par Key *et al.* [80] dans une grosse cohorte de 34 759 Japonaises (427 cancers).

Un des inconvénients majeurs de toutes ces études est qu'en règle générale la consommation de soja est évaluée à partir de questionnaires diététiques et non sur des mesures objectives de la teneur en soja des aliments. Il existe pourtant une bonne corrélation entre les taux plasmatiques ou urinaires des IF et les taux ingérés [94, 95, 96]. Certaines études ont d'ailleurs déjà permis de penser que des taux élevés plasmatiques ou urinaires d'isoflavones seraient associés à une diminution du risque de cancer du sein [77, 97, 98]. Elles sont moins nombreuses avec des résultats parfois contradictoires. Ces mesures objectives sont un complément à l'utilisation des

Tableau VII :
Études de cohorte : risque de cancer du sein et statut ménopausique.

Auteurs	Nombre de cancers	Produits	Postménopause	Pré et post-ménopause
Hirayama 1990 Au Japon (93)	241	Miso > 1/j	–	0,85 (0,68-1,06) ns
Greenstein 1996 (76) USA Japon	1 018	Tofu	0,76 (0,5-1,18) ns	–
Key 1999 (80)	34759 femmes	Tofu > 5 fois/sem	–	1,07 (0,78-1,47) ns
	427 cancers	Miso > 5 fois/sem		0,87 (0,68-1,12) ns
Yamamoto *et al.* (87)	179	Isoflavones	0,32	0,46
2003 (87)		4e vs 1er quartile	(0,14-0,71) s	(0,25-0,84) s

questionnaires traditionnels et permettent d'uniformiser méthodologie et résultats des études à venir.

Études cliniques

Les études cherchant à évaluer l'association entre phytoestrogènes et risque de cancer du sein chez la femme sont plus rares et rapportent des résultats parfois contradictoires. Certaines s'intéressent à **l'aspect mammographique** et ont pu montrer que la densité du parenchyme mammaire était inversement corrélée à une alimentation riche en soja [99, 100].

Dans l'étude de Jakes [100], la quantité de soja est associée à un parenchyme à bas risque de cancer (stades I et II de la classification de Tabar [101]). (OR = 0,44 CI95 % 0,20-0,98).

Dans une étude randomisée contre placebo plus récente [102] chez des femmes avant la ménopause ayant reçu pendant 1 an une supplémentation en phytoestrogènes, aucune modification de la densité mammaire n'est retrouvée entre les deux groupes. Cela suggère que s'il existe un lien entre soja et densité mammaire, il doit probablement exister sur le long terme. Le rôle d'une exposition précoce sur une glande encore en formation doit également tenir toute son importance. Aucun impact sur la densité mammaire n'est retrouvé par Maskarinec après 2 ans de supplémentation [103].

Gikas [104] dans sa méta-analyse de 2005, portant sur 9 études prospectives et 10 études cas-témoins, nous rappelle de rester prudents vis-à-vis de l'exposition aux phytoestrogènes, en particulier chez les femmes à fort risque de cancer du sein. Il ne retrouve en effet pas d'effet significativement protecteur des PE sur les 9 études prospectives, mais précise que, si un effet protecteur semble se détacher de l'analyse des 10 études cas-témoins, celles-ci concernent une population consommant de fortes doses de phytoestrogènes et ce dès l'adolescence.

Même si l'effet des phytoestrogènes sur la diminution du risque de cancer du sein paraît très modeste et répondre à des pratiques particulières (exposition précoce, marquée et durable), certaines études suggèrent au contraire que la génistéine aurait un effet estrogénique sur le sein et qu'il pourrait y avoir par conséquent un effet délétère possible du soja chez les femmes ayant un cancer du sein. Elles ont été très critiquées mais ont le mérite d'exister :

Parmi elles, Petrakis *et al.* [105, 106] observent chez les femmes en période d'activité génitale une augmentation du volume des sécrétions canalaires, une diminution modérée de la GCDFP-15 (glycoprotéine sécrétée par les cellules épithéliales apocrines) et la présence de cellules hyperplasiques chez 7 femmes sur 14 après supplémentation en soja (38 mg de génistéine pendant 5 mois). Il considère ces paramètres comme des marqueurs de risque de cancer du sein. Aucun de ces marqueurs n'était modifié chez les 10 femmes ménopausées de l'étude (24 femmes au total). L'effet estrogénique de la génistéine sur le sein retrouvé par Petrakis chez les femmes en période d'activité génitale a suscité de nombreuses critiques [107, 108, 109]. Des approximations au niveau de la méthodologie de cette étude ont conduit de nombreux auteurs à prendre du recul par rapport à ce résultat : pas de groupe témoin, seules les femmes avec sécrétions aspirables ont été recrutées (biais évident de recrutement), certaines femmes prenaient soit un contraceptif soit un traitement hormonal de ménopause, les aspirations ont été effectuées à des moments différents du cycle...

De la même façon, l'étude de Hargreaves *et al.* [110] conduite chez 84 femmes non ménopausées, montre que la supplémentation en soja augmente l'expression du récepteur à la progestérone et diminue le taux d'apolipoprotéine D, deux marqueurs sous dépendance estrogénique, mais n'augmente pas la prolifération cellulaire et n'altère ni l'expression du récepteur α ni celle de bcl-2, facteur anti-apoptotique. Ces femmes avaient pris pendant 14 jours avant une chirurgie mammaire un placebo ou 60 g de protéines de soja (45 mg d'IF).

La réponse n'est donc pas encore clairement établie, mais la question est posée : le soja pris par l'alimentation a-t-il des effets estrogéniques, donc potentiellement cancérigènes, sur le sein ?

PHYTOESTROGÈNES ET TAMOXIFÈNE

Le tamoxifène (TMX) est couramment utilisé comme traitement adjuvant des cancers du sein hormonodépendants, ou comme traitement prophylactique chez des femmes à haut risque [111, 112]. Dans le même temps, ces femmes souffrent souvent de bouffées de chaleur qui les conduisent parfois à prendre des produits dérivés du soja (parfois en automédication) du fait d'une contre-indication des traitements hormonaux classiques [113].

Cette attitude est très controversée dans la littérature.

• Certains travaux en effet évoquent un **effet compétitif** au niveau des RE entre le soja et le TMX, ce qui pourrait en diminuer son efficacité.

La plupart sont des études conduites *in vitro*. Par exemple pour Jones *et al.* [114], la génistéine empêche les effets habituels du TMX à savoir, arrêter les cellules en G1 et diminuer la prolifération des cellules T47D. Pour Schwartz *et al.* [115], des concentrations très basses de génistéine de l'ordre de 1 µmol/l entraînent de puissants effets estrogéniques et annulent les effets antagonistes du 40HTMX.

• D'autres études au contraire suggèrent que la génistéine agit **en synergie** avec le TMX.

Pour Shen *et al.* [96], le TMX et la génistéine inhibent de manière synergique la prolifération des cellules mammaires MDA-MB435. Il s'agit là de cellules dépourvues de RE mais avec une activité transductrice élevée : peut-être que l'effet estrogénique de la génistéine ne pourrait s'exercer par absence de RE, et que son action sur la transduction l'emporterait.

Tanos *et al.* [116] démontrent dans une autre étude que les effets anti-prolifératifs de la génistéine et ceux du TMX sont additifs et/ou synergiques selon le type de cellules mammaires en culture. Par exemple 10 µg/ml de génistéine réduit la prolifération des cellules MCF-10A1 de 100 % à 61 % ; si l'on ajoute dans le milieu du TMX (10-6 ou 10-7), le taux de prolifération n'est alors plus que de 5 %.

Cette hypothèse est également suggérée par des études conduites chez l'animal. Les travaux de Constantinou [117] confirment les observations plus anciennes de Gotoh [54] : le soja peut au moins chez l'animal augmenter l'effet anti-tumoral du TMX. Pour Constantinou [117], la diminution des tumeurs induites chez le rat est deux fois plus importante avec TMX et soja qu'avec TMX seul. Il s'agit d'une étude sur quatre groupes de 20 rats Sprague-Dawley traités par le DMBA et recevant de manière concomitante une alimentation standardisée (AIN-76A) : aucun traitement (groupe témoin DMBA), TMX (0,125 mg/kg de nourriture), isolat de protéines de soja (IPS, 160 g/kg de nourriture), TMX et IPS.Un cinquième groupe de 10 rats est nourri par le régime AIN-76A et n'est pas traité par le DMBA.

Le TMX a réduit la multiplicité des tumeurs (nombre de tumeurs par rat) de 29 %, une réduction de 37 % est observée dans le groupe IPS et une réduction de 62 % dans le groupe TMX et IPS. Le délai d'apparition des tumeurs est augmenté uniquement dans le groupe TMX et IPS. Des travaux complémentaires sont nécessaires afin de savoir si cet effet additif revient aux isoflavones du soja ou à d'autres composants en particulier aux saponines et surtout à l'inhibiteur de Bowman-Birk.

De plus en plus de travaux suggèrent que le TMX et protéines de soja ou génistéine seule pourraient avoir un effet synergique anti-prolifératif. Il est néanmoins trop tôt en pratique courante pour recommander aux patientes traitées par TMX après cancer du sein la prise de soja ou d'IF en toute sécurité. Des études cliniques sont nécessaires au préalable.

EN PRATIQUE

• La majorité des études conduites chez les asiatiques consommant des produits dérivés du soja apportant 45 à 60 mg d'isoflavones montrent une **réduction du risque de cancer du sein**. Une consommation élevée de soja dès l'adolescence et poursuivie ensuite à l'âge adulte semble plus protectrice, mais il n'est pas certain qu'il s'agisse d'un effet spécifique des phyto-estrogènes car les asiatiques ont une alimentation particulière, pauvre en graisses saturées, riche en légumes cuits et poissons qui peut intervenir dans la diminution du risque. En Occident les études ne montrent pas d'effet probant mais notons que l'apport journalier y est très inférieur et surtout beaucoup plus tardif. Le corps médical doit être conscient que les produits contenant des PE n'ont pas de dossier d'AMM et n'ont pour la plupart pas de démonstration de leur efficacité versus placebo, pas d'étude sur la toxicité et pas d'étude de pharmacovigilance. Il y a urgence à faire des travaux et des expertises.

Les aliments à base de soja, tels le tonyu, le tofu, peuvent être consommés sans excès par les adultes, puisqu'ils diminuent l'apport en graisses saturées animales, et dans le cadre d'une alimentation équilibrée et diversifiée, en accord avec les recommandations de santé publique (Programme National Nutrition Santé). Cette dernière recommandation concernant une alimentation équilibrée s'applique notamment aux personnes aux habitudes alimentaires occidentales qui penseraient prévenir le risque de cancer en consommant des compléments alimentaires à base d'isoflavones [118].

Les meilleures sources alimentaires de phytoestrogènes sont les fèves de soja crues (176 mg/125 ml), les fèves de soja rôties (167 mg/125 ml), le tempeh (60 mg/114 g), la farine de soja (44 mg/21 g), le tofu (38 mg/114 g) et la boisson de soja (20 mg/250 ml). Les graines de lin moulues fraîchement (40 g/jour) pourraient aussi être bénéfiques. Si on a la certitude qu'il n'y a pas d'inconvénient connu à une consommation alimentaire « asiatique » des PE naturels, par contre il reste des questions avec la prise au long cours d'isoflavones concernant le risque mammaire en particulier. La limite au-delà de laquelle des phénomènes de toxicité pourraient apparaître chez l'Homme, s'élève à **1 mg/kg de poids corporel/j d'aglycones** pour les isoflavones dans l'état actuel des connaissances sur la seule génistéine et qui peut changer avec l'évolution des connaissances [118].

• Leur innocuité apparente fait poser la question de **la place des PE après cancer du sein** en cas de bouffées de chaleur.

– Il faut savoir l'action biphasique de la génistéine variable selon les doses pouvant se comporter tantôt comme agoniste des estrogènes stimulant la croissance cellulaire ou à l'inverse inhibant la croissance cellulaire ; cette notion doit nous rendre extrêmement méfiants.

– Les recommandations dans l'utilisation des phytoestrogènes après cancer du sein sont les suivantes :

• Il est illogique de donner des PE si le cancer du sein est RE positifs et il est contre-indiqué d'associer phytoestrogènes et tamoxifène qui sont en compétition sur les récepteurs.

• Par ailleurs, les résultats des phytoestrogènes en cas de bouffées de chaleur sous tamoxifène sont variables dans la littérature et non unanimes. L'utilisation des phytoestrogènes est possible chez les patientes ayant un antécédent de cancer du sein, à distance de la phase thérapeutique mais il faut constamment recueillir l'avis du cancérologue.

• L'AFSSAPS [119] a émis début 2004 un **avis plutôt défavorable sur les phytoestrogènes** dans le cadre d'un principe de précaution « *les dérivés du soja et plus généralement les phytoestrogènes, s'ils peuvent avoir une action sur les bouffées de chaleur, peuvent présenter les mêmes risques que les estrogènes* ». « *Il est déconseillé d'en prendre tant qu'ils n'auront pas reçu l'autorisation des autorités sanitaires …la fiabilité de ces produits n'est pas garantie et leur sécurité n'a pas été évaluée.* »

Ces notions doivent être connues des médecins et du public.

CONCLUSION

Les études cliniques menées depuis une vingtaine d'années permettent donc de montrer un faible rôle protecteur des phytoestrogènes envers le risque de cancer du sein, avec une diminution globale de ce risque de 14 %. Cette diminution semble d'autant plus vraie que les phytoestrogènes sont pris en préménopause, et plus particulièrement la consommation élevée de soja dès l'adolescence et poursuivie ensuite à l'âge adulte semble plus protectrice.

Cependant l'action biphasique de la génistéine reste encore mal comprise dans son ensemble et ne permet donc pas à ce jour de formuler des recommandations pour une supplémentation systématique en phytoestrogènes. De plus, des études portant sur les autres composants du soja, à savoir les saponines et l'inhibiteur de Bowman, seraient intéressantes pour mieux comprendre le rôle joué par chacun.

GLOSSAIRE

Syndrome climatérique : ensemble de manifestations cliniques dues à la ménopause, dont certaines sont secondaires à l'hypoestrogénie (bouffées de chaleur, sécheresse vaginale...) et d'autres moins (irritabilité, dépression, anxiété, tristesse, insomnie, perte de mémoire, trouble de la libido…).

Angiogenèse : l'angiogenèse est définie comme la formation de nouveaux vaisseaux à partir de vaisseaux préexistants.

Apoptose : mort cellulaire programmée (selon un programme génétique établi).

C'est une composante normale du développement d'un organisme multicellulaire, qui aboutit à la mort de cellules particulières, à certains endroits, à un moment précis. L'apoptose sert notamment à éliminer les cellules « usées ».

Étude cas-témoins : étude d'observation rétrospective dans laquelle les caractéristiques des malades (les cas) sont comparées à celles de sujets indemnes de la maladie (les témoins). Particulièrement adaptée pour les maladies rares ou celles qui présentent une longue période entre l'exposition et l'issue, et pour l'étude d'hypothèses préliminaires.

Étude de cohorte : étude d'observation, le plus souvent prospective, dans laquelle un groupe de sujets exposés (à des facteurs de risque d'une maladie ou à un traitement particulier) est suivi pendant une période déterminée et comparé à un groupe contrôle non exposé. Étude éventuellement rétrospective réalisée sur base des dossiers médicaux, par exemple, pour évaluer les risques auxquels les sujets ont été exposés antérieurement. Pas de répartition au hasard des individus. Suivi jusqu'à l'apparition de l'issue recherchée. Limite : difficile à utiliser pour les maladies rares, pour les échantillons de grande taille ou des suivis particulièrement longs.

Essai contrôlé randomisé : étude expérimentale, où les patients éligibles, sélectionnés pour une intervention thérapeutique, sont répartis de manière **aléatoire** en 2 groupes : le premier groupe reçoit le traitement, tandis que le second reçoit en général un placebo. Répartition au hasard ayant pour but d'assurer que les patients répartis dans les 2 groupes de l'essai sont rigoureusement semblables en tous points, excepté en ce qui concerne l'intervention projetée.

Méta-analyse : consiste à rassembler les données issues d'études comparables et à les réanalyser au moyen d'outils statistiques adéquats. Elle regroupe les études pertinentes qui essaient de répondre à une question précise de manière critique et quantitative.

Avantage : la méta-analyse permet de réunir un nombre important de patients et d'événements et d'arriver à des conclusions plus solides que ne le permettaient les études individuelles. On tient compte dans une méta-analyse des résultats de l'analyse combinée, mais aussi de l'hétérogénéité des résultats des études individuelles. Evidemment, la méta-analyse a plus de poids si la tendance des essais individuels va dans le même sens que dans des directions opposées.

Limite : la méta-analyse n'est applicable que si différentes études utilisent des stratégies identiques et fournissent des données quantitatives semblables, ce qui est rarement le cas puisque deux essais ne sont jamais comparables en tous points, même lorsqu'ils répondent à la même question de départ. La variabilité entre les études se situe aussi bien au niveau de leur qualité et de la théorie qui supporte les hypothèses formulées que de la conception des expériences et des méthodes statistiques qui permettent d'interpréter les résultats. ■

BIBLIOGRAPHIE

[1] DARBRE PD. Environmental oestrogens, cosmetics and breast cancer. *Best Pract Res Clin Endocrinol Metab* 2006; 20: 121-43. Review.

[2] MATSUMARA A, GHOSH A, POPE GS AND DARBRE PD. Comparative study of estrogenic properties of eight phytoestrogens in MCF-7 human breast cancer cells. *The Journal of Steroid Biochemistry and Molecular Biology* 2005; 94: 431-443.

[3] MAGEE PJ, ROWLAND IR. Phytoestrogens, their mechanism of action: current evidence for a role in breast and prostate cancer. *British Journal of Nutrition* 2004; 91: 513-531.

[4] Doris MT, Gardner CD, Haskell WL. Potential health benefits of dietary phytoestrogens: a review of the clinical, epidemiological and mechanistic evidence. *J. Clin. Endocrinol. Metab.* 1998; 8: 2223-35.

[5] KUIPER GGJM, CARLSSON B, GRANDIEN K, ENMARK E, HÄGGBLAD J, NILSSON S, GUSTAFSSON JA. Comparison of the ligand binding specificity and transcript tissue distribution of estrogen receptors α and β. *Endocrinology* 1997; 138: 863-70.

[6] KUIPER GGJM, LEMMEN JG, CARLSSON B, CORTON JC, SAFE SH, GUSTAFSSON JA. Interaction of estrogenic chemicals and phytoestrogens with estrogen receptor beta. *Endocrinology* 1998; 139: 4252-63.

[7] CASSIDY A *et al.* Potential tissue selectivity of dietary phytoestrogens and estrogens. *Current opinion in lipidology* 1999; 10: 47-52. Review

[8] AKIYAMA T, ISHIDA J, NAKAGAWA S, OGAWARA H, WATANABE S, ITOH NM, SHIBUYA M, FUKAMI Y. Genistein, a specific inhibitor of tyrosine-specific protein kinase. *J Biol Chem* 1987; 262: 5592-5.

[9] AL-OBEIDI FA, LAM KS. Development of inhibitors for protein kinases. *Oncogene* 2000; 19: 5690-701.

[10] MARKOVITS J, LINASSIER C, FOSSE P, COUPRIE J, PIERRE J, JACQUEMIN AJ, SAUCIER JM, LE PECQ JB, LARSEN AK. Inhibitory effects of the tyrosine kinase inhibitor genistein on mammalian DNA topoisomerase II. *Cancer Research* 1989; 49: 5111-7.

[11] OKURA A, ARAKAWA H, OKA H. Effects of genistein on topoisomerase activity and on the growth of (VAL 12) Ha-ras-transformed NIH3T3 cells. *Biochem Biophys Res Commun* 1998; 157: 183-9.

[12] FOTSIS T, PEPPER M, ADLERCREUTZ H, HASE T, MONTESANO R, SCHWEIGERER L. Genistein, a dietary ingested isoflavonoid, inhibits cell proliferation and in vitro angiogenesis. *J Nutr* 1995; 125: 7905-75.

[13] FOTSIS T, PEPPER M, AKTAS E, BREIT S, SCHWEIGERER L, RASKU S, WÄHÄLÄ K, ADLERCREUTZ H. Phytoestrogens and inhibition of angiogenesis. Baillieres. *Clin Endocr Metabolism.* 1998, 12, 649-66.

[14] KATDARE M, OSBORNE MP, TELANG MT. Inhibition of aberrant proliferation and induction of apoptosis. *Oncology reports* 1998, 5, 311-5.

[15] ZHOU JR, GUGGER ET, TANAKA T, GUO Y, BLACKBURN GL, CLINTON SK. Soybean phytochemicals inhibit the growth of transplantable human prostate carcinoma and tumor angiogenesis in mice. *J Nutr* 1999, 1299, 1628-53.

[16] ARORA A, STRASBURG GM. Antioxidant activities of isoflavones and their biological metabolites in a liposomal system. *Biophys* 1998, 356, 133-41.

[17] MESSINA MJ, LOPRINZI CL. Soy for breast cancer survivors: a critical review of the literature. *J Nutr* 2001, 131(11suppl), 3095S-108S.

[18] WANG TT, SATHYAMOORTHY N, PHANG JM. Molecular effects of genistein on estrogen receptor mediated pathways. *Carcinogenesis* 1996, 17, 271-5.

[19] HSIEH CY, SANTELL RC, HASLAM SZ, HELFERICH WG. Estrogenic effects of genistein on the growth of estrogen receptor-positive human breast cancer (MCF-7) cells in vitro and in vivo. *Cancer Res* 1998, 58, 3833-8.

[20] DEES C, FOSTER JS, AHAMED S, WIMALASENA J. Dietary estrogens stimulate human breast cells to enter the cell cycle. *Environ Health Perspect* 1997, 105, suppl. 3, 633-6.

[21] DE LEMOS ML. Effects of soy phytoestrrrogens genistein and daidzein on breast cancer growth. *Ann. Pharmacother* 2001, 35, 1118-21.

[22] CONSTANTINOU AI, MEHTA RG, VAUGHAN A. Inhibition of N-methyl-N-nitrosourea-induced mammary tumors in rats by the soybean isoflavones. *Anticancer Res.* 1996, 16, 3293-98.

[23] MESSINA MJ, PERSSKY V, SETCHELL KDR, BARNES S. Soy intake and cancer risk: a review of the in vitro and in vivo data. *Nutr Cancer* 1994, 21, 113-31.24)

[24] DRAPIER-FAURE E. (service de Gynécologie, hôpital Edouard Herriot, Lyon). Les Isoflavones de soja. Dossier scientifique.2001, chap. 8, p. 19.

[25] MIODINI P, FIORAVANTI L, DI FRONZO G, CAPELLETTI V. The two phytoestrogens genistein and quercetin exert different effects on estrogen receptor function. *Br J Cancer* 1999, 80, 8, 1150-5.

[26] ZAVA DT, DUWE G. Estrogenic and antiproliferative properties of genistein and other flavonoids in human breast cancer cells in vitro. *Nutrition and Cancer* 1997, 27, 1, 31-40.

[27] CLINE JM, DAVIS VL, HUGUES C. Dietary soy has dose dependent agonist and antiagonist effects on the mammary gland and uteri of estrogen-treated rats. In Human diet and endocrine modulation. Dunaif GE, Olin SS and Thomas JA eds, ISLI Press, Washington, 1998; 294-5.

[28] FOTH D, CLINE JM. Effects of mammalian and plant estrogens on mammary glands and utero of macaques. *Am J Clin Nutr* 1998, 68, 1413S-7S.

[29] PARAMASTRI YA, ANTHONY MS, WILKINSON LM, PHIHER BM, CLINE JM. Dietary soy phytoestrogens inhibit tumor promotion by exogenous but not endogenous estrogens in the rat DMBA model of mammary carcinogenesis. *Proc Am Assoc Cancer Res* 2001, 42, 310.

[30] CONSTANTINOU AI, MEHTA RG, VAUGHAN A. Inhibition of N-methyl-N-nitrosourea-induced mammary tumors in rats by the soybean isoflavones. *Anticancer Res* 1996, 16, 3293-98.

[31] WANG C, KURZER MS. Effects of phytoestrogens on DNA synthesis in MCF-7 cells

in the presence of estradiol or growth factors. *Nutr Cancer* 1998, 31, 2, 90-100.

[32] WANG TT, SATHYAMOORTHY N, PHANG JM. Molecular effects of genistein on estrogen receptor mediated pathways. *Carcinogenesis* 1996, 17, 271-5.

[33] CASSIDY A, BINGHAM S, SETCHELL K. Biological effects of a diet of soy protein rich in isoflavones on the menstrual cycle of premenopausal women. *Am J Clin Nutr* 1994, 60, 333-40.

[34] WILCOX SA, WAHLQUIST ML, BURGER HC. Oestrogenic effects of plant foods in postmenopausal women. *BMJ* 1990, 301, 905-6.

[35] WASHBURN SA, BURKG GL, MORGAN IM. A dietary supplement as post menopausal hormone replacement therapy. National Center for toxicological research food and drug administration. Third internation conference on phyto estrogens, Dec 1995, abstract.

[36] O GRAESSLIN, QUÉREUX C. Les alternatives au traitement hormonal substitutif E.M.C. Gynécologie Elsevier Edit. 2002, 38 A 30 – 8 p.

[37] MURKIES AL, WILCOX G, DAVIS SR. Clinical review: phytoestrrogens. *J Clin Endocrinol Metab*, 1998, 83, 297-303.

[38] ALBERTAZZI P, PANSINI F, BONACCORSI G, DE ALOYSIO D. The effect of dietary soy supplementation on hot flushes. *Am J Obstet Gynecol*, 1998, 91, 6-11.

[39] FAURE ED, CHANTRE P, MARES P. Effects of a standardized soy extract on hot flushes: a multicenter, double-blind, randomized, placebo-controlled study. *Ménopause* 2002, 5, 329-334.

[40] PARKIN DM, WHELEN SL, FERLAY J, RAYMOND L. Cancer incidence in five continents. Lyon: international Agency for Research on Cancer. 1997

[41] HENDERSON BE, PIKE MC, BEMSTEIN L, WHELEN SL. Breast Cancer. In: Cancer Epidemiology and Prevention. Schottenfeld D.Parkin DM. Oxford University Press: New York 1022-39.

[42] STANFORD JL, HERRINTON LJ, SCHWARTZ SM, WEISS NS. Breast Cancer incidence in Asian migrants to the United States and their descendants. *Epidemiology* 1995, 6, 181-3.

[43] ZIEGLER RG, HOOVER RN, PIKE MC. Migration patterns and breast cancer risk in Asian-American women. *J Natl Cancer Inst.* 1993, 85, 1819-27.

[44] WU A, ZIEGLER RG, HORN-ROSS P, NOOMURA AMY, WEST DW, KOLONEL LN, ROSENTHAL JF, HOOVER RN, PIKE MC. Tofu and risk of breast cancer in asian-americans. *Cancer Epidemiol Biomarkers and Prev.* 1996, 5, 901-6.

[45] KOBAYASHI S. Trends in national survery of Japan. *Nutr Health* 1992, 8, 91-7.

[46] SAIO K. Soybean food industry for 21st century Korean soybean. *Digest* 1998, 15, 94-105.

[47] ADLERCREUTZ H. Epidemiology of phytoestrogens. In: Adlercreutz H ed. Phytoestrogens, London, Baillieres Tindall 1998, 605-24.

[48] MESSINA M, FLICKINGER B. Hypothesized anticancer effects of soy: evidence points to isoflavones as the primary anticarcinogens. *Pharma Biol.* 2002, 40, 6-23.

[49] BARNES S. The chemopreventive properties of soy isoflavonoid in animal models of breast cancer. *Breast Cancer Res Treat* 1997, 46,169-79.

[50] FOURNIER DB, ERDMAN JJW, GORDON GB. Soy, its components, and cancer prevention: a review of the in vitro, animal and human date. *Cancer Epidemiol Biomarkers Prev* 1998, 7, 1055-65.

[51] HAWRYLEWICZ E, ZAPATA JJ, BLAIR WH. Soy and experimental cancer: animal studies. *J Nutr* 1995, 125, 698S-08S.

[52] BARNES S, GRUBBS C, SETCHELL KDR, CARLSON J. Soybeans inhibit mammary tumors in model of breast cancer. Pariza MW, Aeschbacher HU, Felton JS, SATO S. New York: Willy Liss 1990, 239-53.

[53] COTON T, YAMADA K, YIN H, ITO A, KATAOKA T, DOHI K. Chemoprevention of N-notroso-N-methylurea-induced rat mammary carcinogenesis by soy foods or biochanin A. Jpn, *J Cancer Res* 1998, 89, 137-42.

[54] GOTOH T, YAMADA K, ITO A, YIN H, KATAOKA T, DOHI K. Chemoprevention of N-notroso-N-methylurea-induced rat mammary cancer by mis and tamoxifen alone and in combination. Jpn, *J Cancer Res* 1998, 89, 487-95.

[55] HAKKAK R, KOROURIAN S, SHELNUTT SR, LENSING S, RONIS MJ, BADGER TP. Diets containing whey protein or soy protein isolate protect against 7,12-dimethylbenz(a)anthracene-induced mammary tumors in female

rats. *Cancer Epidemiol Biomarkers Prev* 2000, 9, 113-7.

[56] COHEN LA, ZHAO Z, PITTMAN B, SCIMECA JA. Effects of intact and isoflavone depleted soy protein on NMU-induced rat mammary tumrigenesis. *Carcinogenesis* 2000, 21, 929-35.

[57] OHTA T, NAKATSUGI S, WATANABE K, KAWAMORI T, ISHIKAWA F, MOROTOMI M, SUGIE S, TODA T, SUGIMURA T, WAKABAYASHI K. Inhibitory effects of Bifidobacterium-fermented soy milk on 2-amino-1-methyl-6-phenylimidazol(4,5,b)pyridine-induced rat mammary carcinogenesis, with a partial contribution of its component isoflavones. *Carcinogenesis* 2000, 21, 937-41.

[58] DAI JK, BESCH-WILLIFORD C, MC MANN T, HUFFORD MB, LUBAHN DB, MAC DONALDS RS. Dietary genistein increased DMPA-induced mammary adenocarcinoma in wild-type, but not ER alpha KO mice. *Nutr Cancer* 2001, 39, 226-32.

[59] LAMPE JW, GUSTAFSON DR, HUTCHINSAM, MARTINI MC, LI S, WAHALA K, GRANDITZ GA, POTTER JD, SLAVIN J. Urinary isoflavonoid and lignan excretion on a Western diet: relation to soy, vegetables and fruits intake. *Cancer Epidemiol Biomarkers Prev* 1999, 8, 699-707.

[60] CHARLAND SL, HUI JW, TOROSIAN MH. The effects of a soybean extract on tumor growth and metastasis. *Int J Mol Med* 1998, 2, 225-8.

[61] ALLRED CD, ALLRED KF, JU YH, VIRANT SM, HELFERICH WG. Soy diets containing varying amounts of genistein stimulate growth of estrogen-dependent (MCF-7) tumors in a dose-dependent manner. *Cancer Res* 2001, 61, 5045-50.

[62] SANTELL RC, KIEU N, HELFERICH WG. Genistein inhibits growth of estrogen-independent human breast cancer cells in culture but not in athymic mice. *J Nutr* 2000, 130, 1665-9.

[63] MÄKELA SL, PYLKKANEN LH, SANTTI RS, ADLERCREUTZ H. Dietary soybean may be antiestrogenic in male mice. *J Nutr* 1995, 125, 437-45.

[64] CHANG HC, CHURCHWELL MI, DELCLOS KB, NEWBOLD RR, DOERGE DR. Mass spectrometric determination of genistein tissue distribution in diet-exposed Sprague-Dawley rats. *J Nutr* 2000, 130, 1963-70.

[65] LAMARTINIERE CA. Protection against cancer with genistein : a comparent of soy. *Am J Clin Nutr* 2000, 71S, 1705S-76.

[66] LAMARTINIERE CA, MURILL B, MANZOLILLO A, ZHANG JX, BARNES S, ZHANG X, WEI H, BROWN NM. Genistein alters the ontogeny of mammary gland development and protects against chemically-induced mammary cancer in rats. Proc Soc Exp Biol Med 1998, 217, 358-64.

[67] GUZMAN RC, YANG J, RAJKUMER L, THORDARSON G, CHEN X, NANDI S. Hormonal prevention of breast cancer: mimicking the protective effect of pregnancy. *Proc Natl Acad Sci USA* 1999, 96, 2520-5.

[68] ROWELL C, CARPENTER DM, LAMARTINIERE CA. Chemoprevention of breast cancer, proteomic discovery of genistein action in the rat mammary gland. *J Nutr* 2005 Dec, 135 (12suppl), 2953S-2959S.

[69] LAMARTINIERE CA. Timing of exposure and mammary cancer risk. *J Mammary Gland Biol Neoplasia* 2002, 7, 1, 67-76.

[70] RUSSO H, RUSSO J. Mammary gland neoplasia in long term rodent studies. *Environ Health Perspect* 1996, 104, 938-67.

[71] RUSSO J, WILGUS G, RUSSO H. Susceptibility of the mammary gland to carcinogenesis: differentiation of the mammary gland as determinant of tumor incidence and type of lesion. *Am J Path* 1979, 96, 721-36.

[72] TROCK BJ, HILAKIVI-CLARKE L, CLARKE R. Meta-analysis of soy intake and breast cancer risk. *J Natl Cancer Inst.* 2006 Apr 5; 98 (7): 459-71.

[73] LEE HP, GOURLEY L, DUFFY SW, ESTEVE J, LEE J, DAY NE. Risk factors for breast cancer by age and menopausal status: a case-control study in Singapore. Cancer causes control 1992; 3: 313-22.

[74] HIROSE K, TAKIMA K, HAMAJIMA N, INOUE M, TAKEZAKI T, KUROISHA T, *et al.* A large scale, hospital-based, case-control study of risk factors of breast cancer according to menopausal status. *Jpn J Cancer Res* 1995; 86: 146-54.

[75] YUAN JM, WANG QS, ROSS RK, HENDERSON BE, TU MC. Diet and breast cancer in Shangai and Tianjin, China. *Br J Cancer* 1995; 71: 1353-8.

[76] GREENSTEIN J, KUSHI LH, ZHENG W. Risk of breast cancer associated with intake of specific foods and food groups. *Am J Epidemiol* 1996, 143, 536-40.

[77] INGRAM D, SANDERS K, KOYBABA M, LOPEZ D. Case-control study of phytoestrogens and breast cancer. *Lancet* 1997; 350: 990-4.

[78] WITTE JS, URSIN G, SIEMIATYCKI J, THOMPSON WD, PAGANINI-HILL A, HAILE RW. Diet and premenopausal bilateral breast cancer: a case-control study. *Breast Cancer Res Treat* 1997; 42: 243-51.

[79] CHIE WU, LEE WC, LI CY, HUANG CS LIN RS. Soybean products, vegetable and fruit and breast cancer risk in Taiwan. *Breast Cancer Res Treat* 1997; 46:80.

[80] KEY TJ, SHARP GB, APPLEBY PN. Soya foods and breast cancer risk: a prospective study In Hiroshima and Nagasaki, Japan. *Br J Cancer* 1999; 81: 1248-56.

[81] DAI Q, SHU XO, JIN F, POTTER JD, KUSHI LH, TEAS J, *et al.* Population-based case-control study of soyfood intake and breast cancer risk in Shangai. *Br J Cancer* 2001; 85: 372-8.

[82] SHU XO, JIN F, DAI Q, WEN W, POTTER JD, KUSHI LH *et al.* Soyfood intake during adolescence and subsequent risk of breast cancer among Chinese women. *Cancer Epidemiol Biomarkers Prev* 2001; 10:483-8.

[83] HORN-ROSS PL, JOHN EM, LEE M, STEWART SL, KOO J, SAKODA LC, *et al.* Phytoestrogen consumption and breast cancer risk in a multiethnic population: the Bay Area Breast Cancer Study. *Am J Epidemiol* 2001; 154: 434-41.

[84] DEN TONKELAAR I, KEINAN-BOKER L, VEER PV, ARTS CJ, ADLERCREUTZ H, THIJSSEN JH, *et al.* Urinary phytoestrogens and postmenopausal breast cancer risk. *Cancer Epidemiol Biomarkers Prev* 2001; 10: 223-8.

[85] WU AH, WAN P, HANKIN J, TSENG CC, YU MC, PIKE MC. Adolescent and adult soy intake and risk of breast cancer in Asian-Americans. *Carcinogenesis* 2002; 23: 1491-6.

[86] HORN-ROSS PL, HOGGATT KJ, WEST DW, KRONE MR, STEWART SL, ANTON H, *et al.* Recent diet and breast cancer risk: the California Teachers Study (USA). *Cancer Causes Control* 2002; 13: 407-15.

[87] YAMAMOTO S, SOBUE T, KOBAYASHI M, SASAKI S, TSUGANE S. Soy, isoflavones, and breast cancer risk in Japan. *J Natl Cancer Inst* 2003; 95: 906-13.

[88] LINSEISEN J, PILLER R, HERMANN S, CHANG-CLAUDE J. Dietary phytoestrogen intake and premenopausal breast cancer risk in a German case-control study. *Int J Cancer* 2004; 110: 284-90.

[89] GRACE PB, TAYLOR JI, LOW YL, LUBEN RN, MULLIGAN AA, BOTTING NP, *et al.* Phytoestrogen concentrations in serum and spot urine as biomarkers for dietary phytoestrogen intake and their relation to breast cancer risk in European prospective investigation of cancer and nutrition-norfolk. *Cancer Epidemiol Biomarkers Prev* 2004; 13: 698-708.

[90] WEIR HK, THUN MJ, HANKEY BF, RIES LA, HOWE HL, WINGO PA *et al.* Annual report to the nation on the status of cancer, 1975-2000, featuring the uses of surveillance data for cancer prevention and control. *J Natl Cancer Inst* 2003; 95: 1276-99.

[91] FUKUDA M, MIYAMOTO K, HASHIZUME R, OKAMOTO J, KAWAMOTO H, YABUKI Y, *et al.* Breast Cancer. Gan To Kagaku Ryoho 2002; 29: 1900-6.

[92] LEE HP, GOURLEY L, DUFFY SW, ESTEVE J, LEE J, DAY NE. Dietary effects on breast cancer risk in Singapore. *Lancet* 1991 May 18, 337 (8751), 1197-200.

[93] HIRAYAMA T. Life-style and mortality: a large-scale census-based cohrt study in Japan. In: Contributions to Epidemiology and Biostatistics, vol. 6, Wahrendorf J (ed) Karger: Basel 1990.

[94] ARAI Y, UEHARA M, SAIO Y, KIMIRA M, EBOSHIDA A, ADLERCREUTZ H, WATANABE S. Comparison of isoflavones dietary intake, plasma concentrations and urinary excretion for accurate estimation of phytoestrogen intake. *J Epidemiol* 2000, 10, 127-35.

[95] MASKARINEC G, SINGH S, MENG L, FRANKE AA. Dietary soy intake and urinary isoflavone excretion among women from a multiethnic population. *Cancer Epidemiol Biomarkers Prev*. 1998, 7, 7, 613-9.

[96] SHEN F, XUE X, WEBER G. Tamoxifen and genistein synergistically down-regulate signal transduction and proliferation in estrogen receptor-negative human breast carcinoma MDA-MB-435 cells. *Anticancer Research* 1999, 19, 1657-62.

[97] STANFORD JL, HERRINTON LJ, SCHWARTZ SM, WEISS NS. Breast Cancer incidence in Asian migrants to the United States and their descendants. *Epidemiology* 1995, 6, 181-3.

[98] PIETINEN P, STUMPF K, MÄNNISTO S, KATAJA V, UÜSITUPA M, ADLERCREUTZ H. Serum enterolactone and risk of breast cancer: a case-control study in Eastern Finland.

Cancer Epidemiol Biomarkers Prev 2001, 10, 339-44.

[99] Maskarinec G, Meng L. An investigation of soy intake and mammographic characteristis in Hawaii. *Breast Cancer Res* 2001, 3, 134-41.

[100] Jakes RW, Duffy SW, Gao F, Eh NG, Seow A, Lee HP, Yu MC. Mammographic parenchymal patterns and self-reported soy intake in Singapore Chinese women. *Cancer Epidemiol Biomarkers Prev* 2002, 11, 7, 608-13.

[101] Gram IT, Funkhouser E, Tabar L. The Tabar classification of mammographic parenchymal patterns. Eur J Radiol 1997, 24, 131-40.

[102] Maskarinec G, Williams AE, Carlin L. Mammographic densities in a one-year isoflavone intervention. Eur J Cancer Prev 2003, 12, 165-9.

[103] Maskarinec G, Takata Y, Franke AA *et al.* A 2-years soy intervention in pre-menopausal women does not change mammographic densities. *J Nutr* 134: 3089-3094, 2004.

[104] Gikas PD, Mokbel K. Phytoestrogens and the risk of breast cancer: a review of the literature. *Int J Fertil,* 50(6), 2005, p. 250-258.

[105] Petrakis NL, Barnes S, King EB. Stimulatory influence of soy protein isolate on breast secretion in pre and postmenopausal women. *Cancer Epidemiol Biomarkers and Prev* 1996, 5, 785-94.

[106] Petrakis NL, Lowenstein JM, Wiencke JK, Lee MM, Wrenschm R, King EB, Hilton JF and Micke R. Gross cystic disease fluid protein in nipple aspirates of breast fluid of Asian and non-Asian women. *Cancer Epidemiol Biomarkers Prev* 1993, 2, 573-9.

[107] Bouker KB, Hilakivi-Clarke L. Genistein: does it prevent or promote breast cancer? *Environ Health Perspect* 2000, 108, 701-8.

[108] Messina M. Soy, soyphytoestrogen (isoflavones), breast cancer (letter) *Am J Clin Nutr* 1999, 70, 4, 574.

[109] Messina MJ, Loprinzi CL. Soy for breast cancer survivors: a critical review of the literature. *J Nutr* 2001, 131, 3095S-3108S.

[110] Hargreaves DF, Potten CS, Harding C, Shaw LE, Morton MS, Roberts SA, Howell A, Bundrer JJ. Two-week dietary soy supplementation has an estrogenic effect on normal premenopausal breast. *J Clin Endocrinol Metab* 1999, 84, 1017-24.

[111] Jordan VC. Long-term adjuvant tamoxifen therapy for breast cancer. *Breast Cancer Res Treat* 1990, 15, 126-136.

[112] Morrow M, Jordan VC. Tamoxifen for the prevention of breast cancer in high-risk women. *Ann Surg Oncol* 2000, 7, 67-71.

[113] Wuttke W, Jarry H, Westphalen S, Christoffel V, Seidlova-Wuttke D. Phytoestrogens for hormone replacement therapy? *J Steroid Biochem Mol Biol* 2002, 83, 133-147.

[114] Jones JL, Daley BJ, Enderson BL, Zhow JR, Karlstad MD. Genistein inhibits tamoxifen effects on cell proliferation and cell cycle arrest in T47F breast cancer cells. Am Surg 2002, 68, 6, 575-7.

[115] Schwartz JA, Gouzhen L, Brooke SC. Genistein-mediated attenuation of tamoxifen induced antagonism from estrogen receptor regulated genes. *Bioch Bioph Res Com* 1998, 253, 38-43.

[116] Tanos V, Brzezinski A, Drize O, Strauss N, Perets T. Synergistic inhibitory effects of genistein and tamoxifen on humandysplastic and malignant epithelial breast cells in vitro. *Eur J Obstet Gynecol Reprod Biol* 2002, 102, 2, 188-94.

[117] Constantinou A, Lantvit D, Lim E, Xu H, Pezzuto JM. Consumption of soy products may entrance tamoxifen's breast cancer preventive effects. *Proc Am Assoc Cancer Res* 2001, 42, 826-30.

[118] Afssa. Sécurité et bénéfices des phytoestrogènes apportés par l'alimentation. Rapport du 9 mars 2005 : 370 p.

[119] Afssaps et Anaes. Traitements hormonaux substitutifs de la ménopause. Rapport d'orientation du 11 mai 2004 : 78 p.

FERTILITÉ ET CANCER DU SEIN

A.-S. HAMY, S. GIACCHETTI

INTRODUCTION ET GÉNÉRALITÉS

L'incidence du cancer du sein est approximativement de 42 000 nouveaux cas par an en France. Ce chiffre est en constante augmentation depuis 20 ans, en raison du dépistage organisé, du rôle néfaste de certains facteurs environnementaux encore mal identifiés tels les pesticides. La mortalité, elle, a tendance à diminuer, du fait des nouvelles associations de chimiothérapies, l'émergence de nouvelles hormonothérapies et de thérapies ciblées. Environ 30 % des femmes atteintes ne sont pas ménopausées au moment du diagnostic, et 10 % des femmes sont en âge de procréer (4 000 femmes atteintes de cancers du sein par an ont moins de 40 ans). La grande majorité de ces cancers sont diagnostiqués à un stade local ou régional, et les taux de survie à 5 ans sont respectivement de 97 et 79 % [1]. Avec l'augmentation des taux de guérison, une attention particulière s'est portée sur les effets secondaires à long terme des traitements cytotoxiques, et la qualité de vie des patientes. Les chimiothérapies utilisées dans le cancer du sein sont responsables d'une toxicité ovarienne, pouvant entraîner une aménorrhée temporaire ou définitive, ou la survenue d'une ménopause précoce.

Un nombre croissant de patientes ayant eu un cancer du sein a un désir de grossesse après le traitement. En raison de l'allongement de la durée des études, de l'augmentation du travail des femmes, et de leur volonté de réussir leur carrière professionnelle, les femmes reportent leur désir de maternité, entraînant un recul constant de l'âge de la première grossesse depuis plusieurs années. Ce phénomène a deux conséquences :

- la première est l'augmentation du risque de cancer du sein. En effet, la différenciation mammaire n'est totalement achevée qu'une fois la première grossesse menée à terme. Or, le sein immature est plus vulnérable à l'exposition aux carcinogènes. L'allongement de la durée d'exposition aux carcinogènes est responsable d'une augmentation du risque de cancer du sein de 3,5 % par an par année de retard à la première grossesse. Une femme nullipare de 35 ans aura donc un risque de cancer du sein augmenté de 50 % par rapport à une femme de 20 ans [2] ;

- la deuxième conséquence est l'augmentation du nombre de nullipares ou de femmes n'ayant pas achevé leur projet parental au moment du diagnostic du cancer.

Par ailleurs, il existe un réel désir des patientes que soient pris en charge les problèmes liés à la infertilité, qui est pratiquement la seule toxicité potentiellement irréversible de la chimiothérapie.

Enfin, depuis le 6 août 2004, la loi de bioéthique stipule qu'« en vue de la réalisation ultérieure d'une assistance médicale à la procréation, toute personne peut bénéficier du recueil et de la conservation de tissu germinal, [...], lorsqu'une prise en charge médicale est susceptible d'altérer sa fertilité ou lorsque sa fertilité risque d'être prématurément altérée ».

Ainsi, chaque patiente peut demander une consultation avec un spécialiste en fertilité, qui pourra l'informer au mieux sur les risques d'infertilité après la chimiothérapie et peser les indications d'une conservation de tissu ovarien, en fonction de la pathologie, et des traitements nécessaires. Une consultation « bidisciplinaire » aura là toute sa place.

GROSSESSE APRÈS CANCER DU SEIN

Cette situation est relativement peu fréquente. Néanmoins, le désir de grossesse est sous-estimé, et peu entendu par les soignants. Pour la femme, le désir de grossesse symbolise le retour à une vie normale, et les préoccupations de vie remplacent les angoisses de rechutes et de mort. Les patientes ayant mené à terme une grossesse après traitement rapportent une augmentation de leur bien-être et le fait d'avoir des enfants améliore leur qualité de vie. Cependant, il existe des inquiétudes quant à l'augmentation du risque de rechute, ou de craintes concernant le devenir de ces enfants. En fonction des séries, le pourcentage de femmes enceintes après un cancer du sein varie entre 3 et 6,9 % [4, 5, 6, 7, 8]. En revanche, il n'existe pas de données sur le nombre de patientes ayant un désir de grossesse rapporté au nombre de grossesses effectivement obtenues.

LA GROSSESSE AUGMENTE-T-ELLE LES RISQUES DE RÉCIDIVES ?

De multiples études ont évalué le risque de décès chez des patientes ayant eu un cancer du sein. Tous les auteurs ont observé une tendance à une diminution du risque relatif de décès après grossesse..

Une étude de Gelber en 2001 a apparié 94 patientes ayant eu une grossesse après cancer du sein à 188 témoins. Les taux de survie à 5 et 10 ans étaient significativement plus élevés dans le groupe grossesse que dans le groupe contrôle, respectivement 92 % +/–3% ; 86%+/–3% *versus* 83 % +/–4% et 74 % +/–4% (p=0,04). Cette étude mettait donc en évidence l'absence d'effet délétère de la grossesse. L'effet protecteur observé est encore mal élucidé (rôle protecteur de l'hCG ? biais de l'étude ?) [9].

FAUT-IL UN DÉLAI AVANT D'ENVISAGER UNE GROSSESSE ?

Le délai préconisé est fonction du taux de récidive. Le pic maximal du taux de récidive se situe deux ans après la maladie, la récidive étant d'autant plus fréquente qu'il existe des facteurs de mauvais pronostics tels que l'envahissement ganglionnaire. Pour les patientes sans envahissement ganglionnaire, le taux décroît de manière constante à partir de 2 ans. Pour les patientes avec envahissement ganglionnaire, on observe un deuxième pic de rechute à 5 ans [10].

Tableau I :
Risque relatif de décès chez les patientes ayant eu une grossesse après cancer du sein et chez les patientes n'ayant pas eu de grossesse.

Auteurs	RR de décès	IC
Sankila [4]	0,21	0,10-0,45
Kroman [5]	0,55	0,28-1,06
Velentgas [6]	0,81	0,3-2,3
Mueller [7]	0,54	0,41-0,71
Blakely L [8]	0,70	0,25-1,95

Afin d'éviter autant que possible une récidive pendant la grossesse, le délai préconisé varie en fonction du risque de récidive. En cas de cancer de bon pronostic (type *in situ*), aucun délai n'est médicalement justifié. En cas de cancer de plus mauvais pronostic, un conseil de 2 à 3 ans d'attente après le traitement semble raisonnable.

PHYSIOLOGIE DE LA REPRODUCTION

FOLLICULOGÉNÈSE

Elle désigne la succession des étapes de croissance et de maturation des follicules ovariens depuis le stade de follicule primordial jusqu'à l'ovulation. La folliculogénèse peut être divisée en 4 étapes. L'étape d'initiation dure environ 180 jours et conduit les follicules primordiaux quiescents aux stades de follicule primaire puis préantral. La croissance basale, d'une durée de 70 jours, est caractérisée par le développement de l'antrum et par la prolifération autour de l'ovocyte des cellules de la granulosa dont la différenciation s'arrête à ce stade. La sélection finale se fait lors des 5 premiers jours du cycle au sein d'une cohorte d'une dizaine de follicules et permet l'émergence du follicule dominant. Le follicule dominant est le plus sensible à la FSH. Cette phase est également marquée par l'acquisition de l'activité aromatase. La phase de maturation, d'une durée de 8 jours, permet au follicule pré-ovulatoire de terminer son développement sous l'action de la FSH. Après l'ovulation, le reliquat folliculaire se réorganise en corps jaune dont la persistance, pendant 14 jours, nécessite un soutien en LH. La folliculogénèse est donc un processus très long, qui dure plus de 6 mois pour que le follicule franchisse tous les stades de maturation.

ÉVOLUTION DE LA FONCTION OVARIENNE AU COURS DU TEMPS

Sur les 7 millions de follicules primordiaux présents *in utero*, contenant chacun un ovocyte, seulement 400 achèveront leur développement par une ovulation, tandis que tous les autres disparaîtront par apoptose, intervenant à tous les stades de la maturation folliculaire. Les différents facteurs impliqués dans ces voies d'apoptose sont les gènes de la famille bcl-2, les gènes ced-4, les caspases et les convertases [11].

Les ovaires possèdent donc un capital folliculaire fixe, ou « réserve ovarienne », non renouvelable, et qui va décroître tout au long de la vie. La sécrétion d'œstradiol diminue, entraînant une augmentation de la FSH par levée du rétrocontrole inhibiteur, et un raccourcissement de la phase folliculaire, typique de la périménopause, se traduisant cliniquement par un raccourcissement du cycle menstruel, des spottings, des cycles anovulatoires et des fluctuations importantes des taux hormonaux. Lorsque le capital folliculaire est épuisé, la ménopause survient.

RELATION ENTRE FONCTION OVARIENNE ET FERTILITÉ

L'arrêt des règles est le symptôme final d'une insuffisance ovarienne avérée. Il n'existe pas de relation directe entre la régularité des cycles et la fertilité. Une erreur commune est de considérer qu'une femme normalement réglée (cycles réguliers de 28 jours) est fertile. La majorité des femmes continue à être réglée régulièrement jusqu'à 46 ans. Or, la baisse de la fertilité a déjà débuté dès l'âge de 30 ans, avec une nette accélération de la diminution vers 37-38 ans ; si à 25 ans, une femme a 25 % de chances de procréer à chaque cycle, à 35 ans, elle n'a plus que 12 %, et 6 % par cycle à 40 ans. À 45 ans, les taux sont proches de 0 %. L'aménorrhée est donc un mauvais reflet de la fertilité, et la période d'infertilité qui la précède est infraclinique. Une altération de la fertilité peut être détectée par des marqueurs hormonaux FSH et E2 anormaux. Deux dosages de FSH supérieurs à 40 confirment la ménopause chez une femme réglée, mais un seul dosage supérieur à 12mUI/L à J3 indique une fertilité sévèrement altérée. De la même manière, un estradiol élevé (>75pg/mL) est associé à une baisse de la fertilité. Des dosages perturbés sont donc déjà le signe d'une fertilité altérée mais ne permettent pas d'apprécier la réserve ovarienne. En revanche, des dosages normaux ne présagent pas d'une réserve ovarienne intacte. Enfin, un troisième paramètre entrant en jeu est la notion de qualité ovocytaire ; qui diminue avec l'âge (augmentation des anomalies cytogénétiques), sans qu'aucun marqueur biologique ne puisse l'évaluer [12].

TOXICITÉ DES TRAITEMENTS DU CANCER DU SEIN SUR LA FERTILITÉ

La baisse de la fertilité induite par la chimiothérapie passe par la toxicité ovarienne. La chimiothérapie n'induit pas d'anomalies au niveau utérin [13], pouvant interférer avec l'implantation endométriale. L'unité fonctionnelle ovarienne est constituée de cellules produisant des hormones sexuelles stéroïdiennes (cellules de la granulosa, cellules thécales) et de cellules germinales destinées à devenir des ovocytes. Étant donnée l'interdépendance entre ces deux types cellulaires, les altérations touchant soit les cellules endocrines, soit les cellules germinales pourront être responsables à la fois de la perte de la fonction endocrine et de la fonction reproductive [14, 15]. Cette toxicité ovarienne est dose dépendante. Une étude animale a montré que la destruction folliculaire augmente de manière exponentielle avec l'augmentation des doses de cyclophosphamide [16].

Sur le plan histologique, on observe des plages de fibrose corticale, et des anomalies de maturation folliculaire. Le nombre de follicules primordiaux est en général normal, ou faiblement diminué, mais on observe une diminution significative du nombre de follicules en maturation [17]. Plus récemment, certains auteurs ont observé des lésions vasculaires du cortex ovarien, suggérant l'implication de mécanismes additionnés à l'apopotose dans la destruction des cellules germinales [18].

Le primum movens des lésions ovariennes après chimiothérapie serait une induction de l'apoptose dans les cellules de la pregranulosa, qui conduirait à une perte de l'ovocyte dans les follicules primordiaux [19]. Après exposition *in vitro* à des doses thérapeutiques de cisplatine, des études immuno-histochimiques montraient un marquage positif pour les voies de l'apoptose dans les cellules de la granulosa exposées à la chimiothérapie et négatif chez les contrôles [20].

La chimiothérapie induit des mutations des cellules germinales à des stades divers de la maturation [21].

- En cas d'exposition avant la conception, il n'existe pas d'augmentation du risque de fausse couche ou d'anomalies congénitales. Cet effet est possiblement lié à aux mécanismes de correction intra ovocytaires, ou à des fausses couches non détectées, conséquences de mutations létales. Il est toutefois nécessaire de respecter un délai d'au moins six mois après exposition à la chimiothérapie ce qui correspond à la durée d'un cycle de folliculogénèse.
- En cas d'exposition per conceptionnelle, il existe une augmentation du taux d'avortements et de malformations fœtales.
- En cas de chimiothérapie au premier trimestre de la grossesse, le risque de malformations majeures est estimé entre 10 et 20 %. Une chimiothérapie pratiquée au premier trimestre de la grossesse incitera à proposer une interruption thérapeutique de grossesse.
- En cas d'exposition au 2ᵉ et 3ᵉ trimestre de la grossesse, il existe un risque accru de retard de croissance *in utero*, de prématurité et de mort fœtale *in utero*. Des données concernant d'éventuelles anomalies neurologiques à révélation tardive semblent avoir été écartées, mais il est primordial de pouvoir suivre ces enfants sur le long terme grâce à la mise en place de registres nationaux.

AMÉNORRHÉE CHIMIO INDUITE ET MÉNOPAUSE PRÉCOCE

La chimiothérapie entraîne deux phénomènes différents.

Le premier est un phénomène aigu, l'aménorrhée chimio induite, qui est une insuffisance ovarienne aiguë, traduisant une perte de la fonction ovarienne survenant pendant ou peu après la chimiothérapie. La majorité des femmes observe un arrêt des menstruations transitoire ou définitif pendant la chimiothérapie. Des concentrations élevées de FSH ont été mesurées chez des patientes traitées avec des agents alkylants pour des tumeurs cérébrales, des leucémies aiguës ou des maladies de Hodgkin. Le niveau de FSH se normalisait après traitement dans la grande majorité des cas [22, 23].

Le deuxième phénomène est une altération de la réserve ovarienne et une perte du capital folliculaire, qui se traduisent à distance par une ménopause précoce, qui est une perte de fonction ovarienne survenant des années après le traitement, et suivant un intervalle de fonctionnement normal. Plusieurs cohortes étudiant des enfants survivants de cancers ont été suivies. Sur 100 patientes atteintes d'un cancer dans l'enfance, et dont l'âge moyen à l'entrée dans l'étude était de 25 ans, 17 patientes étaient ménopausées, 70 avaient des cycles réguliers, et 13 étaient sous contraception orale [24]. Parmi les patientes ayant des cycles réguliers et des taux de FSH normaux, la réserve ovarienne (objectivée par l'AMH, l'inhibine et le volume ovarien) était significativement diminuée par rapport aux patientes contrôles [25]. Ces résultats ont été retrouvés par d'autres auteurs [26]. Ces patientes ayant une réserve ovarienne diminuée encourent donc un risque de ménopause prématurée accru, dont elles doivent être prévenues, afin d'achever leur projet parental aussi tôt que possible. Dans l'étude de Partridge, chez les patientes atteintes d'un cancer du sein et non ménopausées après 6 ou 7 cycles de CMF, l'âge médian de la ménopause était de 41 ans chez les patientes de moins de 40 ans, et de 47,5 ans chez les patientes âgées de plus de 40 ans. Ceci peut être expliqué par une réserve ovarienne augmentée ou une moindre sensibilité des ovaires à la chimiothérapie chez les patientes de plus de 40 ans non ménopausées après traitement [27]. L'aménorrhée temporaire serait également un marqueur prédictif de ménopause précoce.

QUAND ÉVALUER L'AMÉNORRHÉE ?

On retrouve une grande disparité de définitions de l'aménorrhée chimio induite dans la littérature. En fonction des auteurs, les durées varient de 6 semaines à 2 ans après la chimiothérapie. L'imprécision de cette définition entraîne donc une grande variabilité des études et une difficulté à comparer les différents résultats. Pour le collège des gynécologues obstétriciens américains, l'aménorrhée chimio induite est définie par une absence de règles 6 mois après la chimiothérapie.

Le délai d'installation de l'aménorrhée dépend de l'âge, et est d'autant plus rapide que la femme est âgée. Dans un certain nombre de cas, cette aménorrhée est transitoire et réversible. Plus les patientes sont jeunes, plus elles sont susceptibles de récupérer des cycles [28]. Selon Bines, parmi les femmes développant une aménorrhée après la chimiothérapie, moins de 11 % des femmes âgées de plus de 40 ans retrouvent un cycle menstruel lors du suivi, contre 22-56 % des femmes de moins de 40 ans [29]. La principale source d'hormones stéroïdiennes est produite par les follicules en croissance, altérés pendant le traitement. Il faut donc attendre 3 à 6 mois (un cycle de folliculogénèse) pour le recrutement et la croissance d'un nouveau pool de follicules primordiaux. La reprise d'un cycle pourrait survenir entre 4 et 29 mois après la chimiothérapie.

COMMENT L'ÉVALUER ?

L'aménorrhée est un mauvais marqueur de la fonction ovarienne [30]. En effet, si on utilisait le critère d'absence de règles pour définir l'arrêt de la fonction ovarienne, 16 % des patientes seraient étiquetées « ménopausées » de manière erronée après la chimiothérapie [31]. Ainsi, certaines femmes peuvent avoir une activité ovarienne et une sécrétion d'œstradiol sans règles. À l'inverse, une poursuite des cycles après chimiothérapie n'implique pas que les ovaires aient échappé à la toxicité du traitement, et ces patientes sont à haut risque de ménopause précoce quelques années après [32].

En cas de ménopause, les dosages biologiques montrent des taux de FSH et LH élevés, et d'estradiol bas. Cependant, en périménopause, ces taux sont très variables d'un moment à l'autre du cycle, et sont peu reproductibles. Ces dosages sont donc difficilement interprétables en cours de chimiothérapie ou au décours immédiat, et ne sont pas prédictifs du caractère définitif de l'aménorrhée.

INFLUENCE DES TRAITEMENTS UTILISÉS DANS LE CANCER DU SEIN SUR LA FERTILITÉ

CHIMIOTHÉRAPIE ET AMÉNORRHÉE CHIMIO INDUITE

L'âge de la patiente constitue le facteur de risque le mieux évalué et le plus prédictif de survenue d'une aménorrhée chimio induite. La barrière est en générale fixée dans la littérature à 40 ans. Dans la totalité des études, plus la femme est âgée, plus le risque d'aménorrhée chimio induite est élevé. Une étude évaluant le statut ménopausique de femmes traitées par une chimiothérapie à base d'anthracyclines montrait une augmentation régulière du risque d'aménorrhée avec l'âge. (Avant 30 ans : pas d'aménorrhée ; de 30-39 ans : 33 % ; 40-49 ans : 96 % ; 50 ans : 100 %) [33].

Le deuxième facteur prédictif est la chimiothérapie utilisée. La fréquence de l'aménorrhée varie en fonction du type de drogue utilisée. Cependant, en raison de l'utilisation quasi systématique de polychimiothérapies, il est difficile d'évaluer l'imputabilité de chaque drogue.

Certaines drogues ont été bien étudiées. C'est le cas du cyclophosphamide, et d'autres alkylants, dont la toxicité est certaine, et dose dépendante. La toxicité des antimétabolites (5FU et méthotrexate) est improbable. Les anthracyclines semblent toxiques pour les ovaires, cependant moins que les alkylants. Les données sur la vinorelbine sont encore peu nombreuses. Concernant les taxanes, un récent essai prospectif randomisé a comparé chez 1 491 patients N+ le protocole TAC (Taxotère-adriamycine-endoxon) au protocole FAC (5-FU-adriamycine-endoxon). Les taux d'aménorrhée étaient significativement plus élevés dans le groupe ayant reçu des taxanes, par rapport au groupe ayant reçu des anthracyclines : 61,7 % *versus* 52,4 % (p = 0,007) [34] (tableau II).

La toxicité varie également en fonction des doses utilisées. Ce paramètre a surtout été étudié pour le cyclophosphamide. En fonction de la dose cumulée, on observe une majoration de la toxicité. Les doses nécessaires à l'induction d'une aménorrhée diminuent avec l'âge ; à 40 ans, 5 200 mg de cyclophosphamide, à 30 ans, 9 300 mg et à 20 ans, 20 400 mg [41].

Tableau II :
Risque d'aménorrhée chimio-induite en fonction du protocole de chimiothérapie et de l'âge des patientes.

Protocole	< 40 ans	> 40 ans	Série
6 CMF	61 %	95 %	Goldhirsh [35]
4 AC	13-30 %	57-63 %	Partridge [36]
6-8 FEC/FAC	10-25 %	80-90 %	Partridge [37]
AC puis taxanes	15 %		Fornier [38]
4 AC puis 4T	29-42 %	66-75 %	Swain [39]
TAC	61,7 %		Martin [40]
C : Cyclophosphamide ; A : adriamycine, M : Méthotrexate, F : 5FU, E : epirubicine, P : paclitaxel, T : docetaxel.			

Les autres facteurs prédictifs d'aménorrhée chimio induite ont été peu étudiés. On ne sait pas si les facteurs classiques de ménopause précoce (histoire familiale, tabagisme) sont prédictifs d'une augmentation du risque d'insuffisance ovarienne prématurée chimio induite. Certaines mutations d'un gène du cytochrome p450, impliqué dans le métabolisme du cyclophosphamide, ont été associées à une fréquence accrue de ménopause précoce chez des femmes atteintes de néphrite lupique [42].

Le moment du cycle menstruel lors de l'initiation de la chimiothérapie a été étudié de manière rétrospective chez 111 patientes non ménopausées. L'incidence de l'aménorrhée chimio induite était significativement plus élevée dans le groupe de femmes ayant débuté leur chimiothérapie durant la phase folliculaire (J7 à J14) [43].

Des études ont évalué l'administration d'agonistes de la GnRH pendant la chimiothérapie, dans un but de protection ovarienne, avec des résultats contradictoires en fonction des auteurs.

Blumenfeld a comparé 18 patientes atteintes de lymphome hodgkinien et non hodgkinien recevant un agoniste de la GnRH pendant la chimiothérapie, à 18 patients contrôles historiques. Les auteurs retrouvaient significativement plus de retours de cycle menstruel et d'ovulations spontanées dans le groupe recevant la GnRH par rapport au groupe contrôle (93,7 % *vs* 37 %), mais avec des différences de durée de suivi majeures (1,7 ± 1,0 an dans le groupe GnRH contre 7,0 ± 4,9 ans dans le groupe contrôle) [44]. D'autres auteurs ne retrouvent pas d'efficacité de l'adjonction d'agonistes du GnRH [45]. Plus récemment, une équipe italienne a suivi une série de 100 femmes non ménopausées, atteintes d'un cancer du sein stade II et III, et âgées en moyenne de 43 ans. Des injections d'analogues de la GnRH étaient administrées pendant la chimiothérapie (CMF, anthracycline, HD CT, taxanes). Après un suivi médian de 75 mois, 100 % des femmes de moins de 40 ans étaient réglées, et 56 % dans le groupe des femmes de plus de 40 ans [46].

La mise au repos des ovaires pendant la chimiothérapie permettrait donc selon certains auteurs de récupérer une fonction ovarienne ultérieurement. Cependant, les études sont peu nombreuses, discordantes, souvent non contrôlées, et manquent de recul pour évaluer l'impact de cette protection ovarienne sur la survie, et sur son efficacité sur la fertilité. L'essai prospectif randomisé actuellement mené par le SWOG (*Southwest oncology group*) chez des patientes RH négatifs, permettra d'évaluer l'incidence de l'aménorrhée chimio induite en fonction de l'administration ou non d'un agoniste de la GnRH pendant la chimiothérapie.

L'impact de l'aménorrhée chimio-induite sur le pronostic est incertain. Certaines études ont montré qu'elle était associée à une augmentation de la survie [47, 48], et d'autres non [49, 50]. Dans un essai récemment publié, 2 144 patientes atteintes de cancers du sein non ménopausées traitées par Tamoxifène avec ou sans chimiothérapie ont été randomisées entre suppression ovarienne ou pas de supression. Il n'a pas été retrouvé de bénéfice à la suppression ovarienne en survie sans récidive ni en survie globale [51]. Deux essais de phase III sont en cours, comparant la survie chez les femmes préménopausées RH+. L'essai SOFT randomise des femmes recevant en adjuvant Tamoxifène seul, Tamoxifène et suppression ovarienne, ou exemestane et suppression ovarienne. L'essai TEXT randomise les patientes, qui reçoivent ou non de la chimiothérapie, puis, en association avec une suppression ovarienne, soit du tamoxifène, soit de l'exemestane pendant 5 ans.

RADIOTHÉRAPIE

Dans le cadre du cancer du sein, la radiothérapie ne pose pas de problèmes d'infertilité ni d'aménorrhée radio induite, étant donnée la distance entre les ovaires, la sphère gynécologique et le site d'irradiation mammaire.

HORMONOTHÉRAPIE

Le Tamoxifène est aujourd'hui prescrit pendant 5 ans aux femmes non ménopausées ayant des récepteurs hormonaux positifs. Son effet tératogène contre indique une grossesse pendant la durée de son utilisation. Cependant, si la femme désire une grossesse, un arrêt du tamoxifène peut être préconisé. Un délai d'attente de 12 semaines est requis avant de débuter une grossesse en raison de sa demi vie. Celui-ci pourra être repris après la naissance. Il n'existe pas ou peu de données sur cette attitude, mais Delozier a montré un bénéfice du Tamoxifène même en cas d'utilisation différée [52].

Certains auteurs retrouvent une augmentation de l'incidence de l'aménorrhée chimio-induite sous tamoxifène, mais qui n'est pas retrouvée par tous les auteurs, et qui est mal expliquée (augmentation de la concentration d'estradiol plasmatique interrompant le rétrocontrôle hypothalamo-hypophysaire ?). Une analyse prospective du NSABP-30 rapportait une augmentation significative de l'aménorrhée chimio-induite chez les patientes utilisatrices de Tamoxifène après chimiothérapie (33 % *versus* 17 % à 6 mois) [53].

Les inhibiteurs de l'aromatase ne sont actuellement prescrits que chez les femmes ménopausées ; il n'existe donc pas de données sur leur impact sur la fertilité. Des essais sont en cours chez les femmes non ménopausées, en association avec des agonistes du GnRH.

THÉRAPIES CIBLÉES : HERCEPTIN® (TRASTUZUMAB), TYKERB® (LAPATINIB), AVASTIN® (BEVACIZUMAB)

Il n'existe actuellement pas de données sur la relation entre Herceptin et fertilité. En l'absence de données, ce médicament est contre-indiqué pendant la grossesse. Cependant, plusieurs grossesses ont été rapportées sous Herceptin. Un fœtus a développé un anamnios, résolutif progressivement après l'arrêt de la drogue [54]. Le deuxième fœtus a été traité pendant les 24 premières semaines de la grossesse par Herceptin ; l'examen clinique du nouveau né à deux mois n'a pas revélé d'anomalie [55].

Il n'existe pas encore de données sur l'impact du lapatinib et du bevacizumab de ces molécules sur la fertilité, ni sur leur utilisation pendant la grossesse.

MARQUEURS DE LA FERTILITÉ APRES CANCER DU SEIN

Une des grandes faiblesses des études publiées sur la fertilité après cancer du sein est l'utilisation de l'aménorrhée comme marqueur d'infertilité. La clinique, les taux de FSH et d'estradiol, pourtant souvent utilisés, sont des mauvais marqueurs de la fertilité, ne sont pas prédictifs de la survenue d'une aménorrhée ni de sa réversibilité, et ne peuvent pas apprécier la réserve ovarienne. Les examens actuellement utilisables pour l'évaluer sont :

- Le **dosage de l'inhibine B et l'AMH** [56].
- Le **compte des follicules antraux à J3** par l'échographie est utilisé (la fraction de follicules initiant leur croissance est proportionnelle à la réserve ovarienne). Une étude récente semble confirmer sa validité en cas de chimiothérapie [57].

La chimiothérapie agit sur la réserve ovarienne en altérant le capital folliculaire. Or, aucune technique d'induction d'ovulation ni de procréation médicalement assistée ne permet de restaurer une réserve ovarienne diminuée. Au terme de la chimiothérapie, soit la patiente sera spontanément fertile, soit elle pourra recourir au don d'ovocytes. En raison de l'impossibilité de restaurer une réserve ovarienne après chimiothérapie, il est donc nécessaire de préserver cette fertilité avant les traitements.

LES MÉTHODES DE PRÉSERVATION DE LA FERTILITÉ

CRYOPRÉSERVATION D'EMBRYONS

Elle n'est envisageable que pour des femmes ayant un partenaire ou un donneur. Le principe est le même que celui d'une fécondation *in vitro*, débutant par une stimulation hormonale, suivie d'une ponction ovocytaire échoguidée, puis une insémination avec du sperme frais ou décongelé, et une congélation de l'embryon obtenu. Après traitement stérilisant et passé le délai sans récidive requis par la maladie, les embryons sont décongelés et réimplantés dans la cavité utérine de la patiente. Le processus de stimulation multifolliculaire entraîne des pics d'estradiol pouvant atteindre entre 2 000 et 3 000 pg/mL, potentiellement délétères chez des patientes atteintes d'un cancer du sein, par leur rôle sur la croissance et la diffusion métastatique des cellules tumorales estrogéno-sensibles. Des protocoles de stimulation adaptés ont donc été proposés pour ces patientes.

Le Tamoxifène est un antagoniste des estrogènes au niveau du sein, mais agit comme un inducteur de l'ovulation au niveau hypothalamo-hypophysaire. Douze patientes ont été stimulées avec du Tamoxifène seul, et comparées à des patientes ayant subi une FIV en cycle naturel. Le nombre d'embryons obtenus était plus élevé avec la stimulation par Tamoxifène que dans le groupe FIV en cycle naturel (1,6 embryons par cycle *versus* 0,6 p=0,02) [58]. Afin d'augmenter le taux d'embryons obtenus, des auteurs ont comparé plusieurs protocoles de stimulation chez 29 patientes. Le premier groupe était stimulé par Tamoxifène seul, le deuxième groupe par Tamoxifène et FSH (n=7), et le troisième par létrozole et FSH (n=11). Le nombre d'embryons obtenus était plus élevé dans le groupe létrozole-FSH (5,3 +/– 0,8 embryons par cycle) et le groupe Tam FSH (3,8 +/– 0,8) que dans le groupe Tamoxifène seul ((1,3 +/– 0,2), p < 0,001). Les pics d'estradiol étaient moins élevés dans le groupe létrozole-FSH (380 pg/mL) que dans le groupe tamoxifène-FSH (1 182 pg/ml). Par rapport aux 31 patientes contrôles n'ayant pas désiré effectuer de FIV avant traitement, les taux de récidives n'étaient pas différents (3 patientes sur 29, *versus* 3 sur 31), avec un suivi moyen de 554 jours [59].

La limite essentielle de cette procédure est la stimulation par des taux d'estradiol élevés chez une patiente atteinte d'un cancer hormono dépendant. L'utilisation d'inhibiteurs de l'aromatase semble préférable au tamoxifène, en raison de pics d'estradiolémie moindres. Un autre problème est le retard à la mise en route du traitement complémentaire par chimiothérapie (dans l'étude d'Oktay, le délai médian était de 38,6 jours +/– 14 jours). Enfin, la question majeure est celle du recul et du manque de données à long terme concernant le risque de rechute, ainsi que le devenir des enfants issus de ces grossesses. Certains auteurs suggèrent une augmentation du taux d'anomalies locomotrices et cardiaques, mais possiblement biaisé par un âge moyen des patientes élevé, et un taux de grossesses multiples plus important que dans la population générale [60].

CRYOPRÉSERVATION OVOCYTAIRE

Cette technique est utilisable en l'absence de partenaire, ou en cas d'objections morales à la conservation embryons. Le principe est le même que la cryoconservation embryonnaire, à la limite près que l'ovocyte est congelé avant d'être fécondé. Cependant, en raison de la fragilité de l'ovocyte mature, bloqué au stade de métaphase II de méiose, de son contenu riche en eau qui entraîne la formation de cristaux et la rupture de la membrane ovocytaire, et du faible rapport surface sur volume empêchant la bonne pénétration des cryoconservateurs, la décongélation ovocytaire est extrêmement délétère, et le taux de grossesse après décongélation bien moindre qu'avec des embryons congelés, évalué environ à 2 % [61]. Comportant les risques de la stimulation ovarienne et offrant un taux de grossesses infime, cette technique devra être déconseillée.

CRYOPRÉSERVATION DE TISSU OVARIEN

Le principe consiste à prélever du tissu ovarien avant traitement, et à le réimplanter à distance des traitements stérilisants. L'indication est posée de façon collégiale, le protocole de congélation, de conservation et les incertitudes d'utilisation de ce tissu sont clairement expliquées à la patiente, qui signe un consentement éclairé. Le prélèvement de tissu ovarien (en général, un ovaire entier) est effectué par cœlioscopie ou laparotomie, souvent dans le même temps opératoire que le geste chirurgical pour la tumeur initiale. Le tissu ovarien est acheminé rapidement au laboratoire, la médullaire est retirée, le cortex est isolé et fragmenté, puis congelé. En France, depuis 95, 430 prélèvements d'ovaires ont été effectués par le GRECOT, dont 14 sur des patientes atteintes d'un cancer du sein.

- En 2004, l'équipe d'Oktay a décrit pour la première fois l'obtention d'embryons humains après greffe hétérotopique de fragments ovariens. Une patiente de 30 ans atteinte d'un cancer du sein stade IIB a subi une cryoconservation ovarienne au moment du diagnostic de son cancer. Après réalisation d'une chimiothérapie contenant du cyclophosphamide suivie d'une autogreffe de cellules souches, la patiente était ménopausée. Six ans après, les fragments de tissu ovarien ont été réimplantés de manière hétérotopique, sous la paroi abdominale. La fonction ovarienne rapidement restaurée a permis la réalisation de 8 cycles de FIV, avec obtention finale d'un embryon anormal et d'un embryon normal réimplanté, non suivi de grossesse [62].

- La première grossesse vivante a été obtenue en 2005. La patiente, âgée de 25 ans et atteinte d'une maladie de Hodgkin stade IV, a également bénéficié d'une cryopréservation ovarienne, avant un traitement associant de la chimiothérapie (MOPP-ABV), puis de la radiothérapie. Peu après la chimiothérapie, devant une aménorrhée confirmée par 2 dosages hormonaux à 3 mois d'intervalle, la patiente a été considérée comme ménopausée. Un épisode d'ovulation a été objectivé après l'arrêt de son traitement hormonal substitutif de ménopause, confirmé par une progestéronémie supérieure à 10 pg/mL, et la visualisation d'un corps jaune en échographie (ovaire gauche). Le tissu ovarien congelé a été réimplanté en position orthotopique, à droite de l'ovaire. Cinq mois après la greffe, une récupération de la fonction ovarienne était observée (cycles menstruels réguliers, corps jaune échographique), suivie à 11 mois par la survenue d'une grossesse spontanée, puis d'un enfant vivant. Des critiques majeures ont été émises sur cette étude, en raison de l'ovulation spontanée après traitement, ne permettant pas d'affirmer que la grossesse obtenue provenait d'un ovocyte issu du tissu ovarien congelé [63].

- La deuxième grossesse a été décrite en 2005, chez une patiente de 28 ans, atteinte d'un lymphome non hodgkinien, traitée par une 1re ligne de chimiothérapie avec des cycles réguliers au décours. Une rechute survenue 6 mois après a été traitée par une 2e ligne de chimiothérapie, suivie d'une cryoconservation ovarienne, puis une chimiothérapie à hautes doses avec autogreffes de cellules souches. À l'issue de ce traitement, et après confirmation biologique, la patiente était ménopausée, avec un statut hormonal ménopausique confirmé à deux ans. Une transplantation orthotopique par greffe de bandelettes de tissu ovarien congelé sous le cortex ovarien gauche et injection de fragments de tissu ovarien sous le cortex ovarien droit a été réalisée. À 6 mois, on observait une diminution de la FSH, et une augmentation de l'AMH, suivie à 8 mois de la reprise d'un cycle spontané. Le 9e mois, un ovocyte a été recueilli au cours d'un cycle naturel modifié, puis fécondé *in vitro*, résultant en une grossesse 12 jours après, avec naissance d'un enfant bien portant [64].

CROISSANCE FOLLICULAIRE IN VITRO

Actuellement, cette technique n'est pas utilisée en pratique clinique et les travaux sont peu nombreux. Trois systèmes de culture sont à l'étude : la culture *in situ* au sein de fragments de cortex ovarien ; la culture de follicules entiers isolés, et la culture de complexe cumulo-ovocytaires. Les progrès des recherches devraient permettre d'obtenir des follicules matures à partir des petits ovocytes contenus dans les follicules primordiaux du cortex ovarien.

LE ROLE DE L'ONCOLOGUE

La société américaine de cancérologie a rédigé récemment des recommandations concernant le rôle de l'encologue dans la prise en charge de l'infertilité chez les patients cancéreux [65].

INFORMER DU RISQUE D'INFERTILITÉ POTENTIELLE APRÈS TRAITEMENT

L'infertilité et la ménopause chimio induites constituent les seules toxicités non réversibles de la chimiothérapie. Elles sont responsables d'une réelle altération de la qualité de vie, et de la sexualité et augmentent l'anxiété des patientes. Les symptômes de la ménopause (bouffées vasomotrices, asthénie, troubles dysthymiques, arthralgies, troubles génito-urinaires, diminution de la libido) contribuent à une diminution du bien-être physique ; tandis que la perte de la fonction reproductive et du choix d'avoir un enfant entraîne une détresse psychologique particulièrement chez les patientes n'ayant pas eu d'enfant [66]. Une étude a montré que certaines patientes sont prêtes à choisir des traitements moins gonadotoxiques au prix d'une baisse d'efficacité anticancéreuse [67]. Une étude américaine prospective menée sur 166 patientes non ménopausées âgées de moins de 50 ans montrait que 68 % des patientes se souvenaient avoir eu une discussion avec un médecin concernant la ménopause précoce, et 34 % concernant la fertilité [68]. Sur une autre cohorte de 1 702 survivantes, seule la moitié des patientes estimait avoir été correctement informée et conseillée en matière de fertilité [69]. La consultation avec un spécialiste de la fertilité ou la ménopause était le mode d'information préféré, soulignant la nécessité d'une prise en charge multidisciplinaire [70]. Ces chiffres montrent un réel déficit d'information des patientes, en décalage avec une demande importante de ces dernières. Les patientes mieux informées éprouvent un bien-être émotionnel, physique et social supérieur, et sont plus compliantes aux traitement, plus satisfaites des soins, et rapportent une amélioration de leur qualité de vie [71].

La fertilité est un sujet très peu abordé lors des consultations de cancérologie, où les oncologues se concentrent sur la maladie, son pronostic, les traitements, et les toxicités menaçantes, vitales, cardiaques, hématologiques etc… Au titre de toxicité non vitale, et invalidante à moyen et long terme, l'infertilité est souvent absente des discussions. Par ailleurs, les oncologues omettent souvent ce sujet par manque de temps et de connaissances en matière de fertilité.

RÉPONDRE AUX QUESTIONS DE BASES CONCERNANT LA FERTILITÉ

L'oncologue doit pouvoir répondre aux questions basiques en matière de préservation de la fertilité, sur l'impact des techniques de préservation sur l'efficacité du traitement anti cancéreux, sur les risques en cas de grossesse ultérieure, et sur le devenir des enfants issus de ces grossesses (anomalies génétiques, cancers…).

RÉFÉRER LES PATIENTES À DES SPÉCIALISTES DE LA REPRODUCTION

Une information sur la fertilité doit être délivrée et la patiente peut être adressée à des spécialistes en médecine de la reproduction ou de la ménopause en fonction de ses demandes. Il faut souligner que le moment de l'annonce du cancer du sein et d'un traitement par chimiothérapie est peu propice à l'annonce d'une éventuelle infertilité et que plusieurs consultations seront nécessaires.

En cas d'impossibilité de préservation, un don d'ovocytes ou don d'embryons pourra être envisagé, ou encore une procédure d'adoption.

CONCLUSION

Le problème de l'infertilité après cancer du sein est un problème majeur, concernant un nombre croissant de patientes.

L'infertilité altère significativement la qualité de vie de ces patientes, et la grossesse après cancer n'est pas associée à une augmentation du risque de rechute chez la mère, ni à un risque particulier pour l'enfant à venir.

La survenue d'une infertilité après traitement est le fait d'une toxicité ovarienne de la chimiothérapie, qui induit une augmentation de l'apoptose folliculaire, et une diminution du capital folliculaire. Cette toxicité se manifeste pendant le traitement par une aménorrhée chimio induite, et à long terme, par une diminution de la réserve ovarienne, qui peut être responsable de la survenue d'une ménopause précoce. Il n'existe à ce jour aucun moyen prouvé scientifiquement de protéger les ovaires contre la chimiothérapie.

Les dommages ovariens varient essentiellement en fonction de l'âge de la patiente et du type de protocole de chimiothérapie utilisé. Il existe aujourd'hui plusieurs techniques de préservation de la fertilité féminine, depuis la congélation d'embryons avant traitement, exposant à des risques potentiels liés à des taux élevés d'estradiol, jusqu'à la cryoconservation de cortex ovarien, qui bien que très récente, semble prometteuse. Enfin, le rôle de l'oncologue est crucial dans l'information de la patiente, désireuse d'une information sur les problèmes d'infertilité et ménopause chimio-induite, problèmes le plus souvent irréversibles, et trop peu souvent abordés en consultation.

Il paraît essentiel de rappeler que la préservation de la fertilité ne doit ni retarder le traitement dans des délais irraisonnables, ni influer sur la décision d'un traitement adjuvant s'il est justifié. Il est donc raisonnable de privilégier les techniques offrant le maximum de sécurité, comme la cryoconservation ovarienne, en attendant les progrès sur la protection ovarienne pendant la chimiothérapie, ou sur la culture de follicules non matures. ■

BIBLIOGRAPHIE

[1] GHAFOOR A, JEMAL A, WARD E *et al.* Trends in breast cancer by race and ethnicity. CA Cancer J Clin 2003; 53: 342-355.

[2] SCHEDIN P. Pregnancy-associated breast cancer and metastasis. Nat Rev Cancer 2006 Apr; 6(4): 281-91.

[3] DOW KH. Having children after breast cancer. Cancer Pract. 1994 Nov-Dec; 2(6):407-13.

[4] SANKILA R, HEINAVAARA S, HAKULINEN T. Survival of breast cancer patients after subsequent term pregnancy: "healthy mother effect".Am J Obstet Gynecol. 1994 Mar; 170(3):818-23.

[5] KROMAN N, MOURIDSEN HT. Prognostic influence of pregnancy before, around, and after diagnosis of breast cancer. Breast. 2003 Dec; 12(6):516-21.

[6] VELENTGAS P, DALING JR, MALONE KE, WEISS NS, WILLIAMS MA, SELF SG, MUELLER BA. Pregnancy after breast carcinoma: outcomes and influence on mortality. Cancer. 1999 Jun 1; 85(11):2424-32.

[7] MUELLER BA, SIMON MS, DEAPEN D, KAMINENI A, MALONE KE, DALING JR. Childbearing and survival after breast carcinoma in young women. Cancer. 2003 Sep 15; 98(6):1131-40.

[8] BLAKELY LJ, BUZDAR AU, LOZADA JA, SHULLAIH SA, HOY E, SMITH TL, HORTOBAGYI GN. Effects of pregnancy after treatment for breast carcinoma on survival and risk of recurrence. Cancer. 2004 Feb 1; 100(3):465-9.

[9] GELBER S, COATES AS, GOLDHIRSCH A, CASTIGLIONE-GERTSCH M, MARINI G, LINDTNER J, EDELMANN DZ, GUDGEON A, HARVEY V, GELBER RD. International Breast Cancer Study Group. Effect of pregnancy on overall survival after the diagnosis of early-stage breast cancer. J Clin Oncol. 2001 Mar 15; 19(6):1671-5.

[10] SAPHNER T, TORMEY DC, GRAY R. Annual hazard rates of recurrence for breast cancer after primary therapy. J Clin Oncol. 1996 Oct; 14(10):2738-46.

[11] CHABBERT-BUFFET N, BOUCHARD P. The normal human menstrual cycle. Rev Endocr Metab Disord. 2002 Sep; 3(3):173-83.

[12] HAZOUT A. [Oocyte quality and ovarian reserve]. J Gynecol Obstet Biol Reprod (Paris). 2006 Sep; 35(5 Pt 2):2S35-2S36.

[13] CRITCHLEY HO, WALLACE WH. Impact of cancer treatment on uterine function. J Natl Cancer Inst Monogr. 2005; (34):64-8.

[14] SKLAR C. Reproductive physiology and treatment-related loss of sex hormone production. Med Pediatr Oncol. 1999 Jul; 33(1):2-8.

[15] SKLAR C. Maintenance of ovarian function and risk of premature menopause related to cancer treatment. J Natl Cancer Inst Monogr. 2005; (34):25-7.

[16] MEIROW D, LEWIS H, NUGENT D, EPSTEIN M. Subclinical depletion of primordial follicular reserve in mice treated with cyclophosphamide: clinical importance and proposed accurate investigative tool. Hum Reprod. 1999 Jul; 14(7):1903-7.

[17] MEIROW D, NUGENT D. The effects of radiotherapy and chemotherapy on female reproduction. Hum Reprod Update. 2001 Nov-Dec; 7(6):535-43.

[18] MEIROW D, DOR J, KAUFMAN B, SHRIM A, RABINOVICI J, SCHIFF E, RAANANI H, LEVRON J, FRIDMAN E. Cortical fibrosis and blood-vessels damage in human ovaries exposed to chemotherapy. Potential mechanisms of ovarian injury. Hum Reprod. 2007 Feb 26.

[19] MEIROW D. Reproduction post-chemotherapy in young cancer patients. Mol Cell Endocrinol. 2000 Nov 27; 169(1-2):123-31.

[20] MEIROW D, NUGENT D. The effects of radiotherapy and chemotherapy on female reproduction follicles, Hum Reprod, Abst Book, 13, 1998.

[21] MEIROW D, SCHIFF E. Appraisal of chemotherapy effects on reproductive outcome according to animal studies and clinical data. J Natl Cancer Inst Monogr. 2005; (34):21-5.

[22] WALLACE WH, SHALET SM, TETLOW LJ, MORRIS-JONES PH. Ovarian function following the treatment of childhood acute lymphoblastic leukaemia. Med Pediatr Oncol. 1993; 21(5):333-9.

[23] PAPADAKIS V, VLACHOPAPADOPOULOU E, VAN SYCKLE K, GANSHAW L, KALMANTI M, TAN C, SKLAR C. Gonadal function in young patients successfully treated for Hodgkin disease. Med Pediatr Oncol. 1999 May; 32(5):366-72.

[24] LARSEN EC, MULLER J, SCHMIEGELOW K, RECHNITZER C, ANDERSEN AN. Reduced ovarian function in long-term survivors of radiation- and chemotherapy-treated childhood cancer.Clin Endocrinol Metab. 2003 Nov; 88(11):5307-14.

[25] LARSEN EC, MULLER J, RECHNITZER C, SCHMIEGELOW K, ANDERSEN AN. Diminished ovarian reserve in female childhood cancer survivors with regular menstrual cycles and basal FSH <10 IU/l.Hum Reprod. 2003 Feb; 18(2):417-22.

[26] BATH LE, WALLACE WH, SHAW MP, FITZPATRICK C, ANDERSON RA. Depletion of ovarian reserve in young women after treatment for cancer in childhood: detection by anti-Mullerian hormone, inhibin B and ovarian ultrasound. Hum Reprod. 2003 Nov; 18(11):2368-74.

[27] PARTRIDGE A, GELBER S, GELBER RD, CASTIGLIONE-GERTSCH M, GOLDHIRSCH A, WINER E. Age of menopause among women who remain premenopausal following treatment for early breast cancer: Long-term results from International Breast Cancer Study Group Trials V and VI. Eur J Cancer. 2007 May 17.

[28] PADMANABHAN N, WANG DY, MOORE JW, RUBENS RD. Ovarian function and adjuvant chemotherapy for early breast cancer. Eur J Cancer Clin Oncol. 1987 Jun; 23(6):745-8.

[29] BINES J, OLESKE DM, COBLEIGH MA. Ovarian function in premenopausal women treated with adjuvant chemotherapy for breast cancer. J Clin Oncol. 1996 May; 14(5):1718-29.

[30] SKLAR C. Maintenance of ovarian function and risk of premature menopause related to cancer treatment. J Natl Cancer Inst Monogr. 2005; (34):25-7.

[31] BADWE RA, WANG DY, GREGORY WM, FENTIMAN IS, CHAUDARY MA, SMITH P, RICHARDS MA, RUBENS RD. Serum progesterone at the time of surgery and survival in women with premenopausal operable breast cancer. Eur J Cancer. 1994; 30A(4):445-8.

[32] ROSE DP, DAVIS TE. Ovarian function in patients receiving adjuvant chemotherapy for breast cancer. Lancet 1997; 1:1174-1176.

[33] HORTOBAGYI GN, BUZDAR AU, MARCUS CE, SMITH TL. Immediate and long-term toxicity of adjuvant chemotherapy regimens containing doxorubicin in trials at M.D. Anderson Hospital and Tumor Institute. NCI Monogr. 1986; (1):105-9.

[34] MARTIN M, PIENKOWSKI T, MACKEY J, PAWLICKI M, GUASTALLA JP, WEAVER C, TOMIAK E, AL-TWEIGERI T, CHAP L, JUHOS E, GUEVIN R, HOWELL A, FORNANDER T, HAINSWORTH J, COLEMAN R, VINHOLES J, MODIANO M, PINTER T, TANG SC, COLWELL B, PRADY C, PROVENCHER L, WALDE D, RODRIGUEZ-LESCURE A, HUGH J, LORET C, RUPIN M, BLITZ S, JACOBS P, MURAWSKY M,

RIVA A, VOGEL C. Breast Cancer International Research Group 001 Investigators. Adjuvant docetaxel for node-positive breast cancer. N Engl J Med. 2005 Jun 2; 352(22):2302-13.

[35] GOLDHIRSCH A, GELBER RD, CASTIGLIONE M. The magnitude of endocrine effects of adjuvant chemotherapy for premenopausal breast cancer patients. The International Breast Cancer Study Group.Ann Oncol. 1990; 1(3):183-8.

[36] PARTRIDGE AH, BURSTEIN HJ, WINER EP. Side effects of chemotherapy and combined chemohormonal therapy in women with early-stage breast cancer.J Natl Cancer Inst Monogr. 2001; (30):135-42.

[37] PARTRIDGE AH, BURSTEIN HJ, WINER EP. Side effects of chemotherapy and combined chemohormonal therapy in women with early-stage breast cancer.J Natl Cancer Inst Monogr. 2001; (30):135-42.

[38] FORNIER MN, MODI S, PANAGEAS KS, NORTON L, HUDIS C. Incidence of chemotherapy-induced, long-term amenorrhea in patients with breast carcinoma age 40 years and younger after adjuvant anthracycline and taxane. Cancer. 2005 Oct 15; 104(8):1575-9.

[39] GRADISHAR WJ, WEDAM SB, JAHANZEB M, ERBAN J, LIMENTANI SA, TSAI KT, OLSEN SR, SWAIN SM. Neoadjuvant docetaxel followed by adjuvant doxorubicin and cyclophosphamide in patients with stage III breast cancer. Ann Oncol. 2005 Aug; 16(8):1297-304.

[40] MARTIN M, PIENKOWSKI T, MACKEY J, PAWLICKI M, GUASTALLA JP, WEAVER C, TOMIAK E, AL-TWEIGERI T, CHAP L, JUHOS E, GUEVIN R, HOWELL A, FORNANDER T, HAINSWORTH J, COLEMAN R, VINHOLES J, MODIANO M, PINTER T, TANG SC, COLWELL B, PRADY C, PROVENCHER L, WALDE D, RODRIGUEZ-LESCURE A, HUGH J, LORET C, RUPIN M, BLITZ S, JACOBS P, MURAWSKY M, RIVA A, VOGEL C. Breast Cancer International Research Group 001 Investigators. Adjuvant docetaxel for node-positive breast cancer. N Engl J Med. 2005 Jun 2; 352(22):2302-13.

[41] KOYAMA H, WADA T, NISHIZAWA Y, IWANAGA T, AOKI Y. Cyclophosphamide-induced ovarian failure and its therapeutic significance in patients with breast cancer. Cancer. 1977 Apr; 39(4):1403-9.

[42] TAKADA K, AREFAYENE M, DESTA Z, YARBORO CH, BOUMPAS DT, BALOW JE, FLOCKHART DA, ILLEI GG. Cytochrome P450 pharmacogenetics as a predictor of toxicity and clinical response to pulse cyclophosphamide in lupus nephritis. Arthritis Rheum. 2004 Jul; 50(7):2202-10.

[43] DI COSIMO S, ALIMONTI A, FERRETTI G, SPERDUTI I, CARLINI P, PAPALDO P, FABI A, GELIBTER A, CICCARESE M, GIANNARELLI D, MANDALA M, MILELLA M, RUGGERI EM, COGNETTI F. Incidence of chemotherapy-induced amenorrhea depending on the timing of treatment by menstrual cycle phase in women with early breast cancer. Ann Oncol. 2004 Jul; 15(7):1065-71.

[44] BLUMENFELD Z, AVIVI I, LINN S *et al.* Prevention of irreversible chemotherapy-induced ovarian damage in young women with lymphoma by a gonadotrophin-releasing hormone agonist in parallel to chemotherapy. Hum Reprod 1996; 11:1620-1626.

[45] WAXMAN JH, AHMED R, SMITH D *et al.* Failure to preserve fertility in patients with Hodgkin's disease. Cancer Chemother Pharmacol 1987; 19:159-162.

[46] RECCHIA F, SAGGIO G, AMICONI G, DI BLASIO A, CESTA A, CANDELORO G, REA S. Gonadotropin-releasing hormone analogues added to adjuvant chemotherapy protect ovarian function and improve clinical outcomes in young women with early breast carcinoma. Cancer. 2006 Feb 1; 106(3):514-23.

[47] PAGANI O, O'NEILL A, CASTIGLIONE M, GELBER RD, GOLDHIRSCH A, RUDENSTAM CM, LINDTNER J, COLLINS J, CRIVELLARI D, COATES A, CAVALLI F, THURLIMANN B, SIMONCINI E, FEY M, PRICE K, SENN HJ. Prognostic impact of amenorrhoea after adjuvant chemotherapy in premenopausal breast cancer patients with axillary node involvement: results of the International Breast Cancer Study Group (IBCSG) Trial VI. Eur J Cancer. 1998 Apr; 34(5):632-40.

[48] POIKONEN P, SAARTO T, ELOMAA I, JOENSUU H, BLOMQVIST C. Prognostic effect of amenorrhoea and elevated serum gonadotropin levels induced by adjuvant chemotherapy in premenopausal node-positive breast cancer patients. Eur J Cancer. 2000 Jan; 36(1):43-8.

[49] VANHUYSE M, FOURNIER C, BONNETERRE J. Chemotherapy-induced amenorrhea: influence on disease-free survival and overall survival in receptor-positive premenopausal early breast cancer patients. Ann Oncol. 2005 Aug; 16(8):1283-8.

[50] KIL WJ, AHN SD, SHIN SS, LEE SW, CHOI EK, KIM JH, SON BH, AHN SH, KIM WK, KIM SB. Treatment-induced menstrual changes in very young (< 35 years old) breast cancer patients. Breast Cancer Res Treat. 2006 Apr; 96(3):245-50. Epub 2006 Mar 23.

[51] ADJUVANT BREAST CANCER TRIALS COLLABORATIVE GROUP. Ovarian ablation or suppression in premenopausal early breast cancer: results from the international adjuvant breast cancer ovarian ablation or suppression randomized trial.J Natl Cancer Inst. 2007 Apr 4; 99(7):516-25.

[52] DELOZIER T, SWITSERS O, GENOT JY, OLLIVIER JM, HERY M, NAMER M, FRESNEY M,KERBRAT P, VEYRET C, DE LAFONTAN B, JANVIER M, MACE-LESECH J. Delayed adjuvant tamoxifen: ten-year results of a collaborative randomized controlled trial in early breast cancer (TAM-02 trial) Ann Oncol. 2000 May; 11(5):515-9.

[53] SWAIN SM, LAND SR, SUNDRY *et al.* amenorrhea in premenopausal women on the doxorubicin and cyclophosphamide –> docetaxel arm of NSABP B-30.preliminary results, JCO 23: 13s 2005 (suppl; abstr 537).

[54] WATSON WJ. Herceptin (Trastuzumab) therapy during pregnancy: association with reversible anhydramnios.Obstet Gynecol. 2005 Mar; 105(3):642-3.

[55] SHRIM A, GARCIA-BOURNISSEN F, MAXWELL C, FARINE D, KOREN G. Favorable pregnancy outcome following Trastuzumab (Herceptin((R))) use duringpregnancy-Case report and updated literature review. Reprod Toxicol. 2007 Feb 25.

[56] ANDERSON RA, THEMMEN AP, AL-QAHTANI A, GROOME NP, CAMERON DA. The effects of chemotherapy and long-term gonadotrophin suppression on the ovarian reserve in premenopausal women with breast cancer. Hum Reprod. 2006 Oct; 21(10):2583-92.

[57] OKTAY K, OKTEM O, REH A, VAHDAT L. Measuring the impact of chemotherapy on fertility in women with breast cancer. J Clin Oncol. 2006 Aug 20; 24(24):4044-6.

[58] OKTAY K, BUYUK E, DAVIS O, YERMAKOVA I, VEECK L, ROSENWAKS Z. Fertility preservation in breast cancer patients: IVF and embryo cryopreservation after ovarian stimulation with tamoxifen. Hum Reprod. 2003 Jan; 18(1):90-5.

[59] OKTAY K, BUYUK E, LIBERTELLA N, AKAR M, ROSENWAKS Z. Fertility preservation in breast cancer patients: a prospective controlled comparison of ovarian stimulation with tamoxifen and letrozole for embryo cryopreservation. J Clin Oncol. 2005 Jul 1; 23(19):4347-53.

[60] OKTAY K, HOURVITZ A, SAHIN G, OKTEM O, SAFRO B, CIL A, BANG H. Letrozole reduces estrogen and gonadotropin exposure in women with breast cancer undergoing ovarian stimulation before chemotherapy.J Clin Endocrinol Metab. 2006 Oct; 91(10):3885-90.

[61] OKTAY K, CIL A, VEECK L *et al.* Efficiency of IVF between frozen-thawed and fresh oocytes: a meta-analysis. Fertil Steril 2006.

[62] OKTAY K, BUYUK E, VEECK L, ZANINOVIC N, XU K, TAKEUCHI T, OPSAHL M, ROSENWAKS Z. Embryo development after heterotopic transplantation of cryopreserved ovarian tissue. Lancet. 2004 Mar 13; 363(9412):837-40.

[63] DONNEZ J, DOLMANS MM, DEMYLLE D, JADOUL P, PIRARD C, SQUIFFLET J, MARTINEZ-MADRID B, VAN LANGENDONCKT A. Livebirth after orthotopic transplantation of cryopreserved ovarian tissue.Lancet. 2004 Oct 16-22; 364(9443):1405-10. Erratum in: Lancet. 2004 Dec 4; 364(9450):2020.

[64] MEIROW D, LEVRON J, ELDAR-GEVA T, HARDAN I, FRIDMAN E, ZALEL Y, SCHIFF E, DOR J. Pregnancy after transplantation of cryopreserved ovarian tissue in a patient with ovarian failure after chemotherapy. N Engl J Med. 2005 Jul 21; 353(3):318-21.

[65] LEE SJ, SCHOVER LR, PARTRIDGE AH, PATRIZIO P, WALLACE WH, HAGERTY K, BECK LN, BRENNAN LV, OKTAY K. American Society of Clinical Oncology. American Society of Clinical Oncology recommendations on fertility preservation in cancer patients. J Clin Oncol. 2006 Jun 20; 24(18):2917-31. Epub 2006 May 1. Erratum in: J Clin Oncol. 2006 Dec 20; 24(36):5790.

[66] KNOBF MT. The influence of endocrine effects of adjuvant therapy on quality of life outcomes in younger breast cancer survivors. Oncologist. 2006 Feb; 11(2):96-110.

[67] PARTRIDGE AH, GELBER S, PEPPERCORN J *et al.* Web-based survey of fertility issues in young women with breast cancer. J Clin Oncol 2004; 22:4174-4183.

[68] DUFFY CM, ALLEN SM, CLARK MA. Discussions regarding reproductive health for young women with breast cancer undergoing chemotherapy. J Clin Oncol. 2005 Feb 1; 23(4):766-73.

[69] PARTRIDGE AH, GELBER S, PEPPERCORN J *et al.* Web-based survey of fertility issues in young women with breast cancer. J Clin Oncol 2004; 22:4174-4183.

[70] THEWES B, MEISER B, TAYLOR A, PHILLIPS KA, PENDLEBURY S, CAPP A, DALLEY D, GOLDSTEIN D, BABER R, FRIEDLANDER ML. Fertility- and menopause-related information needs of younger women with a diagnosis of early breast cancer. J Clin Oncol. 2005 Aug 1; 23(22):5155-65.

[71] KNOBF MT. The influence of endocrine effects of adjuvant therapy on quality of life outcomes in younger breast cancer survivors. Oncologist. 2006 Feb; 11(2):96-110.

CINÉTIQUE CELLULAIRE ET TUMORALE AU COURS DES CANCERS DU SEIN, VALEUR PRONOSTIQUE

Sylvie GIACCHETTI, Mohammed HABDOUS

INTRODUCTION

La connaissance des facteurs pronostiques est fondamentale pour la prise en charge des cancers du sein non métastatiques de façon à identifier les cancers du sein à haut risque de rechute et à adapter le traitement adjuvant. Les facteurs pronostiques prédisent le risque de rechute et/ou de métastases indépendamment du traitement alors que les facteurs prédictifs identifient les patients susceptibles de répondre à tel ou tel traitement [1]. Cependant la distinction entre facteurs pronostiques et prédictifs n'est pas toujours tranchée. Les facteurs pronostiques actuellement validés et retenus à la conférence de San Gallen 2005 [2] sont le statut ganglionnaire, la taille tumorale, le grade histologique, l'âge, les d'emboles tumoraux, les récepteurs hormonaux, la surexpression de c-erbB2. Les facteurs prédictifs sont les récepteurs hormonaux pour la réponse à l'hormonothérapie, la surexpression de c-erbB2 pour le traitement par trastuzumab.

La cinétique des cancers du sein a été largement étudiée du fait de son association avec la croissance tumorale, la progression et le potentiel métastatique [3].

La cinétique de croissance d'une tumeur est un phénomène complexe qui combine :

- la cinétique de croissance de la population cellulaire tumorale, elle-même résultante du taux de division des différents sous-clone cellulaires de la population tumorale et de la viabilité des cellules produites par ces divisions et définie de manière globale par le coefficient de pertes cellulaires ;
- la cinétique de la croissance des autres compartiments cellulaires et non cellulaires d'une tumeur (stroma, angiogenèse, infiltrat inflammatoire) ;
- les communications entre ces différentes catégories cellulaires sous la forme de facteurs de croissance produits par l'une d'entre elles et affectant la cellule productrice (régulation autocrine) et/ou les autres (régulation pracrite) [4] ;
- dans les modèles expérimentaux, la cinétique de croissance d'une tumeur est décrite habituellement par une courbe pseudo-gompertzienne : la croissance, initialement lente en l'absence de néovascularisation, s'accélère quant celle-ci apparaît, pour ralentir ensuite quand en particulier s'installent des zones d'hypoxie à l'intérieur de la tumeur.

L'étude de la prolifération tumorale permet d'approcher l'agressivité des tumeurs. Sa valeur pronostique dans le cancer du sein est reconnue, mais sa place par rapport aux facteurs pronostiques classiques est encore controversée. Nous verrons également que le manque de standardisation des méthodes d'étude rend les résultats difficilement comparables.

Cet article est une revue sur les marqueurs de la prolifération avec une revue critique sur leur valeur pronostique et prédictive.

LE CYCLE CELLULAIRE ET SA REGULATION

La division cellulaire est un phénomène régulé par différentes combinaisons de facteurs stimulateurs et inhibiteurs de la prolifération.

LE CYCLE CELLULAIRE

Les différentes étapes du cycle cellulaire sont les suivantes :

- Phase G1 (pré réplicative) : elle ne comporte pas de synthèse d'ADN, mais la production des enzymes de synthèse des précurseurs de l'ADN et l'activation des enzymes nécessaires à la synthèse de l'ADN ;
- Phase-S : c'est durant cette phase de synthèse de l'ADN que le contenu de la cellule en ADN double par réplication exacte du contenu originel ;
- Phase G2 ou de repos pré mitotique : dans cette phase, la synthèse du matériel nécessaire à la mitose : (centriole, tubuline, enzymes de polymérisation et de dépolymérisation) s'effectue ;
- Phase M, mitose : dans cette phase, les chromosomes homologues dupliqués migrent aux 2 pôles du fuseau mitotique, puis l'appareil mitotique est résorbé, deux noyaux sont formés puis deux cellules filles théoriquement identiques à la cellule mère.

Deux étapes sont de durée particulièrement variable, la phase G1 et la phase-S. Dans ces deux phases existe un point de restriction qui ne peut être franchi que si la cellule a l'équipement métabolique et enzymatique nécessaire pour s'engager dans l'étape suivante. C'est au niveau de ces points de restriction que le contrôle du cycle cellulaire s'exerce. Cette régulation au niveau des points de restriction s'effectue par l'intermédiaire d'un complexe comportant dans les deux cas la protéine kinase $p34^{cdc2}$ – produit du gène cdc-2 – et la protéine p60, produit du gène src en phase G1, la cycline B en phase M ; dans les deux cas le substrat de ce complexe est le produit du gène p53 [3]. La phase G1 est la plus plastique puisque c'est à partir d'elle que les signaux de prolifération s'exercent ; l'engagement vers la différenciation et l'arrêt de la division cellulaire sont programmés, l'engagement vers l'apoptose (mort cellulaire programmée) se fait [3].

LES SIGNAUX DE PROLIFÉRATION

Ils sont très nombreux, d'origine endocrine (estradiol, insuline), pracrite ou autocrine. Les signaux pracrites et autocrines mettent en jeu un signal – facteur de croissance – un récepteur membranaire pour ce signal et un deuxième signal (second messager) quand le récepteur et son ligand restent fixés à la membrane cellulaire [4]. Les propriétés de certains facteurs de croissance et de leur récepteur sont représentées dans le tableau 1.

La structure d'assez nombreux récepteurs pour ces facteurs de croissance (EGF, PDGF, IGF1) comporte des éléments communs : domaine extracellulaire de fixation du ligand, domaine transmembranaire hydrophobe, domaine cytoplasmique à activité tyrosine kinase. Lors de l'activation du récepteur par son ligand, une dimérisation du récepteur se produit avec auto phosphorylation et activation de l'activité kinase. C'est cette activité kinase qui va activer la cascade des signaux de transduction et déclencher le signal mitogène [3, 4].

LES ANOMALIES DE RÉGULATION DU CYCLE CELLULAIRE AU COURS DES CANCERS DU SEIN

Elles sont très nombreuses, allant de l'activation constitutionnelle d'une boucle autocrine ou paracrine, à l'activation de gènes (protooncogènes), à l'inactivation des gènes (antioncogènes) codant pour des protéines intervenant dans la régulation de la croissance cellulaire. Par exemple, les mutations de la protéine p53 observées dans 25 à 35 % des cancers du sein sont associées à une activité proliférative élevée [4-6].

ÉTUDE DE LA PROLIFÉRATION CELLULAIRE

Durant ces dix dernières années, des centaines d'articles et chapitres de livres ont été publiés sur la prolifération cellulaire dans les cancers du sein, notamment sur la détermination de la phase-S. Malgré cette littérature très riche, l'utilité ou non de la phase-S comme facteur pronostic dans les cancers du sein restent controversée.

LES ANOMALIES DE LA PLOÏDIE

Le contenu en ADN des cellules du cancer du sein est hétérogène. Il peut être diploïde, hypoploïde ou hyperploïde. À l'intérieur de la même tumeur des sous clones à contenu en ADN variable peuvent être observés [5, 6, 7].

Les remaniements chromosomiques les plus fréquents au cours des cancers du sein sont les translocations non équilibrées avec réduction du nombre de chromosomes. La cellule résultante, si elle est viable, devient alors *hypoploïde*. Les anomalies de ségrégation chromosomique aboutissent pour une cellule-fille à la perte d'un chromosome entier et pour l'autre au gain de celui-ci. Elles s'observent essentiellement dans des cellules déjà hyperploïdes.

L'ADN ploïdie peut-être déterminé par cytométrie en flux (CMF) ou cytophotométrie (après réaction de Feulgen). La cytométrie en flux permet de mesurer pour chaque cellule d'une suspension cellulaire la fluorescence induite par un (des) fluorochrome(s) spécifique(s) de l'ADN (DAPI, bromure d'éthidium). L'analyse du nuage de point obtenu est effectuée à l'aide de logiciels informatiques permettant une intégration sous forme d'histogramme du contenu en ADN. On peut ainsi déterminer à la fois la ploïdie et le contenu en ADN, c'est-à-dire le pourcentage de cellules en phase S-G2 [7, 8].

Les prélèvements étudiés sont des suspensions cellulaires obtenues après cytoponction ou dissociation d'un fragment de tumeur. L'étude est également possible à partir de tissu congelé ou de coupes histologiques déparaffinées. L'un des avantages de la CMF est l'analyse d'un grand nombre de cellules par échantillon (20 000 à 50 000) [8].

La qualité de l'histogramme d'ADN dépend de l'échantillon tumoral (préparation, conservation), du cytomètre, de l'interprétation des histogrammes. Si l'index d'ADN peut toujours être calculé de façon acceptable, l'analyse de la prolifération (pourcentage de cellules en phase-S) à partir du contenu en ADN est difficile et peut être gêné par le fait qu'au sein d'une même tumeur les cellules sont de ploïdie et de contenu en ADN variable. Les histogrammes des tumeurs multiploïdes ou nécrotiques n'est pas interprétable [8, 9, 10]. Malgré les efforts de plusieurs groupes pour standardiser la méthode et les recommandations pour augmenter la reproductibilité d'un laboratoire à un autre [11, 12, 13], la dernière conférence de consensus sur les facteurs pronostiques publiés en 2001 n'a pas retenue l'analyse de la ploïdie comme facteur pronostic [14].

POURCENTAGE DE CELLULES EN PHASE-S PAR INCORPORATION D'UN PRÉCURSEUR DE L'ADN

La phase S mesure le pourcentage de cellules engagées dans la synthèse de l'ADN.

Il existe plusieurs méthodes de détermination de la phase S.

La mesure de l'index de thymidine tritiée

La thymidine tritiée (3H-Tdr) s'incorpore dans l'ADN, rend celui-ci radioactif et détectable par autoradiographie [15]. Elle permet de déterminer la fraction de cellules tumorales en phase de synthèse d'ADN. Cette méthode est la façon la plus directe de mesurer l'index mitotique. Elle nécessite du tissu frais, une technique longue, fastidieuse et qui pose des problèmes de radioprotection. Cette méthode a été abandonnée. La majorité des études suggère que l'index de thymidine-tritiée est un facteur indépendant prédictif de la rechute et de la survie du patient [15, 16].

Immunohistochimie : index de marquage par la Bromodéoxyuridine (BrdU)

L'exposition au BrdU (analogue de la Thymidine) peut être réalisée *in vivo* ou *in vitro*. *In vivo*, le BrdU est injecté par voie intra-veineuse 4 à 12 heures avant le prélèvement tumoral [17, 18]. L'utilisation d'un anticorps anti BrdU permet une révélation immunohistochimique. Cette méthode est lourde et a été peu utilisé. Là encore l'absence de standardisation de la méthode rend les résultats difficilement interprétables [17, 18, 19].

Résultats. La corrélation entre les deux méthodes *in vitro* et *in vivo* est proche de 100 %. Le marquage *in vitro* aboutit en règle à des valeurs plus basses de l'ordre 3 %. Les valeurs au-delà desquelles est définies une Phase-S élevée vont de 6,7 % à plus de 13 %. La Phase S des cellules aneuploïdes est plus élevée que celle des cellules diploïdes [18, 19].

Le marquage par du BrdU *in vivo* n'a été rapporté que par notre équipe et Goodson [17, 18]. Le BrdU injectable n'est plus disponible, il n'y aura donc pas d'autres expériences [20]. Une seule étude a comparé la phase S évaluée par le BrdU *in vivo* et le KI 67. Cette étude concluait qu'une phase S élevée quelque soit la méthode de détermination est un facteur de rechute à 5 ans [21].

La cytométrie en flux (CMF)

La phase-S estimée par cytométrie de flux est la méthode de mesure du taux de prolifération la plus utilisée [8, 22-24]. Elle mesure la quantité cellulaire individuelle d'ADN. Son grand avantage est qu'elle peut être utilisée sur de nombreux types de prélèvements, frais, congelé et paraffiné. La technique a été décrite au paragraphe précédent. L'analyse est effectuée à l'aide de logiciels informatiques permettant une intégration sous forme d'histogrammes. La cytométrie en flux permet également de mesurer l'index de marquage à la Bromodéoxyuridine (analogue de la thymidine) révélée par un anticorps fluorescent. La CMF fournit en outre une mesure de la ploïdie. La ploïdie et la phase-S sont corrélées dans la plupart des études [24].

Le manque de standardisation de la technique tant dans la préparation des tissus, que dans les logiciels d'analyses employés et dans l'évaluation des limites de la phase-S (« cut off ») rend les résultats des différentes études publiées difficilement comparables. Les résultats sont assez variables d'une série à l'autre. Les valeurs au-delà desquelles est définie une fraction de cellules en phase-S élevée (SPF) vont en effet de 4,8 % à plus de 12 %. La SPF des cellules aneuploïdes est en règle plus élevée que celles des cellules diploïdes [7, 9, 22].

Détermination du pourcentage de cellules en phase-S par l'étude d'Antigènes associés au cycle cellulaire

Un petit nombre d'antigènes portés par des protéines cellulaires dont la fonction n'est pas toujours connue avec précision apparaît exprimé essentiellement dans des cellules engagées dans le cycle cellulaires. Ils fournissent donc une approche théoriquement séduisante à la détermination du cycle cellulaire puisqu'ils sont utilisables sur des échantillons entiers, de petits volumes, frais, congelés, ou déparaffinés ; ne nécessitent pas de technologie spécifique pour leur étude (l'analyse en est le plus souvent effectuée par immunofluorescence ou immunopéroxydase, mais la cytométrie de flux peut être employée).

L'antigène Ki-67

Cette protéine nucléaire est présente dans les cellules engagées dans le cycle cellulaire (G1, S, G2, M) et est absente des cellules en phase quiescente (G0). Plusieurs études ont montré une corrélation entre Ki-67 et la phase-S [24, 25, 26]. De plus plusieurs études ont retrouvé une corrélation entre le Ki 67 et la survie sans progression voire la survie globale, avec un risque de rechute augmentée chez les patientes ayant une tumeur avec un Ki 67 élevé. Malgré de nombreuses études étudiant le rôle pronostic du Ki-67, son utilisation n'est pas recommandée en pratique clinique courante car la plupart des études sont rétrospectives et que les méthodes d'évaluation ne sont pas bien définies [25, 26].

Les nouveaux anticorps tel que le MIB-1 identifie des peptides de fragments recombinants du gène codant pour le Ki-67 et peuvent être utilisés sur des pièces fixées et archivées [27].

L'antigène nucléaire des cellules proliférantes (PCNA)

Cette protéine est également exprimée dans les cellules en Phase-S-G2 et tardive de G1. Il est reconnu par plusieurs AC monoclonaux. La corrélation avec la Phase S est faible [27, 28].

Cyclines et kinases dépendantes de cyclines

La progression d'une phase à une autre au cours du cycle cellulaire dépend de la présence de complexes formés entre les cyclines et les cyclines kinases dépendantes (CDKs). Ces complexes peuvent sequestrer des inhibiteurs des cyclines kinases (inhibiteurs Cdk tels que p21 et p27) durant la phase se transition G1/S. Les cyclines sont des protéines dont l'expression varie durant les différentes phases du cycle cellulaire. La cycline D1 est exprimée durant la phase G1, la cycline E durant la phase G1 et la phases S, la cycline A durant la phase S et G2 et la cycline B durant la phase G2 tardive. Les cyclines D1 et E sont élevées dans les cancers. Une expression élevée de cycline E et A est un facteur de mauvais pronostic dans les cancers du sein [28]. La présence de cyclines est révélée par un immunomarquage avec des anticorps spécifiques. Il existe une corrélation entre la surexpression des cyclines et le Ki67 [27, 29]. Les inhibiteurs de CDKs peuvent également étudiés en ummunohistochimie. Le p27 prévient l'activation des complexes E-CDK2 ou D-CDK4/et contrôle ainsi la progression dans le cycle cellulaire []. Un taux bas de p27 est associé à un index de prolifération élevé, un grade élevé et un mauvais pronostic [27-30]

Une autre protéine qui interagit avec le complexe CDK est la p21 (WAF1/CIP1). La p21 se lie et inhibe l'activité des complexes CDK2 ou CDK4 et est un régulateur du cycle cellulaire et de la progression vers la phase G1. L'expression de la p21 est contrôlée par la p53. La p21 interagit également avec PCNA et est impliquée dans la régulation de la phase S, la réplication de l'ADN et la réparation de l'ADN. La valeur pronostique de la p21 est controversée, certaines études montrent qu'une expression faible de la p21 est un facteur favorable chez les patientes N-, d'autres études montrant qu'il n'y a pas de rôle [31, 32].

Cycline E : Le rôle pronostic a été étudié dans de nombreuses études mais peu d'études ont analysées les patientes sans envahissement ganglionnaire, et son utilité comme facteur pronostic est controversé [33, 34]. La cycline E n'est pas un facteur prédictif.

Choix de la (des) méthode(s) de détermination du pourcentage de cellules en phase-S

Il existe donc de nombreuses techniques pour déterminer la prolifération cellulaire dans les cancers du sein. Celles-ci comprennent des méthodes étudiant l'incorporation d'un précurseur radioactif ou fluorescent dans l'ADN (mesure de l'index de thymidine tritiée, index de marquage par le Budr par immuno-histochimie ou cytométrie en flux). De nombreux anticorps sont actuellement disponibles qui reconnaissent des antigènes associés à des phases spécifiques du cycle cellulaire (Ki-67, PCNA). La méthode la plus étudiée est la phase-S déterminée le plus souvent par cytométrie en flux ou en immuno-histochimie.

Type de tissu et méthode d'analyse

La cytométrie en flux présente l'intérêt de pouvoir être utilisée à partir de tissu tumoral frais, congelé, ou fixé et inclus en paraffine dès lors que la technique de fixation ne dénature pas l'ADN. Les études les plus récentes utilisent des logiciels d'analyse d'image pour l'analyse du cycle cellulaire. Il n'existe pas de logiciels de référence [11-13].

Médiane de la phase-S

Wenger et Clark [35] ont revu toutes les études publiées en langue anglaise sur la mesure de la phase S par cytométrie en flux dans les cancers du sein entre 1987 et 1997, notamment les études qui évaluaient les corrélations entre la phase S et le devenir clinique. Ils se sont intéressés entre autre à la médiane de la phase S rapportée. Toutes les études qui rapportent séparément les valeurs de la phase S selon la ploïdie montrent des phase S plus basses dans les tumeurs diploïdes que aneuploïdes [7, 8, 10, 11, 12, 13, 22, 23]. La médiane de la phase S pour les tumeurs diploïdes va de 2,6 % à 4,8 % et de 7,6 % à 17,3 % pour les tumeurs aneuploïdes.

Seuils de la phase S

Les limites de la phase S (« cut-points ») ont été également revues par ces auteurs. Dans la plupart des études, la phase-S est divisée en deux valeurs seuils (phase-S basse et phase S élevée) pour déterminer sa valeur pronostique. Même si il n'y a pas de standardisation entre les laboratoires sur les seuils définissant une phase-S basse ou élevée, l'écart entre les différentes études est étroit. Après la conférence de consensus sur la cytométrie en flux [8], l'équipe de San Antonio recommandait de nouveaux seuils pour la phase-S qui ne prenait plus en compte la ploïdie des tumeurs. Ils ont recommandé l'utilisation de trois valeurs seuils : < 6 % pour une phase-S basse, de 6 à 10 % pour une phase-S intermédiaire et > à 10 % pour une phase-S élevée [35].

Corrélation avec les autres facteurs pronostiques

La plupart des études montrent qu'il existe une forte corrélation entre la phase-S et le grade histopronostic, ainsi que l'ADN ploïdie. Les corrélations activité de prolifération élevée – autres facteurs pronostiques n'ont soit pas été étudiés, soit donnent des résultats discordants. Par exemple, dans la majorité des études, les tumeurs ayant une phase-S basse ont le plus souvent des récepteurs hormonaux positifs mais cela n'est pas toujours vrai [7, 27, 35, 36].

Dans les études où elle a été comparée à d'autres techniques comme la détermination du Ki-67, il semble exister une bonne Corrélation entre ces deux méthodes [24, 25, 26]. La phase S semble être dans la plupart des études, un facteur pronostic plus puissant [24-27].

Aucune de ces méthodes ne peut être considérée comme validée ou reproductible pour être utilisée en routine.

CORRÉLATION DE LA PHASE-S AVEC LE DEVENIR CLINIQUE, RÔLE PRONOSTIC ET PRÉDICTIF DE CHAQUE FACTEUR

Il s'agit là en fait de la question principale qui peut être décomposée de la manière suivante :

- La connaissance de la cinétique d'un cancer du sein apporte-t-elle une information utile, susceptible de modifier l'attitude diagnostique, thérapeutique loco-régionale ou systémique, et/ou les modalités du suivi ultérieur ?
- Si oui, cette information est-elle de valeur constante ou limitée à certaines situations. Est-elle indépendante des autres variables pronostiques des cancers du sein ?
- La prise en compte de cette variable affecte-t-elle réellement le pronostic et/ou la stratégie thérapeutique ?

SURVIE GLOBALE ET SURVIE SANS RECHUTE

Dans la plupart des études, une phase S élevée mesurée par cytométrie de flux ou immunohistochimie est un facteur de mauvais pronostic indépendant que les patientes ait ou non un envahissement ganglionnaire [9, 18, 27, 35, 37].

Wenger [35] dans une revue sur la phase S dans les cancers du sein a répertorié 19 études étudiant la corrélation entre la phase-S et la survie globale en analyse multivariée. La phase-S reste un facteur pronostic indépendant dans la plupart d'entre elles mais est non significative dans 5 études. La survie sans rechute a été analysée en analyse multivariée dans 21 études, 17 ont retrouvé une valeur prédictive et 4 ne l'ont pas retrouvé. Cette revue de la littérature montre que les données ne sont pas concordantes mais une activité proliférative élevée constitue le plus souvent un élément de pronostic défavorable.

Une métaanalyse récente [27] basée sur les données de la littérature évalue l'impact pronostique du Ki67. Entre 1989 et 2006 46 études avaient suffisamment de données pour être utilisées regroupant 12 155 patientes. Trente huit avaient des données de survie sans progression et 35 des données de survie globale. La positivité du Ki-67/MIB-1 était associé avec une plus grande probabilité de rechute [HR = 1,93 ; (Intervalle de confiance à 95 % : 1,74-2,14 ; p < 0,001] tant chez les patientes sans envahissement ganglionnaire [HR = 2,31 ; 95 % IC : 1,83-2,92 ; p < 0,001] qu'avec envahissement ganglionnaire [HR = 2,33 ; 95 % IC : 1,83-2,95 ; p < 0,001]. De plus, la survie globale était diminuée chez les patientes ayant un Ki 67 élevé [HR = 1,95 ; 95 % IC : 1,7-2,24 ; p < 0,001] tant chez les N- [HR = 2,54 ; 95 % IC : 1,65-3,9 ; p < 0,001] que N+. [HR = 2,33 ; 95 % IC : 1,83-2,95 ; p < 0,001]. L'une des limites majeures de cette métaanalyse est qu'elle ne peut évaluer le rôle du Ki67 qu'en analyse univariée et donc qu'elle ne prouve pas son caractère indépendant. De plus, du fait du manque d'information dans les études publiées, une analyse de l'intérêt du Ki67 en fonction des récepteurs hormonaux et du grade n'a pas été possible.

RÉPONSE AU TRAITEMENT : PHASE-S FACTEUR PRÉDICTIF ?

Récemment, la phase-S a été considéré comme un facteur prédictif de la réponse au traitement soit par chimiothérapie, soit par hormonothérapie. De nombreuses études ont été publiées montrant que des femmes ayant un cancer du sein avec une phase-S élevée bénéficiaient plus d'une chimiothérapie adjuvante par CMF ou à base d'anthracyclines [37, 38]. Ce bénéfice de la chimiothérapie chez les patientes ayant un cancer du sein N- et ayant une phase S élevée persiste avec un recul de 12 ans [39]. FerNö et al. ont rapporté que des patients ayant des récepteurs à la progestérone positifs et une phase-S élevée bénéficient plus d'un traitement par tamoxifène que des patients ayant une phase-S basse [40]. Hietanen et al. a étudié une population de patientes ayant des cancers du sein métastatiques traités par une chimiothérapie comprenant des anthracyclines (protocole FEC), les patientes ayant une phase-S élevée ont une meilleure réponse à la chimiothérapie que celle ayant une phase-S basse [41]. S Chevillard *et al.* ont évalué la phase-S sur des patientes recevant une chimiothérapie néoadjuvante par soit FAC, soit FTC (T = thiotépa). Ils ont trouvé que les patientes qui répondent à la chimiothérapie néoadjuvante ont une phase-S élevée comparé aux patientes ne répondant pas à la chimiothérapie [42].

En conclusion, ces données suggèrent que la phase-S peut aider à prédire la réponse au traitement, mais ces données sont insuffisantes. « Idéalement », l'évaluation de la phase-S comme facteur prédictif par des méthodes standardisées devraient faire partie de l'évaluation de la réponse au traitement dans de larges études randomisées.

CONCLUSION

Il faut souligner que dans la plupart des études la phase S est associée à un plus mauvais devenir clinique. Pourtant l'évaluation de la phase S n'est pas recommandée en routine. De nombreux articles ont évalué le rôle pronostic et prédictif des facteurs de la prolifération. Alors que plus de 100 études sont positives en termes d'influence sur la survie sans progression et/ou sur la survie globale, aucun de ces marqueurs n'a été retenu comme standards. Les données actuelles sont encore insuffisantes pour recommander l'utilisation en routine de la phase-S par cytométrie de flux ou immunohistochimie. Les données sont insuffisantes pour recommander l'utilisation de la phase-S pour assigner des sous groupes de mauvais pronostic. Les données sont insuffisantes pour recommander de sélectionner le traitement adjuvant selon la phase-S. Les données sont également insuffisantes pour choisir la modalité thérapeutique selon la phase-S dans les cancers du sein métastatiques.

Les raisons de ces résultats ambigus sont liés à la nature rétrospective de la grande majorité des études, à l'utilisation de matériels archivés et conservées dans des conditions différentes, aux petits nombre de patientes inclues dans les études translationelles, à l'hétérogénéité des population de patientes, aux différentes méthodes utilisées pour évaluer l'expression des marqueurs biologiques et au seuil de positivité pour définir leur surexpression, au manque de standardisation des méthodes et enfin aux durées courtes de suivi. Il existe encore des variations considérables entre les laboratoires selon le type de tissus utilisés, la technique d'analyse, les seuils de phase S choisis. Il y a une nécessité à standardiser ces méthodes et à évaluer dans des études prospectives, l'utilité clinique des facteurs de la prolifération.

Le développement de règles pour étudier les marqueurs de tumeurs a été conçu par le « National Cancer Institute-European Organisation for Research and Treatment of Cancer (NCI-EORTC) » et devrait être utilisé dans de grandes études prospectives [44,45]. ■

BIBLIOGRAPHIE

[1] Clark GM. Prognostic and predictive factors. *In*: Harris JR, Lippman ME, Morrow M, Hellman S (eds) Diseases of the Breast. Lippincott-Raven, Philadelphia, 1996, pp 461-485.

[2] Goldhirsch A, Glick JH, Gelber RD *et al.* Panel members. Meeting highlights: international expert consensus on the primary therapy of early breast cancer 2005. Ann Oncol. 2005 Oct; 16(10): 1569-83.

[3] Stanton P, Forster G, Cooke T. *In vivo* cell kinetics of human breast cancer. Br . J. Cancer, 1991; 63(Suppl.13): 17.

[4] Osborne CK, Arteaga CL. Autocrine and paracrine growth regulation in breast cancer: clinical implications. Breast Cancer Research and Treatment, 1990 15: 3-11.

[5] Silvestrini R, Daidone MG, Del Bino G, Mastore M, Luisi A, Di Fronzo G, Boracchi P. Prognostic significance of proliferative activity and ploidy in node-negative breast cancers. Ann. Oncol., 1993, 4 (3): 213-9.

[6] Faille A, Cremoux P, Extra JM, Linares G, Espié M, Bourstyn E, De Rocquancourt A, Giacchetti S, Marty M, Calvo F. p 53 mutations and overexpression in locally advanced breast cancers. Br. J. Cancer, 1994; 69: 1145-1150.

[7] Dressler LG, Seamer LC, Owens MA *et al.* DNA flow cytometry and prognostic factors in 1331 frozen breast cancer specimens. Cancer, 1998, 61: 420-427.

[8] Hedley DW, Clark GM, Cornelisse CJ *et al.* Consensus review of the clinical utility of DNA cytometry in carcinoma of the breast; Cytometry, 1993 14: 482-485.

[9] Clark GM, Dressler LG, Owens MA *et al.* Prediction of relapse or survival in patients with node-negative breast cancer by DNA flow cytometry. N Engl J Med, 1989 320: 627-633.

[10] Michels JJ, Duigou F, Marnay J. Flow cytometry in primary breast carcinomas. Prognostic impact of proliferative activity. Breast Cancer Res Treat. 2000 Jul; 62(2): 117-26.

[11] Ormerod MG, Tribukait B, Giaretti W. Consensus report of the task force on standardisation of DNA flow cytometry inclinical pathology. DNA Flow Cytometry Task Force of the European Society for Analytical Cellular Pathology. Anal Cell Pathol. 1998; 17(2): 103-10. Review.

[12] D'hautcourt JL, Spyratos F, Chassevent A. Quality control study by the French Cytometry Association on flow cytometric DNA content and S-phase fraction. The Association Francaise de Cytometrie. Cytometry. 1996 Mar 15, 26(1): 32-9.

[13] Baldetorp B, Bendahl PO, Ferno M, Stal O. Improved DNA flow cytometric, DNA ploidy, and S-phase reproducibility between 15 laboratories in analysis of breast

cancer using generalized guidelines. Cytometry A. 2003, 56(1): 1-7.

[14] Bast RC Jr, Ravdin P, Hayes DF *et al.* American Society of Clinical Oncology Tumor Markers Expert Panel. 2000 update of recommendations for the use of tumor markers in breast and colorectal cancer: clinical practice guidelines of the American Society of Clinical Oncology. J Clin Oncol. 2001 Mar 15; 19(6): 1865-78.

[15] Silvestrini R. Feasibility and reproducibility of the [3H]-Thymidine labelling index in breast cancer. The SICCAB group for quality control of cell kinetic determination. Cell. Prolif., 1991; 24 (5): 437-45.

[16] Tubiana M, Pejovic MH, Koscielny S. Growth rate, kinetics of tumor cell proliferation and long-term outcome in human breast cancer. Int. J. Cancer, 1989, 44: 17-22.

[17] Giacchetti S, De Roquancourt A, Gavoille A, Bourstyn E, Cottu Ph, Espié M, Extra JM, Cuvier C, Calvo F, Marty M. Immunohistochemical labelling index in breast carcinoma after in vivo administration of Bromodeoxyuridine (BrdU). Manual and automatic counting. Correlation with p53 expression. Proc. AACR, 1994, abst 142.

[18] Goodson WH, Moore DH, Ljung BM, Chew K, Mayall B. Smith HS and Waldman FM. The prognostic value of proliferation indices: a study *in vivo* Bromodeoxyuridine and Ki-67. Breast Cancer Research and Treatment, 2000 59: 113-123.

[19] Meyer JS, Koehm SL, Hughes JM, Higa E, Wittliff JL, Lagos JA, Manes JL. Bromodeoxyuridine labelling for S-Phase measurement in breast carcinoma. Cancer, 1993, 1 (11): 3531-40.

[20] Goodson WH, Moore DH, Waldman FM. Ki-67 correlates with in vivo bromodeoxyuridine labeling index in operable breast cancer. J Clin Oncol. 2006, 24(23): 3809; author reply 3809.

[21] Goodson WH, Moore DH, Ljung BM *et al.* The prognostic value of proliferation indices: a study with in vivo bromodeoxyuridine and Ki-67. Breast Cancer Res Treat. 2000; 59(2): 113-23.

[22] Fisher B, Gunduz N, Costantino J *et al.* DNA flow cytometric analysis of primary operable breast cancer. Relation of ploïdy and S-phase fraction to outcome of patients in NSABP B-04. Cancer, 1991, 68: 1465-1475.

[23] Peiro G, Lerma E, Climent MA *et al.* Prognostic value of S-phase fraction in lymph-node-negative breast cancer by image and flow cytometric analysis. Mod Pathol, 1997. 10: 216-222.

[24] Martinez-Arribas F, Nunez MJ, Piqueras V. Flow cytometry vs. Ki67 labelling index in breast cancer: a prospective evaluation of 181 cases. Anticancer Res. 2002 Jan-Feb; 22 (1A): 295-8.

[25] Urruticoechea A, Smith IE, Dowsett M. Proliferation marker Ki-67 in early breast cancer. J Clin Oncol. 2005 Oct 1; 23(28): 7212-20. Review.

[26] De Azambuja E, Cardoso F, de Castro G Jr. Ki-67 as prognostic marker in early breast cancer: a meta-analysis of published studies involving 12 155 patients. Br J Cancer. 2007 Apr 24.

[27] Beresford MJ, Wilson GD, Makris A. Measuring proliferation in breast cancer: practicalities and applications. Breast Cancer Res. 2006; 8(6): 216. Review.

[28] Gasparini G, Boracchi P, Verderio P *et al.* Cell kinetics in human breast cancer: comparison between the prognostic value of the cytofluorimetric S-phase fraction and that of the antibodies to Ki-67 and PCNA antigens detected by immunocytochemistry. Int J Cancer, 1994, 57: 822-829.

[29] Bukholm IR, Bukholm G, Holm R, Nesland JM. Association between histology grade, expression of HsMCM2, and cyclin A in human invasive breast carcinomas. J Clin Pathol. 2003 May; 56(5): 368-73.

[30] Cariou S, Catzavelos C, Slingerland JM. Prognostic implications of expression of the cell cycle inhibitor protein p27Kip1. Breast Cancer Res Treat. 1998; 52(1-3): 29-41. Review.

[31] Michels JJ, Duigou F, Marnay J *et al.* Flow cytometry and quantitative immunohistochemical study of cell cycle regulation proteins in invasive breast carcinoma: prognostic significance. Cancer. 2003 Mar 15; 97(6): 1376-86.

[32] Gohring UJ, Bersch A, Becker M *et al.* p21 (waf) correlates with DNA replication but not with prognosis in invasive breast cancer. J Clin Pathol. 2001 Nov; 54(11): 866-70.

[33] Keyomarsi K, Tucker SL, Buchholz TA, *et al.* Cyclin E and survival in patients with breast cancer. N Engl J Med. 2002; 347(20): 1566-75.

[34] HAN S, PARK K, BAE BN *et al.* Prognostic implication of cyclin E expression and its relationship with cyclin D1 and p27Kip1 expression on tissue microarrays of node negative breast cancer. J Surg Oncol. 2003, (4): 241-7.

[35] WENGER CR and CLARK GM. S-phase fraction and breast cancer – a decade of experience. Breast Cancer Research and Treatment, 1998, 51: 255-265.

[36] BRYANT J, FISHER B, GÜNDÜZ N, COSTANTINO JP and EMIR B. S-phase fraction combined with other patient and tumor characteristics for the prognosis of node-negative, estrogen-receptor-positive breast cancer. Breast Cancer Research and Treatment, 1998, 51: 239-253.

[37] COLOZZA M, AZAMBUJA E, CARDOSO F *et al.* Proliferative markers as prognostic and predictive tools in early breast cancer: where are we now? Ann Oncol. 2005 Nov; 16(11): 1723-39.

[38] SILVESTRINI R, LUISI A, ZAMBETTI M *et al.* Cell proliferation and outcome following doxorubicin plus CMF regimens in node-positive breast cancer. Int J Cancer. 2000 Aug 1; 87(3): 405-11.

[39] AMADORI D, NANNI O, VOLPI A *et al.* Phase III randomized multicenter study on the effects of adjuvant CMF in patients with node-negative, rapidly proliferating breast cancer: twelve-year results and retrospective subgroup analysis. Breast. Cancer Res Treat. 26, 2007.

[40] FERNÖ M, BALDETORP B, BENDAHL PO *et al.* Recurence-free survival in breast cancer improved by adjuvant tamoxifen – especially for progesterone receptor positive tumors with a high proliferation. Breast Cancer Res Treat, 1995. 36: 23-34.

[41] HIETANEN P, BLOMQVIST C, WASENIUS VM *et al.* Do DNA ploïdy and S-phase fraction in primary tumour predict the response to chemotherapy in metastatic breast cancer? Br J Cancer, 1995.71: 1029-1032.

[42] CHEVILLARD S, POUILLART P, BELDJORD C *et al.* Sequential assessment of multidrug resistance phenotype and measurement of S-phase fraction as predictive markers of breast cancer response to neoadjuvant chemotherapy. Cancer, 1996, 77: 292-300.

[43] POIKONEN P, SJOSTROM J, AMINI RM *et al.* Cyclin A as a marker for prognosis and chemotherapy response in advanced breast cancer. Br J Cancer 2005, 93: 515-519

[44] MCSHANE LM, ALTMAN DG, SAUERBREI W *et al.* Statistics Subcommittee of the NCI-EORTC Working Group on Cancer Diagnostics. Reporting recommendations for tumor marker prognostic studies. J Clin Oncol. 2005, 23(36): 9067-72.

[45] MCSHANE LM, ALTMAN DG, SAUERBREI W *et al.* REporting recommendations for tumor MARKer prognostic studies (REMARK). Breast Cancer Res Treat. 2006, 100(2): 229-35.

FACTEURS PRONOSTIQUES ET MARQUEURS PRÉDICTIFS DE LA RÉPONSE THÉRAPEUTIQUE DANS LE CANCER DU SEIN

M. ESPIÉ, F. LEREBOURS

Pour les cancers N-, les facteurs prédictifs les plus importants de la rechute ultérieure, restent la taille tumorale, le grade histopronostique de Scarff et Bloom et la présence ou l'absence de récepteurs aux œstrogènes et à la progestérone. Les emboles vasculaires et l'âge de la patiente sont également des facteurs prédictifs importants. La surexpression de CerbB2 est depuis peu prise en compte.

FACTEURS PRONOSTIQUES USUELS

Nous les passerons rapidement en revue en les illustrant de quelques références car ils sont maintenant bien établis.

L'ENVAHISSEMENT GANGLIONNAIRE

L'envahissement ganglionnaire reste un facteur pronostique essentiel comme l'illustre le tableau sous-jacent [1] :

IMPORTANCE DE LA TAILLE POUR LES TUMEURS SANS ENVAHISSEMENT GANGLIONNAIRE

Neville [2] a repris une série de 13 464 patientes N- et a analysé la survie en fonction de la taille ganglionnaire il retrouve pour les T < 1 cm une survie globale (SG) à 5 ans de 99 %, pour les T de 1 à 3 cm de 89 % et pour les T de 3 à 5 de 86 %.

Rosen [3] a publié des résultats de survie sans rechute à 20 ans également en fonction de la taille tumorale, pour les

Tableau I : **Atteinte ganglionnaire et survie.**

Ganglions	Survie à 5 ans
Ganglions négatifs	82,8 %
1 à 3 ganglions atteints	73 %
4 à 12 ganglions atteints	45,7 %
> 13 ganglions atteints	28,4 %

T ≤ 1 cm la survie sans rechute (SSR) est de 88 %, pour les T de 1,1 cm à 3 cm, de 72 % et pour les T de 3,1 cm à 5 cm de 59 %.

IMPORTANCE DU GRADE POUR LES TUMEURS N-

Le Doussal V a, par exemple, mis en évidence que les patientes dont la tumeur était de grade III avaient un risque relatif de rechute multiplié par 4,4 par rapport à celles dont la tumeur était de grade I [4].

FORMES ANATOMOPATHOLOGIQUES PARTICULIÈRES

On sait également que les cancers tubuleux, colloïdes muqueux, et médullaires sont de meilleur pronostic que les cancers canalaires ou lobulaires.

EMBOLES VASCULAIRES

Toujours d'un point de vue anatomopathologique, il a été confirmé que les emboles vasculaires étaient de mauvais pronostic : Pour les tumeurs de stades I la survie sans rechute à 20 ans est de 62 % en cas d'emboles contre 78 % en l'absence dans la série de Rosen [5].

Dans l'étude de l'IBCSG 1 275 patientes N- ont été randomisées entre une chimiothérapie et une surveillance ; il a été observé 15 % de rechutes supplémentaires à 5 ans en cas d'emboles [2]

PHASE S

Les paramètres qui reflètent une prolifération cellulaire importante, telle la Phase S, sont associés à un plus mauvais pronostic : une phase S élevée a été associée à un risque de décès plus élevé [6, 7]. Dans l'essai du NSABP B-14 [8] (patientes N- RE+ randomisées entre Tamoxifène et surveillance) une phase S élevée a également été associée à un risque accru de rechute et de décès (étude multivariée).

Clark GM [9] a pu mettre en évidence que pour les malades N- la phase S était un facteur discriminant, les patientes avec une phase S basse ayant une meilleure survie sans rechute que les patientes avec une phase S haute (p = 0,0008) avec 15 % de taux de rechute à 5 ans pour les unes et 32 % pour les autres.

RÉCEPTEURS HORMONAUX

Outre la prédiction d'une hormonosensibilité tumorale, les récepteurs hormonaux sont également des facteurs pronostiques. Dans l'étude NSABP B06 (essai comparant mastectomie, tumorectomie et tumorectomie-radiothérapie) en cas de RE+ : la survie sans rechute à 5 ans était de 74 % et la survie globale de 92 %. Par contre, pour les tumeurs RE- la survie sans rechute était de 66 % et la survie globale de 82 % [10]. Cet « effet » pronostic disparaît avec cependant avec le temps, les rechutes des tumeurs RE+ étant tardives. Les autres marqueurs comme le récepteur à la progestérone ou PS2 sont fortement corrélés au REa, ce qui limite leur intérêt clinique.

UPA-PAI 1

UPA-PA1 semble également un facteur discriminant important pour les patientes dont la tumeur ne s'accompagne pas d'un envahissement ganglionnaire : Janicke F [11] a publié une étude portant sur 556 patientes N- avec 32 mois de médiane de suivi. À 3 ans, il a été observé 6,7 % de rechute (2,5-10,8) en cas d'UPA/PAI1 bas et 14,7 % de rechute (8,5-20,9) si UPA/PAI1 était haut. Look M [12] a compilé une série de 8377 patientes avec un cancer du sein traitées dans le cadre des protocoles de l'EORTC. En dehors de l'envahissement ganglionnaire, les taux de UPA/PAI 1 ont été les facteurs prédicitifs les plus puissants d'une mauvaise survie sans rechute et d'une mauvaise survie globale, notamment pour les patientes sans envahissement ganglionnaire non traitées. Cependant, ce facteur n'est toujours pas utilisé en raison probablement de la lourdeur technique de sa détermination et du fait, vraisemblablement, que ce marqueur pronostique a été essentiellement développé en Allemagne.

SUREXPRESSION DE CERBB2

Parmi les facteurs pronostiques/prédictifs récents, la sur-expression de Her-2/neu est souvent associée à des facteurs de mauvais pronostic : La taille tumorale, le grade, la négativité des récepteurs hormonaux et l'envahissement ganglionnaire. Elle est par ailleurs fréquemment retrouvée avec une composante *in situ* de haut grade. Il existe cependant des discordances importantes quant aux facteurs de mauvais pronostic associés à la surexpression de ce récepteur. Her-2/neu est pour les uns un facteur pronostique de la survie sans rechute et parfois de la survie globale : Uniquement chez les N-, uniquement chez les N+, n'est pas un facteur indépendant du grade, du N, des récepteurs hormonaux... Est un facteur pronostique en analyse uni-variée, mais pas en multi-variée... Ces différences sont souvent liées à des problèmes méthodologiques dans les techniques de détermination du statut CerbB2. La sur-expression de Her-2 est souvent associée à des tumeurs volumineuses et avec un grand nombre de mitoses mais pas directement au statut ganglionnaire. Her-2 semble donc conférer une forte capacité de prolifération qui n'est pas obligatoirement associée à une forte aptitude à métastaser [13]. Pour S Ménard, Her-2 ne semble pas avoir un rôle pronostique important pour les tumeurs N- à la différence des tumeurs N+. Elle a rapporté 7 % de mortalité supplémentaire à 10 ans pour les patientes dont la tumeur était N- contre 43 % pour les N+. Le mauvais pronostic pour les malades N+ Her-2+ correspondait aux rechutes survenant dans les 3-4 premières années.

Les autres principales altérations candidates à un intérêt pronostique dans les cancers du sein sont : l'amplification et/ou la surexpression de *CCND1, MYC, hTERT*, les mutations et/ou la surexpression du gène *TP53*, les surexpressions des protéines *EGFR, BCL2/BAX, CCNE*, l'expression de nm23, la perte de l'expression de p27 ou p21. Parmi les marqueurs d'invasion, on retiendra le *VEGF*, *uPA* et ses inhibiteurs *PAI1* et *PAI2*. Cette liste n'est pas exhaustive. On s'est attaché à évaluer de nombreuses fois certains marqueurs (comme ERBB2, p53 par exemple) alors que d'autres pourraient l'être tout aussi légitimement.

Les niveaux de preuve de ces nombreuses études de marqueurs pronostiques restent faibles.

LES MICROMÉTASTASES

En dehors des dosages de divers marqueurs, la présence de micrométastases médullaires, telles que détectées en immunohistochimie, a été rapportée comme facteur indépendant de rechute métastatique [14].

Depuis 2000, plusieurs instances (NIH, St-Gallen, Nottingham, St Paul de Vence...) ont édicté des recommandations de traitement adjuvant prenant en compte l'ensemble des caractéristiques anatomocliniques, mais cela reste insuffisant.

DE L'ANATOMOPATHOLOGIE À LA BIOLOGIE MOLÉCULAIRE

Les avancées spectaculaires en biologie moléculaire de ces 20 dernières années ont permis une meilleure connaissance des gènes impliqués dans le développement et la progression des cancers du sein. Il est apparu probable que l'altération de certains de ces gènes dans les tumeurs pourrait servir de marqueur pronostique, c'est-à-dire identifier les patientes à très faible risque de rechute ne relevant pas d'un traitement systémique et inversement celles devant être traitées. Une altération peut également avoir un rôle prédictif, c'est-à-dire être associée à une sensibilité ou une résistance à un traitement spécifique. Ceci permet donc de décider du(es) traitement(s) le(s) plus adapté(s) à effectuer pour une tumeur donnée. Un marqueur pronostique n'a pas nécessairement de valeur prédictive et inversement [15]. On entend donc par « marqueur » toute altération biologique présente dans un certain nombre de cancers (présente dans le tissu tumoral ou non du reste), détectable (en terme de quantité ou de qualité), et associée à une (des) donnée(s) anatomoclinique(s) pronostic ou réponse traitement.

Plus de 200 marqueurs ont ainsi été étudiés pour un rôle pronostique ou prédictif, et souvent les deux. Mais aucune ou très peu de ces études n'ont atteint un niveau de preuve suffisant pour recommander leur usage en pratique [16]. En effet, actuellement, seuls les récepteurs hormonaux et Her2 – pour la prédiction de la réponse à l'hormonothérapie et au Trastuzumab (Herceptin®) respectivement – sont utilisés en pratique clinique courante.

Les raisons de cette difficulté à conclure quant à la valeur d'un marqueur sont multiples. En ce qui concerne le design des études, la validation d'un marqueur provient dans l'idéal d'études prospectives randomisées multicentriques, avec, en ce qui concerne l'étude du pronostic, la comparaison avec d'autres marqueurs pronostiques validés (statut ganglionnaire, taille tumorale, type histologique et grade histopronostique, récepteurs hormonaux...). La valeur pronostique pure d'un marqueur est estimée au mieux en l'absence de traitement systémique, ce qui depuis une vingtaine d'année est un fait de plus en plus rare. Concernant la valeur prédictive d'un marqueur, si l'étude de la réponse en fonction du marqueur n'est pas l'objectif premier de l'essai, un bras contrôle désigné de façon prospective est indispensable. La majorité des études ont été rétrospectives, ce qui pose le problème des échantillons disponibles et donc de la représentativité des prélèvements – outre l'hétérogénéité de ces prélèvements en fonction des techniques de prélèvement ou de conservation... La plupart des marqueurs ont été caractérisés en immunohistochimie (IHC), ce qui ne reflète pas toujours la fonctionnalité de la protéine étudiée (c'est le cas par exemple de p53), et qui d'autre part pose le problème du choix des valeurs seuils, de la sensibilité et reproductibilité du test employé. Lorsqu'un marqueur est souvent positif/négatif (par exemple BCL2 exprimé dans presque 80 % des cancers du sein), la puissance de l'étude risque d'être faible.

Enfin, et surtout, compte tenu de l'extrême hétérogénéité des cancers du sein, un marqueur unique, s'il peut avoir de la valeur dans un sous-groupe de tumeurs mammaires, a en revanche peu de chances d'avoir de la valeur dans l'ensemble des tumeurs. C'est pourquoi se sont développées des techniques « pan génome » comme les puces à ADN permettant d'identifier des panels de marqueurs, et que nous détaillerons plus loin.

MARQUEURS PRÉDICTIFS DE LA RÉPONSE THÉRAPEUTIQUE

GÉNÉRALITÉS, MARQUEURS EN PRATIQUE COURANTE

Si les méta-analyses des études sur les traitements adjuvants effectués depuis les années 1980 dans les cancers du sein ont montré un bénéfice en termes de survie pour les patientes traitées, ces bénéfices sont variables, parfois faibles [17], et on ignore finalement qui bénéficie vraiment de ces traitements. De plus, on a non seulement besoin de savoir quelles patientes répondent, mais également à quel traitement précis. Ainsi est-il crucial dans les cancers du sein d'identifier des marqueurs de réponse aux anthracyclines, aux taxanes – de plus en plus utilisés de première intention dans les tumeurs mammaires –, à une chimiothérapie dite « dose-dense » – qui pourrait apporter un bénéfice en survie chez certaines patientes –, à une hormonothérapie par Tamoxifène ou anti-aromatase.

Il existe 2 situations cliniques permettant d'évaluer la valeur prédictive d'un marqueur.

En situation adjuvante, la caractérisation de(s) marqueur(s) s'effectue au moment de la chirurgie initiale. La valeur prédictive du marqueur est alors étudiée par la corrélation entre son niveau d'expression et le devenir clinique (survie sans récidive) du patient ayant reçu une chimiothérapie/hormonothérapie adjuvante définie. D'une part l'obtention des résultats est longue, d'autre part, marqueurs pronostiques et prédictifs s'intriquent dans cette situation.

Depuis 2000, la réponse clinique est souvent étudiée en pratique selon les critères « européens » RECIST dont la principale différence avec les critères ci-dessus est une mesure unidimensionnelle des lésions [18].

Il apparaît de plus en plus clairement que c'est cette réponse au traitement qui constitue le facteur pronostique le plus important. La réponse clinique a été corrélée au devenir dans certaines études [19, 20, 21, 22]. Il semble notamment que le pronostic varie essentiellement entre les tumeurs présentant une réponse clinique complète ou partielle et celles stables ou progressives après traitement, de pronostic plus sévère. Quoi qu'il en soit, il existe une marge d'erreur non négligeable dans la mesure clinique de la tumeur. Les parts respectives d'œdème, de fibrose, et de tumeur résiduelle vraie après traitement néoadjuvant sont impossibles à évaluer. Seule l'étude histologique permet l'appréciation exacte de la taille tumorale ou du pourcentage de cellules tumorales résiduelles. Il est cependant impossible de comparer la taille histologique avant et après traitement, la première étant par définition inconnue. Ce qui ressort de la majorité des études publiées ces dernières années est l'existence d'un lien fort entre la réponse histologique complète et un pronostic favorable, aussi bien dans le cas des cancers du sein avancés que des formes opérables d'emblée [23, 24, 25]. Notons que la réponse clinique et la réponse histologique sont mal corrélées [26, 27]. Enfin, notons également que la réponse histologique ganglionnaire axillaire, jusqu'ici peu étudiée, a probablement une valeur importante [28].

Les caractéristiques anatomo-cliniques de la tumeur et l'âge de la patiente peuvent permettre de préconiser une chimiothérapie ou une hormonothérapie. Leur rôle dans la réponse à un traitement donné est cependant faible. En dépit de nombreuses études, il n'existe aucun marqueur permettant de prédire avec fiabilité la réponse aux drogues utilisées (toujours exclusion faite de RE et HER2). Les marqueurs prédictifs les plus étudiés ont été :

- **Concernant la réponse à la chimiothérapie :**

  – Gènes d'apoptose, de prolifération, des voies de transduction, d'angiogenèse ;

  – Gènes de résistance aux drogues (famille ABC par exemple) ;

  – Gènes de métabolisme (GSTs, CYPs, métallothionéines, MGMT, etc.).

- **Concernant la réponse à l'hormonothérapie :**

  – REα, REβ, RP, PS2, Heat Shock Proteins,... ;

  – Gènes des voies de transduction, d'apoptose ;

  – Gènes de métabolisme (CYP19, GSTs...) ;

  – DNMTs (DNA Méthyl Transférases), HDAC (Histone Déacétylases) ;

  – Coactivateurs/Corépresseurs des récepteurs hormonaux (AIB1, NCOR1, etc.).

Comme on l'a vu, il est souvent impossible de conclure (étude rétrospective, de petite taille, traitements et doses différents d'une étude à l'autre, méthode utilisée et définition des seuils...). Pour exemple, nous reprendrons l'étude de la valeur prédictive de la surexpression et/ou des mutations de p53 dans la réponse aux anthracyclines (tableau II).

On retiendra cependant que la négativité des récepteurs hormonaux [23, 20, 29], qu'un taux de prolifération tumorale élevé (phase S, Ki67) [23, 20] ressortent régulièrement comme prédictifs de réponse à la chimiothérapie.

Il apparaît désormais donc indispensable de disposer de méthodes simples, fiables, standardisées, pour tester ces marqueurs moléculaires dans des essais cliniques, les quantifier sur un grand nombre d'échantillons tumoraux et définir des valeurs seuil communes afin d'assurer, dans le cadre d'essais cliniques multicentriques, la comparaison des résultats entre laboratoires et dans le temps. Il semble par ailleurs important de tester désormais des panels de marqueurs plutôt qu'un marqueur isolé.

Tableau II

Principales études sur la valeur prédictive de p53 dans la réponse à une chimiothérapie néoadjuvante à base d'anthracyclines.

	Nombre	Traitement	Méthode	Réponse	Valeur prédictive
Aas 1996 [30]	63 T3/T4	Doxo hebdo	CDGE + IHC	clinique	négative si mutations dans les domaines L2/L3 pas de valeur de l'IHC
MacGrogan 1996 [31]	128 T2/T3	MEV	IHC	clinique	NS
Makris 1997 [32]	80 T1/T4	MITX/MTX/Tam	IHC	clinique	NS
Jarvinen 1998 [33]	55 T1/T4	Epi hebdo	IHC	clinique	NS
Rozan 1998 [34]	329 T2/T3	FAC vs RTX	IHC	clinique complète	NS
Colleoni 1999 [35]	73 T2/T3	AC vs FLN	IHC	clinique	positive
Daidone 1999 [36]	136 T2/T3	FEC, FAC, FNC	IHC	clinique	négative
Kandioler 2000 [37]	67 T3/T4	FEC vs Taxol	séquence + IHC	clinique	négative de l'IHC et des mutations
Geisler 2001 [38]	90 T3/T4	Doxo hebdo	TTGE/séquence	clinique	négative si mutations dans les domaines L2/L3 pas de valeur de mutations missense, ni de l'IHC
Bertheau 2002 [39]	50 LABC	EC	FASAY/séquence	clinique + pathologique	positive
Faneyte 2003 [40]	56 N++*	FEC120	IHC	clinique + pathologique	positive
Bonnefoi 2003 [41]	179 LABC	FEC120 vs EC	IHC	clinique complète	NS
Campiglio 2003 [42]	220 T2/T4	Doxo	IHC	clinique	NS
Aas 2003 [43]	90 T3/T4	Doxo hebdo	TTGE/séquence	clinique	négative si mutations dans les domaines L2/L3
Mathieu 2004 [44]	129 T2/T4	AVCMF/FAC/FEC	IHC	clinique + pathologique	négative concernant la réponse cliniquue

IHC : Immunohistochimie; LABC : Locally Advanced Breast Cancer; NS : non significatif. *: avec envahissement ganglionnaire locorégional important avant traitement.

MARQUEURS MOLÉCULAIRES MULTIPLES

Depuis quelques années, se sont développées des techniques d'analyse moléculaire à grande échelle permettant en une seule expérience sur un seul échantillon l'analyse d'un très grand nombre de paramètres moléculaires. Les puces à ADN ou DNA microarrays permettent d'analyser de façon globale les variations d'expression – au niveau de l'ARN – de milliers de gènes dans un échantillon tumoral. La fonction des gènes analysés peut être connue ou non. À une échelle moindre, la PCR quantitative en temps réel fondée sur le principe TaqMan permet une quantification en temps réel des produits PCR à l'aide d'automates. Cette technique constitue une solution à la plupart des problèmes inhérents à la PCR quantitative. Par ailleurs, l'analyse de nouveaux gènes sur une même série d'ARNs permet de déterminer le poids prédictif relatif des nouveaux marqueurs moléculaires par rapport aux anciens marqueurs et aux marqueurs anatomocliniques classiques. Cette technique permet enfin une « validation » de résultats obtenus par les puces à ADN.

SOUS-TYPES MOLÉCULAIRES DE CANCER DU SEIN

Les études « princeps » de puces ont permis l'identification de sous-types moléculaires de cancer du sein [45, 46, 47] : luminaux A, B et C, « normal-like », basaux, et ERBB2+. Chacun de ces sous-types est caractérisé par un profil d'expression génique particulier par ailleurs corrélé avec les données anatomocliniques. Les cancers de type luminal (nommé ainsi en raison d'un profil d'expression proche de celui des cellules luminales) expriment le RE, la cytokératine 18 et sont de faible grade histologique, à l'inverse de ceux de type basal (de haut grade, RE-, exprimant la cytokératine 5/6, avec de fréquentes mutations de p53).

PRONOSTIC

Plusieurs études ont déjà été effectuées dans le cancer du sein pour tenter d'identifier de nouveaux groupes pronostiques sur la base de leur profil transcriptionnel (tableau III) [48, 49, 50, 51, 52, 53, 54, 55, 56]. Tout d'abord il convient de noter que les sous-types décrits ci-dessus correspondent à des évolutions pronostiques distinctes, les tumeurs de type basales et HER2+ étant de plus mauvais pronostic, celles de type luminal A ayant le meilleur pronostic, suivies de celle de type luminal B [57, 47].

Plus récemment, d'autres études ont été publiées, notamment celles de van't Veer *et al.* [49] et celle de Wang *et al.* [55], identifiant respectivement une signature de 70 et 76 gènes corrélées avec le risque de métastases (tableau II). Un des buts essentiels de ces études est d'améliorer la classification pronostique des tumeurs par rapport à celle proposée dans les consensus de St Gallen, du NIH ou de Nottingham. De fait, la comparaison entre la valeur pronostique des signatures moléculaires et de ces critères standards est souvent en faveur du profil moléculaire.

L'approche semble donc de plus en plus valable, avec un pouvoir discriminant jamais atteint avec l'étude d'un marqueur unique. Des publications récentes mettent cependant l'accent sur la prudence avec laquelle il convient de considérer les résultats de ces études, compte tenu des nombreux biais possibles [58, 59]. Des études de validation des signatures moléculaires obtenues dans ces études sur des séries rétrospectives, uni- ou multicentriques sont en cours, étape indispensable avant l'utilisation de ces signatures dans des essais prospectifs comme l'essai MINDACT (Microarray for Node negative Disease May Avoid ChemoTherapy) par exemple [60].

PRÉDICTION DE RÉPONSE

Plusieurs études corrélant le profil d'expression génique d'un patient et la réponse thérapeutique à une chimiothérapie néoadjuvante – par anthracyclines,

Tableau III
Principales études pronostiques en puces à ADN dans le cancer du sein.

Réf	Tumeurs	Traitement systémique	Plateforme	Signature
[48]	34 N-/N+	Chimio/16	~180 cDNA	23
[57]	49 Localement Avancés	Doxo néoadj	~8000 cDNA	476
[49]	78 T1-T2 N-,< 55 ans	Non	~25000 oligos	70
[50]	55 T1-T4 N0-N1 +/- M+	Non précisé	~580 cDNA	41
[51]	55 N-/N+	Chimio/N+ ou N- de mauvais prono	~1000 cDNA	40
[52]	295 N-/N+ (stades I-II) < 53 ans	Chimio/90 Hormono/20 C + H/20	~25000 oligos	70
[53]	52 1-3 N+	Non précisé	~12000 oligos	métagènes
[47]	115 Localement Avancés	Chimio néoadj	~8000 cDNA	476
[54]	99 (46 N-, 53 N+)	Chimio/32 Hormono/78	~7600 cDNA	16
[55]	286 T1-T4 N-	non	~22000 cDNA	76
[56]	180 N-	non	~22000 cDNA	76

Taxanes, ou association des 2 – ont été publiées [61, 62, 63]. Les signatures moléculaires proposées n'étant pas confirmées dans des séries indépendantes, aucune application clinique n'est envisageable actuellement.

L'efficacité de la chimiothérapie semble cependant différente selon les sous-types moléculaires, les tumeurs de type basal ou HER2+ présentant plus de réponse complète après traitement néoadjuvant que celles de type luminal ou « normal-like » [64].

En ce qui concerne l'hormonothérapie des DNA microarrays d'environ 200 gènes sélectionnés à partir de la littérature ont été testés sur plusieurs centaines de patientes traitées en adjuvant par Tamoxifène uniquement. Un set « prédictif » de 21 gènes de « rechute » (OncoType DX) a été mis en évidence (*ER, PR, HER2, Ki67, STK15, survivin, CyclineB1, MYBL2, BCL2, GRB7, BAG1, GSTM1, GSTM3, Cathepsin L, Stromelysin 3, CD68, NME1, YB1, CA9*...) validé en prospectif dans le cadre de l'essai NSABP14 [65].

Deux études en microarrays de gènes de réponse au Tamoxifène ont été effectuées en situation adjuvante [66, 67]. L'une d'entre elles permet de corréler la « réponse » au Tamoxifène au ratio de 2 gènes, *HOXB13* et *IL17BR*. L'autre identifie une signature de 44 gènes prédictive de « réponse » au Tamoxifène, de façon cependant non statistiquement significative en analyse multivariée. On ne dispose malheureusement pas d'étude de puces en situation néoadjuvante par hormonothérapie, mais il est vrai que la définition de la réponse est encore plus complexe qu'en ce qui concerne la chimiothérapie.

Les résultats de ces études de puces à ADN sont prometteurs mais il reste de nombreux problèmes posés. De plus, en admettant que l'on valide la méthodologie d'exploitation de cette technologie, l'utilisation de DNA microarrays – de par sa lourdeur et son coût – est inenvisageable en pratique clinique courante. En revanche, l'utilisation courante de « gene cards » (étude d'au plus une vingtaine de gènes en RT-PCR quantitative) ou de DNA microarrays de « petite taille », ou d'une analyse immunohistochimique, serait adaptée, après détermination du panel de gènes d'intérêt pronostique ou prédictif.

Indépendamment des techniques utilisées, la validation de marqueurs dans le cancer du sein nécessite de développer des essais prospectifs, multicentriques – ce qui permet la validation des résultats et une taille de l'étude supérieure –, ainsi que des analyses multiparamétriques. En situation néoadjuvante, la réponse histologique complète semble le meilleur critère de jugement à corréler avec le marqueur, en raison de sa forte – quoique imparfaite – corrélation avec la survie. ■

BIBLIOGRAPHIE

[1] Fisher B, Bauer M, Wickerham DL *et al.* Relation of number of positive axillary nodes to the prognosis of patients with primary breast cancer. An NSABP update. *Cancer* 1983; 52: 1551-7.

[2] Neville AM, Bettelheim R, Gelber RD *et al.* Factors predicting treatment responsiveness and prognosis in node-negative breast cancer. The International (Ludwig) Breast Cancer Study Group. *J Clin Oncol* 1992; 10: 696-705.

[3] Rosen PP, Groschen S, Kinne DW, Norton L. Factors influencing prognosis in node-negative breast carcinoma : analysis of 767 T1 N0 M0/T2 N0 M0 patients with long-term follow-up. *J Clin Oncol* 1993; 1: 2090-2100.

[4] Le Doussal V, Tubiana-Hulin M, Friedman S, Hacene K, Spyratos F, Brunet M. Prognostic value of histologic grade nuclear components of Scarff-Bloom-Richardson (SBR). An improved score modification based on a multivariate analysis of 1262 invasive ductal breast carcinomas. *Cancer* 1989; 64: 1914-21.

[5] Rosen PP, Groshen S, Saigo PE, Kinne DW, Hellman S. A long-term follow-up study of survival in stage I (T1N0M0) and stage II (T1N1M0) breast carcinoma. *J Clin Oncol* 1989; 7: 355-366.

[6] Joensuu H, Toikkanen S, Klemi PJ. DNA index and S-phase fraction and their combination as prognostic factors in operable ductal breast carcinoma. *Cancer* 1990; 66: 331-40.

[7] Sigurdsson H, Baldetorp B, Borg A *et al.* Indicators of prognosis in node-negative breast cancer. *N Engl J Med* 1990; 322: 1045-53.

[8] Bryant J, Fisher B, Gunduz N, Costantino JP, Emir B. S-phase fraction combined with other patient and tumor characteristics for the prognosis of node-negative, estrogen-receptor-positive breast cancer. *Breast Cancer Res Treat* 1998; 51: 239-53.

[9] Clark GM, Mathieu MC, Owens MA *et al.* Prognostic significance of S-phase fraction in good-risk, node-negative breast cancer patients. *J Clin Oncol* 1992; 10: 428-32.

[10] Fisher B, Redmond C, Fisher ER, Caplan R. Relative worth of estrogen or progesterone receptor and pathologic characteristics of differentiation as indicators of prognosis in node negative breast cancer patients: findings from National Surgical Adjuvant Breast and Bowel Project Protocol B-06. *J Clin Oncol* 1988; 6: 1076-87.

[11] Janicke F, Prechtl A, Thomssen C *et al.* Randomized adjuvant chemotherapy trial in high-risk, lymph node-negative breast cancer patients identified by urokinase-type plasminogen activator and plasminogen activator inhibitor type 1. *J Natl Cancer Inst* 2001; 93: 913-20.

[12] Look MP, van Putten WL, Duffy MJ *et al.* Pooled analysis of prognostic impact of urokinase-type plasminogen activator and its inhibitor PAI-1 in 8377 breast cancer patients. *J Natl Cancer Inst* 2002; 94: 116-28.

[13] Menard S, Balsari A, Casalini P *et al.* HER-2-positive breast carcinomas as a particular subset with peculiar clinical behaviors. *Clin Cancer Res* 2002; 8: 520-5.

[14] Braun S, Vogl FD, Naume B *et al.* A pooled analysis of bone marrow micrometastasis in breast cancer. *N Engl J Med* 2005; 353: 793-802.

[15] Hamilton A, Piccart M. The contribution of molecular markers to the prediction of response in the treatment of breast cancer : a review of the literature on HER-2, p53 and BCL-2. *Ann Oncol* 2000; 11: 647-63.

[16] Colozza M, Azambuja E, Cardoso F, Sotiriou C, Larsimont D, Piccart MJ. Proliferative markers as prognostic and predictive tools in early breast cancer : where are we now? *Ann Oncol* 2005; 16: 1723-39.

[17] Early Breast Cancer Trialists' Collaborative Group (EBCTCG). Effects of chemotherapy and hormonal therapy for early breast cancer on recurrence and 15-year survival: an overview of the randomised trials. Lancet 2005; 365: 1687-1717.

[18] THERASSE P, ARBUCK SG, EISENHAUER EA *et al.* New guidelines to evaluate the response to treatment in solid tumors. European Organization for Research and Treatment of Cancer, National Cancer Institute of the United States, National Cancer Institute of Canada. *J Natl Cancer Inst* 2000; 92: 205-16.

[19] PIERGA JY, MOURET E, LAURENCE V *et al.* Prognostic factors for survival after neoadjuvant chemotherapy in operable breast cancer. the role of clinical response. *Eur J Cancer* 2003; 39: 1089-96.

[20] MAURIAC L, MACGROGAN G, AVRIL A *et al.* Neoadjuvant chemotherapy for operable breast carcinoma larger than 3 cm: a unicentre randomized trial with a 124-month median follow-up. *Ann Oncol* 1999; 10: 47-52.

[21] ELLIS P, SMITH I, ASHLEY S *et al.* Clinical prognostic and predictive factors for primary chemotherapy in operable breast cancer. *J Clin Oncol* 1998; 16: 107-114.

[22] SCHOLL SM, PIERGA JY, ASSELAIN B *et al.* Breast tumour response to primary chemotherapy predicts local and distant control as well as survival. *Eur J Cancer* 1995; 31A: 1969-1975.

[23] KUERER HM, NEWMAN LA, SMITH TL *et al.* Clinical course of breast cancer patients with complete pathologic primary tumor and axillary lymph node response to Doxorubicin-based neoadjuvant chemotherapy. *J Clin Oncol* 1999; 17: 460-469.

[24] HONKOOP AH, VAN DIEST PJ, DE JONG JS *et al.* Prognostic role of clinical, pathological and biological characteristics in patients with locally advanced breast cancer. *Br J Cancer* 1998; 77: 621-6.

[25] FISHER B, BRYANT J, WOLMARK N *et al.* Effect of preoperative chemotherapy on the outcome of women with operable breast cancer. *J Clin Oncol* 1998; 16: 2672-2685.

[26] GAZET JC, COOMBES RC, FORD HT *et al.* Assesssment of the effect of pretreatment with neoadjuvant therapy on primary breast cancer. *Br J Cancer* 1996; 73: 758-62.

[27] BRAIN E, GARRINO C, MISSET JL *et al.* Long-term prognostic and predictive factors in 107 stage II/III breast cancer patients treated with anthracycline-based neoadjuvant chemotherapy. *Br J Cancer* 1997; 75: 1360-7.

[28] ROUZIER R, EXTRA JM, KLIJANIENKO J *et al.* Incidence and prognostic significance of complete axillary downstaging after primary chemotherapy in breast cancer patients with T1 to T3 tumors and cytologically proven axillary metastatic lymph nodes. *J Clin Oncol* 2002; 20: 1304-10.

[29] COLLEONI M, VIALE G, ZAHRIEH D *et al.* Chemotherapy is more effective in patients with breast cancer not expressing steroid hormone receptors : a study of preoperative treatment. *Clin Cancer Res* 2004; 10: 6622-8.

[30] AAS T, BORRESEN AL, GEISLER S *et al.* Specific P53 mutations are associated with de novo resistance to doxorubicin in breast cancer patients. *Nat Med* 1996; 2: 811-4.

[31] MACGROGAN G, MAURIAC L, DURAND M *et al.* Primary chemotherapy in breast invasive carcinoma: predictive value of the immunohistochemical detection of hormonal receptors, p53, c-erbB-2, MiB1, pS2 and GST pi. *Br J Cancer* 1996; 74: 1458-65.

[32] MAKRIS A, POWLES TJ, DOWSETT M *et al.* Prediction of response to neoadjuvant chemoendocrine therapy in primary breast carcinomas. *Clin Cancer Res* 1997; 3: 593-600.

[33] JARVINEN TA, HOLLI K, KUUKASJARVI T, ISOLA JJ. Predictive value of topoisomerase IIalpha and other prognostic factors for epirubicin chemotherapy in advanced breast cancer. *Br J Cancer* 1998; 77: 2267-73.

[34] ROZAN S, VINCENT-SALOMON A, ZAFRANI B *et al.* No significant predictive value of c-erbB-2 or p53 expression regarding sensitivity to primary chemotherapy or radiotherapy in breast cancer. *Int J Cancer* 1998; 79: 27-33.

[35] COLLEONI M, ORVIETO E, NOLE F *et al.* Prediction of response to primary chemotherapy for operable breast cancer. *Eur J Cancer* 1999; 35: 574-9.

[36] DAIDONE MG, VENERONI S, BENINI E *et al.* Biological markers as indicators of response to primary and adjuvant chemotherapy in breast cancer. *Int J Cancer* 1999; 84: 580-6.

[37] KANDIOLER-ECKERSBERGER D, LUDWIG C, RUDAS M *et al.* TP53 mutation and p53 overexpression for prediction of response to neoadjuvant treatment in breast cancer patients. *Clin Cancer Res* 2000; 6: 50-6.

[38] GEISLER S, LONNING PE, AAS T *et al.* Influence of TP53 gene alterations and c-erbB-2 expression on the response to treatment with doxorubicin in locally advanced breast cancer. *Cancer Res* 2001; 61: 2505-12.

[39] BERTHEAU P, PLASSA F, ESPIE M *et al.* Effect of mutated TP53 on response of advanced breast cancers to high-dose chemotherapy. *Lancet* 2002; 360: 852-4.

[40] FANEYTE IF, SCHRAMA JG, PETERSE JL, REMIJNSE PL, RODENHUIS S, VAN DE VIJVER MJ. Breast cancer response to neoadjuvant chemotherapy: predictive markers and relation with outcome. *Br J Cancer* 2003; 88: 406-12.

[41] BONNEFOI H, DIEBOLD-BERGER S, THERASSE P *et al.* Locally advanced/inflammatory breast cancers treated with intensive epirubicin-based neoadjuvant chemotherapy: are there molecular markers in the primary tumour that predict for 5-year clinical outcome? *Ann Oncol* 2003; 14: 406-13.

[42] CAMPIGLIO M, SOMENZI G, OLGIATI C *et al.* Role of proliferation in HER2 status predicted response to doxorubicin. *Int J Cancer* 2003; 105: 568-73.

[43] AAS T, GEISLER S, EIDE GE *et al.* Predictive value of tumour cell proliferation in locally advanced breast cancer treated with neoadjuvant chemotherapy. *Eur J Cancer* 2003; 39: 438-46.

[44] MATHIEU MC, ROUZIER R, LLOMBART-CUSSAC A *et al.* The poor responsiveness of infiltrating lobular breast carcinomas to neoadjuvant chemotherapy can be explained by their biological profile. *Eur J Cancer* 2004; 40: 342-51.

[45] PEROU CM, SORLIE T, EISEN MB *et al.* Molecular portraits of human breast tumours. *Nature* 2000; 406: 747-52.

[46] SORLIE T, PEROU CM, TIBSHIRANI R *et al.* Gene expression patterns of breast carcinomas distinguish tumor subclasses with clinical implications. *Proc Natl Acad Sci U S A.* 2 2001; 98: 10869-10870.

[47] SORLIE T, TIBSHIRANI R, PARKER J *et al.* Repeated observation of breast tumor subtypes in independent gene expression data sets. *Proc Natl Acad Sci U S A.* 2 2003; 100: 8418-8423.

[48] BERTUCCI F, HOULGATTE R, BENZIANE A *et al.* Gene expression profiling of primary breast carcinomas using arrays of candidate genes. *Hum Mol Genet* 2000; 12: 2981-2991.

[49] VAN'T VEER LJ, DAI H, VAN DE VIJVER MJ *et al.* Gene expression profiling predicts clnical outcome of breast cancer. *Nature* 2002; 415: 530-536.

[50] AHR A, KARN T, SOLBACH C *et al.* Identification of high risk breast-cancer patients by gene expression profiling. *Lancet* 2002; 359: 131-132.

[51] BERTUCCI F, NASSER V, GRANJEAUD S *et al.* Gene expression profiles of poor-prognosis primary breast cancer correlate with survival. *Hum Mol Genet.* 2002; 11: 863-872.

[52] VAN DE VIJVER MJ, HE YD, VAN'T VEER LJ *et al.* A gene-expression signature as a predictor of survival in breast cancer. *N Engl J Med* 2002; 347: 1999-2009.

[53] HUANG E, CHENG SH, DRESSMAN H *et al.* Gene expression predictors of breast cancer outcomes. *Lancet* 2003; 361: 1590-6.

[54] SOTIRIOU C, NEO SY, MCSHANE LM *et al.* Breast cancer classification and prognosis based on gene expression profiles from a population-based study. *Proc Natl Acad Sci U S A* 2003; 100: 10393-8.

[55] WANG Y, KLIJN JG, ZHANG Y *et al.* Gene-expression profiles to predict distant metastasis of lymph-node-negative primary breast cancer. *Lancet* 2005; 365: 671-679.

[56] FOEKENS JA, ATKINS D, ZHANG Y *et al.* Multicenter validation of a gene expression-based prognostic signature in lymph node-negative primary breast cancer. *J Clin Oncol* 2006; 24: 1665-71.

[57] SORLIE T, PEROU CM, TIBSHIRANI R *et al.* Gene expression patterns of breast carcinomas distinguish tumor subclasses with clinical implications. *Proc Natl Acad Sci U S A* 2001; 98: 10869-74.

[58] MICHIELS S, KOSCIELNY S, HILL C. Prediction of cancer outcome with microarrays: a multiple random validation strategy. *Lancet* 2005; 365: 488-92.

[59] BRENTON JD, CAREY LA, AHMED AA, CALDAS C. Molecular classification and molecular forecasting of breast cancer: ready for clinical application? *J Clin Oncol* 2005; 23: 7350-60.

[60] PICCART MJ, LOI S, VANT'T VEER L *et al.* Multi-center external validation study of the Amsterdam 70-gene prognostic signature in node-negative untreated breast cancer : Are the results still outperforming the clinical-pathological criteria ? *Breast Cancer Res Treat* 2004; 88.

[61] AYERS M, SYMMANS WF, STEC J *et al.* Gene expression profiles predict complete pathologic response to neoadjuvant paclitaxel and fluorouracil, doxorubicin, and cyclophosphamide chemotherapy in breast cancer. *J Clin Oncol* 2004; 22: 2284-93.

[62] CHANG JC, WOOTEN EC, TSIMELZON A *et al.* Gene expression profiling for the prediction of therapeutic response to docetaxel in patients with breast cancer. *Lancet* 2003; 362: 362-9.

[63] HANNEMANN J, OOSTERKAMP HM, BOSCH CA *et al.* Changes in gene expression associated with response to neoadjuvant chemotherapy in breast cancer. *J Clin Oncol* 2005; 23: 3331-42.

[64] ROUZIER R, PEROU CM, SYMMANS WF *et al.* Breast cancer molecular subtypes respond differently to preoperative chemotherapy. *Clin Cancer Res* 2005; 11: 5678-85.

[65] PAIK S, SHAK S, TANG G *et al.* A multigene assay to predict recurrence of tamoxifen-treated, node-negative breast cancer. *N Engl J Med* 2004; 351: 2817-26.

[66] MA XJ, WANG Z, RYAN PD *et al.* A two-gene expression ratio predicts clinical outcome in breast cancer patients treated with tamoxifen. *Cancer Cell* 2004; 5: 607-16.

[67] JANSEN MP, FOEKENS JA, VAN STAVEREN IL *et al.* Molecular classification of tamoxifen-resistant breast carcinomas by gene expression profiling. *J Clin Oncol* 2005; 23: 732-40.

CANCERS DU SEIN ET p53

Elisabeth TURPIN, Jacqueline LEHMANN-CHE, Philippe BERTHEAU, Marc ESPIÉ, Jean-Paul FEUGEAS, L. François PLASSA, Anne de ROQUANCOURT, Anne JANIN et Hugues de THÉ

Le facteur de transcription *TP53* est un gène maître de la réponse au stress qui intervient à plusieurs niveaux de la carcinogenèse, soit dans l'initiation soit dans la progression tumorale (Lane, 1992 ; Vogelstein and Kinzler, 2004).

STRUCTURES DU GENE *TP53* ET DE LA PROTÉINE *P53*

Le gène codant la protéine p53 humaine (*TP53*) est localisé sur le bras court du chromosome 17 (17p13.1). Il est composé de 11 exons et s'étend sur une longueur de 20 kilobases. Une longue séquence intronique de ~10kb est située entre les exons 1 et 2, le codon initiateur principal étant dans l'exon 2. Cinq régions hautement conservées au cours de l'évolution sont localisées entre les exons 2 et 8. La protéine p53 est une phosphoprotéine de 393 acides aminés. Les principaux domaines de la protéine sont : *i)* le domaine amino-terminal (résidus 1-42) nécessaire à l'interaction avec des facteurs de transcription, ainsi que pour le maintient de la stabilité de la protéine ; *ii)* une région riche en proline (résidus 63-97) intervenant dans l'apoptose ; *iii)* un domaine central hydrophobe (102-292) constituant le domaine de liaison à l'ADN et codé par les exons 5 à 8 ; *iv)* un domaine de tétramèrisation (325-356) ; *v)* un domaine carboxy-terminal (363-393) intervenant dans la régulation négative de la protéine p53. Plusieurs sites de modifications post-traductionnelle (phosphorylation de Ser/Thr ; ubiquitinylation, acétylation, méthylation, sumoylation...) sont situés dans les domaines N- et C-terminaux de la protéine (May and May, 1999).

RÉGULATION DE L'EXPRESSION DE LA PROTÉINE *P53*

En l'absence de stress (génotoxique, hypoxique...), la protéine p53 est maintenue à un faible taux d'expression, essentiellement par un processus protéolytique lié au protéasome. La demi-vie de *TP53* n'est alors que de 6 à 20 min suivant le type cellulaire (Levine *et al.*, 2006). Le signal de la dégradation de la protéine p53 est une polyubiquitinylation catalysée par la protéine MDM2 dont le gène est lui-même une cible directe de *TP53* qui en stimule la transcription par un mécanisme de rétrocontrôle (Olive *et al.*, 2004). Récemment, il a été montré que d'autres ubiquitin ligases, COP-1 et PIRH-2, sont également actives sur la protéine *p53* (Harris and Levine, 2005). En réponse à de nombreux stress (génotoxique, hypoxique...) la protéine *TP53* est stabilisée. De nombreux agents physiques ou chimiques peuvent altérer la structure de l'ADN génomique tels que rayonnements UV ou gamma, agents alkylant, agents de dépurination, radicaux libres oxydants... Chaque type d'altération de l'ADN est différent et est reconnu par un système cellulaire spécifique, mais tous conduisent à la stabilisation de la protéine p53 (Brooks and Gu, 2006). Sur la figure 1 sont présentées deux des principales voies de modulation de l'ubiquitinylation de *TP53* par MDM2.

CONTRÔLE DU CYCLE CELLULAIRE PAR LA PROTÉINE P53

La protéine p53 ainsi stabilisée peut activer la transcription de nombreux gènes cibles dont les protéines qu'ils codent sont impliquées dans le contrôle du cycle cellulaire, l'apoptose, la sénescence et/ou la catastrophe mitotique... (Harris and Levine, 2005). *TP53* peut bloquer le cycle cellulaire en G1/S par activation de la transcription de *p21/WAF1* et permettre ainsi la réparation de l'ADN (Sengupta and Harris, 2005). Dans des cellules où la protéine p53 est inactive, le point de contrôle G1/S défectueux entraînera une croissance cellulaire anarchique. Inversement, un blocage irréversible pourrait être corrélé à la sénescence. En fonction du contexte cellulaire, *TP53* pourra aussi induire l'apoptose par activation de *Bax, PUMA*... (Chipuk *et al.*, 2005 ; Yu *et al.*, 1999) ou l'arrêt du cycle cellulaire en G2/M par l'activation de *p21/WAF1* et 14-3-3 σ/*SFN* (Chan *et al.*, 2000). Un schéma très simplifié du contrôle du cycle cellulaire par la protéine p53 est présenté dans la figure 2.

MUTATION DE TP53 DANS LES CANCERS

Le rôle central et unique de la protéine p53 dans la réponse aux stress est démontré par le fait que *TP53* est globalement muté dans la moitié des cancers. Il est à noter que dans nombre de cancers où *TP53* n'est pas muté, des gènes qui codent des protéines impliquées dans le fonctionnement de la protéine p53 sont eux mutés (MDM2, AKT...) (Oren *et al.*, 2002). Dans 80 % des cas, les mutations de *TP53* trouvées dans les cancers sont des mutations faux sens permettant la synthèse d'une protéine stable qui a perdu sa capacité de se lier à l'ADN, mais s'accumule dans le

Figure 1 :
Modulation de l'expression de la protéine* p53 *par MDM2.

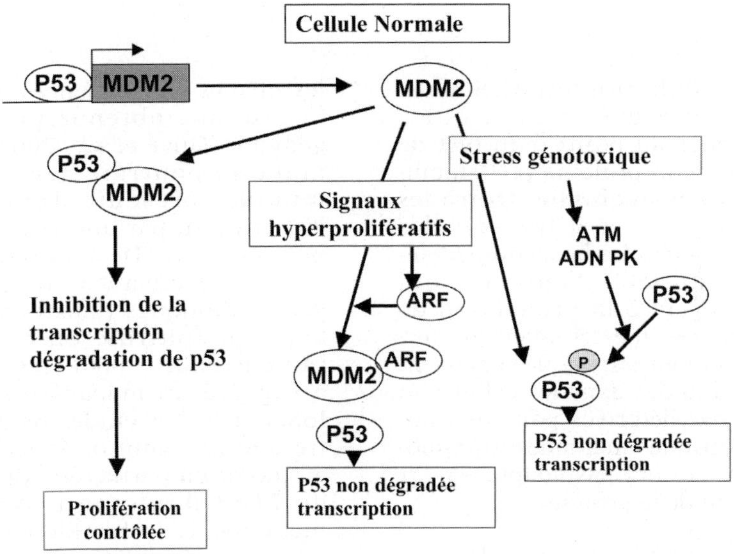

MDM2 : ubiquitine ligase, Mouse Double Minute 2
ARF : p14 ARF codée par le gène INK4A
ATM : ataxia télanjiectasia mutated
ADN PK : protéine kinase intervenant dans la détection des dommages de l'ADN

Figure 2 :
Cycle cellulaire, contrôle par TP53.

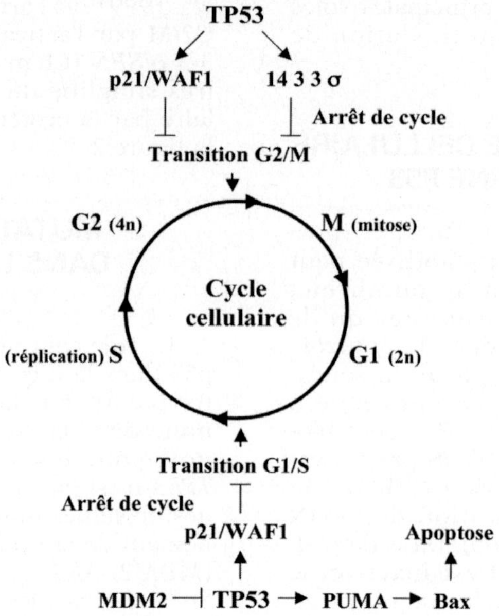

PUMA : BCL2 binding component 3, (*BBC 3*)
14 3 3 σ : stratifin
Bax : BCL2 associated X protein
MDM2 : double minute 2, p53 binding protein
p21/WAF1 : cyclin-dependent kinase inhibitor 1A (Cip1)

→ activation
⊣ inhibition

noyau de la cellule tumorale (Soussi, 2007). C'est cette observation qui a conduit à la mise au point d'un test de caractérisation de la protéine p53 stabilisée par immunohistochimie. Outre les mutations faux sens, sont trouvées des mutations non sens, des insertions/délétions ou des mutants d'épissage qui conduisent souvent à la production de protéines tronquées. Il est à noter que certaines de ces protéines tronquées peuvent ne pas être stabilisées dans les cellules et ne sont alors pas détectées par immunohistochimie. Ainsi, les méthodes immunohistochimiques ne sont pas adaptées pour explorer le statut de la protéine.

La protéine p53 agit généralement sous forme de tétramère. Des études récentes chez la souris, ont montré que l'acquisition d'une *TP53* mutante n'a pas les mêmes conséquences que la perte de la protéine obtenue par inactivation génique (Olive *et al.*, 2004). La protéine mutante pourrait s'associer à la non mutante présente dans la cellule et l'inactiverait par un mécanisme de dominant-négatif. De tels mutants ont été décrits, inactivant la transactivation de gènes impliqués dans l'apoptose et non ceux du contrôle du cycle cellulaire (Aurelio *et al.*, 2000). Un second modèle a suggéré un mécanisme de « gain de fonction ». Les études récentes ont montré que ce « gain de fonction » pourrait, au moins en partie, être dû aux capacités de *TP53* d'interagir avec les autres membres de la famille p53 : p63 et p73 (Olive *et al.*, 2004). La présence d'une *TP53* mutante pourrait donc influer sur le processus de développement d'un cancer (Song *et al.*, 2007).

MUTATION *TP53* DANS LES CANCERS DU SEIN

Tous types de cancer du sein confondus, *TP53* a été trouvé altéré dans 20-40 % des cas, ces taux variant en fonction des études (Borresen-Dale, 2003). Cependant, le taux de mutation de *TP53* varie beaucoup avec les sous types de cancer du sein que leur classification soit clinique, histologique ou moléculaire (Turpin *et al.*, 2002). Le tableau I montre la distribution des taux de mutation *TP53* déterminés par le test fonctionnel (FASAY) (Flaman *et al.*, 1995) parmi les cancers du sein des patientes hospitalisées à l'hôpital Saint-Louis de 1997 à 2006, selon le type clinique et le grade. Ces résultats sont comparables à ceux de la littérature. Seules 30 % des tumeurs traitées en chirurgie première et chimiothérapie adjuvante (NOS) sont mutées *TP53*, celles-ci étant majoritairement (81 %) grade 3 alors que seulement 27 % des tumeurs NOS *TP53* non mutées sont grade 3 ($p < 10^{-4}$). Les 37 % de cancers du sein localement avancés non inflammatoires (PEV1) *TP53* mutés sont presque exclusivement grade 3 (97 %) alors que 29 % des *TP53* non mutés sont grade 3 ($p < 10^{-9}$). Les cancers du sein localement avancés inflammatoires (PEV2, PEV3) sont majoritairement *TP53* mutés (59 %), mais tous majoritairement grade 3 qu'ils soient mutés (81 %) ou non mutés *TP53* (76 %). Ces distributions sont alors en accord avec le fait que dans les cancers du sein, les mutations de *TP53* sont corrélées à un mauvais pronostic (Gonzalez-Angulo *et al.*, 2004).

Récemment, des études de transcriptome (puces ADN) ont permis d'identifier des sous types de cancers du sein définis par leur profil d'expression. Cette classification moléculaire a confirmé les différences cliniques et phénotypiques, mais a permis d'approfondir la biologie des cancers du sein. Ces études ont entre autre montré que parmi les cancers qui expriment le récepteur α des estrogènes, au moins deux groupes qui se distinguent par leur profil d'expression, cancers de types luminal A et B, sont de pronostic très différents (Perou *et al.*, 2000 ; Sotiriou *et al.*, 2003). Récemment, Olivier et coll. ont montré sur une étude multicentrique, que même pour des tumeurs de « bon pronostic » (grade < 3, taille < 5 cm, N0 et RH^{pos}) la présence d'un mutation *TP53*, trouvée dans seulement 10 % des cas, est un marqueur indépendant de mauvais pronostic

Tableau I :
Taux de mutation *TP53* dans les cancers du sein.

	***TP53* mut**			***TP53* non mut**		
NOS	grade 1 0 %	30 % grade 2 19 %	grade 3 81 %	grade 1 15 %	70 % grade 2 58 %	grade 3 27 %
LABC non inflammatoires	grade 1 0 %	37 % grade 2 3 %	grade 3 97 %	grade 1 2 %	63 % grade 2 69 %	grade 3 29 %
LABC inflammatoires (PEV2, PEV3)	grade 1 0 %	59 % grade 2 19 %	grade 3 81 %	grade 1 1 %	41 % grade 2 23 %	grade 3 76 %

NOS : cancers du sein traités par chirurgie première et chimiothérapie adjuvante
LABC non inflammatoires (PEV1) : cancers du sein localement avancés non inflammatoires, chimiothérapie néoadjuvante
LABC inflammatoires (PEV2, PEV3) : cancers du sein localement avancés inflammatoires, chimiothérapie néoadjuvante (IBC)
Grade selon Scarff, Bloom et Richardson
Statut *TP53* : test fonctionnel de l'activité p53 (FASAY)

($p < 10^{-4}$) (Olivier *et al.*, 2006). Inversement, les tumeurs qui n'expriment pas le récepteur des estrogènes sont très majoritairement *TP53* mutées. Deux groupes s'y distinguent par leur profil d'expression, les tumeurs ErbB2^{pos} et les tumeurs de type basal (Perou *et al.*, 2000). Ce dernier groupe de tumeurs du sein ErbB2^{neg}/ER^{neg} est aussi caractérisé par la présence de cytokeratines de type basal, KRT 5, 6 ou 17. Il est à noter que les cancers du sein *BRCA1*^{mut} sont presque tous de type basal *TP53*^{mut} (Borresen-Dale, 2003).

MUTATION *TP53* ET SENSIBILITÉ À LA CHIMIOTHÉRAPIE

Il a souvent été suggéré qu'une *TP53* fonctionnelle était nécessaire pour la réponse au stress génotoxique produit par l'irradiation ou la chimiothérapie, activant une voie d'apoptose dépendante de *TP53* (Herr and Debatin, 2001). Il a par exemple été montré que la perte de fonction de *TP53* dans des cellules de cancer du colon supprime la réponse apoptotique au 5-fluorouracile *ex vivo*, mais augmente la mort dépendante des anthracyclines (Bunz *et al.*, 1999). Cependant, l'influence de mutations de *TP53* sur la réponse thérapeutique dans les cancers humains est encore très controversée.

Les discordances entre les différentes études peuvent provenir de différences dans les types de tumeur ainsi que la nature des traitements, leur association et leur dosage. Ces discordances peuvent aussi provenir de différences dans les modes d'expression de la réponse à la thérapeutique, clinique ou histologique, ou dans la méthode de détermination du statut *TP53*, recherche de mutation dans le gène ou stabilisation de la protéine par immunohistochimie. Toutefois, des mutations de *TP53* ont été associées à la résistance à de faibles doses d'anthracyclines (Aas *et al.*, 1996). Par contre, Makris et coll. n'ont trouvé aucune relation entre la stabilisation de *TP53* déterminée par immunohistochimie et la réponse clinique à une poly-chimiothérapie (Makris *et al.*, 1995).

Dans une étude sur 80 cancers du sein localement avancés non inflammatoires chez des patientes traitées par chimiothérapie néoadjuvante dose-intense (épirubicine 75 mg/m^2 et cyclophosphamide 1 200 mg/m^2 tous les 14 jours), nous avons recherché une relation entre la réponse à la chimiothérapie et le statut *TP53* (Bertheau *et al.*, 2002 ; Bertheau *et al.*, 2007). La réponse à la chimiothérapie est analysée sur la pièce de mastectomie après chimiothérapie, elle est dite complète quand aucune cellule tumorale n'est observée dans le sein et les ganglions ou bien quand il ne persiste qu'un seul foyer résiduel < 1 mm^2 ou bien quand ne persiste qu'un carcinome intracanalaire. Le statut *TP53* est déterminé sur la biopsie avant chimiothérapie, utilisée pour le diagnostic, par un test fonctionnel d'expression en levure d'ADNc produits à partir des ARN extraits des tumeurs (FASAY) (Flaman *et al.*, 1995). Ce test explore le domaine de liaison à l'ADN de la protéine p53 et permet de détecter 90 % des mutations décrites (mutations faux-sens, non-sens, délétion/insertion, erreurs d'épissage) avec une sensibilité de 15 % de cellules mutées. Cette étude a montré que parmi les PEV1, une réponse pathologique complète n'est obtenue que parmi les tumeurs *TP53* mutées (15/28) alors qu'aucune ne l'est parmi les tumeurs *TP53* non mutées (52) (tableau II.A). De plus, parmi ces tumeurs *TP53* mutées, 10 sont du type basal précédemment décrit (KRT 5, 6, ou 17^{pos}) et 9/10 présentent une réponse pathologique complète à la chimiothérapie (tableau II.B). Les études statistiques montrent que mutation *TP53* et sous-type basal sont deux facteurs prédictifs *indépendants* et très significatifs de la réponse à la chimiothérapie épirubicine/cyclophosphamide à doses intenses. La mutation *TP53* est un facteur favorable pour la survie sans événement (figure 3.A). Il est à noter que dans le groupe *TP53* mutés, les premières rechutes surviennent dans les 18 premiers mois alors que parmi les *TP53* non mutés des rechutes sont encore observées alors que beaucoup de patientes ont été censurées. Ce résultat est particulièrement important puisque la mutation *TP53* a souvent été rapportée comme facteur de survie plus courte chez des patientes sous

Tableau II :

Réponse à la chimiothérapie dans les cancers du sein localement avancés non inflammatoires.
A) en fonction de la mutation *TP53*
B) en fonction de l'expression des cytokératines de type basal

A	*TP53* mut	*TP53* non mut
RC	15 →	0
RIC	13 →	52

$p = 5 \times 10^{-9}$

B	$KRT5/6/17^{neg}$	$KRT5/6/17^{pos}$
RC	6 →	9
RIC	63 →	2

$p = 1 \times 10^{-6}$

RC : réponse pathologique complète
RIC : réponse pathologique incomplète
KRT : cytokératines détectées par immunohistochimie
p : test exact de Fisher (Chi^2 ajusté)

protocole standard. La figure 3.B montre que les patientes avec une tumeur non mutée *TP53* ont une survie globale assez favorable alors que leur réponse à la chimiothérapie est incomplète, contrairement au *TP53* muté réponse incomplète dont le pronostic est très défavorable. L'apparente contradiction entre les résultats de notre étude et de nombreuses précédentes peut donc être due à la différence entre les traitements. Les doses utilisées dans notre étude sont 2 à 4 fois plus fortes que les autres et administrées à intervalles très courts.

Cependant, Rouzier et coll. ont montré que les cancers du sein de types basal et $ErbB2^{pos}$ sont plus sensibles à une chimiothérapie néoadjuvante (paclitaxel suivi de 5-fluorouracil, doxorubicine et cyclophosphamide) (Rouzier *et al.*, 2005), ces types de cancer ER^{neg} étant majoritairement *TP53* mutés (*cf.* ci-dessus).

Par ailleurs, une étude récente de Carey et coll montre aussi que des tumeurs de type basal ou $ER^{neg}/ErbB2^{pos}$ sont plus sensibles à une chimiothérapie néoadjuvante à base d'anthracycline, mais que les

Figure 3 :
Courbes de survies des patientes avec cancer du sein localement avancés non inflammatoires traitées par chiomiothérapie intensive (épirubicine/cyclophosphamide).
Analyse de Kaplan-Meier de survie sans événement (A) et globale (B), durée exprimée en mois.

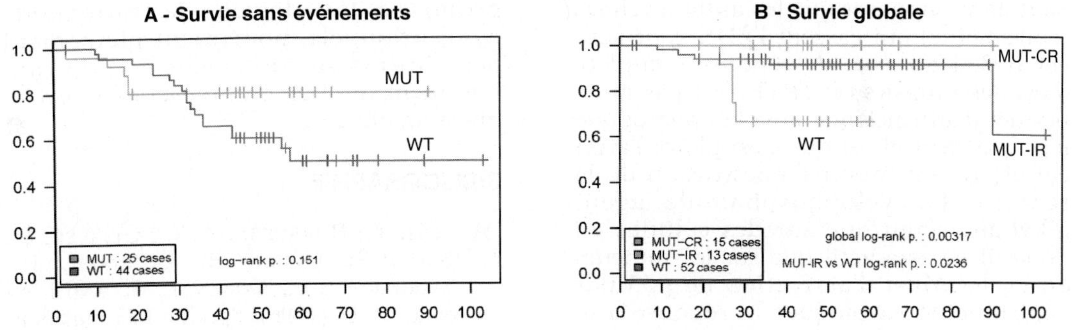

MUT : tumeurs *TP53* mutées
WT : tumeurs *TP53* non mutées
MUT-CR : tumeurs *TP53* mutées avec réponse pathologique complète
MUT-IR : tumeurs *TP53* mutées avec réponse pathologique incomplète

Figure 4 :
***Modèle de mécanisme d'action d'un traitement fortement dosé en épirubicine/cyclophosphamide dans des cancers du sein de mauvais pronostic mutés ou non mutés* TP53.**

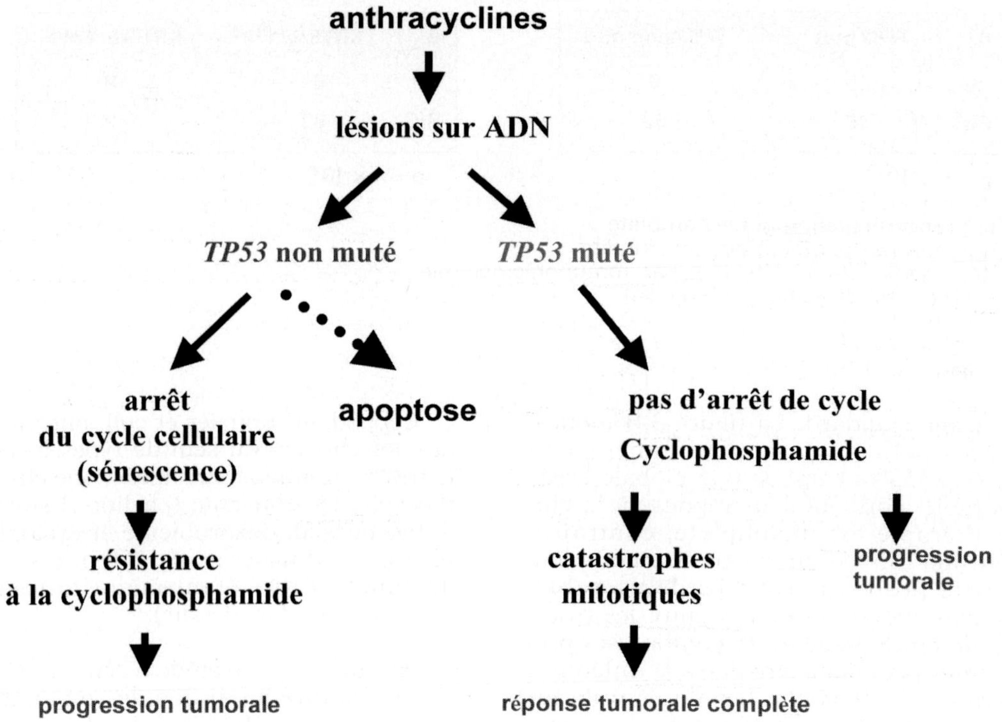

patientes dont la tumeur ne présente pas de réponse pathologique complète rechutent plus vite (Carey *et al.*, 2007). Ceci est en accord complet avec les résultats présentés dans la figure 3.B.

Comme schématisé dans la figure 4, on peut donc supposer que les anthracyclines (épirubicine) qui cassent l'ADN vont activer p53. L'absence de réponse complète dans des tumeurs où *TP53* n'est pas muté permet d'affirmer que la voie apoptotique n'est pas centrale et que c'est plutôt l'arrêt cellulaire qui induit l'inactivation de la réponse. La cyclophosphamide, agent alkylant, n'agit que sur des cellules en cycle. Il ne sera actif que sur les tumeurs en cycle. Ainsi, l'activation de p53 par l'épirubicine va bloquer la réponse à la cyclophosphamide. Inversement, sur les tumeurs *TP53* mutées, l'épirubicine n'induit pas l'arrêt de cycle, permettant l'action complète de la cyclophosphamide probablement à travers la catastrophe mitotique. En revanche, les tumeurs sans réponse complète se multiplient vite en accumulant des anomalies et ont un pronostic très défavorable. Au total, les tumeurs du sein non inflammatoires *TP53* mutées et en particuliers celles de type basal, qui sont habituellement de mauvais pronostic dans les cas de traitements conventionnels, pourraient pleinement bénéficier d'un traitement néoadjuvant fortement dosé en anthracycline et cyclophosphamide. ■

BIBLIOGRAPHIE

[1] Aas, T., Borresen, A. L., Geisler, S., Smith-Sorensen, B., Johnsen, H., Varhaug, J. E., Akslen, L. A., and Lonning, P. E. (1996). Specific P53 mutations are associated with de novo resistance to doxorubicin in breast cancer patients. *Nat Med* 2, 811-814.

[2] Aurelio, O. N., Kong, X. T., Gupta, S., and Stanbridge, E. J. (2000). p53 mutants

have selective dominant-negative effects on apoptosis but not growth arrest in human cancer cell lines. *Mol Cell Biol* 20, 770-778.

[3] BERTHEAU, P., PLASSA, F., ESPIE, M., TURPIN, E., DE ROQUANCOURT, A., MARTY, M., LEREBOURS, F., BEUZARD, Y., JANIN, A., AND DE THE, H. (2002). Effect of mutated TP53 on response of advanced breast cancers to high-dose chemotherapy. *Lancet* 360, 852-854.

[4] BERTHEAU, P., TURPIN, E., RICKMAN, D. S., ESPIE, M., DE REYNIES, A., FEUGEAS, J. P., PLASSA, L. F., SOLIMAN, H., VARNA, M., DE ROQUANCOURT, A., *et al.* (2007). Exquisite Sensitivity of TP53 Mutant and Basal Breast Cancers to a Dose-Dense Epirubicin-Cyclophosphamide Regimen. *PLoS Med* 4, e90.

[5] BORRESEN-DALE, A. L. (2003). TP53 and breast cancer. *Hum Mutat* 21, 292-300.

[6] BROOKS, C. L., AND GU, W. (2006). p53 ubiquitination : Mdm2 and beyond. *Mol Cell* 21, 307-315.

[7] BUNZ, F., HWANG, P. M., TORRANCE, C., WALDMAN, T., ZHANG, Y., DILLEHAY, L., WILLIAMS, J., LENGAUER, C., KINZLER, K. W., AND VOGELSTEIN, B. (1999). Disruption of p53 in human cancer cells alters the responses to therapeutic agents. *J Clin Invest* 104, 263-269.

[8] CAREY, L. A., DEES, E. C., SAWYER, L., GATTI, L., MOORE, D. T., COLLICHIO, F., OLLILA, D. W., SARTOR, C. I., GRAHAM, M. L., AND PEROU, C. M. (2007). The triple negative paradox : primary tumor chemosensitivity of breast cancer subtypes. *Clin Cancer Res* 13, 2329-2334.

[9] CHAN, T. A., HWANG, P. M., HERMEKING, H., KINZLER, K. W., AND VOGELSTEIN, B. (2000). Cooperative effects of genes controlling the G(2)/M checkpoint. *Genes Dev* 14, 1584-1588.

[10] CHIPUK, J. E., BOUCHIER-HAYES, L., KUWANA, T., NEWMEYER, D. D., AND GREEN, D. R. (2005). PUMA couples the nuclear and cytoplasmic proapoptotic function of p53. *Science* 309, 1732-1735.

[11] FLAMAN, J. M., FREBOURG, T., MOREAU, V., CHARBONNIER, F., MARTIN, C., CHAPPUIS, P., SAPPINO, A. P., LIMACHER, I. M., BRON, L., BENHATTAR, J., *et al.* (1995). A simple p53 functional assay for screening cell lines, blood, and tumors. *Proc Natl Acad Sci U S A* 92, 3963-3967.

[12] GONZALEZ-ANGULO, A. M., SNEIGE, N., BUZDAR, A. U., VALERO, V., KAU, S. W., BROGLIO, K., YAMAMURA, Y., HORTOBAGYI, G. N., AND CRISTOFANILLI, M. (2004). p53 expression as a prognostic marker in inflammatory breast cancer. *Clin Cancer Res* 10, 6215-6221.

[13] HARRIS, S. L., AND LEVINE, A. J. (2005). The p53 pathway : positive and negative feedback loops. *Oncogene* 24, 2899-2908.

[14] HERR, I., AND DEBATIN, K. M. (2001). Cellular stress response and apoptosis in cancer therapy. *Blood* 98, 2603-2614.

[15] LANE, D. P. (1992). Cancer. p53, guardian of the genome. *Nature* 358, 15-16.

[16] LEVINE, A. J., HU, W., AND FENG, Z. (2006). The P53 pathway : what questions remain to be explored? *Cell Death Differ* 13, 1027-1036.

[17] MAKRIS, A., POWLES, T. J., DOWSETT, M., AND ALLRED, C. (1995). p53 protein overexpression and chemosensitivity in breast cancer. *Lancet* 345, 1181-1182.

[18] MAY, P., AND MAY, E. (1999). Twenty years of p53 research : structural and functional aspects of the p53 protein. *Oncogene* 18, 7621-7636.

[19] OLIVE, K. P., TUVESON, D. A., RUHE, Z. C., YIN, B., WILLIS, N. A., BRONSON, R. T., CROWLEY, D., AND JACKS, T. (2004). Mutant p53 gain of function in two mouse models of Li-Fraumeni syndrome. *Cell* 119, 847-860

[20] OLIVIER, M., LANGEROD, A., CARRIERI, P., BERGH, J., KLAAR, S., EYFJORD, J., THEILLET, C., RODRIGUEZ, C., LIDEREAU, R., BIECHE, I., *et al.* (2006). The clinical value of somatic TP53 gene mutations in 1,794 patients with breast cancer. *Clin Cancer Res* 12, 1157-1167.

[21] OREN, M., DAMALAS, A., GOTTLIEB, T., MICHAEL, D., TAPLICK, J., LEAL, J. F., MAYA, R., MOAS, M., SEGER, R., TAYA, Y., AND BEN-ZE'EV, A. (2002). Regulation of p53 : intricate loops and delicate balances. *Ann N Y Acad Sci* 973, 374-383.

[22] PEROU, C. M., SORLIE, T., EISEN, M. B., VAN DE RIJN, M., JEFFREY, S. S., REES, C. A., POLLACK, J. R., ROSS, D. T., JOHNSEN, H., AKSLEN, L. A., *et al.* (2000). Molecular portraits of human breast tumours. *Nature* 406, 747-752.

[23] ROUZIER, R., PEROU, C. M., SYMMANS, W. F., IBRAHIM, N., CRISTOFANILLI, M., ANDERSON, K., HESS, K. R., STEC, J., AYERS, M., WAGNER, P., *et al.* (2005). Breast cancer molecular subtypes respond differently to preoperative chemotherapy. *Clin Cancer Res* 11, 5678-5685.

[24] SENGUPTA, S., AND HARRIS, C. C. (2005). p53: traffic cop at the crossroads of DNA repair and recombination. *Nat Rev Mol Cell Biol* 6, 44-55.

[25] SONG, H., HOLLSTEIN, M., AND XU, Y. (2007). p53 gain-of-function cancer mutants induce genetic instability by inactivating ATM. *Nat Cell Biol* 9, 573-580.

[26] SOTIRIOU, C., NEO, S. Y., MCSHANE, L. M., KORN, E. L., LONG, P. M., JAZAERI, A., MARTIAT, P., FOX, S. B., HARRIS, A. L., AND LIU, E. T. (2003). Breast cancer classification and prognosis based on gene expression profiles from a population-based study. *Proc Natl Acad Sci U S A* 100, 10393-10398.

[27] SOUSSI, T. (2007). p53 alterations in human cancer: more questions than answers. *Oncogene* 26, 2145-2156.

[28] TURPIN, E., BIECHE, I., BERTHEAU, P., PLASSA, L. F., LEREBOURS, F., DE ROQUANCOURT, A., OLIVI, M., ESPIE, M., MARTY, M., LIDEREAU, R., *et al.* (2002). Increased incidence of ERBB2 overexpression and TP53 mutation in inflammatory breast cancer. *Oncogene* 21, 7593-7597.

[29] VOGELSTEIN, B., AND KINZLER, K. W. (2004). Cancer genes and the pathways they control. *Nat Med* 10, 789-799.

[30] YU, J., ZHANG, L., HWANG, P. M., RAGO, C., KINZLER, K. W., AND VOGELSTEIN, B. (1999). Identification and classification of p53-regulated genes. *Proc Natl Acad Sci U S A* 96, 14517-14522.

CLASSIFICATION ANATOMOCLINIQUE DES CANCERS DU SEIN

Laurence CAHEN-DOIDY

La classification anatomoclinique des cancers du sein a pour but de stadifier la maladie tumorale selon son extension clinique et histopathologique.

Au terme de l'examen clinique, il est possible de classer une tumeur mammaire dans le cadre de la classification TNM de l'UICC (Union Internationale Contre le Cancer) et celle de l'AJC (American Joint Comity and Cancer Tadging and Results). La classification pTNM-AJC rend compte des données cliniques et histo-pathologiques de la tumeur. La classification des tumeurs mammaires s'adresse aux carcinomes. Elle contribue à déterminer le traitement et évaluer le pronostic de la maladie tumorale.

La classification TNM décrit l'extension de la maladie ; elle est fondée sur l'évaluation de trois éléments :

T : la tumeur primitive.

N : l'absence ou la présence et l'importance des métastases ganglionnaires régionales.

M : l'absence ou la présence de métastases à distance.

Ces trois éléments, complétés par un nombre, indiquent l'étendue du cancer :

T0, T1, T2, T3, T4

N0, N1, N2, N3

M0, M1

Le système TNM constitue une analyse de l'étendue de la tumeur maligne considérée.

Le site tumoral est décrit selon les données suivantes :

1/ Anatomie : des schémas des sites anatomiques sont présentés selon la nomenclature topographique de l'ICD-O (International Classification of Diseases of Oncology).

2/ Adénopathies régionales : les adénopathies régionales sont cartographiées sur les schémas.

3/ T/pT : classification clinique et anatomopathologique de la tumeur.

4/ N/pN : classification clinique et anatomopathologique des adénopathies régionales.

5/ M/pM : classification clinique et anatomopathologique des métastases.

Les mêmes illustrations sont valables pour T et pT, et pour N et pN.

RÈGLES DE CLASSIFICATION DES TUMEUR DU SEIN

Cette classification s'applique uniquement aux carcinomes. Une confirmation histologique est indispensable. Le siège précis du point de départ de la tumeur peut être précisé mais n'est pas retenu dans la classification.

En cas de tumeurs multiples dans le même sein, c'est la tumeur ayant la classification T la plus élevée qui est retenue.

Les cancers bilatéraux simultanés sont codifiés séparément pour permettre une codification par type histologique.

LES SITES ANATOMIQUES (figure 1)

1/ Mamelon (C50.0)

2/ Région centrale (C50.1)

3/ Quadrant supéro-interne (C50.2)

4/ Quadrant inféro-interne (C50.3)

5/ Quadrant supéro-externe (C50.4)

6/ Quadrant inféro-externe (C50.5)

7/ Prolongement axillaire (C50.6)

GANGLIONS LYMPHATIQUES RÉGIONAUX (figure 2)

Les ganglions lymphatiques régionaux sont :

1– Axillaires (homolatéraux) : ganglions inter-pectoraux (Rotter) ganglions situés le long de la veine axillaire et de ses affluents ; ils peuvent être divisés en trois niveaux :

i/ **Niveau 1 (étage axillaire inférieur) :** ganglions situés le long du bord externe du muscle petit pectoral.

ii/ **Niveau 2 (étage axillaire moyen) :** ganglions situés entre le bord interne et le bord externe du muscle petit pectoral et ganglions inter-pectoraux (Rotter).

iii/ **Niveau 3 (étage axillaire supérieur) :** ganglions situés en dedans du bord interne du petit pectoral en excluant les ganglions sous claviculaires ou apicaux.

Figure 1

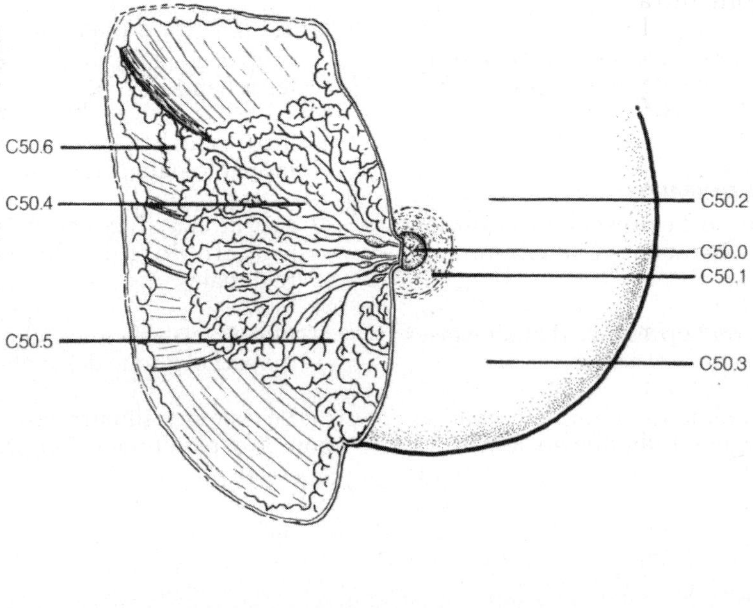

Figure 2

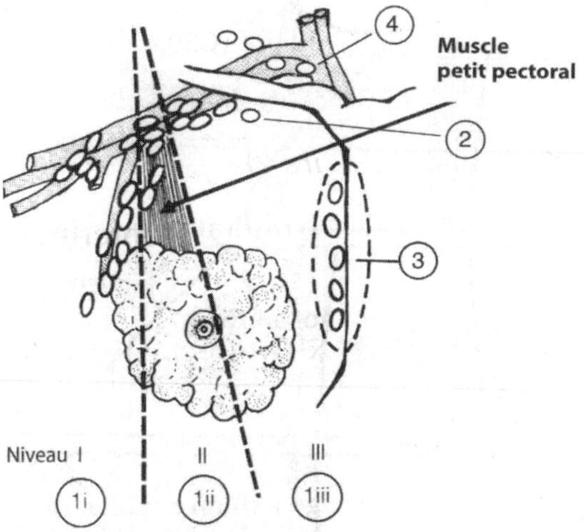

2– Sous claviculaires (homolatéraux).

3– Mammaires internes (homolatéraux) : ganglions situés dans les espaces inter costaux, le long du bord du sternum, dans le fascia endo-thoracique.

4– Sus claviculaires (homolatéraux).

Toutes les autres adénopathies sont codées comme des métastases à distance (M1), de même que les ganglions sus claviculaires, cervicaux, et mammaires internes controlatéraux.

Les ganglions intra mammaires sont codés comme des ganglions axillaires.

CLASSIFICATION CLINIQUE TNM

T – TUMEUR PRIMITIVE

TX : la tumeur primitive ne peut être évaluée.

T0 : pas de tumeur primitive décelable.

Tis : carcinome *in situ* :

Tis (DCIS) : carcinome canalaire *in situ* ;

Figure 3

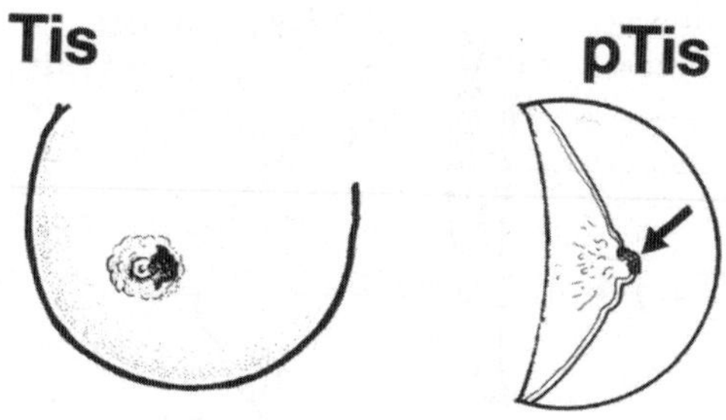

Tis (LCIS) : carcinome lobulaire *in situ* ;

Tis (Paget) : maladie de Paget du mamelon sans tumeur (figure 3).

Une maladie de Paget avec tumeur décelable est à classer en fonction de la taille de la tumeur.

T1 : T ≤ 2 cm dans sa plus grande dimension.

T1mic : micro-invasion ≤ 0,1 cm dans sa plus grande dimension (figure 4).

T1a : 0,1 cm ≤ T ≤ 0,5 cm dans sa plus grande dimension (figure 5).

T 1b : 0,5 cm ≤ T ≤ 1 cm dans sa plus grande dimension (figure 5).

Figure 4

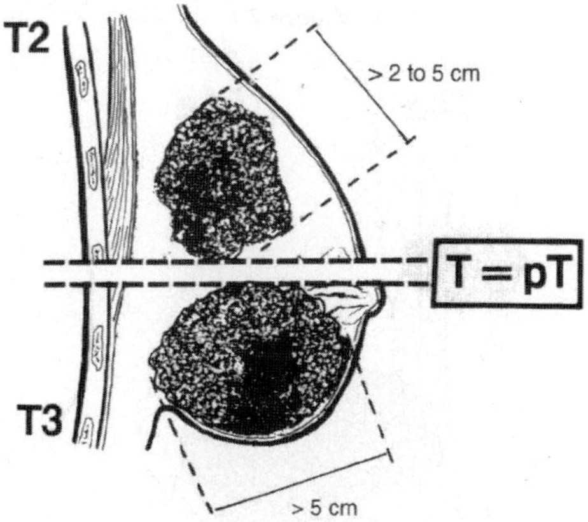

Figure 5

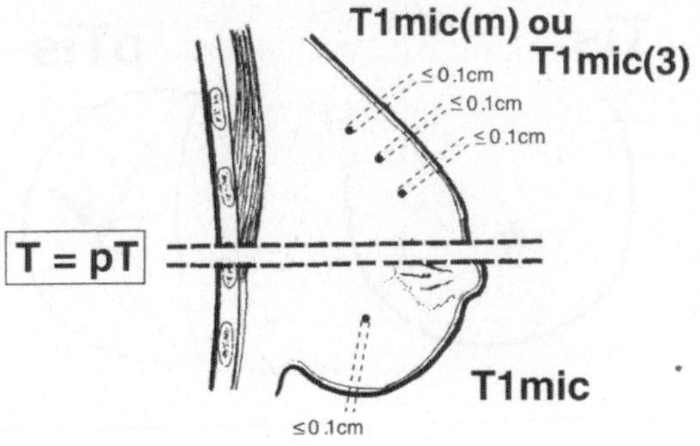

Figure 6

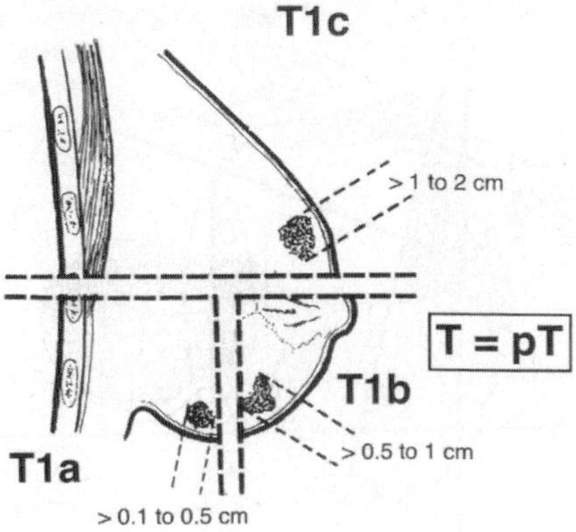

T 1c : 1 cm ≤ T ≤ 2 cm dans sa plus grande dimension (figure 5).

T2 : 2 cm ≤ T ≤ 5 cm dans sa plus grande dimension (figure 6).

T3 : > 5 cm dans sa plus grande dimension (figure 6)

La micro-invasion correspond à une extension des cellules tumorale au-delà de la membrane basale. Elle ne doit pas dépasser 0,1 cm dans sa plus grande dimension. Quand plusieurs sites de micro-invasions existent, c'est la taille du site le plus étendu qui est prise en compte (la présence de multiples sites de micro-invasion doit être notée).

T4 : tumeur de toute taille avec extension directe à la paroi thoracique ou à la peau (T4a à T4b).

T4a : extension à la paroi thoracique (figure 7).

T4b : œdème (y compris la « peau d'orange ») ou ulcération de la peau du sein ou nodule de perméation cutané localisé sur le même sein (figures 8 et 9).

T4c : association de 4a et de 4b (figure 10).

T4d : carcinome inflammatoire (figure 11).

Figure 7

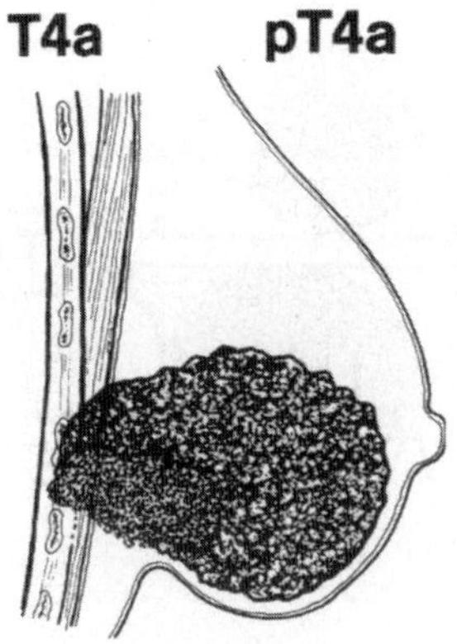

Figure 8

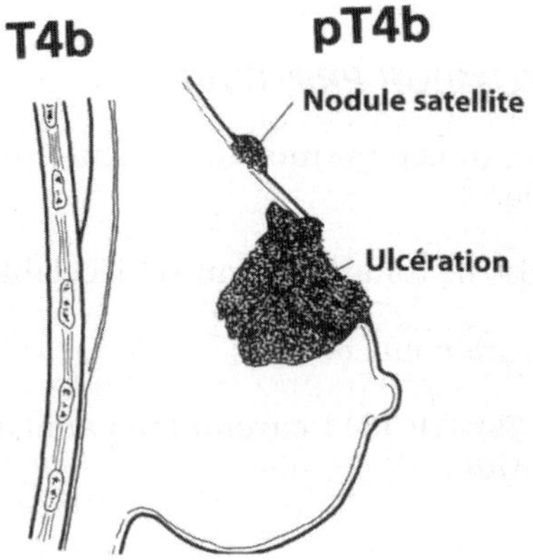

Figure 9

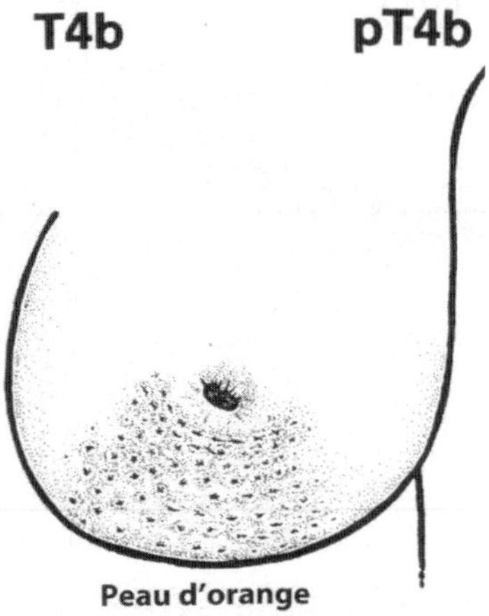

Figure 10

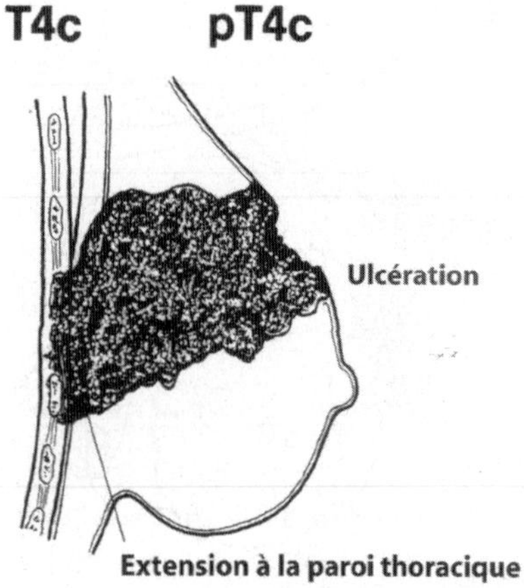

La paroi thoracique comprend les côtes, les muscles intercostaux et le muscle dentelé antérieur mais ne comprend pas les muscles pectoraux.

Le carcinome inflammatoire est caractérisé par une induration cutanée diffuse d'aspect charnu à bord érysipèloïde, habituellement sans tumeur palpable sous jacente. En cas de négativité de la biopsie cutanée et d'absence de tumeur mesurable, un carcinome inflammatoire clinique (T4d) sera classé pT1 en histologie.

Une dépression cutanée, une rétraction du mamelon ou d'autres modifications cutanées, à l'exception de celles codées en T4, peuvent coexister en T1, T2 ou T3 sans modification de la classification.

Figure 11

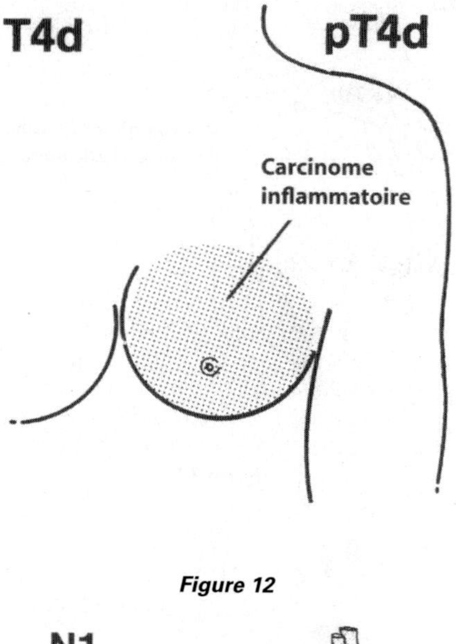

N – ADÉNOPATHIES RÉGIONALES

NX : les adénopathies régionales ne peuvent être évaluées.

N0 : pas d'adénopathie régionale métastatique.

N1 : adénopathies axillaires homolatérales mobiles métastatiques (figure 12).

N2 : adénopathies métastatiques axillaires homolatérales fixées ou métastases ganglionnaires mammaires internes (détectées par imagerie) en l'absence de métastase axillaire palpable.

Figure 12

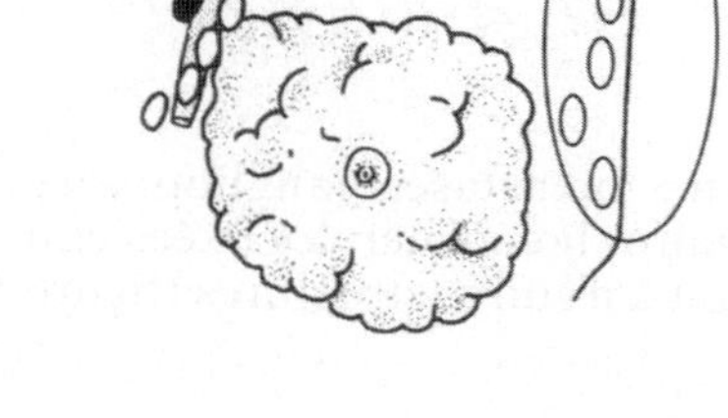

Figure 13

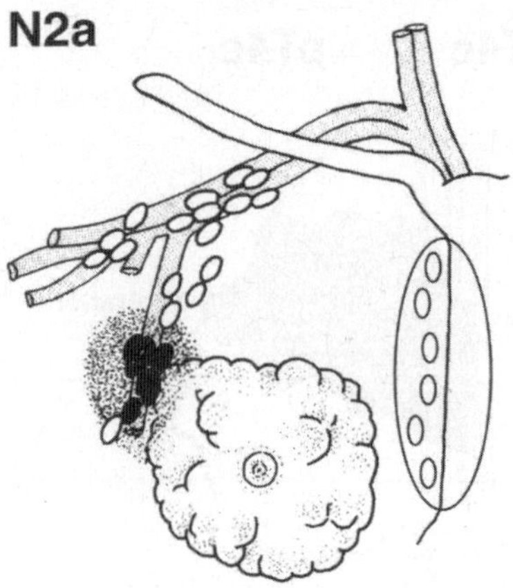

Figure 14

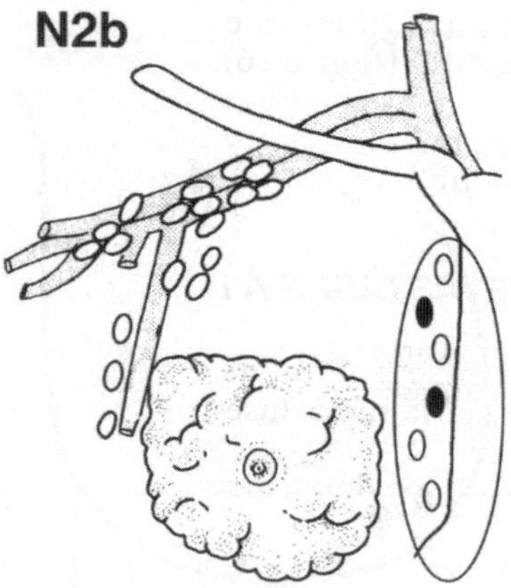

Figure 15

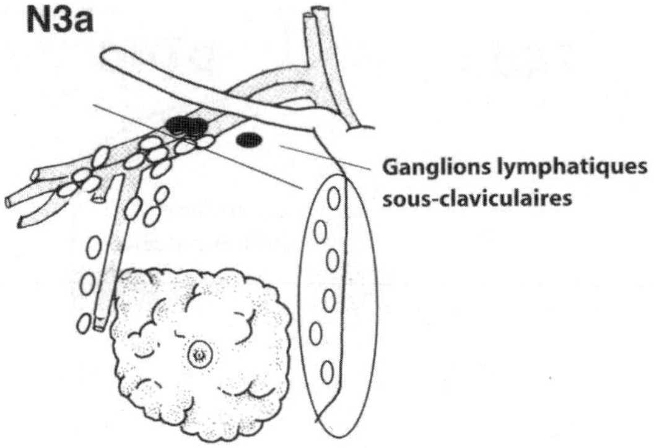

Figure 16

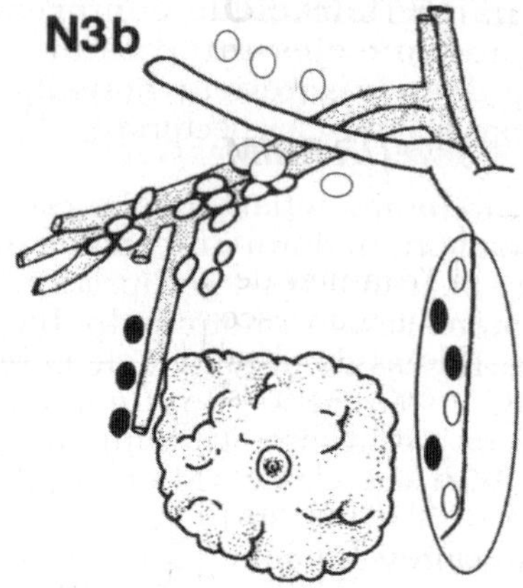

Figure 17

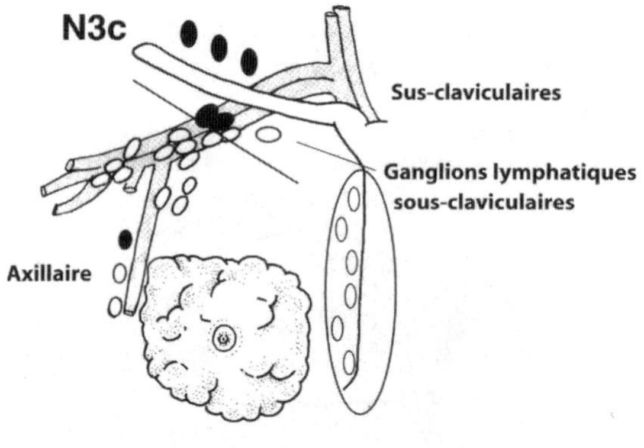

N2a : métastases ganglionnaires axillaires homolatérales fixées entre elles ou à d'autres structures (figure 13).

N2b : métastases ganglionnaires uniquement mammaires internes, homolatérales cliniquement apparentes (imagerie), sans métastase ganglionnaire axillaire homolatérale palpable (figure 14).

N3 : métastases ganglionnaires sous claviculaires homolatérales avec ou sans adénopathies axillaires : ou métastases ganglionnaires mammaires internes homolatérales accompagnées de métastases ganglionnaires axillaires ; ou métastases ganglionnaires sus claviculaires homolatérales avec ou sans envahissement des ganglions lymphatiques axillaires ou mammaires internes

N3a : métastases ganglionnaires sous-claviculaires homolatérales (figure 15).

N3b : métastases ganglionnaires mammaires internes et axillaires homolatérales (figure 16).

N3c : métastases ganglionnaires sus-claviculaires homolatérales (figure 17).

M- MÉTASTASES À DISTANCE

MX : renseignements insuffisants pour classer la métastase à distance.

M0 : absence de métastase à distance.

M1 : présence de métastases à distance.

CLASSIFICATION HISTOPATHOLOGIQUE PTNM

pT – TUMEUR PRIMITIVE

La classification histopathologique nécessite l'examen de la tumeur primitive sans tumeur macroscopique au niveau des limites d'exérèse. Une tumeur associée à une tumeur microscopique en limite d'exérèse sera classée pT.

La classification pT correspond à la classification T.

Dans la classification pT, la taille de la tumeur mesure la composante invasive. S'il existe une grande composante in situ (4 cm) avec une petite composante invasive (0,5 mm), la tumeur est codée pT1a.

pN – ADÉNOPATHIES RÉGIONALES

La classification histopathologique nécessite l'exérèse et l'examen d'au moins tous les ganglions axillaires inférieurs (niveau 1). Une telle exérèse comporte au moins six ganglions. Si les ganglions régionaux sont négatifs mais en nombre insuffisant la tumeur est classée comme pN0.

L'examen d'un ou plusieurs ganglions sentinelles peut être utilisé pour la classification anatomopathologique. Si la classification ne se fonde que sur la seule analyse du ganglion sentinelle non suivie d'un curage ganglionnaire axillaire, elle sera codée (sn) pour « sentinel node » ; par exemple : pN1 (sn).

Figure 18

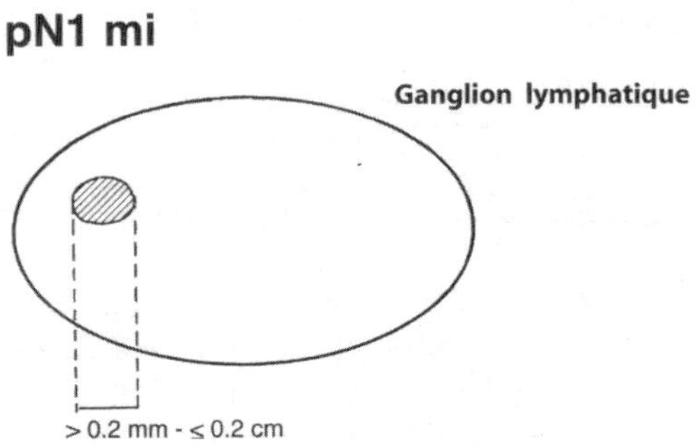

pNX : les adénopathies régionales ne peuvent être évaluées (absence d'exérèse ou exérèse antérieure)

pN0 : pas d'adénopathie régionale métastatique

pN1 (mi) : micrométastase (de plus de 0,2 mm mais de 2 mm maximum dans sa plus grande dimension (figure 18).

La présence de cellules tumorales isolées (CTI) dans les ganglions lymphatiques régionaux est classée en pN0. Les CTI sont des cellules tumorales uniques ou de petits ensembles de cellules atteignant au maximum 0,2 mm dans leur plus grande dimension. Classiquement, les CTI ne présentent pas de signe d'activité métastatique tel que prolifération ou réaction du stroma.

pN1 : une à trois métastases ganglionnaires axillaires homolatérales et/ou mammaires internes homolatérales avec métastases microscopiques détectées par l'examen des ganglions sentinelles mais non cliniquement apparentes.

pN1a : une à trois métastases ganglionnaires axillaires, dont une au moins mesure plus de 2 mm dans sa plus grande dimension (figure 19).

pN1b : adénopathies mammaires internes avec métastase microsco-

Figure 19

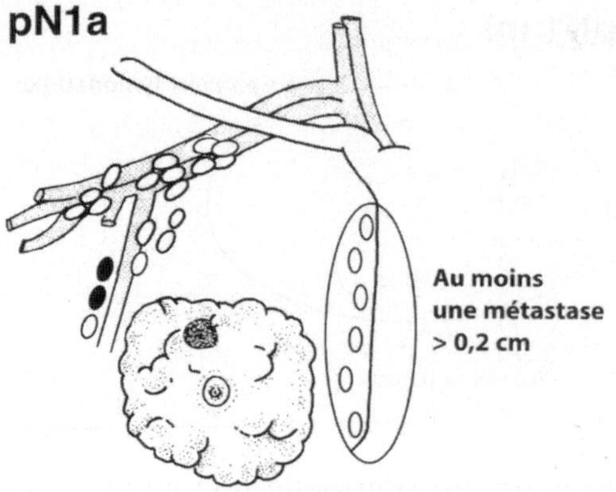

Figure 20

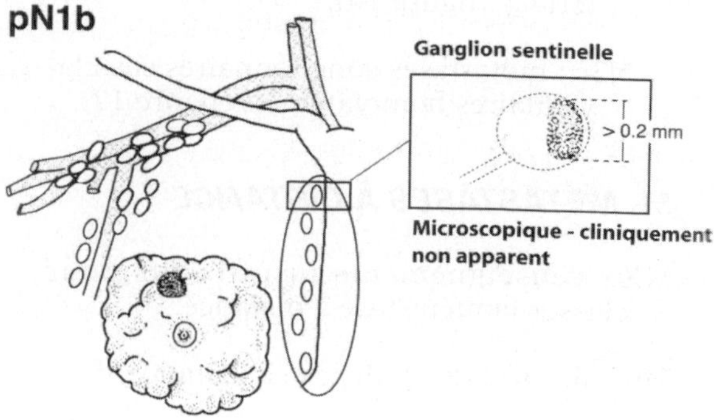

pique détectée par l'examen du ganglion sentinelle mais non cliniquement apparente (figure 20).

pN1c : une à trois métastases ganglionnaires axillaires et mammaires internes avec métastase microscopique détectée par l'examen du ganglion sentinelle et non cliniquement apparente (figure 21).

pN2 : quatre à neuf métastases ganglionnaires axillaires homolatérales ou adénopathies mammaires internes cliniquement apparentes en l'absence de métastase ganglionnaire axillaire.

pN2a : quatre à neuf métastases ganglionnaires axillaires, dont une au moins mesure plus de 2 mm dans sa plus grande dimension (figure 22).

pN2b : métastases ganglionnaires mammaires internes cliniquement apparentes, en l'absence de métastase ganglionnaire axillaire (figure 23).

pN3 : dix métastases ou plus dans les ganglions axillaires homolatéraux ; ou dans des ganglions sous claviculaires homolatéraux ; ou dans des ganglions mammaires internes homolatéraux cliniquement apparents : détecté par l'imagerie ou l'examen clinique à l'exclusion de la lymphoscintigraphie avec présence d'au moins une adénopathie axillaire positive ; ou dans plus de trois ganglions mammaires internes avec métastase ganglionnaire mammaire interne microscopique et cliniquement négative ; ou dans des ganglions sus claviculaires homolatéraux.

Figure 21

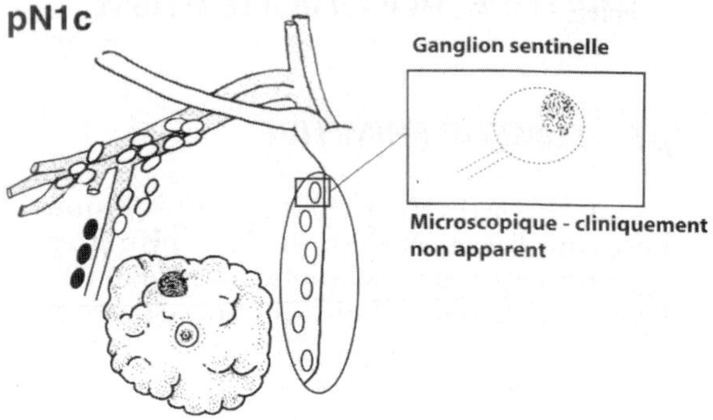

Figure 22

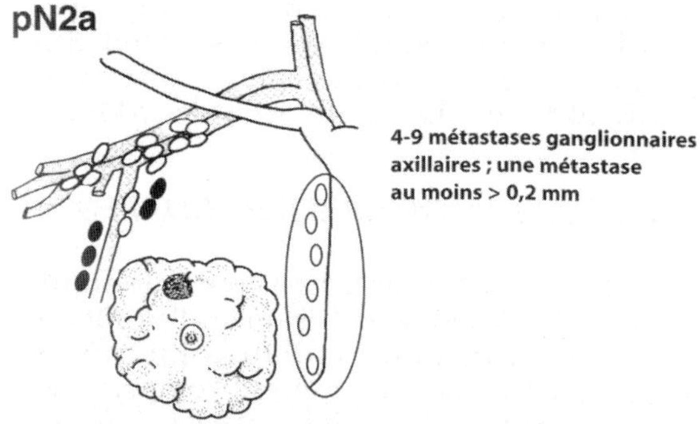

Figure 23

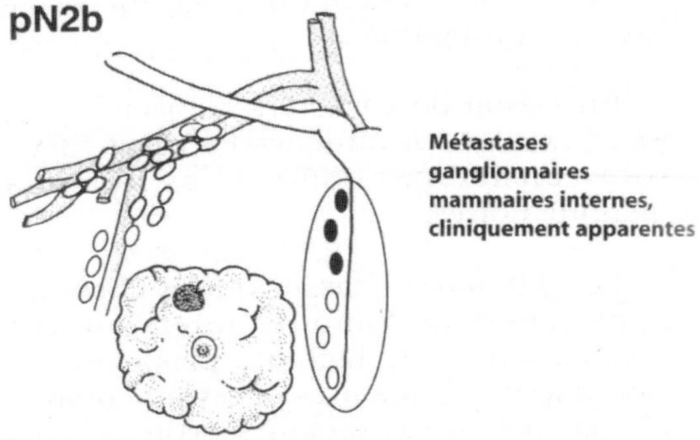

Figure 24

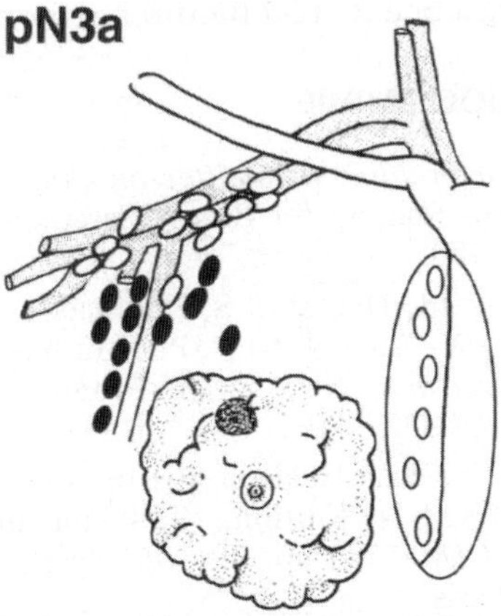

≥10 métastases dans les ganglions axillaires; au moins une métastase > 0.2 cm

Figure 25

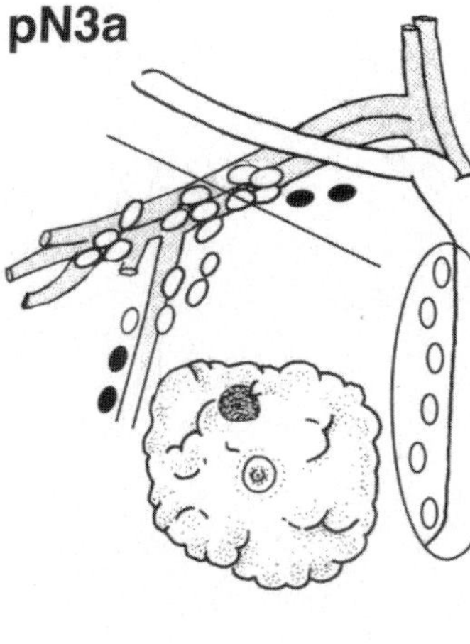

Figure 26

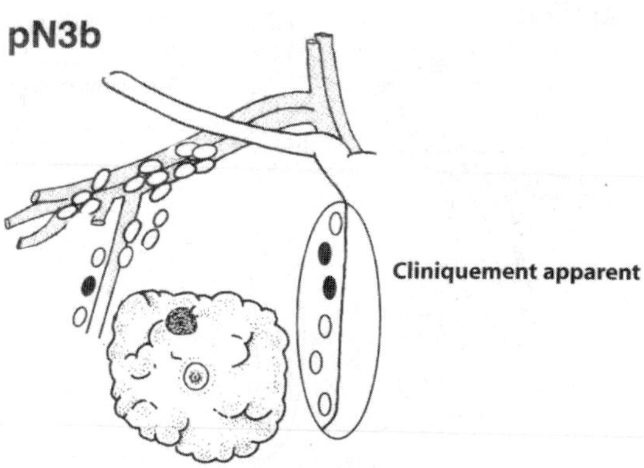

pN3a : dix métastases ganglionnaires axillaires ou plus (dont au moins une mesure plus de 2 mm dans sa plus grande dimension) ou métastases ganglionnaires sous claviculaires (figures 24, 25).

pN3b : métastases ganglionnaires mammaires internes cliniquement apparentes en présence d'au moins une adénopathie axillaire positive (figure 26) ; ou plus de trois métastases ganglionnaires axillaires et mammaires internes avec métastases microscopiques détectées par l'examen du ganglion sentinelle mais non cliniquement apparentes : non détecté par l'examen clinique ou l'imagerie (à l'exclusion de la lymphoscintigraphie.

pN3c : métastases ganglionnaires sous claviculaires (figure 27).

PM – MÉTASTASES À DISTANCE

CLASSIFICATION PEV

La notion de tumeur en poussée évolutive repose essentiellement sur des données cliniques. On distingue :

PEV1 : doublement de volume tumoral en moins de 6 mois.

Figure 27

pN3c

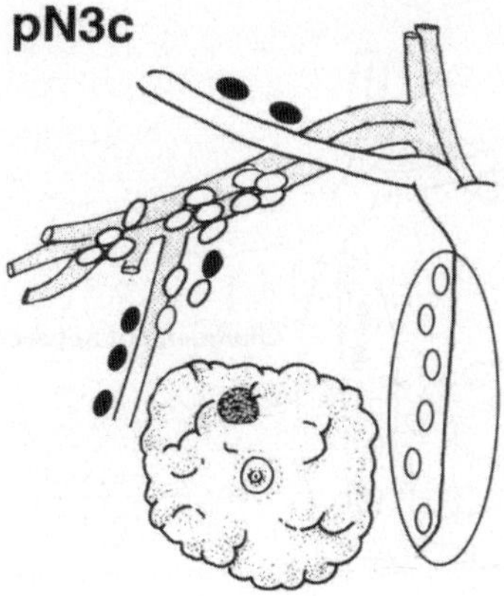

PEV2 : signes inflammatoires localisés à une partie du sein (œdème cutané péritumoral, érythème, augmentation de la chaleur locale), empattement de l'adénopathie axillaire.

PEV3 : généralisation des signes à l'ensemble du sein.

Cette classification arrive en complément de la classification TNM lorsqu'elle est appliquée au cancer du sein inflammatoire.

En effet, la classification T4 regroupe à la fois des tumeurs d'évolution rapide et des tumeurs avec extension locale cutanée (nodule de perméation, ulcération) ou pariétale qui correspondent au contraire souvent à des tumeurs d'évolution locale lentement progressive.

En raison du caractère subjectif de la PEV1, seules les tumeurs PEV2 et PEV3 sont considérées comme des tumeurs inflammatoires.

Les différentes classifications cliniques et clinico-pathologiques interviennent comme autant de facteurs pronostiques des cancers mammaires et seront complétés par les autres facteurs pronostiques que sont le N histologique, le grade histopronostic, la taille anatomique de la tumeur, le type histologique de la tumeur, l'âge et le statut hormonal de la patiente, la présence de récepteurs hormonaux. ■

BIBLIOGRAPHIE

American Joint Committee on Cancer: Manuel for Staging for Breast Carcinomat. 3rd ed, 1989.

Harris JR, Hellman S, Henderson IC, Kinne DW, Lippincott JP. Compagny, *Brest Diseases.* Staging and Prognostic Factors. 327-332, 1991.

UICC : Classification des tumeurs malignes TNM, 4e Edition, 1988 Tumeurs du sein (CIM-174) pp. 99-106, Spinger-Verlaq, Paris.

TNM Atlas, 5e Edition, 2005. pp. 180-194. Spinger, Paris.

HISTOIRE DU TRAITEMENT CONSERVATEUR DU CANCER DU SEIN. PLACE DE LA CHIRURGIE

Carlos F. de OLIVEIRA, Ana Sofia CUSTÓDIO
(Coimbra – Portugal)

Au long des siècles, le traitement chirurgical du cancer du sein a accompagné le développement de la connaissance médicale. À partir du XIXe siècle, il a été largement influencé par l'apparition de la pathologie microscopique à laquelle a contribué Joseph Jackson Lister (1786-1869), et Rudolf Virchow, plus tardivement (1821-1902), décrivant la pathologie cellulaire, en établissant que le cancer avait une origine cellulaire, en contredisant les classiques théories humorales hippocratiques et galéniques. L'introduction de l'anesthésie générale en 1846, et des mesures antiseptiques proposées par Lister en 1867, sont venues contribuer, également, à une amélioration considérable du traitement chirurgical du cancer du sein.

Durant ce dernier siècle, en conséquence de l'évolution de la connaissance médicale dans le domaine de la biologie du cancer et du développement des techniques de diagnostic et de traitement, le traitement local du cancer du sein a subi des modifications considérables.

PÉRIODE ANTÉRIEURE À HALSTED

Durant l'Antiquité, il y a plus de 5 000 ans, les descriptions de cas de cancer du sein paraissent avec plus de fréquence que d'autres néoplasies, ce qui déjà suggère une incidence élevée, étant donné que l'espérance de vie ne devait pas dépasser les 40 ans. Dans des papyrus égyptiens, il y a approximativement 3 000 ans, il est décrit des recommandations pour ne pas faire d'intervention thérapeutique pour les tumeurs du sein « dures » et « froides », alors que les tumeurs rouges et d'aspect « chaud » (probablement abcès) devraient être incisées.

Hippocrate, et Galien plus tard, ont défendu une théorie humorale comme cause du cancer qui fait référence à un excès de bile noire. Ce concept a longtemps duré au long des siècles et il a conditionné l'approche thérapeutique du cancer du sein. Du déclin de l'Empire romain à la Renaissance, les progrès médicaux ont stagné et, dans le traitement du cancer du sein, on recourait aux purgatifs, aux saignées, aux substances caustiques, à la cautérisation ou à des mesures diététiques. Malgré cela, des chirurgiens comme Henri de Mondeville (1260-1320) et Guy de Chauliac (1300-1368) ont défendu la chirurgie dans les cancers des seins qui pourraient être complètement excisés [1].

Le développement de l'anatomie, sur des bases scientifiques, après l'observation et la dissection, a contribué à une plus

Tableau I :
Évolution de l'approche thérapeutique du cancer du sein du XVIe au XIXe siècle, avant l'introduction de la mastectomie radicale par Halsted
(Adapté de Roses DF. Breast cancer. Elsevier Churchill Livingstone. Philadelphia, 2005).

1514-1564	Andreas Vesalius	Exérèse large de la tumeur avec hemostase avec ligature des vaisseaux, au lieu de cautérisation
1510-1590	Ambrose Paré	Il a décrit les adénopathies axillaires
1595-1645	Johannes Scultetus	Exérèse du sein après forte traction avec des « chaînes » traversant la base du sein. Hemostase avec un fer chaud.
1560-1624	Wilhelm Fabry von Hiden	Il a créé um instrument avec un anneau en fer qui permet l'amputation et hemostase.
1560-1634	Guillaume de Houppeville	Exérèse du sein et du grand muscle pectoral.
1560-1634	Aurelius Severino	Il a été le premier à faire l'ablation des ganglions axillaires augmentés.
1685-1773	Henri François Le Dran	Il a proposé que le cancer du sein avait une origine locale et qu'il devrait être éliminé par la chirurgie
1674-1750	Jean Louis Petit	Il a proposé l'exérèse en bloc du sein, des ganglions axillaires tangibles et d'une partie du grand muscle pectoral adhérent à la tumeur.
1683-1758	Lorenz Heister	Il a défendu la mastectomie avec exérèse du grand muscle pectoral adhérent et exérèse des ganglions axillaires, si nécessaire.
1735-1804	Bernard Peyrilhe	Il a proposé la mastectomie avec résection du grand muscle pectoral et des ganglions axillaires.
1750-1825	Henry Fearon	Il a défendu qu'une chirurgie agressive devrait être accomplie dans les petites lésions, étant donné son pronostic plus favorable.
1799-1878	James Syme	Il s'est montré sceptique dans la possibilité de guérir le cancer du sein à travers la chirurgie.
1814-1899	Sir James Paget	Il s'est montré sceptique dans la possibilité de guérir le cancer du sein à travers la chirurgie. Il a décrit le « carcinome scirrhous », avec un meilleur pronostic si opéré.
1821-1902	Rudolf Virchow	Il a considéré les métastases axillaires comme une barrière temporaire à la dissémination à distance.
1805-1882	Joseph Pancoasts	Il a préconisé l'exérèse du sein en continuité avec les ganglions axillaires atteints.
1821-1870	Charles H. Moore	Il a considéré que la tumeur récidivait en accord avec une dissémination centrifuge et a préconisé l'exérèse totale du sein, avec une marge étendue de peau et l'exérèse des ganglions axillaires.
1838-1922	Ernest Kuster	Il a défendu le curage axillaire de routine.
1830-1889	Richard von Volkmann	Il a préconisé l'ablation du fascia du muscle grand pectoral simultanément avec le sein et le curage axillaires.
1860-1940	Lothar Heidenheim	Il a décrit des métastases ganglionnaires entre le sein et le muscle grand pectoral et a préconisé son ablation partiale.

grande intervention de la chirurgie dans le traitement du cancer du sein. Le tableau I résume ceux qui se sont distingués (du XVIe au XIXe siècle) dans l'approche chirurgicale du cancer du sein.

MASTECTOMIE RADICALE ET MASTECTOMIE RADICALE MODIFIÉE. W.S. HALSTED ET LEURS PARTISANS

En 1891, William Stewart Halsted (1852-1922), alors Professeur de Chirurgie et Chirurgien Chef de l'Hôpital Johns Hopkins, a proposé l'ablation en bloc du sein et du muscle grand pectoral avec une exérèse élargie de la peau et un curage axillaire. Cette intervention est connue comme la « mastectomie de Halsted » et a été influencée par la technique proposée par Richard von Volkmann et par d'autres chirurgiens européens, avec qui il a été en contact pendant son séjour en Europe, entre 1878 et 1880. Halsted a décidé d'inclure l'exérèse du muscle grand pectoral parce que dans beaucoup de situations, celui-ci serait microscopiquement envahi par la tumeur.

En 1894, Halsted a publié les résultats des 50 premières malades traitées selon sa technique et il a vérifié, au bout de 3 ans, un taux de récidive locale de seulement 6 %, alors que les autres séries publiées, durant la seconde moitié du XIXe siècle, font référence à des taux qui variaient entre 51 % et 82 % [2]. En 1998, il a présenté à l'American Surgical Association les résultats de 133 opérations pour le traitement du cancer du sein qui ont été réalisées pendant une période de 9 ans, il a vérifié 9 % de récidive locale et 16 % de récidive régionale cervicale et mammaire interne [1].

Dans les années subséquentes la mastectomie radicale proposée par Halsted a été soumise à des modifications introduites par plusieurs chirurgiens. Willy Meyer (1858-1932) a modifié l'incision « en larme » de Halsted pour une incision diagonale et il a aussi proposé la réalisation de l'exérèse du muscle petit pectoral en plus du grand pectoral [3] ; Mário Margottini (1898-1981) et Jérôme Urban (1914-1991) ont agrandi la mastectomie radicale de Halsted incluant aussi le curage en bloc des ganglions mammaires internes [4-5] ; Erling Dahl-Iversen (1892-1978) a proposé, en plus de la mastectomie radicale de Halsted, comme procédures séparées, l'exérèse des ganglions mammaires internes et des ganglions homolatéraux sus-claviculaires [6] ; Owen Wangensteen (1898-1981) a développé la mastectomie « supra radicale » qui inclut la mastectomie radicale avec l'exérèse des ganglions sus-claviculaires, mammaires internes et du médiastin [7].

Dans la première moitié du XXe siècle, le « gold standard » du traitement chirurgical du cancer du sein était la mastectomie radicale de Halsted ou la mastectomie radicale élargie d'Urban. Ces interventions ont été pratiquées dans le monde entier et des milliers de femmes ont été traitées avec ce type d'approche chirurgicale.

Malgré les efforts d'inclure, dans l'exérèse chirurgicale, les régions de drainage lymphatique, à partir du milieu du XXe siècle, il a été montré que la dissémination lymphatique ne pouvait pas être la seule responsable de la dissémination à distance de la tumeur. Déjà, les résultats présentés par Halsted, au bout de 3 ans, avaient démontré une baisse considérable de la survie à 5 et 10 ans. En revanche, le développement de la mammographie a permis des diagnostics plus précoces du cancer du sein et la possibilité d'opérer des malades avec des petites tumeurs, différentes des malades inclus dans la série de Hasted, sans vérifier l'extension de la néoplasie au muscle grand pectoral. On doit ajouter que, la radiothérapie, développée dans les années 20 et 30, a contribué au contrôle locorégional du cancer du sein.

Face aux doutes sur les avantages des chirurgies très agressives, comme la mastectomie radicale élargie, proposée par Urban, quelques groupes développèrent des essais prospectifs randomisés. Paul Meier et collaborateurs de l'Université de Chicago ont publié, en 1989, les résultats à 10 ans d'un essai randomisé, réalisé entre 1973 et 1982, dans lequel les malades avec un cancer du sein, dans les stades I et II, ont été traitées avec une mastectomie radicale

(Halsted) ou une mastectomie radicale élargie (Urban). La survie à 10 ans était identique dans les différents groupes et seulement les malades avec des tumeurs de la région centrale du sein avaient un avantage marginal dans le curage mammaire interne. Les auteurs ont interrompu l'étude concluant qu'il n'y avait pas d'avantage à faire le curage mammaire interne pour les tumeurs dans les stades I et II [8]. Ces données ont confirmé celles publiées, en 1981, par U. Veronesi et collaborateurs [9]. Déjà, à partir des années cinquante, la mastectomie radicale de Halsted a commencé à avoir des adversaires qui défendaient une chirurgie moins agressive. En 1948, David H. Patey (1889-1977) a proposé la conservation du muscle grand pectoral maintenant les autres procédures de la mastectomie radicale de Halsted [10]. Beaucoup de chirurgiens adoptèrent cette modification de la mastectomie radicale et, en 1953, I.G.Williams et collaborateurs ont examiné les résultats d'une série de 1 044 malades avec un cancer du sein traitées à l'Hôpital de Saint-Bartholomew, à Londres, et ont conclu qu'il n'y avait pas de différence dans la survie à 10 ans parmi les malades soumises à la mastectomie radicale et celles soumises à la mastectomie radicale modifiée ou même à une mastectomie simple [11]. John L. Madden était un grand défenseur de la mastectomie radicale modifiée préconisant une réduction considérable de l'exérèse de la peau, en évitant ainsi de recouvrir la blessure avec une palette cutanée comme dans la mastectomie radicale [12].

À partir des années soixante-dix, l'approche chirurgicale du cancer du sein a subi une modification considérable et le « gold standard » est devenu la mastectomie radicale modifiée préconisée par Patey et Madden et la mastectomie radicale de Halsted a commencé à être utilisée à titre exceptionnel.

CHIRURGIE CONSERVATRICE DU SEIN

Dans les années soixante-dix du XXe siècle, la mastectomie radicale et la mastectomie radicale modifiée, comme « gold standard » du traitement du cancer opérable du sein, ont commencé à être mises en cause, quand il a été reconnu que les failles dans le traitement du cancer du sein étaient fréquentes, dues à la dissémination systémique des cellules néoplasiques avant le traitement chirurgical et non parce que celui-ci était inadéquat. De plus, les études prospectives randomisées réalisées pour évaluer l'impact du traitement systémique, ont considérablement augmenté avec comme objectif d'améliorer la survie des malades à haut risque. Simultanément la même méthodologie d'investigation clinique a aussi été appliquée pour évaluer les procédures chirurgicales.

Trois essais cliniques furent à ce moment de grande importance. Entre 1971 et 1974, 34 institutions américaines ont participé à l'étude B-04 du National Surgical Adjuvant Breast and Boewl Project's (NSABP) et ont inclus 1 765 femmes avec un cancer opérable du sein et creux axillaires cliniquement négatifs (N0). Les malades ont été randomisées dans trois groupes : dans un groupe elles ont été traitées avec une mastectomie radicale, dans un autre groupe avec une mastectomie simple suivi de radiothérapie du creux axillaire, et dans un troisième groupe avec une mastectomie simple et un curage axillaire postérieur s'il apparaissait des adénopathies. Après dix ans ces trois groupes n'ont pas présenté de différences significatives dans la survie sans maladie et dans la survie globale [13] et ces résultats ont été confirmés après 25 ans, avec une survie sans maladie à distance semblable [14]. Umberto Veronesi du National Cancer Institut de Milan a inclus 701 femmes avec un cancer du sein avec un diamètre égal ou inférieur à 2 cm et creux axillaires cliniquement négatifs (N0) dans une étude randomisée avec deux groupes : dans le groupe contrôle, les femmes ont été traitées avec une mastectomie radicale modifiée et dans le groupe de l'étude avec une quadrantectomie et un curage axillaire suivi de radiothérapie postopératoire. En 1981, ils ont publié les résultats, au bout de 7 ans, et ils ont vérifié qu'il n'y avait pas de différence significative dans la survie sans maladie et dans la survie globale [15] et ces résultats ont été confirmés au bout de 20 ans [16]. Entre 1976 et 1984 dans l'étude B-06 de NSABP, 1 843 malades ont été randomisées avec des tumeurs allant jusqu'à 4 cm de diamètre et ont été traitées avec une mastectomie totale ou segmentectomie (lumpectomie) avec ou sans radiothérapie. La survie globale était identique dans les trois groupes, mais la survie sans maladie était inférieure dans le groupe traité avec lumpectomie « versus », celui où on avait réalisé lumpectomie et radiothérapie [17]. Ces résultats ont été confirmés au bout de 20 ans [18].

Les progrès de la mammographie permettant le diagnostic de petites tumeurs du sein, fréquemment non palpables, et le succès de la radiothérapie dans le contrôle de petits foyers de cellules tumorales dans le tissu mammaire restant, ont permis une consolidation progressive du traitement conservateur du cancer du sein.

Les arguments de certains auteurs contre cette conduite conservatrice sont basés sur l'existence de quelques néoplasies du sein multifocales. Une tumeur multifocale consiste en la présence de foyers microscopiques de carcinome, embolies lymphatiques ou vasculaires et carcinome intra-ductal. Alors qu'une tumeur multicentrique résulte de la présence de foyers tumoraux supplémentaires distants de 3 à 4 centimètre de la tumeur primitive et séparés de celui-ci par du tissu glandulaire apparemment normal.

La multifocalité du cancer du sein a été décrite au XVIIIe siècle par John Hunter. Le développement de l'histopathologie et de l'imagiologie a permis de découvrir l'impact de cette situation dans le traitement conservateur. GF Schwartz a trouvé des lésions multifocales dans au moins 30 % des pièces de mastectomie [19]. D'autres auteurs, comme T Morimoto, ont décrit la présence de foyers de cellules cancéreuses à une distance de 2,6 cm de la tumeur primitive [20], ou BL Fowble qui a identifié une tumeur résiduelle dans 46 % des malades avec une maladie multifocale [21]. PJ Dawson considère que la multifocalité peut résulter de deux mécanismes : la dissémination intramammaire commence à partir d'un seul foyer ; deux ou plusieurs foyers indépendants grandissent simultanément dans le sein [22]. M.R. Teixeira considère que quand la dissémination intramammaire paraît commencer à partir d'une tumeur, les foyers présentent des modifications cytogénétiques semblables et ont tendance à être topographiquement proches [23]. CS Papadimitriou a affirmé que l'expression de Bcl-2 est supérieure dans les tumeurs multifocales et que cette expression est indépendante de l'histologie de la tumeur, concluant que la protéine Bcl-2 joue un rôle dans la multifocalité des carcinomes du sein [24].

AO Saarela a révélé que la présence de cancer résiduel dans les pièces de ré-excision était de 20,6 % et que la multifocalité était le facteur prédictif le plus important. De plus, il a vérifié que les tumeurs du sein non palpables étaient plus fréquemment multifocales et avaient un plus grand taux de maladie résiduelle et, en revanche, que la relation du « statut » histologique et cytologique des marges avec le cancer résiduel, dans les pièces de ré-excision, ne pouvait pas être établie [25]. Malgré ces faits, les études rétrospectives et les études prospectives permettent de conclure, comme nous le verrons plus loin, que la radiothérapie est efficace et capable de contrôler la plupart de ces foyers tumoraux.

SURVIE GLOBALE

Ce changement d'attitude chirurgicale, mettant en cause le dogme Halstedien, eut comme conséquence le développement de plusieurs études prospectives et randomisées qui ont comparé la mastectomie à la chirurgie conservatrice suivie de radiothérapie. Toutes ces études ont montré une survie à long terme identique dans les deux techniques chirurgicales utilisées, comme on peut le vérifier dans le tableau II.

Malgré les résultats de ces études, aux États-Unis et en Europe, la mastectomie radicale modifiée continue à être utilisée chez une grande proportion de femmes parce que quelques-unes présentent des contre-indications au traitement conservateur, d'autres préfèrent la mastectomie et encore dans quelques cas la sélection faite par le médecin est inappropriée. Malgré tout, l'évolution du « gold standard » du

Tableau II :
Études prospectives et randomisées qui comparent la survie globale entre le traitement conservateur et la mastectomie dans les stades initiaux du cancer du sein.

Études	Années	F-UP années	Nb. Mal.	Sta	Chirurgie Conservatrice	Survie. Globale CC+RT (%)	Survie. Globale Mast (%)
I. Gustave-Roussy [26]	1972-84	15	179	1	Marge 2 cm	73	65
Milão [15,16]	1973-80	20	701	1	Quadrantect.	42	41
NSABP B-06 [17,18]	1976-84	20	1219	1,2	Lumpect.	46	47
NCI [27,28]	1979-87	18	237	1,2	Exérèse large	59	58
EORTC [29,30]	1980-86	10	874	1,2	Marge 1 cm	65	66
Dinamarca [31]	1983-89	6	904	1,2,3	Exérèse large	79	82

F-UP = follow-up ; Mal. = Malades ; Sta = Stade ; CC = Chirurgie Conservatrice ; RT = radiothérapie ; Mast = mastectomie.

traitement du cancer du sein, dans les stades initiaux, va en direction de la chirurgie conservatrice associée à la radiothérapie, la mastectomie étant réservée aux cas dans lesquels le traitement conservateur est contre-indiqué ou dans les cas où la femme manifeste sa préférence pour la mastectomie. Au Portugal, dans la période comprise entre 1985 et 2000 le pourcentage de mastectomies a baissé de 87 % (1985) à 58 % (2000) en accord avec un questionnaire fait dans la plupart des hôpitaux où le cancer du sein est traité, et concernant les carcinomes « in situ » et les carcinomes invasifs dans les stades I et II. Il a été démontré que dans la même période, la chirurgie conservatrice est passée de 30 % (1985) à 42 % (2000) dans les hôpitaux universitaires et centres d'oncologie, et de 16 % à 36 % dans les hôpitaux avec un nombre mineur de malades [32]. Aux États-Unis, dans la période comprise entre 1983 et 1990, en accord avec « 1991 National Survey », la chirurgie conservatrice a été calculée à 19 % [33] dans les carcinomes « in situ » et dans les stades I et II [33].

WJ Temple et collaborateurs ont publié récemment les résultats d'une analyse prospective des préférences pour le traitement conservateur « versus » mastectomie et ils concluent que les patientes et le chirurgien sont des facteurs importants dans le choix du traitement, il y a une contradiction entre le choix de la femme, l'information qui lui est transmise et sa participation dans le choix du traitement. Ils concluent également que les femmes veulent recevoir plus d'information avant de prendre une décision [34].

RÉCIDIVE LOCALE

Il existe un intérêt accru pour la récidive locale après la chirurgie conservatrice. Dans le tableau III, nous présentons les résultats de six essais prospectifs randomisés.

Comme on peut le vérifier, le contrôle local est très satisfaisant et le taux de récidive locale augmente au long des années. Globalement, on peut affirmer que dans ces essais, à long terme (10 à 20 ans), le taux de récidives locales, après traitement conservateur, varie entre 9 % et 22 %. En revanche, ce même taux a varié entre 2 % et 14 % chez les patientes traitées avec une mastectomie. Il faut ajouter que cette différence dans le taux de récidive, entre le traitement conservateur et la mastectomie, n'a pas influencé la survie à long terme (tableau II), il est nécessaire, cependant, d'exercer une surveillance clinique prolongée. J. Kurtz *et al.* font référence à un taux de récidive dans le sein traité de 7 % à 5 ans, 14 % à 10 ans et 20 % à 20 ans [35]. Ces résultats contrastent avec les récidives après mastectomie qui apparaissent majoritairement dans les 3 premières années. MJC van der Sangen, dans une publication récente, a révélé que le

Tableau III :
Essais prospectives randomisés qui comparent les récidives locales entre le traitement conservateur et la mastectomie dans les stades initiaux du cancer du sein.

Essais	F-UP Années	Nb. Mal.	St	RT Boost Gy	Chirurgie Conservatrice	Rechutes locales	
						CC+RT (%)	Mast (%)
I. Gustave-Roussy [26]	15	179	1	15	Marge 2 cm	9	14
Milão [15,16]	20	701	1	10	Quadrantect.	9	2
NSABP B-06 [17,18]	20	1 219	1,2	0	Lumpect.	14	10
NCI [27,28]	18	237	1,2	15-20	Exérèse large	22	6
EORTC [29,30]	10	874	1,2	25	Marge 1 cm	20	12
Dinamarca [31]	6	904	1,2,3	10-25	Exérèse large	3	4

F-UP = follow up ; Mal. = Malades ; St = Stade ; Surv = Survie ; CC = chirurgie conservatrice ; RT = radiothérapie ; Mast = mastectomie.

Tableau IV :
Facteurs de risque pour la rechute locale après traitement conservateur
(Adapté de Harris JR, Lippman ME, Morrow M, Osborne CK. Diseases of the Breast. Lippincott Williams & Wilkins. Philadelphia, 2004).

Facteurs de risque de la patiente	Âge
	Hérédité
Facteurs de risque de la tumeur	Facteurs pathologiques
	Marges de la résection
Facteurs de risque liés au traitement	Extension de la résection
	Radiothérapie avec « boost »
	Hormonothérapie adjuvante
	Chimiothérapie adjuvante

pronostic des patientes avec une récidive locale, plus de 5 ans après le traitement conservateur, était meilleur que chez les patientes avec une récidive locale dans les 5 premières années. Ils ont observé une différence significative (p = 0.007) par rapport à la survie libre de maladie à distance parmi les deux groupes étudiés [36].

Beaucoup d'investigateurs classent les récidives comme : vraies récidives (dans la région du « boost »), récidives marginales (adjacentes à la région du « boost ») et autres récidives (qui peuvent atteindre toutes les zones du sein, la peau ou récidives diffuses qui incluent la plus grande partie du sein) [37]. U. Veronesi *et al.* a vérifié que le temps moyen pour les vraies récidives était de 99 mois contre 119 mois pour les autres localisations de récidive. Dans cette étude avec une surveillance de 20 ans, il a observé que le risque pour tout type de récidive dans le sein traité était de 0,63 pour 100 patientes/an en comparaison avec 0,66 pour le cancer du sein controlatéral [16]. Ces données suggèrent que bien que la radiothérapie soit efficace dans le contrôle de la multifocalité et de la multicentricité tumorale infraclinique, elle n'est pas suffisante pour prévenir l'apparition de nouveaux cancers [37].

FACTEURS DE RISQUE POUR LES RÉCIDIVES LOCALES

Dans le tableau IV, les principaux facteurs de risque pour la rechute locale après traitement conservateur sont décrits.

Dans l'essai de Milan, la survie était semblable après le traitement conservateur « versus » la mastectomie chez les patientes âgées de moins de 45 ans [38]. Dans la surveillance à 20 ans, les rechutes locales, chez les patientes traitées avec un traitement conservateur, étaient supérieures chez les patientes plus jeunes en comparaison avec le groupe, avec un âge identique, traité avec une mastectomie, mais le taux de rechutes tardives de la tumeur du sein ipsilatéral était identique à celui du cancer du sein controlatéral [16].

Une analyse de trois essais randomisés de l'EORTC (10801, 10854 et 10902), avec un total de 3 602 malades, a permis de vérifier un risque de récidive locale isolée de 1,6 pour le groupe des patientes entre 35 et 50 ans et de 2,34 pour celles avec un âge inférieur ou égal à 35 ans. L'évaluation de ces données a permis de conclure que le jeune âge et le traitement conservateur sont deux facteurs de risque indépendants pour la rechute loco-régionale isolée. En revanche, les récidives locales isolées sont potentiellement curables, exigeant un diagnostic précoce de la rechute à travers une surveillance serrée des jeunes malades [39].

Le risque héréditaire pour le cancer du sein, de l'ovaire et d'autres cancers, chez les personnes avec des mutations de BRCA1 et BRCA2, est connu.

Dans une étude récente publiée par LJ Pierce *et al.*, les auteurs ont comparé 160 femmes avec un cancer du sein et une mutation de BRCA1/BRCA2 à 445 femmes avec un cancer du sein sporadique et ils ont vérifié que le risque à 10 ans de rechute chez les femmes, avec des mutations de BRCA1/BRCA2, traitées avec un traitement conservateur et castration chirurgicale était identique à celui des femmes avec des tumeurs sporadiques. L'incidence de cancer du sein controlatéral était considérablement supérieure chez les patientes avec des mutations de BRCA1/BRCA2, mais elle a diminué quand ces femmes ont été traitées avec tamoxifène [40]. Face à la forte incidence de cancer du sein controlatéral chez les femmes avec des mutations de BRCA1/BRCA2, la mastectomie bilatérale devrait être considérée dans la décision thérapeutique, surtout chez les femmes jeunes et avec un cancer initial [41].

Les facteurs pathologiques comme la taille de la tumeur, le type histologique, le grade, l'invasion vasculaire ou lymphatique, la présence de carcinome ductal « in situ » associé à la tumeur invasive et l'invasion ganglionnaire ne sont pas des facteurs pronostiques pour la récidive locale. Seule la présence d'une composante intracanalaire extensive (EIC) et/ou la positivité des marges chirurgicales sont des facteurs associés à une plus grande incidence de rechute locale.

Les tumeurs EIC positives sont associées à une plus grande incidence de vraies récidives ou de récidives marginales, mais elles ne sont pas associées à une augmentation du taux de rechutes ipsilatérales dans d'autres régions du sein, ni au cancer controlatéral, ni à la dissémination métastatique à distance, en comparaison avec

Tableau V :
Relation entre la présence de EIC et le risque de récidive locale après traitement conservateur du cancer du sein.

Études	Nb. malades	FU (mois)	Récidives locales (%)	
			EIC+	EIC–
Paterson [43]	236	44	11	3
Jacquemier [44]	496	60	18	8
Lindley [45]	293	24	22	10
Fourquet [46]	434	120	23	5
Boyages [47]	584	60	24	6
Veronesi [48]	345	84	28	10

FU – Follow-up ; EIC = composante intracanalaire extensive.

Tableau VI :
Relation entre la situation microscopique de la marge et le risque de rechute locale après le traitement conservateur du cancer du sein.

Études	Nb. malades	FU (mois)	Rechute locale (%)	
			Marge+	Marge–
Kurtz (49)	496	71	23	6
Solin (50)	697	58	2	7
Anscher (51)	259	44	10	2
Borger (52)	1026	66	16	2
Spivack (53)	272	48	18	4
Smitt (54)	289	75	9	2
Heimann (55)	869	43	11	2
Gage (56)	343	109	16	2

FU – Follow-up

les tumeurs EIC négatives. De plus, dans les tumeurs EIC positives, les pièces de réexcision présentent, avec une grande fréquence, une tumeur résiduelle [42]. Dans le tableau V quelques études sont décrites qui confirment la relation entre EIC positif et une plus grande incidence de récidive après traitement conservateur.

Dans la pratique clinique, l'invasion de la marge de résection est un facteur pronostique significatif de rechute locale. Il faut avoir en considération que la marge peut être considérée réduite, quand elle s'étend entre 1 et 3 mm, que la marge profonde positive n'est pas un facteur significatif si la résection a été faite jusqu'au fascia du grand pectoral, que si la marge est positive (en dehors d'une atteinte focale) il devrait être réalisé une ré-excision et si la pièce de ré-excision maintient une marge positive, il est convenable de réaliser une mastectomie et que quand la marge est atteinte focalement, les autres facteurs devraient être considérés pour justifier la ré-excision, comme un jeune âge et la présence d'EIC [37]. Dans le tableau VI, nous décrivons les résultats qui démontrent l'association entre une marge positive et un taux supérieur de rechutes locales.

Parmi les facteurs de risque liés au traitement, nous devons mentionner l'extension de l'exérèse. Dans un essai de Milan, 705 malades ont été randomisés entre la quadrantectomie, le curage axillaire et la radiothérapie externe dans un groupe, et la tumorectomie, le curage axillaire, la radiothérapie externe et le « boost » avec des implants d'Iridium-192, dans un autre groupe. Le taux de rechute à 10 ans était de 19 % pour le groupe de la tumorectomie et de 5 % pour celui de la quadrantectomie, mais il n'y avait pas de différence dans la dissémination métastatique à distance et dans la mortalité. Nous devons avoir en considération que dans le groupe de la tumorectomie, les marges étaient positives dans 16 % des cas, alors que dans le groupe de la quadrantectomie, les marges étaient positives chez seulement 5 % des patientes [57].

Les essais de NSABP aussi bien que ceux de Milan, parmi d'autres déjà cités, ont prouvé l'efficacité de la radiothérapie associée à la chirurgie conservatrice dans le traitement du cancer initial du sein. La radiothérapie standard consiste en une irradiation totale du sein, avec une dose de 45 à 50 Gy suivie d'un « boost » de 10 à 16 Gy du lit tumoral. Les arguments pour l'utilisation du « boost » ont été démontrés dans deux études prospectives randomisées. Une de l'EORTC avec 5 569 malades qui après lumpectomie ont été traitées avec une irradiation totale du sein avec une dose de 50 Gy, plus tard, un groupe a reçu un « boost » de 16 Gy, alors que l'autre groupe n'en a pas reçu. Avec une surveillance moyenne de 5,1 ans, le taux de rechute était de 6,8 % pour le groupe qui n'avait pas fait de « boost » contre 4,3 % (p < 0.0001) pour le groupe qui avait fait le « boost » [58]. L'autre essai est un essai de Lyon, France, avec 1 024 malades et avec une méthodologie identique, la seule différence consiste en la dose du « boost » qui était de 10 Gy. Dans cette étude le taux de rechute, avec une moyenne de surveillance de 3,3 ans, dans le groupe qui n'avait pas fait de « boost » était de 4,5 % et dans le groupe traité avec un « boost » de 3,6 % (p = 0,044) [59].

Quel est le rôle de l'hormonothérapie adjuvante dans les rechutes locales ? Dans l'essai NSABP B-14, avec des patientes avec des ganglions négatifs et ER positifs, un groupe a été traité avec le tamoxifène et l'autre groupe est resté en observation. Parmi les 1 062 malades traitées avec un traitement conservateur, on a vérifié, au bout de 10 ans, un taux de rechute de 14,7 % pour le groupe qui n'avait pas fait tamoxifène et de 4,3 % pour celui traité avec un traitement hormonal adjuvant [60]. Ce résultat a été confirmé par l'étude de Stockholm (12 % de rechutes locales pour le groupe qui n'a pas reçu tamoxifène, « versus » 3 % pour celui qui a pris tamoxifène) [61].

Pour la chimiothérapie adjuvante et son rôle dans la prévention des rechutes locales après un traitement conservateur, l'interprétation des résultats des essais est plus complexe étant donné la variabilité des facteurs de risque, le moment de l'administration des cytotoxiques (avant ou après la radiothérapie) et les différentes modalités de traitement utilisées qui se sont développées à partir du classique CMF et avec l'introduction des anthracyclines et des taxanes. Dans l'essai de NSAPB B-13, des malades avec des ganglions négatifs et ER négatifs ont été randomisés, un groupe a été traité avec une chimiothérapie adjuvante et un autre groupe est resté en observation. Parmi les 235 malades traitées avec un traitement conservateur, le taux de rechute locale, à 8 ans, était de 2,6 % pour le groupe qui avait fait une chimiothérapie adjuvante « versus » 13,4 % pour celui qui n'avait pas fait de chimiothérapie [62].

CURAGE AXILLAIRE ET GANGLION SENTINELLE

Le curage axillaire en bloc avec le sein et avec ou sans le grand muscle pectoral a été, jusqu'à l'apparition de la chirurgie conservatrice, le « gold standard » du traitement chirurgical du cancer du sein. La démonstration de l'efficacité de la chirurgie conservatrice (quadrantectomie, lumpectomie, tumorectomie) suivie de radiothérapie a permis de considérer de nouvelles perspectives pour le traitement du cancer du sein avec l'utilisation d'une chirurgie moins agressive. Les grands avantages du traitement conservateur sont un résultat cosmétique satisfaisant et la même survie en comparaison avec celle de la mastectomie radicale ou de la mastectomie radicale modifiée. Ainsi, en plus des différentes modalités d'excision de la tumeur avec une marge de sécurité satisfaisante, le curage axillaire fait partie intégrante de l'approche chirurgicale. Ce curage peut être fait en bloc avec le tissu tumoral et mammaire ou il peut être exécuté à travers une incision séparée.

L'évaluation de l'envahissement ganglionnaire axillaire continue d'être un des facteurs pronostiques les plus significatifs pour les rechutes et la survie. C'est une procédure importante dans le « staging » des malades avec un cancer initial. Il détermine la décision sur le besoin d'une chimiothérapie adjuvante et même parfois le type de combinaison de cytotoxiques qui devrait être utilisé. Malgré ces avantages, le curage axillaire est contestable face à l'alternative de l'irradiation de l'aisselle. Dans les tumeurs T1, plus de 75 % des aisselles sont négatives (pN0) et chez les malades plus âgées avec des petites tumeurs et ER positif, la connaissance du « statut » de l'aisselle ne change pas la conduite thérapeutique adjuvante. Le curage axillaire est responsable de séquelles post-opératoires plus importantes et il augmente les coûts globaux du traitement du cancer du sein.

En accord avec plusieurs séries publiées concernant les tumeurs avec moins de 1 cm de diamètre, celles de JA Lagares-Garcia [63], de De Rivadeneira

[64] et de CK Axelsson [65], l'incidence de l'envahissement ganglionnaire axillaire était, respectivement, de 11 %, 18 % et 22 %. Dans les tumeurs T1, globalement, l'envahissement ganglionnaire axillaire oscille entre 30 % et 35 %. La survie globale a diminué considérablement dans les tumeurs T1a avec invasion des ganglions axillaires [63].

Dans l'essai 10-93 de l'International Breast Cancer Study Group (IBCSG), 473 malades, de plus de 60 ans et avec un cancer opérable du sein, aisselle cliniquement négative et ER positif, ont été randomisées et elles ont été traitées dans un groupe avec une chirurgie du sein avec curage axillaire, et dans l'autre groupe avec une chirurgie du sein sans curage axillaire. Les deux groupes ont reçu du tamoxifène en adjuvant et dans les cas de chirurgie conservatrice, le sein a été postérieurement irradié. Les résultats préliminaires, à la fin de 7 ans, permettent de constater que le nombre de morts et d'événements était semblable dans les deux groupes, ainsi, le fait de ne pas avoir réalisé le curage axillaire, dans ce groupe spécifique de malades, fut une procédure sûre et avec une meilleure qualité de vie [66].

L'« Italian Oncological Senology Group » a intégré, entre 1995 et 1998, 435 malades avec un cancer du sein jusqu'à un diamètre de 1,2 cm et avec une aisselle cliniquement négative, dans une étude prospective randomisée, avec pour objectif d'évaluer le rôle de la radiothérapie de l'aisselle chez les malades sans curage axillaire. Un groupe a été traité avec un traitement conservateur sans curage axillaire et un autre groupe avec un traitement conservateur sans curage axillaire et avec radiothérapie de l'aisselle. Après une surveillance moyenne de 63 mois, le groupe sans curage axillaire ni radiothérapie de l'aisselle a présenté 1,5 % de récidive axillaire et le groupe sans curage axillaire mais avec radiothérapie de l'aisselle a présenté 0,5 % de récidive axillaire. La survie sans maladie à 5 ans n'a pas présenté de différence significative entre les deux groupes (94 % pour le groupe sans traitement axillaire « versus » 98 % pour celui traité avec radiothérapie de l'aisselle). Les auteurs concluent que dans le cas particulier des malades avec ces caractéristiques, le curage axillaire n'est pas nécessaire et la radiothérapie peut protéger contre les rechutes axillaires [67].

Les alternatives au curage axillaire dans le traitement du cancer initial du sein sont : la radiothérapie de l'aisselle, le pronostic basé sur les caractéristiques histologiques et moléculaires de la tumeur primitive et la biopsie du ganglion sentinelle.

RM Cabanas a publié, en 1977, le concept que le carcinome du pénis draine vers une région ganglionnaire spécifique et dans cette région, la tumeur draine, en première intention, vers un ganglion sentinelle [68]. D Morton, en 1992, a utilisé ce concept pour le mélanome cutané utilisant le « blue dye » pour réaliser la cartographie lymphatique et identifier le ganglion sentinelle [69]. A Giuliano, en 1997, a appliqué la technique de cartographie lymphatique avec « blue dye » au cancer du sein [70] et un an après, D Krag a proposé l'identification de ce ganglion sentinelle avec un radio-isotope [71].

Dans le tableau VII, sont décrits les résultats des premières études publiées à propos de la biopsie du ganglion sentinelle (SLN), comme mentionnés par U. Veronesi dans une publication de 2001 [72]. Dans sa série de 373 malades traitées, entre 1996 et 1999, avec cette technique, en dehors de tout essai clinique, les auteurs ont pu identifier le ganglion sentinelle dans 99 % des cas, et celui-ci était positif dans 24,8 % des cas, les faux négatifs de l'étude par congélation étaient de 2,4 %, la moyenne de ganglions excisés était de 1,56, les micrométastases isolés ont correspondu à 43,6 % et il n'a pas été observé de rechute axillaire [72].

Les résultats des essais randomisés qui comparent la technique de cartographie lymphatique et la biopsie du ganglion sentinelle « versus » le curage axillaire, pour les rechutes axillaires à long terme, la survie sans maladie et la survie globale, n'ont pas encore été publiés. Un de ces essais est l'ALMANAC qui a publié récemment les résultats relatifs à la morbidité, en

Tableau VII :
Premières études publiées à propos de la biopsie du ganglion sentinelle dans le cancer du sein
(Adapté de U. Veronesi *et al.* Eur J Cancer 2001 ; 37 : 454-58).

Auteur	Nb. Malades	Technique	SNs identifié (%)	Faux-négatif (%)
Borgstein	130	R	94	5
Cox	466	B,R	94	1
Guiliano	174	B	66	11
Gunther	145	B	71	10
Krag	443	R	93	11
Veronesi	373	R	99	6

B = blue dye ; R = isotope radioactif.

concluant que la biopsie du ganglion sentinelle est associée à une diminution significative de la morbidité au niveau du bras et à une meilleure qualité de vie en comparaison avec le curage axillaire [73].

À partir de décembre de 2002, 4 008 biopsies consécutives du ganglion sentinelle réalisées dans le Memorial Sloan-Kettering Cancer Center, ont été évaluées pour identifier le taux de rechutes axillaires. Les malades ont été divisées en 4 groupes : les SLN-négatifs avec curage axillaire (n = 326), les SLN-négatifs sans curage axillaire (n = 2 340), les SLN-positifs avec curage axillaire (n = 1132) et les SLN-positifs sans curage axillaire (n = 210). Avec une surveillance moyenne de 31 mois, ils ont identifié 10 cas de rechute axillaire (0,25 %). Dans 3 cas, la rechute était la première localisation de l'insuffisance du traitement (0,07 %), dans 4 cas, elle coïncidait avec la récidive dans le sein (0,1 %) et dans 3 cas avec des métastases à distance (0,07 %). Les rechutes axillaires étaient considérablement plus fréquentes dans le groupe des SLN-positifs sans curage axillaire « versus » les autres trois groupes étudiés (1,4 % contre 0,18 %) [74].

Après l'introduction de la technique de la biopsie du ganglion sentinelle, dans ces dernières années, plusieurs questions posées ont obtenu des réponses. Ces questions étaient ou sont : le type et la dose du radiopharmaceutique à utiliser, la localisation de l'injection du radiopharmaceutique et du « blue dye », l'image du ganglion sentinelle, les protocoles chirurgicaux, la sonde idéale, l'évaluation pathologique du ganglion sentinelle, la courbe d'apprentissage, et la morbidité de la biopsie du ganglion sentinelle.

Bien que, comme il a déjà été affirmé, les résultats à long terme de cette technique ne soient pas encore connus, elle a été introduite progressivement dans la pratique clinique, compte tenu de la haute probabilité d'identification du ganglion (> 95 %) et le bas taux de faux négatif (< 5 %). Avec l'évaluation échographique de l'aisselle, il est possible de faire une bonne selection des cancers opérables du sein pour lesquels la biopsie du ganglion permet une attitude chirurgicale conservatrice des ganglions de l'aisselle.

BIBLIOGRAPHIE

[1] ROSES DF. Breast Cancer. Elsevier Churchill Livingstone. Philadelphia, 2005, pp 333-354.

[2] HALSTED WS. The results of operations for the cure of cancer of the breast performed at the Johns Hopkins Hospital from June 1889 to January 1894. *Johns Hopkins Hosp Rep* 1894-1895; 4: 297-350.

[3] MEYER W. An improved method of the radical operation for carcinoma of the breast. *Med Rec* 1894; 46: 746-749.

[4] MARGOTTINI M. Recent developments in the surgical treatment of breast cancer. *Acta Union Int Contra Cancer* 1952; 8: 176-178.

[5] URBAN JA. Surgical excision of internal mammary nodes for breast cancer. *Br J Surg* 1964; 51: 209-212.

[6] DAHL-IVERSEN E, TOBIASSEN T. Radical mastectomy with parasternal and supraclavicular dissection for mammary carcinoma. *Ann Surg* 1969; 170: 889-891.

[7] WAGENSTEEN OH. Carcinoma of the breast. *Ann Surg* 1950; 132: 833-843.

[8] MEIER P, FERGUSON DJ, KARRISON T. A controlled trial of extended radical versus radical mastectomy. Ten-year results. *Cancer* 1989; 63: 188-195.

[9] VERONESI U, VALAGUSSA P. Inefficacy of internal mammary node dissection in breast cancer surgery. *Cancer* 1981; 47: 170-175.

[10] PATEY DH, DYSON WH. The prognosis of carcinoma of the breast in relation to their type of operation performed. *Br J Cancer* 1948; 2: 7-13.

[11] WILLIAMS IJ, MURLEY RS, CURWEN MP. Carcinoma of the female breast: conservative and radical surgery. *BMJ* 1953; 2: 787-796.

[12] MADDEN JL. Modified radical mastectomy. *Surg Gynecol Obstet* 1965; 121: 1221-1230

[13] FISHER B, REDMOND C, FISHER ER *et al.* Ten-year results of a randomized clinical trial comparing radical mastectomy and total mastectomy with or without radiation. *N Engl J Med* 1985; 312: 674-681.

[14] FISHER B, JEONG JH, ANDERSON S *et al.* Twenty-five years follow-up of a randomized trial comparing radical mastectomy, total mastectomy and total mastectomy followed by irradiation. *N Engl J Med* 2002; 347: 567-575.

[15] VERONESI U, SACCOZZI R, DELVECCHIO M *et al.* Comparing radical mastectomy with quadrantectomy, axillary dissection, and radiotherapy in patients with small cancers of the breast. *N Engl J Med* 1981; 305: 6-11.

[16] VERONESI U, CASCINELLI N, MARIANA L *et al.* Twenty-year follow-up of a randomized study comparing breast-conserving *Surgery* with radical mastectomy for early breast cancer. *N Engl J Me* 2002; 324: 1227-1232.

[17] FISHER B, BAEUR M, MARGOLES R *et al.* Five-year results of a randomized clinical trial comparing total mastectomy and segmental mastectomy with or without radiation in the treatment of breast cancer. *N Engl J Med* 1985; 312: 666-673.

[18] FISHER B, ANDERSON S, BRYANT J *et al.* Twenty-year follow-up of a randomized study comparing total mastectomy, lumpectomy, and lumpectomy plus irradiation for the treatment of invasive breast cancer. *N Engl J Med* 2002; 347: 1233-1241.

[19] SCHWARTZ GF. Clinical occult breast cancer – multicentricity and implications for treatment. *Ann Surg* 1980; 191: 8-12.

[20] MORIMOTO T, OKAZAKI K, KOMAKI K *et al.* Cancerous residue in breast-conserving surgery. *J Surg Onvol* 1993; 52: 71-76.

[21] FOWBLE BL, SOLIN LJ, HOFFMAN J *et al.* The role of mastectomy in patients with stage I-II breast cancer presenting with gross mutifocal or multicentric disease or diffuse microcalcifications. *Int J Radiat Oncol Biol Phys* 1993; 27: 567-573.

[22] DAWSON PJ, BAEKEY PA, CLARK RA. Mechanisms of multifocal breast cancer: an immunocytochemical study. *Hum Pathol* 1995; 26: 965-969.

[23] TEIXEIRA MR, PANDIS N, BARDI G *et al.* Discrimination between multicentric and multifocal breast carcinoma by cytogenetic investigation of macroscopically distinct ipsilateral lesions. *Genes Chromosomes Cancer* 1997; 18: 170-174.

[24] PAPADIMITRIOU CS, COSTOPOULOS JS, CHRISTOFORIDOU BP, *et al.* Expression of Bcl-2 protein in human primary breast carcinomas and its correlation with multifocality, histopathological types and prognosis. *Eur J Cancer* 1997; 33: 1275-1280.

[25] SAARELA AO, PALONEVA TK, RISSANEN TJ, KIVINIEMI HO. Determinants of positive histological margins and residual tumor after lumpectomy for early breast cancer: a prospective study with special reference to touch preparation cytology. *J Surg Oncol* 1997; 66: 248-253.

[26] ARRIAGADA R, LE MG, ROCHARD F *et al.* Conservative treatment versus mastectomy in early breast cancer: patterns of failure with 15 years of follow-up data. *J Clin Oncol* 1996; 14: 1558-1564.

[27] JACOBSON JA, DANFORTH DN, COWAN KH *et al.* Ten-year results of a comparision of conservation with mastectomy in the treatment of stage I and II breast câncer. *N Engl J Med* 1995; 332: 907-911.

[28] POGGI MM, DANFORTH DN, SCIUTO LC *et al.* Eighteen-year results in treatment of early breast carcinoma with mastectomy versus breast-conserving therapy. *Cancer* 2003; 98: 697-702.

[29] Van Dongen JA, Bartelink H, Fentiman IS *et al.* Factors influencing local relapse and survival and results of salvage treatment after breast-conserving therapy in operable breast cancer: EORTC trial 10 801, breast conserving compared with mastectomy in TNM stage I and II breast câncer. *Eur J Cancer* 1992; 28A: 801-805.

[30] Van Dongen JA, Voogd AC, Fentiman IS *et al.* Long-term results of a randomized trial comparing breast-conserving therapy with mastectomy: European Organization for Research and Treatment of Cancer 10 801 trial. *J Natl Cancer Inst* 2000; 92: 1143-1150.

[31] Blichert-Toft M, Rose C, Andersen JA *et al.* Danish randomized trial comparing breast-conservation therapy with mastectomy: six years of life-table analysis. *J Natl Cancer Inst Monogr* 1992; 11:19-25.

[32] de Oliveira CF, Rodrigues V, Gervasio H, *et al.* Carcinoma in situ and early breast carcinoma survey of the Portuguese Senology Society on treatment in Portugal and its evolution between 1985 and 2000. *Eur J Gynaecol Oncol* 2004; 25: 415-422.

[33] Osteen RT, Cady B, Chmiel JS *et al.* 1991 National survey of carcinoma of the breast by the Comission on Cancer. *J American College of Surgeons* 1994; 178: 213-219.

[34] Temple WJ, Russell ML, Parsons LL *et al.* Conservation surgery for breast cancer as the preferred choice: a prospective analysis. *J Clin Oncol* 2006; 24: 3367-3373.

[35] Kurtz J, Almaric R, Brandone H *et al.* Local recurrence after breast-conserving surgery and radiotherapy: frequency, time course, and prognosis. *Cancer* 1989; 63: 1912-1917.

[36] van der Sangen MJC, van de Poll-Franse LV, Roumen RMH *et al.* The prognosis of patients with local recurrence more than five years after breast conservation therapy for invasive breast carcinoma. *Eur J Sur Oncol* 2006; 32: 34-38.

[37] Harris JR, Lippman ME, Morrow M, Osborne CK. Diseases of the Breast. Lippincott Williams & Wilkins. Philadelphia, 2004 pp. 719-744.

[38] Veronesi U, Savadori B, Luini A *et al.* Breast conservation is a safe method in patients with small cancer of the breast. Long-term results of three randomized trials on 1993 patients. *Eur J Cancer* 1995; 31A: 1574-1579.

[39] de Bock GH, van der Hage JA, Putter H *et al.* Isolated loco-regional recurrence of breast cancer is more common in young patients and following breast conserving therapy: long-term results of European Organization for Research and Treatment of Cancer. studies. *Eur J Cancer* 2006; 42: 351-356.

[40] Pierce LJ, Levin AM, Rebbeck R *et al.* Ten-year multi-institutional results of breast-conserving surgery and radiotherapy in BRCA1/2-associated stage I/II breast cancer. *J Clin Oncol* 2006; 24: 2437-2443.

[41] Schrag D, Kuntz KM, Garber JE *et al.* Life expectancy gains from cancer prevention stratagies for women with breast cancer and BRCA1 or BRCA2 mutations. *JAMA* 2000; 283: 617-624.

[42] Schnitt S, Connolly J, Khettry U *et al.* Pathologic findings on the re-excision of the primary site in breast cancer patients considered for treatment by primary radiation therapy. *Cancer* 1987; 59: 675-681.

[43] Paterson DA, Kerr GR, Rodger A, *et al.* Pathological features predictive of local recurrence after management by conservation of invasive breast cancer: importance of non-invasive carcinoma. *Radiother Oncol* 1992; 25: 176-180.

[44] Jaquemier J, Kurtz JM, Almaric R *et al.* An assessment of extensive intraductal component as a risk factor for local recurrence after beast-conserving therapy. *Br J Cancer* 1990; 61: 873-876.

[45] Lindley R, Phillips R, Henry K, *et al.* Histologic features predictive of an increased risk of early local recurrence after treatment of breast cancer by local tumor excision and radical radiotherapy. *Surgery* 1989; 105: 13-20.

[46] Fourquet A, Mosseri V, Vilcoq JR *et al.* Prognostic factors of breast recurrence in the conservative management of early breast cancer. *Int J Radiat Oncol Biol Phys* 1989; 17: 719-25.

[47] Boyages J, Recht A, Connolly JL *et al.* Early breast cancer: predictors of breast recurrence for patients treated with conservative surgery and radiation therapy. *Radiother Oncol* 1990; 19: 29-41.

[48] Veronesi U, Zurrida S, Luini A, Galimberti V. Conservation approaches for the management of stage I/II carcinoma of the breast: Milan Cancer Institute trials. *World J Surg* 1994; 18: 70-75.

[49] KURTZ JM, BRANDONE H, BRESSAC C, *et al.* Risk factors for breast recurrence in premenopausal and postmenopausal patients with ductal cancers treated by conservative surgery. *Cancer* 1990; 65: 1867-1878.

[50] SOLIN LJ, GOODMAN RL, FOWBLE BL *et al.* The significance of the pathology margins of the tumor excision on the outcome of patients treated with definitive irradiation for early stage breast cancer. *Int J Radiot Oncol Biol Phys* 1991; 2: 279-287.

[51] ANSCHER MS, BLACKSTOCK W, TUCKER A *et al.* Local failure and margin status in early-stage breast carcinoma treated with conservation surgery and radiation therapy. *Ann Surg* 1993; 218: 22-28.

[52] BORGER J, PETERSE H, VAN DONGEN J *et al.* Risk factors in breast-conserving therapy. *J Clin Oncol* 1994; 12: 653-660.

[53] SPIVACK B, KHANNA MM, TAFRA L *et al.* Margin status and local recurrence after breast-conserving surgery. *Arch Surg* 1994; 129: 952-856.

[54] SMITT MC, NOWELS KW, ZDEBLICK MJ, *et al.* The importance of the lumpectomy surgical margin status in long-term results of breast conservation. *Cancer* 1995; 76: 259-267.

[55] HEIMANN R, POWERS C, HALPEM HJ *et al.* Breast preservation in stage I and II carcinoma of the breast. The University of Chicago experience. *Cancer* 1996; 78: 1722-1730

[56] GAGE I, SCHNITT SJ, NIXON AJ *et al.* Pathologic margins involvement and the risk of recurrence in patients treated with breast-conserving therapy. *Cancer* 1996; 78: 1921-1928.

[57] MARIANI L, SALVADORI B, MARUBINI E *et al.* Ten-year results of a randomised trial comparing two conservative treatment strategies for small size breast cancer. *Eur J Cancer* 1998; 34: 1156-1162.

[58] BARTELINK H, HORIOT J-C, POORTMANS P *et al.* Recurrence rates after treatment of breast cancer with standard radiotherapy with or without additional radiation. *N Engl J Med* 2001; 345: 1378-1387

[59] ROMESTAING P, LEHINGUE Y, CARRIE C *et al.* Role of a 10-Gy boost in the conservative treatment of early breast cancer: results of a randomized trial in Lyon, France. *J Clin Oncol* 1997; 15: 963-968.

[60] FISHER B, DIGMAN J, BRYANT J *et al.* Five versus more than five years of tamoxifen therapy for breast cancer patients with negative lymph nodes and estrogen receptor-positive tumors. *J Natl Cancer Inst* 1996; 88: 1529-1542.

[61] DALBERG K, JOHANSSON H, JOHANSSON U *et al.* A randomized trial of a long-term adjuvant tamoxifen plus postoperative radiation therapy versus radiation therapy for patients with early stage breast carcinoma treated with breast-conserving surgery. *Cancer* 1998; 82: 2204-2211.

[62] FISHER B, DIGNAM J, MAMOUNAS HP *et al.* Sequential methotrexate and fluorouracil for the treatment of node-negative breast cancer patients with estrogen-receptor negative tumors: eight years results from NSABP B-13 and first report of findings from NSABP B-10 comparing methotrexate and fluorouracil with conventional cyclophosphamide, methotrexate, and fluorouracil. *J Clin Oncol* 1996; 14: 1982-1992.

[63] LAGARES-GARCIA JA, GARGUILO G, KUREK S *et al.* Axillary lymph node dissection in breast cancer: an evolving question? *Am Surg* 2000; 66: 66-72.

[64] RIVADENEIRA DE, SIMMONS RM, CHRISTOS PJ, *et al.* Predictive factors associated with axillary lymph node metastases in T1a and T1b breast carcinomas: analysis in more than 900 patients. *J Am Coll Surg* 2000; 191: 1-6.

[65] AXELSSON CK, RANK F, BLICHERT-TOFT M, *et al.* Impact of axillary dissection on staging and regional control in breast tumors < or = 10 mm – the DBCG experience. The Danish Breast Cancer Cooperative Group (DBCG), Rigshisoutalet, Copenhagen,Denmark. *Acta Oncol* 2000; 39: 283-289.

[66] International Breast Cancer Study Group. Randomized trial comparing axillary clearance versus no axillary clearance in older patients with breast cancer: first results of IBCSG trial 10-93. *J Clin Oncol* 2006; 24: 337-344.

[67] VERONESI U, ORECCHIA R, ZURRIDA S *et al.* Avoiding axillary dissection in breast cancer surgery: a randomized trial to assess the role of axillary radiotherapy. *Ann Oncol* 2005; 16: 383-388.

[68] CABANAS RM. An approach for the treatment of penile carcinoma. *Cancer* 1977; 39: 456-466.

[69] Morton DL, Wen DR, Wong JH *et al.* Technical details of inteoperative lymphatic mapping for early stage melanoma. *Arch Surg* 1992; 127: 392-399.

[70] Giuliano AE, Jones RC, Brennan M *et al.* Sentinel lymphadenectomy in breast cancer. *J Clin Oncol* 1997; 15: 2345-2350.

[71] Krag D, Weaver D, Ashikaga T *et al.* The sentinel node in breast cancer – a multicenter validation study. *N Engl J Med* 1998; 339: 941-946.

[72] Veronesi U, Galimberti V, Zurrida S, *et al.* Sentinel lymph node biopsy as an indicator for axillary dissection in early breast cancer. *Eur J Cancer* 2001; 37: 454-58.

[73] Mansel ER, Fallowfield L, Kissin M *et al.* Randomized multicenter trial of sentinel node biopsy versus standard axillary treatment in operable breast cancer: the ALMANAC trial. *J Natl Cancer Inst* 2006; 98: 599-609.

[74] Naik AM, Fey J, Gemignani M *et al.* The risk of axillary relapse after sentinel lymph node biopsy for breast cancer is comparable with that of axillary lymph node dissection. *Ann Sur* 2004; 240: 462-471.

LE TRAITEMENT CONSERVATEUR DU CANCER DU SEIN

Christophe HENNEQUIN, Laurent QUERO, Guillaume SERGENT, Marc ESPIÉ, Claude MAYLIN

Le pronostic du cancer du sein dépend essentiellement de sa dissémination micro-métastatique au moment du diagnostic. Il s'agit d'un des principaux concepts issus de la recherche clinique de ces trente dernières années. Il a eu des répercussions sur le traitement loco-régional, en favorisant la désescalade du traitement chirurgical, la mastectomie de type Halsted ayant été progressivement remplacée par la mastectomie modifiée puis par le traitement conservateur, associant une tumorectomie ou une quadrantectomie à une irradiation. Mais si l'importance des traitements systémiques adjuvants est régulièrement confirmée, il est de plus en plus reconnu que la qualité du traitement loco-régional a une influence majeure dans le contrôle final de la maladie.

Devant une patiente présentant un cancer du sein localisé, la prise en charge de la maladie locale passe par plusieurs questions :

Peut-on proposer sans risque un traitement conservateur ?

Quelles sont les techniques possibles et sont-elles équivalentes ?

À qui peut-on réellement proposer une conservation mammaire ?

JUSTIFICATIONS DU TRAITEMENT CONSERVATEUR

Proposer un traitement conservateur à une patiente implique :

- que le risque de récidive locale n'est pas trop élevé,
- que sa survie ne sera pas altérée par cette approche conservatrice,
- que le résultat esthétique sera correct.

SURVIE ET CONTRÔLE LOCAL APRÈS TRAITEMENT CONSERVATEUR

Plusieurs études randomisées ont actuellement démontré que les survies après conservation mammaire ou mastectomie sont similaires si les critères de sélection pour le traitement conservateur sont respectés. Une large méta-analyse [1], réalisée sur données individuelles a regroupé ces essais randomisés et confirmé l'équivalence en terme de survie des approches radicales et conservatrices. L'équivalence en survie se maintient même avec un recul de 20 ans [2, 3].

En conséquence, toutes les conférences de consensus ont conclu que le traitement conservateur était préférable à la mastectomie chez des patientes soigneusement sélectionnées, puisqu'il préservait le sein tout en assurant une survie identique.

Le risque de récidive locale après traitement conservateur varie de 4 à 18 % à 10 ans [4]. La plupart de ces récidives locales peuvent être rattrapées par mastectomie, ce qui impose une surveillance clinique et mammographique rigoureuse des patientes prolongée dans le temps. Il faut cependant signaler que certaines de ces récidives surviennent sous forme inflammatoire ou avec une atteinte cutanée très importante, n'autorisant pas la chirurgie.

Ces récidives locales peuvent être localisées à proximité de la tumeur initiale ou bien à distance. On considère habituellement que les récidives qui surviennent dans le même quadrant sont en rapport avec la tumeur initiale, alors que celles survenant à distance sont plutôt dues à l'émergence de nouveaux foyers tumoraux (« secondes localisations »). Les récidives précoces, diagnostiquées moins de 5 ans après la tumorectomie sont plus souvent situées dans la zone initiale de la tumorectomie et seraient donc plus volontiers des résurgences de la tumeur primitive que les récidives tardives.

Après récidive locale, la survie à 5 ans varie de 50 à 80 %. Les récidives précoces, dans les deux ou trois ans suivant la tumorectomie apparaissent de moins bon pronostic que les récidives tardives.

Si dans les études randomisées, la survie n'est pas différente entre traitement conservateur et mastectomie, il apparaît cependant que la survenue d'une récidive locale soit un des facteurs prédisposants à la survenue de métastases et que les patientes ayant présenté une récidive locale ont une survie moins bonne que les autres. Deux explications sont possibles : soit c'est la rechute locale qui est elle-même responsable de la dissémination métastatique, soit la rechute locale n'est qu'une des manifestations d'une maladie d'emblée métastatique et biologiquement agressive.

Ces deux hypothèses ne sont pas mutuellement exclusives [5, 6]. Dans certains cas, c'est la première hypothèse qui se vérifie, comme le montrent plusieurs analyses mettant en évidence un lien significatif dans le temps entre récidive locale et rechute métastatique. Le rôle de la radiothérapie dans la survie est également un argument important pour cette approche. Mais il est probable que pour un certain nombre de patientes, en particulier celles qui présentent des récidives précoces, la récidive locale n'est qu'un marqueur d'une maladie aggressive.

Il importe donc de maximaliser le contrôle local dans le traitement conservateur du cancer du sein : ceci a deux implications : réaliser l'ensemble des procédures thérapeutiques justifiées ; et sélectionner les patientes à faible risque d'échec local.

LES RÉSULTATS ESTHÉTIQUES APRÈS TRAITEMENTS CONSERVATEURS

L'amputation mammaire est une technique chirurgicale parfois mal ressentie, et cela est si vrai que de nombreuses patientes demandent une reconstruction immédiate ou seconde. Malgré les nombreux progrès réalisés en chirurgie, les résultats esthétiques des plasties mammaires restent discutables ; en outre, elles nécessitent souvent plusieurs interventions et des hospitalisations répétées. Au contraire, le traitement conservateur donne des résultats esthétiques satisfaisants pour une approche thérapeutique simple.

La qualité de la conservation mammaire est déterminée non seulement par l'aspect esthétique de la glande mammaire après traitement, mais aussi par les complications engendrées par celui-ci, et les avantages ou désavantages psychologiques d'un tel traitement.

Les complications du traitement conservateur sont dans l'ensemble modérées. La plus fréquente est le lymphœdème du membre supérieur, qui dépend à la fois de l'étendue du curage et de l'irradiation. Il est actuellement, le plus souvent peu invalidant, survenant dans 5 à 20 % des cas. Les autres complications sont exceptionnelles et parfois en rapport avec des fautes techniques de l'irradiation (fractures de côtes, plexite radique, péricardite...).

L'évaluation du résultat esthétique est difficile : il faut tenir compte de plusieurs paramètres, à la fois visuels (aspect de la peau, déformation de la glande, déviation du mamelon…) et tactiles (induration, sclérose, douleurs à la palpation…). Une des échelles les plus utilisées est celle développée par Harris : résultat excellent : aucune différence avec le sein contro-latéral ; satisfaisants : légères différences ; médiocre : différences marquées ; mauvais : déformation importante du sein traité.

La plupart des séries rapportent des résultats esthétiques satisfaisants ou excellents dans plus de 60 % à 90 % des cas. Les variations entre les séries s'expliquent autant par les méthodes thérapeutiques employées (étendue de la chirurgie, techniques d'irradiation…) que par la manière d'évaluer le résultat esthétique. D'importantes différences d'évaluation entre examinateurs ont ainsi été rapportées. Dans le cadre de l'essai de l'EORTC, la concordance des scores esthétiques inter-observateur n'est que de 0,58 [7]. Par ailleurs, quand les patientes elles-mêmes ont été interrogées, leur appréciation est souvent plus indulgente que celle du médecin, la plupart n'espérant pas avant le traitement, conserver un sein d'aspect normal.

À noter qu'avec le recul, les résultats esthétiques ont plutôt tendance à se dégrader ; en particulier, les télangiectasies n'apparaissent pas avant 2 ans, et la fibrose continue d'évoluer pendant plusieurs années après la fin du traitement.

Plusieurs aspects techniques jouent un rôle dans le résultat esthétique : le principal reste l'étendue de la résection chirurgicale : le rapport entre le volume tumoral et le volume mammaire reste le principal critère de sélection d'une option conservatrice. Ainsi les résultats de la quadrantectomie sont souvent moins bon que ceux de la tumorectomie. Des techniques de chirurgie plastique (Oncoplastie) ont été développées pour combler la cavité de tumorectomie et améliorer ainsi le modelé post-opératoire du sein [8].

Les paramètres de l'irradiation peuvent également jouer un rôle : dose totale ou dose par fraction trop élevée sont à éviter. Mais c'est surtout le complément de dose tumoral qui peut altérer le résultat esthétique [9], tout l'intérêt de mieux sélectionner les patientes qui en tirent bénéfice.

Outre l'aspect esthétique, l'impact psychologique doit aussi être évalué. Le traitement du cancer du sein induit deux ordres de sentiments : la peur de rechuter et la dégradation de l'image corporelle. Il est possible que le traitement conservateur entraîne une anxiété supérieure à la mastectomie. Par contre, très logiquement, l'image corporelle et l'activité sexuelle sont mieux préservées par le traitement conservateur.

INDICATIONS DU TRAITEMENT CONSERVATEUR

Classiquement, la base des indications d'un traitement conservateur repose sur la taille tumorale : les tumeurs de moins de 3 cm, surtout si le volume de la glande mammaire est important sont considérées éligibles pour un tumorectomie. La fixation à la peau ou aux pectoraux sont des contre-indications de la méthode. Les tumeurs cliniquement multicentriques sont également une indication de mastectomie.

Au-delà de ces grands principes, la recherche clinique actuelle a deux buts :

1°) Dans le groupe pouvant bénéficier d'un traitement conservateur, déterminer quelles sont les patientes à haut risque de rechute locale ?

2°) Pour les patientes devant classiquement être traitées par mastectomie, peut-on élargir les indications de traitement conservateur et comment ?

FACTEURS PRONOSTIQUES DE RÉCIDIVE LOCALE

L'analyse du contrôle local après traitement conservateur montre que les facteurs de récidive sont différents de ceux observés après mastectomie.

- **L'âge** apparaît pour plusieurs séries un facteur pronostique significatif : plus la patiente est jeune, plus le risque de récidive locale apparaît élevé. Dans la série de l'institut Curie, pour les différentes tranches d'âge : < 32 ans, 33-45, 46-55, et > 55 ans, le contrôle local est respectivement de 71 %, 85 %, 94 % et 97 % [10]. Cependant, un grade élevé ou une composante intra-canalaire extensive sont plus fréquemment retrouvés chez les femmes jeunes, et pourraient être la cause de cette augmentation de fréquence des récidives locales [11]. Il faut surtout noter la faible fréquence des récidives locales après 60 et surtout 70 ans, ce qui va justifier des attitudes thérapeutiques différentes.

- **La taille tumorale** n'a pas la valeur pronostique aussi importante que l'on pourrait croire : si les autres critères sont respectés, en particulier la négativité des marges chirurgicales, le taux d'échec local n'est pas plus élevé pour les tumeurs classées T1 ou T2. Ce qui incite certains à pousser les indications du traitement conservateur pour les tumeurs de plus de 3 cm, si la taille du sein permet une exérèse satisfaisante sans trop altérer le résultat esthétique.

- **La négativité des marges chirurgicales** est un point essentiel à respecter : une exérèse insuffisante multiplie par 2 à 4 le risque de rechute locale. L'augmentation des doses d'irradiation ne semble pas contrebalancer une exérèse incomplète. L'analyse précise de ces marges nécessite un encrage de la pièce opératoire et un protocole histologique rigoureux [12]. Si la plupart des auteurs s'accordent à dire que des marges chirurgicales positives sont un facteur majeur de récidive locale, et justifient une reprise chirurgicale, des divergences se font jour sur la distance à respecter entre le bord histologique de la tumeur et l'exérèse : certains exigent au moins 2 mm de tissu sain, certains autres 5 mm, pour que la marge soit considérée satisfaisante. Pour d'autres enfin, elle peut être de l'ordre du millimètre (tableau 1). Mais marges positives n'équivaut pas systématiquement à une rechute locale [13] ; certains insistent sur le caractère extensif des marges comme principal argument pour une reprise chirurgicale [14].

- **Une composante intracanalaire (EIC)** : elle a été définie par l'équipe de Boston quand plus de 25 % de la tumeur apparaît sous forme intra-canalaire ou quand des foyers de carcinomes *in situ* s'étendent en dehors du foyer tumoral invasif [15]. L'EIC apparaît régulièrement liée à la récidive locale. Pour l'équipe de Philadelphie, le risque de récidive locale à 10 ans est de 16 % pour les tumeurs avec EIC contre 6 % pour les autres [16]. Elle serait en effet prédictive de la persistance de tissu tumoral au-delà des marges de résection, hypothèse étayée par l'étude des pièces de ré-excision et de mastectomie.

- **La multifocalité**, c'est-à-dire la présence autour du foyer principal d'autres foyers invasifs a également été incriminé comme facteur de rechute locale.

- **Le type et le grade histologique** ne sont que rarement incriminés comme prédictifs de la récidive locale. En particulier, les carcinomes lobulaires invasifs ne semblent pas à plus haut risque de récidive locale que les canalaires invasifs [17].

- **La présence d'embols vasculaires** est également un facteur peu discriminant.

- **La chimiothérapie adjuvante** pourrait diminuer l'incidence des récidives locales.

- **L'hormonothérapie adjuvante** améliore clairement le contrôle local, en particulier pour les patientes présentant des récepteurs hormonaux positifs.

- **Les paramètres biologiques** : l'influence des mutations de p53, de bcl-2 ou la surexpression de l'EGFR reste discutée. La biologie moléculaire a permis d'identifier des sous-groupes de patientes à plus haut risque de récidive. Parmi celles-ci celles qui n'expriment ni les récepteurs hormonaux ni HER2/neu (triples négatives) semblent être de plus mauvais pronostic ; mais il ne semble pas qu'elles aient un plus haut risque de récidive locale que les autres patientes [18].

Tableau I :
Risque (%) de récidive locale en fonction de la distance tumeur – marge de résection.

Distance	JCRT	NEMC (Boston)	William Beaumont	Pennsyl.	Fox Chase	Standford
< 1 mm	7	9	14	14	14	22
1 – 2 mm	6		18			
2 – 3 mm	4	5	15	10	7	3
3 – 5 mm			13			
> 5 mm	12	0	13			
référence	[14]	[36]	[37]	[38]	[16]	[39]

JCRT : Joint Center for Radiation Therapy (Boston) ; NEMC : Tufts-New England Medical Center (Boston) ; Pennsyl. : University of Pennsylvania.

- **Les mutations de BRCA1/BRCA2** semblent exposer à un plus haut risque de récidive locale [19]. Cependant, il semble que ces récidives soient essentiellement des seconds cancers, et qu'elles soient prévenues par la castration ou le tamoxifène [20], ce qui incite à proposer une hormonothérapie adjuvante systématique chez ces patientes.

En fait, chacun des facteurs précédents pris isolément a une faible valeur prédictive positive. Aucun ne peut prédire de manière sûre une récidive locale. En considérant l'ensemble de la littérature, aucun des facteurs cités n'a une sensibilité et une spécificité supérieure à 50 %. L'identification optimale des patientes à haut risque réclame une combinaison des facteurs précédents : aucun système prédictif validé n'existe actuellement.

PEUT-ON ÉLARGIR LES INDICATIONS DU TRAITEMENT CONSERVATEUR ?

Il s'agit essentiellement ici des patientes présentant des tumeurs de taille supérieure à 3 cm, et justiciables d'une mastectomie. Des essais de chimiothérapie première ont montré que la régression clinique était suffisante pour proposer un traitement conservateur chez 30 à 80 % des patientes. Cette augmentation du taux de conservation varie selon les études, et en particulier les critères d'inclusion. Dans les essais randomisés de l'EORTC et du NSABP-B18, il faut noter que 23 % et 18 %, respectivement, des patientes chez qui était programmée une mastectomie ont pu bénéficier d'un traitement conservateur [21].

Par contre, à long terme, il semble que le contrôle local chez ces patientes soit inférieur à celui régulièrement observé [21]. L'appréciation de la régression tumorale après chimiothérapie est parfois difficile et pourrait compliquer le geste chirurgical. Enfin, dans certains essais, certaines patientes présentant une régression clinique complète n'ont reçu, après la chimiothérapie, qu'une irradiation sans chirurgie, ce qui semble insuffisant.

L'utilisation des taxanes dans les protocoles de chimiothérapie première augmente les possibilités de traitement conservateur du fait d'un taux plus élevé de réponse complète. Mais aucune donnée à long terme n'est encore disponible pour évaluer le contrôle local chez ces patientes.

Il est régulièrement mentionné que, chez les patientes relevant d'emblée d'un traitement conservateur, la réduction de la taille tumorale permet de réaliser une tumorectomie plus limitée, et permettrait donc d'obtenir un meilleur résultat esthétique. Il est difficile de confirmer cette hypothèse avec les données disponibles dans la littérature.

En conclusion, la chimiothérapie première permet d'augmenter, à court terme, le taux de conservation mammaire. Mais il est possible que le contrôle local à long terme soit moins bon que celui observé lors d'une chirurgie première. En particulier, il n'existe pas de données convaincantes pour les tumeurs localement avancées (T3-T4). À qui proposer une chimiothérapie première pour préserver le sein ?

Une chimiothérapie première ne doit pas être proposée chez une patiente opérable, pour qui une tumorectomie est aisément réalisable : c'est essentiellement le rapport taille tumorale/taille du sein qui est le principal paramètre à prendre en compte.

Les patientes doivent ensuite être désireuses de cette approche conservatrice. Une information large sur les avantages et inconvénients de cette technique doit leur être délivrée, en spécifiant le risque d'échec plus élevé que dans les indications habituelles de traitement conservateur.

Les meilleures candidates sont, à notre avis, celles qui présentent une tumeur dont la taille n'est pas trop importante, mais n'autorisant pas une tumorectomie (T2 de 3 cm à 5 cm et/ou petits seins). Une réponse clinique > 75 % doit être obtenue. Un traitement radio chirurgical doit être préféré à une irradiation exclusive.

MODALITÉS DU TRAITEMENT CONSERVATEUR

ASSOCIATION RADIO-CHIRURGICALE

L'association d'une tumorectomie et d'une irradiation de la glande mammaire est la technique adoptée par la plupart des équipes. Elle permet de demander à chacune des méthodes ce qui est suffisant pour éviter les récidives, sans altérer le résultat esthétique. La tumorectomie consiste le plus souvent en une excision de la tumeur avec des marges de sécurité de 2 cm. La quadrantectomie réalise une exérèse plus large, en enlevant la peau en regard de la tumeur, et en poursuivant l'ablation de la glande jusqu'au plan pectoral.

La nécessité d'une irradiation complémentaire a été parfaitement démontrée par plusieurs essais randomisés, regroupés dans une méta-analyse [22] : Celle-ci a compilé les résultats de 10 essais (7 300 patients) comparant chirurgie avec radiothérapie dans le cadre d'un traitement conservateur. Après tumorectomie seule, le taux de récidive locale est très largement diminué par l'irradiation (de 26 % à 7 % ; $p < 0,00001$). Cette irradiation est bénéfique quel que soit le sous-groupe de patientes. Fait fondamental, l'amélioration du contrôle local se traduit par une amélioration de la survie (de 30,5 % à 35,9 % ; $p < 0,0002$). On considère ainsi que pour 4 récidives locales évitées, une vie est sauvée. Cette donnée relativement récente justifie l'emploi systématique d'une irradiation après tumorectomie.

Cependant, cette irradiation a pour conséquence une toxicité à long terme peu fréquente mais certaine : une augmentation du taux de cancer du sein contro-latéral (risque relatif : 1,18 ; $p = 0,002$), une augmentation du risque de cancer secondaire (risque relatif : 1,20) en particulier de cancer du poumon et de l'œsophage et de décès d'origine cardio-vasculaire (risque relatif : 1,25 ; $p = 0,00003$). Ce risque de toxicité tardive reste donc peu élevé. Les techniques d'irradiation des anciennes études, où la balistique et la qualité des faisceaux sont moindres que maintenant, est probablement en cause dans cette toxicité, en particulier pour ce qui est de la toxicité cardiaque.

Mais ces données sont à prendre en compte. Il faut donc tenter de réduire le taux de ces complications :

- soit en précisant mieux les indications de l'irradiation, c'est-à-dire en essayant de mettre en évidence une sous-population de patientes ne bénéficiant pas de l'irradiation ;
- soit en améliorant la technique, en diminuant les volumes-cibles ou en affinant la balistique.

Classiquement, les volumes-cibles[1] après traitement conservateur sont la glande mammaire dans son intégralité,

1. L'irradiation ganglionnaire sera abordée dans le chapitre de la radiothérapie post-mastectomie.

suivie d'un complément de dose sur le lit tumoral (« boost » en anglais) qui peut être délivré par électrons, curiethérapie ou par un faisceau de photons réduit. L'utilité de ce boost a été démontrée par une large étude randomisée de l'EORTC [23] : le taux de récidive locale après irradiation mammaire seule est de 6,8 % à 5 ans sans boost, et de 4,3 % avec boost ($p < 0,001$). Il faut également noter que ce complément de dose altère le résultat esthétique, le taux de résultats esthétiques bon ou excellents passant de 86 % à 71 %. Dans la publication originale, l'effet du boost n'était significatif que chez les patientes de moins de 50 ans. Une analyse plus récente (Antonini, N., Radioth. Oncol. In press) montre que le boost est efficace quel que soit l'âge, mais n'est réellement intéressant que pour les patientes de moins de 60 ans : en effet, chez les patientes de moins de 40 ans, le boost diminue de 10 % le taux de récidive locale, alors que chez les patientes de plus de 60 ans, il ne le diminue que de 1,9 %.

La définition du volume-cible de cette surimpression localisée n'est pas chose aisée. La détermination du volume opéré à partir de l'imagerie pré-opératoire et des comptes rendus opératoires et histologiques a un risque d'erreur de localisation de plus de 30 %. La mise en place de clips en per-opératoire diminue nettement ce risque. Une autre approche est de réaliser ce complément de dose dès l'étape chirurgicale, en réalisant par exemple une curiethérapie per-opératoire.

L'irradiation du sein se déroule habituellement au rythme de 1,8 à 2 Gy par fraction pour une dose totale de 45 à 50 Gy, soit 5 semaines de traitement. Des fractionnements différents, utilisant des doses par fraction plus forte et donc moins de séances, sont en cours d'investigation : les résultats encore préliminaires semblent montrer que certains de ces nouveaux schémas pourraient remplacer le fractionnement classique [24, 25].

Comment intégrer au mieux les différentes composantes du traitement conservateur (chirurgie, chimiothérapie, radiothérapie et hormonothérapie) ? L'administration concomitante des anthracyclines et du docetaxel résulte le plus souvent en une majoration notable de la toxicité aiguë et peut-être tardive et est donc déconseillée. La radiothérapie est donc le plus souvent décalée après l'irradiation, ce qui ne semble pas augmenter le risque de récidive loco-régionale, sauf peut-être quand les marges de résection sont insuffisantes [26]. Une récente méta-analyse confirme cette donnée [27]. Par contre, il est tout à fait possible de débuter le tamoxifène en même temps que l'irradiation, sans conséquence sur le contrôle de la maladie [28-30]. En l'absence de traitement adjuvant, le report de la radiothérapie à plus de 8 semaines de la chirurgie augmenterait le risque d'échec local [31].

QUAND PEUT-ON SE PASSER DE L'IRRADIATION ?

La sélection des patientes bénéficiant d'une radiothérapie complémentaire passe par une meilleure connaissance des facteurs pronostiques : le jeune âge, la positivité des marges et l'existence d'une composante intra-canalaire extensive ainsi qu'une taille tumorale importante sont des caractéristiques très régulièrement retrouvées favorisant la récidive locale. Plusieurs essais randomisés ont été réalisés dans ces différents groupes :

- L'essai du NSABP portait spécifiquement sur les tumeurs de petite taille (T ≤ 1 cm ; marges négatives ; pN0). Les patientes étaient randomisées entre tamoxifène, radiothérapie ou les deux. Sur 1 009 patientes incluses, les taux de récidives locales ont été respectivement de 13,5 %, 6,9 % et de 2,7 %, démontrant que le critère de taille tumorale n'est pas optimal pour sélectionner les patientes pouvant se passer d'une irradiation.

- Un essai canadien a comparé tumorectomie avant ou sans radiothérapie chez des patientes de plus de 50 ans, avec une lésion T1-T2, marges chirurgicales négatives, et pN0. Les patientes étaient randomisées entre tamoxifène ou tamoxifène et irradiation ; les taux de récidive locale furent de 7,7 % contre 0,6 % ($p < 0,001$).

- L'essai de l'intergroupe CALGB/RTOG/ECOG n'a inclus que les patientes de plus de 70 ans, T1N0 d'exérèse complète. Le curage ganglionnaire n'était pas obligatoire et même déconseillé. Toutes les patientes recevaient du tamoxifène. Là encore la radiothérapie améliore le contrôle local de manière significative : 4 % vs 1 %, mais sans augmentation significative du taux de mastectomie. En définitive, le taux de contrôle local dans cette population est si faible que l'on peut s'interroger sur l'utilité de l'irradiation. C'est ici toute la notion de bénéfice clinique qui apparaît. Il faudra donc présenter à la patiente, si elle possède les caractéristiques cliniques et histologiques décrites ci-dessus, les options thérapeutiques potentielles, avec ou sans radiothérapie. Elle prendra sa décision en tenant compte bien sûr de la lourdeur du traitement (habituellement l'irradiation dure 5 semaines – 50 Gy, en y adjoignant éventuellement la surimpression du lit tumoral qui, nous l'avons vu, est très discutée à cet âge). En sachant qu'une troisième option se dessine de plus en plus pour ce sous-groupe de patientes : l'irradiation partielle du sein.

En conclusion, il n'y a actuellement aucun sous-groupe pour lequel l'irradiation est inutile. Il faut donc systématiquement la proposer après une tumorectomie, en tenant bien évidemment compte des facteurs pronostiques, et en particulier de l'âge.

L'IRRADIATION PARTIELLE DU SEIN

L'irradiation partielle accélérée du sein (IPAS) consiste en une irradiation du volume tumoral initial avec une marge de sécurité – et donc sans irradiation de la glande mammaire dans sa totalité. Par ailleurs, cette dose est délivrée selon des modalités hypofractionnées, autorisées du fait du moindre volume irradié, et avec donc un temps de traitement très raccourci, de l'ordre de la semaine, contre 5 à 6 semaines en radiothérapie conventionnelle, d'où la dénomination de radiothérapie accélérée.

Cette IPAS permet de diminuer les volumes traités et donc potentiellement la toxicité à long terme. Elle est justifiée par le fait qu'aux USA et au Canada, près de 20 % des patientes ne bénéficient pas d'une radiothérapie post-opératoire du fait de l'éloignement de leur domicile du centre de radiothérapie. Ce traitement court leur offre une alternative intéressante. C'est également le cas pour les patientes âgées pour qui les nombreux déplacements imposés par la radiothérapie externe sont parfois pénibles. La précocité du traitement après la chirurgie facilite également la réalisation de la chimiothérapie adjuvante.

Le rationnel de cette approche repose sur l'analyse histologique des pièces opératoires ne retrouvant dans la grande majorité des cas des cellules résiduelles que dans un pourtour de 1 à 2 cm autour de la cavité de tumorectomie. Ceci est confirmé par le fait que la localisation préférentielle des récidives après traitement conservateur est le quadrant initialement traité.

Il existe plusieurs manières de réaliser cette radiothérapie partielle :

- la curiethérapie interstitielle, essentiellement faite en 2006 à haut débit de dose ;
- le mammosite ;
- la radiothérapie per-opératoire par électrons ou photons de basse énergie, la radiothérapie conformationnelle, le volume-cible étant la cavité de tumorectomien repérée par des clips chirurgicaux, augmentée de 20 à 25 cm [32].

Les trois premières techniques délivrent habituellement une dose de 34 Gy en 10 fractions (deux fractions par jour ou 33 Gy en 8 fractions). Par contre, la radiothérapie per-opératoire délivre une fraction unique de l'ordre de 20 Gy pendant l'intervention chirurgicale [33, 34].

La sélection des patientes candidates à un tel traitement n'est pas encore codifiée. Elle repose sur l'évaluation du risque de présenter des microfoyers tumoraux à distance (> 2 cm) de la cavité de tumorectomie. La conférence de consensus de St-Gallen ne recommande l'IPAS que chez les patientes de plus de 70 ans, avec marges négatives et une lésion de moins de 2 cm [35].

La toxicité de ce traitement apparaît faible, essentiellement caractérisée par des nécroses graisseuses et une fibrose locale.

Les résultats de cette technique sont encore préliminaires et ne concernent que quelques phases II ayant pour la plupart inclus un faible nombre de patients. Les taux de récidives locales apparaissent similaires à ceux observés après irradiation de la glande dans sa totalité. Plusieurs essais de phase III sont en cours en Europe et aux USA pour démontrer l'iso-efficacité de cette technique par rapport à l'approche classique.

CONCLUSION

Le traitement conservateur du cancer du sein est une technique largement utilisée pour les cancers du sein de stade précoce. Cette approche offre les mêmes chances de survie que des chirurgies plus radicales. Il est cependant nécessaire de bien sélectionner les patientes pouvant bénéficier d'une telle approche sans risque élevé de récidive locale, potentielle source de dissémination micro-métastatique. L'élargissement des indications du traitement conservateur aux tumeurs de plus de 3 cm par le biais d'une chimiothérapie première est une approche qu'il faut utiliser avec prudence.

La radiothérapie doit être systématiquement associée à cette chirurgie partielle, bien que chez les patientes plus âgées le bénéfice clinique de cette irradiation soit remis en question. De nouvelles modalités d'irradiation, et en particulier l'irradiation partielle du sein, sont peut-être une solution intermédiaire intéressante dans certains cas. ■

BIBLIOGRAPHIE

[1] Early Breast Cancer Trialists' Collaborative Group. Effects of radiotherapy and surgery in early breast cancer. 1995; 333: 1444-1455.

[2] Veronesi U, Cascinelli N, Mariani L, *and al.* Twenty-years follow-up of a randomized study comparing breast-conserving surgery with radical mastectomy for early breast cancer. *N Engl J Med* 2002; 347: 1227-1232.

[3] Fisher B, Anderson S, Bryant J, *and al.* Twenty-year follow-up of a randomized trial comparing total mastectomy, lumpectomy, and lumpectomy plus irradiation for the treatment of invasive breast cancer. *N Engl J Med* 2002; 347.

[4] Morrow M, Strom EA, Bassett LW, Dershaw DD, Fowble B, Giuliano A, *et al.* Standard for breast conservation therapy in the management of invasive breast carcinoma. *CA Cancer J Clin* 2002; 52: 277-300.

[5] Fortin A, Larochelle M, Laverdiere J, Lavertu S, Tremblay D. Local failure is responsible for the decrease in survival for patients with breast cancer treated with conservative surgery and post-operative radiotherapy. *J Clin Oncol* 1999; 17: 101-109.

[6] Koscielny S, Tubiana M. The link between local recurrence and distant metastases in human breast cancer. *Int. J. Radiation Oncology Biol Phys* 1999; 43: 11-24.

[7] Vrieling C, Collette L, Fourquet A, Hoogenraad WJ, Horiot JH, Jager JJ, *et al.* The influence of patient, tumor and treatment factors on the cosmetic results after breast-conserving therapy in the EORTC "boost vs. no boost" trial. EORTC Radiotherapy and Breast Cancer Cooperative Groups. *Radiother Oncol* 2000; 55: 219-232.

[8] Anderson BO, Masetti R, Silverstein MJ. Oncoplastic approaches to partial mastectomy : an overview of volume-displacement techniques. *Lancet Oncol* 2005; 6: 145-157.

[9] Vrieling C, Collette L, Fourquet A, Hoogenraad WJ, Horiot JC, Jager JJ, *et al.* The influence of the boost in breast-conserving therapy on cosmetic outcome in the EORTC "boost versus no boost" trial. EORTC Radiotherapy and Breast Cancer Cooperative Groups. European Organization for Research and Treatment of Cancer. *Int J radiat Oncol Biol Phys* 1999; 45: 677-685.

[10] Fourquet A, Campana F, Zafrani B, Mosseri V, Vielh P, Durand J, *et al.* Prognostic factors of breast recurrence in the conservative management of early breast cancer : a 25-year follow-up. *Int J Radiat Oncol Biol Phys.* Vol. 17; 1989. pp. 719-725.

[11] Nixon AJ, Neuberg D, Hayes DF, Gelman R, Connolly JL, Schnitt S, *et al.* Relationship of patient age to pathologic features of the tumor and prognosis for patients with stage I or II breast cancer. *J Clin Oncol* 1994; 12: 888-894.

[12] Schnitt S, Connolly J. Processing and evaluation of breast excision specimens: a clinically oriented approach. *Am J Clin Path* 1992; 98: 125-137.

[13] Assersohn L, Powles T, Ashley S, Nash A, Neal A, Sacks N, *et al.* Local relapse in primary breast cancer patients with unexcised positive surgical margins after lumpectomy, radiotherapy and chemoendocrine therapy. 1999; 10: 1451-1455.

[14] Park C, Mitsumori M, Nixon A, *and al.* Outcome at 8 years after breast-conserving surgery and radiation therapy for invasive breast cancer: influence of margin status and systemic therapy on local recurrence. *Journal of Clinical Oncology* 2000; 18: 1668-1675.

[15] Schnitt S, Connoly J, Harris J, Hellman S, Cohen R. Pathological predictors of early recurrence in stage I and II breast cancer treated by primary radiation therapy. *Cancer.* Vol. 53; 1984. pp. 1049-1057.

[16] Freedman G, Fowble B, Hanlon A, Nicolaou N, Fein D, Hoffman J, *et al.* Patients with early stage invasive cancer with close or positive margins treated with conservative surgery and radiation have an increased risk of breast recurrence that is delayed by adjuvant systemic therapy. *Int J radiat Oncol Biol Phys* 1999; 44: 1005-1015.

[17] Morrow M, Keeney K, Scholtens D, Wei J, Steel J, Khan SA. Selecting patients for breast-conserving therapy: the importance of lobular histology. *Cancer* 2006; 106: 2563-2568.

[18] Haffty BG, Yang Q, Reiss M, Kearney T, Higgins SA, Weidhaas J, *et al.* Locoregional relapse and distant metastasis in conservatively managed triple negative early-stage breast cancer. *J Clin Oncol* 2006; 24: 5652-5657.

[19] Haffty BG, Harrold E, Khan AJ, Pathare P, Smith TE, Turner BC, *et al.* Outcome of conservatively managed early-onset breast cancer by BRCA1/2 status. *Lancet* 2002; 359: 1471-1477.

[20] Pierce LJ, Levin AM, Rebbeck TR, Ben-David MA, Friedman E, Solin LJ, *et al.* Ten-year multi-institutional results of breast-conserving surgery and radiotherapy in BRCA1/2-associated stage I/II breast cancer. *J Clin Oncol* 2006; 24: 2437-2443.

[21] Hennequin C., Espie M., Misset J.-L., Maylin C. La chimiothérapie première améliore-t-elle réellement le taux de conservation mammaire ? *Cancer Radiother* 2004 ; 8:48-53.

[22] EBCTCG. Effects of chemotherapy and hormonal therapy for early breast cancer on recurrence and 15-year survival: an overview of the randomised trials. *Lancet* 2005; 365: 1687-1717.

[23] Bartelink H, Horiot J, Poortmans P, *and al.* Recurrence rates after treatment of breast cancer with standard radiotherapy with or without additional radiation. *New Engl J Med* 2001; 345: 1378-1386.

[24] Owen JR, Ashton A, Bliss JM, Homewood J, Harper C, Hanson J, *et al.* Effect of radiotherapy fraction size on tumour control in patients with early-stage breast cancer after local tumour excision: long-term results of a randomised trial. *Lancet Oncol* 2006; 7: 467-471.

[25] Whelan T, MacKenzie R, Julian J, Levine M, Shelley W, Grimard L, *et al.* Randomized trial of breast irradiation schedules after lumpectomy for women with lymph node-negative breast cancer. *J Natl Cancer Inst* 2002; 94: 1143-1150.

[26] Bellon JR, Come SE, Gelman RS, Henderson IC, Shulman LN, Silver BJ, *et al.* Sequencing of chemotherapy and radiation therapy in early-stage breast cancer: updated results of a prospective randomized trial. *J Clin Oncol* 2005; 23: 1934-1940.

[27] Hickey BE, Francis D, Lehman MH. Sequencing of chemotherapy and radiation therapy for early breast cancer. *Cochrane Database Syst Rev* 2006:CD005212.

[28] Ahn PH, Vu HT, Lannin D, Obedian E, DiGiovanna MP, Burtness B, *et al.* Sequence of radiotherapy with tamoxifen in conservatively managed breast cancer does not affect local relapse rates. *J Clin Oncol* 2005; 23:17-23.

[29] Harris EE, Christensen VJ, Hwang WT, Fox K, Solin LJ. Impact of concurrent versus sequential tamoxifen with radiation therapy in early-stage breast cancer patients undergoing breast conservation treatment. *J Clin Oncol* 2005; 23:11-16.

[30] Pierce LJ, Hutchins LF, Green SR, Lew DL, Gralow JR, Livingston RB, *et al.* Sequencing of tamoxifen and radiotherapy after breast-conserving surgery in early-stage breast cancer. *J Clin Oncol* 2005; 23:24-29.

[31] Huang J, Barbera L, Brouwers M, Browman G, Mackillop WJ. Does delay in starting treatment affect the outcomes of radiotherapy? A systematic review. *J Clin Oncol* 2003; 21: 555-563.

[32] Vicini F, Winter K, Straube W, Wong J, Pass H, Rabinovitch R, *et al.* A phase I/II trial to evaluate three-imensional conformal radiation therapy confined to the region of the lumpectomy cavity for stage I/II breast carcinoma: initial report of feasibility and reproducibility of radiation therapy oncology group (RTOG) study 0319. *Int J radiat Oncol Biol Phys* 2005; 63: 1531-1537.

[33] Orecchia R, Veronesi U. Intraoperative electrons. *Semin Radiat Oncol* 2005; 15: 76-83.

[34] Vaidya J, Tobias J, Baum M, Wenz F, Kraus-Tiefenbacher U, D'Souza D, *et al.* TARGeted Intraoperative radioTherapy (TARGIT); an innovative approach to partial breast irradiation. *Semin Radiat Oncol* 2005; 15: 84-91.

[35] Goldhirsch A, Glick J, Gelber R, Coates A, Thürlimann B, Senn H. Meeting highlights : International Expert Consensus on the primary therapy of early breast cancer 2005. *Ann Oncol* 2005; 16: 1569-1583.

[36] Neuschatz AC, DiPetrillo T, Safaii H, Price LL, Schmidt-Ullrich RK, Wazer DE. Long-term follow-up of a prospective policy of margin-directed radiation dose escalation in breast-conserving therapy. *Cancer* 2003; 97: 30-39.

[37] Goldstein NS, Kestin L, Vicini F. Factors associated with ipsilateral breast failure and distant metastases in patients with invasive breast carcinoma treated with breast-conserving therapy. À clinicopathologic study of 607 neoplasms from 583 patients. *Am J Clin Pathol* 2003; 120: 500-527.

[38] Santiago RJ, Wu L, Harris E, Fox K, Schultz D, Glick J, *et al.* Fifteen-year results of breast-conserving surgery and definitive irradiation for Stage I and II breast carcinoma: the University of Pennsylvania experience. *Int J radiat Oncol Biol Phys* 2004; 58: 233-240.

[39] Smitt MC, Nowels K, Carlson RW, Jeffrey SS. Predictors of reexcision findings and recurrence after breast conservation. *Int J radiat Oncol Biol Phys* 2003; 57: 979-985.

PLACE ACTUELLE DE LA CHIRURGIE RADICALE DANS LE TRAITEMENT DU CANCER DU SEIN

Laurence CAHEN-DOIDY

La chirurgie a longtemps constitué le traitement quasi exclusif des cancers du sein. Son rôle demeure essentiel dans les petites tumeurs, mais l'avènement des traitements conservateurs justifiés par une meilleure connaissance de la maladie en a profondément modifié les modalités et les indications.

HISTORIQUE

En 1907, Halsted et Meyer prônaient une conception mécaniste de l'évolution du cancer mammaire selon laquelle, des évènements loco-régionaux précédaient la diffusion métastatique. Cette hypothèse conduisit Halsted à proposer une opération large emportant le sein, les muscles pectoraux sous jacents et les ganglions axillaires afin de réduire le plus possible le risque de laisser du tissu tumoral en place.

À partir des années 50, il devint évident que l'intervention de Halsted ne constituait pas l'intervention idéale et ce en dépit de l'expérience accrue des chirurgiens. Ainsi en 1948, Patey présenta une mammectomie modifiée, laissant en place le muscle grand pectoral, mais réséquant le petit pectoral et réalisant un curage des trois étages de Berg [28]. Cette intervention était devenue dans les années 60 l'intervention de référence dans la mesure où elle obtint en terme de survie globale et de survie sans récidive les mêmes résultats que la mastectomie de Halsted [22]. L'abandon définitif de la mammectomie radicale de Halsted date seulement de 1984.

Les mastectomies radicales selon Halsted et Patey ne sont plus pratiquées. L'intervention actuellement effectuée est un Patey « modifié ». Proposée par Madden en 1972, cette technique réalise une mastectomie avec conservation des deux muscles pectoraux et curage axillaire du premier et du deuxième étage de Berg.

ATTITUDE ACTUELLE

La tendance est à un traitement chirurgical de plus en plus conservateur. En effet, des études prospectives randomisées [9, 25, 27] ont démontré qu'une chirurgie radicale n'apportait aucun gain de survie par rapport au traitement conservateur associé à une radiothérapie pour les tumeurs du sein T1 et T2 [13]. On retient comme indication de mastectomie radicale les contre-indications à une chirurgie conservatrice.

La mastectomie doit être réalisée lorsqu'une exérèse carcinologique, suivie d'un bon résultat esthétique ne peut être garantie par l'association : tumorectomie – radiothérapie [19, 20]. La mastectomie peut être imposée par les caractéristiques tumorales elles-mêmes (taille tumorale, plurifocalité, localisation tumorale, récidive, nature histologique de la tumeur), mais aussi dans certains cas, l'impossibilité d'entreprendre une radiothérapie.

Différents paramètres vont faire poser l'indication d'une mastectomie radicale modifiée telle qu'elle est pratiquée actuellement avec conservation des muscles pectoraux et évidement axillaire des deux premiers étages de Berg. Ces paramètres sont essentiellement tumeur dépendants.

L'intervention se doit de répondre à des objectifs carcinologiques et esthétiques.

La mastectomie emporte la plaque aréolo-mamelonaire en totalité, ainsi que d'éventuelles cicatrices préalables de tumorectmie ou de biopsie, voire la peau en regard de la tumeur si la lésion est superficielle. L'exérèse cutanée doit être adaptée afin de permettre une fermeture sans tension excessive et ne pas gêner une reconstruction ultérieure.

INDICATIONS AU TRAITEMENT CHIRURGICAL RADICAL

LA TAILLE TUMORALE

Plusieurs conférences de concensus ont fixé les indications de tumorectomie associée à un curage axillaire suivi d'une irradiation externe de la glande mammaire aux tumeurs unifocales de moins de 30 mm en l'absence de poussée évolutive [6]. Pour les tumeurs supérieures à 30 mm, il est estimé qu'un résultat esthétique satisfaisant ne peut être obtenu si l'on veut être carcinologiquement efficace. Cependant, cette limite peut être modulée par le rapport volume tumoral-volume mammaire. Un sein volumineux autorise l'exérèse d'une tumeur supérieure à 30 mm, alors qu'une tumorectomie pour lésion de 20 mm dans un petit sein peut être délabrante. En moyenne, on retient comme indication classique à la mastectomie une taille tumorale supérieure à 30 mm.

Actuellement, le développement des indices pronostiques permet de plus en plus de préjuger d'une bonne réponse au traitement néo-adjuvant. Ceci peut orienter le clinicien soit vers un traitement radical d'emblée, soit vers une chimiothérapie première.

LA MULTIFOCALITÉ

La multifocalité clinique et/ou radiologique est une des contre-indications classique au traitement conservateur. Une distance de 2cm de glande mammaire non tumorale doit séparer deux nodules tumoraux pour parler de bi ou pluri-focalité [11]. La multi-focalité est souvent associée à une forte composante intra-canalaire de la tumeur [18], ces caractères expliquent le haut risque de récidive locale de ce type de tumeur. Kurtz et collaborateurs [14] ont étudié le devenir des patientes qui présentaient deux nodules macroscopiques ou plus traités par tumorectomie associée à la radiothérapie. 25 % des patientes récidivaient après un suivi de 71 mois. Pour certains, le traitement conservateur pourrait s'envisager en cas de lésion très proche l'une de l'autre avec une tumorectomie large dont les berges d'exérèse seraient carcinologiquement satisfaisantes [10, 14, 18]. Aucune étude n'a montré l'efficacité de cette option thérapeutique. Le traitement classique par mastectomie reste la référence des tumeurs multifocales.

LA NATURE HISTOLOGIQUE

Le carcinome canalaire *in situ*

Le développement du dépistage par la mammographie a fait augmenter l'incidence de cette forme tumorale. Son fort taux de multifocalité et de multicentricité avec un risque de micro-invasion font prôner le traitement radical pour ce type de tumeur. LAGIOS [17] retrouve 14 % de multifocalité dans les tumeurs inférieures à 25 mm, alors que ce taux s'élève à 54 % pour les tumeurs supérieures à 25 mm. Le risque de micro-invasion dépend de la forme histologique et s'observe plus fréquemment dans les tumeurs de haut grade de malignité et dans les comédocarcinomes. La mastectomie a fait preuve de son efficacité puisqu'on observe près de 100 % de guérison [12]. La mastectomie est indiquée dans les formes multifocales disséminées ou dans les formes unifocales étendues sur plus de 3 cm. Eu égard au risque de micro-invasion accompagnant les carcinomes intra-canalaires étendus de haut grade de malignité, la mastectomie est le plus souvent associée à une détection du ganglion sentinelle.

Dès lors un traitement conservateur peut être envisagé pour les carcinomes intra-canalaires de taille histologique inférieure à 3 cm, avec des berges d'exérèse histologiquement saines. Il ne doit pas exister d'autre anomalie clinique ou mammographique. Le sein droit être facilement examinable tant sur le plan clinique que radiologique. Enfin, la patiente doit être informée des risques de l'option thérapeutique choisie.

Dans les autres types histologiques, le risque de récidive après tumorectomie simple est d'environ 25 % dont la moitié se fait sur le mode infiltrant.

La radiothérapie a longtemps été considérée comme inefficace dans les cancers intraductaux. Plusieurs essais thérapeutiques [8] semblent montrer une réduction significative du taux de récidive locale, en particulier sur le mode invasif pour les patientes traitées par tumorectomie et radiothérapie.

Formes particulières

Les tumeurs infiltrantes, unifocales T2 s'accompagnant d'un fort contingent intra-canalaire (supérieur à 25 %) sont justifiables d'une mastectomie avec curage axillaire [26].

La maladie de Paget du mamelon souvant associée à des formes associées disséminées de carcinome intra-galactophorique doit aussi être traitée par mastectomie et éventuellement détection du ganglion sentinelle en cas de suspicion de lésion invasive sous jacente. Actuellement, certaines formes débutantes sans tumeur associée peuvent être traitées par mastectomie partielle comportant l'exérèse de la plaque aréolo-mamelonnaire [13].

Autre forme histologique

Le sarcome est classiquement traité par mastectomie. Le risque des récidives locales des sarcomes est important (67 %). L'ablation du fascia pré-pectoral est habituelle dans ce type de tumeur développé au dépend du tissu conjonctif [23].

Le carcinome lobulaire *in situ* (CLIS) est une lésion rare (1 % des carcinomes mammaires), de découverte le plus souvent fortuite, à l'occasion de biopsies réalisées pour d'autres types de lésions. Il s'agit d'une mastopathie à risque. Le CLIS est caractérisé par sa multicenticité et sa bilatéralité [21]. La survenue d'une lésion infiltrante peut être tardive et retrouvée dans moins de 20 % des cas [7, 21]. La surveillance est habituellement prônée, cependant, la mastectomie simple unilatérale, voie bilatérale peut être proposée à des patientes anxieuses, ou n'adhérant pas à une surveillance à l'origine de gestes invasifs itératifs ou encore chez des patientes avec des antécédents familiaux chargés.

LA RÉCIDIVE LOCALE

Une récidive locale après traitement conservateur est classiquement traitée par mastectomie. Cette attitude est dictée par l'impossibilité d'instaurer une radiothérapie sur un sein déjà irradié. Certains auteurs [1, 2] réalisent une conservation mammaire, si la récidive locale est unique, de taille inférieure à 30 mm et située à distance du foyer initial, où un surdosage radiothérapique a déjà été réalisé. L'exérèse tumorale est alors large et peut être associée à une nouvelle irradiation.

LES TUMEURS CENTRALES DU SEIN

Les tumeurs rétro-mamelonnaires et centrales sont classiquement traitées par mastectomie en raison de l'impossibilité d'obtenir un bon contrôle local de la tumeur en l'absence de l'ablation de la plaque aréolo-mamelonnaire. Plusieurs études rétrospectives [28] semblent montrer qu'on obtiendrait un contrôle local équivalent à celui de la mastectomie en réalisant une tumorectomie large avec exérèse de la plaque aréolo-mamelonnaire (pamectomie), ceci s'adresse aux tumeurs de moins de 30 mm. La pamectomie est toujours associée à une radiothérapie externe, voire à une curiethérapie.

LA MASTECTOMIE DE PROPRETÉ

Pour les tumeurs exophytiques et hémorragiques, une mastectomie de confort est nécessaire, une plastie de recouvrement par lambeau myo-cutané peut être réalisée [15].

CONTRE-INDICATION À LA RADIOTHÉRAPIE

Une mastectomie peut s'imposer en cas de contre-indication à la radiothérapie. Le problème se pose surtout chez la femme âgée, l'altération de l'état général, l'invalidité pouvant faire rendre difficile un traitement nécessitant des déplacements quotidiens fera proposer une mastectomie en l'absence de contre-indication opératoire.

CONCLUSION

La mastectomie a vu ses indications reculer au cours des dernières années [24] au profit du traitement conservateur. On retient comme indications actuelles classiques les tumeurs infiltrantes de taille supérieure à 30 mm, les tumeurs multifocales, les carcinomes canalaires in situ étendus ou multifocaux, les sarcomes, les récidives locales, les tumeurs localement avancées et enfin les contre-indications à la radiothérapie.

La maladie de Paget du mamelon, les CLIS, et les tumeurs centrales du sein peuvent justifier d'une mastectomie mais un traitement conservateur peut être envisagé au cas par cas.

Le traitement radical a pour but essentiel de prévenir les rechutes locales, il sera toujours mis en balance avec une possibilité de traitement conservateur associé à une irradiation, voire à une chimiothérapie. Dans tous les cas, la patiente aura été informée des différentes possibilités de traitement et des risques encourus en fonction de l'option thérapeutique choisie. ■

BIBLIOGRAPHIE

[1] BAILLET F. : Les limites du traitement conservateur du cancer du sein. *Bull. Cancer/Radiother.*, 1991; 178: 405-414.

[2] BORGEN P, KINNE D : Breast cancer: strategies for the 1990's. *Comprehensive therapy*, 1992; 18: 6: 24-29.

[3] CALAIS G, DESCAMPS P, CHAPET S and al.: Primary chemotherapy and radiosurgical breast-conserving treatment for patients with locally advanded operable breast cancers. *Int. J. Radiation Oncology Biol. Phys.*, 1993; 26: 37-42.

[4] CALITCHI E., OTMAZGUINE Y., FEUILHADE F. et coll. : Peut-on étendre les indications de l'association radiochirurgicale conservatrice dans le traitement du cancer du sein ? *Presse Méd.*,1988 ; 17 : 36 : 1837-1840.

[5] CALITCHI E., OTMAZGUINE Y., FEUILHADE F. et coll. : Consensus et controverses sur les indications des traitements conservateurs. *Path. Biol.*, 1990 ; 38 : 8: 839-840.

[6] CALITCHI E., FEUILHADE F. OTMAZGUINE Y. et coll. : Peut-on être conservateur pour les tumeurs du sein supérieures à 3 cm ? *Rev. Prat.*,1990 ; 40 : 10 : 895-899.

[7] FEUILHADE F., CALITCHI E., LE BOURGEOIS J.P. et coll. : *Cancer du sein. Facteurs pronostiques et stratégie thérapeutique*. Éditions Sauramps médical. 1993.

[8] FISHER B, COSTANTINO J, REDMOND C and al. Lumpectoùy compared with lumpectomie and radiation therapy for the treatment of intraductal breast cancer. *N. Engl. J. Med.*, 1993 ; 328 : 22 : 1581-1586.

[9] FISHER B, REDMOND C, POISSON R and al.: Eight year results of randomized clinical trial comparing total mastectomy and lumpectomy with or without irradiation in the treatment of breast cancer. *N. Engl. J. Med.*, 1989 ; 320 : 822-828.

[10] FOURQUET A., CAMPANA F. VILCOQ J.R. : Les limites du traitement conservateur dans la cancer du sein : expérience de l'Institut Curie. *Bull. Cancer/Radiother.*, 1991 ; 78 : 415-419.

[11] FOWBLE B, YEH I, SCHULTZ J and al.: The role of mastectomy in patients with stage I-II breast cancer presenting with gross multifocal or multicentric disease or diffuse microcalcifications. *Int. J. Radiation Oncology Biol. Phys.*, 1993; 27: 3: 567-573.

[12] GARBLAY J.R., PALLUD C., LASRY S.: Quand cessera-t-on les mastectomies pour carcinome intracanalaire ? *Ann. Chir.*, 1993 ; 47 : 5 : 394-406.

[13] GIOANNI G., CONSTANTOPOULOS P., SAUREL J. et coll. : Maladie de Paget du mamelon. A propos de 5 cas. Société nationale de Gynécologie et d'Obstétrique de France. Groupement de Bordeaux. *J. Gynécol. Obstet. Biol. Reprod.*, 1990 ; 19 : n° 5 : 42.

[14] KURTZ J, JACQUEMIER J, AMALRIC R and al.: Breast-conversating therapy for macroscopically multiple cancers. *Ann. Surg.*, 1990; 212: 1: 38-44.

[15] KUSKE R, FARR G, HARRIS K. and al.: Is breast preservation possible in women with large, locally advanded breast cancers? *J. La. State Med. Soc.*, 1993; 145(4): 165-7.

[16] LAGIOS MD: Duct carcinoma in situ. Pathology and treatment. *Surg. Clin. N. Am.*, 1990; 70: 853-871.

[17] LAGIOS MD, WESTDAHL PR, MARGOLIN FR and al.: Duct carcinoma in situ. Relationship of extent of noninvasive disease to the frequency of occult invasion, multicentricity, lymph node metastases, and short-term treatment failures. *Cancer*, 1982; 50: 1309-1314.

[18] LÉOPOLD K, RECHT A, SCHNITT S and al: Results of conservative surgery and radiation therapy for multiple synchronous cancers of one breast. *Int. J. Radiation Oncology Biol. Phys.*, 1989; 16: 1: 11-16.

[19] MATTHEIEM W. Évolution de la stratégie thérapeutique et rôle de la chirurgie dans le cancer du sein. *Acta. Chir. Belg.*, 1988 ; 88 : 130-132.

[20] MAYLIN C., CLOT P., DE ROCQUANCOURT A. et coll. : Cent soixante cas de cancer du sein traités par association "tumorectomie-curiethérapie peropératoire". Résultats préliminaires. *Gynécologie*, 1982 ; 33 : 489-492.

[21] PAGE DL, KIDD TE, DUPONT WD and al.: Lobular neoplasia of the breast: higher risk for subsequent invasive cancer predicted by more extensive disease. *Hum. Pathol.*, 1991; 22: 1232-1239.

[22] PATEY DH, DYSON WH: the prognosis of carcinoma of the breast in relation to the type of operation performed. *Br J. Cancer*, 1948; 2: 7-13.

[23] POLLARD SG, MARKS PV, TEMPLE LN and al.: Breast sarcoma. A clinicopathologic review of 25 cases. *Cancer*, 1990; 66: 941-944.

[24] ROUANET P.H., PUJOL H. : Chirurgie conservatrice des cancers du sein. Évolution des idées et des méthodes. *Presse Méd.*, 1993 ; 22 : 21 : 1005-1009.

[25] SARRAZIN D, LE M, ARRIAGADA R and al.: Ten years results of a randomized trial comparing a conservative treatment to mastectomy in early breast cancer. *Radiother. Oncol.*, 1989; 14: 177-184.

[26] TOUBOUL E., PENE F., BLAZKA-JAULERRY B. et coll. : Revue des résultats et étude critique de la chirurgie partielle conservatrice associée à une radiothérapie post-opératoire dans les cancers du sein opérables d'emblée stades I et II. Bull. *Cancer*, 1992 ; 79 : 315-346.

[27] VERONESI U, SALVADOR B, LUINI A and al.: Conservative treatment of early breast cancer. Long-term results of 1 232 cases treated with quadrantectomy, axillary dissection and radiotherapy. *Am. Surg.*, 1990; 211: 250-259.

[28] MUTON O., BOURGEOIS D., VALIDIRE P., VILCOQ J.R., DURAND J.C., CLOUGH K.B. Cancers du sein à localisation centrale : traitement conservateur par tumorectomie avec ablation de la plaque aréolo-mamelonaire. *Press. Med.*, 1997 ; 26 : 988-994.

LA BIOPSIE DU GANGLION SENTINELLE DANS LE CANCER DU SEIN

Edwige BOURSTYN

Le statut ganglionnaire axillaire est le facteur pronostic le plus puissant du cancer du sein. Bien que de nombreux paramètres permettent de prédire un possible envahissement ganglionnaire (taille de la tumeur, grade histopronostic, emboles vasculaires...), seule l'analyse histologique de ganglions axillaires prélevés chirurgicalement permet d'établir avec certitude l'existence ou non de métastases ganglionnaires. La technique chirurgicale de référence est le curage ganglionnaire axillaire (CA) dont la fiabilité est indiscutable lorsque 6 à 10 ganglions ont été prélevés et analysés. Cette technique peut entraîner des complications et des séquelles telles que lymphœdème, dysfonctionnements et des douleurs chroniques de l'épaule, déficits sensitifs au niveau du bras sources de gènes fonctionnelles plus ou moins importantes retentissant sur la qualité de vie. Ce standard a été remis en question dans la mesure où des progrès dans la connaissance et le diagnostic de la maladie ont été réalisés.

De nombreuses études ont montré que le cancer du sein diffuse d'abord vers un ou quelques ganglions appelés ganglion(s) sentinelle(s) avant d'atteindre les autres ganglions du creux axillaire et que ces ganglions sentinelles (GS) pouvaient être mis en évidence par injection d'un colorant et/ou d'un radio colloïde. Les progrès liés au développement des mammographies de dépistage permettent le diagnostic de lésions de plus en plus précoces dont le risque d'envahissement ganglionnaire est beaucoup plus faible rendant moins acceptable la morbidité liée au curage axillaire.

C'est dans ce contexte que s'est rapidement répandue, la technique de la biopsie du ganglion sentinelle (BGS). Cette technique ne peut être réalisée de manière fiable que pour des cancers à un stade précoce et nécessite des équipes pluridisciplinaires (chirurgie, médecine nucléaire, anatomo-pathologie) entraînées.

Les problématiques actuelles concernent les indications dans lesquelles la BGS peut remplacer le CA et son impact sur la rechute et la survie.

DÉFINITION

Le ganglion sentinelle axillaire est le premier relais ganglionnaire drainant une tumeur du sein, donc le premier potentiellement métastatique. La BGS consiste à localiser ce(s) ganglion(s) par injection d'un colorant et/ou d'un traceur radioactif et d'en réaliser l'exérèse pour étude anatomo-pathologique.

TECHNIQUE

La faisabilité de la technique est acquise. Sa fiabilité est de l'ordre de 85 à

98 % si l'on associe la méthode colorimétrique et la méthode isotopique.

La BGS s'effectue chronologiquement en trois étapes :

- étape pré-opératoire : injection du traceur isotopique ;
- étape per-opératoire : injection du colorant (Bleu Patenté le plus souvent) et prélèvement du ou des GS ainsi repérés ;
- étape anatomo-pathologique.

Une collaboration multidisciplinaire entre des équipes expérimentées et la mise en place de procédures de contrôle de qualité [1] sont indispensables à la réalisation de ces étapes

LOCALISATION ISOTOPIQUE DU GS

Le traceur utilisé est un produit colloïdal marqué au Technétium 99m à une dose variable en fonction du délai prévu entre l'injection et l'intervention chirurgicale. Plusieurs sites d'injection sont possibles : intradermique, sous-cutané, péri-tumoral, intra-tumoral, péri ou rétro-aréolaire. Les études publiées n'ont pas montré de différence dans les résultats (taux de faux négatifs) en fonction du site d'injection. L'injection péri-aréolaire est recommandée pour les lésions mammaires non palpables ou celles situées dans le prolongement axillaire du sein pour éviter les interférences entre le site d'injection et l'aisselle. Le ganglion sentinelle est repéré par une marque cutanée dessinée sur le malade en position opératoire.

La lymphoscintigraphie n'est pas obligatoire mais fortement recommandée car elle permet de localiser le(s) GS et donne des informations préliminaires sur le nombre approximatif des ganglions sentinelles marqués. Elle permet aussi de repérer des ganglions extra-axillaires non détectables par la sonde γ, en particulier au niveau de la chaîne mammaire interne. La fréquence de l'atteinte ganglionnaire mammaire interne, en l'absence d'envahissement axillaire est estimée à moins de 1 % [2]. La lymphoscintigraphie fournit en outre des documents objectifs et reproductibles.

TECHNIQUE CHIRURGICALE

En l'absence de consensus formel entre les équipes chirurgicales spécialisées dans le cancer du sein, nous décrirons la technique utilisée à l'hôpital Saint-Louis qui tient compte des principales données de la littérature et de l'expérience des différents acteurs.

La biopsie du ganglion sentinelle constitue le premier temps de l'intervention chirurgicale : elle précède donc le temps mammaire de l'intervention (tumorectomie ou mastectomie) ce qui impose que l'on possède un examen histologique préopératoire de la lésion sous forme de micro ou macro biopsies.

Dans un premier temps, le chirurgien injecte un colorant vital, le plus souvent du Bleu Patenté, à la dose de 2 cc puis masse la glande pendant 5 à 10 minutes pour faciliter la diffusion du produit vers les ganglions de l'aisselle. Le site d'injection peut être sous cutané, intradermique, péri-tumoral ou péri- ou rétro-aréolaire. Ce colorant présente deux risques : un risque allergique qui peut se traduire par un choc anaphylactique (0,3 % dans l'essai anglais Almanac), un risque cosmétique de tatouage de la peau qui peut faire préférer les injections profondes.

Dans un second temps il repère à l'aide du marquage pré-opératoire, des clichés de lymphoscintigraphie et de la γ caméra le siège du GS et effectue une courte incision axillaire en regard de celui-ci. En cas de mastectomie il peut utiliser la partie axillaire de l'incision de mastectomie. En cas de tumeur du prolongement axillaire il peut prolonger l'incision prévue pour la tumorectomie vers la partie basse de l'aisselle.

L'intervention est conduite avec patience et minutie. Sachant que plusieurs ganglions peuvent recevoir le drainage d'une même tumeur, la BGS peut comporter plusieurs ganglions qui seront tous prélevés. Chez environ 15 % des patientes le nombre de ganglions sentinelles est supérieur à 3 [3].

L'identification d'un ganglion peut se faire à partir de vaisseaux lymphatiques bleutés qui mènent à un ganglion lymphatique bleu. Si celui-ci est repéré comme contenant aussi du traceur il sera identifié comme ganglion sentinelle bleu et chaud. Un ganglion unique ment bleu, sans traceur, sera identifié GS bleu ; inversement, un ganglion détecté uniquement par la présence du traceur sera identifié GS chaud. Tous les ganglions sentinelles chauds et/ou bleus doivent être retirés, numérotés dans l'ordre dans lequel ils ont été prélevés puis adressés frais et séparément au laboratoire d'anatomopathologie. À la fin de l'intervention, le chirurgien vérifie à l'aide de la γ caméra l'absence de radioactivité résiduelle. Il est conseillé de clipper les vaisseaux lymphatiques sectionnés afin de diminuer le risque de diffusion du colorant. Le temps mammaire de l'intervention est alors réalisé permettant d'attendre le résultat de l'examen anatomo pathologique per-opératoire. Le drainage post-opératoire dépend des habitudes de chaque chirurgien, du nombre de ganglions prélevés, de la corpulence de la patiente.

Lorsque l'examen anatomopathologique per opératoire affirme formellement l'existence de l'envahissement d'un GS prélevé, un curage axillaire doit être réalisé dans le même temps opératoire. Lorsque celui-ci est négatif, la présence de métastases ganglionnaires à l'examen histologique définitif impose un curage axillaire secondaire donc une deuxième intervention chirurgicale.

En cas d'échec de la technique, c'est-à-dire lorsqu'aucun ganglion sentinelle n'a pu être identifié, un curage axillaire standard doit être pratiqué. La malade doit être prévenue de cette éventualité avant l'intervention.

EXAMEN ANATOMOPATHOLOGIQUE DU OU DES GS PRÉLEVÉS

Examen extemporané

L'examen macroscopique per opératoire des prélèvements permet d'affirmer la présence de ganglions mais n'apporte pas d'indications suffisamment fiables sur l'envahissement ganglionnaire. Pour certains auteurs après méthode colorimétrique exclusive, un contrôle de qualité de la coloration bleue est indispensable [4].

Il n'y a pas de consensus sur la nécessité de pratiquer un examen extemporané du GS. Le pratique ou non de l'examen extemporané est variable selon les équipes et sa technique optimale (apposition ou coupes congelées) reste à déterminer. Certains auteurs reprochent à la pratique des coupes en congélation d'entraîner une perte de tissu source de faux négatifs.

Examen anatomopathologique définitif

Sa qualité, voire sa méticulosité sont d'une importance considérable puisque des résultats dépendent la fiabilité de la technique et les conduites thérapeutiques ultérieures. Le faible nombre de ganglions prélevés permet une étude histologique approfondie.

Chacun des ganglions prélevés est analysé dans sa totalité.

La coloration standard est l'hématéine éosine (HE) sur plusieurs niveaux de coupe. Le nombre de coupes augmente le nombre de métastases diagnostiquées.

On peut alors détecter des macrométastases ou des micrométastases telles que définies internationalement par l'UICC et l'AJCC [5, 6]. Les macrométastases sont définies comme des groupes de cellules malignes > 2 mm dans leur plus grand axe, trouvées par la coloration HE. Les micrométastases sont des groupes de cellules ≤ 2 mm.

L'immunohistochimie (immunomarquage par des anticorps anticytokératine) est une technique plus sensible qui permet de détecter des micrométastases occultes, non reconnues par la technique standard. C'est une technique lourde qui est généralement réservée aux ganglions pour lesquels l'HE est négative. Elle est positive chez environ 10 % de ces patients. La valeur pronostique des micrométastases occultes ainsi détectées est encore en cours d'évaluation.

La découverte de cellules isolées en IHC n'a actuellement pas de conséquence thérapeutique.

Au terme de cet examen le statut ganglionnaire est établi selon la classification TNM de l'UICC et la nouvelle classification de l'AJCC qui tient compte de l'histologie du ganglion sentinelle [7].

RÉSULTATS

VALIDITÉ DE LA TECHNIQUE

La validité de la technique de la BGS ne peut être étudiée qu'en la comparant au curage axillaire, méthode de référence. Malgré une littérature probablement la plus abondante jamais publiée dans le domaine de la chirurgie mammaire, peu d'essais contrôlés ont été réalisés et publiés.

L'évaluation de la BGS repose sur les critères suivants :

- taux d'identification (TI) du GS : nombre d'interventions ayant permis d'identifier un GS/nombre d'interventions pratiquées en vue d'une BGS. Il permet d'évaluer l'expérience de l'équipe ;

- taux de faux négatifs (TFN) : nombre de patientes ayant une BGS négative (GS sans métastase)/nombre de patientes ayant effectivement des métastases dans le curage axillaire. C'est le facteur le plus important car un faux négatif peut entraîner des décisions thérapeutiques insuffisantes ;

- sensibilité : nombre de patientes ayant un GS métastatique/nombre de patientes ayant un GS identifié et un curage axillaire positif ;

- valeur prédictive négative (VPN) : nombre de patientes ayant une BGS négative/nombre de patientes ayant un CA négatif ;

- concordance diagnostique : proportion de patientes pour lesquelles les résultats de la BGS sont identiques à ceux du curage.

L'analyse de la littérature effectuée par les experts de l'American Society of Clinical Oncology en 2005 [8] sur 10 454 patients donne les résultats suivants : la sensibilité de la BGS varie de 71 à 100 %, le TFN est en moyenne de 8,4 % (0 à 29 % selon les études). Le taux de faux négatif varie en fonction du nombre de GS prélevés, de l'expérience de l'équipe, des données cliniques (taille de la tumeur, ganglion axillaire palpable), de la méthode utilisée pour localiser le ganglion sentinelle et des contrôles de qualité mis en place au niveau de chaque étape.

L'association des techniques isotopique et colorimétrique améliore de façon indiscutable les résultats, elle est donc fortement recommandée.

L'expérience des équipes est déterminante pour l'obtention de résultats fiables. La formation des chirurgiens et son évaluation ont fait l'objet de très nombreuses recommandations concernant la nécessité d'une courbe d'apprentissage (nombre de cas initiaux avant de pouvoir pratiquer la technique sans la doubler d'un curage), l'enregistrement et le suivi pour chaque praticien de son taux d'identification et de ses complications. Le nombre de cas initiaux est fixé par la plupart des sociétés savantes entre 20 et 30 associés à un TI de 85 % et à un TFN inférieur à 10 %.

La courbe d'apprentissage telle qu'elle était réalisée dans les premières années est actuellement discutable pour deux raisons. La première est la nécessité de former rapidement des chirurgiens en nombre suffisant du fait de la rapide diffusion de la technique et du nombre croissant de patientes pouvant en bénéficier. La seconde est qu'il semble éthiquement critiquable, alors que nous ne sommes plus dans le domaine de la recherche clinique, que des patientes puissent être soumises aux inconvénients et aux risques de l'injection des traceurs sans bénéficier des avantages de la technique dans la mesure où elle est doublée systématiquement d'un curage.

Afin de recruter un maximum de patientes et de chirurgiens pour son essai B-32, le NSAPB a utilisé une formation rapide par tutorat [9] : des chirurgiens experts sont allés former et évaluer des chirurgiens seniors volontaires. Après 5 interventions encadrées, 70 % des chirurgiens ont été reconnus compétents pour et après 5 interventions supplémentaires le taux atteint 100 %. Cette étude montre l'efficacité du tutorat qui paraît le mode de formation le plus adapté à la réalité du terrain.

MORTALITÉ ET RECHUTES LOCALES

L'impact de la technique du ganglion sentinelle sur le contrôle locorégional et sur la survie ne sont pas encore connus avec précision. Même si les résultats préliminaires sont encourageants, il faudra attendre les résultats à moyen et long terme des grands essais randomisés (NSABP, ASCOG, ALMANAC...) pour les évaluer avec certitude.

À court terme, des rechutes axillaires après BGS ont été rapportées mais elles ne semblent pas plus fréquentes qu'après curage axillaire.

MORBIDITÉ PER-OPÉRATOIRE ET POST-OPÉRATOIRE IMMÉDIATE

Des accidents allergiques liés à l'utilisation du radio colloïde et du bleu patenté ont été rapportés. Leur fréquence est estimée à 1 à 2 % pour les accidents allergiques divers et à moins de 1 % pour les chocs anaphylactiques [10]. La gravité de ceux-ci nécessitant des mesures urgentes de réanimation, impose que l'intervention soit pratiquée, même si elle est effectuée pour certains sous anesthésie locale, dans un bloc opératoire totalement équipé et en présence d'un médecin anesthésiste-réanimateur.

Pratiquement toutes les études montrent une diminution du nombre et de la durée des lymphocèles et des infections post-opératoires, respectivement 7,1 % et 1 % dans l'essai prospectif de l'ASCOG [11], entraînant une réduction significative de la durée d'hospitalisation. Ces complications sont essentiellement liées à l'obésité, à l'âge et au nombre de GS prélevés. Certains opérateurs ne recourent plus au drainage systématique. Dans certains centres, l'intervention est effectuée en hospitalisation de jour.

BÉNÉFICES FONCTIONNELS

Deux essais contrôlés comparant la BGS au CA [12, 13] publiés à ce jour montrent les bénéfices fonctionnels et l'amélioration de la qualité de vie des patientes. Les résultats de ces essais confirment l'impression donnée par les très nombreuses séries observationnelles déjà publiées.

Le lymphœdème est la complication des curages axillaires la plus redoutée par les patientes, il survient dans 10 % à 20 % des cas [14]. Les résultats rapportés par Veronési et Mansel sont discordants, mais les méthodologies d'évaluations diffèrent dans les deux études.

Veronesi observe, chez 100 malades dans chaque groupe, respectivement à 6 mois et à 2 ans 25 et 37 % de lymphocèles ≥ 1 cm chez les patientes ayant eu un curage contre 0 et 1 % chez les malades ayant bénéficié de la biopsie du ganglion sentinelle. Pour Mansel, alors qu'à six mois le taux de lymphocèles est de 4,5 % pour les patientes ayant eu une BGS contre 17 % pour celles ayant eu un curage, 12 mois après la chirurgie, bien que le nombre de lymphœdèmes observés chez les patientes ayant eu un curage soit supérieur à celui observé chez celles ayant eu une BGS aucune différence statistique n'est mise en évidence.

Les troubles sensitifs sont fréquents et persistants après les curages axillaires sources de gènes fonctionnelles mais aussi de douleurs pouvant nécessiter des traitements médicaux ou physiques prolongés. Leur fréquence paraît nettement diminuée après biopsie du ganglion sentinelle, tant dans la période post-opératoire qu'à un an. Cette différence est significative dans l'essai ALMANAC : 11 % contre 31 % après curage (p < 0,01).

Les troubles de la mobilité de l'épaule concernent essentiellement la flexion, l'abduction et la rotation externe. Une évaluation pré-opératoire est utile tant sont courantes les pathologies fonctionnelles de l'épaule chez les femmes d'autant qu'elles sont plus âgées. Là encore, les résultats à un an semblent encourageants en faveur de la biopsie du ganglion sentinelle, mais aucune différence statistiquement significative n'a pu être mise en évidence.

Les études concernant la qualité de vie des patientes [15] montrent des bénéfices liés à la technique du ganglion sentinelle malgré les risques de ré-intervention connus et les incertitudes sur les rechutes et les impacts sur la survie à long et moyen termes.

INDICATIONS, CONTRE-INDICATIONS ET LIMITES

L'utilisation de la technique du ganglion sentinelle dans la chirurgie des cancers du sein répond à deux objectifs : assurer une stadification la plus fiable possible permettant d'éviter un curage axillaire et minimiser le risque de curages axillaires secondaires liés à l'envahissement du ganglion sentinelle.

Comme nous l'avons vu plus haut, un examen histologique pré-opératoire par micro ou macro biopsies est indispensable.

Les indications retenues par la plupart des consensus d'experts sont :

- Les tumeurs infiltrantes et micro-infiltrantes TO ou T1.

Certaines équipes utilisent la BGS pour des tumeurs d'un diamètre supérieur à 2 cm. L'augmentation du risque d'envahissement ganglionnaire lié à la taille de la tumeur peut alors, en l'absence actuelle d'examen histologique per-opératoire totalement fiable, conduire à de trop nombreux curages secondaires qui retardent la mise en routes de traitements adjuvants.

- Les carcinomes canalaires *in situ* étendus et/ou de haut grade pour lesquels une mastectomie est indiquée et/ou il existe une forte suspicion de micro-infiltration [16].

Certaines indications spécifiques peuvent être discutées au cas par cas : cancer infiltrant controlatéral quelle qu'en soit la taille si la patiente a eu un curage pour son premier cancer, femmes âgées en cas de tumeur à haut risque chez lesquelles un curage entraînerait des séquelles fonctionnelles trop importantes mais qui pourraient bénéficier de stratégies thérapeutiques actuellement plus efficaces en cas d'envahissement ganglionnaire avéré.

En cas de positivité de la BGS de l'examen histologique standard (HE) il existe un consensus pour proposer systématiquement un curage axillaire. En effet, une méta-analyse publiée en 2006 montre que 48,3 % des malades ayant un GS positif ont d'autres ganglions axillaires envahis. Des études cliniques en cours comparent chez ces malades la chirurgie et la radiothérapie axillaire. Le nombre de patientes incluses et le recul sont encore insuffisants pour en tirer des conclusions. La valeur prédictive des lésions découvertes seulement en immunohistochimie (IHC) étant encore inconnue, il n'est pas, à ce jour, indiqué de pratiquer un curage axillaire devant de telles lésions.

Il est important de rappeler que la fiabilité de la BGS est directement liée à l'expérience des équipes impliquées.

Les principales contre-indications de la technique sont :

- la grossesse surtout en raison des risques liés au colorant et au traceur radioactif ;

- la présence d'une adénopathie axillaire palpable ;
- les tumeurs multifocales ;
- l'existence d'antécédents de chirurgie mammaire et axillaire homolatérales ;
- la pratique d'une chimiothérapie préopératoire.

Chez l'homme, bien que les cas rapportés soient peu nombreux, il n'y a aucune raison de penser que les résultats de la BGS soient différents ; les indications et contre-indications sont donc identiques.

IMPACTS SOCIO-ÉCONOMIQUES

La biopsie du ganglion sentinelle permet globalement de réduire la durée de l'intervention chirurgicale. Il faut cependant noter que les publications émanent d'équipes très entraînées et très motivées dont l'expérience ne reflète pas forcément celle de la majorité des chirurgiens. Dans la pratique courante, l'enchaînement harmonieux des différentes étapes n'est pas sans poser de réels problèmes organisationnels qui peuvent retentir sur la durée de l'ensemble de la procédure.

La technique du ganglion sentinelle réduit aussi la durée d'hospitalisation mais impose des investissements lourds au niveau matériel et au niveau humain. En France, le recrutement et la formation de chirurgiens sénologues et de spécialistes en médecine nucléaire pose des problèmes cruciaux.

Il est difficile d'évaluer réellement les bénéfices en coûts directs ou indirects. En effet il est indéniable qu'une proportion importante de patientes reprennent leurs activités domestiques assez rapidement, cependant ce sont les traitements adjuvants (chimiothérapie, hormonothérapie radiothérapie) qui entraînent des arrêts prolongés des activités professionnelles indépendamment de la technique opératoire.

CONCLUSION

En raison de l'absence de données validées concernant l'influence sur le contrôle local et la survie après BGS l'information des patientes concernant les bénéfices et les risques connus ou possibles de la biopsie du ganglion sentinelle revêt une importance capitale. La méthode standard demeure le curage axillaire, cependant la biopsie du ganglion sentinelle est une alternative valable à celle-ci dans les cancers du sein à un stade précoce dans les mains d'équipes entraînées. Cette information se doit d'être précise, adaptée à chaque patiente et réclame du temps. Un délai de réflexion peut être nécessaire. Un document écrit détaillé remis à la patiente peut constituer un support utile. ■

BIBLIOGRAPHIE

[1] Kuehn T, Bembenek A, Decker T, *et al.* A concept for the clinical implementation of sentinel lymph node biopsy in patients with breast carcinoma with special regards to quality assurance. *Cancer* 2005; 103: 451-61.

[2] Goyal A, Newcombe RG, Mansel RE. Clinical relevance of internal mammary node drainage in sentinel node biopsy for breast cancer. *J Clin Oncol* 2005, 23: 8S.

[3] Pendas S, Jakub J, Giuliano R *et al.* The role of sentinel lymph node biopsy in patients with ductal carcinoma in situ or with locally advanced breast cancer receiving neoadjuvant chemotherapy. *Cancer Control.* 2004; 11: 231-235.

[4] Frénaux P, Nos C, Charvolin JY, Vincent-Salomon A, Zafrani B *et al.* Intérêt de l'examen macroscopique pour l'authentification des ganglions sentinelles axillaires prélevés par le bleu patenté seul au cours de la chirurgie des cancers du sein. Ann Pathol 2000; 20: 545-8.

[5] Sobin LH, Wittekind C, editors. TNM classification of malignant tumors, 6th edition New York: John Willey and sons, 2002.

[6] Greene FL, Page D, Flemming I *et al.* editors. AJCC cancer staging manual, 6th ed. New York: Springer Verlag, 2002.

[7] Singletary SE, Alfred C, Ashley P *et al.* Revision of the American Joint Committee on Cancer staging system for breast cancer. *J Clin Oncol* 2002. 20: 3628-3636.

[8] Lyman GH, Giuliano AE, Somerfield MR *et al.* Recommendations for sentinel lymph node biopsy in early-stage breast cancer. *J Clin Oncol.* 2005; 23(30): 7703-20.

[9] Harlow SP, Krag DN, Julian TB *et al.* Prerandomisaton surgical training for the National Adjuvant Breast and Bowel Project (NSABP) B-32 trial: a randomised phase III clinical trial to compare sentinel node resection to conventional axillary dissection in clinically node-negative breast cancer. *Ann Surg.* 2005; 241(1): 48-54.

[10] Montgomery LL, Thorne AC, Van Zee KJ *et al.* Isosulfan blue dye reactions during sentinel lymph node mapping for breast cancer. *Anesth Analg* 2002; 95: 385-388.

[11] Wilke LG, McCall LM, Posther KE *et al.* Surgical complications associated with sentinel lymph node biopsy: results from a prospective international cooperative group trial. *Ann Surg Oncol*, 2006; 13: 491-500.

[12] Mansel ER, Fallofield LJ, Kissin M *et al.* Randomized multicenter tial of sentinel node biopsy versus standard axillary treatment in operable breast cancer: the AMANAC trial. *J Natl Cancer Inst* 2006; 98 : 599-609.

[13] Veronesi U, Paganellig, Viale G *et al.* A randomized comparison of sentinel-node biopsy with routine axillary dissection in breast cancer. *N Engl J Med* 2003; 349 : 546-53.

[14] Erikson VS, Pearson MI, Ganz PA, Adams J, Kahn KL. Arm edema in breast cancer patients. *J Natl Cancer Inst* 2001. 93: 96-111.

[15] Fleesg A, Fallowfield LJ, Johnson CI *et al.* Post-operative morbidity and quality of life. Result of the ALMANAC randomised trial comparing sentinel node biopsy with standard axillary treatment in the management of patients with early breast cancer. *Breast Cancer Res Treat* 2005; 15: 1-15.

[16] Mabry H, Giuliano AE, Silverstein MJ. What is the value of axillary dissection or sentinel node biopsy in patients with ductal carcinoma *in situ*? *Am J Surg*, 2006; 192(4): 455-7.

[17] Kim T, Giuliano AE, Lyman GH. Lymphatic mapping and sentinel node biopsy in early-stage breast carcinoma: a meta-analysis. *Cancer* 2006; 106: 4-16.

INDICATIONS DE LA RADIOTHÉRAPIE POST-MASTECTOMIE

Christophe HENNEQUIN, Guillaume SERGENT, Laurent QUERO, Claude MAYLIN

L'intérêt de la radiothérapie après mastectomie suscite depuis de nombreuses années des débats animés. Mais la publication de plusieurs essais randomisés ainsi que de la méta-analyse du groupe d'Oxford [1] a maintenant a convaincu l'ensemble de la communauté scientifique de son intérêt. Reste à savoir quelles patientes en bénéficie.

Le taux de récidive loco-régionale varie, tout stade confondu de 5 à 20 %. La paroi thoracique est le siège principal de ces récidives. Leur traitement est délicat même en l'absence d'irradiation antérieure : le contrôle local n'est obtenu que dans 40 % à 50 % des cas [2, 3]. Non contrôlées, elles sont psychologiquement mal supportées et altèrent fortement la qualité de vie des patientes.

FACTEURS DE RÉCIDIVE LOCALE APRÈS MASTECTOMIE

Les facteurs de récidive locale après mastectomie sont différents de ceux qui sont observés après traitement conservateur. À la suite des publications mettant en évidence un bénéfice de la radiothérapie post-opératoire, les principaux groupes ont repris leur expérience, analysant en particulier les patientes traitées avec des chimiothérapies adjuvantes actuelles mais sans irradiation post-opératoire [4-7].

- **Le statut ganglionnaire** : C'est le facteur pronostic loco-régional le plus constamment retrouvé : dans la méta-analyse, le taux de récidive loco-régionale après mastectomie est de 6 % en cas d'absence d'atteinte ganglionnaire et de 23 % dans le cas contraire [1]. Le nombre de ganglions envahis est également corrélé au taux de rechute locale, celui-ci étant régulièrement inférieur à 8 % dans les études américaines si le curage a été complet (Table 1). Dans les séries du NSABP, le taux de rechute locale est de 8,1 % si 1 à 3 ganglions sont envahis, 15,5 si 4 à 10 ganglions sont positifs [5]. Dans l'étude danoise, par contre, ces taux sont de 37 et 59 % [2].

- **La taille tumorale** : Elle est également prédictive des récidives loco-régionales, en analyse multivariée, prenant en compte le nombre de ganglions envahis [8]. Dans les cancers localement avancés (atteinte cutanée ou musculaire, cancers inflammatoires...), le risque est à la fois local et général. L'association chimiothérapie néo-adjuvante et chirurgie n'obtient le contrôle local que dans 50 % des cas [9].

- **Autres facteurs de récidive loco-régionale** : atteinte du fascia du pectoral, résection tumorale incomplète, atteinte cutanée étendue, en particulier dans le cadre des cancers inflammatoires. L'âge jeune est également parfois retrouvé, de même que la présence d'embolies vasculaires et le grade histologique.

- **Rôle de la Chimiothérapie** : son efficacité sur le plan loco-régional reste discutée. Dans la série initiale de Bonadonna, le taux de récidive locale à 5 ans après mastectomie + CMF était de 11,6 % contre 14,5 % dans le groupe contrôle. Chez les patientes à haut risque (plus de trois ganglions envahis), le taux de récidive locale est supérieur à 20 %, même en cas de chimiothérapie adjuvante (tableau I). Même après intensification thérapeutique avec autogreffe médullaire, ce risque reste élevé, nécessitant le recours à une irradiation pariétale de principe [10].

- **Après chimiothérapie néo-adjuvante** : les facteurs prédictifs de récidive locale apparaissent schématiquement identiques à ceux qui sont décrits ci-dessus, le statut ganglionnaire histologique restant le principal facteur de récidive locale [11].

IMPACT DE LA RADIOTHÉRAPIE APRÈS MASTECTOMIE

IMPACT DE LA RADIOTHÉRAPIE SUR LE CONTRÔLE LOCAL

La radiothérapie améliore significativement le contrôle loco-régional, qu'elle soit faite avec ou sans chimiothérapie adjuvante. Sur la paroi, toutes les études concordent pour retrouver une amélioration significative du contrôle local par radiothérapie : schématiquement, chez les patientes sans atteinte ganglionnaire, le taux de récidive locale passe de 6 % à 2 %, et chez les patients avec atteinte ganglionnaire de 23 % à 6 % [1].

INFLUENCE DE LA RADIOTHÉRAPIE SUR LA SURVIE

Théoriquement, un ensemencement métastatique est possible à partir d'une récidive loco-régionale. La survenue de celle-ci doit donc altérer la survie de la population. Plusieurs essais contradictoires, menés dans les années 70 et 80 n'ont pas permis de trancher. Les premières méta-analyses mettaient en évidence une amélioration de la survie spécifique, sans amélioration de la survie globale [12-15]. En effet, le bénéfice de la radiothérapie était gommé par une surmortalité cardiaque.

Mais progressivement, au cours des années, la sélection des patientes pouvant bénéficier de cette irradiation et les techniques d'irradiation se sont largement améliorées.

Trois essais ont pu mettre en évidence un **bénéfice en terme de survie** pour le groupe irradié. Un premier essai danois [16] a évalué l'irradiation post-mastectomie (50 Gy/5 semaines sur la paroi et les aires ganglionnaires) chez les patientes pré-

Tableau I :
Fréquence (%) de récidive locale à 10 ans en fonction du nombre de ganglions axillaires atteints et du nombre moyen de ganglions prélevés.

	1-3 N+	≥ 4 N+	Nbre de ganglions prélevés	Réf.
Danish trial 82b	30	42	7	[16]
Danish trial 82c	31	46	7	[17]
Ragaz et coll.	33	46	11	[18]
ECOG	13	29	15	[4]
MD Anderson	14	25-34	17	[6]
IBCSG, pré-ménop.	19,7	30-38	# 15	[7]
IBCSG, post-ménop.	16	29-35	# 15	
NSABP	13	24-32	16	[5]

Tableau II :
Taux de récidive locale et de survie dans les trois principaux essais de radiothérapie post-mastectomie.

	Recul (années)	Récidives loco-régionales (%)		Survie (%)	
		Pas de RT	RT	Pas de RT	RT
Danish 82b n = 1708	10	32 p < 0,001	9	45 p < 0,001	54
Danish 82c n = 1375	10	35 p < 0,001	8	36 p < 0,001	45
Ragaz et coll. n = 318	20	26 p = 0,002	10	37 p = 0,03	47

ménopausées présentant une atteinte ganglionnaire histologique ou une lésion ≥ 5 cm ou une atteinte cutanée ou pectorale. Toutes recevaient du CMF en adjuvant. 1 708 patientes ont été incluses. À 10 ans, les résultats sont donnés au tableau II. Le bénéfice en terme de survie est hautement significatif, et quantitativement du même ordre que celui obtenu par le CMF.

Dans un second essai du même groupe, les patientes post-ménopausées, présentant les mêmes caractéristiques tumorales et recevant du tamoxifène en adjuvant étaient randomisées avec (686 pts) ou sans irradiation post-opératoire (689 pts), selon les mêmes modalités que ci-dessus [17]. Les taux de récidives locales furent de 8 % contre 35 % (p < 0,001), de survie sans récidive de 24 % contre 36 % (p < 0,001), et de survie de 45 % contre 36 % (p = 0,03), toujours en faveur du bras irradiation. Il est à noter que le bénéfice en terme de survie survient tardivement, les courbes étant initialement parallèles, ce qui appuie encore la thèse de la rechute locale comme source de dissémination métastatique. Le bénéfice de l'irradiation est retrouvé même en cas d'atteinte ganglionnaire faible (moins de trois ganglions atteints).

Un essai canadien [18], incluant 318 patientes pré-ménopausées avec atteinte ganglionnaire histologique, randomisées entre chimiothérapie seule (CMF) ou avec irradiation : à 20 ans, les survies sans récidives, les survies sans récidives locales et les survies globales sont respectivement de 30 et 48 % (p = 0,001), 74 et 90 % (p = 0,002) et 37 et 47 % (p = 0,03).

Ces essais randomisés sont compatibles avec l'hypothèse de la rechute loco-régionale comme source d'un ensemencement métastatique secondaire [19], et démontrent l'importance du contrôle loco-régional pour la survie. Rétrospectivement, il a pu être montré qu'un traitement loco-régional adéquat est associé à une diminution de la fréquence des métastases à distance [20, 21]. Ceci a également été retrouvé dans les essais danois [22].

En conclusion, les dernières méta-analyses démontrent maintenant que la radiothérapie post-opératoire améliore non seulement le contrôle local mais aussi la survie.

TOXICITÉ DE LA RADIOTHÉRAPIE POST-MASTECTOMIE

La surmortalité cardiaque de l'irradiation a été mise en évidence par plusieurs études rétrospectives et les différentes méta-analyses. Ainsi, le risque relatif (RR) de décès d'origine cardiaque est de 1,25 après radiothérapie post-opératoire [1].

Les techniques d'irradiation utilisées dans beaucoup des études incluses dans la méta-analyse peuvent être considérées obsolètes (Photons de basse énergie, fortes doses par fraction, inclusion de volumes cardiaques importants, en particulier quand une irradiation de la chaîne mammaire interne est réalisée...). Les techniques modernes d'irradiation permettent de diminuer de manière importante la dose délivrée au cœur et devraient diminuer voire annuler complètement ce risque. C'est insister ici sur une rigueur dans la mise en place des patientes et des champs d'irradiation. Cette amélioration des techniques commence à apparaître dans les analyses rétrospectives, avec une diminution du risque relatif de décès cardio-vasculaires en fonction de la période de traitement [23]. Il est possible que les nouvelles approches techniques (en particulier la radiothérapie avec modulation d'intensité) puissent encore diminuer la dose délivrée aux structures cardiaques, même en cas d'irradiation de la chaîne mammaire interne.

Il faut cependant remarquer que le risque de décès par infarctus après irradiation du sein gauche reste très faible (2 % à 22 ans [24]), bien inférieur à celui du tabac, du diabète, de l'HTA ou de l'hyperlipidémie [25].

Les seconds cancers [1] voient également leur incidence augmenter après irradiation mammaire. Non seulement celui des cancers du sein controlatéral (RR : 1,18), mais aussi de cancer bronchique (RR : 1,61 ; p = 0,0007), de l'œsophage (RR : 2,06 ; p = 0,05), de leucémie (RR : 1,71 ; p = 0,04) et sarcomes des parties molles (RR : 2,34 ; p = 0,03). Leur fréquence ne paraît pas actuellement en voie de diminution [23]. Leur prévention passe obligatoirement par une diminution des volumes traités, et donc une réflexion sur les voitures-balais.

INDICATIONS DE LA RADIOTHÉRAPIE POST-MASTECTOMIE

Compte tenu de la faible mais certaines toxicités de l'irradiation post-opératoire, il importe de sélectionner une population à haut risque de récidive locale, qui seule pourra bénéficier de l'irradiation. Dans la méta-analyse d'Oxford, les patientes sans atteinte ganglionnaire ne bénéficiaient pas de l'irradiation [1]. La question reste ouverte pour les patientes sans atteinte ganglionnaire, mais avec une tumeur localement avancée (T3 et/ou T4). Ce sous-groupe de patientes était inclus dans les essais danois et canadiens. Mais pour les patientes classées pT3-N0, le taux de récidive locale est très faible : dans une revue des patientes traitées par le NSABP, il est de 7 %, et décroît à 5 % en cas de traitement systémique associé [26].

Dans les essais danois et canadiens, la population étudiée comportait toutes les patientes avec atteinte ganglionnaire. Mais ceci a été critiqué : en effet, le taux de récidives loco-régionales est de l'ordre de 30-40 % dans les trois essais randomisés susmentionnés. Les différences observées entre ces séries s'expliquent probablement d'une part par la durée de suivi, souvent de 5 ans maximum dans les séries classiques, alors qu'il est de 15 ans dans l'essai danois [16], mais également sur la qualité du curage, discutable dans les essais danois (plus de 60 % des patientes avaient moins de 9 ganglions prélevés), avec donc une sous-estimation potentielle du nombre de ganglions envahis (tableau 1).

Si l'accord est fait sur la nécessité d'irradier les patientes avec plus de trois ganglions atteints, la discussion reste ouverte pour celles qui ont 1 à 3 ganglions positifs. Si la tumeur est classée T3 ou T4, la plupart des praticiens proposent une irradiation adjuvante. Par contre, pour les lésions de moins de 5 cm, les indications sont plus discutées ; dans une étude [27], les principaux facteurs de mauvais pronostiques retrouvés pour ce sous-groupe particulier, étaient l'âge inférieur à 45 ans, plus de 25 % de ganglions atteints, la localisation centrale de la tumeur et l'absence de récepteurs hormonaux. Des essais randomisés, s'intéressant particulièrement à cette sous-population sont en cours.

LE PROBLÈME DES GANGLIONS

Avec pour but de diminuer les volumes-cibles (et par là, à terme le risque de second cancer), l'intérêt d'irradier les aires ganglionnaires est de plus en plus discuté. Historiquement, elles étaient largement traitées dans les précédentes décennies. Le concept qui prédominait à l'époque était que la chirurgie traitait le sein et l'aisselle et la radiothérapie le creux-sus-claviculaire et la chaîne mammaire interne. Puis les essais ont montré que la principale localisation des récidives, après mastectomie, reste la paroi thoracique. Ainsi, en reprenant les essais du NSABP, la majorité des récidives locales comme premier événement est la paroi thoracique dans 56,9 % des cas, le creux sus-claviculaire dans 22,6 % des cas et l'aisselle dans 11,7 % des cas. Les récidives mammaires internes ou sous claviculaires ne sont retrouvées que dans moins de 1 % des cas [28].

Cependant l'intérêt de l'irradiation des aires ganglionnaires a été relancé par les essais danois et canadien qui ont mis en évidence un bénéfice en survie après une irradiation qui comprenait à la fois la paroi thoracique et les aires ganglionnaires de drainage. Ce bénéfice sera-t-il maintenu, si on exclut les aires ganglionnaires du volume-cible ?

Il faut distinguer les trois aires ganglionnaires dont les indications et les toxicités sont différentes.

AIRES GANGLIONNAIRES AXILLAIRES

Le taux de récidive axillaire après curage varie selon plusieurs facteurs, essentiellement le nombre de ganglions prélevés, mais aussi le nombre de ganglions atteints et possiblement l'existence d'une rupture capsulaire. Il faut par ailleurs signaler que le nombre de ganglions atteints est dépendant du nombre de ganglions prélevés. Pour s'affranchir de ce biais, certains utilisent le pourcentage de ganglions atteints comme critère de risque de récidive régionale.

Tout le monde s'accorde à dire qu'il ne faut pas proposer d'irradiation axillaire aux patientes sans atteinte axillaire histologique.

En cas de curage ganglionnaire satisfaisant (plus de 10 ganglions prélevés), le taux de récidive ganglionnaire est faible chez les patients pN + (< 2%). Ce taux apparaît plus élevé quand l'envahissement ganglionnaire est important (≥ 4 N+ ou 50 % de ganglions atteints) et certains préconisent dans ce cas une radiothérapie axillaire. La conférence de consensus de St Paul de Vence recommande par contre de ne pas proposer de radiothérapie axillaire quel que soit le nombre de ganglions atteints [29].

L'attitude à adopter en cas de patiente pN+ et de curage incomplet (< 10 ganglions prélevés) est moins consensuelle. Dans les essais du NSABP, le taux de récidive axillaire est de 9,3 % quand moins de 5 ganglions sont prélevés, ce qui légitime alors la radiothérapie axillaire. Par contre, dans l'essai danois, les taux de récidives axillaires sont de 4, 14 et 20 % en cas d'envahissement de 0, de 1-3 ou de plus de 4 ganglions, respectivement [2].

Entre 5 et 10 ganglions prélevés, l'irradiation axillaire apparaît alors logique si l'envahissement ganglionnaire est conséquent (> 4 N+ ou plus de 50 % des ganglions atteints) [5].

La pratique du ganglion sentinelle a pour but d'avoir une stadification ganglionnaire satisfaisante sans avoir les complications du curage axillaire. Il semble qu'en cas de ganglion sentinelle négatif, le taux de récidive soit similaire à celui observé après un curage ganglionnaire classique [30, 31]. La conduite à tenir sur l'aisselle après ganglion sentinelle positif reste discutée. L'attitude actuelle est de proposer un curage complémentaire systématique. Une autre attitude pourrait être de compléter le traitement de l'aisselle par une irradiation, sans infliger à la patiente une reprise chirurgicale. Les arguments en faveur de cette seconde approche sont :

- Il n'y a pas d'arguments formel actuellement que le curage axillaire est une quelconque valeur curative [32, 33].
- En cas d'absence d'atteinte ganglionnaire clinique, les résultats de l'irradiation axillaire sont équivalents à ceux de la chirurgie [32, 33]. Après dissection limitée, le taux de récidive axillaire après irradiation est de 1,4 % [34].
- Le risque de lymphœdème après irradiation pourrait être moindre, quoique ceci reste à démontrer.

Un essai randomisé de l'EORTC comparant curage chirurgical complémentaire ou radiothérapie en cas de ganglion sentinelle positif, est en cours.

AIRES SUS-CLAVICULAIRES

Le taux de rechute sus-claviculaire varie de 5 à 10 % selon les séries [5, 35]. Ses facteurs pronostiques sont essentiellement l'atteinte axillaire massive (≥ 4 ganglions atteints ou en cas d'effraction capsulaire). Bien qu'il existe anatomiquement des relais lymphatiques directs de la glande vers le creux sus claviculaire, la récidive sus claviculaire apparaît exceptionnelle en l'absence d'atteinte axillaire.

Compte tenu de ces données et de l'absence de toxicité majeure secondaire à l'irradiation de ce volume-cible, l'irradiation sus claviculaire est préconisée dès qu'il existe une atteinte axillaire importante et pour certains dès le premier ganglion atteint.

LA CHAÎNE MAMMAIRE INTERNE (CMI)

Les facteurs prédictifs d'une atteinte mammaire interne sont l'atteinte axillaire, la taille tumorale et la localisation de la tumeur dans le sein [36]. Au sein de la CMI, ce sont les premiers et deuxièmes espaces intercostaux qui sont le plus fréquemment atteints, suivis dans l'ordre du 3, 4° et 5° espaces. L'équivalence entre chirurgie et radiothérapie pour le traitement de la CMI a été démontrée par d'anciennes séries.

La mise en évidence d'une atteinte mammaire interne est délicate, quoique l'immunoscintigraphie ou le TEP-scan pourraient être d'une aide précieuse. L'existence d'un drainage mammaire interne détecté par la technique du ganglion sentinelle ne préjuge pas de la positivité de celui-ci.

L'incidence des récidives mammaires internes cliniques est très faible (< 1 %) peut-être parce qu'elles ne sont pas systématiquement recherchées. Donc le critère de jugement principal pour évaluer l'irradiation de la CMI reste la survie sans métastases, arguant du fait que les ganglions mammaires internes pourraient être un sanctuaire de cellules tumorales. Une étude rétrospective de l'IGR laissait supposer un bénéfice en terme de survie [37].

Quelques essais anciens qui incluaient une irradiation ganglionnaire isolée (ménopausées et CMI sans irradiation pariétale) n'ont pas mis en évidence de bénéfice à cette irradiation. Une revue générale reprenant toutes les données publiées évaluant l'intérêt de l'irradiation de la CMI ne retrouve aucun bénéfice à celle-ci [36]. Les experts de l'ASCO concluent qu'il n'y a pas assez de données objectives actuellement pour préconiser ou ne pas préconiser une irradiation de la CMI [38].

A contrario, l'irradiation de la CMI a été accusée de l'augmentation de la mortalité cardio-vasculaire observée après radiothérapie du cancer du sein. Il semble bien qu'en effet la dose délivrée au cœur augmente significativement en cas d'irradiation mammaire interne, même en utilisant un champ séparé antérieur, dont 80 % de la dose est délivrée par électrons [39]. Cet excès de mortalité cardio-vasculaire disparaît dans une étude récente où la CMI n'était quasiment jamais irradiée [40]. Cependant, l'analyse des patientes incluses dans les essais danois ne semble pas pour l'instant montrer d'augmentation de la mortalité cardio-vasculaire [41]. Le suivi est cependant court (< 12 ans), la toxicité cardiaque apparaissant souvent entre 12 et 20 ans [42].

En conclusion, il est très probable que le bénéfice observé dans l'essai danois est dû plus à la prévention des récidives sur la paroi thoracique plutôt qu'à l'éradication des éventuelles cellules tumorales de la CMI. Aucun argument n'existe actuellement pour penser que l'irradiation mammaire interne est justifiée, alors qu'elle est probablement responsable d'une grande partie de la toxicité cardiaque de l'irradiation.

Des essais randomisés sont en cours pour tenter de répondre définitivement à cette question.

CONCLUSION

Une irradiation post-mastectomie, réalisée dans des conditions techniques adéquates, permet donc, non seulement d'améliorer le contrôle local, mais aussi la survie. Ce principe est maintenant établi. Elle s'adresse aux patientes à haut risque de récidive locorégionale, c'est-à-dire celles avec envahissement ganglionnaire ou lésion localement avancée. Le bénéfice de la radiothérapie post-mastectomie pour les patientes avec un à trois ganglions atteints et un curage complet (plus de 10 ganglions prélevés) reste discuté.

Mais cette radiothérapie est également source de complications (cardiaques et second cancers). C'est insister sur la technique d'irradiation, qui même si elle apparaît simple doit être rigoureuse, tant dans la technologie employée que dans le choix des volumes cibles. C'est insister également sur la sélection des malades qui doit être judicieuse pour ne pas irradier inutilement des patientes sans facteur de risque de récidive loco-régionale. ■

BIBLIOGRAPHIE

[1] EBCTCG. Effects of chemotherapy and hormonal therapy for early breast cancer on recurrence and 15-year survival: an overview of the randomised trials. *Lancet* 2005; 365: 1687-1717.

[2] Nielsen HM, Overgaard M, Grau C, Jensen AR, Overgaard J. Loco-regional recurrence after mastectomy in high-risk breast cancer-risk and prognosis. An analysis of patients from the DBCG 82 b & c randomization trials. *Radiother Oncol* 2006; 79: 147-155.

[3] Willner J, Kiricuta IC, Kolbl O. Locoregional recurrence of breast cancer following mastectomy: always a fatal event? Results of univariate and multivariate analysis. *Int J Radiat Oncol Biol Phys* 1997; 37: 853-863.

[4] Recht A, Gray R, Davidson NE, Fowble BL, Solin LJ, Cummings FJ, *et al.* Locoregional failure 10 years after mastectomy and adjuvant chemotherapy with or without tamoxifen without irradiation: experience of the Eastern Cooperative Oncology Group. *J Clin Oncol* 1999; 17: 1689-1700.

[5] Taghian A, Jeong JH, Mamounas E, Anderson S, Bryant J, Deutsch M, *et al.* Patterns of locoregional failure in patients with operable breast cancer treated by mastectomy and adjuvant chemotherapy with or without tamoxifen and without radiotherapy: results from five National Surgical Adjuvant Breast and Bowel Project randomized clinical trials. *J Clin Oncol* 2004; 22: 4247-4254.

[6] Katz A, Strom EA, Buchholz TA, Thames HD, Smith CD, Jhingran A, *et al.* Locoregional recurrence patterns after mastectomy and doxorubicin-based chemotherapy: implications for postoperative irradiation. *J Clin Oncol* 2000; 18: 2817-2827.

[7] Wallgren A, Bonetti M, Gelber RD, Goldhirsch A, Castiglione-Gertsch M, Holmberg SB, *et al.* Risk factors for locoregional recurrence among breast cancer patients: results from International Breast Cancer Study Group Trials I through VII. *J Clin Oncol* 2003; 21: 1205-1213.

[8] Fowble B, Gray R, Gilchrist K, Goodman R, Taylor S, Tormey D. Identification of a subgroup of patients with breast cancer and histologically positive axillary nodes receiving adjuvant chemotherapy who may benefit from post-operative radiotherapy. *J Clin Oncol* 1988; 6: 1107-1117.

[9] Perloff M, Lesnick G, Korzun A. Combination chemotherapy (CAFVP) with mastectomy of radiotherapy for stade III breast carcinoma: a CALGB study. *J Clin Oncol* 1988; 6: 261-269.

[10] Marks LB, Haperin EC, Prosnitz LR, Ross M, Vredenburgh J, Rosner G, *et al.* Post-mastectomy Radiotherapy following adjuvant chemotherapy and autologous bone marrow transplantation for breast cancer with ≥ 10 positive axillary lymph nodes. *Int J Radiat Oncol Biol Phys* 1992; 23: 1021-1026.

[11] Buchholz TA, Tucker SL, Masullo L, Kuerer HM, Erwin J, Salas J, *et al.* Predictors of local-regional recurrence after neoadjuvant chemotherapy and mastectomy without radiation. *J Clin Oncol* 2002; 20:17-23.

[12] Early Breast Cancer Trialist's Collaborative Group. Favourable and unfavourable effects on long-term survival of radiotherapy for early breast cancer: an overview of the randomised trials. 2000; 355.

[13] Early Breast Cancer Trialists'Collaborative Group. Effects of radiotherapy and surgery

in early breast cancer. *N Engl J Med* 1995; 333: 1444-1455.

[14] Cuzick J, Stewart H, Rutqvist J, Houghton J, Edwards R, Redmond C, *et al.* Cause-specific mortality in long-term survivors of breast cancer who participated in trials of radiotherapy. *J Clin Oncol* 1994; 12: 447-453.

[15] Cuzick J, Stewart H, Peto R, Fisher B, Kaae S, Johansen H, *et al.* Overview of randomized trials of post-opertive adjuvant radiotherapy in breast cancer. *Cancer Treat Rep* 1987; 71: 15-25.

[16] Overgaard M, Hansen PS, Overgaard J, Rose C, Anderson M, Bach F, *et al.* Post-operative radiotherapy in high-risk premenopausal women with breast cancer who receive adjuvant chemotherapy. *N Engl J Med* 1997; 337: 949-955.

[17] Overgaard M, Jensen M, Overgaard J, Hansen P, Rose C, Andersson M, *et al.* Post-operative radiotherapy in high-risk postmenopausal breast-cancer patients given adjuvant tamoxifen: Danish Breast Cancer Cooperative Group DBCG 82c randomised trial. *Lancet* 1999; 353: 1641-1648.

[18] Ragaz J, Olivotto IA, Spinelli JJ, Phillips N, Jackson SM, Wilson KS, *et al.* Locoregional radiation therapy in patients with high-risk breast cancer receiving adjuvant chemotherapy: 20-year results of the British Columbia randomized trial. *J Natl Cancer* Inst 2005; 97: 116-126.

[19] Hellman S. Stopping metastases at their source. *N Engl J Med* 1997; 337: 996-997.

[20] Fortin A, Larochelle M, Laverdiere J, Lavertu S, Tremblay D. Local failure is responsible for the decrease in survival for patients with breast cancer treated with conservative surgery and post-operative radiotherapy. *J Clin Oncol* 1999; 17: 101-109.

[21] Arriagada R, Rutqvist L, Mattson A, Kramar A, Rotstein S. Adequate locoregional treatment for early breast cancer may prevent secondary dissemination. *J Clin Oncol* 1995; 13: 2864-2878.

[22] Nielsen HM, Overgaard M, Grau C, Jensen AR, Overgaard J. Study of failure pattern among high-risk breast cancer patients with or without postmastectomy radiotherapy in addition to adjuvant systemic therapy: long-term results from the Danish Breast Cancer Cooperative Group DBCG 82 b and c randomized studies. *J Clin Oncol* 2006; 24: 2268-2275.

[23] Darby SC, McGale P, Taylor CW, Peto R. Long-term mortality from heart disease and lung cancer after radiotherapy for early breast cancer: prospective cohort study of about 300,000 women in US SEER cancer registries. *Lancet Oncol* 2005; 6: 557-565.

[24] Paszat L, MacKillop W, Gromme P, Boyd C, Schulze K, Holowaty E. Mortality from myocardial infarction after adjuvant radiotherapy for breast cancer in the Surveillance, Epidemiology, and End-Results Cancer registries. *J Clin Oncol* 1998; 16: 2625-2631.

[25] Kuske R. Adjuvant chest wall and nodal irradiation: maximize cure, minimize late cardiac toxicity. *J Clin Oncol* 1998; 16: 2579-2582.

[26] Taghian AG, Jeong JH, Mamounas EP, Parda DS, Deutsch M, Costantino JP, *et al.* Low locoregional recurrence rate among node-negative breast cancer patients with tumors 5 cm or larger treated by mastectomy, with or without adjuvant systemic therapy and without radiotherapy: results from five national surgical adjuvant breast and bowel project randomized clinical trials. *J Clin Oncol* 2006; 24: 3927-3932.

[27] Truong PT, Lesperance M, Culhaci A, Kader HA, Speers CH, Olivotto IA. Patient subsets with T1-T2, node-negative breast cancer at high locoregional recurrence risk after mastectomy. *Int J Radiat Oncol Biol Phys* 2005; 62: 175-182.

[28] Taghian A, Jeong J, Mamounas E, Anderson S, Bryant J, Deutsch M, *et al.* Patterns of locoregional failure in patients with operable breast cancer treated by mastectomy and adjuvant chemotherapy with or without tamoxifen and without radiotherapy: results from five National Surgical Adjuvant Breast and Bowel Project randomized clinical trials. *J Clin Oncol* 2004; 22: 4247-4254.

[29] RCP. Recommandations pour la pratique clinique de Saint-Paul-de-Vence. *Oncologie* 2005; 7: 342-379.

[30] Mansel RE, Fallowfield L, Kissin M, Goyal A, Newcombe RG, Dixon JM, *et al.* Randomized multicenter trial of sentinel node biopsy versus standard axillary treatment in operable breast cancer: the ALMANAC Trial. *J Natl Cancer Inst* 2006; 98: 599-609.

[31] Veronesi U, Paganelli G, Viale G, Luini A, Zurrida S, Galimberti V, *et al.* A randomized comparison of sentinel-node

biopsy with routine axillary dissection in breast cancer. *N Engl J Med* 2003; 349: 546-553.

[32] LOUIS-SYLVESTRE C, CLOUGH K, ASSELAIN B, VILCOQ JR, SALMON RJ, CAMPANA F, *et al.* Axillary treatment in conservative management of operable breast cancer: dissection or radiotherapy? Results of a randomized study with 15 years of follow-up. *J Clin Oncol* 2004; 22: 97-101.

[33] FISHER B, JEONG JH, ANDERSON S, BRYANT J, FISHER ER, WOLMARK N. Twenty-five-year follow-up of a randomized trial comparing radical mastectomy, total mastectomy, and total mastectomy followed by irradiation. *N Engl J Med* 2002; 347: 567-575.

[34] GALPER S, RECHT A, SILVER B, BERNARDO MV, GELMAN R, WONG J, *et al.* Is radiation alone adequate treatment to the axilla for patients with limited axillary surgery? Implications for treatment after a positive sentinel node biopsy. *Int J Radiat Oncol Biol Phys* 2000; 48: 125-132.

[35] STROM EA, WOODWARD WA, KATZ A, BUCHHOLZ TA, PERKINS GH, JHINGRAN A, *et al.* Clinical investigation: regional nodal failure patterns in breast cancer patients treated with mastectomy without radiotherapy. *Int J Radiat Oncol Biol Phys* 2005; 63: 1508-1513.

[36] FREEDMAN G, FOWBLE B, NICOLAOU N, SIGURDSON E, TOROSIAN M, BORAAS M, *et al.* Should internal mammary lymph nodes in breast cancer be a target for the radiation oncologist? *Int J Radiat Oncol Biol Phys* 2000; 46: 805-814.

[37] ARRIAGADA R, LE M, MOURIESSE H, FONTAINE F, DEWAR J, ROCHARD F, *et al.* Long-term effect of internal mammary chain treatment. Results of a multivariate analysis of 1195 patients with operable breast cancer and positive axillary nodes. *Radioth. Oncol.* 1988; 11: 213-222.

[38] RECHT A, EDGE SB, SOLIN LJ, ROBINSON DS, ESTABROOK A, FINE RE, *et al.* Postmastectomy radiotherapy : clinical practice guidelines of the American Society of Clinical Oncology. *J Clin Oncol* 2001; 19: 1539-1569.

[39] KRUEGER EA, SCHIPPER MJ, KOELLING T, MARSH RB, BUTLER JB, PIERCE LJ. Cardiac chamber and coronary artery doses associated with postmastectomy radiotherapy techniques to the chest wall and regional nodes. *Int J Radiat Oncol Biol Phys* 2004; 60: 1195-1203.

[40] VALLIS KA, PINTILIE M, CHONG N, HOLOWATY E, DOUGLAS PS, KIRKBRIDE P, *et al.* Assessment of coronary heart disease morbidity and mortality after radiation therapy for early breast cancer. *J Clin Oncol* 2002; 20: 1036-1042.

[41] HOJRIS I, OVERGAARD M, CHRISTENSEN JJ, OVERGAARD J. Morbidity and mortality of ischaemic heart disease in high-risk breast-cancer patients after adjuvant postmastectomy systemic treatment with or without radiotherapy: analysis of DBCG 82b and 82c randomised trials. Radiotherapy Committee of the Danish Breast Cancer Cooperative Group. *Lancet* 1999; 354: 1425-1430.

[42] HOST H, BRENNHVOD IO. Post-operative radiotherapy in breast cancer -long-term results from the Oslo study. *Int J Radiat Oncol Biol Phys* 1986; 12: 727-732.

CHIRURGIE PLASTIQUE EN PATHOLOGIE MAMMAIRE

J. MASSON, C. MARTINAUD-DEPLAT, J.-Ph. BINDER, J.M. SERVANT

La chirurgie plastique est fondamentale en pathologie mammaire. Ses principes et ses méthodes s'appliquent à divers stades, que ce soit pour une biopsie, une tumorectomie, une mastectomie sous-cutanée, une amputation, une reconstruction immédiate ou secondaire, une rechute locale ou une séquelle du traitement.

BIOPSIE - TUMORECTOMIE - MASTECTOMIE

INCISION ET TECHNIQUE DE SUTURE

Pour réaliser une biopsie, les incisions sont choisies pour laisser le minimum de séquelles esthétiques. Lorsque la tumeur est loin de la peau, facilement accessible sans grand décollement, une incision indirecte esthétique peut être réalisée (péri-aréolaire, sous-mammaire). Dans les autres cas, l'incision est directe, arciforme, les incisions radiées entraînant des rétractions inesthétiques.

La technique de suture fait le plus souvent appel aux points enfouis et au surjet intradermique.

TUMORECTOMIE

- une tumorectomie de petit volume ne laisse en général aucune séquelle ;
- une tumorectomie importante peut, à l'évidence, déformer le sein, surtout s'il est petit. Cette déformation peut être atténuée en réalisant des plasties glandulaires locales ;
- en cas de très grosse tumorectomie, il pourrait être tentant de réaliser une reconstruction partielle du sein par une prothèse. En fait, il vaut mieux bien souvent réaliser une amputation et programmer une reconstruction immédiate ou secondaire, ceci d'autant plus qu'une radiothérapie post-opératoire obligatoire risque d'aggraver les déformations du sein.

LA MASTECTOMIE

Qu'elle soit choisie pour des considérations esthétiques ou obligatoires pour des impératifs carcinologiques, il s'agit le plus souvent d'une mastectomie radicale modifiée selon Patey, respectant les muscles pectoraux, le pédicule du grand dorsal et celui du grand dentelé.

La suture en deux plans avec surjet intradermique est autant que faire se peut courte, horizontale et basse.

L'intervention élargie type Halsted avec sacrifice du grand pectoral et évidemment élargi du creux axillaire n'a plus d'indication.

MASTECTOMIE AVEC CONSERVATION ETUI CUTANE

De plus en plus fréquente en cas de reconstruction mammaire immédiate par prothèse. Le sacrifice cutané est réduit à la plaque aréolo-mamelonnaire associé à un fuseau cutané externe en général inférieur à 3 cm. Devant l'augmentation du nombre de cancer intra-canalaire ou lobulaire in situ diagnostiqué par mammotome ou repérage pour lésion infra-clinique, ce type de mastectomie est maintenant plus souvent réalisé.

MASTECTOMIE SOUS-CUTANEE

Le principe est de conserver la plaque aréalo-mamelonnaire et de reconstruire la glande mammaire par une prothèse.

- lorsque le sein est de petit volume une incision sous-mammaire courte est suffisante et l'implant est mis en place dans le même temps opératoire en position rétro-pectorale ;
- lorsque le sein est de volume moyen les incisions sont plus longues, péri-aréolaires inférieures et verticales ou obliques sous-aréolaires. La prothèse peut être mise en place dans le même temps opératoire toujours en rétro-pectoral ;
- lorsque le sein est volumineux, un redrapage cutané est en plus nécessaire. L'excès de peau est enlevé par une incision généralement en T inversé et la PAM est ascensionnée sur un lambeau en partie désépidermisé, ce qui à l'évidence fait courir des risques de nécrose cutanée. La prothèse est mise en place en rétro-pectoral en général dans le même temps. S'il existe des risques évidents de souffrance cutanée, la mise en place de la prothèse est différée.

RECONSTRUCTION APRÈS MASTECTOMIE (figure 1)

Qu'elle soit immédiate ou secondaire, la reconstruction fait pour nous partie intégrante du traitement du cancer du sein.

Elle est systématiquement proposée chaque fois qu'elle est possible.

Le but de la reconstruction est :
- d'apporter un volume ;
- de symétriser le sein controlatéral ;
- de reconstruire la PAM.

Figure 1 :
Reconstruction du sein par prothèse et symétrisation du sein gauche.

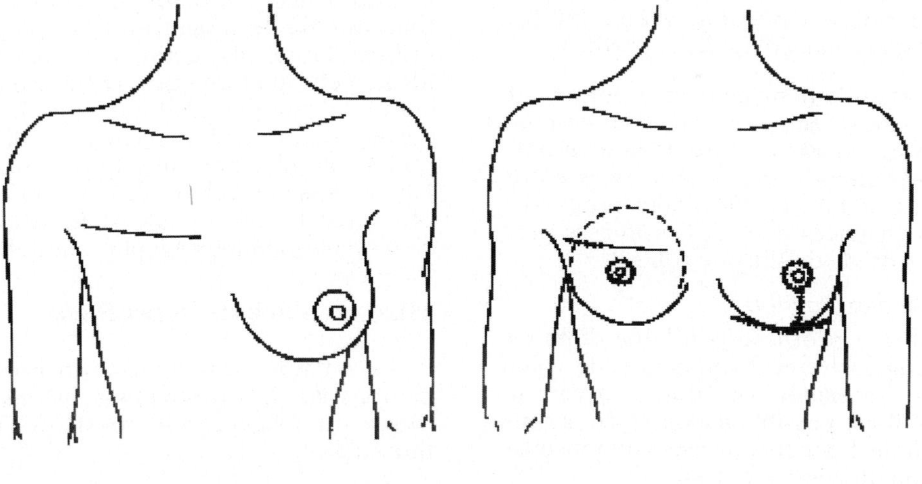

Les différentes méthodes pour assurer un volume et symétriser le sein controlatéral seront successivement décrites avant d'envisager les indications puis la chronologie des temps opératoires.

LE VOLUME

La méthode la plus simple de reconstruction du volume est de mettre une prothèse.

Les différents types de prothèse

Aucune prothèse n'est idéale. Toutes présentent des avantages et des inconvénients qui leur sont propres et toutes peuvent entraîner une réaction péri-prothétique plus ou moins importante (coque). Depuis janvier 2001, les prothèses pré-remplies de gel de silicone sont autorisées en France. Les prothèses sont considérées comme des dispositifs médicaux de classe III, ce qui correspond au niveau de risque le plus élevé, et donc aux exigences de sécurité et de performance importante. (Directive Européenne n° 2003/12/CE).

Les prothèses gonflables

La membrane est faite d'une gomme de silicone, le remplissage se fait en per-opératoire par du sérum physiologique.

Ses avantages sont la possibilité d'adaptation du volume de la prothèse à la demande et la parfaite innocuité du sérum.

Mais la consistance de la prothèse est liquidienne et surtout le risque de dégonflement est relativement grand (20 %) imposant le changement de la prothèse.

Ce dégonflement peut être progressif par fuite au niveau de la valve de remplissage ou brutal par rupture de la membrane. Ces prothèses, seules autorisées entre Mai 1995 et Janvier 2001, sont progressivement changées pour des prothèses pré-remplies de gel de silicone cohésif.

Prothèse d'expansion

C'est une prothèse gonflable dont on peut progressivement augmenter le volume par l'intermédiaire d'une valve par laquelle il est possible d'ajouter du sérum à raison de 1 à 2 fois par semaine jusqu'à obtention du volument désiré.

Les prothèses pré-remplies

Les prothèses pré-remplies de sérum physiologique, dont le volume n'est pas adaptable

Les prothèses en silicone

Ses avantages principaux sont sa consistance proche d'une consistance mammaire normale et la stabilité de son volume.

Les prothèses pré-remplies de silicone cohésif sont actuellement les plus utilisées et le risque de fuite et de rupture ont notablement diminué.

Le gel de silicone qui migre à travers la membrane a été accusé d'être responsable de connectivites, mais aucune étude épidémiologique n'a pu, à ce jour, établir une relation de cause à effet entre le gel de silicone et la découverte d'une maladie auto-immune. Aucune étude épidémiologique n'a démontré le risque carcinologique de la silicone en ce qui concerne la survie, le risque de métastase et le risque de récidive.

Inconvénient commun

Toutes les prothèses entraînent une réaction à corps étranger et la formation d'une membrane péri-prothétique plus ou moins rétractile. Pour essayer d'éviter une rétraction péri-prothétique importante (coque) la surface des prothèses a été modifiée. Les prothèses « texturées » ont une paroi rendue irrégulière par la création de micro-nodules qui perturberait l'agencement des fibres collagènes et des myofibroblastes et désorganiserait la réaction fibreuse de l'organisme. Les prothèses utilisées en reconstruction mammaire sont idéalement anatomiques, pré-remplies de gel de silicone cohésif avec un choix de base et de projection permettant de s'approcher au plus près du sein controlatéral. La souplesse du gel de silicone apporte un plus grand confort aux patientes et un résultat cosmétique bien plus naturel.

Mise en place de la prothèse

La patiente est opérée en position demi-assise. Les prothèses sont mises en place en général en position rétro-musculaire.

Il faut désinsérer partiellement les fibres inféro-internes du grand pectoral en dedans. Une désinsertion excessive créée une fossette interne disgracieuse difficile à traiter.

En bas, le décollement descend environ 1,5 cm en dessous du sillon sous-mammaire controlatéral car la prothèse a tendance à remonter dans la loge, dans les semaines qui suivent l'intervention. La contraction du pectoral, quant à elle, a tendance à chasser la prothèse en bas et en dehors. Lorsque la cicatrice est située très haut sur le thorax et lorsque la peau est rétractée par la radiothérapie, la prothèse peut avoir tendance à migrer vers le bas si le décollement a été trop important.

Dans certains cas, lorsque le panicule adipeux est important, il est possible de placer la prothèse en pré-pectoral, l'implant ne subit pas les contraintes imposées par le muscle pectoral et il peut être d'emblée positionné idéalement.

La prothèse introduite sera plutôt trop grosse que trop petite pour distendre la peau et obtenir un galbe plus naturel par effet de ptôse en changeant la prothèse pour une plus petite dans un deuxième temps opératoire.

Complications

Complications immédiates

- L'infection est rare, les précautions d'asepsie sont strictes et l'antibiothérapie prophylactique. L'infection impose l'ablation de la prothèse.

Une nouvelle prothèse pourra être placée après quelques mois.

- La formation d'un hématome est rare.

- L'exposition de la prothèse :

Elle survient quand une prothèse trop grosse a été mise en place sous des tissus insuffisants ou de mauvaise qualité. Elle impose l'ablation de la prothèse à moins de réaliser rapidement une plastie locale, ou par un lambeau.

Complications secondaires

- La rétraction péri-prothétique

Une membrane plus ou moins rétractile se forme autour de la prothèse. Elle peut être fine et souple, ne modifiant ni la forme, ni la consistance de la prothèse.

Lorsque la rétraction est importante, le sein reconstruit est dur, sphérique et douloureux. Tous les degrés de rétraction existent. La classification de Becker définit 4 stades allant de l'absence de coque (stade I) à la rétraction maximum (stade IV).

L'étiopathogénie de cette rétraction est mal connue, probablement multifactorielle (infection même infra clinique, souffrance tissulaire, serome, hématome...).

La rétraction peut être rapide ou progressive.

Elle est gênante dans 20 à 30 % des cas, justifiant une reprise chirurgicale (capsulotomie, changement éventuel de prothèse).

Une coque très importante et récidivante peut être l'indication d'une autre méthode de reconstruction du volume (lambeau de grand droit). En cas de tension cutanée relativement importante, une rétraction modérée peut cependant être la bienvenue améliorant la projection du sein et la délimitation du sillon sous-mammaire.

- Rupture de la prothèse

En cas de prothèse gonflable, le sein reconstruit s'aplatit. Le changement de la prothèse doit être effectué rapidement pour limiter la rétraction de la loge.

En cas d'implant pré-rempli, la loge devient irrégulière. L'effraction de la silicone hors de la prothèse peut être objectivée par une mammographie numérisée. La prothèse doit être enlevée et remplacée par un autre implant.

La mise en place d'une prothèse est la méthode la plus simple et la plus fréquemment pratiquée. Elle est possible chaque fois que la quantité et la qualité de la peau le permet.

Lorsque la peau est insuffisante un lambeau est nécessaire

Lambeau de grand dorsal (figure 2)

Le lambeau musculo-cutané de grand dorsal est souvent utilisé. Il est presque toujours associé à une prothèse car il ne

Figure 2 :
Reconstruction du sein droit par prothèse et lambeau musculo-cutané de grand dorsal.

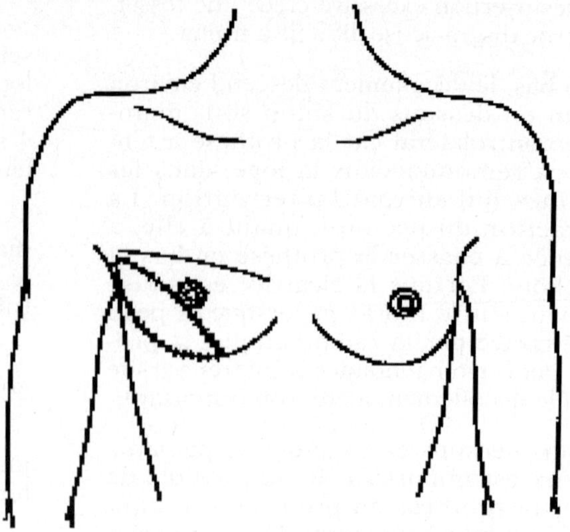

La palette est placée entre la cicatrice de mastectomie et le sillon sous mammaire

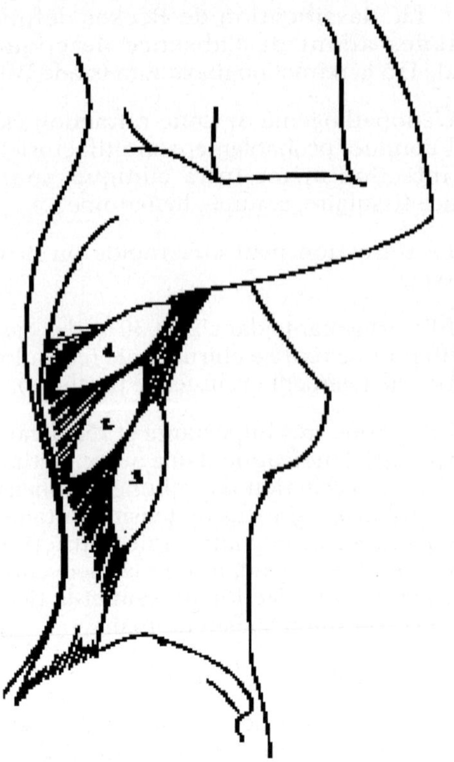

1) palette cutanée horizontale,
2) palette cutanée oblique,
3) palette cutanée verticale

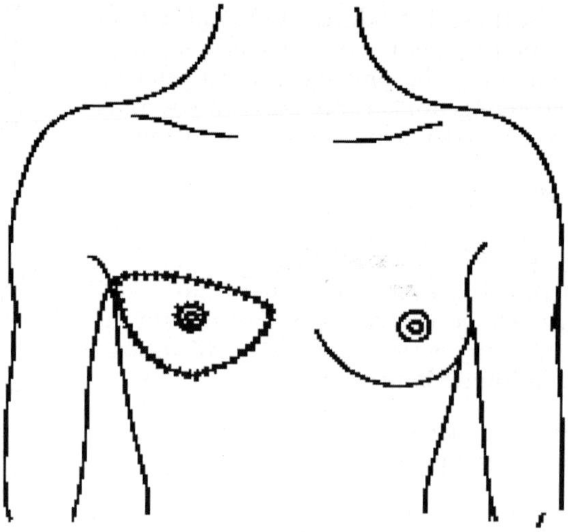

La palette cutanée est placée au niveau du cadran inféro-externe du sein.

peut en général pas à lui seul fournir un volume suffisant.

Rappel anatomique

Le muscle grand dorsal est le plus grand muscle du dos. Il s'insère sur les vertèbres lombaires, la crête sacrée postérieure, le 1/3 postérieur de la crête iliaque et les 4 dernières côtes. Il s'enroule sur la face latérale du thorax pour s'insérer en haut dans la gouttière bicipitale de l'humérus.

Le pédicule vasculaire principal est une branche terminale de l'artère thoraco-dorale elle-même branche de bifurcation de l'artère scapulaire inférieure issue de l'artère axillaire.

Son action est peu importante dans la vie courante et le prélèvement du lambeau entraîne très peu de séquelles fonctionnelles.

Le pédicule vasculaire doit être préservé, si possible, au cours du curage axillaire.

La contractilité du muscle témoin de l'intégrité de son pédicule vasculo-nerveux doit toujours être vérifiée avant de poser l'indication opératoire. S'il existe un doute, l'intervention commence par un exploration du pédicule

Dessin de la palette

Quelques points sont propres à l'utilisation de ce lambeau en reconstruction mammaire :

- La zone donneuse cutanée doit être auto fermante, ce qui autorise un prélèvement de 8 cm de large environ.

La palette cutanée peut être dessinée :

- *horizontalement* dans le dos, autorisant un débord musculaire important. Cet apport musculaire est très utile lorsque le pectoral est atrophique car il permet un matelassage thoracique antérieur.

La cicatrice dorsale peut être cachée par le soutien-gorge.

Le lambeau est prélevé en décubitus latéral.

- *verticalement*, en regard du bord antérieur du muscle. Le débord musculaire est alors postérieur permettant un matelassage à la partie inférieure du sein.

La cicatrice est dissimulée sous le bras.

Le lambeau est prélevé en décubitus dorsal.

- *oblique*, la laxité cutanée étant maximum, la palette auto-fermante est plus large. Le débord musculaire peut être important de part et d'autre de la palette.

Le lambeau est placé selon les cas au niveau de la cicatrice de mammectomie ou au niveau du segment inféro-externe du sein sans tenir compte de la position de la cicatrice de mammectomie.

L'idéal est de pouvoir positionner le lambeau entre la cicatrice de mastectomie et le sillon sous-mammaire qui dissimule la cicatrice inférieure. Cela nécessite une palette large.

L'expansion de la zone donneuse permet de prélever une palette de grande taille auto-fermante et ayant un galbe facilitant sa mise en place et l'introduction d'une prothèse.

Avantages et inconvénients

Le lambeau est fiable, son prélèvement est techniquement facile et rapide, mais la cicatrice dorsale peut être de mauvaise qualité, une déformation en coup de hache est visible de dos, la peau dorsale est plus épaisse et sa couleur s'intègre parfois mal prenant un aspect de pièce rapportée sur le thorax.

Lambeau de grand dorsal autologue

Le sein est reconstruit sans prothèse, avec le muscle grand dorsal, une palette cutanée plus ou moins désépidermisée, et une partie du tissu graisseux dorsal situé sous le fascia superficialis.

Le lambeau est facilement modelable, le sein est souple, de consistance naturelle. Mais, il existe des risques de sérome dorsal, de nécrose au niveau de la peau dorsale décollée. La cicatrice dorsale est longue. Le volume obtenu par ce type de lambeau est instable et nécessite une sur-correction de 20 à 30 % par rapport au volume du sein que l'on souhaite obtenir.

Lambeau de grand droit (figure 3)

Décrit par Hartrampf en 1982, le lambeau musculo-cutané de grand droit de l'abdomen permet de reconstruire le volume mammaire sans prothèse à partir des tissus cutanéo-graisseux sous-ombilicaux.

Bases anatomiques

Le muscle grand droit est un muscle allongé, allant de la partie antéro-inférieure du thorax à la région pubienne. Dans sa portion sus-ombilicale, le muscle est divisé par trois bandelettes fibreuses transversales très adhérentes à la gaine antérieure.

Il est vascularisé par deux pédicules dominants :

- l'artère épigastrique supérieure, branche terminale de division de l'artère mammaire interne. Elle chemine à la face profonde du muscle, pénètre dans le muscle au-dessus de l'ombilic et se divise en branches terminales.

Figure 3 :
Reconstruction du sein droit par lambeau musculo-cutané de grand droit de l'abdomen.

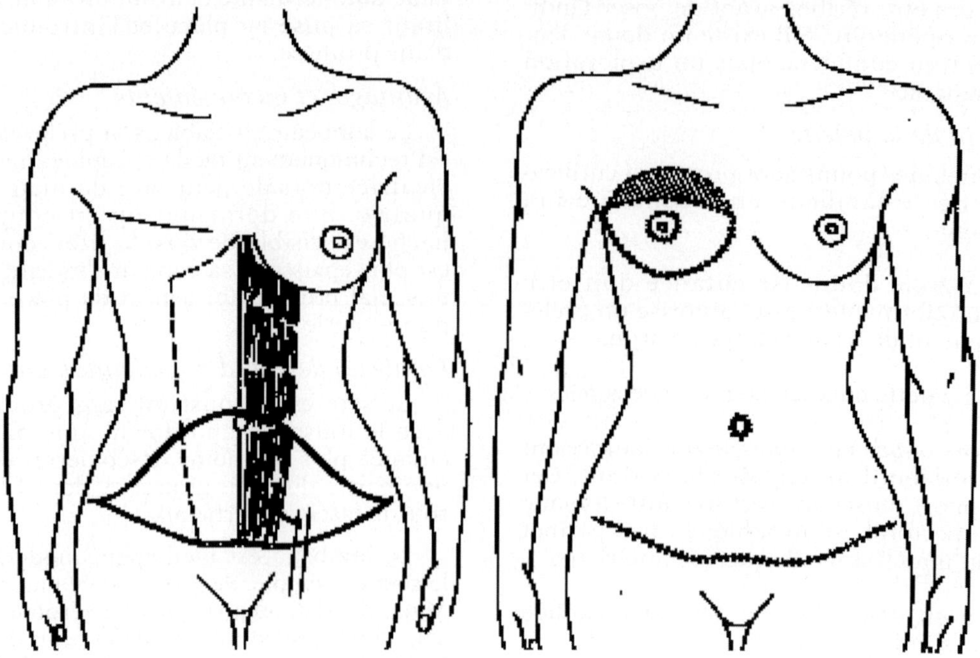

- l'artère épigastrique inférieure, naît de l'artère iliaque externe, au-dessus de l'arcade crurale, elle atteint le bord externe du muscle à 5-6 cm du pubis, et pénètre dans le muscle au dessous de l'ombilic et se divise en branches terminales.

La palette sous-ombilicale du lambeau est vascularisée par des perforantes myocutanées, peu nombreuses, proches de la ligne médiane et de l'ombilic.

La constitution de la gaine du muscle est différente au-dessus et en dessous de l'arcade de Douglas.

Au-dessus, la gaine est épaisse, constituée en avant par l'aponévrose du grand oblique et le feuillet antérieur du petit oblique et en arrière par l'aponévrose du muscle transverse et par le feuillet postérieur de l'aponévrose du petit oblique.

Sous l'arcade de Douglas toutes les aponévroses passent devant le muscle qui n'est plus séparé du péritoine que par le fascia transversalis. Cette région correspond donc à une zone de faiblesse pariétale maximum après levée du lambeau.

Dessin du lambeau

La palette a la forme d'un fuseau à grande convexité supérieure (« en chapeau de gendarme »).

La berge supérieure passe 1 cm au-dessus de l'ombilic de manière à préserver le maximum de perforantes myocutanées. La berge inférieure est sinueuse pour corriger l'inégalité de longueur des deux berges lors de la fermeture.

La patiente est opérée en décubitus dorsal, pour la levée du lambeau, puis en position demi-assise pour le modelage du sein.

Vascularisation de la palette

Le lambeau est vascularisé par un muscle grand droit (lambeau unipédiculé), les deux muscles grand droit (lambeau bipédiculé) ou par anastomose microchirurgicale sur le pédicule épigastrique inférieur (lambeau libre), ce qui permet de ne prélever qu'un petit carré de muscle et d'aponévrose en para-ombilical, contenant les perforantes.

Lorsque le lambeau est uni pédiculé, le muscle utilisé est controlatéral à la reconstruction pour deux raisons :

- en cas d'irradiation le pédicule épigastrique supérieur controlatéral est de meilleure qualité fonctionnelle.
- La rotation musculaire permettant la mise en place du lambeau se fait sans coudure et sans traction.

Lorsque le lambeau est pédiculé le prélèvement des deux muscles grand droit garantit une bonne sécurité vasculaire.

Il peut être utilisé lorsqu'une très grande palette est nécessaire ou lorsqu'il existe une cicatrice médiane sous-ombilicale.

Lorsque le lambeau est libre, la vascularisation de la palette est meilleure puisque les perforantes myocutanées proviennent directement du pédicule inférieur.

Il existe bien sûr un risque au niveau des micro-sutures artérielles et veineuses réalisées au niveau des branches de l'artère scapulaire inférieure.

La zone donneuse est fermée comme dans une plastie abdominale.

Les séquelles pariétales sont variables, faibles pour un lambeau libre, plus importantes pour un lambeau uni pédiculé ou bipédiculé nécessitant la mise en place d'une plaque prothétique afin d'éviter une éventration ou une voussure pariétale.

Modelage du lambeau

Il est d'autant plus facile que la qualité vasculaire de la palette est bonne.

La partie haute du lambeau est en général désépidermisée pour améliorer le galbe de la portion supérieure du sein.

Une palette importante autorise l'excision de tissus thoraciques dystrophiques.

Les avantages

Les avantages de ce type de reconstruction sont nombreux :

Le sein est reconstruit sans apport prothétique, a un aspect naturel évoluant dans le temps presque comme l'autre (variation pondérale, ptôse).

La peau abdominale est de texture et de couleur assez proches de celles de la peau thoracique.

Le bénéfice esthétique d'une plastie abdominale est parfois surajouté.

Inconvénients

L'intervention est longue et relativement lourde avec notamment des risques thrombo-emboliques.

Les lambeaux pédiculés entraînent une voussure épigastrique due au passage d'un ou deux pédicules musculaires.

Limites et contre-indications

Le lambeau est utilisé si le panicule adipeux sous-ombilical est suffisant pour reconstruire un volume comparable au sein controlatéral.

- une cicatrice sous costale est une contre-indication absolue en raison du risque de nécrose de la peau abdominale ;
- une cicatrice médiane sous-ombilicale oblige à sacrifier la moitié de la palette ou à prélever un lambeau bipédiculé ;
- une cicatrice de Pfannenstiels n'est pas une contre-indication formelle, le décollement cutané étant variable. Un doppler permettra de préciser l'intégrité des perforantes péri-ombilicales.

La lourdeur de cette intervention la contre-indique lorsque l'état général de la patiente est précaire.

Complications

- nécrose partielle du lambeau par souffrance veineuse imposant un remodelage du sein après excision rapide des tissus nécrotiques ;

- complications thrombo-emboliques prévenues par un traitement anticoagulant.

Lambeau de grand droit autonomisé

– Description

On réalise dans un premier temps, sous anesthésie générale, une ligature, par abord direct, des vaisseaux épigastriques inférieurs du côté du pédicule musculaire, et des deux veines sous-cutanées abdominales.

Après infiltration et prédécollement à la canule de lipoaspiration, un décollement endoscopique de la zone de la palette opposée au pédicule est réalisé. Toutes les perforantes musculocutanées controlatérales au pédicule musculaire sont coagulées et sectionnées.

Les incisions nécessaires sont situées sur le tracé de la future palette du lambeau.

Le lambeau est ensuite levé dans un deuxième temps après 15 jours.

– Avantages

L'absence de grand décollement pour ligaturer les perforantes fait que le lambeau au 15e jour est peu inflammatoire et encore facilement modelable.

En théorie la ligature des vaisseaux épigastriques inférieurs du côté du pédicule musculaire et des perforantes musculocutanées controlatérales augmente la surface viable de la palette cutanée.

– Indications

Cette technique serait à proposer en alternative aux lambeaux musculocutanés de grand droit libres et en remplacement des lambeaux de grand droit bipédiculés, très mutilants pour la paroi abdominale.

Lambeau de grand droit libre

La palette cutanéo-graisseuse est identique, mais le sacrifice musculo-aponévrotique est limité. En effet, seul un petit carré de muscle et d'aponévrose contenant les perforantes est incisé et prélevé en para-ombilical. Les complications pariétales abdominales sont ainsi diminuées.

Lambeau libre perforant cutanéo-graisseux type DIEP et bi-DIEP

Décrit par Koshima en 1989 comme raffinement de la technique du lambeau libre de grand droit de l'abdomen n'emportant ni le muscle ni son apénovrose. Le DIEP est un lambeau perforant cutanéo-graisseux que nous utilisons de plus en plus à l'Hôpital Saint-Louis comme transfert libre pour la reconstruction mammaire après mastectomie. La reconstruction pariétale abdominale ne nécessite pas de matériel synthétique et les aponévroses sont suturées directement avec conservation du muscle grand droit de l'abdomen dans sa totalité.

SYMETRISATION DU SEIN CONTROLATERAL

Les mammographies et échographies pré-opératoires avant tout geste de symétrisation du sein controlatéral sont systématiques. Un examen anatomopathologique des exérèses glandulaires est toujours réalisé. Environ 3 à 5 % de cancers occultes sont découverts lors de la symétrisation du sein controlatéral.

L'exploration de zones glandulaires à risque et la réalisation de biopsies de zones suspectes cliniquement ou radiologiquement doivent être pratiquées avant la reconstruction.

Le geste effectué sur le sein controlatéral est variable en fonction de son volume, de son degré de ptôse et de la technique de reconstruction utilisée pour le sein amputé, le but étant d'obtenir la meilleure symétrie possible.

Si le sein reconstruit est de forme et de volume satisfaisants

Aucun geste ne sera pratiqué sur le sein controlatéral. Une légère asymétrie de forme ou de volume est parfois préférable à de nouvelles cicatrices.

Le sein controlatéral est hypertrophique

Une plastie mammaire de réduction est indiquée. Diverses méthodes sont utilisées (technique en T, oblique, péri-aréolaire).

Le sein controlatéral est hypotrophique

L'augmentation du sein controlatéral par prothèse est parfois souhaitable.

Le sein controlatéral est ptôsé sans hypertrophie

Si le volume glandulaire est correct, il faut redraper l'enveloppe cutanée, soit par une technique classique la cicatrice étant verticale, oblique ou en T, soit par une incision et une désépidermisation uniquement péri-aréolaire.

Si le volume glandulaire est insuffisant, il est possible d'associer au redrapage cutané précédent une augmentation de volume par prothèse.

CHOIX DE LA METHODE

Le choix de la méthode de reconstruction d'un sein amputé dépend en fait essentiellement de la morphologie du sein controlatéral.

- s'il est possible d'obtenir par une des méthodes décrites précédemment un sein rond et stable, une reconstruction mammaire par prothèse est possible directement ou avec un lambeau musculocutané de grand dorsal.
- s'il est impossible d'obtenir un sein rond et stable, ou pour obtenir une reconstruction qui « vieillira » mieux dans le temps en se passant idéalement d'une plastie contro-latérale, un lambeau de grand droit est indiqué si les conditions abdominales le permettent.
- les prothèses d'expansion sont pour nous indiquées lorsque l'on souhaite donner un certain degré de ptôse à une reconstruction.

CHRONOLOGIE DES TEMPS OPERATOIRES

La chronologie des temps opératoires de reconstruction et de symétrisation est variable selon les auteurs. La reconstruction du sein peut être immédiate ou différée et le geste de symétrisation controlatéral pratiqué au moment de la reconstruction ou à distance de celle-ci.

RECONSTRUCTION DE LA PLAQUE AREOLO-MAMELONNAIRE

La position de la PAM se décide lorsqu'on a obtenu une symétrie de volume des deux seins.

L'aréole

La reconstruction de l'aréole est obtenue par tatouage ou par greffe génito-crurale.

Les greffes de peau totales prélevées à cet endroit ont la particularité de se pigmenter. Cette pigmentation n'est pas toujours suffisante pour reproduire la couleur de l'aréole controlatérale.

Les tatouages ont tendance à s'atténuer. Les greffes sont plus durables et naturelles.

Le mamelon

Le relief mamelonnaire peut être obtenu par :

- une greffe de mamelon controlatéral si celui-ci est suffisamment grand.

C'est la solution la plus satisfaisante, assurant la meilleure symétrie.

- une greffe de pulpe d'orteil ou de lobe d'oreille ou par un lambeau local replié sur lui-même. Un tatouage secondaire est alors nécessaire.

TRAITEMENT DES RECHUTES ET DES SEQUELLES THERAPEUTIQUES

RECHUTES LOCO-REGIONALES

Après traitement conservateur la mastectomie est le plus souvent pratiquée

Si la rechute est tardive, certains proposent un nouveau traitement conservateur (tumorectomie ou curiethérapie).

Après mastectomie

Une rechute peut apparaître sous la forme d'un nodule profond à proximité de la cicatrice de mastectomie. Une exérèse large doit être pratiquée emportant en profondeur le muscle pectoral. La fermeture directe est parfois possible. Dans les autres cas, la couverture de la perte de substance est assurée par un lambeau musculo-cutané de grand dorsal, ce qui permet d'associer une curiethérapie.

La rechute peut apparaître sous la forme de nodules dermiques de perméation. L'excision doit être large. Si une exérèse suture directe est impossible, la perte de substance est comblée par une greffe de peau mince ou un lambeau de grand dorsal.

Si le sein avait déjà été reconstruit

L'amputation de la reconstruction est bien sur nécessaire, avec souvent une possibilité de fermeture directe.

TRAITEMENT DES SEQUELLES THERAPEUTIQUES

Elles sont dominées par les séquelles radiothérapiques.

Lymphœdème du membre supérieur

Il est généralement secondaire à un curage ganglionnaire extensif associé à une radiothérapie. Il est important de prévenir sa survenue en effectuant un curage strictement sous veineux. Son traitement est difficile associant des mesures de physiothérapie (drainage lymphatique, pressothérapie). Les indications chirurgicales sont exceptionnelles.

Séquelles radiothérapiques

Les radiations ionisantes peuvent entraîner des lésions cutanées (radiodermite) plus ou moins évolutives.

Les télangiectasies, une dyschromie irrégulière, une atrophie épidermique associée à une sclérose dermique sont les stigmates d'une radiodystrophie.

Des signes témoignant de l'évolutivité des lésions peuvent apparaître très progressivement :

- prurit ;
- desquamations ;
- érosions superficielles ;
- kératose pré-épithéliomateuse.

À l'occasion d'un traumatisme mineur, la vascularisation très fragile est déséquilibrée. Une radionécrose peut survenir. Elle se traduit par une ulcération plus ou moins profonde et douloureuse qui ne cicatrise pas spontanément.

Le traitement de cette radionécrose est chirurgical. Il faut exciser largement et couvrir la perte de substance par un lambeau de grand dorsal ou un lambeau d'épiploon qui trouve ici une indication de choix.

Lambeau de grand épiploon

Le grand épiploon est une lame péritonéale appendue à la grande courbure gastrique passant en avant du colon transverse. Il présente des qualités anti-infectieuses, immunologiques et trophiques remarquables.

Le grand épiploon est vascularisé par deux pédicules artériels gastro-épiploïque droit et gastro-épiploïque gauche. Le système gastro-épiploïque droit est dominant.

Après laparotomie, si l'épiploon est de taille suffisante et qu'il n'existe pas d'adhérences intra-péritonéales le lambeau est pédiculé sur les vaisseaux droits, puis il est placé sur la perte de substance. Il est recouvert dans le même temps d'une greffe de peau mince.

Lorsque la couverture de la radionécrose ne peut être assurée par un lambeau régional (grand dorsal ou épiploon)

un lambeau libre peut être indiqué.

Les sarcomes induits

Les sarcomes induits sont de traitement difficile et peuvent imposer comme les récidives pariétales des exérèses transfixiantes thoraciques avec reconstruction par plaque synthétique recouverte d'un lambeau (grand dorsal libre ou pédiculé ou lambeau d'épiploon).

Le lymphangiosarcome ou syndrome de Stewart-Treves

Il impose des exérèses cutanées extrêmement étendues bien souvent au-delà de toute possibilité thérapeutique

CONCLUSION

Malgré les progrès des traitements conservateurs du cancer du sein, beaucoup d'interventions plus ou moins mutilantes doivent encore être pratiquées. La chirurgie réparatrice reste donc fondamentale dans le traitement des séquelles esthétiques encore trop fréquentes. ■

BIBLIOGRAPHIE

- Banzet P., Servant J.M. Chirurgie plastique reconstructrice et esthétique. Paris 1994. Flammarion.
- Abbe M. La chirurgie conservatrice et esthétique pour cancer du sein. *Ann Chir Plast Esthétit*, 1992, 37, 693-700.
- Petit J.Y., Rietjiens M. Deformities after conservative breast cancer treatment. In : Noone R.B. - Plastic and reconstructive surgery of the breast pp. 455-466, BC Decker, Philadelphia , 1991.
- Petit J.Y., Rigault L., Zekri A., Le M. Déboires esthétiques après traitement conservateur pour cancer du sein. Les techniques de reconstruction mammaire partielle. *Ann Chir Plast Esthét.* 1989, 34, 103-108.
- Conte M., Rouve P. Les aspects carcinologiques de la reconstruction du sein. Rapport du XXXVIIe Congrès de la Société Française de Chirurgie Plastique Reconstructive et Esthétique. Paris, octobre 1992 (publié par les Annales de Chirurgie Plastique et Esthétique, 1992, 37, 601-751).
- Le Danvic M., Firmin F., Petit J.Y., Servant J.M. Aspects esthétiques des reconstructions mammaires après cancer. Rapport du 35e Congrès de la SFCPRE, Paris, 1990, 47-63.
- Petit J.Y., Barreau-Pouaher L., Le M., Lehmann A., Rietjens M. La reconstruction mammaire immédiate dans le traitement radical du cancer du sein. *Ann chir Plast Esthét*, 1992, 37, 701-8.
- Petoin J., Contesso G. Le cancer du sein, Hermann, Paris, 1985, 202 pages.
- Bricout N. Chirurgie de reconstruction du sein. Paris, Flammarion, 1987.
- Servant J.M., Banzet P. Le lambeau myocutané de grand dorsal. Son utilisation en chirurgie réparatrice. *Chirurgie.* 1983, 109, 233-44.
- Hartrampf C.R., Scheflan M., Black P.N. Breast reconstruction with a transverse abdominal island flap. *Plast Reconstr Surg.* 1982, 69, 216-225.
- Petoin D.S., Ledanvic M., Horn G. Gholam D., Bricout N., Servant J.M., Banzet P. Lambeau abdominal inférieur de grand droit. Bilan de 40 cas. Indications, limites, morbidité et résultats. *Ann Chir Plast Esthét.* 1988, 33, 135-139.
- Masser R.M., Di Meo L., Hobby J.A.E. Tattooing in reconstruction of the nipple and areola: a new method. *Plast. Reconstr. Surg.*, 1989, 84, 677-681.
- Little J. W. Nipple-areolar reconstruction. *Year Book Medical Publisher*, pp. 43-78, 1986.
- Banzet Pp., Gandjbakhch J., Dufourmentel C. Transfert libre de grand épiploon aqvec anastomoses vasculaires en chirurgie reconstructive. *Chirurgie* 1973, 99, 597-601.
- Texier M., Preaux J. Baruch J. et coll. Traitement des radiodermites thoraciques par autoplastie pédiculée du grand épiploon suivie de greffe cutanée. *Chirurgie* 1973, 99, 262-267.
- Aboudaram T. Transferts libres et pédiculés d'épiploon. Étude rétrospective sur 10 ans. Mémoire pour le DES de chirurgie plastique. Paris 1991.
- Delay E., Gounot N., Bouillot A., Zlatoff P., Comparin JP. Reconstruction mammaire par lambeau de grand dorsal sans prothèse. *Annales de Chirurgie Plastique Esthétique.* 1997, 42, 118-130.
- Desouches C, Aharoni C, Magalon G. Analyse descriptive des différents implants mammaires disponibles sur le marché européen en 2005. Ann Chir Plast 2005 ; 50: 694-701
- Heymans O. Prothèses lisses ou texturées : que choisir ? Ann Chir Plast 2005 ; 50:494-8.
- Nahabedian MY, Tsangaris T, Momen B. Breast reconstruction with the DIEP flap or the muscle-sparing (MS-2) free TRAM flap: is there a difference? Plast Reconstr Surg 2005; 115:436-46.
- Tonseth KA, Gunther A, Braband K, Fogdestam I, Hokland BM. Ultrasonographic evaluation of the rectus abdominis muscle after breast reconstruction with the DIEP flap. Ann Plast Surg 2005 ; 54:483-6.
- Koshima I, Soeda S. Inferior epigastric artery skin flaps without rectus abdominis muscle. *Br J Plast Surg* 1989; 42:645-8.

Cas 1 : Reconstruction par prothèse sans symétrisation du sein controlatéral.

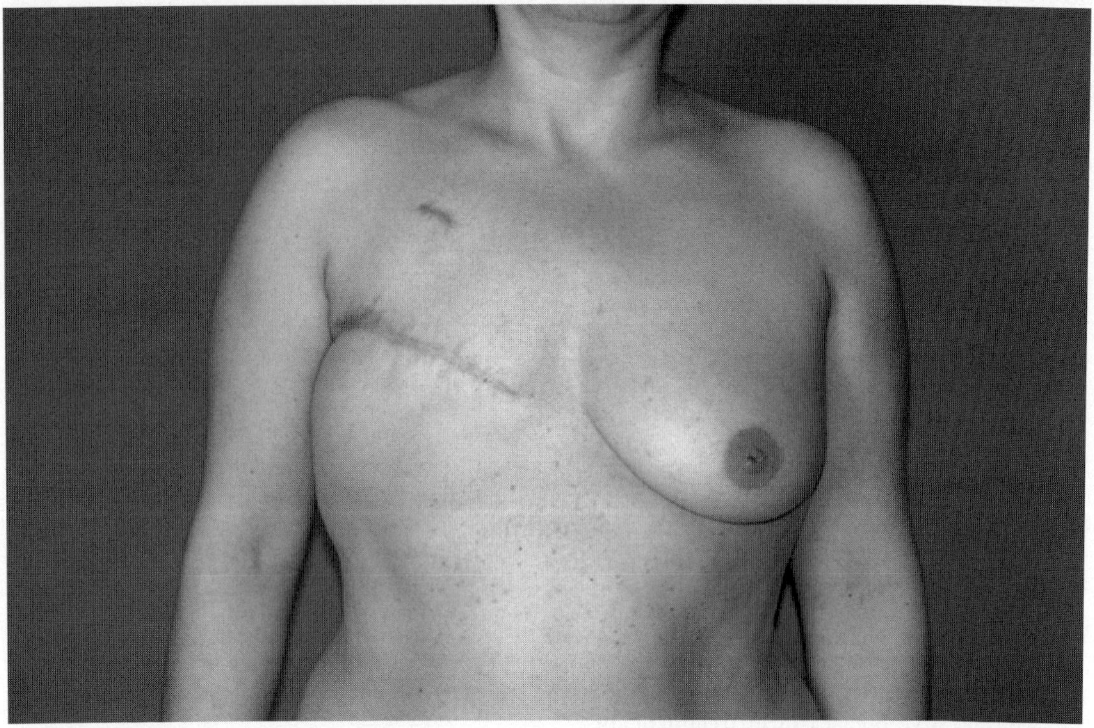

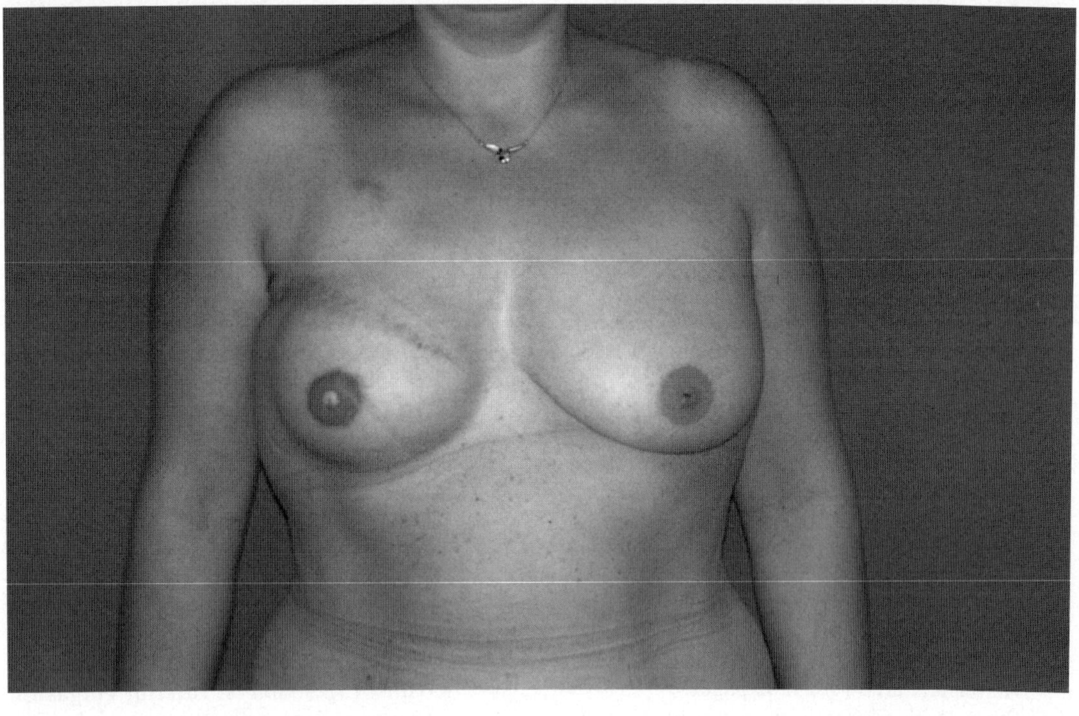

Cas 2 : Reconstruction par prothèse avec symétrisation du sein controlatéral.

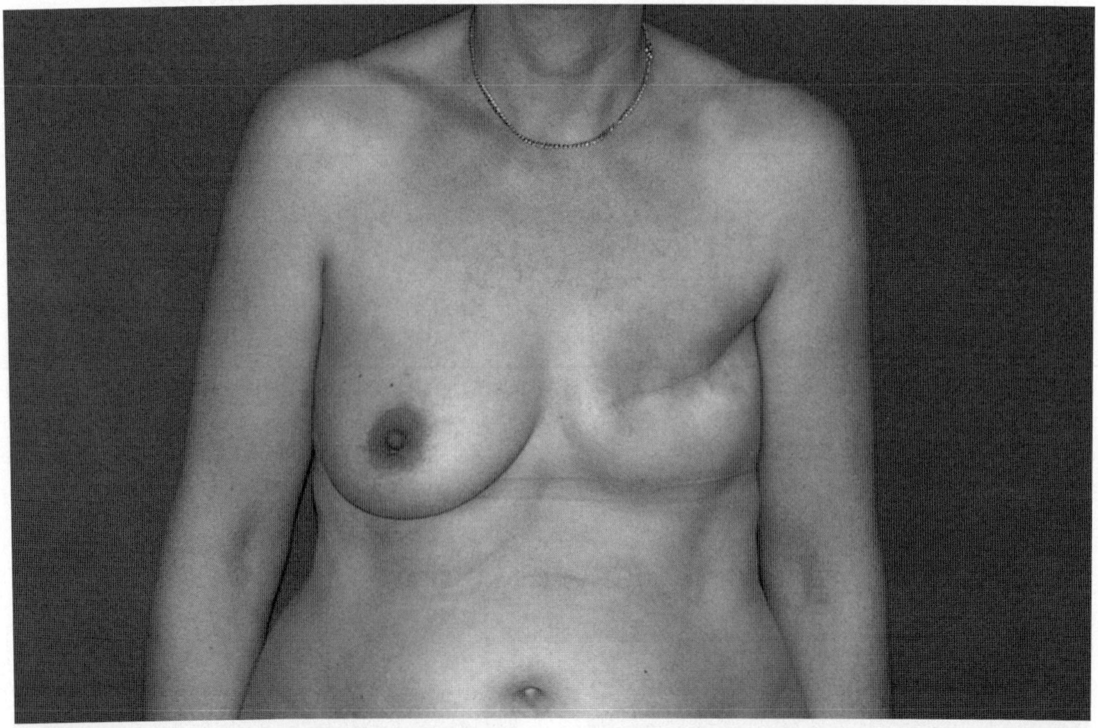

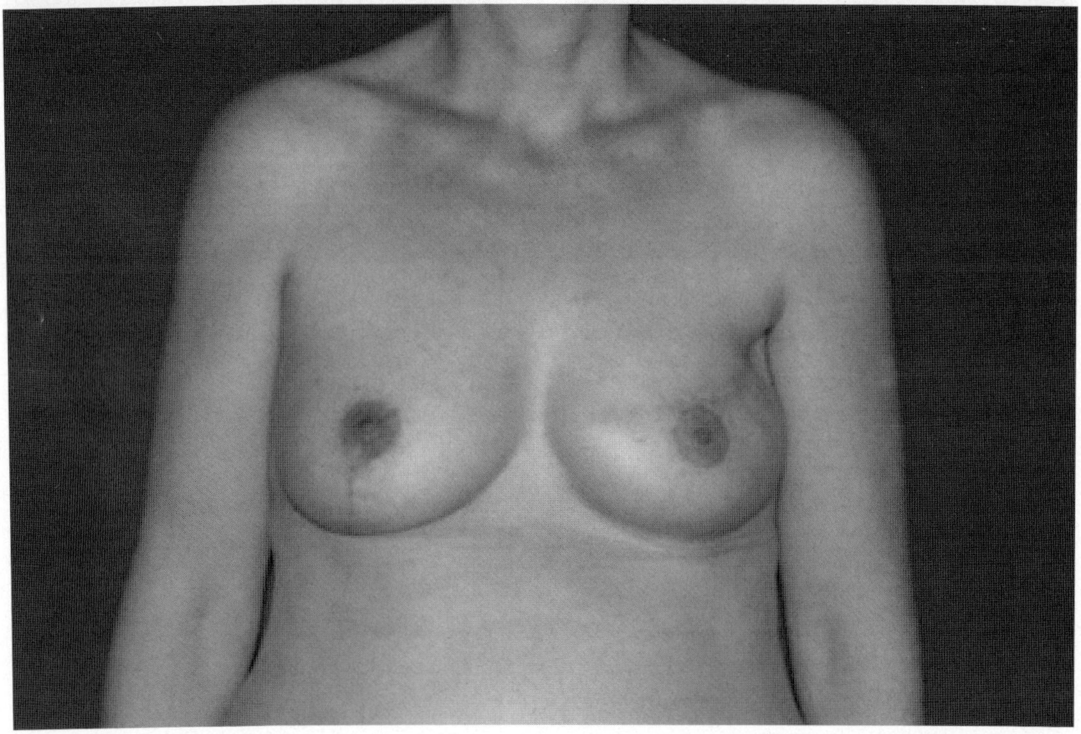

***Cas 3 :* Pré-opératoire cancer intra-canalaire étendu du sein gauche (face).**

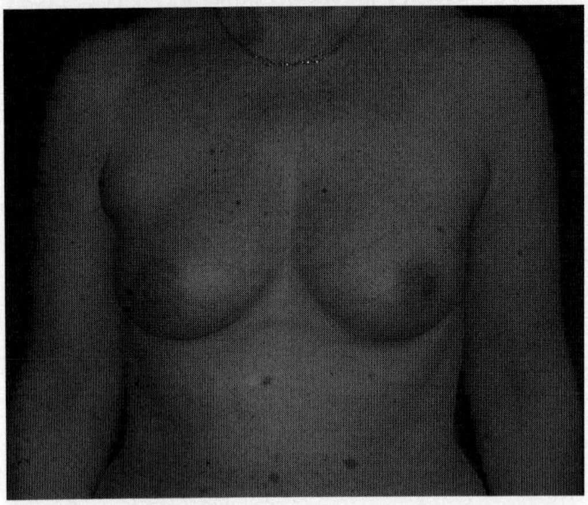

Reconstruction mammaire immédiate par prothèse en gel de silicone (face).

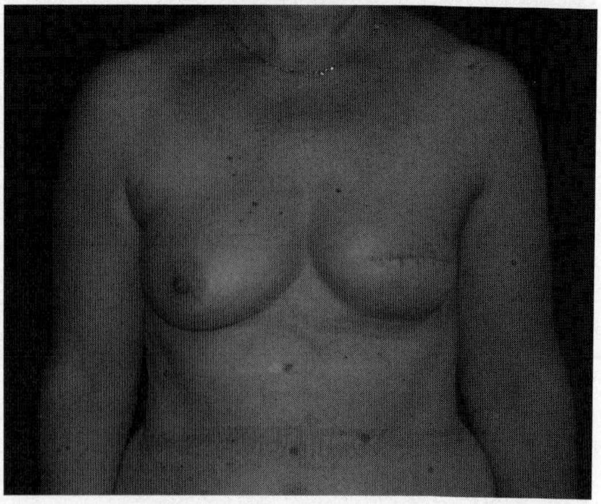

***Cas 3 :* Fin de reconstruction mammaire (face).**

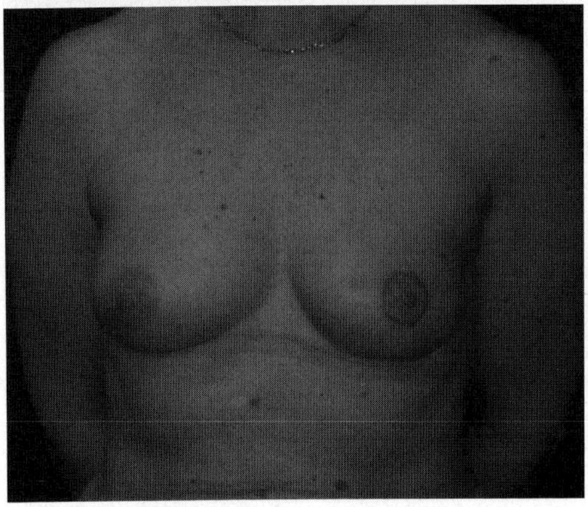

Fin de reconstruction immédiate (3/4).

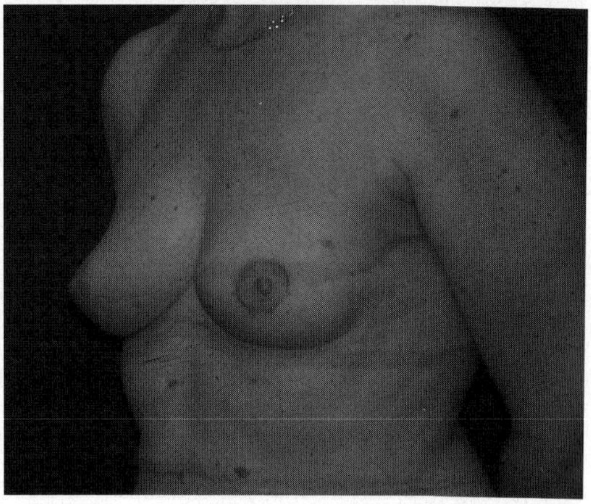

Cas 4 : Récidive cutanée diffuse après traitement conservateur sein gauche 10 ans auparavant (face).

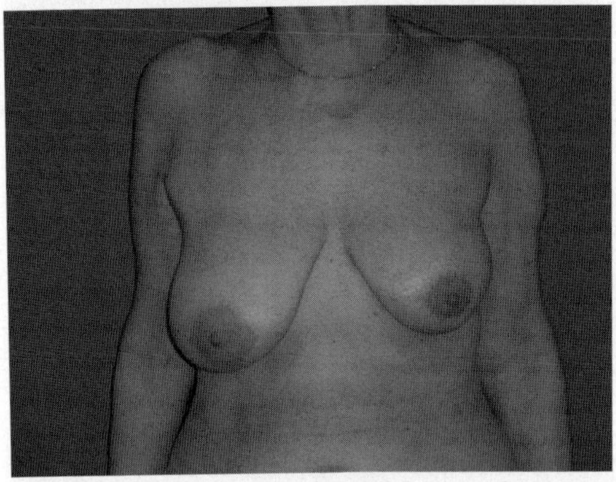

Mastectomie gauche large avec lambeau musculo cutané de grand dorsal de couverture (face).

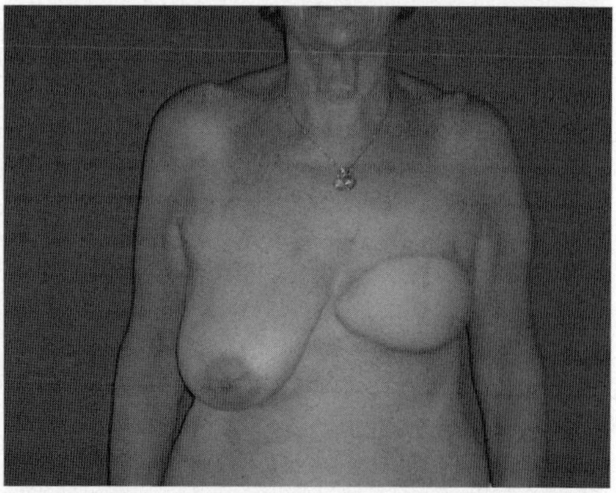

Cas 4 : Mise en place d'une prothèse rétro-musculaire gauche + symétrisation du sein droit (face).

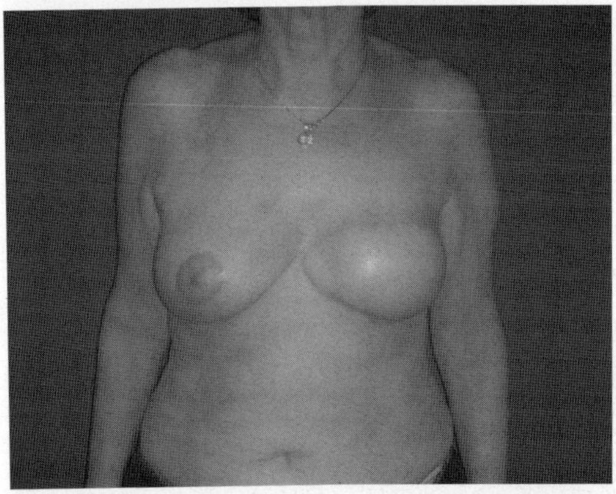

Fin de reconstruction sein gauche (face).

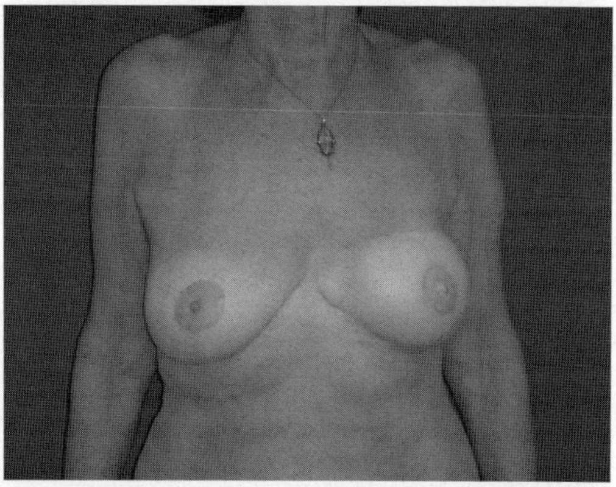

Cas 4 : Fin de reconstruction (profil).

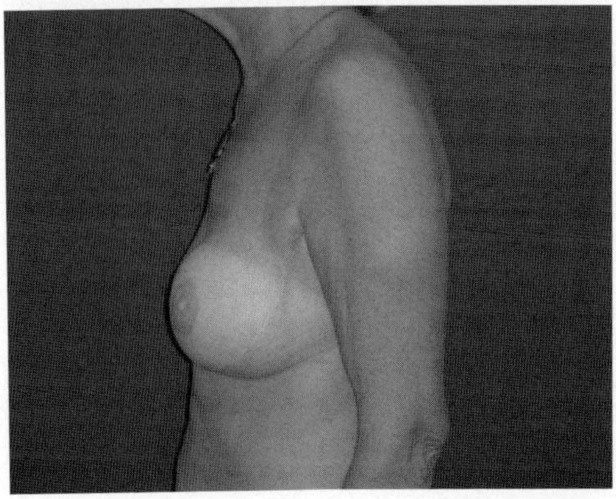

Cicatrice oblique dorsale à trois mois.

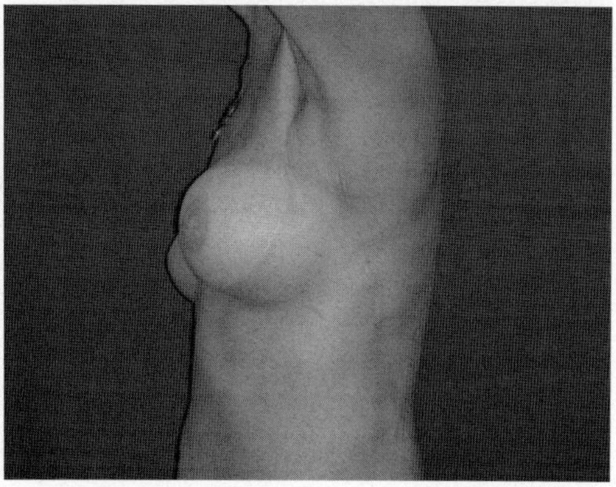

Cas 5 : Cicatrice de mastectomie droite à un an (face).

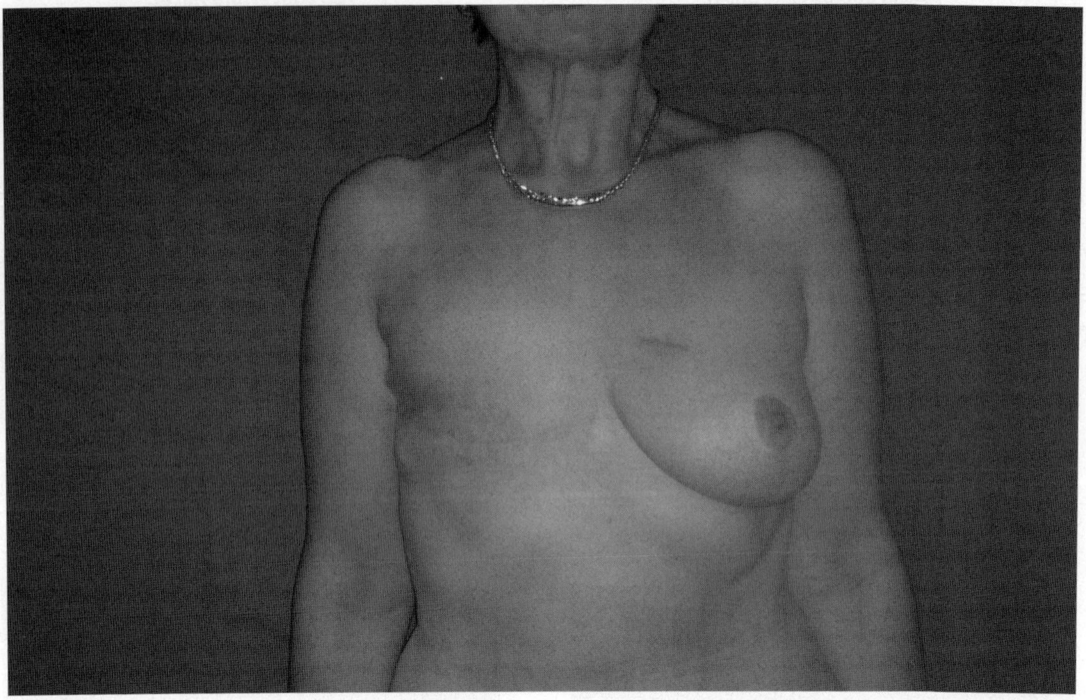

Lambeau de grand dorsal pédiculé + prothèse (face).

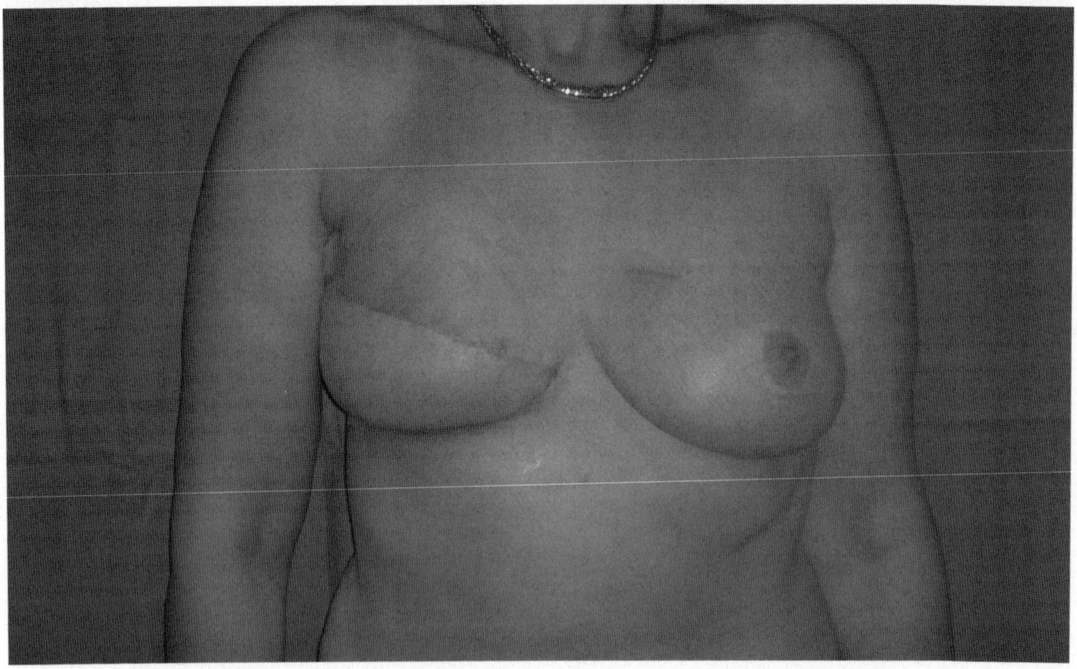

Cas 5 : Fin de reconstruction mammaire avec symétrisation du sein contro latéral (face).

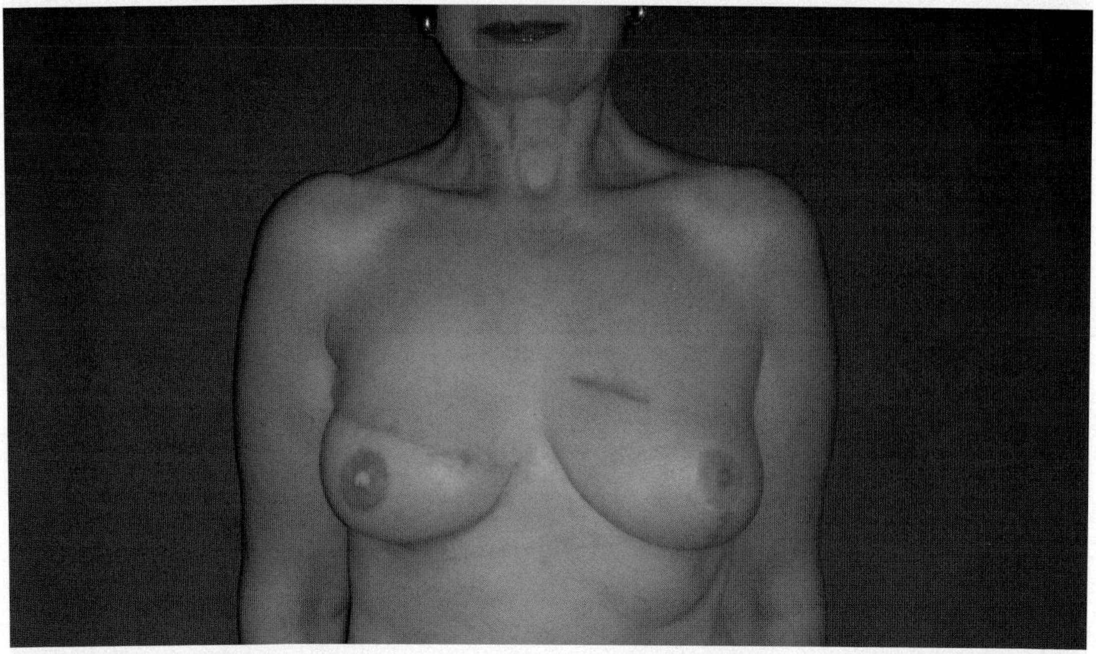

Fin de reconstruction mammaire (profil) avec cicatrice verticale de la zone donneuse du grand dorsal.

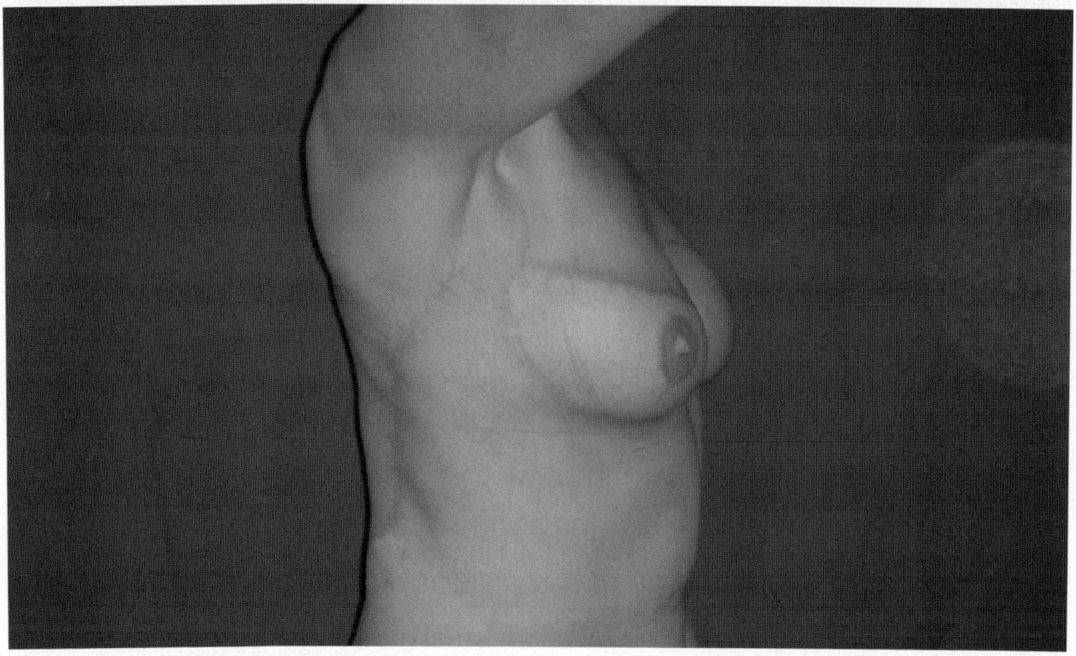

Cas 6 : Reconstruction du sein gauche par lambeau musculo-cutané unipédiculé de grand droit de l'abdomen droit.

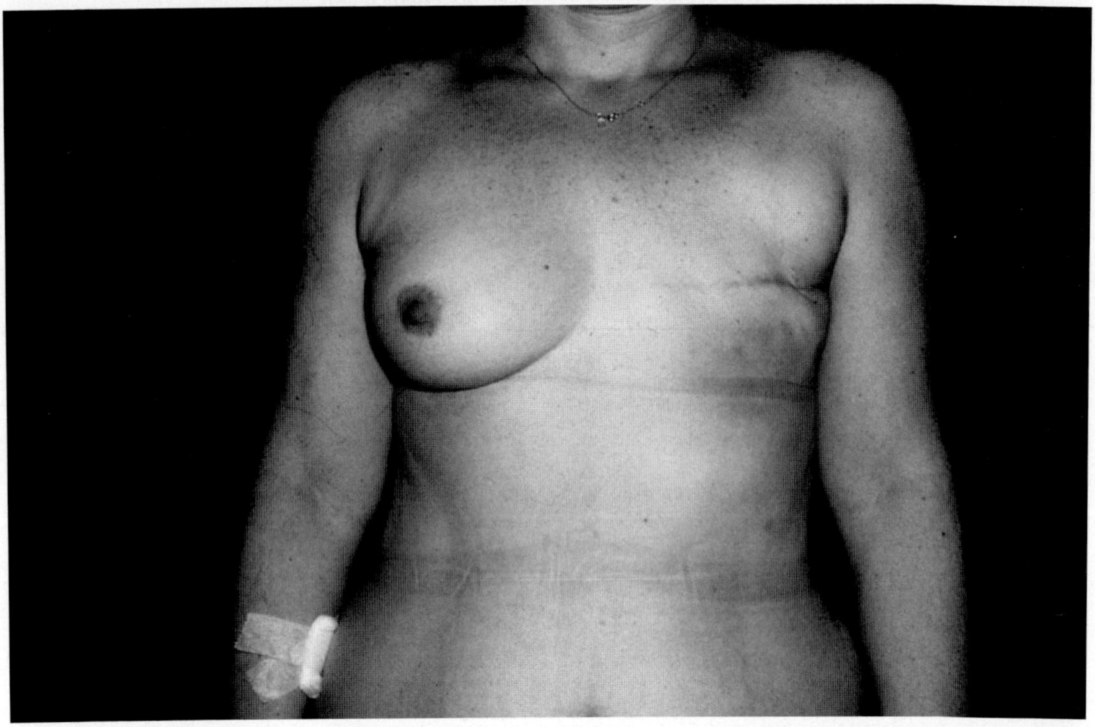

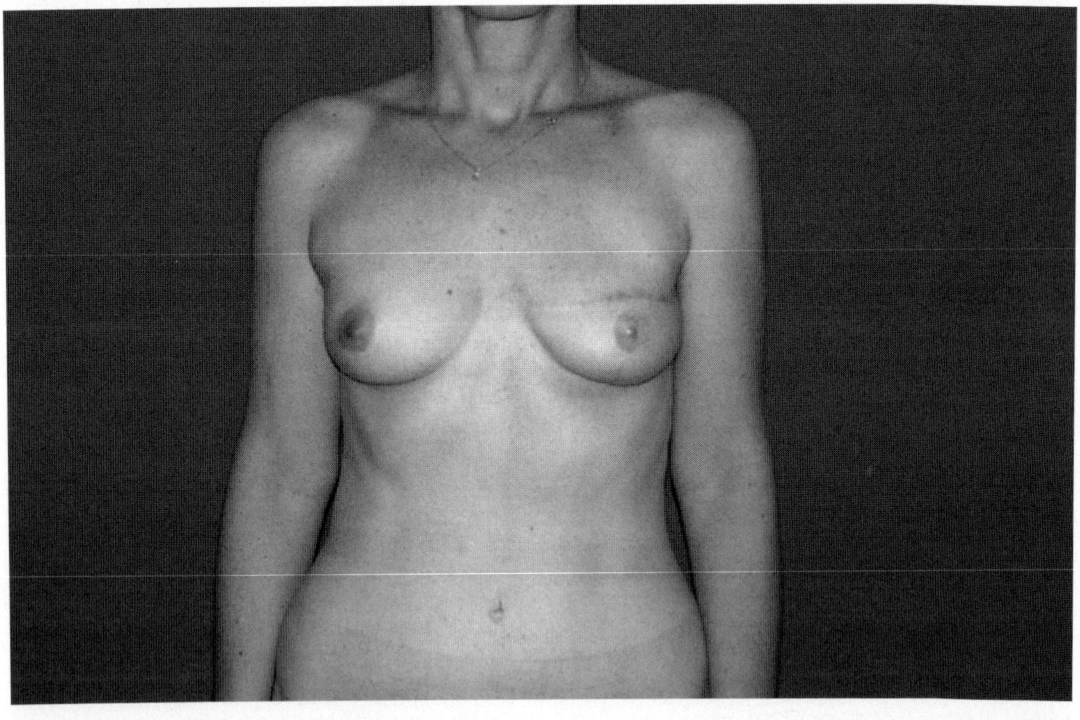

Cas 7 : Séquelle mastectomie droite (face).

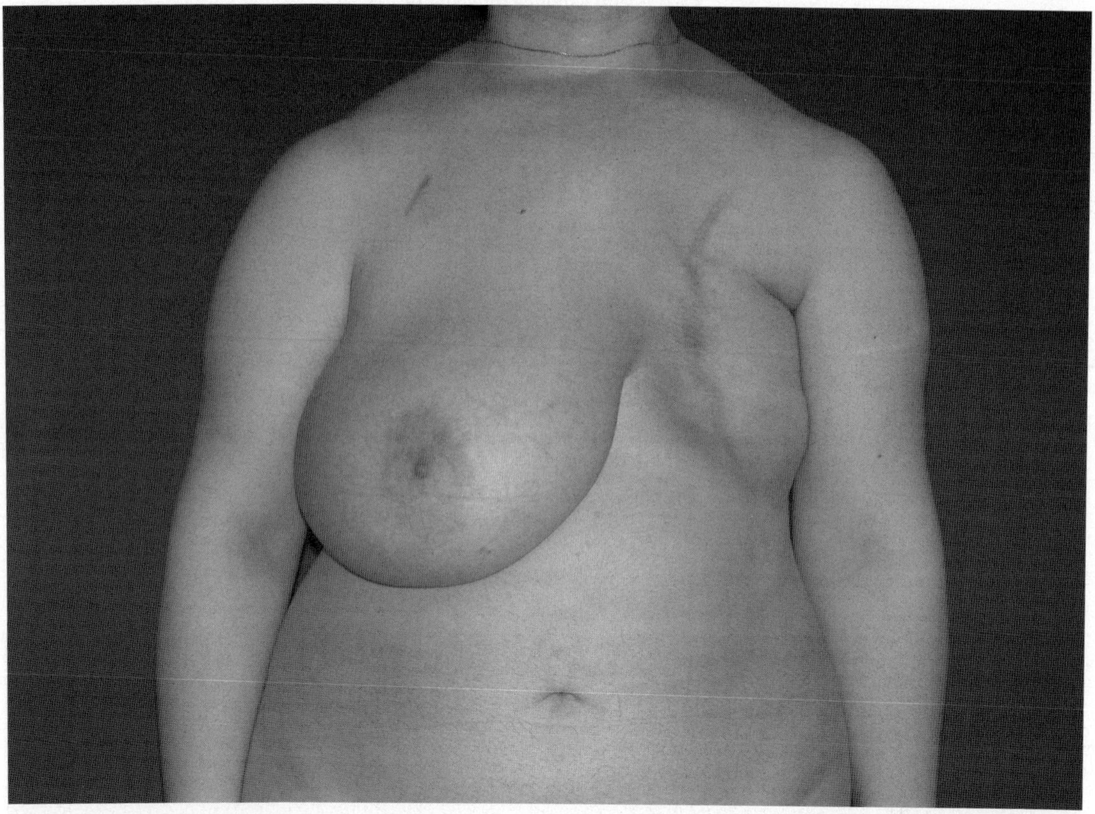

Séquelle abdominale du prélèvement du BI DIEP avec fermeture directe des aponévroses des muscles grand droit de l'abdomen.

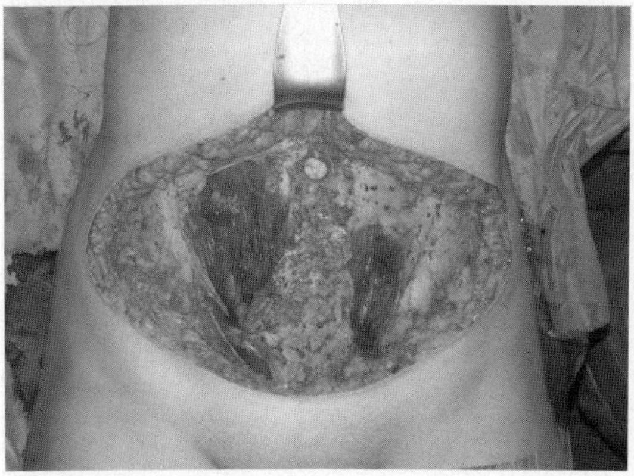

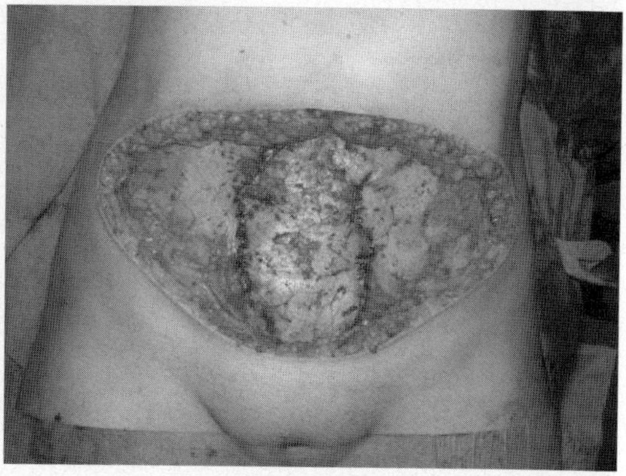

Cas 7 :
Palette cutanéo-graisseuse avec prélèvement des deux pédicules épigastriques inférieurs profonds sans aucun sacrifice musculaire.

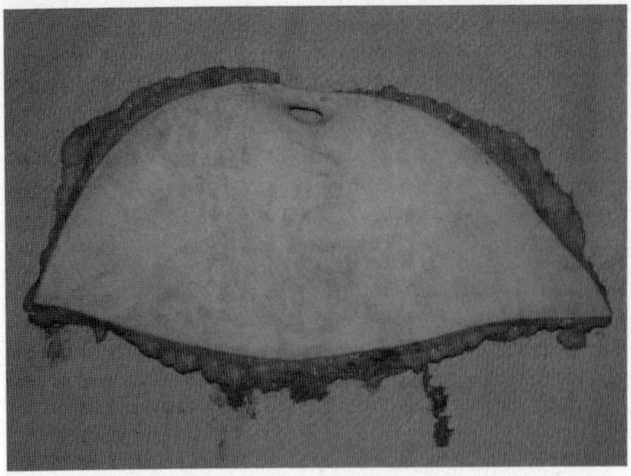

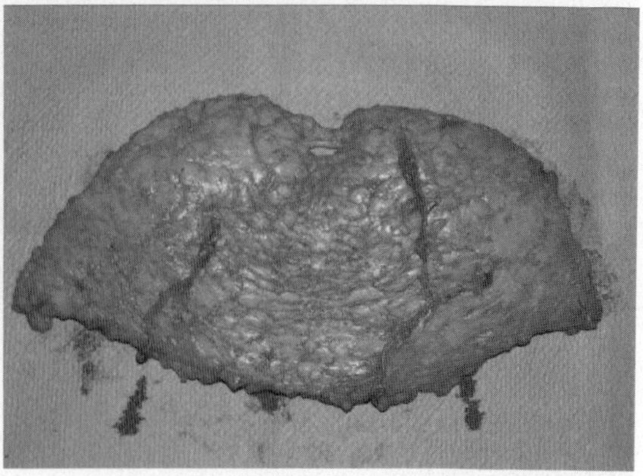

Lambeau de grand droit de l'abdomen type BI-DIEP à un an + symétrisation sein droit (face).

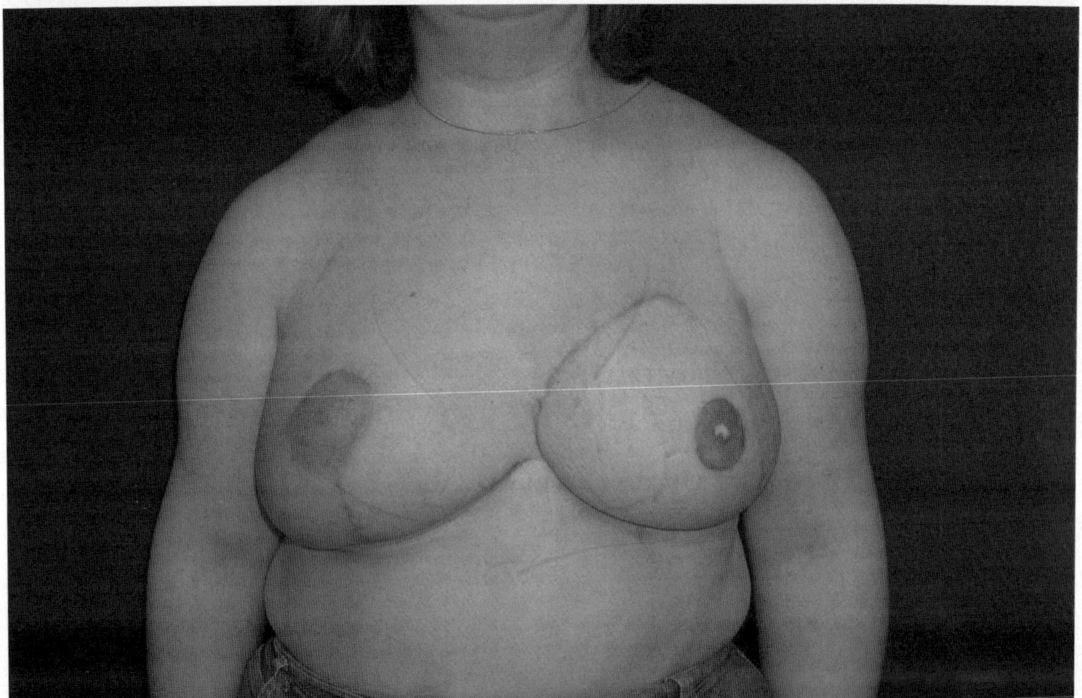

CHIRURGIE ESTHÉTIQUE DU SEIN

J. MASSON, J.P. BINDER, C. MARTINAUD, M. REVOL, J.M. SERVANT

La chirurgie esthétique du sein est très souvent pratiquée. Les seins ne se cachent plus. De nombreux artifices (lingerie, prothèse externe) sont utilisés pour mettre en valeur les petits seins. Les demandes de chirurgie plastique de réduction pour corriger une hypertrophie mammaire restent les plus nombreuses et les demandes d'implants mammaires, à visée esthétique, ne cessent d'augmenter.

LES PLASTIES MAMMAIRES DE RÉDUCTION

EN CAS D'HYPERTROPHIE MAJEURE

L'hypertrophie mammaire se définit comme l'augmentation du volume des seins. Elle s'associe toujours à une ptose variable en fonction du degré d'élasticité cutanée et de l'importance de l'hypertrophie. Le volume moyen d'un sein en France chez une femme de corpulence moyenne est de 250 à 300 cc. On parle d'hypertrophie moyenne entre 400 et 600 cc, d'hypertrophie sévère entre 800 et 1 000 cc et de gigantomastie au-delà de 1 500 cc.

Indication

Ces hypertrophies majeures peuvent être ressenties comme une infirmité conduisant parfois à éviter certains mouvements et certains sports. Des douleurs dorsales, parfois gênantes, peuvent être ressenties avec, dans les cas extrêmes, une projection des épaules en avant et une cyphose dorsale associées. Dans ces cas, une plastie mammaire en T inversé, pour enlever non seulement l'excès de la glande mammaire mais aussi de peau, peut être proposée. La tendance actuelle tend à diminuer la longueur des cicatrices en pratiquant des plasties mammaires verticales. La réduction mammaire ne devrait être pratiquée que lorsque l'on doit enlever au moins 300 gr par sein. Sinon, les cicatrices risquent d'être plus mal tolérées que l'hypertrophie. Il est préférable de garder un sein un peu gros, s'il est joli et bien galbé car qui dit réduction dit cicatrice irréversible. Les mammographies pré-opératoires sont systématiques. L'interrogatoire soigneux recherche des antécédents familiaux de cancer du sein. Des photographies pré-opératoires des seins sont réalisées en consultation. L'obésité vraie reste une contre indication à l'intervention chirurgicale. En cas de surpoids important, seules les patientes ayant fait un réel effort d'amaigrissement, avec stabilisation de leur poids pendant plusieurs mois, pourront bénéficier de l'intervention chirurgicale. La contraception orale qui est arrêtée un mois avant l'intervention chirurgicale, pour diminuer les risques thrombo-emboliques, est reprise en post-opératoire.

Technique chirurgicale

Une plastie mammaire avec une cicatrice en T inversée ou en ancre de marine est le plus souvent réalisée.

Plastie mammaire de réduction type PITANGUY [10]

Cette méthode est fiable et peut corriger la majorité des hypertrophies mammaires. Il s'agit d'une intervention sans clivage cutanéo-glandulaire dans laquelle la plaque aréolo-mamelonnaire reste vascularisée par un lambeau dermo-glandulaire. Dans cette technique, une résection glandulaire « en quille de bateau renversé » est réalisée. On peut reprocher dans certains cas, un défaut d'enroulement des segments interne et inférieur du sein (photos 1 à 8).

Plastie mammaire de réduction type SAINT-LOUIS [1-11]

Comme dans la technique précédente, il s'agit d'une intervention sans clivage cutanéo-glandulaire avec transfert de la plaque aréolo-mamelonnaire par un lambeau dermo glandulaire. Un lambeau dermo-glandulaire à pédicule interne est conservé, la résection glandulaire principale est réalisée sur ce lambeau qui est ensuite enroulé et fixé le plus haut possible au niveau du relief du tendon du muscle grand pectoral. La cicatrice définitive est une cicatrice en T inversée avec, dans ce cas, un effet d'enroulement des segments internes du sein donnant un aspect et un galbe plus arrondis et plus harmonieux.

De nombreuses autres techniques de plastie mammaire de réduction sont décrites dans la littérature. Ces techniques, pour des opérateurs entraînés, peuvent aussi donner de très bons résultats (photos 9 à 16).

SUITES OPÉRATOIRES : RÉSULTATS

L'intervention chirurgicale dure environ trois heures, sous anesthésie générale. Le premier pansement est réalisé le lendemain de l'intervention, de façon à vérifier la vitalité des deux aréoles. Dans de rares cas, une souffrance partielle peut survenir avec, dans les cas extrêmes, une nécrose totale de l'aréole que l'on doit alors réparer par une greffe de peau totale. Une hypo ou une véritable anesthésie des deux aréoles peut survenir et la patiente doit être informée de ce risque. Un hématome peut survenir dans les suites immédiates de l'intervention ; lorsqu'il est tendu et compressif, il peut nécessiter une reprise chirurgicale. Un drainage systématique aspiratif permet en général d'éviter une telle complication. La durée de l'hospitalisation est de 2 à 3 jours. Les drains sont, en général, retirés au moment de la sortie. Le port d'un soutien gorge sans armature est prescrit pour une durée de un mois jour et nuit. La convalescence est de 3 à 4 semaines. Des ecchymoses, ainsi qu'un œdème d'importance variable, sont en général constatés. Les grossesses ultérieures sont déconseillées pendant les deux ans qui suivent l'intervention. La lactation est le plus souvent impossible après une plastie mammaire de réduction et lorsqu'elle est possible elle est vivement déconseillée. Les pièces opératoires de résection glandulaire sont adressées en anatomo-pathologie. De rares cas de mastopathies à risque ou de véritables cancers *in situ* peuvent être ainsi détectés.

Le confort apporté par une plastie mammaire de réduction est, en général, apprécié dès le premier pansement. Le galbe du sein, nettement amélioré, n'est pas définitif. Les seins vont se dérouler et se modifier pendant 3 à 6 mois. Les cicatrices épaisses et inflammatoires dans les mois qui suivent l'opération s'atténuent et blanchissent progressivement. Il faudra environ un an pour qu'elles prennent leur aspect définitif. La cicatrice la plus visible dans le temps est la cicatrice péri-aréolaire. Malgré ces cicatrices la réduction mammaire donne un tel confort de vie que la majorité des femmes se demandent pourquoi elles ne l'ont pas fait plus tôt. Dans de rares cas, ces cicatrices peuvent être hypertrophiques voir chéloïdiennes. Ces risques doivent être expliqués. Dans certains cas, un défaut majeur de cicatrisation incite à l'abstention chirurgicale.

LES PTOSES MAMMAIRES SANS HYPERTROPHIE

La technique de réduction mammaire est identique. Il faut réduire le sac cutané pour regalber le sein. C'est un problème de

Photo 1 : Hypertrophie mammaire + ptose (face)

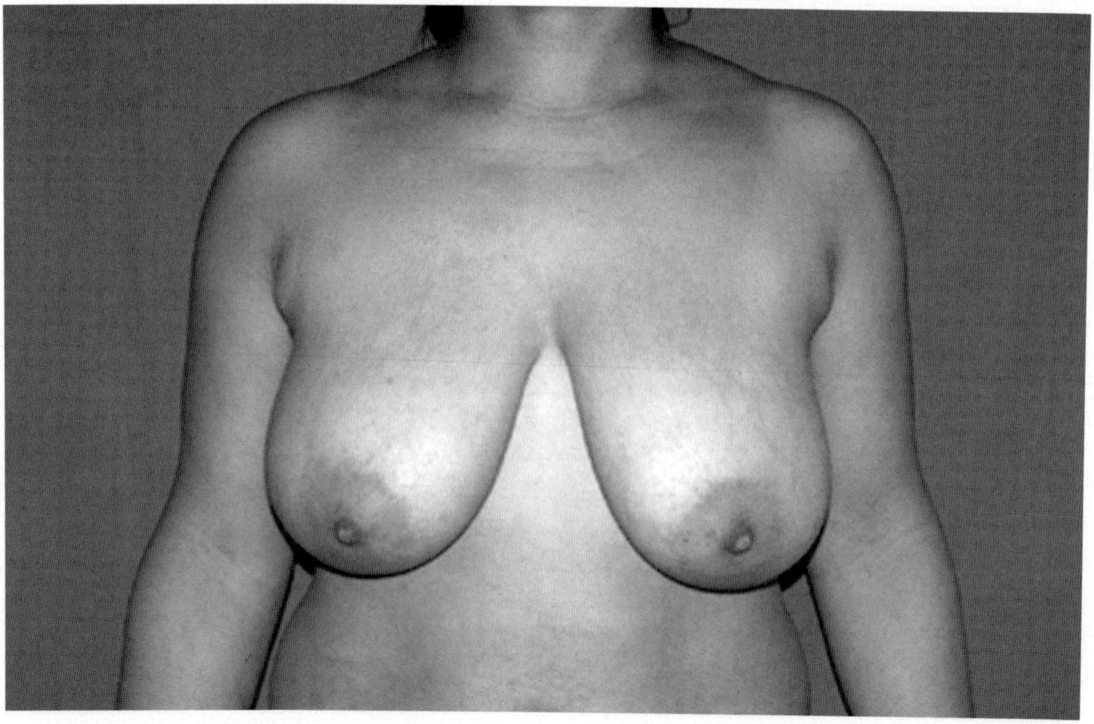

Photo 2 : Résultat PITANGUY à 4 mois (face)

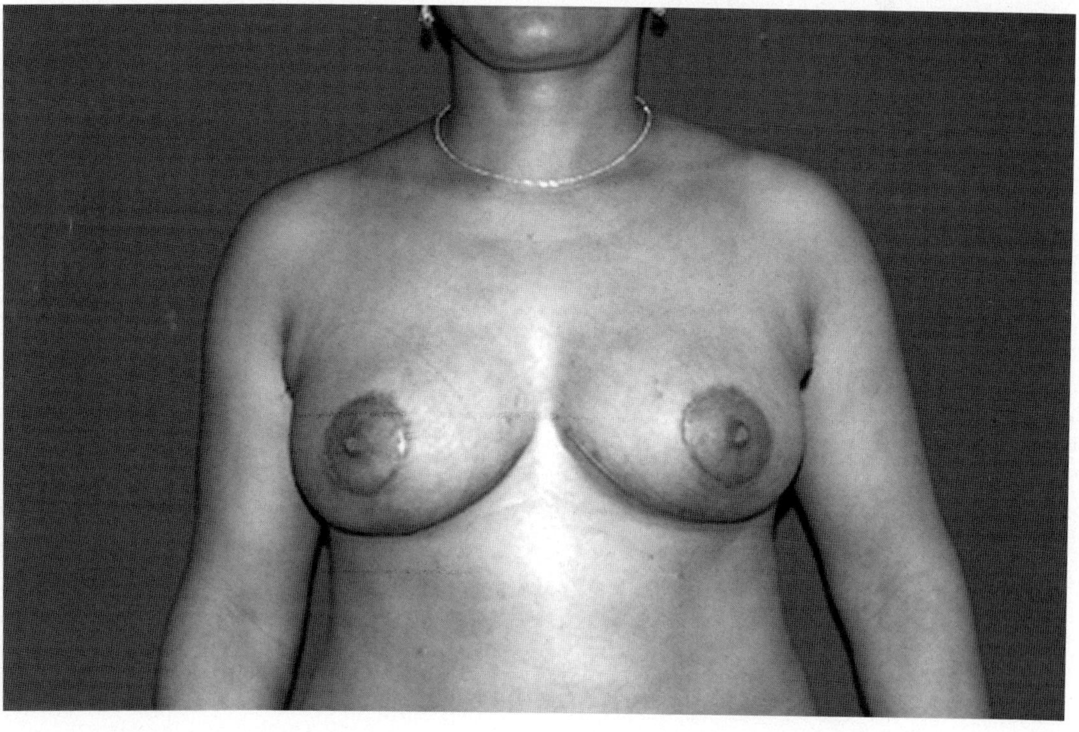

Photo 3 : Hypertrophie mammaire + ptose (3/4)

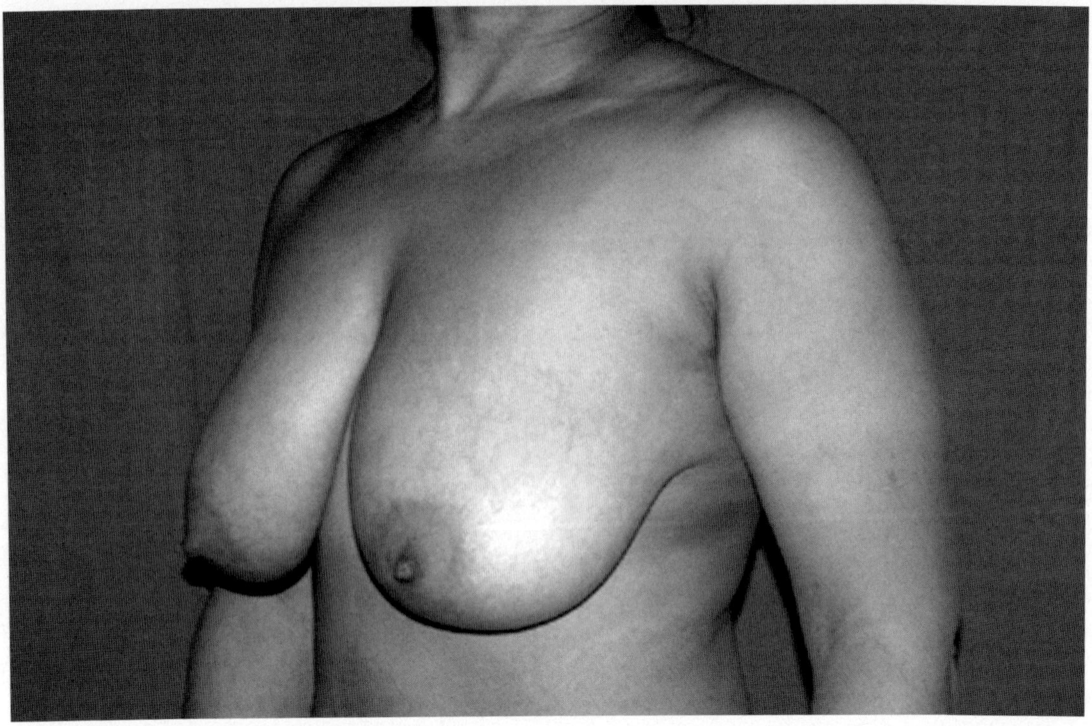

Photo 4 : Résultat PITANGUY à 4 mois (3/4)

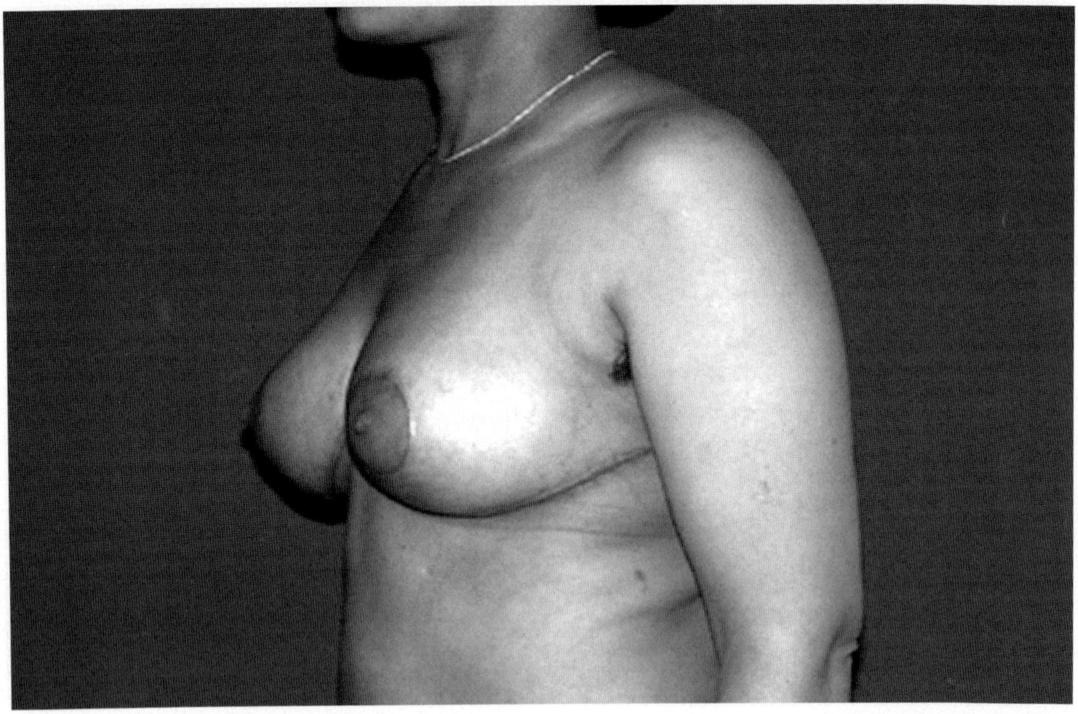

Photo 5 : Hypertrophie mammaire bilatérale (face)

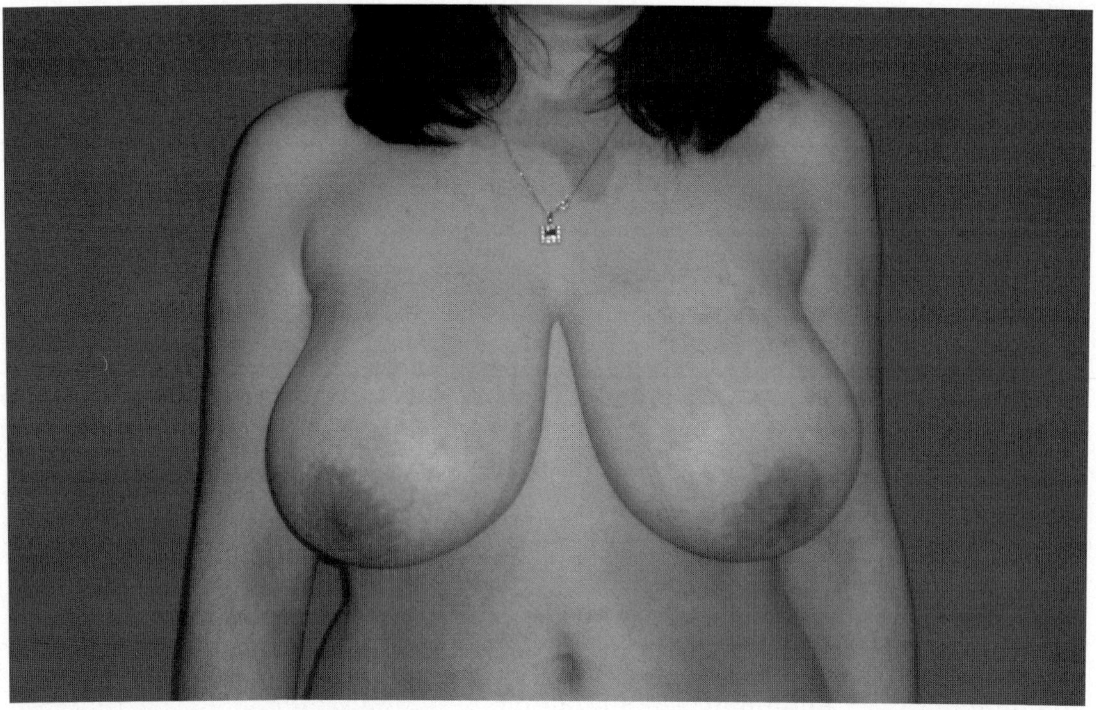

Photo 6 : Résultat plastie mammaire de réduction type Pitanguy à un an (face)

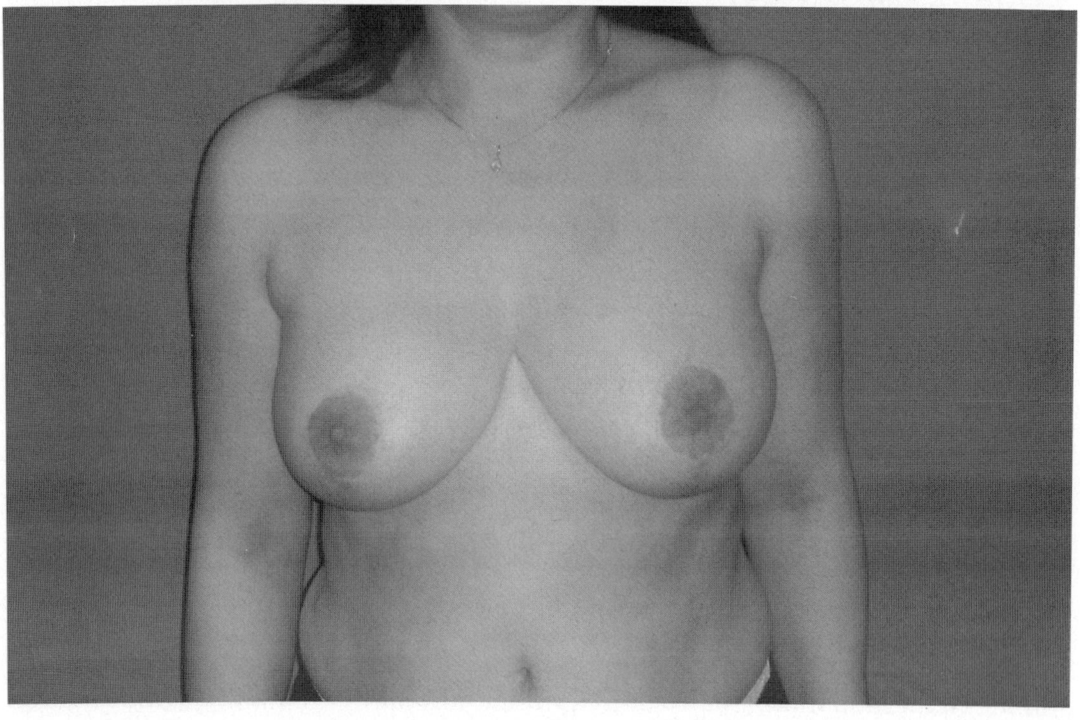

Photo 7 : Hypertrophie mammaire bilatérale (3/4)

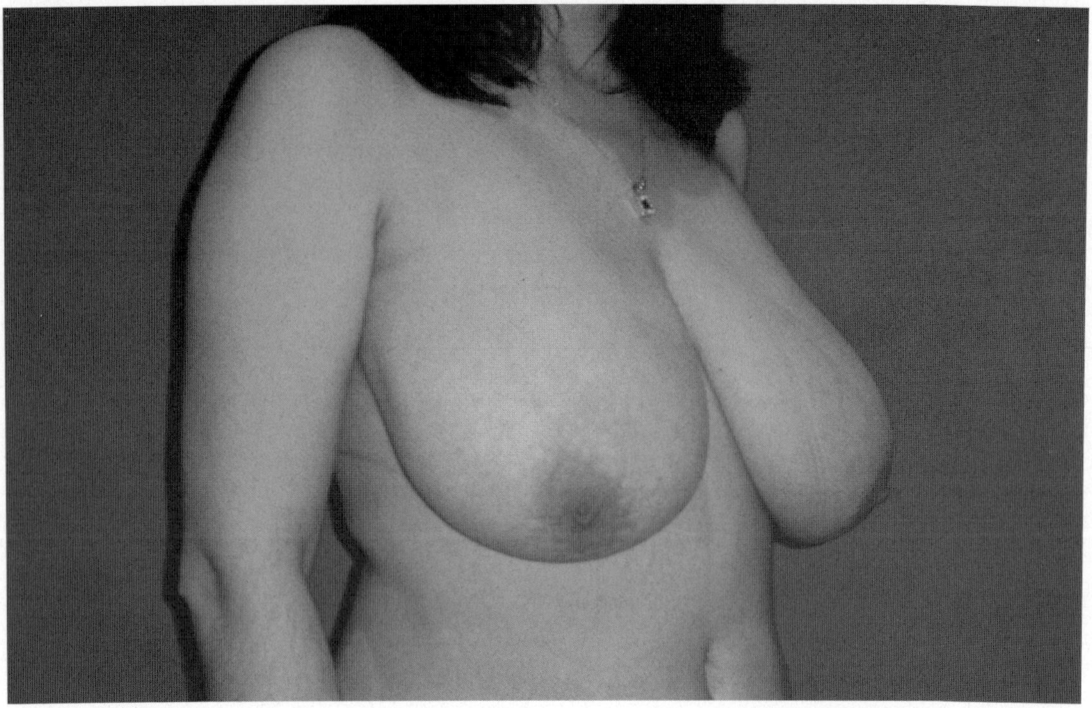

Photo 8 : Résultat plastie mammaire de réduction type Pitanguy à un an (3/4)

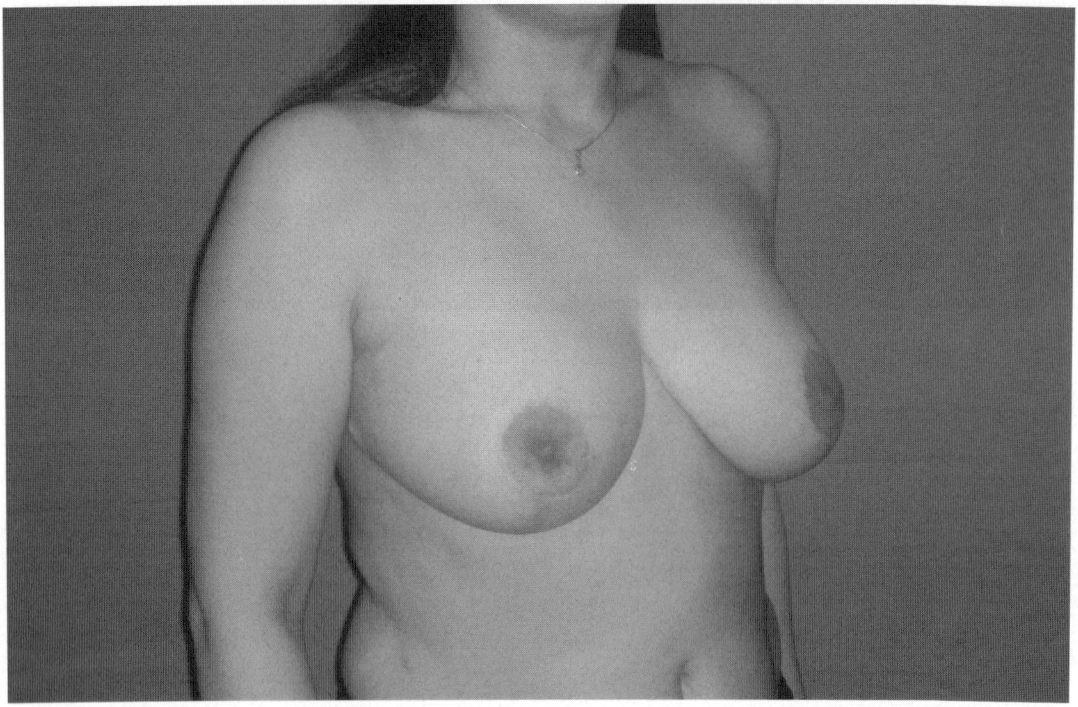

contenant et de contenu. Les cicatrices sont en général bien acceptées car la silhouette est vraiment modifiée. (photos 17 à 24). Actuellement, dans les petites ptoses, on réduit les cicatrices en pratiquant une seule incision verticale (cicatrice en I).

Dans cette technique de plastie mammaire verticale [8], la plaque aréolo-mamelonnaire est vascularisée par un lambeau dermo-glandulaire, mais ici il existe un clivage cutanéo-glandulaire des segments inférieurs du sein pour permettre à ce niveau une rétraction cutanée. En cas de volume mammaire insuffisant, une petite prothèse peut être nécessaire. Les indications des plasties mammaires verticales sont actuellement élargies aux hypertrophies de moyenne abondance, avec des résultats satisfaisants (photos 25 à 30).

Si la réduction d'une hypertrophie mammaire très invalidante est toujours prise en charge par la sécurité sociale, les plasties mammaires verticales à visée esthétique ne le sont jamais.

LES PLASTIES MAMMAIRES D'AUGMENTATION

Pour apporter du volume à un petit sein, il faut une prothèse. L'usage des prothèses mammaires est très répandu tant en chirurgie esthétique que réparatrice après mastectomie pour cancer du sein.

Généralités, Législation

Les prothèses mammaires pré-remplies de gel de silicone ont été réintroduites en France en janvier 2001. Ces prothèses, interdites en France entre 1995 et janvier 2001, ont été incriminées dans la survenue de pathologies auto-immunes. Il n'existe aucune preuve scientifique et reconnue de l'augmentation tangible du risque de maladie auto-immune sur prothèse pré-remplie de gel de silicone [9]. L'augmentation de l'incidence du cancer du sein chez les femmes implantées n'a aussi jamais été retenue [3]. Les prothèses pré-remplies de gel de silicone sont considérées comme des dispositifs médicaux de classe III avec des exigences de sécurité et de performances importantes (directive Européenne n° 2003/12/CE). [4]

Les prothèses pré-remplies de sérum physiologiques, dont les fuites relativement importantes pouvant atteindre 20 % dans certaines séries, ne sont plus guère utilisées. Ces prothèses, seules autorisées entre 1995 et janvier 2001, sont progressivement changées pour des implants préremplis de gel de silicone. Les prothèses que nous utilisons en France varient en fonction de leur forme, de leur enveloppe et de leur produit de remplissage.

Leur forme

Les prothèses rondes : hémisphériques de profil haut, intermédiaire ou idéalement bas en esthétique en fonction de la projection obtenue. Elles présentent deux dimensions, largeur et projection, elles existent de 90 g à 600 g.

Les prothèses anatomiques : en forme de « goutte d'eau » à base ovoïde, elles présentent trois dimensions, largeur-hauteur et projection, leur volume varie entre 120 g et 740 g. [5-4].

Les prothèses asymétriques : peu utilisées avec une face postérieure concave qui suit le relief thoracique et un remplissage plus important en externe. Elles existent de 180 g à 600 g. [5].

L'enveloppe

En élastomère de silicone, lisse ou texturé [7]. La texturation micro ou idéalement macro texturée réduirait le risque de survenue de coque [6].

Le produit de remplissage

Gel de silicone ou sérum physiologique. Depuis sa réintroduction le gel de silicone présente une cohésivité plus importante qui réduit très significativement la diffusion de la silicone.

Indication

Le plus souvent la demande de prothèse à visée esthétique est la résultante d'une fonte glandulaire mammaire après plusieurs grossesses. On observe alors une diminution des seins dont le galbe et la projection n'existent plus.

Dans de rares cas, il s'agit d'hypotrophie mammaire congénitale, voire dans les cas extrêmes, d'amastie ou d'asymétrie mammaire comme on peut les rencontrer dans un syndrome de Poland.

Seules les hypotrophies mammaires sans ptose seront décrites ici (photos 31 à 46). Malgré le jeune âge des patientes (20 à 40 ans) les mammographies préopératoires sont systématiques (photos 47 à 55 – avec découverte possible mais rare de foyers de microcalcifications pathologiques comme ici chez une femme de 25 ans souhaitant une augmentation mammaire à visée esthétique).

Technique chirurgicale

Les incisions petites (3 à 4 cm en général), sont pratiquées dans l'aisselle, dans le sillon sous-mammaire, en trans-aréolaire ou mieux en péri-aréolaire inférieure.

Dans la majorité des cas, la prothèse sera positionnée derrière la glande mammaire en position pré-musculaire. Cette position respecte l'anatomie de la glande mammaire et donnera un aspect bien plus naturel. La position rétro-musculaire, dont les suites opératoires sont beaucoup plus douloureuses, est réservée aux femmes maigres dont les côtes sont particulièrement visibles dans la partie supérieure du thorax. L'intervention chirurgicale dure une heure trente environ et est réalisée sous anesthésie générale. Les demandes à visée esthétique ne sont jamais prises en charge par la sécurité sociale.

SUITES OPÉRATOIRES : RÉSULTATS

Le port d'un soutien gorge et d'un contenseur mammaire est préconisé pour une durée de un mois, jour et nuit.

Les risques précoces sont dominés par l'hématome, exceptionnel en cas de drainage. L'infection, aussi exceptionnelle, peut imposer la dépose de l'implant.

Des troubles de la sensibilité de l'aréole et du mamelon, en général transitoires, sont décrits. L'allaitement peut être maintenu et n'est pas contre-indiqué après la pose d'implant mammaire.

Autour de l'implant se forme toujours une capsule péri-prothétique qui, lorsqu'elle se contracte et comprime l'implant, peut réaliser une coque contractile. Les coques, imprévisibles dans le temps, peuvent être classées selon la classification de Baker en 4 grades, le stade 4 se caractérisant par un sein sphérique, dur et douloureux [12]. Dans ce cas, une réintervention peut être nécessaire pour réaliser une capsulotomie avec éventuellement changement de l'implant. Le risque de coque serait évalué actuellement à moins de 5 %, et serait plus important pour les enveloppes lisses et remplies de gel de silicone [2-7].

Des vagues, des ondulations ou des plis plus fermes peuvent être visibles et palpés à la périphérie de l'implant, en particulier sous les téguments fins. Ces plis, surtout visibles avec les prothèses remplies de sérum physiologique, disgracieux et particulièrement inesthétiques lors de la position penchée en avant, ont imposé un changement de ces prothèses pour des prothèses remplies de gel de silicone. La nouvelle génération de prothèses de silicone, avec un coefficient de remplissage supérieur à 80 %, a considérablement diminué ces plis péri-prothétiques.

Une carte comportant les références des prothèses implantées est remise systématiquement à la patiente. La durée de vie des prothèses est estimée à 15 ans à 20 ans.

Un suivi clinique des patientes implantées est indispensable, de même qu'un suivi radiologique. Des mammographies numérisées permettant une meilleure visualisation de l'implant ainsi que la surveillance de la glande mammaire sont réalisées tous les deux ans. Des calcifications capsulaires peuvent être décrites à long terme pouvant, dans certains cas, lors du changement de l'implant nécessiter une capsulectomie. Ces calcifications, épaisses et linéaires, se distinguent facilement des calcifications pathologiques glandulaires.

Elles suivent en général le relief de l'implant.

Une mastopexie secondaire sur implant peut être nécessaire en cas de ptose secondaire de la glande mammaire.

CONCLUSION

Les demandes de chirurgie esthétique du sein sont de plus en plus fréquentes. Une notice d'information détaillée de l'intervention et des suites opératoires est remise systématiquement à la patiente. Le consentement éclairé, avant toute intervention chirurgicale esthétique, est obligatoire. Les plasties mammaires de réduction apportent un grand confort aux patientes, tant sur le plan postural que pour se vêtir. Le bénéfice psychologique et morphologique des implants prothétiques mammaires est incontestable, avec une augmentation constante des demandes. ■

BIBLIOGRAPHIE

[1] Bricout N, Grosliere D, Servant Jm, Banzet P. Plastie mammaire, la technique utilisée à Saint Louis. *Ann. Chir. Plast. Esthet.* 1988; 33: 7-15.

[2] Colema N DJ, Foo IT, Sharpe DT. Textured or smooth implants for breast augmentation? A prospective controlled trial. *Br. J. Plast. Surg.* 1991; 44: 444-448.

[3] Deapen DM, Brody GS. Augmentation mammaplasty and brerast cancer: a five-year update of the Los Angeles study. *Plast Reconstr. Surg.* 1992; 89: 660-665.

[4] Desouches C, Aharoni C, Magalon G. Analyse descriptive des différents implants mammaires disponibles sur le marché européen en 2005. *Ann Chir Plast* 2005 ; 50 : 694-701.

[5] Fitoussi A, Couturaud B, Laki F, Alran S, Salmon RJ. Évaluation des prothèses asymétriques en reconstruction mammaire. *Ann Chir Plast* 2005 ; 50 : 575-81.

[6] Hakelius L., Ohlsen L. A clinical comparison of the tendancy to capsular contracture between smooth and textured gel-filled silicone mammary implants. *Plast. Reconstr. Surg.* 1992; 90: 247-254.

[7] Heymans O. Prothèses lisses ou texturées : que choisir ? *Ann Chir Plast* 2005 : 50 : 494-8.

[8] Le Jour M, Abboud M., Declety A., Kertesz P. Réduction des cicatrices de plasties mammaires. *Ann. Chir. Plast.* 1990 ; 35 : 369-379.

[9] Noone RB. A review of the possible health implication of silicone breast implants. *Cancer* 1997; 79: 1747-1756.

[10] Pitanguy I. Une nouvelle technique de plastie mammaire. Étude de 245 cas consécutifs et présentation d'une technique personnelle. *Ann. Chir. Plast.* 1962; 7: 199-208.

[11] Revol M., Servant J.M. Manuel de Chirurgie Plastique, Reconstructrice et Esthétique. 1993; p. 548.

[12] Separ SL, Baker JR, Cafee HH. Classification of capsular contacture after prosthetic breast reconstruction. *Plast. Reconstr. Surg.* 1995; 96: 1119-1124.

Photo 9 :
Hypertrophie mammaire + ptose (face)

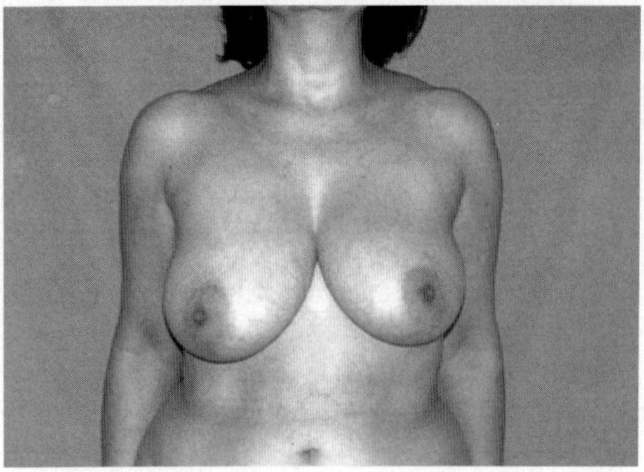

Photo 10 :
Résultat technique Saint-Louis à 6 mois (face)

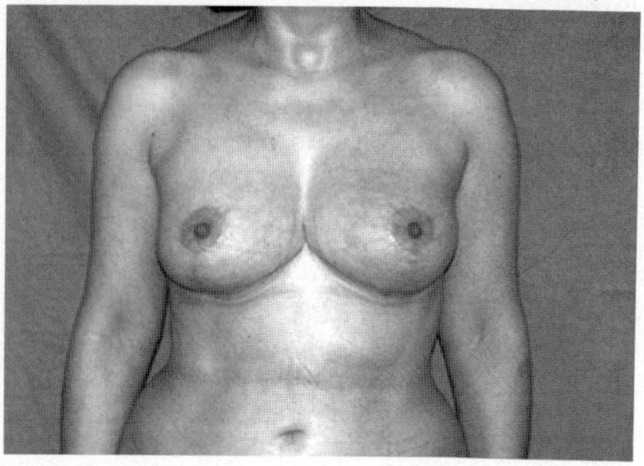

Photo 11 : Hypertrophie mammaire avec asymétrie modérée (face)

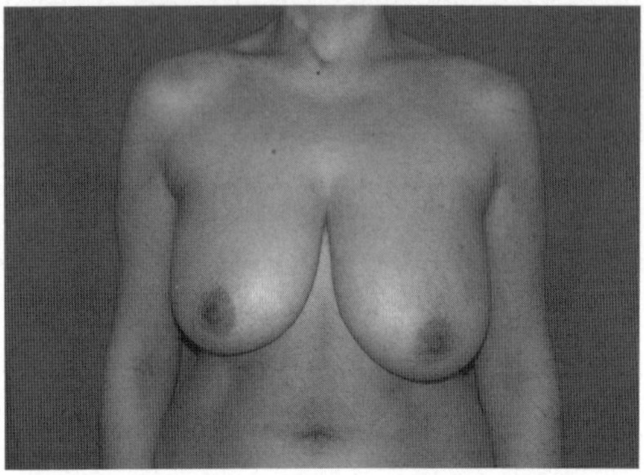

Photo 12 : Hypertrophie mammaire avec asymétrie modérée (3/4)

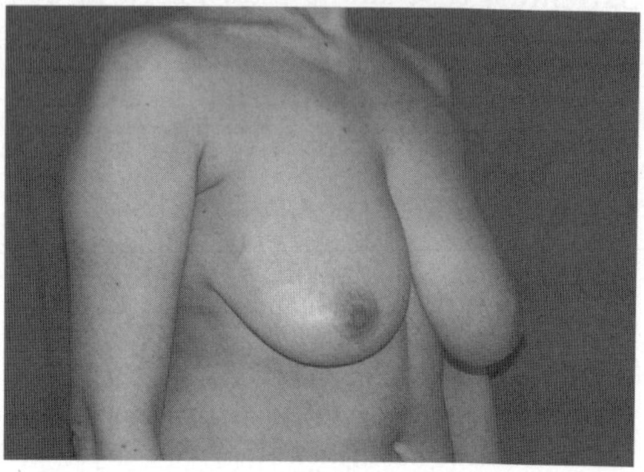

Photo 13 : Technique Saint Louis, résultat à trois mois (face). Cicatrices épaisses et inflammatoires

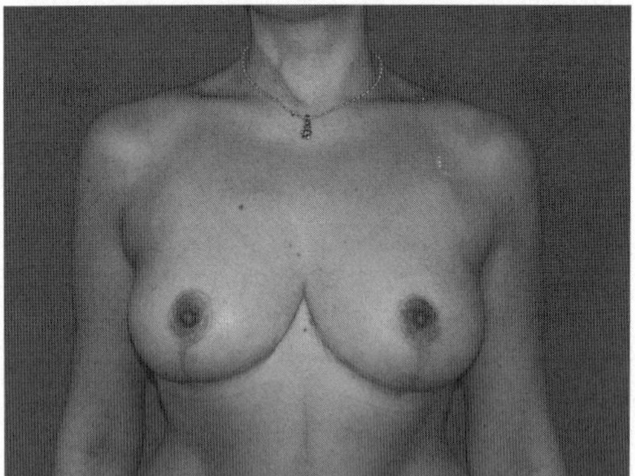

Photo 14 :
Technique Saint Louis, résultat à trois mois (3/4)

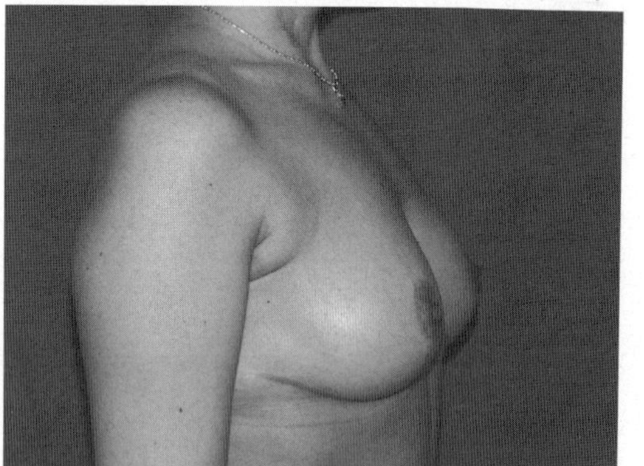

Photo 15 : Technique Saint Louis, résultat à un an (face). Cicatrices fines et moins inflammatoires

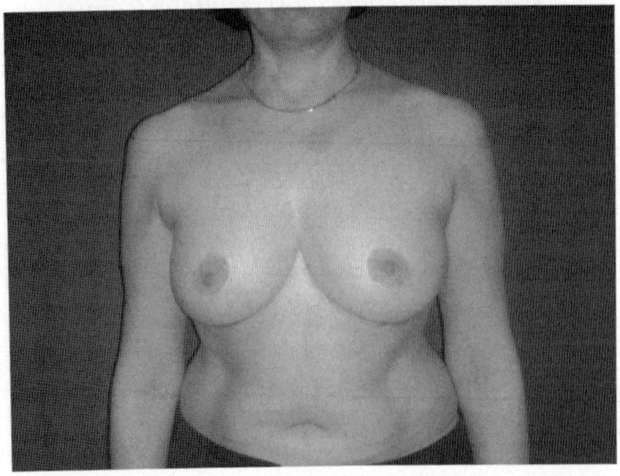

Photo 16 : Technique Saint Louis, résultat à un an (3/4)

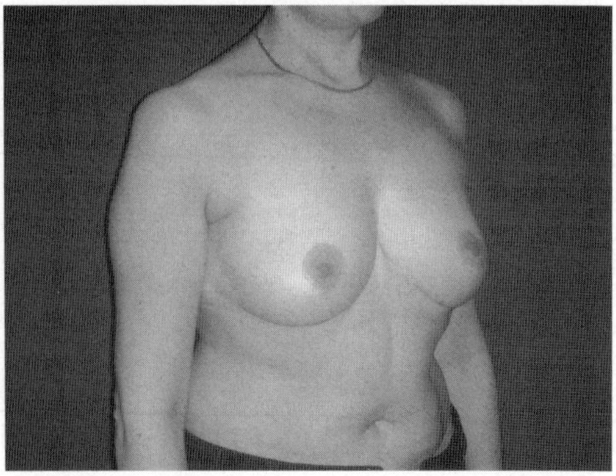

Photo 17 : Ptose mammaire sans hypertrophie (face)

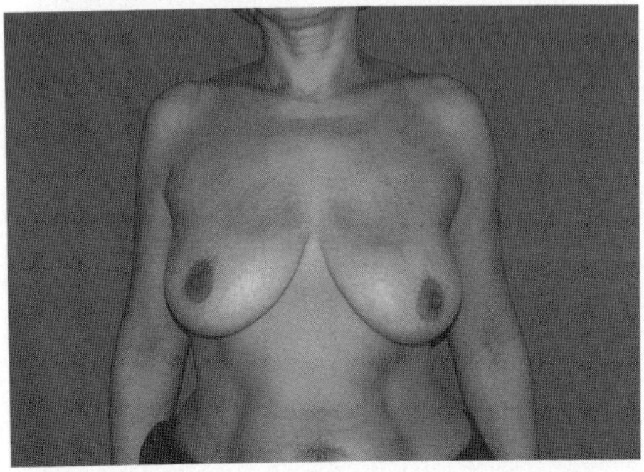

Photo 18 : Ptose mammaire sans hypertrophie (3/4)

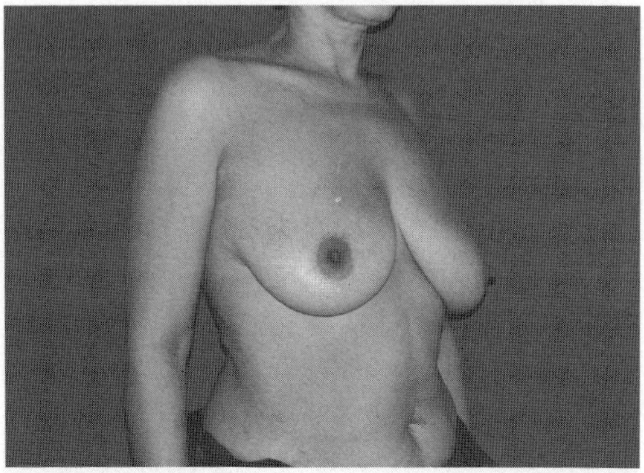

Photo 19 : Résultat plastie mammaire en T inversé à 6 mois (face) Excès cutané résiduel inféro interne bilatéral

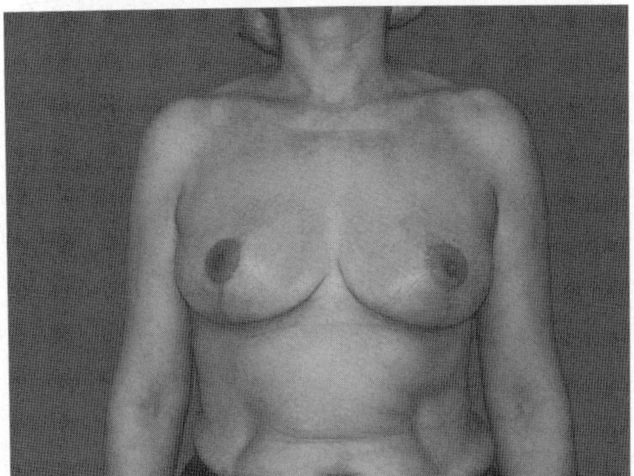

Photo 20 : Résultat plastie mammaire en T inversé à 6 mois (3/4)

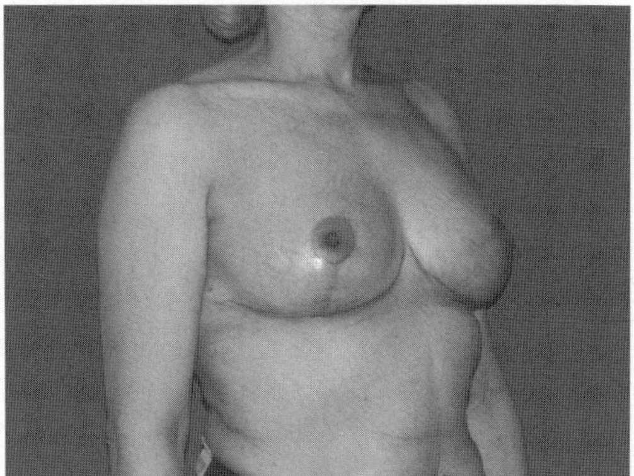

Photo 21 :
Ptose modérée sans hypertrophie (face)

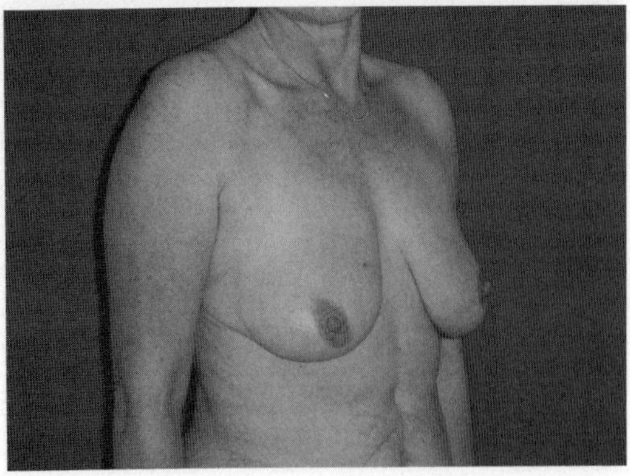

Photo 22 : Ptose modérée sans hypertrophie (3/4) résultat à 6 mois

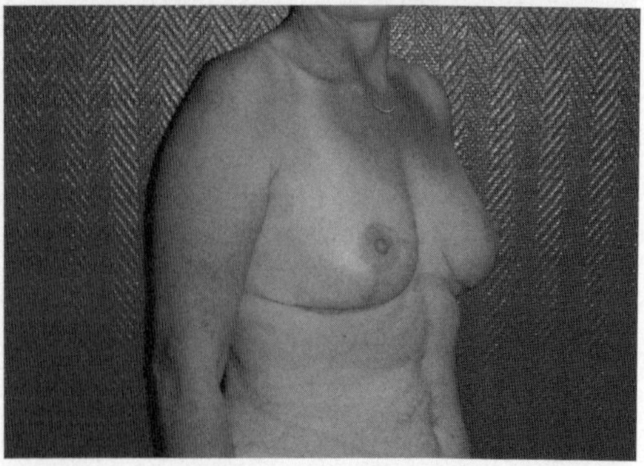

Photo 23 :
Ptose modérée sans hypertrophie (profil)

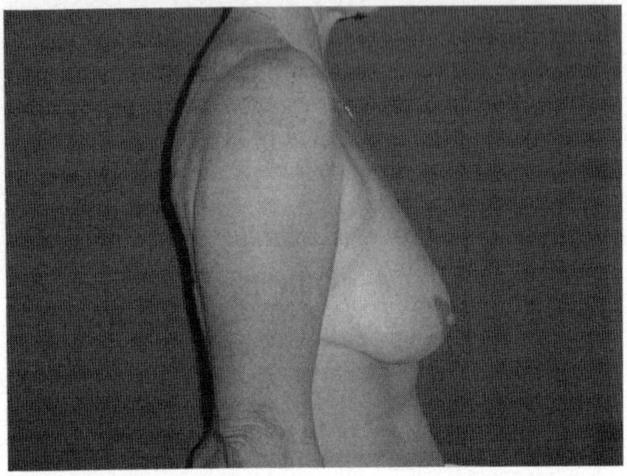

Photo 24 : Ptose modérée sans hypertrophie (profil) résultat à 6 mois

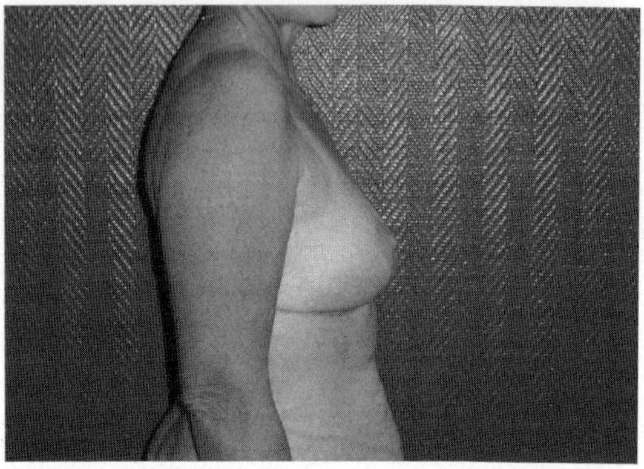

Photo 25 :
Hypertrophie mammaire modérée + ptose (face)

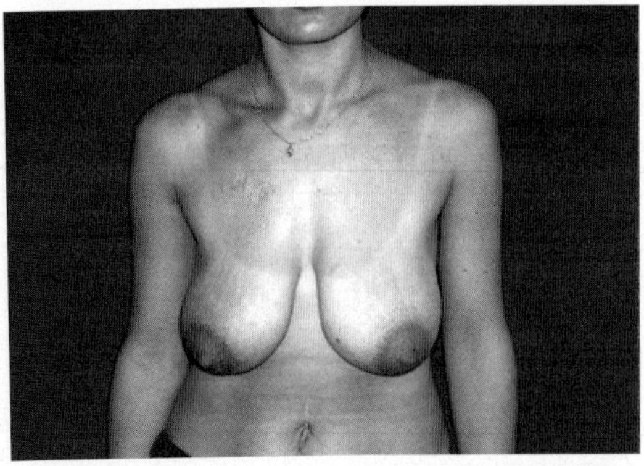

Photo 26 : Résultat plastie mammaire verticale à 1 mois (face). Excès cutané inféro-interne droit

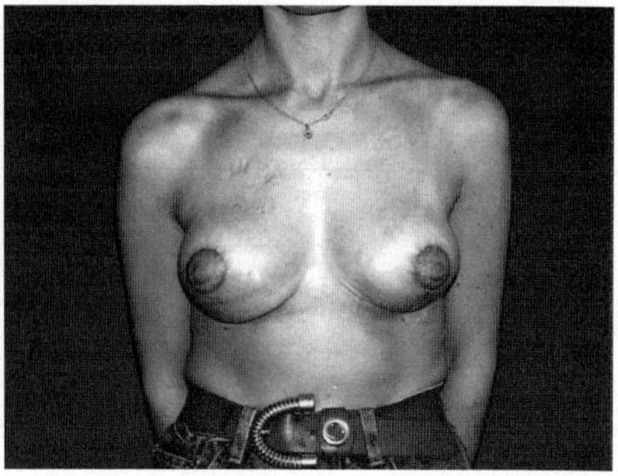

Photo 27 :
Hypertrophie mammaire modérée + ptose (profil)

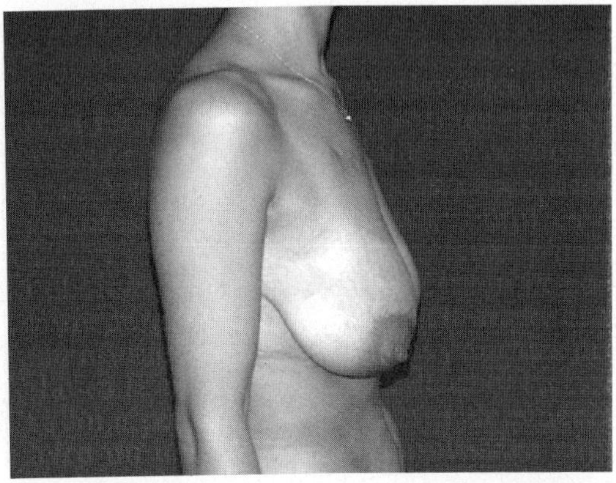

Photo 28 :
Résultat plastie mammaire verticale à 1 mois (profil)

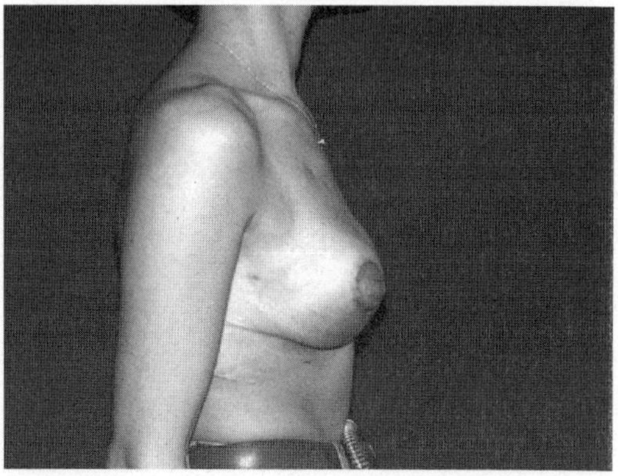

Photo 29 :
Hypertrophie mammaire modérée + ptose (3/4)

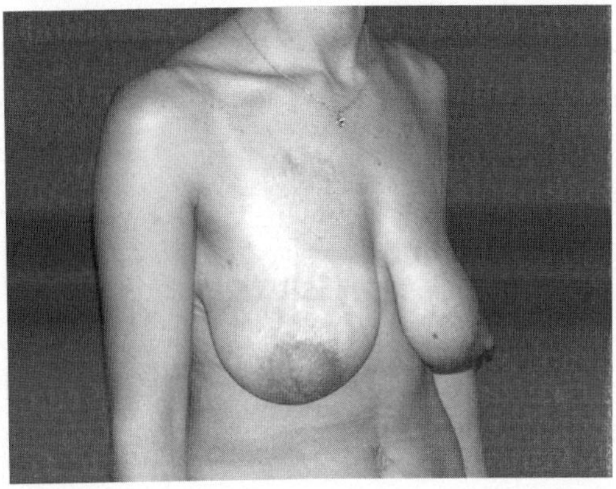

Photo 30 :
Résultat plastie mammaire verticale à 1 mois (3/4)

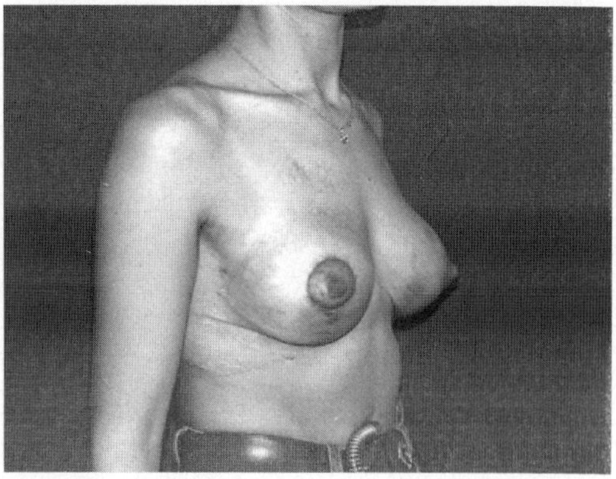

Photo 31 :
Hypotrophie mammaire isolée (face)

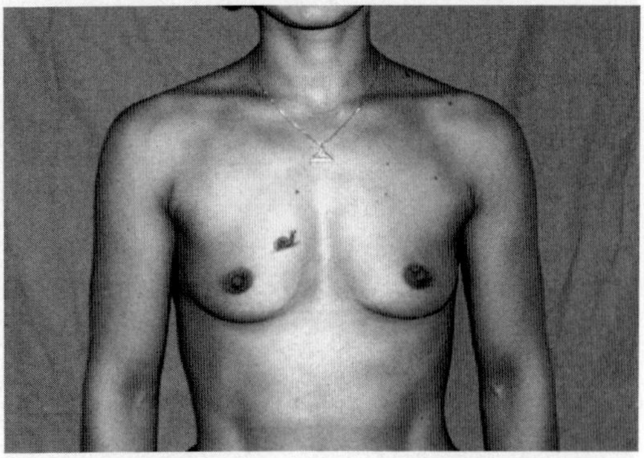

Photo 32 : Prothèse esthétique rétro-glandulaire
(résultat à 4 mois) (face)

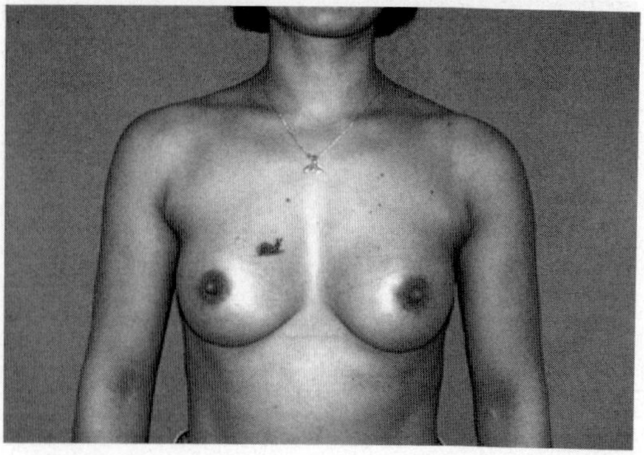

Photo 33 :
Hypotrophie mammaire isolée (3/4)

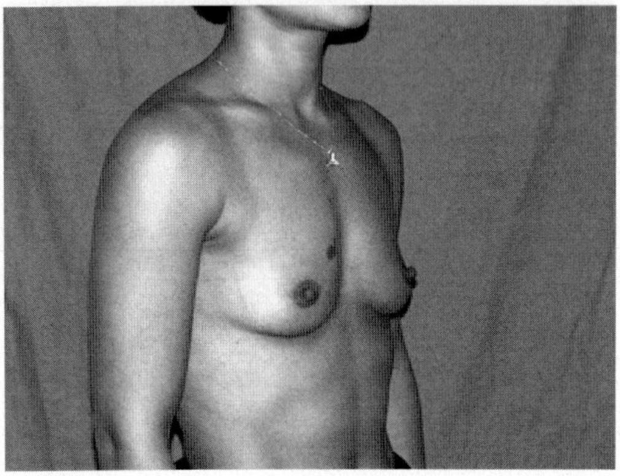

Photo 34 : Prothèse esthétique rétro-glandulaire
(résultat à 4 mois) (3/4)

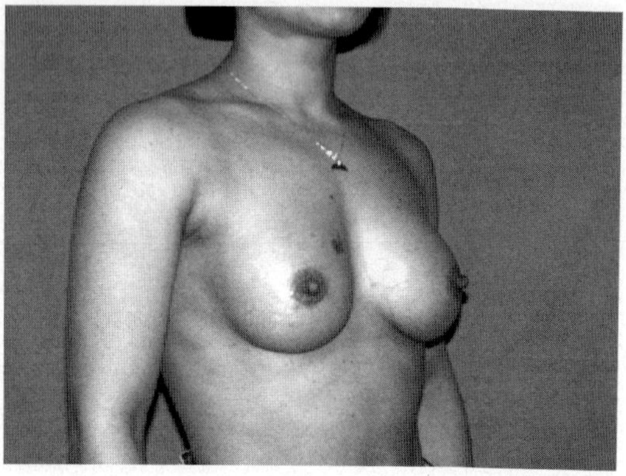

Photo 35 :
Hypotrophie mammaire isolée (profil)

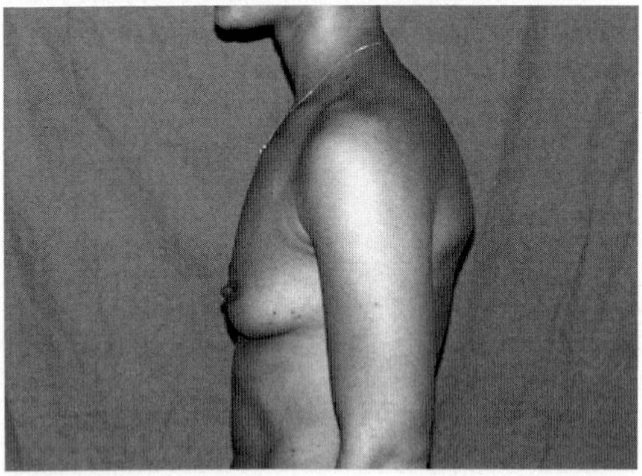

Photo 36 : Prothèse esthétique rétro-glandulaire
(résultat à 4 mois) (profil)

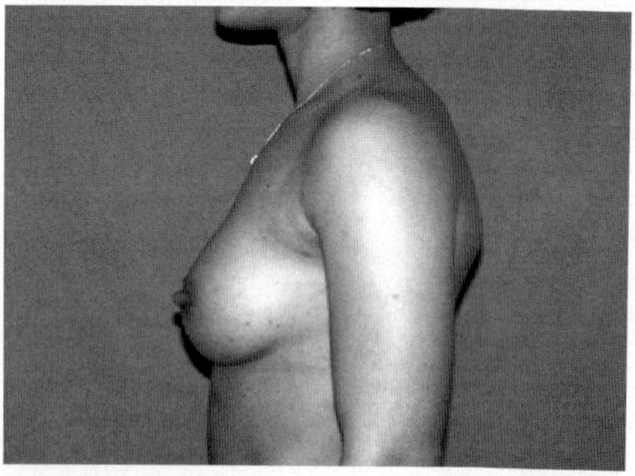

Photo 37 :
Hypotrophie mammaire bilatérale (face)

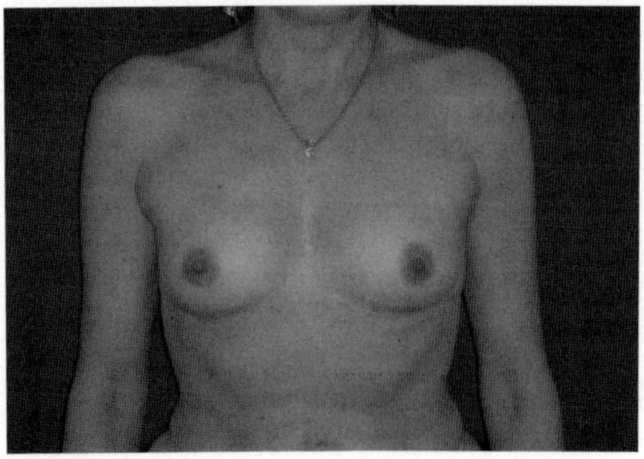

Photo 38 :
Hypotrophie mammaire bilatérale (3/4)

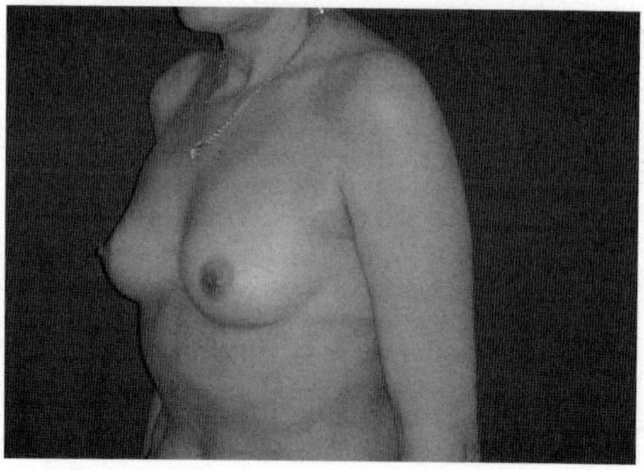

Photo 39 : Augmentation mammaire bilatérale, cicatrices péri-aréolaires inférieures, résultat à 3 mois (face)

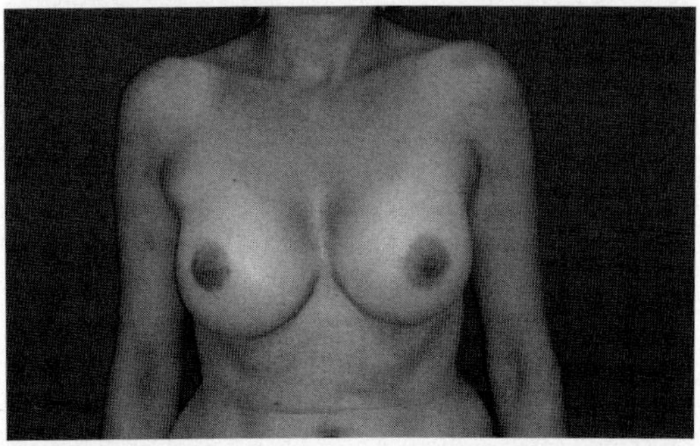

Photo 40 : Augmentation mammaire bilatérale, résultat à trois mois (3/4)

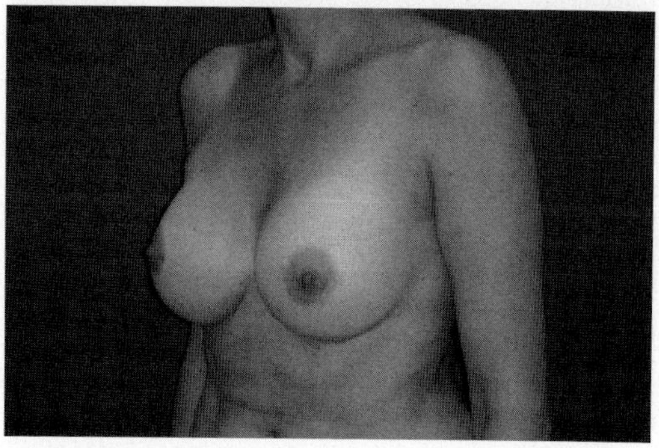

Photo 41 :
Hypotrophie mammaire bilatérale (face)

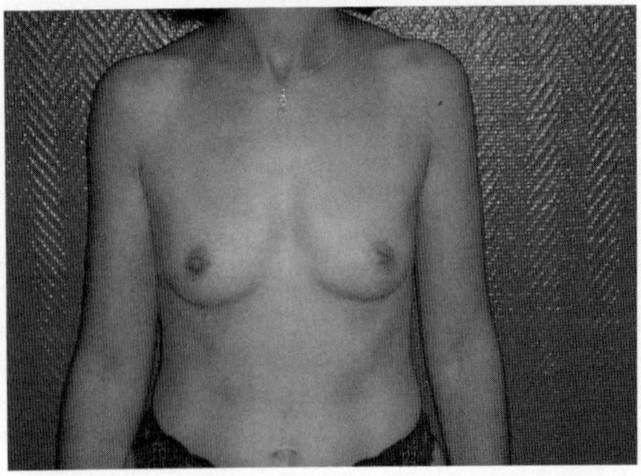

Photo 42 :
Hypotrophie mammaire bilatérale (profil)

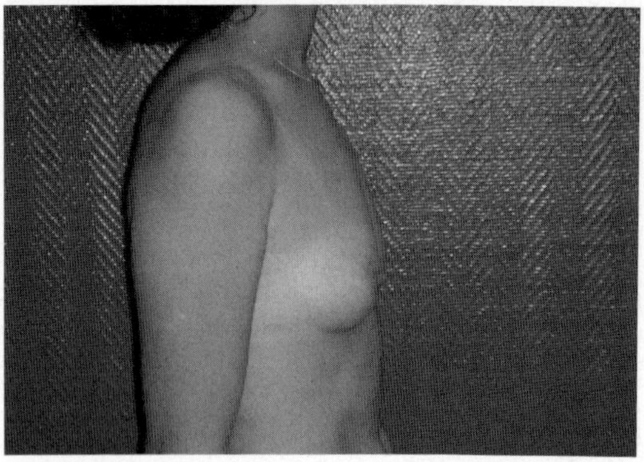

Photo 43 : Augmentation mammaire bilatérale.
Cicatrices péri-aréolaires (face), résultat à 6 mois

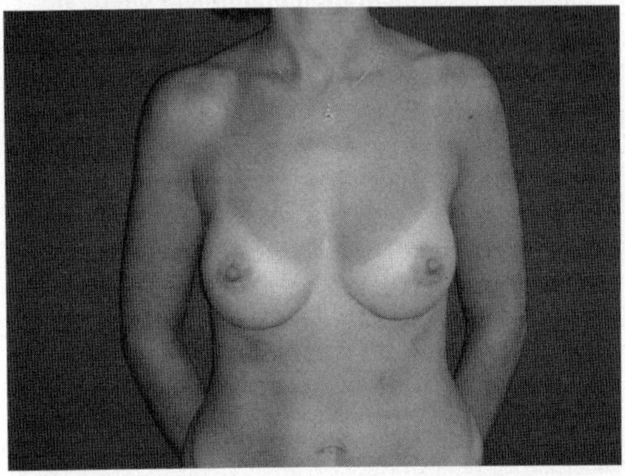

Photo 44 : Augmentation mammaire bilatérale.
Cicatrices péri-aréolaires (profil) résultat à 6 mois

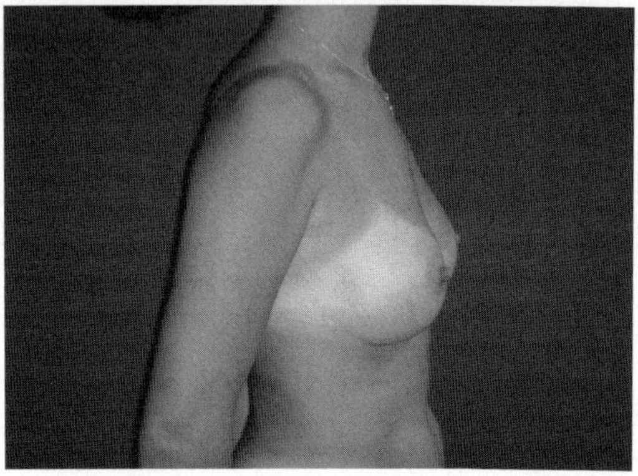

Photo 45 :
Cicatrices péri-aréolaires gauche à 6 mois

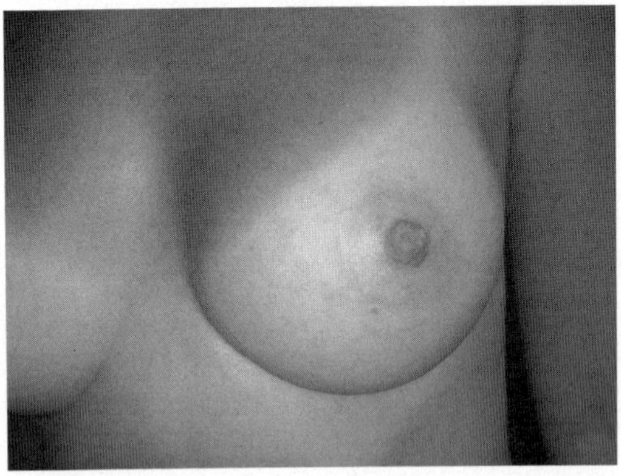

Photo 46 :
Cicatrices péri-aréolaires droite à 6 mois

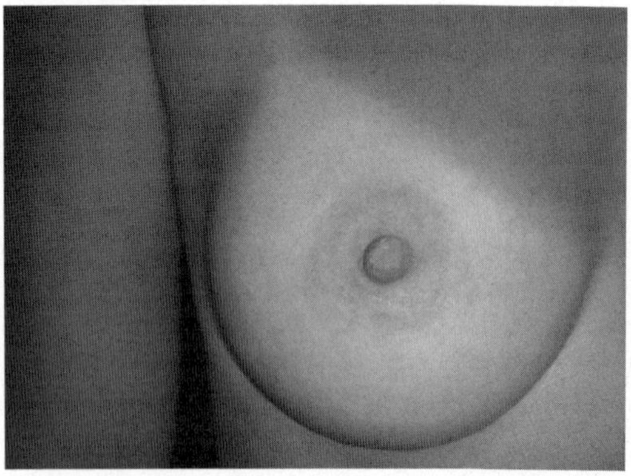

Photo 47 :
Hypotrophie mammaire isolée (face)

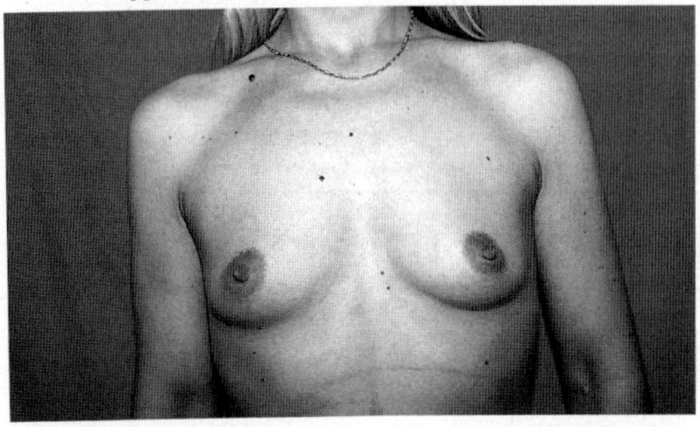

Photo 48 :
Hypotrophie mammaire isolée (3/4)

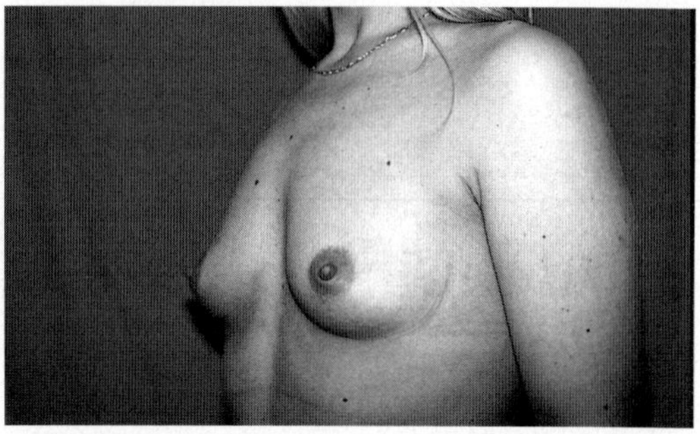

Photo 49 : Mammographie face :
foyer de micro calcifications type IV
dans la classification Legall

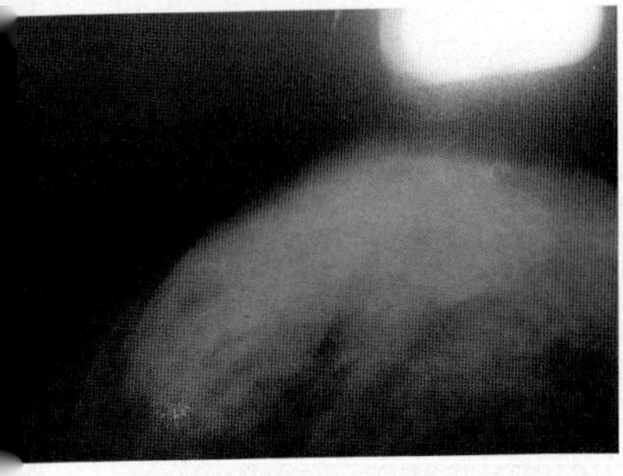

Photo 50 : Repérage mammo guidé
foyer de micro calcifications.

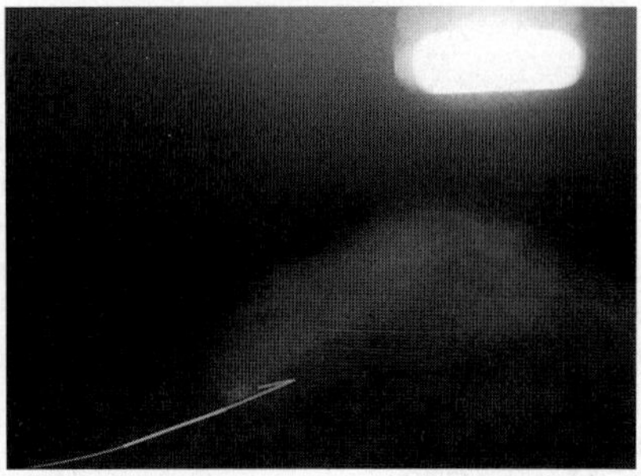

Photo 51 :
Pièce de répérage contenant
les micro calcifications

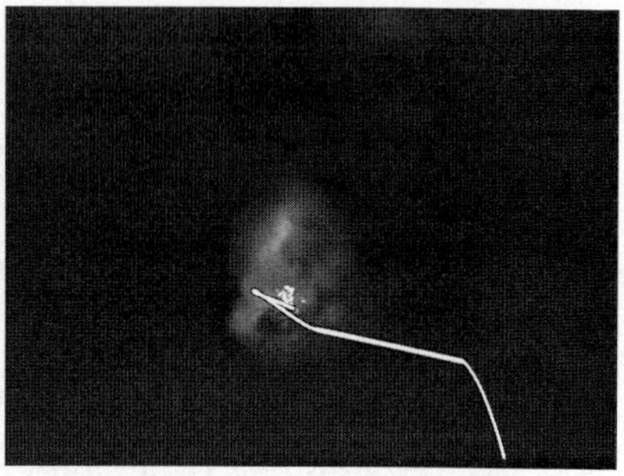

Photo 52 : Après 6 mois radiothérapie
+ curiethérapie (face)

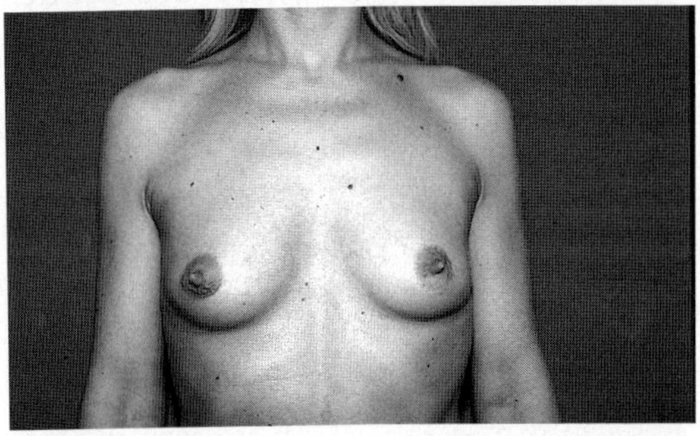

Photo 53 :
Après 6 mois radiothérapie + curiethérapie (3/4)

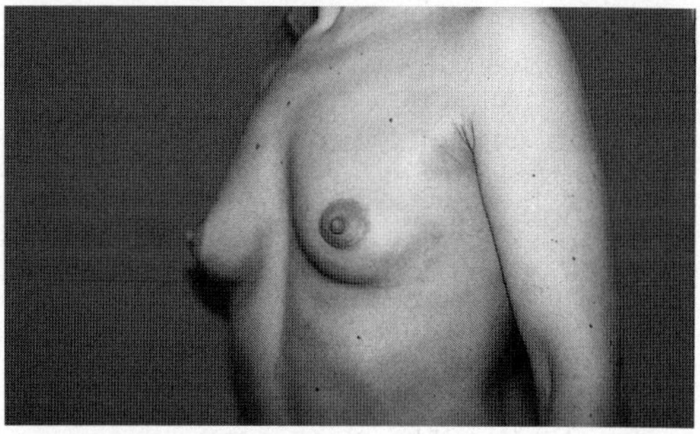

Photo 54 : Prothèses esthétiques rétro glandulaires
à 1 mois (face)

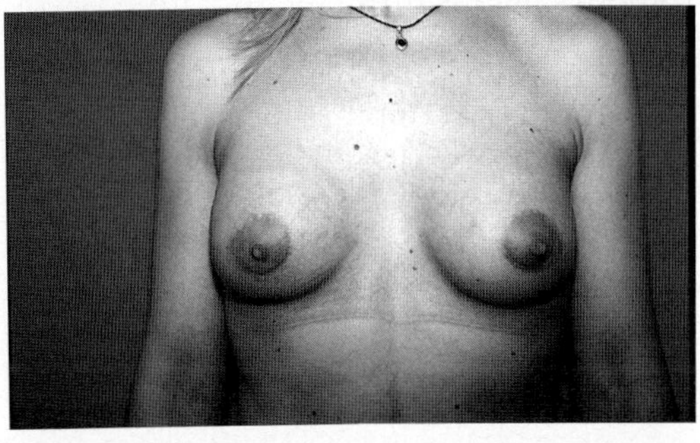

Photo 55 : Prothèses esthétiques rétro glandulaires
à 1 mois (3/4)

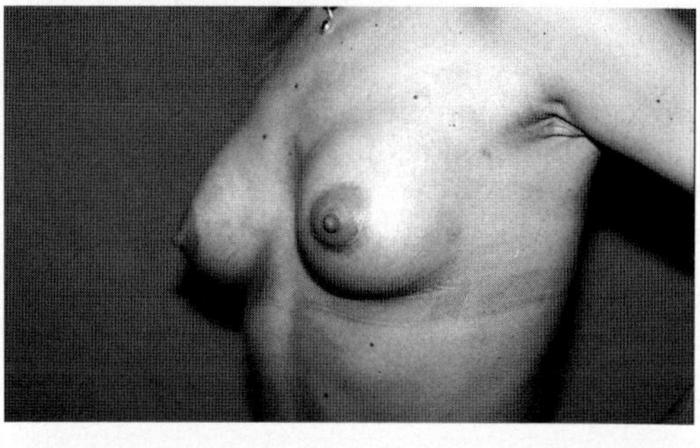

TRAITEMENT CHIMIOTHÉRAPIQUE ADJUVANT DES CANCERS DU SEIN

C. CUVIER, S. GIACCHETTI, PH COTTU, N. BEDAIRIA, A. DE ROQUANCOURT, H. DE THÉ, A. GORINS, M. ESPIÉ, M. MARTY

INTRODUCTION

Avec le dépistage des cancers du sein, et le traitement de cancers moins évolués, le traitement adjuvant des formes localisées rend compte de l'augmentation graduelle des taux de guérison des cancers du sein (Hudis S70-S75;Hudis S70-S75;Hudis S70-S75;Leonard and Malinovszky 244-48;Effects of chemotherapy and hormonal therapy for early breast cancer on recurrence and 15-year survival: an overview of the randomised trials 1687-717).

Le traitement chimiothérapique adjuvant des cancers du sein a évolué en cinq générations d'études depuis presque quarante ans : monochimiothérapies, polychimiothérapies sans anthracyclines, polychimiothérapies avec anthracyclines, polychimiothérapies avec anthracyclines et taxoïdes, polychimiothérapies et agents moléculaires ciblés, essentiellement trastuzumab dans les formes surexprimant HER2 actuellement.

Dans le même temps mais plus encore ces dix dernières années les paramètres pronostiques ont été enrichis par des paramètres biologiques plus nombreux et validés, maintenant « accessibles » par des études à moyen et haut débit, même si ces études ne sont pas encore passées dans la pratique quotidienne du fait de leur complexité, mais aussi par des paramètres prédictifs de l'efficacité des traitements chimiothérapiques adjuvants. Ainsi, le traitement adjuvant chimiothérapique des cancers du sein s'oriente-t-il vers un traitement ciblé en fonction de la présentation clinique, anatomo-pathologique et biologique du cancer du sein localisé.

Cette efficacité croissante – réduction des taux actuariels de rechutes (locorégionales et métastatiques) – a un corollaire : la taille et la durée des études permettant la démonstration d'un progrès, respectivement de plusieurs milliers de patientes et de plusieurs années (un suivi minimal de 5 ans est nécessaire). La caractérisation de cibles pharmacologiques dans des tumeurs et la démonstration de l'apport d'agents spécifiques de ces cibles rend la conduite de ces études encore plus complexe dans certains sous-groupes : ainsi les formes surexprimant HER2 relèvent maintenant d'une chimiothérapie adjuvante associée à un inhibiteur spécifique. Les études prospectives multicentriques sont ici toujours nécessaires.

De manière importante, ces progrès sont fragiles : le non-respect des modalités exactes avec lesquelles un bénéfice a été obtenu – stade, date de début du traitement adjuvant, doses des agents utilisés, intervalle entre les cycles – obère voire annule le bénéfice attendu. Ceci a une importance particulière s'agissant notamment des indications et modalités des chimiothérapies adjuvantes chez les femmes âgées, question de plus en plus souvent posée (Biganzoli *et al.* 207-10 ; Bouchardy *et al.* 3580-87 ; Brunello *et al.* 1276-82) : un pronostic similaire pour les mêmes présentation que chez des femmes plus jeunes, et la démonstration que les bénéfices d'une chimiothérapie adjuvante indiquée persistent même s'ils sont moindre qu'à un âge moins élevé (Effects of chemotherapy and hormonal therapy for early breast cancer on recurrence and 15-year survival: an overview of the randomised trials 1687-717) amènent à considérer spécifiquement ce groupe moins defini par l'âge seul que par l'aptitude à tolérer une chimiothérapie adjuvante bien conduite (Bouchardy *et al.* 3580-87 ; Basso *et al.* 197-211 ; Kummel *et al.* 1673-76).

De très nombreuses questions portant sur les associations optimales, les stades ou les utiliser, les doses requises, les durées optimales, les effets secondaires à court et long terme, restent posées. Ces apparents points de détail conditionnent probablement autant l'efficacité des traitements adjuvants que des questions « plus importantes » posées par de nombreux groupes coopérateurs.

De nombreuses questions tenant à ces points, à la conception et la réalisation de nouvelles associations, mais aussi la caractérisation de paramètres pronostiques et prédictifs de l'efficacité thérapeutique persistent. L'étude de traitements des premières progressions métastatiques fournit évidemment des pistes thérapeutiques : les traitements actifs dans ces situations se sont régulièrement avérés actifs en situation adjuvante. Cependant il n'existe aucune relation simple et reproductible entre le bénéfice obtenu en situation métastatique (taux de réponse, survie sans progression, survie globale) et celui qui sera éventuellement obtenu en situation adjuvante. De plus le petit nombre d'études prospectives en situation métastatiques ne fournit donc qu'un nombre limité d'enseignements utilisables pour la caractérisation de traitement adjuvants plus efficaces et/ou moins toxiques.

En effet la toxicité des traitements adjuvants – aiguë, subaiguë ou chronique – est maintenant une préoccupation majeure tant elle peut être obéré le résultat global. Encore les toxicités acceptables sont-elles à nuancer en fonction du pronostic attaché à une présentation particulière. De plus, la répartition des effets indésirables n'est pas constante dans le temps – les toxicités aiguës ne s'observent que pendant l'administration du traitement adjuvant, certaines toxicités chroniques et en particulier les leucémies secondaires s'observent avec deux pics d'incidence – interdisant l'utilisation de modèles simples impliquant un risque proportionnel pour apprécier leur impact sur la survie ou la survie sans événements (Sooriyarachchi and Whitehead 1072-84).

La disponibilité de nombreuses méta-analyses (Effects of chemotherapy and hormonal therapy for early breast cancer on recurrence and 15-year survival: an overview of the randomised trials 1687-717); (Polychemotherapy for early breast cancer: an overview of the randomised trials. Early Breast Cancer Trialists' Collaborative Group 930-42; A'Hern, Smith, and Ebbs 801-05), la tenue de plusieurs conférences de consensus (Adjuvant systemic therapy for women with node-positive breast cancer. The Steering Committee on Clinical Practice Guidelines for the Care and Treatment of Breast Cancer S52-S64); (The National Institutes of Health Consensus Development Conference: Adjuvant Therapy for Breast Cancer. Bethesda, Maryland, USA. November 1-3, 2000. Proceedings 1-152); (Thuerlimann 294-97); (Goldhirsch *et al.* 1569-83; Carlson *et al.* S1-26 ; **RECOMMANDATIONS POUR LA PRATIQUE CLINIQUE ST-PAUL-DE-VENCE « Cancers du sein »**) permettent de définir avec une assez bonne précision les principaux paramètres à prendre en compte pour la réalisation d'un traitement adjuvant. Cependant et en matière d'option thérapeutique : ces conclusions sont d'autant plus valides que les paramètres étudiés varient peu – ce qui est notamment le cas pour les manipulations hormonales – mais nivellent des différences importantes quand ils varient (compositions, doses et durée des chimiothérapies adjuvantes).

Nous nous efforcerons de revoir de manière critique tous ces paramètres à considérer lors de l'instauration d'un traitement adjuvant en soulignant d'emblée l'importance et l'utilité pour les patientes d'être traitées dans des protocoles prospectifs de modalités de traitement adjuvant.

LES PARAMÈTRES PRONOSTIQUES NÉCESSAIRES À LA MISE EN ŒUVRE D'UN TRAITEMENT ADJUVANT

Ces paramètres doivent être réunis avant l'instauration du traitement adjuvant.

PARAMÈTRES CLINIQUES

Il s'agit de :

- La taille tumorale : la classification TNM autorise l'utilisation de la taille mesurée cliniquement, par imagerie ou à l'examen macroscopique de la pièce opératoire.
- L'existence d'une atteinte cutanée.
- L'existence de signes inflammatoires (PEV2 : limités à une partie du sein ; PEV3 : étendus à l'ensemble du sein).
- La probabilité d'une atteinte ganglionnaire (N1 à N2).

PARAMÈTRES ANALYSABLES SUR LA TUMEUR PRIMITIVE

Taille tumorale

Elle a une valeur pronostique essentiellement dans les formes sans atteinte ganglionnaire (N-, pN0) : il s'agit d'une variable continue et la valeur retenue pour définir un impact pronostique est de 20 mm. (Goldhirsch *et al.* 1569-83).

Histologie tumorale

Il s'agit :

- Du type histologique : les cancers médullaires, très peu différenciés, exprimant pratiquement constamment p53, ont néanmoins un pronostic moins sévère que les adénocarcinomes canalaires correspondant (Dendale *et al.* 99-105 ; Pedersen *et al.* 2289-95 ; Pedersen *et al.* 1792-97). Les carcinomes lobulaires invasifs seraient moins chimiosensibles, encore qu'il ne s'agisse pas nécessairement d'une variable indépendante (Cocquyt *et al.* 361-67 ; Cuttuli *et al.* 55-64 ; Mathieu *et al.* 342-51).
- Du grade histo-pronostique. Les tumeurs bien différenciées (grade I) ont un risque évolutif plus faible, les tumeurs peu différenciées (grade III) ont un pronostic plus sévère. Là encore, le grade est fortement corrélé à l'expression de récepteurs hormonaux, à la phase S.
- De l'existence d'emboles vasculaires ou lymphatiques, d'engainements des fibres nerveuses associée à un risque évolutif plus élevé (Goldhirsch *et al.* 1569-83 ; Kato *et al.* 1900-08 ; Schoppmann *et al.* 306-12).

Autres paramètres phénotypiques ou fonctionnels

- Expression des récepteurs hormonaux, œstrogèniques et/ou progestéroniques maintenant déterminée en routine par méthode immuno-histochimiques (Harvey *et al.* 1474-81). Comme détaillé dans un autre chapitre l'expression de la positivité (au moins 10 % de cellules tumorales marquées) tend à être encore abaissée. La corrélation entre l'expression des récepteurs hormonaux et le pronostic est démontrée mais de puissance limitée et fortement liée à d'autres covariables (grade histo-pronostique) (Fisher *et al.* 1076-87 ; Huseby *et al.* 83-88 ; Fisher, Redmond, and Fisher 151-58). La relation entre l'expression des récepteurs œstrogéniques et l'efficacité de la chimiothérapie adjuvante – réduite pour certains (Berry *et al.* 1658-67), inchangée pour d'autres (Effects of chemotherapy and hormonal therapy for early breast cancer on recurrence and

15-year survival: an overview of the randomised trials 1687-717) reste discutée. Il est probable qu'une classification plus précise en fonction du niveau d'expression des récepteurs hormonaux ou de leurs ARN messagers (et de ceux des gènes associés à ces récepteurs) (Tuma 332 ; Tuma 331-33 ; Livasy *et al.* 264-71 ; Kusinska *et al.* 107-10) permette de mieux définir cette relation. Par contre cette relation entre l'expression des récepteurs œstrogénique et progestéronique et l'effet d'un traitement antihormonal adjuvant est établie (Effects of chemotherapy and hormonal therapy for early breast cancer on recurrence and 15-year survival: an overview of the randomised trials 1687-717). Elle fonde d'ailleurs la stratification pronostique proposée en 2005 par la conférence de consensus de Saint Gall : cancers hormonosensibles (expression des récepteurs hormonaux et forte probabilité de sensibilité à un traitement antihormonal), d'hormonosensibilité incertaine (expression des récepteurs hormonaux quantitativement ou qualitativement insuffisante pour que l'efficacité d'un traitement antihormonal soit probable) ou hormono-insensible (cellules tumorales n'exprimant pas de récepteurs hormonaux). (Goldhirsch *et al.* 1569-83).

- Mutations et/ou surexpression d'oncogènes. La mieux étudiée est la surexpression de c-erbB-2 – récepteur de la famille du récepteur du facteur de croissance épithéliale – étudiée par Immuno-Histochimie Le gène codant pour ce récepteur transmembranaire est situé sur le chromosome 17 et est le plus souvent amplifié quand il y a surexpression du récepteur – d'où la possibilité de l'étudier par hybridation fluorescente ou chromogénique in situ ou par PCR quantitative (Dressler *et al.* 4287-97 ; Potemski *et al.* MT57-MT61 ; Peiro *et al.* 26-34 ; Rossi *et al.* 127-31 ; Carlson *et al.* S1-22 ; Press *et al.* 6598-607). On admet qu'il existe une surexpression quand au moins 30 % des cellules tumorales invasives montrent un marquage membranaire en IHC, et amplification quand le rapport signal du gene c-erbB-2/signal du centromère du chromosome 17 est supérieur à 2, 2. Une surexpression est observée à un niveau marqué (+++ en immunohistochimie ou hybridation in situ positive) dans environ 20 % des cancers du sein, associée à une différenciation peu marquée, à une expression moins fréquente et moins élevée de récepteurs hormonaux, à une prolifération marquée, et à un risque plus élevé de métastases viscérales. La encore une valeur pronostique indépendante n'est retrouvée qu'inconstamment dans les études les plus importantes ; de même l'association à une plus grande sensibilité à une chimiothérapie adjuvante est inconstante et pourrait être liée à une sensibilité collatérale aux anthracyclines du fait d'une co-amplification fréquente du gène de la topoisomérase 2 ; par contre les tumeurs exprimant à la fois HER2/neu et un récepteur hormonal apparaissent moins sensibles aux traitements antihormonaux (Pritchard *et al.* 2103-11 ; Colozza *et al.* 253-59 ; De Laurentiis *et al.* 4741-48 ; Arpino *et al.* 5670-76 ; Konecny *et al.* 1141-51). De plus il s'agit de la cible pharmacologique d'un anticorps monoclonal humanisé – le trastuzumab (Herceptin®)- dont les études en situation adjuvante ont démontré l'apport dans plusieurs modalités d'association à une chimiothérapie adjuvante (*cf.* infra).

D'autres mutations (c-myc, ras, int-2) sont plus rares et de valeur pronostique encore moins validée.

- Ploïdie : l'aneuploïdie est associée à une faible différenciation, à l'absence d'expression des récepteurs hormonaux, à l'expression de P53 au type basaloïde, et surtout – ce qui est cohérent avec l'implication de ces gènes dans la réparation de l'ADN – avec des mutations germinales de BRCA1 ou BRCA2. Sa valeur pronostique indépendante n'est pas établie (Kapranos *et al.* 448-53 ; Richardson *et al.* 121-32).

- Prolifération tumorale. Il existe de nombreuses méthodes pour étudier le taux de division cellulaire dans une tumeur : l'analyse du cycle cellulaire par cytométrie de flux est de réalisation simple mais d'interprétation difficile quand la tumeur est aneuploïde ; d'autres méthodes histochimiques (MIB1, KI-67, PCNA, cyclines) ou biochimiques (dont en particulier la mesure d'enzymes dont l'expression est fortement liée à la phase S et qui sont des cibles pharmacologiques d'agents cytotoxiques (thymidine synthétase, topoisomérases I et II) sont inconstamment corrélées aux méthodes de référence. De plus l'existence d'une prolifération élevée est corrélée à un grade histo-pronostique élevé, à une absence de récepteurs hormonaux, à une expression de P53 ou une surexpression de c-erbB-2. Ainsi la valeur pronostique indépendante de la prolifération tumorale n'est pas validée (Goldhirsch *et al.* 1569-83 ; Kute *et al.* 24-31 ; Colleoni *et al.* 1633-39).

- Marqueurs d'invasion : il s'agit de l'expression ou de la surexpression de métalloprotéinases matricielles (uPA, stromélysine, collagénases, cathepsine-D...). Il n'existe pas de méthode validée de détermination et la valeur pronostique défavorable dans les formes sans atteinte ganglionnaire, quoique très probable (Ferrandina *et al.* 661-66 ; Harbeck *et al.* 348-52 ; Harbeck *et al.* 450-56 ; Manders *et al.* 659-64) n'est pas formellement établie.

- Mutations de gènes suppresseurs de tumeurs : il s'agit notamment des mutations de P53 observées dans 25 à 35 % des cancers du sein et associée à une expression de la protéine P53 dans 20-25 % des cas (Deissler *et al.* 1281-86 ; Kristen, Muller, and Caffier 2869-71 ; Turpin *et al.* 7593-97). Ces mutations sont associées à une différenciation faible, une faible expression des récepteurs hormonaux, une prolifération élevée, une surexpression de c-erbB2 et surtout à un phénotype et à un génotype basaloïde. Une valeur pronostique indépendante n'est retrouvée que dans une minorité des études (Pharoah, Day, and Caldas 1968-73). Les formes mutées seraient inconstamment, et en fonction du type et des doses d'une chimiothérapie adjuvante moins sensibles (Andersson *et al.* 743-48), mais dans quelques études plus sensibles (Askmalm *et al.* 235-44) à cette chimiothérapie adjuvante.

- Tumeurs résistantes aux cytotoxiques. De très nombreux mécanismes de résistances sont connus : résistances multiples du fait de l'expression de protéines membranaires responsables de l'efflux de molécules sans parenté chimique (transporteurs à cassette affectant notamment les anthracyclines, les agents tubulo-affines – MDR, MRP-) (Clarke, Leonessa, and Trock S9-15 ; Fojo and Menefee S3-S8) ; contenu intracellulaire en glutathion et en glutathion transferases GST conférant expérimentalement une résistance à de nombreux agents alkylants et générateurs de radicaux libres ; efficacité de la réparation de l'ADN en particulier réduite en cas de mutation ou de sous expression de BRCA1 (Mullan, Gorski, and Harkin 205-16) ; expression accrue de protéines inhibant l'apoptose – Bcl-2, Bcl-xl – (Emi *et al.* R940-R952). De même des mécanismes de résistance spécifique de chaque famille voire agent actifs dans les cancers du sein sont connus. Ces mécanismes de résistance sont souvent peu exprimés avant tout traitement, même si leur expression après chimiothérapie – surtout étudiée en situation néoadjuvante- souvent rapide, est fortement corrélée à la résistance aux agents ou associations utilisées (Larkin *et al.* 286-94). Des études multiparamètriques détectant plusieurs mécanismes de résistances seraient plus prédictives (Park *et al.* 9-17) mais de réalisation impossible en routine. Enfin les divers essais de modulation de ces résistances se sont avérés peu efficaces (Fojo and Menefee S3-S8). Cependant des agents tubulo-affines, taxoides de troisième génération et épothilones, sélectionnés notamment pour leur activité sur des lignées résistantes aux taxanes sont en cours d'essai clinique : leur possible apport dans le traitement de formes potentiellement résistantes devrait ainsi être défini dans les années qui viennent.

- Cellules tumorales circulantes ou médullaires : la probabilité de détection de telles cellules, dont le caractère fonctionnel n'est pas constamment démontré, est très variable en fonction en particulier des méthodes de recherche et d'analyse de ces cellules et en fait basse, inférieure à 10 % dans les cancers du sein localisés (Muller *et al.* 3678-85 ; Pierga *et al.* 1392-400). Il existerait une liaison entre la détection de ces cellules et le risque métastatique, en particulier osseux.

- L'utilisation de plusieurs de ces paramètres pronostiques (analyse multiparamétriques) n'est concevable que si le risque de rechute déterminé par chacun est constant dans le temps : très peu d'études ont envisagé ce point mais il est probable que certains (absence d'expression des récepteurs hormonaux, amplification ou surexpression de HER2-neu, négativité des 3 types de récepteurs) sont associés à un risque de rechute précoce dans les deux premières années. Les traitements chimiothérapiques pourraient ne réduire que ce risque précoce (figure 1). Néanmoins les méta-analyses établissent la durée du bénéfice obervé.

Études multi moléculaires

Le développement des méthodes d'analyse à haut débit permettant d'analyser l'intégrité, la méthylation, l'expression de plusieurs milliers de gènes – génomique structurale ou fonctionnelle, ou la structure et la répartition de centaines de protéines – protéomique, mais aussi le niveau de fonctionnement des gènes gouvernant le métabolisme de la quasi-totalité des agents utilisés en chimiothérapie anticancéreuse – métabolomique permet la réalisation d'études multimoléculaires lors d'essais cliniques et de transfert. Les résultats, même s'ils ne sont pas en l'état applicables en routine, ouvrent en tous cas de nouvelles voies de classification, d'études pronostiques des cancers du sein localisés, et de prédiction de l'activité thérapeutique des traitements adjuvants (Paik 1019s-23s).

Les études d'expression génique par puce à ADN sont les mieux validées en matière de cancer du sein localisé. Elles donnent néanmoins des résultats variables selon le nombre de tumeurs étudiées et leurs caractéristiques initiales, le nombre de gènes étudiés – de 4 000 à 20 000 (Andre and Pusztai 621-32), le nombre et le type des gènes intrinsèques permettant de définir les signatures moléculaires – de 476 à 1300, les programmes statistiques de regroupement des niveaux d'expression génique (Pusztai *et al.* 868-77). Ces études ont permis ou permettent :

Figure 1 :
Risque actuariel de rechute par période de 6 mois pour des femmes atteintes de cancer du sein localisé HER2+ et ayant reçu ou non un traitement adjuvant de 1 an par trastuzumab.

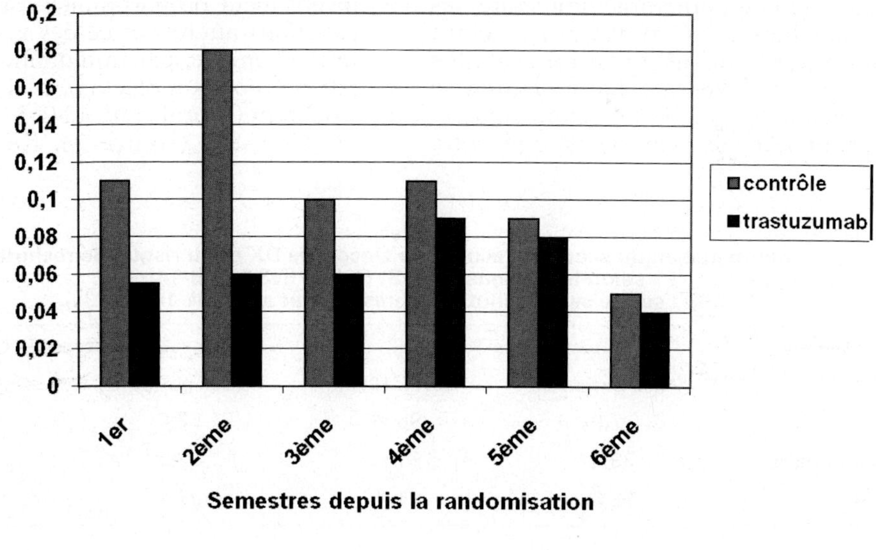

- D'établir une nouvelle classification des cancers du sein regroupés en basaloïdes, HER2, luminaux (souvent subdivisés en deux ou trois sous-groupes) et de type sein normal (Perou *et al.* 747-52 ; Sorlie 91-114 ; Sorlie *et al.* 127 ; Sorlie *et al.* 8418-23) : cette classification ne recoupe pas totalement une classification phénotypique fondée sur l'expression de protéines codées par les gènes sélectionnés (Kusinska *et al.* 107-10) encore que les types basaloïdes se caractérisent par l'expression de cytokératine basale (5/6 et 17), l'absence d'expression des récepteurs hormonaux et de HER2, la fréquence des mutations de p53. Cependant ce groupe représentant environ 20 % des cancers du sein,inclut notamment les cancer médullaires, dont le profil d'expression génique, la fréquence des anomalies quantitatives de gènes sont caractéristiques, et le pronostic meilleur que celui des autres formes basaloïdes (Vincent-Salomon *et al.* R24).

- De valider la signification pronostique de ces différents groupes : les cancers luminaux ont un pronostic plus favorables que les HER2 ou les basaloïdes (Pusztai *et al.* 868-77).

- D'améliorer la prédiction de la sensibilité évidemment à un traitement antihormonal, mais l'étude couteuse de l'expression d'un très grand nombre de gènes n'est sans doute pas nécessaire et à la (les) chimiothérapie adjuvante, les formes luminales, moins graves étant également moins chimiosensibles (Pusztai *et al.* 868-77). La prédiction de la sensibilité à tel ou tel cytotoxique, et partant à une association est loin d'être générale et reproductible (Chang *et al.* 1169-77).

- Des signatures moléculaires plus simples ont été générées en particulier par RT-PCR quantitative à partir d'un ensemble de 21 gènes choisis pour leurs rôle et leur régulation (récepteurs hormonaux, gènes dont l'expression dépend de la signalisation œstrogénique, HER2, gènes d'invasion et de prolifération.Maintenant commercialisée aux États-Unis (Oncotype DX®), la signature définie à partir des 21 gènes étudiés prédit efficacement la sensibilité au Tamoxifène de cancers du sein sans atteinte ganglionnaire et sans doute à une chimiothérapie, mais n'est pas généralisable à d'autres situations (Paik 1019s-23s ; Esteva *et al.* 3315-19 ; Habel *et al.* R25). Par contre elle identifierait efficacement les formes N- à faible risque évolutif (tableau I).

À l'heure actuelle ces analyses moléculaires à haut débit ont apporté des informations utiles mais n'ont pas révolutionné la taxonomie, la classification pronostique ou l'identification de la meilleure option thérapeutique possible des cancers du sein localisés.

ATTEINTE GANGLIONNAIRE

Il s'agit du paramètre pronostique individuel le plus important. La survie à 5ans est inversement proportionnelle au nombre de ganglions atteints et ce dès la constatation microscopique, par immunohistochimie ou par méthodes moléculaires d'une atteinte < 0,2 mm (Cserni *et al.* 1245-52 ; Colleoni *et al.* 1379-89) (figure 2). Néanmoins la

Tableau I :
Comparaison du score de récurrence Oncotype DX et du risque de rechute selon le consensus de St Gallen (NSABP B-14).
SSR : survie sans rechute (d'après Paik *et al.*) (Paik 1019s-23s).

Risque	Consensus de Saint Gall		Oncotype DX®	
	% des patientes	SSR à 10 ans	% des patientes	SSR à 10 ans
Bas	7,9	95 %	50,6	93 %
Intermédiaire	33,2	91 %	22,3	86 %
Elevé	58,8	81 %	27,1	69 %

Figure 2 :
Risque de rechute en fonction de l'atteinte ganglionnaire histologique.
D'après Nemoto et al. (Nemoto et al. 2917).

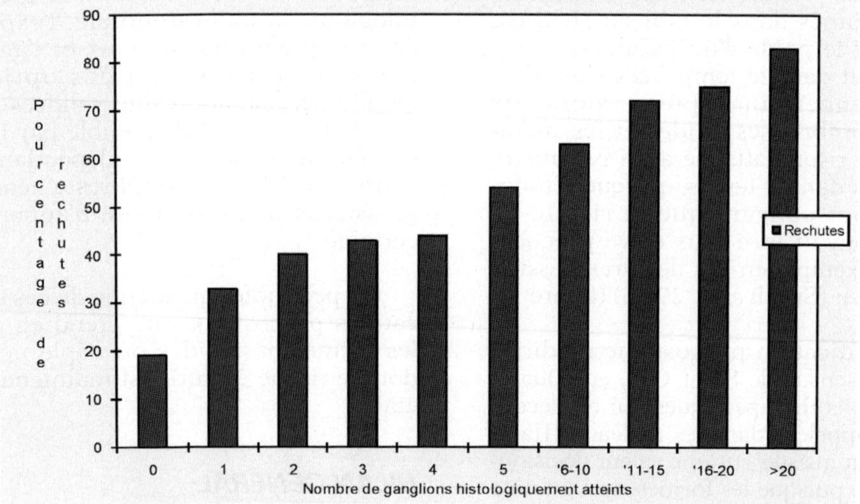

dernière conférence de Consensus de Saint Gall ne retient plus l'atteinte ganglionnaire comme une caractéristique univoque de risque évolutif (Goldhirsch *et al.* 1569-83 ; Kute *et al.* 24-31).

Le recours à l'étude du ganglion sentinelle dans les tumeurs de petite taille (< 20-30 mm) sans suggestion clinique d'atteinte ganglionnaire a une sensibilité et une spécificité validées dans des équipes entraînées (Catzeddu *et al.* 129-32 ; Veronesi *et al.* 231-37) : en cas d'atteinte histologique du ganglion sentinelle et dans tous les cas ou son étude n'est pas indiquée, le prélèvement et l'examen des ganglions axillaires du premier et deuxième niveau soit de 6-8 ganglions est considéré comme suffisant.

ÂGE

Dans la majorité des études le jeune âge apparaît un paramètre pronostique défavorable, encore qu'associé à des paramètres pronostiques péjoratifs (taille tumorale, grade, prolifération, mutations de P53...). Là encore, il s'agit vraisemblablement d'une variable continue : on retient un âge < 35 ans comme indicatif d'un pronostic plus sévère (Goldhirsch *et al.* 1569-83 ; Kute *et al.* 24-31). Il peut cependant s'agir de situations hétérogènes ou en particulier les femmes atteintes de cancer du sein et porteuses d'une mutation germinale de BRCA1 ou BRCA2 auraient un pronostic plus favorable (Robson *et al.* R8-R17).

ABSENCE DE LOCALISATION À DISTANCE

La réalisation d'un bilan d'extension comportant une imagerie thoracique, abdomino-pelvienne (écho- ou scannographique), osseuse (scintigraphie) et un bilan biologique comportant une exploration hépatique et hydroélectrolytique est systématique quand un cancer du sein localisé est diagnostiqué. Les formes métastatiques au diagnostic représentent moins de 3-4 % des cancers du sein sauf chez les femmes les plus âgées. Le dosage des marqueurs – ACE et CA 15-3 – permet s'il est positif, d'éliminer pratiquement formellement une forme localisée.

CLASSIFICATIONS PRONOSTIQUES MULTIVARIÉES

Comme nous venons de le voir de nombreux paramètres souvent liés entre eux interviennent dans la caractérisation du pronostic et des indications d'une chimiothérapie adjuvante. Plusieurs classifications s'efforcent de prendre en compte ces paramètres résumés dans le tableau II. Il est clair que si le poids d'un paramètre n'est pas constant dans le temps, ces classifications deviennent inadaptées : alors que dans de nombreuses études et les méta-analyses, le risque attaché à un paramètre est constant dans le temps, quelques études récentes ont suggéré que le risque de rechute pouvait être plus élevé précocement par exemple en cas de surexpression de HER2/neu (Smith *et al.* 29-36) (figure 1).

La classification pronostique modifiée lors du consensus de Saint Gall, en 2005 et les indications thérapeutiques qui en découlent sont rappelées dans les tableaux IIIa et IIIb. On peut insister sur une valeur décisionnelle limitée puisque les formes sans atteinte ganglionnaire ne relèvent pas d'une chimiothérapie comportant des taxanes, ici non validée, alors que les formes avec atteinte ganglionnaire, même si elles rentrent dans le même groupe pronostique, en relèvent.

Un outil de classification multiparamétrique prenant en compte le nombre des ganglions axillaires envahis, le grade histologique, la taille tumorale, l'expression des récepteurs hormonaux et l'âge de la patiente et proposant des options de chimiothérapie adjuvante validées – *Adjuvant ! On line* – est disponible par Internet et a été validé de façon indépendante (Olivotto *et al.* 522). Cet outil reste néanmoins grossier et son évolutivité n'apparaît pas certaine.

On peut noter qu'aucune de ces classifications pronostiques ne prend en compte les formes basaloïdes ou triple négatives dont le risque évolutif est maintenant bien établi.

BILAN GÉNÉRAL

À la recherche surtout des comorbidités associées et des facteurs de risque de toxicité aiguë, subaiguë et chronique.

Tableau II :
Paramètres pronostiques indépendants au cours des cancers du sein localisés, en fonction de l'existence ou non d'une atteinte ganglionnaire histologique.

	Cancers du sein N-	Cancers du sein N+
Taille tumorale	> 2cm	?
Signes inflammatoires	NA	Oui
Grade histo-pronostique 3	Oui	Oui
Emboles vasculaires	Oui	?
Néoangiogenèse	?	?
Absence de récepteurs hormonaux	Oui	Faible
Ploïdie	?	?
Prolifération tumorale	?	?
Marqueurs d'invasion	?	?
Mutations (expression) de P53	?	?
Amplification/surexpression de c-erbB-2	Oui	Oui
Résistance multidrogue	?	Oui si anthracyclines adjuvantes ?
Cellules tumorales circulantes ou médullaires	Oui	Oui
Âge (< 35 ans)	Oui	Oui

Tableau IIIa et IIIb :

Résumé du consensus européen (Saint Gall, 2005) qui redéfinit les risques évolutifs en accordant plus de place aux formes sans atteinte ganglionnaire et définit la stratégie thérapeutique adjuvante par rapport à la probabilité d'efficacité d'un traitement antihormonal. (Goldhirsch *et al.* 3817-27).

	Catégorie de risque évolutif
Faible risque	absence d'atteinte ganglionnaire et tous les paramètres suivants – pT2 < 2cm et – grade histo-pronostique=1 et – absence d'emboles tumoraux vasculaires et – absence d'expression ou d'amplification de HER2/neu et – âge > 35 ans
Risque intermédiaire	1) absence d'atteinte ganglionnaire et au moins 1 des paramètres suivants – pT > 2 cm ou – grade histo-pronostique>1 ou – présence d'emboles tumoraux vasculaires ou – surexpression ou amplification de HER2/neu ou – âge < 35 ans 2) atteinte ganglionnaire histologique de moins de 3 ganglions et – absence d'expression ou d'amplification de HER2/neu
Risque élevé	1) atteinte ganglionnaire histologique de moins de 3 ganglions – surexpression ou amplification de HER2/neu 2) atteinte ganglionnaire histologique de 4 ganglions ou plus

Risque évolutif	Hormonosensibilité très probable	Hormonosensibilité uncertaine	Absence de sensibilité à un traitement anithormonal
Bas	Rien/ traitement antihormonal	Rien/ traitement antihormonal	Sans objet
Intermédiaire pN-	Chimiothérapie avec anthracyclines puis traitement antihormonal (sauf pour les formes HER2+)	Chimiothérapie avec anthracyclines puis traitement antihormonal	Chimiothérapie avec anthracyclines
Intermédiaire pN+ (< 3)	Chimiothérapie avec anthracyclines et taxanes puis traitement antihormonal	Chimiothérapie avec anthracyclines et taxanes puis traitement antihormonal	Chimiothérapie avec anthracyclines et taxanes
Élevé	Chimiothérapie avec anthracyclines et taxanes puis trastuzumab (si HER2+) et traitement antihormonal	Chimiothérapie avec anthracyclines et taxanes puis trastuzumab (si HER2+) et traitement antihormonal	Chimiothérapie avec anthracyclines et taxanes puis trastuzumab (si HER2+)

Le vieillissement de la population féminine et partant de la population atteinte de cancer du sein amène à envisager plus fréquemment les indications d'une chimiothérapie adjuvante chez des femmes de plus de 70 ans, pour lesquelles on ne dispose pas de résultats d'études mais ou le maintien de la valeur pronostique des principaux paramètres vus ci-dessus est vérifié. C'est évidemment dans le traitement des formes peu hormono-sensibles, et quand le bénéfice attendu en survie sans rechute à 4-5 ans l'emporte sur la toxicité prévisible que ces indications se discutent.

RAPPEL DES PRINCIPALES DONNÉES ACQUISES SUR LA CONDUITE ET LES RÉSULTATS DES CHIMIOTHÉRAPIES ADJUVANTES

On peut s'appuyer sur les données de la dernière méta-analyse conduite par l'EBCTG (Effects of chemotherapy and hormonal therapy for early breast cancer on recurrence and 15-year survival: an overview of the randomised trials 1687-717). Les limites sont connues : aucune études ayant incorporé des taxanes était disponible quand cette méta-analyse a été conduite ; dans l'ensemble les études analysées n'avaient inclus que très peu de femmes de 70 ans et plus ; la majorité des études analysées avait été conduite chez des femmes avec atteinte ganglionnaire. Le bénéfice d'une polychimiothérapie par rapport à une monochimiothérapie et la nécessité d'une durée suffisante de chimiothérapie (6 cycles, 4-6 mois) étaient déjà bien établis et ne seront pas rediscutés ici.

Les principaux résultats sont représentés dans le tableau IV :

- Une polychimiothérapie avec ou sans anthracyclines (60 essais) réduit le risque de rechute et de décès dans les proportions indiquées respectivement de de 20 % et 12 %.
  - Cet effet est plus marqué chez les femmes les plus jeunes mais reste significatif au-delà de 70 ans (pour les chimiothérapies de type CMF ; les données sont insuffisantes pour les chimiothérapies avec anthracyclines.
  - L'effet est similaire dans les formes exprimant ou non des récepteurs hormonaux. Pour les premières il est additif à celui du tamoxifène.
  - Il est également similaire dans les formes avec ou sans atteinte ganglionnaire.
- La comparaison de chimiothérapies avec anthracyclines à une polychimiothérapie de type CMF montre une réduction additionnelle du risque de rechute de 11 % et de décès de 16 % (17 études). La encore ce bénéfice additionnel est observé indépendamment de l'âge (jusqu'à 69 ans, les données étant insuffisantes pour des âges plus élevés), des récepteurs œstrogéniques et de l'atteinte ganglionnaire.
- Des 10/17 études publiées comparant une chimiothérapie avec anthracyclines à une chimiothérapie de type CMF, 6 comportaient de la doxorubicine (6452 patientes) et deux rapportent individuellement une différence significative ; 4 comportaient de l'épirubicine (3081 patientes) dont 3 rapportent individuellement une différence significative. Il est probable qu'en termes d'activité et avec des doses optimales, il n'existe pas de grande différence entre ces deux anthracyclines. Du fait d'une tolérance meilleure, l'épirubicine pourrait présenter un rapport bénéfice/risque favorable.

D'autres études ont apporté des résultats importants :

- Délai entre la chirurgie et l'instauration d'une polychimiothérapie adjuvante : il est admis qu'il doit être le plus bref possible et en tous cas inférieur à 45 jours (Colleoni *et al.* 584-90).
- Séquence chimiothérapie traitement antihormonal. Plusieurs études ont établi une toxicité accrue avec l'association simultanée de Tamoxifène et de chimiothérapie (incidence plus élevée

Tableau IV :
Principaux résultats de la méta-analyse de l'EBCTG (Effects of chemotherapy and hormonal therapy for early breast cancer on recurrence and 15-year survival: an overview of the randomised trials 1687-717).

Tous les résultats présentés sont hautement significatifs. L'adjonction de Tamoxifène à une polychimiothérapie réduit de 25% le risque de rechute dans les formes exprimant des récepteurs hormonaux par rapport à une polychimiothérapie. Les résultats sont exprimés en risque relatif de rechute ou de décès par rapport au comparateur.

	Risque relatif de rechute	Risque relatif de décès		Risque relatif de rechute	Risque relatif de décès
Polychimiothérapie comparée à absence de chimiothérapie adjuvante (60 études)	0,81	0,88	Chimiothérapie avec anthracyclines comparée à chimiothérapie de type CMF (17 études)	0,89	0,84
Risque relatif selon l'âge					
< 40 ans	0,60	0,71	<50 ans	0,90	0,84
40-49 ans	0,64	0,70			
50-69 ans	0,77	0,85	50-69 ans	0,87	0,84
60-69 ans	0,87	0,91	60-69 ans		
> 70 ans	0,88	0,87			
Risque relatif selon les récepteurs hormonaux					
RE -	0,61	0,68		0,90	0,80
RE+	0,56	0,69		0,89	0,83
Risque relatif selon le statut ganglionnaire					
N-	0,64	0,72		0,88	0,76
N+	0,63	0,70		0,89	0,86

Tableau V :
Résumé des études randomisées ayant comparé une polychimiothérapie avec anthracyclines à une polychimiothérapie avec anthracyclines et taxanes chez des femmes atteintes de cancer du sein localisé avec atteinte ganglionnaire. (SSR : survie sans rechute ; SG : survie globale).

	NSABP B28		CALGB 9344		PACS01		BCIRG01	
N	3 060		3 170		1 993		1 491	
1-3N+	70 %		46 %		62 %		62 %	
RH+	66 %		65 %		79 %		76 %	
Bras	4AC	4AC → P	4AC	4AC → P	$6FE_{100}C$	$6FE_{100}C$ → 3 D	6FAC	6TAC
SSR à 5 ans	72%	76%*	58%	64 %*	73%	77%*	68%	75 %*
SG à 5 ans	85%	85%	68%	74%*	84%	91%*	81%	86%*

AC : doxorubicine et cyclophosphamide ; P : paclitaxel ; FE100C : Fluorouracile 500mg/m² – Epirubicine 100mg/m² – cyclophosphamide 500mg/m² ; D : docetaxel 100mg/m² ; FAC : Fluorouracile 500mg/m² – Doxorubicine 50mg/m² – cyclophosphamide 500mg/m² ; TAC : docetaxel 75mg/m² – Doxorubicine 50mg/m² – cyclophosphamide 500mg/m².

d'accidents thrombo-emboliques (Pritchard *et al.* 2731-37) et/ou une efficacité réduite par comparaison à l'association séquentielle comme dans l'étude SWOG 8814 et l'étude 9401 du GEICAM (Pico *et al.* 79-87). L'administration séquentielle de la chimiothérapie adjuvante puis du traitement antihormonal, même s'il n'existe pas de données avec les inhibiteurs de l'aromatase est admise.

- Séquence chimiothérapie adjuvante et radiothérapie adjuvante : à la fois la réduction des rechutes locales grâce au traitement chimiothérapique adjuvant, l'importance de débuter la chimiothérapie dans les 45 jours suivant la chirurgie, et l'absence de suggestion d'une élévation des rechutes locales après traitement radiothérapique effectué après la chimiothérapie (Sartor *et al.* 30-40) conduisent à proposer la radiothérapie après la chimiothérapie adjuvante.

- Apport du paclitaxel dans une chimiothérapie adjuvante (tableau V). Deux études – totalisant 6230 patients- (NSABP B28, et CALGB 9344) ont comparé 4 cycles de l'association doxorubicine-cyclophosphamide (avec 3 doses de doxorubicine pour la deuxième) à la même séquence suivie de 4 cycles de paclitaxel à la dose de 250 mg/m^2 dans la première et 175mg/m^2 dans la seconde chez des femmes atteintes de cancer du sein avec atteinte ganglionnaire. Ces deux études souffrent du même défaut méthodologique : comparaison de 4 et 8 cycles de chimiothérapie et introduction du paclitaxel en même temps. Elles montrent un bénéfice de 4 et 5 % en terme de survie sans rechute à 5 ans, et un bénéfice en survie à 5 ans (de 3 %) seulement dans l'étude CALGB 9344 (Mamounas *et al.* 3686-96 ; Henderson *et al.* 976-83).

- Apport du Docetaxel dans une chimiothérapie adjuvante avec anthracyclines (tableau III). Cette question a été abordée de façon très différente par la FNCLCC qui a étudié un schéma séquentiel (Roche *et al.* 5664-71) et le BCIRG qui a étudié la substitution du fluorouracile par du docetaxel (Martin *et al.* 2302-13). Ces deux études ont également inclus des populations différentes. Toutes deux montrent un avantage significatif pour le bras comportant du docetaxel en termes de survie sans rechute à 5ans (5 et 7 % respectivement) et de survie globale à 5 ans (4 et 6 % respectivement). La toxicité hématologique de l'association simultanée TAC est marquée avec 25 % de neutropénies fébriles (Budman *et al.* 205-11 ; Wood *et al.* 1253-59) imposant pratiquement l'emploi de facteurs de croissance granulocytaires (Martin *et al.* 1205-12 ; Wood *et al.* 1253-59).Une étude a comparé chez 1017 malades 4 cycles de AC à 4 cycles de l'association docetaxel (75mg/m^2) et cyclophosphamide (600 mg/m^2) avec une supériorité de ce second bras en terme de survie sans rechute à 5 ans (86 % *vs* 80 %) (Jones *et al.* 5381-87)

Quoiqu'il en soit les taxanes et singulièrement le docetaxel permettent une réduction additionnelle du risque de rechute et de décès dans les cancers du sein localisés avec atteinte ganglionnaire. En l'absence de comparaison directe les schémas séquentiels d'efficacité similaire mais moins toxiques sont le plus souvent préférés.

- Dose des agents cytotoxiques. Elle n'a en fait été directement étudiée qu'avec les anthracyclines, et indirectement avec les taxanes et souvent d'ailleurs dans une étude de dose intensité envisageant également la durée de la chimiothérapie adjuvante. Schématiquement, ces études montrent un bénéfice à l'utilisation de doses croissantes d'anthracyclines jusqu'aux doses « optimales » de 60 mg/m^2 par cycle pour la doxorubicine et de 75 à 100 mg/m^2 par cycle pour l'épirubicine (Budman *et al.* 205-11 ; Thor *et al.* 1346-60 ; Wood *et al.* 1253-59 ; Fumoleau *et al.* 298-305 ; Benefit of a high-dose epirubicin regimen in adjuvant chemotherapy for node-positive breast cancer patients with poor prognostic factors : 5- year follow-up results of French Adjuvant Study Group 05 randomized trial 602-11). Pour des doses supérieures cette relation dose-effet n'est plus observée, alors que les toxicités sont majorées

(Henderson *et al.* 976-83). De la même façon, la comparaison indirecte de deux doses de paclitaxel (175 et 225 mg/m²) ne suggère pas d'avantage de la dose la plus élevée. Une étude au moins établit l'intérêt d'une dose-densification (dose des agents identique mais administrée toutes les deux semaines au lieu d'un intervalle de 3 semaines (Citron *et al.* 1431-39).

Toutes ces données permettent donc de dégager assez précisément les indications d'une chimiothérapie adjuvante dans les cancers du sein localisés.

IATROGÉNICITÉ TARDIVES DES CHIMIOTHÉRAPIES ADJUVANTES

Nous n'envisagerons pas ici les toxicités aigues bien connues et évidemment prises en compte pour les plus graves dans les courbes de survie sans rechute et donc nécessairement dans la comparaison de la survie sans rechute obtenue avec différentes modalités thérapeutiques. Il est vrai que les méta-analyses portant sur les données individuelles des essais apportent des résultats rassurants en terme de mortalité à long terme – jusqu'à 15 ans – (Effects of chemotherapy and hormonal therapy for early breast cancer on recurrence and 15-year survival : an overview of the randomised trials 1687-717) : les effets de ces traitements adjuvants sur la mortalité à 5 ans persistent en effet au moins jusqu'à la 15ᵉ année et ne sont donc pas obérés par une surmortalité tardive. Ces constatations ne sont vérifiées que pour des polychimiothérapies sans anthracyclines, de type CMF, et pour des chimiothérapies avec doxorubicine ou épirubicine à dose conventionnelle (≤ 60 mg/m² de doxorubicine ou 75-90 mg/m²) d'épirubicine. Elles ne valent également que pour des femmes traitées avant 70 ans, alors que l'espérance de survie de ces femmes atteint maintenant 85 ans et plus. De plus, les données en termes de morbidité sont beaucoup moins précises. Deux grands types de iatrogénicité tardive sont bien décrits, essentiellement liés aux alkylants et aux anthracyclines : les leucémies aigües myéloïdes et les insuffisances cardiaques et plus généralement les événements cardiaques. L'interaction possible avec d'autres traitements (trastuzumab pour la toxicité cardiaque), taxanes mais aussi facteurs de croissance hématopoïétiques pour les leucémies aigües myéloïdes reste inconnue ou presque à long terme. Bien sûr ces effets à long terme s'additionnent en cas d'association à ceux des autres modalités thérapeutiques et en particulier avec le risque de cancer de l'endomètre (risque relatif multiplié par 3) et l'augmentation des accidents thrombo-emboliques (risque relatif multiplié par 2) observé avec le Tamoxifène.

LEUCÉMIES AIGÜES MYÉLOIDES SECONDAIRES

Leur présentation est connue depuis les années 1990 et comportent des leucémies aigües myéloïdes (LAM) sans phase myélodysplasique, et souvent porteuses de translocations équilibrées, d'apparition relativement précoce (3 ans) après la chimiothérapie adjuvante et liées le plus souvent à l'utilisation d'anthracyclines et plus généralement d'inhibiteurs de la topoisomérase II, et des syndromes myélodysplasiques notamment avec anomalie des chromosomes 5 et/ou 7, d'apparition plus tardive (5-10 ans après la chimiothérapie adjuvante) et plus particulièrement liées à l'emploi d'alkylants et à une radiothérapie externe (Smith *et al.* 43-52) et sont particulièrement résistantes aux modalités de traitement usuelles des LAM.

Le risque de leucémie myéloïde secondaire serait multiplié par 5 en cas de chimiothérapie adjuvante sans anthracyclines et à dose conventionnelle (pour atteindre 0,2-0,4 %) à 10 ans. L'adjonction d'anthracyclines à dose conventionnelle (dose unitaire≤≤ 60 mg/m² de doxorubicine équivalent ; dose cumulée≤≤ 360 mg/m² de doxorubicine équivalent) multiplie ce risque par 1,2 à 1,5. L'emploi de doses unitaires et cumulatives plus élevées d'anthracyclines ou de cyclophosphamide multiplie ce risque jusqu'à 10 fois (Praga *et al.* 4179-91 ; Smith *et al.* 1195-204 ; Smith 273-79). D'autres agents – comme la mitoxantrone- seraient plus leucémogènes (Linassier *et al.* 1289-94) et ne sont d'ailleurs plus indiqués en situation adjuvante.. Enfin l'emploi de facteur de croissance hématopoiétique multiplierait ce risque par 2 (Hershman *et al.* 196-205).

CARDIOTOXICITÉ CUMULATIVE

Le risque de cardiotoxicité est essentiellement en rapport avec une radiothérapie adjuvante, les anthracyclines et plus récemment et de manière notable l'emploi de trastuzumab.

La radiothérapie pariétale

La radiothérapie pariétale – essentiellement après mastectomie et sans utiliser de techniques modernes de centrage et simulation- réduit le risque de décès par cancer au prix d'une augmentation de 22 % du risque de décès cardiovasculaire (Favourable and unfavourable effects on long-term survival of radiotherapy for early breast cancer : an overview of the randomised trials. Early Breast Cancer Trialists' Collaborative Group 1757-70). Les techniques plus modernes de radiothérapie ont sûrement réduit ce risque encore que cette réduction 10 à 20 ans après la radiothérapie n'est pas encore quantifiée (Prosnitz, Chen, and Marks S71-S80). De plus l'interaction avec un traitement adjuvant comportant des anthracyclines et éventuellement du trastuzumab n'est pas connue à long terme.

Les anthracyclines

La toxicité cardiaque, et ses mécanismes sont précisés depuis longtemps. La dose cumulative responsable de 5 % de cardiotoxicité cumulative est de 450 mg/m² pour la doxorubicine et de 900 mg/m² pour l'épirubicine, doses qui ne sont pas atteintes en situation adjuvante (Benefit of a high-dose epirubicin regimen in adjuvant chemotherapy for node-positive breast cancer patients with poor prognostic factors : 5- year follow-up results of French Adjuvant Study Group 05 randomized trial 602-11). Les accidents très tardifs d'insuffisance cardiaque décrits chez des enfants ayant reçus des anthracyclines ne sont pas connus chez l'adulte et les méta-analyses vues plus haut ne suggèrent pas de surmortalité cardiaque alors que celle-ci a été observée avec la radiothérapie (Theodoulou and Seidman 730-39). Des questions persistent :

- Cardiotoxicité comparée de la doxorubicine et de l'épirubicine : les rapports de doses équimolaires entre ces deux agents pour la myélosuppression et la cardiotoxicité sont respectivement de 1:1.2 et 1.7-2.0, amenant sûrement à privilégier l'épirubicine dans les situations à risque (Kaklamani and Gradishar S26-S33). Les autres anthracyclines sous formes liposomales n'ont pas d'indication connues en situation adjuvante.

- Cardiotoxicité des associations notamment avec le trastuzumab (associations séquentielles) : les différentes études conduites en situation adjuvante objectivent un risque de baisse de la Fraction d'Ejection Ventriculaire et d'insuffisance cardiaque 4-6 fois plus élevé que dans le bras sans trastuzumab (Tan-Chiu *et al.* 7811-19). On peut penser qu'une cardiotoxicité est également possible avec les antiangiogènes, les inhibiteurs multicibles de tyrosine kinases notamment.

- Facteurs de risque. L'âge est un des principaux facteurs de risque et les risques relatives de cardiomyopathie, d'insuffisance cardiaque et d'affection cardiaque chez des femmes de plus de 65 ans traitées par doxorubicine par rapport aux femmes n'en recevant pas sont respectivement de 2,48, 1,38, et 1.35 (Doyle *et al.* 8597-605). Une étude ayant comparé des doses relativement élevées d'épirubicine (100mg/m²/mois pendant 6 mois) à l'absence de chimiothérapie chez des femmes ménopausées n'a pas retrouvé de risque cardiaque accru à 5 ans (Wils *et al.* 1988-98). Évidemment les antécédents d'insuffisance cardiaque, de coronaropathie évolutive sont et restent des contre-indications à l'emploi d'anthracyclines (voir chapitre cancer de la femme âgée). S'agissant des hypertensions artérielles, diabète, hyperlipémie et de façon générale tout facteur de risque cardiaque à long terme, leur effet n'est pas connu et sans doute pas univoque : la médicalisation allant de pair avec une chimiothérapie adjuvante conduit vraisemblablement à des traitements correcteurs qui n'auraient pas été systématiquement introduits à la même date.

INDICATIONS THÉRAPEUTIQUES DANS LES FORMES SANS ATTEINTE GANGLIONNAIRE

Nous avons conservé ce découpage pronostique à la fois car il est validé et que par ailleurs il n'existe pas d'étude étayant l'indication des taxanes dans les formes sans atteinte ganglionnaire (en dehors des formes surexprimant HER2) ce qui introduit de fait une différence d'attitude thérapeutique entre les formes N- à risque évolutif intermédiaire et les formes N+ à risque évolutif intermédiaire. La définition des classes de risque telle que proposée par la Conférence de Consensus de Saint Gall apparaît en effet relativement inadaptée pour définir les indications des différents type de chimiothérapie.

CANCERS DU SEIN PN- À FAIBLE RISQUE ÉVOLUTIF

Ces cancers bien différenciés de moins de 2 cm de diamètre et sans aucun paramètre anatomopathologique ou biologique défavorables peuvent maintenant, du fait de l'extension du dépistage représenter de 15-25 % du recrutement de centres spécialisés. Leur pronostic après traitement locorégional bien conduit est excellent avec à 8 ans une survie sans rechute supérieure à 90 % et une survie globale supérieure à 94 % (Fisher, Redmond, and Fisher 151-58) et à 20 ans une survie de 83 % pour les formes invasives infracentimétriques. Dans ces formes la discussion, en fonction essentiellement de la taille tumorale et du niveau d'expression des récepteurs hormonaux porte sur l'absence de traitement adjuvant ou un traitement antihormonal adjuvant son type dépendant notamment du fait que la patiente est ou non ménopausée.

CANCER DU SEIN N- À RISQUE ÉVOLUTIF INTERMÉDIAIRE

Dans ces nouvelles classes de risque, tous les autres cancers du sein sans atteinte ganglionnaire se voient octroyer un risque évolutif intermédiaire et relèvent donc d'une chimiothérapie adjuvante suivie ou non d'un traitement antihormonal selon la probabilité d'hormonosensibilité (définie par l'expression des récepteurs hormonaux) et d'un traitement par trastuzumab en cas d'amplification ou de surexpression franche de HER2/neu.

L'intérêt des associations comportant des anthracyclines est là aussi validé même si les associations les plus adaptées ne sont pas définies avec précision. Aux États-Unis, 4 cycles de l'association doxorubicine (60 mg/m^2) et cyclophosphamide (600 mg/m^2) – montrés comme équivalents à 6 CMF représentent l'attitude de choix. En Europe des associations d'une durée de 4 à 6 mois évitant toutefois les effets secondaires des doses les plus élevées d'anthracyclines sont préférés : anthracyclines pendant 4 cycles suivies par 4 cycles de CMF (Cameron *et al.* 1365-69), 6 cycles de l'association fluorouracile (600 mg/m2), epirubicine (75 mg/m^2), cyclophosphamide (600 mg/m^2). Néanmoins le CMF reste indiqué en cas de contre-indications aux anthracyclines.

PERSPECTIVES

L'étude des modalités thérapeutiques adjuvantes des cancers du sein sans atteinte ganglionnaire devient maintenant particulièrement complexe au vu du bénéfice additionnel attendu par rapport aux meilleurs résultats acquis (de 1 à 5 % de réduction du risque absolu de rechute et de décès à 5 et 10 ans), et de la nécessité de prendre en compte des effets toxiques tardifs (cardiaques, leucémiques, endocriniens) dont le risque n'est pas constant dans le temps. De toute évidence de telles études demanderont – entre les temps d'inclusion et les délais minimum de suivi- de 7 à 10 ans. La possibilité de substituer une anthracycline par le docetaxel doit être considérée en cas de facteurs de risque cardiaque. L'utilisation des chimiothérapies validées – avec taxanes – dans le traitement adjuvant des formes avec atteintes ganglionnaires se discutent sûrement dans les formes les plus graves. Enfin la caractérisation plus précise et du risque évolutif et de la sensibilité thérapeutique devraient permettre une meilleure individualisation des traitements adjuvants.

INDICATIONS THÉRAPEUTIQUES DANS LES FORMES AVEC ATTEINTE GANGLIONNAIRE

On peut également les stratifier selon les risques évolutifs (tableaux II et III). Le risque est ici extrêmement dépendant de l'importance de l'atteinte ganglionnaire et la valeur d'autres paramètres histologiques (embols vasculaires, néovascularisation) ou biochimiques est moins claire. On retiendra comme formes à risque évolutif intermédiaire les formes avec atteinte de trois ganglions au plus, ne surexprimant pas HER2 et non basaloïdes. Les formes avec une atteinte de plus de 8, ou 10 ganglions comportent un risque évolutif majeur.

FORMES À RISQUÉ ÉVOLUTIF INTERMÉDIAIRE, (AVEC ATTEINTE DE MOINS DE 4 GANGLIONS, NE SUREXPRIMANT PAS HER2, NON BASALOIDES)

Ces formes représentent environ 30-40 % des formes N+ vues dans les centres référents. L'attitude validée est maintenant univoque jusqu'à 70 ans.

La chimiothérapie adjuvante doit comporter une association d'anthracyclines et de taxanes. Comme vu plus haut les associations séquentielles apparaissent mieux tolérées et les associations séquentielles de 3 FEC100 (fluorouracile 500 mg/m^2 ; épirubicine 100 mg/m^2 ; cyclophosphamide 600 mg/m^2) sont plus souvent utilisées que les associations séquentielles de 4 cycles de AC puis de 4 cycles de paclitaxel puisque le bénéfice en survie de ces dernières apparaît inconstant.

Ceci étant, ni la dose optimale de chaque agent, ni le nombre de cycles -3 ou 4- de chaque séquence ne sont définis avec précision.

FORMES À RISQUÉ ÉVOLUTIF ÉLEVÉ, (AVEC ATTEINTE DE PLUS DE 3 GANGLIONS, SUREXPRIMANT HER2, OU BASALOIDES)

Il s'agit d'un groupe hétérogène ou des propositions différentes existent nécessairement.

Atteinte ganglionnaire importante mais absence de surexpression de HER2 ou de phéno/génotype basaloïde

Les mêmes propositions thérapeutiques sont validées. C'est sûrement dans ces formes que des ajustements de doses pour obtenir le même niveau de tolérance sont acceptables (Bergh 529-37; Benefit of a high-dose epirubicin regimen in adjuvant chemotherapy for node-positive breast cancer patients with poor prognostic factors: 5- year follow-up results of French Adjuvant Study Group 05 randomized trial 602-11).

Formes surexprimant HER2

Elles sont considérées en détail dans un autre chapitre. L'utilisation de trastuzumab adjuvant s'impose et conduit donc limiter les doses préalables d'anthracyclines. En pratique une association de 3 cycles de FEC suivis de 3 cycles de taxanes puis de trastuzumab, maintenant toutes les 3 semaines pendant un an est l'attitude de référence (Piccart-Gebhart *et al.* 1659-72 ; Romond *et al.* 1673-84 ; Smith *et al.* 29-36). L'existence de facteurs de risques cardiaques pourrait conduire à privilégier une association avec docetaxel et sans anthracyclines.

Formes basaloïdes avec atteinte ganglionnaire

Leur pronostic plus sévère et peut être leur moindre sensibilité aux chimiothérapies adjuvantes sont établis (Banerjee *et al.* 729-35). Par contre aucune modalité chimiothérapique adjuvante optimale n'est définie. Des arguments indirects plaident pour l'utilisation des chimiothérapies validées aux doses les plus élevées.

QUESTIONS EN SUSPENS CONCERNANT LES MODALITÉS DE CHIMIOTHÉRAPIE ADJUVANTE DES FORMES AVEC ATTEINTE GANGLIONNAIRE. FIN1

Alors que les questions concernant les manipulations hormonales sont peu nombreuses ou en cours d'étude (place des inhibiteurs de l'aromatase de troisième génération, intérêt des antiœstrogènes les plus récents), les questions relatives à la chimiothérapie restent nombreuses et ne sont en règle pas étudiées.

- Polychimiothérapie simultanée ou séquentielle. Plusieurs études vues plus haut établissent le rapport bénéfice/risque positif d'associations séquentielles non seulement avec le paclitaxel et le docetaxel (Mamounas *et al.* 3686-96 ; Henderson *et al.* 976-83 ; Roche *et al.* 5664-71) mais également avec les anthracyclines (Cameron *et al.* 1365-69). Cependant aucune comparaison directe n'a été effectuée et c'est sur des arguments d'efficacité similaire et de moindre toxicité que ces associations sont privilégiées.

- Nombre d'agents optimal dans une association :

  - Les associations comportant plus de trois agents n'ont pas montré – directement ou indirectement dans les méta-analyses – d'avantage et sont abandonnées sauf dans des cas d'associations séquentielles ou alternées.

  - La question se pose donc essentiellement pour les associations séquentielles à la fois pour le nombre d'agents de la séquence avec anthracyclines (AC, EC et FAC ou FEC) et éventuellement pour le nombre de séquences (avec anthracyclines, avec taxanes, de type CMF) : si l'étude de la tumeur permet de prédire sa chimiosensibilité, cette question ne devrait plus se poser comme une question générale.

- Relations dose-effet.

  - Nous avons vu qu'aucune étude étayait l'intérêt de doses d'anthracyclines et de taxanes supérieures aux doses optimales. Les seules études positives comportent soit l'ajustement sur un niveau de toxicité (Bergh *et al.* 1384-91) soit une densification de la dose-intensité par réduction de l'intervalle entre cycles (Citron *et al.* 1431-39 ; Ziegler and Citron 266-72). C'est sans doute dans les formes à haut risque évolutif avec atteinte ganglionnaire que ces approches peuvent être appliquées et doivent être étudiées plus précisément.

  - De même des données récentes suggèrent que les formes porteuses de mutation du gène p53 seraient plus sensibles à des doses plus élevées d'anthracyclines et de cyclophosphamide (Bertheau *et al.* e90)

CONCLUSIONS

Le traitement chimiothérapique adjuvant des cancers du sein constitue sans nul doute progrès thérapeutique essentiel. Associé à un diagnostic plus précoce, aux traitements adjuvants antihormonaux, et maintenant au trastuzumab dans les formes surexprimant HER2, il rend compte de la diminution de mortalité observée dans tous les pays développés.

Trois grandes directions peuvent être identifiées qui devraient contribuer à la fois à l'amélioration de l'efficacité de ces traitements et à leur sélectivité :

- La caractérisation de propriétés biologiques des cancers du sein associées à une sensibilité ou à une résistance à certains agents et associations : ceci permettra une plus grande sélectivité dans les indications thérapeutiques.

- Le développement d'agents cytotoxiques plus puissants et/ou actifs sur certaines formes considérées comme peu sensibles à la chimiothérapie.

- Le développement d'agents ciblés au-delà du trastuzumab et visant une variété de cibles (HER1/HER2, angiogenèse...) (Moy and Goss 1047-57 ; Adams and Weiner 1147-57).

On peut donc espérer que l'efficacité des traitements adjuvants va encore s'améliorer dans des sous-groupes bien identifiés de cancers du sein localisés.

Reste que les modalités optimales de ces traitements adjuvants doivent être précisées chez les femmes âgées – plus de 70 ans – ou les résultats disponibles restent limités. Il s'agit sûrement – en termes de santé publique- de la question la plus importante. Sa prise en compte est maintenant organisée et des études spécifiques débutent.

BIBLIOGRAPHIE

Adjuvant systemic therapy for women with node-positive breast cancer. The Steering Committee on Clinical Practice Guidelines for the Care and Treatment of Breast Cancer. *CMAJ.* 158 Suppl 3 (1998): S52-S64.

Polychemotherapy for early breast cancer: an overview of the randomised trials. Early Breast Cancer Trialists' Collaborative Group. *Lancet* 352.9132 (1998): 930-42.

Favourable and unfavourable effects on long-term survival of radiotherapy for early breast cancer: an overview of the randomised trials. Early Breast Cancer Trialists' Collaborative Group. *Lancet* 355.9217 (2000): 1757-70.

Benefit of a high-dose epirubicin regimen in adjuvant chemotherapy for node-positive breast cancer patients with poor prognostic factors: 5- year follow-up results of French Adjuvant Study Group 05 randomized trial. *J. Clin.Oncol.* 19.3 (2001): 602-11.

The National Institutes of Health Consensus Development Conference: Adjuvant Therapy for Breast Cancer. Bethesda, Maryland, USA. November 1-3, 2000. Proceedings. *J. Natl. Cancer Inst. Monogr.* 30 (2001): 1-152.

Effects of chemotherapy and hormonal therapy for early breast cancer on recurrence and 15-year survival: an overview of the randomised trials. *Lancet* 365.9472 (2005): 1687-717.

RECOMMANDATIONS POUR LA PRATIQUE CLINIQUE ST-PAUL-DE-VENCE « Cancers du sein ». manuscript in preparation. 2007.

A'HERN RP, IE SMITH and SR EBBS. "Chemotherapy and survival in advanced breast cancer: the inclusion of doxorubicin in Cooper type regimens." *Br. J. Cancer* 67.4 (1993): 801-05.

ADAMS GP and LM WEINER. "Monoclonal antibody therapy of cancer." *Nat. Biotechnol.* 23.9 (2005): 1147-57.

ANDERSSON J. *et al.* "Worse survival for TP53 (p53)-mutated breast cancer patients receiving adjuvant CMF." *Ann. Oncol* 16.5 (2005): 743-48.

ANDRE F and L PUSZTAI. "Molecular classification of breast cancer: implications for selection of adjuvant chemotherapy." *Nat. Clin Pract. Oncol* 3.11 (2006): 621-32.

ARPINO G *et al.* "HER-2 amplification, HER-1 expression, and tamoxifen response in estrogen receptor-positive metastatic breast cancer: a southwest oncology group study." *Clin. Cancer Res.* 10.17 (2004): 5670-76.

ASKMALM MS *et al.* "Mutation and accumulation of p53 related to results of adjuvant therapy of postmenopausal breast cancer patients." *Acta Oncol* 43.3 (2004): 235-44.

BANERJEE S *et al.* "Basal-like breast carcinomas: clinical outcome and response to chemotherapy." *J Clin Pathol.* 59.7 (2006): 729-35.

BASSO U *et al.* "Treatment options for early breast cancer in elderly women." Expert. *Rev. Anticancer Ther.* 4.2 (2004): 197-211.

BERGH J. "Best use of adjuvant systemic therapies II, chemotherapy aspects: dose of chemotherapy-cytotoxicity, duration and responsiveness." *Breast* 12.6 (2003): 529-37.

BERGH J *et al.* "Tailored fluorouracil, epirubicin, and cyclophosphamide compared with marrow-supported high-dose chemotherapy as adjuvant treatment for high- risk breast cancer: a randomised trial. Scandinavian Breast Group 9401 study." *Lancet* 356. 9239 (2000): 1384-91.

BERRY DA *et al.* "Estrogen-receptor status and outcomes of modern chemotherapy for patients with node-positive breast cancer." *JAMA* 295.14 (2006): 1658-67.

BERTHEAU P *et al.* "Exquisite Sensitivity of TP53 Mutant and Basal Breast Cancers to a Dose-Dense Epirubicin-Cyclophosphamide Regimen." *PLoS. Med.* 4.3 (2007): e90.

BIGANZOLI L *et al.* "Adjuvant chemotherapy in elderly patients with breast cancer: a survey of the Breast International Group (BIG)." *Ann. Oncol* 15.2 (2004): 207-10.

BOUCHARDY C *et al.* "Undertreatment strongly decreases prognosis of breast cancer in elderly women." *J Clin Oncol* 21.19 (2003): 3580-87.

BRUNELLO A *et al.* "Adjuvant chemotherapy for elderly patients (> or = 70 years) with early high-risk breast cancer: a retrospective analysis of 260 patients." *Ann. Oncol* 16.8 (2005): 1276-82.

BUDMAN DR, BERRY DA, CIRRINCIONE CT and *et al.* Dose and dose intensity as determinants of outcome in the adjuvant treatment of breast cancer. *J. Natl. Cancer Inst.* 90, 205-11. 1998.

CAMERON DA, ANDERSON A, TOY E and *et al.* Block sequential adriamycin CMF – optimal non-myeloablative chemotherapy for high risk adjuvant breast cancer? *Br. J Cancer* 87, 1365-69. 2002.

CARLSON RW *et al.* "NCCN Task Force Report: Adjuvant Therapy for Breast Cancer." *J Natl. Compr. Canc. Netw.* 4 Suppl 1 (2006): S1-26.

CARLSON RW *et al.* "HER2 testing in breast cancer: NCCN Task Force report and recommendations." *J. Natl. Compr. Canc. Netw.* 4 Suppl 3 (2006): S1-22.

CATZEDDU T *et al.* "Sentinel lymph node biopsy in breast cancer patients: the medical oncology perspective." *J Surg.Oncol* 85.3 (2004): 129-32.

CHANG JC *et al.* "Patterns of resistance and incomplete response to docetaxel by gene expression profiling in breast cancer patients." *J Clin Oncol* 23.6 (2005): 1169-77.

CITRON ML *et al.* "Randomized trial of dose-dense versus conventionally scheduled and sequential versus concurrent combination chemotherapy as postoperative adjuvant treatment of node-positive primary breast cancer: first report of Intergroup Trial C9741/Cancer and Leukemia Group B Trial 9741." *J Clin Oncol* 21.8 (2003): 1431-39.

CLARKE R, F LEONESSA and B TROCK. "Multidrug resistance/P-glycoprotein and breast cancer: review and meta-analysis" *Semin. Oncol.* 32.6 Suppl 7 (2005): S9-15.

COCQUYT VF *et al.* "Different responses to preoperative chemotherapy for invasive lobular and invasive ductal breast carcinoma." *Eur. J Surg. Oncol* 29.4 (2003): 361-67.

COLLEONI M *et al.* "Early start of adjuvant chemotherapy may improve treatment outcome for premenopausal breast cancer patients with tumors not expressing estrogen receptors. The International Breast Cancer Study Group." *J. Clin. Oncol.* 18.3 (2000): 584-90.

COLLEONI M, ROMENSZ N, PERRUZZOTTI G and *et al.* Size of breast cancer metastases in axillary lymph nodes: clinical relevance of minimal lymph node involvement. *J. Clin. Oncol.* 23, 1379-89. 2005.

COLLEONI M *et al.* "Minimal and small size invasive breast cancer with no axillary lymph node involvement: the need for tailored adjuvant therapies." *Ann. Oncol* 15.11 (2004): 1633-39.

COLOZZA M *et al.* "HER2 overexpression as a predictive marker in a randomized trial comparing adjuvant cyclophosphamide/methotrexate/5-fluorouracil with epirubicin in patients with stage I/II breast cancer: long-term results." *Clin Breast Cancer* 6.3 (2005): 253-59.

CSERNI G, GREGORI D, MERLETTI F and *et al.* Meta-analysis of non-sentinel node metastases associated with micrometastatic sentinel nodes in breast cancer. *Br. J Surg.* 91, 1245-52. 2004.

CUTULI B *et al.* "A French national survey on infiltrating breast cancer: analysis of clinico-pathological features and treatment modalities in 1159 patients." *Breast Cancer Res. Treat.* 95.1 (2006): 55-64.

DE LAURENTIIS M *et al.* "A meta-analysis on the interaction between HER-2 expression and response to endocrine treatment in advanced breast cancer." *Clin. Cancer Res.* 11.13 (2005): 4741-48.

DEISSLER H *et al.* "Spectrum of p53 mutations in biopsies from breast cancer patients selected for preoperative chemotherapy analysed by the functional yeast assay to predict therapeutic response." *Oncol Rep.* 11.6 (2004): 1281-86.

DENDALE R *et al.* "Medullary breast carcinoma: prognostic implications of p53 expression." *Int. J Biol. Markers* 18.2 (2003): 99-105.

DOYLE JJ *et al.* "Chemotherapy and cardiotoxicity in older breast cancer patients: a population-based study." *J Clin Oncol* 23.34 (2005): 8597-605.

DRESSLER LG *et al.* "Comparison of HER2 status by fluorescence in situ hybridization and immunohistochemistry to predict benefit from dose escalation of adjuvant doxorubicin-based therapy in node-positive breast cancer patients." *J Clin Oncol* 23.19 (2005): 4287-97.

EMI M *et al.* "Targeted therapy against Bcl-2-related proteins in breast cancer cells" *Breast Cancer Res.* 7.6 (2005): R940-R952.

ESTEVA FJ *et al.* "Prognostic role of a multigene reverse transcriptase-PCR assay in patients with node-negative breast cancer not receiving adjuvant systemic therapy." *Clin Cancer Res.* 11.9 (2005): 3315-19.

FERRANDINA G *et al.* "Relationship between cathepsin-D content and disease-free survival in node-negative breast cancer patients: a meta-analysis." *Br. J. Cancer* 76.5 (1997): 661-66.

FISHER B *et al.* "Relative worth of estrogen or progesterone receptor and pathologic characteristics of differentiation as indicators of prognosis in node negative breast cancer patients: findings from National Surgical Adjuvant Breast and Bowel Project Protocol B-06." *J. Clin. Oncol.* 6.7 (1988): 1076-87.

FISHER E R C REDMOND, and B FISHER. "Prognostic factors in NSABP studies of women with node-negative breast cancer. National Surgical Adjuvant Breast and Bowel Project." *J. Natl. Cancer Inst. Monogr.* 11 (1992): 151-58.

FOJO AT and M MENEFEE. "Microtubule targeting agents: basic mechanisms of multidrug resistance (MDR)" *Semin. Oncol.* 32.6 Suppl 7 (2005): S3-S8.

FUMOLEAU P *et al.* "Randomized trial comparing six versus three cycles of epirubicin-based adjuvant chemotherapy in premenopausal, node-positive breast cancer patients: 10-year follow-up results of the French Adjuvant Study Group 01 trial." *J Clin Oncol* 21.2 (2003): 298-305.

GOLDHIRSCH A *et al.* "Meeting highlights: international expert consensus on the primary therapy of early breast cancer 2005." *Ann. Oncol.* 16.10 (2005): 1569-83.

GOLDHIRSCH A *et al.* "Meeting highlights: International Consensus Panel on the Treatment of Primary Breast Cancer. Seventh International Conference on Adjuvant Therapy of Primary Breast Cancer." *J. Clin. Oncol.* 19.18 (2001): 3817-27.

HABEL LA *et al.* "A population-based study of tumor gene expression and risk of breast cancer death among lymph node-negative patients." *Breast Cancer Res.* 8.3 (2006): R25.

HARBECK N *et al.* "Urokinase-type plasminogen activator (uPA) and its inhibitor PAI-I: novel tumor-derived factors with a high prognostic and predictive impact in breast cancer." *Thromb. Haemost.* 91.3 (2004): 450-56.

HARBECK N *et al.* "Urokinase-type plasminogen activator and its inhibitor type 1 predict disease outcome and therapy response in primary breast cancer." *Clin Breast Cancer* 5.5 (2004): 348-52.

HARVEY JM *et al.* "Estrogen receptor status by immunohistochemistry is superior to the ligand-binding assay for predicting response to adjuvant endocrine therapy in breast cancer." *J. Clin. Oncol.* 17.5 (1999): 1474-81.

HENDERSON IC *et al.* "Improved outcomes from adding sequential Paclitaxel but not from escalating Doxorubicin dose in an adjuvant chemotherapy regimen for patients with node-positive primary breast cancer." *J Clin Oncol* 21.6 (2003): 976-83.

HENDERSON IC, BERRY DA, DEMETRI GD and *et al.* Improved outcomes from adding sequential paclitaxel but not from escalating doxorubicin dose in an adjuvant chemotherapy regimen for patients with node-positive primary breast cancer. *J. Clin. Oncol.* 21, 976-83. 2003.

HERSHMAN D *et al.* "Acute myeloid leukemia or myelodysplastic syndrome following use of granulocyte colony-stimulating factors during breast cancer adjuvant chemotherapy." *J Natl. Cancer Inst.* 99.3 (2007): 196-205.

HUDIS CA. "Current status and future directions in breast cancer therapy." *Clin Breast Cancer* 4 Suppl 2 (2003): S70-S75.

HUSEBY RA *et al.* "Node-negative breast cancer treated by modified radical mastectomy without adjuvant therapies: variables associated with disease recurrence and survivorship." *J. Clin. Oncol.* 6.1 (1988): 83-88.

JONES SE *et al.* "Phase III trial comparing doxorubicin plus cyclophosphamide with docetaxel plus cyclophosphamide as adjuvant therapy for operable breast cancer." *J Clin Oncol* 24.34 (2006): 5381-87.

KAKLAMANI VG and WJ GRADISHAR. "Epirubicin versus doxorubicin: which is the anthracycline of choice for the treatment of breast cancer?" *Clin Breast Cancer* 4 Suppl 1 (2003): S26-S33.

KAPRANOS N *et al.* "Numerical aberrations of chromosomes 1 and 7 by fluorescent in situ hybridization and DNA ploidy analysis in breast cancer." Breast J. 11.6 (2005): 448-53.

KATO T *et al.* "The combination of angiogenesis and blood vessel invasion as a prognostic indicator in primary breast cancer." *Br. J. Cancer* 88.12 (2003): 1900-08.

KONECNY GE *et al.* "Her-2/neu gene amplification and response to paclitaxel in patients with metastatic breast cancer." *J. Natl. Cancer Inst.* 96.15 (2004): 1141-51.

KRISTEN P, JG MULLER, and H CAFFIER. "Prognostic relevance of p53 in node negative breast cancer." *Anticancer Res.* 17.4B (1997): 2869-71.

KUMMEL S *et al.* "Chemotherapy treatment options for elderly women with breast cancer." *Anticancer Res.* 26.2C (2006): 1673-76.

KUSINSKA R *et al.* "Immunohistochemical identification of basal-type cytokeratins in invasive ductal breast carcinoma – relation with grade, stage, estrogen receptor and HER2." *Pol. J. Pathol.* 56.3 (2005): 107-10.

KUTE TE *et al.* "Prognostic markers in node-negative breast cancer: a prospective study." *Cytometry B Clin Cytom.* 59.1 (2004): 24-31.

LARKIN A *et al.* "Investigation of MRP-1 protein and MDR-1 P-glycoprotein expression in invasive breast cancer: a prognostic study." *Int. J Cancer* 112.2 (2004): 286-94.

LEONARD RC and KM MALINOVSZKY. "Chemotherapy for older women with early breast cancer." *Clin Oncol* (R. Coll. Radiol.) 17.4 (2005): 244-48.

LINASSIER C *et al.* "Early secondary acute myelogenous leukemia in breast cancer patients after treatment with mitoxantrone, cyclophosphamide, fluorouracil and radiation therapy." *Ann. Oncol.* 11.10 (2000): 1289-94.

LIVASY CA *et al.* "Phenotypic evaluation of the basal-like subtype of invasive breast carcinoma 38." *Mod. Pathol.* 19.2 (2006): 264-71.

MAMOUNAS EP *et al.* "Paclitaxel after doxorubicin plus cyclophosphamide as adjuvant chemotherapy for node-positive breast cancer: results from NSABP B-28." *J Clin Oncol* 23.16 (2005): 3686-96.

MANDERS P *et al.* "Predictive impact of urokinase-type plasminogen activator: plasminogen activator inhibitor type-1 complex on the efficacy of adjuvant systemic therapy in primary breast cancer." *Cancer Res.* 64.2 (2004): 659-64.

MARTIN M *et al.* "Toxicity and health-related quality of life in breast cancer patients receiving adjuvant docetaxel, doxorubicin, cyclophosphamide (TAC) or 5-fluorouracil, doxorubicin and cyclophosphamide (FAC): impact of adding primary prophylactic granulocyte-colony stimulating factor to the TAC regimen." *Ann. Oncol* 17.8 (2006): 1205-12.

MARTIN M *et al.* "Adjuvant docetaxel for node-positive breast cancer." *N. Engl. J Med.* 352.22 (2005): 2302-13.

MATHIEU MC *et al.* "The poor responsiveness of infiltrating lobular breast carcinomas to neoadjuvant chemotherapy can be explained by their biological profile." *Eur. J Cancer* 40.3 (2004): 342-51.

MOY B and PE GOSS. "Lapatinib: current status and future directions in breast cancer." Oncologist. 11.10 (2006): 1047-57.

MULLAN PB, JJ GORSKI and DP HARKIN. "BRCA1--a good predictive marker of drug sensitivity in breast cancer treatment?" *Biochim. Biophys. Acta* 1766.2 (2006): 205-16.

MULLER V *et al.* "Circulating tumor cells in breast cancer: correlation to bone marrow micrometastases, heterogeneous response to systemic therapy and low proliferative activity." *Clin Cancer Res.* 11.10 (2005): 3678-85.

OLIVOTTO IA, BAJDIC C, RAVDIN PM and *et al.* An independent populationbased validation of the adjuvant decision-aid for stage I-II breast cancer. *J. Clin. Oncol.* 22 (Suppl), 522. 2004.

PAIK S. "Methods for gene expression profiling in clinical trials of adjuvant breast cancer therapy." *Clin Cancer Res.* 12.3 Pt 2 (2006): 1019s-23s.

PARK S *et al.* "Gene expression profiling of ATP-binding cassette (ABC) transporters as a predictor of the pathologic response to neoadjuvant chemotherapy in breast cancer patients." *Breast Cancer Res.Treat.* 99.1 (2006): 9-17.

PEDERSEN L *et al.* "Medullary carcinoma of the breast, prognostic importance of characteristic histopathological features evaluated in a multivariate Cox analysis." *Eur. J. Cancer* 30A.12 (1994): 1792-97.

PEDERSEN L *et al.* "Medullary carcinoma of the breast. Prevalence and prognostic importance of classical risk factors in breast cancer." *Eur. J. Cancer* 31A.13-14 (1995): 2289-95.

PEIRO G *et al.* "Analysis of HER2 by chromogenic in situ hybridization and immunohistochemistry in lymph node-negative breast carcinoma: Prognostic relevance." *Hum. Pathol.* 38.1 (2007): 26-34.

PEROU CM *et al.* "Molecular portraits of human breast tumours." *Nature* 406.6797 (2000): 747-52.

PHAROAH PD, NE DAY and C CALDAS. "Somatic mutations in the p53 gene and prognosis in breast cancer: a meta-analysis." *Br. J. Cancer* 80.12 (1999): 1968-73.

PICCART-GEBHART MJ *et al.* "Trastuzumab after adjuvant chemotherapy in HER2-positive breast cancer." *N. Engl. J Med.* 353.16 (2005): 1659-72.

PICO C *et al.* "Epirubicin-cyclophosphamide adjuvant chemotherapy plus tamoxifen administered concurrently versus sequentially: randomized phase III trial in postmenopausal node-positive breast cancer patients. A GEICAM 9401 study." *Ann. Oncol* 15.1 (2004): 79-87.

PIERGA JY *et al.* "Clinical significance of immunocytochemical detection of tumor cells using digital microscopy in peripheral blood and bone marrow of breast cancer patients." *Clin Cancer Res.* 10.4 (2004): 1392-400.

POTEMSKI P *et al.* "A comparative assessment of HER2 status in operable breast cancer by real-time RT-PCR and by immunohistochemistry." *Med. Sci. Monit.* 12.12 (2006): MT57-MT61.

PRAGA C *et al.* "Risk of acute myeloid leukemia and myelodysplastic syndrome in trials of adjuvant epirubicin for early breast cancer: correlation with doses of epirubicin and cyclophosphamide." *J Clin Oncol* 23.18 (2005): 4179-91.

PRESS MF *et al.* "Diagnostic evaluation of HER-2 as a molecular target: an assessment of accuracy and reproducibility of laboratory testing in large, prospective, randomized clinical trials." *Clin. Cancer Res.* 11.18 (2005): 6598-607.

PRITCHARD KI *et al.* "Increased thromboembolic complications with concurrent tamoxifen and chemotherapy in a randomized trial of adjuvant therapy for women with breast cancer. National Cancer Institute of Canada Clinical Trials Group Breast Cancer Site Group." *J. Clin. Oncol.* 14.10 (1996): 2731-37.

PRITCHARD KI *et al.* "HER2 and responsiveness of breast cancer to adjuvant chemotherapy." *N. Engl. J Med.* 354.20 (2006): 2103-11.

PROSNITZ RG, YH CHEN and LB MARKS. "Cardiac toxicity following thoracic radiation." *Semin. Oncol.* 32.2 Suppl 3 (2005): S71-S80.

PUSZTAI L *et al.* "Molecular classification of breast cancer: limitations and potential 6." *Oncologist.* 11.8 (2006): 868-77.

RICHARDSON AL *et al.* "X chromosomal abnormalities in basal-like human breast cancer 26." Cancer Cell 9.2 (2006): 121-32.

ROBSON ME *et al.* "A combined analysis of outcome following breast cancer: differences in survival based on BRCA1/BRCA2 mutation status and administration of adjuvant treatment." *Breast Cancer Res.* 6.1 (2004): R8-R17.

ROCHE H *et al.* "Sequential adjuvant epirubicin-based and docetaxel chemotherapy for node-positive breast cancer patients: the FNCLCC PACS 01 Trial." *J Clin Oncol* 24.36 (2006): 5664-71.

ROMOND EH *et al.* "Trastuzumab plus adjuvant chemotherapy for operable HER2-positive breast cancer." *N. Engl. J Med.* 353.16 (2005): 1673-84.

ROSSI E *et al.* "HER-2/neu in breast cancer: a comparative study between histology, immunohistochemistry, and molecular technique (FISH)." *Appl. Immunohistochem. Mol. Morphol.* 14.2 (2006): 127-31.

SARTOR CI *et al.* "Effect of addition of adjuvant paclitaxel on radiotherapy delivery and locoregional control of node-positive breast cancer: cancer and leukemia group B 9344." *J Clin Oncol* 23.1 (2005): 30-40.

SCHOPPMANN SF *et al.* "Prognostic value of lymphangiogenesis and lymphovascular invasion in invasive breast cancer." *Ann. Surg.* 240.2 (2004): 306-12.

SMITH I *et al.* "2-year follow-up of trastuzumab after adjuvant chemotherapy in HER2-positive breast cancer: a randomised controlled trial." *Lancet* 369.9555 (2007): 29-36.

SMITH RE. "Risk for the development of treatment-related acute myelocytic leukemia and myelodysplastic syndrome among patients with breast cancer: review of the literature and the National Surgical Adjuvant Breast and Bowel Project experience." *Clin Breast Cancer* 4.4 (2003): 273-79.

SMITH RE *et al.* "Acute myeloid leukemia and myelodysplastic syndrome after doxorubicin-cyclophosphamide adjuvant therapy for operable breast cancer: the National Surgical Adjuvant Breast and Bowel Project Experience." *J Clin Oncol* 21.7 (2003): 1195-204.

SMITH SM *et al.* "Clinical-cytogenetic associations in 306 patients with therapy-related myelodysplasia and myeloid leukemia: the University of Chicago series." *Blood* 102.1 (2003): 43-52.

SOORIYARACHCHI MR and J WHITEHEAD. "A method for sequential analysis of survival data with nonproportional hazards." *Biometrics* 54.3 (1998): 1072-84.

SORLIE T. "Molecular classification of breast tumors: toward improved diagnostics and treatments." *Methods Mol. Biol.* 360 (2007): 91-114.

SORLIE T *et al.* "Repeated observation of breast tumor subtypes in independent gene expression data sets." *Proc. Natl. Acad. Sci U.S.A* 100.14 (2003): 8418-23.

SORLIE T *et al.* "Distinct molecular mechanisms underlying clinically relevant subtypes of breast cancer: gene expression analyses across three different platforms." *BMC. Genomics* 7 (2006): 127.

TAN-CHIU E *et al.* "Assessment of cardiac dysfunction in a randomized trial comparing doxorubicin and cyclophosphamide followed by paclitaxel, with or without trastuzumab as adjuvant therapy in node-positive, human epidermal growth factor receptor 2-overexpressing breast cancer: NSABP B-31." *J Clin Oncol* 23.31 (2005): 7811-19.

THEODOULOU M and AD SEIDMAN. "Cardiac effects of adjuvant therapy for early breast cancer." *Semin. Oncol* 30.6 (2003): 730-39.

THOR AD *et al.* "erbB-2, p53, and efficacy of adjuvant therapy in lymph node-positive breast cancer." *J. Natl. Cancer Inst.* 90.18 (1998): 1346-60.

THUERLIMANN B. "International consensus meeting on the treatment of primary breast cancer 2001, St. Gallen, Switzerland." *Breast Cancer* 8.4 (2001): 294-97.

TUMA RS. "Multiple gene signatures aim to qualify risk in breast cancer." *J Natl. Cancer* Inst. 97.5 (2005): 332.

"Trial and error: prognostic gene signature study design altered." *J Natl. Cancer Inst.* 97.5 (2005): 331-33.

TURPIN E *et al.* "Increased incidence of ERBB2 overexpression and TP53 mutation in inflammatory breast cancer 2." *Oncogene* 21.49 (2002): 7593-97.

VERONESI U *et al.* "Sentinel node biopsy in breast cancer: early results in 953 patients with negative sentinel node biopsy and no axillary dissection." *Eur. J Cancer* 41.2 (2005): 231-37.

VINCENT-SALOMON A, GRUEL N, LUCCHESI C, MAC GROGAN G, DENDALE R, SIGAL-ZAFRANI B, LONGY M, RAYNAL V, PIERRON G, DE MASCAREL I, STOPPA-LYONEET D, PIERGA JY, SALMON RJ, SASTRE-GARAU X, FOURQUET A, DELATTRE O, DE CREMOUX P, and AURIAS A. Identification of typical medullary breast carcinoma as a genomic sub-group of basal-like carcinomas, a heterogeneous new molecular entity. *Breast Cancer Res.* 9, R24. 6-4-2007.

WILS JA *et al.* "Epirubicin plus tamoxifen versus tamoxifen alone in node-positive postmenopausal patients with breast cancer: A randomized trial of the International Collaborative Cancer Group." *J Clin Oncol* 17.7 (1999): 1988-98.

WOOD WC *et al.* "Dose and dose intensity of adjuvant chemotherapy for stage II, node-positive breast carcinoma." *N. Engl. J. Med.* 330.18 (1994): 1253-59.

ZIEGLER J and M CITRON. "Dose-dense adjuvant chemotherapy for breast cancer." *Cancer Nurs.* 29.4 (2006): 266-72.

CHIMIOTHÉRAPIE ET HORMONOTHÉRAPIE PREMIÈRE DANS LES CANCERS DU SEIN

S. GIACCHETTI

INTRODUCTION

Le cancer du sein est une maladie systémique, le principe de la chimiothérapie néo-adjuvante repose sur cette notion de maladie générale [1]. Son but premier est d'augmenter la survie sans progression et/ ou la survie globale des patientes. L'autre objectif d'une chimiothérapie néo-adjuvante est d'augmenter le taux de conservation mammaire [2]. La chimiothérapie première permet également de déterminer la réponse à la chimiothérapie et d'étudier les paramètres biologiques de la réponse aux cytotoxiques au niveau de la tumeur primitive.

Les arguments contre la chimiothérapie première seraient d'une part que l'absence de bilan initial chirurgical entraînerait des sur ou des sous stadifications d'autre part qu'en cas de chimiorésistance primaire une évolution au niveau de la tumeur primitive pourrait aggraver le pronostic.

La chimiothérapie néo-adjuvante peut être évaluée par la réponse clinique, mais celle-ci est souvent difficile à définir et surtout difficilement comparable d'une étude à une autre. Cependant il a été montré qu'une réponse clinique précoce après deux ou trois cycles de chimiothérapie à base d'anthracyclines est un facteur prédictif de réponse histologique complète [3]. Les examens d'imagerie classique que sont la mammographie et l'échographie mammaire semblent peu corrélés à la réponse histologique. L'apport de l'IRM semble se confirmer dans l'évaluation de la réponse à la chimiothérapie néo-adjuvante. Plusieurs publications notent que l'IRM est actuellement le meilleur examen pour évaluer la réponse à la chimiothérapie mais sa valeur prédictive d'une réponse histologique complète semble mauvaise [4]. Le PET-Scan est en cours d'évaluation.

La réponse histologique est dans la plupart des études le critère principal d'évaluation. Cependant différents systèmes d'évaluation de la réponse histologique existent ce qui rend les comparaisons parfois difficiles d'une étude à l'autre [5, 6]. Ainsi pour certains auteurs la persistance exclusive de carcinome in situ est considérée comme une réponse complète. Enfin, il faut noter que si la plupart des études rapportent la réponse au niveau du sein, la réponse histologique au niveau des ganglions n'est pas toujours précisée.

Plusieurs études ont cherché à identifier les facteurs prédictifs de la réponse histologique complète. Malgré l'absence de consensus on peut retenir le statut des récepteurs hormonaux, le grade SBR III. Une tumeur ayant un grade SBR III, récepteurs négatifs est plus chimiosensible et aura un pourcentage de réponse complète histologique plus important qu'une tumeur de grade SBR I récepteurs positifs. Cette relative chimiorésistance ne se traduit pas toujours par un moins bon devenir. La survie est d'avantage corrélée au profil évolutif du cancer qu'à l'efficacité thérapeutique. L'équipe du MD Anderson [7] a analysé rétrospectivement 1 731 ayant un cancer du sein non inflammatoire stade 1 à 3 traité entre 1998 et 1995, 67 % (1 163) des tumeurs étaient récepteurs hormonaux (RH) positifs. Une réponse histologique complète été observé chez 225/1 731 patientes (13 %), 24 % RH négatifs, 8 % RH positifs (p < 0,001). Un avantage en terme de survie a été observé chez les patientes ayant une réponse histologique complète quelque soit le statut des récepteurs hormonaux. Dans le groupe RH positif, la survie à 5 ans selon la réponse histologique complète ou non est respectivement de 96,4 % *vs* 84,5 % (p : 0,04). Dans le groupe récepteurs négatifs la survie à 5 ans est de 83,9 % *vs* 67,4 % (p : 0,003) et la survie sans progression de 83,4 % *vs* 50 % (p < 0,0001) selon la réponse histologique complète ou non. Les auteurs concluent que la réponse histologique complète est un facteur prédictif d'amélioration de la survie quelque soit le statut des récepteurs hormonaux. L'identification de facteurs biologiques moléculaires prédictifs de la réponse histologique complète devrait permettre une meilleure sélection des patientes susceptibles de bénéficier de la chimiothérapie néo adjuvante.

CHIMIOTHÉRAPIE AVEC ANTHRACYCLINES (ESSAIS DE PHASE III)

Nous ne rapporterons pas ici les nombreux essais de phase 2 non randomisés utilisant des chimiothérapies à base d'Anthracyclines.

Six essais randomisés [8-13] comparant chimiothérapie première suivie de chirurgie à chirurgie première suivie de chimiothérapie, ont été publiés. Les critères principaux d'évaluation étaient la survie sans progression ou la survie globale, le second objectif était l'évaluation du taux de conservation mammaire. Dans ces études la démarche néo-adjuvante était donc comparée à la démarche adjuvante.

Les résultats de ces essais en termes de réponse clinique, de réponse histologique, de taux de conservation mammaire, de rechute locale, de survie sans rechute et de survie globale sont rapportés dans le *tableau I*. Dans ces études le taux de conservation mammaire est plus élevé lors de l'administration de chimiothérapie néoadjuvante. Cependant, la plupart des essais randomisés avaient comme critère de jugement principal la survie et incluaient des patientes justiciables d'emblée d'un traitement conservateur. La survie sans récidive

Tableau I :
Métaanalyse de 9 essais randomisés comparant chimiothérapie néoadjuvante *vs* CT adjuvante [15].

Série	Pts	Stades	RCC (%)	pCR (%)	Suivi (ans)
Semiglazov	137/134	TI-3 N0-1	12,4	29	5
Mauriac	134/138	T2-3, N0-1	33	ND	10
Scholl	191/190	T2-3, N0-1	30	ND	8,5
Scholl	207/207	T2-3, N0-1	13	ND	105 mois
Powles	105/107	T1-4, N0-1	19	10	5
Makris	309	T0-4, N0-1	22	7	48 mois
Avril	272	T2-3, N0-1	33	ND	124 mois
Van der Hage (EORTC)	350-348	T1c-T4b, N0-N1	6,6	3	4
Wolmark NSABPb18	760/763	T1-T3, N0-N1	36	13	5

RCC : réponse clinique complète, pCR : réponse histologique complète.

et la survie globale à 5 et 10 ans ne sont pas améliorées par l'utilisation de chimiothérapie première.

Dans l'étude américaine du NSABP B18 [13] 1 523 patientes ont été randomisées entre chirurgie première suivie de 4 cures d'AC (Doxorubicine et Endoxan) et la même chimiothérapie administrée avant la chirurgie. Trente pourcent des patientes avaient une tumeur de 2 cm ou moins. Le taux de réponse clinique est de 80 % avec 36 % de réponses complètes cliniques. Le taux de réponse complète histologique est de 9 % et 4 % de réponse majeure (carcinome in situ résiduel sans carcinome infiltrant). Le nombre de patientes sans envahissement ganglionnaire est significativement plus élevé dans le bras avec chimiothérapie première (41 % *versus* 57 %). Cependant il n'y a pas de différence de survie à 5 ans. Dans le bras chimiothérapie néo-adjuvante 48 % des patientes N0 cliniquement sont N+ histologiquement, 26 % des patientes N0 initialement et ayant une tumeur < 20 mm sont N+ post chimiothérapie. Une actualisation des données à 9 ans [14] montre que les patientes âgées de 49 ans ou moins ont un avantage en terme de survie sans progression (SSP) et de survie globale (SG) avec la chimiothérapie néo-adjuvante respectivement 55 % *vs* 46 % pour la SSP et 71 % *vs* 65 % pour la survie globale. En revanche les femmes plus âgées (> 50 ans) ont une survie sans progression et globale diminuée quand elles reçoivent une chimiothérapie première respectivement 56 % *vs* 60 % et 67 % *vs* 75 %. Il est possible que le bénéfice de la chimiothérapie première soit dépendant de l'âge. Par ailleurs, il existe une augmentation du risque de rechute locale chez les patientes chez qui le geste initial aurait été une mammectomie mais chez qui la chimiothérapie première aurait suffisamment fait diminuer la tumeur initiale pour permettre un traitement conservateur. Quand on compare ces patientes à celles pouvant bénéficier d'emblée d'un traitement conservateur, le taux de rechute locale est de 15.9 % *versus* 9.9 %. Cette augmentation est surtout notée chez les patientes de moins de 50 ans. Les auteurs tentent d'expliquer cette différence par l'utilisation de Tamoxifène après 50 ans. Les auteurs concluaient que l'utilisation de trois mois d'anthracycline préopératoire était équivalent à 3 mois post opératoire.

Le point important de cette étude est que la réponse histologique complète reste un facteur pronostique d'augmentation de la survie sans progression et de la survie globale à 5 et 9 ans. Pour les patientes ayant une réponse complète histologique la survie globale et sans progression à 9 ans est respectivement de 85 % et 75 %.

Une métaanalyse des 12 essais randomisés comparant une chimiothérapie néo adjuvante à une chimiothérapie adjuvante a été publiée en 2005 [15]. Les principaux résultats (*tableau I*) montrent qu'il n'y a pas d'avantage en termes de survie sans progression et de survie globale à l'utilisation d'une chimiothérapie préopératoire, que celle-ci est associée à un risque augmenté de rechute locale surtout si le traitement local après chimiothérapie est une radiothérapie exclusive. Enfin, l'auteur conclut que l'hétérogénéité des taux de réponses complètes cliniques et histologiques rend les comparaisons difficiles [15].

Ces données confirment que l'obtention d'une réponse complète est fondamentale pour que le bénéfice en termes de réponse à la chimiothérapie néo-adjuvante se traduise par une augmentation de la survie.

CHIMIOTHÉRAPIE AVEC TAXANES

La réponse complète histologique apparaissant comme le meilleur facteur pronostique à l'égard de la survie, les approches thérapeutiques ces dernières années se sont penchées sur l'utilisation des cytotoxiques les plus actifs en situation néo adjuvante.

Les Taxanes sont apparues dans les années 1990, ils ont montré une activité importante en situation métastatique même chez des patientes ayant une maladie résistante aux Anthrayclines. La démonstration de cette efficacité en situation métastatique a rapidement conduit à les tester en situation adjuvante et néo adjuvante.

Leur utilisation en situation néo-adjuvante a été évaluée dans de nombreux essais de phase II. Seuls les essais de phase III seront présentés dans cette revue. Les études de séquence de traitement avec l'utilisation de Taxanes de façon concomitante ou séquentielle seront abordées.

Les essais de phase III publiés ont comparé un traitement néoadjuvant avec Taxanes à une chimiothérapie sans Taxanes [16]. Les associations et les modalités de traitement sont très hétérogènes utilisant soit le Taxol soit le Taxotère. les Taxanes sont administrés toutes les 3 semaines ou une fois par semaine, le Taxol étant perfusé soit sur 3 heures soit sur 24 h [18]. Le nombre de cures de chimiothérapie varie de 3 à 8.

ESSAIS DE PHASE III AVEC LE TAXOL

L'équipe du MD Anderson [17] compare chez 174 patientes 4 cures de taxol seul en perfusion de 24 heures à 4 cures de type FAC (5-Fluoro-Uracile, Adriamycine, Cyclophosphamide). Toutes les patientes reçoivent 4 cures de FAC après la chirurgie. Le taux de réponse clinique est le même dans les 2 bras (80 % pour le Taxol, 79 % pour le FAC). Le taux de réponse complète histologique (absence de tumeur résiduelle infiltrante ou *in situ*) est de 1 % dans le bras Taxol et de 12 % dans le bras FAC. LA réponse est de 8 % (bras Taxol) *vs* 17 % (bras FAC) quand la persistance d'in situ est prise en compte dans les réponses complètes. Cette différence n'est statistiquement pas significative. Une actualisation des données en mai 2000 avec un suivi de 36 mois a rapporté 38 rechutes dans le bras FAC contre 28 dans le bras Taxol. Il n'y a pas de différence en termes de survie sans rechute ni de survie globale.

La même équipe a montré l'importance de la modalité d'administration du Taxol. Deux cinquante huit patients ont été randomisé entre 4 cures de Taxol toutes les 3 semaines et 12 injections hebdomadaires de Taxol suivies dans les deux cas de 4 cures de FAC. La réponse clinique est la même entre les deux bras. Les patientes qui reçoivent du Taxol hebdomadaire ont un taux de réponse complète histologique supérieur (28, 2 %) à celles qui le reçoivent toutes les trois semaines (15,7 %), p = 0,02 [18].

Dieras *et al.* [19] ont comparé dans une étude randomisée l'association de Doxorubicine-Endoxan (AC) à la même dose de Doxorubicine associée au Taxol en perfusion de 3 heures (AT), 4 cures étaient administrées dans les deux bras. Le taux de réponses complètes histologiques est de 10 % dans le bras AC et de 16 % dans le bras AT. Ce résultat indique que la substitution de Taxol n'augmente pas de façon significative le taux de réponses complètes histologiques.

Un petite étude de 35 patientes atteintes de cancers du sein localement avancés [20] a comparé un traitement par 3 cycles de Taxol-Epuribicine préopératoires puis les 3 mêmes cycles post opératoires à 6 cycles de FEC (3 préopératoires et 3 postopératoires). Le taux de réponses complètes cliniques est plus élevé dans le bras Taxol (87 % *vs* 50 %) ainsi que la réponse complète histologique (25 % *vs* 0 %), la valeur du p n'est pas rapportée et il n'y a pas de données de survie.

ESSAIS AVEC LE TAXOTÈRE

Deux grands essais multicentriques randomisés ont été menés avec le Taxotère.

L'essai d'Aberdeen [21] est le premier essai qui évalue l'efficacité de l'administration séquentielle d'Anthracyclines puis de Taxotère. Cent soixante deux patientes présentant des tumeurs du sein opérables non accessibles à un traitement conservateur d'emblée (T2, T3, T4) ont reçus dans un premier temps 4 cycles de CVAP (cyclophosphamide, vincristine, doxorubicine, prednisone). Les patientes répondeuses cliniquement étaient randomisées entre 4 cures supplémentaires de CVAP ou 4 cycles de Taxotère. Les non répondeuses recevaient 4 cycles de Taxotère et ne sont pas incluses dans l'analyse. Cent quatre patientes ont répondu au CVAP et ont été randomisées. Le suivi médian est 65 mois. Le taux de réponses cliniques a été significativement supérieur dans le bras Taxotère respectivement de 85 % avec le taxotère contre 64 % avec le CVAP. Il y a également plus de réponses histologiques complètes chez les patientes recevant du Taxotère : 34 % contre 18 % chez celles qui n'en recevaient pas. La survie sans rechute à 5 ans est plus élevée chez les patientes recevant du Taxotère (90 % *versus* 77 %, p = 0,04). La survie globale est également plus élevée dans le groupe Taxotère (98 % *versus* 84 %). Chez les patientes non répondeuses au CVAP, le traitement par Taxotère entraîne un taux de réponse clinique de 11 % et 1 patient a eu une réponse histologique complète [21, 22].

L'essai du NSABP B27 [23] est le plus important des essais néo-adjuvant et le seul ayant le pouvoir statistique de détecter un bénéfice en termes de survie. Entre 1995 et 2001, 2 411 patientes ayant un cancer du sein opérable (diamètre moyen de la tumeur 45 mm) ont été randomisées entre 4 cycles d'Adriamycine – Endoxan (AC) suivie de chirurgie (804 patientes), 4 cycles d'd'AC suivis de 4 cycles de Taxotère puis chirurgie (805 patientes), 4 cycles d'AC puis chirurgie suivie de 4 cures de Taxotère. L'objectif principal de l'essai est de déterminer si l'addition de 4 cures de Taxotère augmente la survie sans maladie et la survie globale. Le taux de réponses cliniques complètes est de 40 % dans le bras AC, 65 % dans le bras AC suivi de Taxotère préopératoire. Le taux de réponse complète histologique est de 14 % (10 % absence de tumeur, 4 % persistance de carcinome in situ) dans le bras AC seul (1 492 patientes) comparé à 26 % de réponses complètes histologiques dans le groupe avec Taxotère (19 % absence de tumeur, 7 % carcinome in situ) p < 0,001. Il faut noter que la significativité n'est pas donnée quand les carcinomes in situ sont exclus et que seule l'absence de toute lésion carcinomateuse est prise en compte (10 % *vs* 19 %). Moins de patientes ont un envahissement ganglionnaire dans le groupe Taxotère (40 % *vs* 48 % p < 0,001). Le taux de conservation mammaire est le même dans les 2 groupes (64 *vs* 62 % p = 0,3) (tableau II). Les données actualisées publiées en mai 2006 [24] montrent que l'addition de Taxotère n'améliore pas de façon significative la survie ni la survie sans maladie. Il y a néanmoins une tendance à l'amélioration de la survie sans récidive, l'addition de Taxotère préopératoire (et non post opératoire) réduit de façon significative l'incidence de rechute locale. (p : 0,0034). La survie sans progression est améliorée chez les patientes ayant une réponse clinique partielle après 4 cures de Doxorubicine-Endoxan puis qui reçoivent 4 cures deTaxotère (p : 0,007), mais il s'agit d'une analyse rétrospective de sous groupe. Les auteurs concluent que l'addition de Taxotère après chimiothérapie par Doxorubicine-Endoxan n'affecte pas la survie globale, augmente légèrement la survie sans rechute (la survie sans rechute à 5 ans est supérieur de 5 % dans le bras Taxotère préopératoire p : 0,10), diminue l'incidence de rechutes locales. La réponse complète histologique qui est doublée est un facteur prédictif de survie mais le taux obtenu de 18,5 % (26 % si l'*in situ* est pris en compte) n'est pas suffisant pour se traduire par une amélioration de la survie.

L'étude ACCOG [25] est un essai de phase III comparant l'association d'Adriamycine et Taxotère (AD) à l'association Adriamycine Cyclophosphamide (AC) dans les tumeurs du sein de plus de 3 cm, localement avancées, ou inflammatoires chez 363 patientes. La réponse clinique est plus importante avec l'association AD (72 % *vs* 62 % p = 0,07), il n'y a pas de différence

Tableau II :
Résultats du protocole NSA BP-B27 [23, 24].

Réponse (%)	AC	AC-TXT	p
Objective	85,7	91,1	
Complète	40,4	64,8	< 0,001
Mastectomie	38,4	36,8	0,70
Histologique complète (persistance de carcinome *in situ*)	13,7	25,6	< 0,001
N0	50,7	58,1	0,0004

significative pour le taux de réponse histologique, le statut ganglionnaire et la toxicité.

TRAITEMENT SÉQUENTIEL PAR RAPPORT AUX ASSOCIATIONS

L'étude Gepar-Duo a comparé une chimiothérapie par Doxorubicine Docetaxel soit en association concomitante soit en traitement séquentiel [26]. Neuf cent treize patientes ayant des tumeurs T2-3 N0-2, ont été randomisées entre 4 cures de l'association de Doxorubicine plus Taxotère tous les 14 jours ou un traitement séquentiel de 4 cures de Cyclophosphamide Adriamycine toutes les 3 semaines suivi de 4 cures de Taxotère (AC-DOC). La durée de traitement est de 8 semaines dans le premier bras et 24 semaines dans le bras AC-DOC. Les patientes recevant le traitement séquentiel ont plus de réponses histologiques complètes (7 % dans le bras concomitant *versus* 14,3 % dans le bras séquentiel) et moins d'envahissement ganglionnaire, la toxicité est également moindre dans le bras séquentiel.

Les différentes études (NSABP, Aberdeen, Gepar-Duo) sont en faveur d'un traitement séquentiel plutôt que combiné en termes de réponses histologiques complètes. Ces données montrent également que chez les patientes qui répondent à un traitement initial par anthracyclines, l'adjonction de Taxotère est une approche plus performante que la poursuite des anthrayclines.

TRAITEMENT PAR TRASTUZUMAB

Le Trastuzumab prolonge la survie des patientes atteintes de cancer du sein métastatique ayant une surexpression de HER 2 [27] et prolonge la survie sans maladie et la survie globale des cancers du sein primitifs avec ou sans atteinte ganglionnaire en traitement adjuvant [28, 29, 30]. Les études de phase II de chimiothérapie néo adjuvante chez des patientes ayant un cancer du sein localement avancé surexprimant HER2 ont rapporté des taux de réponses complètes histologiques de 23 % à 18 % [31, 32]. La première étude de phase III de chimiothérapie préopératoire a été publiée en 2005 par l'équipe du MD Anderson [33]. Cent soixante quatre patientes ayant un cancer du sein localement avancé sur exprimant HER 2 devaient être randomisées entre 4 cures de Taxol (225 mg/m^2 en perfusion de 24 heures) suivies de 4 cures de FEC 60 avec ou sans Herceptin hebdomadaire pendant 24 semaines. L'Herceptine était débutée un jour avant le Taxol pour la première cure puis le même jour les cycles suivants et était délivrée en même temps que les anthracyclines. L'essai a été arrêté précocement par le comité de surveillance après l'inclusion de 42 patientes du fait de la supériorité du bras avec Trastuzumab. Cette décision a été basée sur la considération statistique que si 164 patientes étaient inclues la probabilité que l'Herceptine soit supérieure était de 95 %. Les taux de réponses cliniques complètes étaient de 47 % (9 patientes) dans le bras sans Herceptin *versus* 86,9 % (20 patientes) dans le bras chimiothérapie avec Herceptin. Le taux de réponses complètes histologiques (définit par l'absence de tumeur infiltrante résiduelle dans le sein et dans les ganglions) était de 26 % (5 patientes) dans le bras chimiothérapie seule contre 65 % (15 patientes) dans le bras avec Herceptine (p = 0,016). Parmi ces réponses histologiques complètes, du carcinome intracanalaire était retrouvé chez une patiente dans le bras chimiothérapie seule (réponse complète histologique ni invasif ni *in situ* 4 patientes, 21 %) et 5 patientes dans le bras chimiothérapie plus Trastuzumab (10 patientes, 43,4 %). Les patientes n'ayant pas d'envahissement ganglionnaire ont été également plus nombreuses dans le bras avec Herceptine (75 % *vs* 89 %). Le taux de conservation mammaire dans cette étude était le même dans les deux bras (10 patientes, 52,6 % dans le bras chimiothérapie seule ; 13, 56,5 % dans le bras chimiothérapie herceptine). Il n'y a pas eu d'insuffisance cardiaque congestive malgré l'association aux anthracyclines. La toxicité cardiaque semble ne pas avoir été majorée Dans cette étude les taux de réponses complètes histologiques étaient élevés tant chez les patientes ayant des récepteurs positifs que négatifs. Il n'y a pas encore de données de survie pouvant indiquer si de tels taux de réponses complètes histologiques se traduisent par une amélioration de la survie sans progression et en survie globale. Coudert a publié en 2006 [34] les résultats d'une association de Taxotère-Herceptin préopératoire chez 33 patientes ayant un cancer du sein localement avancé surexprimant HER2 ne pouvant pas bénéficier d'un traitement conservateur d'emblée. Le taux de réponse histologique complète au niveau de la tumeur et des ganglions était de 47 %. Ces données sont concordantes avec les autres études de phase II utilisant l'Hercepin dans cette indication mais n'utilisant pas d'anthracyclines.

HORMONOTHÉRAPIE NÉO ADJUVANTE

Son but est le même que la chimiothérapie. Les premières études d'hormonothérapie néo adjuvante ont été réalisées chez des patientes ayant un cancer du sein avec des récepteurs hormonaux positifs qui auraient du avoir une mammectomie mais qui n'étaient pas candidates à un traitement chirurgical du fait de leur âge, ou de comorbidités contre- indiquant un acte chirurgical ou une chimiothérapie première. Malheureusement, il y a peu d'information sur l'efficacité de l'hormonothérapie administrée en préopératoire ou en post opératoire en l'absence d'études comparatives. Dans une population de femmes âgées le tamoxifène seul a été comparé au Tamoxifène adjuvant après chirurgie, il n'y avait pas de différence en termes de survie sans rechute et de survie [35].

Les inhibiteurs de l'aromatase ont été comparés au tamoxifène chez les patientes ménopausées atteintes de cancers du sein métastatiques et ont montré leur supériorité en termes de survie sans progression. La démonstration de cette efficacité en situation métastatique a rapidement conduit à les tester en situation adjuvante. En situation adjuvante tous les inhibiteurs de l'aromatase ont montré une supériorité par rapport au Tamoxifène). En situation néo adjuvante, les antiaromatases ont été comparé au Tamoxifène dans 5 études de phase III, les trois molécules (letrozole, anastozole, exemestane) ont été étudié. Le letrozole a été comparé au Tamoxifène pendant 4 mois chez 337 patientes ménopausées ayant un cancer du sein localement avancé récepteurs hormonaux positifs. Le taux de réponse clinique (55 % *versus* 36 % ; p < 0,001) et échographique (35 % *versus* 25 %) était significativement plus élevé dans le bras letrozole. Il y a eu également plus de conservation mammaire (45 % *versus* 35 % ; p = 0,022) avec le Letrozole [36]. L'essai IMPACT compare l'anatrozole au Tamoxifène ou à l'association des deux pendant 3 mois chez 330 patientes ayant un cancer du sein localement avancé RH + [37]. Le taux de réponse clinique est le même dans les trois bras mais le taux de conservation mammaire chez des patientes dont le geste initial aurait été une mammectomie est plus important dans le bras anastrozole (46 % *versus* 22 % ; p = 0,03). Une deuxième étude publiée seulement sous forme d'abstract compare l'anastrozole au Tamoxifène ou à l'association chez 87 patientes ayant un cancer du sein localement avancé RH + [38]. Le taux de réponse clinique est supérieur avec l'anastrozole seul par rapport au Tamoxifène ou à l'association sans atteindre la significativité (70 % *versus* 44 % *versus* 44,9 %). Une étude comparant l'exemestane au Tamoxifène en préopératoire chez 76 patientes ménopausées RE + n'a pas montré de différence significative en termes de réponses cliniques ou radiologiques mais là encore un taux de conservation mammaire plus important dans le bras exemestane [39]. Ces résultats sont en faveur de l'utilisation d'antiaromatase plutôt que de Tamoxifène en situation néo adjuvante chez les patientes ménopausées si l'indication est posée [40] (tableau III).

CONCLUSION

Le rôle de la chimiothérapie néo-adjuvante a beaucoup évolué ces 20 dernières années, époque où elle était réservée aux tumeurs du sein localement évoluées inopérables. Elle peut maintenant être utilisée dans des tumeurs opérables mais non accessibles à un traitement conservateur. Les essais randomisés a part dans une petite étude n'ont pas montré d'avantage

Tableau III :
Études randomisées d'hormonothérapie néo adjuvante avec antiaromatases.

	Hormono-thérapie	Nombre de patientes	Stades	Réponse clinique	P	Amélioration de la chirurgie
Eirmann [33]	Létrozole Tamoxifène	154 170	T3-T4	55 % 36 %	0,001	45 35
Smith [34]	Anastrozole Tamoxiféne Association	113 108 109	T3-T4	37 % 36 % 39 %	NS	46 22 26
Semiglazov [35]	Anastrozole Tamoxiféne Association	30 30 30	T3-T4	70 44 45	0,048	ND
Semiglazov [36]	Exemestane Tamoxifène	36 37	T3-T4	88,6 51,3	NS	38,7 10,8

en termes de survie sans progression et survie globale à une approche néo-adjuvante. La chimiothérapie néo adjuvante pourrait permettre un traitement conservateur en cas de réponse à la chimiothérapie initiale. Cependant, aucun essai de phase III n'a posé la question directement en prenant comme objectif principal le taux de conservation mammaire. De plus dans une étude (NSABP B18), les femmes plus jeunes (< 50 ans) semble exposées à un risque accru de rechutes locales quand une chirurgie conservatrice est pratiquée après chimiothérapie alors qu'une mammectomie initiale était prévue. Les grandes études évaluant l'apport de la chimiothérapie néo-adjuvante ont confirmées que la réponse histologique complète est un excellent facteur prédictif de la survie sans rechute et de la survie globale. De plus la négativité des récepteurs hormonaux est un facteur prédictif de la réponse à la chimiothérapie dans plusieurs études.

Aucune stratégie n'a été clairement supérieure à une autre, ainsi le type de chimiothérapie n'est pas standardisé. Les traitements avec taxanes après anthracyclines semblent être la meilleure option actuellement. Des questions restent ouvertes quant à l'utilisation optimale de ces molécules : association ou traitement séquentiel avec les anthracyclines, si traitement séquentiel utilisation première d'anthracyclines ou de taxanes, chimiothérapie hebdomadaire ou toutes les 3 semaines notamment pour le Taxol, la chimiothérapie hebdomadaire semble préférable avec cette molécule, le taxotère dépend moins des modalités d'administrations.

Les antoaromatases sont préférées au Tamoxifène en situation néo adjuvante chez les femmes ménopausées RH +mais les taux de réponses histologiques complètes restent faible.

Enfin la place de l'herceptine dans l'approche néo-adjuvante est en cours d'évaluation même si plusieurs études déjà publiées rapportent des taux de réponses histologiques complètes allant de 18 à 65 % quand l'herceptine est associé à une chimiothérapie avec anthacyclines et taxane.

Les marqueurs biologiques et le profil d'expression de gènes actuellement étudiés vont dans l'avenir probablement servir de marqueurs de la réponse la chimiothérapie néo-adjuvante et permettre de mieux sélectionner les patientes bénéficiant de cette approche. ■

RÉFÉRENCES

[1] FISHER B, BRYANT J, WOLMARK N *et al.* Preoperative chemotherapy: a model for studying the biology and therapy of primary breast cancer *J Clin Oncol* 1995; 13 (3): 537-40.

[2] CHEN AM, MERIC-BERNSTAM F, HUNT KK *et al.* Breast conservation after neoadjuvant chemotherapy. *Cancer.* 2005 Feb 15; 103(4): 689-95.

[3] BEAR HD, ANDERSON S, SMITH RE *et al.* Sequential preoperative or postoperative

docetaxel added to preoperative doxorubicin plus cyclophosphamide for operable breast cancer:National Surgical Adjuvant Breast and Bowel Project Protocol B-27. *J Clin Oncol.* 2006, 24 (13): 2019-27.

[4] BARTELLA L, MORRIS EA. Advances in breast imaging: magnetic resonance imaging. *Curr Oncol Rep.* 2006 Jan; 8(1): 7-13.

[5] SATALOFF DM, MASON BA, PRESTIPINO AJ *et al.* Pathologic response to induction chemotherapy in locally advanced carcinoma of the breast: a determinant of outcome. *J Am Coll Surg* 1995; 180 (3): 297-306.

[6] CHEVALIER B, ROCHE H, OLIVIER JP, CHOLLET P *et al.* Inflammatory breast cancer. Pilot study of intensive induction chemotherapy, results in a high histologic response rate. *Am J Clin Oncol* 1993; 16(3): 223-8

[7] GUARNERI V, BROGLIO K, KAU SW *et al.* Prognostic value of pathologic complete response after primary chemotherapy in relation to hormone receptor status and other factors. *J Clin Oncol.* 2006 Mar 1; 24(7): 1037-44.

[8] SEMIGLAZOV VF, TOPUZOV EE, BAVLI JL *et al.* Primary (neoadjuvant) chemotherapy and radiotherapy compared with primary radiotherapy alone in stage IIb-IIIa breast cancer. *Ann Oncol* 1994; 5 (7): 591-5.

[9] MAURIAC L, DURAND M, AVRIL A *et al.* Effects of primary chemotherapy in conservative treatment of breast cancer patients with operable tumors larger than 3 cm. Results of a randomized trial in a single centre. *Ann Oncol* 1991; 2 (5): 347-54.

[10] SCHOLL SM, FOURQUET A, ASSELAIN B *et al.* Neoadjuvant versus adjuvant chemotherapy in premenopausal patients with tumours considered too large for breast conserving surgery: preliminary results of a randomized trial: *Eur J Cancer* 1994; 30A (5): 645-52.

[11] POWLES TJ, HICKISH TF, MAKRIS A *et al.* Randomized trial of chemoendocrine therapy started before or after surgery for treatment of primary breast cancer. *J Clin Oncol* 1995; 13 (3): 547-52.

[12] VAN DER HAGE JA, VAN DE VELDE CJ, JULIEN JP *et al.* Preoperative chemotherapy in primary operable breast cancer: results from the European Organization for Research and Treatment of Cancer trial 10902. *J Clin Oncol* 2001; 19 (22): 4224-37.

[13] FISHER B, BRYANT J, WOLMARK N *et al.* Effect of preoperative chemotherapy on the outcome of women with operable breast cancer. *J Clin Oncol* 1998; 16 (8): 2672-85.

[14] WOLMARK N, WANG J, MAMOUNAS E *et al.* Preoperative chemotherapy in patients with operable breast cancer: nine-year results from National Surgical Adjuvant Breast and Bowel Project B-18. *J Natl Cancer Inst* 2001; (30): 96-102.

[15] MAURI D *et al.* Neoadjuvant versus Adjuvant systemic treatment in breast cancer: a metaanalysis. *JNCI*, 2005, 97, 3.

[16] NOWAK AK, WILCKEN NRC, STOCKLER MR, HAMILTON A, GHERSI D. Systematic review of taxane-containing versus non-taxane-containing regimens for adjuvant and neoadjuvant treatment of early breast cancer. *The Lancet Oncology*, 5, June 2004.

[17] BUZDAR AU, SINGLETARY SE, THERIAULT RL *et al.* Prospective evaluation of paclitaxel versus combination chemotherapy with fluorouracil, doxorubicin, and cyclophosphamide as neoadjuvant therapy in patients with operable breast cancer. *J Clin Oncol* 1999; 17 (11): 3412-7.

[18] GREEN MC, BUZDAR AU, SMITH T *et al.* Weekly paclitaxel improves pathologic complete remission in operable breast cancer when compared with paclitaxel once every 3 weeks. *J Clin Oncol.* 2005, 23(25): 5983-92.

[19] DIERAS V, FUMOLEAU P, ROMIEU *et al.* Randomized parallel study of doxorubicin plus paclitaxel and doxorubicin plus cyclophosphamide as neoadjuvant treatment of patients with breast cancer. *J Clin Oncol.* 2004, 22(24): 4958-65.

[20] MALAMOS WK, KOSMAS C, ANTOMOPOULOS MJ *et al.* Prospective randomized study of neoadjuvant chemotherapy with paclitaxel/epirubicin versus fluorouracil /epirubicin/cyclophosphamide in operable stage II-III A breast cancer. *Ann Oncol* 1998; 9 (suppl): 22.

[21] SMITH IC, HEYS SD, HUTCHEON AW *et al.* Neoadjuvant chemotherapy in breast cancer: significantly enhanced response with docetaxel. *J Clin Oncol* 2002; 20 (6): 1456-66.

[22] HUTCHEON AW, HEYS SD, SARKAR TK *et al.* Docetaxel primary chemotherapy in breast cancer: a five year update of the Aberdeen trial. *Breast Cancer Treat Res* 2003; 82 (suppl; 1): A11.

[23] BEAR HD, ANDERSON S, BROWN A *et al.* The effect on tumor response of adding sequential preoperative docetaxel to preoperative doxorubicin and cyclophosphamide: Preliminary results from the National Surgical Adjuvant Breast and Bowel Project protocol B-27. *J Clin Oncol* 2003; 21: 4165-74.

[24] BEAR HD, ANDERSON S, SMITH RE *et al.* Sequential preoperative or postoperative docetaxel added to preoperative doxorubicin plus cyclophosphamide for operable breast cancer:National Surgical Adjuvant Breast and Bowel Project Protocol B-27. *J Clin Oncol.* 2006, 24(13): 2019-27.

[25] EVANS TR, YELLOWLEES A, FOSTER E *et al.* Phase III randomized trial of doxorubicin and docetaxel versus doxorubicin and cyclophosphamide as primary medical therapy in women with breast cancer: an anglo-celtic cooperative oncology group study. *J Clin Oncol.* 2005; 23(13): 2988-95.

[26] VON MINCKWITZ G, RAAB G, CAPUTO A *et al.* Doxorubicin with cyclophosphamide followed by docetaxel every 21 days compared with doxorubicin and docetaxel every 14 days as preoperative treatment in operable breast cancer: the GEPARDUO study of the German Breast Group. *J Clin Oncol.* 2005; 23(12): 2676-85.

[27] EXTRA JM, COGNETTI F, CHAN S *et al.* Randomised phase II trial (M77001) of trastuzumab (Herceptin®) plus docetaxel versus docetaxel alone, as first-line therapy in patients with HER2- positive metastatic breast cancer. *Eur J Cancer* 2003; 1 (suppl): S202.

[28] PICCART-GEBHART MJ, PROCTER M, LEYLAND-JONES B, Herceptin Adjuvant (HERA) Trial Study Team. Trastuzumab after adjuvant chemotherapy in HER2-positive breast cancer. *N Engl J Med.* 2005 Oct 20; 353(16): 1659-72.

[29] ROMOND EH, PEREZ EA, BRYANT J *et al.* Trastuzumab plus adjuvant chemotherapy for operable HER2-positive breast cancer. *N Engl J Med.* 2005 Oct 20; 353(16): 1673-84.

[30] JOENSUU H, KELLOKUMPU-LEHTINEN PL, BONO P, FINHER Study Investigators. Adjuvant docetaxel or vinorelbine with or without trastuzumab for breast cancer. *N Engl J Med.* 2006 Feb 23; 354(8): 809-20.

[31] BURSTEIN HJ, LIYNDSAY NH, GELMAN R *et al.* Preoperative therapy with traztuzumab and paclitaxel followed by seguential adjuvant. Doxorubincin/cyclophosphamide for HER2 over expressing stage II or III breast cancer: a pilot study. *J Clin Oncol* 2003; 21 (n°1): 46-53.

[32] HURLEY J, DOLINY P, REIS I *et al.* Docetaxel, cisplatin, and trastuzumab as primary systemic therapy for human epidermal growth factor receptor 2-positive locally advanced breast cancer. *J Clin Oncol.* 2006; 24(12): 1831-8.

[33] BUZDAR AU, IBRAHIM NK, FRANCIS D *et al.* Significantly higher pathologic complete remission rate after neoadjuvant therapy with trastuzumab, paclitaxel, and epirubicin chemotherapy: results of a randomized trial in human epidermal growth factor receptor 2-positive operable breast cancer. *J Clin Oncol.* 2005; 23(16): 3676-85.

[34] COUDERT BP, ARNOULD L, MOREAU L *et al.* Pre-operative systemic (neo-adjuvant) therapy with trastuzumab and docetaxel for HER2-overexpressing stage II or III breast cancer: results of a multicenter phase II trial. *Ann Oncol.* 2006; 17(3): 409-14.

[35] MUSTACCHI G, CECCHERINI R, MILANI S. Italian Cooperative Group GRETA. Tamoxifen alone versus adjuvant tamoxifen for operable breast cancer of the elderly: long-term results of the phase III randomized controlled multicenter GRETA trial. *Ann Oncol.* 2003; 14(3): 414-20.

[36] EIERMANN W, PAEPKE S, APPFELSTAEDT J and THE NEO-ADJUVANT BREAST CANCER STUDY GROUP. Preoperative treatment of postmenopausal breast cancer patients with letrozole: A randomized double-blind multicenter study. *Ann Oncol.* 2001; 12(11): 1527-32.

[37] SMITH IE, DOWSETT M, EBBS SR, IMPACT Trialists Group. Neoadjuvant treatment of postmenopausal breast cancer with anastrozole, tamoxifen, or both in combination: the Immediate Preoperative Anastrozole, Tamoxifen, or Combined with Tamoxifen (IMPACT) multicenter double-blind randomized trial. *J Clin Oncol.* 2005; 23(22): 5108-16.

[38] SEMIGLAZOV VF, SEMIGLAZOV V, IVANOV V *et al.* the relative efficacy of neoadjuvant endocrine therapy versus chemotherapy in postmenopausal women with ER-positive breast cancer. *J Clin Oncol* 23: 7, 2004.

[39] Semiglazov V, Semiglazov VV, Ivanov VG *et al.* Neoadjuvant endocrine therapy: exemestane vs tamoxifen in post menopausal ER+ breast cancer patients. *Breast Cancer Res Treat* 2003; 82 (suppl 1) (Abst.111).

[40] Kaufmann M, Hortobagyi GN, Goldhirsch A. Recommendations from an international expert panel on the use of neoadjuvant (primary) systemic treatment of operable breast cancer: an update. *J Clin Oncol.* 2006, 20; 24(12): 1940-9.

MODE D'ACTION DU TAMOXIFÈNE ET RÉSISTANCE AU TAMOXIFÈNE

Patricia de CREMOUX

Les SERMs (« Selective Estrogen-Receptor Modulators ») sont utilisés dans le traitement des cancers du sein hormono-dépendants (Tamoxifène Toremifène) ou le traitement préventif de l'ostéoporose (Raloxifène). Ce sont des composés anti-œstrogéniques qui – par définition – antagonisent les effets des œstrogènes.

Les anti-œstrogènes sont des composés non stéroïdiens, soit des dérivés triphenyléthyléniques tels que la tamoxifène (fig. 1) ou le toremifène, soit des dérivés benzothiophènes ou hydronaphtalènes. Plus récemment, des anti-œstrogènes stéroïdiens – dits « purs » – ou SERDs (« Selective Estrogen Receptor Downregulator »), composés stéroïdiens dont le seul représentant commercialisé est le Faslodex® (Fulvestrant), ont été commercialisés.

Le tamoxifène a été pendant plus de 30 ans, le chef de file des anti-œstrogènes utilisés dans le traitement des cancers du sein hormono-dépendants à la fois dans les formes avancées et comme traitement adjuvant. Sa place a actuellement changé depuis la mise sur le marché des inhibituers d'aromatase. Le développement clinique du tamoxifène a débuté à la fin des années 1970 et c'est l'anti-œstrogène pour lequel on dispose le plus de données cliniques et biologiques.

***Figure 1 :* Structure chimique du tamoxifène**

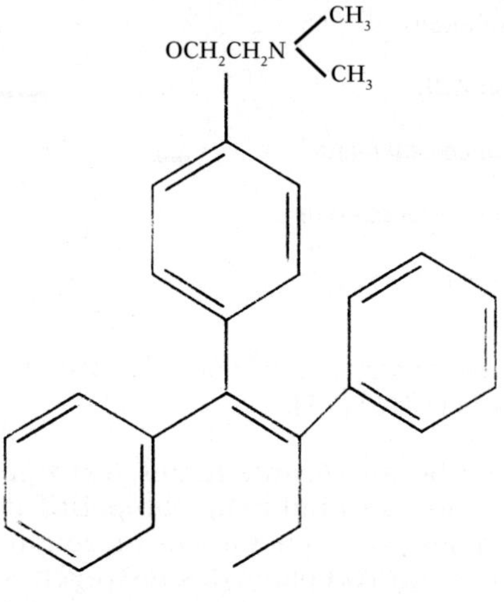

MODE D'ACTION DU TAMOXIFÈNE

Le mode d'action du tamoxifène n'est pas univoque. Les recherches se poursuivent encore actuellement afin d'améliorer la connaissance des effets de cette molécule sur la cellule épithéliale tumorale mammaire hormono-dépendante (cible principale du traitement), mais aussi sur la sécrétion de facteurs de croissance, ainsi que ses effets généraux.

Le tamoxifène a un effet *anti-œstrogénique fort* sur le sein, mais aussi il a des

Figure 2 :
Représentation shématique du récepteur des différents domaines sont représentés par les lettres de A à F de l'extrémité N-terminale de la protéine à son extrémité C-terminale

Ci-dessous sont indiquées les fonctions présumées dans chaque domaine

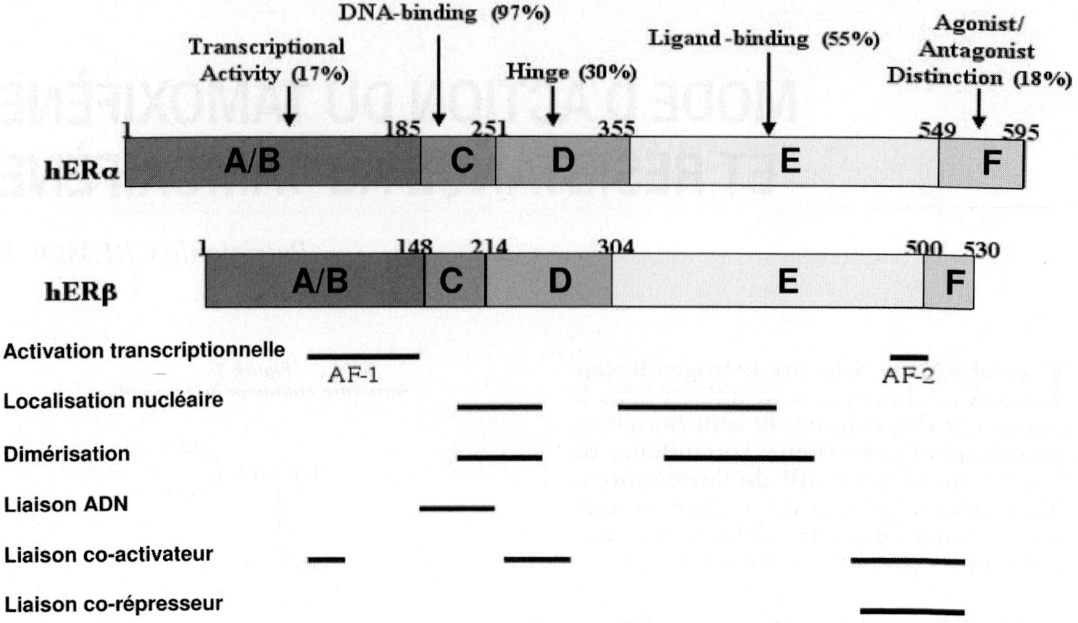

d'après Sommer and Fuqua, 2001

effets *agonistes partiels* sur d'autres tissus cibles [1] [2] [3] [4].

Il se lie au récepteur des œstrogènes (RE). C'est un inhibiteur compétitif de la liaison des œstrogènes à leur récepteur. La structure du récepteur des œstrogènes est bien connue depuis les travaux de Green et Chambon [5]. Le récepteur est une protéine de 595 acides aminés où les auteurs distinguent six domaines fonctionnels de A à F (fig. 2). Les œstrogènes (E) se lient avec une haute affinité et spécificité à une protéine nucléaire : le récepteur de l'œstradiol (RE) [6].

Récemment, un nouveau récepteur de l'œstradiol β a été décrit, le récepteur de l'œstradiol, [REβ] initialement cloné dans la prostate de rat [7] puis chez l'homme [8]. Le RE a alors été renommé REα. Bien que les gènes codant pour le REα et pour le REβ soient localisés sur des chromosomes différents (6q 24-27 et 14q 22-24 respectivement pour REα et REβ), ils ont une très forte homologie au niveau du domaine de liaison de l'ADN (97 %) et de liaison de l'hormone (59 %) (fig. 3) [9] [10]. La liaison de l'œstradiol à son récepteur implique la dimérisation du RE et sa liaison à des séquences spécifiques de l'ADN appelées ERE (« Estrogen Response Elements ») (fig. 4) a pour conséquence une cascade d'événements dont l'activation ou la suppression de gènes œstrogéno-dépendants, puis la synthèse d'ARN et de protéines responsables de l'effet pharmacologique [11] *(voir chapitre « récepteurs des œstrogènes »).*

Le domaine A/B du RE n'est pas très conservé, cependant il a un rôle important dans l'activation de la transcription (AF1) de gènes hormono-dépendants et une grande spécificité. Le deuxième site d'activation de la transcription (AF2) est situé sur le domaine E, AF1 peut agir indépendamment de AF2, mais il agit en synergie avec AF2 pour induire une activité transcriptionnelle maximum après liaison du REα occupé par l'œstradiol 17β [12]. Des

Figure 3 :
Mécanisme d'action : œstrogènes

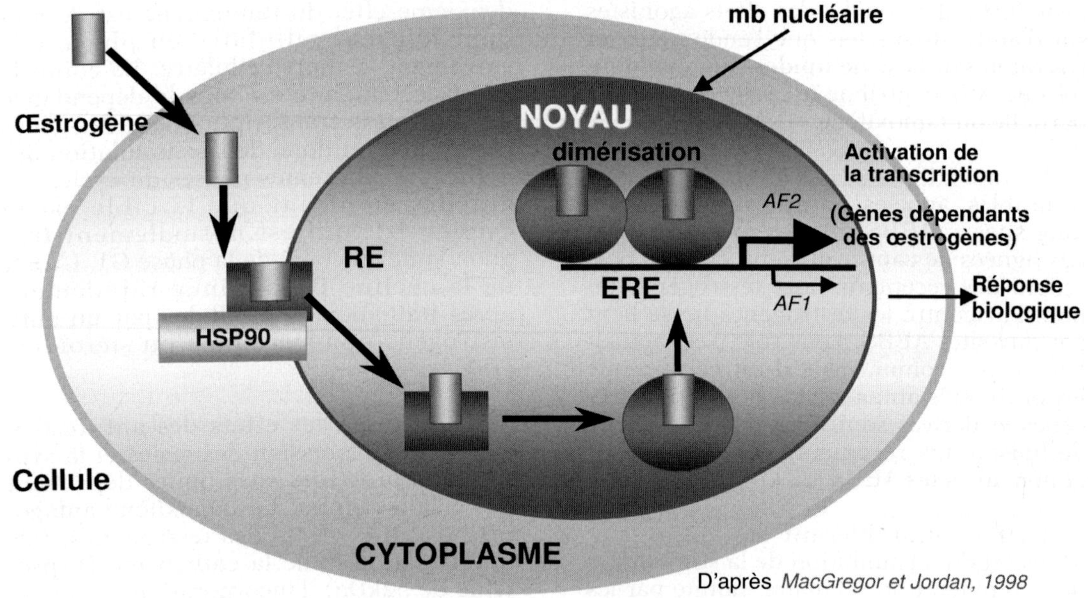

D'après *MacGregor et Jordan, 1998*

co-activateurs des récepteurs des hormones stéroïdes tels que SRC-I (Steroid Receptor Coactivator-1) AIB1 augmentent cette intéraction, alors que des co-represseurs tels que Ncor (Nuclear receptor-corepressor) ou SMRT (Silencing Mediator for RAR et TR) l'inhibent.

Le tamoxifène se lie aux REs. Des études cristallographiques du RE en présence d'œstrogènes ou de tamoxifène indiquent que la surface du domaine de liaison de l'hormone (LBD) est composée de résidus d'amino-acides appartenant aux hélices α 3, 4, 5 et 12 du récepteur [13] [14]. Quand l'œstradiol 17β se lie au LBD, l'hélice α 12 est positionnée au-dessus de la poche formée par le LBD et permet ainsi le recrutement de co-activateurs. Quand le LBD des REα ou β est lié au tamoxifène, l'hélice α 12 est déplacée par rapport à sa position en présence d'un agoniste et occupe le sillon hydrophobe adjacent aux hélices α 3, 4 et 5, entraînant un blocage de l'interaction de l'hélice α 12 avec le co-activateur. La position de l'hélice α12 joue un rôle important pour l'action agoniste du REα et REβ, [15] [16]. Quand on analyse la structure tridimensionnelle du REα, le domaine de liaison de l'hormone à la forme d'une « poche » à l'intérieur de laquelle l'œstradiol se glisse entièrement. Le REα se trouve ainsi physiquement au contact de co-activateurs du REα ce qui est essentiel pour l'activation transcriptionnelle induite par le REα. En se basant sur la structure cristallographique du LBD des REs liés, il a été montré que le tamoxifène a un effet antagoniste sur le sein en induisant une modification conformationnelle du LBD qui bloque l'interaction du RE avec les protéines co-activatrices. La chaîne latérale du tamoxifène empêche la liaison correcte du REα avec les co-activateurs [17] [18] [19].

Le RE régule sa propre transcription par des mécanismes indépendant de la signalisation classique par le ERE, mais encore par interaction avec d'autres facteurs de transcription tels que AP1 (« Activator Protein 1 ») [20]. Pour l'activation de AP1 par le RE, la liaison des protéines Jun et Fos sont nécessaires. Cette voie semble importante dans les mécanismes de résistance au traitement.

Les effets du tamoxifène sont tissus-dépendants [21]. À titre d'exemple, le tamoxifène bloque l'activité des œstrogènes dans le tissu mammaire (antagoniste fort), alors qu'il a des effets agonistes sur d'autres tissus tels que l'endomètre, et l'os ou la synthèse de lipides. Il a été montré que AF1 contribue à l'activité agoniste partielle du tamoxifène.

Le tamoxifène se lie aussi à des sites saturables, appelés « anti-œstrogènes binding sites » (AEBS) mis en évidence dans des lignées de cancer du sein, qu'elles possèdent des récepteurs aux œstrogènes ou non. Par contre les œstrogènes ne se lient pas aux sites AEBS. Leur rôle n'est actuellement pas connu, mais il est certain que les propriétés antagonistes des anti-œstrogènes et dérivés sont liées à leur capacité de liaison aux récepteurs des œstrogènes et non aux sites AEBS [22].

L'effet antiprolifératif des anti-œstrogènes est dû à l'inhibition de la stimulation de la prolifération cellulaire induite par les œstrogènes médiée par des facteurs de croissance. Parmi les facteurs de croissance connus, certains agissent à la fois sur les tissus normaux et tumoraux cibles des œstrogènes, selon un mode autocrine, paracrine ou endocrine. Il a été montré que le tamoxifène inhibe la production de facteurs de croissance peptidiques induits par les œstrogènes, tel que le TGFα (Transforming Growth Factor α), [23] l'IGF1 (Insulin Growth Factor α) [24] [25] et FGF (Fibroblast Growth Factor) [26], mais aussi qu'il stimule la production du TGFβ (Transforming Growth Factor β). Le TGFβ est un facteur inhibiteur de la prolifération de nombreuses cellules épithéliales et en particulier des cellules mammaires à la fois $RE\alpha^+$ et $RE\alpha^-$. Ces résultats ont été mis en évidence sur des fibroblastes de tumeurs mammaires en culture mais aussi sur des biopsies de tumeurs mammaires. Le TGFβ renforce dans ces conditions l'effet inhibiteur des anti-œstrogènes [11] [27].

L'effet des anti-œstrogènes sur le cycle cellulaire a aussi été étudié *in vitro*. Les travaux de Sutherland et de son groupe effectués sur une lignée humaine de cancer du sein hormono-dépendante MCF7, montrent que le tamoxifène augmente la phase G1 et entraîne les cellules d'un pool prolifératif rapide vers un pool prolifératif lent. Cet effet a pour conséquence de ralentir la prolifération cellulaire. Un deuxième effet du tamoxifène est de bloquer le cycle cellulaire en phase G1, entraînant la mort cellulaire. Le contrôle du cycle cellulaire est sous la dépendance de l'activation transcriptionnelle des gènes des cyclines et donc de l'accumulation des cyclines à différentes phases du cycle. Les auteurs montrent que la cible est la cycline D1, qui est normalement très abondante au cours de la phase G1. L'ARN de la cycline D1 diminue rapidement après traitement des cellules par un anti-œstrogène non stéroïdien ou stéroïdien [28].

Cependant, les effets des anti-œstrogènes sur l'expression des gènes et la synthèse de protéines spécifiques dépendent des cellules cibles. Le tamoxifène antagonise d'autres effets des œstrogènes, tels que la synthèse de la cathepsine D (protéine de 52kDa), l'incorporation de thymidine dans l'ADN, l'activité ADN polymérase. Il induit la synthèse du récepteur de la progestérone et de la protéine estrogéno-dépendante pNR2/pS2 [29] [30] dans des lignées humaines de cancer du sein. Il mime les effets de l'œstradiol sur l'utérus de ratte : il stimule la prolifération cellulaire et l'ARN polymérase I et II.

Il a aussi été montré que le tamoxifène à doses supra pharmacologiques avait un effet réversant du phénotype de résistance multidrogue (MDR_1). Ces résultats n'ont pas été confirmé dans des études cliniques plus récentes [31]. MDR_1 est une protéine membranaire de résistance à l'action de certains agents anticancéreux due à la diminution de l'accumulation cellulaire de ces agents. Une protéine de 170 kDa (PgP) a été retrouvée surexprimée dans des cellules résistantes. Cette protéine est responsable de l'efflux des anticancéreux hors de la cellule [32].

Les effets du tamoxifène sur les taux d'hormones circulantes varient selon le sexe et le statut hormonal. Ses effets *in vivo* s'exercent par le rétro-contrôle hypophysaire et hypothalamique mais aussi par ses effets sur les protéines spécifiques de transport des stéroïdes sexuels. Chez la femme ménopausée, la plupart des auteurs notent sous l'effet des anti-œstrogènes, une diminution des taux sériques de prolactine, de LH et de FSH, qui cependant restent dans des limites normales. La TRH n'est plus stimulable par la prolactine chez les patientes traitées. Les taux plasmatiques d'œstrone et d'œstradiol ne sont pas modifiés dans la plupart des études, seule une étude montre une diminution modérée d'œstradiol plasmatique et une augmentation des dérivés glycuronides urinaires ce qui suggère une augmentation du métabolisme ou de la clairance rénale des œstrogènes endogènes. Chez la femme ménopausée, il entraîne une augmentation de l'aspect squameux kératinisé de l'épithélium vaginal et induit la synthèse de récepteur à la progestérone dans l'endomètre et les tumeurs mammaires. Chez la femme préménopausée, on note une élévation de l'œstradiol plasmatique [33]. Le tamoxifène entraîne une élévation des taux sérique du cortisol due à une augmentation de la transcortine, mais aussi de la SBP, TBG, et apolipoprotéine AI. Comme le tamoxifène est un œstrogène faible, il a des effets sur les taux de récepteurs hormonaux et la réponse des tissus cibles normaux aux hormones. Chez l'homme, la seule observation a été l'augmentation des taux plasmatiques de progestérone, alors que les autres hormones sont inchangées (LH, FSH, E2).

Le tamoxifène exerce aussi des effets agonistes faibles avec des effets bénéfiques chez la femme ménopausée sur d'autres cibles que le sein. En effet, de nombreuses études ont montré que le tamoxifène, a un effet œstrogénique sur le profil lipidique. Il diminue le taux de LDL cholestérol sérique sans modifier le taux de HDL cholestérol. Il a été montré qu'il diminue la synthèse de cholestérol en inhibant la conversion de $\Delta 8$-cholestérol en lathostérol. Ces modifications du profil lipidique chez la femme ménopausée sont corrélées à une diminution significative des pathologies coronariennes chez les patientes ménopausées traitées par tamoxifène [34]. Il a aussi été montré qu'il diminue la résorption osseuse, à la fois in vivo et in vitro, chez la femme ménopausée [35]. Le tamoxifène exerce aussi un effet agoniste faible sur la muqueuse utérine.

RÉSISTANCE AU TAMOXIFÈNE

Les traitements hormonaux des cancers du sein sont utilisés depuis plus de 30 ans avec une bonne efficacité dans le traitement des cancers du sein hormonodépendants, cependant l'efficacité du traitement est souvent limitée par la résistance *de novo* ou acquise.

La résistance a été démontrée cliniquement tôt dans le développement des hormonothérapies, cependant la connaissance des mécanismes en cause est plus récente. Les principales données ont été obtenues avec les traitements par anti-œstrogènes (tamoxifène), alors que peu de données sont disponibles avec les traitements par inhibiteurs d'aromatase.

La résistance *de novo* est principalement liée à l'absence d'expression de récepteurs hormonaux, mais elle peut s'observer aussi chez des patientes dont la tumeur possède des récepteurs hormonaux, il s'agit alors d'une insensibilité au traitement. La résistance acquise est plus complexe, elle peut être liée à une altération des récepteurs, des co-régulateurs, un « switch » entre ERα et ERβ, mais aussi à une activation de la signalisation médiée par les récepteurs de facteurs de croissance de la famille du récepteur de l'EGF ainsi qu'à des effets non génomiques.

Le REα joue un rôle crucial dans la réponse aux anti-œstrogènes des tissus et des tumeurs. Environ 2/3 des patientes ayant un cancer du sein et exprimant REα et le récepteur de la progestérone (PgR) répondront favorablement à un traitement par anti-œstrogènes, alors que moins de 10 % des tumeurs n'exprimant ni REα ni PgR répondront à un traitement par tamoxifène [36]. L'effet inhibiteur du tamoxifène s'exerce principalement par l'intermédiaire du REα, il est donc licite de penser qu'une perte ou une altération structurale du REα puisse être responsable d'une résistance au tamoxifène. Les cancers du sein sont hétérogènes et l'hypothèse d'une persistance uniquement des cellules ne possédant pas de RE, après traitement par tamoxifène, a été évoquée, résultant alors en une population résistante au traitement.

Cependant, des études plus récentes ont confirmé la présence du REα chez des patientes en rechute après un traitement par le tamoxifène et la présence de transcrits du REα chez des patientes âgées en rechute [29]. Cette hypothèse ne correspond donc pas au mécanisme principal de résistance au tamoxifène. Dans tous les cas, la perte ou la mutation du REα peuvent intervenir dans certaines formes de résistance, mais plus de 50 % des tissus résistants ont un REα normal. D'autres mécanismes de résistance sont alors en cause. Une autre hypothèse évoquée est que le récepteur est présent mais non fonctionnel.

L'acquisition d'une résistance au cours du traitement est un facteur limitant son efficacité et ceci est plus net car la tendance actuelle est de prolonger les traitements hormonaux, le bénéfice d'un traitement à long terme étant plus important [37]. Ainsi, la compréhension du mécanisme de résistance secondaire et d'échappement au traitement aiderait au développement de stratégies visant à diminuer la sélection de cellules résistantes.

Le tamoxifène peut induire une augmentation des taux d'œstradiol circulants chez la femme préménopausée. Le tamoxifène étant un antagoniste compétitif de l'œstradiol, il a été évoqué l'hypothèse que l'œstradiol peut alors diminuer l'effet inhibiteur du tamoxifène. Des patientes résistantes au tamoxifène peuvent alors répondre à une ovariectomie [38].

Plusieurs autres hypothèses ont été évoquées pour expliquer la résistance au tamoxifène :

1. une altération de la structure et de la fonction du récepteur des œstrogènes, en effet un récepteur mutant ou variant défectif au site de liaison de l'hormone ou au site de liaison de l'ADN peut être responsable de résistance, mais il peut s'agir aussi d'un récepteur muté qui [39] ; cependant la fréquence de tels mutants est infime et ne peut répondre qu'à de rares résistances. D'autre part l'implication des variants du RE dans la résistance n'a pas été clairement montrée [40] [41]. Des travaux dans ce domaine sont encore en cours.

2. une modification de la pharmacocinétique du tamoxifène : Osborne et coll. [42] ont montré des anomalies de métabolisme du tamoxifène, en particulier dans les cellules résistantes, ils ont montré une isomérisation du 4-OH *trans* tamoxifène en son isomère le 4-OH *cis* tamoxifène ainsi qu'une concentration réduite en tamoxifène intracellulaire. Le 4-OH *cis* tamoxifène a un effet anti-œstrogène moindre, par contre un effet œstrogénique patent. Il peut stimuler la prolifération cellulaire après liaison au REα Les cellules deviennent alors hypersensibles à l'effet œstrogénique du tamoxifène [43]. Dans ces conditions expérimentales, le niveau d'expression de la MAP Kinase et de l'aromatase augmentent. Ces modèles montrent que les cellules résistantes créent un environnement plus œstrogénique pour elles-mêmes [41].

3. il a été montré que l'équilibre de l'effet anti-œstrogène/œstrogène du tamoxifène dépend du tissu cible, ce qui suggère que d'autres facteurs sont nécessaires pour l'expression de ces différentes activités. La liaison des œstrogènes au REα libère les co-répresseurs et permet le recrutement de co-activateurs qui induisent l'expression génique. SMRT et N-Cor (co-répresseurs) inhibent la transcription médiée par le RE lié au tamoxifène [44] [45]. Il semble clair que la balance entre co-activateurs et co-represseurs peut contrôler les activités agonistes et anti-agonistes du tamoxifène dans ce système [46].

4. La dualité de l'effet du tamoxifène a été démontrée *in vivo* et *in vitro*. Plusieurs études ont montré que la tumeur répond initialement à l'anti-œstrogène par une inhibition de la prolifération et secondairement par une réponse proliférative. L'équipe de Jordan a développé un modèle cellulaire résistant au tamoxifène. Cette lignée traitée en permanence par le tamoxifène est secondairement stimulée à la fois par le tamoxifène et les œstrogènes et présente des REα [36]. En faveur de cette hypothèse est le fait que les patients qui échappent aux anti-œstrogènes répondent en général à une

autre hormonothérapie telle que les inhibiteurs d'aromatase. Ces études suggèrent une altération post récepteur, le tamoxifène, en traitement à long terme aurait un effet agoniste. Une étude montre aussi que des patientes ayant reçu du tamoxifène à long terme et ayant rechuté sous traitement se stabilisent après arrêt du traitement. L'hypothèse est que les cellules ne répondent plus à l'effet inhibiteur du TGFβ sécrété sous l'effet du tamoxifène par les cellules tumorales et stromales [23] [47].

5. L'hypothèse d'une transmission alternative du signal par le REα a été évoquée. Il a été montré que le REα interagit directement avec cJun et active AP1, un facteur de transcription composé de Fos-Jun ou JunJun, se lie à son site de liaison sur l'ADN et active la transcription (voir chapitre « récepteurs des œstrogènes ») [48]. Cependant, il n'est pas clair que ce système d'activation est totalement dépendant de l'œstradiol et le mécanisme d'activation par le tamoxifène est mal connu.

6. On peut aussi discuter actuellement le rôle du REβ (voir chapitre « récepteurs des œstrogènes »), qui est très homologue du REβ au niveau du domaine de liaison de l'hormone et du domaine de liaison de l'ADN, mais très différent au niveau du domaine AF1. Le REα et REβ régulent différemment, en fonction de leur ligand, l'activité AF1 et le REα et a se complexent différemment au niveau du site AP1 [49]. Le rôle de ERα dans la résistance au tamoxifène n'est pas encore complètement élucidé et les résultats préliminaires restent contradictoires [50].

7. Une autre hypothèse est que bien que les cellules expriment des récepteurs de l'œstradiol, les effets médiés par d'autres facteurs de croissance prédominent (TGFα, IGFI, FGF).
   Dans cette hypothèse, le traitement par le tamoxifène sélectionne des cellules ayant une expression constitutive élevée d'un ou plusieurs facteurs de croissance, une surexpression ou une mutation d'un récepteur de facteurs de croissance ou une surexpression d'une protéine intervenant dans la transmission intracellulaire de facteurs de croissance dans la voie de prolifération. Plusieurs études rétrospectives dans des cancers du sein avancés ou métastatiques confirment ces données [51] [52] [53] et montrent qu'une surexpression de l'EGFR et/ou HER2 est accompagnée d'une mauvaise réponse au tamoxifène. Une étude du groupe d'Osborne [54] montre sur une série de 187 patientes présentant un cancer du sein avec envahissement ganglionnaire traité par tamoxifène que les patientes dont les tumeurs surexpriment simultanément HER2 et AIB1 co-activateur des RE ont significativement une plus courte survie sans rechute.

8. Effets non génomiques du RE :
   Le RE peut intervenir dans une signalisation dépendante des œstrogènes, mais par interaction avec la voie de survie cellulaire médiée par P13K [55] [56]. P13K entraîne une phosphorylation et une activation du REα, mais le REα se lie à la sous-unité régulatrice de P13K entraînant l'activation d'Akt, ce qui conduit à une boucle d'activation. L'une des voies principales d'activation de P13K est l'IGFR (Insulin Growth Factor Receptor). Ces effets non génomiques sont très rapides et ont été documentés dans des tissus autres que le sein [57] [58]. Ils peuvent activer directement ou indirectement des récepteurs membranaires de facteurs de croissance à activité tyrosine kinase intrinsèque. La contribution de ces effets dans la résistance hormonale dans les cancers du sein doit encore être évaluée.

CONCLUSIONS

La résistance hormonale des cancers du sein, mieux connue pour les SERMs tel que le tamoxifène, est un problème clinique important, car il peut être la cause d'un échec du traitement hormonal.

L'analyse des phénotypes des modèles tumoraux résistants montre l'adaptation de la cellule lors de la pression de sélection par l'anti-œstrogène et une régulation de différents facteurs de croissance agissant dans un réseau et qui ont pour finalité de réguler l'activité des REs.

Le problème de la résistance au tamoxifène est complexe et la résistance est probablement multifactorielle. Plusieurs voies métaboliques intracellulaires pourraient contribuer à la capacité des cellules à contourner les effets inhibiteurs du tamoxifène. C'est un rationnel qui a permis de proposer des associations de thérapeutiques ciblées pour éviter ou contourner la résistance aux traitements endocriniens des cancers du sein. Il reste à valider toutes ces données pré-cliniques dans les résistances aux taitements hormonaux des cancers du sein afin d'optimiser le traitement.

BIBLIOGRAPHIE

[1] Fisher B., Costantino J.P., Wickerham D.L., Redmond C.K., Kavanah M., Cronin W.M., *et al.* Tamoxifen for prevention of breast cancer : report of the National Surgical Adjuvant Breast and Bowel Project P-1 Study. *J Natl Cancer Inst* 1998; 90: 1371-88.

[2] Jordan V.C., Gapstur S., Morrow M. Selective estrogen receptor modulation and reduction in risk of breast cancer, osteoporosis, and coronary heart disease. *J Natl Cancer Inst* 2001; 93: 1449-57.

[3] Jordan V.C. Is tamoxifen the Rosetta stone for breast cancer? *J Natl Cancer Inst* 2003; 95: 338-40.

[4] Jordan V.C. Selective estrogen receptor modulation : concept and consequences in cancer. *Cancer Cell* 2004; 5: 207-13.

[5] Green S., Chambon P. A superfamily of potentially oncogenic hormone receptors. *Nature* 1986; 324: 615-7.

[6] Lippman M., Bolan G., Huff K. Interactions of antiestrogens with human breast cancer in long-term tissue culture. *Cancer Treat Rep* 1976; 60: 1421-9.

[7] Kuiper G.G., Enmark E., Pelto-Huikko M., Nilsson S., Gustafsson J.A. Cloning of a novel receptor expressed in rat prostate and ovary. *Proc Natl Acad Sci* USA 1996; 93: 5925-30.

[8] Pace P., Taylor J., Suntharalingam S., Coombes R.C., Ali S. Human estrogen receptor beta binds DNA in a manner similar to and dimerizes with estrogen receptor alpha. *J Biol Chem* 1997; 272: 25832-8.

[9] Mosselman S., Polman J., Dijkema R. ER beta: identification and characterization of a novel human estrogen receptor. FEBS Lett 1996; 392: 49-53.

[10] Enmark E., Pelto-Huikko M., Grandien K., Lagercrantz S., Lagercrantz J., Fried G., *et al.* Human estrogen receptor beta-gene structure, chromosomal localization, and expression pattern. *J Clin Endocrinol Metab* 1997; 82: 4258-65.

[11] Jordan V.C. Molecular mechanisms of antiestrogen action in breast cancer. *Breast Cancer Res Treat* 1994; 31: 41-52.

[12] MCInerney E., Katzenellenbogen B. Different regions activation function of the human estrogen receptor required for anti estrogen – and estradiol – dependent transcription activation. *J Biol Chem* 1996; 271: 24172-8.

[13] Shiau A.K., Barstad D., Loria P.M., Cheng L., Kushner P.J., Agard D.A., *et al.* The structural basis of estrogen receptor/coactivator recognition and the antagonism of this interaction by tamoxifen. *Cell* 1998; 95: 927-37.

[14] Brzozowski A.M., Pike A.C., Dauter Z., Hubbard R.E., Bonn T., Engstrom O., *et al.* Molecular basis of agonism and antagonism in the oestrogen receptor. *Nature* 1997; 389: 753-8.

[15] Jordan V.C. Antiestrogens and selective estrogen receptor modulators as multifunctional medicines. 2. Clinical considerations and new agents. *J Med Chem* 2003; 46: 1081-111.

[16] Kumar V., Chambon P. The estrogen receptor binds rightly to its responsive element as a ligand-induced homodimer. *Cell* 1988; 55: 145-56.

[17] Kumar V., Chambon P. The estrogen receptor binds rightly to its responsive element as a ligand-induced homodimer. *Cell* 1988:145-56.

[18] Onata S., Tsai J., Tsai M., O'Malley B. Sequence and characterization of a coactivator for the steroid hormone receptor superfamily. *Science* 1995 ; 270: 1354-7.

[19] Cavailes V., Dauvois S., Danielau P., Parker M. Interactions of proteins with transcriptionally active estrogen receptors. *Proc Natl Acacd Sci* USA 1996; 93: 11540-5.

[20] MARUYAMA S., FUJIMOTO N., ASANO K., ITO A. Suppression by estrogen receptor beta of AP-1 mediated transactivation through estrogen receptor alpha. *J Steroid Biochem Mol Biol* 2001; 78: 177-84.

[21] WATANABE T., INOUE S., OGAWA S., ISHII Y., HIROI H., IKEDA K., *et al.* Agonistic effect of tamoxifen is dependent on cell type, ERE-promoter context, and estrogen receptor subtype : functional difference between estrogen receptors alpha and beta. *Biochem Biophys Res Commun* 1997; 236: 140-5.

[22] SUTHERLAND R., MURPHY L., FOO M., GREEN M., WHYBOURNE A., KROZOWSKI Z. High affinity antiestrogen binding sites distinct from the estradiol receptor. *Nature* (London) 1980; 288: 273-5.

[23] COLLETTA A.A., WAKEFIELD L.M., HOWELL F.V., VAN ROOZENDAAL K.E., Daniel pour D, EBBS S.R., *et al.* Anti-oestrogens induce the secretion of active transforming growth factor beta from human fetal fibroblasts. *Br J Cancer* 1990; 62: 405-9.

[24] COLLETTI P., ROBERTS J., DEVIN J., COPELAND K. Effect of tamoxifen on plasma insulin-like growth factor I in patients with breast cancer. *Cancer Res* 1989; 49: 1881-4.

[25] WAKELING A.E. Mechanisms of growth regulation of human breast cancer. Baillieres *Clin Endocrinol Metab* 1990; 4:51-66.

[26] GOMM J.J., SMITH J., RYALL G.K., BAILLIE R., TURNBULL L., COOMBES R.C. Localization of basic fibroblast growth factor and transforming growth factor beta 1 in the human mammary gland. *Cancer Res* 1991; 51: 4685-92.

[27] KNABBE C., LIPPMAN M.E., WAKEFIELD L.M., FLANDERS K.C., KASID A., DERYNCK R., *et al.* Evidence that transforming growth factor-beta is a hormonally regulated negative growth factor in human breast cancer cells. *Cell* 1987 ; 48 : 417-28.

[28] WATTS C.K., SWEENEY K.J., WARLTERS A., MUSGROVE E.A., SUTHERLAND R.L. Antiestrogen regulation of cell cycle progression and cyclin D1 gene expression in MCF-7 human breast cancer cells. *Breast Cancer Res Treat* 1994; 31: 95-105.

[29] HENRY J., NICHOLSON S., HENNESSY C., LENNARD T., WESTLEY B. Expression of the estrogen regulated pNR-2 mRNA in human breast cancer : relation to estrogen receptor mRNA levels and response to tamoxifen therapy. *Br J Cancer* 1989; 61: 32-8.

[30] MAY F.E., WESTLEY B.R. Effects of tamoxifen and 4-hydroxytamoxifen on the pNR-1 and pNR-2 estrogen-regulated RNAs in human breast cancer cells. *J Biol Chem* 1987; 262: 15894-9.

[31] DECAUDIN D., ÉTIENNE M.C., DE CREMOUX P., MACIOROWSKI Z., VANTELON J.M., VOOG E., *et al.* Multicenter phase II feasibility trial of high-dose tamoxifen in patients with refractory or relapsed multiple myeloma. *J Natl Cancer Inst* 2004; 96: 636-7.

[32] HU X.F., NADALIN G., DE LUISE M., MARTIN T.J., WAKELING A., HUGGINS R., *et al.* Circumvention of doxorubicin resistance in multi-drug resistant human leukaemia and lung cancer cells by the pure antioestrogen ICI 164384. *Eur J Cancer* 1991; 27: 773-7.

[33] JORDAN V.C., FRITZ N.F., LANGAN-FAHEY S., THOMPSON M., TORMEY D.C. Alteration of endocrine parameters in premenopausal women with breast cancer during long-term adjuvant therapy with tamoxifen as the single agent. *J Natl Cancer Inst* 1991; 83: 1488-91.

[34] GYLLING H., PYRHONEN S., MANTYLA E., MAENPAA H., KANGAS L., MIETTINEN T.A. Tamoxifen and toremifene lower serum cholesterol by inhibition of delta 8-cholesterol conversion to lathosterol in women with breast cancer. *J Clin Oncol* 1995; 13: 2900-5.

[35] FORNANDER T., RUTQVIST L.E., SJOBERG H.E., BLOMQVIST L., MATTSSON A., GLAS U. Long-term adjuvant tamoxifen in early breast cancer : effect on bone mineral density in postmenopausal women. *J Clin Oncol* 1990; 8: 1019-24.

[36] KING R., STEWARD J., MILIS R., RUBENS R., HAYWARD J. Quantitative comparison of estrogen and progesterone receptor content in primary and metastatic human breast tumors in relation to response to endocrine treatment. *Breast Cancer Res Treat* 1982; 2: 539-46.

[37] Early Breast Cancer Trialists' collaborative Group. Systemic treatment of early breast cancer by hormonal, cytotoxic, or immune therapy. *Lancet* 1992; 339: 1-15, 71-85.

[38] SAWKE C., PRITCHARD K., PATERSON D. Role and mechanism of action of tamoxifen in premenopausal women with metastatic breast cancer. *Cancer Res* 1996; 46: 3152-6.

[39] FUQUA S.A., FITZGERALD S.D., ALLRED D.C., ELLEDGE R.M., NAWAZ Z., MCDONNELL D.P., *et al.* Inhibition of estrogen receptor

action by a naturally occurring variant in human breast tumors. *Cancer Res* 1992; 52: 483-6.

[40] MADSEN M., REITER B., LARSEN S., BRIAND P., LYKKESFELDT A. Estrogen receptor messenger RNA splice variants are not involved in antiestrogen resistance in sublines of MCF-7 human breast cancer cells. *Cancer Res* 1997; 57: 585-9.

[41] CLARKE R., LIU M., BOUKER K., GU Z., LEE R., ZHU Y., *et al.* Antiestrogen resistance in breast cancer and the role of estrogen receptor signaling. *Oncogene* 2003; 22: 7316-39.

[42] OSBORNE C.K., WIEBE V.J., MCGUIRE W.L., CIOCCA D.R., DEGREGORIO M.W. Tamoxifen and the isomers of 4-hydroxytamoxifen in tamoxifen-resistant tumors from breast cancer patients. *J Clin Oncol* 1992; 1: 304-10.

[43] BERSTEIN L.M., ZHENG H., YUE W., WANG J.P., LYKKESFELDT A.E., NAFTOLIN F., *et al.* New approaches to the understanding of tamoxifen action and resistance. *Endocr Relat Cancer* 2003; 10: 267-77.

[44] SMITH C.L., NAWAZ Z., O'MALLEY B.W. Coactivator and corepressor regulation of the agonist/antagonist activity of the mixed antiestrogen, 4-hydroxytamoxifen. *Mol Endocrinol 1997*; 11: 657-66.

[45] LAVINSKY R.M., JEPSEN K., HEINZEL T., TORCHIA J., MULLEN T.M., SCHIFF R., *et al.* Diverse signaling pathways modulate nuclear receptor recruitment of N-CoR and SMRT complexes. *Proc Natl Acad Sci* USA 1998; 95: 2920-5.

[46] JACKSON T.A., RICHER J.K., BAIN D.L., TAKIMOTO G.S., TUNG L., HORWITZ K.B. The partial agonist activity of antagonist-occupied steroid receptors is controlled by a novel hinge domain-binding coactivator L7/SPA and the corepressors N-CoR or SMRT. *Mol Endocrinol* 1997; 11: 693-705.

[47] NOGUCHI S., MOTOMURA K., INAJI H., IMAOKA S., KOYAMA H. Down-regulation of transforming growth factor-alpha by tamoxifen in human breast cancer. *Cancer* 1993; 72: 131-6.

[48] WEBB P., LOPEZ G.N., UHT R.M., KUSHNER P.J. Tamoxifen activation of the estrogen receptor/AP-1 pathway : potential origin for the cell-specific estrogen-like effects of antiestrogens. *Mol Endocrinol* 1995; 9: 443-56.

[49] GUSTAFSSON J.A., WARNER M. Estrogen receptor beta in the breast : role in estrogen responsiveness and development of breast cancer. *J Steroid Biochem Mol Biol* 2000; 74: 245-8.

[50] SPEIRS V., KERIN M.J. Prognostic significance of oestrogen receptor beta in breast cancer. *Br J Surg* 2000; 87: 405-9.

[51] ARPINO G., GREEN S.J., ALLRED D.C., LEW D., MARTINO S., OSBORNE C.K., *et al.* HER-2 amplification, HER-1 expression, and tamoxifen response in estrogen receptor-positive metastatic breast cancer: a southwest oncology group study. *Clin Cancer Res* 2004; 10: 5670-6.

[52] YAMAUCHI H., O'NEILL A., GELMAN R., CARNEY W., TENNEY D.Y., HOSCH S., *et al.* Prediction of response to antiestrogen therapy in advanced breast cancer patients by pretreatment circulating levels of extracellular domain of the HER-2/c-neu protein. *J Clin Oncol* 1997; 15: 2518-25.

[53] LIPTON A., ALI S.M., LEITZEL K., DEMERS L., CHINCHILLI V., ENGLE L., *et al.* Elevated serum Her-2/neu level predicts decreased response to hormone therapy in metastatic breast cancer. *J Clin Oncol* 2002; 20: 1467-72.

[54] OSBORNE C.K., BARDOU V., HOPP T.A., CHAMNESS G.C., HILSENBECK S.G., FUQUA S.A., *et al.* Role of the estrogen receptor coactivator AIB1 (SRC-3) and HER-2/neu in tamoxifen resistance in breast cancer. *J Natl Cancer Inst* 2003; 95: 353-61.

[55] SIMONCINI T., HAFEZI-MOGHADAM A., BRAZIL D.P., LEY K., CHIN W.W., LIAO J.K. Interaction of oestrogen receptor with the regulatory subunit of phosphatidylinositol-3-OH kinase. *Nature* 2000; 407: 538-41.

[56] ZHANG Z., MAIER B., SANTEN R.J., SONG R.X. Membrane association of estrogen receptor alpha mediates estrogen effect on MAPK activation. *Biochem Biophys Res Commun* 2002; 294: 926-33.

[57] HO K.J., LIAO J.K. Nonnuclear actions of estrogen. *Arterioscler Thromb Vasc Biol* 2002; 22: 1952-61.

[58] KOUSTENI S., CHEN J.R., BELLIDO T., HAN L., ALI A.A., O'BRIEN C.A., *et al.* Reversal of bone loss in mice by nongenotropic signaling of sex steroids. *Science* 2002; 298:843-6.

INHIBITEURS DE L'AROMATASE ET TRAITEMENT ADJUVANT DES FEMMES MÉNOPAUSÉES

Marc ESPIÉ

Depuis le début des années 2000, le traitement hormonal s'est modifié grâce à la mise en évidence de l'efficacité des inhibiteurs de l'aromatase initialement en situation métastatique, puis en adjuvant. Ces molécules bloquent un enzyme : l'aromatase, qui permet la conversion des androgènes, produits pour l'essentiel par les surrénales, en estrogènes dans les tissus musculaires et adipeux et au sein de la tumeur elle-même. Chez des patientes métastasées, les inhibiteurs de l'aromatase se sont avérés aussi ou plus efficaces que le tamoxifène ou mieux tolérés [1] et [2] [3, 4].

ESSAIS COMPARANT D'EMBLÉE UN INHIBITEUR DE L'AROMATASE AU TAMOXIFÈNE

La première étude publiée en adjuvant est l'étude ATAC (Arimidex, Tamoxifen Alone or in Combination) [5, 6, 7]. 9 366 patientes ont été randomisées entre 1996 et 2000. Cette étude a initialement mis en évidence une amélioration de la survie sans événement sous anastrozole par rapport au tamoxifène (la survie sans événement regroupe les rechutes locales, les cancers controlatéraux et les métastases) chez les patientes RE+. Avec un recul de 68 mois de suivi, on observe en valeur absolue un gain de 2,4 % en survie sans événement pour l'ensemble de la population et de 2,9 % si l'on ne prend en compte que les patientes dont la tumeur est RE+. 831 décès ont été observés, dont 500 par cancer du sein. Il n'a pas été noté de différence en termes de survie entre les deux traitements HR = 0,97 (0,85-1,12) Des études de sous-groupes ont été effectuées qui tendent à montrer une plus grande efficacité de l'anastrozole chez les patientes non traitées par chimiothérapie et chez les patientes dont la tumeur ne s'accompagnait pas d'un envahissement ganglionnaire. Il a également été observé une efficacité plus significative chez les patientes dont la tumeur était RE+, RP-. Il faut cependant se méfier des études de sous-groupes où le facteur chance peut être non négligeable dans le résultat observé.

Le bras associant tamoxifène et anastrozole avait par ailleurs été arrêté en raison d'une absence d'efficacité supérieure au tamoxifène seul.

En ce qui concerne les effets indésirables, l'anastrozole induit moins de problèmes gynécologiques, de cancers de l'endomètre et d'accidents thromboemboliques que le tamoxifène. On note, en revanche, davantage de problèmes musculaires, articulaires et de fractures osseuses. Ces effets indésirables observés sont logiques par rapport au mécanisme d'action des inhibiteurs de l'aromatase. Il faut cependant noter qu'il est curieux d'observer près de 30 % d'arthralgies sous tamoxifène, ce qui ne correspond pas à notre observation clinique et qui souligne les limites méthodologiques des recueils de données de ces effets indésirables. Quoi qu'il en soit, une étude de qualité de vie pendant les deux premières années de traitement portant sur 1 021 patientes n'a pas trouvé de différence majeure entre les deux bras de l'étude [8]. Il faut cependant noter davantage de sécheresse vaginale, de dyspareunie et de diminution de la libido sous anastrozole.

Le tableau I résume les principaux effets indésirables observés

La deuxième étude de ce type a comparé le létrozole au tamoxifène. C'est en fait une partie de l'étude BIG 1-98 (Breast International Group) [9, 10] qui est une étude randomisée comparant 5 ans de letrozole à cinq ans de tamoxifène et à deux ans de tamoxifène suivis de trois ans de létrozole et à deux ans de létrozole suivis par trois ans de tamoxifène. 8 010 femmes ont été recrutées : 4 003 dans le bras létrozole et 4 007 dans le bras tamoxifène. Le recul est court : 25,8 mois. Il a été observé 352 événements sous létrozole contre 418 sous tamoxifène. Le létrozole réduit donc de manière significative le risque de survenue d'un événement HR = 0,82 (IC = 0,71-0,95) et de rechute à distance : HR = 0,73 (IC : 0,60-0,88). Le bénéfice en valeur absolue en survie sans événement à 2,2 ans est de 2,6 %.

Les études de sous-groupes montrent une plus grande efficacité du létrozole dans tous les sous- groupes.

Il a été observé davantage de fractures sous letrozole : 5, 7 % *versus* 4 % (p < 0,001) et moins d'accidents thromboemboliques et de problèmes gynécologiques que sous tamoxifène (tableau II).

Sans que la différence soit significative, il a été observé 4 cancers de l'endomètre contre 10 sous tamoxifène et il a été noté plus d'hypercholestérolémie sous létrozole et plus d'événements cardiaques de grade 3,4 et 5 : 2,1 % contre 1,1 % (p < 0,001) avec un excès de décès liés à un problème cardiaque ou vasculaire cérébral (p = 0,08)

Une troisième étude d'envergure est en cours. Il s'agit de l'étude TEAM (Tamoxifen Exemestane Adjuvant Multicenter study) comparant 5 ans de tamoxifène à 5 ans d'exemestane chez 7000 patientes. Le schéma de l'étude a été récemment modifié et finalement 5 ans d'exemestane seront comparés à 2 ans de tamoxifène suivis de trois ans d'exemestane. Les premiers résultats seront publiés en 2007.

Tableau I

E.I.	Anastrozole	Tamoxifène	p
BVM	35,7 %	40,9 %	< 0,0001
Arthralgies	35,6 %	29,4 %	< 0,0001
Métrorragies	5,4 %	10,2 %	< 0,0001
Leucorrhées	3,5 %	13,2 %	< 0,0001
Cancer endomètre	0,2 %	0,8 %	0,02
Fractures	11 %	7,7 %	< 0,0001
AVC	2 %	2,8 %	< 0,03
Embolies	1,6 %	2,4 %	0,02
Accidents thrombo-emboliques	2,8 %	4,5 %	< 0,0004

Tableau II

Effets indésirables	Létrozole	Tamoxifène	P
Accidents thrombo-emboliques	61 (1,5 %)	140 (3,5 %)	< 0,001
Insuffisance cardiaque	31 (0,8 %)	14 (0,4 %)	0,01
Saignements vaginaux	*132 (3,3 %)*	*263 (6,6 %)*	*< 0,001*
Bouffées vasomotrices	*1332 (33,5 %)*	*1516 (38 %)*	*< 0,001*
Biopsies endométriales	*72 (2,3 %)*	*288 (9,1 %)*	*< 0,001*
Sueurs nocturnes	*554 (13,9 %)*	*647 (16,2 %)*	*0,004*
Fractures	225 (5,7 %)	159 (4 %)	< 0,001
Arthralgies	806 (20,3 %)	491 (12,3 %)	< 0,001

ESSAIS D'HORMONOTHÉRAPIE PROLONGÉE

Un essai conjoint du National Cancer Institute du Canada et du Breast International Group, l'essai MA17/BIG 1-97 [11] [12] a randomisé chez des patientes ménopausées RH+ qui avaient poursuivi 5 ans de tamoxifène la prise de létrozole pendant cinq autres années à un placebo. Cet essai a été arrêté prématurément après une analyse intermédiaire qui a mis en évidence un gain thérapeutique en faveur du létrozole. Ce bénéfice obtenu en regroupant les rechutes locorégionales, les rechutes à distance et les métastases était de 3,5 % à un suivi médian de 30 mois. Il était attendu un bénéfice absolu à 4 ans de 4,6 %. Un bénéfice en survie globale a été mis en évidence pour les patientes dont la tumeur s'accompagnait d'un envahissement ganglionnaire avec un Hazard Ratio de 0,61 (IC = 0,38-0,98). Les analyses de sous-groupes sont également en faveur du létrozole.

L'arrêt prématuré de cet essai fait que nous manquons de données pour une analyse optimale des effets indésirables. Les principaux sont colligés dans le tableau III

En raison de l'arrêt de cet essai, nous ne pouvons pas non plus savoir quelle est la durée optimale d'un traitement par létrozole après tamoxifène. Une extension de ce protocole est en cours et nous aidera probablement à avoir davantage de données d'efficacité et de toxicité avec cependant des biais inhérents à la levée du double aveugle de cet essai.

Une étude de qualité de vie a été menée parmi seulement 582 patientes dans les deux ans suivant la randomisation.

Tableau III

Effets indésirables	Létrozole	Placebo	P
Bouffées vasomotrices	1486 (58 %)	1383 (54 %)	0,003
Alopécie	126 (5 %)	89 (3 %)	0 ,01
Saignements vaginaux	145 (6 %)	196 (8 %)	0,005
Arthralgies	651 (25 %)	532 (21 %)	< 0,001
Myalgies	380 (15 %)	310 (12 %)	0,004
Fractures	137 (5,3 %)	119 (5,6 %)	0,25
Ostéoporose apparue	209 (8,1 %)	155 (6 %)	0,003
Événement cardiovasculaire	149 (5,8 %)	144 (5 ,6 %)	0,76

ESSAIS D'HORMONOTHÉRAPIE SÉQUENTIELLE (NON PROGRAMMÉE)

Plusieurs essais randomisés ont comparé le tamoxifène pendant cinq ans à une séquence tamoxifène pendant 2 ou 3 ans suivie d'un inhibiteur de l'aromatase. Le premier essai publié utilisait l'exemestane [13]. Il s'agit de l'essai IES/BIG (Intergroup Exemestane Study) au cours duquel 4 742 patientes ménopausées ont été randomisées. Après 30,6 mois (23,9-36,6) de médiane de suivi, il a été noté 449 événements: 266 sous tamoxifène et 183 sous exemestane avec un Hazard Ratio de 0,68 (IC : 0,56-0,82) p = 0,00005, soit une différence en valeur absolue de 4,7 % à trois ans.

Il a été observé davantage de symptômes gynécologiques sous tamoxifène (p< 0,001) et d'événements thromboemboliques (p = 0,003) ainsi que l'apparition de 53 seconds cancers primitifs sous tamoxifène contre 27 sous exemestane (p 0,003).

Sous exemestane, on a noté davantage de crampes (p < 0,001), d'arthralgies (p = 0,001) et de diarrhées (p < 0,001) ainsi qu'une incidence plus élevée d'ostéoporose (p < 0,05) et de troubles visuels (p = 0,04).

Une actualisation de cet essai a été présentée au congrès de 2006 de la société américaine de cancérologie [14] à 55,7 mois de médiane de suivi. On a noté la survenue de 354 événements sous exemestane contre 454 sous tamoxifène avec un gain en survie globale en faveur de l'exemestane pour les patientes dont les récepteurs des estrogènes étaient positifs ou inconnus RR = 0,83 (IC : 0,69-0,99).

Des essais numériquement plus petits ont testé le même principe d'hormonothérapie séquentielle mais avec l'anastrozole. Il s'agit de l'essai ITA (Italian Tamoxifen Anastrozole Trial) [15] et de la compilation de l'essai ABCSG 8 (Austrian breast and colorectal study group) et de l'essai ARNO (Arimidex Nolvadex) [16]. 448 patientes N+, RE+ ont été randomisées dans l'essai ITA. Avec une médiane de suivi de 36 mois, 45 événements ont été observés dans le bras tamoxifène contre 17 sous anastrozole (p = 0,0002). Il existe également un bénéfice en survie sans rechute de 5,8 % à 3 ans (IC : 5,2 %-6,4 %). Il y a eu davantage d'effets indésirables rapportés sous anastrozole : 43,9 % *versus* 36 %, mais davantage d'effets indésirables graves sous tamoxifène.

La compilation des essais ABCSG et ARNO regroupe 3 224 patientes ménopausées RH+, N- ou N+. Les critères d'inclusion des deux essais n'étaient pas strictement superposables de même que le moment de la randomisation à l'entrée de l'étude dans l'essai ABCSG, au cours des deux ans de tamoxifène dans l'essai ARNO, ce qui a pu faire exclure des patientes ayant rechuté précocement. Quoi qu'il en soit, à une médiane de suivi de 28 mois, on a noté 67 événements sous anastrozole contre 110 sous tamoxifène (HR = 0,60 IC : 0,44-0,81).

Il a été observé plus de fractures (p = 0,015) sous anastrozole et plus d'accidents thrombo-emboliques sous tamoxifène (p= 0,034).

Une méta-analyse des essais ABCSG8, ARNO95 et ITA a été effectuée. On peut critiquer la méthode car les populations étudiées sont différentes. Quoi qu'il en soit, il a été mis en évidence une amélioration de la survie sans rechute en faveur du changement de molécule (HR = 0,59 IC : 0,48-0,74) de la survie sans événement (HR = 0,55 IC : 0,42-0,71) et de la survie globale (HR = 0,71 IC : 0,52-0,98) [17].

Nous n'avons pas encore les résultats des hormonothérapies séquentielles programmées telles que prévues dans le protocole BIG1 -98, qui est toujours en cours. Ce protocole comporte, comme nous l'avons déjà mentionné, quatre bras permettant une comparaison tamoxifène 5 ans *versus* létrozole 5 ans *versus* tamoxifène deux ans suivi de létrozole trois ans *versus* létrozole deux ans suivi de tamoxifène 3 ans. Une méta-analyse [18] regroupant cinq essais randomisés avec, au total, 8 794 patientes a été publiée. Il a été observé une diminution de 23 % de la survenue d'événements sous inhibiteurs de l'aromatase (RR = 0,67 IC : 0,59-0,76) avec un bénéfice en valeur absolue de 3,8 %. La survie sans rechute locale et à distance est également améliorée sous inhibiteurs (RR = 0,68 IC : 0,59-0,79) de même que la survie globale avec un bénéfice en valeur absolue de 1,2 % et de 24 % en diminution du risque relatif (IC = 0,62-0,93) Cette méta-analyse s'est également intéressée aux effets indésirables et a confirmé l'excès de fractures sous inhibiteurs de l'aromatase RR = 1,5 (IC : 1,12-2,02) et de moindre survenue de cancer de l'endomètre : RR = 0,32 (IC = 0,13-0,77) par rapport aux patientes restées sous tamoxifène. Il n'a pas été observé d'hétérogénéité entre les différentes études.

INHIBITEURS DE L'AROMATASE EN SITUATION ADJUVANTE ET OS

Comme nous l'avons déjà souligné, une majoration de l'ostéoporose et des fractures a été observée sous ces molécules. Dans l'essai ATAC, une sous- population de 308 patientes a été étudiée plus particulièrement. Après un an de traitement, il a été observé une élévation des marqueurs du remodelage osseux : élévation de 12,9 % des uNTX (urinary type I collagen N-telopeptide) et 21 % des BAP (bone specific alkaline phosphatase) sous anastrozole alors que sous tamoxifène ces marqueurs étaient diminués [19, 20].

La densité minérale osseuse a diminué de 4 % au niveau du rachis lombaire au bout de deux ans de traitement alors qu'une augmentation de 1,9 % a été notée sous tamoxifène. Dans l'ensemble de la population de l'essai ATAC, on a noté à 33,3 mois de médiane de suivi 5,9 % de fractures contre 3,7 % sous tamoxifène (p < 0,0001). À 47 mois de médiane de suivi, on notait 7,1 % de fractures *versus* 4,4 % (p < 0,001).

Le taux de fracture sous anastrozole semble ne pas s'aggraver au cours du temps [21]. Après 60 mois de durée médiane de traitement, il a été observé un taux de fractures de 11 % sous arimidex et de 7,7 % sous tamoxifène (p<0,0001) [7]. Nous n'avons pas de données concernant le létrozole sur les marqueurs de la résorption osseuse ni sur la densité minérale osseuse en dehors d'un travail portant sur 57 patientes ménopausées qui a mis en évidence une diminution statistiquement significative de la DMO au niveau de la clavicule et de l'épaule [22].

Concernant le letrozole, 226 patientes ont été étudiées (122 sous letrozole, 104 sous placebo). Toutes les patientes recevaient une association de calcium et de vitamines D. À 24 mois, il a été observé sous létrozole une diminution statistiquement significative de la DMO au niveau du col fémoral (– 3,6 % *versus* – 0,71 % p = 0,044) et au niveau du rachis lombaire (– 5,35 % *versus* – 0,70 % p = 0,008). Sous letrozole, il a été observé une élévation du taux des marqueurs de la résorption osseuse (N telopeptides). Davantage de femmes ont vu se développer une ostéoporose au niveau du rachis lombaire (4,1 % *versus* 0 % p = 0,064) [23].

En raison de l'arrêt prématuré de cet essai, il faudra attendre les données de l'essai BIG 1-98 pour avoir davantage de données sur les effets à plus long terme du létrozole sur l'os.

L'exemestane semble avoir les mêmes effets sur l'os que les autres inhibiteurs de l'aromatase. Dans une étude portant sur 147 patientes ménopausées la perte annuelle de la DMO au niveau du rachis a été de 2,17 % sous exemestane contre 1,84 % sous placebo. Au niveau du col fémoral la diminution a été de 2,72 % *versus* 1,48 % sous placebo (p = 0,023).

Il a été observé une élévation significative des C telopeptides (CTX) et des N telopeptides (NTX) marqueurs de la résorption osseuse et également des phosphatases alcalines osseuses et du pro-collagène de type I (PINP) [24]. Dans l'essai rapporté par Coombes [13], il a été mis en évidence l'apparition de davantage de nouveaux cas d'ostéoporose sous exemestane que sous tamoxifène (7,4 % *versus* 5,7 % p = 0,05) et un excès de fractures (3,1 % *versus* 2,3 % p = 0,08). Il n'y a donc pas d'effet protecteur sur l'os de l'exemestane mis en évidence comme certains l'avaient avancé en raison de sa structure stéroidienne et de son éventuel effet androgénique.

L'effet sur l'os des inhibiteurs de l'aromatase semble donc être un effet de cette classe de molécules. Il est actuellement conseillé d'effectuer une ostéodensitométrie de référence à l'initiation du traitement et de la renouveler 18 à 24 mois après afin d'apprécier d'éventuelles modifications et de débuter des traitements adaptés généralement à base de diphosphonates. Les premiers résultats avec l'utilisation du zolédronate en IV une injection semestrielle sont prometteurs [25].

PROFIL LIPIDIQUE ET INHIBITEURS DE L'AROMATASE

Dans l'essai ATAC, il a été rapporté une plus grande fréquence de l'élévation du cholestérol que sous tamoxifène [5], de même que dans l'essai ITA [15], mais nous n'avons pas davantage de détails. Il existe par ailleurs de petites études avec des résultats divergents.

Dans un essai randomisé en double aveugle à deux ans, il a été observé sous exemestane une diminution du HDL cholesterol d'environ 6 à 9 % alors que l'on notait une élévation de 1 à 2 % sous placebo (p< 0 ,001) associée à une diminution significative de l'apolipoprotéine A1 (p = 0,004) [24]. Le HDL cholesterol est considéré comme le « bon cholestérol » ayant un effet cardioprotecteur. Un suivi de la mortalité cardiovasculaire à long terme est donc nécessaire.

Dans l'essai BIG 1-98, il a été noté une élévation du cholestérol plus fréquente sous létrozole que sous tamoxifène alors qu'il n'a pas été observé davantage d'hypercholestérolémie sous létrozole que sous placebo dans l'essai MA17.

Au total, le profil lipidique des patientes sous inhibiteurs de l'aromatase est à suivre, l'élévation du cholestérol et la chute du HDL cholestérol pouvant augmenter le risque coronarien. Il a en effet été confirmé que les estrogènes avaient un effet cardioprotecteur lorsqu'ils étaient prescrits dans la foulée de l'installation de la ménopause (y compris dans l'essai WHI) et non 15 ans après l'installation de celle-ci [26] [27], ce qui soulève des interrogations sur le rôle des carences estrogéniques profondes.

QUEL TRAITEMENT PROPOSER ?

Il existe un consensus pour proposer chez les femmes ménopausées un inhibiteur de l'aromatase à un moment quelconque de leur traitement adjuvant [28]. Cependant le meilleur usage et la meilleure molécule restent inconnus. Il n'y a pas eu, en effet, en situation adjuvante de comparaison directe entre les différents inhibiteurs de l'aromatase. Faut-il commencer le traitement adjuvant d'emblée par un inhibiteur de l'aromatase et lequel ? Est-il préférable de débuter par le tamoxifène et de poursuivre par un inhibiteur ou l'inverse ?

Des modèles mathématiques ont été proposés pour privilégier telle ou telle attitude. Un modèle de Markov suggère qu'il est préférable, après deux ou trois ans de prise de tamoxifène, de permuter vers un inhibiteur de l'aromatase pour réduire les risques de rechute dans les 10 à 15 années ultérieures [29] alors que Cuzick pense qu'il est préférable de débuter le traitement d'emblée par un inhibiteur de l'aromatase [30], ce qui illustre bien les limites de ces approches.

Les données des essais publiés peuvent faire penser que des sous-groupes de patientes peuvent bénéficier de tel ou tel traitement. Les inhibiteurs de l'aromatase pourraient être plus bénéfiques chez les patientes dont la tumeur est RE+, RP- [16] et ils pourraient être plus actifs en cas de surexpression de CerbB2 [31]. Les cancers du sein hormono-dépendants sont variés. Certains vont faire partie des cancers du sein luminal A (RE+, RP+ et de bas grade), d'autres des cancers luminal B (généralement de haut grade) et d'autres auront une surexpression de CerbB2. En fonction de ces différentes présentations des hormonothérapies différentes pourraient peut-être être utilisées.

Doit-on utiliser les inhibiteurs de l'aromatase après la chimiothérapie ou en même temps ? Leur efficacité diffère-t-elle en fonction de celle-ci ? Quand une aménorrhée est induite par la chimiothérapie, peut-on proposer des inhibiteurs de l'aromatase ? En fait, aménorrhée ne veut pas dire ménopause, et une récupération de la fonction ovarienne peut-être observée jusqu'à 24, voire 36 mois après l'arrêt des règles. Smith IE [32] a rapporté que sur 45 femmes âgées en moyenne de 47 ans (39-52 ans) 27 % avaient retrouvé une fonction ovarienne sous inhibiteurs de l'aromatase.

Le choix des différents traitements doit aussi être envisagé en fonction du profil de tolérance (ostéoporose, accidents thromboemboliques...).

Les inhibiteurs de l'aromatase représentent une avancée dans le traitement du cancer du sein, mais nous ne savons toujours pas quelles sont les patientes qui en bénéficient réellement. Il est actuellement impossible de conclure sur la meilleure approche thérapeutique parmi les schémas proposés.

CONCLUSION

L'hormonothérapie adjuvante des cancers du sein s'est considérablement enrichie ces dix dernières années avec l'introduction des inhibiteurs de l'aromatase. La survie sans événement des patientes s'est améliorée de manière statistiquement significative par rapport aux patientes traitées par tamoxifène. Avec le recul, un bénéfice en survie globale va très certainement apparaître. Il reste à mieux cerner nos indications et à apprécier les effets indésirables à long terme de ces nouvelles modalités thérapeutiques. ■

BIBLIOGRAPHIE

[1] MOURIDSEN H, GERSHANOVICH M, SUN Y, *et al.* Superior efficacy of letrozole versus tamoxifen as first-line therapy for postmenopausal women with advanced breast cancer: results of a phase III study of the International Letrozole Breast Cancer Group. *J Clin Oncol* 2001 ; 19: 2596-2606.

[2] NABHOLTZ JM, BUZDAR A, POLLAK M, *et al.* Anastrozole is superior to tamoxifen as first-line therapy for advanced breast cancer in postmenopausal women: results of a North American Multicenter Randomized Trial. *J Clin Oncol* 2000; 18: 3758-3767.

[3] BONNETERRE J, THÜRLIMANN B, ROBERTSON JFR, *et al.* Anastrozole versus tamoxifen as first-line therapy for advanced breast cancer in 668 postmenopausal women: results of the tamoxifen or arimidex randomized group efficacy and tolerability study. *J Clin Oncol* 2000; 18: 3748-3757.

[4] MOURIDSEN H, GERSHANOVICH M, SUN Y, *et al.* Phase III study of letrozole versus tamoxifen as first-line therapy of advanced breast cancer in postmenopausal women: analysis of survival and update of efficacy from the International Letrozole Breast Cancer Group. *J Clin Oncol* 2003; 21: 2101-9.

[5] BAUM M, BUDZAR AU, CUZICK J, *et al.* Anastrozole alone or in combination with tamoxifen versus tamoxifen alone for adjuvant treatment of postmenopausal women with early breast cancer: first results of the ATAC randomised trial. *Lancet* 2002; 359: 2131-9.

[6] BAUM M, BUZDAR A, CUZICK J, *et al.* Anastrozole alone or in combination with tamoxifen versus tamoxifen alone for adjuvant treatment of postmenopausal women with early-stage breast cancer: results of the ATAC (Arimidex, Tamoxifen Alone or in Combination) trial efficacy and safety update analyses. *Cancer* 2003; 98: 1802-10.

[7] HOWELL A, CUZICK J, BAUM M, *et al.* Results of the ATAC (Arimidex, Tamoxifen, Alone or in Combination) trial after completion of 5 years' adjuvant treatment for breast cancer. *Lancet* 2005; 365: 60-2.

[8] FALLOWFIELD L, CELLA D, CUZICK J, FRANCIS S, LOCKER G, HOWELL A. Quality of life of postmenopausal women in the Arimidex, Tamoxifen, Alone or in Combination (ATAC) Adjuvant Breast Cancer Trial. *J Clin Oncol* 2004; 22: 4261-71.

[9] THURLIMANN B, KESHAVIAH A, COATES AS, *et al.* A comparison of letrozole and tamoxifen in postmenopausal women with early breast cancer. *N Engl J Med* 2005; 353: 2747-57.

[10] COATES AS, KESHAVIAH A, THURLIMANN B, *et al.* Five Years of Letrozole Compared With Tamoxifen As Initial Adjuvant Therapy for Postmenopausal Women With Endocrine-Responsive Early Breast Cancer: Update of Study BIG 1-98. *J Clin Oncol* 2007; 2: 2.

[11] GOSS PE, INGLE JN, MARTINO S, *et al.* A randomized trial of letrozole in postmenopausal women after five years of tamoxifen therapy for early-stage breast cancer. *N Engl J Med* 2003; 349: 1793-802.

[12] GOSS PE, INGLE JN, MARTINO S, *et al.* Randomized trial of letrozole following tamoxifen as extended adjuvant therapy in receptor-positive breast cancer: updated findings from NCIC CTG MA.17. *J Natl Cancer Inst* 2005; 97: 1262-71.

[13] COOMBES RC, HALL E, GIBSON LJ, e*t al.* A randomized trial of exemestane after two to three years of tamoxifen therapy in postmenopausal women with primary breast cancer. *N Engl J Med* 2004; 350: 1081-92.

[14] COOMBES RC, PARIDAENS R, JASSEM J, *et al.* First mature survival analysis of the Intergroup Exemestane Study: a randomized trial in disease-free, postmenopausal patients with early breast cancer randomized to continue tamoxifen or switch to exemestane following an initial 2-3 years of adjuvant tamoxifen. *J Clin Oncol* 2006; 24: 9s (Abstract LBA527).

[15] BOCCARDO F, RUBAGOTTI A, PUNTONI M, *et al.* Switching to anastrozole versus continued tamoxifen treatment of early breast cancer: preliminary results of the Italian Tamoxifen Anastrozole Trial. *J Clin Oncol* 2005; 23: 5138-47.

[16] JAKESZ R, JONAT W, GNANT M, *et al.* Switching of postmenopausal women with endocrine-responsive early breast cancer to anastrozole after 2 years' adjuvant tamoxifen: combined results of ABCSG trial 8 and ARNO 95 trial. *Lancet* 2005; 366: 455-62.

[17] JONAT W, GNANT M, BOCCARDO F, *et al.* Effectiveness of switching from adjuvant tamoxifen to anastrozole in postmenopausal women with hormone-sensitive early-stage breast cancer: a meta-analysis. Lancet Oncol 2006; 7: 991-6.

[18] BRIA E, CICCARESE M, GIANNARELLI D, *et al.* Early switch with aromatase inhibitors as adjuvant hormonal therapy for postmenopausal breast cancer: Pooled-analysis of 8 794 patients. *Cancer Treat Rev* 2006; 9: 9.

[19] COLEMAN R. Effect of anastrozole on bone mineral density and bone fractures: results from the "Arimidex' (anastrozole), tamoxifen, alone or in combination (ATAC) trial. *Eur J Cancer* 2004; 2 Suppl: 140 (Abstract 289).

[20] EASTELL R, ADAMS J. Results of the 'Arimidex' (anastrozole, A), tamoxifen, alone or in combination (ATAC) trial: effects on bone mineral density and bone turnover (ATAC Trialists' Group). *Ann Oncol* 2002; 13 Suppl 5: 32 (Abstract 113).

[21] LOCKER GY, EASTELL R. the time course of bone fractures observed in the ATAC ('ARIMIDEX', Tamoxifen, Alone or in combination) trial. *Proc Am Soc Clin Oncol* 2003; 22: 25 (Abstract 98).

[22] WOJTACKI J, ZIELINSKI KW, WIRASZKA R, *et al.* Letrozole reduces bone mass in breast cancer patients as measured by digital radiometry of clavicle and rib. *Breast Cancer Res Treat* 2003; 2003: S 107 (Abstr 445).

[23] PEREZ EA, JOSSE RG, PRITCHARD KI, *et al.* Effect of Letrozole Versus Placebo on Bone Mineral Density in Women With Primary Breast Cancer Completing 5 or More Years of Adjuvant Tamoxifen: A Companion Study to NCIC CTG MA.17. *J Clin Oncol* 2006; 5: 5.

[24] LONNING PE, GEISLER J, KRAG LE, *et al.* Effects of exemestane administered for 2 years versus placebo on bone mineral density, bone biomarkers, and plasma lipids in patients with surgically resected early breast cancer. *J Clin Oncol* 2005; 23: 5126-37.

[25] GNANT MF, MLINERITSCH B, LUSCHIN-EBENGREUTH G, *et al.* Zoledronic Acid Effectively Prevents Cancer Treatment-Induced Bone Loss in Premenopausal Women Receiving Adjuvant Endocrine Therapy for Hormone-Responsive Breast Cancer: A Report From the Austrian Breast and Colorectal Cancer Study Group. *J Clin Oncol* 2007; 3: 3.

[26] HSIA J, LANGER RD, MANSON JE, *et al.* Conjugated equine estrogens and coronary heart disease: the Women's Health Initiative. Arch Intern Med 2006; 166: 357-65.

[27] GRODSTEIN F, MANSON JE, STAMPFER MJ. Hormone therapy and coronary heart disease: the role of time since menopause and age at hormone initiation. *J Womens Health* (Larchmt) 2006; 15: 35-44.

[28] WINER EP, HUDIS C, BURSTEIN HJ, *et al.* American Society of Clinical Oncology technology assessment on the use of aromatase inhibitors as adjuvant therapy for postmenopausal women with hormone receptor-positive breast cancer: status report 2004. *J Clin Oncol* 2005; 23: 619-29.

[29] PUNGLIA RS, KUNTZ KM, WINER EP, WEEKS JC, BURSTEIN HJ. Optimizing adjuvant endocrine therapy in postmenopausal women with early-stage breast cancer: a decision analysis. *J Clin Oncol* 2005; 23: 5178-87.

[30] CUZICK J, SASIENI P, HOWELL A. Should aromatase inhibitors be used as initial adjuvant treatment or sequenced after tamoxifen? *Br J Cancer* 2006; 94: 460-4.

[31] ELLIS MJ, COOP A, SINGH B, *et al.* Letrozole is more effective neoadjuvant endocrine therapy than tamoxifen for ErB-1- and/or ErbB2-positive, estrogen receptor-positive primary breast cancer: evidence from a phase III randomized trial. *J Clin Oncol* 2001; 19: 3808-3816.

[32] SMITH IE, DOWSETT M, YAP YS, *et al.* Adjuvant aromatase inhibitors for early breast cancer after chemotherapy-induced amenorrhoea: caution and suggested guidelines. *J Clin Oncol* 2006; 24: 2444-7.

QUE FAUT-IL PENSER DES CONFÉRENCES DE CONSENSUS : SAINT-GALL ET SAINT-PAUL-DE-VENCE

Matti AAPRO

En 2005, on voyait encore une différence fondamentale entre l'approche francophone (Saint-Paul-de-Vence) [1] et celle internationale (Saint-Gall) [2] quant au principe fondamental régissant les traitements adjuvants du cancer du sein. Dans la version provençale la chimiothérapie adjuvante était recommandée en fonction du pronostic de la maladie. La chimiothérapie adjuvante était retenue lorsque le risque de décès en rapport avec l'évolution du cancer du sein dans les 10 ans était > 10 %. Cette recommandation ne tenait pas compte des facteurs prédictifs de réponse à la chimiothérapie alors que le groupe réuni dans la petite ville de l'est de la Suisse avait clairement affirmé le rôle primordial de la biologie du cancer, et en 2005 la discussion était dominée par l'hormono-sensibilité, avec une mention du rôle des récepteurs HER-2. L'importance de cette caractéristique, qui touche 20 % des cancers du sein environ, fut soulignée quelques mois après la réunion de 2005 du groupe de Saint-Gall avec la présentation à l'ASCO des résultats de plusieurs traitements adjuvants avec trastuzumab, conduisant donc à une révision intermédiaire des recommandations [3]. L'actualisation 2007 des recommandations de pratique clinique de Saint-Paul (EN COURS DE PUBLICATION) a donné une place primordiale à la recherche des facteurs biologiques prédictifs de réponse validés, permettant de choisir le traitement adjuvant le plus adapté en tenant compte du bénéfice escompté et de la toxicité du traitement. « Les grands esprits se rejoignent ».

DIFFÉRENCES FONDAMENTALES DU PROCESSUS DE SAINT-GALL ET DU PROCESSUS DE SAINT-PAUL

Le consensus de Saint-Gall, dirigé par Aron Goldhirsch, se fonde sur le principe de « l'avis d'experts ». De par le nombre de collègues représentés (38 en 2007), leur indiscutable connaissance de la plupart des sujets abordés, leur préparation préalable à la réunion (ils participent à l'élaboration des questions, mais hélas pas à l'écriture des questions), on peut estimer que cette réunion de concertation pluridisciplinaire (même si elle est dominée par les oncologues médicaux) donne des réponses valables aux questions posées. L'article qui résume les débats, et qui en tire les conclusions [4], souligne bien l'impossibilité à donner des recommandations précises « cas par cas », et qu'il s'agit bien de suggestions qui permettent à chaque clinicien de positionner son choix thérapeutique préféré dans un cadre logique.

L'approche prise à Saint-Paul, sous l'impulsion de Moïse Namer, est différente. Il s'agit de faire travailler dans l'année qui précède des groupes de travail, par sujet, puis de discuter le résultat du travail des comités lors du cours organisé, 18-20 janvier 2007 à Saint-Paul-de-Vence par Moïse NAMER (Nice-Mougins), Michel HERY (Monaco), Daniel SERIN (Avignon), Marc SPIELMANN (Villejuif), et Joseph GLIGOROV Paris). Le travail se fait selon une méthodologie rigoureuse d'évaluation de la littérature en vérifiant les articles qui répondent ou pas aux questions posées, et en attribuant une valeur relative aux conclusions qui peuvent être tirées de l'analyse. Cette méthodologie a été affinée et sera exposée en détail lors de la publication des recommandations. Il faut en outre souligner que Saint-Paul ne se limite pas au traitement adjuvant mais envisage l'ensemble de la clinique sénologique maligne.

L'ESSENTIEL DE SAINT-GALL

La discussion de Saint-Gall a abordé de façon prioritaire la définition de la cible thérapeutique, dont l'intérêt dépend de la possibilité d'utiliser les médicaments dont le mécanisme d'action dépend de la cible. Après la cible endocrinienne, nous avons maintenant la cible représentée par HER-2 (human epidermal growth factor receptor 2) qui a déjà deux médicaments qui agissent sur elle, le trastuzumab et le lapatinib (qui agit aussi sur d'autres cibles). Le groupe de Saint-Gall insiste depuis de nombreuses années que les patientes avec des tumeurs sensibles à une manipulation endocrine soient d'abord considérées pour un tel traitement, et que l'impact des autres traitements soit évalué en complément. Mais il importe de relever qu'il existe trois catégories de patientes avec des niveaux de réponse variable à un traitement de nature endocrinienne : celles à haute probabilité de réponse dont la tumeur exprime fortement des récepteurs hormonaux à l'œstrogène ou à la progestérone dans un fort pourcentage des cellules (donc pas seulement en pourcentage), celles estimées à avoir une réponse incertaine (moindre expression dans un moindre pourcentage de cellules) et celles qui ne répondront pas (absence de récepteurs) (figure 1).

CATÉGORIES DE RISQUE

En 2007 il a été estimé que les nouveaux outils commercialisés pour utiliser les « signatures génomiques » ne sont pas valisé correctement. Le groupe de Saint-Gall préfère insister sur l'importance d'un examen pathologique correctement conduit, estimant que les différents éléments évaluables actuellement avec des techniques validées permettent de bien définir le pronostic et les cibles. Comme discuté ci-dessus, la détermination de la sensibilité potentielle à une manipulation endocrinienne dépend l'intensité de la coloration et le pourcentage de cellules positives doit être pris en compte de façon simultanée, comme proposé par Allred. Les catégories de risque à Saint-Gall ont évolué depuis 2005 avec les modifications suivantes : (1) l'invasion vasculaire (lymphatique ou capillaire) péritumorale doit être étendue pour justifier de l'indication d'un risque augmenté ; (2) quelques tumeurs et types histologiques sont à bas risque même en absence d'expression de récepteurs hormonaux ; (3) le niveau d'expression des récepteurs aux hormones stéroidiennes et du récepteur HER-2 constituent à la fois des facteurs de risque et des cibles pour la thérapeutique (figure 2).

RADIOTHÉRAPIE

Les recommandations de l'ASCO (American Society for Clinical Oncology) et de l'EUSOMA (European Society of Mastology) sont citées comme de bons outils pour discuter le bénéfice de la radiothérapie adjuvante. Il a été souligné que la tomodensitométrie est essentielle pour permettre de bien planifier la radiothérapie du côté gauche, afin de diminuer une cardiotoxicité ultérieure, et que diverses techniques permettent encore de diminuer ce risque. La radiothérapie de paroi est déconseillée chez le patientes qui n'ont pas d'invasion ganglionnaire et si la tumeur était T1 ou T2. Notons que cette recommandation est sujette à une modification rapide au vu de résultats récents, encore non publiés. La radiothérapie « standard » devrait être proposée même aux patientes âgées, sauf dans certains cas particuliers non définis par le groupe de Saint-Gall.

Propositions Saint-Gall 2007.

STATUS HER-2			NEGATIF					POSITIF				
Hormono-sensibilité			Certaine		Incomplète		Inexistante	Certaine		Incomplète		Inexistante
Ménopause			pré	post	pré	post	pré et post	pré	post	pré	post	pré et post
Risque	Bas	VOIR FIGURE 2 POUR LES DEFINITIONS DES CATEGORIES DE RISQUE	E	E	E	E						
	Intermédiaire	Ganglions négatifs	E C -> E	E - C -> E	C -> E E	C -> E E	C	C -> E + Tr	C -> E + Tr	C -> E + Tr	C -> E + Tr	C + Tr
		Ganglions positifs	E C -> E	E C -> E	C -> E E	C -> E E						
	Haut	Ganglions 1-3 +					C	C -> E + Tr	C -> E + Tr	C -> E + Tr	C -> E + Tr	C + Tr
		> 4 ganglions positifs	C -> E	C -> E	C -> E	C -> E	C	C -> E + Tr	C -> E + Tr	C -> E + Tr	C -> E + Tr	C + Tr

E : traitement endocrinien C : chimiothérapie Tr : Trastuzumab (voir texte pour la séquence)... Pour une bonne compréhension, prière de se référer à l'article original [4] Les zones en gris sont des catégories qui ne peuvent exister par définition

Figure 1. Hormono-sensibilité

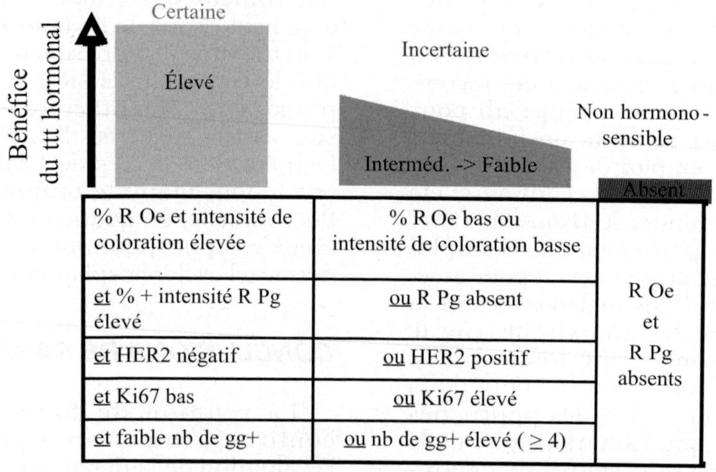

Figure 2. Niveaux de risque : Saint-Gall 2007

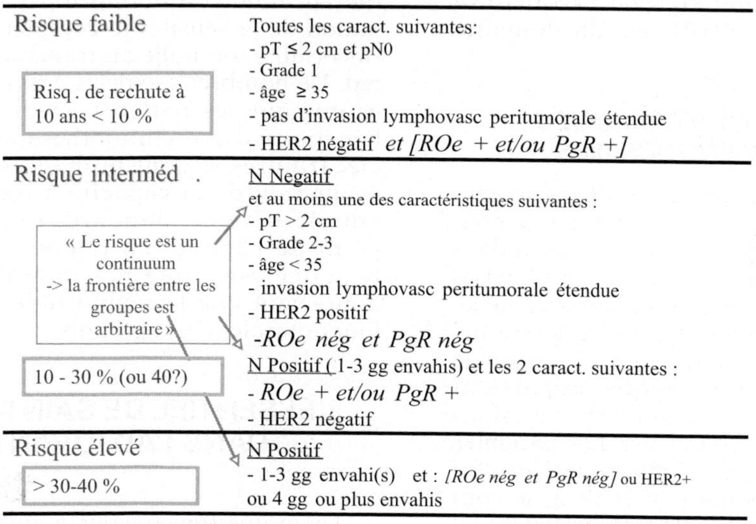

TRAITEMENT ENDOCRINIEN

Il est difficile d'être certains si une patiente entrée en ménopause après une chimiothérapie va le rester. Ceci est très important si on envisage l'emploi d'un inhibiteur de l'aromatase, car il a même été rapporté des grossesses dans de tels cas. Les experts réunis à Saint-Gall ont estimé qu'il y a une catégorie de patientes pour lesquelles un traitement de 5 ans de tamoxifène reste valable. Parmi les diverses stratégies d'emploi des inhibiteurs de l'aromatase, une majorité relative d'experts ont proposé que 2 à 3 ans de tamoxifène suivis d'inhibiteur de l'aromatase était leur premier choix, bien que de nombreux autres préfèrent un traitement immédiat avec un inhibiteur de l'aromatase. Cette option d'emploi immédiat d'un inhibiteur de l'aromatase est préférée si les patientes ont une tumeur qui co-exprime le HER-2 ou qui ont d'autres facteurs de haut risque de rechute précoce. Les données actuelles suggèrent que l'emploi d'un inhibiteur de l'aromatase après 5 ans d'emploi de tamoxifène donne un net avantage en termes de survie pour le patientes qui ont eu des ganglions positifs, et un avantage statistiquement non significatif dans l'autre cas. La majorité des experts retient donc cette indication, basée sur l'étude MA.17 avec le létrozole. La mesure de la densité osseuse a été recommandée unanimement à Saint-Gall pour toutes les patientes recevant un inhibiteur de l'aromatase. L'emploi de calcium, vitamine D et l'exercice physique ont aussi été proposés pour diminuer le risque de développer une ostéoporose en cas d'emploi d'un inhibiteur de l'aromatase, et pour améliorer l'état général des malades. Avant la ménopause, tant le tamoxifène que le tamoxifène avec une ovariectomie (médicale ou chirurgicale, selon le choix de la malade) sont considérés des approches standard. Une suppression transitoire de la fonction ovarienne sans emploi de tamoxifène a aussi été évoquée pour les patientes qui ont un désir de grossesse ultérieure. L'emploi des inhibiteurs de l'aromatase avec un agoniste LHRH est du domaine expérimental.

TRAITEMENTS CYTOTOXIQUES ET CIBLES NON ENDOCRINES

L'emploi sequentiel des traitements chimiothérapeutiques et hormonaux a de nouveau été souligné comme un standard dans les cas où ces deux modalités sont envisagées. Les diverses chimiothérapies actuellement à disposition ont toutes leurs fervents défenseurs ; cette attitude est dictée par le groupe de recherche auquel appartient l'expert ! Un certain nombre de situations ont rencontré un consensus. Les patientes dont la tumeur est « triple-négative » (ni récepteurs hormonaux ni HER-2 ne sont présents) devraient recevoir un traitement qui va primairement avoir le DNA comme cible : agents alcoylants, dérivés du platine. L'emploi du trastuzumab se limite à une durée d'un an, et il est administré simultanément ou consécutivement à la chimiothérapie contenant un taxane. On pourrait commmenter ici que l'emploi simultané fait bénéficier de la synergie entre le trastuzumab et certaines chimiothérapies, tout en augmentant le risque de problèmes cardiaques. Les traitements avec densité de dose augmentée n'ont pas eu beaucoup de votes en leur faveur et le traitement demandant l'emploi de cellules souche hématopoïetiques est estimé comme n'ayant pas fait la preuve de son utilité. Si les patientes ont une tumeur très endocrino-sensible mais avec haut risque de rechute, ou si la réponse à un traitement endocrinien est incertaine et que le récepteur HER-2 n'est pas surexprimé, une chimiothérapie « moins intensive » a été suggérée. Il a donc été discuté l'emploi de 6 cycles de CMF « classique » (cyclophosphamide oral/méthotrexate/5-fluorouracile) ou quatre cycles de doxorubicine/cyclophosphamide (AC) ou aussi de docetaxel/cyclophosphamide (AT).

CONCLUSIONS DE SAINT-GALL

La réunion de Saint-Gall a donc confirmé l'importance primordiale de l'évaluation de la dependance de la tumeur par rapport aux œstrogènes circulants. Toute la réflexion menant à la proposition thérapeutique est dominée par la détermination de la sensibilité complète, partielle (incertaine) ou nulle au traitement hormonal. De nombreux experts à Saint-Gall ont estimé que les patients âgées pouvaient bénéficier d'une chimiothérapie raccourcie. D'autres se sont prononcés pour une évaluation de la capacité à recevoir une chimiothérapie standard, indépendamment de l'âge, et en tenant compte du bénéfice escompté par la malade et en appréciant que les comorbidités peuvent jouer un rôle dans les choix.

L'ESSENTIEL DE SAINT-PAUL DANS L'ADJUVANT

Le groupe francophone a aussi évalué le test appelé Oncotype DX qui utilise la technique de la reverse PCR pour évaluer l'expression de 21 gènes impliqués dans la prolifération, l'invasion, l'expression d'HER2 et du récepteur aux œstrogènes. Il reconnaît que le test a été validé rétrospectivement sur les patientes de l'étude NSABP B14, toutes traitées par tamoxifène pour une tumeur hormonosensible sans atteinte ganglionnaire axillaire. Ce test prédictif a permis de classer les patientes selon leur réponse au tamoxifène en trois groupes : risque faible, intermédiaire ou élevé de rechute. L'utilisation du test Oncotype DX a permis de mettre en évidence de manière rétrospective que le groupe à risque faible ne tirait aucun bénéfice de la chimiothérapie par CMF dans l'étude NSABP B20. Il ne ressort d'aucune recommandation actuelle qu'il doive remplacer une évaluation pathologique correctement conduite. Un index mitotique tumoral élevé est retenu, comme à StGall, comme un facteur péjoratif, indicateur d'une probable utilité d'une chimiothérapie. Le rôle de la surexpression ou amplification d'HER2, et de la présence ou non d'une amplification de la topoisomérase II · comme indicateurs de l'utilité d'une chimiothérapie à base d'anthracyclines ont été discutées par les deux groupes, sans conclusion formelle. L'insuffisance cardiaque sous trastuzumab, l'insuffisance cardiaque secondaire aux anthracyclines et les leucémies ou syndromes myélodysplasiques secondaires sont soulignés par le groupe de Saint-Paul, même s'il est évident que ce risque ne doit pas mettre en cause la prescription à bon escient du médicament considéré. L'hormonothérapie par tamoxifène augmente significativement le risque d'embolie pulmonaire et d'adénocarcinome de l'endomètre alors que douleurs articulaires, majoration de l'ostéoporose, sont observés lors de la prise d'inhibiteurs de l'aromatase. En pratique, la survie sans rechute à 10 ans calculée par AdjuvantOnline semble acceptable, alors que le consensus de Saint-Gall a souligné les faiblesses de ce programme qui n'a pas emporté l'unanimité. La chimiothérapie serait (élément encore débattu) recommandée si elle permet une amélioration de la survie sans rechute à 10 ans d'au moins 5 % en valeur absolue et l'hormonothérapie si elle permet une amélioration de la survie sans rechute à 10 ans de 2 % en valeur absolue. Le bénéfice de la chimiothérapie doit être mis en balance avec le bénéfice apporté par l'hormonothérapie puisque certaines études montrent un bénéfice plus faible de la chimiothérapie si la tumeur est hormonosensible, élément aussi souligné par Saint-Gall, et raison d'un débat qui a conduit au fait que les recommandation de Saint-Gall sont peu acceptées aux USA, où la chimiothérapie, souvent très intensive, est reine. Le rôle des taxanes est actuellement incontournable, pour les deux groupes d'experts. Ce qui ne peut être résolu ni par l'un ni par l'autre groupe est la limite où les taxanes n'apportent pas une contribution majeure, justifiant leur prix et toxicité. Les deux groupes soulignent la nécessité d'une évaluation prospective des caractéristiques biologiques tumorales qui permettront de mieux définir la rôle des divers agents chimiothérapeutiques. Remarquons à ce sujet que Saint-Gall a aussi traité du sujet difficile des tumeurs « triple-négatives », où les données prospectives n'existent pratiquement pas. Ces tumeurs seraient plus sensibles aux alkylants et aux dérivés du platine. Il n'y a pas de différences fondamentales dans les indications à l'hormonothérapie adjuvante entre les deux groupes de consensus.

CONCLUSIONS

Les deux consensus discutés ici, et soulignons qu'il en existe d'autres (NCCN, AGO, ESMO, etc.), sont basés sur des approches différentes mais arrivent à des conclusions relativement semblables. Les directives de Saint-Paul seront plus précises, et motivées par niveau d'évidence. Mais cela les rend-elles supérieures ? On doit répondre par la négative, et insister sur l'importance des études qui permettent de trouver des facteurs qui différencient les cancers du sein en groupes où l'on peut uniformiser le traitement. Les lymphologues ont montré la voie, aux sénologues de suivre. ■

BIBLIOGRAPHIE

[1] Anonyme. Cancers du sein : recommandations pour la pratique clinique de Saint-Paul-de-Vence. *Oncologie* 2005, 7 : 342-379.

[2] Goldhirsch A, Glick JH, Gelber RD, Coates AS, Thurlimann B, Senn HJ. Panel members. Meeting highlights: international expert consensus on the primary therapy of early breast cancer 2005. *Ann Oncol.* 2005; 16: 1569-83.

[3] Goldhirsch A, Coates AS, Gelber RD, Glick JH, Thurlimann B, Senn HJ. St Gallen Expert Panel Members. First-select the target: better choice of adjuvant treatments for breast cancer patients. *Ann Oncol.* 2006; 17: 1772-6.

[4] Goldhirsch A, Wood WC, Gelber RD *et al.* and Panel Members. Progress and promise: highlights of the International Expert Consensus on the Primary Therapy of Early Breast Cancer 2007. *Ann Oncol.* 2007, in press.

TRAITEMENT DU CANCER DU SEIN AU STADE DES MÉTASTASES

F. MORVAN

HISTOIRE NATURELLE DU CANCER DU SEIN ET MÉTASTASES

Le dépistage de masse et l'amélioration des traitements adjuvants sont les deux axes fondamentaux pour permettre de réduire substantiellement et durablement la survie des patientes atteintes de cancer du sein.

Cependant, le traitement du cancer du sein au stade des métastases reste, et restera pour toute une période encore, un enjeu médical et de santé publique considérable.

LE CANCER DU SEIN EST UNE MALADIE GÉNÉRALE

Les traitements adjuvants mis en œuvre à une échelle massive depuis trente ans ont permis une amélioration réelle de la survie des patientes atteintes de cancer du sein au stade local, de l'ordre de 7 à 12 % en valeur absolue de survie à 5 ans. Un tel progrès représente une réduction relative de mortalité de 20 à 30 %, et des milliers de vies épargnées [1]. Cependant, parmi les patientes atteintes d'un cancer du sein au stade limité, c'est-à-dire sans envahissement ganglionnaire, de 15 à 25 % mourront de la maladie dans les 10 ans suivant le diagnostic. En cas d'envahissement ganglionnaire, cette proportion atteindra de 30 % à 85 % selon son importance.

Pourtant, la majorité de ces patientes atteintes de rechute générale ne connaîtront pas de récidive locale, dont le taux global n'excède pas 10 % selon les séries et les techniques utilisées : les cellules ayant donné lieu aux métastases proviennent donc bien de la tumeur initiale.

Ces faits bien connus suffisent à illustrer le concept de cancer du sein comme maladie générale. La mise en évidence de cellules d'origine épithéliale dans le produit d'aspiration de la moelle osseuse des patientes atteintes d'un cancer du sein à un stade apparemment curable, comme sa valeur pronostique, ont fourni à cette conception du cancer du sein comme maladie générale sa preuve objective [2].

Les métastases décelables surviennent en majorité dans les premières années après le traitement initial et leur probabilité de survenue décroît avec le temps. De là est venue la notion de la « barrière des cinq ans » assimilée par le grand public à une guérison au-delà de cinq ans. Cette notion doit pourtant être relativisée : toutes patientes confondues, un tiers des rechutes se produiront au-delà des cinq années succédant au diagnostic initial, et en particulier pour les cancers sans envahissement ganglionnaire, à la masse tumorale initiale plus faible, et dont les manifestations systémiques sont plus longues à apparaître.

FAUT-IL TRAITER LES PATIENTES ATTEINTES DE MÉTASTASES ?

En l'état actuel des connaissances et des thérapeutiques, une patiente parvenue au stade des métastases décelables ne pourra guérir de sa maladie. La survie à cinq ans n'excède pas 10 %. Cependant, dans les dernières années, l'analyse de la littérature montre qu'un petit contingent de 1 à 3 % de patientes peuvent présenter une guérison apparente, sans traitement ou avec le seul traitement hormonal, au-delà de dix ans. Ce sont souvent des patientes qui ont bénéficié de la résection chirurgicale de métastases peu nombreuses ou d'évolution lente, en particulier hépatique, et/ou qui ont reçu des hautes doses de chimiothérapie accompagnée d'autogreffe de moelle osseuse. Ces guérisons apparentes sur le long terme, pour rares qu'elles soient, montrent que l'objectif d'une guérison à moyen terme du cancer du sein au stade des métastases n'est pas une utopie [3, 4].

Si l'objectif à ce stade ne peut cependant pas encore être la guérison pour l'immense majorité des patientes, l'obtention d'une rémission objective et subjective de la maladie répond néanmoins à trois objectifs intriqués :

- *Prolonger la survie des patientes*, ce qui sera le cas s'il existe une réponse objective à la thérapeutique. Si celle-ci a lieu, la médiane de survie des patientes s'étend à 3 ans et plus ; en cas de stabilité de la maladie, elle devient inférieure à 18 mois et s'effondre à quelques mois en cas de résistance primaire au traitement. L'accroissement de l'éventail des médicaments disponibles, avec la mise à disposition d'agents de plus en plus efficaces, améliore régulièrement ces chiffres depuis quinze ans. Ainsi dans la population non sélectionnée des patientes traitées en Colombie Britannique, les survies à un an et à deux ans sont passées respectivement de 56 % à 71 % et de 34 % à 45 % en l'espace de dix ans [5].

  Une part de la littérature cancérologique de ces dernières années tend à relativiser la notion du « taux de réponse » dans le domaine du cancer au stade des métastases. Il est vrai que des stabilisations prolongées peuvent être obtenues dans certains cas, sans qu'il y ait de « réponse », et que ces stabilités sont sans doute bénéfiques en qualité de vie, par la réduction des symptômes. Il ne faut néanmoins jamais perdre de vue qu'il n'y a pas de traitement durablement efficace, capable d'infléchir positivement l'histoire de la maladie, sans qu'il n'y ait un « taux de réponse » significatif.

- *Améliorer la qualité de vie* en diminuant ou supprimant les symptômes : même en cas de simple stabilité des masses tumorales, les thérapeutiques antitumorales générales ou locales peuvent permettre de supprimer totalement ou partiellement les douleurs et les troubles fonctionnels. Cette amélioration de la qualité de vie ne s'oppose pas, comme on le croit souvent, à la notion d'un traitement intensif s'il est efficace. Les études de qualité de vie menées dans le cadre d'études contrôlées montre en règle que les scores des questionnaires remplis par les patientes sont meilleurs dans les bras de traitement les plus efficaces, même lorsque la toxicité intrinsèque de la thérapeutique n'est pas négligeable [6].

- *Expérimenter de nouveaux traitements* potentiellement supérieurs, dans le but d'améliorer la survie de ces patientes comme de contribuer à la mise au point de traitements adjuvants plus puissants, capables de diminuer ultérieurement la mortalité.

Au stade des métastases, l'hormonothérapie et la chimiothérapie restent les armes essentielles dont dispose le médecin pour traiter la maladie. Mais les médicaments issus des progrès majeurs de la biologie moléculaire des dernières décennies viennent maintenant s'ajouter à ces deux classes traditionnelles.

Le trastuzumab (Herceptin®) anticorps monoclonal chimérique dirigé contre la sur-expression de l'oncogène Erb-2, a d'ores et déjà bouleversé le paysage thérapeutique pour les patientes dont la tumeur surexprime ce récepteur [7]. L'utilisation des inhibiteurs de l'angiogenèse couplés à la chimiothérapie connaît ses premiers développements et d'autres médicaments agissant au niveau du système tyrosine-kinase parviennent à maturité. D'autres classes médicamenteuses sont actuellement en phase plus précoce d'expérimentation comme les inhibiteurs des métalloprotéinases. Ces nouvelles classes médicamenteuses vont certainement améliorer encore les résultats obtenus, en particulier par leur capacité à compléter la chimiothérapie par la destruction des populations tumorales résiduelles et infracliniques.

Enfin, moins que jamais ne faut-il négliger les moyens ponctuels qui peuvent contribuer au confort et au soulagement.

Nous examinerons successivement ces moyens fondamentaux de traitement, leurs développements récents, leurs combinaisons possibles, et passeront en revue pour terminer les différents moyens de traitements locaux et symptomatiques.

Il a déjà été question ici et il sera beaucoup question dans ce qui va suivre de « réponses », « taux de réponse », « médiane de survie » : le lecteur trouvera une définition de ces termes dans le tableau I.

HORMONOTHÉRAPIE

L'hormonothérapie des cancers du sein est une notion qui remonte à la fin du XIXe siècle.

Elle fut longtemps, jusqu'après la deuxième guerre mondiale, le seul traitement systémique du cancer du sein. Son action s'exerce en bloquant les cellules tumorales en phase G0, par interruption de leur stimulation par les œstrogènes, qui agissent comme facteur de croissance. La mort cellulaire survient alors par des mécanismes d'apoptose, c'est-à-dire de mort cellulaire dite « programmée » parce qu'induite par l'activation de gènes spécifiques. Elle exige pour être efficace des cellules dotées en récepteurs aux œstrogènes, caractéristique associée à une bonne différenciation de la tumeur et à une évolutivité plutôt faible.

Les techniques d'hormonothérapies furent d'abord chirurgicales et ablatives : ovariectomie, surrenallectomie, hypophysectomie.

Les différents composés hormonaux synthétiques, œstrogéniques et androgéniques, prirent ensuite le relais jusqu'à la fin des années soixante, au moment de l'avènement du *Tamoxifène*, chef de file des anti-œstrogènes, auquel vint s'ajouter ensuite le premier anti-aromatase, *l'aminogluthétimide*, inhibiteur de la synthèse œstrogénique surrénalienne et périphérique, et la *Médroxyprogestérone*.

La pharmacopée anti-œstrogénique est dans les dernières années en pleine évolution avec l'avènement des anti-aromatases de nouvelle génération.

Tableau I :
Définitions en Cancérologie.

CANCÉROLOGIE : QUELQUES DÉFINITIONS
Réponse complète : disparition de tous les signes de la maladie *Réponse partielle* : diminution du volume tumoral > 50 % *Stabilité* : variation du volume tumoral < 25 % *Progression* : augmentation du volume tumoral > 25 %
Médiane de survie : durée au delà de laquelle 50 % des sujets sont décédés (mois) *Surface corporelle* : mesurée pour chaque individu, les doses de médicaments lui sont rapportées *Intensité de dose* : quantité de médicament délivrée par unité de temps (mg/m²/semaine)

RÉPONSE THÉRAPEUTIQUE

Il est remarquable de voir, d'une hormonothérapie à l'autre, la constance du taux de réponse des cancers du sein au stade des métastases, autour de 30 %, lorsque les patientes ne sont pas sélectionnées.

Cette moyenne de 30 % de réponse aux diverses hormonothérapies, chirurgicales ou médicamenteuses, additives ou suppressives, masque en réalité une grande disparité de réponse selon que les tumeurs sont riches en récepteurs d'hormones ou en sont au contraire faiblement pourvues. Dans ce dernier cas, le taux de réponse n'excède pas 10 %, mais en cas de récepteurs positifs, il s'élève, en relation quasi linéaire avec le taux de récepteurs, jusqu'à 75-80 % (tableau II).

La durée moyenne de ces réponses à l'hormonothérapie est de l'ordre de 12 mois, allant jusqu'à 14 mois pour le *Tamoxifène*, et davantage parfois pour les anti-aromatases de nouvelle génération, selon les études.

En cas d'échappement à une première hormonothérapie, mais lorsqu'une réponse thérapeutique a été auparavant obtenue, une nouvelle réponse par l'introduction d'un autre agent est possible dans une proportion d'environ 30 %. En revanche, l'échec d'une première hormonothérapie est prédictif de l'inefficacité d'une autre modalité de traitement, avec un espoir de réponse inférieur à 10 %.

CHOIX D'UNE HORMONOTHÉRAPIE

Depuis l'avènement des progestatifs de synthèse, des anti-œstrogènes, des inhibiteurs de l'aromatase, et des analogues de la LhRh, les chirurgies à but hormono-suppressif sont tombées en désuétude.

Les anti-œstrogènes

Le Tamoxifène (initialement Nolvadex®) commercialisé aujourd'hui par de nombreuses firmes depuis son entrée dans le domaine public : (Tamofène®, Tamoxifène®...), en raison du taux de réponse élevé qu'il procure sur les patientes sélectionnées et de son excellente tolérance d'ensemble, représente encore aujourd'hui une hormonothérapie de choix en première intention ; Bien que cette place lui soit désormais disputée par les anti-aromatases de nouvelle génération (voir ci-après).

Le traitement, en cas de réponse, doit être poursuivi jusqu'à progression de la maladie. Aux doses de 20 à 40 mg/j qui

Tableau II :
Résultats schématiques de l'hormonothérapie.

Traitements	Taux de réponse global	Taux de réponse Patientes RO +	Taux de réponse Patientes RO –
Suppressifs			
Ovariectomie	33		
Adrénalectomie	32	55	8
Hypophysectomie	36		
Additifs			
Œstrogènes	26		
Androgènes	21		
Progestatifs	25	60	8
Corticostéroïdes	23		
Antiœstrogènes			
Tamoxifène	35	59	5
Inhibiteurs de l'aromatase			
Aminogluthetimide	31	60	
Anti-Aromatases	40	70	

sont d'ordinaires recommandées, la tolérance est excellente et les effets secondaires limités. Ils s'expliquent pour l'essentiel par les effets à la fois anti-œstrogéniques de la molécule et par ses effets paradoxaux œstrogéniques sur certaines cibles.

Il peut se manifester des nausées et des épigastralgies, ainsi que de rares accidents vasculaires (phlébites et exceptionnelles thromboses artérielles). On observe parfois des leucorrhées et une hyperplasie de la muqueuse vaginale, liés aux effets œstrogéniques de la molécule. La stimulation de la muqueuse utérine peut induire dans un nombre faible de cas des cancers de l'endomètre, dont le risque semble croître avec la durée du traitement. Cet effet indésirable grave est d'un faible impact sur le traitement dont la durée, au stade des métastases, n'excède que rarement 18 mois à deux ans. L'obtention d'une réponse thérapeutique nécessite un minimum de 3 semaines à un mois de traitement, parfois davantage. Aussi le traitement, une fois entrepris, ne doit-il pas être interrompu tant qu'une évolution significative de la maladie ne se manifeste pas. La durée moyenne de la réponse thérapeutique est en règle de 10 mois, et peut s'étendre jusqu'à 14 mois.

De nouveaux anti-œstrogènes sont apparus sur le marché dont la place face au Tamoxifène reste discutée.

La première voie a consisté à développer de nouveaux anti-œstrogènes non stéroïdiens dont le Torémifène (Fareston®) mis sur le marché en France. Leurs avantages par rapport au Tamoxifène n'ont pas été clairement établis que ce soit en terme d'impact moindre sur l'endomètre ou d'efficacité anti-tumorale.

La deuxième voie a été le développement d'analogues stéroïdiens des œstrogènes. Le Fulvestrant (Faslodex®) est un antagoniste pur des récepteurs des œstrogènes, administré par voie intramusculaire, ce qui peut avoir des avantages d'observance, en particulier chez les patientes âgées polymédicamentées. Il est dépourvu d'action œstrogénique, et il n'y a donc pas de risque sur le plan endométrial.

En période de post-ménopause, le Fulvestrant (Faslodex®) a démontré une efficacité au moins égale à celle de l'Anastrozole.

Les inhibiteurs de l'aromatase

Cette classe d'hormonothérapie, réservée à la post-ménopause puisqu'elle ne bloque pas l'activité ovarienne, est devenue le « gold-standard » en première ligne.

On dispose de trois composés de nouvelle génération en France : deux sont dits « non stéroïdiens » car bloquant l'enzyme aromatase par le biais du cytochrome P450 ; le Letrozole (Femara®) et l'Anastrozole (Armidex®). Le troisième est dit « stéroïdien » car il se fixe sur le site spécifique de l'enzyme par une liaison covalente ; c'est l'Exemestane (Aromasine®).

Ces trois molécules ont clairement fait la démonstration dans des essais randomisés de leur supériorité d'efficacité contre l'Acétate de Mégestrol, ainsi que contre la première génération des anti-aromatases que furent *l'aminogluthétimide* et le formestane.

En seconde ligne thérapeutique, après échec du Tamoxifène, ces composés fournissent des taux de réponse fluctuant autour de 20 %, avec des durées de réponses de 6 à 8 mois. On observe des stabilités tumorales de longue durée, d'interprétation thérapeutique un peu difficile chez des patientes au profil évolutif très lent [10, 11]. Comparé à l'Acétate de Mégestrol (qui n'est cependant peut-être pas le progestatif le plus efficace), l'Exemestane démontre une supériorité en terme de survie sans progression [12].

En première ligne de traitement, les différentes études ont montré de façon variable leur efficacité égale ou supérieure à celle du Tamoxifène en terme de taux de réponse, de temps jusqu'à progression, mais sans démonstration manifeste sur la survie globale. Ce dernier critère est cependant peu pertinent dans une maladie de longe durée où les lignes thérapeutiques sont nombreuses [13-16].

La toxicité de ces molécules est faible. Il n'y a pas d'effet œstrogénique, et donc aucun risque à priori pour la muqueuse utérine. Il existe des bouffées de chaleur, des prises de poids, des douleurs diffuses, des phases d'asthénie. Les douleurs articulaires et musculaires sont cependant parfois véritablement invalidantes et amènes souvent à des rotations thérapeutiques entre les trois composés disponibles.

Ces données confortent la place des anti-aromatases comme hormonothérapie de choix en période de post-ménopause, reléguant désormais les progestatifs, sauf exception, à la troisième ligne.

Les progestatifs de synthèse

Ce groupe de molécules est d'une grande efficacité, au moins comparable à celle du Tamoxifène. Ce sont ses effets secondaires qui l'ont fait actuellement rétrocéder de la deuxième à la troisième ligne thérapeutique, après les anti-aromatases de nouvelle génération.

L'acétate de Médroxyprogestérone (Farlutal®), chef de file des progestatifs de synthèse, a donné dans des études contrôlées avec tirage au sort, des taux et des durées de réponse similaires à ceux du Tamoxifène, avec un délai d'obtention de la réponse peut-être un peu moindre et une meilleure efficacité dans les localisations osseuses. En cas d'échec du *Tamoxifène*, l'*acétate de Médroxyprogestérone* s'avère semble t-il plus efficace que ne l'est à l'inverse le Tamoxifène en cas d'échec de l'*acétate de Médroxyprogestérone*. Ce dernier n'est pas dénué d'effets secondaires : prise de poids, survenue d'hypertension artérielle, cependant modérée et bien contrôlée par les diurétiques, accidents thromboemboliques, trémulations. Ces effets secondaires, qui restent cependant modérés, poussent cependant à réserver cette molécule pour un traitement de troisième intention, après les anti-œstrogènes et les anti-aromatases.

Cependant, la notion d'un traitement adjuvant antérieur par le *Tamoxifène*, le souhait de voir la patiente bénéficier des effets corticoïdes-like de la molécule sur l'état général, la possibilité d'administration par voie intramusculaire, peuvent néanmoins conduire à choisir ce composé comme traitement de première intention.

Deux voies d'administration sont possibles, la plus simple étant la voie orale à la dose de 800 à 1 000 mg/j. La voie intramusculaire à la dose de 500 à 1 000 mg/jour pendant un mois, entretenue ensuite par deux injections de 500 mg par semaine, permet de pallier à l'impossibilité éventuelle de la voie entérale et à la crainte d'une mauvaise compliance au traitement.

Le traitement est poursuivi jusqu'à progression de la maladie. La moyenne de durée de réponse est comparable à celle du *Tamoxifène* [17].

L'acétate de Mégestrol (Megace®) de conception nord-américaine possède une efficacité est au mieux égale à celle de l'*acétate de Médroxyprogestérone* et ses effets secondaires sont comparables.

Les analogues de la LH-RH (zoladex®, enantone®, decapeptyl®)

Ils ont constitué un apport supplémentaire au problème du traitement hormonal du cancer du sein en phase avancée avant la ménopause.

Cette classe d'agents permet d'obtenir des effets comparables à celle de l'antique ovariectomie chirurgicale ou radiothérapique, avec une acceptabilité meilleure en raison du caractère réversible du blocage ovarien à l'arrêt du traitement, de l'absence d'effets secondaires notables liés au médicament (les bouffées de chaleur sont en revanche intense), et de la simplicité d'administration (une injection trimestrielle) [18].

L'efficacité du blocage ovarien est comparable à celle du Tamoxifène seul [19].

Mais c'est le blocage œstrogénique complet associant Tamoxifène et analogues de la LH-RH qui donne les meilleurs résultats [20].

HORMONOTHÉRAPIES SÉQUENTIELLES OU COMBINÉES

De nombreux essais ont été menés pour tenter d'accroître l'efficacité de l'hormonothérapie en combinant plusieurs agents. Le *Tamoxifène* augmentant, de par son effet œstrogénique sur le métabolisme cellulaire la synthèse des récepteurs hormonaux, et l'*acétate de Médroxyprogestérone* la freinant, il était logique d'essayer l'utilisation de ces deux types de molécules en alternance.

De part les modes d'action différents du *Tamoxifène* et des antiaromatases, il était également logique d'utiliser ces deux médicaments de façon simultanée.

L'ensemble des essais menés n'a pas permis de mettre en évidence une supériorité des thérapeutiques hormonales combinées par rapport aux monothérapies [21]. Une raison essentielle en est la longue demi-vie du *Tamoxifène*, de plus d'un mois, qui rend en fait illusoire toute administration séquentielle, le *Tamoxifène* continuant à saturer les récepteurs œstrogéniques longtemps après la fin de sa prise orale.

CHIMIOTHÉRAPIE

L'avènement de la chimiothérapie anticancéreuse au lendemain de la deuxième guerre mondiale, puis son explosion dans les années soixante-dix et quatre-vingt a doté la thérapeutique d'une deuxième classe thérapeutique à côté de l'hormonothérapie. Pour l'essentiel, la chimiothérapie exerce son action en inhibant les mitoses, conduisant ainsi à la mort cellulaire. Elle est d'autant plus efficace que la population tumorale sera dotée d'une haute fréquence de réplication. De telles caractéristiques sont d'abord celles de populations cellulaires indifférenciées et évolutives. La chimiothérapie s'adresse donc en théorie à des contingents de cellules tumorales différents de ceux potentiellement sensibles à une hormonothérapie. Elle se distingue aussi de cette dernière par ses effets toxiques qui en limitent l'utilisation.

MONOCHIMIOTHÉRAPIE

Le cancer du sein est l'un des plus chimiosensibles. De nombreux agents ont fait la preuve de leur efficacité anti-tumorale au cours des dernières décennies. Les tableaux I et II résument les résultats obtenus avec les principaux d'entre eux selon qu'ils sont utilisés en première intention (tableau III) ou après échec d'une autre thérapeutique. Globalement, ces agents permettent une régression objective des masses tumorales dan une proportion des cas allant de 20 % à 55 %. La durée de la réponse thérapeutique reste cependant modeste, dépassant rarement 6 mois.

Tableau III :
Efficacité des principaux agents de chimiothérapie en monothérapie.

Agent	Nom de Spécialité en France	Taux de réponse
Docetaxel	Taxotere	35-50
Doxorubicine	Adriblastine	35
Epirubicine	Farmorubicine	34
Mitoxantrone	Novantrone	34
Cyclophosphamide	Endoxan	34
Methotrexate	Ledertrexate	30
Thiotepa	Thiotepa	27
Vinorelbine	Navelbine	25
Capecitabine	Xeloda	25
Paclitaxel	Taxol	25
Hexamethylmelamine	Hexastat	23
5 FU	5 Fluorouracile	21

La toxicité de ces agents, inhérente au principe même des antimitotiques, dont le spectre d'action s'étend nécessairement aux tissus sains, reste naturellement l'obstacle essentiel à leur utilisation, et d'autant plus que l'état général des patientes est précaire [22].

La *Doxorubicine*, ou *Adriamycine* (Adriblastine®), chef de file des ***anthracyclines***, sans doute l'agent le plus actif jusqu'à l'avènement du Taxotre (Taxotere ®), est également l'un des plus toxiques. Sa toxicité immédiate est hématologique, digestive et alopéciante. La toxicité digestive est à la fois immédiate (nausées/vomissements) mais également différée (mucites) et constitue une toxicité très limitative. Sa toxicité cardiaque, rare sur le mode aigu, se manifeste au-delà d'une dose cumulée de 500 mg/m^2 de surface corporelle et se manifeste par une insuffisance cardiaque irréversible.

Son dérivé, *l'épirubicine*, (Farmorubicine®) semble pour la majorité des auteurs de toxicité aiguë moindre et de meilleure tolérance cardiaque à long terme ; il est pour cette raison le plus employé à l'heure actuelle en situation adjuvante.

Un temps prometteur, la *mitoxantrone* (Novantrone®) aux effets secondaires immédiats limités, a été écartée des traitements adjuvants en raison d'un nombre anormalement élevés d'accidents leucémiques. Au stade métastatique, où le danger leucémique à moyen terme ne se pose que peu, il a le mérite de ne pas entraîner d'alopécie et d'être d'une toxicité digestive (en particulier retardée) moindre, ainsi que potentiellement moins cardiotoxique. Mais son efficacité n'est pas toujours équivalente dans les essais comparatifs et sa toxicité hématologique semble toucher les lignées hématologiques à un stade plus précoce, entraînant, en cas d'association, une chronicité de l'hypoplasie médullaire.

Pour contourner les effets secondaires cardiaques des anthracyclines, deux voies ont été mis en œuvre dans les dernières années.

La première est celle des anthracyclines lysposomales. (Caelyx® et Myocet®) L'inclusion de l'anthracycline au sein d'un liposome diminue l'exposition systémique et maintien la concentration tissulaire tumorale, permettant d'espérer un meilleur index thérapeutique [23, 24].

Une efficacité comparable a été retrouvée en comparaison avec la doxorubicine classique, mais l'utilisation des anthracyclines pegylées a surtout permis de diminuer la cardiotoxicité, sans toutefois la faire disparaître totalement.

Le cardio-protecteur dexrazoxane (Cardioxane®), chélateur de radicaux libres liés au fer, exerce un effet protecteur démontré sur le myocarde, mais il existe un doute sur une réduction d'efficacité anti-tumorale.

Les agents alkylants sont d'une efficacité comparable à celle des anthracyclines avec une toxicité voisine. Leur chef de file reste la *Cyclophosphamide* (Endoxan®).

La Cyclophosphamide possède une toxicité cardiaque qui ne s'observe cependant sur un mode aigu que pour des doses unitaires importantes et il n'y a pas de toxicité cumulative.

Les anti-métabolites, 5 *Fluoro-Uracile®* et *Méthotrexate* (Methotrexate® et Ledertrexate®) sont également actifs dans une moindre mesure, ainsi que ***les alcaloïdes de pervenche*** dont la *Vindésine* (Eldisine®) et la *Vincristine* (Oncovin®).

Les anti-métabolites sont en général bien tolérés aux doses habituellement recommandées. la toxicité peut-être hématologique et digestive, surtout sous forme de mucite retardée. Pour le *Methotrexate*, des accidents aigus sont possibles même pour des doses modérées, liés à l'accumulation intracellulaire et plasmatique des métabolites, éventuellement favorisée par une insuffisance rénale, même latente.

La toxicité essentielle des alcaloïdes de pervenche est neurologique périphérique.

La Vinorelbine (Navelbine®), dérivé hémi-synthétique de la Vinblastine s'est imposée dans les dix dernières années comme un des médicaments incontournables du traitement du cancer du sein au stade des métastases. Il s'est montré capable d'obtenir des taux de réponse allant jusqu'à 50 % chez des malades sans traitement antérieur pour les métastases ; son association avec d'autres agents comme les anthracyclines ou le 5 FluoroUracile permet des associations hautement efficaces, avec des taux de réponse supérieurs à 60-70 %, même en deuxième ligne thérapeutique [26]. La question de son utilisation comme agent adjuvant des traitements au stade initial de la maladie reste ouverte.

Le Cis-platinum (Cisplatyl®), médicament majeur de la chimiothérapie anti-cancéreuse des quinze dernières années, a longtemps été négligé dans le cancer du sein au stade des métastases par la majorité des auteurs en raison de sa toxicité. Mais son efficacité est loin d'être marginale. Son analogue ultérieur, le Carboplatine (Paraplatine®), est doté d'une toxicité bien moindre, d'uns souplesse de dosage plus grande et a confirmé une activité plus notable [27]. L'oxaliplatine (Eloxatine®), de maniement assez peu aisé en raison de sa toxicité neurologique périphérique et cumulative, a aussi démontré son efficacité.

Sa toxicité est hématologique, et comme les alcaloïdes de pervenche dont elle est dérivée, neurologique périphérique. Cette dernière est cependant moindre que celle rencontrée avec la Vinblastine ou la Vincristine [28].

C'est l'irruption de la famille des taxanes qui constitue l'apport novateur essentiel de la dernière décennie. Il s'agit d'une classe d'agents issus de l'if, dont l'action s'exerce en miroir de celle des alcaloïdes de pervenche, en inhibant la dépolymérisation de la tubuline. Les deux agents actuellement développés à large échelle, le ***Docetaxel (Taxotere®)*** et le ***Paclitaxel (Taxol®)***, sont deux molécules proches mais dont l'index thérapeutique est sensiblement différent.

Dans les deux cas, l'intérêt de ces agents réside non seulement dans leur efficacité intrinsèque, les plaçant en tête des agents anti-néoplasiques dans le traitement du cancer du sein, mais aussi dans le faible résistance croisée avec les anthracyclines, et leur grande synergie d'action avec ces dernières, mais aussi avec d'autres molécules. L'apparition de cette classe pharmacologique constitue l'innovation majeure de la chimiothérapie dans le traitement du cancer du sein au stade des métastases et c'est très rapidement que ces agents ont été testés en phase adjuvante avec une amélioration nette obtenue par l'adjonction du Taxotere au anthracyclines.

Le Paclitaxel (Taxol®) possède une incontestable activité sur le cancer du sein au stade des métastases, non préalablement traité, avec des taux de réponse de 40 à 60 % sur les séries initialement publiées, mais qui se sont avérés sur des séries moins sélectionnées et mieux contrôlées plus proche de 25 % [29]. Les réponses complètes sont de l'ordre de 5 %. La toxicité hématologique apparaît supportable, même si elle nécessite souvent l'apport des facteurs de croissance hématopoïétiques dès que l'on veut élever les doses au dessus de 200 mg/m², la dose standard recommandée étant de 175 mg/m². La toxicité neurologique périphérique, l'existence de myalgies et d'arthralgies apparaissent en revanche limitatives et interdisent l'escalade de dose.

La durée de perfusion minimum de trois heures rend son maniement mal aisé en hôpital de jour et interdit une prévention efficace des effets alopéciants, la pose d'un casque réfrigérant sur une telle durée étant difficilement supportable.

Le ***Docetaxel (Taxotere ®)*** possède une activité plus intense, avec des taux de réponse plus substantiels, parfois de plus de 50 %, ce qui est considérable pour une monothérapie, avec des réponses complètes voisines de 5 %. Ces résultats se retrouvent aussi bien en première ligne du traitement des métastases qu'en seconde ligne, avec des taux de réponse qui oscille de 35 à 50 %, ce qui reste encore sans équivalent à ce stade du traitement en monothérapie. Comme pour le Paclitaxel, la résistance croisée, en particulier avec les anthracyclines est limitée.

La dose usuelle est de 100 mg/m² toutes les trois semaines en monothérapie, souvent ramenée à 75 mg/m² en cas d'association avec d'autres composés ou en cas de traitements antérieurs. Des schémas d'utilisation plus fractionnés, en particulier adaptés aux femmes âgées, sont en évaluation, mais donnent des résultats moins convaincants, quoique encore substantiels pour une monothérapie.

Sa durée de perfusion d'une heure rend l'utilisation en hôpital de jour assez facile et peut permettre la prévention de l'alopécie au prix d'un renouvellement du casque réfrigérant trois à quatre fois, ce qui n'est toutefois pas supporté par toutes les patientes.

La toxicité hématologique est constante souvent de grade 3-4, mais souvent sans conséquence clinique, assez comparable à celle des anthracyclines. Il présente une toxicité au niveau des micros-vaisseaux, laquelle génère des œdèmes chroniques qui peuvent rendre parfois son maniement peu aisé et nécessite un traitement préventif fondé sur les corticoïdes et les toniques veineux à haute dose [30].

Enfin, ***la Gemcitabine (Gemzar ®)***, bien que testée en essai phase II dès les années 1980, est restée longtemps au second plan, en dépit de son excellente tolérance. Si son efficacité en monothérapie est modeste, son action couplée aux taxanes et plus encore aux sels de platine est remarquable, et son utilisation dans cette dernière association est une alternative excellente pour les patientes déjà traitées par les taxanes et les anthracyclines [31-33].

LES AGENTS PAR VOIE ORALE

Comme les autres cancers, le cancer du sein en phase métastatique a bénéficié de l'arrivée dans la panoplie thérapeutique d'agents de chimiothérapie par voie orale.

Leur intérêt essentiel est d'épargner aux patientes les allées et venues en hôpital de jour, les complications veineuses des traitements et une excellente qualité de vie.

La compliance des traitements n'est toutefois pas évidente chez les patientes âgées.

Leur combinaison avec d'autres agents dans le cadre de polychimiothérapies a donné d'excellents résultats, comparables à ceux des traitements parentéraux exclusifs. Mais les avantages du traitement oral se perdent si les drogues associées sont administrées par voie parentérale.

La Vinorelbine (Navelbine®) en administration orale a ainsi démontré son équiefficacité par rapport à la forme parentérale, avec comme seul inconvénient surajouté des diarrhées peu fréquentes mais parfois sévères [34].

La Capécitabine (Xeloda ®), fluoropyrimide de mécanisme voisin du du 5-Fluorouracile est d'une efficacité remarquable en monothérapie, procurant un taux de réponse de l'ordre de 25 %. Son association avec le Taxotere fournit un traitement très efficace.

Sa toxicité spécifique, rencontrée parfois avec d'autres drogues et aussi avec le 5-Fluorouracile est une atteinte de la face palmaire des mains et de la plante des pieds, associant érythème, assèchement, fissures. Elle nécessite des ajustements de doses et est utilement prévenue par des augmentations progressives de la dose et des traitements locaux hydratants et émoliants.

Il existe également une neuro-toxicité périphérique qui peut s'avérer limitante, surtout en cas de neuro-toxicité des traitements antérieurs [35].

Ces deux composés sont actuellement testés en association : on obtient alors une polychimiothérapie par voie orale exclusive [36, 37].

Aux côtés de ces deux molécules récentes, deux composés anciens restent de grande utilité aux phases avancées de la maladie : l'Altretamine (Hexastat®) et l'Etoposide par voie orale (Celltop®) [38].

POLYCHIMIOTHÉRAPIE : DONNÉES CLASSIQUES ET RÉCENTES

Dans les vingt-cinq dernières années, les résultats de la polychimiothérapies ont été moins encourageants que ne pouvaient le laisser espérer les premières tentatives du début des années soixante [39] **Jt Mont Sinaï Hospital 30, 246-267, 1963** et surtout les résultats prometteurs de Cooper qui décrivait en 1969 plus de 90 % de taux de réponse dans les cancers du sein métastasés hormono-résistants [40].

Cependant, l'ensemble des essais cliniques réalisés ont permis de dégager quelques acquis essentiels.

Globalement, l'utilisation d'une polychimiothérapie permet, par rapport à la monochimiothérapie, un accroissement des taux de réponse de l'ordre de 50 à 60 %, avec des taux de réponse complète de l'ordre de 10 % et un allongement de la durée des réponses au delà d'un an. Les médianes de survie ont alors atteint 18 mois et plus.

L'introduction des anthracyclines dans les régimes de chimiothérapie a globalement apporté un meilleur taux de réponse complète, une meilleure médiane de réponse (8 mois en moyenne) et un allongement supplémentaire de la médiane de survie jusqu'à 2 ans [41].

De très nombreuses associations ont été utilisées comportant souvent une anthracycline, un agent alkylant et un anti-métabolite. Les associations comportant plus de trois médicaments n'ont pas fait la preuve d'une meilleure efficacité.

L'avènement des Taxanes associé aux anthracyclines a également permis de très hauts taux de réponse, au prix d'une forte toxicité hématologique et digestive.

Cependant les limites de la polychimiothérapie classique sont claires : elles ne permettent toujours aucune guérison définitive, et les survivantes au-delà de cinq ans sont davantage celles dont la maladie possède un profil évolutif lent, davantage sujet à une hormono-sensibilité. Les toxicités limitantes, hématologiques et non-hématologiques interdisent le plein emploi de ces médicaments et la genèse de résistances est dès lors inéluctable.

POLYCHIMIOTHÉRAPIES OU TRAITEMENTS SÉQUENTIELS ?

L'adjonction à la Cyclophosphamide et aux anthracyclines de la *Vinorelbine (Navelbine®)* et surtout des taxanes, a permis d'obtenir, en particulier avec les anthracyclines, des associations hautement efficaces, avec des taux de réponse régulièrement supérieurs à 60 %, voire davantage, certainement plus efficace que les associations antérieures de la Cyclophosphamide et des anthracyclines [42].

Cependant, la toxicité de ces associations reste élevée, nécessitant souvent l'utilisation des facteurs de croissance hématopoïétiques et l'ensemble des mesures de soutien nécessaires pour rendre les traitements supportables. D'autres part, ces associations qui utilisent d'emblée les médicaments les plus actifs en association ont le défaut d'épuiser rapidement l'arsenal thérapeutique pour une maladie qui reste globalement incurable. La moindre résistance croisée des taxanes d'avec les autres drogues en fait de très efficaces agents de deuxième ligne qu'il est peut-être dommage d'épuiser trop vite, tant qu'une augmentation de l'efficacité initiale de la thérapeutique ne se transpose pas en une amélioration substantielle de la durée de vie globale et de la qualité de celle-ci.

Deux stratégies peuvent ainsi se concevoir : l'une tentera d'obtenir d'emblée le taux de réponse maximal en espérant ainsi une longue période asymptomatique et à terme une amélioration de la survie ; l'autre privilégiera une économie de moyens, réduisant la toxicité, utilisant souvent les drogues les plus actives en monothérapie, permettant aux patientes de recevoir de nombreuses lignes successives de traitement et obtenant au bout du compte une meilleure qualité de vie et une survie prolongée.

Les essais comparatifs dans ce domaine pour les patientes au stade des métastases étant souvent conduits sur des populations de faible taille, les résultats sont parfois discutables et plusieurs méta-analyses ont été pratiquées pour essayer de mieux répondre à la question posée.

La méta-analyse de la Cochrane Library a étudié plus de 7 000 patientes regroupées dans 36 essais, où chacun comparait une drogue A *versus* A + autres drogues ou *versus* d'autres drogues.

Dans cette méta-analyse, la polychimiothérapie réduit le risque de décès précoce, augmente significativement le taux de réponse et le délai de rechute. Cependant cette étude, qui a collecté les essais réalisés jusqu'en 2004, comportait peu d'essais avec le Taxotere seul comme bras de référence, mais c'est lorsqu'il est utilisé seul que la monothérapie s'avère précisément d'efficacité équivalent à la polythérapie [43].

La méta-analyse de l'EORTC a spécifiquement comparé les chimiothérapies à base de taxanes, seuls ou en association *versus* les combinaisons sans taxanes [44]. Cette analyse a colligé les résultats de 11 essais différents regroupant près de 4 000 patientes. Si l'utilisation des Taxanes seuls ou en association permet un taux de réponse plus élevé, ainsi qu'un temps jusqu'à progression plus important, il n'y a pas de bénéfice démontrable globalement en durée totale de la survie, même si certains des essais analysés ont conclu dans ce sens.

En réalité, le choix des drogues de première ligne, en monothérapie où en association, dépend beaucoup du profil évolutif de chaque patiente qui présente des métastases de cancer du sein. Nous y reviendrons ci-après dans le chapitre : « Stratégie thérapeutique ».

L'ÈRE DES THÉRAPEUTIQUES CIBLÉES

La survenue dans le traitement des cancers et du cancer du sein en particulier de ce que l'on appelle « les thérapeutiques ciblées » résulte d'un double mouvement scientifique de grande portée.

La compréhension biologique des cancers à l'échelle moléculaire a explosé dans les quinze dernières années. Cette recherche fondamentale a en particulier exploré les voies moléculaires par lesquelles les cellules néoplasiques sont conduites à une réplication constante, indéfinie, anarchique. On a ainsi mis en évidence des voies de signalisation complexe qui prennent naissance à la surface des cellules où des récepteurs spécifiques de la division cellulaire sont activés, sensibles à des ligands qui ne sont pas toujours connus, pour transmettre au travers de la membrane cellulaire un signal d'activation, conduisant via un système de kinases à l'induction au sein du noyau du cycle cellulaire de réplication.

Ce qui distingue ici la cellule néoplasique de la cellule normale, c'est la présence à sa surface d'une sur-expression massive de certains de ces récepteurs et qui conduit à une sur-sensibilité aux ligands, et à la mise en réplication plus ou moins permanente.

Il a alors été postulé et vérifié que l'inhibition brutale de ces récepteurs pouvait à l'inverse, conduire à une inversion du signal et conduire la cellule de la réplication en excès à l'apoptose.

C'est ce modèle qui était au fond déjà en œuvre avec l'hormonothérapie, saturant et bloquant les récepteurs à l'œstrogène par le Tamoxifène ou les privant de leur ligand par le blocage de la production des œstrogènes à la source. Mais avec la découverte de plusieurs familles de récepteurs de croissance exprimés en excès à la surface des cellules néoplasiques, il devenait envisageable de les inhiber à leur tour par des molécules spécifiques.

L'idée d'une « immunothérapie » des cancers ne date pas d'hier. Elle a pris autrefois la forme de vaccinations massives a-spécifiques par le BCG ou le Corynebactérium dans l'espoir vain de mobiliser par ricochet les défenses du patient contre les cellules tumorales.

Elle a ensuite évolué vers le concept de production d'anticorps murins ou équins dirigés contre des protéines humaines de cellules néoplasiques. Mais jusqu'à l'avènement du génie génétique, l'application thérapeutique était restée lettre morte en raison du rejet immunitaire provoquée par l'injection de l'anticorps chez l'être humain.

Cet obstacle est maintenant levé avec la production par le génie génétique d'anticorps chimériques, dont la fraction active, de petite taille, est d'origine murine mais dont le squelette est d'origine humaine, évitant ainsi le rejet lors de l'administration.

Sur la base des ces progrès conceptuels et biologiques, trois voies thérapeutiques sont aujourd'hui explorées : celle d'anticorps chimériques venant se lier aux récepteurs en inhibant leur activation (tous ces médicaments voient leur D.C. I. se terminer en *-mab* pour *monoclonal antibody*), celle de molécules anti-thyrosine-kinase, inhibant le signal en intra-cellulaire (dont le non se termine en *-tib* pour *tyrosine kinase inhibitor*) et d'autres molécules encore qui inhibent le signal de prolifération à d'autres stades de cette chaîne complexe.

LE TRASTUZUMAB (HERCEPTIN®)

L'oncogène Erb-2 (appelé aussi HER-2) code pour une protéine transmembranaire impliquée régulation de la croissance cellulaire (sous l'action d'un ligand qui n'est pas encore connu).

Il fait partie d'une famille plus vaste qui comprend quatre sous-types, de HER-1 à HER-4, elle-même proche de la famille de l'EGFR.

Cet oncogène (et sa protéine) sont surexprimés dans 25 à 35 % des cancers du sein, à diverses étapes de la cinétique de la tumeur, et représente globalement un stigmate de croissance tumorale accélérée. Dans les dernières années, des études ont montré qu'il représentait un facteur de mauvais pronostic au stade précoce de la maladie, que sa présence prédisait une moindre efficacité du traitement hormonal adjuvant et inversement une sensibilité accrue aux anthracyclines. La présence de la surexpression conditionne et prédit l'action du trastuzumab et des autres agents qui inhibent cette voie.

Le trastuzumab (Herceptin®) s'administre en perfusions hebdomadaires. Il n'est indiqué que pour les patientes porteuses d'une tumeur surexprimant l'oncogène.

L'efficacité du trastuzumab est en effet lié à l'importance de la surexpression du gêne, un peu à la manière du traitement hormonal et des récepteurs aux œstrogènes. Une recherche de cette surexpression de l'oncogène est donc nécessaire au préalable sur le matériel tumoral disponible, soit par immunohistochimie (facilement disponible mais d'une précision limitée lorsque l'expression est d'intensité moyenne), soit par hybridation in-situ (technique dite FISH), très sensible mais coûteuse et de réalisation difficile. On réalise en pratique l'immunohistochimie et si celle-ci fournit un résultat ambigu, on a recours en complément à la technique FISH.

Le dosage du domaine extra-cellulaire dans le plasma n'est pas encore au point. Il permettrait peut-être de combiner simplicité et fiabilité. Son intérêt supplémentaire pourrait résider dans le fait que des tumeurs ne surexprimant pas l'oncogène au stade précoce pourrait l'exprimer à nouveau l'exprimer au stade des métastases. Un dosage sanguin pourrait alors éviter de recourir à des biopsies des métastases, souvent peu aisées.

La tolérance est globalement excellente. Des réactions à type de fièvre, d'arthralgies peuvent survenir. On a surtout mis en évidence une toxicité cardiaque réversible, mais pouvant déboucher sur une insuffisance congestive si elle n'est pas repérée à temps, surtout chez les patientes à risque et/ou traitées auparavant ou de façon concommitante par les anthracyclines. Une surveillance régulière échographique ou isotopique de la fonction du ventricule gauche est donc indispensable, avec interruption du traitement pour permettre la récupération. L'association concomitante avec les anthracyclines est donc contre-indiquée. Des accidents respiratoires aigus, rares, mais parfois létaux, ont également été décrits pour les patientes présentant des métastases pulmonaires.

Utilisé seul, le trastuzumab procure de 11 % à 25 % de réponses, parfois spectaculaires et prolongées, surtout si l'oncogène est fortement surexprimé [45].

Associé à la chimiothérapie, et en particulier le Taxotere, pour des patientes surexprimant l'oncogène, son administration permet d'allonger spectaculairement la survie des patientes traitées de 21 à 32 mois en médiane, par comparaison avec la chimiothérapie seule [46-48].

Les données récentes de l'étude HERMINE, testant la poursuite ou l'arrêt de l'Herceptin lors de la progression de la maladie et du changement de la chimiothérapie montre là aussi un bénéfice manifeste. Ces données plaident pour la poursuite du traitement même en cas de progression et de changement du traitement chimiothérapique (J.M. Extra *et al.*, Résults of the french study HERMIN, San Antonio Breast Cancer Symposium 2006, ab#2064). D'autres anticorps monoclonaux dirigés contre la famille des récepteurs HER sont à un stade plus précoce d'étude [49].

Il existe une limite importante au traitement par Herceptin. De par la taille importante de la molécule, il n'y a pas de franchissement de la barrière hémato-méningée et aucun bénéfice dans la prévention des métastases cérébrales [50].

LES INHIBITEURS DES TYROSINES-KINASES

Ces molécules de faible poids moléculaire, capable en particulier de franchir la barrière hémato-méningée sont en plein développement dans l'ensemble du traitement des cancers [51].

Le lapatinib (Tykerb®) qui inhibe aussi bien HER-1 que HER-2, arrive sur le marché en ayant démontré son efficacité dans le cancer du sein en association avec la Capécitabine (Xeloda®) chez des patientes ayant déjà reçu des anthracyclines, du Taxotere et de l'Herceptin) [52]. Sa place exacte, comme sa capacité à agir au niveau cérébral, reste à déterminer.

De nombreuses autres molécules inhibant la voie des récepteurs de la famille HER sont en cours de développement préclinique ou clinique précoce.

LES ANTI-ANGIOGENÉNÈSE

Un tissu en développement – le tissu tumoral en est un – synthétise des peptides destinés à stimuler la formation de néovaisseaux en se fixant sur des récepteurs à la surface des cellules de l'endothélium vasculaire. Il est possible d'inhiber cette croissance vasculaire en usant des même techniques que pour les cellules tumorales elle-mêmes : anticorps monoclonaux et anti-tyrosine kinase spécifique des VEGFR (pour Vascular endothelial growth factor receptors) ainsi que d'autres sites impliqués dans le processus de croissance des vaisseaux, processus complexe qui ressemble par ailleurs au processus d'invasion des cellules tumorales.

Le médicament le plus mature de cette catégorie est le bevacizumab (Avastin®) qui a déjà démontré son efficacité en complément de la chimiothérapie dans le cancer du colon.

Compte tenu du mode d'action, il n'est pas surprenant de constater des toxicités de nature vasculaire, associant risques d'hémorragies et de thromboses, poussées d'H.T.A., atteinte de la fonction glomérulaire. Son utilisation est donc contre-indiqué dans un contexte péri-opératoire où en cas de risque hémorragique. La tolérance d'ensemble reste cependant excellente en comparaison avec la chimiothérapie.

Dans le domaine du cancer du sein, le produit utilisé seul en première ligne est d'une efficacité très marginale [53]. Mais couplé à la chimiothérapie, il en améliore l'efficacité de façon variable selon les agents de chimiothérapie utilisés et vient d'obtenir son A.M.M. dans cette modalité sur la base d'études comparatives, réalisées avec des agents comme la Capécitabine (Xeloda®), le Docetaxel (Taxotere®), le Paclitaxel (Taxol®) ou encore la Vinorelbine (Navelbine®) [54-57].

LES PERSPECTIVES DES « THÉRAPEUTIQUES CIBLÉES »

L'apparition du trastuzumab a inauguré une révolution conceptuelle. Il y a désormais d'autres classes thérapeutiques que la chimiothérapie et l'hormonothérapie, et qui sont directement produites par la connaissance intime des mécanismes de la cancérisation au niveau moléculaire. Doté d'une faible toxicité en comparaison d'avec la chimiothérapie, c'est la voie d'avenir d'un traitement véritablement spécifique des cellules cancéreuses.

De nombreuses molécules sont en développement, s'adressant aux récepteurs de croissance, aux tyrosines-kinases, soit encore par l'inhibition de la farnesyl-transférase qui conditionne la mise en action du système des kinases [58], par des sondes anti-RNA messager, ou encore par l'inhibition d'autres voies du signal de croissance cellulaire comme la voie dite mTOR inhibée par des dérives de la rapamycine [59].

L'AMÉLIORATION DE LA TOLÉRANCE

Les dernières années ont vu – à juste titre – l'attention des thérapeutes et des patients se focaliser sur la qualité de vie, en ne faisant plus de la durée de vie un critère absolu. Mieux vaudrait en effet une durée plus courte mais de bonne qualité qu'un allongement dans de mauvaises conditions. Bien que cet argument serve parfois à camoufler des attitudes de démission thérapeutique, il n'en reste pas moins absolument fondamental et l'arsenal des médicaments destinés à éviter où à contourner les toxicités des traitements est devenu essentiel. On notera que pour autant, qualité de vie et durée de vie ne saurait en réalité s'opposer : une bonne diminution des toxicités va permettre du même coup une meilleure administration des traitements et partant une meilleure efficacité. À l'inverse, un traitement efficace aura toujours un prix en terme de toxicité, mais celle-ci est souvent moindre dans ses conséquences cliniques qu'une maladie mal contrôlée.

ANTI-ÉMÉTIQUES, FACTEURS DE CROISSANCE, CARDIOPROTECTEURS

Comme l'ensemble de la chimiothérapie anti-cancéreuse, la chimiothérapie du cancer du sein a bénéficié de deux innovations thérapeutiques majeures ces dernières années.

- ***Les anti-émétiques de la classe des sétrons***, inhibiteurs des récepteurs cérébraux et digestifs de la sérotonine, ont bouleversé la tolérance digestive des chimiothérapies. Dans la majorité des cas, il est devenu possible d'administrer de fortes doses d'anthracyclines ou d'agents alkylants avec une toxicité digestive immédiate très réduite. Ces agents doivent être administrés dès la première cure, pour éviter la survenue ultérieure des vomissements anticipés d'origine psychogène, particulièrement difficiles à contrôler. Les deux principaux agents aujourd'hui disponibles sur le marché, ***l'Ondansétron (Zophren®)*** et le ***Granisétron (Kytril®)*** possèdent une activité comparable. Initialement utilisés avec les chimiothérapies fortement émétisantes, leur usage est maintenant étendu aux chimiothérapies plus légères de type ambulatoire, au cours desquelles la toxicité digestive, bien que moins intense, devient rapidement un facteur limitant, surtout en cas de traitement de longue durée [60]. Des anti-récepteurs NK1 de longue vie plasmatique comme l'aprépitant ***(Emend®)*** apportent une efficacité supplémentaire sur les nausées et les vomissements retardés liés aux chimiothérapies à fortes doses.

- ***Les facteurs de croissance médullaires de la lignée blanche***, produits par génie génétique, permettent de diminuer sensiblement la durée des aplasies thérapeutiques. Ils permettent ainsi de diminuer la fréquence des neutropénies fébriles, mais surtout, en favorisant une restauration hématologique rapide, d'administrer sans retard les cycles de chimiothérapie successifs. Le ***G-CSF (Neupogen® et Granocyte®)*** existe maintenant sous une forme « retard » de maniement commode (Neulasta®) [61].

- ***L'érythropoïétine*** fait désormais partie intégrante de l'amélioration de la tolérance au traitement. L'anémie chronique est maintenant pleinement reconnue comme un facteur grevant significativement la qualité de vie, avec son cortège d'asthénie, de dyspnée, de céphalées, de nausées, d'aggravation où de révélation de pathologies cardio-vasculaires sous-jacentes. La supériorité thérapeutique d'un traitement continu face aux transfusions itératives à la demande, associée aux risques transfusionnels proprement dit font que l'EPO prend une place croissante dans les traitements de soutien et de confort. Trois spécialités sont disponibles sur le marché français : l'Eprex®, précurseur de la gamme, l'Aranesp® et le Neorecormon® qui rivalisent en rapidité d'action et en simplicité d'administration.

- ***Les cardio-protecteurs tels que le (Cardioxane®)*** permettent aujourd'hui d'empêcher la survenue des cardiotoxicité cumulatives liées aux anthracyclines. Dans le domaine du cancer du sein métastatique, il permet en pratique de poursuivre le traitement au delà des doses autrefois contre-indiquées sur le plan cardiaque lorsque la patiente présente une sensibilité de longue durée à cette classe de médicaments.

Tous ces agents sont particulièrement coûteux, mais leur incidence économique est favorable par la diminution des hospitalisations pour toxicité. Ils sont non seulement un facteur de progrès dans la tolérance des traitements, mais aussi dans le dosage et le rythme des chimiothérapies. Or la *dose-intensité*, c'est-à-dire la quantité de médicaments administrée par unité de temps est un facteur essentiel de l'efficacité d'une chimiothérapie.

LES DI-PHOSPHONATES

Sans posséder d'action anti-néoplasique directe, ces inhibiteurs de la résorption ostéoclastique, dont le ***Clodronate (Clastoban®)***, le ***Pamidronate (Aredia®)***, l'acide zoledronique ***(Zometa®)*** et l'ibandronate ***(Bandronat®)*** constituent la troisième génération, permettent une normalisation rapide des poussées d'hypercalcémie néoplasique et un certain degré de freinage de survenu et des conséquences fonctionnelles des métastases osseuses. Dans les cas avec atteinte osseuse prédominante ou exclusive, c'est un traitement d'appoint précieux.

LA STRATÉGIE THÉRAPEUTIQUE

QUAND CHOISIR UNE HORMONOTHÉRAPIE ?

L'hormonothérapie représente par sa facilité d'administration et sa bonne tolérance, le traitement de première intention de choix en cas de survenue de métastases. Il faut d'une part que la probabilité de réponse soit suffisamment élevée. D'autre part, l'analyse des facteurs de pronostic, tant au niveau de la maladie initiale qu'au niveau des modalités de révélation des métastases, ne doit pas faire craindre l'évolution sous-jacente de clones indifférenciés, qui nécessiterait la mise en œuvre rapide d'une chimiothérapie avant qu'une résistance irréversible ne s' installe.

Dans l'idéal, *le dosage des récepteurs hormonaux sur les sites métastatiques* constitue un argument de poids pour le choix de l'hormonothérapie comme traitement de première ligne. Comme il n'est souvent pas aisé de l'obtenir, un certain nombre de critères cliniques et para-cliniques peuvent aider au choix de l'hormonothérapie.

L'âge des patientes intervient dans le choix. En phase de pré-ménopause, et surtout avant 35 ans, la réponse à l'hormonothérapie est moins bonne qu'en phase post-ménopausique. Les patientes dont la ménopause est survenue dans les cinq ans précédant l'émergence des lésions sont également moins sensibles à l'hormonothérapie.

Un long délai entre la tumeur initiale et la survenue des métastases plaide en faveur d'un temps de doublement long, évoquant une tumeur bien différenciée, susceptible de posséder un haut taux de récepteurs d'hormones.

Les localisations osseuses et cutanées s'avèrent dans les études cliniques, souvent plus sensibles à l'hormonothérapie que les lésions viscérales.

Un taux élevé de récepteurs d'hormones sur la tumeur initiale est un argument important pour choisir l'hormonothérapie en cas de survenue de métastases.

Il faut cependant savoir que le dosage des récepteurs sur la tumeur initiale est un argument relatif, surtout quand d'autres arguments issus du contexte clinique montre une évolutivité rapide de la maladie ou une survenue précoce des métastases après la maladie initiale. Le taux de récepteurs sur une tumeur peut n'avoir reflété qu'une composante bien différenciée de la tumeur initiale ou n'avoir représenté qu'un dosage moyen, ayant dans les deux cas masqué l'existence au sein de la tumeur initiale d'un clone indifférencié et de croissance rapide, peu susceptible d'hormonosensibilité et précisément en cause dans le phénomène métastatique.

Enfin, *la réponse antérieure à une première hormonothérapie*, permet en cas d'échappement, d'espérer encore une réponse thérapeutique dans 30 % des cas lorsque l'on modifie le traitement au profit d'une autre hormonothérapie. En revanche, une résistance primaire à l'hormonothérapie ne laisse quasiment aucun espoir d'efficacité à une autre technique d'hormonothérapie (moins de 10 %).

Au total, en pratique, on voit que le choix de l'hormonothérapie comme traitement du cancer du sein de stade avancé repose sur un faisceau d'arguments cliniques, évolutifs, biologiques et non sur un raisonnement linéaire à partir des seuls dosages des récepteurs hormonaux.

QUAND CHOISIR UNE CHIMIOTHÉRAPIE ?

La chimiothérapie représente le traitement de première ligne dès lors que la maladie présente un profil d'hormonorésistance ou d'évolutivité importante, nécessitant une efficacité thérapeutique rapide.

L'âge de la patiente est un facteur majeur de la décision : indépendamment des autres paramètres, l'hormonosensibilité est plus faible chez les femmes jeunes (< 40 ans) ou pour celles dont la ménopause est de survenue récente (moins de cinq ans).

La notion d'une tumeur initialement de grade élevé (II ou III) ou faiblement pourvue en récepteurs incite naturellement à une chimiothérapie.

L'existence de métastases viscérales, en particulier hépatiques, ou à type de lymphangite pulmonaire, conduisent au choix de la chimiothérapie.

Le délai de survenue des métastases par rapport à la tumeur initiale permet d'apprécier l'évolutivité tumorale : en-dessous de trois ans, c'est un délai court qui incite à la chimiothérapie ; au-delà de cinq ans, le délai incite fortement à l'hormonothérapie.

L'évolutivité tumorale elle-même, dont témoignent l'importance des anomalies biologiques, le retentissement de la maladie sur l'état général, indépendamment des autres facteurs, nécessite la mise en route de la chimiothérapie pour décapiter la part agressive de la maladie, faire reculer rapidement les symptômes menaçants.

Au total, la chimiothérapie représente souvent un choix obligé : malgré sa toxicité, sa plus grande efficacité et sa rapidité d'action la font passer au premier plan avant l'hormonothérapie.

Le tableau IV résume schématiquement les indications de la chimiothérapie ou de l'hormonothérapie en première ligne du cancer du sein au stade des métastases.

STRATÉGIE DE LA CHIMIOTHÉRAPIE

On a vu plus haut que l'utilisation de la chimiothérapie pouvait se concevoir dans deux stratégies différentes : l'une privilégiant l'effet immédiat, rapide, durable, mais consommant rapidement les drogues les plus actives au prix d'une toxicité importante, et l'autre privilégiant les monothérapies ou les associations les moins toxiques dans une succession de lignes aux effets moins immédiats et durables, mais accumulant moins de toxicité et garantissant une qualité de vie

Tableau IV :
Comparaison schématique des indications de la chimiothérapie et de l'hormonothérapie.

CHIMIOTHÉRAPIE	HORMONOTHÉRAPIE
< 60 ans	> 60 ans
RE –	RE +
Délai Primitif/Méta < 3 ans	Délai > 3 ans et surtout > 5 ans
Métastases Viscérales	Métastases osseuses cutanées
Métastases évolutives	Métastases lentes

meilleure sans nécessairement affecter la survie globale.

C'est en réalité le profil évolutif de la patiente qui va déterminer la stratégie. Une maladie d'évolution rapide, pluriviscérale et de forte masse tumorale fera privilégier, au moins au début et surtout si la patiente est jeune, une association de forte efficacité immédiate et d'action rapide. Une maladie moins évolutive et moins menaçante fera privilégier une approche plus progressive, réservant les drogues les plus actives mais aussi les plus toxiques pour la seconde ou troisième ligne avec des doses réduites, et ce d'autant plus que la patiente est âgée.

ASSOCIATIONS HORMONOTHÉRAPIE CHIMIOTHÉRAPIE

Associations concomitantes

La recherche d'une synergie d'action entre chimiothérapie et hormonothérapie permettant d'accroître taux et durée de réponse a été entreprise dans de très nombreuses études prospectives, randomisées.

Certaines d'entre elles font apparaître un accroissement significatif du taux de réponse lorsque le Tamoxifène est adjoint à la chimiothérapie, mais cet accroissement de la réponse n'a pas d'effet sur la survie. D'autres études, plus nombreuses ne concluent pas à un avantage de l'association, que ce soit avec le *Tamoxifène*, ou avec les autres agents hormonaux [62]. Dans le cas de l'*acétate de Médroxyprogestérone*, il existe toutefois sur l'état général et une myélostimulation, qui rend la tolérance de la chimiothérapie meilleure et permet par conséquent une administration plus régulière et à doses plus complètes.

Des arguments théoriques peuvent être opposés à l'emploi d'une association hormono-chimiothérapie dans la cancer du sein au stade des métastases. Le bénéfice d'une telle association ne serait à priori évident que dans le cas où la population tumorale ne serait constituée que de deux contingents bien délimités aux caractéristiques opposées : d'une part un contingent bien différencié, de croissance lente, et peu susceptible de chimiosensibilité, sur lequel une hormonothérapie aurait au contraire une probabilité d'efficacité importante ; d'autre part un contingent indifférencié, de croissance rapide, à la sensibilité inverse aux deux classes d'agents. Efficaces sur des populations aux caractéristiques opposées, les agents à mécanisme hormonal et les agents chimiothérapiques pourraient se contrarier dans les cas de différenciation intermédiaire. L'action de l'hormonothérapie étant essentiellement de bloquer les cellules en phase G0, en les empêchant de rentrer dans le cycle cellulaire, on conçoit bien qu'elle puisse ainsi freiner l'action de la chimiothérapie qui est essentiellement cycle dépendante. Les effets inhibiteurs du Tamoxifène sur les agents antimitotiques ont été ainsi mis en évidence *in vitro* [63].

Au-delà des considérants théoriques, la combinaison d'une hormonothérapie et d'une chimiothérapie peut rendre la stratégie thérapeutique globale plus complexe. En cas de réponse thérapeutique, il sera difficile d'y déterminer le poids de chacun des agents, alors que cette appréciation peut s'avérer importante pour la suite des traitements. L'utilisation en alternance de la chimiothérapie et de l'hormonothérapie peut au contraire, en cas de réponses successives, allonger la durée de la réponse thérapeutique globale.

Associations séquentielles

Potentialisation de la chimiothérapie par l'hormonothérapie

La plupart des essais ont d'abord mis les patientes à un traitement par le *Tamoxifène*, aux effets activateurs sur le métabolisme cellulaire et sur la synthèse des récepteurs. Puis une courte phase d'œstrogénothérapie à dose forte permet de recruter dans le cycle de façon synchrone les cellules ainsi préparées, avant de leur administrer une chimiothérapie à doses élevées. Des taux de réponse élevés ont ainsi été obtenus, de l'ordre de 80 % et plus.

Entretien de la réponse à la chimiothérapie par l'hormonothérapie

Il n'est pas rare que la chimiothérapie ait été choisie initialement devant l'évolutivité de la maladie, mais qu'un certain nombre de facteurs laissent imaginer l'existence d'une composante plus quiescente de la maladie que la chimiothérapie d'induction n'aura pas éliminée : il est alors logique de proposer l'hormonothérapie en complément de la chimiothérapie une fois celle-ci interrompue.

En pratique et en dehors d'essais contrôlés, il paraît plus logique d'utiliser hormonothérapie et chimiothérapie de façon alternée, l'une étant utilisé après l'autre dans un ordre déterminé par les caractéristiques évolutives de chaque patiente.

LES INTENSIFICATIONS THÉRAPEUTIQUES

Ce sont ces limites de la chimiothérapie conventionnelle qui ont conduit les équipes, à partir du début des années quatre-vingt, à entreprendre des escalades des doses de chimiothérapie. Tant les études *in vitro* que l'analyse des résultats compilés de chimiothérapie adjuvante ou palliative plaidaient en effet en faveur d'une relation entre le taux de réponse et la survie d'une part, l'*intensité de dose* d'autre part, c'est-à-dire la quantité de chimiothérapie administrée sur une certaine durée, exprimée en général en mg/m^2/semaine. Cependant, jusqu'alors, la toxicité de la chimiothérapie, en particulier sur les tissus à taux de renouvellement rapide comme la moelle osseuse, interdisait les escalades de doses.

Trois éléments sont venus radicalement modifier cette situation dans la dernière décennie :

- la mise au point des anti-émétiques de nouvelle génération ;
- le prélèvement et la cryoconservation des cellules souches hématopoïétiques sont devenues possibles, d'abord par prélèvement intra-médullaire puis par cytaphérèse périphérique ;
- la synthèse des facteurs de croissance hématopoïétique de la lignée granuleuse.

La fin des années 80 et la moitié des années quatre vingt-dix ont vu un grand développement de ces techniques d'intensification de dose, avec au démarrage un grand espoir de bouleversement positif du panorama thérapeutique. Comme souvent en cancérologie, il s'en est suivi ensuite une déception, liée à la complexité de la démarche thérapeutique, à des utilisations innapropriées des drogues. Mais certains résultats restent encourageants et la technique mérite d'être réévaluée de façon prospective [64].

TRAITEMENTS LOCAUX ET SYMPTOMATIQUES

CHIRURGIE DES MÉTASTASES

Traitement local, la chirurgie ne peut avoir qu'une place limitée dans une maladie devenue générale. Cependant, les situations dans lesquelles elle peut permettre un réel apport doivent être connues.

- Ce peut être le cas d'une métastase solitaire ou de métastase en faible nombre, de survenue tardive par rapport à la tumeur primitive et/ou d'évolution lente, et de faible sensibilité aux médicaments. Dans ces contextes, la chirurgie des métastases pulmonaires ou hépatiques, encore exceptionnelle il ya dix ans se pratique de façon croissante avec dans certains cas de longue survies [65].

- Dans le cas des métastases osseuses, lorsque celles-ci font courir un risque fonctionnel (fracture, compression médullaire), ou a fortiori si une fracture pathologique s'est produite. Le traitement orthopédique préserve alors la confort et la qualité de vie d'une patiente qui n'est pas nécessairement menacée à court terme. La mise en place de matériel, suivie de radiothérapie, rend confort et autonomie. Cette chirurgie s'adresse en particulier aux localisations fémorales ou rachidiennes. Dans cette dernière catégorie, la stabilité rachidienne peut être obtenue par simple matériel postérieur, mais des interventions plus audacieuses avec reconstruction rachidienne sont légitimes, dès lors que l'évolutivité tumorale semble modérée et que la survie escomptée est d'au moins un an.

- Les compressions médullaires d'origine vertébrale ou épidurale doivent bénéficier en urgence d'une décompression par laminectomie suivie de radiothérapie ; même si la survie escomptée est faible Il n'est jamais justifié de laisser s'ajouter aux douleurs physiques et psychiques de l'agonie, celles de la paralysie.

RADIOTHÉRAPIE DES MÉTASTASES

Comme la chirurgie, la radiothérapie est un traitement adjuvant du cancer du sein au stade métastatique. Son importance doit pourtant être soulignée :

- après une rémission complète ou partielle obtenue par un traitement systémique, une radiothérapie peut-être utilisée comme consolidation du résultat obtenu ;
- dans le cas de métastases cérébrales, sur lesquelles la chimiothérapie est souvent moins efficace, la radiothérapie permet un contrôle rapide des symptômes, une régression fréquente des masses tumorales et un maintien du résultat assez souvent durable. C'est alors un traitement précieux pour une localisation qui représente souvent un des évolutions finales de la maladie, alors même qu'elle reste encore bien contrôlée sur le plan viscéral général ;
- d'une manière générale, la radiothérapie permet d'obtenir un effet antalgique et décompressif rapide, en particulier dans les lésions osseuses.

Les doses employées sont en règle de 45 Gy. Un hypofractionnement du traitement (en mode « flash »), qui regroupe celui-ci en deux groupes de deux à trois séances, espacées de deux semaines, permet un effet antalgique plus rapide et permet de poursuivre la chimiothérapie de façon concomitante si besoin en est.

TRAITEMENTS SYMPTOMATIQUES

Ce sont ceux de tous les cancers : antalgiques classiques ou morphiniques, corticoïdes à visée antalgique, décompressive ou anabolisante.

CONCLUSION

Le traitement du cancer du sein au stade des métastases est donc complexe, multimodal. Il repose sur l'analyse des facteurs de pronostic, de la cinétique de la maladie, de la tolérance aux traitements. Avec le progrès des thérapeutiques, il s'agit souvent d'un traitement de longue durée qui connaît des phases bien différentes, faites d'évolutions successives au cours desquelles il est habituel de voir plusieurs lignes de thérapeutique procurer des rémissions successives.

La relation qui se noue entre le médecin et la patiente y est d'une grande richesse. Partie intégrante de la thérapeutique pour la patiente, c'est une source infinie de connaissance et d'expérience pour le médecin, qui sait aussi que chaque progrès réalisé chez les patientes d'aujourd'hui permet d'espérer des guérisons plus nombreuses pour le futur.

Et au-delà, il y a l'enrichissement humain au contact de ces femmes qui luttent contre la maladie et la mort avec courage, frayeur, dignité, désespoir, intelligence, aveuglement, humour.

Toutes ces données thérapeutiques et statistiques n'auraient aucun sens sans l'évocation de celles qui luttent aujourd'hui comme de celles qui nous ont quittés. ■

BIBLIOGRAPHIE

[1] OLIVOTTO IA *et al.*, Adjuvant systemic therapy and survival after breast cancer, *The New England Journal of Medecine*, 1994, 330, 805-10.

[2] WH REEDING, RC COOMBES *et al.*,Detection of micrometastasis in patients with primary breast cancer *The Lancet*, 11, 1271-1274, 1984.

[3] SINGLETARY SE, WALSH G, VAUTHEY *et al.*, A role for curative surgery in the treatment of selected patients with metastatic breast cancer. *Oncologist*. 2003; 8(3): 241-51.

[4] VREDENBURGH JJ, CONIGLIO D, BROADWATER G, *et al.*, Consolidation with high-dose combination alkylating agents with bone marrow transplantation significantly improves disease-free survival in hormone-insensitive metastatic breast cancer in complete remission compared with intensive standard-dose chemotherapy alone. *Biol Blood Marrow Transplant.* 2006 Feb; 12(2): 195-203.

[5] CHIA S.,SPEERS C., KANG A. *et al.* The Impact Of New Chemotherapeutic And Hormonal Agents On The Survival Of Women With Metastatic Breast Cancer In Population Based Cohort *Proc. Am. Soc. Clin. Oncol,* 2003 # 22.

[6] AMADO F, LOURENCO MT, DEHEINZELIN D. Metastatic breast cancer: do current treatments improve quality of life? A prospective study. *Sao Paulo Med J.* 2006 Jul 6; 124(4): 203-7.

[7] IWATA H. Perspective of trastuzumab treatment. *Breast Cancer.* 2007; 14(2): 150-5.

[8] BUCKLEY MMT, GOA KL: Tamoxifen: a reappraisal of its pharmacodynamic and pharmacocinetics properties, and therapeutics use *Drugs*, 1989, 37:451-490.

[9] HOWELL A., PIPPEN J.,ELLEDGE RM *et al.,* Fulvestrant versus Anastrozole for the treatment of advanced breast cancer carcinoma : a prospective planned combined survival analysis of two multicenter trails. *Cancer* 104(2): 236-239.

[10] BUZDAR A., JONAT W., HOWELL A., JONES C., BLOMQVIST C., VOGEL C., *et al.*, Anastrozole versus Megestrol acetate in the treatment of postmenopausal women with advanced breast carcinoma. Results of survival updated based on a combined analysis of data from two mature phase III trial. *Cancer* 1998: 83 : 1142-52.

[11] DOMBERNOWSKY P., SMITH I., FALKSON G., LEONARD R., PANASCI L., BELLMUNT J., *et al.*, Letrozole, a new oral aromatase inhibitor for advanced breast cancer: double-blind randomized trial showing a dose effect and improved efficacy and tolerability compared with megestrol acetate *J Clin Oncol* 1998 : 16: 453-61.

[12] KAUFMAN M., BAJETTA E., DIRIX LY., FEIN L., JONES S., CERVEK J., *et al.*, Survival advantage of exemestane over megestrol acetate in post menopausal women with advanced breast cancer: results of a phase III randomized double blind study: *Proc Am Soc Clin Oncol* 1999: 18: Abst 412.

[13] MOURIDSEN Challenges in the endocrine management of Breast Cancer: A review *Breast* 12 (suppl 2) S 2-19, 2003.

[14] PARIDAENS R, DIRIX L., LOHRISCH *et al.*, Mature results of a randomized Phase II multicenter study of exemestane versus Tamoxifene as first-ligne hormone therapy for post menopausal women with metastatic breast cancer *Ann Oncol* 14 (9), 1391-8 2003.

[15] BONNETERRE J., THURLIMAN B., ROBERTSON *et al.*, Anastrozole *versus* Tamoxifene as first-ligne therapy for advanced breast cancer in 668 post-menopausal women *J Clin Oncol* 18 (22): 3748-3757, 2000.

[16] Nabholtz JM., Buzdar A., Pollak M., and al. Anastrozole is superior to tamoxifene as first-ligne therapy or advanced breast cancer in post-menopausal women J Clin Oncol 18(22) 3758-3767 , 2000

[17] A GORINS et coll., Traitement du cancer du sein en phase avancée par l'Acétate de

Médroxyprogestérone Résultats d'une étude multicentrique française, *Gynecologie*, 34: 4, 359-364, 1983.

[18] BLAMAY RW *et al.*, Goserelin depot in the treatment of premenopausal advanced breast cancer *Eur J Cancer* 1992 28A: 810-814.

[19] CRUMP M., SAWKKA CA., DEBOER G. *et al.* An individual patient-based metaanalysis of tamoxifen versus ovarian ablation as first-ligne therapy for premenopausal women with metastatic breast cancer *Breast Cancer Res Treat* 44(3) 201-210, 1997.

[20] KLIJN JGM., BLAMEY RW., BOCCARDO F. *et al.* Combined tamoxifen and LHRH agonist versus LHRH agonist alone in Premenopausal Advanced Breast Cancer. A meta-analysis of four Randomized trials *J clin Oncol* 19(2): 343-353, 2001.

[21] INGLE JN *et al.*, Randomized trial of Tamoxifen alone or combined with aminogluthetimide in advanced breast cancer *J Clin Oncol* 1986 4: 958-964.

[22] MARTY M., ESPIE M., MORVAN F., et coll., Traitement du cancer du sein. Traitement des formes métastatiques. Traitement des formes particulières *Encycl. Med. Chir. Gynecologie* 871 A10, 3-1990

[23] Gabizon A., Martin FJ., Polyethylene glycol-coated (pegylated) liposomale doxorubicin. Drug 54 (Suppl 4) : 15-21, 1997

[24] Gabizon A., Catane R., Uziely B. et al., Prolonged circulation time and enhanced accumulation in malignant exsudates of doxorubicin in polyethylène-glycol coated liposomes. Cancer Res 54: 987-992, 1997

[25] Swain SM., Whaley FS., Gerber MC., and al., Cardioprotection with dexrazoxane for doxorubicin-containing therapy in advanced breast cancer J Clin Oncol 4 : 1318-1332, 1997

[26] V Dieras et coll., Association Navelbine- 5 FluoroUracile dans le traitement de première inention des adénocarcinomes mammaires métastatiques in Navelbine, Actualité et perspectives, John Libbey et Pierre Fabre Oncologie, Paris 1990

[27] O'Brien M.E.R., Talbot D.C., Smith I.E., Carboplatin in the treatment of adavanced breast cancer: a phase II study using a pharmacokinetically guided dose schedule J.Clin.Oncol. 1993; 11/11 (2112-2117)

[28] M.Marty et coll, La vinorelbine (Navelbine), Cahiers Cancer.,Volume 2, 2, Février 1990,

[29] PARIDAENS R., BIGANZOLI L., BRUNING P., *et al.* Paclitaxel versus Doxorubicin as first-ligne single-agent chemotherapy for metastatic breast cancer A EORTC randomized study with cross-over *J Clin Oncol* 18(4): 724-733, 2000.

[30] V DIERAS et coll., Doxetacel en première ligne de chimiothérapie dans le cancer du sein métastatique: étude de Phase II du CSG / EORTC *Bull Cancer* (1994) 81, 558.

[31] TAKEDA AL, JONES J, LOVEMAN E, TAN SC, CLEGG AJ. The clinical effectiveness and cost-effectiveness of gemcitabine for metastatic breast cancer: a systematic review and economic evaluation. *Health Technol Assess.* May; 11(19): 1-80, 2007.

[32] ALLOUACHE D, GAWANDE SR, TUBIANA-HULIN M, *et al.*, First-line therapy with gemcitabine and paclitaxel in locally, recurrent or metastatic breast cancer: a phase II study. *BMC Cancer*. Nov 29; 5:151. 2005.

[33] CARUBA T, COTTU PH, MADELAINE-CHAMBRIN I, *et al.* Gemcitabine-oxaliplatin combination in heavily pretreated metastatic breast cancer: a pilot study on 43 patients. *Breast J.* Mar-Apr; 13(2): 165-71, 2007.

[34] AAPRO MS, CONTE P, ESTEBAN GONZALEZ E, TRILLET-LENOIR V. Oral vinorelbine: role in the management of metastatic breast cancer. *Drugs.*; 67(5): 657-67, 2007.

[35] GELMON K, CHAN A, HARBECK N. The role of capecitabine in first-line treatment for patients with metastatic breast cancer. *Oncologist.*; 11 Suppl 1: 42-51. Review. 2006.

[36] NOLE F, CATANIA C, SANNA G, IMADALOU K, *et al.,* Dose-finding and pharmacokinetic study of an all-oral combination regimen of oral vinorelbine and capecitabine for patients with metastatic breast cancer. *Ann Oncol.* Feb; 17(2): 322-9. 2006.

[37] SCHOTT AF, RAE JM, GRIFFITH KA, HAYES DF, *et al.*, Combination vinorelbine and capecitabine for metastatic breast cancer using a non-body surface area dosing scheme. *Cancer Chemother Pharmacol.* Jul; 58(1): 129-35. 2006.

[38] SAPHNER T, WELLER EA, TORMEY DC, *et al.*, 21-day oral etoposide for metastatic breast cancer: a phase II study and review of the literature. *Am J Clin Oncol.* Jun; 23(3): 258-62. Review. , 2000.

[39] EM. GREENSPAN, M. FIEBER, G. LESNIK, S FELDMAN Response of advanced breast car-

cinoma to the combination of the antimétabolite méthotrexate and the alkylating agent Thiotepa

[40] RG COOPER Combination chemotherapy in hormone resistant breast cancer *Proc Am Assoc Cancer and Am Soc Clin Oncol*, 10-15, 1969.

[41] B TRANUM *et al.*, Adriamycin in combination for the treatment of breast cancer: a SWOG study *Cancer* 41: 2078-2083, 1978

[42] NABHOLTZ JM., FALKSON C., CAMPOS D. *et al.* Docetaxel and Epirubicin compared with Doxorubicin and Cyclophosphamide as first-ligne chemotherapy for metastatic breast cancer: result of a randomized, multicenter, phase III trial *J Clin Oncol* 21(6): 968-975 Erratum in *J Clin Oncol* (21) (10) : 2048, 2003.

[43] CARRICK S., PARKER S., WILCKEN N. Single agent versus combination chemotherapy for metastatic breast cancer *The Cochrane Database of Systematic Reviews*, 2, Chichester UK, John Wileysons, Ltd, 2005.

[44] PICCART M. *et al.* Metatanalysis of taxanes alone or in combination with anthracyclines versus non-taxanes regimens as first-line therapy of patients with metastatic breast cancer: a lesson from the past and a message for the future *Eur J Cancer* 4: 178 abst #434.

[45] BASELGA J., TRIPATHY D., MENDELSOHN J; *et al.* Phase II study of weekly intraveinous transtuzumab in patients with HER2/neu-overexpression metastatic breast cancer. *Semin Oncol* 1999: 17: 2639-48.

[46] NORTON L *et al.*, *Pro Am Soc Clin Oncol* 1999: abstract 377.

[47] MARTY M., COGNETTI D., MARANINCHI D. *et al.* Efficacy and safety of trastuzumab combined with docetaxel in patient with epidermal growth factor-2 positive metastatic breast cancer given as first-line treatment. Results of a randomized phase II trial M77001 Study group. *J Clin Oncol* 23: 4265-4274, 2005.

[48] MARTY M., *et al.* Efficacy and safety of trastuzumab combined with docetaxel in patient with epidermal growth factor-2 positive metastatic breast cancer given as first-line treatment. Results of a randomized phase II trial M77001 Study group. Updating of results *SABCS* 2006 abst # 2067.

[49] CORTES J., BASELGA J., KELLOKUMPU-LETTHINEN *et al.* Open label randomized phase II study of pertuzumab in patients with metastatic breast cancer with low expression of Her-2 *Proc Am Soc Clin Oncol* 23: 3068, 2005.

[50] IWATA H. Perspective of trastuzumab treatment. *Breast Cancer*. 2007; 14(2): 150-5.

[51] ARTEAGA K., ELLEDGE R., GRADISHAR WJ., *et al.* Her(erB) tyrosine -kinase inhibitors in the treatment of breast cancer *Sem Oncology* 3 (29, Suppl 11), 4-10, 2002.

[52] GEYER CE., FORSTER J., LINDQUIST D. *et al.* Lapatinib plus Capecitabine for HER-2 positive advanced breast cancer. *N Engl J Med* 355(26) 2733-2743, 2006.

[53] SLEDGE G., MILLER K., NOVOTNY W. *et al.* A phase trial single agenet Rhumab VEGF in patients with relpased metastatic breast cancer *Proc Am Soc Clin Oncol* 19:5c, 2000.

[54] RAMASWAMY B., RHOADES CA., KENDRA K., *et al.* Phase II trial of Bevacizumab in combination with Docetaxel *Breast Cancer Res Treat* 82: 124, 2003.

[55] BURSTEIN HJ., PARKER LM., SAVOIE J. *et al.* Phase II trial of the anti-VEGF antibody Bevacizumab in combination with vinorelbine for refractory advanced breast cancer *Breast Cancer Res Treat* 76: 446, 2000.

[56] MILLER KD., WANG M., GRALOW J. *et al.* A randomized phase III trial of paclitaxel versus paclitaxel plus bevacizumab as first-line therapy for locally recurrent or metastastic bresat cancer *Breast Cancer Res Treat* 76: 3, 2005.

[57] MILLER KD., CHAP LI., HOLMES FA *et al.*, Randomized Phase III trial of of capecitabine compared with bevacizumab plus capecitabine in patients with previously treated metastatsic breast cancer *J Clin Oncol* 23 : 792-799, 2005.

[58] END DW.,SMETS G., TODD AV. *et al.*, Characterization of the antitumor effects of the selective farnesyl transferase inhibitor R115777 *in vivo* and *in vitro Cancer Res* 61: 131-137, 2001.

[59] SCHMELZE T., HALL MN TOR, an central controler of celle growth *Cell* 103: 253-262, 2000.

[60] MARTY M., MISEET JL., Ondansetron : expérience clinique et perspectives thérapeutiques nouvelles Symposium d'EuroCancer 1993 *Cahiers d'Oncologie* 2: 6, 1993.

[61] BRONCHUD MH. *et al.*, The use of G-CSF to increase the intensity of treatment with

doxorubicin in patients with advanced breast and ovarian cancer *Br J Cancer* 60: 121-125, 1989.

[62] ME Lippmann, Efforts to combine endocrine and chemotherapy in the management of breast cancer: do two and two equal three?, *Breast Cancer Research and Treatment*, 3, 117-127, 1983.

[63] V Hug, GN Hortobagyl *et al.*, Tamoxifen-citrate contercats the antitumor effects of cytotoxic drugs *in vitro Journal of Clinical Oncology* 3:12, 1672-1677, 1985.

[64] Lotz JP, Cure H, Janvier M, Asselain B, Morvan F, *et al.* High-dose chemotherapy with haematopoietic stem cell transplantation for metastatic breast cancer patients: final results of the French multicentric randomised CMA/PEGASE 04 protocol. *Eur J Cancer*. Jan; 41(1): 71-80. 2005.

[65] Singletary SE, Walsh G, Vauthey JN, *et al.*, A role for curative surgery in the treatment of selected patients with metastatic breast cancer. *Oncologist.*; 8(3): 241-51. Review. 2003.

NOUVEAUX CYTOTOXIQUES POUR L'ADÉNOCARCINOME MAMMAIRE

Caroline CUVIER

L'adénocarcinome mammaire est un cancer chimio-sensible pour lequel on dispose d'une large panoplie de cytotoxiques.

À côté de molécules maintenant anciennes et bien connues telle la Doxorubicine, son dérivé la Farmorubicine, le Cyclophosphamide, l'Ifosfosfamide, le 5-Fluoro-uracile ou le Méthotrexate et des molécules plus récentes mais incontournables et utilisées de façon précoce en adjuvant comme les taxanes (docétaxel, paclitaxel) ou en métastatique comme la vinorelbine et encore les taxanes, de nouveaux médicaments se sont fait une place de choix durant ces dernières années notamment pour le cancer du sein métastatique. Outre la Gemcitabine, qui s'est positionnée maintenant en première ligne, la capécitabine est largement et précocément utilisée. La Vinflunine et l'abraxane, un nouveau taxane, sont très avancés dans leur développement clinique voire commercialisés aux États-Unis.

LA GEMCITABINE

La Gemcitabine (Gemzar®) est un antimétabolite, analogue des nucléosides. La liaison proteique est négligeable et 99 % du produit administré sont éliminés par voie urinaire. La gemcitabine est commercialisée pour le cancer du sein métastatique mais aussi les cancers du poumon non à petites cellules, du pancréas, de la vessie, de l'ovaire. Dans le cancer du sein métastatique, elle a été l'objet d'études de phase II à la dose de 800 à 1 200 mg par semaine, trois semaines sur quatre. Les taux de réponse objective tournent autour de 35 % en première ligne, 25 % en deuxième ligne [1, 2, 3]

La gemcitabine est utilisée actuellement le plus souvent en association, en particulier avec un taxane. Après des phases II concluantes avec le paclitaxel (68 % de réponses en 1re ligne, 48 % en 2e), un essai comparatif gemcitabine plus paclitaxel (GP) *versus* paclitaxel (P) seul a été initié chez des patientes en récidive locale ou métastatique d'un cancer du sein non antérieurement traitées pour cette récidive. Les patientes étaient randomisées entre gemcitabine 1 250 mg/m² J1 et J8 avec paclitaxel 175 mg/m² J1 toutes les 3 semaines ou paclitaxel seul à la même dose toutes les 3 semaines. 529 patientes ont été incluses. Le taux de réponse avec l'association GP s'est avéré supérieur à celui de la monothérapie P : 39,3 % *versus* 25,6 % ($p < 0,0007$). Les temps médians jusqu'à progression (5,2 mois *versus* 2,9 mois, $p < 0,0001$), le taux de survie sans progression à 6 mois (37 % *versus* 23 %, $p = 0,0027$), la survie à un an (70,7 % *versus* 60,9 %, $p = 0,019$) sont également en faveur de la combinaison GP. La toxicité la plus fréquente a été la neutropénie en particulier dans le bras GP : 48 % de grade 3-4 *versus* 11 % ($p < 0,001$) mais des neutropénies fébriles n'ont été observées que chez 5 % des patientes traitées par GP et 1 % de celles traitées par P. Les autres effets secondaires (nausées, fatigue, neuropathies périphériques, diarrhées) ont été rares. [4]

La gemcitabine a été aussi testée en association avec le docétaxel, d'abord dans des études de phase II en 1re, 2e et 3e ligne ; les taux de réponse, dans ces petites études oscillent de 36 à 79 % avec la neutropénie comme toxicité principale (29 à 79 % de grade 3-4). [5, 6, 7, 8].

L'association gemcitabine (1 000 mg/m^2 J1et J8) plus docetaxel (75 mg/m^2 J1) a été comparée à l'association capécitabine (1 250 mg/m^2 2 fois par jour de J1 à J14) plus docétaxel (75 mg/m^2) dans une étude de phase III. Les 2 schémas étaient administrés toutes les 3 semaines.

355 patientes en 1re ou 2e ligne métastatique ont été évaluées pour la réponse. Il n'est ressorti aucune différence en termes de survie sans progression, taux de réponse (32 % dans les 2 bras) ou de durée médiane de réponse (36 semaines pour gemcitabine-docetaxel *versus* 42 semaines pour capécitabine-docetaxel) ; en revanche il y a eu moins de toxicité grade 3-4 pour le bras avec gemcitabine en termes de syndrôme mains-pieds, diarrhées et mucites. L'association gemcitabine-docetaxel serait donc aussi efficace que l'association capécitabine-docétaxel avec une toxicité moindre [9]. Des schémas gemcitabine-taxane J1- J15 ont été également été testés avec des résultats prometteurs en termes de taux de réponse [8, 10]. Des associations avec trastuzumab sont également en cours d'investigations.

Les effets secondaires de la Gemcitabine sont essentiellement les neutropénies, thrombocytopénies, plus rarement nausées-vomissements, réactions cutanées allergiques, asthénie, œdème périphérique. L'alopécie est exceptionnelle.

LA CAPÉCITABINE

La capécitabine (Xéloda®) est une fluoropyrimidine orale, pro-drogue du 5 fluorouracile. Le métabolisme permet d'obtenir des concentrations de la molécule plus élevées dans les tissus tumoraux que dans le plasma et les tissus adjacents.

La molécule a d'abord été testée en monothérapie chez des patientes déjà traitées pour un cancer du sein métastatique par une anthracycline et/ou un taxane. La posologie était de 1 250 mg ou 1 000 mg/m^2 2 fois par jour, 14 jours consécutifs suivis de 7 jours de « repos ». Dans cette population de patientes déjà traitées, les taux de réponse objective oscillent de 9 à 53 % ; si l'on ne retient que les études de plus de 100 patientes, ils vont de 9 à 35 % avec un taux de stabilisation de 43 % (35 – 47 %). Le temps médian jusqu à progression pour l'ensemble des patientes est 4,7 mois [2,8-11,8] et la survie médiane 11,0 mois [5,3-18,1]. [11, 12, 13, 14, 15, 16, 17, 18]. Une étude similaire chez 58 patientes pré-traitées (3 lignes de chimiothérapie antérieures pour 72 % d'entre elles) a recherché une corrélation entre l'activité de la capécitabine et l'expression de c-erb-B2 en immuno-histochimie. Le taux de réponse chez les patientes c-erb-B2 ++ et +++ est de 10 % contre 38 % chez les patientes c-erb-B2 0 + ou 1 + (p = 0,073) ; la survie sans progression est significativement plus courte pour les patientes exprimant c-erb-B2 (++ et +++) : 3,7 *versus* 7,4 mois (p = 0,012). La capécitabine semble donc particulièrement efficace chez les patientes ne surexprimant pas c-erb-B2 [19].

En première ligne, les taux de réponse à la capécitabine en phase II vont de 30 à 58 % [20, 21, 22]. La capécitabine en monothérapie (1 250 mg/m^2 2 fois par jour, 14 jours sur 21) a été comparée au CMF chez 93 patientes de 55 ans et plus en 1re ligne. Le taux de réponse était en faveur de la capécitabine mais de façon non significative : 30 % *versus* 16 % (p = 0,21) de même que le temps médian jusqu'à progression (4,1 *versus* 3 mois) et la survie globale médiane (19,6 *versus* 17,2 mois). Les patientes traitées par capécitabine ont présenté plus de diarrhée de tout grade (47 % *versus* 22 %, p = 0,02) et de syndrômes mains-pieds (43 % *versus* 0 %, p < 0,001). L'incidence des autres effets secondaires a été la même dans les 2 bras sinon les neutropénies grade 3 et 4, plus fréquentes avec le CMF (41 % *versus* 8 %, p = 0,0005). 3 décès liés au traitement ont été cependant observés dans le bras capécitabine. Dans cette population de malades agées, la capécitabine présente donc l'intérêt d'une efficacité similaire au CMF pour une administration orale, moins contraignante, *a priori*, mais elle implique une éducation précise de la patiente et une surveillance active [20]. La capécitabine a été aussi comparée au paclitaxel chez des patientes prétraitées par anthracyclines ; le taux de réponse était supérieur pour la capécitabine (36 *versus* 26 %) mais de façon non significative (p = 0,52). Les temps médians jusqu'à progression et les survies globales étaient similaires [23].

Une étude de phase III multicentique a comparé le docétaxel (100 mg/m^2) seul à l'association docétaxel (75 mg/m^2) – capécitabine (1 250 mg/m^2 J1-J14) chez 511 patientes antérieurement traitées (en situation métastatique ou adjuvante) par anthracycline. Les cures étaient administrées toutes les 3 semaines dans les 2 bras. Il a été observé un taux de réponse de 42 % pour la bi-thérapie *versus* 30 % pour le docétaxel seul (p = 0,006). Les durées de réponse étaient comparables. Le temps médian jusqu'à progression était plus long pour les patientes traitées par l'association : 6,1 mois *versus* 4,2 mois (p = 0,0001) et la survie globale s'est avérée également supérieure : médiane 14,5 mois *versus* 11,5 mois (p = 0,0126). Les résultats de cette étude ont été actualisés et confirmés en 2004 ; il a aussi été montré que les patientes ayant reçu du docétaxel seul avaient une survie plus longue si elles recevaient après progression de la capécitabine plutôt que tout autre produit de chimiothérapie (dont la vinorelbine) : HR = 0,5 (p = 0,046). Sur le plan de la toxicité, il a été observé plus de toxicité grade 3 avec l'association docétaxel-capécitabine qu'avec le docétaxel seul (71 % *versus* 49 %) ; il s'agissait essentiellement de syndrômes mains-pieds, de diarrhées et mucites. Il y eu, en revanche, plus de neutropénies fébriles, de myalgies, arthralgies avec le docétaxel seul.

Même si les bénéfices à l'adjonction de la capécitabine sont modérés en valeur absolue, c'était ici la première fois qu'un traitement qu'il soit une monothérapie ou une association s'avérait supérieure au docétaxel [24, 25].

La capécitabine a aussi été associée à la vinorelbine par voie veineuse chez des patientes métastatiques antérieurement traitées par anthracycline et taxane. L'association s'est avérée bien tolérée, la manifestation toxique la plus fréquente ayant été la myélosuppression, et a permis d'obtenir en phase II des taux de réponse allant de 40 à 68 % [26, 27, 28, 29, 30]. Des études « tout-oral » sont en cours (*cf.* paragraphe vinorelbine orale).

Chez les patientes c-eb-B2 positives, la capécitabine combinée au trastuzumab a montré une activité notable en première ligne avec un taux de réponse de 73 % (15 % de réponses complètes) [31] mais aussi en 2e ligne avec des taux de réponse de 41 % et 52 % et des survies médianes de 16,1 et 20,7 mois dans 2 études respectivement [32, 33].

La capécitabine a été testée en néo-adjuvant en association avec d'autres cytotoxiques (souvent le docétaxel) dans des études de phase II avec des résultats intéressants en termes de taux de réponse clinique (76-100 %) et taux de réponse complète histologique (12-22 %) [34, 35, 36, 37].

Une étude a comparé 4 cures de l'association capécitabine (1 000 mg/m^2 x 2 par jour, 14 jours)-docétaxel (75 mg/m^2) (XT) toutes les 3 semaines à 4 cures d'adriamycine- cyclophosphamide (AC) en néo-adjuvant chez 209 patientes. Le taux de réponse clinique a été supérieur pour XT (84 *versus* 67 %, p = 0,0047) de même que les taux de réponse histologique complète au niveau sein (23 *versus* 10 %), et ganglions (33 *versus* 23 %). Il y a eu le même taux de chirurgie conservatrice dans les 2 bras. XT apparaît donc comme une alternative à l'AC, ce qui pourrait être particulièrement intéressant chez les patientes surexprimant c-erb-B2 susceptibles d'être traitées par trastuzumab [38].

Dans l'étude Gepartrio de chimiothérapie néo-adjuvante, toutes les patientes recevaient 2 cycles de TAC (docétaxel, doxorubicine, cyclophosphamide) ;

Les patientes n'ayant pas répondu à ces 2 cures étaient alors randomisées entre

4 cures supplémentaires de TAC ou 4 cures de capécitabine-vinorelbine (XN : capécitabine 1 000 mg/m^2 2 fois par jour pendant 14 jours ; vinorelbine : 25 mg/m^2 J1-J8, toutes les 3 semaines). Le taux de réponse complète histologique a été le même mais très faible dans les 2 bras (TAC : 4 %, XN : 5,4 %) avec un profil de tolérance plus favorable pour XN. Il convient néanmoins de rechercher une autre approche thérapeutique chez ces patientes non-répondeuses au TAC [39]...

D'autres études sont en cours avec la capécitabine dans ce contexte néo-adjuvant mais également en adjuvant.

Effets secondaires

La capécitabine est globalement bien tolérée ; sur plus de 700 patientes prétraitées par un taxane et incluses dans 5 essais cliniques, il n'a été observé aucun décès toxique L'alopécie complète et la myélosuppression ont été rares. [12, 13, 15, 16, 18]. L'effet secondaire le plus fréquent est le syndrôme mains-pieds, manifestation gênante voire douloureuse et handicapante mais toujours réversible. Il atteint exclusivement les paumes et les plantes et se manifeste par un érythème, un œdème puis éventuellement une sécheresse cutanée, une desquamation. De grade II (gène dans les activités quotidiennes), il nécessite l'arrêt du traitement avec réintroduction de la molécule (après récupération) à doses réduites. Les patientes doivent être prévenues de la possibilité de survenue de cette manifestation toxique et des conseils préventifs simples doivent leur être donnés : éviter les douches et bains très chauds, les expositions à la chaleur (soleil), le port de gants, chaussettes, chaussures serrés, les frottements, appliquer une crème grasse, prendre de la vitamine B6. Des diarrhées, des mucites peuvent être observées, le plus souvent de grade 1, parfois 2 ; elles sont habituellement bien contrôlées par les traitements usuels : lopéramide, réhydratation pour les unes, bains de bouche et anti-mycotiques pour les autres. Les nausées sont peu fréquentes.

La dose recommandée pour la capécitabine est de 1 250 mg/m^2 2 fois par jour pendant 14 jours consécutifs avec un intervalle de 7 jours entre les cures (cycles de 21 jours). En pratique, et sans risque pour l'efficacité, le traitement est le plus souvent institué à la dose de 1 000 mg/m^2, 2 fois par jour.

LA VINORELBINE ORALE

La vinorelbine est utilisée depuis longtemps par voie veineuse dans le cancer du sein métastatique. La dose maximale tolérée (DMT) est de 100 mg/m^2/semaine. La toxicité est gérable à la dose de 80 mg/m^2/semaine, la neutropénie étant la toxicité limitante. En pratique, le traitement est généralement institué à la dose de 60 mg/m^2 et la dose est augmentée à 80 mg/m^2 si la tolérance est satisfaisante. En 1re ligne métastatique, chez 58 patientes, en monothérapie, la vinorelbine orale a permis d'obtenir un taux de réponse de 31 % [IC 95 % : 19-43 %]. La survie médiane sans progression était de 17,4 semaines, la toxicité principale la neutropénie (17 % de patientes avec une neutropénie grade 4) [40]. Des études de « tout oral » (vinorelbine + capécitabine) ont donc été initiées ; l'une d'elles, menée chez 38 patientes avec un cancer du sein avancé résistant aux anthracyclines et taxanes, rapporte un taux de réponse de 40 %, une durée médiane de réponse de 7 mois, une survie médiane de 10 mois avec une toxicité acceptable [41].

LA VINFLUNINE

La vinflunine est un nouvel agent inhibiteur des microtubules ; les résultats encourageants en pré-clinique et en phase I chez des patientes déjà lourdement traitées pour un cancer du sein métastatique, ont motivé des études de phase II dans cette indication.

Une étude multicentrique a été menée chez des patientes avec un cancer du sein métastatique ou localement avancé antérieurement traitées par anthracycline et taxane. La vinflunine était administrée à la dose de 320 mg/m^2 en perfusion de 10 minutes toutes les 3 semaines.

60 patientes ont été incluses dont 66 % avaient une atteinte hépatique, 35 % ayant 3 ou plus de 3 organes atteints. 18 patients ont présenté une réponse objective soit 30 % [18,9-43,2] avec une durée médiane de réponse de 4,8 mois [4,2-7,2] ; la médiane de survie sans progression a été de 3,7 mois [2,8-4,2] et la survie médiane globale de 14,3 mois (9,2-9,6 mois). 40 % des patientes ont présenté une leucopénie grade 3 ou 4 ; il n'y a pas eu de neutropénie fébrile ; les anémies et thrombopénies ont été rares. Seules 8 % des patientes ont eu des nausées grade 3 et 7 % des vomissements grade 3 ; en revanche, 63 % ont présenté une constipation (12 % un grade 3). Une occlusion a été rapportée dans 2 cas qui ne s'est pas reproduite avec une diminution des doses à 280 mg/m². une asthénie grade 3 a été observée chez 16 % des patientes, une alopécie grade 1-2 chez 35 % d'entre elles. Il n'a pas été décrit de neuropathie périphérique grade 3-4. aucun décès toxique n'a été observé. La vinflunine apparaît donc comme une molécule active et relativement bien tolérée pour les patientes antérieurement traitées par anthracyclines et taxanes ; des études comparatives en première ligne sont en cours [42].

L'ABRAXANE

L'Abraxane est un paclitaxel nanoparticulaire lié à l'albumine. Il n'y a donc pas de solvant dans sa préparation contrairement au Taxol® dont le solvant, le crémophor est à l'origine de réactions allergiques. De ce fait, l'Abraxane ne nécessite pas de prémédication.

Il a été comparé au paclitaxel dans une étude de phase III chez 454 patientes avec un cancer du sein métastatique pré-traitées par anthracyclines ; 60 % des patientes avaient déjà été traitées pour leurs métastases. L'Abraxane était administré à la dose de 260 mg/m² en perfusion de 30 minutes toutes les 3 semaines, le paclitaxel à la dose de 175 mg/m² sur 3 heures toutes les 3 semaines avec la prémédication usuelle.

Il a été observé un taux de réponse objective de 33 % pour l'Abraxane et de 19 % pour le paclitaxel (p = 0,001). Le temps jusqu'à progression est également en faveur de l'Abraxane : 23,0 semaines *versus* 16,9 (p = 0,006).

L'Abraxane s'est avéré moins toxique au niveau hématologique : 9 % *versus* 22 % de neutropénies grade IV (p < 0,001) mais a entraîné plus de complications neurologiques : 10 % de neuropathies grade III *versus* 2 % pour le paclitaxel (p < 0,001). Il a été à l'origine d'alopécie dans 90 % des cas mais ne s'est compliqué d'aucune réaction d'hypersensibilité sévère [43].

Au vu de cette étude, l'Abraxane a obtenu l'AMM aux États-Unis pour le cancer du sein métastatique, après échec d'une association avec anthracycline ou pour les récidives moins de 6 mois après le traitement adjuvant.

Les résultats de la 3e analyse intermédiaire d'une étude de phase II comparant 3 schémas d'administration de l'abraxane au docétaxel chez 300 patientes en 1re ligne métastatique a été présentée à San Antonio en décembre 2006. L'abraxane était utilisé à la dose de 300 mg/m² toutes les 3 semaines, 100 mg/m² par semaine 3 semaines sur 4 ou 150 mg/m² par semaine 3 semaines sur 4 alors que le docétaxel était prescrit à la dose standard de 100 mg/m² tous les 21 jours. Les taux de réponse à l'abraxane 300 tous les 21 jours (33 %) et au docétaxel (36 %) sont équivalents mais ceux des schémas d'abraxane hebdomadaire sont supérieurs (58 % pour 100 mg/m² et 62 % pour 150 mg/m²) de façon significative par rapport à l'abraxane 300 et au docétaxel. Les temps jusqu'à progression des 3 bras abraxane sont significativement plus longs que celui avec Docétaxel. Enfin, il a été observé moins de neutropénies grade IV avec les 2 bras abraxane hebdomadaires qu'avec le docétaxel (4 % *versus* 74 %), moins de neutropénies, de mucites (< 3 % *versus* 20 %) mais une incidence identique de neuropathies périphériques [44].

L'abraxane a été associé à la capécitabine dans une petite étude de phase II ayant inclu 38 patientes en première ligne de chimiothérapie pour un cancer du sein métastatique. L'abraxane a été administré à la dose de 125 mg/m² à J1 et J8 et la capécitabine à la dose de 825 mg/m² 2 fois par jour de J1 à J14 à raison d'un cycle tous les 21 jours. 15 patientes ont présenté une réponse objective (44,1 %), 3 une réponse complète (8,8 %). Au total, une toxicité grade 3 a été observée chez 26,3 % des patientes, une toxicité grade 4 (neutropénie) chez 7,9 % d'entre elles. Cette association s'avère donc prometteuse avec une toxicité acceptable.

D'autres associations sont en cours d'évaluation et une demande d'accréditation européenne a été déposée.

Un paclitaxel macromoléculaire conjugué au poly-t-glutamate CT-2103), à l'index thérapeutique plus élevé que le paclitaxel standard et ne nécessitant pas de prémédication a montré une activité chez des patientes avec un cancer du sein métastatique dont certains considérés réfractaires au paclitaxel. La toxicité limitante est d'ordre neurologique. ■

BIBLIOGRAPHIE

[1] POSSINGER K, KAUFMAN M, COLEMAN R et al: Phase II study of gemcitabine as first-line chemotherapy in patients with advanced or metastatic breast cancer. *Anticancer Drugs* 1999; 10: 155-162.

[2] BLACKSTEIN M, VOGEL CL, AMBINDER R *et al.* Gemcitabine as first – line therapy in patients with metastatic breast cancer; a phase II trial. Oncology 2002; 62: 2-8.

[3] SPIELMAN M, LLOMBART-CUSSAC A, KALLA S *et al.* Single agent gemcitabine is active in previously treated metastatic breast cancer. *Oncology* 2001; 60: 303-307

[4] ALBAIN KS, NAG S, CALDERILLO-RUIZ *et al.* : Global phase III study of gemcitabine plus paclitaxel (GT) *versus* paclitaxel (T) as front-line therapy for metastatic breast cancer (MBC): first report of overall survival. *J Clin Oncol* 2004; 22: 5S (abstr 510).

[5] FOUNTZILAS G, NICOLAIDES C, BAFALOUKOS D *et al*: Docetaxel and gemcitabine in anthracycline-resistant advanced breast cancer; a Hellenic Cooperative Oncology Group phase II study. *Cancer Invest* 2000; 18; 503-509.

[6] LAUFMAN LR, SPIRIDONIDIS Ch, PRITCHARD J et al. Monthly docetaxel and weekly gemcitabine in metastatic breast cancer patients : a phase II trial. Annal Oncol 2001; 12: 1259-1264.

[7] KORNEK GV, HAIDER K, KWASNY W *et al.* Treatment of advanced breast cancer with docetaxel and gemcitabine with and without human granulocyte colony-stimulating factor. *Clin Cancer Res* 2002; 8: 1051-1056.

[8] PELEGRI A, CALVO L, MAYORDOMO Jl *et al.* Gemcitabine plus docetaxel administered every other week as first-line treatment of metastatic breast cancer : preliminary results from a phase II trial. *Semin Oncol* 2004; 31 (suppl 5): 20-24.

[9] CHAN S, ROMIEU G, HUOBER J *et al.* Gemcitabine plus docetaxel (GD) *versus* capecitabine plus docetaxel (CD) for anthracycline pre-treated metastatic breast cancer (MBC) patients (pts): results of a European phase III study. *J Clin Oncol* 2005; 23: 581 (suppl 16), abstr.

[10] COLOMER R, LLOMBART A, LLUCH A *et al.* Paclitaxel/gemcitabine administered every two weeks in advanced breast cancer. Preliminary results of a phase II trial. *Semin Oncol* 2000; 27: 20-24 (suppl 2).

[11] KURNIANDA J, HARYADI A, ARAYANDONO T *et al.* Efficacy of capecitabine (X) monotherapy in the anthracycline –pretreated metastatic breast cancer (MBC). Preliminary results of a phase II study (experience in a single institution). *Ann Oncol* 2004; 15 (suppl 3) iii41.

[12] FUMOLEAU P, LARGILLIER R, CLIPPE C *et al.* Multicentre, phase II study evaluating capecitabine monotherapy in patients with anthracycline in patients with anthracycline- and taxane-pretreated metastatic breast cancer. *Eur J Cancer* 2004; 40: 536-542.

[13] LONGO F, MAGNOLFI E, BORGOMASTRO A *et al.* Capecitabine (X) in ederly patients (pts) with hormone refractory breast cancer (MBC). *J Clin Oncol* 2004; 22 (suppl 14S): 86S.

[14] VAID AK, GUPTA S, DOVAL DC *et al* : Capecitabine: Single institution experience from North India in metastatic breast cancer. *J Clin Oncol* 2004; 22 (suppl 14): 80.

[15] REICHARDT P, VON MINCKWITZ G, THUSS-PATIENCE PC *et al.* Multicenter phase II study of oral capecitabine (Xeloda®) in patients with metastatic breast cancer relapsing after treatment with a taxane-containing therapy. *Ann Oncol* 2003; 14: 1227-1233.

[16] Bulusu V, Le Vay J, Hockney R *et al.* Oral capecitabine monotherapy in taxane and anthracycline pre-treated metastatic breast cancer (MBC): Suffolk Oncology Center experience. *Eur J Cancer Suppl* 2003; 1: S140.

[17] Nadal J, Viniegara M, O'connor J *et al.* Capecitabine is active as oral treatment for metastatic breast cancer (MBC): a single institutional experience. Ann Oncol 2004; 13 (suppl 5): 68.

[18] Blum JL, Dieras V, Lo Rosso PM *et al.* Multicenter phase II study of capecitabine in taxane-preated metastatic breast carcinoma patients. *Cancer* 2001; 92: 1759-1768.

[19] Sezgin VC, Sanli Ua, Karabulut B. *et al.* Capecitabine (X) monotherapy in patients (pts) with pretreated metastatic breast cancer (MBC); *J Clin Oncol* 2004; 22 (suppl14S), 86S.

[20] O'Shaughnessy JA, Blum J, Moiseyenko V, *et al.* Randomized, open-label phase II trial of capecitabine (Xeloda) *versus* a reference arm of intravenous CMF cyclophosphamide, methotrexate and 5-fluorouracil) as first-line therapy for advanced-metastatic breast cancer. *Ann Oncol* 2001; 12: 1247-1254.

[21] Bajetta E, Procopio G, Celio L *et al.* Safety and efficacy of two different doses of capecitabine in the treatment of advanced breast cancer in older women. *J Clin Oncol* 2005; 23: 2155-2161.

[22] Reynoso N, Torrecillas L, Soto C *et al.* Economic evaluation of sequential capecitabine (X) and taxanes vs. the combination in patients (pts) with advanced/metastatic breast cancer (MBC): A Mexican Oncology Study Group (MOSG) trial. *Breast Cancer Res Treat* 2005; 94 (suppl 1): S2195.

[23] Talbot DC, Moiseyenko V, Van Belle S *et al.* Randomised phase II trial comparing oral capecitabine (Xeloda®) with paclitaxel in patients with metastatic/advanced breast cancer pretreated with anthracyclines. *Br J cancer* 2002; 86: 1367-1372.

[24] O'Shaughnessy J, Miles D, Vukelja S, Moiseyenko V, Ayoub JP *et al.* Superior survival with capecitabine plus docetaxel combination therapy in anthracycline-pretreated patients with advanced breast cancer: phase III trial results. *J Clin Oncol* 2002; 20 (12): 2812-23.

[25] Miles D, Vukelja S, Moiseyenko V, Cervantes G, Mauriac L, Van Hazel G *et al.* Survival benefit with capecitabine/docetaxel *versus* docetaxel alone: analysis of therapy in a randomized phase III trial. *Clin Breast Cancer* 2004; 5 (4): 273-8.

[26] Ghosn M, Chahine G, Kattan J *et al.* Vinorelbine (N) – capecitabine (C) combination in advanced breast cancer (ABC): long-term results of two multicentric phase II trials. *J Clin Oncol* 2005; 23: 46S.

[27] Stuart N, Bishop JL, Johnson SRD *et al.* Vinorelbine and capecitabine (VX) for advanced breast cancer – a phase II study showing good activity and potential for further development. *Proc Am Soc Am Oncol* 2003; 22:46.

[28] Ahn J, Kim SB, Ahn SH *et al.* Phase II study of capecitabine and vinorelbine in anthracycline and taxane pretreated breast cancer patients: final results. *Proc Am Soc Clin Oncol* 2003; 22:54.

[29] Welt A, Von Minckwitz G, Oberhoff C *et al.* Phase I/II study of capecitabine and vinorelbine in pretreated patients with metastatic breast cancer. *Ann Oncol* 2005; 16: 64-69.

[30] Estevez L, Batista N, Sanchez-Rovira P *et al.* Preliminary results of capecitabine (C) assoiated with vinorelbine (V) in taxane and anthracycline- pretreated metastatic breast cancer (MBC). *Ann Oncol* 2004; 15 (supl3) iii44.

[31] Xu L, Song S, Zhu J *et al.* A phase Iitrial of trastuzumab (H) and capecitabine (X) as first-line treatment in patients (pts) with HER2-positive metastatic breast cancer (MBC). *Breast Cancer Res Treat* 2005; 94 (suppl 1): S94.

[32] Schaller G, Bangemann N, Sanna G *et al.* Capecitabine and trastuzumab ; a phase II study in HER2-overexpressing metastatic breast cancer (MBC) patients pretreated with anthracyclines and/or taxanes. *Breast Cancer Res Treat* 2005; 94 (suppl 1): S95.

[33] Yamamoto D, Iwase S, Kitamura K *et al.* Multicenter phase II study of trastuzumab (H) and capecitabine (X) as first-or second-line treatment in HER2 over-expressing metastatic breast cancer (Japan Breast Cancer Study Group: JBCSG-003). *J Clin Oncol* 2005; 23: 78S.

[34] Lebowitz PF, Eng-Wong J, Swain SM *et al.* A phase II trial of neoadjuvant docetaxel and capecitabine for locally advanced breast cancer. *Clin Cancer Res* 2004; 10: 6764-6769.

[35] BELLET M, MUNOZ M, SUAREZ M. *et al.* Phase II study of capecitabine (C) in combination with docetaxel (D) as neoadjuvant treatment in patients with locally advanced breast cancer (III A and III B stage). Correlation between clinico-pathological response and fluoropyrimidine-enzyme profile. Early results. *J Clin Oncol* 2005; 23: 61s.

[36] LU YS, KUO SH, SU WP *et al.* A phase II trial of docetaxel, capecitabine and cisplatin as neoadjuvant chemotherapy for locally advanced breast cancer (LABC). *J Clin Oncol* 2005; 23: 93S.

[37] AHLGREN J, LIDBRINK E, LIND B *et al.* Phase II study of epirubicin, cisplatin and capecitabine as neoadjuvant chemotherapy in women with locally advanced or inflammatory breast cancer. *Proc Am Soc Clin oncol* 2003; 22-27.

[38] LEE KS, LEE ES, KWOM YM *et al.* Mature results from a randomized phase III trial of docetaxel/capecitabine (TX) vs. doxorubicin/cyclophosphamide (AC) as primary chemotherapy for patients (pts) with stage II/III breast cancer (BC). *Breast Cancer Res Treat* 2005; 94 (suppl 1): S224.

[39] VON MINCKWITZ G, BLOHMER JU, LOEHR A *et al.* Comparison of docetaxel/doxorubicin/cyclophosphamide (TAC) *versus* vinorelbine/capecitabine (NX) in patients non-responding to two cycles of TAC neoadjuvant chemotherapy-first results of the phase III GEPARTRIO – Study by the German Breast Group. *Breast Cancer Res Treat* 2005; 94 (suppl 1): S19.

[40] FREYER G, DELOZIER T, LICHINISTER M. *et al.* Phase II study of oral vinorelbine in first-line advanced breast cancer chemotherapy. *J Clin Oncol* 2003.21 (1): 35-40.

[41] LORUSSO V, SPADA M, GIAMPAGLIA M. *et al.* Oral vinorelbine plus capecitabine (oral vincap) combination in patients with advanced breast cancer (ABC). A phase II study of the GOIM (gruppo Oncologico Dell'Italia Meridionale). *Ann Oncol* 2006; 17 (suppl 7): vii15-vii17.

[42] CAMPONE M, CORTES-FUNES H, VOROBIOL D *et al.* Vinflunine: a new active drug for second-line treatment of advanced breast cancer. Results of a phase II and pharmacokinetic study in patients progressing after first-line anthracycline/taxane-based chemotherapy. *Br J Cancer* 2006; 95: 1161-1166.

[43] GRADISHAR W, TJULANDIN S, DAVIDSON N *et al.* Phase III trial of nanoparticle albumin-bound paclitaxel compared with polyethylated castor oil-based paclitaxel in women with breast cancer. *J Clin Oncol* 2005. 23 (31): 7794-7803.

[44] GRADISHAR W, KRASNOJON D, CHEPOROV S *et al.* A randomized phase II trial of qw or q3w ABI-007 (ABX) vs. q3w solvent-based docetaxel (TXT) as first-line therapy in metastatic breast cancer (MBC). *Br Cancer Res Treat* 2006. 100 (suppl1) abst 46.

HAUTE DOSE DE CHIMIOTHÉRAPIE ET AUTOGREFFE DE CELLULES SOUCHES HÉMATOPOIÉTIQUES DANS LE TRAITEMENT DU CANCER DU SEIN

Nicolas MOUNIER et Christian GISSELBRECHT

INTRODUCTION

Les progrès dans le traitement du cancer du sein sont liés à plusieurs facteurs : meilleur dépistage des formes à un stade précoce, traitements complémentaires chimiothérapiques et hormonaux [1, 2]. Les traitements chimiothérapiques et hormonaux ont modifié les survies des patientes avec envahissement ganglionnaire mais aussi pour des formes sans envahissement ganglionnaire [3]. Cependant, un nombre encore trop important de patientes décèdent de leur maladie, en raison de la survenue de métastases, notamment chez les femmes présentant initialement un envahissement ganglionnaire massif. Les survies obtenues pour les cancers métastasés ne se sont fondamentalement pas modifiées en dépit de l'arrivée de nouvelles molécules, comme les Taxanes ou des anticorps monoclonaux avec l'Herceptin. Les améliorations se caractérisent par une augmentation de la durée médiane de survie de quelques semaines et peu de traitements ont été capables d'augmenter dans les études randomisées le taux ou la durée de la rémission complète.

Une des expériences la plus importante recueillie dans le traitement de 1 581 cancers du sein métastasés [4] montre que l'association de 5-Fluoro-Uracile – Doxorubicine et Cyclophosphamide (FAC), ne permet d'obtenir que 17 % de rémission complète (RC) et que seules 49 patientes (3 %) reste en rémission 5 ans plus tard. L'amélioration de la survie sans progression est observée uniquement chez les patientes qui obtiennent une rémission complète grâce à la chimiothérapie. Ce paramètre est important pour l'évaluation des thérapeutiques, mais reste insuffisant pour permettre une guérison [4]. Les limites des traitements conventionnels ont conduit de nombreux investigateurs à évaluer les hautes doses de traitement chimiothérapique (HDT) associées aux autogreffes de cellules souches hématopoéïtiques (ACS).

Jusqu'en 1999, les cancers du sein représentaient la principale indication d'HDT avec ACS dans le monde. Si initialement, ces traitements ont été évalués dans des études phase II dans les formes métastasées, très rapidement, dans les dernières années, plus de la moitié ont été effectués au moment dans le cadre du traitement initial dans des formes à haut risque de rechute. L'utilisation des cellules souches périphériques hématopoïétiques associées à l'intensification a marqué une amélioration importante de la technique, avec une réduction de la durée d'hospitalisation et une mortalité toxique comprise entre 1 et 5 % selon la gravité de la maladie. Malgré des résultats initiaux encourageants, le rôle de l'autogreffe dans le cancer du sein reste sujet à débat et une forte pression médiatique en 1999 a conduit beaucoup de patientes et de médecins à se détourner de ce traitement avant même, que les conclusions finales puissent être apportées [5, 6, 7]. L'objectif de cette revue est d'actualiser les connaissances avec la mise à disposition d'études plus matures pour les cancers du sein adjuvants ou métastasés.

QUELLES SONT LES BASES DES INTENSIFICATIONS THÉRAPEUTIQUES AVEC AUTOGREFFE DE CELLULES SOUCHES HÉMATOPOIÉTIQUES ?

Dans les modèles expérimentaux du cancer du sein, la dose de chimiothérapie est corrélée avec l'efficacité du traitement. L'utilisation des intensifications thérapeutiques avec autogreffe a permis d'améliorer les survies ou survies sans progression dans des études randomisées par rapport à la chimiothérapie conventionnelle dans certains types de lymphome agressif [8, 9, 10], les leucémies aiguës myeloblastiques [11]. Les HDT ont permis d'améliorer notablement la survie sans progression chez les patients atteints de myélome [12] ou de lymphome folliculaire. Il est cependant nécessaire dans toutes ces pathologies, d'administrer au préalable un traitement chimiothérapique à dose standard (CDS), afin de permettre de tester la sensibilité à la chimiothérapie et de réduire la masse tumorale.

Le principe d'un effet dose-réponse nécessite une augmentation significative de la dose, 5 à 10 fois dans les modèles expérimentaux, qui est limitée par la toxicité hématologique et extra-hématologique des drogues utilisées [13, 14]. L'utilisation des cellules souches hématopoïétiques permet des escalades de dose pour les médicaments qui n'ont qu'une toxicité extra-hématologique modérée, comme la plupart des alkylants. Plusieurs voies de recherche, qui ne sont pas toutes équivalentes, pour administrer des fortes doses ont été développées : haute dose avec augmentation principalement du pic de concentration, accroissement de dose plus modeste mais avec répétition des cycles. Dans les études rapportées, il n'est pas toujours clair, si l'utilisation de cellules souches sert réellement à une escalade de dose significative. La définition du traitement intensif au cours d'un essai est cruciale, et deux paramètres doivent être soigneusement notés, « dose cumulée » des médicaments majeurs de la séquence thérapeutique et « dose maximale » responsable du pic de haute dose.

Les chimiothérapies adjuvantes ont clairement montré qu'elles étaient capables d'éliminer les micrométastases, même si les associations utilisées n'étaient pas curatrices dans les cancers du sein métastasés. Dans les formes métastatiques, les doses de chimiothérapie conventionnelle permettent une réduction du volume tumoral dans près de 70 % des cas, mais le taux de rémission complète reste inférieur à 20 %. Ainsi, l'utilisation de HDT et autogreffe pourrait permettre d'obtenir une éradication plus complète des micrométastases ou augmenter le taux de rémission complète des formes métastatiques et justifie leur évaluation dans le cancer du sein.

HAUTE DOSE DE CHIMIOTHÉRAPIE

Plusieurs principes ont été élaborés pour utiliser les agents chimiothérapiques et restent valables pour les HDT. Les études sur les modèles animaux et chez l'homme ont montré que la résistance aux agents alkylants était inversement proportionnelle à la dose. La dose maximale tolérée est généralement liée à la toxicité hématologique. Les autres agents chimiothérapiques n'ont pas la même courbe de réponse et sont plus souvent associés à des toxicités non hématologiques. L'association de plusieurs agents chimiothérapiques est en cancérologie plus efficace qu'un seul médicament à forte dose. Les agents chimiothérapiques utilisés dans les intensifications doivent être actifs dans le cancer du sein. Jusqu'à une date récente, la plupart des médicaments utilisés n'ont pas été évalués à très forte dose, en raison de la toxicité hématologique. Les agents alkylants, dont la dose peut être augmentée 5 à 10 fois, ont été la base de la plupart des conditionnements utilisés dans les intensifications thérapeutiques dans de nombreuses tumeurs. Les toxicités extrahématologiques de nombreux agents alkylants ne se superposent pas. La toxicité majeure du Cyclophosphamide est la myocardite hémorragique. Pour le Cis Platinum, c'est la néphrotoxicité et la neurotoxicité. Pour la Carmustine, il s'agit de la toxicité hépatique et pulmonaire. Le Thiotépa a une toxicité des muqueuses et du système nerveux central, et pour le Melphalan muqueuse. Les principales drogues utilisées et leur toxicité limitant sont retrouvées dans le tableau 1.

Bien qu'un grand nombre d'associations ait été utilisé pour les intensifications avec autogreffe, les données des registres montrent qu'en Amérique du Nord, trois associations sont principalement utilisées [5] : le STAMP I, composé de Cyclophosphamide – Cis Platinum et Carmustine (CPB) [15], STAMP V associant Cyclophosphamide – Thiotépa et Carboplatinum (CTCb) [16] et les associations Cyclophosphamide – Thiotépa [17]. En Europe et particulièrement en France, beaucoup d'associations incluent la Mitoxantrone à forte dose associée à d'autres agents alkylants, comme le Cyclophosphamide, Melphalan (CMA) [18]. Aucun de ces conditionnements n'a été comparé et les données de registre ne permettent pas de cerner les différences. Il est cependant important de comprendre que certaines associations, comme le CTCb sont caractérisées comme étant moins intensives que le CPB ou le CMA.

Les cellules souches hématopoïétiques, reconnues par l'antigène CD34, sont collectées au niveau du sang périphérique par cytaphérèses pratiquées au moment de la sortie d'une aplasie médullaire standard induite par chimiothérapie et stimulée par GCSF [19]. Le nombre minimal de cellules recommandé est de 2×10^6 CD34/kg. La récupération des polynucléaires > 1 000/µl est d'une durée médiane de 12 jours avec une récupération plaquettaire, indépendance transfusionnelle entre 16 et 28 jours, selon la quantité de cellules réinjectées. Si l'autogreffe est faite avec plus de 5×10^6 CD34/kg, on assiste à une récupération hématologique extrêmement rapide pour les polynucléaires neutrophiles et les plaquettes permettant de réaliser les traitements en courte hospitalisation [20], voire

Tableau I :
Dose maximale tolérée pour les principaux médicaments utilisés dans les transplantations de cellules souches hématopoïétiques.

Médicament	Dose maximale tolérée (mg/m²)			Toxicité limitante
Doxorubicine	150		3N	Muqueuse, cœur
Mitoxantrone	90	>	5N	Cœur
Thiotépa	1 500	>	10N	SNC
Busulfan	1 100	>	10N	Foie
Melphalan	220	>	5N	Muqueuse
Carmustine	1 300	>	5N	Poumon, foie
Cyclophosphamide	7 500	>	10N	Cœur, vessie
Ifosfamide	24 000	>	5N	Rein, SNC
Etoposide	3 500	>	5N	Muqueuse
Cytarabine	36 000	>	10N	Foie, SNC
Cisplatin	200		2N	Rein, neurologique
Carboplatine neurologique	3 000	>	5N	Muqueuse, neurologique

en semi-ambulatoire [21]. Ainsi la mortalité liée à l'autogreffe s'est considérablement réduite, elle est comprise entre 0 et 1 % dans les études adjuvantes et reste inférieure à 5 % dans la plupart des études dans les formes métastasées. L'âge, la gravité de la maladie initiale, le nombre de traitement antérieur et le type de conditionnement sont les principaux facteurs influençant la toxicité et mortalité immédiate [22].

CONTAMINATION DES CELLULES SOUCHES PAR LES CELLULES NÉOPLASIQUES

Différentes méthodes ont été utilisées pour déterminer s'il existait une contamination des cellules souches hématopoïétiques par des cellules circulantes du cancer du sein. Les différentes techniques d'évaluation ont rapidement évolué et ce sont les études d'immuno-histochimie qui sont les plus simples à réaliser [23], avec une sensibilité actuellement comparable avec les techniques de biologie moléculaire de RT PCR [24]. Dans les cancers du sein métastasés, selon les séries, il peut exister jusqu'à 80 % de produit contaminé, si l'évaluation est faite avant le début de la chimiothérapie. Ce pourcentage se réduit chez les malades chimiosensibles. Pour les formes à haut risque métastatique avec envahissement ganglionnaire, moins de 10 % des malades ont une contamination dans les cellules souches périphériques avant le début du traitement complémentaire et ce chiffre se divise au moins par deux après traitement chimiothérapique [25]. Cependant, la présence de cellules néoplasiques dans la moelle a été retrouvée dans plus de 50 % des cas par d'autres équipes, que la recherche ait été faite par RT-PCR [26] ou par immunohistochimie [23].

Les données sont soumises au biais de sélection des patientes, mais il a été montré que le pronostic était meilleur lorsque les autogreffes avaient lieu avec des produits non contaminés [23, 26], la contamination potentielle étant un facteur indépendant pour la survie sans progression. Dans ces conditions, différentes équipes travaillent sur des techniques de purge in vitro des cellules souches hématopoïétiques par sélection des cellules CD34+ associées ou non à une sélection négative, avec des anticorps dirigés contre les cellules mammaires [27]. Les techniques d'expansion in vitro sont également étudiées pour enrichir le greffon en réduisant les risques de contamination tumorale [28].

AUTOGREFFE DANS LES CANCERS DU SEIN AVEC ENVAHISSEMENT GANGLIONNAIRE MASSIF

L'importance du traitement adjuvant chimiothérapique dans les cancers du sein avec une atteinte ganglionnaire massive et une grosse masse tumorale est bien établie. L'analyse de certaines études adjuvantes avec chimiothérapie conventionnelle suggère un effet dose-réponse [29]. Le groupe CALGB a ainsi comparé trois doses de l'association FAC dans le traitement adjuvant du cancer du sein. Les doses intermédiaires et hautes doses ont amélioré la survie sans maladie et la survie globale [30, 31]. D'autres études, comme celles du NSABP-B2 ne retrouvent aucune différence en survie sans maladie ou survie globale, si seule la dose de Cyclophosphamide est augmentée par 4 par rapport au standard [32]. De ces études, il est ressort que l'augmentation d'un seul médicament n'est pas suffisante pour modifier l'efficacité du traitement.

La survie sans evénement (EFS) est un critère intermédiaire qui permet d'estimer plus précocement des différences de survie apparaissant au cours du suivi à long terme, dans la mesure où les résultats les plus optimistes montrent que seules 1 % des patientes survivront sans maladie après le traitement des métastases et que la médiane de survie après rechute est d'environ 2 ans [4]. En effet, les courbes de mortalité du cancer du sein traité même avec un traitement adjuvant ne montrent aucun plateau, 15 ans après le diagnostic [33].

Plusieurs études phases II comprenant un nombre suffisant de patientes et avec un suivi à long terme montrent l'impact que peuvent avoir les HDT dans les cancers du sein à haut risque [34,35,36]. Ces résultats semblent supérieurs aux contrôles historiques traités par des doses standards de chimiothérapie. D'autres phases II ont été rapportées [37, 38, 39] avec des résultats encourageants et les analyses des registres américains et européens sont consistantes avec ces études.

Au moins 8 études randomisées HDT avec ACS ont été rapportées (tableau 2). Seulement 3 ont été publiées, les autres sont des résumés de congrès.

- Le groupe scandinave [40] a randomisé 525 patientes avec au moins 5 ganglions envahis entre 9 cycles d'une association intensive, 5FU – Epirubicine – Cyclophosphamide (FEC) ou 2 cycles de FEC conventionnels suivis d'un FEC plus intensif et d'une autogreffe avec un conditionnement type CTCb. Le suivi médian est de 3 ans. La différence est significative en terme d'EFS 72 % vs 65 %, p = 0.04. Dans cette étude, les métastases loco-régionales n'ont pas été exclues, ce qui explique l'importance du taux de rechute immédiat (27 %), parmi les patientes incluses. Par ailleurs, 8 cas de leucémie secondaire ont été observés dans le bras conventionnel. La comparaison entre le bras haute dose HTD et le bras standard est difficile à interpréter, car dans l'association type FEC les doses de 5FU avaient été augmentées en fonction de la tolérance de 5,5 fois et de 1,4 fois pour le cyclophosphamide. Cette étude compare en fait deux types de traitement intensifs et est donc difficile à interpréter.
- Rodenhuis *et al.* [41] ont randomisé 885 patients avec au moins 4 ganglions envahis entre 4 cycles de chimio (FEC) suivi d'autogreffe (CTCb) ou 1 cycle supplémentaire. Avec un suivi de prés de 6 ans, il n'y a pas de différence en survie ni en EFS (65 % vs 59 % p = 0.09). Les analyses de sous-groupe montrent que l'avantage est significatif en EFS pour les 10 ganglions envahis (68 % vs 49 % p = 0.05). Les sujets jeunes, les patientes HER2 négative et les tumeurs de bas grade ont aussi un meilleur pronostic.
- Talman *et al.* [42] ont randomisé 540 patients avec au moins 10 ganglions envahis entre 6 cycles de chimio (FAC) plus autogreffe (Cyclophosphamide – Thiotépa) ou surveillance. Avec un suivi de 6 ans, il n'y a pas de différence en survie ni en EFS (55 % vs 48 % p = 0.1) en intention de traitement. En revanche, l'analyse per protocole montre que l'avantage de l'HDT est significatif en EFS (55 % vs 45 % p = 0.04).
- Peters et le CALGB [43] ont randomisé 785 patientes avec des ganglions envahis pour recevoir 4 cures de chimiothérapie suivie d'une autogreffe, Endoxan-

Tableau II :
Études randomisées de hautes doses de chimiothérapie et cellules souches hématopoïétiques dans le traitement du cancer du sein à haut risque de récidive.

	Effectif	Médiane suivie	% survie			% EFS		
			Chimio-thérapie	auto	p	Chimio	auto	p
Scandinave (40)	525	5	52	47	0.11	60	56	0.3
Netherlands (41)	885	5	68	72	0.4	59	65	0.09
ECOG (42)	540	6	62	58	0.3	48	55	0.1
Peters WP, ASCO 2001 (43)	785	5	72	70	0.2	60	61	0.5
Crown JP, ASCO 2002 (44)	605	4	62	63	0.8	54	51	0.6
Basser R, ASCO 2003 (47)	340	4	64	73	0.2	46	57	0.1
Roche H, ASCO 2001 (45)	314	3	85	84	0.3	55	71	0.002
Zander AR, ASCO 2006 (48)	307	6	55	60	0.3	50	55	0.15

Cisplatine-BCNU, ou un cycle supplémentaire à dose intermédiaire. Avec un follow-up de 5 ans, l'EFS est non significative : 60 % et la survie non plus, 70 %.

- Crown *et al.* [44] pour le groupe anglo-celtique ont randomisé 605 patientes avec 4 et plus ganglions entre 4 cures de chimiothérapie plus autogreffe ou chimiothérapie de maintenance. Avec un follow-up de 4 ans, il n'y a pas non plus de différence ni en survie ni en EFS (53 %), OS : 63 %.

- Le Pegase 01 de Roche *et al.* [45] a permis de randomiser 394 patientes entre chimiothérapie suivie d'une autogreffe ou observation. Avec un suvi de 33 mois, il y avait une différence en terme d'EFS, (71 *versus* 55 %, p = 0,002) mais pas en terme de survie (84 *versus* 85 %).

À noter l'étude italienne de Gianni *et al.* [46] qui testait des chimiothérapies à haute dose en agent unique, comparées à une chimiothérapie conventionnelle chez 382 patients avec 4 ou plus ganglions envahis. Ils ne retrouvaient pas de différence en EFS ni en OS.

Les études Basser *et al.* (384 patients) et Zender *et al.* (307 patients) [47, 48] n'ont pas permis non plus de retrouver de différence significative ni en survie ni en EFS. Cette dernière ayant été récemment actualisée à l'ASCO avec une surveillance de 6 ans, le risque relatif (greffe vs chimio) est de 0.84 (p = 0.33) pour la survie globale et 0.8 (p = 0.15) pour l'EFS.

Au total, les études matures sont négatives, les autres études nécessitent d'accumuler encore du suivi afin de trancher. La méta-analyse Cochrane sur 3 525 patients montre une tendance en EFS à 3 ans (RR 0.9) mais pas de différence en survie (www.cochrane.org).

CANCERS DU SEIN MÉTASTASÉS

L'utilisation de chimiothérapie dans les formes métastasées a conduit à une multiplication des schémas thérapeutiques privilégiant l'utilisation de nouvelles drogues ou de nouvelles associations. Peu d'études randomisées ont été en fait, réalisées lorsqu'on considère l'importance épidémiologique de la maladie. Quelques études ont testé l'efficacité de traitements standards comparés à des traitements à plus faibles doses [49]. Il a été montré qu'une diminution des doses par rapport à une association standard, entraînait une diminution de la survie sans progression et de la survie globale. L'efficacité des escalades chimiothérapiques sur la réponse tumorale a été montrée avec les associations type ICE : Ifosfamide – Cis Platinum et Etoposide associées à des cellules souches périphériques [50]. L'arrivée de nouvelles molécules comme les Taxanes laissent espérer des améliorations sur l'efficacité des traitements qui resteront sans doute modestes dans le cancer du sein. Ces molécules, par ailleurs, ne se prêtent pas à des augmentations de dose importantes [51].

Dans les années 1980, la comparaison entre les patientes traitées en 2e ligne par des associations chimiothérapiques à dose standard et les patientes traitées par HDT a suggéré que le taux de réponse objectif était plus élevé, voisin de 70 % après traitement intensif et autogreffe [52, 53]. Les taux de rémission complète sont voisins de 20 %. Cependant, comme avec les traitements conventionnels les durées de rémission restent encore brèves.

Actuellement, la stratégie consiste en un traitement d'induction chimiothérapique pour réduire la masse tumorale avant une consolidation avec HDT et ACS. L'intérêt du traitement d'induction est d'augmenter le taux de rémission complète et de permettre de tester la chimiosensibilité. L'enthousiasme initial devant les résultats en termes de rémission complète, a conduit de nombreux groupes à traiter les patientes le plus souvent dans des études non randomisées [54-74]. La sélection des patientes selon leur chimiosensibilité au traitement de rattrapage, comme dans les autres maladies utilisant l'autogreffe, rend l'interprétation des résultats difficile, puisque cette stratégie n'est intéressante que pour une fraction des patients ayant répondu de façon majeure ou com-

Tableau III :
Études randomisées de hautes doses de chimiothérapie dans le cancer du sein métastatique.

	Effectif	Médiane suivie	% survie			% EFS		
			Chimio-thérapie	auto	p	Chimio	auto	p
Philadelphie (75)	184	5	13	14	0.6	3	4	0.3
Pegase 4 (76)	61	7	14	36	0.03	0	18	0.005
Crump M, ASCO 2001 (77)	224	1.5	-	-	-	24	38	0.01
Biron P, ASCO 2002 (78)	180	4	30	38	0.7	10	27	0.0002
Peters WP, ASCO 1996 (80)	100	6	-	-	-	10	25	0.006
Madan B, ASCO 2000 (79)	69	5	-	-	-	9	17	0.001

plète à la chimiothérapie d'induction. Ce groupe de patients a habituellement une amélioration significative de leur survie par rapport à celui des non répondeurs à la chimiothérapie conventionnelle.

Actuellement, au moins 6 études randomisées dans les cancers du sein métastasés ont été rapportées (tableau 3). 2 seulement ont été publiées, les autres sont des résumés de congrés.

- L'étude Philadelphie [75] a inclus 553 patientes avec un suivi médian de 3 ans. Cette étude a randomisé les patientes entre 6 cycles de FAC ou 4 ou 6 cycles de CMF. Les patientes en rémission complète ou partielle ont été randomisées une deuxième fois pour recevoir, soit une intensification avec autogreffe et un conditionnement par CTCb ou du CMF pendant 2 ans. Il est important de noter que seuls 296 patientes ont été classées répondeurs (11 % en rémission complète et 47 % en réponse partielle). Plusieurs patientes ont refusé la randomisation et seuls 33 %, soit 184 patientes ont été randomisées : 101 dans le bras HDT et 83 dans le bras CMF. De plus, 10 patientes randomisées dans le bras standard ont été autogreffées. 5 patientes du bras HDT n'ont reçu aucun traitement. La mortalité par toxicité du traitement a été inférieure à 1 %. L'étude ne montre aucune différence en EFS ou en survie. Le temps médian de progression après autogreffe à été de 9,6 mois et pour le groupe CMFde 9 mois. La médiane de survie a été de 24 mois pour le groupe HDT et 26 mois pour le CMF. La transformation d'une réponse partielle en réponse complète a été observée chez seulement 5 patientes, soit 6 %. L'ensemble des résultats est inférieur à ce qui a été rapporté dans les différentes phases II sur les cancers du sein métastasés où habituellement les taux de rémission complète sont estimés à 50 %. L'interprétation peut être que les hautes doses de chimiothérapie avec autogreffe n'apportent aucun bénéfice par rapport à la chimiothérapie standard. L'alternative est qu'un traitement plus bref, 6 mois environ, est équivalent à un traitement de 24 mois.

- L'étude PEGASE-04 [76] a inclu 61 patientes avec des cancers du sein métastasés ayant répondu à 4 ou 6 cycles de chimiothérapie conventionnelle. La randomisation ultérieure comparait HDT avec un conditionnement type CMA ou la poursuite de 2 à 4 cycles de chimiothérapie conventionnelle. Avec un suivi de plus de 7 ans, la différence est significative en survie 14 vs 37 % p = 0.03. Le temps jusqu'à progression était le double dans le bras HDT, 6 mois *versus* 12 mois.

- Les travaux Canadiens de Crump *et al.* [77] ont suivi un design similaire : 224 patientes répondeuses ont été randomisées pour recevoir soit de la chimiothérapie, soit une autogreffe. La médiane de suivi était courte (19 mois) et la différence en EFS était en faveur de l'autogreffe : 38 *versus* 24 % (p = 0,001) mais non significative en survie. À noter que cette étude avait une TRM de 7,7 %.

- L'étude Pegase 3 de Biron *et al.* [78] a permis de randomiser 180 patients répondeurs contre une autogreffe et la surveillance simple avec un follow-up de 48 mois. Une différence significative d'EFS a été notée en faveur de l'autogreffe 26 *versus* 10 % (p = 0,0005). Là non plus, pas de différence en survie.

Enfin, les investigateurs de l'Université Duke ont conduit deux études comparant l'autogreffe chez les patients en rémission complète et des métastases osseuses exclusives [79, 80]. Les patientes ont été randomisées entre une autogreffe immédiate avec Endoxan-Platine-BCNU ou la surveillance ou autogreffe dans le bras contrôle uniquement à la rechute. Dans les deux études, l'EFS pour l'autogreffe était supérieure : 25 *versus* 10 % et 17 *versus* 9 (p = 0,001) mais pas d'efficacité en terme de survie entre l'autogreffe initiale et l'autogreffe retardée : 33 vs 38 % et 28 vs 22 %.

Pour être complet, signalons les approches en tandem comparant deux cycles d'autogreffe avec 4 à 6 cures de chimiothérapie [81]. Les études ont montré un meilleur taux de réponse de l'autogreffe, notamment ces complètes rémissions, 44 *versus* 6 % d'EFS, 45 *versus* 37 % mais pas d'efficacité en termes de survie pour l'étude la plus longue avec une médiane à 42.

Au total, il semble exister un avantage en terme d'EFS et donc de qualité de vie, avec une période sans traitement plus longue, mais pas de gain réel sur la survie. La méta-analyse Cochrane sur 740 patients a montré un avantage significatif en EFS (R = 0.5) mais pas en survie (www.cochrane.org).

Il est néanmoins clair, que l'approche avec HDT + ACS ne permet pas de guérir les cancers du sein métastasés mais au mieux d'améliorer la survie sans progression. Cette situation qui existe dans d'autres maladies, comme les hémopathies chroniques, peut se traduire lors des études randomisées par un bénéfice en survie prolongeant le bénéfice observé dans la survie sans progression. Dans la mesure où les traitements intensifs ont l'avantage d'être bref et bien codifiés avec une mortalité inférieure à 3 %, cette alternative reste à considérer dans le cadre d'études randomisées stratifiées sur des critères biologiques testant des stratégies thérapeutiques en association avec les anticorps monoclonaux.

PERSPECTIVES

À l'heure des traitements individualisés et ciblés sur la carte d'identité tumorale, les techniques de chimiothérapie intensive et autogreffe restent à considérer. Elles doivent trouver leur place en association avec les anticorps monoclonaux et les petites molécules. Notamment les perspectives ouvertes par la purge *in vivo* du greffon et la maintenance post-greffe semblent à développer dans les études à venir. ■

BIBLIOGRAPHIE

[1] LANDIS SH, MURRAY T, BOLDEN S *et al.* Cancer Statistics, 1998. *CA Cancer J Clin* 1998; 48: 6-29.

[2] CLARK G, SLEDGE GW, OSBORNE CK *et al.* Survival from first recurrence. *J Clin Oncol* 1987; 5:55-61.

[3] Early Breast Cancer Trialist's Collaborative Group. Systemic therapy of early breast cancer by hormonal, cytotoxic, or immune therapy. *Lancet* 1992; 1: 71-85.

[4] GREENBERG P, HORTOBAGYI G, SMITH T *et al.* Long-term follow-up of patients with complete remission following combination chemotherapy for metastatic breast cancer. *J Clin Oncol* 1996; 14: 2197-2205.

[5] ANTMAN KH, ROWLINGS PA, VAUGHAN WP *et al.* High-dose chemotherapy with autologous hematopoietic stem cell support for breast cancer in North America. *J Clin Oncol* 1997; 15: 1870-1879.

[6] ANTMAN KH, HEIJAN DF, HORTOBAGYI GN. High-dose chemotherapy for breast cancer. *JAMA* 1999; 282: 1701-1703.

[7] PETERS WP, DANSEY RD, KLEIN JL *et al.* High-dose chemotherapy and peripheral blood progenitor cell transplantation in the treatment of breast cancer. The Oncologist 2000; 5: 1-13.

[8] Philip T, Guglielmi C, Hagenbeek A *et al.* Autologous bone marrow transplantation as compared with salvage chemotherapy in relapses of chemotherapy sensitive non Hodgkin's lymphoma. *N Engl J Med* 1995; 333: 1540-1545.

[9] Haioun C, *et al.* Benefit of autologous bone marrow transplantation over sequential chemotherapy in poor risk aggressive non Hodgkin's lymphoma: updated results of the prospective study LNH87-2. *J Clin Oncol*, 1997; 15: 1131-37.

[10] Gianni AM, *et al.* High-dose chemotherapy and autologous bone marrow transplantation compared with MACOP-B in aggressive B-cell lymphoma. *N Engl J Med*, 1997; 336: 1290-96.

[11] Zittoun RA, Mandelli F, Willemze R *et al.* Autologous or allogeneic bone marrow transplantation compared with intensive chemotherapy in acute myelogenous leukemia. *N Engl J Med*, 1995; 332: 217-223.

[12] Attal M, Harousseau JL, Stoppa AM *et al.* A prospective randomized trial of autologous bone marrow transplantation and chemotherapy in multiple myeloma patient. *N Engl J Med*, 1996; 335: 91.

[13] Schabel FM. Animal models as predictive systems. In: Cancer Chemotherapy: Fundamental and Recent Advances. Chicago: Year Book Medical Publishers, 1975: 322-355.

[14] Skipper HE, Schabel FM, Janey R *et al.* Experimental evaluation of anti-tumor agents. *Cancer Chemother Rep* 1961; 35: 1-35.

[15] Peters WP, Shpall EJ, Jones RB *et al.* High-dose combination cyclophosphamide, cisplatin, and carmustine with bone marrow support as initial treatment for metastatic breast cancer: three to six year follow-up. *Proc Am Soc Clin Oncol* 1990; 9: 10.

[16] Antman K, Ayash L, Elias A *et al.* A phase II study of high dose cyclophosphamide, thiotepa, and carboplatin with autologous marrow support in women with measurable advanced breast cancer responding to standard-dose therapy. *J Clin Oncol* 1992; 10: 102-110.

[17] Kennedy MJ, Beveridge RA, Rowley SD *et al.* Highdose chemotherapy with reinfusion of purged autologous bone marrow following dose-intense induction as initial therapy for metastatic breast cancer. *J Natl Cancer Inst* 1991; 83: 920-926.

[18] Gisselbrecht C, Extra JM, Lotz JP *et al.* Cyclophosphamide/ mitoxantrone/melphalan (CMA) regimen prior to autologous bone marrow transplantation (ABMT) in metastatic breast cancer. *Bone Marrow Transplant* 1996; 18: 857-863.

[19] Brice P, Marolleau JP, Pautier P *et al.* Hematologic recovery and survival of lymphoma patients after ASCT: comparison of bone marrow and peripheral blood progenitor cells. *Leukemia & Lymphoma*, 1996; 22: 449-456.

[20] Ketterer N, Salles G, Raba M *et al.* High CD34+ cell counts decrease hematologic toxicity of autologous peripheral blood protenitor cell transplantation. *Blood*, 1998; 91:3148-3155.

[21] Peters WP, Ross M, Vredenburgh JJ *et al.* The use of intensive clinic support to permit outpatient autologous bone marrow transplantation for breast cancer. *Semin Oncol* 1994; 21: 25-31.

[22] Mounier N and Gisselbrecht C. Conditioning regimens before transplantation in patients with aggressive non-Hodgkin's lymphoma. *Annals of Oncology*, 1998; 9: S15-S21.

[23] Braun S, Pantel K, Müller P *et al.* Cytokeratin-positive cells in the bone marrow and survival of patients with stage I, II or III breast cancer. *N Engl J Med*, 2000; 342: 525-533.

[24] Slade MJ, Smith BM, Sinnet HD *et al.* Quantitative prolymerase chain reaction for the detection of micrometastases in patients with breast cancer. J Clin Oncol, 1999; 17:870-879.

[25] Franklin WA, Glaspy J, Pflaumer SM *et al.* Incidence of tumor-cell contamination in leukapheresis products of breast cancer patients mobilized with stem cell factor and granulocyte colony-stimulating factor (G-CSF) or with G-CSF alone. *Blood*, 1999; 94: 340-347.

[26] Fields KK, Elfenbein GJ, Trudeau WL *et al.* Clinical significance of bone marrow metastases as detected using the polymerase chain reaction in patients with breast cancer undergoing high-dose chemotherapy and autologous bone marrow transplantation. *J Clin Oncol*, 1996; 14: 1868-1876.

[27] Shpall EJ, LeMaistre F, Holland K *et al.* A prospective randomized trial of buffy coast versus CD34-selected autologous bone

marrow support in high-risk breast cancer patients receiving high-dose chemotherapy. *Blood*, 1997; 90: 4313-4320.

[28] STIFF P, CHEN B, FRANKLIN W *et al.* Autologous transplantation of ex vivo expanded bone marrow cells grown from small aliquots after high-dose chemotherapy for breast cancer. *Blood*, 2000; 95: 2169-2174.

[29] BUDMAN DR, WOOD W, HENDERSON IC *et al.* Initial findings of CALGB 8541: a dose and dose intensity trial of cyclophosphamide (C), doxorubicin (A), and 5-fluorouracil (F) as adjuvant treatment of stage II, node + female breast cancer. *Proc Am Soc Clin Oncol* 1992; 11: 29a.

[30] WOOD WC, BUDMAN DR, KORZUN AH *et al.* Dose and dose intensity of adjuvant chemotherapy for stage II, node-positive breast carcinoma. *N Engl J Med* 1994; 330: 1253-1259.

[31] MUSS HB, THOR AD, BERRY DA *et al.* c-erbB-2 expression and response to adjuvant therapy in women with node-positive early breast cancer. *N Engl J Med* 1994; 330: 1260-1266.

[32] FISHER B, ANDERSON S, WICKERHAM DL *et al.* Increased intensification and total dose of cyclophosphamide in a doxorubicin-cyclophosphamide regimen for the treatment of primary breast cancer: findings from National Surgical Adjuvant Breast and Bowel Project B-22. *J Clin Oncol* 1997; 15: 1858-1869.

[33] BONADONNA G, VALAGUSSA P, MOLITERNI A *et al.* Adjuvant cyclophosphamide, methotrexate and fluorouracil in node-positive breast cancer. *N Engl J Med*, 1995; 332: 901-906.

[34] PETERS WP, ROSS M, VREDENBURGH JJ *et al.* High-dose chemotherapy and autologous bone marrow support as consolidation after standard-dose adjuvant therapy for high-risk primary breast cancer. *J Clin Oncol* 1993; 11: 1132-1143.

[35] PETERS WP, DANSEY R, KLEIN J *et al.* High-dose chemotherapy for high-risk primary breast cancer. In: Salmon SE, ed. Adjuvant Therapy of Cancer VIII. Philadelphia: Lippincott-Raven, 1997:117-122.

[36] GIANNI AM, SIENA S, BREGNI M *et al.* Efficacy, toxicity, and applicability of high-dose sequential chemotherapy as adjuvant treatment in operable breast cancer with 10 or more involved axillary nodes: five-year results. *J Clin Oncol* 1997; 15: 2312-2321.

[37] RAZIS ED, SAMONIS G, COOK P *et al.* TMJ: A well-tolerated high-dose regimen for the adjuvant chemotherapy of high risk breast cancer. *J Med* 1994; 25: 241-250.

[38] HOLLAND HK, DIX SP, GELLER RB *et al.* Minimal toxicity and mortality in high-risk breast cancer patients receiving high-dose cyclophosphamide, thiotepa, and carboplatin plus autologous marrow/stem-cell transplantation and comprehensive supportive care. *J Clin Oncol* 1996; 14: 1156-1164.

[39] TOMAS JF, PEREZ-CARRION R, ESCUDERO A *et al.* Results of a pilot study of 40 patients using high-dose therapy with hematopoietic rescue after standard-dose adjuvant therapy for high-risk breast cancer. *Bone Marrow Transplant* 1997; 19: 331-336.

[40] BERGH J, WIKLUND T, ERIKSTEIN B, LIDBRINK E, LINDMAN H, MALMSTROM P, KELLOKUMPU-LEHTINEN P, BENGTSSON NO, SODERLUND G, ANKER G, WIST E, OTTOSSON S, SALMINEN E, LJUNGMAN P, HOLTE H, NILSSON J, BLOMQVIST C, WILKING N. Tailored fluorouracil, epirubicin, and cyclophosphamide compared with marrow-supported high-dose chemotherapy as adjuvant treatment for high-risk breast cancer: a randomised trial. Scandinavian Breast Group 9401 study. *Lancet*. Vol. 356; 2000: 1384-1391.

[41] RODENHUIS S, BONTENBAL M, BEEX LV, WAGSTAFF J, RICHEL DJ, NOOIJ MA, VOEST EE, HUPPERETS P, VAN TINTEREN H, PETERSE HL, TENVERGERT EM, DE VRIES EG. High-dose chemotherapy with hematopoietic stem-cell rescue for high-risk breast cancer. *N Engl J Med*. Vol. 349; 2003: 7-16.

[42] Tallman MS, Gray R, Robert NJ, LeMaistre CF, Osborne CK, Vaughan WP, Gradishar WJ, Pisansky TM, Fetting J, Paietta E, Lazarus HM. Conventional adjuvant chemotherapy with or without high-dose chemotherapy and autologous stem-cell transplantation in high-risk breast cancer. N Engl J Med; 2003: 17-26.

[43] WILLIAM P. PETERS, G ROSNER, J VREDENBURGH, *et al.* Updated results of a prospective, randomized comparison of two doses of combination alkyating agents (aa) as consolidation after caf in high-risk primary breast cancer involving ten or more axillary lymph nodes (ln): CALGB 9082/SWOG 9114/NCIC MA-13. Proc Am Soc Clin Oncol 2001, abstr 81.

[44] John P Crown, Michael Lind, Ann Gould, *et al.* High-dose chemotherapy (hdc) with autograft (pbp) support is not superior to cyclophosphamide (cpa), methotrexate and 5-fu (cmf) following doxorubicin (d) induction in patients (pts) with breast cancer (bc) and 4 or more involved axillary lymph nodes (4+ln): the anglo-celtic i study. *Proc Am Soc Clin Oncol* 2002, abst 166.

[45] Henri Hubert Roche, Pierre Pouillart, Nicolas Meyer, *et al.* Adjuvant high dose chemotherapy (hdc) improves early outcome for high risk (n>7) breast cancer patients: the pegase 01 trial. *Proc Am Soc Clin Oncol* 2001, abst 102.

[46] Alessandro Gianni, Gianni Bonadonna *et al.* Five-year results of the randomized clinical trial comparing standard versus high-dose myeloablative chemotherapy in the adjuvant treatment of breast cancer with > 3 positive nodes (ln+). *Proc Am Soc Clin Oncol* 2001, abst 80.

[47] R. Basser, A. O'Neill, G. Martinelli, *et al.* Randomized trial comparing up-front, multi-cycle dose-intensive chemotherapy (ct) versus standard dose ct in women with high-risk stage 2 or 3 breast cancer (bc): first results from ibcsg trial 15-95. *Am Soc Clin Oncol* 2003, abst 20.

[48] Axel R Zander, William Krüger, C Schmoor, *et al.* Randomized trial of high-dose chemotherapy with autologous haematopoietic stem cell support vs. standard-dose chemotherapy in breast cancer patients with 10 or more positive lymph nodes: Overall survival after 6 years of follow up. *Am Soc Clin Oncol* 2006, abst 672.

[49] Tannock I, Boyd N, DeBoer G *et al.* À randomized trial of two dose levels of cyclophosphamide, methotrexate, and fluorouracil chemotherapy for patients with metastatic breast cancer. *J Clin Oncol* 1988; 6: 1377-1387.

[50] Perkins JB, Fields KK, Elfenbein GJ. Ifosfamide/carboplatin/ etoposide chemotherapy for metastatic breast cancer with or without autologous hematopoietic stem cell transplantation: evaluation of dose-response relationships. *Semin Oncol* 1995; 22(suppl 7): 5-8.

[51] Winer E, Berry D, Duggan D *et al.* Failure of higher dose paclitaxel to improve outcome in patients with metastatic breast cancer-results from CALGB 9342. *Proc Am Soc Clin Oncol* 1998; 17: 101a.

[52] Peters WP, Eder JP, Schryber S *et al.* High-dose combination alkylating agents with autologous bone marrow support: a phase I trial. *J Clin Oncol* 1986; 4: 646-654.

[53] Eder JP, Antman K, Peters WP *et al.* High dose combination alkylating agent chemotherapy with autologous bone marrow support for metastatic breast cancer. *J Clin Oncol* 1986; 4:1592-1597.

[54] Gisselbrecht C, LePage E, Extra J *et al.* Inflammatory and metastatic breast cancer: cyclophosphamide and total body irradiation (TBI) with autologous bone marrow transplantation (ABMT). In: Dicke K, Spitzer G, Jagannath S, eds. Autologous Bone Marrow Transplantation. Proceedings of the Fourth International Symposium. Houston: M.D. *Anderson Cancer Center Press*, 1989: 363-367.

[55] Moonneier JA, Williams SF, Kaminer LS *et al.* High dose trialkylator chemotherapy with autologous stem cell rescue in patients with refractory malignancies. *J Natl Cancer Inst* 1990; 82: 29-34.

[56] Eddy DM. High-dose chemotherapy with autologous bone marrow transplantation for the treatment of metastatic breast cancer. *J Clin Oncol* 1992; 10: 657-670.

[57] Williams SF, Gilewski T, Mick R *et al.* High-dose consolidation therapy with autologous stem-cell rescue in stage IV breast cancer: follow-up report. *J Clin Oncol* 1992; 10: 1743-1747.

[58] Klumpp TR, Mangan KF, Glenn LD *et al.* Phase II pilot study of high-dose busulfan and CY followed by autologous BM or peripheral blood stem cell transplantation in patients with advanced chemosensitive breast cancer. *Bone Marrow Transplant* 1993; 11: 337-339.

[59] Myers SE, Mick R, Williams SF. High-dose chemotherapy with autologous stem cell rescue in women with metastatic breast cancer with involved bone marrow: a role for peripheral blood progenitor transplant. *Bone Marrow Transplant* 1994; 13: 449-454.

[60] Lazarus HM, Gray R, Ciobanu N *et al.* A phase I trial of high-dose melphalan, high-dose etoposide, and autologous bone marrow re-infusion in solid tumors: an Eastern Cooperative Oncology Group (ECOG) study. Bone Marrow Transplant 1994; 14: 443-448.

[61] WEAVER CH, BENSINGER WI, APPELBAUM FR *et al.* Phase I study of high-dose busulfan, melphalan and thiotepa with autologous stem cell support in patients with refractory malignancies. *Bone Marrow Transplant* 1994; 14: 813-819.

[62] SOMLO G, DOROSHOW JH, FORMAN SJ *et al.* High-dose doxorubicin, etoposide, and cyclophosphamide with stem cell reinfusion in patients with metastatic or high-risk primary breast cancer. *Cancer* 1994; 73: 1678-1685.

[63] SOMLO G, DOROSHOW JH, FORMAN SJ *et al.* High-dose cisplatin, etoposide, and cyclophosphamide with autologous stem cell reinfusion in patients with responsive metastatic or high-risk primary breast cancer. *Cancer* 1994; 73: 125-134.

[64] VAUGHAN WP, REED EC, EDWARDS B *et al.* High-dose cyclophosphamide, thiotepa and hydroxyurea with autologous hematopoietic stem cell rescue: an effective consolidation chemotherapy regimen for early metastatic breast cancer. *Bone Marrow Transplant* 1994; 13: 619-624.

[65] SAEZ RA, SELBY GB, SLEASE RB *et al.* Autologous bone marrow transplantation for metastatic breast cancer. *J Okla State Med Assoc* 1994; 87: 405-410.

[66] FIELDS KK, ELFENBEIN GJ, LAZARUS HM *et al.* Maximum tolerated doses of ifosfamide, carboplatin, and etoposide given over six days followed by autologous stem cell rescue: toxicity profile. *J Clin Oncol* 1995; 13: 323-332.

[67] KALAYCIOGLU ME, LICHTIN AE, ANDRESEN SW *et al.* High-dose busulfan and cyclophosphamide followed by autologous bone marrow transplantation and/or peripheral blood progenitor cell rescue for metastatic breast cancer. *Am J Clin Oncol* 1995; 18: 491-494.

[68] SPITZER TR, CIRENZA E, MCAFEE S *et al.* Phase I-II trial of high-dose cyclophosphamide, carboplatin and autologous bone marrow or peripheral blood stem cell rescue. *Bone Marrow Transplant* 1995; 15: 537-542.

[69] DEMAGALHAES-SILVERRNAN M, RYBKA WB, LEMBERSKY B *et al.* High-dose cyclophoshamide, carboplatin, and etoposide with autologous stem cell rescue in patients with breast cancer. *Am J Clin Oncol* 1996; 19: 169-173.

[70] STEMMER SM, CAGNONI PJ, SHPALL EJ *et al.* High-dose paclitaxel, cyclophosphamide, and cisplatin with autologous hematopoietic progenitor-cell support: a phase I trial. *J Clin Oncol* 1996; 14: 1463-1472.

[71] DEMIRER T, BUCKNER CD, APPELBAUM FR *et al.* High-dose busulfan and cyclophosphamide followed by autologous transplantation in patients with advanced breast cancer. *Bone Marrow Transplant* 1996; 17: 769-774.

[72] DE VRIES EG, RODENHUIS S, SCHOUTEN HC. Phase II study of intensive chemotherapy with autologous bone marrow transplantation in patients in complete remission of disseminated breast cancer. *Breast Cancer Res Treat* 1996; 39: 307-313.

[73] DUMPHY FR, SPITZER G, BUZDAR AU *et al.* Treatment of estrogen receptor-negative or hormonally refractory breast cancer with double high-dose chemotherapy intensification and bone marrow support. *J Clin Oncol*, 1990; 8: 1207-1216.

[74] PERKINS JB, EFFENBEIN GJ, FIELDS KK. Analysis of dose-response relationships in the setting of high-dose ifosfamide, carboplatin, and etoposide and autologous hematopoietic stem cell transplantation: implications for the treatment of patients with advanced breast cancer. *Semin Oncol* 1996; 23: 42-46.

[75] STADTMAUER EA, O'NEILL A, GOLDSTEIN LJ, CRILLEY PA, MANGAN KF, INGLE JN, BRODSKY I, MARTINO S, LAZARUS HM, ERBAN JK, SICKLES C, GLICK JH. Conventional-dose chemotherapy compared with high-dose chemotherapy plus autologous hematopoietic stem-cell transplantation for metastatic breast cancer. Philadelphia Bone Marrow Transplant Group. *N Engl J Med.* Vol. 342; 2000.

[76] LOTZ JP, CURE H, JANVIER M, ASSELAIN B, MORVAN F, LEGROS M, AUDHUY B, BIRON P, GUILLEMOT M, GOUBET J, LAADEM A, CAILLIOT C, MAIGNAN CL, DELOZIER T, GLAISNER S, MARANINCHI D, ROCHE H, GISSELBRECHT C. High-dose chemotherapy with haematopoietic stem cell transplantation for metastatic breast cancer patients: final results of the French multicentric randomised CMA/PEGASE 04 protocol. *Eur J Cancer.* Vol. 41; 2005:71-80

[77] CRUMP M, STEFAN GLUCK S, DOUGLAS STEWART D *et al.* A randomized trial of high-dose chemotherapy (hdc) with autologous periphe-

ral blood stem cell support (ASCT) compared to standard therapy in women with metastatic breast cancer: a national cancer institute of canada (NCIC) clinical trials group study. *Proc Am Soc Clin Oncol* 2001, abstr 82.

[78] Biron P, Durand M, Roche H *et al.* High dose thiotepa (TTP), cyclophosphamide (CPM) and stem cell transplantation after 4 FEC 100 compared with 4 FEC alone allowed a better disease free survival but the same overall survival in first line chemotherapy for metastatic breast cancer. Results of the PEGASE 03 french protocole. *Proc Am Soc Clin Oncol* 2002, abstr 167.

[79] Madan, G. Broadwater, P. Rubin, *et al.* Improved survival with consolidation high-dose cyclophosphamide, cisplatin and carmustine (hd-cpb) compared with observation in women with metastatic breast cancer (mbc) and only bone metastases treated with induction adriamycin, 5-fluorouracil and methot B. *Proc Am Soc Clin Oncol* 2000, abst 184.

[80] Peters WP, Jones RB, Vredenburgh J *et al.* À large, prospective, randomized trial of high-dose combination alkylating agent (CPB) with autologous cellular support (ABMS) as consolidation for patients with metastatic breast cancer achieving complete remission after intensive doxorubicin-based induction therapy (AFM). *Proc Am Soc Clin Oncol* 1996, abstr 149.

[81] J. Crown, L. Perey, M. Lind, V. Guillem, *et al.* Superiority of tandem high-dose chemotherapy (hdc) versus optimized conventionally-dosed chemotherapy (cdc) in patients (pts) with metastatic breast cancer (mbc): the international randomized breast cancer dose intensity study (IBDIS 1). *Proc Am Soc Clin Oncol* 2003, abstr 88.

THÉRAPIE CIBLÉE ET CANCER DU SEIN

Chantal BERNARD-MARTY, Ahmad AWADA,
Véronique D'HONDT, Martine J. PICCART

INTRODUCTION

La thérapie ciblée désigne les traitements dirigés contre des anomalies moléculaires relativement spécifiques des cellules cancéreuses (expression et/ou fonction différente par rapport aux cellules normales) impliquées dans le développement du cancer (transformation maligne et/ou progression tumorale). Le but du développement de ces traitements ciblés est de détruire les cellules tumorales pour améliorer les taux de guérison tout en réduisant la toxicité au sein des cellules normales [1]. Historiquement, les premières thérapies ciblées ont été représentées par les agents anti-estrogènes qui font l'objet d'un chapitre dans ce livre. L'amélioration des connaissances de la biologie moléculaire tumorale a permis de développer ces nouvelles thérapeutiques dans le cancer du sein. Ce chapitre se focalise sur les molécules ciblant la famille des récepteurs de facteurs de croissance épidermiques (EGF) et le récepteur du facteur de croissance endothélial (VEGF). Ces agents ciblés sont soit des anticorps monoclonaux, soit des inhibiteurs de tyrosine kinase.

RATIONNEL DES THÉRAPIES CIBLÉES

LA FAMILLE DES RÉCEPTEURS DE FACTEURS DE CROISSANCE ÉPIDERMIQUES (EGF-R)

La fréquence de surexpression et/ou d'aberrations d'au moins un des membres de la famille des récepteurs de type EGF dans les tumeurs solides est élevée [2, 3]. Cette famille de récepteurs à activité tyrosine kinase comporte 4 membres : HER-1 (EGF-R), HER-2, -3 et -4. La fixation du ligand sur le domaine extracellulaire du récepteur conduit à la phosphorylation du domaine tyrosine kinase et active une cascade d'événements conduisant à la prolifération cellulaire, la survie, l'angiogenèse et le processus de métastase [4, 5] en particulier via la voie de signalisation mitogen-activated protein kinase (MAPK) et phosphatidylinositol 3'kinase (PI3K)/Akt [6, 7, 8, 9]. Dans le cancer du sein, cette voie de signalisation est importante pour la survie tumorale et la résistance à la chimiothérapie, au trastuzumab et au tamoxifène [10, 11, 12, 13].

Des études *in vitro* et *in vivo* ont montré que l'interruption du signal avec différents agents ciblant les récepteurs de type

EGF qui reconnaissent le domaine soit extracellulaire (anticorps monoclonal), soit intracellulaire (petite molécule inhibant la tyrosine kinase) du récepteur conduit à l'inhibition de la prolifération tumorale [14, 15]. En outre, il est possible d'identifier en clinique les tumeurs exprimant ces récepteurs et il a été démontré que leur surexpression et leur activation constitutive confèrent un mauvais pronostic [1, 16, 17]. Ces éléments ont justifié le développement de ces nouvelles stratégies thérapeutiques soit par anticorps monoclonaux se liant au récepteur (trastuzumab, pertuzumab, bevacizumab) ou au ligand du récepteur (bevacizumab), soit par inhibiteurs de tyrosine kinase agissant au niveau du récepteur lui-même (gefitinib, erlotinib, lapatinib) ou par agents (anti-mTOR, anti-Ras/Raf...) agissant au niveau de la cascade de transduction.

Anticorps monoclonaux

Le trastuzumab (Herceptin® ; Genentech, Inc. ; South San Francisco, CA) a été le premier anticorps monoclonal approuvé dans le traitement du cancer du sein surexprimant HER-2 (HER-2+). Seuls 25 % environ des cancers du sein sont HER-2 positifs (gène amplifié et/ou protéine surexprimée). L'amplification du gène HER-2, et/ou la surexpression de la protéine en surface de la cellule, est un facteur pronostique indépendant [18]. C'est également un facteur prédictif de réponse à la chimiothérapie de type anthracycline et de résistance au tamoxifène [19, 20, 21, 22]. Le trastuzumab est un anticorps monoclonal recombinant humanisé anti-HER-2 qui se lie au domaine extracellulaire du récepteur. Ses mécanismes d'action, cytostatique et cytotoxique, ont été analysés au cours d'études précliniques [1]. *In vitro*, la down-regulation de HER-2 empêche la dimérisation des récepteurs et la transmission du signal via la cascade PI3K/Akt. Des expériences *in vitro* et *in vivo* ont montré le caractère additif ou synergique des associations de trastuzumab avec les agents cytotoxiques, synergie spécifique des tumeurs HER-2+ et non retrouvée en cas d'expression normale [23, 24, 25, 26, 27]. Le trastuzumab n'est indiqué que chez ces patientes dont la tumeur est HER-2+.

Parmi les autres agents ciblant HER-2, mentionnons le pertuzumab (Omnitarg® ; Genentech, Inc. ; South San Francisco, CA) qui se lie à un épitope de HER-2 différent de celui du trastuzumab inhibant à la fois l'homo- et l'hétérodimérisation avec d'autres récepteurs HER. Le pertuzumab a un effet inhibiteur sur les lignées cellulaires de cancer du sein [28], qu'elles surexpriment HER-2 ou non. C'est la présence d'hétérodimères contenant HER-2 qui prédit la réponse au pertuzumab [29].

Inhibiteurs de tyrosine kinase ciblant le récepteur

Les inhibiteurs de tyrosine kinase se fixent sur le site de liaison de l'ATP du récepteur, ce qui empêche la phosphorylation de la protéine et donc l'activation du signal intracellulaire en aval. Il en existe de différents types (tableau I), soit spécifiques d'un récepteur, comme le gefitinib (Iressa® ; Astra Zeneca Pharmaceuticals ; Wilmington, DE) et l'erlotinib (Tarceva® ; Genentech, Inc. ; South San Francisco, CA), soit dirigés contre plusieurs récepteurs, comme le lapatinib (Tykerb® ; GlaxoSmithKline ; Research Triangle Park, NC), le CI-1033 (Pfizer Inc. ; Groton, CT) et le HKI-272 (Wyeth Research, Pearl River, New York).

Les premiers traitements ciblant la tyrosine kinase développés ont été le gefitinib et l'erlotinib, inhibiteurs réversibles de la tyrosine kinase de HER-1 [30]. Les données précliniques montrent l'action antiproliférative de ces molécules en monothérapie [31, 32]. L'inhibition de la croissance de lignées de cancer du sein *in vitro* est majorée lors de la combinaison avec la chimiothérapie [33, 34, 35, 36].

Le lapatinib est quant à lui un inhibiteur de tyrosine kinase réversible bivalent, responsable de la down régulation des récepteurs HER-1 et HER-2 [37, 38 39]. Il inhibe la phosphorylation de p95HER-2 à l'inverse du trastuzumab [39].

Le CI-1033 est un inhibiteur de tyrosine kinase irréversible dirigé contre tous les membres de la famille HER. Il se fixe sur le site ATP du récepteur par un pont

Tableau I :
Thérapies ciblées dans le cancer du sein.

Agents	Spécificité
Anticorps monoclonaux	
Trastuzumab - Herceptin®	HER-2
Pertuzumab (2C4) - Omnitarg®	HER-2
Bevacizumab - Avastin®	VEGF
Inhibiteurs de tyrosine kinase	
Gefitinib (ZD1839) - Iressa®	HER-1, réversible
Erlotinib (OSI-774) - Tarceva®	HER-1, réversible
Lapatinib (GW572016) - Tykerb®	HER-1 et 2, réversible
Carnetinib (CI-1033)	HER-1 à 4, non réversible
Sunitinib (SU11248)	VEGFR, PDGFR, c-kit
Temsirolimus (CCI-779)	mTOR
Everolimus (RAD001)	mTOR

covalent qui inactive de façon permanente les formes actives de HER-1, -2 et -4 et bloque le signal de HER-3 étant donné l'impossibilité de formation d'hétérodimères [40, 41]. L'importance de la réversibilité de l'inhibition par les inhibiteurs de tyrosine kinase est débattue mais un des avantages potentiels du CI-1033 par rapport aux inhibiteurs réversibles est que l'activité tyrosine kinase ne peut être régénérée que lors de la synthèse de nouveaux récepteurs [42].

Le HKI-272 est également un puissant inhibiteur tyrosine kinase irréversible pan HER. Il inhibe la croissance tumorale des cellules exprimant HER-1 et -2 en culture et *in vivo* [43].

LA FAMILLE DES RÉCEPTEURS DE FACTEURS DE CROISSANCE ENDOTHÉLIAUX (VEGFR)

L'angiogenèse est un mécanisme essentiel impliqué dans la progression tumorale [44, 45]. Il s'agit du développement de nouveaux vaisseaux par et pour les cellules tumorales. La stimulation de la prolifération de nouvelles cellules endothéliales est l'élément clef de ce phénomène. Les facteurs de croissance endothéliaux agissent via trois récepteurs tyrosine kinases transmembranaires des cellules endothéliales VEGFR-1 (Flt-1), VEGFR-2 (KDR/Flk-1) et VEGFR-3 (Flt-4). Le plus important est VEGFR-2. Son activation par ses ligands conduit à une augmentation de la perméabilité vasculaire, de la migration et de la prolifération des cellules endothéliales [46, 47]. La surexpression des récepteurs VEGF par les tumeurs solides est corrélée à une évolution clinique péjorative [48, 49, 50, 51].

Le bevacizumab (Avastin® ; Genentech, Inc. ; South San Francisco, CA) est un anticorps monoclonal humanisé dirigé contre VEGF-A, le ligand du récepteur, capable de bloquer la liaison de toutes les isoformes de VEGF. Il permet d'inhiber l'angiogenèse tumorale, de bloquer la croissance tumorale et de diminuer la pression du fluide interstitiel tumoral et donc d'améliorer la délivrance des cytotoxiques à la tumeur [52, 53, 54, 55].

Le sunitinib (SU11248) est un inhibiteur de tyrosine kinase ciblant à la fois VEGFR, PDGFR et KIT et FLT3 combinant de ce fait des effets antiprolifératifs et antiangiogéniques [56, 57].

CIBLES CYTOPLASMIQUES DE LA VOIE SIGNALÉTIQUE DES FACTEURS DE CROISSANCE

Même si tous les éléments de la voie de signalisation de PI3K/Akt ne sont pas élucidés, PI3K/Akt apparaît être la clé de la modulation du signal provenant de l'interaction entre les facteurs de croissance et les récepteurs de ces facteurs de croissance. L'enzyme PI3K qui joue un rôle central dans la prolifération cellulaire, la mobilité, la néovascularisation, la viabilité et la sénescence est activée dans de nombreuses cellules malignes. L'effecteur le mieux caractérisé de PI3K est la sérine/thréonine kinase Akt ou *mammalian target of rapamycin* (mTOR) protein [58].

La perte de fonction du gène suppresseur de tumeur PTEN (*phosphatase and tensin gene*) est associée à une activation constitutive de Akt, à l'origine du syndrome de Cowden, mais l'hétérozygotie du locus de PTEN est aussi associée à une hyperactivation de Akt [59, 60]. Les études conduites chez la souris PTEN *knock-out* indiquent que les cancers présentant une perte de PTEN sont particulièrement sensibles aux effets de la rapamycine et de ses analogues [61].

La rapamycine est connue pour ses propriétés immunosuppressives, antimicrobiennes et antitumorales [62]. Du fait de sa faible hydrosolubilité et de son instabilité chimique, des analogues ont été développés (temsirolimus ou CCI-779 et everolimus ou RAD001), antagonistes spécifiques de mTOR [63, 64]. Le CCI-779 inhibe les mêmes lignées cellulaires tumorales que la rapamycine, la plupart dépendantes des estrogènes, surexprimant HER-2, et/ou présentant des délétions de PTEN [65, 61]. Des données précliniques ont montré la synergie entre les analogues de la rapamycine et les anti-estrogènes ou les anti-aromatases [66, 67].

LES ANTICORPS MONOCLONAUX EN CLINIQUE

ANTI-HER-2

Trastuzumab

Cancer du sein métastatique

• Monothérapie

Le trastuzumab, administré en monothérapie, après échec de la chimiothérapie [68] ou en première ligne [69] chez des patientes avec un cancer du sein métastatique HER-2+ permet d'obtenir des réponses objectives (tableau II), corrélées à l'amplification du gène HER-2 (tumeurs FISH positives) et à la surexpression du récepteur HER-2 (score 3+ par immunohistochimie) [70]. Il est globalement bien toléré sans les effets indésirables rencontrés avec la chimiothérapie comme l'intolérance digestive, l'alopécie ou encore la myélosuppression [70, 69, 68, 71].

• Combinaison avec la chimiothérapie

En 1998, le trastuzumab a été approuvé par la Food and Drug Administration (FDA) suite à la publication des résultats de l'étude pivotale H0648g qui comparait une chimiothérapie avec ou sans trastuzu-

Tableau II :
Efficacité des anticorps monoclonaux dans le cancer du sein métastatique.

Agents	Taux de réponse objective (%)
Trastuzumab	
Monothérapie	12-40
+ Paclitaxel	27-81
+ Docetaxel	44-83
+ Capécitabine	45-47
+ Vinorelbine	38-86
+ Gemcitabine	27-44
+ Cisplatine	48
+ Docetaxel + Cisplatine	79
+ Docetaxel + Carboplatine	56
+ Docetaxel + Gemcitabine	56
+ Paclitaxel + Carboplatine	52-77
+ Paclitaxel + Gemcitabine	53-62
+ Epirubicine + Docetaxel	69
+ Doxorubicine liposomale	59
+ Doxorubicine liposomale + Paclitaxel	92
+ Doxorubicine pégylée	52
+ Doxorubicine pégylée + Docetaxel	45
Pertuzumab	
Monothérapie	7-29
+ Docetaxel	30
Bevacizumab	
Monothérapie	6-17
+ Vinorelbine	31
+ Docetaxel	52
+ Capécitabine	19
+ Paclitaxel	28

mab en première ligne chez des patientes atteintes de cancer du sein métastatique HER-2+ [72]. L'addition du trastuzumab à la chimiothérapie (doxorubicine et cyclophosphamide ou paclitaxel), améliorait le taux de réponse (50 % *versus* 32 %, $p < 0,001$), le temps jusqu'à progression (7,4 *versus* 4,6 mois, $p < 0,001$) et même la survie (25,1 *versus* 20,3 mois, p=0,046). Cette synergie entre le trastuzumab et la chimiothérapie ne survient que dans le cas des tumeurs HER-2+, quel que soit l'agent cytotoxique associé [72, 73]. Par la suite, de nombreuses autres combinaisons ont été testées [74].

Lors de cette étude H0648g, il a été noté un risque significatif d'altération de la fonction cardiaque lorsque le trastuzumab était administré en même temps que les anthracyclines (27 % *versus* 8 %), moindre en cas d'administration concomitante de taxanes (13 % *versus* 1 %). Cette cardiotoxicité, issue d'une interaction entre le trastuzumab et la doxorubicine, n'avait pas été détectée lors des études précliniques [75]. Elle a trouvé une explication par la suite : HER-2 joue en effet un rôle anti-apoptotique important dans les cellules musculaires cardiaques normales et son blocage augmente les dommages cardiaques liés au stress [76]. Des associations de trastuzumab avec des anthracyclines moins cardiotoxiques, comme les formulations liposomales de la doxorubicine [77, 78, 79, 80] montrent des taux de réponses intéressants avec des taux d'évènements cardiaques acceptables même si le suivi de ces malades reste relativement court.

• Combinaison avec l'hormonothérapie

La positivité HER-2 prédit une relative résistance à l'hormonothérapie, essentiellement au tamoxifène [19, 20, 21, 22], le signal HER-2 stimulant son effet agoniste œstrogénique [81]. Les inhibiteurs d'aromatase semblent plus efficaces que le tamoxifène dans les tumeurs HER-2+ [82, 83] même si ces résultats préliminaires n'ont pas été confirmés jusqu'à présent [84]. Des études randomisées investiguent les associations trastuzumab plus létrozole, anastrozole et exemestane.

• Utilisation pratique

Actuellement ni le schéma idéal d'administration ni la durée optimale de traitement du trastuzumab ne sont clairement définis. Même s'il est couramment utilisé selon une administration intraveineuse hebdomadaire, une dose triple donnée toutes les trois semaines a un profil pharmacocinétique tout à fait satisfaisant [85]. La synergie du trastuzumab avec les drogues cytotoxiques étant liée à une interaction avec les mécanismes de réparation de l'ADN, son administration peut théoriquement être poursuivie malgré une progression ; en outre, l'administration de trastuzumab jusqu'à 40 mois après progression dans l'étude pivotale H0648g était bien tolérée sans toxicité cumulative [86]. Signalons que deux études rétrospectives ont rapporté des taux de réponse encourageants avec les lignes de traitement successives [87, 88].

Cancer du sein localisé
en situation adjuvante et néoadjuvante

Cinq études cliniques ont été réalisées pour tester la place du trastuzumab en adjuvant administré de façon combinée ou séquentielle avec différents régimes de chimiothérapie pour les patientes avec un cancer du sein HER-2+ (tableau III) [89, 90, 91, 92, 93, 94]. Toutes concordent et montrent une réduction impressionnante du taux de rechute variant de 39 à 52 %. Ces résultats ont été révélés malgré un suivi très court (12 à 36 mois) étant donné la précocité et la gravité des rechutes dans le cas de cancer du sein HER-2+. En outre, une différence significative de survie globale a émergé dans l'analyse poolée des études américaines avec une réduction du risque de décès de 33 % [89] et dans les études HERA [93] et BCIRG 006 [94] ; l'incidence d'insuffisance cardiaque congestive de classe III/IV ou de décès cardiaque dans les bras de traitement avec trastuzumab varie de 0,37 % (bras sans anthracycline du BCIRG 006) [94] à 4,1 % (NSABP B-31) [95].

Par ailleurs, la combinaison de trastuzumab avec la chimiothérapie en situation néoadjuvante permet d'obtenir des taux de réponse variant de 12 % à 66 % dont 24 % à 67 % de réponse clinique complète [74]. Dans la seule étude randomisée, le taux de réponse pathologique s'élevait à 66 % avec l'association trastuzumab plus chimiothérapie contre 26 % avec la chimiothérapie seule [96].

• Questions en suspens

Malgré ces résultats encourageants, de gros efforts de recherche doivent encore être déployés dans le traitement du cancer du sein HER-2+. En effet, un

Tableau III :
Études de trastuzumab adjuvant

Étude (nombre de patientes)	Caractéristiques des tumeurs	Traitements	1er objectif	Suivi médian	SSM HR (IC; p value)	SG HR (IC; p value)	ICC Classe 3-4
NSABP B-31 (2043)	Ganglion positif	AC x 4 -> P x 4 AC x 4 -> P x 4 + T (P toutes les 3 semaines)	SG*				0,3 % 4,1 %
Intergroup N9831 (2766)	Ganglion positif	AC x 4 -> P x 4 AC x 4 -> P x 4 + T débutant en même temps que P AC x 4 -> P x 4 + T débutant après P** (P hebdomadaire)	SSM	2 ans	Analyse poolée : 0,48 (IC 0,39-0,59 ; p < 0,000 1)	Analyse poolée : 0,67 (IC 0,48-0,93 ; p = 0,015)	0 % 2,4 % 1,4 %
HERA (5090)	Toute tumeur sauf infracentimétrique et ganglion négatif	Toute CT acceptée seule (bras observation) T pour 1 an après la fin de la CT T pour 2 ans après la fin de la CT**	SSM	1 an 2 ans	0,54 (IC 0,43-0,57 ; p < 0,000 1) 0,64 (IC 0,54-0,76 ; p < 0,0001)	0,76 (IC 0,47-1,23 ; p = 0,26) 0,66 (IC 0,47-0,91 ; p < 0,015)	0 % 0,6 %
BCIRG 006 (3222)	Ganglion positif ou ganglion négatif haut risque	AC x 4 -> D x 4 AC x 4 -> D x 4 + T débutant en même temps que D D + CBDP x 6 + T (toutes les 3 semaines)	SSM	3 ans	0,61 (b vs a) (IC 0,48-0,76 ; p = 0,000 2) 0,67 (c vs a) (IC 0,54-0,83 ; p = 0,0003)	0,59 (b vs a) (IC 0,42-0,85 ; p = 0,004) 0,66 (c vs a) (IC 0,47-0,93 ; p < 0,0017)	0,38 % 1,87 % 0,37 %
FinHer (232)	Ganglion positif ou ganglion négatif haut risque	V or D x 3 avec ou sans T 9 semaines -> FEC x 3	SSR	38 mois	0,46 (p = 0,007 8)	0,43 (p = 0,08)	0 %

Légende : A = adriamycine ; CT = chimiothérapie ; C = cyclophosphamide ; CBDP = carboplatine ; D = docetaxel ; E = épirubicine ; F = fluorouracile ; HR = hazard ratio ; ICC = insuffisance cardiaque congestive ; P = paclitaxel ; SG = survie globale ; SSM = survie sans maladie ; SSR = survie sans rechute ; T = trastuzumab ; V = vinorelbine.

*SSR pour l'analyse poolée

** non inclus dans cette analyse

-> signifie « suivi par »

grand nombre de questions restent sans réponse : 1) quel est le moment optimal pour initier le traitement par trastuzumab ; 2) quelle est sa durée optimale (1 an, 2 ans, 3 mois ou 6 mois) ; 3) l'effet du trastuzumab varie-t-il au cours du temps ; 4) existe-t-il un sous groupe de patientes qui ne bénéficie pas du trastuzumab et, à l'opposé, la chimiothérapie pourrait-elle être évitée à un sous groupe de patientes avec des tumeurs particulièrement sensibles au trastuzumab.

La confirmation prospective de deux études rétrospectives intéressantes est souhaitée pour mieux individualiser le traitement par trastuzumab : les tumeurs avec une co-amplification de c-myc et HER-2 semblent tirer un plus grand bénéfice du trastuzumab adjuvant [97] ; la co-amplification de topo-isomérase II alpha et HER-2 pourrait par ailleurs conférer un avantage important à utiliser un régime à base d'anthracycline [91].

Pertuzumab

Les données d'études de phase I ont montré que le pertuzumab en monothérapie était bien toléré et actif [98, 99, 100] avec un profil pharmacocinétique supportant l'administration toutes les trois semaines [100]. Dans une étude portant sur 21 patients atteints de cancer métastatique non sélectionné pour leur surexpression de HER-2 [98], deux patients, dont la tumeur ne surexprimait pas HER-2, ont présenté une réponse partielle, et pour six patients la maladie est restée stable pendant plus de 2,5 mois. Les effets secondaires les plus fréquents, rash, diarrhée, fatigue, étaient en général de grade 1, occasionnellement de grade 2.

Cette bonne tolérance a été confirmée par une étude de phase II portant sur 79 patientes avec un cancer du sein métastatique exprimant faiblement le récepteur HER-2 traitées avec deux doses différentes de pertuzumab [99]. Il n'y a pas de relation entre la dose et l'activité ou la toxicité. Dans le bras faible dose, 6 patientes ont présenté une réponse partielle et 18 une maladie stable ; dans le bras haute dose, 14 patientes ont eu une maladie stable. Les effets secondaires les plus fréquents étaient la diarrhée, la fatigue et les nausées.

L'association pertuzumab/docetaxel est actuellement en cours d'évaluation [101] et des études prospectives randomisées après échec du trastuzumab ont également été initiées.

ANTI-VEGF

Le bevacizumab, anticorps monoclonal ciblant le ligand du récepteur ou VEGF, est l'agent anti-angiogénique dont le développement clinique est le plus avancé. En association avec la chimiothérapie, plus qu'en monothérapie (tableau II), il donne des résultats encourageants en phase I-II, avec un bénéfice clinique s'élevant jusqu'à 33 % [102, 103, 104]. Les effets indésirables sont différents de ceux de la chimiothérapie avec essentiellement hypertension, protéinurie, thromboses et saignements de type épistaxis.

Dans une étude de phase III, 462 patientes avec un cancer du sein métastatique après échec des anthracyclines et taxanes ont été traitées par capécitabine plus ou moins bevacizumab [105]. L'addition de l'anti-VEGF permet un meilleur taux de réponse (19,8 *versus* 9,1 %) sans impact cependant sur la survie sans récidive, probablement à cause de l'état avancé de la maladie. Par contre, l'addition du bevacizumab au paclitaxel hebdomadaire en première ligne chez 722 patientes augmente non seulement le taux de réponse (28,2 *versus* 14,2 %) mais aussi la survie sans progression (10,9 *versus* 6,1 mois) et la survie globale [106]. De nouvelles études permettant de déterminer le schéma de chimiothérapie optimal et de mieux sélectionner les patientes qui peuvent bénéficier du traitement anti-VEGF sont clairement attendues.

Le bevacizumab est actuellement testé en combinaison avec le létrozole chez des patientes avec un cancer du sein métastatique hormonosensible [107].

LES INHIBITEURS DE TYROSINE KINASE EN CLINIQUE

ANTI-EGFR

Spécifiques

Les études de phase I ont montré la bonne tolérance des monothérapies de gefitinib [108, 109, 110] et d'erlotinib [111]. Les effets secondaires les plus fréquemment observés sont un rash acnéiforme, des diarrhées et une intolérance digestive surtout de grade 1 et 2 [112].

Combinaison avec la chimiothérapie

Le gefitinib a été combiné en phase I à l'épirubicine hebdomadaire chez 15 patientes avec un cancer du sein métastatique prétraité [113]. Deux réponses partielles et 7 stabilisations ont été documentées (bénéfice clinique : 64 %). En phase II, en première ligne métastatique, chez 68 patientes, le gefitinib combiné au paclitaxel et au carboplatine permet d'obtenir un taux de réponse de 46 % avec des effets secondaires hématologiques (16 % de neutropénie, 6 % de thrombopénie et 10 % d'anémie), neurologiques (6 %), des réactions allergiques (6 %) et des diarrhées (7 %) [114]. L'analyse préliminaire de l'association gefitinib/docetaxel rapporte un taux de réponse de près de 58 % avec 51 % de neutropénie de grade 3-4, 12 % de diarrhées et de rash cutané (grade 2–3) [115]. Les résultats sont globalement comparables avec les combinaisons erlotinib/docetaxel ou gemcitabine [116, 117].

Combinaison avec l'hormonothérapie

Une étude est actuellement en cours pour évaluer l'intérêt de la combinaison gefitinib- anastrozole pour les patientes avec un cancer du sein métastatique hormonosensible après échec du tamoxifène.

Deux études néoadjuvantes de phase II en double aveugle ont comparé la combinaison anastrozole-gefitinib à un traitement anastrozole-placebo chez des patientes ménopausées avec des tumeurs ER/EGFR positives avec des résultats discordants [118, 119].

Le défi actuel qui pourrait permettre au gefitinib et à l'erlotinib de valider leur utilisation en pratique clinique est d'identifier et de sélectionner la sous population de patientes qui bénéficient de ces nouveaux médicaments.

Polyvalents

Lapatinib

• Monothérapie

Dans une étude de phase I incluant des tumeurs non sélectionnées pour leur expression de HER, le lapatinib a montré un bénéfice clinique modeste et une bonne tolérance avec essentiellement rash, diarrhée, nausées et fatigue [120]. Ces résultats ont été confirmés dans un essai de phase Ib portant sur une population surexprimant HER-1 ou -2 [121]. Sur les 33 patients, 3 ont présenté une réponse partielle, chacun ayant une tumeur surexprimant à la fois HER-1 et -2 et 12 une stabilisation, la plupart surexprimant HER-1 ou -2. Les effets secondaires les plus fréquents étaient de grade 1 ou 2, surtout diarrhées, rash et nausées/vomissements.

Du fait de son faible poids moléculaire, le lapatinib est potentiellement intéressant dans la population de cancer du sein HER-2+. En effet, cette population présente un risque important de survenue de métastases cérébrales, site inaccessible au trastuzumab [122]. Parmi 38 patientes lourdement prétraitées en progression cérébrale après trastuzumab, le taux de réponse cérébrale obtenu avec le lapatinib est de 5 % et 8 patientes ont présenté une stabilisation centrale à 8 semaines et 4 à 24 semaines [123]. Le lapatinib administré en monothérapie après échec du trastuzumab chez 41 patientes avec un cancer du sein métastatique HER-2+ a permis d'obtenir 1 réponse complète, 3 réponses partielles et 15 stabilisations [124]. En première ligne, dans une étude de 13 patientes, les résultats sont encore plus encourageants avec 38 % de réponses partielles et 46 % de stabilisations [125]. Par ailleurs, le cancer du sein inflammatoire, forme agressive rare, se distingue des autres formes de cancer localement avancé par l'association d'une surexpression de E-cadhérine, d'une négativité des récepteurs estrogènes, d'un index mitotique élevé et d'une surexpression fréquente de HER-2 [126]. Cette surexpression de HER-2 associée à une expression de HER-1 est retrouvée dans 30 à 40 % des formes inflammatoires d'où l'intérêt de l'étude, dans cette population, de l'efficacité du lapatinib après échec de la chimiothérapie. Cette étude est en cours.

• Combinaison avec la chimiothérapie

En phase I, le lapatinib a été combiné avec le paclitaxel initialement administré toutes les 3 semaines ensuite de façon hebdomadaire [127]. Les effets secondaires les plus fréquents sont la diarrhée (92 %), les vomissements (67 %), un rash (58 %), des nausées (42 %), de la fatigue (42 %). Parmi les patientes avec un cancer du sein, une a présenté une réponse complète, 3 une réponse partielle et 2 une stabilisation.

Dans une étude randomisée de phase III chez 321 patientes avec un cancer métastatique HER-2+ réfractaire au trastuzumab, l'addition du lapatinib à la capécitabine a amélioré le temps jusqu'à progression (36,9 *versus* 19,7 mois, p<0,001) [128]. Une étude de phase III randomisée, en double aveugle, comparant paclitaxel plus ou moins lapatinib est actuellement en cours en première ligne métastatique.

• Combinaison avec l'hormonothérapie

L'association lapatinib-létrozole est actuellement testée chez des patientes avec un cancer du sein métastatique hormonosensible [129].

Inhibiteur de tyrosine kinase pan HER

• CI-1033

Lors des études de phase I, l'administration hebdomadaire du CI 1033, selon un schéma d'administration 3 semaines sur 4 s'est compliquée de thrombopénies sévères [130, 131, 132, 133]. Par contre avec un schéma d'administration une semaine sur deux [134], les principales toxicités sont cutanées et digestives (diarrhées).

• HKI-272

Les effets secondaires retrouvés lors d'une étude de phase I chez 73 patients présentant des tumeurs avancées surexprimant HER-1 ou -2 sont essentiellement la diarrhée et moins fréquemment les nausées/vomissements, l'asthénie, l'anorexie, des frissons et un rash cutané [1345]. Cette étude a montré une activité antitumorale prometteuse (4 réponses partielles) chez les patientes avec un cancer du sein HER-2+.

ANTI-VEGFR

Du fait des bons résultats en phase I-II et de la tolérance généralement correcte (fatigue, diarrhée, dépigmentation, hypertension) [135, 137, 138], le sunitinib est actuellement à l'étude dans le cancer du sein après échec des anthracyclines et taxanes. Les premiers résultats montrent une bonne tolérance. Sept réponses partielles et 1 stabilisation ont été observées sur 51 patientes [139].

ANTI-M-TOR

Les études cliniques initiées avec les deux analogues de la rapamycine, le temsirolimus (CCI-779) et l'everolimus (RAD001), indiquent que ces molécules sont bien tolérées avec une activité antitumorale intéressante [140]. Les principales toxicités sont habituellement modérées. Il s'agit de thrombopénie, d'hyperlipidémie, de toxicité cutanée et d'élévation des transaminases.

Dans une étude de phase II utilisant le temsirolimus et portant sur 109 patientes avec un cancer du sein métastatique après échec des anthracyclines et taxanes, 10 ont présenté une réponse partielle et 26 une stabilisation [141].

L'everolimus a été combiné au létrozole chez 18 patientes avec un cancer du sein métastatique stable ou progressant sous létrozole au cours d'une phase Ib [142]. La tolérance est correcte avec comme effets secondaires les plus fréquents, stomatite, fatigue, anorexie, diarrhée, céphalée et rash cutané. Le traitement a pu être poursuivi plus de 24 semaines chez 8 patientes. Une réponse complète et une réponse partielle ont été observées.

Une étude de phase III en double aveugle contre placebo comparant létrozole plus ou moins temsirolimus est actuellement en cours chez des patientes avec un cancer du sein métastatique hormonosensible du fait des résultats obtenus en phase II [143].

Les études de combinaison d'agents anti-mTOR avec la chimiothérapie sont attendues.

STRATEGIES CIBLÉES COMBINÉES

Il apparaît de plus en plus improbable qu'un traitement ciblé sur une seule anomalie moléculaire soit suffisant pour éradiquer des cellules tumorales. Par exemple, les taux de réponse dans le cancer du sein métastatique HER-2+ obtenus par le trastuzumab sont globalement de l'ordre de 35 % [70]. Ceci est lié aux interactions multiples entre les différents membres de la famille HER ainsi qu'entre différentes classes de récepteurs, dans la transmission du signal de transduction et la transformation maligne. Il apparaît donc intéressant de développer une stratégie thérapeutique combinant des agents qui cibleront différents récepteurs et/ou différentes étapes de la transduction.

COMBINAISON D'ANTICORPS MONOCLONAUX

Trastuzumab/pertuzumab

Le site de liaison du trastuzumab n'est pas impliqué dans la dimérisation du récepteur [144] au contraire de celui du pertuzumab [145, 146], ce qui peut expliquer en partie pourquoi le pertuzumab inhibe la croissance de tumeurs exprimant de faibles taux de HER-2 alors que le trastuzumab en est incapable [28]. *In vitro*, l'association trastuzumab/pertuzumab inhibe de façon synergique la survie de lignées cellulaires BT474 BC en stimulant l'apoptose [147].

Trastuzumab/bevacizumab

Une étude de phase I/II combinant bevacizumab et trastuzumab est actuellement en cours, basée sur l'observation que l'amplification de HER-2 est associée à une augmentation de l'expression de VEGF [14]. La seule expression de VEGF est prédictive de la survie dans une étude analysant les effets combinés de HER-2 et de VEGF sur le devenir clinique [148].

COMBINAISON ANTICORPS MONOCLONAL/INHIBITEUR DE TYROSINE KINASE OU MÉDIATEUR CYTOPLASMIQUE DE LA TRANSMISSION DU SIGNAL DE CROISSANCE

Trastuzumab/gefitinib ou erlotinib

L'association gefitinib plus trastuzumab produit un meilleur effet pro-apoptotique que chaque drogue utilisée séparément sur les lignées cellulaires de cancer du sein HER-2+ [149, 150]. Ces résultats n'ont pas été confirmés dans une étude de phase I-II, où les taux de réponse et le temps jusqu'à progression étaient moins bons qu'avec le trastuzumab seul, peut-être du fait de l'administration d'une dose sous optimale de gefitinib [151]. De meilleurs résultats ont été obtenus avec l'association trastuzumab plus erlotinib [152]. Des études sont en cours pour tester la combinaison gefitinib ou erlotinib plus trastuzumab plus chimiothérapie [153, 155, 154, 155].

Trastuzumab/lapatinib

La combinaison trastuzumab plus lapatinib est potentiellement intéressante même s'ils inhibent tous les deux HER-2 car leurs cibles et leurs mécanismes d'action sont différents. Des études précliniques ont en outre démontré la synergie de cette association [157] qui a été ensuite testée en phase I sur 54 patientes lourdement prétraitées présentant une tumeur

HER-2+ progressant sous trastuzumab avec un taux de réponse de 22 %. Les effets secondaires les plus fréquents étaient diarrhée, fatigue, nausées, rash et anorexie [158].

Trastuzumab/everolimus

Une étude de phase I-II est actuellement en cours pour évaluer l'intérêt de combiner le RAD001 au trastuzumab chez les patientes avec un cancer du sein métastatique HER-2+ résistant au trastuzumab.

Pertuzumab/erlotinib

In vitro, l'association erlotinib-pertuzumab est active dans différentes lignées cellulaires, de façon additive voire synergique, indépendamment de l'expression de HER-1/EGFR ou HER-2 [159].

COMBINAISONS D'INHIBITEURS DE TYROSINE KINASE

Erlotinib/everolimus

Pour évaluer si la réintroduction de PTEN restore la sensibilité au gefitinib, une étude de phase I-II en cours teste l'association erlotinib-everolimus dans le cancer du sein métastatique.

CONCLUSION

Suite aux progrès spectaculaires obtenus depuis l'incorporation du trastuzumab dans l'arsenal thérapeutique, tant en situation métastatique qu'adjuvante, les traitements ciblant une anomalie moléculaire plus ou moins spécifique de la cellule tumorale sont en plein essor. Les progrès de nos connaissances de la biologie du cancer et du microenvironnement tumoral ont permis d'identifier des modifications cellulaires ou moléculaires responsables de l'activation de signaux de transformation maligne. L'inhibition de ces aberrations par des anticorps monoclonaux et/ou des inhibiteurs de tyrosine kinase est une étape importante vers un traitement ciblé, plus spécifique et potentiellement moins toxique. A l'heure actuelle, les écueils rencontrés sont surtout liés à la difficulté d'identifier des facteurs prédictifs de réponse pour mieux sélectionner les sous groupes de patientes susceptibles d'en bénéficier. ■

BIBLIOGRAPHIE

[1] NAHTA R, ESTEVA FJ. HER-2-targeted therapy: lessons learned and future directions. *Clin Cancer Res* 2003; 9: 5078-84.

[2] OLAYIOYE MA. Update on HER-2 as a target for cancer therapy: intracellular signaling pathways of ErbB2/HER-2 and family members. *Br Cancer Res* 2001; 3 : 385-9.

[3] KIRSCHBAUM MH, YARDEN Y. The ErbB/HER family of receptor tyrosine kinases: a potential target for chemoprevention of epithelial neoplasms. *J Cell Biochem* 2000; 34: 52-60.

[4] ROWINSKY EK. Signal events: cell signal transduction and its inhibition in cancer. *Oncologist* 2003; 8 (Suppl 3): 5-17.

[5] VOLDBORG BR, DAMSTRUP L, SPANG-THOMSEN M. Epidermal growth factor receptor (EGFR) and EGFR mutations, function and possible role in clinical trials. *Ann Oncol* 1997; 8: 1197-206.

[6] DANCEY J, SAUSVILLE EA. Issues and progress with protein kinase inhibitors for cancer treatment. *Nat Rev Drug Discov* 2003; 2: 296-313.

[7] FRY MJ. Phosphoinositide 3-kinase signaling in breast cancer: how big a role might it play? *Br Cancer Res* 2001; 3: 304-12.

[8] AMUNDADOTTIR LT, LEDER P. Signal transduction pathways activated and required for mammary carcinogenesis in response to specific oncogenes. *Oncogene* 1998; 16: 737-46.

[9] SCHLESSINGER J. Common and distinct elements in cellular signaling via EGF and FGF receptors. *Science* 2004; 306: 1506-7.

[10] ARONICA SM, KATZELLENBOGEN BS. Progesterone receptor regulation in uterine cells: stimulation by estrogen, cyclic adenosine 3',5'-monophosphate, and insulin like growth factor I and suppression by antiestrogens and protein kinase inhibitors. *Endocrinol* 1991; 128: 2045-52.

[11] PIETRAS RJ, ARBOLEDA J, REESE DM, *et al.* Her-2 tyrosine kinase pathway targets estrogen receptor and promotes hormone independent growth in human breast cancer cells. *Oncogene* 1995; 10: 2435-46.

[12] SMITH CL. Crosstalk between peptide growth factor and estrogen receptor signaling pathways. *Bio Reprod* 1998; 58: 627-32.

[13] CAMPBELL RA, BHAT-NAKSHATRI P, PATEL NM, *et al.* Phosphatidylinositol-3-kinase/Akt mediated activation of estrogen alpha: a new model for anti-estrogen resistance. *J Biol Chem* 2001; 276: 9817-24.

[14] PETIT AM, RAK J, HUNG MC, *et al.* Neutralizing antibodies against epidermal growth factor and ErbB-2/neu receptor tyrosine kinases down-regulate vascular endothelial growth factor production by tumor cells *in vitro* and *in vivo*: angiogenic implications for signal transduction therapy of solid tumors. *Am J Pathol* 1997; 151: 1523-30.

[15] WOODBURN JR. The epidermal growth factor receptor and its inhibition in cancer therapy. *Pharmacol Ther* 1999; 82:241-50.

[16] SLAMON DJ, CLARK GM, WONG SG, *et al.* Human breast cancer: correlation of relapse and survival with amplification of the HER-2/neu oncogene. *Science* 1987; 235: 177-82.

[17] NOONBERG SB, BENZ CC. Tyrosine kinase inhibitors targeted to the epidermal growth factor receptor subfamily: role as anticancer agents. *Drugs* 2000; 59: 753-67.

[18] ROSS JS, FLETCHER JA. The HER-2/Neu oncogene, in breast cancer: prognostic factor, predictive factor and target for therapy. *Stem Cells* 1998; 16: 413–28.

[19] DE PLACIDO S, CARLOMAGNO C, DE LAURENTIIS M, *et al.* C-ErbB2 expression predicts tamoxifen efficacy in breast cancer patients. *Br Cancer Res Treat* 1998; 52: 55-64.

[20] DE PLACIDO S, DE LAURENTIIS M, CARLOMAGNO C, *et al.* Twenty-year results of the Naples GUN randomized trial: predictive factors of adjuvant tamoxifen efficacy in early breast cancer. *Clin Cancer Res* 2003; 9: 1039-46.

[21] DE LAURENTIIS M, ARPINO G, MASSARELLI E, *et al.* a meta-analysis on the interaction between HER-2 expression and response to endocrine treatment in advanced breast cancer. *Clin Cancer Res* 2005; 11: 4741-8.

[22] KUROKAWA H, ARTEAGA CL. ErbB (HER) receptors can abrogate antiestrogen action in human breast cancer by multiple signaling mechanisms. *Clin Cancer Res* 2003; 9: 511S–5S.

[23] PEGRAM MD, KONECNY GE, O'CALLAGHAN C, *et al.* Rational combinations of trastuzumab with chemotherapeutic drugs used in the treatment of breast cancer. *J Natl Cancer Inst* 2004; 96: 739-49.

[24] PEGRAM MD, PIENKOWSKI T, NORTHFELT DW, *et al.* Results of two open-label, multicenter phase II studies of docetaxel, platinum salts, and trastuzumab in HER2-positive advanced breast cancer. *J Natl Cancer Inst* 2004; 96: 759-69.

[25] NAHTA R, ESTEVA FJ. In vitro effects of trastuzumab and vinorelbine in trastuzumab-resistant breast cancer cells. *Cancer Chemother Pharmacol* 2004; 53: 186-90.

[26] BASELGA J, NORTON L, ALBANELL J, *et al.* Recombinant humanized anti-HER2 antibody (Herceptin) enhances the antitumor activity of paclitaxel and doxorubicin against HER2/Neu overexpressing human breast cancer xenografts. *Cancer Res* 1998; 58: 2825-31.

[27] LOPEZ AM, PEGRAM MD, SLAMON DJ, *et al.* A model-based approach for assessing *in vivo* combination therapy interactions. *Proc Natl Acad Sci USA* 1999; 96: 13023-8.

[28] AGUS DB, AKITA RW, FOX WD, *et al.* Targeting ligand-activated ErbB2 signaling inhibits breast and prostate tumor growth. *Cancer Cell* 2002; 2: 127-37.

[29] BOSSENMAIER B, HASMANN M, KOLL H, *et al.* Presence of HER2/HER3 heterodimers predicts antitumor effect of pertuzumab (Omnitarg™) in different human xenograft models. *Proc Am Assoc Cancer Res* 2004; 45: 1232 (Abstr 5342).

[30] BREHMER D, GREFF Z, GODL K, *et al.* Cellular targets of gefitinib. *Cancer Res* 2005; 65: 379-82.

[31] WOODBURN JR, BARKER AJ, GIBSON KH, *et al.* ZD1839, an epidermal growth factor tyrosine kinase inhibitor selected for clinical development. *Proc Am Assoc Cancer Res* 1997; 38: 633-34.

[32] SIROTNAK FM, ZAKOWSKI MF, MILLER VA, *et al.* Efficacy of cytotoxics agents against human tumor xenografts is markedly enhanced by coadministration of ZD1839 (Iressa), an inhibitor of tyrosine kinase. *Clin Cancer Res* 2000; 6: 4885-92.

[33] CIARDIELLO F, CAPUTO R, BIANCO R, *et al.* Antitumor effect and potentiation of cytotoxic drugs activity in human cancer cells by ZD-1839 (Iressa), an epidermal growth factor receptor-selective tyrosine kinase inhibitor. *Clin Cancer Res* 2000; 6: 2053-63.

[34] NAKAMURA Y, OKA M, SODA H, *et al.* Gefitinib (Iressa, ZD1839), an epidermal growth factor receptor tyrosine kinase inhibitor, reverses breast cancer resistance protein/ABCG2-mediated drug resistance. *Cancer Res* 2005; 65: 1541-6.

[35] FRIEDMANN B, CAPLIN M, HARTLEY JA, *et al.* Modulation of DNA repair *in vitro* after treatment with chemotherapeutic agents by the epidermal growth factor receptor inhibitor gefitinib (ZD1839). *Clin Cancer Res* 2004; 10: 6476-86.

[36] AKITA RW, SLIWKOWSKI MX. Preclinical studies with erlotinib (Tarceva). *Semin Oncol* 2003; 30: 15-24.

[37] RUSNAK DW, AFFLECK K, COCKERILL SG, *et al.* The characterization of novel, dual ErbB-2/EGFR, tyrosine kinase inhibitors: potential therapy for cancer. *Cancer Res* 2001; 61: 7196-203.

[38] XIA W, MULLIN RJ, KEITH BR, *et al.* Antitumor activity of GW572016: a dual tyrosine kinase inhibitor blocks EGF activation of EGFR/erbB2 and downstream Erk1/2 and AKT pathways. *Oncogene* 2002; 21: 6255-63.

[39] XIA W, LIU LH, HO P, *et al.* Truncated ErbB2 receptor (p95ErbB2) is regulated by heregulin through heterodimer formation with ErbB3 yet remains sensitive to the dual EGFR/ErbB2 kinase inhibitor GW572016. *Oncogene* 2004; 23: 646-53.

[40] FRY DW, BRIDGES AJ, DENNY WA, *et al.* Specific, irreversible inactivation of the epidermal growth factor receptor and erbB2, by a new class of tyrosine kinase inhibitor. *Proc Natl Acad Sci USA* 1998; 95: 12022-7.

[41] FRY DW. Site-directed irreversible inhibitors of the erbB family of receptor tyrosine kinases as novel chemotherapeutic agents for cancer. *Anticancer Drug Des* 2000; 15: 3-16.

[42] GRUNWALD V, HIDALGO M. Developing inhibitors of the epidermal growth factor receptor for cancer treatment. *J Natl Cancer Inst* 2003; 95: 851-67.

[43] RABINDRAN SK, DISCAFANI CM, ROSFJORD EC, *et al.* Antitumor activity of HKI-272, an orally active, irreversible inhibitor of the HER-2 tyrosine kinase. *Cancer Res* 2004; 64: 3958-65.

[44] FOLKMAN J. Angiogenesis in cancer, vascular, rheumatoid and other disease. *Nat Med* 1995; 1:27-31.

[45] DE CASTRO JUNIOR G, PUGLISI F, DE AZAMBUJA E, *et al.* Angiogenesis and cancer: A cross-talk between basic science and clinical trials (the "do ut des" paradigm). *Crit Rev Oncol Hematol* 2006; 59 : 40-50.

[46] FOLKMAN J. What is the evidence that tumors are angiogenesis dependent? *J Natl Cancer Inst* 1990; 82: 4-6.

[47] ROSEN LS. Clinical experience with angiogenesis signaling inhibitors: focus on vascular endothelial growth factor (VEGF) blockers. *Cancer Control* 2002; 9(2 suppl): 36-44.

[48] SLEDGE GW Jr. Vascular endothelial growth factor in breast cancer: biologic and therapeutic aspects. *Semin Oncol* 2002; 29: 104-10.

[49] LINDERHOLM B, LINDH B, BECKAM L, *et al.* Prognostic correlation of basic fibroblast growth factor and vascular endothelial growth factor in 1307 primary breast cancers. *Clin Breast Cancer* 2003; 4: 340-7.

[50] FOEKENS JA, PETERS HA, GREBENCHTCHIKOV N, *et al.* high tumor levels of vascular endothelial growth factor predict poor response to systemic therapy inadvanced breast cancer. *Cancer Res* 2001; 61: 5407-14.

[51] UZZAN B, NICOLAS P, CUCHERAT M, *et al.* Microvessel density as a prognostic factor in women with breast cancer: a systematic review of the literature and meta-analysis. *Cancer Res* 2004; 64: 2941-55.

[52] WILLETT CG, BOUCHER Y, DI TOMASO E, *et al.* Direct evidence that the VEGF-specific antibody bevacizumab has antivascular effects in human rectal cancer. *Nat Med* 2004; 10: 145-7.

[53] KIM KJ, LI B, WINER J, *et al.* Inhibition of vascular endothelial growth factor-induced angiogenesis suppresses tumour growth *in vivo*. *Nature* 1993; 362: 841-4.

[54] NETTI PA, HAMBERG LM, BABICH JW, *et al.* Enhancement of fluid filtration across tumor vessels: implication for delivery of macromolecules. *Proc Natl Acad Sci USA* 1999; 96: 3137-42.

[55] Borgstrom P, Gold DP, Hillan KJ, *et al.* Importance of VEGF for breast cancer angiogenesis *in vivo*: implications from intravital microscopy of combination treatments with an anti-VEGF neutralizing monoclonal antibody and doxorubicin. *Anticancer Res* 1999; 19: 4203-14.

[56] O'Farrell AM, Abrams TJ, Yuen HA, *et al.* SU11248 is a novel FLT3 tyrosine kinase inhibitor with potent activity *in vitro* and *in vivo*. *Blood* 2003; 101: 3597-605.

[57] Mendel DB, Laird AD, Xin X, *et al.* In vivo antitumor activity of SU11248, a novel tyrosine kinase inhibitor targeting vascular endothelial growth factor and platelet-derived growth factor receptors: determination of a pharmacokinetic/pharmacodynamic relationship. *Clin Cancer Res* 2003; 9: 327-37.

[58] Carraway H, Hidalgo M. New targets for therapy in breast cancer: mammalian target of rapamycin (mTOR) antagonists. *Br Cancer Res* 2004; 6: 219-24.

[59] Rhei E, Kang L, Bogomolniy F, *et al.* Mutation analysis of the putative tumor suppressor gene PTEN/MMAC1 in primary breast carcinomas. *Cancer Res* 1997; 57: 3657–9.

[60] Mills GB, Lu Y, Fang X, *et al.* The role of genetic abnormalities of PTEN and the phosphatidylinosiyl 3 kinase pathway in breast and ovarian tumorigenesis, prognosis, and therapy. *Semin Oncol* 2001; Suppl 16: 125-41.

[61] Neshat MS, Mellinghoff IK, Tran C, *et al.* Enhanced sensitivity of PTEN-deficient tumors to inhibition of FRAP/mTOR. *Proc Natl Acad Sci USA* 2001; 98: 10314-9.

[62] Guba M, von Breitenbuch P, Steinbauer M, *et al.* Rapamycin inhibits primary and metastatic tumor growth by antiangiogenesis: involvement of vascular endothelial growth factor. *Nat Med* 2002; 8: 10031-3.

[63] Knuefermann C, Lu Y, Liu B, *et al.* HER2/PI-3K/Akt activation leads to a multidrug resistance in human breast adenocarcinoma cells. *Oncogene* 2003; 22: 3205-12.

[64] Gibbons JJ, Discafani C, Peterson R, *et al.* The effect of CCI-779, a novel macrolide anti-tumor agent, on the growth of human tumor cells *in vitro* and in nude mouse xenograft *in vivo*. *Proc Am Assoc Cancer Res* 1999; 40: 301 (abstr 2000).

[65] Yu H, Rohan T. Role of the insulin like growth factor family in cancer development and progression. *J Natl Cancer Inst* 2000; 92: 1472-89.

[66] Farmer I, Evans DB, Lane HA, *et al.* Combination approach using RAD001 plus or minus tamoxifen or letrozole. A preclinical model of the treatment of endocrine-resistant breast tumours. *Br Cancer Res Treat* 2005; 94 : (Abstr 4084).

[67] Rudloff J, Boulay A, Zumstein-Mecker S, *et al.* The mTOR pathway in estrogen response: a potential for combining the rapamycin derivative RAD001 with the aromatase inhibitor letrozole in breast carcinomas. *Proc Am Assoc Cancer Res* 2004; 45: A5619.

[68] Cobleigh MA, Vogel CL, Tripathy D, *et al.* Multinational study of the efficacy and safety of humanized anti-HER2 monoclonal antibody in women who have HER2-overexpressing metastatic breast cancer that has progressed after chemotherapy for metastatic disease. *J Clin Oncol* 1999; 17: 2639-48.

[69] Vogel CL, Cobleigh MA, Tripathy D, *et al.* Efficacy and safety of trastuzumab as a single agent in first-line treatment of HER2-overexpressing metastatic breast cancer. *J Clin Oncol* 2002; 20: 719-26.

[70] Vogel CL, Cobleigh M, Tripathy D, *et al.* Superior outcomes with Herceptin (trastuzumab) (H) in fluorescence in situ hybridization (FISH)-selected patients. *Proc Am Soc Clin Oncol* 2001; 20 (Abstr 86, poster update).

[71] Baselga J, Tripathy D, Mendelsohn J, *et al.* Phase II study of weekly intravenous trastuzumab (Herceptin) in patients with HER2/neu-overexpressing metastatic breast cancer. *Semin Oncol* 1999; 26 : 78-83.

[72] Slamon DJ, Leyland-Jones B, Shak S, *et al.* Use of chemotherapy plus a monoclonal antibody against HER2 for metastatic breast cancer that overexpresses HER-2. *N Engl J Med* 2001; 344: 783-92.

[73] Seidman AD, Fornier MN, Esteva FJ, *et al.* Weekly trastuzumab and paclitaxel therapy for metastatic breast cancer with analysis of efficacy by HER2 immunophenotype and gene amplification. *J Clin Oncol* 2001; 19: 2587-95.

[74] Bernard-Marty C, Lebrun F, Awada A, *et al.* Monoclonal antibody-based targeted therapy in breast cancer: current status and future directions. *Drugs* 2006; 66 : 1577-91.

[75] SEIDMAN A, HUDIS C, PIERRI MK, *et al.* Cardiac dysfunction in the trastuzumab clinical trials experience. *J Clin Oncol* 2002; 20: 1215-21.

[76] OZCELIK C, ERDMANN B, PILZ B, *et al.* Conditional mutation of the ErbB2 (HER2) receptor in cardiomyocytes leads to dilated cardiomyopathy. *Proc Natl Acad Sci USA* 2002; 99: 8880-5.

[77] THEODOULOU M, CAMPOS S, BATIST G, *et al.* TLC D-99 (D, Myocet) and Herceptin (H) is safe in advanced breast cancer (ABC): final cardiac safety and efficacy analysis. *Proc Am Soc Clin Oncol* 2002; 21: (Abstr 216; poster update).

[78] CORTES J, CLIMENT M, LLUCH A, *et al.* Updated results of a phase II study (M77035) of myocet combined with weekly Herceptin and paclitaxel in patients with HER2-positive locally advanced or metastatic breast cancer (LABC/MBC). *Br Cancer Res Treat* 2005; 94: (Abstr 3041).

[79] CHIA SK, CLEMONS M, MARTIN LA, *et al.* A multi-centre phase II trial of pegylated liposomal doxorubicin and trastuzumab in HER2 overexpressing metastatic breast cancer (MBC). *Proc Am Soc Clin Oncol* 2004; 23: (Abstr 630; poster update).

[80] WOLFF AC, WANG M, SPARANO JA, *et al.* Cardiac safety and clinical activity of pegylated liposomal doxorubicin (D) and docetaxel (T) with and without trastuzumab (H) as first line chemotherapy in HER2-positive and HER2-negative metastatic breast cancer (MBC): Eastern Cooperative Oncology Group (ECOG) Trial E3198. *Br Cancer Res Treat* 2004; 88: (Abstr 3040).

[81] SCHIFF R, MASSARWEH S, SHOU J, *et al.* Breast cancer endocrine resistance: how growth factor signaling and estrogen receptor coregulators modulate response. *Clin Cancer Res* 2003; 9: 447S–54S.

[82] ELLIS MJ, COOP A, SINGH B, *et al.* Letrozole is more effective neoadjuvant endocrine therapy than tamoxifen for ErbB-1- and/or ErbB-2- positive, estrogen receptor-positive primary breast cancer: evidence from a phase III randomized trial. *J Clin Oncol* 2001; 19: 3808-16.

[83] MARCOM PK, ISAACS C, HARRIS L, *et al.* A phase II trial of letrozole and trastuzumab for ER and/or PgR and HER2 positive metastatic breast cancer: final results. *Proc Am Soc Clin Oncol* 2005; 23 (16S, part I): 27s (Abstr 596).

[84] DOWSETT M, ALLRED DC. Relationship between quantitative ER and PgR expression and HER2 status with recurrence in the ATAC trial. *Br Cancer Res Treat* 2006; 100 (Suppl 1): S21 (abst 48).

[85] LEYLAND-JONES B, GELMON K, AYOUB JP, *et al.* Pharmacokinetics, safety, and efficacy of trastuzumab administered every three weeks in combination with paclitaxel. *J Clin Oncol* 2003; 21: 3965-71.

[86] TRIPATHY D, SLAMON DJ, COBLEIGH M, *et al.* Safety of treatment of metastatic breast cancer with trastuzumab beyond disease progression. *J Clin Oncol* 2004; 22: 1063-70.

[87] GELMON KA, MACKEY J, VERMA S, *et al.* Use of trastuzumab beyond disease progression: observations from a retrospective review of case histories. *Clin Breast Cancer* 2004; 5: 52-8.

[88] FOUNTZILAS G, RAZIS E, TSAVDARIDIS D, *et al.* Continuation of trastuzumab beyond disease progression is feasible and safe in patients with metastatic breast cancer: a retrospective analysis of 80 cases by the Hellenic Cooperative Oncology Group. *Clin Breast Cancer* 2003; 4: 120-5.

[89] ROMOND EH, PEREZ EA, BRYANT J, *et al.* Trastuzumab plus adjuvant chemotherapy for operable HER2-positive breast cancer. *N Eng J Med* 2005; 353: 1673-84.

[90] PICCART-GEBHART MJ, PROCTER M, LEYLAND-JONES B, *et al.* Trastuzumab after adjuvant chemotherapy in HER2-positive breast cancer. *N Eng J Med* 2005; 353: 1659-72.

[91] SLAMON D, EIERMANN W, ROBERT N, *et al.* Phase III randomized trial comparing doxorubicin and cyclophosphamide followed by docetaxel (AC-T) with doxorubicin and cyclophosphamide followed by docetaxel and trastuzumab (AC-TH) with docetaxel, carboplatin and trastuzumab (TCH) in HER2 positive early breast cancer patients: BCIRG 006 study. *Br Cancer Res and Treat* 2005; 94: S5 (Abstr 1).

[92] JOENSUU H, KELLOKUMPU-LEHTINEN PL, BONO P, *et al.* Adjuvant docetaxel or vinorelbine with or without trastuzumab for breast cancer. *N Engl J Med* 2006; 354: 809-20.

[93] SMITH I, PROCTER M, GELBER RD, *et al.* 2-year follow-up of trastuzumab after adjuvant chemotherapy in HER2-positive breast cancer: a randomised controlled trial. *Lancet* 2007; 369 (9555): 29-36.

[94] SLAMON D, EIERMANN W, ROBERT N *et al.* BCIRG 006: 2nd interim analysis phase III randomized trial comparing doxorubicin and cyclophosphamide followed by docetaxel (ACT) with doxorubicin and cyclophosphamide followed by docetaxel and trastuzumab (ACTH) with docetaxel, carboplatin and trastuzumab (TCH) in Her2neu positive early breast cancer patients. *Br Cancer Res Treat* 2006; 100 (Suppl 1): General Session 2 (abst 52).

[95] TAN-CHIU E, YOTHERS G, ROMOND E, *et al.* Assessment of Cardiac Dysfunction in a randomized trial comparing doxorubicin and cyclophosphamide followed by paclitaxel, with or without trastuzumab as adjuvant therapy in node-positive, human epidermal growth factor receptor 2-overexpressing breast cancer: NSABP B-31. *J Clin Oncol* 2005; 23: 7811-9.

[96] BUZDAR AU, IBRAHIM NK, FRANCIS D, *et al.* Significantly higher pathologic complete remission rate after neoadjuvant therapy with trastuzumab, paclitaxel and epirubicin chemotherapy: results of a randomized trial in human epidermal growth factor receptor 2-positive operable breast cancer. *J Clin Oncol* 2005; 23: 3676-85.

[97] KIM C, BRYANT J, HORNE Z, *et al.* Trastuzumab sensitivity of breast cancer with co-amplification of HER2 and cMYC suggests pro-apoptotic function of dysregulated cMYC *in vivo*. *Br Cancer Res Treat* 2005; 94: s6 (Abstr 46).

[98] AGUS DB, GORDON MS, TAYLOR C, *et al.* Phase I clinical study of pertuzumab, a novel erbB dimerization inhibitor, in patients with advanced cancer. *J Clin Oncol* 2005; 23: 2534-43.

[99] CORTES J, BASELGA J, KELLOKUMPU-LEHTINEN P, *et al.* Open label, randomized, phase II study of pertuzumab (P) in patients (pts) with metastatic breast cancer (MBC) with low expression of HER2. *Proc Am Soc Clin Oncol* 2005; 23 (16S): 208S (Abstr 3068).

[100] ALLISON DE, MALIK M, QURESHI F, *et al.* Pharmacokinetics of HER2-targeted rhuMAb 2C4 (pertuzumab) in patients with advanced solid malignancies: Phase Ia results. *Proc Am Soc Clin Oncol* 2003; 22: 197(Abstr 790).

[101] ATTARD G, KITZEN JJ, DE BONO J, *et al.* A phase Ib study of pertuzumab (P), a recombinant humanized antibody to HER2, and docetaxel (D) in patients (pts) with advanced solid tumors. *Proc Am Soc Clin Oncol* 2005; 23 (16S, part I): 232s (Abstr 3166).

[102] GORDON MS, MARGOLIN K, TALPAZ M, *et al.* Phase I safety and pharmacokinetic study of recombinant human anti-vascular endothelial growth factor in patients with advanced cancer. *J Clin Oncol* 2001; 19: 843–50.

[103] COBLEIGH MA, LANGMUIR VK, SLEDGE GW, *et al.* A phase I-II dose-escalation trial of bevacizumab in previously treated metastatic breast cancer. *Semin Oncol* 2003; 30: 117-24.

[104] MARGOLIN K, GORDON MS, HOLMGREN E, *et al.* Phase Ib trial of intravenous recombinant humanized monoclonal antibody to vascular endothelial growth factor in combination with chemotherapy in patients with advanced cancer: pharmacologic and long-term safety data. *J Clin Oncol* 2001; 19: 851–6.

[105] MILLER KD, CHAP LI, HOLMES FA, *et al.* Randomized phase III trial of capecitabine compared with bevacizumab plus capecitabine in patients with previously treated metastatic breast cancer. *J Clin Oncol* 2005; 23: 792-9.

[106] MILLER KD, WANG M, GRALOW J, *et al.* A randomized phase III trial of paclitaxel *versus* paclitaxel plus bevacizumab as first-line therapy for locally recurrent or metastatic breast cancer. *Br Cancer Res Treat* 2005; 94: S6 (Abstr 3).

[107] TRAINA TA, RUGO H, CARAVELLI J, *et al.* Letrozole (L) with bevacizumab (B) is feasible in patients (pts) with hormone receptor-positive metastatic breast cancer (MBC). *Proc Am Soc Clin Oncol* 2006; 24: 133s (Abstr 3050).

[108] BASELGA J, ALBANELL J, RUITZ A, *et al.* Phase II and tumor pharmacodynamic study of gefitinib (ZD 1839) in patients with advanced breast cancer. *Proc Am Soc Clin Oncol* 2003; 22: 24 (Abstr).

[109] ROBERTSON JFR, GUTTERIDGE E, CHEUNG KL, *et al.* Gefitinib (ZD 1839) is active in acquired tamoxifen (TAM)-resistant œstrogen receptor (ER)-positive and (ER)-

negative breast cancer: results from a phase II study. *Proc Am Soc Clin Oncol* 2003; 22: 23 (Abstr).

[110] ALBAIN K, ELLEDGE R, GRADISHAR WJ, *et al.* Open-label, phase II multicenter trial of ZD 1839 ('Iressa') in patients with advanced breast cancer. *Br Cancer Res Treat* 2002; 76: (Abstr 20).

[111] TABERNERO J, ROJO F, BURRIS H, *et al.* A phase I study with tumor molecular pharmacodynamic (MPD) evaluation of dose and schedule of the oral mTOR-inhibitor Everolimus (RAD001) in patients (pts) with advanced solid tumors. *Proc Am Soc Clin Oncol* 2005; 23: (Suppl 16S Part I): Abstr 3007.

[112] HERBST RS, MADDOX AM, ROTHENBERG ML, *et al.* Selective oral epidermal growth factor receptor tyrosine kinase inhibitor ZD1839 is generally well-tolerated and has activity in non-small cell lung cancer and other solid tumors: results of a phase I trial. *J Clin Oncol* 2002; 20: 3815-25

[113] GASPARINI G, SARMIENTO R, AMICI S, *et al.* Gefitinib (ZD1839) combined with weekly epirubicin in patients with metastatic breast cancer: a phase I study with biological correlate. *Ann Oncol* 2005 16: 1867-73.

[114] FOUNTZILAS G, PECTASIDES D, SKARLOS DV, *et al.* Paclitaxel, carboplatin and gefitinib ('Iressa', ZD 1839) as first-line chemotherapy in patients with advanced breast cancer: a phase II study. *Br Cancer Res Treat* 2003; 82: 375 (Abstr).

[115] CIARDIELLO F, TROIANI T, CAPUTO F, *et al.* Phase II trial of gefitinib combined with docetaxel as first-line therapy in patients with metastatic breast cancer. *Proc Am Soc Clin Oncol* 2005 23; 16S Part I(Suppl): 3080.

[116] GRAHAM DL, HILLMAN DW, HOBDAY TJ, *et al.* N0234: Phase II study of erlotinib (OSI-774) plus gemcitabine as first-or second-line therapy for metastatic breast cancer (MBC). *Proc Am Soc Clin Oncol* 2005: 23; 16S Part I (Suppl): abstr 644.

[117] KAUR H, SILVERMAN P, SINGH D, *et al.* Toxicity and outcome data in a phase II study of weekly docetaxel in combination with erlotinib in recurrent and/or metastatic breast cancer (MBC). *Proc Am Soc Clin Oncol* 2006; 24: 18S Part I (Suppl): 10623.

[118] POLYCHRONIS A, SINNETT HD, HADJIMINAS D, *et al.* Preoperative gefitinib *versus* gefitinib and anastrozole in postmenopausal patients with œstrogen-receptor positive and epidermal-growth-factor-receptor-positive primary breast cancer: a double-blind placebo-controlled phase II randomized trial. *Lancet Oncol* 2005; 6: 383–91.

[119] DOWSETT M, SMITH I, SKENE A, *et al.* Biological and clinical outcomes from a phase II placebo-controlled neoadjuvant study of anastrozole alone or with gefitinib in postmenopausal women with ER/PgR+ breast cancer (Study 223). *Proc Am Soc Clin Oncol* 2006: 24: 18S Part I (Suppl): 515.

[120] BURRIS HA, HURWITZ HI, DEES EC, *et al.* Phase I safety, pharmacokinetics, and clinical activity study of lapatinib (GW572016), a reversible dual inhibitor of epidermal growth factor receptor tyrosine kinases, in heavily pretreated patients with metastatic carcinomas. *J Clin Oncol* 2005; 23: 5305-13.

[121] SPECTOR N, RAEFSKY E, HURWITZ H, *et al.* Safety, clinical efficacy, and biologic assessments from EGF10004: a randomized phase IB study of GW572016 for patients with metastatic carcinomas overexpressing EGFR or erbB2. *Proc Am Soc Clin Oncol* 2003; 22: 193.

[122] KALLIONIEMI OP, HOLLI K, VISAKORPI T, *et al.* Association of c-erbB-2 protein overexpression with high rate of cell proliferation, increased risk of visceral metastasis and poor long-term survival in breast cancer. *Int J Cancer* 1991; 49:650-5.

[123] LIN NU, CAREY LA, LIU MC, *et al.* Phase II trial of lapatinib for brain metastases in patients with HER2+ breast cancer. *Proc Am Soc Clin Oncol* 2006; 24 (18S): (Abstr 503).

[124] BLACKWELL KL, KAPLAN EH, FRANCO SX, *et al.* A phase II, open-label, multicenter study of GW572016 in patients with trastuzumab-refractory metastatic breast cancer. *Proc Am Soc Clin Oncol* 2004; 23: 196 (Abstr 3006).

[125] GOMEZ HL, CHAVEZ MA, DOVAL DC, *et al.* A phase II, randomized trial using the small molecule tyrosine kinase inhibitor lapatinib as a first-line treatment in patients with FISH positive advanced or metastatic breast cancer. *Proc Am Soc Clin Oncol* 2005; 23(16S, Part I Suppl): abstr 3046.

[126] CHARAFE-JAUFFRET E, TARPIN C, BARDOU V, *et al.* Immunophenotypic analysis of inflammatory breast cancers: identification of an "inflammatory signature". *J Pathol* 2004; 202: 265-73.

[127] JONES SF, HAINSWORTH JD, SPIGEL DR, *et al.* A phase I study of the dual kinase inhibitor GW572016 in combination with paclitaxel (EGF10009). *Proc Am Soc Clin Oncol* 2004; 22 : Abstr 2083.

[128] GEYER CE JR, *et al.* A phase III randomized, open-label, international study comparing lapatinib and capecitabine vs. capecitabine in women with refractory advanced or metastatic breast cancer (EGF100151). Late-breaking abstract presented June 3, 2006, at the ASCO annual meeting. *Proc Am Soc Clin Oncol* 2006.

[129] CHU Q, GOLDSTEIN L, MURRAY N, *et al.* A phase I, open-label study of the safety, tolerability and pharmacokinetics of lapatinib (GW572016) in combination with letrozole in cancer patients. *Proc Am Soc Clin Oncol* 2005; 23 (16S, Part I): abstr 3001.

[130] SHIN DM, NEMUNAITIS J, ZINNER RG, *et al.* A phase I clinical and biomarker study of CI-1033, a novel pan-erbB tyrosine kinase inhibitor in patients with solid tumors. *Proc Am Soc Clin Oncol* 20: 2001 (abstr 324).

[131] GARRISON MA, TOLCHER A, MCCREERY H, *et al.* A Phase 1 and pharmacokinetic study of CI-1033, a pan-erbB tyrosine kinase inhibitor, given orally on days 1, 8, and 15 every 28 days to patients with solid tumors. *Proc Am Soc Clin Oncol* 2001: 20 (abstr 283).

[132] RINEHART JJ, WILDING G, WILLSON J, *et al.* A phase 1 clinical and pharmacokinetic study of oral CI-1033, a pan-erbB tyrosine kinase inhibitor, in patients with advanced solid tumors. *Proc Am Soc Clin Oncol* 21: 2002 (abstr 41).

[133] ROWINSKY EK, GARRISON M, LORUSSO P, *et al.* Administration of CI-1033, an irreversible pan-erbB tyrsosine kinase (TK) inhibitor is feasible on a 7-day-on/7-day-off schedule: A phase I, pharmacokinetic (PK), and food effect study. *Proc Am Soc Clin Oncol* 22: 2003 (abstr 807).

[134] CALVO E, TOLCHER AW, HAMMOND LA, *et al.* Administration of CI-1033, an irreversible pan-erbB tyrosine kinase inhibitor, is feasible on a 7-day on, 7-day off schedule: a phase I pharmacokinetic and food effect study. *Clin Cancer Res* 2004; 10: 7112-20.

[135] WONG KK, FRACASSO PM, BUKOWSKI RM, *et al.* HKI-272, an irreversible pan erbB receptor tyrosine kinase inhibitor: Preliminary phase 1 results in patients with solid tumors. Proc Am Soc Clin Oncol 2006; 24 (18S Part I): 3018.

[136] DEMETRI GD, VAN OOSTEROM AT, BLACKSTEIN M, *et al.* Phase 3, multicenter, randomized, double-blind, placebo-controlled trial of SU11248 in patients (pts) following failure of imatinib for metastatic GIST. *Proc Am Soc Clin Oncol* 2005; 23: 4000a.

[137] MOTZER RJ, MICHAELSON MD, REDMAN BG, *et al.* Activity of SU11248, a multitargeted inhibitor of vascular endothelial growth factor receptor and platelet-derived growth factor receptor, in patients with metastatic renal cell carcinoma. *J Clin Oncol* 2006; 24: 16-24.

[138] FAIVRE S, DELBALDO C, VERA K, *et al.* Safety, pharmacokinetic, and antitumor activity of SU11248, a novel oral multitarget tyrosine kinase inhibitor, in patients with cancer. *J Clin Oncol* 2006; 24 :25-35.

[139] MILLER KD, BURSTEIN HJ, ELIAS AD, *et al.* Phase II study of SU11248, a multitargeted tyrosine kinase inhibitor (TKI) in patients (pts) with previously treated metastatic breast cancer (MBC). *Br Cancer Res Treat* 2005; 94 (Suppl 1): (Abstr 1066).

[140] RAYMOND E, ALEXANDRE J, FAIVRE S, *et al.* Safety and pharmacokinetics of escalated doses of weekly intravenous infusion of CCI-779, a novel mTOR inhibitor, in patients with cancer. *J Clin Oncol.* 2004; 22: 2336-47.

[141] CHAN S, SCHEULEN ME, JOHNSTON S, *et al.* Final results of a phase 2 study of single agent CCI-779 in locally advanced or metastatic breast cancer failing prior anthracyclin and/or taxane regimens. *Br Cancer Res Treat.* 2003; 82: s82 (Abstr 346).

[142] AWADA A, CARDOSO F, FONTAINE C, *et al.* A phase Ib study of the mTOR inhibitor RAD001 (everolimus) in combination with letrozole (Femara®), investigating safety and pharmacokinetics in patients with advanced breast cancer stable or slowly progressing on letrozole. Br Cancer Res Treat 2004; 88 (Suppl 1) (Abstr 6043). *The oral mTOR inhibitor RAD001 (Everolimus) in combination with letrozole in patients with advanced breast cancer: results of a phase 1 study with pharmacokinetics. J Clin Oncol In press.*

[143] BASELGA J, ROCHÉ H, FUMOLEAU P, *et al.* Treatment of postmenopausal women with locally advanced or metastatic breast cancer

with letrozole alone or in combination with temsirolimus: a randomized, 3-arm, phase 2 study. *Br Cancer Res Treat* 2005; 94 : (Abstr 1068).

[144] CHO HS, MASON K, RAMYAR KX, *et al.* Structure of the extracellular region of HER2 alone and in complex with the Herceptin Fab. *Nature* 2003; 421: 756-60.

[145] FRANKLIN MC, CAREY KD, VAJDOS FF, *et al.* Insights into ErbB signaling from the structure of the ErbB2-pertuzumab complex. *Cancer Cell* 2004; 5: 317-28.

[146] JACKSON JG, ST CLAIR P, SLIWKOWSKI MX, *et al.* Blockade of epidermal growth factor- or heregulin-dependent ErbB2 activation with the anti-ErbB2 monoclonal antibody 2C4 has divergent downstream signaling and growth effects. *Cancer Res* 2004; 64: 2601-9.

[147] NAHTA R, HUNG MC, ESTEVA FJ. The HER-2-targeting antibodies trastuzumab and pertuzumab synergistically inhibit the survival of breast cancer cells. *Cancer Res* 2004; 64: 2343-6.

[148] KONECNY GE, MENG YG, UNTCH M, *et al.* Association between HER-2/neu and vascular endothelial growth factor expression predicts clinical outcome in primary breast cancer patients. *Clin Cancer Res* 2004; 10: 1706–6.

[149] MOULDER SL, YAKES FM, MUTHUSWAMY SK, *et al.* Epidermal growth factor receptor (HER1) tyrosine kinase inhibitor ZD1839 (Iressa) inhibits HER2/neu (erbB2)-overexpressing breast cancer cells *in vitro* and *in vivo*. *Cancer Res* 2001; 61: 8887–8895.

[150] NORMANNO N, CAMPIGLIO M, DE LUCA A, *et al.* Cooperative inhibitory effect of ZD1839 ('Iressa') in combination with trastuzumab ('Herceptin') on human breast cancer cell growth. *Ann Oncol* 2002; 13: 65-72.

[151] ARTEAGA CL, O'NEIL A, MOULDER SL, *et al.* ECOG1100: a phase I–II study of combined blockade of the erbB receptor network with trastuzmab and gefitinib ('Iressa') in patients (pts) with HER2-overexpressing metastatic breast cancer. *Br Cancer Res Treat* 2004; 88 Suppl 1: S15–S16 (Abstr 25).

[152] BRITTEN CD, PEGRAM M, ROSEN P, *et al.* Targeting ErbB receptor interactions: A phase I trial of trastuzumab and erlotinib in metastatic HER2+ breast cancer. *Proc Am Soc Clin Oncol* 2004; 23: 206 (Abstr 3045).

[153] BEERAM M, DE BONO JS, PATNAIK A, *et al.* Phase I and pharmacokinetics (PK) of combined erbB1 and erbB2 blockade with OSI-774 (Erlotinib; E) and trastuzumab (T) in combination with weekly paclitaxel (P) in patients (pts) with advanced solid tumors. *Br Cancer Res Treat* 2005; 94 (Suppl 1): (Abstr 2034).

[154] SOMLO G, KOCZYWAS M, LUU T, *et al.* A phase I-II study of trastuzumab, gefitinib, and docetaxel as first line chemotherapy in patients with HER-2 overexpressing stage IV breast carcinoma. *Br Cancer Res Treat* 2005; 94 (Suppl 1): (Abstr 2035).

[155] PATNAIK A, BEERAM M, DE BONO JS, *et al.* Phase I and pharmacokinetics (PK) of combined erbB1 and erbB2 blockade with OSI-774 (Erlotinib; E) and trastuzumab (T) in combination with weekly paclitaxel (P) in patients (pts) with advanced solid tumors. *Proc Am Soc Clin Oncol* 2005; 23: 16S, Part I (Suppl): abstr 2000.

[156] CRESTA S, PEROTTI A, MERLINI L, *et al.* Combination of paclitaxel and two schedules of gefitinib in patients with metastatic breast cancer. *Proc Am Soc Clin Oncol* 2006: 24; 18S Part I (Suppl): 10599.

[157] KONECNY GE, PEGRAM MD, VENKATESAN N, *et al.* Activity of the dual kinase inhibitor lapatinib (GW572016) against HER-2-overexpressing and trastuzumab-treated breast cancer cells. *Cancer Res* 2006; 66: 1630-9.

[158] STORNIOLO AM, BURRIS III HA, OVERMOYER B, *et al.* A phase I, open-label study of the safety, tolerability and pharmacokinetics of lapatinib (GW572016) in combination with trastuzumab. *Br Cancer Res Treat* 2005; 94: (Abstr 1073).

[159] FRIESS T, SCHEUER W, HASMANN M. Combination treatment with erlotinib and pertuzumab against human tumor xenografts is superior to monotherapy. *Clin Cancer Res* 2005; 11: 5300-9.

TRAITEMENT D'ACCOMPAGNEMENT DANS LE CANCER DU SEIN MÉTASTASÉ : ANTI-ÉMÉTIQUE, FACTEUR DE CROISSANCE, BISPHOSPHONATE...

C. CUVIER, H. HOCINI

Maladie disséminée, le cancer du sein métastatique implique des traitements systémiques avec un double objectif d'allongement de la survie et de palliation des symptômes. Cependant, ces traitements, en particulier la chimiothérapie, sont à l'origine d'effets secondaires fréquents et variés pouvant eux mêmes nécessiter une prise en charge préventive ou curative. Depuis quelques années, ces thérapeutiques d'accompagnement se sont considérablement développées, améliorant de façon considérable la tolérance à la chimiothérapie. Elles visent particulièrement les toxicités médullaire, digestive et cardiaque. Parallèlement sont apparus des traitements spécifiques des localisations secondaires de la maladie cancéreuse tels les Bisphosphonates. Enfin, les corticoïdes, aux propriétés multiples, sont largement utilisés à tous les stades de la maladie et quels que soient les symptômes et leur origine.

LES ANTI-ÉMÉTIQUES

Les nausées, les vomissements dont la physiopathologie est complexe, à la fois centrale et périphérique, sont très fréquents chez les patientes traitées par chimiothérapie pour un cancer du sein métastatique. Les facteurs de risque de ces nausées et vomissements sont liés :

– **Au traitement lui-même**, en particulier au type de molécule utilisée. Les molécules les plus émétisantes : Cisplatine, Déticène,... sont peu utilisées actuellement dans le traitement du cancer du sein. Néanmoins, les anthracyclines (Doxorubicine, Farmorubicine) et le Cyclophosphamide qui sont parmi les produits les plus largement employés dans l'adénocarcinome mammaire font partie des médicaments dits à risque émétique « modéré ». Les Taxanes, la Vinorelbine, la Gemcitabine, le 5 FU qui sont également des médicaments de référence dans cette indication sont beaucoup moins générateurs de nausées et vomissements (tableau I) et considérés comme des médicaments à risque « faible ». Ces médicaments néanmoins sont souvent associés à deux, trois voire quatre ce qui majore le risque de toxicité digestive haute.

– **À la patiente**. Le sexe féminin est en lui même un facteur de risque, les hommes apparaissant de façon générale moins enclins aux nausées et vomissements. L'âge plus jeune est également facteur de risque. L'état psychologique notamment l'anxiété, le stress, peut favoriser

Tableau I :
Potentiel émétisant des agents anticancéreux.

Fréquence des vomissements % des patients atteints	Anticancéreux
Très forte > 90 %	Chlorméthine, cisplatinum, cytarabine (dose élevée), dacarbazine, streptozocine
Forte 60 à 90 %	Actinomycine D, altrétamine, carboplatine, carmustine, cyclophosphamide, lomustine, méthotrexate (dose élevée), plicamycine, procarbazine
Moyenne 30 à 60 %	Amsacrine, asparaginase, daunorubicine, doxorubicine, épirubicine, fludarabine, fluorouracile, fotémustine, mitomycine, mitoxantrone, pentostatine
Faible 10 à 30 %	Bléomycine, cladribine, cytarabine (dose faible), docétaxel, étoposide, hydroxyurée, ifosfamide, melphalan, mercaptopurine, méthotrexate (dose faible) paclitaxel, téniposide, thiotépa, vinblastine, vincristine, vindésine, vinorelbine
Très faible < 10 %	Busulfan, chlorambucil, gemcitabine, thioguanine

Référence bibliogr. : « Dossier du CNIMH » – Anticancéreux 1994 – N° 2-3 – Crauste (S), Faure (P), madelaine (I), Saulnier (JL).

une mauvaise tolérance psychologique et en particulier les vomissements anticipés. La notion de vomissements gravidiques ou de mal des transports est également prédictive de cette toxicité digestive haute. Enfin, divers états pathologiques associés favorisent les vomissements : lésions cérébrales, digestives, troubles métaboliques.

Au total, la grande majorité des femmes traitées par chimiothérapie pour un cancer du sein métastatique présentent un risque important de nausées et vomissements. L'arsenal thérapeutique anti-émétique néanmoins est riche et varié et l'arrivée des Sétrons dans les années 1990 et celle de l'Aprépitant très récemment, ont été à l'origine d'énormes progrès dans le contrôle des nausées et vomissements. Ils constituent avec les corticostéroides (dexaméthasone) le groupe des anti-émétiques à l'index thérapeutique le plus élevé.

Les Sétrons ont un mécanisme d'action anti-sérotoninergique. Plusieurs molécules sont disponibles :

- Ondansétron = Zophren (IV, comprimé, sirop, lyophilisat oral, suppositoire) ;
- Granisétron = Kytril (IV, comprimés, sirop) ;
- Tropisétron = Navoban (IV, gélule) ;
- Drolasétron = Anzémet (IV, comprimé).

Un nouveau sétron, le palonosétron a obtenu l'AMM européenne en mars 2005 et sera bientôt commercialisé en France ; son efficacité, en phases aiguë et retardée est identique ou légèrement supérieure à celle de l'ondansétron.

Les AMM diffèrent en fonction de la molécule et de la forme d'administration. Les diverses études randomisées ont conclu globalement à une efficacité équivalente des sétrons. Cette efficacité est potentialisée par l'association aux corticoïdes, IV ou per-os. Cette association sétron-corticoïde est recommandée par les conférences de consensus sur les anti-émétiques en particulier celle de l'ASCO. pour les protocoles de chimiothérapie hautement et moyennement émétisants. Les sétrons sont donc actuellement utilisés de façon presque systématique pour les patientes traitées par chimiothérapie pour un cancer du sein métastatique. Les formes orales et injectables apparaissent équivalentes. Les sétrons, enfin, ne sont plus recommandés pour la prévention des nausées et vomissements retardés du fait d'une efficacité insuffisante dans ce contexte (tableau II) [1].

Tableau II : **SETRONS.**

	INDICATIONS	VOIE D'ADMINISTRATION	POSOLOGIE
IONDANSETRON = ZOPHREN®	1) Prévention NV des • chimioth hautement émétisantes • chimioth moyennement émétisantes *2) Prévention et traitement des NV retardés*	• IV amp 8 mg • IV amp8 mg • lyo oral 8 mg • cp 8 mg • supp 16 mg • sirop 4 mg/5 ml *• cp 8 mg* *• lyo oral 8 mg* *• supp 16 mg* *• sirop 4 mg/5 ml*	1 amp 30′ avant CTP 1 amp 30′ avant CTP 1 lyo 2 h avant CTP 1 cp 2 h avant CTP 1 supp 2 h avant CTP 8 mg sirop 2 h avant CTP *• 1 cp × 2/jour 2 à 5 jours* *1 lyo × 2/jour 2 à 5 jours* *1 supp/j 2 à 5 jours* *8 mg sirop × 2/jours 2 à 5 jours*
GRANISETRON = KYTRIL®	1) Prévention et traitement des NV aigus des chimio hautement et moyennement émétisantes 2) Prévention NV aigus CTP moyennement émétisantes	IV amp 3 mg Cp 2 mg Cp 1 mg	1 amp avant CTP +/- 1 à 2 amp dans les 24 heures après chimio • 1 cp 1 heure avant chimio • 1 cp 1 mg 1 heure avant et dans les 12 heures après chimio
TROPISETRON = NAVOBAN®	1) Prévention NV aigus CTP hautement et moyennement émétisantes 2) *Prévention NV retardés*	Amp 5 mg *Cp 5 mg*	1 amp 15-30′ avant chimio 1 cp/jour 2 à 5 jour
DROLASETRON = ANZEMET®	1) Prévention et traitement NV des CTP hautement émétisantes	Amp 100 mg	1 amp 30′ avant chimio
	2) Prévention NV aigus CTP moyennement émétisantes	Cp 200 mg	1 cp dans l'heure précédent chimio

Les *effets secondaires des sétrons* sont dominés par les céphalées, la constipation (sauf le Drolasétron qui ne donne pas de constipation). Peuvent également être observés : bouffées de chaleur, réactions allergiques, diarrhées, élévation des transaminases et pour le Drolasétron allongement des PR, QRS QTC ce qui fait contre-indiquer ce produit en cas d'antécédent cardiaque.

L'aprépitant est un antagoniste des récepteurs de la neurokinine-1, sites de liaison de la substance P,impliquée dans les nausées et vomissements aigus et retardés. Ces récepteurs sont situés dans le cerveau et le tractus gastro-intestinal. Deux phases III ont été menées chez des patients recevant des chimiothérapies hautement émétisantes (cisplatine) qui ont concluent à la supériorité de la triple association aprépitantondansétron-déxaméthasone sur l'association standard ondansétron-déxaméthasone en termes de réponse complète : pas d'épisode de vomissement et pas de recours à un traitement anti-émétique de secours dans les 120 heures suivant la chimiothérapie. L'efficacité de l'aprépitant associé à l'ondansétron et la déxaméthasone à J1 puis administrée seule à J2 et J3 a été comparée à l'association ondansétron-déxaméthasone J1 suivie d'ondansétron seul J2 et J3 chez 857 patientes traitées pour cancer du sein par anthracycline et cyclophosphamide. Il a été observé une diminution de 9 % des vomissements sur la période de 5 jours après la chimiothérapie avec l'association incluant l'ondansétron. Il n'y a pas eu de différence en termes d'effets secondaires entre les 2 bras [2].

Les anti-émétiques « classiques » restent utilisés en particulier pour la prévention des nausées et vomissements retardés et le traitement des nausées et vomissements aigus et retardés. Ils peuvent être associés aux Sétrons. Les corticoïdes (Méthylprednisolone, Dexaméthasone) sont systématiquement associés aux Sétrons, que ce soit par voie veineuse ou orale. Ils peuvent être utilisés seuls pour les chimiothérapies à faible risque telle la vinorelbine en monothérapie. Une méta-analyse de 32 essais randomisés (5 613 patients) a montré que la déxaméthasone était supérieure au placebo ou à l'absence de traitement dans la prévention complète des vomissements aigus et retardés ; la conclusion était la même pour le contrôle des nausées ainsi que pour le sous-groupe des 12 études incluant l'administration de sétrons dans les 2 bras (avec et sans déxaméthasone) [3]. Une administration unique avant la chimiothérapie est suffisante, les administrations itératives n'apportant pas de bénéfice supplémentaire. Les corticoïdes sont globalement équivalents mais la déxaméthasone et la méthylprednisolone sont les molécules le plus souvent utilisées en association. Ils sont généralement bien tolérés dans ces schémas courts d'utilisation sinon quelques troubles du sommeil, brûlures gastriques, élévation de la glycémie. On ne dispose pas d'études ayant comparé les formes orales aux formes parentérales. Le Métoclopramide (IV, per-os, suppo), la Dompéridone (per-os), la Métopimazine (per-os, suppo), la chlorpromazine (IV, per-os), l'Alizapride sont plutôt réservés à la prévention des nausées et vomissements retardés et aux échecs des Sétrons préventifs ou sont utilisés de façon exclusive pour les traitements faiblement émétisants. Les Benzodiazépines ciblent plutôt les nausées et vomissements anticipés (tableau III).

Actuellement donc, un traitement anti-émétique préventif combinant un sétron, un corticoïde et l'aprépitant est recommandé pour les patientes recevant une chimiothérapie de type AC (FEC, FAC, EC, AC), l'aprépitant étant administré seul à J2 et J3. Dans les autres cas de chimiothérapie moyennement émétisante (Ifosfamide, vépéside, oxaliplatine) ou de facteur(s) de risque associé de vomissements (cas le plus fréquent chez les patientes traitées pour un cancer du sein métastatique) une association sétron-corticoïde sera prescrite. Un anti-émétique « standard » seul ne sera utilisé que pour les protocoles très peu émétisants type Vinorelbine ou 5 fluoro-uracile. en monothérapie.

CHIMIOPROTECTEURS

AMIFOSTINE = ETHYOL®

Alors que les FCH favorisent la récupération des CSF d'une lignée, l'Amifostine vise à protéger les cellules souches de la moelle osseuse des effets toxiques de la chimiothérapie. Elle réduit la durée des neutropénies fébriles, la durée de l'antibiothérapie et de l'hospitalisation, diminue les reports de traitements, diminue la thrombopénie chez les patientes traitées par sels de Platine et Cyclosphosphamide [4, 5]. Cette protection est spécifique, les cellules cancéreuses étant déficientes en phosphatases alcalines membranaires, enzymes indispensables à la conversion de l'Amifostine pro-drogue inactive en son métabolite actif. Les effets secondaires sont dominés par l'hypotension nécessitant une surveillance de la tension artérielle pendant la perfusion, les nausées et vomissements, les bouffées de chaleur, frissons, somnolence, éternuements, céphalées. La

Tableau III :
Schéma d'administration, indications, effets indésirables.

	Voie d'administration	Posologie (schéma)	Indications	Effets indésirables
Métopimazine	P.O. V. rectale	5-15 mg/j × 4-6 prises	CTP (1) prolongée CPT à domicile	Sédation Dyskinésie Syndrome extra-pyramidal (2) hypotension artérielle Orthostatique
Chlorpromazine	I.V. Perf P.O.	20 mg × 6 prises 10-25mg × 3-6 prises	Patients résistants aux schémas plus classiques	Hypotension artérielle Somnolence Réactions dyskinétiques Syndrome extra-pyramidal
Dompéridone	P.O.	30-60 mg/j	CTP peu émétisante CTP prolongée à domicile	
Métoclopramide	P.O. I.V.	20 mg toutes les 2-4h × 6 prises 1-3 mg/kg toutes les 2j × 2-6 prises 15 mg avant CTP 1-3 mg/kg toutes les 4 h	CTP peu émétisante ou CTP à domicile CPT émétisante	Somnolence Irritabilité Syndrome extra-puramidal Hypotension artérielle
Alizapride	I.V.-I.M. P.O.	4 mg/kg/j × 6-12 prises 100-200mg/j/6h	CTP peu émétisante CTP à domicile CTP prolongée	Somnolence Hypotension artérielle Syndrome extra-puramidal
Halopéridol	I.V. P.O.	1-3 mg toutes les 2-6h 1-2 mg toutes les 3-6 h		Syndrome extra-pyramidal Somnolence Hypotension artérielle
Alprazolam	P.O.	0,5-1,5 mg/j (2-3 prises)	Vomissements anticipés	Somnolence Hypotonie Sensations ébrieuses
Lorazépam	I.V.	1-2 mg × 1 prise	Vomissements anticipés	

posologie est de 740 à 910 mg/m² en perfusion IV de 15 minutes au maximum, à débuter dans les 30 minutes précédant la chimiothérapie. Il convient de noter que l'Amifostine est également indiquée dans la prévention de la néphrotoxicité cumulative du Cisplatine et dans la prévention des xérostomies aiguës et tardives dans les cancers ORL en association avec une radiothérapie fractionnée standard.

CARDIOXANES

Dexrazoxane = Cardioxane®

La grande majorité des patientes avec un cancer du sein recevront un jour une anthracycline, que ce soit en contexte adjuvant ou métastatique. Cette famille de molécules se caractérise par une toxicité cardiaque cumulative limitant la dose totale administrable sans risque. Le Dexrazoxane (ICRF-187) traverse la membrane cellulaire, est hydrolysé dans la cellule en ICRF-198, chélate les ions métalliques intracellulaires et provoque une diminution des complexes FE 3+-Doxorubicine prévenant ainsi la formation de radicaux libres [6, 7]. Le Dexrazoxane diminue en clinique la cardiotoxicité de la Doxorubicine chez les patientes porteuses de cancer du sein ; le risque d'insuffisance cardiaque congestif est huit à dix fois inférieur à celui des patientes du groupe contrôle ne recevant pas de Dexrazoxane [8, 9]. Les patientes traitées par Dexrazoxane peuvent recevoir de plus hautes doses de Doxorubicine. L'effet protecteur est observé même si le produit n'est débuté qu'après une dose cumulative administrée de Doxorubicine de 300 mg/m^2 [10]. L'effet protecteur est également observé pour l'Epirubicine [11]. La toxicité de la Dexrazoxane consiste essentiellement en une myélotoxicité modérée à plus de 1 000 mg/m^2, en phlébites au site d'injection et en une coloration noire des ongles. La posologie est de 20 fois la dose de Doxorubicine, de 10 fois celle d'Epirubicine, en perfusion de 15 minutes à débuter 30 minutes avant l'anthracycline.

UROMITEXAN = MESNA®

L'Uromitexan est un chimioprotecteur spécifique de la toxicité vésicale de L'Ifosfamide (Holoxan®) et du Cyclophosphamide (Endoxan®) à forte dose. Il chélate au niveau vésical, l'acroléïne, métabolite toxique de ces produits. Il s'administre par voie veineuse ou orale ; deux schémas sont possibles :

1) – un tiers de la dose de l'Ifosfamide IV 30 minutes avant le début de la perfusion d'ifosfamide,
   – 1/3 de la dose IV 4 heures après et huit heures après le début de la perfusion ou per-os à double dose (soit 2/3 de la dose totale de Ifosfamide quatre et huit heures après le début de l'ifosfamide).
2) perfusion IV continue débutant 15 minutes avant la chimiothérapie et se prolongeant huit à douze heures après la fin de celle ci (Ifosfamide continu, à une dose équivalente à celle de l'Ifosfamide.

BISPHOSPHONATES

L'excès de résorption ostéoclastique au voisinage des lésions secondaires osseuses est responsable de complications telles que l'hypercalcémie, les douleurs, les fractures, compromettant le pronostic vital et/ou fonctionnel des patientes. Les bisphosphonates aux propriétés anti-résorptives et peut-être anti-tumorales sont utilisés indépendamment de la chimiothérapie et de l'hormonothérapie dans le traitement voire la prévention de l'ostéolyse maligne et de ses complications. Le niveau d'activité anti-ostéoclastique varie beaucoup d'un bisphosphonate à un autre au niveau biologique ; la puissance relative des principales molécules a été évaluée, une puissance 1 étant attribuée au didronel :

Clodronate : 10, Pamidronate : 100, Alandronate : 1 000, Ibandronate : 5 000, Zolédronate : 10 000. Cependant, cette différence d'efficacité ne ressort pas de façon évidente en clinique. Toutes ces molécules ont un effet rémanent. L'ibandronate (Bandronat®), le pamidronate (Arédia®),et le zolédronate (Zométa®) sont utilisés par voie veineuse en cancérologie. L'absorption digestive des bisphosphonates est faible, encore réduite par le bol alimentaire, d'où la nécessité de prendre les formes orales à distance des repas. Le clodronate se présente sous forme orale (clastoban®, lytos®).

HYPERCALCÉMIE

Elle est définie par un taux de calcémie corrigée supérieure à 2, 65 mmol/L, et doit être, au delà de 3 mmol/l considérée comme une urgence.

Plus de 80 % des hypercalcémies paranéoplasiques sont contrôlées par les bisphosphonates [12, 13]. Le chlodronate, le pamidronate et le zolédronate ont l'AMM dans cette indication. L'administration IV est plus efficace que le traitement par voie orale et une perfusion unique suffit le plus souvent [12, 13]. Le Pamidronate 90 mg (Aredia®) et le zolédronate 4 mg (Zométa) semblent supérieurs au Chlodronate 1 500 mg (Clastoban, Lytos) [14]. La posologie du pamidronate est liée au taux initial de l'hypercalcémie :

Calcémie	*Pamidronate* (perfusion de 2 à 4 heures)
jusqu'à 3 mmol/l	15 à 30 mg
Entre 3 et 3,5 mmol/l	30 à 60 mg
Entre 3,5 et 4 mmol/l	60 à 90 mg
> 4 mmol/l	90 mg

Le zolédronate est administré à raison d'une perfusion de 4 mg sur 15 minutes.

L'efficacité de ce traitement est quasi-constante avec une normalisation de la calcémie au 4e-5e jour et une durée d'efficacité de l'ordre de 3 semaines. Une hyper hydratation est associée au bisphosphonate ainsi que, souvent, un corticoïde en intra-veineuse à forte dose.

MÉTASTASES OSSEUSES

Les bisphosphonates sont utilisés dans trois types d'indication liées au métastases osseuses : le traitement des douleurs osseuses, la prévention des complications liées aux métastases osseuses (fracture, tassement vertébral compressif, hypercalcémie, recours à la radiothérapie), la prévention de l'apparition des métastases osseuses cliniques chez une patiente métastatique.

Traitement de la douleur

Un seul essai a montré l'efficacité sur les douleurs osseuses d'un bisphosphonate oral (clodronate 1 600 mg/jour) *versus* placebo, sur 55 patientes dont 27 seulement avaient un cancer du sein [15]. Les autres études ont utilisé le clodronate ou le Pamidronate par voie veineuse, portent sur de petites séries et ne sont pas menées en double aveugle le plus souvent [16, 17, 18, 19]. Elles concluent à la diminution des douleurs osseuses ou de la consommation d'antalgiques. Les modalités d'administration et la durée du traitement restent mal définies.

Prévention des complications liées aux métastases osseuses

Six grandes études utilisant le pamidronate, le chlodronate ou l'ibandronate ont montré l'intérêt des bisphosphonates dans la prévention des complications osseuses du cancer du sein, celles-ci étant évaluées en terme d'épisode d'hypercalcémie, d'existence de fracture pathologique ou de signe de compression médullaire, de nécessité d'un geste chirurgical orthopédique ou d'une radiothérapie osseuse. Dans cette indication préventive, le chlodronate, utilisé à dose de 1600 mg/jour, le pamidronate à la dose de 90 mg en perfusion de deux heures toutes les trois à quatre semaines, l'ibandronate 6 mg IV ou 50 mg par voie orale, le zolédronate 4 mg en injections intra-veineuses de 15 minutes permettent d'obtenir une diminution des évènements osseux (tableau IV) [20, 21, 22, 23, 24, 25, 26, 27]. La méta-analyse du groupe Cochrane montre que la réduction du nombre d'événements squelettiques est du même ordre pour les formes intra-veineuses de dernière génération et les formes orales, notamment le clodronate [21].Une étude comparant directement le Zolédronate et le pamidronate n'a pas mis en évidence de différence en termes de nombre d'événements osseux et de temps médian jusqu'au premier événement osseux [28] ; dans la méta-analyse le zolédonate semble présenter une efficacité légèrement supérieure aux autres bisphosphonates [21].

Prévention de l'apparition des métastases osseuses

Elle résulterait de l'effet anti-tumoral direct ou indirect des bisphosphonates. Plusieurs essais ont étudié l'intérêt préventif des bisphosphonates chez les patientes avec un cancer du sein localement avancé ou métastatique, non osseux [29, 30], micrométastatique médullaire [31], ou opérable dans le contexte adjuvant [32, 33,

Tableau IV :
Essais positifs concernant les bisphosphonates et les évements osseux liés au cancer du sein.

Essai	Nombre de patients	Bisphosphonate	Modalités	Résultats positifs sur ?
Paterson, Pavlakis [17,18]	173	Clodronate	1 600 mg per os par jour	Hypercalcémie, fractures vertébrales
Rizzoli [19]	67	Clodronate	1 600 mg per os par jour	Densité et reminéralisation osseuse
Van Holten-Verzantvoort [20]	161	Pamidronate	300-600 mg per os par jour	Hypercalcémie, douleurs, fractures osseuses, traitement par radiothérapie
Conte [21]	295	Pamidronate	45 mg i.v. toutes les 3 ou 4 semaines	Douleur, augmentation de la durée sans progression des métastases osseuses
Hortobagyi [22]	382	Pamidronate	90 mg i.v. toutes les 4 semaines	Diminution des événements osseux
Hortobagyi [23]	372	Pamidronate	90 mg i.v. toutes les 4 semaines	Diminution des évènements osseux
Body [24]	112	Ibandronate	IV 50 mg toutes les 3 semaines	diminution des événements osseux

34]. Les résultats, parfois présentés au stade préliminaire, sont divergents (tableau V). Il semble se dégager un intérêt sur l'incidence des métastases osseuses. Il convient d'attendre des données plus nombreuses et plus matures pour conclure quant aux métastases extra-osseuses et à la survie. Des grands essais sont en cours tels ceux du NSABP et du SWOG.

Les bisphosphonates sont généralement bien tolérés ; des épigastralgies et des diarrhées modérées peuvent être néanmoins observées avec les formes orales. Les formes intra-veineuses d'autre part, et c'est une notion assez récente, peuvent être à l'origine d'ostéonécrose de la mâchoire, en particulier lors d'administrations prolongées ; un suivi dentaire avec une consultation et des soins éventuels préalablement à la mise en route du traitement est recommandé. Le zolédronate ou le pamidronate par voie veineuse peuvent entraîner une insuffisance rénale dont l'incidence augmente avec la durée du traitement par bisphosphonates [35]. L'Ibandronate semble mieux toléré sur le plan rénal.

Actuellement, les bisphosphonates sont recommandés (ASCO) pour tous les cancers du sein métastatiques au niveau osseux, les formes orales étant préférables chez les patientes ambulatoires.

CORTICOÏDES

Cette classe thérapeutique, relativement ancienne et bien connue, mérite une mention spéciale du fait de la multitude de ses indications dans la maladie cancéreuse métastatique. Nous ne ferons que citer ces indications, les schémas d'administration et les effets secondaires ne différant pas de ceux utilisés ou apparaissant dans d'autres contextes :

– prévention et traitement des nausées et vomissements induits par la chimio-

Tableau V :
Essais concernant les bisphosphonates et la prévention des métastases osseuses de cancer du sein.

Essai	Nombre de patients	Bisphosphonate	Modalités	Résultats positifs sur ?
Van Holten-Verzantvoort [24]	124	Pamidronate	1 300 mg per os par jour	Non significatif
Kanis [25]	133	Clodronate	1 600 mg per os par jour	Diminution du nombre des métastases osseuse mais pas du délai d'apparition
Diel Jaschke [26,27]	302	Clodronate	1 600 mg per os par jour	Augmentation du délai d'apparition des métastases, diminution du nombre de métastases osseuses et viscérales **Augmentation de la survie**
Powles [28]	1 079	Clodronate	1 600 mg per os par jour	Diminution du nombre de métastases osseuses
Saarto [29]	299	Clodronate	1 600 mg per os par jour	Augmentation du nombre de métastases viscérales, diminution de la survie sans récidive, **diminution de la survie**

thérapie en association aux autres anti-émétiques ;

- prévention des réactions allergiques au Paclitaxel et des œdèmes du Docétaxel ;
- traitement des douleurs néoplasiques ;
- traitement des manifestations compressives et oedémateuses de certaines localisations secondaires (hypertension intra-crânienne des localisations centrales, compression médullaire) ;
- lymphangite pulmonaire ;
- hypercalcémie ;
- altération de l'état général (anorexie, cachexie).

LES FACTEURS DE CROISSANCE HÉMATOPOIÉTIQUE

La **chimiothérapie** est à l'origine d'effets secondaires hématologiques (neutropénie, anémie, thrombopénie) qui représentent une toxicité limitante conduisant à des réductions de dose ou des reports de traitement compromettant l'efficacité de celui-ci.

En effet, les cellules médullaires ayant un taux de renouvellement très important, elles sont particulièrement exposées à l'action des agents cyto-toxiques.

Les trois lignées sont concernées à des degrés divers.

L'anémie et la thrombopénie sont moins fréquentes du fait de la longue durée de vie des hématies et d'une durée de vie intermédiaire de la lignée mégacaryocytaire. En revanche, l'atteinte de la lignée granulocytaire est la plus fréquente car le temps de renouvellement et la durée de vie des polynucléaires sont courts.

LA NEUTROPÉNIE

En pratique, c'est la neutropénie sévère (PNN ≤ à 500/mm^3) ou fébrile qui préoccupe le clinicien car elle est potentiellement létale du fait du risque infectieux associé. Le **risque de neutropénie**, est lié à la dose, au schéma d'administration, aux drogues associées et aux caractéristiques propres de patient (TALCOTT).

Les facteurs prédictifs de neutropénie fébrile

Les principaux facteurs de risque infectieux sont :

- La profondeur et la durée de la neutropénie (PNN < à 500/mm^3 et durée ≥ à 7 jours),
- La nature de l'affection sous-jacente (hémopathie, envahissement médullaire),
- L'altération des muqueuses digestives (mucite, diarrhée),
- L'âge élevé (supérieur à 65 ans),
- L'état général altéré,
- La présence d'un cathéter veineux central,
- Le stade évolutif de la maladie (en rechute ou réfractaire aux traitements).

En 1996, une équipe lyonnaise menée par BLAY [36] avait retrouvé 2 éléments discriminants pour l'apparition d'une neutropénie fébrile à savoir la profondeur de lymphopénie au 5e jour de la chimiothérapie (< à 700/mm^3) d'une part et la nature et l'intensité de la chimiothérapie d'autre part.

Le risque de survenue d'une NF a été évalué par un modèle prédictif par cette équipe à 4,3 % en l'absence de ces 2 facteurs (groupe à faible risque), à 24 % en présence d'un seul des 2 facteurs (groupe à risque intermédiaire) et à 68,8 % en présence des 2 facteurs (groupe à haut risque).

On estime le risque de survenue de fièvre à 10 % par jour de neutropénie [37].

La neutropénie fébrile est responsable d'une mortalité de 3 % chez les porteurs de tumeur solide malgré la prise en charge adéquate standard [38].

Une étude a montré que sur une cohorte de 40 000 patients atteints de cancer, la mortalité atteint près de 10 % en cas de neutropénie fébrile [39].

Le taux de NF (neutropénie fébrile) varie entre 5 et 30 % suivant les différents protocoles de chimiothérapie du cancer du sein (tableau 1) [40].

Les moyens thérapeutiques

Les **facteurs de croissance hématopoïétique** tels que les *Granulocyte, Colony Stimulating (G-CSF) et Granulocyte-Macrophage Colony-Stimulating (GM-CSF)* sont utilisés dans la prévention primaire et secondaire des NF, le traitement de la NF et la collecte des cellules souches périphériques.

Les **formes commerciales** du G-CSF utilisées sont le FILGRASTIME (Neupogène) et le LENOGRASTIME (granocyte) prescrits à 5 µg/kg/J à partir de J2 de la chimiothérapie pendant 5 jours généralement.

Le PEGFILGRASTIME (Neulasta) qui est une forme pégylee du FILGRASTIME avec une demi-vie plus longue, est prescrit en dose unique de 6 mg en sous cutanée à chaque cycle.

Les taux sériques de PEGFILGRASTIME sont maintenus durant l'aplasie et déclinent au fur et à mesure de la sortie d'aplasie.

Dans une étude de phase III dans le cancer du sein traité par TAXOTERE, comparant NEULASTA 6 mg, 1 fois toutes les 3 semaines au placébo, Vogel a montré une diminution de l'incidence de la NF de 17 à 1 %, de l'hospitalisation de 14 à 1 % et de l'utilisation d'antibiotique de 10 à 2 % [41].

Deux études randomisées de phase III ont comparé l'efficacité et la tolérance d'une dose unique de PEGFILGRASTIME

Protocoles chimiothérapie du cancer du sein	Taux de neutropénie fébrile
Capécitabine/docétaxel	16 %
Docétaxel 100	17 %
Doxorubicine/cyclophosphamide (AC)	10 %
Doxorubicine/cyclophosphamide- > docétaxel	4,6 %
Doxorubicine/docétaxel	33 %
Doxorubicine/paclitaxel (AT)	32 %
Epirubicine/cyclophosphamide (Dose-intensité + G-CSF)	8,4 % (Dose-intensité + G-CSF)
FAC 50	4,4 %
FEC 100	8,4 %
TAC	28,8 %

à celle de l'administration quotidienne de FILGRASTIME chez des patientes atteintes de cancer du sein de stade II-IV et recevant jusqu'à quatre cycles de Doxorubicine 60 mg/m², de Docétaxel 75 mg/m² toutes les 3 semaines.

L'incidence de NF chez les patientes ayant reçu PEGFILGRASTIME *versus* FILGRASTIME a été de 13 % *versus* 20 % (p=NS) et de 9 % en *versus* 18 % (p=0,029) dans ces 2 études respectivement [42].

Les effets secondaires de ces 3 formes sont essentiellement des douleurs osseuses généralement bien contrôlées par des antalgiques classiques.

À une moindre mesure, des réactions de type allergique, une dyspnée, une hypotension, des augmentations réversibles de LDH, des nausées, des splénomégalies asymptomatiques, de rares cas d'insuffisance respiratoire et de thrombopénie.

RECOMMANDATIONS

1. Utilisation des facteurs de croissance hématopoïétique en prévention primaire si le risque de NF est ≥ à 20 % et non utilisation des G-CSF si le risque est ≤ à 10 %.

   Pour les risques estimés entre 10 et 20 %, il faut évaluer les facteurs de risque liés au patient (*cf.* arbre décisionnel de prise en charge du patient pour l'utilisation de G-CSF) (EORTC)

2. Dans le cas d'une NF confirmée, pour l'EORTC et l'ASCO, le traitement par G-CSF n'est pas indiqué sauf chez les patients ne répondant pas au traitement antibiotique et développant des infections qui engagent le pronostic vital.

3. Le FILGRASTIME, le LENOGRASTIME et le PEGFILGRASTIME sont cliniquement efficaces et l'EORTC recommande l'utilisation de l'un ou l'autre de ces 3 produits afin de prévenir la NF ou ses complications [43].

L'ANÉMIE

L'anémie (taux d'hémoglobine < à 12 g/dl) est retrouvée avant tout traitement chez 30 à 50 % des patients selon le cancer d'origine.

Pour Ludwig et Schneider [44], 1/3 des patientes présentant un cancer du sein, ont une hémoglobine < à 12 g/dl au diagnostic. Selon le type de cancer, de la chimiothérapie administrée, jusqu'à 100 % des patients présentent une anémie discrète à modérée (hémoglobine entre 8-10 g/dl), et jusqu'à 80 % une anémie sévère (hémoglobine < à 8 g/dl) pendant le traitement [45]. Dans le Traité de médecine (4e édition Flammarion), P. GODEAU estime que 30 % des patientes présentent une hémoglobine < à 12 g/l et que ce taux monte à 70 % en cas de chimiothérapie [46].

Arbre décisionnel de prise en charge du patient pour l'utilisation de G-CSF [9].

Stade I

Évaluer la fréquence de la NF associée au protocole prévu de chimiothérapie

Risque de NF ≥ 20% | Risque de NF entre 10 et 20% | Risque
de NF <10 %

Stade II

Évaluer les facteurs augmentant la fréquence du risque de NF

Risque élevé	Âge > 65 ans
Risque augmenté	Maladie avancée ATCD de NF Sans antibioprophylaxie Sans utilisation de G-CSF
Autres facteurs	Mauvais indice fonctionnel Carence nutritionnel Sexe féminin Hémoglobine < 12g/dl Maladie hépatique, rénale ou cardiovasculaire

Stade III

Définir le risque global de NF du patient, pour le protocole prévu de chimiothérapie

Risque global de NF ≥ 20% → Prévention par G-CSF recommandée indiqué

Risque global de NF <20% → G-CSF non

Cette anémie entraîne une altération de la qualité de vie avec une asthénie importante. 91 % des patients considèrent cette fatigue comme un obstacle majeur à la vie normale. Elle altère également les fonctions cognitives [47].

Les causes d'anémie en cancérologie sont multiples :

Périphériques : hémolyse, saignements, carences.

Inflammatoires : diminution de la synthèse EPO, apoptose érythroblastique et dysrégulation du métabolisme du fer.

Centrale : insuffisance médullaire : envahissement par les cellules cancéreuses, hémophagocytose, dysmyelopoïèse secondaire.

La production massive de cytokines pro-inflammatoires par les cellules tumorales et les cellules immunes (IL1, IL6, INF-ß, TGF-ß, TNF-alpha) entraîne un déficit en EPO endogène avec une diminution de la réponse des progéniteurs érythrocytaires à l'EPO [48].

Le tableau 2 indique l'impact des protocoles de chimiothérapie sur l'anémie dans le cancer du sein.

Le **traitement de l'anémie** devient donc une priorité d'autant plus que par ailleurs, l'anémie est considérée comme un facteur de mauvais pronostic et pourrait avoir une influence sur l'efficacité de la chimiothérapie. Elle est considérée comme un facteur de la résistance à la radiothérapie.

Impact des protocoles de chimiothérapie sur l'anémie dans le cancer du sein.

FEC 50 (adjuvant N-)	25 % (Paradiso, 2001)
FEC 50 (adjuvant N+)	11,1% (French Adjuvant Study Group, 01)
FEC 100 (adjuvant N+)	42,4% (French Adjuvant Study Group, 01)
FEC 60 (M+ 1re ligne)	31,9 % (Del Mastro, 2001)
FAC 50 (M+ 1re ligne)	63 % (Jassem, 2001)
NVB +EPI (M+ 1re ligne)	83 % (Vici, 2002)
FUN	85,8 % (Dieras, 1996)
Taxol® + Herceptin ®	43 % (Seidman, 2001)
	74 % (Jassem, 2001)
Taxol ® + NVB	89 % (Burstein, 2001)

CARO en reprenant plusieurs études, a retrouvé qu'une survie plus courte était associée à l'anémie [49].

SCHNEIDER (oncologie-2005) a montré, dans une enquête sur 9 118 patients tout cancer confondu, présentant une anémie, que 61,1 % n'étaient pas traités, 17,5 % étaient traités par une EPO pour une hémoglobine moyenne de 9,9 g/dl, 14,9 % par une transfusion et 6,5 % par du fer.

D'après BOHLIUS [50] dans une méta-analyse reprenant 25 études randomisées, pour un total de 3 000 patients, le risque relatif de recevoir une transfusion est de 0,67 ; sous EPO le risque de transfusion diminue de 33 %.

CHANG [51] dans le cancer du sein métastatique et adjuvant et O'SHAUGHNESSY [52] dans le cancer du sein adjuvant et néo-adjuvant en 2004 et 2005 ont montré l'efficacité de l'EPO-alpha 40 KUI/semaine en s. c sur la qualité de vie, sur l'augmentation ou le maintien du taux de l'hémoglobine et la diminution du taux de transfusion de 22,9 à 8,6 % ainsi que sur l'amélioration des fonctions cognitives.

Les érythropoïetines

On dispose de 2 érythropoïetines humaines recombinantes (rHu EPO) : EPOETINE-alpha (EPREX) – EPOETINE-bêta (NEORECORMON) et d'une molécule protéique stimulant l'érythropoïèse (Novel erythropoesis stimulating protein-NESP : darbepoetin-alpha).

Toutes ces molécules ont une efficacité identique de 50 % à 70 % de répondeurs avec une réduction des besoins transfusionnels et une amélioration de la qualité de vie.

La demi-vie des rHu EPO est d'environ 20 heures en injection sous cutanée. Elle est de 19,4 heures pour l'EPO-alpha et de 24,2 heures pour l'EPO-Bêta. En revanche, la demi-vie de la Darbepoetin (Aranesp) est plus longue (70 heures) (composition biochimique différente de l'érythropoïétine endogène et plus grand nombre de résidus d'acide sialique).

L'EPOETINE-alpha (EPREX) est prescrite à 40 KUI en sous-cutanée par semaine, l'EPOETINE-bêta (NEORECORMON) à 30 KUI en sous-cutanée par semaine ou 10 KUI 3 fois par semaine et la DARBEPOETIN-alpha à 150 µg en sous-cutanée par semaine, 300 µg toutes les 2 semaines ou 500 µg toutes les 3 semaines.

D'autres molécules sont en phase d'étude et de développement comme l'érythropoïetine-bêta pégylée dont la demi-vie est de l'ordre de 130 heures en injection sous-cutanée et de petites molécules per os agonistes du récepteur de l'érythropoïetine ou agissant sur la transmission du signal intra cellulaire en aval du récepteur [53].

Par ailleurs, des études pré-cliniques de thérapie-génique par vecteur viral sont menées [54].

Les recommandations de l'EORTC 2006 [43]

Toute cause d'anémie autre que le cancer (déficit martial, déficit nutritionnel, saignements ou hémolyses) doit être corrigée avant le traitement par EPO.

Le traitement par EPO est envisagé quand le taux d'hémoglobine se situe entre 9 et 11 g/dl si le patient est sous chimiothérapie ou radiothérapie (preuve de niveau A), en cas d'anémie liée au cancer en dehors d'un traitement de chimiothérapie ou de radiothérapie (preuve de niveau B) et en cas d'anémie asymptomatique pour prévenir la baisse du taux d'hémoglobine en fonction des facteurs individuels (type – intensité de la chimiothérapie) – (preuve de niveau C).

Il n'est pas recommandé d'utiliser l'EPO si le taux d'hémoglobine est normal au début du traitement.

Il n'y a pas de recommandation générale pour augmenter les doses d'EPO en cours de traitement, cette décision doit être prise au cas par cas.

Le taux cible d'hémoglobine se situe entre 12 et 13 g/dl.

Le traitement d'EPO doit être poursuivi aussi longtemps que le patient montre une amélioration asymptomatique.

Pour les patients ayant atteint un taux d'hémoglobine cible, il faut essayer de rechercher la dose de maintenance la plus basse possible.

Il n'existe pas suffisamment de données pour apprécier l'effet de l'EPO sur la survie des patients traités par chimiothérapie ou radiothérapie.

L'analyse de toutes les données suggèrent un risque légèrement accru d'accident thromboembolique lié à l'utilisation de l'EPO chez les patients atteints de cancer. ■

BIBLIOGRAPHIE

[1] Kris MG, Hesketh PJ, Somerfield MR *et al.* American Society of Clinical Oncology Guideline for antiemetics in oncology: update 2006. J clin Oncol 2006. 24 (18): 2932-2947.

[2] Warr DG, Hesketh PJ, Gralla RJ *et al.* Efficacy and tolerability of aprepitant for the prevention of chemotherapy-induced nausea and vomiting in patients with breast cancer after moderately emetogenic chemotherapy. J Clin Oncol 2005; 23: 2822-2830.

[3] Ioanndinis JP, Hesketh PJ, Lau J *et al.* Contribution of dexamethasone to control of chemotherapy-induced nausea and vomiting: a meta-analysis of randomised evidence. J Clin Oncol 2000; 18: 3409-3422.

[4] Kemp G, Rose P, Lurain J *et al.* Amifostine pretreatment for protection against cyclophosphamide-induced and cisplatin-induced toxicities: results of a randomized control trial in patients with advanced ovarian cancer. J Clin Oncol 1996; 14: 2101-12.

[5] Planting AST, Vermorken JB, Catimel G *et al.* Randomized phase II study of weekly cisplatin with or without amifostine in patients with advanced head and neck cancer. Eur J Cancer 1995; 31A, S5.

[6] Hasinoff BB. The interaction of the cardioprotective agent ICRF-187 ((+)-1,2-bis (3,5-dioxopiperazinyl-l-yl)propane); its hydrolysis product (ICRF-198); and other chelating agents with the Fe (III) and Cu (II) complexes of adriamycin. Agents Actions 1990; 29: 374-81.

[7] Herman EH, Witiak DT, Hellman K *et al.* Biological properties of ICR-159 and related bis (dioxopiperazine) compounds. Adv Pharmacol Chemother 1982; 19: 249-90.

[8] Speyer JL, Green MD, Zeleniuch-Jacquotte A *et al.* ICRF-187 permits longer treatment with doxorubicin in women with breast cancer. J Clin Oncol 1992; 10: 117-27.

[9] Swain SM, Whaley FS, Gerber MC *et al.* Cardioprotection with dexrazoxane for doxorubicin-containing therapy in advanced breast cancer. J Clin Oncol 1997; 15: 1318-32.

[10] Swain SM, Whaley FS, Gerber MC *et al.* Delayed administration of dexrazoxane provides cardioprotection for patients with advanced breast cancer treated with doxorubicin-containing therapy. J Clin Oncol 1997; 15: 1333-40.

[11] Venturini M, Michelotti A, Del Mastro L *et al.* Multicenter randomized controlled clinical trial to evaluate cardioprotection of dexrazoxane versus no cardioprotection in

women receiving epirubicin chemotherapy for advanced breast cancer. J Clin On col 1996; 14: 3112-20.

[12] O'ROURKE NP, MC CLOSKEY EV, VASIKARAN S *et al.* Effective treatment of malignant hypercalcemia with a single intravenous infusion of clodronate. Br J Cancer 1993; 67: 560-3.

[13] THIEBAUD D, JAEGER J, JACQUET AF *et al.* Dose-response in the treatment of hypercalcemia of malignancy by a single infusion of the biphosphonate AHPrPB. J Clin Oncol 1988; 6: 762-8.

[14] PUROHIT OP, RADSTONE CR, ANTHONY C *et al.* A randomised double-blind comparison of intravenous pamidronate and clodronate in the hypercalcemia of malignancy. Br J Cancer 1995; 72: 1289-93.

[15] ROBERTSON AG, REED NS, RALSTON SG *et al.* Effect of oral clodronate on metastatic bone pain: a double-blind, placebo controlled study. J Clin Concol 1995; 13: 2427-30.

[16] MARTONI A, GUARALDI M, CAMERA P *et al.* Controlled clinical study on the used of dichloromethylene diphosphonate in patients with breast carcinoma metastizing to the skeleton. Oncology 1991; 48: 97-110.

[17] VINHOLES J, PUROHIT OP, EASTELL R *et al.* Double-blind randomized trial of pamidronate (Aredia) for the palliative treatment of metastatic bone disease. Proc Am Soc Clin Oncol 1996; 15: 528.

[18] GLOVER D, LIPTON A, KELLER A *et al.* Intravenous pamidronate disodium treatment of bone metastases in patients with breast cancer. A dose-seeking study. Cancer 1994; 74: 2949-55.

[19] TYRELL CJ. On behalf of the Aredia Multinational Cooperative Group: role of pamidronate in the management of bone metastases from breast cancer: results of a non-cooperative multicenter phase II trial. Ann Oncol 1994; 5: S37-S40.

[20] PATERSON AHG, POWLES TJ, KANIS JA *et al.* Double-blind controlled trial of oral clodronate in patients with bone metastases from breast cancer. J Clin Oncol 1993; 11: 59-65.

[21] PAVLAKIS N, SCHMIDT RL, STOCKL M. Bisphosphonates for breast cancer (cochrane review). In the cochrane library, Hoboken NJ (ed). Issue 4. J. Wiley and sons, Ltd, 2005.

[22] RIZZOLI R, FORNI M, SCHAAD MA *et al.* Effects of oral clodronate on bone mineral density in patients with relapsing breast cancer. Bone 1996; 18: 531-7.

[23] VAN HOLTEN-VERZANTVOOT ATM, KROON HM, BIJVOET OLM *et al.* Palliative pamidronate treatment in patients with bone metastases from breast cancer. J Clin Oncol 1993; 11: 491-8.

[24] CONTE PF, LATREILLE J, MAURIAC L *et al.* Delay in progression of bone metastases in breast cancer patients treated with intravenous pamidronate: results o f a multinational randomized controlled trial. J Clin Oncol 1996; 14: 2552-9.

[25] HORTOBAGYI GN, THERIAULT RL, PORTER L *et al.* Efficacy of pamidronate in reducing skeletal complications in patients with breast cancer and lytic bone metastases. N Engl J Med 1996; 335: 1785-91.

[26] HORTOBAGYI GN, THERIAULT RL, LIPTON A *et al.* Long-term prevention of skeletal complications of metastatic breast cancer with pamidronate. J Clin Oncol 1998: 16: 2038-44.

[27] BODY JJ, DIEL IJ, LICHINITZER MR *et al.* Intravenous ibandronate reduces the incidence of skeletal complications in patients with breast cancer and bone metastasis. Ann oncol 2003; 14: 1399-1405.

[28] ROSEN LS, GORDON D, KAMINSKI M *et al.* Zoledronic acid versus pamidronate in the treatment of skeletal metastases in patients with breast cancer or osteolytic lesions of multiple myeloma: a phase III, double-blind, comparative trial. Cancer J 2001; 7: 377-387.

[29] VAN HOLTEN-VERZANTVOOT ATM, HERMANS J, BEEX LV *et al.* Does supportive pamodronate treatment prevent or delay the first manifestation of bone metastases in breast cancer patients? Eur J Cancer 1996; 32A, 450-4.

[30] KANIS JA, POWLES T, PATERSON AHG *et al.* Clodronate decreases the frequency of skeletal metastases in women with breast cancer. Bone 1996: 19: 663-7.

[31] DIEL IJ, SOLOMAYER EF, COSTA SD, GOLLAN C, GOERNER R, WALLVIENER D, KAUFMANN M, BASTERT G. Reduction in new metastasis in breast cancer with adjuvant clodronate treatment. New Engl J Med 1998; 339: 357-63.

[32] JASCKE A, BASTERT G, SOLOMAYER EF *et al.* Adjuvant clodronate treatment improves the overall survival of primary breast cancer patients with micrometastasis to bone marrow. A long time follow-up. proc Am Soc clin oncol 2004. Abst 529.

[33] POWLES TJ, PATERSON AHG, NEVANTAUS A *et al.* Adjuvant clodronate reduces the incidence of bone metastases in patients with primary operable breast cancer. Proc Am Soc Clin Oncol 1998; 16: 453a.

[34] SAARTO T, BLOMQVIST C, VIRKUNNENE P, ELOMAA I. No reduction of bone metastases with adjuvant clodronate treatment node-positive breast cancer patients. Proc Am Soc Clin Oncol 1999; 18: 128a.

[35] CHEN L, NIKOLAS TL, MARKOWITZ G *et al.* Retrospective analysis of renal toxicity in breast cancer patients following zoledronic acid or pamidronate treatment. Proceedings ASCO 2006. J Clin Oncol 24: 564.

[36] BLAY JY, CHAUVIN F *et al.* Early lymphopenia after cytotoxic chemotherapy as a risk factor for febrile neutropenia. *J Clin Oncol* 1996; 14: 636-43.

[37] BLACKWEL S, CRAWFORD J *et al.* Filgrastim (r-metHuG-CSF) in the chemotherapy setting. In: Morstyn G, Dexter T, eds. *Filgrastim (r-metHuG-CSF) in the clinical practice.* New York: Marcel Dekker. 1994: 103-16.

[38] American Society of Clinical Oncology. Recommendations for the use of haematopoietic colony-stimulating factors: evidence-based, clinical practice guidelines. *J Clin Oncol* 1994; 12: 2471-508.

[39] KUDERER NM, COSLER L *et al.* Cost and mortality associated with febrile neutropenia in adult cancer patients. *Proceeding of American Society of Clinical Oncology* 2002; 21: 250a.

[40] Chimiothérapie du Cancer du sein. Risque de neutropénie fébrile lié aux principaux protocoles utilisés en adjuvantet/ou en métastatique. AMGEN Oncologie. 18 Dec. 2006.

[41] VOGEL CL, WOJTUKIEWICZ MZ *et al.* First and subsequent cycle use of pegfilgrastim prevents febrile neutropenia in patients with breast cancer: a multicenter, double-blind, placebo-controlled phase III study. *J Clin Oncol.* 2005; 23: 1178-84.

[42] HOLMES FA, O'SHAUGHNESSY JA *et al.* Blinded, randomized, multicenter study to evaluate single administration pegfilgrastim once per cycle *versus* daily filgrastim as an adjunct to chemotherapy in patients with high-risk stage II or stage III/IV breast cancer. *J Clin Oncol.* 2002; 20: 727-31.

[43] AAPRO MS, CAMERON DA *et al.* EORTC guidelines for the use of erythropoietic proteins in anaemic patients with cancer: 2006 update. *Eur J Cancer* 2007; 43: 258-70.

[44] LUDWIG H, BARRETT-LEE P *et al.* The European Cancer Anaemia Survey (ECAS): a large, multinational, prospective survey defining the prevalence, incidence, and treatment of anaemia in cancer patients. *Eur J Cancer* 2004; 40: 2293-306.

[45] PUJADE-LAURAINE E, GEAY JF *et al. Traitement de l'anémie par injection hebdomadaire chez les patients atteints de cancer : analyse comparative des agents stimulants l'érythropoïèse.*

[46] GODEAU P et coll. « Traité de Médecine » 4e éd. Tome 2, Médecine-Sciences Flammarion, Paris ; 2004.

[47] BREZDEN CB, PHILLIPS KA *et al.* Cognitive function in breast cancer patients receiving adjuvant chemotherapy. *J Clin Oncol.* 2000; 18: 2695-701.

[48] MERIC JB and MORERE JF. Anemia in lung cancer patients. *Bull Cancer* 2005; 92: 439-44.

[49] CARO JJ, SALAS M *et al.* Anemia as an independent prognostic factor for survival in patients with cancer: a systemic, quantitative review. *Cancer* 2001; 91: 2214-21.

[50] BOHLIUS JF, LANGENSIEPEN S *et al.* Doeas erythropoietin improve overall survival in the treatment of patient with malignant diseases? Results of a comprehensive meta-analysis. *Blood* 102: 709a.

[51] CHANG J, COUTURE F *et al.* Weekly epoetin alfa maintains hemoglobin, improves quality of life, and reduces transfusion in breast cancer patients receiving chemotherapy. *J Clin Oncol.* 2005; 23: 2597-605.

[52] O'SHAUGHNESSY JA, VUKELJA SJ *et al.* Feasibility of quantifying the effects of epoetin alfa therapy on cognitive function in women with breast cancer undergoing adjuvant or neoadjuvant chemotherapy. *Clin Breast Cancer* 2005; 5: 439-46.

[53] QURESHI SA, Goldberg J. J AM CHEM SOC 2002; 124: 544-55.

[54] ATAKA K. AM J Nephrol 2003; 23: 315 23.

CANCER DU SEIN MÉTASTATIQUE : INTÉRÊTS DE LA RADIOTHÉRAPIE

Christophe HENNEQUIN, Claude MAYLIN

Dans le cancer du sein métastatique, outre la durée de survie, la qualité de vie des patientes est un des principaux éléments à prendre en compte dans le choix thérapeutique. Compte tenu de ce double objectif, les indications thérapeutiques varient largement d'une situation à l'autre. L'âge et l'état général, le nombre de sites métastatiques, les traitements antérieurs reçus sont autant de facteurs à prendre en compte dans le choix et les modalités des traitements : la question d'une attitude agressive doit être posée devant chaque épisode métastatique.

L'irradiation des différents sites métastatiques permet souvent une amélioration significative des symptômes, en particulier pour les localisations osseuses et cérébrales.

MÉTASTASES OSSEUSES

L'irradiation a deux buts :

- avant tout un effet antalgique, obtenu avec des doses relativement faibles (25 Gy en fractionnement classique).
- ensuite, la prévention des fractures pathologiques, nécessitant des doses plus élevées (jusqu'à 45 Gy en fractionnement classique).

L'HEURE DE LA RADIOTHÉRAPIE

Le but de l'irradiation osseuse est antalgique. Elle permet de bloquer l'évolution tumorale dans le secteur irradié ; mais elle agit surtout sur les infiltrats inflammatoires des métastases, algogènes ou compressifs, très radio-sensibles. Un effet direct sur les ostéoclastes est également incriminé [1].

En pratique usuelle, elle n'intéresse qu'une partie limitée du squelette. **L'indication de radiothérapie ne doit être portée que quand il existe une ou plusieurs lésions osseuses, localisées dans un secteur précis, et responsables de douleurs importantes**. Par exemple, une ou deux vertèbres contiguës, une branche ischio-pubienne, voire un hémi-bassin, un os long…

C'est insister sur l'importance de l'imagerie pour localiser précisément les zones pathologiques. Il ne faut pas se contenter, en cas de doute, de simples radiographies standards de plus ou moins bonne qualité, mais savoir demander une scintigraphie osseuse, un scanner ou une IRM pour déterminer l'extension des lésions. La réussite du traitement dépend étroitement de la qualité du repérage du volume-cible.

RÉSULTATS DE LA RADIOTHÉRAPIE

La plupart des équipes évaluent le résultat des traitements antalgiques sur des scores basés sur l'intensité des douleurs, leur durée et la consommation d'antalgiques. Ces données sont donc fondées sur une appréciation globale des douleurs et non sur la palliation obtenue dans les zones irradiées. Dans le cadre des métastases osseuses, souvent multiples, ceci conduit à une sous-estimation du bénéfice.

Dans la méta-analyse Cochrane [2], la radiothérapie induisait une disparition complète des douleurs à 1 mois chez 25 % des patients (395/1 580) et une amélioration signicative chez 41 % (788/1 933). Ces résultats étaient obtenus quels que soient la dose ou le fractionnement utilisé. La durée médiane de contrôle antalgique est de 11 à 24 semaines selon les essais.

Cependant, on note plus fréquemment des ré-irradiations en cas de dose unique de 8 Gy qu'en cas de schéma plus long ; le nombre de fractures pathologiques semble également plus élevé en cas de dose unique [3, 4].

TECHNIQUE D'IRRADIATION

Comme habituellement en radiothérapie, trois paramètres doivent être pris en compte : le volume-cible, la dose et le fractionnement.

L'irradiation osseuse à visée antalgique doit être large ; en effet, l'extension tumorale est souvent plus importante que ce qui est révélé par les radiographies standards. De plus, une atteinte des parties molles adjacentes n'est pas rare et peut être mise en évidence par le scanner.

En cas d'atteinte d'un os plat ou long, l'ensemble de l'os doit être inclus dans le volume-cible ; en particulier, pour le bassin, on est amené à irradier trois volumes-cibles distincts : l'hémi-bassin droit ou gauche et le sacrum. En cas d'atteinte vertébrale, il est préférable d'inclure dans les champs d'irradiation une ou deux vertèbres au-dessus et au-dessous de celles manifestement pathologiques.

L'irradiation de grands volumes a deux conséquences principales : une majoration des complications immédiates (en particulier des nausées et des vomissements, en cas d'irradiation abdomino-pelvienne) et une atteinte de la moelle osseuse hématopoïétique, ce qui peut perturber le déroulement d'une chimiothérapie associée : là encore, une approche pluridisciplinaire est nécessaire pour déterminer quelle est la meilleure séquence et les meilleures modalités thérapeutiques.

Dans tous les cas, le volume irradié doit être défini avec précision, faire l'objet de clichés de centrage et de contrôle, ainsi que d'une dosimétrie. Les angles des champs doivent être tatoués de manière indélébile. En effet, il n'est pas rare d'être obligé d'irradier à nouveau ces patients dans des territoires contigus, et il faut alors éviter toute recoupe entre les deux volumes, source de complications graves.

L'hypofractionnement est la règle pour l'irradiation des métastases osseuses : ceci veut dire que les séances ne sont pas de 2 Gy comme habituellement, mais de 3 à 8 Gy. La dose totale doit être diminuée, car l'élévation de la dose par fraction accroît l'effet biologique. L'hypofractionnement a comme principal avantage de réduire le nombre de séances et donc les déplacements du malade, sources de recrudescence des douleurs. Son inconvénient théorique est une majoration des effets tardifs, pouvant apparaître plusieurs mois ou années après l'irradiation ; en pratique, ces complications ne sont que rarement observées.

Plusieurs essais randomisés ont été menés visant à déterminer les meilleures modalités de fractionnement. En effet, l'effet antalgique n'est pas dépendant de la dose comme l'effet anti-tumoral, et il est souvent obtenu avec des faibles doses. Plusieurs essais ont comparé une fraction unique à des schémas de 5 à 15 séances (par exemple 30 Gy en 10 séances, schéma très habituel) et regroupés dans une méta-analyse [2] : **une dose unique de 8 Gy** est suffisante pour obtenir un bon effet antalgique et obtient des résultats similaires à des schémas plus complexes. La durée de l'effet antalgique est également équivalente. Cependant, on note plus fréquemment des ré-irradiations en cas de dose unique de

8 Gy qu'en cas de schéma plus long [3, 4]. Ainsi, dans un essai incluant près de 900 malades [5], qui comparaît 1 × 8 Gy à 10 × 3 Gy, les taux de réponse complète et de réponse partielle sur la douleur ont été respectivement de 15 et 18 %, et de 50 et 48 %. Par contre les fréquences de retraitement étaient de 18 % dans le bras 1 × 8 Gy contre 9 % dans le bras 10 × 3 Gy. Ceci reflète plus la facilité à réirradier après une dose unique plus qu'une réapparition plus fréquente de la tumeur. La mise en évidence de sous-groupe de patients nécessitant plutôt qu'une fraction unique, une irradiation à dose élevée multi fractionnée devient le but des prochaines études.

Le type de particules et l'énergie utilisée sont fonction de la localisation des lésions. En général, pour les lésions du tronc, deux faisceaux opposés de photons de 6 à 18 mV sont utilisés. Pour les côtes, il est possible d'employer les électrons, dont la profondeur d'action est proportionnelle à leur énergie : ainsi des électrons de 9 MeV permettent de traiter à 3 cm, et de 15 MeV à 5 cm.

Quand le nombre de lésions osseuses hyperalgiques est élevé, ne permettant pas de réaliser des irradiations localisées, certaines équipes utilisaient des irradiations hémi-corporelles. Mais dans ce cas de figure, la radiothérapie métabolique prend une place de plus en plus importante [6].

COMPRESSIONS MÉDULLAIRES ET FRACTURES PATHOLOGIQUES

Les complications mécaniques des métastases osseuses, fractures pathologiques ou compressions médullaires ne sont pas exceptionnelles. Dans les deux cas, une intervention chirurgicale doit être envisagée. Celle-ci ne sera décidée qu'en fonction de l'état général du malade, du stade évolutif de la maladie (début d'évolution métastatique ou phase terminale), de l'atteinte du squelette sus et sous-jacent à la lésion.

Dans le cadre des compressions médullaires, d'autres paramètres rentrent en ligne de compte : l'état neurologique de la patiente (simples paresthésies ou paraplégie installée), la date d'apparition des symptômes, la localisation de la compression (les atteintes cervicales ou dorsales hautes sont plus volontiers chirurgicales).

Il est préférable de réaliser le geste chirurgical orthopédique en territoire non irradié, et donc de décider d'emblée si une chirurgie est utile. L'indication est au mieux posée lors d'une confrontation multi-disciplinaire qui n'est pas toujours facile à organiser dans le cadre de l'urgence.

Le premier traitement à introduire en cas de compression médullaire est une corticothérapie à doses élevées. Un essai randomisé a en effet montré le bénéfice de celle-ci chez les patients devant subir une irradiation.

Un essai randomisé a comparé radiothérapie seule à une association de chirurgie décompressive suivie d'une irradiation [7] dans les compressions à site unique, chez des patients non paraplégiques. La chirurgie première améliore significativement le degré et la vitesse de récupération neurologique, et doit donc être proposée de première intention. C'est en particulier le cas des compressions dues à un écrasement de la moelle ou des racines nerveuses par l'os métastatique, avec instabilité rachidienne, qui sont des indications formelles de la chirurgie. Plutôt qu'une simple laminectomie qui ne corrigera pas l'instabilité rachidienne, une fixation chirurgicale des corps vertébraux doit être envisagée d'emblée.

Tout geste orthopédique sur des foyers métastatiques doit être classiquement complété par une irradiation. En effet, la chirurgie rétablit la situation mécanique, a souvent un excellent effet sur les douleurs, mais n'est jamais curative localement : la prolifération tumorale se poursuit dans le lit opératoire ; les douleurs peuvent réapparaître après un certain temps de latence et la stabilité du montage opératoire peut être compromise.

En cas d'épidurite débutante, il semble que l'association radiothérapie-corticothérapie à hautes doses, avec ou sans chirurgie de rattrapage en cas d'échec, donne les mêmes résultats que ceux de la chirurgie immédiate [8]. Par ailleurs, la chirurgie n'est pas toujours indiquée du fait de la multiplicité des lésions osseuses ou de l'état général de la patiente. Dans ce cas, la radiothérapie est souvent le premier et seul traitement à proposer [9].

L'irradiation est efficace sur les douleurs dans près de 80 % des cas, et permet une récupération neurologique chez un patient sur deux. Les principaux facteurs pronostiques du succès du traitement sont l'état neurologique avant radiothérapie et la vitesse d'apparition des signes neurologiques [10]. C'est encore insister sur l'importance d'un diagnostic précoce des compressions médullaires : le moindre doute doit conduire à l'IRM. Si dans la plupart des localisations, il n'a pas été démontré de bénéfice à l'utilisation de schéma prolongé, dans le cancer du sein et chez les patientes ayant une espérance de vie de plus de 6 mois, un schéma de type 30 Gy en 10 fractions est conseillé pour éviter les récidives en territoire irradié et donc un deuxième risque d'accident neurologique [10].

CONCLUSION

La radiothérapie a donc un effet majeur sur le contrôle de la douleur et permet de préserver la qualité de vie. Elle n'interfère pas avec l'hormonothérapie et peut être réalisée parrallèlement à la chimiothérapie ou avec des biphosphonates. L'utilisation de schémas hypofractionnées (dose unique de 8 Gy) minimise les déplacements et le coût de ces traitements. Il ne faut donc pas hésiter à proposer au radiothérapeute les patients dont les douleurs nécessitent les antalgiques majeurs, et probablement dés l'utilisation des antalgiques du palier 2 de l'OMS.

MÉTASTASES CÉRÉBRALES

Leur irradiation permet d'améliorer ou d'éviter l'apparition des signes d'hypertension intra-crânienne et des déficits neurologiques. Son efficacité sur la qualité de vie est indéniable et a depuis longtemps été démontrée [11]. On note une amélioration neurologique dans plus de 80 % des cas. Le volume-cible est représenté par l'ensemble de l'encéphale, compte tenu de la multifocalité habituelle des métastases cérébrales.

Dans le cas de métastase unique, accessible, chez des patientes jeunes en bon état général, une exérèse chirurgicale est parfois envisagée. Elle doit être complétée par une irradiation encéphalique complémentaire [12]. Une autre alternative est la radio-chirurgie, qui permettrait un contrôle plus prolongé que la radiothérapie conventionnelle. Elle peut être utilisée même s'il existe deux ou trois localisations distinctes. Dans un essai randomisé, elle a montré qu'après irradiation de l'encéphale in toto elle améliorait la survie et la qualité de vie, chez les patients ayant une métastase unique [13]. Elle doit donc être proposée devant toute métastase cérébrale unique non opérable et considérée s'il existe deux ou trois localisations. L'intérêt de l'utilisation d'un boost par radiothérapie conformationelle reste à démontrer. Par contre, si la radiochirurgie est utilisée seule, elle expose à un risque plus élevé de rechute intra-crânienne, sans que cela modifie la survie [14].

Dans la plupart des cas, les métastases cérébrales relèvent d'une irradiation simple ou associée à un traitement systémique. L'irradiation est le plus souvent délivrée sur un mode hypofrationnée. Là encore, aucun schéma thérapeutique n'a prouvé sa supériorité [15] ; le schéma standard est une irradiation de 30 Gy en 10 fractions. Cependant, si la patiente est en bon état général, avec peu de signes neurologiques et une maladie extra-cranienne controlée, des schémas réalisés en fractionnement classique avec des doses par fractions inférieures à 2 Gy pourraient être utiles pour minimiser les effets secondaires à long terme à type de démyélinisation et d'atrophie corticale.

Quelles que soient ses modalités, il est utile d'adjoindre durant le cours de l'irradiation une corticothérapie à doses suffisantes (40 à 80 mg de methyl-prednisolone).

Chez les patients traités par trastuzumab, la fréquence des métastases cérébrales varie de 25 à 35 % [16]. Le trastuzumab ne passant pas la barrière hémato-méningée, il n'est pas rare que le cerveau soit le seul site de récidive non contrôlé [17]. Certains proposent dans ce cas une irradiation cérébrale prophylactique, dès la mise sous Herceptin pour éviter la survenue de ces localisations cérébrales.

AUTRES MÉTASTASES

En cas de métastases hépatiques hyperalgiques, résistantes au traitement général, une irradiation hépatique est possible à la dose de 15 Gy en fractionnement classique : elle est fréquemment efficace sur les douleurs.

Les métastases cutanées ou ganglionnaires peuvent également bénéficier d'une irradiation hypofractionnée dans un but palliatif.

LES RÉCIDIVES LOCALES APRÈS MASTECTOMIE

Les récidives locales après mastectomie surviennent dans 5 à 20 % des cas. Elles se situent le plus souvent au niveau de la paroi thoracique. Le traitement de ces récidives, en l'absence d'irradiation préalable repose sur l'exérèse du ou des nodules, associée systématiquement à une irradiation. Celle-ci doit inclure systématiquement la paroi thoracique, même si le site de la récidive est purement ganglionnaire [18]. L'ensemble de la paroi doit être irradié, car des infiltrations pariétales à distance des nodules sont fréquentes.

L'importance de l'exérèse chirurgicale de ces récidives a été soulignée par plusieurs études, en particulier celle de Halverson [19] : le contrôle local est de 82 % en cas d'exérèse complète, 66 % en cas d'exérèse partielle et 47 % en l'absence d'exérèse. Une dose de 50 Gy paraît optimale en cas d'exérèse complète. Une surimpression des territoires atteints jusqu'à 60-70 Gy est nécessaire en l'absence de chirurgie. Certaines équipes associent l'hyperthermie à cette irradiation.

Il est important d'essayer de contrôler ces récidives locales, car, même si elles sont souvent annonciatrices d'une dissémination systémique, certaines patientes ne rechuteront jamais après un traitement loco-régional bien conduit ; le taux de survie sans récidive peut atteindre 49 % à 5 ans et 40 % à 10 ans [20].

CONCLUSION

La radiothérapie reste un excellent traitement palliatif, avec une efficacité éprouvée sur les douleurs osseuses ou les symptômes neurologiques des métastases cérébrales. C'est un traitement peu coûteux, peu contraignant pour le malade, compte tenu des protocoles hypofractionnés largement employés dans ce cas de figure et dans l'ensemble bien tolérés. Ses limites sont l'étendue de la diffusion métastatique et les récidives en territoire préalablement irradié. Quoiqu'il en soit, elle améliore la survie de nombreuses patientes en situation métastatique et doit être proposée rapidement dans le cadre de la maladie métastatique, devant des symptômes ne regressant pas sous chimiothérapie. ■

BIBLIOGRAPHIE

[1] HOSKIN P, STRATFORD M, FOLKES L, REGAN J, YARNOLD Y. Effect of local radiotherapy for bone pain on urinary markers of osteoclast activity. *Lancet* 2000; 355: 1428-1429.

[2] WAI M, MIKE S, INES H, MALCOLM M. Palliation of metastatic bone pain: single fraction versus multifraction radiotherapy – a systematic review of the randomised trials. *Cochrane database Syst Rev* 2004; 2: CD004721.

[3] STEENLAND E, LEER J, VAN HOUWELINGEN H, POST W, VAN DEN HOUT W, KIEVIT J, *et al.* The effect of a single fraction compared to multiple fractions on painful bone metastases : a global analysis of the Dutch Bone Metastasis Study. *Radioth. Oncol.* 1999; 52: 101-109.

[4] Bone Pain Trial Working Party. 8 Gy single fraction radiotherapy for the treatent of metastatic skeletal pain : randomised comparison with a multifraction schedule over 12 months of patient follow-up. Radioth. Oncol. 1999; 52: 111-121.

[5] HARTSELL W, SCOTT C, WATKINS BRUNER D, SCARANTINO C, IVKER R, ROACH III M, *et al.* Randomized Trial of Short-Versus Long-Course Radiotherapy for Palliation of Painful Bone Metastases. *J Natl Cancer Inst* 2005; 97: 798-604.

[6] FINLAY I, MASON M, SHELLEY M. Radioisotopes for the palliation of metastatic bone cancer: a systematic review. *Lancet Oncol* 2005; 6: 392-400.

[7] PATCHELL R, *et al.* A randomized trial of direct decompressive surgical resection in the treatment of spinal cord compression caused by metastasis. *Lancet* 2005; 366: 643-648.

[8] MARANZANO E, LATINI P, CHECCAGLINI F, RICCI S, PANIZZA B, ARISTEI C, *et al.* Radiation therapy in metastatic spinal cord compression. A prospective analysis of 105 consecutive patients. *Cancer* 1991; 67: 1311-1317.

[9] LOBLAW D, LAPERRIERE N. Emergency treatment of malignant extradural spinal cord compression: An evidence-based guideline. *J Clin Oncol* 1998; 16: 1613-1624.

[10] RADES D, VENINGA T, STALPERS L, SCHULTE R, HOSKIN P, POORTMANS P, *et al.* Prognostic factors predicting functional outcomes, recurrence-free survival, and overall survival after radiotherapy for metastatic spinal cord compression in breast cancer patients. *Int J Radiat Oncol Biol Phys* 2006; 64: 182-188.

[11] ORDER S, HELLMAN S, VON ESSEN C, al. e. Improvement in quality of survival following whole-brain irradiation for brain metastases. *Radiology* 1968; 91: 149-153.

[12] PATCHELL RA, TIBBS PA, REGINE WF, DEMPSEY RJ, MOHIUDDIN M, KRYSCIO RJ, *et al.* Postoperative radiotherapy in the treatment of single metastases to the brain: a randomized trial. *Jama* 1998; 280: 1485-1489.

[13] ANDREWS DW, SCOTT CB, SPERDUTO PW, FLANDERS AE, GASPAR LE, SCHELL MC, *et al.* Whole brain radiation therapy with or without stereotactic radiosurgery boost for patients with one to three brain metastases : phase III results of the RTOG 9508 randomised trial. *Lancet* 2004; 363: 1665-1672.

[14] AOYAMA H, SHIRATO H, TAGO M, NAKAGAWA K, TOYODA T, HATANO K, *et al.* Stereotactic radiosurgery plus whole-brain radiation therapy vs stereotactic radiosurgery alone for treatment of brain metastases: a randomized controlled trial. *Jama* 2006; 295: 2483-2491.

[15] TSAO MN, LLOYD N, WONG R, CHOW E, RAKOVITCH E, LAPERRIERE N. Whole brain radiotherapy for the treatment of multiple brain metastases. *Cochrane database Syst Rev* 2006; 3: CD003869.

[16] LIN N, BELLON J, WINER E. CNS metastases in breast cancer. *J Clin Oncol* 2004; 22: 3608-3617.

[17] BURSTEIN H, LIEBERMAN G, SLAMON D, *et al.* Isolated centralnervous system metastases in patients with HER2-overexpressin advanced breast cancer treated with first-line trastuzumab-based therapy. *Ann Oncol* 2005; 16: 1772-1777.

[18] BEDWINEK J. Radiation therapy of isolated local-regional recurrence of breast cancer : decisions regarding dose, field size, and elective irradiation of uninvolved sites. *Int J Radiat Oncol Biol Phys* 1990; 19: 1093-1095.

[19] HALVERSON K, PEREZ C, KUSKE R, GARCIA D, SIMPSON J, FINEBERG B. Isolated local-regional recurrence of breast cancer followin mastectomy : radiotherapeutic management. *Int J Radiat Oncol Biol Phys* 1990; 19: 851.

[20] HAFFTY BG, HAUSER A, CHOI DH, PARISOT N, RIMM D, KING B, *et al.* Molecular markers for prognosis after isolated postmastectomy chest wall recurrence. *Cancer* 2004; 100: 252-263.

PRISE EN CHARGE DES SÉQUELLES DES TRAITEMENTS RADIO-CHIRURGICAUX

Stéphane VIGNES

Les traitements radio-chirurgicaux des cancers du sein peuvent entraîner différents types de complications dont la principale est le lymphœdème du membre supérieur. D'autres complications peuvent aussi se rencontrer : fibrose cutanée post-radique, plexopathie post-radique, lymphangiosarcome. Dans ce chapitre, nous détaillerons ces différentes complications et leur traitement.

LYMPHŒDÈME DU MEMBRE SUPÉRIEUR

DÉFINITION ET FRÉQUENCE

Il s'agit de la principale complication après traitement du cancer du sein dont la fréquence est cependant mal appréciée dans la littérature en raison de définitions différentes. Dans les séries les plus anciennes, la fréquence varie ainsi de 6 à 56 % [1, 2]. Le lymphœdème peut être défini, par rapport au membre controlatéral, soit par les sommes des différences périmétriques (6 mesures) de plus de 5 % [3], soit par des différences périmétriques supérieures à 2 ou 2,5 cm [4] ou enfin par une différence de volume de 200 voire 250 ml [5]. La « meilleure » définition du lymphœdème semble être une différence volumétrique de 10 % par comparaison avec le membre sain [6]. Avec ce critère, la fréquence du lymphœdème est comprise entre 14 et 28 % dans les études les plus récentes [7-9]. Le délai de survenue d'un lymphœdème est variable, allant de la période post-opératoire immédiate jusqu'à plus de 30 ans après le traitement [10]. La fréquence augmente avec le temps (de 1,4 % à 1 an à 11,2 % à 3 ans pour Liljegren *et al.* [11]) expliquant ainsi le faible taux de lymphœdème lorsque le suivi est court [12]. Dans la cohorte de Guedes Neto, 73 % des femmes qui auront un lymphœdème, le développeront dans la première année [13]. Pour Werner *et al.*, le lymphœdème survenait avec un délai moyen de 14 mois après le traitement et 97 % des femmes ayant un lymphœdème, l'auront avant la quatrième année [14]. La tendance spontanée du lymphœdème se fait vers l'aggravation volumétrique avec apparition d'un épaississement et d'une « fibrose » cutanés [15], la survenue de complications esthétiques, psychologiques [16] et infectieuses (érysipèles).

FACTEURS DE RISQUE DE DÉVELOPPEMENT D'UN LYMPHŒDÈME DU MEMBRE SUPÉRIEUR

De nombreuses études ont recherché des facteurs de risque de développement d'un lymphœdème du membre supérieur après traitement du cancer du sein. Plus le nombre de ganglions enlevés lors du curage ganglionnaire est important, plus le risque de lymphœdème augmente [3, 11].

La technique du ganglion sentinelle permet de diminuer ce risque mais pas de le faire disparaître, comme l'avaient suggéré les premières études [17]. Il est actuellement estimé à environ 2,5-3 % [18, 19]. La radiothérapie, avec du cobalt 60, ou comprenant l'aire ganglionnaire axillaire, augmente nettement le risque de lymphœdème. Cependant, toute irradiation même si elle ne comprend pas le creux axillaire augmente le risque par rapport à la chirurgie seule [20, 21]. De plus, quelques auteurs ont suggéré que l'hypofractionnement des doses augmenterait encore le risque de lymphœdème de même que le surdosage axillaire postérieur ou les chevauchements de champs [21].

D'autres facteurs ont été également été décrits dans la littérature. La mammectomie entraînerait davantage de lymphœdème que la tumorectomie [22]. La surcharge pondérale lors de la chirurgie du sein [8, 14, 23] et la prise de poids en post-opératoire [24], la diminution des activités physiques [23] après le cancer, la pratique d'injections ou de prélèvements sur le membre homolatéral au cancer [9] sont aussi des facteurs de risque de développement d'un lymphœdème.

EXAMEN CLINIQUE ET APPRÉCIATION DU VOLUME DU LYMPHŒDÈME

Au membre supérieur, le lymphœdème peut être global, ou ne toucher qu'un segment de membre (bras, avant-bras, main). L'impression de lourdeurs est le symptôme le plus fréquent, décrit parfois comme une sensation de pesanteur du membre atteint par le lymphœdème. La douleur est beaucoup moins fréquente, et doit faire évoquer une plexopathie associée soit post-radique soit par envahissement tumoral au membre supérieur, éventuellement une thrombose veineuse profonde, une pathologie ostéo-articulaire de l'épaule ou une autre cause associée (radio-ostéonécrose, neuropathie).

Il est indispensable de mesurer le volume du lymphœdème avant traitement. La technique de référence reste la volumétrie à eau qui permet d'apprécier le volume du membre en totalité main comprise. Sa mise en œuvre n'est pas simple car elle demande du matériel, du personnel, du temps et surtout une standardisation (définition de la hauteur mesurée, température constante de l'eau) [25]. Cette méthode, bien que considérée comme « idéale », est peu utilisée en recherche ou en pratique courante au profit de mesures volumétriques estimées par calcul. En effet, les mesures périmétriques prises à intervalles réguliers (tous les 5 ou 10 cm) permettent de calculer un volume en ml par assimilation des segments de membres à des troncs de cônes selon la formule suivante : $h(C^2+Cc+c^2)/12\pi$ où C est la grande circonférence du cône, c la petite et h l'intervalle entre deux mesures. Cette méthode est très fiable et reproductible [26, 27].

COMPLICATIONS

Erysipèle

L'érysipèle est la principale complication du lymphœdème. Environ trente pour cent des femmes ayant un lymphœdème du membre supérieur en ont eu au moins un épisode. Les portes d'entrée sont rarement retrouvées (griffures d'animaux, brûlures, soins de manucure) à la différence des membres inférieurs (intertrigos interorteils). L'érysipèle atteint la zone du lymphœdème et peut s'étendre au sein à partir du membre supérieur. La fréquence des érysipèles varie d'un épisode unique à de multiples récidives nécessitant une prophylaxie anti-infectieuse au long cours [28]. L'érysipèle peut aussi « décompenser » un lymphœdème infraclinique. Ainsi, dans les séries plus anciennes, 25 % des lymphœdèmes secondaires étaient attribués à des érysipèles récidivants [3], la répétition d'érysipèles pouvant altérer le système lymphatique. Le traitement repose sur l'amoxicilline ou la pristinamycine (Pyostacine®) seule, à la dose de 3 grammes par jour, pendant 10 jours. En cas d'érysipèles récidivants, il est proposé de la benzathine-pénicilline (Extencilline®), 2,4 MUI en intramusculaire toutes les 2 à 3 semaines. Une durée prolongée est souhaitable (12-24 mois) en raison du caractère suspensif du traitement.

Psychologiques et qualité de vie

Le retentissement psychologique et la qualité de vie ont été bien étudiés pour les lymphœdèmes du membre supérieur après cancer du sein. Les femmes présentent davantage de signes d'anxiété, de syndromes dépressifs, de problèmes sexuels et sociaux, ou d'aggravation de maladies psychiatriques préexistantes. La qualité de vie des femmes opérées de cancer du sein est d'autant moins bonne qu'il existe un lymphœdème associé à d'autres problèmes du membre supérieur (douleurs, raideurs, limitation de la mobilité de l'épaule, engourdissements, faiblesse musculaire) [16].

EXAMENS COMPLÉMENTAIRES

Le diagnostic de lymphœdème reste avant tout clinique. Les examens complémentaires visent d'abord à éliminer une récidive tumorale (scanner ou IRM axillaire, TEP-scan) ou un problème veineux associé (écho-Doppler) en particulier en cas d'aggravation brutale du lymphœdème, d'apparition de douleurs ou d'un déficit sensitivo-moteur suspect d'un envahissement du plexus brachial par la tumeur [29].

TRAITEMENT

Le lymphœdème est une pathologie chronique dont le traitement est symptomatique et qui a fait l'objet de plusieurs consensus ou recommandations [29, 30].

Mesures de prévention

Les mesures de prévention sont destinées à éviter l'aggravation du lymphœdème et les complications infectieuses. Les activités répétitives (repassage, lavage de carreaux), la prise de la pression artérielle, le port de charges lourdes, de vêtements serrés sur le membre atteint, de sac en bandoulières ou à dos sont déconseillées en raison d'un risque de blocage lymphatique du membre atteint. Toutes ces recommandations, bien que consensuelles, sont empiriques et ne sont pas étayées par des études bibliographiques [29, 30]. Il est aussi nécessaire de prévenir que les voyages en avion peuvent déclencher ou aggraver un lymphœdème du membre supérieur en raison de la diminution de la pression et de la réduction de l'activité musculaire. La prévention de ces complications est alors basée sur le port d'une compression élastique plus forte ou de bandages peu élastiques [31]. Concernant les activités sportives, il est conseillé de ne pas faire de sports « violents » comme le squash ou le tennis ou comprenant des mouvements répétitifs comme le step, le rameur ou l'aviron. Là encore, cette notion, bien que classique, ne repose sur aucune certitude. D'autre part, l'activité physique modérée permet de diminuer les symptômes d'anxiété ou de dépression chez les femmes ayant eu un cancer du sein et améliore aussi la qualité de vie [16]. Ainsi, il est souhaitable de ne pas nécessairement interdire certaines activités mais de les personnaliser en fonction du patient.

Toute effraction cutanée, même minime, peut représenter une porte d'entrée infectieuse responsable d'érysipèle : griffures, morsures, brûlures, piqûres d'insecte ou d'aiguille à coudre, acupuncture. Le port de gants est vivement recommandé dans les situations à risque de blessures : jardinage, prise de plats chauds.

Surveillance du poids

Une prise en charge nutritionnelle est souvent nécessaire car la sévérité du lymphœdème est corrélée à l'Index de Masse Corporelle. La stabilisation du poids est indispensable et une perte de poids peut l'améliorer [14].

Bandages peu élastiques

Les bandages représentent l'élément essentiel et fondamental de la physiothérapie décongestive (terme utilisé pour définir les différentes modalités du traitement et comprenant les bandages peu élastiques, les soins de peau, les exercices sous bandages) destiné à réduire le volume du lymphœdème. Il s'agit de poser, sans les serrer, des bandes peu élastiques – c'est-à-dire à étirement court < 100 % – sur un capitonnage fait, soit de coton, soit de mousse ou des deux (figure 1). L'étape suivante est la pose de bandes peu élastiques de type Somos® ou Rosidal K® en partant des extrémités jusqu'à la racine du membre. Ces bandes sont posées en 2 à 4 épaisseurs (multicouches). La technique doit être irréprochable car ces bandages doivent pouvoir être maintenus 24 à 36 heures sans « glisser » ou sans serrer. La pression exercée au repos est faible, ce qui permet de les supporter (à la différence des bandes élastiques), mais augmente nettement lors de la contraction musculaire puisqu'ils sont peu extensibles. Dans la stratégie thérapeutique de traitement des lymphœdème, la première phase « intensive », durant de 2 à 4 semaines, peut être effectuée en hospitalisation avec des bandages renouvelés tous les jours ou éventuellement en ambulatoire. La diminution de volume du lymphœdème est comprise entre 25 et 73 % dans les différentes études [32-34]. Le bénéfice se maintient au long cours avec le port de compression élastique et la réalisation de bandages peu élastiques [33-37]. La physiothérapie décongestive entraîne également une amélioration de la qualité de vie [38].

Apprentissage des auto-techniques

Il est indispensable d'apprendre les techniques d'auto-bandages. En effet, il est préférable d'aider les patients à être autonomes car il existe peu de kinésithérapeutes formés pour réaliser les bandages peu élastiques. Il nécessite des personnes motivées et l'aide de l'entourage est parfois nécessaire. Les techniques peuvent et doivent être simplifiées pour obtenir la meilleure compliance possible sur une période prolongée. La pratique de ces auto-bandages nocturnes, à une fréquence d'au moins trois par semaine, associée au port d'une compression élastique permet, après un traitement intensif pour lymphœdème secondaire après cancer du sein, de maintenir la réduction volumétrique du lymphœdème à 6 et 12 mois [39]. Parallèlement, cette prise en charge favorise l'autonomie et améliore la qualité de vie des femmes [40].

Drainages lymphatiques manuels

Ces techniques de drainage ont été décrites initialement par Winiwarter en 1892 puis modifiées par Földi et Leduc, et étaient considérées comme le traitement du lymphœdème. Une revue Cochrane récente

Figure 1 :
Lymphœdème secondaire du membre supérieur gauche :
bandages peu élastiques avec capitonnage (mousse NN®) et bandes Somos®.

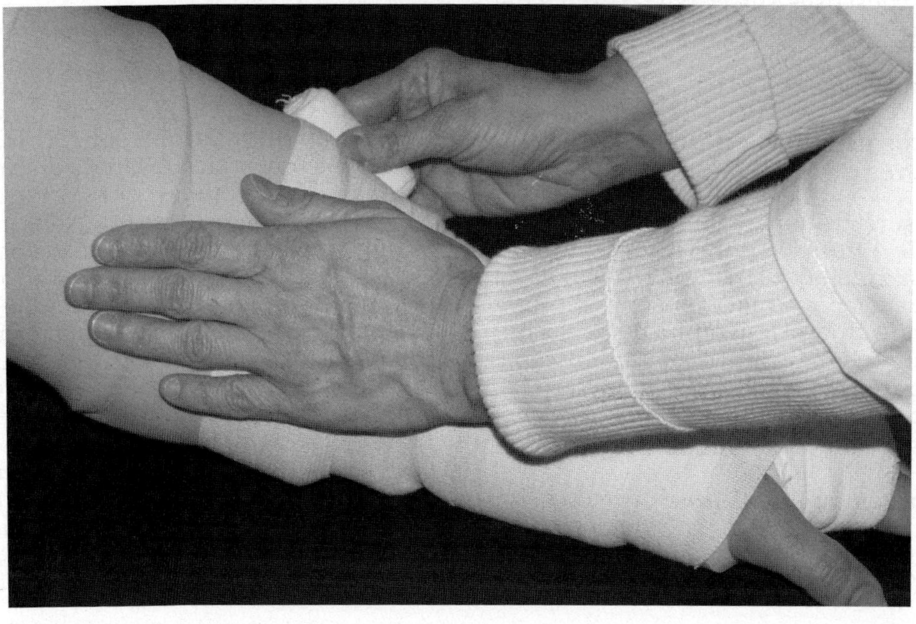

[41] et la publication d'études bien conduites ne permettent pas de confirmer l'intérêt des drainages lymphatiques pour la réduction de volume d'un lymphœdème. Cependant, dans les lymphœdèmes modérés, les drainages ont un effet additif lorsqu'ils sont associés aux bandages peu élastiques [42]. Actuellement, les drainages lymphatiques manuels font partie intégrante de la physiothérapie décongestive. Malgré un effet modeste sur la réduction de volume, les patients peuvent ressentir un effet relaxant, une diminution de la tension cutanée voire une diminution de la pesanteur du membre. Tous ces paramètres sont d'évaluation difficile et sont rarement pris en compte dans les études. Les drainages lymphatiques manuels peuvent être utiles dans le traitement des lymphœdèmes, en particulier dans les atteintes proximales (sein, pubis) ou lorsqu'ils sont associés aux bandages qui restent cependant indispensables pour diminuer le volume [36].

Exercices sous bandages

Ils font partie à part entière de la physiothérapie décongestive et sont censés participer à la réduction de volume du lymphœdème. En effet, la contraction musculaire permet d'augmenter le débit lymphatique et la résorption des protéines par ouverture-fermeture des collecteurs lymphatiques initiaux [43, 44]. Il n'existe aucun consensus sur le type d'exercice à pratiquer. Les exercices sont brefs mais répétés dans la journée sans jamais être fatigants [45].

Séances de repos en position surélevée

La surélévation entraîne une diminution de l'impression de lourdeur du membre atteint. L'effet sur le volume du lymphœdème est modéré, comme cela a été montré pour le lymphœdème secondaire du membre supérieur [46], excepté au début de l'évolution du lymphœdème, alors que ce dernier est encore partiellement « réversible » [47].

Compression élastique

Le terme de compression élastique est plus approprié que le terme de contention. En effet, la pression s'exerce en permanence sur le membre à traiter en raison de la présence des fibres élastiques. Après la réduction de volume du lymphœdème obtenue par les bandages peu élastiques, le port d'une compression élastique est indispensable. Il faut parfois être convaincant pour la faire accepter et porter quotidiennement par les patients. Il n'est généralement pas nécessaire de la garder la nuit. Le type de compression doit être adapté au lymphœdème : manchon avec ou sans mitaine attenante (couvrant la main) (figure 2), gantelet prenant les doigts pour les membres supérieurs. Les forces de pressions sont définies, en France, en classe I (10-15 mmHg), II (15-20 mmHg), III (20-36 mmHg) et IV (> 36 mmHg) ; à classes identiques, elles sont inférieures à celles des autres pays européens. Au membre supérieur, les compressions de classe II ou III voire IV peuvent être proposées. Dans la plupart des cas, les compressions sont réalisées sur mesure et sont changées tous les 3 à 4 mois. Les compressions élastiques seules entraînent une diminution modeste et lente du volume du lymphœdème mais surtout permettent de maintenir le résultat et d'éviter la reprise volumétrique après la phase intensive de réduction [48].

Pressothérapie pneumatique

Il s'agit de la pressothérapie pneumatique multichambre, car la pressothérapie au mercure n'est presque plus utilisée. Cette technique reste controversée et ses indications sont difficiles à poser en raison des résultats discordants des différentes études, qui sont toutes de qualité médiocre (durée de suivi insuffisante, absence de randomisation) [41, 49, 50]. Une seule étude randomisée pour le lymphœdème du membre supérieur après cancer du sein permet de conclure à un effet additif de la pressothérapie associée aux bandages peu élastiques avec cependant un bénéfice de courte durée [51]. Si la pressothérapie est utilisée, les pressions doivent être inférieures à 40 voire 30 mmHg, d'autant que les appareils tendent à afficher des pressions inférieures à celles effectivement reçues [52].

Figure 2 :
Lymphœdème secondaire du membre supérieur gauche : manchon avec mitaine attenante.

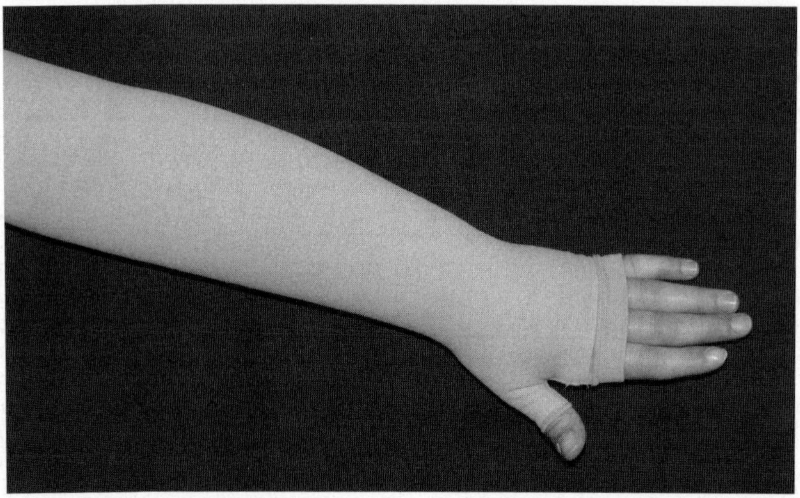

Traitement médicamenteux

Les premiers produits utilisés ont été les diurétiques mais leur utilisation est maintenant proscrite en raison de leur faible efficacité et de leurs effets secondaires potentiels. En France, seul, l'Endotélon®, composés d'oligomères procyanidoliques de la famille des flavonoïdes, a une Autorisation de Mise sur le Marché (AMM) dans le traitement du lymphœdème du membre supérieur après traitement radiochirurgical du cancer du sein en complément des méthodes physiques et surtout de la compression élastique adaptée ou utilisée seule chez des patientes ne pouvant bénéficier du traitement physique qui est le traitement princeps du lymphœdème.

Traitement chirurgical

De nombreuses techniques chirurgicales ont été proposées pour traiter les lymphœdèmes : anastomoses lymphoveineuses [53], greffe de canaux lymphatiques [54], transfert ganglionnaire [55], liposuccion [56]. Les indications des chirurgies précédentes sont rares et difficiles à poser car elles ne sont pas consensuelles et font toujours l'objet de doute quant à leur efficacité [30, 57].

AUTRES COMPLICATIONS

FIBROSE POST-RADIQUE

La fibrose post-radique est due à l'irradiation externe ou la curiethérapie. La fibrose est corrélée à la dose excessive reçue lors de surdosages qui peuvent être dus aux chevauchements de champs mais aussi à la sensibilité individuelle des patients à la radiothérapie. Cliniquement, elle peut toucher la paroi thoracique, le sein, les creux sous et sus claviculaires et est généralement considérée comme irréversible. Les modifications tissulaires comportent une augmentation de la matrice extracellulaire, une prolifération fibroblastique et un infiltrat inflammatoire [58, 59]. Cependant, la fibrose est en partie réversible comme l'a montré Delanian *et al.* en 1998 avec l'association de pentoxifylline, 800 mg par jour, et d'alphatocophérol, 1 000 unités par jour [60]. Ce traitement entraîne une diminution de la fibrose de 60 % après 6 mois mais sa durée doit être prolongée (supérieure à 3 ans) en raison d'une efficacité progressive et du risque de rechute si la durée est insuffisante [61].

PLEXOPATHIE POST-RADIQUE

Il s'agit d'une complication secondaire à l'irradiation du creux axillaire qui a englobé le plexus brachial. Cette complication est rare actuellement mais était très fréquente lorsque l'irradiation comprenait du cobalt 60. Une fibrose cutanée et/ou une ostéonécrose post-radique s'y associent fréquemment [62]. Les signes neurologiques sensitifs et moteurs apparaissent dans les 5 ans après le traitement et s'aggravent progressivement dans le temps avec apparition d'une paralysie du membre. Le délai d'apparition médian est plus court en cas d'utilisation du cobalt 60, émetteur de rayon gamma, en comparaison avec les électrons et lorsque la dose biologique équivalente est élevée [63]. Cependant, un début beaucoup plus tardif (15-20 ans) est possible et ne doit pas faire éliminer le diagnostic. Les signes initiaux sont le plus souvent sensitifs avec une hypoesthésie localisée dans le territoire C5-C6 (pouce, index) soit C8-D1 (deux derniers doigts) parfois associés à des paresthésies qui peuvent être très douloureuses et invalidantes. Le diagnostic initial est confirmé par un électromyogramme y compris en utilisant des aiguilles [64]. Le traitement des plexopathies post-radiques est décevant. Certains auteurs avaient proposé des neurolyses du plexus brachial [65] afin d'améliorer les douleurs dont le traitement, difficile, repose sur les antalgiques parfois majeurs, les benzodiazépines, les tricycliques, la gabapentine voire l'électrostimulation.

LYMPHANGIOSARCOME

Ces tumeurs malignes ont été décrites initialement en 1948 par Stewart et Treves sur un membre supérieur atteint de lymphœdème après traitement du cancer du sein [66]. Il peut exceptionnellement compliquer les lymphœdèmes primitifs [67]. Elles sont très rares avec une fréquence estimée à 0,03 % dans une étude prospective portant sur 7 620 patientes traitées pour cancer du sein et avec un suivi moyen de 7 ans [68]. L'âge moyen des patientes est de 69 ans et le délai moyen d'apparition après traitement du cancer du sein est de 10 ans avec des extrêmes allant de 6 mois à 26 ans [69]. L'aspect clinique peut comporter des macules violacées, des lésions phlycténulaires sérohématiques, des aspects pseudo-ecchymotiques et des ulcérations [70] associés à une augmentation de volume du lymphœdèmes. Les douleurs sont fréquemment associées. Le diagnostic est confirmé par l'histologie qui montre une prolifération endothéliale anarchique mixte et aidé par l'histochimie pour différencier les métastases du cancer du sein ou une éventuelle maladie de Kaposi [71]. Dans les premières études, le pronostic était très mauvais avec des survies inférieures à 5 % [69]. Malgré les différents traitements proposés (amputation du membre, radiothérapie externe, polychimiothérapie systémique), la survie restait inférieure à 40 % [72]. Un traitement plus récent comprenant une perfusion sur membre isolé de melphalan et de TNF avait permis un taux de réponse de 87 %, un sauvetage du membre dans 80 % avec un recul moyen d'environ 3 ans [73]. ■

BIBLIOGRAPHIE

[1] ERICKSON VS, PEARSON ML, GANZ PA, ADAMS J, KAHN KL. Arm edema in breast cancer patients. *J Natl Cancer Inst* 2001; 93: 96-111.

[2] PETREK JA, HEELAN MC. Incidence of breast carcinoma-related lymphedema. *Cancer* 1998; 83(12 Suppl): 2776-81.

[3] HERD-SMITH A, RUSSO A, MURACA MG, DEL TURCO MR, CARDONA G. Prognostic factors for lymphedema after primary treatment of breast carcinoma. *Cancer* 2001; 92: 1783-7.

[4] PETREK JA, PRESSMAN PI, SMITH RA. Lymphedema: current issues in research and management. *CA Cancer J Clin* 2000; 50: 292-307.

[5] KISSIN MW, QUERCI DELLA ROVERE G, EASTON D, WESTBURY G. Risk of lymphoedema following the treatment of breast cancer. *Br J Surg* 1986; 73: 580-4.

[6] ARMER JM, STEWART BR. A comparison of four diagnostic criteria for lymphedema in a post-breast cancer population. *Lymphat Res Biol* 2005; 3: 208-17.

[7] MERIC F, BUCHHOLZ TA, MIRZA NQ, VLASTOS G, AMES FC, ROSS MI, *et al.* Long-term

sein, de part le polymorphisme que peut prendre celle-ci. Les différentes études réalisées ne prennent pas toujours en compte l'intensité de la douleur, l'appréciation de son soulagement après traitement, la fréquence et la gravité des effets indésirables des traitements spécifiques et le retentissement sur la qualité de vie de ces patientes. Pourtant, la douleur est présente tout au long de l'évolution de la maladie cancéreuse et de son traitement.

Tous cancers confondus, moins de 15 % [5] des patients cancéreux souffrent de douleurs lorsqu'ils sont atteints de cancer non métastatique, 20 à 50 % des patients au moment du diagnostic [6] et 60 à 80 % en phase avancée de la maladie [7]. Dans ces phases avancées métastatiques, la douleur est d'intensité modérée à sévère chez 40 à 50 % des patients et très sévère à intolérable chez 25 à 30 % [6]. De plus, deux douleurs différentes sont présentes chez 81 % des patients, voire 3 douleurs chez 34 % [8].

Ces douleurs, donc très fréquentes, sont diversement prises en charge à l'heure actuelle et le plus souvent encore de façon insuffisante. Larue [9], en 1995, soulignait que 30 à 80 % des patients n'étaient pas correctement soulagés. Les causes en sont multiples : médecins et soignants insuffisamment formés à la douleur, à son évaluation et à son traitement, contraintes réglementaires de la prescription des opioïdes, écoute insuffisante, sous-estimation de l'intensité de la douleur et des posologies nécessaires d'opioïdes, peu d'évaluation précise de la douleur et de son retentissement, peur de la morphine et de ses risques d'addiction pour certains patients, et réticences des malades à exprimer leur douleur, tant elle fait partie de la maladie et est synonyme de progression tumorale. Et pourtant, la mise en application des recommandations de l'OMS datant de 1984 permet de soulager 70 à 80 % des patients atteints de cancer [10].

L'INNERVATION MAMMAIRE

La parfaite connaissance de l'innervation thoracique et cervicale permet de comprendre certains syndromes douloureux particuliers comme le syndrome post-mastectomie et de ne pas se faire piéger par des douleurs référées ou projetées.

La glande mammaire, les tissus cutané et sous-cutané, les muscles intercostaux, les vertèbres et les côtes correspondantes, la plèvre pariétale, sont innervés par les 2e, 3e, 4e et 5e nerfs intercostaux, branches antérieures des nerfs rachidiens thoraciques T2, T3, T4 et T5. Le mamelon est innervé par T4. Le nerf intercostal est composé de deux rameaux, le perforant antérieur et le perforant latéral. Chaque nerf intercostal chemine sous le bord inférieur de la côte supérieure, dans le paquet vasculo-nerveux.

Les rameaux cutanés des nerfs intercostaux sont les rameaux perforants antérieur et latéral. Le perforant latéral émerge des plans musculaires légèrement en avant de la ligne axillaire moyenne, et se divise en deux branches, une antérieure et une postérieure, innervant les téguments correspondants. Le rameau perforant antérieur est le rameau perforant terminal du nerf intercostal qui se termine à l'extrémité antérieure de l'espace intercostal.

La peau de l'aisselle et de la partie interne du bras est innervée par le rameau perforant latéral du 2e nerf intercostal et l'accessoire du brachial cutané interne (figure 1). Cela explique la survenue du syndrome post-mastectomie au décours de certain curage axillaire. La base de l'aisselle et la partie supéro-interne du bras sont innervées par une branche du rameau perforant latéral du 3e nerf intercostal [11].

Les muscles, petits dentelés postérieur et supérieur, reçoivent un rameau provenant des 2e, 3e, et 4e nerfs intercostaux. Les muscles sternal, petit pectoral, grand pectoral, grand dentelé, quant à eux, reçoivent des afférences des nerfs cervicaux C5 à D1. La branche sus-claviculaire du plexus cervical superficiel participe également à l'innervation. Cela explique l'existence de certaines douleurs projetées dont l'origine serait cervicale ou musculaire et perçues au niveau thoracique et dans la région mammaire.

Enfin, certaines afférences viscérales sensitives thoraciques ou abdominales empruntent le sympathique et rejoignent

Figure 1
Innervation.

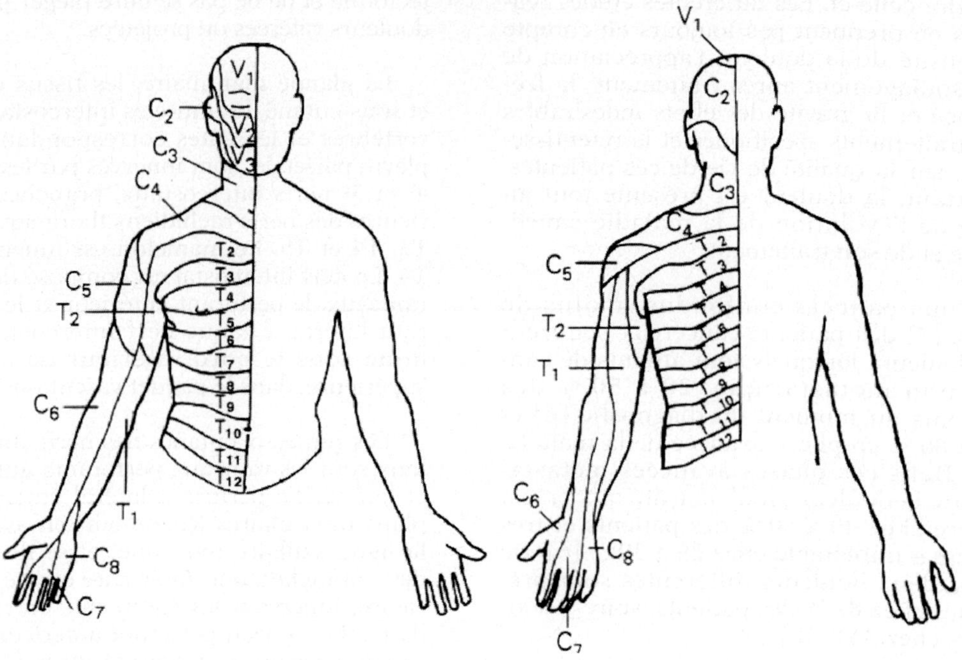

la moelle au niveau de D1-D8, expliquant ainsi que certaines douleurs viscérales sont référées et ressenties au niveau du sein.

DIAGNOSTIC DES DOULEURS

La douleur est une entité complexe, subjective et multidimensionnelle dont le diagnostic n'est pas toujours aisé. Celui-ci repose sur une analyse rigoureuse des différentes composantes de la douleur, de leur origine physiopathologique, de leur mode de survenue, de leur topographie, de leurs aspects temporel et évolutif ainsi que sur la recherche d'une étiologie ou d'une cause spécifique. Il n'existe donc pas une mais des douleurs qui peuvent coexister ou se succéder entraînant des répercussions anxio-dépressives fréquentes chez ces patientes cancéreuses.

Les différentes composantes de la douleur [12]

La douleur est une expérience sensorielle et émotionnelle désagréable liée à une lésion tissulaire réelle ou potentielle ou décrite en termes d'un tel dommage, définition établie en 1979 par l'IASP (International Association for the Study of Pain).

Cette définition est intéressante car elle reconnaît l'existence de douleurs psychogènes taxées encore récemment de douleurs inauthentiques. Par ailleurs, elle prend en compte les différentes composantes de la douleur qui doivent être évaluées chez la patiente douloureuse :

- La composante sensori-discriminative permettant de décrypter la douleur en terme d'intensité, de localisation, de qualité, de durée, de mode évolutif.

- La composante affectivo-émotionnelle qui confère à la douleur sa tonalité désagréable, pénible voire insupportable et responsable d'anxiété ou de dépression.

- La composante cognitive qui est l'ensemble des processus mentaux susceptibles d'influencer une perception et qui fait appel aux expériences antérieures et donne sens à la douleur ou l'interprète.

- La composante comportementale qui englobe l'ensemble des manifestations verbales et non verbales observables chez la patiente douloureuse (plaintes, mimiques, postures antalgiques, cris ou repli et prostration...).

Les différentes origines physiopathologiques de la douleur

À l'état naturel, chez l'homme, il existe un état d'équilibre entre la propagation nerveuse des messages nociceptifs et son interruption par des contrôles inhibiteurs supra-segmentaires ou segmentaires dans lesquelles les grosses fibres sensitives myéliniques Aαβ, sont impliquées. Différentes douleurs peuvent être générées et/ou associées selon les mécanismes d'atteinte de cet équilibre. On peut définir :

- **Les douleurs par excès de nociception** dues à l'excès de stimulation des fibres nociceptives périphériques entraîné par une lésion tissulaire, très fréquemment rencontrée dans le cancer, correspondant à une hyperalgésie localisée. Elles répondent aux antalgiques des paliers de l'OMS, à leurs adjuvants et aux techniques d'interruption transitoire ou définitive des voies de la douleur

- **Les douleurs neurogènes ou neuropathiques ou de désafférentation**, liées à une lésion des fibres sensitives afférentes du système nerveux périphérique ou central. Cette lésion périphérique est par exemple à l'origine du syndrome post-mastectomie (section d'un rameau nerveux provenant de T2) Les mêmes douleurs neurogènes peuvent survenir par une atteinte centrale médullaire, thalamique ou corticale. Les nerfs tronculaires, les racines ou les plexus nerveux peuvent être envahis ou comprimés par la masse tumorale, souvent alors, à l'origine de douleur mixte nociceptive et neuropathique.

Les douleurs neuropathiques se présentent de façon radicalement différente des douleurs nociceptives et sont souvent décrites comme une douleur spontanée de fond à type de brûlure sur laquelle peuvent survenir des fulgurances à type de décharge électrique, dans un territoire neurologique hypoesthésique ou anesthésié, ou associée à une allodynie (douleur ressentie par une stimulation non nociceptive) et à une hyperalgésie. Des dysesthésies ou paresthésies (fourmillements, picotements, démangeaisons) sont également souvent présentes. Un intervalle libre sépare souvent la lésion initiale de la survenue des douleurs de désafférentation. Les mécanismes responsables de ces douleurs neuropathiques ne sont pas tous élucidés et font appel à des phénomènes périphériques de sensibilisation des fibres afférentes sensitives C, d'activation de nocicepteurs silencieux, d'abaissement du seuil d'activation des nocicepteurs ou de réponse exacerbée par des stimulations supraliminaires. Des phénomènes de sensibilisation centrale sont également impliqués rendant compte de la neuroplasticité cérébrale et impliquant des récepteurs aux acides aminés excitateurs dont les récepteurs NMDA. Ces douleurs neuropathiques de désafférentation répondent peu ou moins bien aux opioïdes (fait actuellement controversé), mais répondent aux antidépresseurs tricycliques, aux anticonvulsivants d'action centrale et aux techniques de neurostimulation. On comprend, alors, l'importance de savoir reconnaître ces deux types de douleurs, tant est différent leur traitement. Nombre de patientes sont en échec thérapeutique par manque d'une évaluation rigoureuse de leur douleur.

- Enfin, certaines douleurs trouvent leur origine dans des processus psychologiques complexes. Il faut cependant se méfier de l'attribution psychogène aux douleurs liées au cancer, celles-ci précédant très souvent les signes biologiques et radiologiques lors des récidives tumorales.

Mode évolutif des douleurs, douleur symptôme et syndrome douloureux chronique : le facteur temps

La douleur du cancer peut revêtir tous les aspects temporels de la douleur que ce soit la douleur aiguë, symptôme ou le syndrome douloureux chronique, véritable maladie à part entière (tableau I). Mais

Tableau I :
Douleur aiguë et douleur chronique
Le facteur temps d'après [12].

Douleur	Aiguë	Chronique
Finalité biologique	Utile, protectrice, signal d'alarme	Inutile, destructrice, Maladie à part entière
Mécanisme générateur	Unifactoriel	Plurifactoriel
Réactions somatovégétatives	Réactionnelles	Habituation ou entretien
Composante affective	Anxiété	Dépression
Comportement	Réactionnel	Renforcé
Modèle	Classique	Pluridimensionnel Somatopsychosocial
Objectif	Curatif	Réadaptatif

Douleur chronique cancéreuse et non cancéreuse
Le facteur temps d'après [12].

Douleur	Cancéreuse	Non cancéreuse
Pathologie	Évolutive	Séquellaire
Douleur	Symptôme aigu persistant	Syndrome
Finalité biologique	Inutile, destructrice, signal d'alarme et maladie à part entière	Inutile, Destructrice Maladie à part entière
Mécanisme générateur	Excès de nociception et plurifactoriel	Plurifactoriel
Place des morphiniques	Essentielle	Exceptionnelle, contreversée
Composante affective	Anxiodépressive	Anxiodépressive

plus que ces deux aspects précédents, la douleur du cancer est une douleur aiguë qui dure imposant une prise en charge extrêmement rapide.

La douleur aiguë est utile, car c'est un véritable signal d'alarme de dysfonctionnement. Elle protège donc l'individu de l'agression extérieure. Son expression affectivo-émotionnelle est plus souvent tournée vers l'anxiété. Bien souvent, cette douleur aiguë non traitée peut, par l'intermédiaire de processus de neuroplasticité et de modification de l'excitabilité des neurones du système nerveux central, évoluer vers la chronicité. Une douleur durant depuis plus de 3 à 6 mois est appelée douleur chronique. Le seul facteur temps ne suffit pas. Il s'y associe de nombreux phénomènes neurophysiologiques, psychologiques et comportementaux qui amplifient et pérennisent la douleur. Pour éviter son passage à la chronicité, il est donc impératif de supprimer rapidement toute douleur aiguë d'apparition récente par une prise en charge globale de la patiente, somatique, psychologique et sociale.

Étiologies de la douleur

L'étiologie de la douleur doit toujours être finement recherchée afin d'initier les traitements spécifiques chaque fois que possible, associés aux traitements symptomatiques et débutés en même temps. Quatre grandes catégories peuvent être dénombrées :

Le processus tumoral local et à distance (75 à 80 %) [7]

La douleur est aiguë, transitoire ou persistante, nociceptive, neurogène ou mixte. Elle est rarement révélatrice du cancer mais peut être de survenue précoce dans 40 à 59 % des cancers du sein [13]. Elle précède souvent les premiers signes cliniques et radiologiques lors des récidives ; elle est pratiquement toujours présente dans les formes avancées et métastatiques de la maladie. Le détail des atteintes douloureuses est reproduit dans le tableau II.

Tableau II :
Étiologies des douleurs du cancer du sein.

	Douleur aiguë transitoire et persistante	Douleur chronique séquellaire
Processus tumoral	• Envahissement des structures osseuses et ses complications • Envahissement des structures nerveuses (compression ou infiltration des nerfs, plexite brachiale néoplasique, méningite carcinomateuse, métastase cérébrale, compression médullaire, épidurite) • Distension de la capsule hépatique • Occlusion et infiltration des vaisseaux sanguins et lymphatiques (ischiémie, lymphœdème...) • Ulcération, nécrose, infection, inflammation de la peau et des muqueuses	
Chirurgie	• Douleur aiguë postopératoire • Périarthrite scapulo-humérale • Capsulite rétractile de l'épaule • Douleur musculosquelettique	• Algoneurodystrophie du membre supérieur • Douleur du sein fantôme • Douleur post-mastectomie • Lymphœdème • Névrome • Douleur musculo-squelettique
Radiothérapie	• Lésions inflammatoires cutanées • Radioépithélite • Fibrose, sclérose, nécrose cutanée et sous-cutanée • Fracture costale, sternale	• Plexite brachiale post-radique • Plexopathie brachiale précoce • Myélopathie post-radique • Ostéoradionécrose • Épaule gelée • Lymphoedème
Chimiothérapie	• Pose de chambre à cathéter implantable • Extravasation de produit • Céphalées • Douleurs musculo-squelettiques • Syndromes sub ou occlusifs • Mucites • Ulcérations digestives • Complications des corticoïdes • Toxicité cutanée • Onychodystrophie	• Neuropathies périphériques
Hormonothérapie	• Ostéoporose	

La thérapeutique (15 à 19 %) [7]

Là encore, les douleurs peuvent être aiguës, concomitantes des traitements administrés, mais aussi chroniques et séquellaires, neurogènes ou nociceptives. La chirurgie, la chimiothérapie et la radiothérapie peuvent toutes trois induire des douleurs liées à la thérapeutique (tableau II).

Les interventions diagnostiques iatrogènes

Les gestes diagnostiques ou thérapeutiques, comprenant les diverses biopsies de masse tumorale et osseuse, les ponctions lombaires, les ponctions veineuses de chambre, de veines périphériques ou d'artères, font le lit des douleurs iatrogènes aiguës.

Les causes non liées au cancer (3 à 5 %) [7]

Les patientes porteuses d'un cancer du sein peuvent souffrir de pathologie douloureuse aiguë ou chronique, nociceptive ou neuropathique préexistante au cancer ou concomitante comme, par exemple certaines neuropathies périphériques (diabète, alcool, zona) ou des douleurs liées à l'ostéoporose ou à une pathologie discale.

Par ailleurs certaines douleurs non liées au cancer mais à son environnement peuvent apparaître au cours d'alitement prolongé avec complications de décubitus, d'atteintes spastiques musculaires, d'escarres, de constipation ou de syndrome occlusif, ou de thromboses veineuses profondes.

ÉVALUATION DE LA DOULEUR

Historique de la patiente et de son cancer (Traitement, stade évolutif)

Comme pour toute maladie ou tout symptôme, l'évaluation de la patiente douloureuse commence par le recueil de ses antécédents généraux. Puis l'analyse rigoureuse de l'histoire cancéreuse permet de repérer le ou les organes atteints, les thérapeutiques anti-cancéreuses utilisées, le stade évolutif de la maladie et le vécu de la patiente.

Historique de la douleur et son évaluation

La douleur n'est pas toujours visible ni retranscrite par la malade. Aussi faut-il savoir la rechercher, la mesurer et l'analyser. Les caractères aigu, chronique, neurogène et/ou nociceptif doivent être identifiés. Si l'intensité de la douleur est relativement aisée à évaluer, en pratique courante, il est des situations douloureuses complexes qui justifient pleinement la consultation spécialisée de la douleur. L'évaluation de la douleur s'intègre dans une évaluation globale de la patiente, physique, psychologique et sociale. Il faudra rechercher la ou les douleurs existantes, en précisant la date d'apparition, la durée d'évolution de la douleur, les circonstances de leur apparition, les facteurs aggravant ou améliorant la douleur, leur retentissement affectif et émotionnel, l'impact sur l'autonomie de la patiente, les différents traitements déjà effectués ainsi que leur efficacité.

Les caractéristiques sensori-discriminatives doivent être précisées : le nombre de douleur, le type de douleur, la localisation, l'intensité, le caractère mécanique ou inflammatoire, localisé ou diffus, le mode évolutif, l'horaire, la stabilité, le rythme de la douleur, l'existence d'accès douloureux spontanés nociceptifs et neuropathiques ou prévisibles (liée à une activité particulière comme la marche ou la respiration) ainsi que la résurgence de douleur liée à une insuffisance de traitement ou à la fin de l'activité pharmacologique de l'antalgique choisi.

Intensité de la douleur et son évaluation

L'intensité de la douleur se mesure, chez le sujet coopérant, par des échelles d'auto-évaluation (EVA : Échelle Visuelle Analogique allant de 0 à 10 ou de 0 à 100 ; EN : Échelle Numérique allant de 0 à 10 ou de 0 à 100 ; EVS : Échelle Verbale Simple) (tableau III). Il s'agit d'une mesure globale de la douleur. On ne peut, sur ces échelles, faire la part de la douleur liée à la lésion physique et/ou à la part affectivo-émotionnelle (anxiété ou dépression).

Dans tous les cas, il faut croire sa malade. C'est la patiente qui s'évalue. La subjectivité du médecin ou du soignant ne doit pas intervenir dans cette mesure. Ces mesures n'ont de sens que si elles sont répétées dans le temps. Elles permettent de suivre l'efficacité des traitements antalgiques effectués. Le soulagement de la douleur obtenu par la thérapeutique, en pourcentage, doit être associé à ces mesures.

Chez les sujets non-coopérants, c'est un observateur qui effectuera la mesure de la douleur de la patiente en utilisant des échelles comportementales d'hétéro-évaluation (tableau IV). Ces mesures évaluent le retentissement de la douleur sur le com-

Tableau III :
Les outils d'auto-évaluation.

EVS :	0	douleur absente
	1	douleur faible
	2	douleur modérée
	3	douleur intense
Echelle Numérique (EN)	de 0 à 10 ou de 0 à100	
EVA	de 0 à 10 ou de 0 à100	

Tableau IV :
Les outils d'hétéro évaluation.

Échelle comportementale (douleur aiguë) à interpréter en fonction du contexte
Niveau 1 : patient calme sans expression verbale ou comportementale de la douleur
Niveau 2 : le patient exprime sa douleur verbalement ou par son comportement
Niveau 3 : manifestations extrêmes de douleurs (cris, pleurs, agitation majeure non contrôlée, prostration, immobilité et repli du patient sur lui-même)

portement. Elles sous-estiment toujours la douleur des patients. Elles sont nombreuses, doivent être adaptées à la patiente et utilisées dans les situations où elles ont été validées. Par ailleurs ces mesures doivent être interprétées dans le contexte global. L'échelle de Bourhis [14], validée dans la douleur du cancer du patient hospitalisé prend en compte l'envahissement du langage par la plainte, la réduction des activités spontanées de la patiente et la demande d'antalgiques.

Des questionnaires d'auto-évaluation qualitatifs comme le QDSA (Questionnaire Douleur Saint-Antoine) (tableau V) per-

Tableau V :
Le QDSA - Echelle de qualification de la douleur.

A	- Battement	❑	...
	- Pulsation	❑	...
	- Elancement	❑	...
	- En éclair	❑	...
	- Décharge Electrique	❑	...
	- Coups de marteau	❑	...
B	- Rayonnante	❑	...
	- Irradiante	❑	...
C	- Piqûre	❑	...
	- Coupure	❑	...
	- Pénétrante	❑	...
	- Transperçante	❑	...
	- Coups de poignard	❑	...
D	- Pincement	❑	...
	- Serrement	❑	...
	- Compression	❑	...
	- Ecrasement	❑	...
	- En étau	❑	...
	- Broiement	❑	...
E	- Tiraillement	❑	...
	- Etirement	❑	...
	- Distension	❑	...
	- Déchirure	❑	...
	- Torsion	❑	...
	- Arrachement	❑	...
F	- Chaleur	❑	...
	- Brûlure	❑	...
G	- Froid	❑	...
	- Glace	❑	...
H	- Picotement	❑	...
	- Fourmillement	❑	...
	- Démangeaison	❑	...
I	- Engourdissement	❑	...
	- Lourdeur	❑	...
	- Sourde	❑	...
J	- Fatigante	❑	...
	- Epuisante	❑	...
	- Ereintante	❑	...
K	- Nauséeuse	❑	...
	- Suffocante	❑	...
	- Syncopale	❑	...
L	- Inquiétante	❑	...
	- Oppressante	❑	...
	- Angoissante	❑	...
M	- Harcelante	❑	...
	- Obsédante	❑	...
	- Cruelle	❑	...
	- Torturante	❑	...
	- Suppliciante	❑	...
N	- Gênante	❑	...
	- Désagréable	❑	...
	- Pénible	❑	...
	- Insupportable	❑	...
O	- Enervante	❑	...
	- Exaspérante	❑	...
	- Horripilante	❑	...
N	- Déprimante	❑	...
	- Suicidaire	❑	...

Cotation : 1 = faible, un peu
2 = modéré, moyennement
3 = fort, beaucoup
4 = extrêmement fort

mettent de préciser les composantes sensori-discriminative et affectivo-émotionnelle de la douleur. De plus, le QDSA permet de repérer le caractère neuropathique ou nociceptif de la douleur. Récemment, un groupe d'expert français a mis au point un outil performant, le questionnaire DN4, pour affirmer le diagnostic de douleur neuropathique avec une sensibilité de 82.9 % et une spécificité de 89.9 % [15]. Celui-ci comprend 7 items portant sur l'interrogatoire du patient et 3 items sur l'examen simple de la sensibilité. Chaque réponse positive compte un point. La valeur seuil de diagnostic de douleur neuropathique est de 4/10 (tableau VI).

Il existe également des questionnaires d'autodétermination de l'état général actuel de la patiente appréciant le retentissement de la douleur sur son autonomie, son activité et sa qualité de vie (sommeil, appétit, anxiété, humeur...).

Par ailleurs, des questionnaires de dépression ou d'anxiété peuvent être utilisés. Enfin, l'état général est apprécié sur l'indice de performance de l'OMS (tableau VII) ou sur l'index de Karnofsky (tableau VIII).

Examen de la patiente douloureuse

L'examen clinique de la patiente est fondamental pour orienter le diagnostic de certaines douleurs difficiles (projetée, référée, neurogène...). Il comprend l'exa-

Tableau VI :
Questionnaire DN4.

Répondez aux 4 questions ci-dessous en cochant une seule case pour chaque item.

Interrogatoire du patient

Question 1 : La douleur présente-t-elle une ou plusieurs des caractéristiques suivantes ?

	OUI	NON
1. Brûlure		
2. Sensation de froid douloureux		
3. Décharges électriques		

Question 2 : La douleur est-elle associée dans la même région à un ou plusieurs des symptômes suivants ?

	OUI	NON
4. Fourmillements		
5. Picotements		
6. Engourdissement		
7. Démangeaisons		

Examen du patient

Question 3 : La douleur est-elle localisée dans un territoire où l'examen met en évidence une :

	OUI	NON
8. Hypoesthésie au tact		
9. Hypoesthésie à la piqûre		

Question 4 : La douleur est-elle provoquée ou augmentée par :

	OUI	NON
10. Le frottement		

OUI : 1 point
NON : 0 point
Valeur seuil pour le diagnostic de douleur neuropathique : 4/10

Tableau VII :
Indice de performance de l'OMS.

Degré	État du patient
0	Capable d'activité normale sans restriction
1	Restreint dans les activités éprouvantes, mais ambulatoire et capable d'un travail léger
2	Ambulatoire et capable de se prendre en charge, mais incapable de travailler. Debout et actif plus de 50 % du temps d'éveil.
3	Prise en charge réduite. Au lit ou à la chaise plus de 50 % du temps d'éveil
4	Totalement dépendant, totalement confiné au lit ou à la chaise

Tableau VIII :
Index de Karnofsky.

100	Normal, pas de plaintes, pas de symptôme évident de maladie
90	Apte à reprendre une activité normale. Quelques signes et symptômes de maladie.
80	Activité normale, mais avec peine. Quelques signes et symptômes de maladie
70	Subvient à ses propres besoins, incapable de poursuivre une activité normale ou un travail actif.
60	Nécessite une aide occasionnelle mais est capable de subvenir à la plupart de ses besoins.
50	Nécessite une aide importante et des soins médicaux fréquents.
40	Incapable, nécessite une aide et des soins spéciaux.
30	Totalement incapable, dans certains cas, hospitalisation conseillée, bien que la mort ne soit pas imminente.
20	Très gravement malade, traitement actif nécessaire.
10	Moribond irréversible
0	Mort

men du sein, local et régional, des bras, du creux axillaire et de l'ensemble du corps en passant par le rachis cervical, dorsal, lombaire et les épaules.

Cet examen doit être réalisé chez une patiente debout, pieds nus, de dos, et de face. Il évaluera bien sûr l'envahissement tumoral local et régional. Il recherchera l'existence d'un névrome, de limitation d'amplitude des deux bras en demandant à la patiente de les lever en même temps, ou d'un lymphoedème. Il s'évertuera à rechercher les troubles de la statique globale de compensation et les contractures musculaires.

L'examen neurologique réclame une attention particulière en raison de la fréquence des atteintes nerveuses en cancérologie par compression, infiltration ou désafférentation. Il s'intéresse à l'existence de topographie neurologique déterminée, à la présence de signes déficitaires moteurs ou sensitifs ou à la manifestation d'allodynie ou d'hyperalgésie.

Enfin, il ne faut pas hésiter à s'aider d'examens complémentaires pour contribuer à l'élaboration d'un diagnostic, tout en sachant que la douleur précède souvent l'apparition des images radiologiques dans les récidives cancéreuses.

Aussi, à l'issue de l'interrogatoire de la patiente et à l'aide d'un examen clinique et d'examens complémentaires, on devra pouvoir préciser :

- la nature aiguë ou chronique de la douleur ;
- son caractère neurogène, nociceptif et/ou psychogène ;

- s'il s'agit de douleurs somatiques ou viscérales, plus diffuses, plus sourdes, moins bien systématisées, souvent référées ;
- si la douleur correspond à l'organe atteint ou s'il s'agit de douleur projetée ou référée. La douleur de l'épaule liée à une atteinte métastatique cervicale rachidienne est un exemple de douleur projetée ; la douleur de l'épaule liée à une métastase hépatique irritant le diaphragme est un exemple de douleur référée ;
- l'intensité de la douleur de base ainsi que sa stabilité. 65 % des patients cancéreux douloureux présentent des accès douloureux [16].

Le diagnostic précis de la douleur permettra d'adapter au mieux les traitements symptomatiques et étiologiques. L'évaluation devra être répétée régulièrement afin d'apprécier le soulagement obtenu et l'apparition d'effets indésirables liés aux traitements entrepris qui peuvent altérer la qualité de vie des patientes. Enfin, il ne faut jamais oublier que toute réapparition ou modification de la douleur chez une patiente bien équilibrée, signe pratiquement toujours la récidive cancéreuse ou la complication (fracture pathologique par exemple).

Douleur et qualité de vie

On imagine bien que douleur et qualité de vie soient extrêmement liées. La douleur retentit à tous les niveaux : physique, autonomie, mobilité, psychologique mais aussi économique, socioculturel, relationnel, professionnel et familial. Il est donc important d'évaluer dans la plainte douloureuse de la patiente la part de ces différents facteurs pour contribuer au maintien d'une certaine qualité de vie. Cette évaluation se fait par une approche multidisciplinaire impliquant différents spécialistes où psychiatre, psychologue et assistante sociale ont toute leur place.

Douleur et cancer du sein vont souvent de paire. Plus rare au moment du diagnostic initial, la douleur précède très souvent les signes cliniques, biologiques et radiologiques lors des récidives tumorales et est le point d'appel de la découverte de nombreuses métastases ou complications. Les douleurs séquellaires entraînent, quant à elles, un important retentissement physique et psychosocial ; la moitié des femmes ayant eu un traitement chirurgical d'un cancer du sein relatent un fort impact sur leur activité et, pour un quart d'entre elles, un retentissement sur leur vie quotidienne [17]. On comprend aisément la part d'angoisse accompagnant ces douleurs, souvent synonymes d'évolutivité de la maladie pour la patiente, qui peut faire retarder le traitement, celle-ci repoussant la consultation.

LES GRANDS SYNDROMES DOULOUREUX

LA DOULEUR AIGUË POST-OPÉRATOIRE

La douleur du site opératoire après tumorectomie du sein, curage axillaire ou mastectomie radicale est classiquement d'intensité modérée. Il en est de même pour les interventions de reconstruction du sein hormis la mise en place de prothèse après décollement du grand pectoral où les douleurs peuvent être plus importantes.

Ces douleurs post-opératoires bénéficient la plupart du temps d'une analgésie multimodale associant le paracétamol, les anti-inflammatoires non stéroïdiens et la morphine par voie sous-cutanée pendant 24 à 48 h, rapidement relayés, par voie orale, par des antalgiques du palier 2 associés à du paracétamol et à une rééducation fonctionnelle précoce. En cas de douleur intense, l'utilisation de morphine par voie intraveineuse en mode PCA (Analgésie auto-contrôlée par le patient) est utile.

Le rôle de l'analgésie post-opératoire dépasse largement le cadre des quelques jours post-chirurgicaux. En effet, elle semble déterminante dans la prévention des douleurs chroniques post-chirurgicales dont l'incidence après chirurgie du cancer du sein peut-être élevée : de 10 à 57 % pour Perkins [18].

La kétamine par son action antihyperalgésique améliore la prise en charge de la douleur en diminuant les phénomènes d'hyperalgésie secondaire péricicatricielle et préviendrait l'apparition de douleurs chroniques post-chirurgicales [19, 20]. Il en est de même pour le néfopam [21]. Le néfopam serait capable également de prévenir l'hyperalgésie induite par les morphiniques [22].

Pour Doss [23], l'utilisation d'une péridurale thoracique à la ropivacaïne diminuerait les douleurs à j0, j1 et j2 postopératoires de mastectomie radicale et entraînerait moins de nausées et vomissements comparée à une anesthésie générale. Plusieurs études récentes montrent l'intérêt du bloc paravertébral avec injection unique d'anesthésiques locaux, avec ou sans anesthésie générale, pour l'analgésie post opératoire de la chirurgie du sein [24-27]. Kairaluoma [24], qui compare une solution de bupivacaïne versus sérum physiologique en injection paravertébrale avant l'anesthésie générale, montre que les posologies des opioïdes diminuent de 40 % avec la bupivacaïne pour l'analgésie post-opératoire et que les patientes présentent moins de douleur au repos à 24 heures de la chirurgie et moins de nausées et vomissements. Une autre étude comparant les risques et bénéfices du bloc paravertébral versus anesthésie générale dans la chirurgie du sein mineure n'est pas en faveur du bloc paravertébral [28]. Les résultats sont plus mitigés quant à l'efficacité des infiltrations d'anesthésiques locaux au niveau du site opératoire pour l'analgésie post opératoire. Certaines ne montrent pas de différence entre cette infiltration d'anesthésiques locaux et une solution de sérum physiologique [29-31] ; d'autres retrouvent une efficacité supérieure avec les anesthésiques locaux [32]. L'association d'anesthésiques locaux transcutanés et par infiltration, associée à la gabapentine, semble diminuer l'incidence des douleurs chroniques post-opératoires de la chirurgie du sein [33]. La gabapentine utilisée en prémédication à la dose de 1 200 mg diminue les douleurs postopératoires et a un effet d'épargne morphinique [34]. Par ailleurs, elle pourrait prévenir le risque de survenue de douleurs chroniques après chirurgie [35].

Il semble que parmi les facteurs de risque essentiels de survenue de douleurs chroniques après chirurgie conservatrice ou radicale pour cancer du sein, l'intensité de la douleur aiguë post-opératoire [18, 36], l'anxiété préopératoire [37], la dépression [38, 39] et la préexistence de douleur préopératoire [18, 40] dans le mois qui précède la chirurgie soient prédictives de douleur chronique post-chirurgicale. La prise en charge de la douleur aiguë post-opératoire de ces patientes opérées d'un cancer du sein doit donc être rapidement effective et efficace. Par ailleurs, tout doit être fait pour que la douleur préopératoire des patientes soit traitée. D'autres facteurs prédictifs ont été recherchés. Récemment, sur une cohorte de plus de 1 000 patientes traitées pour cancer du sein et suivies sur un an, il a été retrouvé une relation significative entre l'existence à j1 post-opératoire de paresthésies du bras opéré et la présence d'une douleur à 1 an (OR : 2.16) [41]. Cela suggère l'intérêt de l'examen clinique précoce pour repérer les patientes à risque de développer des douleurs chroniques post-chirurgicales.

Des massages et surtout la mobilisation précoce du membre supérieur dans les suites immédiates de l'acte opératoire permettraient de limiter la fréquence des douleurs locorégionales tardives liées à l'immobilisation du bras, conduisant à l'épaule gelée douloureuse [42]. Il semble que l'hospitalisation de courte durée (2 jours) favorise les mouvements de l'épaule et réduit la douleur du site opératoire sans en augmenter les complications [43].

LES DOULEURS SÉQUELLAIRES NEUROPATHIQUES DES TRAITEMENTS

Les modalités thérapeutiques actuelles du cancer du sein associent la chirurgie, la radiothérapie et un traitement médical comportant chimiothérapie et/ou hormonothérapie. Tous ces traitements, isolés et a fortiori associés, sont responsables de douleurs séquellaires résiduelles dont les caractéristiques cliniques, le délai de survenue varient d'une patiente à l'autre, d'une modalité thérapeutique à l'autre. Selon les études, l'incidence des douleurs chroniques observées après mastectomie varie entre 9 et 73 % [44-48]. Sur une cohorte de plus de 1000 patientes traitées pour cancer du sein et suivies pendant 1 an, Queinec et collaborateurs [49] ont retrouvé un grand nombre de patientes douloureuses : 50 % à 6 semaines post-chirurgie dont 2/3 de douleurs neuropathiques, 37 % à 6 mois dont la moitié de douleurs neuropathiques et 31 % à 1 an dont 43 % de douleurs neuropathiques. On peut distinguer les douleurs séquellaires de l'acte chirurgical et les douleurs consécutives aux autres modalités thérapeutiques actuellement préconisées dans la prise en charge des cancers du sein que sont la radiothérapie et la chimiothérapie.

Les douleurs séquellaires de la chirurgie

Les facteurs prédictifs

On commence à appréhender actuellement les facteurs pouvant être associés à la survenue de douleurs chroniques post-chirurgicales. La douleur préopératoire, l'importance des lésions nerveuses peropératoire, la douleur post-opératoire et son intensité, les traitements associés (chimiothérapie, radiothérapie) ainsi que des facteurs psychologiques sont autant de facteurs cliniques prédictifs du développement d'une douleur chronique post-chirurgicale [18]. Une relation entre la présence de douleur pré-opératoire de patientes bénéficiant d'une chirurgie du sein et le développement de douleurs chroniques post-chirurgicales a également été retrouvée par Kroner [40]. Le jeune âge et le poids élevé seraient des facteurs de risque de survenue du syndrome post-mastectomie [50]. Certains autres facteurs comme des facteurs génétiques ou l'existence d'entité comme la migraine, le colon irritable, la fibromyalgie et le syndrome de Raynaud ont été également retrouvés [18, 51]. Pour Jung [52] il existerait une relation entre l'intensité de la douleur aiguë post-opératoire (et la consommation d'analgésiques) et l'existence de douleur chronique du sein et du bras ipsilatéral.

Le syndrome post-mastectomie (SPM)

Le SPM se définit comme un syndrome douloureux post-chirurgical complexe dit de « désafférentation » localisé au creux axillaire, à la face antéro-interne du bras et à la face antérolatérale de la paroi thoracique concernée par la chirurgie. Il peut survenir après tout type de chirurgie du sein : mastectomie simple ou élargie mais aussi traitements conservateurs (tumorectomie/curage) ; le mécanisme exact semble être lié à la lésion de la branche perforante axillaire du 2e nerf intercostal ; celle-ci se distribue aux téguments de la face interne du bras et de la base du creux axillaire ; elle s'anastomose avec l'accessoire du brachial cutané interne en formant l'anastomose de Hyrtl qui représente les fibres sensitives du brachial cutané interne.

Selon les études, le syndrome post-mastectomie serait observé chez 13 à 68 % des patientes [53]. Au cours d'un travail concernant plus de 500 patientes, l'incidence du syndrome post-mastectomie était de 49 % et dans 25 % des cas la douleur affectait moyennement ou gravement la qualité de vie des patientes [17]. Cette incidence serait plus élevée à droite qu'à gauche [54], plus élevée après traitement chirurgical conservateur qu'après mastectomie radicale [17]. L'incidence de la douleur chronique dans le bras ipsilatéral augmente lorsque la chirurgie du sein est complété par l'association radiothérapie/chimiothérapie [17]. De même, sur un collectif de 282 patientes opérées, Wallace et coll [44] ont observé plus de syndromes post-mastectomie après l'association mastectomie/reconstruction qu'après mastectomie seule, respectivement 49 % et 31 %. Par ailleurs, la chirurgie prothétique post-mastectomie serait à l'origine de ce syndrome douloureux séquellaire dans 53 % des cas [44]. Enfin, en raison de sections partielles d'une branche latérale du 2e nerf intercostal lors de l'abord axillaire, des troubles de la sensibilité superficielle (sans syndrome douloureux associé) ont été décrits au niveau de l'aisselle et de la face interne du bras ; l'incidence de ces troubles sensitifs varierait selon les auteurs de 23 à 100 % des patientes [55-57].

Quelle que soient la symptomatologie clinique observée, le délai de survenue du SPM après l'acte chirurgical est très variable allant de quelques semaines (voire quelques jours) à plusieurs mois. L'incidence de la douleur chronique post-chirurgie du cancer du sein passe de 31 % un an après la chirurgie à 20 % à plus de 4 ans après [58]. À plus long terme, la moitié des femmes survivantes présentant un SPM continue encore de souffrir en moyenne 9 ans après la chirurgie [59].

La prise en charge des patientes souffrant de SPM comporte plusieurs étapes : évaluative, thérapeutique et préventive. La douleur du syndrome post-mastectomie est une douleur neuropathique qu'il importe de savoir discriminer en raison de modalités thérapeutiques très différentes des douleurs nociceptives. Typiquement le SPM se caractérise par des douleurs associant brûlures, paresthésies et fulgurances dans la région opérée et dans les régions immédiatement adjacentes intéressant les territoires de D1-D2 sans dépasser le coude. L'examen clinique détecte des troubles de la sensibilité objective comportant des zones d'hypoesthésie ou des zones hyperalgésiques ; une allodynie est très souvent observée. Ces douleurs vont de la simple gène à la douleur intense et peuvent ne pas être décrite comme de la douleur, ce qui signifie que la fréquence des douleurs neuropathiques est probablement sous-estimée dans les études.

Au terme de cette évaluation, selon les caractéristiques prédominantes de la symptomatologie douloureuse, le traitement doit souvent associer des antidépresseurs tricycliques et des anti-convulsivants. Peu d'études randomisées, contrôlées, en double aveugle ont été réalisées dans le cadre du traitement des douleurs chroniques de SPM. Cependant, une étude randomisée, en double aveugle, testant l'amitriptylline contre placebo a montrée un meilleur soulagement pour l'amitriptylline qui diminue l'intensité douloureuse de 50 % pour 8 patientes sur 15 [60]. La venlafaxine semblerait être efficace chez des patientes souffrant de SPM [61]. Reuben et coll. [62] dans une étude randomisée versus placebo a montré que la venlafaxine donné en prémédication la veille de l'intervention diminuerait de façon significative l'incidence des SPM après chirurgie du cancer du sein. D'autres essais concernant d'autres étiologies ont retrouvé l'efficacité de l'amitriptylline sur la douleur neuropathique [63]. Certains auteurs ont décrit des améliorations notables du SPM par l'application locale de pommade à la capsaïcine à 0.025 % [64-66].

Quoiqu'il en soit, la prévention du SPM au moment de l'intervention repose sur une dissection très précise lors du curage axillaire respectant si possible la totalité des éléments nerveux du creux axillaire qu'ils soient moteurs, nerfs du grand dorsal, du grand dentelé, ou sensitifs, rameaux perforants sensitifs intercostaux [67]. D'autres études confirment l'intérêt de préserver le nerf intercostobrachial pour diminuer l'incidence des déficits sensitifs et des SPM [56, 68-70]. D'autres, cependant, semblent remettre en question l'intérêt de conserver la branche brachiale du nerf intercostal [71, 72]. La technique du ganglion sentinelle *versus* curage axillaire complet réduirait également l'incidence des déficits sensitifs et des SPM [73-78]. En matière de prévention, le traitement efficace de la douleur aiguë post-opératoire réduirait le risque de développer un SPM [79].

Les douleurs de névrome cicatriciel

Il s'agit de douleurs très intenses dites « exquises » provoquées par la palpation ou la pression d'une zone très précise sur la cicatrice de mastectomie ou du curage. Il s'agit d'une douleur fulgurante provoquée, se reproduisant à chaque contact ou effleurement du névrome. Des infiltrations (après application d'EMLA) d'un mélange associant anesthésiques locaux et corticoïdes permettent souvent de diminuer l'intensité de ces fulgurances.

Les douleurs liées au « sein fantôme »

En dépit d'une mastectomie effective, certaines patientes rapportent une sensation de persistance anormale du sein amputé. Il s'agit en effet d'un véritable « sein fantôme ». Ce sein fantôme peut être douloureux. Ce fantôme, douloureux ou non, siège au niveau du mamelon, ou peut s'étendre à la totalité du sein enlevé.

L'incidence du sein fantôme non douloureux varie selon les auteurs de 17 à 67 % tandis que celle du sein fantôme douloureux va de 3 à 44 % [80]. Cette grande variation dans l'estimation de l'incidence provient de la disparité des études et des grandes différences dans la détection de ce type de douleur ; il faut des questionnaires précis et répétés dans le temps pour pouvoir obtenir, des patientes, une description de ce syndrome : les patientes, en effet, décrivent difficilement ce type de sensation qu'elle ne comprennent pas [81]. Ces sensations douloureuses sont exprimées par les patientes comme un déchirement, des élancements, des coupures, des tensions, des pointes, des pressions ou des crampes [80].

Ce syndrome douloureux survient dans les trois mois suivant l'acte opératoire [80]. Ni l'age, ni le coté, ni la chimiothérapie ou la chirurgie de reconstruction ne seraient des facteurs influant la survenue du sein fantôme [80]. Pour d'autres, il existerait une relation significative entre le jeune age et la survenue de sein fantôme [40, 82, 83]. Le type et la durée de l'intervention ne sont pas des facteurs déclenchants [81]. En revanche, cette pathologie serait plus fréquente chez les patientes au passé mastodynique [81]. Mais, selon Rothemund et Kroner [40, 80, 82], il existerait une relation positive entre l'existence de douleur du sein chronique avant amputation et la survenue de sein fantôme non douloureux.

Contrairement aux douleurs de membre fantôme qui s'améliorent avec le temps, la symptomatologie du sein fantôme persiste longtemps sans aucune amélioration [80]. La prise en charge de ce type de douleur comporte ici encore le recours aux antidépresseurs tricycliques, aux anticonvulsivants et parfois aux blocs sympathiques [80-82].

Les douleurs séquellaires de la radiothérapie

Les plexites radiques

L'atteinte neuropathique du plexus brachial constitue un des syndromes douloureux observés à distance des traitements du cancer du sein. La radiothérapie et la récidive tumorale avec envahissement métastatique du plexus constituent les deux étiologies majeures de ces plexopathies brachiales.

Il est actuellement bien établi que la radiothérapie utilisée dans le traitement du cancer du sein est responsable de douleurs neuropathiques [84, 85] et que le plexus brachial est particulièrement sensible aux radiations quand le creux sus-claviculaire est irradié [86]. L'ischémie endartérielle périnerveuse secondaire à l'irradiation serait responsable de fibrose du plexus brachial et des tissus alentour à l'origine de la plexopathie [84, 87].

L'incidence des plexopathies radio-induites serait de 0.7 %, 89 mois après traitement du cancer du sein chez 294 femmes traitées par chirurgie conservatrice et irradiation [85]. Ce résultat est cependant probablement sous-estimé en raison des délais d'apparition des plexopathies parfois très tardif (20 à 30 ans) [88]. Le risque de plexopathies post-radiothérapie augmente avec l'augmentation du nombre de gray par dose fractionnée et du nombre total de gray [89]. Les plexopathies radio-induites seraient plus fréquentes après l'association radio-chimiothérapie qu'après radiothérapie isolée chez des patientes mastectomisées [90].

Le délai de survenue de la plexopathie est variable. Il peut parfois survenir au décours immédiat des séances de radiothérapie [90] et donner une plexopathie précoce, modérée et transitoire, probablement due à une démyélinisation ; ailleurs, il est plus tardif, allant de quelques mois à plusieurs décades (3) après le traitement [91]. Le début des troubles est insidieux, marqué par une faiblesse musculaire et une diminution des réflexes ostéo-tendineux. Quand il est pratiqué, l'électromyogramme montre une diminution de la vitesse de conduction nerveuse. La survenue de la douleur est parfois retardée par rapport au début de l'atteinte motrice. Dans d'autres cas, la plexopathie radio-induite est marquée par une symptomatologie douloureuse première, de type neuropathie, associant brûlures et élancements ou fulgurances. Cliniquement, il existe des troubles de la sensibilité : hypoesthésie, allodynie et/ou hyperalgésie, dysesthésies et/ou paresthésies distales. Dans tous les cas, l'évolution est insidieuse : elle s'aggrave progressivement tant sur le plan sensitif que moteur. Dans 1/3 des cas l'atteinte va jusqu'à la paralysie complète [92]. En principe, les douleurs neuropathiques répondent imparfaitement aux morphiniques et le schéma thérapeutique doit souvent associer antidépresseurs tricycliques et anticonvulsivants.

La prévention de ces plexopathies repose sur la limitation de la dose, de la taille des fractionnements et du volume de traitement [84, 93].

Théoriquement, la douleur liée à la progression tumorale serait plutôt nociceptive ; celle-ci précède presque toujours l'apparition des signes neurologiques objectifs. En fait, en cancérologie, les deux mécanismes physiopathologiques sont intriqués et les douleurs sont très souvent mixtes [94], justifiant la prescription simultanée d'opiacés faibles ou forts, d'antidépresseurs tricycliques et d'anticonvulsivants. Le traitement symptomatique de la douleur doit évidemment être complété par un traitement étiologique impliquant un diagnostic précis sur l'origine de cette plexopathie. Comme la clinique est souvent trompeuse, elle doit toujours être complétée par l'imagerie, TDM, ou mieux IRM, plus sensible [95, 96] pour identifier l'origine de la plexopathie. Au cours d'un travail datant de 2001, analysant un groupe de 50 patientes souffrant de plexopathies brachiales douloureuses survenues au décours de traitements associant mastectomie/curage et radio-chimiothérapie, les auteurs ont observé une récidive tumorale chez 26 patientes ; l'imagerie par IRM a permis d'affirmer le diagnostic chez 25 d'entre elles (sensibilité de 96 %, spécificité de 95 %, VPP : 96 %, VPN : 95 %) [96]. L'utilisation de tomographie à émission de positons (TEP ou PET-scan) aurait un intérêt certain pour permettre de distinguer les plexopathies radiques des plexites tumorales chez ces patientes [97]. Enfin, l'utilisation de l'IRM et du PET-scan combinés serait très utile dans la détection des récidives axillaires de cancer du sein [98].

Les douleurs séquellaires de la chimiothérapie

Les neuropathies périphériques

Certains agents anticancéreux utilisés dans le traitement du cancer du sein pour les femmes à haut risque de récidive ou dans les formes métastatiques peuvent entraîner des atteintes nerveuses périphériques sensitives et/ou motrices. Ces atteintes sont symétriques, distales et dose-dépendantes, allant de paresthésies à un handicap fonctionnel majeur altérant la qualité de vie. Les taxanes, les sels de platine et les vinca-alcaloïdes sont les agents les plus pourvoyeurs de neuropathies douloureuses ; le tamoxifène, les inhibiteurs de l'aromatase ou les anticorps monoclonaux ne donnent pas de neuropathies [99]. Ces neuropathies peuvent être douloureuses et sont alors de véritables douleurs neuropathiques survenant dans un territoire hypoesthésique en gant ou en chaussette. Les patientes décrivent une douleur très invalidante, dans le territoire atteint, étrange, difficile à définir, spontanée, souvent constante, à type de brûlure, associée à des paresthésies ou des douleurs provoquées de type allodynique et hyperalgésie. Le retentissement psychique est souvent important. L'évaluation doit donc être très précise et précoce pour ajuster le traitement symptomatique et le traitement spécifique de chimiothérapie. Un délai de survenue entre le début du traitement chimiothérapeutique et l'apparition de la neuropathie est habituellement présent. L'âge avancé ne serait pas un facteur associé à une plus grande chémotoxicité ni aux formes les plus sévères [100].

Le paclitaxel (taxane) est responsable de polyneuropathies sensitives symétriques et distales ou mixtes sensitivomotrices avec prédominance de l'atteinte sensitive. Sa toxicité augmente avec l'augmentation des doses cumulées. Une dose cumulée de plus de 1 500 mg/m^2 entraînerait des neuropathies plus sévères alors que l'on peut voir des neuropathies symptomatiques dès une dose de 200 mg/m^2. Pour Williams [101], les perfusions de courte durée, associées à des pics plasmatiques plus élevés, sont plus toxiques que les perfusions prolongées. Les symptômes décrits par les patientes vont de l'existence de paresthésies ou de dysesthésies des extrémités survenant après plusieurs cures à une perte de force motrice dans les cas les plus sévères. Les paresthésies et les dysesthésies surviendraient chez 80 % des patientes en phase avancée de leur cancer [102]. Ces symptômes surviennent dans un territoire hypoesthésique avec perte de la sensibilité des petites et des grosses fibres sensitives et abolition ou diminution des réflexes. L'étude de la conduction nerveuse montre une atteinte axonale sensitive ou sensitivomotrice [99]. Les biopsies montrent une dégénérescence des fibres myélinisées et non myélinisées [103]. Les auteurs d'une récente étude concernant des modèles animaux suggèrent que les neuropathies dues aux taxanes entraîneraient à petites doses des altérations microscopiques des grosses et des petites fibres et des altérations sensitives et motrices plus importantes à hautes doses [104].

La toxicité neurologique des agents de la chimiothérapie, en particulier pour le paclitaxel, peut être majorée s'il préexiste une neuropathie d'étiologie différente (diabète, alcool, carence nutritionnelle) ou si la patiente a été précédemment exposée à un autre agent anticancéreux neurotoxique. Généralement, ces neuropathies régressent lentement dans les formes modérées à l'arrêt des traitements ou lorsque que l'on adapte les doses des agents. Mais il peut persister des déficits sensitifs dans les formes plus sévères. Le docetaxel, quant à lui, serait moins pourvoyeur de neuropathies. Des atteintes axonales sensitivomotrices sévères surviendraient pour des doses cumulées supérieures à 600 mg/m^2 [105].

Les vinca-alcaloïdes entraînent également une polyneuropathie périphérique sensitive ou sensitivomotrice. Parmi eux, la vincristine est la plus neurotoxique. Les premiers signes sont des paresthésies des mains, puis des pieds, suivies parfois d'un déficit moteur distal. Une aréflexie précoce précède les signes sensitifs superficiels. Les signes sensitifs régressent généralement à l'arrêt du traitement ou lors de la diminution des posologies. Actuellement, la plupart des études concernant la vinorelbine décrivent 10 à 15 % de neuropathies symptomatiques [106].

Les sels de platine entraînent une neuropathie sensitive survenant habituellement après plusieurs cures et pour des doses cumulées de 400 à 600 mg/m^2. L'atteinte démarre par des paresthésies des pieds, des jambes puis des mains associées à un serrement des chevilles. Les personnes atteintes décrivent une sensation de marche sur des cailloux ou du coton. Elles peuvent présenter une instabilité à la marche et des difficultés à réaliser des gestes précis. Ces signes peuvent encore se majorer après l'arrêt du traitement pendant plusieurs semaines. L'oxaliplatine est à l'origine de neuropathies sensitives périphériques transitoires précoces, dès les premières cures (paresthésies aggravées par le froid), résolutives entre les cycles ou d'atteinte plus sévère de la sensibilité profonde avec ataxie et troubles fonctionnels invalidants [107].

Le traitement de ces neuropathies douloureuses est difficile bien que les antidépresseurs tricycliques, la gabapentine, la prégabaline, le tramadol, le patch de lidocaïne et les opioïdes forts peuvent être utilisés en première ligne [108, 109]. Un effort particulier doit être fait sur la prévention de ces neuropathies. Il repose sur la détection précoce des premiers signes devant faire immédiatement adapter les doses ou changer le traitement [110, 111]. La glutamine pourrait prévenir et traiter les formes symptomatiques induites par le paclitaxel, le cisplatine ou leur association [102, 112, 113]. Des études préliminaires ont montré l'intérêt potentiel de certaines substances (glutamine, glutathion, vitamine E, acetyl-L-carnitine, perfusion de calcium et de magnésium) pour prévenir les effets toxiques neurologiques de la chimiothérapie [100, 112, 114, 115]. Mais il faut encore attendre les résultats d'autres études prospectives pour établir des recommandations.

LES SYNDROMES DOULOUREUX LIÉS À LA PROGRESSION TUMORALE OU À LA RÉCIDIVE

La plexopathie brachiale tumorale

L'atteinte plexique se fait par infiltration tumorale du tissu nerveux ou par compression du plexus brachial. On la retrouve dans 2 à 5 % des cancers du sein. La douleur est, dans 85 % des cas, le symptôme révélateur de l'atteinte, précédant parfois de plusieurs semaines l'apparition des signes neurologiques (déficit sensitivo-moteur, amyotrophie dans le territoire C8-T1, signe de Claude Bernard-Horner témoignant d'une atteinte du sympathique cervical). Cette douleur est une douleur nociceptive et neuropathique intense, siégeant au niveau de l'épaule, du creux axillaire, de la face interne du bras et de l'avant-bras, du coude, et allant jusqu'aux 4e et 5e doigts de la main. Elle peut siéger également en zone para-rachidienne adjacente et irradie parfois en région cervicale.

Elle est associée à une sensation d'engourdissement, de paresthésies, d'allodynie et d'hyperalgésie dans le territoire concerné. On retrouve une douleur constante décrite en terme de brûlure et de fulgurance. Quelquefois, de véritables syndromes causalgiques se développent, associant des brûlures intenses à des troubles vasomoteurs et à une hyperpathie du membre supérieur. Le scanner, l'IRM de la région axillaire et l'EMG du membre supérieur permettent de faire le diagnostic positif et différentiel des plexites post-radiques. La clinique est également différente (tableau IX). Toute modification de la douleur en intensité et siège, survenant sur une atteinte plexique brachiale post-radique, doit faire suspecter une rechute tumorale. Le traitement antalgique de ces atteintes tumorales est difficile. La radiothérapie antalgique peut être efficace [116] mais souvent de façon transitoire (< 6 mois). Le traitement antalgique repose sur l'utilisation d'opioïdes forts, d'antidépresseurs tricycliques et d'anticonvulsivants. Lorsqu'il n'existe pas d'envahissement tumoral péridural adjacent, des blocs sensitifs suspendus aux anesthésiques locaux par voie péridurale peuvent être proposés en cas de douleurs rebelles.

Les autres atteintes neurologiques

Elles intéressent les troncs nerveux périphériques, les racines, la moelle, les structures supraspinales ou les méninges.

Un grand nombre de ces atteintes est en rapport avec une atteinte osseuse responsable de compression nerveuse ou d'un envahissement nerveux tumoral par contiguïté. On rencontre par exemple des atteintes radiculaires lors de fractures-tassements vertébrales, l'atteinte du nerf mentonnier lors de métastases mandibulaires entraînant des troubles de la sensibilité de la lèvre inférieure et de la houppe du menton, ou des atteintes médullaires par épidurite de contiguïté ou compression médullaire par recul du mur postérieur vertébral.

La compression médullaire

Les deux symptômes les plus fréquents associés à la compression médullaire sont la faiblesse musculaire (96 %) et la douleur (94 %) suivis des atteintes sensitives (79 %) et des troubles sphinctériens (61 %) [117]. La douleur est souvent d'apparition brutale lorsque la compression est secondaire à des fractures-tassements vertébrales. Elle est locale et/ou radiculaire, augmente rapidement d'intensité et est aggravée par la position couchée (à l'inverse de l'atteinte par hernie discale), et par la toux et l'effort phy-

Tableau IX :
Plexopathie brachiale : diagnostic différentiel (d'après Cherny et Foley) [199].

Origine de l'atteinte		Atteinte tumorale	Plexite post-radique
Douleurs	Fréquence	+++	+
	Type	Brûlure, dysesthésies, fulgurances, déficit sensitivomoteur	Dysesthésies, parésie progressive
	Intensité	Intense	Faible à modérée
	Siège	C7-T1	C5-C6
	Latence	Précoce, < 6 mois	Entre 6 mois et 5 ans
Claude Bernard Horner		Possiblement présent	Absent

sique. La douleur par épidurite est généralement plus lentement progressive. La présence du signe de Lhermitte et le caractère neuropathique central sans distribution topographique précise signeraient l'atteinte épidurale [118, 119].

L'examen clinique et l'IRM font le diagnostic. Le traitement est une urgence thérapeutique tant pour le soulagement de la douleur que pour le pronostic fonctionnel. La récupération neurologique est inférieure à 5 % si la paraplégie est installée avant le traitement et de 85 % si la patiente est encore ambulatoire [120]. Le traitement est à discuter rapidement en équipe pluridisciplinaire et dépend du type d'atteinte, du caractère isolé ou multifocale de l'atteinte, de l'état général de la patiente et de ses antécédents. Il fait appel à la chirurgie décompressive et stabilisatrice, à la radiothérapie, aux corticoïdes à fortes doses, aux antalgiques opioïdes forts et aux traitements des douleurs neuropathiques. La prévention de ces complications est souhaitable. Lu et coll. [121] retrouve quatre critères prédictifs associés à un fort risque de compression médullaire : existence de métastases osseuses connues depuis plus de deux ans, maladie métastatique au moment du diagnostic, faiblesse musculaire objective et signes de fractures vertébrales compressives sur les clichés radiologiques du rachis. La présence de 3 ou 4 de ces critères serait associée à un risque de compression médullaire de 85 %.

La méningite carcinomateuse

Les cancers mammaires constituent une des étiologies fréquentes des méningites carcinomateuses (MC) de l'adulte. Elles surviennent dans 12 à 34 % des cancers du sein métastatiques selon les études [122]. Le diagnostic de MC doit être évoqué devant un syndrome douloureux complexe, récemment modifié et résistant depuis peu aux opioïdes forts.

La douleur est mixte, nociceptive et neuropathique, avec une forte composante affective. La douleur nociceptive est décrite en terme de céphalées, de douleur et de raideur de la nuque [123]. Des douleurs radiculaires ou névralgiques variables dans leur localisation ou leur intensité réalisent des tableaux de sciatique ou de névralgie des membres supérieurs volontiers à bascule. Par ailleurs, la palpation du rachis est douloureuse en totalité ou partiellement (D4-D5, L1-L5). La composante neuropathique de la douleur est majeure. Elle associe des paresthésies, des douleurs neuropathiques « mosaïques », mal systématisées, fluctuantes, variables dans le temps et dans leur localisation ; l'examen de la sensibilité objective met en évidence une allodynie diffuse statique et dynamique ; une localisation sous-occipitale ou pariétale (uni ou bilatérale) de l'allodynie signerait la diffusion méningée de l'affection cancéreuse causale [124].

Un examen neurologique très variable accompagne cette symptomatologie douloureuse très particulière de la MC. On peut y voir des atteintes des paires crâniennes (atteinte isolée du nerf oculomoteur responsable d'un ptôsis ou d'une diplopie, trouble de la déglutition, modification de la voix, ou paralysie faciale selon les nerfs concernés). D'autres troubles témoigneront d'une atteinte spinale (parésie, paralysie des membres, troubles sphinctériens).

Ces douleurs sont souvent révélatrices de la MC. Tous les troubles des fonctions supérieures et de diplopie associés à un syndrome douloureux hyperalgique doivent, *a priori*, faire évoquer une MC et faire pratiquer une IRM cérébrale et rachidienne ainsi qu'une ponction lombaire à la recherche d'une hyperprotéinorachie, d'une hypoglycorachie et de cellules tumorales dans le LCR.

Malgré le pronostic très réservé, la prise en charge d'une MC comporte, outre la chimiothérapie par voie générale et/ou intrathécale, l'instauration d'une forte corticothérapie et un traitement antalgique ciblé sur les deux composantes du syndrome douloureux.

Les métastases osseuses

Avec une incidence de 65 à 75 % dans les formes avancées de cancer du sein, les métastases osseuses (MO) sont au premier rang des sites métastasiques douloureux et se compliquent de fractures pathologiques (19 %), d'hypercalcémie (19 %), de compression médullaire (10 %) et d'envahissement médullaire osseux (9 %) dans un grand nombre de cas [125]. Quand on connaît la survie médiane des patientes atteintes d'un cancer du sein avancé avec MO, qui est d'environ 2 ans, et l'altération de la qualité de vie des patientes souffrant de MO douloureuses, on comprend l'importance de prendre en charge celles-ci précocement tout en essayant de prévenir les complications. Ces MO sont préférentiellement ostéolytiques. Il existe une augmentation de l'activité ostéoclastique et une destruction de la structure osseuse responsable d'une fragilité osseuse. Les localisations osseuses peuvent être multiples.

La douleur des MO est habituellement une douleur nociceptive inflammatoire et/ou mécanique associée parfois à une douleur neuropathique lors d'atteintes nerveuses concomitantes par compression ou envahissement tumoral. Plus de 10 % des MO sont révélées par des atteintes neurologiques [126]. La douleur peut survenir avant tout signe radiologique ou scinthigraphique et être le symptôme révélateur de la MO. Les mécanismes physiopathologiques de la douleur osseuse ne sont pas tous élucidés. De nombreux facteurs périphériques interviennent dans le processus : substances chimiques libérées lors de la lyse osseuse sensibilisant les fibres Aδ et C de la nociception (prostaglandine, cytokines, histamine, kinine, ions H+), augmentation de la pression intraosseuse stimulant également les terminaisons nerveuses Aδ et C [127], atteinte du périoste, micro et macrofractures responsables de déséquilibre des forces mécaniques osseuses aggravées par la mise en charge et le mouvement. Des phénomènes de sensibilisation centrale sont également en cause, induits par les stimulations répétées.

Les manifestations cliniques dépendent de l'os atteint. La douleur est généralement intense, continue et majorée par les mouvements, la posture, la pression locale, la mise en charge du segment osseux atteint. Des accès douloureux spontanés ou provoqués sont fréquemment associés et compliquent le traitement. La douleur peut être localisée ou généralisée, associée à des contractures musculaires adjacentes. Elle peut être référée (exemple de douleur de hanche ressentie au niveau du genou) ou projetée (douleur liée à une atteinte vertébrale T12-L1 ressentie au niveau de la crête iliaque par exemple). L'atteinte du cotyle est à l'origine d'un syndrome cliniostatique. La douleur de l'atteinte vertébrale est aggravée en position couchée et soulagée en position assise. Sur un fond douloureux bien contrôlé par le traitement antalgique, la survenue d'une douleur aigue signe presque toujours la complication (fracture, compression médullaire) justifiant la mise en route d'examens complémentaires.

Le traitement de la douleur osseuse métastatique repose sur l'association d'antalgiques des paliers de l'OMS et, en particulier les opioïdes forts, avec des anti-inflammatoires chaque fois que possible complétée par le traitement des douleurs neuropathiques lorsqu'elles existent. Le traitement spécifique par chimiothérapie ou hormonothérapie participe également au soulagement de la douleur des MO. Des traitements plus spécifiques de la douleur des MO seront discutés dans le cadre d'une concertation multidisciplinaire en fonction de la localisation osseuse, de l'état général de la patiente, des risques de complications et des différentes modalités thérapeutiques déjà utilisées (*cf.* « chapitre les thérapeutiques antalgiques plus spécifiques »). L'objectif principal doit toujours être la préservation de l'autonomie et de la qualité de vie de la patiente. L'ostéoprotégérine pourrait être utilisée comme analgésique de la douleur osseuse métastatique dans le futur [128, 129]. Les inhibiteurs spécifiques de la cyclooxygénase de type 2 seraient également utiles dans le traitement de la douleur liée aux métastases osseuses [130, 131].

TRAITEMENT DE LA DOULEUR

RÈGLES GÉNÉRALES

- Le traitement est établi après une évaluation rigoureuse de la douleur.

- La recherche du diagnostic étiologique ne doit pas retarder la mise en route du traitement symptomatique.
- Le traitement antalgique doit être le traitement de la cause chaque fois que cela est possible, associé au traitement symptomatique.
- Les effets indésirables doivent être rapidement évalués car ils participent à l'altération de la qualité de la vie.
- La douleur, son retentissement, son soulagement doivent être réévalués régulièrement.
- Toute modification de la douleur et/ou tout échappement brutal à un traitement antalgique équilibré doit faire évoquer une récidive ou une complication.
- La prise en charge globale doit viser à sauvegarder l'autonomie de la patiente et sa place dans la société.

LES DOULEURS PAR EXCÈS DE NOCICEPTION

Traitement symptomatique médicamenteux : respect des règles et des paliers de l'OMS

Le maniement des antalgiques pour la douleur cancéreuse répond à des standards, options et recommandations bien codifiées [132, 133] et repose sur l'utilisation des antalgiques des trois paliers de l'OMS, associés ou non aux anti-inflammatoires non stéroïdiens et/ou aux adjuvants ou coanalgésiques (tableaux X et XI). Certaines recommandations ne doivent pas être ignorées :

- Démarrer par les antalgiques des paliers les plus faibles. Pour les douleurs intenses d'origine cancéreuse, démarrer d'emblée par les antalgiques opioïdes faibles du palier 2 ou forts du palier 3.
- Ne passer au palier suivant que lorsque les antalgiques du palier précédent sont devenus inefficaces, à une posologie correcte, en s'étant assuré de la bonne observance du patient pour le traitement et du respect de la régularité des prises systématiques en fonction de la pharmacocinétique de chaque produit sans attendre la résurgence douloureuse.
- Ne pas associer des antalgiques du même palier (exemple codéine et dextropropoxyphène), mais il est possible d'associer les antalgiques du palier 1 à ceux du palier 3.
- À chaque palier, ne pas oublier l'adjonction des anti-inflammatoires non stéroïdiens et des adjuvants si nécessaire.
- Ne pas associer des opioïdes faibles ou forts agonistes avec des opioïdes forts agonistes partiels (buprénorphine) ou agonistes-antagonistes (nalbuphine) (tableau XII).
- Réévaluer, rapidement et régulièrement, la patiente, sa douleur, l'efficacité des antalgiques, le degré de soulagement et l'existence d'effets indésirables afin d'ajuster rapidement le traitement le plus finement possible.
- Rechercher toujours la dose minimale efficace mais suffisante.
- Lutter contre les effets indésirables.

Tableau X :
Les règles de l'OMS.

- Utiliser la voie d'administration la plus simple possible : voie orale.
- Administration régulière des antalgiques, à horaire fixe, à bonne posologie, sans attendre la résurgence douloureuse, en fonction de leurs caractéristiques pharmacocinétiques et pharmacodynamiques
- Prescription en respectant les paliers progressifs de l'OMS à 3 niveaux (tableau XI).
- Prescription personnalisée.
- Prescription ne négligeant aucun détail.

Tableau XI :
Les paliers de l'OMS.

Palier 1 : Analgésiques non opioïdes (± adjuvants ± AINS)	
• **Acide acétylsalicylique**	
• **Paracétamol**	
• **Néfopan** (Acupan®)	
• **AINS**	
Palier 2 : Opioïdes faibles (± adjuvants ± AINS)	
• **Codéine à libération immédiate**	en association avec le paracétamol non associé au paracétamol (Codenfan®)
• **Codéine à libération prolongée**	Dicodin®
• **Dextropropoxyphène**	Diantalvic®, Propofan®
• **Poudre d'opium**	Lamaline®
• **Tramadol à libération immédiate et prolongée**	Zamudol®, Topalgic®, Contramal®
Palier 3 : Opioïdes forts (± adjuvants ± AINS)	
• **Morphine à libération immédiate**	Sévredol®, Oramorph®, Chlorhydrate de morphine®, Actiskénan®
• **Morphine à libération prolongée**	Moscontin®, Skénan®, Kapanol®
• **Hydromorphone à libération prolongée**	Sophidone®
• **Fentanyl à libération immédiate**	Actiq®
• **Fentanyl à libération prolongée**	Durogésic®
• **Oxycodone à libération immédiate**	Oxynorm®
• **Oxycodone à libération prolongée**	Oxycontin®

Les médicaments du palier 1 de l'OMS sont les antalgiques non opioïdes indiqués dans le traitement des douleurs d'intensité faible. Le palier 1 comprend classiquement l'acide acétylsalicylique que l'on utilise à la posologie de 25 mg à 50 mg/kg/jour répartie en 4 à 6 prises quotidiennes (toutes les 4 à 6 heures). Il est peu utilisé car il possède de nombreux effets indésirables délétères pour le rein, le tube digestif et la coagulation. Il est particulièrement efficace sur les douleurs inflammatoires. Le palier comporte également le paracétamol, le néfopam et tous les anti-inflammatoires non stéroïdiens (AINS). Le paracétamol est prescrit à la posologie de 60 mg/kg/jour répartie en 4 à 6 prises quotidiennes. Le facteur limitant est le foie. Le néfopam (Acupan®), antalgique d'action centrale, non opioïde, donc de palier 1, a l'efficacité antalgique comparable à celle d'un palier 2. La posologie est habituellement de 20 mg, 4 à 6 fois par 24 heures, en perfusion intraveineuse de 45 minutes ou en injection intramusculaire. Injecté trop rapidement, le néfopam entraîne des effets indésirables importants : sécheresse buccale, sueurs, vertiges, tachycardie, hypotension, malaise. Il est également responsable de nausées, vomissements et de somnolence. Le glaucome, l'adénome de prostate et l'épilepsie mal équilibrée, sont des contre-indications. Il est recommandé d'adapter les posologies en cas d'insuffisance rénale et hépatique. Il a été démontré récemment son action anti-hyperalgésique [134]. Les anti-inflammatoires non stéroïdiens potentialisent l'action antalgique des opioïdes. Ils possèdent un effet plafond. Ils sont particulièrement efficaces sur les douleurs inflammatoires. Les contre-indications essentielles des AINS sont les maladies gastro-duodénales, l'insuffisance rénale, les atopiques et les risques hémorragiques. Les effets indésirables surviennent d'autant plus fréquemment que la durée

Tableau XII :
Classification des opioïdes.

Les agonistes purs	• Chlorhydrate de morphine • Sulfate de morphine (Moscontin®, Skénan®, Kapanol®, Sévredol®, Actiskénan®) • Péthidine (Dolosal®) • Fentanyl (Durogésic®, Fentanyl®, Actiq®) • Sufentanil (Sufenta®) • Chlorhydrate de méthadone (Méthadone®) • Chlorhydrate d'hydromorphone (Sophidone®) • Codéine (Dicodin®, Codenfan®...) • Tramadol (Topalgic®, Zamudol®, Contramal®) • Dextropropoxyphène (Diantalvic®, Propofan®) • Poudre d'opium (Lamaline®)
Les antagonistes	• Naloxone (Narcan®)
Les agonistes partiels	• Buprénorphine (Temgésic®, Subutex®)
Les agonistes antagonistes	• Nalbuphine (Nubain®)

d'utilisation est longue. Les AINS COX 2 sélectifs n'ont pas répondu aux espérances attendues en terme de balance bénéfice-risque.

Les médicaments du palier 2 de l'OMS, palier des opioïdes faibles, sont dominés par leur chef de file, la codéine, existant sous forme à libération immédiate et prolongée, associée ou non au paracétamol. Plus récemment est apparu le tramadol dont l'intérêt réside dans sa double modalité d'action, opioïde faible et inhibitrice du recaptage de la noradrénaline et de la sérotonine. Cette double action lui permet d'être efficace sur les douleurs par excès de nociception d'intensité modérée et sur les douleurs neuropathiques. Le tramadol existe sous forme à libération immédiate, associé ou non au paracétamol et sous forme à libération prolongée. L'utilisation de petite dose initiale et les formes à libération prolongée semblent diminuer la fréquence des effets indésirables (nausées, vomissements, vertige ou sensation de malaise).

Les médicaments du palier 3 de l'OMS, palier des opioïdes forts, s'adressent au traitement des douleurs d'intensité modérée à forte, particulièrement fréquentes dans les cancers évolués ou métastasés. Actuellement, nous disposons d'un choix plus important de molécules qui permet d'affiner et de personnaliser le traitement pour chaque patient (tableau XII). Pour tous ces antalgiques, il est important de toujours rechercher la dose minimale efficace mais suffisante (titration) et de prévenir les effets indésirables dès l'introduction des opioïdes.

Si la morphine reste l'opioïde de référence dans le traitement des douleurs d'intensité modérée à sévère liées au cancer [132, 133, 135], elle n'est pas toujours la molécule la mieux tolérée chez tous les patients. Elle est cependant la mieux connue de tous, la moins onéreuse et est disponible dans la majorité des pays et des établissements. Les règles de son bon usage sont discutées dans plusieurs ouvrages de référence : OMS 1996 [133], SOR [132], EAPC [135], ANDEM [136].

Si on envisage la balance analgésie/effets indésirables, la morphine ne peut être considérée plus longtemps comme la molécule idéale [137]. En effet, de nombreux facteurs limitent son utilisation : l'existence de métabolites actifs M6G s'accumulant en cas d'insuffisance rénale, une biodisponibilité par voie orale faible, de nombreux effets secondaires concernant les fonctions cognitive, gastro-intestinale et immune. Riley souligne que l'on peut soulager 97 % des patients douloureux cancéreux lorsque on effectue le remplacement de la morphine par d'autres opioïdes, en cas d'effets indésirables importants ou en cas d'inefficacité de cette morphine [138]. Il est donc fondamental de bien connaître tous les opioïdes actuellement disponibles.

Par ailleurs, 60 % des patients souffrant de douleur liée au cancer présentent une douleur instable [94]. Sur un fond douloureux permanent nécessitant des opioïdes à libération prolongée (LP) surviennent des accès douloureux transitoires (ADT) spontanés ou provoqués à traiter avec des opioïdes à libération normale ou immédiate (LN). Ces interdoses à libération immédiate se donne à la posologie de 1/6 à 1/10e de la posologie quotidienne de fond LP. L'augmentation des posologies se fait sur la somme de la posologie quotidienne de fond et de celle utilisée pour les accès douloureux survenus sur 24 heures, toutes les 24 à 48 heures jusqu'à obtention de l'état d'analgésie optimale. Cet état se définit cliniquement par une posologie stable d'opioïde depuis 48 à 72 heures, l'absence de douleur résiduelle de fond et la présence de moins de 4 accès douloureux par jour. Les critères d'analgésie optimale sont reproduit dans le tableau XIII.

Tableau XIII :
Critères d'analgésie optimale [132].

• La douleur de fond est absente ou d'intensité faible
• Le sommeil est respecté
• Il existe moins de 4 accès douloureux par jour
• Les activités habituelles, qui peuvent être limitées par l'évolution du cancer, sont possibles ou peu limitées par la douleur
• Les effets indésirables des traitements sont mineurs ou absents

Tous les opioïdes entraînent les mêmes effets indésirables mais à des degrés différents.

Il existe, en effet, une grande variabilité concernant la sensibilité des patients aux différents opioïdes en terme d'efficacité et d'effets indésirables, liée à des facteurs métaboliques, pharmacocinétiques, ou à certains facteurs pharmacogénétiques [139]. Les molécules, leurs présentations, les dosages disponibles sont résumés dans le tableau XIV.

La morphine

La posologie initiale de la morphine chez le naïf de morphine et en l'absence d'insuffisance rénale est de 1 mg/kg/j, en utilisant soit une forme à libération immédiate soit une forme à libération prolongée. Chez le non naïf d'opioïdes faibles ou forts, la posologie de départ recommandée de la morphine sera au moins égale en équivalence équianalgésique à celle de l'opioïde précédent utilisé, équivalence colligée dans des tables de conversion (tableaux XV et XVI). Ces coefficients de conversion ne sont que

Tableau XIV :
Les opioïdes.

Nom	Pic d'action	Durée d'action	Dosage disponible	Puissance/ morphine
Sévredol®	1 h.	4 h.	10, 20 mg	1
Actiskénan®	1 h.	4 h.	5, 10, 20, 30 mg	1
Moscontin®	2 à 3 h	12 h	10, 30, 60, 100, 200 mg	1
Skénan®	2 à 3 h	12 h	10, 30, 60, 100, 200 mg	1
Kapanol®	8 h	24 h	20, 50, 100 mg	1
Oxycontin®	1 h	12 h	5, 10, 20, 40, 80 mg	2
Oxynorm®	45 mn	4 à 6 h	5, 10, 20 mg	2
Sophidone®	2 à 3 h	12 h	4, 8, 16, 24 mg	5 à10 (7.5)
Durogésic®	12 h	72 h	12, 25, 50, 75, 100 mcg	100
Actiq®	5 à 15 mn	1 à 3 h 30	200, 400, 600, 800, 1200, 1600 mcg	100

Tableau XV :
Équivalence équi-analgésique.

Morphine 10 mg orale	Puissance 1
Oxycodone	2
Hydromorphone	7,5 (5-10)
Buprénorphine	30 à 50
Fentanyl	50 à 100
Sufentanil	500 à 1 000
Nabulphine	2
Péthidine	1/7 à 1/8
Codéine	1/6 à 1/10
Dextropropoxyphène	1/10
Tramadol	1/5

Tableau XVI :
Coefficient de conversion autre opioïde vers morphine.

Morphine	1	10 mg
Oxycodone	1.5	10 mg d'oxycodone orale = 15 mg de morphine orale
Hydromorphone	3.7	4 mg d'hydromorphone orale = 20 mg de morphine orale
Fentanyl		25 mcg/h de fentanyl (600 mcg/j) transdermique = 40 mg de morphine orale

des recommandations ce qui impose une réévaluation rapprochée et répétée des patientes. Les SOR [132] recommandent la sécurité à la rapidité en utilisant les coefficients de conversion les plus faibles. L'insuffisance rénale limite et contre-indique son utilisation.

L'oxycodone

L'oxycodone est un dérivé de la thébaïne. C'est un opioïde fort, agoniste des récepteurs mu et kappa, deux fois plus puissant que la morphine qui peut être utilisé en première intention ou en relais des autres opioïdes en cas de douleurs cancéreuses d'intensité modérée à sévère. Sa biodisponibilité par voie orale est comprise entre 60 et 87 % [140, 141] *versus* 20 à 30 % pour la morphine. Dans le sang, aux conditions physiologiques de température et de *pH*, la liaison aux protéines plasmatiques est de 45 %. Sa pharmacocinétique est peu influencée par l'âge, ce qui la rend intéressante chez les sujets âgés [142]. Le métabolisme est hépatique, sous la dépendance du cytochrome P450, et l'élimination est rénale. Son métabolite actif, l'oxymorphone, est présent en très petite quantité sans réelle implication clinique, ce qui autorise l'utilisation de l'oxycodone en cas d'insuffisance rénale légère à modérée. Du fait de sa meilleure biodisponibilité, les posologies initiales sont mieux ciblées d'emblée et l'équilibre analgésique est rapidement atteint [143]. Les effets indésirables sont les mêmes que ceux de la morphine. Il semble cependant que l'oxycodone entraîne moins d'hallucinations et moins de prurit [143]. Il existe une forme à libération prolongée l'Oxycontin® et une forme à libération immédiate l'Oxynorm®.

Le ratio d'équianalgésie lors du passage de la morphine orale à l'oxycodone orale est de 2/1, c'est-à-dire que 20 mg de morphine sont équivalents à 10 mg d'oxycodone [144, 145]. En utilisant ce rapport de 2/1, il n'y a aucun besoin de réajustement des doses pour 70 % des patients [144]. Inversement, le ratio utilisé pour le passage de l'oxycodone orale à la morphine orale est de 1/1,5 (10 mg d'oxycodone est égal à 15 mg de morphine).

Chez l'insuffisant rénal et chez l'insuffisant hépatique modéré, l'oxycodone peut être utilisée en restant prudent sur les posologies et en surveillant l'apparition d'effets indésirables éventuels [142]. Il semble que l'oxycodone soit efficace également, mais à un moindre degré, sur les douleurs neuropathiques [144, 146].

L'hydromorphone

L'hydromorphone est un dérivé semi-synthétique de la morphine, agoniste pur des récepteurs mu et, avec une moindre affinité, des récepteurs delta, 5 à 10 fois plus puissant que la morphine [147]. Elle n'a l'AMM en France qu'en seconde intention dans le traitement des douleurs cancéreuses d'intensité forte à sévère en cas d'échecs des autres opioïdes. Elle n'existe malheureusement que sous une forme à libération prolongée, la Sophidone®. Son métabolisme est également hépatique, **non dépendant** du cytochrome P450, et son élimination se fait par voie rénale. Il n'existe pas de métabolite actif H6G [148], ce qui donne à l'hydromorphone un meilleur profil de tolérance que la morphine en cas d'insuffisance rénale. La fixation aux protéines est faible par rapport aux autres opioïdes, de l'ordre de 8 %. Sa biodisponibilité est de l'ordre de 50 % (35 à 60 %) par voie orale. Les effets secondaires sont les mêmes que ceux de la morphine et nécessitent la même prévention. Cependant, l'hydromorphone entraînerait moins de nausées et vomissements et moins d'hallucinations.

Le système transdermique de fentanyl (Durogésic®)

Le système transdermique de fentanyl est recommandé pour le soulagement des douleurs fortes d'origine cancéreuse. Il ne doit être utilisé que pour les douleurs stables en raison de sa grande inertie (délai d'action de 12 heures, temps d'équilibre plasmatique : 72 heures, 17 heures pour diminuer de 50 % la concentration plasmatique en fentanyl au retrait du patch). Le fentanyl est un agoniste puissant des récepteurs mu, 100 fois plus puissant que la morphine. Les coefficients d'équianalgésie avec la morphine sont reproduits dans le tableau XVII [149]. Administré sous forme de patch court-circuitant la voie orale, la biodisponibilité est excellente (92 %), son métabolisme hépatique dépend du cytochrome P450 et son excrétion est urinaire sans métabolites actifs. Le fentanyl est fortement lié aux protéines (80-85 %). Le patch permet de court-circuiter la voie digestive chez les patients vomisseurs, occlus, présentant des troubles de la déglutition ou une polymédication. Les augmentations de posologie ne doivent se faire que lorsque l'état d'équilibre est atteint, c'est-à-dire tous les trois jours. Les effets secondaires sont les mêmes que ceux de la morphine, mais il semble que le système transdermique de fentanyl entraînerait moins de constipation [150], de somnolence [151] et de nausées [150]. Ce n'est pas un médicament de l'urgence. La température cutanée peut modifier la vitesse d'absorption cutanée du fentanyl. Ainsi le passage de 37° à 40° augmente la résorption plasmatique de fentanyl de 25 à 33 %. Les accès douloureux transitoires (ADT) paroxystiques peuvent être soulagés par des opioïdes à libération immédiate.

Tableau XVII :
Table de conversion de la morphine orale en Fentanyl TTS (ratio de 100 : 1).
D'après Donner [149].

Morphine per os (mg/jour)	Fentanyl TTS (mg/jour)	Fentanyl TTS µg/h
30-90	0,6	25
91-150	1,2	50
151-210	1,8	75
211-270	2,4	100
271-330	3,0	125
331-390	3,6	150
391-450	4,2	175
451-510	4,8	200
511-570	5,4	225
571-630	6,0	250
631-690	6,6	275
690-750	7,2	300
par 60 mg supplémentaires	+ 0,6	+ 25

Le comprimé transmuqueux de fentanyl (Actiq®)

Les accès douloureux transitoires (ADT) paroxystiques spontanés survenant chez un patient équilibré par un traitement opioïde de fond (morphine, oxycodone, hydromorphone ou fentanyl) peuvent être soulagés par le comprimé transmuqueux de fentanyl dont le nombre de prises ne doit pas excéder 4 par jour. Son délai d'action se situe entre 5 à 15 minutes et la durée d'action varie entre 1 à 3,5 heures. Sa biodisponibilité est de 50 %, à condition de ne pas sucer le comprimé mais de le frotter vigoureusement à l'intérieur des joues, contre la muqueuse. Il n'y a pas de corrélation entre la dose d'Actiq® nécessaire pour traiter les ADT et la dose d'opioïde de fond quotidienne. Il faut donc toujours démarrer par la plus petite dose et titrer.

Les effets analgésiques des opioïdes

Ils s'exercent en se fixant sur les récepteurs opioïdes μ, δ ou κ principalement situés dans la corne dorsale de la moelle, le cerveau et dans l'iléon. Les effets des opioïdes agonistes sont dose-dépendants sans effet plafond. La bonne dose est donc celle qui procure le maximum d'analgésie avec le minimum d'effets indésirables. Ceux-ci sont également dose-dépendants.

Les opioïdes peuvent être aussi à l'origine d'effets pro-nociceptifs par stimulation des récepteurs NMDA, entraînant une hyperalgésie dans certaines situations. Heureusement cette hyperalgésie se manifeste rarement en pratique clinique.

Les effets indésirables des opioïdes

Ils sont dose-dépendants et sont les facteurs limitants de l'augmentation des posologies des opioïdes.

La dépression respiratoire ne se rencontre que très rarement en matière de traitement de la douleur chronique. En effet, il existe une tolérance et une accoutumance rapide des centres respiratoires vis-à-vis de cet effet. Lorsqu'elle survient, elle révèle souvent une complication métabolique (insuffisance rénale brutale, hypercalcémie), un défaut d'hydratation, une erreur de posologie ou un surdosage relatif (diminution des besoins en opioïdes en raison de l'utilisation d'autres méthodes antalgiques). L'utilisation de l'antidote de la morphine, la naloxone, ne doit s'utiliser que si le pronostic vital du patient est en jeu, en titrant la patiente. En effet, il déclenche des phénomènes d'hyperalgésie secondaire extrêmement difficiles à contrôler. Il vaut donc mieux surveiller le patient en unité spécialisée, l'oxygéner, le stimuler, diminuer les posologies de l'opioïde responsable, voire l'arrêter momentanément quelques heures. En revanche, lors de l'initialisation du traitement par les opioïdes, chez une patiente naïve d'opioïde, l'apparition de la dépression respiratoire doit être surveillée (tableau XVIII). Par ailleurs, la somnolence précède toujours la dépression respiratoire. La surveillance de la sédation (tableau XIX) permet alors de prévenir l'apparition des effets respiratoires, si les troubles de la vigilance ont été immédiatement perçus et corrigés.

Tableau XVIII :
Surveillance des effets indésirables liés aux opioïdes.

EQR: échelle de qualité de la respiration
R0 : respiration régulière, sans problème et FR > 10/min
R1 : ronflements et FR > 10/min
R2 : respiration irrégulière, obstruction ou FR < 10/min
R3 : pauses, apnée
Même rythme que l'évaluation douleur Informations notées par écrit

Tableau XIX :
Surveillance des effets indésirables liés aux opioïdes.

EQR: échelle de somnolence
S0 : éveillé
S1 : somnolent par intermittence, facilement éveillable
S2 : somnolent la plupart du temps, éveillable par stimulation verbale
S3 : somnolent la plupart du temps, éveillable par stimulation tactile
Même rythme que l'évaluation douleur Informations notées par écrit

La somnolence liée aux opioïdes survient en début de traitement et diminue ou disparaît, en général, en une semaine. Elle est majorée souvent par une dette de sommeil préexistante.

Les nausées et les vomissements surviennent également la première semaine et cèdent, généralement, sous métoclopramide ou halopéridol.

La constipation est l'effet indésirable le plus constant. Il est nécessaire de la prévenir dès l'initialisation du traitement par les opioïdes. La lutte contre cet effet indésirable passe par l'utilisation de substances huileuses, de laxatifs osmotiques, par l'hydratation et par la prise d'accélérateurs de transit, voire de lavements.

Les hallucinations, qu'il faut toujours rechercher, sont le fait de surdosage et sont traitées par la diminution fine des posologies et/ou par l'administration de neuroleptiques, ou par le changement d'opioïde (rotation des opioïdes) ou de voie d'administration.

La diminution de la sensation de la soif est habituelle [152]. Il faut donc inciter les patients à bien s'hydrater.

Enfin, peuvent survenir **un prurit ou des difficultés urinaires** pouvant aller jusqu'à la rétention aiguë d'urine également traités par la diminution fine des posologies ou par le changement d'opioïde (rotation des opioïdes) ou de voie d'administration.

Les facteurs limitants des opioïdes forts agonistes

L'*insuffisance rénale* est pour la morphine le facteur limitant de son utilisation par accumulation des métabolites actifs M6G responsables d'effets indésirables majeurs. Elle contre-indique donc son utilisation dans ces circonstances. Les autres opioïdes ne présentent pas le même problème mais doivent, dans certaines conditions, être espacés dans leurs prises ou diminués en posologie. *L'âge*, sauf pour l'oxycodone, doit amener à diminuer les posologies, ainsi que l'association à des sédatifs. Seule l'*insuffisance hépatique* sévère représente une réelle difficulté thérapeutique.

Peut-on arrêter les opioïdes ?

On peut arrêter les opioïdes à condition que le syndrome douloureux soit contrôlé par d'autres méthodes antalgiques ou par le traitement spécifique de la maladie, et à condition que les posologies soient diminuées très progressivement pour ne pas voir survenir l'orage adrénergique lié au sevrage brutal des opioïdes associant mydriase, diarrhée, sueurs, déshydratation, anxiété et agressivité.

Que faire en cas d'inefficacité des opioïdes ?

La rotation des opioïdes

Après s'être assuré que les critères d'analgésie optimale (tableau XIII) étaient bien remplis, deux solutions sont envisageables : changement d'opioïde ou changement de voie d'administration (voie parentérale ou épidurale avec utilisation de pompe PCA). Indiquée en cas d'inefficacité de la morphine ou d'un autre opioïde, d'effets indésirables inacceptables, de toxicité neurologique avec myoclonies ou encore, en cas de marge thérapeutique étroite entre l'efficacité antalgique et l'apparition d'effets indésirables [135], le changement d'opioïde dit « rotation des opioïdes » se justifierait par l'existence d'affinité variable pour les récepteurs opioïdes selon les différents produits et par l'existence d'une tolérance croisée incomplète entre les différents opioïdes [153]. Ces facteurs, associés aux facteurs pharmacocinétiques et pharmacogénétiques, entraînent une variabilité de la réponse antalgique des patients aux différents opioïdes. L'objectif de cette rotation sera de prescrire le meilleur opioïde avec le meilleur ratio efficacité/effets indésirables pour un patient donné à un moment donné, afin d'améliorer les effets analgésiques et de diminuer les effets indésirables chez des patients utilisant au long cours les opioïdes pour douleurs cancéreuses. Les effets indésirables diminueraient de 65 % avec l'application de la rotation [154]. Pour Mercadante, la rotation des opioïdes permettrait de diminuer l'apparition des effets indésirables [155].

Tous les opioïdes peuvent être engagés dans une rotation et dans n'importe quel sens. Il n'y a pas actuellement dans la littérature d'arguments pour choisir tel opioïde plutôt qu'un autre. Les règles de substitution se font selon un tableau d'équivalence analgésique (tableau XVI et XX), en fonction du sens de la rotation. Cependant, ces équivalences ne sont que des recommandations et sont soumises à des variations interindividuelles plus ou moins importantes. Cela implique une surveillance rapprochée et des réévaluations fréquentes du patient jusqu'à la récupération d'un équilibre analgésique satisfaisant [132]. En toutes circonstances, il est recommandé en cas de « rotation des opioïdes » *de toujours privilégier la sécurité à la rapidité* en utilisant la valeur la plus faible des coefficients de conversion [132]. Lors de changement entre opioïdes autres que la morphine, il est recommandé d'établir les équianalgésies en repassant toujours par la morphine [132].

Changement de voie d'administration

L'utilisation de la voie parentérale est intéressante en cas d'impossibilité de voie orale, de douleurs très instables, en cas d'effets indésirables importants ou en cas d'urgence douloureuse devant être titrée très rapidement (tableau XXI). La biodisponibilité étant meilleure, on obtient souvent une analgésie supérieure de la morphine parentérale versus morphine orale. En changeant de voie d'administration, on diminue les posologies de morphine et les effets indésirables. L'équianalgésie entre la voie orale et la voie sous-cutanée est de 2 sur 1 et de 3 sur 1 pour la voie intraveineuse en utilisation aiguë. En pratique, de nombreuses équipes utilisent le même rapport de 2 sur 1 pour la voie sous-cutanée et la voie intraveineuse en administration chronique.

Tableau XX :
Équivalence équi-analgésique morphine vers autre opioïde.

Morphine	1	10 mg
Oxycodone	2	20 mg de morphine orale = 10 mg d'oxycodone orale
Hydromorphone	7.5	30 mg de morphine orale = 4 mg d'hydromorphone orale
Fentanyl	100	60 mg de morphine orale = 25 mcg/h de fentanyl (600 mcg/j) transdermique

Les voies parentérales, intraveineuses et sous-cutanées, s'utilisent par l'intermédiaire de dispositifs électroniques (seringues électrique, pompe électronique implantable ou non) permettant l'administration continue de morphine associée à l'auto-administration de bolus supplémentaires de morphine par la patiente, selon le concept de l'analgésie autocontrôlée par la patiente (PCA).

Il est également possible d'initialiser un traitement de morphine par voie parentérale, à la dose de 0,5 mg/kg/j, après avoir effectué une titration intraveineuse qui consiste à obtenir rapidement une concentration plasmatique minimale et efficace (tableau XXII).

Les voies péridurale, intrathécale, intracérébroventriculaire sont devenues

Tableau XXI :
Indications des autres voies d'administration de la morphine.

- **En relais de la morphine orale**, lors d'effets indésirables trop importants et/ou d'inefficacité antalgique.
- **Douleurs instables.**
- **Voie digestive inutilisable** : vomissements, occlusion, grêle court, grêle radique, cancers digestifs haut, cancer ORL, polymédication, trouble de la déglutition, trouble de la conscience.
- Obtention d'un **équilibre analgésique rapide**.

Tableau XXII :
Titration intraveineuse.

Chez un patient naïf de morphine :
Injection de bolus intraveineux de 2 à 3 mg de morphine
toutes les 5 minutes
jusqu'à obtention d'une EVA < 40 avec EDS et EDR égale à 0

des indications rares depuis le développement des formes orales de morphine LP, des nouveaux opioïdes et des voies parentérales. Les facteurs de conversion des doses de morphine IV sont de 1 à 10, 1 à 100 et 1 à 1000 respectivement.

Une meilleure connaissance de l'ensemble de l'arsenal thérapeutique opioïde permet d'améliorer de façon conséquente l'analgésie des patients et, mieux encore, leur qualité de vie en diminuant l'importance des effets indésirables.

Les adjuvants

Ils peuvent s'utiliser seuls ou associés à tous les paliers de l'OMS. Ils comprennent les anxiolytiques, les anti-dépresseurs, les anti-spasmodiques, les myorelaxants, et les glucocorticoïdes. Ces derniers, bien que mieux tolérés sur le plan gastrique que les AINS, ont cependant des effets indésirables importants et sont donc d'utilisation difficile surtout lors d'un traitement prolongé. Ces d'effets indésirables sont source, eux-mêmes, de douleurs supplémentaires : fonte musculaire, surcharge hydrosodée, ostéoporose, fracture, tassement vertébral, sans parler de l'effet immunosuppresseur et de certains syndromes psychiatriques. Ils possèdent un effet antalgique par un effet de diminution de l'œdème péritumoral, ainsi que des actions psycho-stimulante et anti-émétique. Malheureusement, les effets sont de courte durée (inférieure à un mois) et conduisent à l'augmentation des posologies. Il n'y a pas de posologie recommandée. On débute habituellement par une prise unique matinale au milieu du repas (dose d'attaque de 0.5 à 1 mg/kg/jour), en essayant de maintenir le moins longtemps possible les doses les plus faibles qui soient.

Les interruptions des voies de la douleur

Ces interruptions peuvent être définitives. Elles sont d'indication rare et concernent les techniques chirurgicales de section nerveuse comme la cordotomie antérolatérale, les neurotomies périphériques ou les alcoolisations de nerfs ou de plexus. Ailleurs, elles peuvent être transitoires par la réalisation de blocs nerveux aux anesthésiques locaux.

Les thérapeutiques antalgiques plus spécifiques

Nombreuses, il faut savoir y penser et intégrer ces thérapeutiques antalgiques dans une *stratégie globale et multidisciplinaire* de la prise en charge du cancer du sein et de sa douleur.

Les biphosphonates

Ils inhibent la résorption osseuse en freinant l'activité des ostéoclastes. Les biphosphonates utilisés en intraveineux ou per os, associés à la chimiothérapie et/ou à l'hormonothérapie, réduisent le risque de survenue des événements osseux liés aux métastases osseuses : fracture pathologique, utilisation de la radiothérapie localisée pour douleur osseuse ou fractures menaçantes, chirurgie pour fractures avérées ou menaçantes ou compression médullaire et retardent leur apparition [156-158]. Le risque de développer un événement osseux est diminué de 17 % chez les patientes atteintes de métastases osseuses de cancer du sein [157]. Ross *et coll.* [159] dans une revue systématique comprenant plusieurs essais concernant l'utilisation des biphosphonates versus placebo chez des patientes atteintes de cancer du sein confirme le bénéfice : réduction des odds ratio pour les fractures non vertébrales, la radiothérapie, la chirurgie orthopédique et l'hypercalcémie. L'acide zolédronique serait plus efficace que le pamidronate en terme de diminution du risque de survenue d'événements osseux chez les patientes souffrant de métastases osseuses de cancer du sein [157, 160].

Le rôle des biphosphonates dans le soulagement de la douleur osseuse métastatique n'est pas encore bien défini en raison de l'absence de critères d'évaluation méthodologique de la douleur reconnus et utilisés par tous [161]. Néanmoins, plusieurs essais biphosphonates versus placebo ont retrouvé une amélioration du soulagement de la douleur de manière statistiquement significative [157] et une diminution de recours à la radiothérapie [162]. Toutefois il n'est pas licite actuellement d'utiliser les biphosphonates en première ligne pour soulager la douleur des métastases osseuses [163] et l'American

Association of Clinical Oncology (ASCO) [164] recommande de ne pas remplacer le traitement standard des douleurs osseuses métastatiques par les biphosphonates en première ligne. Cependant, les biphosphonates associés aux analgésiques usuels dans le traitement de la douleur osseuse métastatique sont intéressants [165]. Dans l'avenir, l'utilisation des marqueurs de remodelage osseux pourrait prédire la réponse aux biphosphonates sur les événements osseux.

La radiothérapie antalgique externe localisée (RTE)

Elle est indiquée dans le traitement antalgique palliatif des métastases osseuses localisées douloureuses, dans la prévention des complications fracturaires des métastases osseuses douloureuses ou non, le traitement des épidurites et des compressions médullaires ou nerveuses. Elle peut être associée à la chirurgie ou à la vertébroplastie. Elle ne se conçoit que s'il existe un nombre limité de localisations osseuses douloureuses.

Les objectifs de la RTE sont multiples : ils vont du soulagement de la douleur à l'arrêt de la progression tumorale locale en passant par la diminution de la quantité d'antalgiques, l'amélioration de la qualité de vie par la préservation de la mobilité et de la capacité fonctionnelle de la patiente. La RTE permet également la consolidation et la recalcification de l'os irradié et évite les complications des métastases osseuses (fractures pathologiques, compression médullaire), sources de douleur.

Il n'y a pas actuellement de consensus sur l'irradiation des métastases osseuses. À partir de 8 grays, le taux de réponse antalgique est le même quels que soient la dose et le fractionnement [120]. Environ 80 % des patientes sont soulagées par la RTE [120] mais souvent de façon retardée (2 à 8 semaines). Le taux de réponse complète varie de 35 % à 53 % en fonction du nombre de fractionnement [166]. Ce taux augmente avec le nombre de fractionnements. Le taux de récidive douloureuse en territoire irradié est de 20 à 30 % trois mois après l'irradiation, et de 43 % à un an chez les survivantes [120].

L'irradiation hémicorporelle

Elle est indiquée dans les atteintes osseuses métastatiques douloureuses diffuses de plus de 4 métastases [167], mal soulagées par les traitements antalgiques, la chimiothérapie ou l'hormonothérapie. Le taux de réponse antalgique va de 70 % à 80 % avec un taux de réponse complète de 20 % [167, 168]. L'effet antalgique est rapide (80 % des patientes dans les 8 jours qui suivent l'irradiation) et durable.

À son désavantage, il faut relever des toxicités pulmonaire et hématologique importantes, des nausées et des vomissements (80 %) et une asthénie intense. De plus, ce traitement est incompatible avec un traitement chimiothérapique pendant 3 mois, voire davantage et avec une fonction médullaire insuffisante.

Cependant, l'irradiation hémicorporelle permet d'améliorer la qualité de la survie en évitant de nouvelles irradiations et de nouveaux traitements [169] et préviendrait l'apparition de nouveaux foyers douloureux dans l'hémicorps irradié [170].

La radiothérapie métabolique ou isotopique

Traitement palliatif antalgique des douleurs liées aux métastases osseuses, diffuses, hormono et/ou chimiorésistantes, elle peut se réaliser seule ou en complément de la radiothérapie externe. En France, trois isotopes (le Phosphore 32, le Strontium 89, le Samarium 153) sont à notre disposition. Seul le Samarium a l'AMM dans le traitement antalgique palliatif des métastases osseuses liées à un cancer du sein ; le Phosphore 32 a des effets bien trop hématotoxiques. On obtient un effet antalgique partiel ou complet sur les métastases osseuses douloureuses liées à un cancer du sein, similaire avec le Samarium et le Strontium dans 60 à 80 % des cas [171-176]. Ce soulagement peut être complet dans 20 % des cas. La médiane de durée de réponse est de 2 à 4 mois [171]. Le rhénium, non encore commercialisé en France, semble donner les mêmes résultats [177]. Utilisés après l'irradiation externe locale d'un site douloureux métastatique, ces isotopes retarderaient l'apparition des douleurs des autres sites métastatiques non douloureux [178]. Ils s'injectent par voie intraveineuse et vont se fixer préférentiellement sur l'os métastatique. Leurs propriétés et leurs précautions d'emploi diffèrent selon les produits. Les effets indésirables, modérés, sont les mêmes pour le samarium et le strontium : toxicité hématologique portant essentiellement sur les plaquettes (diminution de 30 % du taux de base initial, récupérant ultérieurement) et sur les globules blancs (diminution de 15 à 20 %) ; augmentation brève et transitoire de la douleur à la 48e heure chez 10 % des patients, ce qui témoignerait, pour certains auteurs, d'une bonne réponse antalgique ultérieure. Une deuxième cure peut être entreprise si un délai suffisant sépare les deux injections et si l'effet antalgique de la première cure a été jugé satisfaisant.

En l'utilisant chez des malades en phase avancée de la maladie cancéreuse, la radiothérapie métabolique a été jugée aussi efficace que l'irradiation hémicorporelle. Mais il semble plus intéressant d'utiliser la radiothérapie métabolique à une phase plus précoce, où la diffusion métastatique osseuse est moins importante et le Karnofsky moins altéré. La dose d'activité délivrée par métastase est alors plus importante et l'envahissement médullaire osseux moindre.

Les contre-indications essentielles sont représentées par l'existence d'une thrombopénie inférieure à 100 000/mm^3, d'une leucopénie inférieure à 2 500 GB/mm^3, d'une insuffisance rénale (élimination rénale du produit non fixé sur les sites osseux métastatiques), d'une incontinence urinaire (radioprotection de l'environnement), du risque de fracture ou de compression médullaire imminent, d'un envahissement médullaire osseux important (caractérisé par une hémoglobine basse prolongée) et par l'impossibilité de prendre les mesures nécessaires à la radioprotection de l'environnement. La place de la radiothérapie métabolique dans le traitement des douleurs des métastases osseuses de cancer du sein est difficile à intégrer dans l'arsenal chimiothérapeutique car de coexistence potentiellement difficile et doit être discutée en équipe pluridisciplinaire.

La vertébroplastie ou cimentoplastie

Technique percutanée de radiologie interventionnelle, elle consiste à injecter sous anesthésie générale de courte durée ou sous diazanalgésie, du ciment acrylique au niveau des lésions osseuses métastatiques. Elle redonne ainsi une solidité à l'os en le comblant, apporte un soulagement antalgique rapide, satisfaisant et durable et prévient ainsi certaines complications à type de compression médullaire. Elle intéresse les lésions ostéolytiques des vertèbres (vertébroplastie), du bassin et du cotyle. Elle permet ainsi aux patientes de retrouver rapidement une mobilité et une autonomie et améliore de cette façon leur qualité de vie. Le ciment, par l'effet de consolidation de l'os et l'effet cytotoxique du méthylmétacrylate entraîne un effet antalgique. Il permet un appui rapide dans les 24 heures. Cette technique est indiquée dans le traitement antalgique des métastases osseuses, seules, associées à la radiothérapie externe ou métabolique, à la chimiothérapie ou après chirurgie pour consolider le segment antérieur vertébral. Dans tous les cas, une IRM du rachis est nécessaire. Les lésions rachidiennes doivent concorder radiologiquement et cliniquement. Une biopsie peut être effectuée lors du geste. On peut recourir à la vertébroplastie en première intention [179] ou lors des contre-indications à la chirurgie (multiples lésions, espérance de vie courte, état général diminué) ou lorsque la lésion a déjà été irradiée.

Les complications sont peu nombreuses si la technique est bien maîtrisée. Il peut s'agir de passage du ciment dans le système veineux (réalisant une embolie pulmonaire) ou dans les parties molles, source de radiculalgie ou de compression médullaire. Ces complications neurologiques sont rares [180]. L'existence de phénomènes inflammatoires explique la recrudescence de la douleur qui peut survenir parfois après la vertébroplastie. Cette douleur répond rapidement aux AINS, aux corticoïdes et aux antalgiques.

La rupture du mur postérieur n'est plus une contre-indication absolue entre des mains expérimentées [180]. L'épidurite, l'engainement tumoral d'une racine, l'envahissement des parties molles juxta-vertébrales sont des mauvaises indications de la technique qui ne peut suffire à soulager, à elle seule, la patiente. Les vraies contre-indications reposent sur l'atteinte de la corticale du corps vertébral dans les fractures-tassements récents, datant de moins de 15 jours [179].

On obtient 86 % de réponse antalgique rapide, dans les 3 jours, dont 66 % de réponse complète ou de soulagement important de la douleur, si la vertébroplastie est effectuée tardivement, lors de récidive douloureuse d'une lésion osseuse vertébrale déjà traitée par radiothérapie et/ou chimiothérapie [179]. Cette réponse antalgique est de longue durée (> 7 mois), sans récidive douloureuse au niveau des vertèbres cimentées [179]. Le choix du traitement antalgique de première intention entre vertébroplastie, chirurgie de fixation, radiothérapie, ou association des différents traitements doit se faire au sein d'une équipe multidisciplinaire.

La chirurgie

La chirurgie réalisée dans un but antalgique concerne essentiellement les lésions osseuses métastatiques douloureuses préfracturaires ou fracturaires et les compressions neurologiques nerveuses ou médullaires. Elle a, dans ce cadre, plusieurs objectifs fondamentaux, visant à améliorer la qualité de vie des patientes dont la survie peut être prolongée :

- fonctionnel, afin de rendre une mobilité et une autonomie rapide et durable à la patiente ;
- antalgique, et l'on sait que la douleur osseuse est la source de douleur la plus fréquente dans les cancers du sein métastasés ;
- préventif des risques fracturaires ;
- décompressif ou préventif des compressions nerveuses et médullaires ;
- diagnostique quelquefois (biopsies).

Le montage chirurgical doit être stable, entraîner une immobilisation la plus courte possible et être, le plus souvent, suivi de radiothérapie [181]. Lors d'atteinte nerveuse, la chirurgie doit être la plus précoce possible pour éviter les complications et donner une chance non négligeable de récupération. Les indications, qui demandent un suivi régulier des patientes, doivent être discutées en staff multidisciplinaire. Le score décisionnel corrélé à l'espérance de vie utilisé en chirurgie orthopédique est habituellement celui de Tokuhashi [182]. D'autres, afin de sélectionner les patients devant subir une fixation chirurgicale prophylactique utilise un score intégrant les facteurs suivants : corticale osseuse détruite à plus de 50 %, douleur exacerbée par les mouvements, localisation, dimension et extension de la lésion appréciée sur la radiographie [183].

L'embolisation ou la chimio-embolisation

Ce geste interventionnel, réalisé dans le traitement de certaines métastases douloureuses avec important envahissement tumoral des parties molles, permet d'obtenir un effet antalgique intéressant mais peu durable (< 6 mois).

L'alcoolisation des métastases osseuses

Indiquée dans le traitement antalgique des métastases osseuses ostéolytiques, elle réduirait, en 24 à 48 h, la consommation en analgésiques dans 75 % des cas [184]. Cette technique, réalisée sous contrôle scannographique, qui consiste à injecter au niveau de la métastase osseuse 3 à 25 ml d'éthanol à 95 % [184], semble intéressante pour soulager la douleur liée aux métastases osseuses des patientes en phase avancée de la maladie après que les autres traitements (radiothérapie, chimiothérapie, traitement antalgique conventionnel) aient échoué.

La radiofréquence

La radiofréquence peut être utile pour le soulagement de certaines localisations métastatiques douloureuses.

La chimiothérapie et l'hormonothérapie

Bien évidemment, ces traitements sont proposés à la patiente par l'oncologue et font partie des traitements spécifiques de la maladie. Elles participent, notamment dans le cas de métastases osseuses douloureuses, à la réponse antalgique différée.

La rééducation fonctionnelle et le drainage lymphatique précoce

L'apport antalgique et fonctionnel de la rééducation et du drainage lymphatique est souvent sous-estimé. Tout au long de la maladie, du post-opératoire au cancer du sein métastasé, ou lors de séquelle douloureuse, la rééducation fonctionnelle prévient et soulage les contractures musculaires et assure une meilleure fonctionnalité des articulations et des muscles. Elle est utile pour :

- la prévention de la capsulite rétractile ou de la périarthrite de l'épaule après chirurgie du sein ;
- la rééducation des complications osseuses opérées ou non ;
- l'aide au transit ;
- la réadaptation pour les patientes handicapées par des atteintes nerveuses périphériques ou centrales ;
- le soulagement des douleurs musculaires et la prévention de la fonte musculaire liée au traitement (corticoïdes...), à l'alitement prolongé...

Le drainage lymphatique manuel, utilisé dans le cadre de lymphoedème du bras ou du thorax, améliore le confort et diminue l'handicap des patientes atteintes.

LES DOULEURS NEUROGENES

Seules ou associées aux douleurs par excès de nociception, les douleurs neuropathiques non reconnues sont source d'échec thérapeutique. En effet, elles répondent mal ou moins bien aux antalgiques des paliers de l'OMS. Leur incidence est encore difficile à déterminer ; elles peuvent survenir au décours des différents traitements utilisés dans le cancer du sein (chirurgie et douleur post-mastectomie, radiothérapie et plexopathie post-radique, chimiothérapie et neuropathie douloureuse des extrémités), mais aussi lors de l'envahissement des plexus nerveux (plexopathie tumorale) ou d'autres structures nerveuses (méningite carcinomateuse), ou lors de compression nerveuse tumorale (compression médullaire...), où la douleur est souvent mixte.

Le traitement repose essentiellement sur l'utilisation des antidépresseurs tricycliques, des anti-convulsivants et de la neurostimulation transcutanée.

Les antidépresseurs tricycliques ont font la preuve de leur efficacité analgésique sur les douleurs neuropathiques par des essais contrôlés [185, 186]. Ils agiraient en renforçant les contrôles inhibiteurs descendants. Leur posologie doit être débutée à petite dose (10 mg), et être augmentée par palier de 10 mg tous les 2 à 3 jours jusqu'à 1 mg/kg/j en moyenne en une prise le soir. Il faut rechercher la plus petite dose nécessaire et suffisante car ces produits possèdent des effets indésirables importants (bouche sèche, hypotension orthostatique, vertiges, constipation) qui rendent certaines patientes peu compliantes et imposent quelquefois l'arrêt du traitement. Les antidépresseurs tricycliques agissent sur la douleur de fond continue à type de brûlure, sur les paroxysmes, et semblent également efficaces sur les paresthésies, les dysesthésies et l'allodynie [48, 187, 188]. Les inhibiteurs de la recapture de la sérotonine ont un effet plus inconstant. La venlafaxine semblerait être efficace chez des patientes souffrant de SPM [61].

Les anti-épileptiques agissent sur les douleurs fulgurantes et l'allodynie [189]. On utilise alors la gabapentine (Neurontin®), la prégabaline (Lyrica®), la lamotrigine (Lamictal®) et le topiramate (épitomax®). Les posologies de ces médicaments doivent être débutées à petites doses et augmentées progressivement tous les 2 à 8 jours jusqu'à obtention de l'effet souhaité, sans effets indésirables. La posologie minimale efficace pour la gabapentine est de 1 200 mg par jour. Le clonazepam (Rivotril®) est également utilisé, délivré de préférence en une prise le soir, mais aucune étude contrôlée n'a démontré son efficacité.

Les topiques aux anesthésiques locaux ont démontré leur efficacité dans une étude randomisée, en double aveugle chez des patients souffrant de douleur post-zostérienne et dans les syndromes douloureux neuropathiques périphériques [190, 191]. Ces patches de lidocaïne 5 % (Neurodol®) sont disponibles en France sous forme d'ATU. Le mélange eutectic d'anesthésiques locaux (EMLA®) semble également efficace sur l'allodynie au frottement [189] et sur les paroxysmes.

Les topiques locaux à la capsaïcine déplètent les terminaisons des fibres C en substance P. Ils existent sous forme de pommade (Zostrix®) délivrée en ATU en France. Ils ont démontrés leur efficacité dans plusieurs études randomisées [65, 66]. Les meilleures indications seraient les douleurs et l'hyperalgésie induites par la sensibilisation des fibres C. L'application doit être réalisée 4 à 6 fois par jour pendant 4 semaines. Des phénomènes de brûlure intense peuvent apparaître dès l'application entraînant des arrêts de traitement prématurés. Ces phénomènes peuvent être prévenus par l'utilisation au préalable d'anesthésiques locaux.

Les opioïdes peuvent soulager la douleur neuropathique mais à dose habituellement deux fois plus élevée que celle utilisée pour les douleurs nociceptives. Ils sont ainsi responsables d'effets indésirables plus fréquents [192-194]. Ils seraient actifs sur l'allodynie mécanique dynamique [195]. Le tramadol semble être efficace sur le soulagement de la douleur et l'allodynie [63].

Les antagonistes des récepteurs NMDA seraient efficaces sur la douleur spontanée et l'allodynie mécanique [196]. Les effets psychodysleptiques limitent leur utilisation.

La monothérapie est privilégiée en première intention. On pourra associer les différentes molécules secondairement en cas d'efficacité partielle d'un traitement ou pour obtenir une synergie thérapeutique. Gilron et coll. [197] ont montré l'intérêt d'associer morphine et gabapentine pour traiter les douleurs neuropathiques en obtenant une meilleure analgésie avec de plus petites doses de chaque molécule.

LES DOULEURS PSYCHOGÈNES

Ces douleurs doivent être reconnues et évaluées de façon appropriée. Elles participent également souvent à l'échec thérapeutique ou à l'escalade de dose des antalgiques. De nombreux traitements antidépresseurs et anxiolytiques sont à notre disposition. Il faut savoir y recourir, parfois avec l'avis spécialisé d'un psychiatre, sans pour autant « psychiatriser » toutes les patientes. L'écoute empathique de ces patientes et la reconnaissance de leurs souffrances aident de façon majeure à la prise en charge de leur douleur. L'aide de psychothérapie de soutien, ou psychanalytique, est également précieuse selon les circonstances. Dans tous les cas, il faut se rappeler que corps et esprit ne font qu'un.

PRÉVENTION DES DOULEURS IATROGÈNES

De nombreux gestes thérapeutiques et diagnostiques entraînent des douleurs aiguës, parfois intenses et de courte durée. La répétition de ces gestes contribue au développement d'une anxiété importante et d'une appréhension du geste douloureux qui rendent insupportable la survenue de toute nouvelle douleur même brève.

La douleur de certains gestes peut être prévenue par des moyens simples : infiltration d'anesthésiques locaux avant le geste douloureux, pose d'un patch d'EMLA 1 à 2 heures avant les ponctions veineuses, de chambre ou lombaire et/ou antalgiques d'action rapide dont il faut respecter les délais d'action.

L'utilisation du MEOPA (Mélange Equimolaire d'Oxygène et de Protoxyde d'Azote) permet également d'effectuer une analgésie de courte durée au moment du geste. Utilisé lors de la pose de cathéter à chambre implantable, il diminue la douleur liée à ce geste [198].

L'utilisation de matériel adapté, comme de fines aiguilles 25 Gauge pour les ponctions lombaires, permet d'éviter la survenue des céphalées par hypotension du liquide céphalorachidien en orthostatisme.

Enfin, l'information, la préparation psychologique, le regroupement des bilans, l'organisation des soins, la prémédication et la compétence du personnel participent largement aux mesures susceptibles de diminuer l'incidence des douleurs iatrogènes.

CONCLUSION

Le cancer du sein, tout au long de son évolution et de ses différentes phases de traitement, est fréquemment accompagné de douleurs, qu'elles soient séquellaires ou le témoin d'une progression tumorale. Ces douleurs sont multiples, souvent complexes, et réclament une évaluation fine et répétée dans le temps afin d'adapter le traitement à l'atteinte douloureuse tout au long de la maladie, préserver l'autonomie des patientes et favoriser leur réadaptation à la vie active. La qualité de la prise en charge est tributaire de la coalition multidisciplinaire dans laquelle le spécialiste de la douleur doit être présent. Aujourd'hui, si les traitements ont gagné en efficacité, ils génèrent des toxicités souvent douloureuses qu'il faut s'efforcer de prévenir dès à présent. Enfin, il faut insister sur l'importance de traiter précocement toutes les douleurs dès leur apparition avec une attention toute particulière pour la douleur aiguë post-opératoire afin de diminuer la fréquence des syndromes douloureux chroniques post-chirurgicaux. ■

BIBLIOGRAPHIE

[1] Cleeland C, Gonin R, Hatfield A, Edmonson J, Blum R, Stewart J, Pandya K: Pain and its treatment in outpatients with metastatic cancer. *N Engl J Med* 1994, 330: 592-596.

[2] Hill C, Doyon F: Frequency of cancer in France: 2004 update. *Bull Cancer* 2004, 91(1): 9-14.

[3] Remontet L, Esteve J, Bouvier AM, Grosclaude P, Launoy G, Menegoz F, Exbrayat C, Tretare B, Carli PM, Guizard AV *et al*: Cancer incidence and mortality in France over the period 1978-2000. *Rev Epidemiol Sante Publique* 2003, 51:3-30.

[4] Espie M: Épidémiologie du cancer du sein. *in : Marc Espié, André Gorins Le Sein.* Paris: ESKA ed; 1999: 339-347.

[5] Foley K: Supportive care and quality of life. *in : De Vita VT, Hellman S, Rosenberg SA. Cancer principles and practice of oncology.* Philadelphia: Lippincott-Raven, ed; 1997: 2807-2841.

[6] Bonica J, Ventafridda V, Twycross R: Cancer pain. *in :The management of pain, 2nd edition* 1990, 1:400-455.

[7] Foley K: Pain syndromes in patients with cancer. *in: Bonica JJ, Ventafridda V Advances in pain research and therapy.* New-York: press Raven, ed; 1979: 59-75.

[8] Twycross R, Fairfield S: Pain in far-advanced cancer. *Pain* 1982, 14:303-320.

[9] Larue F, Colleau S, Brasseur L, Cleeland C: Multicentre study of cancer pain and its treatment in France. *Br Med J* 1995, 310:1034-1037.

[10] Grand S, Zech D, Schug S, Lynch J, Lehmann K: Validation of WHO guide-lines for cancer pain relief during the last days and hours of life. *J Pain Symptom Manag* 1991, 7:411-422.

[11] Rouviere H: Nerfs du tronc. *in : Anatomie humaine descriptive et topographique.* Paris: Masson, ed; 1970: 225-230.

[12] Boureau F, Luu M, Doubrere J: Le malade douloureux chronique. *in: Brasseur L, Chauvin M, Guilbaud G. Douleurs.* Paris: Maloine ed. 1997: 375-384.

[13] Daut R, Cleeland C: The prevalence and severity of pain in cancer. *Cancer* 1982, 50:1913.

[14] Bourhis A, Spitalier J: La douleur en carcinologie. *Biol Med (Paris)* 1970, 59:427-458.

[15] Bouhassira D, Attal N, Alchaar H, Boureau F, Brochet B, Bruxelle J, Cunin G, Fermanian J, Ginies P, Grun-Overdyking A *et al*: Comparison of pain

syndromes associated with nervous or somatic lesions and development of a new neuropathic pain diagnostic questionnaire (DN4). *Pain* 2005, 114(1-2):29-36.

[16] PORTENOY R, HAGEN N: Breakthrough pain: definition, prevalence and characteristics. *Pain* 1990, 41:273-281.

[17] TASMUTH T, VON SMITTEN K, HIETANEN P, KATAJA M, KALSO E: Pain and other symptoms after different treatment modalities of breast cancer. *Ann Oncol* 1995, 6:453-459.

[18] PERKINS F, KEHLET H: Chronic pain as an outcome of surgery. A review of predictive factors. *Anesthesiology* 2000, 93:1123-1133.

[19] DE KOCH M, LAVAND'HOMME P, WATERLOOS H: "Balanced analgesia" in the perioperative period: is there a place for ketamine? *Pain* 2001, 92:373-380.

[20] MCCARTNEY C, SINHA A, KATZ J: A qualitative systematic review of the role of N-methyl-D-aspartate receptor antagonists in preventive analgesia. *Anesth analg* 2004, 98:1385-1400.

[21] GIRARD P, PANSART Y, COPPE M, GILLARDIN J: Nefopam reduces thermal hypersensitivity in acute and postoperative pain models in the rat. *Pharmacol Res* 2001, 44:541-545.

[22] KAPFER B, ALFONSI P, GUIGNARD B, SESSLEER D, CHAUVIN M: Nefopam and ketamine comparably enhance postoperative analgesia. *Anesth analg* 2005, 100:169-174.

[23] DOSS NW, IPE J, CRIMI T, RAJPAL S, COHEN S, FOGLER RJ, MICHAEL R, GINTAUTAS J: Continuous Thoracic Epidural Anesthesia with 0.2% Ropivacaine Versus General Anesthesia for Perioperative Management of Modified Radical Mastectomy. *Anesth Analg* 2001, 92(6):1552-1557.

[24] KAIRALUOMA P, BACHMANN M, KORPINEN A, ROSENBERG P, PERE P: Single-Injection Paravertebral Block Before General Anesthesia Enhances Analgesia After Breast Cancer Surgery With and Without Associated Lymph Node Biopsy. *Anesth analg* 2004, 99:1837-1843.

[25] PUSCH F, FREITAG H, WEINSTABL C, OBWEGESER R, HUBER E, WILDLING E: Single-injection paravertebral block compared to general anaesthesia in breast surgery. *Acta Anaesthesiol Scand* 1999, 43(7):770-774.

[26] WELTZ C, GREENGRASS R, LYERLY H: Ambulatory surgical management of breast carcinoma using paravertebral block. *Annals of Surgery* 1995, 222(1):19-26.

[27] BUGGY D, KERIN M: Paravertebral Analgesia with Levobupivacaine Increases postoperative Flap Tissue Oxygen Tension after Immediate Latissimus Dorsi Breast Reconstruction Compared with Intravenous Opioid Analgesia. *Anesthesiology* 2004, 100:375-380.

[28] TERHEGGEN M, WILLE F, BOREL RINKES I, IONESCU T, KNAPE J: Paravertebral blockade for minor breast surgery. *Anesth Analg* 2002, 94(2):355-359, table of contents.

[29] JOHANSSON A, AXELSON J, INGVAR C, LUTTROPP HH, LUNDBERG J: Preoperative ropivacaine infiltration in breast surgery. *Acta Anaesthesiol Scand* 2000, 44(9):1093-1098.

[30] TALBOT H, HUTCHINSON SP, EDBROOKE DL, WRENCH I, KOHLHARDT SR: Evaluation of a local anaesthesia regimen following mastectomy. *Anaesthesia* 2004, 59(7):664-667.

[31] STEGHENS A, BAUDRY G, RENAULT F, BACHOUR K, LAPLAZA D, SAUTIERE J, BOILLOT A, SAMAIN E: Effet sur la douleur postopératoire de l'infiltration de ropivacaïne dans la chirurgie carcinologique du sein. *Annal Fr Anesth Réa* 2005, 24:1071-1074 (abstract. R196).

[32] BAROODY M, TAMEO M, DABB R: Efficacy of the pain pump catheter in immediate autologous breast reconstruction. *Plast Reconstr Surg* 2004, 114:895-898.

[33] FASSOULAKI A, TRIGA A, MELEMENI A, SARANTOPOULOS C: Multimodal analgesia with gabapentin and local anesthetics prevents acute and chronic pain after breast surgery for cancer. *Anesth analg* 2005, 101:1427-1432.

[34] Ho K, Gan T, Habib A: Gabapentin and postoperative pain - a systematic review of randomized controlled trials. *Pain* 2006, 126:91-101.

[35] FASSOULAKI A, PATRIS K, SARANTOPOULOS C, HOGAN Q: The analgesic effect of gabapentin and mexiletine after breast surgery for cancer. *Anesth Analg* 2002, 95(4):985-991, table of contents.

[36] TASMUTH T, KATAJA M, BLOMQVIST C, VON SMITTEN K, KALSO E: Treatment-related factors predisposing to chronic pain in patients with breast cancer – a multivariate approach. *Acta Oncol* 1997, 36:625-630.

[37] KATZ J, POLESHUCK E, ANDRUS C, HOGAN L, JUNG B, KULICK D, DWORKIN R: Risk factors for acute pain and its persistence following breast cancer surgery. *Pain* 2005, 119:16-25.

[38] TASMUTH T, ESTLANDERB A, KALSO E: Effect of present pain and mood on the memory of past postoperative pain in women treated surgically for breast cancer. *Pain* 1996, 68:343-347.

[39] TASMUTH T, BLOMQVIST C, KALSO E: Chronic post-treatment symptoms in patients with breast cancer operated in different surgical units. *Eur J Surg Oncol* 1999, 25(1):38-43.

[40] KRONER K, KREBS B, SKOV J, JORGENSON H: Immediate and long-term phantom breast syndrome after mastectomy: incidence, clinical characteristics and relationship to premastectomy breast pain. *Pain* 1989, 36:327-334.

[41] GEORGE B, QUEINNEC M, BEN MERABET F, D'AGOSTINO P, ACKER F, HURTAUD N, MISSET JL, PICHARD E: Intérêt de l'examen clinique précoce post-opératoire pour prévenir l'apparition d'un syndrome douloureux chronique après chirurgie du cancer du sein localisé. *Annal Fr Anesth Réa* 2006, 25:S131 Abstract.

[42] LE VU B, DUMORTIER A, GUILLAUME M, MOURIESSE H, BARREAU-POUHAER L: Efficacy of massage and mobilization of the upper limb after surgical treatment of breast cancer. *Bull Cancer* 1997, 84:957-961.

[43] BUNDRED N, MAGUIRE P, REYNOLDS J, GRIMSHAW J, MORRIS J, THOMSON L: Randomized controlled trial of effects of early discharge after surgery for breast cancer. *Br Med J* 1998, 317:1275-1279.

[44] WALLACE M, WALLACE A, LEE J, DOBKE M: Pain after breast surgery: a survey of 282 women. *Pain* 1996, 66:195-205.

[45] STEVENS P, DIBBLE S, MIASKOWSKI C: Prevalence, characteristics and impact of postmastectomy pain syndrome: an investigation of women's experiences. *Pain* 1995, 61:61-68.

[46] FOLEY K: Pain syndrome in patients with cancer. *Med Clin North Am* 1978, 71:177-178.

[47] DE VRIES J, TIMMER P, ERFTEMEIR E, VAN DER WEELE L: Breast pain after breast concerving therapy. *Breast* 1994, 3:151-154.

[48] WATSON C, EVANS R: The post mastectomy pain syndrome and topical capsaicin: a randomized trial. *Pain* 1992, 51:375-379.

[49] QUEINNEC M, PICHARD E, GEORGE B, DI PALMA M, HURTAUD N, BEN MERABET F, ACKER F, D'AGOSTINO P, FALISSARD B, MISSET JL: Prospective evaluation of treatment-related pain in patients (pts) with localized breast cancer (lbc). Preliminary report. *ASCO Congress (abstract)* 2005, 8021.

[50] SMITH W, BOURNE D, SQUAIR J, PHILIPS DO, CHAMBERS WA: A retrospective cohort study of post mastectomy pain syndrome. *Pain* 1999, 83:91-95.

[51] MACRAE W: Chronic pain after surgery. *Br J Anaesth* 2001, 87(1):88-98.

[52] JUNG B, HOGAN L, KULICK D, ANDRUS C, DWORKIN R: Chronic pain following breast cancer surgery: prevalence and risk factors. Presented at the Fifth International Conference on the Mechanisms and Treatment of Neuropathic Pain, Bermuda, 2002.

[53] JUNG B, AHRENDT G, OAKLANDER A, DWORKIN R: Neuropathic pain following breast cancer surgery: proposed classification and research update. *Pain* 2003, 104:1-13.

[54] EDWARDS R, RAJA S: The laterality of long-term pain following mastectomy. *J Pain Symptom Manag* 2006, 31(2):98-99.

[55] VECHT C, VAN DE BRAND H, WAJER O: Post-axillary dissection pain in breast cancer due to a lesion of the intercostobrachial nerve. *Pain* 1989, 38:171-176.

[56] PAREDES J, PUENTE J, POTEL J: Variation in sensitivity after sectioning the intercostobrachial nerve. *Am J Surg* 1990, 160:525-528.

[57] DOWNING R, WINDSOR C: Disturbance of sensation after mastectomy. *Br Med J* 1984, 288:1650.

[58] IVENS D, HOE AL, PODD TJ, HAMILTON CR, TAYLOR I, ROYLE GT: Assessment of morbidity from complete axillary dissection. *Br J Cancer* 1992, 66(1):136-138.

[59] MACDONALD L, BRUCE J, SCOTT N, SMITH W, CHAMBERS W: Long-term follow-up of breast cancer survivors with post-mastectomy pain syndrome. *Br J Cancer* 2005, 92:225-230.

[60] KALSO E, TASMUTH T, NEUVONEN P: Amitriptyline effectively relieves neuropathic pain following treatment of breast cancer. *Pain* 1996, 64:293-302.

[61] TASMUTH T, HARTEL B, KALSO E: Venlafaxine in neuropathic pain following treatment of breast cancer. *Eur J Pain* 2002, 6:17-24.

[62] REUBEN S, MAKARI-JUDSON G, LURIE S: Evaluation of efficacy of the perioperative administration of venlafaxine XR in the prevention of postmastectomy pain syndrome. *J Pain and Symptom Manag* 2004, 27(2):133-139.

[63] SINDRUP S, JENSEN T: Efficacy of pharmacological treatments of neuropathic pain: an update and effect related to mechanism of drug action. *Pain* 1999, 83:389-400.

[64] DINI D, BERTELLI G, GOZZA A, FORNO G: Treatment of the post-mastectomy pain syndrome with topical capsaicin. *Pain* 1993, 54:223-226.

[65] WATSON C, EVANS R, WATT V: The post-mastectomy pain syndrome and the effect of topical capsaicin. *Pain* 1989, 38:177-186.

[66] ELLISON N, LOPRINZI CL, KUGLER J, HATFIELD AK, MISER A, SLOAN JA, WENDER DB, ROWLAND KM, MOLINA R, CASCINO TL *et al*: Phase III placebo-controlled trial of capsaicin cream in the management of surgical neuropathic pain in cancer patients. *J Clin Oncol* 1997, 15(8):2974-2980.

[67] AVRIL A, BUSSIERES E, FAUCHER A, MAGE P, RENAUD-SALIS J, MAREE D: Le curage axillaire conservateur dans le traitement des cancers du sein opérables. *J Chir* 1987, 124:667-671.

[68] ABDULLAH T, IDDON J, BARR L, BAILDAM A, BUNDRED J: Prospective randomized controlled trial of preservation of the intercostobrachial nerve during axillary node clearance for breast cancer. *British Journal of Surgery* 1998, 85:1443-1445.

[69] TORRESAN R, CABELLO C, CONDE D, BRENELLI H: Impact of the preservation of the intercostobrachial nerve in axillary lymphadenectomy due to breast cancer. *Breast J* 2003, 9(5):389-392.

[70] TAYLOR K: Morbidity associated with axillary surgery for breast cancer. *ANZ J Surg* 2004, 74(5):314-317.

[71] SALMON R, ANSQUER Y, ASSELAIN B: Preservation versus section of intercostal-brachial nerve (IBN) in axillary dissection for breast cancer. A prospective randomized trial. *Eur J Surg Oncol* 1998, 24:158-161.

[72] FREEMAN SR, WASHINGTON SJ, PRITCHARD T, BARR L, BAILDAM AD, BUNDRED NJ: Long term results of a randomised prospective study of preservation of the intercostobrachial nerve. *Eur J Surg Oncol* 2003, 29(3):213-215.

[73] DENTSMAN S, WALLACE A, WALLACE M, MUCHMORE E: Pain and neurosensory findings after sentinel node biopsy and axillary node dissection in women with breast cancer. *Presented at the meeting of the American Society of Regional Anesthesia and Pain Medicine, San Diego, CA* 2003.

[74] SCHRENK P, RIEGER R, SHAMIYEH A, WAYAND W: Morbidity following sentinel lymph node biopsy versus axillary lymph node dissection for patients with breast carcinoma. *Cancer* 2000, 88:608-614.

[75] SCHULZE T, MUCKE J, MARKWARDT J, SCHLAG P, BEMBENEK A: Long-term morbidity of patients with early breast cancer after sentinel lymph node biopsy compared to axillary lymph node dissection. *J Surg Oncol* 2006, 93(2):109-119.

[76] MANSEL R, FALLOWFIELD L, KISSIN M, GOYAL A, NEWCOMBE R, DIXON J, YIANGOU C, HORGAN K, BUNDRED N, MONYPENNY I *et al.* Randomized multicenter trial of sentinel node biopsy versus standard axillary treatment in operable breast cancer: the ALMANAC trial. *J Natl Cancer Inst* 2006, 98(9):599-609.

[77] RIETMAN JS, GEERTZEN JH, HOEKSTRA HJ, BAAS P, DOLSMA WV, DE VRIES J, GROOTHOFF JW, EISMA WH, DIJKSTRA PU: Long term treatment related upper limb morbidity and quality of life after sentinel lymph node biopsy for stage I or II breast cancer. *Eur J Surg Oncol* 2006, 32(2):148-152.

[78] TEMPLE L, BARON R, CODY H, FEY J, THALER H, BORGEN P, HEERDT A, MONTGOMERY L, PETREK J, VAN ZEE K: Sensory morbidity after sentinel lymph node biopsy and axillary dissection: a prospective study of 233 women. *Ann Surg Oncol* 2002, 9(7):654-662.

[79] DWORKIN R: Which individuals with acute pain are most likely to develop a chronic pain syndrome? *Pain Forum* 1997, 6:127-136.

[80] ROTHEMUND Y, GRÜSSER S, LIEBESKIND U, SCHLAG P, FLOR H: Phantom phenomena in mastectomized patients and their relation to chronic and acute pre-mastectomy pain. *Pain* 2004, 107:140-146.

[81] KWEKKEBOOM K: Postmastectomy pain syndromes. *Cancer Nurs* 1996, 19:37-43.

[82] KRONER K, KNUDSEN U, LUNDBY L, HVID H: Long-term phantom breast syndrome after mastectomy. *Clin J Pain* 1992, 8:346-350.

[83] JAMISON K, WELLISCH D, KATZ R, PASNAU R: Phantom breast syndrome. *Arch Surg* 1979, 114(1):93-95.

[84] CROSS N, GLANTZ M: Neurological complications of radiation therapy. *Neurol Clin* 2003, 21:249-277.

[85] MERIC F, BUCHHOLZ TA, MIRZA NQ, VLASTOS G, AMES FC, ROSS MI, POLLOCK RE, SINGLETARY SE, FEIG BW, KUERER HM *et al*: Long-term complications associated with breast-conservation surgery and radiotherapy. *Ann Surg Oncol* 2002, 9(6):543-549.

[86] RECHT A, EDGE SB, SOLIN LJ, ROBINSON DS, ESTABROOK A, FINE RE, FLEMING GF, FORMENTI S, HUDIS C, KIRSHNER JJ *et al*: Postmastectomy radiotherapy: clinical practice guidelines of the American Society of Clinical Oncology. *J Clin Oncol* 2001, 19(5):1539-1569.

[87] JOHANSSON S, SVENSSON H, DENEKAMP J: Timescale of evolution of late radiation injury after postoperative radiotherapy of breast cancer patients. *Int J Radiat Oncol Biol Phys* 2000, 48:745-750.

[88] JUNG BF, HERRMANN D, GRIGGS J, OAKLANDER AL, DWORKIN RH: Neuropathic pain associated with non-surgical treatment of breast cancer. *Pain* 2005, 118(1-2):10-14.

[89] GALECKI J, HICER-GRZENKOWICZ J, GRUDZIEN-KOWALSKA M, MICHALSKA T, ZALUCKI W: Radiation-induced brachial plexopathy and hypofractionated regimens in adjuvant irradiation of patients with breast cancer - a review. *Acta Oncol* 2006, 45(3):280-284.

[90] OLSEN N, PFEIFFER P, MONDRUP K, ROSE C: Radiation-induced brachial plexus neuropathy in breast cancer patients. *Actac Oncol* 1990, 29:885-890.

[91] BAJROVIC A, RADES D, FEHLAUER F, TRIBIUS S, HOELLER U, RUDAT V, JUNG H, ALBERTI W: Is there a life-long risk of brachial plexopathy after radiotherapy of supraclavicular lymph nodes in breast cancer patients? *Radiother Oncol* 2004, 71:297-301.

[92] FATHERS E, THRUSH D, HUSON S, NORMAN A, NORMAN A: Radiation-induced brachial plexopathy in women treated for carcinoma of the breast. *Clin Rehabil* 2002, 16:160-165.

[93] JOHANSSON S, SVENSSON H, LARSSON L, DENEKAMP J: Brachial plexopathy after postoperative radiotherapy of breast cancer patient - a long-term follow-up. *Acta Oncol* 2000, 39(3):373-382.

[94] CARACENI A, FOLEY K: La douleur du cancer et les syndromes douloureux du cancer. in Brasseur L, Chauvin M, Guilbaud G. Douleurs: bases fondamentales, pharmacologie, douleurs aigues, douleurs chroniques, thérapeutiques. Paris: Maloine, ed.; 1997: 567-587.

[95] THYGARAGAN D, CASCINO T, HARMS G: Magnetic resonance imaging in brachial plexopathy of cancer. *Neurology* 1995, 45:424-427.

[96] QAYYUM A, MACVICAR A, PADHANI A, REVELL P, HUSBAND J: Symptomatic brachial plexopathy following treatment for breast cancer: utility of MR imaging with surface-coil techniques. *Radiology* 2000, 14:837-842.

[97] AHMAD A, BARRINGTON S, MAISEY M, RUBENS R: Use of positron emission tomography in evaluation of brachial plexopathy in breast cancer patients. *Br J Cancer* 1999, 79:478-482.

[98] HATHAWAY PB, MANKOFF DA, MARAVILLA KR, AUSTIN-SEYMOUR MM, ELLIS GK, GRALOW JR, CORTESE AA, HAYES CE, MOE RE: Value of combined FDG PET and MR imaging in the evaluation of suspected recurrent local-regional breast cancer: preliminary experience. *Radiology* 1999, 210(3):807-814.

[99] PLOTKIN S, WEN P: Neurologic complications of cancer therapy. *Neurol Clin* 2003, 21:279-318.

[100] ARGYRIOU AA, CHRONI E, KOUTRAS A, ICONOMOU G, PAPAPETROPOULOS S, POLYCHRONOPOULOS P, KALOFONOS HP: A randomized controlled trial evaluating the efficacy and safety of vitamin E supplementation for protection against cisplatin-induced peripheral neuropathy: final results. *Support Care Cancer* 2006, 14(11):1134-1140.

[101] WILLIAMS C, COLLINGWOOD M, SIMERA I, GRAFTON C: Short versus long duration infusions of paclitaxel for anay advanced adenocarcinoma. *Cochrane Gynaecological Cancer Group Cochrane Database of Systematic Reviews* 2007.

[102] VAHDAT L, PAPADOPOULOS K, LANGE D, LEUIN S, KAUFMAN E, DONOVAN D, FREDERICK D, BAGIELLA E, TIERSTEN A, NICHOLS G *et al*: Reduction of paclitaxel-induced peripheral neuropathy with glutamine. *Clin Cancer Res* 2001, 7(5):1192-1197.

[103] SAHENK Z, BAROHN R, NEW P, MENDELL JR: Taxol neuropathy: electro-diagnostic and sural nerve biopsy findings. *Arch Neurol* 1994, 51:726-729.

[104] POLOMANO R, MANNES A, CLARK U, BENNETT G: A painful peripheral neuropathy in the rat produced by the chemotherapeutic drug, paclitaxel. *Pain* 2001, 94:293-304.

[105] HILKENS P, VERWEIJ J, VECHT C, STOTER G, VANDENBENT M,: Clinical characteristic of severe peripheral neuropathy.induced by docetaxel (Taxotere). *Ann Oncol* 1997, 8:187-190.

[106] KELLER AM, MENNEL RG, GEORGOULIAS VA, NABHOLTZ JM, ERAZO A, LLUCH A, VOGEL CL, Kaufmann M, von Minckwitz G, Henderson IC *et al*: Randomized phase III trial of pegylated liposomal doxorubicin versus vinorelbine or mitomycin C plus vinblastine in women with taxane-refractory advanced breast cancer. *J Clin Oncol* 2004, 22(19):3893-3901.

[107] PASETTO L, D'ANDREA M, ROSSI E, MONFARDINI S: Oxaliplatin-related neurotoxicity: how and why? *Crit Rev Oncol Hematol* 2006, 59(2):159-168.

[108] DUBINSKY RM, KABBANI H, EL-CHAMI Z, BOUTWELL C, ALI H: Practice parameter: treatment of postherpetic neuralgia: an evidence-based report of the Quality Standards Subcommittee of the American Academy of Neurology. *Neurology* 2004, 63(6):959-965.

[109] DWORKIN RH, BACKONJA M, ROWBOTHAM MC, ALLEN RR, ARGOFF CR, BENNETT GJ, BUSHNELL MC, FARRAR JT, GALER BS, HAYTHORNTHWAITE JA *et al*: Advances in neuropathic pain: diagnosis, mechanisms, and treatment recommendations. *Arch Neurol* 2003, 60(11):1524-1534.

[110] ARGYRIOU AA, POLYCHRONOPOULOS P, KOUTRAS A, ICONOMOU G, ICONOMOU A, KALOFONOS HP, CHRONI E: Peripheral neuropathy induced by administration of cisplatin- and paclitaxel-based chemotherapy. Could it be predicted? *Support Care Cancer* 2005, 13(8):647-651.

[111] CAVALETTI G, BOGLIUN G, MARZORATI L, ZINCONE A, PIATTI M, COLOMBO N, FRANCHI D, LA PRESA MT, LISSONI A, BUDA A *et al*: Early predictors of peripheral neurotoxicity in cisplatin and paclitaxel combination chemotherapy. *Ann Oncol* 2004, 15(9):1439-1442.

[112] STUBBLEFIELD M, VAHDAT L, BALMACEDA C, TROXEL A, HESDORFFER C, GOOCH C: Glutamine as a neuropropective agent in high-dose paclitaxel-induced peripheral neuropathy: a clinical and electrophysiologic study. *Clin Oncol* 2005, 17(4):271-276.

[113] SAVARESE DM, SAVY G, VAHDAT L, WISCHMEYER PE, COREY B: Prevention of chemotherapy and radiation toxicity with glutamine. *Cancer Treat Rev* 2003, 29(6):501-513.

[114] STILLMAN M, CATA J: Management of chemotherapy-induced peripheral neuropathy. *Curr Pain Headache Resp* 2006, 10(4):279-287.

[115] ARGYRIOU AA, CHRONI E, KOUTRAS A, ELLUL J, PAPAPETROPOULOS S, KATSOULAS G, ICONOMOU G, KALOFONOS HP: Vitamin E for prophylaxis against chemotherapy-induced neuropathy: a randomized controlled trial. *Neurology* 2005, 64(1):26-31.

[116] AMPIL F: Radiotherapy for carcinomatous brachial plexopathy. A clinical study of 23 cases. *Cancer* 1985, 56:2185-2188.

[117] HILL M, RICHARDS M, GREGORY W, SMITH P, RUBENS R: Spinal cord compression in breast cancer: a review of 70 cases. *Br J Cancer* 1993, 68:969-973.

[118] VENTAFRIDDA V, CARACENI A, MARTINI C, SBANOTTO A, DE CONNO F: On the significance of Lhermitte's sign in oncology. *J Neurooncol* 1991, 10:133-137.

[119] PORTENOY R: Evaluation of back pain caused by epidural neoplasm. *J Back Musculoskel Metabol* 1993, 3:44-52.

[120] DABAN A, GACI M, GACI Z, BEGON F: Radiothérapie externe et isotopique dans le traitement des métastases osseuses. in Bontoux D, Alcalay M. Cancer secondaire des os. Paris: Expansion Scientifique Française, Éd., 1997 : 112-122.

[121] LU C, STOMPER P, DRISLANE F, WEN P, BLOCK C, HUMPHREY C, COLLINS C, JOLESZ F, TALCOTT J: Suspected spinal cord compression in breast cancer patients: a multidisciplinary risk assessment. *Breast Cancer Res Treat* 1998, 51:121-131.

[122] ALEXANDRE J, GODWASSER F, NAGGARA O: Complications méningées des cancers. Méningites carcinomateuses : histoire naturelle et diagnostic. *Réflexions en médecine oncologique* 2004, 2:5-9.

[123] ATTIA J, HATALA R, COOK D, WONG J: Does this adult patient have acute meningitis ? *JAMA* 1999, 282:175-181.

[124] PICHARD-LEANDRI E, SCHMITZ V: Aspects cliniques spécifiques des douleurs dans les méningites carcinomateuses des enfants porteurs de tumeurs solides : à propos de 10 cas. *Douleur et Analgésie* 2000, 1:27-37.

[125] COLEMAN R, SMITH P, RUBENS R: Clinical course and prognostic factors following bone recurrence from breast cancer. *Br J Cancer* 1998, 77:336-340.

[126] CONROY T, MALISSARD L, DARTOIS D, LUPORSI E, STINES J, CHARDOT C: Histoire naturelle et évolution des métastases osseuses. *Bull Cancer* 1988, 75:845-857.

[127] HEALEY J: The mechanism and treatment of bone pain. in*: Arbit E Management of cancer-related pain.* New-York: Futura, ed.; 1993: 515-526.

[128] HONORE P, MANTYH P: Bone cancer pain: from mechanism to model to therapy. *Pain Med* 2000, 1(4):303-309.

[129] HONORE P, LUGER N, SABINO M, SCHWEI M, ROGERS S, MACH D, O'KEEFE P, RAMNARAINE M, CLOHISY D, MANTYH P: Osteoprotegerin blocks bone cancer-induced skeletal destruction, skeletal pain and pain-related neurochemical reorganization of the spinal cord. *Nat Med* 2000, 6(5):521-528.

[130] SABINO M, GHILARDI J, JONGEN J, KEYSER C, LUGER N, MACH D, PETERS C, ROGERS S, SCHWEI M, DE FELIPE C *et al*: Simultaneous reduction in cancer pain, bone destruction, and tumor growth by selective inhibition of cyclooxygenase-2. *Cancer Research* 2002, 62:7343-7349.

[131] SINGH B, BERRY J, SHOHER A, LUCCI A: COX-2 induces IL-11 production in human breast cancer cells. *J Surg Res* 2006, 131(2):267-275.

[132] SOR COLLECTIF.: Standards, options, recommandations 2002 sur les traitements antalgiques médicamenteux des douleurs cancéreuses par excès de nociception chez l'adulte. Mise à jour. *John Libbey Eurotext ed.* 2003:1-128.

[133] OMS: Traitement de la douleur cancéreuse. Deuxième édition. Genève.1996.

[134] LABOUREYRAS E, RICHEBE P, LAULIN J, SIMONNET G: Le nefopam : un antalgique anti-hyper-algésique ? *Annal Fr Anesth Réa* 2006, 25:S144.

[135] HANKS GW, DE CONNO F, CHERNY N, HANNA M, KALSO E, MCQUAY HJ, MERCADANTE S, MEYNADIER J, POULAIN P, RIPAMONTI C *et al*: Morphine and alternative opioids in cancer pain: the EAPC recommendations. *Br J Cancer* 2001, 84(5):587-593.

[136] ANDEM: Recommandations pour la pratique clinique. La prise en charge de la douleur du cancer chez l'adulte en médecine ambulatoire. Guides pour le praticien. *Concours Med* 1996, 34(S):3-32.

[137] KUROWSKA A: Morphine:Yesterday-s drug or yardstick for the future? *Br J Hosp Med* 1996, 56:256-259.

[138] RILEY J, ROSS J, RUTTER D, WELLS A, GOLLER C, DU BOIS R, WELLS K: No pain relief from morphine? Individual variation in sensitivity to morphine and the need to switch to an alternative opioid in cancer patients. *Support Care Cancer* 2006, 14:56-64.

[139] STAMER U, BAYERER B, STÜBER F: Genetics and variability in opioid response. *Eur J Pain* 2005, 9:101-104.

[140] Pöyhiä R, Seppälä T, Olkkoata K: The pharmacokinetics of oxycodone after intramuscular and oral administration to healthy subjects. *Br J Pharmacol* 1992, 33:617-621.

[141] LEOW K, SMITH M, WILLIAMS B, CRAMOND T: Single-dose and steady-state pharmacokinetics and pharmacodynamics of oxycodone in patients with cancer. *Clinical Pharmacology and Therapeutics* 1992, 52:487-495.

[142] KAIKO RF, BENZIGER DP, FITZMARTIN RD, BURKE BE, REDER RF, GOLDENHEIM PD: Pharmacokinetic-pharmacodynamic relationships of controlled-release oxycodone. *Clin Pharmacol Ther* 1996, 59(1):52-61.

[143] MUCCI-LORUSSO P, BERMAN B, SILBERSTEIN P, CITRON M, BRESSLER L, WEINSTEIN S, KAIKO R, BUCKLEY B, REDER R: Controlled-release oxycodone compared with controlled-release morphine in the treatment of cancer pain: a randomized, double blind, parallel-group study. *Eur J Pain* 1998, 2:239-249.

[144] KAPLAN R, PARRIS WC, CITRON ML, ZHUKOVSKY D, REDER RF, BUCKLEY BJ, KAIKO RF: Comparison of controlled-release and immediate-release oxycodone tablets in patients with cancer pain. *J Clin Oncol* 1998, 16(10):3230-3237.

[145] CURTIS GB, JOHNSON GH, CLARK P, TAYLOR R, BROWN J, O'CALLAGHAN R, SHI M, LACOUTURE PG: Relative potency of controlled-release oxycodone and controlled-release morphine in a postoperative pain model. *Eur J Clin Pharmacol* 1999, 55(6):425-429.

[146] PARRIS WC, JOHNSON BW, JR., CROGHAN MK, MOORE MR, KHOJASTEH A, REDER RF, KAIKO RF, BUCKLEY BJ: The use of controlled-release oxycodone for the treatment of chronic cancer pain: a randomized, double-blind study. *J Pain Symptom Manage* 1998, 16(4):205-211.

[147] CODA B, RUDY A, ARCHER S, WERMELING D: Pharmacokinetics and bioavility of single-dose intranasal hydromorphone hydrochloride in healthy volunteers. *Anesth analg* 2003, 97:117-123.

[148] SARHILL N, WALSH D, NELSON K: Hydromorphone: pharmacology and clinical applications in cancer patients. *Supportive Care in Cancer* 2001, 9:84-96.

[149] DONNER B, ZENZ M, TRYBA M, STRUMPF M: Direct conversion from oral morphine to transdermal fentanyl : a multicenter study in patients with cancer pain. *Pain* 1996, 64:527-534.

[150] THE TTS MULTICENTRE STUDY GROUP: Transdermal fentanyl in cancer pain. *J Drugs Dev* 1994, 6:93-97.

[151] AHMEDZAI S, BROOKS D: Transdermal fentanyl versus sustained-release oral morphine in cancer pain: preference, efficacy and quality of life. *J Pain and Symptom Manag* 1997, 13:254-261.

[152] BRUERA E, FRANCO J, MALTONI M, WATANABE S, SUAREZ-ALMAZOR M: Changing pattern of agitated impaired mental status in patients with advanced cancer : association with cognitive monitoring, hydration, and opiod rotation. *J Pain Symptom Manag* 1995, 10:287-291.

[153] BALLANTYNE J, MAO J: Opioid therapy for chronic pain. *N Engl J Med* 2003, 349:1943-1953.

[154] BRUERA E, PEREIRA J, WATANABE S, BELZILE M, KUEHN N, HANSON J: Opioid rotation in patients with cancer pain. A retrospective comparison of dose ratios between methadone, hydromorphone, and morphine. *Cancer* 1996, 78(4):852-857.

[155] MERCADANTE S: Opioïd rotation for cancer pain: rationale and clinical aspects. *Cancer* 1999, 86:1856-1866.

[156] PAVLAKIS N, STOCKLER M: Bisphosphonates for breast cancer. (*Cochrane Review). The Cochrane Library. Chichester, UK: John Wiley and sons* 2004; 1.

[157] PAVLAKIS N, SCHMIDT R, STOCKLER M: Bisphosphonates for breast cancer. *Cochrane Database Syst Rev* 2005, 3: CD 003474.

[158] HILLNER BE, INGLE JN, CHLEBOWSKI RT, GRALOW J, YEE GC, JANJAN NA, CAULEY JA, BLUMENSTEIN BA, ALBAIN KS, LIPTON A *et al*: American Society of Clinical Oncology 2003 update on the role of bisphosphonates and bone health issues in women with breast cancer. *J Clin Oncol* 2003, 21(21):4042-4057.

[159] ROSS J, SAUNDERS Y, EDMONS, PATEL S, BROADLEY K, JOHNSTON S P: Systematic review of role of bisphophonates on skeletal morbidity in metastatic cancer. *BMJ* 2003, 327:469-475.

[160] ROSEN L, GORDON D, KAMINSKI M, HOWELL A, BELCH A, MACKEY J, APFFELSTAEDT J, HUSSEIN M, COLEMAN R, REITSMA D, CHEN B: Long-term efficacy and safety of zoledronic acid compared with pamidronate disodium in the treatment of skeletal complications in patients with advanced multiple myeloma or breast carcinoma. A randomized, double-blind, multicenter, comparative trial. *Cancer* 2003, 98:1735-1744.

[161] CLEMONS M, DRANITSARIS G, COLE D, GAINFORD M: Too much, too little, too late to start again? Assessing the efficacy of bisphophonates in patients with bone metastases from breast cancer. *Oncologist* 2006, 11:227-233.

[162] ROEMER-BECUWE C, KRAKOWSKI I, CONROY T: Bisphosphonates, pain and quality of life in metastatic breast cancer patients: a literature review. *Bull Cancer* 2003, 90(12):1097-1105.

[163] WONG R, WIFFEN P: Bisphosphonates for the relief of pain secondary to bone metastases. *Cochrane Database Syst Rev* 2002, 2:CD002068.

[164] HILLNER B, INGLE J, BERENSON J, JAN-JAN N, ALBAIN K, LIPTON A: American society of clinical oncology guideline on the role of bisphosphonates in breast cancer. *J Clin Oncol* 2000, 18:1378-1391.

[165] COLEMAN R: Bisphosphonates in breast cancer. *Annals of Oncology* 2005, 16:687-695.

[166] BLITZER P: Reanalysis of the RTOG study of the palliation of symptomatic osseous metastasis. *Cancer* 1985, 55:1468-1472.

[167] SALAZAR O, RUBIN P, HENDRICKSON F, KOMAKI R, POULTER C, NEWALL J: Single dose half-body irradiation for palliation of multiple bone metastases from solid tumors. Final RTOG report. *Cancer* 1986, 58:29-36.

[168] HAYASHI S, HOSHI H, IIDA T, KAJIURA Y: Multi-fractionated wide-field radiation therapy for palliation of multiple symptomatic bone metastases from solid tumors. *Radiat Med* 1999, 17:411-416.

[169] POULTER C, COSMATOS D, RUBIN P, URTASUN R, COOPER J, KUSKE R, HORNBACK N, COUQLIN C, WEIGENSBERG I, ROTMAN M: A report of RTOG 8206 : a phase III study of wether the addition of single dose hemibody irradiation to standard fractionated local field irraditation is more effective than local field irradiation alone in the treatment of symptomatic osseous metastases. *Int J Radiat Oncol Biol Phys* 1992, 23:207-214.

[170] PORTER A, FONTANESI J: Palliative irradiation for bone metastasis. A new paradigm. *Int J Radiat Oncol Biol Phys* 1994, 5:1199-1200.

[171] FALKMER U, JARHULT J, WERSALL P, CAVALLIN-STAHL E: A systematic overview of radiation therapy effects in skeletal metastases. *Acta Oncol* 2003, 42(5-6):620-633.

[172] SERAFINI A, HOUSTON S, RESCHE I, QUICK D, GRUND F, ELL P, BERTRAND A, AHMANN F, ORIHUELA E, REID R: Palliation of pain associated with metastatic bone cancer using samarium - 153 lexidronam : a double-blind placebo-controlled clinical trial. *J Clin Oncol* 1998, 16:1574-1581.

[173] ROBINSON R, BLAKE G, PRESTON D, MCEWAN A, SPICER J, MARTIN N, WEGST A, ACKERY D: Strontium-89 : treatment results and kinetics in patients with painful metastatic prostate and breast cancer in bone. *Radiographics* 1989, 9:271-281.

[174] BAZIOTIS N, YAKOUMAKIS E, ZISSIMOPOULOS A, GERONICOLA-TRAPALI X, MALAMITSI J, PROUKAKIS C: Strontium-89 chloride in the treatment of bone metastases from breast cancer. *Oncology* 1998, 55:377-381.

[175] PONS F, HERRANZ R, GARCIA A, VIDAL-SICART S, CONILL C, GRAU , ALCOVER J, FUSTER D, SETOAIN J: Strontium-89 for palliation of pain from bone metastases in patients with prostate and breast cancer. *Eur J Nucl Med* 1997, 24:1210-1214.

[176] KASALICKY J, KRAJSKA V: The effect of repeated strontium-89 chloride therapy on bone pain palliation in patients with skeletal cancer metastases. *Eur J Nucl Med* 1998, 25:1362-1367.

[177] GIANNAKENAS C, KALOFONOS H, APOSTOLOPOULOS D, ZARAKOVITIS J, KOSMAS C, VASSILAKOS P: Preliminary results of the use of Re-186-HEDP for palliation of pain in patients with metastatic bone disease. *Am J Clin Oncol* 2000, 23:83-88.

[178] RESCHE I, BODERE F, CHATENEAU A, CHATAL J: Le traitement antalgique des métastases osseuses : place de la radiothérapie métabolique. *Cancérologie aujourd'hui* 1998, 7:73-79.

[179] CHIRAS J, DEPRIESTER C, WEILL A, SOLA-MARTINEZ M, DERAMOND H: Percutaneous vertebral surgery. Technics and indications. *J Neuroradiol* 1997, 24:45-59.

[180] WEILL A, CHIRAS J, SIMON J, ROSE M, SOLA-MARTINEZ M, ENKAOUA E: Spinal metastases: indications for and results of percutaneous injection of acrylic surgical cement. *Radiology* 1996, 199:241-247.

[181] KOSWIG S, BUDACH V: The role of radiotherapy in the treatment of bone neoplasms. *Chirurgie* 2002, 73(12):1174-1180.

[182] TOKUHASHI Y, MATSUZAKI H, TORIYAMA S, KAWANO H, OHSAKA S: Scoring system for the preoperative evaluation of metastatic spine tumor prognosis. *Spine* 1990, 15(11):1110-1113.

[183] MIRELS H: Metastatic disease in long bones. A proposed scoring system for diagnosing impending pathological fracture. *Clin Orthop* 1989, 249:256-264.

[184] GANGI A, KASTLER B, KLINKERT A, DIETEMANN J: Injection of alcohol into bone metastases under CT guidance. *J Comput Assist: Tomogr* 1994, 18:932-935.

[185] EIJA K, TIINA T, PERTTI N: Amitriptyline effectively relieves neuropathic pain following treatment of breast cancer. *Pain* 1995, 64:293-302.

[186] KALO E, TASMUTH T, NEUVONEN P: Amitriptyline effectively relieves neuropathic pain following treatment of breast cancer. *Pain* 1995, 64:293-302.

[187] WATSON C: Topical capsaicin as an adjuvant analgesic. *J Pain and Symptom Manag* 1994, 9(7):425-433.

[188] ATTAL N: Le traitement pharmacologique. *Neurologies* 2002, 5(suppl 2):23-28.

[189] ATTAL N: Chronic neuropathic pain: mechanisms and treatment. *Clin J Pain* 2000, 16:S118-S131.

[190] GALER B, ROWBOTHAM M, PERANDER J: Topical lidocaine patch relieves postherpetic neuralgia more effectively than a vehicle topical patch: results of an enriched enrollment study. *Pain* 1999, 80:533-538.

[191] MEIER T, WASNER G, FAUST M, KUNTZER T, OCHSNER F, HUEPPE M, BOGOUSSLAVSKY J, BARON R: Efficacy of lidocaine patch 5% in the treatment of focal peripheral neuropathic pain syndromes: a randomized, double-blind, placebo-controlled study. *Pain* 2003, 106(1-2):151-158.

[192] DELLEMIJN P: Are opioids effective in relieving neuropathic pain? *Pain* 1999, 80:453-462.

[193] WATSON CP, BABUL N: Efficacy of oxycodone in neuropathic pain: a randomized trial in postherpetic neuralgia. *Neurology* 1998, 50(6):1837-1841.

[194] ROWBOTHAM M, TWILLING L, DAVIES P, REISNER L, TAYLOR K, MOHR D: Oral opioid therapy for chronic peripheral and central neuropathic pain. *N Engl J Med* 2003, 348:1223-1232.

[195] EISENBERG E, MCNICOL E, CARR D: Efficacy of mu-opioid agonists in the treatment of evoked neuropathic pain: Systematic review of randomized controlled trials. *Eur J Pain* 2006, 10:667-676.

[196] FELSBY S, NIELSEN J, ARENDT-NIELSEN L, JENSEN TS: NMDA receptor blockade in chronic neuropathic pain: a comparison of ketamine and magnesium chloride. *Pain* 1996, 64(2):283-291.

[197] GILRON I, BAILEY J, TU D, HOLDEN R, WEAVER D, HOULDEN R: Morphine, gabapentin, or their combination for neuropathic pain. *N Engl J Med* 2005, 352:1324-1334.

[198] DOUARD MC, DI PALMA M, D'AGOSTINO P, CHEVRET S, KRIEGEL I, FALISSARD B, THIERRY P, GEORGE B, BUSSIERES L, MISSET JL: Prospective, double-blind, randomized trial of equimolar mixture of nitrous oxide/oxygen to prevent pain induced by insertion of venous access ports in cancer patients. *Support Care Cancer* 2006, 14(2):161-166.

[199] CHERNY N, FOLEY K: Brachial plexopathy in patients with breast cancer. in: *Breast deseases (2nd ed).* Harris JR, Hellman S, Henderson IC, Kinne D (eds). Philadelphia: J.P. Lippincott; 1996: 796-808.

CANCER DU SEIN ET SOINS INFIRMIERS

Raphaël GOUDINOUX, Nadja SONDARJEE, Brigitte LEROY

Tenter d'inventorier ce que la prise en charge des femmes atteintes de cancer du sein réclame de compétences et de connaissances tant techniques que relationnelles de la part des infirmier(e)s, exige de suivre le parcours sinueux de ces patientes au sein d'une ou plusieurs structures de soins.

Les étapes du dépistage, du diagnostic, de la thérapeutique, quelquefois aussi de la récidive ou des soins palliatifs, font appel à une palette de connaissances techniques et médicales pointues, sans cesse actualisées au gré des progrès de la médecine. Cependant, ce savoir reste indigeste s'il n'est véhiculé par un discours emprunt de la compassion d'une relation d'aide fondée sur une transparence des informations, une honnêteté de la parole.

Car les patients, mieux informés, quand ce n'est trop, ont troqué le statut d'assujet pour celui de sujet, devenant acteur de décisions thérapeutiques vitales, qui il est vrai, les concernent depuis toujours.

Cette évolution des mentalités a bousculé le système des soins en cancérologie, imposant de nouvelles organisations, une conception affinée de ce que requiert une prise en charge de qualité. Lancé en 2002 par le président de la république, le Plan Cancer a relayé avec force ce désir des patients de participer activement aux décisions médicales, engendrant consécutivement des dispositifs nouveaux au sein desquels le soin infirmier relationnel a conquis sa place légitime.

L'ENTRÉE DANS LA MALADIE

L'évolution des pratiques médicales, fondée sur des référentiels actualisés des plus récentes données de la recherche, modifie le parcours de soins des patients. Par exemple, une histologie est désormais recommandée avant le geste chirurgical.

Corrélativement, l'exigence de transparence, d'information et de qualité des bénéficiaires envers le système de santé nous obligent à rompre avec le paternalisme d'antan et à réorganiser la structure en conséquence.

La découverte de la maladie, d'abord suspicion de cancer, rime de plus en plus avec dépistage, voire d'un dépistage organisé à grande échelle. Le lien alors se crée avec les infirmières de consultation, car nous devons trouver un harmonieux compromis entre une demande anxieuse de consultation « dans les plus brefs délais », et l'urgence réelle. Il est incontestable que le nombre de demandes suit l'épidémiologie, factorisé d'une large médiatisation. Nous entendons la demande, toujours urgence à l'échelle de l'individu, mais devons l'objectiver et y répondre relativement à l'ensemble des demandes et aux possibilités de consultation. Un premier contact se tisse qui inscrit le patient dans un parcours : le rendez-vous de consultation obtenu, la détresse reconnue et écoutée, temporisent un temps cette peur de la maladie. Rétroactivement, ces premières étapes sont vécues comme « l'entrée dans la maladie », dans les yeux du radiologue qui remet la mammographie, à travers les propos de son médecin traitant qui recommande la patiente aux bons soins d'un centre spécialisé. Aussi l'implication d'infirmières pour articuler ce « passage » quelquefois anxiogène, génère un sentiment de continuité humanisant et personnalisant.

La première consultation avec son médecin référent, instant redouté et attendu à la fois, est fondamentale pour la patiente. Elle permet une prise de contact, une mise en confiance, de construire le socle d'une relation appelée à durer, durant laquelle alterneront des annonces difficiles à dire et à entendre, des moments plus heureux aussi. Nous pouvons dans la foulée établir un premier lien, selon le désir des patientes, la pénibilité de cette première consultation et le besoin d'en re-parler, poser les questions qui se bousculent dans leur tête.

EN CHIRURGIE

À ce moment du parcours, elles savent quel type d'intervention elles vont subir. La tumorectomie avec curage est à cet instant mieux vécue que l'intervention qui consiste en une mastectomie associée à un curage axillaire.

À l'annonce de cette intervention, la femme est pétrifiée, hébétée, elle ressent une sensation de vide, de chute, c'est une façon ambiguë de traduire la peur de la mort par la maladie et le deuil de la mutilation. Cette intervention est ressentie comme une perte de la féminité modifiant l'image corporelle. Pour les infirmières, leur rôle à cet instant est important car la femme est traumatisée, elle ne retient que l'amputation. Il faut lui parler de la possibilité de reconstruction mammaire, au besoin lui montrer des photographies, la mettre en confiance, favoriser le dialogue, la laisser parler et poser toutes les questions qu'elle souhaite. Il ne peut être fait abstraction des conséquences psychologiques générées par la pathologie, par l'annonce du diagnostic et les différents traitements : pénibilité des traitements, isolement, chirurgie avec amputation (lorsqu'elle a lieu, même partielle) d'un organe féminin externe, douleur, connotation de mort. L'infirmière est confrontée aux conséquences psychologiques plus ou moins verbalisées par les patientes. Il s'agit d'instaurer un climat de soutien efficace et une relation de confiance. La qualité relationnelle et la disponibilité jouent un rôle primordial. La communication s'établit au travers de l'information donnée à la patiente sur le déroulement du traitement, permettant de diminuer l'anxiété. Elle repose également sur un recueil de données permettant de diagnostiquer les besoins et d'adapter les actions. Nous organisons un bilan d'extension comprenant :

- un bilan biologique,
- une radiographie pulmonaire,
- une échographie hépatique,
- une scintigraphie osseuse.

Ensuite, nous prenons un rendez-vous en Chirurgie. Les patientes veulent être opérées rapidement. Comme de nombreuses questions vont se poser à elles suite au retour au domicile, elles peuvent téléphoner dans le service, ou être reçues en consultation externe.

Quelques jours après l'intervention, **nous réitérons** les conseils prodigués en chirurgie par des équipes pluridisciplinaires hautement spécialisées (comprenant infirmières, psychologues, kinésithérapeutes, aide soignants) et particulièrement certaines précautions concernant le bras du côté opéré. Du fait du curage axillaire, le système lymphatique a été coupé, donc la circulation et les défenses sont réduites, d'où risque de lymphoedème. L'insensibilité ressentie au niveau du bras s'explique par la section de nerfs cutanés et peut durer plusieurs mois. Les conseils et précautions sont les suivants :

- utiliser un dé pour la couture,
- utiliser des gants pour le jardinage ou le bricolage,

- utiliser des gants pour sortir les plats du four,
- éviter les coups de soleil sur le bras et le sein opéré,
- ne pas faire de prise de sang, perfusion, acupunture, mésothérapie... sur le bras,
- ne pas prendre la tension artérielle de ce côté,
- ne pas porter de charges lourdes de façon prolongée,
- ne pas porter de vêtements serrés.

Nous leur expliquons qu'en cas de piqûre, griffure ou toute autre agression de la peau, il faut bien désinfecter la plaie et appliquer un antiseptique. Si la blessure devient rouge, douloureuse, nous leur demandons de consulter leur médecin.

- Concernant le sport, la pratique de la natation et du vélo est possible trois mois après l'intervention. Pour les sports avec chocs (golf, tennis...), il faut attendre six mois.

Ces conseils et précautions sont à respecter au long cours.

Dés le premier pansement ou le suivant, l'infirmière donnera un coussinet. Il s'agit d'une petite housse pré-formée remplie de mousse et adaptée à la morphologie. Il est nécessaire d'avoir un soutien gorge confortable. Ce coussinet lavable peut-être porté en l'attente de l'achat de la prothèse en silicone.

Nous montrons aux patientes plusieurs échantillons de prothèses mammaires en gel de silicone. Le choix d'une prothèse est déterminé par plusieurs facteurs, et leurs caractéristiques favorisent l'adaptation :

- les matières conviennent à tous les types de peau ;
- le poids est strictement étudié afin de pallier à d'éventuels problèmes de statique dorsale ;
- même réaction aux mouvements qu'une poitrine naturelle ;
- bonne conductibilité calorifique et diffusion thermique ;
- entretien facile ;
- résistance au chlore, à l'eau salée, insensibilité à l'huile, aux graisses.

Nous leur rappelons que cela est temporaire et qu'elles pourront dans quelques mois se faire reconstruire.

Il existe des possibilités de rencontrer d'anciennes malades reconstruites.

La douleur n'est pas systématique mais elle peut être présente localement ou à distance, au niveau de la cicatrice, des drains ou de la face interne du bras. Elle peut se manifester par des sensations de brûlures, de décharges électriques, de bras court, lourd et engourdi.

C'est peu après ce temps du traitement que le projet thérapeutique est proposé à la patiente, les séquences variant selon les facteurs pronostics :

- chimiothérapie,
- radiothérapie,
- hormonothérapie,
- thérapies ciblées.

Ce programme personnalisé de soins, librement consenti, est repris immédiatement après ou à distance de l'annonce médicale dans le cadre d'une consultation paramédicale, pleinement intégrée au dispositif d'annonce de la maladie.

LA CONSULTATION PARAMÉDICALE

Depuis l'expression des patients sur le manque d'informations, le manque d'écoute, le plan cancer a œuvré à la mise en place d'un dispositif d'annonce. Formalisant les conditions de l'annonce par le médecin, il prévoit aussi la possibilité pour le patient de bénéficier d'entretien avec un professionnel paramédical. Nous rencontrons chaque patiente, le plus souvent accompagnée d'un proche, immédiatement après la consultation médicale. En dehors du soin, dans un espace et un temps dédié, nous devons répondre à de nombreuses questions, des questions qu'elles n'ont pas toujours osé poser à leur médecin.

Nous essayons de répondre le plus clairement possible car un climat d'angoisse envahit ces patientes. Nous écoutons, répondons, évaluons la compréhension et reformulons au besoin l'information médicale. Puis nous expliquons la suite du parcours.

Il est important que leurs patientes expriment leurs angoisses, leurs besoins : cela ne peut être atteint que grâce à une écoute active, de l'empathie.

À ce stade, cet entretien est l'occasion de déceler, ou même d'anticiper des difficultés sociales, familiales ou professionnelles. Dès lors nous suggérons au patient la possibilité de rencontrer un psychologue, une assistante sociale, une diététicienne, ou tout autre professionnel qualifié, dans la palette des soins de support. Nous lui communiquons le nom d'associations, les recours en soins esthétiques, faire en sorte qu'elles ne se sentent pas seulement malades, mais aussi et encore femmes, mères, épouses...

Enfin, nous reprenons en détail le protocole de chimiothérapie...

LA CHIMIOTHÉRAPIE

À ce moment, elles ne connaissent rien ou très peu de la chimiothérapie, sauf ce qu'elles en ont entendu dire.

Le médecin explique le nombre et la durée des séances de chimiothérapie, et informe des effets secondaires : nausées, vomissements, alopécie.

Lorsqu'un traitement complémentaire par voie veineuse est nécessaire, les patients sont pris en charge par l'unité de soins ambulatoires. Un échange avant le début du traitement s'établit entre les patients et les infirmières.

Nous reprenons le traitement et ses effets secondaires en insistant sur les moyens de les prévenir.

ALOPÉCIE

Le traitement expliqué par le médecin donne une bonne indication sur le degré du risque encouru. Les médicaments, les doses, le rythme des injections influent sur l'indication de la pose du casque réfrigérant, mais aussi, après étude, la longueur, l'épaisseur et les cheveux colorés peuvent majorer la chute. Le casque réfrigérant agit par vasoconstriction du cuir chevelu. En ralentissant le flux sanguin, il diminue de façon notable l'arrivée des antimitotiques au niveau de la circulation du cuir chevelu. La perte des cheveux se fait par cassure du cheveu à proximité de la peau. **Elle peut être précédée d'une douleur au niveau du cuir chevelu**. Elle survient rarement avant 15 à 21 jours après l'injection du produit. Les sourcils, la moustache, la barbe, les aisselles et le pubis peuvent être aussi concernés.

Les patients pouvant bénéficier du casque réfrigérant subissent des contraintes supplémentaires : un cheveu court est recommandé, il est mouillé avant la pose du casque (afin de mieux conduire le froid). Celui-ci est sorti du congélateur (à – 20° pendant 8 heures) et posé 10 minutes avant l'injection des produits connus pour leur action alopéciante. Il est posé sur les cheveux mouillés, protégé par une charlotte et maintenu par un bonnet, laissé en place 40 minutes et renouvelé si besoin. L'efficacité des casques réfrigérants n'est plus à démontrer, si les conditions de pose sont bien définies et respectées. Néanmoins, lorsque le port du casque se révèle être inefficace ou mal toléré, des conseils d'achat de perruques sont donnés ainsi que des adresses (coiffeur, institut capillaire...). Enfin, quelle que soit l'importance de la chute des cheveux, à la fin, ils repoussent complètement, parfois même avant la fin du traitement.

TROUBLES DIGESTIFS

Les troubles digestifs vécus comme une souffrance inévitable demeurent la deuxième toxicité redoutée par les patients.

Les nausées et les vomissements génèrent des désordres physiques et psychiques entraînant parfois le refus de traitement. Les antiémétiques connus et reconnus comme efficaces doivent être prescrits afin d'améliorer la qualité de vie de ces personnes. Des recommandations alimentaires sont préconisées tout au long du schéma thérapeutique et l'aide d'une diététicienne doit être envisagée en cas de besoin.

Les nausées et les vomissements ne sont pas toujours présents et dépendent en grande partie de la sensibilité et de la subjectivité individuelle. Certains facteurs prédisposent aux nausées et vomissements : l'environnement, un traitement mal compris, des idées préconçues vis-à-vis de la chimiothérapie, une relation difficile entre les patients et leurs proches. Les femmes jeunes sont les plus exposées.

L'apparition de nausées et de vomissements peut se faire selon trois modes :

- Immédiate dès l'administration du ou des médicaments due à la susceptibilité du patient, la répétition des cycles, l'emploi à haute dose des chimiothérapies.
- Différée de quelques heures et/ou se poursuivant quelques jours. Ils dépendent du contrôle des vomissements aigus et sont souvent vécus comme la part la plus pénible de l'effet émétisant des chimiothérapies.
- Anticipée lorsque le traitement antérieur a été mal supporté, induit par l'anxiété, les odeurs, la perfusion.

Il est important qu'un bon relais au domicile soit organisé afin de répondre aux besoins qui apparaissent en dehors de l'unité où est réalisé le traitement.

Les conseils consistent en une alimentation équilibrée, riche en calories, protéines et vitamines. Les trois groupes d'aliments sont recommandés : poissons et viandes, fruits et céréales, laitages. Les médicaments s'éliminant par la vessie, un apport liquidien sur la base de deux litres par 24 heures est recommandé.

Certains médicaments peuvent provoquer des troubles digestifs malgré les précautions habituelles :

- la diarrhée peut être très vite enrayée par de petits moyens (éviter certains aliments, en recommander d'autres) ;
- la constipation, si elle persiste malgré un régime approprié, doit amener à consulter le médecin par un traitement ;
- la bouche peut être sujette aux effets secondaires tels : la sécheresse, l'inflammation qui moyennant une prévention d'hygiène buccale peut être évitée, mais qui peut nécessiter l'avis du médecin en cas de complications.

EFFETS APLASIANTS

Ce type de thérapeutique nécessite un suivi biologique. Le rythme du suivi est fonction des médicaments, des doses utilisées et de la sensibilité individuelle. Au décours des prélèvements de contrôle, les patients sont informés sur la nature des examens prévus, sur les constantes à surveiller. L'examen le plus explicite concerne la numération formule sanguine. Les trois lignées sanguines peuvent subir des modifications au cours des cycles, les contrôles font l'objet de précisions claires et accessibles aux patients concernés :

- la baisse des globules blancs augmente les risque d'infection et oblige à une surveillance. Quelques signes révélateurs d'une infection : élévation de la température à 38,5°, frissons, toux, etc. Symptômes qui doivent conduire le patient à consulter et à téléphoner pour prévenir ;
- les globules rouges peuvent aussi diminuer sous chimiothérapie et provoquer une perte d'énergie, un essoufflement, etc. ;

- les plaquettes, si leur taux diminue de façon importante, doivent être contrôlées régulièrement.

En cas de besoin, une réponse appropriée est apportée.

LA VIE GÉNITALE

La chimiothérapie agit de façon inconstante sur les organes génitaux aussi bien chez l'homme que chez la femme. Le recours à des traitements est possible si les besoins sont exprimés. Pour les femmes, les règles peuvent être modifiées en fréquence, en quantité, irrégulières, voire interrompues pour une période plus ou moins variable. Les modifications hormonales qui accompagnent ces modifications se traduisent par des bouffées de chaleur, démangeaisons, sécheresse ou impression de brûlures vaginales. Pour les hommes, une diminution de la fertilité est possible. **La prise de pilule contraceptive étant contre indiquée durant la durée du traitement, nous devons veiller à ce que les patientes adoptent un moyen contraceptif mécanique (stérilet, préservatif).**

EFFETS VASCULAIRES

Les médicaments utilisés très veinotoxiques requièrent la pose d'une chambre implantable. La mise en place est réalisée au bloc opératoire sous anesthésie locale. Cet abord veineux est laissé en place tout au long du traitement. Le site d'injection facilement localisable sous la peau permet l'injection des produits en toute sécurité. La surveillance et l'entretien sont pris en charge soit par l'hôpital, soit par les infirmières libérales.

Si une injection peut être réalisée en périphérie, il faut rester très vigilant et changer de veine d'injection au moindre doute.

Il faut privilégier les veines de l'avant-bras, éviter les articulations et ne pas utiliser le bras correspondant au côté du sein opéré.

LES PHANÈRES

Certaines molécules provoquent sur les ongles des mains et des pieds diverses répercussions : modification de couleur, onycholyse..., nous les en informons, leur recommandons d'en prendre soin et d'adopter un vernis opaque.

LES THÉRAPIES CIBLÉES

De nouvelles thérapies dites ciblées interviennent dorénavant dans les traitements des cancers du sein, avec notamment l'immunothérapie. Les perspectives de la recherche promettent de compléter cet arsenal thérapeutique complexe et évolutif, qui nous oblige à une actualisation constante des connaissances. Actuellement, peuvent bénéficier d'une immunothérapie les patientes surexprimant un gène particulier. Le mode d'action et les effets secondaires diffèrent de ceux classiquement rencontrés avec les chimiothérapies. L'information est donc primordiale, d'autant que ces avancées trouvent un large écho dans la presse généraliste.

SUITE DU PARCOURS

Pour la radiothérapie, nous essayons d'expliquer comment cela se déroule, en insistant sur le fait que c'est un traitement local qui peut les fatiguer. Les équipes médicales, les manipulateurs préconiseront certaines crèmes, le port de maillot en coton... pour éviter les réactions locales.

Si l'hormonothérapie semble plus simple à accepter, car ce ne sont que des comprimés, il faut expliquer que seules certaines tumeurs du sein sont hormonodépendantes et, signaler les désagréments que cela peut entraîner.

Pendant la durée des divers traitements, notre rôle est avant tout l'écoute, nous essayons d'être disponible afin de leur permettre de parler et reparler d'elles et de leur maladie si elles le veulent, répondre à leurs questions ou à les susciter, pour les aider à avoir une attitude positive face à la maladie et à surmonter leur angoisse. Angoisse légitime qu'elles ne verbalisent pas toujours.

Quand elles le souhaitent, nous les mettons en rapport avec les psychologues du service. Il appartient à l'infirmière d'orienter la patiente devant un problème ne relevant pas de sa compétence (sociale, médicale, psychologique).

Une collaboration et une communication sont indispensables entre l'équipe médicale et paramédicale. Les échanges de données permettent des actions adaptées et concertées, favorisant une prise en charge globale et personnalisée des patients. ■

KINÉSITHÉRAPIE ET CANCER DU SEIN

Marie-Hélène SCAPIN

L'importance des moyens mis en œuvre par les pouvoirs publics ces dernières années pour œuvrer au dépistage du cancer du sein, montre à elle seule l'enjeu sanitaire représenté par cette pathologie. 8,2 millions de femmes de 50 à 74 convoquées tous les deux ans pour bénéficier d'une mammographie de dépistage du cancer du sein gratuite. Les progrès médicaux sont tels qu'aujourd'hui on en guérit souvent. Les 11 133 décès féminins en 2002 en France métropolitaine sont eux révélateurs d'un parcours de soin long, douloureux et tragique.

La prise en charge masso-kinésithérapique s'inscrit le plus souvent de manière chronologique et ce dès l'entrée de la patiente dans la phase de traitement.

Elle est toujours réalisée sur la base de la prescription médicale qui autorise le masseur-kinésithérapeute à effectuer un bilan diagnostic et à proposer un traitement en accord avec les équipes médicales soignant la patiente.

Les témoignages et la satisfaction des patientes à toutes les étapes de ce soin sont un encouragement à la poursuite de cet accompagnement ;

Par souci de clarté, seront abordées les différentes phases de ce parcours de soin et la place de la masso-kinésithérapie à chacune des étapes du parcours de soin possible des patientes.

MASSO-KINÉSITHÉRAPIE ET PHASE INITIALE DE TRAITEMENT

L'HOSPITALISATION

La chirurgie du sein est le traitement le plus fréquemment proposé en cas de tumeur. Elle a pour but de confirmer le diagnostic, déterminer le stade d'évolution, de réaliser l'exérèse de la tumeur et enfin d'examiner les ganglions et réaliser si nécessaire un curage axillaire.

Le traitement chirurgical est soit conservateur soit consiste en une mastectomie totale avec réalisation ou non dans le même temps opératoire d'une chirurgie réparatrice.

La patiente est hospitalisée et a accepté les modalités de sa prise en charge chirurgicale.

Intérêt de la systématisation de la première mobilisation du membre supérieur

Cette prise en charge est réalisée le lendemain de l'intervention.

Elle est systématisée lors de mastectomie, de curage axillaire. Elle est particulière et sur demande spécifique de l'équipe médicale, après tumorectomie (car *a priori* non justifiée) et après chirurgie réparatrice, en fonction des indications chirurgicales. Les spécificités de cette rééducation seront abordées au chapitre dédié à la masso-kinésithérapie et la chirurgie réparatrice.

La chirurgie réalisée lors de ce premier temps préserve l'intégrité des éléments capsulo-ligamentaires des articulations de l'épaule. Seules la douleur et l'anxiété de la patiente sont d'emblée des facteurs limitant et justifiant l'attitude du membre supérieur traumatisé spontanément adoptée par la patiente.

Elle permet un bilan articulaire postopératoire, un bilan de la douleur, une évaluation cutanée et trophique, un bilan sensitif des régions thoracique, cervicale, scapulaires et du membre supérieur homolatéral, une évaluation respiratoire en cas de mastectomie.

La prise en charge

Le masseur-kinésithérapeute réalise lors de ce premier échange un examen rapide de la patiente : autonomie, profil psychologique, mais aussi examen des zones douloureuses et des possibilités articulaires. Il propose des exercices d'auto mobilisation à réaliser immédiatement et à reproduire à l'identique dans la journée.

Cette entrée en contact, justifiée par un impératif fonctionnel permet de mettre en évidence, de matérialiser aux yeux de la patiente : la réalité de l'intégrité fonctionnelle. Une première série d'exercices réalisés sur le mode de la mobilisation passive en respectant les seuils douloureux, permet de passer rapidement au mode actif aidé puis actif. Il n'est pas recherché le premier jour d'amplitudes articulaires maximales : Cependant cette mobilisation articulaire précoce permet la réduction de la douleur, la vérification des amplitudes articulaires d'épaule de la patiente, amplitudes dont la préservation est indispensable si une radiothérapie est nécessaire.

La présence de redons, comme d'un bandage compressif ne sont pas des contre-indications. La prudence et le respect de la douleur dès son apparition sont les principes de la rééducation.

La mise en tension des plans cutanés et musculaires au niveau de la cicatrice de la mastectomie et/ou du curage, réalisée précocement par ces manœuvres, est modérée et fonctionnelle. En effet le masseur-kinésithérapeute limite les mouvements de l'épaule à l'articulation gléno-humérale par le jeu de contre appuis qu'il réalise. Progressivement il enseigne quelques exercices d'auto mobilisations réalisés pour les premières fois sous son contrôle.

Il apprécie la liberté de la colonne cervicale. Bien des patientes se tiennent en postopératoire immédiat avec la nuque raide. Des manœuvres de mobilisation du rachis dirigées mais réalisées par la patiente seule contribuent à restaurer une souplesse disparue en post-opératoire immédiat. Des manœuvres de massage cervical sont proposées si la patiente le souhaite.

L'observation permet de mettre en évidence d'éventuels œdèmes et de stimuler par des manœuvres de drainage lymphatique la résorption.

Enfin en cas de mastectomie, des exercices d'éducation au soupir seront proposés afin de solliciter doucement l'inspiration des patientes et de contribuer à la mobilisation des différents plans de cicatrisation.

Le masseur-kinésithérapeute contribue dès cette étape à l'éducation à l'auto surveillance qui est indispensable à la patiente.

L'aspect psychologique

Cette prise en charge dès le lendemain permet parfois un échange intense. Le masseur-kinésithérapeute est perçu par le patient comme un professionnel « du corps », de la fonction, connaissant la maladie cancéreuse mais à distance et contribuant à la « restauration d'un avenir ». C'est souvent ce qui est évoqué par les patients, et pour ceux qui le souhaitent, il est un auditeur de choix pour verbaliser leur souffrance.

Ces divers temps d'échange permettent de mettre en évidence différents profils de patientes.

Les patientes en capacité à ce moment du parcours de soin de gérer les difficultés physiques et psychologiques, et qui ne seront revues que sur demande particulière de l'équipe soignante.

Les patientes qui demandent un accompagnement lié à des difficultés d'ordre physique gérées par le masseur-kinésithérapeute ou psychologique et le professionnel informe alors la patiente de la possibilité de rencontrer le psychologue de l'équipe.

La prescription de rééducation à l'issue de cette phase d'hospitalisation n'est pas systématique. Elle est appréciée par l'ensemble de l'équipe et le plus souvent différée, avec une évaluation comparative à distance lors des visites médicales et chirurgicales.

MASSO-KINÉSITHÉRAPIE ET PHASE AMBULATOIRE DU TRAITEMENT

LA RADIOTHÉRAPIE

La prescription de rééducation est indispensable si les amplitudes articulaires de l'épaule ne permettent pas d'obtenir ou de tenir la position souhaitée pour l'incidence optimale d'émission des rayons.

Il est parfois utile de faire précéder la séance de radiothérapie, d'une séance de rééducation afin de favoriser un assouplissement des articulations. L'amélioration des sensations douloureuses éprouvées par le patient et du confort est réelle.

Un travail de ventilation permet également d'améliorer la capacité du patient à gérer le stress et l'inconfort de la séance.

LA CHIMIOTHÉRAPIE

La rencontre avec les patientes pendant les périodes de chimiothérapie est le plus souvent liée à une prescription de drainage lymphatique manuel ou à un travail sur l'acceptation de leur corps par la rééducation, en partenariat avec les psychologues.

Cependant, toutes font la remarque de la stimulation physique que les séances représentent. Nécessité de se mouvoir, de se vêtir, bien-être offert par la séance possibilité de dire « l'indicible » que beaucoup d'entre elles refusent d'exprimer auprès d'un psychologue, tout simplement d'enlever leur perruque sans être socialement jugées.

Ces remarques régulières sur le bien-être lié à l'effort m'ont conduite à proposer une « éducation » à l'entretien gymnique réalisé quotidiennement par les patientes. En accord avec elles et en fonction de leurs goûts et de leur capacité d'effort, des séries d'exercices leur sont proposées. Il s'agit d'exercices réalisés dans des positions sécurisées (allongée au lit, assise sur une chaise) réalisés sur des temps respiratoires. Ils sont le plus fréquemment travaillés par chaîne et réalisés en isométrique, avec montée progressive du tonus musculaire. Tous les exercices proposés sont d'abord réalisés avec le masseur-kinésithérapeute, puis par la patiente seule. Il s'agit bien sûr d'une gymnastique douce, dont la finalité est exclusivement la conservation de la capacité à l'effort et l'entretien musculaire. Des critères d'arrêt leur sont donnés.

La satisfaction exprimée par les patientes est surprenante. Le fait de pouvoir réguler seules la quantité d'effort fourni les conduit à être très rapidement adeptes d'une gymnastique quotidienne, en sachant pouvoir exprimer difficultés auprès d'un professionnel lors d'un prochain rendez-vous.

MASSO-KINÉSITHÉRAPIE ET SUITE DE PRISE EN CHARGE

LA CHIRURGIE DE RECONSTRUCTION

Différentes techniques chirurgicales sont aujourd'hui utilisées pour reconstruire le sein disparu, si la patiente le souhaite. Toutes nécessitent la souplesse des différents plans sollicités, cutanés, et musculaires.

Un certain nombre de patientes m'ont été confiées pour des drainages sur tissus cicatriciels après radiothérapie. Brides, adhérences, peau parcheminée, grand pectoral atrophié. Ce travail a permis des reconstructions par prothèse, non présumées possibles *a priori*.

Le travail de restauration cutanée et trophique réalisé par massage, permettant de décoller les plans les uns par rapport aux autres et d'assouplir, de redonner une élasticité aux différents tissus contribue à favoriser la réussite d'une chirurgie réparatrice qui nécessite le passage d'une prothèse en rétro pectoral.

La chirurgie utilisant des lambeaux de grand dorsal, ou de grand droit de l'abdomen, peut être avantageusement préparée en amont par des exercices visant à éduquer la patiente. Tonifier, voire renforcer le muscle prélevé, et développer les compensations gestuelles rendues nécessaires par le prélèvement. En aval de l'intervention, la rééducation contribue à restaurer la souplesse des différentes cicatrices, redonner des moyens de compensation. Dans tous les cas il convient d'inviter les patientes à un travail de ventilation.

MASTECTOMIE SANS CHIRURGIE RÉPARATRICE

Les conséquences de la mastectomie intéressant la rééducation sont de deux ordres : le déséquilibre statique engendré par la dissymétrie thoracique et la fermeture de l'hémi thorax côté opéré et dans le cas des mastectomies bilatérales, l'enroulement antérieur de la patiente. Le travail de récupération de la statique est essentiel. Les douleurs rachidiennes exprimées par les patientes à distance des interventions sont importantes et fréquentes. La mutilation ressentie par ces femmes les conduit à refuser tout effort sportif réalisé en présence de tiers : natation en piscine (même avec prothèse externe), participation à des groupes de gymnastique. Un travail d'harmonisation musculaire est proposé dans un premier temps, ouverture thoracique et statique rachidienne sont stimulées. Un travail d'expansion thoracique et un travail ventilatoire sont associés. Ils sont conduits doucement et favorisent l'inspiration et le travail d'éducation au désencombrement bronchique sans toux. La radiothérapie est souvent source de remaniements des tissus qui modifient par des angoisses et des douleurs le comportement des patientes. Les épisodes de toux et infections traditionnelles hivernales ne sont plus appréhendés par les patientes. Leur capacité à s'auto désencombrer les rassure et leur permet d'éviter les épisodes de quinte épuisante.

Le travail de repositionnement des épaules est également consécutif de la mastectomie. La statique est perturbée, les tissus souvent altérés. L'épaule douloureuse secondaire aux traitements est fréquente. L'enroulement scapulaire est source potentielle de conflits acromio-claviculaires, d'ascension de la tête humérale et à terme de douleurs.

DOULEUR

Une place spéciale est accordée à la prise en charge masso-kinésithérapique de la douleur. Celle-ci se présente à tous les stades de la pathologie cancéreuse. Son origine est multiple. Physique, liée aux différents traitements médicaux ou chirurgicaux, mais liée également aux positionnements des patientes, aux efforts réalisés. Psychique, elle trouve fréquemment une expression physique, mal de dos, douleurs des ceintures. La prise en charge pourra être conjointe avec un psychologue.

Sa prise en charge est réalisée par des techniques qui sont le massage traditionnel, l'application de physiothérapie, la réalisation d'exercices d'étirements. Cependant, ce sont les douleurs résiduelles et parfois intenses, qui conduisent les patientes à consulter les équipes médicales spécialisées en antalgie qui parfois trouvent une réponse adaptée en rééducation. Mobilisation douce des cicatrices, assouplissement des tissus cutanés, massage traditionnel, drainage lymphatique manuel sont des techniques qui concourent à la diminution des algies.

DLM

Le drainage lymphatique manuel ou DLM, technique particulière de massage, pratiquée par les masseurs-kinésithérapeutes a fait l'objet d'une mode abusive hier, systématisée après le curage axillaire.

La possibilité offerte au masseur-kinésithérapeute d'intervenir immédiatement après l'intervention, idéalement après avoir bilanté la patiente en pré-opératoire permet au thérapeute d'avoir un regard vigilant sur l'apparition d'une manifestation particulière liée au système lymphatique. Rare en post-opératoire immédiat, sauf auprès de patientes souffrant d'insuffisance lymphatique en pré-opératoire, le drainage n'est pas à systématiser.

Cependant l'intérêt de cette technique est grand. En dehors de l'action complétant les bandages compressifs nécessaires au traitement des lymphœdèmes secondaires, cette technique, permet d'agir sur la microcirculation et contribue à la restauration d'une élasticité tissulaire relative. La prise en charge par DLM de pathologies douloureuses des deux hémi thorax antérieurs après mastectomie bilatérale est source d'apaisement rapide. Le fait de ne pas supporter de vêtements par la patiente et la tolérance après trois à cinq séances de drainage sont des indicateurs parlants.

CONCLUSION

En synthèse de ce propos, l'apport de la masso-kinésithérapie est essentiel. Le médecin doit pouvoir conseiller ses patientes et prescrire une masso-kinésithérapie adaptée réalisée par des professionnels formés. Soin de support, elle permet aux patientes de retrouver progressivement une autonomie fonctionnelle, de quitter la phase strictement thérapeutique de la maladie cancéreuse pour une réappropriation de leur corps. De quelques séances, à une prise en charge sur plusieurs mois, voire des années en fonction de l'évolution de la pathologie, le masseur-kinésithérapeute devient un interlocuteur précieux, y compris et en particulier lors des récidives et si nécessaire jusqu'aux soins palliatifs. Il est à l'interface de la médicalisation intensive et de la vie quotidienne.

Le professionnel soignant doit inscrire son action en terme d'évaluation, d'objectifs, de délais au sein du dossier du patient, pour faciliter la continuité de la prise en charge. Il doit également apporter la preuve de son savoir-faire ou de son implication dans une démarche de qualité. Tous les professionnels à ce jour n'ont pas la même compétence technique en terme de drainage lymphatique.

La masso-kinésithérapie est une profession jeune, qui initie des études scientifiques depuis peu sur la plus-value apportée au patient dans des domaines fort divers. En cancérologie et particulièrement en sénologie, les demandes des patients rapportées par les courriers de satisfaction, les améliorations de leur vie quotidienne, les porte-parole des associations, les médecins, et l'appel à participation à des séances d'information sont à ce jour les plus pertinents indicateurs de la plus-value apportée par les professionnels du soin que nous sommes. ■

BIBLIOGRAPHIE

[1] Barra Christine et Cotte Suzanne, Dossier « La prise en charge du cancer » ADSP, *Revue du Haut Comité de la santé publique*, n° 51 juin 2005 15-58.

[2] Theys S, Ferrandez JC *et al.*, « Evaluation du DLM » REK 2004 ; 2 :49-66.

SUIVI DU CANCER DU SEIN

Marc ESPIÉ

INTRODUCTION

LE SUIVI POUR QUOI FAIRE ?

La question peut paraître curieuse, mais il n'est actuellement pas démontré que les patientes suivies ont une survie plus longue que celles qui ne le sont pas.

En cancérologie, la survie globale n'est cependant pas le seul critère de jugement. En effet, en termes de qualité de vie, la survie sans rechute est probablement tout aussi importante.

Dépister les localisations métastatiques tôt permettra parfois d'éviter des complications pénibles (fractures pathologiques, compression médullaire, rechutes locales extensives...), de rendre les possibilités thérapeutiques plus satisfaisantes. Il est en effet difficile, par exemple, de traiter efficacement une patiente en cas d'insuffisance hépatocellulaire importante, bon nombre d'agents anticancéreux ne pouvant alors plus être employés.

- Le suivi va permettre de dépister le cancer du sein contro-latéral ainsi que les rechutes locales. Grâce aux mammographies systématiques et à l'examen clinique des stades plus précoces seront ainsi mis en évidence et donc des traitements moins traumatisants proposés.

- Le suivi est nécessaire pour apprécier l'efficacité des protocoles thérapeutiques et des chimiothérapies ou hormonothérapies complémentaires qui sont proposées aux patientes dans le cadre d'études.

- Enfin, le suivi est nécessaire pour répondre à l'anxiété des patientes et mieux vaut un suivi organisé « qu'anarchique ».

DONNÉES DE LA LITTÉRATURE

Peu d'études se sont intéressées à cette méthodologie du suivi et à son utilité.

La grande majorité d'entre elles sont rétrospectives et critiquables.

Coombs [1] s'est attaché à déterminer les meilleurs examens pour dépister les métastases en suivant 141 patientes par un examen clinique tous les trois mois, un bilan biologique tous les trois mois, une radiographie pulmonaire, une échographie hépatique, une scintigraphie hépatique, une scintigraphie osseuse, des radiographies du squelette et une biopsie médullaire tous les six mois. Sur les 141 patientes ainsi suivies, 47 ont métastasé. Si l'on reprend les paramètres biologiques dosés, 12 métastases auraient été détectées avant la clinique uniquement avec l'antigène carcinoembryonnaire les phosphatases alcalines et les Gamma GT. Sur les 47 patientes métastasées 46 diagnostics (98 %) ont été portés grâce à la clinique, la radiographie pulmonaire, l'antigène carcinoembryonnaire, les phosphatases alcalines et les Gamma GT

Tableau I :
Suivi du Cancer du Sein Coombs [1]

Sur les 47 métastasées, 46 diagnostics (98 %) avec
• Clinique
• Rx thorax
• ACE
• Ph. Alcalines
• Gamma GT

(tableau I). Les radiographies et scintigraphies osseuses suggéraient les métastases osseuses dans 34 % des cas, mais toutes les patientes sauf une avaient une anomalie des cinq paramètres sus-mentionnés. L'échographie et la scintigraphie hépatique n'avaient pas, dans cette étude, d'intérêt supplémentaire par rapport à la clinique et à la biologie.

Wickerham [2] s'est intéressé plus particulièrement au rôle de la scintigraphie osseuse en reprenant 2 697 patientes traitées pour un cancer du sein avec envahissement ganglionnaire. Il leur a été proposé une scintigraphie osseuse tous les 6 mois pendant trois ans. 7 984 scintigraphies osseuses systématiques ont été effectuées avec 163 scintigraphies osseuses positives (2 %) parmi celles-ci 1,4 % chez des patientes symptomatiques, 0,4 % chez des patientes asymptomatiques et, pour 0,2 %, la symptomatologie n'était pas précisée. En surveillance, la scintigraphie osseuse a donc découvert au plus 0,6 % de métastases asymptomatiques. Le coût actuel d'une scintigraphie osseuse est d'environ 100 euros (tableau II).

Tableau II :
Intérêt de la scintigraphie osseuse dans le suivi du cancer du sein (L. Wickerham) [2]

• 2 697 patientes N+
• 1 scintigraphie osseuse tous les 6 mois pendant 3 ans puis tous les ans
• 7 984 scintigraphies systématiques
• 163 scintigraphies positives (2 %)
• 1,4 chez des patientes symptomatiques
• 0,4 chez des patientes asymptomatiques
• 0,2 % symptomatologie non précisée
• **COÛT D'UNE SCINTIGRAPHIE : environ 100 euros**

Si donc la scintigraphie osseuse semble justifiée dans le bilan initial (environ 10 % des cancers du sein de stade II ont des scintigraphies positives) et à titre de référence pour le suivi ultérieur elle ne le semble pas en revanche dans le cadre d'examen systématique de surveillance mais garde toute son utilité en cas de symptomatologie douloureuse ou d'anomalies biologiques (élévation des phosphatases alcalines, des marqueurs tumoraux).

Pedrazzini A [3] et Thomsen [4] ont publié des résultats identiques.

Valagussa [5] s'est également posé le problème de l'intérêt d'un suivi rapproché chez les patientes traitées pour un cancer du sein avec envahissement ganglionnaire. Là encore le suivi a été très intensif chez 845 patientes :

- examen clinique tous les mois pendant un an, puis tous les trois mois pendant deux ans puis tous les quatre mois ;
- bilan biologique tous les six mois pendant trois ans, puis tous les ans ;
- radiographie pulmonaire tous les quatre mois, radiographies du squelette, mammographies et échographie hépatique tous les ans.

Le traitement et le site des rechutes sont détaillés dans le tableau 3.

Comment ces rechutes ont-elles été mises en évidence ? Les rechutes *locorégionales* et les rechutes au niveau des parties molles ont été mises en évidence par l'examen clinique seul. La clinique a également permis de mettre en évidence 60 % des lésions osseuses en raison de leur symptomatologie. Par contre les 2/3 des localisations pulmonaires ont été mises en évidence par la radiographie (nodules parenchymateux), 1/3 par la clinique : toux, dyspnée, auscultation, en cas d'épanchement pleural ou de lymphangite carcinomateuse.

Tableau III :
Cancer du sein : suivi, site des rechutes
Valagussa [5].

	Halsted	H + CMF_{12}	H+ CMF_6
Patientes	179	414	252
Rechutes	50,8 %	31,4 %	22,6 %
Loco-régionales	17,9 %	8,5 %	5,6 %
Tissus mous	8,0 %	2,9 %	2,8 %
Os	26,1 %	9,9 %	10,3 %
Viscères	15,6 %	12,1 %	10,3 %

Les localisations hépatiques ont été diagnostiquées par la biologie et la clinique.

Au total 77,7 % des rechutes ont été mises en évidence par la clinique et la symptomatologie ; 22,3 % étaient asymptomatiques.

OJEDA [6] a rapporté le suivi de 343 cancer du sein de stade I et II. Dans sa série, 82 % des rechutes ont été diagnostiquées par la clinique. En outre, dans 58 % des cas ce sont les patientes elles-mêmes qui ont découvert la rechute avant les visites de suivi, en particulier pour les métastases osseuses. L'examen clinique a permis de mettre en évidence 24 % de métastases non détectées par les patientes, correspondant toutes à des rechutes locales, ganglionnaires ou cutanées. La radiographie pulmonaire en a détecté 9 % et le bilan biologique, les radiographies de bassin, et de crâne également 9 %.

Au total donc, 91 % des rechutes ont été diagnostiquées dans cette série par la clinique et la radiographie pulmonaire.

L'Eastern Cooperative Oncology Group (ECOG) [7] a repris rétrospectivement deux protocoles de chimiothérapie adjuvante afin de déterminer quels avaient été les paramètres inauguraux de la rechute chez les patientes suivies pour un cancer du sein.

La symptomatologie a été inaugurale dans 36 % des cas, l'auto-examen par les patientes dans 18,3 %, l'examen clinique du médecin dans 19,4 %, des anomalies biologiques dans 12 % des cas, la scintigraphie osseuse dans 8 %, la radiographie pulmonaire dans 5,1 % et la mammographie dans 1,1 %. 74 % des rechutes ont donc été détectées d'abord par la clinique.

Le programme de suivi comportait un examen clinique tous les 3 mois, un bilan hépatique et une calcémie tous les 3 mois, une mammographie à 6 mois, puis tous les ans, une scintigraphie osseuse et une radiographie pulmonaire à 3 mois, puis tous les 6 mois.

Ainsi presque toutes les rechutes potentiellement curables (locorégionales) ont été détectées par la clinique (95,7 %). Celle-ci a également détecté 80 % des rechutes au niveau des parties molles, 69,7 % des métastases osseuses et 50 % des métastases viscérales.

La biologie a permis de mettre en évidence 31,8 % des métastases hépatiques et 12 % des métastases osseuses ; la radiographie pulmonaire 20 % de métastases asymptomatiques.

Pivot [8] a repris l'expérience du MD Anderson Cancer Center en évaluant rétrospectivement les premiers indicateurs de la rechute dans une cohorte de 1125 patientes. Les symptômes ont été les premiers indicateurs chez 57,6 % des patientes et l'examen clinique pour 32,1 %. L'imagerie et la biologie ont permis le diagnostic de rechute en première intention chez 10,3 % de la population. 22,6 % des diagnostics de rechute ont été effectués lors des visites de surveillance. Les auteurs ne retrouvent pas de différence en survie sans rechute et en survie globale entre les patientes asymptomatiques au moment du diagnostic et celles qui avaient consulté en raison d'un symptôme.

Deux études prospectives randomisées publiées en 1994 [9] [10] se sont attachées à essayer de démontrer si le diagnostic précoce des métastases grâce à un suivi intensif améliorait la survie.

La première a randomisé 1 243 patientes entre un suivi clinique (tous les 3 mois pendant deux ans, puis tous les 6 mois pendant trois ans) associé à une mammographie annuelle et au même suivi clinique et mammographique associé à une radiographie pulmonaire et à une scintigraphie osseuse tous les 6 mois pendant cinq ans. (tableau IV).

L'observance dans cette étude semble avoir été satisfaisante (75 % des scintigraphies et 79 % des radiographies pulmonaires ont été effectuées), les traitements effectués après le diagnostic de rechute semblent également superposables dans les deux groupes. Le diagnostic des rechutes à cinq ans est significativement plus précoce (p = 0,01) dans le groupe suivi de manière intensive, il n'y a cependant pas de différence en terme de mortalité (18,6 % versus 19,3 %).

Il n'a cependant pas été détaillé dans cet article si le bénéfice observé en termes de diagnostic précoce avait permis d'améliorer la qualité de vie des patientes par exemple en permettant d'éviter des fractures pathologiques, des compressions médullaires...

La deuxième étude [9] a également comparé de manière prospective chez 1320 patientes un suivi clinique (tous les 3 mois pendant deux ans, puis tous les 6 mois pendant trois ans) et mammographiques une fois par an au même suivi clinique et mammographique associé à un bilan biologique et radiologique. (tableau 5).

Là encore l'observance du protocole défini a été satisfaisante (80 %).

Aucune différence n'a été mise en évidence : 132 décès pour le groupe suivi intensif versus 122 décès dans le groupe

Tableau IV :
Intérêt du suivi intensif du cancer du sein : Protocole d'étude :
1 243 patientes < 70 ans randomisées entre :

Suivi intensif		***Suivi clinique***	
Clinique	3 mois/2 ans 6 mois/3 ans	clinique	3 mois/2 ans 6 mois/3 ans
Thorax	6 mois/5 ans	mammos	1 fois/an
Scinti os	6 mois/5 ans		
Mammos	1 fois/an		

Descriptions des rechutes

Rechutes	***Suivi intensif***	***Suivi clinique***
• À distance	164 (26,4 %)	125 (20,1 %)
• Os	84	53
• Pleuropulmonaires	28	18
• Autres sites	22	21
• Locorégionales	55 (8,8 %)	49 (7,9 %)

Rôle sur la survie

Survie sans rechute	**Intensif**	**Clinique**
Diagnostic des rechutes précoces	environ 69 %	environ 78 % p = 0,01
Survie globale	81,4 %	80,7 % NS

Rosseli del Turco, JAMA 1994 ; 271 : 1593-1597.

Tableau V :
Suivi du cancer du sein : Protocole d'étude :
1320 patientes < 70 ans randomisées entre :

Suivi intensif		***Suivi clinique***	
Clinique	3 mois/2 ans 6 mois/3 ans	clinique	3 mois/2 ans 6 mois/3 ans
Mammos	1 fois/an	mammos	1 fois/an
Qualité de vie	6 mois/1 an à 2 ans et 5 ans		6 mois/1 an à 2 ans et 5 ans
Biologie	3 mois/2 and 6 mois/3 ans		
Rx thorax	6 mois/5 ans		
Scinti os	1 fois/an		
Écho foie	1 fois/an		

Résultats sur la survie : *(médiane de suivi 71 mois)*

	Intensif	**Clinique**
Décès	132 (20 %)	122 (18 %)
Métastases	127	127
Temps moyen pour la détection des métastases	53, 39 mois	54, 07 mois
Durée de la symptomatologie	29,3 j	30,6 j
Qualité de vie	idem	idem

Givio, JAMA May 25 ; 1994 : vol. 271 N° 20 ; 1587-1592.

suivi clinique. Il n'y a pas eu non plus de bénéfice en termes de diagnostic précoce des rechutes (tableau V). Une estimation de la qualité de vie a également été effectuée qui n'a pas montré de différence entre les deux bras. Il n'y a pas eu d'anxiété surajoutée par le suivi intensif ni non plus de patientes davantage sécurisées.

Il faut noter cependant que ces deux études, bien que randomisées, sont discutables entre autre par l'absence de traitement satisfaisant au moment du diagnostic de la rechute, les marqueurs tumoraux n'avaient par ailleurs pas été pris en considération.

Une méta-analyse de ces deux essais a été effectuée qui fort logiquement ne retrouve à nouveau aucune différence entre ces deux modes de suivi [11].

Les mêmes auteurs ont actualisé en 2005 leur méta-analyse et ne retrouvent à nouveau aucune différence de survie globale en fonction des modalités de suivi (HR = 0,96 IC : 0,8-1,15) Il existe cependant une tendance en survie sans rechute : HR = 0,84 (IC : 0,71-1,00) en faveur de la « surveillance intensive » [11]

À l'inverse Tomin [12] dans une étude rétrospective analysant les 278 rechutes survenues chez 1230 femmes traitées pour un cancer du sein, avait mis en évidence que les patientes dont la rechute avait été découverte lorsqu'elle était asymptomatique avaient une meilleure survie (p = 0,002). La survie à 5 ans des patientes asymptomatiques était de 50 %, celle des patientes symptomatiques de 10,8 %, ceci traduisant peut-être cependant un simple effet d'avance au diagnostic. En effet, en comparant par contre les patientes suivies régulièrement à celles qui l'étaient irrégulièrement, aucune différence en survie ne fut mise en évidence.

Là encore, c'est essentiellement pour les localisations potentiellement curables qu'un bénéfice a également pu être mis en évidence par certains.

Bedwinek [13], par exemple, a montré que les rechutes locorégionales isolées inférieures à 1 cm étaient associées à 52 % de survie à 5 ans. Dewar [14] de même a trouvé que les patientes dont les rechutes locales étaient détectées lors d'une visite de suivi systématique avaient une meilleure survie que celles dont la rechute locale était diagnostiquée en dehors.

Au total, il semble donc qu'un des rôles essentiels du suivi soit de détecter les atteintes potentiellement curables, c'est-à-dire les rechutes locorégionales, les cancers du sein controlatéraux ainsi que des cancers d'autres organes (sphère gynécologique par exemple). En effet, cette détection sera plus efficace en termes de curabilité que la découverte de métastases.

COMPLICATIONS DES TRAITEMENTS ET DEUXIÈME CANCER

COMPLICATIONS DES TRAITEMENTS

Nous ne les rappellerons que pour mémoire puisqu'elles sont détaillées ailleurs dans cet ouvrage.

Surveillance des complications des traitements loco-régionaux

Après la chirurgie et la radiothérapie la majorité des complications sont tout d'abord des séquelles douloureuses, les nécroses et les plexites post-radiques sont actuellement exceptionnelles. Le curage axillaire peut s'accompagner d'un lymphoedème qui semble plus important en cas d'association d'une irradiation à la chirurgie. Environ 10 à 15 % des patientes ont un lymphoedème avec une altération de la qualité de vie et 5 % un gros bras « réel » c'est-à-dire avec plus de trois centimètre de différence par rapport au bras controlatéral [15]. Mais paresthésies et douleurs du bras sont fréquentes dans le post-opératoire immédiat de même que l'existence d'un lymphocoele. Les douleurs observées sont souvent des douleurs de déafférentation avec des sensations de décharge électrique ou de brûlures. Dans ce cas, il est nécessaire d'utiliser de petites doses de Rivotril® et de Laroxyl®, les opiacés n'étant généralement pas actifs sur ce genre de douleur.

La cicatrice peut être douloureuse on peut observer une limitation de la fonction du bras et de l'épaule avec parfois une capsulite rétractile hyper-algique. Une prise en charge post-opératoire immédiate par kinésithérapie est très utile pour améliorer ces symptômes, permettre à la femme de récupérer une mobilité normale et se réapproprier son corps. Cette prise en charge est traitée par ailleurs dans cet ouvrage. Les résultats de la technique du ganglion sentinelle montrent une diminution de la fréquence des complications immédiates liées au curage axillaire [16]. La radiothérapie en dehors de la fibrose locale et de l'altération du résultat esthétique au long cours (télangiectasies...) peut légèrement majorer le risque de cancer de l'œsophage et de cancers du poumon. La possibilité de sarcomes mammaires radio-induits existe. Au niveau locorégional, la radiothérapie peut faciliter la survenue de fractures costales spontanées, des atteintes péricardiques et une fibrose pulmonaire. Ces complications sont actuellement exceptionnelles grâce aux techniques de dosimétrie tridimensionnelles modernes.

L'un des intérêts de la surveillance est de diagnostiquer un lymphœdème tôt avant qu'il ne soit installé pour pouvoir proposer de la kinésithérapie (drainage lymphatique manuel). On peut également observer des capsulites rétractiles de l'épaule très douloureuses. La survenue de sarcomes sur lymphoedeme (syndrome de Stewart-Trêves) est rare.

Surveillance des effets indésirables des traitements médicaux

Tamoxifène

Les principaux effets indésirables rapportés par les patientes sont l'exacerbation des bouffées de chaleur, une prise de poids, des œdèmes, des céphalées, des leucorrhées avec parfois un prurit vulvaire, une tendance dépressive et des problèmes ophtalmologiques.

On sait que le tamoxifène augmente le risque de cancer de l'endomètre (RR 1,5 à 7), de kyste ovarien (en pré-ménopause) et d'accidents thrombo emboliques (RR × 4 à 5) [17, 18]. Le Tamoxifène a au niveau de l'endomètre un effet estrogène-like avec un pseudo-épaississement de l'endomètre dont la surface demeure atrophique. On observe l'apparition de pseudo-polypes. L'aspect spécifique est celui d'une atrophie endométriale marquée associée à un œdème glandulo-kystique du chorion. À l'échographie l'endomètre apparaît plus épais que la normale, avec une alternance de plages hyper- et hypo-échogènes. La surveillance utérine systématique par échographie, même endovaginale, est source de nombreux faux positifs [19, 20] et n'est donc pas recommandée. La biopsie systématique d'endomètre n'a pas d'intérêt. BARAKAT RR [21] a, par exemple, rapporté son expérience portant sur 159 patientes sous tamoxifène ayant une biopsie d'endomètre au début du traitement, puis tous les 6 mois. 635 biopsies ont été effectuées 164 (26 %) biopsies étaient ininterprétables en raison de l'atrophie. Il a colligé 14 faux positifs. Il n'y a donc lieu de faire des explorations qu'en cas de signes cliniques (algies, métrorragies). Une échographie pelvienne de référence lors de l'initiation du traitement est souhaitable.

Avant la ménopause, les kystes ovariens sont plus fréquents sous tamoxifène et peuvent parfois en cas de symptomatologie douloureuse amener à proposer des analogues LHRH

Il n'y a cependant pas lieu de proposer un dépistage systématique par échographie ± CA 125. Généralement, après la ménopause, les kystes ovariens sont stables, voire régressent [22].

Analogues LHRH

Ces molécules induisent une ménopause brutale, avec les effets indésirables potentiels qui y sont liés : bouffées de chaleur, sécheresse vaginale et dyspareunie, diminution de la libido. On observe une diminution rapide de la densité minérale osseuse.

Inhibiteurs de l'aromatase

Avec les inhibiteurs de l'aromatase, les patientes signalent des arthralgies, des douleurs musculaires, une asthénie, une tendance dépressive, des bouffées vasomotrices, des sueurs, une sécheresse vaginale et une diminution de leur libido et parfois de la diarrhée.

Ces médicaments facilitent de part l'hypœstrogènie induite une ostéoporose. IL est souhaitable de faire effectuer une ostéodensitométrie de référence en début de traitement et un contrôle 18 à 24 mois après. Il a également été décrit un risque d'hypercholestérolémie et d'élévation du LDL cholestérol avec une majoration des accidents coronariens à contrôler cependant [23, 24]. Une proposition en cas d'ostéopénie et de facteurs de risque d'ostéoporose ou d'ostéoporose avérée d'un traitement par diphosphonates est souhaitable (Alendronate, Risédronate) Les premiers résultats avec l'utilisation du zolédronate en IV une injection semestrielle sont prometteurs [25].

Trastuzumab

Il existe à l'initiation d'un traitement par l'herceptin® une possibilité de réactions allergiques et de détresse respiratoire exceptionnelles. La toxicité la plus fréquente est la possibilité d'insuffisance cardiaque généralement réversible à l'arrêt du traitement. Une surveillance de la FEVG (fraction d'éjection ventriculaire gauche) est donc recommandée tous les deux/trois injections par une scintigraphie ou une échographie cardiaque [26, 27]. Si après arrêt de l'herceptin la FEVG se corrige, il est possible de réintroduire la molécule sans obligatoirement voir réapparaître la chute de la FEVG.

Chimiothérapie

Nous ne détaillerons pas ici les effets indésirables aigus de la chimiothérapie et les moyens de la gérer mais souhaitons mentionner la possibilité exceptionnelle à distance des myélodysplasies et de leucémie chimio-induite, notamment en cas de fortes doses d'alkylants et d'insuffisance cardiaque liée aux anthracyclines [28, 29,

30]. L'accent est actuellement mis sur les troubles cognitifs (trouble de la mémoire, perte de l'attention) sans que soit toujours clairement défini le moment de l'évaluation ni éliminés les phénomènes dépressifs fréquents lors de la prise en charge d'une patiente traitée pour un cancer du sein [31]. La chimiothérapie induit fréquemment une aménorrhée chez les femmes jeunes, voire une ménopause précoce avec toute la symptomatologie et les effets indésirables qui l'accompagnent [32].

DEUXIÈME CANCER

Le risque de second cancer est légèrement augmenté : LEVI F [33] a mis en évidence un sur-risque de cancer de l'endomètre avec un RR = 1,5 (variable selon prise ou non de tamoxifène), de cancer de l'ovaire : RR = 1,3, de cancer du colon : RR = 1,2 de leucémie et de lymphomes : RR = 1,5, de sarcome secondaire liée à la radiothérapie : RR = 3,2, En dehors des cancers secondaires iatrogènes, ces deuxièmes cancers sont essentiellement retrouvés dans les familles à risque et notamment en cas de mutation BRCA, de mutation de P53, de syndrome HNPCC...

C'est surtout dans les familles avec antécédents multiples ou mutation authentifiée qu'ils doivent être évoqués et recherchés : cancer de l'ovaire, cancer de l'endomètre, cancer colique...

SOUTIEN PSYCHOLOGIQUE

Ce n'est pas uniquement pendant le traitement du cancer du sein que les patientes ont parfois besoin d'un soutien psychologique. En effet, tant qu'elles sont dans l'action : consultations, examens complémentaires, chirurgie, chimiothérapie... elles sont portées par l'équipe et leur médecin référent. C'est souvent à l'arrêt des soins qu'une réaction de type dépressive peut apparaître. À Saint Louis nous avions essayé de pallier cette réaction fréquente par des groupes de parole animés par nos psychologues-psychanalystes et psychiatres-psychanalystes, accompagnant cette sortie de traitement. Certaines malades se sentent abandonnées et ont l'impression qu'elles ne nous intéressent plus. Il est donc important d'être vigilant à ce type de réaction.

Il existe une ambivalence que ne traduira aucun questionnaire de « qualité de vie » quant aux visites de surveillance. Elles sont certes redoutées mais aussi attendues : « qu'est-ce que je vais mal avant, mais qu'est-ce que je vais bien après... » Ces consultations ont pour certaines malades un rôle magique de protection « tant que je viens vous voir docteur, il ne peut rien m'arriver ». Il est d'ailleurs nécessaire d'expliquer sans toujours être entendu que surveillance ne veut pas dire absence de rechute. De nombreuses patientes se font faire des bilans « dans le dos » de leur cancérologue et il est probablement préférable d'organiser la surveillance, comme je l'ai déjà dit, plutôt que de la laisser se faire de manière anarchique. Enfin, la réponse aux inquiétudes et aux moments dépressifs de certaines patientes ne saurait être uniquement une prescription d'antidépresseurs et d'anxiolytiques qui ont certes leur place en fonction du contexte mais une écoute attentive de la part du médecin peut aider à franchir certains caps. La possibilité d'un soutien psychologique doit être évoquée pour qu'à la sidération initiale de la pensée liée au diagnostic de cancer le malade puisse redevenir sujet.

MOYENS DIAGNOSTIQUES

SURVEILLANCE LOCORÉGIONALE

Celle-ci s'applique à la cicatrice de mastectomie, au sein traité s'il a été conservé, au sein controlatéral et aux aires ganglionnaires satellites.

Comme nous l'avons déjà vu, l'examen clinique semble très important pour mettre les rechutes locorégionales et des parties molles en évidence. Un examen clinique tous les six mois pendant cinq ans, puis tous les ans est souvent recommandé.

La mammographie pour le sein conservé et pour le sein contro-latéral est l'examen indispensable à ce suivi. Peu d'études ont cependant démontré un gain de survie dans ce suivi des patientes atteintes d'un cancer du sein. Cependant la rechute locale est considérée dans la majorité des séries récentes comme un facteur prédictif important de la survenue ultérieure de métastases [34, 35].

En ce qui concerne le sein traité, la surveillance clinique est rendue plus difficile par l'irradiation. C'est également vrai parfois pour la mammographie. En cas de doute, on peut s'aider de l'échographie de l'I.R.M avec injection de gadolinium. Cette technique semble être très sensible mais moins spécifique [36, 37] C'est souvent la cytologie ou les microbiopsies qui affirmeront la rechute. Belli a rapporté, par exemple, une sensibilité de 100 % mais une spécificité de 88,8 % [38-40]. En effet, après un traitement conservateur il existe fréquemment une zone de cytostéatonécrose au niveau du foyer opératoire qui va se traduire par une induration parfois suspecte et, à la mammographie, par initialement une image dite en bulle de savon, mais qui peut parfois former un surcroît d'opacité spiculé avec un aspect échographique suspect. Il faut savoir reconnaître la façon dont cette cytostéatonécrose se calcifie car initialement on peut observer un aspect de microcalcifications trompeuses, faussement alarmantes. La peau après irradiation peut être érythémateuse, s'accompagner d'un œdème et il peut exister des indurations inflammatoires de recoupe de champs au niveau de l'irradiation de la chaîne mammaire interne qui peuvent parfois avoir un aspect inquiétant. La mammographie de surveillance du côté du sein traité semble donc moins performante, la sensibilité variant selon les séries entre 40 et 60 % et la spécificité semblant aux alentours de 60 % [41-43].

L'habitude de l'équipe soignante est certainement importante et, par exemple, sur St Louis la majorité de nos diagnostics de rechute locale sont effectués grâce à l'examen clinique corrélé à la cytoponction. Voogd [44, 42, 45], Chen C [46] et Fowble [47] rapportent la même expérience.

Pour le sein controlatéral, on sait qu'il existe une augmentation du risque de 5 à 10 %, et on sait également que chez les patientes de plus de cinquante ans le dépistage systématique améliore la survie. Il semble donc logique de proposer une surveillance mammographique annuelle afin de dépister les cancers du sein controlatéraux. Le risque de cancer du sein controlatéral après traitement est de 10 % à 10 ans (risque 2,5 fois plus élevé que dans la population générale) (1 % par année de suivi, comme les récidives locales).

Gao X [48] a repris 134 501 patientes surveillées. Il a retrouvé 5 679 cancers controlatéraux à 5 ans (16 140 cas à 20 ans) soit un taux de cancer controlatéral de 6,1 % à 10 ans et de 12 % à 20 ans Les femmes jeunes étaient plus à risque et la forme lobulaire est plus souvent retrouvée. Ces données avaient déjà été mises en évidence par De La Rochefordière [49] qui, par ailleurs, avait montré que ces deuxièmes cancers étaient de meilleur pronostic.

Tableau VI :
Mode de détection des rechutes locales après traitement conservateur.

Équipes	pts	mammo	clinique	Les 2
Fowble B 1990 [47]	65	19 (29%)	32 (50%)	14 (21%)
Chen C 2003 [46]	125	48 (38%)	46 (37%)	31 (25%)
Voogd AC 1999 [44]	189	47 (25%)	142 (75%)	
Orel SG 1992 [42]	38	13 (34%)	17 (45%)	8 (21%)
Dershaw DD 1992 [45]	43	18 (42%)	14 (33%)	11 (25%)

ÉVALUATION DES MÉTASTASES OSSEUSES

Comme nous l'avons déjà vu, les métastases osseuses sont rarement asymptomatiques. Devant une douleur osseuse isolée, des radiographies standards gardent toutes leurs valeurs, les métastases osseuses du cancer du sein sont principalement ostéolytiques. Au début, une confusion est possible avec des lésions d'ostéoporose. Les métastases sont visibles avec certitude lorsque la plage d'ostéolyse est > à 1,5 cm et si la déminéralisation est de plus de 50 %.

La scintigraphie osseuse est essentielle. En effet, les hyperfixations pathologiques étant plus précoces que les anomalies radiologiques, elle va surtout permettre de détecter d'autres localisations qui sont fréquentes. Il convient cependant d'éliminer les hyperfixations liées à des pathologies bénignes (fracture, arthrite, bursite, Paget, maladie dégénérative des disques...). Il faut également savoir qu'un tiers des hyperfixations isolées ne sont pas spécifiques. Alors qu'en cas de fixations multiples on a une quasi certitude de métastases [50].

Devant des hyperfixations scintigraphiques et des radiographies standards normales, un scanner centré peu permettre de mettre en évidence les zones d'ostéolyse. Une imagerie par résonance magnétique nucléaire permettra au niveau du rachis de montrer, outre les localisations osseuses, s'il existe un éventuel retentissement au niveau médullaire (épidurite...) et montrera des atteintes étagées. L'IRM a été comparée à la scintigraphie osseuse par Petren-Mallmin [51] et cette étude a montré que l'IRM avait mis en évidence 76,3 % des lésions dont toutes les atteintes rachidiennes mais avait été peu performantes pour les atteintes périphériques. La scintigraphie osseuse, au contraire, avait mis en évidence 74,8 % des lésions dont 67 % des atteintes rachidiennes et toutes les lésions périphériques.

Enfin, en cas de doute persistant, il faut savoir proposer une biopsie osseuse afin d'avoir une certitude histologique.

C'est dans un tel contexte qu'une scintigraphie osseuse initiale de référence est utile car elle permet de vérifier si les foyers observés sont apparus et donc suspects ou étaient déjà connus.

ÉVALUATION DES MÉTASTASES PULMONAIRES

50 % des métastases thoraciques se révèlent sous la forme d'épanchement pleural qui est souvent homolatéral au cancer du sein, leur diagnostic est alors essentiellement clinique et ne pose guère de problème. Il est par contre plus difficile au début d'affirmer le diagnostic de lymphangite carcinomateuse qui pose des problèmes de diagnostic différentiel d'avec une fibrose interstitielle ou, chez les personnes âgées, de retentissement de problèmes cardiaques. Il existe cependant une notion d'évolutivité, la persistance d'une toux sèche et la majoration d'une dyspnée restant très évocatrices. Il faut également se souvenir que les nodules parenchymateux sont asymptomatiques jusqu'à un stade parfois très avancé. La radiographie pulmonaire seule semble détecter environ 10 à 30 % des métastases pulmonaires [52-54].

En dehors de la radiographie pulmonaire, le scanner thoracique va permettre en cas de doute de visualiser des nodules multiples de petite taille non visibles sur les clichés standards, d'éliminer les superpositions, pour apprécier la chaîne mammaire interne et le péricarde. Le scanner sera bien sûr l'examen de choix au moindre doute.

Là encore s'il existe une discordance avec l'évolution clinique attendue et, en cas de nodule pulmonaire isolé, une thoracoscopie peut être proposée pour avoir une certitude histologique.

ÉVALUATION DES MÉTASTASES HÉPATIQUES

Elles sont souvent évoquées devant une anomalie clinique ou biologique (élévation des SGOT, Gamma GT, phosphatases alcalines, marqueurs). Plusieurs auteurs ont essayé [55, 56] de comparer la place respective du scanner, de la scintigraphie hépatique qui est généralement abandonnée en raison du manque de spécificité (cirrhose, défauts de fixation liés à la vésicule, au rein, aux veines hépatiques...) (tableau VII).

L'échographie est certainement l'examen de première intention. Le problème majeur de cet examen est qu'il est opérateur dépendant et qu'il exige donc une confiance absolue dans « son » échographiste. Il peut par ailleurs se poser des problèmes diagnostiques liés aux angiomes ou à la stéatose ; c'est là que les angioscanners étudiant la rapidité de la prise de contraste, ou que l'IRM sont utiles pour lever des doutes.

Là encore une échographie de référence est souvent utile en cas d'anomalies ultérieures. Devant un nodule hépatique pour lequel il n'est pas possible d'avoir de certitude ni par la clinique, l'imagerie ou la biologie, une ponction ou une biopsie à l'aiguille dirigée est nécessaire afin d'avoir une certitude avant de débuter un traitement spécifique par chimiothérapie ou hormonothérapie.

ÉVALUATION DES MÉTASTASES CÉRÉBRALES

Les métastases cérébrales du cancer du sein sont très rares (2,5 %) et sont généralement symptomatiques.

Le scanner en cas d'anomalie évocatrice est l'examen de choix. Les métastases cérébrales des adénocarcinomes mammaires sont uniques une fois sur deux. Le scanner permettra également d'analyser les os du crâne. En cas de scanner normal et de clinique évocatrice, l'I.R.M avec injection de gadolinium peut parfois être plus sensible.

Il faut se souvenir que les patientes ayant un cancer du sein ont une incidence plus importante de méningiomes que l'on doit savoir évoquer [57].

ÉVALUATION BIOLOGIQUE EN DEHORS DES MARQUEURS TUMORAUX

C'est essentiellement le bilan hépatique (phosphatases alcalines, SGOT, Gamma GT...) qui va être un paramètre utile dans le diagnostic de métastases osseuses (phosphatases alcalines), et de métastases hépatiques (phospatases alcalines, transaminases). Il existe cependant de nombreux faux négatifs et faux positifs. Cependant, en cas d'élévation des phosphatases alcalines, et ce d'autant qu'il existera une symptomatologie douloureuse, la scintigraphie osseuse alors demandée sera pathologique dans 40 à 80 % des cas. [58] Crivellardi a trouvé 6 % d'élévation des phosphatases alcalines antérieurement au diagnostic de rechute dans une cohorte de 4 105 patientes.

En cas de métastases hépatiques, on observera des perturbations du bilan dans 32 % à 95 % des cas suivant les séries [3, 59, 60].

MARQUEURS TUMORAUX

Nous ne détaillerons pas leur utilité dans le cadre du suivi du cancer du sein, ce qui doit être traité ailleurs dans cet ouvrage. En résumé, le CA 15-3 est le marqueur le plus spécifique et le plus sensible pour le suivi du cancer du sein. Son utilité est controversée en fonction de la possibilité d'en tenir compte ou non pour débuter un traitement de métastases au vu de sa seule élévation et devant l'absence

Tableau VII :
Suivi du cancer du sein : imagerie hépatique et faux dispositifs.

	Scanner %	Scintigraphie %	Échographie %
Snow [56]	8	33	29
Alderson [55]	12	26	17

d'études validant cette approche en dehors de celles de Kovner [61] et de Jäger [62], il y a controverse sur l'utilité de la prendre en compte pour débuter un traitement de métastases. Kovner a publié une étude randomisée en traitant par du tamoxifène des patientes dès l'élévation de leurs marqueurs et après un suivi médian de 11 mois, il observe 24 % de rechute dans le bras sans traitement *versus* 0 % sous tamoxifène (p = 0,0012).

LE PET SCANN A-T-IL UN RÔLE DANS LA SURVEILLANCE ?

Fréquemment réclamé par les patientes qui en font un examen magique, le PET scann systématique n'a pas démontré son efficacité pour améliorer la survie des patientes prises en charge pour un cancer du sein. Son rôle est détaillé dans le chapitre consacré à l'imagerie par médecine nucléaire.

Il a cependant son utilité dans certaines circonstances et notamment en cas d'élévation isolée des marqueurs tumoraux avec un bilan d'extension strictement négatif. Il va permettre de parfois mettre en évidence des hyperfixations qui dirigeront les examens complémentaires ou les prélèvements permettant d'affirmer la rechute et de débuter des traitements appropriés [63]. C'est souvent, semble-t-il, au niveau des métastases osseuses que le TEP est moins performant [64-67].

L'intérêt de cet examen dans le cadre du suivi est détaillé dans le chapitre consacré à l'imagerie fonctionnelle.

AU TOTAL

Le suivi du cancer du sein repose essentiellement sur la clinique et la mammographie qui vont permettre de diagnostiquer la grande majorité des rechutes. (tableau VIII).

En termes de survie, il n'a pas été démontré que le diagnostic précoce des rechutes apportait un bénéfice en dehors peut-être des rechutes locorégionales et des localisations au niveau du sein controlatéral, une mammographie annuelle est donc nécessaire.

Peu d'études se sont intéressées à l'amélioration de la qualité de vie qu'un diagnostic précoce pouvait entraîner en évitant des complications invalidantes.

La surveillance a également comme rôle le dépistage des complications liées aux traitements et la mise en place d'une prise en charge ad hoc, de même que le dépistage de deuxième cancer, plus particulièrement de la sphère gynécologique, et du cancer du colon en cas de familles à risque ou de mutations chromosomiques authentifiés.

Au moment du diagnostic initial un bilan clinique biologique et radiologique est nécessaire afin de permettre une classification satisfaisante et donc un traitement adapté ainsi qu'à titre de référence.

Quoi qu'il en soit, les recommandations de l'ANAES et de l'ASCO prescrivent de ne retenir que l'examen clinique et la mammographie comme examens de surveillance [71].

Tableau VIII :
Rechutes découvertes par la clinique seule

Auteurs	Patientes en rechutes	Diagnostic clinique
WINCHESTER [68]	87	90,8 %
PANDYA [7]	175	73,7 %
VALAGUSSA [5]	278	77,7 %
HANNISDAL [52]	128	82,0 %
GRUNFELD [69]	28	72,0 %
SCANLON [70]	98	91,8 %

Bilan et suivi proposé à Saint-Louis

	Bilan	Suivi
Examen clinique	Oui	Tous les 3-4 mois Pendant 2-3 ans Tous les 6 mois Jusqu'à 5e année Puis une fois par an
Bilan biologique (bilan hépatique, marqueurs)	Oui	Idem
Radiographie pulmonaire	Oui	Annuelle
Scintigraphie osseuse	Oui surtout si N+ ou anomalie biologique ou à titre de référence	Si symptôme ou anomalie biologique
Échographie/scanner hépatique	Oui à titre de référence	Si anomalie clinique ou biologique
Scanner cérébral	Si symptômes	Si symptômes

Qui doit surveiller ?

Grunfeld [69] a mené une étude pour savoir si la surveillance par « l'équipe cancérologique » était bénéfique par rapport à celle exercée par le médecin traitant.

296 patientes avec un cancer du sein en rémission complète ont été tirées au sort entre un suivi par le médecin traitant ou par un spécialiste de l'équipe cancérologique. La satisfaction des patientes a été meilleure avec le médecin généraliste. Il n'y a pas eu de différence mise en évidence dans les études de qualité de vie et d'anxiété. Il n'y a pas eu de différence de délai entre les deux groupes concernant la survenue du symptôme et le diagnostic. Il faut noter que 69 % des récidives sont survenues dans l'intervalle entre deux visites. Donnelly et al, [72] a confirmé que la majorité des récidives survenaient entre deux visites systématiques de surveillance. Quant à Jacobs HJ [73], il a montré qu'il n'y avait pas de bénéfice en termes de survie lors d'une surveillance très régulière par un cancérologue. Il ne faut cependant pas extrapoler mais il faut tenir compte des habitudes culturelles des différents pays et ne pas sous-estimer les données socio-économiques qui priment sur les données médicales. Mais c'est certainement dans la surveillance des patientes que le rôle des réseaux de soins (réels et non virtuels) pour une surveillance alternée et la formation de tous les intervenants est essentiel. La vie continue après le traitement d'un cancer du sein, les demandes de contraception, de grossesse, d'amélioration des symptômes de la ménopause doivent être entendues et des réponses apportées. La collaboration active entre cancérologues, gynécologues, médecins traitants est indispensable.

EN CONCLUSION

La surveillance a également comme rôle le dépistage des complications liées aux traitements et la mise en place d'une prise en charge ad hoc, de même que le dépistage de deuxième cancer plus particulièrement de la sphère gynécologique et du cancer du colon en cas de familles à risque ou de mutations chromosomiques authentifiés. Il faut surveiller certes, mais aussi accompagner

C'est dans ce cadre que les réseaux de soins pour une surveillance alternée entre les praticiens hospitaliers et les praticiens extra hospitaliers prennent tout leur sens.

BIBLIOGRAPHIE

[1] Coombs RC, Gazet JC, Fort HT, *et al.* Treatment of malignant disease assessment of biochemical test to screen for metastases

in patients with breast cancer. *Lancet* 1980; 1: 296-298.

[2] WICKERHAM L, FISHER B, CRONIN W, *et al.* The efficacy of bone scanning and the follow up of patients with operable breast cancer. *Breast Cancer Res Treat* 1984; 4: 303-307.

[3] PEDRAZZINI A, GELBER R, ISLEY M, CASTIGLIONE M, GOLDHIRSCH A. First repeated bone scan in the observation of patients with operable breast cancer. *J Clin Oncol* 1986; 4: 389-394.

[4] THOMSEN H, LUND J, MUNCK O, *et al.* Bone metastases in primary operable breast cancer. The role of serial scintigraphy. *Eur J Cancer Clin Oncol* 1984; 20: 1019-1023.

[5] VALAGUSSA P, TESS T, ROSSI A, *et al.* Adjuvant CMF effect on site of first recurrence, and appropriate follow-up intervals, in operable breast cancer with positive axillary nodes. *Breast Cancer Res Treat* 1982; 1: 349-356.

[6] OJEDA MB, ALONSO MC, BASTUS R, ALBA E, PIERA JM, LOPEZ LOPEZ JJ. Follow-up of breast cancer stages I and II: an analysis of same common methods. *Eur J Cancer Clin Oncol* 1987; 23: 419-423.

[7] PANDYA KJ, MC FADDEN E, KALISH LA, TORMEY DC, TAYLOR SG, FALKSON G. A retrospective study of earliest indicators of recurrence in patients on eastern cooperative oncology group adjuvant chemotherapy trials for breast cancer: a preliminary report. *Cancer* 1985; 55: 202-205.

[8] PIVOT X, ASMAR L, HORTOBAGYI GN, THERIAULT R, PASTORINI F, BUZDAR A. A retrospective study of first indicators of breast cancer recurrence. *Oncology* 2000; 58: 185-190.

[9] ROSSELLI DEL TURCO M, PALLI D, CARRIDDI A, CIATTO S, FACINI P, DISTANTE P. Intensive diagnostic follow-up after treatment of primary breast cancer. A randomized trial. *JAMA* 1994; 271: 1593-1597.

[10] The Givio investigators. Impact of follow-up testing on survival and health-related quality of life in breast cancer patients. A multicenter randomized controlled trial. *JAMA* 1994; 271: 1587-1592.

[11] ROJAS MP, TELARO E, RUSSO A, FOSSATI R, CONFALONIERI C, LIBERATI A. Follow-up strategies for women treated for early breast cancer. *Cochrane Database Syst Rev* 2000: CD001768.

[12] TOMIN R, DONEGAN WL. Screeming for recurrent breast cancer: its effectiveness and prognostic value. *J Clin Oncol* 1987; 5: 62-67.

[13] BEDWINEK JM, LEE J, FINEBERG B, OCWIEZA M. Prognostic medicators in patients with isolated local-regional recurrence of breast cancer. *Cancer* 1981; 47: 2232-2235.

[14] DEWAR JA, KERR GR. Value of routine follow-up of women treated for early carcinoma of the breast. *Br Med J* 1985; 291: 1464-1467.

[15] KWAN W, JACKSON J, WEIR LM, DINGEE C, MCGREGOR G, OLIVOTTO IA. Chronic arm morbidity after curative breast cancer treatment: prevalence and impact on quality of life. *J Clin Oncol* 2002; 20: 4242-8.

[16] MANSEL RE, FALLOWFIELD L, KISSIN M, *et al.* Randomized multicenter trial of sentinel node biopsy versus standard axillary treatment in operable breast cancer: the ALMANAC Trial. *J Natl Cancer Inst* 2006; 98: 599-609.

[17] RUTQVIST LE, JOHANSSON H, SIGNOMKLAO T, JOHANSSON U, FORNANDER T, WILKING N. Adjuvant tamoxifen therapy for early stage breast cancer and second primary malignancies. *J Natl Cancer Inst* 1995; 87: 645-651.

[18] Early Breast Cancer Trialists' Collaborative Group. Tamoxifen for early breast cancer: an overview of the randomised trials. *Lancet* 1998; 351: 1451-1468.

[19] LOVE CD, MUIR BB, SCRIMGEOUR JB, LEONARD RC, DILLON P, DIXON JM. Investigation of endometrial abnormalities in asymptomatic women treated with tamoxifen and an evaluation of the role of endometrial screening. *J Clin Oncol* 1999; 17: 2050-4.

[20] FUNG MF, REID A, FAUGHT W, *et al.* Prospective longitudinal study of ultrasound screening for endometrial abnormalities in women with breast cancer receiving tamoxifen. *Gynecol Oncol* 2003; 91: 154-9.

[21] BARAKAT RR, GILEWSKI TA, ALMADRONES L, *et al.* Effect of adjuvant tamoxifen on the endometrium in women with breast cancer: a prospective study using office endometrial biopsy. *J Clin Oncol* 2000; 18: 3459-3463.

[22] COHEN I, POTLOG-NAHARI C, SHAPIRA J, YIGAEL D, TEPPER R. Simple ovarian cysts in postmenopausal patients with breast carcinoma treated with tamoxifen: long-term follow-up. *Radiology* 2003; 227: 844-8.

[23] Baum M, Budzar AU, Cuzick J, *et al.* Anastrozole alone or in combination with tamoxifen versus tamoxifen alone for adjuvant treatment of postmenopausal women with early breast cancer: first results of the ATAC randomised trial. *Lancet* 2002; 359: 2131-9.

[24] Boccardo F, Rubagotti A, Puntoni M, *et al.* Switching to anastrozole versus continued tamoxifen treatment of early breast cancer: preliminary results of the Italian Tamoxifen Anastrozole Trial. *J Clin Oncol* 2005; 23: 5138-47.

[25] Gnant MF, Mlineritsch B, Luschin-Ebengreuth G, *et al.* Zoledronic acid effectively prevents cancer treatment-induced bone loss in premenopausal women receiving adjuvant endocrine therapy for hormone-responsive breast cancer: a report from the austrian breast and colorectal cancer study group. *J Clin Oncol* 2007; 3: 3.

[26] Routledge HC, Rea DW, Steeds RP. Monitoring the introduction of new drugs–Herceptin to cardiotoxicity. *Clin Med* 2006; 6: 478-81.

[27] Guarneri V, Lenihan DJ, Valero V, *et al.* Long-term cardiac tolerability of trastuzumab in metastatic breast cancer: the M.D. Anderson Cancer Center experience. *J Clin Oncol* 2006; 24: 4107-15.

[28] Meinardi MT, Van Der Graaf WT, Gietema JA, *et al.* Evaluation of long-term cardiotoxicity after epirubicin containing adjuvant chemotherapy and locoregional radiotherapy for breast cancer using various detection techniques. *Heart* 2002; 88: 81-2.

[29] Benefit of a high-dose epirubicin regimen in adjuvant chemotherapy for node-positive breast cancer patients with poor prognostic factors: 5-year follow-up results of French Adjuvant Study Group 05 randomized trial. *J Clin Oncol* 2001; 19: 602-11.

[30] Fisher B, Anderson S, DeCillis A, *et al.* Further evaluation of intensified and increased total dose of cyclophosphamide for the treatment of primary breast cancer: findings from National Surgical Adjuvant Breast and Bowel Project B-25. *J Clin Oncol* 1999; 17: 3374-88.

[31] Schagen SB, Muller MJ, Boogerd W, Mellenbergh GJ, van Dam FS. Change in cognitive function after chemotherapy: a prospective longitudinal study in breast cancer patients. *J Natl Cancer Inst* 2006; 98: 1742-5.

[32] Barni S, Mondin R. Sexual dysfunction in treated breast cancer patients. *Ann Oncol* 1997; 8: 149-53.

[33] Levi F, Te VC, Randimbison L, La Vecchia C. Cancer risk in women with previous breast cancer. *Ann Oncol* 2003; 14: 71-3.

[34] Kemperman H, Borger J, Hart A, Peterse J, Bartelink H, van Dongen J. Prognostic factors for survival after breast conserving therapy for stage I and II breast cancer: the role of local recurrence. *Eur J Cancer* 1995; 31A: 690-698.

[35] Fortin A, Larochelle M, Laverdiere J, Lavertu S, Tremblay D. Local failure is responsible for the decrease in survival for patients with breast cancer treated with conservative surgery and postoperative radiotherapy. *J Clin Oncol* 1999; 17: 101-109.

[36] Dao TH, Rahmouni A, Campana F, *et al.* Tumor recurrence versus fibrosis in the irradiated breast: differentiation with dynamic gadolinium-enhanced MR imaging. *Radiology* 1993; 187: 751-755.

[37] Kerlaske RW, Fox JN, Carleton PJ, *et al.* Dynamic contrast-enhanced and fat suppressed magnetic resonance imaging in suspected recurrent carcinoma of the breast: preliminary experience. *Br J Radiol* 1994; 61: 1158-1168.

[38] Belli P, Pastore G, Romani M, Terribile D, Canade A, Costantini M. Role of magnetic resonance imaging in the diagnosis of recurrence after breast conserving therapy. *Rays* 2002; 27: 241-57.

[39] Dershaw DD. Breast imaging and the conservative treatment of breast cancer. *Radiol Clin North Am* 2002; 40: 501-16.

[40] Drew PJ, Kerin MJ, Turnbull LW, *et al.* Routine screening for local recurrence following breast-conserving therapy for cancer with dynamic contrast-enhanced magnetic resonance imaging of the breast. *Ann Surg Oncol* 1998; 5: 265-70.

[41] Hassel PR, Olivorro IA, Mueller HA. Early breast cancer detection recurrence after conservative surgery and radiation therapy. *Radiology* 1990; 176: 731-735.

[42] Orel SG, Troupin RH, Patterson EA, Fowble BL. Breast cancer recurrence after lumpectomy and irradiation: role of mammo-

grapy in detection. *Radiology* 1992; 183: 201-216.

[43] Ciatto S, Cataliotti L, Pacini P. Cancer reoccurrence in the conserved breast: diagnostic features in a consecutive series of 102 cases. *Int J Oncol* 1993; 3: 337-339.

[44] Voogd AC, van Tienhoven G, Peterse HL, *et al.* Local recurrence after breast conservation therapy for early stage breast carcinoma. *Cancer* 1999; 85: 437-446.

[45] Dershaw DD, McCormick B, Osborne MP. Detection of local recurrence after conservative therapy for breast carcinoma. *Cancer* 1992; 70: 493-6.

[46] Chen C, Orel SG, Harris EE, Hwang WT, Solin LJ. Relation between the method of detection of initial breast carcinoma and the method of detection of subsequent ipsilateral local recurrence and contralateral breast carcinoma. *Cancer* 2003; 98: 1596-602.

[47] Fowble B, Solin LJ, Schultz DJ, Rubenstein J, Goodman RL. Breast recurrence following conservative surgery and radiation: patterns of failure, prognosis, and pathologic findings from mastectomy specimens with implications for treatment. *Int J Radiat Oncol Biol Phys* 1990; 19: 833-42.

[48] Gao X, Fisher SG, Emami B. Risk of second primary cancer in the contralateral breast in women treated for early-stage breast cancer: a population-based study. *Int J Radiat Oncol Biol Phys* 2003; 56: 1038-45.

[49] de la Rochefordiere A, Mouret-Fourme E, Asselain B, *et al.* Metachronous contralateral breast cancer as first event of relapse. *Int J Radiat Oncol Biol Phys* 1996; 36: 615-21.

[50] Feig SA. The role of new imagine modalities in staging and follow-up of breast cancer. *Semin Oncol* 1986; 13: 402-414.

[51] Petren-Mallmin M, Andreasson I, Nyman R, *et al.* Detection of breast cancer metastases in the cervical spine. *Acta Radiol* 1993; 34: 543-548.

[52] Hannisdal E, Gundersen S, Kvaloy S, *et al.* Follow-up of breast cancer patients stage I-II: a baseline strategy. *Eur J Cancer* 1993; 29A: 992-997.

[53] Moskovic E, Parsons C, Baum M. Chest radiography in the management of breast cancer. *Br J Radiol* 1992; 65: 30-32.

[54] Logager VB, Vestergaard A, Herrstedt J, *et al.* The limited value of routine chest X-ray in the follow-up of stage II breast cancer. *Eur J Cancer* 1990; 26: 553-555.

[55] Alderson PO, Adams DF, Mc Neill BJ, *et al.* Computed tomography, ultrasound and scintigraphy of the liver in patients with colon or breast carcinoma. A prospective comparison. *Radiology* 1983; 149: 225-230.

[56] Snow JH, Goldstein HM, Wallace S. Comparison of scintigraphy, sonography, and computed tomography in the evaluation of hepatic neoplasms. *AJR* 1979; 132: 915-918.

[57] Burns PE, Naresh J, Bain GO. Association of breast cancer with meningioma. A report of five cases. *Cancer* 1986; 58: 1537-1539.

[58] Crivellari D, Price KN, Hagen M, *et al.* Routine tests during follow-up of patients after primary treatment for operable breast cancer. *Ann Oncol* 1995; 6: 769-776.

[59] White DR, Maloney J, Muss HB, *et al.* Serum alkaline phosphatase determination. Value in the staging of advanced breast cancer. *JAMA* 1979; 242 :1147-1149.

[60] De Rivas L, Coombes RC, Mcready V, *et al.* Tests for liver metastases in breast cancer: evaluation of liver scan and liver ultrasound. *Clin Oncol* 1980; 6: 225.

[61] Kovner F, Merimsky O, Hareuveini M, Wigler N, Chaitchik S. Treatment of disease-negative but mucn-like carcinoma-associated antigen-positive breast cancer patients with tamoxifen: preliminary results of a prospective controlled randomized trial. *Cancer Chemoter Pharmacol* 1994; 35: 80-83.

[62] Jäger W, Merkle E, Lang N. Erlanger tumor marker study on breast cancer. *J Tumor Marker Oncol* 1991; 6: 56.

[63] Dose J, Bleckmann C, Bachmann S, *et al.* Comparison of fluorodeoxyglucose positron emission tomography and "conventional diagnostic procedures" for the detection of distant metastases in breast cancer patients. *Nucl Med Commun* 2002; 23: 857-64.

[64] Moon DH, Maddahi J, Silverman DH, Glaspy JA, Phelps ME, Hoh CK. Accuracy of whole-body fluorine-18-FDG PET for the detection of recurrent or metastatic breast carcinoma. *J Nucl Med* 1998; 39: 431-5.

[65] Uematsu T, Yuen S, Yukisawa S, *et al.* Comparison of FDG PET and SPECT for

detection of bone metastases in breast cancer. *AJR Am J Roentgenol* 2005; 184: 1266-73.

[66] Bourguet P, Hitzel A, Houvenaeghel G, *et al.* [Synthesis bulletin of 2005 surveillance. Clinical practice recommendations: the use of PET-FDG in cancers of the breast, ovary and uterus]. *Bull Cancer* 2006; 93: 385-90.

[67] Isasi CR, Moadel RM, Blaufox MD. A meta-analysis of FDG-PET for the evaluation of breast cancer recurrence and metastases. *Breast Cancer Res Treat* 2005; 90: 105-12.

[68] Winchester DP, Sener SF, Khandekar JD, *et al.* Symptomatology as an indicator of recurrent or metastatic breast cancer. *Cancer* 1979; 43: 956-960.

[69] Grunfeld E, Mant D, Ydkin P, *et al.* Routine follow-up of breast cancer in primary care: randomised trial. *Br Med J* 1996; 313: 665-669.

[70] Scanlon EF, Oviedo MA, Cunningham MP, *et al.* Tests for liver metastases in breast cancer : evaluation of liver scan and liver ultrasound. *Cancer* 1980; 46: 977-979.

[71] Khatcheressian JL, Wolff AC, Smith TJ, *et al.* American Society of Clinical Oncology 2006 update of the breast cancer follow-up and management guidelines in the adjuvant setting. *J Clin Oncol* 2006; 24: 5091-7.

[72] Donnelly J, Mack P, Donaldson LA. Follow-up of breast cancer: time for a new approach? *Int J Clin Pract* 2001; 55: 431-3.

[73] Jacobs HJ, van Dijck JA, de Kleijn EM, Kiemeney LA, Verbeek AL. Routine follow-up examinations in breast cancer patients have minimal impact on life expectancy: a simulation study. *Ann Oncol* 2001; 12: 1107-13.

MARQUEURS TUMORAUX SÉRIQUES ET CANCER DU SEIN

Marie-Hélène SCHLAGETER

INTRODUCTION

Ce chapitre a pour objet de décrire les différents marqueurs tumoraux sériques utilisés pour la prise en charge des patients atteints de cancer du sein, en résumant les données de la littérature concernant leurs performances cliniques pour le dépistage ou le diagnostic du cancer du sein (sensibilité et spécificité), pour le pronostic, pour le suivi du traitement et pour la détection des rechutes.

Les marqueurs tumoraux sont des substances présentes dans les fluides biologiques des patients atteints de cancer à des taux significativement plus élevés que chez des patients exempts d'affection maligne. La concentration des marqueurs tumoraux circulants dans le sérum est fonction de la quantité sécrétée par la tumeur, du franchissement des différentes barrières (membranes basales, vaisseaux) et de leur résistance aux enzymes cataboliques plasmatiques.

Il n'existe pas de marqueur unique pour tous les cancers. Un même marqueur peut être sécrété par des cancers d'origine différente, car les marqueurs ne sont pas spécifiques d'un organe, à quelques exceptions près : par exemple, l'antigène spécifique de prostate (PSA) pour la prostate et la thyroglobuline (Tg) pour la thyroïde. Pour certains organes, un marqueur peut être lié au type histologique de la tumeur.

Les marqueurs tumoraux sont des protéines de différentes origines : des antigènes oncofoetaux dont l'expression est normalement réduite à la naissance (exemple : l'ACE), des glycoprotéines, en particulier de la famille des mucines (exemple : le CA15-3 produit du gène MUC1), des constituants du cytosquelette (exemple : les cytokératines comme le TPA (Tissue Polypeptide Antigen) ou le Cyfra 21-1), des produits d'oncogènes (exemple : le domaine extracellulaire soluble de cerbB2) ou des anticorps dirigés contre des antigènes tumoraux (exemple : les auto-anticorps anti-p53).

Les caractéristiques et les performances du CA15-3 et de l'ACE seront particulièrement développées, le CA15-3 étant le marqueur sérique de référence pour le cancer du sein, l'ACE ayant été le 1er marqueur utilisé et son usage étant encore très répandu.

CARACTÉRISTIQUES DES MARQUEURS TUMORAUX CA15-3 ET ACE

CARACTÉRISTIQUES DU CA 15-3

Le CA15-3 est une glycoprotéine de type mucine codée par le gène MUC1 et dont le dosage est défini par deux anticorps monoclonaux 115D8 et DF3 [1-2]. MUC1 aussi appelée Polymorphic Epithelial Mucin

(PEM) est une glycoprotéine de haut poids moléculaire (250 à 1 000 kDa) constituée d'un squelette protéique (« core ») et de chaînes polysaccharidiques qui peuvent représenter une part importante de la molécule (jusqu'à 80 %). L'analyse structurale révèle 3 domaines :

- un grand domaine extracellulaire de 1000 à 2000 acides aminés (aa), très glycosylé, constitué d'un nombre variable de répétitions d'une séquence de 20 aa (VNTR ou Variable Number of Tandem Repeats) ; le nombre de répétitions reflétant le polymorphisme caractéristique de MUC1 ;
- un domaine transmembranaire ;
- un domaine cytoplasmique de 69 aa.

MUC1 est exprimé dans la membrane apicale de la plupart des cellules épithéliales de différents tissus normaux, dont le sein, l'estomac, le pancréas, le poumon, la vessie. Dans le tissu mammaire normal, MUC1 est exprimé dans les canaux et les acini d'où il est libéré dans le lait sous forme soluble ou lié aux gouttelettes lipidiques (HMFG, human milk fat globules). La transformation tumorale qui entraîne la perte de la polarisation cellulaire et de l'architecture tissulaire conduit à la libération de MUC1 dans la circulation.

Différents rôles ont été attribués au gène MUC1 et à ses produits dans la cancérogénèse et la progression métastatique. Ainsi, le long domaine extracellulaire de la protéine suggère que MUC1 aurait des propriétés anti-adhésives permettant à la cellule tumorale d'échapper au système immunitaire [2]. MUC1 en interagissant avec des molécules endothéliales d'adhésion intercellulaire (E-cadherin, ICAM-1) favoriserait la migration cellulaire [2]. Enfin, le domaine cytoplasmique de MUC1 qui comprend des sites de phosphorylation interagit avec les voies de signalisation de l'oncogène ras, impliquant ainsi la surexpression de MUC1 dans le processus oncogénique [3].

La protéine MUC1 détectée dans la circulation montre un grand degré d'hétérogénéité, due soit à la structure protéique (polymorphisme du domaine VNTR) soit à la structure glucidique. Plusieurs marqueurs tumoraux sériques sont des produits du gène MUC1, le CA15-3 étant le plus utilisé avec le CA27-29 (ou Truquant BR) [4], tandis que d'autres marqueurs comme le CA 549 [5] ou le MCA (Mucin-like associated Antigen) [6] sont restés plus confidentiels. Ayant de fortes homologies de structure, ces différents marqueurs montrent des performances cliniques similaires, le CA 15-3 étant le marqueur de référence, et le CA 27-29, qui montrerait de meilleures performances pour le diagnostic de cancer du sein non étendu, a été approuvé par la FDA aux États-Unis [7].

CARACTÉRISTIQUES DE L'ACE

L'**ACE** (Antigène Carcino-Embryonnaire) est une glycoprotéine de surface membranaire dont le squelette protéique a un poids moléculaire de 80 kDa. Elle est très glycosylée et a un poids moléculaire total de 180 kDa. L'ACE fait partie de la superfamille des Immunoglobulines. On a isolé 22 gènes codant pour des glycoprotéines de la famille de l'ACE appelés CEA related genes. Cette famille est constituée de deux sous-groupes : le « sous-groupe de l'ACE » de 9 membres – dont les NCA (Non Specific Cross Reacting Antigens) – et le « sous-groupe des PSG » (Pregnancy-Specific Glycoproteins) de 13 membres [8]. L'ACE a été initialement découvert dans des extraits de cancer du côlon et dans le côlon du fœtus (d'où son nom). L'ACE interviendrait dans les phénomènes de reconnaissance cellulaire et de prolifération.

MÉTHODES DE DOSAGES DES MARQUEURS TUMORAUX SÉRIQUES

Les marqueurs tumoraux sériques sont dosés par des techniques d'immuno-analyse de type sandwich. L'antigène à doser est incubé avec un premier anticorps fixé sur une phase solide (anticorps de capture). L'addition d'un deuxième anticorps qui porte le traceur (anticorps marqué) permet la révélation des complexes antigènes-anticorps qui se sont formés. Les concentrations en antigène à doser sont calculées par rapport à une gamme d'étalonnage. Les dosages sont effectués sur sérum qui peut être conservé 24 heures à 4 °C et à – 20 °C pour des périodes plus longues.

Les techniques utilisent des anticorps monoclonaux ou polyclonaux et un traceur radioactif (Iode 125) ou non radioactif (enzyme, marqueur luminescent ou fluorescent).

Il existe un problème de standardisation des dosages de marqueurs tumoraux en général et des mucines en particulier, dû essentiellement à la nature des anticorps, qui reconnaissent différentes isoformes de mucines et des épitopes plus ou moins proches, ainsi qu'à la nature des étalons et du milieu réactionnel.

Le dosage de CA 15-3 qui a été utilisé dans les nombreuses études cliniques de validation, est effectué avec deux anticorps monoclonaux développés par la Société Centocor. Le premier (DF3) a été obtenu par immunisation avec une métastase de cancer mammaire, le second (115 D8) par immunisation avec des HMFG. Les résultats sont exprimés en kU/L. Certains fabricants proposent des dosages de mucines proches du CA 15-3 comme le CA27-29 (Truquant BR).

Dans la mesure du possible, un patient doit être suivi avec la même méthode de dosage dans le même laboratoire. En effet, les sources de variations sont nombreuses d'une technique à l'autre et d'un laboratoire à l'autre.

PLACE DES MARQUEURS TUMORAUX CA15-3 ET ACE DANS LA PRISE EN CHARGE DES CANCERS DU SEIN

L'analyse critique de la littérature disponible sur les marqueurs tumoraux dans le cancer du sein a été réalisée par un groupe d'experts mis en place par la Fédération Nationale des Centres de Lutte contre le Cancer (FNCLC) dans le but de publier des Standards, des Options et des Recommandations (SOR) [9].

VALEUR SEUIL ET SPÉCIFICITÉ DES MARQUEURS

Le CA15-3

Dans la littérature les valeurs seuil du CA15-3 varient entre 25 et 35 kU/L, correspondant à une spécificité de 93 à 98 %, la valeur seuil admise généralement pour le CA15-3 étant de 30 kU/L.

Des élévations du taux de CA15-3 (dépassant exceptionnellement 50 kU/L) sont possibles dans les pathologies bénignes gynécologiques, pulmonaires et les pathologies digestives inflammatoires.

Le CA15-3 n'est pas un marqueur spécifique du cancer du sein, des élévations du CA15-3 étant décrites dans les adénocarcinomes de l'ovaire, des appareils respiratoires et digestifs.

L'ACE

La valeur seuil de l'ACE varie de 3 à 5 µg/L chez les non-fumeurs, le tabagisme entraînant des taux en moyenne deux fois plus élevés. D'autres causes d'élévation de l'ACE existent comme les pneumopathies, les diverticulites ou polypes, les pathologies bénignes du sein, du foie et l'insuffisance rénale. L'ACE est un marqueur tumoral très ubiquitaire qui peut s'élever dans la plupart des localisations cancéreuses.

SENSIBILITÉ DES MARQUEURS POUR LE DIAGNOSTIC

L'analyse de 23 publications sur la sensibilité du CA15-3 pour le diagnostic du cancer du sein (recensant 4 534 patients avec cancer du sein, 1 887 témoins sains et 890 patients atteints de pathologies bénignes) a montré une sensibilité globale de 21,7 % (variant de 13 à 45,8 %) pour une spécificité de 91,2 % (variant de 75 à 100 %) [9].

La compilation des résultats de 7 études concernant le dosage de l'ACE pour le diagnostic de cancer du sein et regroupant 592 patients, a montré une sensibilité globale de 14 % (85/592 patients avaient un taux élevé d'ACE) [10-16].

Étant donné les faibles performances en sensibilité du CA15-3 et de l'ACE, ainsi que des autres marqueurs décrits pour le cancer du sein, il n'est pas possible de les utiliser ni pour le dépistage ni pour le diagnostic du cancer du sein.

INTÉRÊT DES MARQUEURS TUMORAUX DANS LE BILAN INITIAL D'UN CANCER DU SEIN

Le taux de CA15-3 est corrélé à la masse tumorale et à l'envahissement.

La sensibilité du CA 15-3 augmente avec la taille de la tumeur : dans les tumeurs T1 elle est de 13 % (8 à 25 % selon les études), dans les T2 de 20,2 % (14 à 40 %) et dans les T3-T4 de 46,2 % (27 à 57 %) [9].

La sensibilité du CA 15-3 augmente également en fonction du stade : dans les stades I elle est de 9,8 % (0 à 29 %), dans les stades II de 21,5 % (10 à 29 %), dans les stades III de 43,1 % (30 à 64 %) et dans les stades IV de 76 % (67 à 100 %) [9].

Les résultats du CA 15-3 en fonction de l'extension ganglionnaire sont hétérogènes et dépendent de la méthode d'analyse des données, en particulier du nombre de ganglions envahis. Globalement, la sensibilité du CA15-3 dans les cancers du sein sans envahissement ganglionnaire (N0) est de 11,5 % (9 à 22 %) ; elle est de 29,3 % si au moins un ganglion est envahi et peut aller jusqu'à 56 % si plus de 3 ganglions sont envahis [9].

La sensibilité de l'ACE ne varie pas avec l'extension ganglionnaire : 3 à 24 % des N0, 3 à 34 % des N + selon les études [12,13,15].

Au total, un taux initial élevé de CA15-3 doit faire rechercher activement une dissémination avant décision thérapeutique.

VALEUR PRONOSTIQUE DES MARQUEURS TUMORAUX

Un taux de CA15-3 élevé avant traitement est un facteur de mauvais pronostic dont l'indépendance n'a pas été prouvée dans toutes les études.

Pour une étude montrant le CA15-3 comme un facteur pronostique non indépendant, le risque de métastases ultérieures est de 67 %, 82,6 % et 90,9 % si le taux de CA15-3 initial est supérieur à 30, 40 et 50 kU/L respectivement [17]. Pour une autre étude, la survie globale des patients est de 27 % à 3 ans si le taux initial de CA15-3 est supérieur à 38 kU/L, alors qu'elle est de 84 % si le taux initial est inférieur à 38kU/L [18].

Dans une étude rétrospective où le CA15-3 était un facteur pronostique indépendant, toutes les patientes ayant un taux initial supérieur à 55 kU/L ont rechuté et sont décédées à 10 ans [19].

Dans une série de 368 patients [20], un taux de CA 15-3 inférieur à 30,4 kU/L est associé à une survie globale à 5 ans de 83 % et à une survie sans rechute de 65 %. Un taux de CA 15-3 supérieur à 30,4 kU/L au moment du diagnostic est associé à une survie globale à 5 ans de 67 % et à une survie sans rechute de 44 %. Dans cette étude, le taux de CA15-3 avait une valeur pronostique indépendante.

INTÉRÊT DEVANT DES MÉTASTASES D'ORIGINE INCONNUE

L'ACE et le CA 15-3 ainsi que toutes les autres mucines, produits du gène MUC 1, ne sont pas élevés uniquement dans les cancers du sein. Devant des métastases d'origine inconnue, la valeur prédictive positive du CA 15-3, c'est-à-dire la probabilité pour que le cancer primitif soit un cancer du sein quand ce marqueur est élevé, a été trouvée à 71 % [6].

INTÉRÊT DES MARQUEURS TUMORAUX POUR LE SUIVI DES PATIENTS

La plupart des études montrent une bonne corrélation entre l'évolution du marqueur CA15-3 et l'évolution clinique, à la fois pour la détection des rechutes et pour la réponse au traitement. Il faut noter que toute variation isolée d'un marqueur doit être confirmée par un deuxième prélèvement et qu'une variation de moins de 25 % n'est pas considérée comme significative.

Il est admis que les marqueurs tumoraux donnent une information objective de la réponse au traitement chez les patients métastatiques [21].

Les résultats de 18 études sur l'intérêt du dosage de CA15-3 dans le suivi et la prise en charge des cancers du sein ayant porté sur 4 697 patientes, parmi lesquelles 1 940 ont développé des métastases ont montré que la sensibilité du CA 15-3 dosé au moment de la rechute est globalement de 70,4 % (variant de 45 à 88 %), pour une spécificité globale de 96 %. La valeur prédictive positive du CA15-3 (probabilité pour être en face d'une rechute si le taux de CA15-3 est élevé) est de 92,5 % et la valeur prédictive négative de 85,6 % (probabilité d'être en rémission si le taux de CA15-3 est normal). L'élévation du CA15-3 précédait la détection clinique des rechutes avec une antériorité de 1 à 45 mois [9].

Par ailleurs, la sensibilité du CA15-3 varie selon la localisation des métastases avec dans l'ordre décroissant de sensibilité : foie > os > poumon > peau et ganglions > cerveau.

La sensibilité de l'ACE est, dans toutes les études, inférieure ou égale à celle du CA 15-3. Dans une importante analyse, portant sur 13 études et concernant 1 626 patientes suivies pour cancer du sein, dont 312 ont rechuté, l'ACE était élevé dans 107 cas soit une sensibilité globale de 34,3 % [22].

En conclusion, il est admis que le dosage de CA15-3 permet de diagnostiquer plus précocement les métastases et est utile à la prise en charge et au suivi des patientes atteintes de cancer du sein, bien que le bénéfice d'un traitement précoce de ces métastases ne soit pas reconnu par tous, et ceci en raison du faible nombre de patientes traitées et du fait du caractère rétrospectif de beaucoup d'études pouvant entraîner des biais de recrutement.

Concernant la fréquence des dosages de marqueurs tumoraux chez les patients asymptomatiques, la proposition du groupe européen d'étude des marqueurs tumoraux (EGTM) est de doser les marqueurs tous les deux à 4 mois en fonction du risque de rechute, pendant les 5 premières années, puis tous les 6 mois pendant 3 ans, et ensuite une fois par an [21].

AUTRES MARQUEURS

LES CYTOKÉRATINES (CYFRA 21-1 ET TPA)

Les cytokératines sont une famille d'une vingtaine de protéines qui composent le cytosquelette. Le dosage de Cyfra 21-1 reconnaît des fragments des cytokératines 8 et 19. Ce marqueur tumoral a été développé comme marqueur des tumeurs de type épidermoïde, en particulier du poumon. Il a été montré que le Cyfra 21-1 était un marqueur du cancer du sein [23]. Le Cyfra 21-1 n'est pas corrélé au CA15-3 ni à l'ACE [24], et son intérêt potentiel pourrait être de l'utiliser comme marqueur de suivi chez les patientes ayant des taux normaux de CA15-3 et d'ACE.

Le TPA (Tissue Polypeptide Antigen) appartient également à la famille des protéines du cytosquelette, les anticorps utilisés pour le dosage de TPA réagissant avec les cytokératines 8, 18 et 19. C'est un marqueur de prolifération qui a été également parfois proposé pour le suivi des cancers du sein [15,16,25]. Le TPA est un marqueur ubiquitaire de cancers de diverses origines (sein, vessie, poumon, tube digestif, prostate, etc.).

MARQUEURS DU MÉTABOLISME OSSEUX

La fréquence des métastases osseuses dans le cancer du sein a fait rechercher activement des marqueurs du métabolisme osseux pour permettre de les détecter. On trouve dans cette famille les marqueurs de formation de l'os comme la phosphatase alcaline osseuse (PAO) ou Bone Alkaline Phosphatase (BAP) ou Ostase®, et les fragments de peptides Nterminaux des collagènes. Les marqueurs de résorption osseuse comprennent les fragments Cterminaux des collagènes. D'autres marqueurs sont étudiés comme les enzymes dégradant la matrice extracellulaire et susceptibles de favoriser la migration des cellules tumorales depuis leur organe d'origine jusqu'à un organe à distance : ce sont les metalloprotéases de la matrice extra-cellulaire ou MMP, dont plus de 20 représentants ont été décrits. Les performances de 12 marqueurs biochimiques pour la détection des métastases osseuses dans le cancer du sein ont été analysées et comparées par la mesure des surfaces sous la courbe ROC de chaque marqueur [26]. Ces aires sous la courbe ROC étaient comprises entre 0,903 pour le plus performant (ICTP) et 0,511 pour le marqueur le moins performant (TGFβ1) (pour rappel, plus l'aire sous la courbe ROC est proche de 1, meilleur est le marqueur, tandis qu'une aire sous la courbe ROC proche de 0,5 correspond à un marqueur sans utilité clinique). Les performances des 12 marqueurs peuvent être ainsi classées en fonction de leur valeur décroissante de surface sous la courbe ROC : ICTP (serum Cterminal telopeptide of type I collagen) > MMP2 > BAP > TRAP5b (tartrate resistant acid phosphatase) > PINP (intact procollagen type I N propeptide) > CTX (serum Cterminal crosslinking telopeptide of type I collagen) > VEGF (Vascular Endothelial Growth Factor) = TIMP1 (Tissue Inhibitor of Matrix Metalloprotease) > MMP7 > MMP9 > OPG (Osteoprotegerin) > TGFβ1 (Transforming Growth Factor beta1). Plusieurs marqueurs étaient corrélés entre eux et en analyse multivariée, seuls 4 marqueurs avaient une valeur pronostique indépendante associée aux métastases : TRAP5b, CTX, VEGF et ICTP.

LE DOMAINE SOLUBLE EXTRACELLULAIRE DE CERBB2 OU HER2/NEU (EXTRA-CELLULAR DOMAIN OU ECD)

L'oncogène cerbB2 ou Her2/neu code pour une protéine de la famille des récepteurs au facteur de croissance épidermique (EGF), qui est ancrée dans la membrane cellulaire et possède un domaine extracellulaire qui subit une protéolyse et est libéré sous forme soluble dans les fluides biologiques. La mise en évidence de la surexpression de cerB2 dans la tumeur permet de traiter les patients par un anticorps monoclonal anti-erbB2, Trastuzumab ou Herceptin®. Dans le serum, un taux initial élevé de cerbB2 ou Her2/neu soluble est retrouvé dans des proportions très variables selon les publications et le stade de la maladie : dans 0 à 38 % des cancers localisé et dans 23 à 80 % des cancers métastatiques [27]. Il existe des patients avec une tumeur primitive ne surexprimant pas cerbB2 qui montrent une élévation de cerbB2 soluble dans le serum lors du développement de métastases [27]. Un taux initial élevé de cerbB2 ou Her2/neu soluble a une valeur pronostique et prédictive de la réponse à différents traitements qui est controversée. Par contre, l'évolution du taux de cerbB2 ou Her2/neu soluble est bien corrélée à la réponse au traitement par Herceptin®, les patientes dont le taux de cerbB2 soluble (ECD) diminue au cours du traitement étant celles qui montrent une bonne réponse clinique [28-31].

Cependant l'intérêt clinique du dosage de cerbB2 soluble (ECD) reste à valider dans des études incluant un plus grand nombre de patients.

ANTICORPS ANTI-P53

Les altérations du gène suppresseur de tumeur p53 sont fréquentes dans tous les types de cancers, qu'elles soient détectées pas analyse moléculaire (recherche de mutations) ou immuno-histochimique (surexpression de la protéine mutée). Des auto-anticorps anti-p53 ont été mis en évidence dans le sérum dont la prévalence dans le cancer du sein est faible (12 % dans [32]). Les auto-anticorps anti-p53 seraient un facteur pronostique indépendant pour la survie globale [32,33] mais pas pour la survie sans rechute [32].

PSA

À la suite de la détection de PSA (Antigène Spécifique de Prostate) dans le cytosol extrait de tumeurs du sein [34], de nombreuses équipes ont recherché le PSA dans le serum de patientes atteintes de cancer du sein. Grâce à l'utilisation de dosages extrêmement sensibles du PSA, des quantités de l'ordre du ng/L de PSA ont été détectées dans le sérum de patientes atteintes de cancer du sein [35-37]. Le PSA chez la femme est présent majoritairement sous forme libre dans le sérum (pour rappel il est essentiellement sous forme liée dans le sérum chez l'homme). Cependant le PSA ne peut être utilisé comme un marqueur tumoral car aucune différence significative n'a été trouvée entre les taux de PSA chez les femmes saines, les patientes atteintes de pathologie bénigne du sein ou les patientes atteintes de cancer. Par ailleurs, la détection de PSA dans le cytosol a été retrouvée soit comme un facteur de bon pronostic [34], soit comme un facteur de mauvais pronostic [38].

PROTÉOMIQUE SÉRIQUE

Depuis quelques années, de nombreuses équipes tentent de trouver de nouveaux marqueurs sériques par les techniques d'exploration du protéome ou protéomique. Le protéome est défini par l'ensemble des protéines exprimées dans un fluide biologique ou un tissu ou des cellules à un instant donné et dans une condition physio-pathologique donnée. Les techniques d'électrophorèse bidimensionnelle et de spectrométrie de masse permettent de repérer des protéines sous- ou sur-exprimées dans des conditions pathologiques par rapport aux conditions physiologiques. Les techniques qui s'appliquent particulièrement à des analyses à grande échelle portant sur de nombreux échantillons, sont représentées par les techniques MALDI-TOF (Matrix Assisted Laser Desorption Ionisation Time – Of-Flight) ou SELDI-TOF (Surface Enhanced Laser Desorption-Ionisation-Time – Of-Flight). Ces techniques permettent d'obtenir des spectres d'expression de protéines ou de peptides, qui peuvent être ensuite identifiés par digestion enzymatique et comparaison à des banques de données. Ainsi on identifie soit des profils protéiques soit des protéines que l'on peut ensuite doser individuellement par des techniques classiques d'immuno-analyse. À titre d'exemple pris dans la littérature abondante sur ce sujet, un profil protéique particulier a été identifié par la technique SELDI-TOF dans le sérum prélevé en post-opératoire chez 81 patientes atteintes de cancer du sein à haut risque. Il a été montré que ce profil était prédictif de la survenue de métastases [39].

Ces techniques qui sont encore du domaine de la recherche clinique et ne sont pas appliquées en routine représentent une voie importante de découverte de nouveaux marqueurs sériques.

CONCLUSION

Actuellement aucun marqueur tumoral sérique ne permet le dépistage de cancer du sein. Les dosages de CA 15-3 et d'ACE sont les marqueurs tumoraux les plus utilisés pour le cancer du sein et constituent une aide au diagnostic mais ne peuvent être utilisés seuls dans ce but. Les recommandations – françaises par les « SOR » [9], américaines par la Société Américaine d'Oncologie Clinique [40] – ont reconnu que l'ACE et le CA 15-3 sont utiles pour la prise en charge des cancers du sein, pour le bilan d'extension, pour l'évaluation de la réponse au traitement et la détection des rechutes. Ces dosages doivent être interprétés avec la connaissance de leur valeur seuil conditionnant leur spécificité.

Les dosages de CA15-3 et d'ACE sont reconnus par la nomenclature des actes de Biologie Médicale (cotation B70). ■

BIBLIOGRAPHIE

[1] Hayes DF, Sekine H, Ohno T, Abe M, Keefe K and Kufe DW: Use of a murine monoclonal antibody for detection of circulating plasma DF3 antigen levels in breast cancer patients. *J Clin Invest*, 1985, 75: 1671-1678.

[2] Seregni E, Coli A and Mazzuca N: Circulating tumor markers in breast cancer. *Eur J Nucl Med Mol Imaging* 2004, 31 (suppl.1): S15-S22.

[3] Pandey P, Kharbanda S and Kufe DW : Association of the DF3/MUC1 breast cancer

antigen with the Grb2 and the sos/ras exchange protein. *Cancer Res* 1995, 55: 4000-4003.

[4] Gion M, Mione R, Leon AE and Dittadi R: Comparison of the diagnostic accuracy of CA 27-29 and CA 15-3 in primary breast cancer. *Clin Chem*, 1999; 45 (5) : 630-637.

[5] Gion M, Plebani M, Mione R, Penzo C, Meo S and Burlina A: Serum CA 549 in primary breast cancer: comparison with CA 15-3 and MCA. *Br J Cancer*, 1994, 69 : 721-725.

[6] De Wit R, Hoek FJ, Bakker PJM and Vennhof CHN: The value of MCA, CA 15-3, CEA and CA 125 for discrimination between metastatic breast cancer and adenocarcinoma of other primary sites. *J Int Med*, 1991; 229: 463-466.

[7] Lauro S, Trasatti L, Bordin F, Lanzetta G, Bria E, Gelibter A *et al.* Comparison of CEA, MCA, CA 15-3 and CA 27-29 in follow-up and monitoring therapeutic response in breast cancer. *Anticancer Res*, 1999; 19: 3511-3516.

[8] Thompson JA, Grunert F and Zimmermann W: Carcinoembryonic Antigen Gene Family: Molecular Biology and Clinical Perspectives. *J Clin Lab Anal*, 1991; 5: 344-355.

[9] Basuyau JP, Blanc-Vincent MP, Bidart JM, Daver A, Deneux L, Eche N *et al.* Standards, Options et Recommandations (SOR): marqueurs tumoraux sériques du cancer du sein, *Bull Cancer*, 2000, 87 (10): 723-737.

[10] Fuith LC, Schröcksnadel H, Dworzak E, Daxenbichler G, Heim K and Dapunt O: Using a panel of tumor markers in the follow-up of breast cancer patients. *J Tumor Marker Oncol*, 1987; 2 (3): 177-180.

[11] Eskelinen M, Tikanoja S and Collan Y: Use of tumor markers CA 15-3, MCA and CEA in breast cancer diagnostics. *J Tumor Marker Oncol*, 1989; 4 (1): 39-44.

[12] Van Dalen A: Pre-operative tumour marker levels in patients with breast cancer and their prognosis. *Tumor Biol*; 1990, 11: 189-195.

[13] O'Dwyer PJ, Duffy MJ, O'Sullivan F, McDermott E, Losty P and O'Higgins NJ: CEA and CA 15-3 in primary and recurrent breast cancer. *World J Surg*; 1990, 14: 562-566.

[14] Cazin JL, Gosselin P, Boniface B, Demaille MC, Boniface M. and Demaille A: Comparative values of several tumour markers: example of untreated breast carcinoma. *Br J Cancer*, 1990; 62: 1031-1033.

[15] Iaffaioli RV, Caponigro F, Esposito G, Pagliarulo C, Deplacido S, Ungaro B et al: Impact of preoperative CA 15-3 levels in operable breast cancer. Comparison with tissue polypeptide antigen (TPA) and carcinoembryonic antigen (CEA). *Int J Biol Markers*, 1991; 6 (1): 21-24.

[16] Gion M, Mione R, Dittadi R, Fasan S, Pallini A and Bruscagnin G: Carcinoembryonic antigen, ferritin, and Tissue polypeptide antigen in serum and tissue. Relationship with the receptor content in breast carcinoma. *Cancer*, 1986; 57 (5): 917-922.

[17] Pectasides D, Pavlidis N, Gogou L, Antoniou F, Nicolaides C, Tsikalakis D. Clinical value of CA 15.3, mucin-like carcinoma-associated antigen, tumor polypeptide antigen, and carcinoembryonic antigen in monitoring early breast cancer patients. *Am J Clin Oncol* 1996; 19: 459-64.

[18] Kallionemi OP, Oksa H, Aaran RK, Hietanen T, Lehtinen M. and Koivula T: Serum CA 15-3 assay in the diagnosis and follow-up of breast cancer. *Br J Cancer*, 1988; 58: 213-215.

[19] Boccara C, Basuyau JP, Brunelle P, Bastit P, Berry M, Chevrier A *et al.* Apport du CA15-3 en cancérologie mammaire. *Immunoanal Biol Spec* 1998, 13: 19-25.

[20] Shering SG, Sherry F, McDermott EW, O'Higgins NJ and Duffy MJ: Preoperative CA 15-3 concentrations predict outcome of patients with breast carcinoma. *Cancer*, 1998 ; 83: 2521-2527.

[21] Molina R, Barak V, Van Dalen A, Duffy MJ, Einarsson R, Gion M, *et al.* Tumor Markers in Breast Cancer – European Group on Tumor Markers Recommendations. *Tumor Biol* 2005, 26: 281-293.

[22] Beard DB and Haskell CM: Carcinoembryonic antigen in breast cancer. Critical review. *Am J Med*, 1986; 80: 241-245.

[23] Nakata B, Ogawa Y, Ishikawa T, Ikeda K, Kato Y, Nishino H, *et al.* Serum Cyfra 21-1 is one of the most reliable tumor marker for breast carcinoma. *Cancer*, 2000, 89: 1285-1290.

[24] Nakata B, Takashima T, Ogawa Y, Ishikawa T and Hirakawa K. Serum Cyfra 21-1 (cytokeratin-19 fragments) is a useful tumour marker for detecting disease relapse and assessing treatment efficacy in breast cancer. *Br J Cancer*, 2004, 91 (5): 873-878.

[25] NICOLINI A, COLOMBINI C, LUCIANI L, CARPI A and GIULIANI L: Evaluation of serum CA 15-3 determination with CEA and TPA in the post-operative follow-up of breast cancer patients. *Br J Cancer*, 1991; 64: 154-158.

[26] VOORZANGER-ROUSSELOT N, JUILLET F, MAREAU E, ZIMMERMANN J, KALEBIC T and GARNERO P: Association of 12 serum biochemical markers of angiogenesis, tumour invasion and bone turnover with bone metastases from breast cancer : a crossectional an dlongitudinal evaluation. *Brit J Cancer* 2006, 95: 506-514.

[27] CARNEY WP, NEUMANN R, LIPTON A, LEITZEL K, ALI S and PRICE CP: Potential clinical utility of serum HER-2/neu oncoprotein concentrations in patients with breast cancer. *Clin Chem*, 2003, 49 (10): 1579-1598.

[28] CLASSEN S, KOPP R, POSSINGER K, WEIDENHAGEN R, EIERMANN W and WILMANNS W: Clinical relevance of soluble c-erbB-2 for patients with metastatic breast cancer predicting the response to second-line hormone or chemotherapy. *Tumour Biol* 2002, 23 (2): 70-75.

[29] BETHUNE-VOLTERS A, GUEPRATTE S, LABROQUERE M, HACENE K, NEUMANN R, CARNEY W and PICHON MF: HER-2 sérique, cancer du sein et trastuzumab (Herceptine®). *Immunoanal Biol Spec*, 2004, 19: 250-254.

[30] KÖSTLER WJ, SCHWAB B, SINGER CF, NEUMANN R, RÜCKLINGER E, BRODOWICZ T *et al.* Monitoring of serum Her-2/neu predicts response and progression-free survival to trastuzumab-based treatment in patients with metastatic breast cancer. *Clin Cancer Res*, 2004, 10: 1618-1624

[31] FORNIER MN, SEIDMAN AD, SCHWARTZ MK, GHANI F, THIEK R, NORTON L *et al.* Serum HER2 extracellular domain in metastatic breast cancer patients treated with weekly trastuzumab and paclitaxel. *Ann Oncol* 2005, 16 (2): 234-239.

[32] PEYRAT JP, BONNETERRE J, LUBIN R, VANLEMMENS L, FOURNIER J and SOUSSI T: Prognostic significance of circulating P53 antibodies in patients undergoing surgery for locoregional breast cancer: *Lancet*, 1995; 345: 621-622.

33. LENNER P, WIKLUND F, EMDIN SO, ARNERLÖV C, EKLUND C, HALLMANS G *et al.* Serum antibodies against p53 in relation to cancer risk and prognosis in breast cancer: a population-based epidemiological study: *Br J Cancer*, 1999; 79 (5 juin): 927-932.

[34] YU H, GIAI M, DIAMANDIS EP, KATSAROS D, SUTHERLAND DJA, LEVESQUE MA *et al.* Prostate specific antigen is a new favorable prognostic indicator for women with breast cancer : Cancer Res, 1995; 55: 2104-2110.

[35] GIAI M, YU H, ROAGNA R, PONZONE R, KATSAROS D, LEVESQUE MA *et al.* Prostate-specific antigen in serum of women with breast cancer: *Br J Cancer*, 1995; 72: 728-731.

[36] FILELLA X, MOLINA R, ALCOVER J, CARRETERO P and BALLESTA AM: Detection of non prostatic PSA in serum and nonserum samples from women: *Int J Cancer*, 1996; 68: 424-427.

[37] ROMPPANEN J, KESKIKURU R, KATAJA V, ESKELINEN M, KOSMA VM, SAVOLAINEN K *et al.* Measurement of prostate-specific antigen in detection of benign or malignant breast disease in women: *Br J Cancer*, 1999; 79 (9/10): 1583-1587.

[38] FOEKENS JA, DIAMANDIS EP, YU H, LOOK MP, MEIJER-VAN GELDER ME, VAN PUTTEN WLJ *et al.* Expression of prostate-specific antigen (PSA) correlates with poor response to tamoxifen therapy in recurrent breast cancer: *Br J Cancer*, 1999; 888-894.

[39] GONCALVES A, ESTERNI B, BERTUCCI F, SAUVAN R, CHABANNON C, CUBIZOLLES M, *et al.* Postoperative serum proteomic profiles may predict metastatic relapse in high-risk primary breast cancer patients receiving adjuvant chemotherapy. *Oncongene* 2006, 25: 981-989.

[40] BAST RC, RAVDIN P, HAYES DF, BATES S, FRITSCHE H, JESSUP JM *et al.* 2000 Update of recommendations for the use of tumor markers in breast and colorectal cancer: clinical practice guidelines of the American Society of Clinical Oncology. *J Clin Oncol*, 2001, 19 (6): 1865-1878.

CARCINOMES IN SITU

Anne de ROQUANCOURT, Philippe BERTHEAU

CARCINOMES INTRACANALAIRES DU SEIN

Le carcinome intracanalaire (CIC) ou carcinome intragalactophorique est défini par l'OMS [1] comme « carcinome des galactophores n'infiltrant pas le tissu conjonctif ». Le CIC peut avoir son point de départ en n'importe quel point de l'arbre galactophorique mais naît le plus souvent dans l'unité terminale ductulo-lobulaire comme l'ont montré WELLINGS et COLL [2]. Les CIC se définissent histologiquement par des caractères architecturaux et des caractères cytologiques qui les différencient des carcinomes lobulaires. Ils constituent un groupe de lésions hétérogènes non seulement sur le plan morphologique mais aussi sur le plan biologique et évolutif.

Circonstances de découverte : les CIC se présentent soit sous la forme d'une masse palpable, soit sont révélés par un écoulement mamelonnaire ou une maladie de Paget du mamlon. Le plus souvent, il s'agit d'une découverte mammographique devant la présence de microcalcifications ou d'une désorganisation architecturale.

Sur le plan macroscopique, seules les lésions de comédocarcinome avec leur matériel nécrotique faisant issue de la lumière des canaux sont identifiables à l'œil nu. Les autres types de CIC n'ont pas de traduction macroscopique. Lorsque les patientes présentent une masse palpable, celle-ci est en général en rapport avec une lésion bénigne associée à des lésions de CIC de découverte microscopique.

La **taille** est définie par la mesure du plus grand diamètre de la tumeur. Pour les C.I.C., la mesure de la taille doit être histologique car les lésions n'ont souvent pas de traduction clinique et leur taille est largement sous-étimée par la radiologie. Soit la mesure de la taille est estimée à partir du nombre de sections galactophoriques envahies, soit on mesure sur coupe le plus grand diamètre de la tumeur. Lorsque le CIC est présent sur plusieurs niveaux, qu'ils soient consécutifs ou non la proportion de lames atteintes est précisée (2 octobre......à 10/10).

L'extension se caractérise par les notions de ***multifocalité*** et de ***multicentricité***. La multifocalité est définie comme la présence de foyers de C.I.C. largement séparés par du tissu sain. Pour certains la distance entre les foyers doit être supérieure ou égale à 2 cm. Le caractère multicentrique du C.I.C. est défini selon les auteurs soit par plusieurs foyers de C.I.C. séparés par du tissu sain quelle que soit la distance (multifocalité et multicentricité ont alors le même sens), soit comme plusieurs foyers de C.I.C. séparés par une distance minimale de 5 cm ou situés dans différents quadrants du sein. Les importantes variations de taille et d'extension observées dans les séries de la littérature sont liées aux différences de définition et de méthodologie. Ainsi, la multicentricité des CIC varie de 15 % à 75 % selon les séries. Lagios et coll. [3, 4] montrent que la grande taille (supérieure ou égale 25 mm) est corrélée à la fréquence de l'invasion occulte, de la multicentricité, des récidives et de l'envahissement mamelonnaire. Les travaux récents de HOLLAND [5] et ceux plus récents de FAVERLY [6] ont montré que ces cancers n'ont pas un développement multicentrique mais segmentaire ; l'extension des lésions dans un segment de galactophore se faisant de façon continue dans les carcinomes peu différenciés, discontinue (multifocal) dans les carcinomes bien différenciés.

La classification « classique » [1] des CIC, dérivée de l'OMS, basée sur les critères architecturaux reconnaît cinq soustypes :

- *massif* : la lumière des canaux distendus est comblée par les éléments tumoraux ;
- *cribriforme* : la prolifération tumorale endoluminale est creusée de trous à l'emporte pièce ;
- *Papillaire* : les papilles grêles comportent un axe conjonctivo-vasculaire ;
- *micropapillaire* : les cellules tumorales réalisent de petites touffes à base étroite, à sommet renflé, bombant dans la lumière du canal. Cette variété micropapillaire est classée par certains auteurs parmi les CIC papillaires, pour d'autre parmi les cribriformes ;
- *comédo* : la définition de ce type est variable selon les auteurs. Pour certains le type comédo correspond soit à une nécrose centro-canalaire marquée, supérieure à 50 % dans un canal, soit à de la nécrose présente dans plus de la moitié des canaux envahis. L'architecture est massive. Dans la plupart des classifications, le type comédo associe une nécrose centrale marquée et un grade nucléaire élevé. Il existe actuellement un consensus pour séparer le grade et l'architecture.

AZZOPARDI [7] individualise un type *crampon* « clinging carcinoma » défini comme une prolifération maligne constituée d'une ou de quelques assises cellulaires avec lumière canalaire conservée. L'assise myoépithéliale est normale, discontinue ou absente.

Au sein d'une même tumeur, ces différents types architecturaux sont généralement associés avec souvent prédominance de l'un d'entre eux. Le type *micropapillaire* est le plus multicentrique. Le type *comedo*, lorsqu'il est défini par une nécrose associée à un haut grade nucléaire, est corrélé à un taux de récidive et de microinvasion élevée.

Les aspects architecturaux étant insuffisants à eux seuls pour caractériser les carcinomes intracanalaires, plusieurs auteurs [3, 8] ont proposé un grading histologique basé sur la nécrose, le grade nucléaire et le type architectural. Plusieurs études établissent alors la valeur pronostique d'un haut grade nucléaire [9, 10, 11] et le rôle mineur des critères architecturaux.

HOLLAND et le groupe des pathologistes européens [12] proposent en 1994 une classification dont le critère principal est la différenciation cytonucléaire et le second critère la *différenciation architecturale* ou *polarisation* (figure 1). Ils distinguent :

- des CIC **peu différenciés** constitués de cellules à noyaux pléomorphes, fortement nucléolés, à chromatine dense, riches en mitoses. Les cellules ne présentent pas de polarisation. L'architecture est généralement de type solide. La nécrose est fréquente, les calcifications lorsqu'elles sont présentes sont de type amorphe ;
- des CIC **bien différenciés**, composés de cellules à noyaux monomorphes à chromatine fine à petit nucléole, pauvres en mitoses. Les cellules sont polarisées. L'architecture est de type micropapillaire, cribriforme ou de type crampon, rarement de type solide. La nécrose est rare ; les calcifications lorsqu'elles sont présentes sont de type psammomateux ;
- des CIC **moyennement différenciés**, constitués de cellules modérément pléomorphes présentant un certain degré de polarisation.

Dans cette classification, la taille nucléaire n'est pas prise en compte, de

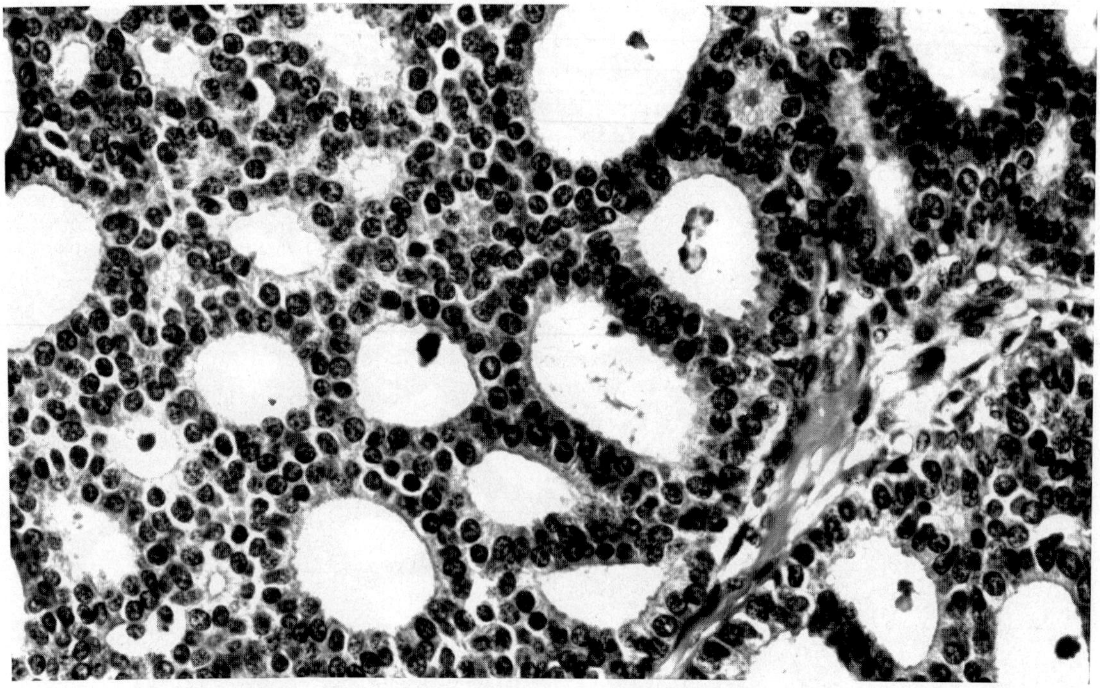

Figure 1 : Carcinome intragalactophorique
polarisation - HE × 400.

même que la nécrose qui n'apparaît que comme critère associé. Cependant cette classification devrait avoir une signification pronostique proche de celle basée sur le grade nucléaire.

Silverstein et coll. [13] ayant validé la valeur pronostique sur la survie sans récidive locale du grading basé sur le grade nucléaire et la nécrose élabore en 1995 la **classification de Van Nuys** qui individualise un groupe de haut grade de malignité et un groupe de non haut grade, avec ou sans nécrose. À partir de cette distinction, 3 sous-groupes de C.I.C. sont individualisés.

- Sous-groupe 1 : grade nucléaire 1 ou 2 sans nécrose (bas grade figure 2).
- Sous-groupe 2 : grade nucléaire 1 ou 2 avec nécrose (grade intermédiaire figure 3).
- Sous-groupe 3 : grade nucléaire 3 avec ou sans nécrose (haut grade figure 4).

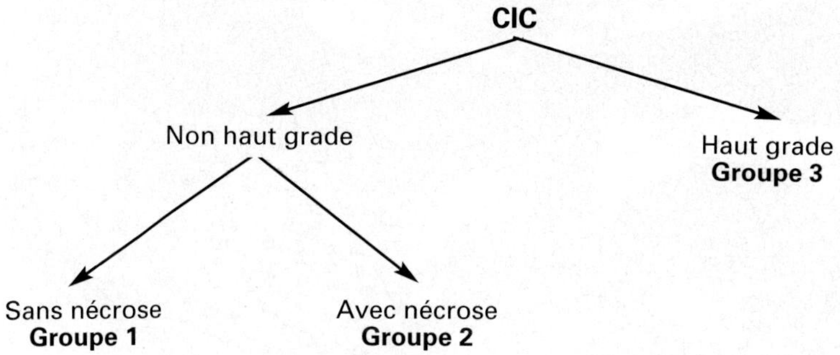

Figure 2 : Carcinome intragalactophorique non haut grade
grade nucléaire 1 - HE × 200.

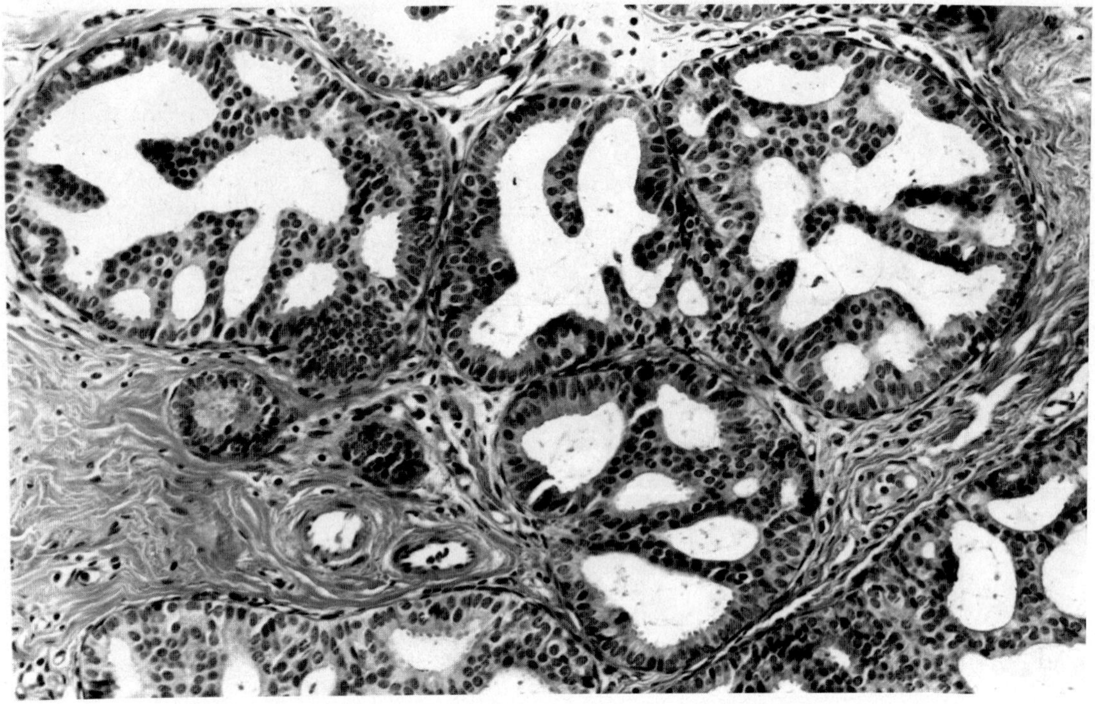

Figure 3 : Carcinome intragalactophorique non haut grade
nécrose centro-canalaire. Grade nucléaire 1 - HE × 200.

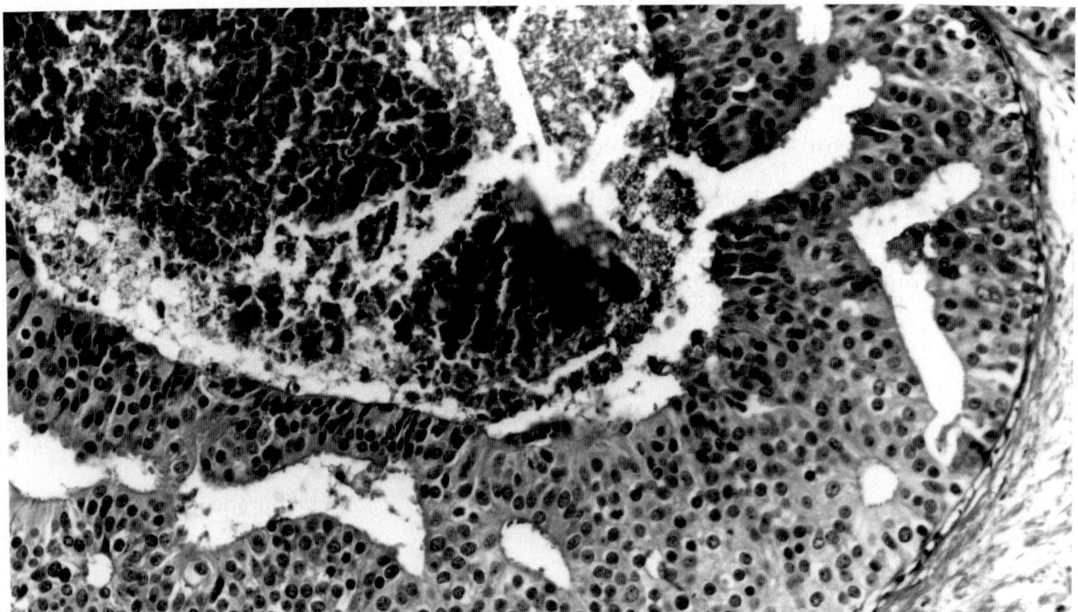

Figure 4 : Carcinome intragalactophorique de haut grade
haut grade nucléaire associé à une nécrose centro-canalaire - HE × 200.

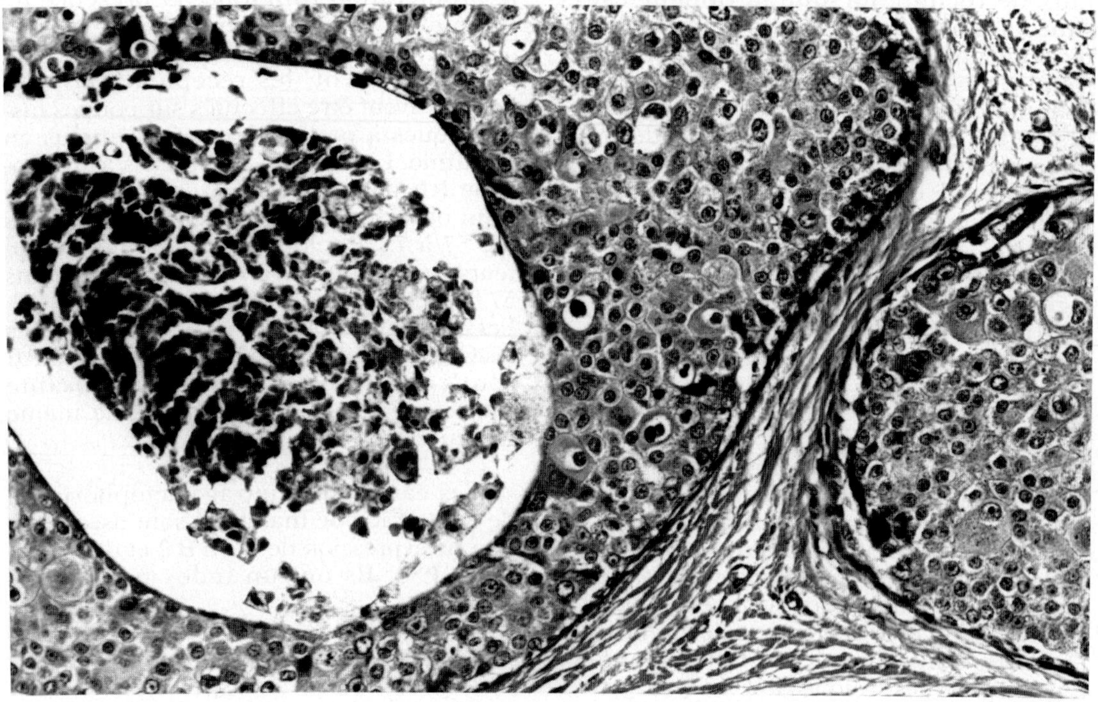

Le problème de ces différentes classifications est leur valeur pronostique.

En 1996, Silverstein, Lagios et coll. [14] proposent un index pronostique, l'index pronostique de Van Nuys V.P.N.I. qui prend en compte : le grade histologique, la taille de la tumeur, la distance de la tumeur par rapport aux limites d'exérèse.

Pour la **taille** :

- Score 1 si la tumeur est inférieure à 15 mm.
- Score 2 si la taille de la tumeur est comprise entre 16 et 40 mm.
- Score 3 si la taille de la tumeur est supérieure à 41 mm.

Pour les **limites d'exérèse** :

- Score 1 : berges situées à 10 mm ou plus de la tumeur.
- Score 2 : berges situées entre 1 et 9 mm de la tumeur.
- Score 3 : berges situées à moins de 1 mm de la tumeur.

VNPI = grade histologique + score de la taille + score des berges

Cet index pronostique permet de déterminer pour les carcinomes canalaires *in situ*, 3 groupes de patientes présentant un potentiel de récidive différent après traitement conservateur donnant ainsi une indication thérapeutique.

V.N.P.I. : 3 ou 4 exérèses simple
V.N.P.I. : 5, 6, 7 exérèses + radiothérapie
V.N.P.I. : 8 ou 9 mastectomie

Dans une étude rétrospective regroupant 469 cas Silverstein [15] a montré que le statut des marges apparaissait comme un facteur primordial dans la survenue des récidives, la radiothérapie diminuant le taux de rechute lorsque la tumeur est située à moins de 1 mm des berges. Plus récemment, Godstein et coll. [16] ont montré que plus que le statut des marges, la quantité de tumeur retrouvée à proximité des limites d'exérèse était un facteur déterminant dans la survenue de récidives, la radiothérapie étant insuffisante pour traiter une tumeur résiduelle trop importante.

Ces différentes classifications morphologiques posent un problème de reproductibilité, aussi, les participants à la conférence de consensus pour la classification des carcinomes canalaires in situ [17] qui s'est déroulée à Philadelphie en 1997 n'ont opté pour aucune des classifications existantes, par contre ils se sont mis d'accord sur les divers éléments devant figurer dans un compte rendu anatomopathologique de carcinome intracanalaire du sein. Ces éléments sont le grade nucléaire, la nécrose, la polarisation, le type architectural. Il convient également de préciser l'état des limites d'exérèse, la taille et la topographie des lésions de C.I.C., la présence de microcalcifications et leur siège ; enfin, devra figurer dans le compte rendu un commentaire concernant la corrélation entre les lésions morphologiques observées et les anomalies mammographiques.

Il convient d'examiner un nombre suffisant de prélèvements si possible la totalité de la pièce d'exérèse et de recouper les blocs d'inclusion s'il existe un doute afin de ne pas méconnaître un éventuel foyer **micro-invasif**. Il n'y a pas à ce jour de consensus dans la littérature concernant la définition de la microinvasion. Nous optons pour la définition récemment proposée par Silver & Tavassoli [18] :

- soit 3 foyers infiltrant inférieurs ou égaux à 1 mm chacun ;
- soit 1 seul foyer infiltrant inférieur ou égal à 2 mm.

Le diagnostic différentiel entre carcinome intragalactophorique et hyperplasie épithéliale canalaire atypique repose sur des caractères architecturaux et cytonucléaires. Les arguments en faveur du carcinome sont : le caractère « tranché » des lésions par rapport au voisinage ; l'aspect « rigide » de la prolifération tumorale, la présence de nécrose ; les atypies cytonucléaires.

Actuellement, les récepteurs hormonaux peuvent être effectués sur coupes histologiques à partir de matériel inclus en paraffine. Le taux des récepteurs à l'œstrogène RE dans les CIC est comparable à celui observé dans les carcinomes invasifs (de 57 à 75 % selon les séries). Les récepteurs de la progestérone sont positifs dans 57 % des carcinomes intracanalaires [16]. Les RE sont le plus souvent négatifs dans les CIC de haut grade de malignité. Les RE sont comparables dans la composante intracanalaire et infiltrante d'une même tumeur.

Les carcinomes intragalactophoriques de haut grade de malignité sont associés à une surexpression de Cerb B 2 et de la protéine P53. Ils ont un index prolifératif élevé.

L'OMS recommande la classification en trois grades selon les aspects nucléaires ; néanmoins elle introduit une nouvelleclassification proposée par Tavassoli [20] qui utilise pour les lésions pré-invasives le terme de ***ductal intra-epithelial neoplasia*** (DIN)

En conclusion : l'importance de la rigueur de l'interprétation et de la qualité du compte rendu anatomopathologique n'est plus à démontrer. En matière de carcinome intracanalaire du sein les éléments retenus lors de la conférence de consensus de Philadelphie doivent être fournis par le pathologiste au clinicien puisqu'ils conditionnent les indications thérapeutiques et donc le pronostic de ces tumeurs.

CARCINOMES LOBULAIRES *IN SITU*

Décrits en détail en 1941 par Foote et Stewart [21], le carcinome lobulaire in situ (CLIS) est selon l'OMS un carcinome intéressant les canalicules intralobulaires qui sont comblés et distendus par une prolifération de cellules peu jointives sans envahissement du tissu conjonctif voisin.

Les cellules tumorales peuvent se propager dans les canaux extralobulaires (diffusion pagétoïde) et remplacer les cellules de l'épithélium canalaire. N'ayant ni traduction macroscopique ni mammographique, le CLIS est généralement découvert fortuitement à l'occasion de l'exérèse d'une lésion bénigne le plus souvent de nature dystrophique.

Histologiquement, les lobules atteints ont deux fois la taille d'un lobule normal. Ils sont constitués de canalicules ou ductules dont la lumière dilatée est comblée réalisant un aspect en « sac de billes » (figure 5). Les cellules tumorales sont monomorphes, possédant un noyau assez clair à chromatine fine. Les mitoses sont peu fréquentes. Le cytoplasme de ces cellules est parfois creusé d'une vacuole de mucus PAS ou Bleu Alcian positive. Les cellules tumorales n'expriment pas E-cahérine. Habituellement, toutes les terminaisons d'un même lobule sont atteintes. L'extension tumorale aux canaux galactophores de petit calibre intra et extralobulaires se fait sur le mode pagétoïde. Certaines formes de CLIS, rares, peuvent comporter une nécrose centrale. Les calcifications sont peu fréquentes.

Généralement, des lésions d'hyperplasie épithéliale atypique ou non sont associées aux lésions de CLIS témoignant de l'existence d'un continuum entre ces diverses lésions. Haagensen propose de regrouper sous le terme de « néoplasie intralobulaire » les lésions d'hyperplasie épithéliale atypique (HLA) et le CLIS et de les grader de I à III puisqu'il existe une progression graduelle entre les aspects d'HLA et ceux de CLIS.

Le CLIS est multicentrique, bilatéral dans 30 à 70 % des cas. Il peut être associé à d'autres types de carcinomes infiltrant que lobulaires. La fréquence de survenue d'un cancer infiltrant après le diagnostic sur biopsie de CLIS est de 10 à 20 % selon les séries [22-23]. Le délai d'apparition de ce cancer infiltrant est long, augmentant régulièrement jusqu'à 25 ans de suivie pour Haagensen [24]. De ce fait, certains auteurs dont Haagensen considèrent le CLIS comme une lésion dysplasique à

Figure 5 : Carcinome lobulaire in situ
Canalicules dont la lumière dilatée est occupée par des cellules monomorphes.

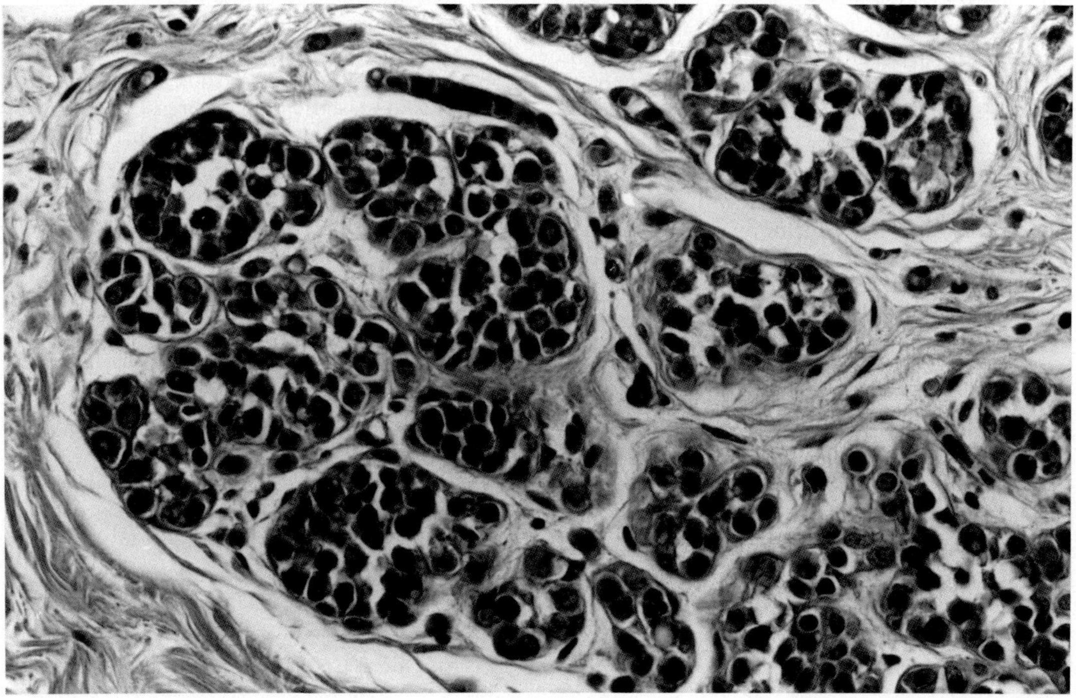

risque. Haagensen [24] et Rosen [22] n'ont pu mettre en évidence aucun facteur histologique prédictif de survenue ultérieure d'un cancer infiltrant. Cependant, Haagensen [24] note que, dans l'association CLIS-autre cancer, le CLIS comporte plus fréquemment des canalicules volumineux, qu'il existe une perte de cohésion des cellules tumorales et une importante extension des lésons dans le sein. Page [25] trouve un risque plus élevé de survenue de carcinome invasif dans les formes les plus achevées de néoplasie lobulaire (CLIS) que dans les formes où l'atteinte est moindre. Ottesen [23] observe une corrélation entre : récidives (carcinome autre que CLIS) et taille nucléaire, récidives et nombre de lobules atteints ≥ à 10, récidives et taille nucléaire + nombre de nombre de lobules atteints 10.

Les récepteurs à l'œstrogène sont le plus souvent positifs dans les carcinomes lobulaires *in situ* [26]. ■

BIBLIOGRAPHIE

[1] Scarff R.-W., Torloni H. Types histologiques des tumeurs du sein. In Classification histologique internationale des tumeurs n° 2. Genève : OMS 1981.

[2] Wellings SR, Jensen HM, Marcum RG. An atlas of subgross pathology of the human breast with special reference to possible precancerous lesions. *JNCI* 1975; 55: 231-273.

[3] Lagios MD, Margolin FR, Westdahl PR, Rose MR. Mammographically detected duct carcinoma *in situ*. Frequency of local recurrence following tylectomy and prognostic effect of nuclear grade on local recurrence. *Cancer* 1989; 63: 618-624.

[4] Lagios MD, Westdahl PR, Margolin FR, Rose M.R. Duct carcinoma *in situ*: relationship of extent of non invasive diseases to the frequency of occult invasion, multicentricity, lymphnode metastases and short-term treatment failures. Cancer 1982; 50: 1309-114.

[5] Holland R, Hendriks JH, Verbeek ALM, Mravunac M., Steckhoven JHS. Extent, distribution and mammographic/histological correlations of breast ductal carcinoma *in situ*. *Lancet* 1990; 335: 519-522.

[6] Faverly DRG, Burgers L., Bult P., Holland R. Three dimensional Imaging of mammary ductal carcinoma *in situ*: clinical implications. Seminars in Diagnostic pathology 1994; 11: 193-198.

[7] Azzopardi JG. Problems in breast pathology Saunders London 1979; 193-203.

[8] Bellamy COC, Mc Donald C, Salter DM, Chetty U, Anderson TJ. Non invasive ductal carcinoma of the breast. The relevance of histologic categorization. *Hum Pathol* 1993; 24: 16-23.

[9] Solin LJ, Recht A, Fourquet A *et al.* Ten-year results of breast-conserving surgery and definitive irradiation of intraductal carcinoma (ductal carcinoma *in situ*) of the breast. *Cancer* 1991; 68: 2337-44.

[10] Ottesen GL, Graversen HP, Blichert-Toft M, Zedeler K, Andersen JA. Ductal carcinoma in situ of the female breast. Short-term results of a prospective nation wide study. *Am J Surg Pathol* 1992; 16: 1183-96.

[11] Schwartz GF, Finkel GC, Garcia JC, Patchefsky AS. Subclinical ductal carcinoma in situ of the breast. Treatment by local excision and surveillance alone. *Cancer* 1992; 70: 2468-74.

[12] Holland R, Peterse JL, Millis RR, Eusebi V, Faverly D, Van de Vijuer MJ, Zafrani B. Ductal carcinoma *in situ*: a proposal for a new classification. *Seminars in Diagnostic Pathology* 1994; 11: 167-180.

[13] Silverstein MJ, Poller DN, Waisman JR, Colburn WJ, Barth A, Gierson ED, Lewinsky B, Gamagami P, Slamon DJ. Pronostic classification of breast ductal carcinoma *in situ. Lancet* 1995; 345: 1154-1157.

[14] Silverstein MJ, Lagios MD, Craig PH, Waisman JR, Lewinsky BS, Colburn WJ, Poller DN. A prognostic index for ductal carcinoma *in situ* of the breast. *American Cancer Society*, 1996; 77: 2267-2274.

[15] Silverstein MJ, Lagios MD, Groshen S, Waisman JR, Lewinsky S., Martino S, Gamagami P, Colburn WJ. The influence of the margin width on local control of ductal carcinoma *in situ* of the breast. *N Engl J Med* 1999; 340: 1455-1461.

[16] Goldstein NS, Kestin L, Vicini FA. Intraductal carcinoma of the breast. Pathologic features associated with local recurrence in patients with breast-conservating therapy. *Am J Surg Pathol* 2000; 24: 1058- 1067.

[17] Consensus Conference on the Classification of Ductal Carcinoma *in situ*. The Consensus

Conference Comitee. *Hum. Pathol* 1997; 28: 1221-1225.

[18] SILVER SA, TAVASSOLI FA. Mammary ductal carcinoma *in situ* with microinvasion. *Cancer*; 1998; 82: 2382-2390.

[19] WILBUR DC, BARROWS GH. Estrogen and progesterone receptor and C-erB-2 oncoprotein analysis in pure *in situ* breast carcinoma: an immunohistochemical study. *Mod Pathol* 1993; 6: 114-120.

[20] TAVASSOLI FA, HOEFLER H, ROSAI J, HOLLAND R, LIO IO, SCHNITT SJ, *et al* Intraductal proliferative lesions. In TAVASSOLI FA, DEVILEE P, eds. Tumors of the breast and female genital organs. World Health Organization Classification of tumors. Lyon: IARC Press, 2003.

[21] FOOTE FW, STEWART FW. Lobular carcinoma *in situ*: a rare form of mammary cancer. *Am. J. Pathol,* 1941; 17: 491-495.

[22] ROSEN PP, LIEBERMAN PH, BRAUN DW, KOSLOFF C, ADAIR F. Lobular carcinoma in situ of the breast: detailed analysis of 99 patients with average follow-up of 24 years. *Am. J. Surg. Pathol.* 1978; 2: 225-251.

[23] OTTESEN GL, GRAVERSEN HP, BLICHERT-TOFT M, ZEDERLER K, ANDERSEN JA. Lobular carcinoma *in situ* of the female breast. *Am.. J. Surg. Pathol.* 1993; 17: 14-21.

[24] HAAGENSEN C.D. Lobular neoplasia. In: Diseases of the breast, Ed 3 Philadelphia: W.B. Saudners 1986: 192-249.

[25] PAGE DL, KIDD TE, DUPONT WD, SIMPSON JF, ROGERS LW. Lobular neoplasia of the breast: Higher risk for subsequent invasive cancer predicted by more extensive disease. *Hum Pathol* 1991; 22: 1232-1239.

[26] GIRI DD, DUNDAS SAC, NOTTINGHAM JF, UNDERWOOD JCE. Estrogen receptors in benign epithelial lesions and intraduct carcinomas of the breast: an immunohistochemical study. *Histopathology* 1989; 15: 575-584.

CANCERS CANALAIRES *IN SITU* : ASPECTS THÉRAPEUTIQUES

C. CUVIER, M. ESPIÉ

ÉPIDÉMIOLOGIE

Les cancers canalaires *in situ* (CCIS) représentaient en France, dans les années 80, 2 à 3 % des cancers du sein ; ils étaient souvent découverts cliniquement, devant une masse palpable ou un écoulement mamelonnaire. Avec la généralisation de la mammographie, le dépistage de masse ou le diagnostic individuel précoce, leur incidence a augmenté et les CCIS représentent actuellement 15 % des nouveaux cas de cancer du sein [1, 2]. Aux États-Unis, entre 1973 et 2000, l'incidence des CCIS est passée de 4,3 à 32,7/100 000 femmes et par an. Cette augmentation d'incidence s'observe dans toutes les classes d'âge au-delà de 40 ans mais, comme pour les cancers invasifs, elle est plus importante pour les femmes de plus de 50 ans.

Les CCIS n'ont pas de caractères épidémiologiques propres. Les antécédents familiaux de cancer du sein en augmentent le risque, de même que la nulliparité, une première grossesse à un âge avancé et la notion d'une biopsie mammaire antérieure pour un problème bénin. Nous avons peu de données concernant le rôle de la contraception orale et du traitement hormonal substitutif de la ménopause pour ces formes. [3]. L'âge moyen de survenue se situe entre 49 et 54 ans.

CIRCONSTANCES DE DÉCOUVERTE

Elles sont parfois cliniques ; il peut alors s'agir de mastodynies localisées (souvent simple coïncidence), d'un nodule palpable, d'un écoulememt mamelonnaire (rappelons ici le caractère suspect des écoulements unipores séreux ou sanglants), d'un paget du mamelon. Le plus souvent le CCIS est asymptomatique et découvert à l'occasion d'un bilan radiologique systématique dans le cadre d'un dépistage individuel ou de masse. Dans l'observatoire national français ayant inclus 1 289 patientes, 88 % des CCIS ont été découverts à la mammographie, 12 % du fait de signes cliniques [4]. Les images révélatrices sont très souvent des microcalcifications (88 % des cas), parfois une désorganisation architecturale, une opacité irrégulière, stellaire, parfois ronde, une surdensité, parfois une association de 2 de ces anomalies. Les microcalcifications typiquement suspectes sont regroupées en foyer(s) et présentent un aspect irrégulier, vermiculaire, branché ; une distribution triangulaire à sommet vers le mamelon voire simplement « orientée » vers le mamelon est également suspecte. Il est fondamental de rechercher à la loupe d'autres foyers dans le même sein ou le sein controlatéral afin de ne pas méconnaître une bi-multifocalité ou une bilatéralité.

Rarement une image échographique isolée peut révéler un CCIS. Il s'agit alors d'un nodule irrégulier, hétérogène, à grand axe vertical ; néanmoins, l'échographie peut aussi préciser les caractères d'une masse palpable non visualisée à la mammographie ou objectiver un syndrome tumoral (composante infiltrante ?) au sein d'une plage de microcalcifications.

L'IRM n'est pas systématique actuellement pour le bilan local des CCIS.

DIAGNOSTIC

Il est obtenu actuellement la plupart du temps avant l'intervention chirurgicale par les techniques biopsiques percutanées ; celles-ci permettent d'éviter les interventions inutiles (lésions bénignes) et les reprises pour complément d'exérèse. L'obtention du diagnostic préalablement à l'intervention chirurgicale permet également de poser éventuellement l'indication de ganglion sentinelle dans le cas de CCIS de haut grade étendu ou de CCIS palpable évitant ainsi à la patiente un curage axillaire secondaire (l'examen extemporané n'est pas recommandé pour les lésions infracliniques surtout si elles mesurent moins de 10 mm). Généralement sont effectuées des macrobiopsies pour les foyers de microcalcifications, des microbiopsies pour les lésions palpables et les anomalies échographiques. Les prélèvements par macrobiopsies, plus conséquents, permettent un diagnostic plus précis, les microbiopsies étant à l'origine de sous-diagnostics plus nombreux. Le taux de sous-estimation en cas d'hyperplasie atypique en particulier est de 20 % ce qui justifie dans ce cas une exploration chirurgicale systématique. D'autre part, un clip doit être mis en place lors des macrobiopsies si celles-ci permettent l'exérèse de la totalité du signal radiologique. La radiographie des « carottes » biopsiques permet de vérifier la présence des microcalcifications dans les prélèvements.

Le diagnostic est parfois encore obtenu par l'examen histologique de la pièce chirurgicale d'exérèse de microcalcifications en cas de contre-indication aux prélèvements percutanés, contre-indication d'ordre physique, psychique ou technique (sein de petit volume, image très interne ou très superficielle, prothèse en place...).

Il est essentiel d'explorer toutes les images suspectes d'une même mammo-échographie afin de ne pas ignorer une multifocalité ou multicentricité (15 à 25 % des cas selon les séries, en fait selon la définition adoptée de la multicentricité).

FACTEURS PRONOSTIQUES

Ce sont les facteurs pronostiques de récidive locale ; ils sont essentiellement de nature histologique et sont décrits dans le chapitre consacré à l'histologie des CCIS (Dr A. de Roquancourt). Ce sont en premier lieu la taille histologique, l'étendue des marges, le grade. Sur le plan clinique, 2 facteurs ressortent ; l'âge de la patiente et le mode de révélation (clinique ou non, du CCIS).

LA TAILLE DE LA LÉSION

Elle est souvent difficile à déterminer précisément en particulier du fait de discordances radio-histologiques et du caractère fragmenté des prélèvements (recoupes, chirurgies itératives, macrobiopsies). Dans l'étude de l'EORTC, sur 193 cas analysés pour la taille, les taux de récidive locale (avec un suivi médian de 5,4 ans) sont de 13, 21 et 35 % pour les lésions de moins de 10 mm, 10 à 20 mm et plus de 20 mm respectivement. Ces taux sont de 16, 35, 71 % pour les patientes traitées par chirurgie seule, 11, 5 et 10 % pour celles traitées par chirurgie et radiothérapie mais les effectifs avec lésion mesurable dans ces sous-groupes sont faibles [5]. Dans l'étude rétrospective de Kerlikowske, une taille lésionnelle de plus de 10 mm (*versus* moins de 10 mm) est associée à un risque plus grand de récidive locale (OR = 1,7 ; 1,1-2,6) mais ce rôle pronostique ne ressort pas en multivarié [6]. Dans l'étude B17 du NSABP, la taille histologique ne ressort pas comme facteur pronostique ; cependant, dans cet essai, la plupart des lésions mesuraient moins d'un centimètre [7]. Dans l'étude pronostique de Silverstein, les 543 patientes avaient été traitées par chirurgie conservatrice plus ou moins radiothérapie ; les lésions étaient réparties en 3 sous-groupes : 15 mm et moins, 16 à 40 mm et plus de 40 mm ; les taux de récidive locale observés à 8 ans ont été respectivement de 12, 32 et 50 % [8]. D'autre part, plus la taille de la lésion est grande, plus le risqué de multicentricité et de micro-invasion est élevé [9].

LES MARGES

L'état des marges est un facteur pronostique essentiel de récidive locale. L'érèrèse complète des lésions intra-canalaires est fondamentale. Dans la série de Cutuli, les taux de récidive locale à 7 ans sont de 9,7 %, 25,2 % et 12,2 % pour des marges négatives, positives et douteuses respectivement (p = 0,008) [10]. Pour Vicini, les taux à 10 ans sont de 9 % et 16 % pour les marges saines et envahies respectivement (p = 0,03) ; ici, les patientes avaient toutes bénéficié d'un traitement conservateur avec radiothérapie [11]. À 10 ans, Solin rapporte 24 % de récidives locales pour des marges positives, 9 % pour des marges négatives (p = 0,03) ; les 270 patientes avaient, là aussi, bénéficié d'une irradiation post-opératoire [12]. Les taux de récidive locale à 5 ans pour les patientes de Kerlikowke traitées par chirurgie seule sont de 23 % pour des marges envahies et 9 % pour des marges de 10 mm ou plus [6]. Dans l'essai B24 du NSABP, les taux à 6 ans sont de 8 % pour des marges saines et 15 % pour des marges atteintes ; toutes les patientes étaient irradiées et elles recevaient ou non du Tamoxifène [13]. Dans l'essai B17 où la randomisation portait sur la radiothérapie, ces taux sont de 13 et 17 % à 8,5 ans [7]. À 10 ans, pour une population randomisée également entre radiothérapie ou non après la chirurgie, l'EORTC rapporte des taux de 15 % pour de marges saines et de 24 % pour des marges envahies (p = 0,0008) [5]. Dans ces études, lorsqu'une analyse en multivarié est effectuée, les marges restent toujours facteur pronostique de récidive locale. Pour Silverstein, la qualité des marges est le premier facteur pronostique de récidive locale. Il a ainsi défini des sous-groupes en fonction de la taille des marges : marges atteintes, moins de 1 à 3 mm, 3 à 10 mm et 10 mm ou plus. Dans une série de 445 patientes traitées par chirurgie exclusive, avec un recul moyen de 57 mois les taux de récidive locale sont respectivement de 47 %, 34 %, 26 %, 16 % et 4,6 [14].

La largeur des marges apparaît donc comme un facteur indiscutable de récidive locale ; elle est cependant également corrélée au résultat cosmétique ; elle est enfin souvent difficile à apprécier précisément et son analyse est peu reproductible. La Conférence de Consensus de 2001 avait statué que des marges de 10 mm représentaient le meilleur compromis entre résultat esthétique et contrôle tumoral. Les SOR publiés en 2004 considèrent saines des marges de 3 mm et plus, douteuses des marges de 1 à 3 mm et envahies des marges de moins de 1 mm [15]. Pour certains, des marges de 2 mm pourraient suffire lorsqu'une irradiation est prescrite [16].

LE GRADE

Il ressort de façon moins systématique comme facteur de récidive locale ; Dans l'étude de Kerlikowske, les taux de récidive à 5 ans sont de 9, 3 %, 16 % et 25,2 % pour les CCIS de grade bas, intermédiaire et élevé respectivement [6]. Les taux à 10 ans sont de 10 %, 19 % et 20 % pour les lésions bien, moyennement et peu différenciées des patientes de l'EORTC [5]. Silverstein, chez ses 583 patientes traitées avec ou sans radiothérapie, décrit à 12 ans des taux de récidive locale de 13, 23 et 45 % pour les lésions de grade 1,2 et 3 respectivement [17].

L'ÂGE

Comme pour les cancers infiltrants, l'âge jeune (moins de 40 ans) est un facteur de risque de récidive locale ; il est souvent associé à des facteurs de risque histologiques comme la taille tumorale et la nécrose ; ainsi, dans l'étude rétrospective du Mémorial, les 157 patientes opérées de façon conservatrice (irradiées pour 41 % d'entre elles) des groupes d'âge « moins de 40 ans, 40 à 69 ans et 70 ans ou plus » ont-elles, à 74 mois de recul, présenté des taux de récidive locale de 40 %, 18 % et 8 % respectivement [18]. De même, les 705 patientes de la série multicentrique française, réparties en « moins de 40 ans, 40 à 59 ans, 60 ans et plus » ont récidivé localement dans 32, 13 et 8 % des cas respectivement, ceci avec un suivi médian de 7 ans (515 patientes avaient bénéficié d'une chirurgie conservatrice avec radiothérapie et 190 d'une chirurgie conservatrice seule) [10]. Les 146 patientes du William Beaumont Hospital ont toutes été traitées par tumorectomie et radiothérapie ; le taux de récidive locale à 10 ans est de 26 % pour les moins de 45 ans et 8 % pour les plus de 45 ans (p = 0,03) [11]. Dans une étude multicentrique américaine, les 418 patientes ont été traitées par chirurgie conservatrice et radiothérapie ; le taux de récidive locale à 10 ans est de 31 % pour les patientes de 39 ans et moins, 13 % pour les patientes de 40 à 49 ans, 8 % pour celles de 50 à 69 ans et 6 % pour celles de plus de 60 ans. (p = 0,0001). L'âge ressort dans cette étude comme un facteur indépendant de récidive locale [12].

Dans l'essai B24 du NSABP, 1 804 patientes ont été randomisées après tumorectomie et radiothérapie entre Tamoxifène et placebo ; il a été décrit significativement moins d'événements dans le bras Tamoxifène mais l'âge est également ressorti comme facteur pronostique de récidive locale ; à 84 mois de suivi médian, il a été observé, pour les moins de 49 ans et les plus de 49 ans respectivement 16 % et 6,5 % de récidives locales dans le bras sans Tamoxifène et 11 % et 5,2 % dans le bras avec Tamoxifène [13]. La revue de 863 patientes de l'essai 10853 de l'EORTC (tumorectomie avec ou non radiothérapie) met aussi en évidence le rôle de l'âge : il a été noté ici 18 % et 45 % de récidives chez les, respectivement, plus de 40 ans et les moins de 40 ans non irradiées et 12 et 23 % pour les mêmes groupes irradiés. L'âge ressort aussi en multivarié ; HR = 2,14 (1,17-3,91 ; p = 0,02) [5]. Pour les 445 patientes de Silverstein traitées par chirurgie conservatrice exclusive, les taux de récidive locale sont de 43 %, 20 % et 7 % pour les groupes moins de 40 ans, 40 à 60 ans et plus de 60 ans respectivement [14]. Au total, même si les taux de récidive rapportés dans ces études portant sur des séries et des traitements hétérogènes, sont très variables l'âge apparaît comme un facteur pronostique non contestable.

LE MODE DE DÉCOUVERTE

Le caractère palpable du CCIS apparaît comme facteur pronostique de récidive locale. Dans l'étude rétrospective multicentrique rapportée par K. Kerlikowske et portant sur 1 036 patientes de plus de 40 ans traitées par tumorectomie exclusive, les patientes dont la lésion avait été diagnostiquée cliniquement par la palpation ont présenté plus de récidives locales invasives que celles dont la lésion avait été diagnostiquée à la mammographie : OR en multivarié = 4,9 (CI : 1,7-14,2) ; le risque de récidive invasive à 5 ans pour les CCIS palpables est 11,6 % (11,3-12,0 %) *versus* 6,6 % (6,2-7,1 %) pour les lésions infra-cliniques [6]. Dans l'essai de l'EORTC, la même corrélation est observée avec des taux de récidive locale de 16 et 25 % pour les CCIS infra-cliniques et cliniques respectivement traités par chirurgie seule et 11 et 17 % pour ceux traités par chirurgie et radiothérapie. Globalement, le risque relatif est de 1,8 (1,16-2,78), p = 0,008 [5].

Il convient donc d'être particulièrement vigilant dans les formes palpables, de ne pas sous-estimer la taille de la lésion et de ne pas méconnaître une micro-invasion associée.

TRAITEMENT

Le but du traitement est d'assurer aux patientes le maximum de chance de guérison aux prix de séquelles thérapeutiques les moins importantes.

La mastectomie a longtemps été le traitement de référence, car elle permettait de guérir la quasi-totalité des patientes (98 % de survie à 10 ans). Il était cependant paradoxal de continuer à proposer cette technique alors que les traitements conservateurs se généralisaient pour les cancers infiltrants (pour ceux-ci cependant, le risque était essentiellement lié à la survenue de métastases) et les CCIS, lésions considérées de bon pronostique, étaient de plus en plus souvent diagnostiqués au stade infra-clinique. Le traitement conservateur du CCIS s'est donc développé et entre 1983 et 1992, il a augmenté de 25,6 % à 53,3 % aux USA. Néanmoins, l'enjeu est conséquent : le risque métastatique est a priori nul au diagnostic du CCIS ; or un traitement local insuffisant expose au risque de récidive locale, laquelle se produit une fois sur deux sur le mode invasif avec le risque à distance inhérent. Il convient donc de ne pas augmenter ce risque local par une conservation mammaire intempestive alors que la mastectomie garantit 98 % de survie sans récidive.

Les indications ont été progressivement précisées, fondées sur les facteurs de risque cliniques et surtout histologiques.

LA MASTECTOMIE

Elle permet donc des taux de guérison de 98 %. Elle a été largement utilisée dans les années pré-dépistage systématique, les CCIS étant de découverte clinique le plus souvent : masse palpable, maladie de Paget, écoulement mamelonnaire. Néanmoins, les CCIS, même dépistés peuvent présenter une taille redhibitoire pour un traitement conservateur ; un tiers des patientes sont encore traitées par mastectomie. Celle-ci est souvent effectuée dans un 2e voire 3e temps chirurgical, la taille lésionnelle étant fréquemment sous-estimée radiologiquement voire macroscopiquement. Les prélèvements biopsiques pré-opératoires permettent cependant aujourd'hui « d'économiser » le temps chirurgical diagnostique. La mastectomie peut être suivie d'une reconstruction immédiate ou différée.

LA CHIRURGIE CONSERVATRICE EXCLUSIVE

La chirurgie conservatrice faisant ses preuves pour les cancers infiltrants et le dépistage se développant qui permet de diagnostiquer des CCIS de plus petite taille, la tumorectomie, exclusive d'abord, a été proposée pour ces lésions de bon pronostic. Les taux de récidive, après chirurgie seule sont très variables selon les séries, 30 % en moyenne à 10 ans. Lagios a observé 22 % de récidives à 11 ans (dont 59 % sur le mode invasif) dans une série de 79 patientes avec un CCIS de 8 mm en moyenne, des marges saines et une mammographie post-opératoire normale [19]. Avec un recul plus court de 57 mois, 79 récidives (17 %) dont 26 (33 %) invasives sont observées chez les 445 patientes opérées mais non irradiées de Silberstein [14]. 256 CCIS infra-cliniques ont été traités par chirurgie conservatrice seule par Schwartz ; à 67 mois, il a observé 71 récidives (28 %) dont 26 invasives (37 %) [20]. Dans une étude américaine, les patientes avec un CCIS de moins de 2,5 cm, des marges supérieures à 1 cm, une mammographie post-opératoire confirmant l'exérèse des microcalcifications, étaient traitées par chirurgie conservatrice seule ; la série a été interrompue précocément car l'analyse à 40 mois montrait 13 récidives sur 157 patientes dont 9 sous forme invasive (69 %), soit un taux estimé de 12,5 % à 5 ans. Il s'agissait pourtant ici d'une population sélectionnée, à faible risque de récidive *a priori* [21]. Au Congrès de San Antonio 2006, ont été présentés les résultats de l'essai ECOG-NCCTG dans lequel les patientes étaient traitées par chirurgie sans radiothérapie mais éventuellement Tamoxifène à partir de 2000 ; des marges de 3 mm ou plus étaient nécessaires et la mammographie post-opératoire devait montrer l'absence de microcalcifications résiduelles. 2 groupes étaient définis : CCIS de moins de 2,5 cm et de grade nucléaire bas ou intermédiaire (572 cas) ou CCIS de moins de 1 cm de haut grade (99 cas) ; dans le premier groupe pour lequel la taille lésionnelle moyenne était en fait de 6 mm, le taux de récidive locale à 5 ans est de 6,1 % (50 % invasives). Dans le deuxième groupe, dont la taille médiane était de 7 mm, ce taux à 5 ans est de 14,8 % (47 % invasives). La chirurgie seule apparaît ici clairement insuffisante pour les lésions de haut grade, même infra-centimétriques [22].

LA CHIRURGIE CONSERVATRICE AVEC RADIOTHÉRAPIE

Du fait de ces taux de récidives et à l'image des cancers infiltrants, la radiothérapie a été associée à la chirurgie conservatrice. Elle délivre classiquement 50 Grays avec un fractionnement journalier conventionnel ; un surdosage au niveau du site lésionnel est souvent associé.

Les taux de récidives locales sont, là encore très disparates : 2,7 à 16,6 % avec une moyenne de 10-12 % à 7 ans et toujours environ une moitié de récidives invasives [23]. Dans l'étude multicentrique française, sont observés 13 % de récidives locales à 8 ans dont 63 % de lésions invasives dans le groupe chirurgie conservatrice plus radiothérapie [10]. La présence de facteurs de risque décrits plus haut explique, en général, ces taux de récidive élevés. Dans les séries plus récentes incluant essentiellement des lésions de petite taille (découverte mammographique) ayant bénéficié d'une éxérèse complète et d'une irradiation supérieure à 50 Grays, les taux de récidives locales à 5-8 ans sont inférieurs à 7-8 % [24].

La chirurgie conservatrice exclusive a été comparée à la chirurgie conservatrice avec radiothérapie dans 4 études randomisées. Dans l'étude B17 du NSABP, 813 patientes avec une résection complète de leur CCIS ont été traitées par chirurgie seule ou chirurgie plus radiothérapie à la dose de 50 Grays. Les taux de récidives à 10 ans sont de 31,7 % et 15,7 % respectivement soit un bénéfice absolu de 16 % ($p < 0,00005$). Ce bénéfice, qui augmente avec le temps est observé par ailleurs dans tous les sous-groupes (taille, grade, importance des marges). La radiothérapie a permis ici de diminuer de 62 % les récidives invasives et de 51 % les récidives non invasives. Il n'y a cependant pas de différence entre les 2 bras en termes d'incidence des métastases et de survie. Il convient de remarquer, d'autre part, que les taux de récidive, même avec irradiation, restent conséquents dans cette population à priori de bon pronostic (exérèse compléte, CCIS de petite taille) [7].

L'EORTC a randomisé entre 1986 et 1996, 1 003 patientes entre chirurgie conservatrice seule et chirurgie plus radiothérapie (50 Grays sans surimpression). L'âge médian était 51 ans et 71 % des CCIS étaient infra-cliniques. À 10 ans, les taux de récidive locales sont de 26 et 15 % avec et sans radiothérapie respectivement ($p < 0,0001$) ; la radiothérapie diminue dans les mêmes proportions les taux de récidives invasives et non invasives ; dans les 2 groupes, la moitié des récidives sont invasives et il n'y a pas de différence en taux d'évolution métastatique (4 %) et de survie (95 %) [25].

Une 3e étude a comparé chez 1 030 patientes avec exérèse complète, chirurgie conservatrice seule et chirurgie avec radiothérapie (50 Grays). Il s'agissait d'un plan factoriel 2 × 2 où les patientes pouvaient aussi recevoir du Tamoxifène pour 5 ans. À 53 mois, les taux de récidive locale sont de 13,7 pour les patientes non irradiées et 4,8 % pour les patientes irradiées ($p < 0,0001$) [26].

Un essai Suédois a comparé chirurgie conservatrice seule et chirurgie plus radiothérapie chez 1 066 patientes dont 78 % avec un CCIS diagnostiqué par mammographie. Les taux de récidive locale à 8 ans sont de 14 % avec radiothérapie et 31 % sans radiothérapie ($p < 0,0001$). Il n'y a pas de différence pour l'incidence des récidives métastatiques [27].

Dans ces 4 études randomisées, la radiothérapie a fait la preuve de son efficacité pour diminuer les taux de récidives locales, invasives comme non invasives. Ce bénéfice est d'autant plus important que le risque est plus élevé : marges envahies, âge jeune, nécrose. Pour Silverstein, dans une population de 583 patientes, l'intérêt de la radiothérapie n'est pas démontré lors de marges de plus de 10 mm (6 et 3 % de récidives pour les groupes chirurgie et chirurgie plus radiothérapie). En revanche, ces taux sont respectivement de 73 % et 35 % lors de marges inférieures à 1 mm ($p = 0,002$). Cependant, il s'agit ici d'une étude rétrospective où la radiothérapie n'était pas randomisée [28].

La surimpression n'a pas fait l'objet d'essai randomisé pour les CCIS. Chez les patientes de l'observatoire français, elle a été utilisée dans 50 % des cas, essentiellement lors de marges limites ou atteintes ; Une étude rétrospective menée chez 373 femmes de moins de 45 ans a montré avec un recul de 72 mois des taux de récidive locale de 28 % sans surimpression et de 14 % avec surimpression (et de 54 % pour les patientes non irradiées) ($p < 0,0001$) [29].

L'EXPLORATION GANGLIONNAIRE AXILLAIRE

Pour un cancer intra-canalaire pur infra-clinique, le risque d'atteinte axillaire est pratiquement nul. Il n'y a donc pas d'indication au curage axillaire non plus qu'au ganglion sentinelle. Néanmoins, au moment de la chirurgie et alors que le diagnostic a été porté sur les micro-ou macrobiopsies, une micro-invasion voire une invasion plus importante associée peut être méconnue. Il peut donc être opportun de proposer un ganglion sentinelle lorsque la lésion présente des facteurs de risque d'invasion tels une grande taille radiologique, un haut grade histologique ou un caractère palpable ; cette attitude peut permettre d'épargner à la patiente un curage secondaire, plus agressif ; en effet, jusqu'à présent, la technique du ganglion sentinelle était contre-indiquée après la chirurgie du fait de faux négatifs et d'échecs ; cette notion est moins évidente cependant actuellement, en particulier lors de chirurgie conservatrice.

LE TAMOXIFÈNE

Son effet préventif des récidives a été testé dans 2 essais.

L'étude randomisée B-24 du NSABP a comparé 5 ans de Tamoxifène (20 mg/jour) au placébo après chirurgie conservatrice et radiothérapie chez 1 804 patientes. 90 % des lésions étaient inférieures à 2 cm ; 600 sorties d'étude précoces ont été observées. À 74 mois de suivi moyen, les taux de récidive locale sont de 8,2 % pour le groupe Tamoxifène et 13,4 % pour le groupe placebo, soit une diminution relative du risque de 35 % ($p = 0,009$). Ce bénéfice n'est observé que pour les récidives infiltrantes : 2,6 % *versus* 5,3 % ($p = 0,01$) ; il n'y a pas de différence pour les récidives in situ (5 % *versus* 5,8 %). Le Tamoxifène ne modifie pas les taux de rechute régionale ou à distance ; il diminue le taux de cancers controlatéraux mais celui des cancers de l'endomètre est augmenté de même que le taux d'accidents thrombo-emboliques. Enfin, il n'y a pas de bénéfice significatif pour les patientes de plus de 50 ans, si l'exérèse est complète ou en l'absence de nécrose [13, 30]. Dans l'étude citée plus haut, conduite chez 1 694 patientes selon un plan factoriel 2 × 2, la randomisation portant sur la radiothérapie et le Tamoxifène, celui-ci n'apporte pas de bénéfice ; que les patientes aient été ou non irradiées [26]. La population de cette dernière étude était nettement plus agée que celle du NSABP (9,5 *versus* 33 % de moins de 50 ans), ce qui peut expliquer la divergence des conclusions quant à l'efficacité du Tamoxifène.

ÉVOLUTION

Le risque premier est la récidive locale ; *in situ*, après chirurgie partielle, elle garde un bon pronostic, l'évolution métastatique restant très rare. Néanmoins, la mastectomie est le plus souvent indiquée. Invasive, après traitement conservateur ou radical, elle expose au risque de récidive métastatique. Silverstein a suivi 707 patientes sur 69 mois en moyenne. Il a observé 74 récidives : 39 non invasives, 35 invasives. Les 448 patientes traitées de façon conservatrice ont présenté 9,3 % de récidives invasives à 8 ans et 2,1 décès par cancer ; ces chiffres sont de 0,5 % et 0 % pour les 259 patientes traitées par mastectomie. Après récidive locale invasive, le taux d'évolution métastatique à 8 ans est de 27 % et celui de décès par cancer de 14,4 % [31]. Solin a observé dans sa série de 422 patientes 42 récidives locales ou locorégionales après chirurgie et radiothérapie ; il s'agissait dans 54 % des cas de récidives invasives. Le traitement des récidives a consisté dans 37 cas en une mastectomie, dans 5 cas une tumorectomie a été effectuée. Le suivi médian après récidive est de 4,5 ans. La survie spécifique est de 92 %, la survie sans métastase de 89 %. Les récidives non invasives et les récidives infra-cliniques ont un meilleur pronostic [12].

EN PRATIQUE

Du fait de l'excellent pronostic des CCIS après mastectomie, les indications du traitement conservateur doivent être rigoureuses et nécessitent un bilan lésionnel précis ; s'il faut absolument éviter au maximum la récidive, en particulier invasive, il convient de conserver le sein le plus souvent possible.

La mastectomie reste recommandée devant certaines présentations comme le propose la conférence de consensus d'avril 1999 [32] :

- Si la taille du CCIS ne permet pas une exérèse carcinologique satisfaisante en fonction du volume du sein.
- S'il existe plusieurs zones de CCIS dans un même sein ne pouvant pas être opérées par une même incision.
- Si la radiothérapie est impossible (collagénose, irradiations antérieures...), et si la chirurgie conservatrice seule est inadéquate.
- Si la mastectomie est préférée par la patiente.

La reconstruction mammaire doit être proposée aux patientes qui optent pour la mastectomie ; la séquence doit être discutée cas par cas et il n'y a pas de contre indication à une reconstruction d'emblée si la patiente le désire.

En cas de reconstruction d'emblée, une mastectomie avec conservation de l'étui cutané peut être envisagée. Celle-ci doit permettre l'exérèse de l'ensemble du tissu mammaire, de l'aréole et du mamelon ainsi que de la cicatrice d'une éventuelle biopsie chirurgicale antérieure (à visée diagnostique).

Il n'y a pas de consensus suffisant pour proposer des recommandations impératives concernant la place de la surveillance seule post chirurgicale, de l'irradiation ou du Tamoxifène.

Les constatations et propositions suivantes ont cependant été énoncées :

Les essais cliniques ont mis en évidence d'excellents taux de contrôle local en associant la radiothérapie à la chirurgie en cas de marges saines d'au moins 10 mm ; les patientes traitées par chirurgie seule ont un plus grand risque de rechute locale. Ce risque est diminué en cas de marges saines importantes.

Le risque de présenter une rechute sous la forme d'un cancer infiltrant après conservation mammaire avec ou sans radiothérapie est d'environ 1 % par an.

Pour certains sous-groupes, le bénéfice de la radiothérapie est probablement suffisamment peu important pour que celle-ci puisse ne pas être réalisée, mais ces sous groupes ne sont pas clairement définis. Les patientes pour lesquelles la radiothérapie peut éventuellement être évitée doivent avoir été opérées d'une tumeur répondant aux critères suivants :

- taille histologique de la lésion inférieure à 2-3 cm de diamètre ;
- marges saines sur un cm ou plus ;
- lésion de bas grade nucléaire ou de grade intermédiaire ;
- résultat esthétique satisfaisant.

Dans les autres cas, il est préférable d'associer de la radiothérapie à la tumorectomie.

Les radiothérapeutes de la réunion de consensus ont proposé pour autoriser un traitement conservateur une taille tumorale inférieure à 5 cm.

Il n'y a pas d'indication au Tamoxifène systématique actuellement.

- Suivi :
  La surveillance doit se poursuivre à vie surtout en cas de traitement conservateur. La détection précoce des rechutes locales et d'un cancer du sein controlatéral est en effet fondamentale. Une mammographie annuelle et un examen clinique tous les six mois pendant les premières années puis tous les ans doivent être effectués. Aucun autre examen n'est nécessaire.

L'ANAES a essayé de dégager des conduites à tenir en fonction des nouvelles classifications anatomopathologiques et de la taille tumorale.

Certains auteurs proposent le traitement conservateur jusqu'à une taille tumorale anatomopathologique de 4 centimètres ; la possibilité de tumorectomie est par ailleurs liée à l'absence de microcalcifications diffuses ou résiduelles. Enfin, elle implique des marges saines (2-3 mm).

La place de la radiothérapie reste en discussion pour les tumeurs de moins de un centimètre, ce d'autant qu'elles sont de bas grade et que les marges sont saines, il n'est en effet pas démontré qu'elle soit indispensable. ■

BIBLIOGRAPHIE

[1] Marty M, Rossignol C, Serruys G *et al.* Le cancer du sein au moment du diagnostic. Étude nationale de la CANAM : analyse de 3007 cas. *Press Med* 1992 ; 21 : 1017-21.

[2] Ancelle-Park R, Nicolas J, Paty AC. Dépistage du cancer du sein. Évaluation du suivi épidémiologique. Situation au 31/12/2000. Institut de veille sanitaire. *www. inst. sante. fr/publications/2002/cancer-sein.*

[3] rentham-Diez A, Newcomb PA, Storer BE *et al.* Risk factors for carcinoma in situ of the breast. *Cancer Epidemiol Biom Prev* 2000; 9: 697-703.

[4] Cutuli B (pour le groupe d'études sur les CCIS). Carcinome canalaire *in situ*. Enquête sur les pratiques. In: Cancer du sein localisé : les nouvelles pratiques. Courbevoie : DateBe 2006 : 194-203.

[5] Bijker N, Peterse JL, Duchateau L *et al.* Risk factors for recurrence and metastasis after breast-conserving therapy for ductal carcinoma in situ : analysis of European Organization for Research and Treatment of Cancer trial 10853. *J Clin Oncol* 2001 (19); 2263-2271.

[6] Kerlikowske K, Molinaro A, Cha I. Characteristics associated with recurrence among women with ductal carcinoma in situ treated by lumpectomy. *J Natl Cancer Inst* 2003. 95 (22): 1692-1702.

[7] Fisher B, Dignam J, Wolkmark N *et al.* Lumpectomy and radiation therapy for the treatment of intraductal breast cancer: findings from National Surgical Adjuvant Breast and Bowel Project B-17. *J Clin Oncol.* 1998; 16 (2); 441-52.

[8] Silverstein MJ, Lagios MD, Groshen H *et al.* The influence of margin width on local control of ductal carcinoma in situ of the breast. *N Engl J Med* 1999. 340: 1455-61.

[9] Lagios MD, Westdahl PR Margolin FR *et al.* Duct carcinoma *in situ*: relationship of extent of non invasive diseases to the frequency of occult invasion, multicentricity, lymph node metastases and short-term treatment fealures. *Cancer* 1982; 50: 1309-114.

[10] Cutuli B, Cohen-Solal-le Nir C, de Lafontan B *et al.* Breast-conserving therapy for ductal carcinoma in situ of the breast: the French Cancer Center's experience. *Int J Radiat Oncol Biol Phys* 2002. 15; 53 (4): 868-79.

Taille histologique de la tumeur	Bas Grade	Grade Intermédiaire	Haut Grade
pT ≥ 2,5 cm à 4* cm	Mastectomie (traitement conservateur en cours d'évaluation)	Mastectomie (traitement conservateur en cours d'évaluation)	Mastectomie ± sentinelle
1 ≤ pT < 2,5 cm à 4* cm	Chirurgie conservatrice + radiothérapie	Chirurgie conservatrice + radiothérapie	Chirurgie conservatrice + radiothérapie ± sentinelle
pT < 1cm	Chirurgie conservatrice ± radiothérapie	Chirurgie conservatrice ± radiothérapie	Chirurgie conservatrice + radiothérapie
* pour certains auteurs			

[11] Vicini FA, Kestin LL, Goldstein NS *et al.* Impact of young age on outcome of patients with ductal carcinoma *in situ* treated with breast conserving therapy. *J Clin Oncol* 2000. 18: 296-306

[12] Solin LJ, Fourquet A, Vicini FA *et al.* Mammographically detected ductal carcinoma *in situ* of the breast treated with breast-conserving surgery and definitive breast irradiation: long-term outcome and prognosic significance of patient age and margin status. *Int J Radiat Oncol Biol Phys.* 2001; 50 (4); 991-1002.

[13] Fisher B, Dignam J, Wolkman N *et al.* Tamoxifen in treatment of intraductal breast cancer: National Surgical Adjuvant Breast And Bowel Project B-24 randomised controlled trial. *Lancet* 1999. 12 (353); 1993-2000.

[14] Mac Donald HR, Silverstein MJ, Mabry H *et al.* Local control in ductal carcinoma in situ treated by excision alone; incremental benefit if larger margins. *Am J Surg* 2005; 190: 521-5.

[15] Cutuli B, Fourquet A, Luporsi E *et al.* Recommandations pour la pratique clinique: Standarts, Options et recommandations 2004 pour la prise en charge des carcinomes in situ du sein (rapport abrégé).

[16] Kell MR, Morrow M. an adequat margin of excision in ductal carcinoma in situ. *Brit Med J* 2005; 331:789-90.

[17] Silverstein MJ. The Van Nuys/ USC experience by treatment. In: Ductal carcinoma in situ of the breast. 2nd edition, Silverstein MJ, Recht A, Lagios M. Philadelphia: Lippincott William and Wilkins, 2002: 337-42.

[18] Van Zee KJ, Liberman L, Samli B *et al.* Long term follow-up of women with ductal carcinoma in situ treated with breast-conserving surgery. The effect of age. *Cancer* 1999. 86: 1757-67.

[19] Lagios MD. Practical pathology of duct carcinoma *in situ*: how to derive optimal data from the pathologic examination. In: Ductal carcinoma in situ of the breast. 2nd edition. Silverstein MJ, Recht A, Lagios M. Philadelphia: Lippincott William and Wilkins, 2002: 207-21.

[20] Schwartz GF. Treatment of subclinical ductal carcinoma in situ of the breast by local excision and surveillance: an update personal experience. In: Ductal carcinoma in situ of the breast. 2nd edition, Silverstein MJ, Recht A, Lagios M. Philadelphia: Lippincott William and Wilkins, 2002: 308-21.

[21] Wong J, Kaelin CM, Troyan SL *et al.* Prospective study of wide excision alone for ductal carcinoma in situ of the breast. *J Clin Oncol* 2006; 24: 1031-6.

[22] Hughes L, Wang M, page D *et al.* Five years results of intergroup study E5194: local excision alone (without radiation treatment) for selected patients with ductal carcinoma in situ (DCIS). *Breast Cancer Res Treat* 2006; 81 (suppl1): S29.

[23] Mokbel K, Cutuli B. Heterogeneity of ductal carcinoma in situ and its effects on management. *Lancet Oncol* 2006; 7: 765-65.

[24] Fowble B. Overview of conservative surgery and radiotherapy in ductal carcinoma in situ. In: Ductal carcinoma in situ of the breast. 2nd edition, Silverstein MJ, Recht A, Lagios M. Philadelphia: Lippincott William and Wilkins, 2002: 287-302. (24)

[25] Bijker N, Meijnen PH, Peterse JL *et al.* Breast-conserving treatment wih or without radiotherapy in ductal carcinoma *in situ*: ten-year results of European organisation for research and treatment of cancer randomized phase III trial 10853-a-study by the EORTC breast cancer cooperative group and EORTC radiotherapy group. *J Clin oncol* 2006; 24: 3381-7.

[26] Houghton J, George WD, Cuzic J *et al.* Radiotherapy and tamoxifene in women with completely excised ductal carcinoma of the breast in the UK, Australia, and New Zealand: randomised controlled trial. *Lancet* 2003; 362: 95-102.

[27] Emding S, Granstrand B, Ringberg A *et al.* SweDCIS: radiotherapy after sector resection for ductal carcinoma in situ of the breast. Results of a randomised trial in a population offered mammographic screning. *Acta Oncologica* 2006; 45: 536-4.

[28] Silverstein MJ. An argument against routine use of radiotherapy for ductal carcinoma in situ. *Oncology* 2003; 17: 1511-33.

[29] Omlin A, Amichetti M, Azria D *et al.* Boost radiotherapy in young women with ductal carcinoma *in situ*: a multicenter retrospective study of the Rare Cancer Network. *Lancet Oncol* 2006; 8: 652-6.

[30] Fisher B, Land S, Mamounas E *et al.* Prevention of invasive breast cancer in women with ductal carcinoma *in situ*: an update of the national surgical adjuvant breast and

bowel project experience. *Semin Oncol* 2001; 28: 400-18.

[31] SILVERSTEIN MJ, LAGIOS MD, MARTINO S *et al.* Outcome after invasive local recurrence in patients with ductal carcinoma in situ of the breast. *J Clin Oncol* 1998. 16: 1367-73.

[32] GORDON F. *Human Pathol* 2000, 31 (2) 131-139.

CANCERS LOBULAIRES DU SEIN
Particularités diagnostiques et évolutives

Marc ESPIÉ, Hamid HOCINI, Caroline CUVIER, Sylvie GIACCHETTI

CANCER LOBULAIRE *IN SITU*- NÉOPLASIE LOBULAIRE

DÉFINITIONS

Le carcinome lobulaire *in situ* (CLIS) est « un carcinome intéressant les canalicules intralobulaires qui sont comblés et distendus par une prolifération de cellules peu jointives sans envahissement du tissu conjonctif voisin. Les cellules tumorales peuvent se propager dans les canaux extra-lobulaires (diffusion pagetoïde) et remplacer les cellules de l'épithélium canalaire » [1] Foot et Stewart [2] en 1941 avaient initialement décrit cette lésion et la considéraient comme la phase *in situ* d'un cancer infiltrant, ils soulignaient toutes les difficultés cliniques et diagnostiques de cette entité comme le rapporte M Trojani [3]. Ultérieurement Haagensen [4] proposa le terme de néoplasie lobulaire qui regroupe de fait les hyperplasies lobulaires atypiques et les CLIS, la frontière entre ces deux entités est parfois subjective. Le CLIS devint alors d'avantage un facteur de risque d'un cancer infiltrant ultérieur et non un stade de transition avant la survenue d'un cancer infiltrant. Toutefois, aucun élément prédictif n'existe à l'heure actuelle et la quantification exacte du risque est difficile. Les formes histologiques les plus à risque sont les CLIS pléomorphes [5] Fadare [6] a individualisé des CLIS s'accompagnant d'une nécrose comme on la rencontre dans les comédocarcinomes et a observé que souvent ces formes accompagnaient un cancer infiltrant et qu'il était donc nécessaire de les opérer lorsque le diagnostic avait été fait par une biopsie à l'aiguille.

Les travaux récents remettent en cause la notion du CLIS « facteur de risque » et il est bien plus probable que la « néoplasie lobulaire » soit bien un état précancéreux tout comme le carcinome canalaire *in situ* mais que son évolutivité soit beaucoup plus lente [7].

INCIDENCE

Le CLIS est une lésion rare, il représente 2 à 3 % des cancers [8]. Aux États-Unis d'Amérique, son incidence semble avoir augmenté de 15 % en 15 ans, celle du CCIS augmentant sur la même période de 32 %. Cette augmentation semble liée au dépistage mammographique [9].

L'âge des patientes au moment du diagnostic du CLIS est souvent de 40 à 50 ans, soit 5 à 15 ans plus jeunes que lors d'un cancer infiltrant [10]. Il faut noter cependant que l'incidence du CLIS semble augmenter chez les femmes ménopausées [11]. Aux USA, l'incidence du CLIS a été multipliée par 2,6 entre 1980 et 2001 [12].

DIAGNOSTIC

Il est souvent rapporté que le CLIS est de découverte fortuite. En fait il me semblerait plus juste de dire qu'il n'y a pas à ce jour de traductions clinique ou radiologique spécifiques associées au CLIS. En effet, le diagnostic est souvent fait à l'occasion d'une biopsie pour une anomalie clinique ou radiologique : zone indurée d'aspect mastosique, surcroît d'opacité, microcalcifications non suspectes à l'évidence... L'indication opératoire n'a pas été portée pour « rien » par le clinicien, mais en raison d'un doute sur une zone anormale et afin d'avoir une certitude histologique.

Beute [13] a pu reprendre 119 patientes opérées (165 seins) et a fait une corrélation anatomo-clinique et radiologique : 56 % des seins opérés avaient une anomalie radiologique : 14 % de microcalcifications seules, 14 % de microcalcifications avec un surcroît d'opacité associé, 8 % d'opacités évocatrices de malignité, 15 % d'opacités non suspectes à l'évidence et 5 % de surcroît d'opacité ou d'asymétrie. Les microcalcifications étaient de type varié et semblaient d'accompagnement souvent retrouvées dans des zones d'adénose ou de métaplasie apocrine adjacentes au foyer de CLIS.

44 % n'avaient pas d'anomalie radiologique. Chez ces patientes les biopsies avaient été proposées dans 59 % des cas devant une masse palpable, dans 6 % des cas en raison d'un écoulement mamelonnaire, dans 19 % des cas lors d'une plastie de réduction mammaire et dans 16 % des cas en raison d'un CLIS controlatéral.

Il a apparié les mammographies de ces patientes avec celles de femmes d'une même tranche d'âge effectuées dans le cadre d'un dépistage systématique et les a comparées en utilisant la classification de Wolfe [14], [15]. Il retrouve que les seins atteints ont une densité de type fibroglandulaire en plus grande proportion que les témoins (85 % *versus* 45 %).

Au niveau anatomopathologique, en cas de CLIS, il a noté plus fréquemment la présence d'adénose sclérosante, de mastopathie « fibroadénomatoïde », et d'hyperplasie lobulaire sous toutes ses formes, ce qui étaie la thèse d'une maladie du parenchyme mammaire dans sa totalité.

Pope [16] a repris 26 dossiers de CLIS. L'indication de biopsie a été portée le plus fréquemment devant des microcalcifications. Celles-ci étaient le plus souvent à proximité du foyer tumoral et plus rarement à l'intérieur de celui-ci. Il n'y avait pas de spécificité de ces microcalcifications qui n'étaient pas différentes de celles rencontrées dans l'adénose sclérosante. Ceci avait déjà été noté par Hutter [17] et avait été également rapporté par Sonnenfeld [18]. Cet auteur a conclu à l'absence de signe mammographique spécifique du CLIS.

L'utilisation de plus en plus fréquente des microbiopsies à l'aiguille pose le problème de l'attitude à adopter en cas de découverte sur l'une de celles-ci d'un foyer de CLIS : faut-il systématiquement opérer ou se contenter d'une surveillance régulière ? Arpino [19] a repris 45 diagnostics de néoplasie lobulaire et 12 diagnostics de néoplasie lobulaire associée à de l'hyperplasie atypique effectués sur des microbiopsies. Respectivement, des cancers infiltrants ont été trouvés lors d'une biopsie chirurgicale secondaire dans 14 et 33 % des cas. Ni l'imagerie, ni la clinique ne permettait de le prédire. Cet auteur conclut que la biopsie chirurgicale est nécessaire en cas de diagnostic de CLIS sur une microbiopsie. Liberman [20] avait auparavant repris 16 dossiers posant ce problème, elle suggérait que si le diagnostic de CLIS résultait de la microbiopsie d'une masse, une reprise chirurgicale est souhaitable de même que s'il existait des lésions associées au CLIS de type hyperplasie canalaire atypique ou cicatrice radiaire, ou encore s'il existait des lésions associées de carcinome canalaire *in situ*. Elle pensait par contre qu'en cas de CLIS isolé (5 cas dans sa série !) on pouvait peut-être ne pas réopérer. Ceci pose d'emblée le problème de la fiabilité du diagnostic de CLIS sur des microbiopsies, qui est loin d'être évidente. Arpino [19] dans une revue des différentes publications sur le sujet a retrouvé au total 16 % de cancer infiltrant associé, ce qu'a confirmé le travail d'Elsheikh [21]. Actuellement donc et en dehors d'études, une vérification chirurgicale systématique reste la règle. On attend d'avoir des données avec les macrobiopsies par aspiration, mais il semble qu'il existe également une sous-évaluation des lésions [22]. Mahoney [23] a mis en évidence 19 % de sous-estimation par rapport au diagnostic chirurgical ultérieur. Il n'y a donc pas d'image radiologique spécifique associée au CLIS, de même qu'il n'y a pas, le plus souvent, de masse palpable cliniquement évocatrice de cancer mais des anomalies cliniques et radiologiques évocatrices de « mastose ». Ceci pose d'emblée le problème de la surveillance de cette affection.

FACTEURS PRONOSTIQUES

En raison de la rareté de cette affection, peu de facteurs pronostiques ont été étudiés. Les récepteurs hormonaux ont été retrouvés positifs dans 5 cas sur 5 dans la série de Bur [24] et dans 9 cas sur 10 dans la série de Giri [25]. Ces tumeurs sont souvent diploïdes [26] et le pourcentage de cellules en phase S bas [27]. Le gène NM23 (suppresseur de tumeurs) a été retrouvé plus fréquemment associé au CLIS par Simpson [28] qu'au CCIS. Par contre, il n'a pas été retrouvé de surexpression de CerbB2 par ces tumeurs ni de P53 [29, 30].

Au total, le CLIS a un profil de maladie faiblement évolutive mais ces différents paramètres ne permettent pas actuellement de différencier des CLIS de bon ou de mauvais pronostic.

Lakhani [31] a mis en évidence une perte d'hétérozygotie entre autre au niveau du chromosome 16q, site du gène de la cadhérine E dans 30 % des cas. Cette perte d'hétérozygotie a été identifiée au niveau de CLIS associés à des cancers lobulaires infiltrants mais également au niveau de CLIS purs, ce qui peut évoquer que certains CLIS sont des précurseurs directs de cancers infiltrants. Hwang [7] a également mis en évidence une même clonalité entre CLIS et CLI avec un gain en 1q et une délétion en 16q. Berx et collègues [32] [33] ont eux aussi mis en évidence des mutations identiques au niveau des cancers lobulaires infiltrants de des CLIS adjacents suggérant là encore pour ces auteurs un continuum entre ces lésions. L'altération au niveau du gène de l'E-cadhérine et de l'expression des protéines qui y sont associées (α,β et p120 caténine) est un événement précoce retrouvé au niveau des CLIS et pourrait caractériser les CLIS pouvant évoluer vers des CLI. [34]. Morandi [35] conclut également que dans sa série les cancers lobulaires infiltrant et la néoplasie lobulaire sont reliés génétiquement et que, dans la majorité des cas, la néoplasie lobulaire précède les cancers lobulaires infiltrants. Mastracci [36] a mis en évidence une signature génomique identique entre l'hyperplasie lobulaire atypique et le CLIS avec une perte en 16q21-q23.1, région également altérée en cas de cancer infiltrant.

Il n'y a donc pas actuellement de facteurs pronostiques validés concernant les CLIS. Cependant pour Bodian [37] l'âge au diagnostic, les antécédents familiaux, une biopsie antérieure ayant déjà mis en évidence une lésion bénigne ou un CLIS ainsi que l'importance de l'atteinte intralobulaire sont des facteurs de mauvais pronostic. Il en est de même pour les cancers lobulaires *in situ* pléomorphes. L'importance de l'âge avait déjà été mise en évidence par London [38] pour l'hyperplasie atypique et Haagensen, quant à lui, avait déjà souligné le rôle des antécédents familiaux [39]. Ottesen [40] a rapporté l'importance du nombre de lobules atteints (supérieur ou inférieur à 10) sur la biopsie initiale de même que la taille nucléaire.

HISTOIRE NATURELLE

Celle-ci est fortement discutée comme nous l'avons évoqué en introduction entre les tenants du CLIS/facteur de transition vers un cancer infiltrant et ceux qui pensent qu'il s'agit d'un simple facteur de risque. Ces deux positions ont bien sûr des répercussions thérapeutiques, les uns tirant vers le bénin et donc la surveillance, les autres vers le malin et donc une chirurgie « préventive » ou au moins une chirurgie d'exérèse avec des marges saines. Il faut noter cependant que d'un point de vue moléculaire (*cf. supra*) de plus en plus d'arguments font penser que le CLIS n'est pas uniquement un indicateur de risque et qu'il vaut mieux l'interpréter comme un « précurseur non obligatoire » d'un cancer infiltrant ultérieur [41] [7]. La notion de fréquente bilatéralité de cette affection repose sur de petites séries de la littérature :

Ainsi environ 40 % des patientes ont des lésions bilatérales lorsque l'on effectue des biopsies controlatérales, ce chiffre pourrait vraisemblablement être plus élevé si l'on prenait en compte le résultat de mastectomies controlatérales, ce qui ne signifie cependant pas que toutes les patientes vont développer un CLIS ou un cancer infiltrant controlatéral. Claus [46], à partir du registre des tumeurs du Connecticut, a estimé que la probabilité cumulée de développer un cancer du sein controlatéral à 5 ans et à 10 ans était respectivement de 11,9 et 13,9 % alors qu'elle n'était que de 4,3 et 6,8 % après un diagnostic de CCIS.

En cas de mastectomie, le CLIS est fréquemment multicentrique (de 60 à 80 % des cas selon les séries) [47] [48] [49]. Les mêmes auteurs retrouvent dans ce cas de 4 à 6 % de foyers infiltrants associés.

Plusieurs séries de malades, surveillés après une biopsie initiale, ont été publiées avec des reculs variables. Le pourcentage de cancers infiltrants secondaires varie pour les cancers homo-latéraux de 2 à 23 %, pour les cancers infiltrants controlatéraux de 3 à 23 %. (Tableau II). Fisher [50] a observé que les rechutes surviennent dans le même site que la tumeur *in situ* initiale, ce qui évoque que le CLIS serait bien un état précancéreux plutôt qu'un simple facteur de risque et suggère que les marges d'exérèse après un diagnostic de CLIS doivent être satisfaisantes.

Le pourcentage de décès imputables au cancer en cas de traitement conservateur varie de 0 à 16 % (Tableau III). Le pourcentage le plus élevé étant retrouvé dans la série de Rosen [54] qui a également le plus long recul (24 ans). Le même auteur a secondairement publié une série de 125 femmes présentant un CLIS et traité par mastectomie [61] et n'a retrouvé que 3 % de décès à quinze ans de suivi. La comparaison peut sembler provocatrice, mais souligne cependant la prudence qui s'impose dans la publication des résultats en fonction du recul et du nombre de malades. Rosen proposait fort logiquement au vu de ces résultats une mastectomie unilatérale associée à une biopsie controlatérale en miroir au niveau du sein controlatéral suivie éventuellement d'une mastectomie au vu des résultats.

Haagensen a contrario [4] a colligé 297 cas de néoplasie lobulaire (hyperplasie lobulaire atypique + CLIS) avec un suivi de 16 ans. Il a observé 11,7 % de cancers infiltrants homo-latéraux secondaires et 12,9 % de cancers controlatéraux. Il n'a observé « que » 4 % de décès. Il proposa donc de conseiller aux patientes une surveillance clinique tous les quatre mois.

La différence entre les résultats de ces deux principales séries s'explique peut-être par la différence de définition dans les pathologies considérées. Ainsi Bodian [37] retrouve que l'hyperplasie lobulaire atypique augmente le risque ultérieur de cancer du sein par 2,6 alors qu'en cas de néoplasie lobulaire (qui de fait dans son esprit ne comprend que le CLIS !!) le

Tableau I :
Bilatéralité du CLIS

Auteurs	Patients	%
Newman [42]	6/26	23 %
Lewison [43]	7/15	46 %
Haagensen [39]	25/84	30 %
Urban [44]	9/22	40 %
Rosen [45]	16/43	37 %

Tableau II :
Survenue ultérieure de cancers infiltrants après une attitude conservatrice

Equipes	Patients	Suivi (médiane en années)	Cancers infiltrants homolatéraux	Cancers infiltrants controlatéraux
Hutter [17]	40	(4-27)	17,5 %	10,0 %
Giordano [51]	19	-	10,5 %	0,0
Andersen [52]	47	15 (2-28)	19,1 %	8,5 %
Wheeler [53]	25	15,7(1-24)	4,0 %	0,0
Haagensen [39]	297	14 (1-42)	11,7 %	12,9 %
Rosen [54]	99	24	23,0 %	23,0 %
Page [55]	39	19	15,0 %	10,0 %
Salvadori [56]	78	4,8 (0,3-13)	6,0 %	0,0
Walt [57]	65	7	2,0 %	18,0 %
Carson [58]	51	7 (1-20)	6,0 %	0,0
Ottesen [40]	69	5 (2-8)	11,6 %	0,0
Zurrida [59]	135	4	3,0 %	4,4 %
Ciatto [60]	37	5,3	14,0 %	3,0 %
Fisher [50]	180	12	5 %	5,6 %

Tableau III :
Décès après un CLIS

Auteurs	Patients	Traitement	Décès
Fisher [62]	182	conservateur	1,1 %
Zurrida [59]	135	conservateur	0,0
Carson [58]	51	conservateur	0,0
Ciatto [60]	37	conservateur	8,0 %
Salvadori [63]	78	conservateur	0,0
Andersen [52]	47	conservateur	8,5 %
Bradley [64]	389	conservateur	2,8 %
Ottesen [40]	69	conservateur	0,0
Page [55]	39	conservateur	8,0 %
Rosen [54]	99	conservateur	16,0 %
Haagensen [39]	285	conservateur	4,0 %
Frykberg [8]	515	conservateur	7,0 %
Wheeler [53]	25	conservateur	0,0 %
Rosen [61]	108	mastectomie	1,9 %
Salvadori [63]	53	mastectomie	0,0
Giordano [51]	105	mastectomie	1,0 %
Bradley [64]	391	mastectomie	0,9 %
Carter [65]	49	mastectomie	0,0
Wheeler [53]	32	mastectomie	3,1 %

risque relatif est de 5,4. Ce risque ultérieur est pour cet auteur fonction de la durée du suivi : 13 % à 10 ans, 26 % à 20 ans et 35 % à 35 ans.

Li [66] a étudié à partir des données épidémiologiques du SEER (Surveillance Epidemiology and End Results) la survenue d'un cancer infiltrant homolatéral ou controlatéral après un CLIS (4 490 patientes) Il a mis en évidence un taux respectif de 7,3 pour 1 000 personnes/an et de 5,2 pour 1 000 par an. Les patientes ayant eu un CLIS étaient 5,3 fois plus à risque de développer un CLI que les patientes qui avaient eu un CCIS, ce qui va à nouveau dans le sens du caractère précancéreux du CLIS et non uniquement d'un simple marqueur de risque.

CHOIX THÉRAPEUTIQUES

En 2007 la majorité des auteurs s'accordent pour proposer une surveillance régulière devant une biopsie ayant mis en évidence un CLIS. 70 % des patientes ne développeront pas de cancer infiltrant et cette simple surveillance leur évitera une chirurgie mutilante. Cette attitude suppose le consentement informé de la patiente et sa participation active à la surveillance à vie. Elle doit comprendre la nécessité de biopsies ultérieures au moindre doute. La mammographie n'est par ailleurs pas toujours parlante et fiable surtout chez les femmes jeunes où le diagnostic est réputé fortuit vu l'absence de signes spécifiques. Dans l'étude d'Ottesen [40] il faut d'ailleurs noter qu'en dépit d'une surveillance attentive, les huit cancers infiltrants secondaires ont été diagnostiqués alors qu'ils étaient palpables, la mammographie n'étant pas contributive dans la majorité des cas. Le risque ultérieur de décès par cancer invasif est faible mais non nul, même si beaucoup de cancers dépistés sont curables. En effet, dans l'hypothèse où le cancer sera dépisté alors qu'il est infracentimétrique, la probabilité de métastases axillaires est de 13 à 16 % [61, 67]. Dans la série de Rosen, qui ne comportait pas de suivi rigoureux, près de 50 % des patientes présentaient des métastases ganglionnaires lors de la rechute et dans la série de Haagensen-Bodian où la surveillance était plus stricte 26 % des patientes en rechute avaient un envahissement ganglionnaire.

La mastectomie associée ou non à des biopsies controlatérales est donc l'alternative à la biopsie-surveillance. Elle peut être envisagée en cas de facteurs pronostiques défavorables, de facteurs de risque, de la possibilité du suivi et en fonction du choix de la patiente. La radiothérapie n'a pas été étudiée dans cette indication, mais l'étude des pièces de mastectomies chez des patientes antérieurement irradiées ne semble pas montrer d'efficacité de celle-ci au niveau des lobules[68]. Cependant, récemment Cutuli [69] a rapporté une petite série de 25 patientes traitées entre 1980 et 1992 par une tumorectomie ou une quadrantectomie et une irradiation à la dose de 52 gys et avec un suivi médian de 153 mois les auteurs n'ont observé qu'une rechute locale. La radiothérapie peut donc éventuellement se discuter probablement pour les cancers lobulaires *in situ* de mauvais pronostic.

Des essais de prévention par le tamoxifène sont en cours d'évaluation. Ce traitement ne doit pas être proposé en dehors du cadre de la participation à un essai thérapeutique.

CANCER LOBULAIRE INFILTRANT

PARTICULARITÉS HISTOLOGIQUES ET ÉPIDÉMIOLOGIQUES

Le carcinome lobulaire infiltrant (CLI) représente environ 4 à 10 % des cancers du sein [70], son originalité tient d'une part à la difficulté de son diagnostic et d'autre part à une dissémination métastatique différente du carcinome canalaire infiltrant.

Histologiquement la forme typique est constituée de cellules rondes isolées ou disposées en file indienne, plus rarement en plages. Les cellules sont monomorphes à noyaux ronds presque dépourvus d'anisocaryose. Le cytoplasme est acidophile peu abondant et est souvent creusé d'une

Figure 1 : IRM localisations méningées

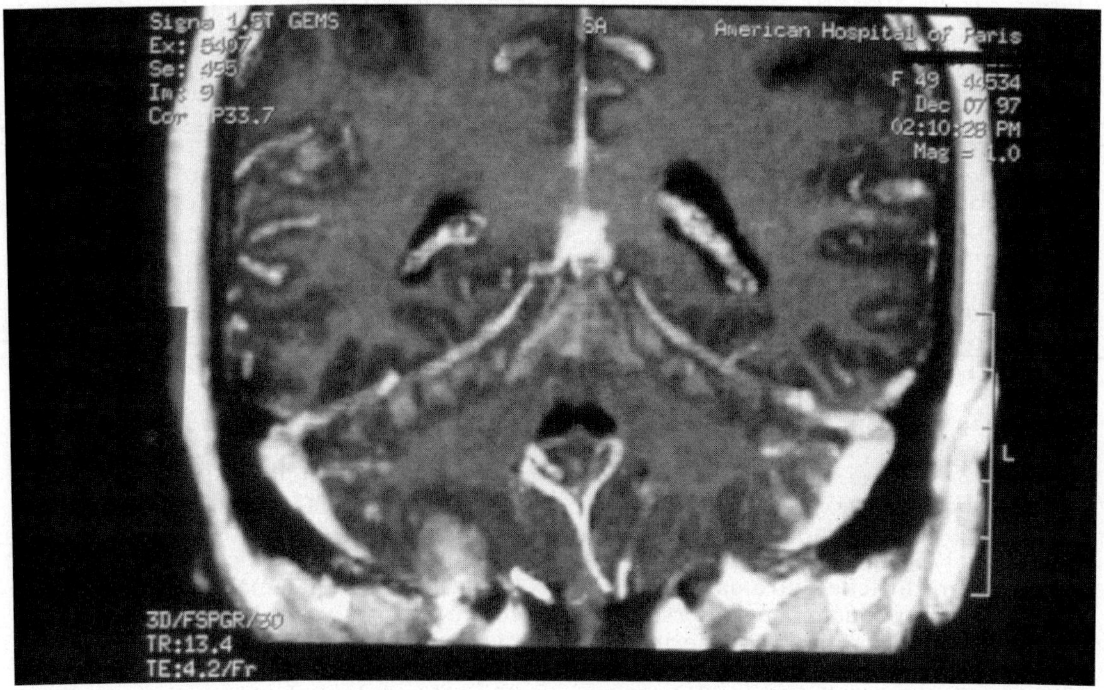

Figure 2 : IRM localisations méningées

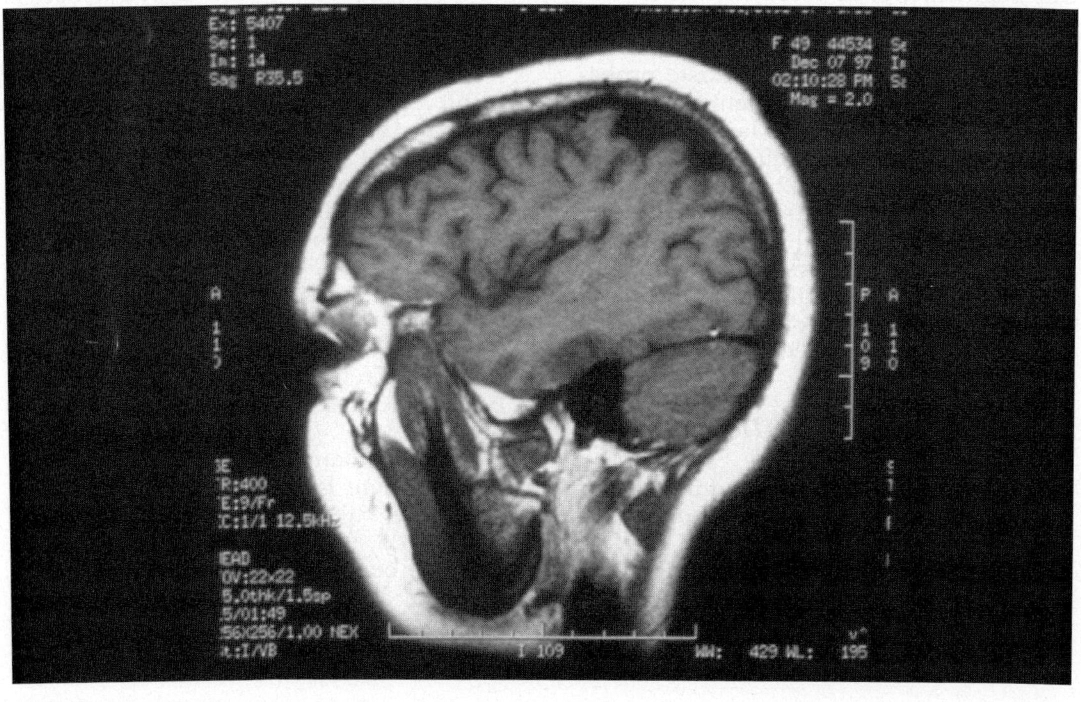

vacuole de sécrétion PAS ou bleu Alcian positive, déjetant le noyau en périphérie. Ces cancers sont majoritairement de grade 2 mais le grade est tout comme pour les cancers canalaires corrélé avec la survie [71, 72]. Bane A [73] a mis en évidence qu'il existait une corrélation entre les tumeurs de grande taille et un grade élevé. À la différence des cancers canalaires, les cancers lobulaires de grade I, II ou III expriment tous très majoritairement les récepteurs hormonaux. Ils sont très majoritairement de grade II et tous les anatomopathologistes ne sont pas d'accord pour les grader [74]

Il existe des cancers lobulaires atypiques qui sont de plus mauvais pronostic que la forme typique, notamment les cancers lobulaires pléomorphes qui sont surreprésentés parmi les cancers du sein métastasés [75] et des formes mixtes de classification difficile entre canalaire et lobulaire. Il est fréquemment observé une perte de l'expression de l'E-cadhérine au niveau de ces tumeurs [76]. L'E-cadhérine joue un rôle dans l'adhésion cellulaire et pourrait avoir un rôle anti-métastasiant. Au niveau génétique, il a été mis en évidence par certains une perte du bras long du chromosome 16 [77]. L'incidence du CLI augmente, et ce essentiellement chez les femmes ménopausées. Aux USA son taux est passé de 9,5 % en 1987 à 15,6 % en 1999 [78]. Il faut noter qu'il existe probablement un lien avec le traitement hormonal estro-progestatif de la ménopause puisqu'il augmente le risque de diagnostic de cette affection par 2 à 3 et donc de manière beaucoup plus importante que pour le CCI [79] et [80] Reeves GK [81] a effectué une méta-analyse sur le sujet et a retrouvé un risque relatif de 2,25 (IC : 2,00-2,52) pour les cancers lobulaires et de 1,63 (1,55-1,72) pour les cancers canalaires.

DIFFICULTÉS DIAGNOSTIQUÉS

Cliniquement le CLI se traduit souvent par une masse mal limitée peu différente parfois d'une zone de consistance « mastosique » sans caractère suspect évident. Il peut s'agir d'un empâtement, d'un épaississement cutané. Les CLI sont plus souvent bilatéraux que les autres cancers du sein [82]. Cette bilatéralité peut-être simultanée ou secondaire. Les chiffres varient selon les études de 6 à 47 %. L'incidence de cancer du sein controlatéral varie de 1 à 2,38 pour 100 femmes par an [83] [84] [72]

Sa survenue semble être le double de celle observée pour les cancers canalaires [85].

Radiologiquement, le CLI ne s'accompagne pas de microcalcifications caractéristiques ; celles-ci sont souvent présentes au niveau de zone d'adénose sclérosante « associée » à la lésion. Les traductions radiologiques les plus fréquentes sont, lorsqu'elles existent, des surcroîts d'opacités asymétriques mal limitées ou spiculées [86] [87]. Krecke [88] a rapporté que 46 % des mammographies effectuées chez des patientes ayant un cancer lobulaire infiltrant avaient initialement été interprétées comme « négatives », le taux de faux négatifs oscillant plus généralement dans la littérature entre 8 et 19 % [89, 90, 91, 86, 92, 93]. Mendelson [94] a proposé cinq images mammographiques associées au CLI : surcroît de densité asymétrique sans limite nette, opacité spiculée, sein dense sans tumeur individualisable, microcalcifications et opacité arrondie peu dense, la première catégorie étant la plus fréquente. En fait, il est souvent rapporté que l'anomalie mammographique est de densité faible, inférieure ou égale à la densité générale [88, 90, 95]. Peeters [96] note que les CLI sont plus fréquemment diagnostiqués comme cancers d'intervalle dans les programmes de dépistage de masse organisé et qu'ils sont plus souvent non diagnostiqués lors de ces mammographies systématiques. Il a été rapporté qu'il fallait se méfier d'une diminution de la taille d'un sein objectivée par la mammographie, cette rétraction globale pouvant être liée à un cancer lobulaire infiltrant [97].

La taille mammographique sous-estime généralement la taille de ces lésions d'un point de vue anatomo-pathologique. Yeatman a, en effet, mis en évidence que celles-ci étaient, en moyenne inférieures de 1 cm à la taille retrouvée à l'histologie [98].

L'échographie : elle n'a pas semble-t-il de spécificité, les signes les plus souvent retrouvés sont une des contours irréguliers et une échostructure hypoéchogène hétérogène et une atténuation postérieure [95] [99]. Sur une série de 81 CLI étudiés en échographie, Butler [99] retrouve une sensibilité de 87,7 % avec une spécificité de 85,7 % pour les cancers lobulaires infiltrants de moins de un centimètre et sur les quinze tumeurs non visibles en mammographie onze ont été mises en évidence par l'échographie. Il existe donc une grande hétérogénéité dans les résultats publiés [91, 100] concernant l'intérêt de l'échographie, ce qui traduit bien le caractère opérateur dépendant et « outillage » dépendant de la méthode. Elle permet cependant d'effectuer des biopsies ou des ponctions échoguidées qui accroissent la rentabilité diagnostique [101].

L'Imagerie par résonance magnétique nucléaire pourrait avoir un intérêt plus particulier pour les cancers lobulaires en raison de la faible sensibilité de l'imagerie traditionnelle [102]. La mammographie, l'échographie et l'IRM ont été comparées chez 34 patientes opérées. Les taux de faux négatifs ont été respectivement de 14 %, 3 % et 0 % et l'IRM a eu la meilleure valeur prédictive de la taille tumorale. [103]. L'IRM permet également de mieux mettre en évidence la multifocalité et la bilatéralité éventuelle [104]. L'IRM va souvent mettre en évidence des masses bien limitées prenant le contraste, ou des prises de contrastes segmentaires ou de multiples petits nodules ou parfois l'association de ces différentes images. Il peut exister des faux négatifs, car la prise de contraste peut-être identique à celle du tissu normal [105]. La cytologie est souvent plus difficile que pour les cancers canalaires infiltrants (CCI). Il a été rapporté jusqu'à 25 % de faux négatifs [106]. Les prélèvements sont parfois peu cellulaires [107], les cellules sont isolées ou disposées en petits cordons monocellulaires. Les cellules dans la forme typique sont dépourvues d'atypies cytonucléaires mais présentent souvent une vacuole intracytoplasmique « en grelot » tout à fait caractéristique qui permet le diagnostic [108]. La cellularité cytologique n'est pas un bon reflet de la cellularité tumorale mais pourrait être un reflet des sous-types histologiques observés, les formes les plus pauci-cellulaires étant malheureusement les formes habituelles [109].

Au total, il existe une difficulté certaine de diagnostic de ces tumeurs. La clinique, l'imagerie et même la cytoponction pouvant être faussement rassurantes. La biopsie chirurgicale devant toute anomalie n'ayant pas fait la preuve de sa bénignité reste un geste diagnostique indispensable.

PARTICULARITÉS ÉVOLUTIVES

Le CLI métastase par voie hématogène ou par voie lymphatique. Son mode de diffusion métastatique est différent de celui des CCI. Le CLI donne plus fréquemment des métastases au niveau du péritoine, du rétropéritoine , des méninges, de l'estomac et du tractus digestif, de la moelle osseuse ainsi qu'au niveau des organes gynécologiques. On observe moins de métastases pleuropulmonaires. La fréquence des métastases osseuses, hépatiques et cérébrales ne semble pas différente entre ces deux types histologiques, même s'il existe des différences entre certaines publications [85, 110-116]. Les métastases intra-abdominales sont souvent situées à la surface des séreuses, du retropéritoine ou des ovaires. On note parfois un simple épaississement sans masse nettement individualisable. Les métastases rétropéritonéales peuvent entraîner un engainement des uretères [117]. Les métastase au niveau de l'utérus peuvent poser un problème de diagnostic chez une patiente présentant des métrorragies. En effet, les cellules cancéreuses sont mêlées aux cellules du stroma endométrial normal et peuvent passer inaperçues lors d'un curetage [118].

Le diagnostic de métastases au niveau de l'estomac est également difficile, et le diagnostic de linite gastrique peut être porté à tort [119]. L'utilisation d'anticorps monoclonaux anti-GCDFP 15 peut aider au diagnostic. Il faut savoir qu'il existe des récepteurs des œstrogènes au niveau des cancers gastriques [120]. Leur présence ne signifie donc pas nécessairement l'existence de métastases.

PRONOSTIC

À stade initial égal, il ne semble pas y avoir de différence de pronostic entre les cancers lobulaires infiltrants et les cancers canalaires infiltrants [121]. Silverstein et Toikkanen [122, 123] retrouvent même, à stade égal, un meilleur pronostic des CLI par rapport aux CCI.

Arpino [85] a comparé rétrospectivement 4140 patientes atteintes d'un CLI à 45 169 patientes atteintes d'un CCI avec une médiane de suivi de 87 mois. La survie sans rechute à 5 ans et la survie globale ont été identiques dans les deux groupes respectivement : 87,5 % *versus* 83,5 % (p = 0,13) et 85,6 % *versus* 84,1 % (p = 0,64) Les CLI ont été diagnostiqués chez des patientes plus âgées, ils étaient plus volumineux, exprimaient plus fréquemment les récepteurs des œstrogènes et de la progestérone, avaient une phase S plus basse, étaient plus fréquemment diploïdes et surexprimaient moins fréquemment, CerbB2, l'EGFR et P53.

Silverstein avait déjà retrouvé que les CLI possèdaient davantage de récepteurs hormonaux positifs, un grade histologique et nucléaire ainsi qu'une phase S plus bas que les CCI. Ce qu'avait confirmé Sastre-Garau [71] en retrouvant que les CLI étaient plus souvent de grade I ou de grade II faible et RE+ que les CCI. L'angiogénèse [124] ne semblait pas avoir de valeur pronostique pour ces tumeurs.

Les CLI ont donc un profil de tumeur lentement évolutive et cependant leur pronostic n'est pas meilleur que celui des cancers canalaires, probablement parce que les cancers lobulaires sont diagnostiqués plus tardivement et sont donc plus volumineux, l'envahissement ganglionnaire est également sous-estimé pour ces cancers en raison des difficultés diagnostiques et justifie d'un recours plus fréquent à l'immuno-histochimie en cas de doute.

Traitement loco-régional

Pour les tumeurs de petite taille, les auteurs s'accordent à penser qu'un traitement conservateur est tout aussi adapté que pour les CCI (Tableau IV et V). L'association avec des lésions à type de CLIS ne semble pas augmenter le risque de rechute locale et ne doit donc pas remettre en cause la possibilité d'un traitement conservateur lorsque celui-ci est envisagé [125, 126]. Yeatman note, cependant, que les cancers lobulaires infiltrants nécessitent que soit modifiée l'indication thérapeutique initiale plus fréquemment que pour les cancers canalaires infiltrants. En effet, dans sa série, il a été nécessaire de modifier l'indication de traitement conservateur en mastectomie deux

Tableau IV :
Cancer lobulaire infiltrant : traitement conservateur à 5 ans.

Equipes	N	Rechutes locales	SSR	SG	Suivi mois
Mate [130]	12	25	65	67	83
Kurtz [131]	67	13,5	71 N+ 84 N-	77 N+ 100 N-	61
Schnitt [132]	49	12	–	–	75
Du Toit [133]	19	42	64	84	64
Poen [134]	60	1,6	84	91	66
Weiss [135]	41	9	80	91	61
White [87]	30	3,3	83	92	64
Salvadori [63]	286	7	–	–	137
Holland [136]	52	8	–	90	55
Hussien [28]	28	42	–	68,7	90

Tableau V :
CLI *versus* CCI, rechutes locales à 5 ans.

Equipes	CLI (%)	CCI (%)	p
Kurtz [131]	13,5	8,8	0,11
Schnitt [132]	12	23 CIC+ 5 CIC-	ns 0,8
Weiss [135]	9	7	0,4
White [87]	3,3	4,2	0,44
Salvadori [63]	7	7 (CIC-)	
Silverstein [122]	5	5	

fois plus fréquemment que pour les cancers canalaires infiltants en raison des constatations anatomopathologiques et de la sous-estimation de la taille initiale de la tumeur [98]. Hussien [127] a comparé rétrospectivement chez 131 patientes les rechutes locales après traitement conservateur et après mastectomie. À 8 ans, il a observé 42 % de rechutes locales en cas de traitement conservateur contre 5 % en cas de mastectomie alors que la mastectomie avait été systématiquement proposée en cas de tumeurs volumineuses. Les rechutes locales peuvent être tardives et une surveillance au long cours est indispensable. Les traitements conservateurs sont donc surtout recommandés pour les petites tumeurs de bas grade.

La pratique du ganglion sentinelle est-elle possible en cas de cancer lobulaire infiltrant ? Le cancer lobulaire s'accompagne de peu d'anomalies cytonucléaires et le diagnostic différentiel entre des cellules lymphoïdes et des cellules de cancer lobulaire peut être très difficile. L'immunohistochimie semble dans ce cas d'un grand apport. La détection des micrométastases semble cependant moins bonne [128] La technique du ganglion sentinelle est donc possible pour ces formes mais nécessite très certainement une grande expérience des équipes pour réduire les risques de faux négatifs [129].

Traitements médicaux

Il n'y a pas de différence de prise en charge actuellement codifiée entre les patientes traitées pour un CCI ou un CLI. Les patientes atteintes d'un CLI sont plus souvent traitées par hormonothérapie que les patientes atteintes d'un CCI en raison de la plus grande fréquence des récepteurs hormonaux positifs, ce qui ne veut pas dire que l'on ne doit pas leur proposer de chimiothérapie si celle-ci est indiquée.

Cristofanilli [137] a cependant repris 1 034 patientes inclues dans des essais de chimiothérapie néoadjuvante dont 122 (12 %) avaient un CLI. Il a retrouvé que ces patientes étaient plus âgées, avaient des tumeurs plus riches en récepteurs hormonaux, avec un grade nucléaire plus faible et un stade plus avancé lors du diagnostic. La chimiothérapie a induit moins de réponses histologiques complète chez ces patientes (3 % *versus* 15 % p < 0,001) et l'on a noté la persistance d'un envahissement ganglionnaire post-chimiothérapie plus important (41 % *versus* 26 % d'atteinte résiduelle de plus de trois ganglions p = 0,001) A une médiane de suivi de 70 mois, ces patientes avaient cependant une meilleure survie sans rechute (p = 0,004) et survie globale (p = 0,001). Katz A [138] a également repris des études de chimiothérapie néoadjuvante comportant des cancers lobulaires. Pour 6 études rétrospectives regroupant près de 3 000 patientes, le taux de réponse histologique complète était de 1,7 % en cas de CLI contre 11,6 % pour les CCI (p < 0,0001). L'étude randomisée de l'Institut Curie [139] confirme ces données de même que l'étude rétrospective du Centre René Huguenin [140]. Les patientes atteintes d'un CLI ne semblent donc pas les meilleures candidates pour une chimiothérapie première, sauf si la tumeur est inopérable d'emblée. Il semble plus logique d'envisager des hormonothérapies néoadjuvantes à base d'inhibiteurs de l'aromatase chez les patientes ménopausées [141] et [142].

CONCLUSION

Les cancers lobulaires posent un problème diagnostique certain en raison de leur manque de spécificité tant au niveau de la clinique que de l'imagerie. La cytologie peut être faussement rassurante. Leur diffusion métastatique diffère de celle des cancers canalaires infiltrants avec une atteinte plus fréquente des séreuses digestives, de l'estomac, des ovaires et des méninges, ce qui peut poser le problème de leur mode de surveillance. Leur traitement, actuellement, ne diffère pas de celui des cancers canalaires infiltrants. la chimiothérapie néoadjuvante est probablement moins recommandée si la tumeur est opérable et l'hormonothérapie semble un traitement de choix. ■

BIBLIOGRAPHIE

[1] Scarff W, Torloni H. Histological typing of breast tumors, Internatinal Histologic Classification of Tumors. Genève: World Health Organization, 1981.

[2] Foote FW, Stewart FW. Lobular carcinoma *in situ*: a rare form of mammary cancer. *Am J Pathol* 1941; 17: 491-495.

[3] Trojani M. Carcinomes *in situ*. Facteurs pronostiques. *Arch Anat Cytol Path* 1994; 42: 234-250.

[4] Haagensen CD. Lobular carcinoma *in situ*. In: Haagensen CD, ed. Diseases of the breast. Philadelphia: W.B. Saunders, 1986: 192-241.

[5] Eusebi V, Magalhaes F, Azzopardi JG. Pleomorphic lobular carcinoma of the breast: an aggressive tumor showing apocrine differentiation. *Hum Pathol* 1992; 23: 655-662.

[6] Fadare O, Dadmanesh F, Alvarado-Cabrero I, *et al.* Lobular intraepithelial neoplasia [lobular carcinoma *in situ*] with comedo-type necrosis: A clinicopathologic study of 18 cases. *Am J Surg Pathol* 2006; 30: 1445-53.

[7] Hwang ES, Nyante SJ, Yi Chen Y, *et al.* Clonality of lobular carcinoma *in situ* and synchronous invasive lobular carcinoma. *Cancer* 2004; 100: 2562-2572.

[8] Frykberg ER, Bland KI. *In situ* breast carcinoma. *Adv Surg* 1993; 26: 29-72.

[9] Lemanne D, Simon M, Martino S, Swanson M. Breast carcinoma *in situ* in ductal carcinoma in situ (DCIS) vs lobular carcinoma *in situ* (LCIS) (abstract). *Proc Annu Meet Am Soc Clin Oncol* 1991; 19: 55 A.

[10] Frykberg ER, Satiago F, Betsill WL, O'Brien PH. Lobular carcinoma *in situ* of the breast. *Surgery, Gynecology & Obstetrics* 1987;1 64: 285-301.

[11] Li CI, Anderson BO, Daling JR, Moe RE. Changing incidence of lobular carcinoma *in situ* of the breast. *Breast Cancer Res Treat* 2002; 75: 259-68.

[12] Li CI, Daling JR, Malone KE. Age-specific incidence rates of *in situ* breast carcinomas by histologic type, 1980 to 2001. *Cancer Epidemiol Biomarkers Prev* 2005; 14: 1008-1011.

[13] Beute BJ, Kalisher L, Huter RVP. Lobular carcinoma *in situ* of the breast : clinical, pathological, and mammographic features. *ARJ* 1991; 157: 257-265.

[14] Wolfe JN, Albert S, Belle S, Salane M. Breast parenchymal patterns: analysis of 332 incident breast carcinomas. *AJR* 1982; 138: 113-118.

[15] Wolfe JN, Albert S, Belle S, Salane M. Breast parenchymal patterns and their relationship to risk for having or developing carcinoma. *Radiol Clin North Am* 1983; 21: 127-135.

[16] Pope TL, Fechner RE, Wilhelm MC, Wanebo HJ, de Paredes ES. Lobular carcinoma *in situ* of the breast : mammographic features. *Radiology* 1988; 168: 63-66.

[17] Hutter RVP, Foote FW. Lobular carcinoma *in situ* of the breast. *Cancer* 1969; 24: 1081-1085.

[18] Sonnenfeld MR, Frenna TH, Weidner N, Meyer JE. Lobular carcinoma *in situ*: mammographic-pathologic correlation of results of needle-directed biopsy. *Radiology* 1991; 181: 363-367.

[19] Arpino G, Allred DC, Mohsin SK, Weiss HL, Conrow D, Elledge RM. Lobular neoplasia on core-needle biopsy-clinical significance. *Cancer* 2004; 101: 242-250.

[20] Liberman L, Sama M, Susnik B, *et al.* Lobular carcinoma *in situ* at percutaneous breast biopsy: surgical biopsy findings. *AJR* 1999; 173: 291-299.

[21] Elsheikh TM, Silverman JF. Follow-up surgical excision is indicated when breast core needle biopsies show atypical lobular hyperplasia or lobular carcinoma *in situ*: a correlative study of 33 patients with review of the literature. *Am J Surg Pathol* 2005; 29: 534-543.

[22] Bibeau F, Chateau MC, Masson B. Management of non-palpable breast lesions with vacuum-assisted large core needle biopsies (Mammotome). Experience with 560 procedures at the Val d'Aurelle Center. *Ann Pathol* 2005; 23: 582-592.

[23] MAHONEY MC, ROBINSON-SMITH TM, SHAUGHNESSY EA. Lobular neoplasia at 11-gauge vacuum-assisted stereotactic biopsy: correlation with surgical excisional biopsy and mammographic follow-up. *AJR Am J Roentgenol* 2006; 187: 949-54.

[24] BUR ME, ZIMAROWSKI MJ, SCHNITT SJ, BAKER S, LEW R. Estrogen receptor immunohistochemistry in carcinoma *in situ* of the breast. *Cancer* 1992; 69: 1174-1181.

[25] GIRI DD, DUNDAS SAC, NOTTINGHAM JF, UNDERWOOD JCE. Oestrogen receptors in benign epithelial lesions and intraductal carcinomas of the breast: an immunohistological study. *Histopathology* 1989; 15: 575-584.

[26] PALLIS L, SKOOG L, FALKMER U, WILKING N, RUTQUIST LE, AUER G. The DNA profile of breast cancer *in situ*. *J Surg Oncol* 1992; 18: 108-111.

[27] MEYER JS. Cell kinetics of histologic variants of *in situ* breast carcinoma. *Breast Cancer Res Treat* 1986; 7: 171-180.

[28] SIMPSON JF, O'MALLEY F, DUPONT WD, PAGE DL. Heterogeneous expression of nm23 gene product in noninvasive breast carcinoma. *Cancer* 1994; 73: 2352-2358.

[29] ALBONICO G, QUERZOLI P, FERRETTI S, RINALDI R, NENCI I. Biological profile of *in situ* breast cancer investigated by immunohistochemical technique. *Cancer Detect Prev* 1998; 22: 313-318.

[30] RAMACHANDRA S, MACHIN L, ASHLEY S, MONAGHAN P, GUSTERSON BA. Immunohistochemical distribution of c-erbB-2 in *in situ* breast carcinoma-a detailed morphological analysis. *J Pathol* 1990; 161: 7-14.

[31] LAKHANI S, COLLINS N, SLOANE J, STRATTON M. Loss of heterozygosity in lobular carcinoma *in situ* of the breast. *J Clin Pathol : Mol Pathol* 1995; 48: M74-78.

[32] BERX G, CLETON-JANSEN AM, STRUMANE K, *et al.* E-cadherin is inactivated in a majority of invasive human lobular breast cancers by truncation mutations throughout its extracellular domain. *Oncogene* 1996; 13: 1919-1925.

[33] VOS CB, CLETON-JANSEN AM, BERX G, *et al.* E-cadherin inactivation in lobular carcinoma *in situ* of the breast: an elderly event in tumorigenesis. *Br J Cancer* 1997; 76: 1131-1133.

[34] MASTRACCI TL, TJAN S, BANE AL, O'MALLEY FP, ANDRULIS IL. E-cadherin alterations in atypical lobular hyperplasia and lobular carcinoma *in situ* of the breast. *Mod Pathol* 2005; 18: 741-751.

[35] MORANDI L, MARUCCI G, FOSCHINI MP, *et al.* Genetic similarities and differences between lobular *in situ* neoplasia (LN) and invasive lobular carcinoma of the breast. *Virchows Arch* 2006; 449: 14-23.

[36] MASTRACCI TL, SHADEO A, COLBY SM, *et al.* Genomic alterations in lobular neoplasia: a microarray comparative genomic hybridization signature for early neoplastic proliferation in the breast. *Genes Chromosomes Cancer* 2006; 45: 1007-17.

[37] BODIAN CA, PERZIN KH, LATTES R. Lobular neoplasia. Long-term risk of breast cancer and relation to other factors. *Cancer* 1996; 76: 1024-1034.

[38] LONDON SJ, CONNOLLY JL, SCHNITT SJ, COLDITZ GA. A prospective study of benign breast disease and the risk of breast cancer. *JAMA* 1992; 267: 941-944.

[39] HAAGENSEN CD, LANE N, LATTES R, BODIAN C. Lobular neoplasia (so-called lobular carcinoma *in situ*) of the breast. *Cancer* 1978; 42: 737-769.

[40] OTTESEN GL, GRAVERSEN HP, BLICHERT-TOFT M, ZEDELER K, ANDERSEN JA. Lobular carcinoma *in situ* of the female breast. Short term results of a prospective nationwide study. The Danish Breast Cancer Cooperative Group. *Am J Surg Pathol* 1993; 17: 14-21.

[41] LISHMAN SC, LAKHANI SR. Atypical lobular hyperplasia and lobular carcinoma *in situ*: surgical and molecular pathology. *Histopathology* 1999; 35: 195-200.

[42] NEWMAN W. Lobular carcinoma of the female breast : report of 73 cases. *Ann Surg* 1966; 164: 305-314.

[43] LEWISON EF, FINNEY GG. Lobular carcinoma *in situ* of the breast. *Surg Gynecol Obstet* 1968; 126: 1280-1286.

[44] URBAN JA. Biopsy of the "normal"breast in treating breast cancer. *Surg Clin North Am* 1969; 49: 291-301.

[45] ROSEN PP. Lobular carcinoma *in situ* and atypical lobular hyperplasia. Breast Pathology. Philadelphia: Lippincott-Raven, 1997: 507-544.

[46] CLAUS EB, STOWE M, CARTER D, HOLFORD T. The risk of a contralateral breast cancer among women diagnosed with ductal and

lobular breast carcinoma *in situ*: data from the Connecticut Tumor Registry. *Breast* 2003; 12: 451-456.

[47] Shah JP, Rosen PP, Robbins GF. Pitfalls of local excision in the treatment of carcinoma of the breast. *Surg Gynecol Obstet* 1973; 136: 721-725.

[48] Carter D, Smith AL. Carcinoma *in situ* of the breast. *Cancer* 1977; 40: 1189-1193.

[49] Rosen PP, Senie RT, Farr GH, Schottenfeld D, Ashikari R. Epidemiology of breast carcinoma : age menstrual status, and exogenous hormone usage in patients with lobular carcinoma *in situ*. *Surgery* 1979; 85: 219-223.

[50] Fisher ER, Land SR, Fisher B, Mamounas E, Gilarski L, Wolmark N. Pathologic findings from the National Surgical Adjuvant Breast and Bowel Project: twelve-year observations concerning lobular carcinoma *in situ*. *Cancer* 2004; 100: 238-244.

[51] Giordano JM, Klopp CT. Lobular carcinoma *in situ* : incidence and treatment. *Cancer* 1973; 31: 105-109.

[52] Andersen J. Lobular carcinoma *in situ* : long-term follow-up in 52 cases. *Acta Pathol Microbiol Scand Sect A* 1974; 82: 519-533.

[53] Wheeler JE, Enterline HT, Roseman JM, *et al.* Lobular carcinoma *in situ* of the breast. Long-term follow-up. *Cancer* 1974; 34: 554-563.

[54] Rosen PP, Lieberman PH, Braun DW, Kosloff C, Adair F. Lobular carcinoma *in situ* of the breast. Detailed analysis of 99 patients with average follow-up of 24 years. *Am J Surg Pathol* 1978; 2: 225-251.

[55] Page DL, Kidd TE, Dupont WD, Simpson JF, Rogers LW. Lobular neoplasia of the breast : higher risk for subsequent invasive cancer predicted by more extensive disease. *Hum Pathol* 1991; 22: 1232-1239.

[56] Salvadori B, Bartoli C, Zurrida S, *et al.* Risk of invasive cancer in women with lobular carcinoma *in situ* of the breast. *Eur. J. Cancer* 1991; 27: 35-37.

[57] Walt AJ, Simon M, Swanson M. The continuing dilemma of lobular carcinoma *in situ*. *Arch Surg* 1992; 127: 904-909.

[58] Carson W, Sanchez-Forgach E, Stomper P, Penetrante R, Tsangaris TN, Edge SB. Lobular carcinoma *in situ* : observation without surgery as an appropriate therapy. *Ann Surg Oncol* 1994; 1: 141-146.

[59] Zurrida S, Bartoli C, Galimberti V, Raselli R, Barletta L. Interpretation of the risk associated with the unexpected findings of lobular carcinoma *in situ*. *Ann Surg Oncol* 1996; 3: 57-61.

[60] Ciatto S, Cattaliotti C, Cardonna G, Bianchi S. Risk of infiltrating breast cancer subsequent lobular carcinoma *in situ*. *Tumori* 1992; 78: 244-246.

[61] Rosen PP, Braun Dw, Lyngholm B, Urban JA, Kinne DW. Lobular carcinoma *in situ* of the breast : preliminary results of treatment by ipsilateral mastectomy and contralateral breast biopsy. *Cancer* 1981; 47: 813-819.

[62] Fisher ER, Costantino J, Fisher B, *et al.* Pathologic findings from the national surgical adjuvant breast project (NSABP) protocol B-17. Five-year observations concerning lobular carcinoma *in situ*. *Cancer* 1996; 78: 1403-1416.

[63] Salvadori B, Biganzoli E, Veronesi P, Saccozzi R, Rilke F. Conservative surgery for infiltrating lobular breast carcinoma. *Br J Surg* 1997; 84: 106-109.

[64] Bradley SJ, Weaver DM, Bouwman DL. Alternatives in the surgical management of *in situ* breast cancer. *The American Surgeon* 1990; 56: 428-432.

[65] Carter D, Smith RL. Carcinoma *in situ* of the breast. *Cancer* 1977; 40: 1189-1193.

[66] Li CI, Malone KE, Saltzman BS, Daling JR. Risk of invasive breast carcinoma among women diagnosed with ductal carcinoma *in situ* and lobular carcinoma *in situ*, 1988-2001. *Cancer* 2006; 106: 2104-12.

[67] Smart CR, Myers MH, Gloeckler LA. Implications from SEER data on breast cancer management. *Cancer* 1978; 41: 787-789.

[68] Rosen PP. Lobular carcinoma *in situ* and intraductal carcinoma of the breast. In: McDivitt RW, Oberman HA, Ozzello L, Kaufman N, eds. The breast. Baltimore: Wiliams and Wilkins, 1984: 59-105.

[69] Cutuli B, de Lafontan B, Quetin P, Mery E. Breast-conserving surgery and radiotherapy: a possible treatment for lobular carcinoma *in situ*? *Eur J Cancer* 2005; 41: 380-385.

[70] Dixon JM, Anderson TJ, Page DL, Lee D, Duffy LW. Infiltrating lobular carcinoma. *Histopathology* 1982; 6: 149-161.

[71] SASTRE-GARAU X, JOUVE M, ASSELAIN B, *et al.* Infiltrating lobular carcinoma of the breast. Clinicopathologic analysis of 975 cases with reference to data on conservative therapy and metastatic patterns. *Cancer* 1996; 77: 113-120.

[72] DU TOIT RS, LOCKER AP, ELLIS IO, ELSTON CW, NICHOLSON RI, BLAMEY RW. Invasive lobular carcinomas of the breast : the prognosis of histopathological subtypes. *Br J Cancer* 1989; 60: 605-609.

[73] BANE AL, TJAN S, PARKES RK, ANDRULIS I, O'MALLEY FP. Invasive lobular carcinoma: to grade or not to grade. *Mod Pathol* 2005; 18: 621-628.

[74] FERLICOT S, VINCENT-SALOMON A, MEDIONI J, *et al.* Wide metastatic spreading in infiltrating lobular carcinoma of the breast. *Eur J Cancer* 2004; 40: 336-41.

[75] MOLL R, MITZE M, FRIXEN UH, BIRCHMEIER W. Differential loss of E-cadherin expression in infiltrating ductal and lobular breast carcinomas. *Am J Pathol* 1993; 143: 1731-42.

[76] GUNTHER K, MERKELBACH-BRUSE S, AMO-TAKYI BK, HANDT S, SCHRODER W, TIETZE L. Differences in genetic alterations between primary lobular and ductal breast cancers detected by comparative genomic hybridization. *J Pathol* 2001; 193: 40-7.

[77] LI CI, ANDERSON BO, DALING JR, MOE RE. Trends in incidence rates of invasive lobular and ductal breast carcinoma. *JAMA* 2003; 289: 1031-1032.

[78] LI CI, MALONE KE, PORTER PL, *et al.* Relationship between long durations and different regimens of hormone therapy and risk of breast cancer. *JAMA* 2003; 289: 3254-3263.

[79] Li CI, MALONE KE, PORTER PL, WEISS NS, TANG MT, DALING JR. Reproductive and anthropometric factors in relation to the risk of lobular and ductal breast carcinoma among women 65-79 years of age. *Int J Cancer* 2003; 107: 647-651.

[80] REEVES GK, BERAL V, GREEN J, GATHANI T, BULL D. Hormonal therapy for menopause and breast-cancer risk by histological type: a cohort study and meta-analysis. *Lancet Oncol* 2006; 7: 910-8.

[81] BROET P, DE LA ROCHE FORDIERE A, SCHOLL SM, *et al.* Contralateral breast cancer : annual incidence and risk parameters. *J Clin Oncol* 1995; 13: 1578-1583.

[82] DIXON JM, ANDERSON TJ, PAGE DL, LEE D, DUFFY SW, STEWART HJ. Infiltrating lobular carcinoma of the breast: an evolution of the incidence and consequence of bilateral disease. *Br J Surg* 1983; 70: 513-516.

[83] HISLOP TG, NG V, MC BRIDE ML, COLDMAN AJ, WORTH AJ. Incidence and risk factors for second breast primaries in women with lobular breast carcinoma. *Breast Dis* 1990; 3: 95-105.

[84] ARPINO G, BARDOU VJ, CLARK GM, ELLEDGE RM. Infiltrating lobular carcinoma of the breast: tumor characteristics and clinical outcome. *Breast Cancer Res* 2004; 6: R149-R156.

[85] LE GAL M, OLLIVIER L, ASSELAIN B. Mammographic features of 455 invasive carcinomas. *Radiology* 1992; 185: 705-708.

[86] WHITE JR, GUSTAFSON GS, WIMBISH K, *et al.* Conservative surgery and radiation therapy for infiltrating lobular carcinoma of the breast. The role of preoperative mammograms in guiding treatment. *Cancer* 1994; 74: 640-647.

[87] KRECKE KK, GISVOLD JJ. Invasive lobular carcinoma of the breast: mammographic findings and extent of disease at diagnosis in 184 patients. *AJR* 1993; 161: 957-960.

[88] HELVIE MA, PARAMAGUL C, OBERMAN HA, ADLER DD. Invasive lobular carcinoma: imaging features and clinical detection. *Invest Radiol* 1993; 3: 202-207.

[89] NEWSTEAD GM, BAUTE PB, TOTH HK. Invasive lobular and ductal carcinoma: mammographic findings and stage at diagnosis. *Radiology* 1992; 184: 623-627.

[90] PARAMAGUL CP, HELVIE MA, ADLER DD. Invasive lobular carcinoma: sonographic appearance and role of sonography in improving diagnostic sensitivity. *Radiology* 1995; 195: 231-234.

[91] HILLEREN DJ, ANDERSSON IT, LINDHOLM K, LINNELL FS. Invasive lobular carcinoma: mammographic findings in a 10-year experience. *Radiology* 1991; 178: 149-154.

[92] HOLLINGWORTH AB, TAYLOR LDH, RHODES DC. Establishing a histologic basis for false-negative mammograms. *Am J Surg* 1993; 166: 643-647.

[93] MENDELSON EB, HARRIS KM, DOSHI N, TOBON H. Infiltrating lobular carcinoma: mammographic patterns with pathologic correlation. *Am J Radiol* 1989; 153: 265-271.

[94] Escolano E, Tournegros JM, Le Marc'Hadour F. Difficultés du diagnostic du carcinome lobulaire infiltrant du sein : apport de l'échographie. *J Gynecol Obstet Biol Reprod* 1997 ; 26 : 781-788.

[95] Peeters PHM, Verbeek ALM, Hendriks JHCL, Holland R, Mravunac M, Vooijs GP. The occurrence of interval cancers in the Nijmegen screening programme. *Br J Cancer* 1989; 59: 929-932.

[96] Harvey JA, Fechner RE, Moore MM. Apparent ipsilateral decrease in breast size at mammography: a sign of infiltrating lobular carcinoma. *Radiology* 2000; 214: 883-889.

[97] Yeatman TJ, Cantor AB, Smith TJ, *et al.* Tumor biology of infiltrating lobular carcinoma. Implications for management. *Ann Surg* 1995; 222: 549-561.

[98] Butler RS, Venta LA, Wiley EL, Ellis RL, Dempsey PJ, Rubin E. Sonographic evaluation of infiltrating lobular carcinoma. *AJR* 1999; 172: 325-330.

[99] Skaane P, Skjorten F. Ultrasonographic evaluation of invasive lobular carcinoma. *Acta Radiologica* 1999; 40: 369-375.

[100] Evans N, Lyons K. The use of ultrasound in the diagnosis of invasive lobular carcinoma of the breast leess than 10 mm in size. *Clinical Radiology* 2000; 55: 261-263.

[101] Rodenko GN, Harms SE, Pruneda JM, *et al.* MR imaging in the management before surgery of lobular carcinoma of the breast: correlation with pathogy. *AJR* 1996; 167: 1415-1419.

[102] Boetes C, Veltman J, van Die L, Bult P, Wobbes T, Barentsz JO. The role of MRI in invasive lobular carcinoma. *Breast Cancer Res Treat* 1995; 86: 31-37.

[103] Kneeshaw PJ, Turnbull LW, Smith A, Drew PJ. Dynamic contrast enhanced magnetic resonance imaging aids the surgical management of invasive lobular breast cancer. *Eur J Surg Oncol* 2003; 29: 32-37.

[104] Yeh ED, Slanetz PJ, Edmister WB, Talele A, Monticciolo D, Kopans DB. Invasive lobular carcinoma: spectrum of enhancement and morphology on magnetic resonance imaging. *Breast J* 2003; 9: 13-18.

[105] Jayaram G, Path MRC, Swain M, Chew MT, Yip CH. Cytologic appearances in invasive lobular carcinoma of the breast. A study of 21 cases. *Acta Cytologica* 2000; 44: 169-174.

[106] Sadler GP, McGee S, Dallimore NS, *et al.* Role of fine-needle cytology and needle-core biopsy in the diagnosis of lobular carcinoma of the breast. *Br J Surg* 1994; 81: 1315-1317.

[107] de Roquancourt A, Espié M. La cytologie en pathologie mammaire. Le Sein. Paris : ESKA, 1995: 71-74.

[108] Hwang S, Ioffe O, I. L, Waisman J, Cangiarella J, Simsir A. Cytologic diagnosis of invasive lobular carcinoma: factors associated with negative and equivocal diagnoses. *Diagn Cytopathol* 2004; 31: 87-93.

[109] Dearnaley DP, Sloane JP, Ormerod MG, *et al.* Increased detection of mammary carcinoma cells in marrow smears using antisera to epithelial membrane antigen. *Br J Cancer* 1981; 44: 85-90.

[110] Lamovec J, Bracko M. Metastatic pattern of infiltrating lobular carcinoma of the breast: an autopsy study. *J Surg Oncol* 1991; 48: 28-33.

[111] Borst MJ, Ingold JA. Metastatic patterns of invasive lobular versus invasive ductal carcinoma of the breast. *Surgery* 1993; 114: 637-642.

[112] Harris M, Howell A, Chrissohou M, Swindell RIC, Hudson M, Sellwood RA. A comparison of the metastatic pattern of infiltrating lobular carcinoma and infiltrating duct carcinoma of the breast. *Br J Cancer* 1984; 50: 23-30.

[113] Dixon AR, Ellis IO, Elston CW, Blamey RW. A comparison of the clinical metastatic pattern of invasive lobular and ductal carcinomas of the breast. *Br J Cancer* 1991; 63: 634-635.

[114] Smith DB, Howell A, Harris M, Bramwell HC, Sellwood RA. Carcinomatous meningitis associated with infiltrating lobular carcinoma of the breast. *Eur J Surg Oncol* 1985; 11: 33-36.

[115] Jayson GC, Howell A, Harris M, Morgenstern G, Chang J, Ryder WD. Carcinomatous meningitis in patients with breast cancer. An aggressive disease variant. *Cancer* 1994; 74: 3135-3141.

[116] Feun L, Drelichman A, Singhkowinta A, Vaitkevicius V. Ureteral obstruction

secondary to metastatic breast carcinoma. *Cancer* 1979; 44: 1164-1171.

[117] KUMAR NB, HART WR. Metastases to the uterine corpus from extragenital cancers. A clinico-pathologic study of 63 cases. *Cancer* 1982; 50: 2163-2169.

[118] CORMIER WJ, GAFFEY TA, WELCH JM, EDMONSON JH. Linitis plastica caused by metastatic carcinoma of the breast. *Mayo Clin Proc* 1980; 55: 747-753.

[119] MATSUI M, KOKIMA O, UEHARA Y, TAKAHASHI T. Characterization of estrogen receptor in human gastric cancer. *Cancer* 1991; 68: 305-308.

[120] DICOSTANZO D, ROSEN PP, GAREEN I, FRANKLIN S, LESSER M. Prognosis in infiltrating lobular carcinoma: an analysis of "classical" and variant tumors. *Am J Surg Pathol* 1990; 14: 12-23.

[121] SILVERSTEIN MJ, LEWINSKY BS, WAISMAN JR, *et al.* Infiltrating lobular carcinoma. Is it different from infiltrating duct carcinoma? *Cancer* 1994; 73: 1673-1677.

[122] TOIKKANEN S, PYLKKANEN L, JOENSUU H. Invasive lobular carcinoma of the breast has better short - and long-term survival than invasive ductal carcinoma. *Br J Cancer* 1997; 76: 1234-1240.

[123] MORPHOPOULOS G, PEARSON M, RYDER WD, HOWELL A, HARRIS M. Tumor angiogenesis as a prognostic marker in infiltrating lobular carcinoma of the breast. *J Pathol* 1996; 180: 44-49.

[124] ABNER AL, CONNOLY JL, RECHT A, *et al.* The relation between the presence of extent of lobular carcinoma *in situ* and the risk of local recurrence for patients with infiltrating carcinoma of the breast treated with conservative surgery and radiation therapy. *Cancer* 2000; 88: 1072-1077.

[125] BEN-DAVID MA, KLEER CG, PARAMAGUL C, GRIFFITH KA, PIERCE LJ. Is lobular carcinoma *in situ* as a component of breast carcinoma a risk factor for local failure after breast-conserving therapy? Results of a matched pair analysis. *Cancer* 2006; 106: 28-34.

[126] HUSSIEN M, LIOE TF, FINNEGAN J, SPENCE RA. Surgical treatment for invasive lobular carcinoma of the breast. *Breast* 2003; 12: 23-35.

[127] CREAGER AJ, GEISINGER KR, PERRIER ND, *et al.* Intraoperative imprint cytologic evaluation of sentinel lymph nodes for lobular carcinoma of the breast. *Ann Surg* 2004; 239: 61-66.

[128] CLASSE JM, LOUSSOUARN D, CAMPION L, *et al.* Validation of axillary sentinel lymph node detection in the staging of early lobular invasive breast carcinoma: a prospective study. *Cancer* 2004; 2004: 5.

[129] MATE TP, CARTER D, FISCHER DB, *et al.* A clinical and histopathologic analysis of the results of conservative surgery and radiation therapy in stage I and II breast carcinoma. *Cancer* 1986; 58: 1995-2002.

[130] KURTZ JM, JACQUEMIER J, TORHORST J, *et al.* Conservation therapy for breast cancers other than infiltrating ductal carcinoma. *Cancer* 1989; 63: 1630-1635.

[131] SCHNITT SJ, CONNOLLY JL, RECHT A, SILVER B, HARRIS JR. Influence of infiltrating lobular histology on local tumor control in breast cancer patients treated with conservative surgery and radiotherapy. *Cancer* 1989; 64: 448-454.

[132] DU TOIT RS, LOCKER AP, ELLIS IO, *et al.* An evaluation of differences in prognosis recurrence patterns and receptor status between invasive lobular and other invasive carcinomas of the breast. *Eur J Surg Oncol* 1991; 17:251-257.

[133] POEN JC, TRAN L, JUILLARD G, *et al.* Conservative therapy for invasive lobular carcinoma of the breast. *Cancer* 1992; 69: 2789-2795.

[134] WEISS MC, FOWBLE BE, SOLIN LJ, YEH IT, SCHULTZ DJ. Outcome of conservative therapy for invasive breast cancer by histologic subtype. *Int J Radiat Oncol Biol Phys* 1992; 23: 941-947.

[135] HOLLAND PA, SHAH A, HOWELL A, BAILDAM AD, BUNDRED NJ. Lobular carcinoma of the breast can be managed by breast-conserving therapy. *Br J Surg* 1995; 82: 1364-1366.

[136] Cristofanilli M, Gonzalez-Angulo A, Sneige N, et al. Invasive lobular carcinoma classic type: response to primary chemotherapy survival outcomes. *J Clin Oncol* 2005; 23: 41-48.

[137] KATZ A, SAAD ED, PORTER P, PUSZTAI L. Primary systemic chemotherapy of invasive lobular carcinoma of the breast. *Lancet Oncol* 2007; 8: 55-62.

[138] DIERAS V, FUMOLEAU P, ROMIEU G, *et al.* Randomized parallel study of doxorubicin

plus paclitaxel and doxorubicin plus cyclophosphamide as neoadjuvant treatment of patients with breast cancer. *J Clin Oncol* 2004; 22: 4958-65.

[139] TUBIANA-HULIN M, STEVENS D, LASRY S, *et al.* Response to neoadjuvant chemotherapy in lobular and ductal breast carcinomas: a retrospective study on 860 patients from one institution. *Ann Oncol* 2006; 17: 1228-33.

[140] EIERMANN W, PAEPKE S, APPFELSTAEDT J, *et al.* Preoperative treatment of postmenopausal breast cancer patients with letrozole: A randomized double-blind multicenter study. *Ann Oncol* 2001; 12: 1527-1532.

[141] SMITH IE. Letrozole versus tamoxifen in the treatment of advanced breast cancer and as neoadjuvant therapy. *J Steroid Biochem Mol Biol* 2003; 86: 289-293.

CANCERS INFLAMMATOIRES DU SEIN
(poussée évolutive)

M. ESPIÉ, H. HOCINI, C. CUVIER, PH. BERTHEAU, L. CAHEN DOIDY, C. MAYLIN, A. DE ROQUANCOURT, S. GIACCHETTI

Le cancer du sein outre sa grande fréquence a la particularité d'être particulièrement polymorphe. On a longtemps cru qu'il s'agissait d'une maladie essentiellement locale ou locorégionale que l'on pouvait guérir par la seule chirurgie puis qu'il s'agissait d'une maladie générale d'emblée dont la chimiothérapie viendrait à bout. En fait, entre les cancers intragalactophoriques du sein et les mastites aiguës carcinomateuses nous avons dans un même cadre des maladies différentes. Les tumeurs du sein dites en poussée évolutive restent redoutables et relèvent d'une approche pluridisciplinaire, il n'y a pas encore de traitement codifié mais des tentatives pour améliorer leur pronostic.

La constatation de la possibilité de signes inflammatoires accompagnant une tumeur mammaire n'est pas nouvelle, la première description connue date de 1814 par Sir Charles Bell.

Les dénominations ont évolué au fil des années : mastite aiguë carcinomateuse, cancer du sein aigu... Ce sont Lee et Tannenbaum qui les premiers ont utilisé le terme cancer du sein inflammatoire en 1924 et confirmé l'évolution rapidement fatale en insistant sur le fait que cette tumeur ne concernait pas uniquement les femmes enceintes ou allaitantes à la différence des auteurs du tout début du siècle.

QU'EST-CE QU'UNE TUMEUR EN POUSSÉE ÉVOLUTIVE ?

C'est une tumeur du sein généralement de survenue brutale qui s'accompagne de phénomènes inflammatoires :

Ces tumeurs ne sont pas très fréquentes puisqu'elles représentent environ 1 à 6 % de tous les cancers du sein. Aux États-Unis d'Amérique l'incidence bien que faible semble avoir augmenté de 0,3 à 0,7 cas pour 100 000 personnes par an chez les « blancs » et de 0,6 à 1,1 cas pour 100 000 chez les « afro-américains » entre 1975-1977 et 1990-1992 [1] [2]. À l'Institut Gustave Roussy, durant la période 1989-1993, les cancers du sein inflammatoires représentaient 5 % de toutes les patientes atteintes d'un cancer du sein. Tardivon [3] Elles touchent des femmes un peu plus jeunes que les autres cancers avec un âge moyen de 50 à 52 ans. Quelques cas exceptionnels ont été décrits chez l'enfant [4] ainsi que chez l'homme. Il n'y a pas eu de différence notée par Chang [5] en ce qui concerne l'âge des premières règles, l'âge lors de la première grossesse ou la taille. La contraception orale n'augmente pas le risque. Le lien avec la grossesse n'est pas clair, Bonnier par exemple a retrouvé davantage de femmes enceintes avec un cancer du sein inflammatoire que dans le groupe témoins (26 % versus 9,1 % $p< 0,00001$) [6]. Lê M [7] a retrouvé que les cancers du sein inflammatoires survenaient chez des femmes de faible niveau éducatif avec un index de masse corporelle élevé et qui avaient allaité longtemps. En analyse multivariée seule la durée de l'allaitement restait significative, sans explication très satisfaisante.

L'équipe de Chang a noté une association entre une surcharge pondérale et un index de masse corporelle plus élevés et le cancer du sein inflammatoire. Toujours pour cet auteur il n'y a pas d'augmentation du risque lié au tabac mais même une diminution du risque (OR = 0,32 IC : 0,14-0,70).

Leur pronostic est le plus mauvais en raison d'une évolution métastatique constante. Dès le diagnostic environ 30 % des patientes sont métastasées surtout en cas de mastite aiguë inflammatoire.

Cliniquement, il existe une asymétrie mammaire, le sein pathologique est parfois volumineux œdémateux, la plaque aréolomamelonnaire peut être rétractée, croûteuse. On note une rougeur, un érythème cutané au niveau de la tumeur pouvant s'étendre à tout le sein. La peau est épaissie, oedématiée avec un aspect infiltré dit en peau d'orange. L'œdème prédominant au niveau des quadrants inférieurs et de la région aréolaire.

La coloration rouge peut varier d'un discret érythème à un aspect d'ecchymose en devenant violacé ou parfois brunâtre ; il n'y a généralement pas de fièvre associée.

La circulation veineuse est augmentée avec un aspect dilaté des vaisseaux. Au contact il existe une chaleur locale et le sein est fréquemment douloureux. La tumeur est mal identifiée, noyée dans l'œdème, le palper minutieux décèle quelquefois une zone de quelques centimètres plus dure, parfois il n'existe aucune tumeur perceptible. Dès le premier examen, il existe très fréquemment des adénopathies axillaires ou même sus-claviculaires métastatiques (observé suivant les séries dans 46 à 100 % des cas).

Tous les symptômes évoluent rapidement et en quelques semaines l'inflammation et l'œdème gagnent la totalité du sein parfois l'autre sein et les aires ganglionnaires.

Les patientes sont donc généralement alarmées par l'érythème cutané et l'augmentation rapide du volume du sein ainsi que par la douleur, elles consultent rapidement leur médecin traitant et elles ont souvent subi un traitement anti-infectieux et anti-inflammatoire dont l'effet a été partiel ou insignifiant. Elles sont adressées dans un centre spécialisé dans un climat d'urgence et d'anxiété.

Cliniquement, il est fondamental de différencier les cancers du sein inflammatoires des mastites inflammatoires liées à une ectasie galactophorique ou à une mastite à plasmocytes.

Les mastites inflammatoires non cancéreuses sont en règle de survenue plus brutale (48 heures), sont beaucoup plus douloureuses et généralement ne s'accompagnent pas d'œdème cutané, la peau étant généralement tendue, lisse.

La ponction cytologique permet souvent d'affirmer le diagnostic mais il faut se méfier de cellules inflammatoires pouvant créer des faux positifs cytologiques, une microbiopsie ou une biopsie chirurgicale sont souhaitables afin d'avoir une certitude histologique.

Pendant l'allaitement on peut être amené à poser un diagnostic différentiel avec un abcès du sein, celui-ci sera généralement très douloureux et accompagné de fièvre et d'une hyperleucocytose.

Il convient également cliniquement de faire le diagnostic ou de suspecter de rares carcinomes strictement intragalactophoriques s'accompagnant d'une réaction inflammatoire localisée car le traitement sera fondamentalement différent. Là également la différence clinique essentielle résidera dans l'absence d'œdème cutané.

Les autres pathologies inflammatoires ont été abordées précédemment (infections, tuberculose mammaire, maladie de Lyme, maladie de Moudor, maladie de Fox Fordyce, dystrophie kystique inflammatoire...). Enfin il faut savoir que des hamartomes pendant la grossesse, de rares tumeurs phyllodes de même que des sarcomes primitifs du sein peuvent s'accompagner de signes inflammatoires.

Certains cancers négligés s'accompagnent secondairement de signes inflammatoires associées souvent à des ulcérations. Les avis divergent pour savoir s'il faut considérer ces cancers comme des cancers inflammatoires, l'important sera bien sûr les répercussions thérapeutiques. Si leur pronostic réciproque est probablement identique, c'est-à-dire mauvais, leur évolution naturelle (poussée évolutive d'un côté, cancer négligé et secondairement inflammatoire de l'autre), ne plaide pas pour les mêmes traitements.

EXAMENS COMPLÉMENTAIRES

IMAGERIE

Les examens radiologiques, indispensables sont parfois décevants ; la mammographie va essentiellement traduire les signes inflammatoires avec l'épaississement cutané, une opacité diffuse, hétérogène, un aspect gris, uniforme, gommant les structures internes du sein. Elle peut parfois montrer directement les signes tumoraux : opacité stellaire, microcalcifications [3]. Les microcalcifications ne peuvent « apparaître » que secondairement, le sein devenant moins dense radiologiquement après une chimiothérapie première. Souvent la masse palpée n'a pas de traduction à la mammographie. Il ne faut pas se laisser rassurer à tort par un compte rendu radiologique rassurant mentionnant l'absence d'opacité tumorale. La encore la clinique prime !

L'échographie peut mettre en évidence une zone hypoéchogène, hétérogène caractéristique et permet également d'objectiver l'épaississement cutané. Elle va faciliter les prélèvements histologiques (microbiopsies) et mettra plus facilement en évidence une masse que la mammographie. [8]. L'échographie permettra également une exploration plus aisée des adénopathies axillaires.

Le scanner va également permettre d'objectiver cet épaississement cutané et souvent l'infiltration diffuse du tissu mammaire. Il permettra de mettre en évidence la diffusion métastatique au niveau ganglionnaire. Geraldine Mogavero [9] a par exemple rapporté que sur 11 patientes étudiées 9 présentaient au moment du diagnostic un envahissement ganglionnaire visible au scanner : 7 en axillaire, 3 au niveau de la chaine mammaire interne, 2 susclaviculaires et une au niveau du hile. Deux patientes avaient des adénopathies axillaires bilatérales.

L'IRM a été évaluée pour différencier les mastites carcinomateuses des mastites inflammatoires. Il existe une différence dans la rapidité de la prise de contraste (>100 % en 1 minute pour les cancers inflammatoires versus 55 % pour les mastites non cancéreuses), cette différence ne permet donc pas d'avoir un diagnostic de certitude [10]. On observe généralement l'épaississement cutané avec une prise de contraste à son niveau et les adénopathies sont bien mises en évidence de même qu'une éventuelle infiltration du muscle pectoral.

L'IRM aide pour apprécier la réponse à la chimiothérapie première et à la moins mauvaise corrélation avec la réponse histologique. La réponse est cependant surestimée par l'IRM [11] [12], [13].

Baslaim [14] a étudié par PET scann 7 cancers du sein inflammatoires il a noté une fixation diffuse au niveau mammaire et au niveau de la peau. Il a mis en évidence dans 6 cas sur 7 des adénopathies axillaires et même susclaviculaire dans un cas, ainsi que des métastases osseuses simultanées dans un cas.

PRÉLÉVEMENTS CYTO/HISTOLOGIQUES, PARTICULARITÉS BIOLOGIQUES ET PRONOSTIQUES

La cytoponction et ou la microbiopsie sont indispensables même si au niveau du sein elles sont souvent décevantes en raison de l'œdème qui masque la tumeur. Il est parfois plus facile de ponctionner une adénopathie axillaire ce qui souvent permettra d'affirmer le diagnostic. Là encore des microbiopsies échoguidées sont souvent utiles. Il n'y a pas de spécificité cytologique du cancer inflammatoire.

Les prélèvements histologiques permettront d'avoir une certitude anatomopathologique, de doser les récepteurs hormonaux, CerbB2 et d'étudier éventuellement d'autres facteurs pronostiques.

Toute les variétés histologiques de cancer du sein peuvent s'accompagner de signes inflammatoires. On se trouve en général face à une tumeur peu différenciée de grade histopronostique élevé. Le substrat anatomopathologique consiste en une embolisation précoce des structures vasculaires et lymphatiques du sein, en particulier au niveau du derme rendant compte du haut pouvoir métastatique de ces tumeurs. Il existe également une controverse pour savoir si cet envahissement des lymphatiques du derme est indispensable pour affirmer le diagnostic et s'il s'agit d'un facteur pronostic indépendant des signes inflammatoires cliniques. En effet pour certains les seuls longs survivants à cinq ans avant l'ère de la chimiothérapie étaient ceux qui n'avaient pas d'envahissement lymphatique. D'autres pensent que c'est l'association des signes cliniques et des signes anatomopathologiques qui est de plus mauvais pronostic par rapport à chacun des signes susmentionnés isolément. Wilke [15] a repris de manière rétrospective 57 patientes avec un cancer du sein inflammatoire traitées entre 1990 et 1994. La survie globale de ces patientes est de 32 % à trois ans et de 12 % à 5 ans. Il ne retrouve aucune différence en survie en fonction du mode de diagnostic : clinique, histologique ou l'association des deux. Actuellement les séries publiées reposent sur des critères cliniques [16] [17] [18] [19].

Les récepteurs hormonaux sont généralement moins positifs et moins élevés que dans les cancers du sein habituels [20]et ne semblent pas varier en fonction de la ménopause. Le grade SBR est souvent élevé.

Paradisio [21] a pu montrer que les cancers du sein inflammatoire avaient un labeling index à la thymidine traitée plus élevé que les cancers du sein localement avancé sans signes inflammatoires (3,5 % versus 1,6 % $p = 0{,}006$) dans la même étude les récepteurs hormonaux aux estrogènes et à la progestérone étaient moins souvent positifs en cas de tumeur inflammatoire (ER+ : 44 % versus 66 %, PgR+ 30 % versus 51 %).

La protéine P53 est une protéine impliquée dans le contrôle du cycle cellulaire et de la réparation de l'ADN. Il a été publié que la surexpression de la protéine liée au gène P53 ou qu'une mutation au niveau de P53 chez ces patientes entraînait un risque relatif de décès de 8,6 par rapport aux patients sans anomalies au niveau du gène P53 et ce indépendamment du statut des récepteurs hormonaux. Il a également été retrouvé que les tumeurs inflammatoires présentant des mutations de P53 étaient plus volumineuses et plus fréquemment métastatiques au moment du diagnostic [22] [23].

Il semble que ces tumeurs aient de manière statistiquement significative une forte surexpression de C-erb B2 et aient des taux plus élevés de récepteurs à l'EGF, que les cancers du seins non inflammatoires y compris de mauvais pronostic avec une large atteinte ganglionnaire [24] [25].

Van Golen et son équipe [26] a essayé sur une lignée cellulaire issue d'un cancer du sein inflammatoire d'identifier des gènes qui pourraient contribuer au phénotype agressif de ces tumeurs. Il a retrouvé une surexpression de RhoC GTPase et une perte d'expression d'un nouveau gène en 6q22 appelé LIBC pour « lost in inflammatory breast cancer). Reprenant des cancers de stade III inflammatoires et non inflammatoires il a retrouvé une corrélation statistiquement significative entre RhoC ($p< 0{,}0095$), LIBC ($p< 0{,}0013$) et le caractère inflammatoire. Les travaux ultérieurs ont mis en évidence une surexpression de RhoC GTPase dans 90 % des cancers du sein inflammatoires et dans seulement 38 % des cancers non inflammatoires ($p< 0{,}0095$). Cette surexpression a été associée à des taux élevé de VEGF, de bFGF, interleukines 6 et 8 suggérant une action modulatrice de RhoC au niveau de l'angiogenèse [27] [28]. Des agents anti RhoC sont en développement et en expérimentation et les inhibiteurs de la farnesyl transferrase tel le tipifarnib en font partie [29].

Mary Alpaugh [30] partant de l'importance des emboles lymphatiques associés au cancer du sein inflammatoire a construit un modèle animal pour essayer d'en comprendre les mécanismes. Cette équipe a donc établi un xenographt de cancer du sein inflammatoire humain transplanté dans une souris nude. Elle a observé que la croissance tumorale se faisait exclusivement au niveau des vaisseaux sanguins et lymphatiques et qu'ultérieurement cette prolifération et le tissu stromal associé représentaient 30 % du volume tumoral. Il existait un erythème au niveau de la peau en regard de la tumeur. Celle-ci n'exprimait pas les récepteurs hormonaux, ni Her-2 neu, par contre P53 et le récepteur de l'EGF étaient positifs. Il existait une surexpression de MUC1 et de l'E-cadhérine 10 à 20 fois plus importante qu'en cas de xenographt non inflammatoire.

Ma L. [31] s'est intéressé aux rôles des phénomènes autocrines et paracrines des facteurs de croissance dans la régulation de la proliférationcellulaire et plus particulièrement au rôle de l'amphiréguline et de son récepteur l'EGFR. Il a retrouvé une corrélation entre l'expression de l'amphiréguline, de l'EGFR et les cancers du seins inflammatoires ainsi qu'à d'autres paramètres de mauvais pronostic, mais en analyse multivariée l'expression de l'amphiréguline restait fortement corrélé au cancer du sein inflammatoire ($p = 0{,}005$)

Bièche [32] a pu mettre en évidence que les cytokines de l'inflammation n'étaient pas davantage surexprimés dans les cancers inflammatoires et pense donc que les phénomènes inflammatoires observés sont dus au blocage lymphatique par les cellules cancéreuses et non par des cellules inflammatoires. La même équipe a mis en évidence la surexpression de certains gènes liés à l'angiogenèse (VEGF, TBXA2R, PTGS2/COX2, THBD/thrombomoduline, ANGPT2/angiopoiétine) mais pas de tous.

Lerebours [33] a essayé de mettre en évidence des gènes spécifiques liés aux cancers du sein inflammatoires et a trouvé que les gènes 3p21-p14, 6p, 8p22, 11q, 13q14 et 17q21 étaient plus fréquemment altérés dans les cancers du sein inflammatoires que non inflammatoires.

CLASSIFICATION

Eu égard à la fréquence de la dissémination métastatique liée à cette entité, il est nécessaire de faire un bilan complet, outre les dosages biologiques habituels il faut effectuer un dosage de la calcémie, un bilan hépatique, doser les marqueurs tumoraux.

Le bilan d'extension comportera également une radiographie pulmonaire voir un scanner thoracique, une scintigraphie osseuse, une échographie hépatique. Une biopsie médullaire est nécessaire devant la fréquence de l'envahissement médullaire.

La notion de tumeur en poussée évolutive repose essentiellement sur des données cliniques que l'Institut Gustave Roussy a classifié comme suit [34] :

- ***PEV 1*** : doublement du volume tumoral en moins de six mois.
- ***PEV 2*** : signes inflammatoires localisés à une partie du sein (œdème cutané péritumoral, érythème, augmentation de la chaleur locale), empâtement de l'adénopathie axillaire.
- ***PEV 3*** : généralisation des signes à l'ensemble du sein.

Cette classification a été proposée en raison de l'insuffisance de la classification TNM lorsqu'elle est appliquée au cancer du sein inflammatoire. En effet, la classification T4 regroupe à la fois des tumeurs d'évolution rapide et des tumeurs avec extension locale cutanée (nodules de perméation, ulcérations) ou pariétale qui correspondent au contraire souvent à des tumeurs d'évolution locale lentement progressives.

En raison du caractère subjectif de la PEV 1, seules les tumeurs PEV 2 et PEV 3 sont considérées comme des tumeurs inflammatoires et traitées comme telle.

Lerebours [35] a essayé de retrouver des corrélations entre le caractère PEV2 ou PEV3 de la tumeur et des particularités moléculaires ou clinicopathologiques. Le caractère PEV3 est resté le facteur discriminant le plus important quant à une évolution défavorable.

TRAITEMENT

LOCORÉGIONAL

Autrefois les tumeurs étaient traitées soit par la chirurgie soit par la radiothérapie.

La chirurgie avait la réputation d'aggraver leur pronostic, en fait c'est qu'il s'agissait de tumeur naturellement de mauvais pronostic. En effet, la médiane de survie après chirurgie est au mieux de 15-25 mois [36] [37] [38] [39]. Il y avait environ 15 % de survie à 5 ans pour les PEV 2 et entre 0 et 5 % de survie à 5 ans pour les PEV 3. (Tableau 1)

En raison du mauvais contrôle chirurgical la radiothérapie a été utilisée de manière alternative ou en association avec la chirurgie. (Tableaux 2-3)

Elle n'a malheureusement entraîné aucune amélioration significative. Les taux de survie à 5 ans suivant les séries oscillant de 0 à 28 % pour la radiothérapie seule et de 0 à 28 % pour l'association radiothérapie-chirurgie. La grande majorité des publications ne rapportant cependant pas de survivants à 5 ans, la médiane de survie étant aux alentours de 18 mois. Des essais comparatifs ont démontré que

Tableau I :
Cancer du sein inflammatoire
Traitement par chirurgie seule

Auteurs		Patients	Survie à 5 ans %
Treves [36	1959	114	3,5
Haagensen [37]	1971	30	3,0
Stocks [38]	1976	10	10,0
Bozetti [39]	1981	8	0,0

Tableau II :
Cancer du sein inflammatoire
Radiothérapie exclusive

Auteurs		Patients	Médiane de survie mois	Survie à 5 ans
Haagensen [37]	1971	29	15	3 %
Chu [40]	1980	28	28	0 %
Rouesse [41]	1986	60	33	28 % avec hormono
Perez [42]	1987	28	18	< 10 %

Tableau III :
Cancer du sein inflammatoire
Traités par chirurgie et radiothérapie

Auteurs		Patients	Médiane de survie globale (mois)	Survie à 5 ans
Barber [43]	1961	50	25	10 %
Barker [44]	1976	17	< 12	0 %
Bozetti [39]	1981	24	18	0 %
Perez [42]	1987	12	42	0 %

la radiothérapie et la chirurgie radicale permettait le même contrôle locorégional [34] [39] [45] [40] [41] [42] [43] [44] [42].

Devant ces mauvais résultats, la chimiothérapie a rapidement été intégrée dans la séquence thérapeutique afin d'essayer de limiter la diffusion métastatique. Cette chimiothérapie a généralement été utilisée d'emblée et son efficacité appréciée au bout de quelques cycles avant d'envisager le traitement locorégional lui-même éventuellement suivi d'une reprise de chimiothérapie.

La mastectomie fait partie intégrante du traitement des cancers du sein inflammatoires, une fois que la chimiothérapie a permis de faire disparaître les signes inflammatoires. Elle améliore le contrôle local et la survie sans rechute [46] [47].

Perez [48] sur une analyse rétrospective de 179 patientes traitées pour un cancer du sein inflammatoire a retrouvé une survie sans rechute à 10 ans respectivement de 35 % en cas d'association des trois modalités thérapeutiques (chimiothérapie-mastectomie-irradiation), de 24 % en cas de chirurgie et d'irradiation et de 0 % en cas d'association de chimiothérapie et d'irradiation ou d'irradiation seule. En terme de contrôle locorégional il a noté 70 % de rechute en l'absence de mastectomie versus 21 % lorsque les trois modalités thérapeutiques étaient associées.

La mastectomie permet également d'apprécier la réponse histologique tant au niveau du sein qu'au niveau ganglionnaire et aussi l'efficacité in vivo de la chimiothérapie. Elle permet également de limiter les doses d'irradiation et donc sa toxicité. Il convient cependant de noter qu'un certain nombre de rechutes locales s'accompagnent d'une diffusion métastatique simultanée [49] [50] [51] [52] [53].

GÉNÉRAL

Chimiothérapie conventionnelle

Le but de la chimiothérapie néoadjuvante est de traiter par voie systémique le plus rapidement possible avant l'émergence des clones tumoraux résistants, et de traiter avant que le système vasculaire ne soit lésé par la radiothérapie ou la chirurgie. Cette modalité permet enfin d'apprécier in vivo l'efficacité thérapeutique.

La grande majorité des chimiothérapies utilisées comportent des anthracyclines. Elle permet d'obtenir des taux de réponse importants tant en ce qui concerne la régression des signes inflammatoires que la régression de la masse tumorale. Cette réponse suivant les séries varie de 40 à plus de 90 % avec une réponse moyenne aux alentours de 60 %. Ces protocoles, à dose conventionnelle ont permis de doubler la médiane de survie (40-50 mois), la survie à 5 ans oscillant de 10 à 63 %. La différence dans les pourcentages de survie à cinq ans est souvent liée à la proportion de tumeur en poussée évolutive 2 ou en poussée évolutive 3 inclues dans les séries [41] [49] [51] [54] [55] [56] [57] [58] [59] [60] [61] [62] [50] [51] [63] [64] [65].

Il n'est pas encore sûr qu'elle permette d'obtenir une guérison, c'est-à-dire un contingent significatif de survivantes à long terme. Elle a cependant permis de dégager des facteurs pronostiques importants.

Cancer du sein inflammatoire

La disparition des signes inflammatoires, la régression des masses tumorales palpables et la rapidité de cette réponse clinique de même que la réponse histologique au niveau tumoral. [66], [67], [68] [69] [70] a rapporté les résultats de l'étude GETIS 02. 120 patientes ont été traitées par Du 5 Fluorouracile 750 mg/m? J1, J2, J3, J4 de l'épirubicine 35 mg/m? J2, J3, J4 et du cyclophosphamide 400 mg/m? J2, J3, J4. Le traitement locorégional a compris un geste chirurgigal et/ou une irradiation et une chimiothérapie d'entretien a été effectuée avec 4 cycles de FEC 75 (500/75/500 mg/m?) Parmi les 102 patientes opérées il a été observé 23,5 % de réponse histologique complète (avec in situ résiduel) et 14,7 % de réponse complète au niveau du sein et des adénopathies axillaires. À 10 ans de médiane de suivi, la survie sans rechute est de 35,7 % et la survie globale de 41,2 %.

Peu de protocoles ont évalué la place des taxanes pour ces cancers, Cristofanili M [71] a mis en évidence un gain chez les patientes RE – à l'ajout du paclitaxel après un traitement par FAC mais il ne s'agit pas d'une étude randomisée.

Chimiothérapie intensive

En raison de l'efficacité de la chimiothérapie d'induction, ce d'autant que les protocoles étaient utilisés à dose optimale et en raison des progrès de la réanimation hématologique des essais de chimiothérapie intensive se sont développés. Il n'est cependant pas toujours facile dans la littérature de retrouver les protocoles n'incluant que des cancers du sein inflammatoires, les cancers du sein localement avancés y étant fréquemment associés.

Cagnoni et col [72] a traité 30 patientes après une chimiothérapie d'induction par Cyclophosphamide 1875 mg/m^2 x 3, Cisplatine 165 mg/m^2, Carmustine 600 mg/m^2. On a noté un décès par toxicité. Avec une médiane de suivi de 19 mois ils rapportaient une survie sans rechute de 70 % (51 %-86 %). Arun B [73] a traité 24 patientes avec un protocole associant Carboplatine 200 mg/m^2 x 3 et Cyclophosphamide 2g/m^2 x 3, la survie sans rechute à deux ans était de 71 % et de 73 % pour la survie globale. Il n'y a pas eu de décès par toxicité. Adkins [74] A traité 47 patientes en consolidation par différents protocoles d'intensification, à 30 mois la survie sans rechute etait estimée à 57,7 % et la survie globale à 59,1 %. On notait deux décès (4,2 %) par toxicité. Ces derniers chiffres sont assez superposables avec le recueil de données effectuées par K Antman [75] à partir du registre nord-américain.

Viens et col [76] ont traité 95 patientes présentant un cancer inflammatoire en première ligne par des intensifications séquentielles multiples selon le protocole PEGASE 02. Le traitement comportait 4 cycles avec du cyclophosphamide 6g/m^2 à la première cure puis 3g/m^2 aux cures suivantes, de la doxorubicine 75mg/m^2 à chaque cure et du 5 Fluorouracile à la dose de 2500 mg/m^2 aux cures 3 et 4. Une mastectomie et une irradiation étaient effectuées à l'issue. Un décès par toxicité a été observé. La réponse clinique était de 90 % avec 80 % de réponse clinique complète. La survie globale estimée à trois ans était de 70 % (60 %-79 %). La médiane de survie n'était pas atteinte. 86 patientes ont été évaluées au niveau de la réponse histologique. 28 (32 %) ont présenté une disparition complète de la prolifération tumorale ou la persistance seule de carcinome in situ. 39 % (± 10) n'ont présenté aucun signe d'efficacité au niveau histologique.

Somlo G [77] a rapporté une étude rétrospective portant sur 120 patientes de 47 ans d'êge médian traitées dans un premier temps par une chimiothérapie par anthracyclines (99 % des cas) et taxanes (40 % des cas) puis par une intensification thérapeutique avec des protocoles variés. 98 % des patientes ont eu une mastectomie. Il a observé une survie sans rechute de 44 % à 5 ans une survie globale de 64 %.

Il est difficile de comparer ces résultats histologiques à ceux d'autres séries de la littérature, les critères de réponse n'étant pas les mêmes.

Bertucci F [78] a repris les patientes traitées dans son institution soit avec une intensification thérapeutique soit par chimiothérapie conventionnelle. Ia survie sans rechute à 5 ans été de 24 % et la survie globale de 41 %. En analyse multivariée le facteur pronostic indépendant le plus puissant a été le fait d'avoir reçu une intensification thérapeutique. La SSR et la SG à 5 ans ont été respectivement de 28 et 50 % avec l'intensification et de 15 et 18 % avec la chimiothérapie conventionnelle.

Des études restent donc à mener sur les hautes doses pour les cancers du sein inflammatoires.

Sur Saint-Louis, nous avions ainsi décidé de tester la valeur de fortes doses de chimiothérapie d'induction selon un schéma « dose-dense » qui revient actuellement d'actualité. Le protocole associait

75 mg/m^2 de 4'EPIRUBICINE à 1200 g/m^2 de CYCLOPHOSPHAMIDE (protocole SIM 85) tous les quinze jours 6 cures avant le traitement locorégional.

74 patientes avec un cancer du sein inflammatoire ont ainsi été traitées entre Février 1985 et Septembre 1992. Après cette chimiothérapie d'induction, les patientes ont eu une intervention de Patey avec dans le mois suivant deux cures de METHOTREXATE à la dose de 3 g/m^2 à quinze jours d'intervalle et une irradiation à la dose de 45 Grays au niveau de la paroi et des aires ganglionnaires.

À l'issue une chimiothérapie d'entretien selon un protocole dit de rotation fut proposé pendant une durée de 6 mois. Treize patientes ont eu à la place de ce protocole d'entretien une intensification thérapeutique avec autogreffe médullaire selon deux schémas de chimiothérapie, pour six CYCLOPHOSPHAMIDE, 4400 mg/m^2 et irradiation corporelle totale à la dose de 10 Grays, pour les autres CYCLOPHOSPHAMIDE 4400 mg/m^2, MELPHALAN 140 g/m^2 et MITOXANTRONE 60 mg/m^2.

On a noté 11 % de réponse complète et 59 % de réponse partielle (70 % de taux de réponse. La réponse complète des signes inflammatoires fut plus importante (93 %) de même qu'au niveau ganglionnaire axillaire (67 %).

Tous les patients ont eu une mastectomie avec curage axillaire (sauf deux) effectuée vers le 105e jour (58-167) après le début de la chimiothérapie sans complication locorégionale. On a noté 14 % de réponse complète histologique au niveau du sein et 29 % de curage axillaire sans envahissement. Au total, 31 % des patients ont eu une bonne réponse histologique. Il faut noter que 37 % des patients avaient une composante intracanalaire associée à la composante invasive à l'issue de cette chimiothérapie.

La médiane de survie sans progression était de 42,5 mois et de survie globale de 60,5 mois. Après 4 ans de suivi, La survie sans rechute et la survie globale à cinq ans étaient respectivement de 46 et de 51 %

Parmi les 13 patients intensifiés (sélectionnés parmis les mauvais répondeurs ou les réponses mineures). On a noté 9 rechutes et 7 décès. La médiane de survie sans progression était de 24 mois.

Hormonothérapie

L'hormonothérapie est peu utilisée dans le traitement de ces tumeurs, qui, nous l'avons déjà dit, possèdent peu de récepteurs hormonaux. Atlan [79] a traité 65 patientes présentant un cancer du sein inflammatoire métastasé en première ligne par du tamoxifène seul et a rapporté 5 % de taux de réponse. Cet auteur conclut que le tamoxifène n'a pas de rôle dans le traitement de ces patientes.

Thérapeutiques ciblées

Des essais sont en cours :

Le bevacizumab (Avastin) a été administré seul à la dose de 15 mg/kg à 21 patientes qui présentaient un cancer du sein inflammatoire ou localement avancé avant une chimiothérapie par doxorubicine 50 mg/m^2 en association avec du docetaxel 75 mg/m^2 et le bevacizumab 6 cures. Il a été observé sous bevacizumab une augmentation de l'apoptose tumorale de 128,9 % (p = 0,0008) et une diminution du VEGFR2 de 66,7 % (p = 0,004)

Le lapatinib a été administré seul à des patientes présentant un cancer du sein inflammatoire surexprimant CerbB2 avant une association à de la chimiothérapie par Paclitaxel hebdomadaire. Il a été observé 30 % de réponse clinique après 14 j d'administration du lapatinib seul [80]. Le trastuzumab (herceptin) a été utilisé en association avec une chimiothérapie par docetaxel et cisplatinum [81] chez des patientes qui présentaient des cancers localement avancés et/ou, inflammatoires (13 %). Il a été observé 23 % de réponse histologique complète au niveau du sein.

Burstein HJ [82] a rapporté 18 % de réponse histologique complète et Van Pelt [82] a également rapporté des résultats encourageants.

EN CONCLUSION

La chimiothérapie a permis d'améliorer les taux de réponse et le pourcentage de survie à 5 ans des patientes atteintes d'un cancer du sein inflammatoire par rapport aux seuls traitements locorégionaux. En effet, on note 35 à 55 % de survie à 5 ans mais sans que l'on puisse parler de guérison en l'absence de longs survivants. Une étude Nord Américaine regroupant 1684 patientes traitées sur une période de 21 ans a mis en évidence une amélioration de la survie pour les patientes traitées récemment avec une survie passant de 9 % à 20 % entre 1975-1977 et 1993-1995 [83]. Cette amélioration de la survie est très certainement liée aux traitements plus agressifs.

La séquence thérapeutique actuelle comporte donc une chimiothérapie d'induction suivie d'un traitement locorégional associant mastectomie et irradiation locorégionale. Une chimiothérapie d'entretien est souvent proposée. Il reste à définir :

- le protocole idéal de chimiothérapie (quelles drogues, quelles doses, quelle durée).
- le rôle des intensifications thérapeutiques avec autogreffe médullaire, cellules souches périphériques ou des intensifications séquentielles
- La place des thérapies ciblées : agents anti-angiogènes, anti EGF 1 et 2, et des inhibiteurs de la farnesyltransferrase et leur articulation avec la chimiothérapie ■

BIBLIOGRAPHIE

[1] CHANG S, PARKER SL, PHAM T, BUZDAR AU, HURSTING SD. Inflammartory breast carcinoma incidene and survival: the surveillance, epidemiology, and end results program of the National Cancer Institute. *Cancer* 1998; 82: 2366-2372.

[2] WINGO PA, JAMISON PM, YOUNG JL, GARGIULLO P. Population-based statistics for women diagnosed with inflammatory breast cancer (United States). *Cancer Causes Control* 2004; 15: 321-8.

[3] TARDIVON AA, VIALA J, CORVELLEC RUDELLI A, GUINEBRETIERE JM, VANEL D. Mammographic patterns of inflammatory breast carcinoma: a retrospective study of 92 cases. *Eur J Radiol* 1997; 24: 124-130.

[4] LOUVET C, BRUNEL P, ESPIÉ M, *et al.* Breast cancer in patients under 18 years. Report of an inflammatory case and review of the literature. *The Breast* 1996; 5: 277-281.

[5] CHANG S, BUZDAR AU, HURSTING SD. Inflammatory breast cancer and body mass index. *J Clin Oncol* 1998; 16: 3731-3735.

[6] BONNIER P, ROMAIN S, DILHUYDY JM, *et al.* Influence of pregnancy on the outcome of breast cancer: a case control study. *Int J Cancer* 1997; 72: 720-727.

[7] LE MG, ARRIAGADA R, BAHI J, *et al.* Are risk factors for breast cancer similar in women with inflammatory breast cancer and in those with non-inflammatory breast cancer? *Breast* 2006; 15: 355-62.

[8] GUNHAN-BILGEN I, USTUN EE, MEMIS A. Inflammatory breast carcinoma: mammographic, ultrasonographic, clinical, and pathologic findings in 142 cases. *Radiology* 2002;223:829-38.

[9] MOGAVERO GT, FISHMAN EK, KUHLMAN JE. Inflammatory breast cancer: CT Evaluation. *Clinical Imaging* 1992; 16: 183-186.

[10] RIEBER A, TOMCZAK RJ, MERGO PJ, WENZEL V, ZEITLER H, BRAMBS HJ. MRI of the breast in the differential diagnosis of mastitis versus inflammatory carcinoma and follow-up. *J Comput Assist Tomogr* 1997; 21: 128-132.

[11] RIEBER A, BRAMBS HJ, GABELMANN A, HEILMANN V, KREIENBERG R, KUHN T. Breast MRI for monitoring response of primary breast cancer to neo-adjuvant chemotherapy. *Eur Radiol* 2002; 12: 1711-9.

[12] ROSEN EL, BLACKWELL KL, BAKER JA, *et al.* Accuracy of MRI in the detection of residual breast cancer after neoadjuvant chemotherapy. *AJR Am J Roentgenol* 2003; 181: 1275-82.

[13] PARTRIDGE SC, GIBBS JE, LU Y, *et al.* MRI measurements of breast tumor volume predict response to neoadjuvant chemotherapy and recurrence-free survival. *AJR Am J Roentgenol* 2005; 184: 1774-81.

[14] BASLAIM MM, BAKHEET SM, BAKHEET R, EZZAT A, EL-FOUDEH M, TULBAH A. 18-Fluorodeoxyglucose-positron emission tomography in inflammatory breast cancer. *World J Surg* 2003; 27: 1099-104.

[15] WILKE D, COLWELL B, DEWAR R. Inflammatory breast carcinoma: comparison of survival of those diagnosed clinically, pathologically, or with both features. *The Am Surg* 1998; 64: 428-431.

[16] ELLIS D, TEITELBAUM S. Inflammatory carcinoma of the breast : a pathologic definition. *Cancer* 1974; 33: 1045-1047.

[17] SALTZSTEIN S. Clinically occult inflammatory carcinoma of the breast. *Cancer* 1974; 34: 382-388.

[18] LUCAS F, PEREZ-MESA C. Inflammatory carcinoma of the breast. *Cancer* 1978; 41: 1595-1605.

[19] LEVINE PH, STEINHORN SC, GLOECKLER RIES L, ARON JL. Inflammatory breast cancer. The experience of the surveillance epidemiology and end results (SEER) program. *J Natl Cancer Inst* 1985; 71: 291-297.

[20] DELARUE JC, MAY-LEVIN F, MOURIESSE H, CONTESSO G, SANCHO-GARNIER H. Oestrogen and progesterone cytosolic receptors in clinically inflammatory tumours of the human breast. *Br J Cancer* 1981; 44: 911-916.

[21] PARADISO A, TOMMASI S, BRANDI M, *et al.* Cell kinetics and hormonal receptor status in inflammatory breast carcinoma. Comparison with locally advanced disease. *Cancer* 1989; 64: 1922-7.

[22] RIOU G, LE MG, TRAVAGLI JP, LEVINE AJ, MOLL UM. Poor prognosis of p53 gene mutation and nuclear overexpression of p53 protein in inflammatory breast carcinoma. *J Natl Cancer Inst* 1993; 85: 1765-7.

[23] FAILLE A, DE CREMOUX P, EXTRA JM, *et al.* Study of p53 abnormalities using PCR-SSCP and immunochemistry in locally advanced breast cancer. *Br J Cancer* 1994; 69: 1145-1150.

[24] TURPIN E, BIECHE I, BERTHEAU P, *et al.* Increased incidence of ERBB2 overexpression and TP53 mutation in inflammatory breast cancer. *Oncogene* 2002; 21: 7593-7.

[25] GUERIN M, GABILLOT M, MATHIEU MC, *et al.* Structure and expression of c-erbB-2 and EGF receptor genes in inflammatory and non-inflammatory breast cancer: prognostic significance. *Int J Cancer* 1989; 43: 201-8.

[26] VAN GOLEN KL, DAVIES S, WU ZF, *et al.* A novel putative low-affinity insulin-like growth factor binding protein, LIBC-(Lost in inflammatory breast cancer), and RhoC GTPase correlate with the Inflamamtory breast cancer phenotype. *Clinical Cancer Reseach* 1999; 5: 2511-2519.

[27] VAN GOLEN KL, WU ZF, QIAO XT, BAO L, MERAJVER SD. RhoC GTPase overexpression modulates induction of angiogenic factors in breast cells. *Neoplasia* 2000; 2: 418-25.

[28] VAN GOLEN KL, WU ZF, QIAO XT, BAO LW, MERAJVER SD. RhoC GTPase, a novel transforming oncogene for human mammary epithelial cells that partially recapitulates the inflammatory breast cancer phenotype. *Cancer Res* 2000; 60: 5832-8.

[29] SPARANO JA, MOULDER S, KAZI A, *et al.* Targeted inhibition of farnesyltransferase in locally advanced breast cancer: a phase I and II trial of tipifarnib plus dose-dense doxorubicin and cyclophosphamide. *J Clin Oncol* 2006; 24: 3013-8.

[30] ALPAUGH ML, TOMSINSON JS, SHAO Z-M, BARSKY SH. A novel human xenograft model of inflammatory breast cancer. *Cancer Res* 1999; 59: 5079-5084.

[31] MA L, DE ROQUANCOURT A, BERTHEAU P, *et al.* Expression of amphiregulin and epidermal growth factor receptor in human breast cancer: analysis of autocriny and stromal-epithelial interactions. *J Pathol* 2001; 194: 413-9.

[32] BIECHE I, LEREBOURS F, TOZLU S, ESPIE M, MARTY M, LIDEREAU R. Molecular profiling of inflammatory breast cancer: identification of a poor-prognosis gene expression signature. *Clin Cancer Res* 2004; 10: 6789-95.

[33] LEREBOURS F, BERTHEAU P, BIECHE I, *et al.* Evidence of chromosome regions and gene involvement in inflammatory breast cancer. *Int J Cancer* 2002; 102: 618-22.

[34] SARRAZIN D, ROUESSE J, ARRIAGADA R. Les cancers du sein en poussée évolutive. *Rev Prat* 1978: 999-1006.

[35] LEREBOURS F, BERTHEAU P, BIECHE I, *et al.* Two prognostic groups of inflammatory breast cancer have distinct genotypes. *Clin Cancer Res* 2003; 9: 4184-9.

[36] TREVES N. The inoperability of inflammatory carcinoma of the breast. *Surg Gynecol Obstet* 1959; 109: 240-242.

[37] HAAGENSEN CD. In: 2nd, ed. Diseases of the Breast. Philiadelphia PA: Saunders, 1971: 576-584.

[38] STOCKS L, PATTERSON S. Inflammatory carcinoma of the breast. *Surg Gynecol Obstet* 1976; 143: 885-88.

[39] BOZZETTI F, SACCOZZI R, DELENA M, SALVADORI B. Inflammatory cancer of the Breast : analysis of 114 cases. *J Surg Oncol* 1981; 18: 355-361.

[40] CHU A, WOOD W, DOUCETTE J. Inflammatory breast carcinoma treated by radical radiotherapy. *Cancer* 1980; 45: 2730-2737.

[41] ROUESSE J, FRIEDMAN S, SARRAZIN D, *et al.* Primary chemotherapy in the treatment of inflammatory breast carcinoma: a study of 230 cases from the Institut Gustave-Roussy. *J Clin Oncol* 1986; 4: 1765-71.

[42] PEREZ C, FIELDS J. Role of radiation therapy for locally advanced and inflammatory carcinoma of the breast. *Oncology* 1987; 1: 81-93.

[43] BARBER K, DOCKERTY M, CLAGETT O. Inflammatory carcinoma of the breast. *Surg Gynecol Obstet* 1961; 112: 406-410.

[44] BARKER J, MONTAGUE E, PETERS L, *et al.* Clinical experience of irradiation of inflammatory carcinoma of the breast with and without elective chemotherapy. *Cancer* 1980; 45: 625-629.

[45] FLETCHER G. Radical irradiation in advanced breast cancer. *Am J Roentgenol* 1975; 3: 573-584.

[46] HARRIS EE, SCHULTZ D, BERTSCH H, FOX K, GLICK J, SOLIN LJ. Ten-year outcome after combined modality therapy for inflammatory breast cancer. *Int J Radiat Oncol Biol Phys* 2003; 55: 1200-8.

[47] FLEMING RY, ASMAR L, BUZDAR AU, *et al.* Effectiveness of mastectomy by response to induction chemotherapy for control in inflammatory breast carcinoma. *Ann Surg Oncol* 1997; 4: 452-61.

[48] PEREZ CA, GRAHAM ML, TAYLOR ME, *et al.* Management of locally advanced carcinoma of the breast. II. Inflammatory carcinoma. *Cancer (Supp.)* 1994; 74: 466-476.

[49] ZYLBERBERG B, SALAT-BAROUX J, RAVINA JH, *et al.* Initial chemioimmunotherapy in inflammatory carcinoma of the breast. *Cancer* 1982; 49: 1537-1543.

[50] THOMS WW, MC NEESE MD, FLETCHER GH, BUZDAR AU, SINGLETARY E, OSWALD MJ. Multimodal treatment for inflammatory breast cancer. *Int J Radiation Oncology Biol Phys* 1989; 17: 739-745.

[51] CHEVALLIER B, BASTIT P, GRAIC Y, *et al.* Studies in inflammatory non métastatic breast cancer. Combined modality approach in 178 patients. *Br J cancer* 1993; 67: 594-601.

[52] ISRAEL L, BREAU JL, MORERE JF. Two years of high dose cyclophosphamide and 5 Fluorouracil followed by surgery after 3 months for acute inflammatory breast carcinomas. A phase II study of 25 cases with a median follow up of 35 months. *Cancer* 1986; 57: 24-28.

[53] SCHAFER P, ALBERTO P, FORNI M, OBRADOVIC D, PIPARD G, KRAUER F. Surgery as part of a combined modality approach for inflammatory breast carcinoma. *Cancer* 1987; 59: 1063-7.

[54] BUZDAR AU, MONTAGUE EP, BARKER JL, *et al.* Management of inflammatory carcinoma of the breast with combinet modality approach an update. *Cancer* 1981; 47: 2537-2542.

[55] ESPIE M, EXTRA JM, DE ROQUANCOURT A, *et al.* [Inflammatory cancer of the breast: review and experience at Saint-Louis hospital]. *Arch Anat Cytol Pathol* 1995; 43: 36-43.

[56] MIGNOT L, ESPIÉ M, MORVAN F, *et al.* Cancer du sein en poussée évolutive, expérience du groupe Saint Louis-Beaujon. *Gynécologie* 1984; 35: 175-180.

[57] POUILLART P, PALANGIÉ T, JOUVE M, *et al.* Cancer inflammatoire du sein traité par une association de chimiothérapie et d'irradiation : résultat d'un essai randomisé étudiant le rôle d'une immunothérapie par le B.C.G. *Bull Cancer Paris* 1981; 68: 171-186.

[58] SWAIN SM, LIPPMAN ME. Treatment of patients with inflammatory breast cancer. In: Devita VJ, Hellman S, Rosenberg S, eds. Important advances in oncology. Philadelphia: Lippincot, 1989: 129-150.

[59] KOH EH, BUZDAR AU, AMES FC, *et al.* Inflammatory carcinoma of the breast : result of a combined-modality approach - MD Anderson Cancer Center Experience. *Cancer Chemother Pharmacol* 1990; 27: 94-100.

[60] ARRIAGADA R, MOURIESSE H, SPIELMANN M, *et al.* Alternating radiotherapy and chemotherapy in non-metastatic inflammatory breast cancer. *Int J Radiat Oncol Biol Phys* 1990; 19: 1207-10.

[61] MALOISEL F, DUFOUR P, BERGERAT JP, *et al.* Results of initial doxorubicin, 5 Fluorouracil, and cyclophosphamide combination for inflammatory carcinoma of the breast. *Cancer* 1990; 65: 851-855.

[62] FIELDS JN, PEREZ CA, KUSKE RR, FINEBERG BB, BARTLETT N. Inflammatory carcinoma of the breast treatment results on 107 patients. *Int J Radiation Oncology* 1989; 17: 249-255.

[63] ISRAEL L, BREAU JL, MORERE JF. Two years of high-dose cyclophosphamide and 5-fluorouracil followed by surgery after 3 months for acute inflammatory breast carcinomas. A phase II study of 25 cases with a median follow-up of 35 months. *Cancer* 1986; 57: 24-8.

[64] LIAUW SL, BENDA RK, MORRIS CG, MENDENHALL NP. Inflammatory breast carcinoma: outcomes with trimodality therapy for nonmetastatic disease. *Cancer* 2004; 100: 920-8.

[65] SMOOT RL, KOCH CA, DEGNIM AC, *et al.* A single-center experience with inflammatory breast cancer, 1985-2003. *Arch Surg* 2006; 141: 567-72; discussion 572-3.

[66] PALANGIE T, MOSSERI V, MIHURA J, *et al.* Prognostic factors in inflammatory breast cancer and therapeutic implications. *Eur J Cancer* 1994; 30A: 921-927.

[67] ESPIÉ M, EXTRA JM, DE ROQUANCOURT A, *et al.* Cancer du sein inflammatoire : revue et expérience de l'hôpital St Louis. *Arch Anat Cytol Path* 1995; 43: 36-43.

[68] UENO NT, BUZDAR AU, SINGLETARY SE, *et al.* Combined-modality treatment of inflammatory breast carcinoma: twenty years of experience at M. D. Anderson Cancer Center. *Cancer Chemother Pharmacol* 1997; 40: 321-9.

[69] FELDMAN LD, HORTOBAGYI GN, BUZDAR AU, AMES FC, BLUMENSCHEIN GR. Pathological assessment of response to induction chemotherapy in breast cancer. *Cancer Res* 1986; 46: 2578-81.

[70] VEYRET C, LEVY C, CHOLLET P, *et al.* Inflammatory breast cancer outcome with epirubicin-based induction and maintenance chemotherapy: ten-year results from the French Adjuvant Study Group GETIS 02 Trial. *Cancer* 2006; 107: 2535-44.

[71] CRISTOFANILLI M, GONZALEZ-ANGULO AM, BUZDAR AU, KAU SW, FRYE DK, HORTOBAGYI GN. Paclitaxel improves the prognosis in estrogen receptor negative inflammatory breast cancer: the M. D. Anderson Cancer Center experience. *Clin Breast Cancer* 2004; 4: 415-9.

[72] CAGNONI PJ, NIETO Y, SHPALL EJ, *et al.* High-dose chemotherapy with autologous hematopoietic progenitor-cell support as part of combined modality therapy in patients with inflammatory breast cancer. *J Clin Oncol* 1998; 5: 1661-1668.

[73] ARUN B, SLACK R, GEHAN E, SPITZER T, MEEHAN KR. Survival after autologous hematopoietic stem cell transplantation for patients with inflammatory breast carcinoma. *Cancer* 1999; 85: 93-99.

[74] ADKINS D, BROWN R, TRINKAUS K, *et al.* Outcomes of high-dose chemotherapy and autologous stem-cell transplantation in stage IIIB inflammatory breast cancer. *J Clin Oncol* 1999; 17: 2006-2014.

[75] ANTMAN KH, ROWLINGS PA, VAUGHAN WP, *et al.* High-dose chemotherapy with autologous hematopoietic stem-cell support for breast cancer in North America. *J Clin Oncol* 1997; 15: 1870-1879.

[76] VIENS P, PALAGIÉ T, JANVIER M, *et al.* First-line high-dose sequential chemotherapy with rG-CSF and repeated blood stem cell transplatnation in untreated inflammatory breast cancre: toxicity and response (PEGASE 02 trial). *Br J Cancer* 1999; 81: 449-456.

[77] SOMLO G, FRANKEL P, CHOW W, *et al.* Prognostic indicators and survival in patients with stage IIIB inflammatory breast carcinoma after dose-intense chemotherapy. *J Clin Oncol* 2004; 22: 1839-48.

[78] BERTUCCI F, TARPIN C, CHARAFE-JAUFFRET E, *et al.* Multivariate analysis of survival in inflammatory breast cancer: impact of intensity of chemotherapy in multimodality treatment. *Bone Marrow Transplant* 2004; 33: 913-20.

[79] ATLAN D, CHEVALLIER B, SHENG RG. Tamoxifen for the treatment of metastatic inflammatory breast carcinoma. *Am J Clin Oncol* 1995; 18: 74-77.

[80] CHRISTOFANILLI M, BOUSSEN H, BALSELGA J, *et al.* A phase II combination study of lapatinib and paclitaxel as a neoadjuvant therapy in patients with newley diagnosed inflammatory breast cancer. *Breast Cancer Res and Treatment* 2006; 100: S5 (abstract 1).

[81] HURLEY J, DOLINY P, REIS I, *et al.* Docetaxel, cisplatin, and trastuzumab as primary systemic therapy for human epidermal growth factor receptor 2-positive locally advanced breast cancer. *J Clin Oncol* 2006; 24: 1831-8.

[82] BURSTEIN HJ, HARRIS LN, GELMAN R, *et al.* Preoperative therapy with trastuzumab and paclitaxel followed by sequential adjuvant doxorubicin/cyclophosphamide for HER2 overexpressing stage II or III breast cancer: a pilot study. *J Clin Oncol* 2003; 21: 46-53.

[83] TAI P, YU E, SHIELS R, *et al.* Short- and long-term cause-specific survival of patients with inflammatory breast cancer. *BMC Cancer* 2005; 5: 137.

CANCER DU SEIN DE LA FEMME JEUNE

Paul H. COTTU

INTRODUCTION

Le cancer du sein survenant chez la femme jeune représente dans l'esprit du praticien un problème particulier compte tenu des enjeux médicaux et affectifs majeurs que ce diagnostic engendre. La définition même de cancer du sein de la femme jeune n'est pas univoque. Selon les études, une femme « jeune » correspond à une femme de moins de 35 ans, de moins de 40 ans, voire simplement préménopausée. Nous admettrons que le cancer du sein de la femme jeune est diagnostiqué avant 35 ans. Nous aborderons successivement les particularités épidémiologiques, diagnostiques, pronostiques et thérapeutiques des cancers du sein de la femme jeune.

ÉPIDÉMIOLOGIE

Le cancer du sein de la femme de moins de 35 ans représente un problème rare. La proportion de femmes atteintes avant l'âge de 30 ans est estimée à 1 %, et à 6,5 % entre 30 et 40 ans, rapportée à l'ensemble des cancers du sein [1]. Malgré l'impression générale, il semble également que ces proportions sont relativement stables dans le temps [1]. L'incidence du cancer du sein est estimée à 26,7 pour 100 000 dans la tranche d'âge 30-35, pour une incidence de 220 pour 100 000 dans la tranche d'âge 50-55 ans (données INSEE France, 2003). Plusieurs aspects épidémiologiques sont particuliers chez la femme jeune, et méritent d'être détaillés.

GÉNÉTIQUE

Les formes héréditaires de cancer du sein sont rares (de 5 à 10 % des cas). Trois gènes sont actuellement reconnus comme étant à l'origine de ces formes héréditaires : TP53 dans le syndrome de Li et Fraumeni [2], BRCA1 et BRCA2, responsables respectivement de la transmission héréditaire de cancers du sein et de l'ovaire, ou du sein seul [3]. Les mutations des gènes BRCA1 et BRCA2 ont plus particulièrement été étudiées chez les femmes jeunes. Dans une première série de 80 femmes atteintes de cancer du sein avant 35 ans, des mutations germinales de BRCA1 ont été identifiées après séquençage chez 6 patientes, dont au moins 2 n'avaient pas d'antécédent familial de cancer du sein [4]. Ces données ont été confirmées dans une série de 69 patientes atteintes avant 40 ans, dont 12 portaient une mutation germinale de BRCA1, sans antécédent familial systématique [5]. Cette dernière étude a aussi permis de confirmer l'incidence élevée de la délétion 185delAG chez les patientes Juives Ashkénazes. BRCA2 semble moins souvent impliqué chez les femmes jeunes, même si l'existence d'une mutation germinale augmente significativement le risque de cancer du sein [6]. Les femmes jeunes atteintes de cancer du sein sont donc souvent des membres fondateurs, en étant les premières de la famille à porter une mutation germinale d'un gène de prédisposition, en particulier BRCA1.

D'autres aspects génétiques sont à envisager. Le cancer résulte de l'interaction entre le patrimoine génétique et des agents carcinogènes extérieurs, auxquels nous n'avons de ce fait pas tous la même sensibilité. Dans une population de 378 femmes de moins de 45 ans, l'existence d'une mutation somatique (tumorale) du gène TP53 semble plus élevée chez les femmes fumeuses et de haut niveau socio-économique [7]. Certaines isoformes du cytochrome CYP17 semblent associées à la carcinogenèse mammaire chez les femmes jeunes [8]. Des constatations similaires ont été faites pour les isoformes du récepteur à la vitamine D [9].

CONTRACEPTION ORALE

Deux études épidémiologiques ont posé la question du lien entre contraception orale et cancer du sein survenant avant l'âge de 35 ans [10] ou de 45 ans [11]. L'étude britannique retrouve essentiellement une augmentation du risque de cancer relatif (2,57 ; intervalle de confiance à 95 % : 1,31-5,05) en cas d'utilisation continue et supérieure à 8 années consécutives [10]. Cependant ces chiffres sont dérivés de l'étude de 38 patientes seulement, ce qui en limite la portée. L'étude du NCI (*National Cancer Institute*, États-Unis) a porté sur un total de 1 648 femmes de moins de 45 ans, analysées par sous-groupes [11]. Il existe une augmentation significative du risque de cancer (2,25 ; 1,2-4,1) lors d'une prise supérieure à 10 années (43 femmes), semblant se restreindre aux femmes ayant démarré une contraception orale avant l'âge de 18 ans avec risque relatif de 2,20 (1,3-3,7) chez 72 femmes. L'augmentation du risque, tous facteurs confondus, reste cependant faible : 1,27 (1,1-1,5), et à la limite de la significativité chez les 1 648 femmes. Il est un peu plus élevé (1,74 ; 1,2-2,6) chez 268 femmes de moins de 35 ans. Ce risque est surtout marqué en cas d'introduction récente du traitement, ce qui laisse supposer que les contraceptifs oraux auraient un rôle promoteur de tumeurs préexistantes (et non un rôle initiateur de tumeurs non préexistantes). Le biais de surveillance ne peut par ailleurs pas être définitivement éliminé.

De manière proche, le risque de cancer du sein après interruption de grossesse médicalement induite a été étudié chez 210 femmes. Ce risque est discrètement plus élevé (1,5 ; 1,2-1,9), de manière indépendante du nombre de grossesses interrompues ou menées à terme. Il est majoré si l'interruption de grossesse survient avant 18 ans (2,5 chez 20 femmes) ou après 30 ans (2,1 chez 41 femmes), alors que les fausses couches spontanées ne modifient pas le risque (0,9 ; 0,7-1,2). Cet effet semble également impliquer les œstrogènes comme promoteurs, en particulier sur un tissu glandulaire mammaire proliférant et incomplètement différencié en début de grossesse [12].

LA GROSSESSE

Une grossesse concomitante ou récente semble grever le pronostic du cancer du sein. Chaque année écoulée entre la fin de la grossesse et l'apparition du cancer en améliore la survie. L'ensemble de la relation entre cancer du sein et grossesse est abordé dans un chapitre spécifique de l'ouvrage.

Le lien avec l'allaitement a également été étudié spécifiquement dans le cas des femmes jeunes. Une étude britannique menée chez 344 femmes de moins de 35 ans ayant allaité au moins 1 mois a permis de mettre en évidence une diminution significative du risque relatif de cancer du sein, de manière corrélée au nombre de mois d'allaitement, et non au nombre d'enfants allaités [13]. Il est admis que chaque tranche de 3 mois d'allaitement réduit de 6 % le risque de cancer (0,94 ; 0,89-0,99).

MODE DE VIE

L'absorption d'alcool, de caféine, ainsi que le tabagisme ont été diversement associés au cancer du sein. Chez la femme de moins de 35 ans, cette question a été abordée de manière spécifique chez 755 femmes britanniques [14]. Aucun lien significatif n'a pu être mis en évidence.

L'exercice physique est également généralement reconnu comme protecteur. Une première étude, menée chez 545 femmes de moins de 40 ans, a tenté de mettre en relation l'activité physique, en la quantifiant en heures par semaine, avec le risque de cancer du sein [15]. On observe une diminution significative de ce risque uniquement chez les 61 femmes qui ont plus de 3,8 heures d'activité hebdomadaire (0,42 ; 0,27-0,64). Les activités physiques retenues étaient des activités lourdes : sports de raquette, natation, gymnastique, course à pied, danse. L'effet protecteur de l'exercice physique est attribué à l'aménorrhée induite. Il a également été montré que la pratique d'une activité sportive retardait l'âge de la ménarche. Les données de la littérature sont cependant contradictoires. Une deuxième étude, menée chez 1 647 femmes de moins de 45 ans, n'a pas mis en évidence de lien significatif [16]. L'activité physique était quantifiée selon un algorithme complexe qui divisait les femmes en quartiles. Seul le sous-groupe de 428 femmes de moins de 37 ans ayant une activité physique « modérée » en bénéficiait (0,63 ; 0,42-0,94). Ce bénéfice n'était retrouvé dans aucun des autres sous-groupes, que l'on s'intéresse à la tranche d'âge ou au quartile d'activité physique. La principale raison expliquant les discordances de résultats entre les études publiées tient au mode de recueil de l'activité physique. Il n'existe pas de questionnaire unifié, et en particulier l'activité physique d'origine professionnelle n'est pas universellement prise en compte. Il existe également une tendance chez les femmes jeunes à une relation inverse entre indice de masse corporelle et risque de cancer du sein [17].

PARTICULARITÉS DIAGNOSTIQUES

MODALITÉS DIAGNOSTIQUES

Le sein de la femme jeune est physiologiquement plus actif et plus richement glandulaire que celui de la femme plus âgée. Le cycle menstruel induit une densification du tissu mammaire, à prédominance prémenstruelle. De ce fait, la présence d'un syndrome de masse est fréquent dans le sein jeune, alors même que le diagnostic de cancer est rare. Ces éléments rendent l'examen clinique et la mammographie plus difficiles à réaliser et à interpréter. Plusieurs auteurs se sont penchés sur les modalités d'exploration du sein de la femme jeune. L'examen clinique est d'autant plus fiable que l'examinateur est entraîné [18]. La mammographie se révèle régulièrement moins sensible [18, 20], et c'est surtout l'aspiration à l'aiguille avec analyse cytologique qui permet d'affiner le diagnostic. L'échographie entre les mains d'un examinateur entraîné est également un bon complément de la mammographie. Elle permet de différencier masse solide et liquide, et de réaliser cytoponction ou biopsie à l'aiguille échoguidées. Enfin, les nouvelles modalités d'imagerie du sein, telles la numérisation de la mammographie, la mammoscintigraphie (sestamibi), l'examen tomodensitométrique n'ont pas encore fait la preuve de leur efficacité dans ce domaine précis. En revanche, l'imagerie par résonance magnétique (IRM) semble de plus en plus s'imposer dans la prise en charge diagnostique des femmes jeunes, et est en passe de devenir l'outil de référence de surveillance des patientes présentant une prédisposition génétique. L'Institut National du Cancer a lancé une étude nationale de surveillance des femmes à risque par IRM.

Le bénéfice et les modalités du dépistage du cancer du sein n'ont pas été établis chez les femmes de moins de 40 ans. Il est admis que le dépistage mammographique est bénéfique chez les femmes de 50 à 65 ans. Ce bénéfice reste discuté dans la tranche d'âge 40-50 ans. Certains auteurs ont proposé un arbre de décision basé sur le risque individuel, lui-même apprécié en fonction des antécédents familiaux, des antécédents de pathologie mammaire proliférative, et de la densité mammographique [21].

VARIÉTÉS HISTOLOGIQUES

Une revue de 191 patientes de moins de 40 ans a décrit les particularités diagnostiques du cancer du sein dans cette population [22]. Le stade clinique était I ou II chez 67 % des patientes, et III chez 22 % des patientes. Les récepteurs aux œstrogènes et à la progestérone étaient exprimés chez 57 % des patientes. La variété canalaire infiltrante était présente chez 83 % des patientes, lobulaire infiltrante chez 11 %, et mixte chez 2 %. Les autres variétés étaient représentées à moins de 1 %. Le grade histologique était de 2 chez 30 % des patientes, et de 3 chez 60 %. Seules 11 patientes ne présentaient qu'un carcinome *in situ*, essentiellement de haut grade. Les auteurs concluent à l'absence de différence dans la présentation entre femmes de plus ou moins de 40 ans, avec cependant une tendance à l'observation de cancers de plus haut grade. Ces données sont confirmées dans plusieurs études consacrées aux facteurs pronostiques (*cf. infra*).

La forme intracanalaire exclusive est rare chez la femme de moins de 35 ans. L'équipe de l'Institut Curie a isolé 16 cas parmi 13 168 cancers traités en 12 ans [23]. La présentation n'offre pas de particularité.

PRONOSTIC

BIOLOGIE

Le pronostic des cancers du sein de la femme jeune est généralement considéré comme moins bon. Il est difficile de démontrer que l'âge est en lui-même un facteur pronostique indépendant, et c'est surtout les particularités de présentation des cancers chez la femme jeune qui en altèrent le pronostic global [1, 24]. Nous tenterons de livrer ici les principales données connues.

Plusieurs études rétrospectives ont étudié le pronostic des cancers du sein de la femme jeune. Pour Lee et collègues [25], la survie des femmes de moins de 30 ans est à 5, 10 et 30 ans inférieure de 10-20 % à la survie des femmes de plus de 30 ans. Ces auteurs insistent également sur le risque à long terme de cancer controlatéral et de deuxième tumeur primitive. Ces données sont confirmées par le suivi de 210 femmes de moins de 40 ans du registre du Connecticut [26], où la survie spécifique à 50 ans est de 69 % avant 40 ans, et de 71 à 84 % après 40 ans, et par les données de la National Cancer Data Base nord-américaine [24]. Cette dernière étude décrit les principales caractéristiques des cancers en fonction de l'âge de survenue. Les formes *in situ* sont rares avant 35 ans (3,8 %, contre 7,1 % après la ménopause). Les stades 0-I sont deux fois moins fréquents avant 35 ans, et les formes de haut grade histopronostique représentent 67 % des cas, pour seulement 40 % après 50 ans.

Ce mauvais pronostic est donc rattaché avant tout à des caractéristiques biologiques plus « agressives » du cancer du sein de la femme jeune. Walker et collègues ont démontré dans une série de 163 femmes de moins de 45 ans une augmentation du taux d'expression de la protéine p53, une diminution de l'expression des récepteurs aux œstrogènes, et ont confirmé le fort taux de tumeurs de haut grade [27]. Ces éléments sont souvent corrélés et à plusieurs reprises observés [28, 30]. Il a également été observé chez 50 femmes de moins de 35 ans que la surexpression des gènes nm23 et Her2 était un facteur de mauvais pronostic [30].

Le pronostic des formes canalaires *in situ* de la femme jeune ont également été étudiées [28, 31]. Les rechutes locales sont reliées à l'âge, mais aussi à la qualité de geste chirurgical (marges d'exérèses).

GÉNÉTIQUE

L'existence d'une prédisposition génétique plus fréquente, ou acquise, chez les femmes jeunes atteintes de cancer du sein soulève deux types de questions : y a-t-il une présentation particulière de ces cancers liés à une prédisposition ? Cette présentation est-elle reliée à un pronostic particulier ? Il n'existe en première analyse pas de différence clinique, pathologique ou biologique selon la présence ou l'absence d'antécédents familiaux [32]. Deux équipes se sont plus particulièrement intéressées aux femmes jeunes chez qui une mutation BRCA1 ou BRCA2 était mise en évidence [32, 33]. Pour le groupe australien, les tumeurs BRCA1 sont plus souvent de haut grade et de phénotype médullaire. Il semble exister une prédominance de carcinomes lobulaires chez les patientes BRCA2. Le groupe new-yorkais s'est penché sur la population des femmes Juives Ashkénazes, chez qui des mutations spécifiques de BRCA1 et 2 ont été décrites. Les cancers associés aux mutations BRCA1 ou 2 étaient plus souvent de haut grade, sans expression du récepteur aux œstrogènes, et avec un envahissement ganglionnaire plus fréquent et plus massif.

Les caractéristiques biologiques de ces tumeurs sont donc en règle générale plus agressives, mais le pronostic de ces cancers de la femme jeune liés à une prédisposition génétique ne semble paradoxalement pas pire que celui des cancers sporadiques. La présence d'antécédents familiaux ne modifie pas le pronostic [31], voire pour certains auteurs l'améliore [34], et ce quel que soit le paramètre considéré, survie globale, survie sans rechute, deuxième cancer. La survie globale et la survie sans rechute spécifiques des tumeurs BRCA1 ou 2 n'est pas différente des tumeurs sporadiques malgré leurs caractéristiques biologiques [33].

TRAITEMENT

TRAITEMENT LOCORÉGIONAL

Les données de la littérature concernant le traitement locorégional sont aussi contradictoires. La série de l'Institut Curie, plusieurs fois publiée avec des mises à jour, ont mis en évidence une nette augmentation du risque de rechute locale tardive après traitement conservateur (tumorectomie associée à la radiothérapie) chez les femmes de moins de 35 ans (environ 30 %) par rapport aux femmes de plus de 35 ans (environ 3 %) [35]. Ces chiffres n'ont cependant pas été confirmés par d'autres équipes [36, 37]. Les facteurs habituellement reconnus comme étant prédictifs d'une rechute locale (taille tumorale, marges d'exérèse, composante *in situ*, envahissement ganglionnaire axillaire) s'appliquent aux femmes jeunes comme aux femmes plus âgées, et doivent gouverner de la même manière les indications de mastectomie. Ce sont ces critères, plus que l'âge lui-même, qui emportent la décision. Les techniques modernes de reconstruction mammaire doivent être proposées aux patientes.

TRAITEMENT SYSTÉMIQUE

Aucune étude ne s'est penchée de manière spécifique sur les indications de traitement systémique des femmes de moins de 35 ans. Nous disposons de multiples essais randomisés, rassemblés au sein des méta-analyses du Early Breast Cancer Trialists Collaborative Group mené par Peto, concernant les femmes non ménopausées au moment du diagnostic de cancer. L'ensemble de ces données est traité dans des chapitres spécifiques du présent ouvrage. Nous en rappellerons ici les grandes lignes.

Chimiothérapie adjuvante

La chimiothérapie adjuvante a prouvé son efficacité chez les femmes préménopausées présentant un cancer du sein avec envahissement ganglionnaire (N+), dans de multiples études randomisées. Ces résultats ont été confirmés par les méta-analyses qui en font la synthèse (EBCTCG 2006). Le protocole de référence historique est une association de cyclophosphamide, methotrexate et 5-fluorouracile (CMF). L'apport des anthracyclines est maintenant unanimement reconnu, avec un bénéfice net en particulier sur la survie sans rechute. L'effet bénéfique de la chimiothérapie est aussi admis chez les patientes N-, après les résultats positifs de plusieurs études. L'apport récent des taxanes et du trastuzumab n'est pas spécifiquement réservé aux patientes de moins de 35 ans.

Plusieurs questions restent non résolues. Les cancers de la femme jeune ont un pronostic moins bon essentiellement attribué à leurs caractéristiques biologiques (*cf. infra*), qui permettront peut-être de mieux définir les sous-groupes pronostiques et les indications thérapeutiques. La composition et la durée optimale des protocoles de chimiothérapie restent encore à définir dans cette population. Les chimiothérapies intensives ne semblent pas apporter de bénéfice définitif en situation adjuvante (EBCTCG 2006).

Manipulations hormonales

La principale manipulation hormonale historiquement utilisée a été la castration, chirurgicale, radique, et plus récemment médicale grâce aux agents agonistes de la LH-RH. Le bénéfice de la castration a été montré dans les méta-analyses de manière formelle chez les patientes ménopausées, et dont la tumeur exprime au moins le récepteur aux œstrogènes (RE+). Il n'y a pas d'indication chez les patientes RE-. Pour les sous-groupes des femmes non ménopausées RE+, la castration chirurgicale ou radique telle qu'elle a pu être méta-analysée semble apporter un bénéfice marginal, mais on ne peut exclure un effet délétère lorsqu'elle est associée à la chimiothérapie. Nous disposons de beaucoup moins de recul quant à la castration médicale. Les premiers essais randomisés présentés semblent montrer au moins une équivalence avec la chimiothérapie, mais ces essais souffrent soit d'un bras de chimiothérapie de référence obsolète, soit d'un schéma rendant l'interprétation hasardeuse [38].

Le Tamoxifène a également été utilisé chez les femmes préménopausées RH+. Le bénéfice est maintenant bien démontré, malgré un rationnel biologique d'utilisation complexe chez les femmes préménopausées. Le Tamoxifène est un agent agoniste-antagoniste du récepteur aux œstrogènes, et possède de ce fait une part d'effet œstrogénique, clomifène-like avec hyperœstrogénie induite, entraînant de multiples effets secondaires endométriaux et ovariens. En effet, les données méta-analytiques récemment actualisées ont confirmé le bénéfice du Tamoxifène en survie sans rechute et en survie globale dans toutes les tranches d'âges (EBCTCG 2006). Une incertitude persiste cependant pour la sous-population des patientes de moins de 35 ans. Les données issues des essais de l'IBCSG en particulier semblent montrer un pronostic paradoxalement moins bon pour ces patientes présentant un cancer du sein RH+. Les interprétations possibles sont multiples : défaut de traitement hormonal dans cette population habituellement plus chimiosensible, moindre bénéfice des effets hormonaux de la chimiothérapie dans cette population, nécessité d'associer systématiquement chimiothérapie et hormonothérapie, celle-ci devant peut-être associer systématiquement castration et Tamoxifène. *A fortiori*, la place des inhibiteurs de l'aromatase n'est pas définie dans cette population et fait en 2007 l'objet de plusieurs essais internationaux.

Formes métastatiques

Les présentations métastatiques des femmes jeunes sont le plus souvent de nature agressive, polymétastatique et viscérale. Elles requièrent avant tout une prise en charge par polychimiothérapie cytotoxique. En particulier, la place des chimiothérapies intensives, plus volontiers proposées aux femmes jeunes, reste à définir. Un chapitre de l'ouvrage est consacré à ces questions.

COMPLICATIONS DES TRAITEMENTS

La mise en route de ces traitements chez des femmes jeunes doit faire considérer le risque de complications à long terme. La complication la plus fréquente de la chimiothérapie est l'interruption du cycle menstruel, pouvant induire une ménopause précoce [1]. Le cyclophosphamide, jusqu'à présent utilisé dans tous les protocoles de chimiothérapie adjuvante depuis les années 70, est un des agents cytotoxiques les plus pourvoyeurs d'anovulation. L'aménorrhée chimioinduite est surtout fréquente après 40 ans, mais s'observe régulièrement avant. Une revue récente et très exhaustive de la littérature permet de se faire une idée assez précise, même si la définition de l'aménorrhée chimioinduite peut varier selon les auteurs [39] : avant 40 ans, le taux oscille de 9 à 80 %, pour une moyenne de 40 % (IC 95 % : 36-44 %), et de 34 à 100 % au-delà (moyenne 76 % ; 74-78 %). Le délai médian d'apparition est de 5 à 16 mois avant 40 ans (2 à 4 mois après). Cette aménorrhée est définitive pour les agents alkylants (cyclophosphamide, L-PAM, thiotepa), fréquente mais rarement définitive après les anthracyclines. Les agents antimétabolites tels le 5-fluorouracile ou le methotrexate n'induisent pas de ménopause. La ménopause secondaire à la chimiothérapie ou à la castration entraîne les complications connues : ostéoporose, hypotrophicité génitale, troubles de l'humeur, complications cardiovasculaires. Nous ne disposons pas de données de toxicité cardiaque à long terme chez les femmes jeunes traitées par anthracyclines. L'association à la radiothérapie, en particulier de la chaîne ganglionnaire mammaire interne, doit être menée avec prudence.

Cependant, plus de la moitié des femmes de moins de 40 ans traitées par chimiothérapie garderont des cycles menstruels et une fertilité quasi-normale. Une grossesse peut être menée de manière normale après un cancer du sein. Aucune malformation fœtale n'a été décrite chez des femmes aux antécédents de cancer du sein. La grossesse ne modifie pas l'histoire naturelle du cancer. L'augmentation d'incidence des cancers du sein chez les femmes jeunes, le recul de l'âge moyen de la première grossesse, font que se pose de manière de plus en plus fréquente la question de la fertilité après cancer du sein. Des méthodes de protection voire de préservation ovariennes commencent à voir le jour, uniquement dans le cadre d'études pilotes menées dans des centres spécialisés [40]. Corollairement, la question de la réintroduction d'un traitement hormonal substitutif se pose également de manière de plus en plus fréquente. L'expérience française a permis à ce jour de démontrer que l'introduction d'un traitement hormonal substitutif n'augmentait ni le risque de rechute, ni la gravité de celles-ci [41]. Ces données ont été confirmées par d'autres auteurs [42], mais ont été infirmées par un essai randomisé suédois.

CONCLUSIONS

Le cancer du sein de la femme jeune représente un problème rare, de diagnostic parfois difficile. Il se caractérise par une fréquence un peu plus élevée de prédisposition génétique, et surtout par un pronostic local et général globalement moins bon que le cancer survenant après la ménopause. Ce mauvais pronostic est avant tout secondaire aux caractéristiques biologiques de ces cancers. Leur prise en charge diagnostique et thérapeutique se fait au mieux au sein d'équipes multidisciplinaires entraînées. De multiples questions devraient être résolues dans les années à venir : démembrement des anomalies biologiques et génétiques, identification de sous-groupes pronostiques, indications de la mastectomie, place des manipulations hormonales, composition des protocoles de chimiothérapie. ■

BIBLIOGRAPHIE

[1] WINCHESTER DP. Breast cancer in young women. *Surg Clin North Am* 1996; 76(2): 279-87.

[2] ENG C, SCHNEIDER K, FRAUMENI JF, JR., LI FP. Third international workshop on collaborative interdisciplinary studies of p53 and other predisposing genes in Li-Fraumeni syndrome. *Cancer Epidemiol Biomarkers* Prev 1997; 6(5): 379-83.

[3] EISINGER F, ALBY N, BREMOND A, *et al.* [Inserm ad hoc committee: Recommendations for the management of women with a genetic risk for developing cancer of the breast and/or the ovary]. *Bull Cancer* 1999; 86(3): 307-13.

[4] LANGSTON AA, MALONE KE, THOMPSON JD, DALING JR, OSTRANDER EA. BRCA1 mutations in a population-based sample of young women with breast cancer [see comments]. *N Engl J Med* 1996; 334(3): 137-42.

[5] FITZGERALD MG, MACDONALD DJ, KRAINER M, *et al.* Germ-line BRCA1 mutations in Jewish and non-Jewish women with early-onset breast cancer [see comments]. *N Engl J Med* 1996; 334(3): 143-9.

[6] KRAINER M, SILVA-ARRIETA S, FITZGERALD MG, *et al.* Differential contributions of BRCA1 and BRCA2 to early-onset breast cancer [see comments]. *N Engl J Med* 1997; 336(20): 1416-21.

[7] GAMMON MD, HIBSHOOSH H, TERRY MB, *et al.* Cigarette smoking and other risk factors in relation to p53 expression in breast cancer among young women. *Cancer Epidemiol Biomarkers Prev* 1999; 8(3): 255-63.

[8] BERGMAN-JUNGESTROM M, GENTILE M, LUNDIN AC, WINGREN S. Association bet-

ween CYP17 gene polymorphism and risk of breast cancer in young women. *Int J Cancer* 1999; 84(4): 350-3.

[9] Lundin AC, Soderkvist P, Eriksson B, Bergman-Jungestrom M, Wingren S. Association of breast cancer progression with a vitamin D receptor gene polymorphism. South-East Sweden Breast Cancer Group. *Cancer Res* 1999; 59(10): 2332-4.

[10] Chilvers CE, Smith SJ. The effect of patterns of oral contraceptive use on breast cancer risk in young women. The UK National Case-Control Study Group. *Br J Cancer* 1994; 69(5): 922-3.

[11] Brinton LA, Daling JR, Liff JM, *et al.* Oral contraceptives and breast cancer risk among younger women. *J Natl Cancer Inst* 1995; 87(11): 827-35.

[12] Daling JR, Malone KE, Voigt LF, White E, Weiss NS. Risk of breast cancer among young women: relationship to induced abortion [see comments]. *J Natl Cancer Inst* 1994; 86(21):1584-92.

[13] Breast feeding and risk of breast cancer in young women. United Kingdom National Case-Control Study Group. *Bmj* 1993; 307(6895): 17-20.

[14] Smith SJ, Deacon JM, Chilvers CE. Alcohol, smoking, passive smoking and caffeine in relation to breast cancer risk in young women. UK National Case-Control Study Group. *Br J Cancer* 1994; 70(1): 112-9.

[15] Bernstein L, Henderson BE, Hanisch R, Sullivan-Halley J, Ross RK. Physical exercise and reduced risk of breast cancer in young women [see comments]. *J Natl Cancer Inst* 1994; 86(18): 1403-8.

[16] Gammon MD, Schoenberg JB, Britton JA, *et al.* Recreational physical activity and breast cancer risk among women under age 45 years. *Am J Epidemiol* 1998; 147(3): 273-80.

[17] Coates RJ, Uhler RJ, Hall HI, *et al.* Risk of breast cancer in young women in relation to body size and weight gain in adolescence and early adulthood. *Br J Cancer* 1999; 81(1): 167-74.

[18] Morrow M, Wong S, Venta L. The evaluation of breast masses in women younger than forty years of age. *Surgery* 1998; 124(4): 634-40; discussion 640-1.

[19] Dawson AE, Mulford DK, Taylor AS, Logan-Young W. Breast carcinoma detection in women age 35 years and younger: mammography and diagnosis by fine-needle aspiration cytology. *Cancer* 1998; 84(3): 163-8.

[20] Yelland A, Graham MD, Trott PA, *et al.* Diagnosing breast carcinoma in young women [see comments]. *Bmj* 1991; 302(6777): 618-20.

[21] Gail M, Rimer B. Risk-based recommendations for mammographic screening for women in their forties [see comments] [published erratum appears in J Clin Oncol 1999 Feb; 17(2): 740]. *J Clin Oncol* 1998; 16(9): 3105-14.

[22] Bertheau P, Steinberg SM, Cowan K, Merino MJ. Breast cancer in young women: clinicopathologic correlation. *Semin Diagn Pathol* 1999; 16(3): 248-56.

[23] Sananes S, Clough KB, Zafrani B, Fourquet A, Durand JC. [Intraductal cancer of the breast in women under age 35 years]. *Bull Cancer* 1996; 83(5): 395-9.

[24] Winchester DP, Osteen RT, Menck HR. The National Cancer Data Base report on breast carcinoma characteristics and outcome in relation to age. *Cancer* 1996; 78(8): 1838-43.

[25] Lee CG, McCormick B, Mazumdar M, Vetto J, Borgen PI. Infiltrating breast carcinoma in patients age 30 years and younger: long term outcome for life, relapse, and second primary tumors. *Int J Radiat Oncol Biol Phys* 1992; 23(5): 969-75.

[26] Chung M, Chang HR, Bland KI, Wanebo HJ. Younger women with breast carcinoma have a poorer prognosis than older women [see comments]. *Cancer* 1996; 77(1): 97-103.

[27] Walker RA, Lees E, Webb MB, Dearing SJ. Breast carcinomas occurring in young women (< 35 years) are different. *Br J Cancer* 1996; 74(11): 1796-800.

[28] Vicini FA, Kestin LL, Goldstein NS, *et al.* Impact of young age on outcome in patients with ductal carcinoma-in-situ treated with breast-conserving therapy. *J Clin Oncol* 2000; 18(2): 296-306.

[29] Pratap R, Shousha S. Breast carcinoma in women under the age of 50: Relationship between p53 immunostaining, tumour grade, and axillary lymph node status. *Breast Cancer Res Treat* 1998; 49(1): 35-9.

[30] Bertheau P, Steinberg SM, Merino MJ. C-erbB-2, p53, and nm23 gene product expression in breast cancer in young women: immunohistochemical analysis and clinicopathologic correlation. *Hum Pathol* 1998; 29(4): 323-9.

[31] Chabner E, Nixon A, Gelman R, *et al.* Family history and treatment outcome in young women after breast-conserving surgery and radiation therapy for early-stage breast cancer. *J Clin Oncol* 1998; 16(6): 2045-51.

[32] Armes JE, Egan AJ, Southey MC, *et al.* The histologic phenotypes of breast carcinoma occurring before age 40 years in women with and without BRCA1 or BRCA2 germline mutations: a population-based study [see comments]. *Cancer* 1998; 83(11): 2335-45.

[33] Robson M, Gilewski T, Haas B, *et al.* BRCA-associated breast cancer in young women [see comments]. *J Clin Oncol* 1998; 16(5): 1642-9.

[34] Malone KE, Daling JR, Weiss NS, McKnight B, White E, Voigt LF. Family history and survival of young women with invasive breast carcinoma. *Cancer* 1996; 78(7): 1417-25.

[35] Fourquet A, Campana F, Zafrani B, *et al.* Prognostic factors of breast recurrence in the conservative management of early breast cancer: a 25-year follow-up. *Int J Radiat Oncol Biol Phys* 1989; 17(4): 719-25.

[36] Kim SH, Simkovich-Heerdt A, Tran KN, Maclean B, Borgen PI. Women 35 years of age or younger have higher locoregional relapse rates after undergoing breast conservation therapy [see comments]. *J Am Coll Surg* 1998; 187(1): 1-8.

[37] Vilcoq JR, Calle R, Stacey P, Ghossein NA. The outcome of treatment by tumorectomy and radiotherapy of patients with operable breast cancer. *Int J Radiat Oncol Biol Phys* 1981; 7(10): 1327-32.

[38] Brown R, Davidson N. Adjuvant therapy for premenopausal women with breast cancer. *Semin Oncol* 2006; 33: 657-663.

[39] Bines J, Oleske DM, Cobleigh MA. Ovarian function in premenopausal women treated with adjuvant chemotherapy for breast cancer. *J Clin Oncol* 1996; 14(5): 1718-29.

[40] Del Mastro L, Catzeddu T, Venturini M. Infertility and pregnancy after breast cancer: current knowledge and future perspectives. *Cancer Treat Rev* 2006; 32: 417-422.

[41] Espie M, Gorins A, Perret F, *et al.* Hormone Replacement Therapy (HRT) in Patients (pts.) Treated for Breast Cancer: Analysis of a Cohort of 120 Patients (Meeting abstract) *Proc Annu Meet Am Soc Clin Oncol* 1999; 18: A2262.

[42] Vassilopoulou-Sellin R, Asmar L, Hortobagyi GN, *et al.* Estrogen replacement therapy after localized breast cancer: clinical outcome of 319 women followed prospectively. *J Clin Oncol* 1999; 17(5): 1482-7.

LE CANCER DU SEIN CHEZ LES FEMMES ÂGÉES

Sylvie GIACCHETTI, Marc ESPIÉ

GÉNÉRALITÉS

INTRODUCTION ET DONNÉES ÉPIDÉMIOLOGIQUES

En France, le cancer du sein touche plus de 40 000 femmes par an et est responsable de 11 000 décès. Le cancer du sein chez la femme âgée représente un problème majeur de santé publique puisque 50 % des femmes atteintes de cancer du sein à un stade précoce ont plus de 65 ans. La population âgée augmente et cette proportion ira croissant et aura doublé en 2030 [1].

La fréquence du cancer du sein s'accroît avec l'âge : aux États-Unis il touche 60 femmes pour 100 000 avant 65 ans, 300 femmes pour 100 000 entre 65 et 69 ans, 375 femmes pour 100 000 après 85 ans [1]. En terme de mortalité, il est responsable de 50 décès pour 100 000 femmes avant la ménopause et de 172 décès pour 100 000 après 85 ans.

D'un point de vue épidémiologique, le risque de cancer du sein augmente avec l'âge, le risque est augmenté en cas d'âge tardif lors d'une première grossesse d'une ménopause tardive et chez les femmes ménopausées présentant une surcharge pondérale. Les femmes sous traitement hormonal substitutif de la ménopause (THS) ont un risque accru de développer un cancer du sein surtout si elles sont traitées par une association estro-progestative administrée en continu. Dans l'essai WHI [4] associant estrogènes conjugués équins et acétate de médroxyprogestérone, on note un risque relatif à 1,24, p < 0,001. Il n'a pas été mis en évidence d'effet de durée. Dans le bras estrogènes seuls [5], chez les femmes hystérectomisées, le RR est diminué à 0,77 (0,59-1,01) à la limite de la significativité statistique. Dans l'étude française de la MGEN [6] qui correspond plus à nos habitudes de prescription mais qui est une étude de cohorte et non une étude randomisée, il y a une petite augmentation du risque sous estrogènes seuls, pas d'augmentation du risque avec l'association estrogènes-progestatifs naturels, RR = 0,9 (0,7-1,2) ni avec la dydrogestérone. On note par contre une élévation du risque en cas d'association estrogènes et progestatifs de synthèse RR = 1,4 (1,2-1,7). Là encore, pour l'ensemble de la population, il n'a pas été mis en évidence d'effet de durée.

Le THS a donc un effet d'accélération de cancers infracliniques préexistants et il peut par ailleurs réduire la spécificité et la sensibilité de la mammographie en rendant les seins plus denses. Il faut noter que sous THS ce sont surtout les cancers lobulaires qui sont en augmentation et non les cancers canalaires [7]. On sait que la mortalité de ces patientes est souvent moindre, probablement grâce à un diagnostic précoce lié à la surveillance.

Un des facteurs de risque important est l'existence d'antécédent familial de cancer du sein matri ou patrilinéaire du premier degré et ce d'autant plus que les personnes atteintes l'ont été jeunes et que leurs cancers étaient bilatéraux. Ce risque cependant ne joue vraisemblablement pas ou peu pour les femmes âgées puisque les cancers du sein familiaux sont généralement apparus avant 65 ans. En effet, concernant les formes familiales, leur proportion diminue avec l'âge et selon Bignon [8] la probabilité de trouver un cancer du sein lié à une mutation de type BRCA1 ou BRCA2 n'est que de 3 % au-delà de 70 ans et de 1 % après 80 ans.

DÉPISTAGE ET FEMMES ÂGÉES

Le dépistage de masse permet une diminution de la mortalité par cancer du sein d'environ 30 %. Cette efficacité est notée chez les patientes de plus de 50 ans dans la majorité des études et le gain en survie est observé au bout de quatre ans après l'examen de dépistage. Malheureusement les patientes de plus de 70-75 ans sont souvent exclues des études de dépistage en raison d'une moins bonne observance, du fait de l'existence de pathologies autres qui vont influer sur la mortalité et du coût en fonction du bénéfice attendu. Cependant dans plusieurs études la réduction observée de la mortalité est identique chez les patientes de 65-74 ans par rapport aux femmes plus jeunes mais le nombre de patientes incluses dans les études est faible [9, 10]. Van Dick [11] a étudié l'efficacité de poursuivre le dépistage de masse organisé chez les femmes âgées dans le programme de Nijmegen aux Pays-Bas. Il a noté qu'il existait un gain persistant jusqu'à l'âge de 75 ans et a proposé d'étendre le dépistage de masse jusqu'à cet âge. Il a comparé l'efficacité du dépistage chez les femmes avant et après 65 ans. Il a trouvé un taux de détection plus élevé chez les patientes âgées (9,2 pour 1 000 femmes) que chez les plus jeunes (5,7 pour 1 000 femmes). Il notait 93 % d'absence d'envahissement ganglionnaire chez les femmes âgées *versus* 88 % avant 65 ans et respectivement 84 % de stade 0 ou I *versus* 75 % de stade 0 ou I. Il concluait que la mammographie de dépistage était au moins aussi efficace chez les femmes de plus de 65 ans. Mandelblatt [12] a conçu un modèle tendant à prouver qu'il n'y a pas de raison valable de refuser le dépistage aux patientes de moins de 85 ans. Un travail de sensibilisation semble donc important tant en direction des médecins que des patientes pour améliorer la démarche diagnostique [13].

PARTICULARITÉS DIAGNOSTIQUES DU CANCER DU SEIN CHEZ LA FEMME ÂGÉE

Avec l'âge la glande mammaire connaît une involution adipeuse, la pathologie bénigne (kystes, adénofibromes, mastite inflammatoire...) est rare et donc toute masse palpable est suspecte d'être cancéreuse. Les cancers du sein sont souvent diagnostiqués à un stade plus avancé [14]. On note par exemple trois fois plus de patientes métastasées d'emblée chez les femmes âgées que chez les femmes jeunes. Il existe donc un retard au diagnostic et au traitement propre aux patientes âgées probablement de leur fait mais aussi par l'attitude des médecins qui vont avoir une attitude différente. Silliman [15] a repris la démarche diagnostique adoptée par les médecins aux États-Unis en fonction de l'âge : entre 45 et 74 ans, 72 % de leurs patientes bénéficieront d'une mammographie et/ou d'une cytologie, entre 75 et 90 ans elles ne seront que 59 %. Or quel que soit l'âge la mammographie reste importante pour apprécier la plurifocalité, la bilatéralité et adapter la thérapeutique.

Le cancer du sein des femmes âgées n'a pas de particularités radiologiques en dehors du fait qu'il survient généralement dans un sein adipeux radio transparent. Les opacités nodulaires mal limitées ou les opacités stellaires sont les images les plus fréquemment rencontrées mais on peut également observer des foyers de microcalcifications ou des opacités arrondies paraissant bénignes.

PARTICULARITÉS HISTOLOGIQUES ET BIOLOGIQUES DES CANCERS DU SEIN CHEZ LA FEMME ÂGÉE

Existe-t-il des particularités histologiques chez la femme âgée ? D'un point de vue histologique, le cancer du sein de la femme âgée ne diffère pas de celui des femmes jeunes. Il s'agit en majorité d'adénocarcinomes galactophoriques invasifs. Les carcinomes lobulaires, papillaires, colloïdes muqueux sont légèrement plus fréquents [16]. Les tumeurs sont souvent de grade moins élevé que chez les femmes jeunes [17]. Il a été noté une augmentation de la fréquence des tumeurs riches en récepteurs hormonaux avec l'âge ce qui traduit une plus grande différenciation et confirme la plus grande hormonodépendance des cancers du sein de la femme âgée. Il s'agit surtout d'un plus haut taux de récepteurs à la progestérone, les récepteurs aux œstrogènes sont dans la plupart des séries identiques chez les patientes de plus de 70 ans par rapport aux patientes plus jeunes [16].

Il n'y a actuellement pas de consensus sur la nature évolutive des cancers du sein chez la femme âgée ; ils ne sont probablement pas de meilleur pronostic. Il est probablement faux de penser que ces cancers sont obligatoirement moins évolutifs, même chez les femmes âgées le cancer du sein est hétérogène.

Adami [18] reprenant 57 068 cancers du sein suivis en Suède de 1960 à 1978 et traités par chirurgie radicale trouve que les survies les plus prolongées concernent les patientes dont le diagnostic a été effectué entre 45 et 49 ans. Les survies les plus courtes concernent les patientes de plus de 75 ans, en tenant compte bien sûr de la survenue d'autres pathologies. Les données du National Cancer Institute aux États-Unis tendent à montrer qu'à stade égal la survie à cinq ans est identique pour toutes les tranches d'âge entre 35 et 84 ans [19].

Les caractéristiques biologiques des tumeurs des patientes âgées analysées dans la base de données de San Antonio (N = 35154) et dans le registre Surveillance, Epidemiology and End Results (N = 1712 ,424) [20, 21] sont plus favorables que les tumeurs des femmes plus jeunes : surexpression plus fréquente des récepteurs aux œstrogènes et à la progestérone, absence de surexpression de c-erbB2, taux de prolifération bas. Cet effet était particulièrement vrai pour les patientes âgées n'ayant pas d'envahissement ganglionnaire et pour les tumeurs < 2 cm.

TRAITEMENT DES FORMES LOCALISÉES

La connaissance de l'espérance de vie en fonction de l'âge est importante car elle devrait permettre d'éviter des « sous-traitements » fondés uniquement sur l'âge des patientes. Une femme qui a atteint 65 ans a statistiquement 18,8 années à vivre, si elle a atteint 75 ans 11,9 années et si elle a atteint 85 ans 6,6 années à vivre [1, 3].

L'évaluation des co-morbidités est également fondamentale pour juger du bénéfice potentiel d'un traitement adjuvant chez une patiente âgée ayant un cancer du sein. L'aide d'un gériatre peut être nécessaire pour bien cerner ces co-morbidités. La prise en charge multidisciplinaire prend là toute son importance.

TRAITEMENT LOCORÉGIONAL

Place de la chirurgie

La question est peut-on se passer de chirurgie dans une population âgée chez qui l'anesthésie générale et l'hospitalisation est parfois redoutée. En d'autres termes l'hormonothérapie peut-elle remplacer un traitement locorégional adapté ?

Bergman [22] a traité 85 patientes de plus de 75 ans présentant des tumeurs opérables par Tamoxifène seul, il a observé 37,6 % de taux de réponse. Plus de 40 % des patientes ont nécessité un autre traitement et parmi celle-ci si 30 % ont pu être traités de manière satisfaisante, 30 % ont progressé et 30 % ont été stabilisés. La survie à 5 ans était de 40 % pour l'ensemble de la population étudiée. 14,1 % des patientes seulement sont restées en rémission complète prolongée. L'auteur concluait à la nécessité d'un traitement chirurgical associé.

Plusieurs études randomisées montrent que le pourcentage de rechute locale est plus élevé chez les patientes traitées par Tamoxifène seul par rapport aux patientes pour lesquelles un traitement locorégional a été associé. La survie n'est par contre pas modifiée. Bates [23] a comparé le Tamoxifène seul chez 434 patientes de plus de 70 ans. Avec 3,5 années de suivi médian, il note 20,8 % d'échecs thérapeutiques dans le bras chirurgie + hormonothérapie contre 45,5 % sous Tamoxifène seul ($p < 0,0001$). En terme de survie il observe 20,8 % de décès dans le bras avec traitement chirurgical contre 29,3 % avec l'hormonothérapie ($p = 0,048$). Gazet [24] avait montré un taux de rechute locale statistiquement identique chez 116 patientes traitées par chirurgie ou Tamoxifène mais dans le bras chirurgie 37 patientes avaient été traitées par tumorectomie seule y compris pour des T3 ou des T4 ! Une méta-analyse des essais randomisés comparant une chirurgie avec ou sans hormonothérapie à une hormonothérapie seule dans les cancers du sein localisés chez des patientes âgées de 70 ans ou plus a été publié en 2007. Les patientes devaient être âgées de 70 ans au moins, avoir un cancer du sein opérable et pouvoir subir une anesthésie générale. L'objectif principal des essais devait être la survie globale ou la survie sans progression. Sept essais randomisés ont été identifiés. La méta-analyse n'a pas montré d'avantage en termes de survie [HR 0,98 (95 % IC 0,74-1,30), $p = 0,06$], mais une survie sans progression statistiquement augmentée dans les bras comprenant de la chirurgie [HR 0,65 (95 % IC 0,53-0,81), $p = 0,0006$]. Les auteurs concluent qu'un traitement par Tamoxifène seul sans chirurgie s'accompagne d'une baisse de la survie sans progression et ne doit pas être recommandé même si la survie globale n'est pas diminuée [25]. L'impact des antiaromatases dans cette situation n'est pas connu.

Le curage ganglionnaire n'est fondamentalement utile qu'à visée pronostique, surtout en l'absence d'adénopathie palpable. Il semble donc raisonnable de ne l'effectuer que s'il doit modifier la thérapeutique. S'il existe des adénopathies palpables il est nécessaire d'effectuer un curage pour contrôler l'évolution locorégionale. Recht [26] a rapporté qu'en cas de rechute axillaire en l'absence de curage antérieur, le contrôle de la maladie régionale n'était obtenu que dans moins de 50 % des cas.

Il existe probablement une place pour la technique du ganglion sentinelle chez ces femmes âgées, la morbidité à court terme au moins étant moindre. Celle-ci est en cours d'évaluation.

Place de la radiothérapie

Après chirurgie conservatrice

Pour les petites tumeurs traitées par tumorectomie exclusive, on observe 40 % de rechute locale à 5 ans [27]. Un tel taux de rechute n'est pas acceptable même si certaines peuvent être rattrapées par une mastectomie. On sait que la radiothérapie permet de diminuer de manière notable la fréquence de ces rechutes locales et qu'elle ne pose pas de problème de tolérance. Le chiffre de 40 % de rechute locale à 5 ans signifie qu'eu égard à leur espérance de vie, les femmes de 85 ans devront être traitées correctement au niveau locorégional si on veut leur épargner une rechute locale.

La nécessité de la radiothérapie chez les patientes âgées ayant un cancer du sein localisé a été étudiée à partir de la base de données du SEER de 1992 à 1999 [27]. 8 724 patientes âgées de 70 ans ou plus traitées par chirurgie conservatrice pour des petites tumeurs, N-, ER+ ou ER inconnu ont été identifiées. Le but de cette étude était de déterminer l'influence de la radiothérapie sur l'incidence des rechutes locales dans le même sein. La radiothérapie diminue le risque de rechute (hazard ratio = 0,19, intervalle de confiance à 95 % = 0,14 to 0,28) ; La radiothérapie était associée à une réduction du risque de rechute de 4 % à

5 ans (de 5,1 événements sans radiothérapie à 1,1 avec radiothérapie) et de 5,7 % à 8 ans (8 événements sans radiothérapie *vs* 2,3 avec radiothérapie) ; (P < ,001, log-rank test). La radiothérapie a plus bénéficié aux patientes âgées de 70-79 ans qu'à celles de 80 ans et plus.

Solin [28] a comparé le devenir de deux groupes de patientes âgées de 50 à 64 ans (385 femmes) et de plus de 65 ans (173 femmes) toutes traitées par tumorectomie, curage axillaire et irradiation. À 10 ans le taux de décès par cancer du sein était de 13 % dans les deux groupes, et il n'y avait pas de différence en terme de rechutes locales (13 % *versus* 12 %). Dans l'essai du CALGB 9343 [29], comprenant des patientes de plus de 70 ans sans envahissement ganglionnaire, RE positifs, dont la taille tumorale était de 2 cm ou moins, l'irradiation du sein associé au Tamoxifène était supérieur au Tamoxifène seul en termes de rechute loco-régionale à 5 ans (4 % pour le Tamoxifène seul *vs* 1 % pour le Tamoxifène associé à la radiothérapie). La question du surdosage de radiothérapie au niveau du lit tumoral chez les patientes de plus de 60 ans a été posée dans un essai de l'EORTC. Au congrès de San Antonio 2006 [30] il a été montré que mêmes les patientes les plus âgées bénéficiait de ce « boost » en terme de rechute locale. Ces données confirment la supériorité de l'irradiation par rapport au Tamoxifène seul en terme de contrôle local même si aucuns essais ne montrent un bénéfice en termes de survie globale. Cependant dans un essai canadien comprenant 5 557 patientes âgées de 50 à 89 ans ayant un cancer du sein T1-2 N0 traités par chirurgie conservatrice, l'addition de radiothérapie augmente la survie globale à 5 ans de 92 à 93 % chez les 1 912 patientes âgées de 65-74 ans (p = 0,39) contre 85 % à 93 % pour les 951 patientes âgées de 75 ans et plus (p < 0,05) [31].

En conclusion, il n'y a donc aucune raison de refuser un traitement conservateur en fonction de l'âge. Ces données confirment que l'omission de la radiothérapie chez une patiente « âgée » augmente le risque de rechute et pourrait même entraîner une diminution de la survie.

Après mammectomie

Pour les tumeurs de plus de 3 cm, la mastectomie est souvent réalisée. En effet elle ne s'accompagne pas de morbidité plus importante chez les femmes âgées que chez les femmes jeunes, la plupart des complications étant liées à la cicatrice. La radiothérapie après mammectomie diminue le risque de rechute si la tumeur est supérieure à 5 cm et/ou qu'il existe un envahissement ganglionnaire. Chez les patientes de 70 ans ou plus l'apport de la radiothérapie dans cette indication est controversé [32]. Dans le registre « Surveillance, Epidemiology and End Results », sur la période de 1992 à 1999, 11,594 femmes agées de 70 ans ou plus ont été traitées par mastectomie pour un cancer invasif. Dans cette population 2 053 patientes étaient à haut risque de rechute (T 3 ou T4 et/ou N2/3), 785 (38 %) ont reçu une radiothérapie post mammectomie. La radiothérapie post mammectomie chez ces patientes à haut risque de rechute a entraîné une augmentation de la survie [HR, 0,85 ; 95 % IC 0,75-0,97 ; p = 0,02], cependant seulement 38 % de la cohorte a été irradié [33]. Les auteurs concluaient que des études randomisées étaient absolument nécessaires dans cette population.

Hormonothérapie et radiothérapie sans chirurgie

Une alternative satisfaisante à la chirurgie radicale pour les grosses tumeurs est d'associer une hormonothérapie et une irradiation sans geste chirurgical [34]. Maher [35] a analysé 70 patientes avec une médiane d'âge de 81 ans, traitées par une irradiation en hypofractionnée (une irradiation de 6,5 Gys par semaine, 5 séances sur le sein en entier plus 2 au niveau de la tumeur) en association avec du Tamoxifène. Avec une médiane de suivi de 36 mois la survie sans rechute locale était de 86 % et de 87 % pour la survie globale.

On peut débuter le traitement par l'hormonothérapie ce qui permettra de tester *in vivo* l'hormonosensibilité de la tumeur avec une réponse maximale observée généralement au bout de trois mois de traitement et d'associer ultérieurement la radiothérapie après fonte de la masse tumorale initiale [36]. Cette radiothérapie comme nous l'avons vu, peut être effectuée si besoin en hypofractionnée, pour éviter les déplacements itératifs de ces patientes âgées.

TRAITEMENT SYSTÉMIQUE AU STADE ADJUVANT

Malgré le nombre très important de cancers du sein chez la femme âgée et leur nombre croissant, elles ne reçoivent souvent pas un traitement adapté [1]. Owusu a rapporté dans une série récente [37] que la survie en rapport avec le cancer du sein à 5 ans chez des patientes ayant plus de 75 ans est de 96 % (95 % CI, 88 %-99 %) pour les patientes qui reçoivent un traitement de référence en accord avec les recommandations du NIH [38] alors qu'elle n'est que de 86 % (95 % CI, 74 %-89 %) quand les patientes ne sont pas traitées en fonction de ces recommandations. Enger *et al.* [39] a étudié 1 859 patientes de 65 ans ou plus ayant un cancer du sein non métastatique diagnostiqué entre 1990 et 1994 prises en charge dans 6 centres différents aux États-Unis. Les résultats de cette large cohorte montre que les patientes de 75 ans et plus sont plus susceptibles de ne pas recevoir de traitement adjuvant adapté, pas de curage axillaire, pas de radiothérapie après chirurgie conservatrice. Alors que ces traitements pouvaient être évitées chez des patientes à bas risque de rechute, même les patientes à risque élevé de rechute (16 à 30 % des patientes) ne recevaient pas le traitement de référence. L'auteur concluait que l'âge était un facteur indépendant de non réception d'un traitement adjuvant efficace même quand les co-morbidités et le risque de rechute sont considérés, et qu'une information sur l'efficacité des traitements dans ce groupe d'âge des médecins et des malades était absolument nécessaire. Les raisons pour les divergences de prise en charge dans ce groupe d'âge est probablement lié au fait que les données d'essais cliniques manquent, les patientes âgées étant exclues des essais ; qu'il existent des incertitudes sur le rapport toxicité des traitements/bénéfice, qu'il existe un risque que le traitement du cancer n'aggrave des pathologies pré-existantes ou encore que le traitement n'altère un état déjà précaire [1, 40].

La question posée est faut-il appliquer les traitements adjuvants ayant fait la preuve de leur efficacité dans une population 18-65 ans aux patientes plus âgées et comme disent les anglo-saxons « Does one fits all » ? Les données de la littérature sont très limitées y compris dans les méta-analyses, puisque les patientes de plus de 65 ans sont exclues de la plupart des études, seulement 8 % des patientes ont plus de 65 ans dans les études multicentriques [41].

L'hormonothérapie

Indications

En situation adjuvante la grande majorité des patientes atteintes de cancer du sein RH + ont une hormonothérapie adjuvante et c'est le traitement de référence pour les patientes âgées dont la tumeur présente des récepteurs hormonaux.

Crivellari [42] a publié les résultats d'un essai évaluant l'apport du Tamoxifène en adjuvant dans une population âgée de 66 à 80 ans ayant un cancer du sein N+ et traitées entre 1978 et 1981. 349 patientes étaient randomisées après mastectomie et curage axillaire entre un traitement de 12 mois de Tamoxifène associé à de petites doses de prednisone ou l'absence de traitement. Avec un recul de 21 ans, un an de Tamoxifène et de prednisone prolonge la survie sans progression (p = 0,003) et la survie globale [p = 0,05 ; survie sans rechute à 15 ans 10 % +/– 3 % *vs* 19 % +/– 3 % ; HR, 0,71 ; 95 % IC 0,58 à 0,86]. Cet essai montre que les patientes âgées bénéficient d'un traitement adjuvant même court et devrait être inclues dans les études prospectives.

L'Early Breast Cancer Trialists'collaborative Group a montré qu'un traitement adjuvant par Tamoxifène pendant 5 ans améliorait statistiquement la survie sans rechute et la survie globale [43]. Avec un recul de 15 ans la prise de 5 ans de Tamoxifène réduit le taux de décès par cancer du sein indépendamment de la chimiothérapie, de l'âge (< 50 ans, 50-69, ≥ 70), du statut des récepteurs à la progesterone, de la surexpression de c-erb2. La prise de 5 ans de Tamoxifène est également supérieur à la prise pendant 2 ans en terme de rechute (< 0,00001) et de survie globale (p = 0,01). Malheureusement, le nombre de patientes de plus de 70 ans est faible, 726 femmes de plus de 70 ans ont pris du Tamoxifène pendant 2 ans et seulement 186 pendant 5 ans !, ce qui rend difficile toutes conclusions dans cette tranche d'âge. La diminution du risque de rechute après de 5 ans de prise de Tamoxifène est plus importante chez les patientes N+ que N-.

Dans cette méta-analyse aucune patiente n'avait reçu d'antiaromatases. Des essais ont montré la supériorité des associations de chimiothérapie et d'hormonothérapie chez les patientes ménopausées dont la tumeur s'accompagne d'un envahissement ganglionnaire [44]. Il faut cependant noter que les patientes de plus de 65-70 ans sont là encore exclues des études.

Type d'hormonothérapie

Chez les patientes ménopausées ayant un cancer du sein RH +, les inhibiteurs de l'aromatase (AI) sont actuellement le traitement de référence en adjuvant. Les antiaromatases de troisième generation (anastrozole, exemestane et letrozole) ont été étudié dans trois stratégies adjuvantes – en remplacement du Tamoxifène pendant 5 ans, pendant 2-3 ans après 2-3 ans de Tamoxifène, ou en traitement prolongé après 5 ans de Tamoxifène [45]. Ils entraînent une réduction significative du risque de rechute par rapport au comparateur [45], [46] (Tamoxifène dans les deux premiers cas, placébo dans le troisième). En terme d'effets indésirables, l'incidence des cancers de l'endomètre, des accidents thrombo-emboliques est moindre qu'avec le Tamoxifène, alors qu'on observe plus de douleurs peri-articulaires et d'ostéoporose [47]. Malheureusement dans ces études les patientes de plus de 65 ans ne sont pas ou peu représentées. Dans l'essai ATAC [48], les femmes âgées de plus de 65 ans ont davantage bénéficié de l'anastrozole que les femmes de moins de 65 ans [HR = 1,19 ; IC : 1,04 – 1,36]. L'anastrozole pourrait être une alternative au Tamoxifène, ce d'autant qu'il induit moins d'accidents thromboemboliques. Il en est probablement de même pour les autres inhibiteurs de l'aromatase mais nous manquons de données et de recul.

En conclusion il n'y a pas de recommandations spécifiques pour le type de traitement hormonal. Les nouvelles hormonothérapies (antiaromatases) vont ou ont remplacé le Tamoxifène du fait de leur plus grande efficacité et du profil de tolérance plus adapté aux femmes âgées. Cependant l'augmentation de l'ostéoporose et l'augmentation du risque de fracture est également préoccupant dans cette population.

Chimiothérapie

Elle ne peut évidemment être proposée qu'à des personnes âgées « en bonne forme », dont l'espérance de vie et les comorbidités doivent être évaluées dans une approche multidisciplinaire si nécessaire. Les données sur la chimiothérapie adjuvante chez les personnes âgées font défaut. La chimiothérapie n'est généralement pas employée après 70 ans et n'a pas fait la preuve de son efficacité. Elle a cependant souvent été utilisée de façon infra optimale et nous n'avons donc guère de certitudes. En l'absence de données d'essais cliniques, des modèles appréciant l'apport de la chimiothérapie ont été publiés. Extermann [49] a montré que pour une réduction de mortalité de 1 % à 10 ans, en utilisant une chimiothérapie de type CMF, une femme en bonne forme ayant un cancer du sein ER+ devrait avoir un risque de rechute de 18 % à 10 ans si elle a 65 ans, 22 % si elle a 75 ans, de 36 % à 80 ans et de 48 % à 85 ans pour bénéficier d'une chimiothérapie de type CMF.

Dans la méta analyse de 2005 [33], avec 15 ans de suivi, on note avec la chimiothérapie une réduction du risque absolu de rechute de 12,3 % (p < 0,00001) et une réduction de la survie de 10 % chez les patientes de moins de 50 ans. Chez les patientes de 50 à 69 ans, il persiste une réduction du risque de rechute de 4,1 % (p < 0,00001), et de survie globale de 3 % (p < 0,00001). Il faut noter que 35 % des femmes de moins de 50 ans sont

N+ contre 70 % de N+ chez les patientes de plus de 50 ans. Le petit effectif de patientes ≥ 70 ans, 726 femmes, ne permet pas de conclusion sur le bénéfice de la chimiothérapie dans ce groupe d'âge. Le bénéfice de la chimiothérapie diminue avec l'âge mais il persiste.

Chimiothérapie chez les patientes N-

L'international Breast Cancer Study group a comparé 3 cycles de CMF suivi de Tamoxifène au Tamoxifène seul chez des patientes N+ et N-. Avec un suivi médian de 6 ans il n'y a pas davantage à l'utilisation des 3 cycles de chimiothérapie chez les patientes N- alors que les patientes N+ en bénéficient [50].

Avec un suivi médian de 12 ans l'étude NSABP B-20 [51] qui comparait CMF associé au Tamoxifène seul n'a pas montré de bénéfice chez les patientes de plus de 60 ans.

Chimiothérapie chez les patientes N+

Muss [41] a étudié le rapport bénéfice-risque de la chimiothérapie en fonction de l'âge dans une étude rétrospective de 4 essais randomisées qui comparaît des chimiothérapies différentes par la dose, la dose intensité, les modalités d'administration et la durée chez 6 847 patientes atteintes d'un cancer du sein N+, RE+ et traitées entre 1975 et 1999. Dans ces 4 essais l'un des bras de chimiothérapie était considéré comme « lourd » et potentiellement plus toxique. Le suivi médian est de 9,6 ans. Parmi ces 6 487 femmes, 542 (8 %) sont âgées de 65 ans ou plus et 159 (2 %) ont 70 ans ou plus. Le but de l'analyse rétrospective de ces essais était de comparer la survie sans progression, la survie globale, la mortalité liée au traitement dans les différents groupes d'âge. L'analyse multivariée montre que les patientes ayant une petite tumeur, peu de ganglions envahis, plus de chimiothérapie et du Tamoxifène ont une survie sans progression et une survie globale plus longue (P < 0,001). Trente trois décès (0,5 %) ont été imputés au traitement et surviennent plus souvent chez les patientes âgées. Les patientes qu'elles soient plus âgées ou plus jeunes ont la même réduction de mortalité et de rechute par la chimiothérapie et les groupes bénéficient de façon identique d'une chimiothérapie intensive. Ces bénéfices persistent en prenant en compte l'apport du Tamoxifène. Les auteurs concluent que l'âge n'est pas une contre indication à l'utilisation d'une chimiothérapie optimale chez des patientes en bon état général.

Une autre approche est l'utilisation de petites doses d'Epirubicine hebdomadaire associé au Tamoxifène. Dans une étude menée par le French Adjuvant Study Group (FASG) 338 patientes âgées de 65 ans ayant un cancer du sein opérable N+ ont été randomisées entre Epirubicine hebdomadaire 3 semaines sur 4 pendant 6 cures associé à du Tamoxifène à du Tamoxifène seul pendant 3 ans. Avec un recul de 6 ans, la survie sans progression et la survie globale est identique dans les deux bras mais l'analyse multivariée montre que le Tamoxifène seul est associé à une augmentation du risque de rechute. La compliance au traitement était bonne (96,9 % des patientes ont reçu 6 cures de chimiothérapie) et la toxicité était minimale dans le bras Epirubicin [52].

La chimiothérapie représente le seul traitement systémique efficace chez les patientes ayant un cancer du sein précoce hormono-résistant et ceci représente à peu près 20 % de la population âgée. Il semble difficile d'attendre les résultats des études spécifiques destinées à évaluer le rôle des traitements adjuvants dans cette population et de ne rien faire « en attendant ». Nous n'avons que des données parcellaires quant à l'utilisation des anthracyclines et des taxanes dans ce groupe de patientes. Comme il n'a pas de différence majeure dans la biologie et l'histoire naturelle des cancers du sein entre les femmes de 70 ans et plus et les femmes de 50-59 ans, il est raisonnable de penser que le bénéfice apporté par la chimiothérapie est le même pour tous les groupes d'âge.

La question du rôle additif de la chimiothérapie adjuvante chez les personnes âgées ayant un cancer du sein hormonodépendant est encore plus controversée comme nous l'avons vu précédemment.

Des essais de chimiothérapie adjuvante sont actuellement en cours chez des patientes jusqu'à 75 ans présentant un envahissement ganglionnaire.

THÉRAPEUTIQUES CIBLÉES

Les données sur le traitement adjuvant avec l'herceptine chez les patientes de plus de 65 ans ayant un cancer du sein c-erbB2 +++ sont quasi inexistantes. Dans les grands essais publiés étudiant chez des patientes HER 2 +++ l'impact de l'herceptine, les patientes ≥ 60 ans sont peu nombreuses représentant 16 % de la population dans l'étude HERA [54], 14 à 18 % dans les 2 études américaines [55] (B31 et N9831), et ont une médiane d'âge de 50 ans dans l'étude finlandaise [56]. Aucune de ces études n'a étudié l'influence de l'âge dans le traitement avec herceptine, et si le gain persiste chez les patientes âgées de plus de 60 ans [57]. Il faut noter que dans l'étude HERA, l'analyse par sous-groupe chez les patientes de plus de 60 ans a montré que chez les 272 femmes de 60 ans ou plus ayant reçu 1 an de Tratuzumab le nombre d'événements est identique à celui de l'ensemble de la population plus jeune respectivement 39/272 (14,3 %) dans le bras herceptine contre 218/1 694 (13 %). Chez les patientes de plus de 60 ans le nombre d'événements indésirable de grade 3-4 est de 40/272 (14,7 %) comparé à 190/1694 (11 %). Parmi les 267 patientes chez qui les données de toxicité cardiaque sont disponibles, deux patientes ont présenté une insufisance cardiaque sévère (0,7 %) et 10 (0,6 %) dans l'ensemble de la population [58]. Ces données sont en faveur d'une efficacité de l'herceptine sans toxicité trop importante dans une population de patientes de plus de 60 ans. Nous n'avons pas de données quant à la distribution d'âge de ce sous-groupe et il faut d'autre part souligner qu'il s'agit d'une analyse de sous-groupe. En attendant les études spécifiques chez des patientes âgées, Il semble licite chez une patiente ayant un cancer du sein HER2 +++, en bon état général et n'ayant pas de co-morbidité notamment cardiaque de lui proposer de l'Herceptine.

CONCLUSION

L'insuffisance de données spécifiques quant à l'efficacité de la chimiothérapie adjuvante chez les patientes âgées atteintes d'un cancer du sein reste un problème majeur puisque l'oncologue ne peut pas pratiquer dans cette population une médecine « basée sur les preuves ». Il est primordial de se demander quel est le traitement chimiothérapeutique optimal chez les patientes de plus de 70 ans ayant un cancer du sein précoce et donc d'inclure des patientes de 70 ans et plus dans des protocoles d'évaluation.

Ainsi, l'hormonothérapie est le traitement de référence en situation adjuvante si les récepteurs hormonaux sont positifs. La chimiothérapie est souhaitable chez les patientes ayant un envahissement ganglionnaire et hormono-résistante, mais ses modalités exactes restent à définir, des études cliniques s'adressant spécifiquement à cette population sont en cours.

TRAITEMENT DES FORMES MÉTASTASÉES

L'HORMONOTHÉRAPIE

Elle sera le traitement de première intention si la tumeur initiale possède des récepteurs hormonaux positifs, qu'il existe un long intervalle libre entre la lésion initiale et la survenue de la métastase et qu'il n'y a pas de métastases viscérales.

En raison de sa bonne tolérance le Tamoxifène était généralement le traitement utilisé en première intention. Son efficacité est identique chez les femmes âgées. Dhodapkar [59] a comparé l'efficacité du Tamoxifène chez 396 femmes ménopausées dont 184 de plus de 65 ans. La réponse au traitement était la même chez les patientes > 65 ans, elles semblaient même avoir un pronostic légèrement meilleur.

L'arrivée des inhibiteurs de l'aromatase a détrôné le Tamoxifène. Tous les essais ayant comparé un traitement par anti-aromatase au Tamoxifène ont montré un avantage en terme de réponse objective et de survie sans progression à l'utilisation des inhibiteurs de l'aromatase [60]. Dans tous ces essais les patientes avaient été traitées par Tamoxifène en adjuvant.

Deux essais ont comparé l'anastrozole au Tamoxifène dans les cancers du sein métastatiques et ont montré une supériorité à l'utilisation de l'anatrozole par rapport au Tamoxifène en termes de réponse objective et de survie sans progression, sans avantage en terme de survie globale [61, 62].

Le létrozole a été comparé en première ligne métastatique au Tamoxifène chez 916 femmes ménopausées. Leur tumeur présentait des récepteurs aux œstrogènes ou à la progestérone positifs pour 65 % d'entre elles ou étaient inconnus. Avec un suivi de 32 mois, le létrozole s'est avéré plus efficace que le Tamoxifène en terme de temps jusqu'à progression (9,4 mois *versus* 6 mois p = 0,0001), ainsi qu'en taux de réponse (32 % *versus* 21 % p = 0,0002), de temps jusqu'à échec du traitement. La survie globale n'était statistiquement pas différente entre les deux groupes [63].

L'exemestane a été comparé au Tamoxifène en première ligne métastatique montrant là encore une supériorité du traitement par l'exemestane [64].

Deux essais ont comparé le Fulvestrant à l'anastrozole en deuxième ligne chez des patientes ménopausées ayant un cancer du sein métastatique et progressant sous Tamoxifène [32]. L'analyse combinée de ces deux essais a montré une équivalence en termes de survie sans progression et de réponses objectives. En 2005, une actualisation des données de survie a été publiée. Avec un suivi médain de 27 mois, la survie globale est la même dans les deux bras (27,4 mois dans le bras fulvestrant et 27,7 mois dans le bras Anastrozole, p = 0,809) [65, 66].

Par ailleurs après échec au Fulvestrant, les patientes restent sensibles au Tamoxifène, aux inhibiteurs de l'aromatase et aux progestatifs [67]. Ces molécules ne semblent pas avoir de profil de toxicité particulier en fonction de l'âge.

LA CHIMIOTHÉRAPIE

La chimiothérapie chez les patientes âgées ayant un cancer du sein métastatique est peu étudiée alors qu'il s'agit d'une situation clinique fréquente et qui va s'accroître dans le futur. La caractéristique majeure de la population âgée est son hétérogénéité. Certaines patients vont tolérer la chimiothérapie aussi bien qu'une population plus jeune, d'autres vont avoir des effets secondaires parfois imprévisibles. L'utilisation de paramètres basés sur une évaluation gériatrique permet de discriminer les patientes à risques, ce qui souligne la nécessité que l'oncologue et le gériatre travaillent ensemble. La chimiothérapie peut être nécessaire et la peur d'une toxicité excessive peut entraîner des attitudes très défaitistes alors que la chimiothérapie est possible chez les femmes âgées en tenant compte des pathologies associées [69, 49]. Il faut éviter cependant les médicaments ayant une toxicité rénale, une insuffisance rénale pouvant rapidement se décompenser du fait de la diminution de la filtration glomérulaire avec l'âge. Il ne semble pas par contre y avoir de problème spécifique lié à l'âge et à la fonction hépatique. La toxicité cardiaque de l'adriamycine est plus importante au-delà de 400 mg/m^2 chez le sujet âgé, en dessous de cette dose la toxicité cardiaque en l'absence d'antécédents cardiovasculaires n'est pas augmentée en fonction de l'âge. Il ne semble pas non plus y avoir de toxicité hématologique plus importante pour les doses conventionnelles de chimiothérapie utilisées dans le traitement du cancer du sein métastasé. Il faut probablement tenir compte des modifications du rapport graisse/eau liées à l'âge et donc de la modification du volume de distribution des drogues [69, 70].

Le **protocole CMF** reste encore un protocole utilisé pour le traitement des formes métastasées dans de nombreux pays, il pose cependant des problèmes chez les femmes âgées en raison de sa toxicité rénale potentielle. Gelman [70] a proposé une adaptation des doses du cyclophosphamide et du methotrexate en fonction de la clairance de la créatinine. En utilisant ces doses adaptées, elle n'a pas retrouvé de toxicité plus importante chez les femmes de la tranche d'âge 65-90 ans par rapport aux femmes plus jeunes. Elle n'a pas noté non plus de différence en terme de taux de réponse, de durée de réponse, de temps jusqu'à progression ou de survie en fonction de l'âge.

Les **anthracyclines** sont l'une des molécules les plus actives dans le cancer du sein avec une incidence élevée de toxicité hématologique et une alopécie très fréquente. De plus le risque d'insuffisance cardiaque dans une population ayant des risques cardiovasculaires plus élevés que dans une population plus jeune peut rendre leur utilisation difficile [71]. Ibrahim [72] a repris l'expérience du MD Anderson concernant l'utilisation de la doxorubicine chez les femmes âgées. Il a comparé rétrospectivement deux populations de 50-64 ans et de 65-84 ans traitées par un protocole de type FAC. Il n'y avait pas de différence des caractéristiques initiales de la maladie entre les deux groupes. Le taux de réponse a été plus élevé chez les femmes les plus jeunes (66,7 % *versus* 51,7 %, p = 0,001) mais le temps jusqu'à progression et la survie globale n'étaient statistiquement pas différents entre les deux groupes. Les patientes ont été traitées respectivement avec 91 % et 80 % de la dose prévue. La toxicité hématologique a été identique et il y a eu le même pourcentage d'accidents infectieux et de décès par toxicités (3,5 % *versus* 3,8 %, p > 0,82). Il faut noter que 87 % et 83 % des décès ont été liés à la progression de la maladie. Il n'a pas été observé de différence concernant les décès liés à un problème cardiovasculaire.

Parmi les drogues plus récentes la **Vinorelbine** est une drogue qui est souvent utilisée en raison de son bon profil de toxicité.

La Vinorelbine ne semble pas présenter de différence pharmacologique en fonction de l'âge [73]. Il n'y a pas semble-t-il de corrélation entre l'âge, la toxicité et l'exposition à la drogue et Sorio conclut qu'il n'y a pas de raison pharmacocinétique pour réduire les doses de Vinorelbine chez les femmes âgées. Le même groupe a publié des essais de phase II et a observé des taux de réponse de 30 % chez 20 patientes de plus de 65 ans traitées en 1re, 2e et 3e lignes avec 30 mg/m² de Vinorelbine J1-J8 et des taux de réponse de 42 % s'élevant à 66 % en 1re ligne chez 31 patientes de plus de 65 ans traitées avec des doses de 25 mg/m² J1-J8 [74]. C'est Vogel [75] qui a rapporté la plus grosse expérience en traitant 56 femmes âgées de 60 à 84 ans (médiane 72 ans) non traitées antérieurement. La vinorelbine était utilisée à la dose de 30 mg/m² par semaine pendant 13 semaines puis toutes les deux semaines jusqu'à progression. Les doses ont été adaptées en fonction de la toxicité hématologique. Il a rapporté 38 % de taux de réponse avec un temps jusqu'à progression de 9 mois. Il notait 61 % de toxicité hématologique de grades 3-4 portant sur les globules blancs avec 80 % de neutropénie dont 11 % de neutropénie fébrile. Il n'y a pas eu d'autre toxicité importante observée. Cette molécule utilisée en monochimiothérapie semble donc relativement bien tolérée et avec une efficacité superposable à ce qui est publié dans des populations plus jeunes.

La **Mitoxantrone** a également été utilisée en monochimiothérapie. Repetto [76] a traité 27 femmes de plus de 68 ans en 1re ligne à une dose de 10 à 14 mg/m² en fonction de l'état général des patientes. Il a observé 26 % de taux de réponse avec une durée de la réponse de 6 mois et une survie globale de 8 mois. Il n'a pas été noté de toxicité de grades 3 ou 4 en dehors d'un épisode de leucopénie chez une patiente et de vomissements chez une autre. Gladieff [77] a associé la mitoxantrone à la dose de 10 mg/m² J1 à la vinorelbine à la dose de 20 mg/m² J1-J8 chez 25 patientes de plus de 70 ans en première ligne et a rapporté 22 % de taux de réponse avec une durée médiane de la réponse de 13 mois. 90 % des patientes ont reçu plus de 75 % de la dose intensité théorique de mitoxantrone et seulement 57,2 % pour la vinorelbine. La toxicité limitante a été hématologique avec 25 % de neutropénie dont 42 % de grades 3-4. 30 % de J8 de vinorelbine n'ont pas été réalisés et le J1 a été reporté chez 64 % des patientes. Aucune autre toxicité significative n'a été notée. Cette association ne semble donc pas supérieure à l'utilisation de chacune de ces drogues en monothérapie.

Les taxanes

Les **taxanes** sont les molécules majeures du cancer du sein. Leur profil de toxicité n'en n'a pas fait de bons candidats pour une population âgée ou l'asthénie et la neurotoxicité entraînent un arrêt prématuré chez 1/3 des patientes [78]. La perfusion hebdomadaire moins toxique surtout pour le Taxol est une approche intéressante. Différentes doses ont été utilisées dans des études de phase II. Des doses hebdomadaires de 36 mg/m^2 pour le Taxotère et de 80 mg/m pour le taxol ont été proposées avec un bon rapport efficacité/toxixité [78]. Bien que des grandes études comparatives manquent, les études de pharmacologie suggèrent qu'il existe une baisse de la clearance tant avec le Taxol que le Taxotère chez les personnes âgées comparé aux patientes plus jeunes. Quarante et une patientes avec un cancer du sein avancé ≥ 65 ans ont reçu 6 semaines consécutives de Taxotère suivi de 2 semaines d'arrêt en première ou deuxième ligne de traitement. L'âge moyen était de 74 ans et 73 % des patientes avaient un ou deux sites métastatiques viscéraux. Le taux de réponse objective est de 36 % et le taux de stabilité de 36 %. Le temps médian jusqu'à progression est 7 mois. La toxicité était acceptable avec une asthénie grade 3/4 chez 20 % des patientes, la toxicité hématologique était faible. Le Taxotère hebdomadaire est efficace et bien toléré et représente une option thérapeutique supplémentaire dans ce groupe de patientes [79].

Le taxol hebdomadaire à la dose de 80 mg/m^2 a été testé chez des patientes de plus de 65 ans atteintes de cancer du sein métastatiques. La toxicité est minime et le profil de tolérance proche de celui de patientes plus jeunes. Le taux de réponse et la survie sans progression sont identiques chez les patientes âgées de moins ou de plus 65 ans [80], [81]. Le taxol hebdomadaire est également une option thérapeutique très intéressante chez ce type de patientes.

La **Capecitabine** est une drogue orale qui du fait de sa faible myélotoxicité a été testée chez les patientes âgées. Elle a été comparée dans un essai randomisé au CMF [82]. Soixante-deux femmes âgées de 54 à 83 ans (médiane 69) ont été traitées par capecitabine et 33 âgées de 55 à 80 ans (médiane 69) par CMF. Les taux de réponse ont été respectivement de 25 % (IC : 14-37) et de 16 % (IC : 5-33) avec une médiane de temps jusqu'à progression de 132 jours (IC : 91-213) *versus* 94 jours (IC : 74-147). Sous capecitabine il a été observé 44 % de toxicité de grades 3-4 et 20 % sous CMF. La différence de toxicité étant surtout liée aux syndromes mains-pieds et à la diarrhée. Il faut noter que dans cet essai, la capécitabine était utilisée à la dose de 2 500 mg/m^2. Bajetta [83] a évalué dans une étude de phase II deux dosages de capécitabine chez des patientes âgées. La dose de 2 500 mg/m^2/jour a entraîné 2 décès chez les 30 premières patientes. La dose de 2 000 mg/m^2/jour doit être utilisée. Cet essai prouve bien que les molécules de chimiothérapie administrées par voie orale ne sont pas obligatoirement moins toxiques que les traitements intra-veineux. La voie orale est une option qui est souvent considérée chez la patiente âgée du fait du gain en autonomie, pour ne pas bouleverser ses habitudes. Et pourtant cette population est la plus fragilisée, la moins surveillée, souvent seule pouvant faire des erreurs d'observance, ayant des co-morbidités, et souvent polymédicamentées ce qui rend difficile la maîtrise des intéractions médicamenteuses. Ceci souligne l'importance d'une bonne éducation et de la mise en place d'un système de communication avec les médecins traitants et les infirmières de proximité.

La Gemcitabine

La **Gemcitabine** est un anti-métabolite qui a une activité modeste en monochimiothérapie en première ligne dans les cancers du sein métastatiques avec des taux de réponse de 14,3 % à 37,1 % mais montre une synergie avec les platines, les Taxanes et d'autres cytotoxiques [68]. La Gemcitabine a été comparée à l'épirubicine en première ligne métastatique de cancers du sein chez des patientes de plus de 60 ans (âge médian = 68 ans). L'Epirubicine était supérieur à la Gemcitabine en termes de taux de réponse (40,3 % et 16,4 % in 186 ; P < 0,001), temps sans progression (6, 1 mois et 3,4 mois ;

p = 0,0001), de survie globale (19,1 et 11,8 mois, P = 0,0004) [84]. Cette étude montre bien que les anthracyclines gardent une place importante en première ligne de traitement dans les cancers du sein métastatiques. L'association de Gemcitabine et de Vinorelbine a été testée dans une petite étude comprenant 14 patientes ayant un âge médian de 74 ans (70-82). Le taux de réponse partielle est bas (une seule patiente 11 %), avec une stabilité chez 6 patientes (66,6 %), ainsi que le temps sans progression de 3 mois. Cette association n'était donc pas recommandée par les auteurs [85].

STRATÉGIE AU STADE DE MÉTASTASES CHEZ LES PATIENTES AGÉES

La prise en charge des cancers du sein au stade de métastases chez des patientes âgées a été évaluée dans une étude observationnelle menée en France chez 1 009 patientes en 2002 [86]. Alors que le traitement du cancer du sein métastatique chez la femme < 65 ans est bien codifié en fonction de facteurs tels que, l'intervalle libre entre la tumeur primitive et la survenue de métastases, l'expression des récepteurs hormonaux, l'existence de métastases viscérales, du nombre de sites métastatiques, et de la surexpression de c-erbB2. Le traitement du cancer du sein métastatique chez la patiente âgée semble reposer sur l'appréciation quasi exclusive du médecin. Cette attitude empirique est basée sur la peur des toxicités des chimiothérapies, sur la peur de déstabiliser un état déjà précaire et sur l'impossibilité de pratiquer « une médecine basée sur les preuves » du fait de l'absence d'essais cliniques. Pourtant le sous-traitement de cette population peut être délétère. Cette étude observationnelle a porté sur une population de 1 009 patientes de plus de 65 ans [500 entre 65 et 74 ans (68,6 ans) et 509 < 75 ans (79,6)] ayant un cancer du sein entre octobre et décembre 2002 dans différentes régions en France. Le but de cette étude était de déterminer les variations de traitements et leurs causes chez des patientes âgées ayant un cancer du sein métastatique. Cent sept médecins ont été interrogés. Les résultats montrent que 52 % des patientes > 75 ans avaient une métastase au moment du diagnostic contre 39 % chez les patientes plus jeunes de moins de 75 ans. Chez les patientes de plus de 75 ans ayant des métastases au moment du diagnostic du cancer du sein 69 % n'ont pas reçu de chimiothérapie comparé à 32 % des patientes entre 65 et 74 ans (P < 0,005). L'hormonothérapie était le traitement de choix chez les plus de 75 ans (69 %) contre 55 % entre 65 et 74 ans. Il faut noter que 8 % des patientes recevant une hormonothérapie avaient des récepteurs hormonaux négatifs. Le traitement par herceptine chez les patientes surexprimant HER2 a été plus fréquent chez les patientes plus jeunes 9 % *versus* 2 % (p < 0,001). Quand la chimiothérapie a été prescrite, le protocole FEC (5-FU, epirubicine, cyclophosphamide) a été le protocole de référence dans les deux groupes, il a été prescrit chez 27 % des patientes de 65-74 ans et chez 22 % des patientes plus âgées. Le FEC < 60 mg/m^2 est le traitement de choix pour les femmes de plus de 75 ans (69 % des cas après 75 ans *vs* 41 % avant 75 ans ; p < 0,001) ; le FEC 75-100 a été préféré pour 50 % des patientes de 65-74 ans contre 22 % dans le groupe plus âgé (p < 0,01). Les taxanes (Taxol ou Taxotère) ont été prescrits dans les deux groupes de même que la navelbine et la capécitabine.

Le traitement proposé a été considéré par les praticiens comme étant un traitement standard pour 62 % des femmes de plus de 75 ans et pour 82 % des femmes entre 65 et 74 ans (p < 0,01). L'âge a été le facteur discriminant le plus important et non les données gériatriques.

CONCLUSION

Les données de la littérature sont donc très réduites et il est urgent d'entreprendre des essais thérapeutiques spécifiques pour ces patientes [87].

Ces données confirment qu'il existe une grande disparité dans la prise en charge des cancers du sein chez les patientes âgées. Il convient de sensibiliser les femmes âgées et les médecins à la nécessité d'un diagnostic précoce, à la nécessité et à la possibilité d'un traitement locorégional. Si le traitement général (hormonothérapie et/ou chimiothérapie) est moins standardisé que chez les patientes plus jeunes, un traitement « individuel » qui tiendrait compte essentiellement dans la prise de décision de l'âge de la patiente doit être absolument évité. ■

BIBLIOGRAPHIE

[1] Mandelblatt J. Treating breast cancer: the age old dilemma of o.ld age. *J Clin Oncol.* 2006 Sep 20; 24(27): 4369-70.

[2] Rosner B, Colditz GA, Willett WC. (1994) Reproductive risk factors in a prospective study of breast cancer: the nurses' health study. *Am J Epidemiol* 139: 819-835.

[3] Singletary SE, Shallenberger R, Guinee VF. (1993) Breast cancer in the elderly. *Ann Surg* 218: 667-671.

[4] Chlebowski RT, Hendrix SL, Langer RD, WHI. Investigators. Influence of estrogen plus progestin on breast cancer and mammography in healthy postmenopausal women: the Women's Health Initiative Randomized Trial. *JAMA*. 2003 Jun 25; 289(24):3243-5.

[5] Anderson GL, Limacher M, Assaf AR. Effects of conjugated equine estrogen in postmenopausal women with hysterectomy: the Women's Health Initiative randomized controlled trial. *JAMA*. 2004 Apr 14; 291(14):1701-12.

[6] Fournier A, Berrino F, Clavel-Chapelon F. Unequal risks for breast cancer associated with different hormone replacement therapies: results from the E3N cohort study. *Breast Cancer Res Treat.* 2007 Feb 27.

[7] Daling JR, Malone KE, Doody DR. Relation of regimens of combined hormone replacement therapy to lobular, ductal, and other histologic types of breast carcinoma. *Cancer*. 2002 Dec 15; 95(12):2455-64.

[8] Bignon YJ. Groupe « Génétique et Cancer » (1984) Les connaissances actuelles du spport génétique du cancer du sein. XVIe Journées Nationales de la Société Française de Sénologie et de Pathologie Mammaire, Dijon.

[9] Tabar L, Gad A, Baldetorp L *et al.* (1985) Reduction in mortality from breast cancer after mass screening with mammography. *Lancet* 1: 194-225.

[10] Chen HH, Tabar L, Fagerberg G, Duffy SW. Effect of breast cancer screening after age 65. *J Med Screen*. 1995; 2(1):10-4.

[11] Van Dijck JAAM, Holland R, Verbeek A LM. (1994) Efficacy of mammographic screeening of the elderly: a case-referent study in the Nijmegen program in the Netherlands. *J Natl Cancer Inst* 86: 934-938.

[12] Mandelblatt J, Wheat M, Monane M *et al.* (1992) Breast cancer screening for elderly women with and without comorbid conditions a decision analysis model. *Ann Intern Med* 116: 722-730.

[13] Mandelblatt J, Schechter CB, Lawrence W. The SPECTRUM population model of the impact of screening and treatment on U.S.breast cancer trends from 1975 to 2000: principles and practice of the model methods. *J Natl Cancer Inst Monogr.* 2006;(36):47-55.

[14] Silliman RA, Guadagnoli E, Weitberg A B, Mor V. (1989) Age as a predictor of diagnosis and initial treatment intensity in newly diagnosed breast cancer patients. *Journal of gerontology*: M46-50.

[15] Pappo I, Karni T, Sandbank J. Breast cancer in the elderly: Histological, hormonal and surgical characteristics. *Breast*. 2007 Feb; 16(1):60-67.

[16] Yancik R, Ries LG, Yates JW. Breast cancer in aging women. A population-based study of contrasts in stage, surgery, and survival. *Cancer*. 1989 Mar 1; 63(5):976-81.

[17] Schaefer G, Rosen PR, Lesser ML, Kinne DW, Beattie EJ. (1984) Breast cancer in elderly women: pathology, prognosis and survival. P*athol Annu* 19:195-218.

[18] Adami HO, Malker B, Holmberg L, Persson I, Stone B. (1986) The relation between survival and age at diagnosis in breast cancer. *N Engl J Med* 315: 559-563.

[19] Kant AK, Glover C, Horm J *et al.* (1992) Does cancer survival differ for older patients? *Cancer* 70: 2734-2740.

[20] Tai P, Cserni G, Van De Steene J. Modeling the effect of age in T1-2 breast cancer using the SEER database. BMC *Cancer*. 2005 Oct 8; 5:130.

[21] Rosenberg J, Chia YL, Plevritis S. The effect of age, race, tumor size, tumor grade, and disease stage on invasive ductal breast cancer survival in the U.S. SEER database. *Breast Cancer Res Treat.* 2005 Jan; 89(1):47-54.

[22] BERGMAN L, VAN DONGEN JA, VAN OOIJEN B, LEEUWEN FE. (1995) Should tamoxifen be a primary treatment choice for elderly breast cancer patients with locoregional disease? *Breast Cancer Res Treat* 34:77-83.

[23] BATES T, RILEY, HOUGHTON J *et al.* (1992) Tamoxifen alone is note adequate treatment for most elderly patients with operable breast cancer. *The breast* 1: 157.

[24] GAZET JC, FORD H, BLAND JM, MARKOPOULOS C, COOMBBS RC, DIXON RC. (1988) Prospective randomised trial of Tamoxifen versus surgery in elderly patients with breast cancer. *Lancet* March 26: 679-681.

[25] HIND D, WYLD L, REED MW. Surgery, with or without tamoxifen, vs tamoxifen alone for older women with operable breast cancer: Cochrane review. *Br J Cancer*. 2007.

[26] RECHT A, PIERCE SM, ABNER A, VICINI F, OSTEEN RT, LOVE SM, SILVER B, HARRIS JR. (1991) Regional nodal failure after conservative surgery and radiotherapy for early stage breast carcinoma. *J Clin Oncol* 9: 988-996.

[27] SMITH BD, GROSS CP, SMITH GL, GALUSHA DH, BEKELMAN JE, HAFFTY BG. Effectiveness of radiation therapy for older women with early breast cancer. *J Natl Cancer Inst.* 2006 May 17; 98(10):660-1.

[28] SOLIN LJ, SCHULTZ DJ, FOWBLE BL. (1995) Ten-year results of the treatment of early-stage breast carcinoma in elderly women using breast-conserving surgery and definitive breast irradiation. *Int J Radiation Oncology Biol Phys* 33: 45-51.

[29] H. BARTELINK. SABCS 2006 - Abst 10.

[30] HUGHES KS, SCHNAPER LA, BERRY D *et al.* Lumpectomy plus Tamoxifen with or without irradiation in women 70 years of age or older with early breast cancer. *N Engl J Med* 2004 ;351: 971-7.

[31] TRUONG PT, BERNSTEIN V, SPEERS C *et al.* Omission of radiotherapy after breast conserving surgery adversely impacts survival in elderly women. *Breast Cancer Res Treat*, 2002; 76:36.

[32] LEE JC, TRUONG PT, KADER HA, SPEERS CH, OLIVOTTO IA. Postmastectomy radiotherapy reduces locoregional recurrence in elderly women with high-risk breast cancer. Clin Oncol (R Coll Radiol). 2005 Dec; 17(8):623-9.

[33] SMITH BD, HAFFTY BG, HURRIA A, GALUSHA DH, GROSS CP. Postmastectomy radiation and survival in older women with breast cancer. *J Clin Oncol.* 2006 Oct 20; 24(30):4901-7.

[34] HERY M, NAMER M, GRANON PHILIP C. (1988) Traitement conservateur de la femme âgée, intérêt de l'association Nolvadex-radiothérapie. Le traitement conservateur du cancer du sein. Société francophone de cancérologie.

[35] MAHER M, CAMPANA F, MOSSERI V, DREYFUS H, VILCOQ JR, GAUTIER C, ASSELAIN B, FOURQUET A. (1995) Breast cancer in elderly women: a retrospective analysis of combined treatment with tamoxifen and once-weekly irradiation. *Int J Radiation Oncology Biol Phys* 31: 783-789.

[36] MACASKILL EJ, RENSHAW L, DIXON JM. Neoadjuvant use of hormonal therapy in elderly patients with early or locally advanced hormone receptor-positive breast cancer. *Oncologist.* 2006 Nov-Dec; 11(10):1081-8. Review.

[37] OWUSU C, LASH TL, SILLIMAN RA. Effect of undertreatment on the disparity in age-related breast cancer-specific survival among older women. Breast Cancer Res Treat. 2007 Apr; 102(2):227-36. *Epub* 2006 Sep 27.

[38] CONSENSUS CONFERENCE. Treatment of early stage breast cancer. National. *Institutes of Health. Conn Med.* 1991 Feb; 55(2):101-7. Review.

[39] ENGER SM, THWIN SS, BUIST DS *et al.* Breast cancer treatment of older women in integrated health care settings. *J Clin Oncol.* 2006 Sep 20; 24(27):4377-83.

[40] HILLNER BE, MANDELBLATT J. Caring for older women with breast cancer: can observational research fill the clinical trial gap? *J Natl Cancer Inst.* 2006 May 17; 98(10):660-1.

[41] MUSS HB, WOOLF S, BERRY D. Adjuvant chemotherapy in older and younger women with lymph node-positive breast cancer. Cancer and Leukemia Group B. *JAMA.* 2005 Mar 2; 293(9):1073-81.

[42] CRIVELLARI D, PRICE K, GELBER RD *et al.* Adjuvant endocrine therapy compared with no systemic therapy for elderly womenwith early breast cancer: 21-year results of International Breast Cancer Study Group. *J Clin Oncol.* 2003 Dec 15; 21(24):4517-23).

[43] Early Breast Cancer Trialists'collaborative Group; *Lancet* 2005, 365, 1687-717.

[44] WILS JA, BLISS JM, MARTY M *et al.* Epirubicin plus tamoxifen versus tamoxifen alone in node-positive postmenopausal patients with breast cancer: a randomized trial of the international collaborative cancer group. *J Clin Oncol* 1999; 17:1988-1998.

[45] DIXON JM. "Aromatase inhibitors in early breast cancer therapy: a variety of treatment strategies." Expert.Opin.Pharmacother. 7.18 (2006): 2465-79.

[46] BRIA E *et al.* "Early switch with aromatase inhibitors as adjuvant hormonal therapy for postmenopausal breast cancer: pooled-analysis of 8794 patients." *Cancer Treat. Rev.* 32.5 (2006): 325-32.

[47] HOWELL A. *et al.* "Results of the ATAC (Arimidex, Tamoxifen, Alone or in Combination) trial after completion of 5 years' adjuvant treatment for breast cancer." *Lancet* 365.9453 (2005): 60-62.

[48] WHELER J, M JOHNSON and A SEIDMAN. "Adjuvant therapy with aromatase inhibitors for postmenopausal women with early breast cancer: evidence and ongoing controversy." *Semin. Oncol.* 33.6 (2006): 672-80.

[49] Extermann M. Treating advanced breast cancer in the older woman. Oncology (Williston Park). 2006 Oct; 20:1355-60.

[50] COLLEONI M, LI S, GELBER RD *et al.* Timing of CMF chemotherapy in combination with tamoxifen in postmenopausal women with breast cancer: role of endocrine responsiveness of the tumor. *Ann Oncol.* 2005 May; 16(5):716-25.

[51] FISHER B, JEONG JH, BRYANT J *et al.* Treatment of lymph nodes-negative, œstrogen-receptor positive breast cancer: long term findings from National Surgical Adjuvant Breast and Bowel Project randomised clinical trials. *Lancet*, 2004, 364, 858-68.

[52] FARGEOT P, BONNETERRE J, ROCHE H *et al.* Disease-free survival advantage of weekly epirubicin plus tamoxifen versus tamoxifen alone as adjuvant treatment of operable, node-positive, elderly breast cancer patients: 6-year follow-up results of the French adjuvant study group 08 trial. *J Clin Oncol.* 2004 Dec 1; 22(23):4622-30.

[53] GOLDHIRSCH A, GLICK JH, GELBER RD *et al.* Meeting highlights: international expert consensus on the primary therapy of early breast cancer 2005.*Ann Oncol.* 2005 Oct; 16(10):1569-83).

[54] PICCART-GEBHART MJ, PROCTER M, LEYLAND-JONES B. Herceptin Adjuvant (HERA) Trial Study Team.Trastuzumab after adjuvant chemotherapy in HER2-positive breast cancer. *N Engl J Med.* 2005 Oct 20; 353(16):1659-72.

[55] ROMOND EH, PEREZ EA, BRYANT J *et al.* Trastuzumab plus adjuvant chemotherapy for operable HER2-positive breast cancer. *N Engl J Med.* 2005 Oct 20; 353(16):1673-84.

[56] JOENSUU H, KELLOKUMPU-LEHTINEN PL, BONO P. FinHer Study Investigators. Adjuvant docetaxel or vinorelbine with or without trastuzumab for breast cancer. *N Engl J Med.* 2006 Feb 23; 354(8):809-20.

[57] TAKITA M, MATSUMURA T, KODAMA Y *et al.* Trastuzumab after adjuvant chemotherapy in older patients. *Lancet.* 2007 Mar 24; 369(9566):991.

[58] SMITH IE, PROCTER M, GELBER R, PICCART-GEBHART M. Trastuzumab after adjuvant chemotherapy in older patients - Authors' reply. *Lancet.* 2007 Mar 24; 369(9566):991-992.

[59] DHODAPKAR MV, INGLE JN, CHA SS, MAILLIARD JA, WIEAND HS. (1996) Prognostic factors in elderly women with metastatic breast cancer treated with tamoxifen. *Cancer*: 683-690.

[60] CARLINI P, BRIA E, GIANNARELLI D *et al.* New aromatase inhibitors as second-line endocrine therapy in postmenopausal patients with metastatic breast carcinoma: a pooled analysis of the randomized trials. *Cancer.* 2005 Oct 1; 104(7):1335-42.

[61] BONNETERRE J *et al.* Anastrozole versus tamoxifen as first-line therapy for advanced breast cancer in 668 postmenopausal women: results of the Tamoxifen or Arimidex Randomized Group Efficacy and Tolerability study. *J.Clin.Oncol.* 18.22 (2000): 3748-57.

[62] NABHOLTZ, JM *et al.* Anastrozole (Arimidex) versus tamoxifen as first-line therapy for advanced breast cancer in postmenopausal women: survival analysis and updated safety results. *Eur.J.Cancer* 39.12 (2003): 1684-89.

[63] MOURIDSEN H, SUN Y, GERSHANOVICH M. Superiority of letrozole to tamoxifen in the first-line treatment of advanced breast cancer: evidence from metastatic subgroups and a test of functional ability. *Oncologist.* 2004; 9(5):489-96.

[64] PARIDAENS R, DIRIX L, BEEX L. Promising results with exemestane in the first-line treatment of metastatic breast cancer: a randomized phase II EORTC trial with a tamoxifen control. *Clin Breast Cancer*. 2000 Sep; 1 Suppl 1:S19-21.

[65] INGLE, JN *et al.* "Fulvestrant in women with advanced breast cancer after progression on prior aromatase inhibitor therapy: North Central Cancer Treatment Group Trial N0032." *J.Clin.Oncol.* 24.7 (2006): 1052-56.

[66] PEREY L, PARIDAENS R, HAWLE H. Clinical benefit of fulvestrant in postmenopausal women with advanced breast cancer and primary or acquired resistance to aromatase inhibitors: final results of phase II Swiss Group for Clinical Cancer Research Trial (SAKK 21/00). *Ann Oncol.* 2007.

[67] VERGOTE I and P ABRAM. Fulvestrant, a new treatment option for advanced breast cancer: tolerability versus existing agents. *Ann.Oncol.* 17.2 (2006): 200-04.

[68] MANDERS K, VAN DE POLL-FRANSE LV, CREEMERS GJ *et al.* Clinical management of women with metastatic breast cancer: a descriptive study according to age group. BMC *Cancer*. 2006 Jul 6; 6:179.

[69] BEGG C, CARBONE P. (1983) Clinical trials and drug toxicity in the elderly the experience of the Eastern cooperative oncology group. *Cancer* 52: 1986-1992.

[70] GELMAN R, TAYLOR S. (1984) Cyclophosphamide, methotrexate and 5-fluorouracil chemotherapy in women more than 65 years old with advanced breast cancer: the elimination of age trends in toxicity by using doses based on creatinine clearance. *J Clin Oncol* 2: 1404-1413.

[71] SWAIN SM, WHALEY FS, EWER MS. Congestive heart failure in patients treated with doxorubicin: a retrospective analysis of three trials. *Cancer*. 2003 Jun 1; 97(11):2869-79.

[72] IBRAHIM NK, FRYE DK, BUZDAR AU, WALTERS RS, HORTOBAGYI GN. (1996) Doxorubicin-based chemotherapy in elderly patients with metastatic breat cancer. *Arch Intern Med* 156: 882-888.

[73] SORIO R, ROBIEUX I, GALLIGIONI E, FRESCHI A, COLUSSI AM, CRIVELLARI D, SARACCHINI S, MONFARDINI S. (1997) Pharmacokinetics and tolerance of vinorelbine in elderly patients with metastatic breast cancer. *Eur J Cancer*: 301-303.

[74] BUONADONNA A, CRIVELLARI D, FRUSTACI S *et al.* (1997) Vinorelbine as palliative treatment in elderly patients with metastatic breast cancer. *Breast Cancer Res Treat* 46: 96

[75] VOGEL C, O'ROURKE M, WINER E, HOCHSTER H, CHANG A, ADAMKIEWICZ B, WHITE R, MCGUIRT C. (1999) Vinorelbine as first-line chemotherapy for advanced breast cancer in women 60 years of age or older. *Ann Oncol* 10: 397-402.

[76] REPETTO L, SIMONI C, VENTURINO A, BIANCARDI V, GASCO M, CAMPORA E, ROSSO R. (1995) Mitoxantrone in Elderly women with advanced breast cancer: a phase II study. *Anticancer Reseach* 15: 2297-2300.

[77] GLADIEFF L, HOUYAU P, MIHURA J, MARTINEZ M, CAUNES N, CHEVREAU C, BUGAT R, ROCHÉ H. (1996) Étude de phase II d'association mitoxantrone-vinorelbine dans le traitement du cancer du sein de la femme âgée. *Bull Cancer* 83: 703-706.

[78] WILDIERS H, PARIDAENS R. Taxanes in elderly breast cancer patients. *Cancer Treat Rev*. 2004 Jun; 30(4):333-42. Review.

[79] HURRIA A, FLEMING MT, BAKER SD *et al.* Pharmacokinetics and toxicity of weekly docetaxel in older patients. *Clin Cancer Res.* 2006 Oct 15; 12(20 Pt 1):6100-5.

[80] PEREZ EA, VOGEL CL, IRWIN DH *et al.* Weekly paclitaxel in women age 65 and above with metastatic breast cancer. *Breast Cancer Res Treat*. 2002 May; 73(1):85-8.

[81] DEL MASTRO L, PERRONE F, REPETTO L *et al.* Gruppo Italiano di Oncologia Geriatrica (GIOGer) Weekly paclitaxel as first-line chemotherapy in elderly advanced breast cancer patients: a phase II study of the Gruppo Italiano di Oncologia Geriatrica (GIOGer). *Ann Oncol.* 2005 Feb; 16(2):253-8.

[82] O'SHAUGHNESSY J. Clinical experience of capecitabine in metastatic breast cancer. *Eur J Cancer*. 2002 Feb; 38 Suppl 2:10-4.

[83] BAJETTA E, PROCOPIO G, CELIO L *et al.* Safety and efficacy of two different doses of capecitabine in the treatment of advanced breast cancer in older women. *J Clin Oncol.* 2005 Apr 1; 23(10):2155-61. Epub 2005 Feb 14.

[84] FEHER O, VODVARKA P, JASSEM J *et al.* First-line gemcitabine versus epirubicin in postmenopausal women aged 60 or older with metastatic breast cancer: a multicenter,

randomized, phase III study. *Ann Oncol.* 2005 Jun; 16(6):899-908.

[85] Basso U, Fratino L, Brunello A *et al.* Which benefit from adding gemcitabine to vinorelbine in elderly (>or = 70 years)women with metastatic breast cancer? Early interruption of a phase II study. *Ann Oncol.* 2007 Jan18(1):58-63.

[86] Freyer G, Braud AC, Chaibi P *et al.* Dealing with metastatic breast cancer in elderly women: results from a French study on a large cohort carried out by the "Observatory on Elderly Patients". *Ann Oncol.* 2006 Feb;17(2):211-6.

[87] Kimmick GG, Peterson BL, Kornblith AB *et al.* Improving accrual of older persons to cancer treatment trials: a randomized trial comparing an educational intervention with standard information: CALGB 360001. *J Clin Oncol.* 2005 Apr 1;23(10):2201-7.

CANCERS DU SEIN BILATÉRAUX

Paul H. COTTU

INTRODUCTION

Les cancers du sein bilatéraux sont fréquemment observés compte tenu de l'incidence élevée des cancers du sein. Par définition, on distingue les cancers synchrones, survenant dans les 3 à 6 mois suivant le diagnostic du cancer initial, des cancers métachrones qui surviennent plus tardivement, habituellement dans un délai de 2 à 10 ans. Il est admis que le premier facteur de risque du cancer du sein est le cancer du sein, et qu'environ 5 à 10 % des cancers du sein se bilatéralisent, soit un risque annuel de 0,5 à 1 % [1-5]. Nous aborderons les particularités épidémiologiques, diagnostiques, biologiques, pronostiques et thérapeutiques des cancers du sein bilatéraux.

ÉPIDÉMIOLOGIE

Plusieurs revues ont cherché à identifier les facteurs de risque de cancer du sein bilatéral [1, 6]. Le facteur le plus fréquemment identifié est l'histoire familiale [1, 6, 7]. L'existence d'antécédents familiaux de cancer du sein induit un risque relatif de cancer controlatéral de 1,6 à 3,1 selon les séries [6]. L'existence d'une mutation d'un des deux gènes BRCA augmente significativement le risque de second cancer [8]. La survenue du premier cancer avant l'âge de 35 ans induit un risque relatif oscillant entre 3,8 et 5,7 [1, 2, 9], avec des extrêmes allant jusqu'à 9,9 [1].

Un des principaux facteurs de risque de cancer bilatéral est l'appartenance à la forme lobulaire du premier cancer. Ceci a été documenté à de nombreuses reprises et depuis de nombreuses années pour les carcinomes lobulaires *in situ*, avec une fréquence de cancer bilatéral oscillant de 50 à 70 %, dans des délais pouvant aller jusqu'à 20 ans [6, 7, 10, 11]. Ce risque est beaucoup plus inconstant pour les formes lobulaires infiltrantes [1, 5, 12], mais a également été observé pour les formes canalaires *in situ* dans 10 à 20 % des cas [10].

Les facteurs de risque « classiques » de cancer du sein ont été étudiés. La prise d'une contraception orale de manière prolongée, supérieure à 7 ans, expose au risque de cancer bilatéral, avec un risque relatif de 2. Ce risque augmente régulièrement avec la durée de prise, mais pas toujours de manière statistiquement significative [13]. Un antécédent d'irradiation médiastinale pour maladie de Hodgkin expose au cancer du sein bilatéral [14, 15], alors que l'irradiation pour le premier cancer du sein n'a que très rarement pu être incriminée [1]. Le surpoids est également très inconstamment mis en cause [1, 16]. La vie reproductive, les antécédents de mastopathie bénigne, la consommation d'alcool ne semblent pas jouer de rôle majeur [1, 17]. L'apport de graisses mono- et polyinsaturées pourrait protéger du risque de cancer bilatéral [18]. Les traitements hormonaux du premier cancer semblent réduire le risque de cancer controlatéral [1, 19].

ASPECTS MOLÉCULAIRES

Malgré l'association d'une histoire familiale au risque de cancer du sein bilatéral, l'étude dans cette situation des gènes de prédisposition connus n'a donné que des résultats inconstants. Aucune liaison avec le gène de l'ataxie télangiectasie [20] n'a pu être mise en évidence, et de manière variable pour TP53 [3, 21-23]. Une liaison avec l'existence d'une mutation germinale de BRCA1 a pu être montrée chez les femmes Juives Ashkénazes [8, 24] ou de la population générale [25, 26]. Ces résultats sont similaires à un moindre degré en cas de mutation BRCA2. D'autres anomalies génétiques ont été recherchées dans ces formes particulières de cancer du sein. Des pertes alléliques ont été décrites sur le chromosome 1p. Les régions les plus fréquemment perdues étaient 1p36 et 1p32 qui sont aussi perdues dans les cancers sporadiques unilatéraux [27]. Ces régions contiennent peut-être des gènes de prédisposition ou de progression tumorale inconnus à présent. La présence de transcrits anormaux du gène FHIT (fragile histidine triade) situé en 3p14 a été associée au risque de cancer bilatéral [28]. Enfin, l'analyse clonale de cancers du sein bilatéraux a permis de montrer que ces cancers étaient souvent distincts et issus d'anomalies moléculaires différentes [22].

CARACTÉRISTIQUES CLINIQUES

DIAGNOSTIC

La mammographie est l'examen de référence, indispensable dans le suivi après le premier cancer [29, 30], même si elle n'est pas un examen absolu [31]. Elle doit impérativement comme l'examen clinique, être bilatérale et comparative lors de l'examen initial et du suivi des patientes non mastectomisées. Elle permet de détecter jusqu'à 36 % des cancers bilatéraux, alors que seuls 17 % des premiers cancers le sont par la mammographie [32]. Les images observées ne sont pas spécifiques, et ne sont en miroir (même image pour les deux cancers) que dans 20 à 40 % des cas [33]. L'échographie reste peu sensible [31].

L'imagerie par résonance magnétique semble être l'examen de choix dans la détection des cancers controlatéraux. Une étude récente menée chez près de 1 000 patientes a permis de détecter 3 % de cancers controlatéraux, avec une spécificité de 88 % et une sensibilité de 91 % [34]. Le diamètre moyen était de 10 mm, et la détection n'était pas liée aux caractéristiques histologiques du premier cancer.

Il ne semble pas exister de différence significative de stade clinique entre les deux cancers, qu'ils soient synchrones ou métachrones, malgré l'apport de la mammographie [35, 36]. Surtout, aucune concordance anatomopathologique n'a pu être démontrée [7, 35, 37]. On peut observer une plus grande fréquence des formes lobulaires (*cf. supra*). De même, l'expression des récepteurs hormonaux n'est pas semblable d'un cancer à l'autre [7, 35, 37-39]. Très peu de données sur le grade histopronostique ont été rapportées.

PRONOSTIC

Le pronostic intrinsèque du deuxième cancer du sein n'est en conséquence pas différent de celui du premier cancer [38]. Cependant, l'existence d'un cancer controlatéral influe sur la survie globale diversement selon les études. Une première série de 101 patientes n'a mis en évidence aucune différence de survie par comparaison au contrôle historique de patientes avec cancer unilatéral, et ce quel que soit le type de cancer bilatéral, synchrone ou métachrone [40]. Cependant, l'apparition d'un second cancer pourrait être associée à un risque plus élevé de métastase, curieusement sans retentissement démontré sur la survie globale [4]. Pour d'autres auteurs, le deuxième cancer grève le pronostic, en particulier chez les femmes jeunes [41, 42]. Ceci est d'autant plus marqué, avec un risque relatif de décès de 3,0 (1,7 – 5,3), qu'il existe une histoire familiale de cancer [41].

Le principal facteur pronostique des cancers du sein bilatéraux est l'intervalle entre les deux cancers [43, 44]. Dans une série de 95 patientes, le taux de survie à 5 ans après le second cancer était de 58 % si ce cancer était diagnostiqué dans les 5 premières années suivant le premier, et de 95 % au-delà [43].

TRAITEMENT

Le traitement du cancer du sein bilatéral est complexe. Il convient de distinguer le traitement locorégional du traitement systémique, et les cancers synchrones des cancers métachrones. Cependant, aucune étude prospective n'a pu être menée, et nous ne disposons que de données rétrospectives en général unicentriques.

LOCORÉGIONAL

CHIRURGIE

Le cas des cancers synchrones n'a été que très rarement spécifiquement abordé. La mastectomie bilatérale ne pose aucun problème technique si elle indiquée [45], et la question du curage ganglionnaire axillaire bilatéral n'a pas été étudiée *per se*. L'attitude pratique de la plupart des équipes est de réaliser un seul curage, du côté du cancer *a priori* du moins bon pronostic. En cas de cancer métachrone, il n'existe aucune nécessité de réaliser systématiquement une mastectomie [32]. Il est admis que les cancers métachrones doivent être traités localement comme s'il s'agissait d'un premier cancer [19]. Les indications habituellement retenues de mastectomie bilatérale sont les formes lobulaires, en particulier *in situ*, mais elles restent à discuter au cas par cas, et après information de la patiente [5, 46]. Il n'existe aucune donnée publiée sur le curage controlatéral à distance du premier. Il convient de raisonner au cas par cas, en évaluant l'intérêt diagnostique du second curage. Les techniques chirurgicales récentes telles le ganglion sentinelle trouveront peut-être ici leur pleine expression.

RADIOTHÉRAPIE

Une série récente de 55 patientes (12 cancers synchrones et 43 métachrones) traitées de manière conservatrice des deux côtés a été rapportée [47]. Une dose médiane de 64 Gy a été administrée, avec recoupe des faisceaux d'irradiation chez 14 patientes. Aucune fibrose cutanée n'a été obervée chez ces 14 patientes. Aucune complication cardiaque n'a été rapportée. Les principaux effets secondaires ont été le lymphœdème chez 8 % des patientes avec 1 % de plexite radique (sans données sur les cas de lymphœdème bilatéral), et la pneumopathie radique chez 4 % des patientes. Il est clairement admis qu'une irradiation mammaire bilatérale est faisable sans difficulté, en tenant compte des recoupes de champ.

SYSTÉMIQUE

Aucune étude spécifique n'existe, ce d'autant que l'existence d'un cancer controlatéral, synchrone ou métachrone, représente un critère de non-inclusion systématique dans tous les protocoles prospectifs de traitement adjuvant ou néoadjuvant. La recommandation de la plupart des auteurs est de traiter les cancers synchrones selon le pronostic du cancer le plus avancé, et métachrones comme s'il s'agissait d'un premier cancer, en tenant des traitements antérieurs, en particulier des drogues de chimiothérapie [19, 32, 47].

PRÉVENTION

Existe-t-il un traitement préventif d'un second cancer du sein chez les femmes ayant présenté un premier cancer ? Il n'existe pas de consensus dans la littérature pour proposer de mastectomie prophylactique, y compris dans le cas des formes histologiques à haut risque [19, 32, 46]. Chez les patientes présentant une prédisposition génétique prouvée, la mastectomie bilatérale permet de réduire de 90 % le risque de cancer [48], et pourrait donc se discuter chez les femmes avec prédisposition ayant présenté un cancer du sein. Sur le plan médical, l'emploi d'un traitement hormonal, tamoxifène ou castration, semble réduire le risque de second cancer (Métaanalyse d'Oxford 2006), de même que l'usage récent des inhibiteurs de l'aromatase. En l'absence d'étude spécifique, l'attitude consensuelle à proposer aux patientes un suivi clinique et radiologique étroit de manière à dépister et traiter un second cancer le plus précocement possible [49].

CONCLUSIONS

Le cancer du sein bilatéral est un événement rare, associé à une population spécifique à prédominance de femmes jeunes avec antécédents familiaux. Le diagnostic de cancer dans un sein doit avant tout ne pas faire négliger l'autre sein, ni au moment du diagnostic initial, ni au cours du suivi. L'examen clinique et la mammographie se doivent d'être de manière systématique des examens bilatéraux et comparatifs, et le suivi très prolongé. Il n'existe pas d'anomalie moléculaire ou génétique spécifique connue à ce jour, qui permettrait d'orienter très spécifiquement la prise en charge diagnostique et thérapeutique. La recherche future devra en grande partie répondre à cette question, ainsi que caractériser les diverses options préventives. ■

BIBLIOGRAPHIE

[1] Chen Y, Thompson W, Semenciw R, Mao Y. Epidemiology of contralateral breast cancer. *Cancer Epidemiol Biomarkers Prev* 1999; 8(10):855-61.

[2] Olsen JH, Seersholm N, Boice JD Jr., Kruger Kjaer S, Fraumeni JF Jr. Cancer risk in close relatives of women with early-onset breast cancer – a population-based incidence study. *Br J Cancer* 1999; 79(3-4):673-9.

[3] Ozer E, Canda T, Kuyucuodlu F. p53 mutations in bilateral breast carcinoma. Correlation with Ki-67 expression and the mean nuclear volume. *Cancer Lett* 1998; 122(1-2):101-6.

[4] Mose S, Adamietz IA, Thilmann C *et al.* Bilateral breast carcinoma versus unilateral disease. Review of 498 patients. Am J Clin Oncol 1997; 20(6):541-5.

[5] Yeatman TJ, Lyman GH, Smith SK, Reintgen DS, Cantor AB, Cox CE. Bilaterality and recurrence rates for lobular breast cancer: considerations for treatment. *Ann Surg Oncol* 1997; 4(3):198-202.

[6] Fracchia AA, Borgen PI. Bilateral breast cancer. *Semin Surg Oncol* 1991; 7(5):300-5.

[7] Sterns EE, Fletcher WA. Bilateral cancer of the breast: a review of clinical, histologic, and immunohistologic characteristics. *Surgery* 1991; 110(4):617-22.

[8] Robson M, Gilewski T, Haas B *et al.* BRCA-associated breast cancer in young women [see comments]. *J Clin Oncol* 1998; 16(5):1642-9.

[9] Chabner E, Nixon A, Gelman R *et al.* Family history and treatment outcome in young women after breast-conserving surgery and radiation therapy for early-stage breast cancer. *J Clin Oncol* 1998; 16(6):2045-51.

[10] Frykberg ER, Bland KI. *In situ* breast carcinoma. *Adv Surg* 1993; 26:29-72.

[11] Rosen PP, Kosloff C, Lieberman PH, Adair F, Braun DW Jr. Lobular carcinoma in situ of the breast. Detailed analysis of 99 patients with average follow-up of 24 years. *Am J Surg Pathol* 1978; 2(3):225-51.

[12] Sastre-Garau X, Jouve M, Asselain B *et al.* Infiltrating lobular carcinoma of the breast. Clinicopathologic analysis of 975 cases with reference to data on conservative therapy and metastatic patterns. *Cancer* 1996; 77(1):113-20.

[13] Ursin G, Aragaki CC, Paganini-Hill A, Siemiatycki J, Thompson WD, Haile RW. Oral contraceptives and premenopausal bilateral breast cancer: a case-control study. *Epidemiology* 1992; 3(5):414-9.

[14] Colvett KT. Bilateral breast carcinoma after radiation therapy for Hodgkin's disease. *South Med J* 1995; 88(2):239-42.

[15] Cutuli B, de La Rochefordiere A, Dhermain F *et al.* [Bilateral breast cancer after

Hodgkin disease. Clinical and pathological characteristics and therapeutic possibilities: an analysis of 13 cases]. *Cancer Radiother* 1997; 1(4):300-6.

[16] URSIN G, PAGANINI-HILL A, SIEMIATYCKI J, THOMPSON WD, HAILE RW. Early adult body weight, body mass index, and premenopausal bilateral breast cancer: data from a case-control study. *Breast Cancer Res Treat* 1995; 33(1):75-82.

[17] HAILE RW, WITTE JS, URSIN G *et al.* A case-control study of reproductive variables, alcohol, and smoking in premenopausal bilateral breast cancer. *Breast Cancer Res Treat* 1996; 37(1):49-56.

[18] WITTE JS, URSIN G, SIEMIATYCKI J, THOMPSON WD, PAGANINI-HILL A, HAILE RW. Diet and premenopausal bilateral breast cancer: a case-control study. *Breast Cancer Res Treat* 1997; 42(3):243-51.

[19] DAWSON LA, CHOW E, GOSS PE. Evolving perspectives in contralateral breast cancer. *Eur J Cancer* 1998; 34(13):2000-9.

[20] CORTESSIS V, INGLES S, MILLIKAN R *et al.* Linkage analysis of DRD2, a marker linked to the ataxia-telangiectasia gene, in 64 families with premenopausal bilateral breast cancer. *Cancer Res* 1993; 53(21):5083-6.

[21] LIDEREAU R, SOUSSI T. Absence of p53 germ-line mutations in bilateral breast cancer patients. *Hum Genet* 1992; 89(2):250-2.

[22] SHIBATA A, TSAI YC, PRESS MF, HENDERSON BE, JONES PA, ROSS RK. Clonal analysis of bilateral breast cancer. *Clin Cancer Res* 1996; 2(4):743-8.

[23] ACKERMAN J, BAUNOCH DA, GIMOTTY P, GEORGE J, LANE MA, DAWSON PJ. The role of p53 mutations in bilateral breast carcinoma. *Mod Pathol* 1995; 8(3):244-8.

[24] ROBSON M, DABNEY MK, ROSENTHAL G *et al.* Prevalence of recurring BRCA mutations among Ashkenazi Jewish women with breast cancer. *Genet Test* 1997; 1(1):47-51.

[25] ECCLES DM, ENGLEFIELD P, SOULBY MA, CAMPBELL IG. BRCA1 mutations in southern England. *Br J Cancer* 1998; 77(12):2199-203.

[26] COUCH FJ, DESHANO ML, BLACKWOOD MA *et al.* BRCA1 mutations in women attending clinics that evaluate the risk of breast cancer [see comments]. *N Engl J Med* 1997; 336(20):1409-15.

[27] MILLIKAN RC, INGLES SA, DIEP AT *et al.* Linkage analysis and loss of heterozygosity for chromosome arm 1p in familial breast cancer. Genes Chromosomes *Cancer* 1999; 25(4):354-61.

[28] HAYASHI S, TANIMOTO K, HAJIRO-NAKANISHI K *et al.* Abnormal FHIT transcripts in human breast carcinomas: a clinicopathological and epidemiological analysis of 61 Japanese cases. *Cancer Res* 1997; 57(10):1981-5.

[29] ROUBIDOUX MA, HELVIE MA, LAI NE, PARAMAGUL C. Bilateral breast cancer: early detection with mammography. *Radiology* 1995; 196(2):427-31.

[30] DAWSON AE, MULFORD DK, TAYLOR AS, LOGAN-YOUNG W. Breast carcinoma detection in women age 35 years and younger: mammography and diagnosis by fine-needle aspiration cytology. *Cancer* 1998; 84(3):163-8.

[31] SAARELA AO, RISSANEN TJ, KIVINIEMI HO, PALONEVA TK. Mammographic and ultrasonographic findings in bilateral breast cancer: a comparative study. *Eur Radiol* 1998; 8(4):634-8.

[32] HEATON KM, PEOPLES GE, SINGLETARY SE *et al.* Feasibility of breast conservation therapy in metachronous or synchronous bilateral breast cancer. *Ann Surg Oncol* 1999; 6(1):102-8.

[33] MURPHY TJ, CONANT EF, HANAU CA, EHRLICH SM, FEIG SA. Bilateral breast carcinoma: mammographic and histologic correlation. *Radiology* 1995; 195(3):617-21.

[34] LEHMAN C, GATSONIS C, KUHL C *et al.* MRI Evaluation of the Contralateral Breast in Women with Recently Diagnosed Breast Cancer. *N Eng J Med* 2007; 356:1295-1303.

[35] GOGAS J, MARKOPOULOS C, SKANDALAKIS P, GOGAS H. Bilateral breast cancer. *Am Surg* 1993; 59(11):733-5.

[36] BRENNER H, ENGELSMANN B, STEGMAIER C, ZIEGLER H. Clinical epidemiology of bilateral breast cancer. *Cancer* 1993; 72(12):3629-35.

[37] DAWSON PJ, MALONEY T, GIMOTTY P, JUNEAU P, OWNBY H, WOLMAN SR. Bilateral breast cancer: one disease or two? *Breast Cancer Res Treat* 1991; 19(3):233-44.

[38] DE LA ROCHEFORDIERE A, ASSELAIN B, SCHOLL S *et al.* Simultaneous bilateral breast carcinomas: a retrospective review of

149 cases. *Int J Radiat Oncol Biol Phys* 1994; 30(1):35-41.

[39] Brankovic-Magic M, Nikolic-Vukosavljevic D, Neskovic-Konstantinovic Z, Kanjer K, Spuzic I. Estrogen and progesterone receptor content in bilateral breast cancer. *Pathol Res Pract* 1995; 191(1):16-24.

[40] Graham MD, Yelland A, Peacock J, Beck N, Ford H, Gazet JC. Bilateral carcinoma of the breast. *Eur J Surg Oncol* 1993; 19(3):259-64.

[41] Malone KE, Daling JR, Weiss NS, McKnight B, White E, Voigt LF. Family history and survival of young women with invasive breast carcinoma. *Cancer* 1996; 78(7):1417-25.

[42] Lee CG, McCormick B, Mazumdar M, Vetto J, Borgen PI. Infiltrating breast carcinoma in patients age 30 years and younger: long term outcome for life, relapse, and second primary tumors. *Int J Radiat Oncol Biol Phys* 1992; 23(5):969-75.

[43] Gustafsson A, Tartter PI, Brower ST, Lesnick G. Prognosis of patients with bilateral carcinoma of the breast [see comments]. *J Am Coll Surg* 1994; 178(2):111-6.

[44] Engin K. Prognostic factors in bilateral breast cancer. *Neoplasma* 1994; 41(6):353-7.

[45] Staren ED, Robinson DA, Witt TR, Economou SG. Synchronous, bilateral mastectomy. *J Surg Oncol* 1995; 59(2):75-9.

[46] Ringberg A, Palmer B, Linell F, Rychterova V, Ljungberg O. Bilateral and multifocal breast carcinoma. A clinical and autopsy study with special emphasis on carcinoma in situ. *Eur J Surg Oncol* 1991; 17(1):20-9.

[47] Fung MC, Schultz DJ, Solin LJ. Early-stage bilateral breast cancer treated with breast-conserving surgery and definitive irradiation: the University of Pennsylvania experience. *Int J Radiat Oncol Biol Phys* 1997; 38(5):959-67.

[48] Hartmann LC, Schaid DJ, Woods JE *et al.* Efficacy of bilateral prophylactic mastectomy in women with a family history of breast cancer [see comments]. *N Engl J Med* 1999; 340(2):77-84.

[49] Smith TJ, Davidson NE, Schapira DV *et al.* American Society of Clinical Oncology 1998 update of recommended breast cancer surveillance guidelines. *J Clin Oncol* 1999; 17(3):1080-2.

PRISE EN CHARGE D'UN CANCER DU SEIN INFRACLINIQUE RÉVÉLÉ PAR DES MÉTASTASES AXILLAIRES

Caroline CUVIER

Les premiers cas d'adénopathies axillaires révélatrices de cancer du sein ont été décrits en 1907 par Halsted ; en 1909, Cameron préconisait pour ces formes la mastectomie ipsilatérale qui est restée longtemps le traitement de référence [1].

Le cancer du sein infraclinique, révélé par des métastases axillaires, est une entité rare qui se manifeste, comme son nom l'indique, par une adénopathie axillaire métastatique d'un adénocarcinome mammaire occulte : l'examen clinique mammaire, la mammographie, l'échographie mammaire ne révèlent aucune lésion suspecte ; (globalement la mammographie détecte un cancer mammaire infraclinique dans 0 à 56 % des cas où une adénopathie axillaire s'avère révélatrice). La patiente par ailleurs ne présente bien sûr aucun signe d'appel ou anomalie clinique/paraclinique orientant vers une tumeur extramammaire.

Ces formes particulières de cancer du sein sont donc classées T0 N1-2 (stade II). Elles sont rares : 0,3 à 1 % des cancers du sein [3, 4]. Le pic de l'incidence se situe vers 55 ans. [4-7].

Sur le plan épidémiologique, aucun élément ne distingue les patientes présentant une telle lésion des patientes présentant un cancer du sein « classique », tumeur objectivée [3]. Les faux négatifs de mammographie se rencontrent plus particulièrement dans certains contextes : seins denses, patientes jeunes, sous-types histologiques spécifiques tels les carcinomes lobulaires. Une histoire familiale de cancer du sein est rapportée dans 20 à 30 % des cas [8].

DIAGNOSTIC

Il est obtenu par ponction cytologique ou mieux microbiopsies ou adénectomie, révélant un adénocarcinome. Une adénopathie axillaire isolée, métastatique d'un adénocarcinome chez une femme, est le plus souvent liée à un cancer du sein. La recherche de récepteurs hormonaux est systématique, la présence de récepteurs renforçant la présomption d'une origine mammaire. Il a été rapporté cependant que la moitié des cancers infracliniques était négative pour le récepteur à l'Estradiol [8]. Un bilan extensif à la recherche d'une localisation primitive n'est pas justifié en l'absence de sympôme d'appel. Les examens complémentaires recommandés sont la mammographie et l'échographie bilatérales, l'IRM mammaire voire le Pet-scan.

L'IRM mammaire est maintenant systématique devant une adénopathie axillaire maligne sans primitif connu.

Une des premières études portait sur un effectif de 38 patientes avec métastases axillaires de type adénocarcinome, sans primitif connu. 16 patientes avaient été exclues : 7 parce qu'il s'agissait de cancer du prolongement axillaire, 4 du fait d'un suivi insuffisant et 3 du fait d'un deuxième cancer (primitif qui n'était pas le sein homolatéral) ; dans 2 cas, l'exclusion s'expliquait par l'administration de chimiothérapie avant l'IRM. Le délai moyen entre la mammographie (toujours négative par définition) et l'IRM avait été de 40 jours. 20 patientes sur 22 avaient été opérées après l'IRM et avant la chimiothérapie, une après la chimiothérapie. Chez 86 % des patientes (19 sur 22), l'IRM avait mis en évidence une tumeur mammaire primitive ; l'examen histologique avait confirmé le diagnostic pour 17 patientes alors que pour les deux autres patientes, non opérées d'emblée, la lésion IRM avait disparu pendant la chimiothérapie. La taille moyenne des tumeurs mesurables était de 17 mm. Sur le plan histologique, chez les 17 patientes opérées après une IRM positive, il avait été conclu 15 fois à un carcinome canalaire infiltrant, 2 fois à un carcinome lobulaire infiltrant (multicentrique). 6 faux positifs avaient été notés dont 4 chez les patientes avec une lésion, vrai positif par ailleurs, et deux faux négatifs observés (un carcinome canalaire infiltrant de 2 mm, un carcinome canalaire infiltrant bifocal de 17 et 20 mm) [9].

Dans la petite série de Morris [10], l'IRM avait permis de détecter 9 cancers chez 12 patientes. Une étude australienne a testé l'IRM chez 18 patientes avec une adénopathie axillaire isolée de nature adénocarcinomateuse (peu différenciée dans tous les cas) ; dans 12 cas, l'IRM a fait évoquer une lésion intra-mammaire très probablement maligne, dans 2 cas elle a objectivé une image suspecte. Dans 4 cas, l'IRM était négative. Chez 13 des 14 patientes avec une IRM positive, une histologie a pu être obtenue (la dernière présentait des métastastases au diagnostic). 11 fois l'échographie guidée par L'IRM a permis de localiser la lésion ; la malignité a été confirmée 11 fois sur 13. Il a donc été observé 2 faux- positifs de l'IRM mais aucune lésion maligne n'a été décelée histologiquement là où l'IRM était négative. Les 4 cas d'IRM négative ont été considérés comme des vrais-négatifs. La sensibilité de l'IRM dans cette série est de 85,7 %. 55 % des patientes avec une tumeur intra-mammaire objectivée ont pu bénéficier d'un traitement conservateur [11].

Dans le groupe des 40 patientes avec adénopathie axillaire révélatrice de Olson, l'IRM a permis de retrouver la lésion primitive mammaire dans 28 cas (70 %) ; 5 des 12 patientes avec une IRM négative ont eu une mastectomie : aucune tumeur n'a été mise en évidence histologiquement dans 4 cas. La rentabilité de la mastectomie est faible pour les auteurs de cette petite série si l'IRM est négative [12]. Néanmoins l'absence de lésion histologique sur la pièce chirurgicale n'implique pas obligatoirement une absence de bénéfice en termes de contrôle local de la mastectomie.

Une autre série a évalué l'IRM chez 69 patientes avec une adénopathie axillaire révélatrice (examen clinique et mammographie normaux). 14 patientes présentaient des métastases au diagnostic. Chez 42 des 55 patientes (76 %) de stade II, l'IRM a mis en évidence des images suspectes ; 26 de ces 42 images (62 %) se sont avérées correspondre à la tumeur primitive occulte et 15 des 26 patientes concernées ont pu bénéficier d'un traitement conservateur.12 parmi les 25 patientes avec une IRM négative ont subi une mastectomie : un cancer a été découvert à l'examen histologique dans 4 cas (33 %). Au total, dans cette étude, l'IRM a permis d'identifier la tumeur mammaire primitive dans 50 % des cas et ceci par ailleurs qu'il s'agisse de seins denses ou de seins moins denses [13].

L'IRM a donc une sensibilité élevée et peut permettre de trouver et localiser la tumeur primitive chez les patientes avec une adénopathie révélatrice ; en guidant l'échographie puis le geste chirurgical, elle peut autoriser un traitement conservateur si la tumeur identifiée est de volume accessible, peut permettre d'améliorer en terme de contrôle local les résultats du traitement conservateur et peut aussi faire poser l'indication de la mammectomie en cas de tumeur étendue multifocale (carcinome lobulaire infiltrant) ou étendue localement.

Le PET pourrait apporter également une aide diagnostique mais les données dans ce contexte sont insuffisantes. De façon générale, dans les carcinomes sans porte d'entrée (quelle que soit la localisation révélatrice), il objective la tumeur primitive dans 8 à 53 % des cas et son taux de faux-positifs est de 20 %. Dans cette indication large, il n'est pas recommandé actuellement de façon systématique [14].

Enfin, le diagnostic d'adénopathie axillaire d'un adénocarcinome mammaire posé, un bilan biologique et radiologique d'extension similaire à celui réalisé dans les formes classiques est justifié avant de décider des modalités thérapeutiques.

DIAGNOSTIC DIFFÉRENTIEL

Il est le fait de toutes les adénopathies axillaires isolées qui peuvent être :

- bénignes, ce qui constitue la majorité des adénopathies ; un ganglion infracentrimétrique, mobile, de volume stable, est généralement jugé « banal ». Les causes infectieuses sont fréquentes, avec une porte d'entrée au niveau du membre supérieur ;

- Malignes avec une origine extra-mammaire. Le lymphome est, avec le cancer du sein, le pourvoyeur le plus fréquent de ces adénopathies axillaires malignes isolées. D'autres tumeurs malignes peuvent présenter une métastase axillaire, comme les cancers de la thyroïde, du poumon, de l'estomac, de l'ovaire, du pancréas... mais dans ces cas, l'adénopathie axillaire est rarement isolée. Un Pet-scann est très souvent réalisé pour rechercher un primitif à distance ;

- enfin, le diagnostic différentiel le plus fréquent est celui des tumeurs du prolongement axillaire, tumeurs très externes mimant une adénopathie. L'étude cytologique ou histologique, si elle met en évidence des cellules lymphoïdes, permet de corriger le diagnostic. Néanmoins, les structures ganglionnaires peuvent être complètement détruites par un envahissement massif, aucune structure lymphoïde n'étant alors identifiable. Un doute peut alors persister quant à la nature primitivement mammaire ou ganglionnaire de la lésion palpée.

TRAITEMENT

Les indications thérapeutiques sont calquées sur celles des tumeurs palpables N+, la faible incidence de ses formes de présentation ne permettant pas des études extensives, en particulier pour les traitements adjuvants.

TRAITEMENT LOCO-RÉGIONAL

Région axillaire et autres aires ganglionnaires

Le diagnostic obtenu, cytologique par ponction ou histologique par adénectomie ou microbiopsies, un curage axillaire est recommandé comme dans les formes habituelles de cancer du sein. Conventionnellement, du fait de la présence d'une adénopathie palpable, la technique du ganglion sentinelle n'est pas indiquée. Le curage doit intéresser au minimum les niveaux I et II de Berg. Selon les séries, le nombre médian de ganglions axillaires envahis est de trois à cinq [7, 15-17]. Il atteint cependant 10 pour les 50 patientes de Galimberti [18]. Le nombre de ganglions envahis est un facteur pronostique pour la survie [19].

Par analogie avec les cancers du sein stade II, l'irradiation des aires ganglionnaires sus et sous-claviculaires et mammaire interne selon les modalités classiques est recommandée [20, 21].

En cas d'atteinte axillaire fixée (N2), un traitement systémique d'induction peut être proposé pour permettre un traitement local secondaire optimal [22].

Le Sein

En l'absence de traitement local, une tumeur mammaire apparaît dans 40 % à 60 % des cas [22, 23], ceci dans un délai de cinq mois à cinq ans. D'autre part, l'examen histologique des pièces de mammectomie révèle dans 70 % des cas une tumeur mammaire occulte [8, 13, 16, 24, 25]. Ceci justifie le traitement local du sein. La plupart des tumeurs primitives (50 %) détectées sont localisées dans le quadrant supéro-externe et 20 % d'entre-elles sont situées dans le quadrant inféro-externe [26].

La mammectomie a longtemps été effectuée simultanément au curage axillaire. La sensibilité de l'IRM permet aujourd'hui de mettre en évidence une tumeur primitive dans 50 % des cas et guide ainsi le geste chirurgical, autorisant un traitement conservateur pour plus de la moitié des patientes [13]. Celui-ci obéit aux règles classiques associant chirurgie et radiothérapie.

En l'absence du toute lésion primitive identifiée, l'irradiation exclusive semble possible, les résultats en terme de survie étant superposables à ceux de la mammectomie.

- Dans la série du Mémorial-Sloan-Kettering, 7 patientes sur 35 ont bénéficié d'un traitement conservateur dont 6 ont été irradiés. Le taux de survie à cinq ans pour ce groupe est identique à celui des patientes traitées par mammectomie [27].
- Dans la série de l'Institut Curie, sur 59 patientes, 2 n'ont eu aucun traitement local, 3 ont bénéficié d'une mammectomie, 54 d'une irradiation exclusive avec une dose médiane de 59 Gy. 9 de ces 54 patientes ont récidivé localement et furent alors traitées par mammectomie. Les deux patientes qui n'avaient pas eu de traitement local ont récidivé localement ; le taux de conservation mammaire à 8 ans est de 93 % [3].
- Parmi les 25 patientes de Buchanan sans lésion primitive à l'IRM, 13 ont été traitées par irradiation exclusive ; sur ces 13 patientes, 3 ont été perdues de vue, une a métastasé et 9 étaient en rémission complète à 4,5 ans [13].
- Dans l'étude de Shannon, 16 patientes sur 29 ont été irradiées sur le sein, 2 ont eu une quadrantectomie avec une histologie négative, 11 patientes n'ont pas eu de traitement local. 7 des 13 patientes non irradiées ont récidivé dans le sein homolatéral (54 %), aucune parmi les 16 patientes irradiées ($p = 0,001$). 4 patientes, par ailleurs ont récidivé dans les ganglions loco-régionaux. [7].
- Ellerbroek a rapporté une série de 42 patientes avec adénopathie(s) axillaire(s) révélatrice(s). 13 patientes ont été mammectomisées ; parmi les 29 autres, 16 ont reçu une irradiation mammaire, 13 n'ont bénéficié que d'une simple surveillance ; à 5 ans, une tumeur mammaire est apparue chez 17 % des patientes irradiées contre 54 % des patientes non irradiées ($p = 0,06$). Il s'agit néanmoins, ici encore, d'une série rétrospective non randomisée [23].
- Il s'agit là par ailleurs de données obtenues sur des études portant sur de petites séries. Il n'est pas certain que l'irradiation exclusive soit équivalente en terme de contrôle local à la mammectomie. Quant à l'intérêt de la radiothérapie sur la survie globale, il aura du mal à ressortir, s'il existe, du fait de la faiblesse des effectifs dans les séries rapportées. La mise en évidence par l'IRM de la tumeur primitive pourrait permettre de poser au mieux les indications chirurgicales et d'instituer éventuellement un traitement conservateur optimal.

TRAITEMENT ADJUVANT

Le bénéfice des traitements adjuvants dans ce contexte d'adénopathie révélatrice systémique ne peut être prouvé du fait de la faiblesse des effectifs concernés.

Dans de petites séries, à la durée de suivi variable, les taux de survie à cinq ans de ces cancers du sein occultes varient entre 36 et 79 % [3, 8, 22, 24, 27, 28]. Comme pour les formes N+ avec tumeur palpable, le traitement adjuvant est donc systématique et adapté à l'âge, le nombre de ganglions envahis, les RH [16, 21]. Cependant, les séries étant limitées en effectif du fait de la faible incidence de ce type de présentation, le rôle du traitement adjuvant reste difficile à préciser. Les 50 patientes de Galimberti ont toutes reçu un traitement adjuvant systémique : 27 de la chimiothérapie seule, 5 de l'hormonothérapie seule, 18 de la chimiothérapie et de l'hormonothérapie. Avec un suivi médian de 41,3 %, 39 patientes sont en vie sans récidive soit 84 % [18]. Dans la petite série de Chen, les 16 patientes avaient un cancer du sein révélé par une adénopathie axillaire (mammographie négative) mais une IRM positive ; toutes ont donc été opérées (6 chirurgies conservatrices, 10 mastectomies) ; toutes ont aussi reçu une chimiothérapie adjuvante ou néo-adjuvante. Le contrôle local à 5 ans est de 100 %, la survie sans récidive 74 % et la survie globale 87 % [29].

Pour Shannon la survie à 5 ans est de 88 % : 21 patientes sur 29 avaient reçu une hormonothérapie adjuvante, 16 une chimiothérapie [7].

Globalement, la survie des cancers du sein révélés par une adénopathie axillaire semble légèrement supérieure à celle des cancers du sein N+ : 57 à 90 % à 5 ans [7, 8, 15, 23, 28].

Le cancer du sein occulte révélé par une adénopathie axillaire a toujours été une entité relativement rare ; l'IRM et sa sensibilité dans la détection des lésions infra-cliniques fait poser la question de la définition du cancer occulte : cancer non palpable, non objectivé à la mammmographie et l'échographie mais aussi à l'IRM ? et peut-être aussi bientôt au PET ? l'incidence pourrait encore diminuer... ■

BIBLIOGRAPHIE

[1] HALSTED W. The results of radical operations for the cure of carcinoma of the breast. *Am Surg* 1907; 46: 1-19.

[2] CAMERON HC. Some clinical facts regarding mammary cancer. *B Med J* I 1909; 577-582.

[3] FOURQUET A, DE LA ROCHEFORDIERE A, CAMPANA F. Occult primary cancer with axillary metastases. In: Harris JR, Lippman ME, Morrow M, Helman S. *Diseases of the Breast-Lippincott Raven*. Ed 2000, 703-707.

[4] VILCOQ JR, CALLE R, FERME F *et al.* Conservative treatment of axillary adenopathy due to a probable subclinical breast cancer. *Arch Surg* 1982. 117: 1136-1138.

[5] BELLER FK, NIENHAUS H, NIEDNER W *et al.* Bilateral breast cancer: the frequency of undiagnosed cancers. *Am J Obstet Gynecol* 1986;155: 247-55.

[6] OWEN HW, DOCKERTY MB, GRAY HK. Occult carcinoma of the breast. *Surg Gynecol Obstet* 1954. 98: 302-308.

[7] SHANNON C, WALSH G, SAPUNAR F *et al.* Occult primary breast cancer presenting as axillary lymphadenopathy. *The Breast* 2002; 11: 414-418.

[8] BARON PL, MOORE MP, KINNE DW, CANDELA FC, OSBORNE MP, PETREV JA. Occult breast cancer presenting with axillary metastases. Uptated management. *Arch Surg* 1990, 125 (2), 210.

[9] OREL SG, WEINSTEIN SP, SCHNALL MD, REYNOLDS CA, SCHUCHTER LM, FRAKER DL *et al.* Breast MR Imaging in patientes with axillary node metastases and unknown primary malignancy. *Radiology* 1999, 212: 543-549.

[10] MORRIS EA, SCHWARTZ LH, DERSHAW DD, VAN ZEE KJ, ABRAMSON AF, LIBERMAN L. MR imaging of the breast in patients with occult primary breast carcinoma. *Radiology* 1997, 205: 437-440.

[11] MCMAHON K, MEDORO L AND KENNEDY D. Breast Magnetic resonance imaging: an essential role in malignant axillary lymphadenopathy of unknown origin. *Australian Radiology* 2005.49: 382-389.

[12] Olson JA, Morris EA, Van Zee KJ *et al.* Magnetic resonance imaging facilitates breast conservation for occult breast cancer. *Ann Surg Oncol* 2000; 7: 411-415.

[13] Buchanan CL, Morris EA, Dorn PL *et al.* Utility of breast magnetic resonance imaging in patients with occult primary breast cancer. *Ann Surg Oncol* 2005. 12 [12]: 1045-53.

[14] Varadhachary Gr, Abbruzzese Jl, lenzi R. Diagnostic strategies for unknown primary cancer. *Cancer* 2004. 100:1776-85.

[15] Campana F, Fourquet A, Ashby MA, Sastre X, Jullien D, Schlienger P *et al.* Presentation of axillary lymphadenopathy without detectable breast primary (T0N1b breast cancer) : experience at Institut Curie-*Radioth Oncol* 1989: 15 (4): 321-5.

[16] Rosen PP, Kimmel M. Occult breast carcinoma presenting with axillary lymph node metastases: a follow-up study of 48 patients. *Hum Pathol* 1990; 21(5): 518-23.

[17] Kyokane cf + loin + Shannon C, Walsh G, Sapunar F *et al.* Occult primary breast carcinoma presenting as axillary lymphadopathy. *The Breast* 2002.11: 414-418.

[18] Galimberti V, Bassani G, Monti S, *et al.* Clinical experience with axillary presentation breast cancer. *Breast Cancer res Treat* 2004. 88: 43-47.

[19] Vlastos G, Jean ME, Mirza AnN *et al.* Feasability of breast preservation in the treatment of occult primary carcinoma presenting with axillary metastasis. *Ann Surg Oncol* 2001. 8 (5):425-431 .

[20] Harris JR, Recht A. Primary treatment of breast cancer. Treatment of the axilla and other nodal areas. In : Harris JR, Hellman S, Henderson IC, Kinne DW. *Breast diseases.* Philadelphia JB. Lippincott. 1991; 413.

[21] FNCLCC. Adénopathie axillaire révélatrice sans tumeur mammaire détectable. In *Standards, Options et Recommandations*. Vol. 3. Cancers du sein non métastatiques. Arnette Blackwell Ed. 1996 : 269-272.

[22] Ellerbroek N, Holmes F, Singletary E, Evans H, Oswald M, MC Neese M. Treatment of isolated axillary nodal metastases in patients with an occult primary consistent with breast. *Int J Radiat Oncol Biol Phys* 1989, 17: 178 (Act).

[23] Ellerbroek N, Holmes F, Singlatery E *et al.* Treatment of patients with isolated axillary nodal metastases from an occult primary carcinoma consistent with breast origin. *Cancer* 1990; 66(7): 1461-7.

[24] Ashikari R, Rosen PP, Urban JA, Senoo T. Breast cancer presenting as an axillary mass. *Ann Surg* 1976; 183: 415-20.

[25] Patel J, Nemoto T, Rosner D, Dao TL, Pickren JW. Axillary lymph node metastasis from an occult breast cancer. *Cancer* 1981, 47; 2923-7.

[26] Kyokane T, Akashi-Tanaka S, Matsui T *et al.* Clinico-pathological characteristics of non-palpable breast cancer presenting as axillary mass. *Breast Cancer* 1995; 2: 105-12.

[27] Feuerman L, Attie JN, Rosenberg B. Carcinoma in axillary lymph nodes as an indicator of breast cancer. *Surg Gynécol Obstet* 1962; 114; 5.

[28] Kemeny MM, Rivlera DE, Teri JJ. Occult primary adenocarcinoma with axillary metastases. *Am J Surg* 1986, 15; 2-43.

[29] Chen C, Orel SG, Harris E *et al.* Outcome after treatment of patients with mammographically occult, magnetic resonance imaging-detected breast cancer presenting wityh axillary lymphadenopathy. *Clin Breast cancer* 2004. 5 (1): 72-7.

CANCER DU SEIN CHEZ L'HOMME

Bruno CUTULI

INTRODUCTION

Le cancer du sein chez l'homme (CSH) représente moins de 1 % des cancers chez l'homme et environ 1 % de l'ensemble des CS [1-4]. Sa rareté n'a pas permis la réalisation d'essais cliniques et uniquement des données rétrospectives sont donc disponibles dans la littérature. Moins de dix études (dont plusieurs multicentriques) ont réunis plus de 200 patients [5-11].

ÉPIDEMIOLOGIE

L'âge médian au diagnostic est d'environ 65 ans [6, 9] c'est-à-dire 8 à 10 ans plus tardif que chez la femme. On estime qu'environ 35 % des cas surviennent après 70 ans. Le CSH est rare dans les pays nordiques et au Japon, mais plus fréquent en Afrique du Nord et Équatoriale. Il semble également plus fréquent dans la population d'origine juive (Israël et USA).

ÉTIOPATHOGÉNIE

Les principaux facteurs de risque sont résumés dans le tableau 1. Le mécanisme commun final semble correspondre à un excès d'estrogènes ou une carence de testostérone [12-19]

GÉNÉTIQUE

Le syndrome de Klinefelter (associant caryotype XXY, hypogonadisme, stérilité et gynécomastie) multiplie le risque par 20-60 [20]. Les antécédents familiaux de CS (premier et/ou second degré), multi-

Tableau I :
Facteurs de risque des cancers du sein chez l'homme.

GÉNÉTIQUES	- BRCA 2 - Syndrome de Klinefelter - Origine juive - Antécédents familiaux
LIÉS AU STYLE DE VIE	- Obésité - Intoxication oenolique
PROFESSIONNELS	- Exposition aux hautes températures (haut fourneaux, aciéries) - Exposition aux gaz de combustion (pétrochimie)
MALADIES	- Atteintes testiculaires (infectieuses) - Atteintes hépatiques (virales/parasitaires)
TRAITEMENTS	- Irradiation thoracique avant 20 ans - Oestrogénothérapie

plient par 2,5 le risque relatif (RR) de survenue d'un CSH [21, 22]. Des prédispositions génétiques (BRCA1 et surtout BRCA2) sont retrouvées dans 4 % à 40 % des cas [23-28]. L'âge moyen de survenue en cas de présence de mutation est de 52 ans (BRCA1) et 59 ans (BRCA2).

TRAVAIL

Une augmentation des CSH a été notée chez des travailleurs exposés à de hautes températures [3] : hauts fourneaux, laminoirs et aciéries. D'autres études ont montré un risque légèrement accru chez des travailleurs de la pétrochimie et de l'industrie des parfums. L'exposition aux champs électromagnétiques n'a pas été confirmée comme facteur de risque [29, 30].

FACTEURS PERSONNELS

L'obésité double le risque de CSH, tout comme l'excès d'alcool [29]. L'absorption d'estrogènes, comme chez certains transsexuels ou patients traités pour cancer prostatique est aussi un facteur de risque.

MALADIES

Toutes les atteintes testiculaires entrainant un déficit relatif en androgènes peuvent constituer un facteur de risque : orchite ourlienne (après 20 ans), testicule ectopique, voir orchidectomie.

GYNÉCOMASTIE

Il n'y a aucune certitude que cette affection augmente réellement le risque de CSH, d'autant plus que ses définitions sont variables (clinique/histologique) et qu'elle est souvent confondue avec une adipomastie [3, 31].

CLINIQUE

Une masse rétroaréolaire constitue le symptôme révélateur le plus fréquent [7, 9], mais il peut aussi s'agir d'une rétraction ou d'une ulcération mamelonnaire (avec parfois aspect de maladie de Paget), voir d'un écoulement sanglant. Dans 5 à 10 % des cas, une adénopathie axillaire et/ou une métastase (surtout osseuse ou pulmonaire) peut révéler la maladie [3]. Globalement, le délai entre les premiers symptômes et le diagnostic est plus tardif chez l'homme que chez la femme. Dans les séries anciennes [32-43], ce délai était d'environ 20 mois, alors qu'il est de 6 à 10 mois dans les séries plus récentes [44]. Environ 30 % des patientes ont des lésions T4 [9, 35, 45, 46], et cette proportion est presque double dans les séries africaines [47-49] (tableau 2).

Tableau II :
Distribution des tumeurs selon la taille (%).

<table>
<tr><th>Références</th><th>T1</th><th>T2</th><th>T3</th><th>T4</th><th>NS</th></tr>
<tr><td>CUTULI [9]</td><td>22</td><td>41</td><td>8</td><td>19</td><td>10</td></tr>
<tr><td>CIATTO [35]</td><td>31</td><td>32</td><td>3</td><td>21</td><td>13</td></tr>
<tr><td>SALVADORI [45]</td><td>29</td><td colspan="2">27</td><td>20</td><td>24</td></tr>
<tr><td>STIERER [46]</td><td>35</td><td>32</td><td>8</td><td>25</td><td>-</td></tr>
</table>

DIAGNOSTIC ET BILAN

La mammographie, quand elle est réalisable, montre les images habituelles de CS, à savoir opacité arrondie ou stellaire (avec microcalcifications associées dans environ 30 % des cas), avec souvent épaississement cutané et/ou rétraction mamelonnaire [50, 51]. L'échographie, montrant une lacune hypoéchogène associée à un cône d'ombre, peut être un complément à la mammographie dans les cas difficiles. La cytoponction peut orienter le diagnostic, mais sa confirmation est réalisée par microbiopsie ou macrobiopsie.

ANATOMOPATHOLOGIE

Les cancers canalaires infiltrants (CCI) représentent 85-90 % des lésions. Les cancers lobulaires infiltrants de même que les formes médullaires, tubulaires ou neuro endocrines sont très rares [3, 52, 53].

Les cancers canalaires in situ (CCIS) représentent 8 à 10 % des cas [54-56]. Dans les grandes séries où le grade histo-pronostic (SBR ou SBR modifié) a été évalué, on retrouve 12-20 % de lésions de grade I, 54-58 % de grade II et 17-33 % de grade III (tableau 3) [9, 38, 45, 57]. Les récepteurs aux estrogènes (RE) et à la progestérone (RP) sont positifs dans 75-92 % et 54-77 % des cas [52, 58].

L'envahissement ganglionnaire axillaire est présent dans 52-60 % des CSH (Tableau 4). Dans 33-46 % des cas un envahissement de 4 ganglions ou plus est retrouvé [3, 5, 8, 9, 21, 45, 57, 59].

Cela peut être expliqué par la fréquence de l'envahissement cutané et/ou musculaire de ces tumeurs ainsi que leur topographie le plus souvent rétro aréolaire. Chez l'homme, il n'y a aucune donnée spécifique sur la fréquence de l'envahissement de la chaine mammaire interne, mais en extrapolant les données chez la femme [60], on peut supposer qu'il soit particulièrement élevé. L'envahissement ganglionnaire axillaire est directement corrélé à la taille tumorale : dans l'étude multicentrique internationale de GUINEE, [6] il est de 37 %, 53 % et 71 % pour les T1, T2, T3 respectivement. Dans l'étude multicentrique française [9], on retrouve des taux de 43 %, 57 % et 58 % pour les mêmes tumeurs (avec 73 % pour les T4). Cet envahissement ganglionnaire est également corrélé au sous type histologique et au grade SBR.

Tableau III :
Distribution des cancers canalaires infiltrants en fonction du grade SBR (%).

Références	I	II	III
CUTULI [9]	20	58	22
MAC DONALD [57]	11	59	30
STIERER [46]	12	55	33
HULTBORN [38]	19	49	32

Tableau IV :
Envahissement ganglionnaire axillaire.

Références	n	pN_0	pN_{1-3}	$pN_{>3}$
CUTULI [9]	308	44	30	26
GIORDANO [59]	104	45	33	22
MAC DONALD [57]	48	39	13	
DONEGAN [8]	137	48	28	24
GOSS	[5]	161	43	57
SALVADORI [45]	151	60		40
HILL [21]	116	59	29	12

n = nombre de cas

TRAITEMENT LOCORÉGIONAL

CHIRURGIE

Comme pour la femme, la mastectomie radicale (MR) ou modifiée (MRM) ont été utilisées pour traiter le CSH ; certains patients (souvent plus âgés et/ou fragiles) ont eu des mastectomies simples (tableau 5) voir des traitements conservateurs, mais en règle générale avec résection de la plaque aréolo-mamelonnaire [8, 9, 45, 59, 60]. Dans ce cas le contrôle local est cependant moins satisfaisant.

Pour les cancers invasifs, le curage axillaire (CA) est de règle, car il assure (quand 10 ganglions au minimum sont prélevés) un contrôle local à plus de 98 % et une stadification optimale. Certains auteurs considèrent également que le curage a un impact sur la survie et que le nombre de ganglions prélevés est important surtout quand il existe un envahissement massif (pN > 3) [61]. Le CA n'a cependant pas été réalisé chez de nombreux patients pour de multiples raisons. Par ailleurs, le CA provoque des effets secondaires (perte de la sensibilité, douleurs du bras et de l'épaule, œdème du membre supérieur) dans 25-30 % des cas. Cela peut être très invalidant pour des travailleurs manuels. Pour cette raison, la technique du ganglion sentinelle (GAS) a été également proposée dans le CSH, pour des lésions de petite taille (≤ 2 cm) avec aisselle cliniquement négative. Toutefois, les séries publiées n'ont inclus que 9 à 16 patients [62-64].

Tableau V :
Modalités du traitement chirurgical.

Références	CC	BCS+RT	TM	MRM	RM
STIERER [45]	9	4	13	66	8
BORGEN [60]	1	-	5	67	27
DONEGAN [8]	2	-	-	89	9
CUTULI [9]	5	8	9	63	15
GIORDANO [59]	-	-	14	55	31

CC : chirurgie conservatrice
RT : radiothérapie
MT : mastectomie totale
MR : mastectomie radicale
MRM : mastectomie radicale modifiée

RADIOTHÉRAPIE

Son utilisation dans la littérature a été très variable, avec des taux de 3 % à 78 % des patients opérés, souvent avec de petites séries et sans aucun détail concernant les volumes traités et les doses délivrées [7, 9, 10, 36, 38, 46, 48, 57, 59, 65-69]. Une évaluation précise de son efficacité est donc très difficile, car en plus elle a été utilisée après différents types de chirurgie (avec ou sans CA) et avec diverses modalités techniques (incluant l'orthovoltage).

Après MRM, les indications d'irradiation locorégionale (RT) sont calquées sur celles des femmes [70, 71]. Elles sont donc nombreuses à cause de la fréquence des lésions avancées (T4), de la topographie rétro aréolaire et surtout de la fréquence de l'envahissement ganglionnaire axillaire, qui reste de la loin le premier facteur de risque de récidive locorégionale (RLR). En effet, chez la femme, ce risque (en l'absence d'irradiation) est estimé à 15-18 % en cas de pN1-3 et 30-35 % en cas de pN > 3 [72, 73]. On connaît par ailleurs le très mauvais pronostic de ces RLR, avec un risque métastatique ultérieur très élevé et parfois une impossibilité de contrôle local de la maladie.

Dans l'étude multicentrique française, parmi 690 patients évaluables, 496 (71 %) ont reçu une RT post opératoire [10]. La paroi thoracique et les ganglions sus claviculaires ont été traités dans 85 % et 75 % des cas, et les ganglions mammaires internes et axillaires dans 77 % et 51 % des cas. Dans cette série on a observé un taux global RLR de 9,3 % et respectivement 13 % et 7,3 % chez les patients sans et avec RT.

TRAITEMENTS ADJUVANTS

HORMONOTHÉRAPIE

Compte tenu de l'âge moyen élevé et de la positivité très fréquente des récepteurs hormonaux, l'hormonothérapie reste le traitement adjuvant standard [3, 53].

Historiquement, diverses procédures (ex : pulpectomie) et plusieurs produits ont été testés mais depuis plus de 20 ans, c'est le Tamoxifène qui a été surtout utilisé. Si aucun essai n'a pu démontrer un réel avantage de son utilisation, quelques études ont montré une amélioration de la survie spécifique (SS) et/ou de la survie globale (SG), (dont trois ayant inclus 57, 39 et 35 patients respectivement) [5, 59, 74, 75].

L'évaluation reste cependant difficile car les indications ont été variables, parfois au cours de périodes différentes, avec ou sans association à la chimiothérapie (CT) pour certains patients, et le plus souvent avec des durées de 1 à 2 ans seulement.

Par ailleurs, plusieurs effets secondaires (bouffées de chaleur, dépression, impuissance, prise de poids) et des complications (phlébites, embolies pulmonaires) ont été observés [76]. À l'heure actuelle, il y a très peu de données sur l'efficacité et la tolérance des inhibiteurs de l'aromatase en phase adjuvante chez l'homme [77].

CHIMIOTHÉRAPIE (CT)

Le rôle de la CT est moins bien établi chez l'homme mais des données limitées suggèrent un bénéfice dans certains sous groupe à haut risque (pN > 3) et chez les hommes jeunes [3, 78-80]. Il faut d'emblée rappeler que plus de 30 % des patients ont

70 ans et plus, souvent avec des comorbidités importantes, et la toxicité reste élevée chez ces patients. Son utilisation varie de 7,5 % à 26 % dans les séries (Tableau 6) [5, 8, 10, 45, 46, 60], mais a augmenté au cours des dernières années [59].

Dans l'étude de BAGLEY de 1987 [78], parmi 24 patients ayant un envahissement ganglionnaire important et traités par CMF, un taux de survie de 80 % à 5 ans avait été observé, ce qui était bien plus élevé que les « contrôles historiques » pour des patients de stade similaire. Dans l'étude de HOUSTON parmi 31 patients traités après 1980 (26 par des protocoles à base d'anthracycline), on notait une tendant à l'augmentation de la survie globale et sans récidive [59].

Toutefois, ici encore les évaluations précises sont très difficiles, car les indications de CT sont variables (13 % de pN0 et 45 % de pN+ dans l'étude de HOUSTON) et souvent associée à la prise de Tamoxifène.

On retrouve une surexpression de Her 2-neu chez 9 à 29 % des CSH [81, 82], mais il n'y a pas encore de données sur l'utilisation de l'Herceptine dans cette situation.

FACTEURS PRONOSTIQUES

Chez les patients porteurs d'un CS, le taux de maladies intercurrentes et de second cancer est particulièrement élevé [83-85], ce qui est très important pour l'évaluation des résultats. En effet, il y a

Figure 1 :
Taux de survie globale (SG) et de survie spécifique (SS) en fonction du statut ganglionnaire (pN) dans la série française inter centres.

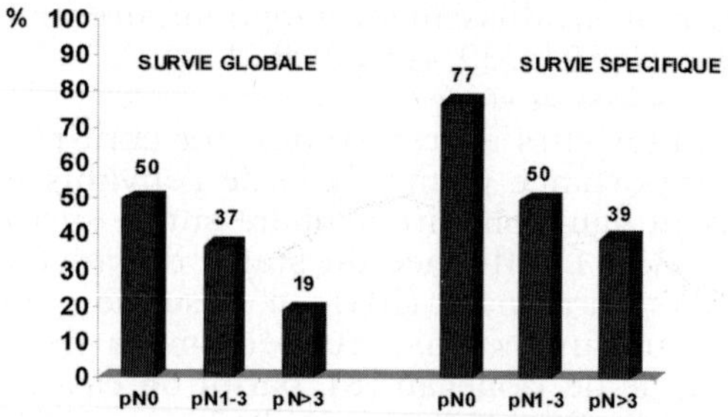

des écarts importants entre les taux de survie globale (SG) et de survie spécifique (SS) [9].

Dans l'étude multicentrique française (ayant inclus 397 patients), les taux de SG à 5 et 10 ans étaient de 65 % et 38 %, alors que ceux de SS étaient de 74 % et 51 % ; cela s'explique car, parmi les 187 patients décédés, 74 (40 %) sont morts de cause intercurrente, second cancer ou de cause non précisée.

Des résultats similaires sont retrouvés dans l'étude de Donegan [8], avec des taux de SG et de SS à 10 ans de 24 % et 41 % respectivement, ainsi qu'un taux de décès « non spécifiques » de 36 %. Dans toutes les études, la taille clinique (T) et l'envahissement ganglionnaire axillaire sont les deux principaux facteurs pronostiques, tant pour le risque de rechute locorégionale que pour le risque métastatique [3, 6, 8, 9]. La figure 1 illustre les taux de SG et SS en fonction du statut ganglionnaire. Dans

Tableau VI :
Utilisation de la chimiothérapie (CT) dans la littérature.

Références	Année	n	Période d'étude	pN+ (%)	Util.CT (%)
BORGEN [60]	1997	58	1973-99	44	26
SALVADORI [45]	1994	170	1961-90	40	14
STIERER [46]	1995	169	1970-91	53	13
DONEGAN [8]	1998	215	1953-95	52	24
GOSS [5]	1999	229	1955-96	57	7,5
CUTULI [10]	1998	690	1963-93	54	19

l'étude de Guinee, les taux de survie à 5 ans étaient de 94 %, 80 %, 71 % et 39 % pour les tumeurs T1a-b, T1c, T2 et T3T4 respectivement (avec pour chaque catégorie des taux d'envahissement ganglionnaire axillaire de 30 %, 39 %, 53 % et 71 %).

Plusieurs autres études ont confirmé l'importance primordiale de l'envahissement ganglionnaire axillaire sur la survie [5, 33]. L'influence du statut des récepteurs hormonaux (RH) sur la survie a été beaucoup moins étudiée, mais dans l'étude de Donegan [8], parmi 66 cas, les taux de SG à 5 ans sont de 78 % et 25 % pour les ER+ et les ER– (p = 0,001), avec un taux d'envahissement ganglionnaire identique dans les deux groupes. Le grade histopronostic SBR apparaît comme un facteur pronostique dans la série de Ribeiro [7], qui retrouve (parmi 125 cas analysés sur 420) des taux de SG à 5 ans de 76 %, 66 % et 43 % pour les grades SBR1, 2 et 3 respectivement (p = 0,03). Toutefois, dans cette étude il n'y avait aucune analyse comparative de ce paramètre avec le T et le pN.

CAS PARTICULIERS

CANCER CANALAIRE IN SITU (CCIS)

La fréquence du CCIS varie chez l'homme de 0 à 17 % selon les séries, avec une moyenne de 7 % [54]. Une récente étude américaine basée sur les données SEER (Surveillance, Epidemiology and End Results) a montré qu'entre 1973 et 2001, il y avait 9,4 % de CCIS chez l'homme et 11,4 % chez la femme respectivement [86].

Les deux principales séries de CCIS masculins sont américaine (84 cas) et française (31 cas) [54, 56]. L'âge médian pour les deux séries était de 62 et 58 ans respectivement, donc plus jeune que celui des cancers infiltrants, avec 6 cas (19 %) de moins de 40 ans dans la série française. Les deux symptômes les plus fréquents étaient la tumeur rétroaréolaire et l'écoulement sanguin. Les sous types papillaires et cribriformes sont les plus fréquents.

Le traitement de base est la mastectomie simple, sans curage ou éventuellement avec prélèvement du ganglion sentinelle.

CS METASTATIQUE

Entre 5 % et 15 % des patients présentent des métastases lors du diagnostic [2, 7, 35, 46, 66, 87], et ce taux est plus important dans les séries africaines [48, 49, 65]. Les sites métastatiques sont semblables à ceux de la femme, avec une prédominance pour l'os et le poumon. Dans les séries anciennes, plusieurs traitements « ablatifs » ont été utilisés : d'abord l'orchidectomie, mais parfois la surrénalectomie ou l'hypophysectomie, qui ont apporté quelques rémissions temporaires [1-3]. Ensuite, de multiples thérapies « additives » ont été utilisées, comme l'acétate de cyprotérone (progestatif anti-androgénique), les estrogènes, la médroxyprogestérone, l'aminoglutéthimide, les analogues de la LH-RH et surtout le Tamoxifène, qui est actuellement le produit le plus utilisé en cas de rechute, et qui fournit des réponses dans 25-58 % des cas [88, 89].

Les antiaromatases ont été utilisées très sporadiquement [77, 90, 91].

La chimiothérapie a été utilisée surtout chez les hommes jeunes et/ou en cas de négativité des récepteurs hormonaux. Les taux de réponse sont variables mais le nombre de cas documenté est très réduit [92, 93].

COMPARAISONS AVEC LE CS CHEZ LA FEMME

Plusieurs études ont comparé les caractéristiques lésionnelles et le pronostic des CS chez l'homme et la femme [94-97]. Les résultats sont discordants. Certaines séries ont montré un nombre de lésions plus avancées chez l'homme, mais d'autres retrouvent des lésions de stade quasiment identique. Une étude récente a évalué les données de la base SEER de 1973 à 2000 (Surveillance, Epidemiology, and End Results) qui couvre environ 14 % de la population américaine : 1 456 CSH ont été comparés à 216 064 CSF [94].

Le taux de CS survenu avant 50 ans est de 23 % chez la femme versus 11 % chez les hommes mais il s'inverse après 70 ans (44 % *versus* 34 %). Les taux de tumeurs de plus de 2 cm sont de 43 % et 35 % chez les hommes et les femmes respectivement. Les taux d'envahissement ganglionnaire sont de 39 % et 34 %, mais avec absence de curage chez 11 % des patients. La distribution selon le grade histopronostic est similaire mais les récepteurs aux estrogènes sont plus souvent positifs chez l'homme (90 % *versus* 69 %).

À stade égal, le pronostic semble également comparable. Dans une étude américaine ayant comparé 58 CSH et 174 CSF [60], les taux de décès à 10 ans sont de 29 % et 27 % respectivement avec un taux de décès non spécifiques légèrement plus élevé chez l'homme (12 % *versus* 8 %). Les taux de survie à 10 ans, en l'absence d'envahissement ganglionnaire, sont de 76 % pour les hommes et 82 % pour les femmes. Ils passent à 49 % et 58 % en cas d'atteinte ganglionnaire.

Dans une autre étude menée à Nottingham [97] ayant comparé 41 CSH et 123 CSF, les caractéristiques histopathologiques et les taux de SSR et SG sont similaires. Enfin, une étude rétrospective réalisée en Colombie Britannique a comparé 56 CSH et 4 181 CSF traités entre 1989 et 1998 [57]. Les taux de SSR à 10 ans sont comparables : 77 % pour les hommes et 75 % pour les femmes ; les taux de SS étant de 81 % et 79 %. Les survie globale est légèrement inférieure pour les hommes : 53 % *versus* 65 % ($p = 0.11$).

CONCLUSION

Compte tenu de sa rareté, les données concernant le CSH sont souvent limitées et fragmentaires. Moins de dix séries ont inclus plus de 200 patients. Les facteurs épidémiologiques sont encore mal connus, mais des prédispositions génétiques et un déséquilibre entre estrogènes et testostérone (dont les étiologies peuvent être multiples) sont des facteurs favorisants. Le traitement standard reste la mastectomie radicale modifiée (incluant un curage axillaire). Le prélèvement du ganglion sentinelle peut être proposé pour certaines lésions de petite taille.

L'irradiation locorégionale est très souvent indiquée, à cause de la topographie centrale des lésions et de la fréquence de l'envahissement ganglionnaire axillaire.

Compte tenu du taux très élevé de positivité des RH, le Tamoxifène reste le traitement adjuvant de référence. Les anti-aromatases sont en cours d'évaluation. La chimiothérapie est indiquée chez les patients plus jeunes avec envahissement ganglionnaire.

À stade égal, le pronostic est semblable à celui de la femme, mais compte tenu d'un âge de survenue globalement plus élevé, l'impact des comorbiditié et des seconds cancers sur la survie globale est plus important que chez la femme. ■

BIBLIOGRAPHIE

[1] CRICHLOW RW, GALT SW. Male breast cancer,Surgical Clinics of North America, 1990, 70, 5, 1165-1177.

[2] DONEGAN WL, REDLICH PN. Breast cancer in men, *Surg Clin North Am* 1996, 76, 343-363.

[3] FENTIMAN IS, FOURQUET A, HORTOBAGYI G. Male Breast Cancer, *Lancet* 2006, 367: 595-604.

[4] GENNARI R, CURIGLIANO G, JERECZEC-FOSSA B *et al.* Male breast cancer: a special therapeutic problem. Anything new? *Int J Oncol* 2004, 663-670.

[5] GOSS PE, REID C, PINTILIE M *et al.* Male breast carcinoma. A review of 229 patients who presented to the Princess Margaret Hospital during 40 years: 1955-1996, *Cancer* 1999, 85, 629-639.

[6] GUINEE VF, OLSSON H, MOLLER T *et al.* The prognosis of breast cancer in males. A report of 335 cases, *Cancer*, 1993, 71, 154-161.

[7] RIBEIRO GG, SWINDELL R, HARRIS M *et al.* A review of the management of the male breast carcinoma based on an analysis of 420 treated cases,*The Breast* 1996, 5, 141-146.

[8] DONEGAN WL, REDLICH PN, LANG PJ, GALL MT. Carcinoma of the breast in males: a multi institutional survey, *Cancer* 1998, 83, 498-509.

[9] CUTULI B, LACROZE M, DILHUYDY JM *et al.* Male breast cancer. Results of the treatments and prognostic factors in 397 cases, *Eur. J. Cancer*, 1995, 31A, 1960-1964.

[10] CUTULI B, VELTEN M, DILHUYDY JM *et al.* Male breast cancer : result of the treatment and prognostic factors in 690 cases, *Int J Rad Oncol Biol Phys* 1998, 42, suppl 1 Abst. 2056.

[11] SCHEIKE O. Male breast cancer. 5. Clinical manifestations in 257 cases in Denmark, *Br. J. Cancer*, 1973, 28, 552-561.

[12] EWERTZ M, HOLMBERG L, TRETLI S, PEDERSEN BV, KRISTENSEN A. Risk factors for male breast cancer. À case control study from Scandinavia, *Acta Oncol* 2001, 40, 467-471.

[13] KRAUSE W. Male breast cancer : an andrological disease : risk factors and diagnosis, *Andrologia* 2004, 36 : 346-354.

[14] LA VECCHIA C, LEVI F, LUCCHINI F. Descriptive epidemiology of male breast cancer in Europe, *Int. J. Cancer,* 1992, 51, 62-66.

[15] L'ENFANT-PEJOVIC MH, CABANNE N M, BOUCHARDY C, AUQUIER A. Risk factors for male breast cancer: a franco-swiss case-control study, *Int. J. Cancer*, 1990, 45, 661-665.

[16] MABUCHI K, BROSS DS, KESSLER II. Risk factors for male breast cancer, *J.N.C.I.*, 1985, 74, 371-375.

[17] NECTOUX J, PARKIN DM. L'épidémiologie du cancer du sein chez l'homme, *Bull. Cancer*, 1992, 79, 991-998.

[18] SASCO AJ, LOWENFELS AB, PASKER-DE JONG P. Review article: epidemiology of male breast cancer. À meta-analysis of published case-control studies and discussion of selected aetiological factors, *Int. J. Cancer*, 1993, 53, 538-549.

[19] WEISS JR, MOYSICH KB, SWEDE H. Epidemiology of Male Breast Cancer, *Cancer Epidemiol Biomarker Prev* 2005, 14: 20-26.

[20] EVANS DB, CRICHLOW RW. Carcinoma of the male breast and Klinefelter's syndrome: Is there an association? CA, 1987, 37, 246-251.

[21] HILLA, YAGMOUR Y, TRAN KN *et al.* Localized male breast carcinoma and family history. An analysis of 142 patients. *Cancer* 1999, 86, 821-825.

[22] ROSENBLATT KA, THOMAS DB, STEMHAGEN A *et al.* Familial risk factors for male breast cancer, *Amer. J. Epidemiol.*, 1989, 130, 812.

[23] OTTINI L, MASALA G, D'AMICO C *et al.* BRCA1 and BRCA2 mutation status and tumor characteristics in male breast cancer : a population-based study in Italy, *Cancer Research* 2003, 63: 342-47.

[24] PALLI D, MASALA G, MARIANI-COSTANTINI R *et al.* A gene-environment interaction between occupation and BRCA1/BRCA2 mutations in male breast cancer? *Eur J Cancer*, 2004, 40: 2474-79.

[25] RUBINSTEIN WS. Hereditary breast cancer in Jews, *Fam Cancer* 2004, 3: 249-257.

[26] THORLACIUS S, TRYGGVADOTTIR L, OLAFSDOTTIR GH *et al.* Linkage to BRCA 2 region in hereditary male breast cancer, *Lancet,* 1995, 346, 544-545.

[27] WOLPERT N, WARNER E, SEMINSKI MF, FUTREAL A, NAROD SA. Prevalence of BRCA1 and BRCA2 mutations in male breast cancer patients in Canada, *Clin Breast Cancer* 2000, 1 : 57-63.

[28] BASHAM VM, LIPSCOMBE JM, WARD JM *et al.* BRCA 1 and BRCA 2 mutations in a population-based study of male breast cancer, *Breast Cancer Res* 2002, 4: R2.

[29] D'AVANZO B, LA VECCHIA C. Risk factors for male breast cancer, *Br. J. Cancer*, 1995, 71, 1359-1362.

[30] DEMERS PA, THOMAS DB, ROSENBLATT KA *et al.* Occupational exposure to electromagnetic fields and breast cancer in men, A*m. J. Epid.*, 1991, 4, 340-347.

[31] BRAUNSTEIN GD. Gynecomastia, *N. Engl. J. Med.*, 1993, 328, 490-495.

[32] AXELSSON J, ANDERSSON A. Cancer of the male breast, *World J. Surg.*, 1983, 7, 281-287.

[33] BORGEN PI, WONG GY, VLAMIS V *et al.* Current management of Male Breast Cancer. A review of 104 cases, *Ann. Surg.*, 1992, 215, 451-459.

[34] CARLSSON G, HAFSTROM L, JONSSON PE. Male breast cancer, *Clin. Oncol.* 1981, 7, 149-155.

[35] CIATTO S, IOSSA A, BONARDI R, PACINI P. Male breast carcinoma: review of a multicenter series of 150 cases, *Tumori* 1990, 76 : 555-558.

[36] Erlichman C, Murphy KC, Elhakim T. Male breast cancer: a 13 year review of 89 patients. *J. Clin. Oncol.*, 1984, 2, 903-909.

[37] Gadenne C, Contesso G, Travagli JP *et al.* Tumeurs du sein chez l'homme. Étude anatomo-clinique. 73 observations, *Nouv. Presse Méd.*, 1982, 11, 2331-2334.

[38] Hultborn R, Friberg S, Hultborn KA. Male breast carcinoma. À study of the total material reported to the Swedish cancer registry 1958-1967 with respect to clinical and histopathological parameters, *Acta Oncologica* 1987, 26: 241-256.

[39] Langlands AO, Maclean N, Kerr GR. Carcinoma of the male breast : report of a series of 88 cases, *Clin.Radiol.*, 1976, 27, 21-25.

[40] Ouriel K, Lotze MT, Hinshaw JR. Prognostic factors of carcinoma of the male breast, *Surg. Gynecol. Obstet.*, 1984, 159, 373-376.

[41] Ramantanis G, Besbeas S, Garas JG. Breast cancer in the male: a report of 138 cases, *World J. Surg.*, 1980, 4, 621-624.

[42] Spence RAJ, Mackenzie G, Anderson JR *et al.* Long-term survival following cancer of the male breast in Northern Ireland. A report of 81 cases, *Cancer*, 1985, 55, 648-651.

[43] Van Geel AN, Slooten EA, Mavrunac M, Hart AAM. A retrospective study of male breast cancer in Holland, *Br. J. Surg.*, 1985, 72, 724-727.

[44] Iredale R, Brain K, Williams B, France E, Gray J. The experiences of men with breast cancer in the United Kingdom, *Eur J Cancer*, 2006, 42: 334-41.

[45] Salvadori B, Saccozzi R, Manzari A *et al.* Prognosis of breast cancer in males : an analysis of 170 cases, *Eur. J. Cancer*, 1994, 30A, 930-935.

[46] Stierer M, Rosen H, Weitensfelder W *et al.* Male breast cancer : Austrian experience, *World J. Surg.*, 1995, 19, 687-693.

[47] Ajayi DOS, Osegbe DN, Ademiluyi SA. Carcinoma of the male breast in West Africans and a review of world literature, *Cancer*, 1982, 50, 1664-1667.

[48] Ben Dhiab T, Bouzid T, Gamoudi A *et al.* Male breast cancer : about 123 cases collected at the Institute Salah-Azoiz of Tunis from 1979 to 199, *Bull Cancer*, 2005, 92: 281-5.

[49] Gombe-Mbalawa C, Paraiso DI, Galiba EP. Fréquence relative des cancers du sein chez l'homme à Brazzaville, *Bull. Cancer*, 1989, 76, 1039-1040.

[50] Dershaw DD. Male mammography, *A.J.R.*, 1986, 146, 127-131.

[51] Evans GF, Anthony T, Appelbaum AH *et al.* The diagnostic accuracy of mammography in the evaluation of male breast disease, *Arm J Surg* 2001, 181, 96-100.

[52] Stalsberg H, Thomas DB, Rosenblatt KA *et al.* Histologic types and hormone receptors in breast cancer in United States men: a population-based study in 282 men, *Cancer causes and control*, 1993, 4, 143-151.

[53] Giordano SH, Buzdar AU, Hortobagyi GN. Breast Cancer in Men, *Ann Int Med* 2002, 137: 678-687.

[54] Cutuli B, Dilhuydy JM, De Lafontan B. Ductal carcinoma in situ of the male breast: analysis of 31 cases, *Eur J Cancer* 1997, 33, 35-38.

[55] Camus MF, Joshi MG, Mackarem G *et al.* Ductal Carcinoma in situ of the male breast, *Cancer*, 1994, 74, 1289-1293.

[56] Hittmair AP, Lininger RA, Tavassoli FA. Ductal carcinoma in situ (DCIS) in the male breast. À morphologic study of 84 cases of pure DCIS and 30 cases of DCIS associated with invasive carcinoma. À preliminary report. *Cancer* 1998, 83, 2139-2149.

[57] Macdonald G, Paltiel C, Olivotto IA, Tyldesley S. A comparative analysis of radiotherapy use and patient outcome in males and females with breast cancer, *Ann Oncol* 2005, 16: 1442-1448.

[58] Olsson H. Estrogen receptors content in malignant breast tumors in men: A review *J Mammary Gland Biol Neoplasia* 2000, 5: 283-7.

[59] Giordano SH, Perkins GH, Broglio K *et al.* Adjuvant systemic therapy for male breast carcinoma, *Cancer* 2005, 104: 2359-64.

[60] Borgen PI, Senie RT, MC Kinnon WM, Rosen PP. Carcinoma of the male breast: analysis of prognosis compared with matched female patients, *Ann Surg Oncol* 1997, 4, 385-388.

[61] Schaapveld M, De Vries EG, Van De Graff WT *et al.* The prognostic effect of the number of histologically examined axil-

lary lymph nodes in breast cancer: stage migration or age association? *Ann Surg Oncol* 2006, 13: 465-474.

[62] GOYAL A, HORGAN K, KISSIN M *et al.* Sentinel lymph node biopsy in male breast cancer patients, *Eur J Surg Oncol* 2004, 30: 480-483.

[63] DE CICCO C, BAIO SM, VERONESI P *et al.* Sentinel node biopsy in male breast cancer, *Nucl Med Commun* 2004, 25: 139-143.

[64] PORT ER, FEY JV, CODY HS 3RD, BORGEN PI. Sentinal lymph node biopsy in patients with male breast carcinoma, *Cancer* 2001, 91: 319-323.

[65] EL OMARI-ALAOUI H, LAHDIRI I, NEJJAR I *et al.* Male breast cancer. À report of 71 cases. *Cancer Radiother* 2002, 6: 349-351.

[66] CHAKRAVARTHY A, KIM CR. Post mastectomy radiation in male breast cancer, *Radiother Oncol* 2002, 65: 99-103.

[67] SCHUCHARDT U, SEEGENSCHMIEDT MH, KIRSCHNER MJ, RENNER H, SAUER R. Adjuvant radiotherapy for breast carcinoma in men: a 20-year clinical experience, Ann *J Clin Oncol* 1996, 19: 330-336.

[68] STRANZL H, MAYER R, QUEHENBERGER F *et al.* Adjuvant radiotherapy in male breast cancer, *Radiother Oncol* 1999, 53, 29-35.

[69] ZABEL A, MILKER-ZABEL S, ZUNA I, WANNENMACHER M, DEBUS J. External beam radiotherapy in the treatment of male breast carcinoma : patterns of failure in a simple institute experience, Tumori 2005, 91: 151-155.

[70] KURTZ J. The curative role of radiotherapy in the treatment of operable breast cancer, *Eur J Cancer* 2002, 38: 1961-1974

[71] PIERCE LJ. The use of radiotherapy after mastectomy: a review of the literature, *J. Clin Oncol* 2005, 2: 1706-1717.

[72] TRUONG PT, WODDWARD WA, BUCHHOLZ TA. Optimizing locoregional control and survival for women with breast cancer: a review of current developments in post mastectomy radiotherapy, *Expert Rev Anticancer Ther* 2006, 6: 205-216.

[73] WALLGREN A, BONETTI M, GELBER RD *et al.* Risk factors for locoregional recurrence among breast cancer patients ; results from International Breast Cancer Study Group Trials I through VII, *J. Clin. Oncol* 2003, 21: 1205-1213.

[74] RIBEIRO GG. Male breast carcinoma. A review of 301 cases from the Christie Hospital and Holt Radium Institute, Manchester *Br. J. Cancer*, 1985, 51, 115-119.

[75] RAVANDI-KASHANI F, HAYES TG. Male breast cancer: a review of the literature, *Eur J Cancer*, 1998, 34, 1341-1347.

[76] ANELLI TF, ANELLI A, TRAN KN, LEBWOHL DE, BORGEN PI. Tamoxifen administration in association with a high rate of treatment-limiting symptoms in male breast cancer patients, *Cancer* 1994, 74: 74-77.

[77] NAHLEH ZA. Hormonal therapy for male breast cancer: a different approach for a different disease, *Cancer Treat Rev* 2006, 32: 101-105.

[78] BAGLEY CS, WESLEY MN, YOUNG RC, LIPPMAN ME. Adjuvant chemotherapy in males with cancer of the breast, *Am. J. Clin. Oncol.*, 1987, 10, 55-60.

[79] PATEL HZ, BUZDAR AV, HORTOBAGY GN. Role of adjuvant chemotherapy in male breast cancer, *Cancer,* 1989, 64, 1583-1585.

[80] YILDIRIM E, BERBEROGLU U. Male breast cancer: a 22-year experience, *Eur J Surg Oncol* 1998, 24, 548-552.

[81] WANG-RODRIGUEZ J, CROSS K, GALLGHER S *et al.* Male Breast carcinoma: correlation of ER, PR, KI-67, Her2-Neu and p53 with treatment and survival. A study of 65 cases, *Med Pathol* 2002, 15: 853-861.

[82] RUDLOWSKI S, FRIEDRICHS N, FARIDI A *et al.* Her 2/neu gene amplification and protein expression in primary male breast cancer. *Brest Cancer Res Treat* 2004, 84: 215-23.

[83] AUVINEN A, CURTIS RE, RON E. Risk of subsequent cancer following breast cancer in men, *J Natl Cancer Inst* 2002, 94: 1330-2.

[84] DONG C, HEMMINKI K. Second primary breast cancer in men, *Breast Cancer Res Treat* 2001, 66: 171-172.

[85] HEMMINKI K, SCELO G, BOFFETTA P *et al.* Second primary malignancies in patients with male breast cancer, *Br J Cancer* 2005, 92: 1288-92.

[86] ANDERSON WF, DEVESA SS. In situ male breast carcinoma in the Surveillance, Epidemiology, and End results database of the National Cancer Institute, *Cancer* 2005, 104: 1733-41.

[87] JOSHI MG, LEE AKC, LODA M E*t al.* Male breast carcinoma: an evaluation of prognostic factors contributing to a poorer outcome, *Cancer*, 1996, 77, 490-498.

[88] LOPEZ M, DI LAURO L, LAZZARO B, PAPALDO P. Hormonal treatment of disseminated male breast cancer, *Oncology*, 1985, 42, 345-349.

[89] TIRELLI U, TUMOLO S, TALAMINI R, VERONESI A *et al.* Tamoxifen before and after orchiectomy in advanced male breast cancer, *Cancer Treat. Rep.*, 1982, 66, 1882-1883.

[90] GIORDANO SH, VALERO V, BUZDAR AU, HORTOBAGYI GN. Efficacy of Anastrozole in male breast cancer, Ann *J Clin Oncol* 2002, 25: 235-237.

[91] ZABOLOTNY BP, ZALAI CV, MATERISSIAN SH. Successful use of Letrozole in male breast cancer: a case report and review of hormonal therapy for male breast cancer, *J Surg Oncol* 2005, 90: 26-30.

[92] YAP HY, TASHIMA CK, BLUMENSCHEIN GR *et al.* Chemotherapy for advanced male breast cancer, *Jama*, 1980, 243, 17, 1739-1741.

[93] LOPEZ M, DI LAURO L, PAPALDO P, LAZZARO B. Chemotherapy in metastatic male breast cancer, *Oncology*, 1985, 42, 205-209.

[94] ANDERSON WF, ALTHUIS MD, BRINTON LA, DEVESA PS. Is male breast cancer similar or different than female breast cancer? *Breast Cancer Res Treat* 2004, 83: 77-86.

[95] EL TAMER MB, KOMENAKA IK, TROXEL IA *et al.* Men with breast cancer have better disease-specific survival than women, *Arch Surg* 2004, 139: 1079-1082.

[96] SCOTT-CONNER CE, JOCHIMSEN PR, MENCK HR, WINCHESTER DJ. An analysis of male and female breast cancer treatment and survival among demographically identical pairs of patients, *Surgery* 1999, 126, 775-780.

[97] WILLSHER PC, LEACH IH, EELLIS IO *et al.* A comparizon outcome of male breast cancer with female breast cancer, *Am J Surg* 1997, 173, 185-188.

GROSSESSE ET CANCER DU SEIN

Jamil ASSELAH, Laurent MIGNOT

L'âge médian du cancer du sein se situe après la ménopause ; cependant, 10 % des patientes ont moins de 40 ans et 3 % moins de 35 ans. Environ 2 500 femmes de moins de 40 ans sont chaque année en France, atteintes d'un cancer du sein.

Par ailleurs, l'âge de la première grossesse tendant à s'allonger, l'association simultanée cancer du sein et grossesse est certes rare mais possible et un certain nombre de patientes ayant été traitées pour un cancer du sein peuvent être désireuses d'une grossesse ultérieure.

Il est important qu'une prise en charge appropriée soit effectuée pour donner le maximum de chances de survie à la mère, en minimisant les risques potentiels sur le développement du fœtus.

Ces situations sont différentes dans leur pronostic et dans les attitudes qu'elles justifient.

CANCER DU SEIN DIAGNOSTIQUE PENDANT LA GROSSESSE

LE CANCER DU SEIN

C'est la tumeur la plus fréquente de la femme enceinte : 1 à 2 cas pour 3 000 grossesses environ [1], 2 à 3 % des cancers du sein ; 25 % des cancers du sein chez les patientes âgées de moins de 30 ans. Il est ainsi possible d'estimer à 200 par an en France, le nombre de femmes enceintes présentant un cancer du sein pendant leur grossesse.

Le diagnostic est souvent retardé et difficile à cause des modifications physiologiques des seins et de la limitation des explorations.

Peu de séries de cancer du sein associé à une grossesse sont publiées ; dans la série de Ribeiro [2] qui concerne 121 patientes, 25 % sont de stade I, 44 % de stade II et 24 % de stade III ; il existe manifestement un retard du diagnostic fréquent (5 mois en moyenne), expliquant ces stades avancés ; il provient de l'appréhension habituelle d'effectuer des examens complémentaires, notamment radiologiques. En fait, la mammographie, qui délivre moins de 100 rads, peut être effectuée avec blindage abdominal pendant la grossesse ; son interprétation est parfois difficile et il existe de nombreux faux négatifs ; elle est au mieux couplée à l'échographie pour identifier la présence de tumeurs solides ou kystiques ; il ne faut pas hésiter à effectuer une ponction à l'aiguille fine ou mieux une biopsie à l'aiguille pour ne pas retarder le diagnostic. L'interprétation de la cytologie peut être difficile du fait des anomalies cytologiques mammaires qui accompagnent la grossesse.

L'IRM sans gadolinium apparaît sans danger pendant la grossesse, elle est d'ailleurs utilisée pour détecter les anomalies fœtales *in utero*, et pourrait être utile dans le bilan d'extension.

Par contre, le scanner et la scintigraphie osseuse, du fait de l'irradiation, sont contre indiqués [3].

Dans les séries de la littérature les patientes présentant un cancer du sein en cours de grossesse ont souvent des tumeurs évoluées et agressives :

- la tumeur est volumineuse avec un envahissement ganglionnaire (56-67 %) et une invasion lymphovasculaire [6, 8] ; plusieurs études ont montré que les patientes enceintes ou en période de lactation se présentent souvent avec un cancer avancé par rapport à celles qui ne sont pas enceintes [4, 7, 8].
- La tumeur est souvent peu différentiée et les récepteurs hormonaux sont le plus souvent négatifs (54 à 80 %) [5, 6, 7, 9, 10].
- La surexpression de HER 2 est retrouvée dans 28 à 58 % de ces tumeurs [6, 9, 10] sans que l'on puisse conclure définitivement à une plus grande fréquence de la surexpression de HER 2 par rapport à des groupes témoins.

LE PRONOSTIC (tableau I)

Il peut être apprécié en fonction de plusieurs séries rétrospectives dont les principales sont reproduites dans le Tableau 1 [1, 2, 3, 4]. Il est en fait généralement mauvais, avec des survies à 5 ans de 10 à 40 % ; il est d'autant plus péjoratif qu'il s'agit de cancers avec une atteinte ganglionnaire et de femmes plus jeunes ; il dépend également de l'âge de la grossesse et semble plus mauvais si la tumeur est découverte au troisième trimestre : respectivement 45 % et 36 % de survie à 10 ans pour Ribeiro et Clark [2, 24], si le cancer est découvert au premier trimestre et 21 % et 11 % s'il est découvert au troisième trimestre.

Ces chiffres sont péjoratifs mais seules trois études comparatives, avec des groupes témoins de patientes identiques sans grossesse, permettent d'apprécier la véritable influence de celle-ci sur le pronostic du cancer :

Tableau I :
Cancer du sein et grossesse simultanée. Survie à 10 ans en fonction du stade.

	Ptes N– %	Ptes N+ %
Harrington	40	4
Peters	45	12
White	83	43
Ribeiro	65	25

L'étude canadienne de Véra Peters [11]

Elle concerne 130 patientes ayant eu un cancer du sein pendant leur grossesse ; elles sont comparées à une série de témoins de stade identique. La survie à 5 ans est identique qu'il y ait ou non une grossesse associée (34 % de survie à 5 ans). La survie des cancers du sein découverts au troisième trimestre est particulièrement mauvaise mais n'est pas franchement différente de celle des témoins et l'interruption de grossesse n'a pas d'impact sur le pronostic. Véra Peters conclue que la grossesse ne semble pas modifier le cours évolutif d'une tumeur concomitante du sein, par elle-même souvent de mauvais pronostic.

L'étude de Ribeiro [1]

Elle concerne 121 patientes comparées à une série témoin : il n'y a pas de différence de survie entre les patientes et leurs témoins de même stade (75 % de survie à 5 ans pour les stades I, 38 % pour les stades II, 18 % pour les stades III). Ribeiro conclue également à l'absence d'influence péjorative de la grossesse sur le déroulement du cancer.

L'étude française [12]

Dans cette étude publiée en 1997 sous l'égide de la Société Française de Sénologie, 154 patientes présentant l'association grossesse et cancer du sein sont comparées à un groupe contrôle de 308 patientes : les survies à 5 ans sont respectivement de 68 et 77 % ; la grossesse est dans cette étude un facteur pronostic péjoratif indépendant.

Une revue générale récente [32] conclue à une non différence de survie en fonction de la présence ou non de la grossesse, mais à un mauvais pronostic du fait du jeune âge et du stade souvent avancé.

QUEL EST LE DEVENIR DE LA GROSSESSE ?

Les quelques études [2, 29] portant sur des femmes enceintes porteuses d'un cancer du sein se sont surtout intéressées au pronostic maternel ; elles montrent aussi que la plupart de ces femmes donnaient naissance à des enfants en bonne santé ; Ribeiro [2], a suivi le devenir de 121 grossesses : 96 accouchements se sont passés normalement avec des enfants normaux, 2 accouchements ont été prématurés, il y a eu 4 fausses couches spontanées et 19 interruptions thérapeutiques de grossesses.

Dans l'étude française [12] 42 grossesses ont été menées à terme normalement et 16 ont donné lieu à un accouchement prématuré ; les autres grossesses ont été interrompues.

En pratique l'interruption de grossesse est fréquemment proposée pendant le premier trimestre : il s'agit le plus souvent du choix conjoint de la patiente et de son thérapeute ; sur le plan purement médical cette interruption n'a en soi aucun effet thérapeutique et n'améliore pas le pronostic ; elle est médicalement justifiée si la grossesse est une gêne et un risque à appliquer les modalités thérapeutiques nécessaires.

À partir du deuxième trimestre la surveillance relève des indications obstétricales habituelles :

- L'accouchement à terme est l'éventualité la plus fréquente.
- Un accouchement prématuré peut être provoqué pour débuter rapidement un traitement médical ou une irradiation ; il nécessite au moins deux conditions : une maturité fœtale et un hémogramme normal.

STRATÉGIE THÉRAPEUTIQUE

Une fois le diagnostic confirmé et le stade évalué, les différentes options thérapeutiques visent à donner un traitement optimal à la mère et à minimiser les risques pour le fœtus. La prise en charge d'une patiente enceinte ayant un cancer du sein doit se faire avec une approche multidisciplinaire impliquant la participation des oncologues médicaux, chirurgicaux, radiothérapeutes et l'intégration de l'équipe d'obstétriciens, ainsi qu'un support psychologique.

Peut-on utiliser dans cette situation les méthodes thérapeutiques classiques du cancer du sein ?

La chirurgie

Elle est toujours possible, à tous les stades de la maladie : actuellement, l'anesthésie ne pose pas de problème particulier au déroulement d'une grossesse. Elle n'a pas été associée à un risque plus élevé d'anomalies fœtales [13].

La technique du ganglion sentinelle ne semble pas sans risque ; comme environ 60 % des patientes enceintes ont des ganglions envahis, le curage axillaire sera la technique de choix pour la plupart des patientes.

La radiothérapie

La radiothérapie externe, a été ou est, quelquefois pratiquée. Elle est en fait à déconseiller car il existe manifestement un risque de diffusion et de toxicité fœtale ; celle-ci apparaît avant 10 cgrays : une irradiation complémentaire peut généralement être différée à la période qui suit l'accouchement ; les irradiations palliatives sont à envisager après une interruption de grossesse.

Il faut cependant rappeler que lorsqu'une chirurgie conservatrice a été décidée, la radiothérapie devrait être envisagée dans un délai de moins de trois mois car au-delà, la probabilité de récidive locale augmente ; la mastectomie sera préférable dans les cas où ce délai ne peut être respecté.

La chimiothérapie

Il existe une diffusion passive d'un certain nombre d'agents anti cancéreux et la quantité diffusée est fonction de la concentration du produit délivré. Il existe un effet tératogène de la plupart des agents anticancéreux mais il semble bien limité au premier trimestre de la grossesse. Dans la littérature [14], les malformations fœtales ont essentiellement été notées chez les femmes exposées aux agents alkylants et aux anti métabolites dans cette phase du premier trimestre correspondant à celle de l'organogenèse ; ceci rend donc l'administration de produits, comme la Cytarabine, ou le Méthotrexate, dangereuse pendant cette période. En ce qui concerne les Anthracyclines (A) ou le Cyclophosphamide (C) plus particulièrement utilisés dans le traitement des cancers du sein, peu d'études ont été effectuées mais lorsqu'elles l'ont été, il n'a pas été retrouvé de métabolite dans les liquides amniotiques, suggérant un passage faible ; on utilise donc volontiers dans cette situation le protocole AC (5). Les Taxanes ont été peu testés dans cette situation ; le plus souvent sans risque, ils doivent cependant être utilisés avec prudence. L'expression importante de la P-glycoprotéine placentaire limite vraisemblablement l'exposition du fœtus aux anthracyclines et aux taxanes [16].

La chimiothérapie a été surtout utilisée au deuxième et au troisième trimestre de la grossesse, l'organogénèse étant achevée et les malformations congénitales peu probables ; mais peu d'études prospectives ont été réalisées.

En 1991, Sutclife [15], a répertorié 218 patientes ayant reçu une chimiothérapie au cours de leur grossesse :

- Pendant le premier trimestre 121 patientes ont été traitées avec survenue de 75 avortements et 5 malformations, confirmant le caractère dangereux des médicaments administrés à cette période.
- Aux deuxième et troisième trimestres, chez les 97 patientes chez qui la chimiothérapie a été administrée, il retrouve 7 avortements et 88 enfants sont nés vivants sans malformations.

Les thérapeutiques ciblées

- Les études montrent une relative fréquence de la surexpression de HER 2 au niveau des tumeur du sein chez les patientes enceintes ce qui fait discuter l'utilisation du trastuzumab [17, 18, 19]. Cependant HER 2 est aussi surexprimé au niveau des tissus embryonnaires, suggérant un rôle de ce facteur de croissance dans le développement embryonnaire ; le transfert placentaire de l'anticorps monoclonal tratuzumab a été d'ailleurs été observé dans des études chez l'animal : pour ces raisons l'utilisation du trastuzumab durant la grossesse est contre indiquée pour l'instant.
- Quant au tamoxifène des études sur l'animal ont démontré son rôle potentiellement tératogène [20] : son utilisation sera retardée après l'accouchement.

QUELLE ATTITUDE PRATIQUE PROPOSER ?

Le protocole thérapeutique habituel peut être appliqué en respectant la grossesse ; c'est le cas dans 2 circonstances précises :

- la grossesse est près du terme et quelle que soit le stade du cancer, le traitement est possible : chirurgie pergravidique des femmes opérables, radiothérapie et traitement médical après accouchement prématuré, provoqué si nécessaire ;
- il s'agit d'une forme localisée dans le sein et de très bon pronostic (carcinome in situ, carcinome microinvasif sans atteinte ganglionnaire) : quel que soit l'âge de la grossesse, le traitement chirurgical est suffisant et les traitements complémentaires éventuels comme la chirurgie plastique ou la radiothérapie seront reportées après l'accouchement.

Le protocole idéal ne peut être appliqué sans risque pour la grossesse :

C'est le cas où la radiothérapie ou la chimiothérapie sont d'indication formelle et urgente et la patiente est au premier trimestre de sa grossesse. C'est le cas dans 2 circonstances :

- il s'agit d'une forme inopérable pour des raisons locales, en poussée évolutive ou d'une tumeur d'emblée métastatique ;
- il existe un envahissement ganglionnaire justifiant une chimiothérapie adjuvante dont l'efficacité est supérieure lorsqu'elle est administrée rapidement.

L'interruption de grossesse doit alors être conseillée pour mettre immédiatement en œuvre la thérapeutique médicale adaptée.

Un compromis peut être établi en respectant la grossesse :

Celle-ci est déjà très avancée, au deuxième, voire au troisième trimestre, la chirurgie est impossible ou insuffisante du fait des critères pronostiques et la patiente souhaite garder cet enfant : il est possible de proposer une chimiothérapie pendant cette grossesse associant des médicaments comme le Cyclophosphamide et l'Adriamycine ; un nombre de cures minimum seront délivrées en attendant un accouchement effectué le plus précocement possible. Cette attitude est sûrement préférable à celle qui consisterait à laisser évoluer, même pendant 2 mois, sans la traiter, une tumeur agressive : plusieurs observations personnelles ont démontré la faisabilité et le bien-fondé de cette attitude.

Il faut rappeler que l'ovariectomie n'a jamais montré de bénéfice en terme de réduction du risque de rechute.

Il faut enfin rappeler que toute anomalie mammaire pendant la grossesse doit être prise au sérieux et qu'il ne faut pas hésiter à s'aider au moindre doute de l'échographie, de la cytoponction et de la biopsie à l'aiguille.

GROSSESSE SUCCÉDANT À UN CANCER DU SEIN

Le dépistage mammographique permet maintenant de détecter tôt, chez des femmes jeunes, des tumeurs de bon pronostic et ces patientes peuvent être désireuses d'une grossesse ultérieure, surtout si elles n'ont pas eu d'enfant préalablement. Cette grossesse aggrave-t-elle le pronostic du cancer antérieurement traité ? Cette question est fréquemment posée par les femmes aux gynécologues et aux médecins traitants, et il est important qu'ils puissent leur répondre avec un maximum d'objectivité. En effet, chacun d'entre eux sera, dans sa vie, rarement confronté directement à ce problème d'où l'impossibilité d'une véritable expérience.

ENQUÊTE DE LA SOCIÉTÉ FRANÇAISE DE GYNÉCOLOGIE [21]

Une enquête française

Elle a été effectuée en 1985, sous l'égide de la Société Française de Gynécologie, et a recueilli l'opinion de 316 praticiens sur 696 interrogés :

- chacun exprimait le fait qu'il avait été parfois confronté à ce problème (25 % d'entre eux) mais qu'en fait, seules 12 % des femmes ayant exprimé le souhait d'une grossesse ont été véritablement enceintes ;
- ils déconseillaient en fait la grossesse a priori après traitement d'un cancer du sein, estimant que celle-ci augmente le risque de rechute ;
- s'il s'agissait d'une tumeur localisée sans atteinte ganglionnaire, un certain nombre revenaient sur leur décision, conseillant alors de laisser passer un délai d'un minimum de 3 ans après le traitement du cancer du sein ;
- enfin, une majorité d'entre-eux exprimaient leur méconnaissance véritable du problème et la grande subjectivité de leur réponse.

Cette enquête

A permis de répertorier 68 observations françaises de grossesses succédant à un cancer du sein : 27 de ces patientes n'ont eu qu'une ou plusieurs grossesses précocement interrompues, volontairement ou non, 41 ont eu au moins une grossesse menée à terme.

Leurs caractéristiques étaient les suivantes :

- antécédents obstétricaux : il s'agissait de femmes ayant entre 1 ou 2 enfants avec un âge moyen de la première grossesse de 25 ans. 30 % d'entre elles étaient nullipares ;
- le cancer du sein a été traité à l'âge de 32 ans (22-44), 34 ans pour les grossesses interrompues et 31 ans pour les grossesses menées à terme. Il s'agissait, dans tous les cas, d'adénocarcinomes, le plus souvent sans atteinte ganglionnaire histologique (N– = 72 %) ;
- toutes les patientes ont eu un traitement chirurgical, conservateur pour les petites tumeurs, mutilant pour les tumeurs plus importantes. 13 patientes ont eu une chimiothérapie adjuvante par alkylant oral ou CMF pendant 1 an : 6 d'entre elles ont pu ultérieurement mener une grossesse à terme ;
- la médiane de survenue de la conception est de 21 mois après le traitement local de la tumeur : 28 mois en cas de grossesse menée à terme, 17 mois en cas de grossesse interrompue : 25 % des patientes ont eu une première conception dans les 12 mois suivant le traitement chirurgical et 14 % dans les 6 mois. Ceci pose la question de la prise en charge de la contraception après traitement d'un cancer du sein ; il est peu probable en effet qu'il s'agisse, dans un délai si rapide, de grossesses désirées mais plutôt d'une contraception interrompue brutalement au diagnostic et non rediscutée ensuite.

Les grossesses menées à terme ont concerné 41 patientes dont 4 ont eu 2 grossesses : seuls 2 problèmes majeurs ont été signalés (1 mort *in utéro* et 1 hypertension artérielle gravidique). Aucun problème concernant les enfants n'est survenu, y compris en cas de chimiothérapie complémentaire. L'allaitement n'a été pratiqué que 2 fois parmi les 30 observations exploitables.

Étude des rechutes

Pour l'ensemble des 68 patientes, la médiane de suivi à partir de la date du cancer du sein est de 72 mois : 13 rechutes (19 %) ont été enregistrées : 4 métastases viscérales avec rechute locale – 7 métastases viscérales sans rechute locale – 2 cancers du sein controlatéraux.

Pour l'ensemble de ces rechutes, le délai moyen de survenue de la première conception est de 22 mois, donc comparable à celui de l'ensemble de la population : il ne semble donc pas que les rechutes soient survenues chez les patientes ayant été le plus précocement enceintes après le traitement de leur tumeur.

Le délai moyen entre la date de la dernière conception succédant au cancer et la rechute est de 57 mois : celle-ci ne semble donc pas déclenchée par la grossesse.

Étude de la survie

Dix décès sont survenus dans cette série. L'ensemble de la population a été comparée à celle de témoins présentant des cancers identiques mais sans grossesse ultérieure : la survie à 5 ans de l'ensemble de la population observée est de 96 % et de 71 % à 10 ans, ces chiffres étant respectivement de 90 et de 78 % chez les témoins, démontrant ainsi l'absence d'influence péjorative de la grossesse sur le risque de rechute du cancer antérieurement traité. En cas de cancer sans atteinte ganglionnaire N, la survie de la population observée est excellente de 97 % à 5 ans, et de 90 % à 10 ans. En cas de cancer avec atteinte ganglionnaire, la survie à 10 ans est de 53 %, comparable à celle des témoins. Les courbes actuarielles de survie sont identiques que les patientes aient mené une grossesse à terme ou qu'elles l'aient interrompue.

ÉTUDE DE LA LITTERATURE

Les grossesses succédant à un cancer du sein sont des observations relativement rares, car il fut longtemps admis qu'une femme antérieurement traitée pour un cancer du sein, avait tout à perdre de la survenue d'une grossesse et, à ce titre, la castration prophylactique a été largement pratiquée jusque dans les années 1970.

Aux États Unis [22], on estime la fréquence de ces grossesses à 1 à 2 % de l'ensemble des cancers du sein et à 7 à 8 % des femmes de moins de 40 ans. Les séries les plus importantes sont celles de Véra Péters [11] qui concerne 96 patientes enceintes après traitement d'un cancer du sein et celle Danoise [23] qui concerne 173 patientes (sur 5 725 patientes atteintes d'un cancer du sein avant 45 ans).

Influence des traitements antérieurs

La fréquence des grossesses après cancer du sein risque d'être diminuée par les troubles de la fertilité induits par la chimiothérapie adjuvante : celle-ci est en effet indiquée dans la plupart des cancers infiltrants des femmes jeunes dont on connaît l'agressivité ; trois points méritent d'être soulignés :

- Toute grossesse pendant cette période de chimiothérapie fait courir des risques de malformations d'où la nécessité d'une contraception jusqu'à une période de 3 à 6 mois après la fin du traitement.

- L'infertilité post chimiothérapie pourrait faire discuter une stimulation ovarienne : on ne possède pas d'information sur le risque de ces techniques dans ce contexte de cancer du sein antérieurement traité mais il faudrait sûrement être très prudent en cas de tumeur hormonosensible ; quand aux technique de congélation préalable d'embryon ou d'ovaire elles ne sont pas évaluées dans ces circonstances

- L'administration d'une chimiothérapie antérieure ne paraît pas en elle-même faire courir de risque de malformation ou carcinogénèse anormale à une future descendance.

De la même manière, en cas de tumeur HER2 + un traitement par trastuzumab est indiqué pendant un an pour toutes tumeur infiltrante de plus d'1 cm : on ne connaît pas le risque encouru par une grossesse pendant cette période d'où la nécessité d'une contraception pendant cette période.

Avant la ménopause l'hormonothérapie de référence des patientes RO+ reste le tamoxifène, molécule potentiellement tératogène ; elle ne doit donc pas être prescrite sans contraception ; en cas de tumeur hormonosensible, les résultats rétrospectifs de la suppression de la fonction ovarienne amènent encore à tester l'intérêt des agonistes de la GnRH pendant 2 à 5 ans, ce qui certes tient lieu de contraception mais retarde d'autant la possibilité d'une grossesse ultérieure.

Cette grossesse est-elle à risque ?

Dans la plupart des séries de la littérature, le délai entre la date du cancer et la date de la première conception est inférieure au délai de 3 à 5 ans, considéré classiquement comme raisonnable. Dans la série de Véra PETERS, 50 % des patientes ont eu leur grossesse dans un délai inférieur à 1 an et 25 % dans un délai inférieur à 6 mois.

L'existence d'un cancer du sein antérieur à la grossesse n'a eu dans aucune publication, et dans la notre, de retentissement particulier sur cette grossesse. Le faible pourcentage de rechute est à relier aux critères de sélection retenus : la grossesse n'a généralement été possible et autorisée que parce qu'il s'agissait de femmes ayant franchi sans rechute une période critique de quelques années.

Les résultats de la littérature [2, 21, 24, 25, 26] concernant la survie sont répertoriés dans le tableau 2 ; les survies sont généralement bonnes lorsqu'il s'agit de cancers sans atteinte ganglionnaire mais on retrouve les 50 % de rechutes dès que celle-ci est présente.

Outre l'étude française, plusieurs études cas-témoins ont été publiées [27, 28, 29, 30] : dans aucune d'entre elles les courbes de survie des patientes ayant

Tableau II :
Grossesses succédant à un cancer du sein. Survie à 10 ans à partir de la 1re grossesse.

	Total %	Ptes N– %	Ptes N+ %
Clark	60	73	63
Harvey		80	79
Mignot	71	90	53
Ribeiro	58	64	26
Sankila	92	96	79

présenté une grossesse succédant à un cancer du sein ne diffèrent de celle des témoins sans grossesse. Bien que les séries soient toutes de moins de 100 patientes, il ne semble donc exister aucune influence néfaste de la grossesse sur le pronostic du cancer du sein antérieurement traité.

Enfin une étude américaine récente [31] a identifié, à partir de 3 registres, 438 femmes de moins de 45 ans ayant eu une grossesse après traitement d'un cancer du sein ; en comparaison d'un groupe de 2 775 femmes appariées sans grossesse, celles ayant eu une grossesse 10 mois et plus après le cancer du sein ont un meilleur pronostic.

Ces résultats plutôt rassurants ne permettent pas une totale certitude, d'où la nécessité d'observatoires prospectifs, ce qui se met en place dans plusieurs pays.

Attitude pratique

La grossesse ne semble pas influer sur le pronostic d'un cancer antérieurement traité, et l'interruption de cette grossesse ne semble pas améliorer ce pronostic.

S'il s'agit d'un cancer de bon pronostic (carcinome in situ, carcinome micro invasif, carcinome infiltrant de bas grade sans atteinte ganglionnaire), la survie après grossesse ultérieure est excellente, quel que soit le délai entre le traitement du cancer et la conception ; il n'y a pas de raison de déconseiller a priori cette grossesse ni d'imposer un délai.

S'il s'agit d'un cancer de moins bon pronostic, notamment s'il existe une atteinte ganglionnaire ou des signes d'évolutivité, le pronostic n'est pas modifié par la grossesse mais il reste péjoratif (50 % de rechute à 10 ans). Il semble donc raisonnable de conseiller aux femmes d'attendre une période de 2 à 3 ans après traitement du cancer. Ce délai est souvent imposé par le traitement médical complémentaire le plus souvent indiqué dans cette situation.

Enfin, soulignons une nouvelle fois que cette grossesse doit être désirée et qu'une contraception, autre que les oestroprogestatifs, doit être proposée dès le diagnostic de cancer du sein. ■

BIBLIOGRAPHIE

[1] GWYN K., THERIAULT R., Breast cancer during pregnancy. *Oncology* 2001; 15:39.

[2] RIBEIRO G., JONES D.A., JONTS M.: Carcinoma of the breast associated with pregnancy. *Br. J. Surg.* 1986; 73: 607-609.

[3] NICKLAS A.H., BAKER M.E., Imaging strategies in the pregnant cancer patient. *Semin Oncol* 2000; 27:623.

[4] ISHIDA T., YOKOE T., KASUMI F. *et al.* Clinicopathologic characteristics and prognosis of breast cancer patients associated with pregnancy and lactation: analysis of case–control study in Japan. Jpn J Cancer Res 1992; 83: 1143-1149.

[5] BERRY D.L., THERIAULT R.L., HOLMES F.A. *et al.* Management of breast cancer during pregnancy using a standardized protocol. *J Clin Oncol* 1999; 17: 855-861.

[6] MIDDLETON L.P., AMIN M., GWYN K. *et al.* Breast carcinoma in pregnant women: assessment of clinicopathologic and immunohistochemical features. *Cancer* 2003; 98: 1055-1060.

[7] BONNIER P., ROMAIN S., DILHUYDY J.M. *et al.* Influence of pregnancy on the outcome of breast cancer: a case–control study. Societe Francaise de Senologie et de Pathologie Mammaire Study Group. *Int J Cancer* 1997; 72: 720-727.

[8] ZEMLICKIS D., LISHNER M., DEGENDORFER P. *et al.* Maternal and fetal outcome after breast cancer in pregnancy. *Am J Obstet Gynecol* 1992; 166: 781-787.

[9] AZIZ S., PERVEZ S., KHAN S. *et al.* Case control study of novel prognostic markers and disease outcome in pregnancy/lactation-associated breast carcinoma. *Pathol Res Pract* 2003; 199: 15-21.

[10] Elledge R.M., Ciocca D.R., Langone G., McGuire W.L., Estrogen receptor, progesterone receptor, and HER-2/neu protein in breast cancers from pregnant patients. *Cancer* 1993; 71: 2499-2506.

[11] Peters M.V.: The effect of pregnancy in breast cancer. In Prognostic factors in breast cancer, Ed Forrest and Kunkler, London 1968: 65-80.

[12] Bonnier P., Romain S., Dilhuydi J.M., Bonichon F., Martin .PM., Piana L. Influence of pregnancy on the outcome of brest cancer : a case-control study .Société Française de Sénologie et de Pathologie Mammaire. Study Group. *Int. J Cancer* 1997; 72: 720-727.

[13] Woo J.C., Yu T., Hurd T.C., Breast cancer in pregnancy: a literature review. *Arch Surg* 2003; 138:91.

[14] Doll D.C., Ringesberg Q.S., Yarbro J.W.: Antineoplastic agents and pregnancy. *Sem. Oncol.* 1989; 16: 337-346.

[15] Sutclife S.B.: Treatment of neoplastic disease during pregnancy: maternal and foetal effect. *Clin. and Invest. Med.* 1985; 8: 33-338.

[16] Gadducci A., Cosio S., Fanucchi A., Nardini V., Roncella M., Conte P.F., Genazzani A.R., Chemotherapy with epirubicin and paclitaxel for breast cancer during pregnancy: case report and review of the literature Anticancer Res. 2003 Nov-Dec; 23(6D): 5225-9.

[17] Middleton L.P., Amin M., Gwyn K. *et al.* Breast carcinoma in pregnant women: assessment of clinicopathologic and immunohistochemical features. *Cancer* 2003; 98: 1055-1060.

[18] Aziz S., Pervez S., Khan S. *et al.* Case control study of novel prognostic markers and disease outcome in pregnancy/lactation-associated breast carcinoma. *Pathol Res Pract* 2003; 199: 15-21.

[19] Elledge R.M., Ciocca D.R., Langone G., McGuire W.L., Estrogen receptor, progesterone receptor, and HER-2/neu protein in breast cancers from pregnant patients. *Cancer* 1993; 71: 2499-2506.

[20] Furr B.J., Valcaccia B., Challis J.R., The effects of Nolvadex (tamoxifen citrate; ICI 46,474) on pregnancy in rabbits. *J Reprod Fertil* 1976; 48: 367-369.

[21] Mignot L., Morvan F., Berdah J., Querleu D., Laurent J.C., Verhaeghe M., Fontai Nt F., Marin J.L., Gorins A., Marty M. : Grossesses après cancer du sein. *Presse Méd.* 1986; 15: 1961-1964.

[22] Geminiani M.L., Petrek J.A.: Pregnancy after breast cancer *JMCC* 1999; 6: 272-276.

[23] Kroman N., Jensen MB, Melbye M., Wolhfart J., Mouridsen H., Should women be advised against pregnancy after breast cancer treatment. *Lancet* 1997; 350: 319-322.

[24] Clark R.M., Chua T. *: Breast cancer and pregnancy.* Clin. Oncol. 1989; 1: 11-18.

[25] Harvey J.C., Rosen P., Asiikari R., Robbins G., Kwne D.: The effect of pregnancy on the prognosis of carcinoma of the breast following radical mastectorny. *Surg. Gynecol. Obstet.* 1981; 153: 723-725.

[26] Sankila R., Heinavara S., Hakulinen T.: Survival of breast cancer patients after subsequent term of pregnancy. *Am. J. Obstet. Gynecol.* 1994; 170: 818-823.

[27] Cooper D.R: Pregnancy subsequent to mastectomy for cancer of the breast Ann.Surg. 1970; 171: 429-433.

[28] Hooleb A.L., Farrow J.H.: Breast cancer and pregnancy. ACTA UICC 1964; 6-7: 1480-1482

[29] Sutton R., Buzdar A.U., Hortobagyi G.N.: Pregnancy and offspring after adjuvant chemotherapy in breast cancer patients Cancer 1990; 65: 847-855.

[30] Von Schoultz E., Johansson H., Wilking N., *et al.:* Influence of prior and subsequent pregnancy on breast cancer prognosis. *Journal of Clinical Oncology* 1995; 13(2): 430-434.

[31] Mueller B.A., Simon M.S., Deapen D., Kamineni A., Malone K.E., Daling J.R.; Childbearing and survival after breast carcinoma in young women. *Cancer.* 2003 Sep 15; 98(6): 1131-40.

[32] Loibl *et al.* Breast Carcinoma during Pregnancy International Recommendations from an Expert Meeting CANCER January 15, 2006 / Volume 106 / Number 2.

LOCALISATIONS MAMMAIRES DES HÉMOPATHIES

Vincent RIBRAG, Patricia PAUTIER

Les localisations mammaires des hémopathies sont rares en dehors des lymphomes primitifs. En dehors de ceux-ci, la plupart des observations de la littérature ne rapportent que des cas isolés, et il s'agit alors le plus souvent d'une localisation parmi d'autres survenant au cours d'une hémopathie diffuse. Il est important de distinguer, pour une prise en charge thérapeutique adéquate, les localisations secondaires des hémopathies malignes de celles des hémopathies primitives mammaires. Ainsi, si toutes les hémopathies peuvent avoir au cours de leur évolution une localisation mammaire révélatrice de la maladie générale (leucémies lymphoïdes et myéloïdes, lymphomes non hodgkiniens, maladies de hodgkin, myélomes, plasmocytomes), seuls les lymphomes, hodgkiniens ou non, peuvent avoir une origine mammaire primitive.

LES LYMPHOMES MAMMAIRES

Il s'agit de l'hémopathie la plus fréquemment retrouvée au niveau mammaire.

Dans une revue de la presse médicale de 1962 [1] on attribue la première description de lymphosarcome du sein à Graüs en 1850 chez une jeune femme de 22 ans. Depuis, de nombreuses publications portant sur un petit nombre de cas font état de ces localisations évoluant parallèlement aux nouvelles descriptions anatomopathologiques.

Bien que les lymphomes soient habituellement considérés comme des tumeurs primitives ganglionnaires ou du tissu lymphoïde, un certain nombre d'entre eux se développent à partir d'autres organes (24 % des 8 767 lymphomes de la série de Freeman sont extraganglionnaires) [2].

INFILTRATION LYMPHOCYTAIRE NON MALIGNE DU SEIN [3]

Le sein normal

Le sein contient normalement très peu de tissu lymphoïde [4, 5]. Des études récentes [5, 6] montrent que les lymphocytes (B et T) et macrophages sont habituellement retrouvés au sein des épithélium lobulaires et canalaires dispersés au sein du stroma spécialisé et de l'épithélium des acinii. L'infiltrat lymphocytaire est plus important pendant la phase lutéale du cycle. Par ailleurs on peut retrouver des agrégats lymphocytaires, parfois centrés autour d'un ou deux vaisseaux sanguins, autour des grands canaux extralobulaires ; il s'agit le plus souvent de cellules T. On retrouve également une infiltration lymphocytaire autour des veinules présentes dans le stroma non spécialisé. Ces agrégats lymphoïdes peuvent être les sites primitifs de développement de ces néoplasies lymphoïdes. Les lymphocytes présents dans le tissu mammaire normal semblent appartenir au tissu lymphoïde associé aux muqueuses (MALT) [7], même si le sein n'est pas régulièrement exposé à des antigènes étrangers ; le taux de lymphocytes augmente de façon importante durant la grossesse et la lactation mais proportionnellement à l'hyperplasie épithéliale, ce qui fait que le ratio entre l'épithélium mammaire et les lymphocytes est inchangé.

Les lymphocytes infiltrant les tumeurs

Comme dans les autres sites tumoraux, il y a des lymphocytes participant à la surveillance immunologique des tumeurs. C'est surtout frappant dans les carcinomes médullaires qui sont associés à un infiltrat lymphocytaire important, majoritairement à lymphocytes T activés (HLA-DR+). C'est parfois le cas dans les carcinomes canalaires infiltrants et c'est alors associé à un pronostic plus péjoratif [8].

La mastopathie diabétique

Les patientes diabétiques insulino dépendantes développent parfois des masses mammaires palpables pouvant ressembler cliniquement à un cancer du sein. L'histologie retrouve des anomalies assez caractéristiques dont un infiltrat lymphocytaire étendu en particulier intra et péri lobulaire, et périvasculaire, et une fibrose stromale importante. Il pourrait s'agir d'une réaction auto-immune mais la pathogénie exacte de ces lésions est inconnue.

LES LYMPHOMES PRIMITIFS DU SEIN

La définition proposée par Wiseman et Liao [9] est adoptée par la plupart des auteurs. Elle regroupe tous les lymphomes ayant une localisation mammaire isolée associée ou non à l'existence de ganglions axillaires homolatéraux (stades I et II de la classification d'An Harbor). Elle nécessite 1) la présence de tissu mammaire et d'infiltrat lymphomateux histologiquement analysables de façon associée sur les coupes, 2) l'absence de diagnostic antérieur de lymphome extramammaire (bilan d'extension négatif : biopsie médullaire, scanners abdominal et thoracique +/– lymphographie). 3) Sont éliminés de la définition les localisations axillaires primitives de lymphome, qui par leur volume entraînent un œdème mammaire par blocage lymphatique. Par contre, l'existence de ganglions axillaires envahis synchrone d'une localisation lymphomateuse mammaire n'exclut pas le diagnostic.

Un lymphome ne peut donc être considéré comme primitif au niveau mammaire qu'après un bilan d'extension soigneux éliminant toute autre localisation.

Les lymphomes primitifs du sein sont des entités rares. L'incidence des lymphomes primitifs mammaires ne correspond qu'à 0,04 - 0,53 % de l'ensemble des tumeurs mammaires malignes (0,04 % pour Decosse [10], 0,12 % pour Mambo [11], 0,14 % pour Hugh [12], 0,18 % pour Talvalkar [13], 0,53 % pour Wiseman [9]). Il s'agit d'une localisation rare aussi bien parmi l'ensemble des lymphomes (0,7 % de l'ensemble des LNH pour Hugh qui retrouve dans sa série de 2 885 lymphomes, 20 cas de localisation mammaire) [12], que parmi les lymphomes extraganglionnaires où ceux-ci représentent environ 2 % [2, 3, 12-14]. Les localisations extraganglionnaires les plus fréquemment retrouvées sont le tractus gastro intestinal, la peau. Les organes les moins fréquemment touchés sont le sein et le testicule.

Présentation clinique

Il s'agit d'une pathologie de la femme, rarement rapportée chez l'homme [6]. Elle peut survenir à tout âge, avec cependant deux pics de fréquence. Un premier chez la femme jeune en âge de procréer, souvent pendant une grossesse ou au cours de l'allaitement ; il s'agit alors souvent de lymphomes de type burkitt, souvent bilatéraux, ayant un pronostic sombre la plupart du temps [15]. Cela représente cependant une minorité des LNH mammaires, plus fréquents en Afrique que dans les pays industrialisés. Le second pic de fréquence est plus important (environ 85 % des cas), de pronostic plus favorable, grossièrement superposable à l'âge moyen de survenue des adénocarcinomes, entre 50 et 60 ans.

Les circonstances de découverte sont identiques à celles des adénocarcinomes. Dans la grande majorité des cas, il s'agit de la découverte d'une masse mammaire indolore avec ou sans signe inflammatoire, ou plus rarement d'une découverte mammographique.

L'aspect clinique est, en règle générale, celui d'une tumeur maligne dont rien ne permet de distinguer la nature histologique. Il s'agit le plus souvent d'une masse, parfois plurinodulaire du sein. Aucune caractéristique clinique n'est rapportée clairement. La plupart des auteurs décrivent une atteinte prédominante du sein droit [7, 9, 11, 12, 16, 17, 18], mais d'autres séries [6] retrouvent une prédominance du sein gauche. Une atteinte bilatérale a été rapportée fréquemment par certains auteurs [9, 12, 13, 18-21] dans les anciennes séries surtout (de 5 à 25 %), mais elle est en fait rarement initiale. Il existe par contre une fréquence élevée de rechutes controlatérales [6]. La bilatéralité est cependant fréquente dans la forme particulière de lymphome de Burkitt de la femme jeune [15, 2] qui se présente alors, rarement de façon primitive, sous la forme de volumineuses masses mammaires bilatérales augmentant rapidement de volume avec une maladie rapidement généralisée et évolutive (avec une fréquence particulière des localisations neuroméningées et ovariennes).

La tumeur, de taille variable, est souvent plus volumineuse que dans l'adénocarcinome et peut parfois occuper tout le sein. Elle peut (rarement) adhérer au plan profond pectoral, plus souvent au plan cutané qui peut prendre un aspect inflammatoire ou rétracté (capiton), voire envahi avec nodules de perméation. Il peut également y avoir une rétraction du mamelon. Des adénopathies axillaires sont détectées dans à peu près la moitié des cas, mais selon André *et coll.* [19], il n'y a pas de rapport entre l'aspect clinique de ces adénopathies et leur envahissement par le lymphome. De volumineuses adénopathies peuvent être strictement inflammatoires, et à l'inverse il peut y avoir une atteinte lymphomateuse de petits ganglions cliniquement non perçus. Selon André environ 1/5 des LM primitifs mammaires s'accompagnent d'une atteinte histologique axillaire homolatérale.

L'aspect radiologique

Il existe souvent une discordance entre l'aspect clinique évocateur de malignité et l'aspect mammographique [22]. En effet on retrouve souvent un ou plusieurs nodules pouvant prendre un faux aspect bénin avec des contours bien limités, arrondis ou polycycliques, de densité homogène (simulant un kyste, un fibroadénome, ou une tumeur phyllode). Parfois, l'aspect est plus franchement pathologique avec un nodule à contours flous, l'existence d'une adhérence à la peau ou d'un épaississement cutané. Il n'y a jamais d'opacités stellaires ni de microcalcifications suspectes.

Diagnostic histologique

La cytoponction évoque souvent le diagnostic devant la présence de lymphocytes anormaux mais ne permet pas d'affirmer celui-ci. La drill-biopsie ou le tru-cut sont souvent insuffisants pour affirmer le diagnostic en raison de l'exiguïté du prélèvement tumoral (il existe parfois un infiltrat lymphoplasmocytaire, histiocytaire péricanalaire ou lobulaire rendant l'interprétation difficile). Il est donc nécessaire d'avoir un prélèvement large afin de pouvoir examiner l'architecture de la prolifération, de réaliser le typage immunologique de la tumeur [19].

Le diagnostic sur prélèvement congelé est parfois difficile [18]. Le prélèvement à l'aiguille fine (aspiration), couplé à une cytométrie de flux pourrait être intéressant mais est en cours d'exploration et ne doit pas faire actuellement éliminer un prélèvement histologique [23, 24].

Type histologique

La rareté des lymphomes mammaires, l'utilisation de différentes classifications par les auteurs actuellement et au cours des décennies, l'utilisation variable des techniques immunologiques, rendent les comparaisons entre études difficiles.

Le lymphome mammaire n'offre aucune particularité histologique spécifique de cette localisation. Les cellules tumorales infiltrent de manière dense et uniforme le tissu mammaire, détruisant l'architecture mammaire normale, sans tissu glandulaire résiduel. Alors que la tumeur apparaît grossièrement bien circonscrite, les cellules lymphomateuses infiltrent irrégulièrement le parenchyme à la périphérie de la masse, jusqu'à une distance variable. Un infiltrat lymphoïde réactionnel composé essentiellement de petits lymphocytes est souvent présent au pourtour de la lésion [1]. Des centres germinatifs sont parfois retrouvés au sein de cet infiltrat réactionnel. Dans un petit nombre de cas, il y a un infiltrat inhabituel de cellules lymphomateuses au sein des ductules et acini, avec infiltrations des cellules épithéliales, avec regroupement de ces cellules dans le lumen, pouvant simuler un carcinome lobulaire. Le marquage par un anticorps antikératine permet de distinguer les cellules lymphomateuses de la composante épithéliale résiduelle. L'accessibilité à des prélèvements tissulaires en congélation peut être d'un intérêt diagnostique en particulier dans les formes de diagnostic difficile entre la bénignité et la malignité ou la cytogénétique et la biologie moléculaire peuvent être particulièrement précieuses en montrant l'existence d'une prolifération lymphocytaire monoclonale avec des anomalies cytogénétiques.

Lymphome de Hodgkin

Le lymphome de hodgkin est exceptionnellement primitivement mammaire. Kückens aurait rapporté le premier cas de maladie de Hodgkin avec atteinte mammaire en 1928 [1]. Depuis une dizaine de cas ont été rapportés jusqu'en 1960. Trois cas ont été récemment rapportés [1, 19, 25] : il s'agit toujours d'un sous-type scléro-nodulaire (le plus fréquemment représenté dans cette pathologie).

Lymphomes non hodgkiniens

Initialement englobée dans la large dénomination des lymphosarcomes, la classification des lymphomes s'est beaucoup modifiée au cours des décennies. La maladie de Hodkin a été individualisée rapidement (1902). La première classification, purement morphologique des lymphomes non hodgkiniens a été élaborée par Rappaport [25] en 1956 et a été utilisée pendant une quinzaine d'années. Puis, l'amélioration des techniques cytologiques, anatomo-pathologiques, l'apport de l'immunologie ont conduit à proposer de nouvelles classifications (Lukes-Collins, Dorfman, Kiel-Lennert, Formulation internationale à usage clinique). Les deux classifications les plus utilisées dans la littérature récente sont la Formulation internationale à usage clinique (1981) [26] et la classification de Kiel Lennert (1978, actualisée en 1988) [27]. Ces anciennes classifications méritent d'être mentionnées du fait de leur utilisation dans les séries anciennes de lymphomes mammaires. La plus récente classification REAL des syndromes lymphoprolifératifs (1994) présente l'avantage de classer les lymphomes comme des entités clinicopathologiques [28]. Par ailleurs, elle inclut des entités nouvelles comme le lymphome du MALT et d'autres qui n'étaient pas individualisés auparavant [29]. Cette classification a permis de proposer maintenant une nouvelle classification internationale OMS internationale qui repose en grande partie sur les avancées déjà présentes dans la classification REAL [30].

Tous les sous-types histologiques de lymphomes ont été décrits dans les lymphomes du sein primitifs ou secondaires. Mattia *et al.* [7] ont regroupé les différentes séries les plus récentes et rapportent les sous-types histologiques que l'on rencontre le plus souvent dans chaque classification (n = 207). Dans les séries utilisant la classification de Rappaport, les lymphomes diffus histiocytiques sont les plus fréquents. Pour celles utilisant la formulation internationale (n = 143), 14 % des lymphomes sont de type folliculaire, 74 % sont diffus dont environ la moitié diffus à grandes cellules, sous classe la plus représentée (46 %). Dans la classification de Kiel (n = 118), 42 % des lymphomes sont de type centroblastique centrocytique, et 36 % de type centroblastique.

Lors de ces dernières années, le nombre de cas décrits de LNH de bas grade ou plus communément appelés indolents actuellement a légèrement augmenté, mais les lymphomes agressifs restent les plus fréquents. Ceci est dû à l'amélioration des techniques d'immunohistochimie de cytogénétique et de biologie moléculaire. En effet, certaines lésions lymphoïdes dont l'aspect cytologique n'était pas particulièrement atypique étaient souvent classés dans le groupe des « pseudolymphomes ». On peut actuellement démontrer, grâce aux techniques d'immunophénotypage et de biologie moléculaire voire de cytogénétique, leur monoclonalité et donc leur appartenance au groupe des LNH. La plupart de ces pseudo lymphomes sont maintenant reconnus comme entrant dans le cadre des lymphomes malins de type MALT. C'est en 1983 qu'Isaacson a décrit ces lymphomes développés à partir du tissu lymphoïde associé aux muqueuses au niveau du tractus intestinal (essentiellement l'estomac), des poumons, des glandes salivaires, de la thyroïde [29]. Plus récemment ils ont été décrits au niveau thymique, trachéal, rénal, prostatique, cutané et mammaire (première description d'un LNH du MALT au niveau mammaire par Lamovec et Jancar en 1987). Le diagnostic repose sur des caractéristiques cliniques (souvent localisé au moment du diagnostic, reste longtemps localisé, rechute dans d'autres sites muqueux), morphologiques (contiennent des lymphocytes bien différenciés, des plasmocytes, des follicules), et immunophénotypiques. La fréquence des lymphomes du MALT de bas grade varie de 0 à 44 % selon les séries [7, 16, 20, 21, 31-34].

Dans les séries les plus récentes, La grande majorité des lymphomes mammaires primitifs sont des lymphomes B diffus à grandes cellules, les lymphomes du MALT étant l'entité la plus fréquente de lymphomes indolents [31-34]. Les autres lymphomes sont exceptionnels et composés essentiellement de lymphomes folliculaires et de lymphomes de Burkitt.

Immunohistochimie

La grande majorité des lymphomes est d'immunotype B. Sur la série de la littérature rapportée par Mattia [7] (n = 91), la proportion de lymphomes B est supérieure à 90 %. De rares cas de lymphomes T (essentiellement lymphomblastiques) ont été rapportés [16, 20]. La plupart des lymphomes B ont un typage positif pour une IgM, parfois une IgA. Les chaînes légères kappa et lambda sont retrouvées à une fréquence variable selon les auteurs. L'étude de l'expression du CD20 est nécessaire pour la prise en charge thérapeutique (utilisation d'anticorps monoclonal anti CD20).

Diagnostic différentiel

Carcinome canalaire infiltrant

Le diagnostic de lymphome mammaire était parfois difficile avant les techniques d'immunohistochimie. À l'extemporanée, plusieurs aspects morphologiques peuvent à tort évoquer un carcinome canalaire infiltrant atypique (polymorphisme important des cellules avec anisonucléose des LNH mixtes à petites et grandes cellules, cytoplasmes de grande taille des LNH à différenciation plasmocytaire, ou encore un stroma fibreux modéré simulant parfois une architecture alvéolaire). La positivité de l'anticorps antikératine rétablit en général le diagnostic.

Carcinome médullaire

Un aspect homogène sur tranche de section de couleur blanche ou rosée, un envahissement le long des canaux et lobules en périphérie simulant des structures peuvent évoquer un carcinome médullaire en extemporanée.

Inflammation chronique sévère

Certains lymphomes de bas grade de malignité (comme certains LNH de type MALT), ont morphologiquement peu de critères morphologiques de malignité. L'étude immunophénotypique permet alors d'établir le diagnostic.

Sarcomes granulocytaires

Il s'agit là d'une localisation mammaire d'une prolifération myéloïde primitive.

L'immunophénotype permet maintenant d'en faire le diagnostic sur l'expression de marqueur myéloïdes au niveau de la prolifération maligne.

Traitement

Compte tenu de la rareté des lymphomes primitifs du sein, des différences évolutives en fonction des types histologiques, les études prospectives randomisées permettant de tester spécifiquement des approches thérapeutiques s'avèrent probablement impossibles à réaliser. Chaque série rapporte peu de cas, de façon rétrospective, sur de longues périodes.

Il est actuellement recommandé de traiter les lymphomes du sein selon le même schéma que ceux qui sont proposés aux autres lymphomes localisés, en tenant compte de l'âge, des facteurs pronostics habituels et du type histologique. Ainsi pour les lymphomes indolents, le traitement local peut jouer un rôle important : radiothérapie seule, association chirurgie (peu étendue) radiothérapie, ou chirurgie seule (qui peut être proposée dans les LNH de type MALT à petites cellules), et/ou une chimiothérapie peu agressive (monochimiothérapie type chlorambucil) [34]. L'utilisation d'anticorps monoclonaux en combinaison à la chimiothérapie est actuellement testée dans les lymphomes du MALT et pourrait éventuellement permettre d'obtenir une efficacité supérieure à la chimiothérapie seule, hypothèse qui reste à confirmer. Les gestes chirurgicaux larges (mastectomie, curages ganglionnaires étendus) n'ont pas montré d'intérêt par rapport à une radiothérapie seule ou une radiothérapie seule après chirurgie limitée.

Pour les LNH agressifs, des études ont montré que l'association d'une polychimiothérapie associée ou non à une radiothérapie locale pour les lymphomes localisés (stades I-II) augmente la survie de façon significative. Cette attitude semble la plus adaptée, au regard des dernières séries de LNH localisés publiées (Tondini 1993, 4 à 6+ cycles de CHOP avec rituximab dans le cas des lymphomes B, plus radiothérapie locale 40 grays) [31-35]. Les résultats actuels avec ces traitements classiques des lymphomes montrent néanmoins des résultats qui semblent moins bons que ceux obtenus habituellement dans les lymphomes ganglionnaires localisés. En effet, les survies obtenues avec des schémas de type CHOP retrouvent des survies de l'ordre de 50 % à 5 ans [31-33]. Une des particularités des lymphomes agressifs B mammaires primitifs sont l'existence de rechutes controlatérales et du système nerveux central (SNC), ce qui rend justifiée l'utilisation d'une prophylaxie au niveau du SNC. Cette fréquence anormale de récidive du SNC pourrait en partie expliquer le pronostic plus défavorable de ces lymphomes. Les traitements actuels associant le rituximab au polychimiothérapie de type CHOP ont montré leur supériorité dans les lymphomes B à grandes cellules ganglionnaires et doivent certainement être proposés au lymphome B à grandes cellules primitif du sein sans qu'une étude spécifique n'ait été faite pour cette présentation extraganglionnaire [36].

Pour les lymphomes de Burkitt le traitement de type COPADEM pourrait donner des résultats supérieurs au CHOP comme cela est le cas pour les Burkitt non primitivement mammaires [37].

Pronostic

La survie des lymphomes mammaires primitifs est difficile à établir compte tenu des petites séries rapportées. Comme mentionnés précédemment, les lymphomes B à grandes cellules primitifs du sein semblent avoir un pronostic plus défavorable que les lymphomes de même stade mais ganglionnaires primitifs. Les séries de la littérature ne permettent pas d'évaluer précisément si l'index pronostic international utilisé dans les lymphomes agressifs soit utile dans ces lymphomes. L'hétérogénéité concernant le traitement des patients ainsi que l'association dans les séries de différentes entités histologiques rend l'étude de facteurs pronostics très difficiles. Cependant, le stade clinique et le grade histologique semblent être des facteurs pronostics importants [18]. Ainsi, les tumeurs de bas grade de malignité ont, comme pour les autres localisations de lymphome, une survie supérieure aux lymphomes agressifs en particulier les LNH de type MALT. Parmi les tumeurs de haut grade, les lymphomes de type Burkitt ont un pronostic défavorable avec une survie souvent inférieure à 1 an lorsqu'ils sont traités avec des chimiothérapies de type CHOP [15].

LYMPHOMES MAMMAIRES SECONDAIRES

Ils représentent l'étiologie la plus fréquente des métastases mammaires de cancer [38]. Il peut s'agir de la localisation mammaire isolée d'une rechute d'un lymphome ganglionnaire ou extraganglionnaire d'un autre site, ou d'une localisation parmi d'autres d'un LNH de stade avancé. Ils doivent être reconnus par un bilan d'extension soigneux comprenant un scanner thoraco-médiastinal, un scanner abdomino-pelvien +/– lymphographie, une biopsie médullaire pour l'ensemble des lymphomes, associé à d'autres explorations pour certains sous-types histologiques (ponction lombaire, médullogramme pour les lymphomes lymphoblastiques par exemple, fibroscopie gastrique +/– bronchique dans les lymphomes de type MALT).

Le type histologique le plus fréquent est, comme pour les primitifs, le type diffus à grandes cellules de la classification OMS, ou centroblastique de la classification de Kiel. La grande majorité (> 90 %) sont de type B. Il n'y a pas de caractéristiques clinique, radiologique, histologique permettant de les distinguer des autres tumeurs mammaires [16]. La prise en charge thérapeutique est celle des LNH de stade III et IV, dépendant du type histologique et de l'âge.

LOCALISATIONS MAMMAIRES DES LEUCÉMIES

Les localisations mammaires des leucémies aiguës (LA) sont particulièrement rares. C'est en 1912 que McWilliams rapporte le premier cas de localisation mammaire chez une patiente atteinte d'une leucémie aiguë lymphoblastique (LAL) [39]. Une jeune fille de 33 ans présente une masse mammaire droite composée de grandes cellules lymphoïdes ; 5 mois plus tard elle présente une masse mammaire gauche et 90 % de cellules lymphoïdes circulantes. D'autres cas sont décrits ponctuellement dans la littérature depuis.

L'atteinte mammaire peut survenir d'emblée, comme mode de présentation de la leucémie (3 cas sur 5 cas décrits pour Geelhoed [40]) et l'on peut passer à côté du diagnostic si il n'existe pas de blastes circulants (blastose médullaire uniquement), ou être révélatrices d'une rechute (2 cas sur 5) avant même la rechute médullaire. L'étude cytologique soigneuse, associée au médullogramme sont particulièrement importants alors. Enfin, elles peuvent être concomitantes à la maladie générale, et le diagnostic est alors plus facile à porter. Il peut s'agir de leucémies aiguës lymphoblastiques (LAL) ou myéloblastiques (LAM). Il semble que les LAM soient plus souvent le siège d'une localisation mammaire (9 cas sur 11 retrouvés dans une revue de la littérature par Geelhoed [40-41], reflétant les différences d'incidence de ces deux types de leucémies chez la femme adulte. Dans 9 cas sur 11 il s'agissait de femmes en âge de procréer.

C'est une localisation cliniquement peu fréquente des LA. Il existe par contre un envahissement microscopique beaucoup plus fréquent que ne le laisse présager la clinique, puisque une étude menée par Sandison [38], sur 17 prélèvements mammaires autopsiques de LAL et LAM retrouve une infiltration microscopique par les cellules leucémiques dans 3 cas sur 6 chez les femmes et 5 cas sur 11 hommes ; résultats comparables à l'envahissement microscopique des autres organes par les cellules leucémiques.

La présentation, lorsqu'il existe une atteinte clinique, peut être unie ou bilatérale. Il peut s'agir d'une masse mammaire mimant un adénocarcinome en dehors du contexte leucémique, ou d'un envahissement massif avec signes inflammatoires locaux. Les caractéristiques mammographiques ne sont pas décrites dans la littérature.

Le traitement des localisations mammaires des leucémies est général, inclut dans le traitement de la leucémie (polychimiothérapie). L'atteinte mammaire ne semble pas avoir valeur de facteur pronostic dans les LA [40].

AUTRES HÉMOPATHIES

D'autres hémopathies peuvent présenter exceptionnellement une localisation mammaire. La plupart du temps il s'agit de localisations survenant au cours de l'évolution d'une maladie générale, ne posant pas de problème diagnostique. Mais il faut cependant connaître la possibilité de localisation de ces hémopathies lorsqu'elles représentent le mode de révélation de la maladie.

Ainsi André *et coll.* décrivent un cas de maladie de Waldenström à localisation mammaire [19] chez une femme de 35 ans. Sont décrits également des localisations mammaires de myélome multiple [42] ou des plasmocytomes à localisation mammaire [43]. ■

BIBLIOGRAPHIE

[1] SEILLE G, CHOME J, GOLDRACH C, *et coll.* Localisations mammaires des hémopathies malignes. *Press Med* 1962 ; 70 : 2771-2774 ; 2821-2822.

[2] FREEMANC, BERG JW, CUTLER SJ. Occurrence and prognosis of extranodal lymphomas. *Cancer* 1972; 29: 252-260.

[3] BROGI E, HARRIS NL. Lymphomas of the breast: pathology and clinical behavior. *Semin Oncol* 1999; 26: 357-364.

[4] FERGUSON DJP. Intraepithelial lymphocytes and macrophages in the normal breast. *Virchows Arch* (A) 1985; 407: 369-378.

[5] KOERNER FC, MATTIA AR. mammary lymphoid tissue: a unique component of the mucosal immune system; in Fechner RE, Rosen PP (eds): Anatomic Pathology, vol. 1. Chicago, IL, American Society of Clinical Pathologists 1996, pp. 53-67.

[6] DAO AH., ADKINS RB., GRICK AD. Malignant lymphoma of the breast. A review of 13 cases. *Am Surgeon* 1992; 58: 792-796.

[7] MATTIA AR, FERRY JA, HARRIS NL. Breast lymphoma. A B-Cell spectrum including the low grade B-Cell Lymphoma of mucosa associated lymphoid tissue. AJ. Surg Pathol 1993; 17: 574-587.

[8] YAZAWA T, KAMMA H, OGATA T.: frequent expression of HLA-DR antigen in medullary carcinoma of the breast. *Appl Immunohistochem* 1993; 4: 289-296.

[9] WISEMAN C, LIAO KT. Primary lymphomas of the breast. *Cancer* 1972; 29: 1705-1712.

[10] DECOSSE J, BERG J, FRACCHIA A *et al.* Primary lymphosarcoma of the breast. A review of 14 cases. *Cancer* 1962, 15: 1264-1268.

[11] MAMBO NC, BURKE JS, BUTLER JJ. Primary malignant lymphomas of the breast. *Cancer* 1977; 39: 2033-2040.

[12] Hugh JC, Jackson FI, Hanson J, et al. Primary breast lymphoma. An immunohistologic study of 20 new cases. *Cancer* 1990; 66: 2602-2611

[13] HA CS, DUBEY P, GOYAL LK, *et al.* Localized primary non-Hogkin lymphoma of the breast. *Am. J. Clin. Oncol.* 1998; 21: 376-380.

[14] TOPALOVSKI M, CRISAN D, MATTSON JC. Lymphoma of the breast. A clinicopathologic study or primary and secondary cases. *Arch. Pathol. Lab. Med.* 1999; 123: 1208-1218.

[15] MAMBO NC, ARMITAGE JO, FEAGLER JR, *et al.* Burkitt's lymphoma during pregnancy with bilateral breast involvement. *JAMA* 1977, 237, 151.

[16] COHEN PL, BROOKS JJ. Lymphomas of the breast. A clinicopathologic and immunohistochemical study of primary and secondary cases. *Cancer* 1991; 67: 1359-1369.

[17] LAMOVEC J, JANCAR J. Primary malignant lymphoma of th breast. *Cancer* 1987; 60: 3033-3041.

[18] GIARDINI R, PICCOLO C, RILKE F. Primary non-Hodgkin's lymphoma of the female breast. *Cancer* 1992; 69: 725-735.

[19] ANDRE JM, CONTESSO G, CAILLOU B, *et al.* Lymphomes malins et autres hématosarcomes à localisation mammaire initiale. *Bull Cancer* 1983 ; 70 : 401-409.

[20] ARBER DA, SIMPSON JF, WEISS LM, *et al.* Non-Hodgkin's lymphoma involving the breast. *Am j Surg Pathol* 1994; 18: 288-295.

[21] BOBROW LG, RICHARDS MA, HAPPERFIELD LC, *et al.* Breast lymphomas. *Hum Pathol* 1994;24: 274-278.

[22] MEYER JE, KOPANS DB, LONG JC. Mammographie apparence of malignant lymphomas of the breast. *Radiology* 1980;135: 623-626.

[23] PUTTAGUNTA L, HARRIS NL, PITMAN MB. The diagnosis of marginal zone lymphoma by fine needle aspiration: A comparative analysis. *Mod Pathol* 1998; 11: 229(abst).

[24] DONG NY, HARRIS NL, PREFFER F, *et al.* Practical value of fine needle aspirate biopsy and flow cytometry in the diagnosis and classification of malignant lymphoma. *Mod Pathol* 1998;11:199(abst).

[25] RAPPAPORT H. Tumors of the hematopoietic system. In : Atlas of tumor pathology, section III, fasc. 8. Waschington DC US Armed Forces Institute of Pathology 1966: 97-161.

[26] The non Hodgkin's lymphomas pathologic classification project. National Cancer Institute sponsored study of classifications of non Hodgkin's lymphomas. *Cancer* 1982; 49: 2112-2135.

[27] STANSFELD AG, DIEBOLD J, KAPANCI Y, *et al.* Updated Kiel classificatopn for lymphomas. *Lancet* 1988; 1: 293-294.

[28] HARRIS NL, JAFFE ES, STEIN H, *et al.* A revised European-American classification of lymphoid neoplasms : a proposal from the International Lymphoma Study Group. Blood 1994; 84: 1361-1392.

[29] ISAACSON PG, SPENCER J. Malignant lymphoma of mucosa-associated lulymphoid tissue. *Histopathology* 1987; 11: 445-462.

[30] JAFFE ES, HARRIS NL, STEIN H, *et al.* WHO classification of tumours: Pathology and genetics of tumours of haematopoietic and lymphoid tissues. *IARC Press*, Lyon, 2001.

[31] RYAN GF, ROOS DR, SEYMOUR JF. Primary non-Hodgkin's lymphoma of the breast : retrospective analysis of prognosis and patterns of failure in two Australian centers. *Clin Lymphoma Myeloma*. 2006; 6: 337-41.

[32] FRUCHART C, DENOUX Y, CHASLE J, *et al.* High grade primary breast lymphoma: is it a different clinical entity? 1Breast Cancer Res *Treat*. 2005; 93: 191-8.

[33] RIBRAG V, BIDEAU F, EL WESHI A, *et al.* Primary breast lymphoma: a report of 20 cases. *Br J Haematol.* 2001; 115: 253-6.

[34] GHOLAM D, BIDEAU F, EL WESHI A, *et al.* Primary breast lymphoma. *Leuk Lymphoma.* 2003; 44: 1173-8.

[35] TONDINI C, ZANINI M, LOMBARDI F, *et al.* Combined modality treatment with primary CHOP chemotherapy followed by locoregional irradiation in stage I or II histologically aggressive non-Hodgkin's lymphomas. *J Clin Oncol* 1993; 11: 720-725.

[36] FEUGIER P, VAN HOOF A, SEBBAN C, *et al.* Long-term results of the R-CHOP study in the treatment of elderly patients with diffuse large B-cell lymphoma: a study by the Groupe d'Étude des Lymphomes de l'Adulte. 1: *J Clin Oncol.* 2005; 23: 4117-26.

[37] DIVINE M, CASASSUS P, KOSCIELNY S, *et al.* Burkitt lymphoma in adults: a prospective study of 72 patients treated with an adapted pediatric LMB protocol. *Ann Oncol.* 2005; 16: 1928-35.

[38] SANDISON AT. Metastatic tumors in the breast. *Br J Surg* 1959; 47: 54-58.

[39] MC WILLIAMS CA, HANES FM. Leukemic tumors of the breast mistaken for lymphosarcoma. *Am J Med Sci* 1912; 14: 518-525.

[40] GEEELHOED GW, GRAFF KS. DUTTERA MJ., *et al.* Acute leukemia presenting as a breast mass. *JAMA* 1973; 223: 1488-1489.

[41] KENNEDY DJ, BORNSTEIN R, BRUNNING D, *et al.* Breast involvement in acute lymphatic leukemia. *Cancer* 1970; 25: 693-697.

[42] ROSENBERG BM, ATTIE JN, MANDELBAUM HL. Breast tumor as a representing sign of multiple myeloma. *N Engl J Med* 1963; 269: 359.

[43] PROTOR NBF, RIPPEY JJ, SHULMAN G, *et al.* Extramedullary plasmocytoma of the breast. *J Pathol* 1975; 116: 97-100.

TUMEURS MALIGNES NON ÉPITHÉLIALES PRIMITIVES DU SEIN

M. MARTY, N. BEDAIRIA, M. ESPIÉ, S. GIACCHETTI, A. DE ROQUANCOURT, O. VEROLA

INTRODUCTION

Les tumeurs malignes non épithéliales primitives du sein – dont il est convenu d'exclure les localisations mammaires d'hémopathies et notamment de lymphomes – sont des tumeurs rares (moins de 1 % des tumeurs malignes mammaires). Elles posent des problèmes multiples et complexes : type de la cellule d'origine ; reconnaissance et diagnostic ; appréciation du risque évolutif ; prise en charge optimale.

On en distingue trois groupes, les tumeurs phyllodes, les sarcomes primitifs, les sarcomes iatrogènes le plus souvent considérés comme radio-induits.

ÉPIDÉMIOLOGIE

Les tumeurs malignes non épithéliales primitives du sein représentent moins de 1 % des tumeurs malignes du sein et même pour les statistiques les plus récentes 0,4 % [1]. La quasi-totalité est faite de tumeurs conjonctives ou à composante conjonctive, les plus fréquentes – 60 % – étant les tumeurs phyllodes. En dehors des sarcomes radio-induits, elles surviennent en moyenne dix ans plus tôt que les adénocarcinomes mammaires.

Il n'est pas surprenant du fait de cette rareté que peu de circonstances favorisantes soient connues. Cependant l'incidence des tumeurs phyllodes augmenterait considérablement – plus de 70 fois – chez les porteurs de mutations constitutionnelles de TP53, situation d'autant plus complexe que le risque d'adénocarcinome du sein entre 15 et 29 ans est également augmenté de 6 fois [2] et chez les sujets traités antérieurement pour ostéosarcome [3], ce qui fait évoquer le rôle possible d'autres gènes suppresseurs de tumeur. Ceci est à rapprocher des mutations somatiques de TP53 observées dans les cellules stromales de tumeurs phyllodes malignes [4].

D'ailleurs mêmes ces études épidémiologiques restent nécessairement imprécises du fait de la difficulté de caractérisation des tumeurs phyllodes malignes ou non.

TUMEURS PHYLLODES MALIGNES

DIAGNOSTIC ANATOMOPATHOLOGIQUE ET BIOLOGIQUE

Les tumeurs phyllodes sont des tumeurs fibroépitheliales mammaires. Elles représentent plus de 50 % des tumeurs primitives non épithéliales. Comme les adénofibromes elles sont composées de cellules stromales et de cellules épithéliales, le composant stromale étant plus richement cellulaire que dans les adénofibromes et progressivement plus cellulaire selon la malignité. On les classe histologiquement en tumeurs phyllodes bénignes, à malignité atténuée ou malignes (20-40 % des tumeurs phyllodes) [5] sur la base de la cellularité stromale, des anomalies cyto-nucléaires et en particulier de cellules stromales isolées à noyau en fuseau, des mitoses notamment de la composante stromale fortement associées à l'expression de Ki67 et de la limite stromale ; les formes malignes (1/3) sont elles mêmes classées selon leur grade bas ou élevé [5-13]. La distinction est en fait parfois difficile entre fibroadénomes et tumeurs phyllodes bénignes, à malignité atténuée et même malignes et il n'existe pas de caractère distinctif absolu.

La physiopathogénie même de ces tumeurs reste discutée : l'hypothèse la plus fréquemment retenue est que la composante stromale est la vraie composante tumorale et est monoclonale – après microdissection laser et analyse moléculaire – alors que la composante épithéliale est polyclonale [14]. De même seule la composante stromale présente des anomalies de la régulation du cycle cellulaire croissantes avec le grade tumoral – surexpression de p16INK4A, de la cycline A, de pRb, et de p21waf1 ; mutations et surexpression de p53, surexpression de c-kit [4, 5, 15-20]. De même seules les tumeurs phyllodes ont une amplification du gène codant pour le récepteur du facteur de croissance épithéliale (EGF_R) et ce dans la composante stromale [21, 22]. Cependant quelques études ont retrouvé des chromosomes 1 et 3 soit dans la composante stromale, soit dans la composante épithéliale, soit dans les deux [23] suggérant que les deux composantes puissant être malignes et alors avoir une meme cellule souche tumorale d'origine au vu de la similarité des anomalies des deux composantes [23, 24].

Dans la pratique les marqueurs les plus utiles au diagnostic de tumeur phyllode notamment maligne sont la surexpression de EGF_R, de p53, de c kit et l'élévation de Ki67 étudiées en immunohistochimie dans la composante stromale notamment.

DIAGNOSTIC PRÉOPÉRATOIRE ET SPÉCIFICITÉ

Le diagnostic préopératoire reste imprecis amélioré toutefois par les microbiopsies.

Imagerie des tumeurs phyllodes

L'aspect mammographique n'est pas spécifique même si les images sont en general plus denses que les adénofibromes [25].

La majorité des tumeurs phyllodes examinées en échographie se présentent sous forme de masse lobulée à contours réguliers, hypoéchogène et hétérogène. L'aspect est donc peu caractéristique mais le caractère lobulé doit orienter vers une microbiopsie surtout si le plus grand diamètre dépasse 35-40 mm [26].

L'examen par résonnance magnétique nucléaire avec injection de produit de contraste ne montre pas une image spécifique mais permettrait une meilleure définition des contours tumoraux et partant faciliterait l'option chirurgicale, conservatrice ou radicale [27].

Au total, la taille de l'image arrondie, sa densité mammographique, l'échostructure inhomogène doivent orienter vers une exploration histologique surtout si le diagnostic est évoqué après 40 ans et en l'absence d'antécédents de fibroadénome.

Cytologie, microbiopsies

Les cytoponctions comportent un taux élevé (30-75 %) de faux négatifs et ne permettent pas la distinction avec les fibroadénomes [10, 28-30] sauf peut être dans des equipes très entraînées.

L'expérience des microbiopsies notamment échoguidées reste limitée mais leur spécificité apparaît bien meilleure dès lors qu'un minimum de 3 microbiopsies est réalisé avec une valeur prédictive positive de plus de 90 % [31, 32, 32]. Par contre la classification en tumeurs phyllodes bénignes, à malignité atténuée ou malignes sur des microbiopsies n'a pas été validée.

TRAITEMENT DES TUMEURS PHYLLODES

Il est exclusivement chirurgical dans les formes localisées, les plus fréquentes.

Le traitement conservateur par tumorectomie large sans curage ganglionnaire – l'extension par voie lymphatique est pratiquement inexistante – est parfaitement licite dès lors que des marges saines de plus de 1 cm sont observées. C'est dire qu'il s'applique à des formes de moins de 30-40 mm, les plus fréquentes actuellement [33-37]. Si ces précautions sont respectées, la radiothérapie locale n'a pas de place dans le traitement.

Les autres cas relèvent d'une mastectomie simple, là encore sans curage ganglionnaire. La reconstruction en un temps est possible.

ÉVOLUTION DES TUMEURS PHYLLODES

Les rechutes locales sont le fait de toutes les formes de tumeurs phyllodes et essentiellement en rapport avec des marges de résection insuffisantes. Sinon, la survie sans rechute locale est supérieure à 90 %. Plus de 30 % des rechutes locales ont une malignité plus marquée qu'initialement. En cas de rechute sous forme de tumeur phyllode maligne la probabilité d'évolution métastatique dépasse 50 % [35, 36, 38].

Les évolutions métastatiques essentiellement pulmonaires sont quasi exclusivement le fait des tumeurs phyllodes malignes, notamment de grande taille. Aucune modalité de traitement médical n'a une efficacité avérée et les traitements ciblés dirigés contre EGF_R ou c kit n'ont pas été évalués.

SARCOMES PRIMITIFS DU SEIN

Les sarcomes primitifs du sein surviennent le plus souvent chez des femmes sans antécédents mammaires, mais également après traitement d'un cancer du sein ayant comporté une radiothérapie. Si les sarcomes avec translocation chromosomique sont exceptionnels, presque tous les autres types de sarcomes peuvent s'observer [39], avec une fréquence différente en cas de traitement antérieur pour cancer du sein (tableau I).

DIAGNOSTIC ANATOMOPATHOLOGIQUE ET BIOLOGIQUE

Les sarcomes primaires les plus fréquemment observés sont les angiosarcomes et les histicytofibrosarcomes malins mais presque tous les types de sarcomes ont été décrits [39-41]. Les sarcomes post thérapeutiques sont essentiellement des angiosarcomes et des histicytofibrosarcomes malins ; ils peuvent être multifocaux soit dans le sein, soit dans le squelette et les tissus mous thoraciques irradiés [42, 43].

Ils peuvent être difficiles à différencier des carcinomes métaplasiques à cellules fusiformes également très rares et l'immunohistochimie est ici indispensable. Les sarcomes en effet n'expriment ni cytokératines, ni marqueurs myoépithéliaux (maspine, calponine, S100...) mais souvent la vimentine [44]. Ces sarcomes sont de haut grade histologique dans 60 % des cas [45].

En dehors de ces données histochimiques, il n'existe pratiquement pas de données biologiques décrites.

DIAGNOSTIC PRÉOPÉRATOIRE

Ici encore, du fait de la rareté des sarcomes du sein et de l'évolution des techniques d'imagerie, on ne dispose pas de série homogène.

Tableau I :
Histologie des sarcomes primitifs du sein.

	Primaire	Post-thérapeutique
Histiocytofibrosarcome	Oui	Oui (multifocalité possible)
Angiosarcome	Oui	Oui
Chondro., osteosarcome	Oui	Rares
Leiomyosarcome	Oui	
Liposarcome	Oui	
Sarcome des gaines nerveuses	Oui	
Dermatofibrosarcome protubérans	Oui	
Sarcomes SAI	Oui	

L'aspect est le plus souvent celui d'une masse régulière, arrondie ou ovoïde. Les angiosarcomes étudiés en écho-doppler ou en IRM sont richement vascularisés.

MODALITÉS THÉRAPEUTIQUES, PRONOSTIC

Les seules modalités validées sont chirurgicales. La mastectomie sans curage ganglionnaire s'impose en cas de sarcome radioinduit, de sarcome de grande taille (> 3-4 cm) ou de marges de résection insuffisantes, < 1 cm. Dans les autres cas le traitement conservateur est possible et doit être pesé de façon pluridisciplinaire. L'intérêt d'une radiothérapie du lit opératoire dans ces cas est évoqué mais pas démontré [39, 46].

L'intérêt d'une chimiothérapie adjuvante, et dans ce cas son type, n'est évidemment pas démontré mais doit être discuté dans les formes à haut risque évolutif.

En effet le pronostic reste réservé, en rapport avec le type histologique de sarcome : la survie sans rechute à 10 ans varie entre 28 % et 80 % en fonction des principaux paramètres que sont le type histologique, le grade, la taille tumorale et la résection complète [47].

L'évolution est marquée par les rechutes locales, alors inéluctablement suivies de progression métastatique, et la progression métastatique.

CONCLUSION

Les tumeurs malignes non épithéliales du sein, très rares, continuent de poser des problèmes diagnostiques complexes. Les options thérapeutiques notamment pour les plus graves – les sarcomes – sont encore mal définies et relèvent d'une confrontation des expériences des chirurgiens, anatomopathologistes, oncologues radiothérapeutes et oncologues médicaux. Le domaine des sarcomes cependant évolue rapidement et de nouvelles options thérapeutiques peuvent être proposées en fonction de l'expérience acquise. ■

BIBLIOGRAPHIE

[1] YOUNG JL, JR., WARD KC, WINGO PA, HOWE HL. The incidence of malignant non-carcinomas of the female breast. *Cancer Causes Control* 2004 Apr; 15 (3): 313-9.

[2] BIRCH JM, ALSTON RD, MCNALLY RJ, EVANS DG, KELSEY AM, HARRIS M, EDEN OB, VARLEY JM. Relative frequency and morphology of cancers in carriers of germline TP53 mutations. *Oncogene* 2001 Aug 2; 20 (34): 4621-8.

[3] YONEMOTO T, TATEZAKI S, ISHII T, HAGIWARA Y, INOUE M. Multiple primary cancers in patients with osteosarcoma: influence of anticancer drugs and genetic factors. *Am.J.Clin.Oncol.* 2004 Jun; 27 (3): 220-4.

[4] GATALICA Z, FINKELSTEIN S, LUCIO E, TAWFIK O, PALAZZO J, HIGHTOWER B, EYZAGUIRRE E. p53 protein expression and gene

mutation in phyllodes tumors of the breast. *Pathol.Res.Pract.* 2001; 197 (3): 183-7.

[5] KLEER CG, GIORDANO TJ, BRAUN T, OBERMAN HA. Pathologic, immunohistochemical, and molecular features of benign and malignant phyllodes tumors of the breast. *Mod.Pathol.* 2001 Mar; 14 (3): 185-90.

[6] AIYER HM, JAIN M, THOMAS S, LOGANI KB. Diagnostic stromal histomorphology in fibroepithelial breast lesions: a fresh perspective. Indian J.Pathol.Microbiol. 2000 Jan ; 43 (1) : 5-12.

[7] ALAM I, AWAD ZT, GIVEN HF. Cystosarcoma phyllodes of the breast: a clinicopathological study of 11 cases. *Ir.Med.J.* 2003 Jun; 96 (6): 179-80.

[8] BARWIJUK-MACHALA M, RESZEC J, BALTAZIAK M, MUSIATOWICZ B, CYLWIK J. Proliferating activity in the epithelial and stromal component of fibroadenomas and phyllodes tumours of the breast. *Rocz.Akad.Med.Bialymst.* 2004; 49 Suppl 1:55-7.

[9] BEN HJ, DAMAK T, GAMOUDI A, CHARGUI R, KHOMSI F, MAHJOUB S, SLIMENE M, BEN DT, HECHICHE M, BOUSSEN H, *et al.* Phyllodes tumors of the breast : a case series of 106 patients. *Am.J.Surg. 2006 Aug*; 192 (2): 141-7.

[10] BHATTARAI S, KAPILA K, VERMA K. Phyllodes tumor of the breast. A cytohistologic study of 80 cases. *Acta Cytol.* 2000 Sep; 44 (5): 790-6.

[11] CHUGH R, BAKER L. Nonepithelial malignancies of the breast. *Oncology* (Williston.Park) 2004 May ; 18 (5): 665-73.

[12] KRISHNAMURTHY S, ASHFAQ R, SHIN HJ, SNEIGE N. Distinction of phyllodes tumor from fibroadenoma: a reappraisal of an old problem. *Cancer* 2000 Dec 25; 90 (6): 342-9.

[13] LERWILL MF. Biphasic lesions of the breast. *Semin.Diagn.Pathol.* 2004 Feb; 21 (1): 48-56.

[14] KUIJPER A, BUERGER H, SIMON R, SCHAEFER KL, CROONEN A, BOECKER W, VAN DER WE, VAN DIEST PJ. Analysis of the progression of fibroepithelial tumours of the breast by PCR-based clonality assay. J.Pathol. 2002 Aug ; 197 (5) : 575-81.

[15] KUIJPER A, DE VOS RA, LAGENDIJK JH, VAN DER WE, VAN DIEST PJ. Progressive deregulation of the cell cycle with higher tumor grade in the stroma of breast phyllodes tumors. *Am.J.Clin.Pathol.* 2005 May; 123 (5): 690-8.

[16] CHAN YJ, CHEN BF, CHANG CL, YANG TL, FAN CC. Expression of p53 protein and Ki-67 antigen in phyllodes tumor of the breast. *J.Chin Med.Assoc.* 2004 Jan; 67 (1): 3-8.

[17] DACIC S, KOUNELIS S, KOURI E, JONES MW. Immunohistochemical profile of cystosarcoma phyllodes of the breast: a study of 23 cases. Breast J. 2002 Nov; 8 (6): 376-81.

[18] SHPITZ B, BOMSTEIN Y, STERNBERG A, KLEIN E, TIOMKIN V, KAUFMAN A, GROISMAN G, BERNHEIM J. Immunoreactivity of p53, Ki-67, and c-erbB-2 in phyllodes tumors of the breast in correlation with clinical and morphologic features. *J.Surg.Oncol.* 2002 Feb; 79 (2): 86-92.

[19] TAN PH. 2005 Galloway Memorial Lecture: Breast phyllodes tumours--morphology and beyond. *Ann.Acad.Med.* Singapore 2005 Dec; 34 (11): 671-7.

[20] SAWYER EJ, POULSOM R, HUNT FT, JEFFERY R, ELIA G, ELLIS IO, ELLIS P, TOMLINSON IP, HANBY AM. Malignant phyllodes tumours show stromal overexpression of c-myc and c-kit. *J.Pathol.* 2003 May; 200 (1): 59-64.

[21] KERSTING C, KUIJPER A, SCHMIDT H, PACKEISEN J, LIEDTKE C, TIDOW N, GUSTMANN C, HINRICHS B, WULFING P, TIO J, *et al.* Amplifications of the epidermal growth factor receptor gene (egfr) are common in phyllodes tumors of the breast and are associated with tumor progression. Lab Invest 2006 Jan; 86 (1): 54-61.

[22] SUO Z, NESLAND JM. Phyllodes tumor of the breast: EGFR family expression and relation to clinicopathological features. *Ultrastruct. Pathol.* 2000 Nov; 24 (6): 371-81.

[23] SAWYER EJ, HANBY AM, ELLIS P, LAKHANI SR, ELLIS IO, BOYLE S, TOMLINSON IP. Molecular analysis of phyllodes tumors reveals distinct changes in the epithelial and stromal components. *Am.J.Pathol.* 2000 Mar; 156 (3): 1093-8.

[24] WANG ZC, BURAIMOH A, IGLEHART JD, RICHARDSON AL. Genome-Wide Analysis for Loss of Heterozygosity in Primary and Recurrent Phyllodes Tumor and Fibroadenoma of Breast using Single Nucleotide Polymorphism Arrays. *Breast Cancer Res.Treat.* 2006 Jun; 97 (3): 301-9.

[25] YILMAZ E, SAL S, LEBE B. Differentiation of phyllodes tumors versus fibroadenomas. *Acta Radiol.* 2002 Jan; 43 (1): 34-9.

[26] CHAO TC, LO YF, CHEN SC, CHEN MF. Sonographic features of phyllodes tumors of

the breast. *Ultrasound Obstet.Gynecol.* 2002 Jul; 20 (1): 64-71.

[27] Franceschini G, Masetti R, Brescia A, Mule A, Belli P, Costantini M, Magistrelli A, Picciocchi A. Phyllodes tumor of the breast: magnetic resonance imaging findings and surgical treatment. *Breast J.* 2005 Mar; 11 (2): 144-5.

[28] Jacklin RK, Ridgway PF, Ziprin P, Healy V, Hadjiminas D, Darzi A. Optimising preoperative diagnosis in phyllodes tumour of the breast. *J.Clin.Pathol.* 2006 May; 59 (5): 454-9.

[29] Ali AS, in D, Yao D, Vazquez M. Criteria for the diagnosis of fibroepithelial lesions of the breast with liquid-based cytology. *Acta Cytol.* 2004 Jul; 48 (4): 481-6.

[30] Tse GM, Ma TK, Pang LM, Cheung H. Fine needle aspiration cytologic features of mammary phyllodes tumors. *Acta Cytol.* 2002 Sep; 46 (5): 855-63.

[31] Bolivar AV, onso-Bartolome P, Garcia EO, Ayensa FG. Ultrasound-guided core needle biopsy of non-palpable breast lesions: a prospective analysis in 204 cases. *Acta Radiol.* 2005 Nov; 46 (7): 690-5.

[32] Berg WA. Image-guided breast biopsy and management of high-risk lesions. *Radiol.Clin.North Am.* 2004 Sep; 42 (5): 935-46, vii.

[33] Sotheran W, Domjan J, Jeffrey M, Wise MH, Perry PM. Phyllodes tumours of the breast - a retrospective study from 1982-2000 of 50 cases in Portsmouth. *Ann.R.Coll.Surg.Engl.* 2005 Sep; 87 (5): 339-44.

[34] Tan PH, Jayabaskar T, Chuah KL, Lee HY, Tan Y, Hilmy M, Hung H, Selvarajan S, Bay BH. Phyllodes tumors of the breast: the role of pathologic parameters. *Am.J.Clin.Pathol.* 2005 Apr; 123 (4): 529-40.

[35] Asoglu O, Ugurlu MM, Blanchard K, Grant CS, Reynolds C, Cha SS, Donohue JH. Risk factors for recurrence and death after primary surgical treatment of malignant phyllodes tumors. *Ann.Surg.Oncol.* 2004 Nov; 11 (11): 1011-7.

[36] Chaney AW, Pollack A, McNeese MD, Zagars GK, Pisters PW, Pollock RE, Hunt KK. Primary treatment of cystosarcoma phyllodes of the breast. *Cancer* 2000 Oct 1; 89 (7): 1502-11.

[37] Chen WH, Cheng SP, Tzen CY, Yang TL, Jeng KS, Liu CL, Liu TP. Surgical treatment of phyllodes tumors of the breast: retrospective review of 172 cases. *J.Surg.Oncol.* 2005 Sep 1; 91 (3): 185-94.

[38] Eroglu E, Irkkan C, Ozsoy M, Eroglu F. Phyllodes tumor of the breast: case series of 40 patients. *Eur.J.Gynaecol.Oncol.* 2004; 25 (1): 123-5.

[39] Blanchard DK, Reynolds CA, Grant CS, Donohue JH. Primary nonphylloides breast sarcomas. *Am.J.Surg.* 2003 Oct; 186 (4): 359-61.

[40] Adem C, Reynolds C, Ingle JN, Nascimento AG. Primary breast sarcoma: clinicopathologic series from the Mayo Clinic and review of the literature. *Br.J.Cancer* 2004 Jul 19; 91 (2): 237-41.

[41] Ellmann A, Jawa ZM, Maharaj M. Primary osteogenic sarcoma of the breast detected on skeletal scintigraphy. *Clin.Nucl.Med.* 2006 Aug; 31 (8): 474-5.

[42] Holt GE, Thomson AB, Griffin AM, Bell R, Wunder J, Rougraff B, Schwartz HS. Multifocality and Multifocal Postradiation Sarcomas. *Clin.Orthop.Relat Res.* 2006 Sep; 450: 67-75.

[43] Kirova YM, Vilcoq JR, Asselain B, Sastre-Garau X, Fourquet A. Radiation-induced sarcomas after radiotherapy for breast carcinoma: a large-scale single-institution review. *Cancer* 2005 Aug 15; 104 (4): 856-63.

[44] Leibl S, Gogg-Kammerer M, Sommersacher A, Denk H, Moinfar F. Metaplastic breast carcinomas: are they of myoepithelial differentiation?: immunohistochemical profile of the sarcomatoid subtype using novel myoepithelial markers. *Am.J.Surg.Pathol.* 2005 Mar; 29 (3): 347-53.

[45] McGowan TS, Cummings BJ, O'Sullivan B, Catton CN, Miller N, Panzarella T. An analysis of 78 breast sarcoma patients without distant metastases at presentation. *Int.J.Radiat.Oncol.Biol.Phys.* 2000 Jan 15; 46 (2): 383-90.

[46] Pandey M, Mathew A, Abraham EK, Rajan B. Primary sarcoma of the breast. *J.Surg.Oncol.* 2004 Sep 1; 87 (3): 121-5.

[47] Zelek L, Llombart-Cussac A, Terrier P, Pivot X, Guinebretiere JM, Le PC, Tursz T, Rochard F, Spielmann M, Le CA. Prognostic factors in primary breast sarcomas: a series of patients with long-term follow-up. *J.Clin.Oncol.* 2003 Jul 1; 21(13): 2583-8.

INFLUENCE DU CANCER DU SEIN SUR LA SEXUALITÉ

Dominique DELFIEU

LE CONTEXTE

Il n'y a qu'à marcher dans les rues de nos villes pour répertorier sur les affiches publicitaires, le nombre important de décolletés généreux, de lingeries fines, de hauts courts et de femmes aux seins appétissants qui les ornent. On peut même s'interroger sur les trésors d'imagination, d'indécence, de provocation que déploient les fabricants de soutiens gorges pour appâter et vendre à leurs clientes leurs aguichants produits, ce qui met le prix du kilo de tissu à vingt fois celui de l'or. C'est qu'ils ont compris, ces fabricants de soutien-gorges, l'effet que peut produire sur la libido masculine, la vue ou même la simple évocation d'un galbe, d'une courbe, d'une ligne...

Depuis que la Psychologie est devenue un centre d'intérêt en Cancérologie (« naissance de la Psycho-Oncologie »), le cancer du sein a été considéré comme particulièrement traumatisant pour la sexualité féminine. Pourtant, l'influence du cancer du sein sur la sexualité représente, encore aujourd'hui, un sujet délicat et peu exploré, où le tabou du sexe s'associe à la crainte magique du cancer. Souvent, par pudeur, la patiente l'occulte et le médecin pressé ne l'évoque pas, puisqu'il n'en reçoit pas la plainte. De plus, les données de la littérature médicale dans ce domaine sont encore rares et trop imprécises [1].

Dans cette atmosphère de non-dits, la sexualité est cependant une activité influençant fortement la qualité de vie des patientes et leur réadaptation à l'existence sociale une fois le traitement achevé. Polymorphe au départ, le désir sexuel humain se fabrique en effet, dans un univers culturel de devoirs et d'interdictions, se joue autour des orifices du corps, se structure dans le cadre de l'institution familiale, et s'intègre enfin à sa propre existence comme mémoire et surtout comme projet. En un mot, il se détermine dans son identité et sa différence à travers les vicissitudes d'une histoire singulière.

Le sein, quant à lui revêt, on le sait une importance primordiale pour la femme, dont il symbolise la possibilité de reproduction et concrétise l'attribut sexuel le plus visible. Il est, pour la jeune fille, l'organe contribuant à intégrer son image corporelle de femme, il agit pour l'homme comme premier signal sexuel et tient un rôle relationnel capital dans son rapport au partenaire. Symbole de la femme désirable, le sein exerce un attrait sexuel indéniable [2]. Il est d'ailleurs curieux de constater, que si celui-ci représente pour la femme, un atout majeur dans la phase de séduction et dans celle des préliminaires, par contre il sera plus ou moins rapidement délaissé lors de l'union sexuelle proprement dite.

Enfin le cancer n'est pas une maladie sévère chronique semblable aux autres affections de ce type. Outre l'ambiance menaçante et magique dont il se pare encore aujourd'hui, il s'inscrit dans une symbolique associant la crainte de la souffrance, de l'isolement et du chaos, à l'angoisse de la culpabilité, de l'abandon et de la mort [3].

Dès lors, il n'est pas étonnant de s'apercevoir que lorsqu'on aborde le problème de leur sexualité, les femmes atteintes d'un cancer du sein, révèlent une franche diminution voire une totale interruption de leur activité dans ce domaine. Il existe pourtant, d'après les enquêtes récentes, une croissante évidence que le traitement du cancer du sein en lui-même, n'entraîne des dysfonctions sexuelles, des divorces et même des désordres psychologiques, que chez relativement peu de patientes [4]. Par contre, la santé psychologique de la femme, sa satisfaction dans ses relations et sa vie amoureuse pré morbide apparaissent aujourd'hui, comme des indicateurs bien plus forts de la satisfaction sexuelle après le cancer, que ne l'est le dommage directement réalisé sur les seins.

Il semble d'autre part, que la dysfonction la plus importante réalisée sur la vie sexuelle n'est certainement pas la perte d'un sein, mais l'impact sévère de la ménopause précoce occasionnée par les thérapies en particulier systémiques [5]. Le cancer du sein peut donc léser le désir sexuel féminin par différents processus.

LES INDICATEURS DE LA FONCTION SEXUELLE

Que ce soit un médecin ou un psychothérapeute qui aborde le sujet, la question posée sur sa sexualité sera invariablement reçue avec soulagement par la patiente atteinte d'un cancer du sein, à condition bien entendu que celle-ci soit placée au bon moment et avec tact.

Malheureusement les données actuelles de la littérature sont loin d'être précises et satisfaisantes. La plupart des études enregistrent simplement s'il y a une satisfaction sexuelle générale et seules quelques-unes s'informent de la fréquence des relations. Il est rare aussi, que les femmes soient interrogées à des intervalles réguliers répétés, par exemple pendant et après le traitement, afin de mieux cerner quand les problèmes commencent et combien de temps ils durent. Dans aucune étude non plus le fonctionnement sexuel précancéreux n'a été défini et même rétrospectivement en début de traitement. En tout cas, ces études ne nous donnent qu'une idée bien peu précise de la morbidité sexuelle du traitement du cancer du sein [6].

Pourtant la structure multidimensionnelle de la fonction sexuelle lui permettrait d'être étudiée par des interviews ou des questionnaires auxquels les patientes ne se déroberaient possiblement pas, et qui apporteraient une contribution non-négligeable à l'approche de leurs symptômes.

D'origine anglo-saxonne, LESLIE SCHOVER propose un questionnaire schématique très radical pour nous peuple latin, mais qui a l'avantage de poser les vrais problèmes, puisqu'aucune de ses questions n'a à ce jour trouvé de réponse objective :

- À quelle fréquence une femme a-t-elle des relations avec son partenaire ?
- À quelle fréquence éprouve-t-elle le désir sexuel ?
- À quelle fréquence se masturbe-t-elle ?
- Dans une situation sexuelle, éprouve-t-elle des sensations de plaisir génital ?
- Son vagin produit-il assez de lubrifiant pour une activité confortable,
- Quelle sorte de stimulation l'aide-t-elle à trouver l'orgasme ?
- Quelle sorte de pratique sexuelle lui est-elle confortable ?
- Est-ce que le diagnostic et le traitement de son cancer du sein, ont changé pour elle la fréquence de ses relations sexuelles ?
- A-t-elle ressenti une perte de plaisir dans la caresse de ses seins ?
- La chimiothérapie a-t-elle provoqué des problèmes de sécheresse vaginale et de dyspareunie ? [7]

Autant de questions sans réponse, ce qui ampute d'autant la pertinence des affirmations qui suivront dans cet article.

RETENTISSEMENT PHYSIOLOGIQUE DU CANCER DU SEIN SUR LA SEXUALITÉ

La maladie intervient elle-même indirectement dans l'acte sexuel par la fatigue, les douleurs, l'altération de l'état général et nombre d'autres symptômes para-néoplasiques qu'elle engendre dans certains cancers évolués.

Trop banalisée, l'asthénie [8] n'est pas un phénomène si anodin. Multifactorielle et ubiquitaire, ses étiologies, son analyse clinique et ses traitements en demeurent décevants. Le cancer, dont elle est une manifestation fréquente trouve ici matière à s'infiltrer au plus profond de la psychologie de l'individu, et à partir de là, dans ses rapports humains et sociaux. Notre société, par trop focalisée sur des concepts d'efficacité et d'activisme, ajoute son poids moral à ce symptôme et permet d'expliquer la gravité du sens que la patiente lui confère. Affadissement du désir, ennui, désinvestissement de soi, en sont les conséquences et se résument en une simple phrase à laquelle le médecin est si souvent implacablement confronté : « Je suis fatiguée, je n'ai plus de désir... » [9].

RETENTISSEMENT PHYSIOLOGIQUE DES THÉRAPEUTIQUES SUR LA SEXUALITÉ

Un nombre croissant de femmes atteintes de cancer du sein reçoit un traitement complémentaire, incluant souvent une combinaison de Chimiothérapie et d'antioestrogènes. Il existe un réel manque de données concernant l'impact de ces thérapeutiques systémiques sur la sexualité. Nombreuses sont les séries de cas cliniques suggérant l'effet négatif de la chimiothérapie sur la fonction sexuelle, mais le rôle de la thérapie systémique n'était pas considéré au premier chef dans ces articles [10].

La grande majorité des traitements entraîne une hospitalisation au moins passagère mais venant agir comme un épisode de rupture dans l'existence de la patiente. Il s'y rajoute des réactions d'intolérance particulières et une asthénie générale entravant le désir et la possibilité de relations sexuelles.

LA CASTRATION

(Qu'elle soit chirurgicale ou hormonale par les analogues du LH-RH), est encore pratiquée dans certaines formes de cancer du sein et entraîne un abaissement brutal des taux d'œstradiol et d'œstrone circulant.

Les symptômes d'arrêt de la fonction ovarienne incluent souvent des bouffées de chaleur sévères, une perte de la lubrification vaginale et même parfois une atrophie de la vulve, du vagin et des murs vaginaux. En partie du fait de la sécheresse vaginale générée par une ménopause précoce, les femmes expérimentent, en outre, des douleurs diffuses (dyspareunie) pendant les rapports sexuels, suivies parfois de spottings. D'autre part et bien que les œstrogènes n'apparaissent pas nécessaires à maintenir le désir sexuel, la perte des androgènes ovariens engendre une diminution du désir et de l'excitabilité, donc de la libido [11].

LA CHIMIOTHÉRAPIE ANTICANCÉREUSE

Entraîne in constamment une telle castration et celle-ci est parfois même réversible.

Les facteurs de risque de survenue de celle-ci sont :

- Les produits utilisés,
- Leurs doses,
- La durée des traitements,
- et surtout, l'âge de la patiente.

Parmi les produits les plus toxiques sur l'ovaire, il faut citer les ALKYLANTS (dont le CYCLOPHOSPHAMIDE (Endoxan*) utilisé dans la plupart des protocoles adjuvants de première ligne). Mais bien d'autres cytolytiques entraînent eux aussi des castrations parfois définitives.

Quatre cycles de CMF (Cyclophosphamide, Méthotrexate, 5 FluoroUracile) entraînent une aménorrhée définitive chez 89 % des femmes de plus de 40 ans mais seulement chez 58 % de celles qui n'ont pas atteint cet âge [12].

Les règles peuvent réapparaître chez les femmes jeunes après un arrêt de parfois plus d'un an, et la fécondité se restaurer. Sur 41 femmes de 20 à 51 ans traitées par CHAPMAN [13], la plupart, mais surtout les jeunes femmes en aménorrhée décrivaient la survenue d'une sécheresse vaginale et d'une dyspareunie importantes. 10 d'entre elles ont divorcé, la plupart n'en avaient parlé ni à leur conjoint, ni à leur médecin.

De plus les femmes sous chimiothérapie doivent faire face à des changements dans leur apparence, tels qu'alopécie, pâleur et changements brutaux de poids. Et même lorsque la chimiothérapie est arrêtée, les cheveux peuvent ne pas repousser d'une façon identique, et le poids gagné peut être difficile à reperdre après l'arrêt du traitement cytolytique [14].

LES ANTI-ESTROGÈNES

Le TAMOXIFÈNE, est encore le traitement hormonal le plus utilisé dans le cancer du sein. Celui-ci ne semble pas augmenter la morbidité sexuelle en plus de la ménopause elle-même. Il a de plus un petit effet pro-oestrogénique sur le mucus vaginal.

Le Tamoxifène semble augmenter par contre, la production de la « Sex Hormon Binding Globulin », qui, théoriquement pourrait réduire la quantité d'Androgènes libres circulants et ce, jusqu'à un niveau qui pourrait diminuer le désir sexuel [15]. Il n'existe malheureusement pas suffisamment de données concernant l'impact du Tamoxifène sur la fonction sexuelle féminine. Il serait d'ailleurs très difficile de séparer l'effet de celui-ci, d'avec celui des différents traitements que ces patientes reçoivent de façon concourante.

Dans une petite série de cas de femmes sous Tamoxifène, celles-ci n'ont pas semblé éprouver de difficultés à type de dyspareunie au contraire du grand nombre de problèmes produit sur des femmes traitées avec de l'AminoGluthétimide et autres anti-arômatases, qui réduisent de façon beaucoup plus drastiques le taux des œstrogènes circulants.

À l'heure actuelle, il semble que les anti-arômatases fassent la preuve de leur plus grande efficacité que le Tamoxifène dans les traitements adjuvants des cancers du sein chez la femme ménopausée. Nombre de schémas d'administration sont en cours d'évaluation afin de permettre de proposer des protocoles de traitements optimums. L'étude ATAC portant sur 1 021 femmes atteintes de cancer du sein et comparant la qualité de vie de celles recevant du Tamoxifène ou de l'Anastrozole ou une combinaison des deux, a montré que si les femmes sous Tamoxifène éprouvaient plus de bouffées de chaleur, par contre celles qui recevaient de l'Anastrozole se plaignaient d'une plus grande sècheresse vaginale, de rapports sexuels plus douloureux et d'une plus grande perte d'intérêt pour la sexualité. Il faut donc garder en tête que cette avancée thérapeutique risque de se faire au détriment de la vie amoureuse d'un certain nombre de femmes [16].

Enfin, les patientes ménopausées lors du diagnostic de leur cancer du sein, ne peuvent plus recevoir de Traitement Hormonal Substitutif (THS), de même que celles plus jeunes, qui entrent en ménopause à l'issue du traitement de leur cancer du sein. Sans THS, les bouffées de chaleur et l'atrophie vaginale altèrent la qualité de vie et le plaisir sexuel. L'ostéoporose et les maladies cardio-vasculaires sont elles aussi plus communes chez les femmes qui n'ont pas bénéficié de THS.

De même, les lubrifiants vaginaux et les traitements non hormonaux contre les bouffées de chaleurs devraient être plus souvent prescrits.

RETENTISSEMENT PSYCHOLOGIQUE DU CANCER DU SEIN SUR LA SEXUALITÉ

En plus de leurs effets physiologiques propres, le cancer et ses thérapeutiques entraînent des dysfonctions sexuelles d'origine psychologiques qui prennent toute leur ampleur dans le cas particulier du cancer du sein. En effet l'impact de la maladie sur la personnalité est ici potentialisé par l'importance de l'organe lésé.

Le niveau de stress enduré – outre une démotivation sexuelle bien compréhensible et une réduction relationnelle avec auto-centrage-, favorise un blocage des projections avec perte des scénarii sexuels interactifs et de l'élaboration des fantasmes propices au surgissement de la libido. La perte de l'élan sexuel entrave le passage à l'acte, et quand elle ne l'interrompt pas, le comportement sexuel est jugé par la patiente comme inefficace [17].

Cette dérégulation engendre une désorganisation périphérique responsable au moins d'une asthénie post-coït ale et parfois même d'une asthénie prétexte.

La principale cause de ces troubles retenue en est : ***l'altération de l'image de soi***, que SCHAIN [18] décrit comme « la réputation que nous partageons de nous-mêmes avec nous-mêmes ». Il en distingue quatre éléments propices à un développement harmonieux de la sexualité :

- Le corps lui-même avec sa part fonctionnelle et esthétique,
- Les valeurs interpersonnelles comprenant les relations amoureuses, amicales et sociales,
- L'accomplissement personnel où interviennent le travail et les éléments d'émulation et de compétition scolaires ou professionnels,
- La structure et la conduite personnelles, liées aux schémas de conduite et aux considérations spirituelles, éthiques, morales et culturelles.

C'est justement au sein de ces quatre éléments archétypaux psychiques, que le surgissement du cancer vient perturber la sexualité, et éventuellement renforcer l'insatisfaction préexistante. C'est pourquoi l'étude de la sexualité pré-morbide est ici particulièrement importante.

LE CORPS FONCTIONNEL ET ESTHÉTIQUE

Organe de jouissance, les seins sont lieu et source de plaisir. Il s'agit bien sûr d'une capacité érogène sujette à de nombreuses variations d'une femme à une autre et même d'une relation à une autre.

Ainsi chez certaines femmes à la sexualité pourtant satisfaisante, les seins peuvent être exclus de la vie sexuelle et rester insensibles aux caresses. L'explication à un tel phénomène réside probablement dans la fixation psychique que les femmes investissent dans leurs seins. Inversement, de nombreuses femmes puisent de fortes jouissances à l'émulation de leurs mamelons. Ce plaisir, d'ailleurs peut être généré non seulement par les caresses de leur conjoint, mais aussi bien par l'enfant qui tête, la succion entraînant des contractions utérines. Ainsi dans le sein de la femme convergent deux réalités fortement liées à son existence affective et relationnelle : sa vie d'amante, sa vie de mère.

Dans un tel contexte, toute blessure ou mutilation (tumorectomie et surtout mastectomie) sera souvent ressenti comme une punition intolérable et déterminera une crise existentielle nécessitant pour la surmonter des processus d'adaptation parfois défaillants. La femme mutilée découvre la nouvelle image de son corps comme morcelée, inacceptable, et ce sentiment est accentué par la crainte de la récidive et de la mort. Blessure narcissique, l'absence d'un organe essentiel à son identité féminine entraîne un traumatisme psychique et des réactions de rejet, d'auto dépréciation qui peuvent être paroxystiques [19].

L'alopécie engendrée par certaines chimiothérapies, renforce cette altération du schéma corporel et contribue elle aussi à expliquer les perturbations sexuelles rapportées par les malades. La nudité devient douloureuse, insupportable, interdite, et surtout, il n'est pas question de se confronter avec un miroir.

Tout comme pour la perte d'un être cher, la disparition d'un organe aussi fortement investi, implique pour la malade un véritable travail de deuil. La reconstruction pratiquée après un délai, permettant justement à ce travail de deuil de s'entreprendre, peut atténuer le traumatisme de la mutilation. Nombre de femmes en sont satisfaites, d'autres la jugent inutile et redoutent surtout les deux nouvelles interventions chirurgicales nécessaires.

Pourtant différentes études comparant la reconstruction immédiate par rapport à la reconstruction retardée montrent une satisfaction sensiblement égale dans les deux groupes. Néanmoins, des affirmations plus détaillées des effets de la reconstruction mammaire sur le désir féminin, le sentiment d'attractivité sexuelle, le confort dans la nudité, ainsi que les pratiques sexuelles n'ont pas été étudiées dans ces études [20].

LES RELATIONS INTERPERSONNELLES

Sont-elles aussi fortement ébranlées dans une telle épreuve, car les réactions du conjoint et de l'entourage devant le cancer de la malade, contribuent à sa conduite sexuelle future.

Parfois, heureusement, aucun effet délétère n'est observé, la bonne structuration du couple venant amortir le choc de la maladie, et bien entendu la qualité de la sexualité antérieure au cancer influe de façon prépondérante sur la façon dont la patiente va réagir [21].

Le cancer peut au contraire, fournir un prétexte pour interrompre une relation qui était jusque-là vécue comme peu satisfaisante. De plus, il arrive que la réaction à l'annonce du diagnostic soit négative et que la patiente se retranche dans un isolement néfaste, l'attitude du conjoint contribuant à une telle dérive :

- crainte de la contagion ;
- crainte de provoquer des douleurs à la partenaire ;
- rejet de celle-ci ;
- incompréhension de l'épreuve traversée ;
- abandon ;
- indifférence.

Ou bien à l'inverse, l'attitude du conjoint est hyper protectrice, voire castratrice, ce qui a pour effet d'inhiber la malade. Dans la crainte de nuire ainsi, le partenaire peut refuser les rapports afin de ne pas réactiver la maladie [22]. Le comportement de la malade se focalise alors autour de certaines croyances, certains signes, qui déniés ou minimisés par l'entourage vont entraîner une véritable régression.

Il arrive néanmoins que le partenaire puisse apporter aide et réconfort. Alors, comme après toute épreuve, la relation devient plus pleine, plus approfondie. Enfin, l'âge avancé de la patiente ne peut pas être un argument pour occulter les problèmes de certaines femmes à la sexualité encore très active.

L'ACCOMPLISSEMENT PERSONNEL

Et les éléments de compétition (scolaires, professionnels, sociaux...).

Ce troisième volet dans la dépréciation des valeurs sur lesquelles le cancer peut intervenir se place dans la conduite sociale et professionnelle. Et c'est là que l'impact est souvent le plus évident. Dans une perspective phylogénétique, l'être humain par son état d'incomplétude extrême à la naissance est amené à se constituer entièrement dans la relation à autrui. Et dans la société humaine, on assiste à une constante circulation du sexuel dans le social et du social dans le sexuel [23].

Et si le temps du traitement coupe la patiente de son entourage professionnel habituel par les fréquentes hospitalisations, la fatigue, le désintérêt, la dépression réactionnelle qu'il va générer, on mesure les difficultés que la patiente va rencontrer à l'issue de celui-ci pour se réadapter à l'existence sociale. Le cancer agissant là comme une véritable entreprise de désinsertion et de marginalisation.

Sur le plan professionnel, les obstacles rencontrés sont là encore, fonction de l'occupation de la patiente avant la maladie. Chaque situation est codifiée selon que celle-ci était fonctionnaire ou assimilée, salariée ou non salariée, selon que son emploi était ou non régi par une convention collective, enfin selon son aptitude à reprendre le poste qu'elle occupait avant la maladie.

Ainsi, par exemple, un employeur, en l'absence de convention collective, peut résilier un contrat de travail d'un salarié absent pour cause de maladie ou qui, sans même quitter son emploi, n'a plus l'aptitude physique pour l'occuper avec un rendement normal.

Les tracas administratifs ne manqueront pas de venir alourdir de façon conséquente, le poids de ce nouveau fardeau, et l'on mesure les efforts que la convalescente devra fournir pour cette indispensable réadaptation. Pourtant la couverture sociale, qui prend en charge les prestations diverses et tous les éléments de protection sanitaire et sociale, devrait concourir à éviter, la plupart du temps, les phénomènes de dérive sociale que pourrait engendrer une telle situation [24].

STRUCTURE ET CONDUITE PERSONNELLES

(Considérations éthiques, morales, culturelles...)

Par sa menace vitale, le surgissement du cancer du sein va produire sur ce point une véritable « tabula rasa » de toutes les valeurs morales et même métaphysiques reconnues comme justes, jusque-là par la patiente. Le désarroi ressenti par celle-ci devant le cancer peut représenter une véritable menace pour l'équilibre de sa personnalité. C'est pourquoi, il doit être considéré, afin d'être compensé, en fonction de la principale finalité donnée par la malade à sa sexualité [25].

C'est sur ce plan, plus encore que sur tous les autres, que l'orientation du conseil aux cancéreux, par le médecin ou le psychothérapeute est particulièrement essentielle.

IMPLICATIONS CLINIQUES

Schématiquement, Mantell [26] avait résumé l'attitude à tenir par le médecin vis-à-vis du problème de la sexualité du malade cancéreux en neuf conseils de base :

- Tenir compte des variations individuelles.
- Éviter que l'annonce de possibles complications sexuelle ne favorise leur survenue.
- Évaluer la sexualité des malades au même titre que leurs autres fonctions.
- Tenir compte du ou des partenaires.
- S'informer des souhaits des malades.
- Envisager les différentes modalités de rapport sexuel, notamment en dehors du coït.
- Ne pas juger la sexualité des malades.
- Leur donner, si possible, des indications d'ordre technique.
- Réduire les obstacles environnementaux (par exemple une hospitalisation...).

En tout état de cause, il est nécessaire d'être conscient de l'importance de la sexualité pour nombre de malades, et de prendre l'initiative d'en parler avec elles, car elles aborderont rarement le problème elles-mêmes [27].

La parole échangée dans le domaine de la sexualité est essentielle :

- elle a pour conséquence de rassurer et parfois de dédramatiser des situations conflictuelles ;
- elle permet à la patiente de prendre un recul certain sur des pratiques qu'elle est en droit de désirer ou au contraire de condamner ;
- elle peut enfin aider à offrir aux patientes l'opportunité d'entreprendre une positive réinsertion dans une société de laquelle elles avaient le sentiment d'être laissées pour compte, blessées, lésées, répudiées, exclues.

BIBLIOGRAPHIE

[1] FLEISHMAN S.B.: Things we don't talk about. *Cancer Invest.* 1999; 17(8):660.

[2] LAMOTHE LAFOREST L.: Sein, Libido et sexualité. *in E.M.C.GYN* 1997; 810A10.

[3] CONDE D.M., PINTO-NETO A.M., CABELLO C., SA D.S., COSTA-PAIVA L., MARTINEZ E.Z. : Menopause symptoms and quality of life in women aged 45 to 65 years with and without breasr cancer. *In Menopause* 2005 Jul-Aug; 436-43.

[4] BAKEWELL R.T., VOLKER D.L: Sexual dysfunction related to the treatment of young women with breast cancer. *in Clin J Oncology Nurs.* 2005 Dec : 697-702.

[5] BARNI S., MONDIN R. : Sexual dysfunction in treated breast cancer patients. *Ann. Oncol.* 1997 Feb; 8(2): 149-53.

[6] SCHOVER L.R. : Sexuality and body image in younger women with breast cancer. *In J Natl Cancer Inst Monogr.* 1994; (16): 177-82.

[7] SCHOVER L.: Impact of breast cancer on sexuality, body-image, and intimate relationship. *Can. Jour. for Clin.* 1999; 81(3):84-6.

[8] BONIERBALE R., PORTO M.: Sexual Asthenia. in *Eur. Jour. of Med. Sexology* Mars 94: 6-11.

[9] MEYEROWITZ B.E., DESMOND K.E., ROWLAND J.H., WYATT G.E., GANZ P.A.: Sexuality following breast cancer. *J. Sex.Marital Ther.* 1999Jul-Sep;25(3):237-50.

[10] GOLDEN M.: Female Sexuality and Crisis of Mastectomy. *Dan.Med.Bull.* 1993 Dec. Supp 2:13-6.

[11] SPEER J.J., HILLENBERG B., SUGRUE D.P., Blacker C., Kresge CL., Deker VB., Zakalik Study of sexual functioning determinants in breast cancer survivors. *in Breast* J. 2005 Nov-Dec : 440-7.

[12] FRENEL J.S., DEBERNE M., BIDARD F.C., ASSOULINE A. : Sexualité et cancer. *In Eurocancer 2006. John Libbey Eurotext.* Jun 2006, 81-2

[13] CHAPMAN R.M., SUICLIFE S.B., MALPAS J.S. : Cytotoxic induced ovarian failure in Hodgkins'desease. Hormon function. in : *JAMA*, 1977; 242:1877-8.

[14] VALLE J., CLEMONS M., HAYES S. Fallowfield L. Howell A. : Sexuality in women receiving chemotherapy for breast cancer. Ann. Oncol. 1997 Jun; 8(6):616-8.

[15] BEITLER J.J.: Tamoxifen and Sexuality: Let's listen to the data speak. *J. Clin. Oncol.* 1999 Nov; 17(11): 3689-90.

[16] FALLOWFIELD L., CELLA D., CUZIK J., FRANCIS S., LODCKER G., HOWELL A.: Quality of life of postmenopausal women in the Arimidex, Tamoxifen, alone or in combination (ATAC). Adjuvant breast cancer trial. *In J Clin Oncol* Nov 2004 (22) 4261-70.

[17] WILMOTH M.C., BOTCHWAY P.: Psychosexual implications of breat and gynecologic cancer. *Cancer Invest.* 1999; 17(8): 631-6.

[18] SCHAIN W.S. Sexual Functionning, Self Esteem and Cancer Care. *in Cancer principles and practice of Oncology.* De Vita, Hellman S.: Lippincott, 1997, 2066-79.

[19] KENNEDY B.C., DIERKHISING J.T.: The impact of breast cancer on sexuality. *Nebr. Nurse.* 1997 Aug; 30(3): 28.

[20] GANZ P.A.: Sexual Functionning after Breast Cancer: a conceptual frame work for future. *Ann. Oncol.* 1997Feb; 8(2):105-7.K

[21] WIMBERLY S.R., CARVER C.S., LAURENCEAU J.P., HARRIS S.D., ANTONI M.H. : Perceived partner reactions to diagnosis and treatment of breast cancer : impact on psychosocial and psychosexual adjustment. In: *J consult Clin Psychol* 2005 Apr. 300-11.

[22] BOEHMER U., CASE P.: Physicians don't ask, sometimes patients tell : disclosure of sexual orientation among women with breast carcinoma. In *Cancer* 2004 Oct 15 : 1882-9.

[23] LAROCHE J.L.: Sexualité, Perspective phylogénétique. *in E. Universalis.* 1997; 948-63 vol. 17.

[24] DALY SCHWEITZER N. : Éléments de Protection Sanitaire et Sociale in Guide *« Prévoir Demain »*, FNCLCC. 1994 : 2111-33.

[25] BROECKEL J.A., THORS C.L., JACOBSEN P.B., SMALL M., COX C.E.: Sexual functioning in long-term survivors treated with adjuvant chemotherapy. *In Breast Cancer Res Treat.* 2002 Oct; 241-8.

[26] MANTELL J.E.: Sexuality and Cancer in: *Psychological aspects of cancer*. Cohen J., Cullen JW. Martin LR.; Raven Press, 1982: 235-48.

[27] FOLEY G.: Sexuality–a forgotten issue. *Cancer Pract.* 1995 Sept-Oct; 3(5):273.

RÉPERCUSSIONS À LONG TERME DES TRAITEMENTS ANTI-CANCÉREUX SUR LA QUALITÉ DE LA VIE DES FEMMES TRAITÉES POUR UN CANCER DU SEIN LOCALISÉ

Florence JOLY, Carine SEGURA, Michel HENRY-AMAR

INTRODUCTION

Avec 37 200 nouveaux cas diagnostiqués par an en 2000, le cancer du sein est le cancer le plus fréquent en France. Il est responsable de 11 281 décès par an en France [1]. Tous stades confondus, les taux de survie globale et relative à 10 ans sont estimés à 48 % et 61 %, alors que pour les patientes avec un cancer localisé sans envahissement ganglionnaire, le taux de survie globale à 5 ans atteint 88 % [2]. Depuis que l'efficacité des traitements adjuvants (chimiothérapie ou hormonothérapie) a été confirmée, leur prescription est devenue la règle pour une majorité des patientes, même pour celles avec une maladie très localisée et peu de facteurs de mauvais pronostic [3, 4]. La question se pose donc aujourd'hui, de savoir si des séquelles d'ordre physique ou psychologique, liées à la maladie et/ou à son traitement, persistent à long terme avec un impact négatif sur la qualité de vie.

L'annonce du diagnostic et les effets secondaires immédiats des traitements bouleversent la vie des patientes sur le plan psychologique, familial et social [5-8]. En général, la plupart des difficultés ressenties par les patientes s'atténuent au cours de l'année qui suit la fin de la période thérapeutique [9-11]. Cependant, certains problèmes peuvent persister ou survenir plusieurs années après le diagnostic initial, et leurs répercussions sur la qualité de la vie des femmes doivent être prises en compte [12, 13]. On estime que deux tiers des patientes se plaignent de troubles anxieux et/ou dépressifs 2 à 10 ans après le diagnostic initial [14]. Une fatigue chronique est un symptôme important persistant à long terme (jusqu'à 10 ans après le diagnostic) chez 21 % des patientes. Enfin, il semblerait qu'il existe une corrélation entre l'apparition et la persistance de troubles cognitifs, et l'administration de chimiothérapie en situation adjuvante [15, 16]. Aux problèmes physiques et psychologiques s'associent des difficultés dans la vie sociale comme par exemple l'impossibilitél'impossibilité pour les patientes d'obtenir des crédits bancaires [17].

Le médecin qui s'intéresse à la réinsertion à long terme des femmes traitées pour un cancer localisé du sein, se pose immédiatement les questions suivantes : Quels sont les domaines de qualité de vie qui sont modifiés et quels sont les outils qui permettent de les évaluer ? Les problèmes rencontrés à distance de la maladie sont-ils différents de ceux de la population générale ? Quel est l'impact respectif de chacune des différentes modalités thérapeutiques (chirurgie, radiothérapie, chimiothérapie adjuvante, hormonothérapie) sur la qualité de vie à long terme de ces patientes ? Et enfin, quelles actions préventives ou curatives peuvent être entreprises dans le cadre de la prise en charge des symptômes induits par les traitements ?

LES DIFFÉRENTS DOMAINES DE QUALITÉ DE VIE À ÉVALUER

Seules les femmes ayant été traitées pour un cancer du sein sont à même d'exprimer les répercussions de la maladie sur leur qualité de vie. Il faut donc leur donner la parole. Il existe en effet, une grande discordance entre les problèmes rapportés par les praticiens et ceux exprimés par les malades [18, 19]. Plusieurs auto-questionnaires de qualité de vie validés peuvent être proposés. Parmi ceux disponibles en langue française, deux sont souvent utilisés : le *core questionnaire* QLQ-C30 de l'EORTC et le FACT-G. A ces deux questionnaires génériques développés pour la cancérologie, sont associés des modules spécifiques pour le cancer du sein (questionnaires QLQ-BR23 et FACT-S) [20-23]. Les domaines de qualité de vie que ces questionnaires permettent d'aborder concernent les problèmes physiques, psychologiques, émotionnels, cognitifs et différents symptômes selon une approche scientifique la plus « objective » possible. Ces questionnaires explorent essentiellement des domaines de qualité de vie liés à la santé mais certaines dimensions comme la sexualité, la spiritualité ou la vie sociale sont rarement prises en compte [24, 25]. Ils ont été élaborés pour évaluer la qualité de la vie des patients en cours de traitement et ne sont donc pas adaptés à l'évaluation des difficultés particulières rencontrées à distance de la maladie. Deux questionnaires récents ont été proposés pour étudier la qualité de la vie à long terme. Ils n'existent pour le moment qu'en langue anglaise. Le *Cancer Rehabilitation Evaluation System* (CARES) évalue les difficultés physiques, psychosociales, médicales et celles liées à la sexualité [26]. En plus des domaines cités, le *Quality of Life-Cancer Survivors* évalue la spiritualité [27]. Ces questionnaires, destinés à une population anglo-saxonne, ne sont pas forcément adaptés à une population latine comme les Français en raison des différences culturelles qui existent.

Sur le plan méthodologique, évaluer la qualité de la vie des patients longtemps après la maladie soulève encore des difficultés pour deux raisons principales : la connaissance que nous avons des difficultés éprouvées par les patientes est limitée, et nous manquons d'outils appropriés pour les évaluer correctement [28].

ÉTUDES CAS TÉMOINS AVEC TÉMOINS DE POPULATION

Les difficultés rencontrées par les patientes en longue rémission d'un cancer du sein peuvent être identiques à celles de femmes témoins, issues de la population générale, de même âge, de même niveau socio-économique et sans antécédent de cancer du sein, ce qui justifie la conduite d'études épidémiologiques comparatives.

Avec le temps, le traumatisme psychologique lié à l'annonce du diagnostic puis à la peur de la récidive, est surmonté par la majorité des femmes traitées par un cancer infiltrant du sein qui retrouve un niveau de qualité de vie identique à celui de femmes témoins issues de la population générale (Tableau I). On n'observe pas plus de dépression ou de troubles psychiques, chez les patientes que chez les témoins. Ceci est un peu moins vrai pour les femmes traitées par chirurgie et radiothérapie pour un cancer in situ du sein qui présentent, encore plusieurs années après le traitement, une altération de leur qualité de vie globale et de la sexualité avec plus de syndromes dépressifs que des témoins de la population générale. Cependant la différence observée est à la limite de la signification statistique [29].

Tableau I : Études de cas témoins : qualité de vie à long terme des patientes traitées pur un cancer du sein. Comparaison avec la population

Références	Recul moyen	Type d'étude	Domaines explorés	Principaux résultats
Craig et al. *Cancer 1974* [58]	5 ans minimum	- 134 patientes traitées pour un cancer du sein - 260 témoins (population plus voisines) - Autoquestionnaires validés	- Psycho-émotionnel, social - Bien-être physique	- Pas de différence de qualité de vie entre les deux groupes - Plus de troubles physiques (bras, épaule) suite à la chirurgie chez les patientes
Vinokur et al. *Cancer 1989* [38]	6 ans (1-10)	- 173 patientes traitées pour un cancer du sein - 176 témoins sans cancer participant à une campagne de dépistage - Autoquestionnaires non validés	- Psycho-émotionnel, social - Bien-être physique - Sexualité - Consommation médicale - Symptômes	- Pas de différence de qualité de vie (psychosocial, et troubles physiques) entre les deux groupes - Limitation des activités, consommation médicale plus importante chez les patientes par rapport aux témoins
Dorval et al. *J Clin Oncol 1998* [55]	8,8 ans (7,8-9,3)	- 129 patientes traitées pour un cancer du sein - 282 témoins de population - Autoquestionnaires validés	- Psycho-émotionnel, social - Bien-être physique - Sexualité - Symptômes (échelle non validée)	- Pas de différence de qualité de vie globale, de troubles psychosociaux entre les patientes et les témoins - Persistance chez les patientes d'une insatisfaction dans leur vie sexuelle et de problèmes au niveau du bras traité
Ganz et al. *J Clin Oncol 1998* [13]	3 ans (1-5)	- 864 patientes traitées pour un cancer du sein - Témoins de population* - Autoquestionnaires validés	- Psycho-émotionnel, social - Bien-être physique - Sexualité, vie de couple, image corporelle - Symptômes	- Pas de différence de qualité de vie globale entre les patientes et les témoins - Dépression, difficultés dans le couple et vie sexuelle identiques à celles de témoins du même âge - Plus de symptômes physiques (douleur, céphalées, bouffées de chaleur) chez les patientes - Fréquence plus élevée des troubles de sexualité si chimiothérapie ou patientes non ménopausées au moment du diagnostic
Bower et al. *J Clin Oncol 2000* [45]	3 ans	- 1957 patientes - Témoins de population* - Autoquestionnaires validés	- Psycho-émotionnel, social - Bien-être physique - Fatigue - Symptômes	- Pas de différence de qualité de vie concernant essentiellement la fatigue entre les patientes et les témoins du même âge - Plus de fatigue chez les patientes comparées aux témoins de même niveau socio-économique
Joly et al. *Proc Am Soc Clin Oncol 2001* [30]	8,6 ans (4-19)	- 138 patientes prémenopausées sans atteinte ganglionnaire - 147 témoins de population - Autoquestionnaires validés	- Psycho-émotionnel, social - Bien-être physique - Consommation médicale - Symptômes	- Pas de différence de qualité de vie globale, psychosociale, physique - Pas de différence de consommation médicale - Persistance de difficultés pour obtenir des crédits chez les patientes
Clauss et al. *J Clin Oncol 2006* [29]	5 ans	- 795 patientes traitées pour cancer du sein *in situ* - 702 témoins de population - Auto-questionnaires validés	- Bien-être physique - Psycho-émotionnel, social - Sexualité	- Pas de différence sur les items cités, sauf dans le sous-groupe de population traité par tumorectomie+ radiothérapie

* Données connues à partir d'études en population indépendantes de l'étude concernée.

Les relations familiales (avec le conjoint et les enfants) et amicales sont rarement détériorées du fait du cancer. Chez certaines patientes, l'épreuve de la maladie a plutôt renforcé les relations de couple et d'amitié [13, 30].

Rares sont les femmes pour lesquelles la réinsertion professionnelle a été difficile du fait de leur antécédent de cancer du sein [31, 32]. Dans notre expérience, avec un recul médian de 9 ans par rapport à la maladie, 62 % des patientes travaillent contre 50 % des témoins [30]. Parmi les femmes qui ont un emploi, 48 % des patientes et 28 % des témoins travaillent à temps partiel. Pour les anciennes malades, ce choix est volontaire et lié à la modification de leurs ambitions professionnelles à la suite de leur maladie, favorisant leurs loisirs et leur vie de famille plutôt que leur carrière. Le principal problème social qui persiste concerne les difficultés rencontrées auprès des compagnies d'assurance pour obtenir des crédits bancaires : 40 % des patientes dans une étude américaine, 23 % des patientes mais seulement 9 % des témoins dans une étude française s'en plaignent [6, 30]. Les principales difficultés, également observées chez des patients guéris d'un autre cancer (cancer du testicule ou lymphome de Hodgkin), portent sur l'acquisition de prêts de tous ordres, accompagnés de refus de souscription d'assurance ou de l'obligation de surprimes [33, 34]. Depuis quelques années, la situation évolue un peu en France. Une première convention a été mise en application en 2001 (convention Belorgey) permettant un accès plus facile à l'assurance et à l'emprunt aux personnes « présentant un risque aggravé » mais elle présentait des lacunes et était rarement proposée par les compagnies d'assurances. Une nouvelle convention dénommée AERAS vient d'être signée en juillet 2006 élargissant les champs des prêts accessibles par rapport à la précédente convention avec un engagement de la part des pouvoirs publics, des établissements de crédits et les assureurs à participer à l'information en amont de ces nouvelles dispositions auprès des personnes « présentant un risque aggravé.

Globalement, la plupart des femmes semblent avoir surmonté la maladie et sont satisfaites de leur qualité de vie actuelle, et affirment que l'expérience qu'elles ont vécue les renforce dans leur vie de tous les jours [6, 13, 35-37]. Cette adaptation positive est plus souvent exprimée par les patientes les plus âgées [32, 38, 39]. En revanche, le niveau d'anxiété et la demande de soins restent plus élevés chez les patientes traitées pour cancer du sein, et ceci indépendamment du nombre d'années écoulées depuis le diagnostic [14].

PROBLEMES PERSISTANT À LONG TERME

Si pour la majorité des femmes l'adaptation avec le temps est satisfaisante, certaines difficultés liées à la maladie et au traitement sont toujours exprimées par un petit groupe d'anciennes malades. Ces difficultés concernent non seulement des symptômes comme la fatigue, les troubles cognitifs ou des séquelles physiques au niveau du sein et du bras traité mais également des perturbations de la vie sexuelle et du schéma corporel. L'administration de traitements adjuvants systémiques, en particulier l'administration de chimiothérapie, apparaît comme un facteur prédictif indépendant important d'une altération de la qualité de vie au long terme [40]. Une analyse effectuée 20 ans après le traitement par chimiothérapie adjuvante montre la persistance de troubles psychiques et somatiques pour un certain nombre d'entre elles : troubles anxieux post-traumatiques (15 %), nausées ou vomissements, troubles liés aux odeurs et au goût rappelant la période de traitement (1-6 %), troubles sexuels (29 %), lymphoedème (39 %) et hypoesthésie du sein et/ou de la face interne du bras et creux axillaire (33 %). Les troubles anxieux post-traumatiques sont plus marqués chez les patientes ayant un lymphoedème/hypoesthésie, un faible niveau d'éducation, une adaptation sociale difficile ou une satisfaction médiocre concernant leur suivi médical [41].

FATIGUE ET TROUBLES COGNITIFS

Alors que les effets des toxicités aiguës liées au traitement, comme les nausées ou la chute des cheveux secondaires à la chimiothérapie, disparaissent avec le temps, la sensation de fatigue et les troubles cognitifs sont des symptômes dont les patientes se plaignent fréquemment [42-47, 51-53].

Une fatigue chronique plus ou moins intense, est présente chez 20 à 40 % des femmes [44, 46, 47]. Près de 21 % de ces patientes présentent des symptômes qui vont persister jusqu'à 10 ans après le diagnostic [15]. Cette fatigue peut être isolée (19 %) ou accompagnée de troubles psychiques (30 %), et son incidence décroît à distance du traitement : 4,4 % à 1 an et 3,8 % à 2 ans (contre 3,6 % et 0 % dans la population témoin) [48, 49]. Trois ans après le diagnostic, le niveau de fatigue de patientes américaines est comparable à celui d'un groupe de témoins de population de même âge. Lorsque le groupe témoin est apparié sur certaines caractéristiques démographiques (ethnie, niveau des revenus, éducation, statut marital), le niveau de fatigue des patientes est significativement plus élevé. Cette fatigue semble corrélée aux scores de dépression, de douleur et de troubles du sommeil [15, 50]. Les patientes asthéniques sont en général plus jeunes, ont des revenus moins élevés et sont plus souvent célibataires que les patientes n'exprimant pas de sensation de fatigue [45]. Il semblerait que le statut psychologique et le niveau de fatigue chronique soient des facteurs pronostiques péjoratifs de l'évolution de la maladie [54].

Longtemps ignorés, les troubles cognitifs semblent également persister après la maladie. Ils concernent des troubles de concentration, de mémoire, d'apprentissage mais aussi des troubles du langage. Ils concernent environ 33 % des patientes dès l'instauration du traitement et s'améliorent (50 %) ou se stabilisent (50 %) à distance du traitement [16]. Ces troubles semblent liés aux niveaux de dépression et d'anxiété [52, 55].

SYMPTOMES PHYSIQUES AU NIVEAU DU SEIN ET DU BRAS

Plusieurs années après le traitement, certaines patientes se plaignent encore de symptômes au niveau du bras et du sein traité : perturbation de la sensibilité du bras et du sein, douleurs chroniques et lymphœdème du bras [9, 56-60]. En moyenne neuf ans après la chirurgie, 50 % des patientes présentent encore des douleurs post-mastectomie [61]. Les femmes jeunes développent plus fréquemment que les autres des douleurs chroniques persistantes ; en revanche l'intensité de celle-ci est surtout corrélée au type de chirurgie et à l'intensité de la douleur ressentie lors de la chirurgie, ainsi qu'à la réalisation ou non d'une radiothérapie adjuvante [62]. Les symptômes au niveau du bras sont fréquents puisqu'ils touchent la moitié des patientes ; leur apparition est corrélée de façon significative à la réalisation d'un curage et d'une radiothérapie axillaire. Cependant ils interfèrent peu avec une vie sociale normale. Seulement 12 % des patientes qui présentent un lymphoedème ou des douleurs chroniques rapportent une altération significative de leur qualité de la vie liée directement à ces séquelles [63].

SEXUALITÉ, SCHÉMA CORPOREL

Une autre difficulté souvent évoquée concerne la dégradation de la vie sexuelle [64]. Les plaintes les plus fréquemment exprimées sont une insatisfaction, une absence d'intérêt pour la sexualité, une diminution de la fréquence des rapports, une sécheresse vaginale et des dyspareunies [65]. Leur fréquence et leur impact sur la qualité de la vie varient selon les études. Après un an de suivi, 50 % de femmes italiennes estiment avoir modifié leurs relations avec leur(s) partenaire(s) et 64 % avouent une absence de désir [66]. Avec un recul moyen de 8 années, des patientes québécoises expriment plus souvent une insatisfaction dans leur vie sexuelle qu'un groupe témoin [67]. À l'opposé, des patientes californiennes ne décrivent pas plus de perturbation majeure de leur vie sexuelle et de leur vie de couple que des femmes ménopausées témoins de même âge, même si un tiers des patientes ressentent un impact négatif de la maladie et des traitements sur leur sexualité [13]. Une ménopause induite par le traitement, des problèmes relationnels dans le couple et la sécheresse vaginale sont les facteurs les plus souvent incriminés. L'impact de ces troubles est d'autant plus important que la patiente est jeune, qu'elle a reçu de la chimiothérapie et que le traitement a induit une ménopause précoce [13, 65, 68]. On sait en effet que les symptômes liés à la ménopause (troubles vasomoteurs, psychologiques ou somatiques) sont fréquents, et que pour les patientes interrogées ces symptômes altèrent leur propre qualité de vie ainsi que celle de leur conjoint [69]. Alors que les patientes qui ont été traitées pour un cancer du sein ont une activité sexuelle moins intense, la prévalence des symptômes liés à la ménopause chez ces patientes est comparable à celle de la population générale [70].

IMPACT À LONG TERME DE LA CHIRURGIE SUR LA QUALITÉ DE LA VIE DES PATIENTES

COMPARAISON ENTRE CHIRURGIE CONSERVATRICE ET MASTECTOMIE

Au cours des premières années après la chirurgie, la supériorité de la tumorectomie par rapport à la mastectomie quant à leur impact respectif sur la qualité de la vie, apparaît limitée [9, 64, 71-76]. Dans la plupart des études comparatives, aucune différence significative n'a été observée concernant l'adaptation psychologique ou sociale, et la peur de la récidive [77-79]. Cependant, les femmes ayant bénéficié d'un traitement conservateur présentent une meilleure perception de leur image corporelle, moins de complexe vis-à-vis de leur nudité et de meilleures sensations tactiles au niveau du sein que les femmes traitées par mastectomie [9, 32, 68, 80]. Le retentissement du type de chirurgie sur la vie sexuelle n'est pas rapporté de façon constante. Lorsque des perturbations de la sexualité liées à la chirurgie sont observées, elles sont souvent en défaveur de la mastectomie [77-79, 81, 82].

Des résultats similaires sont retrouvés à plus long terme, la fréquence des problèmes diminuant avec le temps (Tableau II) [82, 83]. Les patientes sont moins de 20 % à rapporter un impact négatif de la chirurgie sur leur qualité de vie et ce, quel que soit le type de chirurgie [84-91]. La satisfaction du résultat esthétique est très liée au bien-être psychologique des patientes et à leur représentation du schéma corporel [92]. Il existe une corrélation étroite entre le niveau d'information reçue initialement, les difficultés psychologiques ressenties et l'acceptation du traitement [57, 84, 89]. L'âge au diagnostic est également un facteur important vis-à-vis de l'acceptation d'une mutilation. Chez les patientes de moins de 50 ans, l'adaptation psychologique est meilleure si la chirurgie est conservatrice. À l'inverse, le type de chirurgie semble avoir moins d'importance pour les femmes plus âgées [57, 67].

CURAGE AXILLAIRE ET GANGLION SENTINELLE

Même si aujourd'hui le risque de lymphœdème post-chirurgical est limité (environ 15 % des cas), il est source pour les patientes de nombreux problèmes psychologiques ou de difficultés dans leur vie sociale et sexuelle, liées à la douleur et à l'impotence [93]. Les principaux facteurs de risque de développer un lymphoedème sont : le nombre de ganglions axillaires prélevés lors de la chirurgie, la réalisation d'une radiothérapie axillaire adjuvante, le type de chirurgie mammaire, la prise de poids après la chirurgie, les ponctions cutanées répétées et l'absence d'activité physique [94]. Cet œdème parfois douloureux rappelle en permanence la maladie et aggrave la peur de la récidive. L'apparition d'un lymphœdème peut avoir un impact négatif sur l'image corporelle avec répercussion sur la vie sexuelle et altérer de façon significative la qualité de vie globale des patientes [76, 95, 96]. La douleur, le siège distal de l'œdème, l'absence d'aide sociale sont des facteurs aggravant le risque d'apparition de problèmes psychosociaux.

Depuis la généralisation de l'utilisation de la technique du ganglion sentinelle, ce type de complications (douleur, perte de

Tableau II : Impact à long terme de la chirurgie (différentes modalités) sur la qualité de vie des patientes traitées pour un cancer du sein : études comparatives.

Références	Recul	Type étude	Selection patients	Domaines explorés	Principaux résultats
Ommé-Ponté et al. *J Clin Oncol 1994* [83]	6 ans (5,8-8,1)	- Étude cas-témoins, transversale - Interview semi-structurée plus questionnaire validé	- Tum +Rad (n=47) *vs* - Mast (n=77)	- Psycho-émotionel, social - Sexualité, image corporelle - Satisfaction des soins	- Pas de différence entre les deux groupes quel que soit le domaine exploré
Schover et al. *Cancer 1995* [84]	4 ans	- Étude cas-témoins transversale - Autoquestionnaires validés	- Tum +Rad (n=48) **** *vs* - Mast +Recons immédiate (n=124)****	- Psycho-émotionel, social - Bien-être physique, activités - Sexualité, image corporelle	- Pas de différence psycho-émotionnelle, du bien-être physique du schéma corporel entre les deux groupes - Plus de trouble de sexualité (plaisir, sensation tactile au nivea du sein) si mastectomie
Poulsen et al. *Eur J Surg Oncol 1997* [88]	31 mois (15-65)	- Étude rétrospective (groupe de patientes issu d'un essai randomisé) - Interview semi-structurée plus autoquestionnaire validé	- Tum +Rad (n=87) * *vs* - Mast (n=97)**	- Psycho-émotionel, social - Bien-être physique, activités - Sexualité, image corporelle - Satisfaction des soins	- Pas de différence psycho-émotionnelle, du bien-être physique de la sexualité entre les deux groupes - Plus de trouble du schéma corporel si mastectomie
Dorval et al. *Cancer 1998* [55]	8,8 ans (7,8-9,3)	- Étude prospective - Interview semi-structuré (questionnaires validés)	- Tum +Rad (n=87) *vs* - Mast (n=97)	- Psycho-émotionel, social - Sexualité, image corporelle - Satisfaction des soins	- Pas de différence entre les deux groupes quel que soit le domaine exploré - Impact négatif de l'âge quelque soit le type de chirurgie - Diminution du niveau de stress avec le temps
Wapnir et al. *Ann Surg Oncol 1999* [89]	4 ans (12-84 mois)	- Étude cas-témoins transversale - Autoquestionnaires validés plus questionnaire sexualité non validé	- Tum +Rad (n=30) *** *vs* - Mast (n=30)***	- Psycho-émotionel, social - Bien-être physique, activités - Sexualité, image corporelle	- Pas de différence psycho-émotionnelle, du bien-être physique social entre les deux groupes - Plus de trouble du schéma corporel et des troubles de sexualité si mastectomie
Nano et al. *ANZ J Surg 2005 [107]*	–	- Étude rétrospecti ve - Auto-questionnaires validés	Mastectomie (n=78) *vs* Tumorectomie (n=109) *vs* Reconstruction (n=123)	- Qualité de vie - Image corporelle - Satisfaction esthétique de la patiente	- Pas de différence significative des scores de qualité de vie globale - Amélioration image corporelle et de l'indice de satisfaction
Purushotham et al. *J Clin Oncol 2005 [99]*	1 an	- Étude prospective randomisée	n=298 patientes N0 - Curage axillaire *vs* - Ganglion sentinelle +/- curage	- Evaluation de la morbidité sur le membre supérieur - Qualité de vie - Impact psychologique	- Diminution significative de l'incidence des lymphocèles, des lymphoedèmes, des troubles sensitifs et meilleure mobilité de l'épaule; - Amélioration de la qualité de vie globale; - Diminution des troubles psychologiques dans le groupe « ganglion sentinelle »
Mansel et al. *J Natl Cancer Inst 2006 [98]*	1 an	- Étude prospective randomisée multicentrique - Auto-questionnaires validés	- Ganglion sentinelle (n=515) *vs* - Curage axillaire (n=516)	- Lymphoedème et perte de sensibilité - Qualité de vie	- Diminution significative de l'incidence des lymphoedèmes et des troubles de la sensibilité, - Amélioration de la qualité de vie,

Tum = tumorectomie-curage ; Mast = mastectomie-curage ; Rad = Irradiation ; Recons = Reconstruction
*: traitement adjuvant par chimiothérapie chez 29 patientes ; **traitement adjuvant par chimiothérapie chez 42 patientes
*** : chimiothérapie adjuvante chez plus de 50 % des patientes dans chaque groupe
**** : chimiothérapie adjuvante chez 20 % des patientes dans chaque groupe ; hormonothérapie adjuvante chez 26 % des patientes das chaque groupe

mobilité et œdème du membre supérieur, dysesthésies) a considérablement diminué [97, 98]. Deux études prospectives randomisées ont comparé la morbidité et l'impact sur la qualité de vie de la technique du ganglion sentinelle par rapport au curage axillaire classique. Avec un recul de 12 mois après la chirurgie, on observe une diminution significative de la fréquence des lymphoedèmes (5 % versus 13 %) et de la perte de sensibilité du bras (11 % versus 31 %), dans le groupe de patientes opérées par la technique du ganglion sentinelle. Parallèlement, on observe une amélioration de la qualité de vie globale chez ces patientes comparativement à celles qui ont eu un curage axillaire [99]. La survenue de symptômes tels que le lymphocèle, la sensation d'engourdissement et/ou de pesanteur est également diminuée de façon significative [100].

RECONSTRUCTION APRES MASTECTOMIE

La majorité des patientes qui optent pour une reconstruction après mastectomie sont satisfaites du résultat esthétique et expriment une amélioration de la perception de leur image corporelle et de leur qualité de vie [79, 101, 102]. Quatre-vingt-trois pour cent des patientes jugent le résultat satisfaisant voire même supérieur à leurs attentes [103]. L'expérience positive est d'autant plus nette que la reconstruction a été faite en un seul temps [101]. L'impact de la reconstruction sur la vie sexuelle est moins évident, surtout exprimé par des patientes jeunes ayant eu une reconstruction différée [68,104]. Une reconstruction différée n'entraîne pas de modification de la fréquence des rapports sexuels mais conduit à un meilleur confort et à une plus grande satisfaction de leur sexualité, associés à une diminution du niveau d'anxiété [105].

Bien qu'au cours des six premiers mois du suivi, le niveau de satisfaction soit plus faible chez les patientes traitées par mastectomie et reconstruction par rapport à celui des patientes traitées par tumorectomie, la qualité de vie des patientes des deux groupes ne diffère plus un an après l'intervention [106]. Des études réalisées chez des patientes ayant plus de recul par rapport à la maladie, confirment ces résultats [85, 107, 108].

Enfin, information intéressante, lorsqu'on interroge les patientes sur le type de chirurgie mammaire (conservatrice ou mastectomie), 60 % d'entre elles ont eu le type de chirurgie souhaité ; en revanche 13,7 % d'entre elles seulement ont reçu la quantité d'information qu'elles souhaitaient [109].

IMPACT À LONG TERME DES TRAITEMENTS ADJUVANTS SUR LA QUALITÉ DE LA VIE DES PATIENTES

Les traitements adjuvants (radiothérapie, chimiothérapie, hormonothérapie) peuvent également influencer la qualité de la vie des patientes. Les patientes qui reçoivent un traitement adjuvant ont des scores de bien-être physique plus altérés que ceux des patientes n'ayant pas reçu de traitement complémentaire [40]. Les troubles de la sexualité sont surtout rapportés par les femmes ayant reçu de la chimiothérapie, et à un degré moindre par celles traitées par tamoxifène [31]. La mise en évidence d'une relation directe entre un traitement adjuvant et un problème particulier est très difficile en raison de l'administration le plus souvent combinée de plusieurs traitements complémentaires. Notamment, quel est l'impact propre de la radiothérapie sur la qualité de la vie des patientes ? Quelle est la part de l'hormonothérapie et de la chimiothérapie sur les symptômes ressentis à distance de la maladie ? Existe-t-il une différence entre les protocoles de chimiothérapie ou d'hormonothérapie appliqués ?

IMPACT DE LA RADIOTHÉRAPIE

Le rôle de la radiothérapie dans l'altération de la qualité de la vie des patientes atteintes d'un cancer du sein a été peu étudié [110]. En lui-même, le traitement est source de stress mais la qualité de la vie s'améliore rapidement dans les mois qui suivent la fin de la radiothérapie [83, 111].

Dans une étude cas témoins portant sur 795 patientes traitées pour cancer in situ du sein, on observe chez les patientes traitées par tumorectomie et radiothérapie adjuvante une augmentation significative des troubles émotionnels, des symptômes dépressifs, une diminution du bien-être global, de la vitalité et de l'intérêt pour la sexualité, comparativement à la population témoin ; cette différence n'existe pas chez les patientes traitées par tumorectomie ou mastectomie seules [112]. Certaines patientes rapportent encore plusieurs années après la fin du traitement, des symptômes liés à la radiothérapie : modification du volume du sein (85 %), douleur (73 %), modification de la consistance du sein (65 %), lymphoedème (34 %), modification de la pigmentation cutanée (19 %,). Ces symptômes sont le plus souvent de grade 1 ou 2 [113]. Un autre symptôme fréquemment décrit est la persistance d'une fatigue dans l'année qui suit le traitement avec 30 % des patientes associant ce symptôme à une augmentation du stress [114]. En revanche, il n'y a pas de corrélation entre la fatigue décrite et les traitements reçus. Avec plus de 2 ans de recul, 38 % des patientes présentent une fatigue sévère contre 11 % des femmes témoins de la population générale [115]. L'irradiation associée à une chirurgie conservatrice ne semble pas avoir d'impact sur la qualité de la vie ni sur le schéma corporel des patientes [116]. Après mastectomie, les patientes traitées par irradiation complémentaire décrivent, 2 à 10 ans après la fin du traitement, une plus grande fatigabilité et plus de symptômes locaux (au niveau de la cicatrice) que celles traitées par chimiothérapie adjuvante [117].

IMPACT DE LA CHIMIOTHÉRAPIE ADJUVANTE (TABLEAU III)

Ces dernières années, la place de la chimiothérapie adjuvante dans la prise en charge thérapeutique initiale du cancer du sein localisé a été précisée. Il existe un consensus pour les patientes âgées de moins de 70 ans avec envahissement ganglionnaire, et pour les patientes non ménopausées sans envahissement ganglionnaire mais présentant des facteurs de mauvais pronostic [4, 118]. Pour un bénéfice réel mais faible en terme de gain de survie, la majorité des patientes vont donc recevoir une chimiothérapie adjuvante. Le bénéfice de survie sera-t-il obtenu au détriment de la qualité de vie ?

Les effets secondaires aigus induits par la chimiothérapie bouleversent la qualité de vie des patientes mais un à deux ans après, les troubles psychologiques et les symptômes s'amendent [7, 119-124]. Malgré la difficulté du vécu de la chimiothérapie, la majorité des patientes recommanderaient le même traitement à une amie dans une situation médicale identique [7]. Plus de 75 % des patientes acceptent une chimiothérapie adjuvante pour un bénéfice attendu faible [44, 125]. Plusieurs années après la chimiothérapie, bien que dans l'ensemble les femmes aient retrouvé un niveau de qualité de vie satisfaisant, certaines continuent de se plaindre de problèmes spécifiques [17, 124, 126]. Il s'agit essentiellement de troubles cognitifs, de fatigue chronique, de prise de poids et de troubles de la sexualité retentissant sur leur vie quotidienne.

Les troubles cognitifs

La chimiothérapie (indépendamment de la dose ou du protocole) semble avoir un impact péjoratif sur la cognition (mémoire, concentration) [52, 53] ; l'effet est d'autant plus important que la dose de chimiothérapie était élevée (Tableau III) [55]. Deux ans après la fin de la chimiothérapie, le risque de troubles cognitifs est huit fois plus élevé chez les patientes traitées par chimiothérapie à haute dose par rapport à un groupe témoin de femmes non traitées par chimiothérapie ; leur risque est aussi quatre fois plus élevé que celui de patientes ayant reçu une chimiothérapie standard [55]. Cependant, 50 % des patientes décrivent une amélioration de ces troubles à distance du traitement [16]. Pour expliquer la survenue de ceux-ci, des hypothèses sont avancées comme une toxicité de la chimiothérapie au niveau du système nerveux central ou l'influence du statut ménopausique. La chimiothérapie induit une ménopause précoce rapide entraînant une chute des œstrogènes qui jouerait un rôle sur la diminution des performances cognitives [127, 128].

Tableau III : Impact à long cours de la chimiothérapie adjuvante sur la qualité de vie des patientes traitées pour un cancer du sein : études comparatives.

Références	Recul moyen	Type étude	Sélection patients	Domaines explorés	Principaux résultats
Berglund G et al. *Eur J Cancer 1991* [116]	2-10 ans	- Étude rétrospective transversale (groupe de patientes issu d'un essai randomisé) - Autoquestionnaires validés	- RTE (n = 172)* - CMF (n = 201)	- Psycho-émotionnel - Bien-être physique - Vie sociale, professionnelle	- Qualité de vie et satisfaction moins bonnes dans le groupe radiothérapie mais différence faible - Plus de symptômes physiques rapportés dans le groupe radiothérapie
Hürny C et al. *Lancet 1996* [123]	-	- Étude prospective (début de la chimio, 2 mois après, puis tous les 3 mois jusqu'à 2 ans) - Auto-questionnaires validés	- Préménopause, N+ (n = 1475) CMF - Ménopause, N+ (n = 1212) CMF vs CMF plus Tam	- Psycho-émotionnel - Bien-être physique - Faire-face	- Impact négatif transitoire du CMF sur la qualité la vie, - Pas de différence de qualité de vie entre les groupes avec un recul de 18 mois - Tendance (non significative) à des scores de qualité de vie moins bons dans le groupe des patientes ménopausées avec CMF par rapport au Tam
Ganz et al. *Recents Results Cancer Res 1998* [31]	3 ans	- Étude rétrospective transversale - Auto-questionnaires validés	- Pas de trait adjuvant (n = 265) - Tam (n = 356) - Chimio (n = 180) - Tam plus Chimio (n = 295)	- Psycho-émotionnel - Bien-être physique - Sexualité, image corporelle	- Pas de différence psychologique, de la qualité de vie, du schéma corporel entre les 4 groupes - Plus de troubles de la sexualité dans les groupes Chimio et Chimio plus Tam
Van Dam et al. *J Natl Cancer Inst 1998* [54]	2 ans	- Étude rétrospective - Interview semi-structurée plus autoquestionnaires validés	- Pas de trait adjuvant (n = 34) - FEC standard + Tam (n = 36) - FEC + Intensification + Tam (n = 34)	- Psycho-émotionel - Bien-être physique - Troubles cognitifs	- Troubles cognitifs (concentration, mémoire) plus fréquents si chimiothérapie - Troubles cognitifs 3,5 fois plus importants dans le groupe avec intensification par rapport au groupe avec FEC standard
Bower et al. *Clin Oncol 2000* [45]	4 ans (12-84 mois)	- Étude transversale - Autoquestionnaires validés	- Chirurgie seule (n = 141) - RTE (n = 232) - Chimio +/- RTE (n = 309)	- Psycho-émotionel - Fatigue	- Scores de fatigue plus élevé chez les patientes du groupe chimiothérapie. Et chez les patientes avec des symptômes liés à la ménopause - Amélioration des scores de fatigue après deux ans de recul
Joly F et al. *Br J Cancer 2000* [17]	9,6 ans (4-16)	- Étude rétrospective transversale (groupe de patientes issu d'un essai randomisé) - Autoquestionnaires validés	- Préménopause N-, pas de trait adjuvant (n=42) - Préménopause N-, CMF (n = 77)	- Psycho-émotionnel - Bien-être physique - Sexualité, image corporelle - Vie sociale, professionnelle	- Pas de différence entre les deux groupes quel que soit le domaine exploré
Ganz et al. *Natl Cancer Inst 2002* [40]	5-10 ans	- Étude rétrospective transversale - Auto-questionnaires	N = 817	- Qualité de vie globale - Bien-être physique et psychique - Symptômes - Sexualité	- Scores de satisfaction élevés - La chimiothérapie est un facteur prédictif d'altération de la qualité de vie
Bower et al. *Cancer 2006* [15]	10 ans	- Étude longitudinale - Auto-questionnaires validés	N = 763 - RTE seule - Chimio seule - RTE+ chimio	- Fatigue	- Persistance de fatigue plus élevée chez les patientes ayant reçu RTE+chimiothérapie versus radiothérapie ou chimiothérapie seules : - Les facteurs prédictifs : dépression ou pathologie cardio-vasculaire sous-jacentes, type de traitement reçu

CMF = Cyclophosphamide, Methotrexate, Fluorouracil ; Tam = Tamoxifène ; Trait = traitement ; Chimio = Chimiothérapie ; FEC = Fluorouracil, Epirubicine, Cyclophosphamide ; Intensification Cyclophosphamide 6g/m^2, Thiotépa 480 mg/m^2, Carboplatine 1,6 g/m^2 ; RTE = Radiothérapie ; N = Statut ganglionnaire

* : après mastectomie-curage

La fatigue

La fatigue est un autre symptôme souvent évoqué par les patientes traitées par chimiothérapie [47] ; elle concerne entre 20 % et 40 % des patientes après traitement [15, 50]. Le niveau de fatigue est d'autant plus élevé qu'il existe également des troubles du sommeil, une anxiété et des symptômes physiques liés à la ménopause. Par ailleurs, l'existence d'une dépression, de problèmes cardio-vasculaires et le type de traitements reçus sont des facteurs favorisant le développement d'une fatigue chronique [15].

La prise de poids

Une prise de poids est souvent associée à la chimiothérapie mais on l'observe également chez des patientes n'ayant pas reçu de chimiothérapie adjuvante [31, 122, 129, 130]. Cette prise de poids s'observe au cours du traitement mais de nombreuses femmes s'en plaignent encore plus d'un an après [131]. Elle est plus fréquente et plus importante chez les patientes qui n'étaient pas ménopausées au moment du traitement [132]. Les mécanismes physiopathologiques sont mal connus ; cependant, la réduction de l'activité physique, les modifications de l'alimentation et les perturbations hormonales (ménopause chimio-induite) sont souvent incriminées.

Les troubles de la sexualité

Quel que soit leur âge, les patientes dont le traitement adjuvant a comporté de la chimiothérapie disent avoir une vie sexuelle moins satisfaisante que les autres patientes [13, 68]. En provoquant une aménorrhée chez plus de 65 % des patientes non ménopausées, la chimiothérapie a un impact négatif sur la sexualité en induisant prématurément les symptômes de la ménopause [133]. La sexualité est surtout perturbée chez les patientes jeunes ou chez celles pour qui la chimiothérapie a provoqué une ménopause précoce. Une sécheresse vaginale, une dyspareunie, une baisse de la libido et l'impossibilité ou la difficulté à avoir un orgasme sont les symptômes les plus fréquents et les plus invalidants. Ces symptômes s'installent dès la fin du traitement et persistent longtemps après la fin de celui-ci [13, 31, 66, 134]. Le déterminant essentiel de ces troubles sexuels est la sévérité de la sécheresse vaginale. Paradoxalement, les patientes trouvent que l'attitude de leur conjoint n'a pas été influencée par le traitement ou qu'il leur a porté plus d'attention [135].

Autres symptômes secondaires à une ménopause chimio-induite

Il est difficile de faire la part entre les symptômes liés à la ménopause et les effets secondaires spécifiques liés aux traitements reçus. Les bouffées de chaleur et les sueurs nocturnes sont les symptômes les plus fréquemment évoqués. Elles peuvent être transitoires mais le plus souvent persistent avec le temps. Elles peuvent entraîner des troubles du sommeil et de l'humeur. Le risque d'ostéoporose et de fracture est également augmenté en raison de la précocité de la ménopause chimio-induite [136]. La perte osseuse deux ans après castration chimique est de 9,5 % au niveau du rachis et de 4,6 % au niveau fémoral [137].

Les protocoles de chimiothérapie

Quel que soit le protocole de chimiothérapie, les difficultés décrites sont de même nature à savoir des troubles cognitifs, une fatigue et des troubles de la sexualité persistants [8, 138, 139]. Les patientes incluses dans des programmes de chimiothérapie intensive avec autogreffe de moelle osseuse ont une qualité de vie très altérée pendant toute la durée du traitement ; cependant, elles retrouvent un an plus tard un niveau de qualité de vie meilleur que celui d'avant traitement [140]. Après intensification, le niveau de qualité de vie s'améliore lentement pour rejoindre celui de patientes traitées par chimiothérapie conventionnelle, sauf pour ce qui concerne les troubles cognitifs [8, 55]. D'autres études de qualité de vie sont encore nécessaires pour mieux cerner l'influence des différents protocoles de chimiothérapie sur la qualité de la vie ; ces études sont surtout importantes pour les chimiothérapies intensives qui n'ont pas fait la preuve de leur supériorité [141].

IMPACT DE L'HORMONOTHÉRAPIE ADJUVANTE

Les effets secondaires du traitement par tamoxifène ont été beaucoup moins bien étudiés que ceux liés à la chimiothérapie. Ils semblent cependant moins fréquents que ceux consécutifs à la chimiothérapie adjuvante [31]. Ils concernent surtout les troubles vasomoteurs (bouffées de chaleur, 85 %), des troubles du sommeil (55 %), une sécheresse vaginale et/ou des dyspareunies (47 %), une baisse de libido (44 %) et des troubles squelettiques musculo-articulaires (43 %). De même, des pertes vaginales sont souvent observées chez les patientes traitées par tamoxifène [142, 143]. Dans l'ensemble, la fréquence de ces symptômes diminue de façon significative après l'arrêt du traitement ; leur persistance est plus souvent observée chez les patientes dont la ménopause est chimio-induite [144]. Par contre, chez des patientes traitées par chimiothérapie adjuvante, le fait d'ajouter du tamoxifène n'augmente pas la fréquence des symptômes liés à la ménopause et l'intensité des troubles des fonctions cognitives [49].

Le retentissement sur la sexualité est plus controversé [13]. Dans un essai de prévention conduit par le *National Surgical Adjuvant Breast and Bowel Project* (NSABP), les patientes traitées par tamoxifène présentaient plus de problèmes de sexualité (activité sexuelle, désir et intérêt, orgasme) que les celles traitées par placebo et ce, quel que soit leur âge [144]. Contrairement aux idées reçues, les femmes incluses dans le groupe tamoxifène de l'étude du NSABP n'avaient pas pris plus de poids que les femmes du groupe placebo. De plus, les symptômes rapportés par les femmes sous tamoxifène n'avaient aucune influence sur les autres dimensions de la qualité de vie (bien-être psychologique, émotionnel, physique) [144].

La baisse de la libido est surtout corrélée à la sévérité de la sécheresse vaginale et à l'existence de dyspareunies [142, 143, 145]. En fait, l'effet œstrogénique attendu du tamoxifène au niveau de la muqueuse vaginale n'a pas été clairement démontré [60, 142].

L'impact des inhibiteurs de l'aromatase sur la qualité de la vie à distance de la maladie est encore assez mal connu mais semble assez comparable à ce qui a été observé avec le tamoxifène. Dans l'essai ATAC, après 24 mois de suivi, l'anastrozole donne moins de sueurs froides et de pertes vaginales mais plus de sécheresse vaginale, de douleurs articulaires et de baisse de libido que le tamoxifène [146]. Les mêmes différences sont observées avec le letrozole et l'exemestane [147, 148].

IMPACT DES THÉRAPIES CIBLÉES : LE TRASTUZUMAB

Le trastuzumab (Herceptin®) a montré son efficacité en situation adjuvante chez les patientes surexprimant l'oncogène HER2/neu : il augmente de façon significative les taux de survie sans récidive et de survie globale [149, 150]. Il est trop tôt pour disposer de données sur l'impact d'un tel traitement sur la qualité de vie des patientes à distance de leur maladie. En situation métastatique, les patientes traitées par trastuzumab et chimiothérapie ont une meilleure qualité de vie globale que les celles traitées par chimiothérapie seule ; cette amélioration persiste plus d'un an après l'arrêt du traitement [151].

INTERVENTIONS POSSIBLES

Les principaux symptômes retrouvés chez les patientes en longue rémission sont résumés dans le Tableau IV.

Certains symptômes, souvent liés à la ménopause, peuvent être en partie prévenus ou atténués. Plusieurs traitements non œstrogéniques sont disponibles qui diminuent la fréquence et l'intensité des bouffées de chaleur mais les résultats obtenus sont variables. Il s'agit du phénobarbital, de la belladone, de l'ergotamine, de la vitamine E et des progestatifs [152]. La venlafaxine, un inhibiteur de la sérotonine et de la recapture de la norépinéphrine, apparaît comme un nouveau traitement des bouffées de chaleur diminuant leur incidence de plus de 50 % [153, 154]. La sertraline, antidépresseur sérotoninergique pur, permet

Tableau IV :
Résumé : problèmes les plus souvent rencontrés à long terme après traitement pour un cancer localisé du sein.

Problèmes	Chirurgie	Radiothérapie externe	Chimiothérapie	Hormono
Généraux				
Cognition	0	0	+++	+ ?
Fatigue	0	0	+++	++
Schéma corporel	++++	0 ?	0	0
Sexualité	+ ?	0 ?	+++	+
Symptômes locaux	+++	+	0	0
Douleurs bras, sein	+++	++	0	0
Lymphœdème	+	+	0	0
Symptômes généraux				
Troubles vasomoteurs	0	0	+++*	+++
Sécheresse vaginale	0	0	+++*	++
Pertes vaginales	0	0	0	+
Dyspareunie	0	0	+++*	+

* : souvent liés à une ménopause chimio-induite

également une diminution significative de la fréquence et de l'intensité des bouffées de chaleur chez les patientes traitées par tamoxifène [155]. Enfin, la gabapentine a montré son efficacité lorsqu'elle est prescrite à la dose de 900 mg par jour, en réduisant l'intensité des bouffées de chaleur de 50 % dès 8 semaines de traitement [156].

Un traitement hormonal substitutif a un effet indiscutable sur la qualité de vie et la survie des femmes sans antécédent de cancer du sein. Les données concernant son utilisation en association avec le tamoxifène chez des patientes traitées pour cancer du sein, sont encore très insuffisantes mais il est probable qu'une telle association devrait améliorer ces symptômes et diminuer le risque d'ostéoporose. La question n'est pas résolue et il est nécessaire d'attendre les résultats des études en cours avant de proposer une hormonothérapie substitutive après cancer du sein [152, 157, 158].

Compte tenu des répercussions psychosociales du lymphœdème, sa prévention doit être encouragée [96, 159]. Des informations et des recommandations simples doivent être faites dès le début de la prise en charge thérapeutique. Il s'agit d'expliquer aux patientes les mécanismes d'apparition du lymphœdème, les facteurs favorisant sa survenue (comme les traumatismes au niveau du bras) tout en évitant un stress supplémentaire. Cette information est parfois difficile à délivrer et certaines patientes, de peur de développer un lymphœdème, vont complètement modifier leurs habitudes de vie. La rencontre d'anciennes malades et la mise en place d'une aide psychologique peuvent être d'un apport bénéfique. Le développement plus systématique de groupes informatifs intégrant d'anciennes patientes, des médecins, des infirmières, des kinésithérapeutes et des psychologues, peut être une approche intéressante. Sur le plan médical, la détection précoce des symptômes et la mesure répétée de la circonférence du membre supérieur en quatre points clés, permettent une prise en charge adaptée. L'utilisation de manchon de contention, la réalisation de drainages lymphatiques manuels, et le respect de certaines règles hygièno-diététiques telles que pratiquer une activité physique et éviter la prise de poids, sont des mesures simples et validées. D'autres techniques plus complexes comme le drainage lymphatique par compression pneumatique, nécessitent encore d'être évaluées [160]. Il faut informer et prévenir, mais également aider les patientes à accepter la modification du schéma corporelle liée à la chirurgie.

Est-il licite de proposer systématiquement un soutien psychologique au moment du diagnostic afin de minimiser la répercussion à long terme des traitements ? Cette approche a été proposée. Elle améliore l'acceptation de la maladie et des traitements. L'intérêt d'un « dépistage » psychosocial systématique n'a pas été démontré [161]. La demande des patientes est surtout celle d'une meilleure information sur les traitements et leurs répercussions immédiates et à plus long terme sur leur vie quotidienne. Bien qu'actuellement la prise en charge psychologique reste le plus souvent une démarche individuelle, des groupes de parole et d'information se structurent progressivement à la demande des patientes [162]. La mise en place des consultations d'annonce devrait favoriser l'information sur les séquelles possibles à long terme des traitements.

CONCLUSION

Les connaissances apportées par les études en population sur les effets à long terme des traitements du cancer du sein localisé permettent aujourd'hui de délivrer aux patientes une information plus juste sur les complications attendues [163, 164]. Globalement, même si certains symptômes indésirables peuvent persister, la grande majorité des patientes surmontent la maladie et les traitements et retrouvent une qualité de vie satisfaisante. Si les patientes doivent être informées des complications des traitements, il ne faut pas oublier de leur transmettre ce message positif.

REMERCIEMENTS

Nous sommes reconnaissants au Dr Thierry Delozier pour ses commentaires constructifs et sa relecture attentive du manuscrit. ■

BIBLIOGRAPHIE

[1] C. Hill, F. Doyon: Fréquence des cancers en France. *Bull Cancer*, 2003; 90: 207-213.

[2] Berrino F, Sant M, Verdecchia R, Capocaccia R, Hakulinen T, Esteve J: Survival of cancer patients in Europe: The EUROCARE Study. Lyon: IARC Scientific Publications n° 132, 1995.

[3] Zujewski J, Liu ET: The 1998 St. Gallen's Consensus Conference: An assessment. *J Natl Cancer Inst*, 1998; 90: 1587-1589.

[4] Early Breast Cancer Trialist's Collaborative Group (EBCTCG): Effects of chemotherapy and hormonal therapy for early breast cancer on recurrence and 15-year survival: An overview of the randomised trials. *Lancet*, 2005; 365: 1687-714.

[5] Rowland JH, Massie MJ: Psychologic reactions to breast cancer diagnosis, treatment and survival. In: Harris JR, Lippman ME, Morrow M. Diseases of the breast. Philadelphia: Lippincott-Raven Eds, 1996 : pp. 919-939.

[6] Ganz PA, Schag CC, Polinsky ML, Heinrich RL, Flack VF: Rehabilitation needs and breast cancer: The first month after primary therapy. *Breast Cancer Res Treat*, 1987; 10: 243-253.

[7] Meyerowitz BE, Watkins IK, Sparks FC: Psychosocial implications of adjuvant chemotherapy. A two-year follow-up. *Cancer*, 1983; 52: 1541-1545.

[8] McQuellon RP, Craven B, Russel GB, Hoffman S, Cruz JM, Perry JJ, *et al.*: Quality of life in breast cnacer before and after autologous bone marrow transplantation. *Bone Marrow Transplant*, 1996; 18: 579-584.

[9] Ganz PA, Schag CC, Lee J, Polinsky ML, Tan SJ: Breast conservation versus mastectomy: Is there a difference in psychological adjustment or quality of life in the year after surgery ? *Cancer*, 1992; 69: 1729-1738.

[10] Schag CC, Ganz PA, Polinsky ML, Fred C, Hirji K, Petersen L: Characteristics of women at risk for psychosocial distress in the year after breast cancer. *J Clin Oncol*, 1993; 11: 783-793.

[11] Vinokur A, Threatt B, Vinokur-Kaplan D, Satariano WA: The process of recovery from breast cancer of younger and older patients: Changes during the first year. *Cancer*, 1990; 65: 1242-1254.

[12] Gotay CC, Muraoka MY: Quality of life in long-term survivors of adult-onset

cancers. *J Natl Cancer Inst*, 1998; 90: 656-657.

[13] GANZ PA, ROWLAND JH, DESMOND K, MEYEROWITZ BE, WYATT GE: Life after breast cancer: Understanding women's health related quality of life and sexual functioning. *J Clin Oncol*, 1998; 16: 501-514.

[14] HODGKINSON K, BUTOW P, HUNT GE, PENDLEBURY S, HOBBS KM, WAIN G: Breast cancer survivors'supportive care needs 2-10 years after diagnosis. *Support Care Cancer*, 2007 (in press).

[15] BOWER JE, GANZ PA, DESMOND KA, BERNAARDS C, ROWLAND JH, *et al.*: Fatigue in long-term breast carcinoma survivors: A longitudinal investigation. *Cancer*, 2006; 106: 751-758.

[16] WEFEL JS, LENZI R, THERIAULT RL, DAVIS RN, MEYERS CA: The cognitive sequelae of standard-dose adjuvant chemotherapy in women with breast carcinoma: Results of a prospective, randomized, longitudinal trial. *Cancer*, 2004; 100: 2292-2299.

[17] JOLY F, ESPIÉ M, MARTY M, HÉRON JF, HENRY-AMAR M: Long-term quality of life in premenopausal women with node negative localised breast cancer treated with or without adjuvant chemotherapy. *Br J Cancer*, 2000; 83: 577-582.

[18] SLEVIN ML, PLANT H, LYNCH D, DRINKWATER J, GREGORY WM: Who should measure the quality of life, the doctor or the patient ? *Br J Cancer*, 1988; 57: 109-112.

[19] MACQUART-MOULIN G, VIENS P, BOUSCARY ML, GENRE D, RESBEUT M, GRAVIS G, *et al.*: Discordance between physicians'estimations and breast cancer patients self-assessment of side-effects of chemotherapy: An issue for quality of care. *Br J Cancer*, 1997; 76: 1640-1645.

[20] AARONSON NK, AHMEDZAI S, BERGMAN B, BULLINGER M, CULL A, DUEZ NJ, *et al.*: The European Organization for Research and Treatment of Cancer QLQ-C30: A quality of life instrument for use in international clinical trials in oncology. *J Natl Cancer Inst*, 1993; 85: 365-376.

[21] MCHORNEY CA, WARE JE, RACZEK AE: The MOS 36-Item Short-Form Health Survey (SF-36). II. Psychometric and clinical tests of validity in measuring physical and mental health constructs. *Med Care*, 1993; 31: 247-263.

[22] SPRANGERS MA, GROENVOLD M, ARRARAS JI, FRANKLIN J, TE VELDE A, MULLER M, *et al.*: The Europeran Organization for Research and Treatment of Cancer breast cancer-specific quality-of-life questionnaire module: First results from a three-country field study. *J Clin Oncol*, 1996; 14: 2756-2768.

[23] BRADY MJ, CELLA DF, MO F, BONOMI AE, TULSKY DS, LLOYD SR, *et al.*: Reliability and validity of the Functional Assessment of Cancer Therapy-Breast Quality-of-Life Instrument. *J Clin Oncol*, 1997 ; 15: 974-986.

[24] MCLACHLAN SA, DEVINS GM, GOODWIN PJ: Validation of the European Organization for Research and Treatment of Cancer Quality of Life Questionnaire (QLQ-C30) as a measure of psychosocial function in breast cancer patients. *Eur J Cancer*, 1998 ; 34: 510-514.

[25] HIETANEN PS: Measurement and practical aspects of quality of life in breast cancer. *Acta Oncol*, 1996; 35: 39-42.

[26] SCHAG COSCARELLI CA, GANZ PA, HEINRICH RL: Cancer Rehabilitation Evaluation System - Short Form (CARES-SF). A cancer specific rehabilitation and quality of life instrument. *Cancer*, 1991; 68: 1406-1431.

[27] FERRELL BR, DOW KH: Quality of life among long-term cancer survivors. *Oncology*, 1997; 565-576.

[28] MOATTI JP. Recherche clinique et qualité de vie. Paris: Médecines-Sciences, Flammarion Ed, 1996.

[29] CLAUSS EB, PETRUZELLA S, CARTER D, KASL S. Quality of life for women diagnosed with breast carcinoma in situ. *J Clin Oncol*, 2006; 24: 4875-4881.

[30] JOLY F, SWITSERS O, GÉNOT JY, DELOZIER T, LÉVY C, VIÉ B, *et al.:* Long term quality of life in premenopausal women with node-negative localized breast cancer: A population based case-control study. *Proc Am Soc Clin Oncol*, 2001; 20: 397a (Abstr.).

[31] GANZ PA, ROWLAND JH, MEYEROWITZ BE, DESMOND KA: Impact of different adjuvant therapy strategies on quality of life in breast cancer survivors. *Recent Results Cancer Res*, 1998; 152: 396-411.

[32] DOW KH, FERRELL BR, LEIGH S, LY J, GULASEKARAM P: An evaluation of the quality of life among long-term survivors of breast cancer. *Breast Cancer Res Treat*, 1996 ; 39: 261-273.

[33] JOLY F, HÉRON JF, KALUZINSKI L, BOTTET P, BRUNE D, ALLOUACHE N, *et al.*: Quality of life in long-term survivors of testicular cancer: A population based case-control study. *J Clin Oncol*, 2002; 20: 73-80.

[34] JOLY F, HENRY-AMAR M, ARVEUX P, REMAN O, TANGUY A, PÉNY AM, *et al.*: Late psychosocial sequelae in Hodgkin's disease survivors: A French population based case-control study. *J Clin Oncol*, 1996; 14: 2444-2453.

[35] HALTTUNEN A, HIETANEN P, JALLINIJA P, LÖNNQVIST J: Getting free of breast cancer. *Acta Oncol*, 1992; 31: 307-310.

[36] FREDETTE SL: Breast cancer survivors: Concerns and coping. *Cancer Nurs*, 1995; 18 : 35-46.

[37] WYATT G, KURTZ ME, LIKEN M: Breast cancer survivors: An exploration of quality of life issues. *Cancer Nurs*, 1993; 16: 440-448.

[38] VINOKUR AD, THREATT BA, CAPLAN RD, ZIMMERMAN BL: Physical and psychosocial functioning and adjustment to breast cancer: Long-term follow-up of a screening population. *Cancer*, 1989; 63: 394-405.

[39] LERMAN C, KASH K, STEFANEK M: Younger women at increased risk for breast cancer: Perceived risk, psychological well-being, and surveillance behavior. *J Natl Cancer Inst*, 1994; 16: 171-176.

[40] GANZ PA, DESMONDS KA, LEEDHAM B, ROWLAND JH, MEYEROWITZ BE, BELIN TR: Quality of life in long-term, disease-free survivors of breast cancer: a follow-up study. *J Natl Cancer Inst*, 2002; 94: 39-49.

[41] KORNBLITH AB, HERNDON JE, WEISS RB, ZHANG C, ZUCKERMANN EL, ROSENBERG S, *et al.*: Long-term adjustement of survivors of early-stage breast carcinomas, 20 years after adjuvant chemotherapy. *Cancer*, 2003; 98: 679-89.

[42] RHODES VA, JOHNSON MH, MCDANIEL RW: Nausea, vomiting, and retching: The management of the symptom experience. *Semin Oncol*, 1995; 11: 256-265.

[43] FREEDMAN TG: Social and cultural dimensions of hair loss in women treated for breast cancer. *Cancer Nurs*, 1994; 17: 334-341.

[44] LINDLEY C, VASA S, SAWYER WT, WINER EP: Quality of life and preferences for treatment following systemic adjuvant therapy for early stage breast cancer. *J Clin Oncol*, 1998; 16: 1380-1387.

[45] Bower JE, Ganz PA, Desmond KA, Rowland JH, Meyerowitz BE, Belin TR: Fatigue in breast cancer survivors: Occurrence, correlates, and impact on quality of life. J Clin Oncol, 2000; 18: 743-753.

[46] ANDRYKOWSKI MA, CURRAN SL, LIGHNER R : Off-treatment fatigue in breast cancer survivors: A controlled comparison. *J Behav Med*, 1998; 21 : 1-18.

[47] BROECKEL JA, JACOBSEN PB, HORTON J, BALDUCCI L, LIMAN GH: Characteristics and correlates of fatigue after adjuvant chemotherapy for breast cancer. *J Clin Oncol*, 1998; 16: 1689-1696.

[48] GOLDSTEIN D, BENNETT B, FRIEDLANDER M, DAVENPORT T, HICKIE I, LLOYD A: Fatigue states after cancer treatment occur in association with, and independent of, mood disorder: A longitudinal study. *BMC Cancer*, 2006; 6: 240.

[49] FAN HG, HOUEDE-TCHEN N, YI QL, CHEMERYNSKY I, DOWNIE FP, SABATE K, *et al.*: Fatigue, menopausal symptoms, and cognitive function in women after adjuvant chemotherapy for breast cancer: 1- and 2-year follow-up of a prospective controlled study. *J Clin Oncol*, 2005; 23: 8025-8032.

[50] NIEBOER P, BUIJS C, RODENHUIS S, SEYNAEVE C, BEEX LV, VAN DER WALLE E, *et al.*: Fatigue and related factors in high-risk breast acncer patients treated with adjuvant standard or high-dose chemotherapy: a longitudinal study. *J Clin Oncol*, 2005; 23: 8296-8304.

[51] GANZ PA: Cognitive dysfunction following adjuvant treatment of breast cancer: A new dose-limiting toxic effect. *J Natl Cancer Inst*, 1998; 90: 182-183.

[52] SCHAGEN SB, VAN DAM FS, MULLER MJ, BOOGERD W, LINDEBOOM J, BRUNNING PF: Cognitive deficits after postoperative adjuvant chemotherapy for breast carcinoma. *Cancer*, 1999; 85: 640-650.

[53] BREZDEN CB, PHILLIPS KA, ABDOLELL M, BUNSTON T, TANNOCK IF: Cognitive function in breast cancer patients receiving adjuvant chemotherapy. *J Clin Oncol*, 2000; 18: 2695-2701.

[54] GROENVOLD M, PETERSEN MA, IDLER E, BJORNER JB, FAYERS PM, MOURIDSEN HT:

Psychological distress and fatigue predicted recurrence and survival in primary breast cancer patients. *Breast Cancer Res Treat*, 2007 (in press)

[55] VAN DAM FS, SCHAGER SB, MULLER MJ, BOOGERD W, VAN DEN WALL E, DROOGLEEVER-FORTUYN ME, *et al.*: Impairment of cognitive function in women receiving adjuvant treatment for high-risk breast cancer: High-dose versus standard-dose chemotherapy. *J Natl Cancer Inst*, 1998; 90: 210-218.

[56] DORVAL M, MAUSNELL E, DESCHENES L, BRISSON J: Type of mastectomy and quality of life for long term breast carcinoma survivors. *Cancer*, 1998; 83: 2130-2138.

[57] JAHKOLA T: Self-perceptions of women after early breast cancer surgery. Eur *J Surg Oncol*, 1998; 24: 9-14.

[58] PACI E, CARIDDI A, BARCHIELLI A, BIANCHI S, CARDONA G, DISTANTE V, *et al.*: Long-term sequelae of breast cancer surgery. *Tumori*, 1996; 82: 321-324.

[59] CRAIG TJ, COMSTOCK GW, GEISER PB: The quality of survival in breast cancer: A case-control comparison. *Cancer*, 1974; 33: 1451-1457.

[60] FORNANDER T, RUTQVIST LE, WILKING N: Effect of tamoxifen on the female genital tract. *Ann N Y Acad Sci*, 1991; 622: 469-476.

[61] MACDONALD L, BRUCE J, SMITH WC, SCOTT NW, CHAMBERS WA. Long-term follow-up of breast cancer survivors with post-mastectomy pain syndrome. *Br J Cancer*, 2005; 92: 225-230.

[62] POLESHUCK EL, KATZ J, ANDRUS CH, HOGAN LA, JUNG BF, KULICK DI, *et al.*: Risk factors for chronic pain following breast cancer surgery: A prospective study. *J Pain*, 2006; 7: 626-634.

[63] KWAN W, JACKSON J, WEIR LM, DINGEE C, MCGREGOR G, OLIVOTTO IA: Chronic arm morbidity after curative breast cancer treatment: Prevalence and impact on quality of life. *J Clin Oncol*, 2002; 20: 4242-4248.

[64] SORENSEN MS: Psychosocial factors in quality of life for long-term survivors of breast cancer and their spouses. *Diss Abstr Int [B]*, 1994; 55: 607.

[65] MEYEROWITZ BE, DESMOND KA, ROWLAND JH, WYATT GE, GANZ PA: Sexuality following breast cancer. *J Sex Marital Therapy*, 1999; 25: 237-250.

[66] BARNI S, MONDIN R: Sexual dysfunction in treated cancer patients. *Ann Oncol*, 1997; 8: 149-153.

[67] DORVAL M, MAUNSELL E, DESCHENES L, BRISSON J, MASSE B: Long-term quality of life after breast cancer: Comparison of 8-year survivors with population controls. *J Clin Oncol*, 1998; 16: 487-494.

[68] SCHOVER LR: Sexuality and body image in younger women with breast cancer. *J Natl Cancer Inst*, 1994; 16: 177-182.

[69] GUPTA P, STURDEE DW, PALIN SL, MAJUNDER K, FEAR R, MARSHALL T, *et al.*: Menopausal symptoms in women treated for breast cancer: The prevalence and severity of symptoms and their perceived effects on quality of life. *Climateric*, 2006; 9: 49-58.

[70] CONDE DM, PINTO-NETO AM, CABELLO C, SA DS, COSTA-PAIVA L, MARTINEZ EZ: Menopause symptoms and quality of life in women aged 45 to 65 years with and without breast cancer. *Menopause*, 2005; 12: 436-443.

[71] DE HAES JCJM, VAN OOSTROM MA, WELVAART K: The effect of radical and conserving surgery on the quality of life of early breast cancer patients. *Eur J Surg Oncol*, 1986; 12: 337-342.

[72] FOLLOWFIELD LJ, BAUM M, MAGUIRE GP: Effects of breast conservation on psychological morbidity associated with diagnosis and treatment of early breast cancer. *Br Med J*, 1986; 293: 1331-1334.

[73] GOLBERG JA, SCOTT RN, DAVIDSON PM, MURRAY GD, STALLARD S, GEORGE WD, *et al.*: Psychological morbididy in the first year after breast surgery. *Eur J Surg Oncol*, 1992; 18: 327-331.

[74] LEE MS, LOVE SB, MITCHELL JB, PARKER EM, RUBENS RD, WATSON JP, *et al.*: Mastectomy or conservation for early breast cancer: Psychological morbidity. *Eur J Cancer*, 1992; 28A: 1340-1344.

[75] LEVY SM, HERBERMAN RB, LEE JK, LIPPMAN ME, D'ANGELO T: Breast conservation versus mastectomy: Distress sequelae as a function of choice. *J Clin Oncol*, 1989; 7: 367-375.

[76] MAUNSELL E, BRISSON J, DESCHENES L: Psychological distress after initial treatment for breast cancer: A comparison of partial and total mastectomy. *J Clin Epidemiol*, 1989; 42: 765-771.

[77] KIEBERT GM, DE HAES JCJM, VAN DE VELDE CJH: The impact of breast-conserving treatment and mastectomy on quality of life of early-stage breast cancer patients: A review. *J Clin Oncol*, 1991 ; 9 : 1059-1070.

[78] IRWIG L, BENNETTS A: Quality of life after breast conservation or mastectomy: A systematic review. *Aust N Z J Surg*, 1997; 67: 750-754.

[79] MOYER A: Psychosocial outcomes of breast-conserving surgery versus mastectomy: A meta-analystic review. *Health Psychol*, 1997; 16: 284-298.

[80] MONTEIRO-GRILLO I, MARQUES-VIDAL P, JORGE M: Psychosocial effect of mastectomy versus conservative surgery in patients with early breast cancer. *Clin transl Oncol*, 2005; 7: 499-503.

[81] STEINBERG MD, JULIANO MA, WISE L: Psychological outcome of lumpectomy versus mastectomy in the treatment of breast cancer. *Am J Psychiatry*, 1985; 142: 34-39.

[82] WOLBERG WH, ROMSAAS EP, TANNER MA, MALEC JF: Psycho-sexual adaptation to breast cancer surgery. *Cancer*, 1989; 63: 1645-1655.

[83] OMNÉ-PONTÉ M, HOLMBERG L, SJÖDÉN PO: Psychosocial adjustment among women with breast cancer stages I and II: Six-year follow-up of consecutive patients. *J Clin Oncol*, 1994; 12: 1778-1782.

[84] OMNÉ-PONTÉ M, HOLMBERG L, BURNS T, ADAMI HO, BERGSTRÖM R: Determinants of the psycho-social outcome after operation for breast cancer. Results of a prospective comparative interview study following mastectomy and breast conservation. *Eur J Cancer*, 1992; 28A: 1062-1067.

[85] SCHOVER LR, YETMAN RJ, TUASON LJ, MEISLER E, ESSELSTYN CB, HERMANN RE, *et al.*: Partial mastectomy and breast reconstruction. A comparison of their effects on psychosocial adjustment, body image, and sexuality. *Cancer*, 1994; 75: 54-64.

[86] HUGHSON AV, COOPER AF, MCARDLE CS, SMITH DC: Psychosocial consequences of mastectomy: Levels of morbidity and associated factors. *J Psychosom Res*, 1998; 32: 383-391.

[87] KEMENY MM, WELLICH DK, SCHAIN SE: Psychosocial outcome in a randomized surgical trial for treatment of primary breast cancer. *Cancer*, 1988; 62: 1231-1237.

[88] MEYER L, ASPEGREN K: Long-term psychological sequelae of mastectomy and breast conserving treatment for breast cancer. *Acta Oncol*, 1989; 28: 13-18.

[89] POULSEN B, GRAVERSEN HP, BECKMANN J, BLICHERT-TOFT M: A comparative study of post-operative psychosocial function in women with primary operable breast cancer randomized to breast conservation therapy or mastectomy. *Eur J Surg Oncol*, 1997; 23: 327-334.

[90] WAPNIR IL, CODY RP, GRECO RS: Subtle differences in quality of life after breast cancer surgery. *Ann Surg Oncol*, 1999; 6: 359-366.

[91] CURRAN D, VAN DONGEN JP, AARONSON NK, KIEBERT G, IS FENTIMAN, MIGNONET F, *et al.*: Quality of life of early-stage breast cancer patients treated with mastectomy or breast conserving procedures: Results of EORTC trial 10801. The European Organization for Research and Treatment of Cancer (EORTC), Breast Cancer Co-operative Group (BCCG). *Eur J Cancer*, 1998; 34: 307-314.

[92] AL-GHAZAL SK, FOLLOWFIELD L, BLAMEY RW: Does cosmetic outcome from treatment of primary breast cancer influence psychosocial morbidity ? *Eur J Surg Oncol*, 1999; 25 : 571-573.

[93] TOBIN M, LACEY HJ, MEYER L, MORTIMER PS: The psychological morbidity of breast cancer-related arm swelling. *Cancer*, 1993; 72: 3248-3252.

[94] ARRAULT M, VIGNES S: Risk factors for developing upper limb lymphedema after breast cancer treatment. *Bull Cancer*, 2006; 93: 1001-1006.

[95] BEAULAC SM, MCNAIR LA, SCOTT TE, LAMORTE WW, KAVANAH MT: Lymphedema and quality of life in survivors of early-stage breast cancer. *Arch Surg*, 2002; 137: 1253-1257.

[96] PASSIK SD, MCDONALD MV: Psychosocial aspects of upper extremity lymphedema in women treated for breast carcinoma. *Cancer*, 1998; 83(Suppl.): 2817-2820.

[97] RIETMAN JS, GEERTZEN JH, HOEKSTRA HJ, BAAS P, DOLSMA WV, DE VRIES J, *et al.*: Long term treatment related upper limb morbidity and quality of life after sentinel lymph node biopsy for stage I or II breast cancer. *Eur J Surg Oncol*, 2006; 32: 148-152.

[98] Barranger E, Dubernard G, Fleurence J, Antoine M, Darai E, Uzan S: Subjective morbidity and quality of life after sentinel lymph node biopsy and axillary lymph node dissection for breast cancer. *J Surg Oncol*, 2005; 92: 14-22.

[99] Mansel RE, Fallowfield L, Kissin M, Goyal A, Newcombe RG, Dixon JM, *et al.* Randomized multicenter trial of sentinel node biopsy versus standard axillary treatment in operable breast cancer: The ALMANAC trial. *J Natl Cancer Inst*, 2006; 98: 599-609.

[100] Purushotham AD, Upponi S, Klevesath MB, Bobrow L, Millar K, Myles JP, *et al.*: Morbidity after sentinel lymph node biopsy in primary breast cancer: Results from a randomized controlled trial. *J Clin oncol*, 2005; 23: 4312-4321.

[101] Schain WS, Wellisch DK, Pasnau RD, Landsverk J: The sooner the better: A study of psychological factors in women undergoing immediate versus delayed breast reconstruction. *Am J Psychiatr*, 1985; 142: 40-46.

[102] Dean C, Chetty U, Forrest APM: Effects of immediate breast reconstruction on psychosocial morbidity after mastectomy. *Lancet*, 1983; 1: 459-462.

[103] Rowland JH, Holland JC: Breast cancer. In: Holland JC, Rowland JH. Handbook of psychooncology. New York: Oxford University Press, 1989, pp. 118-208.

[104] Stevens LA, McGrath MH, Druss RG, Kister SJ, Gump FE, Forde KA: The psychological impact of immediate breast reconstruction for women with early breast cancer. *Plast Reconstr Surg*, 1984; 73: 619-626.

[105] Rowland JH, Massie MJ. Psychologic reactions to breast cancer diagnosis, treatment and survival. In: Harris JR, Lippman ME, Morrow M. Diseases of the breast. Philadelphia: Lippincott-Raven Eds, 1996, pp. 919-939.

[106] Pozo C, Carver CS, Noriega V, Harris SD, Robinson DS, Ketcham AS: Effects of mastectomy versus lumpectomy on emotional adjustment to breast cancer: A prospective study of the first year postsurgery. *J Clin Oncol*, 1992; 10: 1292-1298.

[107] Noguchi M, Kitagawa H, Kinishita K, Earashi M, Miyazaki I, Tatsukuchi S, *et al.*: Psychologic and cosmetic self-assessments of breast conserving therapy compared with mastectomy and immediate breast reconstruction. *J Surg Oncol*, 1993; 54: 260-266.

[108] Nano MT, Gill PG, Kollias J, Bochner MA, Malycha P, Winefield HR: Psycological impact and cosmetic outcome of surgical breast cancer startegies. *ANZ J Surg*, 2005; 75: 940-947.

[109] Temple WJ, Russell ML, Parsons LL, Hiber SM, Jones CA, Bankes J, *et al.*: Conservation surgery for breast cancer as the preferred choice: A prospective analysis. J Clin Oncol, 2006; 24: 3367-3373.

[110] Leedham B, Ganz PA: Psychosocial concerns and quality of life in breast cancer survivors. *Cancer Investigation*, 1999; 14: 342-348.

[111] Irvine DM, Vincent L, Graydon JE, Bubela N: Fatigue in women with breast cancer receiving radiation therapy. *Cancer Nurs*, 1998; 21: 127-135.

[112] Claus EB, Petruzella S, Carter D, Kasl S: Quality of life for women diagnosed with breast carcinoma in situ. *J Clin Oncol*, 2006; 24: 4875-4881.

[113] Ishiyama H, Niino K, Hosoya T, Hayakawa K: Results of a questionnaire survey for symptom of late complications caused by radiotherapy in breast conserving therapy. *Breast Cancer*, 2006; 13: 197-201.

[114] Smets EM, Visser MR, Willems-Groot AF, Garssen B, Schuster-Uitterhoeve AL, De Haes JC: Fatigue and radiotherapy: (B) Experience in patients 9 months following treatment. *Br J Cancer*, 1998; 78: 907-912.

[115] Servaes P, Verhagen S, Bleijenberg G: Determinants of chronic fatigue in diseasefree breast cancer patients: a cross-sectionnal study. *Ann Oncol*, 2002; 13: 589-598.

[116] Hess CF, Schmidberger H: Adjuvant radiotherapy in the treatment of breast cancer. *Anticancer Res*, 1998; 18: 2213-2214.

[117] Berglund G, Bolund C, Fornander T, Rutqvist LE, Sjöden PO: Late effects of adjuvant chemotherapy and postoperative radiotherapy on quality of life among breast cancer patients. *Eur J Cancer*, 1991; 27: 1075-1081.

[118] ESPIÉ M: Le traitement du cancer du sein. *Presse Méd*, 1998; 12: 1332-1335.

[119] JACOBSEN PB, BOVBJERG DH, REDD WH: Anticipatory anxiety in women receiving chemotherapy for breast cancer. *Health Psychol*, 1993; 12: 469-475.

[120] LOVE RR, LEVENTHAL H, EASTERLING DV, NERENZ DR: Side effects and emotional distress during cancer chemotherapy. *Cancer*, 1989; 63: 604-612.

[121] TIERNEY AJ, LEONARD RCF, TAYLOR J, CLOSS SJ, CHETTY U, RODGER A: Side effects expected and experienced by women receiving chemotherapy for breast cancer. *Br Med J*, 1991; 302: 272-273.

[122] KNOBF MT: Physical and psychologic distress associated with adjuvant chemotherapy in women with breast cancer. *J Clin Oncol*, 1986; 4: 678-684.

[123] WARD SE, VIERGUTZ G, TORMEY D, DE MUTH J, PAULEN A: Patients'reactions to completion of adjuvant breast cancer therapy. *Nurs Res*, 1992; 41: 362-365.

[124] HÜRNY C, BERNHARD J, COATES AS, CASTIGLIONE-GERTSCG M, PETERSON HF, GELDER RD, *et al.*: Impact of adjuvant therapy on quality of life in women with node-positive operable breast cancer. *Lancet*, 1996; 347: 1279-1284.

[125] RADVIN PM, SIMINOFF IA, HARVEY JA: Survey of breast cancer patients concerning their knowledge and expectations of adjuvant therapy. *J Clin Oncol*, 1998; 16: 515-521.

[126] MESEGUER A, TOLEDO M, PASTOR M, BARRETO MP, MARTINEZ E, FERRERO J: Late effects of adjuvant treatments on psychological distress among breast cancer patients. *Ann Oncol*, 1996; 7 (suppl 5): 700 (Abstr.).

[127] SHERWIN BB: Hormones, mood, and cognitive functionning in postmenopausal woman. *Obstet Gynecol*, 1996; 87: 20-26.

[128] SHERWIN BB: Estrogen effects on cognition in menopausal woman. *Neurology*, 1997; 48 (Suppl. 5): S21-S26.

[129] DEMARK-WAHNEFRIED W, WINER EP, RIMER BK: Why women gain weight with adjuvant chemotherapy for breast cancer. *J Clin Oncol*, 1993; 11: 1418-1429.

[130] GOODWIN PJ, PANZARELLA T, BOYD NF: Weight gain in women with localized breast cancer – A descriptive study. *Breast Cancer Res Treat*, 1988; 11 : 59-66.

[131] SUBRAMIAN VP, RAICH PC, WALKER BK: Weigh gain in breast cacner patients undergoing chemotherapy. *Breast Cancer Res Treat*, 1981; 1: 140 (Abstr.).

[132] CAMORIONO JK, LOPRINZI CL, INGLE JN, THERNEAU TM, KROOK JE, VEEDER MH: Weight change in women treated with adjuvant therapy or observed following mastectomy for node-positive breast cancer. *J Clin Oncol*, 1990; 8: 1327-1334.

[133] BINES J, OLESKE DM, COBLEIGH MA: Ovarian function in premenopausal women treated with adjuvant chemotherapy for breast cancer. *J Clin Oncol*, 1996; 14: 1418-1429.

[134] BROECKEL JA, THORS CL, JACOBSEN PB, SMALL M, COX CE: Sexual functionnong in long-term breast cancer survivors treated with adjuvant chemotherapy. *Breast Cancer Res Treat*, 2002; 75: 241-248.

[135] BUKOVIC D, FADJIC J, HRGOVIC Z, KAUFMANN M, HOJSAK I, STANCERIC T, *et al.*: Sexual dysfunction in breast cancer survivors. *Onkologie*, 2005; 28: 29-34.

[136] KANIS JA, MCCLOSKEY EV, POWLES T, SPECTOR T: A high incidence of vertebral fracture in women with breast cancer. *Br J Cancer*, 1999; 79: 1149-1181.

[137] SAARTO T, BLOMQVIST C, VALIMAKI M, MAKELA P, SARNA S, ELOMAA I: Chemical castration induced by adjuvant cyclophosphamide, methotrexate and fluorouracil chemotherapy causes rapid bone loss that is reduced by clodronate: a randomized study in premenopausal breast cancer patients. *J Clin Oncol*, 1997; 15: 1341-1347.

[138] HANN DM, GAROVOY N, FINKELSTEIN B, JACOBSEN PB, AZZARELLO LM, FIELDS KK: Fatigue and quality of life in breast cancer patients undergoing autologous stem cell transplantation: A longitudinal comparative study. *J Pain Symptom Manage*, 1999; 14: 311-319.

[139] WINER EP, LINDLEY C, HARDEE M, SAWYER WT, BRUNATTI C, BORSTELMANN NA, *et al.*: Quality of life in patients surviving at least 12 months following high dose chemotherapy with autologous bone marrow support. *Psychooncology*, 1999; 8: 167-176.

[140] MACQUART-MOULIN G, VIENS P, PALANGIE T, BOUSCARY ML, DELOZIER T, ROCHÉ H, *et al.*: High-dose sequential chemotherapy with recombinant granulocyte colony-sti-

mulationg factor and repeated stem-cell support for inflammatory breast cancer patients: Does impact on quality of life jeopardize feasibility and acceptability of treatment. *J Clin Oncol*, 2000; 18: 754-564.

[141] PETERS WP, DANSEY RD, KLEIN JL, BAYNES RD: High-dose chemotherapy and peripheral blood progenitor cell transplantation in the treatment of breast cancer. *Oncologist*, 2000; 5 : 1-13.

[142] MOURITS MJ, BOCKERMANN I, DE VRIES EG, VAN DER ZEE AG, TEN HOOR KA, VAN DER GRAAF WT, *et al.*: Tamoxifen effects on subjective and psychosocial well-being, in a randomised breast cancer study comparing high-dose and standard-dose chemotherapy. *Br J Cance*r, 2002; 86:1546-1550.

[143] MORTIMER JE, BOUCHER L, BATY J, KNAPP DL, RYAN E, ROWLAND JH: Effect of tamoxifen on sexual functioning in patients with breast cancer. *J Clin Oncol*, 1999; 14: 1488-1492.

[144] DAY R, GANZ PA, COSTANTINO JP, CRONIN WM, WICKERHAM DL, FISHER B: Health-related quality of life and tamoxifen in breast cancer prevention: A report from the National Surgical Adjuvant Breast and Bowel Project P-1 study. *J Clin Oncol*, 1999; 14: 2659-2669.

[145] FALLOWFIELD L, CELLA D, CUZICK J, FRANCIS S, LOCKER G, HOWELL A: Quality of life of postmenopausal women in the Arimidex, Tamoxifen, Alone or in Combination (ATAC) Adjuvant Breast Cancer Trial. *J Clin Oncol*, 2004; 22: 4261-4271.

[146] WHELAN TJ, GOOS PE, INGLE JN, PATER JL, TU D, PRITCHARD K, *et al.*: Assessment of quality of life in MA.14: A randomized, placebo-controlled trial of letrozole after 5 years of tamoxifen in postmenopausal women. *J Clin Oncol*, 2005; 23: 6931-6940.

[147] FALLOWFIELD LJ, BLISS JM, PORTER LS, PRICE MH, SNOWDON CF, JONES SE, *et al.*: Quality of life in the intergroup exemestane study: a randomized trial of exemestane versus continued tamoxifen after 2 or 3 years of tamoxifen in posmenopausal women with primary breast cancer. *J Clin Oncol*, 2006; 24: 910-917.

[148] KAPLAN HS: A neglected issue: The sexual side effects of current treatments for breast cancer. *J Sex Marital Ther*, 1992; 18: 3-19.

[149] PICCART-GEBHART MJ, PROCTER M, LEYLAND-JONES B, GOLDHIRSCH A, UNTCH M, SMITH I, *et al.*: Trastuzumab after adjuvant chemotherapy in HER2-positive breast cancer. *N Engl J Med,* 2005; 353: 1659-1672.

[150] SMITH I, PROCTER M, GELBER RD, GUILLAUME S, FEYEREISLOVA A, DOWSETT M, *et al.*: 2-year follow-up of trastuzumab after adjuvant chemotherapy in HER2-positive breast cancer: A randomised controlled trial. *Lancet*, 2007; 369: 29-36.

[151] OSOBA D, SLAMON DJ, BURCHMORE M, MURPHY M: Effects on quality of life of combined trastuzumab and chemotherapy in women with metastatic breast cancer. *J Clin Oncol*, 2002; 20: 3106-3113.

[152] COBLEIGH MA: Managing menopausal problems in breast cancer survivors. Am Soc Clin Oncol, Thirty-sixth Annual Meeting, Educational book, 2000, pp. 400-407.

[153] LOPRINZI CL, PISANSKY TM, FONSECA R, SLOAN JA, ZAHASHY KM, QUELLA SK, *et al.*: Pilot evaluation of venlafaxine hydrochloride for the therapy of hot flashes in cancer survivors. *J Clin Oncol*, 1998; 16: 2377-2381.

[154] LOPRINZI CL, KUGLER JW, SLOAN JA, MAILLARD JA, LAVASSEUR B, BARTON D, *et al.*: Venlafaxine alleviates hot flashes: An NCCTG Trial. *Proc Am Soc Clin Oncol*, 2000; 19: 2a (Abstr.).

[155] KIMMICK GG, LOVATO J, MCQUELLON R, ROBINSON E, MUSS HB: Randomized, double-blind, placebo-controlled, crossover study of sertraline (Zoloft) for the treatment of hot falshes in women with early stage breast cancer takinf tamoxifen. *Breast J*, 2006; 12: 114-122.

[156] PANDYA KJ, MORROW GR, ROSCOE JA, ZHAO H, HICKOK JT, HICKOK JT, *et al.*: Gabapentin for hot flashes in 420 women with breast cancer: A randomised double-blind placebo-controlled trial. *Lancet*, 2005; 366: 818-824.

[157] GANZ PA: Sexual functioning after breast cancer: A conceptual framework for future studies. *Ann Oncol,* 1997; 8: 105-107.

[158] HARRIS JR, LIPPMAN ME, MORROW M, OSBORNE CK. Diseases of the breast. Philadelphia: Lippincott-Raven, 2nd ed., 2000 : pp. 1041-1050.

[159] FARNCOMBE M, DANIELS G, CROSS L: Lymphedema: The seemingly forgotten complication. *J Pain Symp Manage*, 1994; 9: 269-276.

[160] HARRIS SR, HUGI MR, OLIVOTTO IA, LEVINE M; STEERING COMMITTEE FOR CLINICAL PRACTICE GUIDELINES FOR THE CARE AND TREATMENT OF BREAST CANCER: Clinical practice guidelines for the care and treatment of breast cancer: 11. *Lymphedema. CMAJ*, 2001; 164: 191-199.

[161] MAUNSELL E, BRISSON J, DESCHENES L, FRASURE-SMITH N: Randomized trial of a psychologic distress screening program after breast cancer: Effects on quality of life. *J Clin Oncol,* 1996; 14: 2747-2755.

[162] COMPAGNON C, CUILLERE JC, MAIGNIEN M, TISSEYRE P: Les malades prennent la parole. Le Livre Blanc des premiers états généraux des malades du cancer. La Ligue Nationale Contre le Cancer. Paris: Ramsay Ed, 1999.

[163] VERONESI A, FOLADORE S, MAGRI MD, CRIVELLARI D, FERLANTE MA, BIDOLI E, *et al.*: Does the information level of cancer patients influence quality of life and psychologic adaptation to the disease ? A prospective study. *Proc Am Soc Clin Oncol*, 1997; 16: 84a (Abstr.).

[164] LEE CO: Quality of life and breast cancer survivors. Psychosocial and treatment issues. *Cancer Pract*, 1997; 5: 309-316.

TRAITEMENT DU CANCER DU SEIN ET CONDUITE ALIMENTAIRE

Marie-Christine PUISSANT, Ghislaine PICARD

Après le recul de nombreuses années, on constate que le comportement alimentaire, chez les femmes atteintes de cancer mammaire est souvent perturbé. Il se traduit souvent par différentes manifestations :

- une prise de poids variant en moyenne entre 2 et 6 kg, même plus lorsqu'il y a une chimiothérapie adjuvante ;
- parfois un amaigrissement ;
- un poids qui peut rester aussi stable.

La démarche en soin diététique nécessite un recueil de données générales et spécifiques pour réaliser un bilan permettant de formaliser un diagnostic diététique.

Ce raisonnement clinique doit aboutir à la construction d'une stratégie diététique personnalisée permettant la formulation d'objectifs diététiques centrés sur la personne soignée.

La planification des soins prend en compte des orientations de prévention lorsque la consultation est prescrite de manière précoce. Elle permet à ce stade d'aider la patiente à retrouver une image corporelle et un mieux être.

Cet acte doit être intégré à celui d'une équipe pluridisciplinaire, afin de renforcer l'efficacité d'un traitement et d'éviter toute complication.

Les orientations peuvent également être thérapeutiques afin de rétablir un état nutritionnel défaillant dû, à la pathologie, au traitement et/ou un état physiologique et psychologique particulier.

L'orientation éducative concerne les femmes ayant besoin d'aide et d'accompagnement pédagogique pour modifier des comportements déviants.

GÉNÉRALITÉS

De nombreuses études (A. Lerol et coll.) [6] (Wendy Demark) [3] ont montré qu'un certain nombre de facteurs favorise la prise de poids chez les femmes atteintes de cancer du sein. En effet, 50 à 96 % des femmes ayant une chimiothérapie adjuvante prennent du poids, entre 2,5 et 6,5 kg pour un cancer du sein pris précocement. Cette prise de poids peut aller parfois jusqu'à 10 kg.

Le lien entre la prise de poids et un certain nombre de facteurs a été démontré tels que :

- la chimiothérapie administrée : plus il y a de traitements, plus la prise de poids est importante ;
- la durée du traitement : elle favorise la prise de poids, les femmes traitées pendant 12 mois ont pris 2 kg de plus que celles traitées durant 6 mois ;

- l'incidence de la pré ou post-ménopause : le North Central Cancer Traitement Group [3] a comparé la prise de poids post-ménopause avec des thérapeutiques différentes. La prise de poids en moyenne est de 6kg chez les femmes ménopausées contre 3,5 kg chez les plus jeunes, sans que les mécanismes en soient connus. **La chimiothérapie a un impact sur la fonction ovarienne, expliquant la prévalence de la prise de poids.** Bien que non prouvé, il est possible que les femmes dont l'aménorrhée est précoce, puissent déclencher une modification de la répartition des graisses.

D'autre part, la conséquence d'une surcharge pondérale peut entraîner, chez certaines femmes prédisposées, le déclenchement d'un diabète (cortico-induit la plupart du temps), des problèmes cardiovasculaires et articulaires. Les antécédents de surpoids, avant le traitement, entraînent une variation de poids plus importante après celui-ci (A. Lerol et coll.) [6].

En résumé, on peut dire que les femmes atteintes de cancer du sein prennent plus de poids pendant la chimiothérapie que les autres femmes, à âge comparable, Body Max Index (BMI), et exercice égal et n'ayant pas de chimiothérapie. Il faut donc, dès la première consultation médicale, tenir compte de tous ces paramètres (âge, BMI, statut social, exercice physique) pour pouvoir discuter ultérieurement de la prise de poids [9].

Le mieux est de pouvoir établir une stratégie nutritionnelle dès le diagnostic du cancer du sein, en établissant une alimentation contrôlée en énergie et en proposant de l'exercice physique (si cela est permis), en fonction de l'âge et de l'histoire de la patiente.

LE COMPORTEMENT ALIMENTAIRE

L'acte alimentaire nous relie au milieu vivant. Le professeur Trémolières rappelait que manger est bien plus que se nourrir et soulignait que les aliments ont pour l'homme, non seulement une valeur nutritionnelle et gastronomique, mais aussi sociale, affective et symbolique : « l'homme se nourrit de symboles ».

Après l'annonce d'un cancer du sein, on observe de la part des patientes une préoccupation très importante concernant la nourriture : certaines vont perdre l'appétit, deviennent anorexiques ou alors vont avoir des crises de boulimies, d'autres se mettent aux régimes basés sur des fausses croyances : « macrobiotiques », « dissociés », « végétariens », « crudivores », « instinctivores ».

Le dispositif d'annonce se doit de proposer dans le cadre *de la prise en charge pluridisciplinaire*, une prise en charge nutritionnelle individualisée par un diététicien, car quel que soit le stade de la maladie, des événements vont modifier le comportement alimentaire de ces femmes. Ceux-ci sont liés à l'angoisse due au traumatisme de l'identité du schéma corporel, au traitement et à ses conséquences.

Cette alimentation, parfois anarchique, entraîne en même temps des déficits insoupçonnés en fer, calcium, magnésium, vitamines et minéraux. L'alimentation rééquilibrée, variée rétablira d'éventuelles carences.

Ces femmes se sentent comme dit Linda Slama [6], psychologue : « prisonnières d'un corps qu'elles n'aiment plus et qu'elles rejettent ». Dès la fin du traitement, elles sont prêtes à lutter contre ce désordre, afin de rechercher une identité corporelle plus satisfaisante. Elles engagent une lutte contre la maladie. C'est alors qu'elles sont adressées, soit à leur demande soit à la demande médicale, à la consultation diététique.

Une coordination et une coopération avec le médecin, le psychologue et le personnel soignant, sont indispensables, car complémentaires, afin de renforcer la nécessité de la prise en charge et la cohérence entre les différents partenaires [11].

LA STRATÉGIE NUTRITIONNELLE

Le (a) diététicien (ne) est face à une personne en situation particulière, confrontée à l'acceptation de la maladie, à un traitement qui a été plus ou moins bref, plus ou moins lourd, à une prise de poids (cas le plus fréquent des patientes adressées à la consultation diététique) et à une certaine anxiété du fait de la pathologie. Comme le dit Matty Chiva [8], l'alimentation assure des fonctions vitales, des fonctions d'hédonisme, des fonctions sociales et des fonctions de découverte. On assiste, dans des cas de cancer du sein [7], à un dérèglement des prises alimentaires, dû parfois à la chimiothérapie entraînant nausées, vomissements, modifications du goût et de l'odorat, entraînant même parfois des mucites très douloureuses.

L'intervention diététique [1, 2], inséparable du travail de modification comportementale et de restructuration cognitive, fixe plusieurs objectifs :

- réduire les désordres comportementaux et l'anarchie alimentaire, lesquels parfois s'auto-entretiennent pour calmer le vide, la douleur, l'anxiété ;
- rétablir les rythmes de repas et des horaires, les quantités, la qualité des aliments, ceci en accord avec la patiente elle-même et le thérapeute.

La démarche en soin diététique est un processus évolutif au cours de diverses consultations dans le service d'oncologie, centré sur la personne soignée appréhendée dans sa globalité.

Les étapes de la démarche de prise en charge nutritionnelle de la patiente sont concernant : **La prise en charge nutritionnelle de la patiente** [13, 14].

Suite à la prescription médicale et aux informations médicales données par le prescripteur, le (a) diététicien (ne) réalise une consultation initiale [12].

Cet entretien comprend plusieurs étapes :

- L'accueil de la personne avec :

LE RECUEIL DE DONNÉES COMPRENANT [15, 16, 17] :

- des données générales : administratives, cliniques, activités et qualité de vie ;
- des données spécifiques : composantes psychoaffectives, sociales et personnelles, composantes cliniques et biologiques, histoire pondérale, comportement alimentaire, évaluation des consommations alimentaires et des connaissances nutritionnelles, évaluation des motivations et des attentes de la patiente.

Ces données sont écrites dans le dossier patient, recueillies soit avec les professionnels de santé, soit recueillies auprès du patient ou de son entourage.

Avec la patiente, sont établis de manière contractuelle :

- L'analyse et la formulation d'objectifs diététiques.
- L'élaboration d'une stratégie pour aboutir à une ou des actions réalisables par la patiente.
- L'évaluation des résultats.
- La prise de décisions.
- La résolution de problèmes.
- Le temps de la synthèse : reprise des grandes étapes et des décisions retenues, puis fin de l'entretien sur une note positive.

L'ENQUÊTE ALIMENTAIRE

L'enquête alimentaire est faite à partir d'un questionnaire basé sur la mémoire des repas consommés c'est-à-dire la technique de la veille rappel des 24h ou des trois derniers jours. Elle permet de connaître la consommation des aliments, des grignotages, des repas de fêtes ou invitations, de situer et de réaliser ainsi *le diagnostic diététique* [18, 19].

Cette enquête permet d'évaluer :

- la quantité et la qualité des aliments et nutriments consommés par la patiente ;
- de préciser les goûts et les habitudes alimentaires ;
- d'apprécier l'état nutritionnel : perte de poids, IMC ;
- de comprendre où se situe le problème nutritionnel ;
- d'évaluer la compréhension de la patiente face aux explications du diététicien (ne)
- d'établir une intervention nutritionnelle personnalisée.

À partir des goûts, des habitudes alimentaires, le (a) diététicien (ne) va établir, en accord avec la patiente, un programme détaillé [5] avec une répartition quantitative journalière et personnalisée. Le (a) diététicien (ne) cherche à obtenir l'adhésion de la patiente, sa motivation, et sa participation lors de la mise en place des objectifs diététiques. Ceux-ci doivent être modestes, facilement applicables et réalistes.

LE DIAGNOSTIC DIÉTÉTIQUE

Il s'appuie sur un raisonnement clinique du diététicien à partir des éléments recueillis ci-dessus. Il aboutit à la construction d'une stratégie diététique personnalisée, permettant de déterminer des objectifs négociés avec la patiente.

La coordination et la planification des actions ainsi que la mise en œuvre des actions spécifiques du diététicien sont choisies en fonction des orientations de la consultation.

EN PRATIQUE

L'expérience montre, dans de nombreux cas :

- des grignotages multipliés même s'il n'y a pas une réelle structure de repas : souvent le petit déjeuner est insuffisant ou même inexistant alors que l'apport nutritionnel doit être de 25 % par rapport à l'apport énergétique total de la journée ;
- le déjeuner est peu énergétique ou mal équilibré ou pris dans de mauvaises conditions ;
- le repas du soir pris en famille ou amical est souvent copieux ;
- le constat global peut mettre en évidence dans certains cas : des repas désorganisés et déstructurés car un changement de goût, des nausées, des vomissements liés au traitement, procurant à la patiente un dégoût vis-à-vis de la cuisine.

Le plaisir de cuisiner n'existe plus : la variété des mets est absente.

Les apports énergétiques ne sont pas forcément élevés.

Ils peuvent varier de 1 800 kcal à 3 000 kcal souvent avec une répartition des nutriments mal équilibrée : 40 % de lipides, 40 % de glucides et 20 % de protéines, sachant que les apports nutritionnels conseillés de la population française sont pour la femme [4] : 1 800 à 2 000 kcal réparties de la manière suivante : 12 % de protéines, 30 à 35 % de lipides et 55 à 58 % de glucides.

L'apport vitaminique et minéral est ouvert à condition de veiller à un apport en calcium qui doit être de 1 200 mg difficile à atteindre, principalement à cause des pertes de calcium occasionnées par la corticothérapie. Le calcium doit être d'autant plus surveillé pour les femmes ménopausées :

- l'objectif est de sensibiliser la patiente assez tôt à la meilleure manière de s'alimenter, en relevant les erreurs alimentaires ; par exemple *diminuer* l'apport en matières grasses cachées et d'assaisonnement, supprimer les matières grasses cuites, les boissons sucrées et alcoolisées, ainsi que tous les produits sucrés (cela dépend du taux consommé initialement, il est important de diminuer la ration), *augmenter la quantité de féculents souvent écartés (féculents au moins un repas sur deux et augmenter l'apport en crudités (légumes et fruits)* ;

- évaluer la faisabilité et la réalisation du traitement diététique établi avec la patiente elle-même.

LE TRAITEMENT

L'un des rôles essentiels de la diététicienne est celui de « rééducateur de santé ».

Elle rééduque en fonction des bases fondamentales de la nutrition, des besoins métaboliques et nutritionnels de la personne présente, ainsi que sur les problèmes médicaux et physiques associés au comportement.

À partir d'un programme diététique détaillé et personnalisé, qui s'inscrit dans le soin nutritionnel, le diététicien garantit des apports quantitativement et qualitativement conformes à l'état physiologique de la patiente, tout en tenant compte de ses préférences, de ses habitudes culturelles et religieuses et maintient ainsi le plaisir de s'alimenter.

Le(la) diététicien(ne) élabore pour la patiente des repas-type, suggère des idées spécifiques pour aider la patiente à établir des repas réguliers équilibrés, donne des conseils et des recettes afin de modifier le rapport à la nourriture.

Elle corrige, explique les erreurs et propose des conseils alimentaires.

Le temps d'écoute passé avec les patientes les aide à comprendre leur propre rapport à la nourriture. Lever les fausses croyances, les idées erronées et leur faire comprendre l'intérêt d'un amaigrissement régulier mais non spectaculaire, font partie des objectifs de la consultation.

L'évaluation de l'efficacité des actions est à réaliser régulièrement.

LE SUIVI ET L'ÉVALUATION DU TRAITEMENT DIÉTÉTIQUE

Le suivi régulier de ces patientes est nécessaire pour obtenir des résultats à court ou long terme selon la perte de poids souhaitée ou la prise de poids éventuelle.

L'évaluation de l'acte éducatif peut utiliser comme outil d'aide, le carnet alimentaire ou semainier où sont notées toutes les consommations alimentaires. Cette évaluation porte sur l'adéquation entre les objectifs prévus et les objectifs obtenus. Le rôle du (de la) diététicien(ne) est de réévaluer, de modifier et d'adapter à chaque consultation le programme nutritionnel proposé.

Le repas ou l'acte de manger doit s'intégrer dans la vie quotidienne.

L'acte éducatif doit :

- apprendre à organiser, équilibrer et structurer les repas ;
- permettre de fractionner l'alimentation par des collations ; informer sur les équivalences nutritionnelles ;
- donner des recettes adaptées au cas de chaque patiente ;
- répondre à toute question sur les nouveaux produits, les nouvelles technologies et tout ce qui concerne l'alimentation.

L'évaluation se pratique tout au long de la consultation, mais également à distance et au début de la consultation suivante. Elle porte sur les connaissances acquises, les aspects psychosociaux, les comportements, les aspects biomédicaux et cliniques, la qualité de vie.

EN CONCLUSION

La conduite alimentaire des femmes atteintes de cancer du sein a parfois pour conséquence une prise de poids traumatisante avec un fort retentissement psychologique. Cette variation de poids doit être prise en compte de manière précoce par les médecins et les soignants ; la demande des patients cherchant à retrouver leur schéma corporel doit être entendue. Pour cela, des solutions adaptées personnalisées peuvent être mises en place, en adressant de manière systématique vers la consultation diététique :

- *les patientes ayant déjà une surcharge pondérale avant la mise en place du traitement thérapeutique*, pour un bilan alimentaire. Celui-ci permettra d'alerter et donc dans un premier temps d'informer, de sensibiliser ces femmes pour un équilibre alimentaire quotidien, lequel évitera une surcharge pondérale qui peut rapidement s'installer ;

- *les patientes ayant pris du poids au cours de leur traitement ceci afin d'assurer et mettre en place le traitement diététique*. Celui-ci leur permettra de perdre leur surcharge pondérale en rééquilibrant leur alimentation ;

- *les patientes ayant perdu du poids durant leur traitement*, et ce, essentiellement pour éviter toute aggravation et réajuster les apports alimentaires à des carences potentielles.

EN PRÉVENTION

Comme le préconise le plan national nutrition santé 1 et 2 ainsi que le Dr Elio Riboli, les trois recommandations adaptées dans le programme Europe 11 contre le cancer et largement soutenues par les données scientifiques :

- Avoir un régime alimentaire riche en légumes et fruits,

- Ne pas abuser de la consommation de boissons alcoolisées,

- Éviter les excès de poids en gardant une bonne activité physique.

En effet, différentes études épidémiologiques ont montré la forte corrélation qui existe entre la consommation de fruits et légumes et le moindre risque de développement du cancer du sein. Ces études nous montrent bien l'importance d'un apport adéquat en micronutriments antioxydants (vit C, bêta-carotène...) pour la prévention du cancer du sein.

Plusieurs études d'intervention ont aussi montré qu'un seul antioxydant prescrit seul ou en automédication à forte dose pouvait avoir un effet délétère sur le cancer. Il est donc préférable d'associer les antioxydants et qu'ils soient administrés à dose normale, tels qu'on peut les trouver chez les grands consommateurs de fruits et légumes.

D'autres études en cours nous montrent également que dans cette alimentation, en terme de prévention, l'acteur de santé doit conseiller la variété dans le choix des matières grasses et la qualité de celles-ci : *réduction* des matières grasses animales (beurre, charcuterie, lait entier), une augmentation des matières grasses au profit des acides gras mono-insaturés (huile d'olive, d'arachide, de colza, oléisol mais également au profit des acides gras poly-insaturés riches en vitamine E (huile de tournesol, isio 4, oléisol).

L'alimentation peut donc influencer positivement et négativement la croissance tumorale et la réponse des tumeurs aux traitements.

CAS PRATIQUE

Madame X.., âgée de 46 ans, est suivie dans le service d'oncologie pour un adénocarcinome du sein droit.

Elle a pris 16 kg en 6 mois à la suite de chimiothérapie et, depuis, son poids est stable. Sa taille est de 1 m 66. Son poids initial est de 53 kg, son poids actuel est de 69 kg. Célibataire, elle a repris son travail depuis la fin de son traitement. Dirigée par son médecin oncologue vers la consultation diététique, la première visite, avec une enquête alimentaire détaillée basée sur les journées précédentes, révèle un taux calorique de 2 200 kcal, soit 9 200 kJ avec une alimentation très riche :

- en sucres : sodas tout au long de journée y compris pendant les repas, ainsi que des sucreries (chocolat, gâteaux) ;
- en graisses d'assaisonnement et de cuisson, et en graisses cachées charcuteries.

La ration alimentaire se répartit de la manière suivante : 10 % de protéines ; 36 % de lipides ; 54 % de glucides (saccharose > 10 %).

Ceci pour une répartition énergétique aux trois repas :

Petit déjeuner : 16 % ; déjeuner : 49 % ; dîner 35 %.

L'analyse du bilan diététique met en évidence : un petit déjeuner insuffisant en apport énergétique et calcique (pas de produit laitier) ; un déjeuner à base de sandwich avec charcuterie et fromage, des grignotages au cours de la journée sous forme de sucreries et pâtisseries, un repas complet le soir.

L'objectif de la prise en charge nutritionnelle est d'établir au cours des différentes consultations une alimentation personnalisée adaptée au mode de vie de Madame X..., devant entraîner une modification du comportement alimentaire

Ce régime propose : au moins un produit laitier nature sans sucre à chaque repas ; un petit déjeuner équilibré complet ; un déjeuner et dîner équilibrés avec suppression des graisses de cuisson et contrôle des graisses d'assaisonnement ; la suppression des sodas et le remplacement de ceux-ci par l'eau plate ou aromatisée ; la modération dans les quantités consommées ; la réintroduction des fruits au petit déjeuner et déjeuner, facultativement le soir. Une collation l'après-midi.

Ce programme alimentaire personnalisé définit une ration journalière d'environ 1 600 kcal. Proposé et établi avec la patiente, il a eu pour résultat une perte de poids de 2 kg le premier mois, puis une perte progressive d'environ 1,5 kg par mois. Au terme de 7 mois de suivi diététique, la patiente a perdu 10 kg.

À chaque consultation diététique, la patiente doit venir avec son carnet alimentaire où est notée la consommation alimentaire de la dernière semaine ou des quinze derniers jours. Le programme alimentaire est de nouveau réadapté si besoin.

Ces résultats qualitatifs et quantitatifs seront notés dans le dossier médical, ainsi que les actions correctrices et éducatives.

Pour ces patientes, l'objectif de la perte de poids peut être atteint s'il y a adhésion des intéressées. Ceci nécessite un suivi régulier pour obtenir des résultats afin que ces personnes retrouvent leur schéma corporel, une meilleure qualité de vie et le désir de vie.

Le suivi régulier des patientes est un gage de réussite pour ces patientes. ■

BIBLIOGRAPHIE

[1] Aimez P. La nourriture, Éditions du Seuil, Paris, 1979, Communication, n° 31, 223 p.

[2] Aimez P. Le rôle de la diététicienne dans la prise en charge des troubles du comportement alimentaire, *Information diététique*, n° 1, 1994.

[3] Demark W, Wahnefried, Winer Eric P. and Rimer KB. "Why women gain weight with adjuvant chimiotherapy for breast cancer", Journal of clinical Oncology, vol.11, n° 7, July 1993, pp. 1418-1429.

[4] Dupin H, Abraham J, Giachetti I. Apports nutritionnels conseillés pour la population française, Éditions Lavoisier, 146 p., Paris, 1992.

[5] Fricker J, Le guide du bien maigrir, Éditions Odile Jacob, Paris, 1993, 433 p.

[6] Lerol A., Espie M., Mignot L., Morvan F., Gorins A. « Variations des poids en cours de chimiothérapie adjuvante du cancer du sein », *Gynécologie* 1987, pp. 35O-385, Paris.

[7] Ludger C. Consultations diététiques en sénologie, Eurocancer, 1993.

[8] Matty C. Alimentation et nutrition humaines, ESF, Lavoisier, 1992.

[9] "Weight gain after breast cancer", Reuters Medical News (Diet Assoc.1999).

[10] Alimentation et cancer – Évaluation des données scientifiques, LAVOISIER tec et doc, Elio Riboli, Françoise Decloitre, Christina Collet-Ribbing, coordonnateurs.

[11] Agence Nationale d'Accréditation et d'Évaluation en santé. Évaluation des pratiques professionnelles dans les établissements de santé, dossier du patient : amélioration de la qualité de la tenue et du contenu, réglementation et recommandation. Paris : ANAES ; 2003.

[12] Berland Y. Coopération des professions de santé : le transfert de tâches et de compétences. Rapport ministère de la santé : 2003.

[13] Association des Diététiciens de langue française. Recommandations pour la prise en charge diététique en établissement de santé. Document professionnel ; 2004.

[14] Association des diététiciens de langue française. Référentiel de compétences pour la profession de diététiciens. Information diététique 2004 ; 3 : 35-40.

[15] Fédération Nationale des Centres de Lutte Contre le Cancer. Standards, Options, Recommandations. Coordinateur : DUGUET A. Bonnes pratiques diététiques en cancérologie : dénutrition et évaluation nutritionnelle. 1999.*www.fnclcc.fr*.

[16] Fédération Nationale des Centres de Lutte Contre le Cancer. Standards, Options, Recommandations. Coordinateur : CHAMPETIER S. Bonnes pratiques diététiques en cancérologie : la consultation. 2000, revu en 2003. *www.fnclcc.fr*.

[17] Fédération Nationale des Centres de Lutte Contre le Cancer.Standards, Options, Recommandations. Coordinateur : TRAN M. Bonnes pratiques diététiques en cancérologie : la nutrition entérale. 2004, revu en 2005. *www.fnclcc.fr*.

[18] Dietsch J. Le diagnostic diététique : du contexte au concept. Information Diététique 2002 ; 3 :16-20.

[19] Combret D. diagnostic diététique : démarche de soin nutritionnel. Information Diététique 2002 ; 1 : 17-19.

SEIN ET PSYCHISME, PRISE EN CHARGE PSYCHOLOGIQUE

MALADIE DU SEIN ET PSYCHISME

Daniel LEBAUVY

PRÉAMBULE

Bizarrement, alors que la question paraissait reléguée à un rang bien modeste, c'est l'hypothèse d'une psychogénèse du cancer du sein qui a semblé préoccuper le plus les lecteurs de ce chapitre dans les précédentes éditions de l'ouvrage, tout au moins ceux d'entre eux qui ont bien voulu nous faire part de leurs réactions. Il nous faut donc être plus clair sur ce point : rien n'a été démontré qui permette de trancher de façon indiscutable dans un sens ou dans un autre, et le champ de la recherche psychogénétique reste largement ouvert à ceux qui voudront s'y aventurer... Mais tous les travaux antérieurs concourent à faire prévoir que leur tâche sera rude.

Quant à l'auteur de ces lignes, si souvent interrogé à ce propos, il a depuis fort longtemps délaissé la préoccupation de «l'avant» pour ne se concentrer que sur ce qui se passe «après» un diagnostic de cancer du sein et sur ce que le «psy» peut apporter à la malade, à son entourage et à l'équipe soignante. Aujourd'hui encore, le traitement et le suivi de cette affection représentent un défi. On le relève mieux dans la pluridisciplinarité.

INTRODUCTION

Un médecin ayant à traiter une femme pour une maladie du sein se préoccupe toujours de son psychisme lorsqu'elle est atteinte d'un cancer. Il se pose les questions suivantes :

- est-elle anxieuse ?
- est-elle déprimée ?
- quel traitement envisager dans ce cas ?

S'il répond par l'affirmative à l'une des deux premières questions, il choisit lui-même un traitement et ne recourt au psychiatre que lorsque le bénéfice espéré n'est pas obtenu, ce qui se produit parfois.

Notre première partie contiendra les informations succinctes nécessaires au médecin pressé, bon prescripteur, voulant aller à l'essentiel et avoir des réponses précises aux trois questions ci-dessus. S'il avait toutefois la curiosité de parcourir la suite, ce qu'il y trouverait lui montrerait une autre façon d'aborder les problèmes du psychisme dans ses relations avec le sein malade.

En d'autres termes, notre première partie donnera aux médecins qui se veulent uniquement prescripteurs une sorte de condensé du strict minimum à connaître pour le diagnostic et le traitement de l'anxiété et de la dépression des malades atteintes de cancer du sein, la seconde reprenant dans leur ensemble les problèmes psychologiques liés au sein malade.

Nous aurons ainsi tenté de satisfaire chez les uns le besoin d'efficacité rapide et chez les autres celui de savoir et de comprendre avant d'agir.

PREMIERE PARTIE À L'USAGE DU MÉDECIN PRESSÉ

Une femme normale sera normalement inquiète si un cancer du sein est soupçonné chez elle, abattue s'il est diagnostiqué, préoccupée pendant le traitement, vigilante ou insoucieuse en phase de rémission et derechef inquiète avant chaque visite de contrôle.

L'anxiété et la dépression sont des troubles différents dont le diagnostic ne peut pas être confié à la seule inspiration. Ne pas les confondre avec ces véritables fourre-tout culturels de mêmes noms qui font courir le risque de traiter à la légère une sidération traumatique, une régression narcissique, un deuil, une conduite défensive, un processus psychotique, etc. ou de prendre des états passagers d'anxiété ou de tristesse pour des symptômes pathologiques majeurs.

De nombreuses études ont tenté d'évaluer la prévalence de l'anxiété et de la dépression dans le cours de l'évolution du cancer du sein. Les résultats varient considérablement d'un auteur à l'autre, allant de 5 à 40 % du fait des critères et des âges considérés. On retiendra plutôt qu'une moyenne de 25 % des cas est susceptible de donner lieu à l'un ou l'autre de ces diagnostics.

DIAGNOSTIC DE DÉPRESSION ASSOCIÉE À UN CANCER DU SEIN

HOLLAND [1], suivi par la plupart des auteurs, propose comme critères diagnostiques :

- *durée d'évolution > 2 semaines* pour affirmer le caractère pathologique des troubles ;
- *perte d'espoir, absence de toute perspective positive,* (« hopelessness ») ;
- *la patiente n'attend pas de secours* (« helplessness ») ;
- s'y ajoute souvent un sentiment d'*impuissance* ou même celui d'être *responsable* de la maladie.

L'*anxiété* est souvent associée à la dépression, ainsi que des *troubles du sommeil*, une *anorexie* modérée, de la fatigue et parfois quelque irritabilité. L'expression d'idées suicidaires est rare mais ne peut être négligée.

DIAGNOSTIC D'ANXIÉTÉ PATHOLOGIQUE ASSOCIÉE À UN CANCER DU SEIN

DEROGATIS [2] souligne que l'intensité des réactions anxieuses caractérise plus leur aspect pathologique que la nature des troubles. Chaque patiente sera donc susceptible de présenter à un degré modéré un ou plusieurs des symptômes énumérés ci-dessous, sans qu'il y ait lieu de leur conférer une valeur systématiquement pathologique.

- *désarroi, inhibition* et *paralysie dans la prise de décision* sont caractéristiques de la période contemporaine du diagnostic ;
- une *sidération anxieuse* assortie d'une adhésion passive au protocole de soins peut souvent se produire lors de l'annonce du diagnostic ;
- *des manifestations et sensations physiques* de l'angoisse : palpitations, douleurs précordiales, tachycardie, troubles du rythme respiratoire, sensation de « boule » pharyngée, spasmes, tremblements, etc. viennent parfois aider au diagnostic;
- *insomnie d'endormissement* ;
- *alternance d'abattement et de crises de pleurs* ;
- plus rarement, *refus de soins, fuite vers des médecines « alternatives », accès d'hyperactivité* (faire comme si tout était comme avant), etc.

TRAITEMENT

Généralités

Contrairement à l'idée reçue, il n'y a pas d'antidépresseur ni d'anxiolytique idéal pour normaliser le comportement ou l'humeur des malades, même lorsqu'il s'agit du dernier médicament mis sur le marché. S'il en existait un, il ne suffirait d'ailleurs pas car seule une anesthésie profonde pourrait soustraire une malade aux traumatismes que constituent pour elle le cancer, son traitement, les interactions avec l'entourage familial, professionnel ou même le simple fait d'avoir à fréquenter une équipe médicale soignante.

Si toutefois on est amené à prescrire, on commencera par une *recherche obstinée de l'usage habituel d'un médicament psychotrope*. On connaît les français pour être les plus gros consommateurs de tranquillisants de la planète, il est donc prévisible que la patiente ici présente en ait quelque usage. Inutile d'espérer un résultat mirobolant en prescrivant une drogue de la même classe thérapeutique et à la même dose que celle qu'elle consomme depuis 5 ou 10 ans... Nous avons vu des patients usagers de la même benzodiazépine depuis 30 ans, d'autres n'avoir depuis leur adolescence jamais dormi sans prendre un hypnotique.

Lorsqu'on aura accompli cette recherche d'une thérapeutique chronique, et après s'être assuré du diagnostic, on aura à choisir selon le cas soit un antidépresseur seul ou associé à un anxiolytique (dans le cas d'une dépression accompagnée d'anxiété), soit un anxiolytique seul.

Règles de prescription
(selon DEROGATIS [3] et MASSIE [4] rapportés par REVIDI [5]

- Commencer par une dose quotidienne inférieure à celle qui serait utilisée chez le sujet exempt de cancer ;
- augmenter les doses plus lentement que chez le sujet exempt de cancer ;
- la dose d'entretien peut être beaucoup plus basse que chez le sujet exempt de cancer ;
- le choix de la molécule nécessite une parfaite connaissance de ses effets secondaires; dans le cas particulier du cancer du sein, proscrire formellement toute stimulation de prolactine (la plupart des neuroleptiques sont donc contre-indiqués en première intention) ;
- limiter le nombre de classes thérapeutiques.

Choix de la molécule

Dans les 2 premiers cas (traitement antidépresseur), après les examens habituels, notamment bilan rénal et hépatique pour parer au risque de surdosage puis choisir entre:

- un antidépresseur sédatif : amitriptiline (Laroxyl®) par exemple pour une patiente très anxieuse ;
- ou un antidépresseur incisif : imipramine (Tofranil®) par exemple pour une patiente inhibée, fatiguée ou ralentie, en prenant les précautions habituelles aux premiers jours du traitement pour parer à la levée brutale de l'inhibition (risque de tentative de suicide en cas de mauvaise appréciation du diagnostic) ;
- anxiolytique à choisir en fonction des connaissances du prescripteur.

Remarque pour conclure

Un traitement ainsi conduit ne suscitera généralement pas de critique particulière; mais s'il se limite à ces prescriptions, il ne méritera pas non plus de recueillir l'admiration. La suite montrera pourquoi.

SECONDE PARTIE
ÉTAT ACTUEL DE LA QUESTION

Signal de féminité, fierté de femme, appât sexuel, mamelle nourricière, le sein occupe une place centrale dans le psychisme des deux sexes. Les rapports du sein et de la sexualité étant traités dans cet ouvrage par ailleurs, nous n'envisagerons ici que le point de vue pathologique, c'est-à-dire les relations qui s'établissent entre le psychisme et le sein malade. Chaque fois que ce sera possible, nous distinguerons les différents acteurs concernés :

- la femme elle-même ;
- le partenaire sexuel ;
- le milieu familial, social et professionnel ;
- le médecin et ses collaborateurs.

Le sein malade a suscité une quantité considérable de travaux d'orientation psychologique. Mais bien que les affections bénignes soient infiniment plus nombreuses que les malignes, elles n'ont pas bénéficié d'un intérêt particulier de la part des chercheurs. De même, alors que les sénologues font remarquer l'incidence des facteurs psychologiques sur l'apparition et l'évolution des mastodynies et des kystes récidivants du sein, nous n'avons pas connaissance de travaux spécifiques portant sur ce sujet.

Tout se passe jusqu'à présent comme si les processus malins affectant le sein avaient polarisé l'attention des chercheurs qui ont maintenant établi un certain nombre de repères. Nous allons les passer en revue en suivant l'ordre suivant :

- les facteurs psychologiques favorisants ;
- le diagnostic initial ;
- le traitement initial ;
- les investigations périodiques ;
- la guérison et les récidives ;
- l'évolution terminale.

LES FACTEURS PSYCHOLOGIQUES FAVORISANTS

Travaux qui ont marqué la décennie

Alors que tout ce qui avait précédé avait indiqué la voie et permis d'élaborer des hypothèses, deux équipes ont publié à peu d'intervalle les résultats de travaux qui confirment en les chiffrant l'importance du facteur psychique dans la pathologie du sein et qui ouvrent des perspectives en matière de traitement adjuvant.

Rôle de la désorganisation psychosomatique

Sans reprendre ici la théorie élaborée à partir des travaux de l'Ecole de Paris, et généralisée par Pierre MARTY [6], nous évoquerons le travail fondamental mené en collaboration par Claude JASMIN et Pierre MARTY [7] à la recherche « d'éventuelles corrélations entre des facteurs psychologiques liés au fonctionnement mental et la nature bénigne ou maligne d'une tumeur mammaire récemment découverte chez une patiente. L'investigation psychosomatique a été réalisée avant que le diagnostic de tumeur bénigne ou de cancer n'ait été établi à l'aide de mammographie et d'un examen anatomopathologique de la tumeur. Selon la méthode du double insu, jusqu'au dépouillement final des résultats, les médecins n'ont pas connu les résultats des psychosomaticiens et ceux-ci sont restés dans l'ignorance du diagnostic définitif » [8].

Cette recherche a apporté les résultats suivants :

- une structure mentale fondamentale mal organisée (au sens de Pierre MARTY & coll.) multiplie le risque de cancer par 50 ;

- un Moi-Idéal prédominant dans l'organisation mentale du sujet le multiplie par 10 ;

- puis viennent un deuil récent non élaboré (× 8) ;

- et une « disposition hystérique » (× 7).

Les patientes qui ont montré à l'investigation psychosomatique une structure mentale bien organisée étaient toutes exemptes de cancer.

La discussion de ce travail porte habituellement sur l'idée que les facteurs invoqués pourraient être un effet et non une cause de la maladie cancéreuse. Ils ne prennent pas en considération la notion que l'organisation ou l'inorganisation de la structure mentale fondamentale est une quasi-constante de la personnalité qui n'évolue que de façon exceptionnelle et dans des limites très restreintes.

La psychothérapie comme facteur de survie

Un effet totalement inattendu d'une psychothérapie de groupe a permis à SPIEGEL [9] de découvrir à sa grande

Moi-idéal prédominant, deuil non élaboré

Cette célibataire de 50 ans n'avait vraiment vécu que pour la danse de salon, qu'elle pratiquait assidûment en matinée et soirée. Elle nous dit plus tard qu'elle y faisait admirer sa magnifique chevelure ondulée non sans songer au malheur de sa mère, devenue chauve dés le début d'un traitement pour cancer du sein, Vingt ans plus tard, elle-même refusa d'emblée toute chimiothérapie après que l'un de ses seins se fut consumé et qu'elle eût été contrainte à consulter en raison de l'odeur de la plaie : plutôt en mourir que d'accepter un traitement qui, selon son expérience, commencerait par la calvitie et se terminerait par la mort dans d'horribles souffrances. D'abord, elle accepta l'indispensable intervention «de propreté». Il fallut ensuite quelques mois d'hormonothérapie inopérante et la rencontre de patientes traitées dans le service mais néanmoins chevelues (ainsi que de nombreux entretiens psychothérapiques) pour qu'elle accepte enfin une chimiothérapie aussi respectueuse que possible de sa pilosité. Hélas, à la première touffe de cheveux, elle déclara forfait. Il ne restait plus qu'à l'accompagner jusqu'au terme en rongeant son frein. On sut lui épargner toute souffrance. Elle mourut sans regret. Nous n'en dirons pas autant de nous-mêmes.

surprise que 50 patientes atteintes d'un cancer du sein métastasé qui avaient participé à des séances de psychothérapie de groupe d'une heure par semaine pendant un an avaient survécu en moyenne deux fois plus longtemps que celles pour qui on s'était contenté de leur administrer la même chimiothérapie que les précédentes (37 mois pour les premières, 19 mois pour les autres). La surprise est venue de ce que la recherche avait voulu quantifier une différence de qualité de vie, et que le but atteint avait dépassé toutes les espérances.

Ce travail a eu un retentissement considérable, car il a confirmé ce que l'on ne faisait que soupçonner. Quant aux mécanismes biologiques par lesquels s'exprime l'influence du fonctionnement psychique sur l'évolution des cancers, il est du ressort des fondamentalistes de les définir.

Autres travaux importants

Bien que les travaux évoqués maintenant aient pour visée les facteurs de vulnérabilité au cancer mais non exclusivement le cancer du sein, il n'est pas possible de les ignorer en raison de l'importance qu'ils revêtent dans l'historique de la question.

Le profil de personnalité de « type C »

BACON et RENNEKER puis GREER [10] et à leur suite TEMOSHOK [11] ont décrit un profil de « type C » fréquent chez les patients cancéreux :

- inhibition dans l'expression des sentiments agressifs, de la colère, dénégation de telles émotions ;
- soumission, adaptation à l'environnement ;
- dévouement altruiste, etc. (TEMOSHOK).

Le facteur dépressif

Plusieurs études rétrospectives, dont certaines menées sur un très grand nombre de sujets, ont cherché à mettre en évidence l'incidence du facteur dépressif sur la morbidité ou la mortalité cancéreuse. Deux résultats contradictoires montrent l'un une corrélation positive sur une cohorte de 2 000 sujets avec un recul de 20 ans (PERSKY) [12] et l'autre une absence de corrélation sur 2 500 sujets et un recul de 10 ans (ZONDERMAN) [13].

Le stress

Les cliniciens cancérologues avaient relevé une forte influence des événements traumatisants dans la survenue des cancers, même avant que les travaux spécialisés aient tenté d'en quantifier l'incidence: deuils récents, séparations, etc. LE SHAN a attaché son nom à cette recherche.

Mais, outre la difficulté d'avoir à quantifier une variable circonstancielle, des études plus récentes mettant en oeuvre une méthodologie plus rigoureuse n'ont pas permis de confirmer la validité de cette hypothèse. Elle conserve cependant la faveur de l'opinion publique et, à ce titre, rend nécessaire l'usage d'un certain doigté dans le dialogue avec les patientes.

Autres choses qu'auront lu les patientes

L'appétit éditorial n'est probablement pas étranger à la floraison de publications sur le sujet, dont certaines ont eu un réel succès. Les médecins sont en général prévenus contre les théories qu'elles défendent. L'une d'entre elles concerne par exemple la « visualisation » des cellules cancéreuses par les patients qui en sont porteurs.

Nous-mêmes nous gardons bien de réfuter ce qu'on ne peut pour l'instant qualifier que de croyance, de même que nous nous garderions bien de mettre en doute une foi religieuse qui nous serait étrangère. Pour nous conforter dans notre respect des croyances parfois naïves de nos patientes, nous songeons aux lazzis qui n'auraient pas manqué d'accueillir, en 1988, l'affirmation qu'une psychothérapie pourrait doubler l'espérance de vie d'une femme porteuse d'un cancer du sein métastasé, c'est-à-dire un an avant que SPIEGEL ne l'ait démontré (*cf.* La psychothérapie comme facteur de survie).

LE DIAGNOSTIC INITIAL

Qu'on soit ou non instruit des progrès de la médecine, l'annonce d'un diagnostic de maladie du sein est toujours génératrice d'inquiétude pour l'esthétique, pour l'image de soi, pour la féminité et pour la maternité. Ceci vaut autant pour la femme qui reçoit le diagnostic que pour le partenaire sexuel (il est rare qu'il n'en éprouve pas au moins quelque gêne). Qu'il s'agisse d'une banale mastodynie cataméniale, d'une crevasse de l'aréole ou d'un abcès, le retentissement sur la vie de couple est immédiat sans parler des troubles de l'humeur qu'on prête aux femmes souffrant d'un sein douloureux.

Et toujours revient une question lancinante dès lors que le sein est pris dans un processus pathologique bénin, « est-ce que ce ne serait pas une sorte de cancer ? »

L'annonce

Vienne le diagnostic redouté, et c'est un cycle psychologique complexe qui s'enclenche car le mot « cancer » est toujours compris comme synonyme de douleur, de mutilation et de mort pour celle qui le reçoit et, disons-le sans fard, pour celui qui l'annonce également, même s'il n'en a pas conscience.

Or l'idée de notre propre mort est étrangère à nos capacités de représentation. Le terme de l'existence est connu, mais toujours projeté dans un avenir lointain. Et voilà que cette annonce rend ce terme dangereusement proche, que la perspective de se voir mutilée s'impose, terrifiante.

La sidération

Il se produit alors un temps de sidération pendant lequel la femme ressemble à un boxeur mis « KO debout ». Ce seront quelques jours pendant lesquels vont pouvoir se mettre en place les premières défenses, moyens d'adaptation psychique à une situation nouvelle vécue comme un traumatisme, une agression, une effraction. L'erreur à ne pas commettre serait de prendre ce temps de sidération pour une dépression, et de vouloir la traiter comme telle. Complications garanties à terme !

Mise en place des premières défenses

Trois types de défenses s'observent communément à ce premier stade :

- *Le déni de réalité,* qui pourrait être dommageable pour la malade en l'amenant à fuir examens complémentaires et soins; c'est alors que prend toute sa valeur la qualité de la relation médecin-malade.

- *La passivité,* la patiente acceptant sans broncher toutes les directives données par le médecin; ici, l'erreur à ne pas commettre serait de tenir cette attitude pour définitivement acquise et d'oublier la nécessité de fournir toutes les explications et informations nécessaires, de laisser venir l'expression des doutes ou des craintes de la malade, faute de quoi on se préparerait des réveils douloureux.

- *L'hyperactivité*, la malade se lançant dans le protocole de diagnostic et de soins comme dans un mille mètres, cherchant à mener de front ses activités habituelles avec les obligations nouvelles que va lui imposer la situation; c'est peut-être là le piège le plus difficile à éviter car une telle attitude suscite facilement de l'admiration alors qu'elle doit être interprétée comme une fuite en avant porteuse d'un risque d'effondrement à terme.

La sidération et le déni de réalité (à propos d'un cancer de l'ovaire qui vaut bien un cancer du sein)

Il fallait vite-vite recevoir cette sage-femme désespérée à qui on avait annoncé qu'elle était porteuse d'un cancer de l'ovaire. Elle disait en connaître le pronostic et refusait par avance tout traitement, notamment et surtout la chimiothérapie. Mais, confrontée à une écoute sereine et redoutant par-dessus tout d'être cataloguée plus « psy » que « cancéro », elle garda une attitude de refus mais en déplaça l'objet : plus aucun autre rendez-vous avec le « psy » tandis qu'elle accepta l'ensemble du programme thérapeutique, lequel se conclut, quelques mois plus tard, par une entrée en rémission de la maladie cancéreuse. Victoire par forfait !

LE TRAITEMENT INITIAL

C'est maintenant que les choses sérieuses commencent. Voici la malade confrontée à la salle d'opération, à la machinerie des radiologues, aux multiples injections médicamenteuses, aux premiers malaises, au spectacle des malades parvenues à un stade plus avancé (celles qui sont en rémission ne sont pas vues et pour cause). Son sein est mutilé ou disparu, et quand il ne l'est pas, il va l'être ou il pourrait l'être, même si cette crainte n'est pas fondée. Quoiqu'on fasse, elle vivra dans les affres de l'anxiété, de la révolte ou de la dépression mais elle pourra également devoir faire face à la réactivation d'une pathologie mentale préexistante.

L'anxiété et la dépression

Toujours présente, parfois masquée, parfois prenant l'apparence d'une sourde anxiété, l'anxiété s'apparente à la peur mais en diffère notamment par l'impossibilité de toute fuite puisque sa source est intérieure. Nous avons donné plus haut (*cf.* Diagnostic d'anxiété pathologique associée à un cancer du sein) une description de l'anxiété pathologique en précisant que le caractère pathologique résidait dans l'intensité de l'affect. On retrouvera donc ici à un degré modéré certains des symptômes déjà décrits, le désarroi, l'inhibition, les manifestations et sensations physiques de l'angoisse, l'insomnie d'endormissement, une alternance d'abattement et de crises de pleurs, etc.

De même, on se reportera à notre description de la dépression (*cf.* Diagnostic de dépression associée à un cancer du sein) en sachant que, passé le stade initial de l'annonce du diagnostic de cancer du sein, on peut être confronté à un tableau moins atypique et à un syndrome dépressif franc alliant à la tristesse une humeur « anhédonique », un ralentissement moteur et mental, une absence de perspectives d'avenir, d'espoir, d'espérance, une négativation de soi et du monde, de la culpabilité, parfois même des idées suicidaires, etc.

La révolte

Certaines femmes se rebellent contre un sort contraire, le maudissent et sont parfois tentées de tout « envoyer promener ». La révolte, cas particulier de l'anxiété et de la dépression, ne se règle pas par l'indifférence ou la réprimande, tant est grand le risque de fuite de la malade qui signerait l'échec thérapeutique du médecin.

La réactivation d'une pathologie mentale préexistante

Les anciens aliénistes avaient observé que leur patients guérissaient de leur maladie mentale lorsqu'une affection organique les amenait au seuil de la mort. Certains en avaient conclu à une incompatibilité entre ces deux ordres de pathologie. On est aujourd'hui revenu de cette croyance. Il faut toutefois noter que les psychotiques ne sont souvent pas plus difficiles à soigner que les autres. Font cependant exception certains types de délire qui intègrent la maladie cancéreuse et surtout les soins comme autant de fac-

La révolte permanente

Dès que la maladie l'avait frappée, la vieille servante de grande famille, placée dès l'enfance, aussi intraitable avec le grain de poussière qu'avec son entourage, s'était vue congédiée et lancée toute seule dans Paris avec son autonomie à inventer. Que diantre, quand on a besoin d'être servie, on ne peut pas s'embarrasser d'une femme qui traîne à l'hôpital des demi-journées, voire des journées entières ! Restait à la faire entrer dans un protocole thérapeutique, ce qui semblait de prime abord aussi difficile que de vouloir introduire son ex-patronne au Paradis : rendez-vous manqués, arrivées inopinées à des heures non prévues, réticences imprévisibles lors de certaines prescriptions, récriminations diverses et tension avec l'équipe soignante... Le psy, dans ce cas, que pouvait-il faire ? Tout plutôt que d'avoir un discours normatif. Accueillir, écouter, apprivoiser, découvrir la personne, sa vie passée, ses difficultés actuelles et résister à la tentation de lui donner des conseils. Pour les interprétations psychanalytiques de haute volée, on verrait plus tard. C'est peut-être bien cette patience qui finit par déteindre sur l'équipe soignante, ou alors la patiente elle-même devint-elle plus conciliante, toujours est-il que le traitement se fit, cahin-caha, et que la rémission se poursuivait encore aux dernières nouvelles.

teurs de persécution interne et qui rendent nécessaire une adaptation du traitement antipsychotique par le psychiatre.

L'imaginaire comme facteur de troubles psychiques

Alors que certaines causes du déclenchement ou de l'entretien de ces troubles sont des circonstances bien réelles liées au traitement, d'autres ne siègent que dans l'imagination :

- crainte de la mort ;
- crainte d'être incurable ;
- crainte d'une transformation du corps, sentiment d'atteinte possible à l'identité propre par une intervention chirurgicale mutilante (la mastectomie est généralement redoutée) ;
- sensation d'héberger en son corps un élément étranger hostile (au test de Rorschach, perception d'un crabe à l'intérieur du corps) ;
- etc.

On ne s'étonnera pas de constater que leur poids dans l'apparition ou la persistance des troubles est infiniment plus lourd que celui des causes liées au traitement car l'imagination est toujours plus anxiogène que la réalité dans la mesure où il est toujours possible de s'adapter à cette dernière en élaborant un compromis ou en trouvant un appui extérieur alors qu'il y a peu de recours contre ce qui s'apparente au cauchemar.

Causes de troubles liées au traitement

Pour ne pas compliquer inutilement les choses, nous éviterons de distinguer entre les causes d'ordre général et celles spécifiques à la maladie du sein, sachant que leur importance relative peut varier d'une malade à l'autre et, pour une même malade, d'un jour à l'autre.

En voici quelques unes :

Liées à la mastectomie

- perturbation de la libido, rejet du partenaire, rejet par le partenaire ;
- honte d'avoir à exhiber une poitrine mutilée, d'aller à la plage, de porter un décolleté, un vêtement près du corps ;
- préoccupations concernant la prothèse externe (« faux-sein ») ou interne (reconstruction plastique) ;
- déséquilibre statique induit par le poids du sein conservé, douleurs rachidiennes induites;

Liées à la radiothérapie

- peur de la salle de radiothérapie ;
- peur de voir tomber sur soi des appareils menaçants ;
- brûlures cutanées ;

- maladie des rayons (anorexie, nausées, maux de gorge, diarrhées) ;

Liées à la chimiothérapie

- l'hospitalisation à plein temps, toujours anxiogène par elle-même (l'hospitalisation de jour comporte un précieux avantage de ce point de vue) ;
- la réputation de la chimiothérapie anticancéreuse qui en fait parfois un objet de répulsion ;
- les nausées, les vomissements, qui contribuent à générer de l'angoisse, ont leur intensité et leur fréquence augmentées par cette même angoisse ;
- l'alopécie, particulièrement redoutée par de nombreuses femmes qui investissent leur fierté et même l'essentiel de leur féminité dans leur chevelure;

Liées à la fin du traitement initial

Paradoxalement, la fin du traitement s'accompagne souvent d'un rebond d'anxiété ou de dépression : en effet, les traitements actuels supposent une fréquentation assidue du lieu de soins, donc des contacts fréquents avec les membres d'une équipe soignante dont le rôle ne se limite jamais à des gestes purement techniques mais comporte un volet de soutien très actif, que celui-ci soit rationnellement organisé ou non (et dans ce dernier cas, il est laissé à l'initiative individuelle et au hasard).

Réaction du partenaire sexuel

Il n'est pas rare que, dès le début du traitement, on remarque l'absence du partenaire sexuel aux consultations, aux séances de soins et même au chevet de la malade lors de ses hospitalisations, Avant de lui jeter l'opprobre, il est préférable de considérer cette abstention comme la marque d'une menace pour le couple dont la permanence est désirable pour le plus grand bénéfice de la malade. L'expérience acquise auprès de nombreux cas nous a montré que le risque d'une transformation corporelle conduisait certaines femmes à éloigner d'elles leur conjoint au point de lui refuser toute intimité pendant une longue période, et que celui-ci pouvait, par son abstention, signifier son respect inconscient de la volonté de sa femme.

Il y a là matière, de la part des médecins et des équipes soignantes, à intervention soit directe a posteriori, soit préventive sous forme de groupes d'information des couples. Remarquons toutefois que les couples de femmes homosexuelles semblent échapper au danger de rupture pour cause de mastectomie.

Réaction de l'entourage familial, social, professionnel

Il semble que les mentalités aient grandement évolué depuis l'époque où le cancer du sein était généralement considéré comme une affaire indicible qui amenait les proches et les moins proches à faire le vide autour de la malade. Grâce aux incessants efforts d'information des différents acteurs de la santé publique, voilà une maladie qui a, en quelque sorte, acquis droit de cité et vaut de la part de l'entourage compréhension et soutien. Il reste que l'angoisse demeure présente dans les propos des uns et des autres et les conduit à formuler des recommandations et des mises en garde frisant parfois l'absurde, allant jusqu'à conseiller un refus de toute chimiothérapie. Là encore s'ouvre pour les médecins et les équipes soignantes un large champ d'action préventive.

Les chimiothérapies psychotropes

Se reporter plus haut, § Traitement, où la question a été traitée à l'usage du médecin pressé.

Techniques d'aide psychologique

Nombreux sont les auteurs qui ont cherché à définir des techniques d'aide psychologique pour les malades atteintes de maladies cancéreuses. Les patientes atteintes d'un cancer du sein occupent une place privilégiée dans leurs tentatives.

Les psychothérapies d'inspiration psychanalytique

Plus ou moins éloignées de la cure psychanalytique classique, les premières psychothérapies d'inspiration psychanalytique

Le psychothérapeute comme substitut d'une mère frustrante

Enfant non voulue n'ayant jamais su qui était son père (un homme marié, cousin ou très proche parent, pense-t-elle), rejetée par sa mère, placée en orphelinat quand les fonds maternels étaient en baisse, en institution huppée quand on « fréquentait » dans la bourgeoisie, en apprentissage pour finir, cette dame a tout de même réussi à s'en sortir : elle se rend indépendante, voyage, se marie, mais doit confier son enfant à sa mère quand survient le divorce. Lorsqu'elle se remarie et veut reprendre sa fille, elle découvre que celle-ci lui voue une aversion profonde, tout à fait comme elle-même vis-à-vis de sa propre mère,mais sans la demande ambivalente d'affection qu'elle lui adresse en vain. Deux enfants, la réussite de son couple, une relative sécurité matérielle n'y feront rien : elle restera éternellement demandeuse d'affection à sa mère et à sa fille aînée, ce qu'elle n'obtiendra jamais. Atteinte d'un cancer du sein, elle souhaitera voir le psy du service avec lequel elle aura une relation très prolongée pour parler de ça (elle et sa mère, elle et son mari, ses enfants), tandis qu'elle subira soins et protocoles sans y accorder beaucoup d'importance. Elle ne mourra que de chagrin, certainement pas du cancer. Pour l'équipe soignante, c'est une malade facile. Pour le psy, un regret de n'avoir pas pu aller plus loin dans l'élucidation des racines de sa souffrance, et dans son soulagement.

ont suivi deux orientations différentes. L'une, ayant pour chef de file ALEXANDER [14] que préfigurait le génial GRODDECK [15] considère la maladie somatique comme l'effet d'un conflit inconscient, donc susceptible de recevoir une interprétation psychanalytique. L'autre privilégie le rôle de le relation médecin-malade comme moteur - ou frein - d'une thérapeutique efficiente et laisse au somaticien le soin du travail psychothérapique dont il rend compte dans un « groupe BALINT » du nom de l'initiateur de cette méthode [16].

Sur un autre plan se situe la démarche de l'école de psychosomatique de Paris (DAVID, FAIN, MARTY et De M'UZAN) à qui l'on doit la première description de la « pensée opératoire », ce qui devait donner naissance par la suite à la notion de désorganisation psychosomatique [7] et à d'intéressantes avancées dans le domaine de la thérapeutique.

Les thérapies comportementales

Venues d'Outre-Atlantique, diverses techniques d'adaptation à la maladie cancéreuse sont orientées vers la participation active des malades à leur propre prise en charge. Le « coping » ("to cope with" = faire face à ; "I'll cope" = je vais me débrouiller) tout comme les Groupes Psycho-Educationnels qui allient information, thérapie cognitivo- comportementale (TCC), jeux de rôles et relaxation viennent compléter avec pertinence l'essentiel du traitement anticancéreux [17]. Citons également P. ROUBY qui organise des groupes de TCC ouverts à des patientes porteuses d'un cancer du sein (publication à venir).

Dans le même but, mais avec une méthodologie rigoureuse (un essai contrôlé), SPIEGEL & Coll, cités plus haut [9], ont apporté la preuve qu'une psychothérapie de groupe s'apparentant au « coping » pouvait doubler la durée moyenne de vie de femmes ayant un cancer du sein métastasé. Nous avons montré [18] que la technique utilisée n'était pas étrangère aux nôtres mais que le grand mérite des auteurs tenait au fait qu'ils avaient été capables d'organiser rationnellement leur travail de telle sorte que celui-ci puisse apporter par la suite le maximum d'enseignements statistiquement exploitables, ce qui fut effectivement le cas.

L'aide des anciens patients

Les efforts des chercheurs ont été relayés par l'action de bénévoles avec des succès divers. En France, « La Ligne Bleue », a su faire parler d'elle un temps. Aux Etats-Unis et dans d'autres pays, le mouvement est beaucoup plus profond et structuré, prenant appui sur des expériences menées dans d'autres domaines comme celle des Alcooliques Anonymes ou des Associations « AIDS » dont les inspirations sont en général philosophiques ou religieuses.

Le soutien psychologique des équipes soignantes

Non spécifique à la pathologie du sein, la réflexion sur le nécessaire soutien psychologique des équipes soignantes découle directement de la psychothérapie institutionnelle en milieu psychiatrique dont LE GUILLANT a été le promoteur en France dès les années 50. Elle s'appuie sur l'observation des troubles générés chez certains soignants par le travail en cancérologie :

- hyperactivité, mise à distance de la relation avec les patients ;
- pouvant évoluer vers le « burn-out syndrom » : sentiment d'inefficacité, démotivation, modifications de l'humeur et du comportement (irritabilité, insomnie, troubles fonctionnels, etc.), tentative de suicide (rare).

Des réunions de groupe de soignants volontaires autour d'un intervenant psychologue, psychanalyste, etc. paraissent être la meilleure réponse possible à ce type de trouble. BLACQUE et KIPMAN [19] ont bien montré que, si elles sont assez bien intégrées au fonctionnement de la plupart des équipes de cancérologie dans d'autres pays, leur adaptation semble plus difficile dans le nôtre, probablement en raison de notre forte tradition humaniste et individualiste. Il y a là néanmoins une dimension des soins susceptible d'influer sur leur efficience qu'il est dommage de ne pas aborder de façon plus assidue.

LES INVESTIGATIONS PÉRIODIQUES

Une fois passé le traitement initial et l'épisode anxio-dépressif qui le suit (réaction de sevrage), s'ouvre pour la malade le temps des rendez-vous de consultations, de bilans biologiques ou radiologiques rythmant une attente de la guérison dont l'espoir s'affermit peu à peu. Même si le médecin n'a jamais fait aucune promesse en ce sens, même si la malade prétend le contraire, sa croyance en un retour définitif à la santé n'est jamais totalement absente, ébranlée lors de chacun de ces rendez-vous avant lesquels renaît son appréhension suivie chaque fois d'un soulagement précaire. À ce stade peut se poser l'indication de l'un des traitements décrits plus haut (chimiothérapie ou psychothérapie).

Signalons la survenue fréquente de perturbations dans la vie de couple pendant ces périodes d'accalmie et le risque accru de rupture par fuite du partenaire sexuel, fuite souvent contemporaine des réactions pudiques de la malade, anxieuse d'avoir à découvrir un corps et une poitrine modifiés sinon mutilés. La réadaptation à la vie sexuelle est un épisode crucial dont la réussite ou l'échec aura une incidence certaine sur le traitement, un ratage ne pouvant que compliquer ou entraver la compliance au traitement, c'est-à-dire la participation active de la malade au protocole thérapeutique. On perçoit l'importance que médecins et équipes soignantes doivent accorder à cette période et les efforts de prévention qu'ils ont à y déployer.

LA GUÉRISON ET LES RÉCIDIVES

Bien qu'en matière de cancer l'on ne puisse raisonnablement parler que de rémission et non de guérison, c'est à dessein que nous utilisons ce terme, instruits de longue date par nos patientes que leur façon d'interpréter l'arrêt d'une évolution pathologique était toujours assimilée par elles à la fin de la maladie. Malgré cela, on est souvent surpris de constater la coexistence avec ce sentiment d'un « syndrome de Damoclès » [20] qui est source de conflit intrapsychique et d'anxiété sourdement persistante.

Le risque à ce stade est de voir une patiente abandonner le protocole de suivi et désinvestir le lieu de soins. Certaines iront jusqu'à élaborer une véritable phobie de tout ce qui pourrait leur évoquer la maladie, médecin et traitements éventuels y compris. On ne saurait la pallier que dans la mesure où une parfaite organisation du travail permet de maintenir un lien très étroit - donc très sécurisant - entre l'équipe soignante et les malades. Les réunions de groupe trouvent leur emploi là aussi.

Signalons pour finir que certaines patientes ne sortent pas de la dépression de sevrage et que leur état leur fait courir un certain risque suicidaire. L'intervention du psychiatre est impérative devant toute dépression traînant après la fin d'une cure intensive, traitement initial ou ultérieur.

Quant aux récidives, elles sont parfois vécues avec résignation à l'exception de la première d'entre elles qui est l'occasion d'une intense déception, sans parler de la peur que génère le spectre d'une possible mort prochaine. Il revient à tous les membres des équipes soignantes et aux médecins d'enseigner aux patientes quel combat assidu il convient de mener ensemble, maintenant et dans l'avenir, pour faire en sorte que toute récidive ne soit rien de plus qu'un simple incident de parcours. Il ne s'agit pas de minimiser le risque mais de maintenir le moral des troupes.

L'ÉVOLUTION TERMINALE

Redoutée depuis l'annonce du diagnostic, voici que la mort semble proche aux yeux des soignants, des médecins, de l'entourage de la patiente et d'elle-même parfois aussi. La déontologie médicale rencontre alors le désir de la patiente qui, plus que tout, souhaite ne pas souffrir, ce qui ne signifie pas qu'elle veuille abréger son existence. Vient un moment où la perception de la fin prochaine l'amènera à vivre un véritable deuil de soi-même qu'un accompagnement attentif cherchera à adoucir. Il n'y a là plus rien de spécifique à la maladie du sein, mais le rappel de notions bien connues n'est pas inutile car elles sont toujours d'application difficile.

La création d'unités de soins palliatifs va dans le sens d'une plus grande efficacité au service des malades et de leurs proches, mais d'une perte de pratique au détriment des équipes soignantes et des médecins.

CONCLUSION

Au terme de ce survol, il convient de rappeler l'adage qu'A. GORINS aime à citer : « La femme est tout entière dans le sein ». Ce dernier est-il frappé par la maladie que voilà la femme comme atteinte au plus profond d'elle-même. Toute sa vie risque d'en être bouleversée. Il nous revient de faire que ce qui pourrait être une catastrophe existentielle se maintienne dans les limites tolérables d'une maladie ou, osons même le dire, d'une simple maladie. C'est du moins l'intention clairement exprimée de tous ceux qui, psychanalystes, psychiatres ou psychologues, consacrent une part de leur activité à un lieu de soins cancérologiques [19, 21]. ■

BIBLIOGRAPHIE

[1] HOLLAND JC, ROWLAND JH. Handbook on psychooncology. Psychological care of patient with cancer. Oxford University Press. New York. 1989; 785 p.

[2] DEROGATIS LR, MORROW GR, FETTING J & *al.* The prevalence of psychiatric disorders among cancer patients. *J. Am. Med. Assoc.* 1983, 249, pp 751-757.

[3] DEROGATIS LR, FELDSTEIN M, MORROW G. A survey of psychotropic drug prescription in an oncology population. *Cancer.* 1979; 44. 1919-1929.

[4] MASSIE MJ, LESKO LM. Psychopharmacological management. In Holland JC, Rowland JH. Handbook on psychooncology. Psychological care of patient with cancer. Oxford University Press. New York. 1989; pp. 470-491.

[5] REVIDI P. Réactions psychologiques aux affections somatiques graves. Editions Techniques. *Encycl. Méd. Chir. Paris. Psychiatrie*, 37-675-A-20. 1994, 10 p.

[6] MARTY P. Les mouvements individuels de vie et de mort. T I: Essai d'économie psychosomatique. Payot. Paris. 1976. T II: *L'ordre psychosomatique*. Payot. Paris. 1980.

[7] JASMIN C, LÉ M, MARTY P & al. Evidence for a link between psychological factors and the risk of breast cancer in a case-control study. *Annals of oncol.* 1, 1990, 22-29.

[8] JASMIN C. Cancer et psyché: le renouveau. *Rev. Franç. Psychanal.* 1990. 3. pp 828-844.

[9] SPIEGEL D, BLOOM JR, KREAMER HC & GOTTHEIL E. Effect of psychosocial treatment on survival of patients with metastatic breast cancer. *Lancet,* 1989. 2 pp 888-891.

[10] GREER S, MORRIS T & PETTINGALE KW. Psychological response to breast cancer : effect on outcome. *Lancet.* 1979. II. pp 785-787.

[11] TEMOSHOK L. Personality, coping styles, emotion and cancer: tawards an integrative model. *Cancer Surv.* 1987. 6. pp 545-562.

[12] PERSKY VW, KEMPTHORNE-RAWSON J & SHEKELLE RB. Personality and the risk of cancer: 20-year follow-up of the Western

Electric study. *Psychosom. Med.* 1987. 49. pp 435-449.

[13] ZONDERMAN AB, COSTA PT & MCCRAE RR. Depression as a risk for cancer: morbidity and mortality in a nationally representative sample. *J. Am. Med. Assoc.* 1989, 262. pp 1191-1195.

[14] ALEXANDER F.Fundamental concepts of psychosomatic research: psychogenesis, conversion, specificity. *Psychosom. Med.* 1943. 5. p 205.

[15] GRODDECK G. *Au fond de l'homme, cela.* Trad. L. Jumel. Gallimard. Paris. 1953.

[16] BALINT M. *Le médecin, son malade et la maladie.* Trad JP Valabrega. Payot. Paris. 1968.

[17] DORBEAULT S, CAYROU S & VIALA AL. Les groupes psycho-éducationnels : un modèle éducatif pour les patients atteints de cancer. *Rev. Francoph. Psycho-Oncologie.* 2003. 4. pp 155-160.

[18] LEBAUVY D. Dix années pour faire une preuve. *Rev. Franç. Psychanal.* 1990. 3. pp 845-854.

[19] BLACQUE MF, KIPMAN SD & al. Réflexions à partir de l'introduction du psychiatre dans un service d'hématologie. *Psychologie médic.*1984. 16. pp 2247-2249.

[20] KOOCHER GP, O'MALLEY JE. The Damoclès syndrom : psychological consequences of surviving childhood cancer. McGraw Hill. New York. 1981.

[21] SALTEL P, TERRA JL & FRESCO R. Troubles psychiques en cancérologie. Editions Techniques. Encycl. Méd. Chir. Paris. Psychiatrie, 37-675-A-10. 1992, 12 p.

CANCERS DU SEIN : DÉSIRS DE MALADES, DÉSIRS DE MÉDECINS

Nicole ALBY

Ce titre résume bien la relation entre un médecin et une malade atteinte de cancer du sein. Chacun se retrouve dans un même désir : **la guérison**. Mais d'emblée s'impose la différence de position entre la malade qui attend de son médecin prise en charge de sa pathologie et protection contre le cancer et la mort dont elle se sent menacée par ce diagnostic. La position du médecin, bien-portant et armé de son savoir est totalement différente quel que soit son désir de soigner, de comprendre et d'accompagner sa malade. Notre point de départ sera que *le savoir sur l'autre et son devenir* modifie forcément la relation médecin-malade malgré les changements intervenus dans la nature de l'information donnée aux femmes. Il existe un élément proche de *la transgression* dans le fait de connaître, même de manière imprécise, le destin de l'autre. Cette connaissance introduit des modifications, inconscientes le plus souvent, mais importantes dans la relation du thérapeute avec sa malade. Le degré de gravité pronostique de la tumeur étant un facteur capital.

Un deuxième point concerne la gestion des relations émotionnelles et affectives des malades, leur désir sur ce point et comment le médecin peut y répondre. Le désir de guérir du médecin contient de multiples aspects des relations humaines. La violence du traumatisme qui accompagne le diagnostic de cancer favorise des relations transférentielles qui ne seront pas toujours faciles à maîtriser.La menace vitale suscite un désir majeur des malades, même s'il n'est pas ouvertement exprimé, celui d'*un contrat de non-abandon*. On en parle bien moins que du droit à l'information mais il est aussi ou plus essentiel encore.

Le médecin lui a besoin des satisfactions intellectuelles et personnelles que lui apportent la recherche et les progrès thérapeutiques sans oublier sa réussite professionnelle. Ces mobiles sont légitimes et importants pour mieux affronter les inévitables aléas de la maladie cancer. Il a lui aussi besoin de mécanismes de défense pour conserver un équilibre personnel toujours menacé par le retentissement émotionnel de la maladie cancer sur chacun des partenaires.

Bien entendu ses relations humaines avec ses malades comportent des satisfactions affectives mais il en connaît aussi les risques inéluctables.

Enfin on ne peut oublier la spécificité du cancer du sein : il menace la femme dans sa vie mais aussi dans sa féminité, sa sexualité. Il suscite la peur de mourir mutilée ou de vivre au prix de la perte d'une part plus ou moins importante de son intégrité corporelle. Les mutilations imposent toujours une perturbation de l'image corporelle et féminine. Les effets des traitements sur la physiologie féminine sont considérables sans parler de leur retentissement sur la vie affective, sexuelle et sociale des femmes.

Le titre proposé nous autorise à parler de tout ce qui a trait à l'inconscient dans ces situations. Le désir est fait à la fois de ce que nous savons et ce que nous refusons de savoir de nos pulsions. Dans un univers aussi affronté à l'angoisse, aux pulsions de vie et de mort que la cancérologie, nul ne peut éviter de prendre en considération à la fois les désirs exprimés et ceux, parfois contradictoires,qui ne le sont pas.

Enfin il est impossible de ne pas aborder la rechute et les révisions douloureuses qu'elle impose aux femmes et aux médecins.

Pour l'inconscient, la mort n'existe pas, nous vivons tous arrimés à notre sentiment d'invulnérabilité. Le cancer, qu'il s'agisse des patients ou des soignants, dévoile la vulnérabilité humaine avec laquelle il n'est pas facile de composer. Ceci explique les réactions de défense des uns et des autres et justifie le travail d'élaboration que nous le suggère le titre de ce chapitre.

Enfin il faut parler de ces patientes appelées « résilientes» qui parviennent à traverser l'épreuve en la maîtrisant. Elles parviennent à édifier des mécanismes de défense particuliers et efficaces.

La fin du traitement, un pronostic favorable signifie-t-il la « guérison » ? Bien des femmes vont retrouver un espoir de vie égal à celui de la population non atteinte mais il persiste un sentiment de danger et de vulnérabilité à toutes les informations sur leur cancer : media, rechute d'une proche, consultation de suivi etc.

La prise en charge des patientes sera une processus au long cours dont il faut connaître les variations.

INFORMATION, QU'EN EST-IL DU DÉSIR D'INFORMER ET D'ETRE INFORMÉ ?

Il y a peu le grand débat était « *la vérité aux malades* » débat qui peut être interminable : en fait il est centré en cancérologie sur le dire ou ne pas dire le pronostic, voire les effets iatrogènes de certains traitements. Il s'agit, à nos yeux, d'un faux débat l'essentiel restant la communication et la relation thérapeutique qui doit la sous-tendre.

En l'an 2000 il est de règle de parler de *partenariat,* d'égalité entre soignant et soigné, de droit à l'information. Tout récemment a été proposé l'accès pour les patients à leur dossier médical.

Il y a, c'est vrai, une réelle transformation des relations médecins-malades dans les faits et dans les règles. Le consentement informé, précédé d'une information claire et complète est passé des essais thérapeutiques aux pratiques thérapeutiques courantes. On ne peut nier qu'il s'agisse d'une profonde modification des relations médecins-malades. Il n'y pas si longtemps que des femmes pouvaient se réveiller avec l'ablation d'un sein non annoncée, pour un cancer que chacun s'efforçait de ne pas nommer. L'alibi étant de les protéger d'une vérité insoutenable, de mieux les soigner « sans les angoisser ».

Le désir non exprimé des médecins n'était-il pas l'évitement des réactions émotionnelles et de l'angoisse des malades ? désir légitimé aussi par des thérapeutiques chirurgicales très agressives et des résultats thérapeutiques limités, en cas de récidive surtout. Il faut tenir compte de l'image sociale : le cancer était –peut être est-il encore – ce qu'il ne faut pas nommer. C'était au médecin de prendre en charge ces malades, que la société condamnait dès le diagnostic. L'attitude dite « paternaliste » soulageait tous les acteurs du drame et correspondait plus largement à un autre modèle de la relation médecin-malade. Pour les « patientes » réduites à souffrir et à se confier aux soignants, la passivité était un gage de bonne conduite. La plupart bien sûr connaissaient leur diagnostic mais, sauf exception, se conformaient aux règles non écrites. Une malade disait « je sais que j'ai un cancer mais ne le dites pas au docteur ». Redoutant que son savoir interdit ne nuise à sa relation, essentielle, avec son médecin.

Enfin une telle attitude facilitait le *déni,* réponse défensive toujours utilisée mais dont on connait le caractère fragile et parfois nuisible aux sujets quand elle s'installe au long cours. Aujourd'hui les malades sont *informées,* le diagnostic est donné, le programme thérapeutique exposé, les risques plus ou moins clairement décrits. Les femmes réclament toute l'information et même de participer aux choix thérapeutiques. En général le pronostic demeure une zone d'ombre justifiée par la part d'incertitude qu'il comporte comme par l'impossibilité de « condamner » à plus ou moins long terme. Même dans le cas où la tumeur est de bon pronostic, il faut longtemps à la femme pour se rassurer.

Le mot « condamnation », s'il est moins utilisé, n'en demeure pas moins dans l'inconscient des soignants et des soignées. Enfin les media qu'il s'agisse de l'audiovisuel ou de la presse féminine apportent une information qui circule dans la société. Qu'en est-il de ce que les femmes vont retenir et utiliser de ces informations ?

Il y a lieu de réfléchir au désir réel des patientes, même si elles réclament, pour la plupart une information complète, la participation aux choix thérapeutiques, qu'en est-il de ce besoin de savoir ? On peut se demander si l'attitude actuelle « tout dire » n'impose pas à certaines patientes en tout cas la volonté du médecin et de la société, tout dire et ne rien dire n'étant que les mêmes faces d'une même idéologie imposée aux femmes. Il est bien difficile de savoir ce que réclament réellement celles qui veulent « tout savoir ». Le partage de la responsabilité et de l'information n'est jamais simple, les désirs des unes et des autres sont rarement convergents sur ce point.

Souvent, malgré l'expression du besoin d'être informée, persiste la crainte d'en savoir trop, désir de savoir et de ne pas savoir sont en permanente collusion dans un domaine où le savoir peut être aussi dangereux. Certaines patientes utilisent ce qu'on peut appeler la « pulsion épistémologique » exprimant le désir de « tout » savoir. Il s'agit d'une défense par la maîtrise intellectuelle dont il faut connaître les risques. Ce sont les malades qui lisent les traités de cancérologie, les journaux médicaux. Ce comportement est facilité par Internet qui confronte le public à une information sans médiation relationnelle. Il faudrait étudier ses effets, sûrement moins simples que la présentation optimiste qui en est faite. Le désir apparent est de « savoir » pour mieux participer aux traitements, anticiper leurs effets secondaires. Il peut servir à rétablir une relation d'égalité, voire de maîtrise vis-à-vis du médecin. Il peut y avoir derrière cette apparente légitimité agressivité, méfiance et plus inconsciemment retour au désir de tout savoir du petit enfant qui est une forme de désir de toute-puissance. Il est facilité ici par l'intensité de la détresse et le sentiment de vulnérabilité des patientes.

Il serait intéressant de promouvoir des recherches sur ce que les patientes désirent réellement savoir, et ce qu'elles font de leur désir essentiel : la guérison. Elles sont affrontées, elles aussi, aux incertitudes du savoir médical les concernant. En parallèle le désir d'informer complètement des médecins est parfois sous-tendu par le désir de partager la responsabilité des aléas de la maladie voire pour certains d'exprimer l'agressivité qui peut sous-tendre la relation d'un médecin avec une malade menacée de mort. Certaines « révélations » brutales du pronostic et des risques correspondent à une agressivité mal maîtrisée du médecin. Est-il toujours facile de prévoir et d'annoncer échec et impuissance? Il peut d'ailleurs y avoir collusion entre l'agressivité de la malade qui ne supporte pas celle du cancer qui l'atteint et celle du médecin réactivée par les revendications de sa patiente. Les progrès actuels dans l'information n'excluent pas une part d'ambivalence qu'il s'agisse des soignants ou des soignées. Les implications inconscientes d'une information « honnête et claire » sont loin d'être toutes explorées. Nous connaissons mal ses retentissements sur la relation médecin-malade. Il serait intéressant de les étudier

LA PATHOLOGIE DE L'INCERTITUDE

Une malade disait « il me répondait : ça va bien, ça va bien, moi ce que j'aurais voulu entendre, c'est vous êtes guérie, et ça je savais bien qu'il ne pouvait pas me le dire ».

On ne peut mieux exprimer le hiatus entre le désir des patientes, savoir qu'elles sont guéries et ce que le médecin peut répondre : « vous allez bien aujourd'hui ».

Bien entendu suivant les cancers et leur degré de gravité la même phrase sera assortie de commentaires et surtout d'une relation non verbalisée dont la plupart des femmes saisissent la signification.

Il en est de même pour les traitements ; toutes les malades souhaitent être soignées au moindre coût. Les médecins savent bien qu'ils devront utiliser contre le cancer des *armes* dont les effets peuvent être redoutables.

On voit bien là l'écart entre ce que les femmes désirent et ce que le médecin, le plus compétent, le plus à l'écoute peut donner comme réponse.

L'incertitude va dominer la vie des femmes atteintes de cancer du sein et nous savons que c'est un des sentiments les plus difficiles à tolérer. C'est aussi un point de rencontre entre le médecin et sa patiente dans la mesure où l'évolution des cancers comporte toujours une part d'inconnu. Tous les deux sont affrontés à la difficile gestion d'un destin incertain. Mais le médecin s'appuie sur des statistiques et des données biologiques de plus en plus précises. Dès le diagnostic posé il a des éléments qui vont lui faire prévoir une évolution favorable ou au contraire des risques plus ou moins élevés de diffusion de la maladie avec le caractère péjoratif qu'elle comporte. Son savoir lui offre des repères, sa fonction thérapeutique une protection, il n'en est pas de même pour les malades.

Elles comprennent vite au travers notamment de la mimique, de la tonalité de la voix, du désir même bien dissimulé, de terminer l'entretien la *gêne* que peut éprouver leur médecin

La communication quel que soit le *désir* des deux partenaires est forcément perturbée par tout ce que la patiente voudrait entendre et tout ce que le médecin ne peut lui dire.

Le médecin sait bien qu'il devra tolérer cette incertitude. longtemps, même en cas d'évolution favorable, Le « suivi » imposé aux patientes entretient ce sentiment difficile à vivre de ni malade ni guérie dont se plaignent tant les femmes. Certaines vont y faire face en niant le risque, d'autres en s'installant dans une soumission à l'univers médical qui doit en échange lui garantir protection. Cette attitude pouvant cacher une revendication considérable. L'un et l'autre vont donc partager, volens nolens, ce qu'on peut appeler une *pathologie de l'incertitude*.

PATHOLOGIE DU TRAUMATISME ET RELATION THÉRAPEUTIQUE

L'annonce du diagnostic est un bon exemple de ces situations où le médecin doit dire ce qu'il n'a pas envie de dire à une femme qui n'a pas envie de l'entendre. il y a d'emblée menace sur la communication. En cancérologie toutes les informations comportent un potentiel angoissant. La patiente entre dans le domaine des « traitements du cancer » qui, même lorsqu'il n'impliquent pas une mutilation totale vont modifier globalement l'image que la femme se fait d'elle-même. Le médecin même quand il désire blesser le moins possible, quand il prend son temps et explique clairement – selon la formule légale – ne peut qu'expliquer ce que sa malade redoute d'apprendre.

Leur relation est infiltrée par l'annonce du cancer avec le retentissement émotionnel et l'angoisse qu'il suscite. Qu'il le désire ou non le médecin doit établir une relation qui l'engage le plus souvent au-delà de ce qu'il souhaite tout en ne répondant pas toujours au désir de sa patiente.

Lors de l'annonce du diagnostic s'instaure souvent une réaction traumatique avec inhibition intellectuelle, répression ou au contraire expression violente des émotions.

Paradoxalement c'est lors de cette période de crise que doivent se donner les informations concernant le processus thérapeutique. Le désir du médecin est d'expliquer et de faire comprendre à sa patiente les épisodes successifs de son traitement. Le désir de la patiente, dans ces moments de crise, est parfois de ne plus rien entendre ou de pouvoir nier totalement une information insoutenable.

Lors d'une consultation Marc Espié expliquait lentement en termes clairs le processus thérapeutique. regardant sa malade il lui dit « vous m'entendez ? » et la fit sursauter. Dans sa panique elle s'était « mise à l'écart » de la situation. Ce cas est assez typique des réactions au diagnostic, il réclame du médecin vigilance et acceptation que l'incompréhension de la patiente n'est pas de son fait.

Il est écrit « il n'y a pire sourd que celui qui ne veut entendre » on peut aussi dire « il n'y a pire sot que celui qui ne veut pas comprendre ».

Cette situation d'annonce, c'est aussi vrai s'agissant de la rechute, est un modèle d'écart entre les désirs des uns et des autres. La réflexion sur cet écart permet de mesurer les difficultés de communication rencontrées.

LA RELATION THÉRAPEUTIQUE ET SES AMBIGUITÉS CANCER ET TOUTE-PUISSANCE

Dès le diagnostic, nous l'avons vu, les positions de la patiente et celle du médecin sont forcément différentes. Le désir des patientes, c'est l'assurance d'une guérison au moindre prix et très vite d'une prise en charge à la mesure de son sentiment de vulnérabilité et de désespoir.

Le médecin lui sait qu'il faut inscrire *dans le temps* une relation que chacun des partenaires puisse supporter. Il connait, prévoit les aléas médicaux de l'évolution d'un cancer du sein, il sait que chacun des mots qu'il va prononcer peuvent détruire ou rassurer, qu'il va devoir contraindre la malade à renoncer à bien de ses désirs. Le premier, le plus angoissant est celui de conserver l'espoir de vivre. Le cancer évoque la mort, la perte de contrôle sur son propre destin. Lors de la première consultation, la question revient souvent « est-ce que je vais mourir ? » ou plus directement adressée au thérapeute, « allez-vous me guérir ? ». Désir légitime mais difficile à écouter pour celui qui n'est pas sûr de pouvoir le satisfaire. On entre déjà dans l'ambiguité de cette relation où la patiente tend ou n'a pas d'autre choix que de remettre au médecin la responsabilité de sa vie. Or chacun de nous a besoin de penser qu'il est capable d'assurer sa propre protection et l'aveu qu'on redoute de ne plus y parvenir peut mettre la relation sous le signe d'une délégation de toute-puissance au thérapeute. Le sentiment d'immortalité est lié très profondément à des sentiments archaïques de toute-puissance, fondement du narcissisme qui assure notre sécurité interne. La violence de l'agression du cancer peut alors induire chez la femme la régression : réel retour à un désir de protection par un représentant parental qu'elle va doter de la toute-puissance qu'elle a perdue. Le médecin de part son pouvoir thérapeutique va en être le représentant désigné. La régression n'est jamais loin dans ces moments de perte d'identité, de détresse sans mots. C'est le désir actuel de la malade. Est-ce que cela va être celui du médecin de se laisser investir, voire de trouver une certaine satisfaction dans ce rôle de sauveur ? Certains, on en connaît, rejoignent le désir de leur patiente et jouent le rôle de celui qui sait et peut tout. Le risque sera grand le jour où le pouvoir se révèlera insuffisant et surtout où les désirs envahissants de la patiente ne seront plus supportés. Cela se retrouvera lors des moments douloureux de la rechute par exemple. L'instauration de limites, si elle peut paraître frustrante, préserve en fait la durée de la relation thérapeutique. Les ruptures de celle-ci sont souvent liées à des désillusions induites par le leurre de la toute-puissance, ou le poids d'une relation trop chargée affectivement.

La prise de conscience par le médecin de l'intensité des besoins affectifs et émotionnels de sa malade lors de consultations toujours angoissantes, lui permet de les accepter sans se laisser entrainer au-delà de ce qu'il sera capable de supporter.

Un moyen d'échapper à ce trop d'angoisse peut s'exprimer par la *réasssu-*

rance, « cela va aller, on va vous guérir, le traitement sera facile à supporter ». Ces phrases, ou d'autres, peuvent avoir un effet sédatif temporaire. Le plus souvent c'est le médecin qu'elles sont chargées de rassurer. Elles évitent d'affronter une réalité lourde de danger. En cas d'évolution défavorable, elles auront pour effet de détruire toute confiance entre médecins et malades.

Un certain travail sur sa propre image et son rapport à la toute-puissance, la capacité de connaître l'ambivalence de ses propres désirs est le meilleur moyen de pouvoir répondre à ceux de la malade sans se laisser envahir.

Une des difficultés majeures de la relation thérapeutique face à une pathologie aussi menaçante, c'est de soutenir la personne tout en lui permettant de retrouver progressivement son autonomie. Une relation fondée sur la différence et la reconnaissance de l'identité de l'autre, si elle n'exclut pas sympathie et soutien, est la plus efficace. Elle permet à la femme, avec le temps, de retrouver son indépendance et une meilleure tolérance à sa maladie et aux traitements. C'est vrai pour tous les soignants et les infirmières savent combien il est parfois difficile de résister au rôle de mère qui console tout. Les limites de la régression, elle existe toujours et doit être évaluée, sont importantes à connaître.

RENONCEMENT ET MUTILATIONS

Il est bien évident que les thérapeutiques du cancer du sein et surtout les mutilations chirurgicales imposent aux patientes des *renoncements* cruels à leur désir de demeurer intactes, de préserver leur féminité, leur sexualité également menacées par la chirugie, même limitée. On ne peut négliger les effets des chimiothérapies, au premier plan la calvitie et les atteintes physiologiques diverses. Beaucoup a été écrit sur ce sujet et notamment par A. LEHMANN. Ce qu'il faut souligner c'est l'écart entre les frustrations imposées aux femmes et le désir de réparation que contient toute relation thérapeutique. Le médecin désirerait soigner sans mutiler, sans frustrer, il sait qu'il doit y renoncer. Il peut préserver, par ses propos et son attitude, l'image de la personne féminine qui lui fait face. Cela lui demande un travail sur sa propre réaction face à la mutilation, plus profondément sa relation à l'agressivité. Il n'est jamais simple d'être celui par qui la mutilation est annoncée. Certains passages à l'acte rapportés par les patientes, notamment lors de consultations chirurgicales, correspondent probablement au refoulement par le soignant du retentissment sur lui-même de son activité mutilatrice. Il est vrai qu'elle est justifiée par son efficacité thérapeutique mais elle n'en conserve pas moins un aspect très traumatisant, bien sûr au premier chef pour la future opérée. Quoiqu'il en veuille elle intervient aussi dans l'inconscient du prescripteur. Il n'existe aucune littérature sur le retentissement sur les chirurgiens de la mastectomie, absence à comparer avec l'abondante littérature sur le progrès que constitue la tumorectomie...

Le désir de la malade : rester intacte, s'oppose à la décision qui lui est imposée : la chirurgie. Le médecin doit composer avec son désir de réparer et de soigner et les modalités agressives obligatoires de la thérapeutique en oncologie.

Ici encore la possibilité pour les chirurgiens et les médecins de mettre en mots leurs réactions face à une activité aussi agressive, même si elle est indispensable, peut faciliter la relation médecin-malade.

LA TENTATIVE DE MAITRISE

Un des aspects positifs de l'information qui est donnée actuellement est qu'elle permet une mise en mots, voire une intellectualisation de la maladie cancer qui est déjà une reprise de contrôle. Le fait que le médecin « partage » l'information avec sa malade donne une certaine égalité à leurs rapports ce qui protège l'un et l'autre de débordements émotionnels. Ceux-ci sont souvent inévitables lors d'annonces comme le diagnostc ou la rechute mais la parole sur ces événements permet de reprendre une certaine maîtrise. L'écart est permanent entre les désirs ou plutôt ici, les réactions défensives comme la régression, le besoin de toute-puissance attribuée au thérapeute. Certaines vont se doter, de façon plus pathologique parfois, du pouvoir de maîtriser leur maladie par elles-mêmes. Le succès, toujours actuel, de la méthode Simonton ou des théories accordant une toute-puissance à la pensée ou au contrôle des émotions s'explique ainsi. Le cancer est l'ennemi interne qui dépossède du pouvoir sur soi et peut envahir n'importe où. Chacun connait la valeur dramatique de l'expression « cancer généralisé ». La puissance magique de la pensée correspond parfaitement au désir de retrouver un pouvoir perdu. Il est souvent exprimé de façon plus subtile par les injonctions à « se battre », « vaincre la maladie » comme si une attitude belliqueuse pouvait avoir ce rôle. En tout cas pour les soignants, les malades souriantes et décidées à mener le bon combat sont plus agréables dans l'instant, mais il faut tolérer les autres réactions. Le risque là encore est l'échec qui peut s'accompagner de révolte voire de culpabilité. L'entourage jouant parfois un rôle pernicieux « si tu m'aimais tu te battrais », « si tu te bats,tu guériras ».Exprimant inconsciemment toute l'agressivité que suscite aussi chez eux la maladie cancer et ses traitements. L'agressivité, la révolte sont aussi des mécanismes de défense et parfois les seuls possibles à certains moments de la maladie. Ils peuvent être compris du fait de l'histoire familiale ou personnelle de la patiente. On connait le sentiment d'accablement, voire de persécution des malades appartenant à des familles à risque que celui-ci soit authentifié ou non par la découverte d'un gène de prédisposision. Une certaine agressivité peut les protéger d'une décompensation dépressive. Mieux vaut accuser, l'autre, la famille, le sort, que de s'attribuer la cause de son malheur. D'autres pourront être soulagées par l'alibi biologique : chacun utilise comme il le peut les éléments fournis par la réalité.

Mais *le sentiment de préjudice* est présent chez presque toutes les patientes. « Pourquoi moi ?, je n'ai rien fait ». Il est souvent diffficle à entendre dans son caractère irrationnel. Le médecin sait que « ce n'est pas votre faute » et peut vouloir convaincre qu'il n'en est rien. L'expression de ce reproche détourné, c'en est un, « pourquoi moi et pas vous ? » est un palier souvent utile pour retrouver un équilibre. Là encore le désir de la patiente : trouver une cause, une raison, maîtriser l'ennemi doit être compris pour ce qu'il est. Il est parfois difficile à entendre, pour certains médecins « rationnels », qui eux aussi voudraient connaître la cause du cancer. et ne supportent pas de ne pouvoir « expliquer ». L'importance donnée à l'onco-génétique, dont les applications thérapeutiques sont limitées, en ce qui concerne le sein et l'ovaire, n'est-elle pas liée, en partie, à la satisfaction de « savoir pourquoi » ? L'homme tolère si mal de ne pas comprendre qu'il a tendance à accuser celui ou celle qui lui pose une question insoluble. Désirs de patientes et désirs de médecins se retrouvent ici dans ce besoin de comprendre et de savoir la faute à qui ? Presque toutes les malades acceptent de participer à la recherche, mot magique, qui redonne au cancer un caractère scientifique que l'on pourra comprendre donc traiter, grâce à la recherche.

Le désir de comprendre et de maîtriser ainsi la maladie est souvent partagé, de façon différente par le médecin et sa patiente. Tout plutôt que le vide explicatif qui renvoie à des angoisses très archaïques et laisse la place soit pour des projections agressives, soit pour une autoculpabilisation de la malade.

Tout au long de cet exposé nous retrouvons une certaine identité des mécanismes de défense entre soignants et soignées. Bien entendu la situation de personne en danger modifie leur intensité et leur utilisation. Mais on peut dire qu'il existe autour de ces points de rencontre quelque chose qui facilite une *connivence* entre eux, le sentiment de lutter contre un même ennemi, d'appartenir à l'univers hospitalier qui est fait pour la combattre.

Les familles des patientes peuvent parfois se sentir exclues de ce cercle si bien décrit dans le Pavillon des Cancéreux de Soljenitsine ou dans la Montagne magique de Thomas Mann. Il est vrai que la durée et le confinement en altitude facilitaient cette proximité entre tous les « résidents ».

Mais soigner et être soigné, malgré la réticence de certains à l'accepter, introduit dans un univers commun celui de la maladie et de le finitude humaine. Il peut y avoir des conflits entre le désir des malades de maintenir leurs liens familiaux et celui de préserver ceux noués avec leurs soignants. Ils ont besoin des deux groupes mais cela implique que des tensions et des rivalités ne s'installent pas. entre chacun. Il n'est pas facile pour les familles de « partager » la protection d'une personne aimée et malade avec les soignants.

Décrire les obstacles et surtout les effets conscients et inconscients du cancer sur les médecins et les malades ne signifie pas leur donner une importance excessive mais les aborder alors qu'ils sont le plus souvent ignorés ou plutôt refoulés. Il nous semble que c'est le meilleur moyen de faciliter une relation réussie. Celle-ci est d'autant plus importante qu'elle va être mise à l'épreuve à la fois par la fin du traitement chez les femmes « guéries » et par le traumatisme dévastateur que représente la récidive.

LA RÉCIDIVE OU LA MISE À L'ÉPREUVE DE LA RELATION

La récidive s'accompagne de terreur et de désespoir pour la patiente et, même prévisible, elle est une forme d'échec pour le médecin. Tout ce qui a été dit des relations entre eux va être mis à l'épreuve. La détresse des patientes va être aggravée par la peur de la douleur, de nouvelles mutilations, de la reprise de traitements aux effets secondaires connus et redoutés.

Mais le pire de cette situation c'est la perte de confiance dans la thérapeutique, voire dans le thérapeute. On peut alors voir des ruptures brutales avec l'équipe initiale, le besoin de consulter « ailleurs ». Il faut tout recommencer mais comment y croire ?

Le désir des patientes comme celui des médecins c'est d'échapper à cet insupportable de la récidive, il aboutit parfois à des délais de consultations. Même si en l'an 2000 des traitements permettent de longues rémissions, certains cancers du sein devenant des maladies chroniques, dans bien des cas l'évolution risque de se faire vers la dégradation et la mort.

C'est ici que désirs de patientes et désirs de médecins vont se trouver en conflit ou au moins réduits à accepter leurs limites. Tout ce qui a été dit précédemment compte : l'honnêteté de l'information, la reconnaissance des besoins exprimés et tus, l'établissement d'une distance supportable pour chacun.

L'authenticité de la relation antérieure, l'absence d'illusions mutuelles sont les meilleurs garants du maintien d'une tolérance à la détresse, et pour la patiente de demandes dont elle connait les limites. Ceci est d'autant plus important que la relation avec l'équipe et le médecin vont devenir son ultime recours. La patiente, sa famille vont s'accrocher aux soignants demandant soutien et espoir au moment où ceux-ci doutent d'eux-mêmes.

La déception, elle est mutuelle, met en danger la relation au moment où elle est la plus essentielle.

Certaines patientes vont être hostiles et désespérées, refusant l'aide proposée, n'étant plus que l'expression de leurs plaintes et de leurs revendications. La tolérance à leur détresse est alors le meilleur moyen de les aider.

Le désir du médecin peut être, et il est difficile à admettre, de fuir une patiente qui représente échec et épuisement émotionnel. L'expression de ce désir là est proscrit par l'éthique professionnelle, il peut être exprimé par le recours à des collègues spécialisés, un changement progressif dans la qualité ou le lieu de la prise en charge. Tout changement dans la prise en charge doit être examiné sous cet angle.

Pour le médecin l'échec thérapeutique met en cause sa personne humaine et son rôle professionnel. Les patientes sont toujours conscientes, à un degré divers, des sentiments ambivalents de leurs soignants. Elles savent qu'elles font peur. Au moment où elles ont le plus besoin de la relation, elles redoutent de la perdre.

Le désir de ne pas être abandonnée peut conduire à des comportements difficiles pour le médecin, à des demandes excessives. C'est au médecin, grâce à la conscience qu'il prend de ses propres sentiments, de leur ambivalence de s'y préparer. L'ennemi, l'agresseur c'est d'abord la maladie cancer, les projections sur les soignants doivent être prises pour ce qu'elles sont : des mécanismes de défense.

La relation médecin-malade est toujours mise à l'épreuve, que dire ? que proposer ? Comment présenter des traitements parfois pénibles, à l'efficacité incertaine ?

Désir du médecin, désir de la malade, cette problématique prend ici tout son sens si chacun a construit avec l'autre des échanges sous le signe de l'authenticité et du souci de la permanence de leur relation.

Beaucoup a été dit et écrit sur les soins palliatifs, l'expression *soins continus* paraît ici la plus adaptée. La qualité de la relation avec une patiente proche de sa fin, qu'elle puisse en prendre conscience ou qu'elle préfère le déni, est largement tributaire de la qualité de la relation antérieure.

Il n'y a pas de « bonne » façon de mourir. La paix et l'acceptation des défenses de chacun, la reconnaissance par les soignants de leur propre détresse leur permet une identification à celle qui va partir c'est-à-dire être privée de la relation à autrui qui nous est essentielle. Là encore de M'Uzan nous est d'un grand secours qui a si bien compris l'intensité des besoins relationnels de ceux qui se sentent menacés du pire des abandons : la mort.

C'est souvent le plus conflictuel de ces situations dans les équipes : tolérer qu'une malade en période terminale fasse des projets, demande des relations affectivement intenses, noue des liens préférentiels et qu'on « sache » que sa vie est menacée. La transgression par le savoir trouve ici son expression la plus difficile à accepter.

Le désir des malades est alors difficile à supporter s'il n'est pas compris comme l'ultime expression de la vie qui se nourrit de liens jusqu'au bout. Les soignants qui ont suivi le traitement, l'espoir, vont devoir se préparer à l'acceptation d'une rupture relationnelle et d'un échec professionnel.

C'est dans ces circonstances que le groupe de parole, la possibilité d'exprimer des sentiments ambivalents voire un désir de mort peuvent aider les soignants et par conséquent leurs patientes.

LES PATIENTES RÉSILIENTES

Il y a des sujets, et c'est difficile à prévoir, qui parviennent à « faire face », envisageant la maladie comme un obstacle à vaincre, un passsage difficile qu'on doit traverser. Est-ce une forme de réalisme, le refus de se laisser submerger par leurs émotions ? C'est difficile à analyser mais on rencontre de ces patientes, leur histoire familiale, leur mode d'éducation leur ont appris une forme de résistance, leur désir de protéger leur entourage les aide à banaliser les processus thérapeutiques.

Elles « traversent » leur trajet pathologique en parvenant à isoler les événements pénibles et à les traiter comme autant de défis. On peut parfois s'interroger sur les réactions refoulées, l'impossibilité d'exprimer leurs émotions, ces patientes existent et ont besoin qu'on leur laisse le bénéfice de cette aptitude à maîtriser la maladie.

GUÉRISON ET CANCER DU SEIN

Le désir d'être guérie domine chez presque toutes les femmes.

Mais chacun sait combien le mot de guérison est difficilement prononcé s'agissant d'une pathologie qui peut récidiver dix voire vingt ans après le diagnostic. Il existe des formes de très bon pronostic. Mais la « guérison » est souvent remplacée par des termes comme longue rémission, ou des propos sur la gestion du risque inhérent à toute vie humaine. L'histoire personnelle et familiale va jouer un rôle essentiel : aptitude ou non à tolérer la frustration, carences anciennes ou actuelles. Le cancer va réveiller des peines enfouies, de vieux conflits. L'attitude de l'entourage familial facilitant ou non le sentiment d'exister et d'être précieuse pour les autres. C'est autour de ce sentiment que va se jouer pour la patiente la possibilité ou non de s'inscrire à nouveau dans le sentiment d'une existence « comme celle des autres ». Il s'agit de retrouver la même manière de vivre avec le risque de toute vie. Pour certaines la « blessure narcissique » infligée par le cancer, perdure malgré le temps. D'autres conserveront un sentiment de préjudice qui gênera les contacts avec autrui et la reprise d'une existence intégrée socialement. La plupart des patientes, après une période plus ou moins longue, en fonction aussi de la lourdeur des traitements, de séquelles éventuelles, esthétiques notamment, vont édifier des défenses psychologiques, la plus importante étant le déni, la rationalisation autour des progrès de la science, la reprise de la vie qui éloigne du danger. Les femmes atteintes de cancer du sein vont édifier les mêmes défenses que les autres êtres humains : « la mort existe mais pas pour moi » Il est important de leur en laisser le bénéfice et de savoir que nous apprenons dès que nous pensons à vivre comme si la mort n'était pas pour nous. Le « suivi », le retour régulier des consultations, l'annonce dans les media d'un décés par cancer du sein, réveillent souvent l'anxiété, là encore, certaines seront rassurées par le contact avec le médecin, d'autres souffriront du « rappel » de la maladie.

L'après traitement est souvent une période difficile où la patiente encore fatiguée, inquiète, doit faire le deuil des relations nouées avec l'équipe soignante, avec la sécurité offerte par l'institution de soins. Elle ne préjuge pas d'une évolution progressivement satisfaisante. Les entretiens psychologiques ont alors un effet particulièrement bénéfique : celui de l'élaboration du traumatisme cancer et du rétablissement de la continuité psychique toujours ébranlée par la maladie.

Connaître et accepter les mécanismes de défense divers que malades et médecins ont besoin d'élaborer est le meilleur moyen de répondre aux désirs des unes et des autres.

EN CONCLUSION

Soigner reste difficile en cancérologie mammaire, en même temps la qualité des relations entre soignants et soignées peut apporter aux unes et aux autres des satisfactions d'autant plus profondes que les deux parties auront pris conscience, comme cela nous l'a été proposé, de leurs désirs contradictoires et ambivalents ici comme dans toute relation humaine. ■

QUAND CONSEILLER UNE PRISE EN CHARGE PSYCHOLOGIQUE ? LE POINT DE VUE DE L'ONCOLOGUE

Marc ESPIÉ

La réponse à cette question n'est pas simple car il n'existe pas de règles et en fait il existe une perception intuitive du moment où il semble nécessaire et possible de conseiller de contacter le psy avec une marge d'erreur cependant certaine.

IL Y A PRISE EN CHARGE PSY ET PRISE EN CHARGE PSY

Le plus simple est probablement lorsque la malade a un passé psychiatrique connu, elle est déjà prise en charge et souvent traitée par une pharmacopée énergique, il me semble alors nécessaire de tenir au courant son psychiatre afin qu'il puisse adapter la prise en charge dans ce nouveau contexte, mais les psychotiques ne semblent pas plus difficiles à soigner que les autres en dehors probablement des paranoïaques qui vont vivre les traitements et la prise en charge comme autant d'agressions supplémentaires ; dans ce contexte il ne faut pas non plus passer à côté de la réactivation d'une pathologie mentale préexistante qui sera généralement décelée lors de la consultation initiale.

En dehors de ces situations psychiatriques, c'est rarement lors du diagnostic que le moment me semble le plus propice. En effet, la sidération de la pensée est maximum et ce qui reste d'énergie toute mobilisée vers les traitements à venir : chirurgie, radiothérapie, hormono-chimiothérapie...Il me semble important de mentionner cependant que cette possibilité existe, mais c'est rarement la préoccupation immédiate des malades et bon nombre n'entendront même pas l'énoncé de cette possibilité en nous le reprochant parfois secondairement.

Une fois les traitements débutés, les critères de choix sont multiples ; ce peut-être au retour de la chirurgie devant des douleurs post-opératoires ne répondant à aucun traitement antalgique bien conduit. Il existe un cercle vicieux entre les douleurs par déafférentation, les capsulites rétractiles de l'épaule... et un état dépressif masqué par cette symptomatologie somatique qui sera au premier plan.

Il est fréquent de voir les malades qui pleurent au retour de chirurgie, après une mastectomie par exemple, être adressées au psy. Là encore, pleurer dans un tel contexte me semble une réaction adaptée, « c'est un luxe qu'il faut savoir s'offrir » dis-je souvent. De même la volonté qu'on certains soignants de vouloir que les femmes regardent leur cicatrice dès qu'elles sont réveillées me semblent très violent. Ne pas vouloir voir ou toucher pendant un certain laps de temps pour certaines femmes est le temps nécessaire pour intégrer le traumatisme qu'elles viennent de subir, si cette impossibilité persiste et les empêche d'avoir toute vie relationnelle et affective ultérieure, une proposition alors de contacter le psy me semble judicieuse.

Ce peut-être devant une intolérance difficilement explicable à la chimiothérapie, devant des vomissements anticipés survenant avant même que la perfusion soit installée, devant un cortège de symptômes somatiques masquant la dépression sous-jacente. Ce seront souvent ces patientes qui seront les plus rebelles à cette prise en charge, ne pouvant entendre que beaucoup de leurs symptômes sont liés à leur souffrance psychique.

LE TRAITEMENT DU CANCER VA PARFOIS RÉACTIVER DES TRAUMATISMES ANTÉRIEURS

Marie a eu à 47 ans une hystérectomie totale non conservatrice pour un fibrome utérin, elle n'était pas prévenue de l'ovariectomie. Le chirurgien lui a expliqué à l'issue, qu'à son âge les ovaires ne servaient plus à grand chose et que cela l'empêcherait de développer un cancer. Trois ans après elle présente un cancer in situ *du sein droit traité par tumorectomie et irradiation. On lui demande d'arrêter son traitement hormonal substitutif de la ménopause et, à la grande surprise de ses médecins, elle est dans une détresse extrême. Ce cancer du sein, dont tout le monde lui dit qu'elle a eu de la chance d'en avoir un de ce type, a ravivé le traumatisme de l'ovariectomie antérieure, et cette nouvelle atteinte à sa féminité a été insupportable. Elle ne supporte plus que son mari la touche, ne se sent plus femme, ni désirable.*

L'écouter, l'entendre et lui proposer d'en parler avec l'un des psys du service n'aura posé aucune difficulté.

L'aménorrhée chimio-induite ou la castration provoquée par les analogues LH-RH sont souvent mal vécues par les patientes. C'est une nouvelle atteinte à leur féminité qui est ressentie comme une « punition » supplémentaire, ce d'autant que ces traitements induisent une sécheresse vaginale et une diminution de la libido. La relation du couple est mise à mal, solliciter la patiente à ce sujet et lui proposer d'en discuter avec des gens dont « c'est le métier, qui sont formés pour » sera là encore une occasion souvent favorable.

C'est souvent à la fin de la prise en charge initiale, lorsque la chimiothérapie est terminée, qu'il existe un épisode dépressif. Brutalement les malades ne sont plus soutenues par leur médecin et l'équipe qui tout du long les ont épaulées, portées au travers des différentes épreuves. Il peut exister un sentiment d'abandon et de rejet : « Je ne vous intéresse plus », mais surtout les malades ont alors le temps et la possibilité de réaliser ce qui leur est arrivé. Leur entourage ne comprend souvent pas que c'est alors que tout devrait bien aller, alors que le traitement est fini, que la page est tournée que justement elles dépriment. Il me semble souhaitable de prévenir les patientes de cette éventualité et de leur offrir la possibilité de nous recontacter en cas de problème et de leur laisser les coordonnées des psys au cas où.

Il existe d'autres situations paradoxales où le recours au psy est souvent nécessaire : c'est lors des reconstructions mammaires. Là encore tout devrait bien aller, les médecins sont contents, soulagés de proposer cette réparation et pourtant c'est justement le moment que « choisissent » certaines patientes pour mal aller ! Ce retour en chirurgie les replonge vers le traumatisme initial, mais la chirurgie plastique induit aussi des modifications du schéma corporel qui sont loin d'être négligeables...

Caroline est biologiste, elle a 50 ans, deux enfants. C'est une mammographie systématique qui a mis en évidence un foyer de microcalcifications du sein droit jugées stables et rassurantes sur deux clichés à six mois d'intervalle. Sa gynécologue nous l'adresse cependant pour avis. Nous préférons lui en proposer l'exérèse sous repérage radiologique. Cette intervention met en évidence un carcinome intragalactophorique étendu à l'ensemble du prélèvement et atteignant les limites d'exérèse. Le choc est brutal, et ce d'autant que nous lui proposons une mastectomie qu'elle accepte finalement sans trop de difficultés. Cinq mois après sa mastectomie nous abordons le problème de la reconstruction mammaire, qui est pratiquée au total neuf mois après l'ablation. Au retour de cette reconstruction, contre toute attente, elle est en larmes, dépressive et nous parle de problèmes importants dans son travail qu'il lui semble impossible de reprendre mais aussi de sa vie familiale, de sa sexualité, elle est intarissable.

Les vannes se sont ouvertes à l'occasion de cette reconstruction et nous lui proposons alors de contacter la psychologue.

Ce peut être devant la brusque extériorisation de problèmes familiaux, d'histoires familiales.

Hélène est née en 1954, elle a 33 ans lorsqu'elle consulte pour la première fois en raison de mastodynies. Elle a mal aux seins, me dit-elle, depuis plusieurs années, sans rythmicité particulière par rapport à son cycle. Elle n'a pas d'antécédent personnel médical ou chirurgical notable. Elle présente par contre de nombreux antécédents familiaux de cancer du sein.

Sa mère, en effet, a eu un cancer du sein à l'âge de 48 ans et en était décédée à l'âge de 55 ans. Sa grand-mère maternelle a eu un cancer du sein à 75 ans et était décédée à 78 ans. Une tante maternelle a été atteinte à 38 ans et était décédée à 50 ans. : « Voilà, en fait je souhaite l'ablation des deux seins, j'ai bien réfléchi et je ne veux pas attendre que cela me tombe dessus, je veux prendre rendez-vous tout de suite avec un chirurgien ». Je lui propose cependant de réfléchir encore un peu et lui explique que nous allons en discuter collectivement en réunion de service. Il n'était pas encore question de BRCA1 ou de BRCA2, les terrains familiaux étaient bien sûr connus mais l'oncogénétique n'était pas née. On décidait au cas par cas en fonction de ce qui nous semblait certes le plus raisonnable mais aussi en fonction de nos angoisses du moment. Le staff était majoritairement pour acquiescer à sa demande vu le contexte.

Je la revis une quinzaine de jours plus tard et lui fis part de la proposition du staff tout en lui disant que quant à moi, il me semblait possible de temporiser. Je lui proposai cependant de prendre rendez-vous avec un chirurgien pour qu'il lui explique les modalités de cette éventuelle mastectomie bilatérale et les possibilités de reconstruction. Je lui conseillai également de contacter la psychologue-psychanalyste du service avec laquelle elle ne prendra finalement pas rendez-vous.

Elle ne s'est finalement pas fait opérer et a opté pour une surveillance régulière. « J'ai réfléchi » me dit-elle, « je préfère vous revoir régulièrement en consultation de surveillance, j'ai peur des conséquences de la chirurgie ». Je lui proposai donc un suivi au long cours avec un examen clinique tous les six mois et une mammographie annuelle.

Elle fut très angoissée par la découverte à l'échographie d'un kyste. J'effectuai une cytoponction qui revint rassurante. Elle reviendra consulter peu de temps après. Cet épisode avait ravivé son anxiété et elle désirait à nouveau être opérée. Son examen clinique était alors strictement normal. Elle consultera à nouveau en chirurgie mais ne se décida pas. Je la revis six mois plus tard, elle était toujours ambivalente. Je lui proposai à nouveau de rencontrer la psy, ce qu'elle accepta et au fil des consultations ultérieures elle me dira en avoir tiré un bilan positif.

Elle ne se fera pas opérer et en a abandonné l'idée.

Il n'y a, à notre avis, pas de recettes et certaines pour lesquelles on pensait un travail psychique impossible vont nous étonner à la différence d'autres pour lesquels le moment nous avait cependant semblé propice.

Je voudrais souligner les limites des traitements antidépresseurs tant en vogue actuellement. La malade atteinte d'un cancer ne relève généralement pas de la psychiatrie, elle n'est pas « folle », ses réactions : pleurs, anxiété, dépression réactionnelle, déni sont dans la plupart des cas des réactions parfaitement normales à la tragédie et aux agressions qu'elle subit. Les antidépresseurs peuvent parfois aider à franchir un cap plus difficile, mais ils ne font souvent que masquer les symptômes et empêchent ou gênent un travail d'élaboration autour de la maladie et de ce qui arrive aux patientes. Tout sera alors focalisé sur les plaintes somatiques et le dialogue sera interrompu.

Le cancer, en effet, va mettre en mouvement un travail d'intense réflexion et de questionnements chez les patients : pourquoi, pourquoi moi, qu'ai-je fait pour mériter cela, c'est la première fois dans notre famille, *a contrario* « personne n'y échappe chez nous ». Le malade cherche un sens à ce qui lui arrive. Devant la demande du malade il est important de pouvoir faire appel à quelqu'un dont c'est le métier. «Ce n'est pas dans votre famille que vous pouvez évoquer ce que vous ressentez, votre mari n'est pas fait pour cela, il faut aborder ces thèmes avec quelqu'un dont c'est la profession. »

L'écoute par le médecin évite bien des traitements. Certes, il ne doit pas jouer au psy, car ce n'est pas sa fonction et il n'est pas formé pour, mais ce n'est pas une raison pour ne plus vouloir entendre, ce qui va permettre d'épauler, de soutenir et de conseiller une prise en charge psy si nécessaire.

Il m'apparaît souvent le besoin de faire appel à un tiers, en l'occurrence le psy, pour pouvoir continuer à garder le recul nécessaire me permettant d'être thérapeutique tout au long du parcours. Il est parfois difficile de ne pas se sentir phagocyté par les demandes insatiables des patientes et de savoir à quoi et jusqu'où répondre.

Noëlle a 40 ans, elle est chanteuse. Elle a un nodule du sein gauche semblant avoir augmenté rapidement de volume. Elle a eu ses premières règles à l'âge de 13 ans, mais celles-ci se sont arrêtées de 15 à 18 ans, je lui parle d'anorexie, elle ne semble pas convaincue, elle n'a pas d'antécédent notable par ailleurs et me signale que ses deux sœurs et son frère aînés ont présenté des épisodes dépressifs. Elle accepte sans aucun problème de participer à un protocole d'évaluation thérapeutique associant une hormonothérapie à l'issue d'une chimiothérapie que nous lui proposons en raison d'un envahissement ganglionnaire. En début de traitement elle pèse 45 kg pour 1 m 58. Elle trouve qu'elle tolère parfaitement bien la chimiothérapie et s'étonne que je sois surpris lorsqu'elle me signale qu'elle vomit tous les jours en dépit des anti-émétiques. Après deux cures, elle pèse 39 kg. Nous rediscutons anorexie et elle accepte pour me faire plaisir de rencontrer la psychologue du service. En fin de chimiothérapie, elle est revenue à 45 kg. Entre temps, elle m'a amené ses deux sœurs, l'aînée n'a pas de cancer du sein, elle me semble par contre à la limite de la psychose. Son autre sœur présente elle, un cancer du sein bilatéral, dont l'un volumineux. Elle m'explique qu'elle attendait que Dieu la guérisse, elle accepte une prise en charge médicale mais refuse un soutien psychologique, sa foi étant son seul soutien Je suis submergé par ces sœurs et ai beaucoup de mal à les convaincre que je veux les voir séparément. Irène finalement le comprend. Elle refusera l'hormonothérapie par analogues LHRH prévue à l'issue de la chimiothérapie dans le protocole, en raison d'un désir d'une éventuelle grossesse. Trois mois après la fin de son traitement, lors de la première visite de surveillance, elle pèse 49 kg, cette prise de poids l'effraie un peu. Elle est très fière de me présenter son « fiancé ». Lorsque je lui demande si elle continue sa prise en charge psychologique, elle m'informe qu'elle a décidé d'arrêter n'en ressentant plus le besoin.

Il existe une fascination/répulsion de beaucoup de médecins par rapport à la prise en charge psychologique, ce d'autant qu'elle se déroule dans un cadre de pensée se référant à la psychanalyse. L'enjeu est en partie le pouvoir sur le patient et d'autre part leurs propres projections, blocages et problèmes personnels. Le psychanalyste est déstabilisant, dérangeant, imprévisible, se situant ailleurs par rapport au monde hospitalier, mais cependant dedans. Il est beaucoup plus rassurant pour des cancérologues de travailler avec des quantificateurs se servant d'échelles de qualité de vie qui servent certes à l'industrie pharmaceutique et à faire « propre » dans certains articles mais qui ne sont d'aucune espèce d'intérêt dans la prise en charge individuelle des patientes.

Quant au psychanalyste travaillant en cancérologie, il va être confronté à l'impossibilité d'évacuer le réel dans cette prise en charge et la nécessaire connaissance des souffrances physiques ne pourra être occultée.

Je voudrais souligner à cette occasion comme certaines approches psychosomatiques caricaturales peuvent être culpabilisantes. Il est tout aussi illusoire de croire en la toute-puissance de l'esprit dans la genèse du cancer ou dans sa guérison que de croire en la toute-puissance du corps ou des traitements médicaux.

Conseiller le psy n'est pas abandonner ni se défausser du patient, c'est essayer de lui redonner la parole et de pouvoir parfois former avec les analystes un couple thérapeutique. ■

QUAND ENVOYER AU PSY ? LE POINT DE VUE DU PSYCHANALYSTE

Claire FOURNIER

Avant de se demander « comment choisir son psychanalyste ou comment s'en débarrasser » il y aurait « quand envoyer chez le psychanalyste ? » ou « quand y aller ? ». La question est tout à fait d'actualité, à plusieurs titres. Il y a en premier lieu un phénomène de mode : les psy sont partout, de la télévision à la presse écrite, des entreprises aux écoles, des catastrophes naturelles à la barbarie politique. Si tel est le courant actuel, l'hôpital ne pouvait y échapper, la cancérologie encore moins ! Mais, au-delà de ce courant ambiant, un besoin indéniable existe et est reconnu puisque des psychologues, psychiatres ou psychanalystes trouvent place dans des services d'oncologie. Nous ne nous en plaindrons pas. Restons prudents cependant. Car l'ambivalence évidente d'un grand nombre à l'égard du questionnement psychique demeure et donne naissance à des réactions extrêmes, du tout ou rien, de « c'est indispensable pour la guérison » à « ce n'est que pure fumisterie »... Aussi les questions du besoin, de la demande ainsi que celle du désir nous paraissent-elles centrales. De qui proviennent-elles ? Sur quoi se fondent-elles ? Que revêtent-elles ? Comment les entendre et surtout comment y répondre ?

Dans un service de cancérologie, la préoccupation centrale des soignants et des patients est le corps, ce corps qui se manifeste par la souffrance, le disfonctionnement, l'abandon. C'est lui qu'il convient d'entendre en tout premier lieu. Mais la survenue d'une souffrance dans le corps peut éveiller ou réveiller une toute autre souffrance. Des vannes s'ouvriraient alors laissant libre cours à un flot de blessures, d'angoisses, de traumatismes jusque là contenus. La maladie serait à l'origine de cette « déferlante ». La plongée brutale dans un état de malade, ce statut particulier provoque, bien ou mal, une réaction, qu'elle soit *régressive* ou *active* (souvent hyper active).

Comment alors une patiente trouve t-elle ou se trouve t-elle sur le chemin du bureau du psychanalyste (si bureau ou psychanalyste il y a !!!) ?

Parfois, *elle s'y aventure de son propre chef*. Elle aura ressenti le besoin de parler de ce qui lui arrive, aura une idée de l'existence de la consultation psy et de ce qui peut s'y passer. Parfois même, elle y pensait depuis longtemps, hésitait, avait peur, se disait bien qu'un jour elle ferait la démarche et se rassurait en pensant qu'après tout, elle pouvait régler ses problèmes seule, que ce n'était pas si grave. Elle pressentait sans doute qu'une telle démarche pouvait provoquer bouleversements et remaniements. Après tout, on connaît ce que l'on quitte et non ce que l'on gagne. Il est certains symptômes avec lesquels il fait assez bon vivre, dont on hésite à se débarrasser. Coincé entre le désir, la crainte et un certain sentiment de honte, le moment d'entreprendre une telle démarche est repoussé aux calendes grecques. La maladie physique précipite les choses, génère une sorte d'urgence désormais incontournable. S'autoriser à

La belle romaine 1917 Amedeo Modigliani
Edimédia - Paris/CdA Ph. J. Guillot.

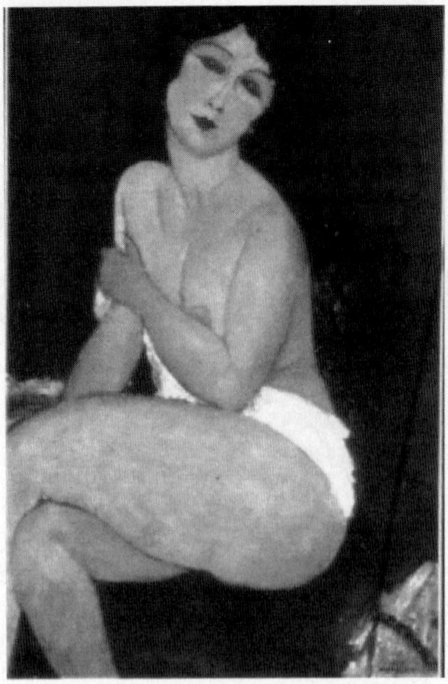

consulter un psychanalyste devient possible voire indispensable. La demande d'un suivi psy ne concerne plus un malaise flou, difficile à définir, elle s'étaie désormais sur une souffrance qu'on imagine plus vraie, plus valable puisque circonscrite et identifiable. La patiente saisit alors la perche qu'elle avait délaissée auparavant. Elle peut y aller.

Orphée me demande un rendez-vous. Lors de notre première rencontre, très vite, elle est submergée par une tristesse immense, évoque sa mère qui ne l'a pas désirée et ne l'a jamais aimée, les membres de sa famille morts en déportation, le silence pesant camouflé par une joie de vivre de façade, cette place de joyeuse luronne qu'elle a prise ou qu'on lui a attribuée, sa facilité à s'occuper des autres et son incapacité à s'écouter elle-même... A la fin de l'entretien, le visage baigné de larmes, elle me regarde gênée et interloquée par ce qu'elle vient de me dire et de se dire : « je ne pensais pas que je pouvais parler de moi comme cela, que j'avais autant de choses à dire mais... je ne vous ai pas du tout parlé de mon cancer ».

Pour Orphée la demande était prête à éclore. Il suffisait d'un rien, il a fallu une rechute pour qu'elle rompe le silence de l'enfance et donne voix à la petite fille qui chantait à tue tête parce qu'il était interdit de pleurer.

Toutes les patientes ne sont pas comme Orphée, chacune vit dans une temporalité qui lui est propre. Aussi s'il est important de ne pas précipiter une patiente chez le psychanalyste peut-être parfois dans un souhait de prévention, il semble nécessaire de ne pas attendre qu'elle exprime son désarroi pour l'*informer de la présence d'un psychanalyste dans le service*. Certaines cachent bien leur jeu...

Pénélope est bout en train. L'annonce du diagnostic n'a pas suscité chez elle une trop grande détresse. À l'unité de soins externes, elle est tout sourire, parle avec les autres patientes, leur remonte le moral, offre des chocolats aux infirmières. Elle ne se plaint jamais, suit scrupuleusement son traitement. Pénélope ne laisse rien entrevoir de la panique qui la ronge. Elle déploie une énergie colossale pour tenir le coup. Sa bonne humeur apparente la protège de la dépression et d'un effondrement insupportable pour elle. Sa gentillesse cache une colère et une agressivité magistrale à l'égard des soignants qui lui infligent ce martyre, de ses proches qui ne comprennent rien, de la terre entière qui continue de tourner alors qu'elle côtoie la mort. Pénélope m'avait repérée dans le service, *elle avait lu dans le livret d'accueil qu'elle pouvait faire appel à une psychanalyste*. Personne n'avait songé une seconde à lui en parler personnellement tant elle faisait bonne figure. Elle n'osait pas me contacter de peur de perdre ce masque si protecteur pour tous. Pour elle en premier lieu, il lui évitait d'affronter une blessure psychique qui semblait la terroriser, pour les soignants et l'entourage, il leur permettait de dénier leur propre angoisse : 'si la malade va bien, tout va bien'. Un petit détail de la vie quotidienne a fait voler en éclat cette carapace. Pénélope a pu alors, à l'insu de tous, me contacter, s'assurer que le contenu de nos rencontres serait confidentiel et laisser ainsi tomber cette armure qui pesait si lourd.

Ce fragment d'histoire singulière souligne l'importance de l'information aussi informelle soit-elle. Les patients peuvent s'en saisir quand bon leur semble.

Parfois cependant, ils ne le font pas.

Andromaque travaille dans le milieu médical. Elle a une idée du travail du psychanalyste, d'autant plus que son mari avait fait une longue analyse quelques années auparavant. Pour soigner son cancer, Andromaque a dû subir une ablation de son sein. L'intervention chirurgicale à elle seule a suffi. Les autres traitements n'ont pas été nécessaires. Quelques temps plus tard, elle entreprend une reconstruction mammaire qui, d'un point de vue technique et esthétique, se passe bien. C'est lors d'une visite de contrôle avec son cancérologue qu'elle s'effondre, évoque un état dépressif et une angoisse majeure. Le cancérologue lui proposera de me contacter. Il a su suffisamment l'écouter, instaurer entre elle et lui un bon climat de confiance pour que Pénélope ne vive pas cette proposition comme un rejet ou un désinvestissement de la part de son médecin mais plutôt comme un étayage. Il avait pu, lui, entendre sa souffrance, l'aider à l'identifier et surtout l'autoriser à s'en occuper, à ne pas la banaliser. Il est très important que cette proposition du médecin soit faite avec délicatesse. En effet, un transfert[1] souvent massif est fait sur la personne du médecin, massif parce que très ambivalent, mêlé d'amour et de haine. C'est le médecin qui assène la réalité du diagnostic mais c'est lui aussi qui propose les traitements, qui soigne, qui suit le patient au long cours. Il sera souvent le seul à porter un regard sur ce corps mutilé, à le toucher sans appréhension ni rejet. Aussi l'intrication d'affects négatifs et positifs provoque une relation de dépendance importante.

Certaines patientes refusent catégoriquement de rencontrer une psychanalyste même si leur souffrance psychique est flagrante (je pourrais même dire surtout si la souffrance psychique est importante).

Le médecin ou les infirmières sentent de façon évidente que la patiente va mal. Qu'elle supporte mal son traitement, qu'elle soit agressive, qu'elle soit déprimée et pleure beaucoup ou encore qu'elle négocie à l'infini le traitement prescrit, qu'elle ne vienne pas faire ses chimiothérapies, elle manifeste comme elle peut, mais dans les actes, le désarroi dans lequel elle est plongée, sans toutefois le reconnaître. Le psychanalyste peut aller à sa rencontre. C'est l'histoire d'Antigone fermée dans un mutisme que les soignants supportent et comprennent mal. On lui avait parlé de ma présence dans le service mais elle avait refusé que je passe dans sa chambre. À la demande de l'équipe soignante, je décide finalement d'aller la voir. Je la trouve enfouie sous ses couvertures, un bonnet tombant jusqu'aux yeux. Antigone semble dormir. Mon arrivée lui fera tourner légè-

1. « Freud découvre que c'est la relation du sujet aux figures parentales qui est revécue dans le transfert avec notamment l'ambivalence pulsionnelle qui la caractérise… Il distingue deux transferts : l'un positif, l'autre négatif, un transfert des sentiments tendres et un transfert des sentiments hostiles » LAPLANCHE J. et PONTALIS J. in Le vocabulaire de la psychanalyse, PUF, 1988.

rement la tête vers la porte. Je me présente. Antigone ne réagit pas, comme statufiée. Je lui explique alors que les soignants m'ont parlé d'elle, qu'ils trouvent qu'elle ne va pas très bien, qu'elle subit un traitement éprouvant et que ce doit être difficile à vivre d'autant plus que son mari et ses enfants sont à l'autre extrémité de la planète. Antigone reste silencieuse un certain temps. Je soumets l'idée qu'il y a sans doute beaucoup de choses qui se passent dans sa tête et que ce pourrait être bénéfique pour elle de prendre le temps d'en parler. J'entends alors sa voix pour la première fois. Elle acquiesce à ce que je viens de dire mais ne se sent pas prête. Elle prend mes coordonnées et me contactera quand ce sera le moment pour elle. Ce n'est qu'un mois plus tard qu'elle me laissera un message me demandant de passer la voir lors de sa prochaine hospitalisation.

Il s'agit là d'une démarche singulière pour un analyste. Il n'arrive jamais que nous allions au devant de nos patients. Ils sont censés poser une demande, faire le premier pas. Accepter d'entreprendre une psychothérapie ou une analyse avec un patient sera pour l'analyste sa façon d'exprimer son désir de travailler avec lui. Dans le cadre de l'hôpital, il en va autrement. Comme le dit Ginette Raimbault[2], « L'analyste qui se propose d'aller à l'hôpital aurait le désir de maintenir le champ du sujet, de rendre la parole au corps souffrant, de l'entendre et de la faire entendre ». Faire entendre cette parole aux soignants certes mais aussi aux patients eux-mêmes. Certains ne le veulent pas. Leur signifier que nous sommes là, qu'un lieu existe pour que cette parole advienne, suffit parfois à les apaiser et les amènent peu à peu à prendre en considération cette parole naissante en eux. Que le corps retrouve le sujet ou que le sujet retrouve son corps, telle est la raison de la présence de l'analyste dans le milieu hospitalier. Il faut, si besoin est, faire fonction de trait d'union, de liaison tant que le sujet ne peut pas intérioriser cette fonction.

L'histoire d'Antigone révèle un autre élément très important à l'hôpital. Les patients, par leur réactions, leur comportement réveillent des angoisses, des traumatismes, des conflits psychiques non élaborés chez les soignants (le psychanalyste n'échappe nullement à cette règle si ce n'est qu'il a dû se pencher sur son histoire personnelle et ainsi avoir largement amorcé cette élaboration psychique. Il sait cependant que ce travail n'est jamais acquis une fois pour toute et peut se trouver à tout moment remis en chantier). La demande qu'ils nous font de recevoir un patient peut être justifiée mais peut aussi rendre compte d'une difficulté personnelle ou groupale. Antigone, par son mutisme, renvoit aux soignants un sentiment d'impuissance insupportable. Elle ne les sollicite pas. C'est cette 'non demande' qui les déroute puisqu'elle remet en question leur fonction professionnelle. Les aider à mettre à jour ce qui se passe dans leur relation avec Antigone leur permet de ne plus être à leur tour en demande par rapport à elle. Antigone, je l'apprendrai par la suite, s'était sentie abandonnée. Elle rejouait cette situation dans le service en abandonnant à son tour ceux qui étaient là pour s'occuper d'elle[3].

Le psychanalyste à l'hôpital ne mène pas des cures analytiques classiques du type divan-fauteuil, trois fois par semaine. Il travaille avec comme référence la théorie psychanalytique qui s'attache à mettre en évidence la signification inconsciente des paroles, des actions, des productions imaginaires (rêves, fantasmes, délires) d'un sujet. Recevoir une patiente dans le lieu de soin de son corps est fondamental dans un premier temps. Mais ce lien peut s'avérer être un obstacle dans l'avancée du travail thérapeutique pour diverses raisons. A l'hôpital, les patients reçus par un psychanalyste psychologue et non médecin, ne paient pas leurs séances. Or l'importance du paiement (aussi minime soit-il) dans le travail analytique n'est plus à démontrer. Notre travail est d'aider le patient à se dégager peu à peu du symptô-

2. RAIMBAULT Ginette, La clinique du réel, Seuil, 1982.
3. Il s'agit là de ce qu'on appelle « l'identification à l'agresseur ». Le sujet, confronté à un danger extérieur, s'identifie à son agresseur en imitant, entre autre, physiquement ou moralement la personne de l'agresseur.

me physique pour aborder une autre dimension de lui-même, qu'il puisse ainsi prendre à son compte dans les deux sens du terme la démarche qu'il a entreprise.

En second lieu, pour certains patients, il est difficile d'aborder certains sujets qui leur semblent déplacés (à tort) dans un lieu où il est question de vie et de mort.

Iphigénie est venue quatre années durant à ses séances à l'hôpital. Elle a pu dans ce lieu-là aborder en lien avec sa maladie, la question de la filiation, de ce qui lui a été transmis, de ce qu'elle transmet à son tour. Elle a travaillé sur les identifications possibles et a entamé un processus d'individuation. Au bout d'un moment cependant, Iphigénie s'est sentie « bloquée ». On a pu évoquer l'idée qu'elle poursuive son travail thérapeutique dans un autre lieu, à un rythme plus soutenu. Cette possibilité l'a soulagée et lors de la dernière séance avec moi, Iphigénie a parlé de l'impossibilité d'aborder à l'hôpital tout ce qui concernait la sexualité, le plaisir, le désir. « Ce serait futile de parler de cela ici avec vous alors qu'il se passe des choses si graves ». Iphigénie trouvait indécent et déplacé de m'entretenir de ces questions-là qui pourtant ont aussi à voir avec la vie et la mort.

Le temps dont nous disposons à l'hôpital n'est pas extensible. Face aux nombreuses demandes, nous ne pouvons recevoir les patientes à un rythme trop soutenu. Certaines s'en désolent « Vous ne pouvez pas me recevoir plus tôt, me voir plus souvent ? ». Il convient dans certains cas de déceler assez rapidement de quelle demande il s'agit et d'adresser les patientes si cela nous semble opportun, dans un lieu plus adapté. En effet, si l'on perçoit qu'une thérapie analytique ou une analyse serait une bonne indication pour la patiente, qu'elle en exprime le souhait ou adhère à une telle proposition, il est important de travailler en réseau et de lui proposer de contacter des analystes en ville. ■

IMAGE DU CORPS ET CANCER DU SEIN

Andrée LEHMANN

Le cancer reste lié à la douleur, la dégradation et la mort. C'est donc avec la perspective d'une dégradation à l'œuvre à l'intérieur de soi que le patient affronte cette maladie.

Le cancer du sein occupe une place singulière. L'atteinte est visible et porte sur un lieu du corps symboliquement investi, étroitement lié à la vie dans tous les sens du terme. C'est pourquoi les retentissements physiques sont indissociables des retentissements psychiques, et réciproquement.

Nous centrerons notre réflexion sur ce qui est communément appelé « image du corps » (1).

L'Annonce du diagnostic est un moment clé du parcours de la femme dans la maladie.

L'énonciation du diagnostic par le médecin met un terme à la période d'incertitude, de doute et d'interrogations, consécutive à la découverte de la « tumeur ». Le diagnostic confirme les inquiétudes liées à cette découverte. « Il s'agit bien d'un cancer », se répètent certaines femmes.

A noter qu'auparavant, au moment de la découverte de la tumeur, se sont mis en route simultanément un ensemble de représentations et de pensées au cours desquelles la femme **se voit** par avance menacée dans son intégrité corporelle, dans son existence même et dans son identité de femme.

C'est sur ce fond d'angoisse et de doutes qu'intervient le diagnostic. Enoncé par le médecin, il résonne comme un verdict, annonciateur des pertes à venir. « Je ne suis plus invulnérable », résume la situation (2).

Par ce qui lui est signifié, la femme se voit identifiée comme porteuse d'un cancer et dans le même temps, elle s'éprouve elle-même comme différente d'avant, disqualifiée, dévalorisée en tant que femme. L'atteinte somatique vient ici mettre en question la survie du corps mais aussi la femme dans son être de femme.

L'état dans lequel se trouvent les femmes à la suite de cette annonce témoigne de leur bouleversement. Lorsqu'elles évoquent ce temps, elles parlent d'un profond désarroi, de réactions inhabituelles, violentes, plus ou moins spectaculaires. Chacune réagit à sa façon en fonction de sa personnalité et de son histoire, ce qui explique la diversité de ces réactions.

Certaines sont paralysées physiquement et psychiquement, incapables de bouger, de penser, de communiquer. Pour d'autres un clivage s'instaure : le mot cancer est enregistré, mais elles agissent comme si cela ne les concernait pas personnellement. D'autres s'installent dans une sorte de déni. Elles n'entendent pas ce qui leur est expliqué, et concluent envers et contre tout qu'il ne s'agit pas vraiment d'un cancer.

D'autres, dans l'impossibilité d'assumer la situation, fuient tout contact avec la médecine. L'idée même que l'on puisse toucher à leur corps les panique.

D'autres, enfin, fuient dans une hyperactivité qui leur permet, disent-elles, de ne pas avoir à penser et de « calmer leur angoisse ». Mais souvent cette hyperactivité mène à l'agitation. Elles sont alors incapables de fixer leur attention et de mener à bien la moindre tâche.

Toutes ces manifestations sont autant de mécanismes de défense qui se mettent en place spontanément. Ils sont destinés à protéger la femme contre un effondrement éventuel et lui permettent de passer un cap particulièrement difficile.

Comme tout mécanisme de défense, ils sont transitoires. La femme à un moment ou à un autre va devoir sortir de cet état. Les événements extérieurs l'y pousseront, voire l'y contraindront, notamment les traitements.

L'annonce des traitements et leur mise en place vient confirmer le diagnostic, ne laissant à la femme ni échappatoire ni illusion. Certes, le médecin prend en charge la gestion de la maladie et des traitements (3). A ce titre, il représente un recours et un espoir d'en sortir. Les incertitudes et les doutes ne cessent pas pour autant. De plus, la femme redoute le caractère mutilant et invalidant des traitements ainsi que, bien souvent, l'hospitalisation et la séparation d'avec ses proches.

La patiente va devoir faire face à une série de pertes, qui seront vécues dans leur succession et même dans leur accumulation comme une déconstruction de tout ce qui a contribué à l'établissement de son identité d'être humain vivant et sexué. L'image du corps participe à la constitution du sentiment d'identité qui se forge à partir de ces deux composantes : se sentir vivant, se sentir homme ou femme.

Les traitements confèrent au diagnostic une dimension nouvelle, qui confronte les femmes à une nouvelle réalité qui les amène à une vision différente d'elles-mêmes.

A un regard extérieur, certaines atteintes somatiques, telle le cancer du sein, peuvent paraître minimes (dans leurs effets visibles), alors qu'elles sont ressenties par chaque femme comme induisant une cassure dans son existence. Ce décalage entre des perceptions différentes d'une même atteinte somatique nous rappelle que les réalités physiques et les réalités psychiques sont, pour chacun, intimement liées.

Qu'il s'agisse de chirurgie, de radiothérapie ou de chimiothérapie, les traitements, marquent le corps et l'entament. Ils entraînent des dégradations plus ou moins importantes, transitoires ou définitives, tant au niveau psychique qu'au niveau physique.

A travers les atteintes somatiques, le corps révèle son fonctionnement propre ; il se rappelle à l'ordre et impose une prise en compte et de son existence et de **sa** réalité. En la circonstance, il se révèle en faisant défaut. La femme a le sentiment que « son corps l'a trahie », qu'elle ne peut plus « se fier à lui ».

Les dégradations physiques sont vécues comme une déconstruction des conquêtes et maîtrises corporelles. Les maîtrises ont été acquises difficilement, étape par étape, au prix de trébuchements et de confrontations souvent conflictuelles, voire violentes, mais toujours étayées sur des expériences corporelles. Les repères habituels perdent leur pertinence. La femme se sent désorientée, perdue, plongée dans un monde où elle ne se reconnaît plus et dont certaines règles lui échappent. Même le médecin n'est pas maître de l'issue.

La déconstruction des repères corporels va ainsi de pair avec la déconstruction de l'édification psychique. Le surgissement de la réalité du corps sous l'aspect de ses dysfonctionnements et la perte des repères corporels entraînent des perturbations dans le rapport à soi et à l'autre. Admettre cette réalité du dysfonctionnement implique des modifications dans le rapport à soi et dans le rapport à l'autre. Tant que ces modifications ne se sont pas mises en place, la femme est dans une situation de déséquilibre.

C'est dans le rapport à soi que le malaise des femmes est le plus immédiatement manifeste, et ce rapport à soi passe d'abord par « l'image du corps ». A la perspective d'une mastectomie ou d'un traitement conservateur, elles s'interrogent quant à l'image qu'elles donneront d'elles-mêmes : « Comment serai-je après ? qu'y aura-t-il à la place de mon sein, un trou ? comment sera la cicatrice ? »

Après la mastectomie, pendant un temps plus ou moins long, l'image que la femme se fait d'elle-même (image de soi) est difficilement supportable. Telle cette jeune femme qui, après sa mastectomie, se sent mal à l'aise devant l'image que lui renvoie le miroir. Lorsqu'elle pourra en parler, elle témoignera d'un état de grande souffrance : « c'était quelque chose d'étrange », dit-elle, « ce n'était pas vraiment moi tout en étant moi ». Plus tard encore, elle ajoutera : « comme quand quelque chose manque à sa place » (4).

Le malaise et la souffrance ont un lien avec la signification symbolique attachée au sein. Il s'agit d'un organe spécialement érotisé et de ce fait spécialement investi. Le regard et l'image jouent un rôle essentiel dans cet investissement. Le sein est inscrit dans un registre sensoriel différent des organes internes. Des organes internes il n'existe ni perception ni représentation, seule la douleur sert de repère (5).

Ce « quelque chose qui manque à sa place » produit une sensation de trou dans l'ordre des représentations, une déchirure dans l'image (6).

Le « trou » désigne l'atteinte corporelle, mais dans le même temps, il renvoie au manque, à la perte, et à toutes les pertes antérieures, plus ou moins bien assumées, aux angoisses liées à ces pertes, aux conflits non résolus de l'histoire de la patiente.

Tout ceci revient massivement et aggrave son désarroi. Elle est renvoyée aux points les plus fragiles de la constitution de son identité.

En fait deux niveaux de pertes coexistent : celles qui sont liées à la situation immédiate (maladie, mutilation, effets secondaires des traitements, limitations de tous ordres) font resurgir les pertes antérieures. La femme est renvoyée à certains moments de son histoire. Ces renvois, comme par un effet de résonance, induisent une confusion entre le passé et le présent qui bloque la pensée, favorise la fantasmatisation et empêche une juste appréciation de la situation.

La femme aura à effectuer un travail de restauration d'elle-même. Ce travail psychique qui l'oblige à revisiter ses problèmes existentiels lui permettra de dissocier à nouveau les événements du passé et les événements du présent et de remettre les uns et les autres à leur place. Elle s'apercevra ainsi du caractère superficiel et erroné de l'image qu'elle avait d'elle-même auparavant. C'est un autre nouage du symbolique (les repères physiques et psychiques), de l'imaginaire (tout ce qui est de l'ordre de l'image) et du réel qui se met en place ; il en résultera un nouveau rapport de la femme à elle-même et à l'ensemble de son histoire (7).

Ce travail mène à une reconstruction progressive et s'apparente à une psychothérapie. Certaines femmes le font seules ou avec l'aide de leurs proches, d'autres ont besoin d'une aide spécialisée. Chacune le mène plus ou moins loin, et à son rythme ; de longues périodes de stagnation ne sont pas rares, elles peuvent être indéfinies. A défaut de ce travail, la femme reste accrochée à des modes de défense coûteux pour elle et pour son entourage.

Le rapport à l'autre donne lieu à d'autres difficultés. La femme se sent menacée dans son identité de femme : « Je ne suis plus une femme à part entière ». Sa vie sexuelle comme celle de son compagnon sont bouleversées. Tous deux auront, séparément ou ensemble, à se faire au nouvel état de fait. Tous deux auront, séparément et ensemble, à effectuer un travail concernant la/les pertes et à reconstruire leur abord de la féminité. Tant que le rapport de la femme à elle-même n'est pas engagé sur la voie de la reconstruction, le rapport à l'autre risque de rester problématique. L'issue de ce travail est fonction et de la qualité des liens du couple, préexistants à la maladie, ainsi que de la solidité et de la souplesse des personnalités en cause.

Les enfants perçoivent le désarroi de leur mère, aussi bien maîtrisé et dissimulé soit-il. Ils le perçoivent et le ressentent à son insu, et quelquefois au leur. Ils y réagissent souvent de façon violente. Quel que soit leur âge et leur sexe, l'état de leur mère les laisse eux aussi en manque de repères corporels et psychiques et constitue une menace potentielle à la constitution de leur identité, spécialement lorsqu'il s'agit d'adolescents. Le fait de rester dans l'ignorance (souvent toute relative) de ce qui se passe, associé au manque de dialogue, favorise tous les scénarios et tous les fantasmes. Toutefois, le dialogue n'est pas aisé, car nombre d'entre eux craignent d'affronter une réalité troublante et qui les laisse désarmés, en proie à leurs fantasmes. Ainsi, nombre d'entre eux se sentent responsables de la maladie de leur mère et impuissants à lui venir en aide. Ce sentiment peut persister à l'âge adulte. Il est donc impératif d'aider les enfants, en favorisant autant que possible le dialogue parents - enfants. A défaut, ces derniers auront longtemps à pâtir de cette situation.

La vie sociale et professionnelle ne sera plus ni gérée ni investie de la même manière. D'une part bien sûr, en raison des limitations liées aux atteintes corporelles (activité professionnelle physiquement trop éprouvante, trop lourde, conditions climatiques pénibles, etc.). Mais aussi en raison des modifications du rapport au corps, et de l'instauration d'une perception différente de soi et de l'autre ; liées aussi à un état psychique fragilisé, transitoirement ou non (difficultés de concentration, peur de paraître, peur du regard et des jugements des autres, état dépressif ...). Même si certaines femmes se précipitent dans l'activité professionnelle comme la seule forme de vie qui leur soi encore permise ou possible, cette fragilisation demeure.

C'est donc une véritable évolution personnelle que le cancer du sein engage chez les patientes, quelles que soient leurs défenses initiales et quelle que soit l'issue de la maladie.

La relation avec le monde extérieur et les diverses sollicitations qui en émanent (suivi médical, contacts et discussions avec le médecin et l'équipe soignante, rencontres d'autres patients, famille, amis, sollicitations émanant du milieu professionnel, etc.), l'atténuation, voire la disparition de certains effets délétères des traitements, la mise en place de nouveaux repères corporels et spatio-temporels, la chirurgie réparatrice, constituent autant de nouveaux appuis pour retrouver une certaine maîtrise de soi et une prise suffisante sur le monde. Cette prise permet la recherche d'un nouvel équilibre, l'élaboration des pertes, la reconstruction de l'identité de femme, et l'instauration progressive d'un nouveau rapport à soi-même et aux autres.

La chirurgie réparatrice participe au travail de restauration, qu'il s'agisse d'interventions améliorant l'aspect esthétique des cicatrices, du volume dans le cas d'un traitement conservateur ou encore des reconstructions mammaires. (cf II).

Les reconstructions mammaires, qu'elles soient différées ou immédiates, sont proposées aux femmes pour parer aux effets de la mutilation. Elles jouent un rôle déterminant dans le travail de « reconstruction psychique » qu'effectue nécessairement la femme après une mastectomie.

La reconstruction mammaire différée, dont la décision revient en dernier ressort à la femme, représente une étape importante de son parcours dans la maladie. D'une part, elle clôt une période éprouvante, d'autre part elle ouvre de nouvelles perspectives, engageant une forme nouvelle de travail.

Un délai plus ou moins long s'écoule entre le moment de la mastectomie et celui de la reconstruction. Ce temps est habituellement utilisé par la femme pour mener un travail sur la perte, travail complexe, plus ou moins pénible, plus ou moins douloureux, nous l'avons vu. C'est ce travail même qui la mène à décider de la reconstruction et de sa date. Ceci lui permet de la réaliser dans les meilleures conditions psychiques possibles, c'est-à-dire en en connaissant et les bénéfices et les limites. Elle « sait » qu'un sein reconstruit n'est pas un sein, qu'il ne remplacera pas le sein perdu. En contrepartie, cette intervention va lui restituer une « image entière », un sentiment de mieux être et une nouvelle confiance en elle-même. Cette restitution ne sera cependant pas immédiate.

En effet, tout n'est pas acquis d'emblée. La femme va devoir intégrer la nouvelle image de son corps, une nouvelle silhouette. Les expressions « se faire à ce nouveau sein », « le faire sien », témoignent de leur difficulté.

Aussi bien préparées soient-elles, aussi réalistes soient-elles, une certaine déception se fait jour au vue des résultats. Le secret espoir de se retrouver **comme** avant la mutilation, au moins en apparence, persiste. Il est en partie à l'origine de cette déception. Cette déception ravive ou rouvre les blessures liées à la perte et entraîne d'autres questionnements qui mèneront à d'autres remaniements. Ce travail va se poursuivre dans le temps.

Ainsi, l'appréciation des résultats de la reconstruction évolue. Avec le temps, la femme fera état d'un degré de satisfaction plus ou moins important. Cette évolution sera plus ou moins favorable. Elle est fonction de la position subjective de la femme autant que des améliorations esthétiques apportées par la chirurgie elle-même. (corrections de la symétrie et des cicatrices, disparition/atténuation progressive de ces dernières, etc.).

Les reconstructions immédiates sont proposées dans le but d'éviter aux femmes la confrontation au fait de la mutilation.

Mastectomie et reconstruction sont réalisées dans le même temps. L'intégrité de **l'apparence** est préservée, la mastectomie et la mutilation demeurent **masquées.** Il y a quelque chose à la place du sein, une forme, un volume, une symétrie, même s'il ne s'agit pas « du sein d'avant ». Pour autant la femme « sait » qu'elle a subi une mastectomie, mais elle n'est pas directement confrontée à ses effets. Elle peut, momentanément au moins, « mettre de côté » les inquiétudes liées au cancer et centrer ses préoccupations sur ce qui se voit, comme s'il s'agissait d'une chirurgie esthétique.

Certes, la femme est soulagée, mais elle ressent dans cette situation quelque chose de bizarre, que certaines qualifient « d'irréel », « d'étrange ». Ce sentiment se focalise habituellement sur les cicatrices et sur les suites opératoires plus ou moins inévitables, avec ou sans complications. Ces marques sont une sorte de rappel de l'existence d'une autre réalité. Elles en constituent **la trace**.

De fait, il y a eu, il y a peut-être encore un cancer, une mutilation et la perte d'un sein. Mais en même temps, comme par un tour de passe-passe, rien ne manque à sa place.

Un temps, le temps de la perte, est comme escamoté. Un répit est laissé à la patiente, comme pour lui permettre de se remettre. La mutilation n'étant pas immédiatement visible, il y a la possibilité de dénier la réalité, un temps au moins, peut-être le temps nécessaire pour pouvoir l'affronter.

Ne réalisant pas le fait de la mutilation, elles peuvent aussi douter de la réalité de sa cause, à savoir, le cancer. Cependant aucune ne peut maintenir longtemps cette illusion. A un moment ou à un autre, la réalité fait retour et s'impose.

La femme va devoir affronter en même temps la réalité de l'existence du cancer, le risque léthal, la perte d'un sein (sans l'avoir vue), et enfin une nouvelle image de son corps et une nouvelle représentation d'elle-même.

Le retour de ce qui était masqué entraîne des effets somatiques et des effets psychiques. Tout arrive d'un seul coup, la perte de l'intégrité, de l'image, de l'invulnérabilité, la menace et la mutilation.

Cette succession d'annonces et d'événements ne peut être intégrée sans angoisse ni remises en cause.

Dans un premier temps, évitant la confrontation aux autres, particulièrement aux autres patientes, c'est sur l'aspect esthétique que vont se focaliser leurs préoccupations. Ceci permet de mettre une sourdine à l'angoisse liée à la maladie et aux pertes. La reconstruction permet ainsi à certaines de « couvrir » et la réalité du cancer et les remises en cause qui y sont liées, remises en cause dont il a été fait état plus haut.

Les femmes se donnent ainsi un temps, un temps psychique, comme en réponse au temps somatique qui a été escamoté. Ce temps, consacré indirectement aux effets de la mutilation, varie d'une femme à l'autre, selon leur histoire et leur rapport au cancer.

Il ne leur évite cependant pas d'avoir à effectuer un travail sur la perte et à construire une nouvelle identité. Cette identité est différente de celle d'avant, car elle prend en compte le fait de la perte et son caractère inéluctable (8).

Comparées aux reconstructions mammaires différées, les reconstructions immédiates épargnent aux femmes qui peuvent les supporter l'aspect le plus ouvertement dramatique des répercussions psychiques du cancer, sans en éluder la réalité, ni les changements psychiques qui s'en suivent.

Reconstructions somatique et psychique sont étroitement associées dans le travail de restauration, même si elles sont décalées dans le temps. Le temps somatique n'est pas le temps psychique. Le travail de déconstruction et de reconstruction concerne, nous l'avons vu, des pans variés de la vie de la femme. Il s'effectue à des temps différents, ce qui ne signifie pas qu'ils ne puissent coexister.

Le cancer constitue une rupture dans la vie. Le cancer du sein engage la femme dans une expérience assimilable à une perte radicale (une de plus, une de trop, une inassimilable) qui la laisse désemparée, dévalorisée, disqualifiée, incapable d'élaborer ce qui lui arrive, incapable de relancer de nouveaux investissements.

Il inscrit une image négative. « Mon visage a quelque chose qui fait peur », « je ne me regarde plus dans un miroir, je suis à faire peur... » « Je ne suis plus une femme à part entière ». Cette image de soi « repoussante » peut mener jusqu'à de l'horreur de soi. Elle peut être perçue comme « hideuse », c'est-à-dire, l'inverse d'une image idéale.

Lorsque l'idéal choit, l'horreur se dévoile, les illusions tombent (9).

Le sentiment d'identité s'origine dans l'expérience du miroir (10). Entre 6 et 18 mois, l'enfant jubile en découvrant dans le miroir, ou dans le regard d'un autre, une image entière de lui-même, alors que sa maturation neurologique ne lui permet pas encore la maîtrise de son corps. Cette totalité est soutenue par le regard que l'autre porte sur lui, par ce que l'autre attend de lui. Alors que l'enfant jubile en anticipant son unité corporelle, la femme se désespère en anticipant un corps morcelé, éclaté, voué à la mort. C'est son identité qui se défait en même temps que son image.

La forme entrevue dans le miroir est la projection de la déconstruction à l'œuvre. La perte du sein, les possibilités corporelles amoindries, les perceptions sensitives modifiées, viennent réactiver l'image entrevue, qui n'est plus celle d'un moi idéal, mais celle d'un moi haïssable dont nul ne peut supporter la vue.

Cette perspective anticipée du morcellement à venir fait resurgir les angoisses de morcellement qui ont terrorisé, rétroactivement, l'enfant du miroir, quand il se vivait décevant. La première expérience du miroir est rétroactive, la seconde est antérétroactive. L'individu ne prend pas appui sur son image, éventuellement pour la dépasser, il y rentre, il s'y perd.

La clinique confirme ce processus fantasmatique du morcellement, qui se poursuit à travers la peur de perdre tout ce qui se rapporte à l'identité de femme, tout ce qui peut rendre désirable, à tout ce qui constitue l'individu comme sujet humain.

Ce moi hideux ne peut plus être le support ou le cadre (comme il l'était avant) des images avec lesquelles le sujet se conforte et se réconforte.

La rupture, la fracture surviendraient donc dans cette confrontation du sujet à l'autre de lui-même, tel un « miroir brisé », à l'occasion de la maladie.

Le processus de restitution de soi peut être relancé, souvent de façon fortuite, inattendue, à l'occasion d'un regard, d'une parole prononcée à l'insu de celui qui l'énonce. Regard ou parole renvoient quelque chose de tout différent, quelque chose qui concerne le désir, la valeur, l'estime de soi. Cela constitue habituellement une surprise, un choc, qui sort la femme de sa vision pessimiste. Soudain, elle regarde les choses différemment. Elle peut se voir d'une autre place, elle n'est plus une femme dévaluée, sans espoir. Le regard de l'autre relance ainsi un processus de restauration, la femme va à nouveau pouvoir « anticiper », rêver et croire à un avenir, quel qu'il soit.

> « *Je vous livre le secret des secrets. Les miroirs sont les portes par lesquelles la Mort va et vient. Ne le dites à personne. Du reste, regardez vous toute votre vie dans une glace et vous verrez la Mort travailler comme des abeilles dans une ruche de verre. Adieu. Bonne chance* ».

Cocteau, *Orphée* :
réplique d'Heurtebise à Orphée ■

BIBLIOGRAPHIE

[1] DOLTO F. :L'image inconsciente du corps Edit du Seuil, Paris, 1984.

SCHILDER : L'image du corps, Gallimard Tel, 1968.

[2] LEHMANN A, PETIT J.Y. , RIETJENS M. , BARREAU-POUHAER L.: *Contribution of the psychoanalytic clinic in oncology.* in New Trends and Clinical Psychiatry-Vol. XI - no. 2-3/95. CIC Edizioni internazionali.

[3] PETIT J.Y. et coll.: Le cancer du sein, chirurgie diagnostique, curative et reconstructrice » JY Petit et coll, 2e édition (mise à jour), Arnette, 1997.

[4] LEHMANN A.: *Sexualité et Cancer du Sein,* in Psychologie, Cancer et Société Edit. L'Esprit du Temps, 1995, 143-151.

[5] LEHMANN A., LÉVY D. : *"Approche psychologique de la douleur chez les patientes présentant un Cancer gynécologique",* in: LA Douleur en Gynécologie, Chapron et coll. : Edit. Arnette, 1997, p. 469-477.

[6] FREUD S. : « Un trouble de mémoire sur l'Acropole », Lettre à Romain Rolland. 1927, in Résultats Idées problèmes II, 221-230, PUF.

[7] LACAN, J : « Fonction et Champ de la Parole en Psychanalyse »., in Ecrits, édit. Seuil 1966, 266-289.

[8] LEHMANN A.: *Incidences psychologiques de la chirurgie du sein,* in: Le cancer du sein, chirurgie diagnostique, curative et reconstructrice, » JY Petit et coll, 2e édition (mise à jour), Arnette, 1997.

[9] FREUD S. : La tête de Méduse, in Résultats Idées problèmes II, 49-50, PUF.

[10] LACAN J. : Le stade du miroir comme formateur de la fonction du Je, in Ecrits, édit. Seuil 1966, 93-100.

QUEL RÔLE POUR LE PSYCHOLOGUE DANS LE DISPOSITIF D'ANNONCE ?

Vanessa PERSICOT

Le dispositif d'annonce a été mis en œuvre en réponse à une attente des patients, exprimée lors des États Généraux de la Ligue contre le cancer en 1998. Les patients se satisfont de moins en moins d'une réponse médicale spécialisée et revendiquent une prise en charge coordonnée, concertée et humanisée. Comment cette attente a-t-elle été entendue et comment a-t-on tenté d'y répondre ? Ce dispositif s'est construit autour de quatre temps : un temps médical, un temps d'accompagnement soignant, l'accès à une équipe impliquée dans les soins de support et un temps d'articulation avec la médecine de ville. L'idée étant de définir « les meilleures conditions d'annonce ». Travail de liaison et de coordination qui permettrait au patient d'être accompagné tout au long de son parcours dans la maladie par une équipe pluridisciplinaire. Quelle place et quel rôle le psychologue s'est-il vu attribuer dans ce dispositif ? Comment peut-il s'intégrer à ce projet ? Ces questions soulèvent celle de la position du psychologue aujourd'hui face à la médecine, la maladie et la guérison. Le psychologue est-il un soignant ou réussit-il à garder une position singulière dans le champ de la santé ? Les services hospitaliers font de plus en plus appel à des psychologues pour compléter leur équipe, mais à quel prix ce professionnel peut-il faire entendre une voix différente tout en accordant à la fonction soignante sa pertinence ?

La présence du psychologue était initialement envisagée au moment de l'annonce, pendant la consultation médicale, ou prêt à « intervenir » tout de suite après l'annonce. Pourquoi sommes nous propulsés sur la scène médicale dans une sorte de précipitation et d'urgence insidieuse ? Sur quoi faudrait-il « intervenir » ? Quelles représentations les organisateurs administratifs de soins ont-ils de notre rôle et de notre champ de travail ? La présence d'un tiers au moment de la consultation d'annonce peut permettre de diffracter le transfert entre le médecin et le patient, mais ne peut avoir pour projet l'évitement de la rencontre. La présence de ce tiers ne doit pas répondre à un désir d'empêcher la relation et le lien qui va se créer avec le patient, le médecin se défendant ainsi du caractère subjectif du patient. L'infirmière coordinatrice peut tenir ce rôle de tiers au dedans ou en dehors de la consultation avec le médecin. Elle pourra reprendre plus en détail les informations et explications du médecin. Elle informe, conseille, écoute et soutient le patient tout au long de sa prise en charge médicale. Ce n'est pas au moment de l'annonce mais souvent après coup que des interrogations surgissent.

L'annonce de diagnostic est une étape difficile, qui peut être douloureuse tant pour les patients que pour les soignants. De nombreuses parades peuvent se déployer pour éviter la souffrance. Mais une démarche protocolaire peut-elle mettre à l'abri ceux qui sont porteurs de cette annonce ? Le danger serait une certaine déshumanisation de la relation. Le médecin tente de nouer une relation de confiance avec son patient. Il proposera des rendez-vous rapprochés, de façon à « minimiser » la brutalité de l'annonce. Il n'y a pas de « mode d'emploi » pour annoncer à une femme qu'elle a un cancer du sein, ni de conditions spécifiques, si ce n'est le respect du sujet. Expérience d'une mutualité, où le médecin aura à s'adapter à la personne qu'il a face à lui, avec ses difficultés, ses affects, ses désirs... Le diagnostic énoncé va être accueilli de façon singulière, cela en fonction de l'histoire du sujet et de sa façon d'être au monde. C'est au travers des échanges et des rencontres entre le patient et son médecin, que ce dernier pourra orienter le patient vers un psychologue. D'autres patients viennent eux- mêmes nous rencontrer.

L'effondrement des patients peut désarmer l'équipe médicale, soulevant un sentiment d'impuissance insupportable et un désir de réparation. La vie psychique du malade semble être reconnue (création d'un poste de psychologue dans le cadre du plan cancer), mais la souffrance reste inacceptable. Le psy aurait à « agir » pour l'apaiser, voire la faire disparaître. Le psychologue serait alors pensé comme un « technicien de la souffrance », où la technique prendrait le pas sur la relation. Néanmoins, cette souffrance est le témoin d'un processus psychique à l'œuvre. Elle est à respecter et non à détruire car elle vient dire quelque chose des modifications des représentations du sujet à son corps. Résultat d'une succession de pertes, cette souffrance témoigne d'un travail du deuil, elle peut faire partie du processus de symbolisation et d'intégration de la maladie. L'intervention du psychologue peut être vécue comme une effraction supplémentaire. Les mécanismes de défense, qui se mettent en place à la suite de l'annonce du diagnostic, protègent le sujet d'un possible anéantissement psychique. Tenter de les faire disparaître pourrait engendrer un effondrement psychique d'une importance vitale. Ils permettent au patient de survivre psychiquement. Le psychologue ne peut alors répondre à la demande de colmater cette souffrance qui peut revêtir différentes formes et différents symptômes. Ce serait soumettre l'individu à de fausses adaptations. C'est comme si un chirurgien se contentait de mettre des pommades sur un abcès au lieu de le vider. Il ne s'agit pas de détruire le symptôme, mais plutôt de comprendre avec le patient ce qu'il vient signifier. Le symptôme en psychanalyse a valeur heuristique, il ne sera pas appréhendé de la même façon qu'en médecine.

Certains patients ne souhaitent pas voir de psychologue, cela n'est-il pas légitime ? Le psychologue ne peut que respecter l'impossibilité du patient à parler. Le plus fin et le plus expérimenté des cliniciens peut-il savoir mieux que les intéressés ce qu'ils peuvent souhaiter à un tel moment ? Rien ne peut mieux favoriser une évolution ultérieure que le respect témoigné aux limites présentes des consultants. Il se peut que l'entourage ou le médecin, inquiets de l'état psychologique du patient, le « pousse » à consulter. Pourtant, la rencontre avec le psychologue ne peut être prescrite. Si le patient n'a pas de demande (latente ou manifeste) aucun travail ne pourra s'enclencher, la demande ne peut être faite à sa place. Il appartient au patient de se saisir ou pas de cette proposition, il sera question de son désir à lui en tant que sujet. La rencontre avec le psychologue pourra être envisagée à tout moment de la prise en charge, mais n'est pas systématique. Certaines patientes parviennent très bien à composer avec ces nouvelles données. S'entretenir avec chaque patient à qui l'on vient d'annoncer un diagnostic serait nier toute la spécificité de notre métier et nier la singularité de chaque rencontre. La question de la demande est essentielle, le psychologue aura à l'analyser. Le patient, sidéré par le signifiant cancer (lequel n'a alors pour seul signifié la mort), ne peut parfois pas penser et envisager un travail psychique ou une quelconque élaboration de ce qu'il vit.

L'annonce de la maladie peut apparaître comme une sorte de séisme, venant bouleverser les repères habituels. Dans certains cas, est décrit un véritable raz de marée, pouvant aller jusqu'à geler la pensée et glacer les affects de celui qui reçoit la nouvelle. Le médecin dira alors que le patient « n'imprime plus rien ». Lorsque l'annonce d'un cancer est entendue comme l'annonce d'une mort à venir, une sorte de désanimation se produit. Sidération, pétrification, suspension des facultés mentales, anesthésie, fragmentation, sont des termes pour décrire les mécanismes psychiques d'un sujet devant survivre à un choc traumatique. La notion de traumatisme en ces termes, renverrait à une idée de rupture, brisant le rythme d'une continuité dans la vie du sujet. Les temporalités inhérentes à la mobilité et la plasticité de la vie psychique sont bloquées. Comment le patient peut-il dans ce cas émettre une demande alors que tout désir semble mis en suspend ? Le choc de l'annonce annule ici la capacité de penser. Le patient, anesthésié, sera dans l'impossibilité de mettre en mots ou d'exprimer sa souffrance à ce moment là. Ne peut-on pas laisser les patients reprendre leur souffle avant de leur demander de s'exprimer ? Certains d'ailleurs n'en ressentiront pas le besoin. Le traumatisme se caractérise par « un afflux d'excitations qui est excessif, relativement à la tolérance du sujet et à sa capacité de maîtriser et d'élaborer psychiquement ces excitations » [1]. Le traumatisme psychique ne répond pas à une logique physique et organique, la rupture intervient dans le fantasme et non en lien direct avec la réalité extérieure.

Le dispositif a mis en évidence l'importance de la reformulation des informations : « L'annonce est un travail d'équipe, il est fondamental d'intégrer les infirmières et aides soignantes. Il faut qu'il puisse y avoir une re formulation par étapes. ». Le temps d'intégration et d'assimilation de l'annonce est propre à chaque individu. Certains éléments de l'annonce ne pourront parfois pas être entendus. Les informations et explications données à la suite du diagnostic peuvent avoir une fonction rassurante mais peuvent aussi provoquer une sorte de panique. Certains patients ont un savoir médical accru et se documentent beaucoup sur le cancer, d'autres préfèrent en savoir le moins possible laissant les « pleins pouvoirs au médecin », se laissant ainsi porter par l'équipe médicale. L'élaboration des ressentis et des affects liés à l'annonce ne peut se faire parfois, que longtemps après, dans un temps singulier, celui du sujet. Ne pas respecter le temps du sujet, à pouvoir s'exprimer autour de ce qu'il vit, c'est le priver de redécouvrir en parlant une modulation du temps, la possibilité d'un changement.

Le rôle du psychologue serait d'aider le patient à retrouver une capacité de mise en mouvement de la pensée dans cet après coup. Le patient pourra ainsi retrouver une mobilité psychique s'il en avait été privé depuis le choc de l'annonce, la parole permettant cette mise en mouvement. Rendre une capacité à pouvoir s'écouter, en lui renvoyant tel un miroir, les mouvements qui l'habitent. L'annonce de la maladie peut provoquer une catastrophe subjective, qui ne serait pas une sidération passagère, mais plutôt une incapacité à rebondir. Certains sujets peuvent aller à la mort non pas par ces procédures physiologiques mettant en jeu l'aspect vital mais par l'incapacité psychique d'accueillir une dégradation physiologique et différentes modifications. Les temps propres à la vie psychique – se souvenir, se représenter, désirer, projeter – semblent parfois avoir été gelés dans l'immobilité du corps. Les crises dans le développement de l'individu, ainsi que les anomalies qui en résultent, éclairent le cours normal des processus psychiques.

L'intégration prend du temps et si c'est une intégration psychique, il s'agira d'un temps psychique. Le temps psychique n'étant pas celui de l'horloge. « Du temps a passé », c'est que psychiquement la chose est passée, on a pu « passer à autre chose », car l'événement passé à pu s'inscrire dans un passé. Le malade aura à intégrer sa maladie dans l'histoire d'une vie. Il y a souvent un « avant » et un « après » la maladie (deux temps clivés). Le psychologue en oncologie est aussi là pour aider le patient à effectuer ce travail de liaison, de mise en lien des différents éléments qui ont jalonné sa vie. On se rend compte que paradoxalement, c'est à la fin des traitements que les demandes de prise en charge psychologique sont les plus fréquentes. Le temps de l'élaboration psychique est le temps de l'après-coup. Le temps qui intéresse et concerne la dimension psychique c'est la question de l'historicité, c'est-à-dire le passé, le présent, le futur, inscrit dans une histoire de vie. La maladie pouvant alors prendre une signification symbolique dans l'histoire du sujet. Le psychologue cherche à proposer du sens là où il semble qu'il fasse défaut. Le patient pourra se saisir de cet espace de pensée pour interroger ce qui se passe pour lui et ce que la maladie est venue mettre à découvert. Les patients vont tenter de donner du sens aux expériences traversées afin de les inscrire dans une histoire subjective. L'Homme a besoin de donner du sens à ce qui se passe pour lui. Pour certains, il sera important de trouver une cause à leur cancer. N. Alby met en évidence que le « vide explicatif » auquel le cancer renvoie les patients, est angoissant et insupportable : « ils réintroduisent l'imaginaire, donc une certaine liberté créatrice qui s'oppose à l'anarchie destructrice du cancer » [2].

Le discours social prône l'idée qu'il faut « être bien dans sa tête » pour mettre toutes les chances de guérison de son côté. Comme s'il était interdit de pouvoir s'effondrer car s'effondrer ça serait comme « toucher le fond » avec le risque de ne pas pouvoir remonter de cette « descente aux enfers ». Lutter, combattre, vaincre... Un vocabulaire emprunté à celui de la guerre. Ceux qui entourent le patient lui renvoient parfois l'idée qu'il ne faut pas « baisser les bras », ne surtout pas « se laisser abattre ». Parfois, c'est le patient lui-même qui ne s'autorise pas à montrer sa douleur et sa tristesse aux autres. Il s'efforce alors de verrouiller au mieux, sa vie affective. Souhaitant épargner le témoignage de sa souffrance psychique à ses proches, une patiente me dit : « J'attends d'être seule pour pleurer ».

Mme H. vient me voir pour la première fois. Elle fond en larmes au cours de l'entretien et me dit : « Je m'étais dit qu'il ne fallait pas que je craque, ça sert à rien. D'habitude je ne me lamente pas de cette façon là. Je n'aime pas les gens qui se plaignent et qui pleurent sur leur sort... Je ne pleure jamais devant mon mari et mes enfants, je leur crée déjà beaucoup de soucis... ». Pour cette femme, il était important de se « maîtriser » devant les autres et de protéger ceux qui l'entourent. Elle a pu, à cet instant, exprimer cette part d'elle-même, à l'abri de tous regards qui la jugeraient. Cet espace lui a permis d'exprimer et d'élaborer sa souffrance. Souffrance qui jusqu'alors était étouffée, réprimée. L'effondrement pouvant être contenu par l'analyste, la patiente s'autorisa à parler, à « parler vrai » comme disait F. Dolto. Voulant faire bonne figure, Mme H. avait mis un « couvercle » sur sa vie psychique et affective ; mais le cadre posé lui a permis de lever ce « couvercle ». L'affect de tristesse lorsqu'il peut s'exprimer est déjà le signe d'une remise en mouvement de la vie psychique. Éprouver de la tristesse c'est déjà exister et retrouver une certaine subjectivité. Pour cela, il faut parfois du temps, même beaucoup de temps. Ce temps ne peut être déterminé à l'avance puisque c'est le temps du sujet. Il est donc indispensable de laisser du temps au temps pour que la blessure créée par l'annonce puisse se refermer, pour que cette expérience puisse être élaborée. Le patient utilise le cadre posé par le psychologue pour exprimer ce qui est réprimé en dehors de cet espace.

Le médecin et le psychologue sont sensibles à deux réalités distinctes : l'un s'occupera davantage de la réalité biologique, l'autre de la réalité subjective. Superposer ces deux scènes n'entraînerait-il pas une confusion des rôles ? Le psychologue n'est pas du côté du soin ou de la réparation. Il s'agit de deux espaces et deux temps différents. Le moment de l'annonce n'est pas forcément le moment le plus opportun pour proposer de rencontrer le psychologue, car à cet instant le patient attend de savoir comment il va s'en sortir et quel protocole de soin il aura à subir. Le moment de l'annonce est avant tout un moment où les patientes sont dans l'attente de réponses médicales. Le désir de comprendre ce que cela sollicite et réactive en elles ne fait pas parti du protocole et bien heureusement ! Les mécanismes de défense, mis en place de façon inconsciente par le patient, peuvent lui permettre de supporter les traitements et le « tenir » hors d'un possible anéantissement. C'est une façon pour le sujet de palier aux carences ou de s'adapter à des situations de détresse dans lesquelles sa survie psychique est en jeu. Ils sont donc à respecter, tout comme le non désir de comprendre la colère, la rage, la tristesse, le sentiment de préjudice ou tout autre affect qui surgira avec l'annonce de la maladie.

Avoir un cancer n'implique pas obligatoirement de rencontrer un psychologue. Le psychologue consulte dans le même service, il appartient à la même équipe mais se situe pourtant sur une autre scène. Les patientes sont parfois surprises lorsqu'elles rentrent dans le bureau du « psy » : « Oh, je ne m'attendais pas à ça, on ne se croirait pas à l'hôpital. Ça change des box de consultation, il n'y a pas de bureau qui nous séparent, ni de table d'auscultation. C'est bien, vous mettez les gens à l'aise... ». Cette patiente ne semblait pourtant pas très à l'aise. Mais elle tentait de souligner une différence qui allait au delà de la simple configuration de la pièce et des meubles. Au-delà de ce cadre physique, le cadre instauré par le psychologue sera différent de celui du médecin. On n'y vient pas pour les mêmes choses. Le patient ne s'adressera pas de la même façon au médecin, à l'infirmière, à l'aide soignante et au psychologue car quelque chose de la fonction est là d'emblée dans la façon dont chacun de ces intervenants va se positionner.

Il me semble important que le psychologue puisse tenir une position « à part » sans pour autant rester à l'écart, cloîtré dans son bureau. Sa position est différente de celle du médecin qui va émettre un savoir au sujet à propos de son propre corps. Pour le psychologue le savoir est du côté du patient. Ce n'est pas tant la réalité médicale qui nous occupe mais la réalité subjective, c'est à dire celle du malade. Les représentations que le sujet se fait de sa maladie, la manière dont il la vit peut sembler illogique sur le plan médical. Un médecin me fait part de sa surprise et de son incompréhension face à la réaction d'une de ses patientes. « Ce n'est pas logique – me dit-il – elle n'a pas supporté l'idée de subir une ablation du sein et a semblé moins bouleversée lorsque je lui ai annoncé qu'elle avait des métastases hépatiques ». Il peut y avoir un décalage important entre la réalité biologique et la réalité psychique. C'est une des premières difficultés à laquelle Freud a été confronté. On peut avoir de profondes angoisses de mort alors que la mort est exclue du pronostic ou que le risque de mort est minime sur le plan médical.

Pour conclure, il semblerait que le psychologue ne peut être systématiquement là où on l'attend, il ne peut répondre à cette urgence insidieuse posée par certains professionnels de santé. C'est aussi notre rôle que de tenir face aux pressions qui s'exercent bien souvent pour faire taire la souffrance psychique au lieu de la prendre en compte. C'est ainsi que j'ai souhaité à travers ces réflexions rappeler l'importance de la prise en considération de la parole du sujet et du respect de son désir. La rencontre avec le psychologue doit faire l'objet d'une demande. Le médecin référent du patient, au fil de ses rencontres avec lui, évaluera son besoin mais aussi son désir d'être accompagné par un psychologue et d'effectuer un travail psychique. Il me semble très important de penser cette proposition de façon singulière. Quelque chose est à inventer avec chaque patiente. Nous ne pouvons considérer cette proposition comme étant « consommable » par le patient, comme toute une autre série de services mis à sa disposition. Il semblerait que la figure de l'usager, qui ressurgit tous azimuts, est à multiples facettes. À côté de l'usager « sujet de droit » à protéger des risques de chosification liés à toute prise en charge, se dessine le profil de « l'usager-client » ou « consommateur » à satisfaire par une prestation de qualité. ■

SEIN ET SEXUALITÉ

Linda SLAMA

« Toute nue, toute nue, tes seins sont plus fragiles que le parfum de l'herbe gelée et ils supportent tes épaules. »

Si le sein tient une place si importante dans la sexualité humaine, c'est qu'il est très chargé fantasmatiquement de sens et de fonctions, tant chez la femme que chez l'homme.

Symboliquement, le sein associe à la fois la féminité, la maternité et l'érotisme dans un lien indissociable qui trouve ses racines dans la sexualité infantile.

Du latin « *sinus* », il signifie au sens propre courbure, sinuosité.

De tout temps, la représentation du sein est parmi les sources d'inspiration de l'art, depuis les formes mythiques de la polymastie jusqu'à la fétichisation actuelle de son exhibition tant dans la presse qu'au cinéma.

Qu'il s'agisse de peinture, de sculpture, de littérature, de photographie ou de cinéma, le sein est régulièrement montré, chanté, magnifié, revêtu de toutes les qualités de tendresse, de plénitude et de douceur attribuées à la mère et de toutes les qualités de sensualité liées à l'idéal féminin.

Pourtant, l'idéalisation de la gorge féminine ne doit pas nous faire oublier l'ambivalence de l'investissement dont elle fait l'objet, d'une part comme lieu de l'envie et de la convoitise masculine, d'autre part comme paradis perdu que nous avons tous connu à l'origine et que nous rêvons toujours de retrouver, seul et même fantasme, seule et même envie chez l'homme et chez la femme.

LE BON SEIN ET LA DÉCOUVERTE DE LA SEXUALITÉ

L'activité sexuelle de l'adulte trouve sa source dans la sexualité infantile.

À cet égard, le sein occupe une place primordiale dans l'investissement libidinale du nourrisson.

Après FREUD [1], Mélanie KLEIN [2] a montré l'importance fondamentale de la toute première relation d'objet de l'enfant : la relation au sein maternel. Sous la prédominance des pulsions orales, le sein maternel est instinctivement ressenti comme une source d'aliment, et dans un sens plus large comme une source de vie. Cette intimité physique et psychique avec le sein gratifiant réinstaure dans une certaine mesure l'unité prénatale avec la mère, ainsi que le sentiment de sécurité qui l'accompagne. A cette époque, l'enfant ne différencie pas ce qui est de l'ordre du fantasme et ce qui est de l'ordre de la réalité. Le sein de sa mère est en quelque sorte vécu comme un prolongement de son propre corps. « Le bon sein ainsi incorporé fait dés lors partie intégrante du Moi. L'enfant qui se trouvait d'abord à l'intérieur de la mère place maintenant la mère à l'intérieur de lui-même » M. KLEIN [3].

Au stade oral, la succion est une des manifestations typiques de la sexualité infantile : il s'agit de la première manifestation à caractère auto-érotique. Les lèvres de l'enfant ont joué le rôle de zone érogène et l'excitation causée par l'afflux de lait chaud a provoqué le plaisir. L'activité sexuelle s'est tout d'abord éveillée sur une fonction servant à conserver la vie, dont elle ne s'est rendue indépendante que plus tard.

Par la suite, le besoin de répéter l'excitation sexuelle se séparera du besoin de nutrition.

Le stade oral présente les trois caractères essentiels de la sexualité infantile, FREUD [4] :

- la sexualité s'étaie sur une fonction essentielle à la vie ;
- elle ne connaît pas encore d'objet sexuel ;
- elle est auto-érotique et son but est déterminé par l'activité rythmique d'une zone érogène.

Cet étayage des pulsions sexuelles sur les pulsions d'auto-conservation va selon FREUD (première théorie des pulsions) devenir dualité pulsionnelle : « *D'une importance toute particulière (...) est l'opposition indéniable entre les pulsions qui servent à la sexualité, à l'obtention du plaisir sexuel et les autres qui ont pour but l'auto-conservation de l'individu, les pulsions du Moi : toutes les pulsions organiques qui sont à l'œuvre dans notre psychisme peuvent être classées, selon les termes du poète, en "faim" ou en "amour"* » [5].

Une telle conception se condense dans l'idée parfois énoncée par FREUD selon laquelle le conflit entre pulsions sexuelles et pulsions d'auto-conservation fournirait la clé de la compréhension des névroses.

Pour ce qui concerne notre sujet, il est important de retenir cette théorie dualiste des pulsions pour la compréhension ultérieure de l'attitude sexuelle de la femme en cas d'atteinte organique de son sein. Il n'est pas rare alors qu'elle retire, dans un premier temps, son investissement libidinal aux objets d'amour au profit d'un repli narcissique sur son corps souffrant. Cet aspect particulier sera traité dans la partie suivante par Dominique DELFIEU.

L'expérience du « bon sein » est étroitement liée aux capacités d'adaptation de la mère aux besoins de son bébé. Dans les premières relations mère-enfant, la mère en s'adaptant presque entièrement aux besoins de son enfant lui permet l'illusion que son sein à elle fait partie de lui-même. Ce qui fait dire à WINNICOTT que le sein est créé et recréé par l'enfant à partir de sa capacité à aimer ou de son besoin.

« *La mère place le vrai sein juste là où l'enfant est prêt à le créer, au bon moment* » D. W. WINNICOTT [6].

Cette expérience de béatitude au sein n'est pas la seule que le nourrisson vit. Il existe inévitablement des expériences de frustration liées au sein qui vont lui faire appréhender le sein comme persécuteur et susciter sa colère et l'envie de le détruire.

Cependant cette expérience de désillusion, si elle n'est pas trop précoce est nécessaire pour que l'enfant se dégage progressivement de sa symbiose avec la mère pour acquérir son autonomie, se reconnaître et reconnaître l'autre comme objet total.

Toute relation de l'enfant au sein maternel, pour heureuse qu'elle soit, ne saurait remplacer intégralement l'unité prénatale avec la mère. Ce à quoi aspire l'enfant, c'est à un sein inépuisable et omniprésent. Même aux stades initiaux, le besoin d'un amour maternel qui serait constamment témoigné est fondamentalement lié à l'angoisse. Aux expériences heureuses, se mêlent des griefs inévitables qui donnent naissance chez l'enfant au sentiment qu'il existe un bon et un mauvais sein.

La vie affective précoce se trouve alors caractérisée par la sensation de perdre et de recouvrer le bon objet.

LE MAUVAIS SEIN

Un nourrisson qui produit, sur le point de s'endormir, des bruits de succion, s'imagine qu'il est entrain de sucer réellement le sein ou de se l'incorporer et s'endort avec le fantasme d'avoir en lui le sein généreux.

Cependant, un nourrisson affamé et hargneux, qui crie et donne des coups de pied, fantasme qu'il attaque véritablement le sein, le déchire, le détruit. Mais sa faim douloureuse et ses propres cris peuvent être ressentis comme une attaque persécutrice contre son propre intérieur. Dans ce cas, le sein externe réel, lorsqu'il revient alimenter le bébé, n'est pas ressenti comme un bon sein nourricier, mais déformé par ces fantasmes, se transforme en un persécuteur terrifiant menaçant de l'anéantir.

Par ailleurs, selon Mélanie KLEIN, le sein source de gratification suscite chez le nourrisson des sentiments douloureux d'envie entraînant le désir de gâcher les qualités de l'objet. L'envie peut s'amalgamer avec l'avidité conduisant au désir de tarir complètement l'objet.

Lorsqu'il se sent plein d'angoisse et de méchanceté, son envie fait qu'il désire détériorer le sein en y projetant les parties mauvaises et destructrices de lui-même. Ainsi en fantasme, il attaque le sein par la salive, l'urine, les fèces, etc.

Selon Karl ABRAHAM [6], le stade oral qui correspond à la première année de la vie est divisé en deux sous-stades :

- le stade oral primitif ou préambivalent pendant lequel le sein ne peut être conçu comme à la fois bon et mauvais, frustrant et gratifiant ;
- le stade oral tardif ou stade sadique oral où s'extériorisent les pulsions cannibaliques. Notamment avec l'apparition des dents, l'enfant a une activité de morsure. En tétant le sein, l'enfant l'attaque en même temps. Les pulsions cannibaliques de l'enfant réveillent ou réactivent celles de sa mère.

Cette première expérience ambivalente à l'égard du sein est primordiale car elle va déterminer et fixer un sentiment de permanence et de continuité psychique pour sa vie à venir.

Pour cela, il faut que l'enfant puisse progressivement intérioriser ce bon sein, malgré les attaques fantasmatiques à son encontre.

Le concept du « bon sein » est défini extérieurement comme celui d'un sein, qui une fois dévoré, attend d'être reconstruit.

EXPÉRIENCE DU SEIN ET DIFFÉRENCE DES SEXES

Comme nous l'avons dit précédemment, la qualité de l'amour maternel va être à l'origine de la qualité d'amour de soi-même ou narcissisme qui est au fondement de l'élan à vivre libidinal de l'adulte à venir.

Certains psychanalystes ont attiré l'attention sur le fait que le comportement de la mère change en fonction du sexe de l'enfant.

Dans l'homéostasie des premières relations sensorielles et affectives se glissent les traces des projections maternelles liées au sexe du bébé. Dés son apparition hors du contenant utérin, le nouveau-né est en partie défini par sa mère par le sexe qu'il porte.

En ce qui concerne le garçon, la mère se place à son égard non seulement dans une relation maternante et nourricière, mais aussi dans la différence sexuelle.

La relation au sein qu'établit le bébé garçon est partiellement réactionnelle aux sentiments inconscients de la mère : l'emboîtement oral bouche-mamelon est teinté par des représentations génitales inconscientes de la mère.

Par contre, lorsqu'il s'agit du bébé fille, la mère inévitablement, s'identifie directement à la représentation en « creux » du corps sexué de son enfant.

Selon Annie ANZIEU [7], « *la dépression maternelle, le vide laissé par la naissance, risquent d'être ainsi communiqués directement aux creux de la fille, comme si les deux enveloppes restaient adhésives autour du même vide dans le cas où l'objet pénétrant mamelon-pénis n'est pas suffisamment investi de plaisir pour la mère nourrice* ».

On peut se demander à cet égard si les bébés filles ne sont pas défavorisées d'emblée par rapport aux bébés garçons.

Les petites filles sont le plus souvent sevrées plus tôt que les petits garçons (12 mois en moyenne chez la fille, 15 mois chez le garçon).

La tétée est plus longue pour les garçons : à 2 mois, 45 minutes, contre 25 minutes pour les filles [8] BRUNET et LEZINE.

D'après ces recherches, la mère accorderait plus d'avantages au garçon qu'à la fille. Cela est mis en évidence par Bela GRUNBERGER [9] qui, étudiant la constitution de la sexualité féminine souligne que : « *la seule relation vraiment satisfaisante est celle qui lie la mère à son enfant mâle et nous avons toutes les raisons de supposer que la mère la plus aimante sera ambivalente avec sa fille* ».

Dés lors, on peut se demander si certains symptômes plus féminins que masculins comme la boulimie et l'anorexie ne trouvent pas leur origine dans une oralité mal traversée.

FANTASMES DE BISEXUALITÉ

Nous commencerons par un aveu de FREUD dans ses vieux jours à propos de la sexualité féminine [10] :

« *Nous connaissons moins bien la vie sexuelle de la petite fille que celle du petit garçon. N'en ayons pas trop honte : la vie sexuelle de la femme adulte est encore un continent noir pour la psychologie* ».

Est-ce en raison de cette méconnaissance teintée d'inquiétude que FREUD a tiré la sexualité féminine de la sexualité masculine en affirmant que la libido est de façon constante et régulière d'essence mâle, qu'elle apparaisse chez l'homme ou chez la femme et d'autre part que la petite fille est dans l'envie du pénis une fois qu'elle a aperçu l'organe génital du garçon. Blessée narcissiquement par cette découverte, elle en éprouverait selon lui, un sentiment d'infériorité.

Ce monisme phallique de FREUD en rapport avec la culture et les préjugés de son époque, est repris par LACAN dans sa maxime célèbre : « *La femme n'est pas TOUTE* ».

Ce à quoi une psychanalyste femme, Christine OLIVIER [11], rétorque que l'homme n'est pas plus TOUT que la femme et ne présente, lui, que de vagues restes de féminité avec ses seins atrophiés et sa matrice absente !

Ce genre de postulat pourrait être rectifié dans l'idée que l'envie ne serait pas spécifiquement féminine mais appartiendrait aux deux sexes et s'adresserait aux attributs sexuels de l'autre sexe.

Cela serait largement confirmé par les jeux sexuels des enfants au cours desquels chacun cherche à voir ce que l'autre possède.

Le lieu de l'envie masculine résiderait en priorité dans le sein : « *Que d'élégies célèbres, que de vers précieux, que d'odes contemporaines chantent en notre mémoire, célébrant ce fameux sein, lieu de tant de délices pour l'homme, qui ne le possède qu'autant qu'il le voit et le touche sur l'Autre* » [11].

Bruno BETTELHEIM fait le même constat concernant ce désir de posséder les deux sexes [12] : dans les jeux de travestisme de l'enfance, les filles ont tendance à s'habiller en garçons très virils et font apparaître clairement leur désir de pénis par des symboles phalliques comme des fusils, des poignards ou des cannes alors que les garçons aiment s'habiller en filles ou en femmes, en insistant sur les seins avec des rembourrages les plus volumineux possibles.

Malgré qu'ils reconnaissent la différence des sexes, les enfants gardent l'illusion fantasmatique d'une bisexualité à laquelle ils ne renoncent qu'avec l'avènement pubertaire et l'apparition des caractères sexuels secondaires. La réalité des changements corporels implique alors un certain nombre de conséquences.

Elle marque la fin de l'auto-érotisme de l'enfance (ou du moins sa mise en retrait) avec la découverte de l'objet sexuel complémentaire. Cette découverte est une exigence interne du corps pubère soumis aux excitations d'un appareil sexuel mature qui suppose la suprématie du plaisir génital et la révélation de la complémentarité pénis-vagin.

SEIN ET IDENTITÉ SEXUELLE

La relation entre sein et identité féminine met en cause le narcissisme primaire et secondaire de la femme alors que le rapport entre sein et sexualité concerne plus particulièrement ses relations objectales. Ceci dit, il existe une étroite intrication du narcissisme et des relations objectales. C'est la qualité d'investissement du corps propre féminin qui va déterminer la qualité de la séduction qui s'adresse à l'autre et la liberté sexuelle qui va en découler.

Le sein prendra à la puberté une valeur différente de celle de l'enfance, devenant un symbole sexuel génital, correspondant à une maturation physique et psychique.

Le sein est alors investi d'une valeur narcissique et sexuelle et devient une zone érogène importante.

A cet égard, la manière dont la jeune fille va intégrer et accepter sa féminité sera étroitement liée à ses premières relations infantiles. Si le Moi s'est mal construit, les perturbations de l'image du corps à l'adolescence vont réactiver les failles existantes (comme les dysmorphophobies ou l'anorexie de la jeune fille qui se présentent comme refus ou trouble de l'intégration de la féminité).

L'investissement intense que peut avoir une femme pour son corps sexué trouve parfois sa consécration dans ce que représente sa poitrine. Le sein peut avoir une valeur de substitut à l'envie du pénis ou devenir symbole phallique du pouvoir séducteur de la femme sur l'homme.

Toutefois le trajet identificatoire qui mène de la petite fille à la femme est semé d'écueils car le corps de la fillette n'est comme celui de personne. Il n'a ni le sexe du père, ni la poitrine de la mère. Sa réaction est alors de sexualiser tout son corps qu'elle va avoir tendance à exhiber. Faute d'avoir été reconnue dans son sexe de petite fille, elle apprend au cours de son enfance à se servir de son extérieur pour signifier son sexe intérieur.

À la puberté, si tout se passe bien, après une période transitoire de honte liée à l'apparition de ses seins qui vont la révéler en tant que femme au regard des autres et en particulier des hommes, l'adolescente se réjouit à l'extrême d'entrer enfin dans le champ du désir. Devenue une femme, elle va rattraper le temps perdu en mettant le plus possible en valeur les signes extérieurs de sa féminité, la poitrine en devenant l'un des attributs essentiels, le plus visible en tout cas.

Pour la femme, la question de son identité sexuée n'est jamais définitivement acquise et a toujours besoin de trouver ses preuves dans le regard désirant des hommes. Sans doute est-ce pour cela qu'elle participe au culte du corps objet pour plaire.

Toutefois, il arrive que la jeune fille refuse d'entrer dans le champ coloré des signes sexués et du désir, le plus souvent en raison des aléas de ses relations infantiles (maternelles d'abord, puis œdipiennes ensuite). Elle s'habille asexuée, en comprimant ses seins ou avec des tenues flottantes afin qu'on ne devine pas ses formes de femme. S'il s'agit d'une mise en cause de l'identification sexuée à la mère, c'est aussi la peur, l'horreur du regard désirant de l'homme comme venant la nier en tant que sujet, pour la fixer comme objet sexuel.

S'il contribue à préciser ou du moins à rassurer la jeune fille quant à son identité sexuelle et à intégrer son image corporelle de femme, le sein joue en outre un rôle capital comme organe de jouissance, signal sexuel et élément relationnel.

LE SEIN COMME SOURCE DE PLAISIR CHEZ L'HOMME ET CHEZ LA FEMME

Le sein est lieu et source de plaisir. Les femmes les sentent vivants, sensibles et recherchent les caresses par lesquelles naissent et s'épanouissent des sensations constituant pour elles un préalable à l'harmonie sexuelle. Elles peuvent jouir de leurs seins non seulement à travers les caresses de leur partenaire, mais aussi à travers celles de l'enfant qui tête. Ces jouissances sont liées au fait que la succion déclenche des contractions utérines. Inversement, des caresses vaginales peuvent suffire à provoquer une montée laiteuse.

Master et Johnson ont mis en évidence que le sein excité d'une femme peut gonfler de 20 % de son volume initial et que ce gonflement sert de message subliminal qui attise le désir de l'homme.

Quant à la séduction que le sein exerce sur l'homme, on peut sans risque affirmer qu'elle est liée à des fantasmes infantiles non génitaux qui renvoient au stade oral dont il a été question dans cet article. En témoigne la surenchère mammaire, entretenue par les médias : presse, cinéma, art. Sous l'aspect parfois trivial de ces exhibitions, se dissimule la nostalgie de l'odeur du lait et de la texture de la peau maternelle. Dire qu'il s'agit de plaisir régressif de l'homme affamé de sein n'est pas tout à fait juste tant il est vrai que toute la sexualité de l'adulte porte le sceau indélébile des sensations érogènes et affectives de l'enfance.

Pour en décrire l'attrait indéniable, laissons la parole aux poètes masculins qui de tout temps en ont loué les charmes et les plaisirs subtiles et vénéneux. Le galbe féminin représente l'évidence même d'un piège amoureux, attestant de l'ambivalence dont il est l'objet, source de sensualité tout aussi enivrante que dangereuse.

Ainsi s'exprime Baudelaire à propos des seins dans « Les Fleurs du mal » :

« *Boucliers provocants armés*
de pointes roses !
Armoire à doux secrets,
pleine de bonnes choses,
De vins, de parfums, de liqueurs
Qui feraient délirer les cerveaux
et les cœurs ! " ■

BIBLIOGRAPHIE

[1] FREUD S. *Trois essais sur la théorie de la sexualité,* Paris, Gallimard, 1962, Coll. « Idées ».

[2] KLEIN M. *La psychanalyse des enfants*, Paris, PUF, 1959.

[3] KLEIN M. *Envie et gratitude,* Paris, Gallimard, 1968, « Connaissance de l'Inconscient ».

[4] FREUD S. « Pulsions et destins des pulsions » in *Métapsychologie*, NRF Gallimard, Coll. « Idées ».

[5] WINNICOTT D. R. *De la pédiatrie à la psychanalyse,* Paris, Payot, 1969.

[6] ABRAHAM K. *Œuvres complètes*, Paris, Payot, 1965.

[7] ANZIEU A. « Inquiétante féminité : à propos de l'adolescence », *Adolescence,* 1993, 11, 1, 81-93.

[8] BRUNET-LEZINE. *Le développement psychologique de la première enfance*, Paris, PUF, 1965.

[9] GRUNBERGER B. *La sexualité féminine*, Paris, Payot, 1975.

[10] FREUD S. *Ma vie et la psychanalyse*, Gallimard, N.R.F., 1950.

[11] OLIVIER Ch. *Les enfants de Jocaste,* Denoël-Gonthier, 1980.

[12] BETTELHEIM B. *Les blessures symboliques*, Tel. Gallimard, 1971.

LES CONJOINTS, LES ENFANTS DES PATIENTS

Claire FOURNIER

Quand une femme est malade, l'entourage n'est nullement épargné. La maladie va toucher chacun des membres de la famille en fonction des liens préexistants et de l'économie psychique dans laquelle chacun est inscrit. L'équilibre familial peut être bouleversé et parfois mis en danger.

Petits et grands peuvent perdre leurs repères.

Que se passe-t-il alors ?

Le surgissement de la maladie peut provoquer un état de choc suivi généralement d'un repli narcissique de la personne atteinte. La vie alors se décentre de son cours habituel. La maladie envahit l'espace psychique de la personne malade, la poussant à abandonner, au moins momentanément, ses investissements objectaux. Freud l'exprime ainsi dans son article « Deuil et mélancolie » : « ...l'individu s'adonne exclusivement à son deuil, de sorte que rien ne reste pour d'autres projets et d'autres intérêts »[1]. Le conjoint, les enfants découvrent ainsi, ahuris, une personne qu'ils ne reconnaissent pas.

Pendant la période de traitement, chacun semble s'adapter. Certes, les places sont modifiées mais tous, apparemment, s'en accommodent. Beaucoup de patientes parlent de cette période comme d'une course de fond sur laquelle elles ont dû se concentrer, laissant de côté angoisses, dépression ou révolte. En miroir, l'entourage fait de même.

C'est dans l'après du traitement que les douleurs se révèlent et se réveillent.

C'est aussi dans ce temps qu'il convient d'être vigilant.

LES ENFANTS

Les enfants des patientes suivies pour un cancer du sein viennent peu ou pas rencontrer le psychanalyste du service. En revanche, ils sont souvent très présents dans les propos des femmes. Si nous étions amenés à travailler directement avec ces enfants, il est évident que d'autres éléments pourraient apparaître. C'est à travers la parole des femmes et donc des mères que nous percevons le bouleversement que peut provoquer la survenue d'une maladie grave. Ce seront les petites touches d'une vaste palette que nous avons pu entendre au fil du temps, petites touches qui ne prétendent nullement être le reflet d'une généralité mais bien plutôt l'image d'une singularité sans cesse renouvelée.

Perrine vient me voir dès l'annonce de son diagnostic. Lors de notre première rencontre, elle est accompagnée de son

1. FREUD S., « Deuil et Mélancolie », in Métapsychologie, Gallimard Folio, 1986.

La gitane du Sacro-Monté
Grenade 1950 © Jean Dieuzaide
Mai - Photographies 95 - Quimper.

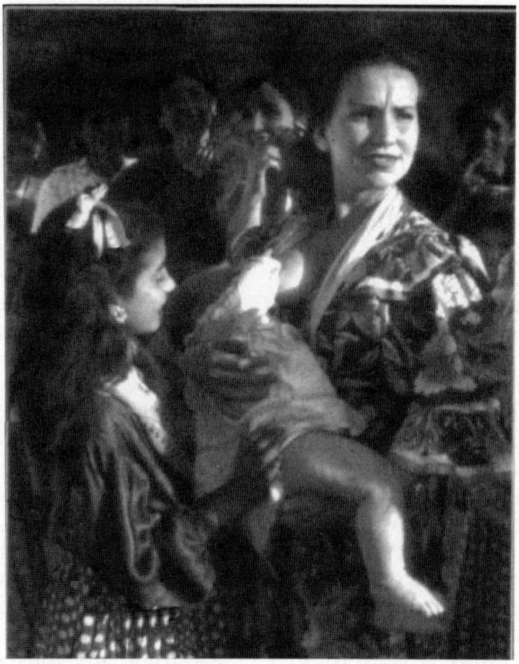

mari. Je les incite, ce jour-là, à me parler de leurs 3 enfants de 10, 8, et 3 ans et demi. Tout va bien, l'équilibre de la famille semble harmonieux. Perrine souhaite impliquer ses enfants le moins possible dans l'histoire de sa maladie. Tout doit continuer comme avant.

Je revois Perrine très régulièrement tout au long de son traitement. Lors de nos entretiens, ses enfants ne sont que rarement mentionnés. Quand Perrine en parle, c'est pour dire que de ce côté-là, il n'y a pas de problème. Elle a alors l'intime conviction de pouvoir les protéger.

Son traitement est fini depuis peu. Perrine arrive un jour à sa séance de thérapie effondrée. Elle me raconte alors ce qui s'est passé avec la petite Manon la veille.

Perrine et son mari doivent sortir dîner. Comme cela arrive souvent, ils confient leurs enfants à la baby-sitter habituelle. Mais ce soir-là, Manon hurle au départ de ses parents, et tout au long de la soirée. Le lendemain, Perrine reparle avec elle de la scène de la veille et lui dit :

— enfin, tu sais bien que quand papa et maman sortent le soir, ils reviennent toujours.

— sauf quand t'es au ciel....répond Manon.

Perrine reçoit cette réponse de plein fouet. Elle pensait avoir préservé ses enfants de toutes les angoisses qui la tenaillaient, elle. Elle avait dépensé une grande énergie à maintenir un rythme familiale habituel. Elle avait banalisé auprès de ses enfants la nature de son mal sans pour autant leur mentir. Et pourtant... La mort, jamais, n'avait été évoquée en famille et pourtant... Perrine avec moi avait bien parlé de la mort de son père ou de celle d'un ami proche avec une émotion intense mais jamais de la sienne. Par cette réponse, la petite Manon qui ne connaissait rien au cancer, montre qu'elle savait sans qu'on le lui ait dit qu'il était aussi question de cela. Elle dévoile aussi à sa mère sa capacité à penser seule, révèle l'autonomie de sa vie psychique. Cette remise en cause du fantasme d'omnipotence maternelle ne fera que renforcer la blessure narcissique provoquée par le cancer.

Marie parle de sa fille Anna, 12 ans, comme d'un bon petit soldat qui s'est courageusement acquittée de sa tâche, sans broncher. Au moment où sa mère va mieux et s'apprête à reprendre son travail, mais aussi à l'occasion du départ en voyage d'affaires de son père, Anna s'effondre, parle de ses difficultés scolaires des dernières semaines, de sa solitude, de l'absence de copines. « Je ne suis pas remboursé de mes efforts » dit-elle.

Marie constate avec beaucoup de lucidité, sans trop de culpabilité, que ce n'est que maintenant qu'elle peut écouter la souffrance de sa fille, et qu'avant, la sienne tant physique que psychique prenait toute la place. « Anna a fait ce que l'on attendait d'elle à ce moment-là, elle a participé à son niveau et c'était bien aussi. C'était une façon pour elle de se sentir concernée et intégrée dans ce que nous vivions. Moi j'ai pu être écoutée ici, à l'hôpital. A mon tour de l'écouter ou de lui proposer un lieu de parole si elle préfère parler à quelqu'un d'autre. On ne peut pas ou on ne doit pas tout dire à sa mère. Ma mère était ma confidente, je ne veux pas qu'il en soit de même pour ma fille. »

Mounia a vécu le premier cancer de sa mère, elle n'avait que 6 ans. Quand je rencontre Tania, lors d'un second cancer, Mounia a 18 ans. Pendant toute la durée du traitement de sa mère, elle suit sans troubles apparents son année d'hypokagne. Tania parle très peu de sa fille avec moi. Une fois cependant en cours de traitement, elle me raconte comment elle a surpris une conversation téléphonique entre sa fille et une amie. Mounia évoquait alors son angoisse face à la mort éventuelle de sa mère, elle que son père avait abandonnée et qui avait un frère lourdement handicapé. Tania est alors incapable de reparler avec Mounia de ce qu'elle a entendu. Elle semble lui en vouloir beaucoup. « Depuis que je l'ai entendue, me dit-elle, je pense beaucoup à la mort alors qu'avant je n'y pensais pas. Je lui en veux pour cela ». Cependant, peu à peu, Tania se laisse toucher par la souffrance de sa fille qu'elle n'avait jusque là jamais pu imaginer. Quelques mois après la fin du traitement, Mounia appelle sa mère dans sa chambre un soir, lui dit qu'elle ne parvient pas à s'endormir et lui demande un câlin. Tania est surprise par ce mouvement régressif.

— Je ne lui ai pas fait de câlin depuis des années et elle ne m'en demande pas.

— Depuis quand ? lui demandais-je

— Peut-être depuis l'âge de 6 ans, répondit-elle avec hésitation

— L'âge qu'elle avait lors de votre premier cancer ?

— Je n'avais pas fait le lien.

Habituellement, la mère, dans les tous premiers temps de la vie de l'enfant, se trouve dans cet état particulier que Winnicott appelle la *préoccupation maternelle primaire*, cette *maladie normale* qui lui permet de s'adapter aux tous premiers besoins de son petit avec délicatesse et sensibilité. Le nourrisson est alors plongé dans une toute-puissance fantasmatique, capable de faire apparaître le sein quand le besoin s'en fait sentir. Peu à peu, l'enfant quitte cet état de toute puissance et de dépendance extrêmes. C'est l'intervention du père comme tiers séparateur qui permet à la mère de sortir de cette préoccupation primaire et de reprendre ainsi sa place d'amante. La mère cependant continue de répondre aux besoins de l'enfant et surtout au besoin impérieux de permanence. Tout au long de sa vie, elle conserve la capacité de s'identifier à son enfant, identification qui ne porte pas atteinte à son identité à elle. Le processus d'introjection se met en place. « Les tout débuts de l'introjection ont lieu grâce à des expériences du vide de la bouche, doublées d'une présence maternelle… Le passage de la bouche pleine de sein à la bouche pleine de mots s'effectue au travers d'expériences de bouche vide. Apprendre à remplir de mots le vide de la bouche, voilà un premier paradigme de l'introjection….Introjecter un désir, une douleur, une situation, c'est les faire passer par le langage dans une communion de bouches vides….Opérer ce passage, c'est réussir que la présence de l'objet cède la place à une auto appréhension de son absence »[2]. La capacité de l'enfant à introjecter les éléments maternels met fin à la dépendance relative à l'objet. Pour l'enfant les images parentales se modifient. L'enfant, en grandissant, se détache d'une image de mère omnipotente et omniprésente.

Si la mère ne peut tenir cette place, si les réponses données aux sollicitations de l'enfant sont inadéquates, on peut observer chez l'enfant, une surenchère de toute puissance proportionnelle à l'impuissance absolue dans laquelle il se trouve. Pour se séparer de l'objet, il faut avoir eu cet objet, avoir pu l'introjecter. La présence de l'objet, dans la réalité, n'est alors plus nécessaire.

Lors de la survenue d'une maladie grave chez une femme et malgré une apparente adaptation, pour les enfants, quel que soit leur âge, une partie de l'imago maternelle peut s'écrouler. L'enfant est précipité trop tôt dans un travail de séparation. La mère vient à manquer brutalement. Ce manque n'est pas toujours absence physique même si les temps d'hospitalisation provoquent des ruptures. Mais c'est plutôt l'absence psychique dont souffre l'enfant, une mère qui est là sans y être, une mère irritable, en larme, couchée, qu'il ne faut pas déranger, une mère que l'enfant ne connaît pas. Comme nous le montre Manon, la permanence maternelle est entamée, sa capacité à s'identifier aussi.

La période post-traitement sera souvent propice à l'émergence de signes jusque là refoulés, des signes qui, quels qu'ils soient, sont dignes d'attention. Ces manifestations portent en elles toute la détresse psychique, tout le désarroi dans lequel chacun a été plongé. Délogés d'une place assignée, d'une place acceptée et habitée depuis toujours, les uns et les autres errent, trouvant refuge dans l'hyperactivité, dans le mutisme ou la dépression, dans le passage à l'acte ou le déni.

Quels peuvent être notre place et notre travail d'analyste en service d'oncologie face à ces enfants en souffrance ?

Notre mission est-elle de prendre en charge ces enfants au sein de l'hôpital, c'est-à-dire dans le lieu de soins de leur mère malade ? C'est ce qui nous est souvent demandé, de la part des soignants, de la part des patients eux-mêmes. Et il serait bien tentant de répondre à une telle demande, pris comme nous pouvons l'être parfois dans une identification massive à la souffrance de l'enfant, pris aussi dans le désir de combler, de ne pas frustrer, dans un désir de toute puissance auquel souvent nous sommes confrontés et qui nous pousse à vouloir être à toutes les places, thérapeute de la mère, de l'enfant, du conjoint. J'évoquerai plus loin une situation bien précise où il me semble que nous pouvons intervenir auprès des enfants mais d'une manière très ponctuelle.

Ne pas être à toutes les places ne signifie pas que nous ne pouvons rien faire. Je crois que notre place reste auprès de la femme malade. Recevoir ou suivre l'enfant serait le laisser faire intrusion dans un lieu qui n'est pas le sien, avec la violence que cela peut comporter pour l'un comme pour l'autre. Pour la mère qui pourrait avoir l'impression que son espace à elle est envahi. Pour l'enfant qu'il convient, à mon avis, de préserver de cette réalité hospitalière, tant que cela est possible.

Notre rôle en revanche se jouera plus sur le mode d'une *guidance parentale*, d'un accompagnement dans la fonction parentale dans un temps où l'enfant, objet d'investissement souvent primordial pour la mère, est délogé de cette place. Permettre à la mère de quitter une position de déni face à la souffrance psychique de son enfant, l'aider à décrypter le sens de manifestations souvent déroutantes, laisser émerger le désarroi et la culpabilité de ne plus pouvoir être tout pour son enfant, l'aider à faire le deuil de sa toute puissance maternelle, permettre que des affects agressifs émergent et se disent. Tout ce travail permet que peu à peu la mère retrouve cette capacité d'identification sans perdre son identité, capacité qu'habituellement elle avait, qu'elle a perdu momentanément, prise dans le repli narcissique dont nous parlions plus haut. Ce

2. ABRAHAM N., TOROK M., « Deuil ou mélancolie » in L'écorce et le noyau, Flammarion, 1987.

seul travail suffit bien souvent pour que la vie reprenne son cours, que chacun réintègre sa place, que la mère se sente mère à nouveau et que l'enfant s'autorise à quitter une certaine position temporaire de parent de son propre parent et se laisse aller à la position infantile qui est la sienne. Bien évidemment, ce retour à la « normale » ne peut advenir qu'à la condition que cette situation ait préalablement existé. Ce n'est pas toujours le cas, si une relation solidement investie de part et d'autre n'a pas pu se mettre en place. C'est ce qui peut se passer notamment lorsque le cancer survient en cours de grossesse ou au tout début de la vie de l'enfant.

Bastien a 5 mois quand sa mère tombe malade. Il est sevré du jour au lendemain et comprend très vite que sa mère ne peut pas le porter. Au bout de deux jours, il cesse de lui tendre les bras. Il attend sagement dans son lit l'arrivée de la nounou.

Ce n'est qu'après le traitement que Fanny pourra parler de la place de Bastien dans sa maladie et surtout dans la guérison. « Il a été ma bouée de sauvetage. C'est uniquement pour lui que je me suis battue. » Fanny réalise peu à peu le poids qu'elle fait peser sur les frêles épaules de son petit garçon. Elle évoque alors l'idée d'avoir un autre enfant qui viendrait la séparer de Bastien, évinçant à cet instant le père. « Sinon je vais l'étouffer » dit-elle. Au fil des séances, elle se débattra avec cette idée, mais pourra peu à peu offrir une place à son mari, place auprès d'elle comme amant, auprès de Bastien comme père. C'est ensemble qu'ils décideront d'avoir un autre enfant. Fanny cependant est anxieuse, dans l'après-coup, de ce qu'a pu vivre Bastien et de l'arrivée prochaine d'un petit frère et décide de son propre chef, d'aller consulter avec Bastien et son mari pour parler, dit-elle de ce qui s'est passé. « J'ai besoin de raconter ce que j'ai vécu à Bastien. Mais je ne me sens pas capable de le faire seule, j'ai besoin d'être aidée, que quelqu'un d'extérieur reformule ce que j'ai du mal à lui dire. »

J'évoquais, cependant plus haut la possibilité de recevoir les enfants au sein de l'hôpital. Ce sont des situations où nous intervenons pour que la vie continue ou plutôt ne s'arrête pas avec la mort d'un proche.

Je n'ai jamais rencontré Aude. Quelque jours avant sa mort cependant, je reçois des messages répétés sur mon répondeur à l'hôpital. Son mari souhaite me voir de toute urgence. Je l'ai reçu quatre fois. Lors de notre première rencontre, il est décomposé, envahi de tristesse mais aussi sidéré par la situation. Il évoque le déni dans lequel ils s'étaient installés lui et sa femme face à l'imminence de la mort. Il parle avec insistance de son besoin d'apaiser sa femme, m'assaille de questions auxquelles il m'enjoint de répondre. J'entends là le caractère insupportable de son impuissance, la nécessité impérieuse de lui plaire une dernière fois. Dès que je parle de lui, il répond avec véhémence que sa préoccupation c'est Aude. Il parle rapidement de ses enfants, se demande s'il faut qu'ils voient leur mère.

La deuxième rencontre, plus apaisé, il peut évoquer l'après Aude. Travail d'acceptation ou mécanisme de défense ? Les deux pieds dans la réalité pratique, il se demande où l'enterrer, comment rédiger les faire-part de décès, comment faire avec les enfants ? Ils avaient vu leur mère, avaient souhaité lui offrir une grenouille en plastique, n'avaient manifesté aucune tristesse mais beaucoup d'agitation.

La troisième fois, nous ne nous sommes pas vus seuls mais avec ses enfants de 3 et 6 ans. Ils venaient d'apprendre la mort de leur mère. Je les retrouve dans le hall de l'hôpital, courant et sautant partout. Leur père est très calme. Soulagé que tout soit terminé, l'angoisse avait cédé. Sylvain, l'aîné, ne veut pas me voir. Timothée le second prend vite une feuille de papier, des feutres et dessine un clown qui fait la grimace ; Sylvain peu à peu se met à écrire. Il remplit la feuille de lettres, toutes détachées les unes des autres. En même temps, il écoute très attentivement tout ce que son père et moi disons. Au bout d'un long moment, il s'adresse à moi et me demande comment s'écrit le O avec deux lettres. Je reste interrogative, il me propose U-A. Je lui réponds que c'est presque cela mais dans l'autre sens. Sylvain, pour la première fois, attache deux lettres ensemble, A et U. Je lui fais remarquer simplement qu'il me semble que c'est ce AU là que l'on trouve dans le prénom de sa maman. « Ah, je savais pas... » répond-il. Les deux enfants ont pu émettre le souhait ensuite de mettre les dessins et les grenouilles sur le cercueil et surtout pas dedans.

Notre dernière rencontre permit d'aborder la question de la présence ou non des enfants à l'enterrement de leur mère ainsi que l'opportunité d'un suivi psychothérapeutique pour Sylvain, qui depuis le début de la maladie de sa mère, début qui correspond aussi avec la naissance du petit frère, n'allait pas bien.

Voilà quatre rendez-vous en une semaine, quatre rencontres qui n'ont rien de la cure analytique classique mais qui font partie intégrante de notre travail d'analyste en cancérologie. Il n'est pas question de proposer un suivi au long cours à des familles de patients. Il s'agit que des mots, des émotions, soient déposés et entendus dans cette espace-là, que quelque chose puisse se clore en ce lieu afin qu'une ouverture nouvelle soit possible, ouverture qui peut être, dans un premier temps, la possibilité d'entrer dans une période de deuil. Le fait de pouvoir relier des lettres entre elles souligne pour Sylvain cette nécessité impérieuse qu'une « re-liaison » psychique ait lieu pour que, face à une telle effraction de la réalité, la continuité d'être demeure.

L'écoute de la souffrance de tous ces enfants, même si c'est à travers les paroles de leur mère, est primordiale. Elle permet que cet événement qu'est la survenue d'un cancer chez leur mère, qui vient faire effraction dans la réalité quotidienne, certes, mais aussi et surtout dans la construction psychique de l'enfant, n'acquièrt pas un caractère traumatique mais reste au rang des événements douloureux.

LES CONJOINTS

Les conjoints, eux aussi, perdent le nord, leur nord. L'aiguille de la boussole s'affole. Ils viennent peu se dire, viennent peu nous dire le sentiment d'errance dans lequel ils sont plongés. Lorsque nous les voyons, c'est souvent à l'annonce du diagnostic ou au tout début du traitement. Leur demande manifeste concerne la 'conduite' à tenir avec leur femme. Mais nous n'avons que peu l'occasion d'aller au delà. S'il est évident qu'ils ont peur, qu'ils sont démunis et angoissés, ils en font rarement part. Aussi trouvent-ils incongrues ou déplacées les questions que nous formulons les concernant. Leur réactions peuvent être vives. Comme le dit très bien le mari d'Aude, ils ne viennent surtout pas parler d'eux mais de leur femme. Ce refus d'évoquer leur propre souffrance cache sans doute la crainte d'un effondrement insupportable.

Comment parler de ces conjoints autrement qu'au travers ce qu'en disent leur femme, ce que nous en percevons, et de la théorie que nous pouvons ébaucher afin à notre tour de ne pas être en errance ?

Pour le conjoint, la question de l'ablation du sein ne semble pas toujours primordiale. Mais la banalisation qui peut entourer l'absence ou la blessure du sein, masque sans doute des éléments archaïques refoulés qui peuvent à tous moments ressurgir.

Perrine arrive à sa séance effondrée : « Mon mari tête le sein de ma babysitter préférée ». Beaucoup de choses sont dites dans ce petit énoncé, notamment le mouvement régressif dans lequel est plongé le conjoint de Perrine. Pour cet homme et cette femme qui se sont rencontrés au sortir de l'adolescence, leur couple s'est construit sur des bases fusionnelles. Perrine dit souvent qu'avant, ils pensaient toujours la même chose, n'avaient pas besoin de parler, se comprenaient à mi-mot. La survenue du cancer fait exploser cette fusion. Perrine réalisera combien elle a besoin de son jardin secret, qu'elle ne peut et ne veut pas tout dire à Côme, son mari. Mais avant de pouvoir se retrouver sur un autre mode relationnel où la notion d'altérité aura sa place, le chemin vers une séparation-individuation sera périlleux et douloureux.

Pour le conjoint, tout va dépendre de la place qu'il donne à sa femme, de la façon dont il investit ses seins. Amante ? Mère ? Sein érotique ? Sein nourricier ? Sans doute un doux mélange de l'un et de l'autre qui peut, en de telles circonstances se transformer en magma angoissant. Les réactions des conjoints, comme celles de la femme malade ou de l'entourage ne peuvent être considérées ex abrupto. Elles sont toujours prises dans un parcours de vie qui prend racines dans l'histoire infantile de chacun. Ce sein barré, ce sein manquant peut être ce sein de la toute première relation objectale, ce sein maternel perdu à jamais. « L'objet dont on pleure la perte est le sein de la mère et tout ce que le sein et le lait représentent pour la pensée enfantine : l'amour, la bonté, la sécurité... Ce deuil précoce est revécu chaque fois que, plus tard, un chagrin est éprouvé »[3].

L'idée d'une maladie grave pouvant entraîner la mort de leur femme tient aussi une place importante. Angoisses de séparation, angoisses d'abandon. Ils avaient à deux trouver un certain équilibre, fait de l'histoire de chacun, de ses besoins, de ses manques. L'équilibre est rompu, une partie des fondations s'écroule. Voilà ces hommes désormais démunis, comme délogés de leur place. Les soignants, l'hôpital s'affairent autour de leur femme, leur laissant peu d'espace. Cette situation d'impuissance semble inadmissible. Il est fréquent d'entendre leur femme mentionner l'inadéquation de leur comportement. Ils balbutient, trébuchent, trop présents voire envahissants ou totalement absents.

Il leur faut du temps. Du temps pour se déployer autrement dans une économie familiale en plein bouleversement.

Madeleine est très active. Cadre dynamique dans une grande entreprise, elle mène de front avec poigne et délicatesse, vie familiale et vie professionnelle (rien de très original en ces temps modernes !!!). Son mari, Pierre, ingénieur, suit le mouvement impulsé par sa femme. C'est un couple très uni où le dialogue a sa place. C'est Madeleine cependant qui « porte la culotte ». Cette femme organisée fait face en toutes circonstances. Ses émotions sont contenues. Pierre est discret, voire effacé, plutôt angoissé et scrupuleux notamment en ce qui concerne son travail. Lors de l'hospitalisation de sa femme pour une intervention chirurgicale suite à l'apparition de métastases hépatiques, il se retrouve à nouveau à la maison, seul... avec leurs quatre enfants. Samuel le dernier a douze ans. Il est soudain très malade la veille du jour où justement, il était prévu qu'il aille voir sa mère à l'hôpital. Pierre entend bien le sens de cette maladie subite. Il entend l'angoisse de son fils qui ne peut pas dire avec des mots combien il est impossible pour lui de se rendre à l'hôpital. Il donne sens aux maux de Samuel et de son propre chef, décide de ne pas aller travailler pour s'occuper de son fils. Madeleine s'étonne de voir son mari prendre une telle initiative, sans lui en parler et sans angoisse. Très fine et subtile, elle réalise rapidement qu'elle ne laissait sans doute pas la possibilité à Pierre de prendre sa place, celle de père dans le cas présent. Elle avait toujours comblé tous les manques, paré à toutes les difficultés sans l'impliquer autrement que dans le dialogue.

Parler du conjoint, c'est forcément parler du couple, des relations dans le couple.

Certains se brisent, il est vrai. D'aucuns s'imaginent que les conjoints fuient et n'assument pas cette union où le meilleur laisse place au pire sur la scène du mariage. Ces réactions fréquentes de la part de l'entourage semblent simplistes et relèvent d'un fonctionnement manichéen primaire qui verrait la bonne malade victime du mauvais conjoint qui n'y comprend rien. Mais que dire d'une compagne qui, du jour au lendemain, verrouille la porte de la salle de bain, se couche emmitouflée dans sa chemise de nuit, refuse tout geste de tendresse. Comment supporter ce mur qu'elle dresse pierre à pierre, rompant tout dialogue.

Si les maris s'en vont, c'est parfois qu'ils sont poussés dehors. Les bases de création du couple sont remises en cause par la femme. Au bouleversement dans le corps succède un autre bouleversement, des plus profonds, qui pousse les femmes à mettre en chantier leur existence, leurs choix de vie, leurs désirs. Le conjoint assiste à ces remaniements sans pouvoir y

3. KLEIN M., « Le deuil et ses rapports avec les états maniaco-dépressifs », in Essais de psychanalyse, Payot, 1996.

participer, soit qu'il n'y est pas convié par sa femme, soit qu'il n'est pas prêt à un tel changement.

Une femme racontait que les conflits avec son mari s'étaient jusqu'alors toujours réglés par la sexualité. Ils ne parlaient pas, ils faisaient l'amour et les tensions s'apaisaient. Elle est venue me voir angoissée. Elle n'avait plus envie de faire l'amour. Qu'allait-il se passer ? Allaient-ils devoir se parler ? Existait-il d'autres modes de relation possibles ?

Certains couples ressortent de cette *aventure* plus forts et plus unis. Ils ont trouvé la capacité de maintenir les liens aussi ténus soient-ils.

Les conjoints seraient-ils ce continent inconnu, *terra incognita* dans des services hospitaliers qui s'occupent plus spécifiquement des femmes ? Faut-il qu'il reste des énigmes ? Faudrait-il aller au devant d'eux ? Proposer systématiquement de les recevoir lorsque nous rencontrons une femme ? Mais, pour qui, pour quoi ? ■

« L'APRES » CANCER

Claudine LANZAROTTI

INTRODUCTION

C'est lorsque les traitements se terminent, du moins ceux qui nécessitent des allers-retours réguliers avec l'hôpital, que, pour beaucoup de patientes la réalité du cancer prend relief.

Jusque-là, encadrées par l'hôpital et ses contraintes, certaines avaient réussi à éviter de se confronter aux pensées angoissantes. Comme elles le disent : « Il fallait marcher droit, sans se poser de questions ».

Elles se sentaient prises dans les traitements comme dans un tourbillon, sorte d'impératif d'hyperactivité où elles se sentaient plus ou moins protégées : « Je ne me suis pas rendu compte alors, de la gravité de la situation, ce sont les autres qui s'inquiétaient plus que moi ».

Alors que là, elles ne peuvent échapper à une prise de conscience du décalage entre ce qu'elles sont maintenant et ce qu'elles étaient avant ; entre elles et ceux avec qui elles vivent ; entre elles et tous les autres de façon plus générale et globale : « Je ne suis plus la même », « Je n'arrive pas à me reconnaître », « Avant, je n'étais pas comme ça » etc.

Car l'arrêt des traitements occasionne un renversement de situation. De l'urgence, de l'action, de l'activité bruyante, des rendez-vous et allers-retours entre la maison et l'hôpital, on passe au silence lié à l'arrêt soudain et total des interactions avec l'hôpital et l'équipe connue.

C'est ainsi qu'un certain nombre de patientes, qui avaient « foncé » dans les traitements, qui s'étaient montrées très dynamiques, actives, ayant un « moral d'acier », se sentent brutalement mal, angoissées, inquiètes, sans énergie : « jusque-là, j'avais bien pris les choses, je ne comprends pas pourquoi je craque maintenant. »

Comme si au plus fort de la tempête, le vent se calmait subitement, la mer redevenait instantanément paisible. La nageuse qui se débattait de toutes ses forces s'en rend compte, mais continue à s'agiter, à nager avec frénésie n'éprouvant que de la défiance devant cette tranquillité maintenant perçue comme menaçante. Elle prend subitement conscience qu'elle était à quelques mètres du rivage. Ce rivage qui semble malgré tout étrange, étranger.

Beaucoup de patientes traversent le temps du diagnostic et des traitements avec l'impression étonnée que leur cancer ne les a pas trop affectées, pas trop bouleversées. Mais une fois cette période terminée, certaines d'entre ces femmes ressentent une crise et une déstabilisation telles qu'elles se sentent dépassées.

Elles sont déboussolées, n'arrivent plus à se reconnaître dans leurs réactions, leurs pensées, leurs relations à elles et aux autres. Elles n'arrivent plus à se situer dans le temps, et justement, se demandent si elles pourront jamais parler « d'après » leur cancer.

Pour décrire cette période, nous allons nous appuyer sur notre travail de psychothérapeute psychanalyste dans un centre de lutte contre le cancer. Nous évoquerons ce qui émane de patientes connues après la fin de leurs traitements, en surveillance. La plupart ont eu la triade classique : chirurgie, chimiothérapie, radiothérapie. Beaucoup d'entre elles ont aussi à prendre pendant trois à cinq ans après leur diagnostic un traitement hormonal quotidien (Nolvadex, Tamoxifène).

A travers la mise en lumière des sentiments, peurs, questions et angoisses qu'elles expriment, nous analyserons les problématiques principales que les patientes traversent. Dans une deuxième partie, nous verrons les intrications entre cette crise psychique et les relations aux autres : famille élargie, amis, cercle social plus large. Nous terminerons par une discussion sur le problème de l'angoisse et de l'aide qu'on peut offrir aux patientes.

LES ÉLÉMENTS PSYCHIQUES DE LA CRISE

LA PEUR DE LA RECHUTE

Lorsque les patientes finissent le dernier traitement, la radiothérapie par exemple, on leur dit au revoir... et on leur donne un rendez-vous pour dans trois ou six mois selon les services, et selon les risques qu'on évalue en fonction des critères médicaux les concernant.

La façon dont les cancérologues parlent de la fin des traitements est très variable, mais d'une manière générale, il y en a peu qui prononcent LE mot que les patientes aimeraient tant entendre.

On esquive de différentes façons : « Nous avons fait tout ce qu'il fallait », « Pour nous, vous êtes sortie d'affaire », « On ne devrait pas vous revoir sauf pour la surveillance », « Vous avez eu un tout petit cancer, c'était rien du tout. »

Certains médecins disent tout simplement : « Je ne peux pas vous dire que vous êtes guérie, car il y a toujours un risque, même minime, de rechute. »

D'autres, cependant, le disent : « Vous êtes *guérie* ». Le mot produit-il l'effet attendu ? Les patientes s'y accrochent, se le rappellent, se le répètent : « Tel médecin m'a dit que j'étais guérie ». Cependant, même pour ces patientes-là, le fait d'entendre parler un jour ou l'autre de telle femme qui avait eu un cancer du sein, qui allait bien, et qui a rechuté et/ou qui est décédée, fait que la peur de la rechute et l'incertitude quant à la guérison sont inévitables.

C'est d'autant plus inévitable qu'existe la surveillance, nom qui indique bien l'aspect de vigilance, de veille, de contrôle.

Cela ne veut pas dire que c'est la surveillance qui provoque l'inquiétude. Elle constitue au contraire une réassurance face à la peur de la maladie, même si les jours qui précèdent les examens sont souvent des moments de pics d'angoisse et d'attente anxieuse importante.

Bien des patientes ne se contentent pas d'ailleurs et nous allons le voir plus loin, de ces visites espacées de plusieurs mois. Elles les devancent par le biais de leur médecin de ville, surtout lorsqu'elles ressentent des douleurs ou des symptômes qui leur font craindre une manifestation du cancer.

LES SENTIMENTS D'ABANDON ET DE SEVRAGE

Certaines patientes attendent la fin des traitements comme LA libération, espérant un retour instantané à la vie « d'avant ». D'autres au contraire redoutent l'arrêt des traitements, qui les sécurisaient par rapport à la maladie.

Cependant, quelle que soit la façon dont elle a été attendue, la fin des traitements est souvent ressentie de façon bien plus ambivalente que ce qui était imaginé par elles.

L'ambivalence est le fait de ressentir par rapport à la même personne ou situation des sentiments et idées totalement contradictoires. C'est bien ce qui se passe par rapport à ce moment-là : soulagement et désir de ne plus entendre parler du service anti-cancer coexistent avec l'angoisse et le sentiment d'en être abandonnée.

LA PRISE DE CONSCIENCE QUE LES CHOSES NE SONT PLUS COMME « AVANT »

Ce qui déconcerte les patientes, c'est qu'on les renvoie chez elle en leur disant quelque chose qui ressemble à « vous pouvez désormais reprendre votre vie comme avant ». Comme si le cancer n'avait été qu'une parenthèse dans une vie qu'on est censé pourvoir reprendre, tel un livre qu'on a arrêté un temps de lire et qu'on retrouve à la page où l'on s'était interrompu.

La santé peut être définie comme la réintégration du patient à la place qu'il occupait dans sa vie de tous les jours [1]. Or cette réintégration ne peut évidemment pas être instantanée malgré le désir qu'expriment certaines patientes : « Vivement la fin des traitements, que je puisse reprendre ma vie d'avant et oublier toute cette histoire... ».

Mais, les cicatrices et séquelles des traitements sont prégnantes dans les mois voire années qui suivent l'arrêt des traitements. Le corps est souvent douloureux et a subi des altérations irréversibles. Certaines patientes ont des douleurs séquellaires suite au curage axillaire, qui entrave quotidiennement leur vie. D'autres n'ont pas encore retrouvé leur chevelure. Parfois, le doute de la réversibilité ou non de certaines séquelles reste plusieurs années, comme c'est le cas pour l'altération de la fonction ovarienne.

Ce n'est pas parce que les rendez-vous et les relations avec le milieu médical s'estompent ou cessent, que les effets de la situation et les pensées qui l'accompagnent cessent pour autant. Donc, bien évidemment, les patientes qu'elles le veuillent ou non, ne peuvent arriver à reprendre comme si de rien n'était un quotidien ordinaire.

Elles passent par un véritable travail d'intégration de l'expérience vécue. Ce qui implique la prise en compte des changements survenus, multiples et variés, appartenant tant au corps qu'à la pensée, à l'intime qu'au relationnel. Cette prise en compte est douloureuse, difficile. Quelquefois elle n'est que partiellement obtenue. La plupart du temps, elle demande beaucoup de temps, parfois des années.

« Avant », « après », « depuis », sont des termes qui ponctuent la parole des patientes. C'est un va-et-vient permanent de pensées, de sentiments, un mouvement actif de réflexion qui tranche parfois beaucoup avec la façon habituelle d'être et de vivre les choses, entraînant dans son sillage une sensation supplémentaire d'altération et de changement par rapport à « avant ».

Toute la route qui leur reste à parcourir est de comprendre et d'assimiler leur expérience : vivre une vie qui n'est plus comme avant, et, de plus, être devenue une personne différente.

LE SOUPÇON PAR RAPPORT À SON PROPRE CORPS

Le fait que le cancer du sein soit souvent découvert par hasard, chez une femme n'ayant « rien senti », entraîne souvent une peur accentuée qu'une rechute passe inaperçue.

Bien des patientes se sont senties « trahies » par ce corps qui portait en lui une menace mortelle et qui ne leur a pas fait le moindre signe pour les prévenir.

La conséquence la plus courante est la perte de confiance en ses propres perceptions : « Je me sentais bien, j'étais même en pleine forme, et pourtant, j'avais un cancer, alors comment est-ce que je peux me faire crédit désormais ? », « Je croyais me connaître, connaître mon corps, je me sentais si bien à ce moment-là, je n'arrive pas à croire que je pouvais avoir un cancer et ne rien en sentir ».

Le corps est perçu comme devenu étranger à soi certaines patientes disant directement : « A présent, c'est comme s'il y avait ma tête d'un côté, et mon corps de l'autre » ou aussi « Je suis fâchée avec mon corps, lui et moi on fait deux, maintenant ».

On entend bien là combien cette méfiance par rapport au corps entraîne une désagrégation du sentiment d'identité, et un vécu de clivage de soi en deux parties distinctes.

LE SOUPÇON PAR RAPPORT À LA MÉDECINE

Le sentiment de trahison peut aussi être ressenti envers le corps médical. Notamment lorsque le diagnostic de cancer a été fait dans le cadre d'une surveillance régulière voire rapprochée.

Nombre de patientes marquent ainsi leur incompréhension : « J'avais une mammographie tous les six mois, et la dernière était normale. Malgré ça, j'ai eu un ganglion d'atteint. Comment est-ce que je peux être tranquille maintenant ? »

Elles ne savent pas comment interpréter ce fait : soit le cancer était déjà visible lors des mammographies considérées comme normales et cela veut dire qu'il y aurait eu erreur médicale ; soit cela voudrait dire que le cancer est tellement insidieux et pernicieux qu'il peut se manifester du jour au lendemain sans qu'on arrive à le détecter à son tout début.

L'une ou l'autre des hypothèses occasionne aux patientes inquiétude et angoisse, avec la conséquence qu'elles n'arrivent pas à se sentir en sécurité avec les examens et la surveillance qu'on leur propose.

L'ANXIÉTÉ COMME « RÉPARATION » DU TRAUMATISME DU DIAGNOSTIC

On comprend bien que le diagnostic cause une stupéfaction d'autant plus importante chez les patientes n'ayant absolument rien senti d'anormal ou d'alarmant en elles. Ces patientes auparavant peu voire aucunement soucieuses, constatent ensuite un changement chez elles et une tendance à s'inquiéter de tout et de rien. Cela constitue paradoxalement une façon de « réparer » la stupeur liée au diagnostic, à l'époque de leur désinvolture.

Plus la surprise a été grande car la patiente se sentait bien dans son corps - ou se sentait très bien surveillée -, et plus elle a des pensées constantes, lancinantes, sur le risque de rechute. « Mon corps m'a eue une fois, il ne m'aura pas une deuxième fois ».

Pensées traduites par une attention au corps proche de l'hypocondrie, qui prend valeur de réparation par rapport au sentiment de trahison de soi-même.

Tout se passe comme si l'inquiétude majeure, opposée à l'insouciance d'avant le diagnostic, octroyait un sentiment de contrôle de la situation. Cette attitude est proche de la pensée magique et de la superstition. Comme si les patientes se disaient « puisque étant insouciante, j'avais un cancer, en étant inquiète et aux aguets il ne reviendra pas ».

Tout ceci déclenche logiquement des demandes répétées auprès du médecin traitant ou gynécologue : demandes d'examens, prises de sang, radio ou mammo. Le médecin aura la difficile tache de discerner dans toutes ces demandes celles pour lesquelles un véritable dialogue sur la peur de la rechute pourra suffire à atténuer l'angoisse, et celles où la prescription d'un examen complémentaire devra s'additionner à ce dialogue.

LE REVÉCU DU MOMENT DE LA DÉCOUVERTE DE LA MALADIE

Les patientes sont hantées par le souvenir DU moment où on leur a dit qu'elles avaient un cancer. Avec le temps, ce souvenir se fige dans un style dépouillé que Boris Cyrulnik évoque au sujet des traumatisés en disant que « la stylisation augmente la puissance du trauma révisé... /... plus le souvenir s'épure, plus il accroît sa puissance » [2].

Un traumatisé « classique » revoit de façon répétée et lancinante la scène traumatique dont il a été victime : un accident, un attentat. Or, comment revivre le moment de la découverte de la maladie, lorsqu'il n'y avait rien de particulier, hormis les mots prononcés par un radiologue ou un médecin ?

Ainsi les patientes revoient-elles de façon répétitive la scène où le médecin affirme ou confirme qu'il y a cancer, et les différentes visites de surveillance réactivent-elles à chaque fois le revécu de ce moment.

LA PERTE DU SENTIMENT D'IMMORTALITÉ, ET LES SENSATIONS D'ISOLEMENT CONSÉQUENTES

C'est une des premières pertes auxquelles se confrontent les patientes, et ce moment particulier qu'est l'arrêt des traitements laisse encore plus de place à sa réactivation.

Pour la plupart d'entre nous, la réalité de notre finitude est mise de côté, écartée de nos pensées et de notre discours par la routine de la vie. Même si nous pensons à l'éventualité de notre mort, c'est sans doute très intellectuel et abstrait, renvoyé dans un avenir hypothétique et lointain qui est l'équivalent de l'éternité.

Avoir un cancer oblige à y penser, interdit cet oubli de la fin assurée, force les patientes à se rappeler qu'elles sont mortelles.

Paradoxalement, c'est en prenant pleinement conscience de leur mortalité, que les patientes se rendent compte de l'insouciance dans laquelle elles étaient jusqu'à présent. Car *ce qui change n'est pas la réalité de la mortalité, mais la prise de conscience de cette réalité*. Ce que perdent les patientes est le détachement par rapport à la mort, et ce qui les fait souffrir est d'être envahies par le rappel trop constant, de sa réalité.

La mort est une notion irreprésentable par définition. Chacun y accole ses propres peurs, ses propres images. Pour la plupart des patientes, ce sont les idées de souffrance physique et d'isolement affectif qui sont prégnantes : être séparées des siens, ne plus les voir, les abandonner, ne plus pouvoir les aimer.

Penser à sa propre mort c'est ressentir beaucoup de tristesse, de peine, d'inquiétude et d'angoisse. C'est penser à ceux qu'on aime, redouter d'en être séparé.

Penser à sa mort, c'est aussi se sentir différent de tous les autres, exclu du monde « normal », le monde des insouciants, de ceux qui n'ont pas conscience qu'ils vont mourir, et qui peuvent se permettre d'imaginer un avenir infini devant eux.

Cette sensation, cette conscience inédite d'être mortel est lourde à porter et difficile à exprimer, à partager.

Certains médecins, espérant rassurer leurs patientes leur disent « mais, moi aussi je peux mourir, je peux me faire écraser par une voiture tout à l'heure et ça ne m'empêche pas de vivre ».

Si ce genre de propos n'a pas l'effet qu'il recherche, c'est parce qu'en n'évoquant que l'irruption brutale de la mort, ils font involontairement l'impasse sur toutes ces pensées angoissantes sur soi et sa finitude. Le médecin qui dit cela confirme bien qu'il puisse mourir tout en ayant été épargné de tout ce champ d'angoisses et de souffrances.

Tout ce domaine de pensées et ressentis peut impliquer un vécu de distance voire de fracture entre soi et les autres encore plus accentué s'il n'est pas entendu, si personne ne peut supporter d'en parler avec les patientes.

Plus on cherche à dénigrer la réalité de ces pensées, plus on pousse les patientes à se replier sur elles-mêmes avec l'impression que personne décidément ne peut les comprendre.

Paradoxalement, croyant les aider, on ne fait qu'accentuer chez elles la sensation d'isolement et d'incommunicabilité:

« J'entends parler mes amis, les gens, je suis avec eux dans la pièce mais c'est comme si j'étais ailleurs, inaccessible, invisible ou transparente », « Je vois les autres vivre leur vie, vaquer à leurs activités, et moi je suis là, à me demander combien de temps il me reste à vivre. C'est comme si je n'appartenais plus à ce monde ».

Autant d'images qui sont des métaphores de la mort elle-même, des représentations de soi comme mort parmi les vivants.

LE CHANGEMENT DU RAPPORT AU TEMPS

Penser à la mort, donc à une limite de la vie, entraîne automatiquement toute une cascade de pensées ou d'interrogations concernant le temps, ce qui est une nouveauté de plus pour la plupart des patientes. Plus que des questions, ce sont des angoisses et des souffrances relatives à l'impossibilité de partager avec tous les autres l'idée d'un avenir possible. Elles décrivent la mise en suspens des projets antérieurs et l'impossibilité de se projeter dans l'avenir : « Quand j'entends les autres parler de l'année prochaine, ou même des vacances d'été, je me dis que si ça se trouve, je ne serai plus là ».

Le philosophe Gaston Berger a parlé de la notion de temps comme une illusion permettant aux hommes « de s'unir, d'espérer ensemble, de trembler ensemble, d'aimer ensemble, de travailler ensemble » [3]. Nous avons déjà remarqué que les patientes devenaient philosophes, et ce thème du temps fait partie de cette spéculation dans laquelle elles se plongent malgré elles. D'un seul coup, alors qu'elles ne l'avaient jamais fait jusqu'alors, elles se surprennent à se demander comment on peut définir le temps, prenant conscience du lien qu'il a avec le passé et l'avenir.

Plus elles s'éloignent du temps du diagnostic, plus elles arrivent à se projeter dans l'avenir, et cela se fait de façon très progressive, d'abord en termes de semaines et de mois. Il n'est pas rare qu'il faille plusieurs années, avant que la plupart des patientes arrivent à se projeter à nouveau dans un avenir plus lointain, souvent de façon plus prudente qu'avant, avec des précautions verbales qu'elles n'utilisaient pas auparavant : « *si tout va bien* je vais faire ceci », « *normalement* je vais faire cela » ...

Ces réactions, quasi unanimes, montrent bien que la temporalité devient une autre façon de prendre en considération sa finitude. La vie « après » le cancer est beaucoup plus souvent perçue comme une période entre la naissance et la mort. Le rapport au temps devient plus conscient et plus important. « On a un futur tant que l'on ne sait pas que l'on n'a pas de futur. Le refoulement de la mort est volonté de vivre ».[4]

LA CRISE GLOBALE DE L'IDENTITÉ...

L'identité peut être définie de façon restreinte comme ce qui permet à un individu de se percevoir le même, de rester le même dans le temps [5] : « Mon identité, c'est donc ce qui me rend semblable à moi-même et différent des autres ; c'est ce par quoi je me sens exister aussi bien en mes personnages (propriétés, fonctions et rôles sociaux) qu'en mes actes de personne (significations, valeurs, orientations.) Mon identité, c'est ce par quoi je me définis et me connais, ce par quoi je me sens accepté et reconnu comme tel par autrui » [6].

La *continuité* est une des premières dimensions de l'identité, or, nous avons vu combien cette continuité était altérée et bousculée chez les patientes, et à plusieurs titres : dans la façon de percevoir son unité corps-esprit, dans la façon de penser et comprendre son monde et sa vie, et dans le rapport au temps profondément perturbé par la prise de conscience de la finitude de l'existence.

Toutes ces modifications entraînent une remise en question du sentiment d'identité. Et les patientes, quel que soit leur statut social et leur niveau d'éducation s'interrogent, avec leurs mots et leur bagage culturel, chacune à sa façon, sur leur place dans le monde, sur la vie et la mort ; revoient leurs valeurs, leurs conduites, leurs relations, cherchant par là une nouvelle définition plus en harmonie avec toute cette prise de conscience.

La première question qui se pose à elles est : « Mais au fond, *qui suis-je* ? »

... ET LE TRAVAIL DE MÉMOIRE QU'ELLE IMPLIQUE

Inévitablement, elles effectuent un retour sur leur passé, comme si elles se disaient « puisque je ne me reconnais plus dans ce présent, que je ne sais plus qui je suis, je vais chercher dans mes souvenirs *qui j'étais* jusque-là ».

Faire travailler sa mémoire, rappeler ses souvenirs, opérer mentalement un retour sur le passé, permet de retrouver sa propre trace et des repères : la mémoire est alors un travail historique sur soi-même, un retour sur son identité. Ce n'est pas la mémoire comme ré-actualisation du passé, mais comme re-connaissance de soi-même, comme une tentative de réunification.

Face au sentiment de dissolution de soi, la convocation de la mémoire prend le sens d'une tentative de synthèse mentale, avec ses propriétés de conservation et de restitution [7].

LA RECHERCHE D'UNE CAUSE, D'UNE EXPLICATION PSYCHOSOMATIQUE DU CANCER

Beaucoup de patientes construisent leur théorie personnelle sur l'origine de leur cancer : pour celles-ci ce sera lié à toute une agressivité et des frustrations longtemps et longuement accumulées sans possibilité de s'y opposer, de dire « non » ; pour celles-là ce sera lié au fait de n'avoir pas eu le courage de se séparer, de changer de travail, ou inversement, ce sera le regret de l'avoir fait etc. Pour d'autres encore, le cancer sera associé à un deuil et à des moments de souffrance personnelle dont elles ont le sentiment qu'ils n'ont jamais été véritablement amoindris mais seulement étouffés par le temps ou la volonté.

Mais toutes n'ont pas ce type d'explications. D'autres patientes ne donnent pas de sens relié à leur histoire pour ce cancer. Il faut remarquer d'ailleurs que ce sont pour la plupart les femmes qui étaient jusque-là plutôt satisfaites de leur vie, et ne ressentaient pas de contradiction entre leurs relations, leurs comportements, leur vie affective et sociale, et leur monde intérieur. Pour celles-ci, l'irruption du cancer reste du domaine du hasard, de la statistique « C'est tombé sur moi ».

La théorie selon laquelle le cancer et surtout le cancer du sein aurait une origine psychosomatique, ne sera pas reprise ou développée dans ce texte et ne le soustend pas.

Notre souci est de montrer que pour celles qui estiment que leur cancer est causé par les aspects négatifs de leur vie, il s'agit d'une tentative de s'approprier le cancer, de l'intégrer dans le cours de son histoire, en lui donnant un sens: car pour ce type de patientes, il est préférable de trouver une explication à leur malheur, que de le comprendre comme un hasard de la vie.

Cette construction théorique permet à la patiente qui l'émet de donner du sens, d'inscrire dans son histoire, dans son historicité personnelle cet événement incompréhensible qui, bien qu'arrivant dans son corps est perçu comme extérieur-étranger et intérieur-persécuteur, avec un corps qui n'est plus re-connu.

Il nous semble qu'il est préférable de garder une attitude neutre par rapport à ce type d'explication : ne pas la cautionner, ne pas y adhérer comme s'il était évident qu'on a un cancer parce qu'on n'était pas content de sa vie. Mais laisser dire, en montrant qu'on comprend la nécessité de recherche de sens tout en n'étant pas certain que ce soit une réalité médicale, ce qui permet à ce mouvement psychique d'évoluer avec le temps.

LA CRISE DE L'IDENTITÉ SEXUELLE ...

L'identité sexuelle est une des composantes de l'identité d'un individu, et s'il n'est pas évident d'aborder en termes simples ce qui fait la spécificité de la sexualité féminine, on peut décrire dans quels termes constants les patientes se sentent mises en question dans cet aspect-là de leur identité.

En marge de la question « qui suis-je? » qui, nous l'avons vu, les amène à se remémorer le « qui étais-je ? », elles se demandent : « *quelle femme* suis-je devenue ? » et cette interrogation concerne le domaine de leur corps et de leur puissance de reproduction, mais aussi celui de leur relation au monde aux autres et à elles-mêmes, celui du sentiment de désirabilité, de la recherche d'esthétique et de plaisir.

Elle concerne aussi tout le champ du désir, qui appartient à la fonction sexuelle : « Je n'ai plus envie de faire l'amour, moi pour qui c'était si important avant », « Une femme de mon âge qui n'a plus de désir sexuel, ce n'est plus une femme », « Comment un homme pourrait-il me désirer telle que je suis devenue ? » les entend-on interroger.

Elles expriment ainsi ce qui appartient au registre du désir féminin, lequel est paradoxalement constitué de la possibilité d'inspirer du désir à un homme.

L'impression d'avoir perdu la possibilité d'inspirer du désir à un homme revient à celle d'avoir perdu la reconnaissance de soi comme femme.

... TOUCHÉE AUSSI DANS SA DIMENSION SOCIALE

A cause de la chimiothérapie et/ou de traitements hormonaux pour leur cancer, un certain nombre de patientes se retrouvent privées de règles, elles ont des bouffées de chaleur, et ne peuvent plus envisager de grossesse. Sans parler de la baisse de leur désir sexuel que nous avons évoquée à l'instant.

Confrontées à la ménopause à un moment de leur vie qui ne l'impliquait pas, elles se demandent à quel groupe social elles appartiennent : « Maintenant que je n'ai plus mes règles et que j'ai des bouffées de chaleur, je suis devenue une vieille femme ! », « J'ai le même âge que ma voisine enceinte, et j'ai les mêmes problèmes que ma mère et ma tante ». Car la ménopause, fait biologique, est aussi un fait social qui est rapporté aux problématiques de la féminité/perte de la féminité, et jeunesse/vieillesse [8].

On peut aider ces femmes à faire la différence entre le phénomène physiologique provoqué par le traitement, et le statut social qui concerne les femmes plus âgées : c'est de pouvoir les éloigner de l'idée de la ménopause, qui les aide à s'acheminer vers un deuil possible de leur fonction ovarienne.

Pour les femmes plus âgées, le travail psychique à faire est à l'opposé. En effet, elles se retrouvent ménopausées d'un jour à l'autre, à un âge où elles auraient dû commencer à ressentir progressivement les premiers signes, irréguliers et graduels de la ménopause à laquelle elles pensaient déjà. Ce n'est pas tant le deuil de leur fonction ovarienne qu'elles ont à faire, que le deuil de cette phase de transition à laquelle elles n'ont pas eu droit, et qui les plonge d'emblée dans un vécu auquel elles n'ont pas eu le temps de s'accoutumer petit à petit.

L'INTENSITÉ DES SÉQUELLES ET LEUR IMPLICATION SEXUELLE PEUT PARFOIS ENTRAINER UN SENTIMENT DE DÉPERSONNALISATION

On comprend que le vécu des transformations corporelles, provoque une mise en question de l'identité à différents niveaux : global (« qui suis-je ? »), sexuel (« quelle femme suis-je ? ») , social (« à quel groupe de femmes ou d'individus est-ce que j'appartiens ? »).

D'autres séquelles de la maladie, dont l'importance est parfois ignorée des proches et des médecins eux-mêmes, déclenchent un malaise intime d'autant plus néfaste qu'il n'est pas entendu ni pris en compte.

Ainsi en va-t-il par exemple et pour n'en citer qu'un, de la prise de poids.

Souvent liée à la chimiothérapie et à la perturbation du fonctionnement ovarien, elle entraîne une blessure narcissique importante.

Dans les entretiens les patientes expriment entre larmes et autodérision leur drame. Plus aucun vêtement « d'avant » ne leur va. Elles sont obligées d'emprunter, se résignent rarement à acheter autre chose que des vêtements de sport, vastes tenues asexuées qui mettent en lumière leur interrogation psychique.

Pendant longtemps, le fait de n'avoir pas de vêtements féminins à soi, à sa taille, constitue le rappel quotidien de tout ce qui était et n'est plus. Le problème des vêtements n'est pas neutre ni insignifiant. L'identité s'appuie aussi sur le statut et le rôle, sur la façon dont chacun se montre aux autres, et les vêtements y participent. L'identité sexuelle aussi « s'équipe » des attributs de séduction textiles que chaque femme choisit pour la mettre en valeur.

Pourquoi insister tant sur ce qui pourrait sembler un détail lorsqu'on parle d'un cancer, d'une maladie éventuellement mortelle ? Parce que pour les patientes, le décalage entre ce qu'elles ressentent et ce que les autres peuvent comprendre est parfois tel, qu'elles sont alors amenées à se remettre en question de façon dramatique. Un glissement peut s'opérer entre la question de savoir quel être humain elles sont devenues, et celle de savoir si elles sont encore un être humain.

Dans ces moments où elles se sentent si déphasées par rapport à ce qu'on attend d'elles, ou ce qu'on « entend » d'elles, elles peuvent se demander non plus qui elles sont, ou quelles femmes elles sont, mais : « que suis-je devenue ? »

QUAND IL N'Y A PLUS DE TRAITEMENTS, IL Y A ENCORE DES TRAITEMENTS...

Une difficulté supplémentaire au fait de situer un « avant » un « après » le cancer, est qu'un nombre important de patientes prend un traitement hormonal (Tamoxifène, Nolvadex etc.) pendant trois à cinq ans après le diagnostic. Cette prise quotidienne d'un comprimé rappelle chaque jour la réalité à la fois de la maladie et du risque de rechute que le médicament est censé réduire.

En plus de ce rappel, le traitement est loin d'être neutre quant à ses effets secondaires. Les patientes relatent avec un certain effroi la longue liste des effets indésirables figurant dans la boîte du médicament. Toutes sortes de problèmes ayant trait à la sexualité et à l'apparence physique s'y retrouvent, à côté des effets purement physiologiques.

Ainsi ces patientes se trouvent-elles dans une situation paradoxale : « officiellement » elles ne sont plus en traitement, alors qu'elles sont tous les jours aux prises avec la réalité de cette continuité de traitement. C'est un peu comme s'il s'agissait d'un traitement clandestin, parce que peu connu de l'entourage et de toutes les façons sous-estimé dans l'importance qu'il a pour les patientes, et abordé superficiellement lors de la surveillance.

Pour certaines patientes, ce décalage active ou réactive un sentiment d'extrême solitude, lié au fait qu'une partie importante de leur expérience est comme inexistante pour le reste du monde.

LES INTRICATIONS ENTRE LA CRISE PSYCHIQUE ET LES RELATIONS FAMILIALES ET SOCIALES

LA CRISE DANS LES RELATIONS FAMILIALES

Nous avons vu que la crise psychique déclenche une espèce de dédoublement de la personnalité : une partie fonctionne, et l'autre se regarde fonctionner. Cela inclut bien entendu les rapports avec le conjoint et les enfants, traités dans un chapitre à part de cet ouvrage.

Cela engage aussi les rapports avec la famille d'origine, que les patientes se surprennent à observer, à examiner comme elles ne l'avaient peut-être jamais fait auparavant, cherchant à comprendre et analyser non seulement quelle épouse ou compagne, quelle mère, mais aussi quelle fille et sœur elles sont.

La maladie dévoile ou met en lumière quel type de rôle chacun joue dans une famille : en particulier la question de la « force » et de la « faiblesse » Les patientes sont les premières à classer et catégoriser les membres de leur famille entre ceux qu'elles estiment pouvoir supporter ce qui leur arrive, et ceux qu'elles estiment être dans l'incapacité de comprendre et de faire quoi que ce soit d'autre que de fuir.

Elles effectuent donc tout un travail psychique qui consiste à la fois à classer les membres de la famille dans ces deux grandes catégories, et à analyser quel rôle et quelles fonctions elles avaient jusque-là dans l'équilibre familial.

Telle patiente se rend compte que depuis l'enfance on la considérait comme « celle qui sait toujours se sortir de tous les problèmes ». Telle autre réalise pour la première fois de sa vie à plus de 50 ans, qu'elle n'avait jamais pu s'opposer à ses parents étant toujours dans une attitude de soumission égale à celle du temps de l'enfance. Telle autre constate combien elle est aimée et appuyée par une mère jusque-là distante. Il en va de même pour les rapports avec les frères et sœurs et/ou tous membres de la famille élargie.

Les patientes relatent la façon dont ils se sont montrés présents ou absents, comment elles se sont senties comprises et aidées ou le contraire, par eux. Parfois, elles constatent avec douleur que c'est à elle, en plus de leur maladie, à devoir les rassurer, observant leurs maladresses qui ne font que pointer la peur que le cancer déclenche en eux.

Les rapports avec les parents sont compliqués : le premier réflexe est souvent de ne pas leur parler du cancer. Mais, cacher cette réalité aux parents demande de plus en plus d'efforts, d'énergie, finit par entraver les relations au lieu de les faciliter. De plus, cela entraîne des malentendus : comme ce père qui agressait par téléphone une patiente ne lui rendant plus visite à cause de sa perte de cheveux, lui reprochant de le laisser tomber et d'être égoïste.

La situation de maladie et ses suites ne fait que mettre en lumière les rapports préexistants en grossissant les traits, faisant apparaître de façon plus évidente les dysfonctionnements dans les relations et dans la communication.

Il arrive que cela incite les patientes à une remise en question du rôle et de la position qu'elles avaient jusque-là dans leur famille, avec des conséquences sur les relations dans la réalité.

LA CRISE PAR RAPPORT AUX AMIS

Les mêmes questions et prises de conscience vont se jouer du côté des amis.

Certains ont trouvé le bon ton, ont su être et rester à leurs côtés. Ils ont su les écouter, leur tenir compagnie, rester naturels ; les laisser dire leurs angoisses, pleurer, et puis rire aussi [9].

D'autres n'ont pas pu, pas su trouver les mots à dire ou tout simplement pas supporté d'entendre ce qu'elles avaient à dire. Elles sont nombreuses à relater les commentaires se voulant rassurants, tournant toujours autour de l'idée que le cancer se guérit, et qu'une fois les traitements finis, il faut tourner la page.

Elles ont eu droit à des coups de fil faussement enjoués, et à toutes sortes de conseils, de moralisations, de remarques du style « Tu en as du courage, à ta place je n'aurais pas réagi comme ça », « Tu devrais faire ci, faire ça », « Désormais il faut que tu penses à toi », « Il faut que tu aies le moral »...

Elles sentent à travers ces affirmations égrenées le plus souvent « hors sujet », combien ce sont les pensées inverses qui sont en question. Comme elles le disent avec un certain humour : « Je n'avais jamais entendu personne me rassurer et me dire que j'allais m'en sortir lorsque j'annonçais que j'avais une angine ! »

LA CRISE PAR RAPPORT AU RÉSEAU SOCIAL ÉLARGI

De la même façon, les patientes observent aussi ce qui se joue dans les rapports plus distants, peut-être moins importants au plan affectif, mais non négligeables au quotidien.

L'irruption de la maladie et les quelques mois de traitement ont forcé à une sorte de rupture, de séparation brutale avec un bon nombre de ces personnes qu'on n'a tout simplement plus vues parce qu'on ne les croisait plus.

C'est justement la reprise progressive de toutes ces relations différentes qui peut poser problème : les patientes se demandent si untel est au courant ou non, qui lui a dit, comment. Si les gens ne sont pas au courant, faut-il leur en parler, et comment. Quelle va être leur réaction ?

Après l'arrêt des traitements, à un moment de telle fragilité, de tels doutes sur ce qu'elles sont devenues, sur la vie en général, le regard des autres a un poids très sérieux. La crainte de la confrontation à ce regard des autres peut pousser certaines patientes à se replier chez elles ou de façon moins dramatique, à ne pas reprendre telle ou telle activité qu'elles avaient auparavant.

Pascal Bruckner [10] évoque dans son dernier essai la question d'apparence banale que posent les gens du social ordinaire : « comment allez-vous ? », « Ca va ? » Les patientes sont très sensibles et réagissent de façon épidermique à ce type de situation ô combien répétées dans une journée. Comme cet écrivain, elles se posent tout un tas de questions sur ce que cette question signifie et comment elles doivent ou peuvent y répondre.

A travers cette situation, elles revivent les interrogations qu'elles ont déjà par rapport à des gens plus proches : ceux avec qui elles vivent, mais aussi la famille d'origine et les amis : à qui peut-on véritablement dire le fond de sa pensée, et comment y arriver ? Quel rôle est-ce qu'on joue dans la vie, et pourquoi ? Comment est-ce que les autres les perçoivent ? Se rendent-ils compte de ce qu'elle peut ressentir, ou bien en sont-ils à des années lumières ?

LES RÉACTIONS DES AUTRES SONT UN RAPPEL DU MOMENT DE LA DÉCOUVERTE DE LA MALADIE

Il faut réaliser que la reprise de ces relations diverses et variées implique une espèce de retour en arrière pour les patientes : à chaque fois qu'elles retrouvent quelqu'un qu'elles avaient perdu de vue depuis le diagnostic, elles doivent le mettre au courant et retrouver cette ambiance d'annonce de maladie, se confronter à des réactions de surprise le plus souvent maladroites.

Ainsi, Josette relatait la réaction d'une voisine dans la rue quelques mois après son cancer : « vous avez changé de coiffure ? » Josette : « j'ai eu un cancer et avec la chimio, j'ai perdu mes cheveux. Là, ils commencent à repousser ». La voisine s'exclame : « mais vous savez, le cancer, ça se guérit très bien de nos jours ! ».

Josette relate cette anecdote parmi tant d'autres auxquelles elle est confrontée. Ce qu'elle perçoit au travers de ces réactions très courantes, c'est la peur qu'inspire le cancer, mise en valeur par ces réactions plaquées et contrefaites. « J'aurais préféré qu'elle me demande comment je me sentais ou même qu'elle me dise tout simplement qu'elle ne savait pas quoi me dire, mais pas qu'elle me sorte ce type de phrase qui n'est que l'inverse de ce qu'elle pensait de façon criante: le cancer ne se guérit pas forcément ».

L'AMBIVALENCE DES ATTENTES PAR RAPPORT À L'ENTOURAGE

Les patientes, conscientes qu'elles-mêmes ne montrent pas tout ce qu'elles ressentent, ou du moins ne le verbalisent pas, voire le nient si on les interroge, se demandent ce qui se passe en face, dans la tête des autres. Tous ceux qui sont là-bas sur le rivage, n'ont-ils rien vu ? Ont-ils essayé de leur venir en aide sans qu'elles s'en aperçoivent tant les vagues étaient hautes ? Font-ils semblant d'être sereins pour ne pas leur faire peur, pour ne pas risquer que, s'affolant, elles ne fassent un faux mouvement et se mettent en danger ?

D'une manière générale, que ce soit par rapport à l'entourage proche, à la famille élargie, aux amis ou aux cercles sociaux plus éloignés, ce qui caractérise la situation, c'est l'ambivalence des attentes et des comportements qui se traduit pas cette question : « Se rendent-ils compte de ce que je vis » avec la question corrélative : « Pensent-ils, ressentent-ils les mêmes choses que moi ? ».

Elles voudraient arriver à parler de la réalité de leur expérience, sans y être réduites, sans être identifiées à la maladie. Bien qu'ayant eu un cancer, elles ne sont pas devenues uniquement *quelqu'un-qui-a-eu-un-cancer*, et ne supportent pas de ne lire que cela dans les yeux des autres.

La question de la « force » et de la « faiblesse », revient de façon quasi systématique dans le discours des patientes, comme si parler de ce qui inquiète et angoisse appartenait à la faiblesse, et faire semblent de ne pas en ressentir, à celui de la force.

Cette question est liée à une autre problématique très souvent abordée, du « don de soi ». Nombreuses sont les patientes qui considèrent qu'elles ont été « quelqu'un qui sait donner mais qui ne sait pas recevoir ».

Tout ceci met en valeur la problématique centrale liée à la situation, celle de leur conflit intérieur, du clivage entre la partie d'elles qui « accepte », « s'adapte » à la situation, et l'autre partie qui s'y oppose, se rebelle, refuse.

C'est ainsi qu'elles veulent à la fois être perçues comme « forte » et ne supportent pas de n'être renvoyée qu'à cette image de « forte » ; elles veulent être aidées et ont peur de n'inspirer que la pitié; elles ne veulent pas montrer leurs angoisses et leur souffrance et elles reprochent aux autres d'y être indifférents, de passer à côté.

LA TRAVERSÉE DE L'ANGOISSE ET L'AIDE QU'ON PEUT FOURNIR AUX PATIENTES

L'ANGOISSE : MANIFESTATION DE LA CRISE EXISTENTIELLE

L'angoisse est caractéristique de l'être humain qui ne peut avoir conscience de son existence qu'au prix de la différence entre lui et les autres, et par conséquent de sa solitude. Il suffit de se souvenir du psychanalyste anglais René Spitz [11], observant le développement de la première année de la vie : un nourrisson de quelques mois ne manifeste rien de particulier lorsqu'un inconnu de lui le prend dans ses bras. Mais la même expérience se produisant autour du 8ème mois de vie est bien différente : le bébé se met à hurler. A cet âge, il a pris conscience de la différence entre lui et les autres, entre les autres et sa mère, entre ce qu'il connaît et ce qu'il ne connaît pas, entre sa mère et tous les autres, et la naissance de son sentiment d'exister comme être à part entière, engendrent la peur, l'angoisse et l'inquiétude.

La traversée du cancer entraîne, nous l'avons vu, une multitude de prises de conscience, de pertes d'insouciance des patientes. Cette crise qu'elles traversent peut être qualifiée d'existentielle, dans la mesure où elle remet en question le rapport à soi-même ainsi qu'à son monde familier et plus élargi, allant jusqu'à englober un questionnement sur la vie et la mort et sur le sens de l'existence.

Encore un paradoxe de la situation: c'est en se demandant qui elles sont, que les patientes éprouvent l'angoisse de se sentir étrangères à elles-mêmes. Comme dans un cercle vicieux, cette étrangeté est renforcée par le fait même de ce type d'interrogations qui soutiennent la sensation de ne pas se reconnaître.

RECONNAITRE L'ANGOISSE

L'angoisse est une expérience de malaise intérieur, de trouble, de menace. Elle est difficile à décrire, à mettre en mots. D'un seul coup on se sent étreint par un sentiment parfois très sensitif, plutôt situé au niveau des impressions qu'à celui de pensées conscientes. On a « le cœur serré », « les tripes nouées », des palpitations, les jambes tremblantes. On sent qu'on ne se sent pas bien, on éprouve le sentiment d'une menace flottante, sans pouvoir forcément y accoler de mots ou de pensées.

Elle peut aussi être plus consciemment reliée à l'idée de la mort, et la peur : « Est-ce que je vais m'en sortir ? ».

L'angoisse saisit les patientes, parfois domestiquée, parfois tyrannique. Elles décrivent les efforts qu'elles font pour la vaincre. C'est souvent le recours à de l'activité : sortir, voir du monde, faire quelque chose « qui occupe la tête et empêche de penser ». Et puis il y a toutes les fois où il n'y a rien à faire, où c'est l'angoisse qui prend le dessus. Elles passent alors un moment, plus ou moins long, avec cette sensation rivée en elles, le jour, la nuit, jusqu'au moment où cela cède un peu de terrain et permet une accalmie.

Les moments d'angoisse étant ceux où les patientes perdent l'espoir que leur maladie puisse être maîtrisable, et redoutent une rechute et une coulée vers la dégradation et la mort.

Elles demandent de l'aide, demandent à être soulagées, voudraient pour certaines, des recettes. L'entourage aussi demande des méthodes et solutions pour faire face à la situation.

QU'EST-CE QU'AIDER LES PATIENTES ?

Il nous semble qu'il ne s'agit pas de se demander comment faire disparaître un vécu, un sentiment, mais comment assister la personne qui le ressent et en souffre.

Certaines patientes ont de telles bouffées d'angoisses, de malaise et d'effroi qu'elles demandent, implorent qu'on trouve une « solution » et leurs réactions ressemblent alors à celles de personnes souffrant d'une douleur physique insupportable. Ce n'est pas alors le moment de « discuter », et il est souvent nécessaire que les soignants, les médecins, donnent des anxiolytiques pour permettre un soulagement, une diminution de la souffrance.

Mais il est intéressant de remarquer que les notions de suppression, d'effacement, n'ont rien à voir avec celle d'aide. Elles se réfèrent au contraire à l'abandon, au renoncement, à l'abdication ce que les patientes n'attendent pas des autres, bien au contraire.

Les synonymes d'aider, eux, sont : participer, collaborer, concourir, coopérer, assister, soutenir, protéger, accompagner, seconder. C'est cela dont ont besoin les patientes ; sentir, quels que soient leurs sentiments, quelles que soient leurs craintes et leurs idées, que les gens qu'elles aiment et/ou qui comptent pour elles, resteront à leurs côtés et ne les abandonneront pas.

On ne peut pas empêcher quelqu'un de penser, et le pourrait-on, qu'il est sage de se demander si cela serait souhaitable...

Ainsi, lorsque les patientes expérimentent des bouffées ou des moments d'angoisse, l'aide qu'on peut leur apporter est-elle souvent bien plus simple qu'il n'y paraît: il faut arriver à rester à leurs côtés, sans les censurer, sans les moraliser, sans les infantiliser et sans leur mentir ; arriver à les écouter, à les laisser dire le fond de leurs pensées, les laisser pleurer sans les sermonner, sans leur asséner des phrases du style « allons, il faut avoir le moral ».

EMPECHER LES PATIENTES D'EXPRIMER LEURS ANGOISSES NE LEUR ÉVITE PAS DE LES VIVRE

L'angoisse que nous avons décrite plus haut, relative à des questions existentielles mais accolée aussi aux inconnues et incertitudes qu'apporte cette maladie, relève beaucoup du sentiment d'étrangeté par rapport à soi et aux autres, et du vécu d'isolement, d'exil par rapport au monde en général.

Or, les patientes se sentent d'autant plus angoissées qu'elles ressentent chez leurs interlocuteurs la peur de leurs peurs, car c'est ainsi qu'elles interprètent l'évitement du dialogue.

Suffit-il d'enjoindre à quelqu'un d'arrêter de s'angoisser, pour qu'il ne s'angoisse plus ?

Une patiente pleure, exprime sa peur d'une rechute ou de la mort. Si on lui répond « Ne te laisse pas aller », « Arrête de t'angoisser », « Si tu pleures, si tu n'as pas le moral, tu ne vas pas guérir », « Il faut que tu gardes le moral », « Le cancer ce n'est rien, ça se guérit comme une grippe », « Ne sois pas si négative, moi je suis optimiste, je te garantis que tu vas guérir » etc. On lui reproche de ressentir ce qu'elle ressent, en lui enjoignant d'arriver à contrôler ce qui l'envahit, dont elle-même souffre, et en même temps on la censure.

Trop de gens croient qu'il est mauvais d'exprimer sa peine, de dire ses peurs : comme si parler de la mort la faisait arriver, comme si dire son angoisse en augmentait le ressenti. Mais sans doute s'en défient-ils parce qu'ils ne savent pas quelle contenance adopter en face, quelle(s) réponse(s) apporter.

Car il est vrai que dans notre société, le sourire et le plaisir sont obligatoires, signes de santé mentale, alors que l'expression de la tristesse et de l'angoisse est considérée comme le signe d'une faiblesse psychique intolérable, voire inacceptable, devant absolument être neutralisée ou du moins, occultée.

ECOUTER, DIALOGUER : UNE AIDE PAR LA CONTENTION, PAR LA PRÉSENCE

Les patientes sont des êtres sociaux, et même si leur crise est d'abord intime et psychique, l'attitude des autres peut la renforcer ou aider à sa résolution.

Ce dont elles souffrent, c'est à la fois des aspects liés au corporel, au physiologique, aux questionnements particuliers sur soi, et des sentiments de non-reconnaissance d'elles-mêmes, de doutes sur leurs capacités à supporter toute cette expérience, de doutes sur leur intégrité mentale en plus de la peur de se retrouver isolées et exclues du monde.

On peut les aider lorsqu'on est capable de ne pas s'effrayer de ce qu'elles disent et ressentent : on risque les renforcer dans la misère psychique si elles ne peuvent tisser de sentiment d'unité de soi, ne peuvent trouver personne avec qui mettre des mots sur leur expérience.

AIDER EN DONNANT DES POINTS DE REPERE

Beaucoup de patientes ont l'impression qu'elles sont seules à réagir ainsi. Dans les entretiens, elles demandent si elles sont « normales. » Comme si « les autres » s'en sortaient mieux, comme s'il pouvait exister des femmes « toujours battantes » qui ne « flanchent » jamais, qui « combattent » leur cancer ne doutant de rien, sûres de guérir, et comme si afficher une position de certitude garantissait la guérison.

Elles sont rassurées lorsqu'elles se rendent compte qu'elles ne sont pas les seules à être angoissées, à avoir des moments de doute, de peur d'une rechute, de peur de la mort, qu'elles ne sont pas les seules à ne plus reconnaître leur corps, à souffrir d'une atteinte de leur féminité, à s'interroger sur un tas de choses qu'elles considéraient comme naturelles jusque-là.

Ce qui les rassure, c'est de se rendre compte que c'est la situation qui les pousse à ce type de ressentis. Cela contribue à diminuer la blessure narcissique et les sentiments d'incompétence. Il est aussi rassurant pour elles de trouver chez leurs interlocuteurs la compréhension de leur déstabilisation, ce qui, paradoxalement, en amoindrit l'ampleur.

SUPPORTER DE PARLER AVEC ELLES DES ASPECTS ANGOISSANTS DE LA SITUATION

Les patientes posent des questions : « Est-ce que je vais m'en sortir ? » « Est-ce que je risque d'avoir une rechute ? »

De cette manière, et même si elles n'en ont pas conscience elles-mêmes, elles sous-entendent : « Je sais qu'il y a un risque et cela me fait peur », « Je sais qu'il n'est pas sûr que je pourrai m'en sortir, et ça me fait peur ».

C'est pour cela que la seule réponse « Mais oui, vous allez vous en sortir », « Mais non, vous n'allez pas rechuter », n'est pas suffisante : elle ne répond pas vraiment à ce qu'il y a derrière la question : le besoin d'expression, d'écoute, et de dialogue.

Même lorsqu'un médecin affirme qu'elle ne vont pas rechuter, la plupart des patientes savent bien, au fond d'elles-mêmes, qu'il ne peut pas en être sûr, qu'il y a toujours une part d'inconnue et de doute. *A fortiori*, si c'est un de leurs proches, ami, voisin, collègue, frère, parent, qui leur affirme cela, qu'est-ce que cela veut dire au fond, si ce n'est qu'il n'y a pas de possibilité, avec cette personne-là, de partager cette notion d'inconnue et de doute ?

Souvent, les amis des patientes, leur conjoint, les membres de leur famille, demandent : « Comment faire pour l'aider, que doit-on lui dire ? ».

Ce que répondent les patientes elles-mêmes, c'est qu'on aide plus quelqu'un en lui disant « dis-moi ce qui t'inquiète, ce qui te fait peur », en lui disant qu'on ne sait pas quoi lui répondre tout en restant à ses côtés, plutôt qu'en cherchant à tout prix quelque chose d'intelligent à lui répondre : rappelons-nous que les questions existentielles sont justement celles qui n'ont pas de réponses.

Car en acceptant ce dialogue, on pose un des rares actes susceptibles de contredire la sensation de mort, la sensation de ne plus appartenir au même monde que les autres : l'acte de présence qui contredit par les faits, les fantasmes d'isolement et d'incommunicabilité.

CONCLUSION : APRES, AVANT ... RETISSER UNE CONTINUITÉ DE SOI

Dans ces années qui succèdent à l'irruption d'un cancer du sein dans la vie d'une femme, tant de choses ont changé, tant de discontinuités se sont produites. Pour chacune, il faut arriver à rétablir une continuité entre « l'avant » et « l'après » cette expérience.

Le temps passe, les mois, les années, et il faut vivre avec le doute, la peur de la rechute, les séquelles de certains traitements, les modifications du corps, les évolutions psychiques et les transformations relationnelles qui se sont produites.

Même si les patientes sont très angoissées, cela n'empêche pas la majorité de « rebondir » et de reconsidérer leurs valeurs et leur vie en général, en fonction de cette conviction maintenant ancrée en elles, qu'elles n'ont pas « de temps à perdre ».

L'angoisse et l'inquiétude sont inévitables, mais on ne peut pas réduire l'expérience psychique et la traversée du cancer par ces seuls sentiments et la seule souffrance.

Exception faite de celles qui souffrent de véritables syndromes anxio-dépressifs, les patientes passent par des moments d'angoisse, de peur d'une mort trop proche, et puis ces moments passent, alternent avec d'autres sentiments appartenant au champ de l'espoir et du plaisir. Elles arrivent ainsi à bien voire mieux profiter de leur vie, à prendre position de façon plus affirmée dans leurs relations, à se sentir plus en accord avec elles-mêmes.

Ainsi s'interrogent-elles plus facilement qu'avant leur maladie sur ce qu'elles ressentent et pensent par rapport à elles et par rapport aux autres. Ainsi remettent-elles plus facilement en cause la vie qu'elles menaient, en cherchant à l'améliorer et en plaçant les choses sous l'angle d'une urgence à vivre et d'un refus à gâcher du temps et de l'énergie pour ce qui n'en vaut pas la peine.

Le malheur n'est jamais pur [12], et ce que les patientes disent à ceux qui peuvent les écouter sans leur imposer un modèle positiviste et moralisateur qui n'est qu'un frein à l'expression de soi, c'est que quelle que soit l'issue de leur maladie, l'issue de leur vie, elles veulent rester des humains parmi tous les autres.

Dans ce sens, partager une parole possible *même et surtout* si c'est une parole sur la mort, c'est rester humain, et avoir droit à la recherche du sens de sa vie. ■

BIBLIOGRAPHIE

[1] GADAMER H-G., *Philosophie de la santé*, ED. Grasset-Mollat, 1998 ; p :139.

[2] CYRULNIK B., *Un merveilleux malheur*, Ed. Odile Jacob 1999 ; p :168.

[3] BERGER G. *Communication à la Société française de Philosophie*, 3 juin 1950.

[4] GADAMER H-G. *opus cit.* p :75.

[5] CODOL J-P. *Semblables et différents. Recherche sur la quête de similitude et de différenciation sociale*, thèse, Uni. de Provence , 1979.

[6] MALRIEU P. *Genèse des conduites d'identité*, in P. TAP dir. *Identité individuelle et personnalisation*, Privat, Toulouse, 1980.

[7] DENIS M. *Les images mentales* PUF Paris 1979.

[8] DELANOE D. *Les représentations sociales de la ménopause*, CREDA, Centre de Recherche INSERM, 1996.

[9] MAILLARD-CHAULIN B. *Journal d'un sein*, Corsaire-Editions, Orléans, 1999.

[10] BRUCKNER P. *L'euphorie Perpétuelle* Essai sur le devoir de bonheur, Grasset, Paris, 2000.

[11] SPITZ R.A. *De la naissance à la parole, la première année de la vie.* PUF Paris, 1968.

[12] CYRULNIK B. *opus cit.* p: 22.

« SE SAVOIR À RISQUE » ONCOGÉNÉTIQUE ET RETENTISSEMENTS PSYCHIQUES

Claire FOURNIER

Face à un tel sujet, j'aurais eu envie de vous parler de mythologie, de pythie, d'oracles. J'avais même porté mon choix sur un fameux roi de Thèbes, un certain Œdipe dont l'histoire a été bouleversée dès avant sa naissance par les dires de la Pythie[1]. Elle avait en effet annoncé à Laïos son père qu'il mourrait de la main de son fils. Cette prédiction inacceptable, ce savoir à risque invivable poussa Laïos à tenter de modifier son destin. Ses tentatives furent vaines... Il mourut... comme tout le monde... Mais cela nous mènerait trop loin. Je quitterai donc la Grèce Antique pour plonger dans la Genèse où il est écrit : « Le Seigneur prescrivit à l'homme : Tu pourras manger de tout arbre du jardin mais tu ne mangeras pas de l'arbre de la connaissance du bonheur et du malheur car du jour où tu en mangeras, tu devras mourir »[2].

Se savoir à risque, serait-ce mordre au fruit de la connaissance ? Serait-ce passer ou plutôt basculer d'un savoir intellectuel, mis à distance vers un savoir incarné c'est-à-dire un savoir qui touche le corps, qui va prendre corps ?

Se savoir à risque... Mais risque de quoi ? Risque pour quoi, pour qui ? Risque de maladie, risque pour sa vie. En fait, risque de mort. Serait-ce pour cela que dans une telle expression, à l'usage fréquent, la nature du risque n'est jamais évoquée ?

Le risque, c'est un danger possible, probable. La mort propre, elle, est une réalité inéluctable même si elle est psychiquement irreprésentable. Alors parler de risque de mort est un doux euphémisme. S'agit-il du risque de mourir ou du risque de savoir que nous sommes mortels ?

Apprendre que l'on est à risque, c'est laisser un savoir, ici le savoir médical, faire effraction dans l'illusion qui nous berce de l'immortalité. C'est accepter ou être contraint de quitter l'insouciance du Jardin d'Eden. C'est en fait accepter cette énième castration, castration symbolique bien sûr, relative à la perte et au deuil d'une vie éternelle, castration qui permet d'accéder à la réalité de notre finitude.

Il y a ceux qui veulent savoir et ceux qui préfèrent ignorer. Il y a ceux qui n'ont pas trop le choix. Mais une chose est certaine : cette connaissance transforme inévitablement. Ce savoir-là, sur la vie et la précarité qui l'accompagne, j'oserais dire qui lui donne goût, qu'il soit bon ou mauvais, fait qu'il y a un avant et un après. Cette rupture dans la continuité temporelle et psychique revient sans cesse dans la clinique

1. Hamilton E., La mythologie, Marabout, 1978.
2. La Bible, TOB, Genèse, 2-16.

Eugène Delacroix (1798-1863). Etude de femme nue renversée en arrière pour « la Mort de Sardanapale », 1827. Musée du Louvre, Département des Arts Graphiques, RF 29666.

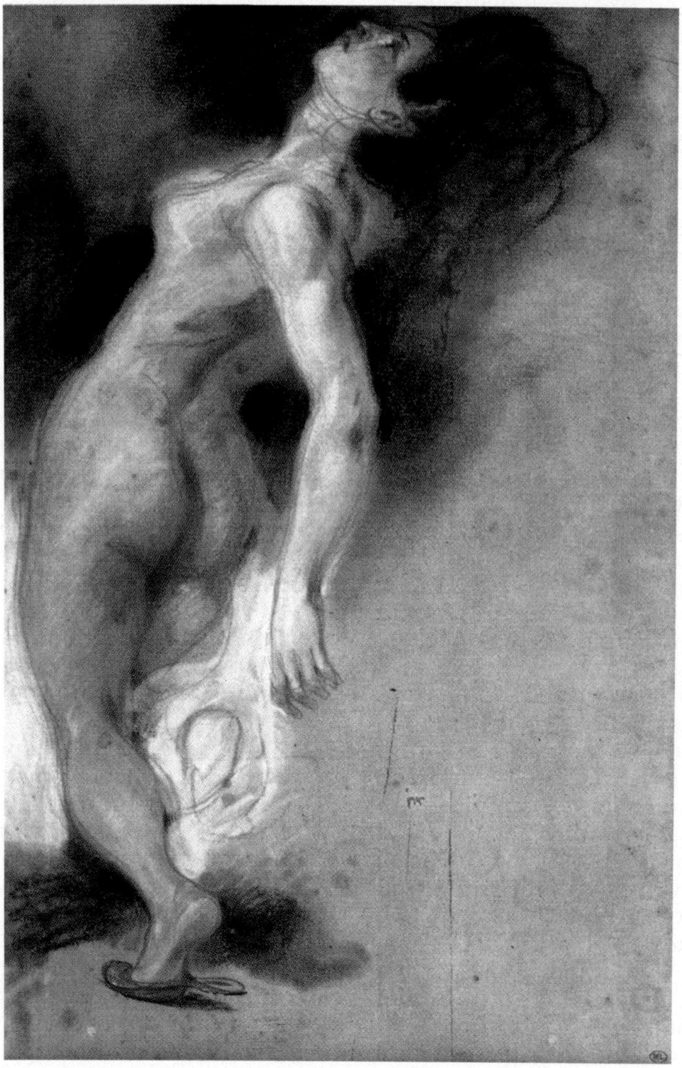

quotidienne en cancérologie. Le temps d'avant, temps de légèreté où l'on vivait sans y penser. Le temps d'après, temps de gravité où le poids de cette réalité pousse à modifier les paramètres de l'existence.

Savoir la mort avant qu'elle ne survienne a donc un impact sur la vie. Cet impact n'est pas toujours celui auquel on pourrait s'attendre. Savoir que l'on est à risque, c'est-à-dire dans notre propos d'aujourd'hui, porteur d'un gène délétère, menacé d'une récidive ou d'un envahissement métastatique dans le cas d'un cancer avéré, donne lieu à des réactions plurielles selon les patients et parfois même, chez une même personne. Une palette de possibilités s'offre à nous, tous les mélanges sont possibles. Ils sont fonction bien sûr de l'histoire individuelle, du contexte familial et social, de la sensibilité de chacun. Vous proposer une typologie de réactions n'aurait pas de sens. Seule la situation des patients porteurs d'un gène délétère diffère légèrement. Viennent sur le devant de la scène toutes ces notions d'appartenance, de filiation, de transmission qui colorent le tableau de façon un peu différente.

Le savoir d'une finitude certaine et incontournable clôt d'une certaine façon le cadre de la vie. La naissance pose généralement les fondements de ce cadre. Le cadre prend forme et peut se fermer quand les contours de la mort se dessinent à l'horizon, non pas qu'elle apparaisse comme imminente mais comme possible, envisageable. Ce cadre peut être vécu comme un espace de liberté mais peut aussi devenir synonyme d'enfermement.

Espace de liberté car les limites rassurent, enveloppent. Le fameux risque revêt alors une fonction contenante. Je pense ici à ce que Winnicott appelle *l'aire intermédiaire* d'expérience, *l'aire transitionnelle*[3]. Il s'agit d'une aire de repos, de jeu pour chacun d'entre nous, qui consiste à maintenir à la fois séparées et reliées la réalité intérieure et la réalité extérieure. Il faut trouver une destinée psychique, une place à ce savoir, le laisser naviguer d'une réalité à l'autre. Lorsque le cadre est posé, on peut se reposer. C'est parce qu'une fin est pensable que la vie prend sens. C'est ce manque à venir qui donne du relief au présent, à l'instant. Carpe diem devient la nouvelle règle de vie. Certaines patientes se mettent à savourer un quotidien qu'elles négligeaient auparavant au profit d'un ailleurs, d'un plus tard. D'autres se mettent à habiter leur corps, à le sentir, à l'aimer quand il a été mutilé. Savoir qu'on ne va pas vivre éternellement apaise donc parfois et permet de vivre pleinement plutôt que de survivre.

Mais le sujet, fort de cette connaissance, peut se sentir éloigné ou différent du commun des mortels, celui qui se croit immortel ! Il vit alors un état de solitude profond qu'il découvre être le propre de l'homme.

Le risque peut aussi revêtir la fonction de mauvais objet, celui qui persécute mais qui a, pour lui, l'avantage d'être connu. Dans le fantasme comme dans la réalité d'ailleurs, il est plus aisé de gagner la bataille quand on connaît l'ennemi. Le gène délétère, la tumeur sont connus. L'angoisse qui, par définition, n'a pas d'objet, disparaît. La lutte devient active. La maîtrise et l'action constituent des défenses efficaces contre la dépression. Certes, le voile sur la réalité « objective » n'est pas levé. L'illusion d'une victoire sur la mort perdure. Mais peu importe. Le mauvais objet cerné, le reste peut être investi de façon positive et ainsi devenir plaisir.

Savoir que l'on va mourir empêche de vivre aussi parfois. L'incertitude tue le quotidien. Le sujet se transforme en Damoclès, le médecin, le génogramme, les marqueurs tumoraux en Denys l'Ancien, celui qui fit suspendre au-dessus de la tête de Damoclès une lourde épée, attachée à un crin de cheval, pour lui faire comprendre combien le bonheur est fragile. L'heure et le jour sont inconnus de nous. Le cadre incertain devient étouffant. Le corps tout entier devient suspect. La légèreté de ceux qui entourent celui qui sait est insupportable. La communication est rompue. L'essentiel ne peut être partagé soit parce que l'autre ne veut ou ne peut rien en entendre, soit parce que celui qui sait ne souhaite rien en dire, gardant comme un trésor ce secret existentiel.

Il apparaît parfois que l'éventualité de pouvoir se donner la mort, de pouvoir soi-même trouver une issue de secours rendent cet état de connaissance plus supportable. Les patientes se suicident rarement mais le seul fait de pouvoir l'envisager, de pouvoir en parler, apaise et évite peut-être le passage à l'acte.

Pour terminer, il semble impossible de ne pas parler de nous, soignants. Pour nous, c'est un savoir qui pèse bien lourd. Comment ce savoir que nous avons sur l'autre entre t-il en collision avec le savoir qui nous concerne ? Comment jongler avec tous ces savoirs ? Si savoir qu'un autre est à risque nous permet parfois de masquer, d'occulter nos propres risques, cela nous offre aussi la possibilité de peu à peu apprivoiser ce risque certain. Un travail de maturation peut s'engager en douceur. Il est certain que la façon d'appréhender notre propre vulnérabilité conditionne notre clinique, notre écoute, pour les médecins, le mode d'annonce d'un diagnostic. Les analystes n'échappent pas à

3. Winnicot D.W., Jeu et réalité, NRF, 1971.

cette règle. Il leur faut cependant parfois se déprendre de ce savoir sur le patient pour pouvoir l'écouter dans l'ici et maintenant de la séance, entendre toute la vie pulsionnelle qui jusqu'au dernier souffle est présente. « Un quart d'heure avant sa mort, il était encore en vie »... La Palisse ne dira pas le contraire... ■

SEIN DE VIE

Albert BLANQUER

LE SEIN

Organe de survie individuelle lors de l'allaitement, il est aussi dans sa qualité de zone érogène, un organe dont dépend la survie de l'espèce. En effet, il est caractéristique de la femme d'avoir développé par rapport aux femelles des singes des seins frontaux, symétriques, volumineux et dépourvus de poils [1].

Qui dit zone érogène dit zone dont le destin est de favoriser la rencontre des individus des deux sexes dans le but ultime de favoriser la sexualité hétérosexuelle et ainsi perpétuer la survie de l'espèce. Nous sommes dans la vision évolutionniste de notre espèce [2].

Dans sa fonction première, il s'agit de l'organe qui prend le relais de l'utérus, en fait du système féto-placentaire, pour garantir la survie du nouveau-né. Donc une première fonction est celle de relais entre vie intra-utérine et vie extra-utérine.

La femme secrète le liquide de la vie, ce qui en quelque sorte transforme la femme en nourriture. Le bébé « s'alimente » de sa mère. Cette femme-aliment va être associée culturellement avec tout ce qui concerne la nourriture et l'alimentation.

Le sein maternel garantit et accompagne le début de la deuxième partie de la vie, la vie extra-utérine. Le sein est à la vie extra-utérine ce que l'utérus est à la vie intra-utérine, un organe un espace intermédiaire de relation avec la mère.

UN COMMENTAIRE SUR LE SEIN MASCULIN

Le sein masculin est un organe atrophique du point de vue de la maternité, comme par ailleurs tous les autres vestiges organiques de féminité. Mais il existe bel et bien, doué de sensibilité.

Il confirme donc l'appartenance à l'espèce, il rapproche les deux sexes dans une anatomie proche. C'est un organe de trace de l'indifférenciation primitive, de la bisexualité originaire de l'humain.

DEUX BELLES SURPRISES. LA NAISSANCE DES SEINS

La puberté est une période relativement prolongée qui va fixer définitivement l'identité. La fille pubère est littéralement assaillie par des stimuli très intenses provenant du corps qui tout au long de ces 4 ou 5 ans vont bouleverser son identité, au point de parvenir à une métamorphose complète ou presque. Hanches, poils, taille, graisse et sinuosités, seins, vulve et enfin règles, vont se développer avec le début de la vie cyclique féminine.

Contrairement à d'autres zones érogènes se modifiant à la puberté, l'apparition et le développement des seins les rendent visibles, incontournables, attirant le regard. Cela pour dire que les seins sont investis probablement comme la partie représentant le plus l'accès à la féminité.

Le regard des autres contribue définitivement à un tel investissement, à la fois érotique et identitaire. Paraphrasant le Pr. Gorins, « Toute la femme est dans le sein ».

SEIN ET SEXUALITÉ

Quel rôle occupent les seins dans la vie sexuelle des deux sexes ? Il s'agit de zones érogènes, créatrices donc d'interactions fantasmatiques à l'origine du désir sexuel.

Un fantasme inconscient puissant est l'accès au sein de l'enfance, proposition érotique qui va mettre en route tout le processus de rapprochement des deux partenaires. Le rôle de la séduction liée aux fantaisies sur les seins a donc une première importance dans la relation hétérosexuelle et donc dans la perpétuation de l'espèce. Il évoque dans les deux sexes des réminiscences de la période où le sein nourricier a constitué un premier accès au désir et à la relation. Dans la relation hétérosexuelle, l'homme est poussé par le désir suscité par les seins et la femme le vit « par procuration » à travers le désir de l'homme et bien entendu à travers la satisfaction directe apportée par cette stimulation. Les fantasmes et le plaisir autour des seins font partie aussi des satisfactions masculines homosexuelles et hétérosexuelles, et des rapports homosexuels féminins. On retrouve aussi dans les rapports bucco-génitaux un déplacement des fantaisies de succion et d'alimentation originairement liées aux fantasmes des seins. Au-delà, on peut associer la plupart des jeux sexuels à des réminiscences orales des premières satisfactions obtenues au contact des seins.

LA VIE FERTILE

Quel avenir pour le sein de la femme en bonne santé ? Le sein va rester l'attribut externe par excellence de la féminité de la femme. Successivement petit, ferme, volumineux, source de plaisir et de charme dans le jeu sexuel, à nouveau mis en avant lors de la grossesse, de par ses dimensions, sa consistance, et son accès à la fonction de maintient de la vie par la création et la sécrétion du lait maternel.

Le sein allaitant est donc synonyme de fécondité, il est investi comme une plénitude, un aboutissement de l'évolution de la féminité. Il reste associé au niveau des investissement par la femme comme symbole de puissance, d'alimentation, de tendresse, de relation, de don, de féminité.

LORSQUE LE SEIN DEVIENT DOULOUREUX

La mastodynie est définie comme la douleur spontanée au niveau des seins, que les patientes expliquent comme étant aggravée par les caresses de leurs partenaires. Elle peut être comprise, de même que la dyspareunie (douleur vulvo-vaginal lors de la pénétration) comme des modifications du but agréable des rapports sexuels. En effet, le sein véhicule dans ce cas un autre vécu, où la féminisation de la fille impubère va s'associer à un vécu douloureux d'identité : la douleur d'être simplement femme. Dans l'échange amoureux, l'identité d'objet féminin va être sollicitée et par conséquent la douleur va augmenter.

La douleur mastodynique est une trace corporelle, préverbale, d'une difficulté identitaire féminine. Transmise par voie transgénérationnelle [3], elle oblige la jeune fille à s'interroger sur la raison d'une souffrance qui perturbe l'investissement normal de sa vie érotique. Cette douleur signale une impossibilité d'investissement complet de la féminité de cause traumatique. Un travail de verbalisation va permettre la mise en paroles de ce contenu algique « greffé » en quelque sorte dans la vie érotique de la jeune fille.

Nous sommes devant un phénomène généralisé (enfin, humain) qui va au-delà du sein : en effet, la transformation algique est aussi applicable à la peau en général, à la déambulation, à la pensée (migraine), etc. Mais notre champ d'observation actuel est limité à l'étude du sein.

La clinique senologique montre l'existence d'une sorte de quantum d'énergie destructive entre le sein sain et le sein cancéreux, avec toutes les atteintes du sein intermédiaires.

Le sein pathologique réagit face à un « trou » de pensée qui a empêché l'expression et la mobilité de la libido. Ce trou est créé par des troubles identitaires qui ont traversé le temps et souvent les générations. La souffrance liée au sein est une trace de la souffrance liée aux premières relations avec la mère, où par la nourriture a été transmise la difficulté d'aboutir au processus de féminisation.

UNE TOURMENTE ARRIVE

Le cancer. Le cancer du sein est un cancer fréquent. Comment accepter une telle réalité ? L'annonce de la nouvelle plonge la femme dans une perplexité angoissante, la certitude que quelque chose de définitif, de percutant, va infiltrer désormais son présent. Le cancer envahit la pensée. Il n'y a plus de passé ni d'avenir. Un processus bien rôdé va être inauguré, qui va amener la patiente par les chemins de la régression psychique jusqu'à la stabilisation.

La vie semble s'arrêter. Arrêt de travail, perte de désir sexuel, absence d'activités de loisir, vie rythmée par les soins anticancéreux. Et parfois l'arrivée du psychothérapeute.

Le vécu d'angoisse est, dans ce contexte, général. Angoisse lié au diagnostic, à la peur de mourir, puis à la perception des deuils à venir.

Il y a blessure, stupéfaction, peur. Ce n'est pas possible, une telle trahison du corps. Mais que véhicule-t-il, pourquoi cela, pourquoi moi !, se demandent et nous demandent les patientes.

ANGOISSE DE MORT

Les patientes sont conscientes des progrès réalisés par l'oncologie. Mais l'impacte de l'annonce est celui du risque d'une mort précoce. La mort va être actualisée, réfléchie, crainte, parlée. Il est évident que cette apparition bouleversante va enclencher la réflexion. Cette peur devient une espèce de moteur qui permettra de nouveaux investissements. Il s'agit d'échapper à l'emprise de la mort sur le sujet.

La prise de conscience de la réalité du cancer implique forcément l'apparition de l'angoisse. L'angoisse est donc un signal d'alarme né de l'annonce du diagnostic. Elle est née d'un déchirement de l'équilibre entre mouvements de vie et de mort à la faveur de ceux de mort. C'est donc cette même angoisse qui va être le moteur de la demande d'aide qui pourra restaurer, par le truchement de l'injection de libido des soins et des soignants, un nouveau équilibre.

ÉCONOMIE PSYCHIQUE DU CANCER DE SEIN

Nous allons commencer par une tentative de compréhension du cancer comme étant lié à un épuisement de l'énergie vitale, aussi appelée *libido*. Dans l'équilibre entre recettes et dépenses de libido, nous avançons l'hypothèse que l'apparition du cancer suit des règles d'économie narcissique. C'est à dire, que la mort dont on parle tant dans le diagnostic est bel et bien la traduction d'un épuisement de l'énergie vitale, ou libidinale (les piles de la vie sont épuisées).

Cette notion n'est pas facile à comprendre ni à admettre. Il est un peu plus facile de voir dans les soins médicaux une restauration narcissique par l'énergie « exogène » de la prise en charge oncologique et psychothérapeutique. C'est à dire, que la valeur d'investissement par la prise en charge, l'effort des infirmières, radiothérapeutes, oncologues, psychologues, aides-soignantes, etc., correspond à un apport *extérieur* d'énergie libidinale, justement en contrebalancement de celle dont le patient cancéreux avait besoin pour vivre.

L'APPARITION DU CANCER COMME SIGNE D'ÉPUISEMENT LIBIDINAL

Mais définissons déjà la libido [4] : Sous différentes appellations, elle est l'énergie qui permet la vie, partagée d'une façon ou d'une autre par tous les êtres vivants. Elle est facile à percevoir et comprendre dans le cas de la libido qui permet le fonctionnement énergétique du corps biologique, cœur, neurones, muscles, etc. Mais chez l'humain elle contient un autre volet, le versant psychique, directement uni au physique, qui constitue la force qui permettra les investissements dans la vie de l'individu. Elle fonctionne comme un compte d'épargne, plus on investit et plus elle va rapporter. Pour qu'elle existe, elle doit être activement rechargée par l'individu, grâce à ses propres investissements et aux satisfactions qu'ils vont lui procurer. Elle est, au début de la vie, principalement passive, à la façon des défenses immunitaires véhiculées au nourrisson par le lait maternel, pour devenir active lorsque l'individu apprend à investir dans le domaine amoureux, familial, professionnel ou autre.

Intéressons-nous à la raison pour laquelle la libido peut s'épuiser et permettre ainsi la création d'une masse très active de non-vie appelée cancer.

Cette « panne » dans la fabrication de libido vient d'une incapacité à intégrer dans le fonctionnement harmonieux de la psyché un vécu que l'individu ne pourra pas appréhender ni dépasser. Ce vécu est un « point de rupture » d'origine traumatique qui peut être transmis de génération en génération.

P. Marty [5] a défini la *dépression essentielle* comme un dévitalisation libidinale. Les dépressions courantes, non essentielles, permettent une recharge de libido grâce aux rêves, l'investissement de soi-même comme objet actif de haine, la prise en charge et la mobilisation de l'entourage, l'arrêt maladie, etc. Ce n'est pas le cas dans ce type de dépression « silencieuse » ou essentielle. Dans le cas du cancer, il n'y aura pas de signes dépressifs majeurs préalablement à l'éclosion de la maladie. Curieusement, certaines patientes expriment à posteriori que le diagnostic du cancer ne les a pas perturbées, bien au contraire, qu'il était presque attendu. *Comme si à la fin de cette période de dépression essentielle, préalable au cancer, une préséance de l'évolution somatique incontournable se faisait jour dans la conscience de la future patiente.*

Nous avons évoqué plus haut l'aspect traumatique de certains vécus qui vont favoriser l'éclosion du cancer. Il apparaît un « trou de pensée » à la place d'un fantasme lié à certaines situations de la vie de l'individu. Par exemple, une incapacité à intégrer des évènements majeurs de la vie (découverte de l'amour, avoir un enfant, divorcer, changer de travail...). Le déclenchement psychique du cancer apparaît lorsque la patiente va vivre un de ces événements vitaux importants qui a été chargé dans le passé par l'individu (ou ses parents) de « trou » de parole, de mentalisation ou d'énergie, donc de l'impossibilité de les élaborer psychiquement.

Cette théorisation est complexe. Pour la résumer, nous pouvons dire que l'apparition du cancer obéit à un dysfonctionnement psychique déclenché par un événement face auquel le patient n'a pas de défense autre qu'une halte dans le processus de vie, avec la demande d'aide urgente que cela va impliquer par la suite, à partir du diagnostic de cancer.

Le cancer, comme d'autres pathologies graves par ailleurs, est la conséquence visible, la fixation d'un mouvement de mort dans l'acception de P. Marty [6]. La circulation fluide de notre énergie vitale est interrompue, la destruction est en œuvre, la construction aussi. Il faudra mettre fin à l'épuisement psychique qui préexistait à la mise en « image » de cette mort psychique, représentée par le cancer.

LE SEIN, OBJET DE HAINE

Un mauvais objet présent dans la femme, à détruire. Voilà une description sommaire du cancer du sein. Deux cas de figure chirurgicaux vont se présenter : soit l'enlèvement et la destruction du cancer, soit le remplacement par un autre sein, extérieur (prothèse) ou intérieur, « confectionné » avec d'autres parties du corps de la patiente. Lors du processus de prise en charge, le mauvais objet va être remplacé par le bon. Les chirurgiens, et le reste de l'équipe, vont devenir au niveau biologique des « deuxièmes parents » qui vont construire un « nouveau corps ».

Comment ne pas associer le sein avec mère et féminité ! Chez les patientes à risque de développer un cancer du sein, il y aurait transmission de danger, de mort, littéralement, lié à leur existence féminine, à leur identité de femme.

Quelle serait alors la raison d'une telle transmission en négatif ? Il est certain que le sein représente par définition un des organes de la dépendance maternelle, car c'est lui qui nous nourrit, celui dont notre vie dépend de façon ostensible dès la fin de la vie intra-utérine. La relation de dépendance est longue dans l'espèce humaine, elle nous est propre, et elle doit aboutir normalement à l'indépendance de l'individu tout en gardant des sentiments tendres vis-à-vis de nos géniteurs, nos transmetteurs de la faculté de donner la vie. Mais les choses se passent autrement dans le cas qui nous occupe. L'enfant fille est fixée en quelque sorte par la mort avec ses origines. Cela veut dire que la fille reçoit de façon inconsciente un message de mort à partir de la relation de dépendance à la mère.

En détruisant le sein lors des traitements anti-cancéreux, on détruit une partie de soi-même. Le sein est à la fois dangereux sein maternel à détruire et sein propre, impossible à incorporer, et impossible à transmettre. Il y a rupture dans la filiation. Dans la continuité de l'espèce. Essayons, osons plutôt, établir une théorie compréhensive de la constitution d'un sein mortifère.

DES TRACES D'UNE DÉPRESSION MATERNELLE ANCIENNE DANS LE CANCER DU SEIN

Une expression très utilisée en langue espagnole, la « mala leche » (mauvais lait), signifie à la fois la colère, la malveillance, le manque de chance. Le bébé fille aurait été nourrie, goutte à goutte, même si elle n'a pas bénéficié d'allaitement naturel, d'une *dépression maternelle* où la thérapie aurait été l'arrivée du bébé lui même, une sorte d'objet réparateur, manipulé de façon inconsciente comme venant apaiser des douleurs, la « mala leche » de la mère.

En effet, il s'agit probablement de filles de remplacement, sans une existence très bien définie dans l'inconscient de la mère. Quelque part, l'arrivée de cette fille est une sorte de passage à l'acte, de construction d'une fille qui doit remplacer une mère insuffisamment bonne pour la mère elle-même. De façon que leur lien devient un lien faussé par le besoin de réparation de la mère vis-à-vis de sa propre mère. Avec le lait, on transmet donc le « mauvais lait » de la haine maternelle non élaborée.

Le sein devient donc le réceptacle de cette non-vie, de ce non sens, un lien vital de dépendance malsain, fondé dans une tromperie inconsciente dans la marchandise. Sein de haine, sein de non-élaboration, sein d'acting de réparation d'une faille narcissique maternelle.

ÉCLOSION DE LA MALADIE. LA LUTTE S'ORGANISE

C'est souvent à l'occasion d'un deuil, souvent la mort de la mère ou du dernier des parents vivants, que le cancer du sein va se déclarer. L'individu n'ayant pas été conçu dans le désir inconscient d'une existence propre, mais comme palliatif inconscient à la détresse maternelle, elle se retrouve lors de ces pertes sans ressources libidinales pour faire face à une existence séparée. Le mauvais sein va exploser comme un volcan endormi. C'est la panique, c'est l'arrêt de l'existence, c'est la mise en route urgente et définitive d'une

« reprogrammation » de la patiente comportant un arrêt brutal de l'existence en tant qu'adulte (arrêt de responsabilités maternelles ou professionnelles, par exemple), puis programme intensif d'éradication de l'ennemi. Le sein est cet ennemi à abattre à tout prix, cette « force du mal » par excellence qui nécessite des gestes « chirurgicaux » pour être éliminée. Sauf exceptions, l'oncologue trouvera un champ allié, une patiente « prête à tout » afin de mettre fin au cauchemar. La lutte va commencer.

Le mal a été localisé, il n'y a donc qu'à organiser tout un programme de combat, d'« exorcisme » de la patiente possédée par ce mal terrible, traître, placé dans l'organe par nature de la tendresse, la relation et la volupté. Du sein ami on a passé au sein rouleau-compresseur.

Toute une armée va se mettre en action. À tel point que des patientes en souffrance se plaignent consciemment que l'on leur a « volé » le sein. Dirigée par l'oncologue, médecin censé connaître mieux que personne le mal en elle. Ce moderne démonologue va concocter tout un programme de travail, que nous appelons lutte anticancéreuse.

Suite à la phase d'identification du mal par la radiologie, échographie, et enfin biopsie, le programme de destruction du cancer va se mettre en route.

POURQUOI MOI ?

Voici la question mainte fois posée par tout un chacun devant les adversités de la vie, une sorte de cri de rage et de déception face à cette secousse que la vie inflige à la patiente.

Et surtout, à qui s'adresse-t-elle ? À la médecine ? Voici un exemple de question posée qui s'adresse en réalité à personne, autrefois visant un pouvoir Transcendant. Elle interroge le Destin individuel, à un moment où il se dévoile. C'est une impression de terrassement individuel devant la force violente et inattendue du parcours de vie de chacun de nous, de notre « Destin ».

Mais est-ce qu'il n'y a que fermeture, injustice et douleur ? Des patientes ayant du recul sur leur maladie s'accordent à affirmer que le cancer peut ouvrir à « autre chose », en particulier à *un repli sur soi*, un inespéré mouvement d'introspection, qui se fait sous la poussée de la souffrance, de l'incompréhension et de la perplexité. Le vécu du cancer est un évènement existentiel de premier ordre.

LA RECONSTRUCTION PSYCHIQUE

Une dépression clinique apparaît souvent lors de la fin de la prise en charge somatique initiale : Souvent tout se passe bien, les soins s'atténuent, la patiente va se trouver un peu soulagée du choc initial, mais alors, elle ressent une expérience inattendue qui peut paraître comme étant une nouvelle complication. Et pourtant... ces symptômes dépressifs signent le début de l'étape de reconstruction psychique. Le ressenti est celui d'un vide, un vide à remplir. Un vide d'imago, *un trou* : Le sein est dehors lors des mastectomies, le mal est dehors, mais alors, comment élaborer ce vide, à la fois dans le thorax et dans les imagos ? Cette élaboration commence par les échanges avec le personnel soignant et non soignant qui intervient dans le processus des soins du cancer... Il se produit un processus actif de rélibinisation, d'investissement de nouveaux « parents » adoptifs (les soignants), processus « endogène » d'élaboration d'une « bonne mère » bien vivante en elles, processus déclenché et maintenu par la « pression » psychique du deuil du sein ou de la peur de la rechute.

C'est souvent la *quête du sens* de tous ces malheurs qui pousse la patiente vers la consultation psychothérapeutique. Le travail de réinvestissement de la vie commence comme nous venons de le dire par les soins somatiques. L'intervention psychothérapeutique vient dans un deuxième temps et a comme mission de compléter le travail à la fois de deuil et de reprise libidinale. Ainsi, c'est grâce à la relation nouée avec le psychothérapeute, et à l'échange transféro-contretransférentiel, que la patiente va, pas à pas, assimiler en elle un nouveau modèle intérieur de tendresse maternelle qui sorte la patiente du carcan de la dévitalisation précancéreuse.

LE RETOUR

Le retour du cancer après une période plus ou moins prolongé d'accalmie peut s'exprimer de différentes façons : Une récidive locale, controlatérale, une ou plusieurs métastases, un nouveau cancer d'histologie différente. Pourquoi revient-il ?

Une récidive exprime à nouveau une insuffisance défensive inconsciente de la patiente face au risques inhérents à sa féminité. Un héritage mortifère se fait jour à nouveau, un travail psychique de prise de conscience de son histoire de vie est urgente et indispensable. À nouveau un mouvement de mort s'est fait jour.

C'est un moment existentiel très éprouvant. La patiente se voit replonger dans le vécu de l'annonce initial, à nouveau l'incertitude, la peur de mourir vont la saisir, de même que le souvenir des souffrances endurées lors des traitements antérieurs.

La patiente aura un sentiment vif de perte de confiance et de colère. Le travail psychothérapeutique va consister dans un retour vers le vécu de l'annonce initial, vers la recherche des « trous » de vie psychique antérieurs qui ont favorisé ce retour des forces de mort représentées par la récidive. La poussée d'angoisse et de colère qui accompagne l'annonce deviendra un moteur puissant de travail d'introspection dans le lien transférentiel avec nous. Cette énergie affective aidera la patiente à s'investir dans l'identification et le dépassement de ses forces de destruction psychique, historiques et/ou transgénérationnelles à l'œuvre dans son inconscient.

CE QUI SE PASSE CHEZ LE PSY

Une des clés de la prise en charge psychique de la patiente cancéreuse réside dans la continuité. Se donner du temps. Permettre d'abord qu'un climat constructif de travail puisse se mettre en route entre la patiente et son thérapeute.

Travail de parole. C'est naturellement la base du traitement. Trouver avec l'aide du psy les mots pour dire la souffrance liée au choc de l'annonce, aux souffrances liées à la chirurgie et aux effets secondaires des traitements, en particuliers tous les effets cutanés des chimiothérapies (alopécie en particulier). Les mots pour dire les modifications dans l'entourage socio-familial des patientes, pour exprimer le sentiment de dépendance vers les soignants, l'incertitude vers l'avenir, la peur de la récidive et de la mort.

Travail historique. La patiente « recule » petit à petit vers sa propre « théorie » étiologique du cancer. C'est un élément très important dans le travail psychothérapique. Ce qui apparaît très souvent, c'est le lien fait spontanément par les patientes entre des deuils et l'apparition du cancer, en particulier, suite à la mort des parents. Ce lien est essentiel afin de mettre en valeur le caractère structurant de la déstructuration cancéreuse. Le cancer « force » à un travail de deuil qui sans lui aurait été impossible, rendant très improbable la survie du sujet (risque de maladies aiguës mortelles). Faute de cancer, il peut y avoir déplacement de deuils importants non élaborés vers la descendance, avec des risques psychosomatiques pour la nouvelle génération suivante.

Travail de générations. Au fur et à mesure des séances, la patiente, poussée par sa pulsion de vie, va s'intéresser, et nous avec elle, à son histoire familiale. Abraham, Torok [3] et d'autres auteurs, nous aident à éclairer le sens de notre souffrance individuelle en lien avec une sorte de « transmissibilité » transgénérationnelle de la souffrance. Des deuils traumatiques dans la génération des parents et grands-parents peuvent « geler » la capacité de la patiente à dépasser ses obstacles et ses deuils. La cancer a cette capacité immense de mobilisation psychique qui va alimenter en curiosité la quête familiale des patientes.

L'accès à l'identité. Le cancer provoque chez la patiente une impression de perte de contrôle sur sa vie, vécu parfois comme une « trahison » de la vie. Il y a atteinte à l'identité corporelle, due aux amputations et aux conséquences cutanées. Une particularité de la maladie cancéreuse, à la différence d'autres maladies, c'est sa possibilité de réapparaître en forme de récidive ou de métastase.

Au niveau psychique, la résolution du cancer passe par l'identification du mauvais objet en soi, le reconnaître, le chasser. Se reconstruire sur une nouvelle filiation. La patiente va renaître dans la régression des soins hospitaliers pour accéder de nouveau à la vie.

Le schéma corporel altéré, la dégradation des conditions de vie habituelles, la prise en charge médicale, l'étiquette de « malade grave » sont autant de blessures narcissiques, c'est à dire, touchant le sentiment, la perception de notre existence. La psychothérapie va, à partir de ce « trou », retravailler le sentiment d'identité. C'est grâce à la relation transférentielle avec son psychothérapeute que cette reconstruction va se mettre en route. On peut parler d'une vraie renaissance psychique, ce que les patientes résument avec cette belle expression quand les choses vont bien à nouveau « Ce n'est pas que je me sente mieux qu'avant, c'est que je me sens différente » : c'est l'expression de nouveaux aspects identitaires.

Le désir. Le désir est cette sorte de fer de lance de l'énergie psychique qui mène chacun de nous à orienter nos choix amoureux, nos investissements et notre vie. Nous constatons dans le désir des patientes une panne qui précède l'apparition du cancer. Elle est due aux poids inconscient de l'histoire parentale et au carcan du rêve des autres les concernant, les gardant ainsi prisonnières. Nous allons encourager dans la thérapie leurs retrouvailles avec leurs propres désirs enfouis. Tel de tendres pousses que on ne veut pas abîmer, nous recevons leurs jeunes désirs et établissons avec la patiente un pacte de respect. Rien ne devient aussi important que de dialoguer avec leur propre désir.

Fin de la thérapie. Moment magnifique et rare, c'est le processus de séparation de la « machine à libido » représenté par l'espace psy, où la patiente aura réussi à introjecter les plans de cette machine. Elle pourra désormais se guider par le strict respect de son désir. C'est un moment d'émotion partagée où la patiente et le thérapeute ressentent en même temps la satisfaction de la victoire de l'énergie de vie.

NOS LIMITES

Travailler comme psychanalyste dans le milieu de l'oncologie du sein permet un déploiement de nos forces de vie en alliance avec celles des patientes. Mais nous assistons aussi à des cas d'aggravation progressive, sous nos yeux, ce que Marty a défini comme de désorganisation progressive des forces de vie [7]. Les patientes supportent des prises en charge de plus en plus complexes, jusqu'à ce que parfois une réflexion palliative de leur prise en charge amène à des modifications thérapeutiques. Chez ces patientes la pression des mouvements de mort, dans le sens de Marty, prend la place de ses désirs de vie ou de nos désirs de les revitaliser.

Notre approche dans ce cas devient tout naturellement aussi palliatif, le processus de fin de vie ouvrant spontanément vers un espace de réflexion qui lui est propre, concernant le questionnement sur le sens de l'existence, les croyances, les traces que la patiente laisse dans la vie, dans ses proches. Le travail de deuil de soi-même enfin peut se faire dans le cadre de la relation transférentielle avec nous [8].

MALADIE DU SEIN, MALADIE DE L'EXISTENCE

La lutte de la patiente n'est pas individuelle, malgré les apparences : sa lutte est une façon de bâtir un mur qui va protéger la deuxième génération. C'est comme si la patiente avalait le mal, au risque de sa peau, mais dans le but inconscient de protéger sa descendance. Elle « prend sur elle ». L'angoisse des filles des patientes atteintes de cancer de sein est bien compréhensible, la maladie est vécue comme étant une force infiltrante, qui peut, tel un Alien, passer de victime en victime. D'où l'angoisse d'être atteintes. La lutte physique et psychique des mamans cancéreuses du sein est la meilleure protection de la descendance féminine.

Les histoires des cancéreuses du sein sont histoires de vie. Chacune d'elles va développer dans les séances certains points de leur histoire psychologique, ceux qui ont été quelque part en lien avec le déclenchement de la maladie. Les séances débutent souvent avec les souffrances dues à la maladie ou aux traitements. Puis petit à petit, les patientes parleront de moins en moins du cancer et plus en plus de leur histoire, désirs et projets, tout en tissant un fil discursif avec nous dans le chemin de leur reconstruction.

CE QUE LES PATIENTES NOUS APPRENNENT

Pour un psychothérapeute, l'expérience de l'accompagnement de ces patientes est très enrichissante. Nous recevons des femmes en crise, « au bord de la crise de nerfs ». Leur crise est globale, touchant tous les aspects de l'existence, leur vie professionnelle, leur corps, leur vie familiale, amoureuse, etc. Notre accompagnement leur sera précieux pour pouvoir se reconstruire.

Tout est bon pour la patiente afin de dénouer sa crise existentielle : certaines nous demandent, dans un cadre extrêmement souple, de recevoir leurs conjoints, ce que nous acceptons de façon ponctuelle. Tantôt, ce sont leurs enfants que nous recevons en consultation. D'autres, dans un espace de terceité fécond, nous montreront leurs peintures ou leurs photographies.

La crise humaine déclenchée par le cancer a une envergure existentielle majeure, comparable, avec cependant des différences, avec l'emprisonnement, une banqueroute financière, un divorce difficile, un exile etc. *Il s'impose un temps de reconstruction.*

Il est étonnant d'assister à la reféminisation des patientes, à une plus grande richesse libidinale de leurs discours, à une nouvelle philosophie de l'existence. La peur du cancer avec son cortège d'incertitudes devient un allié inattendu mais précieux pour assurer la continuité de leur travail psychique. Nous établissons enfin un cadre psychanalytique non classique qui permet aux patientes un investissement très intense de leur vie psychique dans le chemin multidisciplinaire de leur effort pour s'en sortir.

POUR CONCLURE

La psychothérapie des patientes cancéreuses du sein est une arme puissante dans la lutte anti-cancéreuse. Elle permet un espace de sérénité et de prise de distance par rapport au chaos émotionnelle que les patientes ressentent suite à toutes les actions thérapeutiques et diagnostiques et aux changements survenus dans leur quotidien.

C'est aussi un espace de réflexion, de préparation au deuil, lorsqu'il s'agit de se préparer à un acte opératoire, en particulier la mastectomie.

Il accompagne, par la reconstruction psychique qu'elle favorise, la reconstruction physique chirurgicale souvent nécessaire, en préparant la patiente à certains gestes qui autrement pourraient être vécus comme intrusifs pour leur psychisme.

Par l'intermédiaire de l'énergie libidinale suscitée par le travail de parole entre la patiente et son psychothérapeutique, les patientes peuvent voir leur santé améliorée grâce à la disparition des « trous aspirants » de vie. Ils correspondent à des deuils anciens en attente de verbalisation, des secrets de famille ou de traumatismes psychiques anciens qui empêchent l'équilibre psychosomatique. ■

BIBLIOGRAPHIE

[1] MORRIS, D. Le singe nu. Grasset, 1988.

[2] DARWIN, Ch. L'origine des espèces. Flammarion, 1999.

[3] ABRAHAM, N., TOROK, M. L'écorce et le noyau, Flammarion, 1999

[4] DE MIJOLLA, A. Dictionnaire International de la Psychanalyse, Calmann-Lévy, 2002

[5] MARTY, P. La dépression essentielle. *Rev. Fran. Psychan.*, 3 : 596-598, 1968.

[6] MARTY, P. Les mouvements individuels de vie et de mort. *Essai d'économie psychosomatique.* Petite librairie Payot, 1976.

[7] MARTY, P. L'ordre psychosomatique : Désorganisations et régressions. *Science de l'homme Payot*, 1980.

[8] KUBLER-ROSS, E. La mort, dernière étape de la croissance. Éditions du Rocher, 1985.

LES ASSOCIATIONS : DE NOUVELLES RESPONSABILITÉS UNE ILLUSTRATION : EUROPA DONNA COALITION EUROPÉENNE CONTRE LE CANCER DU SEIN

Nicole ZERNIK
Présidente d'Europa Donna, Forum France

Europa Donna Forum France (EDFF) a été créée en 1998 avec pour objectif l'amélioration de la prise en charge du cancer du sein : dépistage, accès à un traitement optimal, soutien psychologique et social.

EDFF exerce aussi un lobbying national et européen pour les droits des patients. Notre Association fédère des patientes et des femmes bien portantes qui se sentent concernées par le cancer du sein et nous tenons à cette alliance. Très vite il nous a fallu réfléchir sur l'évolution des missions des associations dans le monde de la santé.

En effet, le rôle et les responsabilités des associations de patients ou d'usagers de la médecine ont été modifiés de façon importante ces dernières années, notamment par la loi du 4 mars 2002 sur les droits des malades. Cette loi codifie les relations des patients avec le monde soignant et précise les interventions des associations dans le domaine de la santé. Elle concerne aussi les soignants qui voient leurs responsabilités codifiées, modifiant ainsi les relations soignants-soignés. C'est dans ce contexte que les associations voient leur rôle et leurs missions changer. Leurs attributions vont au-delà de leur vocation antérieure : soutenir, aider, donner du poids social à une pathologie.

Aujourd'hui, s'en ajoutent de nouvelles, définies par la loi et faisant des associations des partenaires officiels du monde de la santé :

- informer les patients et les familles ;
- représenter leurs besoins et leurs droits, voire les défendre.

Pour sa part, EDFF, qui a fait de l'information une de ses actions prioritaires, veut aussi être un lieu d'échange et de partage, renforcer ses actions militantes et hiérarchiser ses objectifs pour accompagner efficacement certaines mesures du Plan Cancer.

Depuis peu le patient est devenu un *partenaire* du monde soignant, il a droit à une information claire et complète, et la relation médecin-malade en est profondément modifiée en particulier suite à la mise en œuvre du dispositif d'annonce en cancérologie. L'introduction du juridique dont il faudrait discuter les avantages et les inconvénients impacte profondément les responsabilités des associations.

L'information est l'archétype des sujets modifiés et par la loi et par le contexte social actuel.

Celle donnée par les associations doit être sinon parfaite, du moins la meilleure possible. La fiabilité de l'association étant fonction de la qualité des informations délivrées.

EDFF s'appuie sur son Conseil Scientifique pluridisciplinaire et son Conseil d'Administration pour en garantir la qualité et l'éthique mais a conscience de sa responsabilité à ce sujet.

Le rôle de l'association dans la *représentation des patients* est inscrit dans la loi. S'il est prévu qu'elle puisse accompagner et soutenir les patientes, quelle peut être sa place à côté d'elles et de leurs thérapeutes, quelle est sa compétence ? Cela demande connaissance et expérience. La loi donne aux associations un statut précis et les charges de représenter des patients dans les instances hospitalières ou administratives, cette délégation de pouvoir pouvant aller jusqu'à une défense juridique des droits des patients. Cette responsabilité nouvelle nous impose un vrai travail de réflexion. Il nous faut être l'interprète auprès des structures officielles des droits et des besoins des patientes, sans oublier de défendre leur place dans la société civile. Cela signifie une analyse des besoins des patientes en général, un examen attentif des cas particuliers, des connaissances approfondies et actualisées, tant médicales que juridiques. Sommes-nous toujours capables de répondre aux attentes exprimées par la loi ?

Un rôle de lobbying a été d'emblée inscrit dans les objectifs d'Europa Donna, créée pour défendre le droit de toutes les femmes en Europe à un traitement de qualité de leur cancer du sein. Cette fonction nous a préparés au travail avec les institutions. Cependant une grande vigilance concernant les textes et leurs applications s'impose. Pour remplir toutes ces missions se pose la question de la *formation* des responsables et des bénévoles. Si le thème de la formation est connu, une réflexion *éthique* nous paraît s'imposer sur le rôle et les responsabilités nouvelles des associations d'usagers en général et d'EDFF en particulier. Des formations des membres sur tous ces thèmes sont nécessaires.

Notre rôle d'interprète des besoins des patientes, de soutien psychologique est plus clair.

Selon nous, l'association a toujours été un lieu de rassemblement, d'écoute, d'échange et de partage. La coexistence de patientes et de non malades permet une expression plus facile des expériences de la maladie. Nous découvrons qu'un vécu commun n'est pas synonyme d'identité et qu'une personne ne se réduit pas à sa pathologie : il s'agit d'une prise de distance utile et qui soulage.

Des informations autrement pénibles peuvent être entendues avec le support du groupe lors des réunions d'information qui sont une de nos spécificités.

De même l'association doit entendre les souffrances individuelles, aider mais en sachant interpréter les plaintes des malades en fonction de leur contexte, l'intolérable du cancer. Ceci nous permet de dissocier les revendications individuelles des véritables besoins de la collectivité des patientes que nous nous devons de représenter.

Notre rôle d'interprète nous paraît essentiel, mais il n'est pas simple : faciliter la relation médecins-malades sans se substituer aux uns ni aux autres. Nos réunions font intervenir des médecins ou d'autres soignants experts en cancérologie. Ils sont dans une situation d'échange souvent nouvelle pour eux et formatrice de part et d'autre. L'information circule sous une forme différente. Nous offrons à chacun un espace transitionnel qui permet aux besoins, aux émotions, aux réactions de s'exprimer. Enfin la chaleur du groupe apporte un soutien aux patientes comme aux bénévoles. Il s'agit d'une vraie humanisation qui permet de faire face au cancer. Ces expériences facilitent notre travail avec soignants et soignés.

Les rôles nouveaux qui nous sont proposés et que nous avons la volonté d'assumer nous imposent donc une constante réflexion, le souci d'une information toujours actualisée, le besoin de collaborer avec les instances politiques et administratives, les médias et d'autres associations. La prise en compte de ces responsabilités étendues nous confère dorénavant un rôle d'acteur, non seulement dans le domaine de la santé pour améliorer la prise en charge des patients et de leurs proches, mais aussi au sein de la société pour débattre des enjeux et défendre la place des usagers.

INDEX

B

C

D

J – K

L

N

O

P

Q – R

S

TABLE DES AUTEURS

A

AAPRO Matti
Centre de Cancérologie IMO
Clinique de Genolier
1, rue du Muids, CH – 1272 Génolier – Suisse

ALBITER Marcela
Service Radiologie
Hôpital Saint-Louis
1, avenue Claude-Vellefaux, 75010 Paris

ALBY Nicole
Psychologue
193, boulevard Saint-Germain
75005 Paris

ANDRÉ Gabriel
15, rue Ohmacht, 67000 Strasbourg

ASAD-SYED M.
Institut Bergonié, 33000 Bordeaux

ASSELAH Jamil
Institut Curie
26, rue d'Ulm, 75005 PARIS

AWADA Ahmad
Oncologie Médicale
Institut Jules-Bordet
Centre des tumeurs de l'Université Libre de Bruxelles
1, rue Heger Bordet
B – 1000 Bruxelles – Belgique

B

BALDACCI C.
Istituto Ginecologia e Ostetrica
Via Roma 67
I – 56127 Pisa – Italie

BALLEYGUIER Corinne
Institut Gustave Roussy
Radiologie
39, rue Camille-Desmoulins, 94800 Villejuif

BAZELAIRE Cédric de
Service Radiologie
Hôpital Saint-Louis
1, avenue Claude-Vellefaux, 75010 Paris

BEDAIRIA N.
Centre des maladies du sein
Service d'Oncologie médicale
Hôpital Saint-Louis
1, avenue Claude-Vellefaux, 75010 Paris

BERNARD-MARTY Chantal
Oncologie Médicale – Institut Jules Bordet
Centre des tumeurs de l'Université Libre de Bruxelles
1, rue Heger Bordet
B – 1000 Bruxelles – Belgique

BERTHEAU Philippe
Anatomopathologie
Hôpital Saint-Louis
1, avenue Claude-Vellefaux, 75010 Paris

BIECHE I.
Centre René-Huguenin
Laroratoire d'oncogénétique
95, rue Dailly, 92210 Saint-Cloud

BINDER J.P.
Chirurgie plastique
Hôpital Saint-Louis
1, avenue Claude-Vellefaux, 75010 Paris

BLANQUER Albert
Psychiatre
Hôpital Saint-Louis
1, avenue Claude-Vellefaux, 75010 Paris

BLAZY Anne
Département d'anesthésie réanimation
Centre de la Douleur – Hôpital Saint-Louis
1, avenue Claude-Vellefaux, 75010 Paris

BLERET V.
Université de Liège – Faculté de Médecine
Hôpital de la Citadelle
Service de Gynécologie-Obstétrique
1, boulevard du 12e de Ligne
B – 4000 Liège – Belgique

BONFILS Sylvie
Gynécologue
Centre des maladies du sein
Hôpital Saint-Louis
1, avenue Claude-Vellefaux, 75010 Paris

BOULE Nathalie
Hôpital Arnaud-de-Villeneuve
371, avenue du Doyen Gaston Giraud
34295 Montpellier Cedex 5

BOULET Patrick
Radiologue
209, rue des Apothicaires,
Parc Euromédecine
34196 Montpellier Cedex 5

BOURRIER Pierre
Service Radiologie
Hôpital Saint-Louis
1, avenue Claude-Vellefaux, 75010 Paris

BOURSTYN Edwige
Centre des maladies du sein
Hôpital Saint-Louis
1, avenue Claude-Vellefaux, 75010 Paris

BRETTES Jean-Philippe
Service de gynécologie-obstétrique
1, place de l'Hôpital, BP 426
67041 Strasbourg cedex

C

CAHEN-DOIDY Laurence
Service de Chirurgie – Geranium V
Hôpital Saint-Louis
1, avenue Claude-Vellefaux, 75010 Paris

CHEREL Pascal
Centre René-Huguenin
Radiologie
35, rue Dailly, 92210 Saint-Cloud

CORDOLIANI Florence
Dermatologie
Hôpital St-Louis
1, avenue Claude-Vellefaux, 75010 Paris

COTTU Paul-Henri
Oncologie médicale
Institut Curie
26, rue d'Ulm, 75005 Paris

COURTILLOT Carine
Pitié-Salpêtrière
Service Endocrinologie
47-83, boulevard de l'Hôpital
75651 Paris Cedex 13

CREMOUX Patricia de
Institut de Physiopathologie
Institut Curie
26, rue d'Ulm, 75005 Paris

CUSTODIO Ana-Sofia
Av. Byssaia Barreto 74 R/C
Coimbra 3000-075 – Portugal

CUTULI Bruno
Radiothérapie – Cancérologie
Polyclinique de Courlancy
38, rue de Courlancy, 51100 Reims

CUVIER Caroline
Centre des maladies du sein
Service d'Oncologie médicale
Hôpital Saint-Louis
1, avenue Claude-Vellefaux, 75010 Paris

D

DELFIEU Dominique
Généraliste
85, rue Lepic, 75010 Paris

DESREUX Joëlle
Université de Liège – Faculté de Médecine
Hôpital de la Citadelle
Service de Gynécologie-Obstétrique
1, boulevard du 12e de Ligne
B – 4000 Liège – Belgique

D'HONDT Véronique
Oncologie Médicale
Institut Jules-Bordet
Centre des tumeurs de l'Université Libre de Bruxelles
1, rue Heger-Bordet
B – 1000 Bruxelles – Belgique

DILHUYDY J.M.
7, rue Léonce-Jugla, 33800 BORDEAUX

DILHUYDY Marie-Hélène
7, rue Léonce Jugla, 33800 Bordeaux
Dilhuydymh@aol.com

DOUARD Marie-Cécile
Département d'anesthésie réanimation
Centre de la Douleur – Hôpital Saint-Louis
1, avenue Claude-Vellefaux, 75010 Paris

DUBREUIL-LEMAIRE Marie-Laure
Département d'anesthésie réanimation
Centre de la Douleur – Hôpital Saint-Louis
1, avenue Claude-Vellefaux, 75010 Paris

E

ESPIÉ Marc
Centre des maladies du sein
Service d'Oncologie médicale
Hôpital Saint-Louis
1, avenue Claude-Vellefaux, 75010 Paris

F

FARADJI Nadia
Sage-femme et consultante en lactation IBCLC
15, Impasse du Curé, 75018 Paris

FARGES Cécile
Service Radiologie
Hôpital Saint-Louis
1, avenue Claude-Vellefaux, 75010 Paris

FAURE Michel
Service de dermatologie
Hôpital Edouard Herriot
5, place d'Arsonval, 69437 Lyon Cedex 03

FEGER Chantal
Policlinique Bordeaux Nord Aquitaine
3, rue Claude-Boucher, 33300 Bordeaux

FEUGEAS Jean-Paul
Hôpital Saint-Louis
1, avenue Claude-Vellefaux, 75010 Paris

FOIDART Jean-Michel
Université de Liège – Faculté de Médecine
Hôpital de la Citadelle
Service de Gynécologie-Obstétrique
1, boulevard du 12e de Ligne
B – 4000 Liège – Belgique

FOURNIER Claire
78, Boulevard Beaumarchais
75011 Paris

FRIJA Jacques
Service Radiologie
Hôpital Saint-Louis
1, avenue Claude-Vellefaux, 75010 Paris

G

GARBAY Jean-Rémi
Service de Chirurgie
Institut Gustave-Roussy
39, rue Camille-Desmoulins, 94805 Villejuif cedex

GENAZZANI Andrea
Istituto Ginecologia e Ostetrica
Via Roma 67
I – 56127 Pisa – Italie

GEORGE Brigitte
Département d'anesthésie réanimation
Centre de la Douleur – Hôpital Saint-Louis
1, avenue Claude-Vellefaux, 75010 Paris

GIACCHETTI Sylvie
Centre des maladies du sein
Service d'Oncologie médicale
Hôpital Saint-Louis
1, avenue Claude-Vellefaux, 75010 Paris

GISSELBRECHT Christian
Onco-hématologie
Hôpital Saint-Louis
1, avenue Claude-Vellefaux, 75010 Paris

GLIGOROV Joseph
Cancérologie – Hôpital Tenon
4, rue de la Chine
75970 Paris Cedex 20

GOFFIN Vincent
Pitié-Salpêtrière
Service Endocrinologie
47-83, boulevard de l'Hôpital
75651 Paris Cedex 13

GORINS André
Gynécologue
20, rue Clément-Marot, 75008 Paris

GOUDINOUX Raphaël
Centre des maladies du sein
Service d'Oncologie médicale
Hôpital Saint-Louis
1, avenue Claude-Vellefaux, 75010 Paris

GRAESSLIN Olivier
Institut Mèree-Enfant Alix-de-Champagne
Service de Gynécologie Obstétrique
45, rue Cognacq Jay, 51092 Reims Cedex

GROHEUX David
Service de Médecine Nucléaire
Hôpital Saint-Louis
1, avenue Claude-Vellefaux, 75010 Paris

GROLIER Frédéric
Maternité
Hôpital Maison Blanche
CHU de Reims
45, rue Cognacq Jay, 51090 Reims

H

HABDOUS Mohammed
Centre des maladies du sein
Service d'Oncologie médicale
Hôpital Saint-Louis
1, avenue Claude-Vellefaux, 75010 Paris

HABERSTICH R.
Service de gynécologie-obstétrique
1, place de l'Hôpital, BP 426
67041 Strasbourg cedex

HAGAY Charley
Centre René-Huguenin
Radiologie
35, rue Dailly, 92210 Saint-Cloud

HAMY Anne-Sophie
Centre des maladies du sein
Service d'Oncologie médicale
Hôpital Saint-Louis
1, avenue Claude-Vellefaux, 75010 Paris

HENNEQUIN Christophe
Service de Radiothérapie
Hôpital Saint-Louis
1, avenue Claude-Vellefaux, 75010 Paris

HENRY-AMAR Michel
Service Recherche clinique
Centre Régional François Baclesse – BP 5026
Route de Lion Sur Mer, 14076 Caen Cedex 5

HOCINI Hamid
Centre des maladies du sein
Service d'Oncologie médicale
Hôpital Saint-Louis
1, avenue Claude-Vellefaux, 75010 Paris

HOUDEBINE Louis-Marie
INRA
Domaine de Vilvert, 78352 Jouy-en-Josas Cedex

I

INDIE Elif
Service de Médecine Nucléaire
Hôpital Saint-Louis
1, avenue Claude-Vellefaux, 75010 Paris

J

JANIN Anne
Anatomopathologie
Hôpital Saint-Louis
1, avenue Claude-Vellefaux, 75010 Paris

JOLY Florence
Service Recherche clinique
Centre Régional François Baclesse - BP 5026
Route de Lion-sur-Mer, 14076 Caen Cedex 5

L

LANZAROTTI Claudine
Psychologue-psychanalyste
10, Passage Tour de Vanves
75014 Paris

LEBAUVY Daniel
Psychiatre-psychanalyste
26, avenue Victor-Hugo, 75116 Paris

LEHMANN Andrée
Psychanalyste
27, rue Ferdinand, 75017 Paris

LEHMANN-CHE Jacqueline
Biochimie
Hôpital Saint-Louis
1, avenue Claude-Vellefaux, 75017 Paris

LEREBOURS Florence
Centre René-Huguenin
Laroratoire d'oncogénétique
95, rue Dailly, 92210 Saint-Cloud

LEROY Brigitte
Centre des maladies du sein
Service de Chirurgie générale du Pr Sarfati
Hôpital Saint-Louis
1, avenue Claude-Vellefaux, 75010 Paris

LIDEREAU R.
Centre René Huguenin
Laroratoire d'oncogénétique
95, rue Dailly, 92210 Saint-Cloud

LOPES Patrice
CHU de Nantes – Hôpital de la mère et de l'enfant
Service A : Gynécologie-Obstétrique
BP 1005, 44935 Nantes Cedex 01

LORQUET S.
Université de Liège – Faculté de Médecine
Hôpital de la Citadelle
Service de Gynécologie-Obstétrique
1, boulevard du 12e de Ligne
B – 4000 Liège – Belgique

M

MABRO May
Service Oncologie
Hôpital Foch
40, rue Worth, 92151 Suresnes Cedex

MANTEL-GUIOCHON Anne
INSERM U 135 – Faculté de médecine
Hôpital Bicêtre – Université Paris Sud
78, rue du Général-Leclerc,
94275 Le Kremlin-Bicêtre Cedex

MARTINAUD C.
Chirurgie plastique - Hôpital Saint-Louis
1, avenue Claude-Vellefaux, 75010 Paris

MARTY Michel
CITOH
Hôpital St-Louis
1, avenue Claude-Vellefaux, 75010 Paris

MASSON Jean
Chirurgie plastique
Hôpital Saint-Louis
1, avenue Claude-Vellefaux, 75010 Paris

MATHELIN Carole
Service de gynécologie-obstétrique
1, place de l'Hôpital, BP 426
67041 Strasbourg cedex

MATHIEU Olivier
Service Radiologie
Hôpital Saint-Louis
1, avenue Claude-Vellefaux, 75010 Paris

MAUDELONDE Thierry
INSERM
60, rue Navacelles, 34090 Montpellier

MAULMONT Charles de
Centre René-Huguenin
Radiologie
35, rue Dailly, 92210 Saint-Cloud

MAYLIN Claude
Radiothérapie
Hôpital Saint-Louis
1, avenue Claude-Vellefaux, 75010 Paris

MOUNIER Nicolas
Onco-hématologie
Hôpital Saint-Louis
1, avenue Claude-Vellefaux, 75010 Paris

MIGNOT Laurent
Institut CURIE
26, rue d'Ulm, 75005 PARIS

MORETTI Jean-Luc
Service de Médecine Nucléaire
Hôpital Saint-Louis
1, avenue Claude-Vellefaux, 75010 Paris

MORVAN François
Service d'oncologie médicale
Centre hospitalier René-Dubos
6, avenue de l'Île-de-France, 95301 Pontoise

N

NAMER Moïse
Centre Azuréen de Cancérologie
1, place du Docteur J.-L.-Broquerie
06250 Mougins

NOGUES C.
Centre René-Huguenin
Laroratoire d'oncogénétique
95, rue Dailly, 92210 Saint-Cloud

O

de OLIVEIRA Carlos Freire
Av. Byssaia Barreto 74 R/C
Coimbra 3000-075, Portugal

OUHIOUN Olivier
Centre René Huguenin
Radiologie
35, rue Dailly, 92210 Saint-Cloud

P

PAUTIER Patricia
Institut Gustave-Roussy
39, rue Camille-Desmoulins, 94805 Villejuif Cedex

PERRET Francine
Centre des maladies du sein
Hôpital Saint-Louis
1, avenue Claude-Vellefaux, 75010 Paris

PERSICOT Vanessa
Psychologue-Clinicienne
Centre des maladies du sein
Hôpital Saint-Louis
1, avenue Claude-Vellefaux, 75010 Paris

PICARD Ghislaine
Diététicienne
Hôpital Saint-Louis
1, avenue Claude-Vellefaux, 75010 Paris

PICCART Martine
Oncologie Médicale
Institut Jules-Bordet, Centre des tumeurs
de l'Université Libre de Bruxelles
1, rue Heger-Bordet,
B – 1000 Bruxelles – Belgique

PINTIAUX A.
Université de Liège – Faculté de Médecine
Hôpital de la Citadelle
Service de Gynécologie-Obstétrique
1, boulevard du 12e de Ligne
B – 4000 Liège – Belgique

PLASSA L. François
Biochimie
Hôpital Saint-Louis
1, avenue Claude-Vellefaux, 75010 Paris

PUISSANT Marie-Christine
Diététicienne
18, rue Duranti, 75011 Paris

Q

QUEREUX Christian
Maternité
Hôpital Maison Blanche
CHU de Reims
45, rue Cognacq Jay, 51090 Reims

QUERO Laurent
Radiothérapie
Hôpital Saint-Louis
1, avenue Claude-Vellefaux, 75010 Paris

R

REVOL M.
Chirurgie plastique
Hôpital Saint-Louis
1, avenue Claude Vellefaux
75010 Paris

RIBRAG Vincent
Institut Gustave-Roussy
39, rue Camille-Desmoulins, 94805 Villejuif Cedex

de ROQUANCOURT Anne
Anatomopathologie
Hôpital Saint-Louis
1, avenue Claude-Vellefaux, 75010 Paris

ROZENBAUM Henri
Cabinet de Gynécologie
15, rue Daru, 75008 Paris

RYBOJAD Michel
Dermatologie
Hôpital St-Louis
1, avenue Claude-Vellefaux, 75010 Paris

S

SAKSOUK Ali
Service Radiologie
Hôpital Saint-Louis
1, avenue Claude-Vellefaux, 75010 Paris

SCAPIN Marie-Hélène
Centre Paramédical pôle MPR
Hôpital Rothschild
33, boulevard de Picpus, 75012 PARIS

SCHLAGETER Marie-Hélène
Unité de Biologie Cellulaire
Hôpital Saint-Louis
1, avenue Claude-Vellefaux, 75010 Paris

SEGURA Carine
Service Recherche clinique
Centre Régional François Baclesse – BP 5026
Route de Lion Sur Mer, 14076 Caen Cedex 5

SERADOUR Brigitte
Clinique Beauregard
12, impasse du Lido, 13012 MARSEILLE

SERFATY David
Gynécologue
17, avenue de Villersexel, 75007 Paris

SERGENT Guillaume
Radiothérapie
Hôpital Saint-Louis
1, avenue Claude-Vellefaux, 75010 Paris

SEROR Jean-Yves
Radiologue
9 ter, Bd du Montparnasse, 75006 PARIS

SERVANT J.M.
Chirurgie plastique
Hôpital Saint-Louis
1, avenue Claude-Vellefaux, 75010 Paris

SICARD Coralie
Service Radiologie
Hôpital Saint-Louis
1, avenue Claude-Vellefaux, 75010 Paris

SIMONCINI T.
Istituto Ginecologia e Ostetrica
Via Roma 67
I – 56127 Pisa – Italie

SLAMA Linda
Psychanalyste
6, boulevard de Clichy, 75018 Paris

SONDARJEE Nadja
Centre des Maladies du Sein
Hôpital St-Louis
1, avenue Claude-Vellefaux, 75475 Paris Cedex 10

T

TERROSI Philippe
Maternité
Hôpital Maison Blanche
CHU de Reims
45, rue Cognacq Jay, 51090 REIMS

THE Hugues de
Biochimie
Hôpital Saint-Louis
1, avenue Claude-Vellefaux, 75010 Paris

TOURAINE Philippe
Pitié-Salpêtrière
Service Endocrinologie
47-83, boulevard de l'Hôpital, 75651 Paris Cedex 13

TOURNANT Bertrand
Centre des maladies du sein
Hôpital Saint-Louis
1, avenue Claude-Vellefaux, 75010 Paris

TURPIN Elisabeth
Biochimie
Hôpital Saint-Louis
1, avenue Claude-Vellefaux, 75010 Paris

V

VALENTIN F.
Institut Bergonié, 33000 Bordeaux

VEROLA O.
Anatomopathologie
Hôpital Saint-Louis
1, avenue Claude-Vellefaux, 75010 Paris

VEXIAU Patrick
Service d'Endocrinologie
Hôpital Saint-Louis
1, avenue Claude-Vellefaux, 75475 Paris Cedex 10

VIGNES Stéphane
Hôpital Cognacq-Jay
Site Broussais
96, rue Didot, 75014 PARIS

Z

ZERNIK Nicole
Présidente Europa Donna Forum France
14, rue Corvisart
75013 Paris

Marc Espié et André Gorins tiennent à exprimer leurs très vifs remerciements pour leur contribution à l'édition de cet ouvrage, à tous les auteurs, à Corinne Gauthier pour son travail de secrétariat, à Marie-Thérèse Soulas pour sa disponibilité, sa gentillesse et son efficacité, aux Éditions ESKA et à M. Grémy pour ses relectures d'articles.

Article de M. FAURE, *pages 19 à 37*

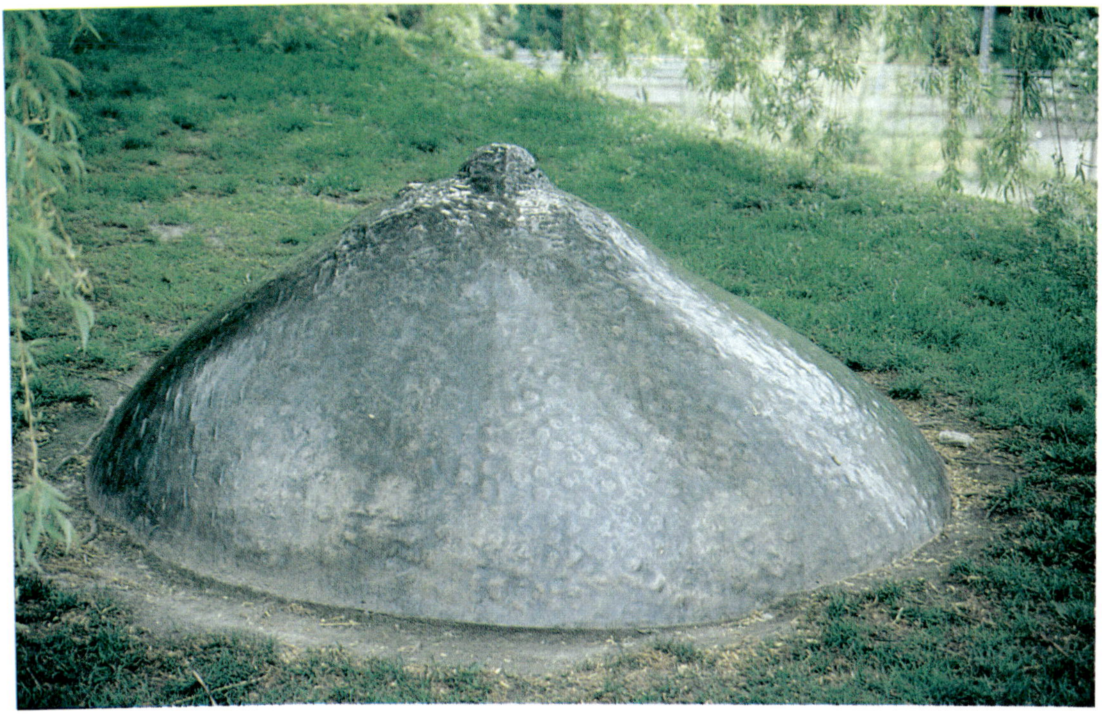

Fig. 1 : Cesar, sein, *Martigny, Fondation Giannada* ***(p. 19)***

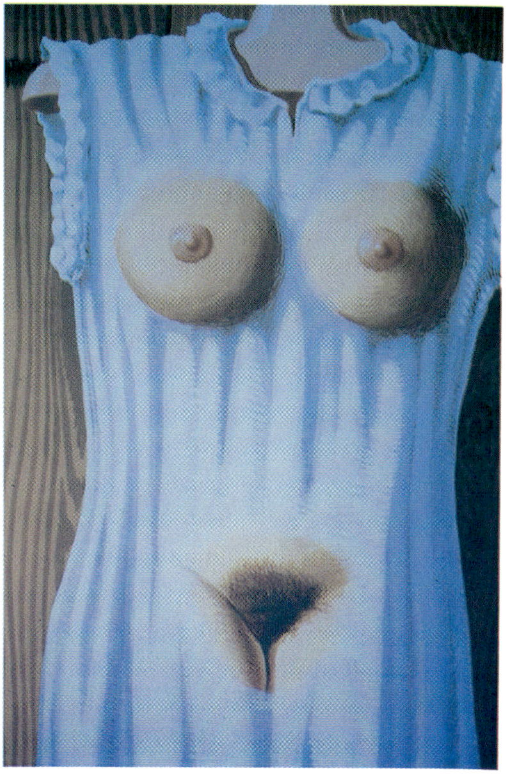

Fig. 2 : R. Magritte, en hommage à Max Sennet (détail), *1937, La Louvière, collection de la ville de Louvière* ***(p. 20)*** ▶

Article de M. FAURE, *pages 19 à 37*

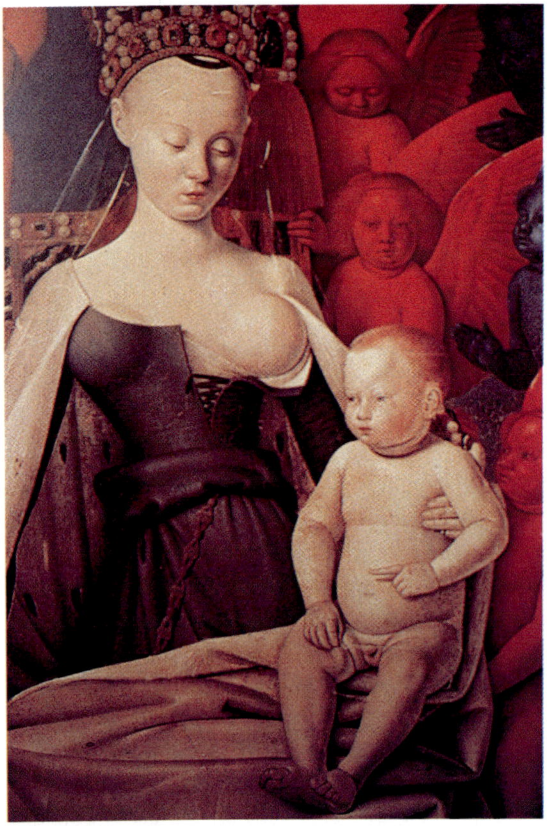

◀ ***Fig. 3 : J. Fouquet, La vierge et l'enfant (détail),*** *Anvers, Musée Royal des Beaux Arts* ***(p. 21)***

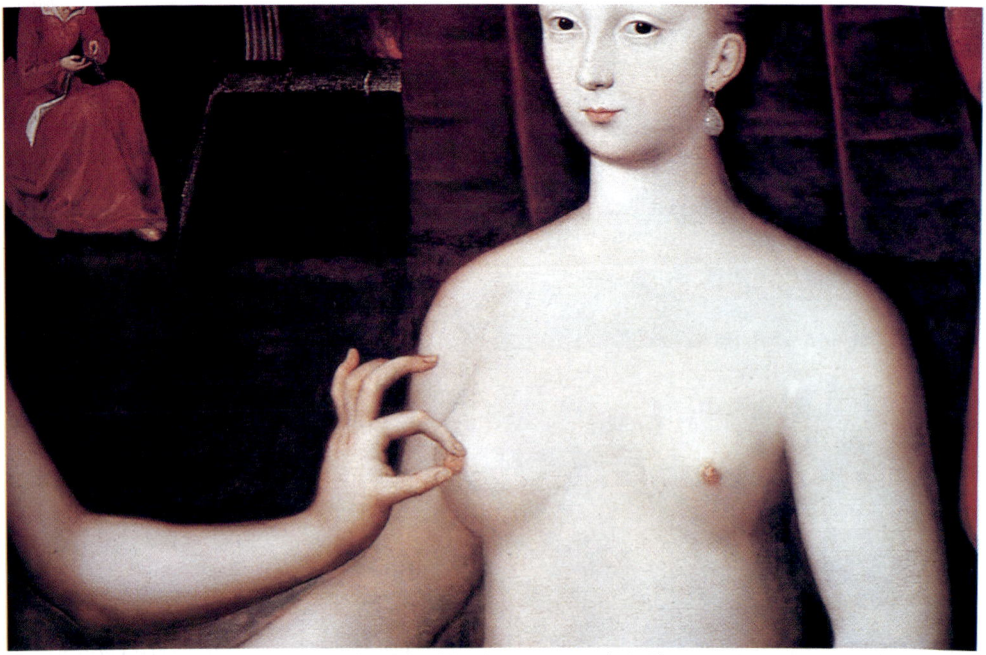

Fig. 4 : Ecole de Fontainebleau, Gabrielle d'Estrées et sa sœur (détail), *Paris, Musée du Louvre* ***(p. 21)***

Article de M. FAURE, *pages 19 à 37*

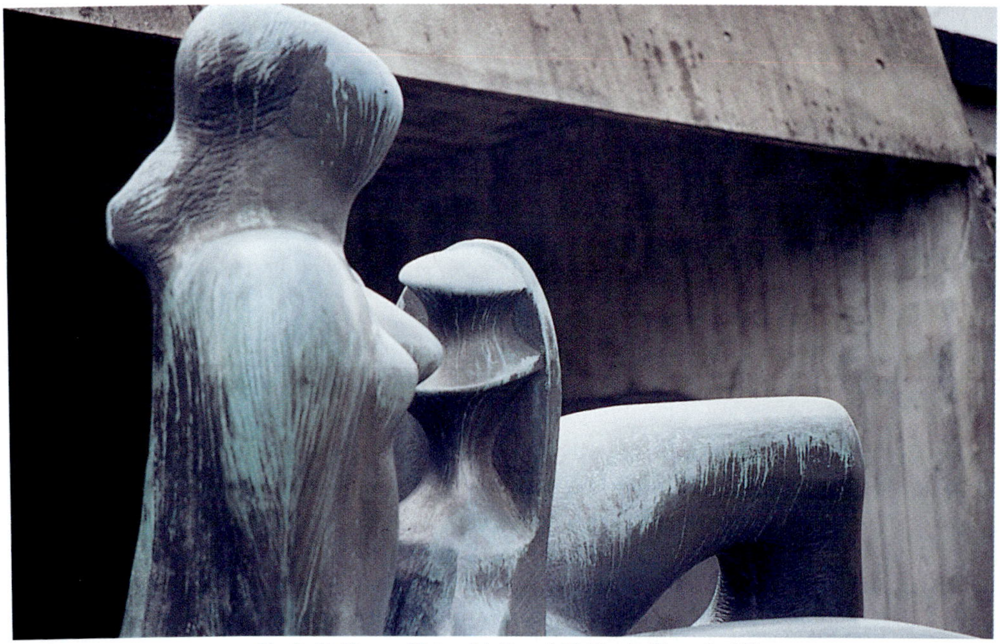

Fig. 5 : H. Moore, Maternité, *Kurashiki, Musée Ohara* ***(p. 22)***

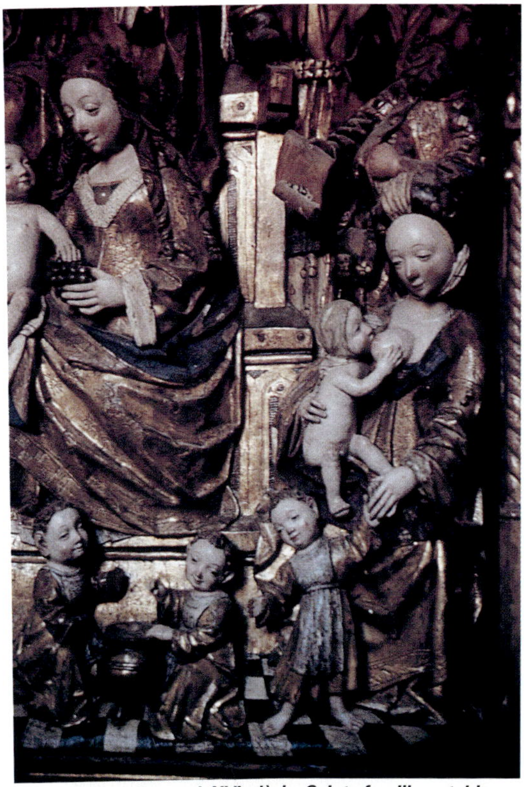

Fig. 6 : Art allemand, XVIᵉ siècle, Sainte famille, retable,
Lubeck, Musée Sainte-Anne ***(p. 22)***

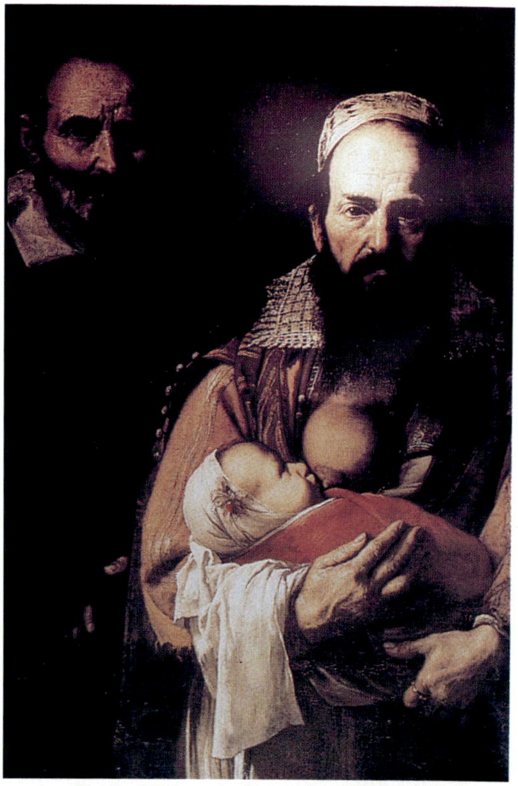

Fig. 7 : J. Ribera, La femme à barbe (détail),
Tolède, Fondation des ducs de Lerme, Hôpital Tavera ***(p. 23)***

Article de M. FAURE, *pages 19 à 37*

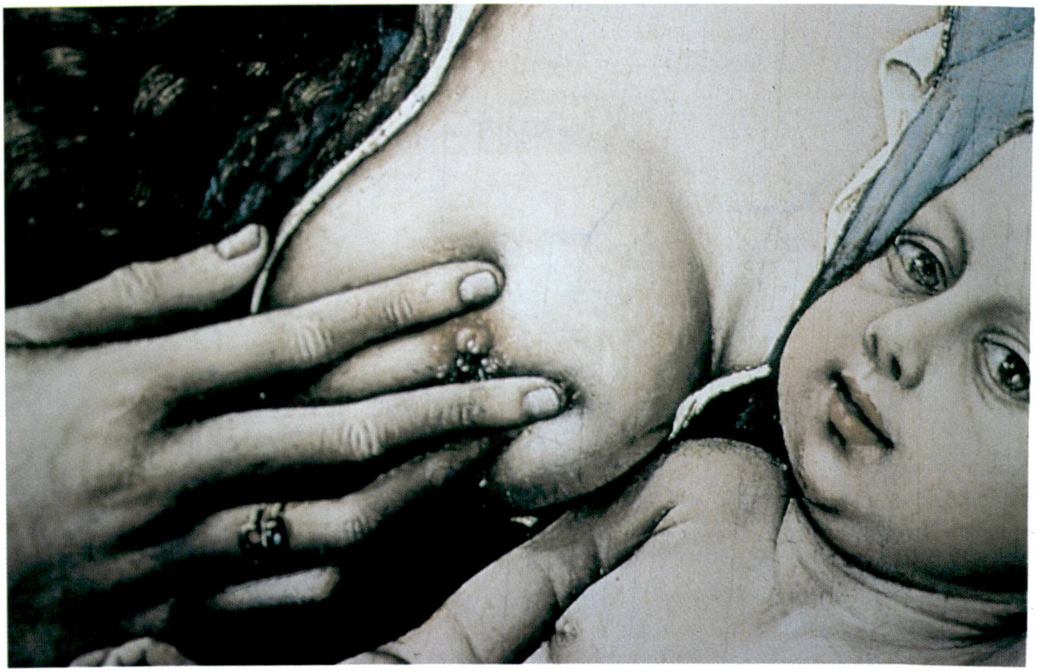

Fig. 8 : R. Campin, La vierge à l'écran d'osier (détail), *Londres, National Gallery* ***(p. 23)***

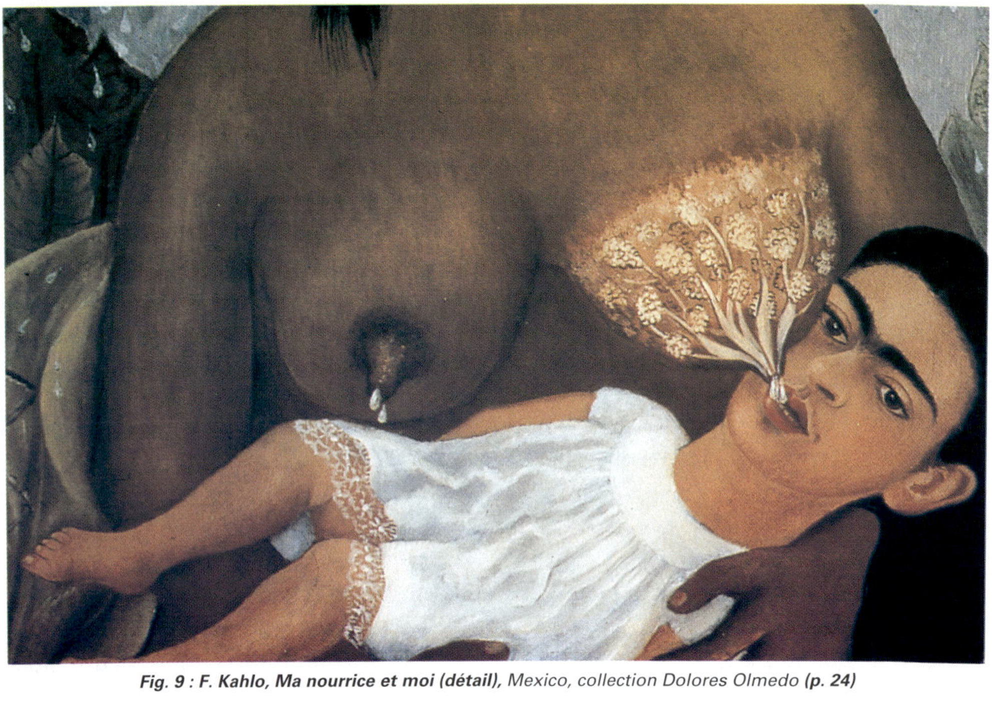

Fig. 9 : F. Kahlo, Ma nourrice et moi (détail), *Mexico, collection Dolores Olmedo* ***(p. 24)***

Article de M. FAURE, *pages 19 à 37*

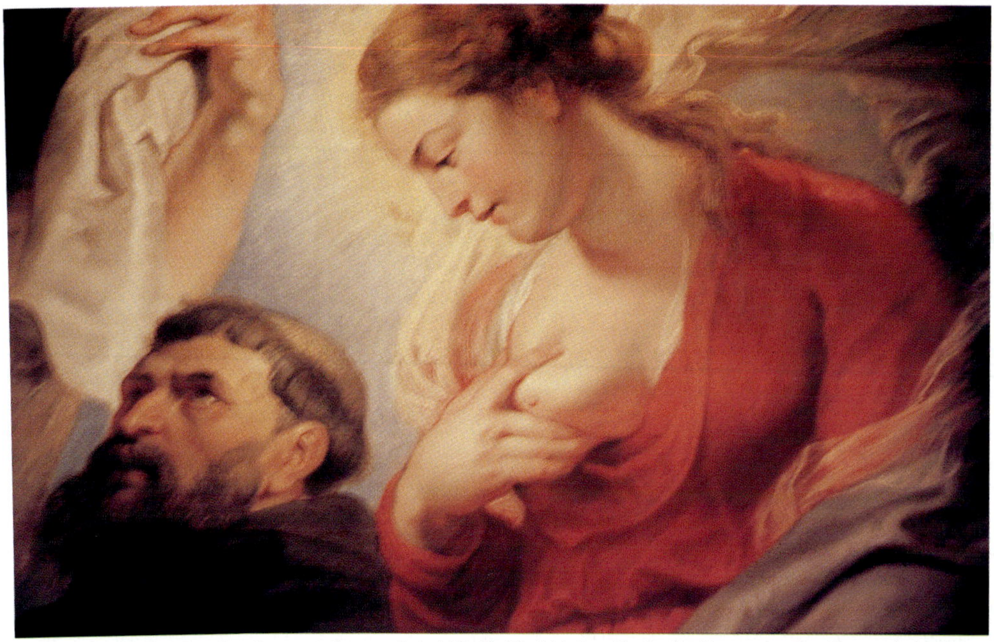

Fig. 10 : PP. Rubens, La vierge et divers saints (détail), *Madrid, Académie des Beaux arts San Fernando* ***(p. 25)***

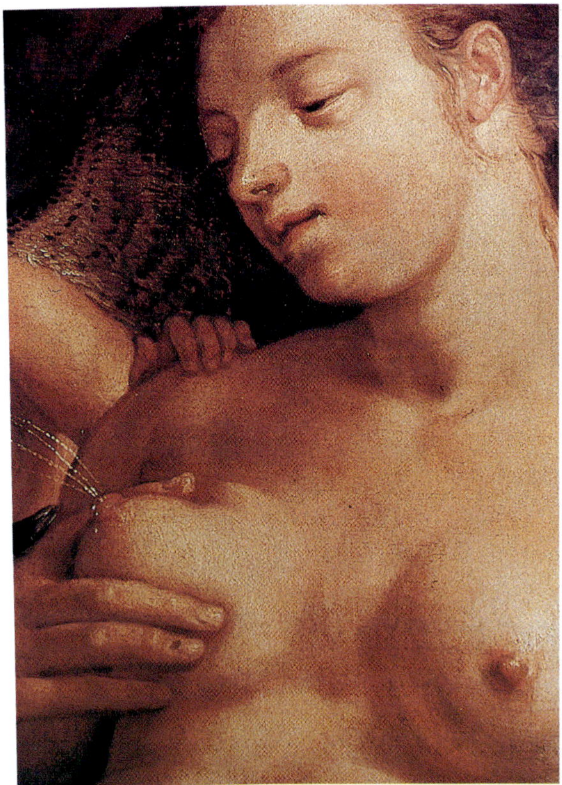

Fig. 11 : H. Goltzius, Jupiter et Antiope (détail)
Paris, Musée du Louvre ***(p. 25)***

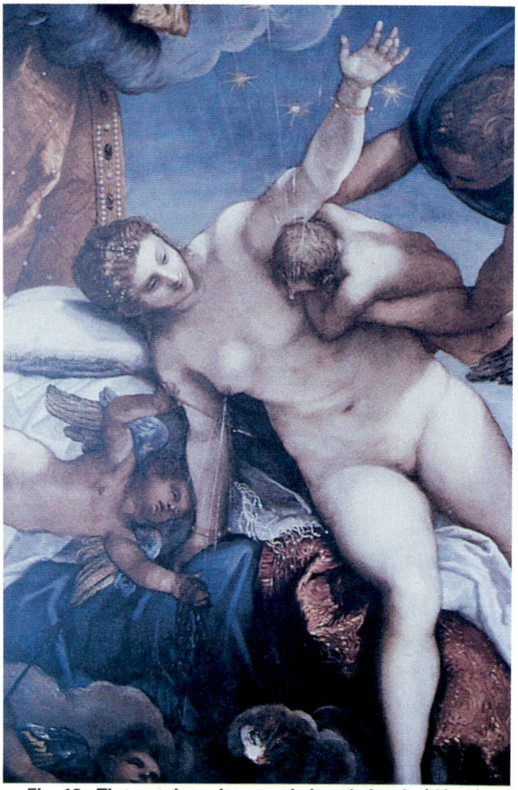

Fig. 12 : Tintoret, La naissance de la voie lactée (détail),
Londres, National Gallery ***(p. 25)***

Article de M. FAURE, *pages 19 à 37*

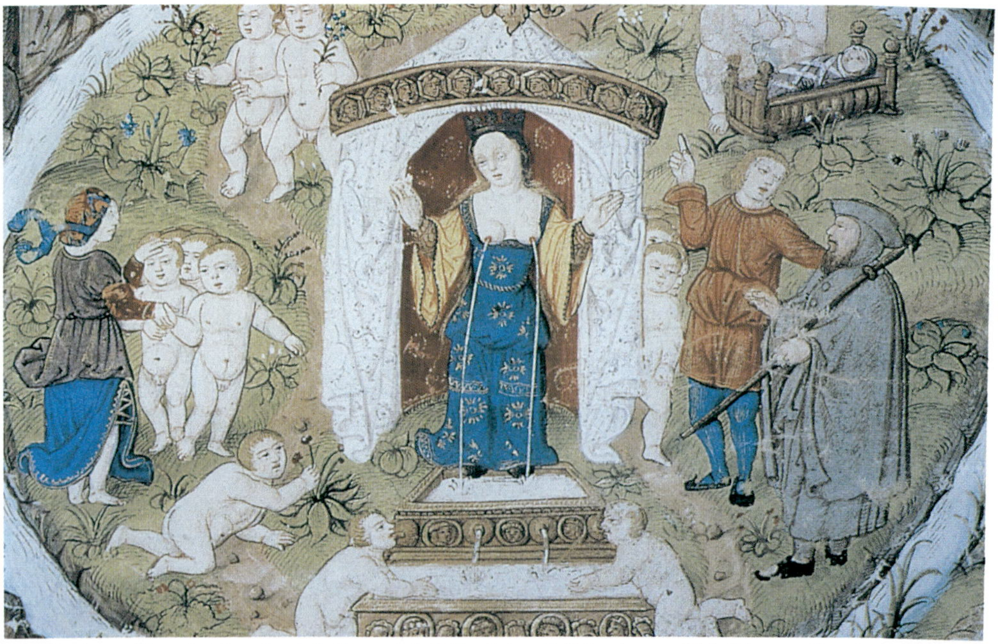

Fig. 13 : Prudence, Livre du triomphe de la Force et de la Prudence, *St-Petersbourg, Bibliothèque nationale de Russie* ***(p. 26)***

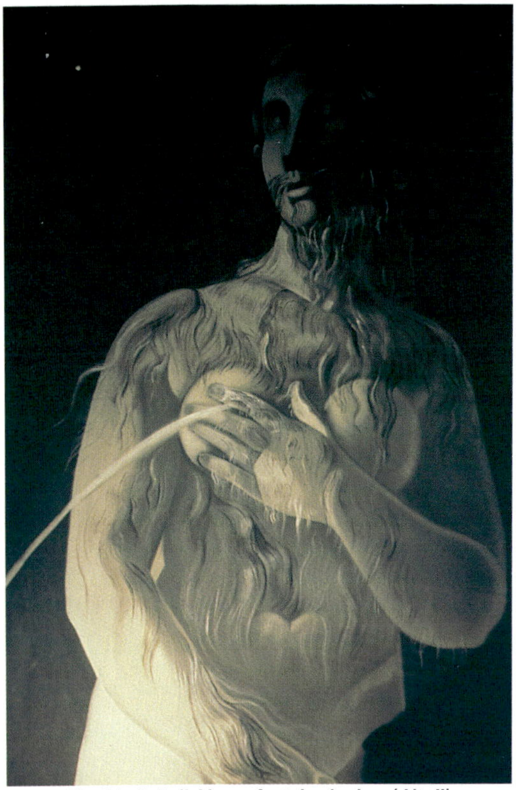

Fig. 14 : S. Dali, Venus fontaine barbue (détail)
Figueres, teatre Museu Dali ***(p. 26)***

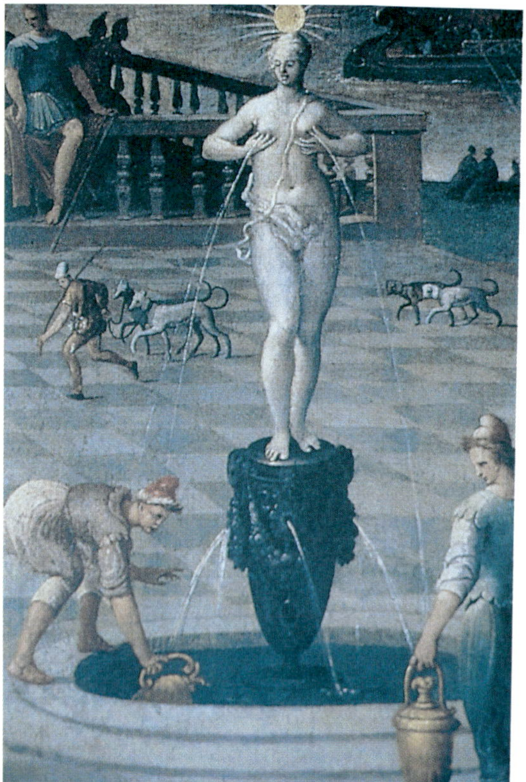

Fig. 15 : A. Caron, Auguste et la Sibylle (détail),
Paris, Musée du Louvre ***(p. 26)***

Article de M. FAURE, *pages 19 à 37*

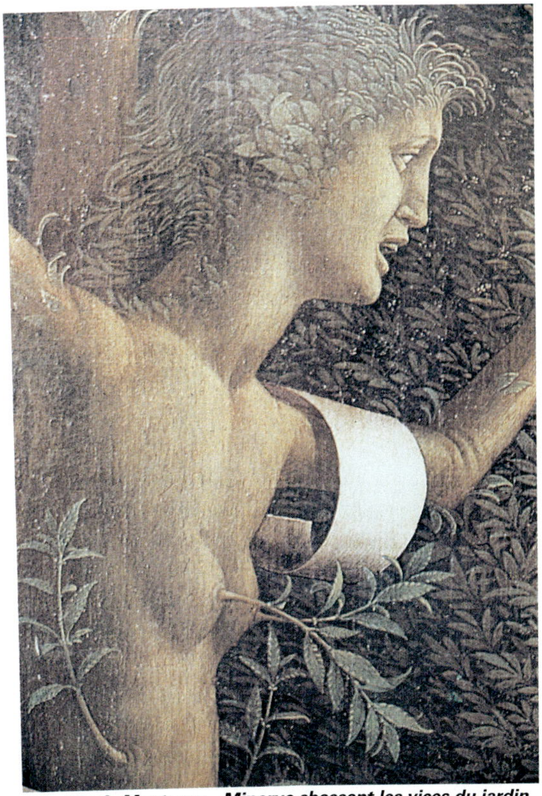

Fig. 16 : A. Mantegna , Minerve chassant les vices du jardin de la vertu (détail), *Paris, Musée du Louvre* ***(p. 27)***

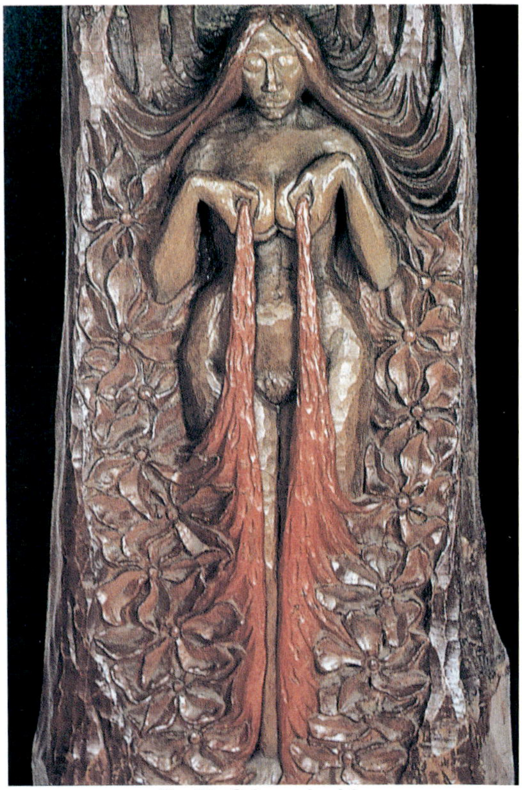

Fig. 17 : G. Lacombe, Isis, *Paris, Musée d'Orsay* ***(p. 27)***

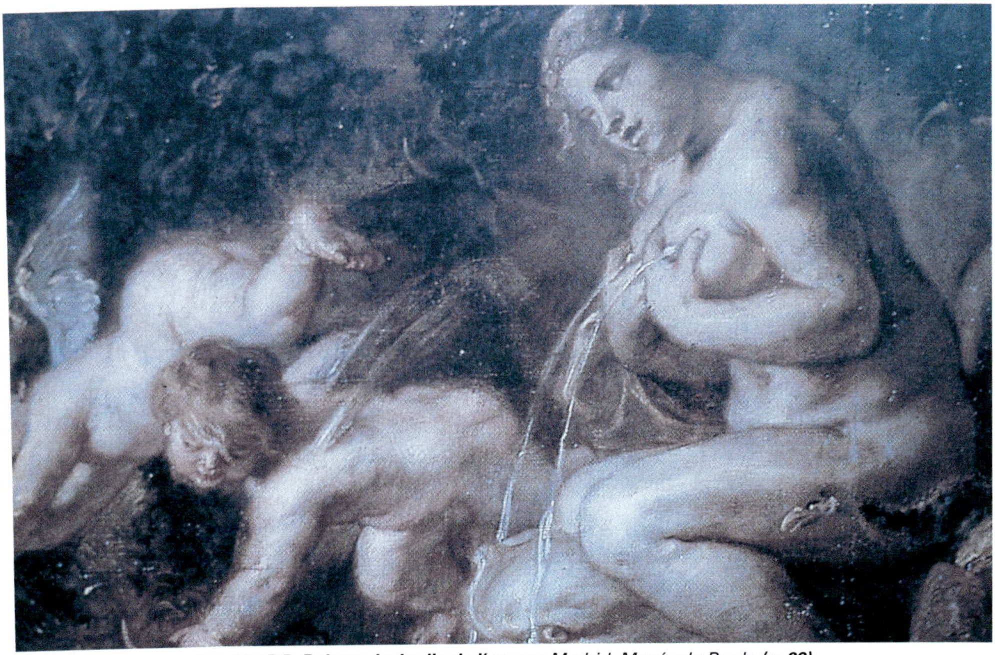

Fig. 18 : P.P. Rubens, Le jardin de l'amour, *Madrid, Musée du Prado* ***(p. 28)***

Article de M. FAURE, *pages 19 à 37*

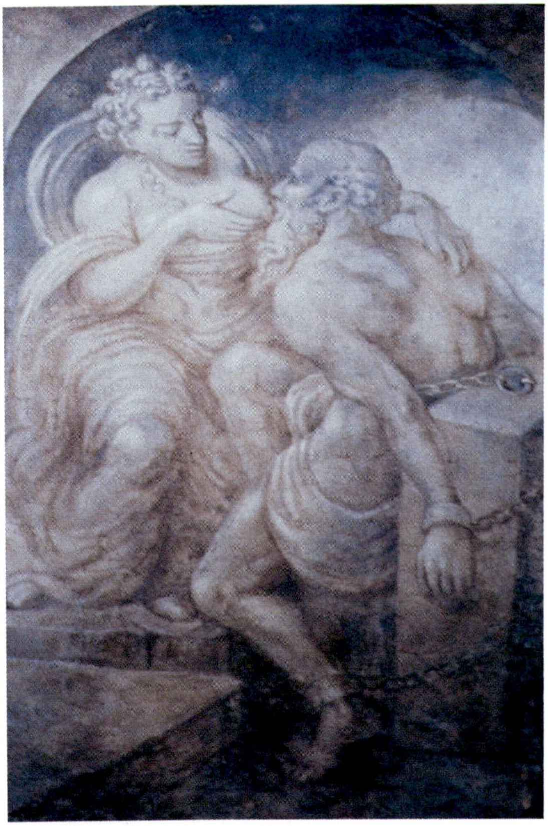

Fig. 19 : Anonyme, La charité romaine, *Prague, vieille ville* ***(p. 28)***

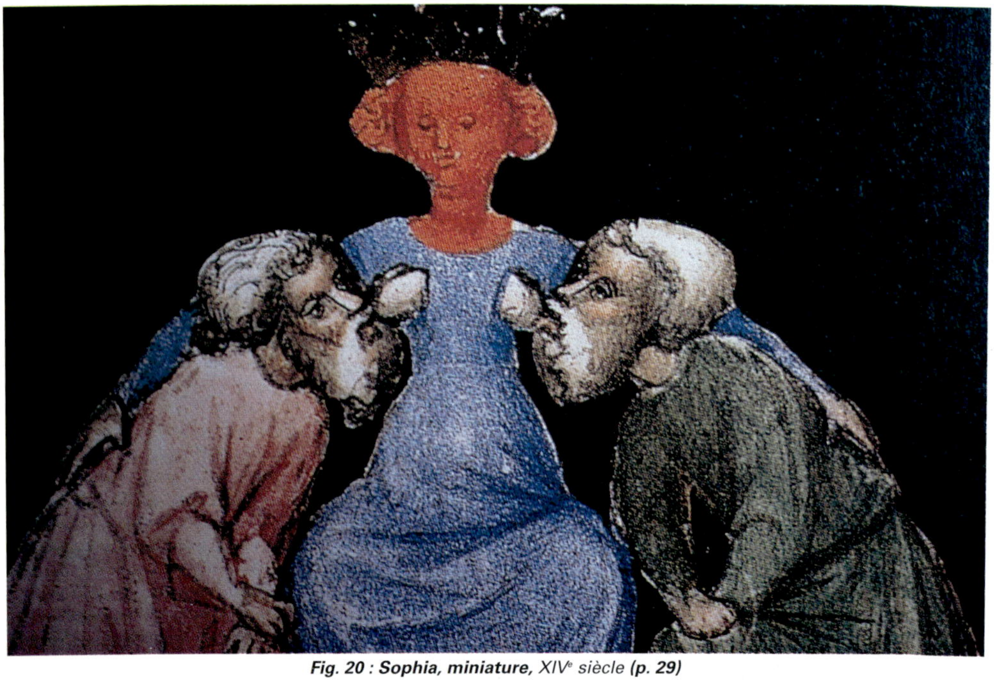

Fig. 20 : Sophia, miniature, *XIVe siècle* ***(p. 29)***

Article de M. FAURE, *pages 19 à 37*

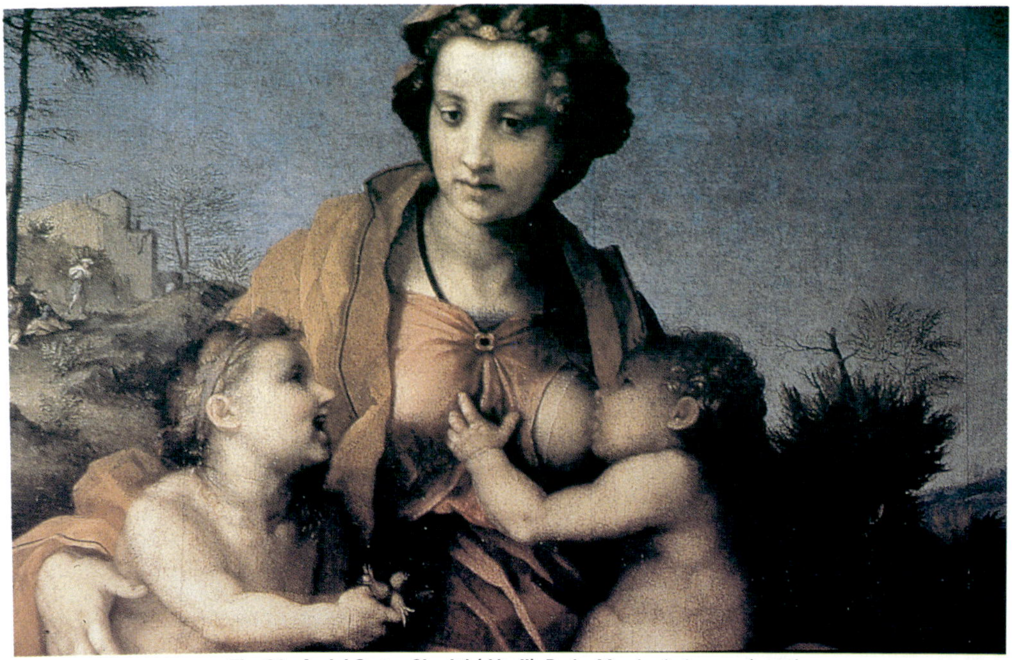

Fig. 21 : A. del Sarto, Charité (détail), *Paris, Musée du Louvre* ***(p. 30)***

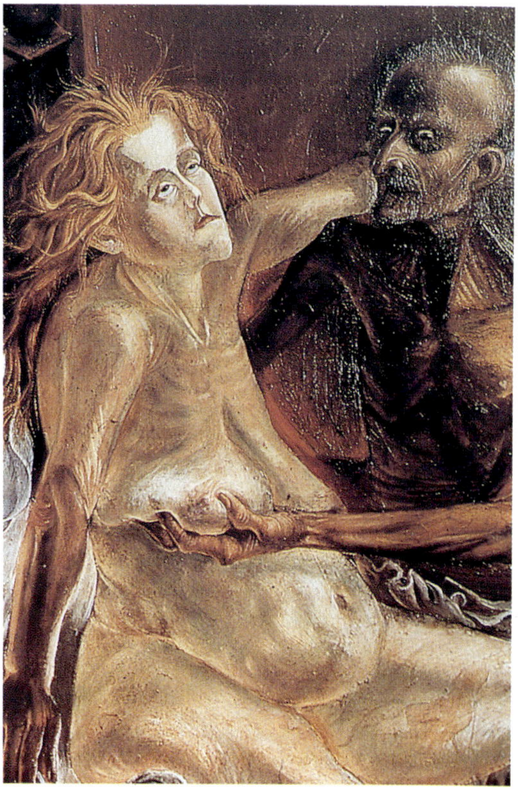

Fig. 22 : O. Dix, Vieux amants (détail),
Berlin, Staatliche Museum ***(p. 31)***

Article de M. FAURE, *pages 19 à 37*

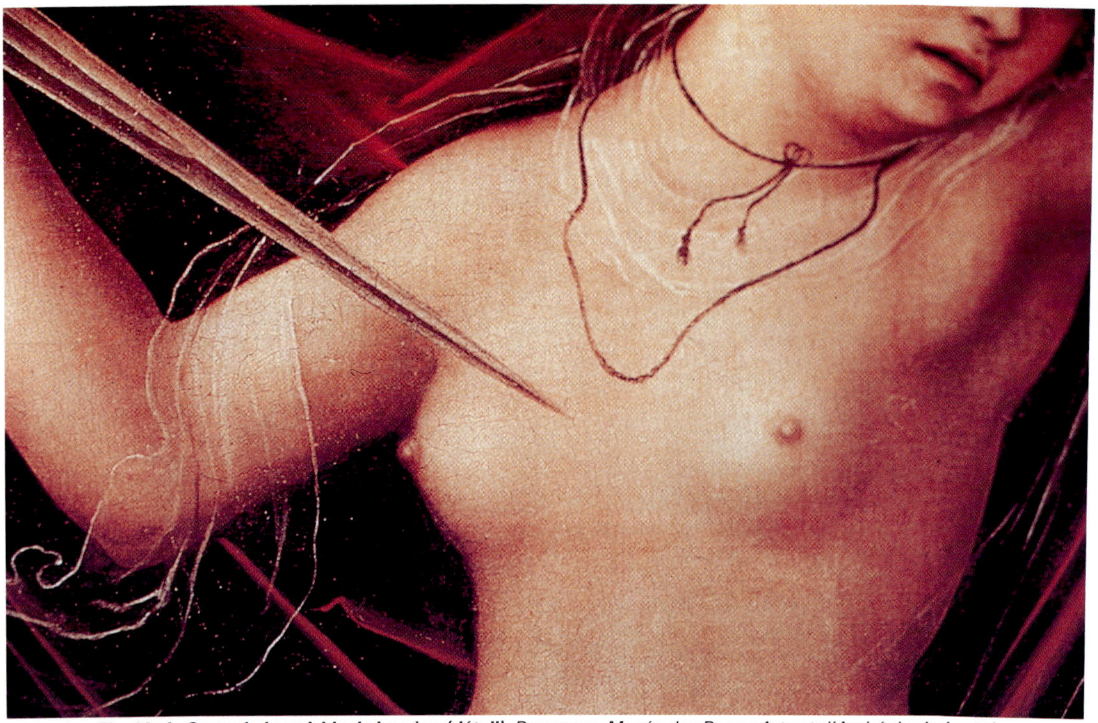

Fig. 23 : L. Cranach, Le suicide de Lucrèce (détail), *Besançon, Musée des Beaux Arts et d'Archéologie* ***(p. 32)***

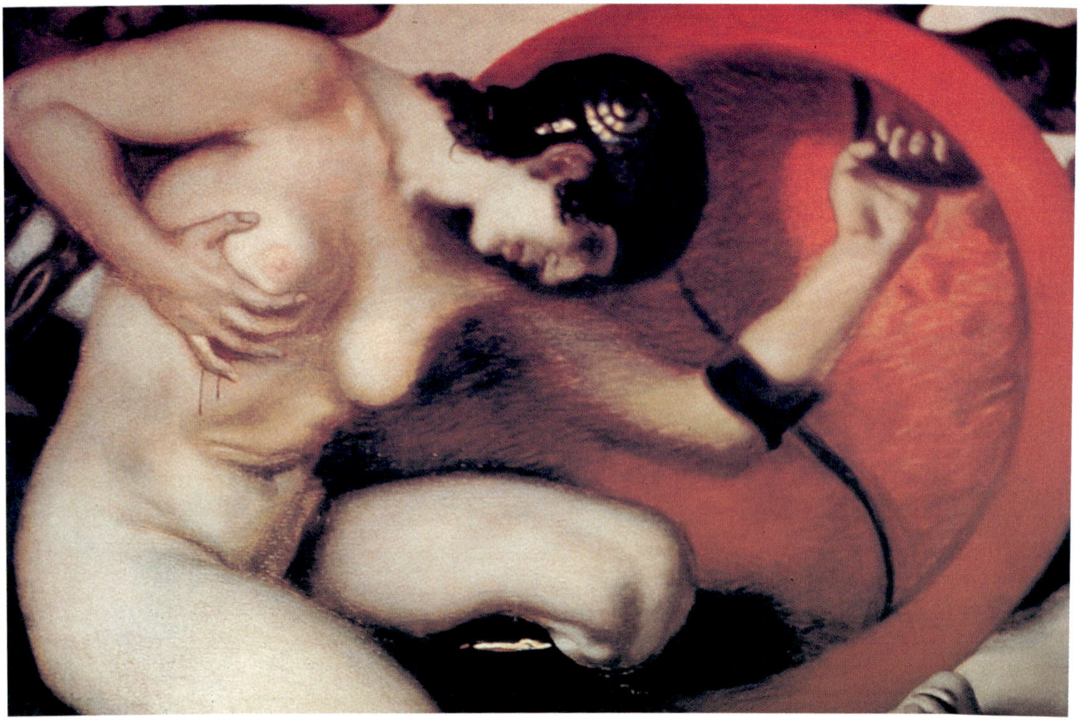

Fig. 24 : F. von Stuck, Amazone blessée (détail), *Amsterdam, Musée Van Gogh* ***(p. 32)***

Article de M. FAURE, *pages 19 à 37*

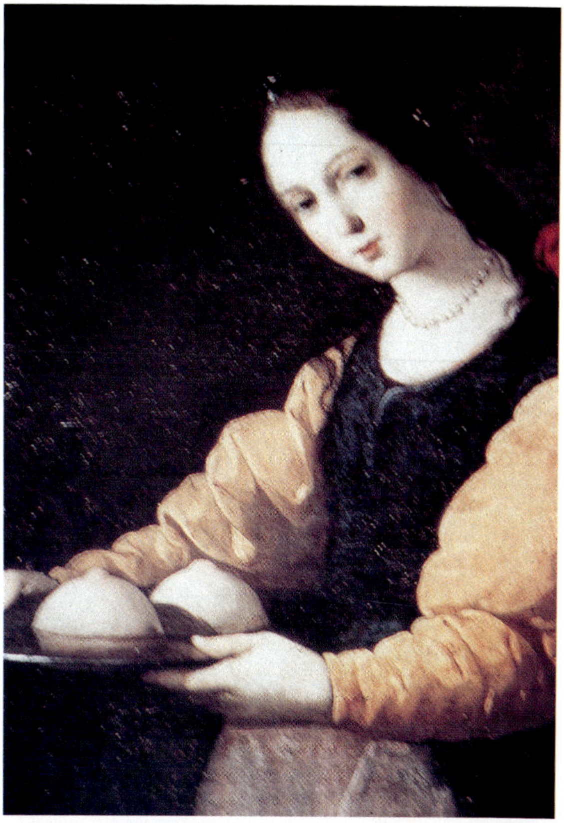

Fig. 25** : **F. Zurbaran, Sainte Agathe (détail),** Montpellier, Musée Fabre **(p. 33)

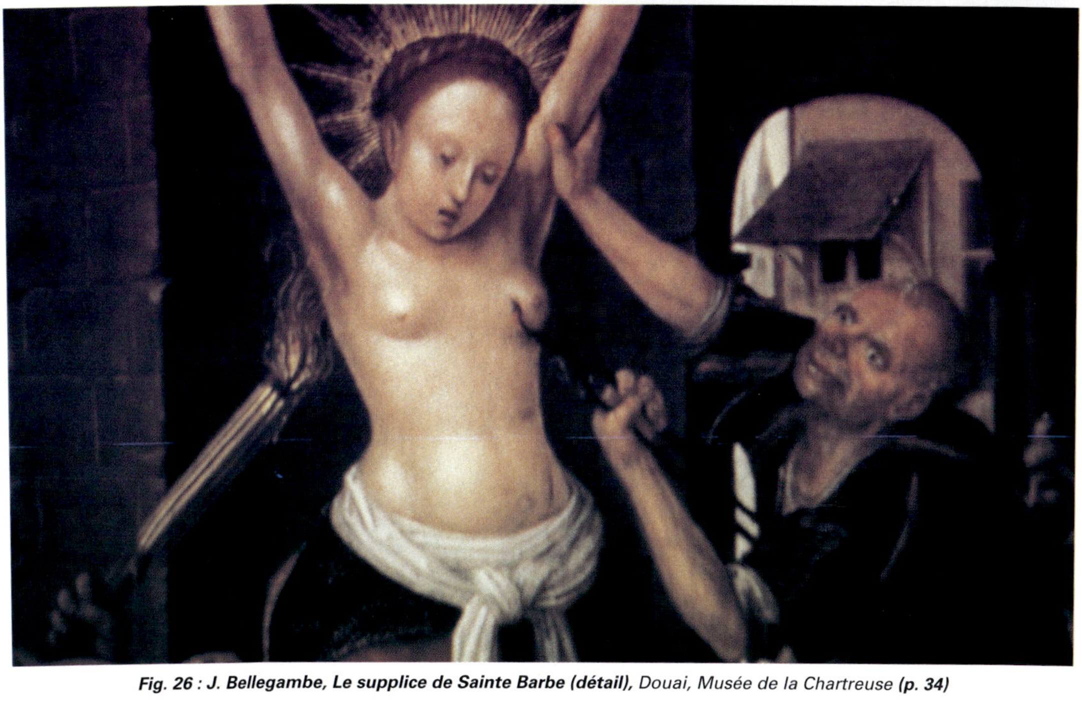

Fig. 26** : **J. Bellegambe, Le supplice de Sainte Barbe (détail),** Douai, Musée de la Chartreuse **(p. 34)

Article de M. FAURE, *pages 19 à 37*

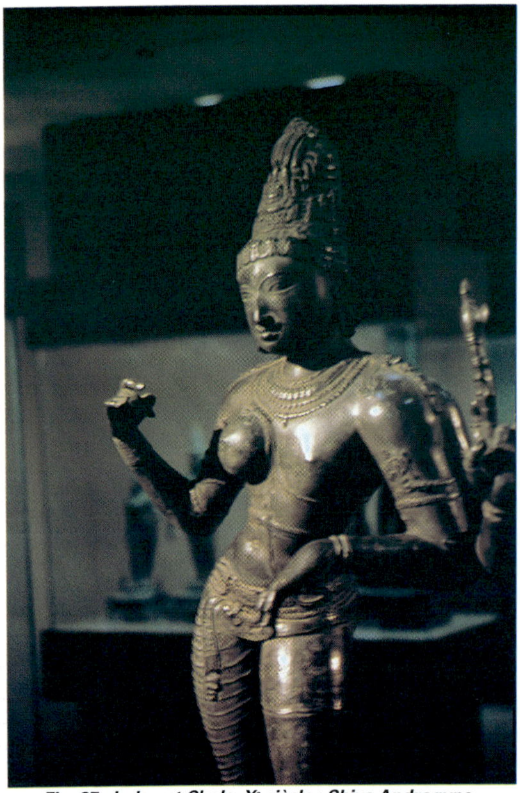

Fig. 27 : Inde, art Chola, Xe siècle : Shiva Androgyne, *Madras, Musée de Madras* ***(p. 34)***

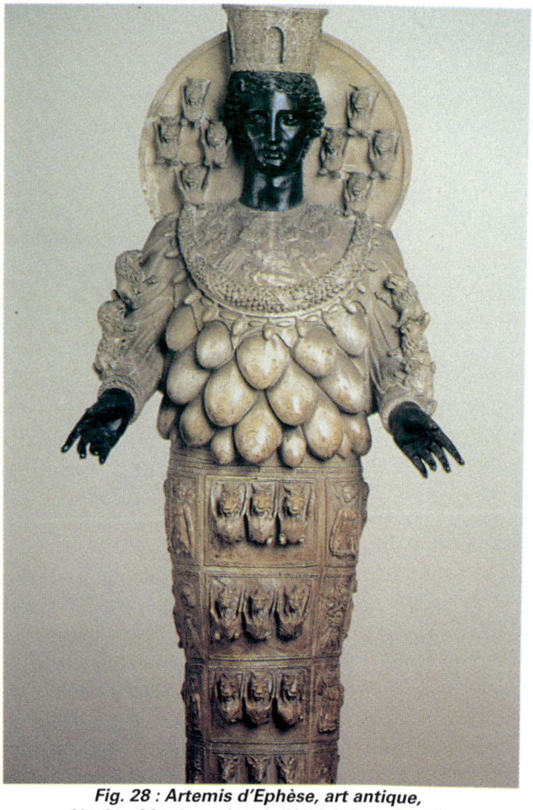

Fig. 28 : Artemis d'Ephèse, art antique, *Naples, Musée national d'Archéologie* ***(p. 35)***

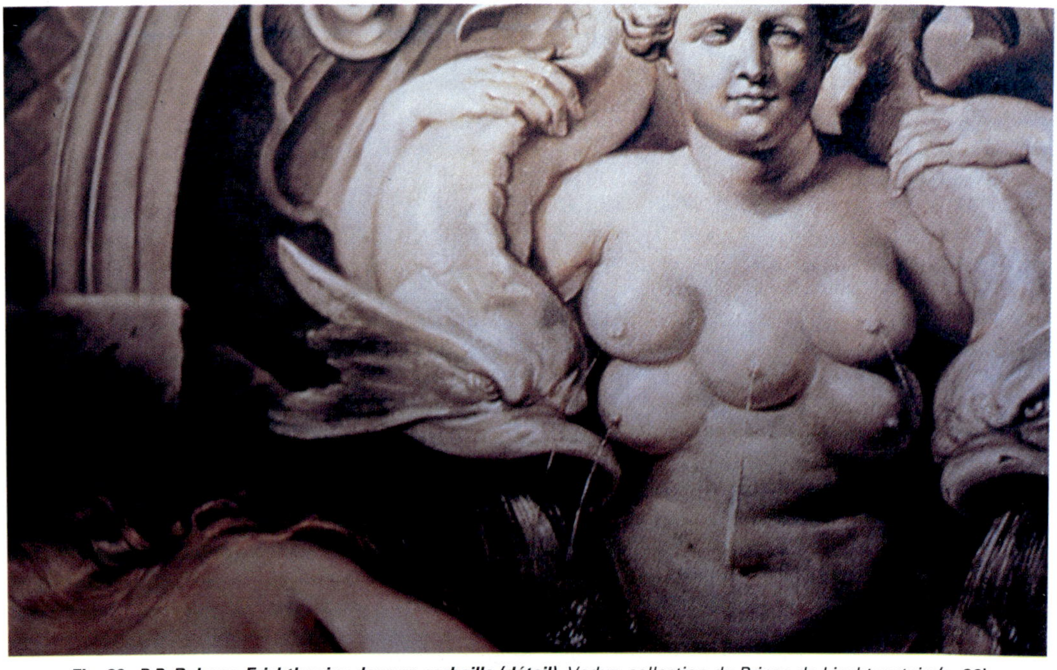

Fig. 29 : P.P. Rubens, Erichthonius dans sa corbeille (détail), *Vaduz, collection du Prince de Liechtenstein* ***(p. 36)***

Article de M. GARBAY, *pages 38 à 53*

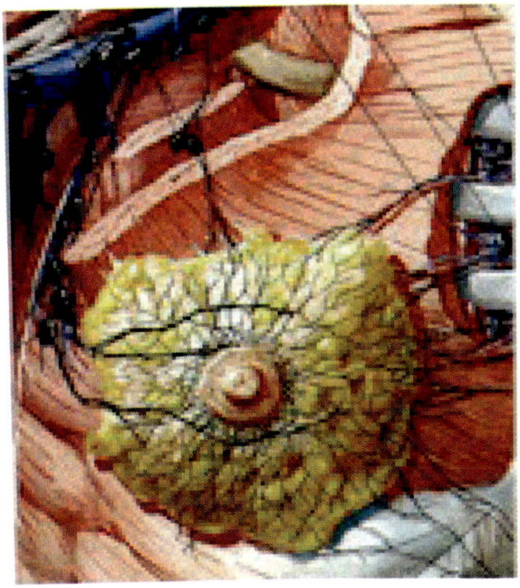

Fig. 7 :
Drainage lymphatique du sein (p. 45)

Article de M. BERTHEAU, *pages 54 à 59*

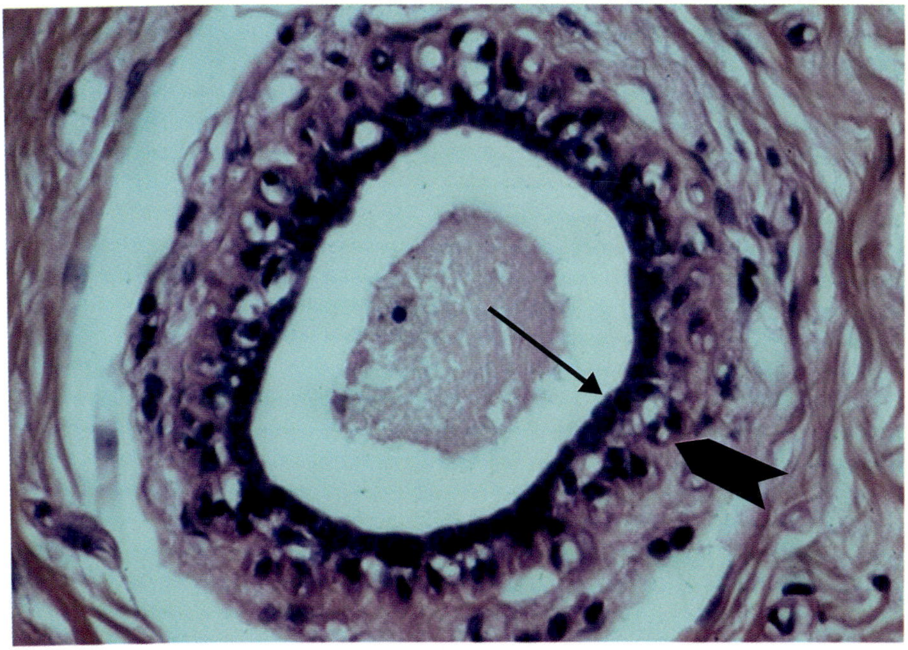

Fig. 1 :
L'arbre canalaire mammaire est partout revêtu par une double assise épithéliale (flèche) et myoépithéliale (tête de flèche) (coloration HES, grossissement original x 400) (p. 55)

Article de M. BERTHEAU, *pages 54 à 59*

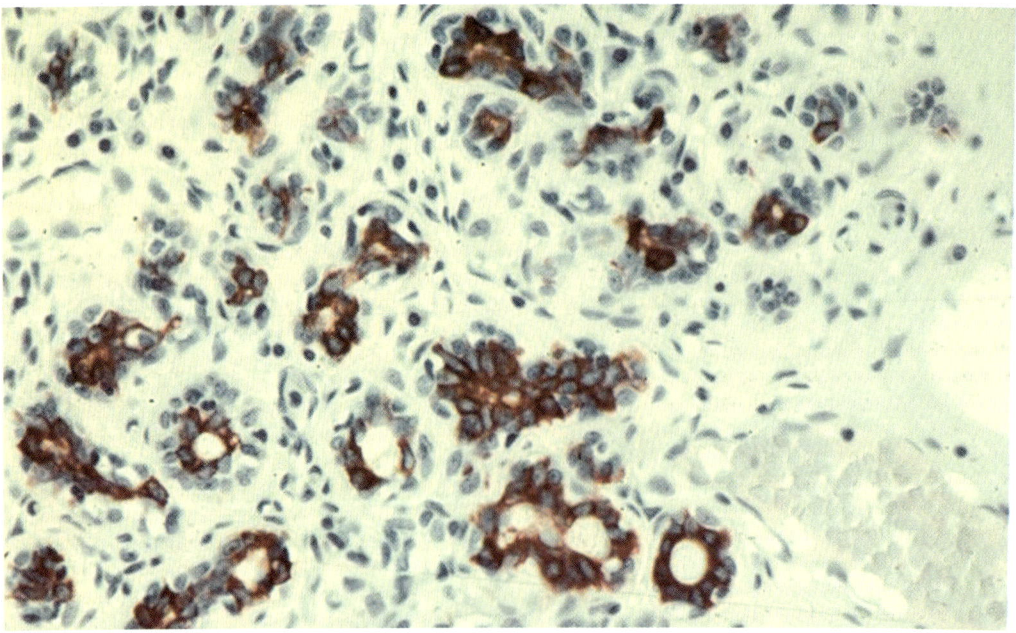

Fig. 2 :
Mise en évidence immunohistochimique des cytokératines dans le cytoplasme des cellules épithéliales des canalicules mammaires (anticorps anti-pancytokératine, grossissement original x 250) (p. 55)

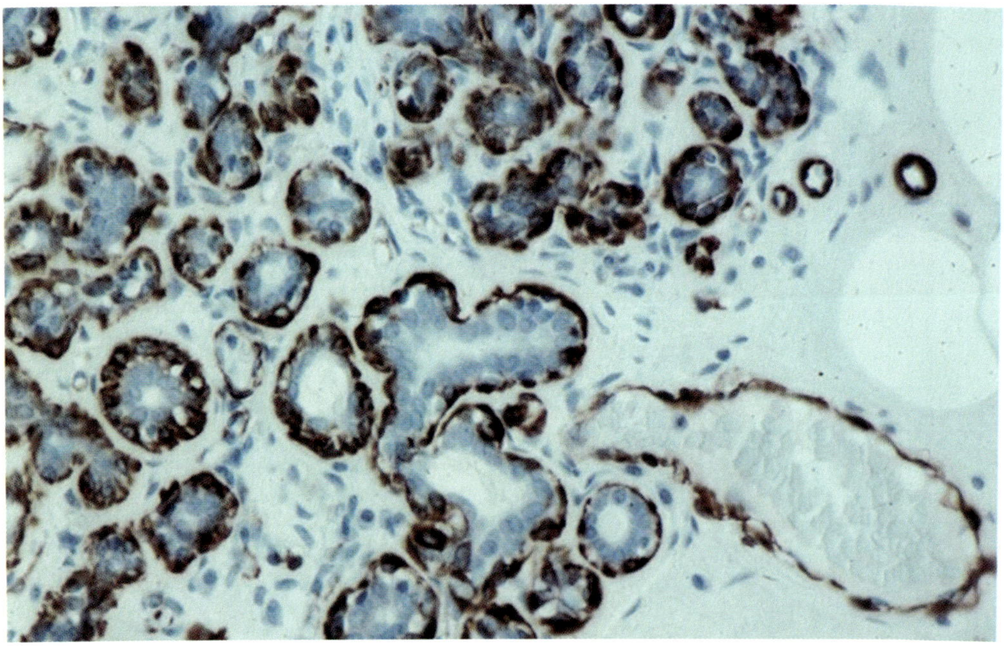

Fig. 3 :
Mise en évidence immunohistochimique de l'actine de muscle lisse dans le cytoplasme des cellules myoépithéliales des canalicules mammaires (anticorps anti-actine de muscle lisse, grossissement original x 250) (p. 56)

Article de M. BERTHEAU, *pages 54 à 59*

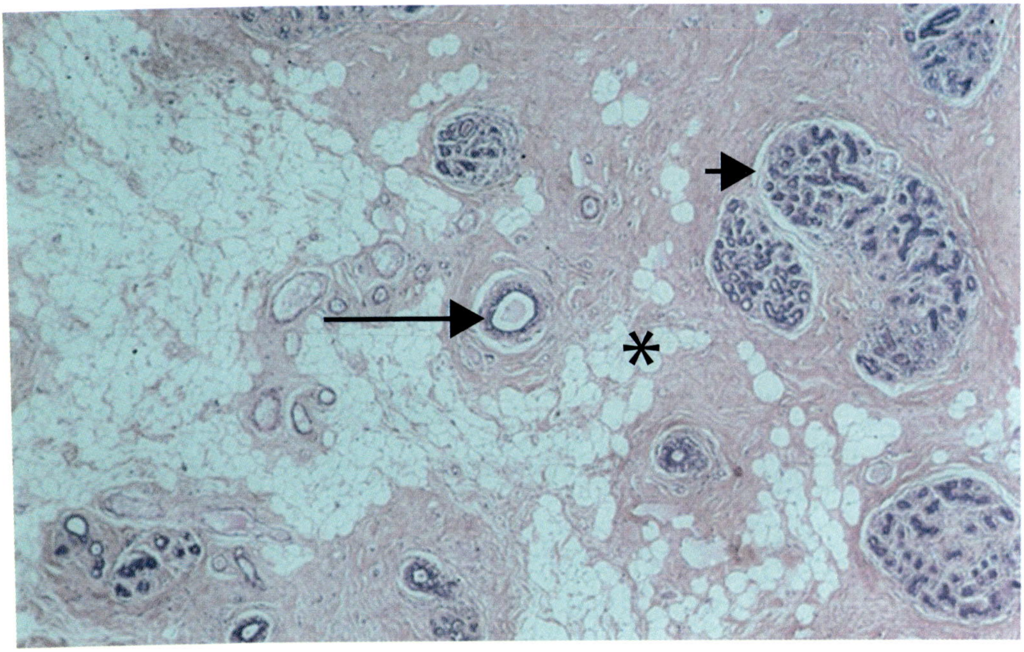

Fig. 4 :
Le parenchyme mammaire : vue d'ensemble des canaux galactophores (flèche longue), des lobules (flèche courte) et du tissu conjonctif interlobulaire (astérisque) (p. 57)

Article de M. BERTHEAU, *pages 60 à 66*

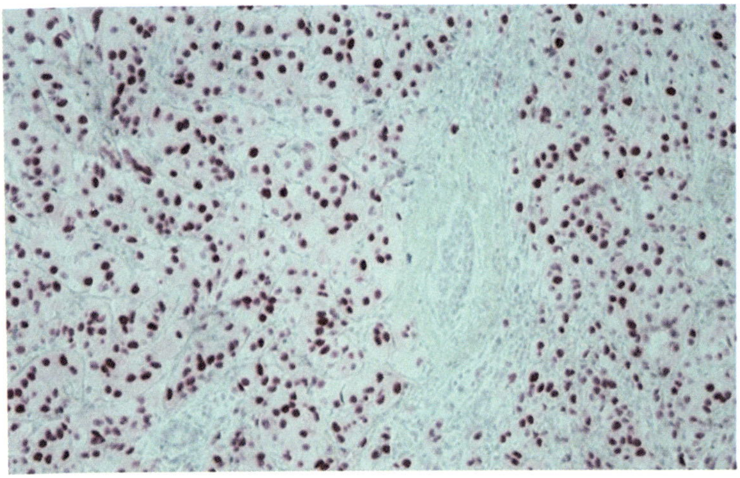

Fig.1 :
Mise en évidence immunohistochimique du récepteur aux œstrogènes dans un carcinome canalaire infiltrant du sein : marquage nucléaire des cellules tumorales (anticorps 6F11, grossissement original x400) (p. 65)

Article de M. BERTHEAU, *pages 60 à 66*

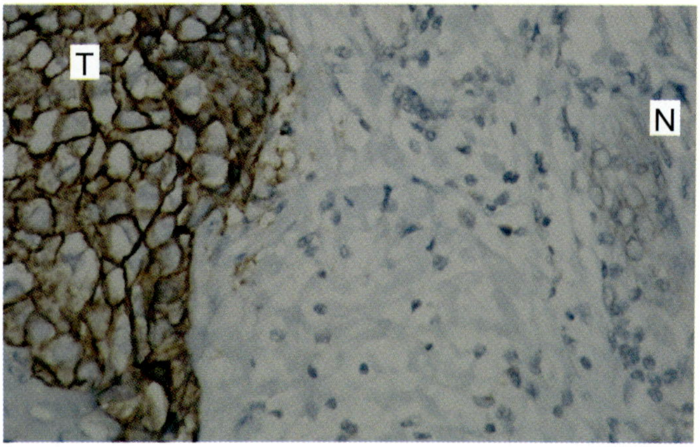

Fig. 2 :
Mise en évidence immunohistochimique de HER2 dans un carcinome canalaire infiltrant du sein : intense marquage membranaire en cadre dans près de 100 % des cellules tumorales (T), et négativité des cellules normales résiduelles (N) (p. 65)

Article de J.-Y. SÉROR, *pages 124 à 146*

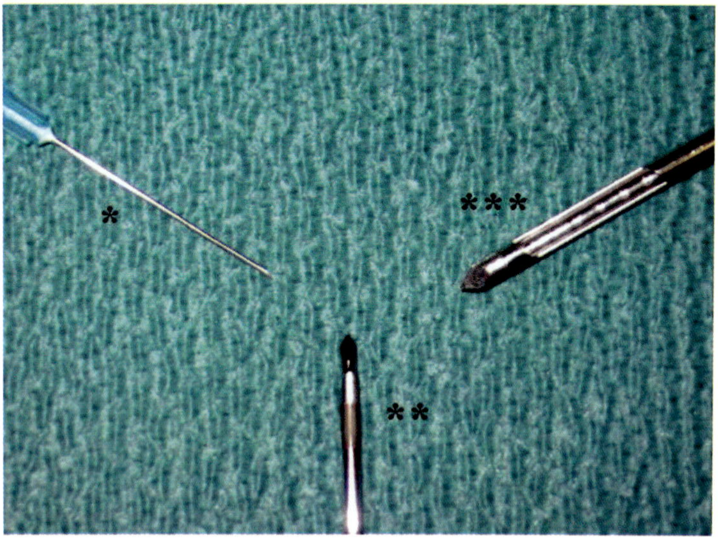

Fig. 1 (p. 127)
Cytologie *: Aiguille de cytoponction [*] (calibre 25 Gauge 0.5 mm)*
Histologie *: Aiguilles de microbiopsie pour pistolet automatique [**] (calibre 14 Gauge ; 2.1 mm)*
Aiguilles de macrobiopsie sous aspiration Mammotome® [***] (11 Gauge ; 3 mm - 8 Gauge ; 4 mm).

Article de J.-Y. SÉROR, *pages 124 à 146*

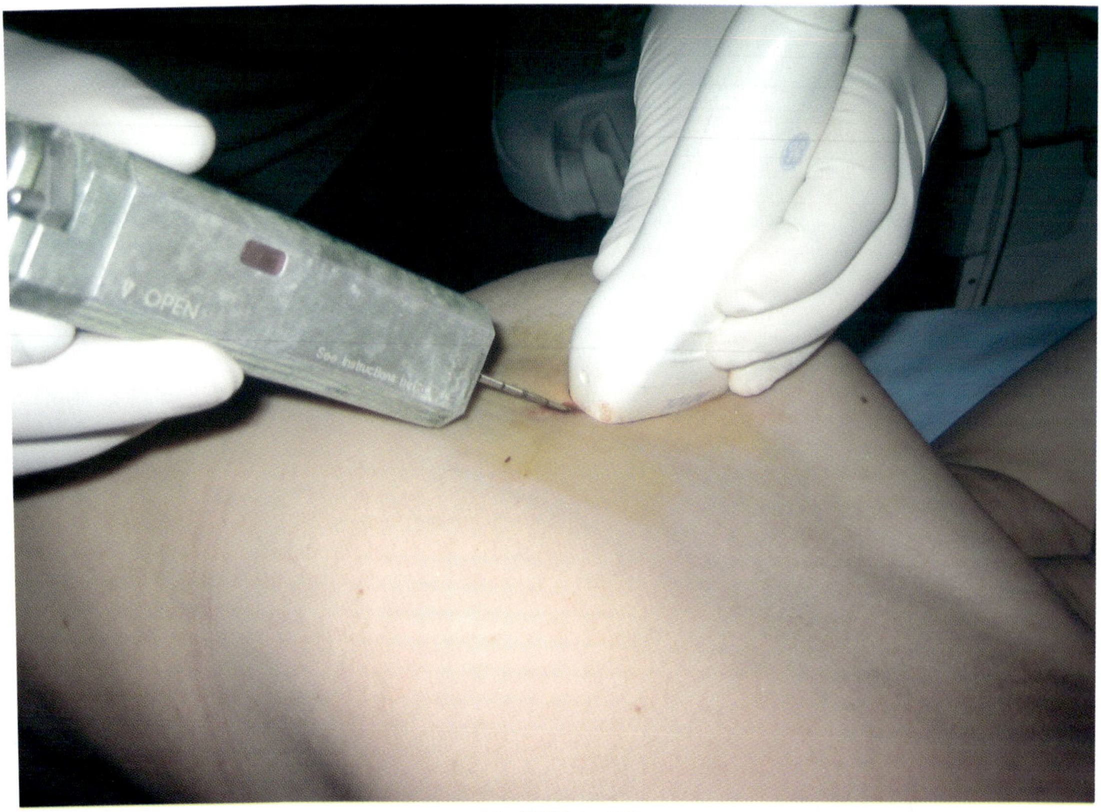

Fig. MBEG (p. 129)

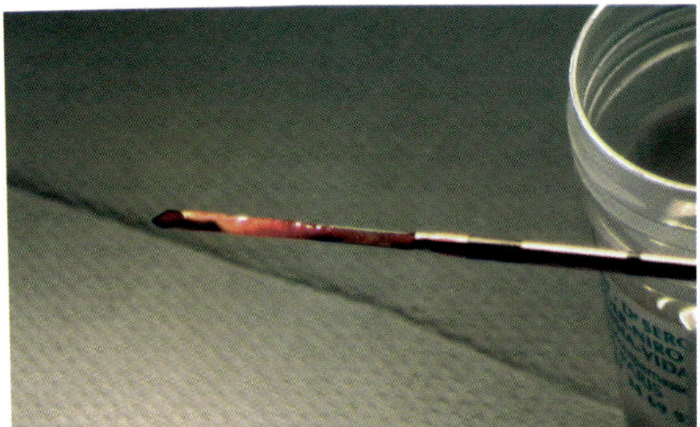

Fig. 4 : BEG (p. 130)

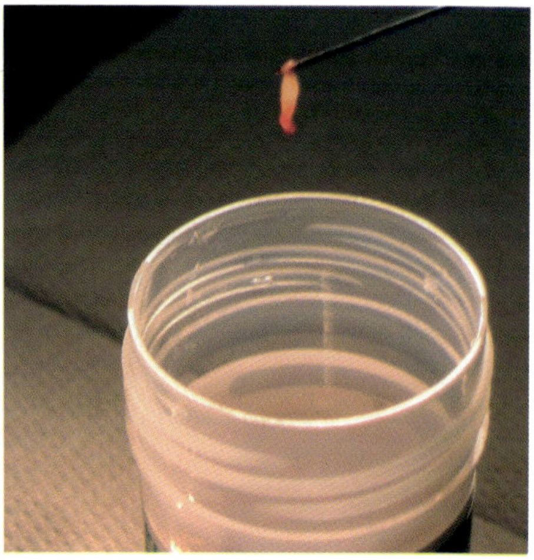

Article de J.-Y. SÉROR, *pages 124 à 146*

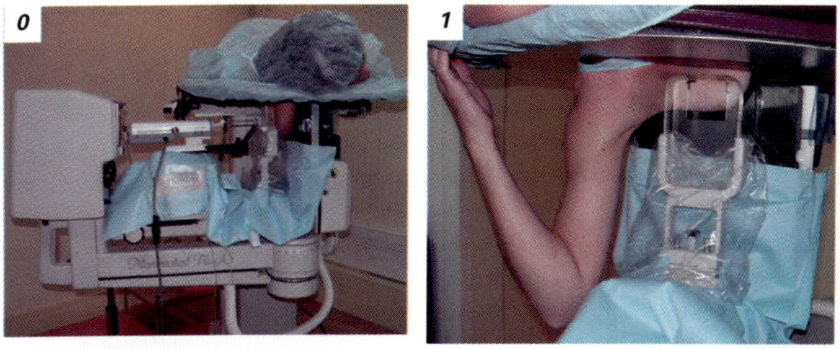

Fig. 6 :
Étapes des prélèvements d'un foyer de microcalcifications par la technique de macrobiopsie avec aspiration Mammotome® (p. 133)

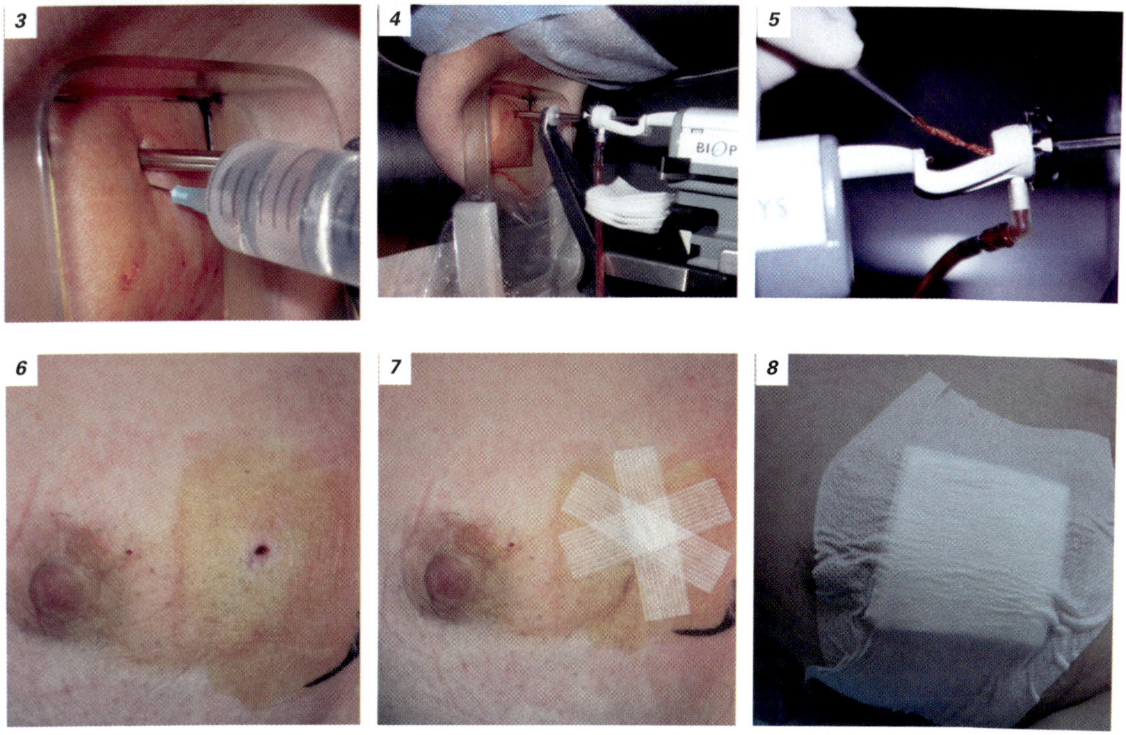

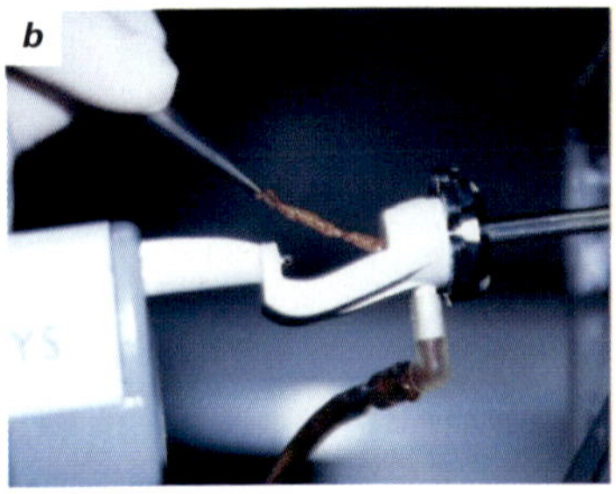

Fig.10 b : Macrobiopsie par mammotome 11 Gauge. Micro ACR5 cribriforme (p. 137)

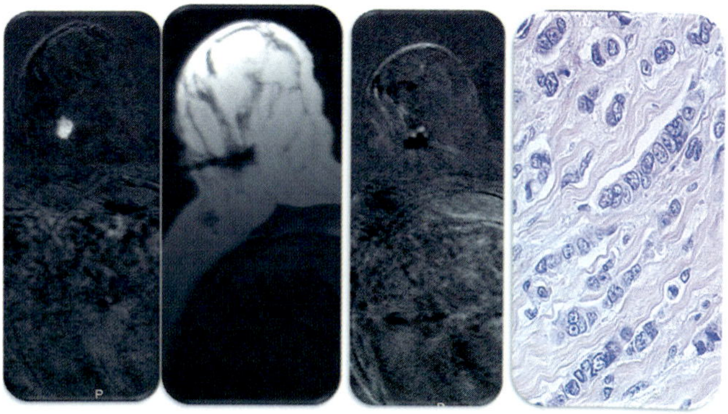

Tardivon A. Institut Curie

Fig. 13 : Patiente mutée BRCA2 - Mammographie et échographie normale (p. 140)

Article de J.-Y. SÉROR, *pages 124 à 146*

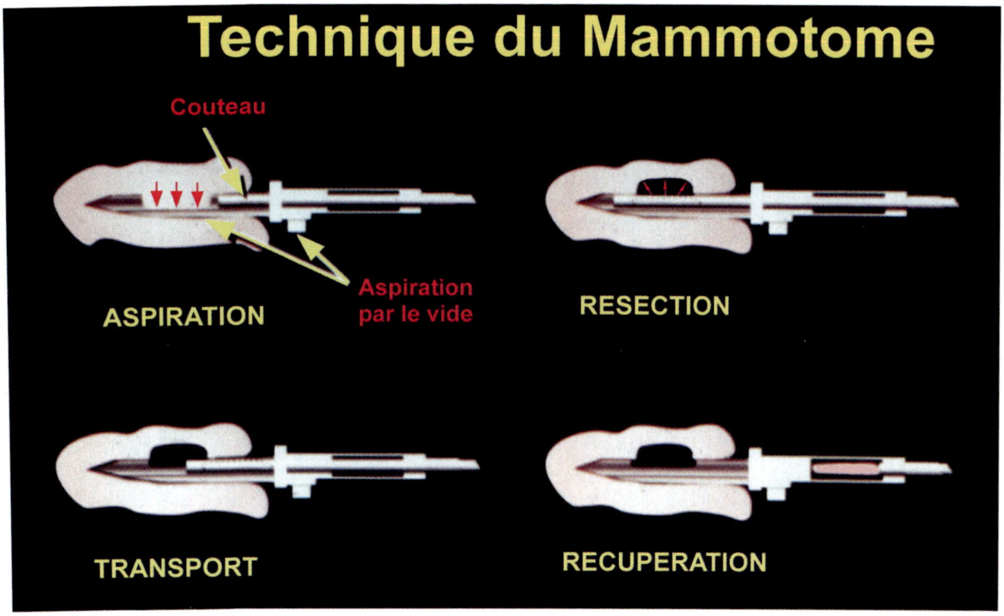

Fig.15 (p. 141)

Article de F. CORDIOLIANI et M. RYBOJAD, *pages 166 à 178*

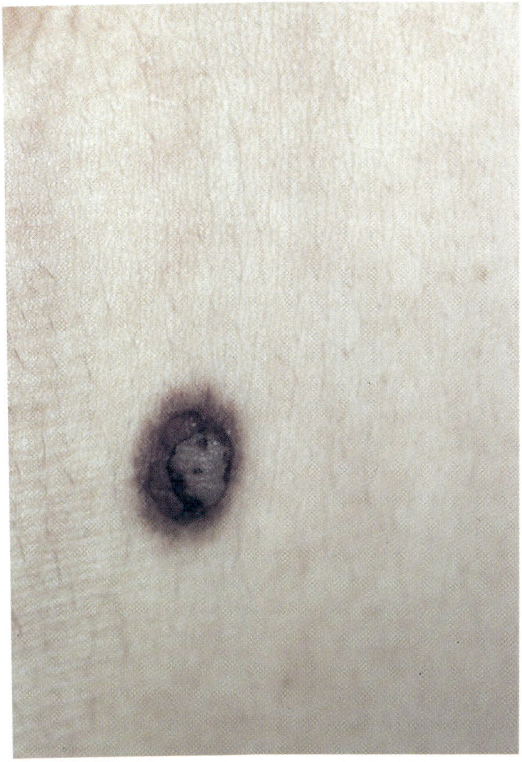

Photo 1 : Mamelon surnuméraire (p. 167)

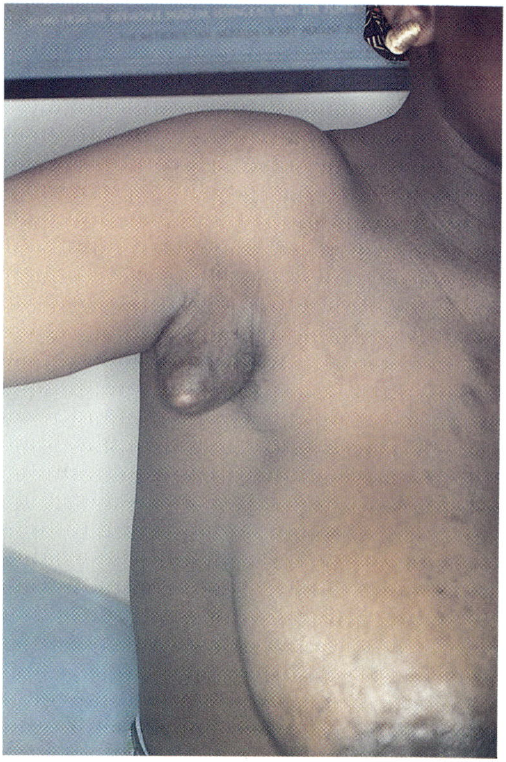

Photo 2 : Sein surnuméraire (p. 167)

Article de F. CORDIOLIANI et M. RYBOJAD, *pages 166 à 178*

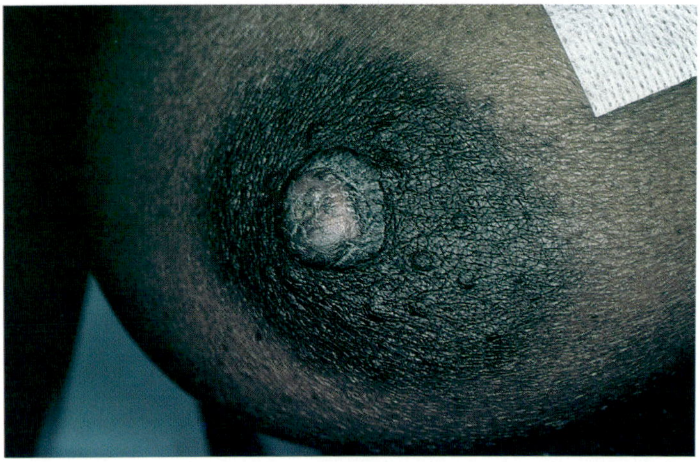

¨Photo 3a : Paget du mamelon : atteinte limitée au mamelon. (p. 168)

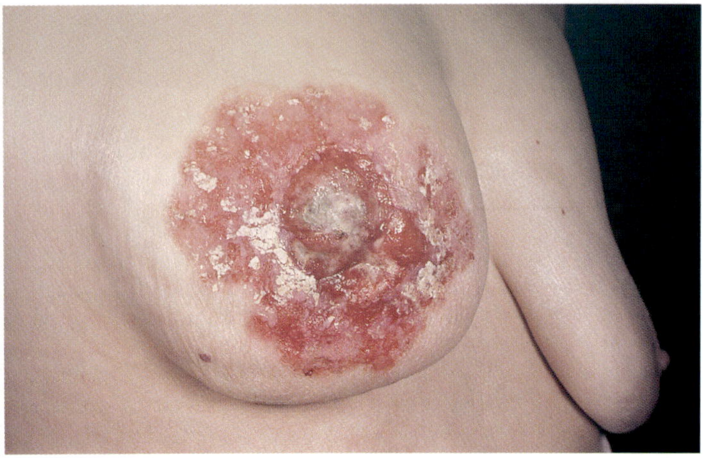

¨Photo 3b : Paget du mamelon : lésions étendues (p. 168)

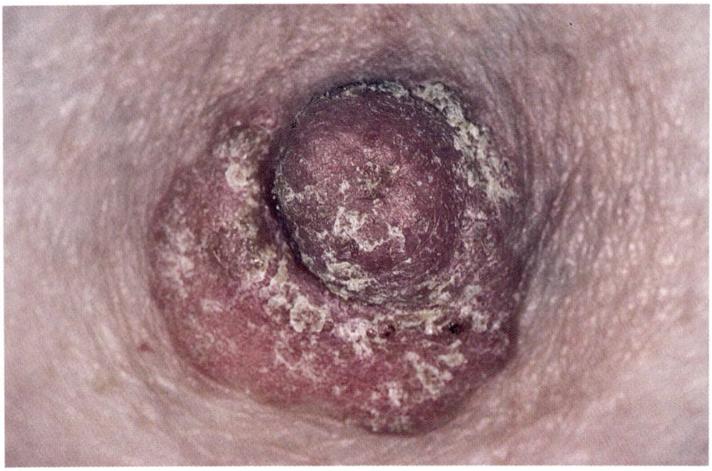

Photo 4 : Paget du mamelon : lésion étendue à l'aréole (p. 169)

Article de F. CORDIOLIANI et M. RYBOJAD, *pages 166 à 178*

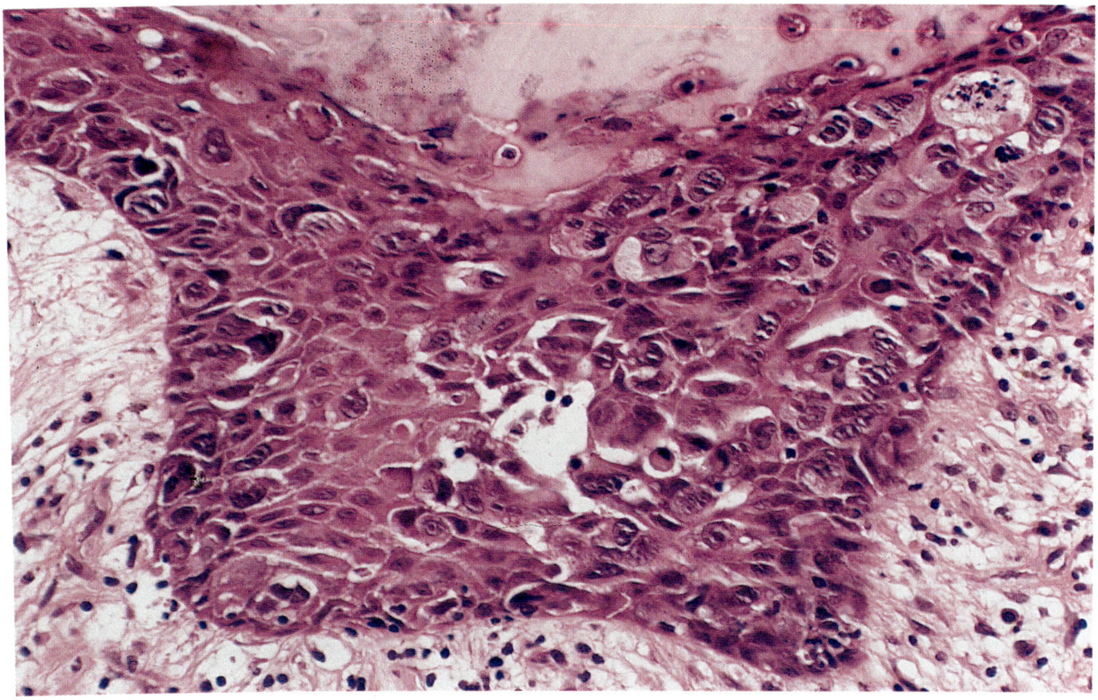

Photo 4a : Maladie de Paget du mamelon : histologie (p. 170)

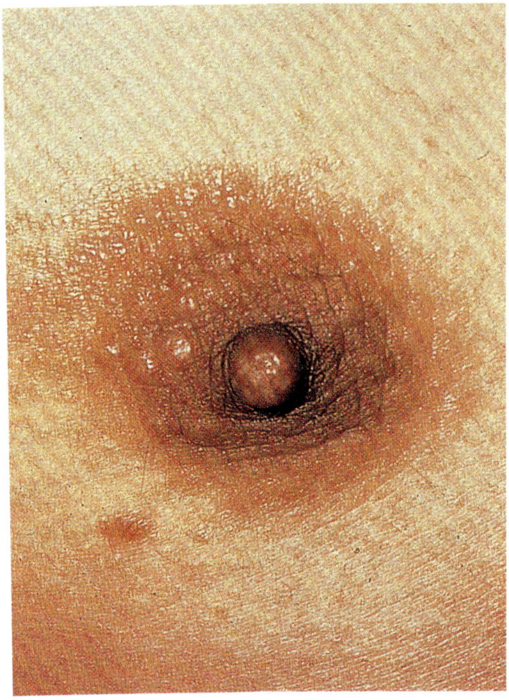

Photo 6 : Maladie de Fox Fordyce (p. 174)

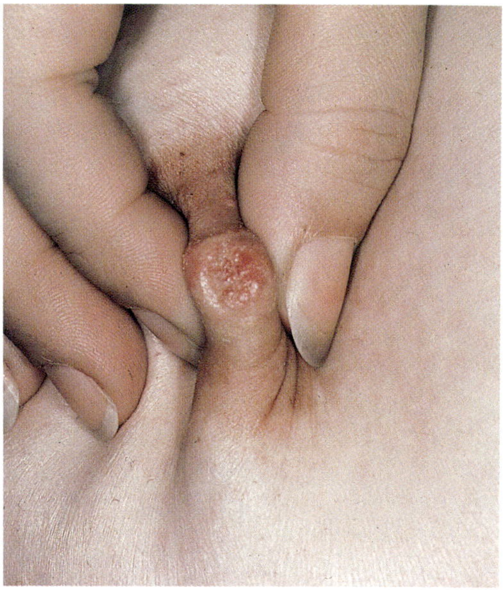

Photo 5 : Adénomatose érosive (p. 172)

Article de P. VEXIAU, *pages 315 à 323*

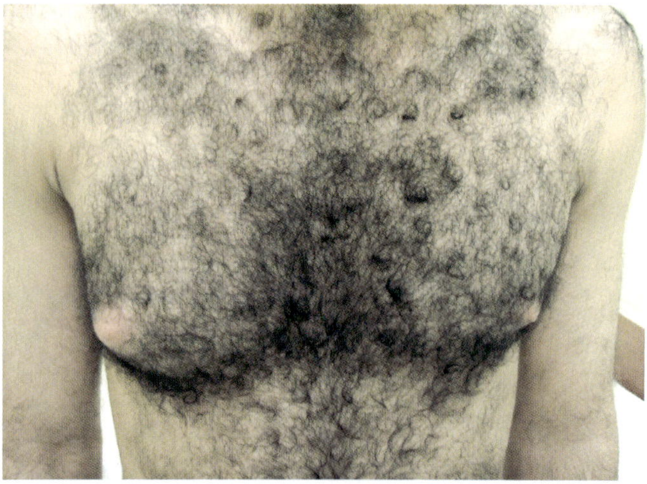

Photo 1. Gynécomastie modérée unilatérale (p. 319)

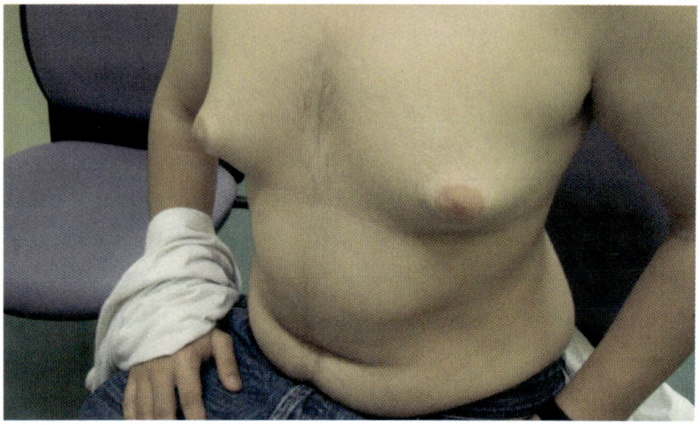

Photo 2. Gynécomastie importante bilatérale (patient 2) (p. 320)

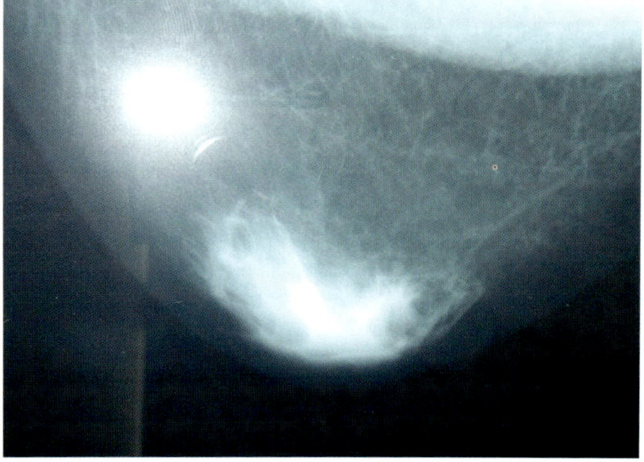

Photo 3. Mammographie du patient 2 (p. 321)

Article de C. HAGAY, C. DE MAULMONT, O. OUHIOUN, C. BALLEYGUIER et P. CHEREL, *pages 405 à 423*

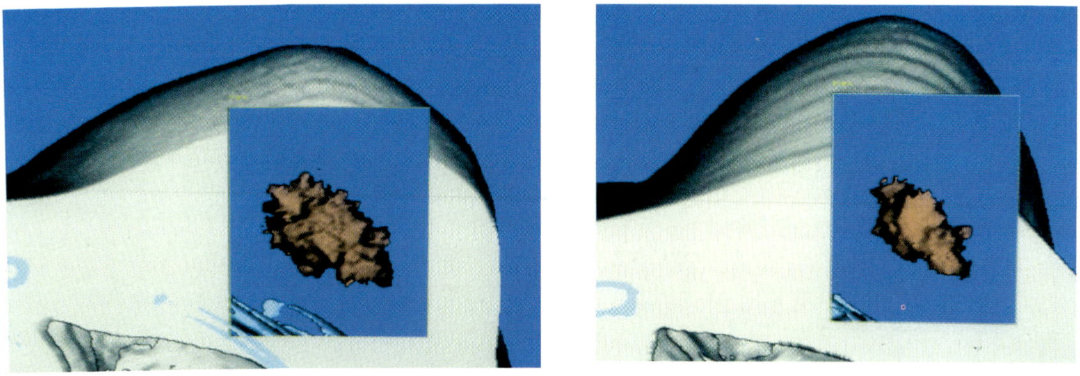

Fig. 2 : Reconstruction en 3D surfacique d'un cancer du sein avant (A) et après (B) 3 cures de chimiothérapie .Son volume passe de 8 cc à 4 cc (p. 411)

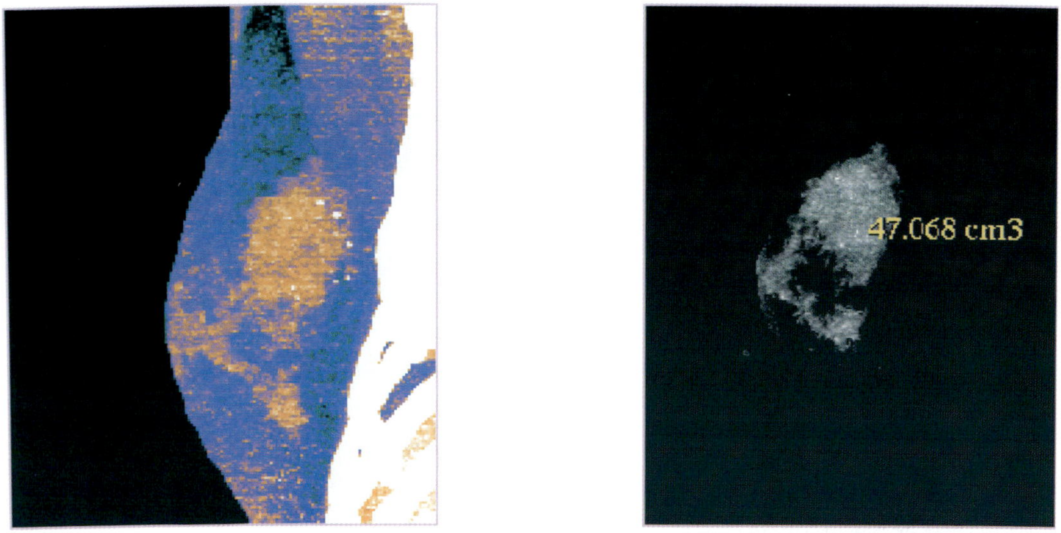

Fig. 3 : Recontruction en 3D en Rendu de Volume permettant également une extraction par seuillage de la composante tumorale et du calcul de son volume de 47 cc (p. 411)

Article de P. BOULET, *pages 424 à 436*

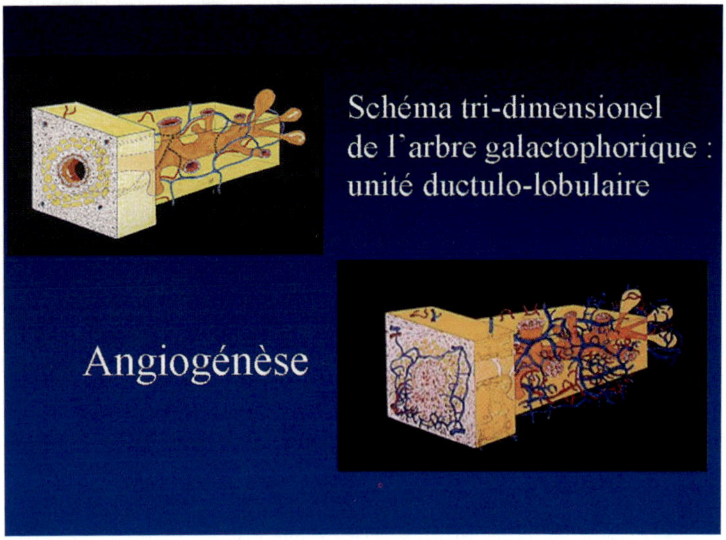

Fig.1 : Schéma de la néo-angiogénèse (p. 425)

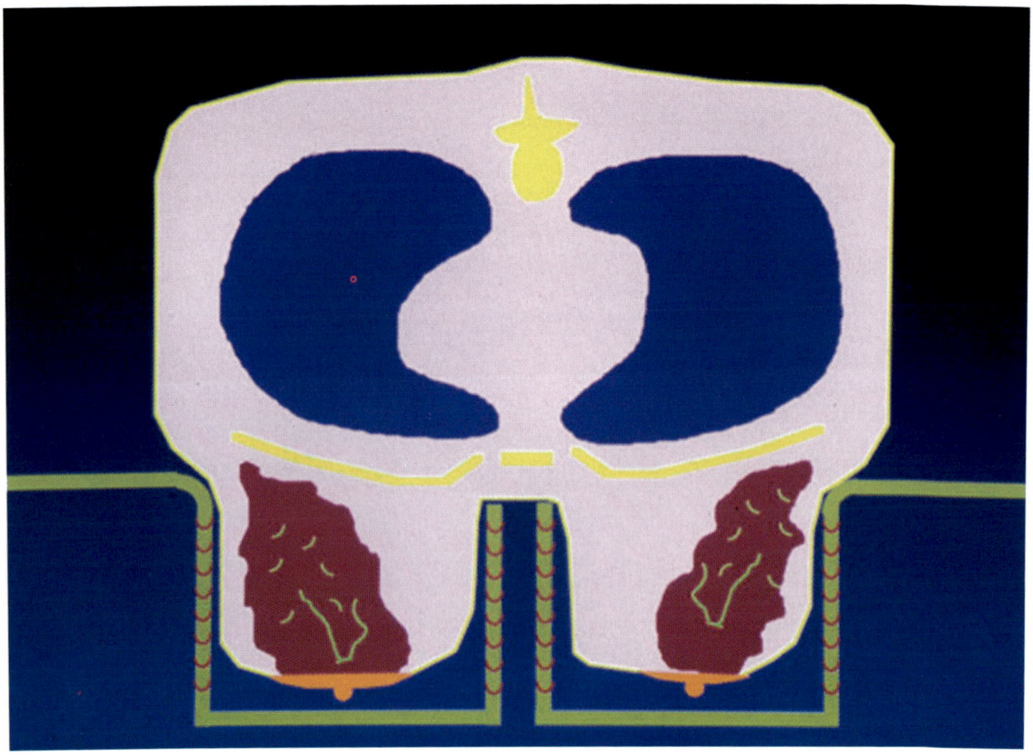

Fig. 3 : Schéma de l'antenne de diagnostic bi-sein (p. 426)

Article de P. BOULET, *pages 424 à 436*

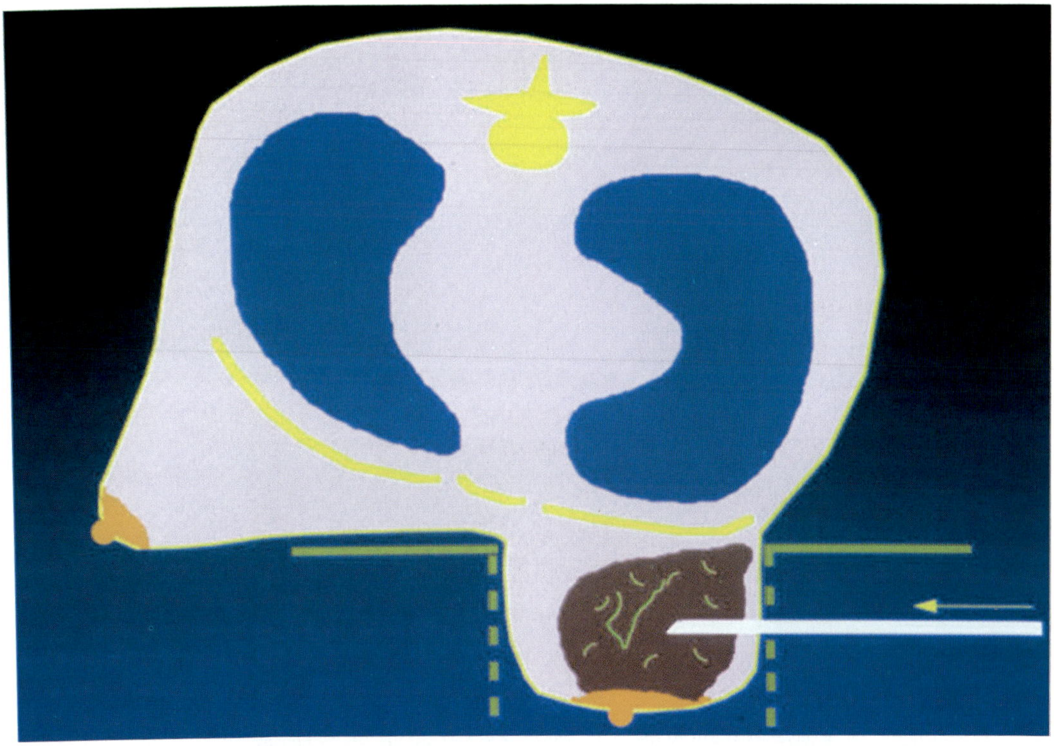

Fig. 4 : Schéma de l'antenne mono-sein de ponction/repérage (p. 426)

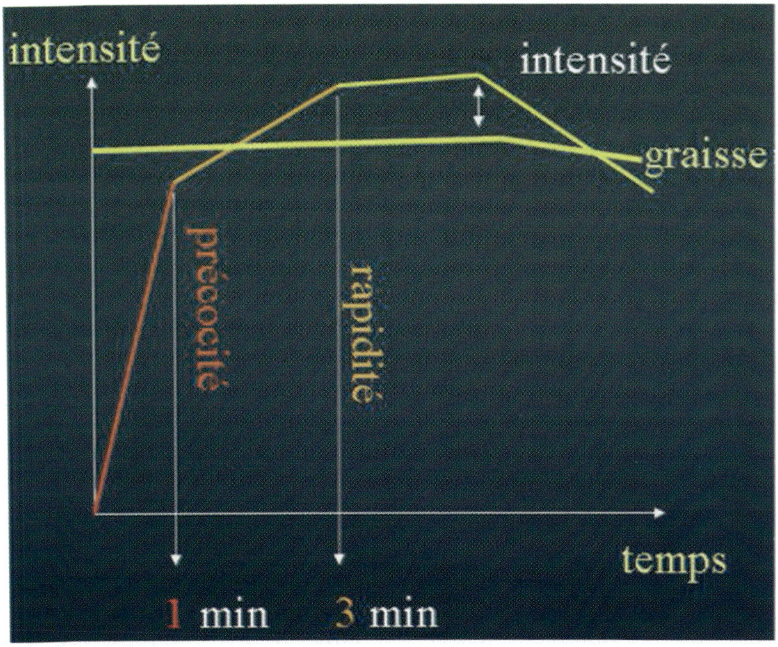

Fig. 7 : Prise de contraste précoce, rapide et intense PRI avec « wash out » (p. 429)

Article de P. MORETTI, *pages 437 à 485*

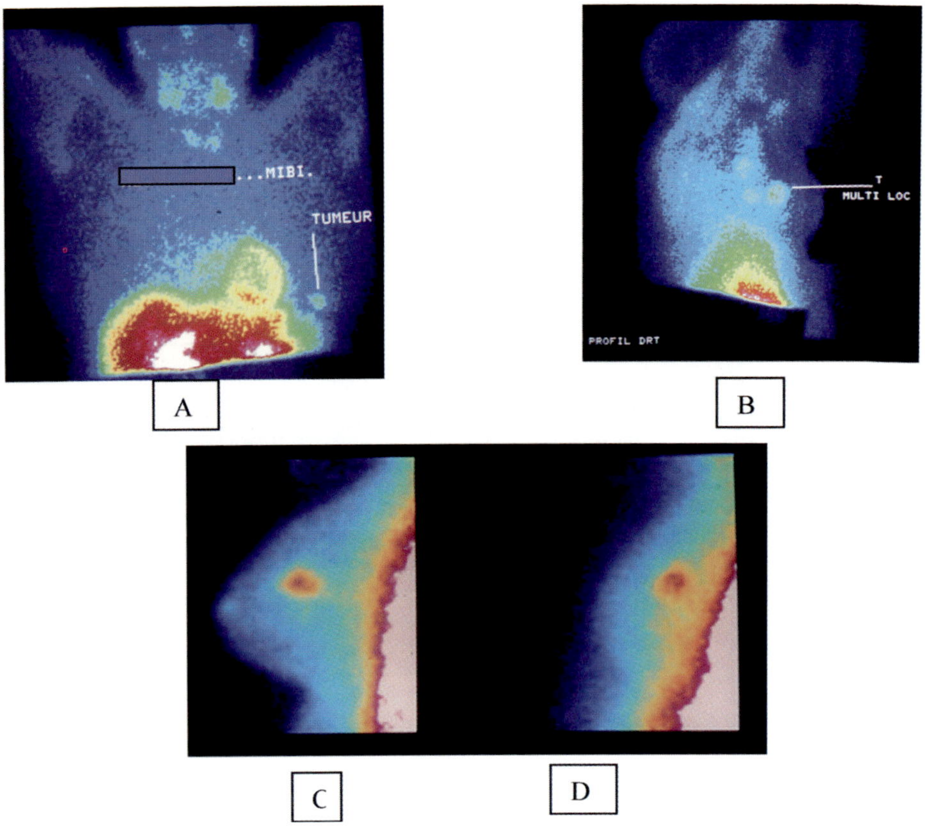

Fig.1 : Mammoscintigraphie mammaire au Tc^{99m} MIBI (A, B, D) avec la courtoisie du Pr. Hervé Azaloux CHU Martinique et au MDP Tc^{99m} (C) (p. 439)

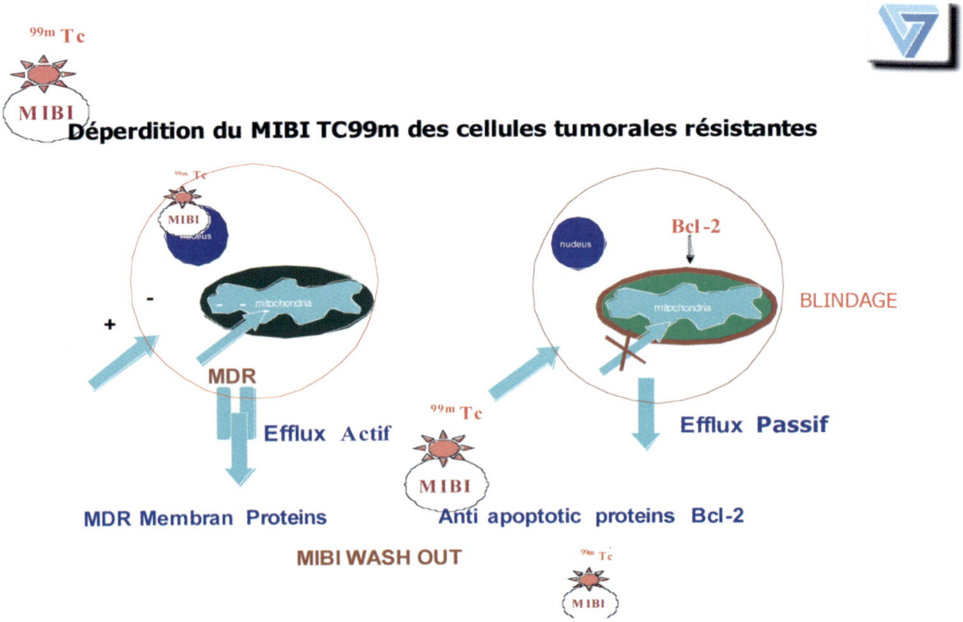

Fig. 3 : Flux du Tc^{99m} MIBI des cellules tumorales MDR^{+} (p. 442)

Article de P. MORETTI, *pages 437 à 485*

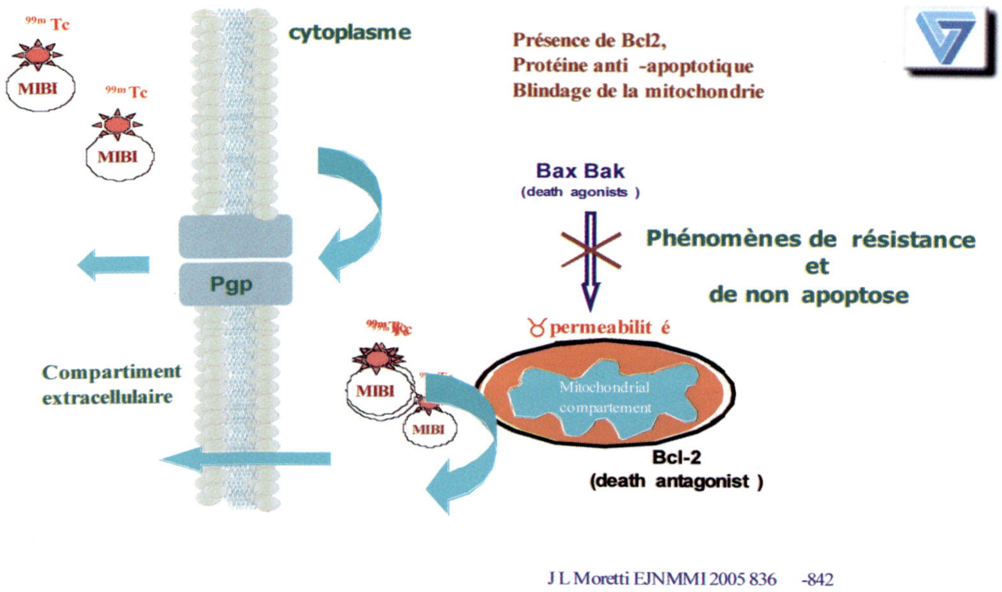

Fig. 4 : Eflux du MIBI Tc^{99m} de cellules tumorales résistantes en situation d'anti apoptose (p. 443)

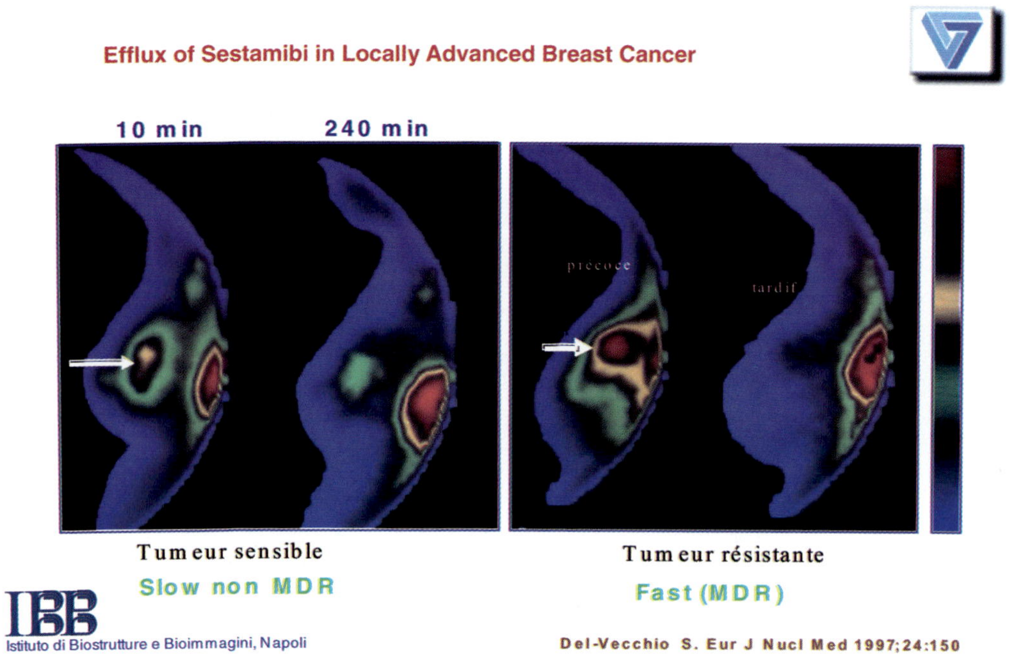

Fig. 5 (p. 444)
Image de gauche : *Faible efflux du MIBI Tc^{99m} du nodule mammaire après 4 heures de délai. Dans une tumeur PgP négatif (sensible à la chimiothérapie).*
Image de droite : *Efflux important du MIBI Tc^{99m} d'un nodule mammaire après 4 heures de délai dans une tumeur PgP positive (résistante à la chimiothérapie)*

Article de P. MORETTI, *pages 437 à 485*

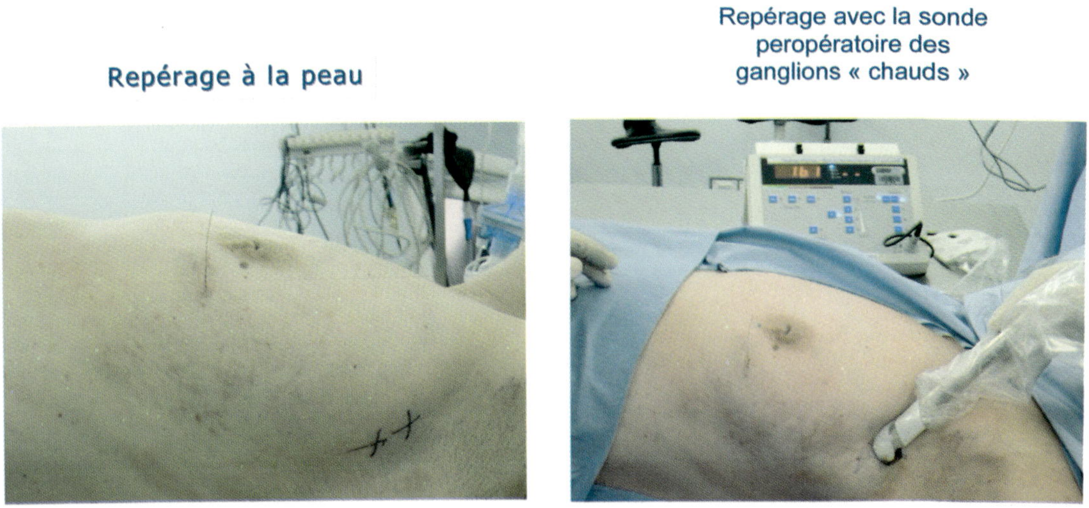

Fig. 7 : Repérage des ganglions à la peau avec le bras en position chirurgicale et comptage avec une sonde manuelle qui sera ensuite également utilisée au bloc opératoire (p. 449)

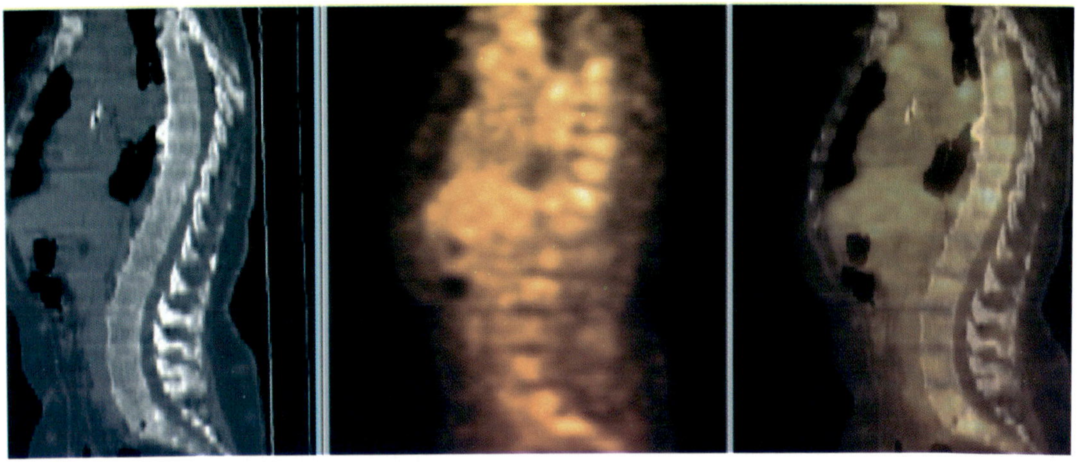

Fig. 11d : TDM, TEP et images de fusion en coupes sagittales.
Nombreuses métastases rachidiennes ***(p. 467)***

Article de P. MORETTI, *pages 437 à 485*

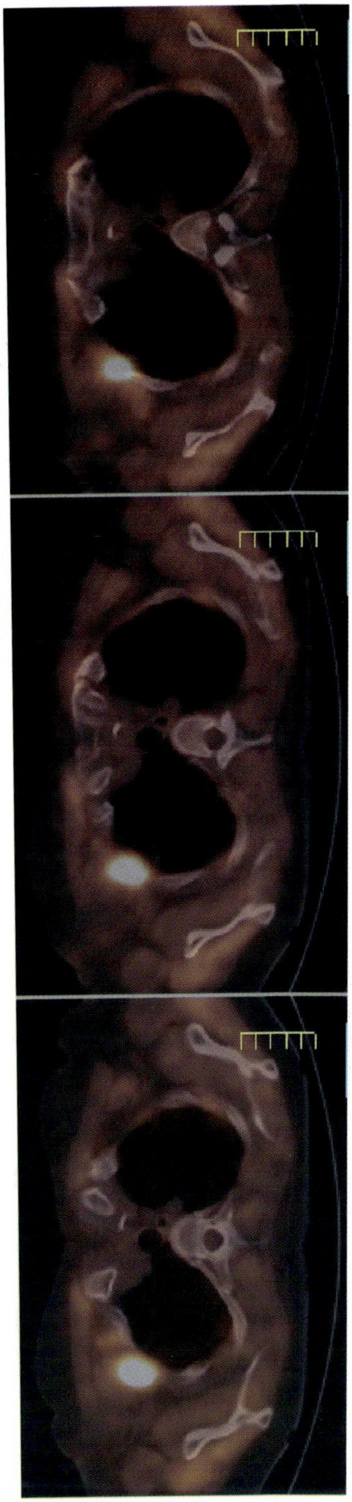

***Fig.10a** (p. 464)*

Prise en charge initiale d'une patiente ayant bénéficié d'une tumorectomie et curage axillaire (9N+/11) pour un carcinome médullaire de 25 mm du sein droit (RO < 10 %, RP < 10 %, C-erbB-2 négatif). La TEP-TDM est demandée pour réévaluer la maladie avant de débuter le traitement adjuvant. L'examen montre clairement la persistance d'adénopathies pathologiques hypermétaboliques en région sous pectorale droite. Le champ de radiothérapie va être adapté au résultat de l'examen.

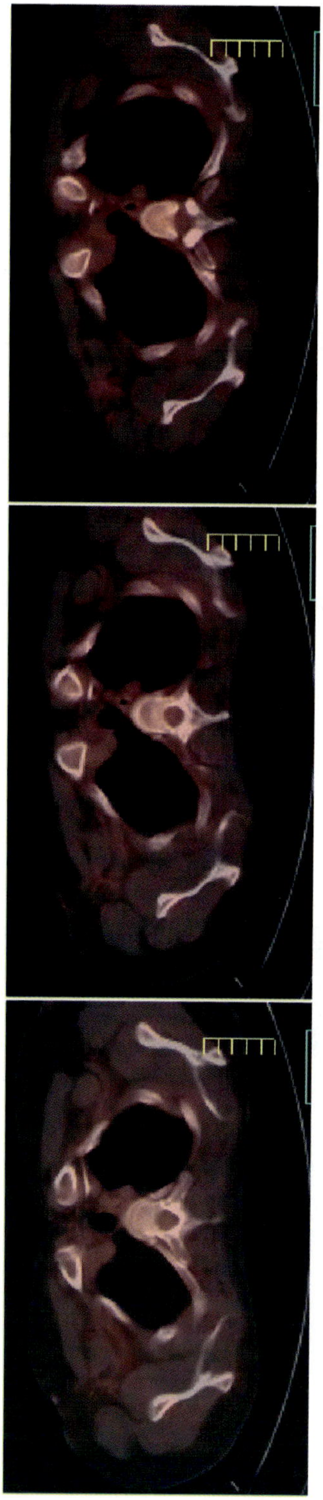

***Fig. 10b** (p. 464)*

Même patiente 6 mois plus tard, à l'issu du traitement systémique et d'une surimpression de radiothérapie. Les foyers hypermétaboliques axillaires ont disparu.

Article de P. MORETTI, *pages 437 à 485*

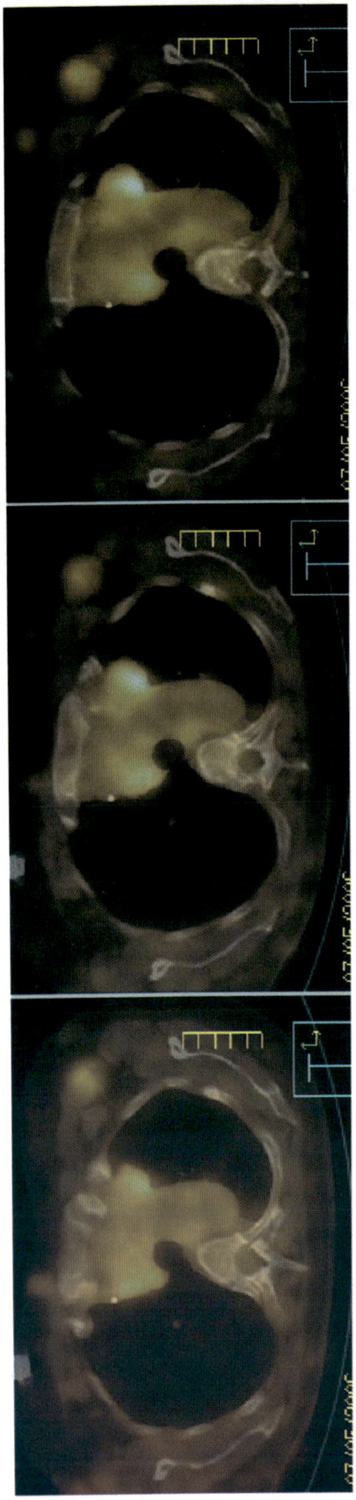

Fig. 11b
TEP-TDM coupes transversales thoraciques hautes.
Métastases sous cutanées, métastases ganglionnaires axillaires gauches et médiastinales ***(p. 467)***

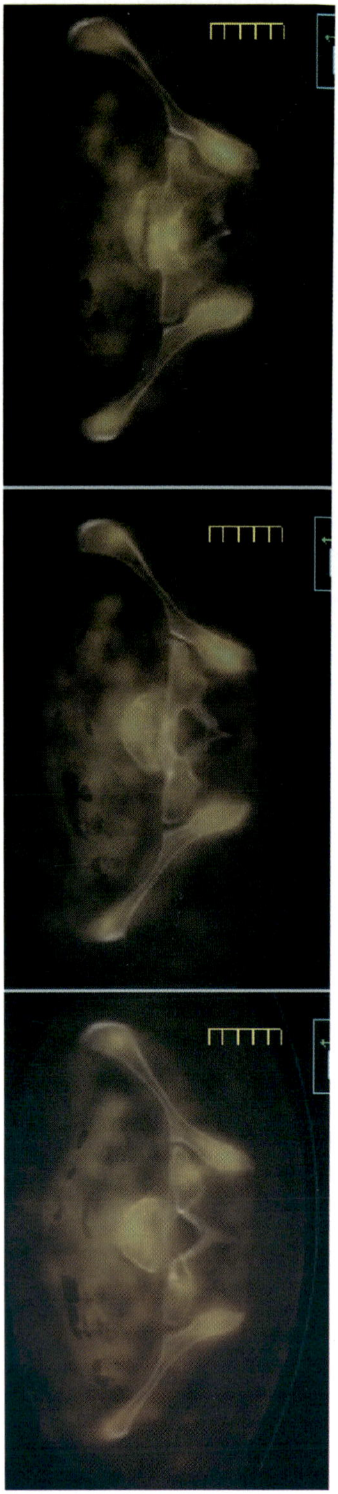

Fig. 11c
TEP-TDM coupes tranversales pelviennes.
Métastases osseuses (sacrées et coxales) ***(p. 467)***

Article de P. MORETTI, *pages 437 à 485*

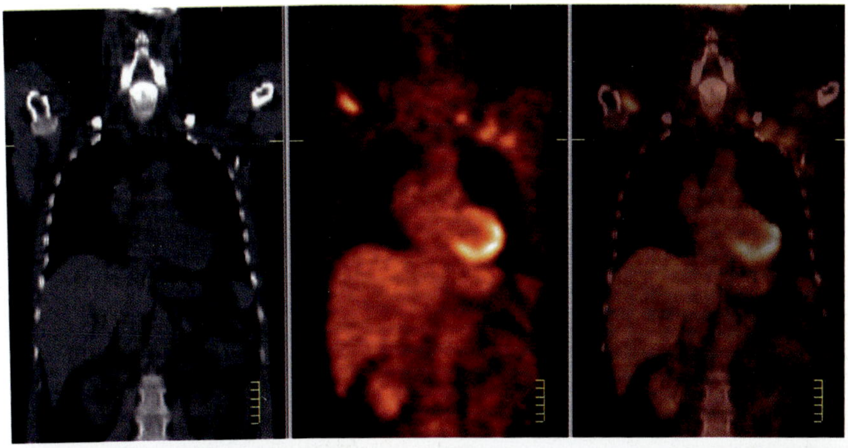

Fig.13b : TDM, TEP et fusion TEP-TDM coupes coronales (p. 470)

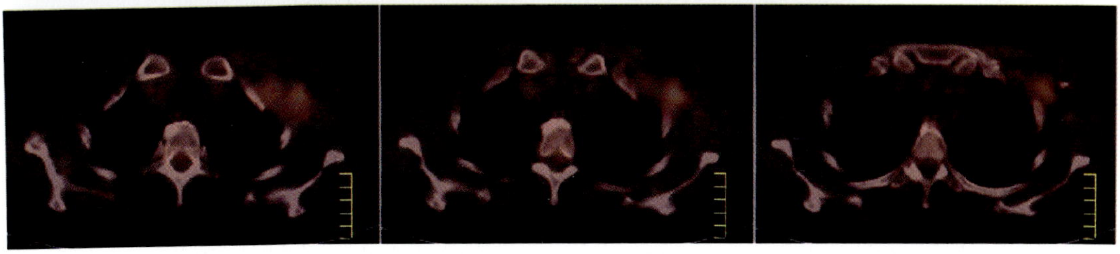

Fig. 13c : récidive axillaire et sous pectorale gauche (TEP-TDM coupes transverses) (p. 471)

Article de C. FÉGER, *pages 486 à 493*

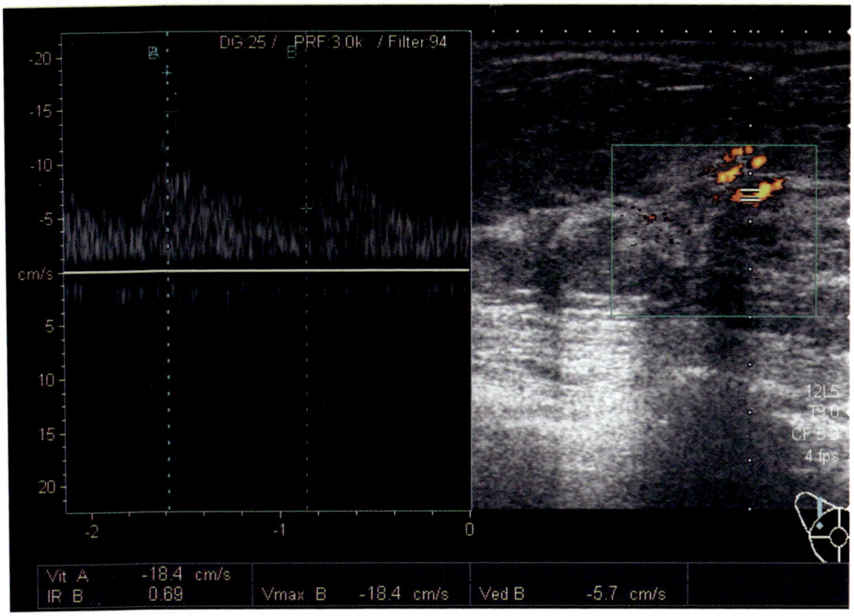

Fig. 1

Étude doppler caractéristique d'une lésion maligne : nombreux vaisseaux centraux et périphériques pénétrant, irréguliers et variables en taille (p. 489)

Article de C. FÉGER, *pages 486 à 493*

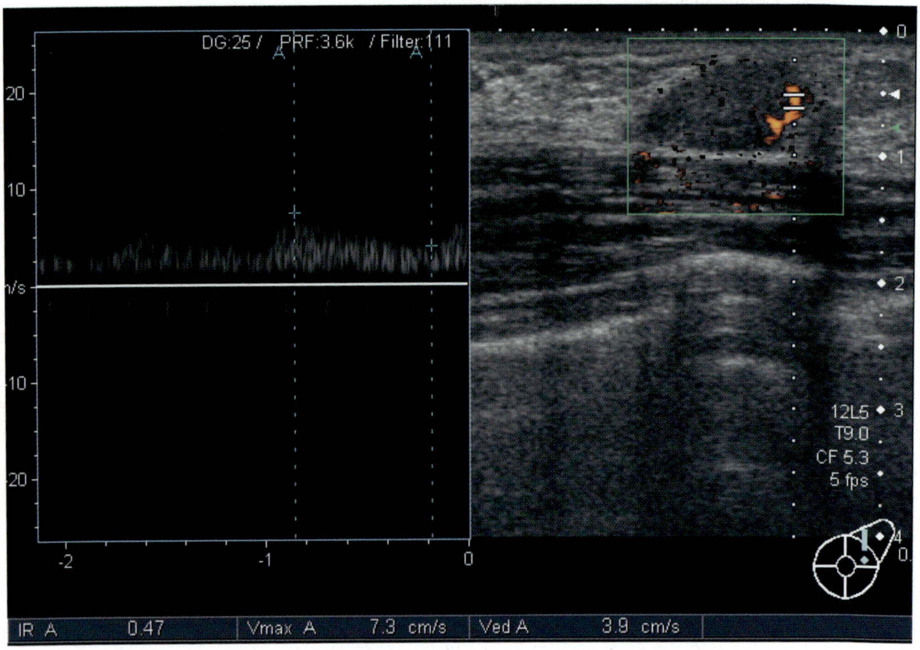

Fig. 2
Étude doppler caractéristique d'une lésion bénigne : vaisseaux périphériques réguliers de taille identique, curvilignes.
Analyse spectrale montrant des index de résistance faibles ***(p. 490)***

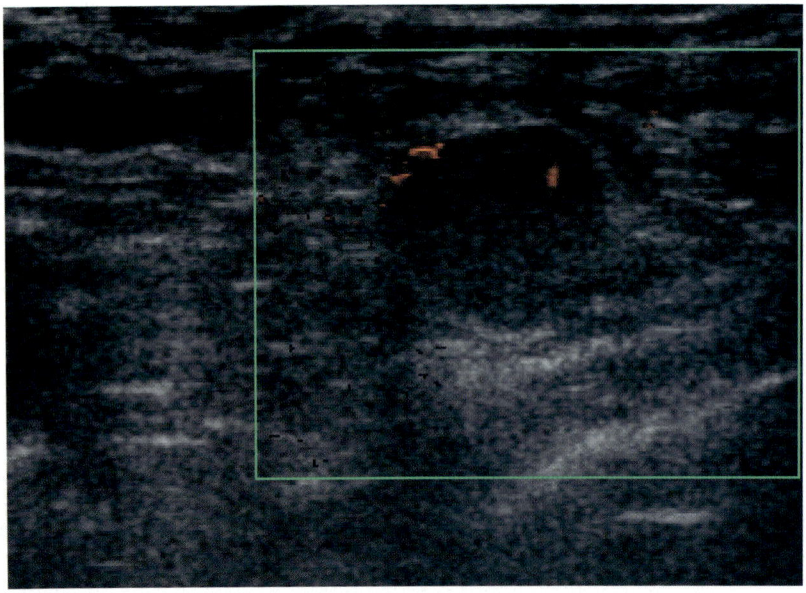

Fig. 3
Lésion bénigne, possiblement kystique en 2D (lésion bien limitée hypoéchogène, à renforcement postérieur), la détection d'une vascularisation intra-lésionnelle en doppler permet d'affirmer le caractère non kystique de cette lésion : il s'agissait d'une deuxième localisation d'un cancer infiltrant (p. 490)

Article de C. FÉGER, *pages 486 à 493*

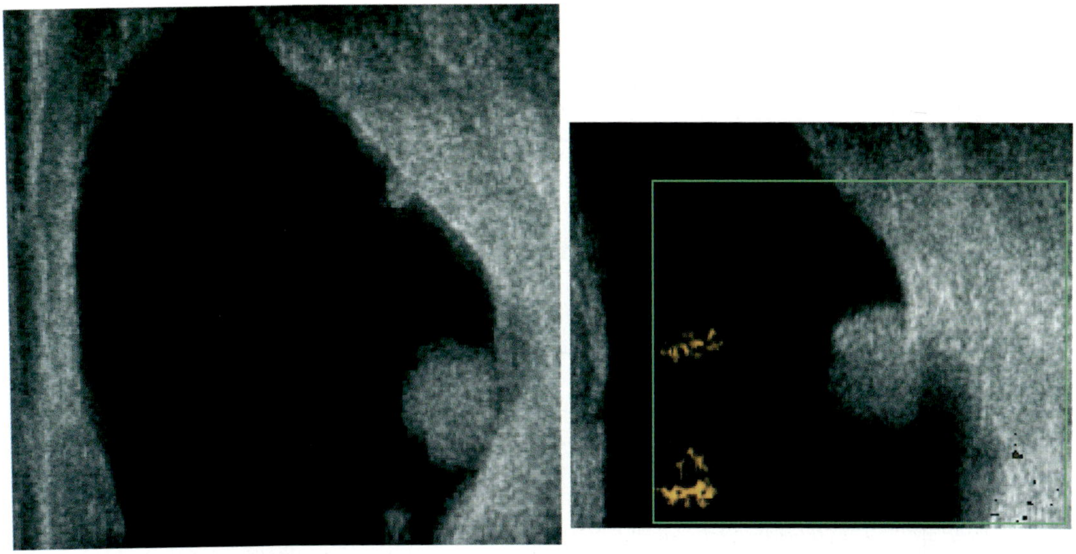

(A) (B)

Fig. 4
Volumineuse lésion kystique avec nodules muraux multiples (Figure 4A) non vascularisés en doppler (figure 4B) : il s'agissait d'un kyste avec métaplasie papillaire apocrine à l'histologie (p. 491)

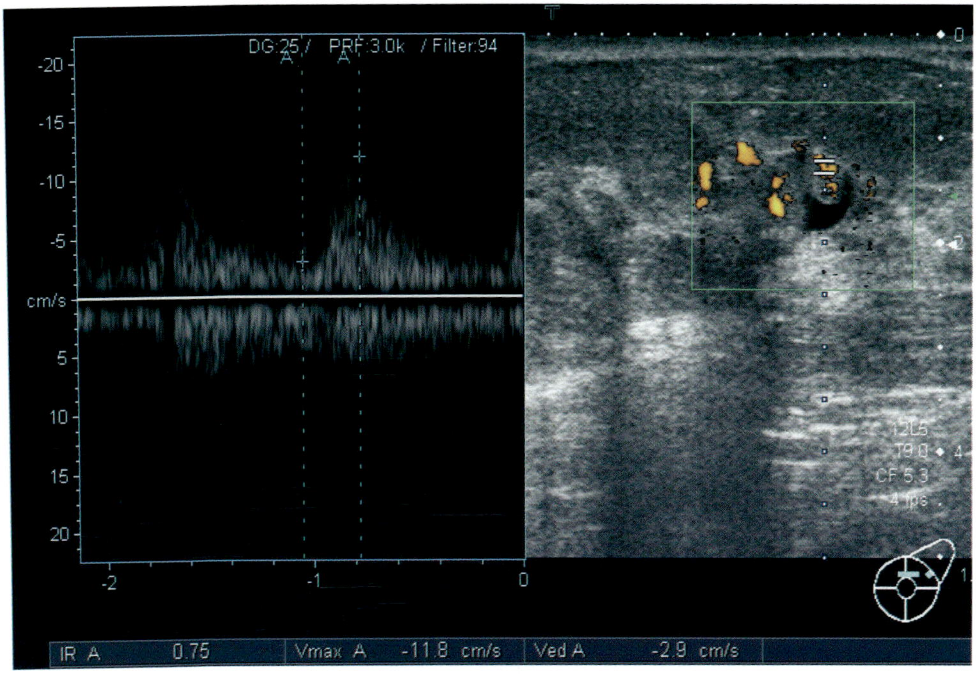

Fig. 5
Lésion kystique avec nodules muraux vascularisés en doppler : il s'agissait d'un carcinome papillaire intrakystique à l'histologie (p. 491)

Article de C. FÉGER, *pages 486 à 493*

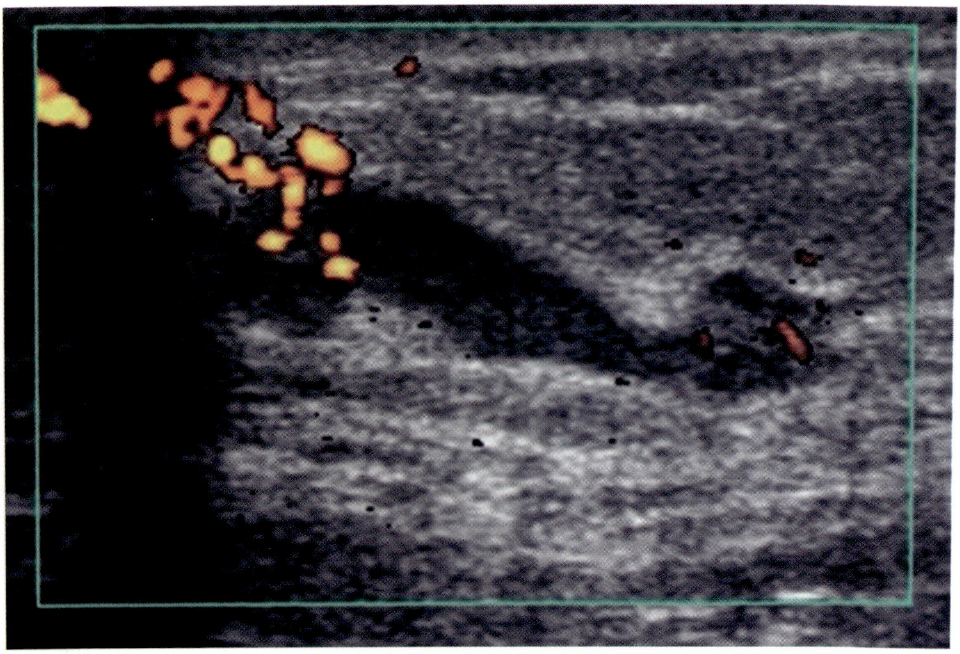

Fig. 6
Lésion intragalactophorique échogène vascularisée, correspondant à un papillome intragalactophorique à l'histologie (p. 492)

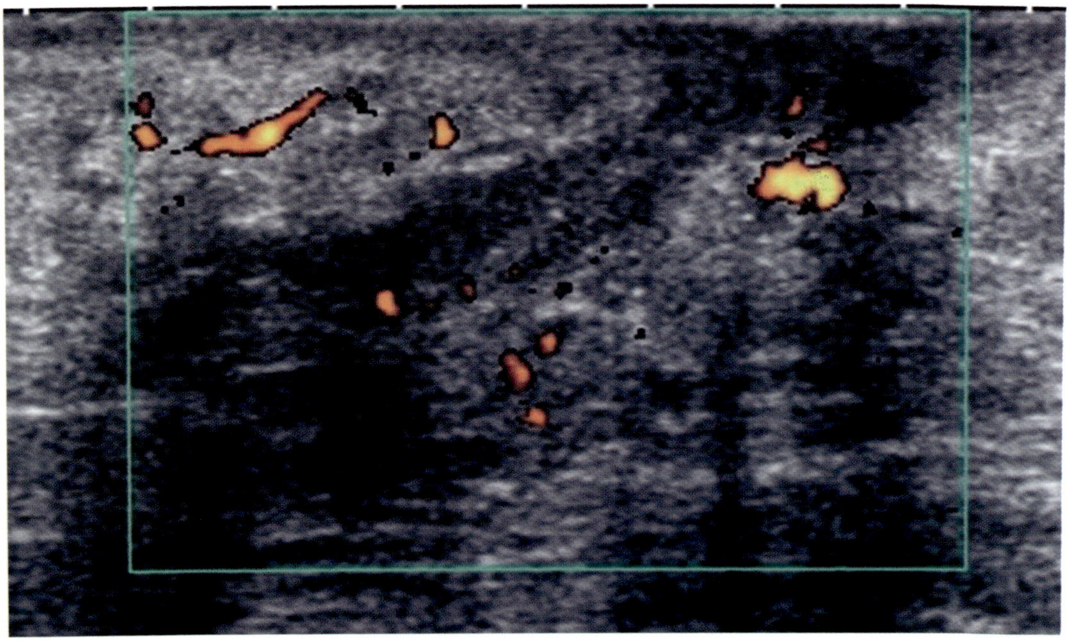

Fig. 7
Lésion intragalactophorique échogène hétérogène vascularisée, correspondant à un carcinome intra-canalaire à l'histologie (p. 492)

Article de C. FÉGER, *pages 486 à 493*

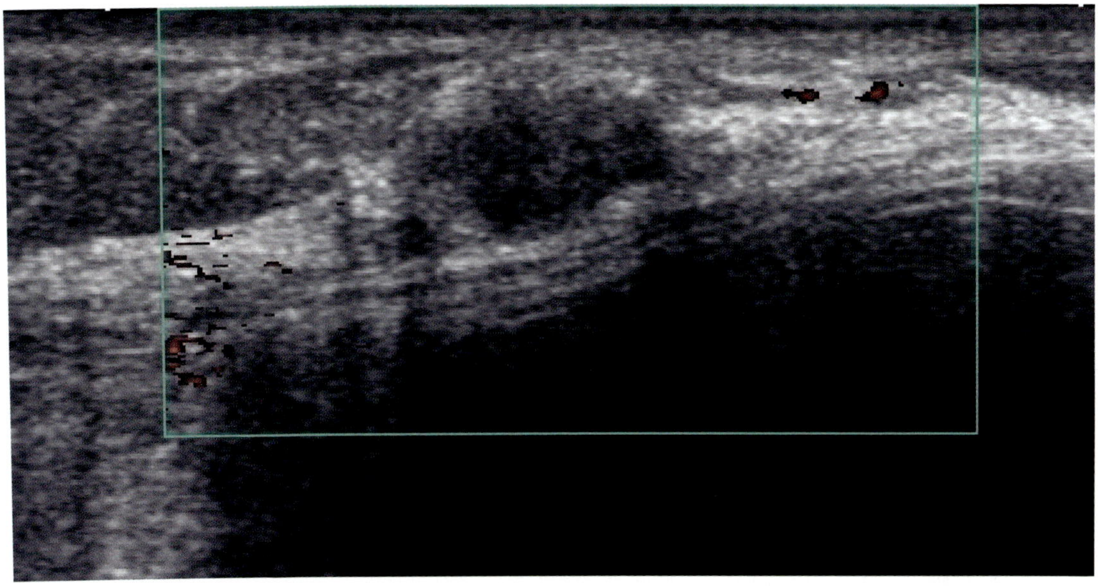

Fig. 8
Lésion irrégulière non vascularisée en doppler, correspondant à un carcinome canalaire infiltrant à l'histologie: l'analyse morphologique prime sur l'analyse doppler.
Noter en arrière la prothèse rétro-pectorale ***(p. 493)***

Article de A. GUIOCHON-MANTEL, *pages 552 à 564*

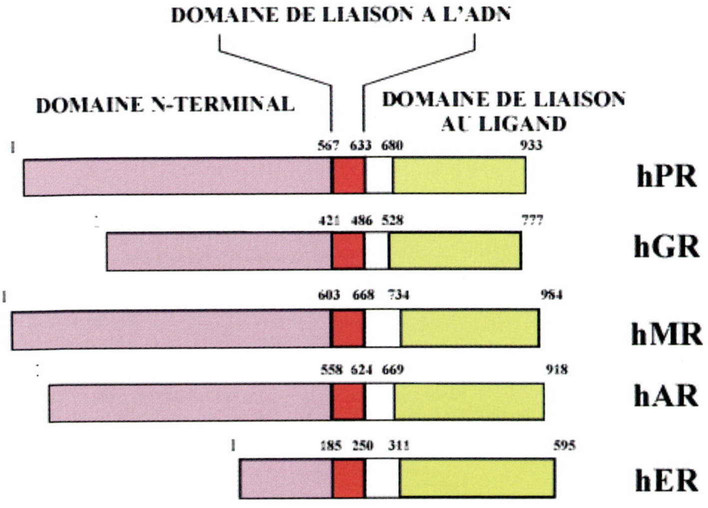

Fig.1
La famille des récepteurs des hormones stéroïdes chez l'homme (p. 553)

Article de A. GUIOCHON-MANTEL, *pages 552 à 564*

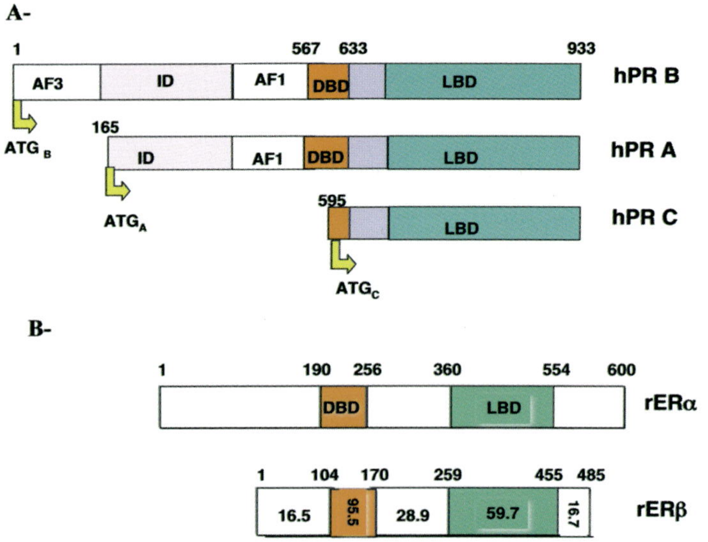

Fig. 2 : Les différentes formes des récepteurs de la progestérone et des œstrogènes humains (p. 555)

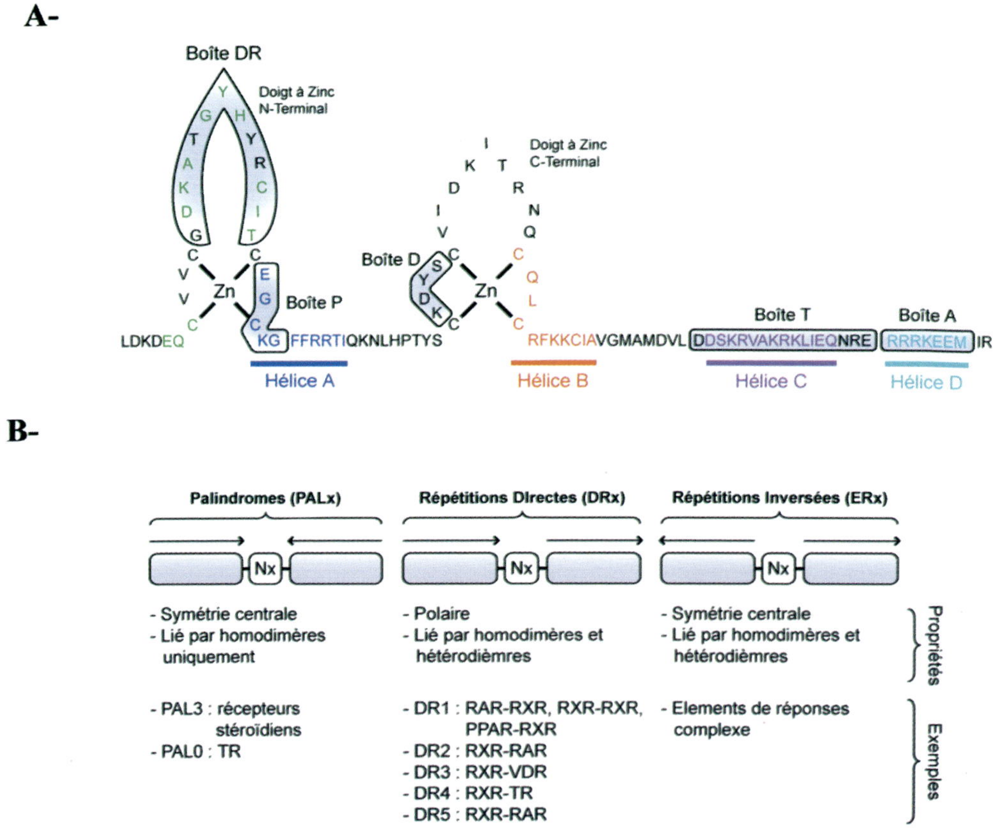

Fig. 3 : Domaine de liaison à l'ADN (A) et éléments de réponse à l'hormone (B) (p. 557)

Article de A. GUIOCHON-MANTEL, *pages 552 à 564*

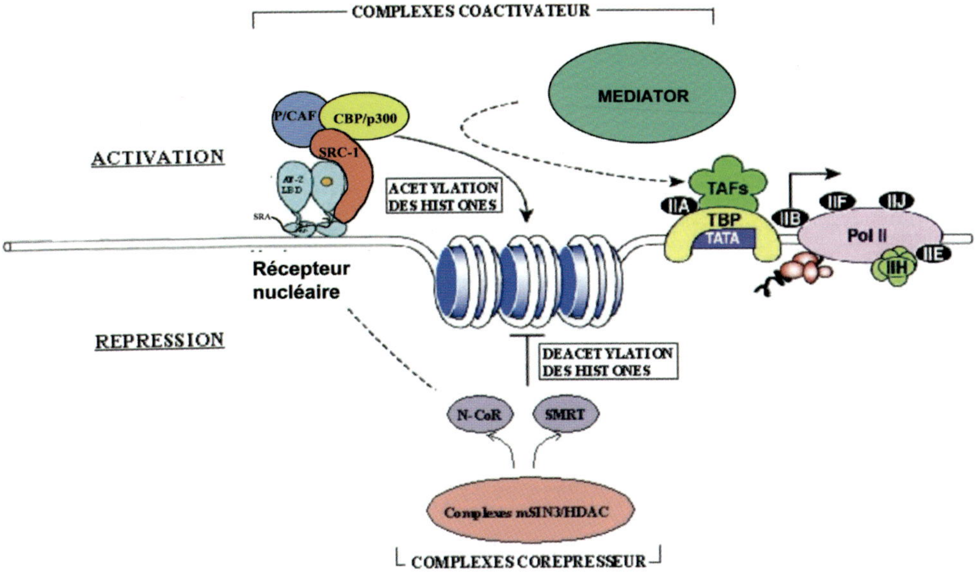

Fig. 4

Mécanisme de l'activation de la transcription par les récepteurs nucléaires (p. 560)

Article de T. MAUDELONDE et N. BOULÉ, *pages 565 à 590*

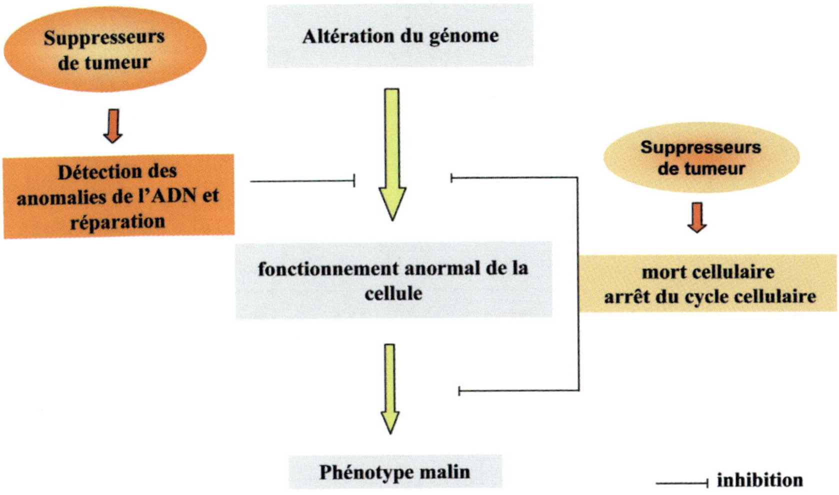

Fig. 1 : Mécanismes de suppression de tumeur (d'après Campisi J, 2003) (p. 566)

Article de T. MAUDELONDE et N. BOULÉ, *pages 565 à 590*

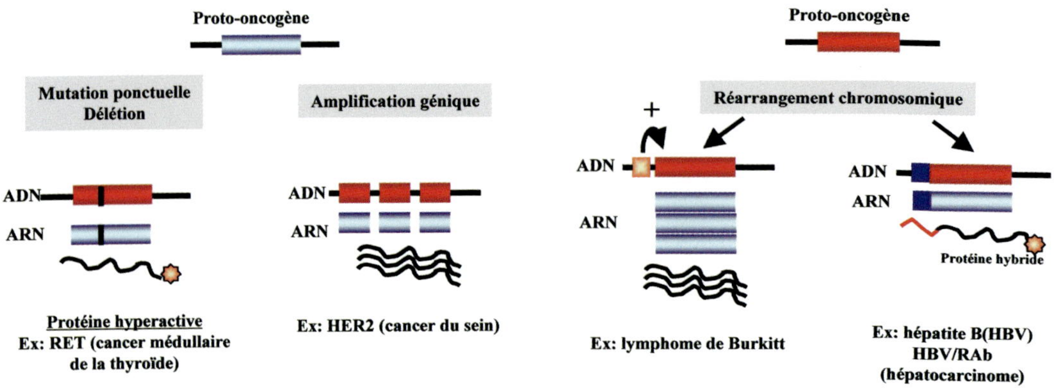

Fig. 2 : D'après Molecular Biology of the cell. Alberts et al. (4th Ed) p. 1338 (p. 567)

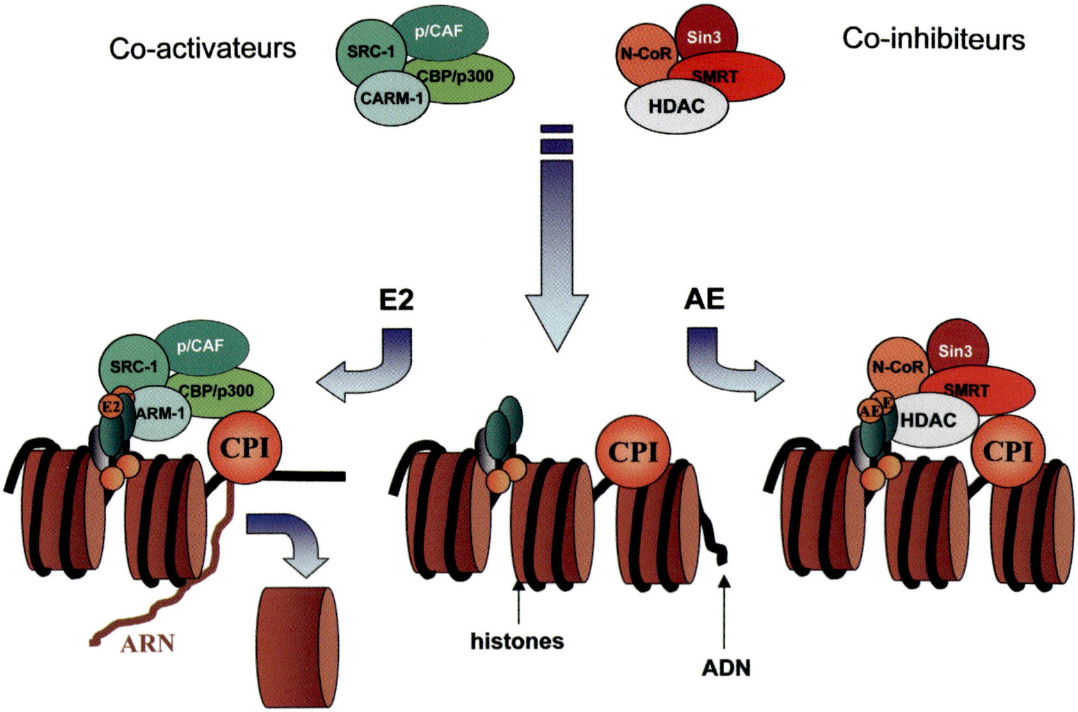

Fig. 3 : Rôle des cofacteurs dans l'activité estrogénique (p. 574)

Article de T. MAUDELONDE et N. BOULÉ, *pages 565 à 590*

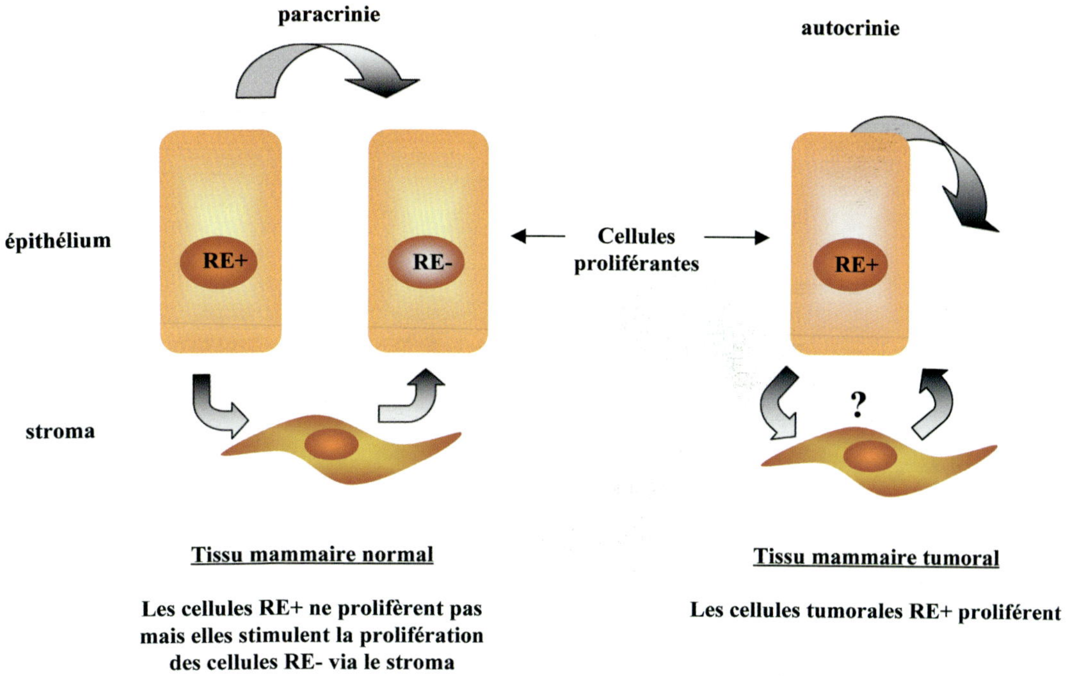

Fig. 4 : D'après Clarke et al., Cancer Res., 57: 4987-4991, 1997 (p. 578)

Article de J. DESREUX et J.-M. FOIDART, *pages 603 à 612*

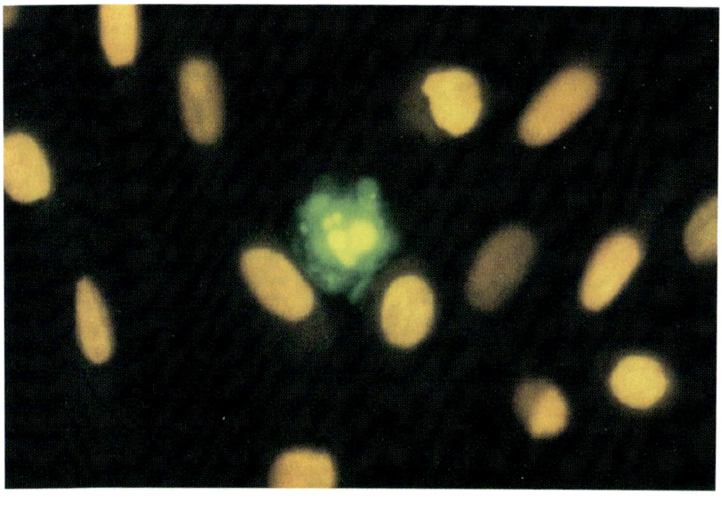

Fig. 1 : Apoptose d'une cellule épithéliale mammaire humaine normale mise en évidence par la technique TUNEL (p. 604)

Article de J. DESREUX et J.-M. FOIDART, *pages 603 à 612*

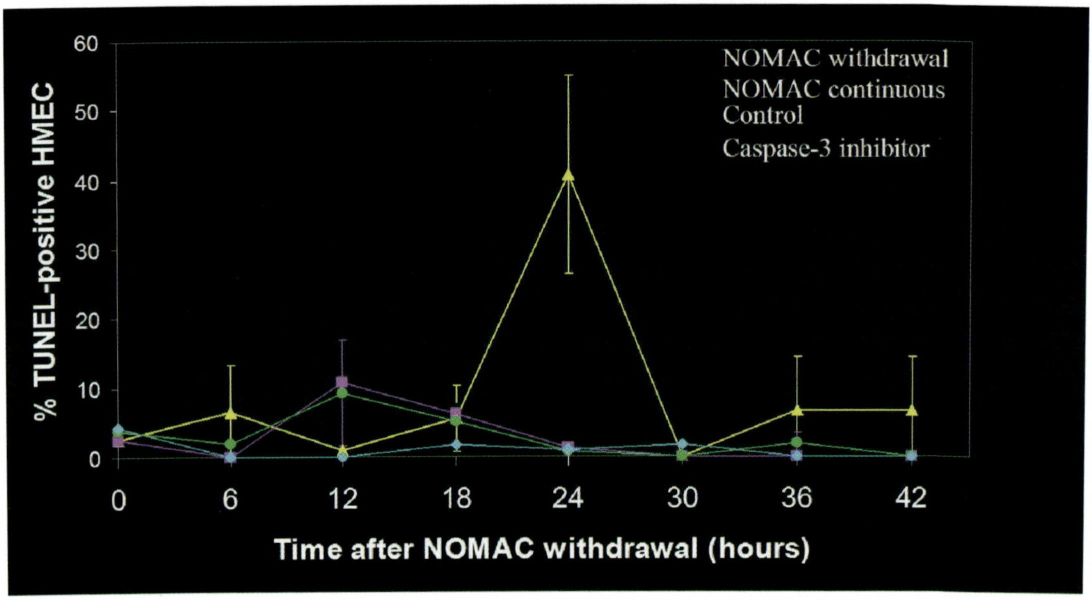

Fig. 4 : L'arrêt de l'administration d'acétate de nomégestrol à des cellules épithéliales mammaires humaines provoque 24 heures après un pic d'apoptoses. Un traitement continu ne modifie pas les taux d'apoptose (p. 607)

Article de C. COURTILLOT, V. GOFFIN et P. TOURAINE *pages 617 à 629*

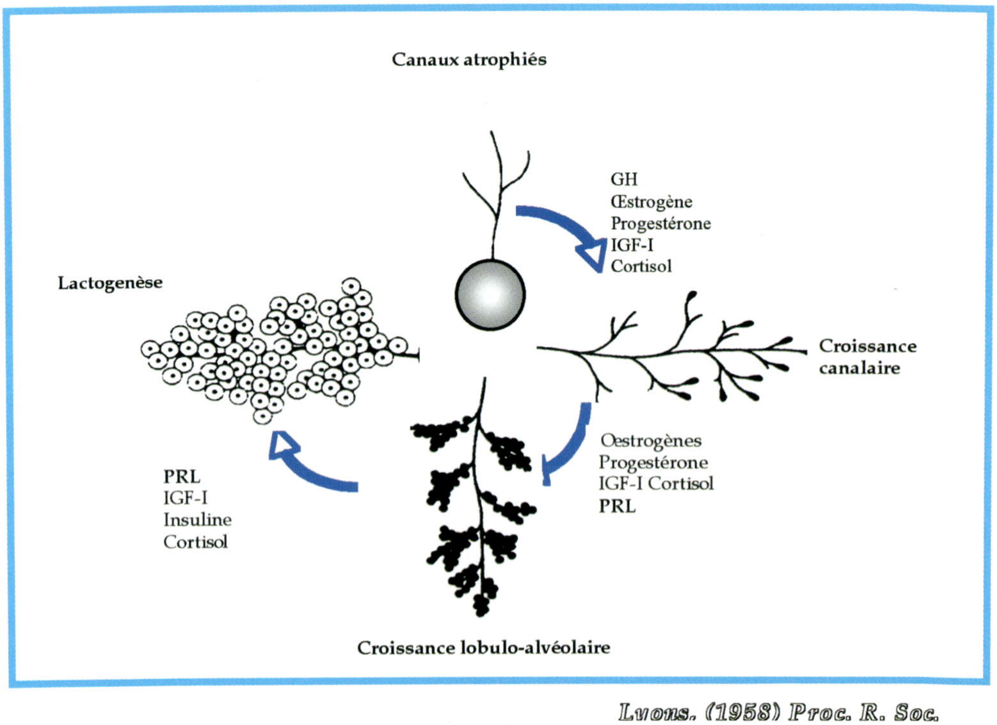

Fig. 1. Régulation hormonale de la croissance mammaire (p. 619)

Article de C. COURTILLOT, V. GOFFIN et P. TOURAINE, *pages 617 à 629*

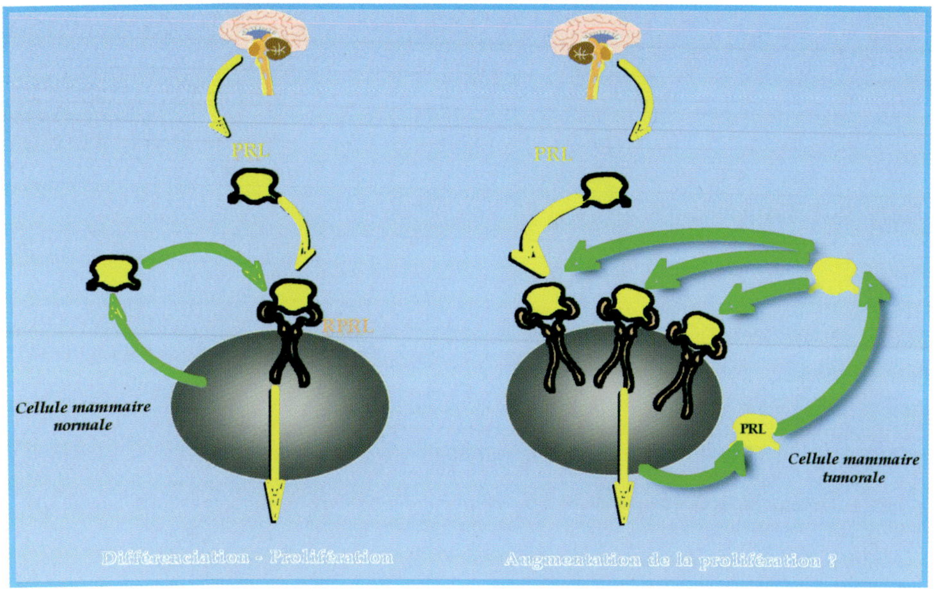

Fig. 2. Sensibilité accrue à la PRL dans les cellules mammaires tumorales [23] (p. 622)

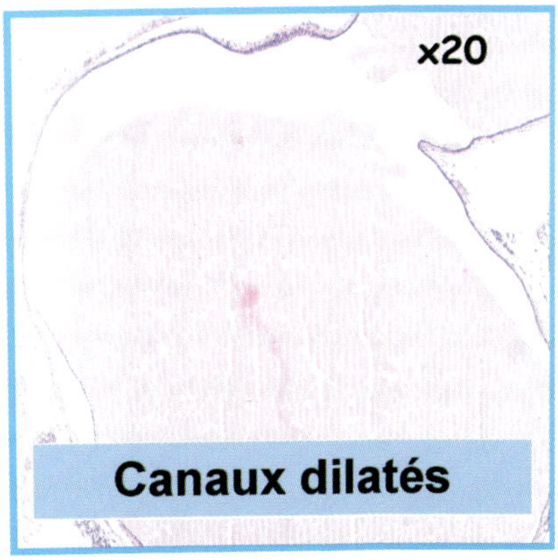

Fig. 3a. Anomalies histologiques mammaires des souris WAP-hPRL [53] (p. 626)

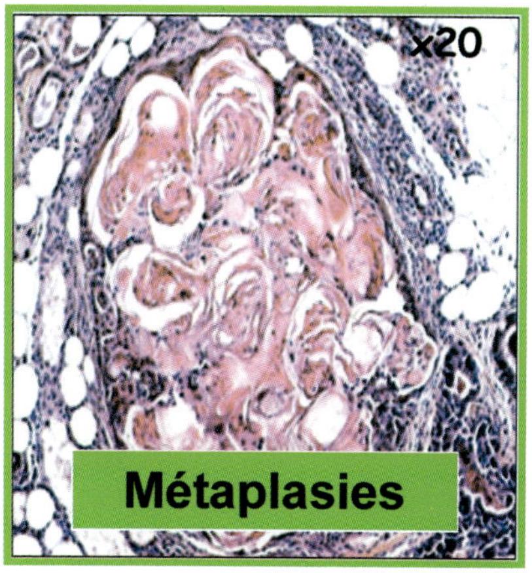

Fig. 3b. Anomalies histologiques mammaires des souris WAP-hPRL [53] (p. 626)

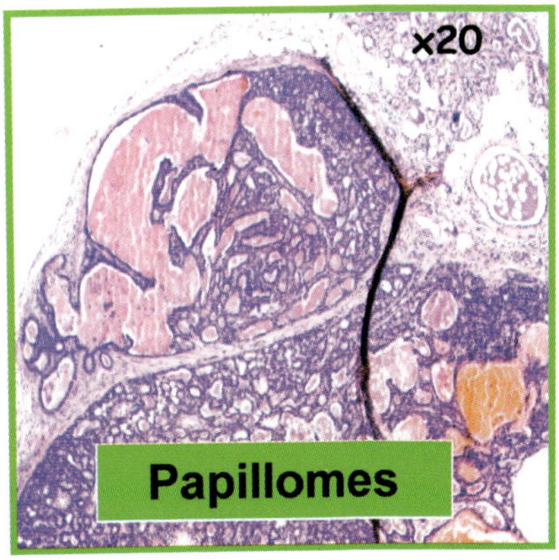

◀ *Fig. 3c. Anomalies histologiques mammaires des souris WAP-hPRL [53] (p. 626)*

E.TURPIN, J. LEHMANN-CHE, P. BERTHEAU, Marc ESPIÉ, J.-P. FEUGEAS, L. F. PLASSA, A. de ROQUANCOURT, A. JANIN et H. de THÉ, *pages 802 à 810*

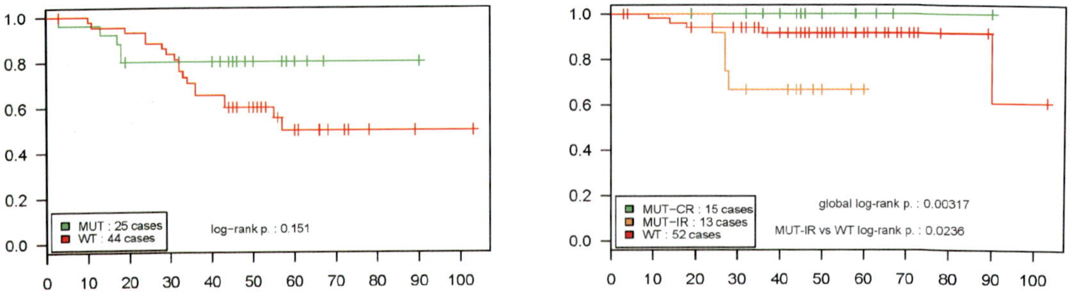

MUT : tumeurs *TP53* mutées
WT : tumeurs *TP53* non mutées
MUT-CR : tumeurs *TP53* mutées avec réponse pathologique complète
MUT-IR : tumeurs *TP53* mutées avec réponse pathologique incomplète

Fig. 3 : Courbes de survies des patientes avec cancer du sein localement avancés non inflammatoires traitées par chiomiothérapie intensive (épirubicine/cyclophosphamide) (p. 807)

Article de J. MASSON, C. MARTINAUD-DEPLAT, J.-Ph. BINDER, J.M. SERVANT, *pages 870 à 890*

Cas 1 : Reconstruction par prothèse sans symétrisation du sein controlatéral (p. 882)

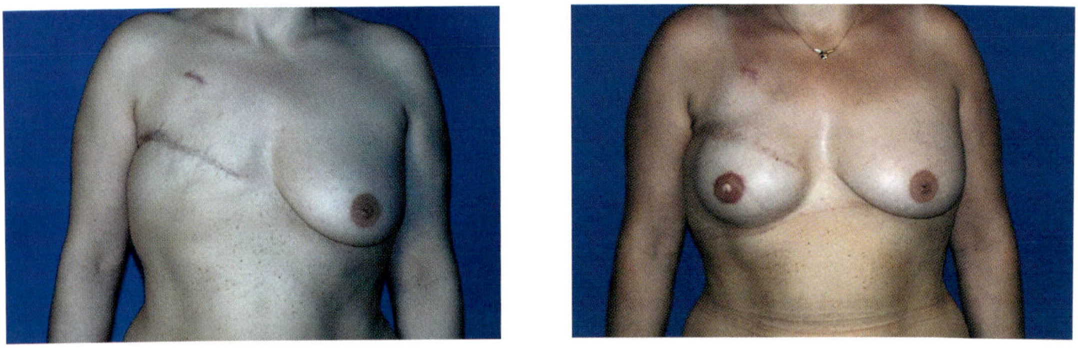

Cas 2 : Reconstruction par prothèse avec symétrisation du sein controlatéral (p. 883)

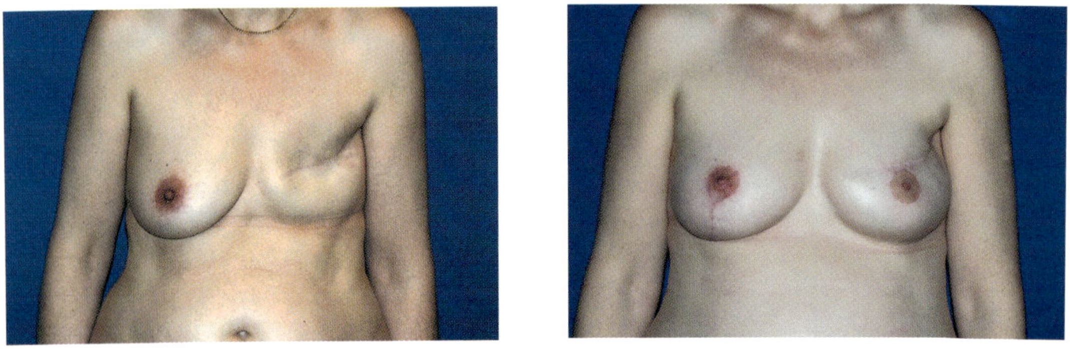

Article de J. MASSON, C. MARTINAUD-DEPLAT, J.-Ph. BINDER, J.M. SERVANT,
pages 870 à 890

Cas 3 : Pré-opératoire cancer intra-canalaire étendu du sein gauche (face) (p. 884)

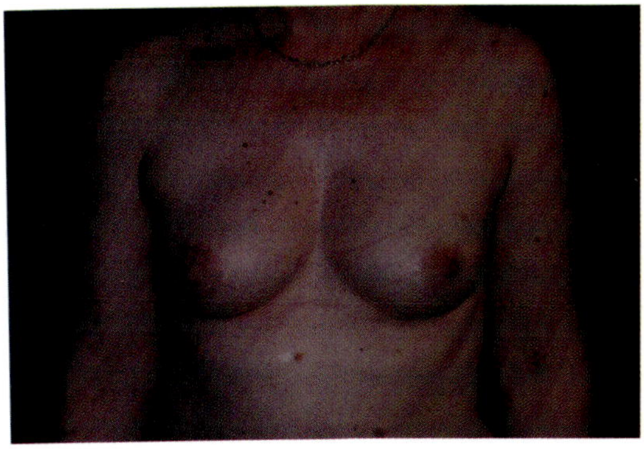

Reconstruction mammaire immédiate par prothèse en gel de silicone (face) (p. 884)

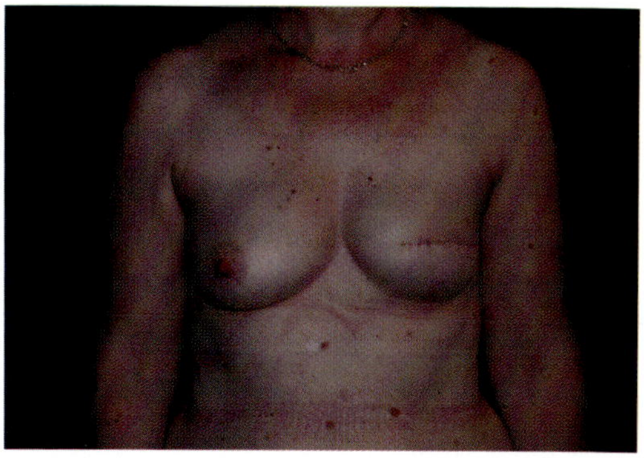

Cas 3 : Fin de reconstruction mammaire (face) (p. 884)

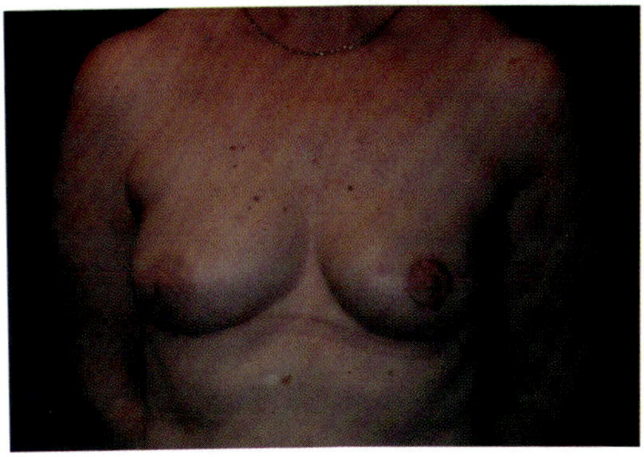

Fin de reconstruction immédiate (3/4) (p. 884)

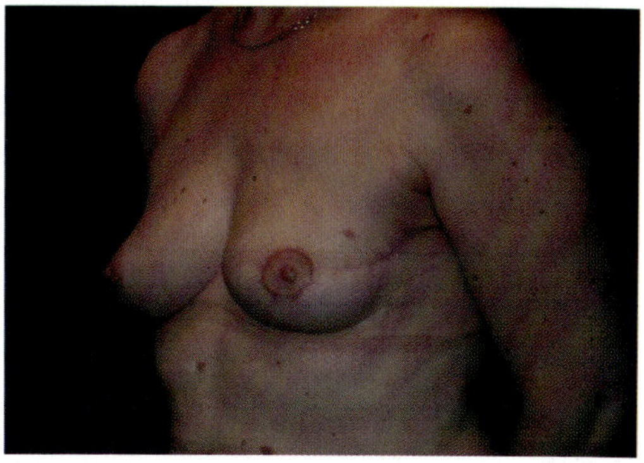

Cas 4 : Récidive cutanée diffuse après traitement conservateur sein gauche 10 ans auparavant (face) (p. 885)

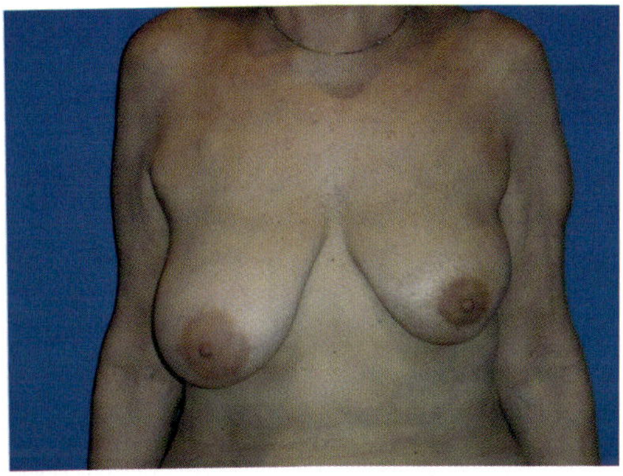

Mastectomie gauche large avec lambeau musculo cutané de grand dorsal de couverture (face) (p. 885)

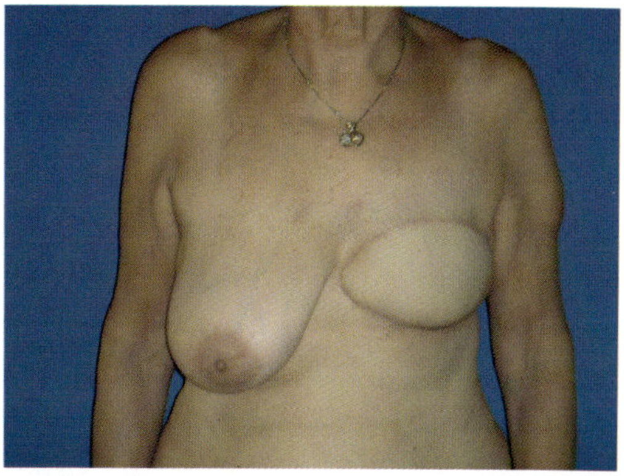

Article de J. MASSON, C. MARTINAUD-DEPLAT, J.-Ph. BINDER, J.M. SERVANT, *pages 870 à 890*

Cas 4 : Mise en place d'une prothèse rétro-musculaire gauche + symétrisation du sein droit (face) (p. 885)

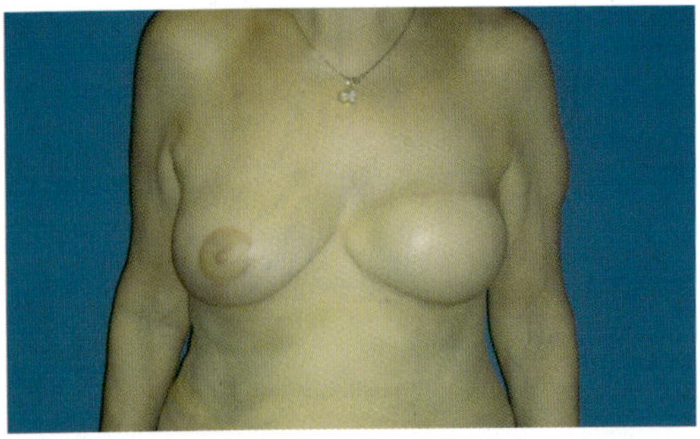

Fin de reconstruction sein gauche (face) (p. 885)

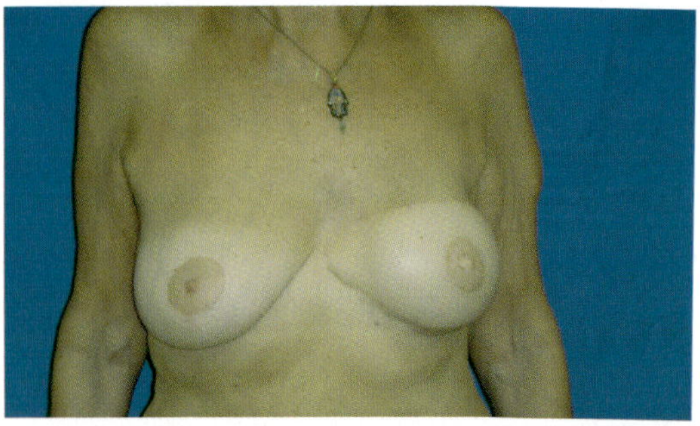

Cas 4 : Fin de reconstruction (profil) (p. 885)

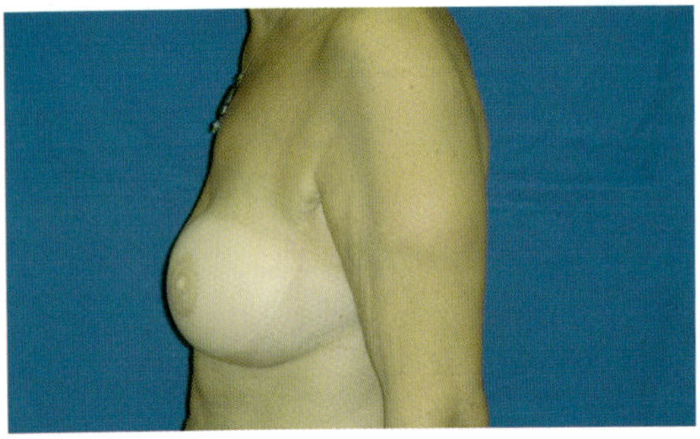

Cicatrice oblique dorsale à trois mois (p. 885)

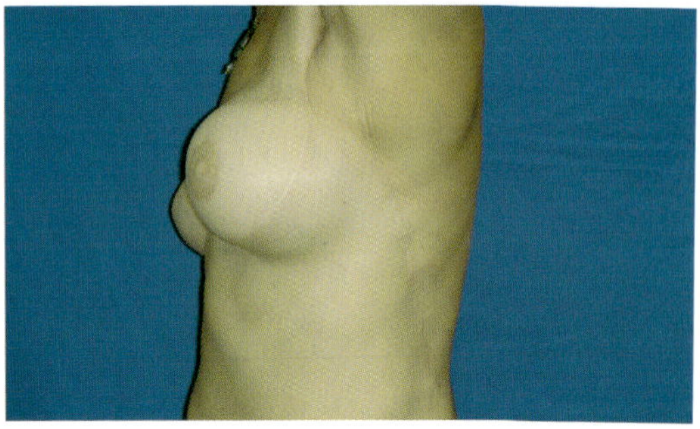

Cas 5 : Cicatrice de mastectomie droite à un an (face) (p. 886)

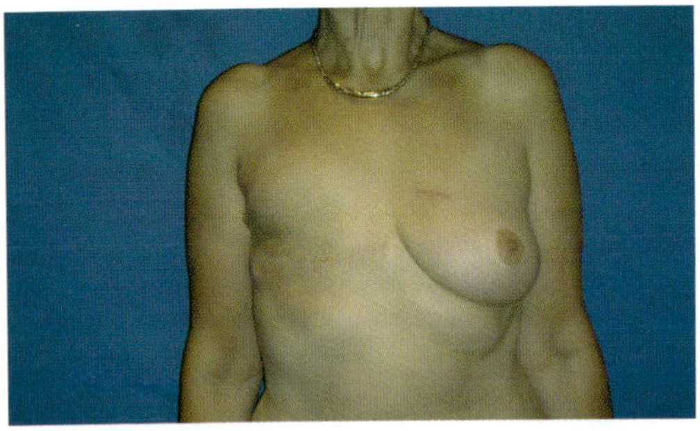

Lambeau de grand dorsal pédiculé + prothèse (face) (p. 886)

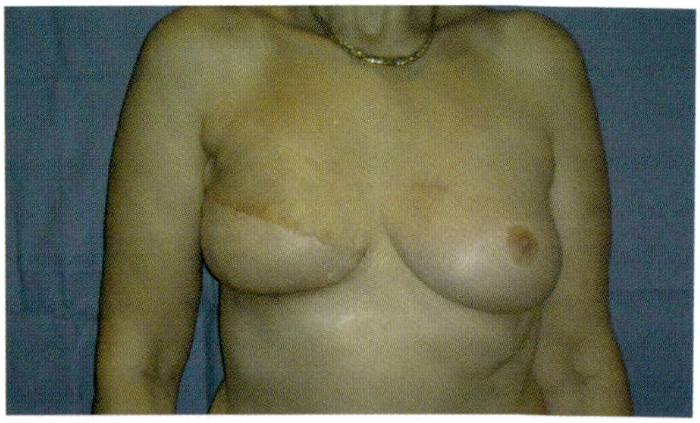

Cas 5 : Fin de reconstruction mammaire avec symétrisation du sein contro latéral (face) (p. 887)

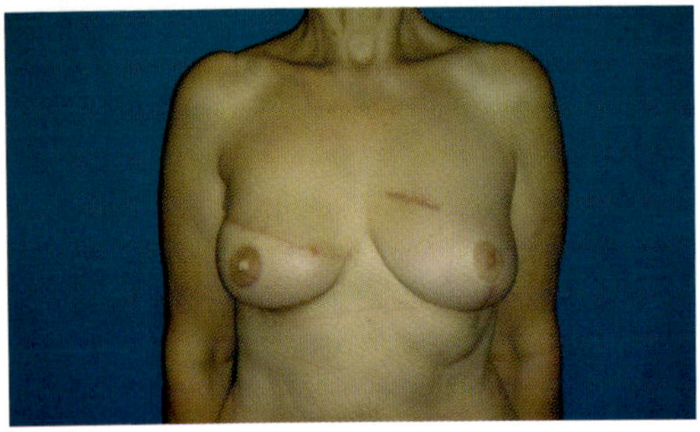

Fin de reconstruction mammaire (profil) avec cicatrice verticale de la zone donneuse du grand dorsal (p. 887)

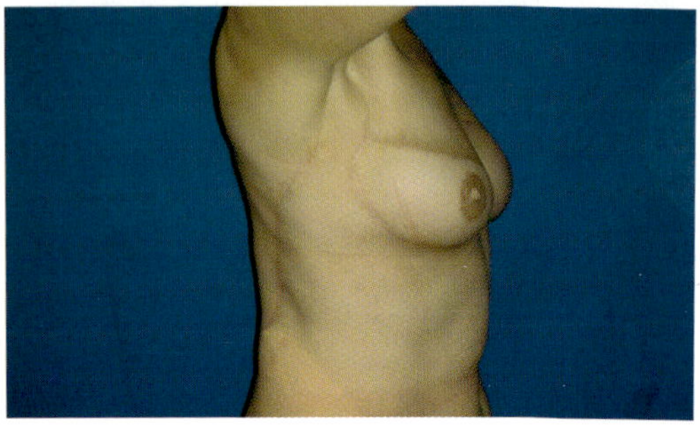

Article de J. MASSON, C. MARTINAUD-DEPLAT, J.-Ph. BINDER, J.M. SERVANT, *pages 870 à 890*

***Cas 6** : Reconstruction du sein gauche par lambeau musculo-cutané unipédiculé de grand droit de l'abdomen droit (p. 888)*

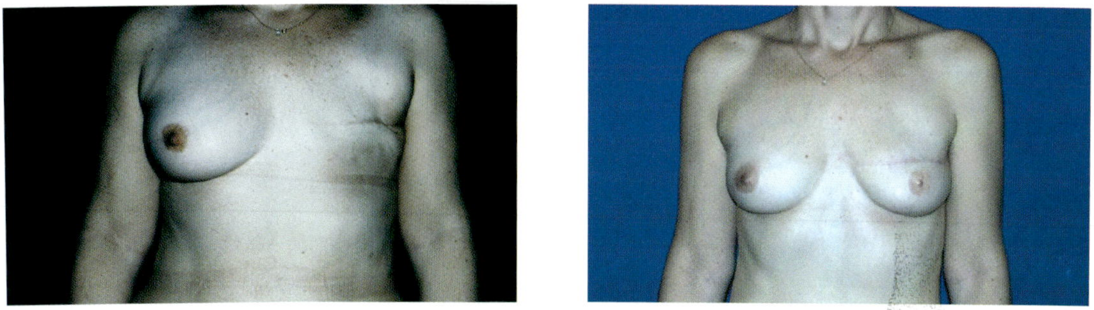

***Cas 7** : Séquelle mastectomie droite (face) (p. 889)*

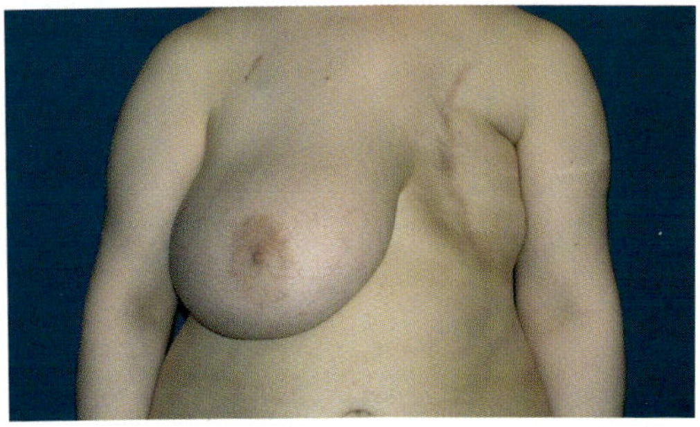

Séquelle abdominale du prélèvement du BI DIEP avec fermeture directe des aponévroses des muscles grand droit de l'abdomen (p. 889)

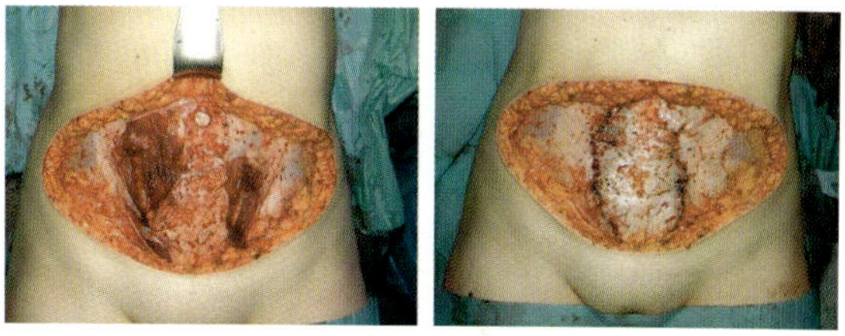

Lambeau de grand droit de l'abdomen type BI-DIEP à un an + symétrisation sein droit (face) (p. 890)

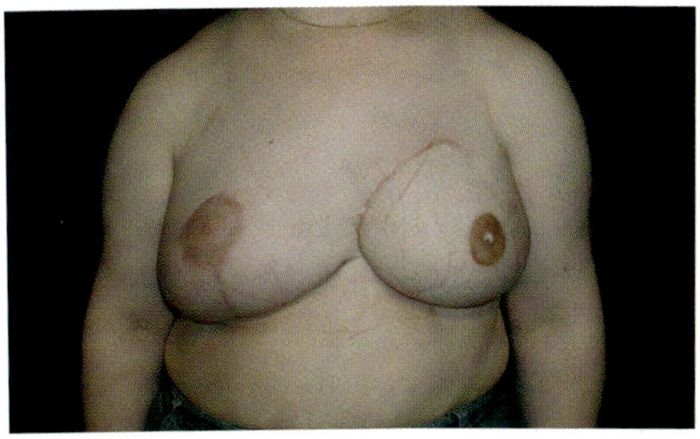

***Cas 7** : Palette cutanéo-graisseuse avec prélèvement des deux pédicules épigastriques inférieurs profonds sans aucun sacrifice musculaire (p. 890)*

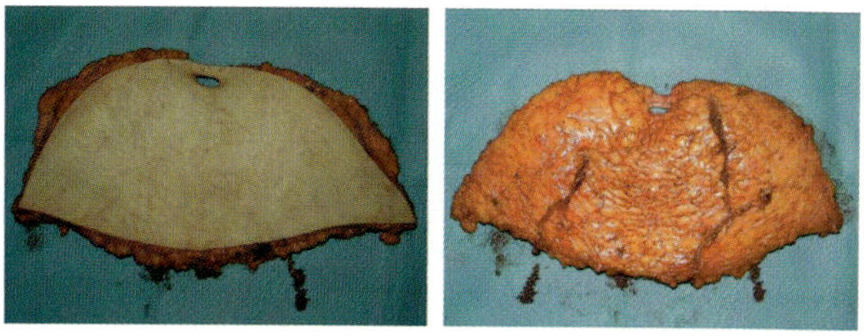

Article de J. MASSON, J.-P. BINDER, C. MARTINAUD, M. REVOL et J.M. SERVANT, *pages 891 à 907*

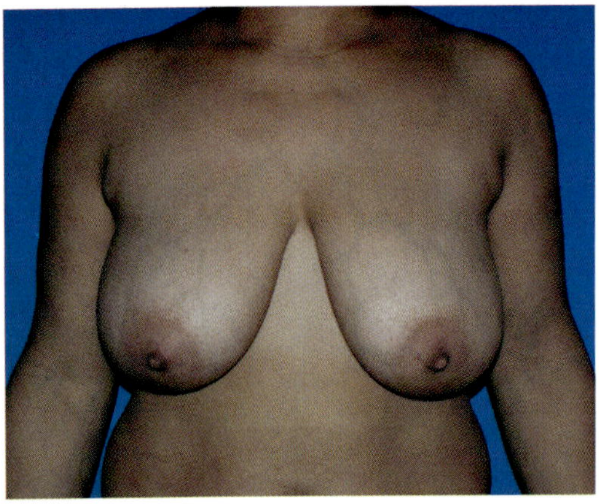

Photo 1 : Hypertrophie mammaire + ptose (face) (p. 893)

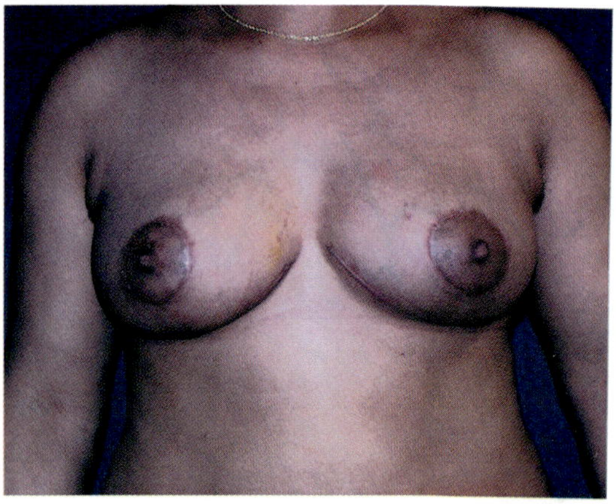

Photo 2 : Résultat PITANGUY à 4 mois (face) (p. 893)

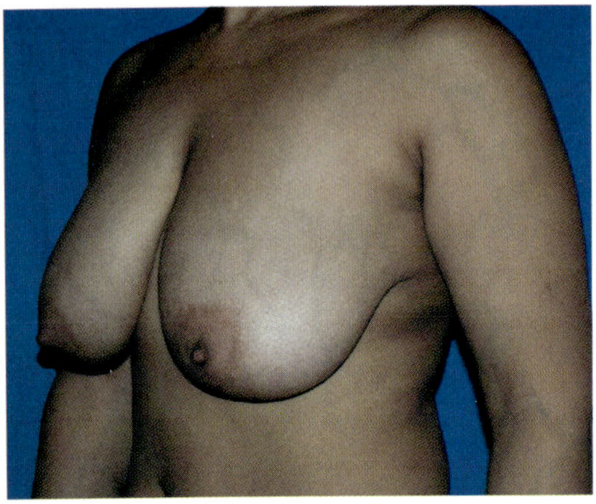

Photo 3 : Hypertrophie mammaire + ptose (3/4) (p.894)

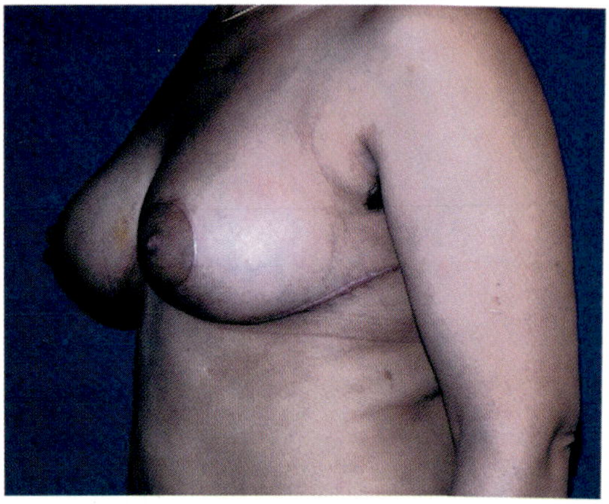

Photo 4 : Résultat PITANGUY à 4 mois (3/4) (p. 894)

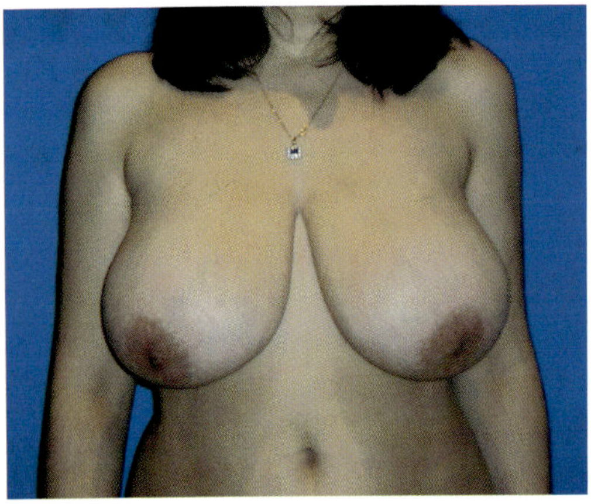

Photo 5. Hypertrophie mammaire bilatérale (face) (p. 895)

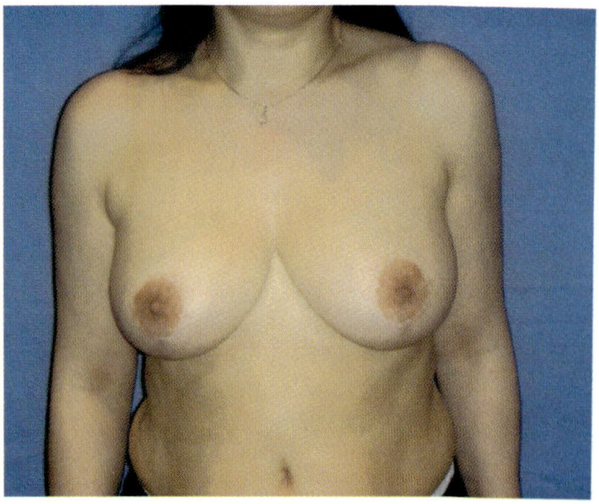

Photo 6. Résultat plastie mammaire de réduction type Pitanguy à un an (face) (p. 895)

Article de J. MASSON, J.-P. BINDER, C. MARTINAUD, M. REVOL et J.M. SERVANT, *pages 891 à 907*

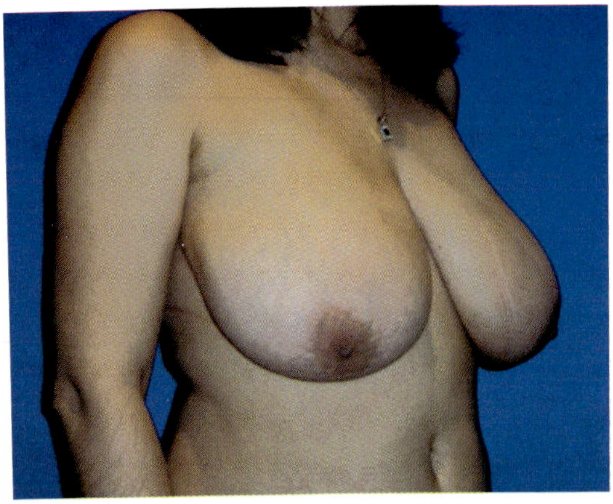

Photo 7. Hypertrophie mammaire bilatérale (3/4) (p. 896)

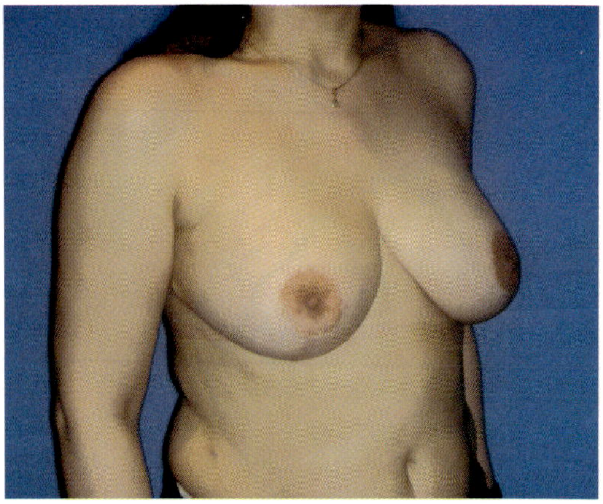

Photo 8. Résultat plastie mammaire de réduction type Pitanguy à un an (3/4) (p. 896)

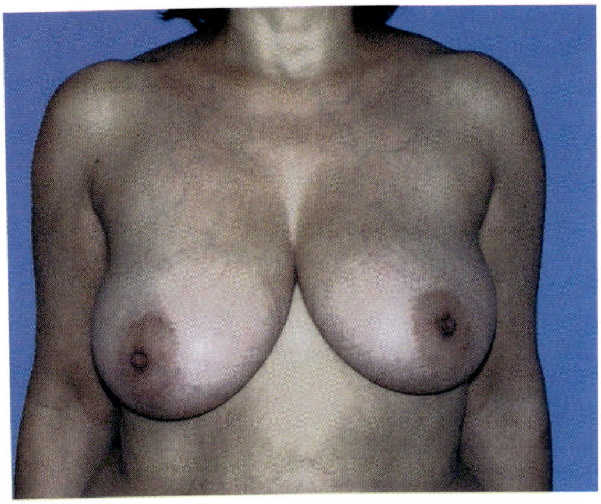

Photo 9. Hypertrophie mammaire + ptose (face) (p. 900)

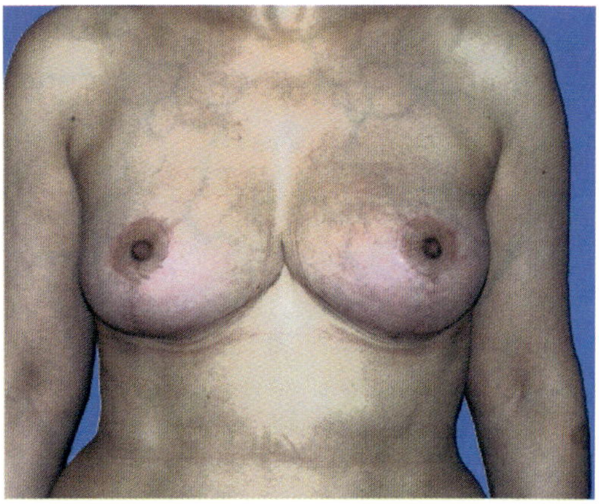

Photo 10. Résultat technique Saint-Louis à 6 mois (face) (p. 900)

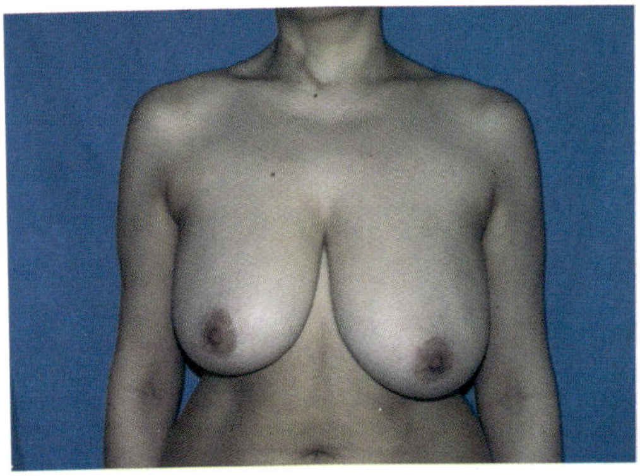

Photo 11. Hypertrophie mammaire avec asymétrie modérée (face) (p. 900)

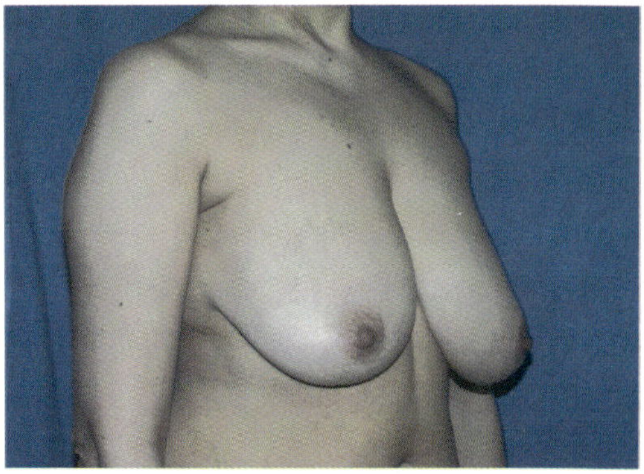

Photo 12. Hypertrophie mammaire avec asymétrie modérée (3/4) (p. 900)

Article de J. MASSON, J.-P. BINDER, C. MARTINAUD, M. REVOL et J.M. SERVANT, *pages 891 à 907*

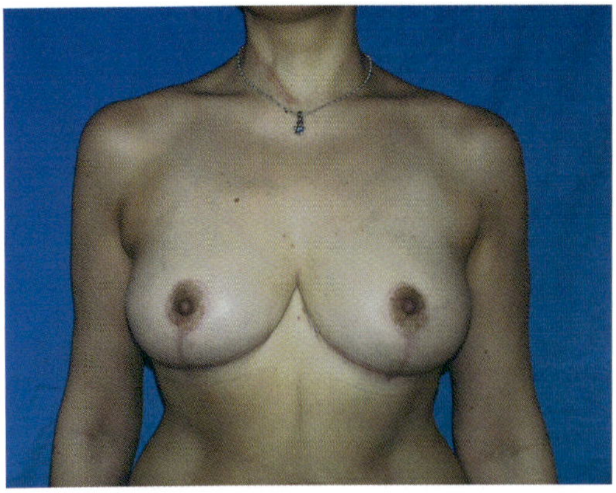

Photo 13. Technique Saint Louis, résultat à trois mois (face). Cicatrices épaisses et inflammatoires (p. 900)

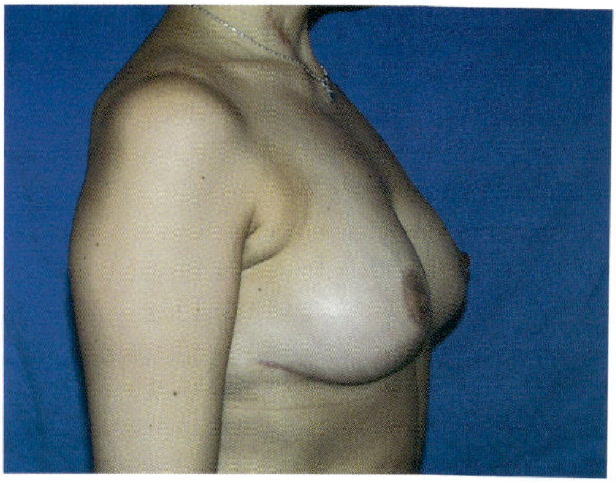

Photo 14.
Technique Saint Louis, résultat à trois mois (3/4) (p. 900)

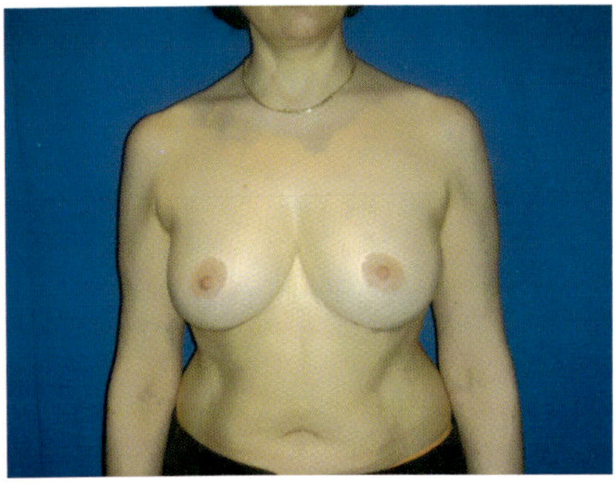

Photo 15. Technique Saint Louis, résultat à un an (face). Cicatrices fines et moins inflammatoires (p. 901)

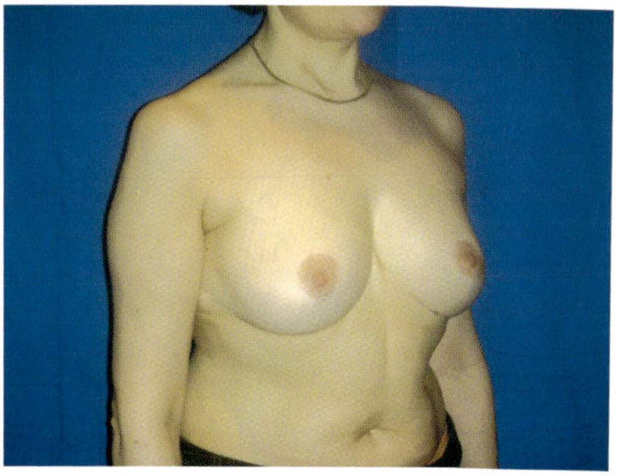

Photo 16.
Technique Saint Louis, résultat à un an (3/4) (p. 901)

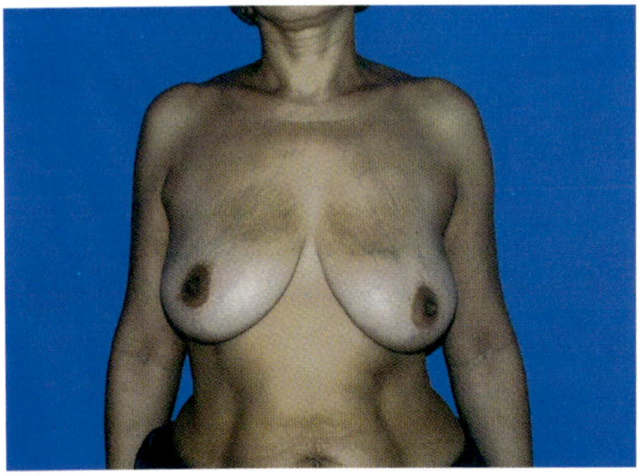

Photo 17.
Ptose mammaire sans hypertrophie (face) (p. 901)

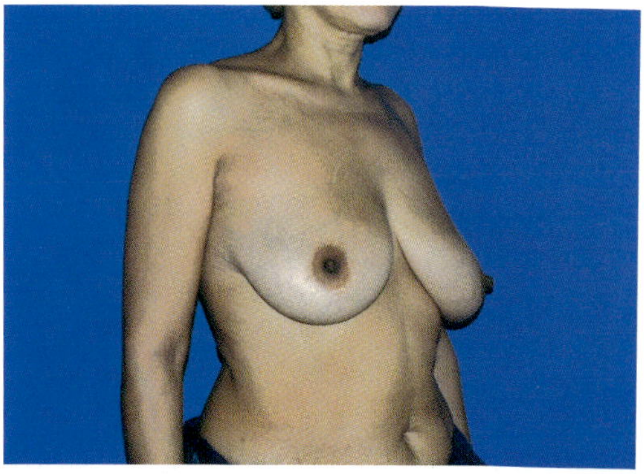

Photo 18.
Ptose mammaire sans hypertrophie (3/4) (p. 901)

Article de J. MASSON, J.-P. BINDER, C. MARTINAUD, M. REVOL et J.M. SERVANT, *pages 891 à 907*

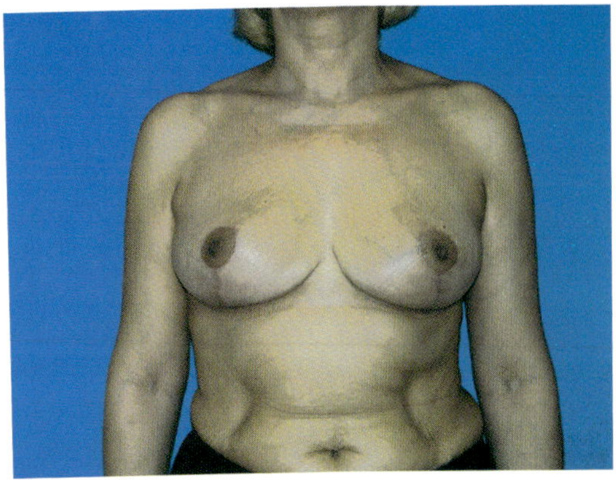

***Photo 19.** Résultat plastie mammaire en T inversé à 6 mois (face) Excès cutané résiduel inféro interne bilatéral (p. 901)*

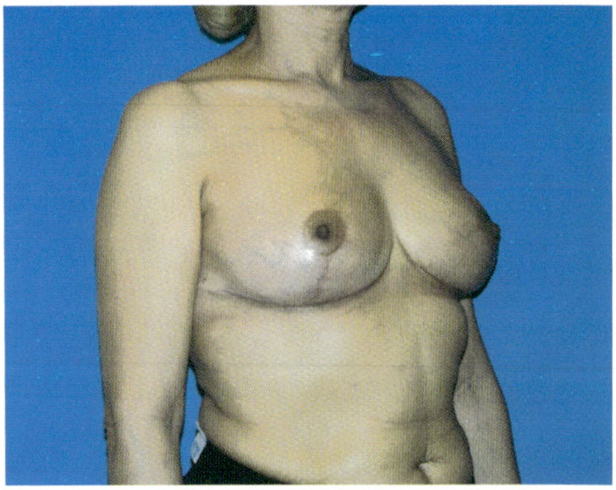

***Photo 20.** Résultat plastie mammaire en T inversé à 6 mois (3/4) (p. 901)*

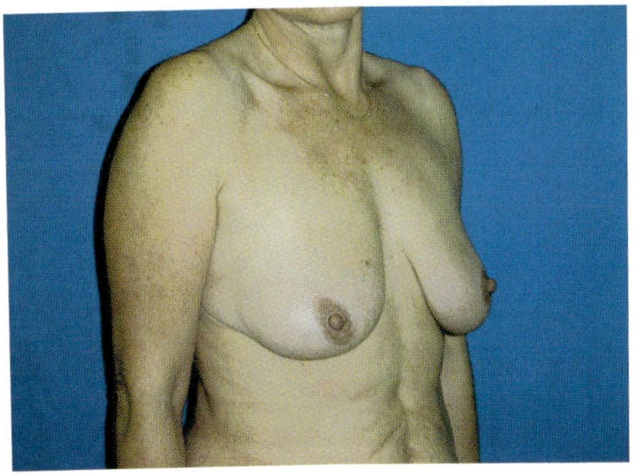

***Photo 21.** Ptose modérée sans hypertrophie (face) (p. 902)*

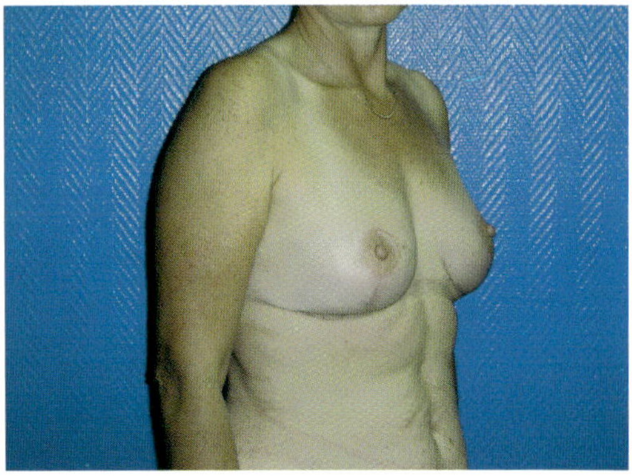

***Photo 22.** Ptose modérée sans hypertrophie (3/4) résultat à 6 mois (p. 902)*

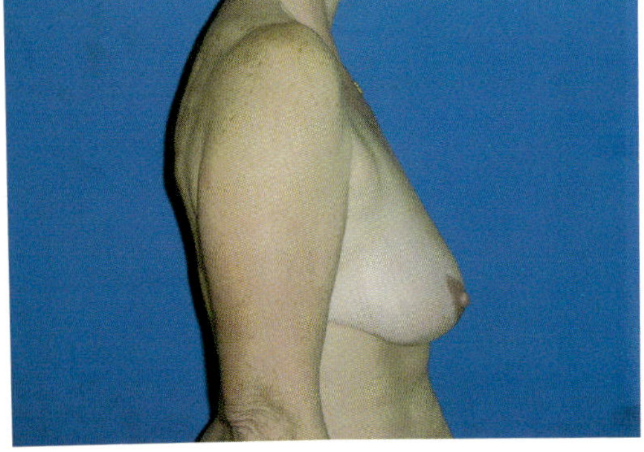

***Photo 23.** Ptose modérée sans hypertrophie (profil) (p. 902)*

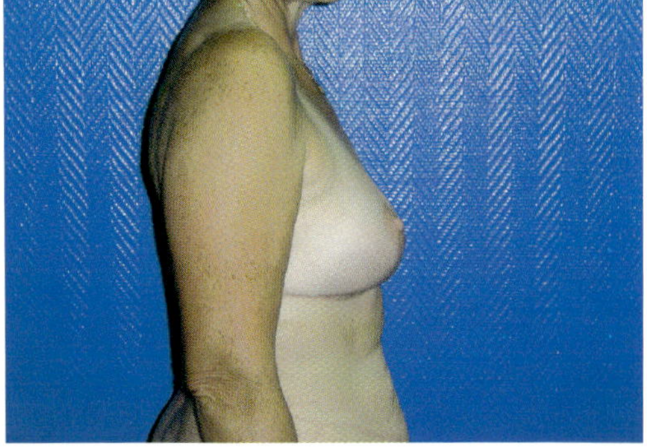

***Photo 24.** Ptose modérée sans hypertrophie (profil) résultat à 6 mois (p. 902)*

Article de J. MASSON, J.-P. BINDER, C. MARTINAUD, M. REVOL et J.M. SERVANT, *pages 891 à 907*

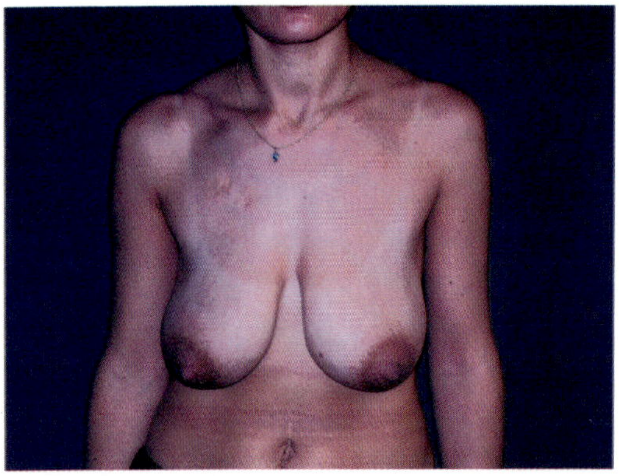

Photo 25. Hypertrophie mammaire modérée + ptose (face) (p. 903)

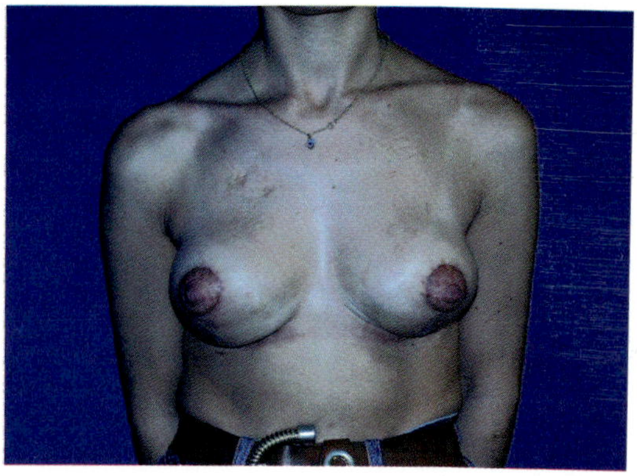

Photo 26. Résultat plastie mammaire verticale à 1 mois (face). Excès cutané inféro-interne droit (p. 903)

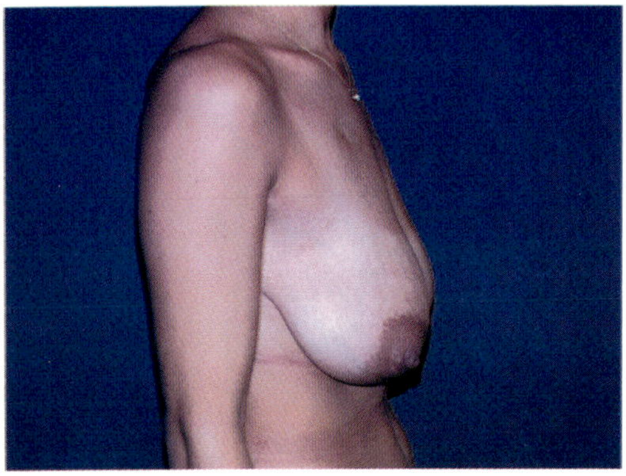

Photo 27. Hypertrophie mammaire modérée + ptose (profil) (p. 903)

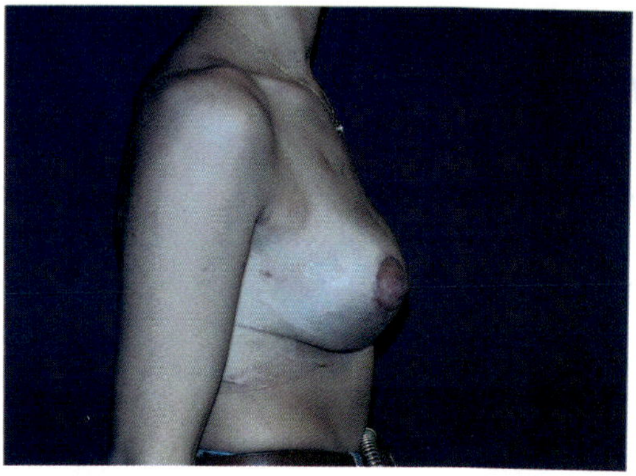

Photo 28. Résultat plastie mammaire verticale à 1 mois (profil) (p. 903)

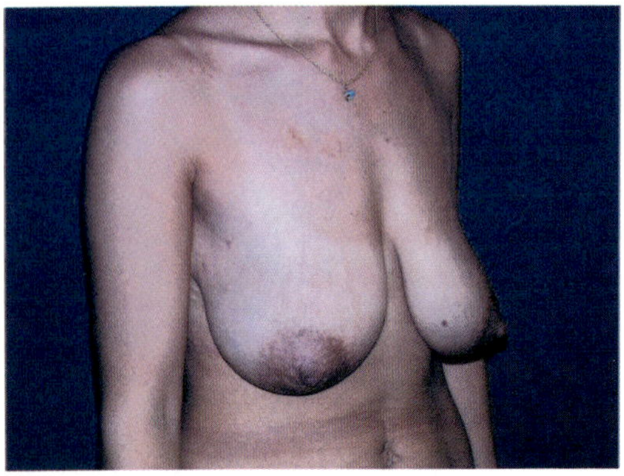

Photo 29. Hypertrophie mammaire modérée + ptose (3/4) (p. 903)

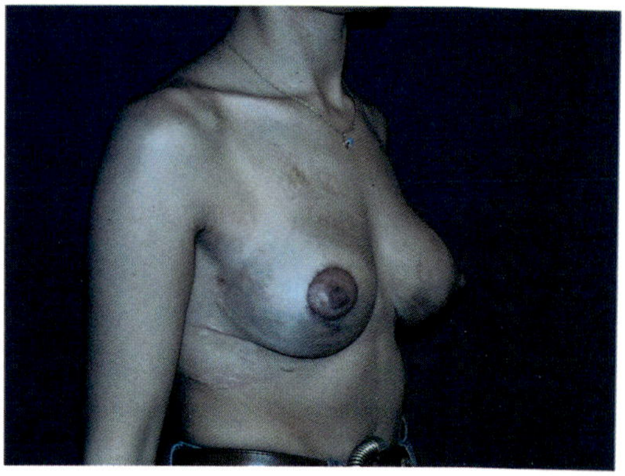

Photo 30. Résultat plastie mammaire verticale à 1 mois (3/4) (p. 903)

Article de J. MASSON, J.-P. BINDER, C. MARTINAUD, M. REVOL et J.M. SERVANT, *pages 891 à 907*

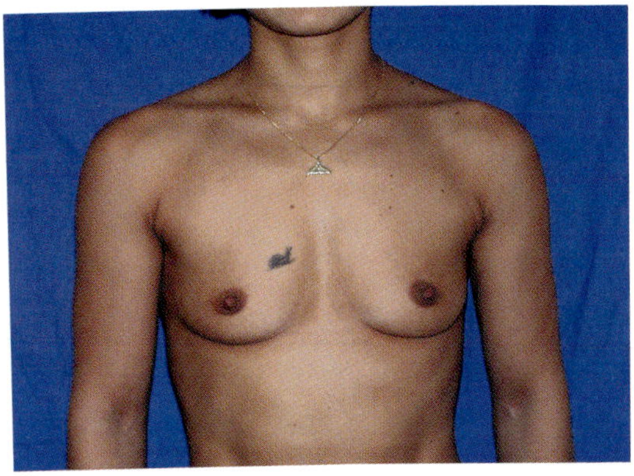

Photo 31. Hypotrophie mammaire isolée (face) (p. 904)

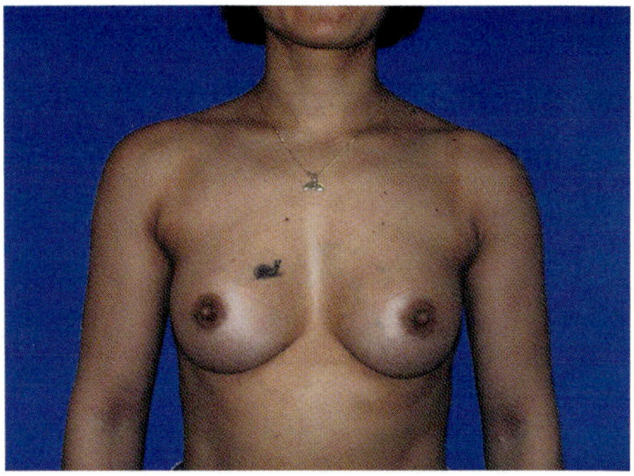

Photo 32.Prothèse esthétique rétro-glandulaire (résultat à 4 mois) (face) (p. 904)

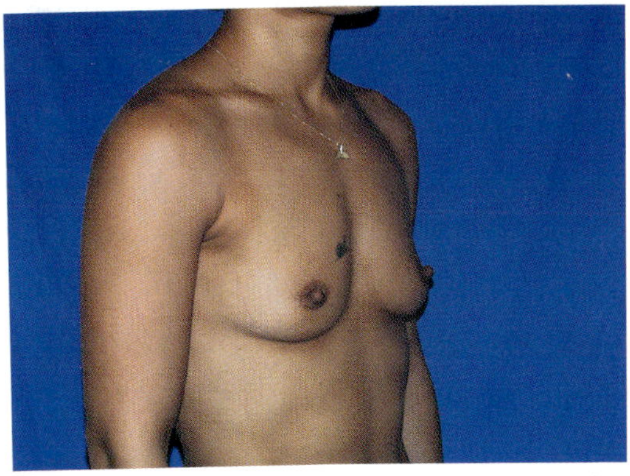

Photo 33. Hypotrophie mammaire isolée (3/4) (p. 904)

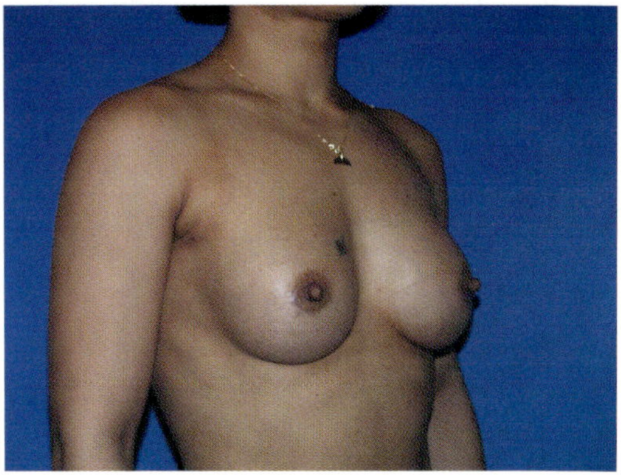

Photo 34. Prothèse esthétique rétro-glandulaire (résultat à 4 mois) (3/4) (p. 904)

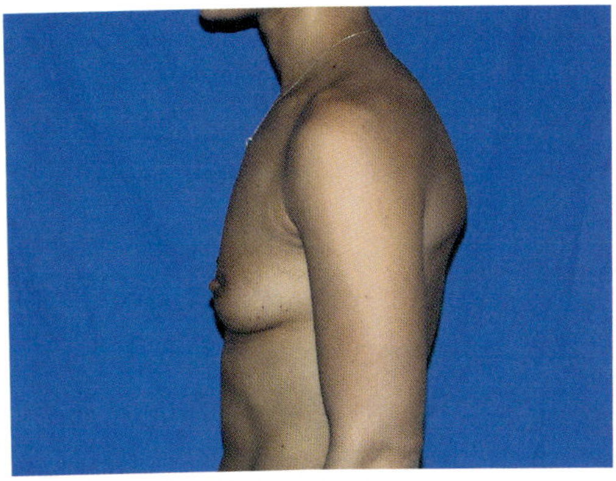

Photo 35. Hypotrophie mammaire isolée (profil) (p. 904)

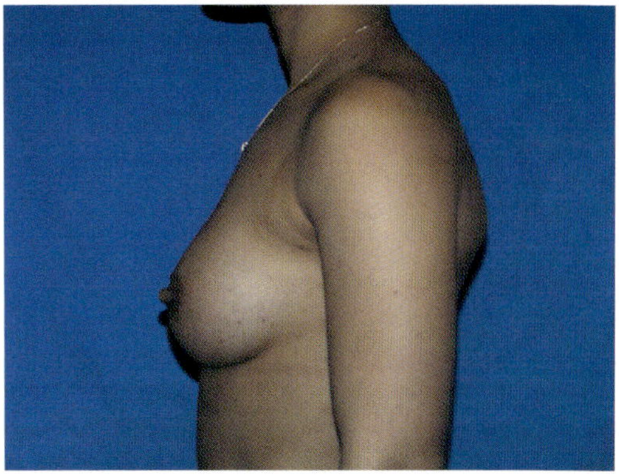

Photo 36. Prothèse esthétique rétro-glandulaire (résultat à 4 mois) (profil) (p. 904)

Article de J. MASSON, J.-P. BINDER, C. MARTINAUD, M. REVOL et J.M. SERVANT, *pages 891 à 907*

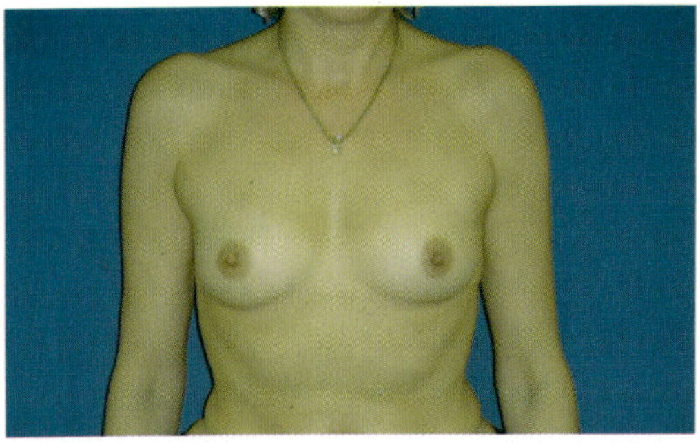

Photo 37.
Hypotrophie mammaire bilatérale (face) (p. 905)

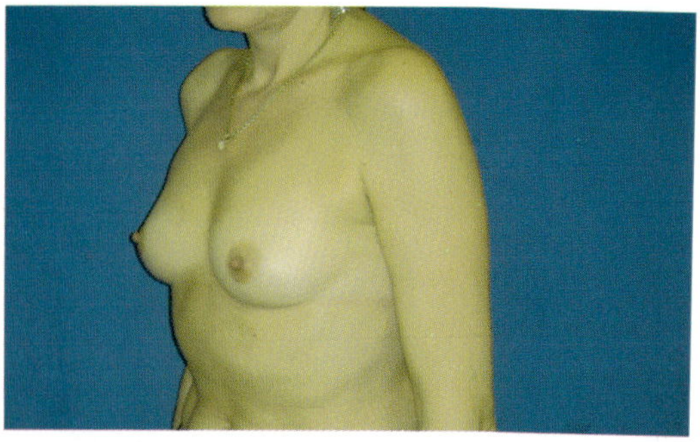

Photo 38.
Hypotrophie mammaire bilatérale (3/4) (p. 905)

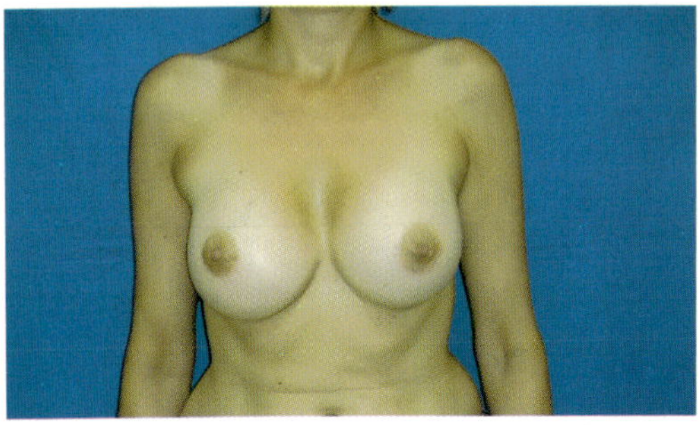

Photo 39. Augmentation mammaire bilatérale, cicatrices péri-aréolaires inférieures, résultat à 3 mois (face) (p. 905)

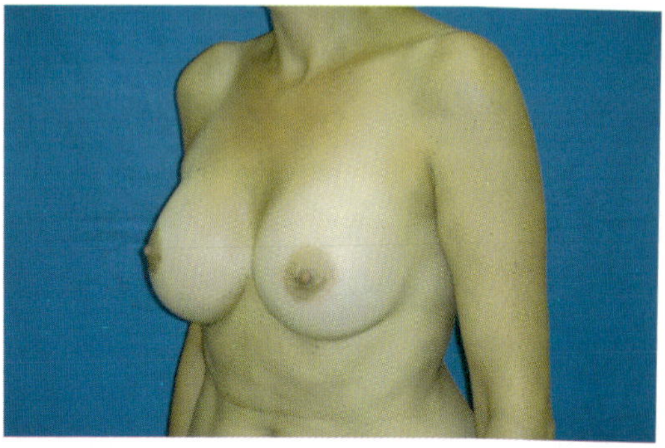

Photo 40. Augmentation mammaire bilatérale, résultat à trois mois (3/4) (p. 905)

Article de J. MASSON, J.-P. BINDER, C. MARTINAUD, M. REVOL et J.M. SERVANT, *pages 891 à 907*

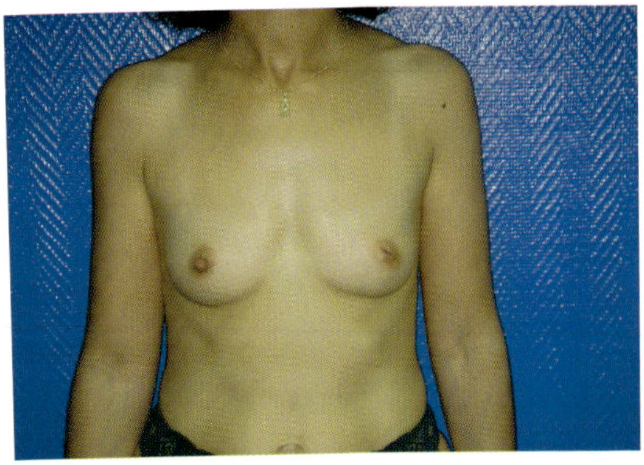

Photo 41.
Hypotrophie mammaire bilatérale (face) (p. 906)

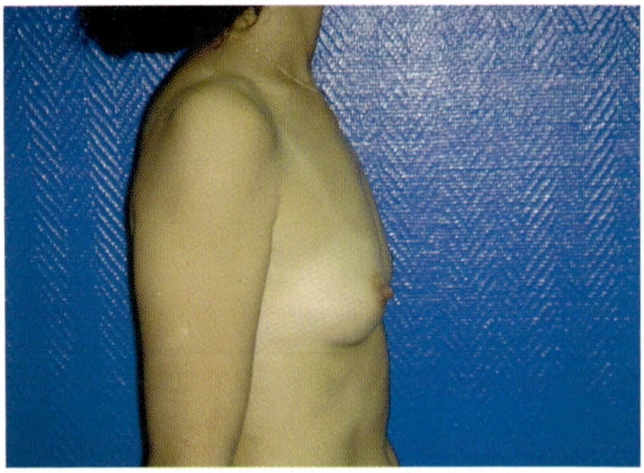

Photo 42.
Hypotrophie mammaire bilatérale (profil) (p. 906)

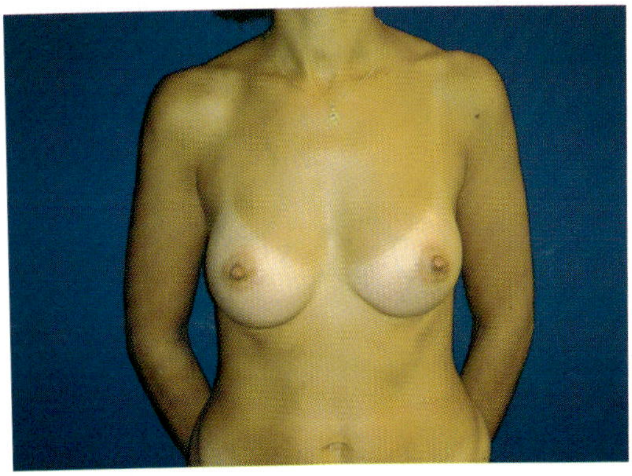

Photo 43. Augmentation mammaire bilatérale. Cicatrices péri-aréolaires (face), résultat à 6 mois (p. 906)

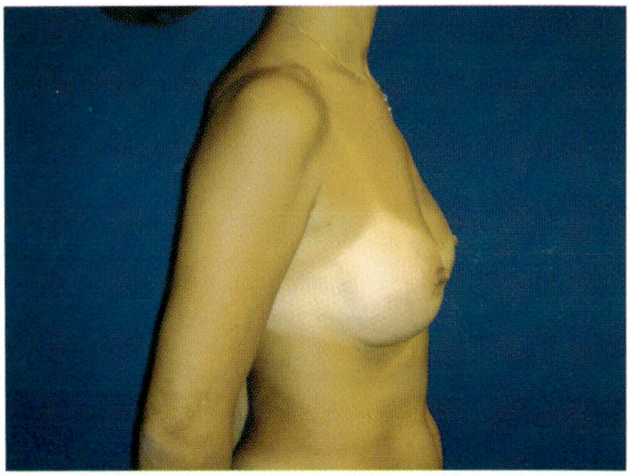

Photo 44. Augmentation mammaire bilatérale. Cicatrices péri-aréolaires (profil) résultat à 6 mois (p. 906)

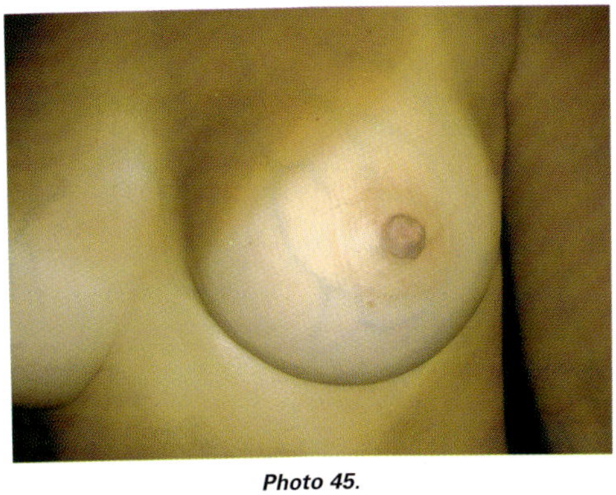

Photo 45.
Cicatrices péri-aréolaires gauche à 6 mois (p. 906)

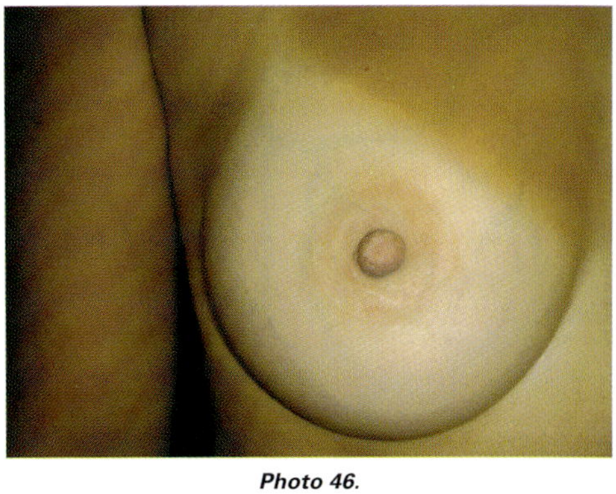

Photo 46.
Cicatrices péri-aréolaires droite à 6 mois (p. 906)

Article de J. MASSON, J.-P. BINDER, C. MARTINAUD, M. REVOL et J.M. SERVANT, *pages 891 à 907*

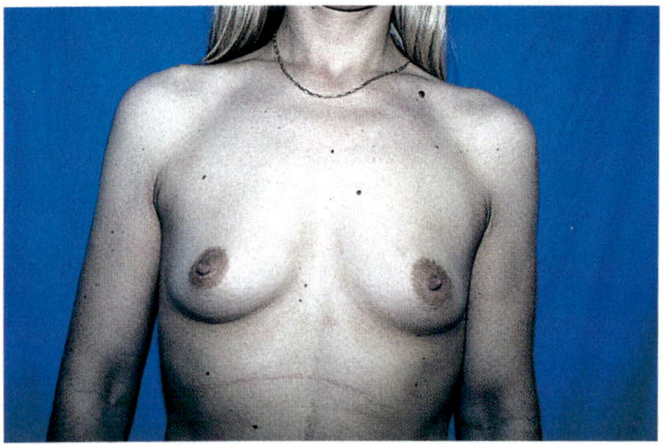

Photo 47 :
Hypotrophie mammaire isolée (face) (p. 907)

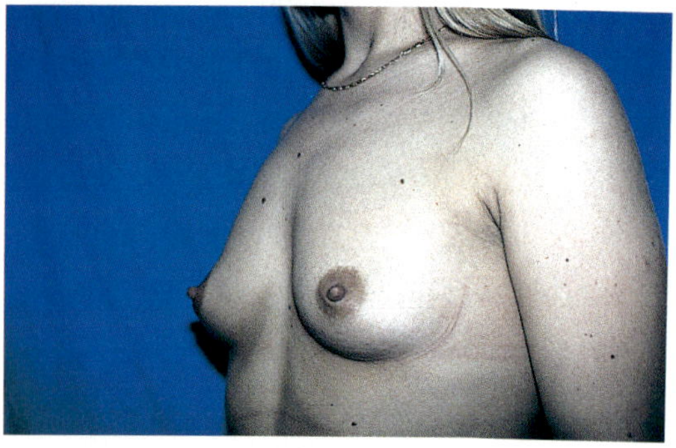

Photo 48 :
Hypotrophie mammaire isolée (3/4) (p. 907)

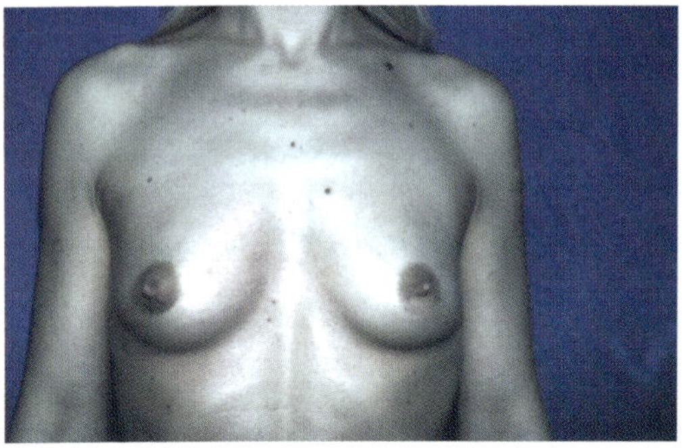

Photo 52 : Après 6 mois radiothérapie + curiethérapie (face) (p. 907)

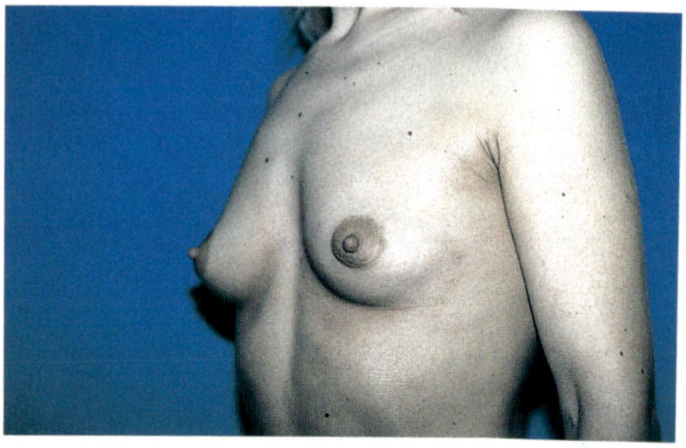

Photo 53 :
Après 6 mois radiothérapie + curiethérapie (3/4) (p. 907)

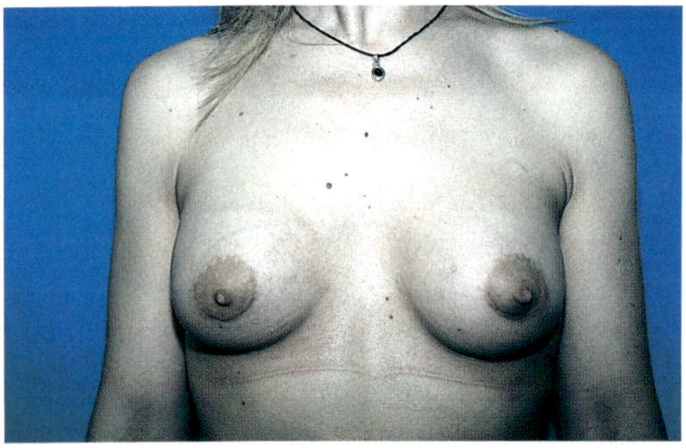

Photo 54 : Prothèses esthétiques rétro glandulaires à 1 mois (face) (p. 907)

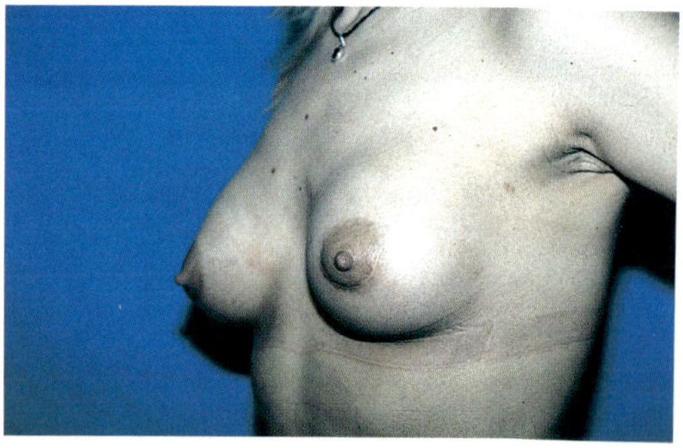

Photo 55 : Prothèses esthétiques rétro glandulaires à 1 mois (3/4) (p. 907)

Article de S. VIGNES, *pages 1054 à 1063*

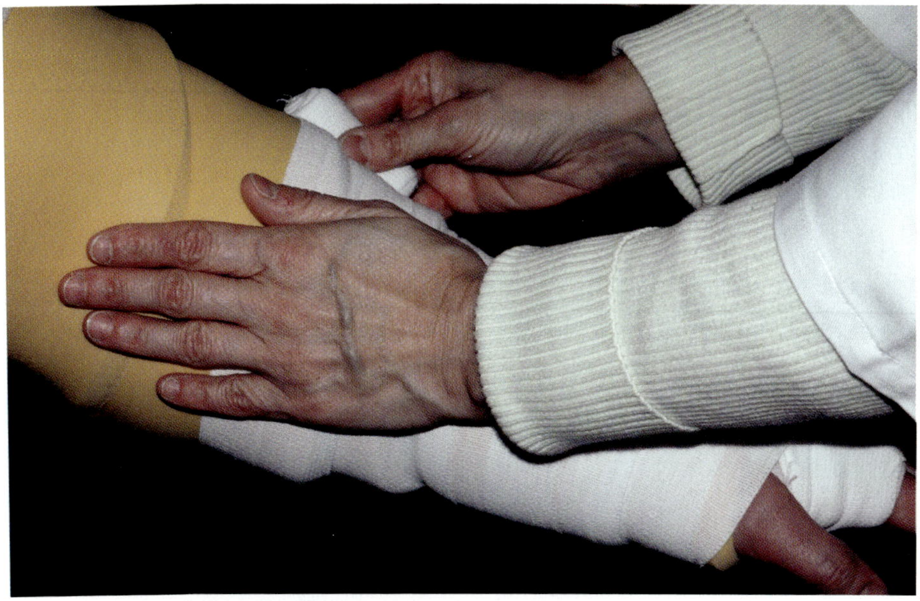

Fig. 1 : Lymphœdème secondaire du membre supérieur gauche : bandages peu élastiques avec capitonnage (mousse NN®) et bandes Somos® (p. 1057)

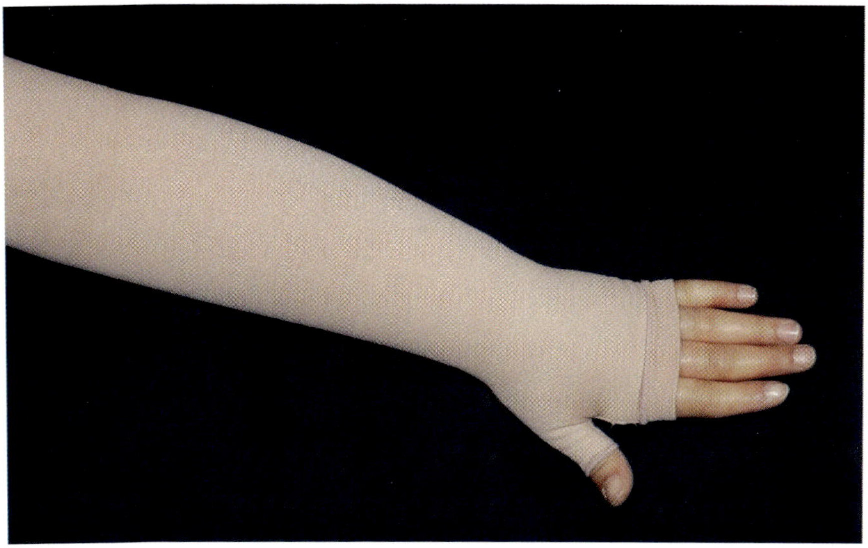

Fig. 2 : Lymphœdème secondaire du membre supérieur gauche : manchon avec mitaine attenante (p. 1059)

Article de M. ESPIÉ et coll., *pages 1185 à 1197*

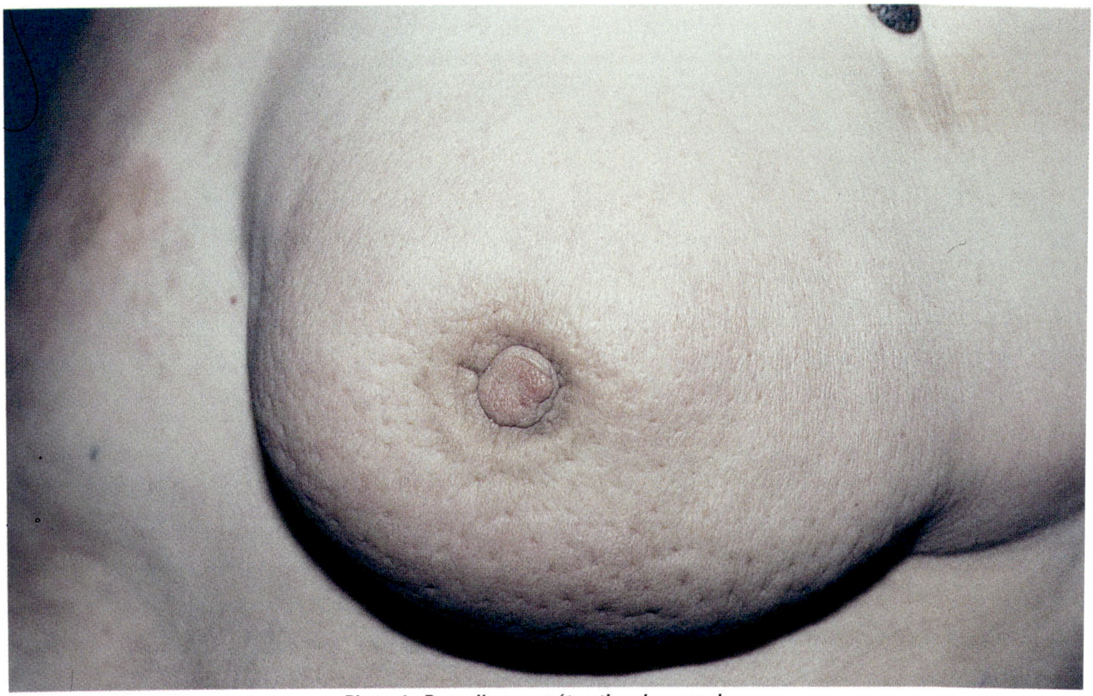

Photo 1 : Peau d'orange rétraction du mamelon

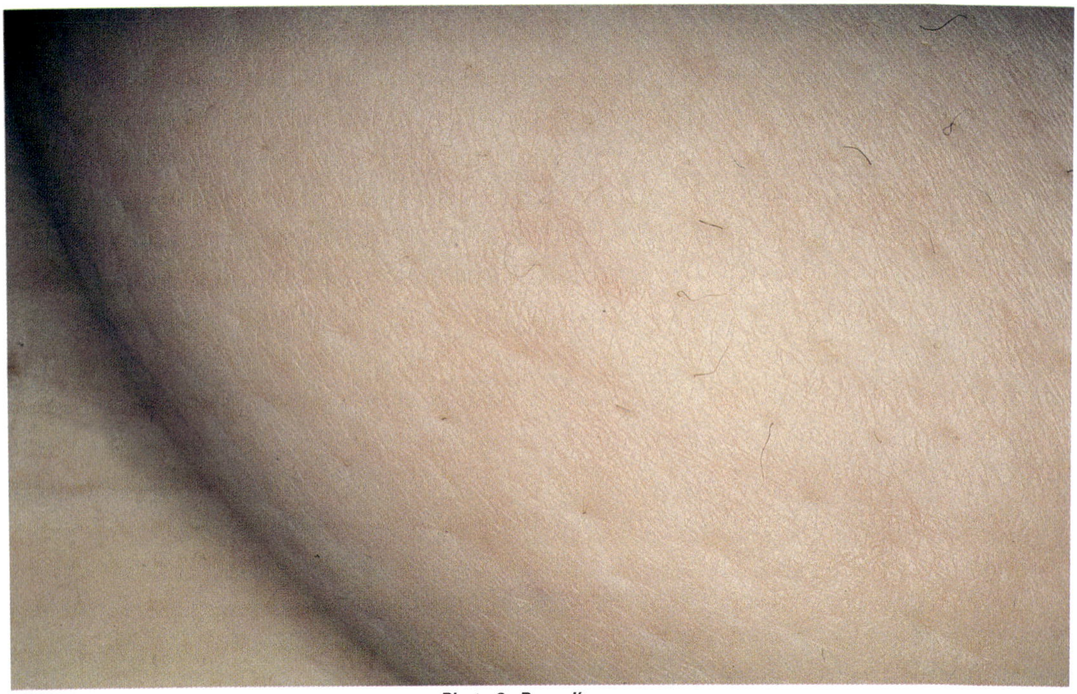

Photo 2 : Peau d'orange

Article de M. ESPIÉ et coll., *pages 1185 à 1197*

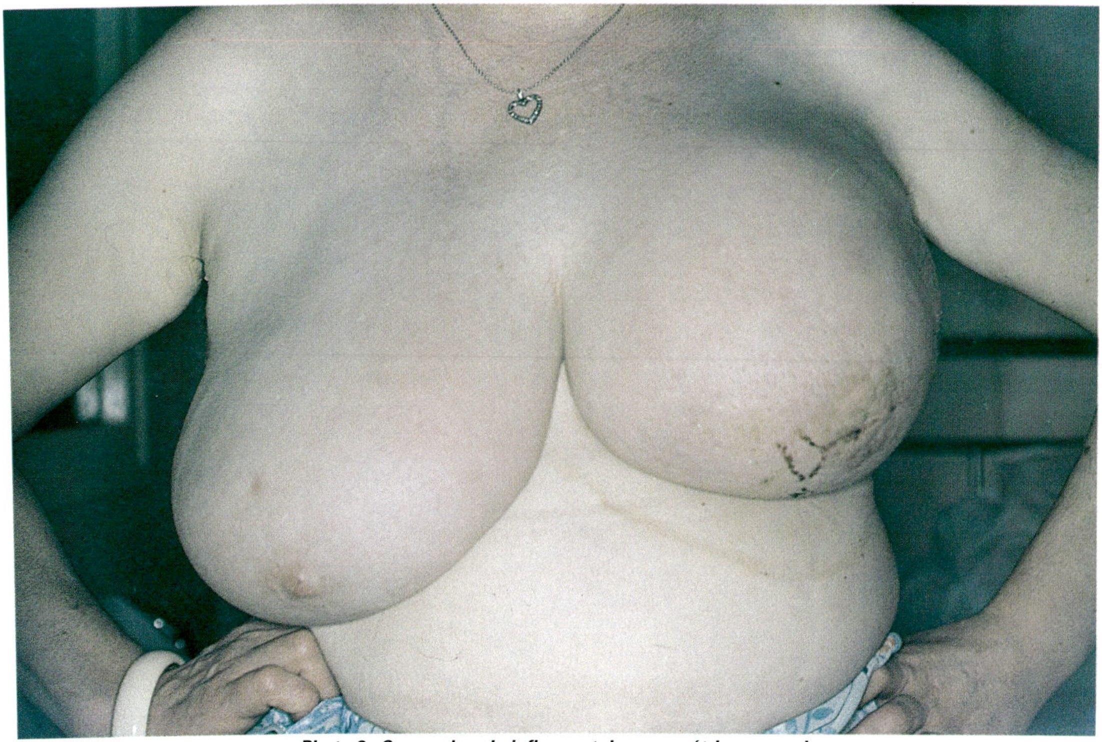

Photo 3 : Cancer du sein inflammatoire : asymétrie mammaire

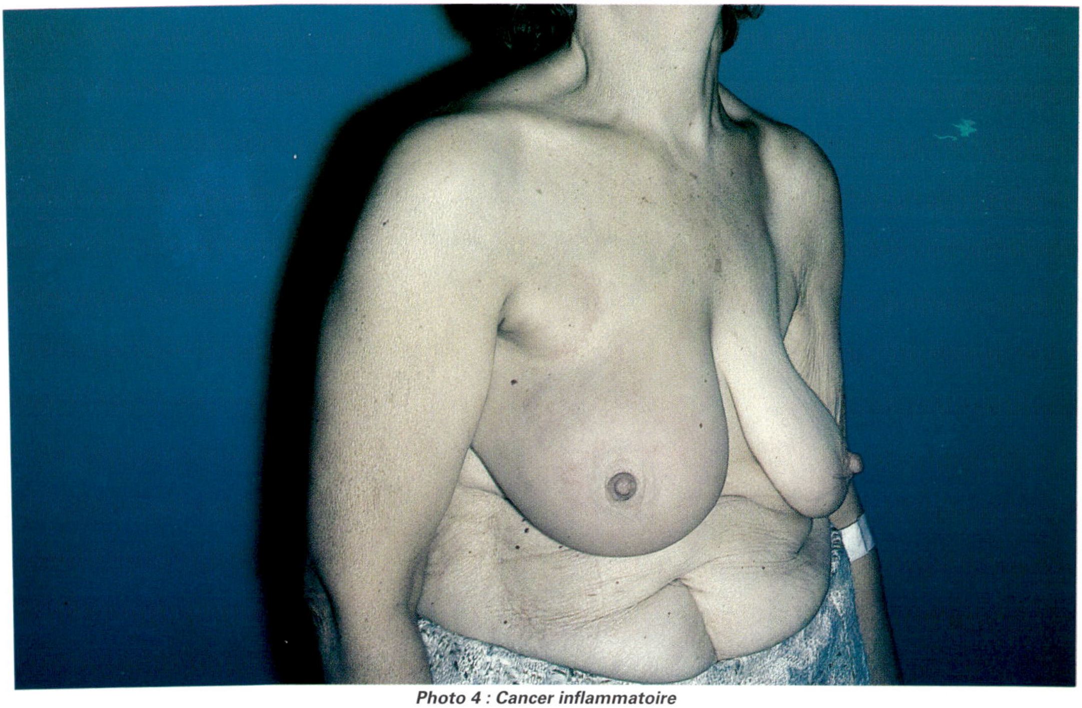

Photo 4 : Cancer inflammatoire

Article de M. ESPIÉ et coll., *pages 1185 à 1197*

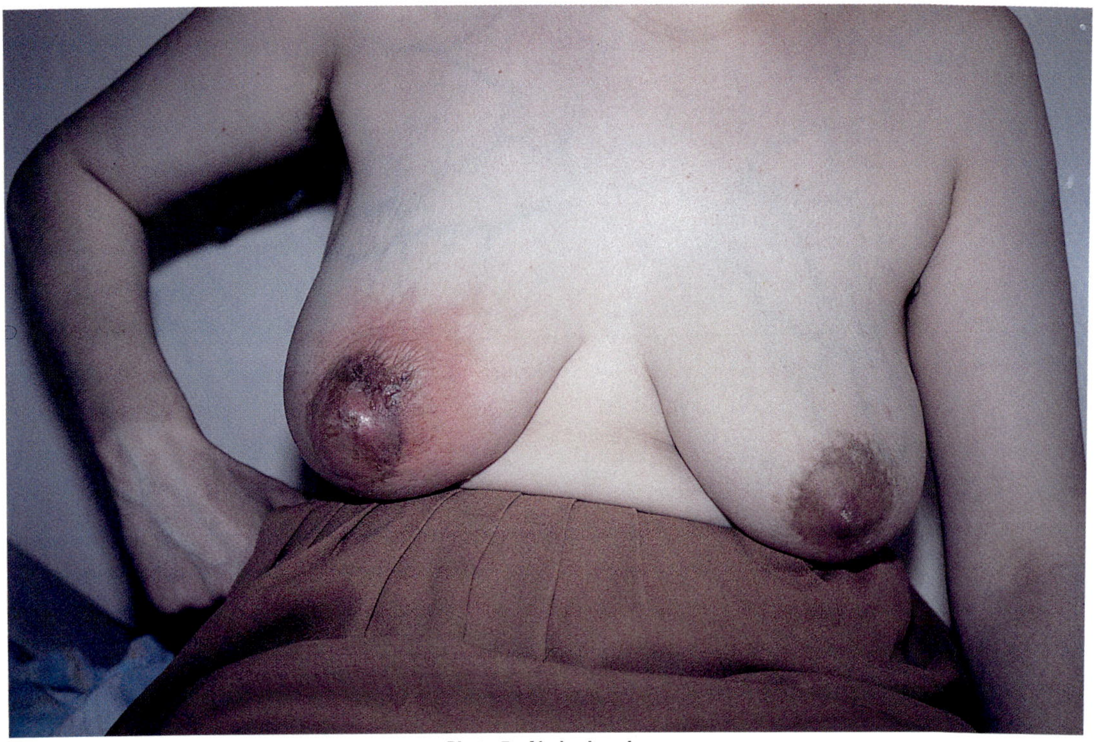

Photo 5 : Abcès du sein

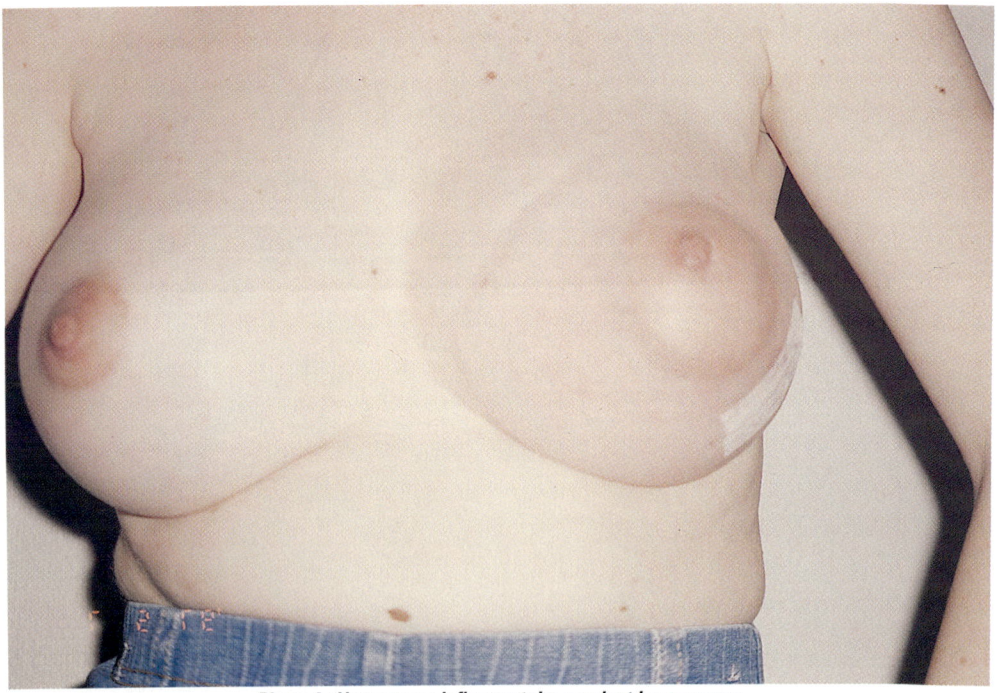

Photo 6 : Hamartome inflammatoire pendant la grossesse

Article de M. ESPIÉ et coll., *pages 1185 à 1197*

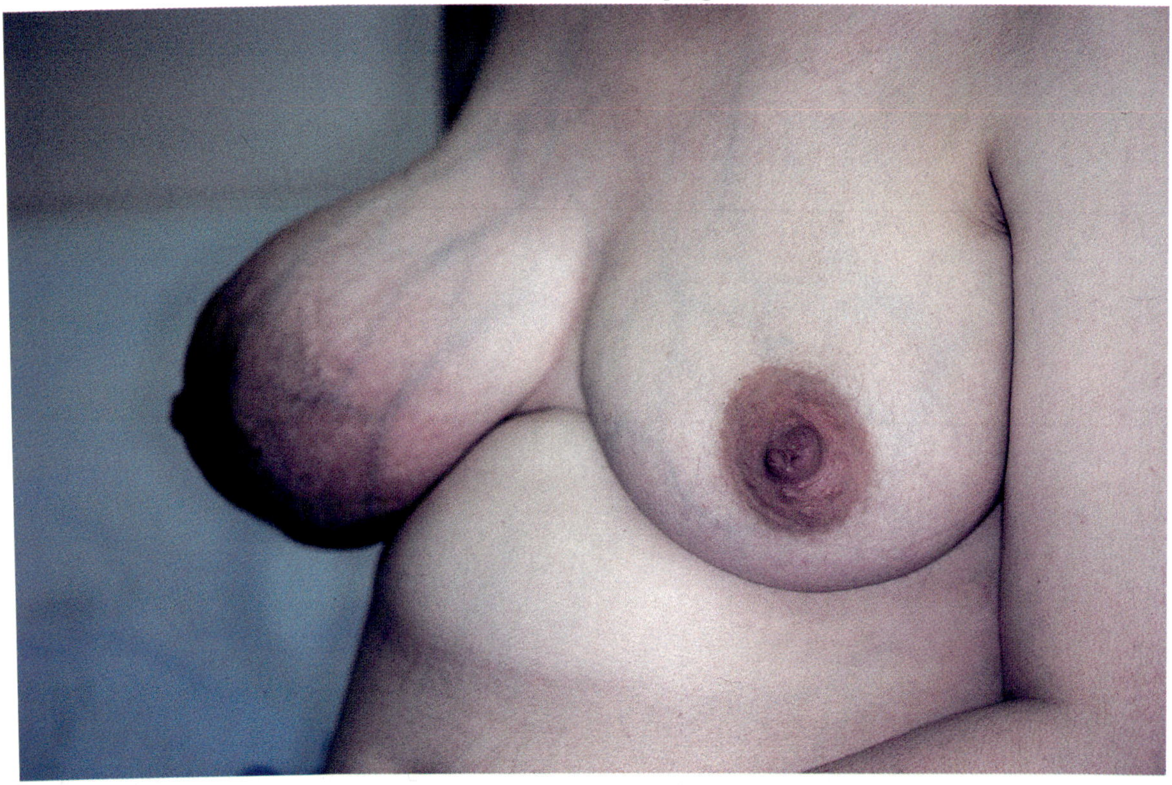

Photo 7 : Tumeur phyllode inflammatoire

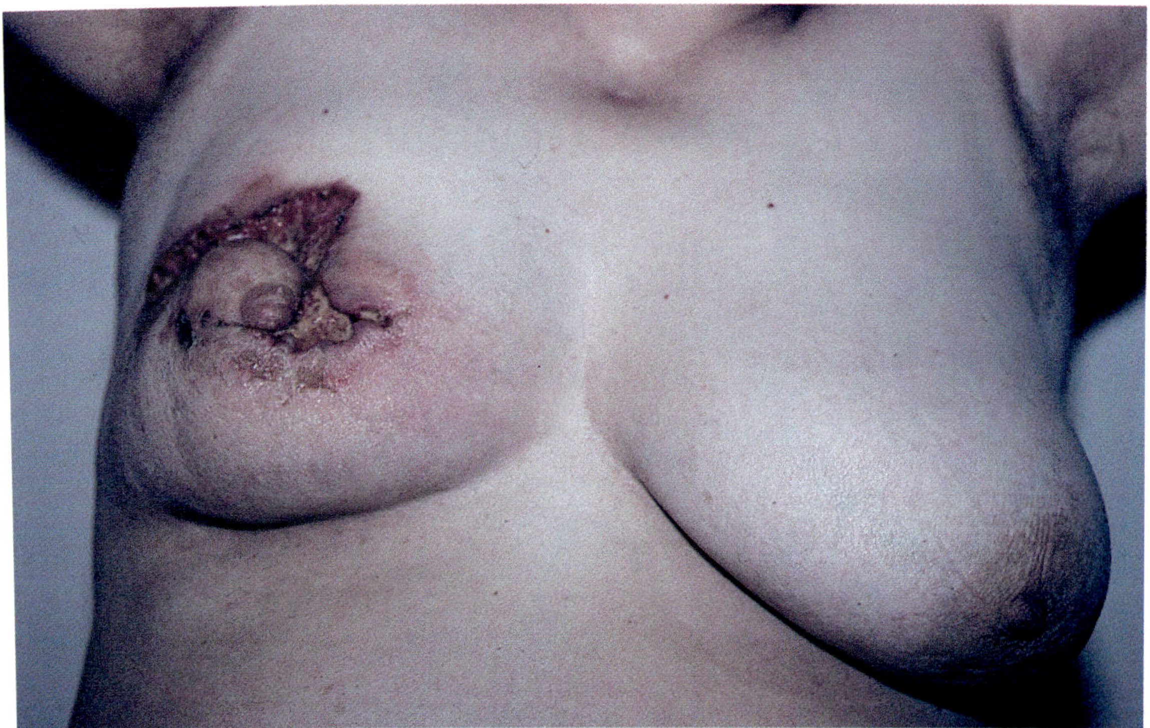

Photo 8 : Cancer du sein « négligé » inflammation secondaire

Article de C. FOURNIER, *pages 1341 à 1345*

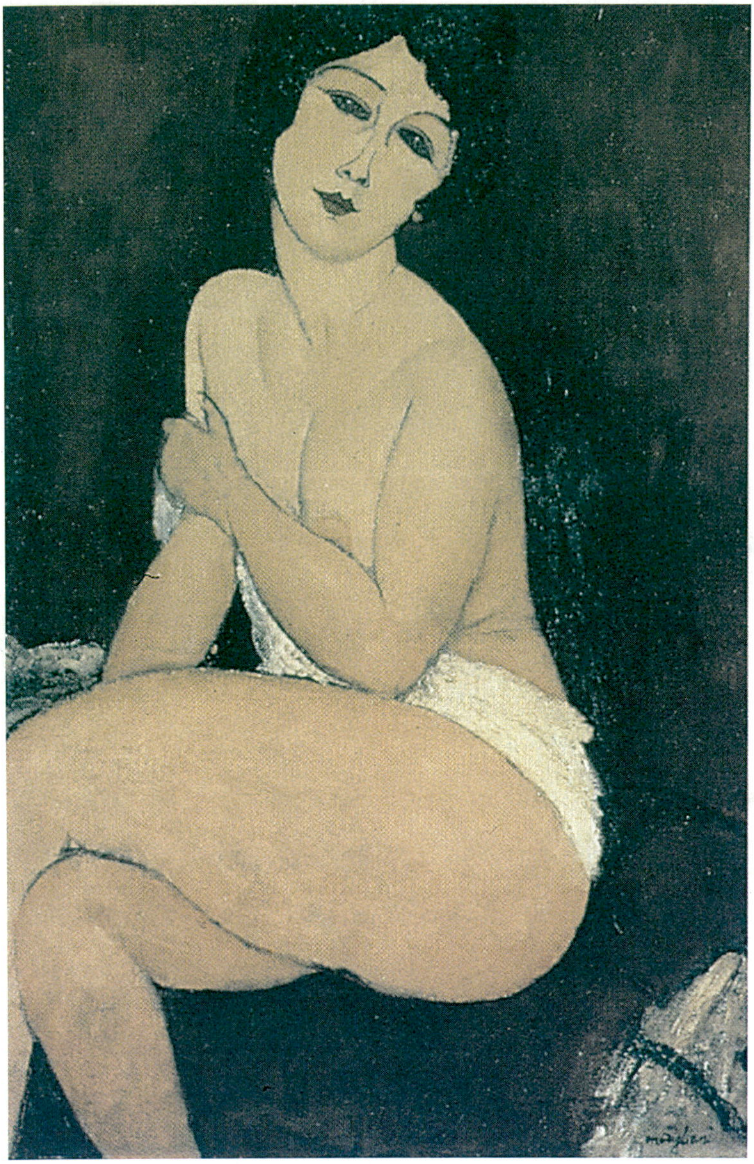

La belle romaine 1917 Amedeo Modigliani
*Edimédia - Paris/CdA Ph. J. Guillot **(p. 1342)***

Article de C. FOURNIER, *pages 1388 à 1391*

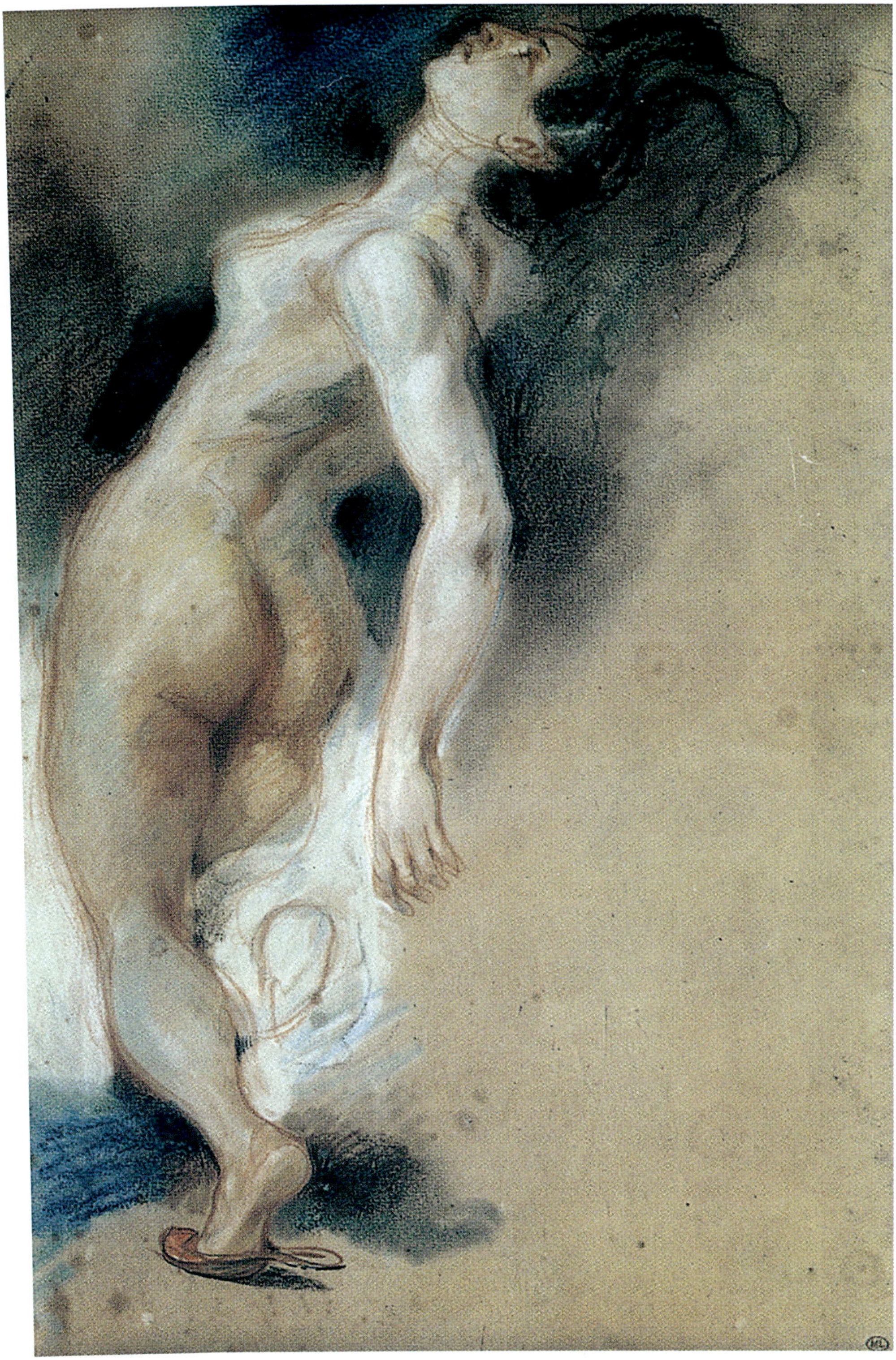

Eugène Delacroix (1798-1863).
Étude de femme nue renversée en arrière pour « la Mort de Sardanapale », 1827.
Musée du Louvre, Département des Arts Graphiques, RF 29666 ***(p. 1389)***

Composition : Compo-Méca s.a.r.l.
64990 Mouguerre

Achevé d'imprimer sur les presses de l'Imprimerie BARNÉOUD
B.P. 44 - 53960 BONCHAMP-LÈS-LAVAL
Dépôt légal : juillet 2007 - N° d'imprimeur : 706075
Imprimé en France